Dermatologia Estética

4ª edição

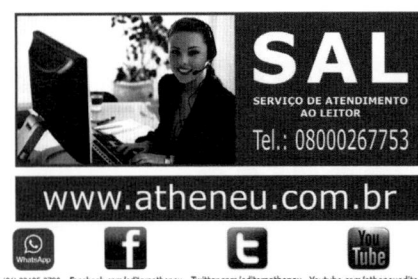

Dermatologia Estética

4ª edição

Editores-Chefes

Maria Paulina Villarejo Kede

Oleg Sabatovich

Atheneu

Rio de Janeiro • São Paulo

2022

EDITORA ATHENEU

São Paulo — *Rua Maria Paula, 123 – 18º andar*
Tel.: (11) 2858-8750
E-mail: atheneu@atheneu.com.br

Rio de Janeiro — *Rua Bambina, 74*
Tel.: (21) 3094-1295
E-mail: atheneu@atheneu.com.br

PRODUÇÃO EDITORIAL: Equipe Atheneu
CAPA: Cláudia Lobato
DIAGRAMAÇÃO: Know-How Editorial

CIP-Brasil. Catalogação na Publicação
Sindicato Nacional dos Editores de Livros, RJ

D478
4. ed.

Dermatologia estética / editores-chefes Maria Paulina Villarejo Kede, Oleg Sabatovich. - 4. ed. - Rio de Janeiro : Atheneu, 2021.
1.190p. : il. ; 28 cm.

Inclui bibliografia e índice
ISBN 978-65-5586-294-2

1. Dermatologia. 2. Pele - Doenças - Tratamento. 3. Beleza física (Estética). 4. Cuidados com a beleza. I. Kede, Maria Paulina Villarejo. II. Sabatovich, Oleg.

21-73237 CDD: 616.5
CDU: 616.5

Camila Donis Hartmann – Bibliotecária – CRB-7/6472

13/09/2021 14/09/2021

KEDE, M. P. V.; SABATOVICH, O.
Dermatologia Estética – 4ª edição

Editores-Chefes

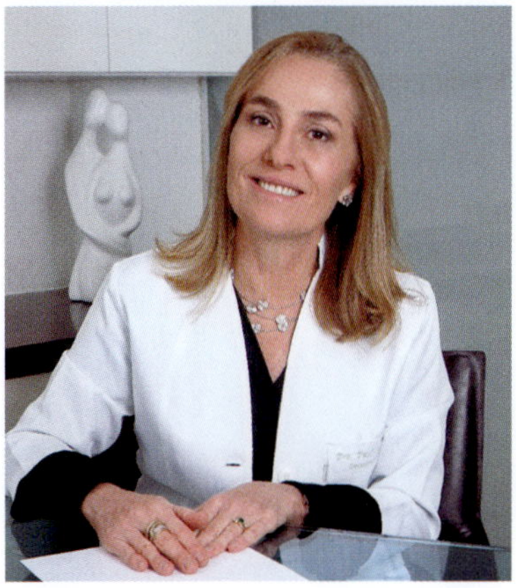

Maria Paulina Villarejo Kede

Dermatologista. Graduada em Medicina pela Universidade do Estado do Rio de Janeiro (UERJ). Especialista em Dermatologia pela Sociedade Brasileira de Dermatologia (SBD). Especialista em Hansenologia pela Sociedade Brasileira de Hansenologia (SBH). Mestre e Doutora em Medicina (Dermatologia) pela Universidade Federal do Rio de Janeiro (UFRJ).

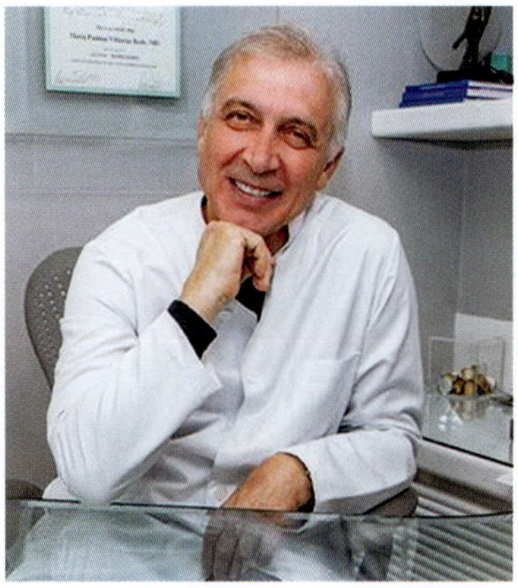

Oleg Sabatovich

Dermatologista e Cirurgião Plástico. Graduado em Medicina pela Universidade Lviv, Ucrânia, URSS, em 1977, com Revalidação de Título pela Universidade Federal do Rio de Janeiro (UFRJ), em 1996. Especialista em Cirurgia Plástica pela Pontifícia Universidade Católica (PUC), Serviço do Professor Ivo Pitanguy. Especialista em Cirurgia Plástica e Membro Titular da Sociedade Brasileira de Cirurgia Plástica (SBCP). Especialista em Dermatologia pela UFRJ. Especialista em Hansenologia pela Sociedade Brasileira de Hansenologia (SBH). Mestre e Doutor em Medicina (Dermatologia) pela UFRJ.

Colaboradores

Abdo Salomão Júnior
Doutor em Dermatologia pela Universidade de São Paulo (USP). Membro da Sociedade Brasileira de Dermatologia (SBD) e da Sociedade Brasileira de Cirurgia Dermatológica (SBCD). Ex-Coordenador do Ambulatório de Laser da PUCC e Mogi. Ex-Colaborador do Ambulatório de Laser da Universidade Federal de São Paulo (UNIFESP).

Ada Regina Trindade de Almeida
Médica Dermatologista. Chefe da Cosmiatria da Clínica de Dermatologia do Hospital do Servidor Público Municipal de São Paulo.

Adilson da Costa
Mestre em Dermatologia pela Escola Paulista de Medicina da Universidade Federal de São Paulo (EPM/UNIFESP). Doutor em Dermatologia pela Faculdade de Medicina da Universidade de São Paulo (FMUSP). Pós-Doutor em Pesquisa em Dermatologia pela Emory University, Atlanta, GA, EUA. Professor-Orientador Permanente do Programa de Pós-Graduação do Instituto de Assistência Médica ao Servidor Público Estadual (IAMSPE), São Paulo.

Alessandra Drummond
Dermatologista. Especialização em Dermatologia pelo Instituto de Dermatologia Professor Rubem David Azulay (IDPRDA)– Santa Casa de Misericórdia do Rio de Janeiro.

Alessandra Ribeiro Romiti
Dermatologista pelo Hospital das Clínicas da Faculdade de Medicina da Universidade de São Paulo, com Título de Especialista pela Sociedade Brasileira de Dermatologia (SBD). Coordenadora do Departamento de Cosmiatria da SBD – (gestão 2019/2020). Colaboradora do Ambulatório de Cosmiatria do Hospital do Servidor Público Municipal de São Paulo. Secretária da Sociedade Brasileira de Cirurgia Dermatológica (SBCD) (gestão 2019/2020).

Alexandre Almeida Filippo
Membro Efetivo da Sociedade Brasileira de Dermatologia (SBD) e da Sociedade Brasileira de Cirurgia Dermatológica (SBCD). Membro da American Academy of Dermatology (AAD). Professor de Dermatologia da Santa Casa de Misericórdia do Rio de Janeiro. Chefe do Setor de Laser da Santa Casa de Misericórdia do Rio de Janeiro.

Aline Tanus
Dermatologista Especialista da Sociedade Brasileira de Dermatologia (SBD). Preceptora do Centro de Estudos do Cabelo do Instituto de Dermatologia Professor Rubem David Azulay (IDPRDA) – Santa Casa de Misericórdia do Rio de Janeiro. *Fellowship* na University of Miami Miller School. Membro da International Society of Trichology.

Álvaro Boechat
Engenheiro Eletrônico pelo Instituto Tecnológico de Aeronáutica (ITA), São José dos Campos, SP. Mestrado em Optoeletrônica e Dispositivos Laser, Heriot-Watt University, Edimburgo, Escócia. Doutorado em Engenharia de Lasers, Heriot-Watt University, Edimburgo, Escócia. Especialização em Laser para Medicina e Cirurgia, Laser Industries, Tel Aviv, Israel. Participação como Palestrante em Congressos da Sociedade Brasileira de Dermatologia (SBD), Sociedade Brasileira de Cirurgia Plástica (SBCP) e Sociedade Brasileira de Laser em Medicina e Cirurgia (SBLMC). Participação como autor de capítulo em livros de Dermatologia. Atualmente Consultor em Fotomedicina e Tecnologias Médicas na Dermatologia e Cirurgia Plástica.

Álvaro Cupello
Especialista em Prótese Dentária.

Ana Carolina Serra Gomes da Silva Rodrigues
Pós-Graduada em Dermatologia pelo Instituto de Dermatologia Professor Rubem David Azulay (IDPRDA) – Santa Casa de Misericórdia do Rio de Janeiro. Título de Especialista em Dermatologia pela Sociedade Brasileira de Dermatologia (SBD) e pela Associação Médica Brasileira (AMB). Membro Efetivo da Sociedade Brasileira de Dermatologia (SBD).

Ana Cecília Pedriali Guimarães Spautz
Graduada em Medicina pela Universidade Federal do Paraná (UFPR) (2000). Residência Médica pelo Hospital de Clínicas (HC) da UFPR (2001-2003). Terceiro ano de Residência no Hospital das Clínicas (HC) da UFPR em Oncoginecologia e Gestação de Alto Risco (2003-2004). Especialização em Trato Genital Inferior e Colonoscopia pelo HC da UFPR (2004-2005). Membro da Sociedade Paranaense de Patologia de Trato Inferior e Colposcopia. Preceptora da Residência Médica em Tocoginecologia do HC da UFPR (2004-2018).

Ana Maria Mósca de Cerqueira
Dermatologista Pediátrica do Hospital Municipal Jesus. Dermatologista pela Sociedade Brasileira de Dermatologia (SBD). American Academy of Dermatology e Pediatra pela Sociedade Brasileira de Pediatria (SBP). Coordenadora de Departamento de Dermatologia Pediátrica da SBD. Membro de Departamento de Dermatologia Pediátrica da SBP. Membro da Câmara Técnica de Dermatologia do Conselho Regional de Medicina do Rio de Janeiro (CREMERJ).

Ana Paula Cercal Fucci da Costa
Dermatologista pela Universidade Federal do Rio de Janeiro (UFRJ). Título de Especialista em Clínica Médica e Dermatologia pela Sociedade Brasileira de Dermatologia (SBD) e Conselho Federal de Medicina (CFM). Preceptora do Ambulatório de Dermatologia Estética do Hospital Universitário (HU) da UFRJ (2012-2016). Autora de capítulos de livros e artigos científicos em Dermatologia.

André Braz
Dermatologist Clinical, Surgical and Cosmetic, CEO of Dr. André Braz Dermatology Clinic – Rio de Janeiro-RJ, Brasil. Autor do atlas *Dermal Fillers – Facial Anatomy and Injection Technique*.

Andrea Serra Gomes da Silva Rodrigues
Dermatologista pela Santa Casa de Misericórdia. Membro da Sociedade Brasileira de Dermatologia (SBD), Sociedade Brasileira de Cirurgia Dermatológica (SBCD), American Academy of Dermatology (AAD). Médica Dermatologista do Hospital da Ordem Terceira da Penitência (1991-1996).

Andréia Munck
Coordenadora do Ambulatório de Tricologia da Universidade de Mogi das Cruzes (UMC). Doutoranda de Alopecia pela Faculdade de Medicina da Universidade de São Paulo (FMUSP). Complementação Especializada em Doenças dos Cabelos e Couro Cabeludo pela FMUSP. *Fellowship* com o Dr. Triieb – Zurique – Suíça.

Angela Leta da Costa Rocha
Membro Titular da Sociedade Brasileira de Dermatologia (SBD).

Antonio Serafim de Menezes
Membro da Sociedade Brasileira de Dermatologia (SBD). Membro da Sociedade Brasileira de Cirurgia Dermatológica (SBCD). Membro da American Academy of Dermatology (AAD). *Fellow* de Cirurgia Dermatológica e Cosmiatria no Hospital Geral de Belém (HGB). Professor no Setor de Cosmiatria da Policlínica Geral do Rio de Janeiro (PGRJ).

Beatriz Rosmaninho Caldeira Avé
Médica pela Universidade Federal do Rio de Janeiro (UFRJ). Residência em Dermatologia pela UFRJ. Sócia Efetiva da Sociedade Brasileira de Dermatologia (SBD) e da Sociedade Brasileira de Cirurgia Dermatológica (SBCD). Membro da American Academy of Dermatology (AAD).

Betina Stefanello
Dermatologista Especialista pela Sociedade Brasileira de Dermatologia (SBD). Chefe do Setor de Cosmiatria do Instituto de Dermatologia Professor Rubem David Azulay (IDPRDA) – Santa Casa de Misericórdia do Rio de Janeiro.

Bhertha Miyuki Tamura
Mestre e Doutora em Dermatologia pelo Hospital das Clínicas da Faculdade de Medicina da Universidade de São Paulo (HCFMUSP).

Bianca Bretas de Macedo Silva
Membro Titular da Sociedade Brasileira de Dermatologia (SBD).

Bogdana Victoria Kadunc
Professora Doutora em Dermatologia pela Faculdade de Medicina da Universidade de São Paulo (FMUSP). Coeditora da revista *Surgical & Cosmetic Dermatology*.

Bruna Barroso Gonçalves
Graduação em Medicina pela Universidade Federal Fluminense (UFF). Pós-Graduação *lato sensu* em Dermatologia pela UFF. Aprovação na Prova de Título de Especialista em Dermatologia pela Sociedade Brasileira de Dermatologia (SBD) e Associação Médica Brasileira (AMB). *Fellowship* em Dermatoscopia pelo Instituto Nacional de Câncer (INCA).

Bruna Duque-Estrada
Especialista pela Sociedade Brasileira de Dermatologia (SBD). Preceptora do Centro de Estudos do Cabelo do Instituto de Dermatologia Professor Rubem David Azulay (IDPRA) – Santa Casa de Misericórdia do Rio de Janeiro.

Bruna Paninson
Médica Dermatologista pela Universidade Federal do Rio de Janeiro (UFRJ). Membro Titular da Sociedade Brasileira de Dermatologia (SBD). Membro Titular da Sociedade Brasileira de Cirurgia Dermatológica (SBCD).

Bruna Sabatovich Villarejo Iosifovich
Fellow/Beth Israel Deaconess Medical Center (BIDMC) – Harvard Medical School (2019). Especialista em Dermatologia pela Universidade Federal do Rio de Janeiro (UFRJ). Membro Titular da Sociedade Brasileira de Dermatologia (SBD).

Camile Luiza Hexsel Folk
Cirurgiã Micrográfica, Madison Medical Affiliates, Milwaukee, Wisconsin, EUA. Professora Auxiliar Clínica, Dermatologia, Medical College of Wisconsin, EUA. Pesquisadora do Centro Brasileiro de Estudos em Dermatologia (CBED).

Carla de Sanctis Pecora
Graduação em Medicina pela Faculdade de Medicina da Universidade de São Paulo (FMUSP). Residência Médica no Departamento de Dermatologia da Escola Paulista de Medicina da Universidade Federal de São Paulo (EPM/UNIFESP). Especialização em Dermatologia Avançada pelo Departamento de Dermatologia da EPM/UNIFESP. Título de Especialista em Dermatologia pela Sociedade Brasileira de Dermatologia (SBD). Estágio em Cirurgia a Laser e Fototerapia no Centre Hospital.

Carlos Baptista Barcaui
Professor-Associado de Dermatologia pela Faculdade de Ciências Médicas da Universidade do Estado do Rio de Janeiro (FCM-UERJ). Doutor em Dermatologia pela Universidade de São Paulo (USP). Mestre em Dermatologia pela Universidade Federal de São Paulo (UNIFESP).

Carlos D'Apparecida Santos Machado Filho
Titular da Disciplina de Dermatologia da Faculdade de Medicina do ABC (FMABC).

Carlos Maximiliano Gaspar Carvalho Heil Silva
Residência Médica em Dermatologia pelo Instituto Lauro de Souza Lima. Pós-Graduação em Dermatologia Estética pela Universidade de São Paulo (USP). Título de Especialista pela Sociedade Brasileira de Dermatologia (SBD). Médico Dermatologista. Assistente do Serviço de Dermatologia do Hospital Ipiranga.

Caroline Baima de Melo
Médica Dermatologista Titular da Sociedade Brasileira de Dermatologia (SBD). Mestre em Medicina Tropical pela Fundação Oswaldo Cruz (Fiocruz). Professora da Disciplina de Dermatologia da Universidade Federal do Piauí (UFPI). Coordenadora do Ambulatório de Cosmiatria da Residência de Dermatologia do Hospital Universitário da UFPI.

Caroline Brandão
Membro da Sociedade Brasileira de Dermatologia. Cirurgiã Micrográfica de Mohs pela Sociedade Brasileira de Dermatologia (SBD). Mestre em Ciências da Saúde pela Faculdade de Medicina do ABC (FMABC). Professora Colaboradora no Ambulatório de Cirurgia Micrográfica de Mohs da Universidade Federal do Rio de Janeiro (UFRJ).

Caroline Graça Cunha
Pós-Graduação em Dermatologia no Instituto de Dermatologia Professor Rubem David Azulay (IDPRDA) – Santa Casa de Misericórdia do Rio de Janeiro.

Cássia Ramos Coelho Bolpato Loures
Médica Dermatologista. Especialista pela Sociedade Brasileira de Dermatologia (SBD).

Cassyo Augusto Tornesi
Preceptor e Professor do Ambulatório de Dermatologia Geral da Santa Casa de Curitiba – onde auxilia os Médicos Residentes de Dermatologia e ministra aulas teóricas e práticas. Graduado em Medicina pela Pontifícia Universidade Católica do Paraná (PUC-PR). Pós-Graduado em Medicina Interna – Instituto Fujicare, Hospital Sugisawa Curitiba (2013-2015) Especialização em Dermatologia pela Sociedade Brasileira de Dermatologia (SBD) – Hospital Evangélico de Curitiba (2016-2018). Título de Especialista em Dermatologia – SBD 2018 – RQE 23940 Pós-Graduado em Cosmiatria pela Bravo Academy, Rio de Janeiro (2019).

Cláudia Carvalho Alcantara Gomes
Membro Titular da Sociedade Brasileira de Dermatologia (SBD). Mestre em Dermatologia pela Universidade Federal do Rio de Janeiro (UFRJ).

Cláudia Pires Amaral Maia
Mestre em Dermatologia pela Universidade Federal do Rio de Janeiro (UFRJ). Professora-Assistente de Dermatologia do Curso de Pós-Graduação em Dermatologia da Policlínica Geral do Rio de Janeiro (PGRJ) – Instituto Carlos Chagas. Especialista em Dermatologia pela Sociedade Brasileira de Dermatologia (SBD).

Cleide Eiko Ishida
Professora-Assistente da Faculdade de Medicina da Universidade Federal do Rio de Janeiro (UFRJ). Mestre em Dermatologia pela UFRJ. Ex-Presidente da Sociedade Brasileira de Cirurgia Dermatológica (SBCD).

Cléverton César Spautz
Mestre em Tocoginecologia pela Universidade Federal do Paraná (UFPR). Ginecologia e Obstetrícia – Membro da Federação Brasileira das Associações de Ginecologia e Obstetrícia (FEBRASGO). Mastologista – Membro da Sociedade Brasileira de Mastologia (SBM). Preceptor e Coordenador da Especialização em Mastologia do Hospital Nossa Senhora das Graças, Curitiba – PR. Membro do Centro de Doenças da Mama (CDM) – Curitiba – PR.

Daniel Dal'Asta Coimbra
Especialista pela Sociedade Brasileira de Dermatologia (SBD). Membro da Sociedade Brasileira de Cirurgia Dermatológica (SBCD) e American Society for Dermatologic Surgery (ASDS). Mestre em Ciências na área de Dermatologia – Instituto de Nacional de Infectologia Evandro Chagas/ Fundação Oswaldo Cruz (INI/Fiocruz). Professor de Cosmiatria do Instituto de Dermatologia Professor Rubem David Azulay (IDPRDA) – Santa Casa de Misericórdia do Rio de Janeiro.

Daniel Fernandes Melo
Mestre em Medicina pela Universidade do Estado do Rio de Janeiro (UERJ). Preceptor do Centro de Estudos de Tricologia da UERJ. Especialista em Dermatologista pela Sociedade Brasileira de Dermatologia (SBD).

Daniela Alves Pereira Antelo
Graduação em Medicina pela Universidade Federal do Rio de Janeiro (UFRJ). Residência em Dermatologia pela Universidade do Estado do Rio de Janeiro (UERJ). Mestrado e Doutorado em Dermatologia pela UFRJ. Professora Adjunta de Dermatologia da UERJ. Membro Titular da Sociedade Brasileira de Dermatologia (SBD), da American Academy of Dermatology (AAD) e European Society for Photodermatology (ESPD). Dermatologista da Antelo & Sá Earp Dermatologia e do Centro de Tratamento do Vitiligo.

Daniela Carvalho Lemes
Membro da Sociedade Brasileira de Dermatologia (SBD). Membro da Sociedade Brasileira de Laser em Medicina e Cirurgia (SBLMC).

Daniela Orso Gobbato
Especialista em Dermatologia pela Sociedade Brasileira de Dermatologia (SBD) e Associação Médica Brasileira (AMB). Membro Efetivo da SBD e da Sociedade Brasileira de Cirurgia Dermatológica (SBCD).

Daniele Lauriano Pastore Tannus
Título em Ginecologia e Obstetrícia pela Associação Médica Brasileira/Federação das Associações de Ginecologia e Obstetrícia (AMB/FEBRASGO). Título na Área de Atuação em Endoscopia Ginecológica pela AMB/ FEBRASGO. Mestre em Saúde da Mulher pela Universidade Federal Fluminense (UFF).

Daniele Vieira Balbi
Dermatologista com Título de Especialista pela Sociedade Brasileira de Dermatologia (SBD) e Associação Médica Brasileira (AMB). Mestre em Dermatologia pela Universidade Federal do Rio de Janeiro (UFRJ).

Danielle de Paula Aguiar

Membro Titular da Sociedade Brasileira de Dermatologia (SBD).

David Rubem Azulay

Professor Titular do Curso de Pós-Graduação em Dermatologia da Pontifícia Universidade Católica (PUC-Rio). Chefe de Serviço do Instituto de Dermatologia Professor Rubem David Azulay (IDPRDA) – Santa Casa de Misericórdia do Rio de Janeiro. Professor Adjunto de Dermatologia da Universidade Federal do Rio de Janeiro (UFRJ) e da Fundação Técnico-Educacional Souza Marques, RJ. Mestre em Dermatologia pela UFRJ. Doutor em Dermatologia pela UFRJ. Pós-Graduação no Serviço de Dermatologia (Prof. Raul Fleischmajer) do Mount Sinai Hospital, Nova York, e no Serviço de Dermatologia (Prof. Jean Civatte) do Hôpital Saint Louis, Paris.

Denise Steiner Reis Longhi

Médica formada pela Faculdade de Medicina da Universidade de São Paulo (FMUSP). Residência no Hospital das Clínicas (HC) da USP. Doutora em Dermatologia pela Universidade Estadual de Campinas (UNICAMP). Presidente da Sociedade Brasileira de Dermatologia (SBD), Biênio 2013-2014. Membro da SBD e American Academy of Dermatology (AAD). Professora Titular da Disciplina de Dermatologia da Universidade de Mogi das Cruzes. Coordenadora do Capítulo de Cosmética do Colégio Ibero-Latinoamericano de Dermatologia (CILAD). Membro da Diretoria do CILAD.

Doris Hexsel

Médica Dermatologista.

Edgar Ollague Córdova

Dermatologista graduado no Brasil. Santa Casa de Misericórdia, Rio de Janeiro.

Eduardo de Oliveira Vieira

Dermatologista pela Universidade do Estado do Rio de Janeiro (UERJ). Especialista pela Sociedade Brasileira de Dermatologia (SBD). Atuante nas Áreas de Tricologia e Oncologia Cutânea na Santa Casa de Misericórdia de Salvador, Hospital Izabel e Grupo OncoClínicas.

Eliandre Costa Palermo

Especialista em Dermatologia pela Sociedade Brasileira de Dermatologia (SBD) e Associação Médica Brasileira (AMB). Pós-Graduação em Cirurgia Dermatológica e Cirurgia Micrográfica de Mohs pela Faculdade de Medicina do ABC (FMABC).

Eliane Mello Brenner

Farmacêutica Bioquímica graduada pela Universidade Federal do Rio Grande do Sul (UFRGS). Pós-Graduada em Microbiologia e Imunologia pela Universidade Federal do Rio de Janeiro (UFRJ). Especialista em Manipulação Alopática pela Associação Nacional de Farmacêuticos Magistrais (ANFARMAG) – Brasil.

Eliane Sênos

Graduada pela Escola de Medicina da Fundação Técnico Educacional Souza Marques – Curso Médico. Residência em Clínica Médica pela 9ª Enfermeira do Hospital Geral da Santa Casa da Misericórdia do Rio de Janeiro. Especialização em Dermatologia pela Faculdade de Medicina da Universidade Federal Fluminense (UFF). Especialização em Cosmiatria no Hospital de Clínicas José de San Martin, Divisão de Dermatologia, Buenos Aires, Argentina. Membro da Sociedade Brasileiro de Dermatologia (SBD). Membro do International Centre for Study and Research in Aesthetic and Physiological Medicine.

Elisete Crocco

Médica Dermatologista. Membro da Sociedade Brasileira de Dermatologia (SBCD) e da American Academy of Dermatology (AAD). Doutorado pela Faculdade de Ciências Médicas da Santa Casa de São Paulo (FCMSCSP). Professora da FCMSCSP.

Eloisa Leis Ayres

Dermatologista. Doutora em Ciências da Saúde pelo Instituto de Assistência Médica ao Servidor Público Estadual de São Paulo/Universidade Cidade de São Paulo (IAMSPE/Unicid). Especialista e Mestre em Dermatologia pela Universidade Federal Fluminense (UFF). Diretora Médica do DermScience Centro de Estudos e EZskin Dermatologia. Coordenadora do Centro de Saúde Prof. Rene Garrido Neves (Fundação Municipal de Saúde de Niterói – RJ). Membro Titular da Sociedade Brasileira de Dermatologia (SBD). Membro da Sociedade Brasileira de Cirurgia Dermatológica (SBCD), American Academy of Dermatology (AAD), European Academy of Dermatology and Venereology (EADV). Autora dos livros *Preenchedores. Guia Prático de Técnicas e Produtos* e *Toxina Botulínica na Dermatologia*.

Emmanuel Rodrigues de França

Doutor e Livre-Docente em Dermatologia. Professor Adjunto e Chefe do Serviço de Dermatologia da Faculdade de Ciências Médicas da Universidade de Pernambuco (FCM/UPE).

Érica de O. Monteiro

Dermatologista pela Escola Paulista de Medicina da Universidade Federal de São Paulo (EPM/UNIFESP) com Título de Especialista em Dermatologia pela Sociedade Brasileira de Dermatologia (SBD). Especialização em Mídias Digitais e Educação a Distância pelo Departamento de Informática em Saúde (DIS) da Universidade Federal de São Paulo (UNIFESP). Dermatologista Colaboradora na UNIFESP, setor de Cosmiatria, Oncologia e Cirurgia Dermatológica (UNICCO). *Fellow* em Dermatologia Cosmética no Cosmetic Dermatology Baumans Cosmetic Center. Cedars University of Miami, Flórida, EUA.

Fabiana Braga França Wanick

Doutora em Ciências Médicas pela Universidade Federal Fluminense (UFF). Mestre em Dermatologia pela Universidade Federal do Rio de Janeiro (UFRJ). Membro Efetivo da Sociedade Brasileira de Dermatologia (SBD) e Sociedade Brasileira de Cirurgia Dermatológica (SBCD).

Fabiane Sloboda de Sá Ribeiro

Médica formada pela Universidade Federal do Paraná (UFPR). Residência em Tocofinecologia pelo Hospital Universitário Evangélico de Curitiba (HUEC). Especialista em Cirurgia Ginecológica Minimamente Invasiva.

Fabiano Roberto P. de Carvalho Leal

Presidente da Sociedade Brasileira de Dermatologia do Rio de Janeiro (SBD) (gestão 2021/2022). Preceptor do Ambulatório de Dermatologia do Instituto de Dermatologia Professor Rubem David Azulay (IDPRDA) – Santa Casa de Misericórdia do Rio de Janeiro. Autor do *Atlas de Dermatologia: da Semiologia ao Diagnóstico*.

Felipe Aguinaga

Dermatologista pela Universidade Federal do Rio de Janeiro (UFRJ). Preceptor do Instituto de Dermatologia Professor Rubem David Azulay (IDPRDA) – Santa Casa de Misericórdia do Rio de Janeiro. Chefe do Ambulatório de Dermatologia e Diversidade de Gênero.

Fernanda Aquino Cavalieri

Médica Radiologista. Especialista em Ultrassonografia pelo Colégio Brasileiro de Radiologia (CBR). Membro da Comissão Nacional de Ultrassonografia do CBR. Diretora da Clínica Cavalieri, Rio de Janeiro.

Fernanda Ayres de Morais e Silva Cardoso

Doutoranda em Ciências da Saúde – Instituto de Assistência Médica ao Servidor Público Estadual de São Paulo (IASMPE). Sócia Titular Especialista da Sociedade Brasileira de Dermatologia (SBD) e de Cirurgia Dermatológica. Mestre em Saúde da Família/Dermatologia pelo Centro Universitário UNINOVAFAPI. Professor Efetiva de Dermatologia do Centro Universitário UniFacid-Devry. Ex-Presidente da SBD – Regional Piauí.

Fernanda Nogueira Torres

Dermatologista pela Universidade Federal do Rio de Janeiro (UFRJ). *Fellowship* em doenças dos cabelos e couro cabeludo, em Bolonha, Itália, e em Miami, EUA. Área de atuação exclusiva em doenças do cabelo e couro cabeludo.

Fernando Gustavo Mósca Cerqueira

Pós-Graduando em Dermatologia na Universidade Federal Fluminense (UFF). Sócio-Aspirante da Sociedade Brasileira de Dermatologia (SBD).

Flávio Rezende Gomes

Membro Titular da Sociedade Brasileira de Cirurgia Plástica (SBCP). Mestre em Cirurgia Plástica pela Universidade Federal do Estado do Rio de Janeiro (UFRJ). Autor do livro *Anatomia para o Cirurgião Plástico*.

Francisco Le Voci

Especialista pela Sociedade Brasileira de Dermatologia (SBD). Coordenador o Ambulatório Alopecias do Serviço de Dermatologia da Faculdade de Medicina do ABC (FMABC). Membro Titular da Associação Brasileira de Cirurgia da Restauração Capilar (ABCRC).

Fred Bernardes Filho

Dermatologista pela Sociedade Brasileira de Dermatologia/ Associação Médica Brasileira (SBD/AMB). Hansenologista pela Sociedade Brasileira de Hepatologia (SBH/AMB). Doutor em Clínica Médica pela Faculdade de Medicina de Ribeirão Preto – Universidade de São Paulo (FMRP-USP).

Gabriel Ângelo de Araújo Sampaio

Médico formado pela Universidade Federal do Rio Grande do Norte (UFRN). Residência Médica em Dermatologia no Hospital do Servidor Público Municipal de São Paulo (HSPM-SP). Especialização em Cirurgia Micrográfica de Mohs no HSPM-SP. Speaker Merz Pharmaceuticals Aesthetic. Sócio Titular da Sociedade Brasileira de Dermatologia (SBD) e Sociedade Brasileira de Cirurgia Dermatológica (SBCD).

Gabriela Munhoz

Dermatologista – Sociedade Brasileira de Dermatologia (SBD).

Giselle Ribeiro Pereira Seabra

Sócia Titular da Sociedade Brasileira de Dermatologia (SBD). Sócia Titular da Sociedade Brasileira de Cirurgia Dermatológica (SBCD). Sócia Titular do Grupo Brasileiro de Melanoma. Mestre em Dermatologia pela Universidade Federal do Rio de Janeiro (UFRJ). Professora Colaboradora de Cirurgia Dermatológica – Serviço de Dermatologia do Hospital Universitário Clementino Fraga Filho (HUCFF-UFRJ).

Gustavo Carneiro Nogueira

Médico Dermatologista. Membro Titular da Sociedade Brasileira de Dermatologia (SBD).

Gustavo Robertson Filippo

Estudante de Medicina da Universidade Estácio de Sá – Campus Presidente Vargas, Rio de Janeiro.

Helena Reich Camasmie

Título de Especialista em Dermatologia. Membro da Sociedade Brasileira de Dermatologia (SBD). Mestrado em Clínica Médica.

João Paulo Junqueira Magalhães Afonso

Médico Dermatologista formado pela Escola Paulista de Medicina da Universidade Federal de São Paulo. (EPM/ UNIFESP). Residência em Dermatologia pela EPM/UNIFESP. Especialização em Dermatologia Avançada pela EPM/UNIFESP. Especialização em Dermatoscopia pela EPM/UNIFESP. Membro Titular da Sociedade Brasileira de Dermatologia (SBD).

Joaquim Mesquita Filho

Dermatologista pela Universidade Federal do Rio de Janeiro (UFRJ). Cirurgião-Geral pelo Hospital Municipal Miguel Couto – Rio de Janeiro – RJ. Cirurgião Dermatológico pela Faculdade de Medicina da Universidade do ABC (FMABC). Chefe do Setor de Cirurgia Dermatológica do Instituto de Dermatologia Professor Rubem David Azulay – IDPRDA – Santa Casa de Misericórdia do Rio de Janeiro. Ex-Presidente da Sociedade Brasileira de Cirurgia Dermatológica (SBCD).

John Robert Pires Davidson

Radiologista-Pesquisador do Projeto PISA (Plataforma de Imagem na Sala de Autópsia) da Faculdade de Medicina da Universidade de São Paulo (FMUSP). Radiologista Convidado no Instituto Oscar Freire (IOF) de Medicina Legal – USP. Perito Médico-Judicial para varas cíveis nomeado nos Fóruns de São Paulo e Santos. Radiologista na Empresa Brasileira de Serviços Hospitalares (EBESRH desde 2015, lotado no Hospital Universitário de Brasília – Universidade de Brasília (HUB-UnB). Sócio na Izimed. Assistente Técnico Jurídico (Saraviva & Balboni Advogados; Coelho Advogados; Veirano Advogados; Trench; Rossi & Watanabe Advogados). Consultor Médico Científico-Jurídico da Clínica Dermatológica Samantha Neves.

Julia Passos Simões França

Graduação em Medicina pela Universidade Federal de Minas Gerais (UFMG). Residência em Dermatologia pela Fundação Hospitalar do Estado de Minas Gerais (FHEMIG). Pós-Graduação em Medicina e Cirurgia Estética pelo Centro de Medicina Especializada, Pesquisa e Ensino (CEMEPE).

Júlia Pompeu da Silva

Pós-Graduanda em Dermatologia pela Policlínica Geral do Rio de Janeiro (PGRJ). Membro Aspirante da Sociedade Brasileira de Dermatologia (SBD). Médica pelo Centro Universitário Barão de Mauá (CBM), Ribeirão Preto.

Juliana Cunha Sarubi Noviello

Médica Dermatologista. Membro Efetivo da Sociedade Brasileira de Dermatologia (SBD). Mestre em Ciências da Saúde pela Universidade Federal de Minas Gerais (UFMG). Ex-Preceptora do Serviço de Dermatologia da Fundação Hospitalar do Estado de Minas Gerais (FHEMIG). Residência em Clínica Médica e Dermatologia pela FHEMIG.

Juliana de Sousa Britto

Médica formada pela Universidade Estadual do Piauí (UFPI). Residência Médica em Dermatologia pela Universidade Estadual Paulista (UNESP). Preceptora Voluntária do Ambulatório de Cosmiatria da UFPI.

Juliana Rezende Coelho Piquet Pessoa

Médica pela Universidade Federal do Rio de Janeiro (UFRJ). Residência Médica na UFRJ. Título de Especialista pela Sociedade Brasileira de Dermatologia (SBD) e Ministério da Educação (MEC). Membro Efetivo da SBD.

Katia Perim

Residência em Cirurgia-Geral pelo Hospital dos Servidores do Estado do Rio de Janeiro. Residência em Cirurgia Plástica pelo Hospital Federal de Bonsucesso (HFB). Cirurgiã Plástica do Hospital Municipal Miguel Couto. Especialista pela Sociedade Brasileira de Cirurgia Plástica (SBCP). Membro Titular e Efetivo da SBCP.

Kátia Salzano Gabarron Castello Branco

Membro da Sociedade Brasileira de Dermatologia (SBD). Membro do International Centre for Study and Research in Aesthetic and Physicological Medicine. Pós-Graduada em Dermatologia no Hospital Santa Casa do Rio de Janeiro (1991-1992).

Katleen da Cruz Conceição

Dermatologista Especialista pela Sociedade Brasileira de Dermatologia (SBD). Preceptora do Ambulatório de Dermatologia para Pele Negra da Santa Casa da Misericórdia – RJ. Member Skin of Color Society – EUA. Membro da American Hair Research Society (AHRS).

Kleison Douglas Gomes Pimentel

Médico pela Universidade Federal do Ceará (UFC).

Leninha Valério do Nascimento

Especialização/Residência, Mestrado e Doutorado pela Universidade Federal do Rio de Janeiro (UFRJ). Pós-Doutorado na Faculdade de Medicina "Lariboisière Saint-Louis", Paris VII, França. Professora Titular de Dermatologia da Faculdade de Ciências Médicas da Universidade do Estado do Rio de Janeiro (UERJ). (aposentada). Coordenadora do Curso de Pós-Graduação (Especialização/Residência) do Serviço de Dermatologia Tropical do Hospital Central do Exército/Faculdade de Medicina de Petrópolis.

Leonardo de Oliveira Alves

Psicólogo. Psicanalista Membro da (Sociedade de Psicanálise Iracy Doyle (SPID). Mestre em Psicanálise pela Universidade Del Salvador (USAL) – Buenos Aires – Argentina.

Leonardo José Lora Barraza

Médico pela Universidad del Magdalena (Santa Marta – Colômbia). Pós-Graduação em Dermatologia pelo Instituto de Dermatologia Professor Rubem David Azulay (IDPRDA) – Santa Casa da Misericórdia do Rio de Janeiro – RJ).

Leonardo Spagnol Abraham

Dermatologista pela Sociedade Brasileira de Dermatologia (SBD). Coordenador do Ambulatório de Tricologia do Hospital Regional da Asa Norte (HRAN), Brasília-DF. Pós-Graduação em Dermatologia no Instituto de Dermatologia Professor Rubem David Azulay (IDPRDA) – Santa Casa da Misericórdia do Rio de Janeiro. Mestre pela Universidade Federal do Rio de Janeiro (UFRJ).

Leonora Barroca de Medeiros

Especialista em Dermatologia pela Residência na Faculdade de Medicina da Universidade de São Paulo (FMUSP) e pela Sociedade Brasileira de Dermatologia (SBD). Curso de Pós-Graduação na Universidade Federal do Rio de Janeiro (UFRJ). Membro da Sociedade Brasileira de Dermatologia (SBD). Membro da Sociedade Brasileira de Cirurgia Dermatológica (SBCD). Membro da European Academy of Dermatology and Venereology (EADV).

Letícia Almeida Silva

Formada pela Faculdade de Medicina de Valença (FMV). Pós-Graduada em Clínica Médica pela Santa Casa de Misericórdia do Rio de Janeiro. Pós-Graduada em Dermatologia pela INCISA. Membro da Sociedade Brasileira de Laser em Medicina e Cirurgia (SBLMC).

Letícia de Chiara Moço

Pós-Graduada em Dermatologia pela Universidade do Estado do Rio de Janeiro (UERJ). *Fellowship* em Terapia Celular na Saarland University, Alemanha. Membro Titular da Sociedade Brasileira de Dermatologia (SBD). Membro Titular da Sociedade Brasileira de Cirurgia Dermatológica (SBCD).

Letícia Liberino da Silva

Residência em Dermatologia pelo Hospital Federal dos Servidores do Estado (HFSE). Especialista em Dermatologia pela Sociedade Brasileira de Dermatologia (SBD). *Fellow* em Cirurgia Dermatológica pelo Hospital Federal de Bonsucesso (HFB). Professora Colaboradora da Cirurgia Dermatológica do HFB.

Lídia Maria Medeiros Machado

Medicina pela Universidade Federal da Bahia (UFBA). Residência Médica em Dermatologia no Hospital das Clínicas (HC) de Salvador (Hospital Universitário Professor Edgard Santos – HUPES – Universidade Federal da Bahia – UFBA). Mestrado em Ciências da Saúde pela UFBA. Membro da Sociedade Brasileira de Dermatologia (SBD).

Lincoln Fabricio

Professor de Dermatologia da Faculdade Evangélica Mackenzie (FEMPAR) – Curitiba. Membro Titular da Sociedade Francesa de Dermatologia.

Luciana Archetti Conrado

Mestre em Dermatologia e Doutora em Ciências pela Universidade de São Paulo (USP).

Luciana Fernandes Andrade

Farmacêutica Industrial graduada pela Universidade Federal do Minas Gerais (UFMG). Especialista em Manipulação Alopática pela Associação Nacional de Farmacêuticos Magistrais (ANFARMAG) – Brasil. MBA em Gestão Empresarial pela Fundação Getulio Vargas (FGV). Trabalha na Dermatus desde 1990, atualmente com o cargo de Coordenadora da Dermatus Educacional.

Lucianna Fernandes Jardim Correia Marques

Nutricionista e Mestre em Ciência dos Alimentos pela Universidade Federal do Rio de Janeiro (UFRJ).

Luddi Luiz de Oliveira

Curso de Medicina. Universidade Federal de Minas Gerais (UFMG). Residência Médica em Cirurgia Geral credenciada pela Comissão Nacional de Residência Médica/Ministério da Educação (CNRM/MEC). Instituto de Previdência dos Servidores do Estado de Minas Gerais (IPSEMG) – Hospital Governador Israel Pinheiro. Residência Médica em Cirurgia Plástica credenciada pelo MEC. Hospital das Clínicas da UFMG.

Luiz Eduardo Toledo Avelar

Membro Titular da Sociedade Brasileira de Cirurgia Plástica (SBCP). Membro da American Society of Plastic Surgery (ASPS). Antropologista Forense da Polícia Civil de Minas Gerais.

Luiza Pitassi

Doutorado e Mestrado em Dermatologia pela Faculdade de Ciências Médicas da Universidade Estadual de Campinas (Unicamp). Preceptora e Coordenadora do Ambulatório Especializado em Cosmiatria, Divisão Dermatologia, Hospital de Clínicas da Faculdade de Ciências Médicas da Unicamp.

Luiza Soares Guedes

Especialização em Dermatologia pela Universidade Federal do Rio de Janeiro (UFRJ). Mestre em Dermatologia pela UFRJ. Especialista pela Sociedade Brasileira de Dermatologia (SBED).

Luiza Tavares dos Santos

Especialização em Dermatologia, Dermatologia na Policlínica Geral do Rio de Janeiro (PGRJ). *Fellow* em Dermatoscopia Digital, Seconda Università di Napoli – Nápoles – Itália.

Manoela Donida Porto

Médica Dermatologista. Especialista pela Sociedade Brasileira de Dermatologia (SBD). Membro da SBD.

Marcel Vinícius de Aguiar Menezes

Membro Titular da Sociedade Brasileira de Cirurgia Plástica (SBCP). Membro Titular da American Society of Plastic Surgery. Cirurgião Plástico pela UNIFEZ – Escola Paulista de Medicina. Instrutor de Anatomia do Dallas Cosmetic and Rhinoplasty Simposium. Membro da The Rhinoplasty Society. Speaker Allergan Institute – ABVIE. CEO Cosmiatry for Doctor Course.

Marcelo Molinaro

Médico. Pós-Graduado em Dermatologia pela Universidade do Estado do Rio de Janeiro (UERJ). Professor do Curso de Pós-Graduação em Dermatologia pelo Instituto de Pós-Graduação Médica Carlos Chagas (IPGMCC) – Policlínica Geral do Rio de Janeiro (PGRJ). Coordenador do Núcleo de Cosmiatria da PGRJ.

Márcia Cristina Linhares da Silva

Graduada na Faculdade de Medicina do Centro de Ciências de Biomédicas e da Saúde da Universidade Estadual do Pará (UEPA). Pós-Graduação em Dermatologia – Santa Casa de Misericórdia do Rio de Janeiro. Título de Especialista patrocinado pela Associação Médica Brasileira (AMB) e pela Sociedade Brasileira de Dermatologia (SBD). Membro Efetivo da SBED. Membro Efetivo da Sociedade Brasileira de Cirurgia Dermatológica (SBCD). Membro Efetivo da Sociedade Brasileira de Laser em Medicina e Cirurgia (SBLMC).

Marcia Ramos-e-Silva

Professora Titular de Dermatologia da Faculdade de Medicina da Universidade Federal do Rio de Janeiro (UFRJ). Chefe do Serviço de Dermatologia do Hospital Universitário da UFRJ. Vice-Presidente Executivo da International Society of Dermatology. Vice-Presidente para a América do Sul da International Academy of Cosmetic Dermatology (IACD).

Márcio Soares Serra

Mestre em Dermatologia pela Universidade Federal do Rio de Janeiro (UFRJ). Dermatologista. Membro da Sociedade Brasileira de Dermatologia (SBD), Sociedade Brasileira de Cirurgia Dermatológica (SBCD) e American Academy of Dermatology (AAD). Membro da Câmara Técnica em IST/AIDS do CREMERJ.

Marco Alexandre Dias da Rocha

Médica Dermatologista pela Escola Paulista de Medicina da Universidade Federal de São Paulo (EPM/UNIFESP). Doutor em Medicina pela EPM/UNIFESP.

Marco Antonio Guedes

Especialista em Prótese Dentária. Especialista em Implantodontia.

Maria Alice Gabay Peixoto

Residência em Dermatologia pela Universidade Federal Fluminense (UFF). Especialista em Dermatologia pela Sociedade Brasileira de Dermatologia (SBD). Mestrado em Dermatologia pela UFF.

Maria Auxiliadora Jeunon Sousa

Professora Aposentada do Serviço de Dermatologia da Universidade do Estado do Rio de Janeiro (UERJ). Diretora do Laboratório Id-Investigação em Dermatologia. Tesoureira da Sociedade Brasileira de Dermatologia (SBD) Nacional (gestão 2018/2019).

Maria Claudia Almeida Issa

Professora-Associada do Departamento de Medicina Clínica da Universidade Federal Fluminense (UFF). Professora do Curso de Pós-Graduação em Ciências Médicas pela UFF. Doutora em Medicina – Dermatologia pela Universidade Federal do Rio de Janeiro (UFRJ).

Maria das Graças Tavares Lopes da Silva

Médica pela Universidade do Estado do Rio de Janeiro (UERJ). Titulo de Especialista em Dermatologia pela Sociedade Brasileira de Dermatologia (SBD). Título de Especialista em Cirurgia Dermatológica pela Sociedade Brasileira de Cirurgia Dermatológica (SBCD). Especialista em Dermatologia Estética pela Universidade John Kennedy (Arg).

Maria del Pilar Del Río Navarrete Biot

Especialista em Dermatologia pela Sociedade Brasileira de Dermatologia (SBD). Mestre em Dermatologia pela Universidade Federal Fluminense (UFF).

Maria Fernanda Reis Gavazzoni Dias

Professora Adjunta de Dermatologia da Universidade Federal Fluminense (UFF). Doutora e Mestre em Dermatologia pela Universidade Federal do Rio de Janeiro (UFRJ).

Maria Genúcia Cunha Matos

Médica pela Universidade Federal do Ceará (UFC). Residência Médica em Dermatologia no Hospital Universitário Pedro Ernesto da Universidade do Estado do Rio de Janeiro (JUPE/UERJ). Mestrado em Dermatologia no Hospital Universitário Clementino Fraga Filho da Universidade Federal do Rio de Janeiro (HUCFF/UFRJ). Título de Especialista pela Sociedade Brasileira de Dermatologia (SBD). Conselheira da SBD – Regional Ceará. Professora-Assistente de Dermatologia do Departamento de Medicina Clínica da Faculdade de Medicina da UFC.

Maria Helena Lesqueves Sandoval

Dermatologista Titular da Sociedade Brasileira de Dermatologia (SBD). Coautora dos livros *Preenchedores. Guia Prático de Técnicas e Produtos* e *Toxina Botulínica na Dermatologia*. Preceptora de Cosmiatria dos Residentes de Dermatologia do Hospital Universitário Cassiano Antônio de Moraes – HUCAM.

Maria Paula Pádua Del Nero

Graduação em Medicina pela Universidade Estadual Paulista (UNESP) – São José do Rio Preto, SP. Residência em Dermatologia no Hospital Darcy Vargas. Título de Especialidade pela Sociedade Brasileira de Dermatologia (SBD).

Mariana César Corrêa

Residência em Clínica Médica pela Santa Casa de Belo Horizonte/MG. Residência em Dermatologia pela Universidade do Estado do Rio de Janeiro (UERJ). Membro da Sociedade Brasileira de Dermatologia (SBD). Participação no livro *Atlas de Dermatologia Azulay 2020*. Apresentação de artigo científico no Congresso AAD 2017. *Fellow* em Dermatologia na Universidade de São Paulo (USP). International *Fellow* em Procedimentos Injetáveis. Criação do Projeto Cosmiatria Solidária 2020.

Mariana Chambarelli Neno

Graduada em Medicina pela Universidade Gama Filho (UGF). Residência de Clínica Médica na Universidade Federal do Estado do Rio de Janeiro (UNIRIO). Pós-Graduada em Dermatologia pela Universidade Federal do Rio de Janeiro (UFRJ). Pós-Graduada no Setor de Laser e Tecnologias do Instituto de Dermatologia Professor Rubem David Azulay (IDPRA) – Santa Casa de Misericórdia do Rio de Janeiro. Título de Especialista pela Sociedade Brasileira de Dermatologia (SBD).

Mariana Oliveira Barbosa Alves

Formanda em Medicina pelo Centro Universitário UNICEPLAC – DF. Residente de Dermatologia da Policlínica Geral do Rio de Janeiro (PGRJ).

Mary Lane Alves Nemer

Dermatologista. Pós-Graduação em Dermatologia pela Universidade do Estado do Rio de Janeiro (UERJ). Pós-Graduação em Dermatologia Oncológica pelo Hospital Sírio-Libanês. Membro da Sociedade Brasileira de Dermatologia (SBD). Membro da Sociedade Brasileira de Cirurgia Dermatológica (SBCD). Membro da American Academy of Dermatology (AAD).

Mayara Ferro Barbosa

Residente de Dermatologia pela Universidade Federal do Rio Grande do Sul (UFRGS). *Fellow* em Doenças do Cabelo e Couro Cabeludo pelo Instituto de Dermatologia Professor Rubem David Azulay (IDPRDA) – Santa Casa de Misericórdia do Rio de Janeiro.

Meire Brasil Parada

Especialista em Dermatologia pela Sociedade Brasileira de Dermatologia (SBD) e Associação Médica Brasileira (AMB). Membro Titular da Sociedade Brasileira de Cirurgia Dermatológica (SBCD), Sociedade Brasileira de Dermatologia (SBD) e American Academy of Dermatology (AAD). Membro da Câmara Técnica de Dermatologia do Conselho Regional de Medicina do Estado de São Paulo (CREMESP). Vice-Presidente da SBCD (2019/2020) e Presidente eleita para o biênio 2021/2022. Dermatologista colaboradora na área de Cosmiatria da Unidade de Cosmiatria, Cirurgia e Oncologia (UNICCO) do Departamento de Dermatologia da Universidade Federal de São Paulo (UNIFESP).

Melina Kichler Cardoso

Título de Especialista em Dermatologia pela Sociedade Brasileira de Dermatologia (SBD) – AMB. Membro da Sociedade Brasileira de Dermatologia e da Sociedade Brasileira de Cirurgia Dermatológica. *Fellowship* em Dermatoscopia, sob orientação do Dr. Giuseppe Argenziano, na Seconda Università degli Studi di Napoli, Itália. Graduação e Residência Médica em Dermatologia na Faculdade de Medicina de Botucatu (FMB) da Universidade Estadual Paulista (UNESP).

Mônica Manela Azulay

Mestre e Doutora em Dermatologia pela Universidade Federal do Rio de Janeiro (UFRJ). Chefe do Curso de Aperfeiçoamento em Dermatologia Cosmética do Instituto de Dermatologia Professor Rubem David Azulay (IDPRDA) – Santa Casa de Misericórdia do Rio de Janeiro. Membro Titular da Sociedade Brasileira de Dermatologia (SBD) e Sociedade Brasileira de Cirurgia Dermatológica (SBCD). Membro da American Academy of Dermatology (AAD) Professora Adjunta da Fundação Técnico Educacional Souza Marques (FTESM).

Monica Tessmann Zomer Kondo

Residência Médica em Ginecologia e Obstetrícia – Maternidade Darcy Vargas, Joinville, Santa Catarina. Mestrado em Tocoginecologia na Universidade Federal do Paraná (UFPR).

Mônica Zechmeister Berg

Médica Dermatologista. Título de Especialista pela Sociedade Brasileira de Dermatologia (SBD) e Associação Médica Brasileira (AMB). MBA em Gestão de Negócios da Saúde pela Escola Superior de Propaganda e Marketing (ESPM/RS).

Monique Samy Pamplona Mafort

Dermatologista pelo Instituto de Dermatologia Professor. Rubem David Azulay (IDPRDA) – Santa Casa de Misericórdia do Rio de Janeiro. Membro da Sociedade Brasileira de Dermatologia (SBD).

Nathália Gonring Sandoval

Mestre Clínica Odontológica – Universidade Federal do Espírito Santo (UFES) – Acadêmica de Medicina – 6º ano.

Omar Lupi

Professor-Associado de Dermatologia da Universidade Federal do Estado do Rio de Janeiro (UNIRIO). Docente Permanente – Curso de Pós-Graduação em Clínica Médica da Universidade Federal do Rio de Janeiro (UFRJ). Médico do Serviço de Imunologia do Hospital Universitário Clementino Fraga Filho (HUCFF/UFRJ). Professor Titular e Chefe do Serviço de Dermatologia – Curso de Pós-Graduação em Medicina da Policlínica Geral do Rio de Janeiro (PGRJ) – Instituto Carlos Chagas. Membro Titular da Academia Nacional de Medicina (ANM).

Patricia Ormiga Galvão Barbosa Serpa

Dermatologista. Membro da Sociedade Brasileira de Dermatologia (SBD) e Sociedade Brasileira de Cirurgia Dermatológica. Mestre pela Universidade Federal do Rio de Janeiro (UFRJ).

Paula Amendola Bellotti

Membro Titular da Sociedade Brasileira de Dermatologia (SBD). Membro Titular da Sociedade Brasileira de Cirurgia Dermatológica (SBCD).

Paula Machado Costa R. Cavalcanti

Farmacêutica Industrial. Proprietária da Farmácia de Manipulação "A Fórmula" – Rio de Janeiro. Mestre em Administração de Empresas pela Pontifícia Universidade Católica do Rio de Janeiro (PUC-Rio). MBA pela Université Pierre Mendes (Grenoble, França). Pós-Graduada em Gestão de Negócios pelo Instituto Brasileiro de Mercado de EC (Rio de Janeiro). Pós-Graduada em Marketing pela Fundação Getulio Vargas (Rio de Janeiro).

Paula Raso

Dermatologista. Membro Titular da Sociedade Brasileira de Dermatologia (SBD). Preceptora do Instituto de Dermatologia do Professor Azulay (IDPRDA) – Santa Casa de Misericórdia do Rio de Janeiro.

Paula Regazzi de Gusmão

Especialista pela Sociedade Brasileira de Dermatologia (SBD). Professora da Pós-Graduação em Laser e Tecnologias do Instituto de Dermatologia do Professor Azulay (IDPRDA) – Santa Casa de Misericórdia do Rio de Janeiro. Preceptora do Ambulatório de Laser do IDPRDA.

Paula Tommaso de Carvalho

Membro da Sociedade Brasileira de Dermatologia (SBD). Preceptora do Centro de Estudos do Cabelo do Instituto de Dermatologia Professor Rubem David Azulay (IDPRDA) – Santa Casa de Misericórdia do Rio de Janeiro.

Paulo Müller Ramos

Membro Titular da Sociedade Brasileira de Dermatologia (SBD). Coordenador do Ambulatório de Tricoses da Faculdade de Medicina da Universidade Estadual Paulista (UNESP). Professor Permanente e Orientador nos Cursos de Mestrado e Doutorado da Faculdade de Medicina da UNESP.

Paulo Notaroberto

Sócio Efetivo da Sociedade Brasileira de Dermatologia (SBD). Sócio da Sociedade Brasileira de Cirurgia Dermatológica (SBCD). Sócio da European Academy of Dermatology and Venereology (EADV).

Pedro Rosmaninho Caldeira Avé

Formação pelo Centro Universitário Serra dos Órgãos (UNIFESO). Especialização em Dermatologia pelo Instituto Pós-Graduação Izamar Millidiu da Silva.

Priscila Oliveira Naback

Dermatologista pelo Hospital Universitário Gaffrée e Guinle – Universidade Federal do Estado do Rio de Janeiro (UNIRIO). *Fellow* em Doenças do Cabelo e Couro Cabeludo pelo Instituto de Dermatologia Professor Rubem David Azulay (IDPRDA)– Santa Casa de Misericórdia do Rio de Janeiro.

Rafaella Lacerda Maia

Dermatologia pela Universidade do Estado do Rio de Janeiro (UERJ). *Fellow* em Doenças do Cabelo e Couro Cabeludo – Instituto de Dermatologia do Professor Azulay – Santa Casa de Misericórdia do Rio de Janeiro.

Raquel Iracema de Freitas Macedo Oliveira

Médica Dermatologista. Membro Titular da Sociedade Brasileira de Dermatologia (SBD).

Raquel Nardelli

Médica Dermatologista com Título de Especialista pela Sociedade Brasileira de Dermatologia (SBD). Residência Médica no Hospital Universitário Pedro Ernesto (HUPE) da Universidade do Estado do Rio de Janeiro (UERJ). Preceptora do Ambulatório de Dermatologia Corretiva/Envelhecimento Cutâneo (HUPE/UERJ).

Regina Lúcia Barbosa dos Santos

Dermatologista pela Universidade Federal do Rio de Janeiro (UFRJ). Professor do Ambulatório de Tricologia da Policlínica Geral do Rio de Janeiro (PGRJ). Membro da American Hair Research Society (AHRS).

Renata Figueiredo Roxo

Especialista em Dermatologia pela Universidade Federal do Estado do Rio de Janeiro (UNIRIO). Título de Especialista pela Sociedade Brasileira de Dermatologia (SBD). Membro da American Academy of Dermatology (AAD). Professora Titular de Cosmiatria da Policlínica Geral do Rio de Janeiro (PGRJ). *Speaker* da MedBeauty. Membro do Comitê Científico do AMWC Brasil.

Roberta Teixeira

Graduação em Dermatologia pela Universidade do Estado do Rio de Janeiro (UERJ). Pós-Graduação em Dermatologia pela UERJ. Membro Efetivo da Sociedade Brasileira de Dermatologia (SBD).

Rodrigo Pirmez

Preceptor do Centro de Estudos do Cabelo – Santa Casa da Misericórdia do Rio de Janeiro. Vice-Presidente e Membro Fundador da International Trichoscopy Society.

Rosa Maria Alvarez Martins Rodrigues

Graduação em Medicina pela Universidade do Estado do Rio de Janeiro (UERJ). Especialização em Endocrinologia pelo Instituto de Pós-Graduação Médica Carlos Chagas (IPMCC) Rio de Janeiro. Especialista em Endocrinologia pela Sociedade Brasileira de Endocrinologia e Metabologia (SBEM). Médica Visitante no Hospital Joslin Diabetes Center, Boston, EUA (1994). Coordenadora e Professora. Colaboradora do Curso de Pós-Graduação de Endocrinologia da Pontifícia Universidade Católica do Rio de Janeiro (PUC-Rio) (03/1992-12/1994). Médica Voluntária do Ambulatório de Obesidade do Serviço de Nutrologia e Metabologia do Instituto Estadual de Diabetes e Endocrinologia Luiz Caprigione (IEDE) (1995-2001).

Rosemarie Mazzuco

Dermatologista, Membro da Sociedade Brasileira de Dermatologia (SBD), da Sociedade Brasileira de Cirurgia Dermatológica (SBCD), da American Academy of Dermatology (AAD) e da International Society for Dermatologic Surgery (ISDS).

Rossana Vasconcelos

Especialista em Dermatologia pela Associação Médica Brasileira (AMB). Membro Titular da Sociedade Brasileira de Dermatologia (SBD) e Sociedade Brasileira de Cirurgia Dermatológica (SBCD). Professora do Departamento de Dermatologia da Universidade Santo Amaro (UNISA). Responsável pelo Ambulatório de Cosmiatria da UNISA.

Samantha Rodrigues Camargo Neves

Médica graduada em Ciências Médicas pela Faculdade de Medicina do ABC (FMABC). Especialista pela Sociedade Brasileira de Dermatologia (SBD). Em Doutoramento na Santa Casa de Misericórdia de São Paulo. Ex-Professora de Dermatologia Cosmética e Procedimentos Cosméticos na FMABC (2017-2019) e Professora Visitante da Universidade de São Paulo (USP) – Hospital das Clínicas (HC), afiliada nos Departamentos de Cirurgia Vascular e Cirurgia Torácica, no Departamento de Hiperidrose (2004-2012). Sócia Proprietária da Clínica Dermatológica Dra. Samantha Neves e Diretora Médica. Proprietária da empresa de consultoria e desenvolvedora de patentes UCan SN.

Sarah Lucas Passos de Souza

Especialista em Dermatologia pela Sociedade Brasileira de Dermatologia (SBD). Especialista em Hansenologia pela Sociedade Brasileira de Hansenologia (SBH). Mestre em Dermatologia pela Universidade Federal do Rio de Janeiro (UFRJ). Pós-Graduada em Medicina Estética pela Faculdade de Medicina Souza Marques – Rio de Janeiro.

Sergio Schrader Serpa
Mestre em Dermatologia pela Universidade Federal do Rio de Janeiro (UFRJ). Membro Efetivo da Sociedade Brasileira de Dermatologia (SBD) e da Sociedade Brasileira de Cirurgia Dermatológica (SBCD). Presidente da SBCD (gestão 2009-2010).

Silvia Kaminsky Jedwab
Dermatologista pela Universidade Federal de São Paulo (UNIFESP). Pós-Graduação em Cosmiatria e Laser pela Fundação ABC. Diretora Clínica do Centro Dermatológico SkinLaser – São Paulo.

Sofia Sales Martins
Doutoranda pela Faculdade de Ciências da Saúde da Universidade de Brasília (UnB). Residência Médica em Dermatologia no Hospital Universitário de Brasília. Especialista em Dermatologia pela Sociedade Brasileira de Dermatologia (SBD).

Solange Cardoso Maciel Costa Silva
Professora Adjunta e Associada da Universidade do Estado do Rio de Janeiro (UERJ). Ex-Coordenadora da Cirurgia Dermatológica da UERJ. Membro Efetivo da Sociedade Brasileira de Cirurgia Dermatológica (SBCD). Membro Efetivo da Sociedade Brasileira de Dermatologia (SBD). Mestrado pela Universidade Federal do Rio de Janeiro (UFRJ). Doutorado pela UFRJ.

Sueli Carneiro
Professora Titular do Departamento de Especialidades Médicas – Faculdade de Ciências Médicas da Universidade do Estado do Rio de Janeiro (FCM/UERJ). Coordenadora da Residência e Curso de Especialização em Dermatologia no Hospital Universitário Pedro Ernesto e FCM/UERJ. Docente dos Programas de Pós-Graduação em Ciências Médicas pela FCM/UERJ e em Clínica Médica e Anatomia Patológica – Faculdade de Medicina da Universidade Federal do Rio de Janeiro (UFRJ). Dermatologista e Reumatologista do Hospital Universitário Clementino Fraga Filho (HUCFF/UFRJ).

Sylvia Ypiranga de Souza Dantas e Rodrigues
Médica formada pela Universidade de Brasília (UnB). Dermatologista formada pela Pontifícia Universidade Católica (PUC-Campinas). Mestre em Clínica Médica pela Universidade Estadual de Campinas (Unicamp). Membro Titular da Sociedade Brasileira de Dermatologia (SBD). Membro da Sociedade Brasileira de Cirurgia Dermatológica (SBCD). Membro do Grupo Brasileiro de Melanoma (GBM). *International Fellow* da American Academy of Dermatology (AAD). Professora Colaboradora do Curso de Pós-Graduação em Dermatocosmiatria pela Faculdade de Medicina do ABC (FMABC). Médica Colaboradora dos Grupos de Tumores e Dermatoscopia do Departamento de Dermatologia da Universidade Federal de São Paulo (Unifesp).

Taciana Dal´Forno Dini
Especialista em Dermatologia pela Sociedade Brasileira de Dermatologia (SBD) (2002). Secretária do Departamento de Cosmiatria da SBD (2004). Doutorado em Ciências Médicas pela Universidade Federal do Rio Grande do Sul (UFRGS) (2008). Professora de Dermatologia da Universidade Luterana do Brasil, Porto Alegre (ULBRA/2007-2009). Ex-Presidente da SBD – Seção Rio Grande do Sul (gestão 2019-2020). Coordenadora do Departamento de Lasers e Tecnologia da SBD (2019-2020). Coordenadora de Cosmiatria da Residência de Dermatologia da Pontifícia Universidade Católica do Rio Grande do Sul (PUC-RS). Diretora da Sociedade Brasileira de Cirurgia Dermatológica (SBCD) (gestão 2021-2022).

Taíssa Canedo de Magalhães
Membro Titular da Sociedade Brasileira de Dermatologia (SBD). Membro Titular da Sociedade Brasileira de Cirurgia Dermatológica (SBCD). Especialista em Dermatologia pela SBD. Mestrado em Dermatologia pela Universidade Federal do Rio de Janeiro (UFRJ). Médica cedida para Hospital Universitário Clementino Fraga Filho (HUCFF/UFRJ) nos Ambulatórios de Cirurgia Dermatológica e Cosmiatria.

Tarso Lameri Sant'Anna Mosci
Graduação em Medicina pela Universidade Federal do Rio de Janeiro (UFRJ). Residência em Clínica Médica pelo Hospital Universitário Clementino Fraga Filho (HUCFF/UFRJ). Especialista em Geriatria – Sociedade Brasileira de Geriatria e Gerontologia/Associação Médica Brasileira (SBGG/AMB).

Thais Sakuma
Membro Titular da Sociedade Brasileira de Dermatologia (SBD). Coautoria do *Atlas de Anatomia e Preenchimento Global da Face*.

Thiago Jeunon de Sousa Vargas
Título de Especialista em Dermatologia pela Sociedade Brasileira de Dermatologia (SBD). Certificado em Dermatopatologia pela International Society of Dermatopathology (ISD). *Research Fellowship* em Dermatopatologia pela Ackerman Academy of Dermatopathology.

Vera Lucia Figueiredo de Sousa
Especialista em Dermatologia pela Sociedade Brasileira de Dermatologia (SBD). Especialista em Clínica Médica pela Santa Casa de Misericórdia do Rio de Janeiro. Especialista em Promoção da Saúde e Desenvolvimento Social pela Fundação Oswaldo Cruz (Fiocruz).

Victor Perim Corrêa Neto
Acadêmico de Medicina da Universidade Federal do Estado do Rio de Janeiro (UNIRIO).

Violeta Duarte Tortelly Costa
Mestre em Medicina pela Universidade do Estado do Rio de Janeiro (UERJ). Preceptora da Residência de Dermatologia do Hospital Universitário Pedro Ernesto (HUPE/UERJ).

Virna Luíza de Souza Oliveira
Residência em Dermatologia pelo Hospital do Servidor Público Municipal de São Paulo (HSPM).

Vitória Azulay

Acadêmica do 5º ano da Fundação Técnico-Educacional Souza Marques (FTESM). Acadêmica Bolsista do CTI do Hospital Rios D'Or, Rio de Janeiro. Ex-Acadêmica Bolsista da Emergência do Hospital Municipal Lourenço Jorge, Rio de Janeiro.

Vivianne Martins Almeida Pompeu

Graduação em Medicina pela Universidade Federal do Piauí (UFPI). Residência Médica em Dermatologia pela UFPI. Prática Profissionalizante em Dermatologia Pediátrica pela Universidade de São Paulo (USP). Especialista em Dermatologia pela Sociedade Brasileira de Dermatologia (SBD) e Associação Médica Brasileira (AMB). Associada Titular da Sociedade Brasileira de Cirurgia Dermatológica (SBCD).

William Kondo

Graduação em Medicina pela Universidade Federal do Paraná (UFPR). Residência Médica de Cirurgia Geral na Irmandade Santa Casa de Misericórdia de Curitiba. Residência Médica de Ginecologia no Hospital de Clínicas da UFPR. *Fellow* em Endoscopia Ginecológica na Polyclinique de L`Hôtel Dieu, Clermont-Ferrand, França. Mestre em Ciências da Saúde pela Pontifícia Universidade Católica (PUC-PR).

Yanna Kelly Barros

Membro Titular da Sociedade Brasileira de Dermatologia (SBD). Membro Titular da American Hair Research Society. Membro Titular da International Trichoscopy Society.

Editora Assistente

Bruna Sabatovich Villarejo Iosifovich

Fellow/Beth Israel Deaconess Medical Center (BIDMC) – Harvard Medical School (2019). Especialista em Dermatologia pela Universidade Federal do Rio de Janeiro (UFRJ). Membro Titular da Sociedade Brasileira de Dermatologia (SBD).

Agradecimentos

À minha querida família, em especial ao meu marido, Oleg, por estarem sempre presentes na minha vida.
À minha mãe, pelo amor e exemplo de determinação e coragem.
À minha filha, Bruna, minha maior incentivadora, parceira de vida e de profissão, te amo.
Maria Paulina Villarejo Kede

Aos meus pais, poderosos modelos de vida.
Aos meus filhos, Patrick, Richard e Mery, por serem tão maravilhosos.
À minha caçulinha, Bruna, por sua suprema alegria contagiante e estimuladora.
À minha esposa, Paulina, pelo exemplo, incentivo e apoio em toda a minha vida.
Oleg Sabatovich

A todos que, direta ou indiretamente, contribuíram para a transformação deste livro em realidade.
A Bruna Villarejo, minha assistente científica, pelo auxílio contínuo e incansável na revisão dos capítulos.
E, em especial, a todos os colegas colaboradores que disponibilizaram o seu precioso tempo, compartilhando experiências e conhecimentos, abrilhantando este compêndio.
Maria Paulina Villarejo Kede & Oleg Sabatovich

Prefácio à quarta edição

Esta é a quarta edição de uma obra que com certeza reflete a postura profissional sólida, ética e de grande competência dos seus autores, os respeitados Professores Doutores Oleg Sabatovich e Maria Paulina Villarejo Kede. Foi uma honra atender ao convite para prefaciá-la.

O seu conteúdo reflete seguramente o extraordinário avanço que tem tido a Dermatologia Estética nas últimas décadas, caracterizando-a como uma especialidade de grande impacto social, desde que a sua aplicação se reflete diretamente em pacientes mais felizes e saudáveis.

A sequência dos assuntos está muito bem organizada, atendendo totalmente às necessidades de interesse diário do dermatologista.

Os capítulos se iniciam por conhecimentos básicos, contemplando a anatomia, histologia e fisiologia da pele, noções atualizadas sobre os mecanismos da hidratação cutânea e do processo de cicatrização, bem como das condições que comandam o envelhecimento cutâneo. Passam também pelas doenças anexiais, como as das unhas, alopecias, hidroses, acne, despigmentações, estética na gravidez, enfim, todos os temas de interesse para o dermatologista se manter atualizado. Os temas da Cirurgia Dermatológica e Cosmética foram também abordados e esgotados.

A devida importância, também foi dada no livro, às seções sobre Toxina Botulínica, Preenchedores e Estimuladores Dérmicos, que não poderiam faltar. Lembremos ainda que a Medicina avança no uso das mais variadas tecnologias em todas as especialidades e na moderna Dermatologia Estética os conhecimentos nessa área tornaram-se imprescindíveis, e estão devidamente desvendados em seus capítulos específicos. Como estão também o estudo dos pormenores anatômicos das estruturas atingidas pelos procedimentos, assim como a aplicação da ultrassonografia com ênfase na pele, aumentando a segurança de quem os executa.

Os preceitos éticos que devem nos nortear na atuação médica não foram esquecidos. Tais preceitos dirigem as indicações dos tratamentos, bem como nos auxiliam na resolução das possíveis complicações, sendo também indispensáveis na formação moral dos jovens especialistas quando enfrentam o mercado de trabalho.

Nos últimos seis anos, a maioria dos temas abordados com certeza evoluiu ou mudou muito e os capítulos escritos por colegas *experts* com conhecimentos atualizados e diferenciados em seus assuntos específicos com certeza nos trazem o verdadeiro estado da arte na nossa especialidade.

É muito compensador observar ainda que as pesquisas científicas mundiais nesse campo, inclusive no Brasil, vêm conquistando graus crescentes de evidência, trazendo o tão necessário olhar científico para esse importante ramo da Medicina.

Enfim, o dermatologista tem neste livro um verdadeiro tratado, abrangente, completo com todos os assuntos de interesse diário da sua rotina, e deve tê-lo sempre à mão em seu consultório.

Bogdana Victoria Kadunc

Professora Doutora em Dermatologia pela Faculdade de Medicina da Universidade de São Paulo.

Assistente da Clínica Dermatológica do Hospital do Servidor Público Municipal de São Paulo.

Apresentação

Novos tempos!!! Assistimos às transformações de nossas sociedades, da Medicina, da Cosmiatria, dos consumidores e do modo como nos relacionamos.

A Cosmética e a Dermatologia têm evoluído de modo extraordinário nos últimos anos, somando recursos e esforços para que os tratamentos de pele tenham resultados cada vez mais promissores. A consciência de que a autoimagem é fundamental para a autoestima e estabilidade emocional estimula todos os profissionais que exercem a profissão ao aperfeiçoamento e à atualização de sua especialidade a fim de satisfazer, dentro do seu campo de atuação e com respaldo científico, às necessidades de cada indivíduo.

É com muita satisfação que estamos lançando a quarta edição do livro *Dermatologia Estética*. O sucesso das edições anteriores e a necessidade de atualização dos temas abordados nos motivaram a dar continuidade a este inédito trabalho de Dermatologia em língua portuguesa, sob a orientação da renomada Editora ATHENEU e enriquecido pelos esforços dos colaboradores com as suas experiências e os seus conhecimentos.

Esta obra objetiva o estudo teórico-prático da Dermatologia Estética, de modo abrangente, didático e ético, mantendo o cunho da atualização, sobretudo dos mais recentes recursos disponíveis, acreditando que a Cosmiatria deva ser baseada em evidências e em experiência, sempre tendo a ética como ponto de intercessão.

Acreditamos que este livro também servirá como estímulo para pesquisas futuras nesse campo e como orientação para os médicos que estiverem iniciando a sua formação, bem como para os mais experientes, que desejarem aprofundar os seus conhecimentos nessa área.

Rio de Janeiro, verão de 2021
Maria Paulina Villarejo Kede
Oleg Sabatovich

Sumário

CAPÍTULO 1

Anatomia, Fisiologia e Histologia da Pele

1.1 Noções de Estrutura e Função da Pele

- Maria Auxiliadora Jeunon Sousa
- Thiago Jeunon de Sousa Vargas

A pele é formada por tecidos de origem ectodérmica e mesodérmica que se superpõem, a partir da superfície, em três estruturas distintas: a epiderme, a derme e a hipoderme. Esta última não é considerada por muitos autores como parte integrante da pele, embora seja estudada dentro do sistema tegumentar.

O tegumento é admirável por constituir uma barreira eficiente contra agressões exógenas, de natureza química ou biológica, e impedir a perda de água e de proteínas para o exterior e, ainda assim, manter-se maleável. A pele também age como órgão sensorial, participa do sistema imunológico e exerce outras funções, como a regulação da temperatura corpórea, a produção de vitamina D3 e a excreção de eletrólitos e outras substâncias. A pele confere uma proteção relativa contra insultos físicos e, embora represente menos de 15% do peso do corpo, é considerada o maior órgão humano, pois sua extensão corresponde a uma área de 2 m^2.

1.2 Epiderme

- Maria Auxiliadora Jeunon Sousa
- Thiago Jeunon de Sousa Vargas

População queratinocítica

A epiderme, de origem ectodérmica, é um epitélio de revestimento estratificado e pavimentoso, ou seja, é constituído por várias camadas de células que se achatam à medida que se tornam mais superficiais. Como todo epitélio, as células da epiderme se renovam indefinidamente, graças a uma atividade mitótica contínua. A principal função da epiderme é produzir queratina, uma proteína fibrosa maleável, responsável pela impermeabilidade cutânea, e as células que estão envolvidas nessa função são denominadas queratinócitos.

A atividade mitótica da epiderme é restrita a uma ou duas fileiras de células situadas na base, denominada camada basal ou germinativa. As células resultantes da divisão celular são empurradas para as camadas mais superiores, sofrem modificações da estrutura pela diferenciação celular, com alterações morfológicas nessa progressão, vindo a constituir as camadas espinhosa, granulosa e córnea. Esta última camada acaba por descamar na superfície.

O tempo que um queratinócito basal demora para se tornar um queratinócito córneo é de duas semanas, e o mesmo período é gasto para que o queratinócito córneo venha a descamar. Portanto, a epiderme tem sua população queratinocítica renovada a cada quatro semanas, em condições habituais.

As camadas da epiderme estão dispostas de tal modo que a superfície é relativamente plana, com exceção das áreas das grandes pregas cutâneas submetidas a extensões e contrações, nas quais o relevo apresenta certa sinuosidade. A base da epiderme, entretanto, é sinuosa em todas as localizações, formada por cones epidérmicos que se projetam na derme e se encontram intercalados por projeções dérmicas digitiformes, denominadas papilas. Nas palmas e plantas, são encontrados os cones mais alongados. Esse arranjo confere grande adesão da epiderme à derme e fornece maior superfície de contato entre elas, permitindo uma troca eficaz entre esses dois componentes, pois a epiderme é avascular, e todos os nutrientes necessários a sua proliferação e diferenciação derivam dos capilares dérmicos.

No processo de envelhecimento cutâneo, a epiderme tende à retificação, com o apagamento dos cones e das papilas, o que torna a pele do idoso mais suscetível a descolamentos nas áreas de trauma e a um retardamento nos processos reparativos pela diminuição da nutrição.

No período embrionário, a epiderme em formação origina os anexos cutâneos. Por proliferação celular, queratinócitos formam dois tipos de brotos, que crescem aprofundando-se na derme e, por diferenciação celular progressiva, acabam por desenvolver os folículos pilossebáceos apócrinos e as glândulas écrinas. A epiderme do adulto é intercalada pelas porções intraepidérmicas dessas unidades, os óstios foliculares e os poros écrinos, que também cornificam na superfície.

Camada basal

As células proliferativas da camada basal têm pouco citoplasma e cor mais basofílica do que as situadas nas camadas superiores, apresentam núcleos grandes, vesiculosos e ovais, e forma cuboidal ou colunar. Seu maior eixo é sempre perpendicular à junção dermoepidérmica.

Camada espinhosa

A camada espinhosa tem de cinco a dez camadas de células maiores que as células basais, à custa de um citoplasma amplo e eosinofílico, de formato poliédrico. Essa camada é assim denominada em razão do aspecto celular periférico, que parece emitir espinhos, considerados antes da microscopia eletrônica como comunicações intercelulares, mas que foram identificados como desmossomos, responsáveis pela grande coesão celular dos epitélios, resistentes a grandes trações e pressões. Os desmossomas não são estruturas fixas, pois se formam e se dissolvem constantemente, fato demonstrado pela diferente velocidade de progressão de queratinócitos adjacentes, quando marcados pela tiamina tritiada.

Camada granulosa

A camada granulosa tem de uma a três fileiras de células grandes, maiores que as espinhosas, de formato losangular, com maior eixo paralelo à superfície e citoplasma repleto de grânulos de querato-hialina, que se coram em azul-escuro pela hematoxilina.

Camada córnea

A camada córnea tem espessura variável, de acordo com a área anatômica, sendo muito espessa nas áreas de pele volar (palmas e plantas). As células têm núcleos e organelas dissolvidos por enzimas lisossômicas, o citoplasma preenchido por queratina e, como se acham intercaladas por substâncias glicolipídicas que são removidas durante o processamento histológico, acabam por parecer um amontoado compacto nas regiões palmoplantares, ou uma malha de rede fina que se mantém unida em alguns pontos no restante do tegumento. Na verdade, as células têm formas de discos empilhados, são muito maiores que os queratinócitos basais (a área ocupada por um queratinócito córneo corresponde à área ocupada por 25 queratinócitos basais), mas continuam unidas por desmossomas, com exceção das mais superficiais, que, assim, descamam. Essa diferença de tamanho entre o queratinócito basal e o queratinócito córneo demonstra a intensa produção de proteínas que ocorre nos queratinócitos para a síntese de queratina.

Diferenciação celular

Os queratinócitos basais sintetizam e expressam citoqueratinas de baixo peso molecular K_5 e K_{14}, enquanto a diferenciação celular observada nos queratinócitos espinhosos é marcada pela expressão das citoqueratinas K_1 e K_{10}, de pesos moleculares maiores. Quando o queratinócito se aproxima da camada granulosa, ocorre a expressão de filagrina, loricrina, involucrina e da transglutaminase epidérmica, todas envolvidas no processo de queratinização.

Os queratinócitos passam a sintetizar grânulos ricos em proteínas (querato-hialina) e outros ricos em lipídios (grânulos lamelares). A querato-hialina dá origem à filagrina que, na camada córnea, será responsável por agregar os filamentos de queratina em espessos feixes insolúveis que ocupam todo o espaço celular. Os grânulos lamelares, queratinossomos ou corpúsculos de Odland fundem-se com a membrana citoplasmática, e seu conteúdo lipídico é extruído para o espaço extracelular, criando uma barreira hidrofóbica. A transglutaminase age sobre a loricrina e a involucrina, promovendo ligações cruzadas, e as substâncias resultantes, constituintes do envoltório celular córneo, são altamente resistentes à proteólise.

População não queratinocítica

Além dos queratinócitos, a epiderme alberga melanócitos, células de Langerhans, células indiferenciadas e células de Merkel.

Melanócitos

Os melanócitos são células dendríticas, desprovidas de desmossomas, derivadas da crista neural e que povoam a epiderme a partir do segundo mês do desenvolvimento fetal. Estão situados logo abaixo da camada basal, na proporção de um melanócito para cada dez queratinócitos basais. Seu formato dendrítico não é observado na microscopia óptica, pois o citoplasma se retrai e se aglomera ao redor do núcleo durante o processamento histológico, com formação de um espaço claro mais periférico. Além disso, o núcleo é menor e mais basofílico do que os núcleos dos queratinócitos, de modo que podem ser identificados com certa facilidade.

Os melanócitos são responsáveis pela produção de melanina, pigmento de cor acastanhada que é transferido para os queratinócitos por processos dendríticos. Cada melanócito transfere melanina para 36 queratinócitos vizinhos, de modo que o pigmento é visto, sobretudo, dentro das células basais, agrupado em forma de capuz sobre os núcleos. Sua função é proteger o DNA dos núcleos em divisão da ação danosa da irradiação solar, difundindo e absorvendo os raios ultravioletas.

A síntese de melanina é feita sob a ação da enzima tirosinase, que transforma a tirosina em 3,4-di-hidroxifenilalanina (DOPA) e esta em DOPAquinona, que, após várias transformações, origina a melanina. Esse processo ocorre dentro de estruturas denominadas melanossomos.

A diferença de cor das várias raças não se deve à quantidade de melanócitos, que é a mesma para todas elas, mas sim ao tamanho, ao número, à distribuição dos melanossomos e da quantidade de melanina, bem como à velocidade de degradação dos melanossomos no citoplasma dos queratinócitos.

□ Células de Langerhans e células indiferenciadas

As células de Langerhans também são células dendríticas, mas se originam na medula óssea, povoam a epiderme a partir do quarto mês da vida fetal e situam-se esparsamente entre os queratinócitos espinhosos. Têm aspecto semelhante ao dos melanócitos, exceto pela localização mais alta. Na microscopia eletrônica, possuem estruturas citoplasmáticas denominadas grânulos de Birbeck, de formato similar ao de uma raquete de tênis. Células indiferenciadas, também existentes na epiderme, em tudo se assemelham às células de Langerhans, exceto pela ausência desses grânulos.

A função das células de Langerhans está relacionada a sua origem. São células envolvidas com o sistema imunológico, com capacidade de fagocitar partículas, processar moléculas proteicas complexas em fragmentos imunogênicos menores e expressá-los, assim como os macrófagos, através de HLA-DR na membrana celular. Podem migrar da epiderme até os linfonodos através dos vasos linfáticos e são responsáveis pela apresentação de antígenos tanto aos linfócitos presentes nos linfonodos quanto aos que são encontrados na pele nas dermatites de contato alérgicas. Exibem, ainda, receptores de membrana para a porção Fc das imunoglobulinas IgG e IgE e para o componente C3b do complemento.

□ Células de Merkel

As células de Merkel surgem após o quarto mês de vida fetal, são mais numerosas nas palmas e plantas, e sua origem é controversa. Residem na base dos cones epidérmicos e estão em íntimo contato com fibras nervosas da derme, daí se acreditar que estejam relacionadas à função sensorial, possivelmente como mecanorreceptores. À microscopia eletrônica, essas células têm grânulos eletrodensos em seu citoplasma, o que fez alguns autores pensar que elas possam secretar hormônios.

1.3 Junção Dermoepidérmica

• Maria Auxiliadora Jeunon Sousa
• Thiago Jeunon de Sousa Vargas

As células basais da epiderme repousam sobre uma membrana basal, visível à microscopia óptica somente quando os cortes são corados pelo ácido periódico de Schiff (PAS), como uma linha contínua. Vista à microscopia eletrônica, a zona da membrana basal mostra-se constituída por três áreas distintas: a lâmina lúcida, em forma de faixa pouco eletrodensa sob a membrana citoplasmática dos queratinócitos basais, com seus hemidesmossomas; a lâmina densa, uma faixa eletrodensa formada, principalmente, por colágeno tipo IV; e uma terceira área, a lâmina fibrorreticular (sublâmina densa), que se continua com a derme subjacente.

A função da membrana basal é fornecer ancoragem e adesão da epiderme com a derme, mantendo a permeabilidade necessária às trocas entre esses dois componentes. Filamentos de ancoragem unem-se, acima, aos hemidesmossomas, e abaixo, à lâmina densa, cruzando a lâmina lúcida; fibras de ancoragem fazem a ligação da base da lâmina densa às placas de ancoragem situadas abaixo, na lâmina fibrorreticular (sublâmina densa), curvando-se e ascendendo para se inserirem novamente na lâmina densa.

Os componentes da membrana basal são macromoléculas colágenas (tipos IV e VII) e não colágenas (laminina, fibronectina, entactina, heparan-sulfato), sintetizadas pelos queratinócitos basais e/ou pelos fibroblastos dérmicos. A membrana basal da epiderme continua-se com a membrana basal dos anexos cutâneos.

1.4 Derme

• Maria Auxiliadora Jeunon Sousa
• Thiago Jeunon de Sousa Vargas

Derme papilar e derme reticular

A derme, de origem mesodérmica, é subdividida em dois componentes: a porção papilar e a porção reticular. O limite entre elas é dado pelo plexo vascular superficial, que se situa um pouco abaixo da base dos cones epidérmicos. A derme é formada por fibras colágenas, fibras elásticas e substância amorfa, todas produzidas pelos fibroblastos. Na derme, encontram-se vasos, nervos e músculos eretores do pelo, além dos anexos cutâneos.

A porção papilar continua-se, assim como a membrana basal, com a derme que circunda os anexos, daí ser denominada derme adventicial. Nela, há maior número de fibroblastos e capilares do que na derme reticular, e as fibras colágenas, constituídas principalmente por colágeno do tipo III, são mais finas, não se agrupando em feixes, como ocorre na derme reticular.

Os feixes colágenos da derme reticular são formados por colágeno do tipo I, correm em vários sentidos, de modo que são cortados longitudinal, transversal e obliquamente, mas todos se encontram em planos paralelos à superfície cutânea. Os feixes acham-se permeados por colágeno do tipo III e separados por espaços claros, pois a substância amorfa (proteoglicanos – proteínas ligadas, principalmente, ao ácido hialurônico e ao dermatan-sulfato, no caso da pele) que os preenchia é muito rica em água e removida durante o processamento histológico.

O sistema elástico, responsável pela capacidade da pele de voltar à posição original quando submetida à força de estiramento, permeia as fibras colágenas da derme papilar e reticular, mas só é observado em cortes corados especialmente para esse fim. Na derme reticular, as fibras elásticas mostram-se grosseiras, curtas, curvas, retorcidas e paralelas à superfície. Na derme papilar, encontram-se fibras elaunínicas, finas e também paralelas à superfície, e fibras oxitalânicas, ainda mais finas e perpendiculares, arborizando-se nas papilas dérmicas.

□ Vascularização

A vascularização da pele ocorre por dois plexos, o plexo superficial e o plexo profundo. Esses plexos correm paralelos à superfície cutânea e estão ligados por vasos comunicantes dispostos perpendicularmente. O plexo superficial situa-se na porção superficial da derme reticular, com arteríolas pequenas, de camada muscular descontínua, e delas partem alças capilares, com sangue arterial, que ascendem até o topo de cada papila dérmica e retornam como capilares venosos. O plexo profundo situa-se na base da derme reticular e é composto por arteríolas e vênulas de parede muscular contínua. Há íntima ligação dos dois plexos, pois das arteríolas do plexo profundo sobem os vasos comunicantes que novamente se arborizam no plexo superficial. Esse arranjo deve se relacionar ao padrão das dermatites perivasculares, que são divididas em dois grandes grupos: as dermatites perivasculares superficiais e as dermatites perivasculares superficiais e profundas. Assim, quando o plexo profundo está envolvido no processo, o plexo superficial também está.

□ Inervação

A pele é um órgão inervado tanto por nervos motores autônomos quanto por nervos sensoriais somáticos. O sistema autônomo da pele é constituído exclusivamente por fibras simpáticas que são responsáveis pela piloereção, pela constrição da vasculatura cutânea e pela secreção de suor. As fibras que inervam as glândulas écrinas, embora também simpáticas, são uma exceção no corpo humano, por terem a acetilcolina, e não a norepinefrina, como o principal neurotransmissor.

O sistema somático é o mediador das sensações de dor, prurido, tato suave e tato discriminatório, pressão, vibração, propriocepção, bem como da sensação térmica. Para tanto, os nervos sensitivos da pele possuem receptores especializados que funcionalmente são divididos em: mecanorreceptores, que respondem ao deslocamento causado por tato, pressão ou estiramento; termorreceptores, que respondem a mudanças de temperatura; nocirreceptores, que respondem a estímulos lesivos capazes de causar dor ou prurido.

Morfologicamente, os receptores podem constituir estruturas encapsuladas, visíveis à microscopia óptica, como os corpúsculos de Pacini (pressão) e de Meissner (tato), ou serem desprovidos de características estruturais específicas. Nesse grupo, estão as terminações nervosas livres da pele, responsáveis pela sensação térmica, de prurido e de dor, bem como as fibras acopladas às células de Merkel.

1.5 Anexos Cutâneos

• Maria Auxiliadora Jeunon Sousa
• Thiago Jeunon de Sousa Vargas

Os anexos cutâneos são constituídos pelos folículos pilossebáceos apócrinos e pelas glândulas écrinas. Nos mamíferos, os folículos pilosos são responsáveis pela conservação da temperatura corpórea e por uma boa proteção a injúrias físicas. Os músculos eretores, de origem mesodérmica, formados por fibras musculares lisas que se ligam à base dos folículos numa extremidade e à derme papilar na outra, retificam os folículos quando se contraem, o que dá o aspecto de pelos arrepiados quando sob estimulação simpática. A secreção das glândulas sebáceas, eliminada através dos canais foliculares, fornece impermeabilização da pelagem e, no homem, lubrifica a superfície quase sem pelos, aos quais restou mera função estética. As glândulas apócrinas não são verdadeiras glândulas de suor, pois sua secreção, também eliminada pelos canais foliculares, é intermitente e relaciona-se ao estímulo sexual. No homem, é um *reliquat*, desenvolvendo-se para depois regredir em todos os folículos, exceto nos axilares e anogenitais. As glândulas apócrinas respondem a estímulos hormonais, sua secreção é inodora e sua inervação simpática é discutida.

As glândulas écrinas, existentes apenas no homem e nos macacos, estão distribuídas por todo o tegumento, na profundidade da derme, sendo mais numerosas nas palmas, plantas e axilas. Têm inervação simpática e produzem uma secreção inodora, que é o suor. A secreção é hipotônica pela reabsorção de substâncias nos ductos que drenam o suor até a superfície. Lá, o suor evapora, provocando diminuição da temperatura corpórea, sua principal função. O suor e restos epiteliais são degradados por bactérias na superfície, e os produtos resultantes são os responsáveis pelo odor atribuído ao suor.

Hipoderme

A hipoderme é formada por células adiposas e finos septos conjuntivos, onde se encontram vasos e nervos. Os septos são contínuos com feixes colágenos da derme reticular, estão conectados entre si, formando uma rede que separa grupos de adipócitos em camadas superpostas de lóbulos, e vão se inserir na fáscia muscular subjacente. Os lóbulos mais superficiais fazem protrusão na derme inferior e albergam a porção secretora de muitas glândulas écrinas. À medida que o tamanho dos lóbulos aumenta e o arcabouço conjuntivo se mantém inalterado, a protrusão dos lóbulos passa a fazer relevo na superfície, gerando o que se habituou denominar celulite (lipodistrofia ginoide). É possível que o encurtamento das fáscias musculares e a modificação espacial entre a pele e as estruturas osteomusculares subjacentes decorrentes do envelhecimento também promovam o estreitamento do espaço ocupado pelas células adiposas do lóbulo e a consequente protrusão.

Bibliografia Consultada

• **Anatomia, Fisiologia e Histologia da Pele**

Ackerman AB. Histologic diagnosis of inflammatory skin diseases: an algorithmic method based on pattern analysis. 2nd ed. Baltimore: Williams & Wilkins; 1997.

Arndt KA, Leboit PE, Robinson JK, Wintroub BU. Cutaneous medicine and surgery: an integrated program in dermatology. Philadelphia: WB Saunders; 1996.

Azulay RD, Azulay DR. Dermatologia. 2. ed. Rio de Janeiro: Guanabara Koogan; 1999.

Bolognia JL, Jorizzo JL, Schaffer JV. Dermatology. 3rd ed. New York: Elsevier Saunders; 2012.

Braverman IM. Skin signs of systemic disease. 3rd ed. Philadelphia: WB Saunders; 1998.

Cormack DH. Ham histologia. 9. ed. Rio de Janeiro: Guanabara Koogan; 1991.

Junqueira LC, Carneiro J. Histologia básica. 8. ed. Rio de Janeiro: Guanabara Koogan; 1995.

Wolff K, Goldsmith LA, Katz SI, Gilchrest BA, Paller AS, Leffell DJ. Fitzpatrick's dermatology in general medicine. 7th ed. New York: McGraw Hill; 2008.

CAPÍTULO 2
Cicatrização

2.1 Introdução

- Sueli Carneiro
- Marcia Ramos-e-Silva

Todos os animais têm mecanismos eficientes de reparação tecidual, que promovem a reepitelização da epiderme e a substituição da derme por uma nova matriz extracelular (MEC).[1] A deposição e a remodelação da MEC são críticas no processo de cicatrização. A cicatrização de feridas é um processo biológico complexo e dinâmico, que envolve muitos tipos diferentes de células, a matriz extracelular e mediadores, como neuropeptídeos, fatores de crescimento e citocinas.[1] Assim, a perda de partes que podem alterar a arquitetura do tecido resulta em ulceração crônica ou cicatriz fibrosa, palpável e visível. Como a pele é constantemente desafiada por uma grande variedade de fatores externos, é altamente suscetível a trauma. Mecanismos intracelulares e intercelulares complexos são desencadeados após danos à homeostase tecidual. Nos mamíferos, o reparo tecidual restabelece a homeostase da pele, mas não sua atividade funcional completa. As cascatas desencadeadas após a formação de lesão e cicatriz na pele são muito semelhantes às do infarto do miocárdio ou de lesão medular.[2] Tanto a úlcera crônica quanto as cicatrizes hipertróficas e queloidianas são comorbidades de tratamento prolongado e dispendioso.[2] O entendimento do papel da MEC na orientação e na atividade das células reparadoras, como migração, diferenciação, proliferação e sobrevida, por meio da ligação dos receptores de adesão e da habilidade de regular os fatores de crescimento e a morte celular programada, é fundamental para a compreensão de como se processa a cicatrização.[2] Quando eficiente e apropriada, a cicatrização é regulada por um balanço fino entre a quantidade e a qualidade das proteínas da MEC.[2]

Os estágios superpostos da reparação tecidual começam com agregação e degranulação das plaquetas, coagulação do sangue e formação de um molde de fibrina que preenche a ferida.[1-4]

Os queratinócitos contribuem para a degradação do colágeno e da MEC ao produzir colagenase e ativador do plasminogênio.[4] Essas células proliferam, amadurecem e reconstroem a função barreira do epitélio. Os fibroblastos desempenham um papel de liderança na formação de tecido de granulação. São recrutados para a área da ferida a partir da borda da ferida ou da medula óssea e são estimulados pelo fator transformador do crescimento (TGF-β1) e pelo fator derivado das plaquetas (PDGF), secretados por macrófagos, fornecendo estrutura para as células endoteliais gerarem novos vasos (angiogênese). Alguns fibroblastos se diferenciam em miofibroblastos, células contráteis necessárias para a reconstrução do tecido conjuntivo e a produção da MEC durante a cicatrização da pele. A alta força contrátil produzida pelos miofibroblastos é necessária para a cicatrização fisiológica das feridas, mas pode ser prejudicial à função do tecido quando causa a deposição excessiva de MEC, resultando em cicatrizes hipertróficas e queloides. Para manter o tecido de granulação recém-formado, novos vasos sanguíneos são essenciais. A angiogênese depende da migração e da estimulação mitogênica das células endoteliais, bem como da formação apropriada de MEC. Alterações locais no ambiente tecidual, como hipóxia, aumento de lactato e diminuição do pH, não apenas refletem uma má perfusão tecidual, mas também estimulam a angiogênese, induzindo uma variedade de fatores de crescimento e citocinas, como o fator de crescimento de fibroblastos (FGF).

A inflamação, com polimorfonucleares, monócitos, macrófagos e linfócitos, elimina os micro-organismos e secreta grande quantidade de fatores de crescimento e citocinas, o que contribui para formar a matriz temporária de tecido de granulação. Essa matriz consiste em proteoglicanos, glicosaminoglicanos e fibronectina. Na fibroplasia, há proliferação das células epidérmicas e retração da ferida por conta de forças exercidas pelos miofibroblastos. O tecido de granulação transitório desaparece quando todas as células envolvidas entram em apoptose. No final do estágio da cicatrização, a matriz é remodelada, com decréscimo dos níveis de fibronectina, glicosaminoglicanos, proteoglicanos e colágeno tipo III, além de aumento dos níveis de colágeno tipo I, que se organiza em feixes espessos com ligações cruzadas para formar a cicatriz madura.[1-3]

A fibronectina, proteína multifuncional de adesão celular encontrada no sangue e em muitos tecidos, favorece a adesão celular e o movimento dos fibroblastos, dos queratinócitos e das células endoteliais, opsoniza detritos de matriz extracelular e ativa macrófagos, desbridando a ferida. A fibronectina pode servir como modelo para a deposição de colágeno.[1-3]

O ácido hialurônico, ou hialuran, é um glicosamioglicano, isto é, um dissacarídeo especialmente abundante entre as células mesenquimais. É o principal componente do tecido de granulação recente, aumenta logo após um traumatismo e, em seguida, diminui, em prazo que varia do 5º ao 10º dia, após o que se mantém constante. Já os glicosaminoglicanos sulfatados, sulfato 4 de condroitina e dermatan-sulfato aumentam entre o 5º e o 7º dia. Os proteoglicanos são glicosaminoglicanos sulfatados ligados a proteínas que conferem ao tecido mais elasticidade do que o ácido hialurônico.[1-5]

Colágenos são glicoproteínas da matriz extracelular compostas por três cadeias que formam hélices tríplices. Há 25 tipos de colágenos, designados de I a XXV, segundo a ordem cronológica de sua descoberta. O colágeno tipo III ocorre em pequenas quantidades na derme normal, mas está bastante aumentado no tecido de granulação. A deposição dos colágenos fibrilares I, III e VI ocorre entre 7 e 14 dias. A remodelação do colágeno durante a transição do tecido de granulação para a cicatriz madura é dependente tanto da síntese contínua quanto de seu catabolismo, que é controlado pelas colagenases de granulócitos, macrófagos, células epidérmicas e fibroblastos. Metaloproteinases e seus inibidores também exercem funções reguladoras da matriz durante a reparação de feridas.[1-5]

2.2 Estágios da Cicatrização

• Sueli Carneiro
• Marcia Ramos-e-Silva

Uma das mais fascinantes capacidades do ser vivo é a habilidade de reparar seu tecido quando danificado. A epiderme é composta, em especial, por queratinócitos, melanócitos, células de Langerhans e células de Merkel. A derme fornece o suporte estrutural e nutricional para esse tecido, é composta principalmente pela MEC, produzida pelos fibroblastos, e contém vasos sanguíneos e linfáticos, nervos, glândulas excretoras e secretórias, estruturas ceratinizantes, receptores nervosos sensoriais e células imunes. De fato, a derme atua como um gel de mucopolissacarídeo, no qual as fibras colágenas fornecem força e resistência, a elastina mantém a elasticidade e a flexibilidade normais e os proteoglicanos fornecem viscosidade e hidratação. A densa rede de derme de colágeno e elastina é responsável pelas propriedades mecânicas da pele.[6] Imediatamente após um traumatismo da pele, várias vias intracelulares e intercelulares são ativadas e coordenadas, a fim de restaurar a integridade e a homeostase do tecido. Esse processo envolve mudanças significativas na expressão gênica e fenótipos de vários tipos de células, incluindo queratinócitos, fibroblastos, células nervosas periféricas, células vasculares e células imunes, resultando em proliferação, migração e diferenciação celular.[6] Embora os avanços científicos tenham aprofundado a compreensão da cicatrização de feridas, os mecanismos subjacentes ainda não são totalmente compreendidos. Estudos recentes demonstraram que as interações entre redes neurais e redes vasculares desempenham papel relevante em condições fisiológicas e patológicas.[6]

Inflamação ou fase inflamatória

Quando o tecido é agredido, os vasos sanguíneos rompem-se, provocando extravasamento dos constituintes celulares. A agregação plaquetária e os componentes da coagulação formam o coágulo, que funciona como matriz provisória para a migração celular. As plaquetas secretam várias citocinas – fator de crescimento derivado da plaqueta (PDGF), fator transformador do crescimento alfa (TGF-α) e fator transformador do crescimento beta (TGF-β) – necessárias à formação do novo tecido, além de substâncias vasoativas – serotonina, ADP, cálcio e tromboxane – necessárias à constrição dos vasos sanguíneos e à prevenção da hemorragia.[1,3]

A coagulação do sangue participa da resposta inflamatória, com ativação do fator de Hageman, liberação de fatores pró-coagulantes pelas células danificadas, expressão de fosfolipídios pelas plaquetas ativadas, promoção da cascata do complemento pelas vias clássica e alternada, resultando em aumento da permeabilidade dos vasos e atração de neutrófilos e monócitos ao local da agressão, liberação de outros mediadores vasoativos, como histamina, leucotrienos C4 e D4, e produtos derivados do oxigênio.[1,4]

São vários os fatores intrínsecos que limitam a agregação plaquetária e o tamanho do coágulo próximo à área da lesão, entre eles: 1) produção de prostaciclinas, que inibe a agregação plaquetária; 2) antitrombina III, inibidora da atividade da trombina; 3) geração de proteína que degrada os fatores de coagulação V e VIII; e 4) liberação dos ativadores do plasminogênio, que lisa o coágulo pela conversão do plasminogênio em plasmina. Os neutrófilos e monócitos chegam ao tecido agredido atraídos pelos fatores quimiotáticos que também estimulam a liberação de elastase e colagenase, como fibrinopeptídeos, produtos de degradação da fibrina, C5a, leucotrienos B4, fator de ativação das plaquetas (PAF) e muitos outros. Os neutrófilos no sítio da lesão liberam enzimas e produtos tóxicos do oxigênio, que destroem as bactérias contaminantes e aumentam a alteração tecidual. Se não houver contaminação da ferida, a infiltração de neutrófilos cessa em poucos dias, e os persistentes entram em apoptose, sendo então fagocitados pelos macrófagos tissulares. Esse processo marca o final da inflamação.[1-5]

Independentemente de os neutrófilos desaparecerem ou persistirem, o acúmulo de monócitos se mantém, estimulado por fatores quimiotáticos seletivos, que incluem fragmentos de colágeno, elastina e fibronectina. Nos tecidos contaminados, os macrófagos tornam-se superativados pela fagocitose de micro-organismos, endotoxinas bacterianas e IL-1. Esta última também estimula a liberação de IL-8, que recruta neutrófilos, causando mais destruição celular. Os macrófagos desempenham, portanto, importante papel na transição entre a inflamação e a reparação.[1-7]

Fibroplasia ou fase proliferativa

Fibroplasia é o nome dado à formação de tecido de granulação originado no fibroblasto. Surgindo vários dias após o traumatismo, tal tecido é composto por macrófagos, fibroblastos, neomatriz e neovasculatura, que aparecem simultaneamente dentro da ferida, formando um tecido macio, que dá suporte à neoepiderme e produz a neoderme. A proliferação e a migração dos fibroblastos são desencadeadas pelas citocinas formadas no local da ferida e pelos fatores de crescimento TGF-α, TGF-b, FGF, GM-CSF, KGF e PDGF. Uma vez dentro da ferida, essas substâncias produzem e depositam grandes quantidades de fibronectina, colágenos tipo I, III e VI e ácido hialurônico. Em seguida, os fibroblastos ligam-se uns aos outros e à matriz extracelular em arranjos radiais geradores de tensão ao redor da ferida, que se contrai.[8-12]

A angiogênese é simultânea ao crescimento de fibroblastos e à deposição de nova matriz. As células endoteliais da microvasculatura adjacente à ferida dissolvem a membrana basal, migram pela matriz danificada para o novo tecido de granulação e formam uma arcada de novos capilares. Forma-se rapidamente nova membrana basal entre os capilares endoteliais e o tecido de granulação neoformado, substituindo, assim, a matriz provisória.[1-6]

As células epidérmicas da margem da ferida proliferam, estimuladas pelo fator de crescimento epidérmico (FCE) ou TGF-α.[13,14] A migração das células epidérmicas ocorre sobre uma matriz provisória que contém fibrina e fibronectina. Quando a reepitelização é estabelecida, forma-se nova membrana basal a partir das margens da ferida, fechando a nova epiderme sobre a matriz; com isso, há o restabelecimento da barreira cutânea.[15]

Maturação ou fase de remodelação

A terceira fase da reparação tecidual compreende a remodelação da matriz extracelular. Nas grandes feridas, a remodelação da matriz e a maturação da neoepiderme ocorrem nas margens, enquanto o tecido de granulação invade o espaço mais central da ferida, de tal modo, que, em dado momento, a matriz extracelular das margens difere, qualitativa e quantitativamente, daquela situada no centro.[1-6]

A composição e a estrutura do tecido de granulação dependem do tempo decorrido desde a agressão tecidual, da distância da margem da ferida, das citocinas liberadas e do microambiente da matriz. As primeiras células que entram em apoptose são as endoteliais, com redução do número de capilares, seguidas pelos miofibroblastos e macrófagos. Dos componentes da matriz que desempenham papel importante na reparação tecidual, destacam-se: a fibronectina, que participa da migração das células; os miofibroblastos, células morfologicamente e funcionalmente intermediárias entre o fibroblasto e a célula muscular lisa e que são responsáveis pela contração da ferida; a produção de colágeno; e o ácido hialurônico, que favorece a penetração da matriz pelas células parenquimatosas. Para que a contração ocorra, é necessária a ação da TGF-b1, TGF-b2, PDGF, bem como aderência dos fibroblastos à matriz colágena e ligações cruzadas entre os feixes de colágeno. À medida que a matriz amadurece, a fibronectina e o ácido hialurônico desaparecem; aumentam o tamanho dos feixes de colágeno e a tensão da ferida; os colágenos tipos I, III e V formam fibrilas tensas, e os proteoglicanos são depositados, aumentando a resistência da ferida à deformação.[10,16,17]

O coágulo de fibrina interage com as plaquetas por meio dos receptores de membrana das plaquetas GPIIβ-IIIα (αII$\beta\beta$3 *integrin*), promovendo um reservatório para os fatores de crescimento, proteases e inibidores das proteases e modulando a função celular e a hemostasia.[16,18,19] A fibrina da matriz, por si só ou em combinação com a fibronectina, parece essencial para a expressão gênica do fibroblasto e da célula endotelial.[20] Assim como os fibroblastos, macrófagos e células endoteliais (numerosas no tecido de granulação) invadem e lisam o coágulo de fibrina. Ao mesmo tempo, os fibroblastos começam a depositar uma camada de fibronectina imersa em ácido hialurônico.[21]

Fibroblastos isolados do tecido de granulação produzem substancialmente mais ácido hialurônico do que fibroblastos da pele normal. Há ocorrência concomitante de aumento de ácido hialurônico e migração celular durante o reparo tecidual e a regeneração de órgãos. À medida que o tecido de granulação amadurece, o ácido hialurônico diminui pela ação da hialuronidase tecidual. Durante a fase precoce de formação do tecido de granulação, portanto, os fibroblastos depositam uma matriz de ácido hialurônico e fibronectina permissiva à migração e à proliferação celulares e, mais tarde, uma matriz de colágeno e proteoglicanos, que aumenta a força tensora e a elasticidade teciduais.

2.3 Fatores que Interferem na Cicatrização

- Sueli Carneiro
- Marcia Ramos-e-Silva

A cicatrização processa-se, na maioria das vezes, de modo rápido e satisfatório. No entanto, sua velocidade depende do tamanho e da localização da ferida, do fato de ser incisional ou excisional, de fatores locais (fatores de crescimento, edema e isquemia, baixa tensão de oxigênio e infecção), regionais (insuficiência arterial, insuficiência venosa e neuropatia), sistêmicos (perfusão inadequada e doença metabólica), além de outros fatores, como estado nutricional, saúde ou doença preexistente, uso de vestimenta, exposição à terapia com radiação, ingestão de álcool e hábito de fumar.[22,23]

Quando o processo não segue a evolução normal, o resultado é o aparecimento de feridas crônicas, como úlceras venosas, diabéticas e hipertensivas. A resposta cicatricial pode, em contrapartida, ser exagerada, resultando em cicatriz hipertrófica ou queloide. Ambos apresentam base genética e tendência étnica, sendo mais frequentes em negros e orientais.

A degradação da matriz provisória é tão importante quanto a sua formação, de maneira que a remoção inadequada dela pode causar fibrose. Os fibroblastos produzem muitos fatores de crescimento que, uma vez ativados, são capazes de sustentar o próprio crescimento e de produzir continuamente matriz extracelular, o que parece acontecer nas doenças do tecido conjuntivo, como esclerodermia e cirrose. Na fibrose pulmonar, por exemplo, são encontrados depósito de fibrina e supressão da fibrinólise.[8-10]

Pacientes com inervação sensorial e autonômica prejudicada, como aqueles com lesão da espinha bífida, costumam apresentar cicatrização prejudicada abaixo do nível da lesão medular.[24] Alterações sistêmicas com neuropatia, como diabetes, também perturbam a cicatrização. As úlceras por pressão nos pacientes com diabetes são causadas por compressão em longo prazo, com prejuízo da circulação sanguínea, em decorrência da perda sensorial. O transporte de moléculas necessárias para a cicatrização de feridas, como as citocinas e os fatores de crescimento, fica dificultado pela redução do fluxo sanguíneo por comprometimento da via vasomotora que interfere diretamente na fase de inflamação do processo. Outro motivo potencial é a redução de aminoácidos e da atividade da lisil hidroxilase, enzima necessária para a síntese de colágeno, na pele insensível, em relação à pele sensível, resultando na produção de colágeno de baixa qualidade, o que é prejudicial para a fase de remodelação. Nos modelos animais, a cicatrização de feridas é retardada na pele desnervada. O contato direto com processos neuronais é necessário para a diferenciação de fibroblastos em miofibroblastos, que secretam fibras colágenas e induzem a contração da ferida, de tal modo que o atraso da cicatrização na pele desnervada pode resultar dessa diferenciação insuficiente.[25] A redução da secreção neuropeptídica nas terminações nervosas é outro fator a ser considerado.

Em resumo, a cicatrização de feridas requer sistemas nervosos endoteliais e periféricos intactos.[26]

O papel da proliferação e da apoptose de fibroblastos na etiologia do queloide foi estudado por Luo.[27] Fibroblastos apoptóticos foram detectados em número duas vezes superior em indivíduos normais em comparação àqueles com queloides.[28,29]

O impacto da menopausa na massa óssea e nas doenças cardiovasculares tem sido bem documentado nas últimas décadas. Entretanto, os possíveis efeitos da deficiência pós-menopausa dos hormônios ovarianos na pele e sua reparação pós-traumática têm sido pouco registrados. O estrogênio tem influência em várias fases da reparação cutânea, como inflamação, fibroplasia e maturação. O estudo do efeito de sua deficiência ou reposição, observado em vários modelos animais e em humanos, tem sido de grande importância, uma vez que muitas feridas crônicas, como as úlceras venosas, afetam em especial as mulheres na pós-menopausa.[30]

2.4 Suscetibilidade Genética

- Sueli Carneiro
- Marcia Ramos-e-Silva

Há evidências sugestivas de que a genética tem forte influência na predisposição ao queloide. A primeira é que existem diferenças étnicas na taxa de ocorrência de queloides. Pessoas de pele mais pigmentada apresentam mais predisposição.[31] Os de ascendência africana têm a maior taxa de prevalência (4% a 6%), mas foi relatada como 16% em uma população adulta no Zaire. Os de origem asiática e hispânica são menos predispostos. Os caucasoides têm a menor taxa de prevalência, chegando a 0,09% na Inglaterra.[31]

A herança familial influencia a ocorrência de queloides. Há um aumento da prevalência de queloides em gêmeos e famílias com vários membros afetados por queloides por várias gerações. Nessas famílias, a predisposição tem um padrão de herança autossômica dominante, com penetrância incompleta e expressividade variável. No entanto, há relatos de herança autossômica recessiva e até ligada ao sexo, sugerindo que vários genes diferentes podem predispor à formação de queloides. Ao fim, em comparação com indivíduos com queloides esporádicos, aqueles com histórico familial tendem a ter queloides em várias regiões do corpo. Há também casos em que vários membros da família exibem queloides nos mesmos locais. Essa semelhança na apresentação fenotípica dentro da mesma família fala a favor de alguma predileção genética, e não apenas ambiental.[32]

A identificação dos genes predisponentes nos queloides familiares é difícil. Foram identificados *loci* de suscetibilidade para queloide em uma família japonesa nos braços do cromossomo 2q23 (gene TNFAIP6) e em uma família afro-americana no braço do cromossomo 7p11 (gene EGFR), ambos com escores de chances maiores que 3.[32] Os respectivos genes foram propostos como candidatos dentro desses *loci*. Outros genes já foram identificados,[33] mas novos estudos são necessários para determinar quais genes são de fato suscetíveis à formação de queloides.

Quanto às síndromes, a mais comumente associada aos queloides é a síndrome de Rubinstein-Taybi, em razão de mutações autossômicas dominantes no CREBBP ou EP300. Pacientes com essa síndrome têm polegares e dedos dos pés largos, dimorfismo facial e uma prevalência aumentada de queloides (até 33%).[32] O fato de CREBBP e EP300 poderem funcionar como coativadores de transcrição ou como histonas acetiltransferases sugere que a genética, a epigenética ou ambas podem estar influenciando a patogênese. Outras síndromes relatadas como associadas aos queloides incluem Ehlers-Danlos Tipo III, síndrome de Goeminne ligada ao X e mutações no FLNA que causam contraturas nas articulações, queloides, grande relação óptica copo/disco e pedras renais.[34]

A influência epigenética foi demonstrada por Russell et al., 2010, em culturas de fibroblastos de cicatriz queloidiana.[35]

Do ponto de vista da população, dois estudos de associação em todo o genoma identificaram quatro polimorfismos de nucleotídeo único (SNPs) em três locais que estão associados à formação de queloides. Esses três locais são encontrados nas bandas cromossômicas 1q41, 3q22.3-23 e 15q21.3.[36]

O fator de crescimento transformador beta (TGF-β) desempenha um papel crítico em muitas doenças fibróticas, incluindo queloides. Os fibroblastos queloides aumentaram os níveis de TGF-β1 e TGF-β2, diminuíram os níveis de TGF-β3 e aumentaram a proporção de receptores TGF-β1/TGF-β2 em comparação aos fibroblastos normais.[32] No entanto, estudos até o momento não identificaram mutações ou polimorfismos associados a queloides em nenhum dos genes TGF-β mencionados anteriormente.[32]

Como o supressor de tumor p53 desempenha um papel crítico na proliferação e na apoptose celular, seu potencial desregulador na patogênese do queloide foi estudado. O papel do gene TP53 e, em particular, o polimorfismo do códon 72, no entanto, permanecem incertos.[32]

A inflamação desempenha um papel relevante na cicatrização de feridas, implicando o sistema imunológico e sua desregulação na patogênese do queloide. Dois grandes estudos abordaram polimorfismos do antígeno leucocitário humano (HLA). Um deles, observando os alelos HLA-DRB1 em uma coorte branca do norte da Europa, encontrou uma associação positiva com queloides e HLA-DRB1 * 15.[32] O outro, que analisou HLA-DQA1 e HLA-DQB1 em chinês Han, encontrou uma associação positiva de HLA-DQA1 * 0104, DQB1 * 0501 e DQB1 * 0503 e uma associação negativa de HLA-DQA1 * 0501, DQB1 * 0201 e DQB1 * 0402 com queloides em comparação com indivíduos-controle.[32]

Parece que múltiplos *loci* genéticos estão envolvidos na suscetibilidade ao queloide. No entanto, as variações genéticas específicas dentro desses *loci* permanecem incertas. Estudos de associação em todo o genoma e estudos de mapeamento de misturas identificaram vários SNPs que estão associados à formação de queloides. Não se sabe, entretanto, se esses SNPs são específicos de etnia ou influenciam queloides, independentemente da herança étnica. Os mecanismos subjacentes a esses SNPs associados ao genoma ainda não são claros, e a possibilidade de regulação epigenética traz outro nível de complexidade à suscetibilidade ao queloide. Trabalhos futuros podem identificar os polimorfismos HLA em outros grupos étnicos e elucidar como esses polimorfismos afetam o processo de cicatrização de feridas. Como os queloides ocorrem apenas em humanos, a falta de um modelo animal dificultou o ritmo da compreensão desse processo de cicatrização. No entanto, houve progresso no que diz respeito ao conhecimento de como a genética influencia a patogênese do queloide. Melhor elucidação de como o genoma influencia a ocorrência de queloide proporcionará novos caminhos para o diagnóstico, o tratamento e a prevenção dessa condição mórbida.[32]

2.5 Classificação das Cicatrizes

- Sueli Carneiro
- Marcia Ramos-e-Silva

As cicatrizes podem ser:[3,32]

- **Atróficas:** lesões lisas, planas, deprimidas, retráteis, sem sulcos, poros e pelos, acompanhadas de discromia (Figura 2.1).
- **Hipertróficas:** lesões discrômicas, fibróticas, lisas, salientes, sem sulcos, poros e pelos. São limitadas à área do processo cicatricial inicial, e seu tamanho tende a diminuir ao longo dos anos (Figura 2.2).
- **Queloidianas:** tumores salientes, duros, com superfície lisa e brilhante, de coloração rósea ou castanha e que apresentam dor e/ou prurido. Muitas vezes, não há referência a traumas prévios (Figuras 2.3 a 2.5).

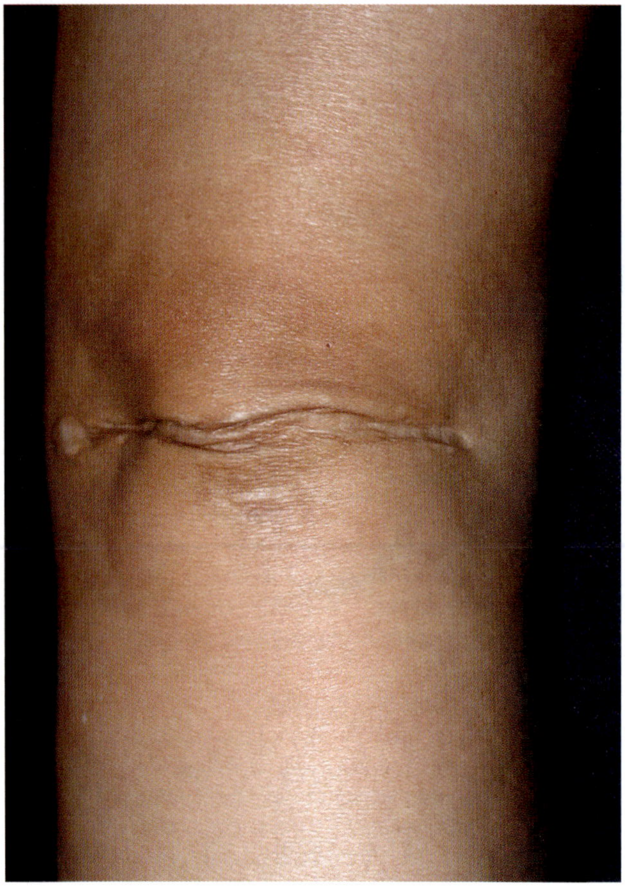

Figura 2.1. Cicatriz atrófica de ferimento cortante no joelho.
Fonte: Acervo da autoria do capítulo.

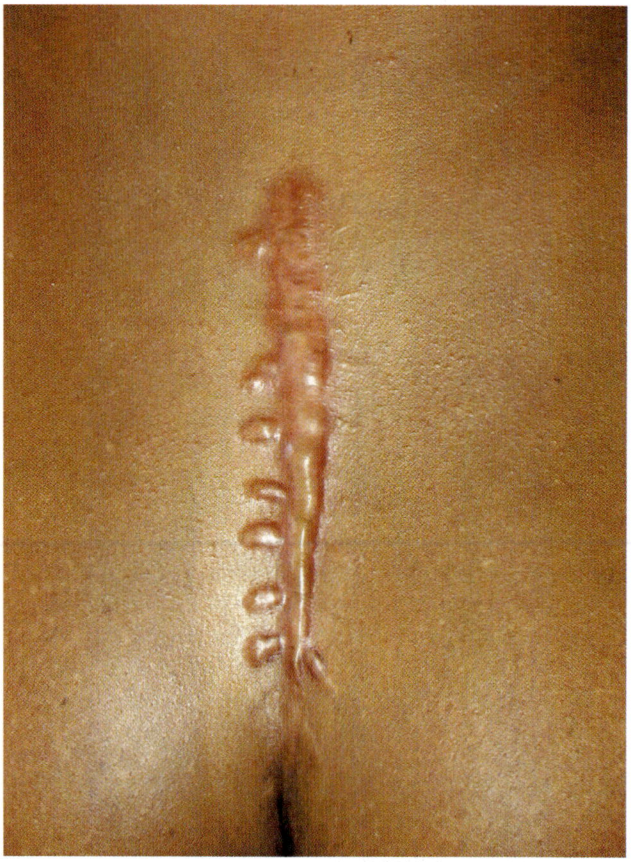

Figura 2.2. Cicatriz hipertrófica de cirurgia cardíaca na região pré-esternal.
Fonte: Acervo da autoria do capítulo.

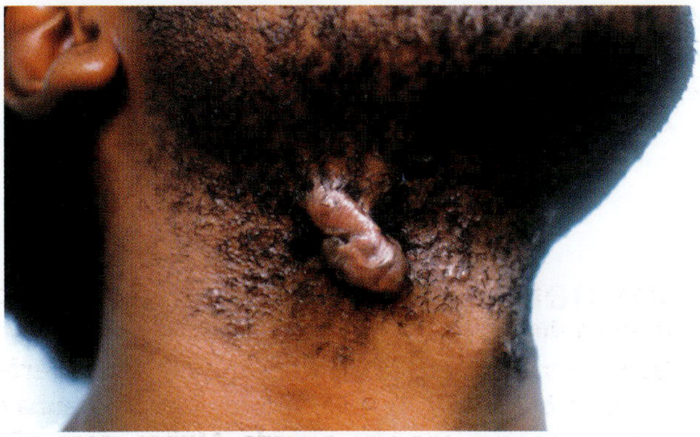

Figura 2.3. Queloide por lesão de foliculite da barba.
Fonte: Acervo da autoria do capítulo.

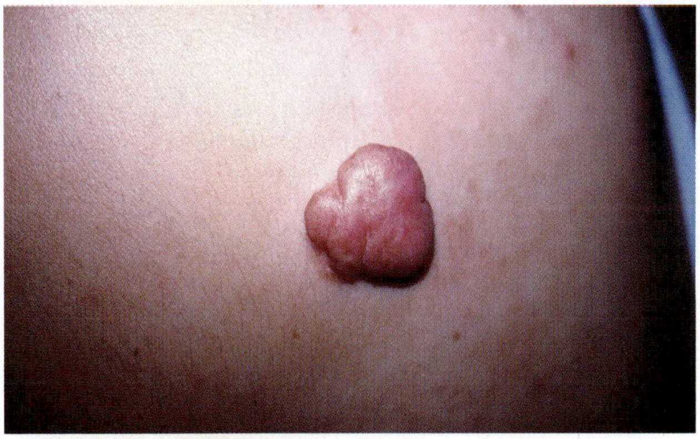

Figura 2.4. Queloide por lesão de acne no dorso.
Fonte: Acervo da autoria do capítulo.

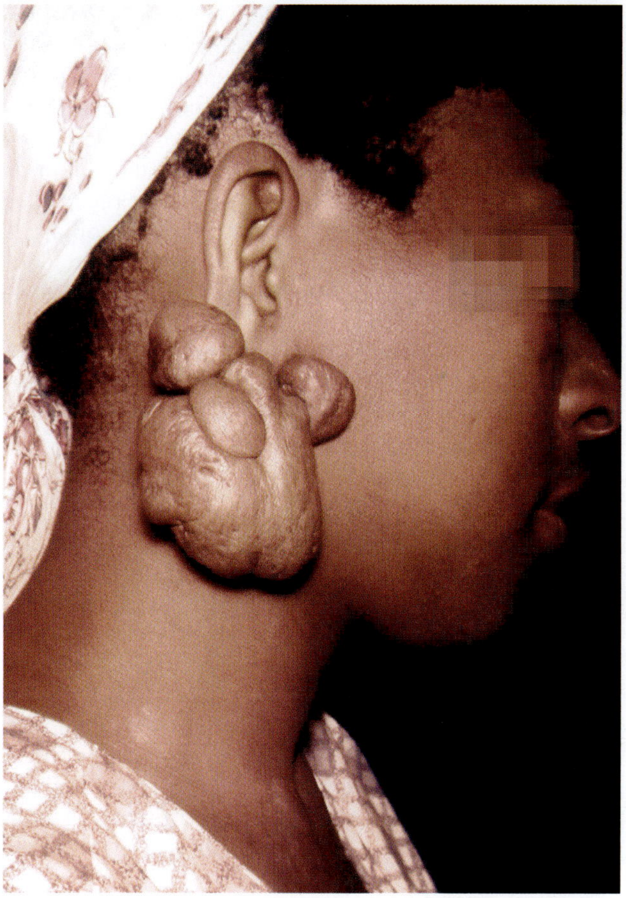

Figura 2.5. Queloide por perfuração para brinco na orelha.
Fonte: Acervo da autoria do capítulo.

2.6 Cicatrizes Hipertróficas e Queloides

- Sueli Carneiro
- Marcia Ramos-e-Silva

Ainda que na literatura haja referência a frequências iguais em ambos os sexos, a avaliação dos dados demográficos na cidade do Rio de Janeiro encontrou 59 homens e 73 mulheres, numa amostra de 132 pacientes, com idade que variou de 18 a 75 anos. Observou-se que eram 59% do fototipo V, 17% do fototipo IV, 18% do fototipo III, 5% do fototipo II e 1% do fototipo I. Os queloides foram classificados, quando possível, quanto a suas causas: 50% ocorreram após acne ou trauma externo; e em 10% não foi possível identificar a origem da lesão. As localizações mais comuns foram o tronco, o tórax anterior e o dorso. Os pacientes referiram mudanças de hábitos sociais, desde a não exposição pública até dificuldades sexuais.[37]

O queloide é uma lesão de aspecto tumoral, firme, irregular, espessa, hipertrófica, rósea ou vermelha, enquanto a cicatriz hipertrófica, apesar de ter um aspecto similar, é linear, quando consequente à cicatriz cirúrgica, mas pode também ser papulosa ou nodular, se ocorrer após lesões inflamatórias e/ou ulceradas. Já aquelas que ocorrem sobre queimaduras são desfigurantes e produzem grandes contraturas.

O prurido ocorre tanto nos queloides quanto nas cicatrizes hipertróficas, mas é mais intenso nos primeiros.

O queloide e a cicatriz hipertrófica representam defeitos na cicatrização por excesso de produção da matriz extracelular e por elevado índice de mitose dos fibroblastos dérmicos, existindo, portanto, desregulação entre a proliferação e a apoptose dessas células. O proto-oncogene Bcl2 codifica a proteína que protege as células da morte programada, enquanto a proteína p53 funciona como reguladora negativa da proliferação celular. Ambos os proto-oncogenes desempenham o papel de genes reguladores da apoptose na hemostasia tissular.

Os proto-oncogenes c-juns e c-fos são fatores transativadores também envolvidos na proliferação de fibroblastos.[38] O fator transformador do crescimento beta (TGF-β) desempenha um papel crítico em muitas doenças fibróticas, incluindo queloides. Os fibroblastos queloidianos aumentam os níveis de TGF-β1 e TGF-β2, diminuem os níveis de TGF-β3 e aumentam a proporção de receptores TGF-β1/TGF-β2 em comparação com os fibroblastos normais. No entanto, estudos até o momento não identificaram mutações ou polimorfismos associados a queloides em nenhum dos genes TGF-β mencionados anteriormente, nem nas moléculas de sinalização a jusante SMAD3, SMAD6 e SMAD7. Isto sugere que existem genes a montante que afetam os genes TGFB e/ou variantes potenciadoras/repressoras de longo alcance dos componentes da via TGF-β e que regulam assim a expressão dos genes TGFB nos queloides.[32]

Como o supressor de tumor p53 desempenha um papel crítico na proliferação e na apoptose celular, seu potencial desregulador na patogênese do queloide foi estudado. No entanto, o papel do gene TP53 e, em particular, o polimorfismo do códon 72, permanecem incertos. Um estudo encontrou mutações no gene TP53 em sete de sete amostras de biópsia de tecido do queloide, mas nenhuma em tecido normal ou *swabs* bucais obtidos nos mesmos pacientes. Embora alguns estudos tenham mostrado uma associação entre o polimorfismo do códon TP53 72 e os queloides, outros não fizeram observações semelhantes.[32]

A interleucina 6 (IL-6) tem sido implicada em inúmeras doenças fibrosas autoimunes, como esclerodermia, nefrite intersticial e fibrose intersticial pulmonar. O aumento da expressão do gene da IL-6 nos fibroblastos isolados de pacientes com queloide tem sido comparado com fibroblastos de controles, e os resultados sugerem papel significativo dessa citocina na patogênese do queloide.[39]

A expressão de tenascina C está aumentada na pele inflamada, nas feridas e nas doenças cutâneas hiperproliferativas. Nos queloides, o aumento da tenascina C é observado sobretudo na derme reticulada associada às fibrilas de colágeno, demarcando o limite da lesão, enquanto no tecido normal a tenascina C é expressa apenas na lâmina basal e na junção dermoepidérmica.[40]

O metabolismo dos açúcares pode diferir em várias culturas de fibroblastos derivados de cicatrizes hipertróficas e de queloides.[41] Parece haver também excesso de óxido nítrico na formação da cicatriz hipertrófica e do queloide. Esse radical livre estimula a síntese de colágeno pelos fibroblastos.[42]

Cicatriz hipertrófica pode ser consequência da dermoabrasão,[43] enquanto o queloide eruptivo associado ao carcinoma do endométrio, na ausência de trauma, cirurgia, inflamação ou outras situações favorecedoras de queloide, pode ser considerado fenômeno paraneoplásico; em ambos os processos, revelam-se alterações nas citocinas semelhantes.[44]

Do ponto de vista histopatológico, a cicatriz hipertrófica e o queloide caracterizam-se por acentuação da trama conjuntiva dérmica. Nos queloides, os feixes colágenos hialinizados estão irregularmente dispersos ou em arranjo nodular; na cicatriz hipertrófica, essas estruturas são mais ordenadas, paralelas à epiderme, em oposição aos vasos sanguíneos, que têm distribuição perpendicular. A epiderme logo acima pode estar espessada ou adelgaçada.[2,3] A microscopia transcutânea mostra vasos transversais à incisão, com discretas ligações cruzadas.[45]

Tratamento

Nenhuma ferida cicatriza sem estar limpa e livre de infecções, podendo ser necessário o desbridamento cirúrgico para torná-la apta à cicatrização.[45]

A cicatrização por segunda intenção traz muitas vantagens. Os curativos devem proteger a ferida de bactérias e corpos estranhos, absorver o exsudato, prevenir a perda de água e calor, comprimir para diminuir o edema e o espaço morto, ser esteticamente atraente e criar um ambiente que favoreça a epitelização e diminua a dor.

As características e necessidades de cada ferida devem ser levadas em consideração quando da escolha de um curativo. Os curativos podem ser classificados em: tecidos não aderentes hidrofóbicos ou hidrofílicos; curativos absortivos, espumas e curativos modernos, oclusivos, biológicos e não biológicos que retêm a umidade e favorecem a migração celular, sendo capazes de promover rápida cicatrização, reduzindo a morbidade e a mortalidade nas feridas grandes e crônicas, bem como os custos de internação de longa permanência.[46] Entre os biológicos, estão o aloenxerto, xenoenxerto, âmnio e substitutos cutâneos.[46] Os curativos não biológicos incluem: os filmes, que são membranas claras de poliuretano; os hidrocoloides disponíveis em lâminas adesivas, pastas ou pós; os alginatos de sal de cálcio; os hidrogéis de polímero de amido.[46-50]

A centelha asiática tem sido utilizada para promover cicatrização satisfatória, e seu maior benefício parece ser o estímulo à produção de colágeno tipo I, com diminuição da reação inflamatória e da produção de miofibroblastos, o que resulta na maturação da cicatriz.[51] O óxido nítrico é um radical livre de curta duração, capaz de multiplicar seus efeitos nos níveis molecular, celular e fisiológico, e sua inibição pode prevenir a formação do queloide.[52]

A carboximetilcelulose em pasta a 20% foi utilizada pelas autoras em pacientes com úlcera crônica dos ambulatórios do Hospital Universitário Clementino Fraga Filho (HUCFF/UFRJ), com resultados satisfatórios.[53]

A aplicação de ácido tricloroacético (TCA) a 90% com cotonete, sendo espalhado uniformemente em todo o fundo da úlcera e bordo, até a obtenção do *frosting* leve, uma vez por semana, resulta na cicatrização de úlceras crônicas, com remoção de depósitos de fibrina, eliminação de odores e de infecção.[53,54]

O uso de uma cobertura primária (um recorte da própria bota de Unna) sobre a lesão, a fim de evitar cisalhamento, seguida da aplicação de bota de Unna, curativo secundário com gaze estéril sobre a lesão e fixação com atadura de crepom foi tratamento efetivo em 30 pacientes do HUCFF/UFRJ.[53]

A terapia larvária tem sido discutida para os casos de difícil controle.[46] A transferência de genes para a ferida é arma poderosa para tratamento das feridas com defeitos bioquímicos ou genéticos e se refere à introdução de moléculas de DNA ou RNA nas células-alvo. O propósito da transferência genética é a expressão celular da proteína codificada pelo ácido nucleico, e as técnicas utilizadas são viral, química, elétrica ou mecânica. Muitos vetores virais podem ser usados para transferência *in vitro*, mas os adenovirais são os mais bem-sucedidos *in vivo*. Os vetores químicos incluem lipossomas, fosfato de cálcio e dietiloaminoetil-dextrana; enquanto os mecânicos mais importantes para transferência genética são injeção direta simples de DNA e transferência partícula-mediada. A tetraciclina pode ser usada para controlar o início e o final da expressão gênica.[55,56]

As técnicas de engenharia tissular têm trazido novos elementos para o progresso da terapêutica. O aumento do conhecimento da biologia de reparação da ferida poderá melhorar o cuidado com o paciente; e a noção completa do processo biológico básico será aplicada no desenvolvimento de novos produtos. No futuro, a engenharia tissular será capaz de aumentar a oferta de produtos racionalmente desenhados, manufaturados por robótica e com capacidade para atender cada vez mais e melhor às necessidades do paciente.[57]

Há grande e recente interesse no desenvolvimento de reconstrução da pele *in vitro*, ainda que nenhum produto disponível no comércio nem produtos descritos na atualidade em estudos experimentais tenham sido capazes de substituir plenamente a pele natural. O desenvolvimento de técnica de substituição do principal componente da ferida, a matriz do tecido conjuntivo, está em andamento. Uma vez que a derme esteja reconstruída, a cobertura da superfície da ferida, tanto com epiderme expandida *in vitro* como com transplantes de pedaços de pele autólogos, terá possibilidade de sucesso.[58] Para as feridas que requeiram mais do que o fechamento por segunda intenção, as técnicas cirúrgicas são úteis como promotoras de cicatrização funcional e efetiva.

O queloide e a cicatriz hipertrófica integram-se aos grandes dilemas terapêuticos do dermatologista, em razão das recorrências frequentes. Os métodos de tratamento eficazes tradicionais incluem combinação de cirurgia com corticosteroide intralesional,[59,60] radioterapia[61-63] e pressão.

Novas modalidades terapêuticas, como silicone em placas e em gel,[64,65] placas não silicone, crioterapia, pulso de laser,[66] interferon alfa-2b, enxerto de epitélio cultivado, bleomicina em múltiplas punturas, regulação da expressão das metaloproteinases, inibidores de fibroblastos, braquiterapia intraoperatória e creme de extrato de *Allium cepa* (cebola), têm-se mostrado eficazes nos últimos anos.[67-69]

Independentemente do tratamento empregado, um período de observação de, pelo menos, dois anos é necessário para afastar as recorrências. Sem dúvida, melhor conhecimento da patogênese pode propiciar melhores opções terapêuticas. Ainda que o tratamento ideal permaneça indefinido, serão obtidos mais sucessos com uma abordagem multifocal.

2.7 Prevenção e Tratamento das Cicatrizes Hipertróficas e Queloides

- Cleide Eiko Ishida
- Taíssa Canedo de Magalhães

Introdução

As cicatrizes hipertróficas e os queloides representam um crescimento exagerado de tecido fibroso, que surge como uma resposta a uma injúria cutânea. O aparecimento das *cicatrizes hipertróficas* é precoce, e elas se limitam às áreas da injúria cutânea, nunca ultrapassam as bordas da lesão inicial, são assintomáticas e, com o tempo, tendem à estabilização ou à regressão. Resultam de alterações no processo de cicatrização e são caracterizadas pela proliferação do tecido dérmico, com deposição excessiva de fibroblastos, derivados de proteínas da matriz extracelular, em especial o colágeno, no decorrer de longos períodos com inflamação e fibrose persistentes. Após a reepitelização, no processo normal de cicatrização, a apoptose e a remodelação da matriz extracelular são responsáveis pelo decréscimo da celularidade na fase de granulação e cicatrização. No período de formação da cicatriz hipertrófica, o tecido de granulação não regride, e há ativação do miofibroblasto, que é o principal tipo celular encontrado nesse tecido, o que causa produção excessiva da matriz extracelular, resultando em um tecido cicatricial rígido, vermelho e elevado.[70]

O processo de cicatrização das feridas apresenta três fases: inflamatória, proliferativa e de remodelação. A fase inflamatória começa imediatamente após a injúria tecidual e perdura por 2 a 3 dias.[72,76] Há controle da perda de fluido e sangue por meio da formação de trombos de plaquetas e matriz fibrinosa, com a cascata de coagulação, ativação do complemento e degranulação de plaquetas. A liberação de citoquinas IL-6 e IL-8 atrai células imunes e provoca a proliferação de células vizinhas. Os neutrófilos são as primeiras células encontradas e previnem infecção no local. Alguns dias depois, macrófagos são atraídos e facilitam a fagocitose de bactérias e tecido desvitalizado. Os fibroblastos são recrutados para o local pela liberação de fatores de crescimento, especialmente TGF-β, sinalizando o início da fase proliferativa.

A fase proliferativa pode durar de 3 a 6 semanas. Trata-se de fase de formação do novo tecido, caracterizada por proliferação celular ativa e migração. Queratinócitos migram para a derme danificada, há formação de vasos sanguíneos na lesão e novos capilares substituem a matriz de fibrina com tecido de granulação pela ação de macrófagos e fibroblastos. No final da fase proliferativa, parte dos fibroblastos se diferenciam em miofibroblastos, em associação com macrófagos. Fibroblastos e miofibroblastos produzem matriz extracelular, principalmente na forma de colágeno.

A fase de remodelação pode durar em torno de um ano. O excesso de matriz extracelular é degradado. O colágeno tipo III é substituído pelo tipo I.

Embora a patogênese da cicatriz hipertrófica e queloidiana não seja completamente elucidada, a formação da cicatriz ocorre por desregulação de uma das três fases, sendo a desregulação do TGF-β com importância relevada.

Os *queloides* acometem indivíduos com predisposição genética, como polimorfismo de nucleotídeos,[71] não se resolvem espontaneamente, caracterizam-se por ultrapassarem os limites da injúria cutânea, pela manutenção do crescimento, pelos relatos de dor, prurido e parestesia, bem como pela tendência a recidiva após a sua retirada cirúrgica. Estudos demonstram que queloides contêm um nível aumentado de imunoglobulinas, sugerindo que podem ser produzidos por uma reação imune anormal. Na microscopia, as células endoteliais em abundância ocluem os microvasos, indicando que os queloides ocorrem na ferida com hipóxia. Estudos *in vitro* revelam que fibroblastos se proliferam quando juntos em cultura com queratinócitos queloidianos, sugerindo que podem ser resultados de uma interação anormal epitelial-mesenquimal.[89] Há uma predileção por áreas de tensão da pele, sobretudo distribuição de força mecânica,[93] sobre proeminências ósseas, como a região pré-esternal, parte superior do dorso do tórax, deltoides, parte posterior do pescoço e ângulo da mandíbula. Os lóbulos das orelhas são também muito acometidos. As consequências desses processos não são apenas estéticas, pois o desconforto associado ao crescimento exagerado de tecido fibroso e as lesões incapacitantes são também motivos de atenção médica.

O queloide é a única desordem dérmica fibroproliferativa humana que ocorre após trauma, inflamação, queimadura, cirurgia, ou até mesmo de modo espontâneo. Embora não seja uma patologia fatal, tem grande repercussão estética. Os achados histológicos, mais característicos na derme reticular, consistem em hipercelularidade (fibroblastos, miofibroblastos) com vascularização aumentada. As fibras colágenas estão desordenadas, e fatores clínicos, como infecção da ferida, predispõem à formação do queloide. Associação genética tem sido descrita com alguns tipos de HLA e no grupo sanguíneo A.[71] Sua incidência é de 5% a 16% na população de maior risco, incluídos afrodescendentes, hispânicos e asiáticos.[72,89] A atividade da colagenase, isto é, prolil hidroxilase, mostrou-se 14 vezes maior em queloides do que em cicatrizes hipertróficas e normais; assim como a síntese de colágeno, 3 vezes maior que nas cicatrizes hipertróficas e 20 vezes maior que na cicatriz normal.[91] O *cross-linking* do colágeno é maior na cicatriz normal, enquanto nos queloides é menor e imaturo, formando uma cicatriz com pouca estabilidade.[91]

Alguns estudos demonstram que a hiper-reatividade ou a desorganização dos nociceptores mecanossensitivos das fibras nervosas podem ser causa ou contribuir para a geração da cicatriz hipertrófica e do queloide.[93]

Tratamento

A distinção entre cicatrizes hipertróficas e queloides é fundamental para determinar o tratamento adequado. As cicatrizes hipertróficas devem ser tratadas de modo mais brando, com medidas locais, pois podem regredir espontaneamente. Apesar dos avanços nos conhecimentos dos mecanismos moleculares e biológicos, os tratamentos disponíveis atualmente não são eficazes em todos os casos, sendo ainda um grande desafio o caráter recidivante dos queloides. Na literatura, encontram-se muitas opções de tratamento, desde a prevenção a medidas como pressoterapia, medicações tópicas, medicações intralesionais, medicações sistêmicas, criocirurgia, cirurgia convencional, laserterapia e radiação ionizante.[73,74] Essa diversidade de tratamentos reflete não só os diferentes tipos clínicos de lesões, como também as respostas terapêuticas variáveis. Em geral, as associações de dois ou mais métodos de tratamento propiciam resultados mais eficazes.

Prevenção

A prevenção de uma cicatriz é mais efetiva do que o seu tratamento; logo, o diagnóstico precoce de cicatrização hipertrófica e queloide é de grande importância.[70] O risco de indução de formação de tecido de cicatriz anormal pode ser minimizado ao orientar-se a incisão cirúrgica nas linhas de forças para reduzir a tensão na ferida cirúrgica; ao utilizar-se a técnica cirúrgica adequada para reduzir a injúria tecidual, desde a instrumentação, ou até mesmo o uso excessivo do aparelho de eletrocirurgia; e ao produzir-se um fechamento cirúrgico sem tensão.[73,74] Evidências da eficácia do uso do esparadrapo cirúrgico do tipo micropore em tiras perpendiculares sobre a cicatriz cirúrgica têm sido comprovadas na prevenção das cicatrizes hipertróficas. O mecanismo de seu benefício é desconhecido, porém parecem reduzir as forças multidirecionais e eliminar tensão cicatricial. É um método não invasivo, de baixo custo, mas deve ser continuado por 12 semanas após a cicatrização.[70]

Pressoterapia

A compressão externa prolongada com malhas elásticas sobre as lesões, tanto de cicatrizes hipertróficas quanto de queloides, é um método eficaz na prevenção da recorrência das lesões após a excisão cirúrgica.[70] Evidências sugerem que a compressão controla a síntese de colágeno pela limitação do aporte de sangue, oxigênio e de nutrientes para o tecido cicatricial, reduzindo a produção de colágeno aos níveis encontrados no tecido cicatricial normal com mais rapidez do que no processo de maturação natural. A compressão reorientaria os feixes de fibras colágenas, restauraria de modo parcial a organização da matriz extracelular e provocaria alterações dos fibroblastos por aumento na taxa de apoptose. Ainda não há consenso em relação à pressão efetiva e ao tempo de tratamento.[70] A pressão exercida deve ser superior a 24 mmHg, de modo a exceder a própria pressão capilar.[75] Pressão acima de 40 mmHg pode causar maceração e parestesia local. Recomenda-se a compressão externa por 18 a 23 horas por dia, por 6 a 24 meses. A prevenção da recorrência de queloides de lóbulo de orelha pode ser feita com brincos de pressão ou com botões fixados nas duas faces do lóbulo com fios de sutura. Compressão eficiente após excisão cirúrgica é uma boa opção de tratamento. Com esse procedimento, o metabolismo tecidual e a produção de fibroblastos são reduzidos, há aumento da atividade da colagenase e estabilização dos mastócitos. Desse modo, provoca-se atenuação da hipertrofia e prurido.[71] É possível que surjam algumas dificuldades decorrentes da pressoterapia, como desconforto, aparência e movimento. O desconforto com umidade e calor ocorre sobretudo em clima quente. Bolha, ulceração e fricção podem sobrevir com a aplicação de grande pressão, umidade ou calor.[70]

Massagem

Várias técnicas já foram descritas, porém nenhuma delas foi validada. Há relatos de aumento da flexibilidade e diminuição da lesão. Sua indicação depende da idade e das características da cicatriz. As contraindicações são fragilidade cutânea, feridas abertas, infecção, dor e inflamação.[70]

Tratamento tópico, intralesional e sistêmico

□ Tratamento tópico

Gel de silicone[71,73,74,76,77]

O uso diário de emplasto de gel de silicone por 8 a 24 horas,[89] durante 2 a 4 meses, tem se mostrado útil, sobretudo na prevenção e no tratamento de cicatrizes hipertróficas. Quanto ao seu mecanismo de ação, os estudos demonstraram que não estão relacionados a compressão da lesão, efeitos químicos da absorção do silicone, tensão de oxigênio ou temperatura. Apesar de a placa de silicone atuar como barreira, uma quantidade suficiente de oxigênio penetra a pele para respiração.[78] Presume-se que a diminuição das perdas de água, com consequente hiper-hidratação da cicatriz, seja responsável pelos efeitos benéficos do gel de silicone. Menor perda de água resultaria em diminuição da atividade dos capilares e em redução da hiperemia e da deposição de colágeno. Os benefícios observados parecem não ter relação com idade do paciente, método de uso, localização anatômica, idade da cicatriz ou sua etiologia.[70] Alguns problemas podem ocorrer com o uso da placa de silicone, como maceração da pele, prurido, odor fétido, curta durabilidade da placa, não hidratação da pele com a placa e não aderência.

Estudos demonstraram que, usado 24 horas por dia, o gel de silicone é efetivo na melhoria do queloide e causa alterações benéficas no tamanho, na consistência e nos sintomas da cicatriz. Os mecanismos de ação propostos incluem aumento da temperatura, da hidratação pela oclusão e da tensão de oxigênio.[91]

Creme com óleo de silicone[74,75]

A aplicação de óleo de silicone a 20% em creme, seguida de curativo oclusivo impermeável à água, tem sido eficaz em cicatrizes hipertróficas e em queloides aplainados.

Creme com ácido retinoico[74,75]

O uso de retinoide tópico tem sido relatado para amolecer os queloides e reduzir o seu crescimento. Pacientes submetidos a tratamento diário com creme de ácido retinoico a 0,05% observaram melhora dos sintomas e amolecimento significativo dos queloides, com redução de quase 20% do volume total dos queloides tratados. Nas culturas de fibroblastos, a tretinoína diminui a proliferação de fibroblastos e reduz a síntese de colágeno.

Imiquimod creme a 5%

O imiquimod creme a 5% modifica a resposta imune e é capaz de aumentar a produção de citocinas e de IL-6 e IL-12.[91] O uso é seguro e efetivo, diminuindo as recorrências.[72] Seu mecanismo de ação acontece pela inibição da síntese de colágeno. Os principais efeitos colaterais são irritação da pele em diferentes graus, que cessa após descontinuação do tratamento, e hiperpigmentação no local tratado em cerca de 50% dos pacientes.[72]

Extratos de cebola

Estudos *in vitro* sugerem que os extratos de cebola aceleram a cicatrização por exercer efeitos nos mastócitos e fibroblastos na cascata inflamatória, diminuindo a inflamação. Em recentes estudos em cicatrizes pós-cirúrgicas, gel contendo extrato de cebola demonstrou ter efeito benéfico, assim como em combinação com corticoide intralesional, porém não há estudos em queloides.[91]

Mitomicina C

A mitomicina C é um fármaco antitumoral e antibiótico, usado em quimioterapia no tratamento do câncer de mama, próstata e pulmão. Inibe a síntese de DNA e, em altas doses, inibe o RNA e a síntese proteica. Como tratamento tópico, tem efeito supressivo na proliferação de fibroblastos e na diminuição da fibrose no processo de cicatrização.[91]

Tamoxifeno

Usado em câncer de mama, tem sido empregado com sucesso no tratamento de fibrose retroperitoneal e tumor desmoide. Em estudo prospectivo, 46 pacientes com queimaduras e cicatrizes hipertróficas foram tratadas com citrato de tamoxifeno tópico 0,1% por 6 meses, com boa resposta. São necessários mais estudos.

□ Tratamento intralesional

A abordagem inicial preferida no tratamento de cicatrizes hipertróficas e queloides é a injeção intralesional de corticosteroide, de modo isolado nas lesões de pequenas dimensões, ou em combinação com outras modalidades terapêuticas, como a criocirurgia e a excisão cirúrgica. Outros estudos relatam o uso intralesional de 5-fluorouracil (5-FU), interferon-gama, interferon alfa-2b e bleomicina.[79]

Corticosteroide[73-75]

O corticosteroide mais utilizado nas infiltrações é o acetonido de triamcinolona (10 a 40 mg/mL),[70] com intervalos de 3 a 4 semanas. Essa medicação reduz a formação da cicatriz por alguns mecanismos: inibe a proliferação de fibroblastos, com efeito supressivo direto na síntese de colágeno; causa vasoconstrição, limitando a oxigenação e a nutrição da ferida, efeitos sobre TGF-β1 e TGF-β2 e colágeno nos queratinócitos;[91] e reduz as cicatrizes hipertróficas e os queloides acelerando a velocidade de decomposição do colágeno. A resposta da triamcinolona é favorável na diminuição da sensibilidade, do tamanho e do prurido.[90] Os mecanismos envolvidos no sinergismo da triamcinolona e 5-FU na atividade dos fibroblastos permanecem desconhecidos.[90] O amplo uso do corticosteroide no manejo de cicatrizes hipertróficas e queloides é reflexo da relativa segurança e das facilidades no uso dessa medicação. A concentração de triamcinolona mais utilizada é de 20 mg/mL nas cicatrizes hipertróficas e de 40 mg/mL nos queloides, porém não há consenso sobre a dose ideal.[80] Em geral, a dose utilizada é de 0,1 a 0,2 mL de corticosteroide por cada centímetro quadrado de tecido queloidiano.[89] As injeções são dadas em separado, em intervalos de 0,5 a 1 cm, cobrindo toda a lesão, de modo que a infiltração do corticosteroide ocorra no centro do queloide. Infiltrações superficiais logo abaixo da epiderme e na derme circundante do queloide ou deposições na hipoderme devem ser evitadas para minimizar os efeitos atróficos.

A utilização de terapêutica combinada de esteroide e 5-FU em dose regular (40 a 50 mg/mL) tem demonstrado mais eficácia, sem efeitos colaterais significativos.[90] A hipopigmentação no local da injeção ou ao seu redor pode também ser induzida pelo uso de corticosteroide intralesional. A deposição excessiva da medicação pode causar atrofia, teleangiectasia, necrose e ulceração. As infiltrações intralesionais por tempo prolongado, dose excessiva ou injeções muito frequentes podem produzir efeitos sistêmicos, como alterações cushingoides. Seu mecanismo de ação inclui: supressão da inflamação pela inibição da migração de leucócitos e monócitos, e fagocitose; é um vasoconstritor potente, reduzindo o aporte de oxigênio e nutrientes; e apresenta também efeito antimitótico, inibindo queratinócitos e fibroblastos e retardando a reepitelização e a formação de neocolágeno.[70]

Interferon[73,76]

Interferon são citocinas com efeitos antiproliferativo, antifibrótico e antiviral em vários tipos celulares.

O uso intralesional de interferon-gama e de interferon alfa-2b tem se mostrado útil no tratamento dos queloides. Estudos comparativos entre o interferon alfa-2b e a triamcinolona, utilizados como adjuvantes após excisão cirúrgica de queloides, demonstraram uma eficácia significativa do interferon alfa-2b sobre a triamcinolona, sendo uma opção terapêutica na falha das infiltrações de corticosteroides. O mecanismo de ação proposto seria diminuição da deposição de colágeno, redução da produção de TGF-β e aumento dos níveis da colagenase.[70]

Bleomicina[79]

O sulfato de bleomicina é um antibiótico citotóxico que apresenta atividade contra tumores, bactérias e vírus. Inibe a síntese do colágeno estimulado por TGF-β, induzindo apoptose dos fibroblastos queloidianos.[91] Mais recentemente, injeções intralesionais de bleomicina têm sido utilizadas em cicatrizes hipertróficas e em queloides, com melhora expressiva das lesões após 3 a 6 aplicações com intervalos de 1 mês. Sua dose varia de 0,1 a 6 mL.[70] A administração de bleomicina em cicatrizes hipertróficas e em queloides revela-se promissora, necessitando de mais estudos sobre o mecanismo de ação nessas lesões. Efeitos adversos cutâneos incluem eritema "flagelado", hiperpigmentação, fenômeno de Raynaud, gangrena, fibrose, alopecia, edema, alterações ungueais, entre outros.

5-Fluorouracil

Trata-se de um análogo da pirimidina com atividade antimetabólica. É convertido no meio intracelular em seu substrato ativo, o qual é incorporado ao DNA, inibindo sua síntese: *in vitro* e *in vivo*, tem mostrado inibir a proliferação de fibroblastos e TGF-β. Acredita-se que iniba a proliferação de marcadores fibrogenéticos (Ki-67) e os reduza, além de induzir ciclo celular G2 e apoptose em fibroblastos queloidianos.[91] Muitos estudos têm confirmado sua eficácia no tratamento de cicatrizes queloideanas,[81] sobretudo com uso intralesional. Assim, costuma ser bem tolerado, mas apresenta efeitos colaterais, como eritema e pigmentação.[91] A tripla combinação de 5-FU, corticosteroide e *flashlamp-pumped pulse dye laser* (FPDL) apresenta melhores resultados.[70]

Toxina botulínica

Evidências sugerem que a toxina botulínica tipo A (BoNT-A) influencia as células apoptóticas e a proliferação, atuando em genes relevantes na proliferação de fibroblastos anormais.[92]

Foi realizado um estudo com toxina botulínica tipo A (BoNT-A) em 12 pacientes com queloide. Análises com microscopia e PCR-RT revelaram que o gene S100A4 foi *up regulated* e que os genes TGF-β1, VEGF, MMP-1 e PDGFA foram *down regulated* em fibroblastos tratados com BoNT-A. Estudos recentes reportaram inibição das cicatrizes hipertróficas e melhora de sua aparência. Há evidências de que reduza TNF-α1. Seu mecanismo de ação é desconhecido, necessitando de mais estudos comparativos para demonstrar eficácia na cicatrização.[92]

Tacrolimus

Medicação imunossupressora que possui vários alvos para o tratamento de queloides. Estudos *in vitro* demonstraram redução da proliferação de fibroblastos, bem como migração e produção de colágeno.

Sirulimus

Antibiótico macrolídio produzido por *Streptomyces hygroscopicus*, inibidor da via mTOR (*mammalian target of rapamycin*), identificada como reguladora da expressão do colágeno tipo I em fibroblastos dérmicos. Ainda não foram realizados estudos para o tratamento de queloides.

Doxorrubicina

Antibiótico antraciclina, agente antineoplásico intercalante do DNA, apresenta efeito *in vitro*, com redução da proliferação de fibroblastos.

Terapia com oxigênio hiperbárico

Estudo demonstrou melhora do prurido e da dor, bem como diminuição da recorrência após excisão cirúrgica.

Tratamento sistêmico

O controle farmacológico sistêmico tem sido também objeto de estudo. Medicações orais, como metotrexate, colchicina, penicilamina e pentoxifilina, têm sido combinadas com a excisão cirúrgica para prevenir a recorrência dos queloides, com resultados favoráveis.[76]

Tratamento cirúrgico e por radiação ionizante

O principal obstáculo do tratamento cirúrgico dos queloides é a sua tendência a recidivas. A excisão cirúrgica isolada tem sido associada a 80% de recidivas dos queloides em dois anos, e essencialmente 100% podem recorrer dentro de quatro anos.[74,76] A excisão cirúrgica é o único método para remover queloides de grandes dimensões. São também considerados para excisão cirúrgica os queloides que não respondem à injeção de corticosteroide intralesional, pressoterapia, criocirurgia ou outras terapias tópicas. Alguns queloides localizados em áreas anatômicas de grande tensão apresentam grau maior de atividade clínica. Na região pré-esternal, queloides com extensões periféricas que lembram caranguejo e outras com forma de halteres (Figura 2.6) são os mais resistentes à terapia.[73] Em razão da alta taxa de insucesso, a cirurgia deve ser evitada, sobretudo nessas lesões.[74] Os pacientes devem estar esclarecidos quanto às altas taxas de recidivas com a cirurgia isolada, com retorno das lesões com dimensões maiores que antes da cirurgia; e preparados para o tratamento combinado e para a necessidade de retornar para o tratamento adjuvante para minimizar o risco de recorrência. O tratamento cirúrgico pode envolver o uso de criocirurgia, excisão cirúrgica e cirurgia a laser.

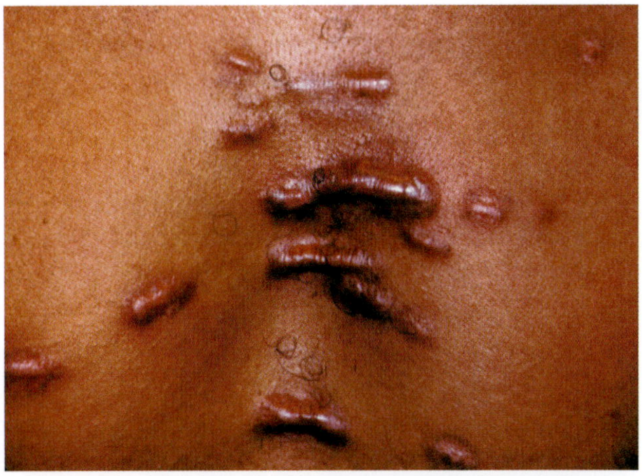

Figura 2.6. Queloides resistentes à terapia. Múltiplos queloides com forma de halteres, localizados na região pré-esternal, área anatômica de grande tensão.

Fonte: Acervo da autoria do capítulo.

Criocirurgia

A criocirurgia pode ser usada após excisão cirúrgica e/ou combinada com corticosteroide intralesional ou como terapia única no tratamento de queloides e cicatrizes hipertróficas. A criocirurgia combinada com corticosteroide intralesional é um método simples e efetivo para facilitar a injeção intralesional.[76] O nitrogênio líquido é aplicado brevemente pela técnica de *spray* até obter-se o branqueamento do queloide ou da cicatriz hipertrófica, sem ultrapassar os limites de suas bordas. Após 10 a 15 minutos, realiza-se a injeção intralesional até obter-se o branqueamento da pele. Nessa técnica, a criocirurgia induz a edema, com subsequente ruptura celular e do colágeno, permitindo melhor dispersão do corticosteroide através do tecido lesionado e minimizando a sua deposição no subcutâneo ou no tecido normal circundante.[75,76] Além de facilitar a injeção, a criocirurgia pode proporcionar algum grau de anestesia antes da infiltração.[75] A criocirurgia como método isolado nos queloides, utilizando o nitrogênio líquido como criógeno, a técnica de *spray* ou a técnica de contato apresentam resultados favoráveis quando são aplicados 2 ou 3 ciclos de congelamento e descongelamento, sem ultrapassar os limites da lesão.[82,83] A temperatura extremamente baixa provocada pelo congelamento causa dano celular e alteração na microcirculação, com formação de microtrombos e necrose tecidual circunscrita. A cicatrização completa dos queloides ocorre em torno de um mês, quando é realizada nova sessão. Em geral, há necessidade de 3 a 10 sessões de criocirurgia (Figura 2.7). As lesões com menos de dois anos de evolução e os queloides da acne são os que melhor respondem ao tratamento.

Excisão cirúrgica

A remoção cirúrgica dos queloides pode ser por excisão simples e sutura primária, *shaving*, retalho cutâneo e enxerto cutâneo. Fatores como folículos pilosos, cistos epiteliais e tratos epiteliais que podem proporcionar estímulos para o crescimento dos queloides devem ser removidos com a excisão cirúrgica. Para obter melhores resultados, muitos autores combinam a excisão com injeção intralesional de corticosteroide, pressoterapia, criocirurgia, radioterapia, ou com medicação oral.[72,73,75] A escolha da técnica cirúrgica a ser utilizada depende do tamanho, da localização anatômica e do número de lesões a serem tratadas.[73-75]

□ Excisão simples e corticosteroide intralesional[75]

Essa técnica é útil em lesões relativamente pequenas, localizadas em áreas com tensão mínima da pele, de modo que os queloides possam ser retirados e as feridas cirúrgicas possam se fechar primariamente com o mínimo de tensão. Nas lesões maiores, a opção cirúrgica é a excisão simples da lesão, deixando-se as bordas do queloide onde é feita a sutura (Figura 2.8). O corticosteroide intralesional como adjunto à excisão cirúrgica deve ser injetado na base e nas bordas da ferida cirúrgica ao término da cirurgia. Em razão da alta concentração local de triamcinolona, presume-se que o processo de cicatrização da ferida cirúrgica será mais prolongado, e deve-se retirar as suturas uma semana após o tempo normal requerido para evitar deiscências. Realiza-se outra injeção de corticosteroide no momento da retirada das suturas e, depois, em intervalos mensais para prevenir a recidiva do queloide. Após 3 a 4 meses, de acordo com a resposta, os intervalos entre as injeções intralesionais podem ser aumentados de modo gradual para 2, 3, 5, 6 ou até 12 meses. É fundamental que o paciente esteja informado da necessidade desse rigoroso esquema pós-operatório de injeções. Se em algum momento surgir prurido, edema, ou a recidiva tornar-se evidente, o

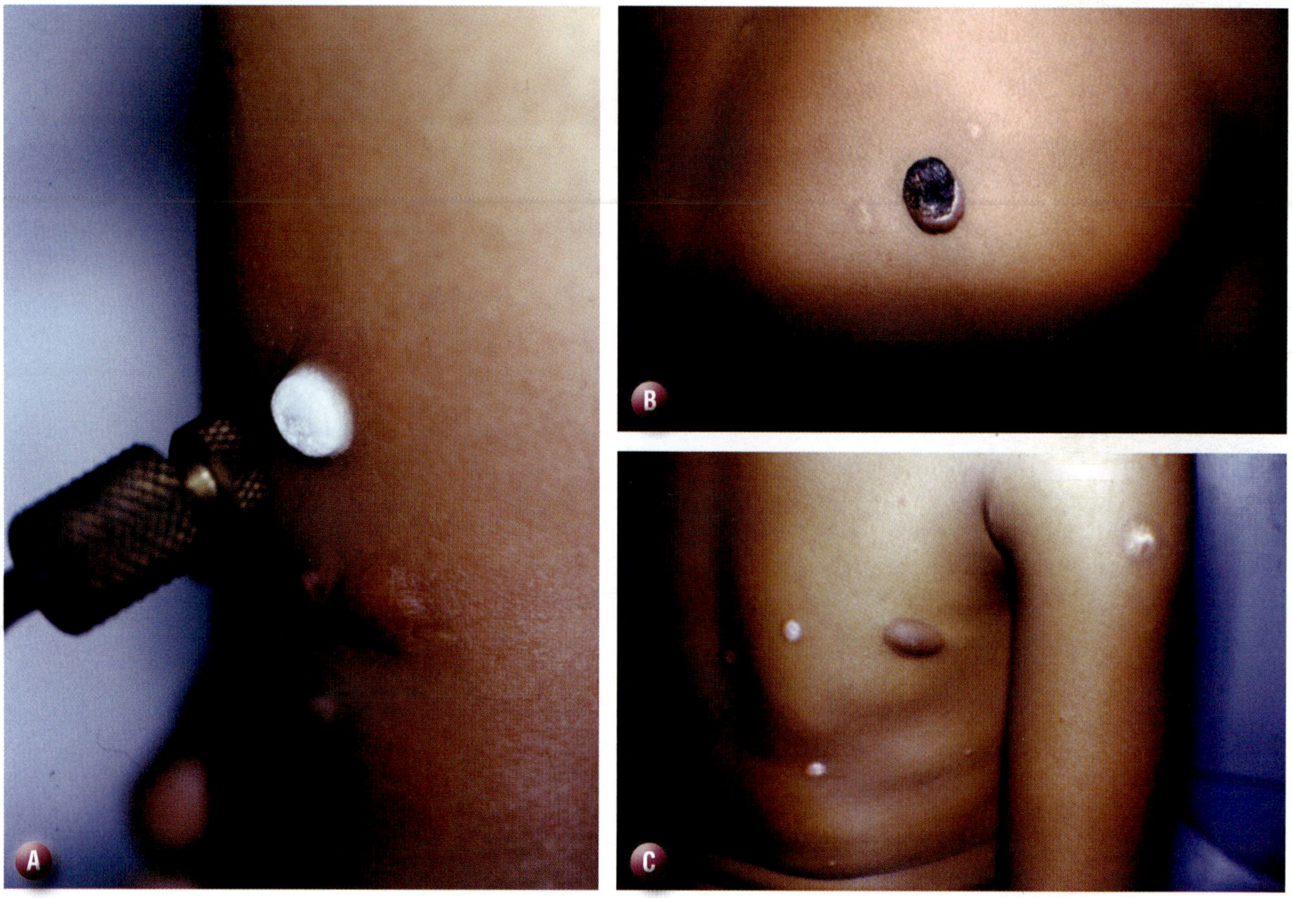

Figura 2.7. Criocirurgia como método isolado em queloide pós-varicela. Aparelho Cray-Ac, técnica de spray, ponteira B. (A) Cuidado para não ultrapassar os limites do queloide. (B) Necrose tecidual circunscrita observada após duas semanas da criocirurgia. (C) Hipocromia na região anterior do tórax e repigmentação com hipercromia no braço, observada na pele de melanodérmico.

Fonte: Acervo da autoria do capítulo.

esquema mensal de injeção deve ser restabelecido por vários meses até que a estabilização permita mais adiante tentar dilatar o intervalo de tempo entre as infiltrações de corticosteroide.

□ *Shaving*[73,75]

Método efetivo nos queloides pedunculados, como os localizados no lóbulo posterior da orelha, podendo ser utilizado em outras áreas que favoreçam a cicatrização por segunda intenção (Figura 2.9). A base da lesão é tratada com terapia adjuvante, como injeções repetidas de corticosteroides, criocirurgia ou pressoterapia.

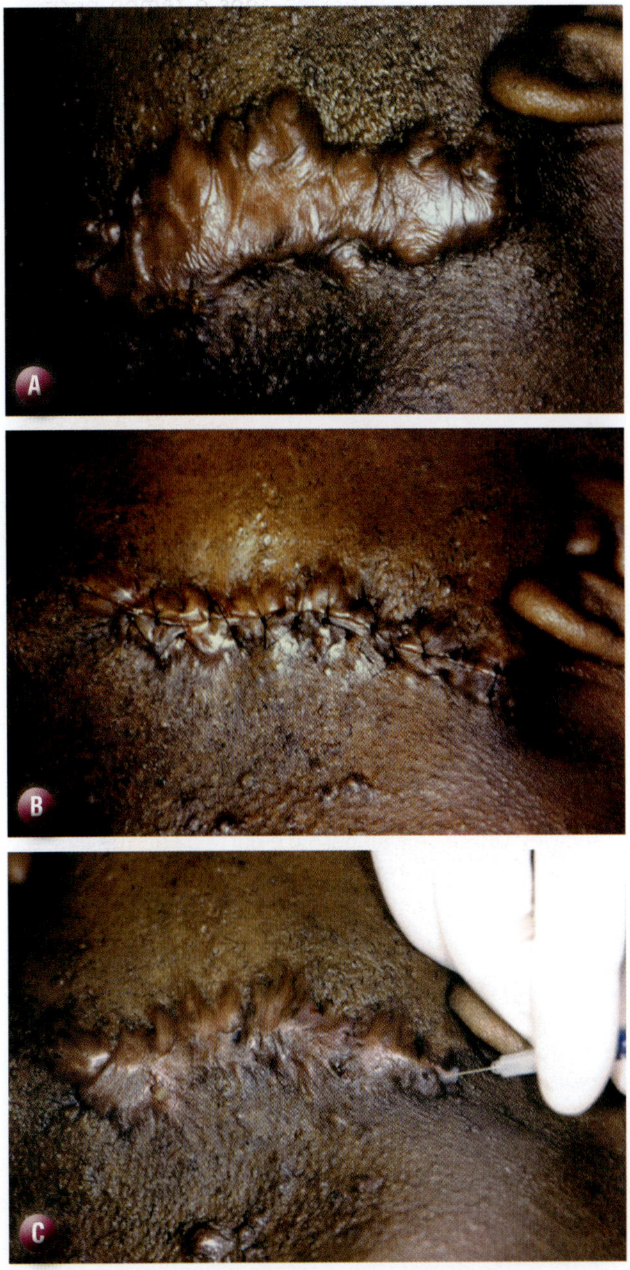

Figura 2.8. (A) Queloide de grande dimensão no ângulo da mandíbula. (B) Excisão simples deixando as bordas da lesão para a colocação da sutura. (C) Infiltração intralesional de corticosteroide adjunto à cirurgia.
Fonte: Acervo da autoria do capítulo.

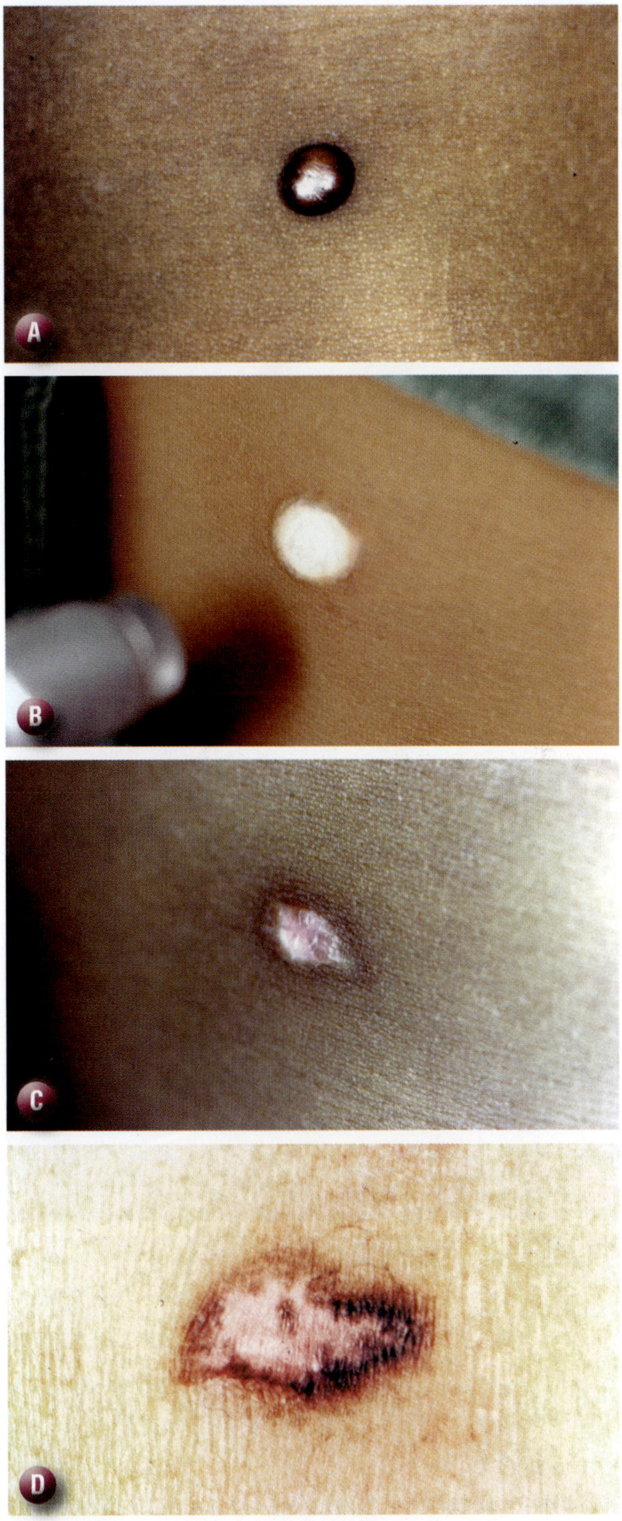

Figura 2.9. (A) Queloide de pequena dimensão tratado por *shaving* e criocirurgia. (B) Aplicação da criocirurgia na base da lesão após o *shaving*. (C) Cicatrização da lesão por segunda intenção. (D) Repigmentação periférica e central da hipocromia pós-criocirurgia.
Fonte: Acervo da autoria do capítulo.

□ Retalhos cutâneos[74]

São úteis para pequenas lesões e usados com frequência nos lóbulos das orelhas. O retalho cutâneo é criado, dissecando-se a epiderme e um pouco de derme da superfície do queloide, e refletido para cima. A massa do queloide é retirada com cuidado para preservar o retalho cutâneo e, depois, refletida para baixo e suturada no seu local de origem para reparar o defeito (Figura 2.10).

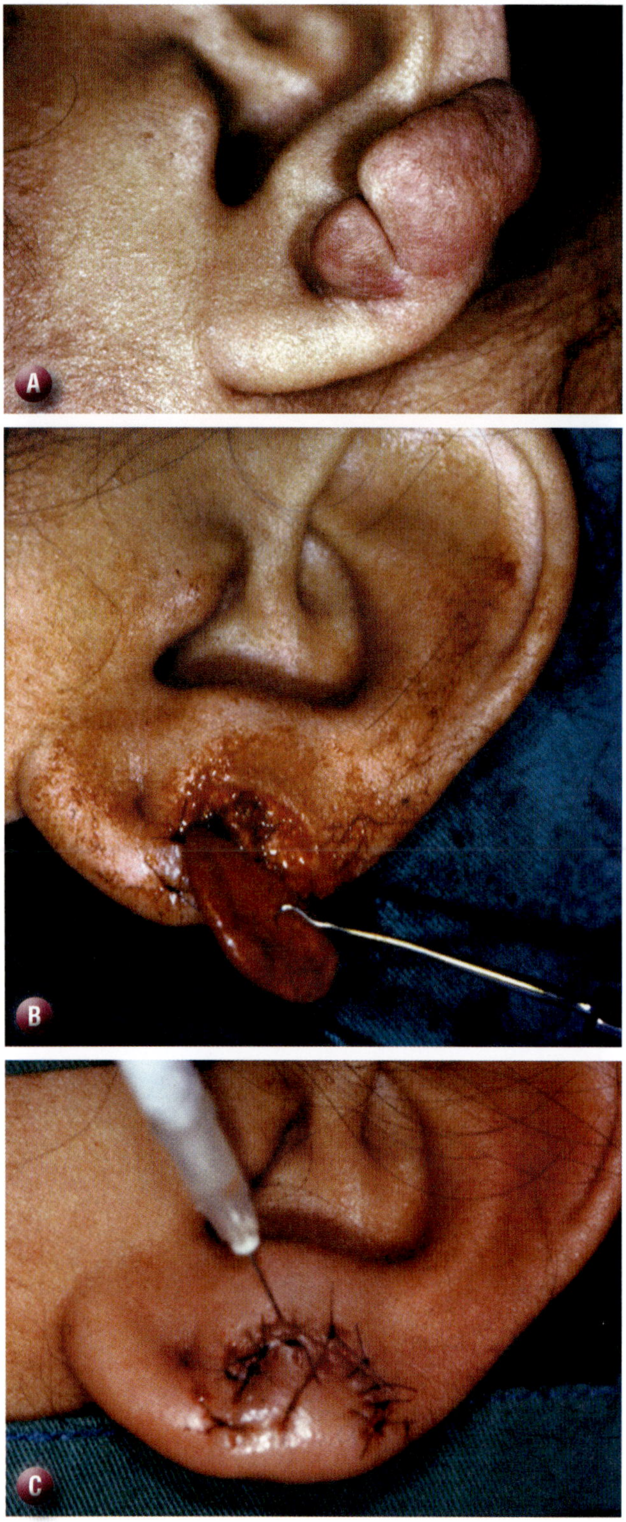

Figura 2.10. (A) Queloide no lóbulo anterior da orelha. (B) Retalho cutâneo criado com a retirada da massa queloidiana, preservando-se a epiderme e a derme. (C) Reparação do defeito com a sutura do retalho, seguida de aplicação de corticosteroide no leito da ferida.

Fonte: Acervo da autoria do capítulo.

No pós-operatório imediato, aplica-se injeção intralesional de corticosteroide no leito da ferida e coloca-se o curativo compressivo para evitar a formação de hematoma e seroma. Nos queloides anterior e posterior de lóbulo de orelha, que costumam se formar em ambas as terminações do trato epitelial criado para colocação de brinco, as incisões de uma extremidade a outra dos queloides apresentam excelentes resultados. O trato epitelial deve ser removido para não proporcionar estímulo para o crescimento do queloide. O defeito anterior e posterior é reparado com fechamento simples e/ou com retalhos cutâneos obtidos dos queloides (Figura 2.11). Nos queloides muito extensos de lóbulo de orelha, cuja retirada total da lesão possa resultar em deformidade significativa, pode ser realizada a excisão subtotal para manter o contorno ou o suporte do local.

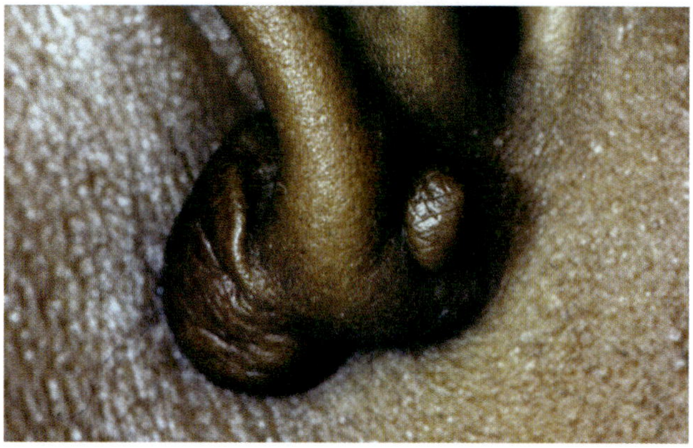

Figura 2.11. Queloide anterior e posterior do lóbulo de orelha formado em ambas as terminações do trato epitelial criado para colocação de brinco. O trato epitelial também deve ser removido para não estimular o crescimento do queloide.

Fonte: Acervo da autoria do capítulo.

□ Enxertos cutâneos[74]

Indicado nos queloides extensos e planos, em locais onde a excisão simples e a sutura sem o mínimo de tensão são inviáveis e a cicatrização por segunda intenção é impraticável. Utiliza-se a epiderme e parte da derme da lesão para recobrir a área ressecada do queloide, suturando-se o defeito como um enxerto cutâneo (Figura 2.12).

Cirurgia a laser

Os lasers mais utilizados são o CO_2, Erbium:YAG (*erbium-doped yttrium aluminum garnet*), ND:YAG (*argon, neodymium-doped yttrium aluminum garnet*) e PDL (*pulsed dye laser*).[91]

O laser de CO_2 atua na contração da ferida e na remodelação do colágeno pela necrose térmica, ativa a liberação de fatores de crescimento de fibroblasto e inibe TGF-β1.[91] Não demonstrou vantagem significativa sobre a cirurgia convencional e não é muito aceito no tratamento do queloide.[70,73,76] O laser de CO_2 pode ser utilizado para remover o queloide em combinação com corticosteroide intralesional após a cicatrização por segunda intenção.[85]

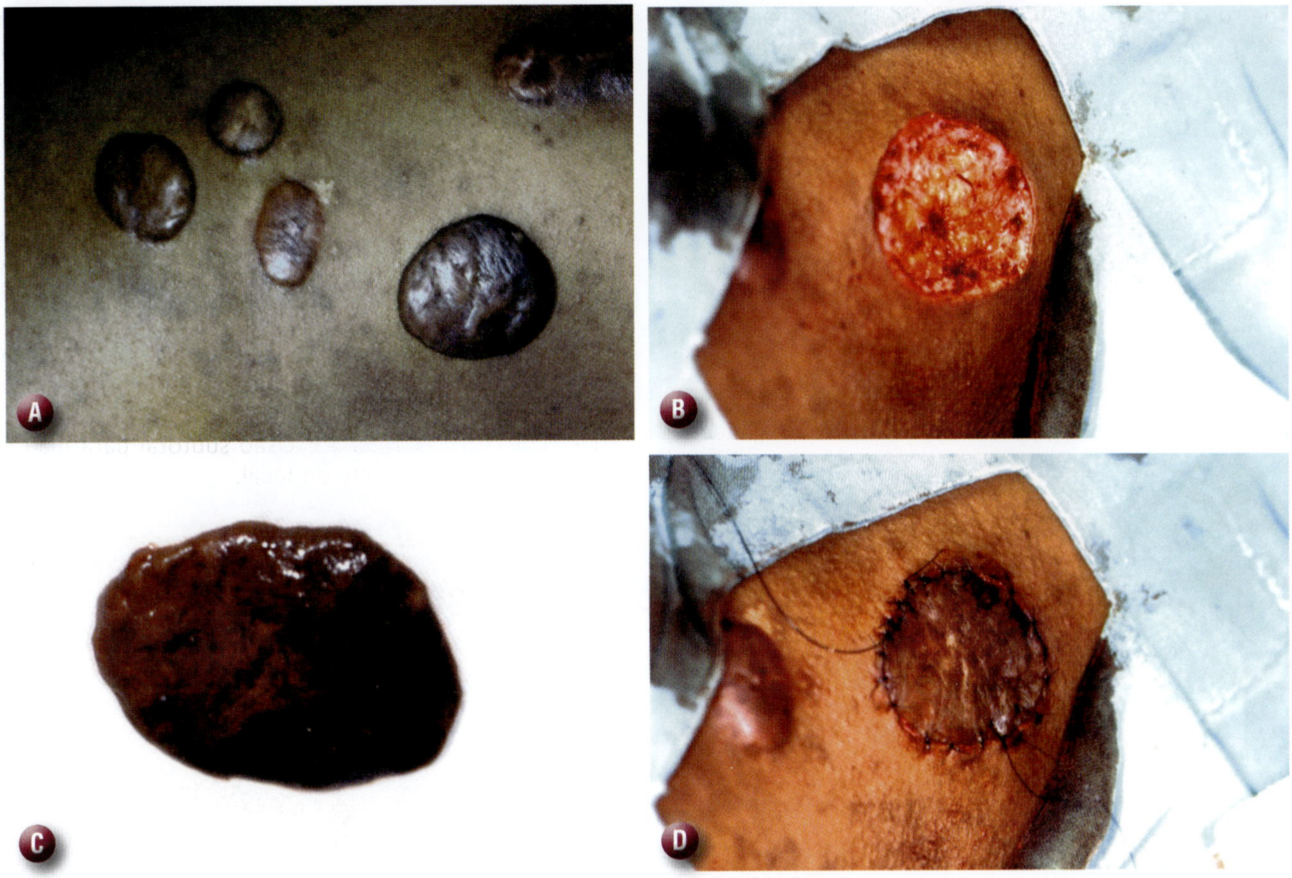

Figura 2.12. (A) Queloides planos e múltiplos na região posterior do tórax. (B) Ressecção do queloide de maior dimensão. (C) Epiderme e parte da derme da lesão excisada. (D) Sutura do defeito como um enxerto cutâneo.

Fonte: Acervo da autoria do capítulo.

Estudos demonstram que o laser ND:YAG aplaina e amolece os queloides. O mecanismo de ação deve envolver bioinibição dos fibroblastos.[91] Têm sido demonstrados resultados transitórios, com recorrências frequentes.[70,82]

O Erbium:YAG tem sido associado a níveis alterados de TGF-β por resposta ao choque térmico. Não apresentou modificação efetiva na cicatrização e está associado a reações adversas significativas, como queimaduras.[91]

Na cicatriz hipertrófica, o FPDL é uma das indicações. Estudos com FPDL têm demonstrado resultados favoráveis em volume, flexibilidade, eritema e disestesia, com mínimos efeitos colaterais e desconforto no tratamento.[83] A explicação mais aceita do seu mecanismo de ação é a redução de TGF-β, da proliferação de fibroblastos e da deposição de colágeno tipo III.[84]

A fototermólise fracionada (*Fraxel-nm SR Laser*) apresenta melhora clínica de 75%, podendo ser considerada segura e efetiva para o tratamento de cicatrizes cirúrgicas.[70]

Radiação ionizante

A radioterapia combinada com a excisão cirúrgica tem sido efetiva na prevenção da recidiva do queloide quando iniciada no período pós-operatório precoce.[73,74] O início do tratamento nas primeiras 24 horas quando comparado com o início após sete dias da cirurgia não mostrou diferença estatística significativa no controle local.[79] A radioterapia isolada no controle das recorrências mostrou-se ineficaz, com alto índice de recidivas.[88] O tipo de radiação e sua energia a ser utilizada dependerão da natureza da lesão, de sua localização, da espessura da pele acometida e de órgãos subjacentes que devem ser evitados.[88]

Os seguintes equipamentos podem realizar o tratamento: placas de estrôncio 90: emitem raios beta (radiação corpuscular), atingindo 2 mm de profundidade; emissores de raios X (feixes para terapia superficial): emitem raios gama com alcance de 2 mm a 18 mm de profundidade; aceleradores lineares: geram feixes de elétrons com alcance em profundidade de 15 mm; fios de irídio 192: emissores de raios gama para implantes intraoperatórios, cuja dose empregada vai depender do esquema de fracionamento adotado por cada profissional.

Em decorrência dos potenciais efeitos deletérios produzidos pelas irradiações, a radioterapia tem sido reservada para queloides resistentes a outras técnicas ou como tratamento combinado com a excisão cirúrgica. Está indicada para pacientes adultos com sintomas significativos ou com incapacidade decorrente de seus queloides.[75] Crianças e adolescentes só devem ser submetidos à radioterapia em situações excepcionais.[88]

Miscelânea

- **Colagenase:** injeção intralesional de colagenase pura (600 a 4.500 unidades) em queloides e cicatrizes hipertróficas tem sido proposta como efetiva na diminuição do volume dessas cicatrizes. Após seis meses, a recidiva é frequente e tem muitos efeitos colaterais.[70]
- **Ácido hialurônico:** principal componente da matriz extracelular. Há evidências sugestivas de que melhora a cicatrização, com diminuição da extensão da cicatriz.[70]
- **Verapamil:** agente antiarrítmico antagonista dos canais de cálcio. Inibe a síntese/secreção de moléculas da matriz extracelular, incluindo colágeno, glicosaminoglicanos e fibronectina, e ainda aumenta a colagenase e a apoptose. Efeitos *in vivo* necessitam de estudos.[70] Injeção intralesional de 2,5 mg/mL, intraoperatória e pós-operatória, previne a recorrência do queloide em 54% a 67%, com nenhuma recorrência em 12 a 18 meses.[91]
- **Dermatografia:** tatuagem microcirúrgica com agulha, consiste na implantação de pigmento na pele. Promove camuflagem, com indução de atrofia da cicatriz pela ação cortante das agulhas.[70]

2.8 Curativos Biológicos e Não Biológicos no Tratamento das Feridas e Prevenção das Cicatrizes Inestéticas

• Luiza Soares Guedes

Introdução

O processo de reparo tecidual abrange uma série de mecanismos fisiológicos que ocorrem durante a cicatrização normal. Qualquer alteração nesse processo resulta na formação de cicatrizes inestéticas, hipertróficas ou queloides, causando deformidades funcionais e cosméticas, além de insatisfação para o paciente. O cuidado adequado de feridas e o tratamento de cicatrizes, cirúrgicas e não cirúrgicas, são temas de grande importância e utilidade para os dermatologistas.

Neste capítulo, abordaremos o cuidado com as feridas agudas, por serem estas as de maior interesse para a dermatologia cosmética. No entanto, muitos dos curativos aqui mencionados também servem para os cuidados de feridas crônicas, como úlceras venosas e arteriais, úlceras do pé diabético e úlceras de pressão (escaras).

Processo de cicatrização

O mecanismo de cicatrização de feridas é um evento complexo, que envolve a participação de vários fenômenos fisiológicos. O processo tem início a partir da lesão tecidual, que pode ser provocada por incisões cirúrgicas, queimaduras, traumas, dermoabrasões ou peelings.

Quanto ao tipo de cicatrização, as feridas podem ser divididas em dois grupos. Feridas que cicatrizarão por primeira intenção são aquelas que têm as bordas aproximadas por suturas, colas cirúrgicas, grampos cirúrgicos ou fitas adesivas. No caso das feridas que cicatrizam por segunda intenção, como áreas doadoras de enxerto, peelings e feridas de dermoabrasão, o reparo ocorre com a formação de tecido de granulação e, depois, com a contração da lesão.

São descritas três fases de cicatrização: inflamatória, proliferativa e de remodelação (ver Seção 2.2 Estágios da Cicatrização para mais detalhes). Essas etapas envolvem uma cascata complexa de liberação de citocinas, que promovem a sinalização entre as diferentes células e o meio extracelular.

É de particular interesse para nós o conhecimento da fase de remodelamento. O remodelamento não significa apenas uma clivagem de macromoléculas que estão em excesso, formadas durante a fase proliferativa. O material da matriz extracelular é alterado (p. ex., colágeno tipo III é substituído pelo colágeno tipo I), e o tecido de granulação, que era exuberante nas fases iniciais, desaparece. A etapa central da fase de remodelamento se completa no primeiro ano, mas a distensibilidade e a aparência da cicatriz continuam a se modificar por mais tempo.

Diversos fatores podem influenciar o resultado de uma cicatriz. Sabe-se que áreas com maior número de anexos cutâneos terão uma cicatrização mais rápida do que aquelas pobres em anexos cutâneos. Regiões de maior tensão, como a região cervical e a pré-esternal, são mais propensas à formação de queloides. O planejamento da incisão cirúrgica de acordo com as linhas de tensão da pele e das subunidades faciais, técnicas atraumáticas e uma hemostasia cuidadosa são fundamentais para um bom resultado cirúrgico. Além disso, para melhor planejamento do procedimento, devem ser considerados aspectos do estilo de vida do paciente, como tabagismo, etilismo e profissão.

O uso de medicamentos, como corticosteroides, anticoagulantes, antiagregantes plaquetários e retinoides, e a presença de doenças sistêmicas, como o diabetes *mellitus*, também podem comprometer o processo de reparação tecidual.

Diversos fatores locais e sistêmicos podem influenciar negativamente o processo de cicatrização, como a presença de infecção, inflamação crônica, baixo conteúdo de nutrientes, aumento da pressão local e baixa perfusão. Para promover uma cicatrização adequada, o leito da ferida deve ser bem vascularizado para receber a oxigenação e os nutrientes necessários para o tecido cicatricial. A carga bacteriana e a geração de exsudato devem ser minimizadas.

A partir do reconhecimento de todos esses fatores, podem ser antecipadas complicações do procedimento que será realizado, modulando-se o processo de cicatrização e prevenindo-se resultados indesejáveis.

Cuidados pós-procedimento

Os relatos mais antigos de cuidados de feridas na medicina datam de 1500 a.C., no Egito e na Grécia, que detalham o uso de retalhos de tecidos, graxa e mel. O tecido seria uma base fibrosa, a graxa formaria uma barreira para os patógenos do meio ambiente e o mel serviria como um agente antibiótico.

O conhecimento da medicina sobre o cuidado com feridas evoluiu muito, desde a descoberta da contaminação microbiana no século XIX, quando Ignaz Philipp Semmelweis propôs o tratamento de gazes cirúrgicas com fenol. Foi a partir dos resultados da diminuição da mortalidade cirúrgica que Robert Wood Johnson começou a produzir as gazes embebidas em iodo.

Desde então, o principal avanço ocorreu nos anos 1960, com a publicação dos primeiros estudos que mostraram que o reparo tecidual é melhor quando a lesão é mantida em um ambiente úmido, em relação àquela mantida seca, em contato com o ar. Essa descoberta fez a indústria investir na pesquisa de novos curativos, oclusivos e semioclusivos. Ao manter a ferida úmida, esses curativos mantêm um pH levemente ácido e uma tensão de oxigênio relativamente baixa. Essas condições estimulam a síntese de fibroblastos e a formação do tecido de granulação. Além disso, a umidade gerada por esses curativos evita a morte celular gerada pelo ressecamento. Os curativos oclusivos propiciam redução da dor e do tempo de cicatrização, promovem a angiogênese, absorvem sangue e fluidos teciduais e são de fácil aplicação e remoção. Mais recentemente, foram lançados no mercado cremes ditos "cicatrizantes", com a proposta de acelerar a epitelização das feridas. No entanto, poucos artigos científicos e ensaios clínicos foram realizados até o momento com esses produtos.

O curativo não oclusivo mais utilizado em todos os tipos de ferida é a gaze estéril. A gaze pode ser impregnada com agentes emolientes, para evitar a aderência e manter a ferida hidratada, ou antimicrobianos. São exemplos de substâncias que podem ser usadas: o petrolato (Adaptic®), o iodo (Inadine®) e a prata (Atrauman®). Esse tipo de curativo permite a absorção somente de um exsudato leve. Tem como principal vantagem o baixo custo e pode ser usado em todas as fases da cicatrização. Entretanto, como as substâncias emolientes são hidrofóbicas, mesmo após a irrigação com solução salina, a gaze impregnada é de difícil remoção, provocando dor, além de deixar muitos resíduos. Outra desvantagem do uso da gaze é a troca frequente, em geral diária.

Quanto à limpeza da ferida, esta deve ser feita de preferência com solução de soro fisiológico estéril. O uso de peróxido de hidrogênio (água oxigenada) não deve ser recomendado diariamente. Apesar de o peróxido de hidrogênio ser levemente bactericida e remover debris de lesões traumáticas agudas, seu uso repetido em feridas retarda a cicatrização, pois provoca agressão tecidual e morte celular. O uso de antissépticos à base de iodo também não é recomendado, uma vez que é muito comum essa substância provocar eczema de contato.

O uso de antibióticos tópicos (mupirocina, ácido fusídico, bacitracina, gentamicina, neomicina) não está indicado para prevenção de infecção em feridas não contaminadas, pois em concentrações adequadas apresentam ação citotóxica sobre os queratinócitos e, se utilizados em concentrações muito baixas, podem provocar o aparecimento de resistência e de dermatite de contato. Portanto, essas substâncias devem ser indicadas apenas para feridas contaminadas ou infectadas.

A sulfadiazina de prata é bastante utilizada e age pela ligação ao DNA bacteriano, com a inibição da sua replicação. Apresenta atividade bactericida contra Gram-positivos e Gram-negativos. A principal indicação da sulfadiazina de prata é no tratamento de queimaduras, quando a cobertura contra *Pseudomonas aeruginosa* é importante. A prata também pode ser encontrada em curativos oclusivos (Quadro 2.1).

No caso de procedimentos cirúrgicos, os corticosteroides tópicos (creme, pomada, gel e fita adesiva) não estão indicados na primeira fase da cicatrização, i. e., logo após a realização do procedimento. Nessa fase, a reação inflamatória que ocorre é necessária para o reparo tecidual. Cremes de corticosteroides poderão ser utilizados na fase de remodelamento para tratamento e prevenção de cicatriz hipertrófica ou queloide.

Outro recurso que se tem mostrado muito útil na prevenção e no tratamento de cicatrizes hipertróficas e queloides é o uso do silicone em gel ou em placas. Apesar de o mecanismo de ação na prevenção de queloides e cicatrizes hipertróficas ainda não estar completamente esclarecido, estudos mostram que a ação benéfica se deve principalmente à hidratação da cicatriz. É um produto que, ao contrário dos corticosteroides, pode ser usado por longos períodos, sem efeitos colaterais. Estudos demonstram benefícios no amolecimento e na diminuição de cicatrizes, além de diminuição do eritema. Portanto, torna-se uma ótima opção, sobretudo nas situações em que o corticoide deve ser evitado, como áreas de dobras e feridas na face.

Quadro 2.1. Tipos de curativos oclusivos.

	Indicação	*Desvantagens*
Hidrocoloide	Feridas com exsudato leve a moderado	Dor na troca do curativo; odor fétido; pode ocorrer hipergranulação
Hidrogel	Feridas dolorosas com pouco exsudato; áreas doadoras e receptoras de enxerto	Maceração das bordas; maior frequência de trocas
Alginato	Feridas hemorrágicas; com exsudato moderado a intenso	Não promove reepitelização; aderência e maceração das bordas em feridas secas
Hidrofibra	Feridas cirúrgicas e traumáticas superficiais	Indicada apenas para exsudatos leves
Filme transparente	Curativos secundários; feridas cirúrgicas	São curativos secundários; pode ocorrer acúmulo de líquido
Carvão ativado	Feridas infectadas; com exsudato moderado a intenso	Não promove epitelização; quando ocorre a granulação, deve ser trocado por outro tipo de curativo
Espumas	Feridas com exsudato moderado	Não devem ser utilizadas em feridas secas
Colágeno	Indicado em todas as fases de cicatrização	Custo elevado

A quercetina, um bioflavonoide derivado da cebola que apresenta atividade *in vitro* antiproliferativa e anti-inflamatória, está presente em um produto de uso tópico muito popular no cuidado de feridas pós-procedimentos. O ingrediente ativo, *Allium cepa*, também é encontrado na maçã, no vinho tinto e no ginkgo biloba e está registrado sob o nome comercial de Cepalin®. Apesar do uso tão difundido dessa substância, há poucos estudos a respeito dos efeitos do produto na prevenção de cicatrizes hipertróficas e queloides.

Os ácidos graxos essenciais estão presentes em um grupo de três substâncias:

- derivados do ácido linoleico;
- derivados do ácido linoleico com lanolina;
- derivados do ácido ricinoleico.

Podem ser utilizados em praticamente todos os tipos de feridas, nos diversos estágios do processo cicatricial. Estudos mostram que os triglicerídeos de cadeia média têm ação bactericida, estimulam a angiogênese e auxiliam o desbridamento autolítico. Na prática clínica, eles têm eficácia limitada, necessitam de troca diária e de cobertura secundária.

Nas feridas que apresentam acúmulo de fibrina, pode-se realizar o desbridamento cirúrgico ou utilizar os fibrinolíticos químicos, compostos de enzimas proteolíticas. São eles: colagenase, fibrinolisina e a papaína. O uso dessas substâncias não está indicado profilaticamente, ou como cuidado isolado inicial de feridas. Devem ser utilizadas por curtos períodos, apenas para remover a fibrina acumulada no processo de cicatrização. Além disso, deve-se dar preferência ao uso das enzimas isoladas, e não em combinação com antibióticos, o que aumenta o risco de eczema de contato e resistência.

Recentemente, a indústria farmacêutica trouxe uma série de cremes ditos "cicatrizantes", compostos de substâncias emolientes, como a alantoína e a ureia, de metais, como o zinco e o cobre, de substâncias anti-inflamatórias, como o alfa-bisabolol e o própolis, e antissépticas. Teoricamente, sua função é acelerar o reparo tecidual e diminuir a dor. Pela capacidade de hidratação, são úteis após a realização de peelings e lasers, pois mantêm a área tratada úmida e diminuem o eritema.

Uma emulsão de oxigênio tópico, que consiste em uma suspensão supersaturada de oxigênio, está sendo pesquisada para uso em feridas cirúrgicas e queimaduras. Essa tecnologia se baseia no encapsulamento das moléculas de oxigênio com o perfluorocarbono, que permite a sua liberação lenta. Até o momento, ainda não há estudos definitivos em humanos.

Outra novidade promissora é o desenvolvimento de um laser que promove o fechamento de feridas cirúrgicas (*photochemical tissue bonding*), eliminando a necessidade de suturas. Tecnologias desse tipo devem representar um grande avanço no manejo de feridas cirúrgicas.

Uma nova forma de curativo descrita foi um pó de metacrilato polimerizado, com grande potencial no manejo de feridas após cirurgias dermatológicas com feridas que cicatrizam por segunda intenção. O curativo consiste em um pó estéril liofilizado, composto de 84,8% de poli-2-hidroxietilmetacrilato, 14,9% de poli-2-hidroxipropilmetacrilato e 0,3% de desoxicolato de sódio. Esses polímeros hidrofílicos possuem um esqueleto de metacrilato covalente com uma cadeia lateral hidroxila alifático. Quando solução salina ou exsudato entra em contato com o pó, as esferas se hidratam e se agregam irreversivelmente, formando um curativo flexível, que se adapta ao formato da ferida e a sela.

Curativos oclusivos

Para a escolha do tipo de curativo oclusivo mais apropriado, deve-se considerar a quantidade de exsudato da lesão, a presença ou não de sangramento e/ou infecção, o conforto do paciente e a facilidade de remoção.

No Quadro 2.1, estão listados os principais tipos de curativos e suas indicações. Uma discussão importante diz respeito ao custo-benefício de cada um desses recursos. Poucos estudos comparam esses aspectos quando avaliam diferentes fabricantes. O uso de curativos oclusivos aumenta muito o custo no cuidado pós-operatório, quando comparado com a gaze com creme antibiótico ou a gaze vaselinada, e os estudos realizados, até o presente momento, mostram que os benefícios para as feridas agudas parecem estar relacionados a maior conforto do paciente, diminuição da dor, aceleração da cicatrização, melhora da higiene e mobilidade pessoal no pós-operatório.

A principal característica dos curativos oclusivos é que, ao entrarem em contato com a ferida, formam um filme hidratante que promove um desbridamento autolítico e diminuem a dor na região. Entretanto, a hidratação excessiva pode causar a maceração das bordas da lesão, o que pode ser evitado com a troca mais frequente do curativo.

Existe hoje uma grande variedade de curativos oclusivos disponíveis, que apresentam diferentes características: capacidade de absorção do exsudato, agentes antimicrobianos impregnados e curativos biológicos capazes de simular o ambiente natural de uma ferida.

No passado, a principal função dos curativos oclusivos era a de formar uma barreira protetora contra o meio externo. Atualmente, os curativos mais modernos são desenvolvidos para influenciar positivamente as diferentes fases do processo de cicatrização, acelerando o fechamento da ferida. Um objetivo específico é o de influenciar determinadas etapas do processo de cicatrização (p. ex., modificando o pH ou inibindo as metaloproteinases da matriz).

Para escolher o melhor tipo de curativo para determinada ferida, deve-se considerar: 1) se a ferida é seca ou exsudativa; 2) se é superficial ou profunda; e 3) se está limpa ou infectada.

□ Tipos de curativos oclusivos

Hidrocoloide

Os curativos de hidrocoloide são formados de membranas semipermeáveis hidrofílicas e absorventes, com uma camada interna (de carboximetilcelulose, gelatina e pectina) e uma camada externa (de poliuretano). Promovem um desbridamento autolítico da lesão e estimulam a angiogênese. São curativos autoaderentes e, portanto, não necessitam de curativo secundário para sua fixação. Estão indicados para feridas com pouca a moderada quantidade de exsudato. Não necessitam de troca diária, o que aumenta o conforto pós-operatório do paciente, e podem ser deixados por até sete dias, dependendo da quantidade de exsudato acumulada. O exsudato formado pela dissolução do gel tem um odor característico, que deve ser diferenciado da infecção secundária.

Por se tratar de um tipo de curativo opaco, que não permite a observação da ferida, e como a troca não é diária, os curativos de hidrocoloide não estão indicados para feridas com sinais de infecção secundária. Suas diferentes apresentações variam a capacidade de absorção, podendo ser extrafino, para feridas secas, e até com múltiplas membranas, para feridas com exsudato moderado. Além disso, também pode ser encontrado em associação ao alginato, para feridas com sangramento, e à prata, para feridas contaminadas (ver Quadro 2.1). Há diversos tamanhos e formas disponíveis no mercado. A escolha do curativo de hidrocoloide ideal deve ser feita de acordo com a medida do tamanho da lesão, de modo que o curativo ultrapasse as bordas da ferida em pelo menos 3 cm, e com a quantidade de exsudato (extrafino ou regular).

Hidrogel

Os curativos de hidrogel são formados por polímeros de água e podem se apresentar na forma de gel transparente ou placa. Têm grande capacidade de hidratação e desbridamento químico, além de menor custo. Necessitam de cobertura secundária, como gaze ou filme transparente. Por causa da sua grande capacidade de hidratação e pouca aderência à lesão, promovem um bom controle da dor. Estão indicados para feridas com pouca quantidade de exsudato. Esse tipo de curativo precisa ser trocado diariamente, ou no máximo a cada três dias. Alguns fabricantes oferecem uma apresentação associada ao hidrocoloide, que tem maior capacidade de absorção do exsudato e pode ser deixada por até uma semana. O hidrogel provoca maceração das bordas da ferida com maior frequência em relação aos outros tipos de curativos oclusivos.

Alginato

Os alginatos são compostos de polissacarídeos produzidos a partir das algas marinhas marrons (*Laminaria*), que contêm o ácido algínico como princípio ativo. São curativos altamente absorventes, podendo absorver de 15 a 20 vezes o seu peso em água. Formam um gel fibroso, hidrofílico, rico em cálcio, que, ao entrar em contato com o exsudato da ferida, interage com os íons sódio, promovendo desbridamento do tecido necrótico e controle hemostático, por ativação plaquetária. São indicados para feridas hemorrágicas, superficiais e profundas, com exsudato moderado a intenso. Esse tipo de curativo pode aderir ao leito da ferida, provocando dor e desconforto no momento da troca. Promovem a granulação, mas não a epitelização, devendo ser substituídos por outro tipo de curativo nessa última fase (hidrocoloide ou hidrofibra). Não devem ser utilizados em feridas secas ou com pouco exsudato, pois pode haver aderência e maceração das bordas da ferida. São muito úteis para feridas que apresentam deiscências cirúrgicas e para preencher o espaço morto em feridas profundas. Necessitam de um curativo secundário para sua fixação. A frequência de trocas varia de acordo com o fabricante e com o tipo de ferida, podendo ser diária para feridas muito exsudativas, ou até a cada sete dias, nas apresentações associadas a hidrocoloide. Caso o gel endureça em contato com a lesão, é necessário o uso de solução salina para remover o curativo sem dor e sem deixar resíduos. É recomendável também que, para feridas de cicatrização por segunda intenção ou em cavidades, utilize-se um curativo que se estenda além das bordas da lesão por pelo menos 2 cm, para facilitar a remoção.

Hidrofibra

Os curativos de hidrofibra são formados de fibras absorventes de carboximetilcelulose sódica. Essas fibras, quando entram em contato com o exsudato da ferida, hidratam-se, mudando sua conformação e adaptando-se ao leito da ferida. Necessitam de um curativo secundário, como um filme transparente, que é particularmente útil, pois permite a inspeção da lesão. São indicados para feridas pós-operatórias, com exsudato leve, pois diminuem a dor, o extravasamento de líquidos e o sangramento das feridas. Podem ser deixados por até uma semana, o que aumenta o conforto no pós-operatório, pois permite que o paciente molhe o local da cirurgia sem necessitar de trocas frequentes. Está disponível uma apresentação com liberação de prata, indicada para feridas infectadas ou contaminadas e queimaduras.

Filme transparente

Os curativos de filme transparente são formados por uma película aderente de poliuretano, fina e transparente, que permite a passagem de vapor de água e oxigênio, mas não de líquidos ou micro-organismos, mantendo a umidade e o pH natural da pele. Permitem a visualização direta da ferida e de sua vascularização. O filme adere a feridas secas e descola gradativamente das áreas já epitelizadas. Em geral, são utilizados como curativos secundários para hidrogéis, alginatos, hidrofibras e gaze. Podem ser usados como curativos primários em feridas cirúrgicas pouco exsudativas, feridas traumáticas superficiais e queimaduras superficiais. Esse curativo forma uma barreira de proteção impermeável à água, que traz conforto no período pós-operatório. Podem ser cortados em diversos tamanhos, podem ser recortados para recobrir a área e podem ser deixados por até sete dias, dependendo do tipo de ferida e da quantidade de exsudato.

Carvão ativado

Os curativos compostos de carvão ativado removem o excesso de exsudato da ferida por adsorção e têm a função de controle do odor. São encontrados em apresentações impregnadas com prata, para lesões infectadas, ou com alginato de cálcio e sódio, para maior absorção de exsudatos. Não são adesivos e, por isso, necessitam de curativos secundários. A troca deve ser diária nas feridas infectadas, mas pode ser deixado por até cinco dias nas lesões sem infecção.

Espumas

As espumas são curativos formados por uma camada central de hidropolímeros, com a camada interna formada de silicone e poliuretano, que se expandem à medida que absorvem o exsudato, assumindo a conformação da ferida. As camadas externas do curativo não são aderentes, evitando-se a agressão tecidual na remoção. São úteis para feridas em fase de granulação e cavidades, com quantidade moderada de exsudato. Em geral, são utilizados como curativos secundários, podendo ser recobertos por hidrocoloides ou filmes transparentes. Esses curativos mantêm a umidade ideal para cicatrização, auxiliam o desbridamento autolítico, estimulam a formação do tecido de granulação e absorvem o excesso de exsudato. Podem ser trocados a cada 48 horas.

Curativos de colágeno

Os curativos biológicos de colágeno são compostos por partículas hidrofílicas da proteína de origem bovina. Estão indicados para feridas em todas as fases do processo de cicatrização, com pouco exsudato. Há também a apresentação com alginato, para feridas com maior quantidade de exsudato. Esses curativos aceleram a cicatrização pelo estímulo da granulação e epitelização. O tempo de troca pode ser diário, para lesões infectadas ou com maior quantidade de exsudato, ou até a cada três dias.

Membranas permeáveis ao vapor

São curativos compostos de poliuretano (Omiderm®) ou de celulose (Biofill®), membranas permeáveis ao vapor, não adesivas, transparentes e semipermeáveis. Estão indicados nas feridas superficiais, provocadas por dermoabrasão cirúrgica, e em queimaduras de primeiro e segundo graus. O curativo deve ser umedecido com solução salina estéril durante a sua aplicação, para maior aderência à ferida. A troca não é necessária, pois à medida que ocorre epitelização, o curativo solta-se progressivamente. Promove controle adequado da dor e mais conforto no cuidado de feridas, por não necessitar de trocas.

Curativos antimicrobianos

Os curativos antimicrobianos são aqueles que possuem a prata ou o iodo em sua composição.

A prata exerce sua atividade antimicrobiana por meio do rompimento da parede celular, da inativação de enzimas celulares e dialogação ao DNA, evitando a transcrição de bactérias. Pode ocorrer reação alérgica à prata.

O iodo apresenta um amplo espectro de atividade antimicrobiana. No entanto, é possível que ocorra absorção sistêmica do iodo e, por isso, esses curativos são contraindicados para pacientes com doença tireoidiana, pacientes com sensibilidade ao iodo e para gestantes e lactantes.

Substitutos de pele

A engenharia de tecidos é uma área de pesquisa biomédica que desenvolve novas tecnologias para controlar o crescimento e o desenvolvimento da matriz celular, para a reparação e substituição do tecido humano. O desafio é fornecer uma matriz tecidual que possa ser degradada biologicamente para a regeneração de tecido dérmico.

Os substitutos de pele podem ter componentes que são incorporados à pele em cicatrização (Alloderm® e Integra®) ou simular a pele normal (Apligraf® e Dermagraf®). Possuem um custo mais elevado do que os curativos citados anteriormente e estão indicados para queimaduras e feridas limpas.

Os curativos de colágeno também se enquadram nessa categoria. A disponibilidade de colágeno humano para a produção de curativos é muito limitada e de alto custo. Por esse motivo, os curativos de colágeno são fabricados a partir de materiais de origem animal, mais frequentemente do tendão de Aquiles de cavalos e bois, mas também da pele de bois e porcos. Durante a extração do material, componentes que são estranhos ao colágeno, como lipídios ou queratina, assim como componentes antigênicos, precisam ser removidos. Em seguida, o colágeno passa por um processo de esterilização. Os curativos de colágeno estão disponíveis como malhas ou espumas flexíveis, com alta capilaridade e capacidade de absorção de fluidos, reduzem o pH da ferida, diluindo o risco de infecção, e absorvem espécies reativas de oxigênio e nitrogênio, o que reduz a degradação enzimática do tecido. O colágeno possui sítios de ligação para os fibroblastos e possui efeito quimiotático sobre essas células. A estrutura do curativo funciona como um guia para o movimento das células e promove a sua migração para a região da ferida.

Conclusão

O conhecimento sobre o processo de cicatrização evoluiu muito nas últimas décadas. A descoberta de que feridas mantidas úmidas cicatrizam melhor que as secas marca um momento importante dessa evolução.

Desde então, novos cremes e curativos vêm sendo desenvolvidos para trazer melhores resultados e mais conforto para o paciente e tornaram-se ferramentas de grande utilidade na prática.

O cuidado ideal de uma ferida deve:

1) criar um ambiente úmido e limpo;
2) proteger o leito da ferida de infiltração bacteriana e traumas mecânicos;
3) controlar o nível de exsudato;
4) permitir a troca gasosa;
5) ser não tóxico e não alergênico;
6) entregar substâncias que possam ajudar na cicatrização.

Para trazer mais conforto e melhores resultados para os pacientes, deve-se conhecer as novas tecnologias e saber quando indicá-las.

Referências Bibliográficas

- **Cicatrização**

1. Kiya K, Kubo T. Neurovascular interactions in skin wound healing. Neurochem Int. 2019;125:144-150.
2. Volk SW, Iqbal SA, Bayat A. Interactions of the extracellular matrix and progenitor cells in cutaneous wound healing. Adv Wound Care (New Rochelle). 2013;2(6):261-272.
3. Janis JE, Harrison B. Wound healing – Part I: basic science. Plast Reconstr Surg. 2014;133(2):199-207.
4. Pilcher BK, Dumin JA, Sudbeck BD, Krane SM, Welgus HG, Parks WC. The activity of collagenase-1 is required for keratinocyte migration on a type I collagen matrix. J Cell Biol. 2017;137:1445-1457.
5. Chattopadhyay S, Raines RT. Review collagen-based biomaterials for wound healing. Biopolymers. 2014 Aug;101(8):821-823.
6. Guerra A, Belinha J, Jorge RN. Modelling skin wound healing angiogenesis: a review. J Theor Biol. 2018;459:1-17.
7. Phillips SJ. Physiology of wound healing and surgical wound care. ASAIO J. 2000;46(6):2-5.
8. Ruoslahti E. Fibronectin and its receptors. Annu Ver Biochem. 1988;57:375.
9. Farahani RM, Kloth LC. The hipothesis of "biophysical matrix contraction": wound contraction revisited. Int Wound J. 2008;5(3):477-482.
10. Naik-Mathuria B, Gay AN, Yu L, Hsu JE, Smith CW, Olutoye OO. Fetal wound healing using a genetically modified murine model: contribution of P-selectin. J Ped Surg. 2008;43:675-682.
11. Fan SO, Cai JL, Oin LY, Wang ZH, Liu ZZ, Sun ML. Effect of heparin on production of transforming growth facto (TGF)-beta1 and TGF-beta1 mRNA expression by human normal skin and hyperplastic scar fibroblasts. Ann Plast Surg. 2008;60(3):299-305.
12. Wang R, Ghahary A, Shen Q, Scott PG, Roy K, Tredget EE. Hypertrophic scar tissues and fibroblasts produce more transforming growth factor-beta1 mRNA and protein than normal skin and cells. Wound Repair Regen. 2000;8(2):128-137.
13. Cohen S. The stimulation of epidermal proliferation by a specific protein (EGF). Dev Biol. 1965;12:394-398.
14. Barrandon Y, Green H. Cell migration is essential for sustained growth of keratinocyte colonies: the roles of transforming growth factor-A and F epidermal growth factor. Cell. 1987;50:1131-1137.
15. Winter GD. Formation of the scab and the rate of epithelialization of superficial wounds in the skin of the young domestic pig. Nature. 1962;193:293-299.
16. Galit J, Clark RAF. Studies in vitro on the role of av e b1 integrins in the adhesion of human dermal fibroblasts to provisional matrix proteins fibronectin, vitro-nectin and fibrinogen. J Invest Dermatol. 1996;106:102.
17. Yamada KM, Clark RAF. Provisional matrix. In: RAF Clark (ed.). Molecular and cellular biology of wound repair. 2nd ed. New York: Plenum; 1996. p. 51-93.
18. Greiling D, Clark RAF. Fibronectin provides a conduit for fibroblast transmigration from a collagen lattice into a fibrin gel: implications for granulation tissue formation. J Cell Sci. 1997;110:861.
19. Hajjar KA, Deora A. New concepts in fibrinolysis and angiogenesis. Curr Atheroscler Rep. 2000;2(5):417-421.
20. Bond JS, Duncan JA, Sattar A et al. Maturation of the human scar: an observational study. Plast Reconstr Surg. 2008;121:1650-1658.
21. Coolen NA, Vlig M, Bogaerdt AJ, Middelkoop E, Ulrich MM. Development of an in vitro burn wound mode. Wound Repair Regener. 2008;16(4):559-567.
22. Russell L. Understanding physiology of wound healing and how dressings help. Br J Nurs. 2000;9(1):10-12,14,16.
23. Hunt TK, Hopf H, Hussain Z. Physiology of wound healing. Adv Skin Wound Care. 2000;13(Suppl 2):6-11.
24. Groah SL, Schladen M, Pineda CG, Hsieh CHJ. Prevention of pressure ulcers among people with spinal cord injury: a systematic review. Pharm Manag (PMR). 2015;7:613-636.
25. Fujiwara T, Kubo T, Kanazawa S, Shingaki K, Taniguchi M, Matsuzaki S et al. Direct contact of fibroblasts with neuronal processes promotes differentiation to myofibroblasts and induces contraction of collagen matrix in vitro. Wound Repair Regen. 2013;21:588-594.
26. Hao L, Zou Z, Tian H, Zhang Y, Song C, Zhou H, Liu L. Novel roles of perivascular nerves on neovascularization. Neurol. Sci. 2015; 36:353-360.
27. Luo S, Benathan M, Raffoul W, Panizzon RG, Egloff DV. Abnormal balance between proliferation and apoptotic cell death in fibroblasts derived from keloid lesions. Plast Reconstr Surg. 2001; 107(1):87-96.
28. Sayah DN, Soo C, Shaw WW, Watson J, Messadi D, Longaker MT et al. Downregulation of apoptosis-related genes in keloid tissues. J Surg Res. 1999;87(2):209-216.
29. Calvin M. Oestrogens and wound healing. Maturitas. 2000;34(3): 195-210.
30. O'Toole GA, Milward TM. Fraternal keloid. Br J Plast Surg. 1999; 52(5):408-410.
31. Le Flore IC. Misconceptions regarding elective plastic surgery in the black patient. J Natl Med Assoc. 1980;72:947-948.
32. Glass DA. Current understanding of the genetic causes of keloid formation. J Investig Dermatol Symp Proc. 2017 Oct;18(2):50-53.
33. Chen Y, Gao JH, Yan X, Song M, Liu XJ. Location of predisposing gene for one Han Chinese keloid pedigree. Zhonghua Zheng Xing Wai Ke Za Zhi. 2007;23(2):137-140.
34. Lah M, Niranjan T, Srikanth S, Holloway L, Schwartz CE, Wang T et al. A distinct X-linked syndrome involving joint contractures, keloids, large optic cup-to-disc ratio and renal stones results from a filamin A (FLNA) mutation. Am J Med Genet A. 2016; 170:881-890.

35. Russell SB, Russell JD, Trupin KM et al. Epigenetically altered wound healing in keloid fibroblasts. J Invest Dermatol. 2010;130(10): 2489-2496.
36. Zhu F, Wu B, Li P, Wang J, Tang H, Liu Y et al. Association study confirmed susceptibility loci with keloid in the Chinese Han population. PloS One. 2013;8(5):e62377.
37. Vieira ACP, Madeira A, Neves MLPF, Madeira MS, Carneiro SCS. Queloides: avaliação epidemiológica de 132 pacientes no Rio de Janeiro. An Bras Dermatol. 2007;82(Suppl 1):228.
38. Cui YF, Xia GW, Fu XB, Yang H, Peng RY, Zhang Y et al. Relationship between expression of Bax and Bcl-2 proteins and apoptosis in radiation compound wound healing of rats. Chin J Traumatol. 2003 Jun;6(3):135-138.
39. Xue H, McCauley RL, Zhang W. Elevated interleukin-6 expression in keloid fibroblasts. J Surg Res. 2000;89(1):74-77.
40. Berman B, Maderal A, Raphael B. Keloids and hypertrophic scars: pathophysiology, classification and treatment. Dermatol Surg. 2017;43(Suppl 1):3-18.
41. Kossi J, Laato M. Different metabolism of hexose sugars and sucrose in wound fluid and in fibroblast cultures derived from granulation tissue, hypertrophic scar and keloid. Pathobiology. 2000;68(1):29-35.
42. Cobbold CA, Sherratt JA. Mathematical modelling of nitric oxide activity in wound healing can explain keloid and hypertrophic scarring. J Theor Biol. 2000;204(2):257-288.
43. Hilger PA, Fish F, Boyer H. Hypertrophic lip scar following dermabrasion. Arch Facial Plast Surg. 1999;1(1):53-54.
44. Coppa LM, Alam M, Longley BJ, Stiller MJ. Eruptive paraneoplastic keloids. Cutis. 1999;64(4):243-244.
45. Shakespeare PG, Tiernan E, Dewar AE, Hambleton J. Using the pulsed dye laser to influence scar formation after breast reduction surgery: a preliminary report. Ann Plast Surg. 2000;45(4):357-368.
46. Parker L. Applying the principles of infection control to wound care. Br J Nurs. 2000;9(7):394-396.
47. Andrews JP, Marttala J, Macarak E, Rosenbloom J, Uitto J. Keloids – The paradigm of skin fibrosis: pathomechanisms and treatment. Matrix Biol. 2016;51:37-46.
48. Sperling LC, Homoky C, Pratt L, Sau P. Acne keloidalis is a form of primary scarring alopecia. Arch Dermatol. 2000;136(4):479-484.
49. Attinger CE, Bulan E, Blume PA. Surgical debridement: the key to successful wound healing and reconstruction. Clin Pediatr Med Surg. 2000;17(4):599-630.
50. Gloster HM. The surgical management of extensive cases of acne keloidalis nuchae. Arch Dermatol. 2000;136(11):1376-1379.
51. Bian D, Zhang J, Wu X, Dou Y, Yang Y, Tan Q et al. Asiatic acid isolated from Centella asiatica inhibits TGF-β1-induced collagen expression in human keloid fibroblasts via PPAR-γ activation. Int J Biol Sci. 2013 Oct 25;9(10):1032-1042.
52. Efron DT, Most D, Barbul A. Role of nitric oxide in wound healing. Curr Opin Clin Nutr Metab Care. 2000;3(3):197-204.
53. Carneiro S, Januário V, Oliveira ML, Teixeira ML, Maciel S, Macedo JC, Ramos-e-Silva M. Carboxymethyl cellulose, trichloroacetic acid and Unna boot for healing venous ulcers: a comparative study of their efficacy and socio-economic impact. SkinMed.
54. Januário V, Ávila DA, Penetra MA, Sampaio AL, Noronha Neta MI, Cassia FF, Carneiro S. Evaluation of treatment with carboxymethylcellulose on chronic venous ulcers. An Bras Dermatol. 2016 Jan-Feb;91(1):17-22.
55. Liu J, Ren J, Su L, Cheng S, Zhou J, Ye X et al. Human adipose tissue-derived stem cells inhibit the activity of keloid fibroblasts and fibrosis in a keloid model by paracrine signaling. Burns. 2018;44(2):370-385.
56. Eriksson E. Gene transfer in wound healing. Adv Skin Wound Care. 2000;13(2 Suppl):20-22.
57. Priya SG, Jungvid H, Kummar A. Skin tissue engineering for tissue repair and regeneration. Tissue Eng Part B Rev. 2008;14(1): 105-118.
58. Granja PD, Takiya CM, Franco T, Borojevic R. Pele artificial. In: Ramos-e-Silva M, Ribeiro de Castro MC (ed.). Fundamentos de dermatologia. Rio de Janeiro: Atheneu; 2008. p. 2101-2103.
59. Patel IA, Hall PN. A technique to avoid atrophy in combined intralesional excision and steroid injection for keloids [letter]. Br J Plast Surg. 2000;53(2):174.
60. Vargas TJS, Madeira A, Madeira MS, Souza MAJ, Carneiro SCS. Tratamento de queloide com triamcinolona acetonide diluído versus não diluído: avaliação de 30 pacientes. An Bras Dermatol. 2006;81(Suppl 2):143-144.
61. Botwood N, Lewanski C, Lowdell C. The risks of treating keloids with radiotherapy. Br J Radiol. 1999;72(864):1222-1224.
62. Seegenschmiedt MH, Katalinic A, Makoski H, Haase W, Gademann G, Hassenstein E. Radiation therapy for benign diseases: patterns of care study in Germany. Int J Radiat Oncol Biol Phys. 2000;47(1): 195-202.
63. Maalej M, Frikha H, Bouaouina N et al. Place de la curietherapie dans le traitement des cheloides: a propos de 114 cas. Cancer Radiother. 2000;4(4):274-278.
64. Berman B, Flores F. Comparison of a silicone gel-filled cushion and silicon gel sheeting for the treatment of hypertrophic or keloid scars. Dermatol Surg. 1999;25(6):484-486.
65. Chuangsuwanich A, Osathalert V, Muangsombut S. Self-adhesive silicone gel sheet: a treatment for hypertrophic scars and keloids. J Med Assoc Thai. 2000;83(4):439-444.
66. Alster TS, Handrick C. Laser treatment of hypertrophic scars, keloids and striae. Semin Cutan Med Surg. 2000;19(4):287-292.
67. Sadick H, Herberger A, Riedel K et al. TGF-beta 1 antisense therapy modulates expression of matrix metalloproteinases in keloi--derived fibroblasts. Int J Mol Med. 2008;22(1):55-60.
68. Wagner W, Alfrink M, Micke O, Schafer U, Schuller P, Willich N. Results of prophylactic irradiation in patients with resected keloids: a retrospective analysis. Acta Oncol. 2000;39(2):217-220.
69. España A, Solano T, Quintanilla E. Bleomycin in the treatment of keloids and hypertrophic scars by multiple needle punctures. Dermatol Surg. 2001;27(1):23-27.
70. Atiyeh BS. Nonsurgical management of hypertrophic scars: evidence-based therapies, standard practices and emerging methods. Aesth Plast Surg. 2007;31:468-492.
71. Hassel JC. Treatment of ear keloids by compression, using a modified oyster-splint technique. Dermatol Surg. 2007;33:208-212.
72. Chandawarkar RY. Combination therapy of a large, recurrent keloid. Dermatol Surg. 2007;33:229-235.
73. Wheeland RG. Keloids and hypertrofic scars. In: Arndt KA, Le Boit PE, Robinson JK, Wintroub BU (ed.). Cutaneous medicine and surgery: an integrated program in dermatology. Philadelphia: WB Saunders; 1996. p. 900-907.
74. Pollack SV. Management of keloids. In: Wheeland RG. 1st ed. Cutaneous Surgery. WB Saunders; 1994. p. 688-698.
75. Murray JC. Scars and keloids. Dermatol Clin. 1993;11(4):697-708.
76. Nemeth AJ. Keloids and hypertrophic scars. J Dermatol Surg Oncol. 1993;19:738-746.
77. Gold MH. Topical silicone gel sheeting in the treatment of hypertrophic scars and keloids. J Dermatol Surg Oncol. 1993;19:912-916.
78. Berman B. A review of the biologic effects, clinical efficacy and safety of silicone elastomer sheeting for hypertrophic and keloid scar treatment and management. Dermatol Surg. 2007;33: 1291-1303.
79. España A, Solano T, Quintanilla E. Bleomycin in the treatment of keloids and hypertrophic scars by multiple needle punctures. Dermatol Surg. 2001;27(1):23-27.
80. Hochman B, Locali RF, Matsuoka PK, Ferreira LM. Intralesional triancinolone acetonide for keloidtreatment: a systematic review. Aesth Plast Surg. 2008;32:705-709.
81. Goldan O et al. Treatment of postdermabrasion facial hypertrophic and keloid scars with intralesional 5-fluorouracil injections. Aesth Plast Surg. 2008;32:389-392.
82. Bouzari N, Davis SC, Nouri K. Laser treatment of keloids and hypertrofic scars. Int J Dermatol. 2007;46:80-88.
83. Manuskiatti W, Wanitphakdeedecha R, Fitzpatrick RE. Effect of pulse width of a 595-nm flashlamp-pumped pulsed dye laser on the treatment response of keloidal and hypertrophic sternotomy scars. Dermatol Surg. 2007;33:152-161.
84. Alster T, Zaulyanov-Scanlon L. Laser scar revision: a review. Dermatol Surg. 2007;33:131-140.
85. Kuflik EG. Cryosurgery updated. J Am Acad Dermatol. 1994;31(6): 925-944.

86. Rusciani L, Rossi G, Bono R. Use of cryotherapy in the treatment of keloids. J Dermatol Surg Oncol. 1993;19:529-534.
87. Acland KM, Barlow RJ. Lasers for the dermatologist. Brit J Dermatol. 2000;143:244-255.
88. Stuart SR. A radioterapia no tratamento dos queloides e cicatrizes hipertróficas. In: Cirurgia plástica. Sociedade Brasileira de Cirurgia Plástica, Estética e Reconstrutiva – Regional São Paulo. São Paulo: Editora Atheneu; 1996. p. 14-16.
89. Schneider M, Meites E, Daane SP. Keloids: which treatment is best for your patient? J Fam Pract. 2013 May;62(5):227-233.
90. Uang L, Cai YJ, Lung I, Leung BCS, Burd A. A study of the combination of triancinolone and 5-fluorouracil in modulating keloid fibroblasts in vitro. J Plast Reconstr Aesthet Surg. 2013;66(9):251-259.
91. Love PB, Kundu RV. Keloids: an update on medical and surgical treatments. J Drugs in Dermatol. 2013;12(4):403-409.
92. Xiaoxue W, Xi C, Zhibo X. Effects of botulinum toxin type A on expression of genes in keloid fibroblasts. Aesthet Surg J. 2013;1-6.
93. Ogawa R, Hsu C. Mechanobiological dysregulation of the epidermis and dermis in skin disorders and in degeneration. J Cell Mol Med. 2013;17(7):817-822.

Bibliografia Consultada

• Cicatrização

Antonio CR, Antonio JR, Trídico LA. Botulinum toxin: a review of its applicability in diseases within the reach of dermatologists. Surg Cosmet Dermatol. 2014;6(3):268-276.

Beam JW. Management of superficial to partial: thickness wounds. J Athl Train. 2007;42(3):422-424.

Berman B, Maderal A, Raphael B. Keloids and hypertrophic scars: pathophysiology, classification and treatment. Dermatol Surg. 2017;43:18.

Borgognoni L. Biologial effects of silicone gel sheeting. Wound Rep Reg. 2002;10(2):118-121.

Chaby G, Senet P, Vaneau M, Martel P, Guillaume JC, Meaume S et al. Dressings for acute and cronic wounds. Arch Dermatol. 2007; 143(10):1297-1304.

Chang CC, Kuo YF, Chiu HC, Lee JL, Wong TW, Jee SH. Hydration, not silicone, modulates the effects of keratinocytes on fibroblasts. J Surg Res. 1995;59(6):705-711.

Chen MA, Davidson TM. Scar management: prevention and treatment strategies. Cur Opin Otolaryngol Head Neck Surg. 2005;13:242-247.

Davis SC, Cazzaniga AL, Ricotti C, Zalesky P, Hsu LC, Creech J et al. Topical oxygen emulsion. Arch Dermatol. 2007;143(10):1252-1256.

Derakhshandeh H, Kashaf SS, Aghabaglou F, Ghanavati I. Smart bandages: the future of wound care. Trends Biotechnol. 2018 Dec; 36(12):1259-1274.

Ho Jun Lee, Yong Ju Jang. Recent understandings of biology, prophylaxis and treatment strategies for hypertrophic scars and keloids. Int J Mol Sci. 2018 Mar;19(3):711 [Publicado online, 2 mar. 2018]. doi: 10.3390/ijms19030711.

Holm C, Petersen JS, Gronboek F, Gottrup F. Effects of occlusive and conventional gauze dressings on incisional healing after abdominal operations. Eur J Surg. 1998;164:179-183.

Kamegaya Y, Farinelli WA, Vila Echaque AV, Akita H, Gallagher J, Flotte TJ et al. Evaluation of photochemical tissue bonding for closure of skin incisions and excisions. Lasers Surg Med. 2005;37(4):264-270.

Landriscina A, Rosen J, Friedman AJ. Systematic approach to wound dressings. J Drugs Dermatol. 2015 Jul;14(7):740-744.

Lin MJ, Dubin DP, Farberg AS, Khorasani H, Kriegel DA. Methacrylate polymer powder dressing for a nasal surgical defect. J Drugs Dermatol. 2019;18(12):1274-1275.

Macdonald RH, Beck M. Nemomycin: a review with particular reference to dermatological usage. Clin Exp Dermatol. 1983;8:249-258.

Mandelbaum HS, Di Santis PE, Mandelbaum MHS. Cicatrização: conceitos atuais e recursos auxiliares – Parte I. An Bras Dermatol. 2003;78(4):393-410.

Mandelbaum HS, Di Santis PE, Mandelbaum MHS. Cicatrização: conceitos atuais e recursos auxiliares – Parte II. An Bras Dermatol. 2003;78(5):525-542.

Michie DD, Hugill JV. Influence of occlusive and impregnated gauze dressings on incisional healing: a prospective, randomized and controlled study. Ann Plast Surg. 1994;32(1):57-64.

Mustoe TA. Evolution of silicone therapy and mechanism of action in scar management. Aesth Plast Surg. 2008;32:82-92.

O'Neill AC, Winograd JM, Zeballos JL, Johnson TS, Randolph MA, Bujold KE et al. Microvascular anastomosis using a photochemical tissue bonding technique. Lasers Surg Med. 2007;39(9):716-722.

Pallaske F, Pallaske A, Herklotz K, Landgraf JB. The significance of collagen dressings in wound management: a review. Journal of Wound Care. 2018 Oct;27(10).

Singer AJ, Clark RA. Cutaneous wound healing. N Engl J Med. 1999;341(10):738-746.

Tandara AA, Kloeters O, Mogford JE, Mustoe TA. Hydrated keratinocytes reduce collagen synthesis by fibroblasts via paracrine mechanisms. Wound Repair Regen. 2007;15(4):497-504.

Tandara AA, Mustoe TA. The role of the epidermis in the control of scarring: evidence for mechanism of action for silicone gel. J Plast Reconstr Aesthet Surg. 2008;61(10):1219-1225.

Vaneau M, Chaby G, Guillot B, Martel P, Senet P, Téot L et al. Consensus panel recommendations for cronic and acute wound dressings. Arch Dermatol. 2007;143(10):1291-1294.

Vogt KC, Uhlyarik M, Schroeder TV. Moist wound healing compared with standard care of treatment of primary closed vascular surgical wounds: a prospective randomized controlled study. Wound Repair Regen. 2007;15:624-627.

Wen-Bo Li, Shu Liu, Ming-Zi Zhang, Hao Liu, Xin-Hang Dong, Yan Hao, Yi-Fang Liu, You-Bin Wang. Hyperbaric oxygen therapy relieved pruritus and pain of keloid patients. Am J Transl Res. 2020;12(2):574-582 [Publicado online, 15 fev. 2020].

Wong T, McGrath JA, Navsaria H. The role of fibroblasts in tissue engineering and regeneration. Br J Dermatol. 2007;156:1149-1155.

Wynne R, Botti M, Stedman H. Effect of three dressings on infection, healing confort, and cost in patients with sternotomy wounds. Chest. 2004;125:43-49.

CAPÍTULO 3

Avaliação e Classificação da Pele Sã

3.1 Introdução

• Érica de O. Monteiro

O dermatologista é o médico qualificado para reconhecer e tratar as dermatoses cutâneas. Sua formação acadêmica o capacita diagnosticar mais de 2 mil condições que afetam a pele (doenças cutâneas), além de colaborar com a clínica médica e com as demais especialidades clínicas e/ou cirúrgicas, reconhecendo manifestações cutâneas das doenças sistêmicas. O manejo de dermatoses por médicos não especialistas pode representar atraso diagnóstico e uso de terapêuticas inadequadas, que podem deixar sequelas físicas e psíquicas no paciente, impactando no custo de saúde individual e populacional. Além das doenças da pele, o dermatologista também é responsável pela manutenção da saúde cutânea. Para isso, deve conhecer e manejar todos os tratamentos disponíveis para adornar, hidratar, higienizar e limpar a pele do paciente. O manejo dos chamados cosmecêuticos faz parte da formação do dermatologista geral e, especialmente, dos que se dedicam ao estudo da cosmiatria. Para cuidados tópicos com a pele, o dermatologista deve prescrever ativos adequados e compatíveis com o tipo de pele, as condições climáticas, condições de barreira local, dentre outros. A classificação do "tipo de pele" facilita a prescrição dos cosmecêuticos.

3.2 Tipos de Pele

• Érica de O. Monteiro

A primeira classificação dos tipos de pele utilizada para auxiliar a escolha dos cosméticos data do início do século XX, quando a cosmetóloga Helena Rubinstein dividiu a pele em quatro categorias: normal, mista, seca e sensível. Isso foi revolucionário naquela época, e os conhecimentos da estrutura e do funcionamento da pele avançaram enormemente nos últimos anos, permitindo utilizar critérios mais detalhados para descrever os diferentes tipos de pele (Quadro 3.1).

Uma vez que se compreende o tipo de pele, não será preciso prescrever uma quantidade enorme de produtos. Pode-se concentrar nos cuidados com a pele que realmente são necessários para o paciente, simplificando sua rotina de cuidados diários, facilitando o seguimento e customizando o tratamento.

Quadro 3.1. Classificação Baumann dos tipos de pele.

A dra. Leslie S. Baumann, dermatologista norte-americana, percebeu a necessidade de uma classificação detalhada sobre os diferentes "tipos de pele" após presenciar uma discussão entre duas renomadas colegas dermatologistas durante uma reunião com médicos, executivos e técnicos da indústria de dermocosméticos. Nessa reunião, houve uma enorme discussão, com a dermatologista "R" afirmando que não há diferenças entre os produtos para cuidado com a pele e que tudo não passava de enganação de *marketing*. "R" afirmou que poderia utilizar qualquer produto em sua pele, até mesmo sabonetes muito detergentes, sem ter problema algum. Já a dermatologista "S" ficou estarrecida, pois quase tudo deixava sua pele vermelha e pinicando, e revidou. Essas duas especialistas "em pele" não perceberam, durante a discussão, que seus pontos de vista divergentes decorrem dos seus tipos de pele opostos. A dra. Baumann percebeu claramente que algo estava "esquecido"; assim, quis entender as diferentes queixas das dermatologistas (e dos pacientes) nos cuidados com a pele.
Ela entendeu que uma das médicas era "R" (Baumann chama de "R" uma pessoa que classifica como portadora de pele resistente, pouco reativa às agressões do meio ambiente) e outra era "S" (Baumann identifica como "S" as pessoas com pele sensível, muito reativa às agressões ambientais). Considerando que cada pessoa tem uma necessidade particular de cuidados para a pele, um mesmo produto não funciona para todos os pacientes; assim, deve-se individualizar o regime de cuidados com a pele para os pacientes. A partir de então, considerou quatro parâmetros básicos para avaliar a pele antes de recomendar um dermocosmético e/ou um tratamento dermatológico (em parênteses, os parâmetros do original em inglês): oleosidade × ressecamento (*oily* × *dry*), resistência × sensibilidade (*resistant* × *sensitive*), pigmentação × não pigmentação (*pigmented* × *non pigmented*), envelhecimento tardio × envelhecimento precoce (*wrinkle* × *tight*). Determinar onde cada paciente se enquadra em cada uma das quatro categorias é a chave para "tipificar" a pele. O tipo de pele é mais que a soma das quatro diferentes categorias. Sua interação e expressão são únicas para cada tipo. Assim, a classificação Baumann identifica 16 tipos de pele básicos que facilitam o diagnóstico e a programação do melhor tratamento cosmético, já que considera inúmeras variáveis que ainda não haviam sido comtempladas em outras classificações de pele.

3.3 Técnicas Semióticas para Determinação e Avaliação dos Diferentes Tipos de Pele

• Érica de O. Monteiro

Para avaliação do tipo de pele e organização da terapêutica, recomenda-se seguir o roteiro:

1. Compreensão das(os):
   - características básicas de cada tipo de pele;
   - problemas e desafios dos diferentes tipos de pele;
   - fatores de risco associados ao tipo de pele.
2. Direcionamento:
   - do planejamento dos cuidados diários de acordo com o tipo de pele;
   - da proteção solar adequada para cada tipo de pele;
   - da maquiagem que poderá ajudar na melhora da aparência das condições da pele;
   - dos tipos de produtos para prescrição que são benéficos para cada tipo de pele;
   - dos procedimentos cosmiátricos adequados para cada paciente (quando cabível);
   - dos procedimentos cosmiátricos contraindicados para certos tipos de pele (quando cabível).
3. Recomendações específicas de(os):
   - produtos de cuidados com a pele na rotina diária do paciente;
   - ingredientes nos produtos de cuidados com a pele que são fundamentais para o tratamento medicamentoso/cosmecêutico do paciente;
   - ingredientes para cuidados com a pele que o dermatologista deve evitar na prescrição de determinados pacientes para prevenir que piorem as condições da sua pele.

Alguns tipos de pele necessitam de poucas consultas com o médico dermatologista, enquanto outros realmente precisam de acompanhamento frequente, beneficiando-se do uso dos produtos de prescrição médica, tratamentos com luz e outros procedimentos.

Para certos tipos de pele, os produtos de venda livre (sem necessidade de prescrição médica) podem não produzir o efeito esperado. Pessoas com a pele muito resistente, por exemplo, precisam de produtos com alta concentração, e muitos são vendidos com tarja vermelha.

A prescrição para o paciente deve:

- conter o ingrediente certo para o tipo de pele;
- conter o ingrediente ativo em quantidade suficiente para garantir sua eficácia;
- não conter ingredientes que não trazem vantagens;
- estar em veículo adequado e com formulação estável;
- ter embalagem adequada para manter a estabilidade dos ingredientes ativos;
- ser cosmeticamente agradável;
- ter a aprovação e o registro das autoridades sanitárias;
- ser de fácil aquisição.

O dermatologista pode classificar a pele do paciente segundo o sistema Baumann pela história e pelo exame físico da pele durante uma consulta de rotina, ou pode obter dados da história por meio do Questionário Baumann de Tipo de Pele, que foi publicado pela autora no Capítulo 3 do seu livro original em inglês *The Skin Type*

Solution, ou na sua versão para língua portuguesa, *Pele Saudável*. A utilização do questionário facilita a obtenção das informações, pois os pacientes costumam esquecer dados importantes durante a anamnese.

Uma das características fascinantes da classificação Baumann dos tipos de pele é que pessoas de diferentes etnias ou diferentes origens podem compartilhar um tipo de pele semelhante. Em muitas ocasiões, todas as pessoas com o mesmo tipo de pele seguirão exatamente o mesmo plano de tratamento, mas às vezes o tom pode ser um fator diferencial, já que a formação do pigmento (melanina/feomelanina) é diferente nas diversas etnias.

Por esse motivo, o dermatologista deve fazer ajustes de acordo com a cor da pele dos pacientes, variações climáticas e hormonais, ou seja, a classificação deve ser dinâmica, como é a própria biologia humana.

Parâmetros dos 16 tipos de pele

De acordo com a classificação Baumann, a pele pode ser dividida em 16 tipos diferentes (Quadro 3.2), definidos pela soma de 4 fatores principais: hidratação, sensibilidade, pigmentação e tendência á rugas (Figura 3.1).

□ Primeiro fator: hidratação, oleosidade e ressecamento – oleosa × seca

Pacientes com a pele oleosa frequentemente estão com o rosto brilhante e engordurado, e isso não significa, necessariamente, que a pele esteja hidratada. Por sua vez, a pele seca tem aparência opaca e textura áspera (Figura 3.2).

Quadro 3.2. Parâmetros dos 16 tipos de pele.

OSPW	Oleosa, sensível, pigmentada e enrugada
OSPT	Oleosa, sensível, pigmentada e firme
OSNW	Oleosa, sensível, não pigmentada e enrugada
OSST	Oleosa, sensível, não pigmentada e firme
ORPW	Oleosa, resistente, pigmentada e enrugada
ORPT	Oleosa, resistente, pigmentada e firme
ORNW	Oleosa, resistente, não pigmentada e enrugada
ORNT	Oleosa, resistente, não pigmentada e firme
DSPW	Seca, sensível, pigmentada e enrugada
DSPT	Seca, sensível, pigmentada e firme
DSNW	Seca, sensível, não pigmentada e enrugada
DSNT	Seca, sensível, não pigmentada e firme
DRPW	Seca, resistente, pigmentada e enrugada
DRPT	Seca, resistente, pigmentada e firme
DRNW	Seca, resistente, não pigmentada e enrugada
DRNT	Seca, resistente, não pigmentada e firme

A hidratação depende, primariamente, da condição da barreira da pele. A camada córnea ajuda na retenção da umidade, pois funciona como uma parede de tijolos, com cada "tijolo" (célula) mantido no lugar pelo "cimento intercelular" (gorduras/lipídios). Agentes ambientais, como o frio, o vento e o tempo seco, podem gastar essas gorduras, erodindo o cimento; assim, a parede de "tijolos" não ficará firme. Vários agentes externos, incluindo detergentes, acetona, cloro e outros produtos químicos, e até a imersão prolongada na água, podem danificar essa barreira, que também pode ser deficiente por fatores genéticos.

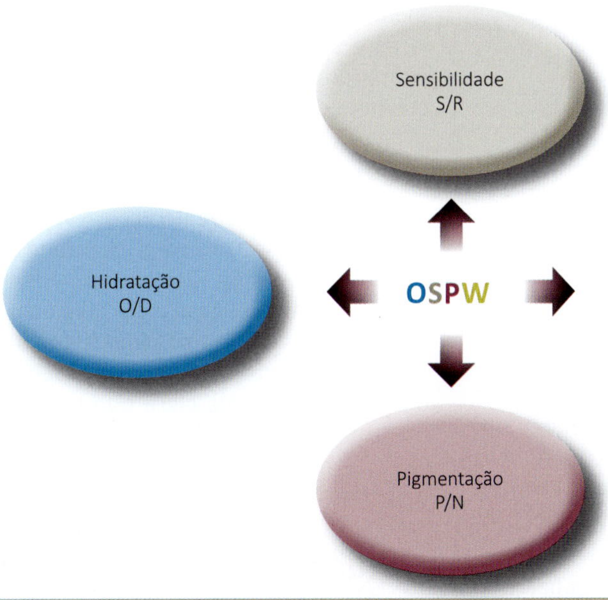

Figura 3.1. Representação da ordem dos parâmetros da pele classificada como oleosa, sensível, pigmentada e enrugada (OSPW) pela classificação Baumann dos tipos de pele. Baumann Skin Type Indicator (BSTI).
Fonte: Desenvolvida pela autoria do capítulo.

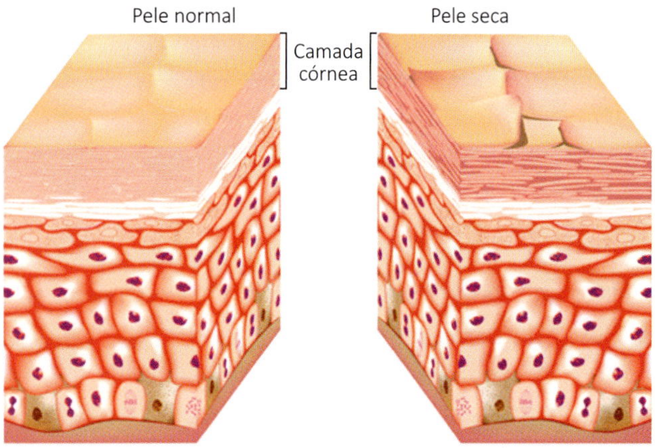

Figura 3.2. Representação esquemática da pele normal e da pele seca, realçando que a principal diferença está na camada córnea.
Fonte: Desenvolvida pela autoria do capítulo.

Os principais componentes do cimento intercelular da barreira da pele são: ceramidas, ácidos graxos e colesterol. Eles precisam estar presentes na proporção certa para manter a pele impermeável, pois uma barreira enfraquecida tenderá tanto ao ressecamento quanto à sensibilidade. O ressecamento resulta da evaporação da umidade da pele, e a sensibilidade pode resultar de uma barreira deficiente que permite a entrada de substâncias irritantes/agressores do meio externo.

Reparar a barreira com produtos adequados para os cuidados com a pele ajudará tanto no tratamento de várias dermatoses como no tratamento cosmético da pele.

As glândulas sebáceas da pele secretam o sebo que contém ceras esterificadas, triglicérides e esqualeno, gorduras (ou lipídios) que formam uma película protetora (filme) que ajuda a deter a evaporação de água da superfície da pele. Quando a produção de sebo aumenta exageradamente, a pele pode ficar oleosa; o oposto, porém, não é necessariamente verdadeiro, pois a pele seca pode ter outras causas, como barreira defeituosa e ação de agentes ambientais.

□ Segundo fator: sensibilidade da pele – sensível × resistente

A pele resistente tem a barreira epidérmica íntegra, deixando as substâncias potencialmente alergênicas e irritantes fora das camadas cutâneas profundas. Exceto nos casos de queimadura solar, a pele raramente pinica, fica eritematosa ou irritada, permitindo que peles do tipo resistente possam utilizar praticamente todos os produtos cosméticos disponíveis sem ter reações adversas. No entanto, a ironia é que muitos produtos podem não ser potentes o suficiente para penetrar na compacta barreira epidérmica, não conseguindo produzir resultados.

Por outro lado, as peles sensíveis têm uma barreira epidérmica frágil, deixando-as vulneráveis aos mais diversos tipos de agressões. Enquanto muitos produtos são direcionados para peles sensíveis, a dra. Baumann adverte que não há apenas um tipo de pele sensível, e por isso o dermatologista deve identificar quais características predominam em cada paciente. Há quatro subtipos diferentes de pele sensível. Então, o tratamento e os produtos devem ser adequados para cada subtipo único:

- **Subtipo acne:** desenvolve acne, e/ou comedões abertos, e/ou comedões fechados;
- **Subtipo rosácea:** frequentemente desenvolve rubor, eritema facial e sensação de calor;
- **Subtipo "irritável":** desenvolve sensação de pinicar, ferroar ou de queimação na pele;
- **Subtipo alérgico:** desenvolve eritema, prurido e/ou descamação na pele.

Todos esses subtipos de pele sensível têm um ponto em comum: a inflamação. Por isso, todos os tratamentos para peles tipo "S" são feitos objetivando a redução da inflamação e a remoção da sua causa.

□ Terceiro fator: pigmentação da pele – pigmentado × não pigmentado

Na classificação Baumann dos tipos de pele, a escala de pigmentação *versus* não pigmentação mede a probabilidade do desenvolvimento de manchas escuras indesejadas no rosto e/ou no tronco. Embora o questionário Baumann também considere a cor da pele e a etnia, este não é tão importante no sistema Baumann de tipos de pele quanto a determinação da tendência ao desenvolvimento de manchas indesejadas. Por esse motivo, pessoas de todas as etnias podem pontuar caindo em qualquer um dos 16 tipos de pele. Assim, em alguns casos, a maioria das pessoas com um tipo particular de pele pode pertencer à mesma etnia, enquanto pessoas de etnias muito diferentes podem ser minoria em determinados tipos de pele.

Vários tipos de manchas hipercrômicas causam problemas cosméticos, como o melasma, as melanoses solares e as efélides, podendo ser prevenidas e tratadas com produtos para cuidados com a pele e procedimentos cosméticos.

Etnia e tom da pele

Enquanto pessoas com o tom de pele mais escuro tendem a cair no grupo pigmentado, nem todas as pessoas de pele escura são *tipo pigmentado*, com problemas de pigmentação. Pessoas de pele com o tom uniforme e sem manchas serão *tipo de pele não pigmentada*, mesmo que tenham um tom de pele escuro. Por outro lado, pessoas com a pele clara que tenham sardas, melasma ou lentigos solares podem cair na categoria P (pigmentado). A escala P/N mede a tendência para desenvolver manchas escuras indesejadas, não a etnia.

□ Quarto fator: envelhecimento tardio × envelhecimento precoce

Os dois principais processos de envelhecimento da pele são o intrínseco e o extrínseco. O envelhecimento intrínseco, progressivo e inevitável, é sua programação genética individual, que fica aparente com o tempo. O envelhecimento extrínseco resulta da ação de fatores externos – como tabagismo, poluição, má nutrição e exposição solar – que podem ser controlados.

De todos esses, o mais importante fator extrínseco é a exposição solar crônica, por isso a importância de dar grande ênfase à adequada proteção solar.

Como os quatro fatores interagem

O modo como os quatro fatores combinam entre si produz certas tendências vistas com frequência. Por exemplo, tipos de pele pigmentada e enrugada geralmente tendem a apresentar uma história significativa de exposição solar manifestada por rugas e melanoses solares. Esses pacientes podem ter bom resultado com o uso de retinoides e tratamentos com luz (laser/luz intensa pulsada). Tipos de pele seca e sensível têm uma alta tendência para desenvolver eczema (dermatite) e poderiam utilizar hidratantes reparadores de barreira.

Os tipos oleosa e sensível são mais propensos ao desenvolvimento de acne. Pessoas de pele clara O/S, sobretudo aquelas com rugas e histórico de dano solar crônico, têm uma alta tendência para desenvolvimento de rugas e rosácea. Em geral, tipos de pele não pigmentada e enrugada tendem a apresentar pele clara que enruga. Tipos pigmentada e firme costumam (mas não sempre) ter pele escura.

3.4 Cuidados com os Diferentes Tipos de Pele

- Eliane Mello Brenner
- Luciana Fernandes Andrade

Introdução

A cosmética médica desenvolve fórmulas capazes de interagir cada vez mais com a estrutura da pele, promovendo mudanças fisiológicas, tratando um ou mais componentes da pele e corrigindo as desordens cutâneas. Já está comprovado que produtos de ação tópica, até mesmo a água, afetam a estrutura e a função da pele. O uso desses produtos pode levar a um processo de penetração, ou até absorção, decorrentes da interação do tecido cutâneo com os veículos e ativos cosméticos. Como exemplo podemos citar os tratamentos da camada lipídica com os antisseborreicos, do estrato córneo com hidratantes e/ou renovadores celulares e das desordens envolvendo melanócitos com despigmentantes.

A grande procura por tratamentos personalizados e eficazes fez as empresas inovarem suas tecnologias oferecendo uma ampla variedade de fórmulas compatíveis com as necessidades dos diferentes tipos de pele.

Este capítulo tem como objetivo trazer informações sobre os cosméticos de uso médico (cosmecêuticos) e os cuidados com a pele.

A estrutura da barreira epidérmica

A pele é um órgão flexível e autorregenerativo que reveste e molda o corpo. Atua como uma barreira protetora que previne a penetração de irritantes e alérgenos do ambiente e que evita a perda de água do organismo, mantendo a homeostase interna. A pele também protege fisicamente os órgãos internos, limita a passagem de substâncias e contribui para a manutenção da temperatura (corporal) e da pressão sanguínea.

É composta por três camadas: epiderme, derme e hipoderme. A epiderme é responsável pela função de barreira da pele e é composta por uma camada de queratinócitos justapostos que são formados no estrato basal (camada germinativa) por divisão celular. Conforme os queratinócitos se movem pela camada espinhosa (camada de células de Malpighi) e granulosa em direção ao estrato córneo, eles sofrem modificações graduais em sua forma e composição química, formando, assim, uma estrutura rígida de queratina, microfilamentos e microtúbulos. Ao chegarem à camada córnea, essas células diferenciadas, que estão achatadas e anucleadas, são chamadas de corneócitos, e entre eles existe uma mistura de lipídios e proteínas que atuam evitando a perda de água. Os lipídios são expelidos dos corpos lamelares, presentes no estrato granuloso e espinhoso. Dessa maneira, o espaço intercorneócito é formado por bicamadas multilamelares altamente organizadas, sendo a camada lipídica o principal componente da barreira epidérmica. A camada córnea pode ser comparada a uma parede de tijolos, com os corneócitos representando os tijolos; e os lipídios lamelares, o cimento. O estrato córneo (EC) é um tecido biologicamente ativo que funciona como a primeira interface com o ambiente externo e é essencial para prevenir a desidratação da pele e proteger das agressões externas.

A retenção de água na camada córnea é de extrema importância à manutenção da pele saudável. Os corneócitos contêm uma mistura de moléculas higroscópicas capaz de reter água em seu interior, o fator de hidratação natural (*Natural Moisturizing Factor – NMF*); assim, o grande volume de água retido faz com que eles inchem, prevenindo a formação de fissuras e fendas entre eles. A flexibilidade e elasticidade da pele estão diretamente relacionadas à quantidade de água. Tanto os lipídios intercelulares como as substâncias hidrossolúveis presentes no NMF contribuem efetivamente para o controle da quantidade de água da pele. Na camada córnea, o conteúdo hídrico médio é de 15%, podendo aumentar por oclusão da pele ou por longa exposição à água.

Cosméticos de cuidados com a pele

Para uma pele saudável, as etapas essenciais de tratamento (limpeza, hidratação e fotoproteção) devem ser sempre seguidas, independentemente da idade e do tipo de pele. Cuidados específicos também são importantes para atender as características e necessidades especiais de cada faixa etária, como mostra o Quadro 3.3.

▫ Agentes de limpeza

Uma limpeza equilibrada é essencial para manter a função fisiológica da pele, e esse fato tem estimulado a evolução dos produtos de limpeza que, atualmente, utilizam surfactantes mais suaves, apresentam pH neutro ou levemente ácido, próximo ao pH normal da pele, e, ainda, melhoram suas propriedades mecânicas e visuais.

O pH ácido da pele depende da presença de ácido lático e aminoácidos livres, bem como da quantidade de ácidos graxos livres presentes no sebo e no suor. A acidez cutânea pode ser alterada pela utilização de sabões alcalinos ou por oclusão. De acordo com a hipótese do "manto lipídico", a manutenção do pH na faixa de 4,5 a 6,0 é considerada um mecanismo de defesa da pele contra infecções.

Atenção especial tem sido direcionada à limpeza da pele, em especial a do rosto, com o objetivo de remover a oleosidade excessiva e impurezas como resíduos de

Quadro 3.3. Cuidados com a pele × idade.

Faixas de idade	*Cuidados com a pele*
Adolescentes (12 a 20 anos)	Nessa fase, a pele é quase sempre mista ou oleosa, com tendência à acne e comedões, devido às intensas alterações hormonais diretamente relacionadas à hipersecreção das glândulas sebáceas. A pele ainda é bastante firme. • As etapas de limpeza, tonificação e hidratação são fundamentais em todas as fases da vida, mas na adolescência deve-se dar especial atenção à limpeza e ao controle da oleosidade. Hidratantes livres de óleo também podem ser utilizados. • Fotoprotetores livres de óleo com FPS igual ou superior a 30 devem se tornar parceiros diários, pois longos períodos de exposição ao sol são bastante comuns entre os adolescentes, seja pela prática de esportes e atividades ao ar livre ou por simples lazer. • Principais categorias de ativos utilizados: controladores de oleosidade, anti-inflamatórios, refrescantes, hidratantes e antioxidantes.
Adultos jovens (20 a 30 anos)	Nessa fase há um aumento da perda de água pela pele, alterando o nível de hidratação. A pele também começa a perder colágeno e elastina, tornando-se menos firme e resistente. Podem aparecer manchas e as primeiras rugas. • As etapas de limpeza, tonificação e hidratação se tornam ainda mais importantes. A hidratação facial deve se estender à área do colo e pescoço. • A partir dos 25 anos, produtos especiais para a área dos olhos e renovadores celulares podem começar a ser usados. • O uso diário de um fotoprotetor anti-UVA e anti-UVB não deve nunca ser esquecido. • Uma vez por semana, podem ser usados esfoliantes e máscaras para uma hidratação mais profunda. • Uma vez por mês, é recomendado fazer uma limpeza de pele com um profissional. • Principais categorias de ativos utilizados: continuam os controladores de oleosidade, mas começa atenção especial aos hidratantes, antioxidantes e renovadores celulares.
Adultos (30 a 40 anos)	A pele se torna mais seca e sensível. Ocorre uma perda progressiva da elasticidade, revelando os primeiros sinais da ação da gravidade, e linhas suaves (rugas finas) vão se instalando na área dos olhos. Sinais no rosto ou no corpo podem aparecer em decorrência do excesso de exposição ao sol. • Produtos com vitaminas, antioxidantes e ácidos devem ser usados com o objetivo de promover a renovação e a nutrição da pele, aumentando sua elasticidade e firmeza. • Principais categorias de ativos utilizados: hidratantes, antioxidantes, renovadores celulares, antirrugas e firmadores.
Adultos (Acima de 40 anos)	A pele agora torna-se mais fina e sensível. A renovação celular diminui seu ritmo e ocorre uma significativa redução da secreção sebácea. Para as mulheres, as flutuações hormonais da menopausa chegam acompanhadas de uma série de alterações como desidratação, hiperpigmentação, sensibilidade e redução da firmeza e elasticidade da pele. • Para a limpeza, loções de limpeza são os mais indicados, visto que os sabonetes podem ressecar ainda mais a pele. • Hidratantes em cremes ou loções cremosas, que formam um filme oclusivo, impedindo a perda da água, são os veículos mais indicados. Deve-se dar preferência a fórmulas que, além de hidratar, tratem as principais necessidades da pele madura. • Para evitar o aparecimento das manchas amarronzadas, filtros solares de FPS igual ou superior a 30 devem ser aplicados também no dorso das mãos, área muitas vezes esquecida e altamente exposta ao sol por longos períodos. • Principais categorias de ativos utilizados: protetores de barreira (hidratação diferenciada), antioxidantes, renovadores celulares, agentes firmadores, antirrugas e despigmentantes, se necessário.

maquiagem, poluição, suor, micro-organismos e células mortas, sem promover forte ressecamento ou acentuar as rugas. Os sabonetes podem ser encontrados na forma líquida, cremosa e em barra, com diferenças nas matérias-primas e nos princípios ativos. O tipo em barra tem em sua composição hidróxido de sódio e gorduras, substâncias que lhe conferem consistência sólida. Os líquidos e cremosos contêm tensoativos (detergentes), responsáveis por sua ação de limpeza. Substâncias emolientes e conservantes também estão presentes na formulação dos sabonetes.

A suavidade dos sabonetes pode ser medida por meio do pH – índice que mede o equilíbrio natural de acidez da pele. A pele humana tem pH 5,5 e um sabonete para ser considerado suave precisa ter pH próximo ao pH da pele. Sabonetes em barra, geralmente, possuem pH maior que 7,0 devido às matérias primas responsáveis pela consistência, que são altamente alcalinas. Os sabonetes líquidos, por não conterem tais substâncias, são menos agressivos e mais suaves.

Há, ainda, uma nova classe de agentes de limpeza: as loções de limpeza, que são consideradas uma evolução dos sabonetes. Elas proporcionam limpeza profunda, mantêm a umidade natural da pele e não causam irritação, podendo, inclusive, ser usadas na região dos olhos. São livres de irritantes primários, óleos e gorduras vegetais ou animais, e sua ação detergente é obtida por meio de substâncias suaves e hipoalergênicas.

□ Hidratantes

Os hidratantes contêm propriedades que aumentam a maciez, melhoram a textura e a flexibilidade da pele e criam uma barreira protetora contra agressores externos, prevenindo o ressecamento.

A hidratação é fundamental para todos os tipos de pele, já que sua principal finalidade é promover e restaurar a função de barreira epidérmica mantendo a integridade e a aparência da pele, retendo água ou impedindo sua perda transepidérmica.

A capacidade de retenção da água pela camada córnea está diretamente relacionada aos seus constituintes, como o fator natural de hidratação (NMF) e os lipídios.

Estudos bioquímicos e ultraestruturais revelam que a redução da velocidade de regeneração da barreira é devida, em parte, a uma diminuição na capacidade de sintetizar lipídios na epiderme, que surge com a idade.

- **NMF:** conjunto de substâncias higroscópicas e hidrossolúveis que compõem a camada córnea. São responsáveis pela captação de umidade pela epiderme, mantendo o equilíbrio hídrico entre as camadas profundas da pele e o meio ambiente. Possuem em sua composição substâncias como aminoácidos (40%), lactatos (12%), PCA-Na (12%) e ureia (7%).
- **Lipídios:** os lipídios cutâneos oriundos da secreção sebácea contribuem para manter a hidratação e a lubrificação da camada córnea. Os três lipídios mais importantes no estrato córneo são as ceramidas (40% a 65%), os ácidos graxos livres e o colesterol. Esses lipídios protegem a pele contra agressões externas e evitam a perda de água transepidérmica. Além disso, estudos indicam que há uma significativa redução de ceramidas em pacientes com dermatite atópica, mostrando, assim, a importância do papel da função de barreira na patogênese dessa dermatose. O aumento da hidratação da pele pode ser obtido com o uso de produtos tópicos, que atuam por meio de três mecanismos principais.
  - **Oclusão:** promovida por substâncias lipídicas, também chamadas emolientes (p. ex., ceramidas, óleos vegetais e outros lipídios, como lanolina, vaselina e ceras que, com frequência, são usados nas emulsões). Retardam a evaporação e a perda de água por meio da formação de um filme hidrofóbico na superfície da pele;
  - **Umectação:** aplicação de substâncias higroscópicas capazes de absorver e reter água na superfície da pele (p. ex., glicerina, sorbitol, propilenoglicol);
  - **Hidratação ativa:** oferecida por ingredientes intracelulares com capacidade higroscópica, como, por exemplo, os constituintes do NMF (ureia, PCA-Na, lactatos), ácido hialurônico ou por meio da ação na estrutura celular, como os alfa-hidroxiácidos.

As formulações hidratantes podem tanto conter substâncias oclusivas ou umectantes (higroscópicas) como a combinação dos dois grupos. A combinação de ingredientes oclusivos e umectantes promove ações complementares para alcançar e manter a hidratação e função de barreira de epiderme. O uso adequado de hidratantes proporciona o aumento do conteúdo de água na pele, prevenindo os danos causados pelo ressecamento e tornando a pele suave e macia, além de proteger a pele danificada ou exposta a agentes irritantes.

□ Antioxidantes

Proposta em 1956, a Teoria dos Radicais Livres é uma das mais aceitas para explicar as causas do envelhecimento e se baseia na falha do mecanismo antioxidativo natural. Produzidos nos processos metabólicos normais, os radicais livres, moléculas altamente reativas, não exercem atividade citotóxica em quantidades reduzidas. Porém, quando há um desequilíbrio entre os processos de produção e eliminação dos radicais livres, cria-se uma condição de estresse oxidativo, gerando, assim, lesões oxidativas nas células. O organismo apresenta defesas, intracelulares e extracelulares, coordenadas e complexas contra o estresse oxidativo. Essa defesa é realizada por antioxidantes endógenos enzimáticos (catalase, glutationa, superóxido dismutase) e não enzimáticos (vitamina C, vitamina E, ubiquinona). Os antioxidantes endógenos funcionam como uma rede, ou seja, enquanto uns interceptam os radicais livres, outros atuam em sua regeneração, permitindo que retornem para as suas formas ativas e, assim, funcionem novamente como um antioxidante. A rede de antioxidantes representa uma atuação sinérgica dos antioxidantes, regenerando e aumentando a potência uns dos outros, garantindo uma melhor proteção celular. Estudos realizados *in vivo* e *in vitro* sugerem uma correlação entre o processo de envelhecimento e a redução desses agentes antioxidantes endógenos, com consequente aumento na formação de espécies reativas de oxigênio em vários órgãos, entre eles, a pele. Antioxidantes são substâncias que combatem os radicais livres. Eles podem ser fornecidos por meio de uma dieta rica em frutas e vegetais ou via administração oral ou tópica, sendo que somente o uso tópico é capaz de garantir níveis farmacológicos ideais para a pele.

Entre os antioxidantes mais utilizados em produtos dermatológicos destacam-se as vitaminas C, E e nicotinamida (B3); os antioxidantes botânicos *green tea*, resveratrol café (Coffeeskin®) e ginkgo biloba; além das enzimas superóxido dismutase (SOD) e coenzima Q10 (ubiquinona). Entre os mais recentes, destacam-se o alistin, extrato de kakadu, ácido ferúlico, genisteína, picnogenol e phloretin.

□ Filtros solares

Os fotoprotetores são formulações com ingredientes que protegem a pele dos danos da radiação solar, mas é importante considerar que o filtro solar não é passaporte para o sol.

Os filtros solares podem se diferenciar pelo tipo de proteção oferecida. Os filtros físicos (inorgânicos) são denominados "opacos" ou "bloqueadores solares" e atuam refletindo ou dispersando a radiação. São eficazes na fotoproteção e apresentam baixo potencial irritante, sendo recomendados para crianças e pessoas com peles sensíveis. Assim, os filtros físicos são frequentemente utilizados em combinação com os filtros químicos para conferir fatores de proteção solar mais altos e ampliar o espectro de proteção, além de reduzir a necessidade de altas concentrações de filtros químicos. Os compostos inorgânicos mais empregados são o óxido de zinco e o dióxido de titânio. As formas micronizadas desses óxidos de metal são adequadas para aumentar a fotoproteção sem proporcionar a tradicional opacidade que era considerada um problema nas formulações cosméticas.

Os filtros solares químicos são substâncias constituídas por um anel aromático conjugado com um grupo carbonila, responsável pela absorção da radiação incidente. Durante a absorção, os elétrons passam do estado fundamental para o ativado. Ao retornarem para o estado fundamental, ocorre a dissipação da radiação UV absorvida em outras formas de energia (fluorescência, fosforescência e calor), evitando, assim, a agressão da radiação sobre a pele.

Os filtros orgânicos são classificados como anti-UVA e anti-UVB, dependendo do tipo da radiação que são capazes de absorver. Como absorvedores UVB podemos destacar: salicilato de etil-hexila, homossalato, octocrileno e octil metoxicinamato. Por outro lado, são poucas as moléculas capazes de absorver radiação no espectro UVA, sendo a Avobenzona o representante mais importante desses filtros, devido à sua habilidade de absorver radiação nas faixas UVA I e II. Atualmente também existe no mercado os novos absorvedores de amplo espectro, que apresentam excelente proteção anti-UVA e atuam sinergicamente com absorvedores UVB, fornecendo FPS mais altos para a formulação (p. ex., anisotriazina e benzotriazol).

É usual uma fórmula com alto FPS (fator de proteção solar) ter, em sua composição, a associação de filtros químicos e físicos a fim de garantir a proteção ao sol, propiciando segurança e eficácia ao produto. O veículo também possui um papel importante na eficácia e estabilidade química dos fotoprotetores, devendo solubilizar completamente os componentes ativos ou permitir sua dispersão homogênea no meio. Além disso, é conveniente que ele apresente boa compatibilidade pela pele, formando uma película uniforme e resistente.

A proteção solar é praticamente onipresente na rotina de cuidados com a pele, e o maior entendimento dos perigos da superexposição ao sol ou do indesejável efeito do envelhecimento prematuro gerou uma maior demanda por esses produtos. Como consequência disso, os produtos de proteção solar estão cosmeticamente cada vez mais aprimorados, podendo apresentar texturas mais fluidas e leves, toque seco, efeito mate e, em alguns casos, variedade de tons e diferentes níveis de cobertura. Outra tendência é a associação de filtros solares às substâncias ativas de cuidado com a pele, como antioxidantes, hidratantes e agentes antipoluição, o que permitiu o surgimento de produtos eficazes e mais funcionais para o uso diário.

Em 2012, a Anvisa publicou uma resolução para a fabricação de filtros solares e produtos multifuncionais com filtro solar. Essa atualização visava acompanhar os avanços das regulamentações e referências internacionais, estabelecendo critérios para a classificação do grau de proteção solar, tanto UVA quanto UVB, para resistência à água e requisitos de rotulagem para produtos de proteção solar. Dentre as principais alterações estão o aumento do valor mínimo do fator de proteção solar (FPS), que passou de 2 para 6, e a proteção contra os raios UVA, que deve ser de no mínimo 1/3 do valor do FPS declarado. O FPS mede a proteção contra os raios UVB, e o FPUVA é o indicador que mede a proteção contra os raios UVA.

□ Clareadores

A hiperpigmentação adquirida é um problema cutâneo comum e cosmeticamente importante, podendo prejudicar a aparência e a qualidade de vida dos portadores. Por essa razão, existe uma grande demanda por fórmulas que contenham agentes clareadores, tanto para o clareamento de manchas pré-existentes como para a prevenção e uniformização do tom da pele.

Diferentes substâncias clareadoras estão disponíveis no mercado farmacêutico. A maioria desses princípios ativos atuam como inibidores diretos da tirosinase, enzima envolvida na biossíntese da melanina, e são, ainda, considerados o principal grupo de despigmentantes. No entanto, estudos sobre novos mediadores da melanogênese têm mostrado mecanismos de ação alternativos que podem otimizar os resultados dos tratamentos clareadores, atuando de forma sinérgica nas diferentes etapas do processo de melanogênese.

Os agentes despigmentantes podem atuar antes, durante e/ou após a formação da melanina, conforme mostra o Quadro 3.4 a seguir.

Quadro 3.4. Ativos despigmentantes e etapas de atuação.

Etapa de atuação	*Ativos despigmentantes*
Antes da síntese de melanina	Algowhite, belides, ácido fítico, licorice, biowhite, ácido tranexâmico, TGP2, ácido dioico e resveratrol
Durante a síntese de melanina	Hidroquinona, ácido kójico, ácido fítico, ácido azelaico, licorice, arbutin/alfa arbutin, ácido ascórbico, biowhite®, belides®, algowhite®, resveratrol, ácido retinoico, emblica e hexyl resorcinol
Após a síntese de melanina	Nicotinamida, belides®, TGP2®, *Achillea millefolium*, retinoides, hidroxiácidos, algowhite®

Além disso, agentes anti-inflamatórios são considerados bons coadjuvantes nos tratamentos clareadores. Camomila, alfa bisabolol, vital ET, calmiskin, drieline e ácido glicirrízico são ótimas opções para associação em fórmulas para prevenção de manchas ou clareamento da pele.

Tratamentos cosméticos para os diferentes tipos de pele

□ Pele normal

A pele normal tem apresentação macia, é suave ao tato, possui uma coloração saudável, poros de tamanho regular e não apresenta lesões visíveis ou sensação de desconforto. As células do estrato córneo da pele normal apresentam um padrão regular e a proteção de uma fina camada de óleo. Esse tipo de pele reflete o equilíbrio de vários processos biológicos, que incluem a queratinização, a descamação, a perda de água, a secreção sebácea e a sudorese.

As recomendações para os cuidados com a pele normal são baseadas nos princípios da moderação. É importante adotar uma rotina de tratamento adequada para manter o equilíbrio fisiológico e a integridade mecânica, protegendo-a de possíveis agressões externas.

Limpeza da pele normal

A limpeza diária da pele normal deve ser feita com um agente de limpeza suave, já que a lavagem excessiva com água e sabonete pode levar a uma perda significativa da umidade. A exposição ao ar com baixo teor de umidade pode causar o mesmo efeito. Comumente são acrescentados à fórmula princípios ativos como o alfa-bisabolol, uma das substâncias da camomila que apresenta ação anti-inflamatória e calmante.

Tonificação da pele normal

A aplicação de um tônico é indicada principalmente quando se faz uso de um sabonete alcalino na etapa de limpeza. Ele tem a função de remover resíduos do filme formado sobre a pele e normalizar o pH. Os tônicos para a pele normal devem conter em sua fórmula baixas concentrações de álcool, além de ativos adstringentes e calmantes, como extrato de hamamélis e alfa-bisabolol, bem como hidratantes, como o PCA-Na.

Hidratação da pele normal

Hidratantes leves em gel creme, sérum ou loção hidratante com fórmulas devem ser usados para auxiliar na manutenção do equilíbrio fisiológico da pele, protegendo-a principalmente de fatores climáticos. Uma variedade de princípios ativos pode ser utilizada nas formulações para a pele normal, entre eles as ceramidas, as vitaminas, o PCA-Na e o ácido hialurônico. As ceramidas têm um importante papel na função de barreira da pele, enquanto as vitaminas são um aditivo aos hidratantes. As vitaminas A, C e E são as mais utilizadas, atuando na prevenção do envelhecimento cutâneo, como antioxidantes. A vitamina A age inibindo o espessamento excessivo da pele e aumentando sua maciez e hidratação. A vitamina C favorece a síntese de colágeno e glicosaminoglicanas, responsáveis pela elasticidade e firmeza da pele, além de atuar contra os radicais livres e proporcionar um clareamento suave. A vitamina E atua na manutenção da integridade das membranas celulares, além de otimizar a capacidade da pele em reter água. O PCA-Na é o principal componente do fator natural de hidratação da pele (NMF) e apresenta alta capacidade de hidratação, auxiliando na reposição da umidade natural.

Cuidados complementares com a pele normal

A pele normal pode apresentar comedões e pequenas pústulas ocasionais, que podem ser controladas com géis ou bastões de propriedades secativas, cicatrizantes e antimicrobianas. Um princípio ativo muito utilizado nessas formulações é o óleo de melaleuca, que apresenta ação bacteriostática e fungistática.

Alguns cuidados especiais podem ser aplicados à pele normal, como a esfoliação, que remove as células mortas presentes na superfície da pele, retira as impurezas e o excesso de oleosidade, além de facilitar a ação de hidratantes. Após o procedimento, que deve ser realizado de uma a duas vezes por semana, a pele se torna mais fina e apresenta um aspecto de limpeza e frescor. Os esfoliantes podem conter agentes químicos, como o ácido salicílico, ou físicos, como as sílicas, os microcristais de arroz, as sementes de plantas e as enzimas, que ajudam a acelerar a descamação do estrato córneo.

O uso de máscaras também é indicado para peles normais, pois elas ajudam a descongestionar a pele, minimizando os sinais de cansaço. As máscaras formadoras de película plástica tensora são excelentes opções para esse tipo de pele.

No caso de peles normais com tendência à formação de manchas, é necessário o uso de um despigmentante cutâneo, que deve ser formulado em veículo adequado para manter o equilíbrio fisiológico e a integridade mecânica da pele. Os produtos em creme, loção cremosa não iônica, gel, gel creme ou sérum aquoso são opções adequadas para o tratamento da pele normal.

Dentre os despigmentantes suaves podemos destacar a nicotinamida, o alfa arbutin, o belides, o ácido nanokójico, o ácido fítico, o algowhite e a vitamina C.

Fotoproteção da pele normal

A pessoa com esse tipo de pele deve fazer uso de um fotoprotetor com fator de proteção solar 30, que pode ser formulado em emulsões óleo/água ou em loções livre de óleo, ambas com textura leve, ideal para uso diário. Os fotoprotetores atuais apresentam em suas formulações associação de filtros solares físicos e químicos, que proporcionam efetiva proteção anti-UVA e anti-UVB; além disso, contêm substâncias com propriedades antioxidantes, calmantes e hidratantes.

☐ Pele oleosa

O biotipo de pele oleosa é caracterizado por pele mais espessa, com abundante secreção sebácea, que lhe confere um aspecto brilhante especialmente na testa e no nariz. Apresenta orifícios pilossebáceos notórios, com tendência à formação de comedões, e o envelhecimento tende a ser mais lento que nos outros tipos de pele. A pele oleosa está associada com o brilho, que sempre se quer eliminar.

Limpeza da pele oleosa

Para limpar a pele oleosa, são recomendados produtos contendo agentes tensoativos eficientes, capazes de remover o excesso de oleosidade. Nesses casos, o desafio está em alcançar um equilíbrio entre a remoção eficaz do sebo e consequente redução de brilho sem gerar um ressecamento temporário da pele. Os detergentes fortes para a remoção do sebo e alguns tratamentos para a pele oleosa e acneica podem ocasionar dano aos lipídios intercelulares e, assim, gerar irritação e ressecamento. Portanto, o agente de limpeza deve ser selecionado de modo a minimizar o dano à barreira. Os agentes de limpeza para peles oleosas devem apresentar detergentes sintéticos suaves e um pH mais baixo, próximo ao da pele sã, fazendo com que eles sejam mais bem aceitos. Podem ser usadas formulações de limpeza nas apresentações líquida, espuma ou gel, que proporcionam maior suavidade na aplicação e evitam possíveis irritações.

Os agentes de limpeza para pele oleosa podem apresentar em suas formulações ingredientes com ação secativa, como óxido de zinco, calamina, caolim e bentonita, e de controle da oleosidade, como cobre-PCA e zinco-PCA, enxofre, extrato de arnica, hamamélis e a combinação inibidora da 5a-redutase (piridoxina e sulfato de zinco).

Sabonetes com agentes antimicrobianos ou abrasivos também são indicados para determinados tipos de pele oleosa. No caso da pele oleosa com acne são usadas formulações com ácido salicílico, enxofre, resorcina e nicotinamida.

Independente da escolha do agente de limpeza, a pele deve ser lavada com água fria, pois a água quente pode ativar a produção das glândulas sebáceas.

Tonificação da pele oleosa

As loções tônicas devem ser aplicadas após a limpeza da pele, constituindo um passo intermediário da rotina de tratamento. Esses produtos finalizam a limpeza da pele, retirando os resíduos e o óleo que não foram totalmente removidos na etapa anterior, além de equilibrar o pH. Suas ações podem ser transitórias, normalizando características estéticas (tônicos adstringentes) ou funcionais (tônicos descongestionantes).

As loções tônicas são compostas por uma solução hidroalcoólica, combinada com um agente surfactante e/ou adstringente. Os tônicos desenvolvidos especialmente para a pele oleosa contêm álcool na concentração usual de cerca de 50%, além de extrato de hortelã, mentol, ácido salicílico, hexyl resorcinol e irgasan DP300â.

Hidratação da pele oleosa

As formulações hidratantes cremosas são contraindicadas para a pele oleosa, já que costumam apresentar alto teor lipídico e potencial comedogênico. No entanto, a pele oleosa também necessita de hidratação. A diferença em relação a hidratantes para outros tipos de pele é o veículo, que deve ser leve, de toque seco e rápida absorção, tais como gel, gel-creme, sérum aquoso ou uma emulsão O/A fluida.

Na emulsão O/A, o óleo utilizado é modificado quimicamente, não apresentando propriedades comedogênicas. O gel-creme é um gel acrescido de álcoois graxos e emolientes que conferem uma suave cremosidade, o que diminui a sensação de estiramento do gel e evita a oleosidade excessiva.

Os hidratantes para as peles oleosas devem conter princípios ativos hidratantes como o PCA-Na, a hidroxietilureia, o ácido hialurônico, a nicotinamida e também devem apresentar substâncias que reduzam sebo e o brilho da superfície da pele, regulem o processo de queratinização e proporcionem efeito refrescante, como o extrato de *Fomes officinalis*, o ácido salicílico, a gluconolactona, o zinco – PCA e o extrato de hawthorn.

Fotoproteção da pele oleosa

O uso de um fotoprotetor é essencial, pois apesar da pele oleosa dispor de um manto hidrolipídico rico em gordura, ele não a protege dos efeitos nocivos das radiações solares. Os produtos mais adequados são os de formulação livre de óleo, como gel, base siliconada ou emulsão, que contenham um FPS adequado, preferencialmente igual ou acima de 30.

Cuidados complementares com a pele oleosa

Os esfoliantes podem beneficiar as peles oleosas contribuindo com a limpeza, favorecendo a renovação da epiderme e a desobstrução dos poros, sendo indicados especialmente para peles que apresentam comedões. O tipo mais utilizado na pele oleosa é o abrasivo, um esfoliante mecânico formulado em base cremosa livre de óleo ou em gel, livre de agentes químicos irritantes. Os esfoliantes abrasivos podem incorporar caroços de frutas finamente triturados (p. ex., semente de damasco), considerados abrasivos mais potentes, ou ainda microcristais de arroz, que apresentam uma granulometria adequada para uma esfoliação mais suave. A esfoliação deve ser realizada com cuidado, de uma a duas vezes por semana, pois o atrito brusco e em excesso pode promover um peeling ou causar eritema.

O uso regular de máscaras de limpeza e de controle da oleosidade é indicado para esse tipo de pele. As máscaras mais indicadas são as que contêm argilas adstringentes, como bentonita, caolim e argila verde, e seu efeito pode ser otimizado pela adição de substâncias como oligoelementos, nicotinamida, zinco ou ácido salicílico, entre outros.

Caso seja necessário tratar manchas, é importante optar por formulações com agentes clareadores. A prescrição deve ser adequada ao tipo de pele, optando-se por veículos apropriados, como gel, loção livre de óleo e sérum aquoso. Combinações de ativos que atuam de forma sinérgica são os mais indicados, de acordo com a necessidade de cada paciente. O ácido dioico pode ser um clareador de escolha para as peles oleosas e acneicas, pois além de inibir a síntese da melanina, previne a cornificação do ducto sebáceo, reduz a produção sebácea e minimiza o processo inflamatório. A hidroquinona, inibidora da tirosinase, é um eficaz clareador e pode ser prescrita em loções hidroalcoólicas ou gel, sendo associada ao ácido fítico, ácido kójico, arbutinâ (extraído da *uva ursi*), entre outros.

□ Pele seca

A pele seca é caracterizada pela pouca lubrificação e hidratação, aspecto áspero e opaco, menor atividade das glândulas sebáceas, tendência ao ressecamento e descamação.

Limpeza da pele seca

A limpeza da pele seca requer o máximo de cuidado para não exacerbar sua condição. Por isso, é aconselhável usar tensoativos suaves, comuns nas loções de limpeza, que além de limpar a pele, têm a função de hidratá-la.

As loções de limpeza especiais para pele seca apresentam composição bastante variada. A fórmula básica deve conter tensoativos não iônicos com ação detergente suave de origem vegetal e hipoalergênicos que, combinados a ceras e ésteres emolientes, formam um filme protetor sobre a pele. De acordo com a formulação, as loções de limpeza devem ser retiradas com algodão ou água corrente.

Sabonetes convencionais, solventes de lipídios (p. ex., loções alcoólicas) e o uso de água quente devem ser evitados na limpeza da pele seca. Alternativas para o sabonete convencional podem ser sabonetes sem sabão, sabonetes umectantes de glicerina e loções de limpeza formuladas especialmente para esse tipo de pele.

Tonificação da pele seca

As loções tônicas e refrescantes devem ser aplicadas como um segundo passo da limpeza da pele, especialmente após o uso de loções de limpeza. O tônico também é um importante complemento na remoção dos resíduos de maquiagens cremosas que não são totalmente retiradas pelos agentes limpadores. Os tônicos para pele seca devem apresentar formulação isenta de álcool e conter ativos hidratantes, como PCA-Na, hialuronato de sódio, glicerina e alantoína.

Hidratação da pele seca

Devido à variabilidade da resposta humana e do potencial sensibilizante e irritante de alguns princípios ativos contidos nas formulações, dificilmente apenas um hidratante será indicado. Formulações diferentes podem ser usadas de acordo com a hora do dia, como cremes leves pela manhã e emolientes mais pesados à noite.

Para um tratamento efetivo é recomendada uma terapia completa de emolientes, caracterizada por loção de limpeza livre de detergência, creme emoliente e óleo de banho emoliente. Os emolientes formam uma camada oleosa (oclusão) sobre a superfície da camada córnea, promovendo a retenção de água. Eles não atuam sobre o conteúdo de água das camadas da epiderme, mas sim mantendo a umidade na superfície, o que leva à redução das fissuras.

A restauração da barreira epidérmica por emolientes previne a penetração de irritantes e alérgenos que poderiam levar ao desenvolvimento de lesões eczematosas. Para que o efeito máximo seja alcançado, os emolientes devem ser usados com a maior frequência possível. O ideal seria usar em intervalos de poucas horas, mas um mínimo de três a quatro vezes ao dia já é suficiente.

Entre os princípios ativos utilizados nos cremes emolientes estão o PCA-Na, o ácido hialurônico, a vitamina C, os oligoelementos, a ureia, o lactato de amônio, a alantoína e os óleos vegetais de amêndoas doces, semente de uva, macadâmia, gergelim, oliva e algodão. Os veículos mais utilizados em formulações para esse tipo de pele são as bases oleosas e as emulsões O/A ou A/O.

Um óleo de banho emoliente deve ser usado em todo o corpo após o banho, com a pele úmida, podendo conter vitamina E e óleos vegetais de macadâmia e algodão.

O tratamento facial da pele seca também requer o uso de formulações para a prevenção e tratamento do envelhecimento cutâneo. Essas formulações devem ser multifuncionais, ou seja, devem atender as diferentes necessidades da pele seca e envelhecida, contendo uma combinação de ativos que atuam em sinergia: hidratantes, antioxidantes, renovadores celulares, firmadores e antirrugas. Os agentes antioxidantes atuam contra os radicais livres que promovem reações químicas que levam ao envelhecimento cutâneo. Os renovadores celulares, como os AHA, melhoram as condições de hidratação e textura da pele, auxiliando na redução de linhas de expressão e prevenindo o envelhecimento precoce. Os firmadores/tensores (DMAE, Raffermine®, Tensine®) aumentam a firmeza e tonicidade da pele, podendo inclusive proporcionar ação tensora imediata (p. ex., Tensine®, Polylift®). Os ativos antirrugas previnem a degradação das fibras elásticas e de colágeno, estimulam a produção de colágeno e glicosaminoglicanas (Matrixyl®, Pro-Collasyl®), modulando a tensão muscular facial (Argireline®).

Fotoproteção da pele seca

Na fotoproteção da pele seca, pode-se optar por emulsões cremosas que são mais emolientes com um FPS 30 ou superior.

Cuidados complementares com a pele seca

Uma esfoliação leve, com um agente abrasivo suave, uma vez por semana ou quinzenalmente, otimiza a absorção dos hidratantes. No entanto, deve-se observar com atenção como será a reação da pele, para evitar um aumento do ressecamento e reações de sensibilização.

As máscaras faciais cremosas são recomendadas para indivíduos de pele seca devido à capacidade de impedir temporariamente a perda transepidérmica de água. Esse impedimento é limitado ao tempo em que a máscara permanece em contato direto com a pele, a não ser que um hidratante oclusivo seja aplicado logo em seguida à retirada da máscara.

Caso a pele seca apresente manchas hipercrômicas, é indicado o uso de clareadores. Ativos despigmentantes muito utilizados nesse tipo de pele são a hidroquinona, o belides, o alpha-arbutin® e o ácido fítico. As formulações despigmentantes podem ter como veículo o gel-creme, o creme ou a loção cremosa.

□ Pele mista ou combinada

Considerada uma variante da pele oleosa, a pele mista ou combinada é caracterizada pela associação de áreas seborreicas (pele mais espessa com aspecto brilhante e xerose demarcada) com áreas de pele seca (atrofia epidérmica e leve descamação). As áreas seborreicas são encontradas principalmente na zona T, ou seja, queixo, nariz e testa. O restante da face pode apresentar pele seca ou normal ao redor dos olhos e nas laterais do rosto.

Limpeza da pele mista ou combinada

Os cuidados de higiene devem considerar as diferentes zonas da face, e os produtos mais indicados são os que agem seletivamente, observando sempre que as partes oleosas do rosto devem ser tratadas de maneira diferente das secas. A limpeza da pele mista requer um sabonete líquido suave ou uma loção de limpeza, que deve ser usada duas vezes ao dia.

Tonificação da pele mista ou combinada

Na zona T, a limpeza deve ser complementada com um tônico com baixo teor alcoólico e com adstringentes suaves (p. ex., extratos de hortelã e hamamélis, mentol e cânfora).

Hidratação da pele mista ou combinada

Os hidratantes mais adequados para a pele mista são os que tratam a área lateral do rosto sem deixar a zona T ainda mais oleosa.

É indicado o uso de um hidratante de textura suave e não comedogênico, além de um creme específico para a área dos olhos. Entre os princípios ativos em evidência estão o ácido hialurônico fracionado vetorizado com silício, os peptídeos do arroz e o extrato de kakadu e nicotinamida.

Fotoproteção da pele mista ou combinada

Os fotoprotetores indicados para a pele mista utilizam em suas fórmulas veículos livres de óleo, com FPS 30 ou superior.

Cuidados complementares com a pele mista ou combinada

Caso seja necessária uma esfoliação, ela deve ser leve, utilizar um agente abrasivo suave, priorizar a zona T e ser realizada semanalmente. Desse modo, a absorção do hidratante é otimizada sem que a área seca da pele seja lesada. Deve-se ficar atento ao surgimento de possíveis reações adversas.

As máscaras também podem ser utilizadas na pele mista para ajudar a descongestioná-la e aliviar os sinais de cansaço. As mais indicadas para esse tipo de pele são as que formam uma película plástica tensora (*peel-off*), indicadas para todos os tipos de pele, pois não agridem as diferentes zonas da face.

□ Pele sensível

A pele sensível é caracterizada por reagir de forma excessiva aos estímulos internos e externos a que é submetida. Esse tipo de pele apresenta vermelhidão difusa ou em placas, sensação de coceira, calor, prurido, ardor e ressecamento. A pele pode se tornar sensível a certas substâncias ou sensível sob certas circunstâncias. Fisiologicamente, apresenta alterações cutâneas como informação neurossensorial aumentada, resposta imunológica diminuída e/ou função de barreira reduzida.

O tratamento da pele sensível deve proporcionar hidratação com recuperação da função de barreira, ação anti-inflamatória e proteção do sistema imunológico cutâneo. Os produtos para esse tipo de pele devem apresentar fórmulas sem álcool, pigmentos ou corantes, conter pouco ou nenhum perfume e tensoativos de característica adequada, além de substâncias descongestionantes e anti-irritantes.

Recomenda-se evitar o uso de sabonetes alcalinos, loções alcoólicas, produtos abrasivos, ácidos (p. ex., glicólico, salicílico) e produtos perfumados. Antes de usar qualquer produto pela primeira vez, é importante fazer o teste de sensibilidade (teste de irritação dérmica), no qual se aplica uma pequena quantidade na parte interna do antebraço por alguns dias, observando o possível aparecimento de alguma manifestação alérgica.

Limpeza da pele sensível

Os agentes de limpeza devem ser suaves para limpar a pele minimizando danos à barreira cutânea. Loções de limpeza ou espumas de limpeza *soap-free*, não alcalinas, são os tipos mais adequados. Os cosméticos de limpeza podem apresentar em sua formulação detergente suave não iônico e proporcionar benefícios descongestionante, refrescante e calmante. Os princípios ativos mais indicados são o extrato de camomila (descongestionante e anti-inflamatório), o alfa-bisabolol (componente do extrato de camomila, anti-inflamatório) e a alantoína (amaciante, regenerador e cicatrizante). Sabonetes em barra são contraindicados, pois apresentam pH alcalino, entre 9 e 10, danificando a barreira cutânea e ressecando a pele. É aconselhável sempre usar água fria na rotina regular de limpeza da pele e remover qualquer resíduo do agente de limpeza para prevenir irritação.

Tonificação da pele sensível

No caso do uso de tônicos, deve-se optar pelos não alcoólicos, formulados especialmente para esse tipo de pele, e com propriedades calmantes, como os que contêm extrato de camomila em sua formulação.

Hidratação da pele sensível

A pele sensível deve estar sempre bem hidratada, para permanecer protegida e, consequentemente, reduzir as reações cutâneas. Deve-se dar preferência a produtos hipoalergênicos, sem fragrância e sem parabenos. Os veículos dessas formulações devem ser livres de tensoativos e formadores de filme, proporcionando, assim, uma maior sensação de conforto à pele. É importante evitar produtos com grande número de princípios ativos, pois eles podem apresentar maior probabilidade de provocar uma reação alérgica. Ativos hidratantes com benefícios calmantes são os mais adequados para o tratamento da pele sensível, como o D-pantenol, o Aquaporine Active®, o Vital ET®, o alfa bisabolol e a nicotinamida. Destaque também para o MDI Complex®, glicosaminoglicanas de origem marinha que aumentam a resistência e a integridade cutânea, elevando as funções protetoras da pele, diminuindo as irritações e melhorando o eritema.

Fotoproteção da pele sensível

Para a pele sensível, deve-se evitar os filtros químicos, principalmente o PABA (ácido para-aminobenzóico), considerado alergênico. Além disso, os filtros químicos absorvem as radiações UV e as transformam em calor, que pode provocar *flushing* e vermelhidão facial. É preferível optar por fotoprotetores que contenham em sua fórmula apenas filtros físicos, como o dióxido de titânio, o óxido de zinco e a alga biocerâmica coralínea, que apresenta uma ação termorreguladora.

Cuidados complementares com a pele sensível

O uso de esfoliantes não é indicado para esse tipo de pele, pois a esfoliação promove a descamação cutânea, deixando a pele mais exposta a agressões externas. Além disso, o atrito brusco e em excesso pode promover um peeling indesejado ou causar um eritema.

□ Pele masculina

A pele reflete as várias características do corpo, inclusive o sexo. Diferenças genéticas e hormonais afetam a estrutura e a função da pele, levando às diferenças entre homens e mulheres. Até a puberdade, as peles masculina e feminina são essencialmente iguais. Durante essa fase, porém, começam as alterações hormonais e, assim, o desenvolvimento dos caracteres sexuais secundários e as diferenças cutâneas entre os sexos se tornam perceptíveis. A pele masculina apresenta uma camada córnea mais espessa do que a feminina, no entanto, esta tem uma camada subcutânea de gordura mais espessa. A epiderme do homem é mais grossa e áspera, além de mais oleosa, já que as glândulas sebáceas e os poros são maiores. Na derme há maior produção de fibras elásticas e colágenas, responsáveis pela estrutura da pele. Essa característica faz com que a pele do homem seja mais resistente e leve mais tempo para começar envelhecer. Devido às alterações hormonais, ocorre o crescimento dos pelos na face. Assim, o barbear diário é outro fator que influencia a pele masculina, podendo ocasionar desde um desconforto seguido de uma sensibilização até uma foliculite de barba.

Limpeza da pele masculina

As glândulas sebáceas trabalham mais ativamente na pele masculina, o que torna a limpeza essencial para manter o equilíbrio de suas funções. A pele deve permanecer sempre limpa, para evitar o acúmulo de células mortas, suor, gordura e resíduos de poluição, que obstruem os poros e contribuem para a proliferação de micro-organismos, deixando a pele propensa aos comedões e à acne.

Assim, a rotina de tratamento da pele masculina deve começar com o uso de um agente de limpeza. Sabonetes que proporcionem controle de oleosidade, sensação de frescor e ação anti-inflamatória atendem as principais necessidades desse tipo de pele, que deve ser limpa duas vezes ao dia. Produtos direcionados à pele masculina têm um pH mais próximo do neutro, já que a pele do homem é naturalmente mais ácida.

Tonificação da pele masculina

O tônico finaliza a limpeza, removendo os resíduos e o excesso de óleo, equilibrando o pH da pele e proporcionando uma sensação de frescor. No caso de peles muito oleosas e com comedões, é indicado o uso de um tônico adstringente, refrescante e com ação queratolítica suave contendo princípios ativos como ácido salicílico, mentol e cânfora. Direcionados à pele masculina, eles são compostos por uma solução hidroalcoólica, contendo uma proporção de álcool maior do que os elaborados para a pele feminina.

Hidratação da pele masculina

A hidratação repõe a umidade perdida pela pele. Todos os tipos de pele, até as mais oleosas, são vulneráveis à perda de água. Os hidratantes para a pele masculina devem apresentar uma textura leve. Os cosméticos não gordurosos, de fácil aplicação, com rápida absorção são os mais aceitos. Os hidratantes em sérum, gel ou gel--creme são uma boa opção, já que a oleosidade natural desse tipo de pele é maior. Os cosméticos masculinos tendem a ser multifuncionais, proporcionando hidratação, prevenção do envelhecimento e diminuição da irritação no pós-barba. Podem conter princípios ativos como ácido hialurônico fracionado, alantoína, nicotinamida, actiglucan e glicerina.

Fotoproteção da pele masculina

É indicado o uso de um fotoprotetor de, no mínimo, FPS 30, com textura leve e formulado em veículo livre de óleo, como base siliconada, emulsão ou gel. O ideal é associar essa rotina de cuidados com a pele ao barbear diário, já que é nessa hora que a maioria dos homens realiza seus cuidados com a face.

Sugestões para o barbear perfeito

O deslizamento da lâmina sobre a pele resulta em pequenos arranhões. Assim, o barbear causa danos à pele da face e do pescoço, colocando-a sob um estresse constante. As camadas mais externas da camada córnea são retiradas com força antes de alcançarem a fase de descamação espontânea, e essa esfoliação forçada expõe a fatores externos células que ainda não estavam suficientemente maduras. Desse modo, as formulações usadas para barbear são de extrema importância para manter a integridade da pele masculina.

O barbear perfeito é constituído de várias etapas. A primeira delas é amaciar os pelos para facilitar sua remoção e, assim, evitar possíveis irritações. A água morna é o melhor amaciante, já que os pelos absorvem a água e ficam hidratados. O contato com a água morna por dois ou três minutos é suficiente para hidratar e amaciar os pelos. A água quente deve ser evitada, pois ela remove a proteção natural da pele, que atua como lubrificante, facilitando o deslizamento da lâmina de barbear.

A segunda etapa é a aplicação de um creme de barbear. A escolha do produto deve ser feita de acordo com o tipo de pele do homem. Para peles secas e sensíveis, é indicado o uso de cremes com formulação similar à de hidratantes, de preferência emulsão O/A. Eles não contêm sabonete ou solventes e possuem agentes umectantes em sua formulação. Além disso, formam um filme oleoso sobre a pele, protegendo-a do ressecamento excessivo. Homens com pele oleosa podem optar por espumas de barbear ou cremes. Essas formulações contêm detergentes sintéticos e/ou surfactantes, que removem a oleosidade, além de apresentar propriedade umectante e estabilizadora de espuma. Já para os homens de pele normal, a escolha do creme de barbear é uma questão de preferência. Independente do produto escolhido, terminado o barbear, o rosto deve ser enxaguado com água morna para que os resíduos do creme sejam removidos.

Para finalizar, pode-se aplicar uma loção pós-barba sobre a face. Ela promove o fechamento de poros abertos pela água morna, alivia a sensação de queimação, cessa o sangramento proveniente de pequenos cortes e perfuma a pele. No entanto, por conterem alta concentração de álcool, que promovem a retirada de lipídios da superfície da pele, as loções pós-barba não devem ser usadas por homens com pele seca. Estes devem substituí-la por uma loção livre de álcool ou um creme pós--barba emoliente.

□ Pele negra

A pele negra apresenta um estrato córneo mais compacto e grosso do que as outras peles, pois contém um número maior de camadas de células, o que lhe confere mais resistência. Outra diferença estrutural é a quantidade mais equilibrada de glândulas sudoríparas apócrinas e écrinas.

Na pele negra, a produção de sebo na face e nos braços é aumentada em relação a outras áreas. Além disso, esse tipo de pele apresenta um aumento no calibre dos vasos sanguíneos e linfáticos, maior perda de água transepidérmica após irritação e um grau mais alto de sensibilidade a agentes irritantes.

É comum o tom da pele se tornar acinzentado, especialmente nas pernas. Isso resulta da reflexão da luz nas células mortas escamadas existentes na superfície da pele.

A pele negra apresenta diferenças histológicas em relação aos outros tipos de pele, sendo a pigmentação a mais marcante. Esse tipo de pele apresenta uma quantidade maior de pigmentos do que outras peles étnicas. Os pigmentos de melanina são produzidos nos melanócitos, e a diferença de cor decorre da produção de melanossomas maiores e mais melanizados. Os pigmentos são encontrados nas células da camada basal e na epiderme sob a forma de grânulos.

Limpeza da pele negra

A limpeza diária da pele negra pode ser feita com uma loção de limpeza ou um sabonete líquido suave. Os princípios ativos com propriedade desengordurante são os mais indicados, como os extratos de hamamélis e *green tea*.

Tonificação da pele negra

Após a limpeza, é indicado o uso de um tônico adstringente suave para retirar o excesso de óleo da superfície da pele. Um dos princípios ativos mais utilizados nesse tipo de formulação é o mentol, que proporciona à pele uma sensação de limpeza e frescor.

Hidratação da pele negra

A hidratação é muito importante para a pele negra, pois o ressecamento excessivo concede uma tonalidade acinzentada a ela, além de favorecer o aparecimento de lesões esbranquiçadas na face. Desse modo, a hidratação regular é essencial para restabelecer a umidade natural da pele e, assim, a sua tonalidade. Além disso, ela amacia e aumenta a elasticidade da pele. Como na pele negra há uma maior secreção de ácidos graxos, não é necessário utilizar produtos oleosos, sendo recomendados produtos elaborados com bases não oleosas, como sérum, gel, gel-creme ou emulsão O/A leve.

Os princípios ativos mais recomendados são os que contém alta capacidade de hidratação, como ácido hialurônico fracionado, PCA-Na, vitamina C, vitamina E, ácido glicólico, óleo vegetais de argan, algodão, semente de uva e amêndoas doces.

Fotoproteção da pele negra

A pele negra é propensa a formar manchas esbranquiçadas decorrentes da exposição excessiva ao sol. Além disso, após a exposição solar, esse tipo de pele apresenta como mecanismo de defesa um engrossamento da camada córnea, tornando-a áspera e ressecada. Portanto, é indicado o uso de um fotoprotetor com, no mínimo, FPS 30 e livre de PABA. Se a pele for oleosa ou mista, é indicado o uso de um produto em gel ou livre de óleo. Já no caso da pele seca, a loção cremosa é mais apropriada.

Cuidados complementares com a pele negra

A pele negra apresenta uma epiderme mais espessa, logo, mais resistente às agressões externas. No entanto, essa proteção natural da pele reduz sua capacidade de absorção, dificultando a penetração dos princípios ativos presentes nos hidratantes. A esfoliação remove as células mortas da superfície da camada córnea, tornando a pele mais fina e macia, otimizando a absorção dos ativos. Os produtos mais indicados são os que contêm microcristais de arroz ou de sementes de frutas, além das gommages enzimáticas com ação renovadora.

No caso da pele apresentar ressecamento e aspereza, é indicado o uso de uma máscara nutritiva e revitalizante. Entre os princípios ativos mais utilizados estão o óleo de argan, o ácido hialurônico, a nicotinamida e o D-pantenol com ação hidratante; a vitamina C e o resveratrol, com ação antioxidante; a aloe vera e o betaglucan, que hidratam e reforçam os mecanismos de proteção da pele.

Na pele negra é comum o desenvolvimento de hiperpigmentação pós-inflamatória. Essa hiperpigmentação decorre do aumento da produção de pigmentos, provenientes de células basais rompidas, em direção à derme, onde são, então, coletados em melanófagos. O biowhite é um agente despigmentante indicado para o tratamento de manchas hipercrômicas na pele negra. Trata-se de uma associação de extratos vegetais de *saxfraga stonolifera*, *vitis vinifera*, *morus nigra* e *scutellaria baicalensis*. Esse complexo não é irritante e é cerca de duzentas vezes menos citotóxico do que os demais. Além disso, apresenta atividade antirradical livre e anti-inflamatória. O ácido tranexâmico, o belides e a nicotinamida também são eficazes para esse tipo de pele. A hidroquinona pode ser utilizada com cautela, em concentrações baixas, e a aplicação da fórmula deve ser feita de maneira uniforme em toda a face para evitar o risco de formação de halos esbranquiçados proveniente da aplicação pontual.

Altas concentrações de ácidos como o glicólico e o retinoico devem ser evitadas, pois podem provocar discromias na pele negra, levando a manchas esbranquiçadas nas áreas onde a pele é mais fina, como nas maçãs do rosto. Já nas áreas onde a pele é mais espessa, como a área lateral da face, eles apresentam baixa atividade. Se o uso de ácidos se fizer necessário, são indicados a tretinoína, o ácido salicílico, o ácido glicólico, o ácido mandélico, o ácido ascórbico e o ácido málico, desde que em concentrações baixas e sempre à noite.

A foliculite traumática da barba também apresenta alta prevalência, acometendo entre 45% a 83% dos negros, sobretudo homens entre 14 e 25 anos, embora as mulheres também possam ser afetadas. A inflamação é causada pela estrutura do pelo e pela direção de seu crescimento, que curva para baixo e penetra na epiderme, ou cresce dentro do folículo e penetra na derme. O tratamento adequado envolve a utilização de princípios ativos com ação renovadora que favorecem a abertura do folículo, minimizando o trauma; ativos hidratantes e emolientes, reforçando as defesas naturais da pele; e a combinação de ativos antimicrobianos com anti-inflamatórios, prevenindo infecções. Entre os princípios ativos renovadores destacam-se as nanosferas de ácido salicílico e o ácido hialurônico fracionado, que também confere ação hidratante. Como antimicrobianos e anti-inflamatórios pode-se utilizar azeloglicina, actiglucan e nicotinamida.

□ Pele do bebê

Logo após o nascimento, a pele do bebê não está totalmente formada e, por isso, ainda não é funcional. A epiderme se apresenta fina, com a camada córnea subdesenvolvida, assim como as glândulas sudoríparas e os folículos pilosos. A seguir, a pele passa por uma fase de maturação pós-natal de aproximadamente duas a três semanas. No entanto, a barreira epidérmica permanece fraca nesse período neonatal. Assim, a perda de água transepidérmica é aumentada, dificultando o controle da temperatura corpórea, e há maior absorção dos agentes aplicados topicamente. Desse modo, a pele do bebê é mais delicada e suscetível a agressões externas.

Limpeza da pele do bebê

Os cuidados com a pele do bebê começam com a limpeza da pele. Um banho diário com água morna, de no máximo 37 °C, é o mais indicado para limpar as dobras da pele e as áreas perineais.

Como a pele do bebê é recoberta fisiologicamente por um manto ácido com propriedades bactericidas, não é recomendado o uso de sabonetes ou loções de limpeza alcalinos que possam danificar esse manto protetor. O mais indicado é o uso de um produto de detergência suave e pH neutro.

Além disso, o excesso do uso de agentes de limpeza deve ser evitado, pois promove a deslipidização da pele, podendo desencadear uma dermatite de contato secundária. Testes realizados mostram que os sabonetes neutros e os que contêm alta concentração de ácidos graxos são os que menos causam irritações. Uma opção para complementar a higiene da pele de bebês é o uso de lenços de limpeza. Eles são embebidos em formulações de emolientes em base aquosa, capazes de remover os resíduos fecais e formar um filme protetor sobre a pele.

A limpeza da pele é um fator de grande importância na prevenção de assaduras, que são reações inflamatórias que ocorrem nas áreas que permanecem em contato com a fralda. A pele se torna avermelhada e com feridas, podendo apresentar pústulas e inchaço. As assaduras decorrem da retenção de água nas dobras, do aumento da fricção e da maceração da pele, mas também por dermatite primária decorrente da umidade constante (contato com a urina), proteases fecais, lipases, sais biliares e pH alcalino. Trocar a fralda frequentemente, limpar, enxaguar e secar a pele do bebê após cada troca, somando a isso o uso de pomadas leves ou cremes, são as melhores medidas para evitar o surgimento de assaduras e irritações à pele.

Fotoproteção da pele do bebê

Os bebês até seis meses de idade não devem fazer uso de filtros solares, a menos que estejam sob restrita prescrição médica, pois acredita-se que eles não sejam capazes de metabolizar os compostos presentes nos fotoprotetores. Assim, a proteção deve ser feita com o uso de chapéu, camiseta e guarda-sol. Além disso, é indicado expor o bebê ao sol somente no início da manhã ou no final da tarde.

Após os seis meses de idade, é indicado o uso de filtros solares físicos, e os filtros químicos em altas concentrações devem ser evitados. As formulações infantis devem ser mais aderentes, garantindo maior proteção e resistência à água. Um fotoprotetor com FPS 30 é suficiente para proteger a pele do bebê. Se forem utilizados filtros químicos, o FPS não deve ser superior a 30, para evitar a sobrecarga química. É aconselhável usar um produto livre de PABA, já que este, além de ser um filtro solar químico, também é uma substância alergênica. Os produtos mais indicados contêm óxido de zinco em sua formulação e são veiculados em loção cremosa aderente. O uso de gel é contraindicado.

Outros produtos para o cuidado com a pele do bebê

Também pode-se fazer uso de talcos, que são compostos higroscópicos que auxiliam na absorção da umidade e diminuem a fricção e a maceração. No entanto, seu uso deve ser feito com cuidado: eles devem ser aplicados somente sobre as áreas que permanecem em contato com a fralda, evitando a agitação capaz de formar uma nuvem de partículas que podem ser acidentalmente inaladas.

Na escolha dos produtos para o bebê, deve-se dar prioridade aos que contenham o mínimo de princípios ativos possível, tais como antissépticos. As matérias-primas utilizadas para formular os produtos devem ser escolhidas pela baixa toxicidade e pela característica não irritante, evitando a adição de substâncias coloridas, agentes perolizantes e com excesso de aromatizantes.

Glossário

Ácido dioico – Ácido dicarboxílico monoinsaturado derivado da biofermentação do ácido oleico de origem vegetal. Interfere na síntese da melanina por agir como um agonista do complexo proteico PPARγ, que regula a transcrição do gene da tirosinase, e também por inibir a transferência dos melanossomas.

Ácido ferúlico – Encontrado em cereais como o arroz marrom, o trigo e a aveia, e também em plantas como o café, a maçã, a alcachofra, o amendoim, a laranja e o abacaxi. Apresenta potente ação antioxidante, por conter um núcleo fenólico capaz de estabilizar os radicais livres. Promove proteção contra os danos eritematosos provocados pela radiação UVB, além de estabilizar em 90% a vitamina C pura, atuando em sinergismo com ela.

Ácido fítico – Agente despigmentante extraído de cereais (arroz, aveia e gérmen de trigo) que atua como um potente antioxidante e agente de quelação de ferro, cobre e outros metais. Estudos recentes mostraram que esse ácido também é um excelente inibidor da tirosinase. Indicado para peles sensíveis, eritema pós-laser e no pós-peeling.

Ácido kójico/nanokójico – Despigmentante natural obtido por biotecnologia, como resultado da fermentação de cereais como arroz e milho por diversos fungos. Destaca-se por sua potente ação inibidora da tirosinase por meio da quelação de íons cobre e também por suprimir a tautomerização da dopacroma em DHICA. Para favorecer a estabilidade do ácido kójico e aumentar seu poder de permeação cutânea, dois derivados foram desenvolvidos: a sua forma esterificada, o *kójico dipalmitato (éster de ácido kójico)* e sua apresentação em estrutura nanosferizada, o *nanokójico*.

Ácido hialurônico – É a principal glicosaminoglicana da derme. Devido ao seu elevado peso molecular e sua longa cadeia polianiônica, não é absorvido pela pele, mas é capaz de formar um filme hidroprotetor que impede a perda de água transepidérmica, além de proporcionar emoliência e toque suave e macio à pele.

Ácido hialurônico fracionado – Agente antienvelhecimento composto por ácido hialurônico de baixo peso molecular vetorizado pelo silício orgânico. Estimula a renovação celular, melhora o sistema de defesa da pele, estimula a síntese de ácido hialurônico natural e combate reações inflamatórias.

Ácido salicílico (beta-hidroxiácido) – Sua ação queratolítica promove um peeling superficial, tendo impacto apenas na epiderme, sem atuar nas camadas mais profundas da derme. Ele deixa a pele mais fina, com a textura mais lisa, combatendo os efeitos provocados pela excessiva exposição ao sol. Tem ação antisséptica, equilibrando as manifestações seborreicas das peles oleosas ou acneicas.

Ácido salicílico (nanosferas) – Beta-Hidroxiácido com ação antisséptica, antipruriginosa, bacteriostático e fungicida. Na concentração de 3% a 5% apresenta ação queratolítica e acentua a absorção de outros ativos. Já em concentrações mais baixas age nas desordens de pigmentação, bem como na prevenção do envelhecimento cutâneo e no controle da oleosidade. A apresentação em nanosferas permite a liberação gradual e prolongada do ativo na pele.

Ácido tranexâmico – Inibe a síntese da melanina por bloquear a conversão do plasminogênio em plasmina, resultando em menor quantidade de ácido araquidônico livre e na menor capacidade de produzir precursores melanogênicos, como prostaglandinas e leucotrienos. Age nos mediadores da inflamação, sendo uma boa opção terapêutica clareadora para as peles sensíveis e para as hiperpigmentações pós-inflamatórias.

Actiglucan – Composto por aloe vera, betaglucano, glicerina e ácido hialurônico, apresenta ação anti-inflamatória e reduz os sintomas da pele reativa: eritema, prurido, sensação de ardência e aquecimento. Melhora a função de barreira cutânea e a hidratação do estrato córneo.

Alfa-Hidroxiácidos (ácido glicólico, ácido lático, ácido málico, ácido mandélico) – Diminuem a coesão dos corneócitos, reduzindo a queratinização epidérmica excessiva e favorecendo a renovação celular. São capazes de reter água na pele, proporcionando uma excelente hidratação.

Algowhite – Obtido a partir do extrato concentrado da alga marrom *Ascophyllum nodosum*, é um despigmentante de ação global que atua em todas as etapas da melanogênese. Antes da síntese da melanina, inibe a ligação específica entre a Endotelina1 e seu receptor, reduzindo a atividade dendrítica dos melanócitos. Durante a síntese da melanina, inibe a tirosinase e proporciona potente ação antioxidante. Depois da melanina formada, acelera a renovação celular, por aumentar a expressão da enzima serina proteinase, e promove a lise dos desmossomos do estrato córneo.

Alantoína – Substância de origem vegetal com propriedades reepitelizantes e hidratantes.

Alistin – Pseudopeptídeo análogo ao natural (carnosina), porém mais estável e resistente à hidrólise enzimática. Apresenta atividade antioxidante universal, previne a oxidação degradativa da pele e preserva o sistema de defesa das células, além de apresentar ação antiglicante, prevenindo a ligação cruzada com proteínas.

Alpha arbutin – De origem biossintética, é um despigmentante que bloqueia a síntese da melanina na epiderme pela inibição da oxidação enzimática de tirosina a DOPA.

Aquaporine active – Biopeptídeo derivado do ácido glutâmico associado ao silanetriol trealose, dissacarídeo extraído de plantas do deserto. Atua diretamente sobre os queratinócitos, aumentando a produção dos genes da aquaporine-3 (canais proteicos existentes na derme responsáveis pelo transporte de água) e de outras moléculas envolvidas na função barreira (derme, epiderme). Melhora a circulação de água entre as células, restaurando a hidratação, maciez e elasticidade da pele.

Arbutin – Também conhecido como Hidroquinona β-D-glucopiranosídeo, é derivado da hidroquinona, um composto botânico encontrado em bearberries (*uva ursis*). Considerado um despigmentante efetivo, seu efeito clareador ocorre por meio de uma ligação competitiva e reversível com a tirosinase, mas sem influenciar a transcrição do seu RNAm. Também atua inibindo a maturação dos melanossomas, possivelmente por sua influência na atividade da DHICA polimerase e na proteína Pmel-17. Além de eficaz, o arbutin é considerado menos citotóxico que a hidroquinona.

Argila verde – Composta de numerosos oligoelementos (ferro, magnésio, selênio, silício, manganês etc.).

Argireline – É um hexapeptídeo modulador da tensão muscular facial capaz de reduzir rugas e linhas de expressão.

Azeloglicina – Derivado da condensação do ácido azelaico com a glicina, apresenta propriedade clareadora pela inibição da tirosinase, antiacneica pela ação antibacteriana, sebonormalizante, antiqueratinizante e anti-inflamatória, além de melhorar a hidratação e a elasticidade da pele.

Belides – Clareador natural obtido das flores da margarida *Bellis perennis*, que atua em todas as etapas do processo de síntese da melanina. Antes da síntese da melanina, diminui a síntese e a ativação da tirosinase por inibir a liberação da ET-1 e diminui a capacidade de ligação do α-MSH aos seus receptores. Também atua durante o processo de síntese da melanina, reduzindo fortemente a atividade da tirosinase e a formação de radicais livres (ROS). Após a formação de melanina, reduz a transferência dos melanossomas dos melanócitos para os queratinócitos.

Biowhite – Associação de extratos vegetais de *Morus nigra*, *Saxifraga stolonifera*, *Scutellareia baicalensis* e *Vitis vinifera*. Inibidor da tirosinase, antioxidante e anti-inflamatório, é um despigmentante suave, interessante para clareamento de axilas e virilhas.

Ceramidas – Representam 40% a 65% dos lipídios totais da pele e junto com os ácidos graxos livres, colesterol e esteróis compõem a barreira lipídica cutânea. Há seis classes diferentes de ceramidas, sendo que a ceramida III é a mais abundante na pele saudável. Seu uso tópico promove restauração da bicamada lipídica, aumenta a capacidade de retenção de água, protege contra agressores externos, reduz a sensibilidade da pele e promove o rejuvenescimento e a restauração de cabelos secos e danificados.

Cobre e Zinco-PCA – Atuam em sinergia, ampliando os benefícios: atividade antisseborreica de ação prolongada, reduzindo o fluxo fisiológico do sebo; propriedades bacterisotáticas e ação antifúngica efetiva.

Coenzima Q10 (ubiquinona) – Antioxidante efetivo. O lipossoma Co Q10 libera o ativo nas camadas mais profundas da epiderme e previne o envelhecimento prematuro da pele com elevada eficiência. Também inibe a peroxidação lipídica e estimula o sistema imunológico da epiderme, deixando a pele com aparência mais jovem e saudável.

CoffeeSkin – É um potente antioxidante natural (flavanoides e polifenóis do café) e de ação global. Inibe a peroxidação lipídica, além de atuar nos radicais hidrofílicos e lipofílicos ao mesmo tempo, protegendo o DNA e a célula como um todo. Possui ação descongestionante, reduzindo as reações inflamatórias, a vermelhidão e o desconforto da pele, além de melhorar a microcirculação superficial e a drenagem de líquidos.

Combinação inibidora da 5a-redutase – A vitamina B6 (piridoxina) intervém no metabolismo dos lipídios com regulação da excreção do sebo. Quando associada ao zinco, potencializa a ação inibidora do zinco sobre a 5a-redutase.

Cosmecêuticos – Designa uma categoria de produtos situada entre o cosmético e o medicamento. Têm como finalidade corrigir as desordens cutâneas, tratando um ou mais componentes da pele, caracterizando a ação cosmética e terapêutica. Os cosmecêuticos possuem fórmulas mais elaboradas, apresentando uma proximidade maior com medicamentos dermatológicos.

DMAE – Proporciona efeito tensor e firmador da musculatura flácida de peles envelhecidas, antioxidante e hidratante. Por aumentar os níveis de acetilcolina, atua como agente firmador e, consequentemente, melhora o tônus muscular da pele.

Emblica – Extrato do fruto do *Phyllantus emblica*, com ação antioxidante de amplo espectro. Atua como despigmentante, inibindo a atividade da tirosinase e das proteínas relacionadas TIRP1 e TIRP2, além de apresentar atividade quelante de ferro.

Extrato de chá-verde (*green tea*) – Importante agente antioxidante: reduz o processo de oxidação causado pela radiação solar, protege o DNA do estresse oxidativo e possui ação anti-inflamatória.

Extrato de hamamélis – Possui ação anti-inflamatória, adstringente e descongestionante, auxiliando no tratamento de peles oleosas.

Extrato de hawthorn – Complexo hidrossolúvel de carboidratos, proteínas e aminoácidos com atividade anti-inflamatória e efeito calmante.

Ginkgo biloba – Planta nativa da China e Japão de origem milenar. De sua folha extraem-se diversos bioflavonoides que, associados, conferem intensa atividade antirradical livre. Devido à sua atividade antioxidante, protege a pele das radiações ultravioleta (UV), prevenindo o envelhecimento cutâneo pela destruição do colágeno e despolimerização do ácido hialurônico. Também atua na regularização da secreção sebácea e apresenta atividade anti-irritante.

Hexylresorcinol – Apresenta ação renovadora, antioxidante e clareadora. Estimula a produção de glutationa, um protetor celular endógeno, deslocando a melanogênese para a síntese do pigmento claro (feomelanina). Além disso, a glutationa inibe a glicosilação da tirosinase, mantendo a enzima na sua forma inativa.

Hidroquinona – Agente despigmentante que apresenta ação imediata: inibe a tirosinase e ação tardia, acelerando a degradação dos melanócitos. Seu uso em altas concentrações e/ou uso prolongado pode causar hipopigmentação definitiva e casos raros de ocronose exógena. É indicada no tratamento de melasma, lentigo e hiperpigmentação pós-inflamatória.

Hydrovance (hidroxietil ureia) – Ativo higroscópico que age na absorção e retenção de umidade na pele, apresentando, assim, excelente ação hidratante, além de aumentar a elasticidade.

Irgasan DP300 (triclosan) – Antisséptico eficaz contra os principais agentes Gram-positivos e Gram-negativos, fungos e leveduras, incluindo os micro-organismos responsáveis pelo odor da pele.

Lactato de amônio – É um derivado do ácido lático (alfa-hidroxiácido) que apresenta ação irritante bastante reduzida. O lactato de amônio possui uma excelente ação hidratante, favorece a renovação celular e atenua os problemas da pele seca ou com descamação.

Licorice ou extrato de alcaçuz – Obtido da raiz *Glycyrrhiza glabra*, é rico em glabridina, que previne a pigmentação induzida pela radiação UVB e atua como despigmentante devido à sua capacidade de inibir a tirosinase sem afetar a síntese de DNA. Possui ação anti-inflamatória ao inibir enzimas da cascata do ácido araquidônico, especialmente a cicloxigenase. Também é responsável por inibir a atividade da tirosinase e dispersar a melanina.

Matrixyl – Pentapeptídeo composto pelos aminoácidos lisina, treonina e serina. Estimula os fibroblastos dérmicos a sintetizar proteínas (colágeno I, II, III, IV), polissacarídeos (glicosaminoglicanas e ácido hialurônico) e fibronectina, proporcionando ação antirrugas e firmadora.

MDI Complex – Glicosaminoglicanas de origem marinha. Aumenta a resistência e a integridade cutânea, elevando as funções protetoras da pele, diminuindo as irritações e melhorando o eritema. Inibe a atividade das metaloproteinases, enzimas responsáveis pela degradação da matriz extracelular e que podem ocasionar perda do tônus do vaso capilar, reduzindo a aparência dos pequenos vasos e rosácea. Aumenta a firmeza e elasticidade e reduz a aparência das olheiras.

Nicotinamida – Vitamina do complexo B com efeitos benéficos sobre a pele. Seu uso tópico em hidratantes é capaz de promover a diminuição da TEWL por aumentar a função de barreira, reduzindo, assim, o ressecamento e melhorando a textura superficial da pele. Apresenta potente ação anti-inflamatória e efeito despigmentante decorrente da capacidade de inibir a transferência de melanossomos dos melanócitos para os queratinócitos.

Oil-free – A definição de "livre de óleo" não é tão simples quanto parece. Os veículos livres de óleo podem ser divididos em dois grupos. O primeiro grupo contém estritamente veículos que não contêm nenhum tipo de óleo e usualmente são secativos (p. ex., bases siliconadas e géis), enquanto o segundo é formado por veículos que não contêm nenhum tipo de óleo vegetal, mineral ou animal, mas podem conter esses mesmos óleos, modificados por acetilação, esterificação ou etoxilação (p. ex., emulsões livres de óleo).

Óleo de amêndoas doces – Os frutos da amendoeira são constituídos de protídios em 20% a 25% e de ácidos graxos, dentre os quais predomina o ácido oleico, estando também presentes o ácido linoleico e palmítico. O óleo de amêndoas doces, extraído por pressão, é dotado de reconhecidas qualidades cosméticas, e é um excelente emoliente, pois amacia e tonifica a pele seca, alivia pruridos, dermatoses e queimaduras superficiais. São indicadas concentrações de 1% a 5% para fórmulas em geral ou até 10% em óleos de banho.

Óleo de germe de trigo – Além do alto teor de vitamina E e de fosfolipídios, é rico em ácidos graxos insaturados, principalmente oleico e linoleico. Melhora a elasticidade da pele e protege a superfície da epiderme, devido à sua ação emoliente.

Óleo de macadâmia – Promove a hidratação contínua da pele, evitando a formação de rugas e o envelhecimento precoce da pele. É a maior fonte natural existente de ácido palmitoleico. Esse ácido, junto com outros componentes lipídicos da pele, é responsável pela hidratação, proteção e prevenção da perda de umidade da pele, o que garante suas funções normais e a aparência saudável.

Óleo de melaleuca – Constitui-se de óleo essencial volátil, extraído da árvore conhecida como "árvore do chá", originária da Austrália. Esse óleo é de fácil absorção e possui amplo espectro de ação antibacteriana, que compreende tanto as espécies Gram-positivas quanto as Gram-negativas e ação antifúngica. Apresenta, ainda, propriedades regeneradoras do tecido cutâneo.

Óleo de semente de uva – Extraído da semente do fruto, contém alto teor de alfa-tocoferol e ácidos linoleico, oleico e palmítico, que são os responsáveis pelas propriedades hidratante e suavizante. É de grande utilidade na prevenção de estrias devido à sua alta concentração de alfa-tocoferol (vitamina E). Indica-se de 2% a 5% para loções, cremes e óleos de banho.

Oligoelementos – Além de atuarem como antissépticos, promovem a regeneração celular, aumentando a produção de macromoléculas (colágeno e elastina) e favorecendo a queratinização nos capilares, derme e epiderme. Apresentam, ainda, propriedades antioxidantes, por meio da ativação de processos enzimáticos que combatem os radicais livres. O silício tem papel de destaque na reconstituição de tecidos cutâneos e na defesa do tecido conjuntivo, pois sua ação adstringente e remineralizante, purifica e reidrata a pele. Apresenta, ainda, efeito benéfico sobre a elasticidade da pele e tonifica a microcirculação. O ferro é essencial ao processo de respiração celular, permitindo a oxigenação dos tecidos. O magnésio, além de hidratante, é um elemento ativador do sistema de defesa, sendo antialérgico e anti-inflamatório. O selênio está relacionado com os processos oxidativos e funciona como um antioxidante, exercendo um efeito sinérgico com o da vitamina E. O manganês desempenha importante papel na síntese de colágeno e no aumento da hidratação cutânea.

PCA-Na – O PCA (ácido carboxílico pirrolidônico) é um dos constituintes do fator natural de hidratação da pele (NMF), tendo excelente ação higroscópica na camada córnea quando associado ao sódio. É um composto altamente hidratante, auxiliar na prevenção do envelhecimento cutâneo.

Phloretin – Composto de flavonoides, extraído da casca da maçã, possui potente atividade inibidora da peroxidação lipídica. Atua no combate aos radicais livres, inibe a tirosinase, suprime a atividade da melanina e possui ação antielastase e protetora do DNA.

Picnogenol – Extraído da planta *Pinus pinaster*, rico em flavonoides bioativos, possui ação antioxidante, estabiliza a membrana dos glóbulos vermelhos e neutraliza radicais peróxidos.

Pro-Collasyl – Ativo formado por silanóis em sinergia com os peptídeos do arroz. Estimula a biossíntese de colágeno e a proliferação celular, conferindo um efeito suavizante sobre as linhas de expressão e rugas finas.

Raffermine – Agente firmador extraído da planta *Glycine soya* (soja). Rico em extensina (glicoproteína) e pectina (polissacarídeo), promove efeito firmador prolongado. Também estimula os fibroblastos, atuando diretamente sobre a contração das fibras de colágeno e protegendo as fibras de elastina das elastases.

Resorcina – Apresenta propriedades queratolíticas, removendo as camadas superficiais de células mortas da pele. Estimula a renovação celular, melhorando a qualidade da pele. Seu uso tópico controla o excesso e secreção seborreica da pele oleosa e acneica.

Resveratrol – Possui ação inibidora da tirosinase, reduz a expressão do MITF, além da ação antioxidante e prevenção do envelhecimento cutâneo.

Sérum aquoso – Veículo fluido transparente a base de água e livre de óleo.

SOD (Superóxido Dismutase Lipossomada) – Produzido por biotecnologia, esse ativo foi desenvolvido para inativar os radicais livres e proteger a célula contra sua toxicidade, por meio de sua ação junto aos mecanismos antioxidativos do organismo. Devido à sua capacidade de eliminar radicais livres, é capaz de reduzir os danos causados por estes às células e a irritação causada por diversas classes de irritantes químicos.

Tensine – Obtido das proteínas das sementes do trigo, promove efeito tensor imediato por meio de uma ação mecânica: forma uma micro rede proteica, resultando em um filme altamente coesivo, elástico, resistente e contínuo capaz de tensionar a superfície da pele. Reestrutura e amacia a superfície da pele, além de apresentar propriedades hidratantes.

Tensoativos – São substâncias que apresentam caráter polar e apolar na mesma molécula. A porção polar é hidrofílica, tendo afinidade pela água, enquanto a apolar é lipofílica, com afinidade pelos lipídios. Os tensoativos são classificados com base na estrutura química do seu grupamento polar em: aniônicos, catiônicos, não iônicos e anfóteros.

Tensoativos não iônicos – Tensoativos suaves que apresentam baixo poder de detergência, baixa irritabilidade à pele e aos olhos e não interagem quimicamente com outros ativos.

TGP2 – Oligopeptídeo, nanoencapsulado, derivado do fator de crescimento transformador (TGF). Sua ação clareadora é proporcionada pela capacidade induzir a degradação do MITF, reduzindo a atividade da tirosinase, TIRP-1e TIRP-2. Além disso, o TGP2® atua na etapa final do processo de melanogênese, reduzindo a transferência dos melanossomas dos melanócitos para os queratinócitos. Reduz, ainda, a liberação de mediadores inflamatórios, diminuindo o processo inflamatório.

Ureia – É uma substância capaz de atrair água da atmosfera e aumentar a capacidade de retenção de umidade por parte da capa córnea. Além do seu efeito amaciante, parece apresentar efeito antipruriginoso. A ureia rompe as pontes de hidrogênio das proteínas da epiderme. Assim, seu efeito em desordens cutâneas como ictiose vulgar e psoríase não é apenas tornar a pele mais flexível, mas também ajudar a remover as escamas.

Vital ET – Ativo biofuncional, derivado da vitamina E, com propriedades anti-inflamatória e antieritema, além de reduzir os danos ao DNA.

Vitamina A – Muito bem absorvida pela pele, atua contra o espessamento e pigmentação excessiva da pele. Ajuda a mantê-la macia e hidratada, combatendo os sinais de envelhecimento e a formação de radicais livres.

Vitamina C – Reduz a formação de radicais livres, estimula os fibroblastos da derme a sintetizar o colágeno, maior alvo do fotoenvelhecimento crônico. A vitamina C tópica também apresenta atividade fotoprotetora significativa, absorvendo as radiações e atuando contra o envelhecimento cutâneo. Auxilia no tratamento de manchas hipercrômicas e tem ação anti-irritante.

Vitamina E – É um potente antioxidante que atua contra o envelhecimento cutâneo, mantendo a integridade das membranas celulares. Também atua como hidratante, pois beneficia a capacidade da pele em reter água.

Bibliografia Consultada

- **Avaliação e Classificação da Pele Sã**

Abarca JF, Casiccia CC, Zamorano FD. Increase in sunburns and photosensitivity disorders at the edge of the Antarctic ozone hole, southern Chile, 1986-2000. J Am Acad Dermatol. 2002;46(2):193-199.

Andersen KE, Maibach HI. Black and white human skin differences. J Am Acad Dermatol. 1979;1(3):276-282.

Aspectos dermatológicos na pele negra. PIEL – Latinoamericana Libreria; 2011. cap. 153.

Azulay RD, Azulay DR. Dermatologia. 2. ed. Rio de Janeiro: Guanabara Koogan; 1997.

Ballint M. O médico, seu paciente e a doença. 5. ed. São Paulo: Atheneu; 2005.

Baran R, Maibach HI. Textbook of cosmetic dermatology. 2nd ed. London: Martin Dunitz; 1998.

Barbon LP. Narciso encontra Medusa: fotografia, autorrepresentação e estranhamento. [Acesso em jan. 2013]. Disponível em: http://ppgav.ceart.udesc.br/ciclo7/14-Narciso_encontra_Medusa.pdf.

Bauman LS, Monteiro EO. Can one filler do it all? How to choose a filler. Skin & Aging. 2005;48-51.

Baumann LS, Berson DS, Cook-Bolden FE, Goldberg DJ, Goldwasser JH. How important is skin care advice: what do your patients want to know? Skin & Allergy News. 2007(Suppl 3).

Baumann LS. Dermatologia cosmética: princípios e prática. Rio de Janeiro: Revinter; 2004. p. 105-116.

Baumgarten M. Pós-modernidade e sociologia: notas. [Acesso em jan. 2013]. Disponível em: http://www.gpcts.furg.br/DOC%20PDF/NotasSobrePosmodernidadeeSociologia.pdf.

Berardesca E, Maibach HI. Sensitive and ethnic skin: a need for special skin-care agents? Dermatol Clin. 1991;9(1):89-92.

Brenner E, Andrade L, Cavalcanti P et al. Filtros solares. Revista Racine. 1999;53(6):17-22.

Bulfinch T. O livro de ouro da mitologia. [Acesso em jan. 2013]. Disponível em: http://www.portalgeobrasil.org/colab/artigos/oldodm.pdf.

Carruthers JDA, Glogau RG, Blitzer A; Facial Aesthetics Consensus Group Faculty. Advances in facial rejuvenation: botulinum toxin type A, hyaluronic acid dermal fillers and combination therapies – Consensus recommendations. Plast Reconstr Surg. 2008;121:S5.

Chauí M. Convite à filosofia. Ática; 2000.

Chauí M. Filosofia. São Paulo: Ática; 2002.

Cohn BA. Sunlight, skin color and folic acid. J Am Acad Dermatol. 2002;46(2):317-318.

Corazza S. Beleza inteligente. [Acesso em jan. 2013]. Disponível em: http://www.belezainteligente.com.br/site/modules.php?name=Conteudo&pid=68.

Cork MJ. The importance of skin barrier function. J Dermatolog Treat. 1997;8(Suppl 1):S7-13.

Costa A. Tratado internacional de cosmecêuticos. 1. ed. Guanabara Koogan; 2012. p. 660-664.

Dangelo JG, Fatinni CA. Anatomia humana sistêmica e segmentar. 3. ed. São Paulo: Atheneu; 2007. 732 p.

Draelos ZD, Thaman LA. Cosmetic formulation of skin care products. New York: Taylor and Francis; 2006. v. 30, p. 27-34.

Draelos ZD. Cosmetics in dermatology. 2nd ed. New York: Churchill Livingstone; 1995.

Draelos ZD. Eritema facial. In: Draelos ZD (ed.). Cosmecêuticos. São Paulo: Elsevier; 2005. p. 177-178.

Draelos ZD. Formulando para peles sensíveis. Cosmetics & Toiletries. 2002;14(2):64-68.

Draelos ZD. Pele oleosa. In: Draelos ZD (ed.). Cosmecêuticos. São Paulo: Elsevier; 2005. p. 181-183.

Eco U. História da beleza. Rio de Janeiro: Record; 2004.

Eco U. História da feiura. Rio de Janeiro: Record; 2007.

Elson M. Evaluation and treatment of the aging face. New York: Springer-Verlag; 1995. p. 272.

Faber S. Envelhecimento do corpo: noções díspares nas mídias atuais – Comunicação e sociedade. 2012.

Filardo RD, Pires-Neto CS. Indicadores antropométricos e da composição corporal de homens e mulheres entre 20 e 39 anos de idade. Rev Bras Cineantropom Desenp Human. 2001;3:57-61.

Fulton Jr JE, Gaminchi F. Sleep lines. Dermatol Surg. 1999;25(1):59-62.

Gall Y, Chappuis JP. Skin care products for normal, dry and greasy skin. In: Baran R, Maibach HI (ed.). Textbook of cosmetic dermatology. 2nd ed. London: Martin Dunitz; 1998. p. 126.

Giusti F, Martella A, Bertoni L, Seidenari S. Skin barrier, hydration and pH of the skin of infants under 2 years of age. Pediatr Dermatol. 2001;18(2):93-96.

Grimes PE. Agents for ethnic skin peeling. Dermatol Ther. 2000;13:159-164.

Hall J. Looking for answers in cosmetic dermatology: editor's message. Skin & Aging. 2001;9:14.

Haughton N. What is beauty? Perceptions of beauty in renaissance art. J Cosmet Dermatol. 2004;3(4):229.

Hayflick L. Como e por quê envelhecemos. Rio de Janeiro: Campus; 1996.

Hills S, Edwards C. A comparison of the effects of bath additives on the barrier function of skin in normal volunteer subjects. J Dermatol Treat. 2002;13(1):15-18.

Jazdzewski C, Rousso F, Vormese F et al. Beleza do século. Cosac Naify; 2000.

Johnson BL, Moy RL, White GM. Ethnic skin: medical and surgical. St. Louis: Mosby; 1998.

Jungersted JM, Hellgren LI, Jemec GB, Agner T. Lipids and skin barrier function: a clinical perspective. Contact Dermatitis. 2008;58(5):255-262.

Krutmann J, Yarosh D. Fotoproteção moderna para pele humana. In: Gilchrest BA, Krutmann J (ed.). Envelhecimento cutâneo. Rio de Janeiro: Guanabara Koogan; 2007. p. 135-146.

Kydonieus AF, Wille JJ. Biochemical modulation of skin reactions. Florida: CRC Press; 2000.

Landau M. Curso prático do meeting da Academia Americana de Dermatologia. Miami: AAD; 2010.

Larrabe WF, Makielski KH, Henderson JL. Anatomia cirúrgica da face. 2. ed. Revinter; 2007. v. 1, p. 3-11.

Le Fur I, Lopez S, Morizot F, Guinot C, Tschachler E. Comparison of cheek and forehead regions by bioengineering methods in women with different self-reported "cosmetic skin types". Skin Res Technol. 1999;5(3):182-188.

Leonardi GR, Campos PMBGM. Penetração cutânea. Cosmetics & Toiletries. 1997;9(4):34-35.

Lim HW, Cooper K. The health impact of solar radiation and prevention strategies: report of the Environment Council, American Academy of Dermatology. J Am Acad Dermatol. 1999;41(1):81-99.

Lopes PS, Kaneko TM. Membranas no estudo de permeação cutânea. Cosmetics & Toiletries. 2000;12(2):62-66.

Lupo M. The evaluation and management of the aging face: a clinician's approach. Cosm Dermatol. 1997;10:10-12.

Makhzoumi ZH, Feldman SR. Electronically enhancing patient education. Skin & Aging. 2008;16(2):52-54.

Matarasso S, Glogau R. The superficial chemical peel: the role of the wood's lamp. Cosm Dermatol. 1995;8:42-48.

Matts PJ, Dykes PJ, Marks R. The distribution of melanin in skin determined in vivo. Br J Dermatol. 2007;156(4):620-628.

Matts PJ, Fink B, Grammer K, Burquest M. Color homogeneity and visual perception of age, health and attractiveness of female facial skin. J Am Acad Dermatol. 2007;57(6):977-984.

Menezes J. Diálogo com um decepcionado: Nietzsche, Deus e a teologia. Revista Teologia Hoje. 2011;1:1.

Menninghaus W. Mitologia do caos no romantismo e na modernidade. Estudos Avançados [online]. 1996;10(27):127-138 [citado 25 fev. 2013]. [Acesso em jan. 2013]. Disponível em: http://www.scielo.br/scielo.php?script=sci_arttext&pid=S0103-40141996000200008&lng=en&nrm=iso. ISSN: 0103-4014. doi: 10.1590/S0103-40141996000200008.

Miot HA, Paixão MP, Wen CL. Teledermatologia: passado, presente e futuro. An Bras Dermatol (Rio de Janeiro). 2005;80:5.

Montagna W, Carlisle K. The architecture of black and white facial skin. J Am Acad Dermatol. 1991;24(6 Pt 1):929-937.

Monteiro EO, Parada MB. Preenchimentos faciais – Parte I. Revista Brasileira de Medicina (edição especial de Dermatologia e Cosmiatria). 2010;67(7):6-14.

Monteiro EO. A arte e a dermatologia cosmética. RBM (edição especial Dermatologia). 2010 Fev;67:2-8.

Monteiro EO. Além da beleza. RBM (edição especial Dermatologia). 2012 Abr.

Monteiro EO. Em cosmiatria e laser: prática de consultório. Gen; 2012.

Monteiro EO. Envelhecimento facial: perda de volume e reposição com ácido hialurônico. RBM. 2010 Ago;67(8):299-303.

Monteiro EO. Rosácea. RBM (edição especial Dermatologia). 2010 Jul;67:28-32.

Monteiro EO. Uso avançado da toxina botulínica do tipo A na face. RBM (edição especial Dermatologia). 2009 Dez;66:22-26.

Nietzsche. [Acesso em jan. 2013]. Disponível em: http://www.mundodosfilosofos.com.br/nietzsche.htm.

Parizzi C, Azevedo CBS, Sousa LP, Gaspar LR. A radiação solar e a fotoproteção. Cosmetics & Toiletries. 2020 Jul/Ago;32(4).

Pera C. O corpo como uma fábrica e cirurgião, o seu arquiteto. [Acesso em jan. 2013]. Disponível em: http://www.unifesp.br/centros/cehfi/documentos/Volumen1_Numero1_2012_Revista_Internacional_de_Humanidades_Medicas.pdf.

Petroski EL, Pires-Neto CS. Validação de equações antropométricas para a estimativa da densidade corporal em homens. Revista Brasileira de Atividade Física & Saúde. 1996;1(3):5-14.

Pinheiro A. Avaliação de produtos masculinos. Cosmetics & Toiletries (edição temática especial). 2006;18:26-28.

Podda M, Grundmann-Kollmann M. Low molecular weight antioxidants and their role in skin ageing. Clin Exp Dermatol. 2001;26(7):578-582.

Pondé LF. Cultura genética: vertigem ontológica e dissolução do conceito de "natureza". In: São Paulo em Perspectiva. São Paulo: Fundação SEADE; 2000. v. 14, n. 3, p. 68-77.

Quiroga M, Guillot C. Cosmética dermatológica práctica. 5. ed. Buenos Aires: El Ateneo; 1986.

Raspaldo H. Volumizing effect of a new hyaluronic acid sub-dermal facial filler: a retrospective analysis based on 102 cases. J Cosmet Laser Ther. 2008;10:134-142.

Reis SAB, Abrão J, Capelozza L. Análise facial subjetiva. Ortodon Ortop Facial. 2006.

Ribeiro MLCR. Os avessos de Medusa. In: Dorian Gray: Um duelo entre o saber cínico e o pseudo saber. Facom/UFJF. 2001 Jul/Dez;4(2):197-213, 2002;5(1). [Acesso em jan. 2013]. Disponível em: http://www.facom.ufjf.br/documentos/downloads/lumina/R8-Maria%20L%FAcia%20HP.pdf.

Rohrich RJ, Pessa JE, Ristow B. The youthful cheek and the deep medial fat compartment. Plast Reconstr Surg. 2008;121:2107-2112.

Rohrich RJ, Rod J, Pessa JE. The fat compartments of the face: anatomy and clinical implications for cosmetic surgery. Plast Reconstr Surg. 2007;119:2219-2227.

Romo T, Abraham MT. The ethnic nose. Facial Plast Surg. 2003;19(3):269-278.

Rosenfeld A, Kak AC. Digital picture processing. 2nd ed. New York: Academis Press; 1982.

Rossi ABR, Vergnanini AL. Mecanismos de hidratação da pele. Cosmetics & Toiletries. 1997;9(6):33-37.

Rubin J, Cuomo G. Cosmiatria: introduccion histórica. In: Viglioglia PA, Rubin J (ed.). Cosmitaria – II. 2. ed. Buenos Aires: Americana de Publicaciones; 2005. p. 12.

Scheinfeld N. Clinical tips. Skin & Aging. 2008;16(2):18.

Schoen LA, Lazar P. The look you like: medical answers to 400 questions on skin and hair care. New York: Marcel Dekker; 1990.

Semmer S. Matemática e arte. Programa de Desenvolvimento Educacional – PDE; 2007. Disponível em: http://www.diaadiaeducacao.pr.gov.br/portals/pde/arquivos/409-4.pdf.

Silva FCS, Velasco-de-Paola MVR, Ribeiro ME. Formulações cosméticas para bebês. Revista Racine. 1999;53(6):23-26.

Souza JR, Zagonel IPS, Maftum MA. O cuidado de enfermagem ao idoso: uma reflexão segundo a teoria transcultural de Leininger. Rev RENE (Fortaleza). 2007;8(3):117-125.

Suguino R, Ramos AL, Terada HH. Análise facial. R Dental Press Ortodon Ortop Maxilar. 1996;1(1):86-107.

Sylvestre MP. La peau: la dermatologie au service de la beauté. Paris: Ellipses; 1997. p. 116.

Tan SR, Glogau RG. Filler esthetics. In: Carruthers A, Carruthers J (ed.). Procedures in cosmetic dermatology series: soft tissue augmentation. Philadelphia: WB Saunders Company; 2005.

Telles PAS, Dolci JEL. Simplificando a cefalometria. Acta ORL. 2007;25(2):89-172.

Tezel A, Fredrickson GH. The science of hyaluronic acid dermal fillers. J Cosmet Laser Ther. 2008;10:35-42.

Thiele J, Barland CO, Ghadially R, Elias PM. Permeabilidade e barreiras antioxidantes da epiderme senescente. In: Gilchrest BA, Krutmann J (ed.). Envelhecimento cutâneo. Rio de Janeiro: Guanabara Koogan; 2007. p. 86-103.

Thorpe BRS. Biometric analysis of geographic variation and racial affinities. Biological Reviews. 1976;51:407-452.

Tiburi M. Toda beleza é difícil: esboço de crítica sobre as relações entre metafísica, estética e mulheres na filosofia. 2002. p. 35.

Vanitas CL. Entradas para um dicionário de estética. [Acesso em jan. 2013]. Disponível em: http://www.ipv.pt/millenium/pers13_4.htm.

Velasco-de-Paola MVR. Princípios de formulação de protetores solares. Cosmetics & Toiletries. 2001;13(5):74-82.

Viglioglia PA, Rubin J. Cosmiatria – II. 2. ed. Buenos Aires: Americana de Publicaciones; 1991.

Viglioglia PA. Biologia cutânea: la piel normal. In: Viglioglia PA, Rubin J (ed.). Cosmitaria – II. 2. ed. Buenos Aires: Americana de Publicaciones; 1991.

Voina A. The conception and terminology of cosmetology. 11th International Congress of Dermatolology. 1957;2:470.

Wikipedia. Michelangelo. [Acesso em jan. 2013]. Disponível em: http://pt.wikipedia.org/wiki/Michelangelo.

Wilson D, Berardesca E, Maibach HI. In vitro transepidermal water loss: differences between black and white human skin. Br J Dermatol. 1988;119(5):647-652.

Yaar M, Gilchrest BA. Ageing and photoaging of keratinocytes and melanocytes. Clin Exp Dermatol. 2001;26(7):583-591.

Yamamura T, Tadashi T. The water-holding capacity of the stratum corneum measured by H-NMR. J Invest Dermatol. 1989;93:160-164.

Zelenková H. Cosmoderm 2000: Congress of the European Society for Cosmetic and Aesthetic Dermatology (ESCAD) – Cannes, France, 6-9 July 2000. J Cosmet Dermatol. 2002;1(1):49-50.

CAPÍTULO 4

Avaliação e Classificação do Envelhecimento

4.1 Tipos de Envelhecimento

• Leninha Valério do Nascimento

Introdução

O fenômeno do envelhecimento, idade cronológica, apresenta dificuldade de comparação com a idade biológica, por isso se justifica a inexistência de uma definição de envelhecimento humano que atenda aos múltiplos fatores que o compõem. Respeitando essas limitações e diante de uma visão prioritariamente biogerontológica, o envelhecimento é conceituado como um processo dinâmico e progressivo, no qual há modificações morfológicas, funcionais, bioquímicas e psicológicas que determinam perda da capacidade de adaptação do indivíduo ao meio ambiente, ocasionando maior vulnerabilidade e maior incidência de processos patológicos que terminam por levá-lo à morte. Comfort (1979) caracteriza o envelhecimento como uma redução da capacidade de adaptação homeostática em face de situações de sobrecarga funcional do organismo. Essas mudanças morfofuncionais ao longo da vida ocorrem após a maturação sexual e comprometem progressivamente a capacidade de resposta dos indivíduos ao estresse ambiental e à manutenção da homeostasia. As alterações são irreversíveis e inevitáveis. De uma forma mais simples, o envelhecimento do organismo como um todo se relaciona com o fato de as células somáticas do corpo começarem a morrer e não serem substituídas por novas, como ocorre na juventude, ou seja, relaciona-se entre outros fenômenos ao envelhecimento celular (ABD).

O envelhecimento cutâneo é o resultado da ação de fatores individuais (genéticos), da ação de noxas do meio ambiente (exposição solar crônica), da poluição e de outros fatores, tais como tabagismo, alcoolismo, estresse emocional, repercussão de doenças cutâneas e sistêmicas (genéticas, endócrinas), hormonais, reações metabólicas (estresse oxidativo), obesidade e aumento de açúcar no sangue e glicação. Fatores do meio ambiente, como a poluição, são pouco documentados. A poluição pela camada de ozônio desencadeia a oxidação de lipídios das membranas celulares epidérmicas, produzindo os radicais livres e uma depleção de vitaminas E e C como antioxidantes. O envelhecimento da pele participa das alterações involutivas que ocorrem em diversos setores do organismo. Podemos considerar os tipos de envelhecimento descritos a seguir.

Envelhecimento intrínseco, verdadeiro ou cronológico

É geneticamente programado (relógio biológico), esperado, previsível, inevitável e progressivo. As alterações são mais observadas nas áreas cobertas e estão na dependência direta do tempo de vida.

Envelhecimento extrínseco ou fotoenvelhecimento

Surge nas áreas fotoexpostas em razão do efeito repetitivo da ação dos raios ultravioleta. As modificações surgem em longo prazo e superpõem-se ao envelhecimento intrínseco, e a pele mostra-se precocemente alterada, lembrando a pele senil. Os termos cronossenescência e actinossenescência bem caracterizam os dois fenômenos distintos, que resultam na "pele velha".

Definimos a cronossenescência ou dermatocronossenescência como o conjunto de alterações que acomete a pele difusamente, com variações topográficas regionais, como consequência natural da idade. São, portanto, comuns a todas as pessoas, embora possam ocorrer variações tegumentares setoriais que se iniciam, usualmente, a partir da quarta década de vida.

Actinossenescência cutânea, ou dermatoactinossenescência, compreende o conjunto de alterações da pele consequentes à exposição aos raios ultravioleta do espectro solar. O aspecto é variável para cada indivíduo, na dependência da melanização da pele, da predisposição individual (tipo da pele) e da frequência e duração da exposição solar no decorrer da vida. A senescência cutânea precoce sintomática compreende as alterações do tipo cronossenescência ou actinossenescência que ocorrem em indivíduos portadores de estados patológicos peculiares (p. ex., progéria, xeroderma pigmentoso, pangeria etc.).

Glogau, em 1994, classificou o fotoenvelhecimento com relação às rugas em quatro graus de acordo com as alterações que apresentam e com a idade:

- Grau I: envelhecimento suave – a partir dos 30 anos; alterações pigmentares discretas, rugas e sequelas de acne em pequeno número.
- Grau II: envelhecimento moderado – a partir dos 40 anos; manchas senis precoces, queratoses palpáveis, linha nasolabial visível, cicatrizes de acne discretas.
- Grau III: envelhecimento avançado – após 50 anos ou mais; presença das discromias e rugas em repouso.
- Grau IV: envelhecimento grave – as alterações da pele são mais graves, a pele tem o aspecto acinzentado, aparecimento dos cânceres, rugas disseminadas, surgindo em torno da sexta e sétima décadas de vida.

A pele como espelho do organismo pode também ser afetada pelos fenômenos fisiológicos, como a menopausa, ou doenças orgânicas ou psíquicas (depressão). Na cronossenescência, as alterações macroscópicas têm substratos microscópicos, bioquímicos, funcionais e patológicos. Atinge a pele glabra, as mucosas e os fâneros (cabelos, pelos e unhas), nervos, vasos sanguíneos, glândulas sudoríparas e sebáceas.

As alterações macroscópicas superficiais da cronossenescência são a atrofia difusa progressiva (cútis laxa) – a pele torna-se lisa, fina, adelgaçada, seca, desidratada, com aparência de papel de cigarro ou casca de cebola, pálida, despigmentada, com diminuição da extensibilidade e da elasticidade. Na face, essa frouxidão tecidual é responsável pelo aspecto caído das pálpebras, das bochechas e da flacidez da pele do pescoço. Observa-se pigmentação difusa acastanhada irregular, diminuição da umidade e da gordura (asteatose, xerose). O panículo adiposo pode estar reduzido em certas regiões: face, nádegas, mãos e pés. Há o aparecimento das rugas superficiais e profundas.

O envelhecimento cutâneo na menopausa, decorrente da carência de estrógenos, é o resultado das alterações do envelhecimento intrínseco e extrínseco e pode ser melhorado com o tratamento de reposição hormonal. O adelgaçamento da pele, com perda de 2% de colágeno por ano, é paralelo à perda óssea. As ondas de calor aumentam a couperose e a congestão vascular. O hiperandrogenismo relativo pode desenvolver em determinadas áreas do corpo um aumento da pilosidade (lábio superior e mento) e uma diminuição na alopecia androgenética.

O estudo estatístico pela análise STEPDISC revelou que as variáveis para os diferentes graus de envelhecimento foram: elastose, rugas nas bochechas e lábio superior, aspereza, manchas e elasticidade.

Não é somente a pele que envelhece; os tecidos subcutâneos também, com variações volumétricas. Os fatores que interferem são a gravidade, a remodelagem esquelética, a redistribuição e a diminuição da gordura subcutânea, além de alterações hormonais ou causadas pelo meio ambiente (fumo, sol, esforço físico excessivo), pelo estresse psicológico e metabólico, pelas doenças crônicas, pela perda de peso e pelo pouco consumo de água.

A involução do esqueleto craniofacial ocorre significativamente no maxilar superior e na mandíbula, causando diminuição da altura total do maciço facial. A reabsorção do maxilar é também um dos componentes de atrofia do lábio superior. Na mandíbula, a atrofia alveolar produz uma modificação do mento, projetando-o para a frente. As órbitas tornam-se côncavas e aumentam de tamanho.

A redistribuição e a modificação da gordura subcutânea em função das perdas de volume são as frontes e o nariz, com uma junção dorsoglabelar, que se deprimem; as têmporas são côncavas, e as zonas periorbitárias lhes dão um aspecto cadavérico. A região mandibular é alta, e o mento e a região perioral também perdem o tecido adiposo.

Nas modificações do tônus muscular ocorre aumento do tônus intrínseco com o envelhecimento (frontal, corrugador, *procerus* e orbicular – situados na parte superior da face); na parte inferior estão localizados os *orbiculari oris*, o depressor *anguli oris* e o platisma.

As modificações morfológicas do envelhecimento da face resultam da associação da atrofia da perda do volume, da reabsorção óssea progressiva, da perda da elasticidade tecidual e da ação da gravidade nesses locais.

Na borda livre dos lábios, principalmente inferior, encontram-se lesões papulonodulares vinhosas ocorrendo na quinta e sexta décadas, chamadas de lagos sanguíneos (Pasini, 1907). Na cavidade oral, observam-se formações enegrecidas localizadas nas faces lateroinferiores da língua (língua "caviar", Mendes da Costa, 1930); enfim, aplainamento das papilas linguais, assumindo aspecto estriado, de cor acinzentada (língua glabra senil, Korting, 1975).

Os pelos são mais finos, rarefeitos, quebradiços e menos numerosos na cabeça, nas axilas, no púbis e nos membros (principalmente nas pernas). Os primeiros cabelos brancos, misturados aos de cor natural, dão o aspecto grisalho e depois o embranquecimento é completo, explicado pela diminuição progressiva dos melanócitos nos folículos pilosos. A diferença da relação anágena (na qual a atividade melanocítica é máxima) para a telógena entre cabelos e pelos explicaria o acometimento mais precoce da cabeleira.[3] Os pelos corporais, também rarefeitos, tornam-se brancos, com remanescentes de cor normal.

A calvície é mais comum nos homens após os 50 anos. Nas mulheres é rara e surge também a partir dessa idade – é comum a redução de cabelos do tipo androgênico: pelos supérfluos e mais grossos surgem nas orelhas, sobrancelhas e nariz, em especial nos homens. Nas mulheres, surgem no mento e no lábio superior (*vellus*) (hiperandrogenismo relativo).

As unhas se tornam mais frágeis, quebradiças, finas ou espessadas, têm diminuição do brilho, tornam-se opacas e apresentam estriações longitudinais, chegando por vezes a fissurar. Nos pés, as unhas ficam mais espessas e encurvadas (onicogrifose) e o ritmo de crescimento diminui. O desaparecimento da lúnula é comum. Até os 30 anos existe um crescimento ungueal progressivo, atingindo uma taxa média de 0,9 mm/semana; há diminuição progressiva em torno de 0,5% ao ano. A diminuição do ritmo de crescimento é mais acentuada nos homens do que nas mulheres até 60 anos; depois dos 80 anos esse fenômeno se inverte. Os corpúsculos de Meissner diminuem com a idade, explicando a insensibilidade aos estímulos táteis e a sensibilidade à pressão.

A fragilidade cutânea observada nos idosos é devida, provavelmente, à diminuição da coesão dermoepidérmica. O comprometimento da microcirculação subcutânea causa fragilidade capilar, que explica a púrpura senil de Bateman. Pequenos traumatismos ocasionam o aparecimento das manchas purpúricas no dorso das mãos e na face de extensão dos antebraços. A microcirculação peribulbar dos folículos pilosos é comprometida no decorrer dos anos e auxilia na compreensão das alterações observadas no idoso: rarefação, atrofia e predisposição para fibrose.

O termo dermatoporose é usado para definir as manifestações clínicas e as complicações da insuficiência cutânea crônica causada pela fragilidade mecânica da pele do idoso. É também chamada de síndrome da fragilidade. Os primeiros sinais e sintomas surgem a partir dos 60 anos, e sua manifestação ocorre entre 70 e 90 anos. Os sinais morfológicos da dermatoporose são: púrpura senil, atrofia cutânea e pseudocicatrizes estelares. Quatro estágios são descritos:

- Presença de púrpura senil, atrofia cutânea e cicatrizes.
- Sinais do primeiro estágio mais algumas lacerações localizadas.
- Presença de múltiplas lacerações e retardo na cicatrização.
- Associação dos hematomas profundos dissecantes, que evoluem para amplas zonas de necrose.

Os locais acometidos são as pernas, em razão de traumas mínimos, pois os vasos sanguíneos estão frágeis e sangram facilmente. O sangramento se situa entre o subcutâneo e a fáscia muscular. Clinicamente, caracteriza-se por uma tonalidade violácea e por um edema com aumento da temperatura local, confundindo-se com a celulite. O hematoma deve ser drenado para evitar grandes áreas de necrose e posterior desbridamento.

A secreção sebácea contínua no adulto diminui a partir de 50 anos nas mulheres e de 70 anos nos homens. No idoso, a secreção sebácea representa 20% a 40% da maturidade; essa diminuição seria decorrente da queda da fração livre, ativa, da testosterona plasmática. As consequências clínicas dessa diminuição são desconhecidas. Não haveria, indubitavelmente, relação com a xerose.

Plewig e Kligman verificaram um aumento no tamanho das glândulas sebáceas, mas sem anomalia do estrato granuloso e dos adipócitos. O exame autorradiográfico demonstrou que o trânsito de marcagem da periferia para o centro da glândula estava diminuído, refletindo uma redução da renovação das células secretoras – isso poderia explicar a hiperplasia das glândulas sebáceas.

Os aspectos morfológicos que ocorrem no envelhecimento extrínseco (actinossenescência) são muito variados e surgem nos locais expostos cronicamente aos raios solares – face, pescoço, dorso das mãos. Algumas regiões são mais expostas de modo particular: fronte, pômulos, periorbitária, peribucais e mento. A pele é áspera, espessa, amarelada, inelástica, fosca, xerótica, apergaminhada, com pigmentação mosqueada. O espessamento da pele é particularmente visível nos orifícios pilosos dilatados. O conjunto dessas manifestações e a cor amarelada da pele dão o aspecto citrino descrito por Milian.

Com as púrpuras coexistem lesões cicatriciais, esbranquiçadas, de contornos irregulares, chamadas de pseudocicatrizes estelares de Colomb.

Nas faces laterais do pescoço e na orla do decote observamos um aspecto particular, atrófico, telangiectásico, com dilatação dos folículos pilossebáceos (aspecto "pele de galinha"), chamado de eritrose interfolicular *coli*. Os indivíduos de pele clara apresentam teleangiectasias acentuadas com aspecto de couperose.

O mílio pseudocoloide é composto por pápulas amareladas translúcidas localizadas na fronte, nos antebraços e mãos, cuja origem é discutida (anomalia de síntese do fibroblasto ou tecido elastótico degradado).

Na pele exposta ao sol, principalmente na face e no dorso das mãos, encontram-se máculas hiperpigmentadas, de bordas irregulares, de cor variável – do marrom-claro ao escuro, de alguns milímetros até alguns centímetros: são os lentigos solares ou senis. Essas manchas benignas não devem ser confundidas com o lentigo maligno ou a melanose, localizada na face, cuja evolução e prognóstico são desfavoráveis, com predominância no sexo feminino.

A hipomelanose em gotas (leucodermia solar gotada) surge pela ação prolongada e cumulativa da radiação solar nas áreas expostas. As lesões são manchas hipocrômicas ou acrômicas, em gotas de 2 a 5 mm de diâmetro, com atrofia discreta, localizadas principalmente nas pernas e nos braços. Shin sugere que a hipomelanose idiopática gotada seja um fenômeno associado ao processo normal do envelhecimento cutâneo e a microtrauma repetido na pele, associado também a xerose e a lentigo solar.

Em 1985, foi relatada por Shimizu et al. uma entidade chamada de papulose fibrosa branca, caracterizada por múltiplas pápulas brancas em torno do pescoço em indivíduos idosos. Sua prevalência racial não é clara, e a idade média é de 60 anos. A alteração histopatológica principal é o espessamento das fibras colágenas das dermes papilar e reticular.

A pele senil apresenta, também, algumas vezes, lesões benignas em número variável, de acordo com a predisposição individual: angiomas rubis, queratoses seborreicas, acrocórdios. Nas pálpebras observam-se, algumas vezes, xantelasma e siringomas.

Várias entidades diferentes foram descritas no passado, mas na realidade representam alterações distintas dentro do espectro da actinossenescência e que podem ser encontradas em um mesmo indivíduo. Azulay e Azulay relacionam oito tipos, que denominaram, ao conjunto, "dermatose elastótica actínica":

- **Elastoma difuso (Dubreuilh, 1892):** se caracteriza por pele espessa, discretamente pastosa e de um colorido que lembra o marfim velho. É comum na face e na área do decote.
- **Pele citreínica (Milian, 1921):** caracterizada por um aspecto que se assemelha à morfologia da pele dos cítricos, porém de coloração amarelada, tipo marfim antigo.
- **Pele romboidal (Jadassohn, 1925):** caracterizada por aspectos losângicos delimitados por sulcos relativamente profundos. Localiza-se em geral na nuca e às vezes em outras áreas, como na face e nos antebraços.
- **Elastoidose cística e comedônica (Favre-Racouchot, 1951):** caracterizada pela presença de cistos e de grandes comedões implantados em pele amarelada, em geral com localização periorbitária e temporal.
- **Nódulos elastóticos das orelhas (Carter, 1969):** representam formações nodulares localizadas simetricamente no anti-hélix.
- **Queratodermia marginal das palmas (Ramos e Silva, 1957):** caracterizada por hiperqueratose em faixa, nos limites das partes dorsal e palmar, em disposição nas bordas cubital e radial.
- **Granuloma actínico (O'Brien, 1985):** uma reação granulomatosa ao material elastótico dérmico, provavelmente de natureza imunológica celular, com quatro aspectos histológicos: gigantocelular, necrobiótico, histiocitário e sarcoídico.
- **Dermatite verrucosa elastótica solar (Padilha-Gonçalves et al., 1984):** caracterizada por lesão vegetante com degeneração elastótica, acompanhada de processo inflamatório linfocítico e plasmócito, que os autores interpretam como uma reação autoagressiva ao material elastótico.

Nas manifestações clínicas da pele do idoso, podem ser citadas as lesões pré-cancerosas e cancerosas: queratoses actínicas, leucoplasia, doença de Bowen, carcinomas basocelular e espinocelular.

4.2 Classificação dos Tipos de Pele e Níveis de Dermato-heliose

• Leninha Valério do Nascimento

O envelhecimento da derme morfologicamente se caracteriza por uma diminuição da sua espessura em torno de 20%, que é responsável pelo aspecto adelgaçado, quase transparente, comparável ao papel de cigarro, da pele do idoso. As células, sobretudo os fibroblastos, diminuem. A rede vascular está comprometida. Essas modificações ocorrem essencialmente na derme superficial.

Bouissou et al. estudaram e classificaram as alterações das macromoléculas de colágeno e de elastina em vários tipos, que ocorreriam com o passar dos anos:

- **Tipo 0 (zero):** corresponde a um aspecto histológico observado na pele jovem e sadia.
- **Tipo I:** mostra uma rarefação das fibras elásticas oxitalânicas, separadas por espaços largos, em que algumas perdem sua ancoragem com a membrana basal.
- **Tipo II:** o desaparecimento das fibras oxitalânicas é quase completo, deixando uma faixa clara subepidérmica, atravessada por alguns feixes desorganizados de fibras colágenas.

- Tipo III: corresponde a uma acentuação do tipo II. A faixa clara subepidérmica é mais proeminente ou menos espessa que a epiderme (Figura 4.1A-F).

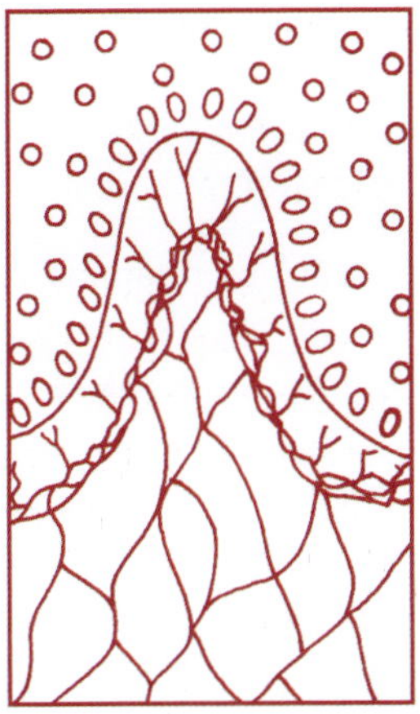

Figura 4.1A. Típico padrão da pele delgada, considerando-se uma papila dérmica, de profundidade normal, no qual se vê um plexo elaunínico de onde partem fibras oxitalânicas em direção à membrana basal da epiderme e aonde chegam fibras elásticas profundas da derme.

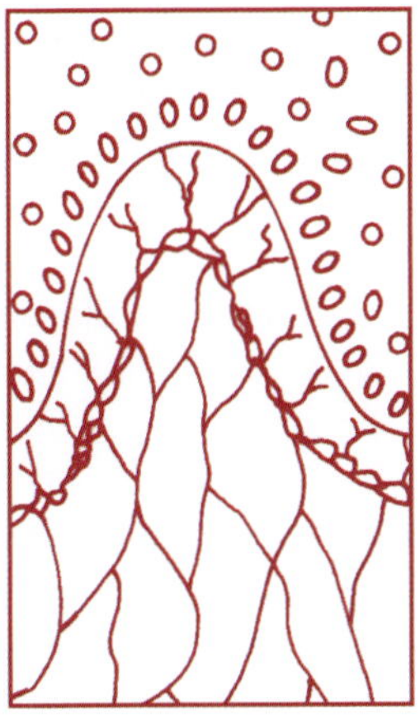

Figura 4.1B. Estádio I – as fibras oxitalânicas mostram-se tortuosas – primeiras alterações do envelhecimento.

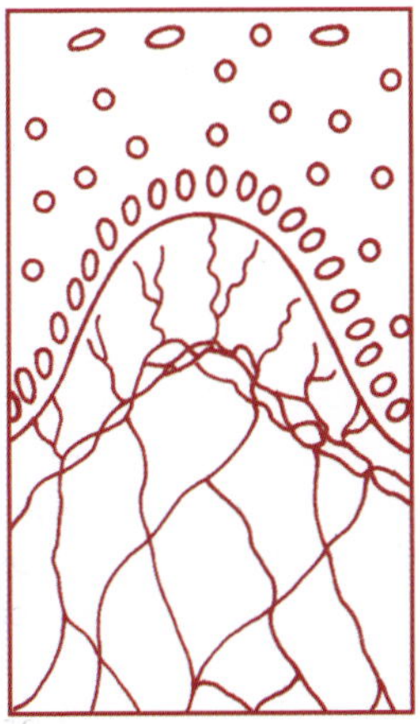

Figura 4.1C. Estádio II – papila dérmica mais baixa e plexo elaunínico mais desagregado. As fibras oxitalânicas, em fase de desaparecimento, mostram nodulações.

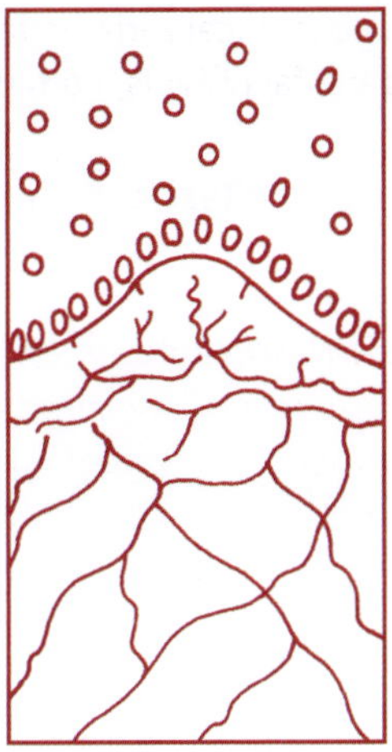

Figura 4.1D. Estádio III – fragmentos de fibras oxitalânicas e restos do plexo elaunínico. Papila dérmica mais rasa que no estádio anterior.

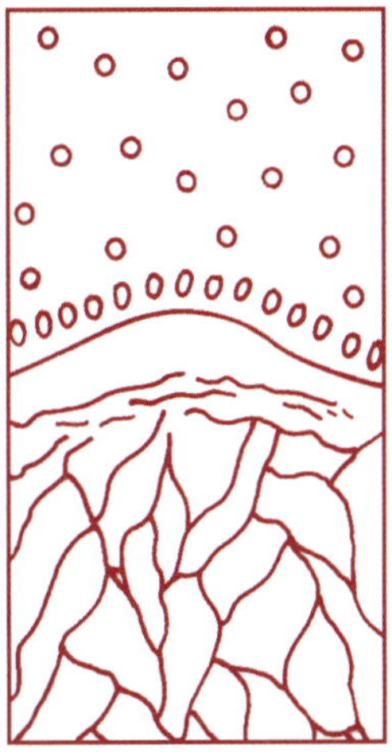

Figura 4.1E. Estádio IV – derme papilar desprovida de fibras da parte inferior da derme reticular (elaunínicas ainda exibem aspecto de plexo). As fibras elásticas, mais profundas, estão espessadas.

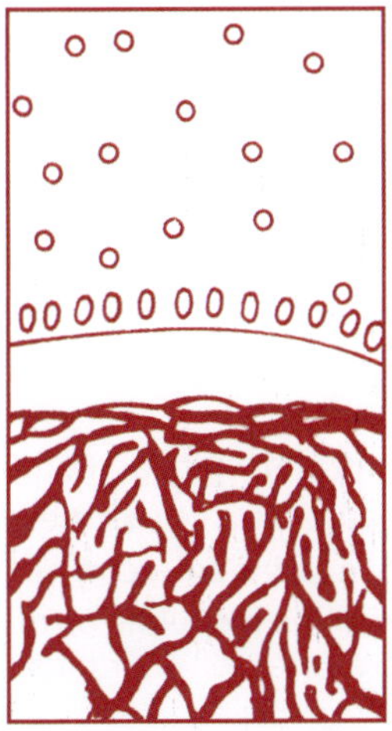

Figura 4.1F. Estádio V – aplainamento das papilas e consequente retificação da junção dermoepidérmica. Presença de material amorfo ocupando zona desprovida de fibras da derme papilar. As fibras da reticular mostram-se espessadas, com nítida degeneração.

4.3 Técnicas Semióticas de Avaliação do Envelhecimento Cutâneo

• Leninha Valério do Nascimento

Os recursos semiotécnicos são muito importantes em dermatologia, pois complementam o diagnóstico de inúmeras dermatoses. A ectoscopia, ou seja, o exame objetivo a olho nu, necessita, muitas vezes, do uso de técnicas simples antes de outros exames mais agressivos, como é, por exemplo, o histopatológico. O exame com luz natural, como sabemos, é superior ao realizado com luz artificial, que interfere na cor real que as lesões possam apresentar.

No envelhecimento cutâneo, as discromias (presença de alterações pigmentares) ocorrem em diversas situações, e a cor passa a ter uma importância capital. Exemplos: cor amarelada da pele citrina, cor acastanhada dos lentigos e queratoses, cor avermelhada com diversas tonalidades das púrpuras (púrpura senil), cor azulada dos lagos venosos labiais (ectasias venosas).

O exame pode ser natural, sem nenhuma interferência de outra fonte lumínica, ou aprimorado com lupas em diversos graus de ampliação. Existem no comércio lupas acopladas a uma fonte luminosa com disposição às vezes circular, que facilita o exame das mucosas e semimucosas. Convém ressaltar, ainda, a importância da documentação fotográfica, que deve ser a mais fiel possível com relação à forma e à cor da lesão.

A curetagem metódica é muito útil no diagnóstico de algumas dermatoses escamosas, como a psoríase e a parapsoríase. A cureta, instrumento simples, pode também auxiliar no diagnóstico diferencial de algumas queratoses, inclusive da queratose actínica.

A palpação executada com o polegar e o indicador representa uma manobra simples e indispensável para avaliar a tonicidade da pele e sua extensibilidade. Após a apreensão da pele, ela deve imediatamente voltar ao normal – quando isso não ocorre e o pregueamento se mantém por alguns segundos, está indicado provavelmente o comprometimento dérmico, sobretudo das fibras elásticas.

A epilação utilizando pinças comuns pode ser um recurso interessante quando se deseja aprofundar o exame dos pelos e cabelos – cor, textura ou encaminhamento para exames bioquímicos mais sofisticados. A diascopia (vitropressão) com lâmina comum usada em histologia pode ser um recurso semiotécnico banal na apreciação, por exemplo, de ectasias vasculares e lesões purpúricas.

A lâmpada de Wood pode, ocasionalmente, facilitar o exame das melanodermias secundárias (lumínica ou não) e dar uma informação útil quanto à profundidade em que se situa o pigmento dérmico. Em função da fluorescência apreciada em certas lesões (pitiríase versicolor – fluorescência róseo-dourada; eritrasma – vermelho-coral), ela se diferencia das discromias actínicas e da pitiríase alba.

Recursos semiotécnicos de reconhecida utilidade no diagnóstico precoce da hanseníase podem também auxiliar e comprovar alterações de capilares e terminações nervosas que tendem a acontecer na pele senil. Assim, a pesquisa das sensibilidades dolorosa (agulha), térmica e tátil pode exigir um diagnóstico diferencial importante com a hanseníase. Nos indivíduos idosos, são relativamente comuns a rarefação pilosa e os distúrbios parestésicos e da sensibilidade, ressaltando o papel que essas técnicas simples podem ter no diagnóstico diferencial.

A avaliação da sudorese usando pilocarpina constitui exemplos de alterações comuns que podem ser encontradas tanto na hanseníase quanto em áreas de involução cronológica dos anexos cutâneos. O teste da histamina, que avalia a integridade do reflexo axônico, do mesmo modo pode estar comprometido em ambas as situações – a tríplice reação de Lewis está completa na pele normal.

Uma técnica moderna e muito interessante é a dermatoscopia (epiluminescência), que necessita de um instrumental relativamente simples – o dermatoscópio. Realiza o exame das lesões com boa iluminação, ampliadas, e permite a documentação fotográfica e minuciosa.

Um exemplo de sua grande utilidade é no reconhecimento de lesões pré-malignas, sobretudo do melanoma. No indivíduo idoso predisposto ao aparecimento de lesões pigmentadas de diversos tipos, a técnica tem-se mostrado de muito valor em mãos experientes.

4.4 Processo de Envelhecimento

Desenvolvimento Craniofacial

- Oleg Sabatovich
- Patrick Giscard Sabatovich

Considerações gerais

Embriologicamente, o crânio é uma estrutura sólida que se forma a partir do mesênquima e envolve o encéfalo, participando, continuamente, em seu crescimento volumétrico durante o período intrauterino e nas várias etapas de crescimento e desenvolvimento pós-nascimento, caracterizando os contornos frontotemporo-occipitais.

Esse processo é respaldado pelas características herdadas geneticamente e pela interação da criança com o meio ambiente. O modo de vida que é proporcionado pela família, os hábitos adquiridos durante o crescimento, a alimentação, o desenvolvimento dentário e a utilização de aparelhos corretivos, a história de doenças respiratórias, o tipo de sono e outras situações determinam a harmonia no crescimento craniofacial.

O processo de crescimento, se necessário, pode ser acompanhado e monitorado por especialistas. Estes possibilitarão a detecção precoce das limitações e alterações nas funções faciais, como respiração, sucção, deglutição, mastigação, fala, e nos movimentos da musculatura da face e do pescoço.

A estrutura óssea cranial e facial cresce e se desenvolve em harmonia, a partir da multiplicação celular óssea nas áreas, como testa, seios paranasais e maxilares, mandíbula com erupção dos primeiros dentes, nariz, órbita e orelhas, como demonstrado na Figura 4.2.

Assimetria craniana é observada no período ainda intrauterino, pelo fato de a criança estar deitada com a cabeça mais tempo de um lado que do outro. Essa situação normal é chamada de plagiocefalia posicional, que começa na vida intrauterina e continua no período de pós-nascimento.

Acredita-se que essa condição seja proveniente de:

a) Espaço intrauterino restrito e a placenta com o feto em evolução ainda mais restringe a posição e facilidades de formação assimétrica de um feto no espaço intrauterino.
b) Gestações: mães mais jovens, primeira gestação, pelve estreita e gestação com gêmeos e produto grande.

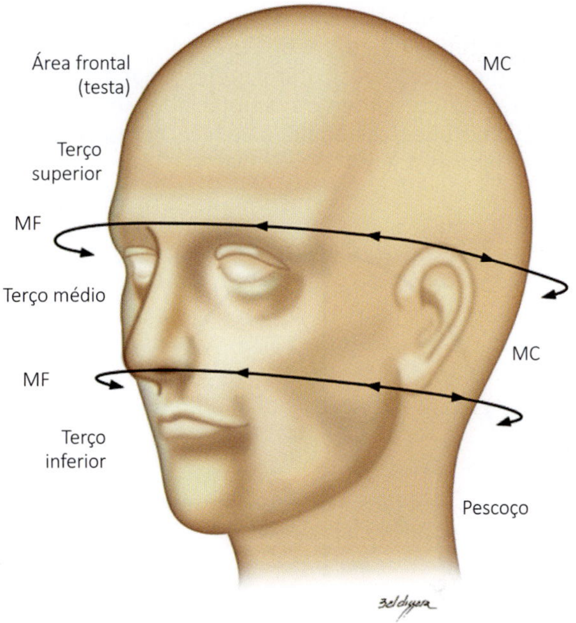

Figura 4.2. Fase final do desenvolvimento craniofacial, determinando o padrão individualizado de beleza facial.
MF: massa facial; MC: massa cranial.

c) Gravidez complicada e trabalho de parto prolongado.
d) No período pós-parto, a posição de dormir da criança é sempre a mesma.

Essas assimetrias iniciais se observam mais na idade adulta e se acentuam no período da menopausa nas mulheres e da andropausa nos homens.

As áreas com maior observação das assimetrias são:

a) orelhas: posição, formato e tamanho;
b) pálpebras superiores: assimétricas, ptoses unilaterais, fenda orbitária nunca assimétrica, quantidade e extensão do sulco palpebral e rugas diferentes;
c) pálpebras inferiores: sulco infrapalpebral assimétrico, rugas laterais dos olhos diferentes, tendência a ectrópio palpebral, assimetria das sobrancelhas e desnivelamento;
d) sulcos glabelares: nasogenianos, nasojugais, assimétricos, unilaterais;
e) narinas nasais: assimétricas, com aberturas diferentes;
f) oclusão dentária: mordida cruzada, desgaste unilateral dos dentes;
g) mandíbula: desalinhamento, excursão e dor na articulação com articulação temporomandibular (ATM), perda da linea mandibular com formação de flacidez, unilateral;

h) gordura de Bichat: assimétrica;
i) submento e pescoço: bandas platismais assimétricas, depósito de gordura subcutânea não uniforme.

O sistema musculoaponeurótico funcional fornece sustentação à gordura subcutânea e à pele, que é um órgão de revestimento semelhante aos lábios, orelhas, cabelos, sobrancelhas e cílios. Esse conjunto está em constante modificação estrutural, determinando as diferentes fases do crescimento craniofacial observadas na infância, juventude, fase adulta e velhice, como demonstrado nas Figuras 4.3 a 4.18.

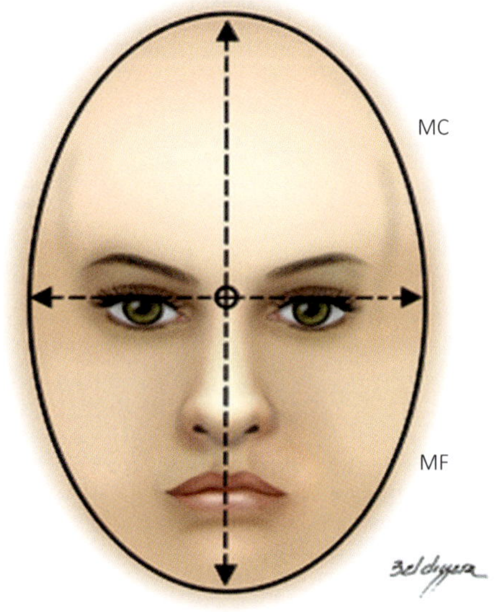

Figura 4.3A. Vista anterior (frontal) da cabeça, demonstrando a proporção entre massa cranial e facial.

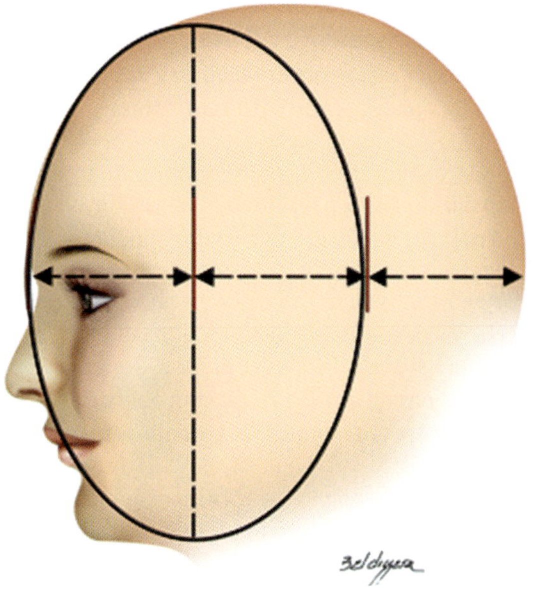

Figura 4.3B. Vista lateral da cabeça, demonstrando a proporção entre massa cranial e facial.

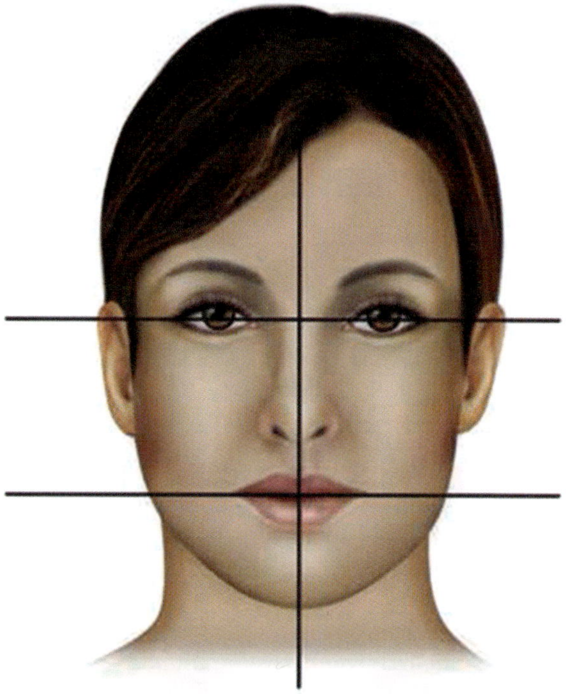

Figura 4.3C. Vista anterior da face, demonstrando as linhas e vetores da posição e a harmonia entre musculatura e a pele na pessoa jovem.

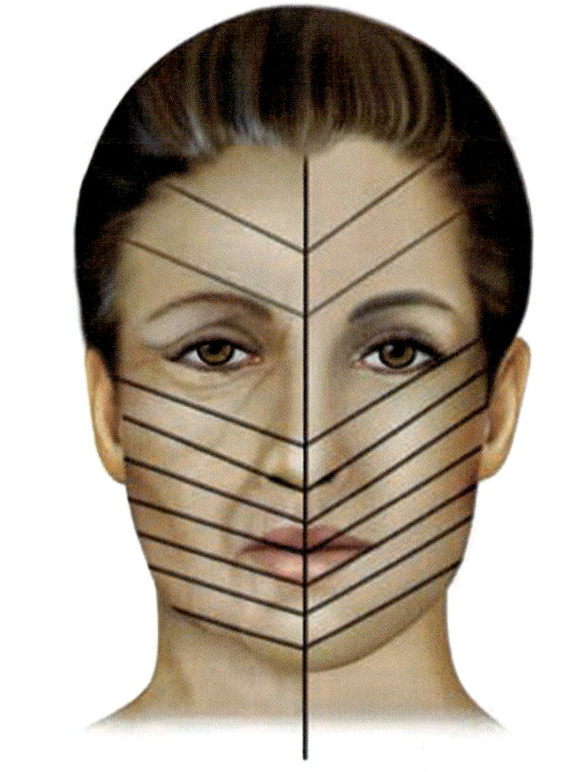

Figura 4.3D. Perda dos contornos e relações entre musculatura e a pele (envelhecimento facial). Lado direito mostra perda da fixação de firmeza dos tecidos.

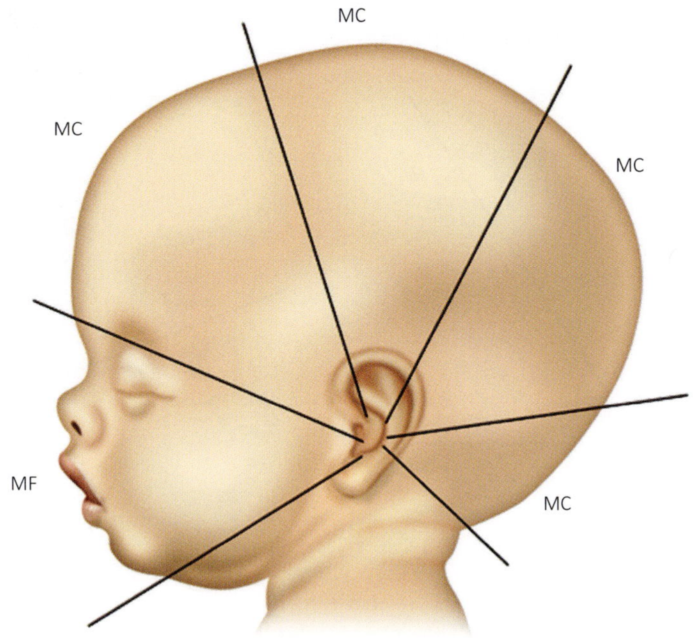

Figura 4.4. Recém-nascido: a proporção entre massa cranial (MC) e facial (MF) é de 3:1 (parte anterior e posterior). O crânio posterior é abaulado. Ausência de cabelo. Os olhos estão fechados e abaulados. O nariz é em "S", curto e com a ponta elevada. Os lábios e a boca são pequenos. Mento discreto. A posição da orelha é baixa e o pescoço é curto e fraco.

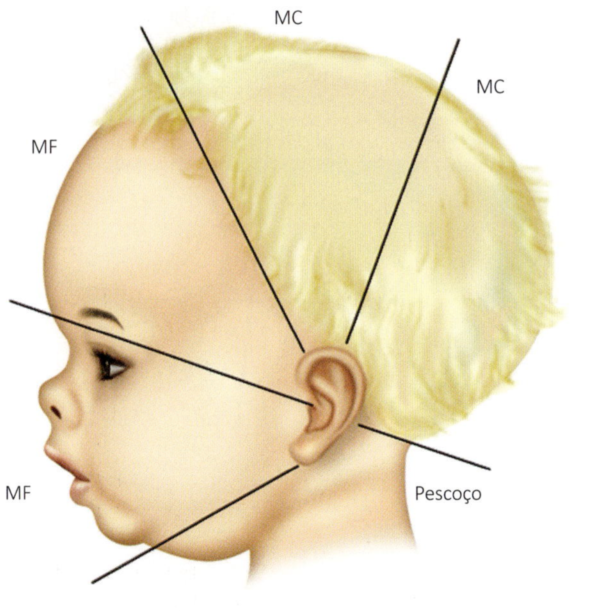

Figura 4.5. Criança com 6 meses: predomínio da massa cranial sobre a facial. O crânio posterior é abaulado. Discreta pelugem. Os olhos estão abertos, sem abaulamentos, olhar atento, inteligente e observador. O nariz é em "S", curto e com a ponta elevada. Os lábios e a boca são pequenos. Inicia-se o crescimento horizontal e vertical da mandíbula. A posição da orelha é baixa e o pescoço é curto e fraco.

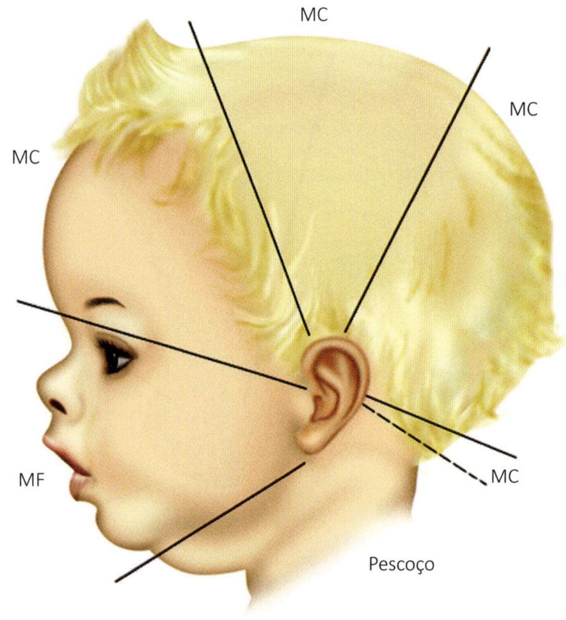

Figura 4.6. Criança com 1 ano: predomínio da massa cranial sobre a facial. A parte labial está mais aberta. A mandíbula, o mento e o pescoço estão sendo preenchidos de gordura e ocorre a erupção dos primeiros dentes da frente. Pescoço mais firme.

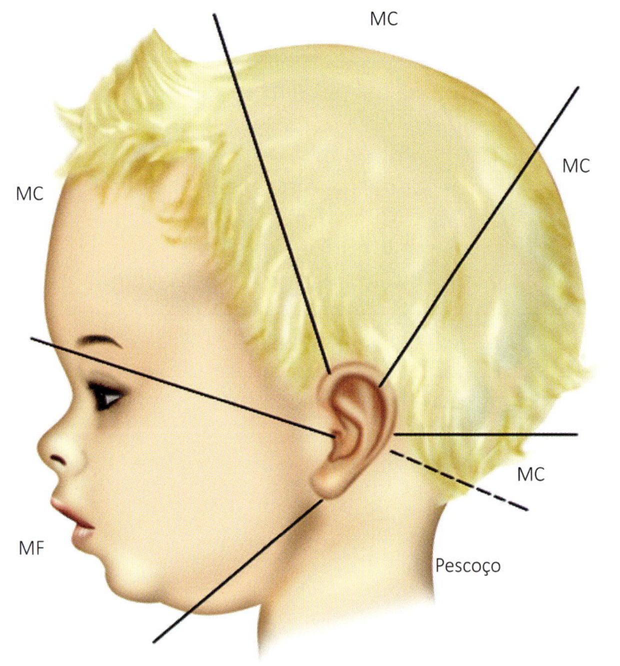

Figura 4.7. Criança com 2 anos: predomínio da massa cranial sobre a facial. Crescimento do dorso do nariz e do pescoço. A parte occipital está aplanando. Mudança na textura, flexibilidade e mobilidade da boca e dos lábios.

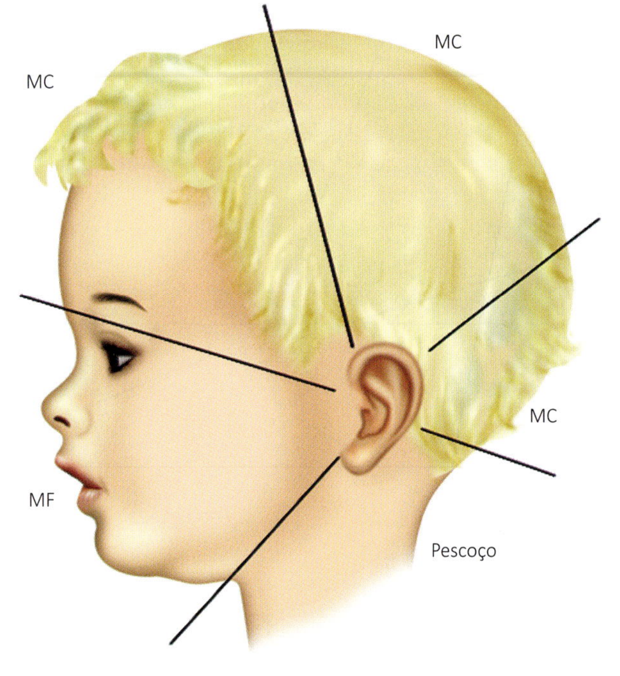

Figura 4.8. Criança com 4 anos: a proporção entre a massa cranial e a facial é de 2,5:1, a frente está menos abaulada e o cabelo preenche todo o espaço. O dorso do nariz é curvado e o nariz, alongado. A boca e os lábios têm maior firmeza e expressão, em decorrência da fala. Há crescimento horizontal e vertical da mandíbula e crescimento dentário. Observa-se diminuição da gordura do pescoço, com afinamento deste e aparecimento do músculo platisma.

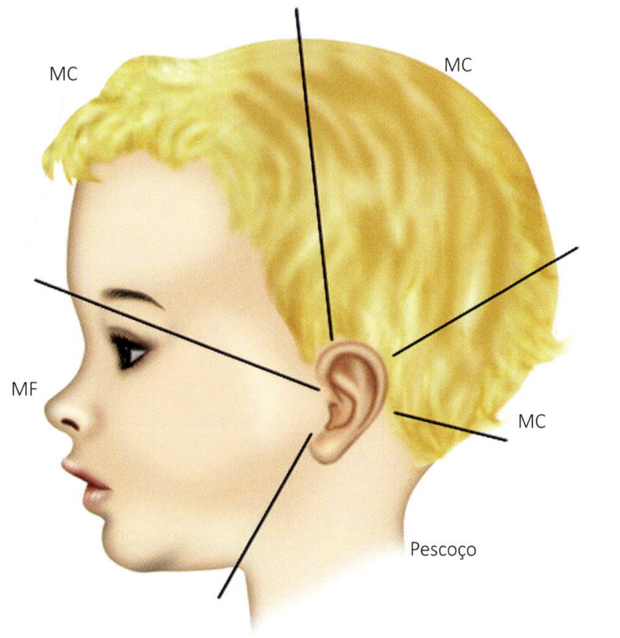

Figura 4.9. Criança com 7 anos: a proporção é de 2:1/3:1 entre massa cranial e facial. As cavidades orbitárias são grandes e as sobrancelhas acompanham a órbita. A região occipital forma um "S", com cabelo denso, comprido e brilhoso. O dorso do nariz é quase alongando e o ângulo columela-lábios ainda está fechado. O mento está arredondado mas com tendência a retificação da posição. A mandíbula é maior. As orelhas são mais cêntricas e o pescoço, mais firme.

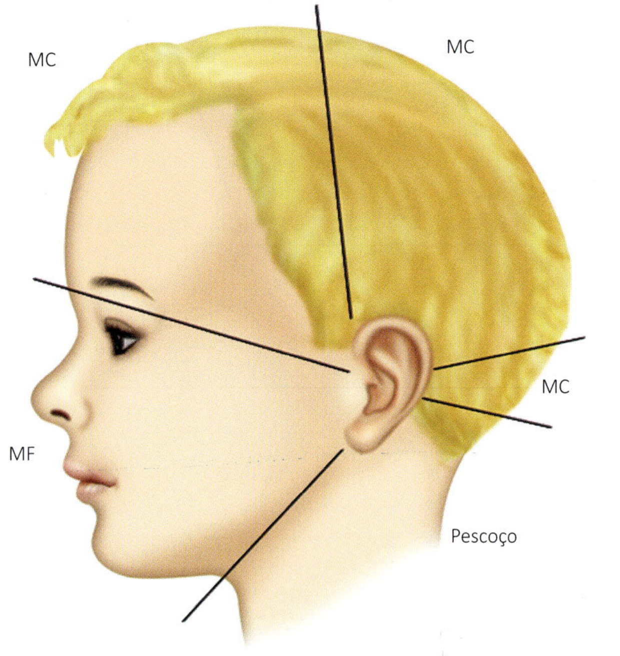

Figura 4.10. Criança com 12 anos: a proporção entre a massa cranial e a facial é de 2:1. Observa-se franco desenvolvimento vertical da face e do pescoço. Início de caracteres faciais, como firmeza, força e beleza individual. Etapa da adolescência.

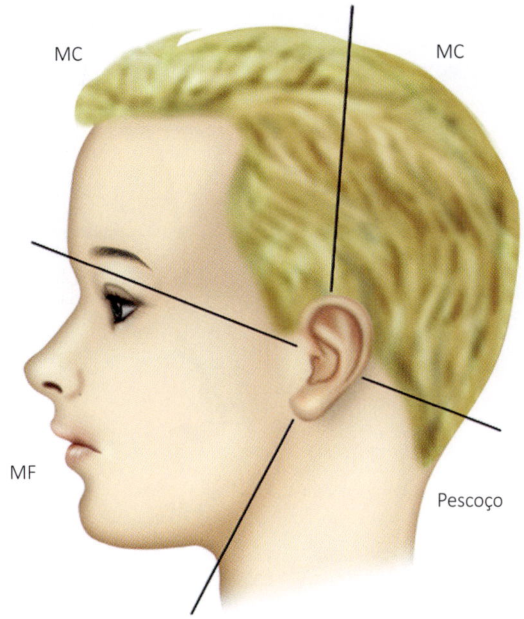

Figura 4.11. Adolescente com 15 anos: a proporção entre a massa cranial e a facial é de 2:1. Pode-se considerar proporções de uma cabeça adulta. O couro cabeludo e o cabelo revestem parte da superfície já estabelecida. A testa é vertical, ocupando 1/3 do tamanho da face. A órbita está bem definida e o posicionamento dos olhos e das pálpebras está em harmonia. O nariz tem a ponta elevada, medindo entre 5,5 e 6,5 cm de comprimento, e as características étnicas são preservadas. O terço inferior da face é representado por lábios, mento, maxila e mandíbula, que ainda estão em movimento e definição. O posicionamento das orelhas é central, atingindo a maturação entre 6 e 6,5 cm em seu eixo vertical. O pescoço é fino.

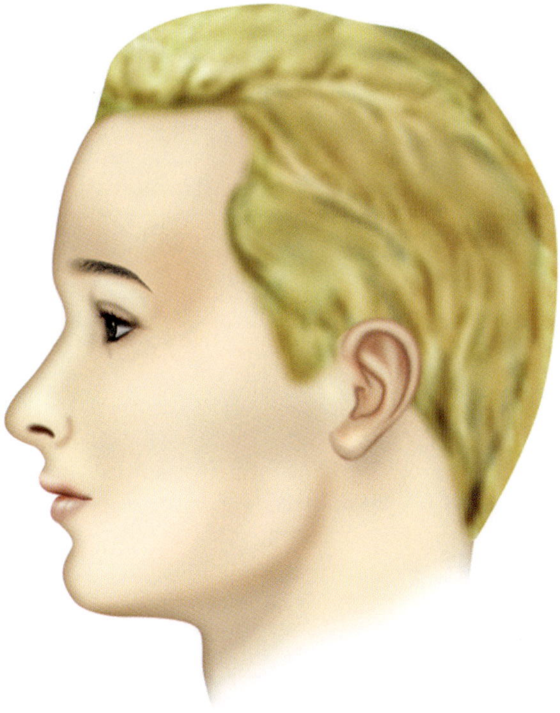

Figura 4.12. Homem com 20 anos: entre 18 e 20 anos de idade é alcançada a fase adulta. Observa-se maior harmonia entre as proporções de massa cranial e facial. Claridade nas estruturas ósseas e nos tecidos de revestimento. Predomínio de curvas, ângulos e concavidades. Vários pontos de luz e triângulo da face com ápice no mento. Firmeza dos tecidos e cabelos cheios. O ângulo nasolabial é diminuído < 90°; os orifícios nasais tendem à horizontalização, e as asas nasais apresentam-se alargadas.

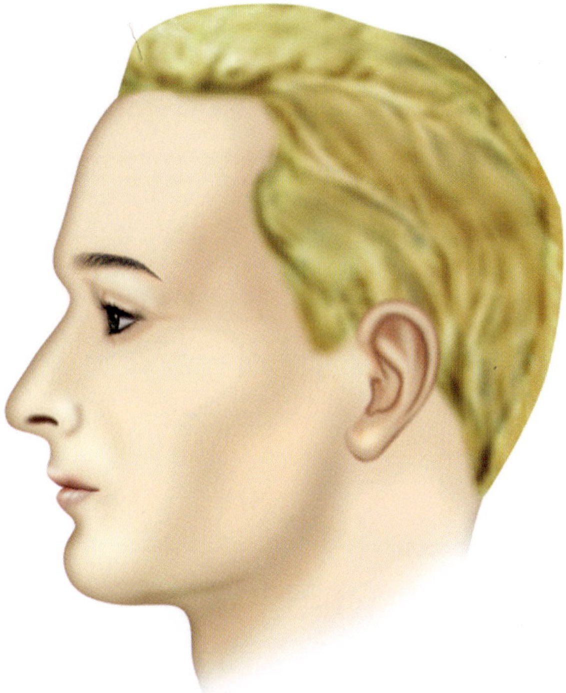

Figura 4.13. Homem com 30 anos: a partir dessa idade observa-se a diminuição da firmeza dos tecidos de revestimento, início de flacidez na região palpebral. Aparecimento das primeiras rugas periorais e periorbitárias. Podem surgir entradas no couro cabeludo. A pele da região mandibular começa a perder o brilho, com acúmulo de gordura na região submentoniana.

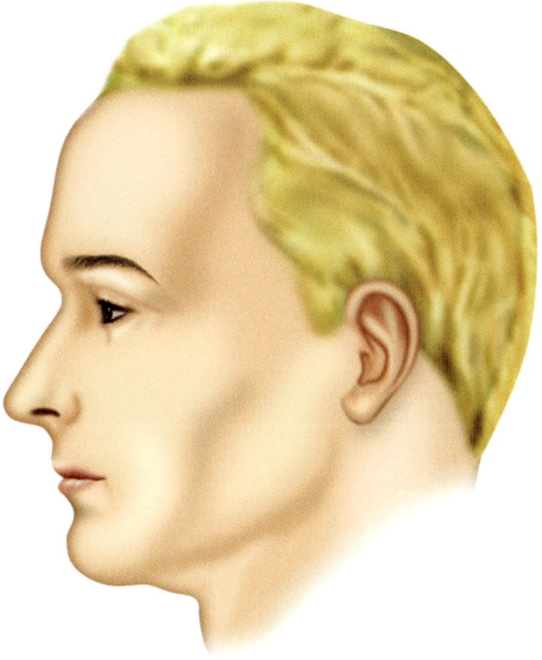

Figura 4.14. Homem com 35 anos: acrescenta-se início de flacidez na parte central da face, aparecimento de bolsas palpebrais inferiores e flacidez da região submentoniana. Inicia-se a perda do contorno facial juvenil. Pele do pescoço um pouco flácida.

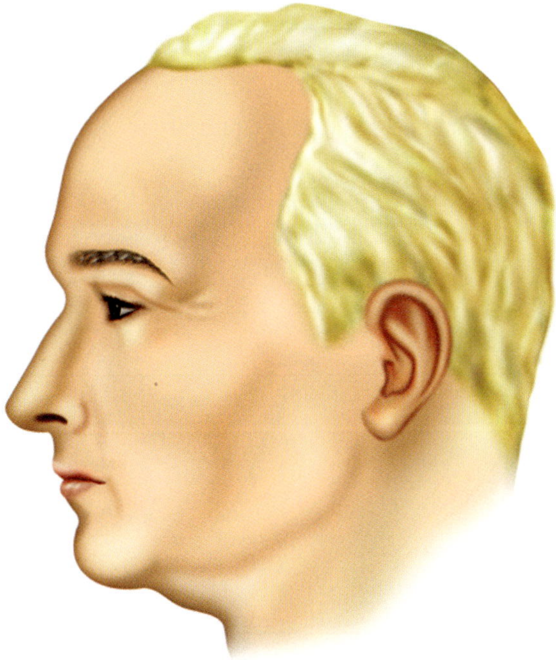

Figura 4.15B. Homem com 50 anos.

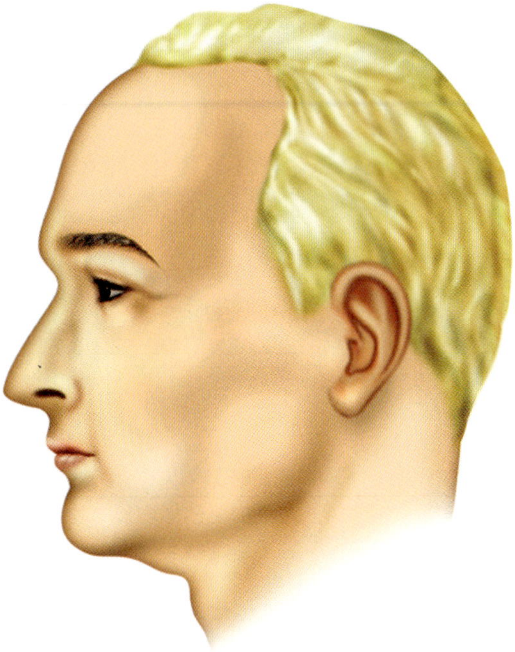

Figura 4.15A. Homem com 40 a 45 anos: observa-se a rarefação dos cabelos, com a testa alongada, entradas laterais pronunciadas. Região occipital e pescoço posterior "ganham" protuberância de gordura e flacidez de pele. Rugas na região glabelar, periorbitariases periorais mais pronunciadas. Os olhos estão posicionados no "fundo" da órbita. Leve flacidez da bochecha, demonstrando início de enfraquecimento do sistema musculoaponeurótico superficial (SMAS). Os lábios já demonstram perda de firmeza e aparecimento de sulcos no canto da boca. Separação do mento da linha mandibular. Pescoço mais pesado.

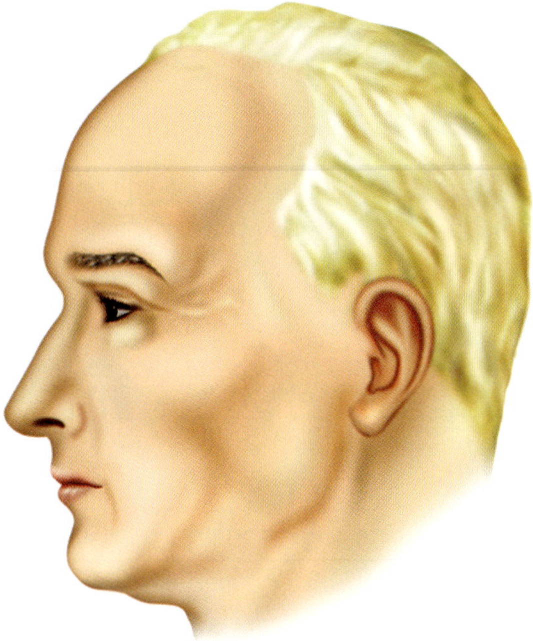

Figura 4.16A. Homem com 50 a 55 anos: maior perda de cabelos e aparecimento de cabelos brancos. Testa alongada e pele enrugada, sem brilho e manchada na área temporofrontal. Perda do formato e do posicionamento das sobrancelhas. Aparecimento das bolsas de gordura nas órbitas e excesso de pele. Nos lábios, perda de tônus muscular, presença de rugas dinâmicas e nivelamento na proporção lábio superior/inferior, diminuição da firmeza e da textura e início de apagamento do filtro e do vermelhão dos lábios. Perda de gordura subcutânea nas bochechas e aparecimento dos ligamentos que sustentam a área. Apagamento da linha mandibular. Flacidez submentoniana e do pescoço. Bandas platismais mais evidentes.

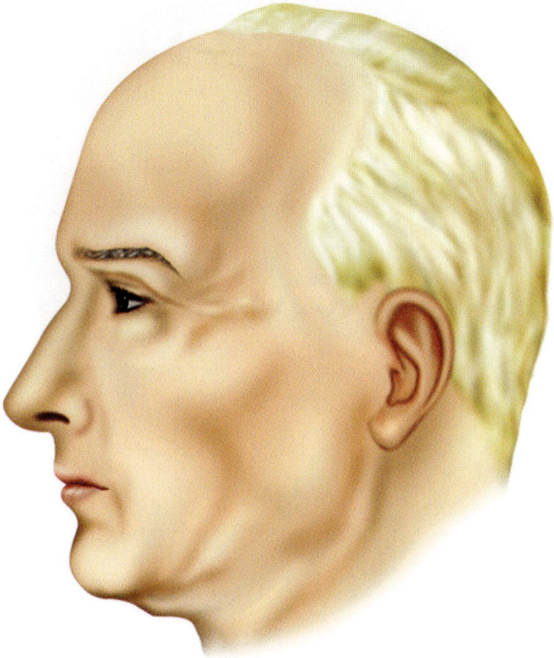

Figura 4.16B. Homem com 60 anos.

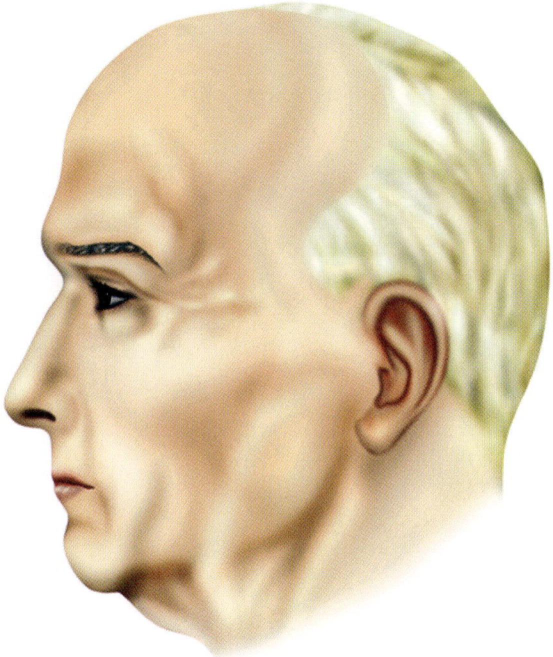

Figura 4.17B. Homem com 70 anos.

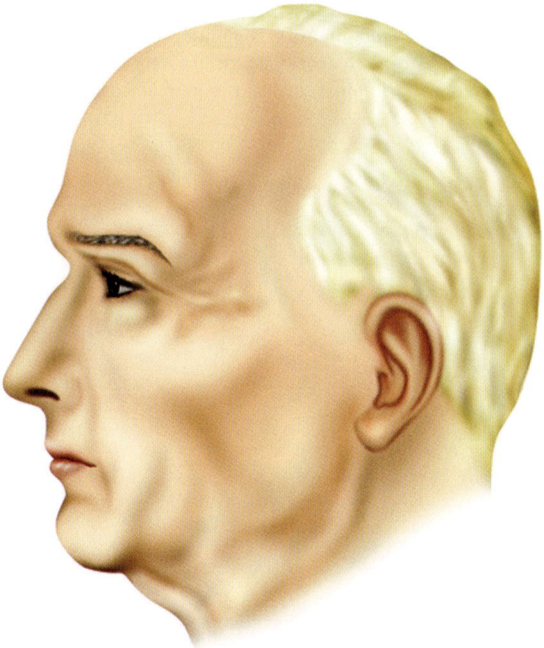

Figura 4.17A. Homem com 60 a 65 anos: calvície mais evidente. Perda do tecido subcutâneo no couro cabeludo e aparecimento das irregularidades cranianas. A parte óssea (nariz e arco zigomático) é cada vez mais apreciada, pela perda de gordura subcutânea e pelo envelhecimento cutâneo. Flacidez e alongamento dos lóbulos das orelhas. Expressão facial de tristeza, cansaço e perda de energia pela flacidez de todas as regiões da face e do pescoço. Observa-se inclinação do pescoço.

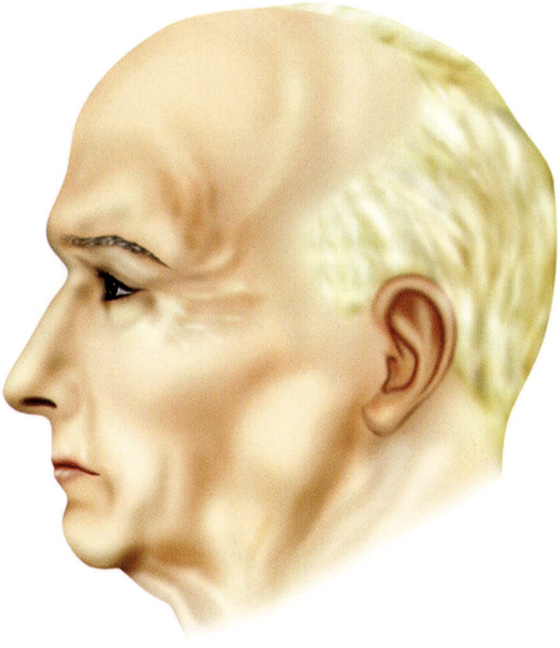

Figura 4.18A. Homem com 70 a 80 anos: observa-se perda na relação entre massa cranial e facial. Perda volumétrica da parte óssea, dando impressão de aumento do nariz, das orelhas e do mento. Retração da boca e dos lábios pela perda de dentes e involução das gengivas. Perda total do contorno facial com apagamento do ângulo da mandíbula. A pele é fina, manchada e sem viço. O cabelo, fino, fraco, lasso e branco na periferia do crânio. A cabeça está inclinada para seguir os movimentos e o pescoço não tem firmeza muscular.

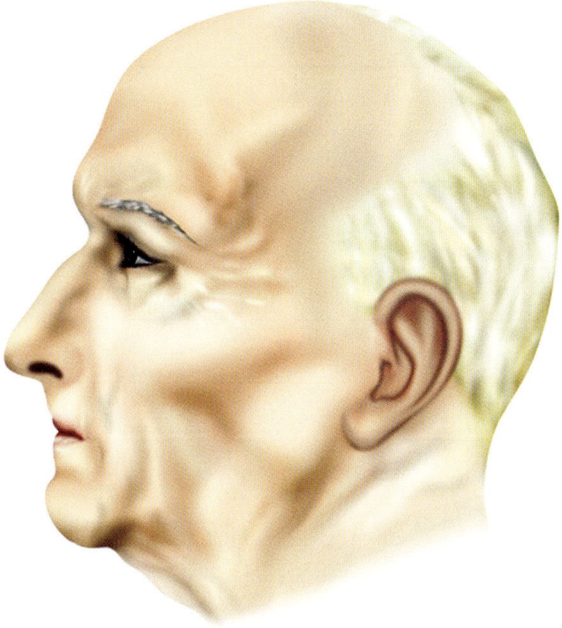

Figura 4.18B. Homem com 80 anos. As estruturas ósseas e cartilaginosas cada vez mais destacadas.

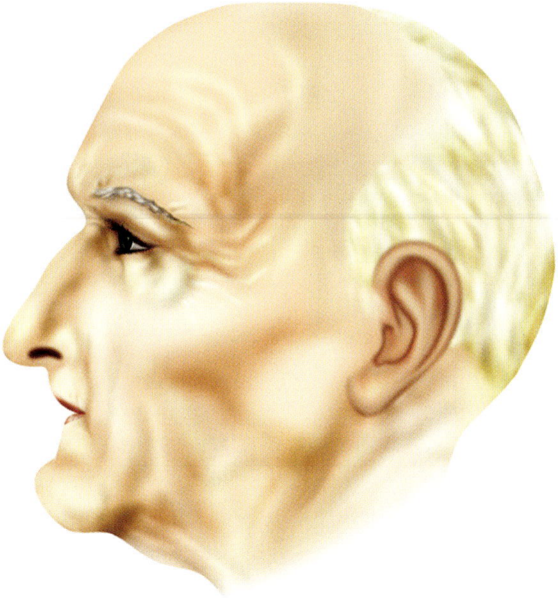

Figura 4.18C. Homem com mais de 80 anos. Perda da gordura subcutânea na face, no pescoço, no nariz, na órbita e na mandíbula.

A fase terminal do crescimento constitui um fator importante na definição dos contornos faciais, determinando diferentes tipos de crânios que são classificados em: dolicocéfalo, braquicéfalo e mesocéfalo, conforme demonstrado nas Figuras 4.19 a 4.22.

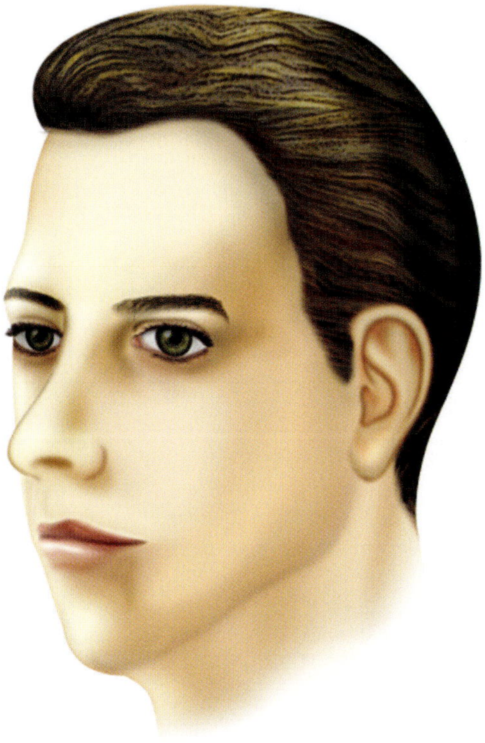

Figura 4.19A. Dolicocéfalo: a estrutura óssea cranial é alongada verticalmente, os elementos faciais caracterizam-se por fronte alta, nariz comprido e elevado, mento levemente projetado para a frente e base do crânio estreita. A expressão facial é bem definida, típica de homens ocidentais (britânicos, nórdicos e germânicos).

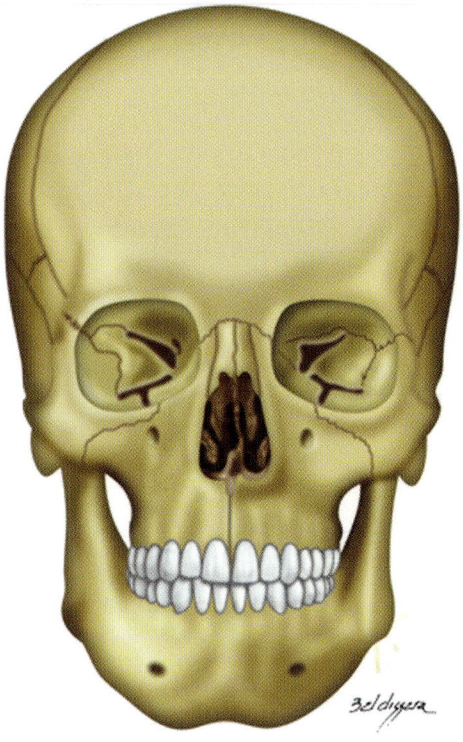

Figura 4.19B. Crânio longo e face estreita, típicos do dolicocéfalo.

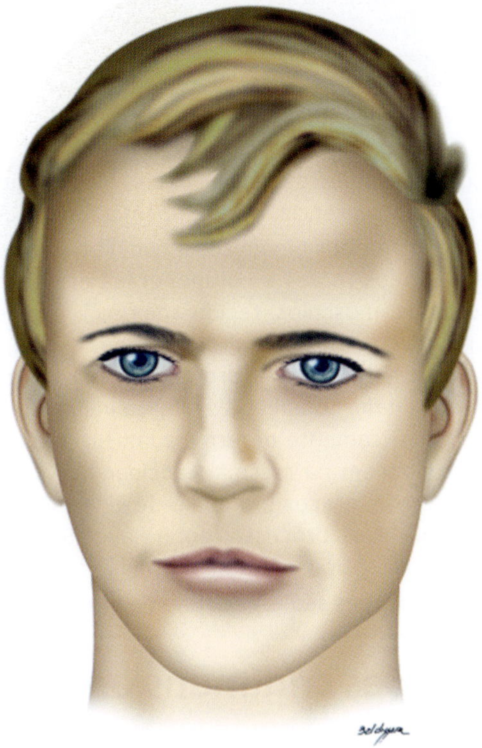

Figura 4.20A. Braquicéfalo: a estrutura cranial é larga na base central e os elementos faciais podem variar. A expressão facial é de um homem de origem mediterrânea e da Europa Central.

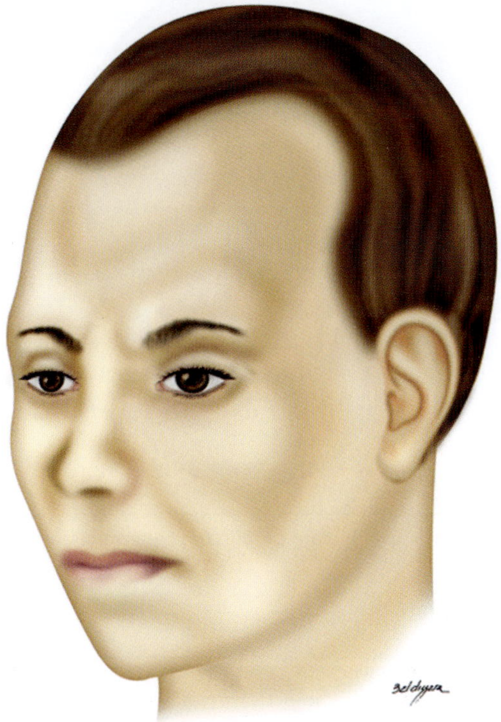

Figura 4.21A. Mesocéfalo: a estrutura óssea do crânio tem proporções intermediárias; é o modelo craniofacial mais comum. Típico de um homem de origem indochinesa.

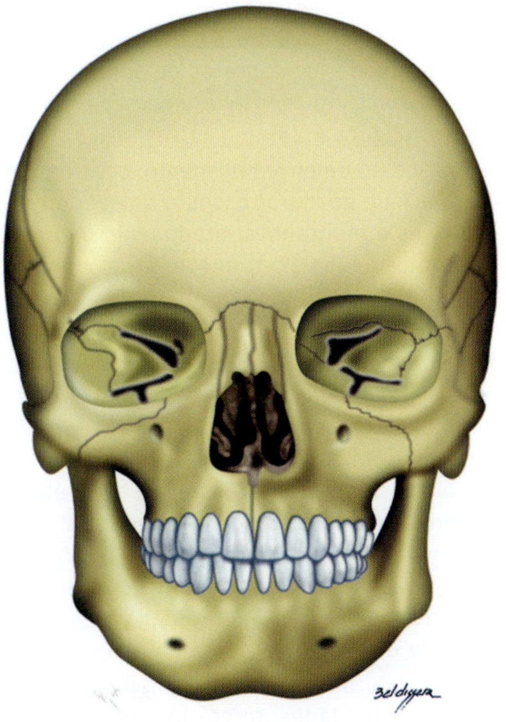

Figura 4.20B. Crânio largo e retangular, típico do braquicéfalo.

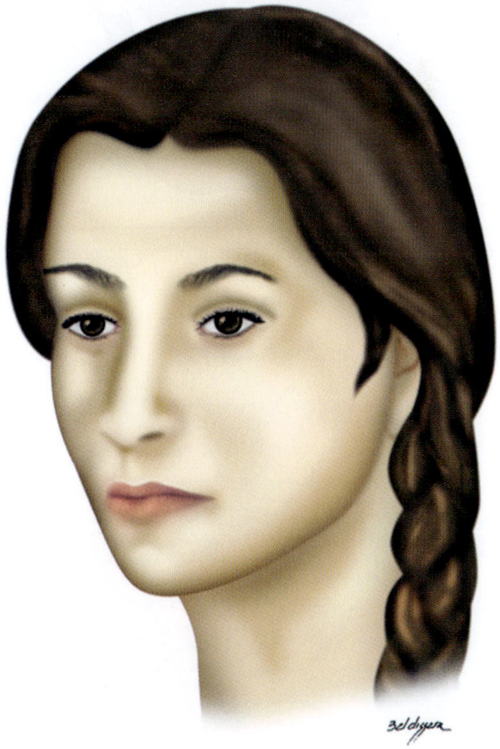

Figura 4.21B. Exemplo de mulher centro-americana característica de modelo mesocéfalo (rosto equilibrado).

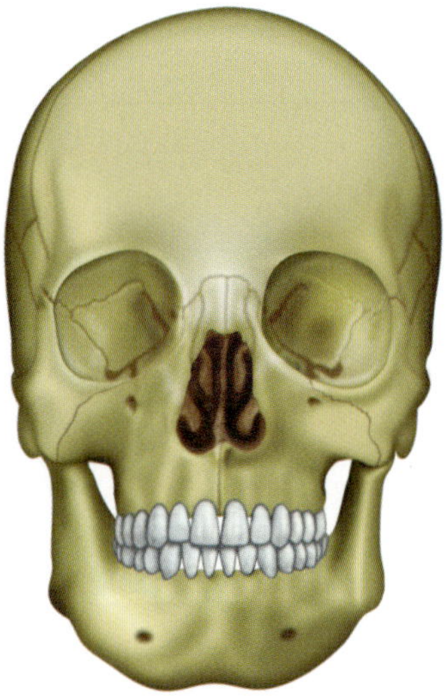

Figura 4.21C. Crânio com proporções intermediárias, típico do mesocéfalo.

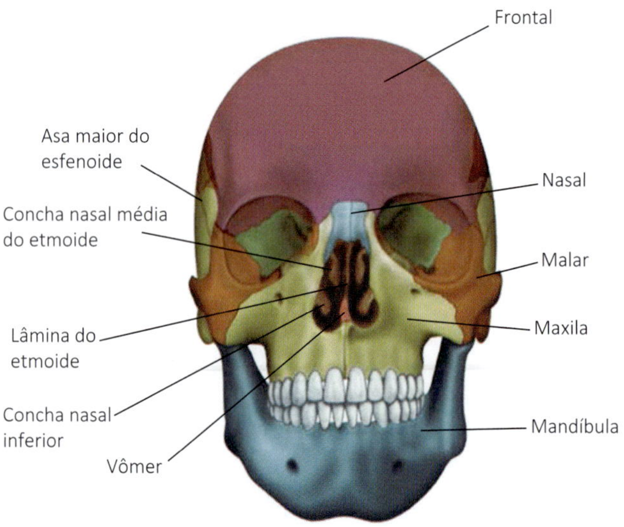

Figura 4.22A. Vista frontal dos ossos próprios do crânio facial.

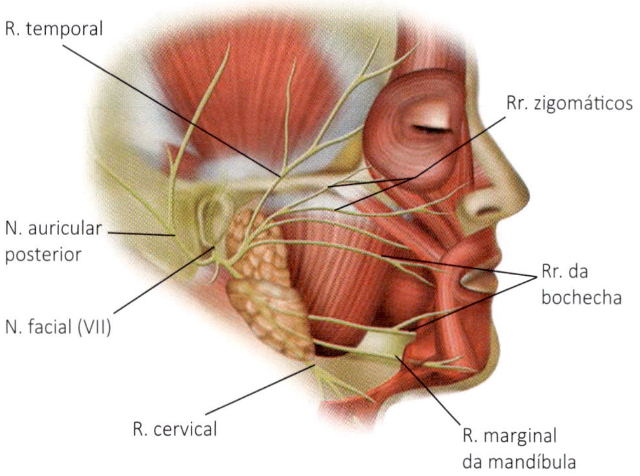

Figura 4.22B. Vista lateral dos principais nervos da face, mantendo enervação motora facial.

Rugas

- Maria Paulina Villarejo Kede
- Caroline Graça Cunha

O envelhecimento da pele é um processo contínuo que afeta não só a aparência, mas também a função cutânea.

Reflete os efeitos dinâmicos e cumulativos do tempo na pele, tecidos moles e componentes estruturais, incluindo ossos, músculos, tecido adiposo e ligamentos É uma sinergia complexa de alterações na textura da pele e mudanças estruturais.[1] O processo intrínseco de envelhecimento é uma condição fisiológica inevitável, cronológica e geneticamente determinada.[2] No entanto, nem todos envelhecem na mesma velocidade, evidenciando que fatores extrínsecos e o estilo de vida também contribuem para esse processo; pode haver uma variação entre indivíduos, tipos de pele e etnias.[2-4]

Essas alterações são especialmente aparentes na face.

Alterações tridimensionais da face

Hoje, sabe-se que o fenótipo característico da senescência é decorrente de um processo de mudanças na topografia tridimensional da face, com perda volumétrica e do contorno facial juvenil, caracterizado pela compartimentalização da gordura, além de alterações dermoepidérmicas, perda óssea e muscular.

Os padrões de juventude têm distribuição ampla e equilibrada do colágeno e do tecido gorduroso, predomínio dos pontos de luz sobre os de sombra, triângulo facial com o ápice no mento e uma série de arcos e convexidades (Figura 4.23).

Com o processo de envelhecimento, ocorre perda das estruturas faciais: gordura, ossos e colágeno, aparecimento de vales e montanhas, predomínio de pontos de sombra sobre os de luz e o triângulo facial com ápice na glabela (Figura 4.24).

O envelhecimento ósseo inicia-se ao redor dos 22 anos de idade na mulher e dos 25 no homem, ocorrendo principalmente na região da maxila, que sofre maior reabsorção óssea com o passar dos anos; na mandíbula, que sofre redução da dimensão vertical, perdendo a proporção entre o apoio ósseo e os tecidos moles, com retração do mento e perda de definição do contorno facial; nas órbitas, com aumento da cavidade orbitária tanto na altura como na largura; na abertura piriforme, com aumento da cavidade, e na espinha nasal anterior, com menor suporte da columela e rotação da ponta do nariz para baixo.

O tecido subcutâneo da face é altamente compartimentalizado em unidades de gordura independentes e separadas por septos fibrosos. O envelhecimento desse tecido compromete o contorno e o preenchimento faciais, favorecendo o aparecimento de rugas e sulcos.

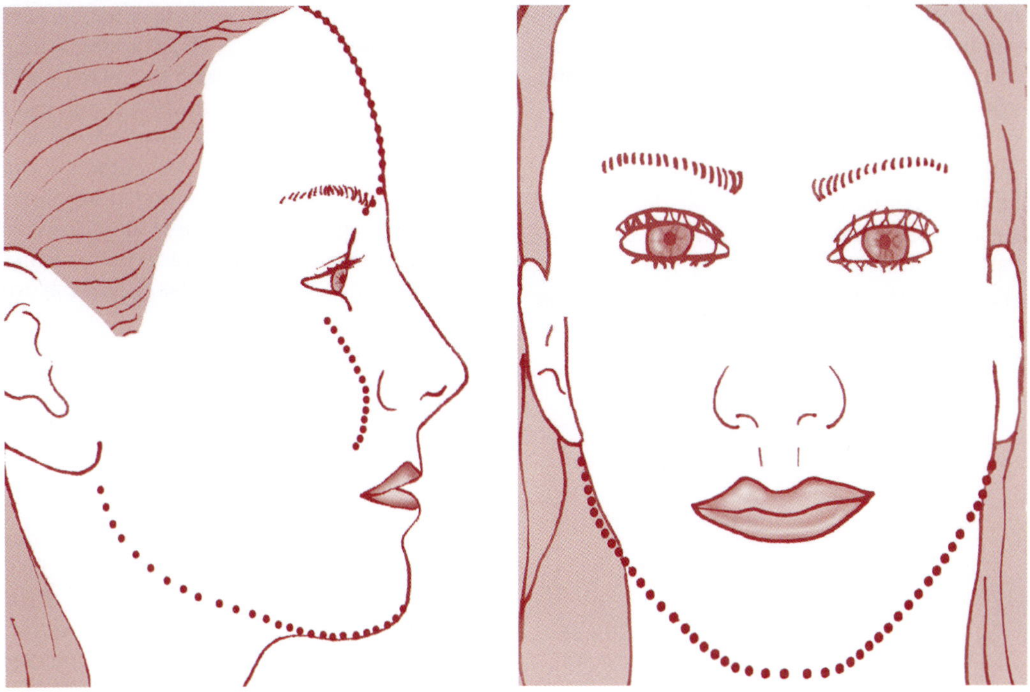

Figura 4.23. Alterações tridimensionais da face – padrões de juventude:

- distribuição ampla e equilibrada do colágeno e do tecido gorduroso;
- pontos de luz > pontos de sombra;
- triângulo com ápice no mento;
- séries de arcos e convexidades.

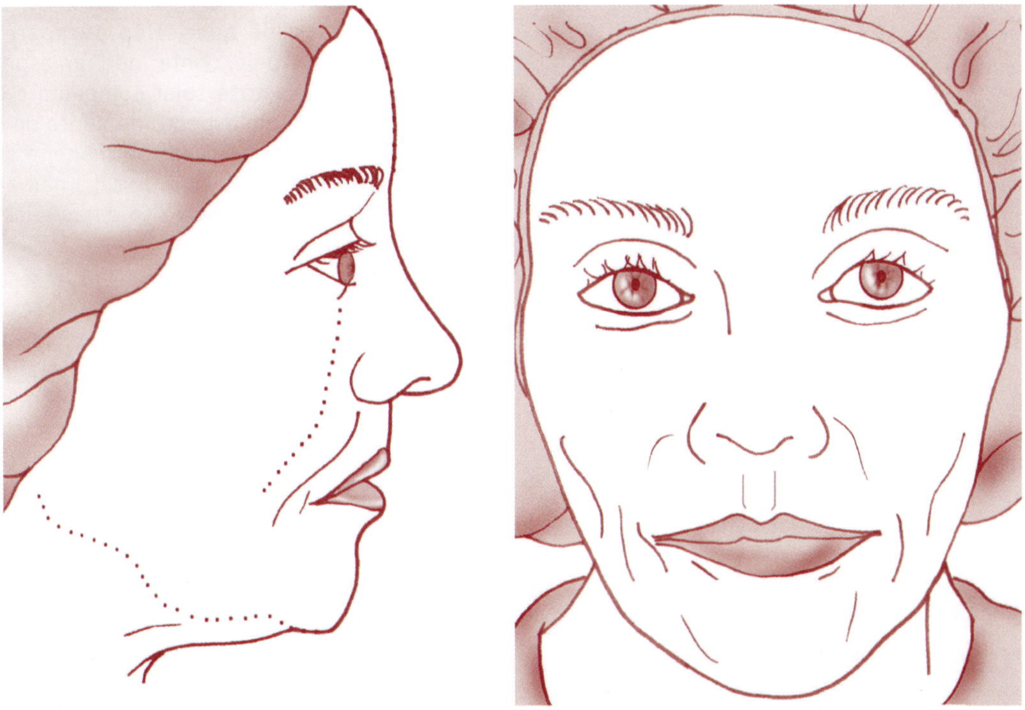

Figura 4.24. Alterações tridimensionais da face – padrões de envelhecimento:

- perda das estruturas faciais: gordura, ossos, colágeno;
- "vales e montanhas";
- pontos de sombra > pontos de luz;
- triângulo com ápice na glabela;
- séries de concavidades com perda dos arcos.

O envelhecimento também provoca diminuição numérica das unidades motoras na junção neuromuscular. A diminuição da massa muscular possivelmente ocasiona aumento do tônus da musculatura remanescente.

Mudanças estruturais na face ocorrem como resultado do envelhecimento progressivo, com efeitos na ação da musculatura, diminuição da elasticidade tecidual, remodelamento de estruturas ósseas e cartilaginosas, perda do volume e redistribuição de gordura.

O envelhecimento da pele é a consequência de fatores intrínsecos, extrínsecos e hormonais e pode afetar todas as camadas da pele (Quadro 4.1).

Quadro 4.1. Fatores de envelhecimento intrínsecos e extrínsecos.

	Intrínsecos	*Extrínsecos*
Rítides	Finas	Profundas
Camada córnea	Inalterada	Afinada
Melanócitos	Normal	Diminuição do número e da produção de melanina
Glândulas sudoríparas	Diminuição do número sem comprometimento da função	Diminuição do número com comprometimento da função
Glândulas sebáceas	Diminuição do número com pouca alteração da função	Diminuição do número com alteração da função
Fibras elásticas	Reorganizadas	Diminuição da produção e aumento da degradação
Fibras de colágeno	Pouca alteração em número e espessura	Grande alteração
Junção dermoepidérmica	Leve achatamento	Grande achatamento
Microvascularização	Redução do número e da arborização dos vasos	Teleangiectasias e processo inflamatório ao redor dos vasos

Assim, como manifestação e consequência do envelhecimento na face, surgem ressecamento, rugas e sulcos, flacidez, alterações na pigmentação cutânea, teleangiectasias, um aumento da compartimentalização das unidades estéticas faciais regionais, que se individualizam, principalmente por causa de alterações nos tecidos ósseos e adiposos, resultando em alterações no contorno e em mudança nas proporções das estruturas faciais.

Classificação quanto à origem e à estrutura anatômica

As linhas de tensão na pele, conhecidas como rugas, resultam das mudanças estruturais que ocorrem em áreas específicas da derme e do subcutâneo.

Os elementos estruturais, como o colágeno e o tecido elástico, sofrem mudanças com o tempo. Com a idade, há um alongamento das fibras de colágeno e uma deterioração estrutural e funcional das fibras elásticas, que perdem progressivamente a habilidade de retornar ao comprimento original, resultando na perda da firmeza da pele.[5] As rugas resultam da união de múltiplas fibras do sistema musculoaponeurótico superficial (SMAS) com a derme, alongando a pele e reduzindo a tensão na direção do movimento dos músculos.[5] A diminuição da elasticidade tecidual e o aumento do alongamento das fibras de colágeno contribuem para a formação dessas linhas de tensão, que se exacerbam com o tempo.[5] As rugas podem ser classificadas quanto à origem e à estrutura anatomopatológica.

Quatro tipos de rugas podem ser identificados de acordo com aspectos patogênicos e histológicos, e as principais diferenças existentes entre elas são encontradas na derme reticular e hipoderme, existindo somente uma contribuição limitada da epiderme, que se torna mais fina em algumas rugas permanentes:[6]

- **Rugas atróficas:** são finas e quase sempre paralelas. Tendem a desaparecer quando esticadas. São responsáveis pela aparência cansada da pele. Mudam o formato e a orientação com a postura corporal. Ocorrem em decorrência da atrofia das bandas de colágeno na derme reticular e nos cordões de tecido conjuntivo da hipoderme. Essas rugas são associadas a propriedades mecânicas da pele, como aumento da extensibilidade, capacidade de distensão e elasticidade diminuída.
- **Rugas elastóticas:** são linhas permanentes que ocorrem nas áreas expostas ao sol, onde a elastose solar é hipertrófica, compacta e compensa a atrofia do colágeno. Comumente visualizadas nas regiões malares, perioral e na nuca. Não desaparecem com o estiramento da pele, conferindo um aspecto romboidal a esta. A elastose solar compacta e espessa, caracterizada por um aspecto de pedra de calçamento, está presente nessas rugas permanentes, tornando a pele mais rígida. Esse tipo de ruga não é comum nas pessoas de fotótipo mais alto e naquelas que evitam a exposição solar intensa.
- **Rugas de expressão:** são linhas que se tornam progressivamente permanentes. Sempre ocorrem de acordo com as forças impostas pelos músculos faciais. As linhas glabelares e os "pés de galinha" são os principais exemplos. O suporte anatômico é o ancoramento das traves do tecido conectivo da hipoderme na fáscia muscular, cuja contração constante no mesmo sítio anatômico acarreta o espessamento e o encurtamento dessas estruturas, mantendo a derme constantemente tracionada para baixo.
- **Rugas gravitacionais:** resultam de forças gravitacionais na pele, que se torna flácida. A principal alteração estrutural ocorre na perda da estrutura do arcabouço da trama fibrosa da hipoderme. Em geral, essas deformidades ocorrem em locais onde a espessura da hipoderme foi importante em algum momento da vida, antes de a pessoa perder peso. Assim, um rosto gordo pode evidenciar menos rugas gravitacionais do que uma face magra. Isso é gerado por uma força unidirecional aplicada às traves de tecido conjuntivo da hipoderme, permitindo seu alongamento e também o da derme adjacente.[6,7]

Classificação clínica das rugas

Para o desenvolvimento de estratégias de tratamento, as rugas precisam ser graduadas e quantificadas. Muitos métodos têm sido descritos ao longo dos anos para auxiliar na avaliação da gravidade das rugas e para melhorar o planejamento do tratamento e a previsão dos resultados.

As rugas podem ser divididas em:

- **Rugas superficiais:** são aquelas que desaparecem com o estiramento da pele (Figura 4.25).
- **Rugas profundas e permanentes (incluindo os sulcos):** são aquelas que não desaparecem quando se estira a pele (Figura 4.26).

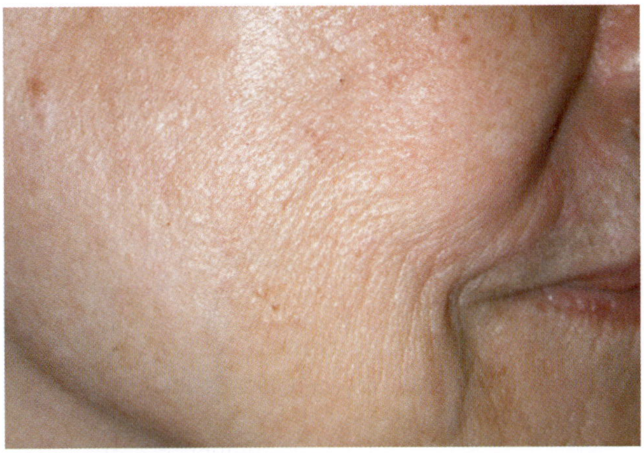

Figura 4.25. Rugas superficiais.
Fonte: Acervo da autoria do capítulo.

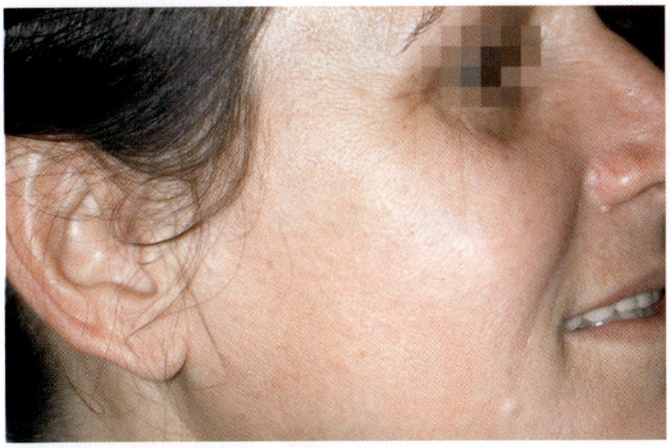

Figura 4.26. Rugas profundas.
Fonte: Acervo da autoria do capítulo.

A classificação de Fitzpatrick (Quadro 4.2) é a mais usada, entretanto não diferencia as rugas estáticas das dinâmicas, o que dificulta a previsão dos resultados após a terapia instituída.

A classificação de Glogau[8] (Quadro 4.3) proporciona também um meio objetivo de comparar a eficácia de diferentes tratamentos para certos tipos de pele; entretanto, integra a cicatriz de acne, o enrugamento e as queratoses actínicas, três condições nitidamente distintas.

Quadro 4.2. Classificação de Fitzpatrick (dermato-heliose).

Nível	*Comentário*
1	Os sinais devem-se a alteração apenas na epiderme. A maioria das anormalidades é de pigmentação e textura, inclusive efélides (sardas), lentigos e uma textura cutânea áspera, grosseira, decorrente do aumento da espessura do estrato córneo
2	Os sinais clínicos devem-se a alterações na epiderme e na derme papilar, estando também, muitas vezes, relacionados com a pigmentação anormal. Os pacientes com lesão de nível 2 podem apresentar todos os mesmos sinais clínicos daqueles com lesão de nível 1. No entanto, as alterações texturais e pigmentares são mais acentuadas. Além disso, esses pacientes podem ter queratoses actínicas, manchas (lentigos senis ou queratoses seborreicas planas) e um definido aumento de rugas. Esse maior enrugamento costuma ser observado na região lateral ao sulco nasolabial, onde a pele pode parecer atrófica e ondulada
3	Os sinais clínicos devem-se a alterações na epiderme, derme papilar e derme reticular. Nesse nível, a forma de dermato-heliose é mais grave, estando associada a muitas das alterações clínicas dos níveis 1 e 2. Entretanto, esses pacientes também apresentam acentuado enrugamento, em geral associado a uma pele espessada, com textura e aparência de couro, assim como, muitas vezes, de coloração amarelada. Além disso, a pele de alguns pacientes tem textura granular e comedões abertos e dispersos

Quadro 4.3. Classificação de Glogau.[8]

Lesão	*Descrição*	*Características*
Tipo I (discreta)	"Sem rugas"	Fotoenvelhecimento precoce: • discretas alterações na pigmentação • sem queratoses • rugas mínimas Idade do paciente – 20 ou 30 • maquiagem mínima ou nenhuma • cicatrização mínima de acne
Tipo II (moderada)	"Rugas ao movimento"	Fotoenvelhecimento precoce a moderado • lentigos senis precoces visíveis • queratoses palpáveis, mas não visíveis • linha paralela ao sorriso começando a aparecer Idade do paciente – 30 ou 40 • em geral, aspecto algo cansado • cicatrização discreta de acne
Tipo III (avançada)	"Rugas em repouso"	Fotoenvelhecimento avançado: • discromia óbvia • queratoses visíveis • rugas presentes mesmo sem movimentos Idade do paciente – 50 ou mais • aspecto abatido, sempre cansado • cicatriz de acne que a maquiagem não encobre
Tipo IV (grave)	"Apenas rugas"	Fotoenvelhecimento grave: • pele amarelo-acinzentada • lesões malignas cutâneas anteriores • rugas por toda parte, sem pele normal Idade do paciente – 60 ou 70 • a maquiagem não pode ser usada – ela endurece e quebra • cicatriz de acne grave

Hoje, há novas classificações por áreas anatômicas e medidas mais objetivas para melhorar a avaliação clínica, o planejamento e a resposta ao tratamento.

As rugas frontais (estáticas e dinâmicas) são classificadas por Carruthers et al.[9,10] dentro de uma escala de 0 a 4 (Figura 4.27):

- 0: ausência de rugas;
- 1: ausência de rugas em repouso, rugas superficiais na expressão facial;
- 2: rugas superficiais em repouso, rugas moderadas na expressão facial;
- 3: rugas superficiais em repouso, rugas profundas na expressão facial;
- 4: rugas profundas em repouso e na expressão facial.

Assim como as rugas frontais, as rugas periorbitárias ou "pés de galinha" também são classificadas em uma escala de 0 a 4 (repouso e dinâmica), de acordo com Carruthers et al.[11] (Figura 4.28):

- 0: ausência de rugas;
- 1: rugas muito superficiais;
- 2: rugas superficiais;
- 3: rugas moderadas;
- 4: rugas profundas.

As rugas glabelares foram classificadas por Honeck et al.[12] em uma escala de 0 a 3 (Figura 4.29):

- 0: ausência de rugas;
- 1: rugas superficiais;
- 2: rugas moderadas;
- 3: rugas profundas.

Segundo a classificação modificada de Fitzpatrick,[13] as rugas nasolabiais são divididas em superficiais, moderadas e profundas, considerando ainda três classificações intermediárias de acordo com sua profundidade (Figura 4.30).

A escala de classificação é:

- 0: sem rugas;
- 0,5: rugas mal perceptíveis;
- 1: rugas rasas;
- 1,5: rugas moderadamente profundas, < 1 mm de profundidade;
- 2: rugas moderadas, bordas bem definidas, 1 a 2 mm de profundidade;
- 2,5: rugas proeminentes, dobra redundante, > 2 mm e < 3 mm de profundidade;
- 3: rugas profundas, mais de 3 mm de profundidade.

Carruthers et al.[14] classificam as rugas labiomentonianas, chamadas de "rugas em marionete", dentro de uma escala de 0 a 4 (Figura 4.31):

- 0: ausência de ruga;
- 1: ruga superficial, porém visível;
- 2: ruga moderada, visível mesmo quando estirada;
- 3: ruga longa e profunda;
- 4: ruga muito longa e profunda.

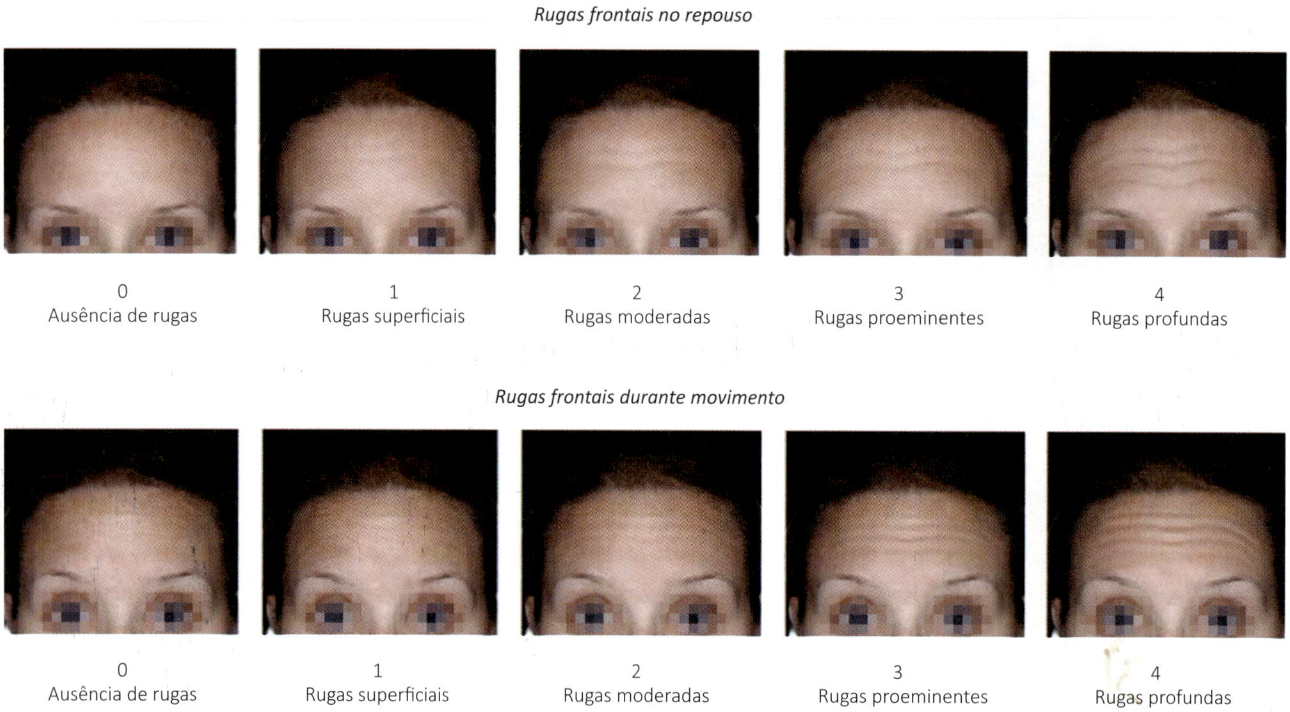

Figura 4.27. Classificação das rugas frontais.
Fonte: Carruthers et al.[10]

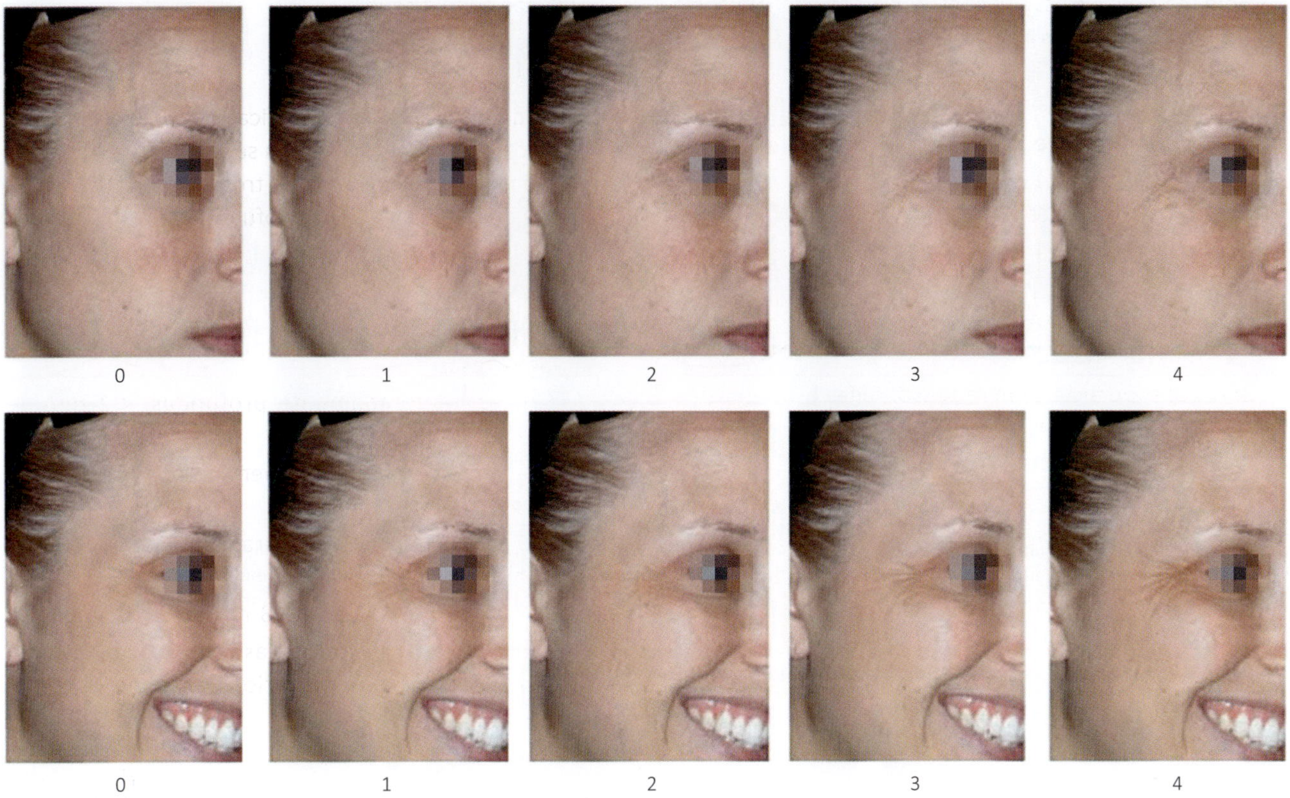

Figura 4.28. Classificação das rugas periorbitárias ou "pés de galinha".
Fonte: Carruthers et al.[11]

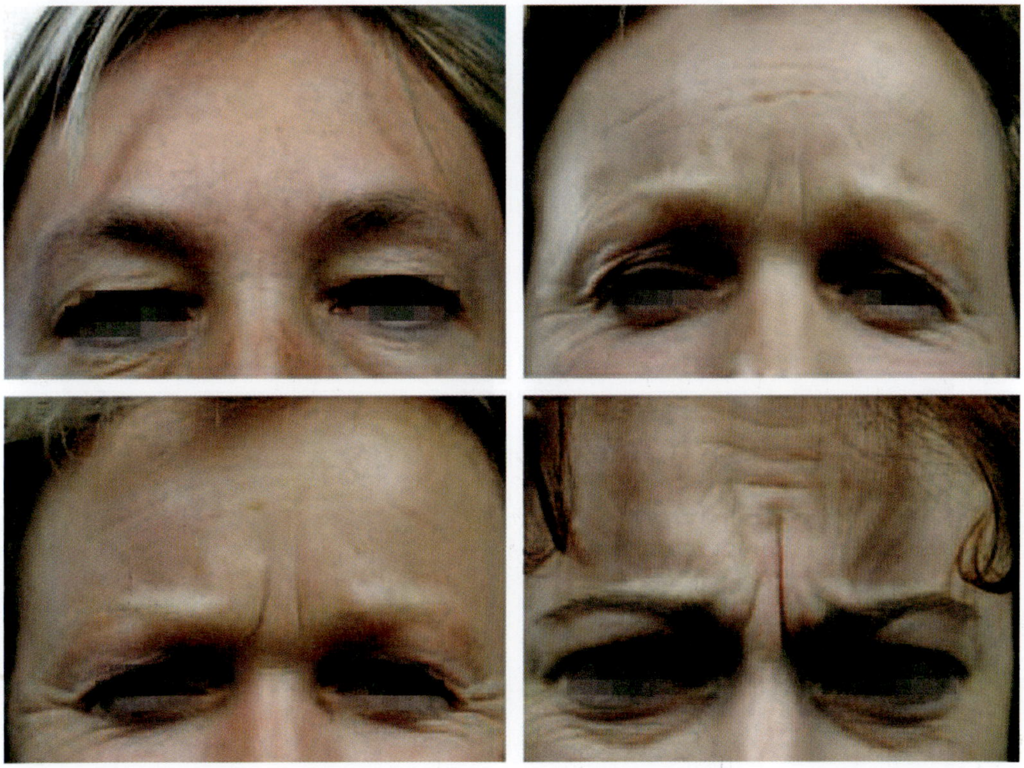

Figura 4.29. Classificação das rugas glabelares.
Fonte: Carruthers et al.[12]

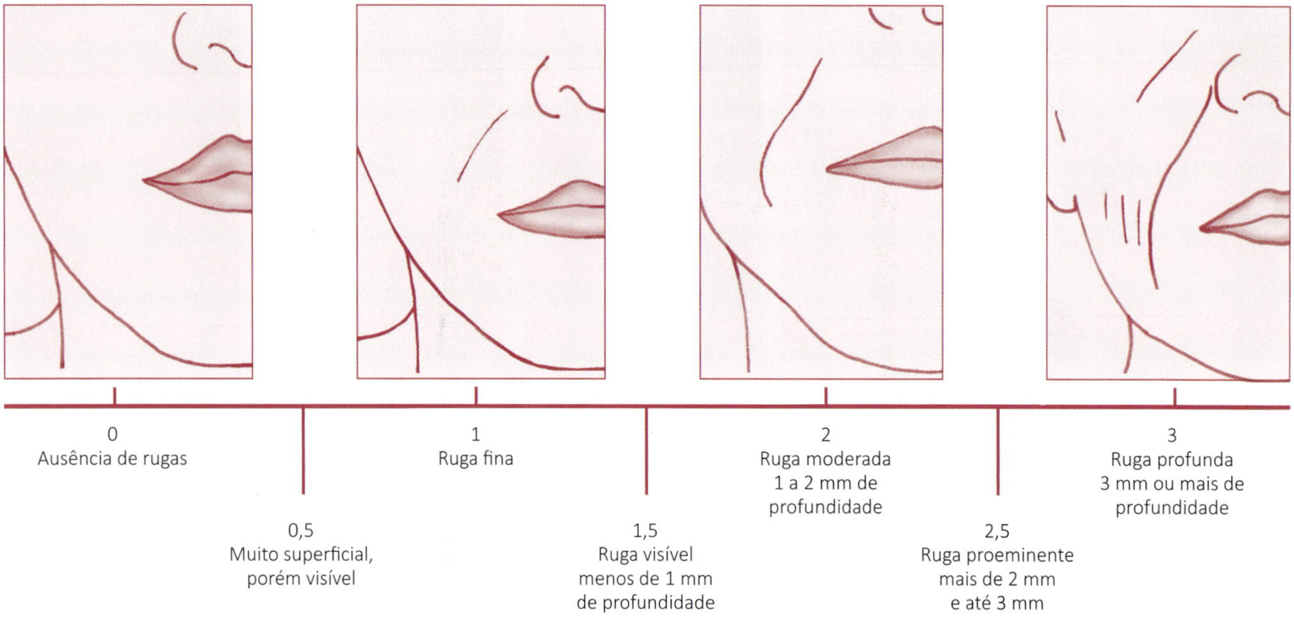

Figura 4.30. Classificação modificada de Fitzpatrick das rugas nasolabiais.

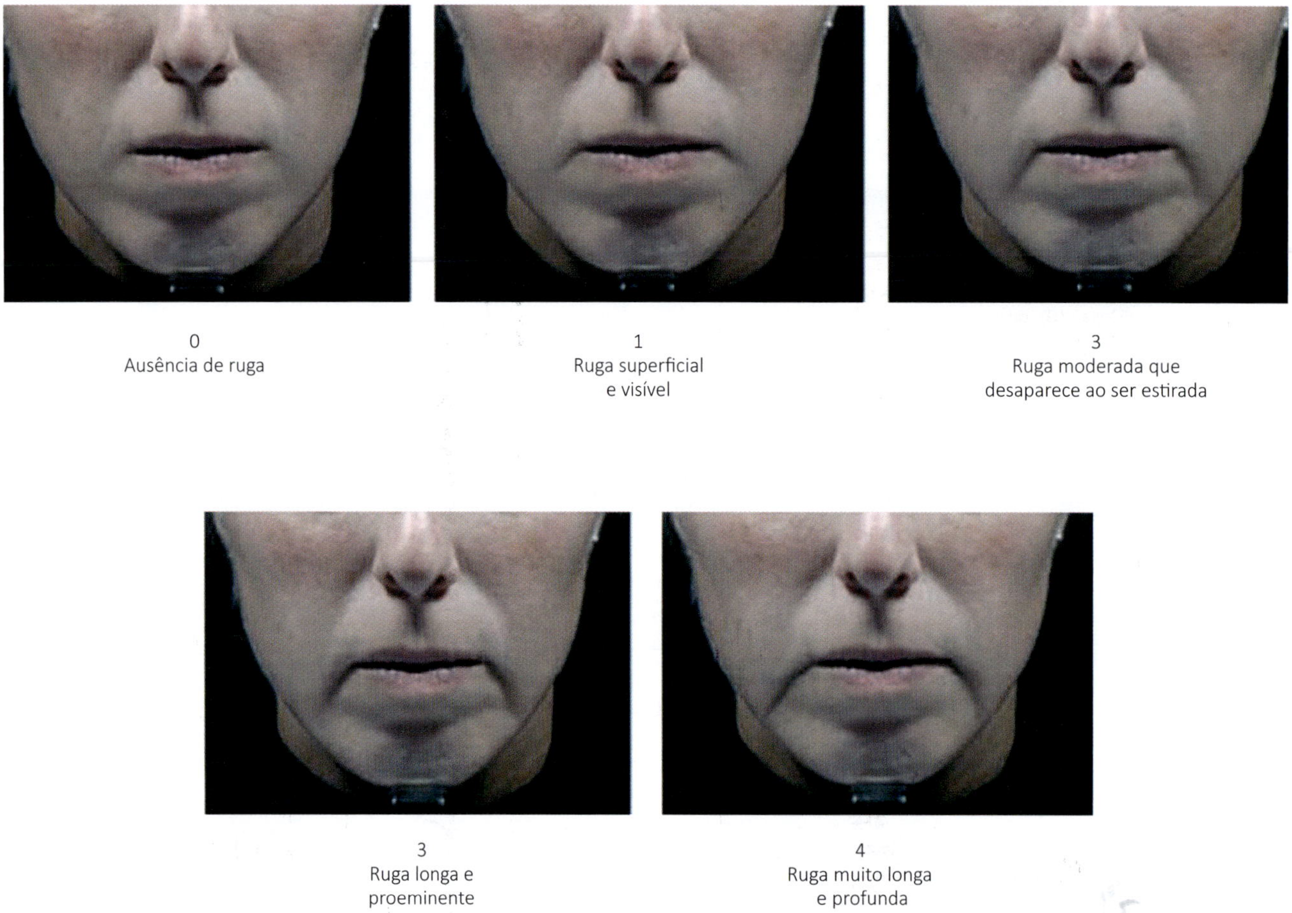

Figura 4.31. Classificação das rugas em "marionete".
Fonte: Carruthers et al.[14]

Roberts[15] propôs uma classificação que leva em consideração, além do fotótipo de pele, a história de hiperpigmentação, a cicatrização e o fotoenvelhecimento (Quadro 4.4). Essa classificação é particularmente importante dada a taxa de diversificação étnica do mundo. Pode ser usada para determinar a eficácia e a segurança do tratamento, com base na resposta de cada paciente.

Quadro 4.4. Classificação da pele segundo Roberts.

Tipo	*Descrição*
Classificação de Fitzpatrick (FZ): avalia os fotótipos cutâneos	
FZ1	Pele branca: sempre queima, nunca bronzeia
FZ2	Pele branca: sempre queima, bronzeia pouco
FZ3	Pele branca: queima pouco, bronzeia moderada e gradualmente
FZ4	Pele morena clara: queima muito pouco, bronzeia sempre
FZ5	Pele morena: raramente queima, bronzeia profundamente
FZ6	Pele morena escura/negra: nunca queima, bronzeia profundamente
Classificação de hiperpigmentação de Roberts (H): propensão para pigmentar	
H0	Hipopigmentação
H1	Hiperpigmentação mínima e transitória < 1 ano
H2	Hiperpigmentação mínima e permanente > 1 ano
H3	Hiperpigmentação moderada e permanente < 1 ano
H4	Hiperpigmentação moderada e permanente > 1 ano
H5	Hiperpigmentação importante e transitória < 1 ano
H6	Hiperpigmentação importante e permanente > 1 ano
Classificação de Glogau (G): descreve o fotoenvelhecimento	
G1	Ausência de rugas, fotoenvelhecimento leve
G2	Rugas de expressão, fotoenvelhecimento leve a moderado
G3	Rugas no repouso, fotoenvelhecimento significativo
G4	Somente rugas, fotoenvelhecimento avançado
Classificação de cicatrização por Roberts (S): descreve a morfologia das cicatrizes	
S0	Atrofia
S1	Ausência de cicatriz
S2	Mácula
S3	Placa
S4	Queloide
S5	Nódulo queloidiano

O método SWIRL, descrito por Thomas J. Stephens,[16] foi desenvolvido em resposta à crescente demanda por uma avaliação mais objetiva e quantitativa das rugas faciais antes e após os tratamentos com medicamentos ou procedimentos estéticos (Figura 4.32).[16]

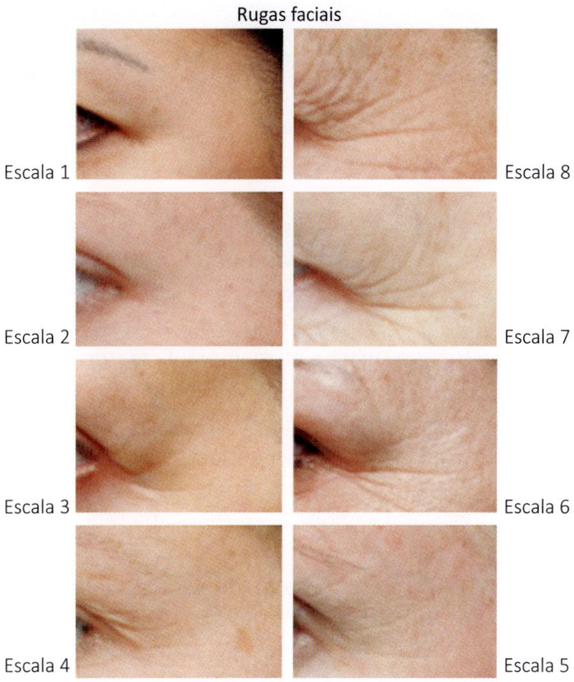

Figura 4.32. Escala de classificação de rugas de Stephens para a área dos pés de galinha.

Escala de 0 a 9; 0: sem rugas, 9: inúmeras rugas profundas e grosseiras.[16]

Fonte: Acervo da autoria do capítulo.

A pontuação de gravidade aumenta à medida que o número, comprimento e/ou profundidade das rugas aumentam. Foram analisados cinco parâmetros de avaliação das rugas, relatados na Tabela 4.1.

Tabela 4.1. Parâmetros de rugas analisados pelo método SWIRL.

Parâmetros	
Número de rugas	8
Comprimento (mm)	58,14
Largura (mm)	6,70
Área (mm^2)	20,45
Profundidade (a.u.)	158

A profundidade é avaliada usando a unidade arbitrária (a.u.), e um valor mais alto indica rugas mais profundas (Figura 4.33).

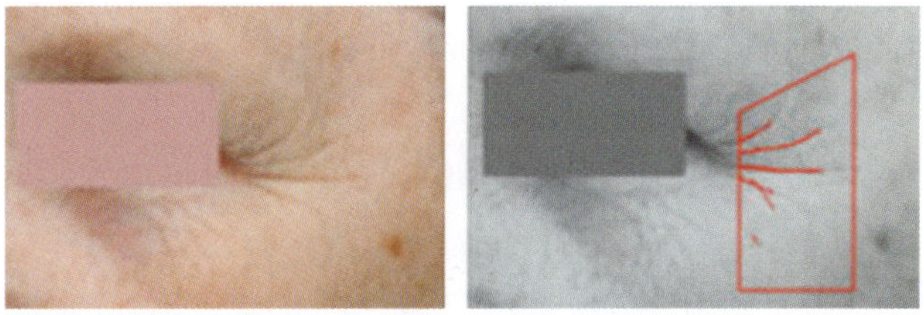

Figura 4.33. Exemplo de análise SWIRL para rugas nos pés de galinha.[16]

Fonte: Acervo da autoria do capítulo.

Ptoses

• Maria Paulina Villarejo Kede
• Caroline Graça Cunha

Mudanças nas estruturas anatômicas da face podem ocorrer com o avanço da idade do indivíduo.

O conceito de rejuvenescimento facial era limitado a uma visão bidimensional, e a abordagem era focada na redução de rugas e sulcos e na melhora da textura cutânea.

Com o aprimoramento do conhecimento da anatomia da face, esse conceito foi expandido e agora abrange uma visão tridimensional, reconhecendo também como o fenótipo característico da senescência, as perdas volumétricas secundárias à remodelação óssea e a redistribuição da gordura facial.

Assim como a pele torna-se delgada e menos elástica, os tecidos subcutâneo, muscular e osteocartilaginoso também sofrem alterações do tipo atrofia (Figura 4.34). A pele distrófica e inelástica, por sua vez, não consegue acompanhar a redução do conteúdo, resultando em envoltório excessivo e consequente flacidez.[17,18] As ptoses podem ser classificadas em:

- Grau I: leve redundância da pele das pálpebras, alteração do contorno facial, com leve abaulamento submandibular.
- Grau II: queda lateral das pálpebras superiores, formação de bolsa em pálpebras inferiores, com redundância de pele. Perda parcial do contorno facial, com abaulamento acentuado acima dos sulcos nasogenianos. Leve ptose da gordura de Bichat e formação de duas asas pequenas na borda anterior do platisma.
- Grau III: aumento das bolsas palpebrais inferiores e redundância acentuada da pele, tanto das pálpebras superiores como das inferiores. Perda total do contorno facial por ptose acentuada do SMAS (sistema musculoaponeurótico superficial) e do platisma, que formam um só bloco, estendendo-se até a fúrcula esternal como duas bandas de pele. A gordura de Bichat forma uma concavidade logo abaixo do osso malar por ptose acentuada.

É observada uma mudança na compartimentalização da gordura, e a perda do contorno facial também ocorre pelo apagamento progressivo do ângulo da mandíbula, ocasionado pela reabsorção óssea que ocorre ao longo do processo de envelhecimento.[19]

Características do envelhecimento da face

Os padrões de juventude têm distribuição ampla e equilibrada do colágeno e do tecido gorduroso, predomínio dos pontos de luz sobre os de sombra, triângulo facial com o ápice no mento e uma série de arcos e convexidades (Figura 4.23).

Os padrões de envelhecimento são manifestados pela perda das estruturas faciais: gordura, ossos e colágeno, aparecimento de vales e montanhas, predomínio de pontos de sombra sobre os de luz e triângulo facial com ápice na glabela (Figura 4.24).[20,21]

Contudo, o equilíbrio da expressão e do repouso facial da juventude é um importante integrante da beleza. Com o processo de envelhecimento, essas mudanças estruturais representam um desafio cirúrgico ou não cirúrgico e demandam uma abordagem que reconheça o equilíbrio entre as várias estruturas faciais, respeitando sexo, etnia e objetivos de cada paciente a fim de permitir resultados mais naturais e harmoniosos no tratamento.

Com o objetivo de ordenar as modificações que ocorrem na cinética progressiva do envelhecimento cronológico nas faixas etárias que variam de 25 a 80 anos,[20] a face foi dividida em nove regiões.

Regiões da face

□ Região frontal

Entre 25 e 28 anos de idade surgem as primeiras rugas frontais ocasionadas pela ação dos músculos frontais em conjunto com a gálea aponeurótica. Aos 40 anos essas rugas se aprofundam horizontalmente. Após essa idade, as rugas frontais aumentam não só na profundidade como também em número, sobretudo no centro dessa região.

□ Região frontoglabelar

As rugas verticais nessa área surgem entre 30 e 40 anos, pela contração dos músculos corrugadores dos supercílios e uma parte pelo músculo depressor dos supercílios. As horizontais surgem mais tardiamente, a partir dos 50 anos, no nível da raiz da pirâmide nasal, pela ação do músculo *procerus* e parte dos músculos depressores dos supercílios.

□ Região orbitária

Essa região é formada pelo complexo óculo-orbitopalpebral, e a partir dos 30 anos já se observam mudanças relacionadas com o envelhecimento.

A atrofia subcutânea e muscular altera a fenda palpebral, salientando as gorduras intraorbitárias, como uma pseudo-herniação através das estruturas relaxadas, exteriorizando-se sob a forma de bolsas gordurosas, a partir dos 40 anos.

As rugas finas palpebrais, ao redor do complexo óculo-orbitopalpebral, surgem em torno dos 28 anos e dependem da espessura da pele, hábitos sociais e geográficos. São decorrentes da ação dos músculos orbiculares das pálpebras.

A queda das porções laterais e externas das pálpebras causa diminuição da fenda palpebral. A ptose da região superciliar com crescimento de pelos mais grossos e a hérnia da gordura intraorbitária são fatores que contribuem para o envelhecimento dessa região.

O conjunto de atrofia, atonia e redundância da pele das pálpebras é chamado de blefarocalásio.

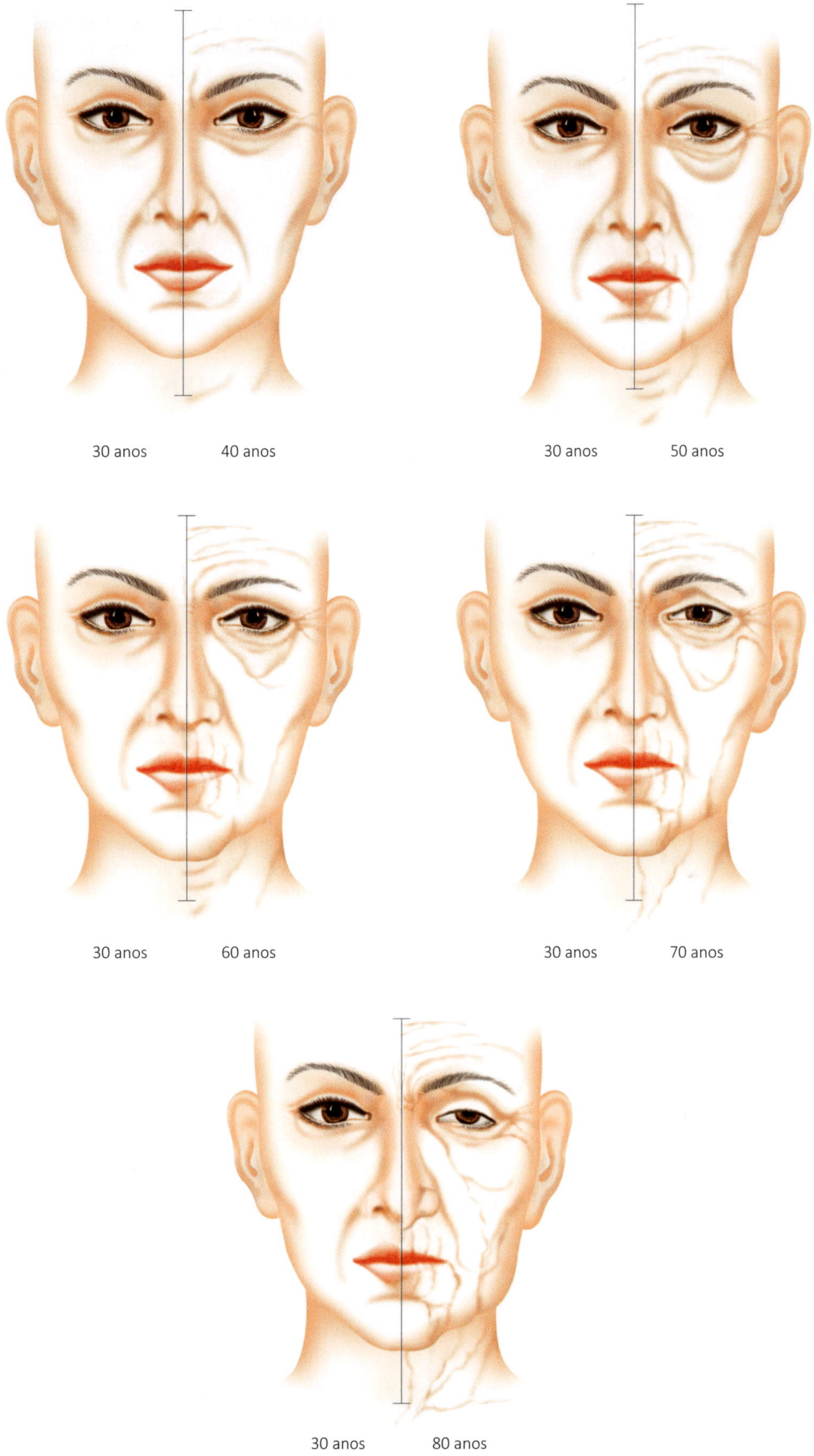

Figura 4.34. Esquema do envelhecimento cronológico segundo as diferentes faixas etárias.

□ Região nasal

Além das alterações tróficas que acometem o revestimento cutâneo, existem fatores locais que contribuem para o envelhecimento do nariz. As alterações mais significativas ocorrem nas cartilagens, que se degeneram lentamente, se fragmentam e se separam.

A ação da gravidade, as alterações tróficas da pele e do sistema osteocartilaginoso, a redução do coxim adiposo da espinha nasal anterior e a retração da columela possibilitam a queda da porção móvel do nariz e seu consequente alongamento, alterando a passagem de ar inspirado e conferindo uma fisionomia senil.

Essas alterações são mais evidentes e dependem do biotipo do nariz, surgindo entre a quarta e a quinta décadas de vida.

□ Região lateral da face ("bochechas")

Essa região tem como limite superior a reborda orbitária inferior, como limite inferior o sulco nasogeniano e como limite lateral a linha vertical pré-auricular. O sulco nasogeniano e o nasolabial evidenciam-se, muitas vezes, precocemente, entre 22 e 25 anos.

Essa região sofre muito pela ação da gravidade, havendo flacidez e ptose dos tecidos na área a partir dos 32 a 35 anos.

□ Região orolabial

Essa região situa-se entre os sulcos nasogenianos e as rugas transversais da região mentoniana. As rugas verticais da boca, tanto em número como em profundidade, ocorrem pela ação do músculo orbicular dos lábios, conferindo um aspecto pregueado à boca.

Percebe-se, a partir dos 45 anos de idade, perda do tônus e do volume labial, com redução progressiva do vermelhão, manifestando-se pelo afinamento dos lábios. A distância entre a columela do nariz e o lábio superior aumenta 1 mm a cada dez anos, a partir dos 35 anos. Essa manifestação é mais evidente quando ocorre também perda de dentes, que facilita a reabsorção alveolar, configurando um aspecto senil à boca.

□ Região mentoniana

Essa região situa-se entre a prega horizontal, originada pelo músculo *mentalis*, e os prolongamentos bilaterais dos sulcos nasolabiais. A ação da gravidade, o acúmulo de gordura e a flacidez da pele são responsáveis pela ptose do mento, chamado de mento senil. Por sua vez, a ptose do mento, observada a partir dos 35 anos, contribui para o apagamento do ângulo cervicomandibular.

□ Região cervical

A partir dos 40 anos as rugas faciais já apareceram; entretanto, é nessa idade que começam a surgir as cervicais. Elas são transversais ao platisma e aumentam em número e gravidade com o passar dos anos. Essas rugas representam a expressão mais fiel e objetiva do inevitável processo de envelhecimento.

□ Região auricular

Não se pode falar sobre envelhecimento e harmonia facial sem mencionar as orelhas com simetria e tamanho proporcionais à idade, e fundamentais para a perfeita harmonia da face. O pavilhão auricular é uma estrutura irregular e côncava que compreende uma série de depressões e elevações, conhecidas anatomicamente como concha, hélix, anti-hélix, trágus, antitrágus e lóbulo.

O lóbulo da orelha é a estrutura auricular que mais evidencia sinais de envelhecimento a partir dos 40 anos, sobretudo na raça branca. Situa-se no segmento inferior da concha auricular e é composto apenas por tecido adiposo sem cartilagem. Apresenta-se livre ou aderido à face, na altura da reborda mandibular. Sofre alterações estruturais do tipo atrofia das fibras elásticas e colágenas, tornando-se flácido, alongado e livre.

4.5 Abordagem Terapêutica Tópica

Tratamento Tópico

- Maria Paulina Villarejo Kede
- Luciana Fernandes Andrade

O envelhecimento cutâneo não é somente reflexo da idade fisiológica, já que aos efeitos ligados à idade e a alterações hormonais vêm juntar-se os efeitos do sol a que estamos expostos durante toda a vida.

O processo de envelhecimento do organismo está relacionado com a perda da capacidade funcional e de reserva, mudança da resposta celular aos estímulos, perda da capacidade de reparação e predisposição do organismo à doença. As células humanas têm capacidade finita de reprodução, entrando no processo chamado "senescência". A idade é paralela à senescência celular e tem o mesmo controle genético. Há exceções, como as células germinativas, *stem cells* (totipotentes) e células cancerosas, que se reproduzem sem parar.

O envelhecimento natural e hormonal da pele, chamado de envelhecimento intrínseco (30 a 45 anos), está ligado aos efeitos do tempo (idade), o que é coerente com as alterações bioquímicas e moleculares, e das alterações hormonais acompanhantes (menopausa/andropausa).

Os sinais visíveis manifestam-se em toda a pele, que se torna mais delgada, mais seca e perde a elasticidade.

Surgem rugas finas e sulcos na face.

A pele dos membros superiores e inferiores, pobre em glândulas sebáceas e, portanto, em lubrificação natural, fragiliza-se e tende a descamar.

O envelhecimento solar (fotoinduzido) da pele começa a surgir entre os 25 e os 30 anos de idade nas áreas expostas à radiação solar diária.

As principais marcas visíveis desse envelhecimento são a pele espessada, áspera, amarelada, que vai progressivamente sendo sulcada por rugas profundas enquanto surgem manchas pigmentadas.

A prevenção do surgimento desses transtornos deve ter início a partir dos 25 a 30 anos.

Após os 35 anos, isso se torna necessário, seja qual for o tipo de pele.

A pele é um órgão vivo, com funções integradas. O envelhecimento da pele é causado pela incapacidade do organismo de dissipar adequadamente a energia produzida como subprodutos da vida, chamados de radicais livres (RL). Espécies de radicais de oxigênio, inclusive peróxido de hidrogênio e radicais hidroxila, são formados durante o processo metabólico normal (metabolismo de alimentos, processos musculares e produção de hormônios) e pelo impacto da radiação ultravioleta sobre a pele. A maioria dos impactos do envelhecimento cutâneo pode ser debitado na conta da oxidação de proteínas, enzimas, DNA, RNA e, o mais importante, de ácidos graxos insaturados da membrana das células. Os radicais hidroxila estão especialmente aptos a dar início à peroxidação dos lipídios nas membranas celulares, formando produtos secundários envolvidos no envelhecimento.

O organismo dispõe de defesas próprias para combater os radicais livres que compõem o mecanismo da antioxidação fisiológica:

- **Antioxidantes primários:** são enzimas que destroem os RL no local de sua formação, por exemplo, a enzima superóxido dismutase (SOD).
- **Antioxidantes secundários:** são as vitaminas, minerais e demais antioxidantes que combatem as lesões celulares causadas pelos RL, por exemplo, a vitamina E, a C, o caroteno, o selênio, a coenzima Q10 e os flavonoides.
- **Antioxidantes terciários:** se a célula chegar a ser destruída pelos RL, o organismo precisa formar substâncias para regenerar a área lesionada, por exemplo, as proteínas de choque térmico formadas quando temos febre.

As principais fontes exógenas de RL são a alimentação rica em gordura, álcool e ferro, o fumo, a radiação ultravioleta e o estresse, que produz aumento de catecolaminas. Quando a formação de RL em excesso provoca um desequilíbrio no balanço entre o processo oxidativo e o antioxidativo natural, tem-se o estresse oxidativo.

Um dos mecanismos importantes da cosmecêutica antienvelhecimento é o combate ao estresse oxidativo.

O tratamento tópico do envelhecimento cutâneo visa tornar a pele mais saudável, traçando um protocolo antienvelhecimento que procure corrigir os problemas existentes por meio de:

- **Regular a produção de queratinócitos:** a correta restauração da função de barreira da pele é assegurada pela produção regular de queratinócitos, sendo o ciclo de maturação do queratinócito na pele saudável de sete dias. Na pele danificada, esse ciclo está alterado e a pele torna-se espessa, sensível e desidratada.
- **Regular o sistema de pigmentação:** a cor saudável da pele resulta da regulagem da transferência de melanossomas ricos em melanina para os queratinócitos epidérmicos. Em muitos casos, a exposição à luz UV, mudanças hormonais e inflamações modificam a resposta dos melanócitos, tornando a pele hiperpigmentada, com manchas distribuídas irregularmente.
- **Corrigir e reverter o processo de deterioração das fibras colágenas e elastina:** a pele firme é resultado da abundante produção de colágeno e elastina pelos fibroblastos. Estes produzem fibras finas e organizadas de colágeno, elastina e matriz extracelular hidratada. No entanto, os agentes externos e o envelhecimento causam a perda e a degeneração desses elementos.

Combater os radicais livres (RL)

Antes de começar a prevenir o envelhecimento da pele, é preciso conhecer os três tipos de produtos que podem ser usados nos mais diversos tratamentos.

A indústria da beleza oferece os cosméticos, produtos para embelezamento que não interferem nas condições fisiológicas da pele nem as modificam. Há os cosmecêuticos, produtos intermediários entre os cosméticos e os medicamentos, que promovem algum tipo de modificação na pele, pois interagem de maneira mais ativa no organismo, e os medicamentos, produtos com ações modificadoras na textura da pele, prescritos por médicos.

O protocolo antienvelhecimento deve ser determinado de acordo com a necessidade individual de cada pele, respeitando as expectativas e o estilo de vida do paciente. Consiste na combinação de várias substâncias com objetivos variados e ação sinérgica.

Tipos de substâncias disponíveis para tratamento do envelhecimento cutâneo

□ Retinoides tópicos

O termo genérico "retinoides" abrange um grande número de compostos, como a vitamina A e seus derivados naturais e sintéticos.

Os retinoides podem ser: naturais – vitamina A (retinol) e seus derivados, retinoaldeído e ácido retinoico; sintéticos – ácido *all*-trans-retinoico (tretinoína), ácido 13-cis-retinoico (isotretinoína) e retinoides receptor-seletivos (adapaleno e tazaroteno) (Quadro 4.5).

Quadro 4.5. Retinoides de uso tópico e sistêmico.

Substâncias de uso tópico	*Concentrações usuais*	*Principais indicações*
Retinol	0,01 a 0,1% creme	Indicações cosméticas
Palmitato retinol	0,5% a 5% loções e cremes	Indicações cosméticas
Retinaldeído	0,05% cremes, géis e loções	Indicações cosméticas
Tretinoína	0,025, 0,01, 0,05, 0,1, 0,4% creme, 0,025% gel, 0,05, 0,1, 0,2% solução, 0,1% loção, 0,05% óleo, 0,05% em compressas	Acne de leve a moderada; envelhecimento cronológico e fotoenvelhecimento
Isotretinoína	0,05% gel	Acne de leve a moderada
Adapaleno	0,1% gel	Acne de leve a moderada
Tazaroteno	0,05, 0,1% gel	Psoríase e acne de leve a moderada
Substâncias de uso sistêmico		***Principal indicação***
Tretinoína		Leucemia promielítica aguda
Isotretinoína		Acne severa e outras dermatoses
Etretinato		Psoríase e desordens da queratinização
Acitretina		Psoríase e desordens da queratinização

Vitamina A (retinol)

O retinol é a vitamina A na forma livre, não esterificada. Durante a produção de cosméticos, o retinol é facilmente oxidado pelo calor e pela luz. Assim, as formulações cosméticas com vitamina A são sempre elaboradas utilizando-a na forma esterificada (palmitato de retinol), o que lhe confere maior estabilidade, porém menor absorção. Uma das maneiras de trabalhar o retinol, minimizando os problemas com a estabilidade, além de aumentar sua permeabilidade cutânea, é utilizando a tecnologia de encapsulamento. Na pele, o éster de vitamina A é convertido em retinol, que por sua vez é oxidado a ácido retinoico. O retinol é um intermediário da forma ativa de vitamina A, o ácido retinoico. Assim, suas funções são a estimulação da renovação celular, o aumento da elasticidade cutânea, a suavização de rugas e linhas de expressão, a hidratação e o aumento da concentração de glicosaminoglicanas. Tem menor irritação da pele quando comparado com o ácido retinoico.

Formulações usuais: creme, gel ou emulsão contendo 2% a 10% de retinol microencapsulado; creme, gel ou emulsão contendo 0,5% a 4% de palmitato de retinol ou creme, gel ou loção contendo 5.000 a 100.000 UI% de vitamina A oleosa.

Retinoaldeído

É um precursor da tretinoína e apresenta muitas das propriedades da tretinoína em seus efeitos biológicos e benefícios no tratamento do fotoenvelhecimento. Apresenta maior tolerabilidade, sendo menos irritativo do que a tretinoína.

Formulações usuais: creme, gel ou emulsão contendo 0,05% de retinoaldeído.

Tretinoína ou vitamina A ácida ou ácido retinoico (ácido *all*-trans-retinoico)

Combate os sinais de envelhecimento pela renovação celular e pelo estímulo à produção de colágeno. Também é uma substância angiogênica, ou seja, estimula a vascularização, proporcionando um aspecto saudável à pele. Após três meses, observa-se que o estrato córneo torna-se fino e compacto, enquanto a epiderme dobra em espessura com padrão de crescimento mais regular e correção das atipias e das queratoses. Após quatro meses de uso, a zona de Grenz do colágeno tipo IV mais regular se amplia na derme papilar, com a regeneração dos vasos capilares.

Alguns estudos demonstraram que o novo colágeno formado pela ação da tretinoína continua intacto por pelo menos quatro meses após a última aplicação da droga. Concentrações que variam de 0,025% a 0,1% reduzem as rugas, queratoses actínicas e a lesão actínica pigmentar da pele, quando usados por mais de seis meses. Após 48 semanas, não havia qualquer diferença de eficácia entre os cremes de baixa e alta potência no que se refere à regressão dos sinais clínicos de fotoenvelhecimento.

Permanece até hoje, apesar do advento de outras substâncias, a mais eficaz contra o fotoenvelhecimento; contudo, reação cutânea, como ardência, eritema, xerose e descamação, ocorre em 70% a 90% dos pacientes, o que limita seu uso.

Nos pacientes de pele clara, fina, propensos à dermatite seborreica e/ou rosácea, o uso da tretinoína deve ser evitado.

Observou-se redução da irritação local com o uso do ácido retinoico encapsulado em lipossomas ou micronizado.

No 60th *Meeting* da Academia Americana de Dermatologia, foram demonstrados trabalhos com uma nova forma de ácido retinoico em éster, o propionato de retinil, fotoestável, permanecendo na pele até quatro horas após a exposição solar, e a aplicação diária de hidratantes contendo niacinamida, vitamina E e pantenol, para diminuir os efeitos irritativos da terapia tópica com tretinoína.

Formulações usuais: creme, gel ou emulsão contendo ácido retinoico 0,01% a 0,1%.

Isotretinoína ou ácido 13-cis-retinoico

A isotretinoína é indicada nas formas graves de acne por seu mecanismo de redução da atividade da glândula sebácea e consequente supressão do *Propionibacterium acnes*. Atualmente vem sendo estudada no tratamento do fotoenvelhecimento, apresentando bons resultados e demonstrando ser menos irritativa do que a tretinoína. Alguns dos mecanismos pelos quais ela exerce tal efeito são consistentes com aqueles que proporcionam melhora da acne. Parece exercer atividade antienvelhecimento pela estimulação da síntese de colágeno e da inibição das metaloproteinases, responsáveis pela degradação da matriz extracelular.

Formulações usuais: creme ou gel contendo 0,05% de isotretinoína.

Adapaleno

O adapaleno é um derivado do ácido naftoico com atividade retinoica eficaz no tratamento de acne vulgar leve a moderada. Tem ação anti-inflamatória, comedolítica e antiproliferativa. O adapaleno e a tretinoína têm efeitos semelhantes morfogênicos na epiderme humana, porém o adapaleno foi mais eficaz do que a tretinoína no controle da diferenciação do crescimento de queratinócitos em meio isento de soro. Hoje, tem sido preconizado seu uso no fotoenvelhecimento.

Formulações usuais: creme ou gel contendo 0,1% de adapaleno.

Tazaroteno

A princípio o tazaroteno foi utilizado para o tratamento da psoríase em placas. Posteriormente foi usado para acne e hoje, por sua ação antiproliferativa, anti-inflamatória e normalizadora da diferenciação dos queratinócitos, é empregado no fotoenvelhecimento.

Foi comprovada a eficácia de seu uso em reduzir a aspereza da pele, a pigmentação mosqueada e as rugas finas. Pode ser bastante irritativo e, por isso, requer cuidados na aplicação.

Formulações usuais: gel contendo 0,05% e 0,1% de tazaroteno.

□ Alfa-hidroxiácidos

Os alfa-hidroxiácidos (AHAs) são ácidos carboxílicos encontrados naturalmente em alguns alimentos, mas que também podem ser produzidos sinteticamente em grandes quantidades. Entre esses compostos estão o glicólico (encontrado na cana-de-açúcar), o láctico (no leite azedo), o málico (nas maçãs), o cítrico (nas frutas), o tartárico (nas uvas) e o mandélico (amêndoas amargas). Os dois ácidos com cadeias de carbono mais curtas – o glicólico e o láctico – são os mais usados em dermatologia.

Ácido glicólico

O ácido glicólico tem o menor peso molecular de todos os AHAs. A aplicação tópica do ácido em concentrações entre 5% e 30% e pH entre 3,25 e 4,4 permite a compactação do estrato córneo, com diminuição da adesão dos corneócitos, espessamento da epiderme e deposição maior de colágeno e mucina dérmicos.

A biodisponibilidade de um AHA e, consequentemente, sua eficácia dependem da concentração e sobretudo do pH da formulação; quanto mais ácido, maior a absorção do AHA.

Pode aumentar a fotossensibilidade da pele, é altamente irritativo e causa ardência (sensação de picada e formigamento), queimação e eritema, quanto mais baixo for o pH da formulação.

Formulações usuais: gel, creme e emulsão – 5% a 30%.

Ácido láctico ou lactato

Apresenta ação mais lenta como agente epidermolítico. É muito usado nos processos xeróticos por sua ação queratolítica. Sabe-se que os AHAs na forma de ácido livre (ácido láctico) são substancialmente biodisponíveis, enquanto seus sais (lactato) são muito menos biodisponíveis, pois se dissociam quase completamente, formando íons, que não são capazes de penetrar no estrato córneo da pele intacta tão facilmente como na forma livre.

Formulações usuais: loções, cremes ou emulsões contendo ácido láctico a 2% a 5% ou lactato até 12%.

Ácido mandélico

O ácido mandélico é um AHA obtido pela da hidrólise do extrato da amêndoa amarga. Sua molécula e seu peso molecular são maiores que os do ácido glicólico, o que confere menor penetração na derme. O pH ideal está entre 3 e 3,5. Por sua natureza antisséptica e anti-inflamatória, é recomendado para o tratamento de acne, e o uso diário desse ácido em concentrações que variam de 5% a 10% reduz significativamente as pigmentações anormais, incluindo melasmas e outras. É menos irritante do que o glicólico, talvez por sua menor penetração.

Formulações usuais: gel, loções e cremes contendo 5% a 10% de mandélico.

Mixed Fruit Acid (MFA)®

É uma associação equilibrada de alfa-hidroxiácidos (ácido cítrico, málico e bioláctico), extraídos da cana-de-açúcar, frutas cítricas e maçãs, enriquecida com *green tea* (chá-verde). Tem ação hidratante, antienvelhecimento e regeneradora da pele, além de promover sua esfoliação. O *green tea* tem a grande vantagem de possuir ação antirradicais livres e anti-irritante, permitindo o uso de concentrações mais altas de AHAs.

Formulações usuais: creme, gel ou loções contendo MFA entre 3% e 7,5%.

Ácido tioglicólico

O ácido tioglicólico, também chamado de ácido mercaptoacético, é um alfa-hidroxiácido que promove a descamação da melanina absorvida na camada córnea. Sua estrutura química apresenta um grupamento SH (sulfidrila) na posição alfa que tem a propriedade de quelar o ferro da hemossiderina. É indicado nas hiperpigmentações por insuficiência venosa, após tratamentos de escleroterapia ou cirurgias de varizes. Também tem sido considerado uma alternativa segura e eficiente no tratamento de olheiras.

Formulações usuais: cremes nas concentrações de 2% a 5% para uso diário domiciliar ou em concentrações de 10% a 20% como peelings semanais ou quinzenais.

□ Poli-hidroxiácidos (PHA)

A gluconolactona e o ácido lactobiônico pertencem ao grupo dos PHA e têm efeitos semelhantes aos dos AHAs, porém com menor potencial irritativo e maior capacidade de hidratação e reparo da barreira cutânea, além de apresentarem ação antioxidante.

São compatíveis com a tretinoína, podendo ser combinado na mesma formulação sem interferir na eficácia de ambos os ativos. A gluconolactona também apresenta ação anti-inflamatória e o ácido lactobiônico, ação cicatrizante, podendo ser aplicado em peles acneicas e sensíveis.

Formulações usuais: gel, creme ou loção contendo 4% a 10% de gluconolactona.

□ Ativos regeneradores

Perfection Peptide P3®

Composto por lipossomas contendo um tripeptídeo capaz de promover um peeling biomimético, promove a diminuição da coesão dos queratinócitos do estrato córneo, reduzindo o tempo de renovação celular. Indicado na prevenção e no tratamento do envelhecimento cutâneo: reequilibra a renovação epidérmica, melhora a maciez e a luminosidade da pele, além de reduzir as linhas finas e as pigmentações irregulares.

Concentração usual: 0,5% a 3%.

Vitinoxine®

Fração purificada do extrato de alfafa composta por galactomananas (açúcares) com ação *retinoide-like*. Favorece a renovação da epiderme pela regulação da diferenciação dos queratinócitos. Protege e repara a derme pela estimulação da síntese de colágeno e pelo efeito inibidor sobre as metaloproteinases.

Concentração usual: 1% a 4%.

Lanablue® – extrato de algas azuis

Ativo antienvelhecimento com ação *retinoide-like*, sem os efeitos colaterais dos retinoides. Encontrado em um ecossistema raro e protegido, o Klamath Lake, o Lanablue® é o extrato de algas azuis, rico em vitaminas e aminoácidos, que atua com grande eficiência na prevenção e no tratamento do envelhecimento cutâneo. Aumenta a síntese de colágeno, elastina e fibronectina, reestrutura o microrrelevo cutâneo e proporciona a densificação epidérmica. Proporciona melhora da aspereza, das rugas superficiais e de problemas de pigmentação. Aumenta a resistência contra as agressões do meio ambiente, hidrata e revitaliza a pele, além de ter ação antirradical livre.

Concentração usual: 1% a 5%

Structurine®

Ativo obtido do tremoço, rico em peptídeos e oligossacarídeos. Favorece a síntese de proteínas estruturais e de lipídios epidérmicos. Melhora o processo de queratinização e ajuda a preservar a integridade do estrato córneo. Indicado para reforçar os sistemas naturais de reparo, limitar a perda de água e regenerar a função de barreira da pele.

Formulações usuais: 2% a 7% em cremes, loções e géis com pH de estabilidade inferior a 8.

Renew Zyme®

Ativo natural, extraído da romã macerada com proteínas chaperone. Reúne as propriedades anti-inflamatórias, antioxidantes e emolientes cientificamente comprovadas da romã com a tecnologia enzimática. Atua na renovação celular, promove hidratação imediata, manutenção do equilíbrio hídrico da pele, estimula a produção de colágeno e previne os danos causados pela radiação UV. Indicado em produtos antienvelhecimento, peelings suaves, máscaras e para tratamentos de manchas.

Concentrações usuais: 2% a 10% para fórmulas de uso diário e 10% a 30% para peelings.

□ Vitaminas

As vitaminas são substâncias orgânicas essenciais para a manutenção das funções metabólicas dos seres vivos, atuando como cofatores de reações enzimáticas. São muito utilizadas em cosméticos, tendo ação antioxidante, protetora, corretiva e renovadora, agindo sobre a pele, cabelos e unhas, seja evitando, retardando ou interrompendo mudanças degenerativas associadas ao processo de envelhecimento, seja sobre sintomas externos de deficiência vitamínica.

Vitamina E (oleosa)

É bem absorvida pela pele. Tem ação antioxidante e retarda tanto a formação dos peróxidos como a oxidação de lipídios, protegendo, portanto, as lipoproteínas da parede celular e retardando o envelhecimento da pele. Possui ainda ação umectante.

Concentrações usuais: 0,1% a 2%.

Vitamina B6

Tem ação protetora contra pelagra (pele seca e áspera). Utilizada na calvície feminina associada a estrogênios, protege e estimula o couro cabeludo, aumentando a irrigação sanguínea e evitando a seborreia.

Concentração usual: 0,5% para uso capilar.

Biotina (coenzima R ou vitamina H)

Possui ação antisseborreica. Pertence ao complexo de vitamina B e atua na manutenção da pele saudável.

Concentração usual: 0,2% para uso capilar.

Pantenol (vitamina B5)

Obtida pela redução do ácido pantotênico, é a mais importante das vitaminas do complexo B para a cosmética, sendo constituinte normal da pele e do cabelo. Acelera a renovação celular, auxiliando a cicatrização de lesões superficiais. Atua como hidratante e reduz a formação de eritema. Tem também ação eutrófica e antisseborreica para o folículo piloso.

Concentrações usuais: 2% a 5%.

Nicotinamida (niacinamida)

A niacinamida é uma forma ativa da vitamina B3, cuja deficiência causa pelagra. Apresenta potente ação anti-inflamatória, regula a secreção sebácea, aumenta a síntese epidérmica dos esfingolipídios e a proliferação dérmica, sendo uma alternativa para o tratamento da acne vulgar. Tem efeito despigmentante, decorrente da capacidade de inibir a transferência de melanossomas dos melanócitos para os queratinócitos.

É bem tolerada, com múltiplas indicações, como melasmas e fotorrejuvenescimento.

Apresenta excelente compatibilidade com diversos veículos.

Formulação usual: 4% (gel).

Vitamina C tópica

A vitamina C tópica apresenta uma importante ação antioxidante, aumenta a elasticidade e a firmeza da pele pela biossíntese de fibras colágenas e reduz a síntese de melanina pela inibição da tirosinase. A vitamina C (ácido L-ascórbico), em sua forma pura (ácido L-ascórbico), é extremamente instável e reativa. O contato com a luz, o ar e alterações da temperatura aceleram sua degradação. Portanto, sua utilização na cosmética médica é restrita. Para ampliar a utilização tópica da vitamina C e garantir a estabilidade das formulações, foi desenvolvida uma série de derivados esterificados ou microencapsulados do ácido L-ascórbico (Quadro 4.6).

□ Ativos antirradicais livres (antioxidantes)

Ácido alfa-lipoico (ácido tióctico)

O ácido alfa-lipoico é sintetizado naturalmente no organismo, sendo encontrado no interior de todas as células. A princípio foi utilizado para tratamento das disfunções hepáticas. No entanto, com a evolução da pesquisa científica sobre essa substância, descobriram-se suas potentes propriedades antioxidantes, sendo, portanto, um inibidor de radicais livres.

Ele é hidrossolúvel e lipossolúvel, o que o torna um antioxidante universal, atuando em todas as partes das células da pele, inclusive no DNA. Potencializa os efeitos positivos de outros antioxidantes, como as vitaminas C e E e glutadiona.

É um importante varredor de radicais livres.

Concentrações usuais: 3% a 5%.

Veículos adequados: cremes e emulsões.

Extrato de *green tea* (chá-verde)

As catequinas são bioflavonoides encontrados no chá-verde, com ação protetora contra a carcinogênese induzida pela radiação UVB e contra o crescimento de

Quadro 4.6. Derivados da vitamina C utilizados na cosmecêutica.

Ativo/concentração usual	*Descrição*	*Considerações*
Ácido L-ascórbico (1% a 20%)	Vitamina C pura	Facilmente oxidável, sendo estável em pH ácido, solução aquosa e sem associações
AA2G (1% a 2%)	Nanocápsulas de vitamina C (ácido ascórbico) a 15% com capacidade de penetrar as camadas profundas da pele	Veículos de eleição: loção e creme base hidratante e gel não iônico
Ascorbosilane C (3% a 6%)	Vitamina C ligada a uma molécula de silício. Promove também a síntese de colágeno e protege a membrana celular, sendo um regenerador do tecido cutâneo	Incompatibilidade: soluções alcoólicas e hidroalcoólicas, filtros solares físicos (dióxido de titânio, óxido de zinco)
Thalasferas Vitamina C (4% a 10%)	VC-PMG em cápsulas especiais de origem marinha. Permite eficaz disponibilidade da vitamina C, transportando-a para camadas mais profundas da epiderme	Resistente a calor, água e ar. Faixa de pH de maior estabilidade (5 a 6)
Glicosferas Vitamina C (1% a 5%)	Ácido ascórbico encapsulado	Incompatibilidade: gel de carbopol, filtros solares físicos (dióxido de titânio, óxido de zinco)
VC-PMG (1% a 3%) *10% como despigmentante	Ascorbil fosfato de magnésio	Incompatibilidade: hidroquinona, ácidos, soluções alcoólicas e hidroalcoólicas Veículos de eleição: loção e creme base hidratante e gel não iônico
VC-IP (0,05% a 1%)	Éster de vitamina C lipossolúvel	Veículos de eleição: loção e creme base hidratante e gel não iônico

tumores de pele. Tem também ação antioxidante e, quando administrado no pré e no pós-tratamento com PUVA, diminui os danos causados à pele.

Formulações usuais: 2% (cremes e géis).

Extrato glicólico de ginkgo biloba ou ginkgo biloba lipossomado

Age fundamentalmente no nível da membrana celular. Mantém sua integridade por combater a peroxidação lipídica provocada pelos radicais livres.

Além disso, inibe a destruição do colágeno e a despolimerização do ácido hialurônico, prevenindo o envelhecimento cutâneo. Age como anti-inflamatório, inibe a permeabilidade dos capilares e apresenta ação sobre o fator ativador das plaquetas. É um estimulante natural da circulação sanguínea. Aumenta a resistência capilar e a perfusão dos vasos dos membros.

Formulações usuais: 3% a 5% (cremes, géis ou loção).

Selênio

O selênio é um importante constituinte da enzima glutationa-peroxidase, que atua na destruição de peróxidos, protegendo células e membranas celulares contra os danos da oxidação. O selênio presente nas células brancas e vermelhas do sangue tem importante participação na resposta imunológica do corpo humano. Uma vez absorvido, o selênio interage com o enxofre, que contém os aminoácidos L-cisteína e L-metionina para formar a enzima glutationa-peroxidase para ser incorporado a várias proteínas, como a hemoglobina e mioglobina.

O L-selenometionina, quando usado topicamente, reduz a intensidade dos danos agudos causados à pele pela radiação ultravioleta, tendo ação fotoprotetora e anti-inflamatória. É utilizado em tratamentos preventivos de câncer de pele. Além disso, restabelece a elasticidade dos tecidos e previne o envelhecimento cutâneo precoce. Minimiza o eritema e auxilia na remoção de manchas, hiperqueratoses e ulcerações causadas por queimaduras solares.

Pode ser associado a bioativos e vitaminas.

Concentrações usuais: 0,02% a 0,1%.

Grape seed extract (extrato de sementes de uvas – *Vitis vinifera*)

Obtido do extrato de semente de uvas, que contém substâncias antioxidantes.

Varredor natural de espécies de oxigênio reativo, reduzindo os danos oxidativos em tecidos vitais.

É utilizado na prevenção de doenças vasculares periféricas, fortalecendo artérias, veias e capilares. Ajuda na redução de estresse e fadiga. Topicamente, é usado para prevenir os danos causados à pele pelos radicais livres induzidos pela luz solar.

Atua também na junção de fibras de colágeno, realinhando-as para promover uma aparência mais jovem, melhorando a elasticidade e a qualidade da pele.

Possui efeito sinérgico com as vitaminas C e E, cuja associação intensifica sua ação terapêutica.

Concentrações usuais: 0,5% a 1%.

Coenzima Q10 (lipossomas)

A coenzima Q10 é uma molécula lipossolúvel, componente essencial da maioria dos sistemas vivos e parte integrante das mitocôndrias das células, onde desempenha um papel significativo na produção de energia.

Inibe a peroxidação lipídica, funcionando como antioxidante, e estimula o sistema imunológico da epiderme. Indicado no envelhecimento e tratamento da dermatite seborreica, apresentando efeito sinérgico quando associado a outros ativos, como o piritionato de zinco e o octopirox.

Formulações usuais: 0,1% a 0,5% em loções, xampus ou cremes.

Os lipossomas de COQ10 contêm em sua formulação fosfolipídios, óleos de soja, *phenova*, água e coenzima Q10.

Concentração usual: 10%.

Superóxido dismutase (SOD)

Primeira enzima antioxidante fisiologicamente utilizada pelo organismo para neutralizar a cadeia de formação de radicais livres. Ligada ao zinco, ao cobre ou ao manganês, promove a transformação fisiológica do radical superóxido em peróxido de hidrogênio.

Enzima que inibe a despolimerização do ácido hialurônico, o qual é responsável pela hidratação dos tecidos e pela lubrificação das articulações. Forma, junto com as fibras de colágeno, a malha molecular que sustenta músculos e órgãos. A destruição do ácido hialurônico causa flacidez e envelhecimento precoce.

Concentrações usuais: 0,3% a 2%.

Ácido ferúlico

Apresenta potente ação antioxidante, por ter um núcleo fenólico capaz de estabilizar os radicais livres. Promove proteção contra os danos eritematosos provocados pela radiação UVB, além de estabilizar em 90% a vitamina C pura, que atua em sinergia com o ácido ferúlico.

Concentração usual: 0,5% a 10%.

CoffeeSkin®

Potente antioxidante natural (flavonoides e polifenóis do café) e de ação global. Inibe a peroxidação lipídica, além de atuar nos radicais hidrofílicos e lipofílicos ao mesmo tempo, protegendo o DNA e a célula como um todo. Possui ação descongestionante, reduzindo as reações inflamatórias, a vermelhidão e o desconforto da pele, além de melhorar a microcirculação superficial e a drenagem de líquidos.

Concentração usual: 3% a 8%.

Coffeeberry®

O extrato de Coffeeberry® traz potenciais benefícios ao tratamento do fotoenvelhecimento. Contém alta concentração de polifenóis, incluindo ácido clorogênico, ácido ferúlico, ácido químico e protoantocianidinas condensadas. Tem sido relatado como tendo alta capacidade antioxidante.

É patenteado pela Stiefel, logo as apresentações são comerciais e não pode ser manipulado.

Resveratrol

Potente antioxidante para uso tópico, o resveratrol regula positivamente a expressão do fator de transcrição Nrf2, responsável pela ação detoxificante sobre espécies reativas de oxigênio. Além disso, estimula os antioxidantes enzimáticos endógenos, incluindo superóxido dismutase, catalase e hemoxigenase 1, funcionando como um *boost* antioxidante e incrementando a capacidade antioxidante intracelular, e ainda previne a peroxidação lipídica por ser quelante de cobre. Pesquisas recentes demonstram a efetividade do resveratrol tópico no tratamento e na prevenção do envelhecimento cutâneo e no tratamento clareador.

Concentração usual: 1%.

Phloretin

É um composto flavonoide potente, extraído da casca da maçã, chamado de deidrocalcona. Tem potente atividade inibidora da peroxidação lipídica e inibe a atividade da enzima tirosinase em melanócitos.

Concentração usual: 1% a 2%.

□ Antiglicantes

Atualmente, a teoria da glicação é reconhecida como um mecanismo de envelhecimento intrínseco mais amplo. A glicação é um conjunto de reações espontâneas complexas que ocorrem entre os açúcares, tais como a glicose, e os grupos amino livres das proteínas. Embora esse mecanismo fisiológico, lento e irreversível, afete todas as proteínas do nosso corpo, na pele a glicação das proteínas dérmicas desempenha um papel importante no processo de envelhecimento cutâneo. O colágeno e a elastina, duas proteínas fundamentais da matriz extracelular, reagem com certos tipos de açúcares, dando origem aos chamados AGEs (produtos de glicação avançada). Os AGEs alteram as propriedades bioquímicas das proteínas, resultando na perda da habilidade de contração da rede de colágeno e no enrijecimento das fibras elásticas, contribuindo para a rigidez e a perda de elasticidade dos tecidos cutâneos. Cosmecêuticos antiglicantes têm sido propostos para a prevenção da formação dos AGEs e a redução dos AGEs existentes. A maioria dos antiglicantes tópicos destina-se a bloquear a etapa inicial da glicação, interferindo na ligação entre o grupo aldeídico da glicose e a função amina da proteína. A seguir, ativos cosméticos com ação antiglicação.

Ameliox®

Composto por lipossomas de carnosina, silimarina e tocoferóis. Age inibindo a glicação do colágeno por um mecanismo direto – a carnosina reage com as moléculas de açúcar impedindo a ligação com o colágeno – e indireto pelos antioxidantes – silimarina e tocoferóis –, que capturam os radicais livres essenciais no processo de glicação do colágeno.

Concentração usual: 2%.

Alistin®

É um pseudopeptídeo, similar à carnosina, porém mais estável e resistente à hidrólise enzimática. Apresenta ação antiglicante, prevenindo a ligação cruzada das proteínas, e atividade antioxidante universal, prevenindo a oxidação degradativa da pele e preservando o sistema de defesa das células.

Concentração usual: 0,5% a 1,5%.

□ Silícios orgânicos (silanóis C)

O silício é um oligoelemento fundamental para o desenvolvimento do ser humano. Faz parte da estrutura da elastina, do colágeno, das proteoglicanas e das glicoproteínas. A reposição dos silícios no tecido dérmico é feita por meio dos silícios orgânicos, pois, assim, são biologicamente ativos. Confirmado isso, vários silícios orgânicos, com diferentes atividades, foram desenvolvidos.

Com o envelhecimento do indivíduo, o teor de silício diminui. Verificou-se que sua reposição restaurava a regeneração dos tecidos perturbados.

O silício orgânico atua diretamente sobre o metabolismo celular, estimulando a síntese das fibras de sustentação da pele (colágeno, elastina e proteoglicanas), conferindo firmeza e tonicidade aos tecidos. Além disso, exerce ação antioxidante, protegendo as células cutâneas, atua sobre o sistema de auto-hidratação da pele, auxiliando na retenção do teor hídrico das células cutâneas, e permite a recuperação da capacidade de defesa natural da pele, afetada pela exposição à radiação UV.

Silicium orgânico – Silicium P®

Silício orgânico tópico. Exerce uma atividade multifuncional sobre todos os aspectos do envelhecimento cutâneo, relacionados com o silício orgânico (elemento estrutural do tecido conjuntivo). Estimula a viabilidade celular e ativa a biossíntese de colágeno; protege contra os radicais livres, a glicação do colágeno e alterações do tecido conjuntivo; possui ação anti-inflamatória e calmante e proporciona hidratação.

Concentração usual: 3% a 8%.

Dermosilane C®

Radical específico, é a associação balanceada de mucopolissacarídeos, silício orgânico, agentes anti-inflamatórios e antirradicais livres. Tem ação reestruturante, diminuindo a ruptura das fibras elásticas e a degradação do colágeno; ação antioxidante; bio-hidratante; ação inibitória da glicosilação não enzimática e anti-inflamatória acentuada.

Concentrações usuais: 4% a 6%.

Algisium C® (Methylsilanol Mannuronate)

Radical específico: o ácido polimanurônico marinho. Regenera os fibroblastos, previne e combate a glicação fotoinduzida das proteínas estruturais, ou seja, o endurecimento e a perda de elasticidade dos tecidos cutâneos. Protege as células do ataque dos radicais livres, reforça a membrana celular e exerce uma ação de "varredora" sobre as moléculas reativas. Ajuda a pele a recuperar sua capacidade de defesa natural, afetada pela exposição diária aos raios UV. Tem ação anti-inflamatória e antiedema.

O produto não é compatível com álcool e sais de cálcio. O pH ideal é entre 4,5 e 6,5.

Concentrações usuais: 4% a 6%.

Cafeisilane C® (Siloxanetriol Alginate Caffeine)

Radical específico: a cafeína e o ácido algínico. Ativa a hidrólise dos triglicerídeos, reduzindo o acúmulo de lipídios e combatendo a celulite. Atua contra os radicais livres, estimula a produção de macromoléculas e combate a glicosilação das fibras de sustentação da pele (ação antiflacidez). Auxilia o processo de drenagem dos líquidos retidos.

O pH ideal é entre 4,5 e 6,5.

Concentração usual: 6%.

D.S.H.C. (Dimethylsilanol Hyaluronate)

Radical específico: o ácido hialurônico.

Atua como hidratante biológico, regulador do teor de água na pele. Regenera o sistema de auto-hidratação e preserva a estrutura dos mucopolissacarídeos. Protege as fibras elásticas.

O pH ideal é entre 4,5 e 6,5.

Concentrações usuais: 4% a 6%.

Hydroxy-prolisilane C® (Methylsilanol Hydroxyproline Aspartate)

Dermosilanol combinado com a hidroxiprolina e o ácido aspártico. Atua como regenerador de colágeno e elastina, favorecendo a recuperação da espessura e densidade da pele. Normaliza a permeabilidade dos capilares e mantém o sistema de auto-hidratação cutâneo, além de possuir ação citoestimulante maximizada, resultando em maior firmeza e tonicidade à pele.

Concentração usual: 3% a 4%.

Hyaxel® (ácido hialurônico fracionado)

Ácido hialurônico fracionado vetorizado com silício orgânico, tem propriedade de citoestimulação celular e tolerância na pele. Melhora a matriz extracelular dérmica, com aumento da densidade da rede de colágeno e acúmulo de GAGs. Principais benefícios: melhora o sistema de defesa da pele; aumenta a hidratação cutânea; aumenta a espessura da epiderme; combate as reações inflamatórias; estimula a renovação celular tanto na epiderme quanto na derme; estimula a produção de ácido hialurônico, proporcionando efeito preenchedor.

Concentração usual: 5% a 10%.

□ Ativos tensores e antirrugas

Tensine®

Obtido das proteínas das sementes do trigo, promove efeito tensor imediato (notado uma hora após a aplicação) por meio de uma ação mecânica: forma, sobre a pele, um filme altamente coesivo, elástico, resistente e contínuo, capaz de diminuir o número e a profundidade das rugas por algumas horas (em torno de seis horas), tornando-a mais radiante e viçosa.

Formulações usuais: 3% a 10% em gel, creme, sérum, gel-creme e loções, para área dos olhos e face.

Easylift®

Ativo tensor, composto por dois ingredientes sinérgicos – um polissacarídeo naturalmente produzido por um micro-organismo e obtido por fermentação e a goma acácia, obtida da *Acacia senegal*. Apresenta resultados visíveis imediatos, ajudando a diminuir a aparência das linhas finas e a profundidade das rugas.

Concentração usual: 2% a 3%.

Instensyl®

Biopolímero obtido do glucan da mandioca (Manihot esculenta) pela tecnologia de *cross-linking*. Adere com rapidez à superfície da pele, formando um filme viscoelástico que se adapta perfeitamente ao microrrelevo cutâneo, resultando em *lifting* imediato, efeito suavizante e minimização da aparência de rugas.

Concentração usual: 1% a 7%.

Vegetensor®

Composto pela associação de proteínas *Pisum sativum* ao polissacarídeo natural *Sclerotium gum*, apresentando ação tensora imediata – "efeito cinderela". Combina a propriedade filmógena das proteínas de alto peso molecular com as propriedades gelificantes e suavizantes dos polissacarídeos naturais.

Concentração usual: 1% a 5%.

Polylift®

Biopolímero obtido das amêndoas doces que age adsorvendo os lipídios da superfície da pele, formando um filme elástico com ação tensora e conferindo maciez ao microrrelevo cutâneo.

Concentração usual: 2% a 5%.

Raffermine®

Agente firmador derivado de frações especiais da soja (*Glycine soya*) que contém alto teor de glicoproteínas e polissacarídeos. Reforça a estrutura molecular da derme e aumenta a firmeza, elasticidade e tonicidade da pele.

Por ação biomimética, facilita a ligação dos fibroblastos às fibras de colágeno, resultando na contração, reorganização e retração da derme e caracterizando um efeito firmador prolongado. Protege as fibras elásticas da degradação enzimática pelas elastases, preservando a elasticidade cutânea.

Formulações usuais: 2% a 5% em sérum, creme, gel e loções.

Dimetilaminoetanol (DMAE)

Substância precursora da acetilcolina, necessária para a contração muscular, quimicamente semelhante à colina. É um estabilizador antioxidante da membrana. Evita a decomposição da membrana plasmática e a produção resultante do ácido araquidônico e de uma série de mediadores pós-inflamatórios. Uma das melhores fontes de DMAE são os peixes. Recentemente, foi caracterizado como agente antienvelhecimento; age aumentando o tônus da musculatura e promovendo efeitos visíveis, como aumento da firmeza e *lifting* da pele, sobretudo na área dos olhos, pálpebras, contorno facial e pescoço. Estudos clínicos comprovam a eficácia e a segurança desse ativo a longo prazo.

A combinação do DMAE com a tirosina (0,5%) parece prover resultados melhores e mais duradouros.

Formulações usuais: 3% a 10% em gel, creme e loções, podendo ser associado a outros ativos, como éster de vitamina C e ácido alfa-lipoico.

Tetra-hidroxipropil etilenodiamino (THPE)

Produz um rápido efeito firmador da pele e melhora a aparência do contorno facial. Atua por meio do mecanismo de contração dos queratinócitos. A contração dos queratinócitos epidermais superficiais pode acarretar uma leve compactação, resultando em aumento da densidade e da tensão da epiderme.

Concentração usual: 0,1%.

□ Peptídeos

Os peptídeos utilizados em cosméticos são produtos de biotecnologia. Constituem uma categoria de ingredientes ativos que atuam aumentando a produção de proteínas dérmicas, diminuindo a atividade das colagenases, potencializando a hidratação, a renovação celular e melhorando a textura e a luminosidade da pele. Os peptídeos com atividade antienvelhecimento são divididos em sinalizadores, inibidores de neurotransmissores, transportadores e inibidores de enzimas.

Matrixyl®

Pentapeptídeo (PAL-KTTKS – Palmitoil-pentapeptídeo-3) composto pelos aminoácidos lisina, treonina e serina. Por apresentar grande afinidade pelos fibroblastos e aumentar a resposta celular ao TGF-β, a sequência de aminoácidos KTTKS estimula a síntese de tecido conectivo composto por proteínas (colágeno I, II, III, IV e polissacarídeos) glicosaminoglicanas e ácido hialurônico. Promove a renovação celular, melhora as linhas e rugas de expressão e as manchas senis.

Concentração usual: 3% a 8%.

Syn-Coll®

Tripeptídeo de sequência única, que mimetiza o mecanismo humano para produzir colágeno via TGF-β. Tem a propriedade de se unir a uma sequência particular na molécula TSP (trombospondina I), proteína multifuncional que ativa a forma biologicamente inativa da TGF-β.

Concentração usual: 1% a 3%.

Densiskin®

Complexo biológico composto por polipeptídeos de colágeno marinho/silanetriol, biopeptídeos derivados do ácido glutâmico, oligossacarídeo de frutose e polissacarídeos de *phyto-plancton*. Promove notável síntese de colágeno, atenua a inflamação cutânea (por aumentar os níveis de IL-10), diminui a expressão de metaloproteinases (colagenases, elastases e gelatinases), além de apresentar ação hidratante. Atenua rugas e marcas de expressão, melhora a textura e reduz microtensões da pele.

Concentração usual: 1% a 6% em formulações dermocosméticas, podendo chegar a 15% em tratamentos intensivos.

Pro-Collasyl®

Ativo formado por silanóis em sinergia com os peptídeos do arroz. Estimula a biossíntese de colágeno e a proliferação celular, conferindo um efeito suavizante sobre as linhas de expressão e rugas finas.

Concentração usual: 1% a 3%.

Skin Peptides® (peptídeos do arroz)

Indicado para nutrir, oxigenar e revitalizar a pele, pois estimula a proliferação de fibroblastos e o metabolismo celular. Usado no tratamento antienvelhecimento, atenuando linhas de expressão (aumenta a expressão de RNAm para síntese de colágeno III, colágeno VII e fibronectina).

Concentração usual: 1% a 4%.

Argireline®

Hexapeptídeo modulador da tensão muscular facial com comprovada atividade redutora de rugas e linhas de expressão. Inibe parte da acetilcolina e das catecolaminas e não causa reações imunológicas. Age na terminação nervosa, evitando a liberação dos neurotransmissores na junção neuromuscular, prevenindo e reduzindo, assim, as linhas de expressão causadas pelos movimentos repetitivos. Observa-se diminuição significativa da profundidade das rugas após 30 dias com base em testes de eficácia (Ferrer Montiel A et al., *The Journal of Biological Chemistry*, 1997).

É também chamado "creme de botox".

Formulações usuais: 3% a 10% em emulsões, cremes, géis ou séruns.

Syn-Ake® (veneno de serpente)

Peptídeo sintético que mimetiza a atividade do waglerin-1, bloqueador neuromuscular presente no veneno da serpente, favorecendo o relaxamento dos músculos faciais e reduzindo a profundidade das rugas – ação *botox like*.

Concentração usual: 1% a 4%.

□ Outros ativos

Longevicell®

Composto natural, rico em frações purificadas de açúcares (ácido galacturônico, ramnose e frutose) extraídas da folha de *Myrtus communis* (murta). Estimula a expressão do gene da longevidade SIRT-1 e controla a sinalização celular pela modulação da síntese de caveolinas-1, mecanismos essenciais para a manutenção da capacidade proliferativa das células. Reduz a expressão de mediadores do envelhecimento e limita a degeneração dérmica, além de prevenir o enrijecimento da derme por bloquear a glicação do colágeno.

Concentração usual: 1% a 5%.

Furfuryladenina (Adenin®)

É uma citoquinina sintética, hormônio de crescimento vegetal, caracterizada por retardar a senescência das plantas.

São diversas as propriedades desse revolucionário ativo dermocosmético, podendo-se destacar: melhoria significativa das rugas, da hiperpigmentação, hidratação e suavidade de peles fotodanificadas.

O mais importante é que todos esses efeitos não vêm acompanhados de sensibilização da pele, permitindo que o paciente utilize o produto durante o dia sem nenhuma restrição.

Formulações usuais: 0,005% a 0,1% em creme, gel e loção.

Kinetin L®

Cosmecêutico que alia em um único ativo os benefícios de Adenin®, VC-PMG® e ácido alfa-lipoico encapsulados em lipossomas PML®, facilitando a penetração na pele através do estrato córneo, permitindo, assim, chegar às camadas mais profundas da epiderme.

Apresenta propriedades como potente antioxidante, capaz de combater com eficácia os radicais livres, além de clarear e devolver às peles foto e cronologicamente envelhecidas um aspecto jovial.

Formulações usuais: 10% em cremes, loções, géis e séruns.

□ Isoflavonas tópicas

Estudos têm apontado para os efeitos das plantas produtoras de fito-hormônios (fitoestrógenos) sobre a saúde e processos de envelhecimento. Japonesas, vivendo no Japão, têm experimentado menos desconforto na menopausa do que as ocidentais. As orientais têm o hábito centenário de ingerir grande quantidade de soja e derivados, e com isso ingerem 10 a 20 vezes mais isoflavonas que as ocidentais.

As isoflavonas são moléculas com o núcleo semelhante à flavona e apresentam semelhança química entre si. As mais estudadas são: a genisteína, a daidzeína, a gliciteína e o equol. Apresentam estrutura química semelhante ao estrogênio e, apesar de não específicas para os receptores estrogênicos, são capazes de se ligar a eles com baixa afinidade.

Fitoestrógenos são encontrados em várias plantas com flores e, quando utilizados topicamente, compensam as perdas da atividade hormonal, aumentando a tonicidade, hidratação e elasticidade da pele.

Iris Iso®

Extrato hidroglicólico de *Iris florentina* que contém fitoestrógenos isoflavonas. A taxa de isoflavonas é expressa em equivalente de genisteína (isoflavona mais ativa) e varia de 1,2 a 2,2 g/L. Inibe a atividade das enzimas colagenase e elastase, evitando a degradação das proteínas da matriz extracelular (colágeno e elastina). Favorece a síntese de proteínas fixadoras na junção dermoepidérmica, além de reforçar a barreira cutânea, assegurando a hidratação e diminuindo a profundidade das rugas. Indicada para combater o processo de envelhecimento da pele em mulheres menopausadas.

Formulações usuais: 3% a 5% em creme, gel e loção.

Lipoderma YS®

Complexo multifuncional rico em fitoesteroides da soja e do inhame silvestre, substâncias que mimetizam a função dos hormônios femininos, indicado especialmente para a pele madura. Apresenta propriedades hidratantes, suavizantes das rugas e firmadora da pele. Amacia, hidrata e melhora a aspereza e a elasticidade da pele.

Concentração usual: 5%.

Genisteína

É uma isoflavona de soja com atividades biológicas diversas. Foi inicialmente isolada de grãos de soja em 1931. É um antioxidante, potente inibidor da proteína tirosina, quinase e fitoestrogênios. Diversos estudos demonstram que o genestogênio tem efeitos antifotocarcinogênicos e antienvelhecimento.

Concentração usual: 5%.

□ Fatores de crescimento

Os fatores de crescimento são proteínas reguladoras, mediadores biológicos naturais que atuam sobre os processos de reparo e regeneração celular. São encontrados em vários tecidos em fase de cicatrização e/ou renovação celular. O estudo do papel dos fatores de crescimento na reparação de feridas cutâneas motivou pesquisas que demonstraram resultados cosméticos e clínicos positivos com a aplicação tópica de fatores de crescimento no tratamento do fotoenvelhecimento. Assim, a indústria química cosmética vem desenvolvendo, por meio da engenharia genética, diferentes fatores de crescimento e seus peptídeos similares. Esses peptídeos mimetizadores de fatores de crescimento têm como proposta apresentar efeitos similares aos dos fatores de crescimento endógenos. Além de suas aplicações no tratamento global do envelhecimento, esse grupo de ativos também promove a cura e a cicatrização de feridas e estimula a proliferação celular nos folículos pilosos, reduzindo a queda capilar.

EGF – fator de crescimento epidermal

Oligopeptídeo que auxilia na redução e prevenção de rugas pela ativação de novas células da pele. Elimina cicatrizes e manchas da pele. Devolve a uniformidade no tom de pele e proporciona melhoria global da pele envelhecida.

Concentração usual: 1% a 3%.

bFGF – fator de crescimento fibroblástico básico

Estimula a geração de novas células epidermais. Rejuvenesce a pele, repara cicatrizes e escoriações. Fortalece a elasticidade cutânea por induzir a síntese de colágeno e elastina. Estimula a circulação sanguínea no couro cabeludo, ajudando a revitalizar o folículo capilar.

Concentração usual: 1% a 3%.

TGF-b – fator transformador de crescimento beta

Regula as proteínas da matriz, incluindo colágeno, proteoglicanos, fibronectina e proteínas degradantes da matriz e média, organização e regeneração do tecido. Apresenta efeito inibitório do crescimento capilar.

Concentração usual: 1% a 3%.

Linefactor™

Composto por extrato de *Hibiscus abelmoschus*, age mantendo os níveis de FGF-2 (fator de crescimento de fibroblastos), mimetizando a proteção natural realizada por algumas glicoaminoglicanas (GAGs) da matriz extracelular (ação *heparan-sulfato like*). Age estimulando a síntese de GAGs e de colágeno.

Concentração usual: 1% a 3%.

Pro-TG3®

Composto por ômegas 3, 6 e 9 oriundos da linhaça dourada + vitamina C + vitamina E. É um ativo cosmético que atua como precursor do fator de crescimento de transformação beta (TGF-β), ativando a expressão do TGF-β1, TGF-β2 e TGF-β3. Aumenta a firmeza e a elasticidade da pele (estimula a síntese de colágeno, fibronectina e glicosaminoglicanas); acelera os processos de cicatrização por estimular a reparação do tecido; restaura a função de barreira cutânea, aumentando a hidratação da pele; apresenta potente efeito anti-inflamatório e ação antioxidante; inibe a expressão das metaloproteinases (MMP-1 e MMP-2).

Concentração usual: igual ou superior a 5%.

□ Ativos para preenchimento facial

Kombuchka®

Obtido da fermentação do chá-preto, é rico em ácidos orgânicos e vitaminas e promove efeito *lipofilling* pela redensificação de adipócitos, suavizando as linhas e rugas de expressão.

Concentração usual: 3%.

Commipheroline®

É uma oleoresina extraída de uma árvore indiana chamada *Commiphora mukui*. Tem dois marcadores, o commipherol e o commipherine. Esse ingrediente ativo atua sobre duas enzimas comprometidas nas reações de cadeia da lipogênese e lipólise nos adipócitos.

Concentrações usuais: 0,2% a 0,6% – para produtos anti-*aging*, antirrugas, para contorno dos olhos e dos lábios; 0,5% a 1% – para produtos para o corpo e aumento dos seios.

Adipofill®

Composto pela L-ornitina, um aminoácido obtido por biotecnologia a partir da fécula vegetal, em sua forma encapsulada. Atua estimulando a densificação do tecido adiposo por ativar a lipogênese e a adipogênese, além de inibir a lipólise. O Adipofill® proporciona efeito *lipofilling*, auxiliando no preenchimento de rugas e marcas nasogenianas (bigode chinês).

Concentração usual: 0,5% a 2%.

Epiderfill®

Ácido hialurônico desidratado e microencapsulado de origem biotecnológica. Ao penetrar na pele, reidrata-se, como se fosse uma esponja, suavizando o relevo cutâneo, preenchendo rugas e linhas de expressão.

Concentração usual: 1% a 5%.

□ Outros ativos com propriedades emolientes

Para promover uma hidratação satisfatória, que devolva elasticidade, maciez e brilho à pele, deve-se utilizar ativos que tenham propriedades emolientes, antienvelhecimento, hidratante e protetoras. Todos os ativos citados apresentam algumas ou quase todas as propriedades relatadas.

Ceramidas

As ceramidas consistem em seis classes heterogêneas de compostos. O ponto comum está na porção esfingosina. Elas compõem 40% a 65% do total de lipídios do estrato córneo e exercem função essencial na manutenção da estrutura da barreira lipídica da pele. Todas as classes de ceramidas decrescem com a idade, sobretudo as ceramidas III. Portanto, essa classe é particularmente adequada como coadjuvante no tratamento antienvelhecimento e no reparo das peles secas e desidratadas. Além da função de barreira, a ceramida IIIA também inibe a atividade da tirosinase nos melanócitos, exercendo potente ação despigmentante. pH ideal entre 4 e 8.

Formulações usuais: 0,05% a 0,5% em creme e loção.

SK-Influx®

Obtido por biotecnologia, é um concentrado constituído por ceramidas idênticas da pele (ceramidas I, III e VI) e outros constituintes lipídicos importantes ao estrato córneo, como colesterol, ácidos graxos e *phytosphingosine*. Restaura e hidrata profundamente a pele, repondo de modo natural todos os constituintes lipídicos. Hidratante (atua como protetor da barreira epidérmica) e regenerador (aumenta a incorporação de ceramidas ao estrato córneo da pele), é indicado no tratamento de peles secas, desidratadas, envelhecidas e sensíveis.

Formulações usuais: 1% a 15% em cremes, géis e loções. Pode ser associado a outros ativos.

AMC®

Complexo de substâncias do fator natural de hidratação (ureia, glicerina, PCA-Na e hialuronato de sódio) e agentes umectantes (trealose e poliquartenium 51) que evita a perda transepidérmica de água, mantendo a hidratação natural e proporcionando melhoria de textura e suavidade à pele.

Concentração usual: 1% a 10%.

Aquaporine Active®

Biopeptídeo derivado do ácido glutâmico associado ao silanetriol trealose, dissacarídeo extraído de plantas do deserto. Atua diretamente sobre os queratinócitos, aumentando a produção dos genes da aquaporine-3 (canais proteicos existentes na derme responsáveis pelo transporte de água) e de outras moléculas envolvidas na função de barreira (derme, epiderme). Melhora a circulação de água entre as células, restaurando a hidratação, a maciez e a elasticidade da pele.

Concentração usual: 2% a 5%.

Hydrovance® (hidroxietil ureia)

Ativo altamente higroscópico que oferece excelentes benefícios hidratantes. Estudos comparativos mostram que a hidroxietil ureia apresenta eficácia de hidratação comparável à glicerina e a alguns fatores do NMF, além de proporcionar melhoria de percepção sensorial nos cosméticos.

Concentração usual: 1% a 20%.

Melscreen® Coffee (extrato de café verde)

Considerações: óleo extraído de grãos verdes de café da espécie *Coffea arabica*, apresentando teor em torno de 40% de ácido linoleico. Aumenta a síntese de TGF-β, colágeno, elastina e GAGs, confere hidratação em virtude do aumento da expressão das aquaporinas-3 e melhora a proteção de barreira cutânea pela ação do ômega 6.

Concentração usual: 1% a 5%.

□ Ativos para peles sensíveis

MDI Complex®

Glicosaminoglicana de origem marinha, aumenta a resistência e a integridade cutânea, elevando as funções protetoras da pele, diminuindo as irritações e melhorando a vermelhidão. Inibe a atividade enzimática das metaloproteinases de matriz que degradam a rede de colágeno e a matriz extracelular presente na pele. Reduz a aparência de pequenos vasos e rosácea, aumenta a firmeza e a elasticidade e reduz a aparência das olheiras.

Concentração usual: 1% a 5%.

Extrato de portulaca

Rico em vitaminas, flavonoides e ácidos graxos, como o ômega 3, age inibindo edemas e reduzindo a liberação de mediadores pró-inflamatórios, além de promover resposta analgésica e anti-irritante. Minimiza as reações inflamatórias provocadas pelo lauril sulfato de sódio.

Concentração usual: 3% a 5%.

Extrato de Lipo Licorice

Extrato da raiz do alcaçuz (*licorice*) *Glycyrrhiza glabra L.* Essa planta é originária de regiões do Mediterrâneo e regiões central e sudeste da Ásia. Apresenta diversas propriedades, como supressão temporária da secreção sebácea, ação anti-inflamatória, ação bactericida e desobstrução dos poros, o que facilita a limpeza e melhora a absorção de diversos ativos. No tratamento anti-*aging*, o extrato de Lipo Licorice atua neutralizando os radicais livres. Um de seus componentes, o flavonoide Licochalcone A, apresenta importante ação anti-inflamatória, proporcionando melhorias no eritema facial de peles com rosácea.

Concentração usual: 0,5% a 3%.

Modukine®

Alternativa *esteroide-free* para o controle dos sintomas da dermatite atópica, isenta de efeitos colaterais e que pode ser utilizada continuamente. Consiste em um preparado de uma fração específica do leite, contendo citocinas que agem como modificadores da resposta biológica quando ocorre um desequilíbrio da resposta imunológica. Atua reduzindo a expressão de IL-8 nos queratinócitos e linfócitos, que são os dois principais tipos celulares envolvidos no processo inflamatório e na resposta imunológica. Além disso, normaliza a proliferação dos queratinócitos (geralmente alterada em função da inflamação) e a perda de água transepidérmica. Como consequência dessa ação, a inflamação é controlada, a função de barreira da pele é restaurada e os pacientes experimentam uma redução nos principais sintomas da dermatite atópica: vermelhidão, coceira, aspereza e ressecamento da pele.

Concentração usual: 0,5%.

Actiglucan®

Composto por *Aloe vera*, betaglucano, glicerina e ácido hialurônico, tem ação anti-inflamatória e suprime a produção de citocinas pró-inflamatórias (TNF-a e IL-1b) e a atividade antilipoxigenase. Melhora a função de barreira cutânea e aumenta a hidratação do estrato córneo, restaurando a maciez e a umidade da pele. Apresenta atividade antioxidante e favorece o reparo e a cicatrização das lesões cutâneas.

Concentração usual: 1% a 10%.

Telangyn®

Tetrapeptídeo indicado para minimizar os efeitos da rosácea relacionados com a inflamação da pele, como a dilatação dos vasos sanguíneos e a vermelhidão. Reduz os níveis de LL-37, que induz a liberação das citocinas IL-6 e IL-8. Inibe a atividade da colagenase e apresenta efeito inibitório sobre a tirosinase. Auxilia no tratamento de hiperpigmentações e melhora a aparência da pele após a inflamação.

Concentração usual: 2%.

□ Ativos despigmentantes cutâneos

A hidroquinona é considerada um dos despigmentantes mais efetivos e largamente utilizados no tratamento tópico de diferentes tipos de hiperpigmentação. Por causa dos riscos de reações adversas, tais como ocronose exógena e hipopigmentação após tratamentos de longo prazo, a hidroquinona teve seu uso restringido em diversos países. Hoje estão disponíveis diferentes agentes clareadores, muitos deles atuando como inibidores diretos da tirosinase, sendo considerado o principal grupo de despigmentantes. Contudo, com o estudo dos novos mediadores da melanogênese e de seus respectivos alvos de atuação, têm sido propostos novos mecanismos de ação que podem otimizar os resultados dos tratamentos clareadores, atuando de modo sinérgico nas diferentes etapas da síntese da melanina. Além dos ativos consagrados descritos no Quadro 4.7, pode-se destacar:

Quadro 4.7. Princípios ativos usados na despigmentação cutânea.

Ativo	*Nome químico/ composição*	*Ação*	*Dosagem usual*	*Observações*
Ácido fítico	Ácido inositol hexafosfórico	Inibe a ação da tirosinase, despigmentando manchas por depósitos de fucsina. Agente antioxidante, sequestrante do ferro e cobre	0,5% a 1%	Pode ser associado ao ácido glicólico (5% a 10%) *Veículo sugerido:* creme não iônico *Contraindicações:* feridas abertas e herpes
Ácido kójico	5-hidroxi, 2-hidroximetil, 4H-piran-4-one	Atua quelando os íons cobre (substrato para ação da tirosinase)	1%	*Veículos sugeridos:* gel, loção e creme (não iônicos)
Antipollon HT	Silicato de alumínio sintético	Adsorve a melanina já formada	1% a 4%	*Veículos sugeridos:* gel ou solução aquosa
Arbutin	Hidroquinona-beta-D-glucopiranosídeo (derivado da hidroquinona)	Inibe a ação tirosinase, por competição	1% a 3%	Sua citotoxicidade é bem menor que a da hidroquinona *Veículos sugeridos:* gel, creme, loção
Biowhite	Composto por extratos vegetais de *Morus nigra, Saxifra stolonifera, Scutellaria baicalensis* e *Vitis vinifera*	Inibe a ação da tirosinase	0,1% a 10%	*Veículos sugeridos:* cremes e loções não iônicos e géis
Hidroquinona	1,4-benzenodiol, hidroquinol quinol	Inibe a ação da tirosinase, além de produzir radicais livres que danificam as membranas das organelas citoplasmáticas dos melanócitos	2% a 10% até 2,5%	*Efeitos adversos:* irritação e hipopigmentação *Preocupações:* não deve (em produtos cosméticos) ser utilizado durante o dia, na região orbicular, em queimaduras solares e nos casos de miliária. Pode ser associado ao ácido retinoico *Veículo sugerido:* creme
Vitamina C VC-PMG	Vitamina C complexada com polipeptídeos	Agente antioxidante capaz de reduzir a melanina a uma substância incolor	0,6% a 3%	*Veículos sugeridos:* creme e loção (não iônicos) e gel
Skin Whitening Complex	Extrato de *uva ursi*, biofermentado de *Aspergillus*, extrato de *grapefruit*, extrato de arroz	Por sua composição, o Skin Whitening Complex é um produto completo, que atua por meio de múltiplos mecanismos: 1. Reduzindo manchas já existentes pela decomposição da melanina 2. Removendo as células pigmentadas da superfície 3. Inibindo a formação de melanina	Conc. usual: 2% Conc. máx.: 10%	*Modo de usar:* aplicar à noite, após limpeza e tonificação da pele Recomenda-se o uso de filtro solar durante o tratamento, para um melhor resultado
Azeloglicina	Ácido azelaico com glicina	Inibição competitiva e reversível da enzima tirosinase hidrossolúvel, estável em pH de 5 a 11, ativo clareador, sebonormalizante, antiacneico e antiqueratinizante	5% a 10%	Especialmente indicado para tratar pele negra *Veículos sugeridos:* creme, loção e gel

Ácido dioico

Ácido dicarboxílico monoinsaturado derivado da biofermentação do ácido oleico de origem vegetal. Interfere na síntese da melanina por agir como um agonista do complexo proteico PPARg, que regula a transcrição do gene da tirosinase, e também por inibir a transferência dos melanossomas. Estudo comparativo com a hidroquinona demonstra a eficácia e a segurança do ácido dioico na terapêutica do melasma suave a moderado. Ambos, ácido dioico a 1% e hidroquinona a 2%, apresentaram eficácia semelhante, não sendo encontradas diferenças significativas de resultados nos tratamentos realizados.

Concentração usual: 1%.

Ácido tranexâmico

Inibe a síntese da melanina por bloquear a conversão do plasminogênio em plasmina, resultando em menor quantidade de ácido araquidônico livre e em menor capacidade de produzir precursores melanogênicos, como prostaglandinas e leucotrienos. Por causa de sua ação sobre os mediadores da inflamação, é indicado no tratamento clareador para as peles sensíveis e para hiperpigmentações pós-inflamatórias.

Concentração usual: 0,4% a 3%.

Algowhite®

Obtido a partir do extrato concentrado da alga marrom *Ascophyllum nodosum*. Despigmentante de ação global, atua em todas as etapas da melanogênese. Antes da síntese da melanina, inibe a ligação específica entre a endotelina-1 e seu receptor, reduzindo a atividade dendrítica dos melanócitos. Durante a síntese da melanina, inibe a tirosinase e proporciona potente ação antioxidante. E, depois da melanina formada, acelera a renovação celular por aumentar a expressão da enzima serina proteinase, promovendo lise dos desmossomos do estrato córneo.

Concentração usual: 2% a 5%.

Belides®

Clareador natural obtido das flores da margarida *Bellis perennis*. Tem importante efeito inibitório sobre a melanogênese, por meio de diferentes mecanismos. Antes da síntese da melanina, diminui a síntese e a ativação da tirosinase por inibir a liberação da ET-1 e reduz a capacidade de ligação do α-MSH a seus receptores. Durante o processo de síntese da melanina, reduz fortemente a atividade da tirosinase e a formação de radicais livres (ROS). Após a formação de melanina, reduz a transferência dos melanossomas dos melanócitos para os queratinócitos.

Concentração usual: 2% a 5%.

Hexylresorcinol

Estimula a produção de glutationa, um protetor celular endógeno. Consequentemente, desloca a melanogênese para a síntese do pigmento claro (feomelanina). Além disso, a glutationa inibe a glicosilação da tirosinase, mantendo a enzima em sua forma inativa. Apresenta ainda potente ação antioxidante.

Concentração usual: 0,5% a 1,5%.

Licorice ou extrato de alcaçuz

Obtido da raiz *Glycyrrhiza glabra*, seu principal componente é a glabridina, que previne a pigmentação induzida pela radiação UVB e atua como despigmentante pela capacidade de inibir a tirosinase sem afetar a síntese de DNA, além de apresentar ação anti-inflamatória ao inibir algumas enzimas da cascata do ácido araquidônico, sobretudo a cicloxigenase. Outros componentes do extrato de alcaçuz são a liquiritina e a isoliqueritina, que também atuam como despigmentantes por inibir a atividade da tirosinase e dispersar a melanina.

Concentração usual: 0,5% a 3%.

Sepiwhite®

É obtido a partir da união de uma molécula de ácido undecilênico com um aminoácido, a fenilalanina. Tem ação antagonista ao hormônio responsável pelo fator de regulação da pigmentação na pele, a melanotropina ou α-MSH. Inibe todas as etapas do processo de pigmentação induzidas pela melanotropina. Tem excelente tolerância cutânea, não apresenta fototoxicidade e, por possuir estrutura lipoaminoácida, apresenta afinidade cutânea.

Concentração usual: 2%.

□ Ativos para a área dos olhos

Bioskinup Contour®

Ativo de tratamento global da região periocular (olheiras, bolsas de gordura e edema), composto pela associação dos extratos vegetais: lírio-branco, pfaffia e marapuama. Tem forte efeito anti-inflamatório tópico, diminuindo a produção de mediadores envolvidos no processo inflamatório. A consequência direta é a diminuição da vasodilatação anormal dos vasos periféricos e do extravasamento dos líquidos responsáveis pela alteração da coloração e formação do edema na região periorbital. Além disso, apresenta efeito modulador lipolítico, permitindo uma diminuição gradual do acúmulo de gordura ao redor dos olhos.

Concentração usual: 2% a 5%.

Deliner®

Extrato de *Zea mays L.* com ação antirrugas. Reativa à síntese de fibronectina pelos fibroblastos, fornece suporte à matriz extracelular e firmeza aos tecidos, diminuindo, assim, a profundidade das rugas. Em estudo *in vivo* de avaliação de eficácia, observou-se aumento do preenchimento das rugas em cerca de 6% após dois meses e 14% após quatro meses de uso de formulação contendo Deliner® a 3%. A técnica de medição utilizada foi ultrassom cutâneo de alta resolução.

Concentração usual: 1% a 5%.

Nodema®

Tetrapeptídeo que atua na redução de bolsas decorrentes do acúmulo de líquidos, por suas propriedades descongestionantes e antiedematosas, tem ação antiedematosa por meio da redução da pressão arterial local pela inibição da atividade da enzima conversora de angiotensina (EGA). Aumenta a elasticidade e a firmeza cutânea pela inibição da glicação das proteínas de colágeno e elastina. Diminuição da retenção de líquidos, efeito descongestionante, aumento da elasticidade e suavidade cutânea e rápida ação antibolsas.

Concentração usual: 3% a 10%.

Phytosphingosine

É um agente que desempenha importante papel no sistema de defesa natural da pele, inibindo o desenvolvimento de micro-organismos. Pela combinação das propriedades antimicrobiana e anti-inflamatória, pode ser utilizado em formulações calmantes da pele, antiestresse, fotoprotetores, produtos pós-sol, no tratamento tópico da acne e para combater celulite, olheiras e frieiras. Mostra-se muito eficaz em formulações antiolheiras, por causa de sua capacidade de melhorar e fortalecer a microcirculação, sendo indicado para a área dos olhos.

Concentração usual: 0,05% a 0,2%.

Haloxyl® ou Hemaline®

Redutor de olheiras composto pela associação do Pal-GHK e Pal-GQPR, que reforça a firmeza e tonifica a área debaixo dos olhos, com N-hidroxisuccinimida (NHS) e crisina (flavonoide), que ativam a eliminação do pigmento sanguíneo responsável pelas manchas escuras e pela inflamação local.

Concentração usual: 2%.

□ Óleos

Inúmeros tipos de óleos têm sido utilizados em dermatologia com um amplo espectro de atuação, demonstrando excelentes resultados. Porém, em decorrência da enorme quantidade destes no mercado, o esclarecimento de suas indicações e funções torna-se necessário.

Se antes a palavra "óleo" estava vinculada à comedogenicidade, hoje esse conceito está superado e muitas vezes até contraria essa ideia.

O uso de óleos é a última tendência de matéria-prima do mercado, pois são produtos naturalmente extraídos sem nocividade (Quadro 4.8).

Quadro 4.8. Óleos utilizados na cosmecêutica.

Óleo	*Função*	*Aplicações*	*Contém*	*Concentrações usuais (%)*
Abacate *Persea gratissima*	• Nutritivo • Emoliente como agente protetor solar natural	Cremes e loções para o corpo, cremes de limpeza facial, óleos de banho, óleos de massagem	Vitaminas A, B1, B2, C; aminoácidos, substâncias antibióticas, ácido oleico, linoleico, palmítico e palmitoleico	1 ~ 10
Amêndoas doces *Amygalus communis*	• Grande afinidade com a pele • Hidratante, melhora a flexibilidade e a elasticidade da pele	Cremes de limpeza, batons, aromaterapia, óleos de banho, produtos *anti-aging*, condicionadores, protetor solar e loções pós-sol	Protídeos (20% a 25%) Ácido oleico (60% a 80%)	1 ~ 10
Avelã	• Hidratante semelhante ao óleo de amêndoas	Loções para o corpo, creme para as mãos e nutritivos	Ácido oleico, linoleico e linolênico	2 ~ 10
Bergamota	• Antisséptico • Cicatrizante • Antisseborreico • Hipocrômico	Aromaterapia, tratamento de manchas hipercrômicas, auxiliar para tratamentos de acne		1 ~ 10 => tratamento de acne, acima de 20 até 50 para hipercromias
Cenoura *Daucus carota*	• Emoliente e calmante tópico • Auxiliar de bronzeamento	Bronzeador e protetor solar corporal e labial, cremes e loções e massagem, para as mãos e face	Provitamina A, pectina, vitamina C, complexo B e açúcares	0,5 ~ 10
Cereja *Cerasus vulgaris*	• Estimula o crescimento e mantém o tecido celular	Loções para o corpo, óleos de banho, cremes de massagem	Ácidos linoleico, berrênico, oleico e eicosanoico, ácido málico	1 ~ 10
Coco *Coco mucifera*	• Potente hidratante	Cremes de barba e bronzeadores	–	2 ~ 5
Cravo *Caryophyllus aromaticus*	• Antisséptico • Antirradical livre • Vasoconstritor • Cicatrizante	Loções, géis e cremes *anti-aging*, aromaterapia	Taninos, eugenol (70% a 98%)	1 ~ 3
Crotton *Crotton tiglium*	• Vesicante	Peeling com fenol	Soluções com fenol	1 ~ 3 gotas

(Continua)

Quadro 4.8. Óleos utilizados na cosmecêutica. (*Continuação*)

Óleo	*Função*	*Aplicações*	*Contém*	*Concentrações usuais (%)*
Gérmen de trigo *Triticum speciosa*	• Preventivo de varizes • Hidratante • Antirradicais livres	Creme antivarizes, creme de massagem, loções faciais e xampus	Vitamina E, ácido linoleico, palmítico e oleico, fosfolipídios	1 ~ 10
Jojoba *Simondsia chinesis*	• Antioxidante • Muito compatível com a pele e os cabelos	Bálsamos de enxágue, produtos infantis, emulsão de limpeza e tratamento facial e capilar	Ésteres de ácidos e álcoois graxos monoinsaturados de cadeia longa (C18 ~ C22)	0,2 ~ 0,5 => em xampus, produtos capilares e de limpeza de pele 2 ~ 10 – em emulsões
Macadâmia *Macadamia ternifolia*	• Regenerador cutâneo • Hidratante não comedogênico	Loções, cremes, tônicos, óleos de banho, gel de lubragel e emulsões	Ácido palmitoleico e ácido oleico	3 ~ 10
Melaleuca *Melaleuca leucadendron*	• Antisséptico • Excitante das fibras musculares • Antirreumático • Antiacne	Loções, géis, cremes, creme de massagem, xampus anticaspa, desodorantes, géis pós-peeling, sabões	Cineol, eucaliptol, sesquiterpeno, azuleno	1 ~ 10
Prímula *Oenothera biennis*	• Previne eczemas • Promotor da manutenção do crescimento celular da pele	Cremes e loções para corpo e mãos, tratamento de unhas, demaquilantes, condicionador capilar	Ácidos linoleico, g-linoleico, linolênico e saponinas	1 ~ 10
Rícino *Ricinus communis*	• Excelente emoliente	Batons, protetor labial, sabões	Ácido ricinoleico e isorricinoleico	3 ~ 15
Rosa-mosqueta *Rosa rubiginosa*	• Cicatrizante • Hipocrômico • Anti-*aging*	Cremes e loções não iônicas	Ácido oleico, linoleico, linolênico, palmítico	2 ~ 10
Silicone	• Formador de filme	Cremes e loções	Mistura de silicones	5 ~ 10
Urucum *Bixa orellana*	• Corante • Calmante tópico • Coadjuvante de filtro solar e bronzeadores	Cremes, loções hidratantes, protetor e filtro solar em cremes e loções	Carotenoides e ácidos graxos poli-insaturados	2 ~ 6
Semente de uva	• Regenerador cutâneo • Hidratante	Sabonetes, xampus, condicionadores, cremes de massagem, óleos para banho, aromaterapia	a-tocoferol, ácidos g-linoleico, linoleico, palmítico	1 ~ 10

Óleo de framboesa

Riquíssimo nos ácidos graxos essenciais oleico, linoleico e linolênico, chegando a representar 85% de sua composição. Apresenta ação regeneradora e anti-inflamatória. Melhora a função de barreira cutânea.

Concentração usual: 5%.

Óleo de algodão

Contém uma mistura de ácidos graxos saturados e insaturados, sendo seu principal componente o ácido linoleico. É rico em tocoferol, um antioxidante natural que possui variados graus de vitamina E.

Concentração usual: 2% a 5%.

Ômega *plus*

Composto pelos óleos de macadâmia, girassol, gergelim, oliva e milho. Complexo rico em ácidos graxos essenciais palmitoleico, oleico, linoleico e palmítico. Age melhorando o metabolismo lipídico da epiderme, protegendo a barreira epidérmica, contribuindo para a hidratação e a umectação da pele. Auxilia no combate a inflamações, lesões e descamações.

Concentração usual: 1% a 3%.

Ativos fotoprotetores

Os ativos fotoprotetores foram extensamente abordados nos Capítulos 6 e 7.

Protocolo de rejuvenescimento

Deve-se estabelecer critérios para avaliar a intensidade, a anatomia e a semiologia do envelhecimento cutâneo com o objetivo de selecionar as melhores opções terapêuticas.

A expectativa do paciente, a quantidade de técnicas hoje disponíveis contra o envelhecimento cutâneo, bem como suas limitações e durabilidade, devem ser avaliadas e discutidas com os pacientes.

Não existe a melhor técnica ou a mais indicada para aquele grau de envelhecimento, e sim aquela que se enquadra nas necessidades do paciente, levando em consideração sua disponibilidade e estilo de vida. O ideal é a associação de procedimentos disponíveis dentro desse arsenal contra o envelhecimento.

Não há regras, e cada profissional deve avaliar o que é melhor para seu paciente; entretanto, existem etapas a serem seguidas, conforme a complexidade das alterações de envelhecimento e dos procedimentos:

- Etapa I: utilização de ativos antienvelhecimento no domicílio; roteiro básico (passo a passo) de conduta terapêutica:
  - limpeza da pele;
  - agentes antienvelhecimento (hidratantes, antioxidantes e tensores);
  - renovação celular;
  - despigmentantes;
  - fotoproteção.
- Etapa II: controle dos músculos faciais com a utilização da toxina botulínica.
- Etapa III: correção da superfície cutânea e das rugas superficiais por peelings superficiais e médios, e preenchimentos.
- Etapa IV: correção de rugas médias e grandes sulcos, degenerações dermoepidérmicas associadas ou não a flacidez por cirurgia plástica estética, *uplifting* (com fios russos), peelings profundos e *resurfacing* a laser.

Quadro 4.9. Tratamento tópico do envelhecimento cutâneo – sugestão de fórmulas.

Tratamento do envelhecimento cutâneo leve			
Ácido hialurônico	3%	Pro-Collasyl	2%
Retinol	5%	Extrato hortelã	3%
Phloretin	0,5%	Aqua qsp	30 mL
Nicotinamida	4%		
Tratamento do envelhecimento cutâneo moderado			
Ácido glicólico	8%	TGF-β	2%
Ceramidas	2%	Algowhite	1%
Ascorbosilane C	5%	Drieline	0,5%
Ameliox	2%	L-Matt/gel creme qsp	30 mL
Tratamento do envelhecimento cutâneo intenso			
SK-Influx®	2%	Ácido retinoico	0,05 a 0,1%
Resveratrol	4%	Belides	3%
Alistin	1%	C-Matt qsp	15 g
Matrixyl	4%		
Tratamento do envelhecimento em peles sensíveis e reativas			
Perfection Peptide	3%	Licorice	1%
Ácido hialurônico fracionado	5%	Telangyn	2%
Extrato de caracol	1%	D Gel Ultra qsp	30 g
MDI Complex	2%		
Tratamento do envelhecimento em peles com hiperpigmentação			
Ácido glicólico	5%	Lipo Licorice Extract	3%
Vitamina C	5%	Syn Coll	2%
Skin Whitening Complex	5%	L-Matt qsp	30 mL
Actiglucan	3%	*Opcional:* hidroquinona	2%
Tratamento do envelhecimento em peles com ressecamento excessivo			
Ácido lactobiônico neutralizado	8%	Creatina	0,5%
Coenzima Q10 lipossomada	10%	SK-Influx®	3%
Matrixyl	2%	Aldavine	2%
ProTG3	3%	Loção Velvet Touch qsp	30 mL
Tratamento do envelhecimento em peles com flacidez			
Booster de colágeno			
Retinol	5%	TGF-β	2%
Matrixyl	5%	Chronoline	2%
Raffermine	5,0	Tensi Drop qsp	30 mL
Pro Collasyl	4%		
ChroNOline™ é um tetrapeptídeo biomimético de alta tecnologia, derivado de um fator de crescimento natural, que estimula a produção de componentes da junção derme-epiderme (laminina 5, colágeno e fibronectina) O veículo Tensidrop é enriquecido com Polylift, Tensine e Laricyl, proporcionando potente ação tensora			
Tratamento do envelhecimento na pele menopausada			
Dia			
Fórmula 1		*Fórmula 2*	
Ácido málico	5%	Phloretin	2%
Genisteína	5%	Vitamina C	10%
Silício orgânico	5%	Ácido ferúlico	0,5%
SK-Influx®	4%	CC Cream FPS 30 qsp	15 g
CC Cream qsp	15 g	*Embalagem dual care*	
Noite			
Ênfase do tratamento: fatores de crescimento		*Ênfase do tratamento: ácido retinoico*	
TGF-β	3%	Ácido retinoico	0,05%
Extrato de café verde	3%	Densiskin + D	3%
Syn Coll	3%	SK-Influx®	3%
Perfection Peptide	3%	Iris Iso	3%
Hyaxel	5%	Green Tea	2%
Structurine	5%	Protect Skin qsp	30 g
Essência flor de laranjeira	qsp		
LC Velvet Touch qsp	30 mL		
Rugas profundas – aplicação pontual			
Adipofill	2%	Veículo anidro qsp	15 g
Epiderfill	10%	*Embalagem face pen*	
Matrixyl	10%		
Máscara super-hidratante			
Renew Zyme	8%	Lipoderma YS	5%
Óleo de Argan	2%	Máscara Pérola qsp	50 g
Hyaxel	5%	*Uso semanal*	
DMAE lipossomado	10%		
Máscara supertensora			
DMAE lipossomado	10%	Pro Collasyl	3%
Raffermine	5%	Máscara Gel Cu e Si qsp	50 g
Tensine	5%	*Uso semanal*	
Instensyl	5%		

(Continua)

Quadro 4.9. Tratamento tópico do envelhecimento cutâneo – sugestão de fórmulas. (*Continuação*)

Rejuvenescimento da área dos olhos			
Rugas e linhas de expressão			
Argireline®	8%	Retinol	5%
Veneno de serpente	3%	SK-Influx®	5%
Matrixyl®	2%	Creme para ADO	15 g
Rugas e olheiras			
Nano Bright Eyes®	4%	Ácido fítico	1%
Bioskinup Contour®	3%	Dermochorella	4%
MDI Complex®	2%	Aqua qsp	15 mL
Nicotinamida	4%	*Embalagem roll on ice*	
Rugas e bolsas			
BioskinUp Contour®	3%	Densiskin®	3%
Cafeisilane C®	3%	Hyaxel®	3%
Hidroxiprolisilane C	3%	Second Skin qsp	15 g
Olheiras e bolsas			
BioskinUp Contour®	3%	Dermochorella®	4%
Cafeisilane C®	3%	Green Tea	3%
Eyeseryl®	5%	Gel creme transdérmico qsp	15 mL
Olheiras			
Eye Contour Complex®	4%	*Embalagem softgel*	
Haloxyl®	2%	Ácido tioglicólico	2%
CoffeeSkin®	3%	Haloxyl	2%
Ginkgo biloba	3%	Phytosphingosine	0,5%
Ceramidas	2%	Veículo Color qsp	15 mL
Creme ADO Correct qsp	10 g	*Embalagem roll on ice*	

Quadro 4.10. Tratamento de hiperpigmentações.

Melasma intenso – manhã	
Kójico dipalmitato	2% – Inibidor da tirosinase, quelante de Cu, inibe TIRP-1
Whitonyl®	2% – ↓ Síntese FCT, inibição da tirosinase, inibição da transp. melanossomas
Alfa-arbutin	0,5% – Inibidor da tirosinase
Algowhite®	3% – Esfoliação enzimática, inibição da tirosinase e ET-1
Extrato de hortelã	1% – Anti-inflamatório
L-Matt qsp	30 mL
Melasma intenso – noite	
Hidroquinona	5% – Potente inibidor da tirosinase
Ácido kójico	3% – Inibidor da tirosinase, quelante de Cu, inibe TIRP-2
Belides®	3% – i-α-MSH, i-endotelina, i-tirosinase, i-tranf. melanossomas
Ácido retinoico	0,05% – Renovador celular, inibe tirosinase e TIRP-1
Hidrocortisona	1% – Anti-inflamatório
Loção hidroalcoólica qsp	30 mL
Melasma moderado – manhã	
Ácido fítico	2% – Inibidor da tirosinase e antioxidante
Resveratrol®	1% – Reduz a expressão do MITF, inibe tirosinas e antioxidante
Nicotinamida	4% – Inibição transf. de melanossomas e anti-inflamatório
Lipo licorice	1% – Anti-inflamatório e antieritema
Renew Zyme®	5% – Esfoliação enzimática
Sensória qsp	30 g
Melasma moderado – noite	
Hidroquinona	3% – Potente inibidor da tirosinase
TGP2®	2% – Degrad. MITF, anti-inflamatório, i-tranf. melanossomas
Sepiwhite®	2% – Antagonista ao a-MSH
Ácido glicólico	5% – Renovador celular
Alfa-bisabolol	0,5% – Anti-inflamatório e calmante
L-Matt qsp	30 mL
Peles sensíveis – manhã	
Belides®	3% – i-α-MSH, i-endotelina, i-tirosinase, i-tranf. melanossomas
Licorice	1% – Inibidor da tirosinase e anti-inflamatório
Emblica	1% – Inibidor da tirosinase (quelante de Fe), antioxidante
Skin Whitening Complex	2% – Inibidor da tirosinase e quelante de Cu, renovador celular suave
Perfection Peptide P3®	2% – Renovação celular (peeling biomimético)
L-Matt qsp	30 g
Peles sensíveis – noite	
Ácido dioico	3% – Inibição do PPARg
Hexylresorcinol	2% – Estimula produção de glutationa: eumelanina; i-tirosinase (ativa)
AA2G®	1% – Inibidor da tirosinase e antioxidante
Nicotinamida	4% – Inibidor tranf. melanossomas, anti-inflamatório
Gluconolactona	4% – Renovador suave, anti-inflamatório e antioxidante
C-Matt qsp	30 g
Máscara clareadora e calmante	
Alfa-arbutin	1%
Azeloglicina	5%
Lipo Licorice Extract	1%
CoffeeSkin®	3%
Gluconolactona	4%
Gel creme qsp	60 g

(*Continua*)

Quadro 4.10. Tratamento de hiperpigmentações. (*Continuação*)	
Hiperpigmentação pós-inflamatória com hidroquinona	
Hidroquinona	3% – Inibidor da tirosinase
Ácido kójico	2% – Inibidor da tirosinase
Whitonyl®	2% – ↓ Síntese FCT, inibição de tirosinase, inibição da transp. melanossomas
Micr. retinol	5% – Renovador celular, inibidor de tirosinase
Ácido glicirrízico	1% – Anti-inflamatório
Sensória qsp	30 g
Hiperpigmentação pós-inflamatória – sem hidroquinona	
Ácido tranexâmico	3% – Inibe a liberação de mediadores inflamatórios
TGP2®	2% – Degradação do MITF e anti-inflamatório
Belides®	3% – i-α-MSH, i-endotelina, i-tirosinase, i-tranf. melanossomas
Gluconolactona	5% – Renovação suave, anti-inflamatório e antioxidante
Cobre peptídeo	3% – Anti-inflamatório, hidratante e antioxidante
L-Matt qsp	30 mL

Estabilidade e Validade dos Cosméticos

- Eliane Mello Brenner
- Luciana Fernandes Andrade

Introdução

Os cosméticos são produtos seguros e eficazes quando utilizados de maneira adequada e seguindo as recomendações do fabricante.[1] A qualidade dos cosméticos deve ser assegurada pela utilização de ingredientes apropriados, com perfil de segurança e níveis de concentração adequados. Além disso, os avanços da tecnologia e a aplicação das Boas Práticas de Fabricação e Controle também são ferramentas fundamentais para garantir produtos mais estáveis e seguros durante seus prazos de validade.[2]

O prazo de validade é caracterizado como o período de vida útil, durante o qual o produto mantém suas características originais. Além de ser um requisito legal, o prazo de validade é, sobretudo, um requisito técnico de qualidade, pois um produto instável do ponto de vista físico-químico, microbiológico ou toxicológico, além da perda de eficácia, poderá também causar algum dano e comprometer a confiabilidade perante o consumidor.[3] O prazo de validade de um produto cosmético é, usualmente, estimado e confirmado por meio de estudos de estabilidade.[4]

Estabilidade – considerações gerais

Com base no perfil de estabilidade de um produto é possível avaliar sua funcionalidade, segurança e eficácia, além de sua aceitação pelo consumidor.

O desenvolvimento de formulações cosméticas cada vez mais complexas exige uma série de testes, tanto durante a fase de desenvolvimento do produto quanto após a definição do produto final. Esses testes devem fornecer informações confiáveis que auxiliam na determinação do prazo de validade do produto desenvolvido, garantindo que mantenha suas características físico-químicas, microbiológicas, funcionais e de inocuidade, conforme parâmetros estabelecidos pelo formulador, desde o momento de sua fabricação até que o prazo expire.[5]

Formulação e fatores que interferem na estabilidade

A formulação é a associação de ingredientes que proporcionam um produto acabado que atenda aos requisitos e benefícios propostos pelos responsáveis pelo desenvolvimento.[2] Para garantir uma fórmula estável e segura, durante o processo de desenvolvimento é importante observar a interação entre os ingredientes, ativos ou não. Variáveis relacionadas com a formulação, o processo de fabricação e as interações do produto final com a embalagem influenciam na estabilidade do produto (Quadro 4.11).[6] Além dos fatores citados, fatores extrínsecos podem ser responsáveis pela instabilidade de uma fórmula. Esses fatores envolvem as condições externas a que o produto fica exposto, como: tempo, temperatura, luz, oxigênio, umidade, manuseio pelo usuário[2] (Quadro 4.12).

Quadro 4.11. Fatores intrínsecos – considerações.

Fatores intrínsecos	*Considerações*
Incompatibilidades físicas	Ocorrem alterações no aspecto físico da formulação observada por: precipitação, separação de fases, cristalização, alteração de consistência ou viscosidade, entre outras. Geralmente essas alterações podem ser visualizadas pelo consumidor
Incompatibilidades químicas	pH: devem-se compatibilizar três diferentes aspectos relacionados ao valor de pH – estabilidade dos ingredientes da formulação, eficácia e segurança do produto
	Reações de oxidorredução: ocorrem processos de oxidação ou redução, causando alterações da atividade das substâncias ativas, das características organolépticas e físicas das formulações
	Reações de hidrólise: acontecem na presença da água. Quanto mais elevado o teor de água da formulação, mais provável a ocorrência desse tipo de reação

(Continua)

Quadro 4.11. Fatores intrínsecos – considerações. (*Continuação*)

	• **Interação entre ingredientes da formulação:** reações químicas indesejáveis podem ocorrer entre ingredientes da formulação, anulando ou alterando sua atividade. Mesmo que o ingrediente seja conhecido e classificado como seguro sozinho ou em determinada formulação, nada garante que manterá o mesmo comportamento quando incorporado em uma nova formulação. Por isso, é fundamental avaliar a interação entre os componentes da fórmula (incompatibilidades físicas e químicas, alterações nas características organolépticas, separação de fases e teor das substâncias ativas), além de avaliar o efeito sinérgico dos ativos na formulação final[2] • **Interação entre ingredientes da formulação e o material de acondicionamento:** alterações químicas que podem acarretar modificação física ou química entre os componentes do material de acondicionamento e os ingredientes da formulação

Quadro 4.12. Fatores extrínsecos – considerações.

Fatores extrínsecos	*Considerações*
Tempo	O envelhecimento do produto pode provocar alterações nas características organolépticas, físico-químicas, microbiológicas e toxicológicas
Temperatura	Temperaturas elevadas aceleram as reações físico-químicas, ou seja, alteram a atividade dos componentes, a viscosidade, o aspecto, a cor e o odor do produto. Baixas temperaturas aceleram possíveis alterações físicas como turvação, precipitação, cristalização
Luz e oxigênio	A luz ultravioleta e o oxigênio formam radicais livres que desencadeiam reações de oxidação. Os produtos sensíveis à ação da luz devem ser acondicionados ao abrigo dela, em frascos opacos ou escuros. A adição de antioxidantes na formulação é imprescindível para retardar o processo oxidativo
Umidade	A umidade modifica, principalmente, as formas cosméticas sólidas como talco, sabonete em barra, sombra, sais de banho, entre outras. Esse fator pode gerar alterações no aspecto físico do produto e também contaminação microbiológica
Material de acondicionamento	Os materiais utilizados para o acondicionamento dos produtos cosméticos, como vidro, papel, metal e plástico, podem influenciar na estabilidade. Por isso, é fundamental avaliar a interação do produto final com a embalagem, que deve ajudar na preservação das condições físico-químicas dos cosméticos
Micro-organismos	Os produtos cosméticos mais suscetíveis à contaminação são os que apresentam água em sua formulação, como cremes, loções cremosas, géis, suspensões ou soluções. A utilização de sistemas conservantes adequados e o cumprimento das Boas Práticas de Fabricação são necessários para a conservação adequada das formulações
Transporte	Vibração e oscilação da temperatura durante o transporte dos produtos podem afetar a estabilidade das formulações, acarretando separação de fases de emulsões, compactação de suspensões, alteração da viscosidade dentre outros

□ Estudos de estabilidade

Os estudos de estabilidade dos cosméticos procuram fornecer informações que indiquem o grau de estabilidade relativa de um produto nas diversas condições de exposição a que possa estar sujeito, até o encerramento de seu prazo de validade.[7]

Os testes de estabilidade são conduzidos sob condições que permitam fornecer informações sobre a estabilidade do produto em menor tempo possível. Para isso, amostras são armazenadas em condições que aceleram as possíveis mudanças que podem ocorrer durante o prazo de validade. O fundamento dos testes de estabilidade é acelerar o processo de envelhecimento de um produto.[5]

Inicialmente, alguns parâmetros são avaliados, como: características organolépticas (aspecto, cor e odor), físico-químicas (valor de pH), viscosidade/consistência, densidade, e em alguns casos, o monitoramento de ingredientes das formulações, além dos parâmetros microbiológicos (contagem microbiana e teste de desafio do sistema do sistema conservante – *Challenge Test*). Esses parâmetros são estudados comparativamente, considerando as características iniciais do produto e suas alterações ao longo do tempo.[8]

A avaliação de estabilidade dos cosméticos é realizada por meio de uma sequência de estudos (acelerado, normal e de prateleira)[8] e tem como objetivo avaliar a formulação em etapas, buscando indicadores que suscitem conclusões sobre sua estabilidade.

□ Aspectos considerados na estabilidade

- **Físicos:** os produtos devem manter suas propriedades físicas originais como aspecto, cor, odor, uniformidade, dentre outras.
- **Químicos:** parâmetros como a integridade da estrutura química e o teor de ingredientes devem ser mantidos dentro dos limites especificados.
- **Microbiológicos:** os produtos devem manter suas características microbiológicas conservadas, conforme os requisitos especificados. O cumprimento das Boas Práticas de Fabricação e os sistemas conservantes utilizados na formulação devem garantir essas características.

Além desses aspectos, é necessário considerar a manutenção das características do produto quanto à:

- **Funcionalidade:** os benefícios do produto devem ser mantidos sem alterações, de acordo com o efeito inicial proposto.
- **Segurança:** não devem ocorrer alterações significativas que influenciem na segurança de uso do produto.

□ Cuidados microbiológicos em cosméticos

Assegurar a proteção microbiológica dos cosméticos é uma questão de extrema importância para a garantia de qualidade. As consequências de um produto contaminado podem ser alterações de cor, odor e consistência, resultando no abandono do produto pelo usuário e podendo, também, causar danos a sua saúde. Minimizar riscos microbiológicos é uma tarefa que exige grande empenho do fabricante e envolve diferentes áreas de conhecimento. Os desafios começam na fase de desenvolvimento do produto, processo de fabricação e controle de qualidade, chegando ao uso pelo consumidor até o final do prazo de validade.[9]

A responsabilidade sobre a qualidade microbiológica do produto começa pela fase de desenvolvimento, período no qual devem ser aplicados os fundamentos para formular cosméticos livres de contaminações indesejáveis (Boas Práticas de Fabricação) e assim mantê-los por todo o seu ciclo de vida. Também é importante que os formuladores tenham profundo conhecimento sobre a composição química do produto, os possíveis micro-organismos contaminantes e a química e mecanismo de ação dos conservantes microbiológicos.[9]

□ Sistemas conservantes em cosméticos

Existem duas razões essenciais para a avaliação e a garantia da qualidade sanitária dos produtos de uso tópico. A primeira é a proteção do usuário contra qualquer problema resultante da contaminação microbiana, e a segunda é a proteção do próprio produto.

Praticamente todos os componentes utilizados em formulações, especificamente derivados orgânicos de origem animal e vegetal, além de produtos obtidos por síntese química semelhante aos naturais, podem ser alterados pela decomposição promovida por micro-organismos. Para assegurar a estabilidade microbiológica de produtos cosméticos e evitar qualquer risco causado por toxinas e outras substâncias derivadas do metabolismo microbiano, é de fundamental importância associar as Boas Práticas de Fabricação à utilização de sistemas preservativos em concentrações adequadas e comprovadamente eficazes.

Os conservantes são substâncias químicas cuja função é inibir o crescimento de micro-organismos no produto, conservando-o livre de deteriorações causadas por bactérias, fungos e leveduras. Eles podem ter atividade bacteriostática e/ou fungistática. Porém, mesmo que o fabricante ofereça um produto isento de contaminações, o próprio usuário pode, involuntariamente, adicionar certa carga microbiana durante o uso, tornando-se necessário sempre prover o produto de algum sistema de conservação.[9] De maneira geral, vários aspectos devem ser considerados na sobrevivência e crescimento de micro-organismos em formulações cosméticas, o que dificulta a escolha do sistema conservante. Entre os mais importantes aspectos estão: tipo da forma cosmética, suas características físicas, químicas e nutritivas (atividade de água, potencial de oxirredução, concentração de substâncias nutrientes e pH); condições de processamento (matérias-primas, equipamentos de fabricação e acondicionamento, material primário de embalagem, produto final e operador); infraestrutura física da planta industrial, além dos sistemas gerais de tratamento de água e ar.[10]

□ Avaliação microbiológica

A avaliação microbiológica permite verificar se a escolha do sistema conservante é adequada, ou se a ocorrência de interações entre os componentes da formulação poderá prejudicar sua eficácia.

No Brasil, os produtos cosméticos sujeitos ao controle microbiológico foram divididos em dois subgrupos em função do local de aplicação e faixa etária de uso,[11] conforme relacionado a seguir:

- **Tipo I:** produtos para uso infantil, produtos para a área dos olhos, produtos para contatos com mucosas.
- **Tipo II:** demais produtos suscetíveis à contaminação.

Os testes normalmente utilizados na avaliação microbiológica são a contagem microbiana e o *challenge test*.

Contagem microbiana

- Tipo I
  - a) contagem de micro-organismos mesófilos aeróbios totais, não mais de 10^2 UFC (unidade formadora de colônia)/g ou mL (limite máximo 5 x 10^2 UFC/g ou mL);
  - b) ausência de *Pseudomonas aeruginosa* em 1 g ou 1 mL;
  - c) ausência de *Staphylococcus aureus* em 1 g ou 1 mL;
  - d) ausência de coliformes totais e fecais em 1 g ou 1 mL;
  - e) ausência de clostrídios sulfito redutores em 1 g (exclusivamente para talcos).[11]
- Tipo II
  - a) contagem de micro-organismos mesófilos aeróbios totais, não mais de 10^3 UFC/g ou mL (limite máximo 5 x 10^3 UFC/g ou mL);
  - b) ausência de *Pseudomonas aeruginosa* em 1 g ou 1 mL;
  - c) ausência de *Staphylococcus aureus* em 1 g ou 1 mL;
  - d) ausência de coliformes totais e fecais em 1 g ou 1 mL;
  - e) ausência de clostrídios sulfito redutores em 1 g (exclusivamente para talcos).[11]

Teste de desafio do sistema conservante (*challenge test*)

O *challenge test* é uma ferramenta extremamente útil e imprescindível, que deve ser empregada para escolha do sistema conservante adequado. Consiste na contaminação proposital do produto com micro-organismos específicos e avaliação da amostra em intervalos de tempo definidos, com o objetivo de avaliar a eficácia do sistema conservante necessário à proteção do produto.[4]

□ De olho nos produtos

Os cosméticos e demais produtos de beleza não devem ser usados por mais tempo que o recomendado pelo fabricante. É importante que o usuário fique atento às orientações contidas nas embalagens. A validade, o modo de usar e onde armazenar são algumas informações relevantes que garantem a segurança e a eficácia do produto. Além de seguir essas recomendações, a forma de manusear os produtos também é importante.

A seguir algumas orientações de como garantir a vida útil dos cosméticos e os principais sinais de deterioração de algumas categorias de produtos (Quadro 4.13).

Quadro 4.13. Como manter e avaliar a qualidade dos cosméticos.

Produto	*Validade*	*Como conservar*	*Sinalizadores*
Loção tônica	Até 2 anos	Guardar em local fresco, seco e protegido da luz. Evitar deixar no banheiro (o vapor é prejudicial)	Se a cor, o odor ou a consistência do produto mudar, não usar mais
Loção de limpeza	Até 2 anos	Acondicionar em local fresco, seco e sem luz. Aplicar a loção de limpeza sobre a mão ou o algodão (nunca tocar o bocal)	A coloração muda. O odor fica desagradável. Se houver óleo vegetal no produto, ele pode criar ranço
Hidratante	Até 2 anos	Deixar sempre em lugar fresco e seco. Usar a espátula para dosar o creme (não colocar os dedos direto no produto ou no bico dosador)	Os géis perdem a consistência. Os cremes ganham uma aparência de leite coalhado. Os fluidos ficam com cheiro desagradável
Perfume	Até 2 anos	Manter os frascos sempre guardados dentro das caixinhas. Evitar deixá-los no banheiro	Perda da fragrância. Presença de partículas em suspensão. Oxidação da fragrância com modificação de cor e odor
Base	Até 2 anos	Conservar em local fresco e seco. Limpar bem a esponja ou pincel de aplicação. Evitar tocar o bocal com o dedo	Conservar em local fresco e seco. Limpar bem a esponja ou pincel de aplicação. Evitar tocar o bocal com o dedo
Fotoprotetor	Até 2 anos	Manter a embalagem fechada e limpa para evitar contaminação	Se houver mudanças na cor, odor ou aspecto do produto, suspender o uso
Xampu e condicionador	Até 2 anos	Não adicionar água ao produto. Diluir somente na hora do uso. Evitar acondicionar em janelas ou lugares que fiquem expostos ao sol	Mudança de cor, viscosidade, odor

Mais orientações para conservar os cosméticos

Um produto de qualidade é fundamental para se alcançar bons resultados. Mas é importante ressaltar que nenhum produto resiste à falta de cuidados durante o uso e armazenagem. A má conservação pode alterar a estabilidade e comprometer a eficácia de um produto, além de gerar riscos para a saúde. A seguir alguns cuidados necessários para a boa conservação e utilização dos cosméticos:

- É fundamental lavar as mãos antes da aplicação e utilizar a espátula que geralmente acompanha o produto. O contato direto das mãos com este pode aumentar o risco de contaminação por bactérias.
- Armazenagem adequada: os produtos devem ficar em locais arejados e protegidos do sol. As maquiagens não devem ficar expostas em locais com altas temperaturas, por exemplo, dentro de carros. Também se deve evitar acondicioná-las no banheiro, pois a alta umidade favorece a contaminação microbiana. Manter as embalagens limpas e os produtos em temperatura ambiente, a não ser que o rótulo indique o armazenamento em geladeira.
- Manter os cosméticos em suas embalagens originais.
- Não adicionar água aos cosméticos, pois isso pode desestabilizar os produtos e causar contaminação bacteriana.
- Não aplicar os cosméticos sobre a pele irritada.
- Proteger os olhos quando aplicar produtos na região periorbital.
- Não é recomendado compartilhar a utilização de cosméticos. Em especial produtos para a área dos olhos, sabonetes em barra e maquiagens (p. ex., batons) devem ser utilizados por uma única pessoa.
- Descontinuar o uso do produto em caso de reação adversa.
- Verificar periodicamente a validade dos produtos. Não utilizar produtos com o prazo vencido.
- Ler o rótulo e seguir as recomendações contidas nele. Os rótulos deverão conter as seguintes informações: nome do fabricante, endereço, CNPJ, número do registro do produto no Ministério da Saúde, lote de fabricação, validade e descrição completa da fórmula. Alguns produtos podem vir com bulas explicativas.

Qualidade e adesão aos tratamentos dermatológicos

A adesão do paciente ao tratamento é essencial para a eficácia da terapêutica de qualquer doença. Estudos recentes mostram que uma a cada três prescrições nunca são cumpridas.[3] Na dermatologia, a aderência aos tratamentos pode ser afetada por vários fatores. A motivação para começar envolve o entendimento da doença e do tratamento, em combinação com a confiança no médico. O modo de usar a medicação, a expectativa do paciente e os efeitos terapêuticos alcançados em experiências anteriores também podem ser cruciais para a inicialização dos tratamentos.[3] Em adição, nos tratamentos dermatológicos é frequente a utilização de produtos tópicos, e estes são considerados mais problemáticos para os pacientes. As insatisfações com os produtos de uso tópico muitas vezes estão relacionadas com seu uso incorreto e com a falta de cuidados em seu manuseio e armazenagem, o que pode ocasionar perda de qualidade e segurança, além de comprometer sua eficácia. Portanto, focar a qualidade e a segurança dos produtos com fins terapêuticos ou cosméticos é primordial para aumentar a aderência e melhorar os resultados dos tratamentos dermatológicos de uso tópico.

4.6 Abordagem Terapêutica Sistêmica

• Mariana Oliveira Barbosa Alves
• Fabiano Roberto P. de Carvalho Leal

Prevenção e tratamento sistêmico do envelhecimento

É possível prevenir o envelhecimento com medicações sistêmicas? Antes de responder a essa pergunta, é preciso compreender quais fatores estão relacionados a esse processo e como ele ocorre. O envelhecimento é um processo dinâmico que envolve, com o passar dos anos, mudanças clínicas, fisiológicas, histológicas e psicológicas. É dividido em *intrínseco* e *extrínseco*. O envelhecimento intrínseco ocorre inevitavelmente como consequência natural das mudanças fisiológicas ao longo do tempo em taxas variáveis, mas inalteráveis, determinadas principalmente pela genética. O envelhecimento extrínseco, também chamado de actinossenescência,[1] relaciona-se com alterações da superfície cutânea, provocadas principalmente pelo fotoenvelhecimento,[2,3] como as modificações dos contornos e da elasticidade da pele, que se manifestam por sulcos e rugas, associados à flacidez.[4]

Na atualidade, são levados em consideração os seguintes fatores causais do envelhecimento intrínseco:

- genéticos;
- hormonais;
- imunológicos;
- psicológicos.

No último censo demográfico de 2010 (IBGE – Instituto Brasileiro de Geografia e Estatística), a população brasileira é de 190.755.799, e estima-se que em 2021 está em torno de 213.317.639 pessoas. Desse total, 51%, o equivalente a 109 milhões, são mulheres, e 49%, o equivalente a 104 milhões, são homens.[5] O número de pessoas com 60 anos ou mais cresce em velocidade muito superior à de todas as demais faixas etárias. Em contrapartida, a população geral cresce em ritmo cada vez menor por causa da queda nas taxas de fecundidade. O que se vê, portanto, é uma mudança no formato da pirâmide demográfica brasileira, já que com menor taxa de natalidade e alta expectativa de vida.

A expectativa média de vida aumentou porque conseguimos acabar com algumas causas de morte, mas o processo molecular subjacente ao envelhecimento do organismo manteve-se inalterado. Mesmo não sendo sinônimo de adoecer, envelhecer aumenta o peso dos cuidados com a saúde e a necessidade de aprimorar as relações, a solidariedade social e intergeracional. Por isso é importante tomarmos a dianteira, para prevenir e tentar retardar o envelhecimento.

As intervenções para combater o envelhecimento incluem exercício, orientação nutricional com restrição calórica para indivíduos com sobrepeso ou obesos, adequado aporte de vitaminas e antioxidantes, otimização hormonal, testes de predisposição genética e mudanças no estilo de vida.

Hoje, estamos tentando compreender mais a genética, que será de grande valor para a prevenção do envelhecimento. A principal estrutura geneticamente relacionada são os telômeros. Esses são complexos proteicos de DNA, que envolvem a terminação dos cromossomas. A cada divisão celular se encurtam, e isso serve como marcador celular da idade biológica. A telomerase é a enzima que protege os telômeros, e sua diminuição contribui para a aceleração do envelhecimento.

É muito importante praticar intervenções redutoras do estresse o máximo possível, porque o que se passa no nível celular sob ação do estresse não é favorável para a saúde a longo prazo, podendo encurtar o telômero, diminuir a atividade da telomerase e apresentar maior grau de estresse oxidativo (agressão às células causada pelos radicais livres gerados pelo estresse). E essa é uma das teorias para o envelhecimento, a teoria do dano oxidativo.

Excetuando os organismos especialmente adaptados para viver em condições anaeróbias, todos os animais e plantas requerem oxigênio para eficaz produção de energia. Cerca de 95% de energia metabólica é produzida nas mitocôndrias. Se essa reação é bloqueada, perdemos a consciência e morremos muito rapidamente. No entanto, sabe-se há muito tempo que grandes concentrações de oxigênio se tornam tóxicas para plantas e animais. O oxigênio em excesso é tido como fator de aumento dos efeitos danosos da radiação ionizante nas células vivas. É preciso três vezes menos radiação para matar uma célula em uma atmosfera de oxigênio, em comparação com uma atmosfera de nitrogênio.

Os efeitos do dano do oxigênio afetam quase todos os tecidos que constituem um organismo, embora o dano em si dependa da espécie, do tecido estudado, das condições fisiológicas, da idade e da dieta do organismo. Portanto, o mesmo oxigênio necessário para nossa vida pode se tornar um vilão para a saúde quando se transforma em radicais livres. A partir desses 2% a 5% de oxigênio restantes que não são consumidos adequadamente é que teremos os radicais livres (RL), dentre os quais os mais importantes são o radical superóxido ($O_2^{\bullet -}$), o peróxido de hidrogênio (H_2O_2), o radical hidroxila (OH) e o oxigênio singlet ($^1O_2$) proveniente do processo de fagocitose. As principais enzimas responsáveis pela neutralização desses RL são a superóxido dismutase (SOD), a catalase e a glutationa peroxidade.[6] O envelhecimento está diretamente ligado a uma redução das defesas do organismo e a um aumento na produção de radicais livres (RL), que, nessas circunstâncias, podem causar danos aleatórios a proteínas estruturais, enzimas, macromoléculas mensageiras e DNA.[7]

Um radical livre é definido como uma espécie química que tem um número ímpar de elétrons, sendo por isso muito reativa, pois são termodinamicamente instáveis e procuram ligar-se a outras moléculas para desemparelhar o seu elétron livre. O problema com os radicais livres é que eles se propagam indefinidamente, alterando no nível molecular, as estruturas da célula. Esse ciclo contínuo de propagação e dano celular é interrompido quando dois radicais se encontram ou quando o antioxidante anula o radical. A teoria do dano oxidativo postula que a maior parte das mudanças fisiológicas relacionadas com a idade pode ser atribuída ao dano intracelular causado por radicais livres, sendo o dano ao DNA o exemplo mais importante. Nesse sentido, o estresse oxidativo ocorre quando a geração de espécies reativas de oxigênio excede as defesas antioxidantes, culminando com dano oxidativo às células. Os processos metabólicos não são a única fonte de radicais livres. Fatores externos podem contribuir para o aumento da formação dessas moléculas. Dentre esses fatores, estão:

- poluição ambiental;
- raios X e radiação ultravioleta;
- radiação eletromagnética;
- cigarro;
- álcool;
- resíduos de pesticidas;
- substâncias presentes em alimentos e bebidas (aditivos químicos, conservantes, hormônios presentes em carnes de gado e galináceos – quando de criação intensiva, dentre outros);
- estresse;
- consumo excessivo de gorduras saturadas (frituras etc.);
- consumo excessivo de gordura animal.

Deve ser lembrado que os radicais livres também exercem um papel importante, atuando no combate a inflamações, e também são bactericidas. Os antioxidantes, parte dos quais é obtida pela nutrição, protegem o corpo da ação dos radicais livres. Para obter uma dieta rica em antioxidantes é importante ingerir cotas adequadas de frutas e vegetais, pois são excelentes fontes de vitaminas C, E, β-caroteno, minerais e fitoquímicos. A prevenção do envelhecimento envolve inúmeros fatores. Dentre eles, destacamos os quatro seguintes:

- Observar uma boa higiene de vida.
- Evitar:
  - excesso de fumo e álcool;
  - exposições solares intensas e repetidas;
  - sedentarismo;
  - dietas mal balanceadas;
  - condições inadequadas de trabalho;
  - estresse.
- Usar fotoprotetor e emoliente diário.
- Utilizar farmaconutrientes (vitaminas e oligoelementos antioxidantes) preventivos e reparadores, se deficientes.

Os antioxidantes podem ser divididos em enzimáticos e não enzimáticos. Os mecanismos normais de defesa contra os danos causados pelos RL compreendem alguns antioxidantes enzimáticos, como o sistema glutationa, contendo selênio (peroxidase redutase e S-transferase), catalase, superóxido dismutase, peroxirredoxinas e tiorredoxina redutase. Antioxidantes não enzimáticos incluem vitamina C (ácido ascórbico), vitamina E (α-tocoferol), vitamina A (β-caroteno), melatonina, L-carnitina, ubiquinol (coenzima Q), N-acetilcisteína. O superóxido dismutase remove o radical superóxido e o converte em peróxido de hidrogênio (H_2O_2) e oxigênio. A glutationa peroxidase e a catalase reduzem H_2O_2 em água e oxigênio (Figura 4.35).

A vitamina E funciona como antioxidante na reação em cadeia que ocorre na peroxidação lipídica da membrana celular, protegendo-a. Como a vitamina E é oxidada (consumida), ela é regenerada em sua forma ativa (reduzida) pela vitamina C e a glutationa, reduzida. A vitamina E exerce um papel importante na prevenção da peroxidação da membrana fosfolipídica, promovendo mudanças bioquímicas e nas propriedades mecânicas das células e reduzindo a morte celular. Atua em sinergismo com a glutationa peroxidase selênio-dependente. A vitamina C reage diretamente com radical peroxidase e regenera a vitamina E oxidada, dando-lhe a forma ativa. A vitamina A tem efeitos sobre as células imunocompetentes, aumentando os linfócitos Th (*helper*) e NK (*natural killer*).

O β-caroteno é o precursor da vitamina A, e sua baixa ingestão correlaciona-se com alta incidência de câncer do pulmão, gastrointestinal e da pele.

Os cofatores enzimáticos minerais incluem o magnésio e o zinco, participantes de diversos sistemas enzimáticos. Quanto ao magnésio, não está demonstrado que possua efeitos neutralizadores de RL. Sua presença em medicamentos com ação antioxidante se justifica porque ele se caracteriza pela ampla distribuição nos líquidos intracelulares e pela participação em diversos sistemas enzimáticos. Sua deficiência tem correlação com a demência senil do tipo Alzheimer. O zinco previne a formação de RL e, consequentemente, o envelhecimento celular e o aparecimento de clones de células neoplásicas. É cofator de uma das enzimas envolvidas na produção de insulina, prevenindo o diabetes. O cromo evita a for-

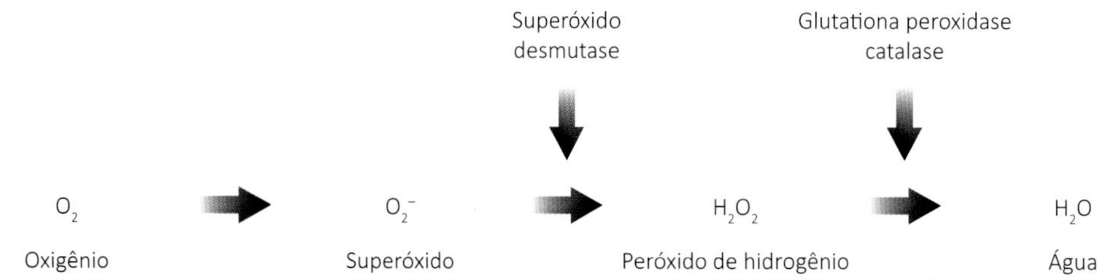

Figura 4.35. A glutationa peroxidase e a catalase reduzem H_2O_2 em água e oxigênio.

mação de substâncias tóxicas do metabolismo lipídico e apresenta uma ação antioxidante ou preventiva sobre a formação de depósitos ateroscleróticos. É redutor dos níveis de LDL-colesterol e triglicérides e aumenta o HDL-colesterol, prevenindo depósitos ateromatosos e doenças de natureza isquêmica.

O selênio, como cofator da glutationa peroxidase (GP) e da função moduladora da resposta imune humoral, é um oligoelemento essencial ao homem. Uma vez absorvido pelo duodeno, alcança a circulação, distribui-se pelos tecidos orgânicos e vai atuar como cofator da enzima antioxidante GP. Exerce funções relacionadas com a ação antioxidante da vitamina E. É ativador da resposta imune humoral, aumentando os níveis de anticorpos e a atividade fagocítica dos leucócitos. Previne certos danos celulares epidérmicos fotoinduzidos, efeito esse potencializado pela absorção concomitante da vitamina E.

O manganês integra as enzimas antioxidantes das mitocôndrias, como o superóxido dismutase. O cobre, enquanto cofator do citocromo oxidase e do superóxido dismutase em concentrações adequadas, tem também ação antioxidante. Atribui-se a esses minerais uma resposta favorável na prevenção da formação dos RL e do envelhecimento celular.

Entretanto, convém lembrar que o cobre, em concentrações adequadas, tem ação antioxidante, mas em concentrações elevadas adquire ação oxidante; também vale lembrar o efeito negativo do excesso de ferro na produção dos RL (combina com o peróxido de hidrogênio, ocasionando a formação do radical hidroxila). A deferoxamina é um quelante que combate a sobrecarga crônica do ferro e do alumínio.

O Quadro 4.14 apresenta as fontes importantes de vitaminas.

Quadro 4.14. Fontes importantes de vitaminas.

Vitaminas	*Fontes*	*Doenças provocadas pela carência (avitaminoses)*	*Funções no organismo*
A	Óleo de fígado de peixe, fígado, rim, ovo, leite, óleo de dendê, cenoura, couve, espinafre, manteiga	Problemas de visão, secura da pele, diminuição de glóbulos vermelhos, formação de cálculos renais	Visão, crescimento, desenvolvimento ósseo, desenvolvimento e manutenção do tecido epitelial (pele), imunidade, reprodução, anticancerígeno
D	Óleo de peixe, fígado, gema de ovos	Raquitismo e osteoporose	Regulação do cálcio do sangue e dos ossos
E	Verduras, azeite e vegetais	Dificuldades visuais e alterações neurológicas	–
K	Fígado e verduras	Desnutrição, má função do fígado, problemas intestinais	Atua na coagulação do sangue, previne osteoporose
B1	As principais fontes dessa vitamina são as carnes (boi, vísceras, porco, aves), a gema do ovo e os grãos integrais (gérmen dos grãos)	A deficiência da vitamina B1 é rara e é chamada de beribéri. Seus principais sintomas são relacionados com o sistema nervoso central pela falta de glicose (desordem no metabolismo dos carboidratos), como fadiga, depressão, instabilidade emocional, anorexia e retardamento do crescimento. Esse distúrbio ocorre muito em alcoólatras ou em regiões em que a alimentação básica é de cereais refinados	Atua no metabolismo energético dos açúcares
B2	Leite, queijo, carnes (em especial fígado), ovos, hortaliças de folhas verdes, cereais integrais e leguminosas	Deficiência dessa vitamina manifesta-se por lesões na língua, lábios, nariz e olhos, vermelhidão na língua, rachaduras nos cantos da boca, descamação gordurosa da pele, hipersensibilidade à luz	Atua no metabolismo de enzimas, proteção no sistema nervoso
B5	Fígado, cogumelos, milho, abacate, ovos, leite, vegetais	Fadigas, cãibras musculares, insônia	Metabolismo de proteínas, gorduras e açúcares
B6	Carnes, frutas, verduras e cereais	Seborreia, anemia, distúrbios de crescimento	Crescimento, proteção celular, metabolismo de gorduras e proteínas, produção de hormônios
B12	Fígado, carnes	Anemia perniciosa	Formação de hemácias e multiplicação celular
C	Laranja, limão, abacaxi, kiwi, acerola, morango, brócolis, melão, manga	Escorbuto	Atua no fortalecimento do sistema imunológico, combate radicais livres e aumenta a absorção do ferro pelo intestino
H	Noz, amêndoa, castanha, levedo de cerveja, leite, gema de ovo, arroz integral	Eczemas, exaustão, dores musculares, dermatite	Metabolismo de gorduras
M ou B9	Cogumelos, hortaliças verdes	Anemia megaloblástica, doenças do tubo neural	Metabolismo dos aminoácidos, formação das hemácias e tecidos nervosos
PP ou B3	Ervilha, amendoim, fava, peixe, feijão, fígado	Insônia, dor de cabeça, dermatite, diarreia, depressão	Manutenção da pele, proteção do fígado, regula a taxa de colesterol no sangue

Fonte: ABRAN (Associação Brasileira de Nutrologia).

É importante ressaltar que pacientes que fazem reposição exagerada de vitamina E, usada como antioxidante, têm mais chance de ter acidente vascular cerebral hemorrágico. A nanotecnologia tem trazido grandes contribuições em importantes campos da medicina. Um bom exemplo é o licopeno, conhecido por sua potente ação antioxidante, pertencente à família dos carotenoides (porém sem atividade de provitamina A), podendo ser encontrado em tomates maduros, melancia, mamão, goiaba e pitanga, que teve aumento da sua biodisponibilidade no organismo em decorrência da nanotecnologia. *In natura*, o licopeno é mais bem absorvido quando submetido ao calor, isso porque o cozimento rompe as membranas celulares e o libera de uma matriz de proteínas e fibras. A concentração de licopeno se correlaciona significativamente com a aspereza da pele, sugerindo que níveis mais elevados reduzem efetivamente esse aspecto, que é um estágio inicial da formação de rugas.[8]

O extrato de soja é rico em diversas substâncias e bioativos. As mais conhecidas são as isoflavonas (genisteína e daidzeína). O extrato de soja tem efeito na proliferação celular, crescimento e amadurecimento das células. Outra importante propriedade é sua ação antioxidante. Como antioxidante, o extrato de soja protege as células dos danos causados pelos radicais livres.

A coenzima Q10 (CoQ10) também é reconhecida como uma molécula antioxidante e energizante intracelular, e reduz o dano ao DNA desencadeado pela irradiação UVA de queratinócitos humanos *in vitro*. A CoQ10 suprime a produção de MMP-1 em fibroblastos dérmicos em decorrência da regulação negativa da expressão de IL-6 em queratinócitos irradiados com UVB. Além disso, a CoQ10 acelera a produção de componentes da membrana basal, como laminina 332 e colágenos tipo IV e VII, em queratinócitos e fibroblastos, respectivamente.[8] Ele é comercializado com o nome de ubiquinol.

A redução na atividade hormonal ao longo da vida tem importante impacto no envelhecimento. O declínio mais conhecido é o dos esteroides sexuais, como estrogênio, testosterona, de-hidroepiandrosterona (DHEA) e seu éster sulfato (DHEAS). Outros hormônios, como melatonina, insulina, cortisol, tiroxina e hormônio do crescimento, também diminuem.[9]

Melatonina é um antioxidante que vem sendo bastante usado. Ela é um neuro-hormônio produzido pela glândula pineal e, acredita-se, apresenta como principal função regular o sono. Esse hormônio é produzido a partir do momento em que fechamos os olhos. Na presença de luz, entretanto, é enviada uma mensagem neuroendócrina bloqueando sua formação e também sua secreção, que é quase exclusivamente determinada por estruturas fotossensíveis, sobretudo à noite. A melatonina é uma substância classificada como indolamina e tem como precursora a serotonina, um importante neurotransmissor.

Especula-se que as estruturas fotorreceptivas da retina emitem potenciais elétricos por conexões neuronais para a glândula pineal, modificando a via de síntese da serotonina por meio da enzima serotonina-nacetiltransferase para a síntese de melatonina. Esse hormônio circulante atuaria nos diversos sistemas do organismo, preparando e induzindo o sono. Assim como acontece com a serotonina, a melatonina é produzida a partir de um aminoácido chamado triptofano, normalmente ingerido em uma alimentação equilibrada. Assim, a sequência seria o triptofano se transformar em serotonina, e esta em melatonina. É por isso que a concentração de serotonina fica aumentada na glândula pineal durante o dia, enquanto há luz, de modo inverso ao que ocorre com a melatonina.

Como visto anteriormente, a produção da melatonina está diretamente ligada à presença da luz. Quando a luz incide na retina, o nervo óptico e as demais conexões neuronais levam até a glândula pineal essas informações, inibindo a produção da melatonina. A maior produção da melatonina ocorre à noite, entre 2 e 3 horas da manhã, em um ritmo de vida normal, e essa produção aumentada estaria relacionada com o sono. Durante o sono normal, no qual grande parte da energia e do equilíbrio orgânico se restabelece, além da adequada produção de melatonina, outros fenômenos concomitantes acontecem, e dentre eles podemos citar:

- diminuição significativa da produção de cortisol e de adrenalina;
- restauração das moléculas de DNA lesadas;
- bloqueio dos canais de cálcio.

A melatonina apresenta o seu pico máximo de produção aos 3 anos de idade e tem um declínio acentuado entre 60 e 70 anos, o que faz com que o idoso tenha um sono de má qualidade. Aos 60 anos, temos metade da quantidade de melatonina que tínhamos aos 20, e por volta dos 70 os níveis são baixíssimos em muitas pessoas, quase nulos (Tabela 4.2).

Tabela 4.2. Concentração de melatonina no sangue, em ng/mL

Idade	*Diurno*	*Noturno*
Pré-puberdade	21,8	97,2
Adulta	18,2	77,2
Senil	16,2	36,2

Tendo em vista o efeito da melatonina de causar sonolência e sensação de relaxamento quando liberada, depois de 1994 ela passou a ser mais indicada entre pessoas que realizam viagens internacionais, com a finalidade de ajustar o horário biológico com os fusos horários. Apesar de induzir o sono, a melatonina não causa dependência. Ela também pode ser secretada, causando sonolência e relaxamento, quando se faz uma refeição muito rica em carboidratos ou quando se toma um banho quente prolongado. Além de induzir o sono, a melatonina é um poderoso agente antioxidante que, como outros antioxidantes, atuariam no processo de envelhecimento. Como antioxidante, ela possivelmente contrarregularia o hormônio catabólico cortisol.

Uma outra substância que vem ganhando destaque nesse campo voltado para o envelhecimento é a de-hidroepiandrosterona (DHEA). A glândula suprarrenal, ou adrenal, está localizada na cavidade retroperitoneal acima do rim e tem duas porções: medula e córtex. A medula adrenal tem origem neuroectodérmica e secreta catecolaminas (epinefrina, norepinefrina e dopamina). O córtex adrenal tem origem no mesoderma e sua histologia é constituída por três camadas distintas: glomerulosa, fasciculada e reticular. A zona glomerulosa corresponde a cerca de 15% do volume cortical, é a mais externa e se situa logo abaixo da cápsula. Os principais hormônios produzidos são os mineralocorticoides, tendo como principal representante a aldosterona. A zona fasciculada ocupa cerca de 75% do volume do córtex adrenal, corresponde a uma zona intermediária e é responsável pela produção de glicocorticoides, que são assim chamados por sua ação sobre o metabolismo glicídico, sobretudo em situações de "estresse" orgânico, que resultam em maior consumo de glicose. O principal representante é o cortisol. A zona reticular é a mais interna (justa-medular) e a de menor volume. É responsável pela produção de esteroides sexuais androgênicos, tendo como principais representantes a de-hidroepiandrosterona (DHEA), a androstenediona e pequena quantidade de testosterona.

Na verdade, a cascata de hormônio da suprarrenal começa com o colesterol, matéria-prima para formar a pregnenolona. A pregnenolona é, então, transformada em 17-hidroxipregnenolona, e finalmente em DHEA. A DHEA é o precursor da androstenediona, testosterona e estrógeno. Os três hormônios do córtex suprarrenal distinguem-se quimicamente pelo número de seus átomos de carbono. Em oposição aos corticoides que têm 21 átomos de carbono, encontramos a DHEA possuindo apenas 19, diferentemente dos demais esteroides: aldosterona (21), cortisol (21), DHEA (19).

A presença de 19 átomos de carbono traduz, então, uma identificação aos androgênios (esteroides sexuais masculinizantes). Entretanto, a DHEA é um androgênio fraco, tendo menos de 10% da potência do principal deles, a testosterona. Todavia, em determinadas condições patológicas, sua produção aumentada pode ocasionar quadros de hirsutismo e virilização. A DHEA circula sob a forma de sulfato (S-DHEA), e normalmente é indicada para pessoas com deficiência na produção natural da testosterona. Quando suplementada, oferece um ganho de massa muscular e um aumento na oxidação da gordura. A produção da DHEA chega ao seu pico por volta dos 20 anos. Daí em diante, quanto mais envelhecemos, mais cai o nível de DHEA, a uma taxa de 3% ao ano. Aos 40 anos, o organismo produz metade de DHEA que produzia antes. Aos 65 anos, a produção cai para 10% a 20% da quantidade ideal; aos 80, cai para menos de 5% do nível ideal (Tabela 4.3).

Tabela 4.3. Níveis sanguíneos de sulfato de DHEA encontrados na população, em mcg/dL.

Idade	*Mulheres*	*Homens*
Crianças < 12 anos	30 a 254	30 a 254
12 a 29	65 a 380	280 a 640
30 a 39	45 a 270	120 a 520
40 a 49	32 a 240	95 a 530
50 a 59	26 a 200	70 a 310
60 a 69	10 a 130	42 a 290
70 a 79	10 a 90	28 a 175

A dose diária recomendada varia de 10 a 50 mL para mulheres, e de 25 a 100 mL para homens (as mulheres precisam de menos DHEA do que os homens). A dose inicial é determinada pelo sexo do paciente e pelo nível básico de DHEA (quanto mais baixo o nível, maior a dose inicial). Depois de um mês, um novo exame deve ser solicitado ao paciente. O aumento da dose deverá ser até o nível de DHEA chegar à média da faixa de normalidade do adulto jovem (entre 200 e 300 mcg/dL de sangue para as mulheres, e entre 300 e 400 mcg/dL de sangue para os homens), utilizando-se a resposta clínica como padrão-ouro para ajuste de dose. Depois que os níveis de DHEA do paciente se estabilizam dentro da faixa desejada, os exames podem ser realizados duas vezes por ano.

Produtos comerciais contendo DHEA são feitos de diosgenina, um extrato do inhame selvagem mexicano da família *Dioscorea*. Por meio de uma série de conversões químicas, os bioquímicos podem converter a diosgenina em DHEA. Estão disponíveis no mercado inúmeros produtos de inhame encapsulados que alegam ser "precursores da DHEA" ou "DHEA natural". O organismo humano – ou qualquer sistema vivo – não converte diosgenina em DHEA. Isso só pode ser feito em laboratório. O FDA, órgão fiscalizador dos alimentos e medicamentos nos Estados Unidos, há 10 anos considerava a DHEA um medicamento indicado para perda de peso e exigia receita médica para vendê-lo. Em 1994 foi feita uma nova classificação, e a DHEA foi considerada um suplemento alimentar, tendo sido liberada sua venda sem prescrição médica. Recentemente, entretanto, foi novamente proibida a comercialização livre do produto, restringindo-o ao receituário médico e a farmácias de manipulação.

Muitas doenças relacionadas com a idade se relacionam também com o decréscimo de DHEA. Não há, contudo, evidências científicas que indiquem que a DHEA seja um significativo fator causal no desenvolvimento das doenças associadas ao envelhecimento. Nem há evidências de que, em se aumentando a DHEA, reverte-se o processo de envelhecimento. Sua interação medicamentosa merece especial atenção; um exemplo são os bloqueadores de canal de cálcio e o alprazolam, que podem aumentar seus níveis séricos. Nos homens, a DHEA é responsável pelo aumento da testosterona que irá se transformar em deidrotestosterona, substância que induz ao crescimento das células prostáticas, tanto as normais quanto as tumorais.

Sendo assim, seu uso é terminantemente contraindicado nas hipertrofias prostáticas graves e no câncer de próstata. É por isso que, para o uso da DHEA, os homens têm de se submeter a um exame da próstata, incluindo a dosagem sanguínea do antígeno prostático (PSA). É indicado para homens, acima dos 40 anos, o uso concomitante de substâncias inibidoras da 5a-redutase para diminuir a conversão da testosterona em deidrotestosterona.

As mulheres medicadas com DHEA devem se submeter a um exame ginecológico para avaliar o estado das mamas. Se estiverem fazendo uso de reposição hormonal estrogênica, a utilização concomitante com a DHEA deve seguir um controle mais rígido para o ajuste da dose de ambos os hormônios, tendo em vista que a DHEA irá se transformar, em parte, em estrogênio. Está contraindicado o uso da DHEA na displasia mamária grave e nos casos de câncer de mama.

Deve-se atentar também para alguns outros efeitos secundários da reposição androgênica, como policitemia (secundária à ação androgênica na síntese de eritropoetina e na proliferação celular), alteração do metabolismo lipídico (admite-se uma redução dos níveis de HDL, porém controverso), hepatotoxicidade, apneia do sono, ginecomastia (pela ação de aromatases sobre os androgênios, convertendo-os em estrogênios), além de aumento de oleosidade cutânea, acne, comportamento agressivo e retenção hídrica (atenção em portadores de cardiopatia).

No caso específico da procaína, sua utilização teve início em 1949, em Bucareste, para tratamento de monoartrite. Por seus efeitos positivos, nesse caso, desenvolveram outras formulações buscando outros possíveis efeitos benéficos. Foi muito utilizada em idosos buscando atenuar os efeitos do envelhecimento. A Dra. Anna Aslan, uma médica romena, foi quem começou a utilizar a procaína para o rejuvenescimento. A procaína benzoica estabilizada agiria regenerando o DNA e estabilizando as membranas celulares, facilitando o uso de ATP pelas células. Ajudaria também a normalizar os neurotransmissores, pois seu metabólito, o DMAE, é um importante elemento para funções cerebrais, como memória e concentração. É também considerada euforizante, proporcionando uma sensação de bem-estar.

Pode ser usada nas formas injetável, via oral e via transdérmica, em gel quântico. São três injeções por semana, durante um mês, descansando dez dias e repetindo o ciclo. Porém, é absolutamente necessário que fique registrado que nenhum periódico conceituado publicou qualquer estudo científico que constatasse efeito terapêutico vitorioso. Seus resultados são semelhantes aos obtidos pelos placebos, de ordem subjetiva, portanto meramente psicológicos, com o agravo de, por ser um anestésico, ao reduzir a dor, postergar o aparecimento de algumas doenças. Além disso, o uso para esse fim não é autorizado pela Food and Drug Administration (FDA) e pela Agência de Vigilância Sanitária (Anvisa). Alguns possíveis efeitos adversos são: convulsões, anafilaxia e parada cardíaca.

Retinoides sistêmicos estão sendo utilizados no combate ao fotoenvelhecimento, normalmente em baixas doses e com bons resultados, clinicamente. Em 2000, Hernandez-Perez et al. publicaram um relato de pacientes que trataram acne com isotretinoína, e notaram uma melhora na qualidade global da pele, e não somente na acne. Desde então, vêm se realizando diversos estudos para avaliar seu uso, benefícios e efeitos adversos. Rabello-Fonseca et al. publicaram no *Jornal da Academia Europeia de Dermatologia* o primeiro artigo randomizado analisando as mudanças clínicas, histopatológicas e morfométricas pelo uso da isotretinoína para envelhecimento cutâneo. O método utilizado para quantificar o colágeno e a fibra elástica antes e após o uso da isotretinoína foi a técnica de morfometria.[10] Trinta pacientes do sexo feminino, com idade variando de 44 a 55 anos, fotótipos II a IV com moderado a severo envelhecimento, foram divididas em dois grupos. O grupo 1 fez uso oral de 10 mg de isotretinoína, e o grupo 2 fez uso de 20 mg de isotretinoína duas vezes por semana, ambos duas vezes por semana, por três meses. O resultado nos dois grupos revelou aumento das fibras colágenas e elásticas. Os autores não souberam explicar o mecanismo de ação da isotretinoína sobre as fibras elásticas, e interrogam se o uso de 5 mg de isotretinoína, duas vezes por semana por três meses, teria o mesmo resultado. Houve também melhora no aspecto geral da pele com relação à textura, profundidade das rugas e coloração da pele.

Em 2010 Bagatin publicou um estudo com 32 mulheres entre 40 e 55 anos que foram divididas em dois grupos. O grupo A (n = 21) recebeu 20 mg de isotretinoína três vezes por semana, hidratante noturno e protetor solar diário, enquanto o grupo B (n = 11) usou apenas a combinação de hidratante e protetor solar. Clinicamente, houve melhora observada em ambos os grupos antes e depois do tratamento, mas não houve diferença estatisticamente significativa entre o grupo A e o grupo B de acordo com dados autorrelatados do paciente, análises fotográficas e microscópicas. Os autores notaram uma redução estatisticamente significativa no p53 epidérmico no grupo de tratamento com isotretinoína oral.[11]

Em 2014, Bagatin et al. realizaram um estudo de acompanhamento comparando clínica, histologia e efeitos imuno-histoquímicos da isotretinoína oral em dose baixa *versus* ácido retinoico tópico a 0,05% para tratar fotoenvelhecimento. Os autores incluíram 24 homens e mulheres saudáveis, caucasianos, de 50 a 75 anos de idade, com fotoenvelhecimento avançado. Doze indivíduos receberam 20 mg de isotretinoína em dias alternados durante seis meses, e 12 indivíduos foram tratados com creme de ácido retinoico por seis meses a cada duas noites. Dos 11 indivíduos em cada grupo que completaram o estudo, análises fotográficas e do paciente mostraram melhora da aparência geral da pele em ambos os grupos. A análise histológica revelou um significante aumento da espessura epidérmica, redução da elastose e redução do p53 epidérmico em ambos os grupos. Não houve diferenças significativas entre os grupos, e os autores concluíram que a isotretinoína em baixa dose não foi superior ao ácido retinoico 0,05% para o tratamento do fotoenvelhecimento avançado. Curiosamente, mas não inesperadamente, os escores de qualidade de vida foram reduzidos para ambos os grupos de tratamento.[11]

Mais recentemente, em 2015, um estudo foi publicado pela Bravo et al., que avaliou, por meio de alterações histológica e da duração do efeito clínico, o uso de isotretinoína oral para o tratamento da pele fotoenvelhecida. Vinte pacientes do sexo feminino com idades entre 45 a 50 anos, com fotótipos de pele II-VI, foram tratadas com 20 mg de isotretinoína oral, duas vezes ao dia, três dias por semana, durante 12 semanas. Foram avaliados dados relatados pelos pacientes, análises fotográficas e microscópicas (biópsia da região pré-auricular – pré e pós-tratamento). Clinicamente, os pacientes, bem como os médicos pesquisadores e assessores, notaram melhora na qualidade da pele. Na análise histopatológica, 65% dos pacientes tiveram melhora da espessura e distribuição nas fibras de elastina de 26,5% para 31,3% e 60% apresentaram aumento na densidade de colágeno, de 51,2% para 57,4%.[11]

Conclui-se então que a isotretinoína oral pode promover melhora das características clínicas, histológicas e moleculares do fotodano na pele, possivelmente por sua conversão em ácido *all*-trans-retinoico (ATRA) ou tretinoína. O uso tópico da tretinoína é o tratamento de escolha para fotoenvelhecimento moderado a grave, com maior nível de evidência. Seus mecanismos de ação são: reversão das mutações no gene p53, redução de metaloproteinases de matriz (MMPs), aumento de inibidor tecidual de metaloproteinases (TIMPs), redução da perda e aceleração da recuperação dos receptores nucleares de retinoides após exposição à radiação UV.[12]

Por enquanto, a substância é aprovada pela Anvisa apenas para o tratamento da acne, não para o rejuvenescimento cutâneo. Atualmente não há evidências suficientes para apoiar seu uso. Também não está claro se os benefícios potenciais do uso de isotretinoína oral para tratar o fotoenvelhecimento superam os riscos potenciais, especialmente para mulheres em idade fértil. Enquanto a substância não for aprovada pelos órgãos competentes para retardar o envelhecimento da pele, seu uso deve ser bem controlado, com o acompanhamento de exames periódicos habituais solicitados para o paciente com acne.[11]

Envelhecer não é adoecer. Envelhecer é seguir existindo, realizando, criando vida. É superar os limites dos que nos antecederam e da nossa própria geração. É fundamental investir em pesquisas, pois os medicamentos sistêmicos hoje disponíveis para prevenir o envelhecimento realmente necessitam de mais estudos, para justificar sua adição a nossa dieta. Sabe-se que a melhor fonte de obtenção de nutrientes antioxidantes ainda é uma dieta variada. A Organização Mundial da Saúde (2017) recomenda a ingestão diária de pelo menos 400 g de frutas e vegetais. A alimentação incorreta, ou até mesmo o processamento pelo qual os alimentos passam e a consequente perda de suas propriedades fundamentais, pode chegar a justificar a suplementação com antioxidantes sintéticos.[13]

Hormônio de crescimento

O hormônio do crescimento (GH), também conhecido como somatotropina, é uma proteína que desempenha um papel crucial na fisiologia humana. Isolado pela primeira vez em humanos na década de 1950, o GH impulsiona vários processos fisiológicos, incluindo o crescimento do esqueleto e de órgãos, a homeostase do cálcio, a lipólise e a regulação da massa corporal magra. É produzido pela glândula hipófise (porção anterior) no cérebro. A atividade dinâmica do eixo somatotrófico humano é modulada fortemente pela idade, genética, composição corpórea e maturação sexual.

A relação entre hormônio de crescimento (GH) e rejuvenescimento ainda é controversa. Será visto a partir deste ponto que a secreção de GH e, consequentemente, do IGF-1 (fator de crescimento insulina símile 1) diminui a baixos níveis, com o passar do tempo, em indivíduos com idade ≥ 60 anos. Esse fenômeno, que é conhecido como a "somatopausa", fez o GH humano recombinante ser amplamente estudado e então, usado, por alguns, como medicamento com função de rejuvenescimento.

A maior parte da secreção fisiologicamente importante do GH acontece na forma de pulsos ou picos de liberação do GH várias vezes ao dia. O nível do GH durante tais picos pode ir de 5 a 30 ng/mL ou mais. Em geral, os picos duram de 10 a 30 minutos e, então, retornam aos níveis basais. O maior, e também o mais provável, desses picos de GH acontece por volta de uma hora após dormir (durante os estágios III e IV do sono). De todo modo, há uma variação ampla de acordo com o dia e o indivíduo. Entre picos, os níveis basais de GH são baixos, geralmente abaixo de 3 ng/mL na maior parte do dia e da noite. A secreção de GH é controlada por um mecanismo hipotalâmico complexo, representado pelo fator liberador de GH (ou GHRH), que estimula a secreção de GH, e pela somatostatina, que a inibe. Foi identificado um novo componente desse sistema, a grelina, um potente indutor de liberação de GH sintetizado no fundo gástrico e que por vias endócrina, parácrina e neural atua sobre receptores hipotalâmicos específicos.

Algumas ações do GH resultam do efeito direto do hormônio sobre o tecido-alvo, por exemplo, o musculoesquelético, o fígado e tecido celular subcutâneo. Outras ações do GH são mediadas, indiretamente, pela produção de somatomedinas ou IGFs. O controle da liberação de GH é mediado pelo próprio GH na hipófise e no hipotálamo (*feedback* negativo de alça curta) e pela IGF-1 também na hipófise e no hipotálamo (*feedback* negativo de alça longa). Os IGFs são polipeptídeos essenciais para o crescimento e o desenvolvimento produzidos em vários órgãos, sobretudo no fígado. O GH é um dos principais promotores da produção de IGF-1, cuja síntese é também estimulada pelos hormônios tireoidianos, esteroides sexuais, insulina, e influenciada pelo estado nutricional, dentre outros fatores.

O IGF-2 é a forma preponderante na circulação, com concentrações cerca de três a quatro vezes superiores à do IGF-1, mas, distintamente do descrito com relação ao IGF-1, suas concentrações são pouco influenciadas pelo GH. De modo diverso da maioria dos hormônios proteicos, os IGFs são encontrados em associação a uma família de seis proteínas transportadoras (IGF-*binding proteins*, IGFBP-1, -2, -3, -4, -5 e -6) que apresentam elevada afinidade pelos IGFs e modulam suas biodisponibilidades e bioatividades. Cada uma dessas proteínas apresenta reguladores distintos que envolvem GH, insulina, cortisol, citocinas, nutrição, os próprios IGFs, PTH etc. O GH é o principal estimulador da síntese da IGFBP-3 e da IGFBP-5, e também estimula a secreção de uma proteína ácido-lábil (ALS). A maior parte de IGF-1 na circulação periférica é ligada a proteínas específicas ligantes de IGF (IGFbPs). A IGFbP-3 é a maior proteína transportadora de IGF no soro durante a vida pós-natal, constituindo mais de 75% do total das IGFBPs e transportando 70% a 90% dos IGFs circulantes. Evidências sugerem que ela seja uma excelente medida da secreção espontânea de GH.

O hormônio do crescimento atinge o pico na adolescência, quando meninos e meninas apresentam o estirão puberal, com crescimento em torno de 10 cm/ano, com relação ao crescimento pré-puberal, que é de 4 a 5 cm/ano. Os fatores que estimulam a secreção de GH são: diminuição da glicose e dos ácidos graxos livres, arginina, hormônios na puberdade (estrogênio, testosterona), exercício físico, estresse, estágios III e IV do sono e agonista α-adrenérgico. Os mecanismos inibidores da secreção de GH são: elevação da glicemia e dos ácidos graxos livres, obesidade, senescência, somatostatina, somatomedina, o próprio GH, agonista β-adrenérgico e gravidez.

A somatopausa é definida por um declínio exponencial na secreção de GH, iniciando na terceira década de vida. O importante é não confundir "diminuição natural de GH", que faz parte do envelhecimento, com deficiência do hormônio. A deficiência de hormônio de crescimento (GH) no ser humano compreende causas congênitas e adquiridas. Evidências sugerem que adultos com hipopituitarismo têm a expectativa de vida reduzida, possivelmente relacionada com a deficiência de GH, sendo a doença cardiovascular a principal *causa mortis*, em parte por alterações no metabolismo lipídico, com aumento do LDL-colesterol e de triglicérides e diminuição do HDL-colesterol.

O primeiro estudo controle da reposição de GH foi relatado em 1989, utilizando hormônio de crescimento obtido por engenharia genética (rhGH). Estudos *in vitro* e *in vivo* têm mostrado que o GH é anabólico, estimula a síntese proteica, causa retenção de nitrogênio, diminuição dos níveis de ureia plasmática e aumento da massa muscular. Ele aumenta a mobilização de gordura e ativa a lipase hormônio-sensível, resultando em maior conversão de triglicerídeos para ácidos graxos livres e glicerol (lipólise) e também menor reesterificação de ácidos graxos.

A taxa de secreção sudorípara em resposta à iontoforese de pilocarpina foi significativamente menor nos adultos com deficiência de GH com relação aos pacientes-controle, pois a glândula sudorípara écrina possui receptores para o GH. E essa incapacidade de perda de calor pela resposta sudoral pode ser um importante fator que contribui para a capacidade reduzida aos exercícios.

Os principais sinais e sintomas encontrados na deficiência de GH são: sobrepeso, sobretudo com adiposidade central, causando aumento da relação cintura/quadril, aumento da gordura visceral, redução da massa magra, xerodermia, redução da força muscular, redução da *performance* no exercício, redução da água corporal, redução da densidade óssea, labilidade emocional, ansiedade, humor deprimido, distúrbios da função sexual, isolamento social, dentre outros. A ação do GH é espécie-específica, e durante muito tempo utilizou-se o GH extraído da hipófise de cadáver. O suprimento de hormônio era pequeno e o tratamento, caro, feito com doses insuficientes. Seu uso foi suspenso em 1985 por induzir a doença de Creutzfeldt-Jacob, encefalopatia espongiforme rara e fatal, tendo sido substituído pelo GH recombinante.

A sensação psicológica de bem-estar e a qualidade de vida nos pacientes que vêm fazendo reposição de GH têm merecido destaque em alguns estudos. As primeiras evidências de que a reposição com GH poderia ser benéfica em adultos vieram da publicação de um caso, em 1962, em que GH cadavérico foi administrado em um paciente de 35 anos com hipopituitarismo, tendo ele referido aumento do bem-estar psicológico e do vigor físico. Rosen et al. fizeram um estudo comparativo de 86 pacientes com deficiência de GH, no qual eles relatavam apresentar menos "energia", grande labilidade emocional, dificuldades no relacionamento afetivo e isolamento social, em comparação a 86 pacientes-controle.

Em um estudo duplo-cego, McGauley et al. também mostraram que a reposição de GH estava associada a uma melhora do comportamento e da qualidade de vida.

A deficiência de GH deve ser definida laboratorialmente, dentro de um contexto clínico apropriado. A Growth Hormone Research Society (GRS), ao estabelecer as diretrizes para o diagnóstico e tratamento da deficiência de GH em adultos, recomendou que sejam considerados testes diagnósticos para deficiência de GH em pacientes com alta probabilidade de apresentar doença hipofisária e/ou hipotalâmica e manifestando as características clínicas da síndrome, incluindo pacientes com história pregressa de disfunção orgânica hipotálamo-hipofisária, irradiação craniana ou conhecimento de deficiência de GH de início na infância. O teste de escolha é o teste de tolerância à insulina (ITT). Se uma hipoglicemia adequada (< 40 mg/dL) é obtida, esse teste distingue a deficiência de GH da secreção reduzida de GH, que acompanha o envelhecimento normal e a obesidade. Esse teste é contraindicado em pacientes com evidências eletrocardiográficas ou história pregressa de doença cardíaca isquêmica, ou em pacientes com doença convulsiva, e há pouca experiência em pacientes acima de 60 anos. A maioria dos indivíduos normais responde ao ITT com um pico de GH maior que 5 ng/mL. Outro teste que pode ser feito é o da clonidina. Também é importante dosar os marcadores bioquímicos da ação do GH, que são: IGF-1, IGFBP-3 e o complexo IGF-1/IGFBP.

Com a comercialização mais ampla do hormônio do crescimento sintético (rhGH) e o avanço dos conhecimentos, o rhGH também tem sido prescrito para baixa estatura não deficiente em GH (p. ex., na síndrome de Turner), e também como opção para tratar o envelhecimento. O emprego do hormônio de crescimento deve ser sempre acompanhado de orientação alimentar, exercícios físicos e tratamento de patologias crônicas associadas. É importante saber que neoplasias em atividade, síndrome do túnel do carpo, hipertensão intracraniana benigna e retinopatia proliferativa ou pré-proliferativa são contraindicações formais para o uso do GH. A maioria dos estudos publicados até recentemente empregou uma dose fixa de GH com base no peso corporal. Esse esquema não é adequado, pois pacientes obesos têm secreção reduzida de GH, e pacientes do sexo feminino necessitam de doses maiores de GH. A suspeita deve ser confirmada quando os níveis de GH estão abaixo de 3 μg/L; acompanhando o quadro, pode-se encontrar níveis baixos de IGF-1, aumento de LDL-colesterol e densidade mineral óssea reduzida.

A Growth Hormone Research Society preconizou o uso de doses crescentes de GH, não baseadas no peso. Os pacientes devem iniciar o tratamento com doses pequenas (0,15 a 0,3 mg/dia, ou 0,45 a 0,9 UI/dia) e aumentar a dose gradualmente de acordo com as respostas clínicas e bioquímicas. A administração deve ser diária, à noite, por via subcutânea. A grande variabilidade de resposta e a suscetibilidade individual apresentada pelos pacientes sugerem que a dose deve ser ajustada para cada paciente. O IGF-1 e o IGFBP-3 são os marcadores bioquímicos mais úteis na avaliação da resposta ao GH. Os valores normais de IGF-1 e do IGFBP-3 encontram-se nas Tabelas 4.4 e 4.5.

Tabela 4.4. IGF-1.

Método: imunoquimioluminescência
Valores normais

Idade	Mulheres	Homens
2 meses a 5 anos	17 a 248 ng/mL	17 a 248 ng/mL
6 a 8 anos	88 a 474 ng/mL	88 a 474 ng/mL
9 a 11 anos	117 a 771 ng/mL	110 a 565 ng/mL
12 a 15 anos	261 a 1.096 ng/mL	202 a 957 ng/mL

Método: imunorradiométrico após a extração álcool-ácido
Valores normais (em ng/mL)

Idade	Meninos			Meninas		
	−2DP	Média	+2DP	−2DP	Média	+2DP
0	5	27	135	5	27	135
1	8	35	141	8	35	141
2	20	56	158	20	56	158
3	20	59	170	20	59	170
4	25	69	188	25	69	188
5	37	97	257	37	97	257
6	45	119	321	45	119	321
7	54	170	529	44	172	675
8	77	170	374	50	236	1.106
9	64	192	580	44	227	1.167
10	37	131	458	94	270	774
11	30	137	623	93	308	1.025
12	63	219	761	126	387	1.188
13	83	329	1.306	216	459	977
14	183	519	1.471	271	481	854
15	335	518	802	254	473	881
16	401	519	672	192	431	965
17	210	372	659	253	412	672
18	206	499	1.208	223	408	749
19	168	397	942	182	335	615
20	267	434	706	86	255	756
21	136	305	680	136	305	680
22	180	343	655	180	343	655
23	181	318	560	181	318	560
24	118	247	517	118	247	517
25	78	199	506	78	199	506

(Continua)

Tabela 4.5. IGFBP3 – Proteína ligadora de IGF-1. (*Continuação*)

Método: imunorradiométrico
Valores normais (em mg/L)

Idade	Meninos			Meninas		
	−2DP	Média	+2DP	−2DP	Média	+2DP
0	1,04	1,87	3,38	1,04	1,87	3,38
1	1,11	2,06	3,82	1,11	2,06	3,82
2	1,25	2,15	3,72	1,25	2,15	3,72
3	1,18	2,20	4,11	1,18	2,20	4,11
4	1,58	2,32	3,41	1,58	2,32	3,41
5	1,79	2,63	3,86	1,79	2,63	3,86
6	1,86	2,86	4,40	1,86	2,86	4,40
7	1,70	3,33	6,52	2,19	3,91	6,99
8	2,37	3,48	5,10	2,50	3,84	5,90
9	2,26	3,60	5,73	0,57	3,41	20,27
10	1,83	3,24	5,74	2,37	3,98	6,69
11	2,04	3,40	5,65	2,49	4,54	8,26
12	2,17	3,67	6,20	2,07	4,41	9,39
13	2,62	4,33	7,18	2,26	4,13	7,56
14	1,95	4,35	9,74	2,59	4,25	6,95
15	1,49	4,03	10,85	2,71	4,33	6,92
16	3,43	4,84	6,82	3,22	4,57	6,48
17	2,06	4,15	8,35	2,18	4,00	7,33
18	3,23	4,81	7,15	1,85	4,08	9,01
19	2,49	4,75	9,05	2,05	4,22	8,68
20	3,21	4,55	6,45	2,45	4,40	7,91
21	2,41	4,43	8,14	2,41	4,43	8,14
22	2,65	4,64	8,11	2,65	4,64	8,11
23	2,74	4,62	7,81	2,74	4,62	7,81
24	2,45	3,89	6,19	2,45	3,89	6,19
25	2,24	3,91	6,82	2,24	3,91	6,82

Após 60 anos, é encontrado um valor normal de IGF-1 de 154,3 ng/mL com desvio-padrão de 15 ng/mL. A monitorização clínica deve incluir a avaliação da composição corpórea, da densidade óssea e da dosagem de lípides séricos. A avaliação da melhora da qualidade de vida, por meio de questionários validados, pode complementar de modo importante a avaliação da eficácia do tratamento.

Algumas das apresentações de GH recombinante (somatotropina) disponíveis no Brasil: Biomatrop®, Genotropin®, Hormotrop®, Norditropin®, Saizen®, Criscy®, Eutropin® e Omnitrope®.

Em geral, os efeitos adversos resultam de uma quantidade excessiva na reposição. A dose utilizada nos estudos iniciais foi baseada no tratamento de crianças com deficiência de GH (0,5 UI/kg/semana). O efeito adverso mais comum, que ocorre em dias ou semanas, é o aumento de sódio e a retenção hídrica, e esse ganho de peso, edema-dependente, pode ocasionar uma sensação de aperto nas mãos ou sintomas da síndrome do túnel do carpo. Um estudo de reposição de GH em 233 adultos hipopituitários, com doses de GH variando de 0,08 a 0,3 UI/kg/semana, revelou que 37,4% apresentaram retenção hídrica, 19,1% tiveram artralgia e 15,7%, dor muscular nos primeiros seis meses de tratamento. Esses sintomas se resolvem sem demora com a redução da dose ou ocasionalmente desaparecem de modo espontâneo após muitas semanas.

A indução de neoplasia pelo GH é muito questionada. Acredita-se que altos níveis de IGF-1 e baixos níveis de IGFBP3 podem predispor a malignidade, independentemente da neoplasia, mas dependendo da predisposição genética. Outros efeitos adversos são: hiperinsulinemia, hipertensão, fibrilação atrial, hipertensão intracraniana benigna, papiledema e ginecomastia.

O hormônio do crescimento sintético deve, idealmente, ser prescrito por endocrinologista, e seu uso é regulamentado pelo FDA com doses diferentes, conforme a indicação. As principais indicações são:

- déficit de GH (1985);
- insuficiência renal crônica (1993);
- síndrome de Turner (1996);
- síndrome de Prader-Willi (2000);
- retardo do crescimento intrauterino (sem *catch up*) (2001);
- baixa estatura idiopática (2003).

Embora o uso do GH seja aventado em condições diversas, como somatopausa (redução gradual e progressiva dos níveis de GH e IGF-I com a idade, geralmente após os 30 anos), síndrome metabólica, insuficiência cardíaca, síndrome do intestino curto e osteoporose, estudos controlados, com grande número de participantes e com tempo de seguimento longo, são necessários para melhor definir o seu uso fora das recomendações da FDA.

Destaca-se ainda o uso do hormônio por atletas visando melhorar o rendimento para competições, havendo um grande potencial de abuso. Segundo o Comitê Olímpico Internacional (COI), o GH recombinante é listado como substância proibida (classe E), e, portanto, considerado *dopping*.

Finalmente, a utilização de GH recombinante ou mesmo de substâncias secretagogas de GH endógeno (aminoácidos como arginina; derivados da soja) tem sido propagada por algumas mídias como verdadeiras "fórmulas da juventude" e, inclusive, prescrita por clínicas especializadas em "antienvelhecimento" como solução para as perdas físicas e psíquicas que ocorrem com o passar dos anos. Até o presente momento, não existe embasamento na literatura médica para o uso dessas formulações para prevenção do envelhecimento.

Referências Bibliográficas

- **Processo de Envelhecimento: Rugas / Ptoses**

1. Coleman S, Grover R. The anatomy of the aging face: volume loss and changes in 3-dimensional topography. Aesthetic Surgery Journal. 2006 Jan/Feb.
2. Vierköttera A, Krutmanna J. Environmental influences on skin aging and ethnic specific manifestations. Dermato-Endocrinology. 2012 Jul-Dec;4(3):227-231.
3. Vierkötter A, Schikowski T, Ranft U, Sugiri D, Matsui M, Krämer U et al. Airborne particle exposure and extrinsic skin aging. J Invest Dermatol. 2010;130:2719-2726.
4. Tschachler E, Morizot F. Ethnic differences in skin aging. In: Gilchrest BA, Krutmann J (ed.). Skin Aging. Heidelberg (Berlin): Springer; 2006.
5. Coimbra DD, Uribe NC, Stefanello B. "Quadralização facial" no processo do envelhecimento. Surg Cosmet Dermatol. 2014;6(1):65-71.
6. Quatresooz P, Thirion L, Piérard-Franchimont C, Piérard GE. The riddle of genuine skin microrelief and wrinkles. Int J Cosmet Sci. 2006 Dec;28(6):389-395.
7. Sobotta J, Becher H. Atlas de anatomia humana. 17. ed. Rio de Janeiro: Guanabara Koogan; 1977. p. 168-188.
8. Glogau RG. Aesthetic and anatomic analysis of the aging skin. Seminars in Cutaneous Medlolne and Surgery. 1996;15(3 Sep):134-138.
9. Carruthers A, Carruthers J. A validated facial grading scale: the future of facial ageing measurement tools? Journal of Cosmetic and Laser Therapy. 2010;12:235-241.
10. Carruthers A, Carruthers J, Hardas B et al. A validated grading scale for forehead lines. Dermatol Surg. 2008;34:S155-S160.
11. Carruthers A, Carruthers J, Hardas B et al. A validated grading scale for crow's feet. Dermatol Surg. 2008;34:S173-S178.
12. Honeck P, Weiss C, Sterry W, Rzany B. Reproducibility of a four-point clinical severity score for glabellar frown lines. British Journal of Dermatology. 2003;149:306-310.
13. Shoshani D, Markovitz E, Monstrey SJ, Narins DJ. The modified Fitzpatrick wrinkle scale: a clinical validated measurement tool for nasolabial wrinkle severity assessment. Dermatol Surg. 2008;34:S85-S91.
14. Carruthers A, Carruthers J, Hardas B et al. A validated grading scale for marionette lines. Dermatol Surg. 2008;34:S167-S172.
15. Roberts WE. Skin type classification systems old and new. Dermatol Clin. 2009;27:529-533.
16. Jiang LI, Stephens TJ, Goodman R. SWIRL: a clinically validated, objective and quantitative method for facial wrinkle assessment. Skin Research and Technology. 2013;19:492-498.
17. Gilchrest B. Aging of the skin. In: Fitzpatrick TB, Eisen AZ, Wolff K, Freedberg IN, Austen KF (ed.). Dermatology in general medicine. 4th ed. New York: McGraw-Hill; 1993. p. 150-157.
18. Stuttgen G, Ott A. Senescence in the skin. Br J Dermatol. 1990;122 (Suppl 35):43-48.
19. Pitanguy I, Trebino H, Yabar AA, Matta SR. Rugas fronto-glabelares. Rev Bras Cir. 1975;65(1/2):41-57.
20. Pitanguy I, Quintaes GAA, Cavalcanti MA, Leite LAA. Anatomia do envelhecimento da face. Rev Bras Cir. 1977;67(11/12):79-84.
21. Donofrio LM. Fat distribution: a morphologic study of the aging face. Dermatol Surg. 2000;26(12):1107-1112.

- **Abordagem Terapêutica Tópica: Estabilidade e Validade dos Cosméticos**

1. Larsen WG, Jackson EM, Barker MO et al. A primer on cosmetics – AAD Advisory Board, CTFA Task Force on Cosmetics. J Am Acad Dermatol. 1992;27(3):469-484.
2. Santos H. Toxicologia: a garantia de cosméticos seguros. Cosmetic & Toiletries. 2008;20(2):20-24.
3. Storm A, Andersen SE, Benfeldt E, Serup J. One in 3 prescriptions are never redeemed: primary non-adherence in an outpatient clinic. J Am Acad Dermatol. 2008;59:27-33.
4. Ministério da Saúde. Série temáticas – Cosméticos: guia de estabilidade de cosméticos. 2004. Agência Nacional de Vigilância Sanitária. Disponível em: www.anvisa.gov.br/cosmeticos/guia_series.htm.
5. Ponce D'León LF. Estudos de estabilidade de produtos cosméticos. Cosmetics & Toiletries. 2001;13:54-60.
6. The fundamentals of stability testing. IFSCC Monograph. 1992;2:22.
7. Baby AR, Haroutiounian Filho CA, Velasco MVR. Formas farmacêuticas emulsionadas: sinais de instabilidade e ensaios de estabilidade acelerada. Anfarmag. 2006;12(14):6-10.
8. Baby AR, Velasco MV. Formas farmacêuticas líquidas: solventes e veículos. Anfarmag. 2006;12(59):2-5.
9. Siqueira VL. Cuidados microbiológicos em cosméticos e produtos de higiene pessoal. Informativo CRQ. 2005(4). Disponível em: www.crq4.org.br/informativo/agosto_2005/pagina08.php.
10. Nicoletti MA, Orsine EMA, Chacra NAB. Sistemas conservantes em formulações cosméticas. Cosmetics & Toiletries. 1997;9:28-33.
11. Carturan GF. Controle microbiológico na indústria de produtos de higiene pessoal, cosméticos e perfumes: parâmetros, metodologia analítica e orientação. Guia ABC. 1998:15-16.
12. Agência Nacional de Vigilância Sanitária. Guia de estabilidade de produtos cosméticos. Brasília: Anvisa; 2004. [Acesso em 25 out. 2020]. Disponível em: http://bvsms.saude.gov.br/bvs/publicacoes/cosmeticos.pdf.
13. Agência Nacional de Vigilância Sanitária. Guia de avaliação de segurança de produtos cosméticos. Brasília: Anvisa; 2012. [Acesso em 25 out. 2020]. Disponível em: http://www.saocamilo-sp.br/biblioteca/ebooks/Guia_cosmeticos_grafica_final.pdf.

- **Abordagem Terapêutica Sistêmica: Prevenção e Tratamento Sistêmico do Envelhecimento**

1. Azulay DR, Nakamura RC. Retinoides. In: Azulay RD, Azulay DR (ed.). Compêndio de Dermatologia. 6. ed. Rio de Janeiro: Guanabara Koogan; 2013. p. 992-1000.
2. Kligman L. Photoaging: manifestations, prevention and treatment. Dermatologic Clinics. 1986;4:517-528.
3. Kligman LJ, Ligman AM. The nature of photoaging prevention and repair. Photodermatology. 1986;3:215-227.
4. Farage MA, Miller KW, Elsner P, Maibach HI. Intrinsic and extrinsic factors in skin ageing: a review. International Journal of Cosmetic Science. 2008:87-95.
5. IBGE. Diretoria de Pesquisas, Coordenação de População e Indicadores Sociais, Gerência de Estudos e Análises da Dinâmica Demográfica.
6. Carvalho PRC. Radicais livres e envelhecimento: patologia. Ars Curandi. 1996;5:28-34.
7. Stadtman ER. Protein oxidation and aging. Science. 1992;257:1220-1224.
8. Masaki H. Role of antioxidants in the skin: anti-aging effects. Journal of Dermatological Science. 2010;58:85-90.
9. Puizina-Ivié N. Skin aging. Acta Dermatoven APA. 2008;17(2).
10. Kockaert M, Neumann M. Systemic and topical drugs for aging skin. J Drugs Dermatol. 2003;2:435-441.
11. Honeybrook A, Bernstein E. Oral isotretinoin and photoaging. doi: 10.1111/JOCD.13467.
12. Bagatin E, Costa CS, Rocha MAD, Picosse FR, Kamamoto CSL et al. Consenso sobre o uso da isotretinoína oral na dermatologia – Sociedade Brasileira de Dermatologia. An Bras Dermatol. 2020;95(S1):19-38.
13. Milisav I, Ribaric S, Poljsak B. Chapter I: Antioxidant vitamins and ageing. In: Biochemistry and cell biology of ageing – Part 1: Biomedical science (subcellular biochemistry 90). Disponível em: https://doi.org/10.1007/978-981-13-2835-01.

Bibliografia Consultada

- **Tipos de Envelhecimento / Classificação dos Tipos de Pele e Níveis de Dermato-heliose / Técnicas Semióticas de Avaliação do Envelhecimento Cutâneo**

Azulay RD, Azulay DR. Dermatologia. 2. ed. Rio de Janeiro: Guanabara Koogan; 1997.

Berbis P. Vieillisement cutané: aspects anatomophysiologiques. Encycl Med Chir Dermatologie. Paris: Elsevier; 2001. 98-035-A-10.

Berbis P. Vieillissement cutané: aspects cliniques-traitement. Encycl Med Chir Dermatologie. Paris: Elsevier; 1998. 98-855-A-10.

Beylot C. Vieillissement cutané: aspects clinique, histologiques et physiopathologiques. Ann Dermatol Venereol. 2008;135:S157-161.

Bouissou L. Cutaneous aging: its relation with arteriosclerosis and atheroma. In: Robert L, Robert B (ed.). Aging connective tissues skin. Front Matrix Biol. Bâle: Karger; 1973. p. 190-211.

Comfort A, Youhotsky-Gore I, Pathmanathan K. Effect of ethoxyquin on the longevity of C3H mice. Nature. 1971 Jan;22,229(5282):254-255. doi: 10.1038/229254a0.

Comfort A. The biology of senescence. 3rd ed. Edinburgh: Church Livingstone; 1979.

Dallara JM. Les tissus sous-cutané: anatomie et vieillissement. Ann Dermatol Venereol. 2008;135:S162-164.

De Lacharrière O. Vieillissement cutané: aspects morphologiques et physiologiques. Encycl Med Chir Dermatologie. Paris: Elsevier; 1987. 12-235-E-10.

Glogau RG. Chemical peeling and aging skin. J Geriatr Dermatol. 1994;2:30-35.

Glogau RG. Dermatologic surgery and human immunodeficiency virus disease. Adv Dermatol. 1994;9:179-189 [discussion 190].

Nascimento LV. Envelhecimento cutâneo: estudo, comparativo clínico, histológico e histoquímico de áreas expostas e não expostas à luz solar [tese Concurso Prof. Titular]. Rio de Janeiro: UERJ; 1995.

Orentreich N, Markofsky J, Vogelman JH. The effect of aging on the rate of linear nail growth. J Invest Dermatol. 1979;73:126-130.

Papaléo Netto M, Pontes JR. Envelhecimento: desafio na transição do século. In: Papaléo Netto M (ed.). Gerontologia. São Paulo: Atheneu; 1996.

Plewig G, Kligman AM. Proliferative activity of the sebaceous glands of the aged. J Invest Dermatol. 1978;70:314-317.

Pochi PE, Straurs JS, Dowling DT. Age related changes in sebaceous gland activity. J Invest Dermatol. 1979;73:108-111.

Porto JA, Nascimento LV. Senescência cutânea. An Bras Dermatol. 1990;65;111-112.

Rabello FE. Nomenclatura dermatológica. Rio de Janeiro; 1986.

- **Processo de Envelhecimento: Rugas / Ptoses**

Aizen E, Gilhar A. Smoking effect on skin wrinkling in the aged population. Int J Dermatol. 2001;40:431-433.

Friedman O. Changes associated with the aging face. Facial Plast Surg Clin North Am. 2005;13(3):371-380.

Guinot C, Malvy D, Ambroisine L et al. Relative contribution of intrinsic vs. extrinsic factors to skin aging as determined by a validated skin age score. Arch Dermatol. 2002;138(11):1454-1460.

Holding B, Sundelin T, Cairns P, Perrett D, Axelsson J. The effect of sleep deprivation on objective and subjective measures of facial appearance. J Sleep Res. 2019:e12860.

Jang SI, Han J, Lee M, Seo J, Kim B, Kim E. A study of skin characteristics according to humidity during sleep. Skin Res Technol. 2019:1-5.

Jenkins G. Molecular mechanisms of skin aging. Mech Ageing Dev. 2002 Apr;123(7):801-810.

Kennedy C, Bastiaens MT, Bajdik CD, Willemze R, Westendorp RG, Bavinck JNB. Leiden skin cancer study: effect of smoking and sun on the aging skin. J Invest Dermatol. 2003;120:548-554.

Kim MA, Kim EJ, Kang BY, Lee HK. The effects of sleep deprivation on the biophysical properties of facial skin. Journal of Cosmetics, Dermatological Sciences and Applications. 2017;7:34-47.

Kligman AM. Early destructive effect of sunlight on human skin. JAMA. 1969;210:2377-2380.

Morita A, Torii K, Maeda A, Yamaguchi Y. Molecular basis of tobacco smoke-induced premature skin aging. Journal of Investigative Dermatology Symposium Proceedings. 2009.

Oyetakin-White P, Suggs A, Koo B, Matsui MS, Yarosh D, Cooper KD, Baron ED. Does poor sleep quality affect skin ageing? Clinical and Experimental Dermatology.

Panich U, Sittithumcharee G, Rathviboon N, Jirawatnotai S. Ultraviolet radiation-induced skin aging: the role of DNA damage and oxidative stress in epidermal stem cell damage mediated skin aging. Stem Cells International. 2016;2016:7370642.

Rinnerthaler M, Bischot J, Streubel MK et al. Oxidative stress in aging human skin. Biomolecules. 2015 Apr 21;5(2):545-589.

Yaar M, Gilchrest BA. Photoageing: mechanism, prevention and therapy. Br J Dermatol. 2007;157:874-887.

- **Abordagem Terapêutica Tópica: Tratamento Tópico**

Gutierrez LM, Viniegra S, Rueda J, Ferrer-Montiel AV, Canaves JM, Montal M. A peptide that mimics the C-terminal sequence of SNAP-25 inhibits secretory vesicle docking in chromaffin cells. Journal of Biological Chemistry. 1997 Jan 31;272(Issue 5):2634-2639.

- **Abordagem Terapêutica Sistêmica: Prevenção e Tratamento Sistêmico do Envelhecimento**

Ellis CN, Krach KJ. Uses and complications of isotretinoin therapy. J Am Acad Dermatol. 2001;45:S150-157.

Kronenberg HM, Melmed S, Polonsky KS, Larsen PR. Williams textbook of endocrinology. 11th ed. Philadelphia: Elsevier; 2008. p. 445-452.

McLane J. Analysis of common side effects of isotretinoin. J Am Acad Dermatol. 2001;45:S188-194.

Porto JA, Nascimento IV. Senescência cutânea. An Bras Dermatol. 1990;65:111-140.

Porto JA. Actinossenescência: tratamento. An Acad Nac Med. 1995; 155(4):204-207.

Rabello-Fonseca RM, Azulay DR, Luiz RR, Lacerda CAM, Cuzzi T, Manela-Azulay M. Oral isotretinoin in photoaging clinical and histopathological evidence of efficacy of an off-label indication. J Eur Acad Dermatol Venereol. 2009;23(2):115-123.

Veal E, Jackson T, Latimer H. Chapter XIV: Role/s of antioxidant enzymes in ageing. In: Biochemistry and cell biology of ageing – Part 1: Biomedical science (subcellular biochemistry 90). Springer Nature Singapore Pte Ltd.; 2018. Disponível em: https://doi.org/10.1007/978-981-13-2835-014.

Zouboulis CC. Retinoids: which dermatological indications will benefit the near future? Skin Pharmacol Appl Skin Physiol. 2001;14: 303-315.

• Abordagem Terapêutica Sistêmica: Hormônio de Crescimento

Amato G, Carella C, Fazio S et al. Body composition, bone metabolism and heart structure and function in growth hormone-deficient adults before and after GH replacement therapy at low doses. J Clin Endocrinol Metab. 1993;77:1671-1676.

Bartke A, Darcy J. GH and ageing: pitfalls and new insights. Best Pract Res Clin Endocrinol Metab. 2017 Feb;31(1):113-125. doi: 10.1016/j.beem.2017.02.005.

Bates AS, Van't Hoff W, Jones PJ, Clayton RN. The effect of hypopituitarism on life expectancy. J Clin Endocrinol Metab. 1996;81: 1169-1172.

Bengtsson BA, Eden S, Lonn L et al. Treatment of adults with growth hormone deficiency with recombinant human GH. J Clin Endocrinol Metab. 1993;76:309-317.

Beshyah SA, Freemantle C, Thomas E et al. Abnormal body composition and reduced bone mass in growth hormone-deficient hypopituitary adults. Clin Endocrinol (Oxf). 1995;42:179-189.

Binnerts A, Swart GR, Wilson JHP et al. The effect of growth hormone administration in growth hormone-deficient adults on bone, protein, carbohydrate and lipid homeostasis, as well as body composition. Clin Endocrinol (Oxf). 1992;37:79-87.

Chong PKK, Jung RT, Scrimgeour CM, Rennie MJ, Paterson CR. Energy expenditure and body composition in growth hormone-deficient adults on exogenous growth hormone. Clin Endocrinol (Oxf). 1994;40:103-110.

Davidson MB. Effect of growth hormone on carbohydrate and lipid metabolism. Endocr Rev. 1987;8:115-131.

De Boer H, Blok GJ, Veen VA. Clinical aspects of growth hormone deficiency in adults. Endocr Rev. 1995;16:63-86.

De Boer H, Blok GJ, Voerman B, De Vries P, Popp-Snijders C, Veen E. The optimal growth hormone replacement dose in adults, derived from bioimpedance analysis. J Clin Endocrinol Metab. 1995;80: 2069-2076.

De Boer H, Blok GJ, Voerman HJ, De Vries PM, Veen EA. Body composition in adult growth deficient men assessed by anthropometry and bioimpedance analysis. Clin Endocrinol Metab. 1992;75:833-837.

Harvey S, Martinez-Moreno CG. Growth Hormone – Therapeutic possibilities: an overview. Int J Mol Sci. 2018;19(2015). doi: 10.3390/ijms19072015.

Hoffman DM, O'Sullivan AJ, Freund J, Ho KK. Adults with growth hormone deficiency have abnormal body composition but normal energy metabolism. J Clin Endocrinol Metab. 1995;80:72-77.

Ikkos D, Luft R, Gemzell CA. The effect of human growth hormone in man. Acta Endocrinol (Copenh). 1959;32:341-361.

Jorgensen JOL, Pedersen SA, Thuesen L et al. Beneficial effects of growth hormone treatment in GH-deficient adults. Lancet. 1989;1:1221-1225.

Junnila RK, List EO, Berryman DE, Murrey JW, Kopchick JJ. The GH/IGF-1 axis ageing and longevity. Nat Rev Endocrinol. 2013 Jun;9(6):366-376. doi: 10.1038/nrendo.2013.67.

Møller J, Frandsen E, Fisker S, Jørgensen JO, Christiansen JS. Decreased plasma and extracellular volume in growth hormone deficient adults and the acute and prolonged effects of GH administration: a controlled experimental study. Clin Endocrinol (Oxf). 1996;44(5):533-539.

Press M. Growth hormone and metabolism. Diabetes Metab Rev. 1988;4:391-414.

Raben MS. Clinical use of human growth hormone. N Engl J Med. 1962;266:82-86.

Rosen T, Bengtsson BA. Premature mortality due to cardiovascular disease in hypopituitarism. Lancet. 1990;336:285-288.

Rosen T, Bosaeus I, Tolli J, Lindstedt G, Bengtsson BA. Increased body fat mass and decreased extracellular fluid volume in adults with growth hormone deficiency. Clin Endocrinol (Oxf). 1993;38:63-71.

Salomon F, Cuneo RD, Hesp R, Sonksen PH. The effects of treatment with recombinant human growth hormone on body composition and metabolism in adults with growth hormone deficiency. N Engl J Med. 1989;321:1797-1803.

Shahi M, Beshyah SA, Hackett D, Sharp PS, Johnston DG, Foale RA. Myocardial dysfunction in treated adult hypopituitarism: a possible explanation for increased cardiovascular mortality. Br Heart J. 1992;67:92-96.

Siebert DM, Rao AL. The use and abuse of human growth hormone in sports. Sports Health. 2018;10(5). doi: 10.1177/1941738118782688.

Snel YE, Doerga ME, Brummer RJ, Zelissen PM, Zonderland ML, Koppeschaar HP. Resting metabolic rate, body composition and related hormonal parameters in growth hormone-deficient adults before and after growth hormone replacement therapy. Eur J Endocrinol. 1995;133:445-450.

Snel YE, Doerga ME, Brummer RM, Zelissen PM, Koppeschaar HP. Magnetic resonance imaging-assessed adipose tissue and serum lipid and insulin concentrations in growth hormone-deficient adults: effect of growth hormone replacement. Arterioscler Thromb Vasc Biol. 1995;15:1543-1548.

Sonksen PH. Replacement therapy in hypothalamo-pituitary insufficiency after childhood: management in the adult. Horm Res. 1990;33(Suppl 4):45-51.

Whitehead HM, Boreham C, McIlrath EM et al. Growth hormone treatment of adults with growth hormone deficiency: results of a 13-month placebo-controlled cross-over study. Clin Endocrinol (Oxf). 1992;36:45-52.

CAPÍTULO 5

Microbioma Cutâneo e Aplicação Clínica dos Prebióticos e Probióticos

- Daniele Vieira Balbi
- Paula Machado Costa R. Cavalcanti

Probióticos e prebióticos

A palavra "probiótico" é originada do grego, e significa "para a vida", ou "em prol da vida". Segundo a Organização Mundial da Saúde (OMS), probióticos são microrganismos vivos não patogênicos que, quando administrados em doses adequadas, conferem benefícios à saúde do hospedeiro. Dentre os benefícios tem-se o antagonismo à adesão de germes patogênicos, o estímulo à imunidade inata, a redução da inflamação induzida por patógenos, o aumento da função de barreira, da sobrevida do epitélio intestinal e das respostas protetoras desse mesmo epitélio. Os microrganismos mais utilizados como probióticos são as bactérias do gênero *Lactobacillus* (*acidophilus*, *sporogenes*, *lactis*, *reuteri*, *plantarum*), *Bifidobacterium* (*bifidum*, *longun*, *infantis*), *Streptococcus* (*thermophilus*, *lactis*) e *Enterococcus*, e as leveduras não patogênicas do gênero *Saccaromyces*.

Já os prebióticos são ingredientes alimentares não digestíveis que são capazes de beneficiar o hospedeiro por meio do estímulo seletivo do crescimento e da atividade de espécies de bactérias presentes no cólon. Esses ingredientes são fibras que, por não serem digestíveis, chegam ao cólon, onde são fermentadas pela microbiota. A partir da fermentação formam-se ácidos graxos de cadeia curta com efeito modulador da inflamação, da cicatrização e da motilidade intestinal, que podem ser utilizados como fonte de energia. Os mais utilizados são os oligossacarídeos.

A combinação de probióticos e prebióticos recebe a denominação de simbióticos.[1]

Microbioma e microbiota

O corpo mantém uma relação dinâmica e simbiótica com um vasto ecossistema de bactérias, vírus, fungos, ácaros e archeas. Esses microrganismos com seus materiais genéticos encontrados em um determinado ambiente são denominados microbioma. A composição do microbioma humano varia de acordo com a genética, a idade, os hábitos dietéticos, a cultura e os fatores ambientais, de modo que não existem dois indivíduos com microbioma idêntico.

Já a microbiota pode ser definida como um conjunto de microrganismos que vivem juntos em uma determinada região. Essa microbiota, por meio dos seus subprodutos metabólicos e suas interações, pode influenciar diretamente tanto a fisiologia normal de alguma parte do corpo quanto os processos desencadeadores de doenças. As bactérias são os principais microrganismos que compõem a microbiota humana.

Tem-se evidências de que o aumento da diversidade da microbiota está associado a melhores processos fisiológicos e homeostáticos, de modo a promover o equilíbrio entre as espécies, evitando o supercrescimento de microrganismos patogênicos. A diversidade de microrganismos no corpo humano pode variar ao longo da vida, de pessoa para pessoa ou, até mesmo, entre populações e culturas.[1]

O microbioma, o trato gastrointestinal e as fases da vida

As bactérias fazem parte da nossa rotina e convivem diariamente conosco. A grande maioria não causa danos à saúde e vive em completa harmonia em diferentes áreas do corpo. A relação de simbiose é mais surpreendente no trato gastrointestinal, com destaque para o ceco e cólon, onde reside a maior parte desses microrganismos. Estima-se que o intestino abrigue de 500 a 1 mil diferentes espécies de bactérias, das quais mais de 90% pertencem ao filo *Firmicutes* (gênero *Clostridium*, *Enterococcus*, *Lactobacillus* e *Ruminococcus*) e filo *Bacteroidetes* (gênero *Bacteroide* e *Prevotella*). Outro filo encontrado é o *Actinobacterias*, enquadrando-se as bactérias do gênero *Bifidobacterium*, com mais de 45 espécies já catalogadas.

O trato gastrointestinal humano é um complexo ecossistema microbiano que interage intimamente com células eucariotas e nutrientes. O estabelecimento do microbioma intestinal é influenciado por fatores internos, intrínsecos ao hospedeiro e fatores externos, como composição do microbioma materno, tipo de parto, contaminação ambiental, alimentação e uso de medicamentos.

Durante os primeiros meses de vida, o leite materno é o principal modulador da microbiota e a colonização será influenciada pelas condições ambientais nas quais o bebê está inserido. Com o desmame e a introdução de alimentos sólidos, novos microrganismos são induzidos e o microbioma sofre uma transição. O gênero *Bifidobacterium* é um grupo microbiano dominante em bebês saudáveis amamentados.

O microbioma da criança e do adolescente parece ainda estar em desenvolvimento e ser mais diversificado quando comparado ao do adulto, refletindo a exposição aos fatores externos nos primeiros meses de vida. No entanto, existem poucos estudos disponíveis nessa faixa etária.

Já em idosos, há um decréscimo de bactérias benéficas que parecem estar relacionadas com o decaimento no estado geral e imunológico. Os determinantes externos não se extinguem nessa faixa etária, corroborando a modulação permanente da dieta, geografia e ambiente.

Ao longo da vida, mecanismos regulatórios gerados dentro do intestino (como imunidade e condições físico-químicas) e forças externas (tipos de nutriente, contaminação ambiental e uso de antimicrobiano) permitem a presença continuada de alguns tipos de microrganismos e a eliminação de outros. Alterações poderão ser observadas em condições patológicas, como por ocasião de infecções intestinais, uso de antibióticos e tratamento imunossupressor.

Cerca de 10 milhões de genes já foram identificados no microbioma intestinal, muitos dos quais já são usados para ajudar o organismo a realizar funções essenciais e importantes, como a síntese de vitaminas, a regulação imune, a proteção contra patógenos, a modulação sérica de lipídeos e o metabolismo dos componentes alimentares.[1]

Microbioma da pele

A pele é um rico ecossistema que suporta diversas populações de organismos e, como em toda vida, esses microrganismos estão competindo por suas chances de sobreviver. Existem quatro filos predominantes na superfície cutânea: *Firmicutes* (*Staphylococcus*, *Streptococcus*, *Anaerococcus*, *Finegoldia*, *Veillonella*, *Lactobacilus*, *Peptoniphilus*), *Actinobacteria* (*Cutibacterium*, *Corynebacterium*, *Micrococcus*, *Kocuria*, *Actinomyces*, *Rothia*), *Proteobacteria* (*Acinetobacter*, *Haemophilus*, *Enhydrobacter*, *Neisseria*, *Microvirgula*), *Bacteriodetes* (*Prevotella*, *Chryseobacterium*, *Fusobacteria*, *Leptotrichia*). O gênero mais comum é o *Staphylococcus* e, dentro dele, a espécie mais encontrada na pele saudável é o *Staphylococcus epidermidis*.

A pele é compreendida por três principais tipos de regiões: úmida, sebácea e seca. A região de pele sebácea inclui a cabeça, o colo e o dorso alto, e é comparativamente uma comunidade simples, composta principalmente por algumas espécies de *Cutibacterium* (gênero anteriormente denominado *Propionibacterium*), bactéria *Staphylococcus* e fungo *Malassezia*. A excreção de sebo parece ser a principal força no desenvolvimento e manutenção do microbioma sebáceo, sendo a puberdade a fase de mudança drástica desse habitat devido ao aumento da produção de óleo.

As regiões de pele seca, como braços e pernas, também são dominados por *Cutibacterium*, acnes e por bactérias do gênero *Staphylococcus*, mas com significante porções adicionais de *Gammaproteobacteria* e *Betaproteobacteria*.

Já as regiões de pele úmida, como o espaço interdigital, com variações entre mãos e pés, as regiões de axila e virilha contam com uma maior variabilidade, favorecendo o crescimento de *Corynebacterium* e *Staphylococcus*, dependendo do nível de umidade.

Invaginações da pele (folículos capilares, glândula sebácea e glândula sudorípara) criam microambientes distintos e gradientes de oxigênio que podem promover o crescimento e a colonização de microbiotas particulares. Por exemplo, *Cutibacteria* são anaeróbicas tolerantes ao oxigênio, por isso crescem muito mais rápido em ambientes verdadeiramente anaeróbios, enquanto *Staphylococcus* são anaeróbios facultativos e crescem mais rápido na presença de oxigênio. É importante notar que a maioria das pesquisas fisiológicas em espécies de *Staphylococcus* tem sido feita em crescimento aeróbico, de modo que os efeitos de condições hipóxicas ou anóxicas no metabolismo são desconhecidos.[2]

Disbiose

A composição da microbiota pode ser modificada por vários fatores, tais como o genótipo do hospedeiro, a alimentação, o uso de antibióticos, a higiene, infecções patogênicas, entre outros. As variações desses fatores podem causar distúrbios na microbiota, que recebe o nome de disbiose.

A disbiose intestinal acontece quando a população de microrganismos, que forma uma barreira protetora junto com o epitélio intestinal, entra em desequilíbrio, favorecendo a instalação de microrganismos patogênicos. Nesse quadro, o intestino apresenta focos de inflamação, resultado do rompimento da barreira de proteção do intestino, tornando-o mais permeável. Sem a devida proteção, compostos tóxicos começam a permear o intestino até atingir a corrente sanguínea, resultando numa série de doenças capazes de acometer as mais diversas regiões do corpo, inclusive a pele.

Mudanças na microbiota cutânea também têm demonstrado resultar na desregulação da resposta imunológica da pele, o que está fortemente associado ao desenvolvimento de doenças dermatológicas.[3]

Microbioma da pele, do intestino e seus papéis na imunidade sistêmica e nas condições dermatológicas

A interação normal entre as bactérias intestinais e seu hospedeiro é uma relação simbiótica e essencial para a manutenção do equilíbrio imunológico. A presença de grande número de estruturas linfoides organizadas na mucosa do intestino delgado formando as placas de Peyer, e do intestino grosso formando folículos linfoides isolados, sugere a importante influência das bactérias intestinais nessa função imunológica. O epitélio que cobre essas estruturas é especializado em captação e apresentação de antígenos, e contém centros germinais linfoides para indução de respostas imunes adaptáveis ou adquiridas (Figura 5.1).

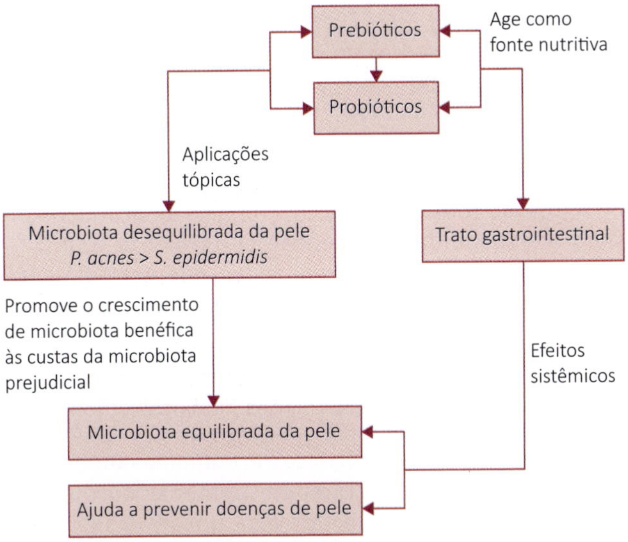

Figura 5.1. Esquema ilustrativo – Prebióticos e probióticos.
Fonte: Desenvolvida pela autoria do capítulo.

Os probióticos usam essa função para melhorar a performance imunológica sistêmica agindo em dois pontos principais:

- ativando os macrófagos locais para aumentar a apresentação dos antígenos para os linfócitos B e aumentar a produção de imunoglobulina A secretória (IgA) tanto local quanto sistêmica;
- modulando os perfis das citocinas.

Bactérias probióticas inibem a resposta imune mediada pelo Th2 melhorando a relação Th1/Th2; com a inibição da resposta do Th2; citocinas inflamatórias, como IL-4, IL-5, IL-6 e Il-13, não serão mais liberadas.

Os probióticos também estimulam a secreção de IL-10, reduzem o fator de necrose tumoral-α (TNF-α, do inglês *Tumor Necrosis Factor alpha*), e a proteína C-reativa (PCR).

Acne

Com os estudos ao longo dos anos, presumiu-se que o agente causador da *acne vulgaris* era o *Cutibacterium acnes*. Atualmente, porém, falta um consenso acerca da associação da patologia a essa espécie. Acredita-se que as causas da acne são mais complexas, sendo ela promovida por interações intermicrobianas ao invés da simples presença de um microrganismo em particular. A intensificação do estudo do microbioma da pele, antes e após tratamentos eficazes, é de suma importância, podendo ser considerada uma abordagem promissora para o entendimento dos mecanismos de ação das medicações amplamente utilizadas, muitas vezes desconhecidos, para melhor compreensão e elucidação da etiologia da acne e proposição de tratamentos mais específicos.

Dermatite atópica

Também denominada eczema, a dermatite atópica é desenvolvida por meio de contribuições genéticas e epigenéticas, sendo sua causa multifatorial. Muitos estudos têm explorado o papel do microbioma da pele e seus efeitos sobre as manifestações clínicas da doença. Na dermatite atópica, falhas genéticas levam a disfunções imunológicas na barreira da pele, resultando em maior susceptibilidade a infecções e alérgenos, sendo verificada ao longo do tempo a alteração da flora microbiana (*diseased state*). Um aumento da população do gênero fúngico *Malassezia* foi identificado em paciente com dermatite atópica.

Outros estudos verificaram a colonização da pele lesionada na dermatite atópica por *Staphylococcus aureus* em taxas muito maiores do que na pele atópica não lesionada e do que na pele saudável. A maior densidade da colonização é correlacionada à maior inflamação e ao aumento da gravidade da doença. No estudo de Kong et al., foi verificado que o microbioma da pele com dermatite atópica lesional é dominado pelo gênero *Staphylococcus*, o que diminui a diversidade de microrganismos. Em outro estudo clínico foi verificado que crianças cuja pele foi colonizada por *S. epidermidis* e por *S. cohnii* aos 2 meses de idade tiveram uma significante redução do risco do desenvolvimento de eczema na idade de 1 ano, provavelmente devido ao aumento da diversidade do microbioma. Observou-se, então, que um microbioma cutâneo propriamente funcional pode proteger contra organismos patogênicos, enquanto disfunções no ambiente microbiótico pode estimular a doença atópica. Apesar de ser considerada uma disfunção da pele, a microbiota do intestino também parece ter participação no desenvolvimento da doença. Assim como na pele, estudos têm mostrado a presença de maiores quantidades de *S. aureus* em amostras fecais de pacientes com dermatite atópica. Além da *S. aureus*, outras bactérias foram identificadas como prevalentes em indivíduos com dermatite atópica, tais como: *Clostridium difficile*, *Escherichia coli*, enterobacteriaceae e *Faecalibacterium prausnitzii*. Com isso, tem-se que pacientes com dermatite atópica apresentam diferenças significativas na microbiota intestinal em relação aos indivíduos saudáveis. Com relação aos tratamentos utilizados e seus efeitos no microbioma, alguns estudos têm demonstrado que tratamentos antimicrobianos orais e tópicos podem reduzir a colonização da pele por *S. aureus*, levando à redução da severidade da doença. Outros tipos de intervenção têm demonstrado não só a redução da *S. aureus*, mas também a restauração da diversidade da microbiota cutânea.

Adicionalmente, existem outras áreas do trato aerodigestivo, fora do intestino, que podem contribuir para o microbioma e influenciar no desenvolvimento da doença. Sendo assim, é importante compreender como as comunidades de bactérias interagem e afetam umas às outras para entender e melhor tratar a doença.

Rosácea

Apesar da patogênese da doença não ser completamente compreendida, as manifestações clínicas da rosácea são multifatoriais e são, em parte, devido à ativação neurovascular anormal, à produção e liberação desregulada de moléculas inflamatórias e à proliferação excessiva de organismos que naturalmente habitam a pele. Dentre eles tem-se o *Demodex folliculorum*, que em muitos estudos se revela em excesso na pele dos indivíduos afetados pela doença. Há também indícios de que outros microrganismos estejam envolvidos, tais como o *Bacillus oleronius* e o *Staphylococcus epidermidis*. Alterações no microbioma do intestino também têm demonstrado influência na patogênese da rosácea, de modo que a comparação entre indivíduos com e sem ela têm demonstrado muitas diferenças entre os grupos. Um dos microrganismos que foram relacionados à rosácea é o *Helicobacter pilori*. Mais estudos envolvendo microbiomas e rosácea precisam ainda ser realizados de modo a elucidar sua relação.

Psoríase

Embora o mecanismo de desenvolvimento da doença não seja claro, acredita-se que a psoríase seja multifatorial e envolva fatores genéticos, disfunções no sistema imunológico e influências ambientais.

Estudos identificaram *Corynebacterium*, *Cutibacterium*, *Staphylococcus* e *Streptococcus* como os principais gêneros bacterianos localizados na pele de pacientes com a doença. Além disso, observou-se a diminuição da diversidade bacteriana na pele de indivíduos com psoríase, em relação à pele de indivíduos saudáveis. Alguns poucos estudos avaliaram os efeitos de tratamentos no microbioma da pele dos pacientes. Verificou-se que depois do tratamento com raios UVB houve uma diminuição significativa de *Firmicutes*, *Pseudomonas*, *Staphylococcus*, *Finegoldia*, *Anaerococcus*, *Peptoniphilus*, *Gardnerella*, *Prevotella* e *Clostridium*. Já a balneoterapia com água rica em selênio resultou em um aumento de *Xanthomonadaceae* e subsequente melhora da área com psoríase e do índice de severidade da doença. Esses resultados demonstram um papel promissor de tratamentos com alvo no microbioma, apesar de a relação causal entre tratamentos de sucesso e modificações no microbioma da pele ainda não ser conclusiva. A microbiota do intestino também vem sendo estudada. Comparando a microbiota de indivíduos saudáveis com a de indivíduos com psoríase, observou-se uma diminuição significativa de *Akkermansia muciniphila*, espécie que se acredita fortalecer a integridade do epitélio intestinal e proteger contra doenças inflamatórias sistêmicas. Assim como na pele, foi verificada uma redução da diversidade bacteriana no intestino de pacientes com psoríase. Alguns grupos de pesquisadores descrevem, ainda, uma diminuição de *Actinobacteria* quando comparado com pessoas saudáveis e de *Firmicutes/Bacteroidetes* em pacientes com psoríase. Apesar de muitos tratamentos para psoríase não envolverem modulação do microbioma do intestino, tem-se evidências de que este pode ser um tratamento promissor.

Dermatite seborreica

A dermatite seborreica é regularmente correlacionada com gatilhos específicos, como mudanças climáticas, depressão e estresse emocional, com picos em três fases: infância, adolescência e adultos acima de 50 anos que têm mudanças hormonais na produção de sebo com papel na patogênese. A dermatite seborreica é associada à *Malassezia*, fungo que normalmente faz parte da microbiota da pele humana, apesar de seu papel no desenvolvimento da doença ainda ser pouco compreendido. Além desse microrganismo, ao compararmos a microbiota de peles com e sem lesões de dermatite seborreica, verificou-se que *Actinetobacter*, *Staphylococcus* e *Streptococcus* predominavam na pele lesionada. Um estudo também demonstrou que pacientes com dermatite seborreica tinham maior colonização por *Staphylococcus epidermis* que pessoas saudáveis. Apesar dos dados apresentados, se faz necessário mais estudos clínicos investigando o microbioma de indivíduos afetados e não afetados, assim como as modificações que ocorrem diante dos diversos tratamentos, o que possibilitará tratamentos ainda mais específicos (Quadro 5.1).

Quadro 5.1. Relação patologia-cepas mais encontradas nos estudos clínicos.

Cepas/Aplicações	*Acne*	*Dermatite atópica*	*Rosácea*	*Psoríase*	*Dermatite seborreica*
Bacillus clausii					
Bifidobacterium adolescentes					
Bifidobacterium animalis					
Bifidobacterium bifidum	o	o			
Bifidobacterium breve		o	o		
Bifidobacterium infantis		o		o	
Bifidobacterium lactis		o			
Bifidobacterium longum		o			
Enterococcus faecalis	o				
Lactobacillus acidophillus	o	o			
Lactobacillus crispatus					
Lactobacillus curvatus					
Lactobacillus delbrueckii	o				
Lactobacillus fermentum		o			
Lactobacillus gasseri					
Lactobacillus helveticus					
Lactobacillus johnsonii		o			
Lactobacillus paracasei		o			o
Lactobacillus plantarum		o			
Lactobacillus reuteri		o			
Lactobacillus rhamnosus	o	o			
Lactobacillus salivarius		o	o		
Lactobacillus sporogenes				o	
Saccaromyces boulardii		o			
Staphylococcus epidermidis	o				
Streptococcus thermophillus		o			

Visão geral da terapêutica oral com simbióticos

A modulação da microbiota intestinal, por meio da terapêutica oral com prebióticos e probióticos, tem demonstrado ter influência sobre as doenças dermatológicas.[4]

Com relação à dermatite atópica, para a qual essa terapia tem sido mais estudada, a administração perinatal do probiótico *Lactobacillus rhamnosus* levou à redução da incidência da doença em crianças durante os 2 primeiros anos de idade.[5] Já a suplementação pré e pós-natal com uma mistura de *B. bifidum*, *B. Lactis* e *L. acidophillus* resultou na prevenção do desenvolvimento de dermatite atópica em crianças com alto risco de alergia durante o primeiro ano de vida.[6] Em um estudo com crianças e adolescentes de 4 a 17 anos com dermatite atópica moderada foi administrado *Bifidobacterium lactis*, *B longum* e *Lactobacillus casei*, sendo observada melhora clínica, levando à redução da administração tópica de esteroides.[7] Em adultos, a administração de *Lactobacillus salivarius* também resultou em melhora clínica, podendo os probióticos ter um importante papel na modulação dos perfis de citocinas Th1/Th2. Também houve uma significativa redução de *Staphylococcus* nas fezes desses indivíduos.[8] Outros probióticos, tais como *L. reuteri*, *L. fermentum*, *L. plantarum*, *B. infantis*, *B. breve* e *S. boulardii* também têm sido investigados para o tratamento da dermatite atópica, apresentando resultados promissores.[9]

Em relação à acne, um estudo com 45 mulheres entre 18 e 35 anos demonstrou que a ingestão dos probióticos *Lactobacillus acidophillus*, *Lactobacillus delbrueckii* e *Bifidobacterium bifidum* levou à redução de 67% das lesões totais. Além disso, o uso de probióticos associado com o antibiótico minociclina teve efeito sinergético, levando à redução de 82% das lesões totais.[10] Já a administração de *Lactobacillus rhamnosus* em adultos (homens e mulheres) durante 12 semanas resultou na redução das lesões e na melhora do quadro de acne. Também foi verificada a normalização da expressão cutânea de genes envolvidos na sinalização de insulina, envolvida na patogênese da doença.[11] Os probióticos *S. epidermidis* e *E. faecalis* também têm demonstrado potencial no tratamento da acne.[9]

Em um estudo de caso, um paciente com rosácea foi submetido ao tratamento com doxiciclina e probióticos *Bifidobacterium breve* e *Lactobacillus salivarius*. Após 8 semanas de tratamento, o paciente apresentou melhora significativa das manifestações cutâneas e oculares: crostas e pústulas desapareceram completamente, deixando apenas um eritema leve. O tratamento com doxiciclina foi interrompido e seguiu-se apenas com o uso do probiótico. Após 6 meses, o paciente não apresentou recidiva ou surto da doença, demonstrando o importante papel dos probióticos também no tratamento de rosácea.[12]

Em outro estudo de caso, em uma paciente com psoríase pustular que já havia passado por outros tipos de tratamento, tal como uso de esteroides, porém sem evidências de melhora no quadro clínico, foi administrado o probiótico *Lactobacillus sporogenes*. Em 15 dias, as lesões começaram a regredir, nenhuma lesão nova apareceu e houve uma melhora na condição geral de saúde da paciente. Seis meses depois, já não havia mais lesões. Sendo assim, tem-se um indicativo de que o tratamento da psoríase com probióticos é bastante promissor.[13] Com a administração oral de B. infantis em pacientes com psoríase, foi verificada significativa redução dos níveis de PCR e de TNF-α no plasma sanguíneo, o que demonstrou que a habilidade imunomoduladora desse probiótico não se limita ao sistema imunológico da mucosa intestinal, mas se estende ao sistema imunológico sistêmico, tendo-se outro indício do potencial dos probióticos no tratamento da psoríase.[14]

Em um estudo feito com 60 homens entre 18 e 60 anos com dermatite seborreica, foi administrado o probiótico *Lactobacillus paracasei*, por 56 dias, sendo verificada uma melhora do quadro clínico dos pacientes, sem efeitos colaterais. A eficácia do tratamento foi atribuída ao possível impacto positivo na barreira e no sistema imunológico da pele.[15]

O uso de probióticos também vem sendo investigado em outras questões dermatológicas, tais como melasma,[16] cicatrização de feridas,[9] pele sensível[17] e envelhecimento.[18]

De modo geral, os estudos apontam para o uso oral de probióticos, associando-se ao menos duas cepas, em concentrações a partir de 2 bilhões de UFC de cada uma. Aos probióticos podem ser associados os prebióticos em uma mesma formulação.

O melhor horário de ingestão parece ser à noite e, ao menos duas horas distante da refeição, a fim de diminuir o peristaltismo do intestino.

A ação terapêutica mais efetiva dos probióticos orais se inicia após 15 dias de uso da formulação. A quantidade e velocidade dos efeitos da colonização irão depender do número de unidades formadoras de colônias prescritas. O intervalo de tratamento sugerido varia de 2 a 3 meses, podendo ser estendido, especialmente em condições crônicas.

Terapêutica de uso tópico, microbiota e a influência na barreira cutânea

Manter um equilíbrio na microbiota da pele pode ser uma preocupação-chave para o desenvolvimento de novos produtos para uma rotina diária de higiene e cuidados.

O teor de água na pele influencia fortemente no crescimento de microrganismos. A pele mais seca, por exemplo, favorece o crescimento potencialmente invasivo de *Staphilococcus* e inibe o crescimento de organismos comensais. A escolha de produtos adequados pode levar à proteção da pele, assim como o mal uso de produtos pode contribuir para um desequilíbrio da microbiota cutânea.

A utilização tópica de probióticos no tratamento de doenças dermatológicas vem sendo estudada. Alguns estudos envolvendo a dermatite atópica, principal doença investigada no cenário dos probióticos e doenças dermatológicas, têm demonstrado resultados promissores. Dentre os estudos em questão, tem-se um realizado com 31 pacientes, no qual foi utilizada uma loção contendo *Lactobacillus johnsonii*. A aplicação da loção em locais lesionados e com a presença de *S. aureus*, duas vezes na semana por três semanas, levou à redução da colonização pela *S. aureus* e à melhora clínica desses locais.[19] Já no estudo de Marzio et al. (2003) foi verificado que o uso de um creme contendo *Streptococcus thermophillus*, durante duas semanas, resultou em um aumento significativo da quantidade de ceramidas da pele e na melhora dos sinais e sintomas característicos da pele com dermatite atópica (eritema, descamação e prurido).[20] Já com relação à dermatite seborreica, a aplicação tópica de *Vitreoscilla filiformis* levou à redução do eritema e do prurido em um estudo duplo cego com 60 pacientes. O probiótico induziu o aumento da produção de IL-10 por células dendríticas e o aumento da atividade regulatória de células T.[21,22]

Gueniche et al. (2008) relataram os efeitos do uso de um creme contendo extrato de *B. longum* (10% de liofilizado do probiótico). Foi verificado que os pacientes de pele sensível que usaram o creme exibiram redução da sensibilidade e aumento da resistência da pele a fatores ambientais. Além disso, verificou-se uma melhora na função de barreira cujos mecanismos envolvidos podem ser a inibição direta da liberação de neuromediadores, a redução direta da inflamação neurogênica ou um efeito indireto que resulta na melhora da função de barreira da pele por meio do aumento da sua resistência e da proteção dos neurônios de agentes externos.[23,24]

Para o uso tópico dos probióticos, um fator que parece ser de grande importância é a adesão à queratina humana, de modo que uma melhor adesão pode resultar em uma colonização mais eficiente com consequente resistência à colonização da pele por potenciais patógenos.[23]

Mais recentemente, vem sendo desenvolvida uma geração de ativos de uso tópico contendo fragmentos de microrganismos e prebióticos. Dentre esses ativos, têm-se:

- BifidO: composto pelo liofilizado de *Bifidobacterium*, indicado para aumento da elasticidade e hidratação da pele, diminuição da sensibilidade cutânea e redução de lesões inflamatórias de acne.
- Lacto B: composto pelo liofilizado de *Lactobacillus*, indicado para redução de lesões inflamatórias da acne, auxílio no tratamento da dermatite atópica e apoio na recuperação da pele após procedimentos.
- Kopyeast: composto pelo liofilizado de *Saccharomyces cerevisiae*, indicado para efeito anti-idade, aumento da hidratação cutânea, atenuação de estrias, melhoria da cicatrização após procedimentos como peeling, laser e luz intensa pulsada.

- **Strep C:** composto pelo liofilizado de *Streptococcus*, indicado para tratamento de dermatite atópica e ressecamento excessivo da pele, bem como aumento da hidratação da pele.
- **Ecoskin:** composto pelo liofilizado de *Lactobacillus casei* e *Lactobacillus acidophillus*, *β-frutooligossacarídeo* e *αglucooligossacarídeo*, indicado para melhora da aparência e hidratação da pele, estímulo e reconstituição da microbiota cutânea.
- **Fensebiome:** composto por um heptapeptídeo, indicado para reforçar e proteger peles sensíveis e peles urbanas.

Muitos estudos sugerem que esses ativos são bastante promissores e contribuem para preservar e/ou restaurar as barreiras da pele e sua diversificada microbiota.

Perspectivas

O avanço no entendimento sobre o papel do microbioma para a saúde, particularmente nos últimos anos, é notável. As implicações dessa nova visão estão cada vez mais detalhadas em estudos clínicos em diferentes especialidades médicas, incluindo a dermatologia.

À medida que a tecnologia para isolamento e sequenciamento microbiano disponível melhora, o mesmo acontece com a compreensão do fator patogênico da desordem dermatológica. Um melhor entendimento sobre a saúde da pele e os mecanismos acionados durante o curso das doenças elucidará como a composição do microbioma em áreas problemáticas pode ser alterada com o uso de probióticos, prebióticos e simbióticos, para uma retomada às condições de saúde normais do indivíduo. Além dos simbióticos, trabalhos recentes apontam novas perspectivas do uso de paraprobióticos, fragmentos ativos na forma de lisados proteicos obtidos de cepas probióticas, apesar de o seu mecanismo de ação ainda não ter sido consolidado.

Em um futuro próximo, presumidamente, conheceremos a nossa flora bacteriana de forma individualizada e, assim, a suplementação e a terapêutica poderão ser mais específicas, de acordo com as características populacionais ali encontradas.

Referências Bibliográficas

- **Microbioma Cutâneo e Aplicação Clínica dos Prebióticos e Probióticos**

1. Ellis SR et al. The skin and gut microbiome and its role in common dermatologic conditions. Microorganisms. 2019;7:550.
2. Grice EA. The skin microbiome: potential for novel diagnostic and therapeutic approaches to cutaneous disease. Seminars in Cutaneous Medicine and Surgery. 2014:98-102.
3. Mankowska-Wierzbicka D et al. The microbiome and dermatological diseases. Postepy Hig Med Dosw [Internet]. 2015;69:978-985.
4. Yu Y et al. Changing our microbiome: probiotics in dermatology. Br J Dermatol. 2020;182(1):39-46. doi: 10.1111/bjd.18088.
5. Kalliomäki M et al. Probiotics and prevention of atopic disease: 4-year follow-up of a randomised placebo-controlled trial. Lancet. 2003;361(9372):1869-1871. doi: 10.1016/S0140-6736(03)13490-3.
6. Kim JY et al. Effect of probiotic mix (Bifidobacterium bifidum, Bifidobacterium lactis, Lactobacillus acidophilus) in the primary prevention of eczema: a double-blind, randomized, placebo-controlled trial. Pediatr Allergy Immunol. 2010;21(2 Pt 2):386-393. doi: 10.1111/j.1399-3038.2009.00958.x.
7. Navarro-López V et al. Effect of oral administration of a mixture of probiotic strains on SCORAD index and use of topical steroids in young patients with moderate atopic dermatitis: a randomized clinical trial. JAMA Dermatol. 2018;154(1):37-43. doi: 10.1001/jamadermatol.2017.3647.
8. Drago L et al. Effects of Lactobacillus salivarius LS01 (DSM 22775) treatment on adult atopic dermatitis: a randomized placebo-controlled study. Int J Immunopathol Pharmacol. 2011;24(4):1037-1048. doi: 10.1177/039463201102400421.
9. Lolou V, Panayiotidis MI. Functional role of probiotics and prebiotics on skin health and disease. Fermentation. 2019;4:41.
10. Jung GW et al. Prospective, randomized, open-label trial comparing the safety, efficacy, and tolerability of an acne treatment regimen with and without a probiotic supplement and minocycline in subjects with mild to moderate acne. J Cutan Med Surg. 2013;17(2):114-122. doi: 10.2310/7750.2012.12026.
11. Fabbrocini G et al. Supplementation with Lactobacillus rhamnosus SP1 normalises skin expression of genes implicated in insulin signalling and improves adult acne. Benef Microbes. 2016;7(5):625-630. doi: 10.3920/BM2016.0089.
12. Fortuna MC et al. A case of scalp rosacea treated with low dose doxycycline and probiotic therapy and literature review on therapeutic options. Dermatol Therapy. 2016;29:249-251.
13. Vijayashankar M, Raghunath N. Pustular psoriasis responding to probiotics: a new insight. Our Dermatol Online. 2012;3:326-328.
14. Groeger D et al. Bifidobacterium infantis 35624 modulates host inflammatory processes beyond the gut. Gut Microbes. 2013;4(4):325-339. doi: 10.4161/gmic.25487.
15. Reygagne P et al. The positive benefit of Lactobacillus paracasei NCC2461 ST11 in healthy volunteers with moderate to severe dandruff. Benef Microbes. 2017;8(5):671-680. doi: 10.3920/BM2016.0144.
16. Wanick FBF et al. Efficacy of lycopene, beta-carotene and Lactobacillus johnsonii in the maintenance treatment of melasma during the summer. Surg Cosmet Dermatol. 2011;3(4):297-301.
17. Lew LC, Liong MT. Bioactives from probiotics for dermal health: functions and benefits. J Appl Microbiol. 2013;114(5):1241-1253.
18. Maguire M, Maguire G. The role of microbiota, and probiotics and prebiotics in skin health. Arch Dermatol Res. 2017;309(6):411-421. doi: 10.1007/s00403-017-1750-3.
19. Blanchet-Réthoré S et al. Effect of a lotion containing the heat-treated probiotic strain Lactobacillus johnsonii NCC 533 on Staphylococcus aureus colonization in atopic dermatitis. Clin Cosmet Investig Dermatol. 2017 Jul 3;10:249-257. doi: 10.2147/CCID.S135529.
20. Di Marzio L et al. Effect of the lactic acid bacterium Streptococcus thermophilus on stratum corneum ceramide levels and signs and symptoms of atopic dermatitis patients. Exp Dermatol. 2003;12(5):615-620. doi: 10.1034/j.1600-0625.2003.00051.x.
21. Guéniche A et al. Vitreoscilla filiformis biomass improves seborrheic dermatitis. J Eur Acad Dermatol Venereol. 2008;22(8):1014-1015.
22. Yu Y et al. Changing our microbiome: probiotics in dermatology. Br J Dermatol. 2020;182(1):39-46. doi: 10.1111/bjd.18088.
23. Marcinkowska M. A review of probiotic supplementation and feasibility of topical application for the treatment of pediatric atopic dermatitis. Curr Pharm Biotechnol. 2018;19(10):827-838. doi: 10.2174/1389201019666181008113149.
24. Guéniche A et al. Bifidobacterium longum lysate: a new ingredient for reactive skin. Exp Dermatol. 2010;19(8):1-8.

CAPÍTULO 6

Antioxidantes e Aplicações no Envelhecimento e na Fotoproteção

- Fernanda Ayres de Morais e Silva Cardoso
- Vivianne Martins Almeida Pompeu
- Caroline Baima de Melo
- Juliana de Sousa Britto
- Adilson da Costa

As reações de oxidação são essenciais à vida, mas o estresse oxidativo gerado pela produção das espécies reativas de oxigênio pode causar danos moleculares aos grupos lipídicos, proteicos e ao DNA das células de todo o organismo.[1,3,5] Os efeitos do envelhecimento são predominantemente visíveis na pele e decorrem de dois mecanismos que se sobrepõem: fatores intrínsecos e extrínsecos, ambos acarretando a redução da integridade estrutural e da função fisiológica do organismo.[4,6-8]

A exposição à radiação ultravioleta (RUV) é o principal fator de envelhecimento extrínseco da pele, também conhecido como fotoenvelhecimento.[6,7] A RUV causa danos a várias estruturas celulares, de maneira direta e indireta. A radiação ultravioleta B (RUVB), principal responsável pelos danos diretos, é absorvida predominantemente no estrato córneo, mas atinge também as células epidérmicas viáveis. O dano da RUV pode ocorrer ainda de maneira indireta, através de vias com fotossensibilizadores endógenos ou exógenos que absorvem a radiação ultravioleta A (RUVA) e até comprimentos de onda visíveis da radiação solar ou de fontes artificiais, produzindo substâncias oxidantes e danos a diversos processos e moléculas celulares.[6,7,11]

Agressões cutâneas pela RUV solar, luz visível, poluentes do ar, tabagismo, entre outros, resultam na formação de espécies reativas de oxigênio (ERO) e espécies reativas de nitrogênio (ERN), que podem interagir com moléculas da pele e gerar danos, como inflamação, câncer e envelhecimento.[1,6,9,10]

Antioxidantes são substâncias capazes de atrasar ou inibir a oxidação de um substrato oxidável, com atuação tanto em nível intracelular quanto extracelular. A pele, na sua essencial função de barreira protetora, apresenta vários sistemas antioxidantes naturais, que permitem a eliminação e a neutralização dos radicais livres, produzidos de maneira endógena ou exógena, os quais podem causar danos às células epidérmicas e dérmicas.[1,2] Essa rede intrincada de antioxidantes pode ser intensificada por agressores externos, ou ainda reduzida como consequência do processo de envelhecimento natural.[3,4]

Sistemas de antioxidantes na pele

A pele é dotada de um sistema antioxidante protetor, com componentes enzimáticos e não enzimáticos. Enzimas como superóxido dismutase (SOD), catalase, glutationa peroxidase e glutationa redutase fazem parte desse sistema e sofrem redução com a idade e diversos estresses ambientais, como a RUV.[2,13,14] Antioxidantes não enzimáticos de baixo peso molecular incluem isoformas da vitamina E, vitamina C, glutationa (GSH), ácido úrico e ubiquinol. Outros antioxidantes potentes que estão na pele são carotenoides e sulfidratos.[1,2,4]

De modo geral, as concentrações dos antioxidantes são mais altas nas camadas mais superficiais da pele. A epiderme contém a maior concentração de antioxidantes, como os biossintetizados GSH e ácido úrico, juntamente com os antioxidantes derivados da dieta, como vitamina D e vitamina E, constituindo a principal linha de defesa antioxidante na pele.[1,2,8] Antioxidantes hidrofílicos não enzimáticos, incluindo ácido L-ascórbico, GSH e ácido úrico, são os antioxidantes predominantes na pele humana.[2,4,12]

Os antioxidantes podem ser classificados em:[2*]

- **Primários:** inibem a oxidação por meio de reações de terminação em cadeia. Exemplos: glutationa, vitamina E, vitamina C.
- **Secundários:** são usados em combinação com antioxidantes primários para produzir efeitos de estabilização sinérgicos, podendo regenerar os antioxidantes primários e protegê-los da degradação. Exemplos: ácido lipoico e sua forma reduzida ácido di-hidrolipoico, N-acetilcisteína.
- **Enzimáticos:** enzimas protetoras de reparo e seus cofatores: sistema enzimático que regenera antioxidantes, como glutationa peroxidase, glutationa redutase, glutationa S-transferases (GSTs) e outras enzimas que neutralizam diretamente ERO, como SOD, catalase e quinona redutase.
- **Agentes quelantes:** produzem quelação de metais de transição, impedindo-os de catalisar a produção de radicais livres na célula. Muitos antioxidantes se comportam como pró-oxidantes na presença de metais como ferro e cobre.

Esses antioxidantes podem ser aplicados topicamente ou utilizados por via oral, com o objetivo de atuarem na prevenção e na minimização dos danos cutâneos causados, entre outros, pelos radicais livres (Tabela 6.1). Os antioxidantes da dieta desempenham um papel importante na manutenção da homeostase do balanço oxidativo, a exemplo das vitaminas A, C (ácido ascórbico) e E (tocoferol) e outros micronutrientes, como carotenoides, ácido lipoico, compostos fenólicos e selênio.[1-4,14]

Tabela 6.1. Antioxidantes e seus efeitos clínicos.

Antioxidantes	*Concentração*	*Efeito clínico*
Vitamina C (Ácido L-ascórbico)	8% a 20%	• Anti-inflamatório • Fotoproteção • Suavização de rugas • Despigmentação
Vitamina E (α-tocoferol)	0,1% a 20%	• Suavização da textura da pele • Hidratação do extrato córneo • Aceleração da epitelização • Contribuição à fotoproteção
Melatonina	0,1%	• Antitumoral • Fotoproteção • Melhora do tônus • Hidratação cutânea • Suavização de rugas
Ácido ferúlico*	0,5%	• Anti-inflamatório • Fotoproteção • Suavização de rugas • Despigmentação
Ácido alfa-lipoico	5%	• Anti-inflamatório • Fotoproteção • Suavização de rugas
Curcumina	0,1% a 16%	• Antitumoral • Fotoproteção • Hidratação cutânea • Melhora da firmeza e da elasticidade
Coenzima Q10 (Idebenona)	0,5% a 1%	• Suavização de rugas • Melhora da textura da pele
Selênio (L-selenomethionine)	0,02%	• Fotoproteção • Antitumoral

* Ácido ferúlico utilizado em associação com a vitamina C e a vitamina E.

Antioxidantes de uso tópico

Os antioxidantes de uso tópico reforçam as defesas endógenas naturais, resultando em concentrações muito mais altas do que é possível com a ingestão oral. Com o uso tópico, as concentrações cutâneas de vitamina C (formulação de 10% a 15%) podem aumentar 27 a 40 vezes, enquanto as de vitamina E (formulação de 2% a 5%) podem aumentar 12 vezes.[3]

O desafio no que tange ao uso tópico consiste na elaboração de formulações cosmeticamente aceitáveis, com moléculas estáveis, ativas e que possam ser efetivamente absorvidas por via transdérmica, resultando em altas concentrações locais.[3,5,14,15] Os antioxidantes de uso tópico podem ser utilizados nas formulações dos fotoprotetores, conferindo proteção adicional, inclusive contra a radiação infravermelha.[16]

Dentre os principais antioxidantes de uso tópico utilizados para fotoproteção e envelhecimento, pode-se citar os a seguir relacionados.

* Os hidrofílicos são: vitamina C, ácido úrico, glutationa, ácido lipoico; e os lipofílicos são: vitamina E e derivados, ubiquinona, ácido lipoico e carotenoides.

□ Vitamina C

É o antioxidante mais potente da pele. Sua forma mais biologicamente ativa e estudada é o ácido L-ascórbico, molécula hidrofílica e instável, disponibilizada em pH ácido, menor ou igual a 3.5.[5] Outras duas formas muito utilizadas são o ascorbil-6-palmitato e o ascorbil fosfato de magnésio, que são lipofílicas e estáveis em pH neutro; no entanto, o ascorbil 6-palmitato, embora penetre a pele, é ineficiente em sua conversão para o ácido L-ascórbico, e o ascorbil fosfato de magnésio não é capaz de atravessar o estrato córneo.[6]

A concentração ideal da vitamina C depende de sua formulação. Para que haja resultados biológicos, são necessárias concentrações acima de 8%; e estudos mostram que concentrações acima de 20% não aumentam a eficácia, podendo causar mais irritabilidade.[5] Foi demonstrado que seu uso a 10% reduz o eritema induzido por UVB em 52% e o número de *sunburn cells* em 40% a 60%.[16] Sua associação com ácido ferúlico a 0,5% antes da exposição a radiação solar reduziu a formação celular de queimaduras, de dímeros de timina, da expressão de metaloproteinase-9 e de expressão da proteína p53, atuando, portanto, como inibidor da fotocarcinogênese.[2,17]

A vitamina C também regula a síntese de colágeno tipo I e III pelos fibroblastos dérmicos humanos.[18] A biossíntese de colágeno parece ser inversamente relacionada à idade, mas a estimulação pelo ácido ascórbico é independente da idade, pelo menos para o colágeno tipo I.[19] O ácido ascórbico também reduz a produção de metaloproteinases pela matriz.[17]

□ Vitamina E

A vitamina E é um antioxidante lipofílico, formado por quatro tocoferóis e quatro tocotrienóis, cuja forma mais abundante é o α-tocoferol. Tem uma função primária na proteção das membranas celulares contra o estresse oxidativo e na manutenção da rede de colágeno na pele. Seu uso tópico, em concentrações que variam de 2% a 20%, tem efeitos anti-inflamatórios e antiproliferativos. Atua suavizando a textura da pele e aumentando a hidratação do estrato córneo, além de acelerar a epitelização e contribuir para a fotoproteção.[20] Vários estudos em animais e em humanos já demonstraram que reduz a fotocarcinogênese, pois diminui a formação dos dímeros de pirimidina após radiação UVB. Como a vitamina C regenera os estoques de vitamina E, as duas atuam de maneira sinérgica e a combinação de ácido L-ascórbico 15% e α-tocoferol 1% dobra a proteção contra eritema, formação de células apoptóticas e dímeros de pirimidina induzidos pelos raios UV.[14,21]

□ Ácido ferúlico

O ácido ferúlico é um potente antioxidante de plantas, que estabiliza a vitamina C em 90% e a vitamina E em 100%. Seu uso associado às vitaminas C e E (ácido ferúlico 0,5% + ácido L-ascórbico 15% + α-tocoferol 1%) aumenta de 4 para 8 vezes o poder de fotoproteção.[9,22]

□ Melatonina

A melatonina é um hormônio endógeno comumente associado à regulação do sono. Nas últimas duas décadas, muitas pesquisas elucidaram seus efeitos anti-inflamatórios, antioxidantes e regenerativos.[23] Ao contrário dos antioxidantes clássicos, a melatonina é desprovida de atividade pró-oxidativa, mas é um potente removedor de radicais livres. Sua presença na pele é de suma importância na proteção contra danos causados por fatores externos. Sung-Hoon Kim descobriu que a melatonina suprime a produção de espécies reativas de oxigênio e, consequentemente, reduz a expressão de MMP-1 e aumenta a expressão de colágeno XVII em queratinócitos de camundongos tratados com UVB.[24] Outro estudo, duplo-cego, randomizado, realizado em 22 mulheres, utilizou um creme diurno e um creme noturno contendo melatonina a 0,1% veiculada em liposferas, com resultados mostrando melhora da hidratação e do tônus da pele envelhecida quando comparados aos da pele-controle não tratada.[25] As evidências sugerem, portanto, que a melatonina merece consideração para uso tópico como agente antienvelhecimento.

□ Polifenóis

Os polifenóis podem ser divididos em flavonoides e não flavonoides. No grupo dos não flavonoides, estão os ácidos ferúlico, cafeico, alfa-lipoico, gálico e o resveratrol. Os compostos fenólicos podem absorver a radiação ultravioleta em decorrência da presença de cromóforos na sua estrutura, evitando a penetração da radiação solar na pele, além de desativar radicais livres e de inibir a formação de ERO.

O ácido ferúlico é encontrado nas membranas da parede celular das plantas, com o objetivo de protegê-las da peroxidação lipídica. A adição do ácido ferúlico a 0,5% aumenta a estabilidade de formulações com ácido L-ascórbico a 15% e α-tocoferol a 10%, aumentando sua ação fotoprotetora.[3,25,26]

Um estudo em ratos mostrou que o tratamento com resveratrol 30 minutos antes e 5 minutos depois da radiação UVB promoveu diminuição da incidência de câncer de pele.[27]

O ácido alfa-lipoico (ALA) é sintetizado nas mitocôndrias humanas e animais a partir de cisteína e ácido octanoico.[20,28,29] Estudos sugerem que o ALA combate o estresse oxidativo, eliminando radicais livres.[20,29,30] A aplicação de ALA a 5% em creme melhorou significativamente alterações relacionadas ao fotoenvelhecimento. Acredita-se que esse efeito ocorre por meio do aumento da produção de colágeno tipo I pelos fibroblastos, ativados pelo fator de crescimento tumoral beta (TGF-β), que também facilita a expressão da enzima produtora de colágeno, a prolil-4-hidroxilase.[20,30]

□ Selênio

O selênio é essencial como cofator de enzimas integrantes do sistema antioxidante inato do corpo e participa também da restauração da vitamina E. Suas formas tópicas mais utilizadas são sulfeto de selênio e L-selenometionina. Estudo em ratos mostrou que, em combinação com a vitamina E, diminuiu a formação de câncer de pele induzido por radiação UV.[31]

□ Curcumina

A curcumina é um composto isolado do açafrão, planta conhecida por seu uso medicinal em razão de suas propriedades anti-inflamatórias e de seus efeitos antioxidantes. Estudo duplo-cego, randomizado, placebo-controlado, com 47 pessoas saudáveis utilizando diariamente o extrato do chá da *Curcuma longa*, resultou em aumento significativo da produção de ácido hialurônico e subsequente aumento do conteúdo de água na pele, sugerindo que, além dos efeitos anti-inflamatórios, a curcumina pode ajudar na hidratação cutânea. Embora tenha apresentado resultados interessantes, seu papel no envelhecimento e na fotoproteção carece de estudos bem conduzidos.[32]

□ Coenzima Q10

Coenzima Q10 (ubiquinona) é um antioxidante lipossolúvel endógeno, crucial para a produção de energia celular. Estudo clínico randomizado e controlado, com

73 pacientes, mostrou que a coenzima Q10 é capaz de penetrar na pele, ser transformada metabolicamente, exercer efeitos antioxidantes e ajudar na manutenção dos níveis de energia celular.[33] Clinicamente, pode melhorar a textura da pele e reduzir rugas superficiais. Estudo utilizando imuno-histoquímica mostrou diminuição na interleucina-1β, interleucina-6 e MMP-1 e aumento no colágeno I após aplicação tópica durante 6 semanas em concentrações de 0,5% e 1%. A dermatite de contato é uma complicação limitante para seu uso.[20]

Antioxidantes de uso oral

Carotenoides

Os carotenoides são pigmentos presentes em algumas frutas e vegetais, os quais diminuem as espécies reativas de oxigênio geradas no metabolismo aeróbio. Os principais são α-caroteno, β-caroteno, licopeno, zeaxantina e luteína.[34]

O licopeno é o carotenoide com maior ação antioxidante. Em um estudo que utilizou 12 semanas de tratamento com ingestão oral de um nutriente de tomate rico em licopeno, houve redução da expressão de genes desencadeados pela exposição à radiação UVA e UVB, com menos dano oxidativo e diminuição da expressão de metaloproteinases.[16]

O uso do β-caroteno tem demonstrado em estudos clínicos discreta proteção contra o eritema induzido pela radiação UV, em doses de cerca de 12 mg/dia, em tratamentos de pelo menos 10 semanas de duração. Tem sido utilizado como tratamento de escolha para a fotossensibilidade.[35]

A astaxantina tem ação antioxidante mais potente do que a de outros carotenoides, inclusive β-caroteno.[36] Estudo em humanos, placebo-controlado, mostrou que os pacientes que tomaram uma cápsula de 4 mg/dia de astaxantina, durante 9 semanas, tiveram aumento da dose eritematosa mínima e melhora de aspectos subjetivos, como textura da pele.[37]

A luteína e a zeaxantina possuem efeitos antioxidantes e anti-inflamatórios contra a radiação UV. Estudos em camundongos mostraram que uma dieta com suplementação de luteína diminuiu a geração de ERO após exposição à RUV e a administração oral de luteína e zeaxantina diminuiu o efeito inflamatório agudo induzido pela radiação UVB.[38,39]

Extrato de *Polypodium leucotomos*

Polypodium leucotomos é uma samambaia nativa da América Central e do Sul e seu extrato é rico em polifenóis. Apresenta ação antioxidante, anti-inflamatória e antitumoral. Como antioxidante, diminui os peróxidos lipídicos e neutraliza ânions superóxidos e radicais hidroxila após a exposição aos raios UV. Suas propriedades anti-inflamatórias e antitumorais decorrem da redução da expressão da ciclo-oxigenase-2 induzida por UV, de mutações no gene supressor de p53, da formação de dímeros de pirimidina e de infiltrado inflamatório em modelos animais.[36] Em estudo clínico randomizado, duplo-cego, placebo-controlado, os pacientes que receberam 240 mg do extrato de *Polypodium leucotomos*, 2 vezes ao dia, por 60 dias, tiveram aumento da dose eritematosa mínima e menor probabilidade de apresentar eritema após a radiação UV.[40]

Polifenóis do chá-verde

A principal porção antioxidante do chá-verde (*Camellia sinensis*) é uma mistura de polifenóis (frequentemente referidos como catequinas ou polifenóis do chá-verde). Os estudos em humanos ainda são inconclusivos quanto ao seu benefício.[41,42] Em uma pesquisa aberta, intervencional, os pacientes ingeriram 540 mg/dia de catequinas do chá-verde associadas a 50 mg/dia de vitamina C durante 12 semanas e tiveram redução do eritema e da inflamação induzidos pela radiação ultravioleta.[41]

Vitamina C

Em pessoas saudáveis, as necessidades diárias de vitamina C são supridas por meio da dieta.[43,44] Como a deficiência de vitamina C resulta em fragilidade cutânea e dificuldade na cicatrização de feridas, supõe-se que o aumento da ingestão seja benéfico. No entanto, não há estudos que relacionem os níveis de vitamina C ou a sua ingestão isolada e as alterações associadas ao envelhecimento. Quando administrada por via oral isoladamente, não impede os efeitos deletérios da radiação. A suplementação dietética de vitamina C (500 mg/dia) por 8 semanas não afetou a resposta ao eritema induzida pela RUV.[18]

Vitamina E

Não há comprovação do benefício da suplementação de vitamina E isoladamente na redução dos danos causados pela radiação, mas pode ser benéfica em associação à vitamina C. Um estudo prospectivo, placebo-controlado, comparou o uso isolado de α-tocoferol na dose de 2 g/dia, o uso isolado de ácido L-ascórbico na dose de 3 g/dia e o uso combinado das vitaminas por 50 dias e mostrou aumento na dose eritematosa mínima no braço apenas nos pacientes que usaram a associação, mostrando o efeito sinérgico entre elas.[45]

N-acetilcisteína

Quando entra na célula, a N-acetilcisteína (NAC) livre é hidrolisada e libera a cisteína, um precursor da glutationa, que por sua vez é um antioxidante bem estudado. Estudo em ratos mostrou seu efeito protetor nos melanócitos contra as sequelas oxidativas induzidas pela radiação UV.[45-47] Uma revisão recente citou um estudo clínico que avaliou nevos melanocíticos excisados após irradiação com UV antes e após a ingestão de dose única de 1.200 mg de NAC e, nos nevos removidos após a ingestão, encontraram níveis aumentados do metabólito de NAC, concluindo que ela poderia reduzir o estresse oxidativo UV-induzido nos nevos.[47]

Coenzima Q10 (ubiquinol)

Em camundongos suplementados com ubiquinol, houve uma desaceleração do dano oxidativo relacionado à idade, no entanto a suplementação oral com coenzima

Q10 não resultou em aumentos dos níveis da substância na superfície cutânea.[33] Sua função antioxidante está relacionada a regeneração do tocoferol reduzido e diminuição do dano nuclear UV-dependente, retarda perda do ácido hialurônico e senescência celular, além de aumentar as concentrações de glicosaminoglicanos. Seu uso tem sido preconizado em 30 mg, 2 vezes ao dia.[48]

□ Pycnogenol®

Pycnogenol® é um extrato da casca do pinheiro *Pinus pinaster* que contém uma variedade de antioxidantes, incluindo bioflavonoides, catequinas, procianidinas e ácidos fenólicos. Um estudo clínico mostrou que a dose de 1,1 ou 1,66 mg/kg de peso, por 4 a 8 semanas, praticamente dobrou a dose eritematosa mínima em 21 voluntários de pele clara. Estudos em ratos também mostraram que a ingestão oral de Pycnogenol® reduziu o número e a taxa de crescimento de tumores cutâneos induzidos por radiação UVB crônica. Um ensaio clínico com 20 mulheres brancas menopausadas suplementou Pycnogenol® 25 mg, 3 vezes ao dia, por 12 semanas, e verificou melhora de hidratação e elasticidade da pele, além do aumento de genes envolvidos na síntese do colágeno e do ácido hialurônico.[49]

Referências Bibliográficas

- **Antioxidantes e Aplicações no Envelhecimento e na Fotoproteção**

1. Lephart ED. Skin aging and oxidative stress: equol's anti-aging effects via biochemical and molecular mechanisms. Ageing Res Rev. 2016;31:36-54.
2. Oresajo C, Pillai S, Manco M, Yatskayer M, McDaniel D. Antioxidants and the skin: understanding formulation and efficacy. Dermatol Ther. 2012;25(3):252-259.
3. Burke KE. Protection from environmental skin damage with topical antioxidants. Clin Pharmacol Ther. 2019;105(1):36-38.
4. Poljsak B, Dahmane R, Godic A. Skin and antioxidants. J Cosmet Laser Ther. 2013;15(2):107-113.
5. Pinnell SR. Cutaneous photodamage, oxidative stress and topical antioxidant protection. J Am Acad Dermatol. 2003;48:1-19.
6. Kammeyer A, Luiten RM. Oxidation events and skin aging. Ageing Res Rev. 2015;21:16-29.
7. Farage MA, Miller KW, Elsner P, Maibach HI. Intrinsic and extrinsic factors in skin ageing: a review. Int J Cosmet Sci. 2008;30:87-95.
8. Poljsak B, Dahmane RG, Godić A. Intrinsic skin aging: the role of oxidative stress. Acta Dermatovenerologica. 2012;21:33-36.
9. Thiele JJ, Dreher F, Packer L. Antioxidant defense systems in skin. In: Elsner P, Maibach HI (ed.). Cosmeceuticals – Drugs vs. Cosmetics. New York: Dekker; 2000. p. 145-187.
10. Thiele J, Elsner P. Oxidants and antioxidants in cutaneous biology. In: Burg G (ed.). Current problems in dermatology. Basel: Karger; 2001. v. 29.
11. Gu Y, Han J, Jiang C, Zhang Y. Biomarkers, oxidative stress and autophagy in skinaging. Ageing Res Rev. 2020;59:101036.
12. Rinnerthaler M, Bischof J, Streubel MK, Trost A, Richter K. Oxidative stress in aging human skin. Biomolecules. 2015;21,5(2):545-589.
13. Bolognia JL, Jorizzo JJ, Schaffer JV, Callen JP, Cerroni L, Heymann WR et al. Dermatology. 3rd ed. London: Elsevier; 2012.
14. Chen L, Hu JY, Wang SQ. The role of antioxidants in photoprotection: a critical review. J Am Acad Dermatol. 2012;67(5):1013-1024.
15. Abla MJ, Banga AK. Quantification of skin penetration of antioxidants of varying lipophilicity. Int J Cosmet Sci. 2013 Feb;35(1):19-26. doi: 10.1111/j.1468-2494.2012.00728.x.
16. Grether-Beck S, Marini A, Jaenicke T, Krutmann J. Effective photoprotection of human skin against infrared A radiation by topically applied antioxidants: results from a vehicle controlled, double-blind and randomized study. Photochem Photobiol. 2015 Jan-Feb;91(1):248-250.
17. Al-Niaimi F, Chiang NYZ. Topical vitamin C and the skin: mechanisms of action and clinical applications. J Clin Aesthet Dermatol. 2017 Jul;10(7):14-17.
18. Azulay M. Vitamina C. An. Bras. Dermatol (Rio de Janeiro). 2003 May/Jun;78(3).
19. Bogdana K, Palermo E. Tratado de cirurgia dermatológica, cosmiatria e laser. 2. ed. Rio de Janeiro: Elsevier; 2012.
20. Zouboulis CC, Ganceviciene R, Liakou AI. Aesthetic aspects of skin aging, prevention and local treatment. Clin Dermatol. 2019 Jul-Aug;37(4):365-372.
21. Pedrelli VF, Lauriola MM, Pigatto PD. Clinical evaluation of photoprotective effect by a topical antioxidants combination (tocopherols and tocotrienols). J Eur Acad Dermatol Venereol. 2012 Nov;26(11):1449-1453.
22. Lin FH, Lin JY, Gupta RD, Tournas JA, Burch JA, Selim MA et al. Ferulic acid stabilizes a solution of vitamin C and E and doubles its fotoprotection of skin. J invest Dermatol. 2005;125:826-832.
23. Day D, Burgess CM, Kircik LH. Assessing the potential role for topical melatonin in an antiaging skin regimen. J Drugs Dermatol. 2018 Sep 1;17(9):966-969.
24. Milani M, Sparavigna A. Antiaging efficacy of melatonin-based day and night creams: a randomized, split-face, assessor-blinded proof of concept trial. Clin Cosmet Investig Dermatol. 2018 Jan 24;11:51-57.
25. Cherubim DJL, Martins CVB, Fariña LO, Lucca RAS. Polyphenols as natural antioxidants in cosmetics applications. J Cosmet Dermatol. 2020 Jan;19(1):33-37.
26. Zduńska K, Dana A, Kolodziejczak A, Rotsztejn H. Antioxidant properties of ferulic acidand its possible application. Skin Pharmacol Physiol. 2018;31(6):332-336.
27. Aziz MH, Reagan-Shaw S, Wu J, Longley BJ, Ahmad N. Chemoprevention of skin cancer by grape constituent resveratrol: relevance to human disease? FASEB J. 2005 Jul;19(9):1193-1195.
28. Yildirim Bas F, Bayram D, Arslan B. Effect of alpha lipoic acid on smoking-induced skin damage. Cutan Ocul Toxicol. 2017 Mar;36(1):67-73.
29. Beitner H. Randomized, placebo-controlled, double-blind study on the clinical efficacy of a cream containing 5% alpha-lipoic acid related to photoageing of facial skin. Br J Dermatol. 2003 Oct;149(4):841-849.
30. Burke KE, Clive J, Combs GF Jr, Nakamura RM. Effects of topical L-selenomethionine with topical and oral vitamin E on pigmentation and skin cancer induced by ultraviolet irradiation in Skh:2 hairless mice. J Am Acad Dermatol. 2003 Sep;49(3):458-472.
31. Vollono L, Falconi M, Gaziano R, Iacovelli F, Dika E, Terracciano C et al. potential of curcumin in skin disorders. Nutrients. 2019 Sep 10;11(9):2169.
32. Knott AL. Topical treatment with coenzyme Q10-containing formulas improves skin's Q10 level and provides antioxidative effects. Biofactors. 2015 Nov-Dec;41(6):383-390.
33. Parrado C, Philips N, Gilaberte Y, Juarranz A, González S. Oral photoprotection: effective agents and potential candidates. Front Med (Lausanne). 2018 Jun 26;5:188.
34. Balwani M, Desnick RJ. The porphyrias: advances in diagnosis and treatment. Hematology Am Soc Hematol Educ Program. 2012;2012:19-27.
35. Tominaga K, Hongo N, Fujishita M, Takahashi Y, Adachi Y. Protective effects of astaxanthin on skin deterioration. J Clin Biochem Nutr. 2017 Jul;61(1):33-39.
36. Singh KN, Patil S, Barkate H. Protective effects of astaxanthin on skin: recent scientific evidence, possible mechanisms and potential indications. J Cosmet Dermatol. 2020 Jan;19(1):22-27.

37. Lee EH, Faulhaber D, Hanson KM, Ding W, Peters S, Kodali S et al. Dietary lutein reduces ultraviolet radiation-induced inflammation and immuno-suppression. J Invest Dermatol. 2004;122:510-517.
38. González S, Astner S, Wu A, Goukassian D, Pathal M. Dietarylutein/zeaxanthin decreases ultraviolet B-induced epidermal hyperproliferation and acute inflammation in hairless mice. J Investig Dermatol. 2003;12:399-405.
39. Middelkamp-Hup MA, Pathak MA, Parrado C et al. Oral polypodium leucotomos extract decreases ultraviolet-induced damage of human skin. J Am Acad Dermatol. 2004;51:910-918.
40. Nestor MS, Berman B, Swenson N. Safety and efficacy of oral polypodium leucotomos extract in healthy adult subjects. J Clin Aesthet Dermatol. 2015 Feb;8(2):19-23.
41. Rhodes LE, Darby G, Massey KA, Clarke KA, Dew TP, Farrar MD et al. Oral green tea catechin metabolites are incorporated into human skin and protect against UV radiation-induced cutaneous inflammation in association with reduced production of pro-inflammatory eicosanoid 12-hydroxy eicosa tetraenoic acid. Br J Nutr. 2013 Sep 14;110(5):891-900.
42. Farrar MD, Nicolaou A, Clarke KA, Mason S, Massey KA, Dew TP, Watson RE, Williamson G, Rhodes LE. A randomized controlled trial of green tea catechins in protection against ultraviolet radiation-induced cutaneous inflammation. Am J Clin Nutr. 2015 Sep;102(3):608-615.
43. Pullar JM, Carr AC, Vissers MCM. The roles of vitamin C in skin health. Nutrients. 2017 Aug 12;9(8):866.
44. McArdle F, Rhodes LE, Parslew R, Jack CI, Friedmann PS, Jackson MJ. UVR-induced oxidative stress in human skin in vivo: effects of oral vitamin C supplementation. Free Radic Biol Med. 2002 Nov 15;33(10):1355-1362.
45. Fuchs J, Kern H. Modulation of UV-light-induced skin inflammation by D-alpha-tocopherol and L-ascorbic acid: a clinical study using solar simulated radiation. Free Radic Biol Med. 1998 Dec; 25(9):1006-1012.
46. Cotter MA, Thomas J, Cassidy P et al. N-acetyl cysteine protects melanocytes against oxidative stress/damage and delays onset of ultraviolet-induced melanoma in mice. Clin Cancer Res. 2007; 13(19):5952-5958.
47. Janeczek M, Moy L, Riopelle A, Vetter O, Reserva J, Tung R, Swan J. The potential uses of N-acetylcysteine in dermatology: a review. J Clin Aesthet Dermatol. 2019 May;12(5):20-26.
48. Burke KE. Antioxidantes nutricionais. In: Drelos ZD (ed.). Cosmecêuticos. Rio de Janeiro: Elsevier; 2005. p. 135-143.
49. Grether-Beck S, Marini A, Jaenicke T, Krutmann J. French maritime pine bark extract (Pycnogenol®) effects on human skin: clinical and molecular evidence. Skin Pharmacol Physiol. 2016; 29(1):13-17.

CAPÍTULO 7
Fotoproteção

- Omar Lupi
- Fred Bernardes Filho
- Mariana Barbosa
- Júlia Pompeu da Silva

Introdução

O Sol é a fonte de energia fundamental que permite a existência da vida na Terra. Quase todos os ciclos biológicos conhecidos dependem, direta ou indiretamente, de seus subprodutos, a radiação ultravioleta (RUV), a luz visível e a radiação infravermelha. Esses subprodutos são a fonte energética da fotossíntese e de toda a cadeia alimentar estruturada a partir dela. Pouquíssimos seres vivos conseguem sobreviver sem a radiação solar, e os que o fazem se resumem a sítios muito específicos, como bactérias autotróficas e quimioautotróficas.[1]

Outro aspecto importante é que dependemos da radiação solar para o nosso próprio metabolismo. A exposição à radiação ultravioleta A (UVA) é importante na calcificação dos ossos e, portanto, na prevenção óssea. A luz visível influencia diretamente o ciclo circadiano, comandando a liberação de hormônios, como a melatonina e o cortisol endógeno pelas glândulas suprarrenais. Várias enzimas celulares encarregadas da regeneração do DNA após a exposição à RUV são fotoativadas, ou seja, dependem da presença da luz visível para atuarem. Se observarmos esse fato sob uma perspectiva evolutiva, ele faz todo sentido, uma vez que na natureza a RUV sempre é acompanhada pela luz visível.[1,2]

A radiação solar vai mais longe ainda e, provavelmente, ajudou a definir características físicas das diversas etnias humanas. Acredita-se que a pele negra, muito prevalente em populações originárias dos trópicos, ajudava na fotoproteção em um passado remoto. Do mesmo modo, a coloração da íris e dos cabelos tinha função similar.[3] A pele branca desenvolvida por populações de áreas com baixa insolação é, muito provavelmente, uma adaptação à necessidade de incrementar a captação de UVA na prevenção da osteoporose. Desenvolveu-se, a princípio em população de origem africana, como uma resposta biológica às necessidades ambientais.[2]

O progressivo aumento das atividades ao ar livre, as constantes migrações que colocaram pessoas claras vivendo em climas tropicais e equatoriais, além do aumento das jornadas de trabalho, facilitaram o surgimento da fotossenescência e do câncer de pele. Basta lembrarmos que até o início do século XX a exposição ao sol era desencorajada, visto que a pele bronzeada era associada a trabalho braçal. O termo "sangue azul" deriva do fato de a nobreza apresentar a pele sempre muito clara, na qual os vasos podiam ser facilmente visualizados com a sua habitual coloração azulada.[1]

Para evitar os efeitos indesejáveis da ação solar sobre a pele, existem três alternativas: evitar o sol, usar roupas fotoprotetoras, ou usar protetores solares químicos ou físicos. As duas primeiras alternativas requerem mudanças de hábitos, e a última tem custo relativamente alto, requer disciplina e não oferece proteção total contra o aparecimento de câncer cutâneo. De todo modo, como no passado remoto, mais uma vez a adaptação é o conceito-chave. Para evitar muitos dos malefícios da radiação solar, está sendo cada vez mais necessário efetuar determinadas mudanças comportamentais; em geral, tem-se procurado diminuir a frequência e o tempo de exposição a ela.[4]

Radiação solar

A radiação solar é composta por radiações de diversos comprimentos de ondas, que formam o chamado espectro eletromagnético. Quase 99% desse espectro é composto por radiação não ionizante, composta pelos raios ultravioleta (5%), infravermelhos (60%) e pela luz visível (35%). A fotobiologia é a área que estuda a interação dessa radiação não ionizante sobre os seres vivos.[1]

O ultravioleta (UV) representa uma pequena parte do espectro eletromagnético e é dividido em três partes: UVA (320 a 400 nm), UVB (290 a 320 nm) e UVC (200 a 290 nm). O UVA é ainda subdividido em UVA1 (340 a 400 nm) e UVA2 (320 a 340 nm) (Figura 7.1). A camada de ozônio existente na atmosfera terrestre absorve 100% de UVC, cerca de 90% de UVB e praticamente nada de UVA. Assim, a radiação UV que chega à superfície terrestre é composta por grande quantidade de UVA e um pouco de UVB, em uma proporção aproximada de 20:1.[5,6]

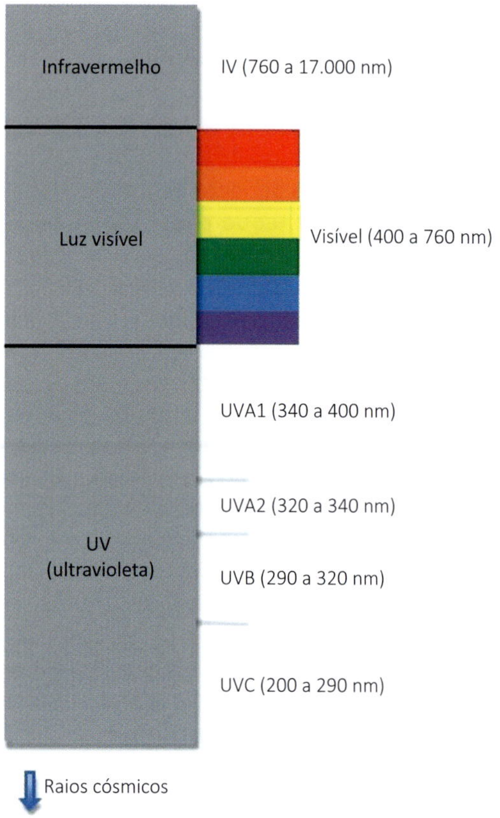

Figura 7.1. Espectro solar eletromagnético.
Fonte: Adaptado de Sampaio & Rivitti.[7]

A intensidade da radiação UVA é praticamente constante durante o dia. Entretanto, a intensidade da UVB é maior no período compreendido entre 10 e 16 horas, em razão do posicionamento entre o Sol e a Terra, quando os raios solares atravessam menor camada de ozônio e consequentemente contêm maior quantidade de UVB.[7] As radiações UVA e UVB interagem de modo diferente em nosso organismo. Ao compará-las, vemos que ambas podem induzir o eritema e a pigmentação da pele, porém em proporções diferentes[8] (Tabela 7.1).

Tabela 7.1. Eritema e pigmentação induzidos por UVA e UVB.

	UVA	*UVB*
Eritema	Pouco	Muito
Modo de pigmentação	Escurecimento dos pós-pigmentos existentes	Formação de novos pigmentos
Início da pigmentação	Imediato (minutos após a irradiação)	Tardio (2 a 3 dias após irradiação)
Duração da pigmentação	Curta (persiste até cerca de 24 horas)	Prolongada (semanas a meses)

Fonte: Adaptado de Azulay.[8]

A capacidade da UV de induzir o eritema declina rapidamente com o aumento do comprimento de onda. Isso explica o fato de a UVA, de comprimento de onda maior, produzir menos eritema que a UVB. Assim, para produzir a mesma quantidade de eritema, estima-se que seriam necessárias mil vezes mais UVA aplicada, em comparação com a UVB.[9] A manifestação do eritema é mais frequente nos indivíduos de cútis clara, inicia-se após duas a quatro horas de exposição solar, tendo maior intensidade cerca de 24 horas depois. É resultante de um processo de oxidação das proteínas aromáticas pericapilares, migração de neutrófilos polimorfonucleares, causando a liberação de substâncias mediadoras da vasodilatação, dentre as quais sobressaem as prostaglandinas.

A pigmentação (ou bronzeamento) induzida pela RUV pode ser classificada em imediata e tardia.

O bronzeamento imediato (BI) ocorre minutos após a exposição solar e persiste por até 24 horas, sendo também conhecido como fenômeno de Meirowsky. É decorrente da foto-oxidação da melanina já sintetizada e armazenada nos melanossomos.

O bronzeamento tardio (BT), por sua vez, inicia-se dois a três dias após a exposição solar e dura, em média, de semanas a meses. Ocorre por melanogênese e transferência da melanina aos queratinócitos. Devemos lembrar que os raios infravermelhos e os visíveis (luz) também produzem bronzeamento tardio, mas em escala muito menor.[8]

Pelo seu comprimento de onda maior, a radiação UVA pode penetrar mais profundamente na pele, até a derme. Isso resulta em alterações que afetam a elasticidade da pele, pois interage com os fibroblastos dérmicos, resultando em alteração da síntese de colágeno e elastina, além de interagir com os queratinócitos da epiderme. Metaloproteinases, como a colagenase IV, formadas secundariamente a esse processo dérmico, perpetuam o dano actínico e amplificam o efeito da UVA. Assim, a UVA é associada com mais frequência ao fotoenvelhecimento cutâneo.[8-11]

Em contrapartida, a radiação UVB é absorvida predominantemente na epiderme, afetando os queratinócitos. A faixa situada entre 290 e 320 nm, correspondente à UVB, é a que mais está relacionada ao processo de carcinogênese cutânea. O processo parece ser multifatorial. O DNA celular é muito cromóforo, em razão das ligações covalentes entre seus pares de bases, captando fótons não refletidos pela superfície cutânea ou não adsorvidos pelo pigmento melânico. A captação fotônica parece induzir um estado de excitação química no DNA, podendo provocar alterações estruturais, como dímeros de pirimidinas, adutos e hidratos de pirimidina, bem como a formação de monoadutos e biadutos que tensionam a cadeia de DNA, provocando deleções e rupturas na estrutura helicoidal em dupla-hélice. Contudo, existem diversas enzimas encarregadas de reparar o DNA e, desde que o processo agressivo não seja contínuo e duradouro demais, ele é reparado.

Talvez tão importante quanto a lesão genética seja a imunossupressão cutânea que a UVB promove. A imunidade da pele é relativamente setorizada no sistema *skin associated lymphoid tissue* (SALT), no qual células de Langerhans epidérmicas fagocitam antígenos e haptenos, apresentando-os aos linfócitos T, os quais são ativados durante a apresentação por meio da interleucina-1 (IL-1). Uma vez ativado, o linfócito T migrará até a área paracortical do linfonodo que drena a região em questão e, nesse local, sofrerá a chamada transformação blástica, quando é gerada uma extensa linhagem de células-filhas capazes de reconhecer o antígeno. Esses linfócitos retornam ao local original na pele e recrutam linfócitos não ativados para auxiliá-los na resposta imunológica celular.

Sabe-se que a radiação UVB é capaz de depletar a população de células de Langerhans epidérmicas e histiócitos dérmicos. Doses muito elevadas de UVB podem depletar macrófagos em todo o organismo. Outro efeito associado à UVB é o de induzir tolerância imunológica ao tumor, pela imunossupressão crônica que produz.[12] Estudos recentes, porém, mostram que a radiação UVA pode ter efeitos imunossupressores ainda maiores que a própria UVB. A UVA danifica o DNA celular por um processo de estresse oxidativo.[9]

Combinadas, a UVA e a UVB são carcinogênicas e ambas têm um papel importante na patogênese de doenças fotossensíveis, tais como erupção polimorfa à luz, hidroavaciniforme, dermatite crônica actínica, prurigo actínico e reações medicamentosas fotoalérgicas ou fototóxicas.[9]

Outra alteração que ocorre na pele em consequência da RUV é o espessamento da epiderme. Nos primeiros dois dias, o aumento é decorrente do edema intercelular e intracelular. Já no terceiro dia, há uma verdadeira hiperplasia de todas as camadas epidérmicas, com exceção da camada basal. Em contrapartida, há aumento no número de mitoses. A cada nova exposição à RUV, há maior espessamento da epiderme. O retorno à normalidade pode ocorrer depois de alguns meses.[8]

Entretanto, alguns efeitos da RUV são benéficos aos humanos. A exposição à UVB é necessária para a conversão do 7-di-hidrocolesterol em provitamina D3, que então se isomeriza na vitamina D3. Acredita-se também que a exposição periódica ao espectro visível da radiação solar melhore o bem-estar psicológico. Finalmente, o espectro UV da radiação solar é usado para o tratamento de distúrbios cutâneos, como psoríase, eczema e linfoma cutâneo de células T.[13]

Ao aconselharmos os pacientes a usarem protetores solares, é importante lembrá-los que somos "irradiados" pelos raios UV através dos raios incidentes (que vêm da atmosfera) e dos raios refletidos na superfície terrestre. Assim, por meio da reflexão, a água aumenta a intensidade da irradiação em 5%; a areia, em 25%; e a neve, em torno de 85%.

O uso de clorofluorcarbonetos (CFC) como propelentes, bem como na indústria, provocou, nas últimas décadas, uma progressiva redução na espessura da camada de ozônio. Esses compostos apresentam uma avidez enorme pela forma reativa de oxigênio presente no ozônio (O_3), formando moléculas extensas e pesadas que o aprisionam. A diminuição da concentração relativa do ozônio significa uma perda gradativa do escudo protetor do planeta contra a radiação solar, com consequente aumento da intensidade da radiação que atinge a superfície terrestre. Para cada 10% de diminuição da camada de ozônio, calcula-se um aumento de 300 mil novos casos de carcinomas na pele. Para cada 1% de diminuição desse escudo, o incremento dos casos de cegueira por catarata pode atingir 100 mil pessoas. De acordo com a Environmental Protection Agency (EPA), dos Estados Unidos, uma diminuição de 5% da camada de ozônio pode acarretar aumento de 5% a 8% nos casos de melanoma, 10% nos casos de carcinomas basocelulares e 20% nos casos de carcinomas espinocelulares.[14]

Conforme estimativas do Instituto Nacional do Câncer (INCA), o número de casos novos de câncer de pele não melanoma para o ano de 2020 é de 176.930, sendo de 83.770 em homens e de 93.160 em mulheres. Esses valores correspondem a um risco estimado de 82,07 casos novos a cada 100 mil homens e de 84,93 para cada 100 mil mulheres. Quanto ao melanoma, sua incidência é menor, apesar de elevada letalidade, com previsão de 4.200 casos novos em homens e 4.250 casos novos em mulheres. As maiores taxas estimadas em homens e mulheres encontram-se: no Estado de São Paulo para melanoma; e na Região Sul do Brasil para câncer de pele não melanoma.[15]

De acordo com a diminuição da porcentagem de concentração integrada do ozônio na atmosfera, há um significativo aumento da intensidade da radiação ultravioleta (Tabela 7.2).

Tabela 7.2. Aumento de radiação UV por diminuição do ozônio.

Diminuição do ozônio (%)	*Aumento da intensidade RUV (%)*
1	2,5
2	5,2
5	13,6
10	29
30	115

Fonte: Instituto Nacional de Pesquisas Espaciais (INPE).

O aumento do número de casos de câncer de pele em todo o mundo está fortemente relacionado ao hábito das pessoas de se exporem ao sol, bem como ao desejo de estarem bronzeadas, o que é considerado saudável e belo. São necessários programas educacionais de conscientização da população para aumentar o conhecimento sobre os efeitos nocivos da radiação UV e para incentivar mudanças no estilo de vida de cada indivíduo, com o objetivo de incentivar as pessoas a uma exposição solar correta e segura.[6]

Medidas como essa trazem benefícios não somente para a saúde, mas para a economia dos países, pela redução dos gastos dos sistemas de saúde com o tratamento dos casos de câncer de pele e catarata, muitos dos quais poderiam ter sido evitados.[6]

Com essa finalidade, foi criado o Índice Global de Radiação Solar Ultravioleta (*Global Solar UV Index*), ou simplesmente Índice Ultravioleta (IUV), que mede a intensidade diária do nível de radiação UV incidente na superfície da terra durante a hora de máxima iluminação solar, ou seja, em torno do meio-dia verdadeiro, que, na maior parte do planeta, é o período que vai das 11h30 às 12h30. Embora o índice seja previsto para esse horário, o alerta é válido para o intervalo das 10 horas às 15 horas, pois os riscos de queimadura da pele pelo sol não são muito diferentes dos riscos existentes ao meio-dia, conforme se pode observar na curva de UV na Figura 7.2. Em vários locais do mundo, o IUV é noticiado diariamente pelos meios de comunicação, como um modo de alertar os indivíduos a evitarem a exposição ao sol em horários de maior incidência da radiação solar.[6,8]

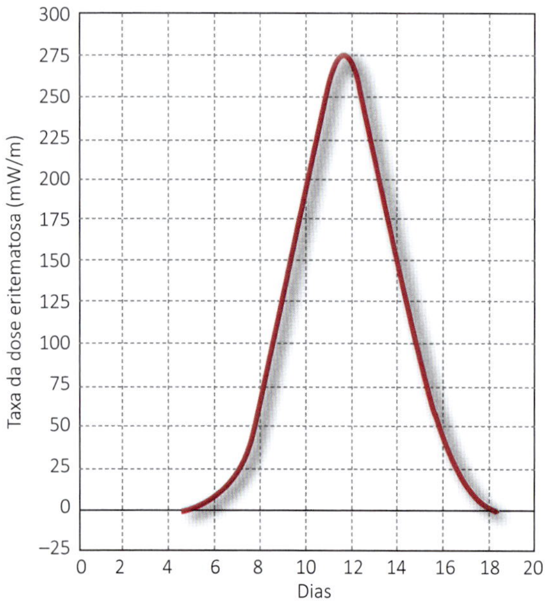

Figura 7.2. Variação diária da radiação ultravioleta.

O IUV é apresentado como um número inteiro. De acordo com as recomendações da Organização Mundial da Saúde (OMS), esses valores são agrupados em categorias de intensidade, conforme demonstrado na Tabela 7.3.[6,8]

Tabela 7.3. Categorias de intensidade do Índice de UV.

Categoria	***Índice ultravioleta***
Baixo	< 2
Moderado	3 a 5
Alto	6 a 7
Muito alto	8 a 10
Extremo	> 11

Fonte: Divisão de Satélites e Sistemas Ambientais/Centro de Previsão de Tempo e Estudos Climáticos/Instituto Nacional de Pesquisas Espaciais (DSA/CPTEC-INPE).

A metodologia do prognóstico do IUV baseia-se na relação entre os ângulos em que está posicionado o Sol nas diferentes épocas do ano. Alguns fatores interferem no cálculo desse valor, como a concentração de ozônio (o principal responsável pela absorção da radiação UV), a latitude (na linha do Equador, a incidência de radiação é maior), a altitude (locais mais altos possuem menos ozônio integrado na coluna atmosférica e, consequentemente, maior quantidade de radiação UV incide na superfície), hora do dia (ao meio-dia a radiação solar está na menor distância da Terra), estação do ano (irradiância maior no verão e menor no inverno), condições atmosféricas (presença ou não de nuvens, aerossóis) e tipo de solo (areia, água, neve, concreto etc., que podem refletir a radiação).[8,9] Para índices maiores que 6, a pele humana já pode sofrer queimaduras, dependendo, obviamente, do fototipo e do tempo de exposição.[8]

Ao utilizar o índice UV como ferramenta educacional, os médicos e autoridades têm a oportunidade de demonstrar o padrão da intensa radiação do meio-dia e reforçar as recomendações para que medidas efetivas de fotoproteção sejam adotadas.[6,8]

Fototipos de pele

Logicamente, o grau de pigmentação da pele influencia diretamente o efeito que a radiação solar terá sobre o indivíduo.[2,16] Assim, Fitzpatrick et al.[16] estruturaram, no final da década de 1960, uma classificação dos tipos de pele que é utilizada mundialmente (Tabela 7.4).

Tabela 7.4. Fototipos de pele segundo Fitzpatrick e Fator de Proteção Solar (FPS) indicado para cada subtipo.

	Cor da pele	***Cor dos cabelos***	***Cor da íris***	***FPS mínimo***
Fototipo I	Muito clara	Loiros	Azul	15
Fototipo II	Clara	Ruivos	Azul/verde	10
Fototipo III	Morena clara	Castanho-claros	Castanho-clara	8
Fototipo IV	Morena	Castanho-escuros	Castanho-escura	6
Fototipo V	Mulata	Castanho-escuros/negros	Castanho-escura/negra	4
Fototipo VI	Negra	Negros	Negra	2

Nessa classificação, analisa-se conjuntamente o grau de pigmentação da pele, dos cabelos e dos olhos, permitindo uma subdivisão em seis fototipos de pele. Trata-se, obviamente, de uma classificação acadêmica e, até mesmo, criticável, em razão da grande combinação de diferentes fenótipos na espécie humana. Tem, no entanto, o grande mérito de uniformizar os diversos fototipos em um modo inteligível.

Com base na avaliação do tipo da pele, foi possível quantificar-se o efeito deletério da UVB pelo eritema observado na pele, fato que originou o índice fator de proteção solar (FPS). Este tem sido o índice fundamental na mensuração da fotoproteção nos últimos 20 anos.[1]

Somente na atualidade se tem dado a importância necessária aos danos provocados pela UVA (Figura 7.3). O efeito deletério induzido pela UVA adiciona-se ao envelhecimento intrínseco, geneticamente determinado, relacionado à ação das telomerases. A gerontologia tem dado os primeiros passos no sentido de reduzir os efeitos do envelhecimento intrínseco, e somente com fotoprotetores de largo espectro poderemos controlar o envelhecimento extrínseco.[1,10,11]

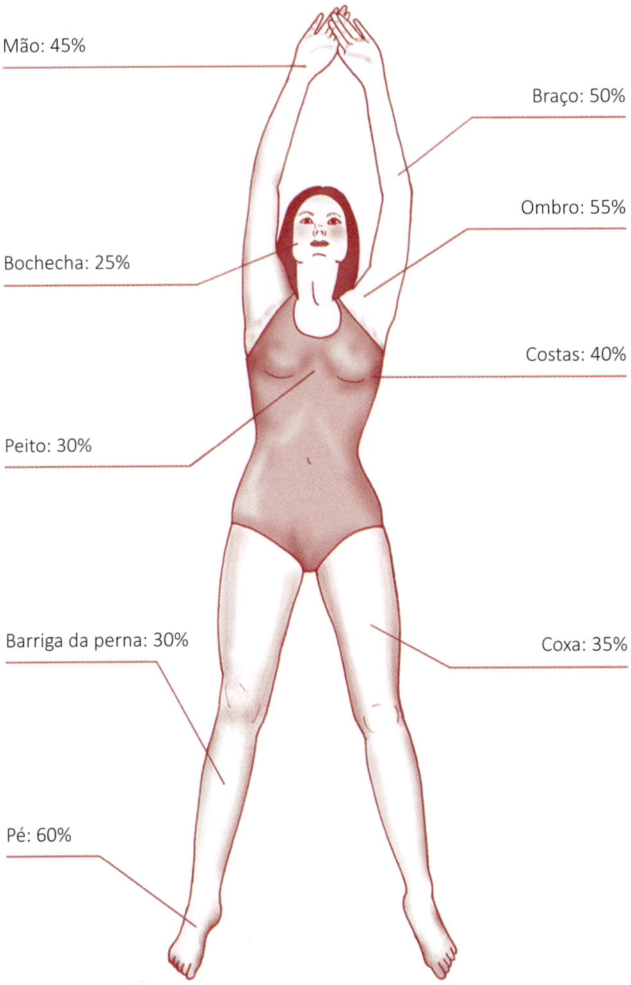

Figura 7.3. Distribuição anatômica das proporções de radiação UVA ambiental sobre a pele.

Conceito de filtro solar

O primeiro relato do uso de filtro solar no mundo ocorreu em 1928, nos Estados Unidos, com a introdução comercial de uma emulsão contendo duas substâncias fotoprotetoras, o benzil salicilato e o benzil cinamato.[9] O primeiro filtro solar comercialmente disponível surgiu em 1936, desenvolvido por Eugène Schueller, fundador da L'Oreal.[17] A partir da década de 1940, a Food and Drug Administration (FDA, Estados Unidos) passou a regulamentar o desenvolvimento de produtos com substâncias fotoprotetoras. Nas décadas seguintes, o ácido para-aminobenzoico (PABA) tornou-se a substância ativa mais encontrada nos filtros solares comerciais.[5] Nos anos 1970, a ocorrência de reações alérgicas de contato ao PABA causava grandes preocupações. Assim, ganharam impulso os produtos PABA-*free*.[17] Durante as décadas de 1980 e 1990, o desenvolvimento de fotoprotetores foi centrado nas formulações e na busca de substâncias que pudessem aumentar ainda mais o FPS. Atualmente, os filtros solares estão disponíveis em larga escala, não somente como fotoprotetores, mas como integrantes obrigatórios de produtos cosméticos, tais como hidratantes, cremes anti-idade e antirrugas, entre muitos outros.[5]

Ao orientarmos as pessoas sobre a proteção solar, parece fundamental lembrá-las da necessidade da aplicação e da distribuição homogênea do fotoprotetor: o produto deve ser massageado lentamente, de modo a cobrir todas as áreas expostas. Existem trabalhos demonstrando que, de modo geral, os protetores não são aplicados corretamente, deixando-se áreas desprotegidas.[18]

O uso de pequenas quantidades do produto também atrapalha uma efetiva fotoproteção. Em um estudo realizado na Dinamarca com 808 voluntários, 46% das pessoas usaram 0,5 g/cm^2, muito menos que os 2 g/cm^2 sugeridos pela FDA.[19] Usando uma camada mais fina, o FPS obtido torna-se menor que o indicado no produto. Para um fotoprotetor rotulado como FPS 25, com uma aplicação de 1,3 g/cm^2, o FPS médio fica em 9,6. Esses dados corroboram a indicação de se utilizar uma dupla camada do fotoprotetor, que deve ser aplicado 15 minutos antes da exposição solar[18] e reaplicado após 15 minutos do início da exposição solar, para compensar uma possível má aplicação na primeira vez.[9] Outro estudo mostrou que o nível de proteção contra o eritema produzido pela RUV após uma segunda aplicação do filtro solar era 3,1 vezes maior, quando comparado a uma aplicação isolada.[9]

Com relação às especificações dos produtos comerciais, são necessárias algumas ponderações. Existem rótulos e bulas que qualificam os seus protetores como "protetor solar total, em todo o espectro UV" ou são "à prova d'água" e têm fator de proteção elevadíssimo (60 ou mais), dando a impressão de que, após usá-los, estamos totalmente protegidos, podemos mergulhar e ficar expostos ao sol, à vontade. Em trabalho de experimentação, realizado com dez fotoprotetores comercializados na Inglaterra, contendo as inscrições *water resistant* ou *water proof*, verificou-se que os produtos perdiam quase toda a fotoproteção após 20 minutos de imersão em água.[20]

Visando corrigir esses abusos, a FDA propôs, no ano de 2007, algumas instruções a serem seguidas pelos fabricantes. Na bula que acompanha o fotoprotetor, deverá ser alertado de modo enfático ao usuário que "a exposição ao ultravioleta aumenta o risco de câncer de pele, favorece o envelhecimento cutâneo precoce e pode causar, ainda, outros danos à pele"; "é importante diminuir o tempo de exposição ao ultravioleta, reduzindo o tempo de permanência ao sol, utilizar roupas e acessórios adequados e usar protetor solar". Além disso, a FDA recomenda as seguintes instruções de uso: "aplicar o protetor solar em quantidades generosas, à vontade, uniformemente antes de se expor ao sol"; "aplique e reaplique o produto a cada 2 horas para manter a proteção ativa". Ainda como opção, o rótulo poderá indicar "aplicar nas áreas expostas ao sol". Para os produtos que não forem resistentes à água, deve ser indicada uma "reaplicação a cada 2 horas e logo após nadar, banhar-se, secar-se em toalhas ou suor excessivo". Para produtos com resistência à água comprovada, deve-se indicar uma "reaplicação a cada 40 ou 80 minutos após natação ou transpiração e secar-se em toalhas".[21]

Essas regras ainda estão em fase de implantação e, além delas, nós, como dermatologistas, devemos orientar os pacientes, reforçando que as medidas de proteção contra o sol vão além do filtro solar. São necessários chapéus ou similares, óculos de sol e roupas adequadas como medidas coadjuvantes na proteção. Devemos lembrar ao paciente que os protetores devem ser reaplicados ao longo do dia, de preferência a cada duas horas, sobretudo quando estão transpirando intensamente ou expostos diretamente à água.

Existem também discussões sobre os fatores de proteção: quanto maior o fator, maior será a concentração de produtos químicos, e esses produtos poderiam ocasionar problemas futuros, como quadros crônicos de fotoalergia (reator persistente à luz solar) e, até mesmo, carcinogênese.[22] São muito poucos os estudos relativos aos efeitos nocivos dos protetores solares. Mesmo utilizando bons protetores solares, as pessoas devem evitar exposições prolongadas ao sol.[23]

A proteção solar deve ser iniciada precocemente, de preferência após o sexto mês de idade nas peles mais sensíveis.[24] Admite-se que o uso rotineiro dos fotoprotetores nos primeiros 18 anos de idade terá, ao longo da vida, impacto na redução dos cânceres de pele não melanoma,[25] pois a maior parte da exposição solar recebida ocorre, em geral, na infância e na adolescência, período em que estamos mais expostos ao sol em praias, parques, brincadeiras ao ar livre e outras atividades comuns dessa faixa etária. Um estudo mostrou que o uso regular de fotoprotetores com FPS 15 durante os 18 primeiros anos de vida reduz a incidência de câncer não melanoma em até 78%. Isso mostra a necessidade e a importância de uma fotoproteção adequada desde a infância.[9]

Nos últimos anos, surgiu o questionamento sobre a possível deficiência de vitamina D em pessoas que utilizam fotoprotetores por muitos anos, de modo repetido e constante. Esses estudos, até hoje, não obtiveram comprovação e parece ser uma hipótese de improvável realização, visto que apenas 20 minutos de sol por semana são a dose total de exposição à UV necessária para sintetizar toda a vitamina D que o organismo precisa para a mesma semana.[26]

Classificação e tipos de filtros solares

Existem no mundo três nomenclaturas comumente utilizadas para os ativos UV presentes nos protetores solares. No Brasil, utilizamos a International Nomenclature of Cosmetic Ingredients (nomenclatura INCI), assim como é feito na União Europeia. Nos Estados Unidos, a FDA utiliza uma adaptação desse sistema.[21] O Quadro 7.1 exemplifica esse conceito.

Quadro 7.1. Exemplo de nomenclatura de dois ativos fotoprotetores.

USAN	*INCI*	*Nome comercial*
Oxibenzona	Benzofenona-3	Mais de 20 existentes
Avobenzona	Butil metoxidibenzoilmetano	Eusolex 9020 Escalol 517 Parsol 1789 Solarom BMBM Heliopan 357

USAN: United States Adopted Name (nome adotado nos Estados Unidos); INCI: International Nomenclature of Cosmetic Ingredients.

Fonte: Adaptado de Hexsel et al.[21]

Os protetores solares, por sua vez, podem ser classificados de acordo com os seus mecanismos de ação em filtros físicos ou químicos.[23,27] No ano de 2007, a FDA atualizou o sistema de classificação dos fotoprotetores. Os termos filtros físicos e químicos foram substituídos por filtros inorgânicos e orgânicos, respectivamente.[21]

Filtros inorgânicos são partículas minerais fotoestáveis que protegem a pele da radiação UV por reflexão, dispersão e/ou absorção de UV, dependendo do tamanho da partícula de cada agente fotoprotetor.[21] Entre os filtros inorgânicos, os mais utilizados são o dióxido de titânio (TiO_2) e o óxido de zinco (ZnO). Cosmeticamente, esses produtos não são bem aceitos, por deixarem a pele com uma tonalidade esbranquiçada; contudo, novas formas micronizadas dessas substâncias com diminutas partículas (10 a 50 nm contra 100 a 300 nm, no início dos anos 1990) possibilitaram o desenvolvimento de formulações cosmeticamente mais viáveis.[1,5] Os bloqueadores inorgânicos são, além de fotoestáveis, atóxicos. Têm capacidade de manter a eficácia fotoprotetora após longos períodos de radiação e são considerados a primeira linha de escolha para pacientes com história prévia de alergia a fotoprotetores, pois não penetram além do estrato córneo da epiderme, não sendo absorvidos sistemicamente, e não causam reações por sensibilização.[5,9]

Os filtros orgânicos têm um mecanismo de ação diferente. Em vez de desviarem a luz solar pela reflexão ou dispersão, esse grupo de compostos aromáticos conjugados transforma a energia luminosa em energia térmica. Quando a UV os atinge, os elétrons são energizados e entram em um estado transitório excitado. Esse equilíbrio é instável e quando os elétrons entram no estado fundamental, o excedente da energia fornecida pela UV é transformado em calor. Assim, os filtros químicos agem como catalisadores de energia, transformando a radiação ultravioleta em calor.[5]

Além disso, os filtros orgânicos são divididos conforme o espectro de ação, em UVB e/ou UVA reagentes. A Tabela 7.5 mostra alguns ativos e seu espectro de ação.

Tabela 7.5. Exemplos de filtros solares orgânicos e inorgânicos.

Filtro UV (substância)	*Nomenclatura INCI*	*Nome comercial*	*Concentração máxima permitida (Anvisa)*	*Espectro de absorção UV*	*Pico máximo de absorção*	*Comentários*
Filtros inorgânicos						
Dióxido de titânio	Titanium dioxide		25%	UVB, UVA	379	Fotoestável, reflete todo o espectro UV; não é absorvido sistematicamente, não há relatos de sensibilização
Óxido de zinco	Zinc oxide		25%	UVB, UVA	382	Fotoestável, ausência de reações quando associado aos filtros orgânicos; não é absorvido sistematicamente, não há relatos de sensibilização
Filtros orgânicos						
Derivados do PABA						
• Ácido p-amino-benzoico	PABA		15%	UVB	–	Um dos primeiros ativos disponíveis; relacionado a inúmeros casos de dermatite de contato e fotoalérgica
• Padimato-O	Octyl dimethyl PABA		8%	UVB	330	Considerado bom protetor, derivado PABA mais comum
Cinamatos						
• Cinoxato	Cinoxate		3%	UVB	289	Comercialmente menos utilizado que o octinoxato
• Octinoxato methoycinnamate (OMC)	Octyl Escalol 557 Eusolex 2292	Parsol MCX	10%	UVB	339	Atualmente, é o filtro UVB mais utilizado nos Estados Unidos
Salicilatos						
• Salicilato de homomentila	Homosalate	Eusolex HMS	15%	UVB	328	Comumente utilizado para minimizar a fotodegradação de outros ativos fotoprotetores
• Octissalato	Octyl salicylate	Eusolex OS	5%	UVB	327	Comumente utilizado para minimizar a fotodegradação de outros ativos fotoprotetores
• Salicilato de trietanolamina	Tea-salicylate		12%	UVB	–	–
Benzofenonas						
• Oxibenzona	Benzophenone-3	Eusolex 4360 Uvinul M-40	10%	UVB, UVA2	361	Atualmente, é a benzofenona mais utilizada nos Estados Unidos; apesar de seu largo espectro de ação UVA, é fotoinstável e pode ser oxidada rapidamente
• Sulisobenzona	Benzophenone-4	Univul MS 40	10%	UVB, UVA2	286, 323	–
• Dioxibenzona	Benzophenone-8		3%	UVB, UVA2		
Antranilatos						
• Antranilatos de mentila	Methyl anthranilate	Ensilizole	5%	UVA2	363	Considerado um filtro fraco; pouco utilizado

(*Continua*)

Tabela 7.5. Exemplos de filtros solares orgânicos e inorgânicos. (*Continuação*)

Filtro UV (substância)	*Nomenclatura INCI*	*Nome comercial*	*Concentração máxima permitida (Anvisa)*	*Espectro de absorção UV*	*Pico máximo de absorção*	*Comentários*
Dibenzoilmetanos						
• Avobenzona	Butyl methoxy Dibenzoil methane	Parsol 1789	5%	UVA1	383	Possui forte absorção UVA1, porém perde 50% de sua capacidade de fotoproteção após cerca de uma hora de exposição solar
Outros						
• Octocrilene	Octocrilene	Uvinul N 539	10%	UVB, UVA2	356	Pode melhorar a fotoestabilidade do produto final quando combinado a outros fotoprotetores
• Benzylidene camphors	Terephthalylidene dicamphor sulfonic acid (TDSA)	Mexoryl SX	10%	UVA1	372, 379	Absorve UVA em amplo espectro
• Bisoctrizole	Methylene bis-benzotriazolyl tetramethyl-butylphenol	Tinosorb M	10%	UVB, UVA2 UVB, UVA	348	Excelente absorção UVA, altamente fotoestável
• Ensulizole	Phenylbenzimidazole sulfonic acid	Eusolex 232 Parsol HS	8%	UVB	324	Utilizado para elevar o FPS final em produtos que combinam filtros orgânicos e inorgânicos

INCI: International Nomenclature of Cosmetic Ingredients.

Fonte: Adaptado de Palm & O'Donoghue,[5] Kullavanijaya & Lim,[41] Hexsel et al.,[21] Agência Nacional de Vigilância Sanitária (Anvisa).[28]

Além da mudança na nomenclatura, outras importantes alterações foram determinadas pela FDA: definição do fator de proteção solar até 50+, nova proposta de classificação para proteção UVB e UVA, além de recomendações para as embalagens dos produtos, incluindo as advertências de cuidados ao sol, previamente citadas.

Com relação ao espectro UVB, foi proposto que o acrônimo FPS (Fator de Proteção Solar) seja alterado para FPS-UVB, com o intuito de diferenciar os efeitos biológicos das radiações UVB e UVA, além das medidas necessárias para avaliar tais efeitos. Ademais, um novo sistema de graduação de proteção solar UVB foi sugerido:[21]

- baixa proteção UVB (FPS 2 até menos de 15);
- média proteção UVB (FPS 15 até menos de 30);
- alta proteção UVB (FPS 30 até 50);
- altíssima proteção UVB (FPS superior a 50).

O índice FPS foi adotado pela FDA, em 1978, como um sistema de graduação para protetores solares, conceito inicialmente desenvolvido por Franz Greiter, um químico austríaco.[5] É definido pela razão entre a dose eritematosa mínima (DEM) na pele protegida com filtro solar e a DEM na pele desprotegida, após estímulo induzido pela RUV (290 a 400 nm).[9]

Considerando-se que a UVB é cerca de mil vezes mais eritemogênica que a UVA, esse método é amplamente utilizado para medir a proteção local contra UVB apenas.[5] Em termos práticos, significa o número de vezes que intensifica a proteção natural do indivíduo. Assim, um indivíduo que ficasse com discreto eritema após uma hora de exposição solar, ao utilizar um filtro com FPS 10 só apresentaria a mesma intensidade de eritema após dez horas, isto é, houve um aumento de dez vezes em sua proteção. O teste é calculado com base na aplicação quantitativa de 2 mg/cm^2 de filtro solar, o que nem sempre ocorre no dia a dia dos pacientes.[5,8]

A Figura 7.4 mostra o grau de proteção contra a UVB conferido pelos índices FPS. Como sabido, maiores valores conferem maior proteção.

Como a UVA quase não provoca eritema, a mensuração do fator de proteção UVA é feita de modo diferente daquele com que é mensurado o da UVB (por ser medida de eritema, o FPS não é considerado medida confiável para quantificação da proteção na faixa UVA). O efeito mais visível e mensurável da UVA é a pigmentação cutânea imediata, conhecida como fenômeno de Meirowsky, secundário à oxidação da melanina já sintetizada e armazenada nos melanossomos.[10,11]

Assim, foi proposto um novo método de classificação para a proteção UVA, o qual se baseia em um conjunto de testes *in vivo* e *in vitro*. A FDA recomenda o *persistent pigment darkening* (PPD) como o método-padrão para avaliar a proteção UVA nos testes *in vivo*. O teste PPD consiste em pigmentação cutânea que persiste de 2 a 24 horas após a indução por fonte de radiação UV, em razão da oxidação e da redistribuição da melanina preexistente, sem que ocorra neomelanogênese. O fator de proteção UVA é definido pela razão entre a dose de pigmentação mínima na pele protegida e a dose de pigmentação mínima na pele sem proteção, sendo avaliado entre 3 e 24 horas após a irradiação. Considerando que o espectro UVA2 (320 a 340 nm) é a porção mais representada no teste PPD, a FDA recomenda que o espectro UVA1 seja avaliado pelo teste *in vitro*, por meio da razão de absorbância de UVA1 (340 a 400 nm) pela UV total (290 a 400 nm). Esse método avalia a quantidade de RUV transmitida antes e depois da aplicação do protetor solar, medindo a aspereza em placas de quartzo por um gra-

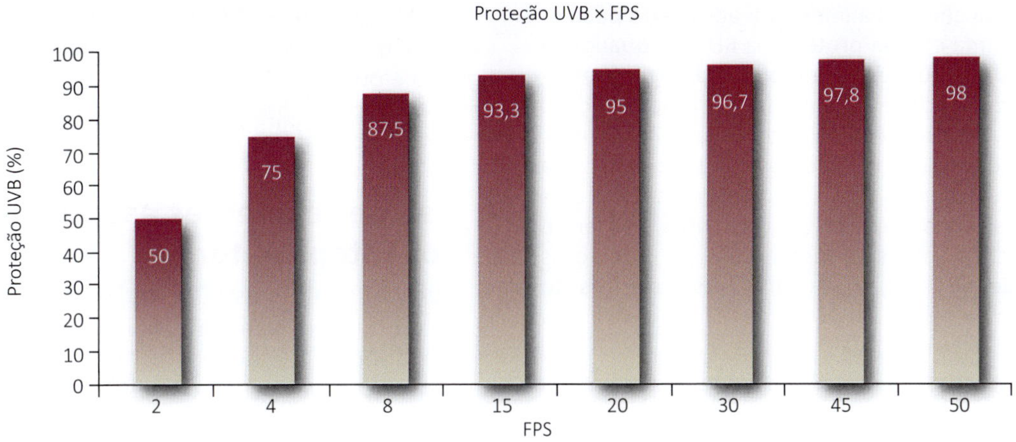

Figura 7.4. Grau de proteção contra a UVB conferido pelos índices FPS.
Fonte: Adaptado de Palm & O'Donoghue.[5]

diente óptico, com auxílio de um espectrofotômetro. Em ambos os testes, é aplicada a quantidade de 2 mg/cm^2 de protetor solar. A classificação final do espectro UVA é determinada pela combinação dos testes *in vivo* e *in vitro*. Caso ocorram discrepâncias entre eles, o resultado será determinado pelo menor valor de ambos.[21] Não há uma relação numérica entre o valor do FPS e do PPD, sendo recomendável que a relação do valor de FPS/PPD seja de 3:1 como ideal entre proteção na faixa de UVB e UVA.

Assim, de acordo com os testes realizados, a classificação final pode variar de um a quatro pontos, ilustrados por estrelas (de uma a quatro estrelas), para representar os valores obtidos, que variam de baixa a média, alta e até altíssima proteção UVA. Produtos que não conseguirem pelo menos uma estrela na classificação devem especificar na embalagem que não possuem proteção UVA.[21] A Tabela 7.6 exemplifica a ideia.

Tabela 7.6. Classificação do Índice de Proteção UVA.

Classificação	*Estrelas*	*UVA1/UV*	*Fator proteção UVA*
Sem proteção UVA	Nenhuma	< 0,2	< 2
Baixa	*	0,2 a 0,39	2 a < 4
Média	**	0,4 a 0,69	4 a < 8
Alta	***	0,7 a 0,95	8 a < 12
Altíssima	****	> 0,95	> 12

Protetor solar ideal

Para que um fotoprotetor seja considerado ideal, ele deve apresentar as seguintes características:[5,8,27]

- Eficácia:
  - cobertura de largo espectro, abrangendo UVB e UVA;
  - fotoestabilidade, mantendo suas propriedades quando exposto à luz;
  - alta substantividade, isto é, capacidade de aderir à pele e nela permanecer, resistindo à imersão na água, ao suor ou atrito.
- Qualidades subjetivas:
  - fragrância atraente;
  - ótimo sensorial;
  - fácil aplicação, de modo que fique uniforme na pele;
  - não manchar as roupas.
- Requisitos toxicológicos:
  - não causar irritação cutânea, não ser sensibilizante e ser atóxico.
- Financeiro:
  - ser acessível a todos, de baixo custo.

Na produção de muitos fotoprotetores, procura-se combinar ativos orgânicos com inorgânicos, o que aumenta a eficácia do produto e parece ser uma tendência adotada pelos fabricantes.[23]

Em decorrência da complexidade na elaboração de bons protetores solares, acreditamos ser importante orientar os pacientes para comprar protetores de linha médica, evitando aqueles de linha puramente cosmética.

Os possíveis efeitos adversos dos protetores solares estão agrupados no Quadro 7.2.

Quadro 7.2. Efeitos adversos dos filtros solares.
• Prurido, queimação
• Urticária imunológica/não imunológica
• Dermatite por irritante primário
• Dermatite de contato alérgica
• Comedogenicidade
• Exacerbação de acne preexistente

Fonte: Adaptado de Wolverton.[29]

□ Escolha do veículo ideal

Ao prescrevermos um filtro solar, devemos avaliar as vantagens e as desvantagens de determinado veículo para cada paciente de modo exclusivo. As recomendações devem primeiro considerar as preferências, as atividades profissionais e de lazer do paciente, a localização anatômica a ser aplicada, bem como o valor do produto. Uma indicação precisa ajudar a aumentar a adesão do paciente, bem como uma efetiva proteção à RUV.[5] A qualidade dos protetores é influenciada e modificada pelos veículos. Também devemos levar em consideração as ações comedogênica e acnegênica de determinados produtos. Os fotoprotetores sem veículos oleosos devem ter a preferência em pacientes com acne. Nesse caso, veículos em gel e base siliconada devem ser prescritos, apesar de saírem facilmente após sudorese excessiva.[1] Dentre os vários tipos de veículos, destacam-se os descritos no Quadro 7.3.[5]

Quadro 7.3. Tipos de veículos e suas características.

Veículo	*Características*
Gel	• Solução aquosa, ideal para peles oleosas ou pacientes com acne • Entretanto, é facilmente removido pela sudorese ou atividade aquática • Pode causar ardor ao ser aplicado na face e deve ser evitado em pacientes propensos a dermatite e com xerose cutânea
Cremes e loções	• São os veículos mais populares, facilmente aplicáveis • Podem conter diversos filtros UV a um baixo custo • De modo geral, os cremes são emulsões água em óleo (A/O), ao passo que loções são emulsões óleo em água (O/A)
Óleos	• São facilmente aplicáveis, porém gordurosos e com densidade de aplicação inadequada
Sprays/aerossóis	• Bons para serem aplicados em grandes áreas corporais, mas, assim como o gel, tendem a ser facilmente removidos por sudorese ou atividade aquática • Rotineiramente utilizados em áreas de alopecia no couro cabeludo
Bastões/ceras	• Aderentes, úteis para lábios, orelhas e contorno dos olhos • São resistentes à água, porém gordurosos, caros e inadequados para serem aplicados em grandes áreas

Fonte: Adaptado de Palm e O'Donoghue.[5]

□ Autobronzeadores

As loções autobronzeadoras são corantes para a pele e podem ser indicadas como uma opção segura.[13] Esses produtos contêm a di-hidroxiacetona (DHA) como ingrediente ativo, a qual produz uma coloração temporária na pele. A DHA é um açúcar que reage com o grupo amina dos aminoácidos, peptídeos ou proteínas encontradas na epiderme, promovendo a formação do pigmento escuro.[30] A coloração da pele fica com um tom marrom-alaranjado e o pigmento permanece aderente ao estrato córneo com que se liga quimicamente, não sendo removido com facilidade.[9]

Esses produtos, porém, fornecem apenas uma modesta proteção solar, com FPS em torno de 3 ou 4, com limitada cobertura UVA. Além disso, esse fator de proteção permanece durante poucas horas, ao contrário do bronzeamento. Assim, é imperativo informar aos pacientes sobre a necessidade de medidas de fotoproteção, as quais devem ser feitas normalmente, com uso regular e contínuo de filtro solar e acessórios.[30]

Muito comum no Brasil é o uso de bronzeadores caseiros, os quais empregam substâncias como folha de figueira e outros furocumarínicos. Eles devem ser evitados a todo custo, pois muitas vezes são causa de queimaduras importantes, por vezes fatais.[8]

□ Uso de repelentes associados aos fotoprotetores

Durante os últimos 50 anos, o composto químico N,N-dietil-meta-toluamida (DEET) vem sendo utilizado como o principal agente repelente de insetos, sobretudo por sua eficácia e seu largo espectro de ação.[21] Desenvolvido pelas Forças Armadas dos Estados Unidos em 1946 e registrado para uso comercial em 1957,[31] o DEET está disponível em concentrações que variam de 4% a 100%, estando comercialmente formulado com 40% ou menos. A duração da atividade do repelente varia conforme sua concentração, com formulações a 6% permanecendo ativas por duas horas, ao passo que outras com 23,8% agem por até cinco horas. A recomendação é que seja reaplicado a cada seis horas, e não em intervalos menores do que este.[21]

Nos últimos anos, associações contendo protetores solares e repelentes aumentaram significativamente nos Estados Unidos. Repelentes de insetos como o DEET, o óleo de citronela e o ácido 3-N-butil-N-acetil-aminopropiônico (IR3535) são formulados com agentes fotoprotetores, tais como a oxibenzona, octinoxato, padimato-O, entre outros. Nos Estados Unidos, diferentes agências regulamentam esses compostos: a FDA, os fotoprotetores; e a EPA, os repelentes. Embora esses produtos com formulações combinadas ofereçam a conveniência de uma aplicação única, mais estudos com relação à eficácia e à segurança ainda são necessários.[21]

Embora os filtros solares devam ser aplicados em quantidade generosa e de modo uniforme a cada duas horas, sobretudo após banhos em água ou enxugar-se em toalhas, os repelentes de insetos devem ser reaplicados com moderação e em intervalos maiores, de pelos menos seis horas, como mencionado anteriormente.[21]

Estudos feitos por Montemarano et al. mostraram uma redução de 33% na eficácia do FPS de alguns ativos fotoprotetores utilizados em formulações combinadas (protetor + repelente) quando comparados a ativos fotoprotetores aplicados isoladamente, sugerindo que o DEET pode ter diluído ou interferido na camada protetora formada pelo filtro solar. A redução no FPS pode ser ainda mais acentuada quando se considera que um indivíduo qualquer, na prática, pode aplicar uma concentração de protetor solar menor que a quantidade-padrão aplicada nos testes, reduzindo-se a eficácia para 50% a 75%.[21]

Contudo, estudos realizados por Murphy et al. mostraram que o inverso não é verdadeiro. Protetores solares não reduziram a eficácia dos repelentes (DEET) quando comparados com insetífugos aplicados isoladamente.

Outros estudos mostraram também que o uso combinado de tais substâncias pode aumentar a absorção dos componentes e, como consequência, elevar o risco de toxicidade. Se por um lado a aplicação frequente (a cada duas horas, como previsto para os fotoprotetores) expõe ao risco de toxicidade pelo repelente, por outro lado uma aplicação em tempos maiores (a cada seis horas, como previsto para os repelentes) pode induzir o fotodano. No Canadá, esses produtos foram retirados do mercado até que sejam obtidas informações mais precisas e seguras com relação ao uso dessas formulações combinadas.[21]

□ Antioxidantes e fotoproteção

Os antioxidantes compõem um conjunto heterogêneo de substâncias formadas por vitaminas, minerais, compostos vegetais e enzimas, que bloqueiam o efeito danoso dos radicais livres, os quais podem favorecer a carcinogênese, a imunossupressão e o envelhecimento.

A ação principal do antioxidante é impedir a oxidação de outras substâncias químicas pela captura, absorção e neutralização dos radicais livres, ou seja, os antioxidantes são substâncias capazes de doar elétrons para o radical livre, tornando-o um composto eletricamente estável.

Os radicais livres são formados nas reações metabólicas naturais ou por ação de fontes exógenas, como a radiação ultravioleta, a poluição e o cigarro.

A pele possui um mecanismo próprio de defesa contra o estresse oxidativo causado pela radiação ultravioleta. Entretanto, quando há uma exposição solar excessiva, o corpo não tem capacidade de neutralizar completamente os radicais livres. Assim, os agentes antioxidantes podem agir de modo sinérgico aos protetores solares, auxiliando na diminuição dos efeitos deletérios da radiação UV. Exemplos de enzimas antioxidantes são o superóxido dismutase (SOD), a catalase (CAT) e a glutationa peroxidase (GPx), as quais servem como primeira linha de defesa contra os radicais livres.[9] Os antioxidantes não enzimáticos são encontrados em plantas e outras fontes e são comumente ingeridos pelos seres humanos, como os flavonoides, carotenoides e compostos fenólicos, encontrados em frutas (uva, tomate, laranja e outras), vegetais (brócolis, couve-flor), óleos (oliva, fígado de peixe) e bebidas (chá-verde, vinho tinto).

Os agentes antioxidantes podem ser administrados por via oral ou topicamente. A vantagem daqueles administrados por via oral é a capacidade de protegerem toda a superfície da pele sem serem afetados por lavagem, transpiração ou fricção. Já os tópicos se limitam por sua fraca capacidade de difusão na epiderme, pela instabilidade e pela eficácia dependente da concentração.[9]

Os agentes utilizados topicamente de modo isolado são ineficientes do ponto de vista da proteção solar. Contudo, quando utilizados em combinações com o protetor solar, ajudam a melhorar sua eficácia.[9] A fotoproteção conferida pelos antioxidantes ocorre por variados mecanismos, resumidos no Quadro 7.4.

Quadro 7.4. Propriedade de fotoproteção dos antioxidantes.

Agente	***Fonte***	***Propriedade da fotoproteção***
Ácido cafeico e ácido ferúlico	Plantas e vegetais	Antioxidante; combate os radicais livres
Cistus	Arbustos do Mediterrâneo	Combate os radicais livres
Zinco	Alimentos (carnes, iogurte, ostras, cereais)	Antioxidante
Metabólitos de isoflavonoides – genisteína	Soja	Proteção contra inflamação e imunossupressão
Vitamina C (ácido ascórbico)	Frutas cítricas, verduras, legumes	Antioxidante; pode prevenir eritema
Vitamina E (α-tocoferol)	Óleos vegetais, grãos, sementes	Antioxidante e propriedades absorvedoras de UV
Vitamina D3 (calcitriol)	Óleo de fígado de peixes, ovos, sintetizado nos rins	Indutor da metalotioneína (inibe/destrói os radicais livres)
Compostos fenólicos	Chá-verde	Antioxidante
Cafeína	Plantas	Reforço da apoptose
Polypodium leucotomas	Extrato de planta	Antioxidante e anti-inflamatório
N-acetilcisteína	Sintético	Aumento do nível da glutationa (antioxidante endógeno)
Celecoxib	Sintético	Inibidor da ciclo-oxigenase 2

Fonte: Adaptado de Kullavanijaya & Lim.[41]

Indicações do uso de fotoprotetores

A radiação UVB, principal fração correlacionada ao câncer da pele, incide em maior quantidade entre 10 e 16 horas, horário em que a exposição solar prolongada deve ser desencorajada. Esse fato fica explícito no ABCDE mnemônico proposto pela Academia Americana de Dermatologia:

- *Avoid*: evitar atividades ao ar livre em excesso entre 10 e 14 horas.
- *Block*: bloquear os raios solares com roupas e barracas.
- *Cover*: usar fotoprotetor quando exposto ao sol.
- *Do not indulge*: não se descuidar em banhos de sol prolongados.
- *Educate*: educar crianças, adolescentes e jovens abaixo dos 25 anos quanto aos riscos da exposição solar sem proteção.

É também importante lembrar que a irradiação UV não é afetada por calor, frio ou vento, e que a proteção dada pelas roupas não é total – a transmissão da irradiação UV difere em relação ao material utilizado na fabricação dos tecidos, tais como tipo de fibra, cores e outros. Por exemplo, uma camisa de algodão, de cor clara, oferece proteção equivalente ao fator 10. Em campanhas recentes de prevenção de câncer cutâneo na Suíça e na Alemanha, as pessoas foram estimuladas a verificar o fator de proteção das roupas que estavam utilizando (existem aparelhos relativamente simples para essa finalidade). Nessas campanhas, as indústrias têxteis são estimuladas a colocar nas etiquetas o fator de proteção.[32]

Com essa finalidade, foi estabelecido um índice para aferir o grau de proteção oferecido pelos tecidos, o qual ficou conhecido como Fator de Proteção Ultravioleta (FPU), termo utilizado inicialmente na Austrália, em 1996. O FPU é considerado análogo ao FPS existente nos fotoprotetores e mede a porcentagem de radiação UVA e UVB filtrada por determinado tecido, por meio de um espectrofotômetro. Tomemos como exemplo um tecido cujo FPU seja 50. Isso significa que um em cada 50 raios atinge a pele, ou seja, 2% da radiação total; portanto, 98% foram bloqueados.[8,9] Um estudo feito na Europa mostrou que 33% das roupas utilizadas no verão têm FPU insatisfatório (FPU < 15) e apenas a metade dos tecidos possuía FPU 30+, uma exigência do Comitê Europeu de Padronização (ECS, em inglês). Vários fatores interferem no FPU dos tecidos, com aumento ou diminuição da proteção oferecida. Entre eles, estão a construção do tecido, a espessura, o tipo de tecido, a elasticidade, o tratamento químico realizado no tecido, a distância do tecido à pele, a cor do tecido, as lavagens e a hidratação.[9]

Os fotoprotetores são efetivos na prevenção da queratose actínica, precursora reconhecida do carcinoma espinocelular. Não existe evidência conclusiva, no entanto, de que tenham efeito semelhante sobre o melanoma e o carcinoma basocelular. Lim e Cooper[11] destacam que essa avaliação é difícil de ser realizada porque há muita imprecisão quanto aos usuários constantes dos fotoprotetores, pelo fato de seu uso presente não significar, necessariamente, o uso passado, e pelo grande número de combinações de substâncias fotoprotetoras nos diversos produtos do mercado. O longo período de latência antes do desenvolvimento do melanoma e do basalioma também deve ser considerado.[33]

Trabalhos demonstrando maior incidência do melanoma em usuários de fotoprotetores têm sido publicados, e admite-se que o fato de poder ficar mais tempo ao sol, sem apresentar queimaduras ou eritema, pode aumentar a exposição final à UVA, já que a UVB é o principal espectro de radiação não ionizante bloqueado por esses produtos.[34]

A extensão em que filtros solares protegem da imunossupressão induzida pela RUV permanece incerta. Ratos albinos tratados com solução tópica contendo octil dimetil PABA e benzofenona, com FPS 15, continuaram apresentando hipersensibilidade e indução de suscetibilidade para células tumorais transplantadas.[35] Essa combinação de fotoprotetores parece ser capaz de bloquear as alterações histológicas imediatas que ocorrem após a exposição à UVB (formação dos dímeros de pirimidina), mas não é capaz de reduzir a tolerância imunológica a neoplasias induzidas pela RUV. Estudo com voluntários humanos, realizado por Whitmore e Morison,[35] demonstrou que um fotoprotetor com FPS 29, contendo octil metoxinamato, oxibenzona e salicilato de octila, foi eficaz na prevenção da supressão do eczema de contato ao dinitroclorobenzeno (DNCB).

Nenhum estudo comprova que fotoprotetores possam ser agentes indutores ou promotores da carcinogênese cutânea.[22,34] No entanto, deve-se considerar que, ao absorverem fótons, entram em estado de excitação e, ao retornarem ao seu estado fundamental, dissipam a energia absorvida por fluorescência, fosforescência, autodestruição ou aquecimento. Os compostos podem sofrer fotofragmentação ou fotoisomerização, ou ainda podem transferir a energia para outras moléculas, incluindo o oxigênio.[1] Espécies reativas de oxigênio e outros fotoprodutos podem ser formados. Essas moléculas altamente reativas podem interagir com uma grande variedade de componentes celulares, incluindo o DNA.

A fotoproteção é particularmente importante durante a infância e a adolescência, segundo Kim.[25] O problema maior nesses casos é de educação sanitária, uma vez que os fotoprotetores serão igualmente efetivos em todas as faixas etárias. Educar e conscientizar crianças e adolescentes é primordial para o sucesso das campanhas de conscientização quanto à fotoproteção.[4,24] Um fator que não podemos esquecer é o efeito cumulativo do dano actínico e, se este puder ser evitado nos jovens, será uma ação preventiva de grande impacto no futuro. No Brasil, onde os pais têm como hábito levar lactentes à praia e deixá-los expostos ao sol por muitas horas, essa conscientização se faz mais premente ainda.[4]

Outro fato que não pode ser negligenciado é a importância do fotoprotetor em doenças induzidas ou agravadas pela RUV. No primeiro grupo, situam-se, por exemplo, o lúpus eritematoso, os quadros de fotoalergia e fototoxicidade, a dermatite crônica actínica (reticuloide actínico), as porfirias e a hidroavaciniforme de Bazin. Em todas essas situações, a fotoproteção é parte fundamental da abordagem terapêutica e, muitas vezes, é suficiente para controlar a manifestação clínica da moléstia. O lúpus eritematoso discoide e, por vezes, o subagudo podem ser perfeitamente mantidos sob controle com fotoprotetores de amplo espectro aplicados de modo extensivo e diariamente.

Entre as dermatoses agravadas pela RUV, estão o herpes labial, a doença de Darier, a doença de Hailey-Hailey e o pênfigo foliáceo. O vírus do herpes simples (HSV) é particularmente sensível à reativação pela RUV. Por muito tempo, acreditou-se que isso ocorria pela depleção induzida na população de células de Langerhans cutâneas por parte da UVA. Depois ficou claro que essa não era explicação suficiente, isoladamente, para a reativação do vírus, uma vez que a latência do HSV não se dá nos queratinócitos ou nas células dérmicas, e sim nos gânglios paravertebrais.[36] Novos modelos tentam explicar a etiopatogenia da RUV sobre proteínas sintetizadas pelo HSV, mas ainda não se sabe exatamente como esse processo ocorre. Mas é fato reconhecido que a fotoproteção anti-UVA perilabial auxilia bastante no controle do herpes labial recorrente. Do mesmo modo, já tivemos a oportunidade de acompanhar um quadro de pênfigo foliáceo em que o controle medicamentoso era impossível sem o auxílio de fotoproteção ampla.

A fotoproteção, hoje, caminha no sentido do amplo bloqueio anti-UVA e UVB e, quem sabe, antirradiação infravermelha. Isso tem sido obtido graças às modificações moleculares que as substâncias fotoprotetoras têm sofrido, bem como à descoberta de novos produtos mais seguros e estáveis. A melhoria das características cosméticas e a adição dos filtros químicos aos físicos parecem sinalizar o caminho futuro dos agentes fotoprotetores na prática dermatológica.

Como se prevenir

O Sol é a principal fonte de RUV para o homem. Progressivamente, fontes artificiais, como as câmaras de bronzeamento artificial, os tratamentos fototerápicos e outros, têm contribuído como fontes adicionais de irradiação UV. Não estão bem estabelecidos os efeitos carcinogênicos da irradiação UV emitida por meio das lâmpadas fluorescentes, nos ambientes de trabalho e na iluminação domiciliar. O fato é que, hoje, temos de contar com muito mais opções de dano actínico do que habitualmente era necessário. A questão das câmaras de bronzeamento é particularmente importante, porque, na maioria dos países, é aplicada sem os devidos cuidados e em pessoas com pele clara. Obtém-se, nesse caso, um efeito cumulativo dos efeitos da exposição solar e da dose extra de RUV. Wester et al.[37] observaram que, na Suécia, a dose eritematosa de UVA atingida quando da exposição às câmaras de bronzeamento não só se equiparava com aquela produzida pelo sol, como chegava a ultrapassá-la em 10%.

Extenso estudo realizado na Argentina, por Chouela et al.,[38] demonstrou que mais de uma sessão diária era aplicada em mais de 84% dos usuários das câmaras de bronzeamento e que o uso de óculos protetores, equipamento mandatório nesses casos, era considerado opcional em 65% dos estabelecimentos que ofereciam o bronzeamento artificial. No mesmo estudo, observou-se que história prévia de câncer cutâneo e uso concomitante de drogas com potencial fotossensibilizante nunca eram questionados pelos responsáveis pelas aplicações e que o uso de fotoprotetores durante as sessões era opcional. As câmaras de bronzeamento utilizavam UVA exclusivamente em 35% dos casos, UVB em 6%, UVA + UVB em 25% e, em 34% dos estabelecimentos, o responsável técnico não soube informar o espectro de radiação aplicado. Rhainds et al.[39] observaram, em Quebec, no Canadá, estado similar de descaso, onde até 26% dos usuários relatavam efeitos colaterais após a sessão de bronzeamento, mas 77,5% afirmaram pretender retornar no futuro. A grande maioria do público-alvo era composta por mulheres jovens (18 a 34 anos) e solteiras.

Faltam dados específicos quanto à realidade brasileira, mas não devemos imaginar nada melhor do que o observado nesses outros países. Apesar de os riscos carcinogênicos permanecerem discutíveis para alguns, como destacam Winter e Pavel,[40] o bom senso nos faz questionar seriamente as câmaras de bronzeamento. O público-alvo é justamente aquele no qual o efeito da RUV é mais danoso, ou seja, jovens de pele clara. À dose de RUV, adiciona-se aquela obtida com a exposição ao sol e a outras fontes artificiais, além de óculos e fotoprotetores não serem usados rotineiramente. Acreditamos que esse procedimento deve ser evitado e desencorajado por parte do dermatologista e que, se porventura for efetuado, deva ser encarado como um procedimento médico com risco potencial. Isso significa realizar um exame físico inicial detalhado, com especial cuidado à presença de nevos displásicos e juncionais, além de anamnese orientada. História pessoal ou familial de câncer cutâneo deve ser pesquisada, além do uso de drogas potencialmente fotossensibilizantes, como furosemida, tiazídicos, hipoglicemiantes orais, tetraciclina, derivados fenotiazídicos etc.

Considerações relevantes

Foram levantadas preocupações com relação aos efeitos ambientais do ultravioleta orgânico (UV), comumente usado em filtros, incluindo oxibenzona (benzofenona-3), 4-metilbenzilideno, cânfora, octocrileno e octinoxato (metoxicinamato de etilhexila).

Estima-se que 14 mil toneladas de protetor solar, alguns contendo até 10% de oxibenzona, são liberadas em áreas de recife de coral anualmente. Estudos identificaram filtros UV, como oxibenzona, octocrileno, octinoxato e salicilato de etilhexila, em quase todas as fontes de água ao redor do mundo e comentaram que esses filtros não são facilmente removidos por técnicas comuns de estação de tratamento de águas.

Especificamente, a oxibenzona foi considerada uma ameaça para recifes de coral em todo o mundo, sendo implicada como possível contribuinte ao branqueamento dos recifes de coral. Em pesquisa realizada, cientistas utilizaram *Chlamydomonas reinhardtii* (uma espécie de alga verde) como modelo para estudar os efeitos da oxibenzona. *In vitro*, *C reinhardtii* foi exposto a vários níveis de oxibenzona, tanto em concentrações mais baixas, semelhantes às encontradas no meio ambiente (0,01 a 0,1 parte por bilhão [ppb]), quanto em concentrações mais altas (até 5.000 ppb). Concluiu-se que, em concentrações mais altas de oxibenzona, houve uma diminuição do conteúdo de clorofila e crescimento geral, embora seja notável que essas concentrações foram maiores do que níveis ambientais medidos atualmente.

A República de Palau, no Oceano Pacífico, foi o primeiro país a banir filtros solares prejudiciais à vida marinha. Em 1º de maio de 2018, a legislatura estadual havaiana aprovou um projeto de lei que proíbe a venda e a distribuição de protetores solares contendo oxibenzona e octinoxato; a lei entrou em vigor em 2021. Seguindo o exemplo havaiano, Key West, na Flórida, também proibiu tais compostos.

O composto oxibenzona está presente em mais de 2 mil formulações de cuidados pessoais, abrangendo vários produtos cosméticos. Os efeitos causados pelo acúmulo desse e de outros produtos químicos no ecossistema precisam ser considerados pela indústria e pelas agências reguladoras.

Referências Bibliográficas

- **Fotoproteção**

1. Talhari S, Lupi O. Fotoproteção e fotoprotetores. In: Neves RG, Lupi O, Talhari S (ed.). Câncer da pele. Rio de Janeiro: Medsi; 2001.
2. Jablonski NG, Chaplin G. The evolution of human skin coloration. J Hum Evol. 2000;39(1):57-106.
3. Kobayashi H, Kohshima S. Unique morphology of the human eye and adaptative meaning: comparative study on external morphology of the primate eye. J Hum Evol. 2001;40(5):419-435.
4. Zaitz C, Campbell I, Lupi O. Sun education in Brazil. Clin Dermatol. 1998;16(4):533-534.
5. Palm MD, O'Donoghue MN. Update on photoprotection. Dermatol Ther. 2007;20(5):360-376.
6. World Health Organization (WHO). Global solar UV index: a practical guide. WHO/SDE/OEH/02.2. Genebra; 2002. 28 p.
7. Sampaio SAP, Rivitti EA, Reis VMS. Fotodermatoses. In: Sampaio SAP, Rivitti EA (ed.). Dermatologia. 3. ed. São Paulo: Artes Médicas; 2007.
8. Filgueira AL, Reis B, Bornhausen-Demarch E et al. Princípios da fotodermatologia. In: Azulay RD, Azulay DR, Azulay-Abulafia L (ed.). Dermatologia. 6. ed. Rio de Janeiro: Guanabara Koogan; 2013.
9. Jansen R, Wang SQ, Burnett M, Osterwalder U, Lim HW. Photoprotection – Part I: photoprotection by naturally occurring, physical and systemic agents. J Am Acad Dermatol. 2013 Dec;69(6):853.e1-12.
10. Seite S, Colige A, Piquemal P et al. A full UV spectrum absorbing daily use cream protects human skin against biological changes occuring in photoaging. Photodermatol Photoimmunol Photomed. 2000;16(4):147-155.
11. Lim HW, Cooper K. The health impact of solar radiation and prevention strategies. J Am Acad Dermatol. 1999;41(1):81-99.
12. Lupi O, Salles SAN. Carcinogênese cutânea. In: Neves RG, Lupi O, Talhari S (ed.). Câncer da pele. 1. ed. Rio de Janeiro: Medsi; 2001. p. 61-78.
13. Yohn J. Fotoprotetores e prevenção do câncer de pele. In: Fitzpatrick JE, Aeling JL (ed.). Segredos em dermatologia. 2. ed. Porto Alegre: Artmed; 2002.
14. Nasser N, Azulay DR. Fotoproteção e câncer da pele. In: Neves RG, Lupi O, Talhari S (ed.). Câncer da pele. Rio de Janeiro: Medsi; 2001.
15. Brasil. Ministério da Saúde, Instituto Nacional de Câncer. Tipos de câncer. Rio de Janeiro: INCA; 2021. [Acesso em 04 mar. 2021]. Disponível em: https://www.inca.gov.br/tipos-de-cancer.
16. Szabo G, Gerald AB, Pathak MA, Fitzpatrick TB. Racial differences in the fate of melanosomes in human epidermis. Nature. 1969; 222(198):1081-1082.
17. Provost N, Landells I, Maddin S. Sunscreens: past, present and future. J Cutaneous Med Surg. 2006;10(Suppl 1):14-21.
18. De Buys HV, Levy SB, Murray JC et al. Modern approaches to photoprotection. Dermatol Clin. 2000;18(4):577-590.
19. Béani JC. Photoprotecteurs externes et cancers cutanés. Ann Dermatol Venereol. 1996;123:666-674.
20. Stokes RP, Diffey BL. The water resistance of sunscreen and daycare products. Br J Dermatol. 1999;140:259-263.
21. Hexsel CL, Bangert SD, Hebert AA, Lim HW. Current sunscreen issues: 2007 Food and Drug Administration sunscreen labelling recommendations and combination sunscreen/insect repellent products. J Am Acad Dermatol. 2008;59(2):316-323.
22. Amblard P, Béani JC. Est-il dangereux d'utiliser des topiques photoprotecteurs? Ann Dermatol Venereol. 1994;121:875-879.
23. Schauder S. Photoprotection UVA offerte par les produits antisolaires. Nouv Dermatol. 1999;8(7):458-461.
24. Robinson JK, Rigel D, Amonette RA. Summertime sun protection used by adults for their children. J Am Acad Dermatol. 2000; 42(5):746-753.
25. Kim HJ. Photoprotection in adolescents. Adolesc Med. 2001; 12(2):181-193.
26. Marks R. The effect of regular sunscreen use on vitamin D levels in an Australian population: results of a randomized controlled trial. Arch Dermatol. 1995;131:415-421.
27. Santos IB, Sant'anna D, Carvalho J et al. Fotoprotetores. An Bras Dermatol. 1998;73(Supl 2):5-9.
28. Anvisa. Diário Oficial da União (DOU). Resolução RDC nº 47, de 16 de março de 2006: Lista de filtros ultravioletas permitidos para produtos de higiene pessoal, cosméticos e perfumes. [Acesso em 15 set. 2008]. Disponível em: http://e-legis.anvisa.gov.br/leisref/public/showAct.php?id=21264&word.
29. Levy SB. Photoprotection. In: Wolverton SE (ed.). Comprehensive dermatologic drug therapy. 2nd ed. Filadélfia: Saunders Elsevier; 2007.
30. Draelos ZD. Self-tanning lotions: are they healthy way to achieve a tan? Am J Clin Dermatol. 2002;3(5):317-318.
31. Anvisa. Câmara Técnica de Cosméticos (CATEC). Utilização do DEET em preparações de repelentes para insetos. [Acesso em 25 jul. 2014]. Disponível em: http://www.anvisa.gov.br/cosmeticos/informa/parecer_deet.htm.
32. Dummer R. UV transmission of summer clothing in Switzerland and Germany. Dermatology. 2000;200:81-82.
33. Nestrowski LR. Melanoma. An Bras Dermatol. 1998;73 (Supl 1): 32-39.
34. Nohynek GJ, Schaefer H. Benefit and risk of organic ultraviolet filters. Regul Toxicol Pharmacol. 2001;33(3):285-299.
35. Whitmore SE, Morison WL. Prevention of UVB-induced immunosupression in humans by a high sun protection factor suncreen. Arch Dermatol. 1995;131:1128-1133.
36. Spruance SL, Kriesel JD, Evans TG et al. Susceptibility to herpes labialis following multiple experimental exposures to ultraviolet radiation. Antivir Res. 1995;28:57-67.
37. Wester U, Boldemann C, Janson B et al. Population UV-dose and ski-area: do sunbeds rival the sun? Health Phys. 1999;77(4): 436-440.
38. Chouela E, Pellerano G, Bessone A et al. Sunbed use in Buenos Aires, Argentina. Photodermatol Photoimunol Photomed. 1999;15(3-4):100-103.
39. Rhainds M, De Guire L, Claveau J. A population-based survey on the use of artificial tanning devices in the Province of Quebec, Canada. J Am Acad Dermatol. 1999;40(4):572-576.
40. De Winter S, Pavel S. Tanning beds: effect on skin cancer unclear. Ned Tiddjdschr Geneeskd. 2000;144(10):476-477.
41. Kullavanijaya P, Lim HW. Photoprotection. J Am Acad Dermatol. 2005 Jun;52(6):937-958, quiz 959-962.
42. Di Nardo JC, Downs CA. Dermatological and environmental toxicological impact of the sunscreen ingredient oxybenzone/benzophenone-3. J Cosmet Dermatol. 2018;17(1):15-19.
43. Schneider SL, Lim HW. Review of environmental effects of oxybenzone and other sunscreen active ingredients. J Am Acad Dermatol. 2019;80(1):266-271.
44. Suh S, Pham C, Smith J, Mesinkovska NA. The banned sunscreen ingredients and their impact on human health: a systematic review. Int J Dermatol. 2020;59(9):1033-1042.

CAPÍTULO 8

Acne

8.1 Acne Vulgar

Abordagem Clínica

- Ana Maria Mósca de Cerqueira
- Fernando Gustavo Mósca Cerqueira

A acne vulgar é uma doença inflamatória multifatorial, crônica e recidivante da unidade pilossebácea que acomete folículo piloso, haste pilosa e glândula sebácea. Inicia-se na puberdade, afetando ambos os sexos, com maior prevalência em adolescentes masculinos e mulheres adultas, podendo variar em gravidade.

Dermatose das que mais afetam a população mundial, é queixa comum nos consultórios dermatológicos e corresponde a despesas anuais em saúde de cerca de 2,5 bilhões de dólares nos Estados Unidos.[1]

Apesar de ser caracterizada como uma doença da adolescência, aparecendo em até 90% dos jovens, tem alta prevalência na vida adulta. Nos adultos entre 24 e 34 anos estima-se predomínio de 8%. Já na idade de 35 a 44 anos, essa porcentagem diminui para 3%.[2,3]

Não está associada à alta morbidade e mortalidade, mas as cicatrizes dos casos mais graves podem levar a problemas emocionais como ansiedade, baixa autoestima e a depressão.[4] Portanto, devemos iniciar o mais precocemente possível um tratamento eficaz, afim de evitar maiores danos físicos e emocionais na vida dos pacientes.

Etiopatogenia

Existem múltiplos fatores que causam a acne vulgar. Há uma tendência hereditária, transmitida pelos genes autossômicos dominantes. O tamanho da glândula sebácea, a queratinização anômala folicular e sua atividade na puberdade podem ter influência genética. Os gêmeos idênticos têm taxas de excreção de sebo similar elevada e concordância para a presença de acne, embora a gravidade da doença varie muito.[5]

As pessoas com genótipo XYY parecem ser mais propensas do que os indivíduos normais geneticamente para desenvolver acne nodulocísticas.[6,7]

São quatro os fatores principais que estão relacionados ao desencadeamento de inflamação e consequentemente aos diferentes tipos de lesões de acne:

- Hiperqueratinização ductal folicular.
- Desequilíbrio na microbiota cutânea, levando a uma proliferação anormal do *Cutibacterium acnes* (*C. acnes*), principalmente do filotipo $1A_1$.[5]
- Surgimento de mediadores inflamatórios ao redor do folículo na derme.
- Alteração quantitativa e qualitativa do sebo durante a puberdade, desencadeada por fatores internos, como fatores hormonais e/ou genéticos, e fatores externos, como o uso de cosméticos comedogênicos ou detergentes em excesso, o que chamamos de disseborreia.

A produção do sebo é controlada por diferentes receptores nas glândulas sebáceas no nível da unidade pilossebácea, tais como receptores do hormônio DHT ativados por andrógenos, testosterona, receptores de histamina, receptores neuromoduladores, principalmente a substância P e o receptor do hormônio liberador de corticotrofina (CRH), que são provocados principalmente pelo estresse, e mais recentemente receptores ativados por substâncias dietéticas, tais como os receptores estimulados por proliferadores de peroxissomo (PPAR) α, β e γ que são estimulados por ácidos graxos livres e colesterol, receptor de leptina (induzindo à secreção de citocinas pró-inflamatórias como IL-6 e IL8[6]) e o receptor do fator de crescimento semelhante à insulina 1 (IGF-1), ativado por açúcares.[7,8]

O sebo é composto por colesterol, cera, ésteres de colesterol, esteroides, esqualeno e triglicérides. No paciente seborreico, as glândulas sebáceas são hipertrofiadas e apresentam uma maior quantidade de lóbulos por glândulas do que em indivíduos normais.

A lesão fundamental e precursora da acne é o comedão, associado à hipersecreção sebácea, hiperproliferação e alteração da descamação de queratinócitos que se acumulam nos folículos sebáceos, levando à sua obstrução, evoluindo para comedões abertos e fechados. A comedogênese tem relação com aumento do esqualeno, ésteres da cera e diminuição de ácidos graxos, como o ácido linoleico, além da proliferação da enzima 5α-redutase do tipo 1 no infundíbulo.[8] Nesse processo, acredita-se que a hiperqueratinização e a descamação sejam consequências da maior irritação dos queratinócitos localizados na região infundibular e como resultado da liberação de mediadores inflamatórios (IL-1) e estimulação da liberação de outros fatores de crescimento. A produção de citocinas por queratinócitos em folículos pilossebáceos pode também contribuir para a obstrução dentro de folículos. A IL-1a está presente em concentrações elevadas em comedões abertos e pode induzir comedogênese.[8]

A diminuição do ácido linoleico também representa um papel importante na comedogênese. A diminuição desse ácido aumentaria a queratinização da parede do ducto, com diminuição da barreira da epiderme, facilitando a permeabilidade de mediadores do processo inflamatório. Essa deficiência do ácido linoleico é um fator que pode provocar alteração e diferenciação epitelial folicular com obstrução do folículo.[12]

Estudos evidenciam que alterações na composição ou na quantidade da secreção sebácea auxiliariam na alteração do ducto glandular e consequente proliferação do *C. acnes*.[12]

O *C. acnes* fabrica várias enzimas, como a lipase e a fosfatase, participando no processo de ruptura folicular. Também ativa a via clássica como a via alternativa do complemento, produzindo o fator quimiotático de neutrófilos C5a e linfócitos. Fragmentos da parede celular estimulariam macrófagos a produzirem IL-8, IL-1 e fator de necrose tumoral alfa (TNF-α). Os mediadores incluem interleucinas 1a, 6, 8, 10 e 12; TNF-α; metaloproteinases de matriz (MMPs); proteína ativadora-1; e peptídeos antimicrobianos. Esses processos podem envolver a translocação nuclear do fator de transcrição NF-αB ou ser independente.[3]

As enzimas de defesa antioxidante se alteram na acne papulopustulosa. Espécies reativas de oxigênio podem agir como segundos mensageiros e ocasionar a ativação de NK-Kβ ou AP-1, geração de citocinas e modulação das vias de sinalização.[3]

Os receptores *toll-like* (TLRs) estão implicados diretamente no reconhecimento da patogênese microbiótica pelas células do sistema imune, como os monócitos e macrófagos. A ativação desse receptor pode desencadear a liberação de citocinas pró-inflamatórias e ativação de macrófago TLR2 pelos componentes, podendo contribuir para o desenvolvimento do *C. acnes* nas lesões inflamatórias da acne.[3]

Todos os fatores envolvidos na origem do processo inflamatório ainda não estão totalmente esclarecidos. Há estudos que referem que o dano dérmico resulte na propagação de mediadores biologicamente ativos a partir do rompimento do folículo sebáceo. Na fase inicial da reação inflamatória, ocorre uma reação tipo IV, na qual observamos a presença dos linfócitos T auxiliares (T_{helper}) e, com a evolução, nos quadros mais graves, uma reação tipo corpo estranho, com a presença de macrófagos e células gigantes.

Achados de imunocitoquímica sugerem evidências de que o aumento de comedões estaria relacionado com marcadores H-timidina e com o aumento de queratinócitos ductais marcados com anticorpos anti-Ki-67, que seriam marcadores de antígenos nucleares expressos por células na fase G1 tardia, S, M e G2 do ciclo celular.[3]

Lucky et al.[13] mostraram que as meninas predestinadas a ter acne comedoniana grave e inflamatória têm significativamente e precocemente mais comedões já com a idade de 10 anos – uns 2,5 anos antes da menarca – do que os meninos na mesma faixa etária, e esse tipo de acne precoce ocorre, geralmente, no terço médio da face, nariz e queixo e depois se espalha para as bochechas laterais, mandíbula, costas e peito.

Fundamentos hormonais na acne

O folículo piloso e a pele apresentam receptores para hormônios androgênicos e estrogênicos. A glândula sebácea tem receptores apenas para os androgênicos. Na unidade pilossebácea o hormônio androgênico fraco sulfato de deidroepiandrosterona (DHEA-S) é convertido em deidroepiandrosterona (DHEA), que é convertida em testosterona, e a testosterona em deidrotestosterona (DHT) via enzima 5α-redutase (5α-R).[14] Duas isoenzimas 5α-R foram identificadas (tipos 1 e 2). A isoenzima do tipo 1 é predominante, e a atividade da enzima é mais elevada nas glândulas sebáceas a partir de áreas com tendência acneica, como a face.[15]

A testosterona é o andrógeno mais potente, cuja fórmula ativa é livre. Na circulação sanguínea, ocorre, principalmente, na forma ligada à proteína transportadora dos esteroides sexuais (SHBG). A testosterona é convertida em DHT e, após a entrada na célula, liga-se ao núcleo celular. Nesse mecanismo, inicia-se a ação androgênica em diferentes alvos. Na unidade pilossebácea, esse hormônio age no crescimento e na pigmentação dos pelos terminais, produção de ácidos graxos, aumento do colágeno e facilitação na formação de culturas de micro-organismos cutâneos.

A associação de acne e o hirsutismo é comum na presença de hiperandrogenismo. Os andrógenos, quando aumentados, podem ser oriundos de fontes exógenas e endógenas. As fontes exógenas são androgênios ou substâncias anabolizantes. As fontes endógenas podem ser produzidas pelo ovário, suprarrenal e tecido periférico, sobretudo a pele.

Na pele, o hiperandrogenismo pode ser devido ao aumento da secreção glandular de andrógenos, hiperatividade hormonal decorrente da sensibilidade local e pela alteração do transporte dos hormônios para o sangue, e deste para os tecidos.[15]

Além de androgênios, o papel hormonal do fator de crescimento semelhante à insulina (IGF: *insulin-like growth factor*) e suas proteínas ligadoras, as proteínas transportadoras de IGF (IGFBP: *insulin-like growth factor binding protein*) 1 e 3, é reconhecido como importante na patogênese da acne.[10]

Síndrome do Ovário Policístico (SOP)

É uma doença caracterizada pela anovulação crônica e intermitente, acompanhada ou não de alterações laboratoriais de hiperandrogenismo.

Na mulher, a produção mais importante de andrógeno é no ovário. As células da teca produzem andrógenos e estes, quando passam para as células granulosas, transformam-se em estrógeno. Os folículos dos ovários apresentam receptores específicos para o hormônio luteinizante e essa ligação estimula a formação de maior quantidade de andrógeno. Esse hormônio pode originar-se da pregnenolona e da progesterona.

Na suprarrenal, os andrógenos formados provêm do δ-5-pregnenolona, que se transforma em deidroepiandrosterona, e da 17-alfa-hidroxi-progesterona, que, por sua vez, converte-se em androstenediona e testosterona. Todos esses compostos convertem-se entre si, mas o mais ativo é a testosterona. Na mulher, a suprarrenal contribui de modo variável (0% a 30%) para a atividade testosterônica global.

A deidrotestosterona é três vezes mais potente que a testosterona. Na mulher normal, a testosterona dá origem, em 15%, à deidrotestosterona e 2% de todo o conteúdo no plasma de androstenediona.[15]

No ovário policístico, a anovulação crônica ocorre devido à produção excessiva extraglandular de andrógenos. Essa produção se reverte na conversão destes em estrógenos.

A anovulação crônica também está relacionada com a retroalimentação inadequada, podendo aparecer como produção excessiva extraglandular de estrógenos, alteração na concentração de SHBG, alteração no metabolismo dos estrógenos e produção autônoma de estrógenos e andrógenos.

A ovulação é dependente do funcionamento do eixo hipotálamo-hipófise, e fatores que possam bloquear qualquer nível desse eixo podem provocar a síndrome dos ovários policísticos.

A anovulação está presente em 55% dos casos, associada à infertilidade, hirsutismo e obesidade. Outra característica observada é a resistência à insulina: 40% do grupo apresenta intolerância à glicose.[16]

Quando estão presentes seborreia (S), acne (A), hirsutismo (H) e alopecia difusa (A), denomina-se SAHA. Essa síndrome pode estar associada ao quadro de ovário policístico. Esse tipo de acne tem como localização característica o terço inferior da face, acometendo também a área do pescoço. Nessa síndrome, o hiperandrogenismo é consequente a alterações da função central da hipófise (prolactinoma), da função ovariana decorrentes de tumores, da função da suprarrenal, devido à hiperplasia ou tumores, a alterações genéticas, como a síndrome androgenital, e a diversos medicamentos.

Quanto aos últimos, destacam-se: andrógenos, gestágenos, esteroide anabólico ativo, medicamentos para o tratamento de carcinoma de mama, como drostanolona e testolactona; medicamentos que conduzem a hiperprolactinemia: fenotiazina, butirofenona, reserpina, neurolépticos, derivados do ópio, antidepressivos tricíclicos, metildopa, cetoconazol, cimetidina, estrógenos, arginina e metoclopramida. Também alguns hormônios, como o ACTH, corticoides e gonadotropina. Outros medicamentos não hormonais que poderiam estar relacionados seriam a fenicilamina e diuréticos, como a acetasolamida.[15]

Formas Clínicas

As lesões clínicas características mais comuns são os comedões. É a lesão fundamental e precursora da acne, geralmente não inflamatória, quando observamos a presença de comedões (Figura 8.1).

Com variadas formas, os comedões podem ser abertos ou fechados, e quando inflamatórios, apresentam pápulas e pústulas. Nas formas mais graves, observam-se cistos e nódulos. As sequelas dessa patologia são as cicatrizes hipertróficas e hipotróficas.

O microcomedão é mais observado nas fases iniciais da acne. Produz uma dilatação folicular não visível, encontrada somente no exame histopatológico. Em geral, está presente na fase pré-puberal, quando a criança ainda não apresenta caracteres sexuais desenvolvidos.[17,18]

O comedão aberto é popularmente conhecido como cravo. É considerada a lesão básica da acne. Apresenta acúmulo de células queratinizadas e sebo no *Acroinfundibulum* folicular. A cor enegrecida da extremidade da lesão é devida à presença de melanina.

O comedão fechado é chamado de cravo branco. A lesão é esbranquiçada, podendo, em algumas situações, ser da cor da pele, semelhante ao mílio. É mais visualizada quando a pele é distendida.

Na acne papulopustulosa, a presença de seborreia costuma ser intensa (Figura 8.2). As lesões são inflamatórias, de intensidade variável e dolorosa. Quando há pústulas, a pele apresenta-se muito inflamada, em geral evoluindo para rompimento dessas lesões, com formação de crostas e possíveis cicatrizes (Figuras 8.3 a 8.5).

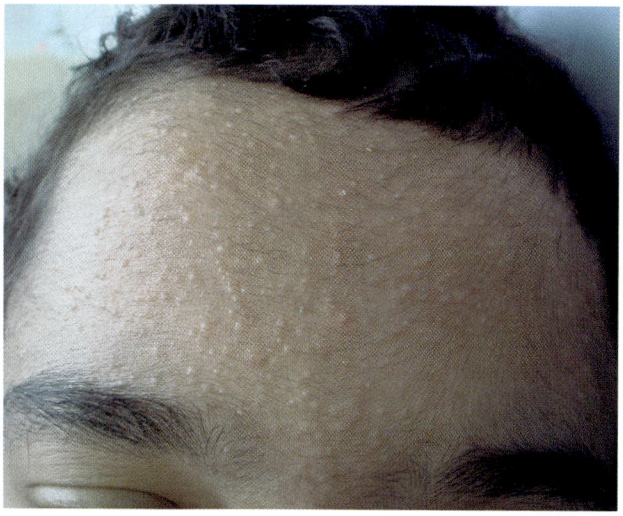

Figura 8.1. Acne comedogênica.
Fonte: Acervo da autoria do capítulo.

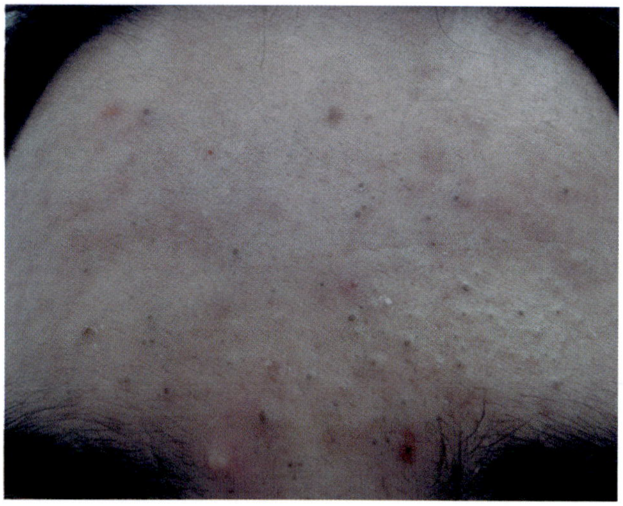

Figura 8.2. Acne papulopustulosa.
Fonte: Acervo da autoria do capítulo.

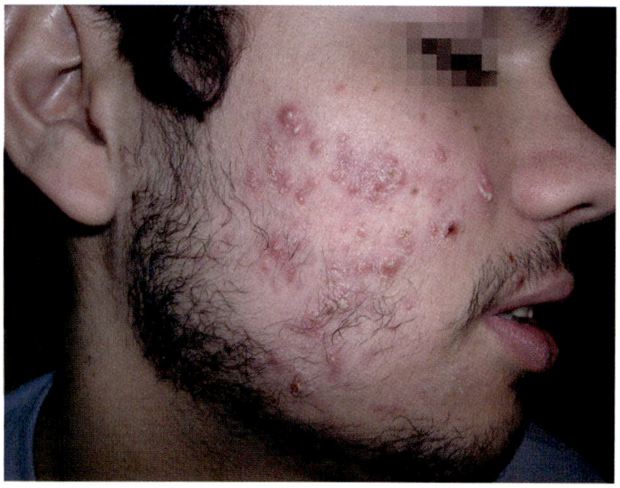

Figura 8.3. Acne papulopustulosa cística.
Fonte: Acervo da autoria do capítulo.

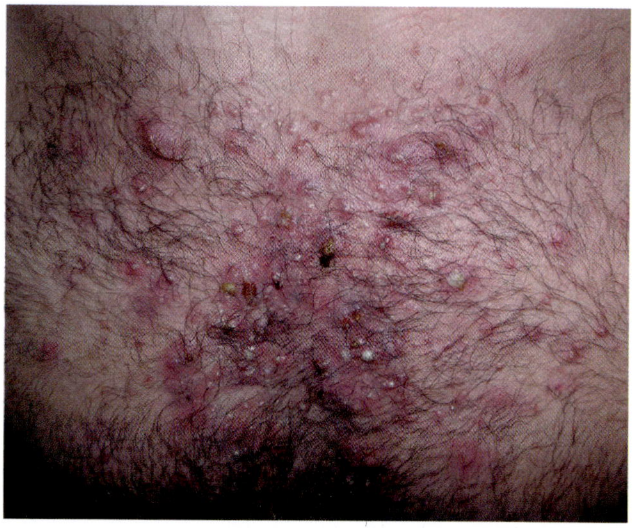

Figura 8.4. Acne papulopustulosa cística no tronco.
Fonte: Acervo da autoria do capítulo.

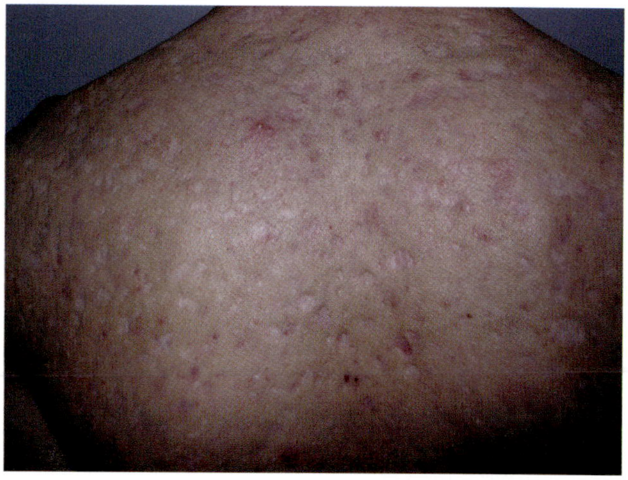

Figura 8.5. Cicatriz de acne no dorso.
Fonte: Acervo da autoria do capítulo.

Quando há reação inflamatória considerável atingindo a profundidade do folículo pilossebáceo e rompimento da parede folicular, ocorre formação de nódulos (Figura 8.6). Essas formas de acne são consideradas acne inflamatória.

Os cistos seriam resultado da drenagem da secreção no interior dos nódulos, composto de células epiteliais e pus.

Nos casos graves, a ausência de tratamento ou as condutas inadequadas podem favorecer o aparecimento de cicatrizes.

Outros tipos de acne

□ Acne neonatal (*Acne neonatorum*)

A infância é um período que requer atenção especial, pois a diferenciação de erupções pode ser desafiadora e o uso de certos tratamentos é muito difícil porque alguns medicamentos são contraindicados em crianças.

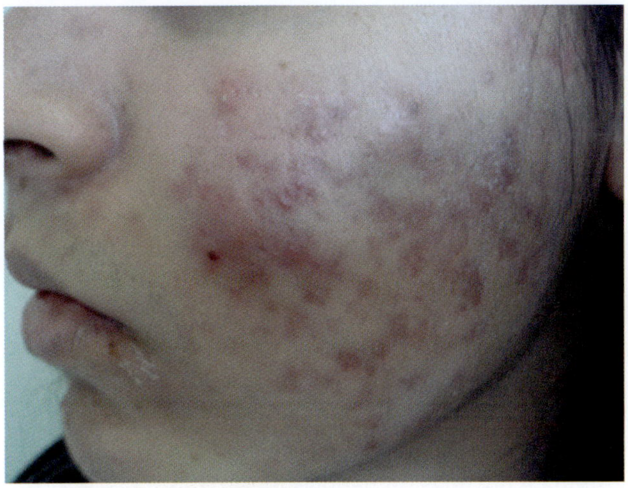

Figura 8.6. Acne nodular abscedada.
Fonte: Acervo da autoria do capítulo.

A acne neonatal é aquela que ocorre do recém-nascido até a 4ª semana de vida (Figura 8.7), acometendo mais comumente meninos (5:1)[19] e até 20% dos neonatos.[20] A importância clínica da acne neonatal reside na sua diferenciação de doenças infecciosas, na exclusão da virilização como causa subjacente e na possível implicação da acne grave na adolescência.[20]

Pode se apresentar como pequenos comedões fechados na fronte, nariz e região malar. Observa-se frequentemente hiperplasia sebácea. Com menos frequência, comedões abertos, pápulas inflamatórias e pústulas podem ser também clinicamente observados.

O mecanismo etiopatogênico exato ainda é desconhecido, sendo que vários fatores podem estar relacionados em sua etiologia, incluindo aumento da excreção sebácea, estimulação das glândulas sebáceas por andrógenos maternos e/ou neonatais e colonização das glândulas sebáceas por espécies de *Malassezia,* apesar da ausência do micro-organismo em alguns pacientes.[21] O aumento da excreção de sebo que ocorre durante o período neonatal se deve ao aumento das glândulas sebáceas, resultado da produção intensa de β-hidroxiesteroides pelas glândulas suprarrenais relativamente grandes, sendo que após 6 meses de idade, o tamanho das glândulas sebáceas e a taxa de excreção de sebo tendem a diminuir.[22]

A acne neonatal costuma ser leve, autolimitada e em geral se resolve espontaneamente, sem cicatrizes, em 1 a 3 meses. Na maioria dos casos não é preciso tratamento, mas se necessário, pode-se usar ácido azelaico em creme 20%, ou cremes de tretinoína 0,025% a 0,05%, e peróxido de benzoíla em gel na concentração entre 2% e 5% aplicado somente por algumas horas.[23] Nas lesões inflamatórias, damos preferência ao peróxido de benzoíla na concentração entre 2% e 5%, e aplicado somente por algumas horas antes do banho. Outras opções terapêuticas são adapaleno ou nicotinamida, com bons resultados.

Devemos considerar como diagnóstico diferencial, durante as primeiras semanas de vida, pustulose cefálica neonatal, hiperplasia das glândulas sebáceas neonatal, erupções acneiformes induzidas por fármacos ingeridos pela mãe durante a gravidez, mílio e outras dermatoses que apresentam comedões.

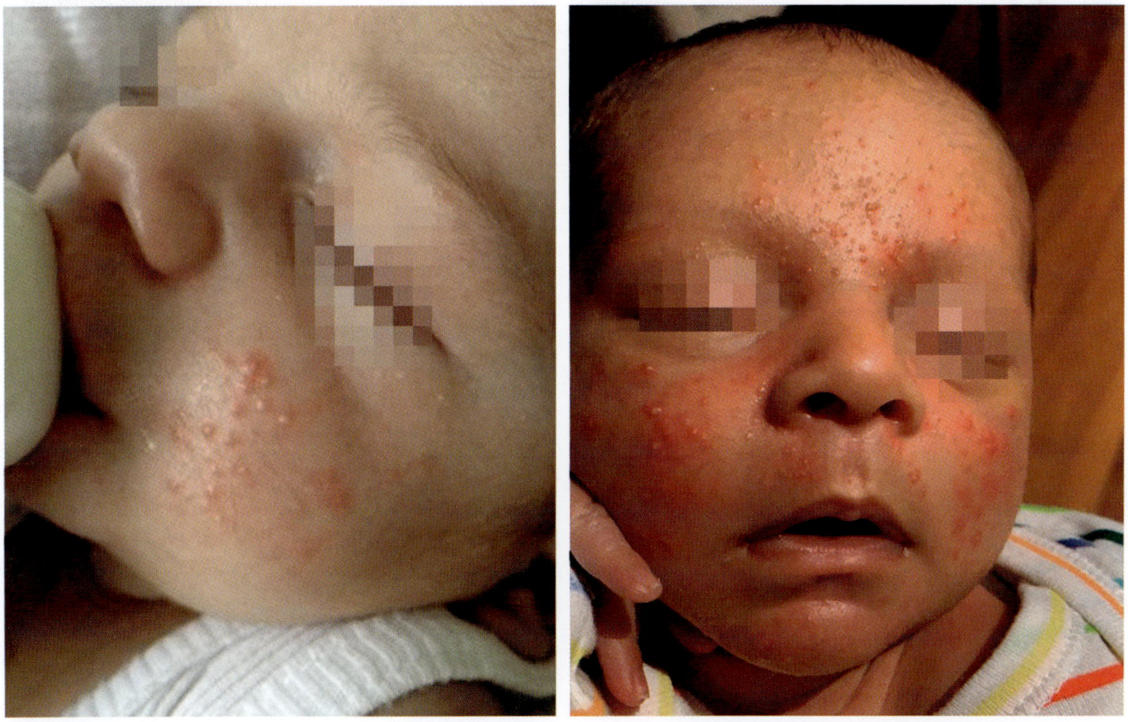

Figura 8.7. Acne neonatal.
Fonte: Acervo da autoria do capítulo.

Acne infantil

São casos que persistiram após o período neonatal, ou aparecem em geral entre o 3º e o 6º mês até os 4 anos de idade. É, em geral, mais comum no sexo masculino e as lesões são mais pleomórficas e inflamatórias do que na acne neonatal. Além dos comedões fechados e abertos, a acne infantil pode apresentar pápulas, pústulas, nódulos graves e cistos com potencial de cicatrização (Figura 8.8).

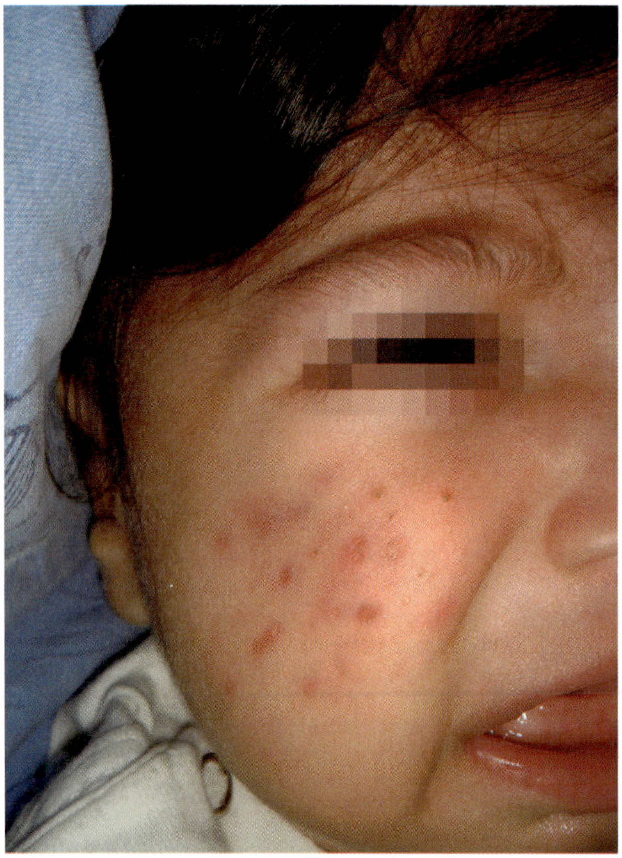

Figura 8.8. Acne infantil.
Fonte: Acervo da autoria do capítulo.

A etiologia da acne infantil permanece incerta, assim como na neonatal, e pode ser causada por altos níveis de andrógenos produzidos pelas glândulas suprarrenais fetais, em meninos e meninas, e pelos testículos, em meninos.[24] A glândula adrenal fetal produz altos níveis de DHEA, que estimulam as glândulas sebáceas até o primeiro ano de vida, reaparecendo na adrenarca.[20]

Acredita-se que a persistência da acne estaria ligada a distúrbios endocrinológicos, com alterações do LH, FSH e testosterona livre. Alguns autores sugerem também anormalidades hipotalâmicas, com precocidade da secreção de andrógenos. Nesses casos, deve-se pensar em puberdade precoce, e exames radiológicos podem esclarecer hiperandrogenismo infantil. Em alguns casos, a dosagem aumentada da excreção urinária de 17-cetoesteroides pode ser o único indício dessas alterações. A observação de que algumas crianças têm uma história familiar de acne grave ou hiperandrogenismo sugere um papel para fatores genéticos.[25]

De modo geral, a doença dura alguns meses e pode haver remissão espontânea. Nos casos persistentes, o tratamento baseia-se na causa. Nas formas leves, os derivados dos retinoides tópicos, aplicados em dias alternados ou diariamente, costumam resolver o problema. Nas formas inflamatórias, a melhor escolha é o uso de peróxido de benzoíla.

Pustulose cefálica neonatal

É uma entidade que no passado pode ter sido confundida com acne neonatal.[26] Aparecem durante o 1º mês de vida em ambos os sexos e é caracterizada por eritema e pústulas ou pápulas localizadas na face e pescoço. O exame histológico revela uma predominância de neutrófilos e leveduras do gênero *Malassezia*. Essa observação levou à especulação de que a doença pode representar uma reação inflamatória à *Malassezia* sp. O papel das leveduras tem sido questionado; no entanto, apesar da colonização aumentada da *Malassezia* durante as primeiras semanas após o nascimento, as taxas de colonização não são uniformemente correlacionadas com a presença da doença.[26]

O diagnóstico é sugerido devido ao aparecimento neonatal, localização das lesões e ausência de comedões. A *Malassezia* pode ser encontrada na microscopia com uma preparação de hidróxido de potássio. É importante distinguir pustulose cefálica neonatal de outros distúrbios neonatais caracterizados por pústulas. A ausência de comedões e de uma distribuição folicular e o aparecimento de lesões monomórficas a distinguem da acne neonatal. As características clínicas também podem diferenciar pustulose cefálica neonatal de eritema tóxico, melanose pustulosa transitória neonatal, pustulose eosinofílica e acropustulose da infância.

O tratamento pode ser feito com uma preparação tópica antifúngica; por exemplo, cetoconazol ou miconazol, duas vezes por dia, por uma a duas semanas, com eficácia. No entanto, mesmo sem tratamento, a desordem se resolve rápida e espontaneamente (Figura 8.9).

Acne medicamentosa

Diversos medicamentos podem ser responsáveis pela erupção acneiforme. São quadros agudos monomorfos, isto é, somente observamos inflamação do folículo. As lesões mais encontradas são pápulas e pústulas e não é observado o comedão.

A acne pode resultar do uso de contactantes na pele, por absorção, e também endotantes, por ingestão, inalação, injeção e pela via percutânea.

A localização característica desse tipo de acne é a face, a região anterior e posterior do tórax, os braços, a região glútea e as coxas.

Andrógenos, corticoides, ACTH e anticoncepcionais são os responsáveis pelo aparecimento dessas lesões, na maioria das vezes (Figura 8.10).

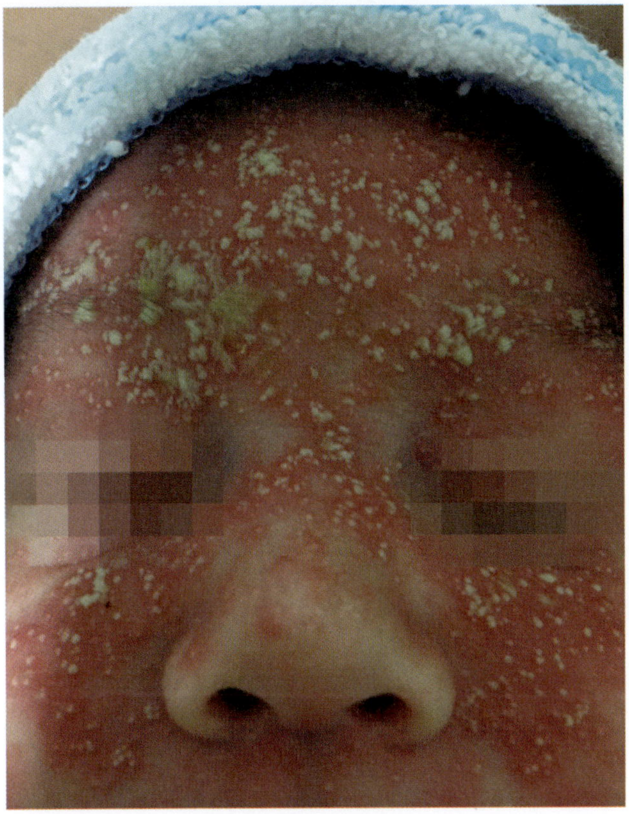

Figura 8.9. Pustulose cefálica neonatal.
Fonte: Acervo da autoria do capítulo.

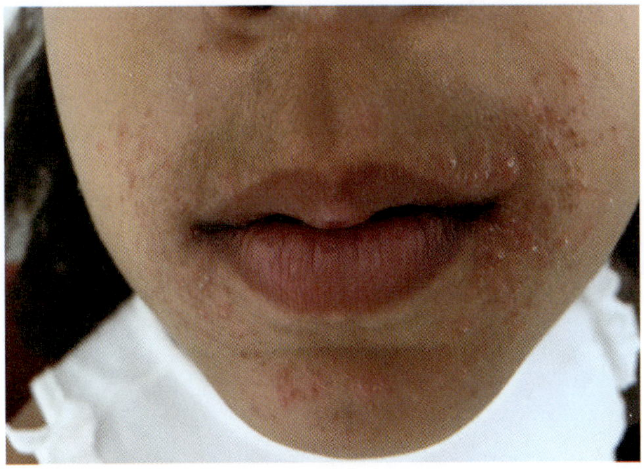

Figura 8.10. Acne medicamentosa por corticoide.
Fonte: Acervo da autoria do capítulo.

Outras substâncias também podem estar envolvidas, como os halógenos (iodo, cloro, bromo); as vitaminas (B12, B6, B1, D2); isoniazida, rifampicina, etionamida; fenobarbitúricos, trimetadiona, hidantoína; lítio, hidrato de cloral; quinina, dissulfiram; tiouracil, tioureia e ciclosporina.[24]

Essas erupções, quando presentes, podem ser dose-dependentes, ou seja, em concentrações muito baixas não seriam suficientemente capazes de causar a doença.[21]

A foliculite esteroidal é um tipo de erupção acneiforme observado nos adultos duas semanas após o uso oral de corticoides. Esse tipo de lesão, geralmente, não está presente nas crianças, exceto nos adolescentes.

Lesões similares podem ser também encontradas nos pacientes que fazem uso prolongado de corticoides tópicos.

A patologia desse tipo de acne é característica com a presença de uma foliculite focal com infiltrado inflamatório neutrofílico perifolicular, acentuada hiperqueratinização, presença de comedão rodeado de estroma fibrótico, refletindo ruptura folicular precoce e, nos casos de esteroides tópicos, observa-se atrofia da glândula sebácea.

O tratamento basicamente consiste na retirada do medicamento. Em casos especiais, quando não é possível a suspensão do medicamento, o tratamento pode ser feito com os derivados dos retinoides, antibióticos tópicos e antibióticos sistêmicos, nos casos mais graves.

Acne *venenata*

É causada por uma série de produtos químicos acnegênicos, observados, sobretudo, em ambientes industriais. Dentre esses produtos químicos, destacam-se: hidrocarbonetos clorados (cloracne), óleos solúveis (elaioconiose), graxa, óleo de petróleo, alcatrão da hulha (piche) e alguns produtos de beleza, que, em contato frequente com a pele, provocam pontos enegrecidos e dilatação nos óstios foliculares e o aparecimento dos comedões.[24]

O afastamento dos agentes causadores é a melhor terapia. Quando não há possibilidade de interrupção da exposição a essas substâncias, o uso de ceratolíticos produzirá bons resultados. Quando houver infecção bacteriana, está indicado o uso dos antibióticos à base das ciclinas.

Quanto aos trabalhadores que manipulam clorados, é importante ressaltar que, além da absorção percutânea, há também absorção pulmonar e, nesses casos, observam-se complicações pulmonares, hematológicas, neurológicas, hepáticas e metabólicas. Alguns casos graves podem levar à morte.[27]

Recentemente, pacientes que têm cloracne foram estudados por meio de análise de DNA *microarrays* de expressão gênica. De acordo com as investigações, a patogênese de cloracne pode ser conduzida pela ativação da transcrição mediada pelo receptor aril-hidrocarboneto e de genes ajudantes, tais como a CYP1A1, GSTA1 e TGF-α.[27] As alterações na expressão do gene podem modificar a proliferação e diferenciação epidérmica. Além disso, o gene supressor de tumor de Von Hippel-Lindau é encontrado e regulado negativamente em indivíduos que experimentam cloracne e outros sintomas resultantes do consumo de óleo de cozinha contaminado com policlorodibenzofuranos e dibenzodioxins.[27]

Acne cosmética

É uma forma de acne *venenata*, mais comum no sexo feminino, entre 20 e 50 anos, causada pelo uso de cosméticos que, aplicados na pele, induzem a essa condição, e raramente é observada em crianças. A causa mais frequente é o uso de cremes, como bases cremosas, *pancakes*, cremes emolientes, protetores solares cremosos etc.

Pessoas de pele negra, em especial, aplicam vários cremes e óleos nos cabelos e na face. É muito comum observar a presença de comedões nesses indivíduos, em geral restritos às áreas da aplicação desses produtos (Figura 8.11).

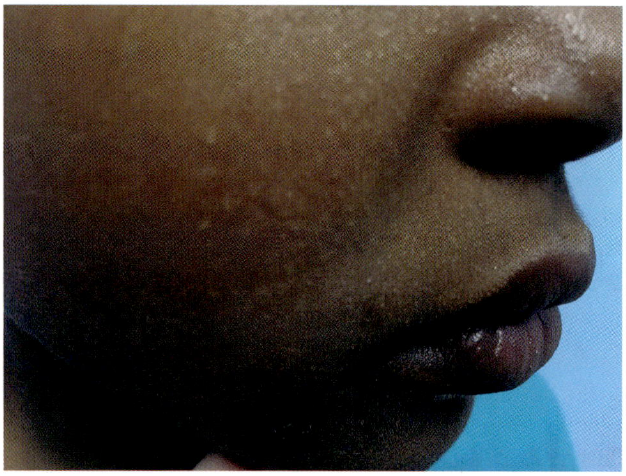

Figura 8.11. Acne em paciente de pele negra.
Fonte: Acervo da autoria do capítulo.

O uso de pomadas, dentre os agentes causadores da comedogenicidade, é o mais importante. As lesões estão restritas às áreas de aplicação dessas substâncias e o tratamento é a abstenção desses agentes. Quando necessário, pode-se utilizar o óleo mineral, que teria um efeito mais brando.

A acne por detergentes também pode ser considerada como uma forma de acne cosmética. O uso exagerado de alguns sabões, particularmente contendo hexaclorofeno, pode ter efeito comedogênico. São lesões de comedões e pápulas nos pacientes que não apresentam pele seborreica. A orientação quanto ao uso inadequado dos produtos é importante.[28]

□ Acne tropical

A acne tropical ou estival é observada nos meses do verão, pelo efeito do calor, e desaparece progressivamente nos meses mais frios. É também observada em pacientes com excessiva sudorese. A fisiopatologia do processo poderia estar relacionada com a presença de edema do orifício folicular e com inflamação. As lesões características são pápulas cupuliformes vermelho-violáceas endurecidas e pústulas, algumas vezes com certo grau de prurido, em geral localizadas no tronco, nos ombros e estendem-se para os braços (Figura 8.12). Com menos frequência, ocorrem na face e região cervical.

O quadro piora com o uso de fotoprotetores graxos e em pacientes que preferem horários inadequados de exposição solar.

O tratamento nos casos brandos é o uso de ceratolíticos e retinoides tópicos. Banhos frequentes com sabonetes antiacneicos também estão indicados.[28] Nos casos graves, está recomendado o uso de tratamento sistêmico.

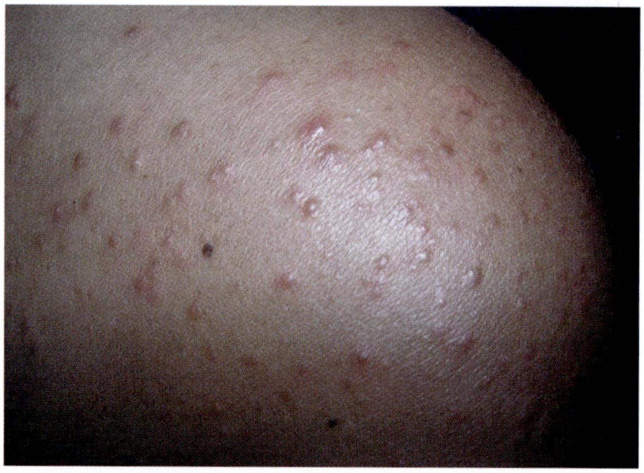

Figura 8.12. Acne tropical no ombro e dorso.
Fonte: Acervo da autoria do capítulo.

□ Acne mecânica

É um tipo especial de acne provocada pela ação de traumas físicos repetidos na pele, como pressões, tensões, alongamentos e estiramentos. Em geral, são causados pelo uso de chapéus, colares, moldes ortopédicos, fitas cirúrgicas etc. A explicação para o surgimento desse tipo de acne estaria nas forças mecânicas extrínsecas exercidas nas áreas seborreicas, que produziriam um provável agravamento no local de acne preexistente. O diagnóstico é feito pelo padrão de distribuição incomum das lesões da acne.[14]

□ Acne *fulminans*

É uma forma rara, exuberante, devastadora e grave, de início abrupto, da acne vulgar que acomete predominantemente o sexo masculino (Figura 8.13).

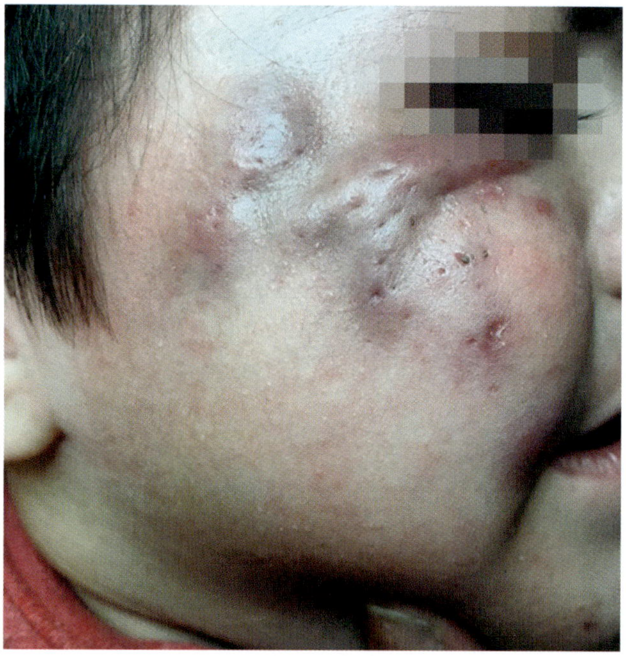

Figura 8.13. Acne *fulminans*.
Fonte: Acervo da autoria do capítulo.

A causa é desconhecida, mas acredita-se que possa estar relacionada com prováveis mecanismos inflamatórios e imunológicos, como hipergamaglobulinemia, depleção do sistema do complemento e presença de complexos imunocirculantes, além de reações de hipersensibilidade ao *C. acnes*, no decurso da acne inflamatória.[29] O acometimento predominante masculino poderia ser explicado pela alta taxa de testosterona durante a puberdade. Esse tipo de acne também pode ser induzido pelo uso sistêmico, na fase inicial, da isotretinoína.[30]

São lesões inflamatórias, dolorosas e papulonodulares que evoluem para lesões ulcerativas, noduloabscedantes, com hemorragia em algumas lesões, com tendência confluente, deixando cicatrizes e predominando na face e no tronco.

Outra forma clínica que pode estar presente, nesses pacientes em acompanhando com as lesões cutâneas, é o aparecimento súbito de manifestações sistêmicas, como febre, astenia, mialgias e poliartralgias.

Nos exames laboratoriais, estão presentes anemia, leucocitose com neutrofilia e velocidade de hemossedimentação aumentada (VHS).

Relatos pouco frequentes podem mostrar a presença de lesões osteolíticas na região dolorosa dos ossos. A biopsia óssea deve ser feita para descartar malignidade ou infecção.[31]

No tratamento imediato, o uso de corticoide sistêmico por um período que varia de 2 a 4 meses, associado a antibiótico oral, sobretudo do tipo macrolídio, geralmente há melhora rápida das lesões. A regressão do corticoide deverá ser lenta e somente após controle clínico da doença. A isotretinoína sistêmica não deve ser interrompida quando estiver em uso e é também importante para esses pacientes, no decurso do corticoide.

O prognóstico é satisfatório quando a terapêutica foi bem iniciada. Após a resolução das lesões, em geral são vistas cicatrizes e mílio.

Diagnóstico

- Ana Maria Mósca de Cerqueira
- Fernando Gustavo Mósca Cerqueira

O diagnóstico é basicamente clínico, pela presença das lesões de acne, como comedões, pápulas, pústulas, nódulos e cistos.

Nos casos duvidosos, pode-se optar pela biopsia da pele, mas esta nem sempre é conclusiva, porque as lesões de acne iniciam-se com o microcomedão, que geralmente não é visível a olho nu. Nas formas mais avançadas da acne vulgar, a histopatologia revela, em geral, uma foliculite profunda, que pode estar presente tanto na forma aguda quanto na crônica, com hiperqueratose infrainfundibular. A diferença entre a foliculite da acne e as demais foliculites é a forma comedonal.

Nas lesões inflamatórias de acne, a imunofluorescência direta pode apresentar depósitos de imunoglobulina e C3.

Abordagem Terapêutica Tópica e Sistêmica

- Ana Maria Mósca de Cerqueira
- Fernando Gustavo Mósca Cerqueira

A pele elimina pequenas quantidades de sebo e gordura, que são renovadas sistematicamente. Essas substâncias formam uma emulsão quando associadas ao suor, que também está presente no processo. Essa película hidro lipídica, que recobre a camada córnea, proporciona coesão, lubrificação e proteção.

Quando as glândulas sebáceas produzem maior quantidade de sebo do que o necessário, a pele torna-se gordurosa. É muito difícil, sob o ponto de vista cosmético, definir entre o limite da pele gordurosa fisiológica e da patológica, sobretudo nos países tropicais, onde o calor contribui para a estimulação da produção de gordura.

Cosmeticamente, observa-se uma pele brilhosa, com poros dilatados, espessa, sobretudo nas asas do nariz e nas bochechas. É uma pele facilmente irritável, difícil de maquiar e com presença de comedões.

Antes de iniciar a terapêutica, devem-se considerar algumas características no manejo da acne para que seja traçada uma abordagem correta.

Os produtos utilizados devem ser formulados com o objetivo de regularizar a secreção sebácea e regular a flora bacteriana, mas não poderão ser excessivamente desengordurantes porque podem provocar um rebote das secreções sebáceas. O sabão clássico com pH alcalino é desaconselhável, assim como os tensoativos do tipo alquissulfato e seus derivados, os tensoativos não iônicos ou anfóteros.

Compostos de azuleno, óleo de camomila e extratos de anis podem ser usados como calmantes e descongestionantes. Dentre os antibacterianos, considera-se a clorexidina, o bronopol, o fenol e o composto germall.

No tratamento da acne, de maneira geral, objetiva-se a correção do defeito na queratinização folicular, a diminuição da atividade das glândulas sebáceas e a regulação da população de *C. acnes* no folículo e, quando presente, a redução do processo inflamatório.

É importante considerar a personalidade do paciente para tratá-lo adequadamente. As visitas ao consultório devem dar tempo para ouvir suas preocupações e proporcionar uma explicação das causas, é claro, e as opções para o tratamento de acne. Deve-se também tentar resolver e acabar com os mitos comumente assimilados e fornecer informações sobre os fatores e comportamentos que podem piorar a acne.

Deve-se orientá-lo quanto à cronicidade da doença e quanto à expectativa de cura imediata. O tempo prolongado, a disciplina no uso da medicação, o excesso de produtos, os hábitos de higiene e a capacitação pessoal poderão dificultar a adesão ao tratamento proposto. O paciente excessivamente esperançoso também pode prejudicar a relação médico-paciente. Os pacientes devem deixar o consultório do médico sabendo exatamente como usar os medicamentos prescritos e quaisquer efeitos adversos que possam surgir. Eles devem ser alertados de que o tratamento da acne é um processo em longo prazo, muitas vezes levando seis a oito semanas antes que qualquer benefício terapêutico seja visto, e que, quando o tratamento é abandonado prematuramente, a acne costuma retornar. Além disso, uma vez que as lesões estejam curadas, o tratamento deve ser continuado, mesmo que com a pele aparentemente normal, até que fique claro que não há mais uma tendência para novas lesões.

Outro aspecto importante é o preço dos medicamentos. Devemos avaliar o receituário em função das possibilidades financeiras do paciente.

O impacto psicológico dessa patologia pode trazer importante distúrbio comportamental, como vergonha e depressão. Esse comprometimento emocional nem sempre é proporcional à gravidade da acne, e o médico deve saber como lidar com essa situação, sobretudo com pacientes adolescentes. Alguns casos especiais devem ser encaminhados para acompanhamento psicológico.[4,32]

Quando esses jovens estão acompanhados do seu responsável durante a consulta, é importante interrogar de quem partiu o interesse em procurar ajuda. É muito comum observarmos falta de vontade em buscar tratamento e até mesmo atitudes negativas por parte de alguns desses pacientes. O porquê da necessidade da terapia deve ser estabelecido, mas não sob imposição. O respeito pela vontade do adolescente, não deixando que os seus responsáveis direcionem a consulta, e a paciência do profissional em estabelecer contato nesses momentos são fundamentais.

Muitos pacientes adolescentes têm enorme interesse pelas mudanças do seu corpo, apesar de não demonstrarem isso sempre. O médico deve ficar atento a pequenas atitudes durante a consulta para explicar-lhes em detalhes como surgiram as lesões. Outros, ao contrário, demonstram-se orgulhosos em estarem na fase da adolescência. Nesse contexto, a sexualidade está relacionada com a acne e, para eles, é um sinal de maturidade. O sucesso do tratamento vai depender da adesão à terapia, da conscientização de que o local com acne deverá ser lavado mais de uma vez ao dia, de que a medicação não é milagrosa e de que um bom resultado requer paciência.

O adolescente deve ser orientado pela possibilidade de ter cicatrizes, caso não queira aderir ao tratamento.

Os pacientes com seborreia acentuada de couro cabeludo devem, dentro do possível, lavar os cabelos frequentemente. Nas adolescentes com longos cabelos, é conveniente alertar que cobrir o rosto com eles piora a seborreia.

Na mulher, a anamnese deve ser direcionada para o ciclo menstrual, a atividade sexual, o uso de contraceptivos e outros medicamentos que porventura esteja utilizando. Nos casos mais rebeldes, pode-se investigar as disfunções ovarianas.

Nos homens com acne, há consenso de que não ocorrem alterações nos níveis de testosterona sérica, mas nos pacientes musculosos deve-se questionar a relação com o uso de anabolizantes e de outros hormônios implicados nas atividades esportivas.

Fatores emocionais podem ter influência no agravamento da acne em alguns pacientes. Presume-se que o mecanismo seja a produção aumentada de andrógenos adrenais na fase de estresse, levando ao aumento da seborreia pela ação do córtex cerebral sobre o sistema neuroendócrino.[3]

Nos casos especiais, o médico deve sugerir acompanhamento psicoterápico como coadjuvante na terapia.

A relação entre o desenvolvimento de acne e a alimentação ainda não é clara, mas nos últimos dez anos, um número crescente de estudos epidemiológicos mostrou uma conexão entre uma alta taxa de ingesta de produtos lácteos e acne nas sociedades ocidentais,[9] além da ingesta de alimentos com alta carga glicêmica,[33] como chocolate, nozes e alimentos gordurosos.[34]

A hiperinsulinemia parece ser um dos principais fatores responsáveis pela desregulação da síntese dos andrógenos, em função da sua influência sobre as concentrações de fator de crescimento semelhante à insulina (IGF: *insulin-like growth factor*) e suas proteínas ligadoras, as proteínas transportadoras de IGF (IGFBP: *insulin-like growth factor binding protein*) 1 e 3, que regulam a proliferação e a apoptose de queratinócitos, síntese de andrógenos, síntese de SHBG e síntese de sebo.[16]

A desobstrução de comedões, conhecida popularmente como limpeza de pele, deve seguir algumas regras básicas. Não se deve deixar que o próprio paciente manipule a extração manual de suas lesões, para não causar cicatrizes e manchas residuais. A melhor maneira é a extração dos comedões por profissionais experientes, a cada três semanas, que deve ser orientada após o início da terapia, sobretudo nas lesões inflamatórias.

Tratamento tópico

É o tratamento mais empregado na maioria dos pacientes com acne leve e moderada. Estima-se que 50% desses pacientes estão afetados por esses tipos de acne.

No arsenal terapêutico, deve-se optar por medicamentos bem tolerados pelos pacientes. A indústria farmacêutica, nos últimos anos, evoluiu efetivamente na terapia antiacneica. Quando os medicamentos tópicos são bem indicados, observam-se mínimos efeitos secundários cutâneos.

Toda medicação tópica tem eficiência limitada, e quando se persiste nos casos não responsivos, ela pode tornar-se inócua e até mesmo nociva. Deve-se avaliar o momento mais apropriado para se recorrer à outra medicação que seja mais adequada à nova situação.

A Sociedade Brasileira de Dermatologia adota o algoritmo de tratamento da acne, de acordo com a gravidade, em leve, moderada e grave. É um guia para escolha da terapia (Quadro 8.1).

Quadro 8.1. Algoritmo de tratamento da acne.

	Leve		Moderada		Grave
	Comedoniana	**Papular/pustulosa**	**Papular/pustulosa**	**Nodular**	**Nodular/conglobata**
Opção n. 1	Retinoides tópicos	Retinoides tópicos + antimicrobiano tópico	Antibiótico oral + retinoide tópico ± peróxido de benzoíla (PB)	Antibiótico oral + retinoide tópico ± PB	Isotretinoína oral
Alternativas	Retinoide (outro) ou ácido salicílico	Retinoide tópico (outro) + medicamento antimicrobiano tópica (outra)	Antibiótico oral (outro) + retinoide tópico (outro) ± PB	Isotretinoína oral ou antibiótico oral (outro) + retinoico tópico ± PB	Antibiótico oral em dose alta + retinoide tópico + PB
Alternativas	Opção n. 1	Opção n. 1	Antiandrogênico oral + retinoide tópico ± antimicrobiano tópico	Antiandrogênico oral + retinoide tópico ± antibiótico oral ± antimicrobiano (outro)	Antiandrogênico oral em dose alta + retinoide tópico ± antibiótico oral ± antimicrobiano tópico (outro)
Gravidez	Remoção física do comedão	Remoção física Eritromicina tópica Eritromicina oral			
Manutenção	Retinoides tópicos	Retinoides tópicos + PB			

Fonte: Modificado por Gollnick H.

Retinoides

São análogos estruturais e funcionais da vitamina A que exercem múltiplos efeitos biológicos. São eficazes principalmente pela capacidade de mediar seus efeitos através de receptores retinoides intranucleares. Assim, um retinoide é definido como qualquer molécula que, por si só ou por conversão metabólica, se liga e ativa os receptores de ácido retinoico, o que leva à ativação de genes responsivos ao ácido retinoico, resultando em respostas cutâneas específicas.[30]

Com a descoberta dos receptores nucleares para retinoides, avançamos na compreensão da sua ação. Os retinoides exercem efeitos fisiológicos na transcrição do DNA através da ligação de dois receptores: receptores de ácido retinoico e receptores de retinoide X.[30] Esses dímeros ligam sequências específicas de DNA (elementos de resposta do ácido retinoico) na região promotora que regula a atividade de transcrição.

Apresentam seis receptores de retinoides reconhecidos que pertencem a duas famílias. Os compostos que explicam o espectro total das atividades biológicas dos retinoicos podem demonstrar a considerável eficácia em todas as formas de acne, sobretudo nos comedões. Alguns retinoides podem ter a capacidade de modular resposta imune e ação anti-inflamatória. Agem também com efeitos diretos sobre os queratinócitos, intensificando a penetração de outras medicações tópicas, como peróxido de benzoíla e antibióticos.

Há estudos que utilizam retinoides tópicos para interromper a formação de microcomedões, com intenção de prevenir a formação das lesões de acne. Eles restauram a normalidade da reciclagem e maturação anormais das células epiteliais.[35] Os mais utilizados são: tretinoína, isotretinoína, adapaleno e tazaroteno.

Tretinoína

É conhecido como ácido *all-trans* retinoico, um derivado do ácido retinoico. Tem a capacidade de modificar a queratinização folicular anormal, com efeito comedolítico. É indicada sobretudo nas formas comedolíticas não inflamatórias da acne.

É bem tolerada, possivelmente por causa da restrita absorção pela epiderme para a circulação sistêmica. Quando presentes, os efeitos colaterais são limitados e caracterizam-se por eritema local e descamação. Os pacientes são instruídos a usar uma quantidade que chamamos de "tamanho de uma ervilha", espalhando uma camada fina por toda a face. Inicialmente as aplicações devem ocorrer a cada duas a três noites, para reduzir os efeitos indesejáveis. Nas formulações em microesferas e em creme, o efeito irritativo é menor. Pode ser usada nas concentrações que variam de 0,1% a 0,01%, dependendo da gravidade, à noite.

Nos pacientes com a pele mais sensível, o uso de hidratantes tópicos *oil free* pode ser indicado previamente ao uso da tretinoína tópica.

A orientação à proteção solar é mandatória, uma vez que essa medicação apresenta extrema sensibilidade à radiação solar ultravioleta.

É eficaz na redução dos níveis de ácidos graxos livres nos folículos comedônicos. Utilizamos nas formas inflamatórias com boa resposta.

A tretinoína é quase idêntica em estrutura química à isotretinoína, e algumas preocupações foram levantadas sobre sua potencial teratogenicidade. Não houve relatos de malformações em crianças nascidas de mulheres que usaram tretinoína durante a gravidez e classificada como categoria C (ou seja, o risco para o feto não pode ser descartado), no entanto, o seu uso é evitado durante a gravidez.[36,37]

Recomenda-se alternar o uso do peróxido de benzoíla com a tretinoína, porque este inativa a tretinoína. Os dois fármacos não devem ser aplicados simultaneamente. O uso deve ser: aplicar na parte da manhã o peróxido e o retinoide à noite.[30]

□ Isotretinoína

É um estereoisômero do ácido 13-cis-retinoico. Similar aos resultados do ácido retinoico, mas com a vantagem de não apresentar os efeitos indesejáveis irritativos e a fotossensibilidade do anterior. Indicado na forma moderada da acne, na concentração de 0,05% em gel, com uma aplicação noturna diária.[30,38]

□ Adapaleno

Apresenta a característica de ter potencial comedolítico significativo em acne leve à moderada e efeito anti-inflamatório comprovado. Nas formas inflamatórias de média gravidade, poderá ser indicado em associação à terapia oral.

É um derivado do ácido naftoico e, embora não seja um retinoide verdadeiro, possui atividade de tipo retinoide. Age como moderador da diferenciação celular, particularmente na descamação anormal da pele. Apresenta também fácil penetração folicular e pode ser combinado com outras terapias para acne. Ao contrário da tretinoína, não é inativado pelo peróxido de benzoíla e pela irradiação ultravioleta. Aprovado pelo FDA na concentração de 0,1% a 0,3%. Uma combinação estável de 2,5% de peróxido de benzoíla e adapaleno 0,1% gel, com baixa irritação local com relação aos demais retinoides, pode ser aplicado uma a duas vezes ao dia.[30,38,39]

É classificado na categoria C para a gravidez.

□ Tazaroteno

É um pró-medicamento retinoide acetilênico, rapidamente convertido em seu principal metabólito ácido livre, o ácido tazaroteno. Os mecanismos exatos da ação do tazaroteno ainda não estão definidos; acredita-se que sua ação esteja na normalização da hiperqueratinização celular e nos marcadores inflamatórios. A normalização da queratinização levará à diminuição da adesão dos queratinócitos foliculares, agindo como efeito comedolítico contra comedões existentes e prevenindo a formação de novos comedões.

Oferece benefícios também nas lesões de psoríase. Pode ser usado nas concentrações de 0,1% e 0,05% na acne de intensidade de leve à moderada. Irritação local, descamação, ardência, eritema e prurido são dose-dependentes.

Apesar de topicamente não ser mutagênico e carcinogênico, não deve se usado em extensão maior de 20%. É recomendado somente para acne facial. É contraindicado durante a gravidez (classificado na categoria X) nos Estados Unidos. No Brasil, no momento, não está sendo comercializado.

□ Medicamentos antibacterianos tópicos

Peróxido de benzoíla (PB)

É um agente microbiano eficaz, antigo e um dos fármacos mais potentes, especialmente na redução de *C. acnes* em cerca de 90% e 40% de ácidos graxos livres. O mecanismo de ação ocorre com a peroxidação lipídica, que ocasiona alteração da permeabilidade da membrana, facilitando a penetração dos tratamentos tópicos, sobretudo em combinação com antibióticos tópicos. É o medicamento mais usado na terapia inflamatória da acne.[40]

Não foram encontradas evidências de organismos resistentes ao peróxido de benzoíla e foi demonstrado redução da probabilidade de desenvolvimento de resistência quando usado em combinação com antibióticos tópicos, principalmente a clindamicina. Suspensão de peróxido de benzoíla em concentrações eventualmente excessivas poderá causar efeitos irritativos à pele, além de deixar um resíduo brancacento no local. A irritação poderá ser contornada por meio da micronização das partículas e utilizando-se um veículo em um solvente não volátil. A vantagem desses veículos especiais é que apresentam efeito mais prolongado, não sendo necessárias altas concentrações. Aplicações mais espaçadas também diminuem a ação irritante do fármaco. O paciente pode ser instruído para dispensar uma quantidade do tamanho de uma ervilha para uma ponta do dedo. É importante salientar que os medicamentos com efeito oxidativo podem descorar roupas e clarear alguns pelos no local da aplicação. Deve-se evitar a aplicação na área coberta pela vestimenta.

É formulado em géis em concentrações que variam de 5% a 10%. Nos pacientes sensíveis e crianças, utiliza-se a 2% ou 2,5%. Pode ser usado aplicando-se de 1 a 3 vezes por dia, nos casos mais graves.

O peróxido de benzoíla é considerado categoria C na gravidez pela Food and Drug Administration (FDA), ou seja, o risco para o feto não pode ser descartado.

Ácido azelaico

O ácido azelaico apresenta como característica um bloqueio na conversão da testosterona em deidrotestosterona, pela inibição competitiva sobre a 5α-redutase no componente pilossebáceo. É um ácido dicarboxílico saturado de nove átomos de carbono, que resulta da oxidação do ácido ricinoleico. É um comedolítico suave e um anti-inflamatório leve com ação na redução da população do *C. acnes*. É usado no tratamento da acne inflamatória moderada e da não inflamatória.

Em adição, poderá ser associado aos antibióticos tópicos por ter um efeito semelhante na redução da resistência ao *C. acnes*. O ácido azelaico foi mostrado para ser comparável em eficácia ao peróxido de benzoíla a 5%, tretinoína a 0,05% ou eritromicina a 2%.[41] Pode ser uma alternativa para pacientes com acne leve a moderada inflamatória e comedoniana, sobretudo aqueles que são incapazes de tolerar um retinoide tópico.

Outro efeito relevante do ácido azelaico é sua ação despigmentante, que é útil na fase pós-inflamatória da acne. Apresenta atividade antitirosinase sobre os ácidos carboxílicos, sendo importante ressaltar que sua ação despigmentante não tem efeito sobre a pele normal. O ácido azelaico está indicado também nas hipercromias pós-inflamatórias, melasma e outras patologias.

A concentração mais usada é a 15% em gel, creme ou loção, aplicado 2 vezes ao dia. Como clareador, a concentração mais utilizada é de 20% em creme.

□ Antibióticos tópicos

Os antibióticos tópicos reduzem as concentrações de *C. acnes* e os mediadores inflamatórios. Como resultado, esses agentes têm sido muito úteis no tratamento da acne inflamatória leve a moderada. As dificuldades práticas e o custo associado com a aplicação de antibióticos tópicos para grandes regiões limitam sua utilização para o tratamento da acne facial. Os mais utilizados são os que contêm clindamicina e eritromicina isolada. A sulfacetamida de sódio também é eficaz e comparável, com ou sem enxofre. Os antibióticos tópicos estão disponíveis numa variedade de veículos.

Com a monoterapia, a eritromicina apresenta significativa resistência ao *C. acnes*. É empregada nas concentrações de 2% a 4% em gel, em associação ao peróxido de benzoíla, com boa resposta após algumas semanas do tratamento. Deve ser utilizada preferencialmente nas lesões pustulosas.[42,43]

A clindamicina na concentração a 1% em gel ou loção é eficaz principalmente contra pústulas e pequenas lesões papulosas, mas não apresenta boa resposta nas lesões císticas e sobre os comedões. Estudos comprovam que esse antibiótico é o que apresenta melhores resultados na diminuição dos níveis do *C. acnes*, quando associado ao peróxido de benzoíla.[40]

Os produtos combinados aos agentes melhoram a eficácia terapêutica. As desvantagens das preparações combinadas são o custo e a necessidade de refrigeração de alguns produtos, a fim de manter a estabilidade do fármaco.

Uma grande preocupação relacionada com o uso de antibióticos tópicos ou sistêmico é o surgimento de formas resistentes de *C. acnes*. Muitos países relataram que mais de 50% das cepas de *C. acnes* são resistentes, particularmente aos macrolídios tópicos.[42] A maioria das cepas resistentes à eritromicina apresentaram resistência cruzada à clindamicina e a outro macrolídio, lincosamida e ao antibiótico estreptogramina. A resistência a múltiplos medicamentos foi observada em 18% entre *Propionibacterium* resistentes a tetraciclinas. O grau de resistência à tetraciclina é maior do que a doxiciclina, que, por sua vez, excede a minociclina.[44]

Recomendações para o uso de antibióticos para reduzir a seleção de organismos resistentes[45]

- Só prescrever antibióticos quando necessário, e não usar como monoterapia.
- Prescreva para o mais breve período de tempo possível, reconhecendo que 3 a 6 meses podem ser necessários para alcançar um efeito terapêutico (cepas resistentes começam a surgir de 12 a 24 semanas após a terapia inicial).
- Se for necessário retratamento com antibióticos, empregar o mesmo agente a menos que haja uma falha terapêutica anterior.
- Use BP como adjuvante para prevenir o surgimento de organismos resistentes ou por um período mínimo de 5 a 7 dias entre os cursos de antibióticos para eliminar organismos resistentes.
- Evite o uso de terapia oral e tópica concomitante com antibióticos diferentes.[46]

□ Formulações magistrais

Ácido salicílico, enxofre, resorcina, associados a veículos em gel, álcool e licor de Hoffman (álcool com éter) são plenamente eficazes, em especial nas lesões do tronco ou como coadjuvantes de outras medicações tópicas. Devem-se prescrever formulações simples, evitando a combinação de produtos com a mesma eficácia. Além disso, a concentração dos medicamentos não deve ser escassa nem exagerada, o que obrigaria o paciente a fazer tratamentos inadequados. É importante entender que, relativamente, pequenas quantidades são mais caras do que as maiores, não havendo, em geral, vantagem em prescrever quantidades inferiores a 30 gramas.

Outras terapias complementares

Na remoção de cistos, fístulas e cicatrizes de acne, algumas técnicas complementares podem ser empregadas. Como métodos cirúrgicos, a drenagem de pústulas e a excisão previnem as cicatrizes.

Nos casos graves de cistos e nódulos, as injeções intralesionais de corticoide estão indicadas. Nas cicatrizes de acne as terapias químicas e físicas, como peeling, são eficazes, além do uso de laser, dermoabrasão e preenchimentos.

Tratamento sistêmico

É indicado quando não houver resposta ao tratamento tópico, nos casos graves de acne inflamatória, como coadjuvante da terapia tópica e quando os pacientes com sintomas leves de acne apresentam alterações significativas de sua autoestima, em que a troca da terapia tópica pela terapia oral rapidamente efetiva é mais aconselhável.

□ Terapia hormonal

Em geral, os contraceptivos orais não são vistos como uma terapia primária para a acne, mas como adjuntos aos medicamentos convencionais. Os contraceptivos hormonais orais podem afetar a acne de várias maneiras.

O estrogênio melhora a acne, aumentando os níveis de SHBG (síntese da proteína transportadora dos hormônios sexuais – *sex hormone-binding globulin*), o que diminui a testosterona livre biologicamente ativa, e suprimindo a secreção de gonadotrofinas, assim reduzindo a produção do ovário androgênico. O potencial androgênico e antiestrogênico inerente ao componente progestina de um contraceptivo hormonal oral ou outro também pode influenciar a gravidade da acne. Assim, contraceptivos orais contendo progesterona com baixo potencial androgênico (p. ex., acetato de noretisterona, etinodiol diacetato, norgestinona, desogestrel ou drospirenona) são considerados muitas vezes para ter os efeitos mais favoráveis em acne. A drospirenona tem propriedades antiandrogênicas. A quantidade de drospirenona em uma pílula contraceptiva oral tem um efeito antiandrogênico equivalente a 12,5 mg de espironolactona.[15]

Dentre os estudos que examinaram o impacto de contraceptivos orais na acne, no entanto, todos parecem demonstrar um benefício, independentemente do componente progestina empregado.[15,47]

Na Europa, o antiandrogênio acetato de ciproterona (2 mg), combinado com etinilestradiol (35 mg) é utilizado no tratamento de pacientes com doença recalcitrante. A acne é um efeito adverso reconhecido associado ao uso de implantes de progestina de ação prolongada e pode ocorrer durante a utilização do depósito de acetato de medroxiprogesterona.[15]

Indicados no controle da acne inflamatória, sobretudo nos pacientes do sexo feminino que apresentam níveis elevados de testosterona, DHEAS ou estejam em busca de anticoncepcionais orais.

Há várias progestinas que têm propriedades androgênicas diferentes de terceira geração. Os melhores anticoncepcionais orais indicados para acne devem conter progestinas de menor propriedade androgênica. Eles incluem o norgestrel, levonorgestrel, noretindrona e acetato de noretindrona.

O acetato de ciproterona está indicado no tratamento do hiperandrogenismo feminino. Sua ação é a inibição da ovulação com bloqueio do receptor androgênico. Pode ser usado em baixa dosagem (2 mg/dia) em combinação com o etinilestradiol. Em alta dosagem (50 a 100 mg/dia), deve ser usado entre o 5º e o 14º dia do ciclo menstrual.

Na adolescente, deve-se avaliar a relação risco-benefício, pois esses hormônios podem alterar a maturidade ovariana, com fechamento precoce das epífises ósseas e como consequência pode ocorrer parada do crescimento. Nesses casos, o encaminhamento para o especialista é fundamental para determinar a necessidade da terapia.

□ Corticoides orais

Apresenta efeito inflamatório eficaz e efeitos colaterais indesejáveis, como acne esteroidiana. Seu uso fica restrito para as formas graves de acne cística e *conglobata* em associação com outras terapias orais, como isotretinoína e antibióticos orais.

O fármaco preconizado pode ser a betametasona e/ou a dexametasona. Nas formas císticas, devem ser administradas por um período curto. O resultado é satisfatório e a supressão não provoca rebote. Acredita-se que o corticoide, nesse caso, regule o aumento do hormônio sulfato de deidroepiandrosterona (S-DHEA) e promova a diminuição de globulinas ligadas aos hormônios sexuais.

Na acne *fulminans*, o corticoide deve ser utilizado por um período mais longo, associado ao antibiótico, de preferência do tipo macrolídio, ou da isotretinoína oral. A retirada do corticoide deverá ser lenta após controle clínico.

□ Flutamida

É um potente antiandrógeno não esteroide, indicado no tratamento de carcinoma prostático metastático do estágio D2. Seu mecanismo de ação consiste em inibir captação e união da testosterona com receptores nucleares e citoplasmáticos nas células-alvo. A associação com anticoncepcional oral pode potencializar seu efeito. Está indicada nos pacientes portadores de hirsutismo moderado a grave e naqueles com acne e seborreia intratáveis.

A dose usual varia de 125 a 500 mg/dia, quando se observam poucos efeitos colaterais. O uso em homens, em pacientes menores de 18 anos e na gravidez é contraindicado, sobretudo pelo risco de feminização. O efeito colateral mais temido é a hepatotoxicidade. Outros efeitos adversos – náuseas, vômitos, cefaleia, irregularidade menstrual, aumento de apetite e obesidade – são relatados, mas pouco frequentes.[44]

No Brasil seu uso está totalmente proibido para tratamento da acne e hirsutismo. A Agência Nacional de Vigilância Sanitária (Anvisa) e outros órgãos ao redor do mundo alertam quanto ao perigo do surgimento de hepatite fulminante nas mulheres que o ingerem. Para se ter uma ideia, no Brasil, na França e nos Estados Unidos, a fórmula não prevê o seu uso por indivíduos do sexo feminino.[48] No Brasil, o governo decidiu lançar um alerta após cinco mulheres com idades entre 18 e 35 anos desenvolverem hepatite fulminante. A única opção de cura é a realização de um transplante em um período inferior a 72 horas a partir do aparecimento dos primeiros sintomas e, infelizmente, das cinco mulheres, quatro casos resultaram em óbito, incluindo duas tentativas de cirurgia sem sucesso.[48]

A flutamida não deve, em hipótese alguma, ser absorvida por gestantes, pois pode acarretar desde um aborto até a malformação do feto.

□ Antibacterianos orais

O mais usado é a tetraciclina, seguida das ciclinas de segunda geração, como limeciclina, minociclina e clindamicina. Os macrolídios também são bem indicados.

Tetraciclina

Age seletivamente nas lesões acneicas. Sua ação terapêutica reside na redução das lipases intrafoliculares, com diminuição drástica do número de bactérias que sintetizam essas enzimas.

Emprega-se na dose de 500 a 1.000 mg diariamente, ingerida de estômago vazio, seguida de redução quando houver melhora do quadro clínico, respeitando um prazo médio de três meses.

Na tetraciclina, o efeito adverso primário é o desconforto gastrointestinal que pode, ocasionalmente, causar ulceração do esôfago; como resultado, os pacientes devem ser aconselhados a tomar a medicação com grande quantidade de água e evitar ficar reclinados logo após a ingestão de uma dose. Outros efeitos adversos incluem fotossensibilidade, candidíases, vulvovaginite e, excepcionalmente, pseudotumor cerebral, hiperpigmentação facial e onicólise. Para que não ocorra resistência bacteriana é recomendável não exceder 4 a 6 meses de uso. A terapia intermitente pode ser necessária, em algumas situações, por vários meses ou anos.[46]

Não deve ser usada em mulheres grávidas ou com possibilidade de engravidar ou para pacientes menores de 9 anos de idade, devido ao potencial de descoloração dos dentes e nos pacientes que estejam usando isotretinoína oral.

Limeciclina

É um metabólito da tetraciclina de comprovada eficácia no tratamento da acne. A administração de limeciclina a 300 mg, uma vez ao dia, e 150 mg, duas vezes ao dia, demonstra a mesma atuação, observada pela bioequivalência na circulação sanguínea, após 24 horas.

Minociclina

É um antibiótico derivado da tetraciclina, com melhor resposta na acne e poucos casos de resistência. A dose empregada é 100 mg, duas vezes ao dia. A intolerância é menor e sua absorção é menos afetada por alimentos do que a tetraciclina.

É um pouco mais cara do que outros antibióticos e tem efeitos adversos raros, mas significativos. A pigmentação da pele devido à deposição de um complexo de melanina de medicamentos é bem reconhecida. Ela pode assumir três formas:

- **Tipo I:** mácula azul-preto que está localizada em áreas de cicatrizes;
- **Tipo II:** localizada, ou hiperpigmentação azul-preto, marrom ou cinza-ardósia que ocorre na pele normal, e difusos;
- **Tipo III:** pigmentação marrom generalizada.

A pigmentação tipo I parece não estar relacionada com a duração da terapia ou dose cumulativa; mas os tipos II e III costumam ocorrer em pacientes que receberam uma dose cumulativa superior a 70 mg a 100 mg. Os tipos I e II podem se resolver vários meses depois da interrupção da terapia; mas no tipo III, a pigmentação induzida por minociclina persiste e pode ser tratada com laser de rubi *Q-switched* ou neodímio-YAG laser. Raramente, a pigmentação pode afetar os dentes, mucosa oral, unhas ou olhos.[49]

Efeitos adversos autoimunes também têm sido relatadas, incluindo reação soro-doença semelhante, síndrome de hipersensibilidade, síndrome do tipo lúpus eritematoso e hepatites. Na maioria dos casos, as reações resolvem quando a minociclina é retirada; no entanto, alguns pacientes apresentam sintomas persistentes que podem exigir terapia imunossupressora. Embora essas reações sejam raras, os pacientes devem ser orientados de modo adequado e aconselhados a relatar sintomas incomuns, sobretudo artralgias, erupção cutânea, febre ou icterícia.

Doxiciclina

A dose inicial é de 100 a 200 mg/dia, e é especialmente efetiva no tratamento da acne inflamatória. Como efeito colateral, alguns pacientes podem apresentar sensibilidade à luz solar.

□ Azitromicina

É um antibiótico indicado para os pacientes que não toleram, ou não respondem, a outros antibióticos empregados no tratamento da acne. A dose preconizada é de 250 mg, três vezes na semana, associado a tratamentos tópicos.

Estudos relatam que essa é uma alternativa eficaz mais cômoda e bem tolerada no tratamento da acne inflamatória em associação à isotretinoína oral. A dose usual é 500 mg por dia, durante 3 dias, com intervalos de 10 dias, não excedendo um período de 3 meses.

□ Eritromicina

Na impossibilidade do uso dos demais fármacos, pode ser empregado o estearato de eritromicina. Não se recomenda o uso do estolato de eritromicina por seus efeitos colaterais significativos, como náuseas, vômitos e icterícia colestática. O efeito adverso primário da eritromicina é desconforto gastrointestinal, que pode ser evitado tomando a medicação com alimentos. A dosagem utilizada é 250 mg, quatro vezes ao dia, reduzida gradualmente depois que o controle for atingido. Deve ser administrada antes das refeições. Hoje em desuso devido à alta resistência bacteriana do *C. acnes*.

□ Isotretinoína

É o ácido 13-cis-retinoico, derivado do retinol. Está indicada para acne nodulocística grave e acne moderada recidivante. Apresenta efeito antisseborreico, antiqueratinizante e anti-inflamatório. Por apresentar também efeito antibacteriano folicular, está indicada em casos de foliculite por gram-negativo, acne fulminante, rosácea, seborreia, entre outras patologias.

O mecanismo de ação da isotretinoína inclui modulação da proliferação e diferenciação, normalização do processo de queratinização, imunomodulação, atividade anti-inflamatória e sebossupressão. Em adição, a inibição da proliferação da célula da epiderme afeta a diferenciação da célula dérmica e mesenquimal. Como efeitos adversos, observam-se anormalidade temporária hepática, aumento sérico das taxas de colesterol e triglicérides e ressecamento mucocutâneo. A meia-vida da isotretinoína é de, aproximadamente, 10 a 20 horas.

Apresenta teratogenicidade, por atravessar a barreira placentária, podendo provocar deformidades fetais precoces. É recomendado que pacientes do sexo feminino façam segura contracepção até um mês após completar a terapia. Testes de gravidez mensais são de preenchimento obrigatório.

É procedimento de rotina, antes de iniciar a terapêutica, obter, por escrito, o termo de consentimento de que a paciente foi informada do risco de teratogenicidade com o uso da isotretinoína. O medicamento deve ser prescrito apenas por médicos inscritos em um cadastro nacional.

A dosagem preconizada é de 0,5 mg/kg/dia inicialmente, podendo ser ajustada até 1 mg/kg/dia, administradas durante as refeições à noite. A dosagem total cumulativa deve alcançar de 120 mg/kg até 150 mg/kg, administrada por um período limitado, tipicamente de 16 a 20 semanas. A dose menor é tão eficaz quanto a maior. A desvantagem é que provavelmente produzirá uma demora na remissão e aumentará o tempo de tratamento. Estudos iniciais indicaram que doses baixas como 0,1 mg/kg por dia poderiam ser eficazes na remoção de acne, mas que a taxa de recidiva foi muito maior do que aqueles tratados com doses mais elevadas.[30,50]

Uma característica da isotretinoína é a exacerbação da acne no início da terapia, com melhora progressiva nos meses seguintes. Nos pacientes muito esperançosos e depressivos, que não conseguem conviver com a piora das lesões, o tratamento tópico combinado ajuda a equilibrar essa situação.[39]

Os efeitos adversos estão presentes durante todo o uso da medicação e, na maioria das vezes, são suportáveis pelo paciente. As reações cutâneas – secura labial e queilite – estão relacionadas com o próprio mecanismo da isotretinoína e são controláveis com uso de emolientes e maior ingesta de líquidos. Na queilite angular, podem-se utilizar antibióticos e/ou cetoconazol tópicos.

A secura nasal deve ser controlada com substâncias salinas com o propósito de umidificar a mucosa. Há um risco aumentado de colonização por *Staphylococcus aureus* e consequente infecção bacteriana. O uso de mupirocina 2%, aplicado nas fossas nasais, ajuda a descolonizar a região.[51]

Devido à presença da secura ocular, os pacientes que fazem uso de lentes de contato devem ser orientados da possibilidade de conjuntivites e úlcera de córnea, além da possibilidade de ocorrer alterações na visão, incluindo visão noturna diminuída.

É comum observarmos rubor facial, com acentuação das lesões, não sendo necessária terapia específica. Recomenda-se fotoproteção pelo potencial de fotossensibilidade próprio do medicamento.

No paciente atópico é mais comum a dermatite asteatósica, que seria uma combinação de eczematização secundária aos efeitos da isotretinoína. Nesses casos, intensifica-se o uso de cremes emolientes, sobretudo nas áreas mais secas e irritadas. A associação de corticoide tópico pode ajudar nos casos rebeldes.

Os efeitos colaterais sistêmicos podem ser: cefaleia, com um potencial de pseudotumor cerebral, constipação intestinal, exacerbação de doença inflamatória intestinal, artralgias e mialgias. Pacientes que pratiquem atividades esportivas intensas podem apresentar mialgias, apesar da dosagem das enzimas musculares não estarem alteradas. Embora a hiperostose tenha sido encontrada radiograficamente, não há nenhuma evidência de que as doses utilizadas para o tratamento de acne causem o fechamento prematuro da epífise ou osteoporose.

O controle laboratorial realizado por meio de hemograma completo, dosagem de enzimas hepáticas (TGO, TGP, Gama GT), fosfatase alcalina, ureia/creatinina, lipidograma completo e β-HCG (mulheres) deve ser feito no início do tratamento, após o primeiro mês e no término deste. Caso haja aumento da taxa do colesterol, orienta-se ao paciente uma dieta equilibrada. Os níveis acima de 400 mg impõem a suspensão do medicamento, que pode ser novamente administrado após a normalização da taxa.

Outras intercorrências no decurso do tratamento devem ser administradas de acordo com a causa e a gravidade. Doenças sistêmicas podem contraindicar a terapia. A associação com outros fármacos, exceto do grupo das tetraciclinas e derivados da vitamina A, pode ser realizada, mas exige um controle rígido.

Em casos raros, ainda pouco esclarecidos, pode haver associação entre isotretinoína e depressão.[4] O médico deve ficar atento, após a introdução da medicação, a sintomas como: tristeza, choro, perda do apetite, fadiga, dificuldade de concentração e depressão. Nos casos suspeitos, a anamnese prévia sobre a personalidade do paciente antes da medicação e a sua reavaliação com profissionais especializados psiquiátricos devem ser consideradas. Caso haja comprovação da medicação e esse efeito colateral, considera-se a suspensão do tratamento (Figura 8.14).

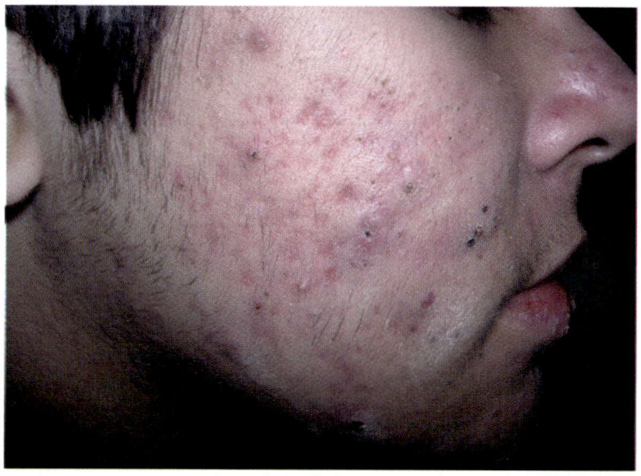

Figura 8.14. Paciente com acne conglobata antes do tratamento com isotretinoína oral.

Fonte: Acervo da autoria do capítulo.

Terapia fotodinâmica

Investigações têm demonstrado que o *C. acne* produz compostos de porfirinas sensíveis à luz visível de vários comprimentos de onda.[52] A absorção da luz visível excita os compostos e as porfirinas, levando à formação de radicais livres reativos, pensando-se que estes danificam os lipídios da parede celular do *C. acne*, destruindo-os. Os compostos do ácido aminolevulínico (ALA) e os seus derivados esterificados podem atuar como percursores do fotossensibilizador endógeno, protoporfirina IX, quando aplicados topicamente. A terapia fotodinâmica consiste, então, na aplicação tópica desses fotossensibilizantes, seguida da iluminação com uma luz específica por um determinado período de tempo. Demonstrou-se uma ausência prolongada de função da glândula sebácea, com inibição da produção de sebo e diminuição da quantidade de bactérias ao nível do folículo. Efeitos secundários significativos podem ocorrer, tais como hiperpigmentação transitória, esfoliação superficial e formação de crostas; no entanto sem cicatrização associada.[53]

Isotretinoína Oral

• Maria Paulina Villarejo Kede

Introdução

A isotretinoína, ou ácido13-cis-retinoico, foi sintetizada em 1955. Sua utilização no tratamento da acne inflamatória grave, dos tipos cística e conglobata, iniciou-se em 1976, na Europa, e em 1980, nos Estados Unidos. No Brasil, foi aprovada em 1982 para o tratamento da acne nodular grave recalcitrante e, após quatro décadas, continua sendo o tratamento mais eficaz para a acne, com índices de remissão a longo prazo de 70% a 83%. A recidiva não é incomum (10% a 30%) após um único ciclo de isotretinoína, mas ocorre em um quadro mais brando que o inicial e pode ser controlado com terapia tópica ou em combinação com antibioticoterapia sistêmica.

Definição

A isotretinoína é um derivado de vitamina A, altamente lipofílica, quase insolúvel em água e apenas parcialmente solúvel em óleo. Ela é lábil ao calor, luz e ar. Essas propriedades físico-químicas impõem limitações consideráveis nas opções de formulação.

A biodisponibilidade é melhor em um microambiente lipofílico, como nas suspensões em óleo, e pode ser ainda maior quando se diminui o tamanho da partícula do ingrediente ativo.

É um fármaco teratogênico. Devido à teratogenicidade e vários outros efeitos colaterais potenciais, deve ser prescrita apenas por médicos experientes.

Mecanismo de ação

Ela atua como profármaco, convertida em ácido *all--trans* retinoico no citoplasma das células para ser transportada ao núcleo, onde se liga aos receptores para retinoides específicos.

Os mecanismos de ação são: normalização da hiperqueratinização infundibular, inibição da produção de algumas citoqueratinas, assim como aumento de outras, ação sobre a proliferação e diferenciação do queratinócito, apoptose e renovação celular, além de propriedades imunomoduladoras e anti-inflamatórias pela regulação da expressão de genes que influem em fatores de transcrição nucleares. Promove supressão da sebogênese e apoptose dos sebócitos.

Também inibe a síntese de colagenase em culturas de fibroblastos de pele normal e queloidiana, estimulando a síntese de colágeno.

Tem ação anticarcinogênica pela indução de apoptose de queratinócitos com mutações induzidas pela radiação UV.

Atua nos quatro fatores etiopatogênicos da acne: redução da hiperqueratinização acroinfundibular e da comedogênese; supressão da sebogênese, pela redução em até 90% do tamanho e atividade das glândulas sebáceas; diminuição da população de *Cutibacterium acnes (C. acnes)* por alteração do microambiente folicular e modulação e receptores *toll-like.*

As ações da isotretinoína em diferentes células explica seus efeitos benéficos e efeitos adversos. Atua no sebócito, reduzindo a produção de sebo; nas células da crista neural, sendo teratogênica; nas células do hipocampo, reduzindo a neurogênese; no queratinócito, alterações na corneificação e efeitos adversos mucocutâneos; nas células do folículo piloso, eflúvio telógeno; no miócito, liberação de CPK; no hepatócito, liberação de transaminases; no epitélio intestinal, doença inflamatória intestinal; e nas células meibomianas, olhos secos.

Indicações

A principal indicação, desde sua introdução, é no tratamento dos casos nodulares graves. Também é valiosa no manejo de graus mais leves de acne resistentes ao tratamento convencional, nos casos que produzam sequelas (cicatrizes) físicas ou psicológicas e na acne moderada, que recai rapidamente após o tratamento combinado.

Pacientes femininas em idade fértil devem associar métodos eficazes de anticoncepção (pelo menos dois métodos anticoncepcionais, sendo um hormonal e um de barreira) ao tratamento. Pode ser indicada também para foliculite por gram-negativo, na acne fulminante, na acne inversa (tríade de oclusão folicular), na acne na mulher e no homem adultos, na dermatite seborreica, na rosácea, na seborreia acentuada, no tratamento do campo de cancerização, no rejuvenescimento, nas doenças dos cabelos e couro cabeludo (alopecia fibrosante frontal, foliculite dissecante, foliculite decalvante) e outras doenças com distúrbios da queratinização e inflamação (estes últimos, um uso *off-label*).

Dosagem

A dose classicamente recomendada é de 0,5% a 1% mg/kg/dia, administrada, em geral, ao longo de 6 a 12 meses. Sua absorção é maior quando ingerida às refeições, pelo caráter lipofílico da molécula em uma única tomada diária. Existem trabalhos comparativos entre uma tomada diária e dose diária em duas refeições, mas não houve diferença na eficácia, apenas redução dos efeitos adversos.

Doses mais baixas (0,1 a 0,5 mg/kg/dia, até 5 mg) e por períodos mais longos (até 18 meses) também podem ser usadas, respeitando-se uma dose total cumulativa de 120 a 150 mg/kg ou mantendo o tratamento de 2 a 4 meses e após a resolução completa e total das lesões. O uso de uma dose inicial de 0,5 mg/kg/dia, ou até menor, pode minimizar o risco de *flare-up* (piora inicial e transitória do quadro). Nos casos mais graves, pré-tratamento com corticosteroides orais deve ser considerado (prednisona 40 mg, 30 mg, 20 mg, 10 mg/dia a cada 7 dias). Na acne comedoniana grave é importante a desobstrução manual (limpeza de pele) previamente ao início do tratamento para evitar necrose dos comedões e formação de cicatrizes.

Os esquemas de baixa dose podem ser eficientes nos pacientes com acne comedoniana grave, moderada ou leve desde que atingida a dose total de 120 a 150 mg/kg que ainda é a dose acumulada aprovada. Nos pacientes com acne grave e acometimento extrafacial ainda recomenda-se dose padrão e tratamento mais prolongado.

A isotretinoína é a terapia mais efetiva para a acne; entretanto, recorrência da doença pode ocorrer em alguns pacientes após o uso desse medicamento. As taxas de recidiva variam de 39% a 82% (dependendo da publicação) e parecem ser dose-dependente.

A frequência de recidiva tem sido bastante estudada e varia de acordo com o conceito de recidiva. A definição consensual para a maioria dos autores é de que a acne recidivante, após o uso da isotretinoína oral, seria aquela que surge após tempo e dose de tratamento adequados e o seu controle não consegue ser obtido por meio de agentes tópicos de manutenção, necessitando de novo tratamento sistêmico.

Leyden classificou os pacientes com risco aumentado de falência ou recidiva terapêutica com isotretinoína em quatro grupos:

- **Pré-adolescentes:** acne de início precoce, surgindo em meninas aos 7 a 8 anos e em meninos aos 8 a 9 anos de idade. Esses pacientes têm altas taxas de recidiva, havendo relatos de 43% em 1 ano e 73% em 2 anos, mesmo com doses totais de 120 a 150 mg/kg.
- **Acne com cistos (*sinus tract disease*):** esses pacientes apresentam lesões do tipo dissecantes e comunicantes sob a pele, com episódios recorrentes de infecção e inflamação. A conduta nesses casos é iniciar com doses baixas (0,5 mg/kg/dia) para evitar tecido de granulação exuberante e atingir 120 a 150 mg/kg. Lesões em face, em geral, involuem com essa conduta, porém podem recidivar após a suspensão do fármaco. Lesões persistentes têm indicação de remoção cirúrgica.
- **Hiperandrogenismo:** essas pacientes apresentam taxas de recidivas tão altas quanto 83% nos casos de síndrome ovariana e 68% em portadores de outros distúrbios androgênicos.
- **Acne grave com lesões crostosas:** esse tipo de lesão não é incomum na doença cística grave, e a forma mais grave e mais extrema desse processo seria a precipitação da acne fulminante.

Pacientes com qualquer sinal de lesão crostosa ou hemorrágica deve ter seu tratamento iniciado com doses baixas de 0,5 mg/kg/dia, com o objetivo de evitar precipitação de formas explosivas de acne.

A eliminação do fármaco ocorre em 12 horas e o metabólito de eliminação mais lento (4-oxo-isotretinoína) desaparece em duas semanas. Por isso, o período de contracepção recomendado após a suspensão do fármaco é de apenas um mês, e não há riscos para gestações futuras ou espermatogênese.

Efeitos adversos

A isotretinoína é um derivado da vitamina A que interage com vários sistemas biológicos e, por conseguinte, apresenta vários efeitos colaterais. Os efeitos colaterais, em sua maioria, são temporários e se resolvem após a descontinuação do fármaco.

A incidência e severidade dos efeitos adversos, exceto a teratogenicidade, são dose e tempo-dependentes e reversíveis após a interrupção do fármaco.

O mais temido é a teratogenicidade. Cefaleia, artralgia e mialgias são efeitos adversos sistêmicos comuns, mas de leve intensidade e que se resolvem ao longo do tratamento.

Os efeitos adversos relacionados aos retinoides orais são divididos em dois tipos:

- **Tipo I (efeitos mucocutâneos):** reações esperadas e constantes em todos os pacientes; relacionados com o mecanismo de ação e com o efeito terapêutico do fármaco; ocorrem precocemente e são rapidamente reversíveis com a interrupção do fármaco; dose-dependente. Incluem: pele (xerose, prurido e descamação), alopecia e fragilidade ungueal, mucosas (queilite, ressecamento nasal e blefaroconjuntivite).
- **Tipo II (efeitos tóxicos):** raros; decorrentes de suscetibilidade individual (idiossincrásico); intensidade relacionada com a dose cumulativa e lentamente reversíveis após interrupção da do fármaco. Incluem: toxicidade hepática, óssea, alterações musculares/esqueléticas, no sistema nervoso central, visão e metabolismo lipídico.

Teratogenicidade

A isotretinoína pertence à categoria X. Esse é o efeito adverso mais grave, irreversível e inquestionável. No primeiro trimestre, o risco é de 8,1%. Em mulheres, os retinoides são potentes teratógenos, e as deformidades fetais são o principal risco naquelas em idade fértil usando esse grupo de medicamentos. O mecanismo de teratogenicidade não é claro, mas pode ser decorrente de um exagero no processo fisiológico de morte celular durante o desenvolvimento embrionário pela vitamina A – induzindo liberação de enzimas lisossômicas. A vitamina A e seus derivados também reduzem a mobilidade das células mesenquimais, resultando em anomalias no tecido mesodérmico. A isotretinoína e seus principais metabólicos atravessam de modo significativo a barreira placentária – dosagens placentárias são semelhantes às dosagens sanguíneas maternas.

As alterações induzidas por retinoides – conhecidas como embriopatia pelo ácido retinoico – incluem anormalidades do SNC (hidrocefalia, microcefalia), ouvido externo, cardiovasculares (parede septal e aorta), dismorfia facial e anormalidades oculares (microftalmia), no timo e ósseas. Nenhum estudo demonstrou a dose de isotretinoína que seja segura ao feto e há descrição de malformações fetais com exposição de apenas um dia à substância. A expressão clínica da embriopatia pelo ácido retinoico pode variar de acordo com o tipo de retinoide (etretinato está mais relacionado com malformações esqueléticas e menos com alterações cardíacas).

A magnitude do risco de teratogenicidade por exposição pré-natal à isotretinoína oral é semelhante àquela observada com exposição à talidomida, em 1960.

Efeitos adversos mucocutâneos

- **Queilite:** em 90% a 100%. É o efeito adverso mais comum. Surge após poucos dias do início da medicação e persiste durante todo o tratamento. A aplicação de pomadas emolientes é suficiente.
- **Dermatite facial:** em 50% a 80% dos casos. Acomete, em geral, a região centro-facial e pode ser acompanhada de prurido. O uso de corticoides tópicos e cremes emolientes é suficiente.
- **Xerose:** incidência de 90% a 100%. Virtualmente todos os pacientes apresentam ressecamento cutâneo durante o tratamento com isotretinoína oral. O uso de cremes/pomadas emolientes ajuda a minimizar o problema.
- **Prurido:** incidência de 15% a 60%. Pode ser localizado ou generalizado; emolientes são úteis, e anti-histamínicos orais (como hidroxizina) controlam o problema.
- **Descamação palmoplantar:** incidência de 10% a 50%. Ocorre, em geral, com doses diárias mais elevadas, sobretudo em atletas. O tratamento é o mesmo da xerose.
- **Alterações capilares:** incidência de 10% a 30%. Torna-se evidente nas últimas semanas de tratamento – o processo é uma reação do tipo eflúvio telógeno, sendo reversível com a interrupção do tratamento. O surgimento de hipertricose tipo lanugo e de cabelos encaracolados tem sido descrito em alguns indivíduos.
- **Fotossensibilidade:** incidência aproximada de 12%. Os pacientes devem ser orientados a utilizar fotoprotetores durante todo o tratamento.
- **Formação de tecido de granulação exuberante:** lesões tipo granuloma piogênico são raras e podem surgir em áreas de lesões de acne. Essas lesões podem ser tratadas com infiltrações intralesionais de corticoides, aplicação tópica de ácido tricloroacético a 25% a 50% ou excisão cirúrgica. Nos raros casos de lesões grandes e numerosas, pode ser necessário o uso de corticoides sistêmicos.
- **Piora da acne:** pode ocorrer nos primeiros dias ou semanas de tratamento; lesões individuais são tratadas com corticoides intralesionais e os casos mais graves, com terapia oral.
- **Irritação ocular:** incidência de 50% a 80%. Provavelmente por diminuição do conteúdo lipídico do filme lacrimal; o uso de lubrificantes oculares e lágrima artificial está indicado.
- **Epistaxe:** incidência de 20% a 50%. A maioria dos casos não adquire significância clínica; o problema pode ser prevenido pelo uso de uma fina camada de vaselina no interior da cavidade nasal, várias vezes ao dia; ocasionalmente, a epistaxe necessita de cauterização.
- **Inflamação do meato uretral:** ocorrência rara e com boa resposta à aplicação tópica de pomada de hidrocortisona.
- **Ressecamento da mucosa vaginal:** ocorrência rara. Em geral, o uso de lubrificantes vaginais é suficiente para tratar o problema.

Piora da acne (*flare-up*)

A exacerbação da acne pode ocorrer sobretudo no primeiro mês de tratamento, embora alguns pacientes possam apresentar piora tardiamente, no terceiro mês de tratamento. A exacerbação pode ocorrer em 50% dos pacientes e em 6% há piora clínica significativa, necessitando de redução da dose ou de medidas alternativas.

Há alguns fatores de risco principais para a ocorrência da piora inicial da acne: a presença de nódulos pré-tratamento é um fator de risco em quase 1/3 dos casos; a presença de macrocomedões (lesões em geral com 1 mm ou maiores), que devem ser tratados com eletrocauterização leve antes do início da isotretinoína, e, em uma minoria de pacientes, não foram encontrados fatores de risco. As lesões individuais podem ser tratadas com injeções intralesionais de corticoides. A terapia oral com corticoides está indicada para exacerbações intensas. O paciente deve receber prednisona na dose de 0,5 a 1 mg/kg/dia por duas a três semanas, a dose deve ser reduzida lentamente durante seis semanas. Nesses pacientes, recomenda-se iniciar com uma dose menor de 0,25 mg/kg/dia.

Quando há piora do quadro, a dose pode ser reduzida para 0,25 mg/kg/dia ou mesmo interrompida. A reintrodução da isotretinoína deve ser feita com 0,5 mg/kg/dia com aumento gradual da dose.

□ Efeitos sobre a função tireoidiana

Na literatura, há relatos conflitantes sobre os efeitos da isotretinoína nos testes tireoidianos. Existe um caso de tireotoxicose durante o tratamento com isotretinoína para a acne. A fisiopatogenia dessa alteração é desconhecida, mas admite-se que pode ocorrer desregulação folicular com liberação de hormônio tireoidiano na circulação.

Marsden et al. estudaram 7 pacientes que receberam 1 mg/kg/dia de isotretinoína por 12 semanas para o tratamento de rosácea grave – houve diminuição significativa nos níveis de tiroxina total (TT4), tiroxina livre (FT4) e tri-iodotironina total (TT3). Não houve alteração significativa nos níveis de TSH basal e após estimulação com TRH. Essas alterações podem ser parcialmente explicadas pela indução das enzimas microssomais hepáticas pela isotretinoína.

□ Depressão e outros sintomas psiquiátricos

Os relatos existentes na literatura não preenchem critérios que estabeleçam causalidade entre isotretinoína e suicídio ou isotretinoína e depressão. Cotterill e Cunliffe alertam para a necessidade dos dermatologistas reconhecerem que um distúrbio psiquiátrico pode estar presente em seus pacientes e destacam quatro grupos principais de pacientes com risco de suicídio:

- **1º grupo:** pacientes com dismorfofobia. O principal componente é a depressão, mas também podem estar presentes esquizofrenia, fobia social, distúrbio obsessivo-compulsivo e problemas conjugais. Em uma série de 130 pacientes com dismorfofobia, 29% apresentaram tentativa de suicídio.
- **2º grupo:** pacientes com acne. A face é muito importante na imagem corporal, e homens jovens, sobretudo com cicatrizes graves, tornam-se depressivos e com risco de suicídio.
- **3º grupo:** pacientes portadores de doenças crônicas de pele, como psoríase, esclerodermia e eczema.
- **4º grupo:** pacientes com distúrbios psiquiátricos que secundariamente desenvolvem alterações dermatológicas (uso de lítio para distúrbio bipolar resultando em acne ou em piora da psoríase).

□ Alterações ósseas

A mineralização óssea ocorre em resposta à homeostase entre o cálcio da dieta, sua absorção, a produção mineral do osso e a sua remodelação. O controle da homeostase é feito pelo hormônio da paratireoide (PTH), síntese de vitamina D, nível sérico de cálcio e atividade osteoblástica. A maior parte da mineralização óssea é completada antes dos 20 anos, com cerca de 10% a mais de formação mineral entre os 20 e 30 anos. Após esse período, ocorre uma diminuição gradual no conteúdo mineral ósseo. Uma redução na mineralização óssea (com formação de osteófitos, osteoporose e osteopenia) pode ser um importante efeito adverso da isotretinoína usada por períodos prolongados. Os efeitos tóxicos da vitamina A sobre o metabolismo e o crescimento ósseo incluem hipercalcemia, formação de novos ossos corticais, fechamento epifisário prematuro e desmineralização, que podem resultar em fraturas.

O uso da isotretinoína por 16 a 20 semanas nas doses recomendadas para o tratamento da acne grave não apresenta efeitos clinicamente significativos na mineralização óssea.

□ Alterações musculares e níveis de creatinofosfoquinase

A creatinofosfoquinase (CPK) é encontrada primariamente no sistema muscular esquelético e cardíaco, embora quantidades consideráveis sejam encontradas no cérebro. A atividade da CPK é pequena ou ausente no fígado, rins, pâncreas e células vermelhas do sangue. Os níveis de CPK têm estreita relação com mioglobinemia, um marcador de rabdomiólise.

Elevação nos níveis de CPK é encontrada em até 41% dos pacientes que fazem uso de isotretinoína oral para tratamento de acne. Na maioria dos casos, os níveis de CPK aumentaram em duas a quatro vezes os valores normais. São frequentes os achados ocasionais de exames sanguíneos de rotina, uma vez que a maioria dos pacientes não apresenta sintomatologia muscular.

O exercício físico intenso parece ter efeito sinergético com a isotretinoína em produzir hiperCPKemia.

□ Artralgias, artrites e mialgias

Incidência de 15% a 35%. São transitórias, episódicas e relacionadas com exercícios físicos.

□ Cefaleia

Incidência de 5% a 16% no primeiro mês de tratamento. A intensidade é moderada e não necessita de intervenção terapêutica.

□ Influência sobre a função reprodutiva masculina

Em homens, a terapia com retinoides não parece influenciar a espermatogênese, morfologia e mobilidade dos espermatozoides ou eixo hipotálamo-hipófise-gonadal. Um total de sete gestações com pais (homens) em tratamento com retinoide na época da concepção não resultou em malformação típica de embriopatia por retinoides.

Monitorização laboratorial

As anormalidades laboratoriais mais comuns nos pacientes em uso da isotretinoína são as elevações nos níveis de triglicerídeos e, em menor grau, nos níveis de colesterol. As elevações das enzimas hepáticas também podem ocorrer e, em geral, são leves e reversíveis, sendo em raros casos clinicamente significativas. A avaliação periódica desses parâmetros deve ser realizada, não havendo, porém, consenso acerca da monitorização de outros parâmetros laboratoriais, como hemograma completo, enzimas musculares e pancreáticas.

De maneira geral a recomendação atual preconiza a solicitação dos exames laboratoriais antes do início do medicamento e após 1 a 2 meses de tratamento. Se os exames estiverem dentro da faixa de normalidade e o paciente estiver sem queixas, não há necessidade de monitorização de rotina. Caso ocorram alterações com relação aos níveis basais, a monitorização deve ser mensal e, caso os níveis tornem-se significativamente elevados, considerar a interrupção do tratamento (Tabela 8.1).

Nas mulheres em fase fértil devem ser realizados dois testes de gravidez antes do início do tratamento, sendo o segundo durante os primeiros três dias da menstruação. Repetir o teste da gravidez mensalmente e após cinco semanas do término do tratamento.

Com relação à monitorização do sistema osteoarticular, não há indicação para a monitorização dos efeitos tóxicos esqueléticos durante curso isolado de tratamento com isotretinoína. Cursos repetidos ou prolongados podem exigir monitorização da toxicidade esquelética.

□ Alterações hepáticas e na fosfatase alcalina

Os exames de transaminases hepáticas (TGO e TGP) e fosfatase alcalina devem ser solicitados antes do tratamento e após 1 a 2 meses do início da medicação; caso ocorram alterações com relação aos níveis basais, a monitorização deve ser mensal e, caso os níveis tornem-se significativamente elevados, considerar a interrupção do tratamento. Se após dois meses os níveis estiverem inalterados e o paciente estiver em bom estado geral, não há necessidade de monitorização rotineira. Aumentos discretos nas transaminases são descritos em 5% a 35% dos pacientes recebendo isotretinoína na dose de 0,5 a 3 mg/kg/dia. Em todos os casos, essas anormalidades bioquímicas foram reversíveis após a interrupção da medicação. O mecanismo exato pelo qual a isotretinoína causa elevação nas enzimas hepáticas é desconhecido – acredita-se que os ácidos retinoides livres alterem a síntese de glicoproteínas ou a expressão genômica e produzam dano inespecífico na membrana celular dos hepatócitos. O dano hepático produzido pelos retinoides pode ser dividido em três tipos (a isotretinoína apresenta capacidade hepatotóxica bem inferior ao etretinato):

- **Hipersensibilidade induzida por medicamento:** efeito adverso raro, normalmente acompanhado de manifestações extra-hepáticas, como febre e eosinofilia. Há destruição de pequenos ductos biliares com alterações reativas no epitélio biliar não necrótico.
- **Reação hepatotóxica direta:** é uma resposta dose-dependente sem outras manifestações clínicas extra-hepáticas.
- **Hepatite aguda colestática:** muito rara; com um caso descrito.

□ Dislipidemia

Elevação nos níveis de triglicérides e hipercolesterolemia são alterações biológicas bem documentadas durante o tratamento com retinoides orais. Os níveis de colesterol total, triglicérides e de LDL tendem a aumentar, e os níveis de HDL tendem a diminuir durante o uso da isotretinoína. Os níveis lipídicos retornam ao normal poucas semanas após a interrupção da medicação.

Os principais riscos da hiperlipidemia são pancreatite (elevação dos níveis de triglicérides) e aumento do risco cardiovascular. Não é possível predizer com acurácia o nível desse risco cardiovascular. A diminuição na ingestão calórica é efetiva em reduzir triglicerídeos e, algumas vezes, níveis de colesterol em pacientes obesos.

Cerca de 20% dos pacientes em tratamento com isotretinoína desenvolvem elevação nos níveis de colesterol. Esses pacientes têm risco aumentado para hiperlipidemia crônica e síndrome metabólica (obesidade central, hipertrigliceridemia, hipercolesterolemia, hiperinsulinemia e hiperuricemia). Há associação significativa entre o gene apoE e a elevação plasmática nos níveis de triglicerídeos induzida por isotretinoína, e esta funcionaria como um desmascarador da dislipidemia familiar.

□ Alterações hematológicas

Anormalidades hematológicas (anemias, leucopenia e trombocitopenia) associadas ao uso de isotretinoína

Tabela 8.1. Monitorização dos parâmetros laboratoriais.

	Valores normais	*Valores que necessitam de monitorização frequente*	*Valores acima dos quais a descontinuação do fármaco deve ser considerada*
Triglicérides	30 a 160 mg/dL	> 300 mg/dL	400 mg/dL
Fosfatase alcalina	36 a 132 U/L F 59 a 250 U/L M	> 200 U/L F > 350 U/L M	> 264 U/L F > 500 U/L M
TGD	1 a 3 U/L	> 45 U/L	> 62 U/L
TGO	5 a 40 U/L	> 60 U/L	> 80 U/L
Colesterol	95 a 200 mg/dL	> 250 mg/dL	> 300 mg/dL
Leucócitos	4.800 a 10 mil	< 3 mil	< 2.500

oral são raras e não tem causado repercussões importantes em indivíduos saudáveis.

Anemia e leucopenia discretas ocorrem em aproximadamente 10% dos pacientes que usam isotretinoína oral no tratamento da acne vulgar.

Interações medicamentosas

Interações clinicamente importantes e potencialmente perigosas:

- acitretina;
- antiácidos;
- betaroteno;
- colestiramina;
- ciclosporinas;
- imidazólicos;
- suplemento de óleo de peixe;
- minociclina;
- retinoides;
- tetraciclina;
- vitamina A;
- carbamazipina.

Devem ser evitadas as tetraciclinas, minociclina e doxiciclina, pelo risco de aumento da pressão intracraniana (cefaleia, vômitos e náuseas) e fototoxicidade, o metotrexato e o álcool pela toxicidade hepática (elevação das enzimas hepáticas), os suplementos de vitamina A (hipervitaminose A) e os fármacos metabolizados pelo sistema P450, como ciclosporinas e imidazólicos, pelo risco aumentado de hepatotoxicidade.

A interação com álcool provoca diminuição da atividade do fármaco e pode desencadear mal-estar, cefaleia e *flushing*.

Processo cicatricial

A formação de queloides em pacientes em tratamento com isotretinoína oral é rara; pode ocorrer após dermoabrasão, tratamento a laser e há relatos de desenvolvimento de queloides espontâneos (sem associação com intervenções cirúrgicas). O exato mecanismo patogênico dessa alteração é desconhecido.

Os retinoides apresentam efeitos conflitantes no metabolismo do tecido conjuntivo. Eles diminuem a produção de colágeno em culturas de fibroblastos de queloides e são efetivos nos tratamentos dos mesmos. Contudo, os retinoides também inibem a síntese de colagenase em culturas de fibroblastos de pele normal e queloidiana. Para a maioria dos autores, a capacidade de inibir a colagenase é a principal causa de queloides nesses pacientes. Outra explicação para ocorrência desses distúrbios é uma predisposição individual ou a influência de fatores externos que afetem o processo cicatricial normal.

A maioria dos autores preconiza um intervalo de 6 a 12 meses após a interrupção do tratamento para realização de procedimentos cirúrgicos.

Conduta em pacientes com doenças sistêmicas

A isotretinoína pode ser usada de maneira segura para o tratamento da acne em pacientes que apresentam uma variedade de outras doenças sistêmicas. Cunliffe e Stables elaboraram um protocolo para ajuste da dose em várias situações clínicas (Quadro 8.2).

Quadro 8.2. Protocolo de ajuste de dose em diferentes situações clínicas.

Protocolo A	*Protocolo B*	*Protocolo C*
Dose padrão	Iniciar com ½ dose	Dose semanal com aumento gradual
• Doença de Crohn • Diabetes • Epilepsia • Espinha bífida • Colite ulcerativa	• Insuficiência renal crônica • Hipertrigliceridemia • Imunossupressão • Transtorno obsessivo-compulsivo • Mialgia encefalopática • Doença do neurônio motor	• Síndrome de Behçet • Encefalopatia espongiforme cerebral • Púrpura trombocitopênica idiopática • Leucemia • Degeneração mitocondrial • Hemoglobinúria paroxística noturna • Polimialgia reumática

□ Protocolo A

A dose de isotretinoína prescrita para esses pacientes não deve ser alterada. Os pacientes portadores de epilepsia permaneceram com doença estável e não houve evidências de toxicidade pelo anticonvulsivante. Com relação à carbamazepina, pode ocorrer redução na absorção ou aumento da excreção, sendo indicada a monitorização dos níveis de carbamazepina e, caso indicado, aumentar a dose do antiepilético em avaliação conjunta com o neurologista.

□ Protocolo B

São pacientes com doenças sistêmicas significativas: esclerose múltipla, insuficiência renal crônica em regime dialítico, em uso de terapia imunossupressora pós-transplante e hipertrigliceridemia.

A dose inicial é de 0,25 a 0,5 mg/kg/dia. A monitorização clínica e laboratorial deve ser rigorosa, com intervalos mensais. A dose pode ser aumentada a cada 2 meses para 0,5 mg/kg/dia e, posteriormente, para 1 mg/kg/dia, caso ocorram alterações. Em geral, o tratamento é mantido por 24 semanas. Quadros neurológicos de esclerose múltipla, doença do neurônio motor e distrofia muscular permanecem estáveis.

Acne nodulocística não é incomum em pacientes com regime dialítico. Há grande interferência na qualidade de vida desses pacientes, sendo frequente a falta de resposta ao tratamento convencional para acne, e o risco de hiperpigmentação pós-inflamatória é maior. A excreção da isotretinoína ocorre após conjugação com as fezes ou metabolização na urina; contudo, a eliminação da isotretinoína e de seus metabólitos por via renal é pequena. É necessária a monitorização rigorosa da função hepática nesses pacientes.

□ Protocolo C

São portadores de doenças raras, como púrpura trombocitopênica idiopática, doença de Behçet, encefalopatia espongiforme cerebelar e hemoglobinúria paroxística noturna. Nessas circunstâncias, é recomendado iniciar o tratamento com dose semanal de 20 mg. O aumento da dose pode ser gradual e, ao final de sete semanas, pode-se chegar a administrar uma dose diária de 20 mg, duas vezes ao dia. Torna-se fundamental o acompanhamento conjunto com o médico assistente.

Extremos etários

Há um pequeno número de pacientes que apresenta persistência do quadro de acne na 6ª e 7ª décadas de vida. Não há estudos de prevalência da doença nesse grupo etário.

Cunliffe relatou 10 casos com idade variando de 56 a 75 anos (média 62,5 anos) e evolução prolongada da doença (maioria com mais de 40 anos). O autor recomenda tratamento com isotretinoína 0,25 mg/kg/dia por 6 meses, sendo esse regime eficaz. Somente um paciente necessitou de segundo ciclo.

Cunliffe relatou 29 casos de acne infantil com idade entre 6 e 12 meses (os pacientes eram saudáveis e não apresentavam endocrinopatias); 17% evoluíram com formação de cicatrizes, enfatizando a importância do tratamento precoce e efetivo na acne juvenil. A isotretinoína pode ser necessária nos casos não responsivos a tratamentos convencionais; a dose preconizada é de 0,5 mg/kg/dia por quatro meses. As crianças não conseguem ingerir cápsulas; logo, elas devem ser abertas em ambiente escuro e o conteúdo colocado em fragmentos de torrada com margarina para ser ingerido. A maior preocupação nessa faixa etária é o potencial de efeitos adversos no desenvolvimento ósseo, podendo causar hiperostose esquelética difusa e osteoporose.

Acne na Mulher Adulta – Abordagem Clínica e Terapêutica

• Marcia Ramos-e-Silva
• Sueli Carneiro

Introdução

Acne vulgaris é uma condição muito comum que afeta até 93% dos adolescentes, estendendo-se em alguns casos até a idade adulta. Nas mulheres maiores de 25 anos, esta condição é particularmente relevante por causa da refratariedade às terapias convencionais, tornando-se um desafio para dermatologistas.[1,2]

A acne da mulher adulta, diferentemente daquela do adolescente, apresenta predomínio de pápulas e pústulas sem comedões. No passado, esses casos eram classificados como erupção acneiforme e não como acne verdadeira, já que se supunha serem desencadeados por agentes externos, como fármacos, cosméticos, produtos químicos e outros.[2,3]

O potencial da acne para a cronicidade e envolvimento de áreas visíveis, como face e parte superior do tronco, causa um amplo espectro de disfunções psicológicas e sociais, como depressão, ansiedade, ideação suicida, somatização e inibição social, levando a impacto negativo na qualidade de vida e à avaliação negativa da imagem corporal e diminuição da autoestima, além de discriminação nos ambientes laborais e sociais.[4,5] Portanto, o tratamento bem-sucedido propicia, sem dúvida, muito mais do que apenas benefícios cosméticos.

A acne da mulher adulta deve ser entendida como um problema especial, diverso do que ocorre no adolescente e, como tal, deve ser encarada e tratada seriamente, mesmo nos casos brandos.

Patogênese

A patogênese da acne é multifatorial, mas o estímulo androgênico das glândulas sebáceas, com certeza, tem papel relevante. Apesar de a secreção sebácea estar sob controle genético, a acne provavelmente resulta de uma resposta exagerada da unidade pilossebácea aos níveis normais de andrógenos circulantes.[6,7] Outros estudos encontraram níveis aumentados de andrógenos circulantes em algumas pacientes do sexo feminino.[8-10] A acne na mulher é desordem particularmente sensível às alterações hormonais no ciclo mensal, e quase 70% das pacientes avaliadas relatam piora pré-menstrual das lesões.[11]

Clínica

A acne da mulher adulta tende a variar de leve a moderada, consistindo principalmente em lesões inflamatórias. Dois principais subtipos podem ser identificados: o da acne persistente e o da acne de instalação tardia (início após os 25 anos), responsáveis por 80% e 20% dos casos, respectivamente.[12] As mulheres que apresentam sinais de hiperandrogenismo (37%) e aquelas com acne tardia podem representar um subgrupo com alterações ovarianas ou suprarrenais, ou do metabolismo androgênico, o que requer avaliação e tratamento específicos. A maioria dos pacientes apresenta acne persistente; mas início tardio foi observado em cerca de 20% das mulheres e 10% dos homens. Dentre as mulheres, 35% estão nos 30 anos; 26%, nos 40; e 15%, nos 50.[13] Cosméticos, medicamentos e ocupação não são fatores etiológicos significativos. A história familial revelou que 50% dos pacientes têm um parente de primeiro grau com acne após a adolescência.[2,14]

As formas graves de acne, com cistos e cicatrizes, e a acne *conglobata* também ocorrem entre 15 e 44 anos de idade, com mais frequência nos homens.[15]

Além das lesões inflamatórias, alguns comedões e nódulos profundos e indolentes de longa duração, que deixam hiperpigmentação residual, podem ser vistos nas bochechas (Figuras 8.15 e 8.16). Ainda que tais lesões possam surgir após o uso de cosméticos faciais, a histopatologia revela infiltrado dérmico periapendicular com linfócitos e histiócitos polimorfonucleares e, em um terço dos casos, observa-se infiltrado granulomatoso.[16]

A acne de instalação tardia costuma ser resistente aos tratamentos ou fazer-se acompanhar por sinais clínicos de hiperandrogenismo (hirsutismo, alopecia androgenética ou distúrbios menstruais), alterações subjacentes dos ovários ou suprarrenais, com aumento dos andrógenos teciduais.[2,14]

A literatura dermatológica pouco menciona a acne pós-menopausa, e não há estudos epidemiológicos a respeito, o que torna a sua prevalência desconhecida. Caracteriza-se por:

- Aparecer nos dois primeiros anos da falha ovariana, podendo ser presságio da última menstruação e associar-se a outros sintomas da menopausa, como fogachos, instabilidade vasomotora, instabilidade emocional e alteração do sono. Talvez possa ser denominada acne perimenopausa. O ovário não mais produz estrógenos, mas continua a sintetizar andrógenos, assim como as suprarrenais, levando a um estado de hiperandrogenismo. O desbalanceamento hormonal leva à acne, incluindo-a na lista de síndromes hiperandrogênicas.
- Comedões fechados, visíveis apenas quando a pele é estirada, e cicatrizes discretas. São raros os comedões abertos com discretas papulopústulas esparsas.
- Ausência de gravidade, longa duração e com exacerbações incomuns.
- Poros alargados, sobretudo no nariz e nas áreas malares. Muitas dessas pacientes não tiveram acne na adolescência, e um pequeno número queixa-se de oleosidade, enquanto outras insistem em afirmar que têm a pele seca.
- Ser mais comum no Mediterrâneo, em indivíduos com pele oleosa, escura e espessa. É rara no fototipo I.
- Parecer estar associada ao hirsutismo pós-menopausa, apesar de nem todas as mulheres hirsutas terem acne.
- Não confundir com a acne cosmética, que tem muitos comedões e lesões inflamatórias grandes.
- Apresentar os estigmas de exposição solar continuada.[17,18]

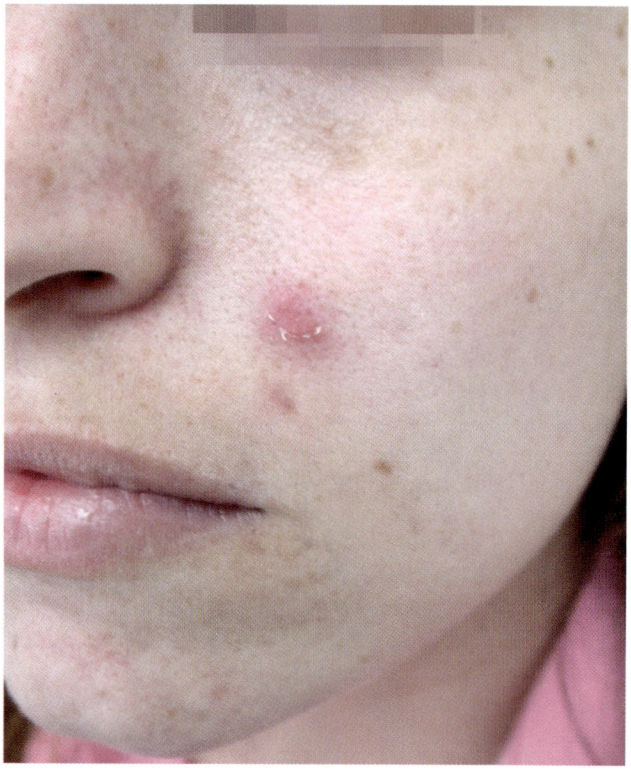

Figura 8.16. Nódulo único indolente.
Fonte: Acervo da autoria do capítulo.

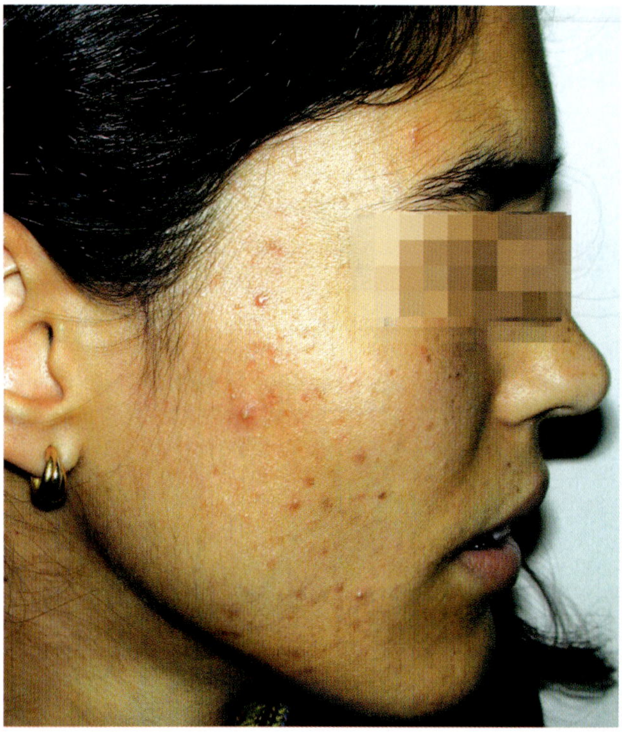

Figura 8.15. Lesões inflamatórias, pápulas e pústulas, sobretudo nas bochechas; hiperpigmentação pós-inflamatória.
Fonte: Acervo da autoria do capítulo.

Psicologia

Há alta prevalência de distúrbios psiquiátricos em pacientes dermatológicos, sobretudo naqueles com acne, prurido, alopecia e infecção por herpes-vírus, mas também em indivíduos sem sinais objetivos de doença dermatológica (30%).[19] Tais distúrbios na acne têm sido comparados aos de pacientes com doenças sistêmicas, como diabetes melito, asma, artrite ou epilepsia.[13] Em qualquer idade, pode causar distúrbios psicológicos, e avaliações de pacientes do sexo feminino com acne grave demonstram que elas têm imagem corporal negativa e autoestima diminuída, parâmetros que melhoram após o tratamento.[20] A personalidade das mulheres com acne mostra traços compulsivos. Depressão e suicídio também podem ocorrer,[21-23] mas há poucos estudos comprovando o impacto da acne e de seu tratamento no estado psicoemocional dos pacientes.

No estudo de Kellett, 34 indivíduos (19 homens e 15 mulheres) com acne crônica responderam a um questionário antes e após o tratamento. Antes do tratamento, 15 pacientes mostraram ansiedade significativa, enquanto 6 responderam com depressão. As mulheres se mostraram mais abaladas pela doença do que os homens.[24] A maioria é de profissionais de alta competitividade.[24] A etiologia é pobremente entendida e o objetivo do tratamento é a redução das lesões com medicamentos tópicos e orais adequados, com consequente benefício físico e psicológico,[25-27] ainda que o tratamento seja dispendioso e prolongado.[13]

No trabalho do grupo de Callender de 2014, avaliando mulheres com acne facial e idade entre 25 e 45 anos, a acne foi percebida como problemática e impactante na autoconfiança. Maquiagem era usada com frequência para esconder as lesões. Acne facial afetou negativamente a qualidade de vida relacionada com a saúde e foi associada aos sintomas de depressão e/ou ansiedade leves a moderados e atrapalhou a capacidade de se concentrar no trabalho ou na escola. Os resultados obtidos de questionários preenchidos por 208 mulheres destacam o impacto diferenciado da acne e fornecem evidências de que a acne da mulher adulta é sub-reconhecida e onerosa.[28]

Avaliação laboratorial

A acne da mulher adulta não é quadro clássico, tem evolução lenta e persistente, motivo pelo qual a anamnese deve enfocar os hábitos pessoais, profissionais, alimentares e de lazer para direcionar o diagnóstico. A avaliação hormonal é necessária, conforme orienta Duarte de Sá, que encontrou, em mulheres com acne entre 20 e 40 anos de idade, alta incidência de alterações hormonais, tanto clínicas quanto laboratoriais, além de dois tumores com produção hormonal, sobretudo um metabólito dos andrógenos, que revela hiperandrogenismo tissular. Os exames sugeridos são a dosagem de cortisol, do sulfato de deidroepiandrosterona (DHEA-S), da testosterona, da androstenediona e da prolactina, e a ultrassonografia pélvica.[3] O DHEA-S reflete a produção de andrógeno das suprarrenais, enquanto a testosterona e a androstenediona são produzidas pelos ovários e pelas suprarrenais. Exames muito alterados fazem pensar de imediato em condições como síndrome do ovário policístico, hiperplasia adrenal congênita de instalação tardia ou malignidades virilizantes.[29] O hirsutismo é frequente, e a acne pode ser causada pela hiperandrogenemia, sendo o ovário policístico a causa mais comum. Pode haver níveis elevados de testosterona livre e de sulfato de deidroepiandrosterona e prolactina. Devido à alta prevalência de ovários policísticos em mulheres com acne, todas devem ser inquiridas sobre seu perfil menstrual e examinadas à procura de sinais de hiperandrogenemia.[30,31]

O excesso de andrógeno é uma das alterações endócrinas mais comuns, que afeta 10% das mulheres adultas antes da menopausa com hirsutismo, acne, distúrbios menstruais, anovulação e obesidade. A virilização é rara, exceto em pacientes com câncer de ovário ou das adrenais. Portanto, a síndrome dos ovários policísticos e o hirsutismo idiopático são as causas mais frequentes de excesso de andrógeno, ocorrendo em mais de 90% dos casos. A sua patogênese ainda é problema a ser resolvido, e a predisposição hereditária tem sido aventada. Deficiência enzimática é a causa menos comum de excesso de andrógenos, sendo a mais comum a deficiência não clássica de 21-OH. O excesso de andrógenos tem sido considerado efeito adverso de muitos medicamentos; tumores adrenais e de ovário são incomuns, embora devam ser considerados nos casos de hirsutismo grave ou virilização.[32]

Altos níveis de andrógenos são associados à presença de acne nas mulheres, e a produção local deles no processo não pode ser excluída. Os níveis séricos do sulfato de deidroepiandrosterona, androstenediona, testosterona e deidrotestosterona são significativamente maiores nas mulheres com acne do que naquelas sem a afecção.[33]

Tratamento

□ Geral

A acne é condição relativamente comum na mulher adulta e requer terapêutica medicamentosa e psicológica, o que demanda tempo e boa adesão. Os cuidados locais podem ser suficientes para a acne discreta, mas muitas vezes há que se acrescentar mais de um produto de uso tópico.[34]

As loções de limpeza hidroalcoólicas, com acetona ou éter, e os sabões podem ser prescritos, conforme o tipo de pele da paciente. São úteis também produtos adstringentes para remoção de secreção cutânea, detritos epiteliais e impurezas que se acumulam sobre a pele.[1,35-36]

O ácido glicólico e os alfa-hidroxiácidos têm efeito positivo nas acnes leves e moderadas, havendo grande número de compostos tópicos com essas substâncias.[37]

Dos produtos de uso local, os antibióticos levam à diminuição da população de *C. acnes* (anteriormente *Propionibacterium acnes*) da superfície da pele e dos folículos.[38] O peróxido de benzoíla, indicado na acne inflamatória, com micropústulas e retenção sebácea, pode ser usado em associação ao ácido retinoico, a antibióticos e a outros agentes.[37] O ácido azelaico retarda a conversão da testosterona em deidrotestosterona pela inibição competitiva sobre a 5a-redutase na glândula sebácea e não tem efeito sobre a atividade dessa enzima nas células do folículo piloso humano. É utilizado ainda para tratamento da hiperpigmentação cutânea.[39]

As consultas de mulheres com acne são 80% mais frequentes do que a dos homens com o mesmo problema. A cada ano, 5 milhões de prescrições de antibióticos orais e 1,4 milhão de prescrições de isotretinoína são dispensadas nos Estados Unidos para tratamento de acne, e muitas pesquisas têm-se dedicado a esse problema, sendo as mulheres as mais beneficiadas.[40] Para as formas mais graves, são necessários antibióticos orais, isotretinoína tópica ou oral e/ou terapia hormonal.[1,41] Mesmo com todo esse arsenal terapêutico, 82% dos casos não respondem a cursos múltiplos de antibióticos e 32% deles têm recorrências após o tratamento com um ou mais cursos de isotretinoína.[41]

□ Retinoides

Os retinoides mudaram o tratamento da acne com resposta muito satisfatória por via oral ou tópica. Várias formulações com retinoides tópicos estão no mercado, incluindo seu uso em novos veículos. Entre elas, o ácido retinoico creme a 0,05% e a isotretinoína gel a 0,05% são similares para tratar tanto as lesões inflamatórias quanto as não inflamatórias, sendo superponíveis as reações adversas, como eritema e descamação.[42,43] O adapaleno e o tazaroteno, retinoides tópicos de terceira geração, são considerados muito eficazes e menos irritantes.[44]

Em geral, a terapia com isotretinoína oral na dose total de 120 mg/kg resulta no desaparecimento completo da acne, seguido de remissão prolongada. Contudo, mulheres com síndrome adrenal ou ovariana associadas a aumento de andrógenos respondem mal e apresentam exacerbações e recidivas completas após a descontinuação da terapia com isotretinoína.[45-48]

Esse fármaco promove, em geral, remissões prolongadas e pode prevenir o surgimento de bactérias resistentes, um problema associado ao uso dos antibióticos. A seleção apropriada e a educação dos pacientes são essenciais, já que consequências graves podem ocorrer pelo uso mal-conduzido e não monitorizado de retinoides e também de antibióticos.[49]

Doses intermitentes de isotretinoína podem ser eficazes para o tratamento da acne, em um regime de 0,5 mg/kg de isotretinoína por dia durante uma semana a cada quatro, num total de seis meses, com regressão do grau da acne e diminuição do número de lesões.[42]

Os pacientes impedidos de usar isotretinoína podem beneficiar-se de outros fármacos ou de uma combinação de medicamentos, incluindo adapaleno e tazaroteno, ácido azelaico e antibióticos tópicos.

Para a acne pós-menopausa, a tretinoína é o tratamento de escolha em concentrações crescentes. Antimicrobianos, incluindo peróxido de benzoíla e antimicrobianos tópicos, são raramente necessários. Para o hirsutismo, pode ser indicada a eletrólise[17] ou a depilação a laser.

□ Antiandrógenos

Um estudo feito com um grupo de pacientes que não responderam à isotretinoína oral mostrou que o hiperandrogenismo, sobretudo o ovariano, é a maior causa do insucesso do tratamento.[50,51] Quando preparações tópicas, antibióticos ou isotretinoína orais falham, a adição de um antiandrogênico, como a espironolactona ou certos anticoncepcionais orais que contenham progestógenos não androgênicos, a exemplo de norgestimato, desogestrel, noretindrona e/ou diacetato de etinodiol, pode beneficiar certas pacientes.[35,52]

Para a acne da mulher, o uso do antiandrógeno e outros hormônios é alternativa valiosa ao tratamento clássico. Essas terapias baseiam-se nos princípios fisiológicos, promovem resultados gratificantes em mulheres com acne selecionadas e devem ser o tratamento primário para aquelas com hirsutismo. Os fármacos antiandrógenos incluem espironolactona, acetato de ciproterona, anticoncepcionais orais, corticosteroides e finasterida, dentre outras. A seleção de pacientes e a avaliação pré-tratamento são de suma importância antes da prescrição desses fármacos.[21,35,53,54]

Nas últimas quatro décadas, os contraceptivos orais mostraram-se efetivos para o controle da natalidade. A despeito de modificações na fórmula, vários efeitos adversos têm persistido; no entanto, os inúmeros benefícios a suas usuárias são reais, mas, infelizmente, muitas mulheres os desconhecem.[55] Um anovulatório contendo 0,035 mg de etinilestradiol combinado com regime trifásico de norgestimato é útil e efetivo para o tratamento da acne vulgar moderada em mulheres que não apresentam contraindicação para terapia anovulatória.[52,56]

O acetato de ciproterona é um potente antiandrógeno com acentuada atividade progestacional, atuando como inibidor periférico nos receptores da 5a-redutase e bloqueando a secreção de gonadotrofinas hipofisárias. Em combinação com o etinilestradiol, tem demonstrado efeito clínico em mulheres com sinais de androgenização, como acne, seborreia e hirsutismo. Além disso, a combinação estrógeno/progestógeno tem efetiva proteção contraceptiva.[1,35,57,58]

O acetato de ciproterona é também um tratamento tópico satisfatório para acne e, como as concentrações séricas são menores do que com a terapêutica oral, pode tornar-se um tratamento de escolha. O uso de loção de 20 mg de acetato de ciproterona em veículo lipossomado durante três meses levou à diminuição do número de lesões, com melhor efeito do que o da medicação oral.[59]

A espironolactona é também um bloqueador do receptor de androgênio e pode ser usada em dose que varie de 50 a 200 mg por dia, durante 24 meses, como medicamento isolado ou associado, para combater acne de mulheres adultas, uma vez que a resposta é satisfatória e é bem tolerado.[60]

A flutamida é outro antiandrógeno não esteroide que atua competitivamente ao inibir a testosterona livre e tem sido utilizada em casos selecionados de acne da mulher adulta.[1,35,40,57]

□ Antibióticos

Tetraciclina e minociclina são os antibióticos classicamente utilizados na acne. A azitromicina, na dose de 250 mg por via oral três vezes por semana, é também eficaz na acne inflamatória associada a cuidados tópicos, com poucos efeitos adversos e boa adesão ao tratamento. A melhora pode ser notada em quatro semanas, com redução de mais de 80% das lesões inflamatórias.[61] A limeciclina mostra excelentes resultados por via oral, na dose de 150 mg, duas vezes por dia, com posterior redução para uma vez ao dia. É relevante entender as associações do uso frequente ou continuado de antibióticos sistêmicos no tratamento da acne moderada a grave com as alterações não apenas no *C. acnes*, mas também na comunidade bacteriana da pele.

Essa compreensão pode ajudar os médicos a diminuir as comorbidades cutâneas relacionadas à disbiose.[62]

□ Peelings

Os peelings químicos superficiais causam esfoliação superficial e tem sido usados com raras complicações e resultados positivos para os pacientes, resultando na resolução dos comedões, melhora da elasticidade do estrato córneo com produção de novas células e estímulo à produção de colágeno na derme superficial.[63] Os peelings de ácido glicólico, ácido retinoico, ácido salicílico e outros são eficazes em todos os tipos de acne, induzindo melhora rápida e restauração da pele normal. Podem ser utilizados nas formas comedogênica, papulopustulosa e nodulocística. A melhora é mais rápida na comedogênica; na forma papulopustulosa, em geral, é necessário maior número de sessões; e na nodulocística produz grande melhora da cicatriz pós-acne. O procedimento é bem tolerado e tem grande adesão.[63]

Microdermoabrasão

A microdermoabrasão é uma abrasão muito superficial que tem sido benéfica para tratamento da acne e tem demonstrado redução das lesões na maioria dos pacientes, com afinamento do estrato córneo, mas com resultados não superiores aos dos peelings superficiais. Alguns autores consideram-na em combinação com peelings superficiais para obtenção de resposta terapêutica satisfatória.[63-65]

□ Tratamento de cicatrizes

Em alguns pacientes, a resposta inflamatória acentuada ao *C. acnes* resulta em cicatrizes desfigurantes e permanentes (Figura 8.17); nesses casos, utilizam-se materiais para preencher as depressões, bem como algumas técnicas cirúrgicas, como a excisão com *punch*, elevação da cicatriz usando o *punch*, subcisão, dermoabrasão e *resurfacing* cutâneo a laser.[66]

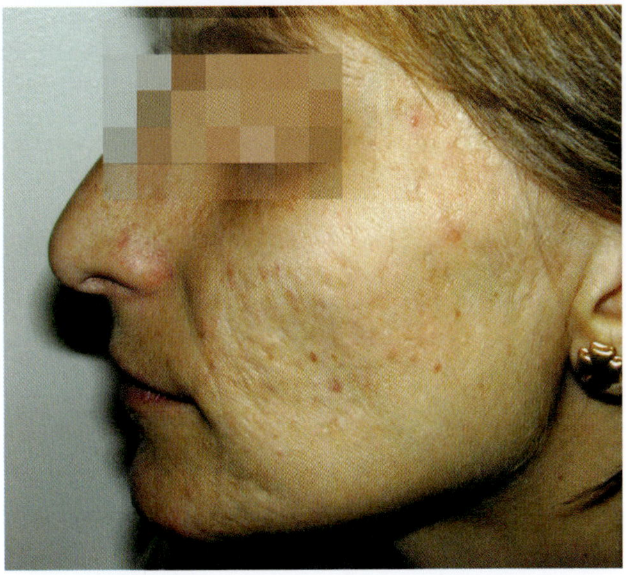

Figura 8.17. Depressões pós-acne; cicatrizes permanentes.
Fonte: Acervo da autoria do capítulo.

Conclusão

A acne pode exacerbar-se na fase pré-menstrual em mais ou menos 30% das pacientes. Há aumento das papulopústulas cerca de uma semana antes da menstruação, resultantes da ruptura de microcomedões fechados. Esse tipo não deve ser tratado e, naquelas que usam anticoncepcional, tende a desaparecer.[67,68] Há um dogma dermatológico afirmando que a acne regride no início da idade adulta, o que, entretanto, não é verdade para as mulheres. Acne de baixa gravidade pode persistir durante décadas após a adolescência.[68,69]

Os dermatologistas e médicos de outras especialidades que cuidam da saúde da mulher devem orientá-las a dar atenção especial à pele, tentando minimizar os sinais do envelhecimento cutâneo, prevenir a fotossenescência e tratar adequadamente uma miríade de alterações clínicas, como acne, rosácea, estrias, cânceres cutâneos, dentre outros, uma vez que sua expectativa de vida tem aumentado continuadamente. Apesar de não ser uma doença que ameace a vida, a acne pode ter implicações psicossociais e deteriorar a qualidade de vida da mulher.[20]

Interferência da Dieta Alimentar e do Estresse na Acne

• Marco Alexandre Dias da Rocha

Introdução

A acne é uma dermatose inflamatória crônica da unidade pilossebácea. Sua etiologia é multifatorial e acomete mais de 80% dos adolescentes, de ambos os sexos, e parte dos adultos, principalmente as mulheres.[1]

A doença causa um importante impacto negativo na qualidade de vida dos pacientes tanto pela presença de suas lesões clínicas, de longa duração, acometendo face e tronco, quanto pela frequente evolução para cicatrizes discrômicas e de relevo, as quais, por vezes, permanecem por toda a vida. Assim, muitos dos pacientes apresentam sintomas de depressão, ansiedade e baixa autoestima.[2]

Nas últimas décadas houve um avanço importante na compreensão da fisiopatologia da doença, a qual envolve inflamação folicular precoce, ativação da imunidade inata e adaptativa, com aumento de resposta Th1 e Th17, importância do estímulo androgênico, alterações quantitativas e qualitativas do sebo e hiperqueratose do óstio folicular.[3] Mas além desses fatores clássicos, outros pontos passaram a ser considerados como importantes na ativação e na cronicidade da doença. Entre eles: a influência alimentar, a radiação solar, o estresse prolongado, a qualidade do sono e a interação da pele com outros órgãos, mas especificamente o cérebro e o intestino.[3,4]

Assim, uma abordagem holística e individualizada está se tornando a tendência para o tratamento dos pacientes com acne, não só abordando o uso de medicações que atuem nos pontos-chave de sua fisiopatologia, mas também propondo mudanças no dia a dia dos pacientes que possam favorecer a redução do componente inflamatório e a cronicidade da doença.

Neste capítulo abordarei o impacto de dois importantes pontos que são foco de diversas publicações recentes: a dieta e o estresse.

Impacto da dieta na acne

Curiosamente a maioria dos livros-texto dermatológicos abordavam os aspectos ligados à dieta e à acne até o fim da década de 1960. Nestes, existiam orientações para se evitar diversos tipos de alimentos, tais como doces e comidas gordurosas.[5] Porém o encontro de resultados conflitantes em estudos mal conduzidos nas décadas seguintes levaram à conclusão temporária de que não existia influência da dieta sobre a doença e as orientações nutricionais desapareceram dos protocolos internacionais de tratamento.

Mais recentemente, através da análise de grupos populacionais maiores, por vezes em estudos prospectivos, de melhor desenho e pelo avanço do conhecimento das vias biológicas que afetam o funcionamento da glândula sebácea, estamos revisitando esses conceitos e passando a reconhecer que nossa dieta pode influenciar o aparecimento e a cronicidade da acne. Esse é o primeiro passo para a incorporação de orientações nutricionais que possam contribuir para um tratamento mais eficiente.[5,6]

O principal conceito que nos ajuda a compreender a influência da dieta na acne está relacionado à via **insulina/IGF-1** (fator de crescimento semelhante à insulina tipo 1)/**mTORC1 (alvo mecanístico do complexo 1 da rapamicina)** e como os diferentes alimentos influenciam sua ativação ou inibição.[7]

Alimentos de alto índice glicêmico/carga glicêmica e a acne

O **índice glicêmico** (IG) é um sistema numérico que mede o aumento da glicose plasmática desencadeado por um carboidrato e a **carga glicêmica (CG)** classifica os alimentos de acordo com o IG e o tamanho de uma porção.[7]

Uma dieta rica em alimentos de alto IG/CG leva a um estado reativo de hiperinsulinemia, o qual, entre múltiplas consequências, ativa a produção de IGF-1 hepático e reduz sua proteína carreadora a IGFBP-3 (proteína de ligação do fator de crescimento semelhante à insulina – 3), o que aumenta sua biodisponibilidade.[7]

Uma das ações do IGF-1 a nível cutâneo é a ativação do mTORC1 (intracelular), um complexo de proteínas, que funciona como um sensor de nutrientes, e cuja ação interfere diretamente na proliferação dos queratinócitos infundibulares, na diferenciação dos sebócitos e na sebogênese.[7]

Além de sua ação direta em receptores de células cutâneas, a insulina e o IGF-1 também aumentam a produção de andrógenos tanto pelas gônadas quanto pela glândula suprarrenal.[7]

Uma terceira e complementar ação do IGF-1 na ativação da glândula sebácea reside no fato de sua concentração aumentada levar a uma supressão da atividade da proteína FoxO1(proteína de caixa de garfo O1). Essa proteína está ligada ao receptor androgênico citoplasmático e impede sua ligação aos andrógenos; sem a sua ação, passa então a existir uma maior atividade androgênica com consequente hiperatividade dos sebócitos.[7]

Depois de compreendida a sequência biológica da ativação das glândulas sebáceas por certos alimentos, faltava ainda a comprovação que uma interferência clínica nutricional baseada nesse conceito poderia influenciar o curso da doença. Kwon et al. demonstraram que uma dieta de baixa carga glicêmica, por 10 semanas, não só levou a redução do número de lesões inflamatórias, mas também diminuiu o tamanho das glândulas sebáceas com menor expressão da proteína 1 de ligação ao elemento regulador de esterol (SREBP-1). A redução desta proteína ocorre em paralelo com a menor ativação da via mTORC1.[8]

Também foi investigada a ligação entre uma dieta de alto índice e carga glicêmica e a liberação de adiponectina. A adiponectina é secretada principalmente pelo tecido celular subcutâneo, possui ação anti-inflamatória, e propriedades antioxidantes. Foi então comprovado que existe uma relação inversa entre esse tipo de dieta e as concentrações plasmáticas de adiponectina, favorecendo o estado pró-inflamatório.[9,10]

Em outros dois estudos, prospectivos, controlados e randomizados, Smith et al. verificaram que os pacientes submetidos a uma dieta de baixo IG/CG apresentaram redução das lesões inflamatórias, redução do índice de andrógenos livres e melhora da sensibilidade insulínica. Porém os autores não conseguiram isolar o efeito da dieta de baixo índice glicêmico da redução de peso encontrada nestes pacientes, permanecendo a dúvida de qual fator foi o mais importante para a melhora do quadro.[5]

Estudos observacionais também constataram uma associação entre dietas de baixo índice glicêmico e redução de lesões de acne ou menor prevalência de casos da doença, como no caso da dieta South Beach e da Mediterrânea.[11]

Para Bronsnick et al. já existe evidência suficiente (1B = mais de um estudo randomizado e controlado) que permita a recomendação de uma dieta de baixo IG/CG para pacientes com acne, muito embora ainda não exista consenso sobre esse ponto.[7]

Leite e derivados

Um estudo realizado por Adebamowo et al. em 2005 investigou a associação da dieta, por meio de um questionário nutricional validado, e a presença de acne em 47 mil mulheres adultas. Os autores encontraram associação positiva entre o leite desnatado e a acne. Outros dois estudos realizados com adolescentes também encontraram a mesma associação.[12]

Para os pesquisadores, o consumo de leite, e, por vezes, seus derivados, estimula a presença da doença pela maior liberação plasmática de IGF-1. A principal proteína do leite, a lactoalbumina, é rica em triptofano. A presença deste aminoácido é essencial para produção hepática de IGF-1. Outros aminoácidos presentes no leite, como a leucina, a isoleucina e a valina, induzem o aumento da produção pancreática de insulina.[13]

Entre todos os tipos de leite, o desnatado está associado à maior liberação plasmática de IGF-1 e contém a menor quantidade de estrogênios. Os hormônios estrógenos possuem propriedades inibidoras da secreção sebácea.[14-17]

Outra discussão importante no tocante ao leite deve-se à presença de esteroides bovinos nos diversos tipos de produtos, tais como progesteronas que podem ser transformadas em andrógenos e enzimas conversoras tais como 5-alfa redutases. Essas moléculas estimulariam diretamente a atividade sebácea e a hiperqueratose folicular.[18,19]

Os derivados proteicos do soro do leite (*whey protein*) também estão associados com o surgimento/piora da acne segundo artigos publicados recentemente. Eles contêm fatores de crescimento tais como IGF 1 e 2, fator de crescimento plaquetário e fator de crescimento fibroblástico 1 e 2, os quais aumentam a produção de insulina.[19]

Em estudo ainda mais recente, Penso et al. (2020), analisando uma coorte prospectiva com 24.452 participantes, encontraram associação positiva entre o consumo de leite e bebidas açucaradas e uma maior prevalência de acne.[20]

Por meio de uma meta-análise, verificou-se a existência de uma relação positiva entre laticínios, leite total, integral, consumo de leite, leite desnatado e ocorrência de acne, mas nenhuma associação significativa entre iogurte/consumo de queijo e desenvolvimento da doença.[21]

Apesar de todos estes dados, a evidência para indicação de dietas restritivas de leite para pacientes acneicos ainda é fraca e aguarda mais estudos randomizados e controlados para sua confirmação.

Estresse e a acne

Para entendermos melhor a inter-relação entre estresse e acne, precisamos voltar aos aspectos embriológicos envolvendo a pele e o sistema nervoso central.

Sabemos que durante o nosso desenvolvimento, em torno do décimo dia gestacional, são formados os três folhetos que originarão todos os diferentes tecidos de nosso corpo. A partir de um mesmo folheto, o ectoderma, parte da pele (epiderme e glândulas) e o sistema nervoso central serão formados. Esse fato justifica a presença de diversos receptores encontrados nestes dois importantes órgãos.[22]

Sabemos que em situações de estresse prolongado ocorre a liberação de diversos neuromediadores na circulação, tanto pelo sistema nervoso central quanto pelos neurônios periféricos, entre eles: β-endorfina, hormônio liberador de corticotropina (CRH), urocortina, pró-opiomelanocortina, polipeptídeo intestinal vasoativo, neuropeptídeo Y e a substância P. Esse último neuropeptídeo é capaz de estimular a diferenciação, proliferação dos sebócitos, além de aumentar a produção interleucina-1 (IL-1), interleucina-6 (IL-6) e fator de necrose tumoral-α (TNF-α), demonstrando sua influência tanto na hiperqueratose folicular quanto na disseborreia (alteração qualitativa e quantitativa do sebo), o que leva à formação de lesões acneicas.[23]

Resultados experimentais demonstraram que além da influência direta do estresse sobre a imunidade, ele também altera a homeostase da barreira cutânea.[24] Somado a este fato, estudos recentes comprovaram que também existe uma alteração intrínseca da barreira cutânea na acne, principalmente por redução de ceramidas, a qual pode ser então agravada pelo estresse prolongado.[25]

Clinicamente, Griesemer et al., descobriram que pacientes com acne relataram um intervalo de tempo médio de dois dias entre um episódio estressante e a exacerbação das lesões.[26] Outra pesquisa, realizada na Austrália, que incluiu 215 estudantes de medicina, identificou o estresse como um fator de piora da acne em 67% dos portadores da doença. Um estudo de coorte publicado em 2003 identificou que estudantes universitários apresentavam piora da acne durante períodos estressantes, como na época dos exames finais.[27]

A prevalência de acne em mulheres adultas aumentou muito nos últimos anos, chegando a uma porcentagem relatada de 41% a 54%;[28] esse fato pode ser parcialmente explicado pela alta pressão social sobre mulheres adultas, especificamente as demandas de trabalho ou carreira, além dos deveres de mãe e esposa.

As mulheres também têm um maior risco de desenvolver transtornos psiquiátricos, como depressão e ansiedade.[29] Além disso, viver em grandes cidades exige um estilo de vida que requer privação de sono, um estressor intrínseco que traz consequências negativas na saúde, incluindo alterações na secreção hormonal e deficiências no sistema imunológico.[30]

A acne é, sem dúvida, uma causa de ansiedade e estresse naqueles que sofrem com a doença, levando a limitações sociais e impacto negativo na qualidade de vida.[31]

Devemos por fim lembrar que existem frequentemente sequelas relacionadas à inflamação prolongada na pele, como a presença de discromias e alterações de relevo, sendo que em 70% das vezes, estas são representadas por cicatrizes atróficas, de difícil tratamento e que marcam física e psicologicamente o paciente por toda a vida.

8.2 Cicatrizes da Acne

Tipos e Tratamento de Cicatrizes

• Bogdana Victoria Kadunc

Introdução

A acne é uma doença muito comum que atinge a unidade pilossebácea e que, apesar das numerosas opções terapêuticas, ainda com muita frequência provoca graves sequelas cosméticas que interferem no perfil psicológico dos seus portadores, prejudicando a sua autoestima e dificultando a sua vida social e profissional.

O uso da isotretinoína tem melhorado o prognóstico desse quadro, prevendo-se que, nas próximas gerações, diminuirá a frequência de pessoas gravemente afetadas.[1]

Tratar cicatrizes de acne é um grande desafio, visto que muito dificilmente se obtém a correção total da destruição tecidual causada por essa doença crônica inflamatória que atinge não somente a epiderme e a derme, mas alcança também o tecido celular subcutâneo. O objetivo do tratamento é obter o máximo de melhora possível sem, no entanto, objetivar a perfeição, desde que, de acordo com Fulton, corrigir cicatrizes de acne talvez seja o procedimento cosmético mais difícil que existe.[2]

As terapêuticas inicialmente descritas pelos diferentes autores para esse fim foram a dermoabrasão,[3] os peelings profundos com fenol,[4] as técnicas com *punchs* e as injeções de preenchimento com silicone líquido. A partir de 1990, foram introduzidos procedimentos com *lasers* ablativos (CO_2 10.600 nm[5], Erbium:YAG 2.940 nm[6]) e não ablativos[7] (ND:YAG 1.320 nm, diodo 1.450 nm, *pulsed dye laser* 585 nm). Na literatura atual, predominam as técnicas com *lasers* fracionados.[8]

Os resultados desses procedimentos revelam-se muitas vezes decepcionantes e insatisfatórios, devido à variada morfologia que essas cicatrizes apresentam. É necessário, portanto, o emprego de múltiplas técnicas complementares para que se possa obter a reconstituição do volume, contorno e relevo cutâneos. Eller e Wolf, já em 1944, haviam notado esse fato, quando em sua publicação *Skin peeling and scarification*[9] citaram que cicatrizes em "forma de pires" devem ter seu tratamento complementado com eletrodissecação das bordas com bisturi elétrico após esfoliações profundas com fenol. Outros autores, mais tarde, fizeram observações semelhantes, publicando trabalhos nos quais se descrevem diferentes técnicas cirúrgicas, tais como enxertos de pele total,[10] elevação com *punchs*,[11] subcisão[12] e preenchimento com diversos tipos de materiais,[13,14] objetivando a otimização dos resultados.

Proposta terapêutica

Dependendo da gravidade do quadro e das características das cicatrizes, um tratamento individualizado deve ser proposto para cada paciente e diferentes etapas serão cumpridas até que se obtenham resultados positivos. Assim, os portadores dessas cicatrizes devem ser devidamente informados sobre essas dificuldades para que falsas expectativas não prejudiquem a relação de confiança que deve ser mantida entre médico e paciente.

Na maioria dos casos, um número de diferentes técnicas será indicado, incluindo ou não procedimentos ablativos e de estímulo ao colágeno. O tratamento poderá ser realizado em tempos cirúrgicos diversos, ou eventualmente em tempo único, dependendo do padrão cicatricial predominante e do interesse e disponibilidade do paciente.

Exame dermatológico e identificação das cicatrizes

A identificação dos diferentes tipos de cicatrizes de acne facilita não só a escolha da melhor opção terapêutica como também a compreensão e adesão do paciente ao tratamento.

A pele e as cicatrizes devem ser examinadas com fontes luminosas lateral e superior. Essa avaliação, de frente e nos dois perfis, realiza-se em média distância para determinação do padrão predominante das cicatrizes mais evidentes, e também de perto para observação das características de cada cicatriz, em particular. Nessa ocasião, o paciente também é convidado a apontar as lesões que mais o incomodam.

Segue-se o exame detalhado da espessura, coloração, grau de oleosidade e presença de anexos da pele em geral. As cicatrizes, em particular, são observadas com relação à sua distensibilidade, textura, localização, número, dimensões e forma, bem como quanto ao seu nivelamento em relação à área vizinha.

As cicatrizes são, então, individualmente classificadas, determinando-se a melhor sequência cirúrgica para o caso estudado.

Diferentes autores têm classificado, ou apenas descrito, cicatrizes de acne de forma incompleta e não padronizada. Ellis[15] citou *ice-picks*, crateras, ondulações, túneis, cicatrizes rasas e hipertróficas, enquanto Koranda[16] descreveu crateras, *ice-picks* e cicatrizes hipertróficas e queloidianas. Langdon,[17] por sua vez, classificou três tipos de cicatrizes, incluindo rasas com diâmetro pequeno, *ice-picks* e distensíveis. Recentemente, Jacob[18] referiu-se a *ice-picks* e cicatrizes em forma de cilindro e de caixa. Esta classificação, embora aborde somente as cicatrizes deprimidas é, hoje, a mais comumente aceita.

Quanto ao grau de gravidade, em 2006, Goodman e Baron[19] definiram um sistema abordando quatro graus de gravidade de cicatrizes de acne levando em consideração o seu conjunto:

- **Grau I:** maculares.
- **Grau II:** leves, polimorfas, visíveis a menos de 50 cm.
- **Grau III:** moderadas, polimorfas, visíveis a 50 cm.
- **Grau IV:** graves, polimorfas, visíveis a mais de 50 cm.

Esse tipo de classificação, que gradua a gravidade, é útil para que o cirurgião dermatológico possa fazer um prognóstico realista sobre os resultados do tratamento, e também para avaliar as melhoras alcançadas, observando-se a diminuição do seu grau de severidade. É de especial interesse dos pacientes portadores do problema, bem como dos profissionais dedicados ao seu tratamento, a padronização de uma classificação completa e com bases morfológicas, incorporando o maior número possível de tipos de cicatrizes. Somente a correta identificação de cada padrão clínico cicatricial propicia a possibilidade da comparação dos resultados de tratamentos entre diferentes autores.

Classificação morfológica das cicatrizes de acne e técnicas específicas

Segundo Kadunc e Almeida,[20] as cicatrizes de acne dividem-se em três grandes grupos: 1) *elevadas*, 2) *distróficas,* e 3) *deprimidas*, que devidamente divididos e subdivididos, resultam em onze tipos finais, com indicações terapêuticas cirúrgicas específicas (Figura 8.18).

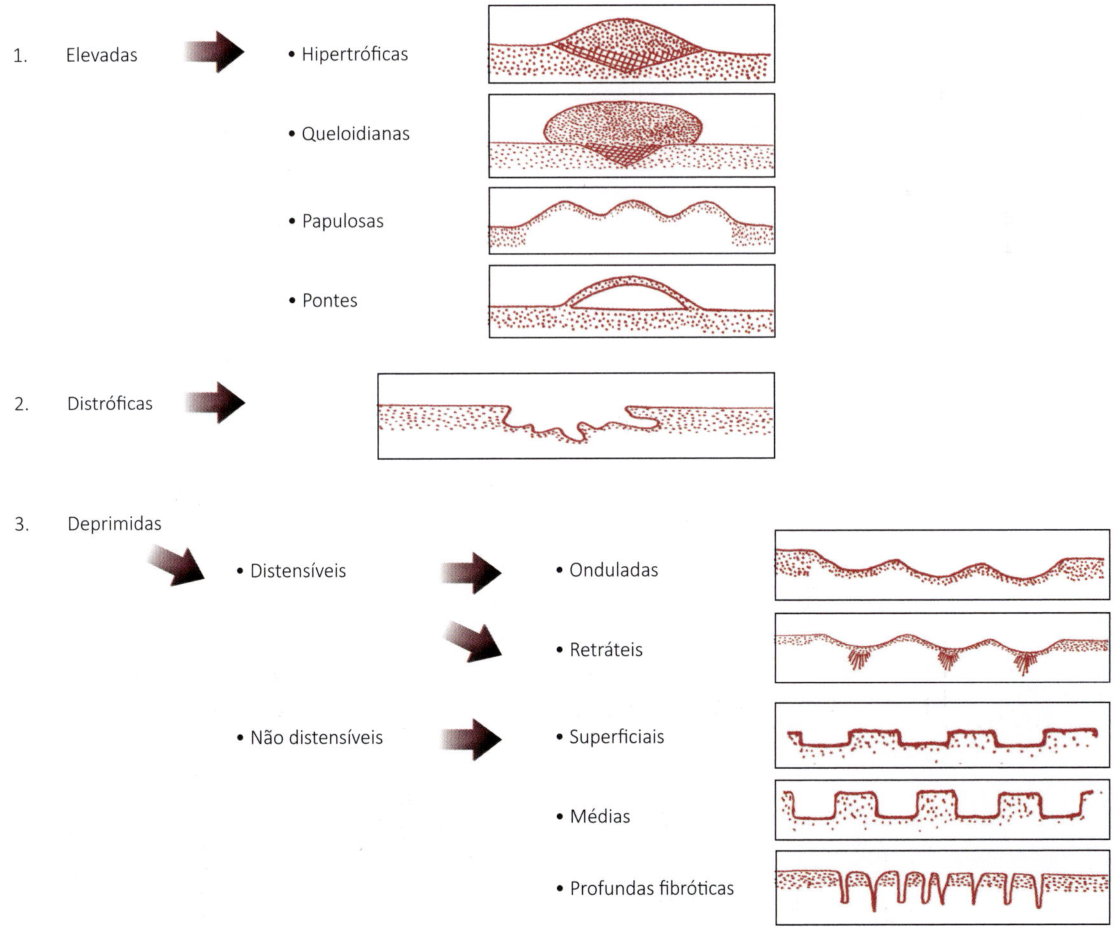

Figura 8.18. Representação gráfica de dez padrões morfológicos de cicatrizes de acne.
Fonte: Acervo da autoria do capítulo.

Cicatrizes elevadas

Dividem-se em:

Hipertróficas

Elevam-se acima da superfície cutânea, limitando-se à área da injúria original. São frequentes nas regiões mandibular, malar e glabelar. Podem ser reduzidas por meio de excisão tangencial com lâmina de barbear,[21] excisão total em W-plastia ou linhas quebradas, tratamento com luz intensa pulsada de comprimentos de onda cujo alvo seja a oxi-hemoglobina[22] ou infiltrações intralesionais de corticosteroides (triancinolona 20 mg/mL).

Na excisão tangencial, as lesões são rebaixadas ao nível da pele normal, utilizando-se lâminas de barbear encurvadas entre os dedos polegar e indicador, executando-se movimentos lateralizados em pêndulo.

A hemostasia é feita por meio de solução aquosa de cloreto de alumínio a 40% ou simples curativos compressivos com algodão seco.

Queloidianas

Tais lesões são encontradas em pacientes com predisposição genética, sendo essa a principal característica que as diferencia das anteriores. Suas dimensões excedem à da injúria inicial, sendo comuns nas regiões mandibular, escapular e esternal. O seu tratamento compreende infiltrações intralesionais de corticosteroides (triancinolona 40 mg/L), 5-fluorouracil ou bleomicina (3 U/mL),[23] crioterapia[24] ou excisão subtotal[25] quando pedunculadas, fazendo-se a ressalva de que deve ser evitada a excisão de queloides planos.

Papulosas

Essas elevações distensíveis com aspecto papuloso, semelhantes a lesões anetodérmicas, são comuns no tronco[26] e na região mentoniana. Nessa última localização, podem ser tratadas com radioeletrocirurgia em baixa potência, aplicada individualmente em cada pápula com ponteiras de extremidade arredondada, obtendo-se, assim, a contração da epiderme na área da cicatriz (Figura 8.19).

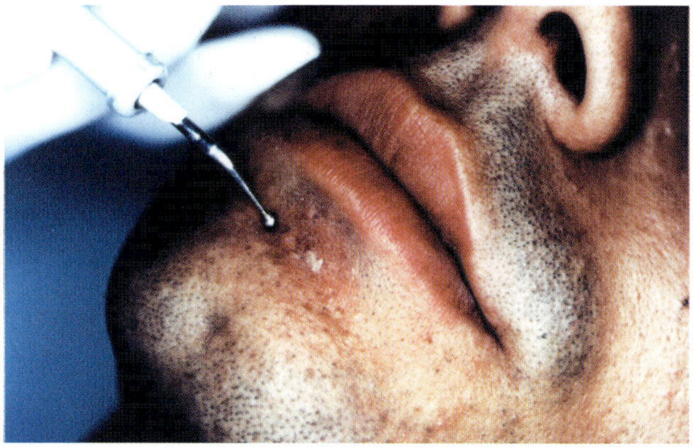

Figura 8.19. Vaporização de cicatriz papulosa na região mentoniana pela radioeletrocirurgia.
Fonte: Acervo da autoria do capítulo.

Pontes

São cordões fibrosos sobre pele atrófica; podem ser tratados por excisão tangencial com lâmina de barbear.

Cicatrizes distróficas

Caracterizam-se pelos limites irregulares, às vezes com forma estrelada e fundo branco e atrófico. Podem também estar representadas por nódulos fibróticos com retenção de material sebáceo e purulento. A terapêutica mais indicada para o tratamento dessas lesões é a retirada em bloco, seguida de sutura. Se o maior eixo da cicatriz estiver situado na direção das linhas de melhor incisão, procede-se à excisão elíptica. Se, por outro lado, o maior eixo da área tiver orientação contrária às referidas linhas, a retirada deverá obedecer às regras da W-plastia ou incisão em linha quebrada, técnicas estas que têm por finalidade a fragmentação da força de tensão na sutura, diminuindo a tendência ao alargamento da cicatriz (Figura 8.20). A aproximação das bordas deve ser feita em dois planos, sempre que possível, utilizando-se também pontos triplos ou quádruplos de canto, para uma boa coaptação dos lados da incisão, segundo os ângulos correspondentes. Deve-se atentar para o fato de que as excisões em pele espessa e seborreica demandam uma perfeita aproximação das bordas, inclusive com hiperelevação, utilizando-se pontos internos e externos, que também previnem a tendência ao alargamento no período pós-operatório.

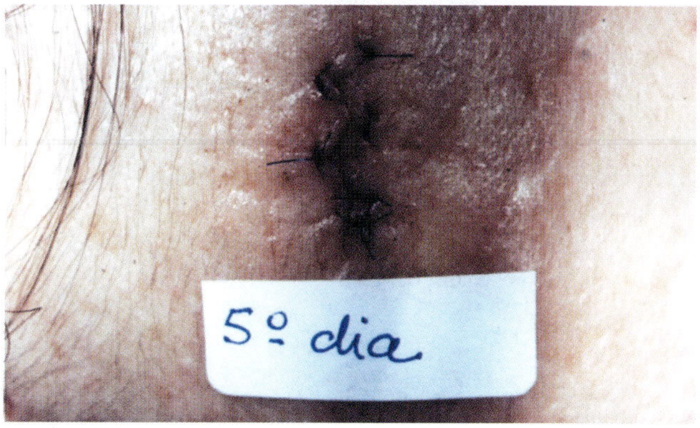

Figura 8.20. W-plastia.
Fonte: Acervo da autoria do capítulo.

Cicatrizes deprimidas

Dividem-se em:

Distensíveis

Caracterizam os assim chamados defeitos de contorno e volume, podendo ser observadas em dois diferentes padrões, vistos a seguir.

Ondulações ou vales

Quando tracionadas, desaparecem completamente, mostrando relevo normal (Figura 8.21). A terapêutica adequada para essa situação é o preenchimento com materiais de origem autóloga ou sintética. Se a deficiência for em plano profundo e subcutâneo, caracterizamos um defeito no volume facial, utilizando-se os ácidos hialurônicos[27] de G-prime (G') alto com microcânulas ou sessões de lipoenxertia com gordura colhida manualmente com baixos níveis de pressão negativa, lavada com solução salina e centrifugada brevemente. Em caso de defeitos do contorno facial mais superficiais e dérmicos, utiliza-se o ácido hialurônico de viscosidade intermediária. Deve-se dar preferência ao uso de materiais de preenchimento que apresentem suficientes estudos laboratoriais e experiência clínica prévia que tornem seu uso seguro para o ser humano. As técnicas de preenchimento são utilizadas em sessões mensais, até que a correção desejada seja alcançada, sendo recomendável, na dependência da técnica escolhida, manutenção semestral ou anual. Duas a três sessões com intervalos mensais de ácido poli-L-láctico ou hidroxiapatita de cálcio, também podem ser úteis para o tratamento destas cicatrizes, principalmente se forem as predominantes.[28]

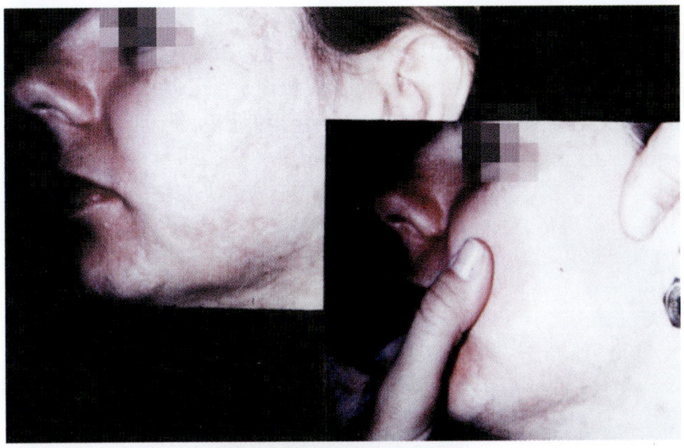

Figura 8.21. Cicatrizes deprimidas distensíveis onduladas.
Fonte: Acervo da autoria do capítulo.

Retrações

Caracterizam-se pela aderência da porção central do assoalho da cicatriz quando se distende a pele regional. São bastante comuns nas regiões do sulco nasogeniano, temporal ou zigomática. Essas cicatrizes têm indicação precisa da assim chamada incisão subdérmica ou subcisão. Empregam-se agulhas hipodérmicas descartáveis com bisel cortante e calibre proporcional à profundidade da retração a ser corrigida. Retrações superficiais são tratadas com a divulsão transdérmica, utilizando-se agulhas finas, de calibres 25 G a 27 G, enquanto as retrações fibrosas mais profundas que atravessam todo o subcutâneo provocando a aderência da derme ao sistema musculoaponeurótico superficial (SMAS) necessitam da divulsão no plano subdérmico.[29] Nesse caso, utilizam-se agulhas mais calibrosas, como as 18 G e 16 G, ou a agulha de Nokor, que contém pequena lâmina cortante em sua extremidade (Figura 8.22). Após as divulsões, aplica-se compressão manual por 2 a 3 minutos, evitando-se assim a formação de grandes coágulos que podem levar à formação de nódulos fibróticos indesejáveis. Se necessário, procede-se ao uso de materiais de preenchimento em etapas posteriores.

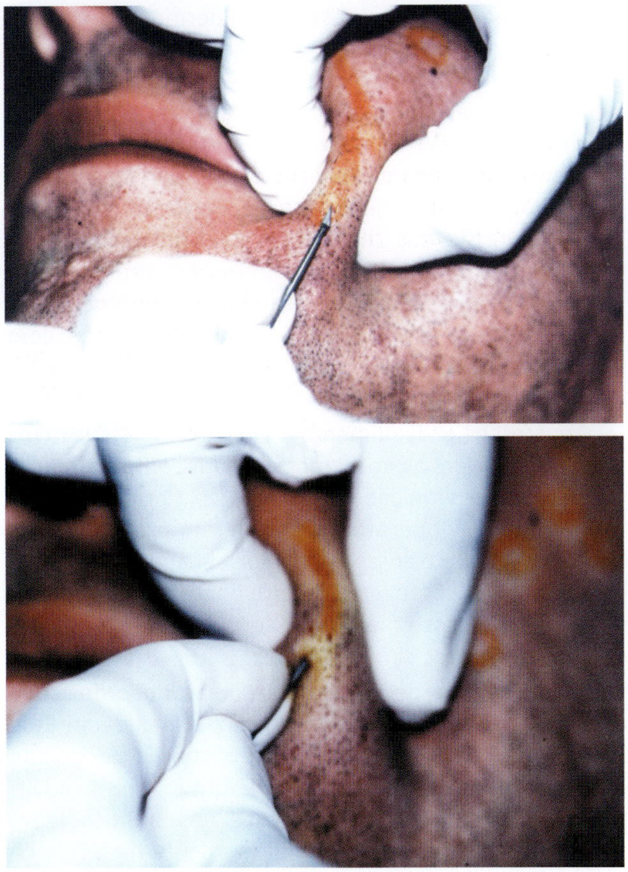

Figura 8.22. Subcisão em plano subcutâneo com agulha de Nokor, 18 G.
Fonte: Acervo da autoria do capítulo.

Não distensíveis

Não desaparecem à tração da pele, caracterizando os defeitos do relevo cutâneo. A projeção das bordas produz sombra escura no assoalho. Subdividem-se em:

Superficiais

São cicatrizes rasas, constituindo o padrão ideal para tratamentos ablativos como terapêutica única. Podem ser tratadas com dermoabrasão, quimioabrasão, microagulhamento ou diversos tipos de *lasers* ablativos ou não ablativos, fracionados ou não fracionados, e suas combinações.

A quimioabrasão, descrita em 1977, por Stagnone,[30] consiste na utilização de um peeling químico médio com solução de Jessner e ácido tricloroacético a 20% e/ou 35% em toda a face e terço superior da região cervical, seguido imediatamente pela dermoabrasão com lixas diamantadas (ásperas ou muito ásperas) ou escovas acopladas a motores de alta rotação nas unidades estéticas mais atingidas pelas cicatrizes. Deve-se interromper imediatamente o ato do lixamento quando, após a presença de sangramento abundante, forem observadas estriações paralelas na área tratada. Esse sinal caracteriza macroscopicamente o limite entre a derme reticular média e a profunda, a qual não deve ser invadida, para que a reepitelização possa se processar normalmente a partir dos anexos nela presentes. A dermoabrasão com motor é um procedimento que exige especial perícia do profissional que o emprega e só deve ser utilizada após treinamentos específicos. A quimioabrasão é muito útil desde que a pele já atingida pela agressão química apresente menor resistência ao lixamento mecânico. Por outro lado, permite também a minimização das linhas de demarcação nas regiões cervical, periorbitária e outras, que receberam o peeling e, porventura, não tenham sido abrasadas mecanicamente. A dermoabrasão cutânea pode ser também realizada manualmente, com lixas d'água com numeração de 100 (mais ásperas) a 280 (menos ásperas).

Após esses procedimentos, empregam-se curativos panfaciais sintéticos que proporcionam conforto ao paciente, com diminuição da dor nos dois primeiros dias do período pós-operatório, e aceleram o processo da cicatrização, que transcorre melhor em ambiente úmido e fechado. Tais curativos, bastante onerosos, são comercializados em nosso meio sob diferentes marcas e apresentando distintas características.

O véu ou tule de poliamida é uma opção de baixo custo que pode ser utilizada para essa finalidade. Esse material, encontrado em lojas de tecidos, é recortado em peças de diferentes tamanhos e formas, que se adaptam às unidades cosméticas da face, uma a uma (Figura 8.23), autoclavado e colocado diretamente na ferida cirúrgica logo após a dermoabrasão ou o *resurfacing*.[31] Logo a seguir, é recoberto por petrolato ou pomada de antibiótico, múltiplas camadas de gazes absorventes e máscara imobilizadora em forma de rede. Funciona, assim, como uma camada de contato permeável e não aderente, através da qual se pode fazer a limpeza da ferida cirúrgica nos dias que se sucedem ao procedimento, diminuindo muito a dor durante os curativos e evitando distúrbios no processo de reepitelização.

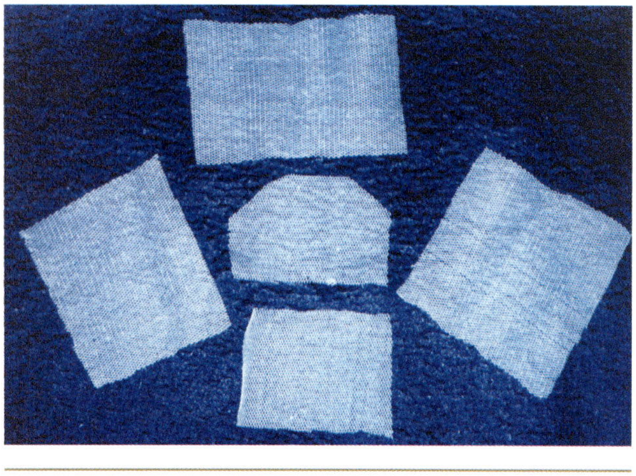

Figura 8.23. Tule de poliamida.
Fonte: Acervo da autoria do capítulo.

Médias ou crateriformes

Ao exame clínico, essas cicatrizes se apresentam alargadas e com assoalho de aspecto normal, com a presença de anexos. Para o seu tratamento, utilizam-se as técnicas de elevação ou rebaixamento de bordas, associadas ou não aos métodos ablativos. No caso da elevação, a cicatriz é circundada ao nível de seus limites por *punch* cilíndricos cortantes, ou lâmina de bisturi n. 11, quando o seu contorno não é perfeitamente arredondado (Figura 8.24). Epiderme e derme são incisadas, preservando-se o pedículo subcutâneo. A base da cicatriz é, então, elevada ao nível da pele normal com pinças com dente delicadas, procedendo-se à distensão da pele lateral por 1 minuto, para que se forme um coágulo abaixo da cicatriz. O curativo é feito com esparadrapo microporado da cor da pele do paciente, imobilizando-se cada cicatriz individualmente pelo período de três dias. A técnica do rebaixamento de bordas pode ser também utilizada para esse tipo de cicatrizes, sendo realizada por meio de leve vaporização no contorno da cicatriz com radioeletrocirurgia em baixa potência. O emprego dessas técnicas é muito útil logo após a dermoabrasão, antes da colocação dos curativos, otimizando o seu resultado. As depressões que não puderam ser suficientemente niveladas durante o lixamento têm suas bases elevadas ou suas bordas rebaixadas aos planos vizinhos.

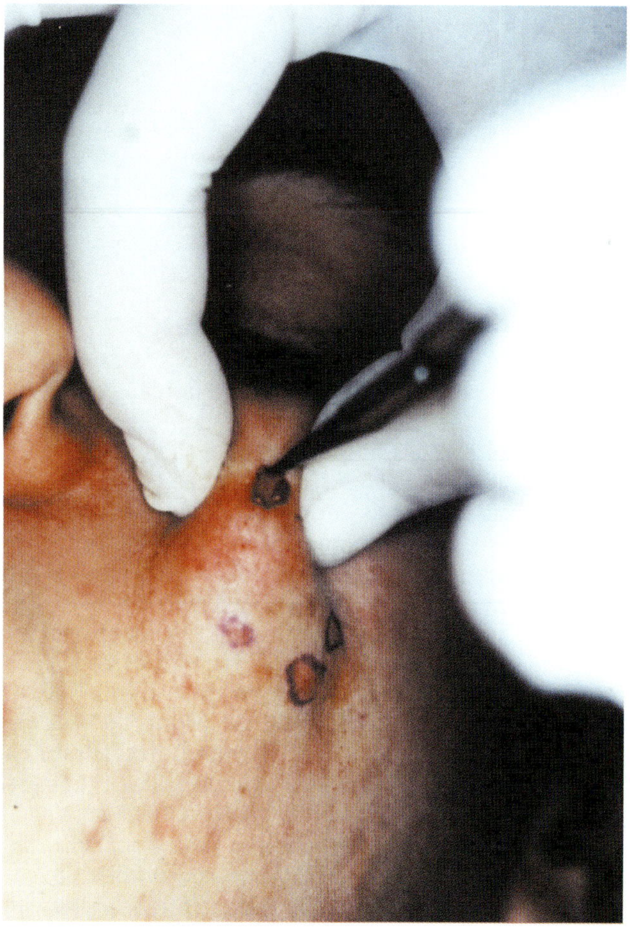

Figura 8.24. Elevação de cicatriz deprimida não distensível média com lâmina n. 11.
Fonte: Acervo da autoria do capítulo.

Profundas fibróticas ou ***ice-picks***

São cicatrizes estreitas, rígidas e profundas que atravessam toda a derme e atingem o subcutâneo. Para a sua correção, empregam-se tradicionalmente os enxertos de pele total executados com *punchs*.

As cicatrizes da área receptora devem ser excisadas com o *punch* do menor diâmetro suficiente para removê-las por completo. Deve-se contar e anotar o número de cicatrizes retiradas para cada diâmetro de *punch*. Terminada essa etapa, a região é comprimida com compressa cirúrgica embebida em soro fisiológico. Os enxertos de pele total são, então, colhidos na área pré, infra ou retroauricular. As suas dimensões variam caso a caso, sendo em geral ligeiramente maiores do que os orifícios da área receptora. Os enxertos colhidos são acondicionados em placas de Petri, sobre gazes embebidas em soro fisiológico e separados em diferentes tamanhos. No momento do transplante, utilizam-se pinças delicadas para adaptá-los a cada orifício receptor. Concluído o procedimento, aplica-se esparadrapo microporado cor da pele, individual para cada cicatriz, que deverá ser conservado por 5 a 7 dias. Findo esse período, durante o qual permite-se ao paciente a lavagem da face, conservando-se os esparadrapos, os enxertos viáveis apresentar-se-ão róseos ou com crosta hemática fina na superfície. A coloração amarelada traduz perda e necessidade de substituição posterior.

Uma técnica recentemente descrita como CROSS (acrônimo de *chemical reconstruction of skin scars*) tem também indicação para o tratamento de *ice-picks*. Consiste em três a seis aplicações focais mensais sucessivas de ATA de 65% a 100%.[32] Utiliza-se um aplicador pontiagudo de madeira umedecido com o ácido e introduzido com forte pressão no interior da cicatriz. A técnica induz a neocolagênese e colabamento das paredes laterais das cicatrizes, sem contudo, reconstituir completamente o relevo cutâneo.

Técnicas não específicas quanto à morfologia das cicatrizes

□ Microagulhamento

Pode ser executado com um pequeno instrumento portátil constituído por um cilindro coberto por microagulhas que, por meio de rolagens sobre a superfície cutânea, provocam inúmeras perfurações na pele, conservando a epiderme. Tem como objetivo estimular a neocolagênese. Essa técnica tem sido utilizada com sucesso para o tratamento das cicatrizes de acne deprimidas distensíveis e não distensíveis.[8] Nesse tratamento, utilizam-se cilindros com agulhas de 1 a 2,5 mm de comprimento. Podem também ser utilizadas canetas elétricas providas de ponteiras descartáveis com agulhas cortantes, cujo comprimento pode ser adaptado a cada região tratada.

Quando a pele é perfurada até a derme, desencadeia-se naturalmente o afluxo do fator de crescimento de fibroblastos (TGF), do fator de crescimento derivado das plaquetas (PDGF) e dos fatores de transformação do crescimento beta (TGF-a) 1 e 2, induzindo uma invasão de fibroblastos e consequente produção de colágeno tipo III e elastina.

O instrumento é aplicado na pele em múltiplas direções cruzadas (horizontal, vertical e oblíqua), totalizando de 15 a 20 passadas por área. Esses movimentos geram cerca de 250 a 300 micropunturas por cm^2 e a pele apresenta um padrão uniforme de perfurações e microssangramentos. A força aplicada não precisa ser muito alta, sendo mais importante a densidade de micropunturas. O sangramento decorrente desse processo é mínimo e rapidamente cessa, sendo substituído por um exsudato seroso. A pele deve, então, ser limpa com soro fisiológico estéril.

O eritema e o edema observados no pós-operatório desaparecem em 2 a 4 dias. O resultado completo pode demorar 12 meses, visto que a substituição do colágeno tipo III para o tipo I ocorre de modo lento. Recentemente, Aust et al. mostraram um aumento considerável de colágeno e elastina na histopatologia realizada seis meses após o procedimento (uma a quatro sessões). Após um ano de pós-operatório, a epiderme mostrava um espessamento de 40% da camada espinhosa.[33]

As vantagens dessa técnica são permanência da epiderme intacta, eliminando a maioria dos riscos e efeitos adversos dos métodos ablativos, como *laser resurfacing*, peelings químicos e dermoabrasão, simplicidade na execução e rapidez na recuperação.

□ *Lasers* fracionados ablativos e não ablativos

Na atualidade, têm sido muito utilizados para o tratamento das cicatrizes de acne os *lasers* fracionados não ablativos (ND:YAG 1.440 nm, Erbium 1.540 nm, Erbium 1.550 nm) e ablativos (CO_2 10.600 nm, YSGG 2.790 nm, Erbium:YAG 2.940 nm), sendo a água o alvo de todos eles. Agem provocando injúria térmica confinada a microzonas na derme, e no caso dos fracionados ablativos essa injúria atinge também a epiderme. Até o 3º dia após o procedimento no caso dos não ablativos e 7 dias nos ablativos, observam-se eritema e edema. A maioria dos pacientes requer 2 a 4 tratamentos com intervalos variados. Descrevem-se porcentagens variadas de resultados, que atingem até 50%, com alguns autores dando preferência aos resultados dos primeiros.[34]

A ação térmica desse tipo de terapêutica nas cicatrizes de acne é inespecífica, resultando em uma injúria térmica controlada que estimula gradualmente a contração do colágeno e a neocolagênese, melhorando limitada e moderadamente qualquer tipo de cicatrizes deprimidas. De maneira semelhante, o microagulhamento promove a melhora do colágeno como resultado do sangramento que leva à liberação de vários fatores de crescimento. Diferentemente, os processos cirúrgicos visam uma reconstrução morfológica específica para cada cicatriz, podendo ser completados pelos procedimentos com laser ou microagulhamento.

Sequência do tratamento

Após a identificação e classificação das cicatrizes, o primeiro passo é o registro fotográfico do paciente, objetivando-se a face de frente e nos perfis bilaterais de 45 e 90 graus.

Antes de cada procedimento cirúrgico, após a antissepsia, procede-se à marcação das cicatrizes a serem abordadas com canetas cirúrgicas. Quando múltiplos procedimentos são realizados no mesmo tempo cirúrgico, recomenda-se marcação com cores diversas para relacionar as cicatrizes com a técnica escolhida, lembrando-se de que ocorrem deformidades das mesmas após a infiltração da anestesia.

Utilizam-se, para a maioria dos procedimentos, a anestesia por meio de bloqueios regionais na linha médio-pupilar e/ou por técnica tumescente com lidocaína a 0,25%, bicarbonato de Na a 8,4% e adrenalina 1:200.000 em solução salina. Para a dermoabrasão, pode-se associar a analgesia sistêmica ou sedação endovenosa.

O programa de tratamento consiste em várias etapas.

Na primeira, utilizam-se técnicas cirúrgicas/complementares variadas, tendo como objetivo nivelar ao máximo todas as cicatrizes com relação à pele vizinha. Realizam-se enxertos de pele total com *punch*, excisões tangenciais ou diretas fusiformes, por W-plastia ou em linhas quebradas, subcisões, elevações de depressões, rebaixamento de bordas, infiltrações intralesionais e outras.

Na etapa seguinte, empregam-se as técnicas ablativas, como a quimioabrasão ou dermoabrasão, mais indicadas para os pacientes com pele de fototipos I a III de Fitspatrick.

Por fim, empregam-se as técnicas de estimulação inespecífica do colágeno (*lasers* fracionados ablativos e não ablativos ou microagulhamento) e as de preenchimento.

Cada etapa do programa de tratamento pode ser realizada em mais de um tempo e, por isso, a sequência de correção das cicatrizes pode se prolongar por longos períodos.

De acordo com o tipo de cicatriz predominante o paciente poderá ser submetido, sequencialmente, às três etapas (Figura 8.25), ou apenas a duas (Figura 8.26) ou uma (Figura 8.27) delas, isoladamente. Quando não há necessidade do uso dos métodos ablativos (Figura 8.28), os pacientes se sentem beneficiados porque não ficam submetidos às restrições, às atividades sociais e profissionais e aos problemas discrômicos que são inerentes ao seu uso.

Por outro lado, a duração do tratamento pode ser abreviada realizando-se o maior número possível de procedimentos em um mesmo ato cirúrgico.[35]

O uso oral de isotretinoína não impede as correções cirúrgicas de pequeno porte. Discute-se o intervalo de tempo mínimo para o emprego da dermoabrasão em pacientes que fizeram uso desse medicamento.[36]

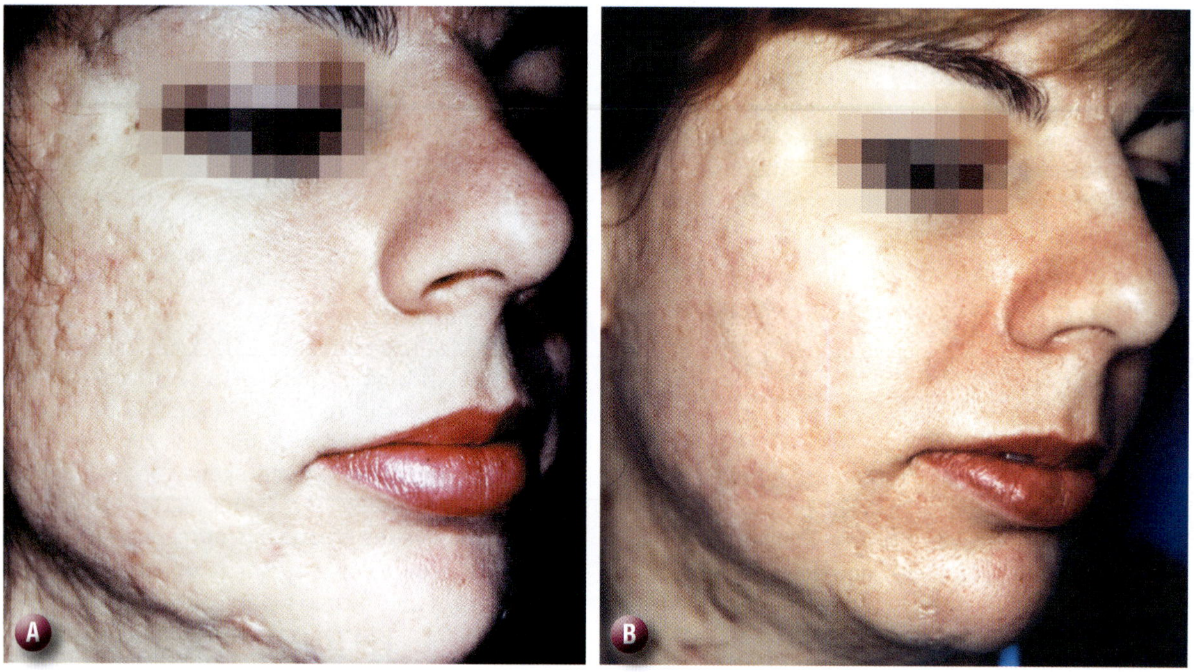

Figura 8.25. (A) Pré e (B) pós-operatório de cinco anos de paciente submetida a enxertos de pele total, elevações, duas sessões de dermoabrasão e três sessões de preenchimento com enxerto de gordura autóloga.
Fonte: Acervo da autoria do capítulo.

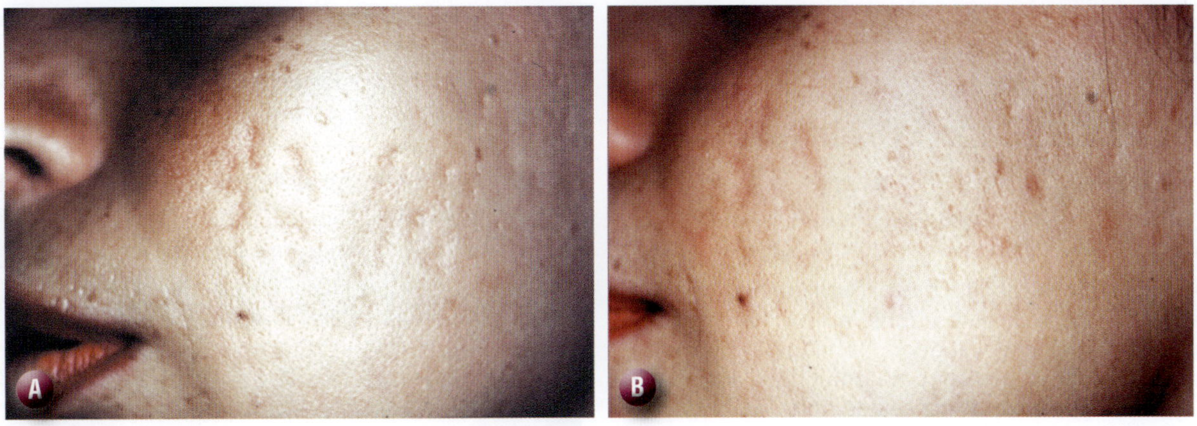

Figura 8.26. (A) Pré e (B) pós-operatório de dois anos de paciente submetida a uma sessão de dermoabrasão e duas sessões de preenchimento com ácido hialurônico.

Fonte: Acervo da autoria do capítulo.

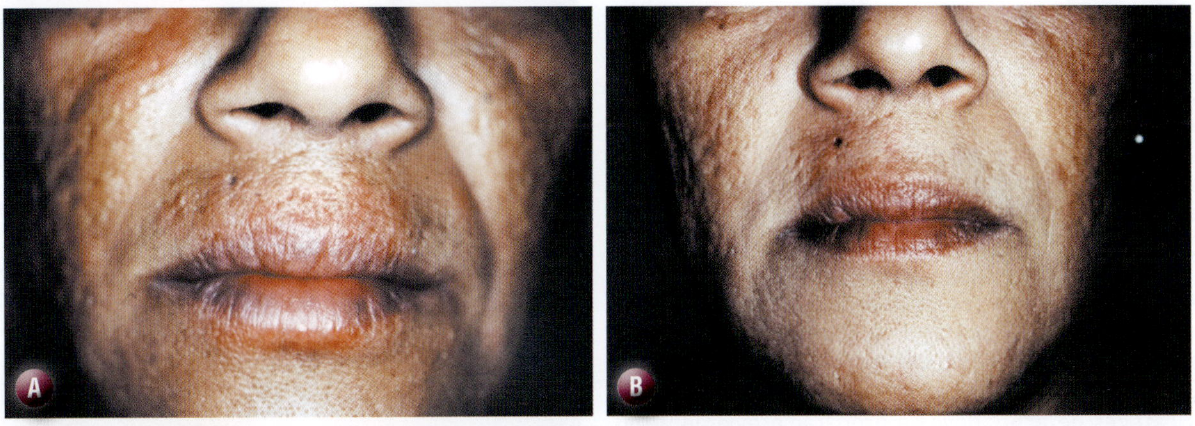

Figura 8.27. (A) Pré e (B) pós-operatório de dois anos de paciente submetida à correção de *ice-picks* no lábio superior por meio de uma sessão de enxertos de pele total.

Fonte: Acervo da autoria do capítulo.

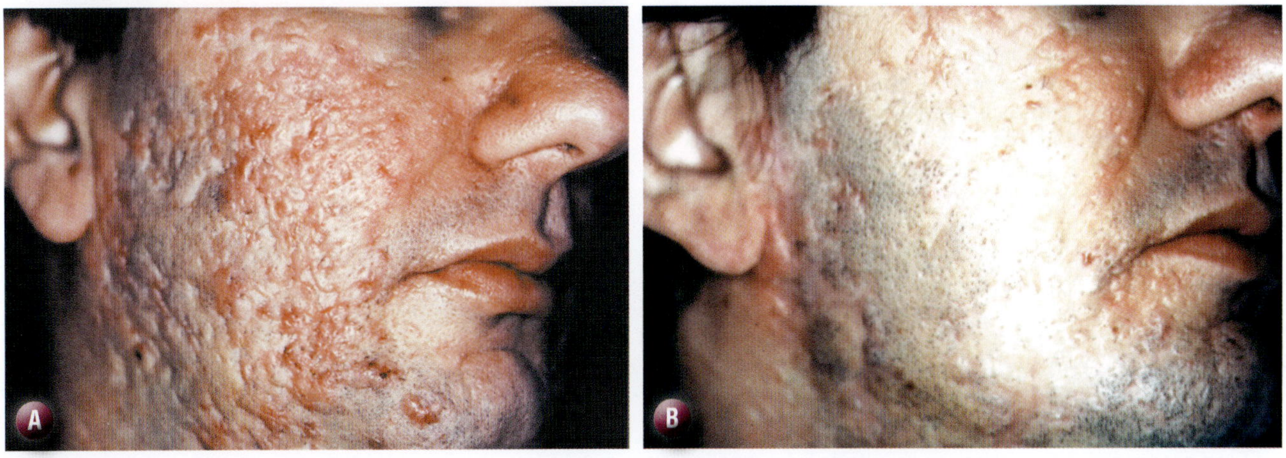

Figura 8.28. (A) Pré e (B) pós-operatório de três anos de paciente portador de padrão cicatricial exclusivo em pontes, submetido a oito sessões de exérese tangencial com lâmina de barbear.

Fonte: Acervo da autoria do capítulo.

Peelings nas Cicatrizes de Acne

- Meire Brasil Parada
- João Paulo Junqueira Magalhães Afonso

As cicatrizes de acne, como abordadas no capítulo anterior, são de diferentes tipos, e essa variabilidade torna o tratamento desafiador. Na maioria das vezes, mais desafiador que o próprio tratamento da acne ativa, já que uma vez estabelecidas, ainda hoje não dispomos de uma técnica suficientemente efetiva e capaz de tratar todas as cicatrizes.

Diante das possíveis técnicas de tratamento das cicatrizes de acne descritas anteriormente neste capítulo, abordaremos os peelings químicos.

A capacidade de remodelamento e a melhoria das cicatrizes de acne com os peelings variam de acordo com o tipo da cicatriz e a profundidade dos peelings, e os mais profundos têm maior capacidade de remodelação. Porém quanto maior a profundidade, maiores os riscos de efeitos colaterais e adversos, o que fará com que o dermatologista e o paciente avaliem o risco-benefício de cada opção de acordo com cada caso.

Os peelings podem ser usados como única opção, mas em geral são combinados a outras técnicas para obtenção de melhores resultados. Mesmo porque a característica polimórfica das cicatrizes de acne leva à necessidade da combinação de técnicas.

Uma vez feita a opção pelos peelings no tratamento das cicatrizes de acne, deve-se preparar previamente a pele para receber esse tipo de tratamento.

Preparo pré-peeling

O preparo da pele para a aplicação dos agentes químicos para efetuar os peelings deve, idealmente, iniciar-se 30 dias antes do primeiro peeling e consiste na orientação de produtos para higienização da pele; uso de substâncias queratolíticas e clareadores tópicos, como ácido retinoico, hidroquinona, ácido glicólico, ácido kójico ou outros que deverão ser utilizados à noite, e uma boa orientação sobre o uso de protetor solar durante o dia. A aplicação do peeling somente deverá ser feita após a percepção do profissional à aderência total do uso do filtro solar. Além disso, deve-se avaliar o aspecto psicológico do paciente, obtendo a certeza de que este não irá manipular as crostas que se formarão após o peeling, podendo causar alteração no processo cicatricial e, às vezes, infecções que levarão a outras cicatrizes no local (Figura 8.29).

Esse preparo visa maximizar os resultados dos peelings e minimizar seus possíveis efeitos colaterais. É de grande importância que a pele esteja uniformemente preparada, para que não haja diferentes graus de penetração da substância utilizada para o peeling (Figura 8.30).

Também devemos dar atenção aos cuidados que se deve ter no pós-procedimento e quanto às expectativas do paciente. Sem uma abordagem desses aspectos, os resultados, mesmo dos peelings superficiais, podem ser desastrosos.

Antes de qualquer procedimento deve-se obter o termo de consentimento do paciente por escrito e fazer fotografias representando bem as cicatrizes a serem tratadas, para posterior comparação.

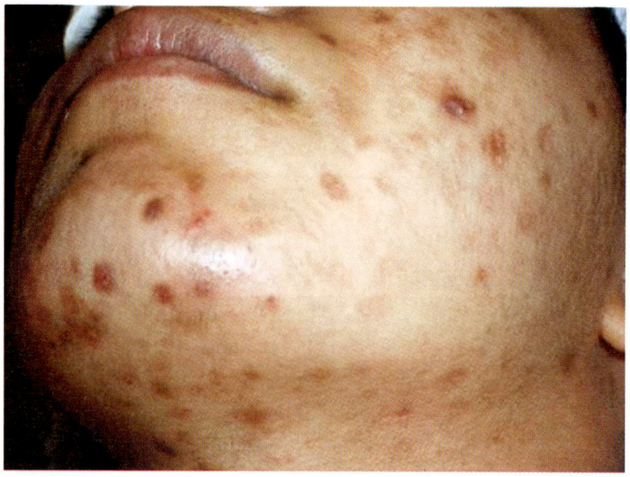

Figura 8.29. Cicatrizes pós-manipulação da área tratada com peeling. *Fonte:* Acervo da autoria do capítulo.

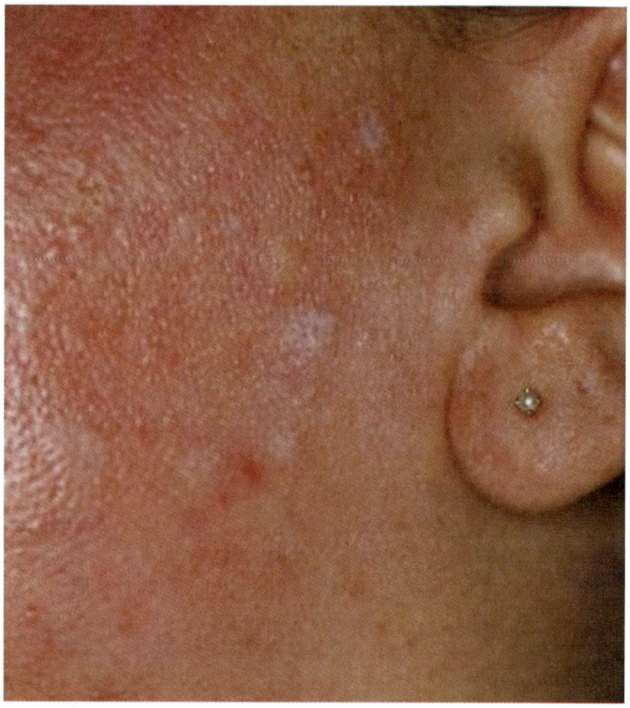

Figura 8.30. Aspecto irregular do *frost pós-aplicação do* peeling: sinal de preparo inadequado da pele. *Fonte:* Acervo da autoria do capítulo.

Classificação dos peelings químicos

Os peelings químicos podem ser classificados em:

1. **Muito superficiais:** apenas esfoliação que destrói a camada córnea sem ultrapassar a camada granulosa.

2. **Superficiais:** destruição parcial ou total da epiderme, variando de destruição desde a camada granulosa até a basal.
3. **Médios:** destruição completa da epiderme e parte, ou toda, derme papilar.
4. **Profundos:** destruição de toda epiderme e derme papilar estendendo por parte da derme reticular.

De acordo com essa classificação, distribuímos os peelings por grupos, conforme a seguir:

1. **Muito superficiais** (leve esfoliação) e **superficiais** (esfoliação a nível epidérmico):
   - Ácido glicólico a 30% a 70% (aplicação por até cinco minutos);
   - Ácido retinoico a 1% a 8%;
   - Ácido betalipo-hidróxido (LHA) > 10%;
   - Ácido lático a 30% a 50%;
   - Ácido salicílico a 20% a 30%;
   - Ácido pirúvico a 40% a 70%;
   - Ácido tricloroacético a 10% a 30%;
   - Resorcina a 20% a 50%;
   - Jessner (14% de ácido lático, 14% de ácido salicílico e 14% de resorcina, em etanol a 95%).
2. **Médios** (esfoliação a nível de derme papilar):
   - Ácido glicólico a 70% (aplicação de 5 a 15 minutos);
   - Ácido tricloroacético a 30% a 50%.
3. **Profundos** (nível de derme reticular):
   - Fenol Baker e Gordon.

Ainda que os peelings sejam classificados quanto à profundidade, devemos lembrar que essa profundidade pode sofrer interferências de outros fatores que não o peeling em si: limpeza e desengorduramento da pele antes da aplicação, local de aplicação, tempo de aplicação, número de aplicações, técnica de aplicação (gaze, dedo enluvado, cotonete etc.), integridade da pele (escoriações e feridas são contraindicadas), presença de seborreia, se a pele foi previamente preparada com tópicos ou não, e oclusão ou não. Deve-se lembrar ainda que a concentração do ativo pode ficar maior dentro dos frascos com o tempo, por isso sempre atentar ao prazo de validade de cada produto.

A microdermoabrasão é um procedimento muito utilizado em conjunto com os peelings para melhorar seus resultados e atingir maiores profundidades. Assim, dependendo do nível de aplicação da microdermoabrasão previamente ao peeling, deve-se estar mais atento à profundidade que este irá atingir, pois essa técnica pode ser usada tanto de um eritema leve para remover apenas a camada córnea como ao ponto de micro-orvalho sangrante quando todas as camadas da epiderme já foram removidas, atingindo a derme superficial, o que levará o peeling a penetrar com muito mais facilidade.

Efeitos colaterais dos peelings

- **Comuns (alguns até esperados):** eritema, descamação, formação de crostas, foliculite, rebote de lesões de acne ativa, hiper ou hipopigmentação.
- **Incomuns (inesperados):** desencadeamento de herpes simples, reações alérgicas, dermatites de contato, eritema prolongado, prurido, formação de mílios, cicatrizes e alterações de textura, sensibilidade ao frio e hiperpigmentação de nevos na área tratada.

Nos casos de peelings profundos está formalmente indicada a profilaxia para herpes simples nos pacientes com história prévia e deve-se avaliar a indicação do uso de antibióticos, iniciando no dia do peeling.

Alguns fatores podem interferir no resultado dos peelings e podem ser contraindicações relativas, como presença de qualquer doença dermatológica na área a ser tratada, exposição solar e fotoproteção inadequadas, tabagismo, herpes recorrente, fototipos mais altos, como V e VI, tendência à cicatrização hipertrófica, problemas de saúde ou medicações que predisponham à infecção ou dificultem a cicatrização, distúrbios psicológicos importantes e expectativas irrealistas. Além disso, lembramos que todos os peelings descritos neste capítulo são contraindicados na gestação.

Os peelings superficiais, embora não sejam capazes de remover cicatrizes de acne, podem, ao longo de uma série deles, melhorar os seguintes aspectos da pele danificada pela acne:

- redução do eritema nas cicatrizes;
- melhora de discromias (hiper e hipopigmentações);
- melhora de poros dilatados e aspecto geral da pele;
- efeito discreto, porém benéfico; em cicatrizes tipo *ice-picks* e "em U" superficiais, podendo ser um excelente preparo da pele para um peeling mais profundo.

Limpeza da pele

Antes de se aplicar qualquer agente químico para o peeling, é necessário fazer uma boa limpeza da pele, removendo qualquer substância que tenha sido aplicada antes e reduzindo ao máximo a gordura natural da pele. O agente químico somente deverá ser aplicado após esse desengorduramento uniforme.

Para esse procedimento, pode ser utilizado uma solução de álcool 70 mL + acetona 70 mL + éter 70 mL, utilizando sempre uma gaze embebida.

Tipos de peeling

☐ Ácido glicólico (AHA)

Sugere-se a utilização do ácido glicólico tamponado ou parcialmente neutralizado, por ser mais seguro. Esse é um peeling cuja ação depende do tempo de permanência do agente químico na pele. O dermatologista deverá ficar muito atento à reação da pele, e neutralizar parcialmente, nos pontos de eritema e *frosting*.

A neutralização dos AHA deve ser feita com bicarbonato de sódio ou com água, de maneira uniforme, evitando a parcialização, exigindo, portanto, que seja realizada com muita cautela.

Com esse alfa-hidroxiácido os melhores resultados descritos para cicatrizes de acne foram com seu uso na concentração a 70%, no mínimo de cinco sessões sequenciais espaçadas a cada 15 dias.

Esse peeling também foi descrito como efetivo em peles de fototipos mais altos (III-V) quando feito seriado na concentração a 35% combinado ao microagulhamento para o tratamento de cicatrizes de acne.

□ Ácido retinoico

O peeling de ácido retinoico em todas as concentrações na qual é possível ser aplicado é mais descrito como efetivo na acne ativa e apenas como adjuvante no tratamento de cicatrizes de acne, exceto nas muito superficiais e discrômicas, nas quais seu uso é de maior valia. Deve ser utilizado a 5%, de modo sequencial a cada 15 dias para se obter melhores resultados.

Os melhores veículos são: etanol ou propilenoglicol.

□ Ácido lático

Trata-se de um alfa-hidroxiácido estudado para aplicação em cicatrizes de acne, inclusive em peles de fototipos altos. A concentração de 92% em pH de 2, utilizada em peelings seriados a cada duas semanas em um total de quatro tratamentos, foi relatada. A aplicação é feita com uma ou duas camadas do produto que deve permanecer por um mínimo de três minutos e máximo de cinco minutos, se o paciente tolerar, até se obter um eritema moderado, quando então deve ser neutralizado com esponjas molhadas geladas. Pontos branco-acinzentados (indicam epidermólise) ou queixa de ardência intolerável pelo paciente são indicadores de que o peeling deve ser neutralizado antes.

□ Peeling de solução de Jessner

A solução de Jessner isolada tem perfil de aplicação muito parecido com o ácido retinoico, com algumas vantagens: devido à presença do ácido salicílico na composição, tem ótima efetividade na acne ativa e comedoniana; conta ainda com efeito clareador e com a possibilidade de ser aprofundado com maior número de camadas aplicadas. Esse peeling costuma produzir mais esfoliação quando comparado com o ácido glicólico.

Sua profundidade varia de acordo com o número de camadas aplicadas e pode ser dividido em:

- **Nível 1 (muito superficial):** uma a três passadas, apenas eritema leve e precipitação do produto no pós-imediato. Descamação por 1 a 2 dias.
- **Nível 2 (superficial):** quatro a dez passadas, eritema, ardência importante com *frosting* verdadeiro rendilhado. Descamação acastanhada mais grosseira por 3 a 4 dias.
- **Nível 3 (superficial mais intenso):** mais de dez passadas, eritema e ardência intensos, *frosting* verdadeiro mais concentrado. Descamação por 8 a 10 dias mais espessa, com sensação de ardência e ressecamento mais importantes.

É essencial lembrar que entre cada passada deve-se ter um intervalo de 5 a 6 minutos para verificar se houve ou não formação do efeito desejado, por exemplo, *frosting*; pois a aplicação precoce pode causar um aprofundamento indesejado.

□ Peeling de solução de Jessner com ácido glicólico a 70%

Essa combinação de três camadas da solução de Jessner seguidas pela aplicação de ácido glicólico, embora produza um peeling mais homogêneo, é também mais arriscada, uma vez que o eritema prévio causado pelo Jessner mascara a penetração do ácido glicólico e pode produzir reações inesperadamente mais profundas do que o desejado.

□ Ácido pirúvico

Indicado para cicatrizes moderadas, esse peeling de alfacetoácido é usado nas concentrações de 40% a 70%.

Pode causar grande desconforto por ardência durante a aplicação. Por isso, e também pelo fato de liberar, por volatilidade, vapores irritantes para as vias aéreas superiores, uma ventilação adequada, ou seja, sempre com o ar soprando contra as narinas, deve ser utilizada durante o procedimento.

□ Ácido salicílico (BHA)

O ácido salicílico é um beta-hidroxiácido que tem sido uma das melhores escolhas para tratamento de cicatrizes de acne. A melhor concentração é a 30%, usada em peelings sequenciais a cada 3 a 4 semanas, chegando a 5 sessões. Após a aplicação desse peeling, há uma precipitação do produto sobre a pele, formando uma camada esbranquiçada que não deve ser confundida com *frosting*. Deve-se evitar a ventilação desse pó para a direção das narinas posicionando a ventilação contra as narinas (Figura 8.31).

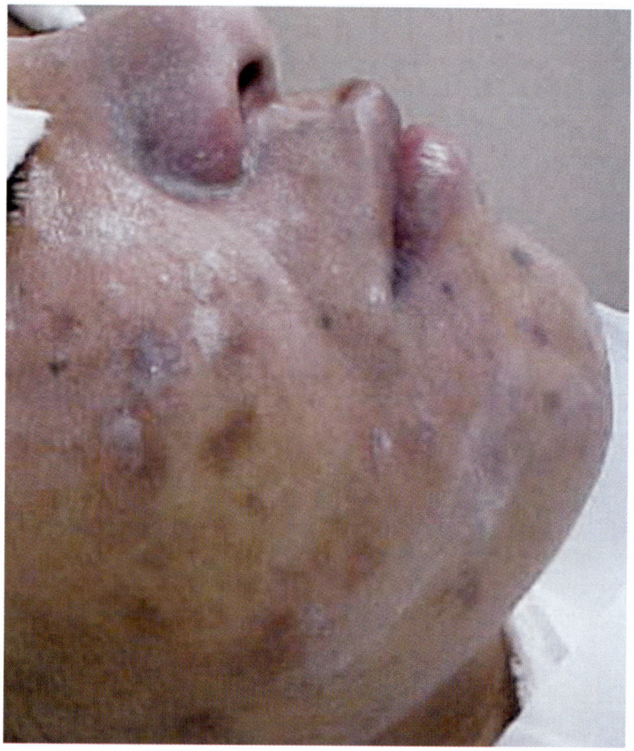

Figura 8.31. Aplicação de ácido salicílico a 30%.
Fonte: Acervo da autoria do capítulo.

Casos de salicilismo foram descritos com a aplicação de peeling de ácido salicílico a 20% em cerca de 50% da superfície corporal; portanto, deve-se ficar atento à área corporal a ser tratada.

Sinais clínicos de salicilismo: taquipneia, zumbido, perda auditiva (disacusia), tontura, cólicas abdominais e sintomas neurológicos centrais.

Os melhores veículos são solução hidroalcoólica, macrogel ou polietilenoglicol.

□ Ácido tricloroacético (ATA)

Esse ácido, quando usado na concentração de 10% a 20%, é bem superficial e não ultrapassa a camada espinhosa em seu efeito. Entre 25% e 35%, ele é um peeling superficial que atua em toda epiderme. Nas concentrações de 40% a 50%, consegue penetrar até a derme papilar e acima de 50% atinge a derme reticular. Deve-se tomar muito cuidado com o uso acima de 35%, pois há um grande aumento no risco de desencadeamento de cicatrizes por esse peeling. Peles de fototipos mais altos também devem ser evitadas, pelo risco de hipercromia.

O peeling de ATA pode ser combinado a outros peelings para tornar-se um peeling médio ou em técnicas como a CROSS, que será descrita adiante.

Os veículos utilizados são solução aquosa, gel ou em forma de pasta.

□ Resorcina

Essa substância foi muito utilizada no passado, devendo ser usada na concentração de 20% a 30% por um curto período, de 5 a 10 minutos, quando se deseja apenas esfoliação (muito superficial), e de 30% a 50%, por 30 a 60 minutos, quando se deseja um peeling superficial. Em geral, é aplicada em forma de pasta, utilizando-se uma espátula de madeira para espalhá-la na pele. Por ser um derivado fenólico, deve-se ter cuidado com a possibilidade dos pacientes apresentarem hipersensibilidade ao produto. Tratando-se de um agente muito superficial, não é tão usado para cicatrizes de acne.

□ Peeling combinado: solução de Jessner + ATA a 35% (peeling de Monheit)

Essa combinação de agentes químicos torna esse peeling de profundidade média. Caso seja necessário, a analgesia pode ser feita com um anti-inflamatório não esteroidal e um benzodiazepínico previamente ao procedimento. Também é uma opção o resfriamento acessório por meio de equipamentos de ventilação com ar resfriado, o que tem nos ajudado muito, tornando os peelings químicos muito mais toleráveis.

Após a devida preparação e limpeza da pele, primeiramente é aplicado o chamado agente de absorção, a solução de Jessner (aplicação de uma única camada), que será seguida pelo agente principal, o ATA 35%. Os dois agentes químicos devem ser aplicados com gaze dobrada, que não deverá estar encharcada para evitar riscos de escorrimento.

Esse peeling deve ser controlado até a obtenção do *frosting* desejado, quando se interrompe a aplicação. Não há maneira de se neutralizar o ATA, pois após a aplicação do mesmo, ele penetra na pele, interrompendo um maior aprofundamento do agente; por isso, a atenção ao *frosting* é fundamental e este será o *end point* da aplicação. Caso haja irregularidade do *frosting*, se faz necessário fazer aplicações com a gaze levemente umedecida nas áreas que não fizeram o *frosting* para se obter a uniformidade e um bom resultado final. A recuperação será feita com hidratantes emolientes e durará cerca de 7 a 10 dias.

Essa modalidade de tratamento já se demonstrou efetiva em diversos estudos, inclusive em fototipos mais altos. Os melhores resultados foram obtidos com peelings seriados a cada 4 semanas, em um total de 3 a 4 tratamentos (Figura 8.32).

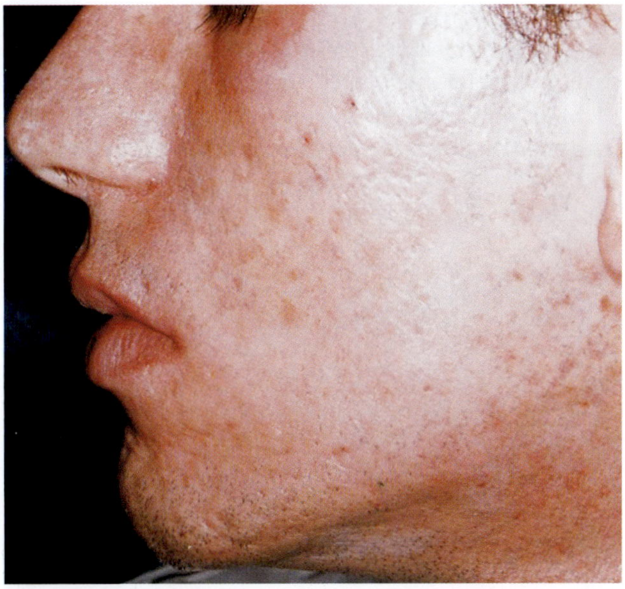

Figura 8.32. *Frosting* homogêneo após aplicação de ATA.
Fonte: Acervo da autoria do capítulo.

□ Combinação de solução de Jessner + ATA a 35% + dermoabrasão

A combinação da quimioabrasão e dermoabrasão também foi descrita com sucesso e com ganhos adicionais com relação aos métodos isolados. Além disso, estudo em pacientes com uso recente de isotretinoína oral submetidos a essa modalidade de tratamento de cicatrizes demonstrou que mesmo pacientes com tendência a cicatrizes hipertróficas podem alcançar resultados positivos se o procedimento for feito com intensidade e profundidade controladas.

□ Combinação de peeling de ATA a 20% com microagulhamento

Um estudo bem desenhado e publicado recentemente por Leheta et al. comparou o microagulhamento seguido por peeling de ATA a 20% em quatro sessões com o peeling de fenol a 60% com óleo de cróton em única sessão e demonstrou que essa nova combinação, embora necessitando de mais sessões, é tão efetiva quanto o fenol na melhoria das cicatrizes de acne.

Técnica CROSS (*chemical reconstruction of skin scars*)

O peeling de ATA de 50% a 100% é aplicado com pequenos palitos de madeira com ponta fina, adequados às cicatrizes tipo *ice-picks*, *rolling* ou *boxcar* até que as mesmas tenham um *frosting* branco no seu fundo. O ATA deve ser aplicado na parte inferior da cicatriz, evitando atingir as áreas fora dela. O intervalo entre as sessões deve ser de quatro semanas e três sessões seriadas podem ser aplicadas.

Estudos da aplicação dessa técnica em peles de fototipos mais altos demonstraram que, se a pele for devidamente preparada com hidroquinona e tretinoína previamente, as possíveis discromias decorrentes do tratamento se tornam menos frequentes e mais efêmeras e reversíveis.

Mudanças histológicas com essa técnica foram analisadas em estudos-piloto e notou-se melhora das fibras de colágeno e elastina da derme subjacente nas cicatrizes tratadas (Figura 8.33).

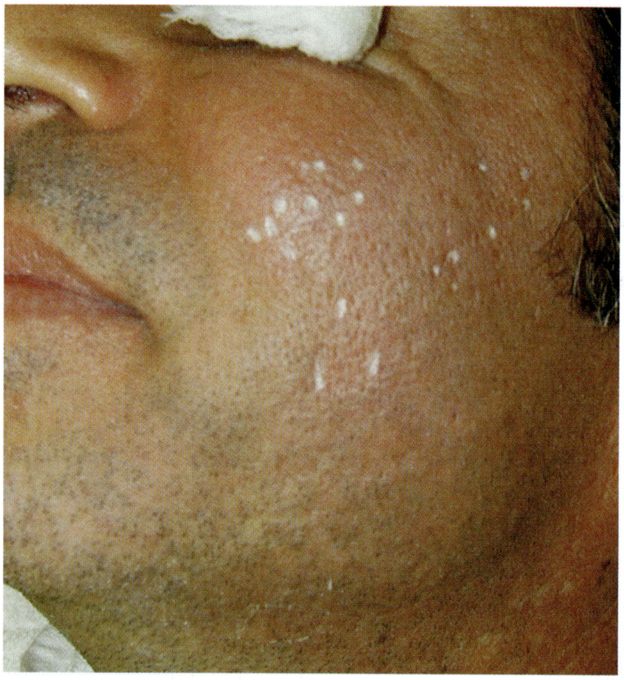

Figura 8.33. Branqueamento das cicatrizes *ice-picks* pós-peeling.
Fonte: Acervo da autoria do capítulo.

- **Peeling de ATA a 100% pontuado (CROSS) comparado ao microagulhamento:** os peelings pontuados seriados de ATA a 100% a cada quatro semanas, em um total de quatro sessões, foram comparados ao microagulhamento a cada quatro semanas, em um total de quatro sessões. Ambos os métodos foram efetivos no tratamento de acne e não houve diferença estatisticamente significativa entre eles quanto aos resultados.
- **Peeling de ATA a 100% pontuado (CROSS) comparado à subcisão:** a comparação dessas duas técnicas no tratamento especificamente de cicatrizes de acne do tipo *rolling* demonstrou superioridade da subcisão com relação ao ATA tanto em resultados positivos quanto em menos complicações discrômicas. Contudo, o remodelamento de colágeno pela técnica CROSS se estende por mais tempo que a subcisão, ou seja, mesmo alguns meses depois do final do tratamento os pacientes submetidos ao CROSS ainda continuam a ter uma melhora progressiva.

Neve carbônica com ATA a 35%

Esse peeling médio já foi muito realizado para tratamento de cicatrizes de acne e rítides por ser um peeling médio. Primeiro aplica-se a neve carbônica nas cicatrizes e depois que a dor ceder, aplica-se o ATA a 35% em toda a face.

Peeling de ácido glicólico a 70% com ATA a 35%

Essa combinação, na qual o peeling de ácido glicólico é utilizado por dois minutos e, depois de neutralizado, aplica-se o ATA a 35% na face toda, produz um resultado mais homogêneo do que a aplicação isolada do ATA.

Solução de fenol Baker e Gordon

O peeling de fenol Baker e Gordon é o peeling que atinge as camadas mais profundas da pele e, portanto, com maior possibilidade de se obter melhores resultados nas cicatrizes de acne, como também é o procedimento de maior risco.

É um peeling que necessita de avaliação pré-procedimento das funções renal, hepática e cardiológica, devido à toxicidade do fenol. O paciente deve estar monitorizado e, além disso, quando esse peeling é feito na face toda, pode haver necessidade de sedação, sendo obrigatória a presença de um anestesista na sala.

Pacientes com história de herpes simples recidivante devem iniciar o antiviral (p. ex., aciclovir) profilaticamente dois dias antes do procedimento, mantendo por mais 5 a 7 dias.

Sempre que esse procedimento é realizado na face toda, deve ser feito em ambiente hospitalar. A alternativa da execução por unidades cosméticas anatômicas torna o procedimento menos arriscado, podendo ser realizado ambulatorialmente, desde que o paciente esteja monitorizado. A aplicação entre uma unidade estética e outra deve ter um intervalo de 15 a 20 minutos, para reduzir a possibilidade de toxicidade.

Após a aplicação do agente do peeling, a oclusão com esparadrapo irá intensificar a penetração e alterar a profundidade do mesmo, devendo ser removido somente 48 horas após o procedimento.

Os principais riscos desse peeling são arritmias cardíacas, discromias, cicatrizes, infecção, formação de mílios, erupção acneiforme e atrofias cutâneas.

Papel dos peelings nos tratamentos combinados contemporâneos

Embora tenhamos abordado os peelings como tratamento principal neste capítulo, devemos lembrar que no dia a dia do consultório e dos serviços de referência em Dermatologia o tratamento das cicatrizes de acne é desafiador e costuma exigir técnicas combinadas para que um resultado satisfatório seja atingido.

Assim, estes autores gostariam de ressaltar aos leitores que não existe um peeling ou um tratamento ideal para as cicatrizes de acne. Cada caso deve ser avaliado individualmente e um tratamento específico deve ser planejado em conjunto com o paciente, pois a opinião do mesmo será importante para conhecermos as expectativas e tolerâncias que o mesmo tem com relação aos tratamentos que proporemos.

Os peelings são uma técnica já bem estabelecida e que veio para ficar, mesmo com o advento dos *lasers*; sabendo usá-los como técnica principal, preparadores ou complementadores para os demais tratamentos, resultados excelentes poderão ser obtidos.

Portanto, os peelings devem ser sempre entendidos como um importante tratamento ao lado da subcisão, remoção cirúrgica das cicatrizes, laser, microagulhamento, dermoabrasão, preenchimento e outros tratamentos do arsenal para as cicatrizes de acne.

8.3 Rosácea e Rinofima

Rosácea

- Angela Leta da Costa Rocha
- Cláudia Carvalho Alcantara Gomes

Definição

Rosácea é uma desordem cutânea crônica, inflamatória,[1] que afeta primariamente as áreas centrais da face. É caracterizada por episódios recorrentes de exacerbação e períodos variáveis de remissão.[2] A doença tem uma variedade de manifestações clínicas como *flushing*, eritema persistente, pápulas, pústulas e teleangiectasias que, quando intensas, podem ser estigmatizantes e impactar negativamente a qualidade de vida dos pacientes.

Epidemiologia

Afeta até 10% da população geral, com predominância em indivíduos caucasianos,[3] mas pode ser diagnosticado em asiáticos, latino-americanos, afro-americanos e africanos.[4] É mais comum em mulheres do que em homens, embora quadros mais graves tendam a ocorrer no sexo masculino.[5] Um terço dos pacientes tem história familiar. Mais de 60% dos casos são diagnosticados antes dos 50 anos,[2] contudo, em raros casos, a rosácea pode ocorrer em crianças.[6]

Etiopatogenia

A etiopatogenia da rosácea permanece incerta, mas estudos epidemiológicos sugerem etiologia multifatorial com predisposição genética, desregulação do sistema imune inato e adaptativo, disfunção vascular e neuronal e participação de micro-organismos como *Demodex folliculorum*.[7] Diferentes fatores predisponentes e estímulos, chamado *triggers*, como calor, alterações climáticas extremas, álcool, fumo, radiação ultravioleta, estresse, menstruação, climatério, comidas condimentadas e medicações (corticoides, amiodarona, parabenos, acetazolamida, amineptina, inibidores da fosfodiesterase e derivados da vitamina B)[8] podem desencadear a exacerbação da doença (Figura 8.34).

Muitos estudos têm sugerido a participação dos neutrófilos no desenvolvimento das lesões inflamatórias, eritemas e teleangiectasias na rosácea. A vasodilatação observada está associada a um aumento nos níveis de mediadores inflamatórios, como histaminas e prostaglandinas. Espécies reativas de oxigênio e proteases liberadas por neutrófilos podem causar danos ao tecido conjuntivo que dá suporte aos vasos sanguíneos. Por desencadear a angiogênese, a inflamação pode também estar envolvida no desenvolvimento das teleangiectasias.[8] A pele possui importantes mecanismos celulares, bioquímicos e físicos de defesa que formam uma barreira eficiente contra agressões ambientais. O sistema imune inato tem uma participação fundamental na qual queratinócitos são capazes de se comunicar entre si, diante da presença de um estímulo microbiano. Essa interação de queratinócitos pode levar à ativação da imunidade e/ou cascata pró-inflamatória, acarretando uma resposta imune coordenada e adequada.[9] Peptídeos antimicrobianos são fatores de defesa primariamente secretados pelos queratinócitos na pele. Há evidências de que a rosácea possa estar associada a uma resposta exacerbada do sistema imune inato, na qual ocorre a liberação de catelicidinas, peptídeos multifuncionais que normalmente atuam como moléculas efetoras da imunidade inata. São responsáveis pela primeira linha de defesa na infecção cutânea, modificam a resposta inflamatória local, exercem atividade angiogênica, por uma ação di-

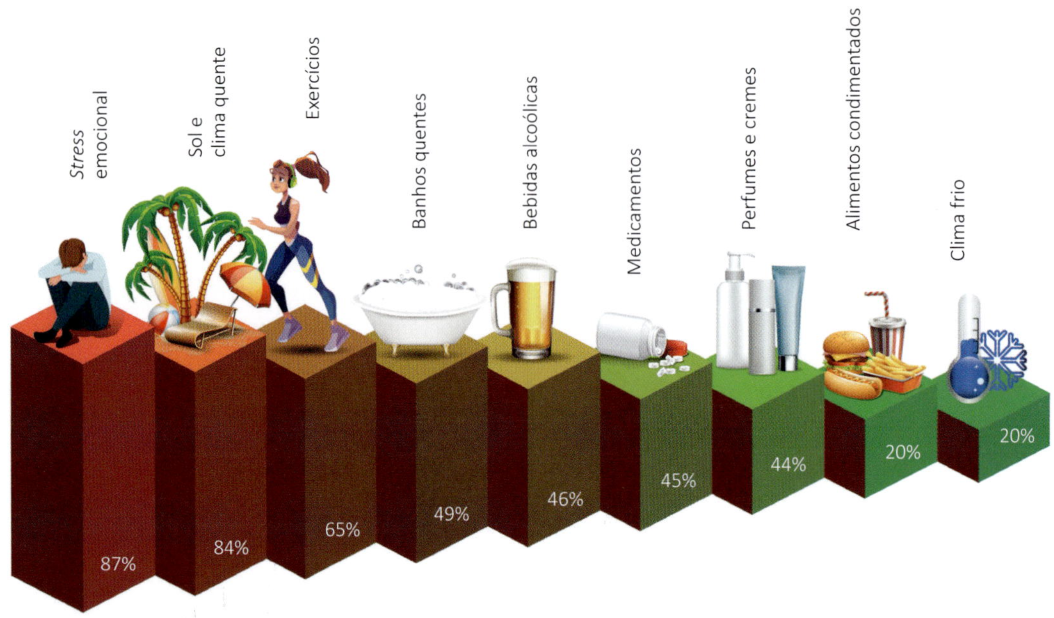

Figura 8.34. Rosácea: fatores determinantes.
Fonte: Desenvolvida pela autoria do capítulo.

reta nas células endoteliais, e ativam a imunidade adaptativa. Pacientes com rosácea demonstram disfunção da catelicidina, expressando níveis 10 vezes mais altos do que o normal e níveis até mil vezes mais altos de calicreína-5, uma protease ativadora da catelicidina. De acordo com esses achados, foi sugerido que a disfunção da catelicidina possa exercer um papel central na patogênese da rosácea e que uma exacerbação da resposta imune inata possa reproduzir elementos da doença.[8]

A participação do *Demodex folliculorum* na etiopatogenia da rosácea tem sido alvo de pesquisa e há evidências de que possam ser patógenos oportunistas, com potencial de se transformarem em parasitários em ambientes favoráveis.[10] Observou-se que os dois fatores que estimulam os receptores *toll-like* a induzir a expressão de catelicidina são infecção e rompimento da barreira cutânea, sendo essas duas condições, pelo menos teoricamente, preenchidas pelo *Demodex folliculorum*. Assim sendo, estudos sugerem o papel patogênico do *Demodex* nas lesões inflamatórias da rosácea e dão suporte à hipótese de que em um primeiro estágio, um defeito imune específico (adquirido ou inato) contra o *Demodex* permitiria a proliferação do ácaro; e em um segundo momento, meses ou anos após, provavelmente quando as microabrasões do epitélio se tornam significativas ou quando alguns ácaros penetram na derme, o sistema imune é subitamente estimulado, produzindo uma resposta imune exacerbada, mas não muito efetiva, induzindo o aparecimento de pápulas e pústulas.[11]

Rosácea e comorbidades

Embora a relação causal não esteja determinada, estudos recentes têm observado associação entre rosácea e risco aumentado de desordens sistêmicas, cardiovasculares (doença arterial coronariana, doença arterial periférica, insuficiência cardíaca, hipertensão, dislipidemia e síndrome metabólica), gastrointestinais (doença celíaca, síndrome do cólon irritável), neurológicas (enxaqueca, doença de Parkinson), psiquiátricas (ansiedade, depressão), doenças autoimunes, assim como alguns tipos de câncer.[12]

Quadro clínico

A rosácea é uma doença caracteristicamente centro-facial, com predileção pelas regiões da fronte, glabela, nariz, região geniana, mento e olhos. Áreas retroauriculares, região esternal, dorso e couro cabeludo podem, eventualmente, estar envolvidos.

Inicialmente classificada em quatro subtipos, de acordo com o *National Rosacea Society Expert Committee*, de 2002, como rosácea eritematoteleangiectásica; rosácea papulopustulosa; rosácea fimatosa; rosácea ocular; e uma variante rosácea granulomatosa.[5] Para o diagnóstico da rosácea, de acordo com essa classificação, era necessário um ou mais dos seguintes achados primários: *flushing* (eritema transitório), eritema não transitório, pápulas e pústulas e teleangiectasias, e achados secundários que poderiam ocorrer com ou independentemente dos achados primários, incluindo queimação ou ardência da face, aparência seca, edema facial, manifestações oculares, placas vermelhas e alterações fimatosas. Embora didática, essa classificação não abordava que a rosácea poderia abranger mais de um subtipo, ou progredir entre os subtipos e que certas características são patognomônicas (como as alterações fimatosas).

Assim, em 2017, o *International Rosacea Consensus Panel* (ROSCO) propôs uma classificação baseada no fenótipo e que contempla mais adequadamente a diversidade de apresentações clínicas da rosácea. De acordo com essa mais nova classificação, para o diagnóstico da rosácea, é necessário um critério diagnóstico ou duas características principais e, ainda, presença de características secundárias. Nesse novo sistema, critérios diagnósticos incluem **eritema centro-facial persistente**, com períodos de aumento de intensidade e **alterações fimatosas**. Achados maiores, que são diagnósticos quando há pelo menos dois, incluem *flushing* (eritema transitório), papulopústulas, teleangiectasias centro-faciais e manifestações oculares. Sinais e sintomas secundários podem aparecer com um ou mais fenótipos diagnósticos ou principais e podem incluir os seguintes: sensação de ardência ou queimação, edema facial, aparência seca e as seguintes manifestações oculares: crostas e acúmulo em colarete na base dos cílios, irregularidades da margem palpebral e disfunção lacrimal evaporativa (diminuição do tempo de ruptura do filme lacrimal) (Quadro 8.3).[13]

Quadro 8.3. Critérios diagnósticos da rosácea.

Critérios diagnósticos	***Características maiores***
1. Eritema centro-facial persistente	1. *Flushing*
2. Alterações fimatosas	2. Pápulas e pústulas 3. Teleangiectasia centro-faciais 4. Manifestações oculares • Teleangiectasias na margem palpebral • Hiperemia da conjuntiva interpalpebral • Infiltrados corneanos • Esclerite e escleroceratite
Diagnóstico da rosácea: um critério diagnóstico ou duas características maiores.	

Também em 2017, o *National Rosacea Society Expert Committee*, atualizou sua classificação e passou a adotar critérios de fenótipo para avaliar e tratar a rosácea. Nessa nova organização, uma mudança significativa foi a eliminação da variante Rosácea granulomatosa.[4]

Diagnóstico diferencial

- ***Flushing* facial de outras etiologias:** apesar do *flushing* facial, transitório ou permanente, ser uma das manifestações mais frequentes da rosácea, não é exclusivo e nem patognomônico da doença. É definido como a sensação de aquecimento acompanhada de visível avermelhamento da pele. Pode resultar de agentes que atuam diretamente no músculo liso vascular ou pode ser mediado por nervos vasomotores. Outras causas de *flushing* incluem febre, hipertermia, emoção, estresse emocional, menopausa, mudança de temperatura, comidas apimentadas, bebidas e exercícios. Embora esses mesmos fatores sejam desencadeadores do *flushing* em pacientes com rosácea, eles podem, isoladamente, causar o quadro em pacientes sãos. Doenças sistêmicas como síndrome carcinoide, feocromocitoma e mastocitose, além de alguns fármacos, como bloqueadores de canais de cálcio e quimioterápicos, também podem causar rubor.[14]
- **Dermatite perioral:** caracterizada pela presença de micropápulas eritematosas e microvesículas e descamação na região perioral. Apesar das pápulas da rosácea poderem ocorrer nessa região, a dermatite perioral sem sintomas de rosácea não pode ser classificada como uma variante da doença.
- **Erupção acneiforme induzida por corticosteroides:** ocorre como uma resposta inflamatória durante ou após o uso crônico de corticosteroides tópicos.
- **Dermatite seborreica:** frequentemente associada à rosácea; não apresenta pápulas e pústulas isoladamente.
- **Acne vulgar:** podem ocorrer de modo simultâneo e a presença de comedões e cicatrizes indica o diagnóstico de acne.
- **Rosácea fulminante:** conhecida como pioderma facial, é caracterizada pelo aparecimento súbito de pápulas, pústulas e nódulos com flutuação e drenagem. Edema e eritema podem ser proeminentes. Ocorre sobretudo em mulheres com idade em torno de 20 anos.[5]

Histopatologia

A patologia da rosácea depende do estágio clínico. Lesões iniciais revelam um infiltrado perivascular linfocitário e superficial. Em estágios mais avançados, observam-se coleções de neutrófilos intrafoliculares e infiltrados de linfócitos e histiócitos perifoliculares. Granulomas epitelioides não caseosos perivasculares e perifoliculares envoltos por células plasmáticas e linfócitos podem estar presentes dentro do infiltrado. Em muitos casos, a inflamação granulomatosa resulta de ruptura dos folículos envolvidos. Elastose solar pode ser proeminente em alguns pacientes.

Tratamento

A cura da rosácea ainda não é conhecida e a abordagem terapêutica se inicia na orientação do paciente quanto aos cuidados com a pele, o conhecimento das condições que podem exacerbar o quadro e a escolha adequada do medicamento, considerando possíveis comorbidades que possam, eventualmente, se beneficiar ou piorar com a introdução da medicação escolhida. Assim, pacientes com rosácea associada à enxaqueca vão se beneficiar do tratamento com betabloqueadores orais, já que a medicação é efetiva na profilaxia da enxaqueca, enquanto pacientes com desordens gastrointestinais devem evitar o uso de antibióticos orais que, frequentemente, cursam com efeitos adversos gastrointestinais. O objetivo do tratamento é alcançar a remissão do quadro, controle da doença e, consequentemente, melhorar a qualidade de vida e os efeitos psicossociais associados à rosácea.[13]

Medidas gerais e *skin care*

Em função da maior sensibilidade cutânea e facilidade de irritabilidade, o início do tratamento baseia-se na educação do paciente sobre a sua pele e identificação de fatores agravantes que possam desencadear ou exacerbar sinais e sintomas da doença. O uso de um diário para anotação de fatores agravantes, possivelmente relacionados, poderá auxiliar na identificação. O objetivo do *skin care* diário é obter a integridade da barreira cutânea, e portanto, produtos cosméticos irritativos ou que comprometam a função de barreira devem ser evitados.

Outra etapa fundamental na orientação é o uso de filtros solares preferencialmente minerais, inorgânicos, com óxido de zinco e dióxido de titânio, de amplo espectro contra UVA e UVB, com fator de proteção solar maior ou igual a 30, contendo dimeticona, ciclometicone ou ambos para diminuir a irritação da pele, a perda transepidérmica de água e que facilitam o espalhamento. A limpeza e hidratação da face devem ser, preferencialmente, realizados com produtos suaves que não irritem a pele, sabonetes *syndets* e evitar hidratantes oleosos. Lavar o rosto gentilmente e esperar a pele secar completamente para aplicar o tratamento tópico ou outros produtos, porque a sensação de ardência ocorre mais frequentemente com a pele ainda molhada. Cosméticos com pigmento verde ou amarelado podem ser efetivos para reduzir a aparência de vermelhidão.[15]

Pacientes com rosácea devem evitar maquiagem à prova d'água, que pode ser de difícil remoção; tônicos e adstringentes que contenham álcool, mentol, cânfora ou óleo de eucalipto; cosméticos contendo lauril sulfato de sódio; fragrâncias fortes; ácidos; e sabonetes e cremes esfoliantes.

Atualmente, o tratamento da rosácea conta com um variado arsenal terapêutico e deve ser estabelecido de acordo com as características clínicas predominantes.

Flushing: betabloqueadores orais, apesar de ainda não aprovados para esse fim, podem reduzir o *flushing* facial pelo bloqueio dos receptores beta adrenérgicos no músculo liso dos vasos sanguíneos cutâneos. Carvedilol na dose de 6,25 mg, 2 a 3 vezes ao dia e propranolol 20 a 40 mg, 2 a 3 vezes ao dia, são os que apresentam maiores níveis de evidência. Clonidina, uma agonista alfa-2 adrenérgico, na dose de 0,05 mg duas vezes ao dia, também tem sido indicado como opção terapêutica. Hipotensão arterial e bradicardia são os principais efeitos colaterais observados com esses fármacos.

Eritema persistente: brimonidina e oximetazolina são agonistas alfa adrenérgicos aprovadas para o tratamento do eritema facial persistente. Induzem vasoconstrição, resultando em redução do eritema facial após sua aplicação. Ambos iniciam a ação em 30 minutos e alcançam seu pico entre 3 e 6 horas, após o qual o efeito diminui progressivamente e o eritema retorna ao basal. Tartarato de brimonidina 0,33% gel e cloridrato de oximetazolina 1% creme são aplicados pela manhã, na quantidade equivalente a um grão de ervilha, evitando a região dos olhos e lábios, por 6 a 8 semanas. Efeitos colaterais incluem sensação de queimação, dermatite de contato, *flushing*, assim como eritema de rebote, principalmente com a brimonidina. Luz intensa pulsada (LIP) e *pulse dye laser* (PDL) são largamente usados na prática para o tratamento do eritema centro-facial, geralmente 1 a 4 sessões, com intervalos de 3 a 4 semanas. Uma vez que a rosácea é uma doença crônica e intermitente, é fundamental que se estabeleça um tratamento de manutenção a cada 4 a 6 meses.

Teleangiectasia: tratamento com LIP, PDL, ND:YAG laser, KTP-laser são indicados para promover a coagulação dos vasos superficiais. Podem ser realizadas sessões mensais, em número variável na dependência da resposta clínica. Dependendo da severidade, eletrocoagulação pode ser considerada.

Lesões inflamatórias (pápulas e pústulas): o tratamento das lesões inflamatórias da rosácea depende da intensidade do quadro. Na doença leve, em geral, as medicações tópicas são suficientes. Ivermectina creme 1% (1 vez ao dia), ácido azelaico 15% gel, 15% espuma ou 20% creme (2 vezes ao dia) e metronidazol 0,75% gel ou 1% creme (2 vezes ao dia), por 8 a 12 semanas, são as medicações de primeira linha no tratamento da rosácea, mas outras opções como a associação da sulfacetamida de sódio 10% com enxofre 5% em creme ou loção (2 vezes ao dia), creme de permetrina 5% (2 vezes ao dia) e resinoides (1 vez ao dia) podem ser consideradas. Pacientes com doença moderada a severa, frequentemente, requerem a associação do tratamento tópico com o oral. O único tratamento oral para rosácea aprovado tanto pelo FDA quanto pela agência europeia é a doxiciclina 40 mg/dia, dose considerada anti-inflamatória, mas sem efeito antimicrobiano.[1] Outras possibilidades terapêuticas incluem doxiciclina 100 mg (1 vez ao dia) e tetraciclina 250 mg a 500 mg (2 vezes ao dia), por 8 a 12 semanas. Em casos de doença severa ou quando há recorrência após interrupção do antibiótico, a isotretinoína oral, 0,25 a 0,30 mg/kg de peso corporal por 12 a 16 semanas tem indicação.

Alteração fimatosa: o tratamento da rosácea fimatosa deve ser específico para as características clínicas apresentadas. Assim, quando não há inflamação está indicada cirurgia (eletrocirurgia e/ou excisão) ou laser ablativo. Quando há inflamação, tratamento tópico com tretinoína (0,025% creme ou 0,01% loção), 1 ou 2 vezes ao dia, por 8 a 12 semanas e/ou tratamento oral com doxiciclina 100 mg (1 vez ao dia), tetraciclina 250 a 500 mg (2 vezes ao dia), por 8 a 12 semanas, ou isotretinoína oral 0,25 a 0,30 mg/kg de peso, por 12 a 16 semanas, devem ser considerados.

Rosácea ocular: o tratamento da rosácea ocular deve ser avaliado em conjunto com o oftalmologista. Higienização da região palpebral com compressa morna e o uso de lágrimas artificiais, quando necessário, deve ser indicado. Medicações como colírio de ciclosporina 0,05% (1 gota, 2 vezes ao dia), gel de ácido fusídico ou gel de metronidazol 0,75% (na margem palpebral, 2 vezes ao dia) e doxiciclina oral, 40 mg ou 100 mg, 1 vez ao dia, podem ser indicadas na rosácea ocular.

Rosácea na gravidez e lactação: para o tratamento das lesões inflamatórias durante a gravidez e lactação, podem ser usados gel de metronidazol 0,75% ou creme de metronidazol 1%, ácido azelaico 15% em gel, 15% espuma ou 20% creme, gel ou solução de eritromicina 2%. O uso de gel de ácido fusídico para o tratamento da rosácea ocular é permitido. Para o tratamento oral, apenas antibióticos macrolídios como eritromicina, claritromicina e azitromicina têm sido recomendados.[7] Das medicações de primeira linha no tratamento da rosácea, **não** podem ser usadas na gestação: oximetazolina, doxiciclina, tetraciclina, isotretinoína e ciclosporina. Tratamentos com laser e luz pulsada são, em geral, considerados seguros, mas como podem ser procedimentos dolorosos e desconfortáveis, tendem a ser evitados.

Rinofima, Apresentação Clínica e Sua Abordagem Cirúrgica

• Giselle Ribeiro Pereira Seabra

História

O rinofima foi primeiro reconhecido na Grécia e na Arábia antigas. Hebra foi o primeiro autor a nomear a doença no século XIX. O nome é derivado do grego *rhis*, para nariz, e *phyma*, para crescimento. Os termos pejorativos, que relacionam a doença ao consumo exagerado de bebidas alcoólicas, têm permeado a nossa sociedade desde a sua primeira descrição, e a associação entre as duas entidades ainda permanece controversa.[1,2] Virchow foi o primeiro autor a associar o rinofima à rosácea, em 1846.[3]

Introdução

Rinofima é considerado o estágio final da rosácea e afeta predominantemente pacientes masculinos acima de 40 anos, com frequência de 5:1 em relação ao sexo feminino. Caracteriza-se pela deformidade progressiva do formato do nariz.[3-7] O nariz é a área mais frequentemente atingida e geralmente de maneira isolada, mas outras *phymas*, como mentofima ou gnatofima (mento), otofima (orelha), zigofima (área zigomática), metofima (fronte),[2] blefarofima (pálpebra), também foram descritas e documentadas, isoladamente ou em associação ao acometimento do nariz.[8,9]

Dependendo da extensão da deformidade, o rinofima pode distorcer a aparência dos afetados e impactar a vida social dos pacientes, além de causar desconforto respiratório. Vários mecanismos fisiopatológicos têm sido descritos e implicados em graus variáveis, como predisposição genética, linfedema persistente, inflamação crônica, alterações vasculares persistentes, radiação ultravioleta, disfunção crônica da barreira epidérmica, infecção pelo *Demodex folliculorum* e *Staphylococcus aureus*, mas sua causa exata permanece desconhecida.[5,10,11]

Os tratamentos medicamentosos nessa fase são de pouca utilidade, podendo ser usados com alguma resposta quando há atividade inflamatória. O tratamento clínico, se indicado, será o mesmo das outras formas mais brandas e foge do escopo deste capítulo, podendo ser consultado em outras fontes.[5,10] Destes, cabe considerar aqui o uso de antibióticos orais e da isotretinoína, que podem proporcionar resultados parciais aceitáveis nas fases mais iniciais; porém, o tratamento-padrão do rinofima permanece sendo a abordagem cirúrgica.[5,10,11]

Apresentação clínica e diagnósticos diferenciais

O rinofima é caracterizado pela hipertrofia das glândulas sebáceas e por tecido conectivo hiperplásico. Clinicamente, apresenta-se como um nariz globoso, com crescimentos exofíticos irregulares, em decorrência do aumento progressivo do tecido conjuntivo, hiperplasia das glândulas sebáceas e ectasias vasculares.[7]

O aspecto nodular, hipertrofiado e eritematoso do nariz geralmente faz a suspeição e torna fácil o diagnóstico clínico do rinofima, mas ele pode ser confundido com doenças mais raras, como granuloma eosinofílico, linfoma e sarcoidose.[2,3] Assim, quando houver dúvida diagnóstica, a biópsia de pele com avaliação histopatológica está indicada.

Alguns autores propuseram sistemas de gradação da doença, tentando medir o grau de acometimento do nariz (Quadro 8.4). Clark et al.[12] propuseram um sistema de classificação com base na distribuição e no grau de envolvimento da doença. Freeman[13] propôs uma classificação segundo as alterações clínicas encontradas. Já el-Azhary et al.[14] propuseram um sistema de graduação pelo grau de acometimento e pela presença de hipertrofia e lóbulos; é o sistema mais usado nos estudos de tratamento. Wetzig et al.[15] desenvolveram o Rhinophyma Severity Index (RHISI), que numericamente gradua a doença com base no grau de espessamento da pele, na presença de lóbulos e fissuras, bem como de assimetria, cistos ou vasos ectasiados.

Quadro 8.4. Classificação e gradação do rinofima.

Clark et al.[12]	
Grupo	Descrição
1	Envolvimento da ponta nasal somente – nariz "lobular"
2	Envolvimento da metade distal do nariz, ponta nasal e asas nasais
3	Envolvimento da metade distal do nariz, ponta nasal e nódulos nas asas nasais
4	Envolvimento generalizado do nariz, incluindo a ponte nasal e o sulco nasofacial
Freeman[13]	
• Vascular inicial • Aumento difuso moderado • Tumor localizado inicial • Aumento difuso extensivo • Aumento difuso extensivo e com presença de tumor localizado	
el-Azhary et al.[14]	
Grupo	Descrição
Acometimento leve	Teleangiectasias e espessamento leve ou alteração de textura
Acometimento moderado	Espessamento do nariz e formação recente de lóbulos
Acometimento grave	Hipertrofia nasal e lóbulos associados
Rhinophyma Severity Scale (RHISI)[15]	
Pontuação*	Descrição
0	Sem evidência de rinofima
1	Espessamento cutâneo leve
2	Espessamento cutâneo moderado
3	Espessamento cutâneo grave, pequenos lóbulos
4	Lóbulos com fissuras
6	Rinofima gigante
Máximo de um ponto extra	Presença de assimetria evidente, múltiplos cistos ou vasos grandes

*Pontuação máxima – 6 pontos.

A associação entre rinofima e malignidade permanece controversa, mas a deformidade nasal presente pode dificultar o exame da pele do nariz e resultar em diagnósticos tardios de tumores de pele, como carcinoma basocelular, carcinoma espinocelular e outros tumores mais raros descritos na literatura.[2,3,16]

Tratamento cirúrgico

Descrições de tratamentos cirúrgicos, com remoção parcial da pele nasal, remontam ao século XIX.

Atualmente, são encontradas na literatura numerosas opções de tratamento do rinofima, como dermoabrasão mecânica,[17-19] microdermoabrasão,[20-22] uso de lâminas cirúrgicas aquecidas,[23] quimioabrasão,[16,24,25] *shaving* com lâmina fria,[21,26] eletrocirurgia de alta frequência (ECAF),[7,27] criocirurgia,[28] o pioneiro laser de CO_2 10.600 nm,[2,6,29] outros *lasers* ablativos e não ablativos (laser Erbium:YAG 2.940 nm, laser diodo 808 nm, laser ND:YAG 1.064 nm e laser KTP 532 nm,[1,2,29] além do plasma e da radiofrequência.[1] Frequentemente, esses métodos são associados, visando melhorar o resultado.[1,20,25,30,31]

O objetivo do tratamento cirúrgico do rinofima é remover o excesso de tecido nasal para atingir um resultado cosmético e funcional aceitável, com relação a cor, textura e simetria.[3,31]

A avaliação da pele e o planejamento prévio do tratamento são fundamentais. O exame físico completo, a análise fotográfica do nariz a ser tratado e a análise estética final do nariz em relação à face são fundamentais. O uso de fotografias antigas deve ser encorajado, se possível.

É importante afastar deformidades ósseas nasais causadas por cirurgias ou traumas nasais prévios e ter em mente, que, se presentes, podem comprometer o resultado.[3] Quando aventada essa possibilidade, a avaliação por imagem deve ser feita previamente ao tratamento cirúrgico proposto e, se documentada, deve ser previamente tratada à abordagem do rinofima.

Numerosas possibilidades de tratamento são possíveis, todas elas com resultados satisfatórios se realizadas por mãos treinadas e se observado o limite que jamais deve ser ultrapassado (o limite inferior da unidade pilossebácea), o que garante a total resolução do quadro, com cicatrização completa por segunda intenção.[7,16,30,32,33]

Independentemente do método escolhido, as possibilidades de aparência do leito tratado no momento do procedimento, correspondentes à profundidade dérmica atingida, são:[18,33]

1. **Sangramento em orvalho puntiforme**: indica derme papilar.
2. **Leito vermelho vivo com sangramento mais difuso e aspecto de fibras trançadas (aspecto áspero)**: demonstram que a derme reticular superior foi atingida.
3. **Leito vermelho-brancacento ou nacarado com fibras desfiadas (ou semelhantes a "rachaduras do sertão árido" – nota da autora desta Seção)**: demonstram que a derme reticular mais profunda foi atingida e, possivelmente, o limite de segurança já foi ultrapassado, o que causa complicações no pós-operatório, como tempo de cicatrização prolongado e formação de cicatrizes inestéticas (Figura 8.35).

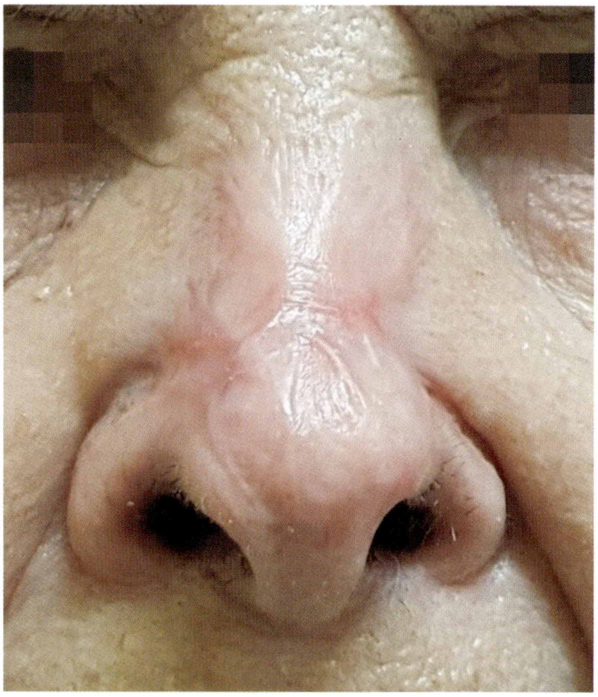

Figura 8.35. Pós-operatório tardio de 6 meses com evolução desfavorável, cicatriz permanente e retração das asas nasais.
Fonte: Acervo da autoria do capítulo.

Na experiência pessoal desta autora, este é o ponto mais crítico no treinamento de dermatologistas inexperientes na abordagem cirúrgica do rinofima.

Neste capítulo, será descrito o passo a passo da associação de tratamentos mais utilizados no nosso serviço de dermatologia em um hospital público universitário no Brasil. Como justificativa, "menos é mais" e o "antigo é ouro", como citado por Marcasciano.[32] Apesar de o laser ser uma opção mais moderna e com resultados equiparáveis aos resultados obtidos pelos outros métodos, optamos por demonstrar os métodos mais baratos e de fácil acesso a qualquer dermatologista, mesmo que afastado dos grandes centros, como diversos autores na literatura.[16,20,25,30,34] Não há superioridade de nenhum método descrito na literatura, inclusive os *lasers*, tendo cada um seus pontos fortes e fracos.[3,29,31]

□ Passos pré-operatórios

1. Realiza-se avaliação fotográfica do paciente nas posições frente, lateral, com a cabeça abaixada (foto do dorso nasal) e em hiperextensão do pescoço para trás (foto da columela e ponta nasal) (Figura 8.36).
2. Procede-se a anamnese cuidadosa, com consulta prévia e explicação detalhada do procedimento, seu tempo de recuperação, possíveis complicações e expectativas com relação ao procedimento. Se necessário, realiza-se mais de uma consulta, para que não haja dúvidas quanto ao procedimento.
3. Excluem-se os pacientes que não tenham o perfil psicológico necessário ao procedimento, ou que apresentem doenças que o contraindiquem, ou que não possam se ausentar por alguns dias das suas atividades diárias

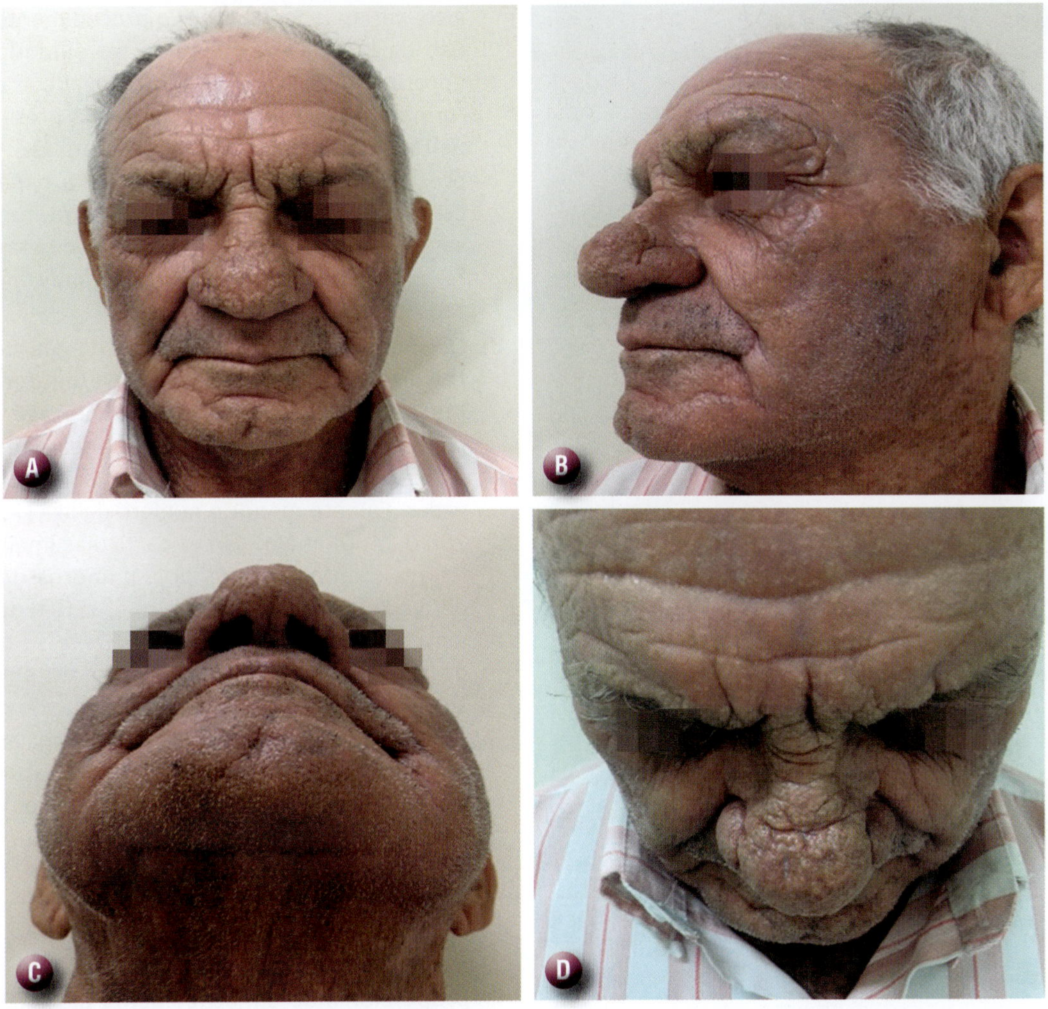

Figura 8.36. Posições sugeridas para documentação fotográfica e planejamento pré-operatório. (A) Visão frontal. (B) Visão lateral. (C) Visão da columela com o pescoço em hiperextensão para trás. (D) Visão superior do dorso do nariz.

Fonte: Acervo da autoria do capítulo.

(entre 5 e 7 dias) e que não consigam fazer a fotoproteção necessária após a cicatrização completa.

4. Prepara-se a pele, com fórmulas clareadoras e fotoproteção rigorosa, por no mínimo 15 dias antes do procedimento.
5. Usa-se aciclovir oral, iniciado 48 horas antes, na dose e duração habituais de tratamento para herpes simples recorrente.
6. Orienta-se o paciente a trazer uma foto antiga, com o formato prévio do nariz.

□ Procedimentos cirúrgicos

- Pontos em comum a todos eles:
  1. Antissepsia completa da face com clorexidine degermante e alcoólico ou aquoso.
  2. Bloqueio anestésico do nariz, com anestesia dos ramos dos nervos infratrocleares, nasal externo e infraorbitário, aguardando 15 minutos para que o efeito seja pleno. Pode-se complementar a anestesia troncular na base da columela, tentando pegar os ramos nasais do nervo alveolar superior anterior. Independentemente do bloqueio, existe a necessidade de infiltração anestésica de toda a extensão do nariz, para diminuir o sangramento. Usamos a solução-padrão proposta pelo dr. Ival Peres Rosa, de São Paulo, na década de 1980, composta por lidocaína 2% 10 mL, soro fisiológico 0,9% 30 mL, adrenalina 1:1000.000 0,4 mL.[35]

Os métodos que podem ser usados isoladamente ou em combinações variadas são:

a) **Quimioabrasão com ATA 90% isoladamente:** aplica-se o ATA 90%, de luvas e com um dedo envolvido em gaze, ou com um abaixador de língua envolvido em algodão, até que haja o branqueamento uniforme, de um branco acinzentado e sólido, em toda a região a ser tratada (Figura 8.37). Cuidado para tratar somente as áreas acometidas, sem tratar as áreas de pele normal ou atrófica. Em cerca de 30 a 60 minutos, a área se apresenta com um discreto eritema e evoluirá para a formação de crosta hemática.[24] Nos pacientes com lesões mais discretas, o ATA pode ser aplicado em concentrações mais baixas. Em associação a outros métodos, a concentração preconizada fica entre 30% e 35% e pode ser feita previamente ou posteriormente à dermoabrasão.[16,17,25]

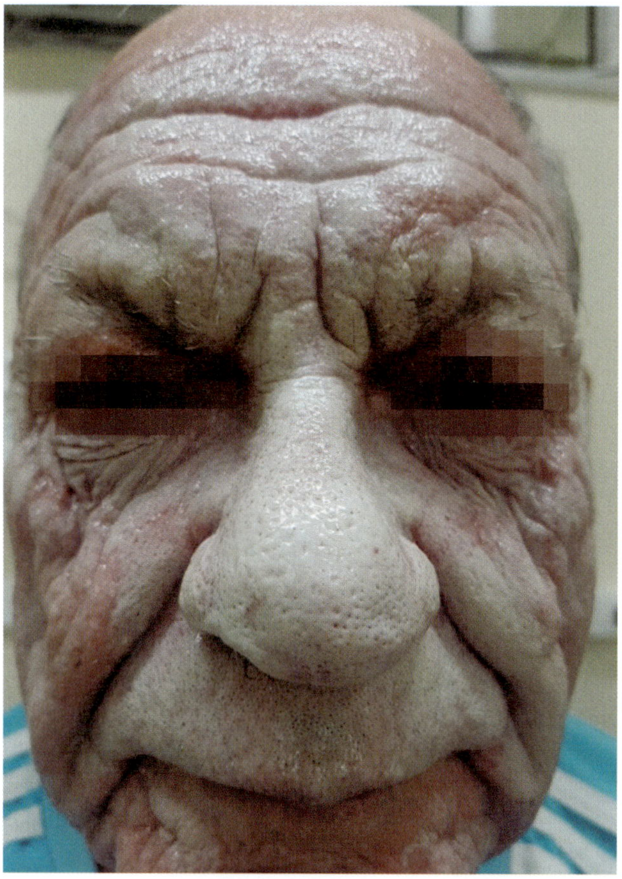

Figura 8.37. Branco sólido acinzentado no pós-imediato de ATA 35% – 4 passadas.

Fonte: Acervo da autoria do capítulo.

b) *Shaving* com lâmina fria, lâmina de barbear descartável e autoclavada, ou lâmina cirúrgica maleável (DermaBlade®, American Safety, Estados Unidos):[26] é o método de escolha da autora desta Seção para iniciar o tratamento. O *shaving* pode ser realizado com lâmina 15 ou 11, ou lâmina descartável previamente autoclavada, ou lâmina cirúrgica maleável, requerendo habilidade manual para não aprofundar a um nível não desejado e, principalmente, para que o nariz fique com um aspecto "curvo" e natural, respeitando-se suas subunidades estéticas.[2] Desafios maiores em mãos menos treinadas. Útil quando grandes lóbulos estão presentes e para o envio de material para análise histopatológica. Como desvantagem, temos o sangramento generoso, que pode ser contornado facilmente com compressas de gaze embebidas em soro fisiológico ou em solução anestésica, além de paciência.[21]

c) ECAF com ponteira de alça: método barato, disponível em qualquer consultório dermatológico, consiste na utilização de ponteiras autoclavadas em formato de alça, no modo corte ou *cut*, em potência de baixa a média. Deve-se tomar o cuidado de ir limpando a ponteira e removendo os debris de pele morta que aderem à alça, com gaze embebida em soro fisiológico, várias vezes durante o procedimento. Como no uso da lâmina fria, deve-se ter cuidado para não aprofundar a um nível não desejado e para que o formato arredondado do nariz seja preservado, respeitando-se suas subunidades estéticas.[2] A vantagem do uso das ponteiras em alça é a capacidade de cortar e coagular ao mesmo tempo, diminuindo o sangramento e promovendo a hemostasia imediata.[3,7,11,12,32] Geralmente, nosso segundo método utilizado no tratamento combinado.

d) Dermoabrasão manual com lixa d'água, com ponteiras diamantadas manualmente e/ou dermoabrasor motorizado:[3,11,17-20,22,33] a dermoabrasão pode ser feita manualmente com lixas d'água compradas em casas de material de construção, cortadas e autoclavadas. Quanto menor o número da lixa (75, 100, 150, 200 ou 400), maior são as partículas (mais "brutas"). Normalmente, usamos dois números de lixa, uma para o tratamento inicial (isto é, 150) e depois outra para acabamento (isto é, 220). Deve-se ter o cuidado de "lavar" a lixa a todo momento em cuba com soro fisiológico, ou de trocá-la, quando necessário, para manter a eficácia do lixamento, assim como também limpar repetidamente com soro o campo lixado, para que não se acumulem partículas na derme e haja tatuagem do campo tratado.[19] O uso de ponteiras diamantadas, compradas em casa de material médico ou em casa de material de construção e autoclavadas, é outra excelente opção, pois existem ponteiras de todos os formatos e tamanhos, proporcionando um acabamento mais natural. Também devem ser limpas frequentemente, durante o procedimento, para que não percam sua capacidade de lixamento. O uso de um dermoabrasor motorizado acelera o tempo do procedimento, mas também o risco de complicações, especialmente em mãos inexperientes. O motor tem velocidade variável, de 1.000 a 50.000 rpm, dependendo da sua potência, e há a possibilidade de mudar o sentido da rotação, da direita para a esquerda e vice-versa. Como sugestão, iniciar o treinamento com a abrasão mecânica com lixa d'água ou ponteira diamantada manualmente e só depois usar a opção motorizada. Seu uso deve ser com a mão "leve", deslizando e se movimentando sempre, primeiro em rotação mais baixa, sem permanecer muito tempo parado, o que acarreta o aprofundamento localizado e desnecessário. Em qualquer uma das opções, o movimento deve ser feito com a paramentação e a proteção adequada, com movimentos em todos os sentidos uniformemente e mantendo-se o local abrasado firme e distendido entre os dois dedos da outra mão ou com a ajuda de um assistente.[33] O uso do aparelho em rotação mais baixa e com lixas mais delicadas pode também criar um degrau suave entre a área tratada e a área não tratada, tornando o acabamento esteticamente mais agradável.

☐ Cuidados pós-operatórios[3,29,34]

Imediatos

Manter compressas de gaze embebidas em soro fisiológico ou solução anestésica, sem pressa, até que o sangramento pare. Se houver algum sangramento localizado persistente, usar o aparelho de ECAF no modo *blend* ou *coag* com a ponteira de bola pequena, focalmente, com a menor energia possível. Tendo o sangramento cedido, aplicar uma camada generosa de vaselina sólida e fechar com gaze e micropore. Entre a pele e a gaze, pode-se utilizar uma gaze de *rayon* estéril ou rede de filó de *nylon*, previamente autoclavada e cortada no tamanho adequado, para impedir que a gaze grude no campo cruento. Normalmente, o paciente não tem dor, mas deve evitar esforço físico até a primeira troca de curativo.

Recentes

O curativo permanece fechado, sem molhar, por 48 horas; após esse período, é removido em casa pelo próprio paciente, embaixo do chuveiro, sob água corrente e sem pressa. A partir de então, ele é orientado a fazer compressas de soro fisiológico com gotas de ácido acético por 15 minutos, depois lavar o local abundantemente com água e sabonete, fazendo movimentos circulares suaves por 5 minutos, secar o local com uma gaze limpa, aplicar nova camada generosa de vaselina sólida e fechar com uma ou duas gazes, cobrindo com um micropore frouxo. Esse procedimento deve ser repetido diariamente no banho, 1 vez ao dia, até a cicatrização completa. O paciente volta para uma revisão presencial com 7 dias, quando já deve estar com a área quase totalmente cicatrizada. Pode haver um atraso na cicatrização, estendendo-se até 14 dias, mas períodos maiores de cicatrização são associados a complicações. Se houver infecção ou acúmulo de fibrina (Figura 8.38), deve-se removê-la e prescrever um creme com antibiótico. Acontece quando o paciente não é adequadamente instruído a limpar exaustivamente o local ou tem medo de fazê-lo. O processo todo normalmente é incômodo, mas não doloroso. Dor e secreção amarelada devem ser sinais de alerta, da presença de infecção bacteriana ou viral associadas.

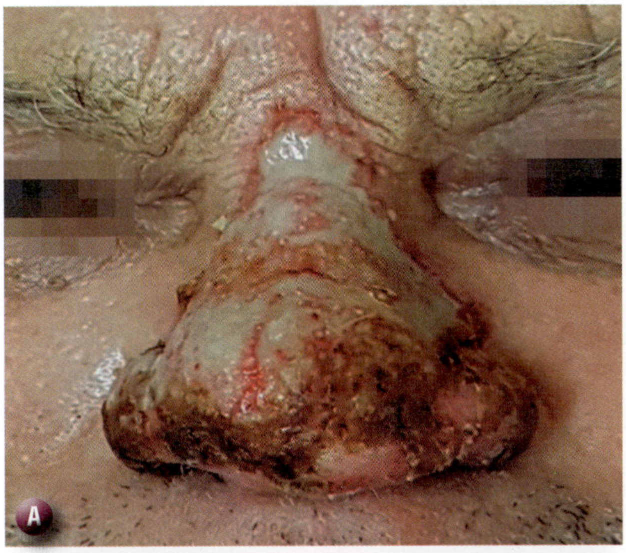

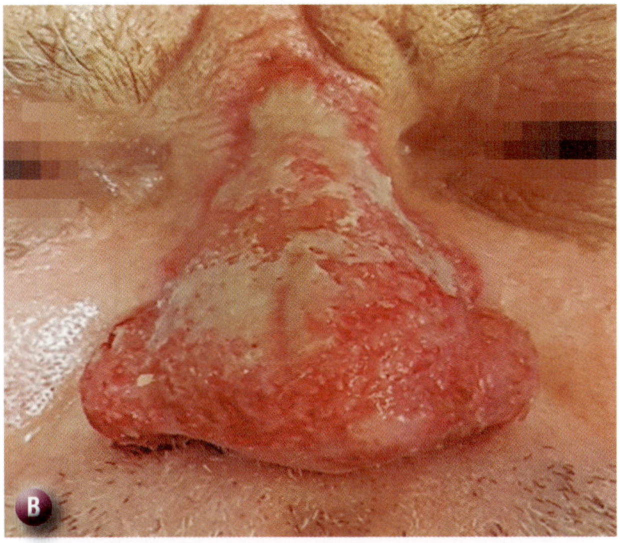

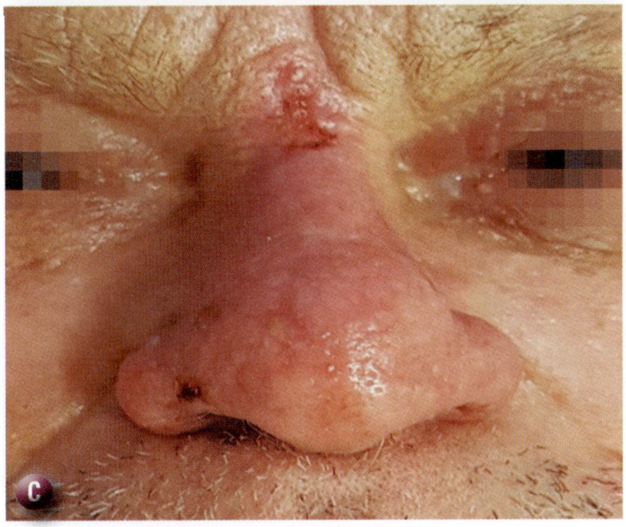

Figura 8.38. (A) Pós-operatório de 7 dias com evolução desfavorável, presença de crostas melicéricas e fibrina dificultando a cicatrização, antes da limpeza. (B) Mesmo paciente, no mesmo dia, após a limpeza. (C) Paciente no pós-operatório de 15 dias, com cicatrização quase completa, após a correção da maneira de limpar o local e fazer o curativo diariamente em casa.
Fonte: Acervo da autoria do capítulo.

Tardios

Após a cicatrização completa do nariz (Figura 8.39), é extremamente importante que o paciente mantenha uma fotoproteção rigorosa, com o uso de protetores solares com FPS alto e cor adequada ao fototipo do paciente, com o objetivo de camuflar o eritema durante a fase inicial da recuperação e proteger a área da exposição aos raios ultravioleta. O reinício de fórmulas clareadoras pode ser feito assim que o paciente se sentir mais confortável e estiver com a pele não tão fina, precocemente, a fim de evitar a hiperpigmentação do local. Outras medidas, como o uso de luz pulsada, laser ND:YAG ou LED, a fim de tratar o eritema, são válidas.

□ Uso do laser

O tratamento com laser, isoladamente, ou em associação a quaisquer dos métodos citados anteriormente, é possível, e tem resultados satisfatórios, descritos na literatura.[3,29] São os mais comuns:

1. Laser de CO_2, com a ponteira cirúrgica, energia variável, começando sempre com parâmetros mais conservadores e aumentando a fluência, de acordo com a habilidade e a experiência do operador. A fototermólise fracionada também é utilizada, mas em menos casos e com resultados mais modestos, devendo ser reservada para os casos mais leves.[29]
2. O segundo laser mais utilizado no tratamento do rinofima é o Erbium:YAG 2.940, também com a ponteira cirúrgica, esculpindo e promovendo a hemostasia simultaneamente, como no laser de CO_2, porém com menor eficiência.[2,29] Entretanto, pelas características inerentes ao laser Erbium:YAG 2.940, o tempo de cicatrização e o tempo do eritema pós-inflamatório são menores, o que pode ser uma vantagem, em comparação ao CO_2.[2,29]

As maiores preocupações com o uso dos *lasers* continuam sendo a profundidade limite a ser atingida e a noção estética de quanto e onde o nariz deve ser esculpido (preocupações comuns a todos os métodos); além daquelas inerentes à própria tecnologia.

Conclusão

Como efeitos adversos no pós-operatório de todos os procedimentos, podemos citar sangramento, infecção, dor, cicatriz inestética ou hipertrófica em porcentagens baixas e variáveis (de 1% a 13%) resultando em um tempo de cicatrização prolongado.[2,34] De maneira geral, o grau de satisfação com a abordagem cirúrgica do rinofima é alto, independentemente do método utilizado, proporcionando satisfação e bem-estar ao paciente com uma doença desfigurante e de grande impacto no convívio social. Madan et al. demonstraram um efeito positivo na autoconfiança e no bem-estar geral dos pacientes que foram submetidos a quaisquer tratamentos.[2,24,31] Todos os procedimentos citados podem ser repetidos, se houver áreas que necessitem de refinamento.[3,24,31,32,34]

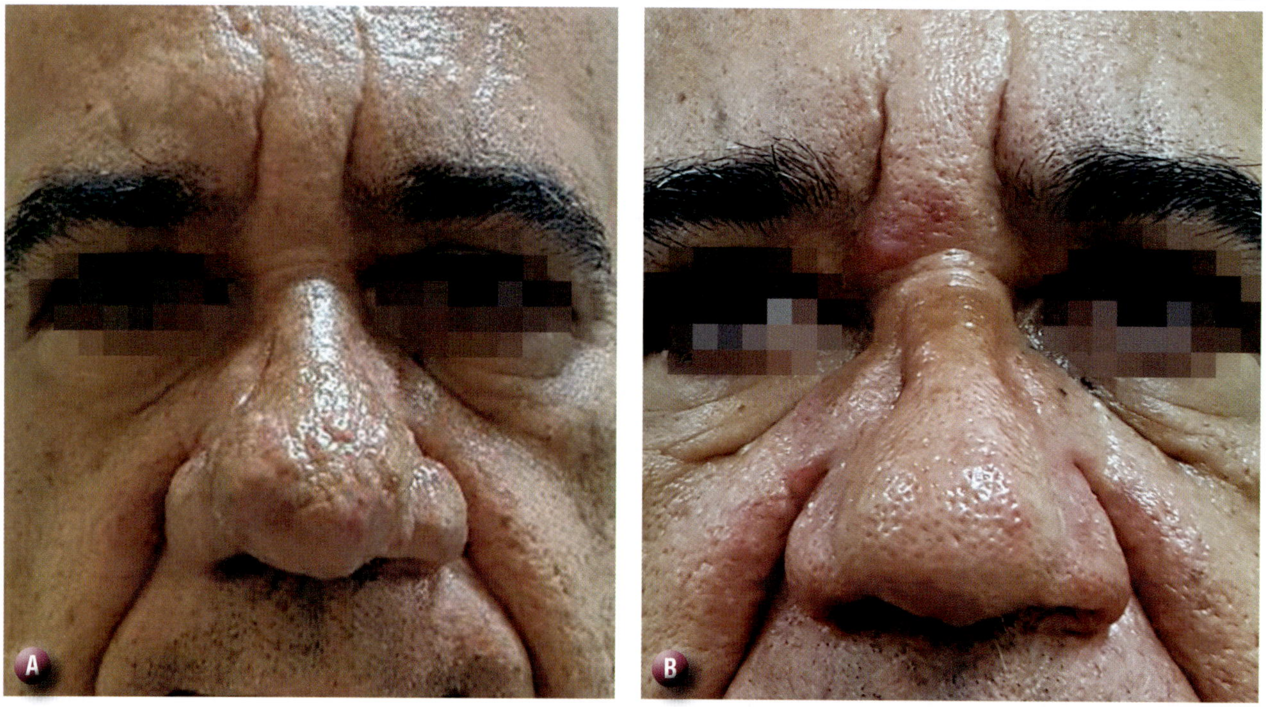

Figura 8.39. (A) Pré-operatório. (B) Pós-operatório de 42 dias. Paciente submetido à ECAF com alça e lixamento com ponteira diamantada, manual e com motor.

Fonte: Acervo da autoria do capítulo.

8.4 Dermatite Seborreica

• Mary Lane Alves Nemer

Introdução

A dermatite seborreica (DS) é uma afecção frequente e com distribuição universal, que acomete 1% a 3% da população geral, 3% a 5% dos adultos jovens e 20% a 83% dos pacientes com aids. Predomina em homens, entre os 18 e 50 anos.[1] Em geral, tem início na adolescência, coincidindo com o princípio do funcionamento das glândulas sebáceas. Costuma trazer grande desconforto, gerado pela associação entre prurido e alteração estética.[2]

Afeta as áreas com maior concentração de glândulas sebáceas, porém ainda não se comprovou qualquer modificação na quantidade e/ou qualidade do óleo produzido. Por isso, alguns autores sugerem que o mais adequado seria usar o termo dermatite das áreas sebáceas.[3]

Por sensibilizar e fragilizar a pele, pode representar uma dificuldade adicional na execução dos diversos tratamentos estéticos da face, como preenchimentos, toxina botulínica, peelings, *lasers*, microagulhamento e revitalizações.[4]

Definição

É uma doença inflamatória, papulodescamativa, eritematosa e gordurosa, que afeta principalmente as áreas ricas em glândulas sebáceas do couro cabeludo, face e tronco. Desenvolve-se de maneira crônica, com períodos de exacerbação e remissão, relacionados, sobretudo, com estresse e alterações climáticas.[5]

Etiopatogenia

A etiopatogenia da DS ainda não está completamente estabelecida e envolve diversos fatores, endógenos e exógenos.[6]

□ Leveduras do gênero *Malassezia*

As leveduras lipofílicas saprófitas do gênero *Malassezia* (também referidas como *Pityrosporum*) são apontadas como principal agente etiológico da DS, com mecanismo ainda desconhecido.[2,7] São diferenciadas em seis espécies lipofílicas e lipodependentes: *M. furfur*, *M. sympodialis*, *M. globosa*, *M. obtusa*, *M. restricta* e *M. slooffiae*. Nenhuma dessas espécies tem um papel preponderante comprovado no desenvolvimento da DS, tanto em pacientes saudáveis quanto em imunossuprimidos.[7-9] embora *Malassezia globosa* e *Malassezia restricta* possam estar mais relacionadas.[10]

Colonização

O desenvolvimento das lesões ocorre nas áreas onde, em condições normais, há maior quantidade de *Malassezia*. A melhora clínica com o uso de antifúngicos também associa a presença da levedura com o aparecimento da doença. Entretanto, há controvérsias na literatura quanto à relação entre a densidade de colonização e o desenvolvimento das lesões. A reação individual a simples presença de *Malassezia* na superfície cutânea parece ser mais importante do que a quantidade de micro-organismos.

Resposta inflamatória

O mecanismo da resposta à *Malassezia* permanece obscuro. Admite-se que possa haver toxicidade direta, reação imunológica, ou falha no mecanismo supressor da resposta imunológica normal aos micro-organismos que habitualmente colonizam a superfície cutânea.

Ocorre uma reação primária local com aumento do número de células $NK1^+$ e $CD16^+$ e ativação do complemento, caracterizando uma estimulação irritante e não imunogênica do sistema de defesa. Isso pode ser devido aos produtos liberados pela levedura, mas a sua natureza e o mecanismo pelo qual esses irritantes penetram na pele ainda não estão esclarecidos. Sabe-se, contudo, que as leveduras produzem irritantes potenciais, incluindo atividade de lipase, capacidade de peroxidar ácidos graxos livres e triglicerídeos insaturados. A atividade de lipase e a ativação do complemento, via clássica ou alternativa, podem contribuir para uma inflamação inespecífica.[8]

Muitos pesquisadores têm avaliado o sistema imunológico dos pacientes com DS, obtendo resultados conflitantes. Os estudos sobre as respostas humorais e celulares contra *Malassezia* são inconsistentes, por vezes contraditórios, ora mostrando aumento, ora diminuição ou, ainda, ausência de alterações.[1,2,7,9,11] A pele sem lesão apresenta resposta imunológica semelhante à da pele acometida, o que parece ser devido a uma sensibilidade maior à levedura ou que nesses locais já houvesse lesões pré-clínicas.[9] Os antígenos do micro-organismo podem sensibilizar o hospedeiro e provocar resposta IgG primária à estrutura leveduriforme oval. Porém são conflitantes os resultados das pesquisas quanto à produção excessiva de anticorpos anti-*Malassezia* nos pacientes com DS, quando comparados com a população geral.[2,7,8]

Até agora, os conhecimentos obtidos são insuficientes para sustentar que os efeitos da toxicidade direta ou reação imunológica sejam o mecanismo primário da doença. Outra possível explicação seria uma falha no mecanismo supressor da resposta inflamatória do hospedeiro, visto que pacientes com DS parecem produzir resposta inflamatória a uma quantidade aparentemente normal de *Malassezia* na pele.[7] O aumento de incidência de DS em pacientes com desordens imunossupressoras, principalmente aids, sugere uma relação importante entre *Malassezia* e o sistema imune; contudo, o mecanismo ainda não está esclarecido.[9] A redução dos níveis de CD4 está relacionada com quadros mais graves da DS, o que levanta a hipótese de que haja uma relação entre a intensidade da imunossupressão e a severidade da doença.

□ Produção sebácea

As leveduras de *Malassezia* podem ser encontradas nas glândulas sebáceas. O organismo humano tem entre 100 e 900 glândulas/cm^2 de pele, possibilitando o contato da levedura e/ou produtos de sua degradação – derivados da atividade da lipase – com vasos sanguíneos adjacentes. Admite-se que essa seja a via pela qual os indivíduos predispostos sejam afetados.[12]

O papel da seborreia no desenvolvimento da DS ainda não está definido. A lesão acomete as áreas com maior número e atividade de glândulas sebáceas,[13] sugerindo uma relação com o funcionamento glandular, que ocorre sob influência hormonal. As glândulas sebáceas são ativas no nascimento em resposta aos andrógenos maternos; se a DS ocorre no período neonatal, desaparece entre 6 e 12 meses, quando termina esse estímulo. A forma clássica da doença, ou forma do adulto, tem início na puberdade, coincidindo com o pleno funcionamento glandular. O pico de maior atividade compreende o período entre 18 e 40 anos. Em todas as idades, é mais comum nos homens, cuja produção sebácea é maior.[3,13]

A importância do conteúdo lipídico cutâneo é questionada. Não foram evidenciadas diferenças qualitativas e/ou quantitativas que pudessem gerar produtos de degradação lipídica, os quais são potencialmente inflamatórios.[7] Alguns estudos demonstram secreção normal;[14] outros mostram um aumento total na produção sebácea,[7,13] sem correlação com a contagem das colônias.[7]

Pequenas anormalidades na composição sebácea dos pacientes com DS, como aumento do colesterol e diminuição de ácidos graxos e esqualeno, foram encontradas, associadas ou não à imunossupressão por HIV.[12]

□ Outros micro-organismos

A DS é uma doença na qual a microflora de superfície da pele normal parece ser responsável pelo desencadeamento de uma resposta inflamatória crônica.[15] Isso estaria ligado aos mecanismos imunorreguladores que permitem tolerância a certos antígenos, incluindo micro-organismos que estão presentes na pele humana normal. Algumas alterações da DS podem ser mimetizadas com a aplicação cutânea desses micro-organismos mortos, o que leva a se questionar o papel de *Malassezia* como agente único na etiologia da doença. Qian Na et al. (2017) demonstraram que aumento da colonização cutânea por *Staphylococcus epidermidis* associado a alteração da permeabilidade da barreira cutânea contribui para a ocorrência da DS.[10]

O uso de antibióticos, a maceração induzida pela oclusão e a umidade local podem induzir uma supercolonização por *Staphylococcus* ou *Candida*, com agravamento do quadro. O papel de outros micro-organismos também encontrados nas lesões, como *Acinetobacter* e *Streptococcus*, ainda não foi esclarecido.

□ Anormalidades na neurotransmissão

Há aumento da incidência de DS em pacientes com desordens do SNC, como doença de Parkinson, epilepsia, siringomielia, paralisia dos nervos cranianos e paralisias tronculares. Isso provavelmente se deve à elevação nos níveis sebáceos ocasionada por imobilidade e aumento da colonização pela levedura.[3,14] Nesses casos, a apresentação clínica costuma ser mais extensa e refratária ao tratamento.

Medicamentos neurolépticos que induzem sintomas de Parkinson também podem induzir DS, sugerindo a possibilidade de que peptídeos ou neurotransmissores químicos estejam envolvidos no mecanismo da doença. Observa-se melhora clínica da DS nos pacientes parkinsonianos tratados com levodopa, com redução dos níveis de secreção sebácea, se previamente elevados, não se observando qualquer efeito sobre níveis secretórios normais prévios.[3]

Fatores emocionais

Na prática clínica diária, é o fator desencadeador e/ou potencializador mais referido e difícil de ser controlado.

Fatores físicos

A ação do frio e do vento, assim como o calor, a umidade e o suor, piora o quadro clínico na maior parte dos pacientes com DS. A exposição à luz solar induz a melhora clínica, possivelmente devido à inibição do crescimento de *Malassezia* pelos raios UVA e UVB.[16]

Dieta

Não há evidências científicas de que uma dieta inadequada contribua na gênese da dermatite seborreica. Sugere-se correlação com carência de zinco, biotina e ácidos graxos essenciais, sobretudo nas formas infantis. Sanders et al. (2018) encontraram menor incidência de DS em indivíduos com dieta rica em frutas, relacionando com maior aporte de quantidade e variedade de vitaminas, além de outros compostos antioxidantes e flavonoides.[17]

Outros fatores

Genética, internações prolongadas, isquemia do miocárdio, obesidade, epilepsia, alcoolismo, pancreatite alcoólica, depressão, fadiga e outros também foram fatores relacionados.[3,10,17]

Alguns fármacos têm sido implicados na etiologia de alguns casos de DS, como cimetidina, metildopa, clorpromazina, isotretinoína, arsênico, sais de ouro e bismuto.

A disbiose e a alteração da integridade da barreira cutânea têm sido apontadas como desencadeantes e/ou agravantes de todos os quadros da DS.

Quadro clínico

A apresentação clínica da DS é variada e inclui associação de diferentes quadros, com diversos graus de extensão e gravidade. As lesões são papuloescamosas, eritematosas ou amareladas, com margens bem definidas e distribuição simétrica, recobertas por escamas gordurosas; exibem caráter crônico e recrudescente nas áreas de maior concentração e atividade das glândulas sebáceas.

As alterações na estrutura e função de barreira protetora tornam a pele seborreica mais suscetível às infecções bacterianas e às agressões físicas e químicas, com alta incidência de dermatite de contato e piodermites. O uso prolongado de corticoide tópico também altera a permeabilidade da barreira cutânea, contribuindo para essas alterações. Portanto, deve-se diferenciar quadros de dermatite exógena em paciente seborreico com quadros distintos de DS.[3]

A DS se agrava em baixas temperaturas e situações de estresse físico e emocional; ocorre melhora do quadro com a exposição solar.

Os aspectos clínicos são específicos para as diferentes áreas afetadas.

□ Couro cabeludo

Isoladamente, é o local mais acometido pela DS, com diferentes graus de descamação, acompanhada ou não de reação inflamatória. Na prática clínica, podemos diferenciar o quadro em dois grupos:

- *Pityriasis sicca*, *Pityriasis capitis*, ou caspa;
- *Pityriasis steatoides*, ou forma inflamatória.

Pityriasis sicca, *Pityriasis capitis* ou caspa

A maioria dos indivíduos apresenta essa queixa em algum momento da vida, recebendo a atenção adequada por parte do médico apenas quando integra um quadro mais florido. Alguns autores a consideram como a forma branda da dermatite seborreica; outros atribuem o seu aparecimento somente à aceleração da multiplicação celular. A caspa se caracteriza por descamação fina, esbranquiçada e difusa do couro cabeludo, associada a pouco ou nenhum eritema e ausência de inflamação (Figura 8.40). Prurido, quando presente, é discreto. O couro cabeludo tem aspecto "seco"; os pacientes se queixam de "esfarelamento" na roupa e em outras pessoas. Por atribuírem esse fato à "secura" do couro cabeludo, às vezes reduzem a frequência de lavagens, acarretando infecção secundária com formação de pequenas pústulas e crostas.

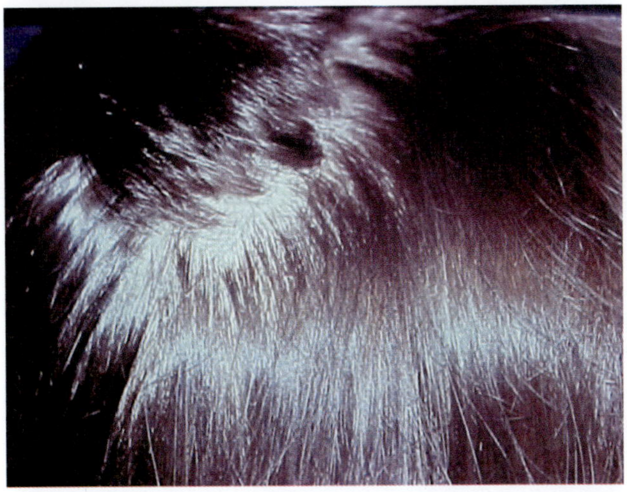

Figura 8.40. *Pityriasis capitis* ou caspa – lesões descamativas no couro cabeludo.
Fonte: Acervo da autoria do capítulo.

Pityriasis capitis pode configurar a única ou principal característica clínica de outras doenças, tais como psoríase, dermatite atópica, dermatite de contato e *tinea capitis*.[7]

Pityriasis steatoides ou forma inflamatória

Esse quadro é constituído por placas arredondadas, de bordos nítidos, com escamas amareladas, oleosas e aderentes sobre base eritematosa, isoladas ou coalescentes. Costuma atingir grandes áreas e pode se estender para a pele glabra abaixo da linha de implantação do cabelo, principalmente na nuca e região retroauricular (Figuras 8.41 a 8.43). Pústulas foliculares são frequentes; também são comuns as fissuras dolorosas e secretantes na região retroauricular, com associação de prurido. A manipulação das lesões pode levar à infecção secundária e ao aparecimento de gânglios palpáveis e dolorosos. Por vezes, há eliminação de pequenos tufos de cabelo após a coçadura das placas, resultando em agravamento no quadro emocional do paciente.

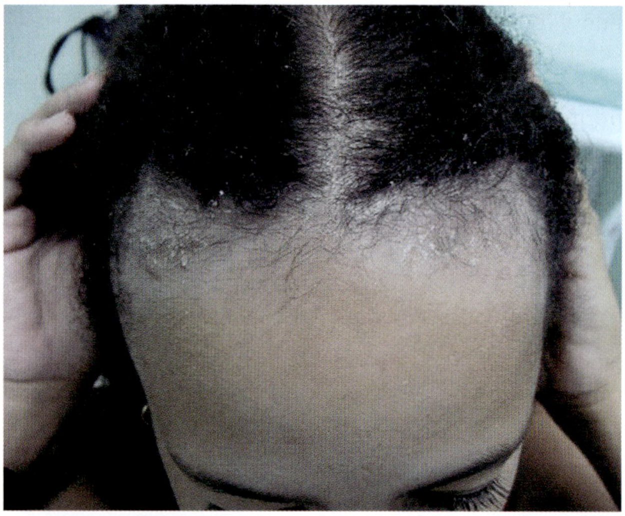

Figura 8.41. *Pityriasis steatoides* – lesões eritematodescamativas, com halo esbranquiçado na coroa seborreica.
Fonte: Acervo da autoria do capítulo.

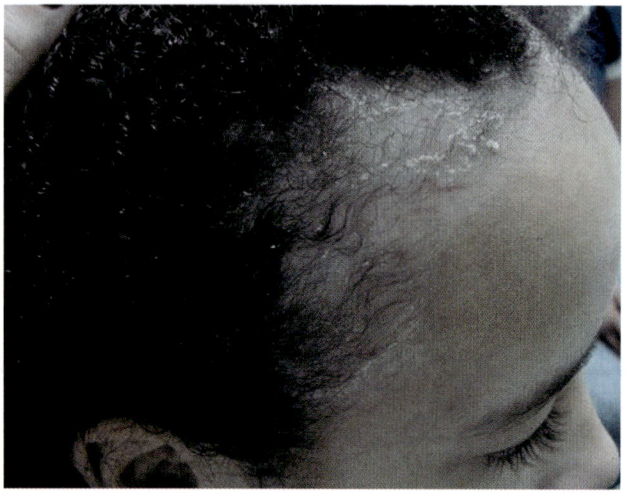

Figura 8.42. *Pityriasis steatoides* – detalhe das escamas seborreicas.
Fonte: Acervo da autoria do capítulo.

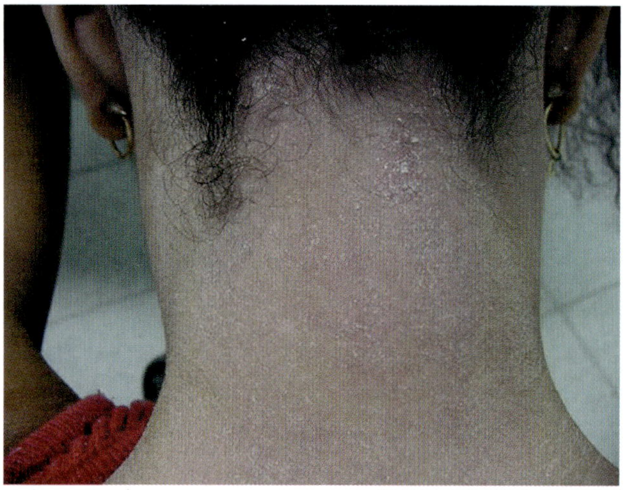

Figura 8.43. *Pityriasis steatoides* – lesões na região occipital e nuca.
Fonte: Acervo da autoria do capítulo.

O diagnóstico diferencial com psoríase do couro cabeludo é difícil, sobretudo na forma exclusiva, sendo necessária uma biopsia para definição. Lesões mais localizadas e exuberantes favorecem o diagnóstico clínico de psoríase, enquanto o envolvimento de todo o couro cabeludo com lesões mais discretas induz ao diagnóstico de dermatite seborreica. A presença de lesões ungueais e/ou em outras áreas associada a uma história familiar positiva também ajuda no diagnóstico de psoríase. Alguns autores usam os termos "seboríase" e "sebopsoríase" para quadros tão superpostos que não permitem diferenciação entre as duas patologias.[7]

□ Face

Eritema e descamação acometendo glabela, cantos do nariz e pregas nasogenianas, em diferentes intensidades, constituem a principal característica da DS (Figura 8.44). Nas pregas nasogenianas e cantos do nariz, configuram importante diagnóstico diferencial com dermatite perioral, que se apresenta nessas regiões como pequenas pústulas sobre base eritematosa e é precipitada pelo uso de corticoides tópicos, um dos principais recursos terapêuticos da DS. A blefarite se manifesta com eritema, edema e descamação fina da linha de implantação dos cílios, acompanhada de prurido, raramente se mostrando isolada de outras lesões (Figura 8.45). Pode se complicar com obstrução e infecção das glândulas de Meibomius, abscesso e ulceração.

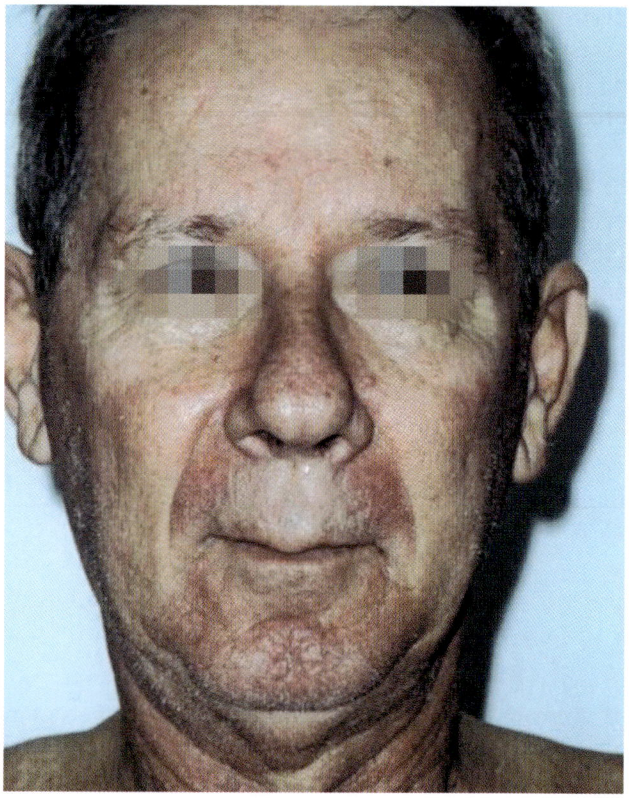

Figura 8.44. Dermatite seborreica – lesões eritematodescamativas nas áreas seborreicas da face: glabelas, regiões malares, sulcos nasogenianos e mento.
Fonte: Acervo da autoria do capítulo.

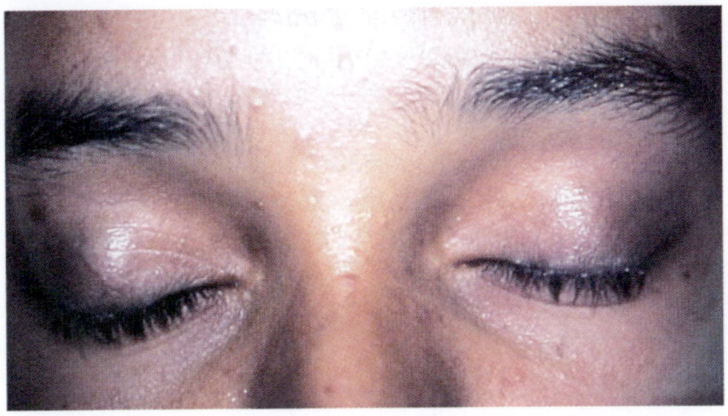

Figura 8.45. Dermatite seborreica – lesões descamativas na linha de implantação dos cílios.

Fonte: Acervo da autoria do capítulo.

A DS é uma das principais causas de otite externa. Apresenta desde lesões descamativas discretas do canal auditivo externo até lesões exuberantes, eritematodescamativas, pruriginosas, exsudativas, fétidas e com infecção bacteriana ou fúngica superposta.

Na fronte e nos malares, pode se manifestar como placas eritematosas, sendo a causa mais frequente de *rash* malar. Acompanha prurido e queimação. O diagnóstico diferencial mais importante é com lúpus eritematoso (presença de atrofia e escamas foliculares) e rosácea.

Na área da barba, o quadro varia desde descamação perifolicular sobre base eritematosa até pústulas foliculares e escamas oleosas amareladas e aderentes. Algumas vezes, se complica com infecção bacteriana. Há exacerbação do quadro com o crescimento da barba e do bigode e melhora com o escanhoar. O diagnóstico diferencial mais importante é com tinea da barba e foliculite bacteriana; nesses casos, os exames micológico e/ou bacterioscópico de Gram auxiliam no diagnóstico.

□ Tronco

Região pré-esternal e interescapular

São duas as principais formas de apresentação:

- **petaloide:** lesões papuloescamosas foliculares que confluem adquirindo um aspecto circinado, comparado a pétalas ou flores (Figuras 8.46 e 8.47);
- **pitiriasiforme:** lesões papuloescamosas ovais, com aspecto mais "seco", lembrando pitiríase rósea (Figura 8.48).

Nessas formas, o diagnóstico diferencial inclui ainda dermatofitose, doença de Darier, doença de Grover e pitiríase *versicolor*.

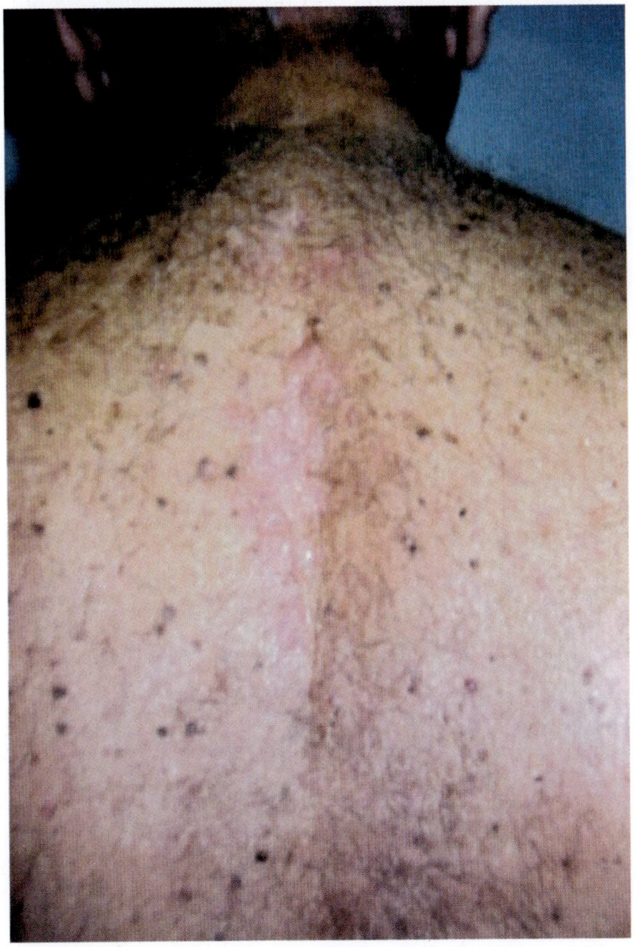

Figura 8.46. Dermatite seborreica – lesões eritematoescamosas, gordurosas e com aspecto petaloide na região interescapular.

Fonte: Acervo da autoria do capítulo.

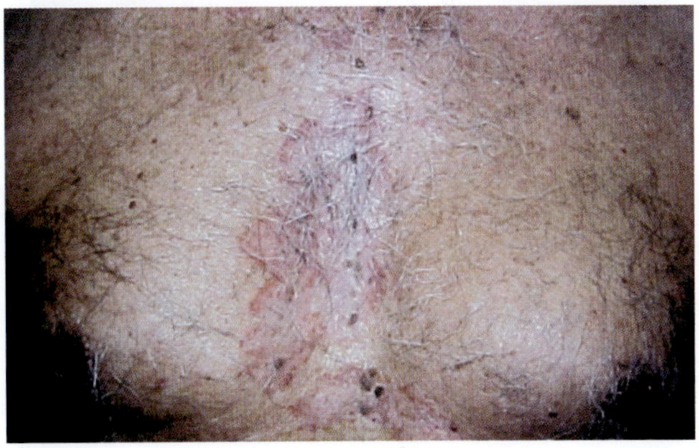

Figura 8.47. Dermatite seborreica – lesões eritematoescamosas com aspecto seborreico na região pré-esternal.

Fonte: Acervo da autoria do capítulo.

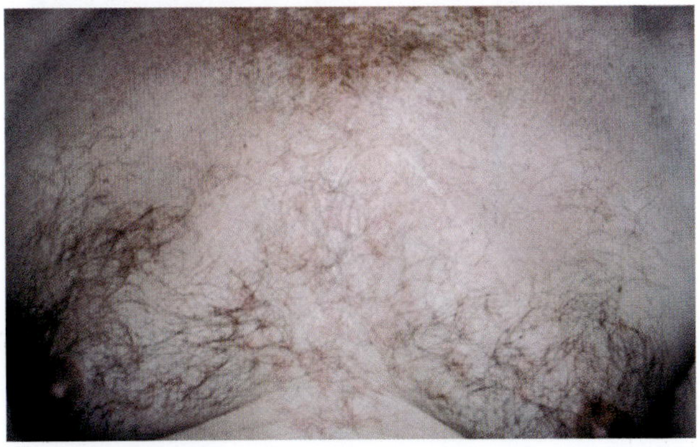

Figura 8.48. Dermatite seborreica – lesões eritematodescamativas discretas com aspecto pitiriasiforme, na região pré-esternal.

Fonte: Acervo da autoria do capítulo.

Flexuras

Nas axilas, virilhas, regiões inframamária, interglútea e periumbilical, a DS cursa com lesões bem definidas, eritematosas e brilhantes, pouco descamativas, geralmente fissuradas e acompanhadas de secreção viscosa e fétida. Manifestam-se de modo isolado ou acompanham o envolvimento de outras áreas. Observa-se tendência à infecção secundária por bactérias e/ou fungos, levantando a hipótese de que esta não seja uma verdadeira forma de DS, e sim um outro tipo de dermatite complicada por infecção. O diagnóstico diferencial deve ser feito com dermatite atópica, psoríase invertida e eritrasma.

Forma generalizada

O comprometimento por DS na forma generalizada assume o aspecto de eritrodermia esfoliativa, necessitando de diferenciação com as outras diversas causas desse quadro dermatológico, como farmacodermia e psoríase.

Dermatite seborreica e infecção por HIV

A DS é uma das manifestações clínicas mais comuns da aids; alguns a consideram um possível marcador precoce da presença do vírus HIV. Seu início explosivo em pacientes jovens nos obriga a considerar a hipótese dessa infecção simultânea.[13] A extensão e a gravidade do quadro de DS variam com o grau de comprometimento clínico de aids.[2] Autores admitem que a prevalência da DS varia de acordo com o nível de células CD4, sendo de 15% quando o número de células CD4 é maior que 200 células/mL, e de 58% naqueles com menos de 200 células/mL.[8,15]

Forma infantil

Em geral, manifesta-se no 1º mês de vida, com envolvimento da face e de áreas flexurais (Figuras 8.49 e 8.50). Alguns acreditam que seja uma variante precoce da dermatite atópica. Outros demonstraram que a crosta láctea, a condição descamativa focal mais comum em crianças, está associada à colonização por *Malassezia*, que se compara àquela do adulto, sugerindo ser esta uma variante neonatal da doença (Figura 8.51). Quando as lesões cutâneas se acompanham de diarreia severa, vômitos, anemia e febre, o quadro é denominado doença de Leiner ou eritrodermia esfoliativa do infante, relacionado com a deficiência de C5.

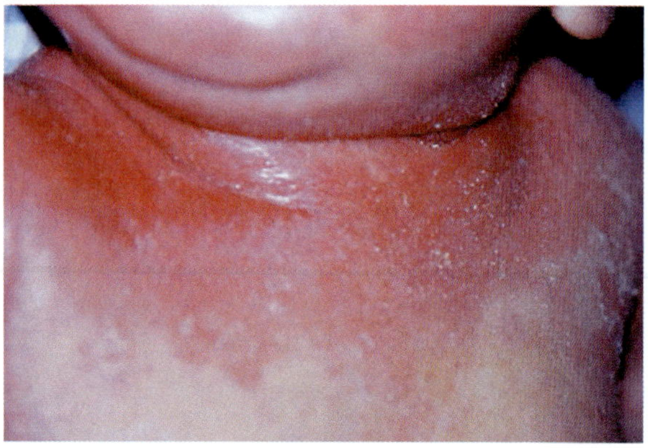

Figura 8.49. Dermatite seborreica, forma infantil – lesões eritematosas e escamosas nas flexuras.
Fonte: Acervo da autoria do capítulo.

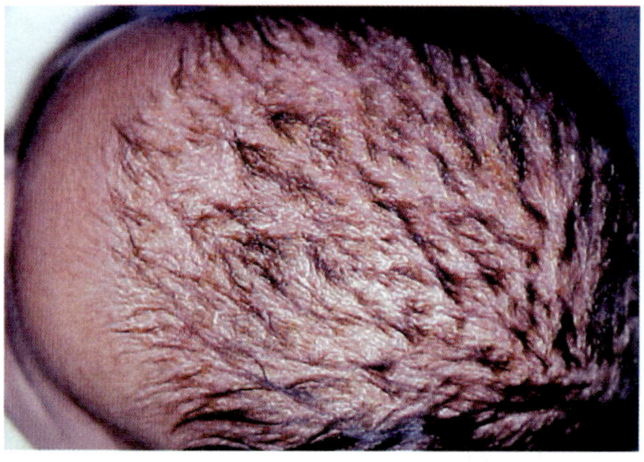

Figura 8.50. Dermatite seborreica, forma infantil – detalhe das lesões das flexuras: aspecto brilhante, exsudativo.
Fonte: Acervo da autoria do capítulo.

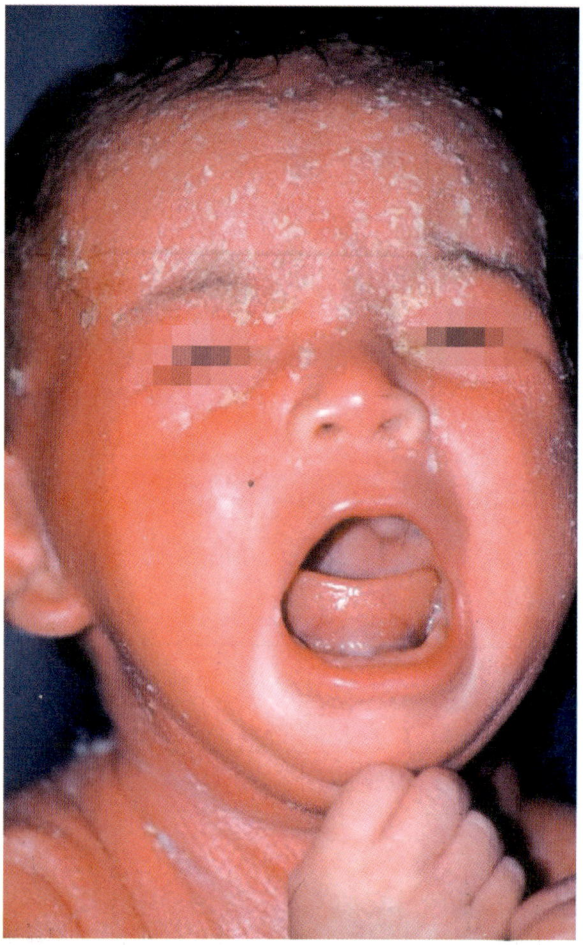

Figura 8.51. Dermatite seborreica – crosta látea: lesões eritemato-escamosas, gordurosas e aderentes, na região frontal e vértice do couro cabeludo.
Fonte: Acervo da autoria do capítulo.

Histopatologia

O exame histopatológico é indicado para confirmação diagnóstica, sobretudo nos casos que se assemelham à psoríase. O local de escolha é aquele que apresenta doença em atividade e onde não tenham sido aplicados medicamentos por, pelo menos, três semanas.

O quadro morfológico é caracterizado por dermatite crônica com áreas epidérmicas de paraqueratose, exocitose, espongiose e discreta ou moderada acantose; na derme, infiltrado mononuclear. O quadro geral é psoriasiforme, acrescido de espongiose.[3]

Tratamento

O maior fator de adesão ao tratamento é a orientação adequada aos pacientes. Muitos não se conscientizam de que DS é uma doença crônica, sem cura completa, com períodos de crise e acalmia, e que as opções terapêuticas não são sempre satisfatórias, e mesmo produzindo melhora ou remissão devem ser mantidas por tempo indefinido. Mudam de médico e de tratamento continuamente, se tornando desmotivados e ainda mais estressados à espera de algo novo e definitivo.

O tratamento se baseia em orientações, combate aos micro-organismos (uso de antifúngicos, principalmente), eliminação das escamas (ceratolíticos) e redução do número de mitoses (agentes citostáticos), combinados de maneira harmônica e sob diferentes formas terapêuticas tópicas e/ou sistêmicas.

☐ Orientações gerais

Higienização do cabelo

A maneira certa de lavar o cabelo é fundamental para a condução do tratamento da DS. Dormir com o cabelo úmido ou molhado permite um ambiente de calor e umidade que favorece o desenvolvimento de *Malassezia* e a piora da doença, devendo ser desaconselhado.

A frequência da lavagem também é fundamental. No início do tratamento, ou em casos exuberantes, deve ser realizada em dias alternados, ou mesmo diariamente. Após a melhora do quadro, fazer a manutenção uma ou duas vezes por semana. A frequência excessiva – duas a três vezes por dia – sob a alegação de que o cabelo é muito oleoso – ou a higienização escassa – uma vez por semana – naqueles que usam exclusivamente serviços de estética capilares dificultam a adesão aos esquemas de tratamento.

Além disso, os xampus indicados para DS costumam ressecar o cabelo, o que resulta em outro fator de resistência aos esquemas terapêuticos. Cabe sugerir algumas alternativas:

- Usar o xampu da preferência do paciente em toda a extensão do fio, visando exclusivamente à higiene. Após o enxague, usar o xampu terapêutico apenas no couro cabeludo, deixando agir por 5 a 10 minutos. Condicionadores podem ser usados nas pontas, em pequena quantidade.
- Usar o xampu terapêutico somente no couro cabeludo, deixando agir por 5 a 10 minutos. Logo após, usar o xampu e condicionador da preferência do paciente, conforme descrito antes, cuidando para a retirada do excesso.

Deve-se enfatizar o uso do xampu terapêutico exclusivamente no couro cabeludo e não para limpeza dos fios. Com o intuito de potencializar o seu efeito, ele deve ficar em contato com as lesões por um período de 5 a 10 minutos antes de ser retirado.

A manipulação das crostas, sobretudo do couro cabeludo, se torna um hábito para muitos pacientes, por vezes resultando em infecção secundária e agravamento do quadro. Além da orientação, deve-se acrescentar um antibiótico tópico à formulação de corticoide ou usar associações já disponíveis no mercado.

Uso de cosméticos

Em adolescentes, é comum o uso de óleos, pomadas ou cremes no cabelo seco por motivos estéticos. Esse hábito pode desencadear um quadro de acne – sobretudo na testa, lateral do rosto, pescoço, colo e dorso – e a piora do quadro da DS. É um comportamento a ser abolido, apesar da resistência que geralmente se observa.

Os produtos para maquiagem devem ser de boa qualidade, usados sem excesso, de preferência hipoalergênicos e removidos com produtos demaquilantes específicos, sem álcool na sua composição.

A revitalização com ácidos pode ser dificultada pela sensibilidade e fragilidade da pele afetada. Convém acrescentar um corticoide (dexametasona, hidrocortisona) à formulação tópica para prevenir irritação. Embora a maioria dos pacientes apresentem pele oleosa, costumam se queixar de ardência com o uso de produtos alcoólicos ou em gel, inclusive os filtros solares. Portanto, é necessário ser flexível com relação aos veículos de uso tópico para melhorar o resultado do tratamento.

O uso de hidratantes funcionais, com preservação e manutenção de uma barreira cutânea íntegra, se mostra fundamental para a condução de um tratamento eficaz.

Em casos de DS da barba, o escanhoar representa uma boa alternativa de melhora sem medicamentos e deve ser estimulado nos casos de aceitação pelo paciente. O uso de loções pós-barba à base de álcool agrava a irritação da área, exigindo cuidados na sua aplicação.

Costumes

Deixar constantemente os cabelos presos em rabos de cavalo (inclusive molhados), assim como usar bonés, também contribui para a piora do quadro. Tecidos sintéticos usados na fabricação de roupas, bem como alguns tipos de lãs e sedas que aumentam o calor e a umidade, são agravantes da doença.

☐ Tratamentos tópicos

Utilizados isoladamente nos casos leves ou moderados, são complementares nos quadros mais graves. A escolha do veículo adequado para as diferentes áreas corporais e diversos estágios da doença é crucial para o resultado a ser obtido.

Xampus

Qualquer xampu não medicinal, sobretudo aqueles que contêm surfactantes e detergentes, remove as crostas e leva à melhora clínica da descamação. Podem ser usados em casos muito leves ou intercalados com o xampu terapêutico. Em casos de crostas aderentes, estão indicadas substâncias queratolíticas e/ou emolientes sobre as placas, uma ou duas horas antes da higienização do couro cabeludo. A redução da crosta visa aumentar a penetração dos ativos do xampu, assim como diminuir a população de *Malassezia*, que se alimenta de queratina.[18] O uso de pente fino, cuidando para não escoriar a pele já sensibilizada, facilita a sua remoção. Após a secagem do cabelo, a aplicação de corticoide tópico potencializa o efeito terapêutico, por sua ação anti-inflamatória.

Alguns exemplos de produtos usados para amolecimento das crostas:

- **Ureia a 40%:** creme de amêndoas qsp (1 cm de creme para cada cm^2 de área afetada);
- Óleo de amêndoas ou óleo mineral (Nujol®) (quantidade suficiente para impregnar as escamas).

Os xampus terapêuticos anticaspa disponíveis são efetivos na diminuição dos sintomas e prevenção das recorrências. Indicados para tratamento do couro cabeludo e, em alguns casos, também para a face e outras áreas corporais. Seu uso deve ser alternado entre as diversas possibilidades, para evitar taquifilaxia (Quadro 8.5).

Quadro 8.5. Produtos usados em xampus.

Ativo	*Nome comercial*	*Apresentação*	*Dosagem*	*Modo de ação*
Ácido salicílico	Ionil® xampu, Saliker® xampu, Salisosp® xampu	Frascos com 120 mL	3 vezes por semana por 12 semanas	Geralmente associado a enxofre. Queratolítico e fungicida
Bifonazol a 1%	Ainda não disponível no Brasil		Diariamente por 7 a 14 dias, para tratamento 1 vez por semana por 12 semanas, para manutenção	Antifúngico, imunomodulador[19]
Cetoconazol a 1% a 2%	Arcolan® xampu, Capel® xampu, Cetonax® xampu, Cetonil® xampu, Nizoral® xampu	Frascos com 100 mL	2 vezes por semana por 8 semanas para tratamento 1 vez por semana, continuamente, para profilaxia	Antifúngico, anti-inflamatório, seborregulador. Não apresenta riscos na gravidez. Usado com cautela na amamentação
Ciclopirox olamina a 1%	Stiprox® xampu	Frascos com 100 mL	3 vezes por semana por 4 semanas	Fungicida, fungistático, antibacteriano, interfere nos processos fúngicos sem interferir na síntese do ergosterol. Anti-inflamatório, atóxico[20]
Climbazol de 0,5% a 2%	Manipulação		3 vezes por semana por 4 semanas	Antifúngico, antisseborreico e captador de radicais livres (lipoperóxidos)
Coaltar (alcatrão de hulha) de 1% a 4%	Ionil T® xampu (associado ao ácido salicílico), Polytar® xampu, Tarflex® xampu	Frascos com 120 mL	2 vezes por semana por 4 semanas	Redutor, antisséptico, seborregulador
Enxofre precipitado de 2% a 10%	Salisoap® xampu	Frascos com 120 mL	3 vezes por semana por 4 semanas	Antisseborreico, antisséptico, queratolítico. Geralmente associado a ácido salicílico
Piritionato de zinco de 1% a 2%	Xampu ZN®	Frascos com 120 e 200 mL	3 vezes por semana por 4 semanas	Fungicida, bacteriostático, redutor
Piroctona olamina (octopirox) de 0,5% a 1%	All Clear® xampu, Ortosol P® xampu (piroctona olamina 1% + ácido salicílico 0,5%)	Frascos com 120 mL	3 vezes por semana por 4 semanas	Antifúngico, antibacteriano
Sulfacetamida sódica 8% a 10%	Manipulação	Manipulação	3 vezes por semana por 4 semanas	Antisseborreico, antibacteriano
Sulfeto de selênio 1% a 2,5%	Caspacil®, Selsun Ouro®	Frascos com 120 mL	Diariamente por 4 semanas, para tratamento 2 vezes por semana por 4 semanas para manutenção	Antifúngico, antisseborreico, antisséptico
Condicionadores	Ionil Rinse®	Frascos com 120 mL	Usados após a retirada do xampu	

A legislação brasileira (Portaria n. 71 do Ministério da Saúde) inclui em sua lista vários ativos para uso em produtos anticaspa. Esses ativos devem ser utilizados nas concentrações permitidas pela legislação. São eles: sulfeto de selênio, enxofre, ácido undecilênico e seu sal de zinco, cetoconazol, ácido salicílico, piroctona olamina, climbazol e piritionato de zinco, entre outros (Quadro 8.6).

Quadro 8.6. Alguns exemplos de formulações magistrais.

1. Lactato de amônio	6%
Cetoconazol	1%
Piroctona olamina	0,5%
Xampu base	qsp
2. Cetoconazol Xampu base	2% qsp
3. Sulfeto de selênio D-pantenol Xampu base	2,5% 5% qsp
4. LCD	5%
Alantoína	0,5%
Piridoxina	0,5%
Xampu base	qsp
5. Climbazol Coenzima Q10 Xampu base	2% 0,15% qsp

A monografia OTC reconhece duas classes de ativos que podem ser utilizados no tratamento da DS:

- **Categoria I**: ingredientes ativos que são considerados seguros e eficazes quando usados em concentrações específicas, como ácido salicílico, sulfeto de selênio, enxofre, piritionato de zinco, piroctona olamina, climbazol e cetoconazol.
- **Categoria II**: ingredientes não reconhecidos como seguros e eficazes.

Pomadas, cremes, loções e géis

A escolha adequada do veículo é crucial no resultado final obtido. A indicação se faz:

- **pomadas e unguentos**: lesões espessas, fissuradas e liquenificadas, pois a natureza oclusiva do veículo aumenta a penetração do medicamento e é emoliente;
- **cremes**: lesões agudas e subagudas (úmidas); são secativos, usados também em áreas intertriginosas;
- **soluções, géis, *sprays***: lesões do couro cabeludo; úteis quando é desejável um veículo não oleoso. Em geral, contém álcool e propilenoglicol, que podem causar irritação em dermatoses agudas, erosões ou fissuras.

Algumas substâncias usadas:

- **Ácido salicílico**: queratolítico e fungicida:
  - Salisoap® loção: usado 1 a 2 vezes ao dia até a melhora das lesões.
- **Antifúngicos**: apresentam grande eficácia terapêutica, mas há uma porcentagem de 5% a 10% dos pacientes nos quais não haverá resposta favorável.[7] O Quadro 8.7 agrupa as várias substâncias disponíveis.
- Coaltar – modo de ação desconhecido. Antisséptico, antifúngico, antibacteriano, antipruriginoso e queratoplástico:
  - Theratar® gel (coaltar a 1,75%): 1 a 2 vezes ao dia, associado ou não a outros tratamentos, até se resolverem as lesões;
  - Formulação magistral, em concentrações de 1% a 4% de coaltar:

Coaltar	1% a 4%
Hidrocortisona	1%
Creme base	qsp

Quadro 8.7. Antifúngicos de uso tópico.

Ativo	*Nome comercial*	*Apresentação*	*Dosagem*	*Modo de ação*
Bifonazol	Ainda não disponível no Brasil		2 vezes por dia, 3 a 4 semanas	Antifúngico, anti-inflamatório, modulando o sistema imunológico da área afetada
Cetoconazol a 2%	Aciderm®, Candiderm®, Cetonax®, Cetonil®, Ketonan®, Miconan®, Micosal®, Nizoral®, Noriderm®, Norizal®, Candicort®, Novacort®	Creme	2 vezes por dia, 3 a 4 semanas	Imidazólico, fungicida, interferindo com a síntese do ergosterol
Ciclopirox olamina	Fungirox®, Loprox®, Micolamina®, Micoliv®	Creme, solução e loção	2 vezes por dia, 3 a 4 semanas	Antifúngico, antibacteriano
Clotrimazol a 1%	Canesten®, Tricosten®	Creme, solução, loção e *spray*	2 vezes por dia, 3 a 4 semanas	Derivado imidazólico de amplo espectro
Cloridrato de butenafina a 1%	Ainda não disponível no Brasil		2 vezes por dia, 3 semanas	Fungicida, comparável ao clotrimazol
Isoconazol a 1%	Icaden®	Creme, loção cremosa e *spray*	2 vezes por dia, 3 a 4 semanas	Fungicida, imidazólico, inibidor da síntese do ergosterol. Uso tópico somente
Miconazol a 2%	Daktarin®, Vodol®	Creme, loção cremosa e pó	2 vezes por dia, 3 a 4 semanas	Antifúngico de largo espectro
Terbinafina a 1%	Lamisil®	Creme, pó, *spray*	2 vezes por dia, 4 semanas	Antifúngico do grupo das alilaminas, age por meio da inibição da enzima esqualeno peroxidase

Uso duas vezes ao dia até resolução das lesões;

- **Corticosteroides:** a seleção do corticoide tópico mais adequado, em termos de veículo e potência, deve ser feita de acordo com a natureza, localização e extensão das lesões, assim como idade do paciente e duração do tratamento.

Os corticoides tópicos são divididos em quatro grupos, de acordo com sua potência:

- **Grupo I (potência muito alta):** em lesões crônicas, hiperqueratóticas e liquenificadas ou resistentes aos outros tratamentos, não excedendo três semanas de uso (Quadro 8.8);
- **Grupo II (potência alta):** quadros anteriores, até três meses de aplicação (Quadro 8.9);
- **Grupo III (potência média):** lesões agudas, inflamatórias, não espessas e áreas extensas, até três meses de uso contínuo; após isso, o uso deve ser intermitente (Quadro 8.10);
- **Grupo IV (potência baixa):** quadros acima, localizados na face, áreas intertriginosas e áreas das fraldas, sobretudo em crianças e idosos; mais adequados para tratamentos longos (Quadro 8.11).

Quadro 8.8. Corticoides do Grupo I.

Ativo	*Nome comercial*	*Apresentação*	*Dosagem*
Propionato de clobetasol a 0,05%	Psorex®, Therapsor®, ClobX®, Dermacare®	Creme, pomada e solução	1 a 2 vezes por dia
Desoximetasona a 0,25%	Esperson®, Esperson N®	Creme, pomada e solução	2 a 3 vezes por dia
Halcinonida a 0,025% e 0,1%	Halog®	Loção capilar, creme e pomada	1 a 2 vezes por dia
Acetonido de fluocinolona a 0,01%, 0,025% e 0,2%	Dermonil®, Synalar®	Pomada, creme e solução	2 vezes por dia
Valerato de diflucortolona a 1%	Nerisona®, Binerisona®	Unguento, creme e pomada	2 vezes por dia

Quadro 8.9. Corticoides do Grupo II.

Ativo	*Nome comercial*	*Apresentação*	*Dosagem*
Dipropionato de betametasona a 0,05%	Diprosone®, Diprogenta®, Diprosalic®	Creme, pomada e solução	2 vezes por dia
Benzoato de betametasona a 0,025%	Sensitex®	Pomada	2 a 3 vezes por dia
Valerato de betametasona a 0,025%	Betaderm®, Betnovate®, Betnovate N®, Betnovate Q®	Pomada, creme e solução	2 vezes por dia
Flurandrenolida a 0,025% e 0,05%	Drenison®, Drenison N®, Drenison oclusivo®, Drenifórmio®	Creme e pomada	2 vezes por dia
Acetonido de triancinolona a 0,025%, 0,1% e 0,5%	Oncilon A®, Oncilon AM®, Theracort®	Creme, pomada e solução	2 vezes por dia
Desonida a 0,05%	Desonol®, Desowen®, Epidex®, Steronid®	Creme e loção	2 vezes por dia

Quadro 8.10. Corticoides do Grupo III.

Ativo	*Nome comercial*	*Apresentação*	*Dosagem*
Butirato de clobetasona a 0,05%	Eumovate®	Creme e pomada	2 a 3 vezes por dia
Pivalato de flumetasona a 0,03%	Locorten®, Losalen®	Creme e pomada	2 a 3 vezes por dia
Furoato de mometasona a 0,1%	Elocom®	Creme e pomada	2 a 3 vezes por dia
Hidrocortisona a 1%	Nutracort®, Westcort®	Creme e pomada	2 a 3 vezes por dia

Quadro 8.11. Corticoides do Grupo IV.

Ativo	*Nome comercial*	*Apresentação*	*Dosagem*
Acetato de hidrocortisona a 0,25%, 0,5%, 0,75% e 1%	Berlison®, Stiefcortil®, Therasona®	Creme, pomada, unguento e solução	2 a 3 vezes por dia
Acetato de metilprednisolona	Advantan®	Creme e solução	2 vezes por dia

Algumas considerações são importantes:

- Iniciar com o medicamento de menor potência.
- Roupas apertadas, fraldas e plásticos têm efeito oclusivo, aumentando a absorção.
- Deve ser evitado o uso prolongado na face, principalmente na área periorbital, e áreas intertriginosas.
- Não usar na área mamilar antes de amamentar.
- Suspender o tratamento com a melhora da doença.
- Monitorar os efeitos colaterais (estrias, atrofia, teleangiectasias, eritema crônico e até absorção sistêmica etc.) e a taquifilaxia nos tratamentos prolongados.

Um resumo dos principais corticosteroides de uso tópico pode ser visto nos Quadros 8.8 a 8.11.

- **Metronidazol a 1%:** é eficaz talvez pelo efeito anti-inflamatório, impedindo a quimiotaxia dos leucócitos ou suprimindo alguns aspectos da imunidade mediada por células:[14]
  - Rozex® gel: duas vezes ao dia até melhora das lesões.
- **Niacinamida a 4%:** mecanismo de ação ainda desconhecido:
  - Papuless® gel: duas vezes ao dia até melhora das lesões.
  - Inibidores da calcineurina pimecrolimus e tacrolimus: usados uma vez ao dia, associados aos corticoides locais, ou como monoterapia nos períodos de manutenção.

□ Tratamentos sistêmicos

São instituídos em casos graves ou resistentes aos tratamentos tópicos habituais.

Antifúngicos sistêmicos (Quadro 8.12)

Corticosteroides

Usados somente em casos muito extensos e graves, por um período curto.

- **Prednisona:** 20 a 40 mg/dia ou dose equivalente de outros esteroides. Com a melhora do doente, diminuir a dose progressivamente.
- Meticorten® 10 e 20 mg; Predisin® 20 mg.

Isotretinoína

Efeito sebossupressor, que produz redução no tamanho e função das glândulas sebáceas, modificando a composição do sebo excretado; leva a diminuição da produção de interleucinas pelos sebócitos e queratinócitos e diminuição da atividade *toll-like receptor* 2.[22]

Anti-inflamatório, inibindo a quimiotaxia de polimorfonucleares. Utiliza-se 0,1 a 0,5 mg/kg/dia durante 5 a 6 meses – há diminuição de até 90% da secreção sebácea após 4 semanas de tratamento com 10 mg ao dia, tempo indeterminado.

- Roacutan® 10 mg e 20 mg; Cecnoin® 20 mg; Isoacne® 20 mg; e Acnova 10 mg e 20 mg.

Radiação ultravioleta

As radiações UVA e UVB apresentam efeito inibidor ao crescimento de *Malassezia*:[4,17]

- **PUVA (psoraleno + UVA):** 0,6/mg/dia de 8-metoxipsoraleno (8MOP) e radiação UVA, na dose de 3 a 4 j/cm^2, 3 vezes por semana. A dose total é determinada pela resposta clínica. A medicação deve ser ingerida, de preferência, com o estômago cheio, duas horas antes da exposição à radiação. Usar óculos escuros por 24 horas após a medicação.
- **UVB de onda curta (radiação entre 311 e 313 nm):** o seu modo de ação na dermatite seborreica parece ser decorrente do seu efeito modulatório nos processos inflamatórios e imunológicos da epiderme, além da inibição do crescimento de *Malassezia*. As formas disseminadas e muito inflamatórias parecem responder mais favoravelmente.

Conclusão

Aprender a conviver com a DS, rompendo com a ansiedade da cura total, diminui o estresse, facilitando qualquer tipo de tratamento e melhorando a evolução da doença.

É necessário que o médico não subestime as queixas do paciente, utilizando com sabedoria os recursos terapêuticos disponíveis e, com isso, melhorando sua qualidade de vida.

Quadro 8.12. Antifúngicos sistêmicos.

Ativo	*Nome comercial*	*Apresentação*	*Dosagem*	*Modo de ação*
Cetoconazol	Candora®, Cetonax®, Cetonil®, Ketonan®, Nizoral®, Norizal®, Miconam®	Comprimidos com 200 mg	200 mg/dia às refeições, 10 dias consecutivos, em esquema terapêutico 200 mg/dia por 3 dias por mês, em esquema de profilaxia	Não são usados em casos de patologias hepáticas. Agem no citocromo P450, inibindo a síntese do ergosterol – ação antiandrogênica
Fluconazol	Fluconal®, Flunazol®, Zelix®	Cápsulas de 150 mg	150 mg/dia por 3 dias consecutivos	Não utilizados na gravidez. Inibidor da síntese de esteroides, através da interferência com o citocromo P450
Itraconazol	Itranax®, Sporanox®, Traconal®	Cápsulas de 100 mg	200 mg/dia por 7 dias consecutivos, em esquema terapêutico 100 mg/dia por 3 dias consecutivos/mês, em esquema profilático	Utilizados na gravidez somente em casos muito graves. Imidazólico, inibindo a síntese do ergosterol, agindo seletivamente no citocromo P450. Tem eliminação lenta, permanecendo seu efeito após a descontinuidade do tratamento

Referências Bibliográficas

- **Acne Vulgar: Abordagem Clínica / Abordagem Terapêutica Tópica e Sistêmica**

1. Hui RW. Common misconceptions about acne vulgaris: a review of the literature. Clin Dermatol Rev. 2017;1:33-36.
2. Ribeiro BM, Almeida LMC, Costa A, Francesconi F, Follador I, Neves JR. Etiopatogenia da acne vulgar: uma revisão prática para o dia a dia do consultório de dermatologia. Surg Cosmet Dermatology. 2015;7(3):20-26.
3. Costa A, Alchorne MMDA, Goldschmidt MCB. Fatores etiopatogênicos da acne vulgar. An Bras Dermatol. 2008;83(5):451-459.
4. Samuels DV, Rosenthal R, Lin R, Chaudhari S, Natsuaki MN. Acne vulgaris and risk of depression and anxiety: a meta-analytic review. J Am Acad Dermatol [Internet]. 2020. Disponível em: https://doi.org/10.1016/j.jaad.2020.02.040.
5. Sobral Filho JF, Silva CNA, Rodrigues JC, Rodrigues JLTD, Aboui-Azouz M. Avaliação da herdabilidade e concordância da acne vulgar em gêmeos. An Bras Dermatol. 1997;72:417-420.
6. Voorhees JJ, Wilkins Jr JW, Hayes E, Harrell ER. Nodulocystic acne as a phenotypic feature of the XYY genotype: report of five cases, review of all known XYY subjects with severe acne and discussion of XYY cytodiagnosis. Arch Dermatol [Internet]. 1972 Jun 1;105(6):913-919. Disponível em: https://doi.org/10.1001/archderm.1972.01620090079019.
7. Sosis AC, Panet-Raymond G, Goldenberg DM. XYY chromosome complement in a patient with nodulocystic acne. Dermatology [Internet]. 1973;146(4):222-228. Disponível em: https://www.karger.com/DOI/10.1159/000251969.
8. Byrd AL, Belkaid Y, Segre JA. The human skin microbiome. Nat Rev Microbiol [Internet]. 2018;16(3):143-155. Disponível em: http://dx.doi.org/10.1038/nrmicro.2017.157.
9. Camera E, Cseri K, Nagy GG, Molinaro R, Picardo M, Zouboulis CC et al. [These articles have been accepted for publication in the British Journal of Dermatology and are currently being edited and typeset. Readers should note that articles published below have been fully refereed, but have not been through the copy-editing an]. 2014. Disponível em: https://pubmed.ncbi.nlm.nih.gov/24975960.
10. Dréno B. What is new in the pathophysiology of acne: an overview. J Eur Acad Dermatology Venereol. 2017;31:8-12.
11. Durães SMB, Fonseca RR, Issa MCA. Approach in photodamaged skin, melasma, acne and rosacea. Dly Routine Cosmet Dermatology. 2016;1-34.
12. Downing DT, Stewart ME, Wertz PW, Strauss JS. Essential fatty acids and acne. J Am Acad Dermatol. 1986 Feb;14(2 Pt 1):221-225.
13. Lucky AW, Biro FM, Huster GA, Morrison JA, Elder N. Acne vulgaris in early adolescent boys: correlations with pubertal maturation and age. Arch Dermatol [Internet]. 1991 Feb 1;127(2):210-216. Disponível em: https://doi.org/10.1001/archderm.1991.01680020078009.
14. Maranda EL, Simmons BJ, Nguyen AH, Lim VM, Keri JE. Treatment of acne keloidalis nuchae: a systematic review of the literature. Dermatol Ther (Heidelb). 2016;6(3):363-378.
15. Yarak S, Parada MOAB, Bagatin E, Talarico Filho S, Hassun KM. Hiperandrogenismo e pele: **síndrome** do ovário policístico e resistência periférica à insulina. An Bras Dermatol. 2005;80(4):-395-410.
16. Liu S, Willett WC, Stampfer MJ, Hu FB, Franz M, Sampson L et al. A prospective study of dietary glycemic load, carbohydrate intake and risk of coronary heart disease in US women. Am J Clin Nutr. 2000;71(6):1455-1461.
17. Lucky AW, Biro FM, Huster GA, Leach AD, Morrison JA, Ratterman J. Acne vulgaris in premenarchal girls: an early sign of puberty associated with rising levels of dehydroepiandrosterone. Arch Dermatol [Internet]. 1994 Mar 1;130(3):308-314. Disponível em: https://doi.org/10.1001/archderm.1994.01690030040006.
18. Lucky AW, Biro FM, Simbartl LA, Morrison JA, Sorg NW. Predictors of severity of acne vulgaris in young adolescent girls: results of a five-year longitudinal study. J Pediatr [Internet]. 1997 Jan 1;130(1):30-39. Disponível em: https://doi.org/10.1016/S0022-3476(97)70307-X.
19. Yonkosky DM, Pochi PE. Acne vulgaris in childhood: pathogenesis and management. Dermatol Clin. 1986 Jan;4(1):127-136.
20. Antoniou C, Dessinioti C, Stratigos AJ, Katsambas AD. Clinical and therapeutic approach to childhood acne: an update. Pediatr Dermatol. 2009;26(4):373-380.
21. Bernier V, Weill FX, Hirigoyen V, Elleau C, Feyler A, Labrèze C et al. Skin colonization by Malassezia species in neonates: a prospective study and relationship with neonatal cephalic pustulosis. Arch Dermatol. 2002 Feb;138(2):215-218.
22. Agache P, Blanc D, Barrand C, Laurent R. Sebum levels during the first year of life. Br J Dermatol [Internet]. 1980 Dec 1;103(6):643-650. Disponível em: https://doi.org/10.1111/j.1365-2133.1980.tb01686.x.
23. Baldwin H. Neonatal and infantile acne. Acneiform Eruptions Dermatology – A Differ Diagnosis. 2014;94(Jul):371-374.
24. Lucky AW. A review of infantile and pediatric acne. Dermatology. 1998;196(1):95-97.
25. Timpatanapong P, Rojanasakul A. Hormonal profiles and prevalence of polycystic ovary syndrome in women with acne. J Dermatol. 1997 Apr;24(4):223-229.
26. Rapelanoro R, Mortureux P, Couprie B, Maleville J, Taïeb A. Neonatal Malassezia furfur pustulosis. Arch Dermatol. 1996 Feb; 132(2):190-193.
27. Tang NJ, Liu J, Coenraads PJ, Dong L, Zhao LJ, Ma SW et al. Expression of AhR, CYP1A1, GSTA1, c-fos and TGF-alpha in skin lesions from dioxin-exposed humans with chloracne. Toxicol Lett. 2008 Apr;177(3):182-187.
28. Stringer T, Nagler A, Orlow SJ, Oza VS. Clinical evidence for washing and cleansers in acne vulgaris: a systematic review. J Dermatolog Treat [Internet]. 2018;29(7):688-693. Disponível em: http://dx.doi.org/10.1080/09546634.2018.1442552.
29. Pereira MF, Roncada EM, Oliveira CM, Monteiro R, Abreu MAMM, Ortigosa LC. Acne fulminans e isotretinoína: relato de caso. An Bras Dermatol. 2011;86(5):983-985.
30. Chien A. Retinoids in acne management: review of current understanding, future considerations and focus on topical treatments. J Drugs Dermatol. 2018;17(12):s51-55.
31. Zanelato TP, Gontijo GMA, Alves CAXM, Pinto JCCL, Cunha PR. Acne fulminans incapacitante. An Bras Dermatol. 2011;86(4 Supl 1):9-12.
32. Huang YC, Cheng YC. Isotretinoin treatment for acne and risk of depression: a systematic review and meta-analysis. J Am Acad Dermatol [Internet]. 2017;76(6):1068-1076.e9. Disponível em: http://dx.doi.org/10.1016/j.jaad.2016.12.08.1.
33. Burris J, Rietkerk W, Woolf K. Relationships of self-reported dietary factors and perceived acne severity in a cohort of New York young adults. J Acad Nutr Diet. 2014 Mar;114(3):384-392.
34. Norstedt S, Lindberg M. Dietary regimes for treatment of acne vulgaris: a critical review of published clinical trials. Acta Derm Venereol. 2016;96(2):8.1.3-4.
35. Cunliffe WJ, Holland DB, Clark SM, Stables GI. Comedogenesis: some new aetiological, clinical and therapeutic strategies. Br J Dermatol. 2000 Jun;142(6):1084-1091.
36. Awan SZ, Lu J. Management of severe acne during pregnancy: a case report and review of the literature. Int J Women's Dermatology. 2017;3(3):145-150.
37. Chien AL, Qi J, Rainer B, Sachs DL, Helfrich YR. Treatment of acne in pregnancy. J Am Board Fam Med. 2016;29(2):254-262.
38. Kolli SS, Pecone D, Pona A, Cline A, Feldman SR. Topical retinoids in acne vulgaris: a systematic review. Am J Clin Dermatol [Internet]. 2019;20(3):345-365. Disponível em: https://doi.org/10.1007/s40257-019-00423-z.
39. Chernyshov PV, Tomas-Aragones L, Manolache L, Svensson A, Marron SE, Evers AWM et al. Which acne treatment has the best influence on health-related quality of life? Literature review by the European Academy of Dermatology and Venereology Task Force on Quality of Life and Patient Oriented Outcomes. J Eur Acad Dermatology Venereol. 2018;32(9):1410-1419.

40. Yang Z, Zhang Y, Mosler EL, Hu J, Li H, Zhang Y et al. Topical benzoyl peroxide for acne. Cochrane Database Syst Rev [Internet]. 2020;(3). Disponível em: https://doi.org//10.1002/14651858.CD011154.pub2.
41. Gollnick HP, Graupe K, Zaumseil RP. Comparison of combined azelaic acid cream plus oral minocycline with oral isotretinoin in severe acne. Eur J Dermatol. 2001;11(6):538-544.
42. Walsh TR, Efthimiou J, Dréno B. Systematic review of antibiotic resistance in acne: an increasing topical and oral threat. Lancet Infect Dis. 2016;16(3):e23-33.
43. Tan AU, Schlosser BJ, Paller AS. A review of diagnosis and treatment of acne in adult female patients. Int J Women's Dermatology [Internet]. 2018;4(2):56-71. Disponível em: https://doi.org/10.1016/j.ijwd.2017.10.006.
44. Eady EA, Cove JH, Holland KT, Cunliffe WJ. Erythromycin resistant propionibacteria in antibiotic treated acne patients: association with therapeutic failure. Br J Dermatol. 1989 Jul;121(1):51-57.
45. Lee CR, Cho IH, Jeong BC, Lee SH. Strategies to minimize antibiotic resistance. Int J Environ Res Public Health [Internet]. 2013 Sep 12;10(9):4274-4305. Disponível em: https://pubmed.ncbi.nlm.nih.gov/24036486.
46. Eady EA, Cove JH, Holland KT, Cunliffe WJ. Superior antibacterial action and reduced incidence of bacterial resistance in minocycline compared to tetracycline-treated acne patients. Br J Dermatol. 1990 Feb;122(2):233-244.
47. Layton AM, Eady EA, Whitehouse H, Del Rosso JQ, Fedorowicz Z, Zuuren EJ. Oral spironolactone for acne vulgaris in adult females: a hybrid systematic review. Am J Clin Dermatol. 2017;18(2):169-191.
48. Talarico Filho S. Flutamida: a dermatologia e o respeito às evidências e à segurança. An Bras Dermatol. 2005;80(4):331-332.
49. Geria AN, Tajirian AL, Kihiczak G, Schwartz RA. Minocycline-induced skin pigmentation: an update. Acta Dermatovenerol Croat. 2009;17(2):123-126.
50. Torzecka JD, Dziankowska-Bartkowiak B, Gerlicz-Kowalczuk Z, Wozniacka A. The use of isotretinoin in low doses and unconventional treatment regimens in different types of acne: a literature review. Postep Dermatologii I Alergol. 2017;34(1):1-5.
51. Tekin NS, Ozdolap S, Sarikaya S, Keskin SI. Bone mineral density and bone turnover markers in patients receiving a single course of isotretinoin for nodulocystic acne. Int J Dermatol. 2008 Jun;47(6):622-625.
52. Paschoal FM, Ismael APPB. A ação da luz no tratamento da acne vulgar. Surgical and Cosmetic Dermatology. 2010;2:117-123.
53. Boen M, Brownell J, Patel P, Tsoukas MM. The role of photodynamic therapy in acne: an evidence-based review. Am J Clin Dermatol. 2017;18(3):311-321.

• Acne Vulgar: Acne na Mulher Adulta – Abordagem Clínica e Terapêutica

1. Bergfeld WF. A lifetime of healthy skin: implications for women. Int J Fertil Womens Med. 1999;44(2):83-95.
2. Goulden V, Stables GI, Cunliffe WJ. Prevalence of facial acne in adults. J Am Acad Dermatol. 1999;41(4):577-580.
3. Sá CMD. Acne na mulher adulta. Rio de Janeiro: Editora de Publicações Científicas; 2000. 64 p.
4. Shuster S, Fisher GH, Harris E et al. The effect of skin disease on self-image. Br J Dermatol. 1978;99(Suppl 16):18-19.
5. Cunliffe WJ. Acne and unemployment. Br J Dermatol. 1986;115:386.
6. Walton S, Wyatt EH, Cunliffe WJ. Genetic control of sebum excretion and acne: a twin study. Br J Dermatol. 1988;118:393-396.
7. Walton S, Cunliffe WJ, Keczkes K et al. Clinical, ultrasound and hormonal markers of androgenicity in acne vulgaris. Br J Dermatol. 1995;133:249-253.
8. Lucky AW, McGuire J, Rosenfield RL et al. Plasma androgens in women with acne vulgaris. J Invest Dermatol. 1983;81:70-74.
9. Lawrence D, Shaw M, Katz M. Elevated free testosterone concentration in men and women with acne vulgaris. Clin Exp Dermatol. 1985;11:263-273.
10. Schiavone F, Rietschel RL, Sgoutas D et al. Elevated free testosterone levels in women with acne. Arch Dermatol. 1983;119:799-802.
11. Sutherland H, Stewart I. A critical analysis of the pre-menstrual syndrome. Lancet. 1965;1:1180-1183.
12. Holzmann R, Shakery K. Post-adolescent acne in females. Skin Pharmacol Physiol. 2014;27(Suppl 1):3-8.
13. Zeichner JA. Evaluating and treating the adult female patient with acne. J Drugs Dermatol. 2013;12:1416-1427.
14. Goulden V, Clark SM, Cunliffe WJ. Post-adolescent acne: review of clinical features. Br J Dermatol. 1997;136:66-70.
15. Stern RS. The prevalence of acne on the basis of physical examination. J Am Acad Dermatol. 1992;26(6):931-935.
16. Khanna N, Gupta SD. Acneiform eruptions after facial beauty treatment. Int J Dermatol. 1999;38(3):196-199.
17. Balin AD, Kligman AM. Aging and the skin. New York: Raven Press; 1989.
18. Plewig G, Kligman AM. Post-menopausal acne. In: Acne and rosacea. Berlin: Springer-Verlag; 1993. p. 345-346.
19. Picardi A, Abeni D, Melchi CF, Puddu P, Pasquini P. Psychiatric morbidity in dermatological outpatients: an issue to be recognized. Br J Dermatol. 2000;143(5):983-991.
20. Zaraa I, Belghith I, Alaya NB, Trojjet S, Mokni M, Osman AB. Severity of acne and its impact on quality of life. Skinmed. 2013;11(3):148-153.
21. Koblenzer CS. Psychodermatology of women. Clin Dermatol. 1997;15(1):127-141.
22. Cotterill JA, Cunliffe WJ. Suicide in dermatological patients. Br J Dermatol. 1997;137(2):246-250.
23. Gupta MA, Gupta AK, Schork NJ. Psychological factors affecting self-excoriative behavior in women with mild to moderate facial acne vulgaris. Psychosomatics. 1996;37(2):127-130.
24. Kellett SC, Gawkrodger DJ. The psychological and emotional impact of acne and the effect of treatment with isotretinoin. Br J Dermatol. 1999;140(2):273-282.
25. Thiboutot DM, Lookingbill DP. Acne: acute or chronic disease? J Am Acad Dermatol. 1995;32(5 Pt 3):S2-5.
26. Brenner S, Politi Y. Dermatologic diseases and problems of women throughout the life cycle. Int J Dermatol. 1995;34(6):369-379.
27. Usatine RP, Quan MA. Pearls in the management of acne: an advanced approach. Prim Care. 2000;27(2):289-308.
28. Tanghetti EA, Kawata AK, Daniels SR, Yeomans K, Burk CT, Callender VD. Understanding the burden of adult female acne. J Clin Aesthet Dermatol. 2014;7(2):22-30.
29. Sperling L, Heimer W. Androgen biology as basis for diagnosis and treatment of androgenetic disorders in women. J Am Acad Dermatol. 1993;28:669-683.
30. Timpatanapong P, Rojanasakul A. Hormonal profiles and prevalence of polycystic ovary syndrome in women with acne. J Dermatol. 1997;24(4):223-229.
31. Slayden SM, Moran C, Sams Jr WM, Boots LR, Azziz R. Hyperandrogenemia in patients presenting with acne. Fertil Steril. 2001;75(5):889-892.
32. Olsen C, Green A, Nagle C et al. Epitelial ovarian cancer: testing the androgens hypothesis. Endocr Relat Cancer. 2008 Sep 4 [Epub ahead of print].
33. Brazzelli V, Larizza D, Muzio F et al. Low frequency of acne vulgaris in adolescent girls and women with Turner's syndrome: a clinical, genetic and hormonal study of 65 patients. Br J Dermatol. 2008 Sep 15 [Epub ahead of print].
34. Gollnick HP, Inlay AY, Shear N; Global Alliance to Improve Outcomes in Acne. Can we define acne as a chronic disease? If so, how and when? Am J Clin Dermatol. 2008;9:279-284.
35. Shaw JC. Antiandrogen and hormonal treatment of acne. Dermatol Clin. 1996;14:803-811.
36. Castro AC. Uso de cosmético. In: Piquero-Martin J (ed.). Acne manejo racional. Caracas: Editora Corpográfica; 2000. p. 207-215.
37. Vozmediano JMF, Rita JCA, Cabrera NF. Ácido glicólico y otros alfa-hidroxiácidos. In: Piquero-Martin J (ed.). Acne manejo racional. Caracas: Editora Corpográfica; 2000. p. 295-300.
38. Torras H. Antibióticos tópicos. In: Piquero-Martin J (ed.). Acne manejo racional. Caracas: Editora Corpográfica; 2000. p. 279-283.
39. Bagatin E. Adult female acne – Azelaic acid in the treatment of acne in adult females: introduction. Skin Pharmacol Physiol. 2014;27(Suppl 1):1-2.
40. Stern RS. Medication and medical service utilization for acne – 1995-1998. J Am Acad Dermatol. 2000;43(6):1042-1048.
41. Auffret N. Acne today: what's new? Presse Med. 2000;29(19):1091-1097.

42. Ghaffarpour G, Mazloomi S, Soltani-Arabshahi R, Seyed KS. Oral isotretinoin for acne, adjusting treatment according to patient's response. J Drugs Dermatol. 2006;5(9):878-882.
43. Dreno B, Bettoli V, Ochsendorf F, Perez-Lopez M, Mobacken H, Degreef H, Layton A. An expert view on the treatment of acne with systemic antibiotics and/or oral isotretinoin in the light of the new European recommendations. Eur J Dermatol. 2006;16(5):565-571.
44. Cordero A. Retinoides tópicos. In: Piquero-Martin J (ed.). Acne manejo racional. Caracas: Editora Corpográfica; 2000. p. 263-265.
45. Meigel WN. How safe is oral isotretinoin? Dermatology. 1997;195(Suppl 1):22-28.
46. Leyden JJ. Oral isotretinoin: how can we treat difficult acne patients? Dermatology. 1997;195(Suppl 1):29-33.
47. Cunliffe WJ. Management of adult acne and acne variants. J Cutan Med Surg. 1998;2(Suppl 3):7-13.
48. Cunliffe WJ. Acne: when, where and how to treat. Practitioner. 2000;244(1615):865-866, 868, 870-871.
49. Bershad SV. The modern age of acne therapy: a review of current treatment options. Mt Sinai J Med. 2001;68(4-5):279-286.
50. Lehucher-Ceyrac D, Chaspoux C, Weber MJ, Morel P, Vexiau P. Acne, hyperandrogenism and oral isotretinoin resistance – 23 cases: therapeutic implications. Ann Dermatol Venereol. 1997;124(10):692-695.
51. Lubbos HG, Hasinski S, Rose LI, Pollock J. Adverse effects of spironolactone therapy in women with acne. Arch Dermatol. 1998;134(9):1162-1163.
52. Lucky AW, Henderson TA, Olson WH, Robisch DM, Lebwohl M, Swinyer LJ. Effectiveness of norgestimate and ethinyl estradiol in treating moderate acne vulgaris. J Am Acad Dermatol. 1997;37(5 Pt 1):746-754.
53. Faure M, Drapier-Faure E. Hormonal assessment in a woman with acne and alopecia. Rev Fr Gynecol Obstet. 1992;87(6):331-334.
54. Koulianos GT. Treatment of acne with oral contraceptives: criteria for pill selection. Cutis. 2000;66(4):281-286.
55. Burkman RT. Oral contraceptives: current status. Clin Obstet Gynecol. 2001;44(1):62-72.
56. Redmond GP, Olson WH, Lippman JS, Kafrissen ME, Jones TM, Jorizzo JL. Norgestimate and ethinyl estradiol in the treatment of acne vulgaris: a randomized, placebo-controlled trial. Obstet Gynecol. 1997;89(4):615-622.
57. Stern RS. Acne therapy: medication use and sources of care in office-based practice. Arch Dermatol. 1996;132(7):776-780.
58. Gollnick H, Albring M, Brill K. The effectiveness of oral cyproterone acetate in combination with ethinylestradiol in acne tarda of the facial type. Ann Endocrinol (Paris). 1999;60(3):157-166.
59. Gruber DM, Sator MO, Joura EA, Kokoschka EM, Heinze G, Huber JC. Topical cyproterone acetate treatment in women with acne: a placebo-controlled trial. Arch Dermatol. 1998;134(4):459-463.
60. Shaw JC. Low-dose adjunctive spironolactone in the treatment of acne in women: a retrospective analysis of 85 consecutively treated patients. J Am Acad Dermatol. 2000;43(3):498-502.
61. Fernandez-Obregon AC. Azithromycin for the treatment of acne. Int J Dermatol. 2000;39(1):45-50.
62. Chien AL, Tsai J, Leung S et al. Association of systemic antibiotic treatment of acne with skin microbiota characteristics. JAMA Dermatol. 2019;155(4):425-434.
63. Kempiak SJ, Uebelhoer NU. Superficial chemical peels and microdermabrasion for acne vulgaris Semin Cutan Med Surg. 2008;27:212-220.
64. Lloyd JR. The use of microdermabrasion for cane: a pilot study. Dermatol Surg. 2001;27:329-331.
65. Tan MH, Spencer JM, Pires LM et al. The evaluation of aluminum oxide crystal microdermabrasion for photodamage. Dermatol Surg. 2001;27:943-949.
66. Jacob CI, Dover JS, Kaminer MS. Acne scaring: a classification system and review of treatment options. J Am Acad Dermatol. 2001;45(1):109-117.
67. Plewig G, Kligman AM. Premenstrual acne. In: Acne and rosacea. Berlin: Springer-Verlag; 1993. p. 345.
68. Guimarães CMDS. Acne da mulher adulta. In: Ramos-e-Silva M, Castro MCR (ed.). Fundamentos de dermatologia. Rio de Janeiro: Atheneu; 2009. p. 807-817.
69. Plewig G, Kligman AM. Post-adolescent acne in women. In: Acne and rosacea. Berlin: Springer-Verlag; 1993. p. 341.

• Acne Vulgar: Interferência da Dieta Alimentar na Acne

1. Tuchayi SM, Makrantonaki E, Ganceviciene R, Dessinioti C, Feldman SR, Zouboulis CC. Acne vulgaris. Nat Rev Dis Primers. 2015 Sep 17;1:15029.
2. Dreno B, Bagatin E, Blume-Peytavi U, Rocha M, Gollnick H. Female type of adult acne: physiological and psychological considerations and management. J Dtsch Dermatol Ges. 2018 Oct;16(10): 1185-1194.
3. Dréno B. What is new in the pathophysiology of acne: an overview. J Eur Acad Dermatol Venereol. 2017 Sep;31(Suppl 5):8-12.
4. Albuquerque RG, Rocha MA, Bagatin E, Tufik S, Andersen ML. Could adult female acne be associated with modern life? Arch Dermatol Res. 2014 Oct;306(8):683-688.
5. Bowe WP, Joshi SS, Shalita AR. Diet and acne. J Am Acad Dermatol. 2010 Jul;63(1):124-141.
6. Matsui MS. Update on diet and acne. Cutis. 2019 Jul;104(1):11-13.
7. Bronsnick T, Murzaku EC, Rao BK. Diet in dermatology – Part I: Atopic dermatitis, acne and non-melanoma skin cancer. J Am Acad Dermatol. 2014 Dec;71(6):1039.e1-1039.e12 [Epub 2014 nov. 15]. doi: 10.1016/j.jaad.2014.06.015. Erratum in: J Am Acad Dermatol. 2015 Aug;73(2):353.
8. Kwon HH, Yoon JY, Hong JS, Jung JY, Park MS, Suh DH. Clinical and histological effect of a low glycemic load diet in treatment of acne vulgaris in Korean patients: a randomized, controlled trial. Acta Derm Venereol. 2012;92:241-246.
9. Loh BI, Sathyasuryan DR, Mohamed HJ. Plasma adiponectin concentrations are associated with dietary glycemic index in Malaysian patients with type 2 diabetes. Asia Pac J Clin Nutr. 2013;22(2):241-248.
10. Pischon T, Girman CJ, Rifai N, Hotamisligil GS, Rimm EB. Association between dietary factors and plasma adiponectin concentrations in men. Am J Clin Nutr. 2005;81(4):780-786.
11. Rouhani P, Berman B, Rouhani G. Acne improves with a popular, low glycemic diet from South Beach. 67th Annual Meeting of the American Academy of Dermatology [Poster 706], 2009; San Francisco.
12. Adebamowo CA, Spiegelman D, Danby FW, Frazier AL, Willett WC, Holmes MD. High school dietary dairy intake and teenage acne. J Am Acad Dermatol. 2005;52:207-214.
13. Melnik BC. Linking diet to acne metabolomics, inflammation and comedogenesis: an update. Clin Cosmet Investig Dermatol. 2015 Jul 15;8:371-388. doi: 10.2147/CCID.S69135.
14. Lee WJ, Jung HD, Chi SG, Kim BS, Lee SJ, Kim DW et al. Effect of dihydrotestosterone on the upregulation of inflammatory cytokines in cultured sebocytes. Arch Dermatol Res. 2010;302(6):429-33.
15. Cara JF. Insulin-like growth factors, insulin-like growth factor binding proteins and ovarian androgen production. Horm Res. 1994;42(1-2):49-54.
16. Fottner C, Engelhardt D, Weber MM. Regulation of steroidogenesis by insulin-like growth factors (IGFs) in adult human adrenocortical cells: IGF-I and, more potently, IGF-II preferentially enhance androgen biosynthesis through interaction with the IGF-I receptor and IGF-binding proteins. J Endocrinol. 1998;158(3):409-417.
17. De Mellow JS, Handelsman DJ, Baxter RC. Short-term exposure to insulin-like growth factors stimulates testosterone production by testicular interstitial cells. Acta endocrinologica. 1987;115(4): 483-489.
18. Darling JA, Laing AH, Harkness RA. A survey of the steroids in cows' milk. J Endocrinol. 1974;62(2):291-297.
19. Claudel JP, Auffret N, Leccia MT, Poli F, Dréno B. Acne and nutrition: hypotheses, myths and facts. J Eur Acad Dermatol Venereol. 2018 Oct;32(10):1631-1637. doi: 10.1111/jdv.14998.
20. Penso L, Touvier M, Deschasaux M, Edelenyi FS, Hercberg S, Ezzedine K, Sbidian E. Association between adult acne and dietary behaviors: findings from the NutriNet-Santé prospective cohort study. JAMA Dermatol. 2020 Aug 1;156(8):854-862. doi: 10.1001/jamadermatol.2020.
21. Aghasi M, Golzarand M, Shab-Bidar S et al. Dairy intake and acne development: a meta-analysis of observational studies. Clin Nutr. 2019;38:1067-1075.
22. Zouboulis CC, Yoshida GJ, Wu Y, Xia L, Schneider MR. Sebaceous gland: milestones of 30-year modelling research dedicated to the "brain of the skin". Exp Dermatol. 2020 Sep 2.
23. Jović A, Marinović B, Kostović K, Čeović R, Basta-Juzbašić A, Mokos ZB. The impact of pyschological stress on acne. Acta Dermatovenerol Croat. 2017 Jul;25(2):1133-1141.

24. Altemus M, Rao B, Dhabhar FS, Ding W, Granstein RD. Stress-induced changes in skin barrier function in healthy women. J Invest Dermatol. 2001;117:309-317.
25. Pappas A, Kendall AC, Brownbridge LC, Batchvarova N, Nicolaou A. Seasonal changes in epidermal ceramides are linked to impaired barrier function in acne patients. Exp Dermatol. 2018 Aug; 27(8):833-836.
26. Griesemer RD. Emotionally triggered disease in a dermatological practice. Psychiatr Ann. 1978;8:49-56.
27. Chiu A, Chon SY, Kimball AB. The response of skin disease to stress: changes in the severity of acne vulgaris as affected by examination stress. Arch Dermatol. 2003;139:897-900.
28. Preneau S, Dreno B. Female acne: a different subtype of teenager acne? J Eur Acad Dermatol Venereol. 2012;26:277-282.
29. Hammen C, Kim EY, Eberhart NK, Brennan PA. Chronic and acute stress and the prediction of major depression in women. Depress Anxiety. 2009;26:718-723.
30. Irwin MR. Why sleep is important for health: a psychoneuroimmunology perspective. Annu Ver Psychol. 2015;66:143-172.
31. Tanghetti EA, Kawata AK, Daniels SR, Yeomans K, Burk CT, Callender VD. Understanding the burden of adult female acne. J Clin Aesthet Dermatol. 2014;7:22-30.

• Cicatrizes da Acne: Tipos e Tratamento de Cicatrizes

1. Leyden JJ. The role of isotretinoin in the treatment of acne: personal observations. J Am Acad Dermatol. 1998;39:45-49.
2. Fulton JE. Dermabrasion, chemabrasion and laser-abrasion. Dermatol Surg. 1996;22:619-628.
3. Kurtin A. Corrective surgical planning of the skin. Arch Dermatol. 1953;68:389-395.
4. Mackee GM, Karp FL. The treatment of post-acne scars with phenol. Br J Dermatol. 1952;64:456-459.
5. Alster TS, West TB. Resurfacing of atrophic facial acne scars with a high-energy, pulsed carbon dioxide laser. Dermatol Surg. 1996; 22:151-155.
6. Kye YC. Resurfacing of pitted facial scars with a pulsed Er:YAG laser. Dermatol Surg. 1997;23:880-883.
7. Alster TS, M cmeekin TO. Improvement of facial acne scars by the 585 nm flashlamp-pumped pulsed dye laser. J Am Acad Dermatol. 1996;35:79-81.
8. Hasegawa T, Matsukura T, Mizuno Y, Suga Y, Ogawa H, Ikeda S. Clinical trial of a laser device called fractional photo thermolysis system for acne scars. J Dermatol. 2006;33:623-627.
9. Eller JJ, Wolff S. Skin peeling and scarification. JAMA. 1941;116: 934-938.
10. Johnson WC. Treatment of pitted scars: punch transplant technique. J Dermatol Surg Oncol. 1986;12:260-265.
11. Arouete J. Correction of depressed scars on the face by a method of elevation. J Dermatol Surg Oncol. 1976;2:337-339.
12. Orentreich DS. Subcutaneous incisionless (subcision) surgery for the correction of depressed scars and wrinkles. Dermatol Surg. 1995;21:543-549.
13. Duranti F, Salti G, Bovani B, Calandra M, Rosati ML. Injectable hyaluronic acid gel for soft tissue augmentation: a clinical and histological study. Dermatol Surg. 1998;24:1317-1325.
14. Lemperle G, Hazan-Gauthier N, Lemperle M. PMMA-microspheres (Artecoll) for skin and soft-tissue augmentation – Part II: Clinical investigations. Plast Reconst Surg. 1995;96:627-634.
15. Ellis DAF, Mitchell MJ. Surgical treatment of acne scarring: non--linear scar revision. J Otolaryngology. 1987;16:2116-2119.
16. Koranda FC. Treatment and modalities in facial acne scars. In: Thomas JR, Holt RG (ed.). Facial scars. St. Louis: CV Mosby; 1989. p. 278-289.
17. Langdon RC. Regarding dermabrasion for acne scars [letter]. Dermatol Surg. 1999;25:919-920.
18. Jacob CI, Dover JS, Kaminer MS. Acne scarring: a classification system and review of the treatment options. J Am Acad Dermatol. 2001;45:109-117.
19. Goodman GJ, Baron JA. Post acne scarring: a qualitative global scarring grading system. Dermatol Surg. 2006;32:1458-1466.
20. Kadunc BV, Almeida ART. Surgical treatment of facial acne scars based on morphologic classification: a Brazilian experience. Dermatol Surg. 2003;29:1200-1209.
21. Field LM. Razorblade sculpturing and razabrasion versus scalpel sculpturing and scalpel abrasion [letter]. Dermatol Surg. 1995;21: 185-186.
22. Alster TS, McMeekin TO. Improvement of facial acne scars by the 585 nm flashlamp-pumped pulsed dye laser. J Am Acad Dermatol. 1996;35:79-90.
23. Bodokh PB. Traitment des chéloides par infiltrations de bléomycine. Ann Dermatol Venereol. 1996;123:791-794.
24. Rusciani L, Rossi G, Bono R. Use of cryotherapy in the treatment of keloids. J Dermatol Surg Oncol. 1993;19:529-534.
25. Field LD. Subtotal keloids excision: a preferable preventive regarding recurrence. Dermatol Surg. 2001;27:323-324.
26. Wilson BB, Dent CH, Cooper PH. Papular acne scars. Arch Dermatol. 1990;126:797-800.
27. Halachmi S, Amitai DB, Lapidoth M. Treatment of acne scars with Hyaluronic acid: an improved approach. J Drugs Dermatol. 2013; 12:121-123.
28. Kravvas G, Al-Niaimi F. A systematic review of treatments for acne scarring – Part 1: Non-energy based techniques. Scars Burn Heal. 2017 Mar 30(3):1-17.
29. Omura AM, Kaminer MS. Subcision for acne scarring: technique and outcomes in 40 patients. Dermatol Surg. 2005;31:310-317.
30. Stagnone JJ. Chemabrasion: a combined technique of chemical peeling and dermabrasion. J Dermatol Surg Oncol. 1977;3:217-219.
31. Kadunc BV, Di Chiacchio N, Almeida ART. Tulle or veil fabric: a versatile option for dressings. J Am Acad Dermatol. 2001;47:129-131.
32. Lee JB, Chung WG, Kwahch H, Lee KH. Focal treatment of acne scars with trichloroacetic acid: chemical reconstruction of skin scars method. Dermatol Surg. 2002;28:1017-1021.
33. Aust MC, Fernandes D, Kolokythas P et al. Percutaneous collagen induction therapy: an alternative treatment for scars, wrinkles and skin laxity. Plast Reconstr Surg. 2008;121(4):1421-1429.
34. Ong MWS, Bashir SJ. Fractional laser resurfacing for acne scars: a review. British J Dermatol. 2012;166:1160-1169.
35. Fulton JE, Silverton K. Resurfacing the acne-scarred face. Dermatol Surg. 1999;25:353-359.
36. Picosse FR, Yarak S, Cabral NC, Bagatin E. Early chemabrasion for acne scars after treatment with oral isotretinoin. Derm Surg. 2012;38:1521-1526.

• Rosácea e Rinofima: Rosácea

1. Zuuren EJ, Fedorowicz Z, Carter B, Linden MM, Charland L. Interventions for rosacea. Cochrane Database Syst Rev. 2015 Apr 28;2015(4):CD003262.
2. Rosso JQ. Update on rosacea pathogenesis and correlation with medical therapeutic agents. Cutis. 2006;78(2):97-100.
3. Nicholson K, Abramova L, Chren MM, Yeung J, Chon SY, Chen SC. A pilot quality of life instrument for acne rosacea. J Am Acad Dermatol. 2007;57(2):213-221.
4. Gallo RL, Granstein RD, Kang S, Mannis M, Steinhoff M, Tan J, Thiboutot D. Standard classification and pathophysiology of rosacea: the 2017 update by the National Rosacea Society Expert Committee. J Am Acad Dermatol. 2018 Jan;78(1):148-155.
5. Wilkin J, Dahl M, Detmar M, Detmar M et al. Standard classification of rosacea: report of the National Rosacea Society Expert Committee on the classification and staging of rosacea. J Am Acad Dermatol. 2002;46(4):584-587.
6. Kroshinsky D, Glick SA. Pediatric rosacea. Dermatol Ther. 2006; 19:196-201.
7. Zuuren EJ. Rosacea. N Engl J Med. 2017 Nov 2;377(18):1754-1764.
8. Elewski BE, Draelos Z, Dréno B, Jansen T, Layton A, Picardo M. Rosacea – Global diversity and optimized outcome: proposed international consensus from Rosacea International Expert Group. J Eur Acad Dermatol Venerol. 2011;25:188-200.
9. Steinhoff M et al. New insights into rosacea pathophysiology: a review of recent findings. J Am Acad Dermatol. 2013;69(6):s15-s26.
10. Zhao YE et al. Retrospective analysis of the association between Demodex infestation and rosacea. Arch Dermatol. 2010;146: 896-902.
11. Forton FMN. Papulopustular rosacea, skin immunity and Demodex: pityriasis folliculorum. J Eur Acad Dermatol Venereol. 2012; 26:19-28.

12. Haber R, El Gemayel M. Comorbidities in rosacea: a systematic review and update. J Am Acad Dermatol. 2018 Apr;78(4):786-792.
13. Schaller M, Almeida LM, Bewley A, Cribier B, Dlova NC, Kautz G et al. Rosacea treatment update: recommendations from the global ROSacea COnsensus (ROSCO) panel. Br J Dermatol. 2017 Feb;176(2):465-471.
14. Izikson L, English JC, Zirwas MJ. The flushing patient: differential diagnosis, work-up and treatment. J Am Acad Dermatol. 2006; 55(2):193-208.
15. Thisboutot D, Anderson R, Cook-Bolden F, Draelos Z, Gallo RL, Granstein RD et al. Standard management options for rosacea: the 2019 update by the National Rosacea Society Expert Committee. J Am Acad Dermatol. 2020 Jun;82(6): 1501-1510.

• Rosácea e Rinofima: Rinofima, Apresentação Clínica e sua Abordagem Cirúrgica

1. Dick MK, Patel BC. Rhinophyma. 2021 feb. 25. In: StatPearls [Internet]. Treasure Island (FL): StatPearls Publishing; 2021 Jan. PMID: 31335093.
2. Chauhan R, Loewenstein SN, Hassanein AH. Rhinophyma: prevalence, severity, impact and management. Clin Cosmet Investig Dermatol. 2020 Aug 11;13:537-551. doi: 10.2147/CCID.S201290. PMID: 32848439; PMCID: PMC7429105.
3. Rohrich RJ, Griffin JR, Adams Jr WP. Rhinophyma: review and update. Plast Reconstr Surg. 2002 Sep 1;110(3):860-869 [quiz 870]. doi: 10.1097/00006534-200209010-00023. PMID: 12172152.
4. Chan JL, Soliman S, Miner AG, Hughes SM, Cockerell CJ, Perone JB. Metophyma: case report and review of a rare phyma variant. Dermatol Surg. 2011 Jun;37(6):867-869. doi: 10.1111/j.1524-4725.2011.02023.x. PMID: 21605253.
5. Zuuren EJ. Rosacea. N Engl J Med. 2017 Nov 2;377(18):1754-1764. doi: 10.1056/NEJMcp1506630. PMID: 29091565.
6. Shapshay SM, Strong MS, Anastasi GW, Vaughan CW. Removal of rhinophyma with the carbon dioxide laser: a preliminary report. Arch Otolaryngol. 1980 May;106(5):257-259. doi: 10.1001/archotol.1980.00790290009004. PMID: 6445187.
7. Aferzon M, Millman B. Excision of rhinophyma with high-frequency electrosurgery. Dermatol Surg. 2002 Aug;28(8):735-738. doi: 10.1046/j.1524-4725.2002.02013.x. PMID: 12174068.
8. Rai S, Madan V. Treatment of metophyma with the carbon dioxide laser. Dermatol Surg. 2012 Mar;38(3):513-515. doi: 10.1111/j.1524--4725.2011.02297.x. PMID: 22385227.
9. Macedo ACL, Sakai FDP, Vasconcelos RCF, Duarte AA. Gnatophyma: a rare form of rosacea. An Bras Dermatol. 2012 Nov--Dec;87(6):903-905. doi: 10.1590/s0365-05962012000600014. PMID: 23197212; PMCID: PMC3699912.
10. Powell FC, Raghallaigh SN. Rosácea e distúrbios relacionados. In: Bolognia JL, Jorizzo JL, Schaffer JV. Dermatologia. 3. ed. Rio de Janeiro: Elsevier; 2015. p. 561-569.
11. Rex J, Ribera M, Bielsa I, Paradelo C, Ferrándiz C. Surgical management of rhinophyma: report of eight patients treated with electrosection. Dermatol Surg. 2002 Apr;28(4):347-349. doi: 10.1046/j.1524-4725.2002.01209.x. PMID: 11966795.
12. Clark DP, Hanke CW. Electrosurgical treatment of rhinophyma. J Am Acad Dermatol. 1990 May;22(5 Pt 1):831-837. doi: 10.1016/0190-9622(90)70115-x. PMID: 2140840.
13. Freeman BS. Reconstructive rhinoplasty for rhinophyma. Plast Reconstr Surg. 1970 Sep;46(3):265-270. doi: 10.1097/00006534-197009000-00010. PMID: 4247302.
14. El-Azhary RA, Roenigk RK, Wang TD. Spectrum of results after treatment of rhinophyma with the carbon dioxide laser. Mayo Clin Proc. 1991 Sep;66(9):899-905. doi: 10.1016/s0025-6196(12)61576-6. PMID: 1921499.
15. Wetzig T, Averbeck M, Simon JC, Kendler M. New rhinophyma severity index and mid-term results following shave excision of rhinophyma. Dermatology. 2013;227(1):31-36. doi: 10.1159/000351556 [Epub 2013 aug. 30]. PMID: 24008235.
16. Vasconcelos BN, Vasconcellos JB, Fonseca JCM, Fonseca CR. Dermoquimioabrasão: um tratamento eficaz e seguro para o rinofima. Surg Cosmet Dermatol. 2016;8(1):28-31.
17. Fulton Jr JE. Modern dermabrasion techniques: a personal appraisal. J Dermatol Surg Oncol. 1987 Jul;13(7):780-789. doi: 10.1111/j.1524-4725.1987.tb00548.x. PMID: 2955000.
18. Chuang GS, Alfaresi F. Regional dermabrasion of nasal surgical scars and rhinophyma using electrocautery scratch pads. Dermatol Surg. 2018 Feb;44(2):300-302. doi: 10.1097/DSS.0000000000001196. PMID: 29401164.
19. Monheit G. Regional dermabrasion of nasal surgical scars and rhinophyma using electrocautery scratch pads. Dermatol Surg. 2018 Feb;44(2):303. doi: 10.1097/DSS.0000000000001204. PMID: 29360653.
20. Abushaala A, Stavrakas M, Khalil H. Microdebrider-assisted rhinophyma excision. Case Rep Otolaryngol. 2019 Nov 20;2019:4915416. doi: 10.1155/2019/4915416. PMID: 31885991; PMCID: PMC6925738.
21. Wójcicka K, Zychowska M, Yosef T, Szepietowski J. Tangential excision followed by secondary intention healing as a treatment method for giant rhinophyma-simple, safe and effective. Dermatol Surg. 2019 Jun;45(6):859-862. doi: 10.1097/DSS.0000000000001657. PMID: 30256234.
22. Chow W, Jeremic G, Sowerby L. Use of the microdebrider in the surgical management of rhinophyma. Ear Nose Throat J. 2018 Jan-Feb;97(1-2):E42-E45. doi: 10.1177/0145561318097001-210. PMID: 29493731.
23. Seiverling EV, Neuhaus IM. Nare obstruction due to massive rhinophyma treated using the Shaw scalpel. Dermatol Surg. 2011 Jun;37(6):876-879. doi: 10.1111/j.1524-4725.2011.02026.x. PMID: 21605256.
24. Gaspar NK, Gaspar APA, Aidê MK. Rinofima: tratamento prático e seguro com ácido tricloroacético. Surg Cosmet Dermatol. 2014; 6(4):36872.
25. Stagnone JJ. Chemabrasion: a combined technique of chemical-peeling and dermabrasion. J Dermatol Surg Oncol. 1977 Mar-Apr;3(2):217-219. doi: 10.1111/j.1524-4725.1977.tb00276.x. PMID: 864081.
26. Sasso BM, Fidelis MC, Cintra ML, Padoveze EH. Correção cirúrgica de rinofima grave. Surg Cosmet Dermatol. 2017;9(2):180-182.
27. Cardoso TA, Yang JJH, Rossoe EWT. Eletrocirurgia no tratamento de rinofima gigante: relato de um caso. Surg Cosmet Dermatol. 2015;7(3 Supl 1):S50-52.
28. Kempiak SJ, Lee PW, Pelle MT. Rhinophyma treated with cryosurgery. Dermatol Surg. 2009 Mar;35(3):543-545. doi: 10.1111/j.1524-4725.2009.01080.x. PMID: 19292842.
29. Krausz AE, Goldberg DJ, Ciocon DH, Tinklepaugh AJ. Procedural management of rhinophyma: a comprehensive review. J Cosmet Dermatol. 2018 Dec;17(6):960-967. doi: 10.1111/jocd.12770 [Epub 2018 sep. 17]. PMID: 30225926.
30. Silva DN, Santos BRM, Branquinho LI, Melo MM, Rosseto M. Tratamento combinado para o rinofima. Surg Cosmet Dermatol. 2016;8(2):167-171.
31. Fink C, Lackey J, Grande DJ. Rhinophyma: a treatment review. Dermatol Surg. 2018 Feb;44(2):275-282. doi: 10.1097/DSS.0000000000001406. PMID: 29140869.
32. Marcasciano M, Vaia N, Ribuffo D, Tarallo M, Ciaschi S. Rhinophyma: "less is more" and "old is gold". Aesthetic Plast Surg. 2017 Feb;41(1):232-233 [Epub 2016 dec. 23]. doi: 10.1007/s00266-016-0722-x. PMID: 28008462.
33. Hom DB, Harmon J. Dermabrasion for scars and wire loop electrocautery for rhinophyma. Facial Plast Surg. 2019 Jun;35(3):267-273. doi: 10.1055/s-0039-1688845 [Epub 2019 jun. 12]. PMID: 31189200.
34. Schweinzer K, Kofler L, Spott C, Krug M, Schulz C, Schnabl SM et al. Surgical treatment of rhinophyma: experience from a German cohort of 70 patients. Eur J Dermatol. 2017 Jun 1;27(3):281-285. doi: 10.1684/ejd.2017.2987. PMID: 28524054.
35. Gadelha AR, Leão TLM. Regra dos quatro: uma fórmula simples e segura para anestesia intumescente em procedimentos cirúrgicos dermatológicos. Surgical & Cosmetic Dermatology. 2009; 1(2):99-102.

• Dermatite Seborreica

1. Gupta AK et al. Evaluation of the in vitro and in vivo efficacy of butenafine hydrochloride cream 1% against Malassesia furfur species and seborrheic dermatitis. J Dermatol Treat. 2000;11(2):79-83.

2. Parry ME, Sharpe GR. Seborrheic dermatitis is not caused by an altered immune response to Malassezia yeast. Br J Dermatol. 1998;139(2):254-263.
3. Rook GA, Wilkinson JD, Ebling FJG. Textbook of dermatology. 6th ed. London: Blackwell Science Ltd.; 1998. v. 1, n. 17, p. 638-643.
4. Pirkhammer D et al. Narrow-band ultraviolet B (TL-01) phototherapy is an effective and safe treatment option for patients with severe seborrheic dermatitis. Br J Dermatol. 2000;143(5):964-968.
5. Vardy DA et al. A double-blind, placebo-controlled trial of an Aloe vera (A. barbadensis) emulsion in the treatment of seborrheic dermatitis. J Dermatol Treat. 1999;10(1):7-11.
6. Dessinioti C, Katsambas A. Seborrheic dermatitis: etiology, risk factors and treatments: facts and controversies. Clin Dermatol. 2013;31(4):343-351. doi: 10.1016/j.clindermatol.2013.01.001.
7. Hay RJ, Graham-Brown RAC. Dandruff and seborrheic dermatitis: causes and management. Clin Exp Dermatol. 1997;22:3-6.
8. Bergbrant IM, Andersson B, Faegermann J. Cell-mediated immunity to Pityrosporum ovale in patients with seborrheic dermatitis and pityriasis versicolor. Clin Exp Dermatol. 1999;24:402-406.
9. Faegermann J et al. Seborrheic dermatitis and Pityrosporum (Malassezia) folliculitis: characterization of inflammatory cells and mediators in the skin by immunohistochemistry. Br J Dermatol. 2001;144(3):549-556.
10. An Q, Sun M, Qi RQ, Li Z, Jin-Long Z, Yu-Xiao H et al. High staphylococcus epidermidis colonization and impaired permeability barrier in facial seborrheic dermatitis. Chin Med J (Engl). 2017;130(14):1662-1669. doi: 10.4103/0366-6999.209895.
11. Peter RU, Richarz-Barthauer U. Successful treatment and prophiyaxis of scalp seborrheic dermatitis and dandruff with 2% ketoconazole shampoo: results of a multicentric, double-blind, placebo--controlled trial. Br J Dermatol. 1995;132:441-445.
12. Bergbrant IM et al. An immunological study in patients with seborrheic dermatitis. Clin Exp Dermatol. 1991;16:331-338.
13. Johnson BA, Nunley JR. Treatment of seborrheic dermatitis. Am Fam Physician. 2000;61(9):2703-2710.
14. Parsad D et al. Topical metronidazole in seborrheic dermatitis: a double-blind study. Pharm and Treat. 2001;202:35-37.
15. Schechtman RC. Seborrheic dermatitis and Malassezia species: an investigation in HIV positive patients [a thesis submitted for the degree of Doctor of Philosophy]. Medical Mycology Department St. Jonhn's Institute of Dermatology, United Medical and Dental Schools of Guy's and St. Thomas's Hospitals, University of London; 1995.
16. Wikler JR et al. The effect of UV-light on Pityrosporum yeasts: ultrastructural changes and inhibition of growth. Acta Derm Venereol. 1990;70:69-71.
17. Sanders MGH, Pardo LM, Ginger RS, Jong JCK, Nijsten T. Association between diet and seborrheic dermatitis: a cross-sectional study. J Invest Dermatol. 2019;139(1):108-114. doi: 10.1016/j.jid.2018.07.027.
18. Piérard-Franchimont C et al. Squamometry in seborrheic dermatitis. Int J Dermatol. 1999;9:712-715.
19. Shemer A et al. Treatment of scalp seborrheic dermatitis and psoriasis with an ointment of 40% urea and 1% bifonazole. Int J Dermatol. 2000;39(7):521-538.
20. Vardy DA et al. A double-blind, placebo-controlled trial of a ciclopirox olamine 1% shampoo for the treatment of scalp seborrheic dermatitis. J Dermatol Treat. 2000;11(2):73-77.
21. Kamamoto CSL, Sanudo A, Hassun KM, Bagatin E. Low-dose oral isotretinoin for moderate to severe seborrhea and seborrheic dermatitis: a randomized comparative trial. Int J Dermatol. 2017;56(1):80-85. doi: 10.1111/ijd.13408.

Bibliografia Consultada

• Acne Vulgar: Isotretinoína Oral

Ahmad HM. Analysis of clinical efficacy, side effects and laboratory changes among patients with acne vulgaris receiving single versus twice daily dose of oral isotretinoin. Dermatol Ther. 2015;8.1:151-157.68.

Aykan DA, Ergün Y. Isotretinoin: still the cause of anxiety for teratogenicity. Dermatologic Therapy. 2020;33:e13192. Disponível em: https://doi.org/10. 1111/dth.13192.

Borghi A, Mantovani L, Minghetti S, Giari S, Virgili A, BettoliV et al. Low-cumulative dose isotretinoin treatment in mild to moderate acne: efficacy in achieving stable remission. J Eur Acad Dermatol Venereol. 2011;25:1094-1098.82.

Huang YC. Isotretinoin treatment for acne and risk of depression: a systematic review and meta-analysis. J Am Acad Dermatol. 2017.

Islamoğlu ZGK, Altinyazar HC. Effects of isotretinoin on the hair cycle. J Cosmet Dermatol. 2019;18:647-651. Disponível em: https://doi.org/10.1111/jocd.18.1.00.

Isotretinoin. British Pharmacopoeia. London (United Kingdom): Her Majesty's stationary office; 2016. v. 2, p. 2373.

Lee YH, Scharnitz TP, Muscat J, Chen A, Gupta-Elera G, Kirby JS. Laboratory monitoring during isotretinoin therapy for acne: a systematic review and meta-analysis. JAMA Dermatol [Publicado online]. 2015 Dec 2. doi: 10.1001/jamadermatol.2015.3091.

Leyden JJ, Del Rosso JQ, Baum EW. The use of isotretinoin in the treatment of acne vulgaris: clinical considerations and future directions. J Clin Aesth Dermatol. 2014;7(2 Suppl):S3-21.81.

Nast A, Dréno B, Bettoli V, Mokos ZB, Degitz K, Dressler C et al. European evidence-based (S3) guideline for the treatment of acne: update 2016 (short version). J Eur Acad Dermatol Venereol. 2016;30:1261-1268.72.

Nelson AM, Gilliland KL, Cong Z, Thiboutot DM. 13-cis retinoic acid induces apoptosis and cell cycle arrest in human SEB-1-sebocytes. J Invest Dermatol. 2006;126:2178-2189.19.

Tan J, Boyal S, Desai K, Knezevic S. Oral isotretinoin: new developments relevant to clinical practice [Roche – Roacutan (isotretinoína)]. Dermatol Clin. 2016;34:175-184.83.

Tan TH, Hallett R, Yesudian PD. Clinical Medicine. 2016;16(3):34.

Williams HC, Dellavalle RP, Garner S. Acne vulgaris. Lancet. 2012;379: 361-372.

• Acne Vulgar: Interferência da Dieta Alimentar na Acne

Adebamowo CA, Spiegelman D, Berkey CS et al. Milk consumption and acne in adolescent girls. Dermatol Online J. 2006;12(4):1.

Adebamowo CA, Spiegelman D, Danby FW, Frazier AL, Willett WC, Holmes MD. High school dietary dairy intake and teenage acne. J Am Acad Dermatol. 2005;52(2):207-214.

Bowe WP, Joshi SS, Shalita AR. Diet and acne. J Acad Dermatol. 2010;63(1):124-141.

Cordain L, Lindeberg S, Hurtado M, Hill K, Eaton SB, Brand-Miller J. Acne vulgaris: a disease of Western civilization. Arch Dermatol. 2002;138(12):1584-1590.

Danby FW. Turn acne on/off via mTORC1. Experimental Dermatology. 2013;22:505-506.

Di Landro A, Cazzaniga S, Parazzini F, Ingordo V, Cusano F, Atzori L et al. Family history, body mass index, selected dietary factors, menstrual history and risk of moderate to severe acne in adolescents and young adults. J Am Acad Dermatol. 2012;67:1129-1135.

Eichenfield LF, Krakowski AC, Piggott C, Del Rosso J, Baldwin H, Friedlander SF et al. Evidence-based recommendations for the diagnosis and treatment of pediatric acne. Pediatrics. 2013;131: S163-S186.

Jung JY, Yoon MY, Min SU, Hong JS, Choi YS, Suh DH. The influence of dietary patterns on acne vulgaris in Koreans. Eur J Dermatol. 2010;20:768-772.

Melnik BC, Zoubolis CC. Potential role of Fox01 and mTORC1 in pathogenesis of Western diet-induced acne. Experimental Dermatology. 2013;22:311-315.

Melnik BC. Dietary intervention in acne: attenuation of increased mTORC1 signaling promoted by Western diet. Dermatoendocrinol. 2012;4:20-32.

Rezakovic S, Mokos ZB, Basta-Jusbasic A. Acne and diet: facts and controversies. Acta Dermatovenerol Croat. 2012;20(3):170-174.

Shen Y, Wang T, Zhou C, Wang X, Ding X, Tian S et al. Prevalence of acne vulgaris in Chinese adolescents and adults: a community--based study of 17,345 subjects in six cities. Acta Derm Venereol. 2012;92:40-44.

Wiley AS. Dairy and milk consumption and child growth: is BMI involved? An analysis on NHANES, 1999-2004. Am J Hum Biol. 2010; 22:517-525.

• Cicatrizes da Acne: Peelings nas Cicatrizes de Acne

Al-Waiz MM, Al-Sharqi AI. Medium-depth chemical peels in the treatment of acne scars in dark-skinned individuals. Dermatol Surg. 2002 May;28(5):383-387.

Ayhan S, Baran CN, Yavuzer R, Latifoglu O, Cenetoglu S, Baran NK. Combined chemical peeling and dermabrasion for deep acne and post-traumatic scars as well as aging face. Plast Reconstr Surg. 1998 Sep;102(4):1238-1246.

Brody HJ. Complications of chemical resurfacing. Dermatol Clin. 2001 Jul;19(3):427-438, VII-VIII.

Clark E, Scerri L. Superficial and medium-depth chemical peels. Clin Dermatol. 2008 Mar-Apr;26(2):209-218. doi: 10.1016/j.clindermatol.2007.09.015.

Dreno B. Acne: physical treatment. Clin Dermatol. 2004 Sep--Oct;22(5):429-433.

Fabbrocini G, Cacciapuoti S, Fardella N, Pastore F, Monfrecola G. CROSS technique: chemical reconstruction of skin scars method. Dermatol Ther. 2008 Nov-Dec;21(Suppl 3):S29-32. doi: 10.1111/j.1529-8019.2008.00239.x.

Frith M, Harmon CB. Acne scarring: current treatment options. Dermatol Nurs. 2006 Apr;18(2):139-142.

Fulton Jr JE. Dermabrasion, chemabrasion and laserabrasion: historical perspectives, modern dermabrasion techniques and future trends. Dermatol Surg. 1996 Jul;22(7):619-628.

Handog EB, Datuin MS, Singzon IA. Chemical peels for acne and acne scars in Asians: evidence based review. J Cutan Aesthet Surg. 2012 Oct;5(4):239-246. doi: 10.4103/0974-2077.104911.

Khunger N, Bhardwaj D, Khunger M. Evaluation of CROSS technique with 100% TCA in the management of ice pick acne scars in darker skin types. J Cosmet Dermatol. 2011 Mar;10(1):51-57. doi: 10.1111/j.1473-2165.2010.00526.x.

Khunger N; IADVL Task Force. Standard guidelines of care for chemical peels. Indian J Dermatol Venereol Leprol. 2008 Jan;74(Suppl):S5-12.

Kisner AM. Microdermabrasion with chemical peel. Aesthet Surg J. 2001 Mar;21(2):191-193. doi: 10.1067/maj.2001.114445.

Landau M. Advances in deep chemical peels. Dermatol Nurs. 2005 Dec;17(6):438-441.

Landau M. Cardiac complications in deep chemical peels. Dermatol Surg. 2007 Feb;33(2):190-193 [discussion 193].

Lee JB, Chung WG, Kwahck H, Lee KH. Focal treatment of acne scars with trichloroacetic acid: chemical reconstruction of skin scars method. Dermatol Surg. 2002 Nov;28(11):1017-1021 [discussion 1021].

Leheta TM, El-Tawdy A, Hay RMA, Farid S. Percutaneous collagen induction versus full-concentration trichloroacetic acid in the treatment of atrophic acne scars. Dermatol Surg. 2011 Feb; 37(2):207-216 [Epub 2011 Jan 26]. doi: 10.1111/j.1524-4725.2010.01854.x.

Leheta TM, Hay RMA, El-Garem YF. Deep peeling using phenol versus percutaneous collagen induction combined with trichloroacetic acid 20% in atrophic post-acne scars: a randomized controlled trial. J Dermatolog Treat. 2014 Apr;25(2):130-136 [Epub 2012 May 8]. doi: 10.3109/09546634.2012.674192.

Levy LL, Zeichner JA. Management of acne scarring – Part II: A comparative review of non-laser-based, minimally invasive approaches. Am J Clin Dermatol. 2012 Oct 1;13(5):331-340. doi: 10.2165/11631410-000000000-00000.

Monheit GD. Combination medium-depth peeling: the Jessner's + TCA peel. Facial Plast Surg. 1996 Apr;12(2):117-124.

Monheit GD. The Jessner's trichloroacetic acid peel: an enhanced medium--depth chemical peel. Dermatol Clin. 1995 Apr;13(2):277-283.

Picosse FR, Yarak S, Cabral NC, Bagatin E. Early chemabrasion for acne scars after treatment with oral isotretinoin. Dermatol Surg. 2012 Sep;38(9):1521-1526. doi: 10.1111/j.1524-4725.2012. 02460.x [Epub 2012 Jun 11].

Ramadan SA, El-Komy MH, Bassiouny DA, El-Tobshy SA. Subcision versus 100% trichloroacetic acid in the treatment of rolling acne scars. Dermatol Surg. 2011 May;37(5):626-633 [Epub 2011 Apr 1]. doi: 10.1111/j.1524-4725.2011.01954.x.

Rendon MI, Berson DS, Cohen JL, Roberts WE, Starker I, Wang B. Evidence and considerations in the application of chemical peels in skin disorders and aesthetic resurfacing. J Clin Aesthet Dermatol. 2010 Jul;3(7):32-43.

Rivera AE. Acne scarring: a review and current treatment modalities. J Am Acad Dermatol. 2008 Oct;59(4):659-676 [Epub 2008 Jul 26]. doi: 10.1016/j.jaad.2008.05.029.

Sachdeva S. Lactic acid peeling in superficial acne scarring in Indian skin. J Cosmet Dermatol. 2010 Sep;9(3):246-248. doi: 10.1111/j.1473-2165.2010.00513.x.

Sharad J. Combination of microneedling and glycolic acid peels for the treatment of acne scars in dark skin. J Cosmet Dermatol. 2011 Dec;10(4):317-323. doi: 10.1111/j.1473-2165.2011. 00583.x.

Sharad J. Glycolic acid peel therapy: a current review. Clin Cosmet Investig Dermatol. 2013 Nov 11;6:281-288. doi: 10.2147/CCID.S34029.

Solish N, Raman M, Pollack SV. Approaches to acne scarring: a review. J Cutan Med Surg. 1998 May;2(Suppl 3):24-32.

Wang CM, Huang CL, Hu CT, Chan HL. The effect of glycolic acid on the treatment of acne in Asian skin. Dermatol Surg. 1997 Jan; 23(1):23-29.

Whang KK, Lee M. The principle of a three-staged operation in the surgery of acne scars. J Am Acad Dermatol. 1999 Jan;40(1):95-97.

Yug A, Lane JE, Howard MS, Kent DE. Histologic study of depressed acne scars treated with serial high-concentration (95%) trichloroacetic acid. Dermatol Surg. 2006 Aug;32(8):985-990 [discussion 990].

• Rosácea e Rinofima: Rinofima, Apresentação Clínica e sua Abordagem Cirúrgica

Ackerm DW, Helwig, EB. Rhinophyma with carcinoma. Arch Dermatol. 1967;95:250.

Aferzon M, Millmann B. Excision of rhinophima with high frequency electrosurgery. Dermatol Surg. 2002;28:735-738.

Aloi F, Tomasine C, Soro E, Pippione M. The clinicopathologic spectrum of rhinophima. J Am Acad Dermatol. 2000;42:468-472.

Bogetti P, Boltrio M, Spagnoli G, Dolcet M. Surgical treatment of rhinophma: a comparison of techniques. Aesth Plast Surg. 2002; 26:57-60.

Crawford GH, Pelle MT, James WD. Rosacea etiology, pathogenesis and subtype classification. J Am Acad Dermatol. 2004;51:327-341.

Curnier A, Choudhary S. The approach to rhinophyma. Ann Plast Surg. 2002;49:211-214.

Iglesias-Puzas Á, Olmos-Nieva C, Rodríguez-Prieto MÁ. Severe rhinophyma: tips and tricks in carbon dioxide laser decortication. J Am Acad Dermatol. 2020 Feb;82(2):e49-e50. doi: 10.1016/j.jaad.2019.01.060 [Epub 2019 jan. 31]. PMID: 30710601.

Payne WG, Wang X, Wright TE, Robson MC. Further evidence for the role of fibrosis in the pathobiology of rhinophyma. Ann Plast Surg. 2002;48:641-645.

Redett RJ, Mason PN, Goldberg N, Girotto J, Spence RJ. Methods and results of rhinophyma treatment. Plast Reconstr Surg. 2001;107:115.

Rohrich RJ, Griffin JR, Adams W. Rhinophyma: review and update. Plast Reconst Surg. 2002;110(3):860-869.

• Dermatite Seborreica

Faegermann J, Jones TC, Hettler O, Loria Y. Pityrosporum ovale (Malassezia furfur) as the causative agent of seborrheic dermatits: new treatment options. Br J Dermatol. 1996;134(Suppl 46):12-15 [discussion 38].

Gupta AK, Versteeg SG. Topical treatment of facial seborrheic dermatitis: a systematic review. Am J Clin Dermatol. 2017;18(2):193-213. doi: 10.1007/s40257-016-0232-2.

Moschela SL, Hurley HJ. Dermatology. 3rd ed. Philadelphia: Saunders; 1992. v. 1, p. 465-472.

P.R. Vade-mécum. 7. ed. São Paulo: Soriak; 2001.

CAPÍTULO 9

Cabelos e Unhas

9.1 Cabelo Normal

Introdução

• Regina Lúcia Barbosa dos Santos

Historicamente, o ser humano sempre se preocupou com os cabelos. Biologicamente, eles têm a importante função de proteger o couro cabeludo das radiações solares, do frio e, também, de traumas. Porém, antes de tudo, o cabelo possui um importante papel como adorno e expressão de beleza.[1] Em todas as culturas, religiões e classes sociais ele sempre foi valorizado e venerado. Documentos médicos muito antigos, como os papiros egípcios de Ebers e de Hearst (1500 a.C. e 1200 a.C.), já faziam referência à anatomia do couro cabeludo e citavam fórmulas para tratamento de alopecia. Hipócrates (460 a.C. a 377 a.C.), "pai da Medicina", receitava massagens com óleos e excrementos de pombos para tratamento de calvície.[2,3] No budismo, os monges raspam seus cabelos como símbolo de renúncia à vaidade e aparência.

A perda dos cabelos provoca baixa autoestima e muito sofrimento. Apesar disso, durante muito tempo as queixas capilares não foram valorizadas pelo dermatologista. Como consequência, apesar das doenças dos cabelos e do couro cabeludo serem muito frequentes, muitos pacientes procuram inicialmente a opinião de cabeleireiros, esteticistas e curiosos sobre o assunto. Dessa forma, tornam-se alvo muitas vezes de aproveitadores e perdem um tempo precioso, chegando aos consultórios médicos com quadros avançados de alopecia.

Outra realidade da especialidade é a presença cada vez mais frequente de pacientes com queixas relacionadas à cosmética capilar, procurando orientações relacionadas aos cuidados diários com os fios, o uso de tinturas, as técnicas de alisamentos e próteses.

Valorizar a queixa do paciente com problemas capilares é uma nova realidade na Dermatologia. Adquirir conhecimento em Tricologia para fazermos diagnósticos mais precoces e com maior sucesso terapêutico é fundamental. Conhecer a anatomia e fisiologia do pelo é a primeira etapa desse aprendizado.

□ Embriologia e anatomia

O folículo piloso (FP) é um anexo cutâneo de alta complexidade resultante da interação entre epitélio e mesênquima.[1] Junto a glândula sebácea e o músculo eretor do pelo (MPE), forma a unidade pilossebácea. Sua formação inicia-se no terceiro mês do desenvolvimento intrauterino.

A anatomia do folículo é descrita baseada em um FP em fase de crescimento (fase anágena). A estrutura geral pode ser dividida em uma região permanente e uma região transitória (abaixo da inserção do músculo piloeretor). A parte permanente ou segmento superior pode ser subdividida em duas regiões: **infundíbulo** (se estende da desembocadura da glândula sebácea até a superfície da pele) e **istmo** (da inserção do músculo piloeretor (MPE) até a desembocadura da glândula sebácea). A saída do infundíbulo na pele é chamada de **óstio folicular**. A região transitória ou segmento inferior se estende da inserção do músculo piloeretor até a base do bulbo e também é subdividida em duas partes: **região suprabulbar** (da inserção do MPE até a franja de Adamson) e o **bulbo** (da franja de Adamson até a base do folículo).

A base do bulbo, em forma de taça invertida, contém a **matriz** e envolve a **papila dérmica**. A papila é composta de fibroblastos especializados, que controlam a matriz. A matriz é a porção mitoticamente ativa do FP e produz a haste e a bainha radicular interna (BRI). Os **melanócitos**, que dão cor ao pelo, estão localizados na base da matriz. A região do **bulge**, rica em células-tronco multipotentes, está localizada próximo à origem do MPE (Figura 9.1).

Em um corte transversal do FP observamos que a haste é envolvida pela **bainha radicular interna**, composta de 3 camadas (cutícula da BRI, camada de Huxley e camada de Henle) e logo em seguida pela **bainha radicular externa** (BRE). A camada mais externa é uma **bainha de tecido conjuntivo** (Figuras 9.1 e 9.2).

A haste capilar é uma estrutura essencialmente lipoproteica e sem vida,[4] sendo subdividida em três partes: **medula** (mais central), **córtex** (camada intermediária) e **cutícula** (camada mais externa da haste).

A cutícula é uma estrutura lipoproteica, formada por 6 a 8 camadas de células achatadas e sobrepostas. A cutícula protege o córtex e é responsável pelo brilho e pela textura do cabelo.[5] É a primeira barreira hidrofóbica da haste. Abaixo da cutícula está o córtex, área de maior massa da fibra capilar. Ele contribui para as propriedades mecânicas do fio, incluindo força e elasticidade (Figura 9.3).

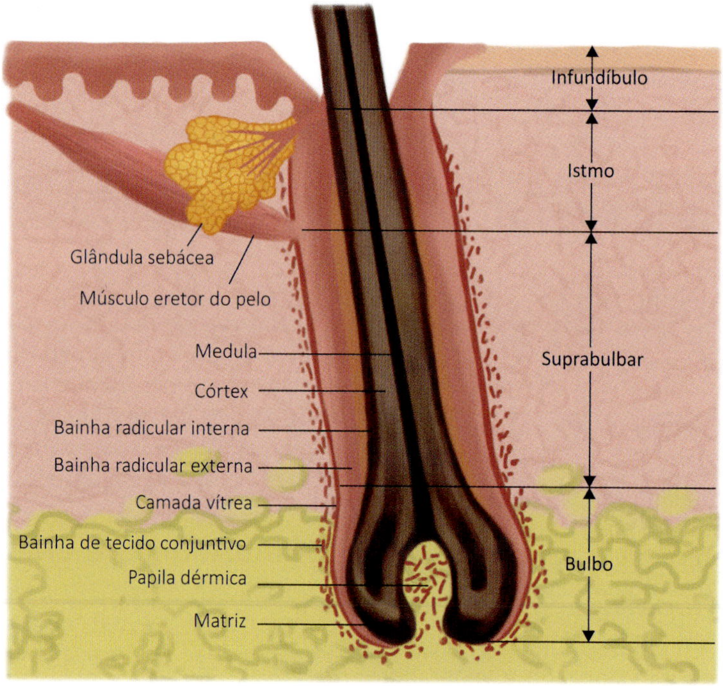

Figura 9.1. Diagrama esquemático de um cabelo anágeno.
Fonte: Adaptada de Demis DJ, Thiers BH, Smith EB et al. (ed.). Clinical dermatology. Philadelphia: JB Lippincott; 1991. p. 3.

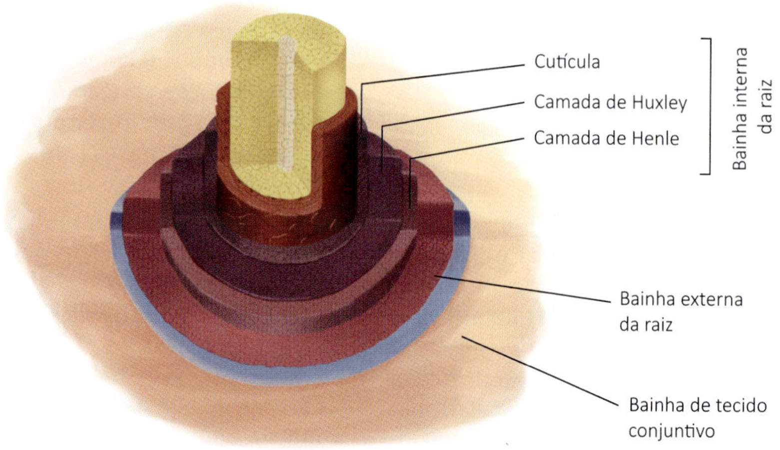

Figura 9.2. Corte transversal do folículo piloso.
Fonte: Desenvolvida pela autoria do capítulo.

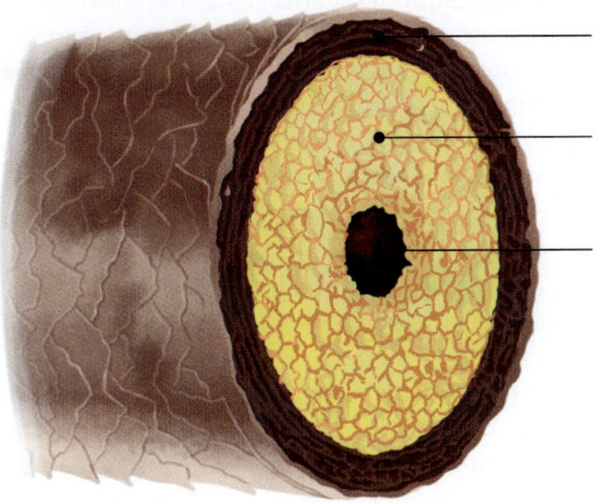

Figura 9.3. Haste capilar – seção transversal.
Fonte: Desenvolvida pela autoria do capítulo.

As células do córtex contêm cilindros de queratina (macrofibrilas), uma proteína cujo principal aminoácido é a cisteína. Os cilindros de queratina ficam dispersos em uma matriz lipoproteica. As macrofibrilas são compostas de microfibrilas, que por sua vez contêm as protofibrilas. As protofibrilas são compostas de cadeias polipeptídicas em formato de alfa-hélice (Figura 9.4). Esse formato é mantido por ligações covalentes dissulfídicas (fortes) e ligações químicas fracas (pontes de hidrogênio e ligações iônicas). Essas ligações fracas são facilmente rompidas quando molhamos os cabelos. As ligações fortes podem ser rompidas nos processos de alisamento, gerando mudança na forma do cabelo. A melanina presente no córtex é responsável pela cor das hastes. Todos os tons de cabelo que existem resultam da combinação de apenas dois tipos de melanina: eumelanina (marrom e preto) e feomelanina (ruivo e louro). A cor final do fio vai depender da quantidade total de melanina, proporção eumelanina/feomelanina e do tamanho dos grânulos de pigmento.

A medula pode ser contínua, descontínua ou ausente. É uma estrutura proteica que contém espaços aéreos. Não se sabe até o momento qual é a função real da medula.

Ciclo Evolutivo

- Regina Lúcia Barbosa dos Santos

O pelo surge da atividade integrada de várias camadas de queratinócitos do FP. O desenvolvimento do fio é um processo cíclico e dinâmico coordenado por muitos hormônios e citocinas, sendo também influenciado por fatores como, idade e hábitos nutricionais.[6] Os folículos trabalham de forma independente e não sincronizada.

Os FP apresentam ciclos repetidos, em que a fase de crescimento rápido e a formação da haste se alterna com estágios de regressão induzida por apoptose e períodos de repouso folicular.[7] Classicamente, o ciclo do pelo é dividido em três fases: **anágena** (crescimento), **catágena** (involução) e **telógena** (repouso) (Figura 9.5).

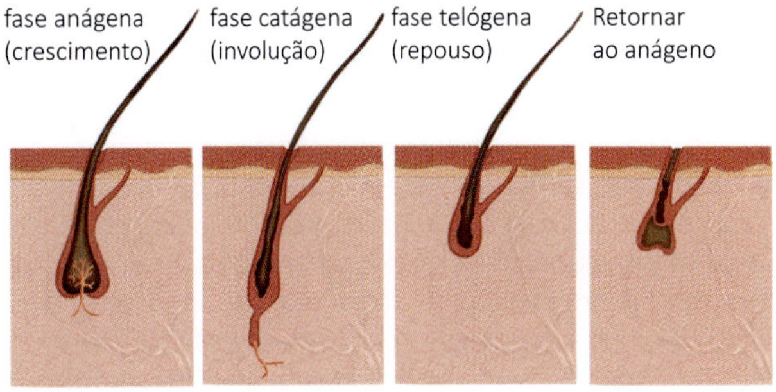

Figura 9.5. Diferentes fases do ciclo capilar.
Fonte: Adaptada de International Journal of Dermatology 2014;53: 331-341.

Na fase anágena, a matriz está em atividade mitótica, produzindo continuamente a haste e a BRI. Essa fase dura de 2 a 7 anos e cerca de 85% a 90% dos pelos estão em anágeno. Ao acabar esse período a matriz para de proliferar, o bulbo "solta" a papila e se desloca no sentido da superfície da pele. O folículo está entrando em catágeno. Essa fase é extremamente curta (2 a 3 semanas) e muito

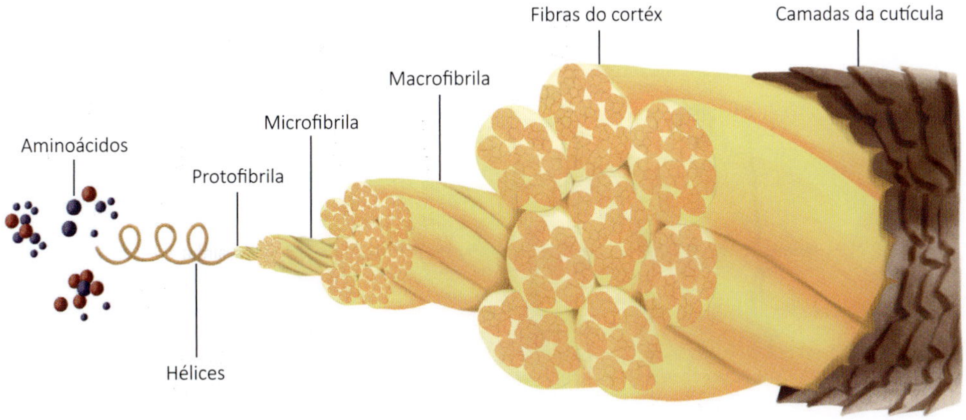

Figura 9.4. Cilindros de queratina nas células do córtex.
Fonte: Desenvolvida pela autoria do capítulo.

controlada. A BRI desaparece e a haste assume aspecto de clava, menos de 1% dos fios está nessa fase. Parece que todo esse processo de desmonte ocorre por apoptose celular.[8] Na fase telógena, cuja duração é de 2 a 4 meses, a clava é envolvida apenas pelo saco epitelial. Ao final do telógeno o cabelo é eliminado. Apenas 10% a 15% dos folículos, estão em telógeno. Mais recentemente, foram descritas duas novas fases: o **exógeno**, momento exato em que o fio é eliminado e o **kenógeno** (fase em que o FP fica vazio após a expulsão do cabelo). As células-tronco da região do bulge são fundamentais para que o FP consiga entrar novamente em anágeno e iniciar um novo ciclo.

Tipos de Cabelos

- Regina Lúcia Barbosa dos Santos

Possuímos cerca de 5 milhões de FP, sendo cerca de 100 mil no couro cabeludo. No ser humano, os primeiros pelos a aparecerem no feto se localizam no queixo e nas sobrancelhas, surgem no segundo e terceiro mês de vida intrauterina. Por volta do quarto mês de gestação, o feto é totalmente coberto por pelo **lanugo**, pelo fino, sem medula, discretamente pigmentado, que desaparece entre o sétimo e oitavo mês de gestação.[1] Atualmente são descritos mais três tipos de pelos: ***vellus***, **terminal** e **intermediário**.[9] O pelo *vellus* é fino (< 0,03 mm de diâmetro), curto (< 2 cm), macio, pouco pigmentado, sem medula. O pelo intermediário possui diâmetro entre 0,03 e 0,06 mm. O fio terminal é longo (> 2 cm), grosso (> 0,06 mm), pigmentado, com MPE e, na maioria das vezes, com medula. O pelo *vellus* pode ser transformado em terminal, como ocorre, por exemplo, na barba masculina após a puberdade. Os fios dos cílios possuem o maior diâmetro de todos os pelos corporais, grande pigmentação e fase mais curta de crescimento. Os FP também apresentam respostas diferentes ao estímulo androgênico. O efeito é negativo no couro cabeludo e positivo na barba, nas axilas e na região pubiana.

Após a perda dos lanugos, os fios *vellus* recobrem a superfície corporal e são os fios mais comuns no período pós-natal. Inicialmente apenas os fios de sobrancelhas, cílios e couro cabeludo se transformam em pelos terminais. Na puberdade ocorre a formação de terminais em axilas, região pubiana e barba por estímulo androgênico. Esse padrão irá variar em ambos os sexos. Todos os FP são formados na vida embrionária e nenhum folículo adicional é naturalmente formado após o nascimento.[10]

Com o envelhecimento ocorre um branqueamento dos fios. O primeiro local comprometido nos homens é a região temporal e nas mulheres, a região frontal. Essa perda da coloração dos cabelos se deve a uma diminuição no número de melanócitos maduros e de seus precursores na região do bulge.[11] Com o avançar da idade ocorre uma diminuição no número de FP corporais e do couro cabeludo. Os fios também apresentam redução no diâmetro.

O termo etnia refere-se a grupos de pessoas com características semelhantes, como cor da pele, tipo de cabelo, ancestralidade, conformação craniofacial e influências ambientais ao longo das gerações. O cabelo pode ser classificado em três grandes grupos étnicos: **caucasiano**, **asiático** e **africano** (Figura 9.6). Eles apresentam diferenças principalmente na aparência, na geometria e nas propriedades mecânicas da haste.[12,13] No cabelo africano, a haste é espiralada, achatada e irregular (constrições), tornando-o menos resistente ao estiramento e mais suscetível a formação de nós. O FP é assimétrico, com formato elíptico ou oval. O cabelo afro cresce mais lentamente (0,9 cm/mês) e o fio cresce quase paralelamente ao couro cabeludo. Esse grupo étnico apresenta a menor densidade capilar. O cabelo asiático possui um formato cilíndrico, tubular e maior diâmetro. É o fio que apresenta a maior velocidade de crescimento (1,3 cm/mês) e a haste cresce reta, perpendicular ao couro cabeludo. O cabelo caucasiano é o que possui maior densidade. Sua haste é levemente menos cilíndrica que a do cabelo asiático e seu diâmetro também é menor que o asiático, mas maior que o africano. A velocidade de crescimento é de aproximadamente 1,2 cm/mês. O fio cresce levemente oblíquo ao couro cabeludo. A composição química da fibra nas três etnias é semelhante.

Compreender a anatomia e fisiologia do pelo é a primeira etapa para estudar as patologias das hastes e do couro cabeludo. Entender a composição e as diferentes características morfofuncionais dos cabelos em cada grupo étnico é ferramenta fundamental para nosso aprofundamento em cosmética capilar.

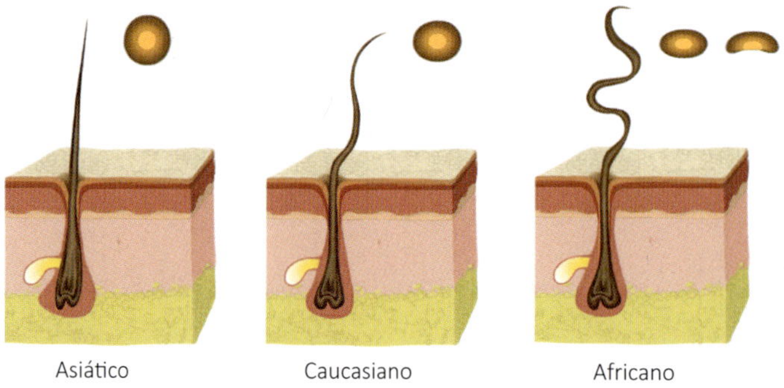

Figura 9.6. Classificação do cabelo em três grandes grupos étnicos.
Fonte: Desenvolvida pela autoria do capítulo.

Couro Cabeludo Afroétnico

- Aline Tanus
- Rafaela Abrahão
- Rafaella Lacerda Maia

Introdução

O cabelo humano classicamente é categorizado em três grandes grupos de acordo com sua origem étnica: asiático, caucasiano e africano.[1,2] Estudo mais recente classificou os formatos de hastes capilares em oito tipos, do mais liso ao crespo com o cacho mais fechado, levando em conta parâmetros específicos, como o número de ondulações e *twists* ao longo da haste e grau de curvatura, independente da origem étnica das pacientes.[3]

O manejo das doenças da haste capilar e do couro cabeludo é difícil em qualquer paciente, especialmente devido às implicações emocionais e psicológicas causadas pela queda de cabelo. Essa tarefa é ainda mais desafiadora nos pacientes de couro cabeludo afroétnico. Diferenças nas práticas de cuidado e estilização do cabelo, morfologia da haste, tornam esse manejo mais complexo.[4]

O objetivo deste capítulo é discursar sobre as particularidades do cabelo afroétnico, apresentar as principais alopecias e queixas capilares cosméticas mais frequentes das mulheres negras. Portanto, não abordaremos temas como foliculites e alopecia androgenética.

Anatomia da haste capilar

Apesar de existirem inúmeros estudos sobre cabelos humanos, há poucas publicações sobre a influência da origem étnica nas características do cabelo. Para propósitos de classificação, o cabelo pode ser dividido em três grandes grupos de acordo com sua origem racial e diferenças morfológicas: caucasiano, asiático e africano.[1,2] Eles apresentam diferenças principalmente na aparência, na geometria, nas propriedades mecânicas e no conteúdo de água.[5]

As propriedades físico-químicas de todos os tipos de cabelos humanos são muito similares. Entretanto, existem algumas diferenças biológicas e principalmente estruturais em relação ao cabelo afro.[1,2,6]

O cabelo afro apresenta alto grau de irregularidade em seu diâmetro ao longo da haste. Esta tem formato elíptico nos cortes transversais, é espiralada e possui queratina irregularmente disposta. Além disso, pode apresentar várias torções ao longo do eixo, mudanças aleatórias de direção e um pronunciado achatamento.[6] As variações no diâmetro da haste nos pontos das torções nos ajudam a compreender o porquê desse tipo de fibra estar mais suscetível à quebra.

Os cabelos das mulheres negras são mais curtos quando comparados com outros tipos de cabelo, mesmo após um período prolongado sem corte. Isso se explica pelo fato de o cabelo afroétnico crescer mais lentamente do que o caucasiano (0,9 cm/mês contra 1,2 cm/mês).[5]

Outra peculiaridade do cabelo afroétnico é sua menor absorção de água, devido ao número reduzido de ligações entre as moléculas proteicas e a água. Por isso, os fios formam nós, fissuras longitudinais e possuem menos brilho, em relação ao cabelo caucasiano e o asiático.[6]

Os distúrbios do cabelo e do couro cabeludo em mulheres afrodescendentes são desafiadores, devido à escassez de pesquisas e também devido à falta de compreensão das práticas básicas de cuidados com o cabelo crespo.[7]

Tricoscopia do couro cabeludo normal

A pigmentação do couro cabeludo dos indivíduos melanodérmicos pode variar de marrom-claro a castanho-escuro na tricoscopia, não se correlacionando necessariamente com a cor da pele. Outro achado típico é a rede pigmentada em "favo de mel". As áreas pigmentadas representam os melanócitos das cristas epidérmicas, enquanto as áreas mais claras representam redução de melanócitos na região suprapapilar. A densidade capilar é significativamente menor do que nos pacientes caucasianos, e o diâmetro do fio é irregular ao longo do comprimento.

A presença de *pinpoint white dots* (Figura 9.7) é outro achado característico, descritos como pequenos pontos brancos medindo 0,2 a 0,3 mm distribuídos regularmente entre os folículos e a rede pigmentada. Mais recentemente, a microscopia confocal demonstrou que os *pinpoint white dots* correspondem aos acrossiríngeos das glândulas sudoríparas écrinas.[8,9]

A seguir, descrevemos as alopecias mais comuns em pacientes com cabelo afroétnico.

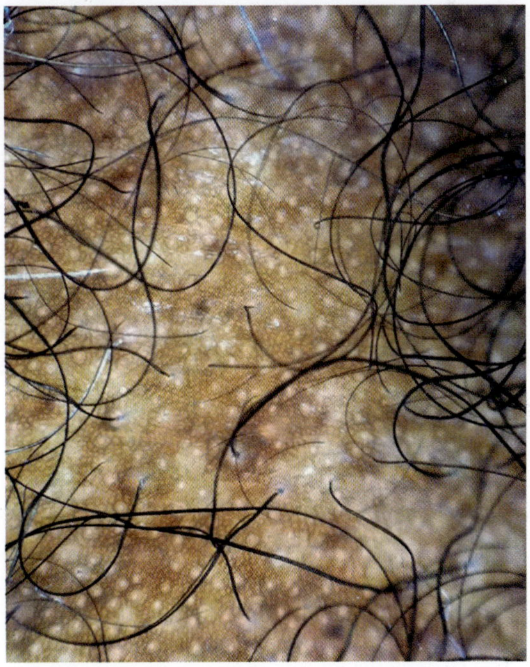

Figura 9.7. *Pinpoint white dots* regularmente distribuídos entre os folículos pilosos e a rede pigmentada em "favo de mel".
Fonte: Acervo da autoria do capítulo.

Alopecia de tração

A alopecia de tração (AT) é uma forma de alopecia inicialmente não cicatricial causada por tração e/ou tensão repetida do fio.[4] Vários estilos de cabelo resultam em tensão na raiz dos folículos, incluindo trancinhas, *dreadlocks*, tecelagem (o cabelo é trançado e o cabelo adicional é costurado ou colado nas trancinhas) e vários tipos de apliques (*mega hair*). Sabe-se ainda que há um risco maior de desenvolver tração quando a mesma é aplicada em um cabelo quimicamente tratado, ou seja, alisado, relaxado ou com tintura.[10]

Na AT os sinais clínicos iniciais observados são: eritema e descamação perifoliculares, pápulas e pústulas foliculares. Eventualmente, cilindros amarelo-esbranquiçados, conhecidos como *castings* peripilares, circundam a haste do cabelo em locais de tração ativa.[11] Nos estágios tardios, a doença pode evoluir para áreas cicatriciais com redução das aberturas foliculares. O local mais comum de acometimento é a região frontotemporal, porém pode acometer qualquer área do couro cabeludo, a depender do local onde é aplicada a tração. Muitas vezes é encontrado o "sinal da franja" (Figura 9.8), descrito como preservação da linha de implantação formada pelos fios *vellus*, emoldurando a área de alopecia.[12]

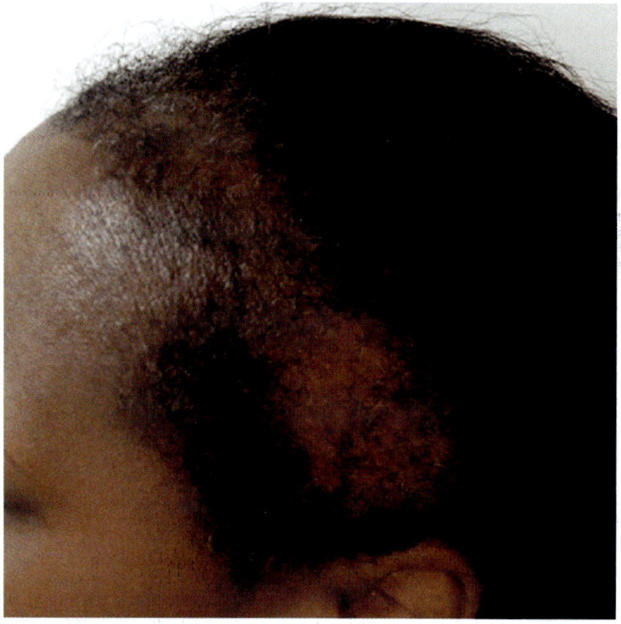

Figura 9.8. Sinal da franja na alopecia de tração.
Fonte: Acervo da autoria do capítulo.

A aplicação de corticoide tópico e intralesional são opções terapêuticas que reduzem a inflamação perifolicular, porém o pilar essencial para o tratamento da alopecia de tração é a conscientização do risco da tração.[13,14] Se o diagnóstico for precoce e o uso de penteados e práticas capilares que provoquem tração nos fios for interrompido, o quadro pode ser reversível.[5] Minoxidil a 2% ou a 5% é utilizado em alguns estudos para estimular a repilação.[5,15]

Tricorrexe nodosa adquirida

A tricorrexe nodosa adquirida (TNA) é uma doença da haste capilar decorrente da perda focal da cutícula com consequente exposição das fibras corticais, tornando a haste frágil e suscetível à ruptura.[7]

Embora esse tipo de dano possa ocorrer em qualquer etnia, é mais descrito em mulheres de ascendência africana. A TNA é induzida por práticas de tratamentos capilares traumáticas, como alisantes, relaxantes, tinturas, descoloração e permantes.[16]

O diagnóstico pode ser feito por meio do *tug test* ("teste do puxão"), que consiste em selecionar uma amostra de 10 a 20 fios e segurá-la na sua base com o indicador e o polegar de uma mão, enquanto a outra mão puxa os fios na direção de sua extremidade distal. Com essa manobra é possível observar a fratura transversal da haste (tricorrexis) com exposição de fibras longitudinais (tricoptilose) e avaliar o grau de fragilidade do fio.[5] Callender et al. sugerem que a TNA possa ser uma indicadora precoce da alopecia cicatricial central centrífuga (CCCA), especialmente se localizada no vértice.

O tratamento da TNA é fundamentalmente cosmético, com o objetivo de minimizar a lesão do córtex e da cutícula e tentar repor temporariamente substância proteica e óleos perdidos com o dano. Consiste em evitar ou reduzir a frequência dos agentes causais, como uso de pranchas, tintura (principalmente a descoloração), alisantes e na orientação de produtos que minimizem a quebra dos fios como xampus livres de surfactantes aniônicos, condicionadores e cremes *leave-in*.[17]

Alopecia cicatricial central centrífuga

A alopecia cicatricial central centrífuga (CCCA) é uma alopecia cicatricial linfocítica muito prevalente, porém não exclusiva, das mulheres negras. A prevalência aumenta com a idade, sendo mais frequente no final da terceira década.[18] Representa uma das cinco principais causas de consulta ao dermatologista por afro-americanos e africanos, e é a causa mais comum de alopecia cicatricial nessa população.[18,19] Inicialmente, a CCCA foi descrita como *Hot Comb Alopecia*. Descrita em 1968 por LoPresti et al., acreditava-se que acometia exclusivamente mulheres negras entre 20 e 30 anos, lentamente progressiva, evoluindo para alopecia cicatricial, diretamente relacionada ao uso de pente quente associado a óleos para alisar o cabelo.[20]

Atualmente, a etiopatogenia permanece desconhecida. Acredita-se que o uso de dispositivos que geram calor (chapinha, secador) e alisantes possa ser a fonte de origem dessa alopecia, porém não diretamente.[5] Existem hipóteses de diferentes etiologias, incluindo um defeito genético na bainha radicular interna do folículo e a associação com diabetes mellitus tipo II.[21]

A CCCA se apresenta como perda de cabelo que se inicia no vértex e na região mediana do couro cabeludo e tem progressão centrífuga, deixando uma placa de alopecia com perda irreversível dos óstios foliculares ao longo dos anos de evolução da doença (Figura 9.9). Nos estágios iniciais da doença, pode haver afinamento do cabelo com variação do diâmetro da haste capilar semelhante à alopecia androgenética. É usualmente assintomática e sem sinais inflamatórios, embora eritema, pústulas foliculares, descamação e bordas inflamatórias nas áreas de alopecia possam surgir na fase aguda da doença.[5,22]

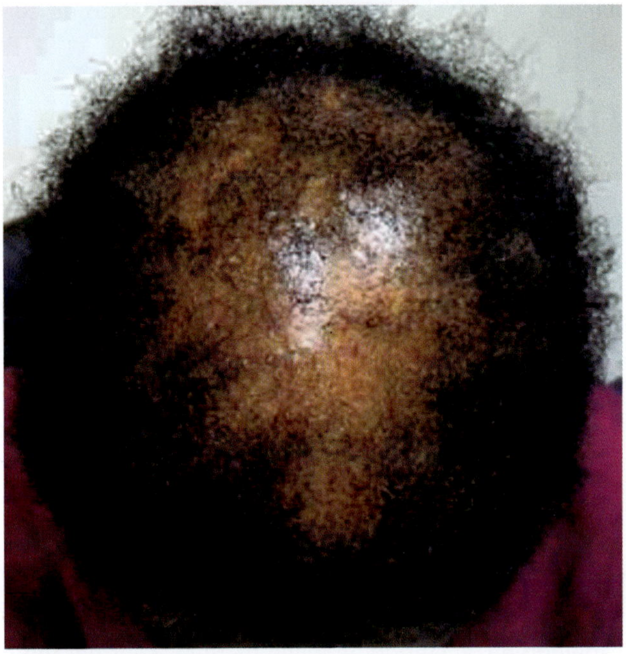

Figura 9.9. Alopecia cicatricial central centrífuga.
Fonte: Acervo da autoria do capítulo.

O principal objetivo do tratamento é cessar a progressão da doença, principalmente nas áreas periféricas, e aliviar os sintomas, pela administração de agentes anti-inflamatórios. A maioria dos autores concorda que alisamento térmico/químico e penteados que envolvam tração devem ser evitados para não causar ainda mais danos ao cabelo.[22,23]

Os corticoides intralesionais (triancinolona 2,5 a 5 mg/mL) em injeções mensais e tópicos de média ou alta potência são os tratamentos de primeira linha. Minoxidil pode ser útil para a estimulação de folículos pilosos viáveis, uma vez que o processo inflamatório esteja controlado. Agentes sistêmicos como tetraciclinas, antimaláricos, antiandrogênicos, inibidores da 5 alfa redutase e até imunossupressores estão descritos na literatura.[23]

Dicas cosméticas para o cabelo crespo

O manejo clínico das principais queixas capilares em mulheres negras muitas vezes é uma dificuldade para o dermatologista devido à falta de compreensão sobre as peculiaridades do cabelo afro, que contribuem para a consequente não adesão da paciente ao tratamento proposto. Isso ocorre porque muitos xampus, loções e medicamentos tópicos oferecem baixa cosmeticidade para esta haste que possui várias particularidades. Reunimos algumas dicas que podem contribuir na abordagem clínica do dia a dia do consultório.

Em termos de limpeza do cabelo, as mulheres afro-americanas tendem a utilizar o xampu com menos frequência do que outras etnias, aproximadamente uma vez a cada 1 a 2 semanas.[24] Isso se deve, em parte, aos níveis mais baixos de sebo na haste capilar, resultando em ressecamento e quebra do fio se lavado com muita frequência.[2] Além disso, os estilos de cabelo adotados geralmente são penteados mais permanentes e dispendiosos e, portanto, o cabelo é lavado com menor regularidade na tentativa de mantê-los por mais tempo.[13] A limpeza inadequada do couro cabeludo contribui para a alta prevalência de dermatite seborreica entre os cabelos afro.[14]

Os xampus sem sulfato são uma boa alternativa, pois podem prevenir que os cabelos fiquem secos e quebradiços.[10] A técnica Co-wash (*conditioner washing*) é um método de limpeza dos fios com condicionador. O objetivo é manter o cabelo hidratado diminuindo a quantidade de sebo perdida na limpeza com xampu. No entanto, as pacientes adeptas a Co-wash devem realizá-la com cautela porque dependendo dos ingredientes e do creme de limpeza utilizado, a lavagem tradicional com xampu que contenha sulfato pode ser necessária após 3 a 4 lavagens com Co-wash para evitar o acúmulo de resíduos.[25]

Muitas pacientes são adeptas a técnica "pre-poo", na qual aplicam um óleo vegetal antes da lavagem com o xampu, cujo objetivo é manter a fibra capilar com as cutículas protegidas durante a lavagem.[26]

A hidratação da fibra capilar é fundamental para evitar a quebra e a tricorrexis nodosa. Para isso, agentes condicionantes são fundamentais. O uso de *leave-in* nos cabelos úmidos é essencial para proteção do fio contra o dano causado pelas ferramentas de calor, como chapinha e *babyliss*.[25,26]

Alisantes

O alisamento do cabelo já foi tradicionalmente o estilo de escolha das mulheres negras, visto que torna o manejo dos fios mais prático no dia a dia e aumenta a maleabilidade do cabelo.[14]

Os alisamentos definitivos mudam de forma permanente a estrutura da queratina. Os alisantes tradicionalmente descritos para o cabelo afro e autorizados para uso são à base de hidróxido e tioglicolatos.[26,27]

O hidróxido de sódio, de lítio, de potássio, de cálcio e carbonato de guanidina são as principais substâncias alisantes desse grupo. O hidróxido de sódio tem o pH mais elevado (pH 12 a 14) e é indicado para o alisamento dos cabelos mais crespos. Essas substâncias atuam quebrando as pontes dissulfeto da queratina, tornando-a sensível a mudanças estruturais.[28]

O tioglicolato de amônio, tioglicolato de aminometilpropanol e tioglicolato de etanolamina apresentam menor potencial de dano e maior custo quando comparados aos hidróxidos. Os tioglicolatos reduzem as ligações dissulfeto, convertendo cistina em cisteína. Por meio desse processo, a queratina sofre edema, tornando-se maleável para ser enrolada ou alisada.[27,29] Não é objetivo deste capítulo a abordagem dos alisantes, mas vale a pena citar que há uma incompatibilidade na associação dos hidróxidos com o tioglicolato, sendo comum o corte químico após a associação de ambos.[27]

Nos dias atuais, há uma tendência de movimento em direção ao cabelo natural. Em uma pesquisa realizada foi confirmado que houve diminuição de 20% na busca de procedimentos para alisar entre 2006 e 2011 em relação há 2008 a 2013.[30] Por isso, cada vez mais o dermatologista deve conhecer as particularidades do couro cabelo crespo, para diagnosticar e tratar as afecções e queixas cosméticas mais prevalentes nesse grupo, que representa importante parcela da população brasileira.

Fórmulas de Xampus Sugeridas para Cabelos

- Paula Raso

Os dermatologistas são frequentemente consultados para manejar doenças do couro cabeludo e de queda de cabelo. Muitas vezes a prescrição do dermatologista se limita a substâncias ativas para o tratamento do couro cabeludo, sem levar em conta a fibra capilar. A orientação sobre manejo estético dos fios, assim como a orientação em como lavar e cuidar diariamente acabam sendo negligenciados. O conhecimento sobre cosméticos de cabelo, e procedimentos estéticos, assim como estrutura da fibra capilar e comportamento físico dos fios é muito relevante na prática clínica. Cosméticos capilares são importantes ferramentas que ajudam a aumentar a adesão do paciente tratado para alopecia e doenças do couro cabeludo. Independente da condição do couro cabeludo (dermatite, seborreia, alopecia, psoríase), é desejável que o cabelo mantenha-se com brilho, maciez e beleza. O xampu é o tratamento cosmético da fibra mais comum e mais básico.[1]

O objetivo deste capítulo é entender o modo de ação dos xampus e condicionadores, para o dermatologista ser capaz de montar uma estratégia e educar o paciente no cuidado de limpeza e hidratação dos fios. Os ingredientes de xampus têm sido explorados pelo público em geral e a internet tem contribuído para a divulgação de informação errada sobre certos xampus e hábitos capilares. É essencial ao dermatologista conhecimento sobre mitos que podem confundir pacientes na escolha de seus produtos capilares.

O Brasil possui um dos maiores mercados cosméticos do mundo, que movimenta no país bilhões de reais por ano; sendo os produtos para cabelo, como os xampus, os mais vendidos no setor. Em decorrência da miscigenação, há um grande número de variações capilares naturais de textura e cores, somando-se a frequência da mulher brasileira em realizar processos químicos, como alisamentos e tinturas. Desta forma, o dermatologista tem de estar preparado frente a grande variedade de produtos cosméticos para cabelo.

O cabelo saudável percebe-se estando limpo, com brilho, macio ao toque, sem nós e sem *frizz* e leve ao movimento. Para isso, é fundamental manter os tratamentos próprios para o couro cabeludo e cuidar de doenças do cabelo, e também adquirir o hábito do cuidado diário ao manusear os fios.

Fibra capilar

A fibra capilar é dividida em três regiões: cutícula, córtex e medula.

A cutícula, parte mais externa, tem como função principal ser uma barreira hidrofóbica e quimicamente resistente. É composta de células achatadas sobrepostas assemelhando-se a um telhado. A forma e orientação das suas células são responsáveis pelo brilho. Cada célula da cutícula contém uma membrana externa fina, a epicutícula, que é coberta por uma camada lipídica que inclui o ácido 18-metileicosanoico (18-MEA), que se encontra ligado à proteína da epicutícula. É considerado o lipídio interno do fio, de fundamental importância para o caráter hidrofófico do fio. Sua remoção por cosméticos alcalinos pode danificar o fio por diminuir a hidrofobicidade.

O sebo produzido pelas glândulas sebáceas no couro cabeludo é transferido ao longo da fibra, considerado o lipídeo externo. Ele exerce função bacteriostática, sendo responsável pelo envelopamento dos fios, auxiliando na hidratação. Nos fios com formato ondulado ou espiralado, o sebo não é distribuído de forma homogênea ao longo da fibra, o que contribui para o aspecto de um fio menos hidratado e menos brilhoso. Ao contrário, o cabelo liso tem a superfície mais hidratada, já que o trajeto do sebo do couro cabeludo até a ponta do cabelo é muito mais eficiente.

O córtex corresponde a 70% a 90% do total da fibra. É responsável pelas propriedades mecânicas da fibra e pelo seu formato. Não vamos entrar em detalhes sobre partes mais internas da fibra capilar neste capítulo, já que xampus e condicionadores têm como função primária a interação na superfície da fibra. O córtex só é impactado pelo xampu, se a cutícula está muito danificada e o córtex está exposto.

Xampus

Os xampus têm como principal função a limpeza de sujeira da superfície capilar e do couro cabeludo, que inclui sebo, suor, descamação e outros resíduos oleosos de produtos previamente aplicados. Entretanto, resíduos capilares são bem variados, de oleoso a particulado, e os mecanismos para removê-los são diferentes. As funções secundárias dos xampus também podem ser variadas, como condicionar o cabelo. A ideia de embelezar o cabelo com xampu é uma função secundária, primariamente reservada ao condicionador. Embelezar os fios pode ser uma tarefa complicada, considerando que na média, a mulher tem de 4 a 8 metros quadrados de superfície de cabelo para limpar. Algumas doenças do couro cabeludo podem ser tratadas por ingredientes ativos dos xampus, como na dermatite seborreica. Até mesmo a fragrância é importante, já que impacta fortemente na decisão de escolha de compra.

Até a década de 1930, os cabelos eram lavados com sabão em barra, que deixava resíduo alcalino opaco sobre a fibra capilar. Os xampus são basicamente agentes de limpeza líquido, compostos de detergentes sintéticos, misturados e combinados para atingir o grau de limpeza desejado, de acordo com a necessidade de cada cabelo. Alguns ingredientes são adicionados para auxiliar na limpeza, outros para melhorar características cosméticas do xampu.

Alguns estudos mostram que a aplicação de xampu pode retirar aproximadamente 50% dos lipídeos de superfície da fibra e que 70% a 90% podem ser removidos com lavagem repetida.[2] Os lipídeos internos da fibra, ligados a partes mais internas do fio, não são afetados no mesmo grau que os lipídeos de superfície.[3]

Os xampus são percebidos como substâncias que não prejudicam nem danificam a fibra capilar, entretanto, existem danos que podem ocorrer com o uso de certos xampus. Há evidências de que em alguns casos podem contribuir para ações erosivas, combinadas com ações envolvendo fricção, torção dos fios, compressão e extensão dos fios no momento da lavagem e após. Essas ações podem provocar perda de queratina e outros elementos da superfície capilar.[4]

Diante da variedade de objetivos de produtos capilares, os xampus contêm uma longa lista de ingredientes com efeitos variados no cabelo.

As fórmulas dos xampus contêm de 10 a 30 componentes, variando de acordo com objetivo final do produto:

1. surfactante primário para limpeza e espuma;
2. surfactante secundário para espuma e melhora da viscosidade;
3. criadores de viscosidade;
4. agentes condicionantes;
5. solventes;
6. corantes;
7. fragrância;
8. ácidos ou base para ajuste de pH;
9. opacificantes para efeitos visuais;
10. conservantes;
11. ativos especiais.

□ Detergentes dos xampus

A habilidade de limpeza do xampu depende dos seus detergentes, os surfactantes. Os surfactantes agem na remoção das sujeiras por reduzir a aderência físico-química que liga impurezas e resíduos ao cabelo. São estruturas que contém um grupamento lipofílico (que se liga ao sebo, poluição e outras sujeiras) e hidrofílico, que se liga à água formando uma micela que engloba a sujeira. Sua estrutura é esférica, com o exterior hidrofílico, que pode ser enxaguado com a água, e o interior hidrofóbico, em que gordura e sujeira ficam ligadas.

A habilidade de limpeza do xampu depende do quanto ele remove oleosidade da fibra capilar, com o tipo e a quantidade de surfactantes usados.

Tipicamente, vários surfactantes são combinados de acordo com a necessidade de limpeza de cada cabelo. Por exemplo, para um xampu de cabelo oleoso são escolhidos detergentes com alto poder de limpeza, mas se o cabelo for quimicamente tratado com alisamento e tintura, detergentes suaves são escolhidos. A arte da formulação de xampu é escolher uma combinação de surfactantes que agem simultaneamente na limpeza e beleza dos fios. Cabelos danificados têm a superfície mais hidrofílica e mais ácida, alterando sua interação com cosméticos capilares.

Existem cinco categorias básicas de surfactantes, que são classificados de acordo com seu grupo polar/hidrofílico: aniônicos, catiônicos, anfotéricos, não iônicos e surfactantes naturais.

Surfactantes aniônicos

Surfactantes aniônicos são os mais populares em xampus comuns. São assim denominados pela sua carga negativa na porção hidrofílica. São excelentes para remover sebo do couro cabeludo e do cabelo. Também tem papel na formação da espuma, na viscosidade. Entretanto, após seu uso, o cabelo fica sem sebo, assumindo aspecto áspero, duro, sem brilho e difícil de pentear. A arte em formular um xampu é atingir um balanço entre o um cabelo limpo o suficiente ou limpo demais. Há vários detergentes comuns categorizados como aniônicos. Diferentes classes de surfactantes aniônicos estão disponíveis com diferentes propriedades.

Classe química dos surfactantes aniônicos

Lauril sulfatos

Com alta ação detergente, são usados na maioria dos xampus desenhados para alta limpeza, em que aparecem como segundo ou terceiro ingrediente no rótulo, sendo a água o primeiro. O primeiro surfactante listado no rótulo é o detergente primário e em maior concentração, e o segundo para complementar. São populares como detergentes primários, possuem espuma abundante e são de fácil enxágue. São comumente usados em formulações para cabelos oleosos. Sua alta capacidade de limpeza pode requerer escolha de agentes condicionantes e detergentes secundários específicos para diminuir a opacidade do fio. Esse agente pode promover irritação na pele, causando alterações de barreira. Exemplos: lauril sulfato de sódio, lauril sulfato de trietanolamina e laurel éter sulfato de amônio.

Laureth sulfatos

Laureth sulfatos são um dos mais comumente detergentes usados em xampus desenvolvidos para cabelos normais a secos. Possuem excelente limpeza, mas deixam o cabelo em boa condição. Consumidores gostam desse ativo, já que produzem excelente espuma. Exemplos: lauril éter sulfato de sódio, lauril sulfato de trietanolamina, lauril sulfato de amônio.

Sarcosinatos

Sarcosinatos geralmente não são usados como detergentes primários, já que não removem bem o sebo do fio. São bons agentes condicionantes e, geralmente, usados em xampus para cabelos secos, couro cabeludo sensível, cabelos com química e quebradiços. Atualmente, são adicionados como tensoativos primários em formulações *low-poo, sulfato-free*. Exemplos: lauril sarcosinato e lauril sarcosinato de sódio.

Sulfosuccinatos

Sulfosuccinatos estão classificados em uma classe com alto poder detergente, muito usados como surfactante secundário de xampu para cabelo oleoso. Exemplos: oleaminossulfossucinato dissódico e lauril eter sulfossucinato de sódio.

Surfactantes catiônicos

Em contraste com tensoativos aniônicos, ele tem uma carga positiva no grupamento hidrofílico. São considerados agentes de limpeza pobres, não fazem espuma, nem são compatíveis com surfactantes aniônicos. Detergentes catiônicos são usados em xampus quando mínima limpeza é desejada, como em cabelos altamente danificados com clareamento e tintura. Nesse caso, remoção mínima do sebo é o objetivo, e os detergentes catiônicos são ótimos em promover maciez e penteabilidade. Com seu uso isolado diariamente, existe a possibilidade de *bild-up* (opacidade do fio conferida pelo excesso de produtos depositados na cutícula). Os tensoativos catiônicos mais comuns são os sais de amina e os sais de amônio quaternário (cetrimida e cloreto de benzalcônio).

Exemplos: aminoesteres de cadeia longa, aminoesteres, cloridrato cetil trimetil amônio.

Surfactantes não iônicos

Detergentes não iônicos são os surfactantes de limpeza mais leves e muito populares. Não apresentam carga no grupamento hidrofílico. Promovem limpeza suave e são usados em combinação com surfactantes aniônicos, como detergente secundário. Sua alta tolerância pela pele, faz que seja combinado com anfotéricos para xampus de limpeza extra suave.

Exemplos: ácidos graxos etoxilados, ésteres de sorbitano, alcanolamidas e alquil poliglucosídeos.

Surfactantes anfotéricos

O termo anfotérico refere-se a substâncias que possuem ambas as cargas, positivas e negativas, no grupamento alcalino. Em pH ácido, eles se comportam como catiônicos e em pH alcalino, como aniônicos. Membros desse grupo são menos agressivos que os aniônicos, e por isso, são combinados para promover suavidade. A suavidade do xampu também pode ser definida pelo não rompimento da barreira cutânea e por não induzir ressecamento na pele.

Dentro dessa categoria, existem vários subgrupos, como as betaínas, betaínas sulfatadas e imidazolinium. Atualmente, o cocoamidopropil betaína é o tensoativo anfotérico mais utilizado em fórmulas de xampu. É também encontrado em xampu de neném. Não são irritantes para os olhos e são usados para cabelos finos e quimicamente tratados, eles espumam moderadamente e deixam o fio maleável.

Detergentes naturais

Surfactantes naturais vêm de plantas, como agave. Essas saponinas naturais têm boa capacidade de espuma, deixam o cabelo brilhoso e macio, mas tem baixa capacidade de limpeza, por isso precisam estar presentes em altas concentrações. Eram usados na Índia em tempos antigos. Depois dos detergentes sintéticos, eles caíram em desuso. Recentemente, produtos para cuidados de cabelo de origem botânica ressurgiram, mas geralmente estão combinados com detergentes sintéticos e são adicionados para proposta de *marketing*.

□ Formadores de espuma

Um dos atributos mais importantes do ponto de vista do consumidor é a habilidade em fazer espuma. Consumidores são convencidos de que se o xampu fizer pouca espuma, ele limpa pouco, o que não é verdade. Muitos deles possuem agentes formadores de espuma, como cocodiethanolamide para criar bolhas na água.

A espuma também contribui para ajudar a espalhar o detergente pelo cabelo, mas não participa da limpeza. Uma curiosidade é que o xampu produz menos espuma no cabelo sujo do que no cabelo limpo. Isso acontece porque o sebo inibe a formação da espuma. Por isso, o xampu espuma menos na primeira lavagem do que na segunda. Alguns xampus de corticoide não espumam como os convencionais, o que não significa que a limpeza é inadequada.

□ Espessante e opacificantes

Esses ingredientes são usados para alterar as propriedades físicas e óticas dos xampus. Os espessantes são usados para aumentar a viscosidade, o que faz que alguns consumidores o notem como melhor xampu, além de evitar que escorram pelas mãos. Por exemplo, goma xantana, PEG-150 distearate, cloreto de sódio, entre outros. O cloreto de sódio tem a propriedade de espessar as formulações à base de tensoativos aniônicos pela repelência de cargas. Um fato interessante é que no Brasil existe um apelo de *marketing* que correlaciona o sal do xampu como prejudicial ao fio, mas não há literatura médica que mostre esse dano. O sal adicionado à formulação está envolvido na repelência de cargas e não está livre para atuar sobre os fios.

Os opacificantes são usados para dar um toque perolado, o que não influencia na limpeza, só no efeito ótico.

Agentes quelantes

A função desse agente é quelar íons de magnésio e de cálcio, prevenindo a formação de sabão insolúvel. Sem esses agentes, o xampu se depositaria no cabelo, deixando um aspecto endurecido, além de exacerbar sintomas de dermatite seborreica.

Condicionadores em xampus

O objetivo final de um xampu é a limpeza, mas um cabelo excessivamente limpo não é cosmeticamente aceitável. O cabelo sem nenhum sebo é áspero, sem brilho, difícil de pentear. Algumas pessoas desejam lavagem diária como ritual de higiene, independente se há excesso de sebo ou não. Portanto, xampus para cabelos secos geralmente, além de limpar, possuem agente condicionante na fórmula. A incorporação de agente condicionante não é tão eficiente quanto o condicionador em si separadamente. Numerosos ingredientes podem ser usados, como ácidos graxos, óleos vegetais e minerais. Também são usadas proteínas hidrolizadas, polímeros cationicos glicerina, silicones, como dimeticona. Substâncias derivadas de proteína são populares para cabelos danificados, já que temporariamente melhoraram ponta dupla (tricoptilose).

Ajustadores de pH

O pH da fibra capilar é 3,67. Um pH alcalino aumenta a carga elétrica negativa na superfície da fibra, e assim, aumenta a fricção entre as fibras. Qualquer produto aplicado na fibra com pH acima de 3,67 aumenta a negatividade da carga elétrica da fibra, levando a aumento da eletricidade estática.

O pH do couro cabeludo é em torno de 5,5, assim como o resto da pele, um pouco mais alcalino que a fibra capilar.

Não há padrão de pH para nenhuma indicação específica de xampu, assim como não há a obrigação de informar o pH nos rótulos do produto.

Uma maneira de minimizar o dano à fibra capilar durante as lavagens é prevenir a alcalinização da fibra capilar. A maioria dos detergentes tem o pH alcalino, o que provoca edema na fibra, abrindo a cutícula e predispondo a fibra ao dano. Com pH alcalino, há uma maior absorção de água pelas células cuticulares abertas, com consequente quebra das ligações de hidrogênio.

O edema da fibra capilar pode ser prevenido por um ajuste de pH pela adição de substância ácida na fórmula, como ácido glicólico.

Em cabelos clareados, o ponto isoelétrico é alcançado em pH ainda mais ácido. Depois de usar um xampu com pH acima de 5,5, condicionador de pH mais ácido deve ser aplicado para neutralizar cargas elétricas e lubrificar, eliminar o efeito *frizz* e selar as cutículas. Se o condicionador não é recomendado pelo dermatologista, é necessário escolher um xampu com pH menor que 5,5. Em relação a alguns xampus de bebê, conhecidos por conterem detergentes suaves, muitos são indicados também para cabelos quimicamente tratados por causa da sua baixa capacidade de limpeza. Entretanto, muito comumente, apresentam pH acima de 6, para evitar ardência nos olhos, respeitando o pH da lágrima mais do que do couro cabeludo e da fibra capilar. Portanto, não são xampus que devam ser recomendados para cabelos clareados e danificados.

Se o cosmético de cabelo for formulado com pH acima de 3,67, ingredientes catiônicos devem ser adicionados à fórmula para serem atraídos pelas forças negativas. Se uma fórmula de xampu está acima de 3,67 e não tem ingredientes catiônicos, a eletricidade estática aumenta, aumentando o embaraço dos fios e o dano à cutícula. A prescrição de um xampu sem agentes catiônicos demanda uso de condicionador após a lavagem. Para cabelos excessivamente oleosos, finos e lisos, o pH mais alcalino pode ter efeito positivo por adicionar volume ao cabelo.

É importante lembrar que pH acima de 5,5 pode ser irritante para o couro cabeludo. Portanto, além de inclusão de agentes antiestáticos, a fórmula de um xampu deve estar dentro do pH fisiológico da pele para não irritar o couro cabeludo.

Aditivos

Aqui entram ingredientes considerados especiais, que diferem um xampu do outro em termos de apelo de *marketing*. O ingrediente extra pode promover um atributo funcional único ao xampu ou, simplesmente, seguir uma moda do mercado. Por exemplo: adição de cerveja, na década de 1970. No momento, a tendência é a adição de vitaminas aos xampus, como vitamina B5 (pantenol) e Biotina. Os xampus são frequentemente reformulados para atender às expectativas do consumidor.

Tipos de xampu

Existem muitos tipos de xampu. Aqui vamos apenas citar os tipos mais básicos (Quadro 9.1).

Quadro 9.1. Tipos básicos de xampus.
Xampu para cabelo normal
Xampu para cabelo seco
Xampu para cabelo oleoso
Xampu para uso diário
Xampu antirresíduo
Xampu para bebês
Xampu de tratamento
Xampu 2 em 1
Xampu profissional

Xampu para cabelo normal

É desenvolvido para limpar cabelos de pessoas com produção de sebo moderada e sem cabelo quimicamente tratado. O detergente primário costuma ser o lauril sulfato, promovendo boa remoção de limpeza com mínimo poder condicionante.

Xampu para cabelo seco e danificado

Promove limpeza suave e bom condicionamento. Muitos dos xampus modernos para cabelos secos são do tipo 2 em 1, significando que contém condicionador e xampu no mesmo produto. A adição de silicone do tipo dimeticona possibilitou que esse apelo fosse possível.

Detergentes suaves, como laureth sulfato, são combinados para promover boa produção de espuma, com suave limpeza. Os detergentes removem o sebo e a sujeira ambiental do cabelo, e o silicone deposita um filme fino sobre o fio. O produto repõe o sebo com silicone para promover um fio brilhoso e sem eletricidade estática.

Xampu para cabelo oleoso

É formulado para ter ótima remoção do sebo do couro cabeludo e da fibra capilar. Há uma seleção de detergentes potentes e uso mínimo de condicionadores. São usados: lauril sulfato ou sulfosuccinates. O uso de condicionadores não é necessário em cabelos oleosos devido à grande produção de sebo.

Xampu para uso diário

Tecnicamente não é necessário lavar o cabelo diariamente, a não ser que a produção de sebo seja alta. Xampus para uso diário combina a vontade de lavar os cabelos diariamente com detergentes suaves.

Xampu de limpeza profunda ou antirresíduo

Está no outro lado do espectro do xampu para uso diário. Remove todo o sebo ao longo da fibra, mas tipicamente é usado para remover cosméticos de cabelo depositados como *sprays*, géis e *mousses*. Os xampus de uso diário e para cabelo seco não são eficazes em remover polímeros depositados para modelar os cabelos. Esses polímeros podem se acumular após alguns dias, deixando o cabelo com aparência dura e áspera. Tipicamente contém um detergente potente, como laurel sulfato, e tem uso recomendado 1 vez por semana.

Xampu para bebê

Tipicamente são formulados com detergentes leves, já que bebês produzem pouca quantidade de sebo e, também, para não arder os olhos. Geralmente, os detergentes são do grupo dos anfotéricos, principalmente a betaína. Ela não arde os olhos, mas pode ocasionar dano aos olhos; portanto, deve-se sempre tomar cuidado com os olhos das crianças mesmo na ausência da ardência.

Xampus de tratamento

Xampus medicados são desenvolvidos para promover algum benefício, além da limpeza. Indicados para condições como: dermatite seborreica, psoríase, infecções fúngicas e bacterianas e alopecia.

Dermatite seborreica

Vamos falar em especial da dermatite seborreica, considerando que é uma afecção que acomete entre 3% e 10% da população. É uma doença inflamatória crônica, cuja patofisiologia ainda não é totalmente compreendida, mas sugere um papel da *malasssezia* ativando respostas epidérmicas inflamatórias e hiperproliferativas. Geralmente, terapias efetivas reduzem a colonização da *malassezia* do nível pré-tratamento, e a recolonização resulta da recorrência da condição. Atualmente, ativos usados para o tratamento incluem cetoconazol, piritionato de zinco, octopirox, sulfeto de selênio, derivados do coaltar, ácido salicílico. É importante excluir diagnósticos diferenciais, como eczema de contato e psoríase.

Oleosidade

Cabelo oleoso acontece por acúmulo de secreção de sebo das glândulas do couro cabeludo. Remoção inadequada do sebo piora a condição. Falta de lavagem frequente resulta em *build-up* e acúmulo de material exógeno, sujeira e bactéria. Além da aparência, o odor do cabelo também pode ser desagradável pela transformação peroxidativa microbiana dos lipídeos sebáceos. Importante o uso de xampus adequados para cabelos oleosos, para remover o sebo, sem ser muito agressivo ao fio, ao mesmo tempo evitando *build-up* (acúmulo) de depósitos repetidos de agentes condicionantes. Apenas algumas substâncias podem diminuir a secreção do sebo e entre eles está o cetoconazol 2% e o elubiol.[5]

Antiqueda

Estimulante de crescimento incorporado ao xampu não tem impacto no crescimento do cabelo. Além do curto contato e diluição em água, muitos ativos encontrados em xampus comerciais antiqueda não tem comprovação científica. Alternativamente, cabelos finos devem ser lavados adequadamente, para obter mais volume e aparência de cabelo mais grosso.[1]

Xampu 2 em 1

Xampus 2 em 1 contêm capacidade de limpeza e capacidade condicionante na mesma formulação. Habitualmente, contém detergentes com capacidade de limpeza suave e razoável espuma, como laureth sulfatos ou detergentes catiônicos, e também silicones, como a dimeticona, agindo como condicionadores. Portanto, após o xampu o sebo é reposto por silicone para promover um fio limpo, brilhoso e sem eletricidade estática.

Xampus profissionais

Há dois tipos de uso de xampus profissionais. O primeiro é usado antes de corte ou de ações para modelar os fios. Em alguns casos, esses xampus têm a mesma composição que os comuns, porém em altas concentrações. O segundo deve ser usado antes ou após processos químicos, como clareamento e alisamento. Esses xampus possuem ingredientes em alta concentração, em especial detergentes aniônicos ou catiônicos, que neutralizam os efeitos agressivos desses processos químicos. Esses xampus performam uma função vital de prevenir dano irreversível a fibras ou removem resíduos destas químicas para cor ou formato da fibra.

Com qual frequência pode se usar xampu?

A frequência de lavagem dos fios segue preferência individual, sendo influenciado por comprimento dos fios, cultura, sexo, pressão social e econômica. Lavagem regular e frequente dos fios com xampu com formulação adequada não ocasiona danos às fibras.

Reações adversas dos xampus

Reações adversas a xampus são raras, já que o contato é curto e ele é enxaguado. Provavelmente, o maior problema é o contato acidental com mucosas, como nariz e olhos. As possíveis causas são: formalina, parabenos, hexachlorophene e miranols.

Sulfatos e parabenos

Os surfactantes aniônicos ganharam destaque recentemente no universo dos xampus. Essa classe de surfactantes também é conhecida como sulfatos. Os sulfatos, particularmente o lauril sulfato de sódio, ganharam uma reputação negativa como ingredientes cosméticos, com relatos de várias comunidades não científicas tendo o rotulado como perigoso para a saúde. Foi descrito como irritante do couro cabeludo, ligado à formação de catarata, e rotulado erroneamente como cancerígeno. A origem de algumas dessas afirmações não é clara, mas provavelmente sugiram de má interpretação de estudos científicos complexos.

Parabenos são usados como preservativos em comidas, medicamentos e cosméticos. A preocupação com sua presença em xampus e outros cosméticos ganhou força pela sua reputação de um possível efeito estrogênico e suposta carcinogênese via modulação endócrina. Contrariamente à tendência europeia, que restringe o uso de isopropylparabeno, isobutylparabeno, phenylparabeno e pentylparabeno, não há regulação contra o uso de parabenos em xampus e outros cosméticos nos Estados Unidos.

Low-poo, no-poo, co-wash

Sulfatos são surfactantes potentes, portanto removem sujeira e debris, assim como óleos saudáveis do couro cabeludo e da fibra. Por isso, podem deixar cabelo seco. São usados em xampu de alta limpeza, que são desenvolvidos para pessoas que tem acúmulo de sujeira, sebo e produtos para modelar o cabelo. Portanto, por causa de sua alta detergência, esses xampus não devem ser usados diariamente, e sim com intervalos. A alta capacidade de limpeza pode ser compensada pela adição de aditivos condicionantes em formulações de xampus. Alternativamente, xampus livres de sulfatos são formulações sem detergentes aniônicos e substituídos por surfactantes de menor detergência.

Low-poo

Uso de xampus sem sulfatos, ou surfactantes aniônicos, também é conhecido popularmente como *low-poo*. O uso de xampus com outras classes de surfactantes está liberado nessa técnica.

No-poo

Vem do inglês "não" ou "sem" xampu. O método *no-poo* refere-se ao não uso de xampus comerciais para a limpeza dos fios e do couro cabeludo e engloba diferentes métodos para a limpeza dos fios, como uso de bicarbonato, vinagre, uso de condicionadores para limpar os fios (*conditioner-only wash*) e o tratamento do couro cabeludo com óleo de melaleuca. Adeptos do *no-poo* acreditam que o não uso do xampu leva a um cabelo mais saudável, com a manutenção de óleos naturais e a não exposição a agentes químicos perigosos, como sulfato e parabenos.

Apesar de não haver nenhuma comprovação de perigo do uso do xampu a longo prazo, algumas substâncias presentes nos xampus podem irritar o couro cabeludo, como propilenoglicol, cocamidopropil betaina, vitamina E, parabenos e benzofenonas.

Bicarbonato de sódio

Já foi demonstrado algum efeito antifúngico através de mecanismo de ação desconhecido. Indivíduos relatam que o couro cabeludo fica mais limpo e os fios suaves ao toque. Entretanto, ele pode ser um irritante, já que possui pH alcalino (pH 9), e pode abrir as cutículas, aumentando a penetração de água na fibra e estimulando a quebra de pontes de hidrogênio.

Solução de vinagre de maçã tem pH que varia de 3,5 a 5. Esse pH é mais equilibrado com a pele do couro cabeludo e da fibra. Além disso, possui efeito antibacteriano e tem efeito leve na limpeza dos fios. Além do seu uso para limpeza na técnica de *no-poo*, ele também é usado no enxague final para selar as cutículas. Há relato de aumento de fragilidade capilar em cabelos quimicamente danificados com esse enxague. Entretanto, se não diluído pode ter efeito cáustico em pele e mucosas.

O óleo de melaleuca é conhecido pelo seu efeito antiviral, antifúngico e antisséptico. Frequentemente é adicionado a xampus e *co-washes*.

Conditioner-only washing (co-washing) – co-wash

Método para limpeza dos fios entre indivíduos que consideram que xampus comerciais retiram excessivamente óleos naturais dos cabelos. Condicionadores não foram formulados para remover sujeira, e sim para se depositar sobre os fios. Portanto, não é apropriada a substituição de um xampu por um condicionador para a limpeza dos fios. Agentes quaternários podem ser uma exceção, pois contém surfactantes anfotéricos, que podem promover alguma limpeza.

Condicionadores

Condicionadores são usados para diminuir o atrito, melhorar a penteabilidade, minimizar o *frizz*. Agem neutralizando a carga elétrica negativa natural da fibra e da carga deixada pelo tensoativo aniônico presente no xampu ao fazer a limpeza do fio, adicionando cargas positivas e lubrificando a cutícula para melhorar a hidrofobicidade.

Após o xampu com a remoção de sebo e sujeira, além de outros resíduos indesejáveis, o sebo, sendo condicionador ideal e natural da fibra, tem que ser reposto. Portanto, a necessidade de uma substância sintética que mimetiza o sebo. Também é usado para recondicionar a fibra após processos químicos, como alisamento, coloração clareamento e agressões físicas, por exemplo, secagem, escovação e sol[6] (Quadro 9.2).

Quadro 9.2. Funções do condicionador.
Facilitar pentear
Restaurar hidrofobicidade
Mimetizar 18-MEA
Selar cutícula
Minimizar *frizz*, fricção, reduzir carga negativa
Melhorar brilho, maciez

□ Composição

Existem vários ingredientes ativos que podem ser combinados em um condicionador dependendo do tipo de cabelo. São basicamente sistemas catiônicos e lubrificantes e contêm polímeros, óleos, ceras, aminoácidos hidrolizados e moléculas catiônicas. As máscaras capilares podem conter maior concentração de ativos ou serem mais viscosas. Produtos *leave-on* são desenhados para serem aplicados em cabelos secos ou úmidos, sem enxague.

- **Surfactantes catiônicos:** cloreto de cetiltrimetilamônio, behentrimônio ou propiltrimônio, estearamidopropil dimetilamina. Considerados o corpo do condicionador.
- **Polímeros:** mono e polipeptídeos, como proteínas hidrolizadas (aminoácidos) e polivinilpirrolidona (PVP).
- **Agentes de corpo e espessantes:** ácidos graxos (p. ex., álcool cetílico e álcool estearílico), ceras (p. ex., carnaúba e parafina), gomas e sal (cloreto de sódio).
- **Emolientes e óleos:** incluem óleos naturais e sintéticos. Incluem óleos naturais, como óleo de jojoba, de uva, argan, de coco, e óleos sintéticos, como silicones, que são superiores aos óleos vegetais em termos de formação de filme e brilho.
- **Emulsificantes auxiliares:** agentes não iônicos para estabilidade. Álcoois graxos etoxilados (polissorbato-80 ou ceteareth-20).

Surfactantes catiônicos

Surfactantes catiônicos que promovem uma carga elétrica positiva ao condicionador. A carga elétrica do fio é atraída pela carga positiva do condicionador, o que resulta em depósito do condicionador da fibra. Isso é especialmente importante em cabelos danificados, já que tem carga ainda mais negativa que fios saudáveis. Portanto, condicionadores, reduzem eletricidade estática. Também selam as células da cutícula, reduzindo a fricção entre as fibras, aumentam reflectância à luz e melhoram o brilho. A maciez facilita a penteabilidade. São exemplos típicos: cloreto de cetrimônio.

Polímeros

Polímeros catiônicos, como poliquartenium 10 e poliquartenium –7, também são usados. Polímeros catiônicos ajudam a restaurar o substrato proteico danificado, a reduzir potencial irritante dos tensoativos aniônicos e atuam como agente condicionante. Atenção para evitar *build-up* no cabelo, quando se usa formulação com polímeros catiônicos.

É comum usar ingredientes catiônicos em muitos xampus com surfactantes aniônicos para neutralizar carga, formando um complexo catiônico-aniônico.

O tamanho e peso molecular do polímero influenciam em sua absorção e difusão o através da fibra capilar. Pequenas moléculas podem se difundir para o interior da fibra, especialmente em cabelos danificados. Os polímeros de alto peso molecular difundem-se apenas na superfície da fibra.

Vários tipos de hidrolisatos de proteínas oriundos de plantas e animais são usados em cabelos. Hidrolisatos e queratina geralmente são preparados com restos de animais que contêm queratina, como penas, cabelo, chifres e lã, coletados de materiais descartados. Algumas indústrias desenvolveram produtos que usam um complexo de aminoácidos não animais derivados do trigo, do milho e da soja para mimetizar a composição da queratina. Vale lembrar que a queratina é uma proteína insubstituível e o uso dessa proteína não repara realmente e de modo permanente a estrutura danificada.

Uma maior quantidade de proteína é depositada em cabelo quimicamente tratado, especialmente clareado. Como os aminoácidos são positivamente carregados, a carga negativa dos fios as atraem, desta forma neutralizando as cargas elétricas e diminuindo o *frizz* e a fricção.

Óleos minerais e vegetais

A propriedade principal é a hidrofobicidade dos óleos.

Óleos vegetais têm sido usados extensivamente como tratamentos cosméticos na fibra capilar de origens étnicas diferentes. Seu efeito lubrificante ajuda a reduzir danos abrasivos da fibra. Outro aspecto interessante é a possível difusão do óleo na fibra capilar, que depende da composição dos triglicerídeos dos óleos.

Alguns óleos podem penetrar na fibra, reduzindo a quantidade de água absorvida no cabelo. Podem também preencher o espaço entre as células da cutícula e prevenir a penetração de substâncias agressivas no folículo. Óleos saturados e monoinsaturados difundem no cabelo bem melhor que óleos poliinsaturados.[3]

Óleo de coco pode reduzir perda de proteína, usado tanto na pré-lavagem como após a lavagem. Aplicar óleo regularmente na fibra pode prevenir quebra do fio. O óleo de coco é um triglicerídeo do ácido láurico, em alta afinidade com as proteínas do cabelo e baixo peso molecular, e assim, penetra dentro da fibra capilar. O mesmo não acontece com óleo mineral e de girassol, que não penetram na fibra, mas que formam um filme na superfície da fibra, promovendo brilho e diminuindo fricção.[7]

Óleo mineral não tem afinidade com as proteínas do cabelo e não é capaz de difundir para dentro da fibra. Seu efeito principal é sua alta capacidade de espalhabilidade na superfície da fibra, que fornece brilho, facilita o pentear e reduz a formação de ponta dupla.[8]

Óleo de argan também se tornou muito popular, pela hidrofobicidade que mantém o cabelo hidratado. Extraído de uma árvore tipicamente encontrada no Marrocos, tem seu preço elevado. Seu óleo é rico em polifenóis, antioxidantes potentes. Há pouco dado sobre seus benefícios nos fios.

Silicone

Silicone é um termo genérico para várias classes de polímeros que consistem em um esqueleto siloxano inorganico (Si-O) com grupos orgânicos ligados a ele. Existem vários tipos de silicone com deposição variada na fibra, aderência e solubilidade em água, que leva a diferentes performances.

Dimeticona é um dos silicones mais usados na indústria de cabelo. Outros são: ciclopentasiloxane, dimeticonol e amodimeticona. Tem efeito filme e podem aumentar o brilho por refletir a luz. Dimeticona tem efeito de proteger a fibra de ações erosivas. Polímeros de polysioxane podem prevenir o dano causado pelo calor.

Procedimentos Estéticos e Suas Complicações

- Maria Fernanda Reis Gavazzoni Dias
- Leonardo Spagnol Abraham

Introdução

Mudanças na forma e cor dos cabelos têm sido, desde o início das civilizações, um dos indicadores da beleza. A moda não se restringe às vestimentas, mas expande-se aos cabelos, gerando uma busca incessante por uma aparência diferenciada. O alisamento dos cabelos teve seu auge registrado em meados do ano 1900, com a técnica para alisamento de cabelos afroétnicos que utilizava vaselina sólida e pente de metal quente em uma temperatura entre 150 e 260 °C, denominada *hot comb*. Ao longo dos anos seguintes, foram desenvolvidas substâncias químicas que possibilitaram alisar ou enrolar os cabelos de forma permanente e mais segura.

Atualmente, observa-se uma tendência pela busca de cabelos extremamente lisos de modo definitivo, o que é motivo frequente de consultas dermatológicas para tratamento de alopecias causadas por cosméticos. Some-se a isso o já tradicional uso de agentes que modificam a cor natural do cabelo ou escondem os indesejáveis fios brancos, e temos uma associação que pode realmente ser perigosa para a saúde dos fios. A cada dia aumentam as consultas médicas para esclarecimento de quais técnicas e produtos químicos são mais indicados para permitir que os cabelos sofram as alterações desejadas na mudança de seu aspecto natural e, ao mesmo tempo, mantenham-se saudáveis e belos. Neste capítulo, abordaremos os agentes de alisamento e coloração dos cabelos, e as consequências de tais procedimentos.

A haste capilar é composta de 3 camadas: cutícula, córtex e medula. A parte mais externa é a cutícula, que se constitui de células mortas achatadas, sobrepostas umas às outras, como telhas de um telhado. Tais células denominam-se escamas e formam de 5 a 10 camadas. Cada célula é revestida por uma membrana externa denominada epicutícula, rica em cistina (aminoácido rico em enxofre) e ácidos graxos. A cutícula é a região quimicamente mais resistente da haste. Traumas corriqueiros, como pentear e lavar os cabelos, são responsáveis por certo grau de dano cuticular, sobretudo nas porções mais distais do fio.

Cada célula cuticular possui uma membrana proteinácea (epicutícula), recoberta por uma camada lipídica composta, dentre outros, pelo ácido 18-metil-eicosanoico (18-MEA), responsável pela hidrofobicidade capilar. É o 18-MEA o lipídio responsável pelo controle da entrada de água no interior da fibra. O cabelo natural e saudável mantem o seu conteúdo de água interna, estável, não sofrendo influência do grau de umidade do ambiente externo. A remoção do 18-MEA por procedimentos cosméticos capilares quimicamente alcalinos (alisantes químicos e tinturas) pode danificar os fios devido ao aumento da hidrofilia e da absorção da água. A entrada de água no fio quimicamente danificado pode gerar alterações estruturais devido à hidrólise da molécula da queratina, a qual se torna mais maleável e passível de ser partida. O desgaste capilar por remoção do 18-MEA aumenta o *frizz* e dificulta o desembaraçar dos fios.

Mais internamente vem o córtex, que é a área de maior massa da fibra capilar. Constitui-se de células e material intercelular, e divide-se em 3 camadas: ortocórtex, mesocórtex e paracórtex, onde encontramos os polipeptídeos de queratina dispostos 2 a 2, um ácido com um básico, formando os protofilamentos, os quais são responsáveis pela capacidade da queratina em ser estendida e estirada.

No centro da haste está a medula. A função da medula tem sido objeto de estudo; entretanto, essa região não tem participação conhecida nos procedimentos estéticos. Cabelos são mais maleáveis e elásticos do que as unhas porque têm menor quantidade de pontes dissulfeto presentes na queratina e responsáveis pela sua forma helicoidal. A queratina, com sua conformação espacial típica e suas ligações químicas, é a principal responsável pela rigidez, pela força e pela insolubilidade da fibra. Cada ponte dissulfeto é formada por duas moléculas de enxofre ligadas uma à outra.

A queratina é incolor. A cor dos cabelos é dada pela melanina do córtex oriunda dos melanócitos do bulbo capilar. Dependendo da quantidade e da taxa de eumelanina (preta) e feomelanina (vermelha), que são os dois tipos de melanina, a cor natural dos cabelos pode variar entre as cores cinza, loiro, castanho, vermelho e preto.

Alisamento

Consiste na quebra, temporária ou permanente, das ligações químicas que mantêm a estrutura tridimensional da molécula de queratina em sua forma rígida original. São elas: pontes dissulfeto (ligações fortes), pontes de hidrogênio, forças de Van der Waal e ligações iônicas (forças fracas). As forças fracas quebram-se no simples ato de molhar os cabelos. As ligações químicas mais fracas resultam da atração de cargas positivas e negativas. Existem os alisamentos temporários, que utilizam técnicas físico-químicas, como o secador e a piastra (chapinha), e também a técnica do *hot comb* (Figura 9.10). Esses procedimentos duram apenas até a próxima lavagem. Necessitam que os cabelos sejam previamente molhados, pois a água quebra as pontes de hidrogênio no processo de hidrólise da queratina, permitindo a abertura temporária da estrutura helicoidal da mesma. Com isso, o fio fica liso. A desidratação rápida com o secador mantém a forma lisa da haste. A aplicação da prancha quente molda as células da cutícula (escamas) como que as achatando paralelamente à haste. O fio adquire aspecto liso e brilhante, por refletir mais a luz incidente.

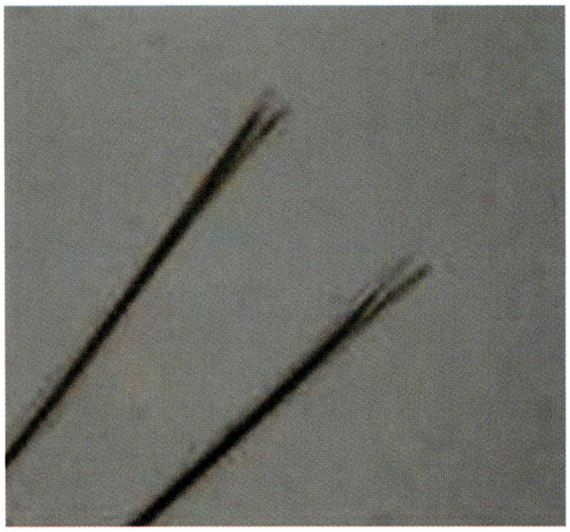

Figura 9.10. Dermatoscopia da ponta dos cabelos de uma paciente com muito dano físico e químico. É um achado comum o cabelo com tricoptilose (ponta dupla).

Fonte: Acervo da autoria do capítulo.

Os alisamentos definitivos visam romper as pontes dissulfeto da queratina. Podem ser à base de hidróxido de sódio, lítio e potássio, hidróxido de guanidina (hidróxido de cálcio mais carbonato de guanidina), bissulfitos e tioglicolato de amônia ou etanolamina, os quais utilizam reações químicas de redução.

O hidróxido de sódio e a guanidina são mais potentes e destinam-se, em geral, aos cabelos afroétnicos. Agem promovendo a quebra das pontes dissulfeto da queratina, em um processo denominado lantionização, que é a substituição de 1/3 dos aminoácidos de cistina por lantionina. Utilizam pH alcalino (entre 9 e 14), o qual causa intumescimento da fibra, permitindo a abertura da camada mais exterior, a cutícula, para que o alisante penetre essa camada e a seguinte, o córtex. Após isso, aplica-se uma substância que acidifica o pH, interrompendo o processo e fechando novamente as pontes dissulfeto no novo formato desejado do fio. Em geral, são usados xampus ácidos para esse fim (pH entre 4,5 e 6,0).

Hoje, o tioglicolato é o mais procurado para alisamento de cabelos caucasianos e é encontrado em diferentes concentrações, o que promove um alisamento de variados graus. Age também quebrando as pontes dissulfeto dos aminoácidos cistina, gerando a formação de duas cisteínas para cada cistina. Por esse processo, a queratina sofre edema, tornando-se maleável para ser enrolada (permanente) ou alisada. No permanente, utilizam-se rolos chamados "bigodins" e no alisamento secam-se os fios com secador e, em seguida, aplica-se a prancha quente para esticá-los. Um maior alisamento é obtido com a aplicação da prancha quente em mechas bem finas. Após isso, lavam-se os cabelos com água corrente e neutraliza-se o tioglicolato com a aplicação de um agente oxidativo, em geral contendo peróxido de hidrogênio. O processo químico é então interrompido, com os fios sendo permanentemente mantidos no novo formato.

A escova progressiva (sem formol) consiste na aplicação de tioglicolato a cada 4 meses, aproximadamente, para um efeito alisante progressivo. Já a "escova japonesa" é a aplicação do tioglicolato em alta concentração para um alisamento rápido em apenas uma sessão. Os alisantes não devem ser aplicados diretamente no couro cabeludo, e para os mais potentes, como o hidróxido de sódio, deve-se proteger a pele com aplicação prévia de óleos ou vaselina.

O uso de formol para alisamento capilar tornou-se frequente, pois além de mais barato, é um processo rápido e que deixa os fios com brilho intenso. O formol é, na verdade, o formaldeído em solução a 37%, cuja venda em farmácias é proibida. A solução é empiricamente misturada à queratina líquida, que consiste em aminoácidos carregados positivamente, e ao creme condicionador. O produto final é aplicado nos fios e espalhado com o auxílio de um pente. Em seguida, utiliza-se o secador e a piastra. O formaldeído liga-se às proteínas da cutícula e aos aminoácidos hidrolisados da solução de queratina formando um filme endurecedor ao longo do fio, impermeabilizando-o e mantendo-o rígido e liso (Figura 9.11). O efeito é o mesmo da calda da maçã do amor, por fora tudo lindo e brilhante, mas por dentro tudo desidratado e frágil (Figura 9.12). O fio fica suscetível à fratura em consequência dos traumas normais do dia a dia, como pentear e prender os cabelos. O problema maior é que o

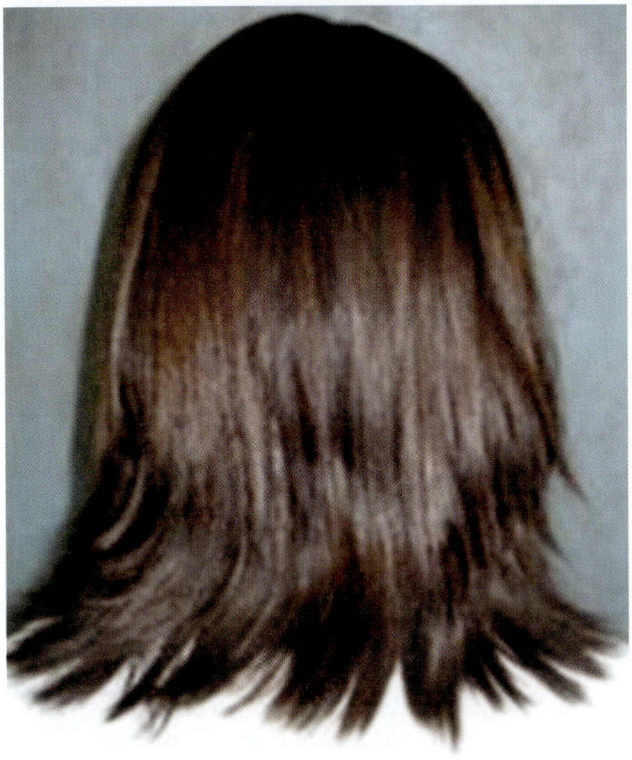

Figura 9.11. Aspecto brilhoso de um cabelo com alisamento por formol.

Fonte: Acervo da autoria do capítulo.

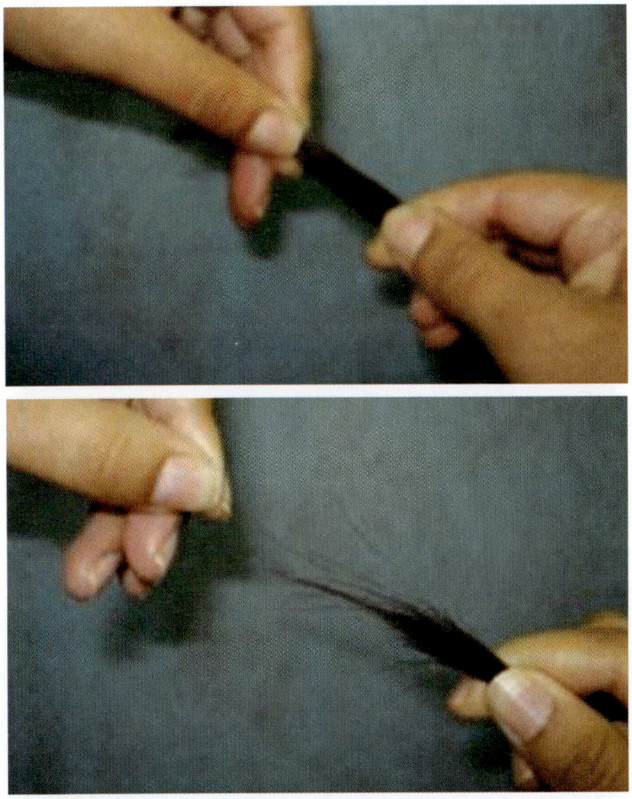

Figura 9.12. Teste de tração da mesma paciente anterior com alisamento por formol, mostrando fragilidade da haste capilar com um simples "puxar". Efeito "maçã do amor".

Fonte: Acervo da autoria do capítulo.

formol é volátil e, depois de aquecido, uma maior quantidade é inalada tanto por quem aplica quanto por quem se submete ao tratamento. A Anvisa proíbe o uso do formol como alisante. O formol é permitido no mercado de cosméticos em concentração de até 0,2% como conservante e 5% como endurecedor de unhas (Anvisa – Legislação em vigor: Formaldeído como conservante: Resolução RDC n. 162, de 11 de setembro de 2001 e Formaldeído como endurecedor de unhas: Resolução RDC n. 215, de 25 de julho de 2005), mas seu uso como alisante não é permitido devido à volatização. Em ambientes nos quais se usa a substância, não pode haver mais do que 0,019 mg/m^3 no ar e certamente após o aquecimento os níveis devem exceder esse limite. Além disso, o formol é cancerígeno, sendo relacionado com leucemia, câncer de pulmão, de vias aéreas e de cérebro. Para atingir o efeito alisante, o formaldeído deverá ser empregado em concentrações de 20% a 30%, o que é totalmente vetado.

É importante lembrar que mesmo produtos rotulados como "sem formaldeído" podem conter compostos que se liberam formaldeído quando submetidos às altas temperaturas do secador ou da prancha quente. Tais produtos denominam-se "liberadores de formaldeído". Atualmente, os alisantes tidos como livres de formaldeído possuem em sua composição o ácido glioxílico ou o metilenoglicol, e são conhecidos com múltiplos nomes distintos como "tratamento de queratina brasileira" ou "botox capilar". São produtos que, em contato com a água e aquecidos pelo calor do secador e da prancha, liberam o formaldeído. Este vai ligar-se à molécula de queratina em uma ligação de *crosslinking*. A queratina, já hidrolizada, liga-se ao formol em uma nova estrutura alinhada e lisa. O alinhamento das moléculas de queratina dá aos fios de cabelo o máximo de brilho e alisamento, é um procedimento compatível com cabelos descoloridos, pois não altera a estrutura proteica do fio e não tem pH alcalino, e sim ácido. Apesar do efeito estético interessante, o vapor desprendido durante o processo é danoso, como o fromaldeído tradicional. Naturalmente, são substâncias tóxicas para qualquer pessoa, principalmente crianças e gestantes.

Coloração

A química depende do tipo do agente utilizado para a coloração. Em geral, os agentes são classificados quanto à durabilidade da cor: gradual, temporária, semipermanente e permanente. Há pigmentos naturais e sintéticos. Dentre os naturais, o mais conhecido é a hena, que confere ao fio uma tonalidade vermelho-alaranjada. A maioria das pessoas prefere utilizar pigmentos sintéticos que conferem resultados mais previsíveis. É interessante a realização de teste de contato antes da utilização de certos produtos, sobretudo aqueles à base de derivados de coaltar. Muitas pesquisas tentam verificar o potencial cancerígeno da utilização de produtos para tingimento de cabelo, sobretudo em relação ao câncer de bexiga. Entretanto, os trabalhos não confirmam tal relação e, até o momento, os produtos são considerados seguros para a saúde por órgãos, como FDA e Anvisa.

- **Coloração gradativa:** utiliza corantes metálicos, como sais de chumbo, bismuto ou prata. Visam apenas escurecer o tom natural do cabelo em tons limitados de negro, marrom-escuro ou cinza, sendo mais procurados por homens, principalmente pela rapidez de seu uso (5 minutos). As partículas do metal parecem reagir com os resíduos de cisteína da cutícula para formar metais sulfídicos, os quais se depositam lentamente na haste, sendo a pigmentação gradual. As desvantagens estão no cheiro da reação química (enxofre) e na irreversibilidade do processo. O cabelo tratado também não pode ser tingido com outra técnica, pois irá partir-se.
- **Coloração temporária:** são corantes solúveis em água com alto peso molecular, o que impede a penetração além da cutícula. Em geral, saem na primeira lavagem, exceto se o cabelo foi danificado (poroso) por tratamentos químicos anteriores, o que ocasiona um efeito mais prolongado. A aplicação sobre fios previamente tingidos pode ocasionar uma coloração de tons inesperados e indesejáveis. São disponibilizados em xampus, géis, *mousses* e *sprays*. Raramente provocam dermatite de contato.
- **Coloração semipermanente:** em geral, são as henas sintéticas. São substâncias de baixo peso molecular derivadas do coaltar (diaminas, aminofenóis, fenóis). Podem causar dermatite de contato. Difundem-se através do córtex, permanecendo no fio por 4 a 6 semanas ou até 8 lavagens. Provocam pouco dano à haste capilar, porém o efeito no cabelo quimicamente tratado pode ser imprevisível. Podem escurecer os fios em até três tons. Estão disponíveis como loções e *mousses*. A aplicação é nos fios úmidos logo após o xampu e leva cerca de 40 minutos, após os quais o produto é enxaguado. Cabelos danificados ou apenas retoques nas raízes necessitam de moléculas de diferentes pesos moleculares para que a cor se mantenha uniforme.
- **Coloração permanente (oxidação):** são soluções alcalinas (pH 9 a 10) à base de amônia, que penetram através da cutícula. Podem escurecer ou clarear os fios, sendo mais eficazes para os fios grisalhos ou brancos. O pigmento é permanente, não sendo removido jamais por lavagens. A raiz deve ser tingida a cada 4 ou 6 semanas. A utilização de uma nova coloração sobre o cabelo já tingido pode danificar os fios. A coloração permanente resulta de uma reação de oxidação entre paraminofenóis, metaminofenóis, fenilenodiaminas e peróxido de hidrogênio. Caso o cabelo seja muito escuro e queira-se atingir um tom muito mais claro, é necessário uma despigmentação prévia com persulfato de amônio, potássio e peróxido de hidrogênio. O pigmento definitivo é aplicado sobre os fios descoloridos. É recomendado que procedimentos de alisamento ou permanente sejam realizados pelo menos duas semanas antes da coloração.
- **Descoloração (luzes, mechas):** remoção parcial ou total da melanina natural do cabelo. O cabelo ruivo é mais difícil de despigmentar do que o castanho. O método mais comum envolve o uso de peróxido de hidrogênio a 12% em base alcalina (amônia). Inicialmente, os grânulos de melanina são dissolvidos e o fio tende à cor marrom-avermelhado. Em seguida, há uma etapa de descoloração mais lenta. O mecanismo de ação não é totalmente explicado, porém acredita-se que a primeira fase envolva a destruição de diferentes ligações químicas que mantêm as partículas dos pigmentos, enquanto a segunda etapa parece envolver a ruptura da estrutura polimérica da melanina. É tempo-dependente e de difícil controle. Longos períodos de permanência, como 1 a 2 horas, podem danificar intensamente os fios. O processo também destrói algumas pontes dissulfeto da queratina, o que leva a um enfraquecimento do fio. Também ocorre dano à cutícula, o que faz que os cabelos fiquem porosos.

Implicações dos procedimentos estéticos

A literatura médica apresenta alguns possíveis efeitos pós-alisamento: fratura da haste (em geral, no ponto da junção da parte previamente alisada com o cabelo novo que está sendo quimicamente tratado), alopecia cicatricial, síndrome da degeneração folicular (*hot comb* alopecia, cujo nome tende a ser substituído), indução de eflúvio telógeno e um possível dano ao folículo pilossebáceo. Além disso, são frequentes as queimaduras de couro cabeludo que ocorrem quando o produto é aplicado diretamente na pele. Os corantes permanentes que utilizam oxidação com paradiamina são os maiores causadores de eczema de contato. Os mais implicados na alergia são: p-fenilenodiamina, p-toluenodiamina e cloro-fenilenodiamina. Também o formaldeído pode causar eczema de contato. O quadro de eczema inicia-se na periferia do couro cabeludo e atrás das orelhas, acompanhado de prurido no couro cabeludo. As lesões podem se estender à face, em especial à região periocular e às pálpebras. A p-fenilenodiamina pode induzir asma em cabeleireiros. Há uma preocupação em relação aos efeitos sistêmicos dos produtos usados para tingir os fios. Trabalhos que estudaram o potencial carcinogênico de diversos tipos de corantes não consideraram as substâncias atualmente disponíveis no comércio como sendo de risco. A substância 2,4-diamino anisol foi retirada do mercado por se relacionar com carcinogenicidade. Novos estudos sobre o potencial toxicológico dos corantes para cabelos continuam em desenvolvimento, abrangendo populações maiores e tempo de uso mais prolongado.

Os produtos químicos usados para alisamento, permanente ou coloração tornam os fios ásperos, porosos e quebradiços, com menor resistência à tração devido à geração de íons negativamente carregados ao longo da molécula de queratina. Também o xampu remove o excesso de gordura e o sebo natural presente ao longo do fio. Pequenos traumas diários aos quais os fios estão sujeitos, como o ato de penteá-los e escová-los, também geram a produção de íons negativos na cutícula e no córtex, sobretudo em cabelos quimicamente tratados.

Para minimizar esses efeitos, utilizam-se, após a lavagem, os agentes condicionadores, os quais objetivam manter os cabelos maleáveis, fáceis de pentear, brilhantes e sedosos. Os condicionadores diminuem a eletricidade estática e o atrito entre os fios, desembaraçando-os devido ao fato de provocarem o depósito de íons positivamente carregados dentro do fio, os quais se ligam aos íons negativamente carregados, neutralizando-os. O atrito, então, é diminuído, provocando um aumento na adesão das escamas da cutícula, e, com isso, o fio reflete mais a luz incidente e fica sedoso ao toque. Há vários tipos de condicionadores: instantâneos, profundos (com enxágue) e *leave-in* (sem enxágue), e os componentes dos dois primeiros devem ser resistentes ao enxágue subsequente.

Os principais componentes presentes nos condicionadores são os agentes antiestáticos ou catiônicos, além de materiais graxos e emolientes. A adesão do catiônico permite que outros ingredientes da formulação tenham maior compatibilidade com o cabelo e também que haja uma maior deposição de material graxo e emolientes em sua superfície. O condicionador ideal deve ter o pH entre 4,1 e 4,9. Infelizmente, não é obrigatória a especificação do pH do produto nas embalagens.

A toxicidade das tinturas é dada pela presença das aminas aromáticas e da resorcina/resorcinol. A amônia não é tóxica, apenas danifica mais o fio de cabelo. Ainda não há estudos conclusivos sobre o uso de tinturas e uma possível predisposição à carcinogênese de mama, bexiga, próstata e doenças linfoproliferativas. Alguns estudos acreditam que tanto os profissionais de salão de beleza como os usuários de tinturas acima de 200 aplicações estão no grupo de risco para desenvolvimento de câncer, mas nada ainda conclusivo. A Europa pretende reduzir a concentração de PPD de 6% para 2% e remover o aminofenol da lista de ingredientes devido a sua maior toxicidade. Tintas mais escuras tem concentração mais alta de aminas aromáticas e são potencialmente mais tóxicas. Não é recomendável o uso de tinturas de qualquer tipo em menores de 16 anos pelo risco de alterações hormonais de "reprotoxicidade" e interferência hormonal. Gestantes e nutrizes não devem usar tinturas ou tonalizantes em qualquer estágio da gravidez ou amamentação devido ao risco, mesmo baixo, de desenvolvimento de neuroblatoma e cardiotoxicidade fetal.

Durante a gravidez e lactação, não é recomendado que se utilize qualquer tipo de química capilar para tingimento, permanente ou alisamento, mesmo hena. Não há unanimidade quanto à segurança no uso de tais técnicas e substâncias em relação ao concepto, porém sabe-se que o risco é maior para os profissionais que aplicam os produtos químicos sem o uso de luvas e máscaras, que proporcionam proteção adequada.

9.2 Cabelos – Exames Complementares

Tricograma

• Cássia Ramos Coelho Bolpato Loures

Definição: depilação ou arrancamento dos fios do couro cabeludo com fins diagnósticos.

Trata-se de um exame simples e minimamente invasivo, usado para avaliar o ciclo biológico do cabelo, pois examina as fases anágena, catágena e telógena. É também importante para determinar a espessura da haste capilar e para identificar a presença de fios distróficos. Pode ser usado como método complementar diagnóstico e como acompanhamento das doenças do couro cabeludo.

Atualmente, com o crescimento da tricoscopia, essa técnica diagnóstica não está sendo muito utilizada, mas é particularmente importante nos casos de perda capilar difusa, para confirmação da suspeita de eflúvio telógeno, síndrome dos anágenos frouxos e alopecia androgenética.

Exame

□ Preparo

O paciente deve ser orientado a ficar sem lavar os cabelos por 3 a 7 dias, evitar a escovação excessiva, não prender os fios de maneira muito tensa e não molhar. Esses cuidados são fundamentais para não alterar o resultado do exame.

Representam limitações para o exame cabelos brancos, muito curtos e/ou muito ondulados.

□ Material utilizado

- porta-agulha;
- micropore;
- tesoura;
- lâminas de vidro;
- esmalte ou verniz;
- aparelho para leitura (microscópio, dermatoscópio manual ou digital) (Figura 9.13).

□ Local de coleta

Deve-se sempre procurar colher o exame do local em que a doença estiver em maior atividade. Na alopecia areata, deve-se colher da borda da placa, caso a doença ainda esteja em atividade. Na alopecia androgenética, tanto a masculina como a feminina, deve-se colher da região parietal próxima ao vértice e sempre comparar com a região occipital.

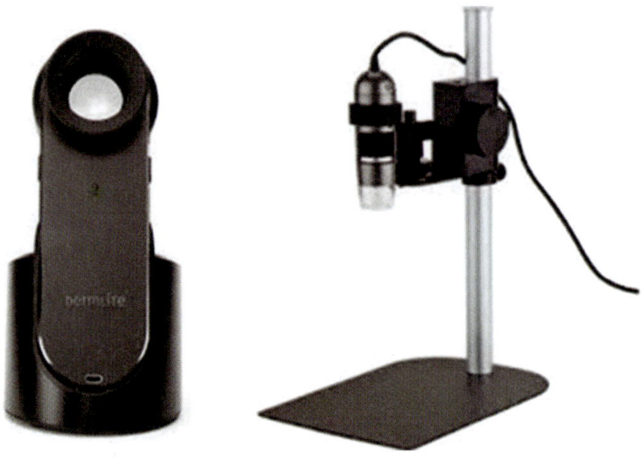

Figura 9.13. Aparelho para leitura: microscópio, dermatoscópio manual ou digital.
Fonte: Acervo da autoria do capítulo.

□ Coleta

O paciente deve estar sentado. Selecione o local de coleta, tentando sempre encontrar a direção dos fios. Dê preferência a colher os fios em linha reta. Selecione aproximadamente de 50 a 100 fios, para serem arrancados com a utilização de um porta-agulhas. Cole o micropore no couro cabeludo a 1 cm da raiz; feche-o em cima dos fios sem agrupá-los, pois isso será fundamental na hora da contagem e da leitura; corte a extremidade distal dos fios. Posicione o porta-agulhas no cabelo, selecione, pressionando de preferência na extremidade distal do micropore, e enrole até a porção proximal do fio. Segure com firmeza o porta-agulha e tracione perpendicularmente em um só golpe o material selecionado, para evitar a formação de falsos cabelos distróficos.

Os fios arrancados devem ser colocados imediatamente na lâmina e fixados com esmalte incolor, verniz ou outro fixador. Depois, serão examinados com microscópio ou dermatoscópio.

A correta coleta do material promove mínimo desconforto ao paciente, não sendo necessária anestesia local.

□ Interpretando o exame

Podem ser avaliados o tipo de raiz, a espessura da haste e as fases do ciclo.

Cabelo anágeno

O cabelo na fase anágena é o mais frequentemente encontrado em um exame normal.

O cabelo anágeno é dividido em:

1. Segmento inferior, constituído principalmente pelo bulbo, que é a porção cíclica do folículo, em que se observam as mudanças morfológicas durante o ciclo.
2. Segmento superior, que consiste na região do *bulge*, do istmo e do infundíbulo, que é considerado a porção permanente do folículo, em que não se observam alterações significativas durante o ciclo do cabelo.

No segmento inferior do folículo piloso, está localizado o bulbo, a parte mais espessa e profunda. O bulbo folicular anágeno contém uma das mais rápidas populações de células proliferativas.

Esquematicamente, observam-se, na extremidade proximal, a papila dérmica e a matriz, que é a parte mais ativa do folículo piloso. É nela que ocorre a produção da bainha radicular interna, da cutícula, do córtex e da medula. Acima da matriz, encontra-se o bulbo, mais claro e com poucos grânulos; depois, a zona de ceratinização do pelo, mais escura, de coloração uniforme e contínua com a haste. A bainha radicular externa envolve todas essas estruturas. No tricograma, a matriz é a parte mais larga do pelo, escura e com a presença dos grânulos de melanócitos em seu interior. O fio anágeno pode ter bulbo de formato piramidal ou retangular; o córtex varia de acordo com a tonalidade da cor dos cabelos; e a medula pode estar ausente, no lanugo e no *vellus*, mas quando presente tem cor acastanhada (Figura 9.14).

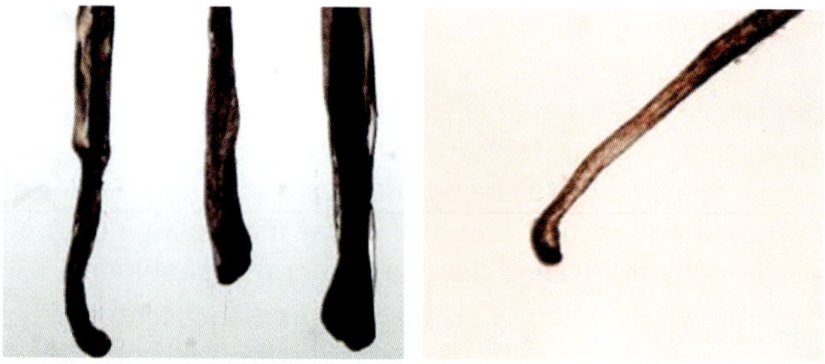

Figura 9.14. Cabelo anágeno.
Fonte: Acervo da autoria do capítulo.

Cabelo anágeno distrófico

É caracterizado por intensa diminuição ou ausência de matriz e por irregularidades no bulbo e na zona de ceratinização. Constrição nesse nível da haste, bulbo e zona de ceratinização facilita a formação no tricograma de cabelos partidos (Figura 9.15).

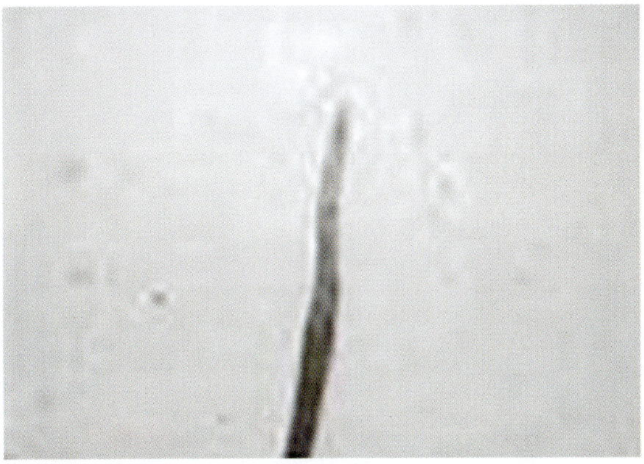

Figura 9.15. Cabelo anágeno distrófico.
Fonte: Acervo da autoria do capítulo.

Cabelo telógeno

O segundo tipo de cabelo mais frequente no tricograma é o telógeno. O cabelo fica em telógeno por três meses, e aproximadamente 10% a 15% dos fios estão nessa fase. Observa-se um pelo com um bulbo globoso, totalmente ceratinizado e com pouca melanina no interior, caracterizando a chamada clava (Figura 9.16).

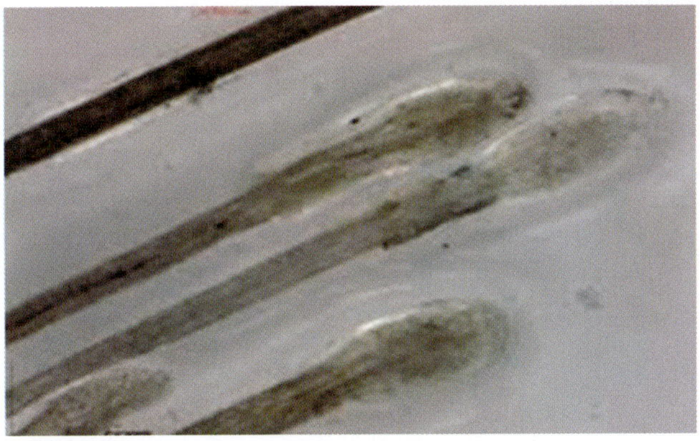

Figura 9.16. Cabelo telógeno.
Fonte: Acervo da autoria do capítulo.

Cabelos catágenos

São raros. No tricograma, os catágenos são incluídos na contagem dos fios telógenos.

□ Tricograma – resultados e interpretação

Tricograma normal é observado quando apresenta de 80% a 90% de fios em anágeno, de 10% a 15% de fios em telógeno e de 0 a 2% de fios distróficos (Figura 9.17 e Tabela 9.1).

Quando um evento ou uma doença agride a matriz do pelo, pode acontecer:

1. **Telogenização:** aumento do número de fios telógenos, como no eflúvio telógeno.
2. **Cabelos anágenos distróficos:** transformação do cabelo anágeno normal em anágeno distrófico, como na alopecia por radiação, na alopecia por quimioterapia e na alopecia areata.
3. **Diminuição de cabelo anágeno:** diminuição no número de anágenos, como na alopecia androgenética.

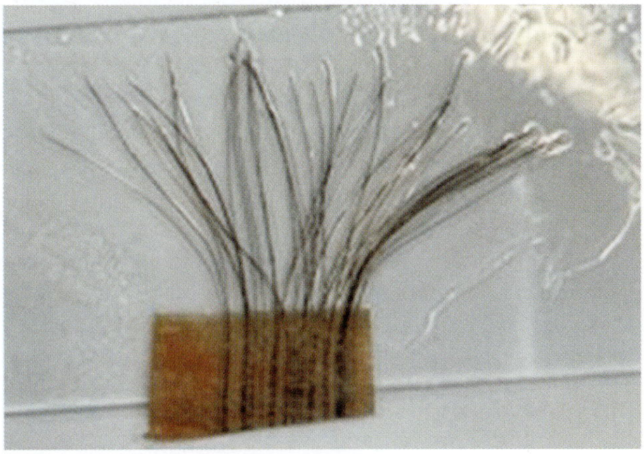

Figura 9.17. Tricograma.
Fonte: Acervo da autoria do capítulo.

Tabela 9.1. Resultado do tricograma.

	Anágeno	*Telógeno*	*Distrófico*
Tricograma normal	80% a 90%	10% a 15%	0 a 2%
Tricograma anágeno	> 90%		
Tricograma telógeno		> 5%	
Tricograma distrófico			> 2%

Aplicação clínica

□ Tricograma anágeno

O tricograma anágeno não é visto com frequência, devendo ser sempre correlacionado com o quadro clínico. Pode ser encontrado na gestação, em crianças pré-púberes, tricotilomania, eflúvio anágeno, lúpus eritematoso sistêmico.

□ Tricograma telógeno

O tricograma telógeno é encontrado no eflúvio telógeno, na alopecia androgenética, na alopecia areata, em deficiências nutricionais, no uso de determinadas medicações (heparina, propranolol, captopril, contraceptivos sistêmicos, retinoide oral, Minoxidil tópico e oral). Um tricograma telógeno deve ser exaustivamente investigado para se encontrar o fator causal.

□ Tricograma distrófico

O tricograma distrófico é caracterizado pela queda dos cabelos anágenos distróficos e pode haver inúmeras causas para esse tipo de tricograma, como radiação, citostáticos, alopecia androgenética, alopecia areata, genodermatoses, deficiência nutricional, entre outras.

Conclusão

O tricograma é um exame que avalia o ciclo de crescimento do cabelo e da espessura da haste, auxilia como importante ferramenta diagnóstica e serve para acompanhamento de algumas doenças, como o eflúvio telógeno e a alopecia androgenética.

Tricoscopia

- Bruna Duque-Estrada
- Leonardo Spagnol Abraham
- Rodrigo Pirmez

Na última década, a dermatoscopia tornou-se uma ferramenta muito importante para auxílio diagnóstico e seguimento dos pacientes dermatológicos. A tricoscopia, nomenclatura usada para a dermatoscopia das alterações do couro cabeludo e das hastes, proporcionou melhor entendimento das doenças em si e ainda a visualização de novos sinais clínicos não reconhecíveis a olho nu.

Para o exame do couro cabeludo, os dermatologistas podem usar um dermatoscópio manual (aumento de 10×) ou um videodermatoscópio digital equipado com várias lentes (aumento de 20 a 1.000×). A dermatoscopia pode ser realizada por equipamentos com luz não polarizada ou polarizada, esta com ou sem contato. Alguns equipamentos dispõem de ambos os modos e são conhecidos como híbridos. Para o exame com contato, álcool líquido ou água, preferencialmente, devem ser usados como líquido de interface no couro cabeludo.

A tricoscopia deve ser realizada em todos os pacientes com queixas referentes às hastes ou ao couro cabeludo. Recomendamos o exame de todas as regiões, independentemente de a alopecia ser em placa ou difusa, já que sinais precoces podem ser vistos em áreas aparentemente normais. A comparação dos achados nas regiões frontoparietal com a região occipital é importante ainda para detecção precoce das alopecias difusas. Nas alopecias em placas, o exame do centro da placa pode trazer informações importantes nas alopecias cicatriciais, e o exame da periferia pode ajudar tanto nas cicatriciais como nas não cicatriciais, embora o exame de todo couro cabeludo seja mandatório.

O exame deve ser feito primeiramente sem líquido de interface para melhor visualização das escamas e rolhas córneas e, em seguida, com líquido de interface, o que permite visualizar os sinais foliculares, interfoliculares e vasculares com mais nitidez.

As estruturas visíveis à tricoscopia dividem-se em alterações das hastes, sinais foliculares (pontos), sinais interfoliculares e padrões vasculares, e estão listadas no Quadro 9.3.

Quadro 9.3. Estruturas avaliadas à tricoscopia.

Hastes
Classificação pelo tamanho: *vellus*, intermediário e terminal
Número de hastes por unidade folicular
Haste distrófica
Aberturas foliculares – pontos
Ponto branco
Ponto amarelo
Ponto marrom ou tampão córneo
Ponto preto
Ponto vermelho
Sinais interfoliculares
Características pigmentares:
Rede pigmentada em favo de mel
Pigmentação azul-acinzentada
Halo marrom peripilar
Escamas
Descamação perifolicular
Descamação peri e interfolicular
Descamação tubular (*casts*)
Características vasculares
Alças capilares simples
Alças capilares enoveladas
Vasos arboriformes
Pontos vermelhos

Couro cabeludo normal

O exame do couro cabeludo normal varia de acordo com os fototipos. O exame do paciente caucasiano revela o couro cabeludo (região interfolicular) com cor branca difusa, e quase sempre estruturas vasculares com aspecto de alças vermelhas simples e finas podem ser vistas. As alças simples representam capilares das papilas dérmicas.[1]

A observação das unidades foliculares demonstra dois a três pelos terminais e um ou dois pelos *vellus* por unidade folicular (fios saindo de um mesmo óstio). Nas regiões frontal, occipital e temporal, há predomínio de duas hastes por unidade folicular, seguidas de unidades foliculares com apenas uma haste (30%).[2] Os pelos terminais grossos apresentam espessura maior que 0,08 mm (80 μm); os pelos intermediários, entre 0,05 e 0,08 mm (50 e 80 μm); e os pelos finos são aqueles entre 0,03 e 0,05 mm (30 e 50 μm) de espessura e representam cerca de 10% dos fios do couro cabeludo (Figura 9.18).

Nas pessoas de fototipos V e VI, uma rede pigmentada padrão em favo de mel é normalmente vista na região interfolicular, onde as linhas hipercrômicas representam maior acúmulo de melanina nas cristas epidérmicas, e os "buracos" ou áreas hipocrômicas da trama correspondem ao topo das papilas dérmicas, onde a epiderme é relativamente menor e com menos quantidade de pigmento.[1] Pequenos pontos brancos em "cabeça de alfinete" distribuídos regularmente entre as unidades foliculares também são visualizados e representam o acrossiríngio do couro cabeludo (Figura 9.19).[3]

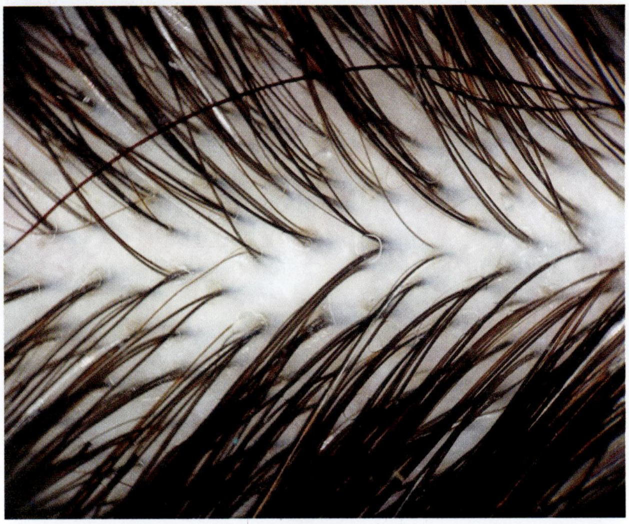

Figura 9.18. Tricoscopia do couro cabeludo normal de paciente caucasiano. Notam-se unidades foliculares com dois a três pelos terminais e um ou dois pelos finos (10×).

Fonte: Acervo da autoria do capítulo.

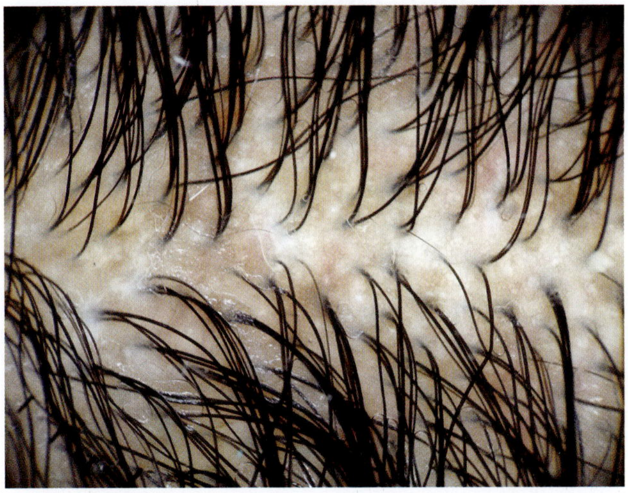

Figura 9.19. Tricoscopia do couro cabeludo normal de paciente de fototipo V. Nota-se a presença da rede pigmentar em favo de mel e de pontos brancos em "cabeça de alfinete" distribuídos entre as unidades foliculares (10×).

Fonte: Acervo da autoria do capítulo.

Alopecia androgenética

A alopecia androgenética (AAG) afeta em torno de 80% dos homens e 50% das mulheres. Os pacientes apresentam diminuição progressiva do diâmetro e comprimento das hastes nas regiões do couro cabeludo andrógeno-dependentes (regiões frontal, parietal e vértice).

Características dermatoscópicas:

□ Diversidade do diâmetro das hastes foliculares (anisotriquia)

A tricoscopia deve ser realizada nas regiões frontal, frontoparietal, vértice e temporal. É importante comparar com os achados da região occipital, já que muitos pacientes têm essa região poupada.

O processo de miniaturização progressiva dos folículos provoca uma variação do diâmetro das hastes. A presença de mais de 20% de pelos finos por campo é considerada de valor diagnóstico para a alopecia androgenética.[4,5]

A videodermatoscopia digital permite a medição e a monitorização da espessura da haste capilar e o estabelecimento do porcentual de miniaturização pela relação terminal: *vellus*.[6]

Muitas unidades foliculares na AAG apresentam ainda diminuição do número de hastes. Observa-se um aumento do número de unidades com apenas uma haste pilosa, ao contrário do predomínio das unidades com duas a quatro hastes observadas nos indivíduos não afetados (Figuras 9.20 e 9.21).[2,6]

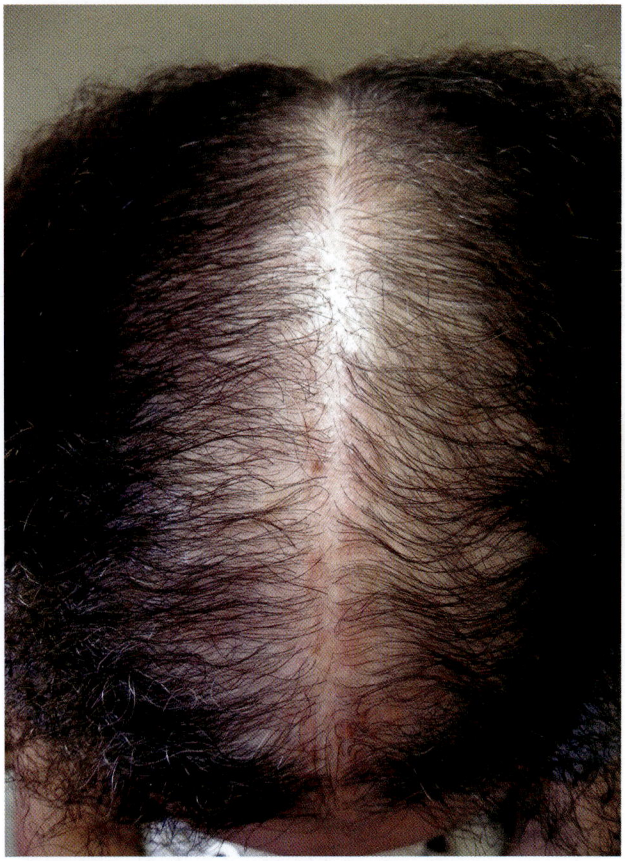

Figura 9.20. Paciente com alopecia androgenética tipo II de Ludwig e fototipo IV.

Fonte: Acervo da autoria do capítulo.

□ Halo marrom peripilar

Quando correlacionado com a histopatologia, encontra-se infiltrado linfocitário peripilar, sugerindo processo inflamatório local.[7]

□ Pontos amarelos

Em pacientes com alopecia androgenética avançada, pontos amarelos podem ser observados no couro

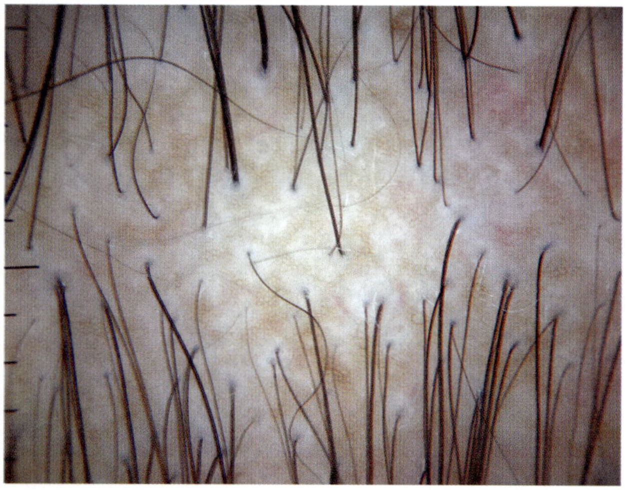

Figura 9.21. Tricoscopia de alopecia androgenética. Notam-se anisotriquia maior que 50% na área do vértice, pigmentação em favo de mel, pontos brancos em "cabeça de alfinete" e predomínio de óstios foliculares com um fio (10×).

Fonte: Acervo da autoria do capítulo.

cabeludo.[1,6] A diminuição do diâmetro do pelo resulta na diminuição da drenagem de sebo do couro cabeludo e, portanto, à distensão da porção infundibular do folículo piloso. São vistos principalmente nas regiões andrógeno-dependentes e a distribuição, diferentemente da alopecia areata, é esparsa (Figura 9.22).

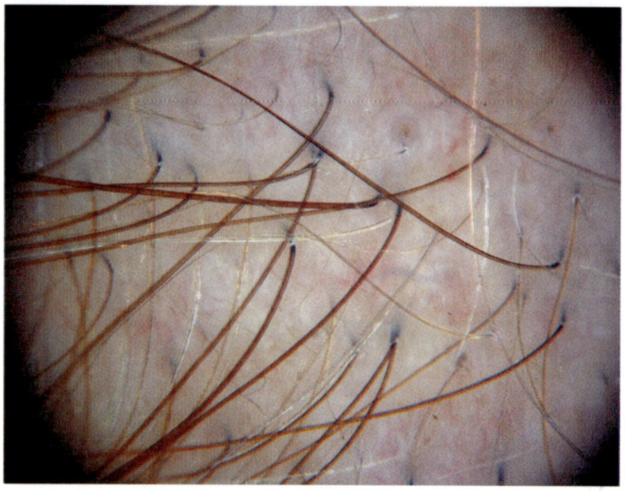

Figura 9.22. Tricoscopia de alopecia androgenética com miniaturização e pontos amarelos de distribuição esparsa no couro cabeludo (10×).

Fonte: Acervo da autoria do capítulo.

□ Pontos brancos

Pontos brancos em "cabeça de alfinete" podem representar tanto o acrossiríngio como óstios foliculares miniaturizados ou vazios, mas sua distinção é possível apenas pela microscopia confocal.[8] Os óstios vazios representam a fase quenógena do ciclo folicular que corresponde ao intervalo entre a extrusão do pelo telógeno e a emergência de um novo pelo anágeno. Normalmente, esse intervalo não existe, já que o pelo telógeno sofre extrusão apenas quando já há um anágeno emergindo do mesmo folículo. A frequência e duração da fase quenógena são maiores em homens e mulheres com alopecia androgenética.[9]

Observa-se ainda uma acentuação da rede pigmentada em favo de mel no couro cabeludo exposto ao sol. Essa pigmentação é bastante evidente quando se compara o couro cabeludo da região parietal afetada e fotoexposta (Figura 9.21) com o da região occipital.

Alopecia areata

Alopecia areata (AA) é uma alopecia não cicatricial de caráter autoimune. Uma vasta gama de apresentações clínicas pode ocorrer, desde placa única, múltiplas placas, rarefação difusa, até a completa perda dos cabelos (alopecia *totalis*) ou de todos os pelos do corpo (alopecia *universalis*).

Características dermatoscópicas:

□ Pontos amarelos

Os pontos amarelos são característicos e aparecem difusamente no interior das placas, tanto em óstios vazios como preenchidos por hastes.

Seu número varia de acordo com o fototipo, sendo encontrado em 90% dos pacientes caucasianos europeus e em 60% dos asiáticos. Na experiência dos autores, a incidência é menor em pacientes com fototipos mais altos (IV e V), por provável diminuição do contraste no couro cabeludo mais pigmentado e também pela maior frequência de lavagem dos cabelos na nossa população.[10]

A dermatoscopia sem líquido de interface permite observar óstios foliculares deprimidos no interior da placa de alopecia areata, que correspondem histologicamente a folículos pilosos anormais contendo cabelos incompletamente diferenciados, denominados "pelos nanógenos".[11,12]

□ Pontos pretos

Representam óstios dilatados com haste fraturada em seu interior, ainda dentro da unidade folicular, são também denominados "pelos cadavéricos".

□ Pelos distróficos

As alterações das hastes na área peládica exibem a interferência e a dimensão do infiltrado inflamatório no processo de formação da haste e podem variar desde pequenas constrições à secção completa da haste.

O pelo peládico, ou em ponto de exclamação, caracteriza-se por haste fraturada após emergência do couro cabeludo, com extremidade distal mais larga e pigmentada que a porção proximal. Esse efeito visual do ponto de exclamação corresponde à evolução temporal da inflamação peribulbar, que resulta na progressiva destruição dos tricócitos (culminando na haste mais fina) e também dos melanócitos (resultando na haste mais clara) dessa região.

Pelo distrófico "em cotovelo", representado por uma fratura da haste em ângulo de 90°.

Pseudomoniletrix, pelos com zonas mais largas intercaladas com outras mais finas, de aspecto semelhante ao moniletrix, podem ser observados por causa da variação do calibre das hastes como resultado do processo inflamatório intermitente no bulbo. Um grau variável de hipopigmentação da haste capilar, por vezes, é a única marca de alopecia areata.

Pelo distrófico em formato de "rabo de porco" representa um pelo de repilação distrófico.

Pelo em formato de tulipa representa a haste fraturada de forma angulada a uma distância do couro cabeludo, o que faz com que a extremidade distal fique pontualmente mais larga e pigmentada que o restante da haste.

Pelos curtos de repilação (*short regrowing hairs*) e pelos *vellus* são achados comuns nas placas de alopecia tanto na fase aguda como na crônica e representam pelos nanógenos miniaturizados, incapazes de alcançar etapas mais avançadas da fase anágena, mantendo o ciclo folicular em estágios iniciais.

Os achados dermatoscópicos mais sensíveis para o diagnóstico de alopecia areata são os pontos amarelos e os pelos *vellus*, enquanto os marcadores mais específicos para o diagnóstico são os pontos pretos e pelos em ponto de exclamação.

A presença de pontos pretos, pelos em pontos de exclamação e pelos *vellus* parece ser o principal indicador de atividade da doença. Já o conjunto de pontos pretos, pontos amarelos e aglomerados de pelos curtos de repilação foi correlacionado com a gravidade da doença (Figuras 9.23 e 9.24).[12]

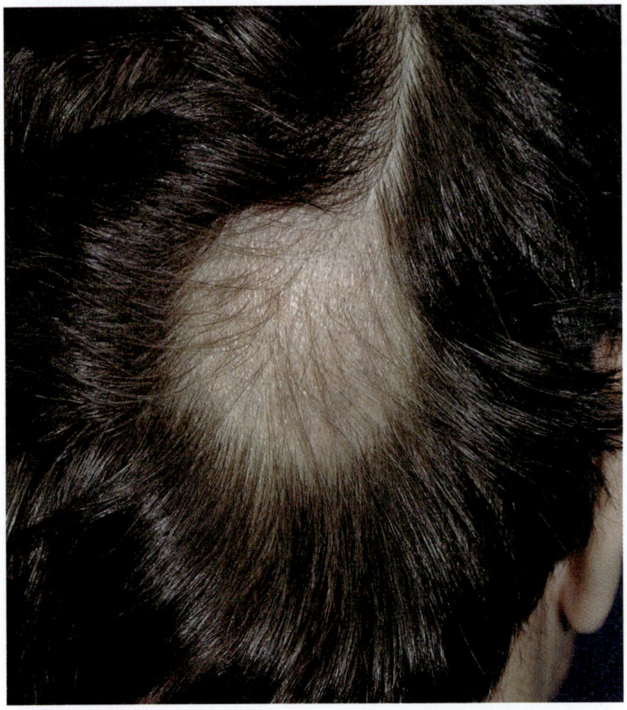

Figura 9.23. Placa típica de alopecia areata na região occipital.
Fonte: Acervo da autoria do capítulo.

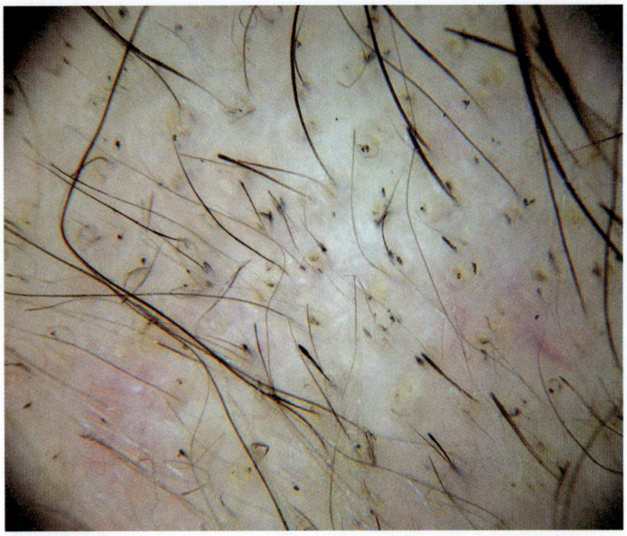

Figura 9.24. Tricoscopia de alopecia areata com pontos amarelos distribuídos difusamente, pontos pretos, pelos *vellus* e diversos pelos distróficos: pelos em ponto de exclamação, em "rabo de porco" e em formato de tulipa (10×).
Fonte: Acervo da autoria do capítulo.

Alopecia areata incógnita

Alopecia areata incógnita foi primeiramente descrita por Rebora, em 1987, e caracteriza-se por início súbito de queda difusa de cabelos telógenos na ausência das placas típicas de alopecia areata.[13] O diagnóstico diferencial com alopecia androgenética e eflúvio telógeno é muitas vezes difícil, e a dermatoscopia pode auxiliar na suspeita diagnóstica.

Características dermatoscópicas:

□ Pontos amarelos

Parecem ser o achado dermatoscópico principal nesses casos. À histopatologia, encontra-se dilatação dos óstios maior que 0,01 mm em 57% a 90% dos pacientes europeus.[14-16] Na nossa experiência, alguns casos de alopecia areata incógnita podem apresentar menor porcentual dessas estruturas, dificultando o diagnóstico dessa ainda discutível variante da AA.

□ Pelos curtos de repilação (*short regrowing hairs*)

Pelos curtos, com menos de 2 a 3 mm de comprimento e diâmetro regular, podem ser vistos sobretudo nas regiões frontoparietais.

A associação de pontos amarelos a um grande número de pelos curtos de repilação é muito sugestiva de alopecia areata incógnita. A dermatoscopia sem imersão pode auxiliar na detecção de minúsculos pelos, permitindo o diagnóstico diferencial com a alopecia androgenética e o eflúvio telógeno.

Os pelos distróficos (pelos cadavéricos e em ponto de exclamação) são vistos com menos frequência, mas, quando presentes, facilitam o diagnóstico (Figuras 9.25 e 9.26).

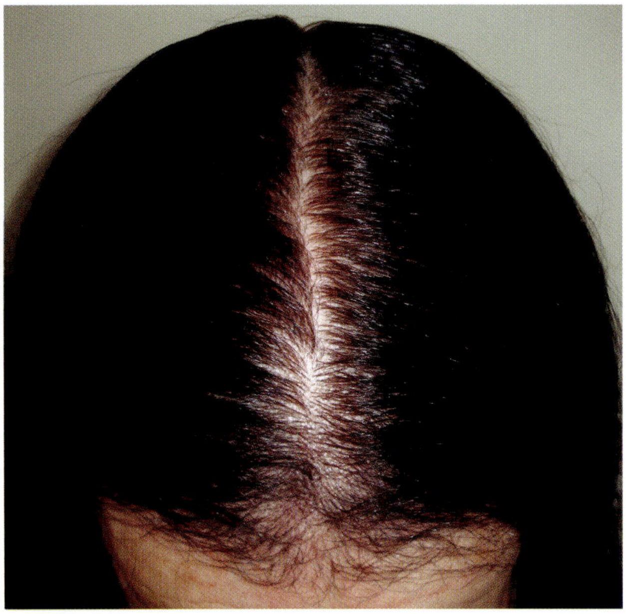

Figura 9.25. Paciente com alopecia areata incógnita, apresentando rarefação difusa e alargamento da linha de divisão central.

Fonte: Acervo da autoria do capítulo.

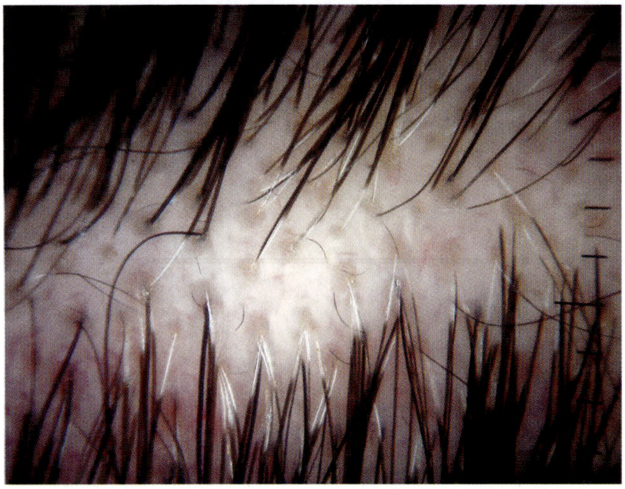

Figura 9.26. Tricoscopia de alopecia areata incógnita. Notam-se pelos curtos de repilação e pontos amarelos distribuídos difusamente nos óstios foliculares com pelos (10×).

Fonte: Acervo da autoria do capítulo.

Eflúvio telógeno

O eflúvio telógeno não apresenta sinais específicos para diagnóstico à tricoscopia. A ausência de miniaturização ou de pelos distróficos favorece esse diagnóstico quando ocorre de maneira isolada. O pelo característico do processo de repilação (recuperação) apresenta 3 a 10 mm de comprimento e base mais larga que a extremidade distal. Surge 1 a 2 meses após o início da queda e pode ser visto durante todo o tempo de recuperação (4 a 6 meses). Uma grande quantidade de pelos de repilação sugere recuperação de eflúvio, que pode ou não estar associada a outras formas de alopecia (Figura 9.27).

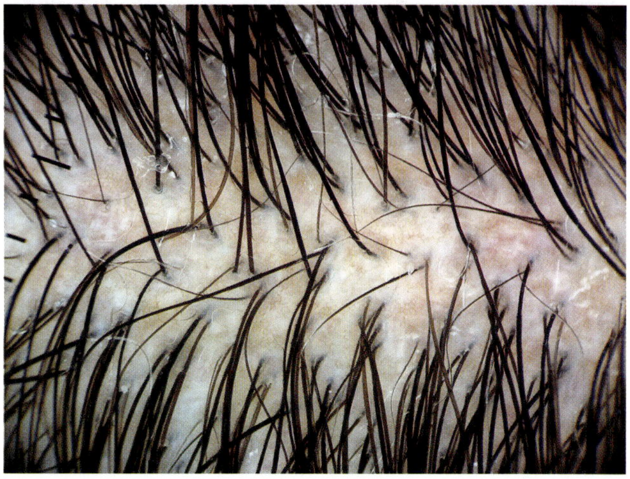

Figura 9.27. Tricoscopia de eflúvio telógeno agudo. Notam-se diversos pelos de 3 a 5 mm de altura, com base mais larga que a ponta, que representam cabelos em repilação (10×).

Fonte: Acervo da autoria do capítulo.

Tricotilomania

Tricotilomania é uma desordem psíquica compulsiva em que o hábito de puxar os próprios pelos, do couro cabeludo ou de qualquer outra área corporal, resulta em placas de alopecia. É muito vista em crianças e adultos com distúrbios dismórficos e de ansiedade.

No exame físico, notam-se placas irregulares de perda de cabelo, que pode ser difícil de diferenciar de alopecia areata, com pelos curtos e quebrados no interior.

A dermatoscopia é útil para diagnosticar a doença e demonstrar aos pacientes, que muitas vezes não admitem o seu hábito, os sinais de arrancamento dos próprios fios.

Características dermatoscópicas:

As hastes na tricotilomania apresentam diferentes pontos de fratura, de acordo com a força de arrancamento.

Pelos fraturados em diferentes distâncias do couro cabeludo são os achados mais comuns, com diferentes alturas e morfologia da extremidade.

O pelo em "V" representa a secção transversal da haste remanescente (tricoptilose).

Pelos em chama, partículas de hastes ("poeira"), pelos enrolados e pelos em tulipa representam diferentes formatos da porção distal da haste resultante da fratura (Figura 9.28).[17]

Alopecia por tração

A alopecia por tração afeta principalmente as bordas frontal e temporal de implantação dos cabelos, mas também pode se estender por toda orla do couro cabeludo e ainda no vértice. Com frequência, afeta pacientes negras, com história de uso de acessórios para alisamento ou embelezamento dos cabelos, como pranchas quentes, alisantes, rolos e tranças ou mechas para alongamento dos cabelos (*megahair*) (Figura 9.29).

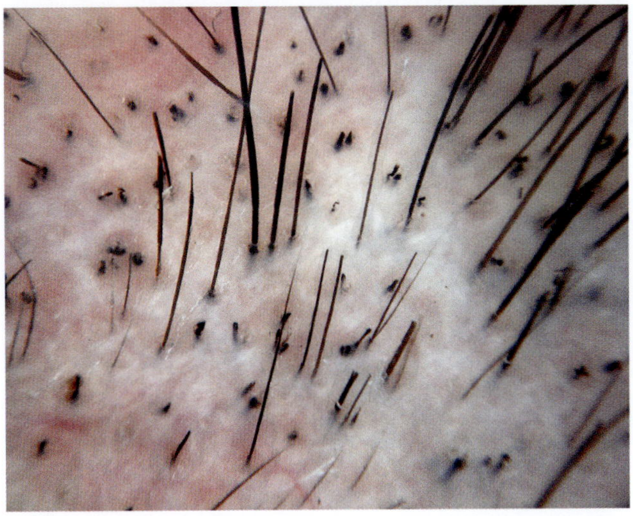

Figura 9.28. Tricoscopia de paciente com tricotilomania. Observamos pelos fraturados em diferentes alturas do couro cabeludo. Nota-se nas extremidades das hastes fraturadas tricoptilose (pelo em "V") e em formato de lança. Pontos pretos e hastes em formato de flama representam o arrancamento na superfície do couro cabeludo (10×).
Fonte: Acervo da autoria do capítulo.

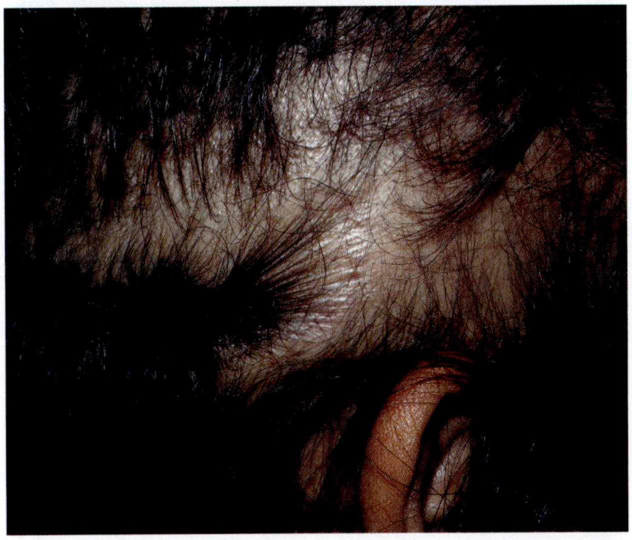

Figura 9.29. Paciente com alongamento dos fios através de mechas. Note a força de tração que o tufo exerce sobre o couro cabeludo.
Fonte: Acervo da autoria do capítulo.

Em virtude da maior fragilidade do cabelo afrodescendente, é comum a tração ocasionar alopecia cicatricial, se praticada a longo prazo. Entretanto, em decorrência do hábito "em moda" de alongamento dos cabelos, a alopecia de tração tem sido vista com frequência em pacientes de todos os fototipos e sua incidência vem aumentando em todo o mundo.

Características dermatoscópicas:

Pelos tracionados têm as características de pelos distróficos, incluindo os pontos pretos (arrancados na altura da saída do couro cabeludo), hastes retorcidas e com fendas longitudinais na ponta distal (tricoptilose).[18]

Escamas cilíndricas envolvendo a porção proximal das hastes (*hair casts*) são sinais característicos de tração aguda e são importantes no diagnóstico e acompanhamento dos pacientes (Figura 9.30).

Em pacientes com tração prolongada, observam-se variação do diâmetro das hastes e aumento de pelos intermediários, frutos da inflamação e distorção da anatomia bulbar (Figura 9.30).

No local de fusão da mecha com os fios do paciente, notamos uma grande quantidade de fios anágenos e telógenos, o que aumenta com o tempo de uso do aplique (Figura 9.31).

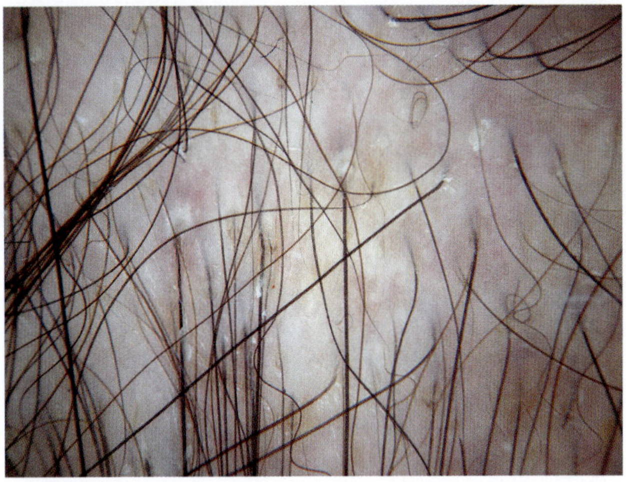

Figura 9.30. Tricoscopia do ponto de colocação da mecha. Observamos escama cilíndrica, com pelo distrófico no interior, sinalizando tração aguda. Pelos circulares e distróficos de repilação (pelos em "rabo de porco") também são vistos (10×).
Fonte: Acervo da autoria do capítulo.

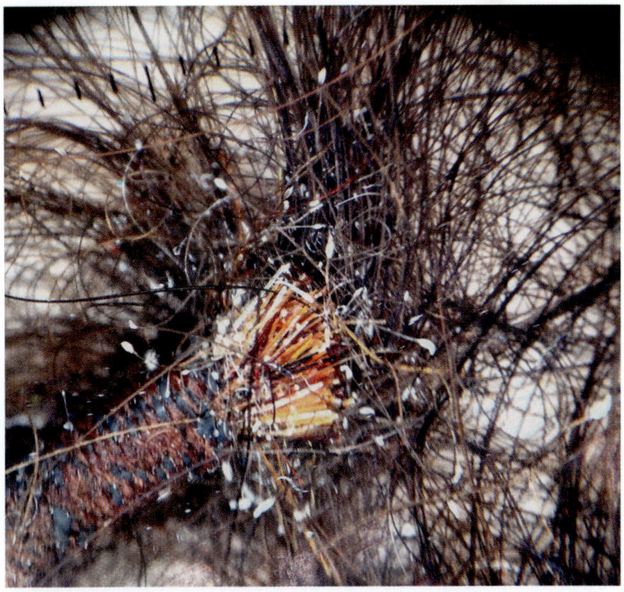

Figura 9.31. Tricoscopia do ponto de fusão da mecha com os fios da paciente. Note a quantidade de fios anágenos (em formato de bota) e telógenos (em formato de cotonete) arrancados do couro cabeludo. A paciente estava com a mecha há 3 meses (10×).
Fonte: Acervo da autoria do capítulo.

Alterações das hastes por procedimentos físicos e químicos

Em função do elevado número de pacientes que realizam procedimentos físico-químicos para embelezamento dos fios, é cada vez mais comum a queixa de danos às hastes e ao couro cabeludo.

Os processos químicos, como tintura e alisamento, alteram a estrutura externa e interna das hastes, deixando todas as camadas mais frágeis à ação de agentes externos, como variação de umidade, radiação ultravioleta e calor. Tricorrexe nodosa pode ser observada nos pontos de maior dano acumulado associada à tração e é vista, à dermatoscopia, como pontos claros ou filamentos fraturados em formato de vassoura (Figura 9.32).

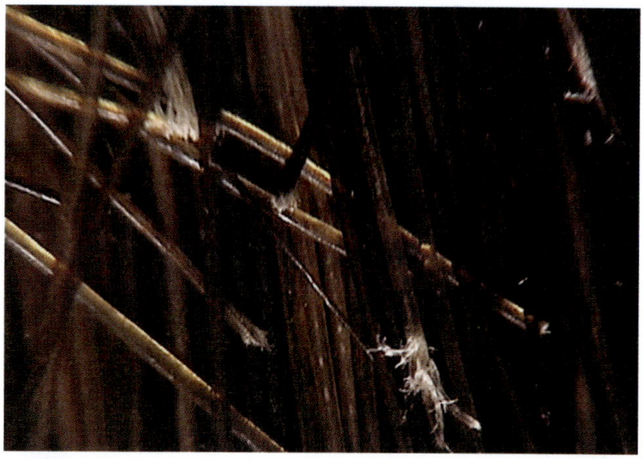

Figura 9.32. Tricoscopia de tricorrexe nodosa secundária à associação de tintura, secador de cabelo e exposição à radiação ultravioleta (50×).
Fonte: Acervo da autoria do capítulo.

O uso de secador ou prancha quente pode levar temperaturas muito elevadas à porção interna e provocar a formação de bolhas nas hastes (*bubble hair*). Tais bolhas são vistas à dermatoscopia como áreas claras e são pontos de alta fragilidade, onde ocorre a subsequente fratura das hastes (Figura 9.33).

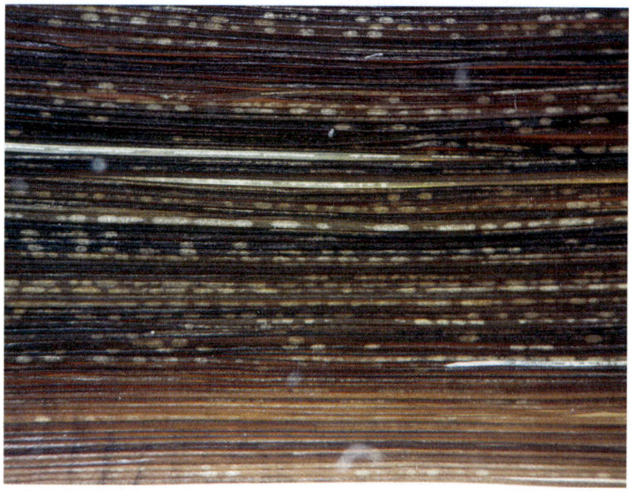

Figura 9.33. Tricoscopia da haste com bolhas (*bubble hair*) decorrente do uso de prancha quente (10×).
Fonte: Acervo da autoria do capítulo.

Tricoptilose é a formação de fenda longitudinal na ponta dos fios (porção distal) e é conhecida popularmente como "ponta dupla" (Figura 9.34).

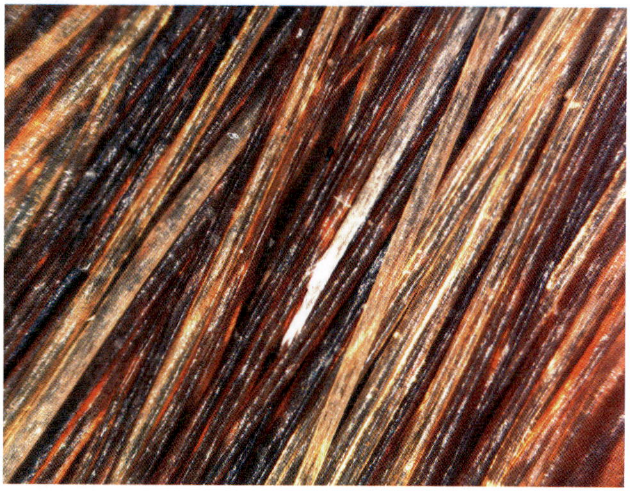

Figura 9.34. Tricoscopia da haste com fenda longitudinal (tricoptilose) (100×).
Fonte: Acervo da autoria do capítulo.

Alopecias cicatriciais

As alopecias cicatriciais representam a perda de cabelos em virtude da destruição dos folículos pilosos. Histologicamente, o marco dessa variante de alopecia é a destruição da porção permanente do folículo – a protuberância (*bulge*), que tem células-tronco capazes de regenerar a porção temporária do folículo e originar um novo pelo anágeno. Após a destruição pelo processo inflamatório, o folículo é substituído por tecido conjuntivo. Clinicamente, observa-se o apagamento (atenuação) ou mesmo desaparecimento dos óstios foliculares dentro da placa ou da região de alopecia.

As alopecias cicatriciais dividem-se em primárias e secundárias. Nas formas primárias, o folículo parece ser o alvo principal do processo inflamatório. Já nas alopecias cicatriciais secundárias, o folículo é destruído em consequência de um processo inflamatório mais extenso, não dirigido especificamente a ele.

O diagnóstico diferencial das alopecias cicatriciais é difícil e muitas vezes é necessário realizar biópsia do couro cabeludo. O uso de dermatoscopia do couro cabeludo nesses casos tem se mostrado útil, uma vez que é possível visualizar e marcar os sítios de maior atividade de doença para a realização de biópsias, bem como sugerir novos achados que possam diferenciar as várias formas de alopecias cicatriciais.

Líquen plano pilar

O líquen plano pilar (LPP) é uma variante folicular do líquen plano, que atinge sobretudo o couro cabeludo (Figura 9.35). É uma doença autoimune em que linfócitos T têm como alvo antígenos foliculares e das glândulas sebáceas. É a causa mais comum de alopecia cicatricial. Clinicamente, as lesões do couro cabeludo são placas e atingem com mais frequência as regiões parietais e o vértice. Sinais e sintomas associados à atividade da inflamação são p aumento da queda diária dos cabelos, prurido, dor ou queimação, escamas perifoliculares e eritema perifolicular. A doença apresenta curso progressivo e o tratamento visa principalmente interromper a progressão da doença.

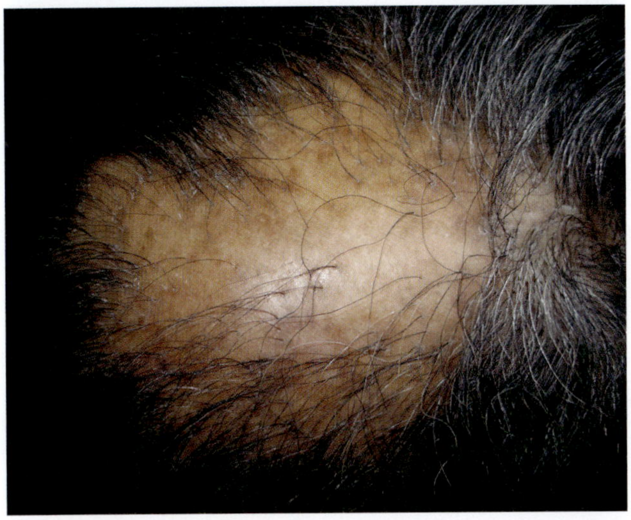

Figura 9.35. Paciente negra com líquen plano pilar. Nota-se pele lisa e brilhante com pelos normais no interior da placa alopécica e descamação perifolicular vista a olho nu.

Fonte: Acervo da autoria do capítulo.

Características dermatoscópicas:

Em todos os tipos de alopecias cicatriciais, o exame do couro cabeludo apresenta graus variáveis de ausência de unidades e óstios foliculares. Esse achado é mais bem observado em pacientes fototipos mais altos.

A dermatoscopia das placas de LPP com doença ativa mostra de modo mais preciso a descamação e o eritema perifolicular típicos da doença, muitas vezes já evidentes clinicamente. O eritema perifolicular pode ser observado na forma de vasos arboriformes ao redor das unidades foliculares ou de vermelhidão difusa no couro cabeludo (Figura 9.36).[1]

A rede pigmentar está presente no couro cabeludo normal de indivíduos com fototipos IV, V e VI, sendo mais intensamente desenhada em áreas de alopecia. Considerando que o LPP afeta sobretudo o epitélio folicular e, em geral, poupa a epiderme interfolicular responsável pela formação da rede, a manutenção da rede pigmentar na área de alopecia é importante na diferenciação de algumas outras causas de alopecias cicatriciais que cursam com desarranjo arquitetural da epiderme interfolicular, como o lúpus eritematoso discoide.

Os pontos brancos em cabeça de alfinete também podem ser encontrados no LPP, já que não há destruição do acrossiringio. Eles estão distribuídos regularmente e fazem um arranjo típico em "céu estrelado".

Pontos azul-acinzentados também podem ser observados na dermatoscopia de alguns pacientes com LPP, sobretudo nos melanodérmicos. Um arranjo peculiar dos pontos azul-acinzentados ao redor das unidades foliculares, denominado "padrão em alvo", pode ser observado. O "padrão em alvo" está associado histologicamente à dermatite de interface e à incontinência pigmentar apenas do epitélio folicular, já que o infiltrado inflamatório deste é predominantemente perifolicular.[19]

Hastes pilosas distróficas podem ser vistas na periferia das placas de alopecia de LPP (Figura 9.36).

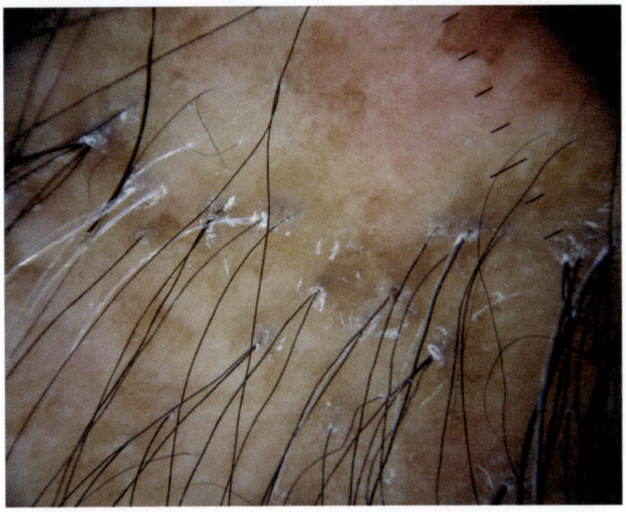

Figura 9.36. Tricoscopia da placa de líquen plano pilar. Notam-se atriquia com manutenção da rede pigmentar, eritema difuso, escamas tubulares e perifoliculares e hastes distróficas (*pili torti*) na periferia da área de atriquia (10×).

Fonte: Acervo da autoria do capítulo.

Alopecias cicatriciais

A alopecia fibrosante frontal (Figura 9.37) é uma das variantes clínicas do líquen plano pilar e afeta sobretudo os pelos da linha de implantação frontoparietal do couro cabeludo, sobrancelhas e ainda pode afetar pelos da face e do corpo. Os achados dermatoscópicos são os mesmos do LPP e podem ser visualizados no couro cabeludo e em todas as regiões pilosas afetadas. Na face, pápulas com descamação perifolicular e pontos vermelhos nos óstios glabelares representam o acometimento dos pelos *vellus*. Esses sinais são importantes no diagnóstico diferencial com alopecia por tração.

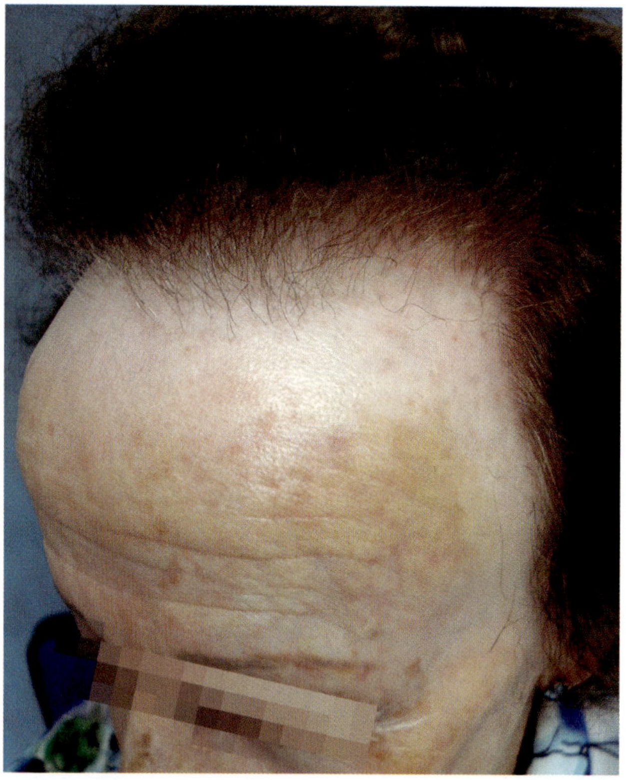

Figura 9.37. Paciente caucasiana com alopecia fibrosante frontal. Nota-se pele lisa, brilhante e pouco fotoexposta, onde houve o recesso da linha de implantação dos fios de cabelos. Repare o acometimento das sobrancelhas típicos da AFF.

Fonte: Acervo da autoria do capítulo.

Lúpus eritematoso discoide

No lúpus eritematoso discoide (LED) do couro cabeludo, placas ovaladas únicas ou múltiplas podem ser observadas em associação a eritema, descamação, atrofia, telangiectasias e tampões córneos foliculares. Apesar de classificado no grupo das alopecias cicatriciais, é comum observarmos repilação significativa das lesões do couro cabeludo nos casos em que o tratamento é instituído precocemente.

Características dermatoscópicas:

No interior da placa de alopecia, observa-se acromia, distribuída em pequenas áreas ou de forma difusa em meio à rede pigmentar, que caracteriza as áreas de hipercromia (Figura 9.38). Notamos também diminuição dos pontos brancos, compatível com a inflamação e destruição das estruturas anexiais pelo infiltrado inflamatório do LED.

Vasos tortuosos e arboriformes são comumente observados no LED (Figura 9.39).

Pontos vermelhos, arredondados, com tamanho uniforme, são visíveis em lesões de início recente e com maior potencial de repilação. Esse achado corresponde à vasodilatação ao redor de óstios foliculares vazios (não cicatriciais), que se torna mais visível pela atrofia e hipocromia da epiderme sobrejacente.[20]

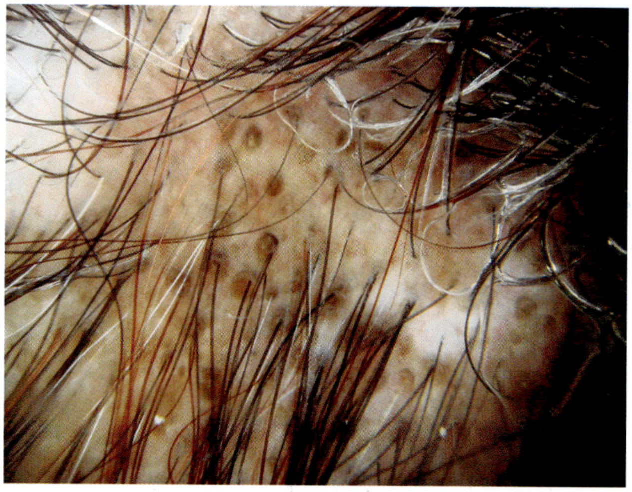

Figura 9.38. Tricoscopia de placa inicial de LED no couro cabeludo. Notam-se pequena perda de unidades foliculares, tampões córneos foliculares muito exuberantes, vasos tortuosos e arboriformes, além das clássicas áreas de discromia (hiper e hipopigmentação) (10×).

Fonte: Acervo da autoria do capítulo.

Os tampões ceratósicos típicos das lesões de LED são observados na forma de pontos amarelo-amarronzados no interior de óstios foliculares dilatados (Figura 9.38).

Granularidade azul-acinzentada pode ser observada na forma de pontos esparsos ao longo da placa de LED, em um padrão denominado "salpicado". De modo equivalente ao que ocorre nas lesões de LPP, esses pontos representam incontinência pigmentar na derme papilar, porém com distribuição ao longo de toda a epiderme, tanto folicular como interfolicular, compatível com a distribuição do infiltrado inflamatório em faixa do LED. Os autores acreditam que a descrição dos arranjos "em alvo" e "salpicado" dos pontos azul-acinzentados é uma característica interessante na diferenciação dermatoscópica entre lesões de LPP e LED (Figura 9.40).[19]

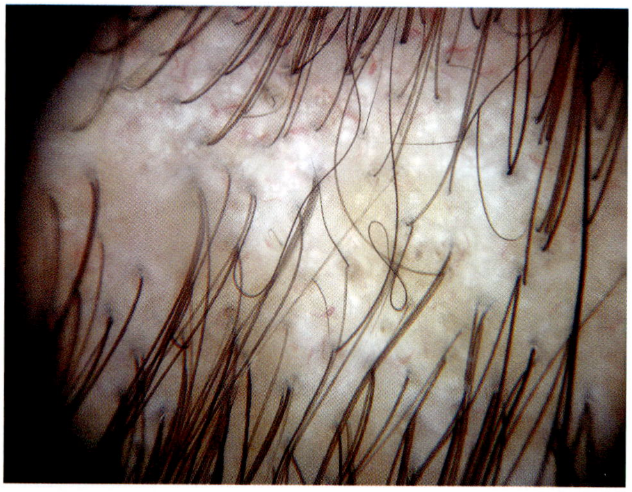

Figura 9.39. Tricoscopia de placa inicial de LED no couro cabeludo. Notam-se somente os vasos arboriformes e áreas brancas brilhantes no interior da placa (10×).

Fonte: Acervo da autoria do capítulo.

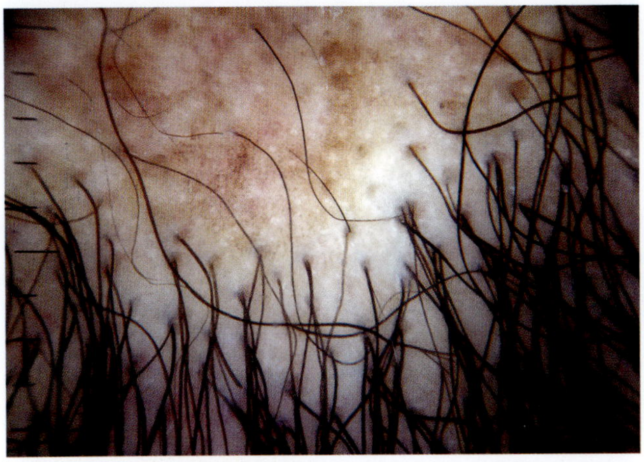

Figura 9.40. Tricoscopia de placa de LED no couro cabeludo. Notam-se granularidade azul-acinzentada em padrão salpicado, que representa a incontinência pigmentar interfolicular, áreas de acromia e perda da rede pigmentar típica do couro cabeludo (10×).
Fonte: Acervo da autoria do capítulo.

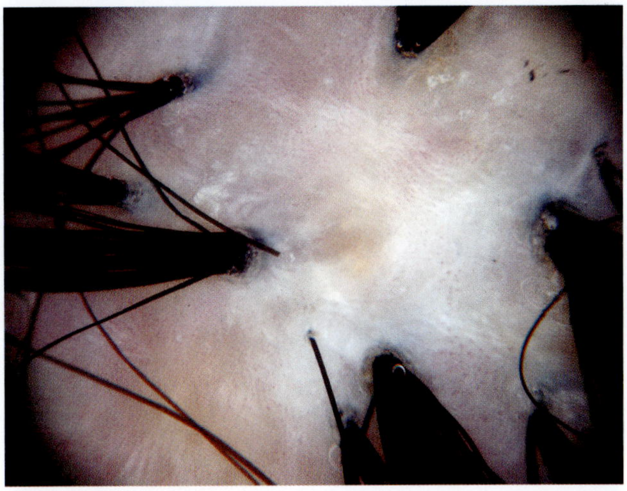

Figura 9.41. Tricoscopia de placa de FD. Notam-se emergência de várias hastes de um único óstio folicular (politriquia), estrias brancas e brilhantes, vasos puntiformes e eritema difuso (luz polarizada, 10×).
Fonte: Acervo da autoria do capítulo.

Foliculite decalvante

Foliculite decalvante (FD) é classificada como alopecia cicatricial neutrofílica e acomete com mais frequência homens jovens e de meia-idade, sobretudo da raça negra. Clinicamente, as lesões se manifestam como pápulas e pústulas no vértice e região occipital do couro cabeludo, que, com a evolução do processo inflamatório, são seguidas de lesões confluentes, com exsudato purulento associado. O marco dessa variante de alopecia é a extensa área de fibrose com consequente politriquia (foliculite em tufos) e a presença de pústulas foliculares. A politriquia, apesar de muito frequente, não é específica da FD. Pela presença de exsudato purulento, cultura e antibiograma são fundamentais para o manejo do paciente e em muitos casos o *S. aureus* pode ser isolado das lesões de FD, parecendo exercer um papel importante na gênese e manutenção do processo inflamatório.

Características dermatoscópicas:

Ausência de óstios foliculares no interior da placa de alopecia. Em geral, a politriquia é intensa, com mais de oito hastes emergindo de um mesmo óstio (Figura 9.41). Escamas perifoliculares exuberantes podem ser observadas. Pústulas foliculares são comuns. Com o dermatoscópio de luz polarizada, é possível observar estrias brancas e brilhantes, que representam a fibrose do couro cabeludo.

Eritema difuso vermelho-leitoso, pontos vermelhos, alças capilares tortuosas e dilatadas e alças lineares que apontam na direção do óstio folicular mais próximo são frequentemente observados (aumento de 50×).

Alopecia cicatricial central centrífuga

Com o passar dos anos, a alopecia cicatricial central centrífuga (ACCC) tem recebido vários nomes em virtude de a doença ser caracterizada por um espectro de graus e tipo de inflamação, resultando em uma grande variedade clínica (Figura 9.42). O quadro clínico manifesta-se quase sempre em mulheres negras, que desenvolvem doença crônica e progressiva, com eventual redução espontânea da inflamação após anos ou décadas. A doença é centrada predominantemente no topo ou vértice do couro cabeludo e progride de forma relativamente simétrica, com atividade da doença ocorrendo sobretudo na zona periférica, circundando a zona central de alopecia. A comprovação histopatológica dar-se-á na presença de inflamação na zona de atividade periférica.

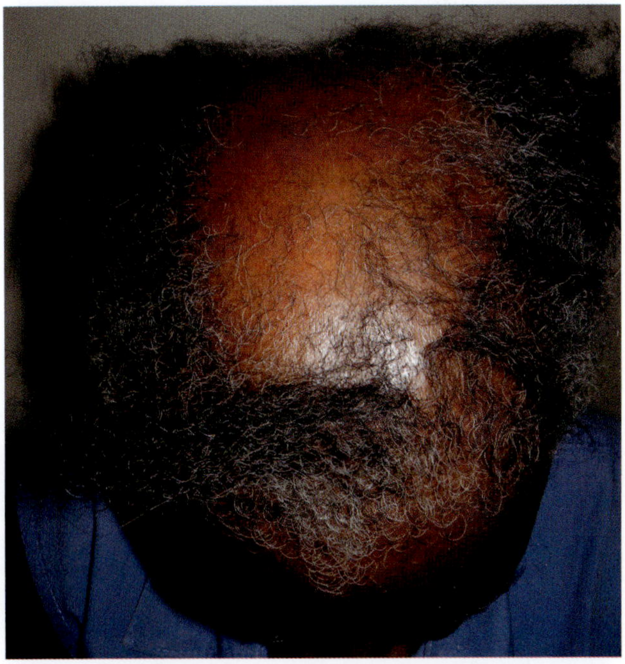

Figura 9.42. Paciente com quadro de alopecia central cicatricial centrífuga avançada, acometendo a região centroparietal e do vértice do couro cabeludo, típico de ACCC avançada (10×).
Fonte: Acervo da autoria do capítulo.

Características dermatoscópicas:

O halo peripilar cinza-esbranquiçado é o sinal tricoscópico mais característico de ACCC e o melhor local para se realizar a biópsia (Figura 9.43).

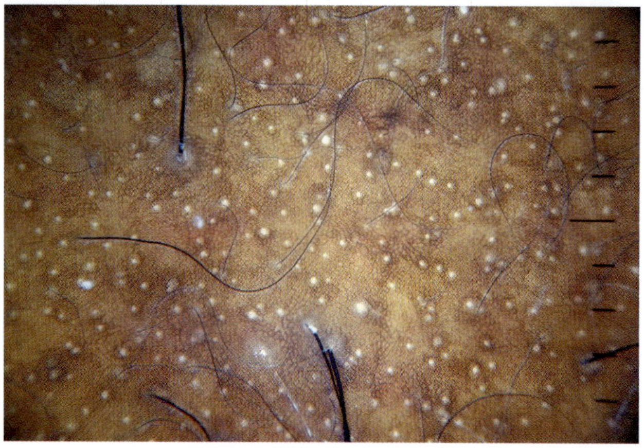

Figura 9.43. Tricoscopia de ACCC. É possível notar o halo branco peripilar, a marcada redução da densidade capilar com perda dos óstios foliculares e anisotriquia, a preservação da rede pigmentada em favo de mel, além dos pontos brancos em "cabeça de alfinete" distribuídos irregularmente (10×).

Fonte: Acervo da autoria do capítulo.

Na tricoscopia, ainda é possível observar: anisotriquia com redução da densidade capilar, preservação da rede pigmentada em favo de mel, pontos brancos em "cabeça de alfinete" distribuídos irregularmente e perda dos óstios foliculares.

Nas regiões mais desnudas podem ser observadas ainda algumas áreas brancas cicatriciais.

Na doença inflamatória aguda, sinais da atividade da doença como eritema e descamação perifolicular, pontos pretos e cabelos quebrados podem ser observados na tricoscopia.

Notas

Equipamentos utilizados para fotografia da tricoscopia:

- Dermatoscópio manual DermLiteR II Hybrid M ou DermLiteR III, 3Gen, LLC, San Juan Capistrano, Califórnia, EUA, aumento 10×.
- Videodermatoscópio FotoFinderR, Teachscreen Software, Bad Birnbach, Alemanha, aumento de 20-70×.
- Videodermatoscópio VidixR, Medici Medical SRL, Modena, Itália, aumento de 20-100×.

Biópsia de Couro Cabeludo no Diagnóstico das Alopecias

• Violeta Duarte Tortelly Costa

A biópsia cutânea segue como padrão-ouro no diagnóstico das doenças do couro cabeludo, porém a tricoscopia, técnica não invasiva que utiliza o dermatoscópio para análise do couro cabeludo e do cabelo, revolucionou o estudo das alopecias. A necessidade de um procedimento cirúrgico para diagnóstico diminuiu, mas, mesmo quando a biópsia é necessária, a dermatoscopia também auxilia a identificar o melhor local para ser biopsiado. Ela revela características que podem não ser evidentes no exame clínico e consequentemente aumenta muito a acurácia do laudo histopatológico ao direcionar a biópsia.[1]

Na tricologia médica, a descrição da história e do exame clínico bem detalhado são fundamentais, porque o "padrão de normalidade" varia individualmente.[2] No couro cabeludo, há grande variação quantitativa de unidades foliculares entre as etnias e as idades, também há diferença de contagem de fios dependendo da área do couro cabeludo. Por exemplo: o cabelo crespo tem menor densidade de fios que o cabelo liso; um paciente jovem tem menor densidade de fios que um mais velho; a região temporal, no mesmo indivíduo, tem naturalmente menos cabelo que a região occipital. A suspeita diagnóstica principal e os diferenciais devem ser bem detalhados também, porque algumas doenças de fenótipos diferentes têm achados histopatológicos semelhantes. O achado histopatológico de infiltrado liquenoide é um bom exemplo disso, porque pode se tratar de alopecia fibrosante frontal ou de líquen plano pilar e, se não estiver bem documentado na solicitação, o patologista não poderá fechar o diagnóstico. O Quadro 9.4 resume os itens mínimos necessários que devem constar no pedido.

Quadro 9.4. Principais achados tricoscópicos para guiar as biópsias.

Doença	*Achados para guiar a biópsia*
Alopecia areata	Achados de atividade de doença: pelos distróficos, por exemplo ponto de exclamação, ponto preto, pelo fraturado e pseudomoniletrix
	Na ausência de achados de atividade: pelo circular; na ausência total de achados de atividade: biopsiar o centro da placa
Alopecia de tração	Pelos com cilindros capilares *hair cast*
Alopecia androgenética (diferenciar de eflúvio)	Região androgenética sensível: biopsiar área com mais pelos miniaturizados e/ou anisotriquia pronunciada
	Região occipital: biopsiar área com menos *vellus* ou finos

(*Continua*)

Quadro 9.4. Principais achados tricoscópicos para guiar as biópsias. (*Continuação*)

Doença	*Achados para guiar a biópsia*
Lúpus	Pelo distrófico ("canudo mordido"), ponto vermelho, áreas de coloração marrom-escura e *peppering*
Líquen plano pilar	Eritema e descamação perifolicular, politriquia Evitar áreas com pústulas
Fibrousis alopecia in a pattern distribution (FAPD)	Região androgenética-sensível: área com mais pelos miniaturizados e descamação perifolicular
	Região occipital: área com menos *vellus* ou miniaturizados
Alopecia fibrosante frontal	Pelo distrófico, eritema e descamação perifolicular
Alopecia cicatricial centrífuga central	Halo branco/cinza peripilar
Foliculite decalvante	Politriquia, descamação perifolicular, eritema Lesões recentes: biopsiar periferia Evitar áreas com pústulas e/ou crostas
Celulite dissecante	Ponto 3D, ponto preto, pelo fraturado Evitar crosta e/ou pústula

Fonte: Desenvolvido pela autoria do capítulo.

Ao longo dos últimos anos, o número de biópsias necessárias para investigação das alopecias e o modo de clivagem da peça mudaram. Atualmente, a maioria dos autores orienta duas biópsias como o ideal. Sabe-se que na prática clínica nem sempre isso é possível. Principalmente nas alopecias inflamatórias, uma amostra bem colhida com boa história clínica costuma oferecer dados suficientes. Nas alopecias difusas, que incluem mais comumente a diferenciação da alopecia androgenética precoce (AGA) e o eflúvio telógeno, duas amostras costumam ser necessárias. Elas devem ser feitas em locais diferentes para comparação entre a região da coroa e a occipital, sendo esta usada como parâmetro de normalidade para AGA. Com relação ao processamento da peça, a clivagem horizontal revolucionou a abordagem das alopecias pela capacidade de obter informações qualitativas e quantitativas foliculares que não são facilmente obtidas em secções verticais (Figura 9.44).[3] Como essa clivagem é, na maioria das vezes, feita pelo técnico antes de chegar ao patologista, a orientação da realização do corte horizontal deve estar no pedido feito por quem realizou a biópsia. Alguns anatomopatologistas preferem ainda o corte vertical para doenças como lúpus, em que a visualização da junção dermoepidérmica é importante. Com isso, nas investigações de doenças do couro cabeludo, estabelecer o contato com os patologistas e as preferências deles é ainda mais necessário.

A escolha do local a ser biopsiado é a parte mais importante do procedimento. Deve-se avaliar todo o couro cabeludo e selecionar as regiões em que os achados tricoscópicos são mais exuberantes e típicos, porque nelas os achados histopatológicos também o serão. Como regra, deve-se evitar áreas muito inflamadas, pústulas ou regiões com muitas escoriações ou crostas, porque o infiltrado secundário pode mascarar a doença de base. Não está no escopo deste capítulo a descrição das tricoscopias, mas o Quadro 9.4 apresenta algumas sugestões dos principais achados que devem ser biopsiados, de acordo com as principais doenças. Áreas com exposição solar intensa, nas quais a elastose é proeminente, devem ser evitadas; e nas alopecias cicatriciais, não se deve biopsiar área de cicatriz antiga, sem qualquer abertura folicular ou fio viável.[4] O pelo distrófico nas alopecias cicatriciais, como regra, é um bom guia da região a ser escolhida. Importante ficar atento também à escolha de um local que esteticamente fique discreto, se possível. Sempre avaliar previamente como o paciente divide o cabelo para evitar formação de cicatrizes aparentes nessa divisão dos fios.

A padronização de material cirúrgico para a investigação nas alopecias é o *punch* de 4 mm, sendo o de 5 mm amplamente aceito. Biópsia em fuso com bisturi, via de regra, não só não é necessária, como também, dependo da habilidade cirúrgica, pode ser pior. Ao realizá-la mais larga, há a tendência de aprofundar-se menos e, consequentemente, a quantidade de tecido celular subcutâneo não será suficiente. Além disso, pode dificultar a inclusão e cortes na parafina por causa da diferença de espessura da porção superficial epidérmica e da porção profunda dérmica/hipodérmica.[4]

Para a realização do procedimento, inicia-se com a assepsia com álcool 70°, clorexidine alcoólico ou aquoso. Se o local foi marcado com caneta, o uso deste último facilitará a não retirada da marcação prévia (Figura 9.45). Se a biópsia for programada, solicitar que o paciente lave os cabelos no dia ou na véspera para diminuir ainda mais os riscos, mesmo que mínimos, de infecção secundária.

O couro cabeludo é bastante vascularizado e biópsias nessa região costumam sangrar muito, então são fundamentais orientações para auxiliar na hemostasia. Na anamnese, é importante saber sobre o uso de medicações anticoagulantes ou antiplaquetárias e de vitaminas que também aumentem o sangramento, como vitamina

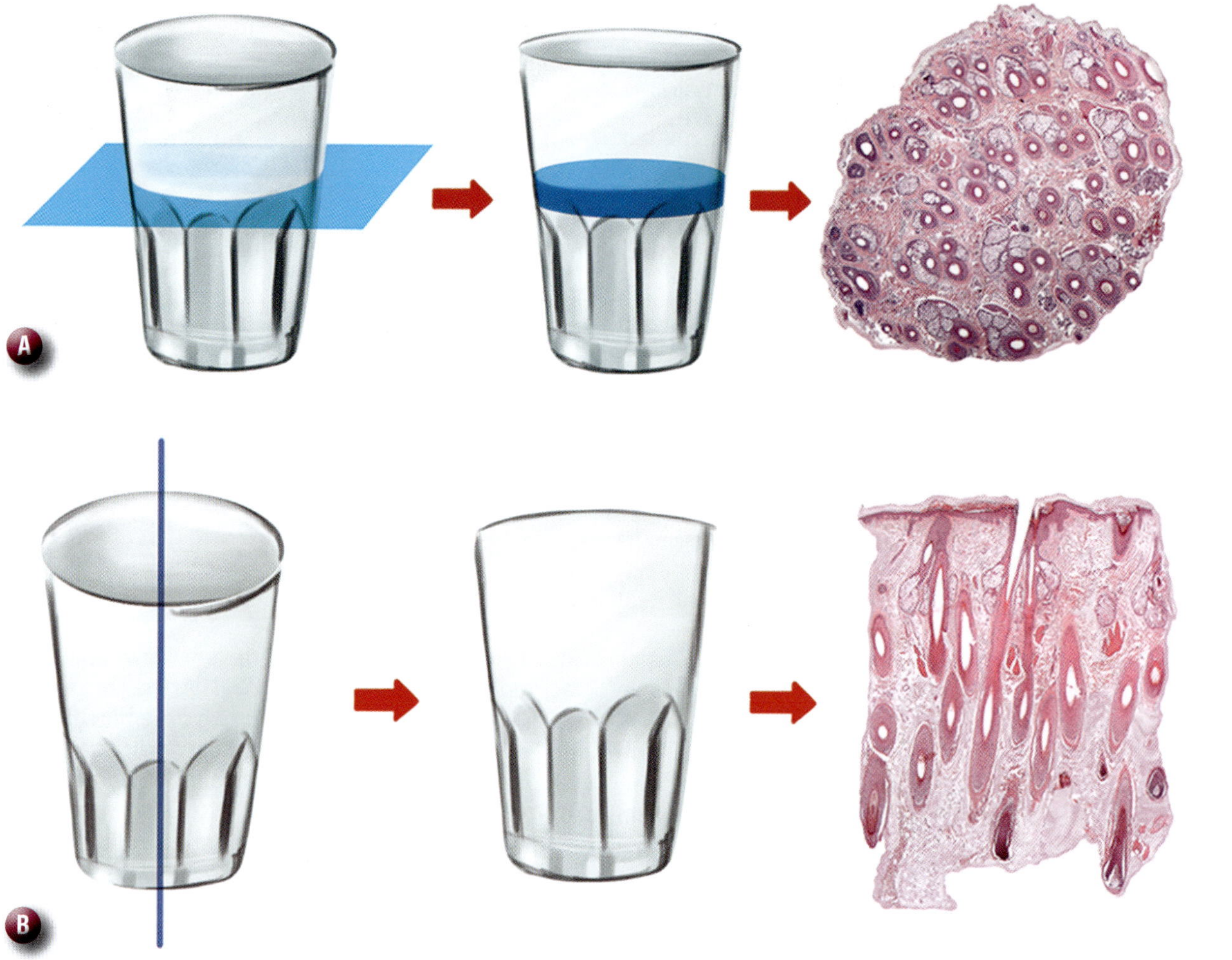

Figura 9.44. *Punch* com cortes horizontais (A) e verticais (B).

E e ginkgo biloba. Não é necessário suspendê-las, mas deve-se aumentar os cuidados com técnicas de hemostasia e com o controle da pressão arterial. A ansiedade do paciente ao procedimento também eleva a pressão sanguínea, então músicas relaxantes e/ou conversa com o paciente durante o procedimento auxiliam a acalmá-lo e evitar sangramentos importantes. Pinçar a pele na região ou usar aparelhos vibratórios auxiliará na diminuição da dor da anestesia em si. O uso da adrenalina na solução anestésica é fortemente indicado nessa localização. Utiliza-se lidocaína de 1% a 2%, com epinefrina 1:100.000 ou 1:50.000.[5] Para anestesia de uma área de 4 mm, é suficiente 1 mL do anestésico, mas utilizam-se de 2 a 3 mL para que o volume gerado exerça efeito expansivo no tecido e auxilie na hemostasia (Figura 9.46). A agulha deve ser fina; em geral, utiliza-se a de 30 G, perfurando até o subcutâneo e infundido lentamente.[6,7] O ideal é aguardar no mínimo de 10 a 15 minutos, que correspondem ao pico de ação da adrenalina.[5] Se houver possibilidade, aguardar de 20 a 30 minutos, e o procedimento poderá ser feito de modo ainda mais confortável. Caso mesmo assim ocorra sangramento, a compressão local com gaze por alguns minutos costuma ser suficiente. Uma dica é a compressão com a região circular de uma pinça Kelly, o que ajuda a fazer um anel compressivo, auxiliando na hemostasia (Figura 9.47). As soluções com ação hemostática, como as de cloreto de alumínio 40%, solução de Monsel e o ácido tricloroacético a 50%, podem ser utilizadas, mas a eletrocoagulação deve ser evitada ao máximo, pelo risco de lesar o *bulge* dos folículos ao redor, causando alopecia permanente.[8]

Nas biópsias cutâneas tradicionais com *punch*, ele é utilizado perpendicularmente à pele, mas as de couro cabeludo apresentam particularidades. O folículo piloso cresce com angulações diferentes em cada região do couro cabeludo, e essa direção deve ser o guia da angulação do *punch*. Para auxiliar nessa orientação, os fios devem ser cortados aproximadamente a 1 cm da pele a ser biopsiada, porque, sem o peso do fio, ele tende a manter a direção da qual emerge na superfície cutânea (Figura 9.48). O *punch*, então, deve ser posicionado paralelamente a essa implantação capilar, e não perpendicularmente ao couro cabeludo, como é feito tradicionalmente nas biópsias de pele (Figuras 9.49 e 9.50). Essa

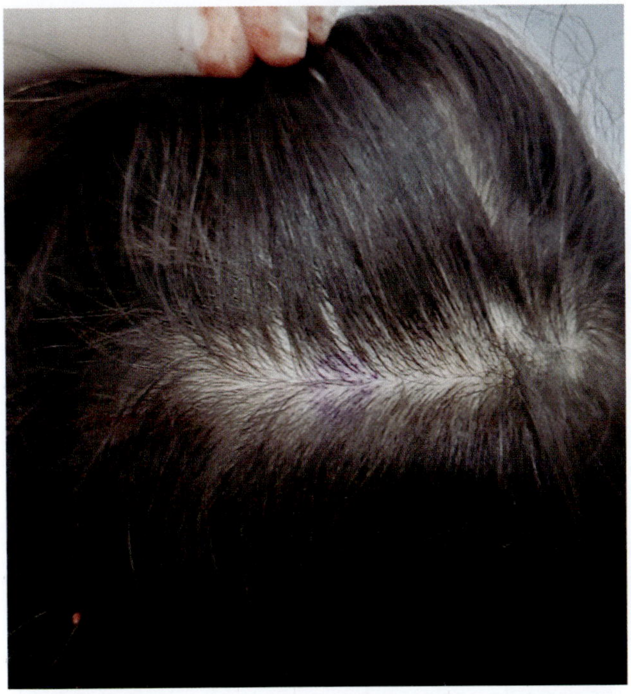

Figura 9.45. Marcação exata da biópsia guiada pelo dermatoscópio.
Fonte: Acervo da autoria do capítulo.

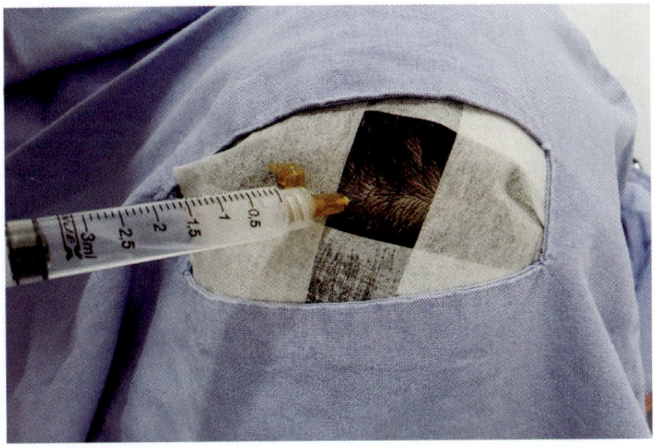

Figura 9.46. Anestesia local com 3 mL de lidocaína com vasoconstritor.
Fonte: Acervo da autoria do capítulo.

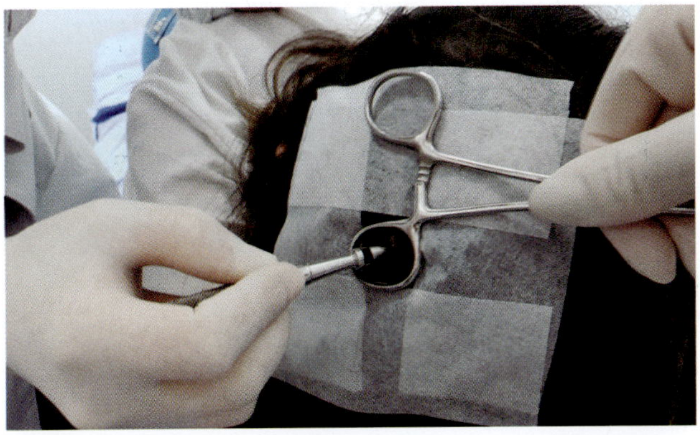

Figura 9.47. Apoio da compressão anular para ajudar na hemostasia.
Fonte: Acervo da autoria do capítulo.

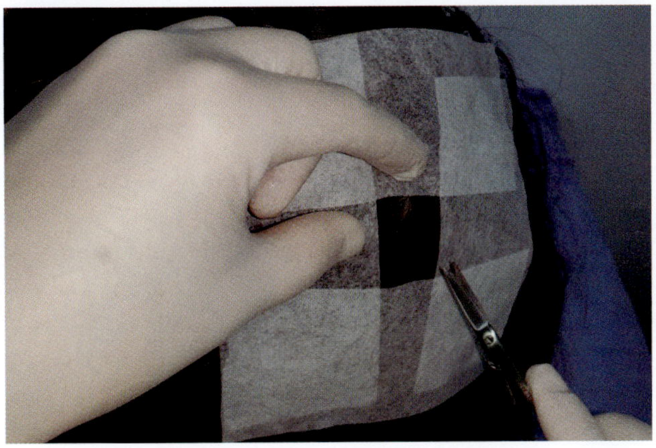

Figura 9.48. Tricotomia da área com aproximadamente 1 cm para ajudar a guiar direção da biópsia.
Fonte: Acervo da autoria do capítulo.

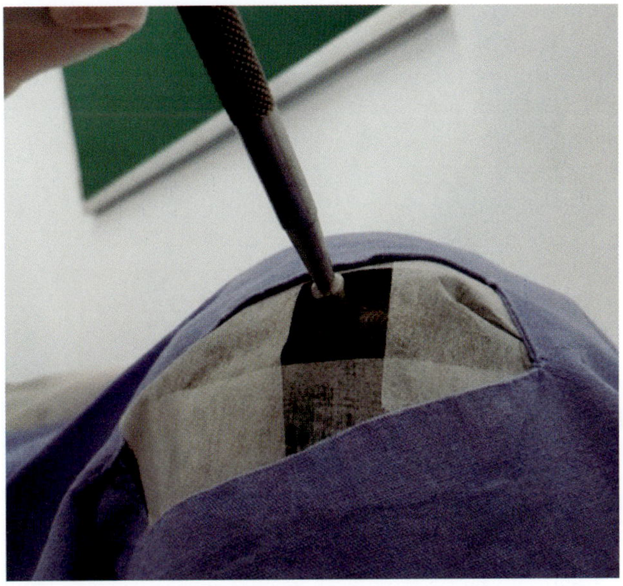

Figura 9.49. Angulação do *punch* a 90°, perpendicular ao couro cabeludo, NÃO sendo o ideal para biópsias nas alopecias.
Fonte: Acervo da autoria do capítulo.

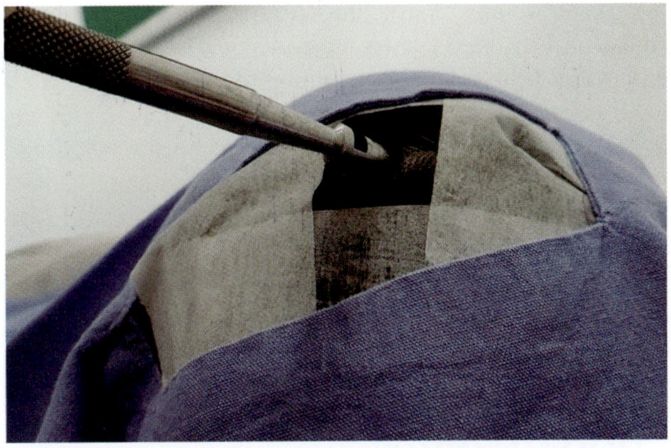

Figura 9.50. Angulação correta do *punch*, seguindo a direção da implantação capilar.
Fonte: Acervo da autoria do capítulo.

técnica gera amostras melhores por contemplar aqueles fios inteiros, da superfície até a profundidade. Alguns autores acreditam que essa angulação também diminua a área de alopecia resultante do procedimento.[7] A profundidade da amostra também é fundamental. Os folículos terminais em fase anágena têm bulbo profundo, na região da hipoderme, aproximadamente a 4 mm de profundidade; então, essas biópsias devem ir até o subcutâneo para contemplá-los.

Depois de todo esse procedimento, o cuidado com a integridade da peça é importante. Deve-se evitar ao máximo pinçar o material; sugere-se utilizar uma tesoura íris delicada, de ponta fina e afiada, para cortar o *punch* em sua profundidade, sem necessidade de força. Há controvérsias quanto à técnica de perfurar a peça com agulha para auxiliar na retirada; é preferível que isso não seja feito.[6] Depois de o material ser colocado no formol a 10%, é realizada sutura simples local com mononylon 3.0; o fio 4.0 também pode ser utilizado, mas fios mais finos não são uma boa escolha. A sutura em X ou ponto Donati são as realizadas pela autora desta seção, por seu poder mais hemostático. O fio *nylon* na cor preta fica muito semelhante aos cabelos escuros, então se costuma deixar o fio mais comprido que o convencional para facilitar a sutura e posterior retirada.

Não há necessidade de curativo oclusivo na região; utiliza-se uma pomada à base de petrolato ou dexapantenol para manter o local protegido no pós-procedimento. Orienta-se não lavar a região por 24 a 48 horas e, após esse período, a limpeza deve ser feita com o xampu convencional. Pela literatura, os pontos devem ser retirados de 7 a 10 dias, mas a autora costuma retirá-los com 14 a 21 dias, pois considera que 7 a 10 dias é um prazo muito precoce para a cicatrização dessa região.[6,9]

O conhecimento das principais manifestações clínicas e tricoscópicas guiam ao melhor local para o procedimento e, consequentemente, a laudos mais conclusivos. A utilização de uma técnica bem realizada é imprescindível, não só porque envolve a dificuldade do procedimento técnico em si pelo dermatologista, a experiência da análise pelo patologista, mas também porque haverá expectativa e ansiedade de esclarecimento diagnóstico por parte do paciente, o que não será sanado se a biópsia não for bem indicada e realizada.

9.3 Eflúvio Telógeno

• Yanna Kelly Barros
• Andréia Munck

Introdução

O eflúvio telógeno agudo (ETA) é um distúrbio do ciclo capilar caracterizado pela perda aumentada dos fios na fase telógena, de maneira difusa e não cicatricial.[1-3] É a terceira causa mais comum de queda capilar na prática dermatológica, sendo que, entre os pacientes que procuram por atendimento médico, 90% são do sexo feminino e 10% são do sexo masculino.[4] Acredita-se que essa diferença na proporção entre os gêneros deve-se ao maior comprimento do cabelo nas mulheres, o que torna o eflúvio telógeno (ET) mais evidente, à maior probabilidade de as mulheres apresentarem alterações hormonais, como no pós-parto, e ao maior impacto da queda capilar, mesmo que temporária, na autoestima das pacientes do sexo feminino.[1,5] Nas crianças, o ET também pode acontecer, mas é responsável por apenas 2,7% dos casos de queda capilar.[6] Quanto aos grupos raciais ou étnicos, o ET parece não ter nenhuma predileção entre eles.[7]

Etiopatogenia

No couro cabeludo humano normal, o ciclo capilar não é sincronizado: cerca de 90% dos fios estão na fase anágena; menos de 1%, na fase catágena; e de 10% a 15%, na fase telógena.[8] No ET, essa proporção das fases do ciclo capilar é alterada e estima-se que de 7% a 35% dos folículos estejam na fase telógena.[9] Essa sincronização passageira no ET é considerada reativa,[5] já que um gatilho é necessário para transformar os fios da fase anágena em fase telógena. Esse gatilho pode ter inúmeras causas, como estresse metabólico, alterações hormonais ou medicamentos.[5,10-13] As principais causas de ET estão listadas no Quadro 9.5 e identificá-las é fundamental para o sucesso na repilação completa dos fios.[13]

Quadro 9.5. Perguntas essenciais na anamnese de um caso suspeito de ETA – buscando a causa.
Buscar a data de início da queda
Identificar o padrão do(s) episódio(s): único? Múltiplos episódios? Periodicidade das exacerbações?
Frequência de lavagem
Procedimentos químicos nos fios – identificar quebra associada
Comorbidades – doenças crônicas em geral Atenção especial a tireoidopatias e doenças psiquiátricas

(Continua)

Quadro 9.5. Perguntas essenciais na anamnese de um caso suspeito de ETA – buscando a causa. *(Continuação)*
Medicações em uso – para tratamento de doenças crônicas, anticonvulsivantes e antidepressivos, não se esquecendo dos suplementos polivitamínicos e de academia Lembrar que o uso irregular de minoxidil pode ser causa de queda
Hormônios – início ou parada recente de contraceptivo hormonal oral, terapia de reposição hormonal ou de uso de hormônios para fins estéticos
Cirurgias ou internações recentes
Doenças infecciosas ou inflamatórias febris recentes
Pós-parto
Dietas restritivas e/ou rápida perda de peso
Estresse emocional recente – forte e pontual

Em 1993, Headington fez a primeira tentativa de classificar e explicar os mecanismos patogênicos do ETA.[14] Mais recentemente, Rebora propôs uma nova classificação patogênica do ETA, que desde então é a mais aceita entre os dermatologistas: (1) teloptose prematura, (2) teloptose coletiva e (3) entrada prematura na fase telógena.[15] Apesar da subdivisão, o autor acredita que as características de cada grupo podem ser sobrepostas.[15]

□ Tipo 1 – teloptose prematura

Nesse mecanismo patogênico, por meio da perda de adesão de célula a célula, há um deslocamento prematuro dos fios para a fase exógena, momento em que os fios telógenos se desprendem do couro cabeludo.[15] Alguns ácidos, como os ácidos retinoico e salicílico, e medicamentos, como o minoxidil, poderiam danificar as caderinas que mantêm a ancoragem dos fios telógenos na derme, resultando em liberação prematura dos fios telógenos.[16-18] Além disso, citocinas inflamatórias aumentadas, como o TNF-alfa na dermatite seborreica, desregulam a caderina-E, causando também interrupções na junção célula a célula.[19,20]

□ Tipo 2 – teloptose coletiva

Nessa teoria, acredita-se que por um estímulo, fisiológico ou não, os folículos se mantêm de maneira prolongada na fase anágena. Com a interrupção desse estímulo, os folículos sincronizados na fase de crescimento passam para a fase telógena, resultando em uma queda abrupta de fios após, aproximadamente, três meses da interrupção desse estímulo.

Um exemplo de estímulo que resulta na sincronização dos fios na fase anágena é o aumento dos níveis de estrogênios na mulher, seja pelo uso de anticoncepcionais orais ou pela gestação. Com a interrupção desse estímulo, grande quantidade dos fios pode passar para a fase telógena e desencadear intensa queda capilar. Cerca de 20% das gestantes apresentam queda capilar no pós-parto.[15] Além disso, medicamentos como o minoxidil e a finasterida, por induzirem a manutenção dos fios na fase anágena, podem causar uma teloptose coletiva após 3 a 4 meses da interrupção.[15]

□ Tipo 3 – entrada prematura na fase telógena

Nesse subtipo, a fase anágena é interrompida prematuramente e os cabelos aceleram sua progressão para a fase telógena. Acredita-se que a fase anágena é interrompida pela parada das mitoses dos queratinócitos da matriz do bulbo capilar. O folículo piloso é um alvo dinâmico e apresenta diferentes estágios de fase mitótica. Assim, após três meses do insulto, dependendo do estágio de atividade mitótica em que se encontrava o folículo piloso, pode haver queda de dois tipos de fios: anágenos distróficos; ou telógenos. Se o folículo estivesse em alta atividade mitótica (fase anágena I a V), uma grande quantidade de mitoses seria bloqueada e o cabelo seria eliminado como um fio anágeno distrófico. Mas se o folículo estivesse próximo ao final da fase anágena (anágena VI), na qual as taxas de mitoses são menores, o resultado seria a simples aceleração do progresso normal do fio telógeno.

Medicamentos com atividade antimitótica, como os quimioterápicos, deficiências nutricionais, como a anorexia crônica, e a presença de doenças autoimunes, como as tireoidites que resultam em aumento da atividade linfocitotóxica, podem provocar a interrupção da mitose nos folículos pilosos e, consequentemente, causar a entrada prematura dos fios na fase telógena.[15]

Diagnóstico

□ Anamnese

Uma anamnese detalhada e minuciosa é fundamental para diagnóstico do possível fator desencadeante do ET.[21] Coletar as informações sobre a cronologia da queda capilar, o início e a duração e identificar o padrão da queda capilar são os primeiros passos. Sabe-se que o período entre o fator desencadeante e o início da queda dos fios é de 2 a 4 meses.[15,22] Essa linha do tempo é crucial no processo de investigação da causa.

A queda capilar no ET é caracterizada pelo padrão difuso dos fios, podendo haver aumento dos recessos bitemporais.[23] Os pacientes costumam se queixar de queda de início relativamente recente, associada ou não à percepção de perda de volume e rarefação temporal. Cerca de 20% dos pacientes com ET podem apresentar dor no couro cabeludo acompanhando a queda dos cabelos. Essa dor é chamada de tricodínea e é considerada um sinal de gravidade por alguns autores.[22]

Uma variedade de condições de saúde pode resultar em gatilho para um eflúvio telógeno agudo. Os históricos clínico e cirúrgico do paciente devem ser interrogados ativamente, visando identificar o fator desencadeante. Os distúrbios endócrinos, doenças autoimunes, febre alta, doença grave, cirurgias sob anestesia geral, uso de medicamentos, dieta restritiva e perda súbita de peso são alguns dos fatores que podem desencadear ETA.[5,10-13,21] Os pacientes devem ser rastreados quanto a sintomas de hipotireoidismo e hipertireoidismo.[23] No sexo feminino, os históricos de ciclo menstrual, gravidez, síndrome de ovários policísticos, uso de métodos contraceptivos hormonais ou reposição hormonal são úteis para investigar o ET relacionado a variações hormonais tão características nas mulheres.[21] Para facilitar o que deve ser abordado na anamnese, as principais causas de ET estão listadas no Quadro 9.5; e o Quadro 9.6 apresenta os medicamentos.

Quadro 9.6. Medicações que podem estar associadas a quadros de ETA.
Retinoides sistêmicos: isotretinoína e acitretina
Contraceptivos hormonais orais: início ou parada
Paroxetina
Lamotrigina
Fenitoína
Carbamazepina
Ácido valproico/valproato
Bupropiona
Amitriptilina
Lítio
Terbinafina
Heparina
Omeprazol
Dopamina
Alfa-2b-interferon
Propranolol e outros betabloqueadores
Propiltiouracil
Metimazol

Exame físico e tricoscopia

Por meio do exame físico, pode-se constatar alguns sinais clínicos de ETA, assim como determinar a extensão da queda capilar. As alterações clínicas geralmente dependerão da intensidade do ETA. A rarefação bitemporal é característica, assim como a presença de maior quantidade de fios novos (Figura 9.51). A risca geralmente é normal (Figura 9.52), contudo alargamento discreto da risca e diminuição do volume do rabo/comprimento podem ser observados em casos mais intensos de queda. O teste de tração e a tricoscopia são de grande valia nessa inspeção.[21] No teste de tração, uma mecha com aproximadamente 60 fios é pinçada e tracionada no sentido da porção proximal para a porção distal em quatro regiões do couro cabeludo: regiões parietais bilaterais, vértex e região occipital.[24] A retirada maior que dois fios de cada mecha é considerada positiva para queda ativa e pode auxiliar na sua monitorização.[24] Estudo recente mostrou que o ato de lavar ou pentear os cabelos antes do teste não causa alteração nos resultados.[24] É importante ressaltar que um teste de tração positivo para telógenos pode corroborar o diagnóstico de ETA, mas o negativo, entretanto, não exclui o diagnóstico. Já a tricoscopia do eflúvio telógeno é caracterizada pela presença de inúmeros fios curtos de repilação distribuídos difusamente em todo o couro cabeludo, mas sabe-se que pode não apresentar alterações em alguns casos (Figura 9.53).[25] Orienta-se a fazer a tricoscopia com contato e sem imersão, além de sempre comparar as características da região parietal com a occipital (Figura 9.54). Assim, será possível avaliar se há concomitância de alopecia androgenética (AAG) com o quadro de ETA.[22,25] Na AAG, observam-se fios miniaturizados e variação de espessura entre as hastes capilares.[25] É importante ressaltar que os pelos de repilação em um caso de ETA podem simular pelos miniaturizados. No caso de haver dificuldades em fazer essa diferenciação, bem como dúvidas em relação a se há ou não quadro de AAG associado ao ETA, as autoras desta seção recomendam que o paciente seja reavaliado em 3 a 4 meses, com o intuito de constatar se realmente há ou não processo de afinamento/miniaturização (Figuras 9.53 e 9.54).

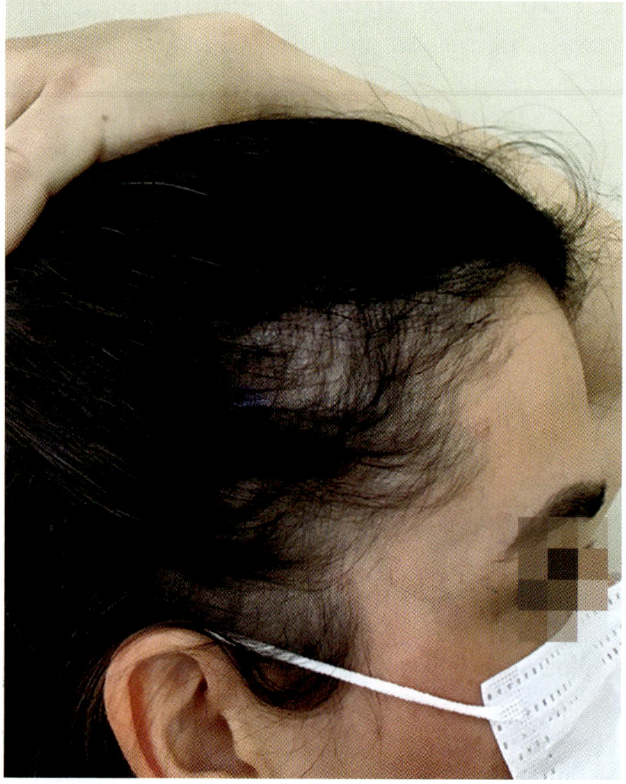

Figura 9.51. Rarefação temporal tipicamente observada em casos de eflúvio telógeno agudo. Observa-se também a presença de fios curtos e novos de repilação em maior quantidade.
Fonte: Acervo da autoria do capítulo.

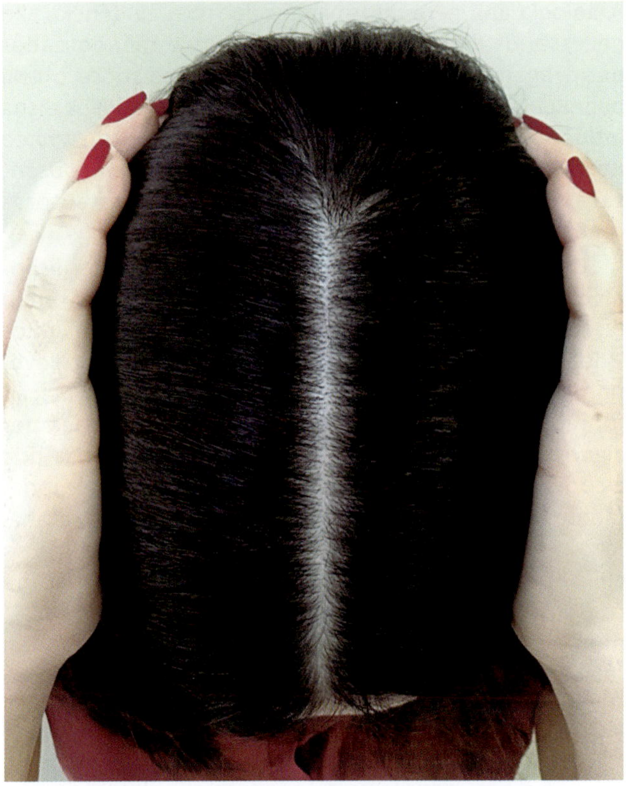

Figura 9.52. Risca geralmente inalterada em casos de eflúvio telógeno agudo.

Fonte: Acervo da autoria do capítulo.

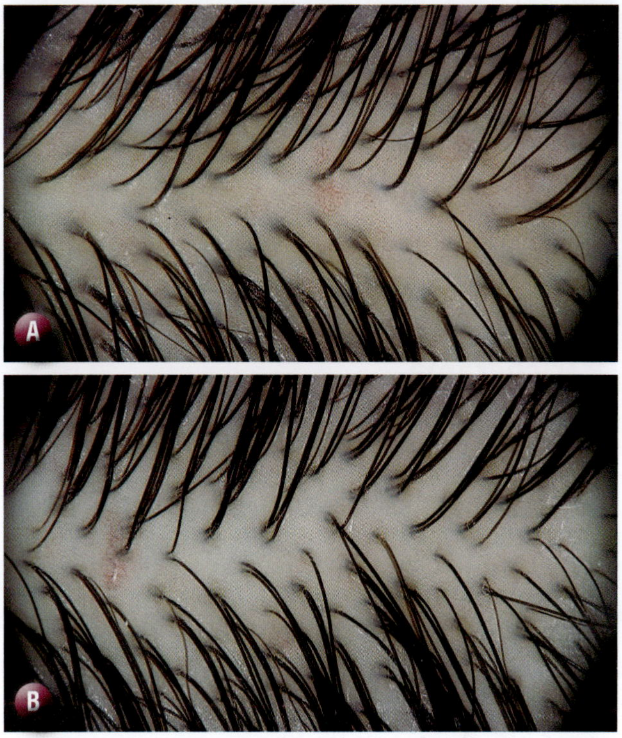

Figura 9.53. Mostra a tricoscopia de paciente com ETA. (A) Na região frontoparietal, há presença de fios de repilação, sem alteração na densidade ou no diâmetro entre as hastes, em comparação à tricoscopia da região occipital (B).

Fonte: Acervo da autoria do capítulo.

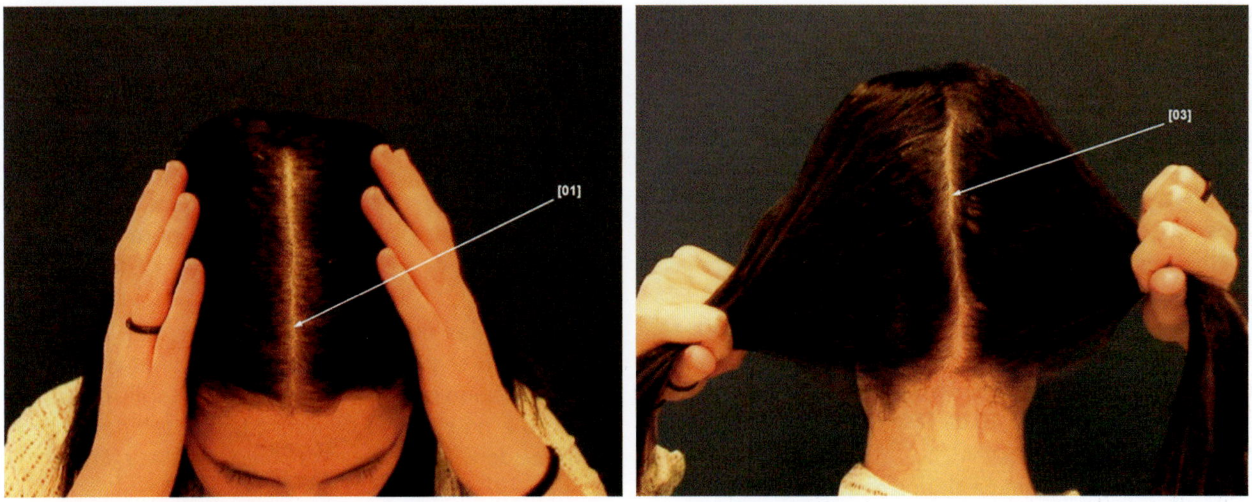

Figura 9.54. Mostra os locais sugeridos para a tricoscopia no ETA, com contato e sem imersão, comparando as regiões parietal e occipital, visando excluir alopecia androgenética, seu principal diagnóstico diferencial.

Fonte: Acervo da autoria do capítulo.

Geralmente, anamnese cuidadosa e exame físico são suficientes para a confirmação diagnóstica de ETA. Os exames complementares, como os laboratoriais, devem ser realizados em caso de deficiência de vitaminas ou minerais, anemia e alterações hormonais. Em casos de extrema exceção, outros exames, como a biópsia do couro cabeludo e tricograma, também podem ser ferramentas diagnósticas.[1-3,7,15,21]

□ Biópsia do couro cabeludo

Os achados do exame anatomopatológico do couro cabeludo no ET são densidade capilar preservada e aumento da proporção de fios na fase telógena.[26,27] Mas não é um procedimento utilizado de rotina no diagnóstico do ET e é indicada para excluir diagnósticos diferenciais de queda capilar difusa, como alopecia androgenética, alopecia areata difusa, alopecia areata incógnita, *fibrosing alopecia in a pattern distribution* (FAPD), lúpus eritematoso sistêmico e alopecia sifilítica. Além de pouco utilizada, a realização da biópsia é desestimulada no eflúvio telógeno, pois se acredita que, quando o paciente busca atendimento dermatológico, uma renovação da fase anágena já tenha se iniciado, fazendo com que no exame anatomopatológico do eflúvio telógeno, na sua maioria, a proporção de fios anágenos e telógenos esteja dentro da normalidade.[27]

□ Tricograma

É uma técnica diagnóstica pouco utilizada atualmente na prática dermatológica. O tricograma fornece uma análise quantitativa dos folículos pilosos nas fases telógena e anágena, visando assim detectar se há alteração no ciclo capilar. O exame exige um preparo: 5 dias sem lavar ou escovar os cabelos.[28] Após esse período, pequenas mechas de 40 a 60 fios são retiradas de duas regiões do couro cabeludo, com a ajuda de um porta-agulhas. O exame é positivo para eflúvio telógeno quando mais de 25% dos fios estão na fase telógena.[29]

□ Exames laboratoriais

Como já abordado anteriormente, a causa do ETA será revelada, na imensa maioria dos casos, durante a anamnese, na construção da cronologia da queda. A solicitação de exames laboratoriais terá papel nos pacientes cuja causa do ETA não se conseguiu extrair na história clínica, podendo os exames revelar causas ocultas, como anemia carencial, hipotireoidismo/hipertireoidismo ou deficiências vitamínicas. Outro ponto a se considerar é que, mesmo em pacientes cujo fator desencadeante do ETA foi revelado na anamnese, as autoras, ainda assim, costumam solicitar os exames laboratoriais, para que causas adicionais não passem despercebidas e deixem de ser corrigidas.

É importante ressaltar que a literatura que embasa a solicitação de exames laboratoriais em casos de ETA ainda é controversa e carece de evidências de qualidade. O real papel dos hormônios, vitaminas e minerais na interação com o folículo piloso e na possível interrupção da fase anágena e indução da fase telógena ainda não é completamente esclarecida.

Sabe-se que a vitamina D, por exemplo, parece modular o crescimento e a diferenciação de queratinócitos e que pacientes que nascem com mutação do gene do receptor da vitamina D (RVD) apresentam hipotricose. Em modelos animais, o RVD se mostrou importante na iniciação do anágeno, achado que não foi replicado em humanos.[30] Um estudo dosou vitamina D sérica em 80 pacientes com ETA e AAG e em 40 controles, encontrando valores de vitamina D menores em pacientes x controles.[31] Já outro grupo dosou vitamina D em 115 pacientes com diagnóstico de ETA, sem controles, e encontrou hipovitaminose D em 33,9% dos casos.[32] Tendo em vista a pouca literatura disponível e o fato de toda ela ter por base estudos que utilizaram uma metodologia que gera informações de fraca evidência, são necessários mais estudos controlados e randomizados que tragam informações mais relevantes sobre o real papel da vitamina D no desencadeamento do ETA e sua influência no ciclo folicular. Neste capítulo, no tópico *Reposição de vitamina D e ferro – quando e como fazer?*, será abordado como e em que situações as autoras repõem vitamina D em casos de ETA.

Com relação ao ferro e à ferritina, os estudos disponíveis são ainda mais controversos. Houve, por muito tempo, certa convenção de que níveis de ferritina ditos "ideais" para o adequado funcionamento folicular deveriam ser maiores que 50 a 70 ng/mL; essa informação foi repassada por anos, porém vem sendo criticada por alguns autores, pois carece de evidência científica que a corrobore como verdadeira. Anemia ferropriva propriamente dita deve ser prontamente abordada e tratada. Já a influência simplesmente dos valores de ferritina no ciclo folicular precisa ser mais esclarecida, e não há consenso na literatura do que seria uma ferritina "normal" num contexto de ETA.[31-37] A conduta das autoras em relação à reposição de ferro x valores de ferritina encontram-se no tópico *Reposição de vitamina D e ferro – quando e como fazer?*.

A vitamina B12 e o ácido fólico, por sua vez, exercem papel importante na produção de ácidos nucleicos e, por isso, pensa-se que possam influenciar de alguma maneira o funcionamento de um órgão de alto índice mitótico como o folículo piloso. Apesar disso, há pouquíssimos estudos abordando a relação ETA x vitamina B12/ácido fólico, o que gera um nível de evidência que não é suficiente para recomendar o rastreamento dessas vitaminas de modo corriqueiro.[37]

Já no que concerne ao zinco, sabe-se que pacientes com deficiência de zinco podem apresentar algum grau de alopecia, que melhora com a reposição. Contudo, os resultados dos estudos disponíveis sobre a relação ETA x zinco são controversos e o debate sobre o real papel da deficiência de zinco em pacientes com ETA ainda está aberto.[37]

Diante das informações apresentadas, as autoras solicitam os seguintes exames laboratoriais em casos de ETA, baseando-se na pouca evidência publicada sobre o assunto e no rastreio de doenças que sabidamente são gatilhos de ETA, como as tireoidopatias e a sífilis:

- hemograma;
- ferritina;
- 25OH vitamina D_3;
- TSH e T4 livre;
- anticorpos tireoidianos;
- VDRL;
- se veganos, vegetarianos ou pós-cirurgia bariátrica: B12, ácido fólico e zinco.

É importante ressaltar que não há benefício em solicitar FAN para rastreio de lúpus eritematoso sistêmico em casos de ETA, se o paciente em questão não apresentar outros sintomas/sinais sugestivos da doença, que não seja apenas queda de cabelo.

Manejo/suporte do eflúvio telógeno agudo

O eflúvio telógeno agudo é, por definição, uma desordem autolimitada do ciclo capilar. Portanto, ao abordar a conduta diante de pacientes com esse diagnóstico, é muito mais coerente falar-se em "manejo e suporte" do que em "tratamento" do ETA.

Dessa maneira, é recomendado que se sigam alguns passos fundamentais na condução desses pacientes:

- **Explique cuidadosamente o diagnóstico de ETA e o que ele significa:** use o ciclo capilar como ferramenta para ilustrar o processo cíclico, autolimitado e de repilação dessa condição.
- **Lembre-se de que previsibilidade acalma:** por isso, identifique e esclareça ao paciente em que fase do ETA ele se encontra (inicial, em curso ou em recuperação). Esse passo é importante, para nortear o paciente por quanto tempo ainda terá que conviver com a queda.
- **Faça registros fotográficos:** as fotos clínicas são fundamentais nas consultas subsequentes, para não deixar dúvidas ao paciente sobre a recuperação do quadro e torná-lo ainda mais confiante no seu diagnóstico e conduta.

Já com relação à conduta propriamente dita, é recomendado:

1. Identificar a causa do ETA e tratá-la, se for passível de alguma intervenção terapêutica.
2. Checar exames e avaliar se há necessidade de reposição de alguma das vitaminas/micronutrientes solicitados ou de tratamento de tireoidopatia/sífilis que esteja associado ao quadro.
3. Identificar se o paciente apresenta AAG associada. Se houver certeza que sim, iniciar imediatamente o tratamento de AAG, de acordo com o caso. Se não houver certeza, reavaliar a presença ou não de miniaturização na consulta subsequente, em 3 a 4 meses.
4. Acompanhar a repilação do paciente. É de suma importância reavaliá-lo em 3 a 4 meses, para acompanhar o potencial de repilação e avaliar se não há quadro de AAG associada, assim como para demonstrar a recuperação do quadro, por meio de avaliação subjetiva da melhora da queda e da comparação das fotos clínicas.

□ Reposição de vitamina D e ferro – quando e como fazer?

- **Vitamina D:** se valores deficientes (< 20 ng/mL), as autoras sugerem o seguinte esquema de reposição: dose de ataque de 50.000 UI/semana por 4 semanas e, ao concluir, seguir com 2.000 UI/dia por 60 dias, totalizando 3 meses de reposição. Se níveis entre 20 e 30 ng/mL, sugere-se a prescrição de 2.000 UI/dia por 90 dias.
- **Ferro/ferritina:** se houver diagnóstico de anemia ferropriva propriamente dita, orienta-se primeiramente investigar causa oculta de sangramento (como doenças do trato gastrointestinal e geniturinário). Se considerar necessário, encaminhar ao hematologista para realizar essa investigação e prescrever o tratamento da anemia. Em contrapartida, se houver apenas a constatação de níveis baixos de ferritina, as autoras sugerem reposição de ferro, quando apresentar valores < 30 ng/mL, apenas se não houver outras causas aparentes de ETA. No caso de haver outra causa evidente que justifique o quadro de eflúvio, a reposição de ferro só é realizada pelas autoras se o valor da ferritina se mostrar abaixo da referência utilizada pelo laboratório. Nessas situações, sugere-se a prescrição da reposição do ferro na forma de "ferro quelato glicinato" 300 mg/dia por 90 dias, sempre acompanhado de fonte de vitamina C.

□ E os nutracêuticos disponíveis no mercado – prescrever ou não?

A prescrição de nutracêuticos em ETA carece de evidências de qualidade que embasem sua utilização. Sabe-se que, pelo caráter autolimitado do ETA, a prescrição dos nutracêuticos não alterará o curso natural da condição, não sendo capaz de encurtar o período de queda.

Entretanto, sabe-se que alguns pacientes se mostram muito ansiosos com o quadro agudo de queda e que podem se sentir mais confortáveis e confiantes se houver alguma prescrição associada. As autoras reconhecem que essa situação existe e sugerem que a prescrição fique a critério médico, avaliando-se caso a caso. É importante lembrar que, se for optado por prescrever um nutracêutico em ETA, sugere-se sempre explicar ao paciente o real papel desempenhado por ele no tratamento: que não será capaz de influenciar/encurtar o período de queda.

□ Situações especiais

- **Eflúvio pós-parto:** além do gatilho da queda abrupta dos níveis hormonais após o parto, nessa situação pode haver perda de peso relevante associada. É importante solicitar exames, para avaliar se há condições adicionais que possam contribuir com o quadro de ETA, que não apenas o parto em si. Para lactantes, as autoras não costumam prescrever nutracêuticos.
- **Eflúvio por medicações:** sabe-se que algumas medicações podem estar associadas como gatilho para desencadear ETA. Nesses casos, é importante lembrar que, provavelmente, o eflúvio se resolverá no tempo devido, mesmo que o paciente mantenha o uso da medicação em questão. Outro ponto importante a se refletir é que nem sempre essas medicações poderão ou deverão ser substituídas, principalmente as que tratam doenças neurológicas e/ou psiquiátricas. As

autoras apenas discutem o caso com o colega médico prescritor, para avaliar a manutenção ou não da medicação em questão, se notarem que o quadro de queda se mantém incontrolado após o prazo esperado, trazendo prejuízo ao paciente.

- **Eflúvio pós-cirurgia bariátrica:** é uma das situações em que se pode observar uma intensidade maior de queda, algumas vezes com quadro de múltiplos episódios de ETA, acontecendo um em seguida ao outro. Isso se deve ao fato dos inúmeros gatilhos para ETA envolvidos nessa situação, como o estresse cirúrgico em si, a grande e rápida perda de peso, a deficiência nutricional e o fator psicológico associado. Recomenda-se acompanhar esses pacientes de perto, garantindo que sejam adequadamente tratados por equipe multidisciplinar, com atenção especial a todas as carências de vitaminas e minerais, acompanhamento nutricional e psicológico. Importante também ressaltar que não é raro que esses pacientes apresentem AAG associada, a qual deve ser prontamente identificada e tratada, evitando-se a progressão/piora diante dos episódios de queda.

9.4 Alopecia Androgenética Masculina

- Carolina Marçon
- Denise Steiner Reis Longhi

Introdução

A alopecia androgenética (AAG) masculina é a causa mais comum de queda de cabelo nos homens. Sua incidência varia de uma população para outra, com base no fundo genético. Maior prevalência é relatada na população caucasiana. Na população asiática, a frequência é menor do que na população europeia. Não há informações sobre a prevalência nos homens africanos.

O cabelo é uma característica importante na formação da autoimagem. Estudos têm demonstrado que homens que apresentam AAG são 75% menos confiantes, sobretudo quanto à interação com o sexo oposto. Jovens com AAG relataram baixa autoestima, introversão e sentirem-se menos atraentes, em um grau bem mais elevado do que homens mais velhos com o mesmo problema. No entanto, em muitos pacientes, não ocorre prejuízo significativo da qualidade de vida, uma vez que somente uma minoria dos afetados procura tratamento médico para a condição. Os homens que procuram ajuda médica, e são tratados com sucesso, relatam benefícios psicológicos, com melhora da autoestima e da atratividade pessoal. Ao aumentar o nível de conhecimento do paciente sobre a AAG, com consequente diagnóstico e tratamento precoces, pode-se reduzir significativamente a carga psicológica associada à doença.

Fisiopatologia

A AAG ocorre na presença de andrógenos, em indivíduos geneticamente suscetíveis. O aparecimento e a progressão da doença variam de uma pessoa para outra. Em geral, os sinais iniciais da AAG se desenvolvem durante a adolescência, causando a perda progressiva do cabelo, de acordo com a distribuição-padrão. A perda bitemporal do cabelo começa na linha anterior, resultando na projeção posterior dessa linha, seguida de perda do cabelo no vértice e na região mediofrontal, com preservação do couro cabeludo occipital.

□ Papel dos andrógenos

Os derivados da testosterona, local e sistemicamente, ligam-se diretamente aos receptores de andrógenos intracelulares, principalmente expressos na papila dérmica e no bulbo capilar, ou são metabolizados na sua forma mais potente (DHT), que, por sua vez, liga-se aos receptores de andrógenos com cerca de cinco vezes mais afinidade. A conversão da testosterona em DHT no folículo capilar é predominantemente mediada pela 5α-redutase (tipos 1 e 2). Acredita-se que a DHT é o andrógeno-chave na indução da AAG. Alterações em vários fatores ao longo das vias de sinalização dos andrógenos possivelmente resultam na miniaturização do folículo pilar, incluindo: o aumento da expressão de receptores de andrógenos, o aumento da sensibilidade dos receptores aos esteroides ligantes e maiores níveis de 5α-redutase. O couro cabeludo tem uma combinação de folículos pilosos andrógeno-sensíveis e andrógeno-independentes. Os folículos sensíveis aos andrógenos estão localizados na parte frontal do couro cabeludo e no vértice, enquanto os folículos pilosos andrógeno-independentes localizam-se nas porções laterais e posterior. Essa distribuição característica dos receptores de andrógenos explica a apresentação clínica padrão da AAG. O sucesso do transplante de cabelo baseia-se no fato de que os folículos capilares coletados na região occipital do couro cabeludo mantêm seu comportamento andrógeno-independente quando implantados no couro cabeludo frontal (dominância do doador). A derme do couro cabeludo frontoparietal é derivada da crista neural, enquanto a derme da região occipital e temporal do couro cabeludo é derivada da mesoderme. Essa diferença na origem embrionária pode explicar a influência diferencial dos andrógenos.

□ Papel da genética

Um modo de herança poligênica tem sido estabelecido na AAG. Esses genes podem determinar a idade de início, a progressão, a padronização e a gravidade da AAG. A hipermetilação do DNA, em determinadas regiões do gene promotor, bloqueia a maquinária de transcrição do gene e, portanto, impede a expressão dele, enquanto genes promotores hipometilados se envolvem com a maquinaria de transcrição para promover a expressão genética. A demetilação parcial de promotores, que surge estocasticamente com a idade e com os efeitos do meio ambiente, provoca mudanças sutis na expressão dos genes, sendo estas hereditárias. Na calvície, as diferenças na sensibilidade e na expressão do gene receptor de andrógenos entre vértice e região occipital podem ser contabilizadas pelos diferentes padrões de metilação do gene, o que resulta na suscetibilidade específica de cada região para miniaturização.

A primeira publicação que "linkou" a genética à AAG foi a descoberta de uma associação significativa a um particular polimorfismo de um único nucleotídeo no 1º éxon do receptor de andrógenos. Esse polimorfismo específico está presente em quase 100% dos homens calvos (jovens e mais velhos), mas também é encontrado em uma proporção significativa de homens mais velhos não afetados pela calvície, sugerindo que é essencial, mas não suficiente, para o desenvolvimento da AAG em homens. Hoje, testes genéticos para AAG baseiam-se na genotipagem do polimorfismo não funcional do nucleotídeo no 1º éxon do receptor de andrógenos, que tem sido repetidamente associado à AAG. O gene do receptor de andrógenos está localizado no cromossomo X, e os homens o herdam da mãe. Esse achado confirma que há uma influência materna na calvície masculina, não explicando a contribuição genética do pai. A identificação de novos genes de suscetibilidade nos cromossomos 3q26 e 20p11 sugere um caminho andrógeno-independente que ainda precisa ser elucidado.

As diferenças na apresentação clínica da AAG em homens e mulheres podem decorrer das seguintes observações:

- As mulheres têm de 3 a 3,5 vezes menos 5α-redutase (tipos 1 e 2) do que os homens.
- A enzima aromatase citocromo P450 converte a testosterona em estradiol e estrona, o que reduz a conversão de testosterona em DHT. O nível de aromatase é significativamente maior nos folículos pilosos de mulheres, sendo também seis vezes maior nos folículos frontais e quatro vezes maior nos folículos occipitais, o que pode explicar por que as mulheres geralmente conservam a linha de frontal, em contraste com os homens com AAG.
- Tanto os homens quanto as mulheres têm níveis 30% maiores de receptores de andrógenos nos folículos pilosos frontais em comparação com os folículos occipitais, mas o nível total de receptores é 40% menor nas mulheres do que nos homens.

□ Dinâmica do ciclo capilar

A principal característica da AAG é a miniaturização folicular. O ciclo capilar apresenta uma fase ativa de crescimento, ou fase anágena, com duração de três a cinco anos; uma fase de transição, ou fase catágena, com duração de uma a duas semanas; e uma fase de repouso, ou fase telógena, com duração de cinco a seis semanas. A AAG resulta da alteração do ciclo folículo-cabelo e da miniaturização, que provocam a transformação de folículos pilosos terminais em fios *vellus*. A redução da duração da fase anágena causa a diminuição do comprimento do cabelo, enquanto o aumento da duração da fase telógena atrasa a regeneração. Esse processo resulta em cabelos tão curtos e finos que não conseguem alcançar comprimento suficiente para atingir a superfície do couro cabeludo, o que resulta em aumento do número de poros vazios e redução de fios anágenos em relação aos telógenos. Folículos pilosos pequenos resultam em fios finos. O calibre do fio de cabelo terminal é superior a 60 μm; o fio *vellus* mede menos de 30 μm; e a espessura do cabelo indeterminado está entre esses dois valores. O mecanismo exato da miniaturização folicular ainda é desconhecido. A papila dérmica determina o tamanho do bulbo capilar e do eixo do cabelo produzido; é por alvo que eventos mediados por andrógenos conduzem a miniaturização e as alterações do ciclo capilar.

Histopatologia

O achado histológico característico da AAG é o aumento do número de folículos pilosos *vellus*, ou miniaturização (Figura 9.55). O corte vertical, no nível do tecido subcutâneo e da derme reticular, mostra fios terminais e estelas foliculares. Na derme papilar, são vistos fios terminais, fios *vellus* e estelas. Estelas são os tratos fibrosos residuais que marcam a migração ascendente do cabelo nas fases catágena e telógena, ou a miniaturização da haste do cabelo e do bulbo.

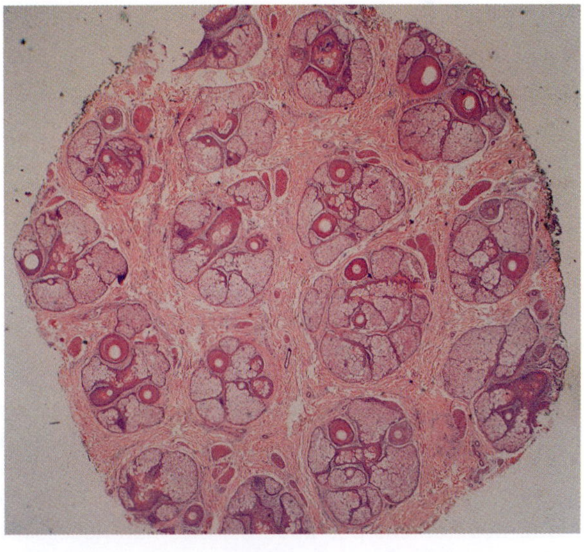

Figura 9.55. Alopecia androgenética – número reduzido de folículos com variação no tamanho folicular (miniaturização), quantidade de folículos *vellus* ultrapassa a quantidade de folículos terminais. Poucos folículos telógenos estão presentes e alguns folículos mostram fibrose perifolicular leve sem inflamação significativa. Glândulas sebáceas preservadas.

Fonte: Cortesia de Dra. Rute Lellis.

A secção horizontal da derme papilar mostra fios terminais, fios *vellus* e *vellus-like*. Fios *vellus* e *vellus-like* têm diâmetros menores que 30 μm. Os fios *vellus* primários são pequenos, apresentam bainha externa da raiz fina e se originam na metade superior da derme. Os fios *vellus-like* são fios miniaturizados, com bainha externa espessa, e se originam de um fio terminal enraizado na derme reticular ou gordura subcutânea com estelas subjacentes. Na derme reticular, não são visualizados folículos *vellus* ou *vellus-like*. A contagem folicular varia de nível para nível. Na derme superior, a contagem é geralmente de 40 a 50; na derme reticular, esses números são reduzidos para 35; e na gordura subcutânea, fica em torno de 30. A diferença na contagem de folículos entre a derme reticular e a gordura subcutânea representa o número de fios telógenos. Na AAG-padrão, em geral o número total da contagem folicular é normal na derme papilar. As razões entre fios anágenos e telógenos e entre fios terminais e *vellus* modificam-se na perda-padrão. A razão normal entre fios terminais e fios *vellus* é de 7:1; já na AAG, essa razão se reduz para 2:1, indicando uma tendência evidente para a miniaturização. Em estágios mais avançados, a variabilidade dos tamanhos foliculares torna-se aparente. As glândulas sebáceas aparecem ampliadas em relação aos folículos miniaturizados. Aglomerados de fibras elásticas no "pescoço" das papilas dérmicas, chamados de corpos de Arao-Perkins, podem ser visualizados; apresentam-se aglutinados na fase catágena e localizados no ponto mais baixo da origem de estelas foliculares. Pilhas de corpos de Arao-Perkins podem ser vistos, como degraus de escadas, nas estelas de cabelos miniaturizados. Infiltrado inflamatório linfo-histiocitário perifolicular leve a moderado pode estar presente. Quarenta por cento dos pacientes com AAG apresentam infiltrado inflamatório linfocítico, em comparação com apenas 10% dos controles normais.

Manifestações clínicas

Nos homens, a perda do cabelo é padronizada, envolvendo recessão frontotemporal e rarefação capilar no vértice, sempre poupando a região occipital, mesmo nos casos mais graves. Manifesta-se de modo precoce e avança gradualmente, com queda mínima e progressiva dos fios.

Hamilton classificou a AAG com base na recessão frontoparietal e frontotemporal, bem como na rarefação dos fios no vértice. Posteriormente, Norwood aperfeiçoou essa classificação, possibilitando a determinação dos padrões de Norwood-Hamilton, que divide a queda de cabelo em homens em sete etapas, de acordo com a gravidade. Recessão bitemporal dos fios é observada na maioria dos homens pós-púberes, mas não necessariamente anuncia a expressão de AAG e é improvável que reverta com as terapias atualmente disponíveis. Recessão bitemporal intensa, maior que 1 polegada a partir da linha frontal do cabelo, é característica da AAG e, se tratada precocemente, pode ter boa resposta terapêutica. O início da perda de cabelo e a taxa de progressão variam de pessoa para pessoa (Figuras 9.56 a 9.58). Não é possível prever o padrão de queda de cabelo que um homem jovem com manifestação precoce de AAG apresentará. Em geral, o início precoce, na segunda década de vida, evolui de modo mais progressivo em comparação com o início mais tardio, na terceira e na quarta décadas.

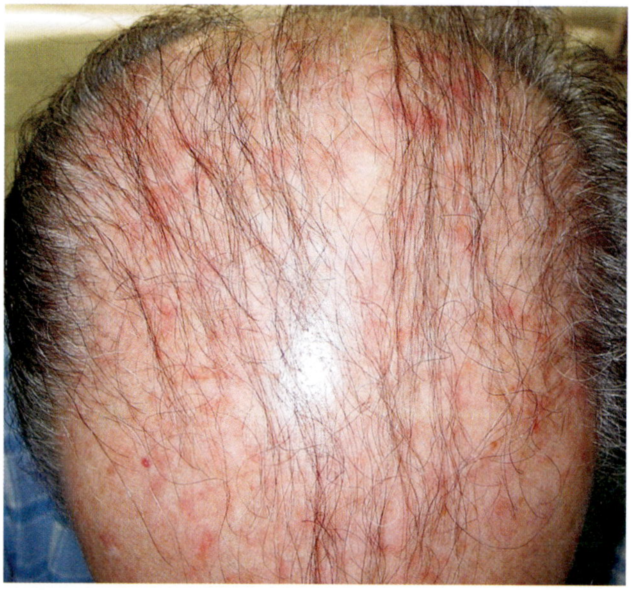

Figura 9.56. Alopecia androgenética masculina com fios esparsos e finos na região frontal, mediana e vértice. Norwood-Hamilton tipo VI.
Fonte: Cortesia de Dr. Leonardo Neves.

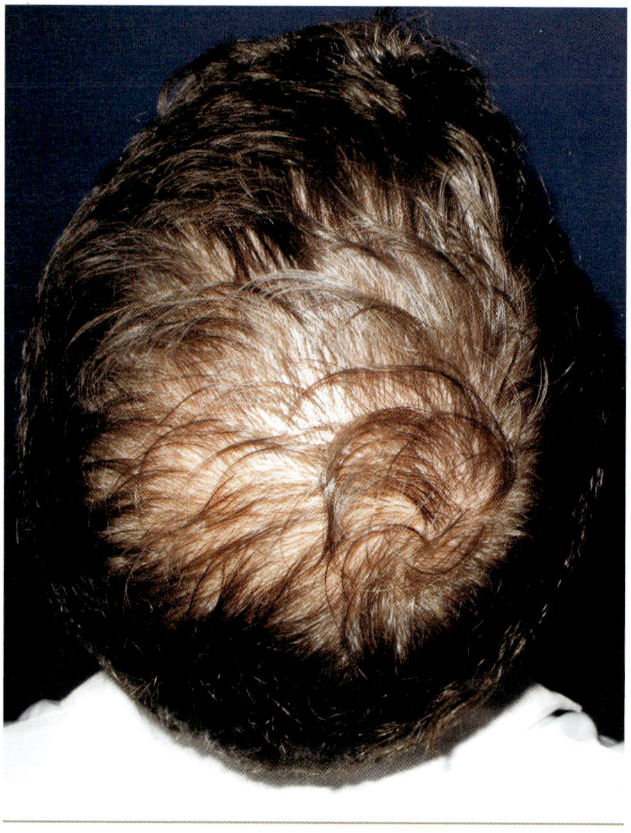

Figura 9.57. Alopecia androgenética masculina, com recessão capilar predominante no vértice. Norwood-Hamilton tipo III.
Fonte: Acervo da autoria do capítulo.

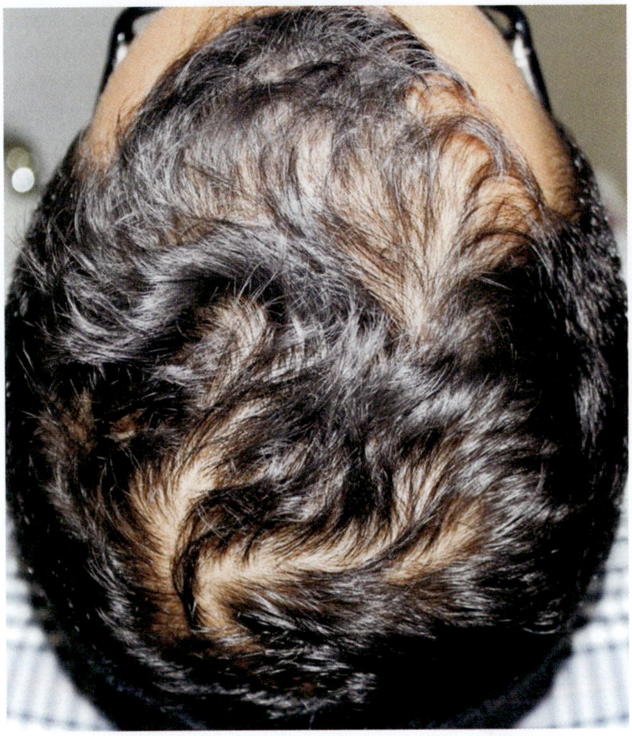

Figura 9.58. Alopecia androgenética masculina com perda difusa de cabelo na região frontotemporal e vértice. Norwood-Hamilton tipo IV.

Fonte: Cortesia de Dra. Daniela Neves.

Diagnóstico

A AAG costuma ser diagnosticada clinicamente, pelo exame do cabelo e do couro cabeludo, que mostram padrão de distribuição característico, sem nenhuma evidência de cicatrizes. O exame clínico deve incluir o teste de tração e o exame das áreas adjacentes e unhas, para excluir diagnósticos diferenciais, sobretudo quando a AAG se sobrepõe à alopecia difusa. Nos casos que deixam dúvidas, a avaliação do couro cabeludo pela biópsia pode ser útil. A análise da densidade e do diâmetro capilar, por meio de diversas ferramentas, bem como a fotografia global, ajuda no correto diagnóstico e seguimento em longo prazo dos pacientes com AAG. Nos homens, a princípio, nenhuma propedêutica laboratorial é necessária, a menos que haja perda difusa sobreposta.

□ Teste de tração

Cerca de 60 fios de cabelo são obtidos a partir da porção proximal da haste capilar no nível do couro cabeludo. Esses fios são então puxados do sentido proximal para a extremidade distal. O número de fios extraídos é contado. É normal que sejam removidos 6 dos 60 fios (10%), quando mais de 6 fios estão presentes (> 10%), o teste de tração é considerado positivo. Na AAG, o teste de tração é habitualmente negativo. Na doença ativa, pode ser positivo no topo do couro cabeludo e negativo na região occipital.

□ Dermatoscopia

A dermatoscopia demonstra que os fios estão presentes no couro cabeludo compondo folículos, nos quais dois ou cinco fios terminais emergem de um único poro. Na AAG, os fios terminais dentro dos folículos são progressivamente substituídos por fios *vellus*, mais finos e mais curtos, de modo que apenas um ou dois fios podem ser visualizados emergindo a partir de um único poro nas áreas acometidas. Observa-se redução do volume capilar quando o número de fios terminais por unidade folicular diminui; no entanto, a calvície somente torna-se aparente quando os fios terminais sofrem miniaturização. Folículos compostos persistem na região occipital, mesmo em estágios avançados da AAG. A dermatoscopia pode evidenciar a diversidade dos diâmetros dos fios, decorrente da miniaturização progressiva, antes de a calvície tornar-se visível clinicamente – aspecto característico da AAG.

A redução do número de fios terminais em um único poro é uma característica útil para o diagnóstico precoce da AAG em pacientes com queda de cabelo. De modo geral, os achados dermatoscópicos mais comuns na alopecia androgenética são pontos brancos, que representam destruição folicular (tratos fibrosos residuais) e são mais evidentes nos pacientes melanodérmicos em virtude do contraste com a rede pigmentar, além de rede pigmentar em favo de mel, consequente da ativação melânica nas áreas fotoexpostas e da miniaturização da haste folicular (Figuras 9.59 e 9.60).

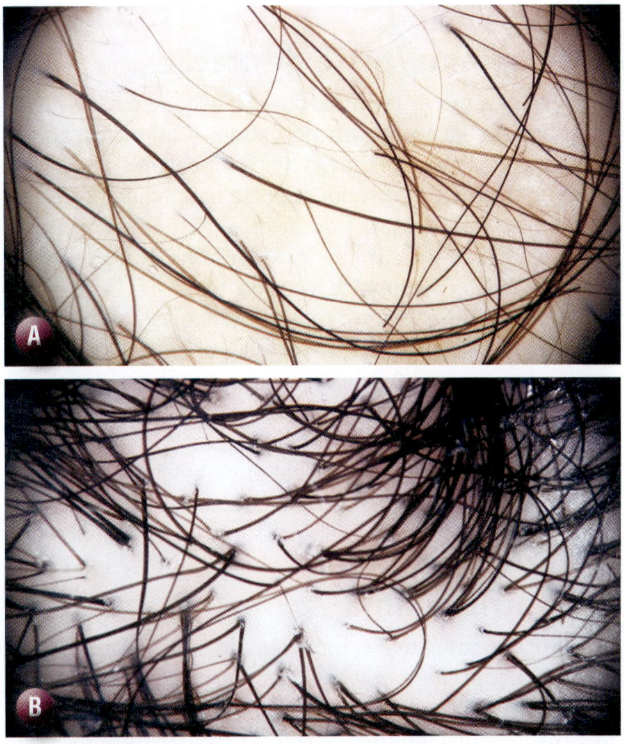

Figura 9.59. (A) Foto dermatoscópica do couro cabeludo evidenciando fios de diâmetros distintos, miniaturização, poucos fios ou nenhum emergindo de um único poro. (B) Contraste com a área occipital, *não acometida*, no mesmo paciente.

Fonte: Acervo da autoria do capítulo.

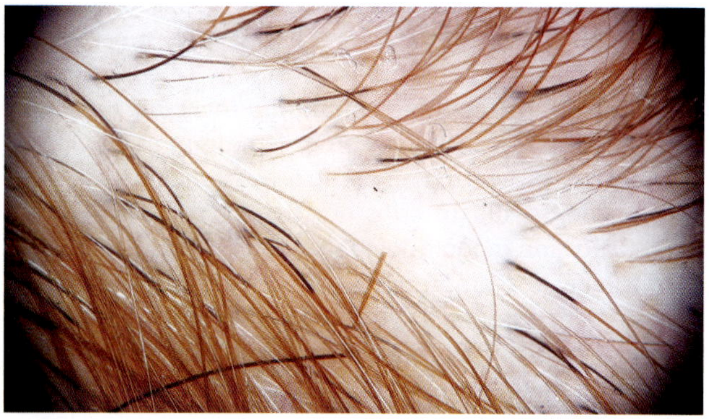

Figura 9.60. Dermatoscopia do couro cabeludo evidenciando a presença de fios miniaturizados e pontos amarelados perifoliculares, que correspondem aos queratinócitos foliculares degenerados e ao sebo presente no interior do óstio dilatado.

Fonte: Acervo da autoria do capítulo.

Videodermatoscopia/foliculoscopia

Essa técnica não invasiva é utilizada para melhorar as imagens do couro cabeludo e do cabelo, detectar a presença da haste pilar no folículo, seu comprimento, diâmetro e possíveis anomalias. A presença de pontos amarelos no óstio folicular vazio e de fios peládicos (em "ponto de exclamação") é a principal característica dermatoscópica encontrada na alopecia areata. Pontos amarelados perifoliculares podem ser vistos nos casos avançados de AAG. Esses pontos correspondem aos queratinócitos foliculares degenerados e ao sebo presente no interior do óstio dilatado do folículo miniaturizado.

Tricograma/teste de tração

O tricograma é um método microscópico semi-invasivo para avaliação da raiz do cabelo e do ciclo capilar. O cabelo não deve ser lavado nos cinco dias que antecedem o exame. Um tracionador de borracha é utilizado para puxar de 60 a 80 fios. A localização depende do tipo de desordem capilar apresentada. Na queda de cabelo padrão, o primeiro sítio de tração é 2 cm atrás da linha frontal e 2 cm da linha mediana; e o segundo sítio, 2 cm lateral à protuberância occipital. O cabelo é apreendido a cerca de 0,5 cm de distância do couro cabeludo e girado para garantir firmeza na extração. Com tração perpendicular, os fios são removidos e posteriormente embebidos. A raiz do cabelo é avaliada sob lente de aumento ou microscópio. Esse teste é doloroso e demorado, sendo reservado para casos selecionados.

Fototricograma

O fototricograma é um método não invasivo que permite a contagem *in vivo* do número total de fios, dos fios anágenos, da densidade e da espessura, bem como da taxa de crescimento capilar. O fototricograma contrastado aprimorado tornou-se uma ferramenta valiosa para o diagnóstico da queda de cabelo. É utilizado na AAG para detectar as alterações iniciais que resultam na diminuição da densidade capilar e a miniaturização, antes de o distúrbio tornar-se evidente clinicamente.

Na AAG, duas áreas principais de progressão, como vértice e recuo da linha do cabelo, são escolhidas, bem como uma área-controle na região occipital. As fotografias são obtidas. Na primeira visita, os fios são cortados a partir de 1 mm da superfície do couro cabeludo nas áreas predefinidas (1 cm^2). Em todas as visitas, os sítios de avaliação são tingidos de modo transitório para aumento do contraste e melhor visualização. Na segunda visita, uma fotografia é obtida utilizando-se o método proxigráfico de imersão do couro cabeludo, que envolve a utilização de uma fotografia de *close-up*, na qual o couro cabeludo é visualizado sob lâmina de vidro com uma gota de óleo de imersão (para melhorar a definição e a resolução da imagem). Exatamente a mesma área deve ser analisada em ambas as fotografias. Os fios são pareados e comparados um a um. Crescimento substancial na segunda fotografia reflete fase anágena; alongamento moderado indica fase catágena; e o não crescimento reflete descanso. A falta do cabelo na segunda imagem sugere queda ativa.

O método é demorado e dispendioso, sendo muito utilizado em ensaios clínicos terapêuticos.

TrichoScan

O TrichoScan é um programa de *software* automatizado – investigador-independente. É utilizado para monitorizar e mensurar o crescimento do cabelo na AAG. Os resultados dependem da qualidade da imagem. Uma pequena área entre o couro cabeludo normal e a região acometida é uniformemente cortada. Então, o corante é aplicado por 15 minutos ao couro cabeludo previamente raspado. Após o tingimento, a área é limpa, e as imagens são obtidas com uma câmera digital equipada com "lentes de contato" rígidas, que garantem que as imagens sejam tiradas sempre da mesma distância do couro cabeludo. Após a obtenção das fotografias, o *software* analisa as imagens do couro cabeludo quanto a densidade total dos fios, densidade dos fios terminais, densidade dos fios *vellus*, espessura média e cumulativa dos fios e taxa de crescimento capilar. O TrichoScan pode ser utilizado para o seguimento do paciente durante o tratamento.

Biópsia do couro cabeludo

O diagnóstico da AAG é essencialmente clínico. No entanto, em casos raros, com perda difusa dos fios, pode ser confirmado histologicamente. Uma biópsia com *punch* de 4 mm deve ser obtida a partir da área envolvida e seccionada horizontalmente.

Teste genético – HairDX

O teste HairDX foi o primeiro teste genético desenvolvido para prever o risco de AAG. Esse teste considera tanto influências maternas quanto paternas. Uma análise personalizada da probabilidade individual para o desenvolvimento da AAG pode ser estimada. Os testes genéticos para AAG baseiam-se na genotipagem do nucleotídeo não funcional no éxon 1 do receptor de andrógenos.

Um indivíduo que apresenta teste positivo para a variante do gene do receptor de andrógenos tem uma possibilidade de mais de 80% de desenvolver AAG, mesmo tendo pai sem ou com mínima perda de cabelo; já um indivíduo que apresenta teste negativo para a variante do gene e tem pai sem queda de cabelo tem possibilidade de mais de 90% de não desenvolver AAG. O *kit* de coleta do teste HairDX está listado nos principais órgãos internacionais de regulamentação como dispositivo de Classe 1, estando disponível apenas para médicos.

Associação com outras doenças

AAG de início precoce tem sido associada ao aumento do risco de coronariopatia e de câncer de próstata; no entanto, mais estudos são necessários para definir se essa população de pacientes se beneficiaria com exames de rotina e tratamento com inibidores da 5α-redutase como prevenção primária.

Abordagem

A AAG é uma desordem benigna; no entanto, pode ser perturbadora do ponto de vista psicológico, sobretudo nos homens jovens. A satisfação com a imagem corporal parece ser globalmente afetada. Em alguns casos, a queda de cabelo pode cursar com transtorno dismórfico corporal ou fazer parte dele. Esse grupo de pacientes necessita de apoio psicológico profissional.

Em geral, os homens com AAG relutam em consultar um especialista, uma vez que a calvície costuma ser considerada um problema trivial. Grande parte dos pacientes investe financeiramente em produtos sem eficácia comprovada, pela falta de conhecimento no assunto. Os pacientes que procuram ajuda médica precisam ser bem orientados, e o tratamento, direcionado para estabilização, prevenção e indução do crescimento do cabelo. As opções terapêuticas devem ser analisadas e indicadas de modo individualizado para que se atinja a maior efetividade possível.

Manejo terapêutico

Atualmente, o minoxidil e a finasterida oral são os únicos medicamentos aprovados pela FDA para o tratamento da AAG. Ambos estimulam o crescimento do cabelo em alguns homens, sendo mais eficazes na prevenção da progressão da perda dos fios. Como a AAG é um processo contínuo, os tratamentos são de longo prazo. Ambas as medicações têm um bom histórico de segurança.

O tratamento-padrão continua a ser minoxidil e finasterida, além do transplante capilar como opção cirúrgica. A dutasterida e o cetoconazol também são empregados para o tratamento da alopecia androgenética, enquanto os análogos das prostaglandinas (latanoprost e bimatoprost) estão sendo investigados pelo seu potencial efeito benéfico sobre o crescimento capilar. Aparelhos de laser para uso doméstico ou ambulatorial estão se tornando populares. Embora haja um número crescente de potenciais opções terapêuticas, faltam evidências científicas relevantes que comprovem a eficácia dessas abordagens sobre o crescimento do cabelo.

A queda de cabelo apresenta-se de muitas formas e é uma queixa cada vez mais comum nas clínicas de dermatologia. Embora existam muitos diagnósticos potenciais, os mais frequentes são a alopecia androgenética, o eflúvio telógeno e a alopecia areata.

Pesquisas em indivíduos com síndromes de insensibilidade aos andrógenos ou deficiência da 5α-redutase evidenciaram que a alopecia androgenética é induzida pela ativação de receptores de andrógenos nos folículos pilosos pela di-hidrotestosterona (DHT). A DHT se liga aos receptores androgênicos com cinco vezes mais afinidade que a testosterona e, consequentemente, tem maior potencial de ativação. Há duas formas distintas de 5α-redutase (tipos 1 e 2), as quais diferem em sua distribuição nos tecidos. A tipo 2 é mais ativa nos folículos pilosos, mas é provável que contribua para o desenvolvimento da alopecia androgenética. A cascata de sinalização intracelular após a ligação ao receptor de androgênio é mal compreendida, mas sabe-se que a ligação ao receptor conduz a um aumento da produção de citocinas, como TGF-β1 e TGF-β2, que promovem a senescência celular dérmica. A densidade dos receptores de andrógenos nos folículos capilares varia de acordo com a localização. Os folículos pilosos occipitais, por exemplo, apresentam baixo número de receptores androgênicos, portanto têm pouca ou nenhuma resposta ao DHT. Consequentemente, a perda de cabelo costuma ser restrita ao vértice do couro cabeludo e às áreas frontotemporais.

A suscetibilidade à alopecia androgenética é, em grande parte, determinada pela genética, e o ambiente pode desempenhar um papel menor. É provável que os receptores de andrógenos sejam a determinação fundamental para a capacidade de resposta aos andrógenos, mas genes relacionados a 5α-redutase, aromatase e globulina ligadora de hormônios sexuais (SHBG) também podem contribuir, assim como outros genes associados ao metabolismo hormonal. Embora a completa caracterização genética não seja clara, algumas empresas disponibilizam um teste diagnóstico com base no polimorfismo dos genes (Hair DX®), capaz de prever as chances do desenvolvimento futuro de alopecia androgenética. Para pacientes jovens preocupados com a queda de cabelo, esse teste pode ajudar a definir o valor do início precoce do tratamento. Com significado prático talvez mais imediato, há outros testes disponíveis que preveem a capacidade de resposta ao tratamento com finasterida.

As terapias especificamente aprovadas para o tratamento da alopecia androgenética estão limitadas ao minoxidil e à finasterida. Vários outros medicamentos são utilizados de modo *off-label* e uma variedade de tratamentos infundados cientificamente são oferecidos nos balcões das farmácias.

Minoxidil

O minoxidil foi originalmente utilizado como medicação anti-hipertensiva, sendo posteriormente adotado como tratamento tópico para queda de cabelo. O minoxidil age por meio de vasodilatação, angiogênese e proliferação celular, provavelmente mediada por canais de potássio. Efeitos colaterais incluem dermatite de contato e hipertricose transitória durante os primeiros quatro meses de uso. A utilização de minoxidil a 5% em um veículo de espuma comercialmente disponível que não contenha propilenoglicol (potencial irritante) reduz a incidência de prurido. Vários produtos que incluem o minoxidil, por vezes combinado com outros ingredientes ativos, como a tretinoína, estão disponíveis no mercado.

Finasterida

A relação entre calvície e testosterona foi observada por Hipócrates, que noticiou que os jovens homens eunucos não apresentavam queda de cabelos. A calvície também não ocorre em homens com deficiência genética da 5α-redutase II. Ambos os tipos, I e II, da 5α-redutase convertem testosterona em di-hidrotestosterona (DHT). O tipo I predomina na pele, incluindo o couro cabeludo, enquanto o tipo II está presente nos folículos pilosos e na próstata. Com isso, há diminuição nos níveis séricos e no couro cabeludo de DHT, enquanto há aumento dos níveis de testosterona no couro cabeludo.

A finasterida é um composto 4-azasteroide sintético, derivado do 3-oxo-5α-esteroide, um inibidor específico da enzima 5α-redutase II. Tem sido investigada desde o início da década de 1980, e o seu mecanismo de ação não se limita a uma simples inibição da enzima.

A finasterida não tem ação hormonal propriamente dita, mas diminui muito os níveis de DHT no folículo piloso e na corrente circulatória; além disso, não age como um hormônio androgênico, estrogênico, antiestrogênico ou progestogênico. Poderia ser definida como um antiandrogênio.

A medicação é absorvida pelo trato gastrointestinal, metabolizada pelo fígado e excretada pela urina e pelas fezes, apresentando meia-vida de cinco a seis horas. Deve ser usada com cautela em pacientes que apresentam anormalidades hepáticas. No entanto, interações medicamentosas de importância clínica não foram observadas.

Niiyama et al. afirmaram que a finasterida diminui a DHT plasmática em 60% a 70%, já que, segundo os autores, inibe a enzima 5α-redutase II. De 30% a 40% dos pacientes não responderam à medicação, provavelmente por causa da ação da enzima 5α-redutase I sobre a testosterona.

Foi aprovada pela FDA para uso em homens com alopecia androgenética, na dosagem de 1 mg/dia, em dezembro de 1997, mas não foi aprovada para uso em mulheres, pelo potencial efeito teratogênico. Nessa dosagem, em 24 horas, a finasterida baixa os níveis de DHT em 65% e aumenta os de estradiol e testosterona em 15%.

Walstreicher et al. estudaram 135 homens com alopecia, divididos em quatro grupos. Um grupo com 34 pacientes usou 0,2 mg de finasterida por dia. Um segundo grupo, composto por 33 pacientes, usou 1 mg/dia de finasterida. Outro grupo de 35 pacientes usou 5 mg/dia. E um último grupo, com 33 homens, usou placebo. O objetivo do estudo era medir os níveis de DHT no couro cabeludo obtidos por biópsia após 42 dias de tratamento. Os pacientes que usaram finasterida 5 mg/dia tiveram uma diminuição dos níveis de DHT em 65 ± 3%. No grupo que usou 1 mg/dia, a diminuição foi de 57 ± 4%. Já no grupo que usou 0,2 mg/dia, foi de 54 ± 4%. No grupo que usou placebo, houve um aumento de 5,4 ± 12% nos níveis de DHT no couro cabeludo. Os autores concluíram que, na dosagem alta, como 5 mg/dia, os níveis de inibição da formação de DHT são mais altos que nos outros grupos, bem como que nas dosagens de 0,2 e 1 mg/dia os resultados são muito semelhantes.

Roberts et al. fizeram um estudo para identificar a dosagem ideal de finasterida em pacientes com alopecia androgenética. Assim, avaliaram 693 homens com idades variáveis, de 28 a 36 anos, os quais foram divididos em cinco grupos, que usaram finasterida nas dosagens de 0,01 mg/dia, 0,2 mg/dia, 1 mg/dia, 5 mg/dia e placebo. Nos grupos placebo e finasterida 0,01 mg/dia, não houve nenhuma resposta terapêutica; já no grupo que usou finasterida 0,2 mg/dia, houve boa resposta, no sentido de diminuir a queda e aumentar o volume dos cabelos. Nos grupos que tomaram finasterida 1 e 5 mg/dia, houve uma resposta muito melhor do que nos demais grupos, porém sem diferenças significativas entre si. Assim, os autores chegaram à conclusão de que a melhor dosagem para o uso da finasterida seria de 1 mg/dia.

Este último trabalho mostra que baixar os níveis de DHT localmente e no plasma, talvez, não seja suficiente, como demonstrou Waldstreicher et al., de acordo com descrição prévia. A experiência clínica tem mostrado que, embora as dosagens de DHT local e no plasma sejam muito semelhantes com as dosagens de finasterida de 0,2 e 1 mg/dia, o efeito clínico da última dose é bem superior ao da primeira.

A finasterida é considerada categoria X na gestação. É contraindicada para mulheres na idade fértil, a não ser que estejam utilizando métodos anticoncepcionais de modo estrito. Isso porque, se a mulher engravidar, o medicamento pode causar feminilização nos fetos do sexo masculino. No entanto, os homens podem continuar usando a medicação, mesmo que suas esposas engravidem. Quantidades mínimas de finasterida são encontradas no líquido seminal, porém com nenhuma consequência ao feto, caso o usuário venha a engravidar uma mulher.

Além do risco de defeitos no feto, muitos estudos não conseguiram comprovar a efetividade da finasterida no tratamento da alopecia androgenética feminina. Não há estudos sobre o uso da finasterida em crianças.

Existem poucas evidências de que a finasterida possua um efeito negativo no número ou na morfologia dos espermatozoides. Um amplo estudo duplo-cego e placebo-controlado, envolvendo 181 homens com diagnóstico de alopecia androgenética, randomizados para receber finasterida 1 mg ou placebo por 48 semanas, não encontrou efeitos significativos na concentração de espermatozoides, número total de espermatozoides por ejaculação, mobilidade ou morfologia dos espermatozoides. Os autores concluíram que a testosterona, e não a DHT, é primariamente responsável pela regulação da espermatogênese, maturação dos espermatozoides e produção do líquido seminal nos testículos, epidídimo e vesícula seminal. Um recente estudo encontrou diferença significativa no número de espermatozoides (34%) após 26 semanas de uso diário de 5 mg de finasterida, mas a mudança foi tornando-se menor e deixou de ser significativa após 52 semanas e nas 24 semanas subsequentes. Não houve alterações morfológicas nos espermatozoides.

Um estudo, muito pequeno, analisou o esperma de três homens que estavam tomando finasterida (1 mg/dia) há cinco anos. Usando microscopia de transmissão de elétrons, a pesquisa encontrou alterações morfológicas nos espermatozoides, compatíveis com necrose. Um dos pacientes apresentou azoospermia; e os outros dois, concentração normal de espermatozoides, porém com redução acentuada da motilidade. Após um ano da interrupção do tratamento, os testes foram repetidos e houve retorno dos processos normais. Há, ainda, dois relatos de caso de severa azoospermia, resultando em infertilidade.

Esses estudos nos remetem a questionar se o paciente e sua parceira estão tendo dificuldade para engravidar. Interromper a finasterida nessas situações pode melhorar os parâmetros do sêmen e ajudar o casal, evitando tratamentos de fertilidade mais agressivos.

Altomare et al. descreveram 19 pacientes: 14 homens e 6 mulheres, com idade média de 28 anos, que desenvolveram depressão moderada a grave após o uso de finasterida. Alguns outros estudos isolados reportaram a ocorrência de depressão em pacientes usando finasterida. Esse efeito colateral ainda necessita ser mais investigado, mas deve ser considerado em pacientes com história de depressão severa.

Os principais efeitos colaterais da medicação foram descritos em homens: diminuição da libido (1,8%), disfunção erétil (1,3%), diminuição do volume da ejaculação (0,8%), disfunção da ejaculação, reação de hipersensibilidade, ginecomastia, miopatia grave e pancreatite aguda.

Mondaini et al. descreveram o fenômeno "nocebo", que ocorre quando um efeito adverso não é resultante da ação farmacológica de uma medicação, mas sim do conhecimento do paciente acerca desse efeito adverso. Eles testaram essa hipótese em 120 pacientes usando finasterida para tratamento de hiperplasia prostática benigna (HPB) que, de modo randomizado, foram atribuídos a grupos que eram ou não eram informados sobre os efeitos colaterais da medicação. Após 6 e 12 meses, o grupo que foi informado reportou uma incidência significativamente mais alta (43%) de efeitos colaterais sexuais do que o grupo que não foi informado (15%). Com isso, conclui-se que, às vezes, os efeitos colaterais sexuais têm muito mais uma causa psicológica do que uma causa farmacológica.

Dallob et al. analisaram 27 pacientes do sexo masculino com alopecia androgenética. Oito pacientes usaram a finasterida na dosagem de 1 mg/dia; nove usaram placebo; e dez serviram como grupo-controle. A idade dos pacientes variou de 35 a 55 anos. A finalidade do estudo era avaliar os níveis de testosterona e di-hidrotestosterona no folículo piloso e no plasma após 28 dias de tratamento. Os hormônios eram medidos no couro cabeludo, após biópsia, e no sangue. Após os 28 dias, os pacientes que usaram finasterida tiveram uma diminuição da DHT de 6,4 ± 1,07 pmol/g para 3,62 ± 0,38 pmol/g e a concentração plasmática caiu de 1,36 ± 0,18 pmol/g para 0,46 ± 0,1 pmol/g. A finasterida não afetou os níveis de testosterona na pele nem no plasma. Nos grupos placebo e de controle, não houve alterações nos níveis de testosterona e DHT. Os autores concluíram que a finasterida na dose de 1 mg/dia diminui os níveis de DHT no couro cabeludo e no plasma.

Um fato que merece atenção é o desenvolvimento de câncer de mama em alguns homens que usaram finasterida, ocorrência relevante, uma vez que a finasterida tem ganhado espaço dentro do tratamento da alopecia androgenética na mulher, embora até o momento não exista qualquer relato sobre o aparecimento de carcinoma de mama em mulheres que usaram finasterida.

Lee e Ellis chamam a atenção para o fato de que a finasterida produz um desequilíbrio na relação entre estrogênios e androgênios, pois inibe a formação de DHT, um androgênio muito mais potente que a testosterona. Esse desequilíbrio pode resultar na formação de ginecomastia e câncer de mama em homens. Os autores informam que o Prostate Cancer Prevention Trial constatou que 4,5% dos homens que tomaram 5 mg de finasterida por dia desenvolveram ginecomastia e, segundo o Medical Therapy of Prostatic Symptoms, dos 1.554 homens que usaram 5 mg de finasterida por dia, quatro (0,255%) desenvolveram câncer de mama, ou seja, 200 vezes a mais que o esperado em homens que não usaram a medicação.

Green et al. fazem referência a dois homens que usaram 5 mg de finasterida por dia e desenvolveram câncer de mama. Um deles, com 59 anos de idade, desenvolveu carcinoma intraductal após 35 dias de uso da medicação. O outro, com 63 anos, desenvolveu o mesmo tipo de carcinoma após um ano e meio de uso do fármaco. Esses dados merecem ser considerados, e mulheres que usam finasterida devem submeter-se à avaliação periódica das mamas.

Thompson et al. observaram um grupo de 18.882 homens com mais de 55 anos, sem doença da próstata confirmada pelo toque digital e por dosagem de antígeno prostático específico (PSA), que usaram 5 mg de finasterida por dia ou placebo para prevenir carcinoma de próstata. Após sete anos, 9.060 pacientes terminaram o experimento. No grupo que usou finasterida, 803 (18,4%) de 4.368 pacientes desenvolveram câncer de próstata. No grupo placebo, 1.147 (24,4%) de 4.692 pacientes desenvolveram câncer de próstata. O fármaco mostrou ser eficaz na prevenção de carcinoma de próstata, uma vez que reduziu a prevalência do câncer em 24,8% com relação ao índice estimado para o período; entretanto, um fato chamou a atenção dos pesquisadores. O tumor de Gleason de grau 7, 8, 9 ou 10, que é um carcinoma de próstata de altíssima malignidade, foi mais comum no grupo que usou finasterida: 280 (6,4%) dos 4.368 pacientes, contra 237 (5,1%) de 4.692 pacientes do grupo placebo. Esse fato indica que, embora a finasterida possa diminuir a prevalência do câncer de próstata, o desenvolvimento de tumores de alta malignidade se torna mais frequente. Apesar de esse estudo ter sido feito em pacientes mais velhos do que os que usualmente tomam finasterida, os resultados são notáveis. O preocupante achado de aumento no escore de Gleason tem limitado seu uso como agente quimioprofilático.

Um estudo recente mostrou que a finasterida não induz alterações morfológicas no carcinoma prostático. Patologistas não puderam distinguir diferenças histopatológicas entre os carcinomas no grupo que usou finasterida e no grupo placebo. Achados histológicos semelhantes são vistos nos tecidos submetidos à terapia de privação androgênica. As alterações podem ser decorrentes da perda dos espaços luminais glandulares (colapso luminal) e do aparecimento de infiltrados celulares, que podem simular carcinomas de altos graus de malignidade.

Modelos matemáticos têm examinado o papel de um viés como explicação para o aumento do número de casos de cânceres de alto grau de malignidade. Pelo fato de a finasterida diminuir o volume prostático, o tamanho relativo do local biopsiado aumenta. Isso pode aumentar a sensibilidade da biópsia e a probabilidade do diagnóstico de uma doença de alto grau de malignidade. Serfling et al. demonstraram que uma redução de 25% no volume prostático (como a que ocorre durante o tratamento com a finasterida) pode aumentar a detecção de câncer em 23%.

De fato, Kulkarni et al. encontraram maior ocorrência de cânceres de alto grau de malignidade entre os homens com próstatas pequenas, mas igual ocorrência deles nos espécimes de prostatectomia radical. Juntos, esses estudos demonstram que os pacientes são colocados em perigo ao se prescrever finasterida.

Vaughan et al. observaram 71 pacientes com hiperplasia benigna da próstata que foram tratados com finasterida 5 mg/dia por sete a oito anos. A medicação foi bem tolerada e nenhum efeito colateral importante foi observado. Alguns efeitos adversos na esfera sexual foram observados apenas no primeiro ano de tratamento.

Em homens com 60 anos ou mais, a finasterida não tem efeito, porque a enzima 5α-redutase não é tão ativa como no jovem.

Kaufman et al. avaliaram, por um ano, 1.553 homens com idades entre 18 e 41 anos com alopecia androgenética no vértice que usaram finasterida na dosagem de 1 mg/dia. Desses pacientes, 1.215 continuaram o tratamento por mais um ano. O efeito terapêutico da finasterida foi observado após o terceiro mês de tratamento. Com base em uma área circular de 2,54 cm de diâmetro, no início do tratamento havia uma média de 876 fios por área. Após um ano de tratamento, houve um aumento médio de 107 fios por área; e, após dois anos, 138 fios por área. No grupo placebo, não houve melhora nesse tempo e a alopecia androgenética continuou progredindo. Além do aumento na quantidade de cabelos, houve também diminuição da queda e melhora do volume dos cabelos.

Van Neste et al. avaliaram 212 homens com AA, com idades variáveis entre 18 e 40 anos, e 106 tomaram finasterida 1 mg/dia e 106 placebo por um período de 48 semanas. No início do tratamento e após 24 e 48 semanas, uma área delimitada do couro cabeludo foi fotografada e era contada a quantidade de cabelos anágenos em 1 cm^2. Nos pacientes que usaram a medicação no início do tratamento, a quantidade total de cabelos era, em média, de 200 ± 5,2 fios por 0,5 cm^2, e 124,4 ± 4,9 (62%) eram anágenos. A proporção anágeno/telógeno era de 1/7,4 ± 5,4 fios por cm^2, e 142,5 ± 5,4 (68,5%) eram anágenos. A proporção anágeno/telógeno passou para 2/3,3 ± 0,2. Já no grupo placebo, a quantidade de cabelos antes do tratamento era, em média, de 195,8 ± 5,4 fios por cm^2, e 195,8 ± 5,4 (60%) eram anágenos, e a proporção anágeno/telógeno era de 1/5,7 ± 0,13. Após 48 semanas do tratamento, a quantidade total de cabelos era, em média, de 186,2 ± 5 fios por cm^2, e 110,2 ± 4,7 (59%) eram anágenos, e a proporção anágeno/telógeno era de 114,3 ± 0,13. Esse trabalho mostra que a finasterida não só aumenta a quantidade de cabelos, como também sua qualidade.

Leyden et al. estudaram 326 homens com rarefação moderada de cabelos na região frontal, embora 50% dos pacientes também tivessem rarefação na região do vértice. O objetivo do trabalho era avaliar a ação da finasterida na região frontal, diferentemente do artigo anterior de Kaufman et al., que avaliaram o vértice. Um grupo com 166 pacientes usou finasterida 1 mg/dia; e um grupo com 160 pacientes usou placebo. Inicialmente, foi medida a quantidade de cabelos por centímetro quadrado na região frontal em ambos os grupos, encontrando-se 211 ± 4 fios por cm^2 no grupo que usou a medicação e 219 ± 5 no grupo-controle. Após um ano de tratamento, houve um aumento de 9,6 ± 1,5 fios por cm^2 no grupo que usou finasterida, enquanto no grupo placebo houve diminuição de 2 ± 1,5 fios. Dos pacientes que tomaram finasterida, 50% notaram aumento do volume dos cabelos e 70% relataram uma diminuição na queda.

A análise desses dois artigos que avaliaram separadamente a região frontal e do vértice mostra que a finasterida estabiliza o processo em 83% dos casos de alopecia androgenética no vértice após dois anos de tratamento e em 70% dos casos da região frontal após um ano de tratamento. Houve renascimento dos cabelos em 61% no vértice após dois anos e em 37% na região frontal após um ano.

Whiting et al. estudaram um grupo de 424 homens com idades variáveis, entre 41 e 60 anos, que apresentavam alopecia androgenética e usaram finasterida 1 mg/dia durante dois anos. A finasterida mostrou melhor eficácia nos pacientes que tinham alopecia androgenética predominantemente no vértice. Os resultados foram muito evidentes nos primeiros seis meses de tratamento e até o segundo ano permaneceram estáveis.

A finasterida também se mostrou útil na fixação dos cabelos transplantados. Um estudo randomizado, duplo-cego, envolvendo 79 homens com AAG tratados com finasterida 1 mg/dia ou placebo, por 4 semanas antes e 48 semanas após o transplante capilar, mostrou que o grupo tratado obteve melhora significativa em comparação ao grupo que recebeu placebo.

Pacientes usando finasterida podem apresentar níveis de PSA diminuídos em cerca de 50%. Esse fato foi descoberto por meio de um estudo com 355 homens, de idades entre 40 e 60 anos, que estavam estratificados em faixas etárias e randomizados numa proporção de 4:1 para finasterida 1 mg/dia ou placebo. Os pacientes na faixa etária dos 40 aos 49 anos apresentaram decréscimo do PSA em média de 40%, e os pacientes entre 50 e 60 anos, de 50%. Isso é consistente com a recomendação para que os pacientes que usam finasterida 5 mg/dia dobrem o valor do seu PSA para atingir o nível correto.

Hugo Perez mostrou que a associação de finasterida e xampu à base de cetoconazol a 2% é mais eficiente que a finasterida dada isoladamente.

Arca et al. usaram minoxidil tópico a 5% ou finasterida 1 mg/dia por via oral em 65 pacientes do sexo masculino com AAG moderada ou grave, por um período de 12 meses, e 40 pacientes usaram a finasterida, e 25, o minoxidil. Observou-se aumento na quantidade de cabelos em 32 (80%) dos pacientes no grupo que usou finasterida, contra 13 (52%) do grupo que usou minoxidil. Ambos os fármacos se mostraram eficazes, porém a finasterida foi mais eficaz.

A finasterida é uma excelente opção para homens com alopecia androgenética, isoladamente, ou em associação ao minoxidil tópico. Reduz a queda, e/ou restaura o crescimento em nove de dez pacientes. Pode ser tomada em qualquer hora do dia, com ou sem alimentos. Não existem relatos significativos de interações medicamentosas ou alergias. Apesar da metabolização hepática e do uso com cautela nos pacientes hepatopatas, não há recomendação rotineira para testes de função hepática. Deve-se esperar, pelo menos, de seis a nove meses pelo resultado, embora na bula do medicamento a indicação seja de três meses.

Relatos na imprensa, *sites* da internet e desinformação por praticantes da medicina alternativa contribuíram recentemente para uma imagem negativa associada à finasterida, provocando apreensão e preocupação por parte dos pacientes que fazem uso da medicação. Muitas vezes, até mesmo os dermatologistas parecem hesitar em prescrevê-la por longos períodos, temendo erroneamente a ocorrência de efeitos colaterais persistentes.

Os andrógenos, sobretudo a testosterona, aumentam a libido. Qualquer fármaco que interfira na ação dos andrógenos é, portanto, associado pelo leigo à impotência sexual. No entanto, o papel preciso dos andrógenos na ereção peniana ainda precisa ser completamente elucidado. Mesmo um indivíduo com baixos níveis de testosterona pode conseguir a ereção. Além dos andrógenos, influência visual, olfativa, tátil, auditiva e estímulos criativos afetam diretamente a libido. A ereção peniana está principalmente sob o controle do sistema nervoso parassimpático.

Efeitos colaterais relacionados à função sexual

Uma série de estudos tem analisado os efeitos colaterais causados pela finasterida. Esses estudos revelaram que os efeitos adversos sexuais ocorrem em cerca de 2,1% a 3,8% dos casos, sendo a disfunção erétil a reação adversa mais frequente, acompanhada de disfunção ejaculatória e perda da libido. Foi observado que esses efeitos ocorreram no início da terapêutica e regrediram com a suspensão, ou após longo tempo de uso contínuo da medicação. A única relação causal objetiva entre a finasterida e os efeitos adversos sexuais foi a diminuição do volume ejaculatório pela ação predominante da DHT na próstata.

Uma ampla revisão de um total de 73 artigos sobre terapias médicas para hiperplasia prostática benigna (HPB) foi realizada, com foco nos efeitos de diferentes agentes farmacológicos sobre a função sexual. A análise revelou que a finasterida é raramente associada a problemas de ejaculação (2,1% a 7,7%), ereção (4,9% a 15,8%) e libido (3,1% a 5,4%).

Dois estudos em 1998 e 1999 demonstraram que a incidência de efeitos secundários da terapia com finasterida foi comparável à observada com o tratamento com placebo e não houve evidência de dependência da dose ou aumento da incidência com tratamento prolongado (> 12 meses). Além disso, os efeitos colaterais em doentes cessaram, mesmo quando eles continuaram a receber finasterida.

Um estudo de longo prazo mostrou que os efeitos colaterais sexuais relacionados ao fármaco, como a diminuição da libido, a disfunção erétil e os distúrbios ejaculatórios, ocorreram em < 2% dos homens. Esses efeitos colaterais desapareceram, não só em todos os homens que deixaram de usar a medicação, como também na maior parte daqueles que continuaram a terapêutica. A incidência de cada efeito colateral mencionado diminuiu para ≤ 0,3% após o quinto ano de tratamento com a finasterida. E a incidência de efeitos secundários foi comparável ao placebo, tanto em um ano quanto em cinco anos.

Um grande estudo prospectivo, com 17.313 pacientes, foi realizado para investigar os efeitos da finasterida e outras variáveis sobre a disfunção sexual como parte da análise do Prostate Cancer Prevention Trial (PCPT). A disfunção sexual foi avaliada em todos os participantes, que receberam finasterida 5 mg durante um período de sete anos. A finasterida aumentou apenas ligeiramente a disfunção sexual, mesmo na dose de 5 mg (a qual é muito mais elevada do que os 1 mg administrados para queda de cabelo), e o seu impacto diminuiu ao longo do tempo. Os autores concluíram que o efeito da finasterida sobre o funcionamento sexual é mínimo, para a maioria dos homens, e não deve afetar a decisão de prescrever ou tomar finasterida. Uma recente revisão de literatura disponível também chegou a conclusões semelhantes.

No entanto, estudos mais recentes documentaram descobertas contrárias. Um estudo de Irwig et al., que foi amplamente divulgado na mídia leiga, mostrou resultados após a realização de entrevistas padronizadas com 71 homens saudáveis, de idade entre 21 e 46 anos, que relataram efeitos colaterais sexuais associados ao uso da finasterida (diminuição da libido, problemas de ejaculação e com o orgasmo), persistentes por, pelo menos, três meses após a suspensão da medicação. O número médio de relações sexuais por mês caiu e a incidência de disfunção sexual aumentou depois do uso da finasterida (P < 0,0001). O tempo médio de uso foi de 28 meses e a duração média dos efeitos colaterais sexuais foi de 40 meses a partir da data da suspensão da medicação. No entanto, há muitas limitações no estudo, como pequeno número de pacientes, viés de seleção, viés de memória, ausência de dados anteriores ao uso da finasterida, além do fato de nenhuma análise hormonal do soro ter sido feita.

Um importante estudo conduzido anteriormente por Mella et al. realizou uma revisão sistemática de 12 ensaios clínicos randomizados que avaliaram a eficácia e a segurança do tratamento com finasterida em um total de 3.927 pacientes do sexo masculino. Uma qualidade moderada de evidência foi observada para o aumento da disfunção erétil (RR, 2,22 [95% IC, 1,03 a 4,78]) e um possível aumento do risco de distúrbios sexuais (RR, 1,39 [95% IC, 0,99 a 1,95]). No entanto, o risco após interrupção do tratamento decorrente dos efeitos sexuais adversos foi semelhante ao do placebo (RR, 0,88 [IC de 95%, 0,51 a 1,49]).

Uma série de relatórios de casos isolados, acerca do efeito de baixas doses de finasterida sobre o DNA dos espermatozoides, motilidade e contagens do esperma, também foi publicada. Os pacientes analisados estavam sob investigação por oligospermia e infertilidade quando esses achados foram descobertos. Todos os parâmetros avaliados melhoraram significativamente após a interrupção do tratamento.

Traish realizou uma revisão de diferentes estudos publicados e concluiu que as alterações das funções sexuais, como disfunção erétil e diminuição da libido, foram, de fato, relatadas por um subconjunto de homens que recebem a finasterida, apontando a possibilidade de uma relação causal. A revisão sugeriu que, antes da administração do medicamento, sejam sempre discutidos com os pacientes os potenciais efeitos colaterais sexuais e os possíveis tratamentos alternativos.

Em vista dos dados conflitantes e da contínua importância do assunto, a Sociedade Internacional de Cirurgia de Restauração Capilar (ISHRS) criou um grupo de estudos sobre as controvérsias e os efeitos adversos da finasterida, a fim de avaliar os dados publicados e fazer recomendações. O grupo publicou sua atualização inicial sobre o assunto do seguinte modo:

> "Até o momento, não há dados a partir dos inúmeros estudos duplo-cegos placebo controlados com o uso da finasterida 1 mg/dia para tratamento da alopecia androgenética que evidenciem a ligação entre a droga e efeitos colaterais sexuais persistentes. Os relatos desses efeitos vêm de uma variedade de fontes inconsistentes, como alguns *sites* da internet que atraem indivíduos que afirmam ter problemas sexuais e psicológicos relacionados com a medicação. Enquanto as dificuldades de ereção após a interrupção da finasterida continuarem sendo relatadas em zonas de vigilância pós-comercialização, a incidência do problema permanecerá desconhecida.
>
> A persistência dos efeitos colaterais sexuais parece ser um evento raro e é necessário determinar se os recentes relatos representam uma verdadeira relação causal ou são simplesmente uma coincidência, por exemplo, relacionados com outros fatores, como a alta incidência de disfunção sexual na população em geral e/ou efeito 'nocebo'. Além disso, existem poucos dados disponíveis sobre o *status* médico e psicológico desses pacientes para excluir outros potenciais fatores causais.
>
> No presente momento, o mecanismo de interação entre o cérebro, o metabolismo da 5α-redutase e os hormônios sobre a disfunção sexual é especulativo e mal compreendido. Claramente, essa é uma questão complexa, que sobrepõe-se a outras áreas médicas, como endocrinologia, urologia e psiquiatria. Mais pesquisas são necessárias para avaliar a real incidência desses efeitos colaterais, para determinar se há verdadeira relação causal e identificar os pacientes de risco.
>
> Milhões de pacientes se beneficiaram, e se beneficiam, do uso da finasterida sem efeitos colaterais ou com efeitos colaterais mínimos e reversíveis. É de extrema importância para a comunidade médica analisar com critério os relatos disponíveis e realizar mais estudos para que informações precisas possam ser dadas aos pacientes, e para que os mesmos possam fazer escolhas informadas sobre o uso do medicamento".

Assim, as evidências disponíveis sobre a segurança do fármaco podem ser consideradas questionáveis, mas não podem, certamente, ser ignoradas. O assunto precisa de mais investigação e documentação sistemática.

Não há dúvidas de que, para o leigo, a perspectiva de impotência sexual ao tomar um medicamento para queda de cabelo é assustadora, muito embora, teoricamente, esse risco seja mínimo. As bulas do medicamento mencionam a possibilidade desse efeito secundário e muitas vezes o paciente é incapaz de distinguir a real contingência do risco. Vários *sites* dão uma opinião bastante desfavorável sobre os efeitos colaterais da finasterida, ao contrário das evidências científicas disponíveis. Muitos *blogs* discutem esses efeitos colaterais e experiências individuais e anedóticas são destaque, sendo muitas vezes documentadas de modo exagerado e sensacionalista. Qualquer paciente que lê esses comentários fica compreensivelmente apreensivo e, portanto, tende a interromper o tratamento, ou até mesmo não iniciá-lo. Perder potência sexual para ganhar cabelo não é uma proposta atraente, ainda que essa possibilidade seja remota.

Em vista de tudo isso, é de extrema importância aconselhar e informar de modo adequado o paciente, para assim garantir a adesão ao tratamento e a efetividade da resposta terapêutica. Em particular, os seguintes pontos precisam ser abordados e ressaltados:

1. A medicação é, provavelmente, a melhor para o tratamento da alopecia androgenética e a única aprovada pelos órgãos reguladores com capacidade de atuar na raiz do problema.

2. Seus efeitos são comprovados cientificamente.
3. Vários estudos têm demonstrado sua segurança na administração por longos períodos. A dosagem indicada (1 mg) é considerada baixa e a probabilidade de causar efeitos secundários é mínima. Mesmo nos casos em que reações adversas foram relatadas, as alterações reverteram-se após suspensão do uso.
4. Há pouquíssimas alternativas eficazes ao fármaco e, por conseguinte, é importante que o paciente não interrompa o tratamento, a menos que apresente quaisquer efeitos colaterais.
5. O paciente deve entrar em contato com o médico mediante dúvidas, informando-o sobre qualquer efeito colateral apresentado.
6. O uso da medicação é totalmente voluntário; como a calvície masculina é apenas uma condição estética, cabe ao paciente decidir se quer ou não tomar a medicação.
7. O médico deve fornecer informações completas sobre a medicação, permitindo assim que o paciente tome uma decisão informada.
8. É prudente evitar a indicação para pacientes com história prévia de oligospermia e/ou infertilidade, sobretudo se forem recém-casados e estiverem objetivando construir uma família.

Além disso, nos pacientes apreensivos em relação aos efeitos colaterais, vale a pena considerar a administração de doses diárias menores ou doses escalonadas do medicamento, para assim melhorar a adesão ao tratamento. Conforme discutido antes, há respaldo para administração inicial dos regimes propostos. A meia-vida plasmática da finasterida é de seis a oito horas e a ligação aos tecidos tem duração de quatro a cinco dias. A dosagem média de 0,2 mg/dia é adequada para suprimir a ação no couro cabeludo e os níveis de DHT no soro. Enquanto 0,2 mg de finasterida por dia causou 55% de supressão da DHT, 5 mg alcançaram 69% de supressão. O fármaco pode ser, portanto, inicialmente administrado na dosagem de 0,5 mg por dia, ou 1 mg em dias alternados, visando à obtenção da confiança e da adesão do paciente, aumentando-se a dosagem para 1 mg/dia quando ele estiver confortável e seguro em relação ao tratamento.

Influência dos níveis hormonais

Camacho et al. realizaram um estudo em 2008, com o objetivo de investigar a influência do uso de finasterida 1 mg por dia sobre os níveis hormonais e sobre o crescimento do cabelo em homens de diferentes idades e com diferentes graus de alopecia. Duzentos e setenta homens de idades entre 14 e 58 anos, com alopecia androgenética masculina e pontuação de III a VI na escala de Hamilton-Norwood, foram tratados com finasterida 1 mg por dia. Os hormônios esteroides (testosterona livre, 5α-di-hidrotestosterona, SDHEA, δ4-androstenediona, 17-OH-progesterona), o PSA e as alterações do tricograma foram determinados antes do início e aos 6 e 12 meses após o tratamento.

De acordo com análise hormonal estatisticamente significativa, os pacientes foram divididos por idade (maiores ou menores de 26 anos). No grupo de pacientes ≤ 26 anos, níveis elevados de 5α-di-hidrotestosterona foram encontrados no início do tratamento, mas houve uma diminuição de 50% entre o início do tratamento e o 12º mês. Essa diminuição correu em paralelo com melhora da alopecia e aumento dos fios anágenos no tricograma. Em um ano, os níveis de PSA diminuíram 20%, sobretudo nos pacientes maiores de 26 anos.

A conclusão foi que altos níveis de 5α-di-hidrotestosterona em pacientes menores de 26 anos no início do tratamento são um fator preditivo de boa resposta ao tratamento com finasterida 1 mg por dia. O andrógeno mais importante é o 5α-DHT, por causa da sua capacidade de atuar sobre os órgãos-alvo foliculares.

O tricograma realizado seis meses após o início do tratamento demonstrou que os pacientes com menos de 26 anos de idade tinham mais fios anágenos em comparação aos pacientes com mais de 26 anos. Nos pacientes com mais de 26 anos, os níveis de 5α-DHT não se alteraram significativamente durante o tratamento e a melhora da alopecia foi muito mais lenta do que no grupo mais jovem. Em conclusão, destacou-se, nesse estudo, que pacientes com idade menor de 26 anos, com altos níveis de 5α-DHT no início do tratamento, tiveram uma excelente resposta com finasterida 1 mg/dia. A diminuição dos níveis de 5α-DHT em pacientes com idade ≤ 26 anos está associada a melhora clínica da alopecia, sendo essa melhora mais dramática nos primeiros seis meses de tratamento.

Pacientes com mais de 26 anos de idade devem ser sempre analisados laboratorialmente antes do início do tratamento, para verificar seus níveis de PSA ou qualquer outra alteração hormonal.

□ Dutasterida

A dutasterida é um inibidor sintético da 5α-redutase tipos I e II, que está em estudos de Fase III para o tratamento da alopecia androgenética. Atualmente, está aprovada para o tratamento da hiperplasia prostática benigna. Estudos de Fase II demonstraram um aumento dose-dependente do crescimento do cabelo. A eficácia da dutasterida 2,5 mg/dia foi superior à da finasterida 5 mg/dia e os efeitos colaterais de ambas foram semelhantes.

□ Análogos da prostaglandina

Os análogos da prostaglandina F2-α (latanoprost e bimatoprost) são utilizados no tratamento de hipertensão ocular e glaucoma. Um efeito colateral observado foi o aumento do crescimento dos cílios, ação que tem sido investigada em vários estudos de pequena escala. O bimatoprost está disponível como recurso para crescimento dos cílios. O latanoprost tem sido investigado por seu potencial em promover o crescimento do cabelo. Estudos evidenciaram que o latanoprost aumentou significativamente a densidade do cabelo em comparação com os valores basais e placebo, além do estímulo observado da pigmentação.

Em 2012, foi publicado um estudo que avaliou a eficácia do uso tópico de latanoprost a 0,1% no crescimento e na pigmentação do cabelo de pacientes saudáveis que apresentavam alopecia androgenética. Foram incluídos no estudo 16 homens com alopecia androgenética leve (Hamilton II a III). Latanoprost a 0,1% e placebo foram aplicados diariamente durante 24 semanas em duas miniáreas do couro cabeludo. Medidas capilares, incluindo crescimento, densidade, diâmetro, pigmentação e proporção de fios nas fases anágena/telógena, foram realizadas ao longo do estudo. Em 24 semanas, observou-se um aumento da densidade do cabelo nas áreas tratadas com latanoprost em comparação com as áreas-controle (n = 16, P < 0,01) e com as áreas tratadas com placebo (P = 0,0004).

O latanoprost é um análogo de prostaglandina utilizado para o tratamento de glaucoma. Pode causar efeitos adversos, como hiperpigmentação da íris e periocular, e alterações dos cílios, incluindo aumento da pigmentação, espessura, comprimento e número.

Nesse estudo especificamente, foi demonstrado que o latanoprost aumentou significativamente a densidade do cabelo (pelos terminais e *vellus*) em 24 semanas, em comparação com os valores basais e com as áreas tratadas com placebo. Assim, o latanoprost poderia ser útil para estimular a atividade folicular do cabelo e tratar a alopecia androgenética.

No entanto, o estudo apresentou algumas limitações. Apenas homens jovens (idades entre 23 e 35 anos) e com alopecia androgenética leve foram incluídos. Dessa maneira, os resultados podem não ser aplicáveis a outros grupos de pacientes. Além disso, a escolha do local a ser analisado pode ter afetado os resultados.

O latanoprost havia sido previamente utilizado de forma tópica, para estimular o crescimento dos cílios na alopecia areata. Relatos de casos documentaram mínimo crescimento dos cílios após três a quatro semanas de uso e crescimento pronunciado após oito semanas de tratamento.

O conhecimento dos efeitos do latanoprost sobre o crescimento dos cabelos havia sido testado antes apenas em animais (macacos e ratos), sendo observados resultados positivos.

A dose estabelecida de latanoprost (0,1%) se baseou na segurança, sendo 3,6 vezes menor que a supostamente tolerada por via endovenosa. Cada paciente recebeu os dois produtos (placebo e princípio ativo) na dose de uma gota por dia durante 24 semanas, em duas áreas de localizações simétricas no couro cabeludo (região frontotemporal), medindo cerca de 3 cm^2 e separadas por, no mínimo, 8 cm de distância.

As avaliações (TrichoScan® [Tricholog GmbH, Freiburg, Alemanha], pigmentação e macrofotografias) foram realizadas antes do tratamento e em 4, 8, 12, 16, 20 e 24 semanas. A tolerância local foi avaliada em cada período, por exame clínico objetivo (eritema e descamação) e investigação sobre sintomas, como prurido, queimação ou qualquer tipo de desconforto.

Os parâmetros avaliados pelo TrichoScan® foram: densidade do cabelo (n/0,651 cm^2), porcentagem de fios anágenos (comprimento > 0,74 mm, três dias após barbear) e fios telógenos (comprimento inalterado ou < 0,74 mm, após três dias) e percentuais de *vellus* e cabelos terminais.

Apesar das limitações, esse estudo fornece importantes informações sobre os efeitos positivos do latanoprost no crescimento do cabelo, podendo suportar o uso de análogos de prostaglandinas como uma nova abordagem para o recrutamento de folículos pilosos *vellus* e melhora da alopecia.

O eritema observado em menos da metade dos pacientes tratados com latanoprost revela que a concentração determinada está próxima do máximo recomendável.

Nesse estudo-piloto, o latanoprost aumentou significativamente a densidade total do cabelo e o número de *vellus* e cabelos terminais em comparação com os valores basais e com as áreas tratadas com placebo, após oito semanas de tratamento tópico. Isso sugere que o latanoprost pode ser útil para o tratamento da alopecia androgenética. Mais pesquisas são necessárias para determinar a dose exata e a duração do regime terapêutico, com latanoprost ou outro candidato análogo de prostaglandina (Figura 9.61).

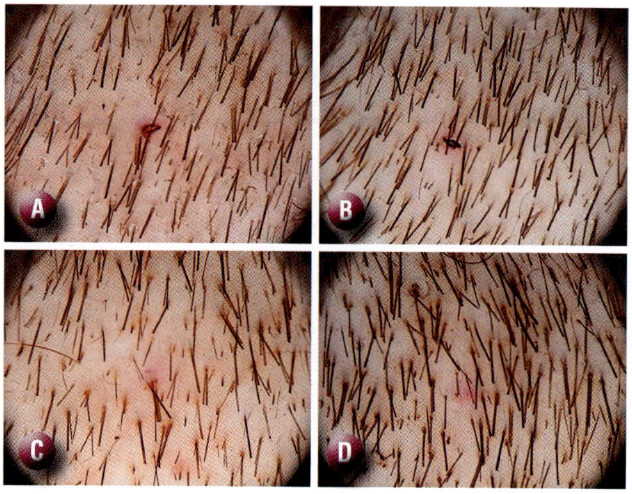

Figura 9.61. Áreas de estudo. Placebo (A) e latanoprost (B) no início do estudo. Placebo (C) e latanoprost (D) em 24 semanas.
Fonte: J Am Acad Dermatol 2012;66:794-800.

□ Cetoconazol

Como agente imidazólico antifúngico, o cetoconazol é eficaz para o tratamento da dermatite seborreica e sua ação sobre a microflora do couro cabeludo pode beneficiar os pacientes com alopecia androgenética associada a inflamação folicular. Além disso, o cetoconazol tem ação antiandrogênica, sendo sugerido para o tratamento da alopecia androgenética em associação a outros agentes.

□ Antiandrogênicos

Vários antiandrogênicos sintéticos podem ser utilizados como inibidores da atividade da 5α-redutase ou como bloqueadores da ligação com o receptor de andrógeno. A eficácia dos compostos antiandrogênicos de uso tópico para o tratamento da alopecia androgenética tem sido investigada em alguns pequenos estudos, mas essa abordagem atualmente não é considerada.

□ Estrogênios

Os estrogênios são antiandrogênios indiretos, sendo por vezes utilizados na forma de pílula anticoncepcional para o tratamento da alopecia androgenética em mulheres. Quando utilizado sistemicamente, os estrogênios aumentam a produção de SHBG, que se liga aos andrógênios, incluindo a testosterona, reduzindo sua biodisponibilidade. Compostos de estrogênios para uso tópico também estão disponíveis comercialmente. O cabelo apresenta receptores de estrogênios e acredita-se que os compostos tópicos possam agir sobre os folículos pilosos como promotores diretos de crescimento, bem como antagonizar a atividade androgênica. No entanto, estudos clínicos que demonstrem essa eficácia são questionáveis cientificamente.

□ Tratamento a laser

Tratamentos a laser/luz para queda de cabelo tornaram-se muito populares nos últimos anos, sendo promovidos também como medida preventiva contra a alopecia androgenética. Diferentes fabricantes oferecem lasers e fontes de luz de comprimentos de onda distintos e com diferentes modos sugeridos de uso. Enquanto alguns aparelhos são projetados para uso domiciliar diário, outros estão disponíveis apenas em clínicas para uso semanal ou mensal. Embora haja alguma evidência de que a luz/laser possa estimular o crescimento do cabelo, os mecanismos biológicos pelos quais isso ocorre ainda não foram elucidados. Faltam dados clínicos para respaldar a indicação. Embora os lasers possam ser uma opção alternativa e complementar para alguns pacientes, até agora não se tornaram uma abordagem de tratamento significativa e mandatória.

□ Tratamento cirúrgico

Os folículos pilosos da região occipital do couro cabeludo são relativamente resistentes aos andrógenos. Isso permite que seu transplante para outras áreas possa fornecer tratamento permanente para a alopecia androgenética. Avanços significativos foram feitos nas técnicas de restauração capilar cirúrgica. Hoje, o transplante de unidade folicular (FUT) é amplamente disponível. Mais recentemente, técnicas especializadas foram desenvolvidas, envolvendo folículo piloso individual e extração de unidade folicular (FUE), com a finalidade de evitar cicatrizes. Dispositivos manuais motorizados estão disponíveis para a extração de enxertos e, mais recentemente, foram desenvolvidos robôs automatizados capazes de realizar a extração dos folículos, tornando os transplantes viáveis do ponto de vista financeiro. Uma ou duas sessões podem ser necessárias, dependendo da extensão da perda de cabelo. O tratamento cirúrgico é limitado pela densidade capilar na área doadora, bem como pela resistência de alguns pacientes a procedimentos invasivos.

□ Tratamentos mediados por células

Várias empresas e grupos de pesquisas acadêmicas estão focados no desenvolvimento de tratamentos mediados por células para alopecia androgenética. Duas abordagens principais estão sob investigação: injeção direta de células cultivadas ou uso de fatores de crescimento secretados por células como promotores de crescimento capilar. Tem sido demonstrado que as células do folículo piloso dos tecidos mesenquimais podem ser cultivadas e, em seguida, utilizadas para induzir a formação de novos folículos capilares a partir do tecido epitelial. As células injetadas podem ainda migrar para os folículos pilosos locais e aumentar o seu tamanho. Alternativamente, as células são cultivadas e o sobrenadante da cultura é processado para produzir um composto eficaz na promoção do crescimento do cabelo. Abordagens terapêuticas mediadas por células ainda estão em fase de estudo I ou II, mas têm potencial de estar disponíveis dentro de alguns anos. Também digno de nota, e atualmente ganhando popularidade, é o uso do plasma rico em plaquetas (PRP) isolado do sangue total. As plaquetas têm múltiplos fatores de crescimento associados, bem como outros mediadores potencialmente estimulantes. Alguns cirurgiões de transplante capilar estão utilizando esse produto para estimular o crescimento do enxerto transplantado. PRP também está disponível em algumas clínicas como tratamento autônomo para alopecia androgenética, muito embora até o momento só haja escassos estudos publicados para respaldar a indicação.

□ Tratamentos alternativos

Numerosos produtos são comercializados diretamente ao consumidor, embora dados independentes que respaldem suas indicações como promotores do crescimento capilar sejam ausentes na literatura. Algumas das ervas mais utilizadas são: *Serenoa repens*, *Actaea racemosa*, *Angelica sinensis*, *Chamaelirium luteum*, *Vitex agnus-castus* e *Trifolium pratense*, que são requeridas por apresentarem suposta atividade antiandrogênica ou estrogênica. Outros produtos, contendo biotina, cafeína, taurina, melatonina, complexos de cobre etc., são vendidos como promotores de crescimento e fortalecimento capilar.

Conclusão

No geral, hoje há uma série de opções terapêuticas disponível para a alopecia androgenética, embora dados clínicos de apoio a sua utilização sejam frequentemente limitados. Finasterida e minoxidil ainda são os fármacos terapêuticos mais prescritos e efetivos para a alopecia androgenética. Novas abordagens de tratamento estão sob investigação ativa.

9.5 Alopecia Androgenética em Padrão Feminino

• Fernanda Nogueira Torres

Introdução

O cabelo é um dos principais elementos do embelezamento feminino e influencia diretamente a qualidade da vida das mulheres. A alopecia androgenética em padrão feminino (AAPF) é a afecção capilar mais frequente. Pode iniciar-se a partir da adolescência, apresentando dois picos de incidência: o primeiro entre 20 e 30 anos; e o segundo entre 50 e 60 anos, pelas alterações hormonais típicas da menopausa.

O alargamento das linhas de divisão dos cabelos e a visualização gradual do couro cabeludo é motivo de grande estresse emocional para mulheres de todas as faixas etárias, o que representa uma queixa muito comum no consultório dermatológico.

A identificação precoce dos quadros de AAPF possibilita o tratamento adequado, com significativo potencial de reversibilidade e estabilização do processo na maioria das pacientes, e muitas delas podem apresentar melhora clínica notável.

Etiopatogenia multifatorial

A alopecia androgenética masculina possui alguns genes de risco identificados, entretanto isso não acontece na AAPF, que apresenta base genética complexa e multifatorial, não estando bem estabelecida. O traço marcante dos androgênios na etiopatogenia da alopecia masculina está presente em alguns casos em mulheres, mas não em todos. É possível e provável que a AAPF apresente influência marcante de outros hormônios, além dos androgênios, como estrogênio, prolactina, melatonina, cortisol etc. Outros fatores que podem influenciar negativamente incluem tabagismo, dietas inadequadas, exposição solar e estresse emocional.[1]

Na fisiopatogenia, ocorre tipicamente encurtamento do ciclo anágeno, aumento da fase quenógena (fase entre o fim de um telógeno e o início de um novo anágeno), redução do tamanho da papila e descolamento progressivo entre folículos e músculo eretor do pelo, o que se expressa clinicamente por diminuição da densidade capilar, associada ao afinamento progressivo dos fios, com predominância nas regiões frontoparietal, temporal e vértex. Os fios mais finos apresentam fase anágena mais curta, e a piora progressiva pode resultar no grau máximo de afinamento, com fios outrora terminais espessos se transformando em fios *vellus-like*, o fenômeno conhecido como miniaturização.[2-3]

Clínica e tricoscopia

O marco da AAPF é o afinamento progressivo das hastes capilares. Entre as queixas mais frequentes, estão o aumento do volume de perda de cabelo (pode se dar em graus variados), rarefação nas regiões frontoparietal, temporal e vértex, alargamento das riscas de divisão do cabelo, visualização progressiva do couro cabeludo e diminuição global do volume do cabelo (Figura 9.62). Após o climatério, usualmente essas queixas se somam a queixas de perda de qualidade dos cabelos (viço, brilho, textura, maleabilidade, movimento) (Figura 9.63).

A maioria dos casos apresenta história clínica e aparência típicas, com predomínio das alterações em região frontoparietal, em comparação à região occipital, que é poupada na maioria dos casos, embora existam casos difusos (Figura 9.64). Algumas pacientes apresentam a característica acentuação frontal da rarefação (Figura 9.65). Existem algumas escalas visuais esquemáticas para a classificação do grau da alopecia, como as de Ludwig, Sinclair e Olsen.[4-6]

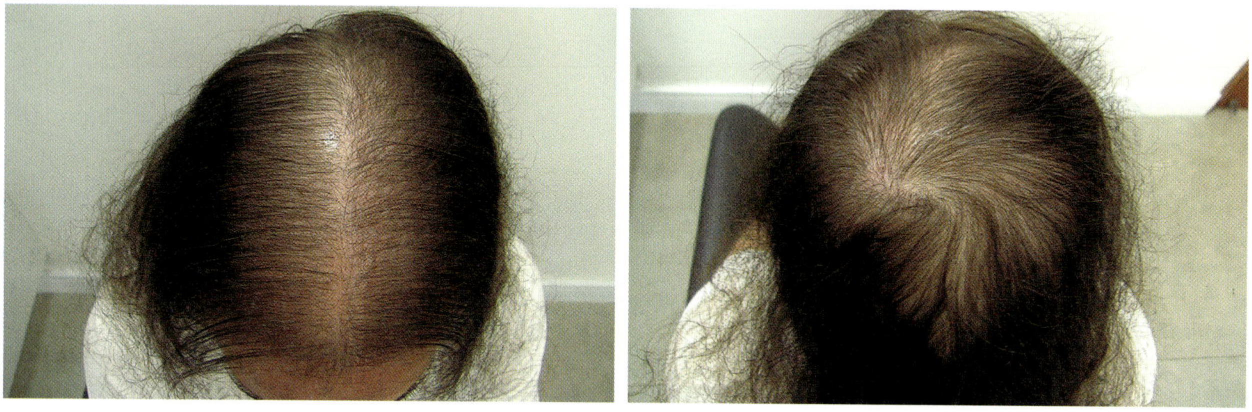

Figura 9.62. Rarefação capilar e aumento de visualização do couro cabeludo em região de topo e vértex na AAPF.
Fonte: Acervo da autoria do capítulo.

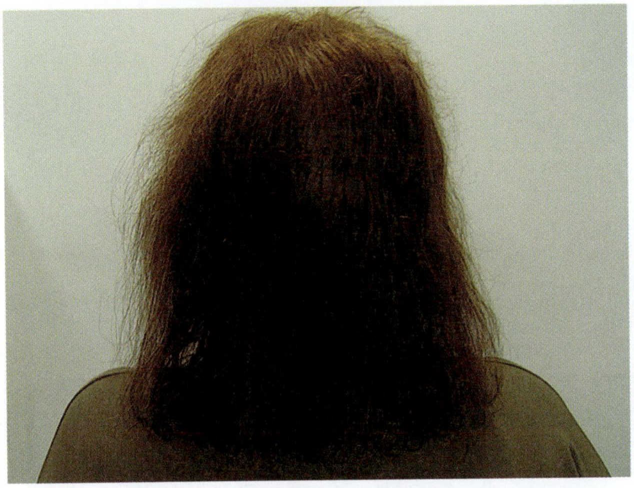

Figura 9.63. Nota-se diminuição de volume em vértex, com perda de brilho e aumento do *frizz* em paciente pós-menopausa.
Fonte: Acervo da autoria do capítulo.

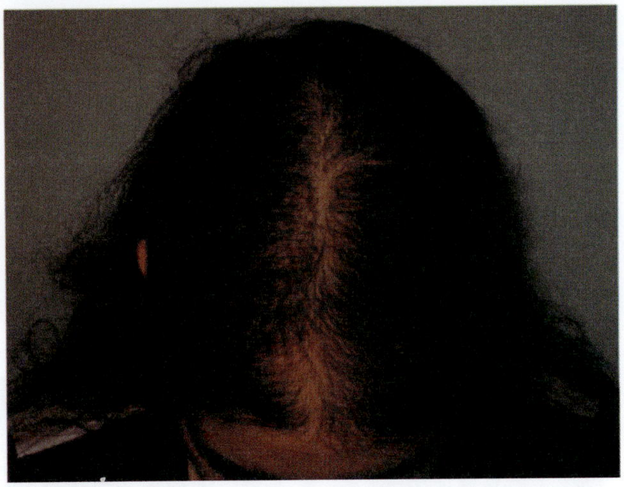

Figura 9.65. Rarefação capilar em topo, com acentuação frontal, em paciente jovem.
Fonte: Acervo da autoria do capítulo.

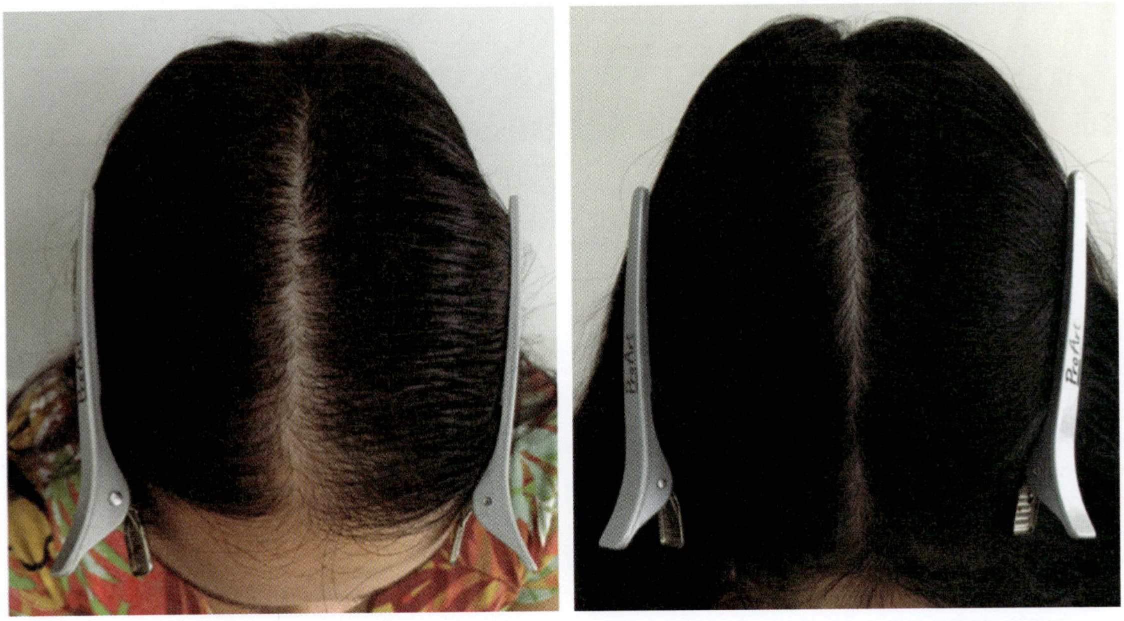

Figura 9.64. Acometimento típico frontoparietal, em comparação à região occipital, que se apresenta com aspecto normal.
Fonte: Acervo da autoria do capítulo.

Cabe lembrar que comumente esse quadro pode se associar a um eflúvio telógeno, ou a alguma outra afecção capilar, tornando o diagnóstico mais desafiador.

Atualmente, a tricoscopia é uma ferramenta importante para o diagnóstico da AAPF, por ser um exame não invasivo, simples e objetivo. Outros exames investigativos, como biópsia de couro cabeludo e tricograma, podem ter utilidade em casos selecionados. São três as principais funções da tricoscopia na AAPF: diagnóstico inicial; avaliação do grau de afinamento e densidade em típicos diagnósticos clínicos; e acompanhamento e avaliação da eficácia dos tratamentos estabelecidos.

As áreas frontoparietal, temporal e vértex são regiões androgênio-dependentes, sensíveis à ação hormonal e mais suscetíveis ao afinamento. A região occipital é androgênio-independente, menos suscetível a essa ação. No couro cabeludo normal, existe uma diferente densidade entre essas áreas: na região do topo do couro cabeludo, os fios são algo mais calibrosos e há uma densidade capilar superior à da área posterior; nas têmporas, os fios são normalmente um pouco mais finos do que nas outras regiões.

Para avaliação tricoscópica, é interessante examinar inicialmente a região occipital, que usualmente estará com aspecto normal em termos de densidade e, em seguida, proceder ao exame da região centro-parietal (uma sugestão seria padronizar a tricoscopia na linha média de divisão do cabelo, a 2 cm da linha de implantação), a qual apresentará densidade maior do que a anteriormente verificada na região occipital, no couro cabeludo normal (Figura 9.66).

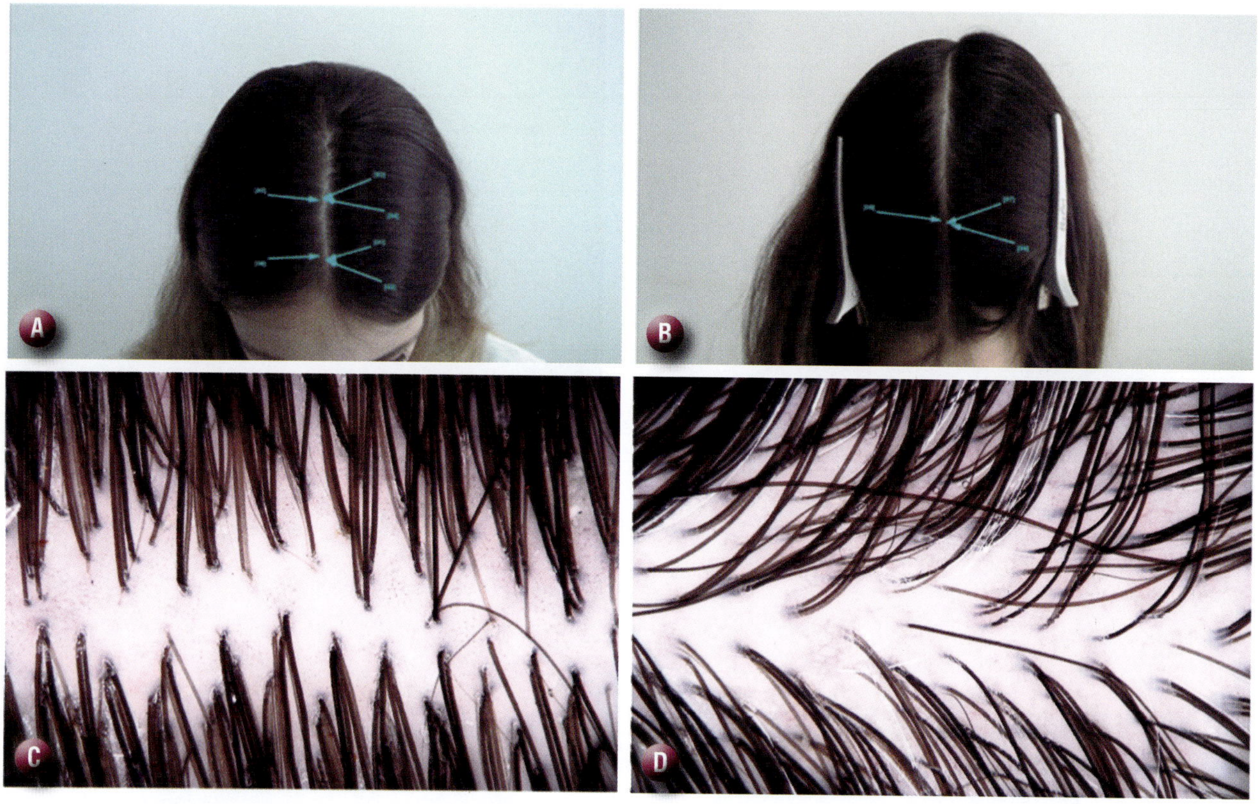

Figura 9.66. Padrão tricoscópico normal, comparando-se a região frontal (A e C) (densidade discretamente maior, com hastes um pouco mais calibrosas) com a região occipital (B e D).

Fonte: Acervo da autoria do capítulo.

Dessa maneira, é possível identificar precocemente quando essas duas áreas passam a ficar com padrão parecido (normalmente não seria assim), ou quando o topo começa a apresentar um padrão pior do que o da região posterior (inversão do padrão) (Figura 9.67). Outro aspecto de identificação precoce é o aumento do número de unidades foliculares com um único fio (Figura 9.68) (nessa área, normalmente haveria maioria de unidades com 2 a 4 fios), sendo esse parâmetro anterior ao afinamento típico da doença.

Posteriormente, com a evolução do quadro, observam-se diminuição da densidade capilar, aumento de unidades foliculares com apenas 1 haste, óstios foliculares vazios e a característica variabilidade do diâmetro das hastes (anisotricose), que deve ser maior que 20%[7-9] (Figura 9.69). Aumento de fios *vellus* por campo (acima de 6 num campo de magnificação de 20 ×) também é muito sugestivo do diagnóstico de AAPF.[10] A região occipital, em geral, apresenta-se com aspecto normal.

Nos casos de diagnóstico típico pela história clínica e pelo exame físico, a tricoscopia pode ajudar com a imagem clássica, permitindo avaliar e quantificar a gravidade do afinamento das hastes.

No couro cabeludo pigmentado, em pacientes de fototipos altos ou em áreas fotoexpostas, além desses achados, também se observam a rede pigmentada em "favo de mel" e os pontos brancos, podendo corresponder às aberturas glandulares ou a óstios foliculares vazios.[11]

Casos precoces podem apresentar um halo hiperpigmentado perifolicular (sinal peripilar). Esse achado pode corresponder a certo grau de inflamação subclínica ou a uma hiperpigmentação.[11]

Rakowska et al. propuseram recentemente critérios dermatoscópicos maiores e menores para o diagnóstico da AAG. Para o diagnóstico com uma especificidade de 98% para AAPF são necessários 2 critérios maiores ou 1 maior e 2 menores.[12]

Critérios maiores:

1. mais de 4 pontos amarelos em 4 imagens (em magnificação de 70 ×);
2. média de espessura dos fios menor na área parietal em comparação à área occipital;
3. mais de 10% de fios finos (menores que 0,03 mm) na região frontal.

Critérios menores:

1. aumento da proporção de unidades foliculares contendo 1 haste pilar na região frontal comparada à região occipital;
2. presença de pelos *vellus*;
3. descoloração perifolicular.

A tricoscopia também é muito útil para acompanhamento dos pacientes, sendo possível avaliar a melhora tricoscópica (aumento de densidade, aumento de calibre dos fios) em paralelo à melhora clínica.

Os principais diagnósticos diferenciais da AAPF incluem eflúvio telógeno crônico, tricotilomania, alopecia areata incógnita e difusa e alopecia fibrosante frontal (fase inicial de acometimento frontal).

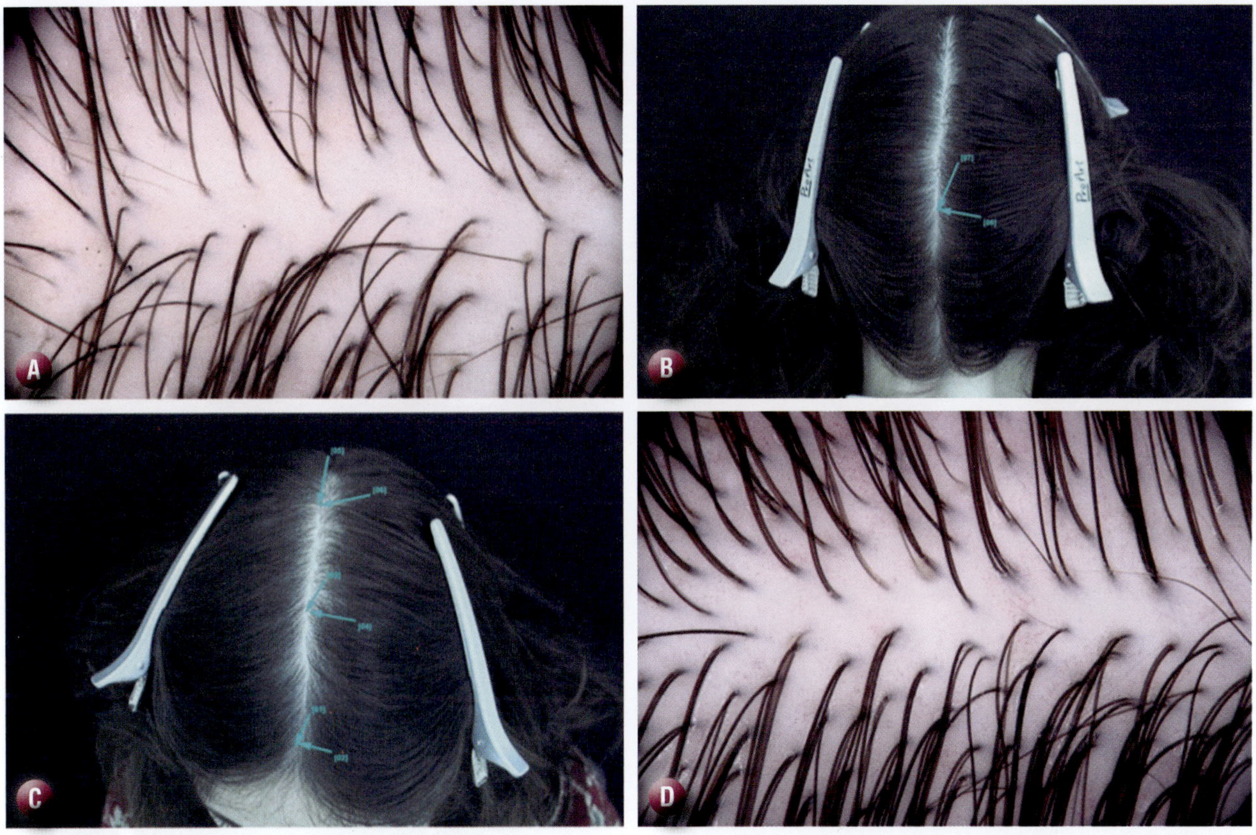

Figura 9.67. Nota-se inversão do padrão tricoscópico, com região de topo apresentando densidade capilar discretamente menor e aumento de unidades foliculares com apenas 1 fio (A e C) quando comparada à região occipital (B e D).
Fonte: Acervo da autoria do capítulo.

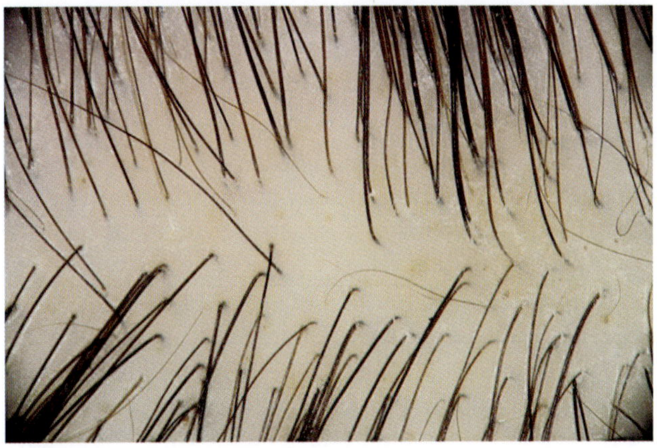

Figura 9.68. Detalhe da tricoscopia do aumento de unidades foliculares com apenas 1 fio, fenômeno inicial do desenvolvimento da AAPF.
Fonte: Acervo da autoria do capítulo.

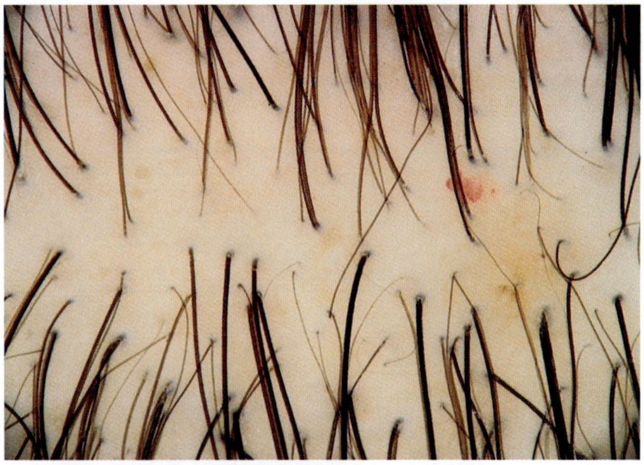

Figura 9.69. Detalhe da anisotricose típica da AAPF.
Fonte: Acervo da autoria do capítulo.

Fotografia global

É muito útil para o acompanhamento das pacientes com AAPF a fotografia global do couro cabeludo, com documentação de todas as regiões, para fins de acompanhamento e avaliação de eficácia dos tratamentos propostos, já que a avaliação subjetiva dos pacientes e dos médicos e até mesmo a avaliação objetiva após meses, mas sem documentação fotográfica, podem variar muito e ser discordantes entre paciente e dermatologistas (Figura 9.70).

Uma sugestão também muito útil é a medida da circunferência do rabo de cavalo com uma fita métrica flexível, um dado que confere objetividade ao acompanhamento e permite avaliar o ganho de volume global do cabelo (Figura 9.71).

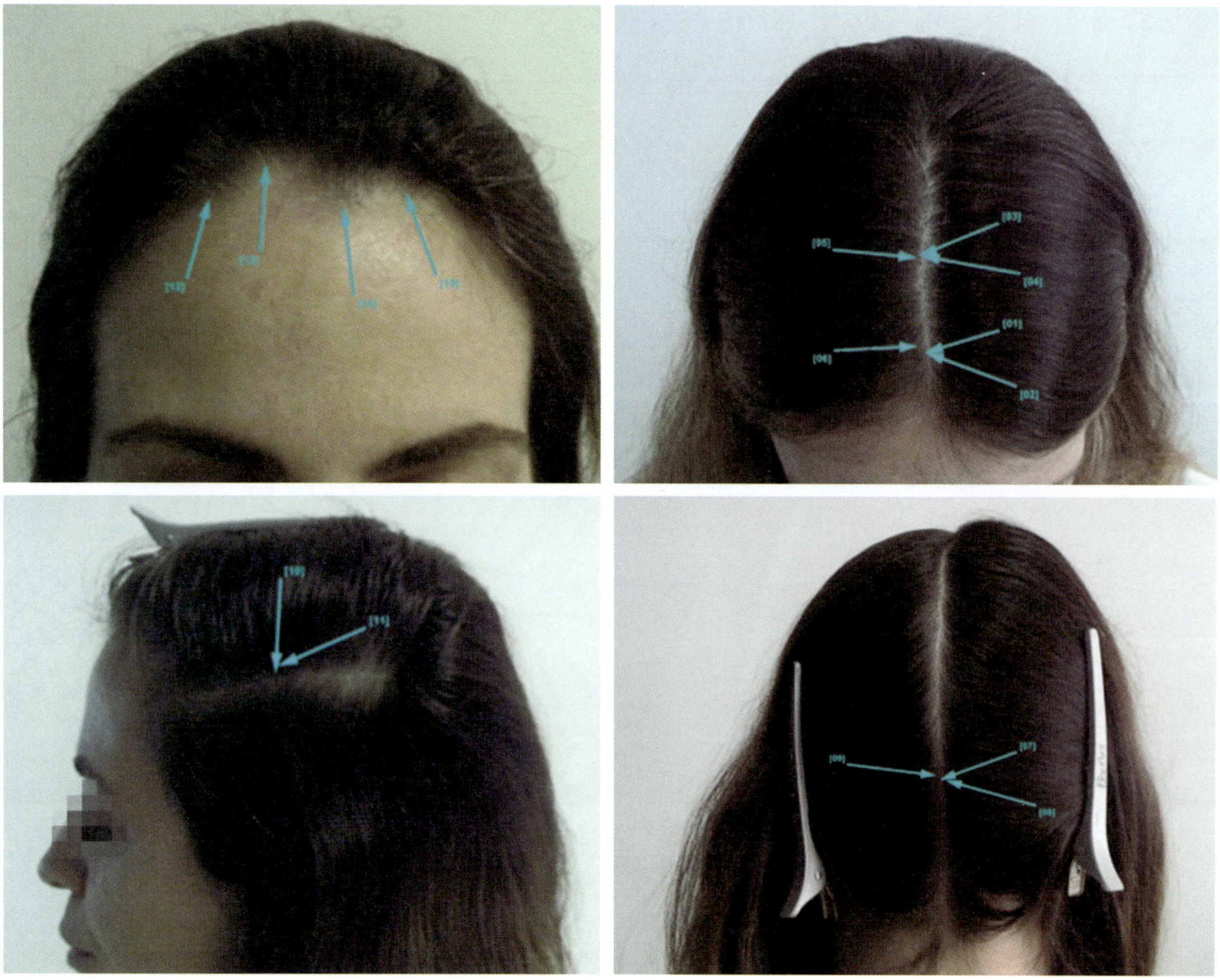

Figura 9.70. Áreas de fotografia global e indicação de locais para tricoscopia do couro cabeludo para o acompanhamento da paciente.
Fonte: Acervo da autoria do capítulo.

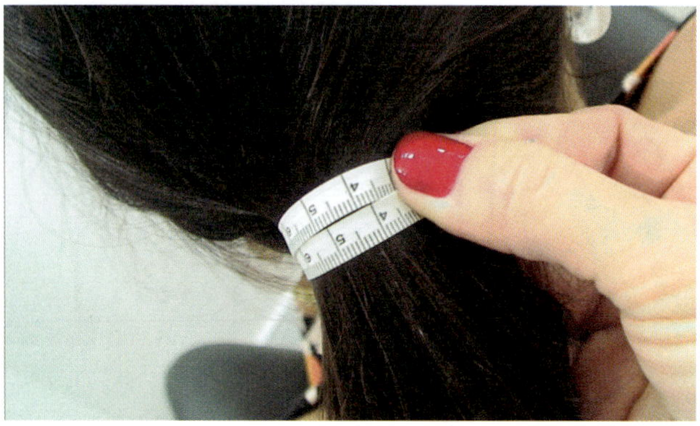

Figura 9.71. Detalhe da medida da circunferência do rabo de cavalo, aferida com fita métrica flexível.
Fonte: Acervo da autoria do capítulo.

Investigação laboratorial

Existem diferentes recomendações em termos de exames laboratoriais da AAPF, variando de acordo com a indicação médica e a disponibilidade de realização pelo sistema de saúde (privado ou público).

Costuma-se indicar uma avaliação clínica geral (hemograma completo e avaliação das funções renal e hepática), cinética de ferro, dosagem de vitaminas D e B12, zinco, selênio, FAN e VHS.

Com relação aos hormônios, principalmente aos androgênios, a maioria das pacientes apresenta níveis séricos normais. Nos casos suspeitos de síndrome dos ovários policísticos, em que é frequente o diagnóstico de AAPF (FPHL = female pattern hair loss), é importante o acompanhamento multidisciplinar com o ginecologista e o endocrinologista, que poderão solicitar exames complementares específicos.

A investigação hormonal deve abranger hormônios sexuais, como FSH, LH, estradiol, testosterona total e di-hidrotestosterona (DHT), 17-OH-progesterona, androstenediona, SHBG, DHEA e SDHEA, além de prolactina, cortisol basal e análise tireoidiana (TSH, T4 livre, anticorpos antitireoidianos).

É interessante notar que a gravidade clínica não se correlaciona, necessariamente, a uma alteração laboratorial e que a maioria dos casos apresenta avaliação androgênica sérica normal.

Tratamento

O tratamento e o manejo adequado da AAPF permitem a estabilização e a melhora da maior parte das pacientes. As categorias de tratamento incluem os antiandrogênicos orais, medicações tópicas, terapia de luz/laser de baixa potência, miscelânea e controle de fatores gerais que influenciam positiva e negativamente a evolução dessa afecção.

□ Tratamento antiandrogênico oral

Existem três classes principais de medicações disponíveis: pílulas anticoncepcionais (geralmente combinadas, contendo progestágenos de ação antiandrogênica, como ciproterona, drospirenona, gestodeno); espironolactona; e inibidores de 5-α-redutase (finasterida e dutasterida). A terapia antiandrogênica oral *off-label* para o tratamento de alopecias deve ser associada a método anticonceptivo eficaz para ser utilizada em mulheres em idade fértil, sendo contraindicado o engravidamento durante o uso (e em até 6 meses depois da suspensão, no caso da dutasterida, pela longa meia-vida), pelo risco de malformação em embrião masculino.

Cabe notar que em pacientes com histórico, pessoal ou familiar, de neoplasia mamária, o uso de terapias envolvendo hormônios ou bloqueadores hormonais deve ser avaliado com cautela.

É importante, quando possível, realizar avaliação e conduta interdisciplinar (dermatológica, ginecológica e endocrinológica).

Os anticoncepcionais podem ser indicados, juntamente com a avaliação ginecológica, em idade fértil e excluindo-se risco trombótico, e podem ajudar na diminuição do ritmo de progressão da alopecia, pela diminuição global de androgênios e pela estabilização dos níveis de estrogênio, mais do que na melhora em termos de enchimento do cabelo em si.

A espironolactona é um diurético de ação antiandrogênica, com doses diárias que variam de 25 a 200 mg/dia, e pode ser indicada a casos selecionados, especialmente se houver seborreia ou acne associada. Há diminuição dos níveis gerais de androgênios e competição pelo receptor de DHT. Pode causar irregularidade menstrual e mastalgia. Em geral, é bem tolerada, mas pode haver hipotensão postural, cefaleia e diminuição de ânimo geral e libido. Recomenda-se avaliação periódica de função renal (trimestralmente) e níveis de potássio (pode haver elevação).

Os inibidores de 5-α-redutase (finasterida e dutasterida) são medicações potencialmente eficazes para o tratamento da AAPF, podendo reverter em grande parte o afinamento e resultar em melhora clínica notável. A finasterida é uma inibidora seletiva da 5-α-redutase tipo 2, de meia-vida curta (8 horas), dose oral diária de 2,5 a 5 mg; e a dutasterida, mais potente, é uma inibidora dupla (5-α-redutase tipos 1 e 2), de meia-vida longa (5 semanas) e dose oral diária de 0,5 mg. São em geral bem toleradas, mas efeitos comuns incluem alteração de ânimo, disposição e libido.

□ Tratamento tópico

O tratamento tópico mais eficaz e aprovado para AAPF é o minoxidil, nas doses de 2% a 5%, 1 a 2 vezes ao dia. O uso em menor frequência (2 a 3 vezes por semana) também pode ser indicado, para aumentar a adesão das pacientes. Tem ação vasodilatadora, promove angiogênese, regula o fator de crescimento endotelial e possui ação antiapoptótica. Em razão de queixas frequentes por parte das pacientes de baixa cosmeticidade da aplicação dos produtos nos cabelos, a indústria farmacêutica tem investido em veículos diversificados, que alterem menos a qualidade dos cabelos.

A finasterida também pode ser manipulada em loção hidroalcóolica para uso tópico, isolada ou associada ao minoxidil, com resultados em alguns casos.

□ Luz de baixa potência (*Low level laser/light therapy*)

Considerada um tratamento adjuvante, a *low level laser/light therapy* (LLLT) pode ser associada ao tratamento da AAPF. Evidências sugerem que terapias com comprimentos de onda entre 630 e 670 nm podem induzir atividade proliferativa folicular. A maioria dos dispositivos atuais apresentam comprimento de onda de 655 nm. Existem diversos dispositivos nacionais e importados disponíveis em diferentes formatos (pente, tiara, capacete, boné), cada um com orientações de frequência e tempo de uso diferentes. É recomendável respeitar as orientações de cada dispositivo, já que o excesso de uso pode causar efeito paradoxal (inibitório).

□ Miscelânea

Outras categorias de tratamento para AAPF, mas que não possuem evidências de segurança e eficácia para uso atual, incluem: compostos fitoterápicos e herbais diversos, melatonina, estrogênio, microagulhamento, mesoterapia, intradermoterapia, plasma rico em plaquetas, laser fracionado, microinfusão de medicamentos na pele etc.

□ Fatores gerais

É importante o aconselhamento de alguns fatores que possam influenciar a evolução da AAPF.

1) Proteger o couro cabeludo do sol.
2) Evitar tabagismo.
3) Manter alimentação saudável e variada, rica em proteínas, castanhas (ótimas fonte de zinco), carne vermelha (quando for o caso) e vegetais verde-escuros (ferro e vitamina B12).
4) Evitar perda de peso rápida e efeito "sanfona", decorrentes de dietas com pouco índice de carboidratos ou jejum intermitente.
5) Controlar e tratar adequadamente dermatite seborreica, psoríase ou outro processo inflamatório do couro cabeludo.
6) Controlar o estresse emocional.

7) Manter hábitos de lavagem adequados para cada tipo de cabelo, considerando oleosidade, suor, coloração ou outros processos químicos.
8) Evitar alisamentos e relaxamentos, por sempre fazerem dano às hastes. Produtos contendo derivados formólicos são contraindicados, pelo potencial carcinogênico.
9) Evitar extensões de cabelo ou, quando for o caso, discutir opções de diferentes técnicas em termos de diminuição de dano às hastes (em geral, técnicas "costuradas" geram menos danos do que aquelas com colas de queratina ou adesivos).

Dependendo do quadro, também pode ser feito o aconselhamento cosmético de tricopigmentação e camuflagens (pó de queratina, sombras apropriadas, *sprays* coloridos), que podem melhorar significativamente a estética e trazer melhora da qualidade de vida.

Casos refratários ou não responsivos ao tratamento clínico podem ter indicação de transplante capilar.

9.6 Alopecia Areata

- Daniel Fernandes Melo
- Paulo Müller Ramos

Introdução

Conceito

A alopecia areata (AA) é uma doença autoimune, de padrão não cicatricial, que tem como alvo os folículos pilosos em sua fase anágena. Representa a terceira maior causa de busca ao dermatologista por queixa de queda capilar, ficando atrás somente do eflúvio telógeno (ET) e da alopecia androgenética (AGA).

Epidemiologia

Geralmente, manifesta-se antes dos 40 anos, embora pessoas de todas as idades possam ser acometidas. Estima-se que 20% dos pacientes com AA apresentem o primeiro episódio ainda na infância. Não possui predileção por sexo ou etnia, apesar de já ter sido descrito predomínio das formas graves no sexo masculino. O risco de desenvolvimento de AA ao longo da vida é estimado em 2%.

Etiopatogenia

AA é uma condição clínica de etiologia autoimune, com participação ativa de linfócitos T, principalmente CD8. Os gatilhos ambientais iniciam o quadro em indivíduos geneticamente predispostos. Possui um curso imprevisível, variando desde cura espontânea até perda de todos os pelos do corpo. Cerca de 70% dos pacientes evoluem com repilação espontânea no primeiro ano. Se não houver repilação após esse período, a doença é considerada crônica. Nesse caso, tem maior chance de evoluir para formas graves, apresentando menor taxa de resposta aos tratamentos.

Aspecto psicossocial

O impacto psicológico e social dos cabelos vai além de seu significado biológico. Efeitos negativos da AA no bem-estar social, emocional e na saúde mental já foram evidenciados por quedas nos índices de qualidade de vida. Autoimagem, relacionamento interpessoal, trabalho ou atividade escolar pode ser afetado pela AA, mesmo em pacientes com doença localizada. Reconhecer os aspectos emocionais gera um atendimento integral ao paciente. Diagnósticos psiquiátricos como depressão, transtorno de ansiedade, distúrbio de ajuste e paranoicos foram relatados em até 78% dos pacientes. AA é a segunda dermatose mais referendada aos psiquiatras por dermatologistas, superada apenas pela psoríase. Frequentemente os pacientes relatam algum intenso evento estressante logo antes do surgimento da doença. Nesses casos, o suporte emocional é ainda mais importante.

Clínica

O quadro clínico clássico da AA inicia-se abruptamente com o aparecimento de área lisa de alopecia, redonda ou oval, normocrômica e assintomática no couro cabeludo ou em outra área pilosa. No entanto, a apresentação clínica muda consideravelmente entre os indivíduos acometidos, variando de pequena placa única até perda completa de todos os pelos corporais.

Padrões clínicos

Os padrões típicos são: unifocal ou área única, multifocal ou múltiplas áreas, ofiásica (o acometimento localiza-se na linha de implantação têmporo-occipital), total e universal. Os três últimos têm, em geral, pior prognóstico (Figura 9.72).

Os padrões atípicos são: sisaifo (ofiásica invertida), reticular e difusa. Há também descrição de uma forma difusa incomum e controversa chamada de areata incógnita (por não formar áreas lisas sem cabelo), mais comum em mulheres entre 20 e 40 anos, que mimetiza eflúvio telógeno e androgenética e apresenta pontos amarelos e pelos circulares como seus principais achados tricoscópicos.

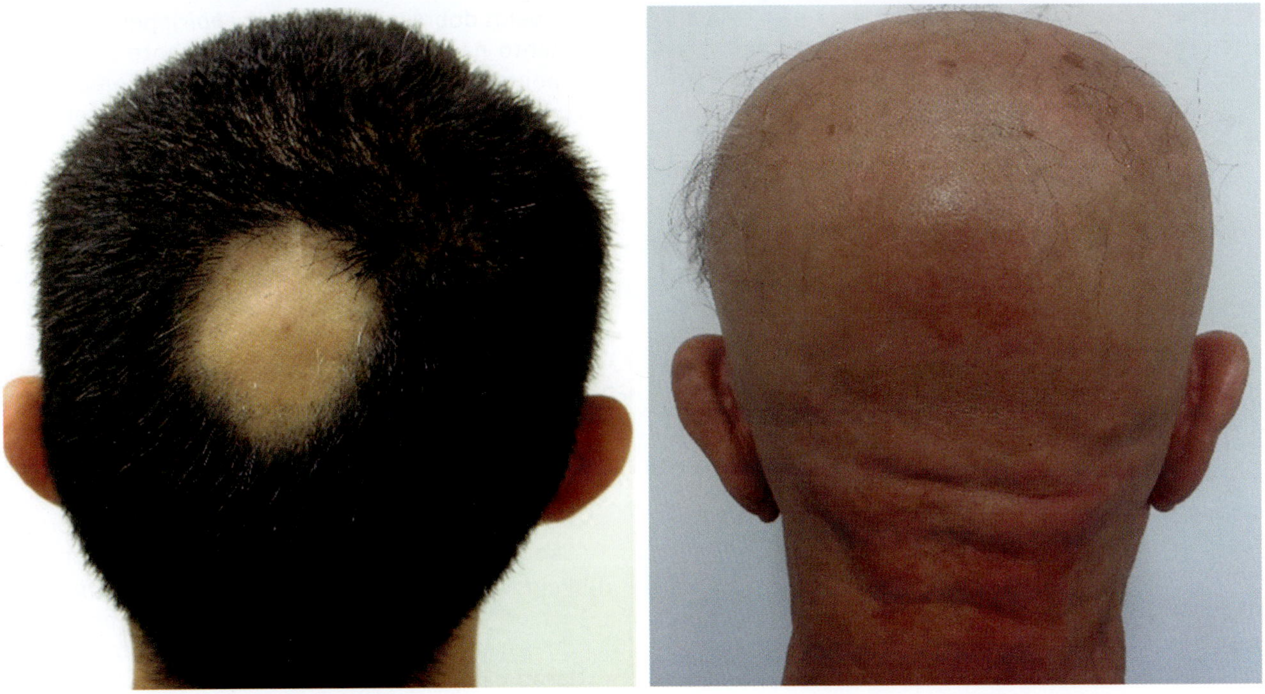

Figura 9.72. Padrão clínico em placa única *versus* alopecia areata universal.
Fonte: Acervo da autoria do capítulo.

☐ Outros sítios

A AA pode acometer qualquer pelo do corpo. A barba é o segundo local mais frequentemente atingido pela doença, ficando atrás apenas do couro cabeludo. O acometimento dos supercílios e cílios gera grande impacto na qualidade de vida, pois interfere diretamente na fisionomia facial.

☐ Condições clínicas associadas

Além do comprometimento do folículo piloso, a AA pode levar a alterações ungueais como *pitting*, traquioníquia e onicomadese (Figura 9.73). Algumas manifestações oftalmológicas também podem estar presentes; sendo importante ressaltar que os achados extra pilosos têm maior associação com as formas graves da doença.

A AA apresenta associação com as seguintes condições: dermatite atópica, doenças tireoidianas, síndrome de Down, vitiligo, artrite reumatoide, lúpus sistêmico, psoríase, diabetes tipo I, doença celíaca, miastenia, colite ulcerativa e esclerodermia.

Deficiência de ferro e vitamina D também já foram correlacionadas com AA em pacientes predispostos, embora mais estudos sejam necessários para estabelecer a real relação entre esses nutrientes e a fisiopatogenia da doença.

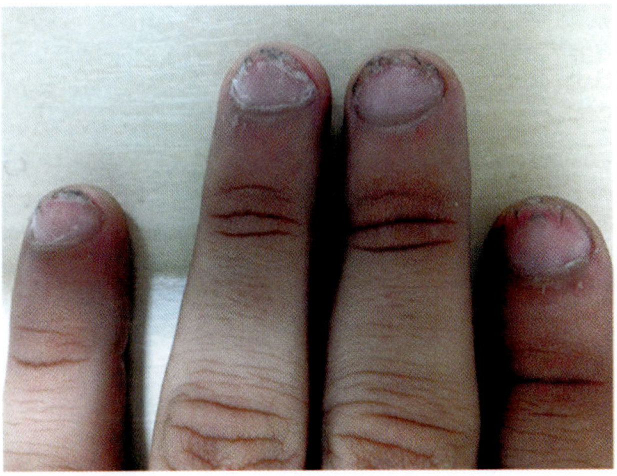

Figura 9.73. Acometimento ungueal da AA.
Fonte: Acervo da autoria do capítulo.

Diagnóstico

O diagnóstico de AA é eminentemente clínico. Recomendamos que a tricoscopia seja realizada em todos os casos, especialmente nos duvidosos. Raramente há necessidade do exame anatomopatológico. É fundamental avaliar todos os pelos do corpo para definir a extensão da área de alopecia, avaliar também possível comprometimento ungueal, arguir sobre idade do aparecimento dos primeiros sinais e tempo de evolução da doença. Assim como, é fundamental questionar o paciente sobre medicações em uso, comorbidades, outros possíveis eventos desencadeantes e, até mesmo, a respeito do impacto da AA na qualidade de vida. Para tornar a avaliação e o seguimento mais objetivos, pode ser usada a escala SALT de gravidade, que está explicada no Quadro 9.7.

Quadro 9.7. Escala de gravidade (*Severity alopecia tool – SALT*).

S0: área sem pelos = 0	B0: pelos corporais não afetados
S1: área sem pelos < 25%	B1: pelos corporais afetados
S2: área sem pelos 26% a 50%	N0: unhas não afetadas
S3: área sem pelos 51% a 75%	N1: unhas afetadas
S4: área sem pelos 76% a 99%	
S5: área sem pelos = 100%	SALT →S (S0-S5) × B (0-1) × N (0-1)

S: *scalp* (couro cabeludo); B: *body* (além do couro cabeludo); N: *nail* (unhas).

□ Teste de tração

Embora sem padronização, o teste de tração é uma manobra semiológica de uso tradicional. O teste de tração tem valor quando positivo, o que geralmente ocorre na periferia das lesões; e a presença de pelos anágenos distróficos em grande quantidade sugere atividade de doença.

Tricoscopia

Na AA, a tricoscopia auxilia no diagnóstico, na identificação de sinais de atividade ou cronicidade da doença, bem como na avaliação da resposta à terapêutica instituída. É fundamental observar atentamente a periferia das placas, por ser frequentemente o local de maior atividade da doença.

Achados tricoscópicos

a) **Pontos amarelos (*yellow dots*):** representam a dilatação do óstio folicular contendo sebo e queratina em seu interior. Não são achados patognomônicos de AA, mas quando numerosos e distribuídos uniformemente na placa, sugerem fortemente a doença. A tricoscopia utilizando líquido de interface pode dificultar a observação dessas estruturas. São menos evidentes em pacientes de pele escura.

b) **Pontos pretos (*black dots*):** são pelos que foram fraturados na altura de sua emergência na epiderme. Também são chamados de pelos cadavéricos e representam sinais de atividade da doença.

c) **Pelos fraturados (*broken hairs*):** são pelos quebrados acima da emergência do óstio folicular. As fraturas da haste possuem geralmente a mesma altura e seu comprimento reflete o tempo desde o último período de insulto inflamatório. Assim como os pontos pretos, são marcadores de doença na fase ativa.

d) **Pelos peládicos (*exclamation mark hair*):** também conhecidos como pelos em "ponto de exclamação", são afilados, menos pigmentados no ponto de emergência e com maior espessura e pigmentação na extremidade distal. Embora sejam bem característicos da AA, podem ser encontrados também em outras condições, como na alopecia induzida por quimioterapia.

e) **Cabelos dobráveis (*coudability hair*):** pelo com afinamento na parte proximal, semelhante ao pelo em "ponto de exclamação", porém com comprimento bem mais longo. Tem relação com uma prolongada atividade de doença.

f) **Pelos em "cotovelo":** são os que apresentam dobra na haste em ângulos variáveis, sem relação prognóstica definida.

g) **Pelos com constrição de Pohl-Pinkus:** possuem bandas constritivas nas hastes que representam os diversos momentos de atividade da doença. Diferentemente do *monilethrix*, as constrições de Pohl-Pinkus não são regulares. Não possuem relação com o prognóstico da AA.

h) **Pelos circulares (*circular hair*):** na AA recebem o nome de pelos em rabo-de-porco (*pigtail hair*), pois crescem de forma circular, podendo ou não ser intracórneos. São sinais indicativos de doença em fase de repilação.

i) **Pelos retilíneos curtos (*short regrowing hair*):** pelos curtos, de até 10 mm de comprimento e ponta afilada e ereta. Também são observados na fase de repilação da doença.

j) **Pelos brancos:** indicam repilação e são despigmentados, uma vez que não apresentam ainda retorno da atividade melanocítica após o insulto inflamatório bulbar promovido pela AA.

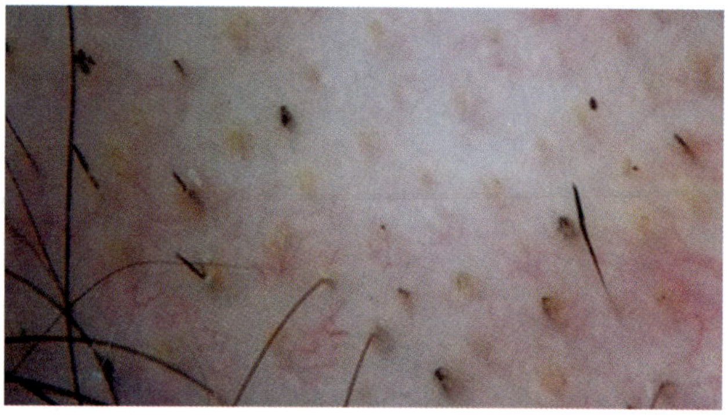

Figura 9.74. Pontos amarelos, pontos pretos, pelos fraturados e peládicos.
Fonte: Acervo da autoria do capítulo.

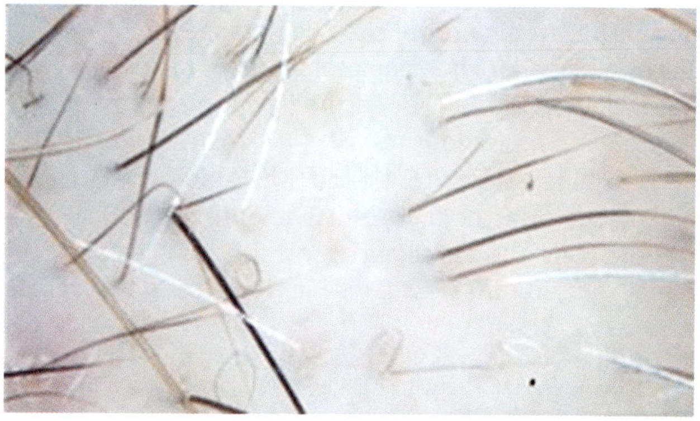

Figura 9.75. Sinais de repilação (pelos de repilação curtos, pelos circulares e despigmentados).
Fonte: Acervo da autoria do capítulo.

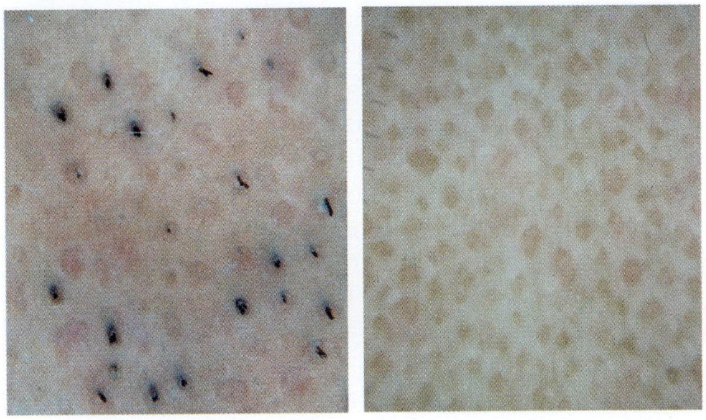

Figura 9.76. Pontos pretos representando atividade de doença *versus* pontos amarelos representando doença de longa duração.
Fonte: Acervo da autoria do capítulo.

Exames complementares

□ Laboratório

Não há obrigatoriedade de coleta de exames laboratoriais para diagnóstico e seguimento dos pacientes com AA. Em caso de avaliação laboratorial, também não há consenso sobre quais exames requisitar. Rotineiramente solicitamos TSH ultrassensível, já que hipotireoidismo frequentemente associa-se à AA. Outros exames que podem ser solicitados a critério do médico assistente são: hemograma, glicemia, cinética do ferro, 25-OH vitamina D, vitamina B12, função e anticorpos tireoidianos, FAN, fator reumatoide, VHS e VDRL. Exames adicionais podem ser incluídos e analisados caso a caso.

□ Histopatologia

As características histopatológicas variam de acordo com a fase da AA. Nos estágios iniciais, o achado mais característico é o infiltrado inflamatório linfocítico peribulbar que envolve o folículo anágeno de modo semelhante a um "enxame de abelhas". Células de Langehans, eosinófilos, mastócitos e plasmócitos também podem estar presentes. Na AA de longa duração, nem sempre se encontra inflamação. Nos cortes horizontais é possível observar redução do número de folículos terminais e alteração na relação anágeno/telógeno. A biópsia na AA em geral só se faz necessária para auxiliar na exclusão de outros diagnósticos diferenciais.

Diagnósticos diferenciais

Diversas condições precisam ser consideradas no diagnóstico diferencial com AA. No caso das lesões localizadas, é importante lembrar-se de: tricotilomania e tinha do couro cabeludo (*tinea capitis*), que inclusive podem coexistir com AA, sobretudo em crianças; alopecia de pressão; alopecia triangular congênita e celulite dissecante em sua fase inicial. Para as formas difusas de AA, o diagnóstico diferencial se faz necessário com: eflúvio telógeno, eflúvio anágeno induzido por quimioterapia ou outras drogas, síndrome da perda anágena e alopecia sifilítica.

Prognóstico

Doença de início precoce, principalmente na infância, duração superior a um ano, padrão clínico ofiásico, comprometimento de áreas extensas, acometimento das unhas e dos pelos corporais, associação com dermatite atópica e histórico familiar positivo para AA são marcadores de pior prognóstico. Pontos pretos, pelos fraturados e pelos peládicos representam sinais tricoscópicos de atividade, enquanto pontos amarelos refletem doença de longa duração. Em contrapartida, pelos circulares, despigmentados e pelos de repilação curtos são marcadores de bom prognóstico, indicando processo de repilação em andamento.

Tratamento

□ Aspectos gerais

Durante a consulta, é fundamental esclarecer os pacientes portadores de AA sobre as terapias disponíveis, seus efeitos colaterais e as taxas de resposta terapêutica descritas na literatura. As expectativas devem ser ajustadas, lembrando-se de mencionar sobre a variabilidade dos resultados e a natureza imprevisível da doença. Não há evidências de que o tratamento mude a evolução da AA a longo prazo e, por isso, o não tratamento também deve ser uma opção a ser considerada. Os tratamentos devem ser mantidos conforme a tolerância do paciente e até que seja atingida repilação cosmeticamente aceitável.

□ Corticoterapia intralesional

A via intralesional transpõe a barreira epidérmica, disponibilizando a droga diretamente na área afetada. Tal fato minimiza os efeitos adversos da corticoterapia sistêmica, apresentando, porém, maior penetração do fármaco se comparada à via tópica. É a primeira opção para adultos com doença localizada e possui melhor resposta quando há sinais de atividade de AA. Cerca de 70% dos pacientes com AA em placas apresentam repilação, taxa que varia com a gravidade da doença e a percepção da resposta clínica ocorre, em geral, após 6 semanas do início do tratamento. A corticoterapia intralesional é útil no couro cabeludo, nas sobrancelhas, na barba e nos demais pelos corporais, mas concentração e dose total ideal continuam sendo debatidas. Classicamente é utilizado 2,5 a 10 mg/mL de triancinolona para o couro cabeludo e 2,5 a 5 mg/mL para a face e demais regiões. Uma alternativa descrita é a betametasona (dipropionato 5 mg/mL + fosfato dissódico 2 mg/mL), após o cálculo da equivalência de dose. A infiltração de 0,05 a 0,1 mL/ponto se dá no plano intradérmico ou na porção superior do tecido subcutâneo, com espaçamento de 0,5 a 1 cm entre as puncturas, com intervalo de 4 a 6 semanas entre as sessões. Recomenda-se diluição com soro fisiológico ou glicosado. Conservantes presentes na lidocaína podem elevar o risco de floculação do fármaco, aumentando a chance de atrofia. Uso de anestésicos tópicos, vibração ou resfriamento podem ser úteis para minimizar o desconforto do procedimento. O tratamento deve ser suspenso, se não houver melhora após 6 meses do início das infiltrações. Efeitos adversos incluem sangramento local, cefaleia, atrofia cutânea reversível, discromia, absorção sistêmica e, bem mais raramente, anafilaxia. A atrofia é comum e pode ser minimizada com aplicação de pequenos volumes, concentrações diluídas, puncturas espaçadas e evitando injeções superficiais fora do plano correto de administração da droga (Figura 9.77).

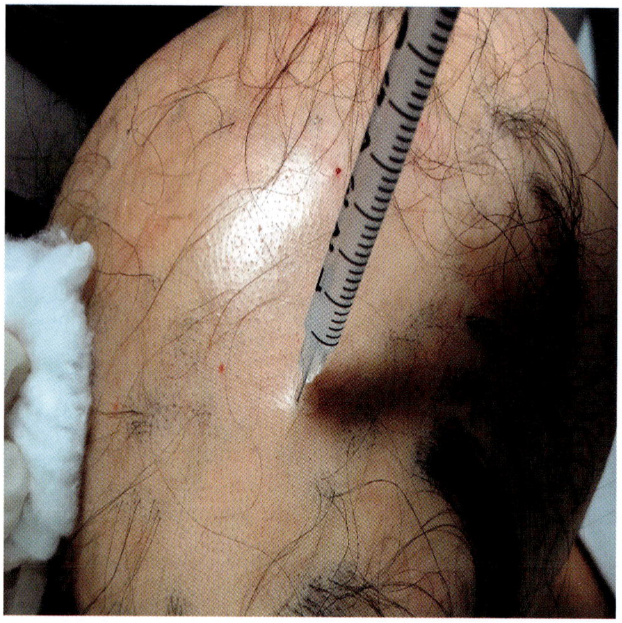

Figura 9.77. Infiltração intralesional com corticoterapia.
Fonte: Acervo da autoria do capítulo.

□ Corticoterapia tópica

Apesar das escassas evidências científicas, a corticoterapia tópica é amplamente utilizada em todas as formas de AA. Habitualmente é feita isolada apenas em crianças e nos quadros limitados da doença, pois sua eficácia é menor nas formas graves. Pode ser útil na barba e nos supercílios. Corticoides de muito alta potência, como clobetasol, são significativamente mais efetivos que os de menor potência, como hidrocortisona. Quando aplicados sob oclusão, parecem ter sua eficácia aumentada, embora com mais efeitos colaterais. Os efeitos adversos mais comuns são: foliculite, atrofia local, estrias, erupção acneiforme, telangiectasias, discromia e, raramente, supressão adrenal.

Minoxidil tópico

Embora controverso, o minoxidil tópico vem sendo amplamente aplicado como terapia adjuvante para AA. A concentração habitual é de 5%, variando de uma a duas aplicações diárias, para doença tanto no couro cabeludo quanto na barba. O mecanismo de ação pelo qual o minoxidil estimula o folículo piloso ainda não foi totalmente esclarecido. Vasodilatação, angiogênese, abertura de canais de potássio e estímulo à proliferação das células da papila dérmica folicular são alguns dos mecanismos propostos. Seu uso concomitante à antralina tópica ou a corticoides intralesionais parece fornecer resultados superiores aos tratamentos isolados. Efeitos colaterais esperados são: hipertricose, dermatite de contato e prurido. Atenção às crianças, pois elas podem apresentar hipertricose mais intensa e possuem maior risco de manifestação sistêmica, como taquicardia e hipotensão. Sugere-se não usar concentrações acima de 2% nessa faixa etária.

□ Imunoterapia tópica de contato

A imunoterapia de contato é uma opção terapêutica para pacientes maiores de 10 anos portadores de AA crônica, extensa ou doença localizada refratária à corticoterapia. No Brasil, a difenciprona (DPCP) é a medicação utilizada e só está disponível em farmácias de manipulação, devendo ser formulada em acetona e acondicionada em frasco âmbar. O objetivo é provocar intencionalmente dermatite de contato, via reação de hipersensibilidade tardia, desviando o processo inflamatório do bulbo. Após 3 semanas da sensibilização com DPCP 2%, iniciam-se aplicações semanais com doses baixas, sendo aumentadas progressivamente conforme resposta clínica (p. ex., 0,01%; 0,02%; 0,05%; 0,1%; 0,2%; 0,5%; 1% e 2%). A concentração ideal é aquela que gera eritema, descamação, prurido e desconforto de intensidade leve a moderada nas primeiras 48 horas após aplicação. Após 6 meses do uso da concentração ideal sem resposta, deve-se indicar descontinuidade da terapia. A repilação pode ser tardia e, até mesmo, ocorrer após 2 anos da descontinuação da imunoterapia tópica. Após ser atingida uma repilação satisfatória, pode ser feito desmame das aplicações para a frequência quinzenal ou mensal. As complicações mais frequentes são: discromia, eczema intenso, bolhas, linfonodomegalia regional, foliculite e sintomas gripais (Figura 9.78).

Antralina

Antralina é uma opção interessante para crianças devido à ausência de efeitos colaterais sistêmicos. Pode ser utilizada como monoterapia ou em associação em AA extensa. Trata-se de um imunomodulador que também desvia o processo inflamatório para longe do bulbo, provocando um eczema leve. No Brasil, é encontrada na manipulação e suas doses variam de 0,5% a 2% em creme ou solução. A terapia pode ser de curto contato (até 2 horas), *overnight*, em dias alternados, ou diariamente. O acúmulo do produto pode ser visto à tricoscopia como pontos marrons, pigmentando os óstios foliculares. Esse acúmulo exacerba a irritação e, por isso, deve-se reforçar a importância da posterior lavagem da área tratada. Como os demais tratamentos da AA, antralina deve ser descontinuada se não houver resposta em 6 meses de terapia.

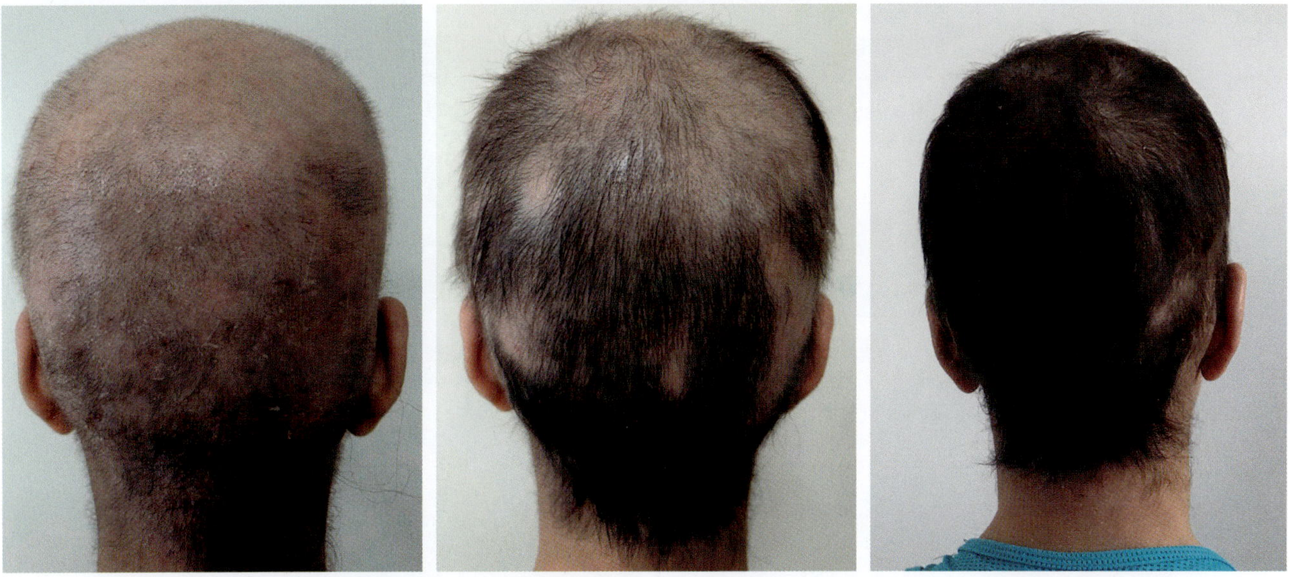

Figura 9.78. Evolução do tratamento com imunoterapia tópica de contato com DPCP.
Fonte: Acervo da autoria do capítulo.

Bimatoprosta

Os únicos agentes indicados para alopecia na região de cílios, independentemente de sua etiologia, são os análogos de prostaglandinas, especialmente a solução de bimatoprost 0,03%. Parecem ser fármacos seguros e potencialmente eficazes para o tratamento da região. Importante atentar para o risco de hiperpigmentação palpebral e escurecimento da íris.

□ Corticoterapia sistêmica

Está indicada na doença extensa, sobretudo quando em atividade ou progressão. Embora diversos esquemas e drogas já tenham sido descritos, não há consenso na literatura sobre dose e tempo de uso da corticoterapia sistêmica na AA. Acetonido de triancinolona e betametasona podem ser feitos a cada 4 semanas pela via intramuscular. Prednisolona e dexametasona são opções possíveis para pulso. Deflazacort tem alta potência e perfil de segurança favorável, com menor impacto mineralocorticoide e no metabolismo dos carboidratos, o que o torna boa opção para uso oral. A taxa de repilação com corticoterapia sistêmica é alta, porém a recidiva após suspensão ou redução de dose é frequente. Por isso, quando a escolha terapêutica for a imunossupressão, é muito importante considerar a associação com outra droga "poupadora". Para todas as modalidades de corticoterapia de longa duração, é essencial monitorar o paciente em relação a possíveis efeitos colaterais, além de informá-lo sobre interações medicamentosas e vacinação. Para corticoterapia oral, costuma-se iniciar com dose equivalente a 0,5 mg de prednisona por quilo de peso até que ocorra repilação cosmeticamente satisfatória. Para suspensão, diminuir a dose gradativamente num período de 12 semanas, sob estreita vigilância do médico assistente.

□ Imunossupressores orais

Metotrexate

Metotrexate (MTX) é um inibidor competitivo da deidrofolato redutase, que tem na supressão da via JAK/STAT seu principal mecanismo de ação. Homens maiores que 40 anos e com menos de 5 anos de doença apresentam melhor resposta, sobretudo em associação com corticoides sistêmicos. Na maioria dos casos, uma dose mínima de MTX, variável de 7,5 a 12,5 mg/semana é necessária na manutenção. A dose inicial é de 5 a 10 mg/semana e aumenta gradativamente até 20 a 25 mg/semana. A partir de 15 mg é recomendada via de administração subcutânea, por sua absorção menos errática e o uso do MTX não deve ser inferior a 1 ano. Pneumonite, pancitopenia, alterações hepáticas são efeitos colaterais descritos. Para alívio dos sintomas gastrointestinais, ácido fólico 1 a 5 mg pode ser útil. Recidivas após descontinuação podem ocorrer (Figura 9.79).

Ciclosporina

A ciclosporina é um imunossupressor direcionado contra a ativação da célula T. As doses variam de 2 a 5 mg/kg/dia. Seu uso é limitado pela alta taxa de recorrência após suspensão e pela elevada incidência de efeitos colaterais, como nefrotoxicidade e hipertensão arterial.

Azatioprina

Azatioprina na dose de 2,5 mg/kg/dia pode ser considerada na AA recalcitrante. Efeitos gastrointestinais, elevação de enzimas hepáticas, pancreatite e supressão medular são os efeitos colaterais mais frequentes.

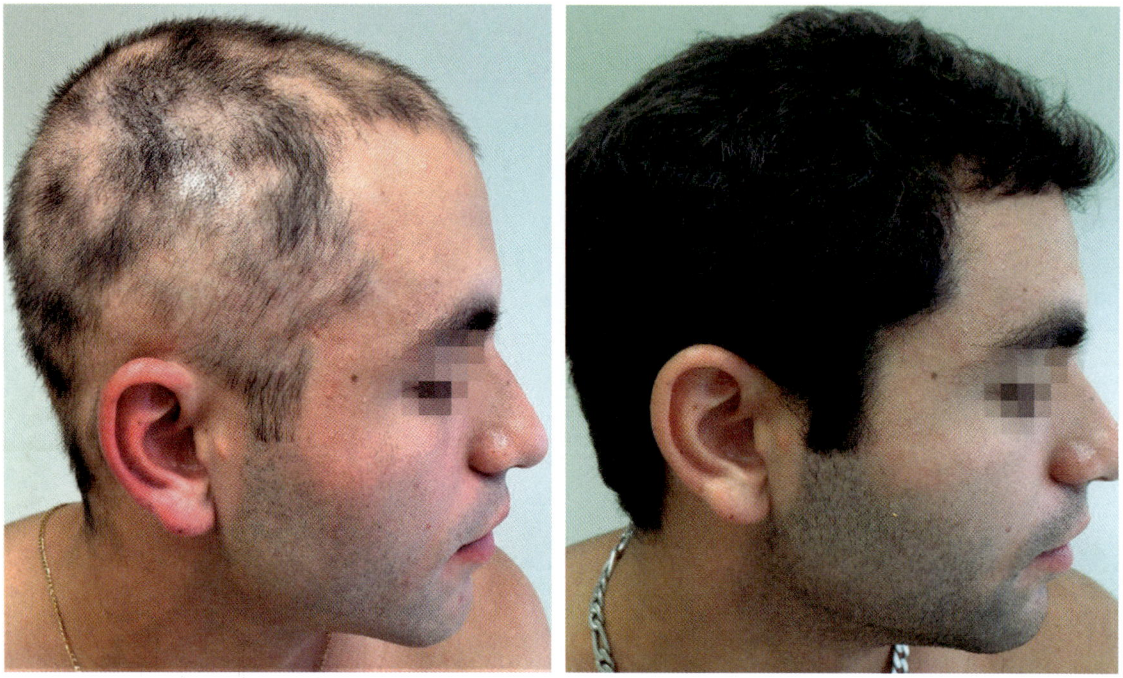

Figura 9.79. Melhora clínica com a associação de MTX subcutâneo e corticoterapia sistêmica.
Fonte: Acervo da autoria do capítulo.

□ Inibidores da JAK

Os inibidores da janus quinase (IJAK) são medicamentos aprovados para o uso em algumas condições hematológicas e reumatológicas. As principais drogas estudadas são: tofacitinibe, ruxolitinibe e baracitinibe. Para AA, os IJAK trazem perspectivas promissoras, embora com evidências científicas ainda incipientes. De forma geral, a resposta aos IJAK não se correlacionou a características demográficas, gravidade da doença e duração da AA, bem como não foram identificados ainda fatores preditores de resposta. As complicações mais comuns são infecções do trato urinário e respiratório. Dislipidemia, leucopenia, aumento de enzimas hepáticas e sintomas como cefaleia, queixas gastrointestinais, fadiga, acne e ganho de peso também foram reportadas. Os dados de segurança a longo prazo ainda são limitados.

□ Outros tratamentos

Os tratamentos a seguir mencionados apresentam pouca evidência de resultados e devem apenas ser considerados na ausência de resposta às terapias padrão. São eles: minoxidil oral, sulfato de zinco, associação de sinvastatina e ezetimibe e mesalazina. Não há evidência de benefício que justifique o uso rotineiro de inibidores tópicos da calcineurina no tratamento da AA (Figura 9.80).

□ Abordagem psicossocial

Os grupos de apoio podem desempenhar um papel essencial no enfrentamento de AA. Compartilhar experiências com outras pessoas com a mesma doença pode ser um elo fundamental para o tratamento. Os pais devem sempre ser o foco na AA pediátrica. Eles podem enviar inconscientemente a seus filhos a mensagem subliminar de que eles não são "normais" ou "bonitos". Dada a associação entre AA e transtornos psiquiátricos, acompanhamento conjunto com um especialista pode ser recomendado em casos selecionados.

Considerações finais

O ponto-chave para o médico, no acompanhamento do portador de AA, é o acolhimento do paciente. Estabelecer uma sólida relação médico-paciente, com expectativas ajustadas é essencial na condução dessa doença que tem como palavra de ordem a imprevisibilidade. Os intervalos de visita vão variar conforme a modalidade terapêutica escolhida e é muito importante que os pacientes se submetam, nas consultas, a fotografias padronizadas, incluindo tricoscopia das áreas acometidas. É também recomendado documentar a evolução de forma objetiva através do uso de *scores*, bem como avaliar as áreas extrapilosas e abordar questões psicológicas de modo subjetivo ou com auxilio de questionários de impacto na qualidade de vida.

Por conseguinte, relembrar que a abordagem do paciente deve ser individualizada, levando em conta idade, sexo, extensão e tempo de evolução da doença, comorbidades, condições financeiras, impacto psicossocial e, até mesmo, intenção de tratar. Considerar artifícios como próteses e camuflagens dentro do planejamento terapêutico e, por fim, lembrar-se de nunca subestimar, sendo AA ou não, uma queixa de queda capilar.

"Never say it is just hair" (prof. Jerry Shapiro)

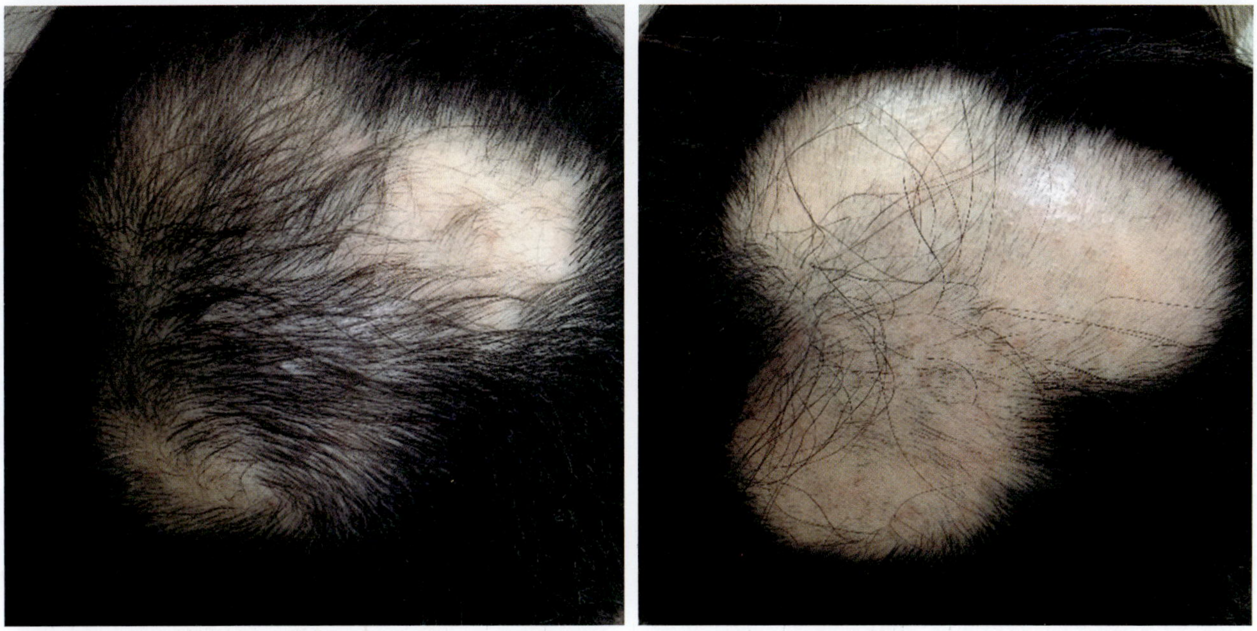

Figura 9.80. Repilação com o tratamento. Importância da documentação fotográfica padronizada.
Fonte: Acervo da autoria do capítulo.

9.7 Alopecias Cicatriciais

• Rodrigo Pirmez

Introdução

As alopecias cicatriciais primárias (ACP) representam um grupo raro de doenças que causam dano irreversível ao folículo piloso, o que leva à perda permanente dos cabelos. Enquanto nas ACP o alvo da doença é o próprio folículo piloso, nas alopecias cicatriciais secundárias (queimaduras, sarcoidose, radioterapia etc.), o dano folicular é parte de um processo cutâneo mais extenso, no qual a eventual destruição de suas células-tronco impedirá a regeneração dos folículos. Em 2001, uma classificação com base nos achados histopatológicos foi proposta para as ACP, dividindo-as em alopecias linfocíticas, neutrofílicas e mistas (Quadro 9.8). Este capítulo irá focalizar o diagnóstico e tratamento desse grupo desafiador de doenças.

Quadro 9.8. Alopecias cicatriciais primárias.
Linfocíticas
Líquen plano pilar • líquen plano pilar clássico • alopecia fibrosante frontal • alopecia fibrosante em padrão de androgenética • Síndrome de Lassueur Graham-Little Piccardi
Pseudopelada de Brocq
Alopecia cicatricial central centrífuga
Alopecia mucinosa
Queratose folicular espinulosa decalvante
Lúpus eritematoso discoide
Neutrofílicas
Foliculite decalvante
Foliculite dissecante
Mistas
Foliculite queloidiana da nuca
Acne necrótica
Dermatose pustulosa erosiva do couro cabeludo

Alopecias cicatriciais linfocíticas

□ Líquen plano pilar e suas variantes

O líquen plano pilar (LPP) é uma forma folicular de líquen plano em que o infiltrado inflamatório linfocítico acomete de forma seletiva os folículos pilosos. Quatro formas de LPP são descritas: (1) LPP clássico; (2) síndrome de Lassueur Graham-Little Piccardi (SGL); (3) alopecia fibrosante frontal (AFF); (4) alopecia fibrosante em padrão de distribuição androgenética (FAPD).

Líquen plano pilar clássico

O LPP clássico é mais comum em mulheres e acomete principalmente adultos entre 40 e 60 anos. Postula-se que algum antígeno presente em queratinócitos foliculares desencadearia o processo inflamatório e que a disfunção do metabolismo lipídico local exerce importante papel no desenvolvimento da doença. As lesões de LPP podem ser únicas ou múltiplas, ocorrem frequentemente no vértice do couro cabeludo, mas qualquer área pilosa pode ser afetada. As lesões expandem-se no sentido centrífugo e os sinais de atividade inflamatória, como eritema e descamação perifoliculares, são vistos na periferia das placas. Sintomas como dor, prurido e queimação e teste de tração positivo para pelos anágenos também são indicativos de atividade de doença. O exame da placa de alopecia revela perda das aberturas foliculares, característica comum a todas as alopecias cicatriciais (Figura 9.81). A tricoscopia permite melhor visualização dos achados clínicos, assim como percepção de que, no LPP, a descamação perifolicular tende a formar escamas tubulares (Figura 9.82). Em pacientes de fototipo alto, o achado de pontos cinza-azulados em alvo corresponde à incontinência pigmentar resultante de uma dermatite de interface predominantemente perifolicular (Figura 9.83).

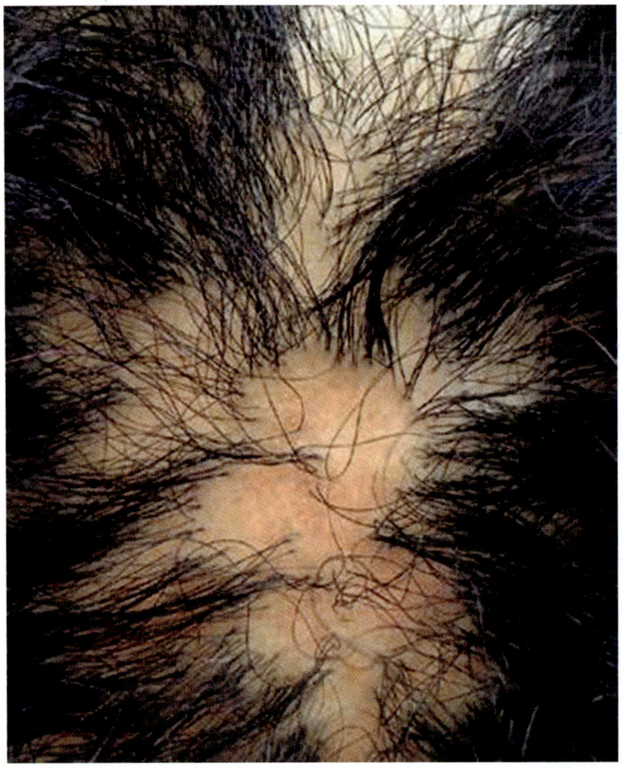

Figura 9.81. Paciente com líquen plano pilar. Ao exame, observa-se pele lisa e brilhante com perda das aberturas foliculares, o que indica alopecia cicatricial.

Fonte: Acervo da autoria do capítulo.

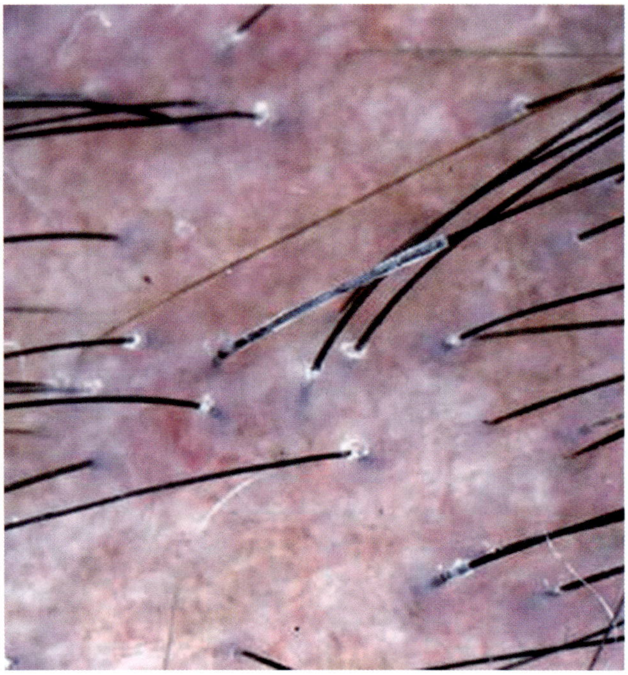

Figura 9.82. Formação de escamas tubulares no líquen plano pilar.

Fonte: Acervo da autoria do capítulo.

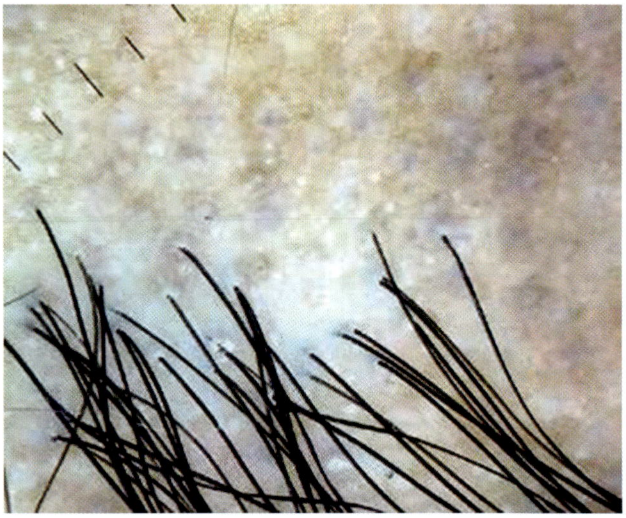

Figura 9.83. Pontos cinza-azulados perifoliculares em alvo, em pacientes de fototipo alto, indicam incontinência pigmentar secundária à dermatite de interface do líquen plano pilar.

Fonte: Acervo da autoria do capítulo.

Hastes distróficas podem ocorrer na periferia das placas, também presentes nas outras formas de alopecia cicatricial (Figura 9.84).

Alopecia fibrosante frontal

A alopecia fibrosante frontal (AFF) foi descrita pela primeira vez em 1994, e é considerada uma variante do LPP. Desde então, o número de casos relatados vem crescendo com rapidez, a ponto de ser, atualmente, a alopecia cicatricial mais comum nos centros de referência. Especula-se uma causa hormônio-relacionada, dada

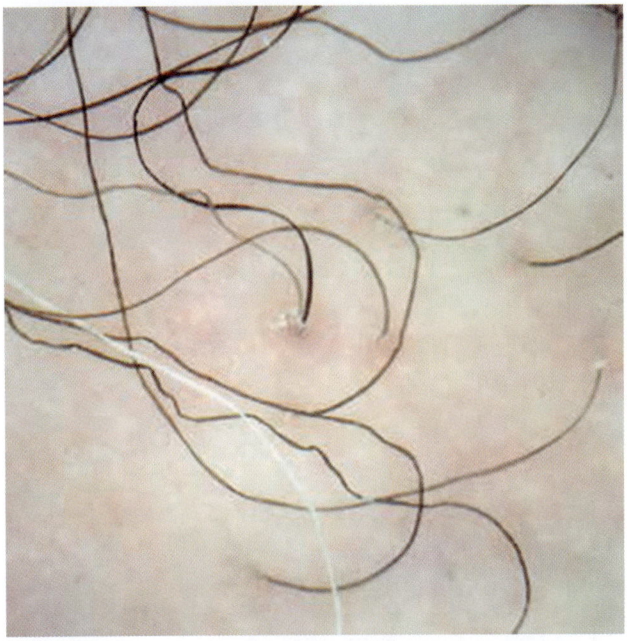

Figura 9.84. Presença de hastes distróficas do tipo *pili torti* em paciente com líquen plano pilar.

Fonte: Acervo da autoria do capítulo.

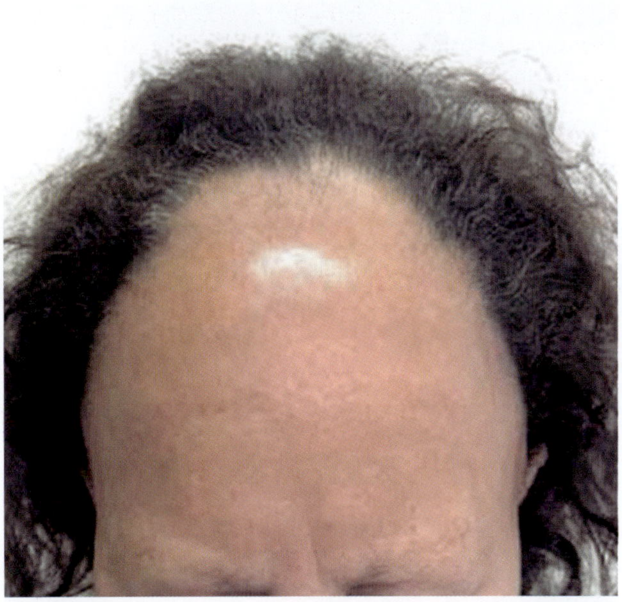

Figura 9.85. Paciente com alopecia fibrosante frontal que apresenta recuo da linha de implantação capilar e perda das sobrancelhas.

Fonte: Acervo da autoria do capítulo.

a marcante incidência em mulheres pós-menopausa (86%); no entanto, o mecanismo exato permanece desconhecido. Sob o aspecto clínico, a sua principal característica é a perda das sobrancelhas e alopecia frontotemporal progressiva. A pele da região acometida pela AFF pode se apresentar atrófica e hipopigmentada (Figura 9.85). Existem três subtipos clínicos de AFF:

1. No subtipo linear, a inflamação se restringe à linha de implantação.
2. No subtipo difuso, o acometimento se estende para dentro da região frontal, o que causa rarefação desta área. Esse subtipo apresenta pior prognóstico.
3. Com menos frequência, a alopecia pode se iniciar não na linha de implantação, mas um pouco atrás, de forma a preservar os cabelos dessa linha. Essa apresentação foi denominada pseudo 'sinal da franja', pois remete ao 'sinal da franja', descrito na alopecia de tração (Figura 9.86).

Em alguns casos, a região occipital também é acometida. A doença, no entanto, não se limita a estes achados e, atualmente, há uma tendência de considerá-la uma doença cutânea generalizada. Pode haver perda de pelos dos membros, axilas e região pubiana. O envolvimento das unidades pilosebáceas da face resulta nas pápulas faciais (Figura 9.87) e a inflamação de pelos *vellus* nos pontos vermelhos glabelares (Figura 9.88). Outros achados descritos foram depressão das veias frontais e coexistência com líquen plano pigmentoso (Figura 9.89), sobretudo em pacientes de fototipo alto. Os achados dermatoscópicos se assemelham aos do LPP clássico. Além desses, a perda dos pelos *vellus* na linha de implantação capilar é uma dica diagnóstica útil e praticamente uma condição *sine qua non*.

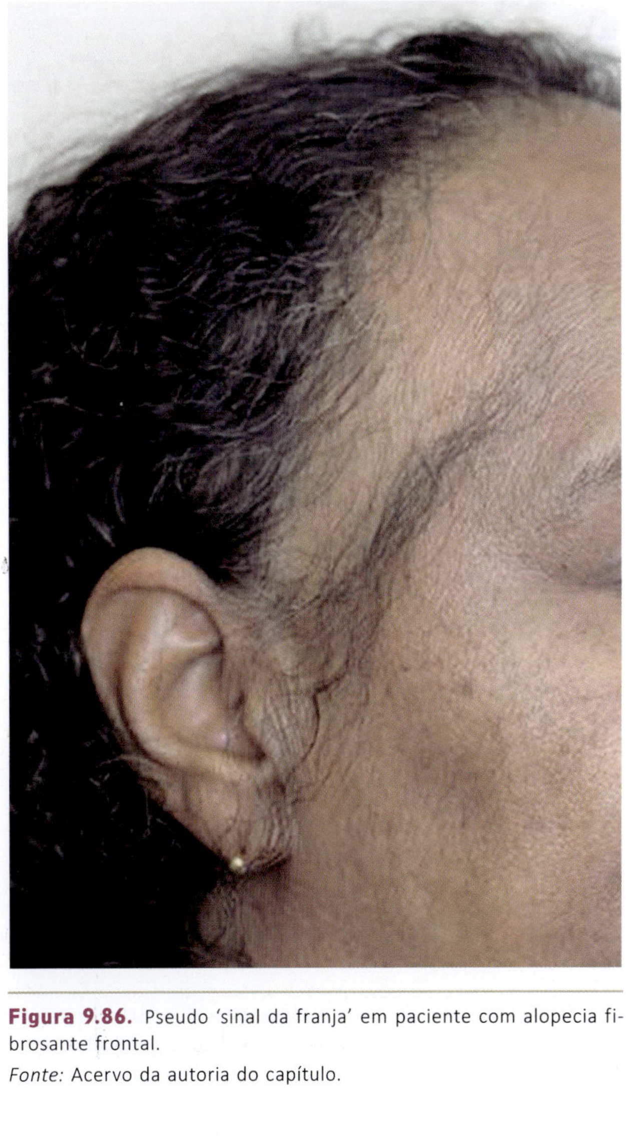

Figura 9.86. Pseudo 'sinal da franja' em paciente com alopecia fibrosante frontal.

Fonte: Acervo da autoria do capítulo.

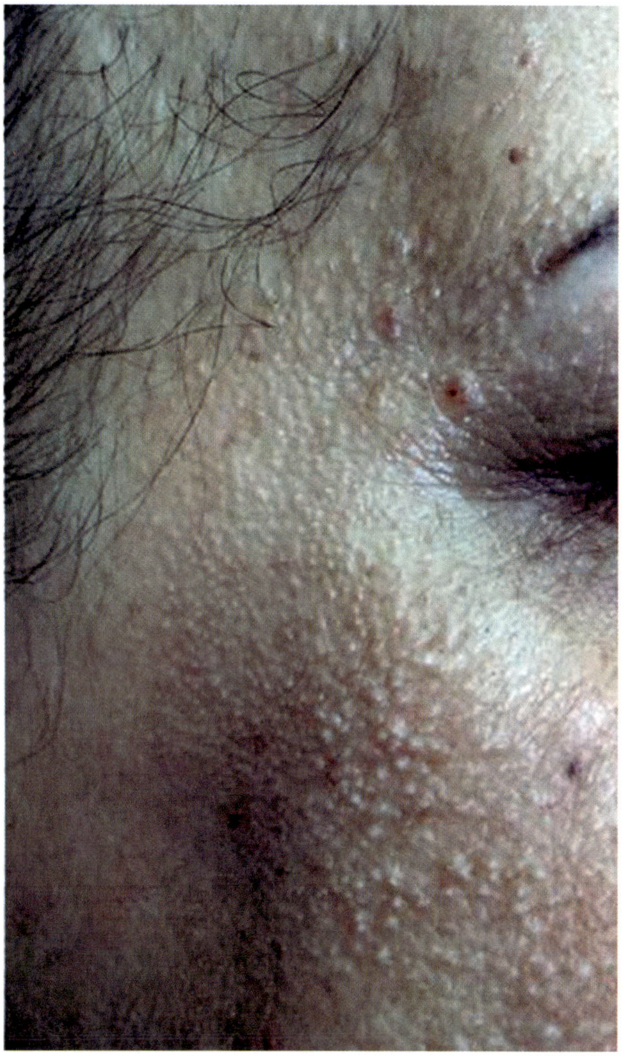

Figura 9.87. As pápulas faciais são características da AFF; no entanto, não estão presentes em todos os pacientes.
Fonte: Acervo da autoria do capítulo.

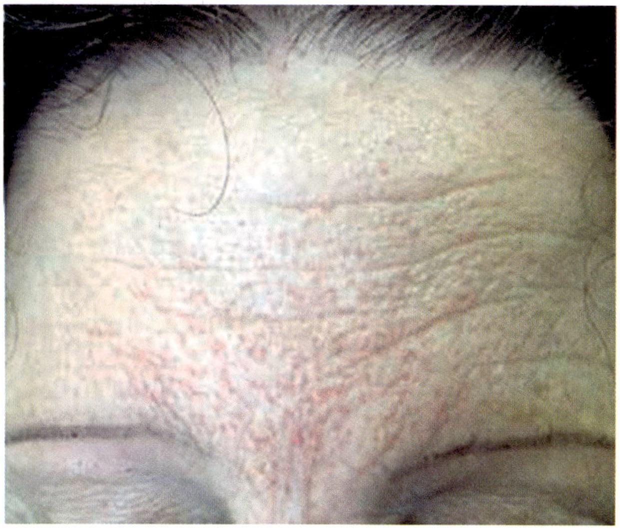

Figura 9.88. Os pontos vermelhos glabelares são sinal de acometimento dos pelos *vellus* faciais pela alopecia fibrosante frontal.
Fonte: Acervo da autoria do capítulo.

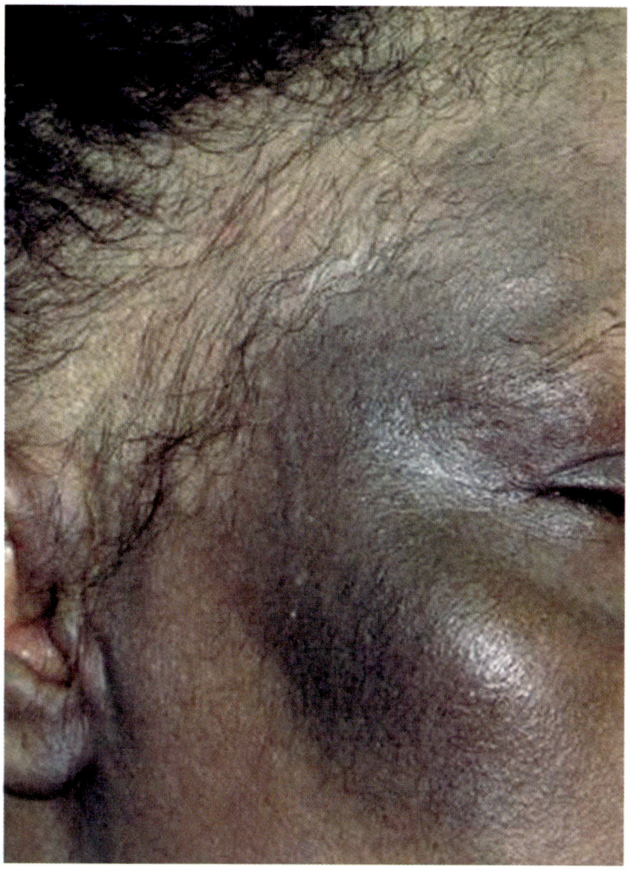

Figura 9.89. Paciente de fototipo alto com alopecia fibrosante frontal, que apresenta hiperpigmentação facial cinza-azulada. O líquen plano pigmentoso está associado, sobretudo nesse grupo de pacientes.
Fonte: Acervo da autoria do capítulo.

Alopecia fibrosante em padrão androgenético

Descrita em 2000, a alopecia fibrosante em padrão de distribuição androgenética (FAPD) acomete os mesmos locais da alopecia androgenética. Sob o aspecto clínico, há tanto sinais de miniaturização folicular, típicos da androgenética, como eritema e descamação perifoliculares, vistos nas diferentes formas de LPP. Com a evolução do quadro, a perda das aberturas foliculares reforça a natureza cicatricial da doença (Figura 9.90).

Síndrome de Lassueur Graham-Little Piccardi

Essa rara síndrome é considerada no espectro de apresentações do LPP, e é caracterizada pela tríade clássica de: (1) alopecia cicatricial em placas, progressiva; (2) perda não cicatricial de pelos púbicos e axilares; (3) pápulas foliculares com espículas que lembram queratose folicular ou líquen espinuloso, presentes no tronco e nas extremidades.

□ Tratamento

O LPP clássico e suas variantes costumam impor dificuldades terapêuticas. Em geral, o regime de tratamento

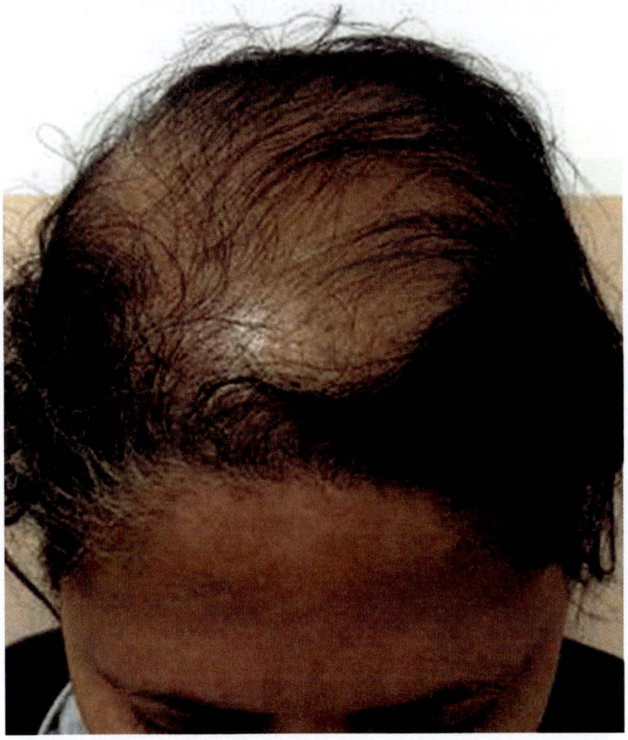

Figura 9.90. Alopecia fibrosante em padrão de androgenética: paciente feminina com alopecia cicatricial em local acometido com frequência por alopecia androgenética.
Fonte: Acervo da autoria do capítulo.

associa medicações de uso local e sistêmico. Entre as medicações de primeira linha, estão os corticoides tópicos de alta potência ou intralesionais. Inibidores de calcineurina tópicos como tacrolimus também podem ser utilizados. As medicações sistêmicas mais prescritas são a doxiciclina 100 a 200 mg/dia ou a hidroxicloroquina 5 mg/kg/dia, na dose máxima de 400 mg/dia. Outras medicações relatadas, mas muitas vezes com resultados controversos, são os corticoides sistêmicos, ciclosporina, metotrexato, retinoides, micofenolato de mofetil e pioglitazona. Apesar da natureza cicatricial, repilação das sobrancelhas após o uso intralesional de triancinolona já foi relatada em pacientes com AFF, especialmente em casos iniciais. Outras medicações que já foram associadas à repilação das sobrancelhas foram o minoxidil oral e bimatoprosta tópica. Além dessas opções terapêuticas, a associação de finasterida ou dutasterida em pacientes com AFF parece auxiliar o controle da doença. O uso desses inibidores da 5 alfa-redutase, associados ao minoxidil tópico ou oral, deve ser aventado em pacientes com FAPD, uma vez que há sinais de miniaturização folicular. O transplante capilar pode ser tentado após período de um a dois anos sem atividade de doença. No entanto, há risco de reativação e perda dos enxertos. A resposta das pápulas faciais da AFF à isotretinoína oral é dramática, com melhora rápida e completa. Contudo, doses baixas de manutenção podem ser necessárias para evitar a recidiva.

□ Pseudopelada de Brocq

A pseudopelada de Brocq (PB) permanece como uma entidade controversa. Enquanto muitos autores a classificam como uma condição distinta, outros a consideram apenas como o estágio final de outras formas de alopecia cicatricial como LPP ou lúpus eritematoso discoide (LED). A PB costuma ser definida como uma alopecia cicatricial lentamente progressiva, sem sinais inflamatórios com a clássica disposição de "pegadas na neve". Devido às divergências na literatura, não há consenso quanto à terapêutica da PB. No entanto, o protocolo de tratamento para LPP pode ser utilizado.

□ Alopecia cicatricial centrífuga central

Descrita em 1968, a alopecia cicatricial centrífuga central (ACCC) foi inicialmente atribuída ao uso de pentes quentes para o alisamento dos cabelos por pacientes de etnia africana; daí sua nomenclatura inicial de *hot comb alopecia*. De acordo com os autores, o óleo/petrolato utilizado nos cabelos nesse método, quando aquecido, poderia provocar uma reação inflamatória crônica que culminaria com destruição folicular. Sob o aspecto clínico, os pacientes apresentam alopecia progressiva na região central do couro cabeludo, que se expande no sentido centrífugo, de maneira simétrica (Figura 9.91). Contudo, uma variante apresentando-se com pequenas placas de alopecia distribuídas nas regiões lateral e parietal do couro cabeludo foi recentemente descrita. Tipicamente, não há sinais evidentes de inflamação. Quando ocorrem, em geral são mais discretos que no LPP. É comum a associação com miniaturização folicular, logo, a tricoscopia revela variação no diâmetro das hastes. Em casos avançados, a pele é fina e brilhante, o que gera o aspecto cicatricial. Sperling e Sau questionaram o papel dos pentes quentes na patogênese da ACCC, uma vez que demonstram que esses pacientes na patologia apresentam degeneração precoce da bainha interna, de forma a cunhar o termo *síndrome de degeneração folicular*. Entretanto, já foi demonstrado que tal achado histopatológico não é específico da ACCC e sua patogênese exata continua desconhecida. Apesar da falta de associação causal, em geral o tratamento consiste na interrupção de procedimentos estéticos agressivos e fontes de calor excessiva. O uso de corticoides tópicos e intralesionais são a primeira linha de tratamento em alguns centros. Em casos com eritema e/ou descamação mais proeminentes, sugerimos a associação de doxicilina 100 mg/dia ou hidroxicloroquina 5 mg/kg/dia (dose máxima 400 mg/dia). Minoxidil tópico ou oral tem papel auxiliar no tratamento do afinamento dos fios.

□ Alopecia mucinosa

A alopecia mucinosa é condição inflamatória da unidade pilossebácea, que pode levar tanto à alopecia cicatricial como à não cicatricial, e é caracterizada pela deposição intrafolicular de mucina. São descritos dois

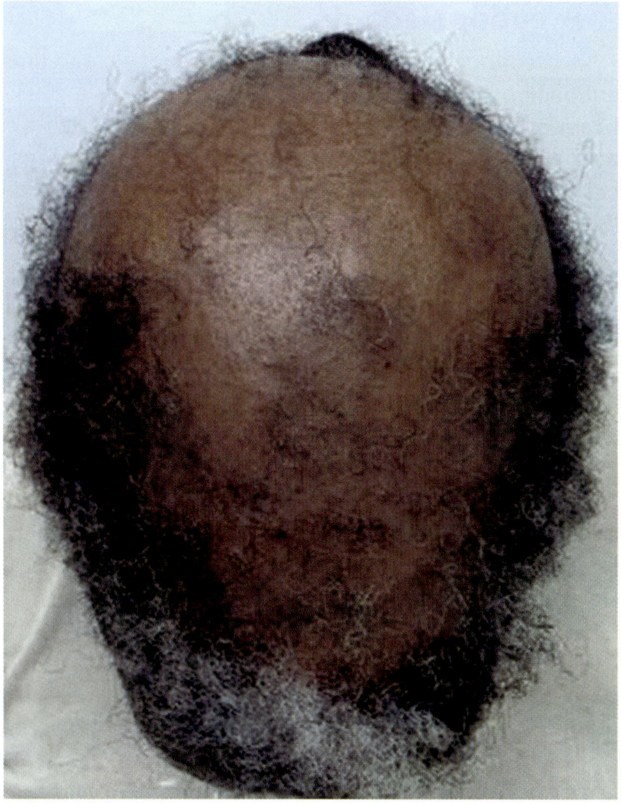

Figura 9.91. Paciente com quadro de alopecia central centrífuga cicatricial avançada.
Fonte: Acervo da autoria do capítulo.

tipos: (1) idiopática e (2) associada a linfoma. No entanto, considerando a sobreposição epidemiológica e clínica, essa distinção pode ser artificial e errônea. Mais comumente ocorre no couro cabeludo, face e tronco, e caracteriza-se por pápulas e placas de alopecia com acentuação folicular. Quando não há evidência de malignidade, pode-se utilizar no tratamento corticoides tópicos de alta potência e triancinolona intralesional. Outros tratamentos relatados são retinoides sistêmicos, dapsona, tetraciclinas e PUVA.

□ Queratose folicular espinulosa decalvante

A queratose folicular espinulosa decalvante é uma genodermatose rara e apresenta-se com queratose folicular difusa, alopecia cicatricial do couro cabeludo e das sobrancelhas, fotofobia, eritema facial e ceratodermia palmoplantar. Inicialmente, foi descrita como ligada ao sexo, mas diversos outros padrões de herança já foram relatados. Tende a melhorar na puberdade. Por outro lado, uma variante conhecida como foliculite espinulosa decalvante, de herança autossômica dominante, costuma se acentuar na puberdade, e é caracterizada por formação persistente de pústulas e inflamação mais marcante. Tratamentos com antibióticos orais e isotretinoína oral já foram descritos. Porém, a resposta costuma ser pobre.

□ Lúpus eritematoso discoide

As lesões de lúpus eritematoso discoide (LED) tipicamente se iniciam entre os 20 e 40 anos, com predominância no sexo feminino. Menos de 5% dos pacientes com LED irão evoluir para doença sistêmica; no entanto, pacientes com LED generalizado têm risco aumentado. O local mais afetado é o vértice do couro cabeludo e as lesões podem ser únicas ou múltiplas. A lesão clássica de LED é eritematodescamativa, expande-se no sentido centrífugo e evolui com graus variados de atrofia, telangiectasia, discromia e formação de tampões córneos (Figura 9.92). Sintomas como dor, prurido, queimação e teste de tração positivo para anágenos indicam atividade de doença. A dermatoscopia ressalta os sinais clínicos já mencionados. Em casos precoces, podem ser visualizados pontos vermelhos foliculares que representam a vasodilatação de uma rede capilar perifolicular ainda intacta e sinalizam bom prognóstico (Figura 9.93). Em pacientes de fototipo alto, pode-se notar perda da rede pigmentar e pontos cinza-azulados salpicados, os quais resultam da dermatite de interface e incontinência pigmentar interfoliculares. Quando tratado precocemente, pode ocorrer repilação. Por isso, não se deve retardar o início da terapêutica. O tratamento de primeira linha inclui tanto os corticoides tópicos de alta potência, como a triancinolona intralesional. Em pacientes com doença extensa, pode-se associar os antimaláricos. Em casos de progressão rápida, cursos curtos de corticoides sistêmicos podem ser necessários. Outros tratamentos propostos incluem inibidores da calcineurina, talidomida, metotrexato, dapsona, clofazimina, micofenolato de mofetila, azatioprina, entre outros.

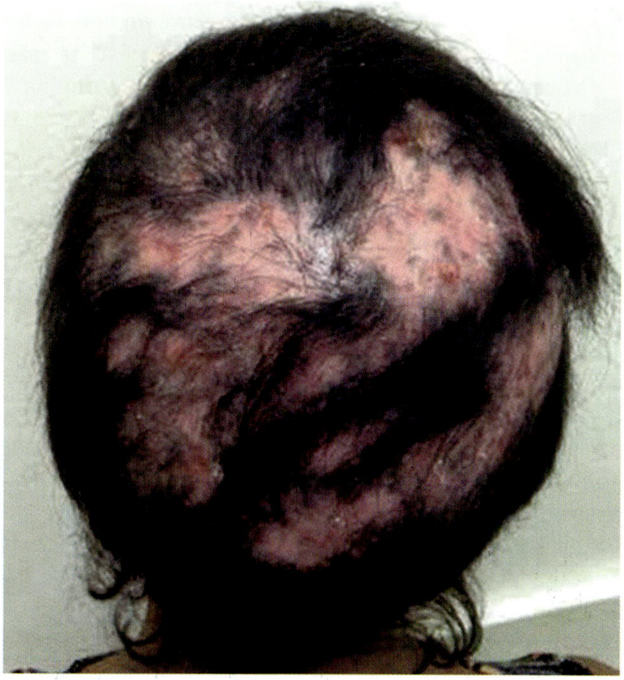

Figura 9.92. Paciente feminina com lúpus eritematoso discoide que apresenta múltiplas placas de alopecia confluentes, com eritema e descamação proeminentes, o que indica atividade de doença.
Fonte: Acervo da autoria do capítulo.

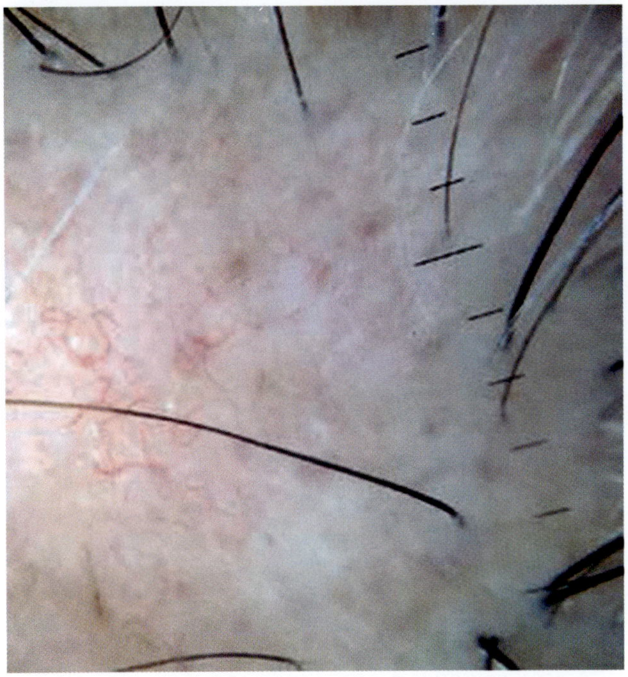

Figura 9.93. Tricoscopia de placa de LED que evidencia vasos arboriformes e pontos vermelhos foliculares próximos à periferia.

Fonte: Acervo da autoria do capítulo.

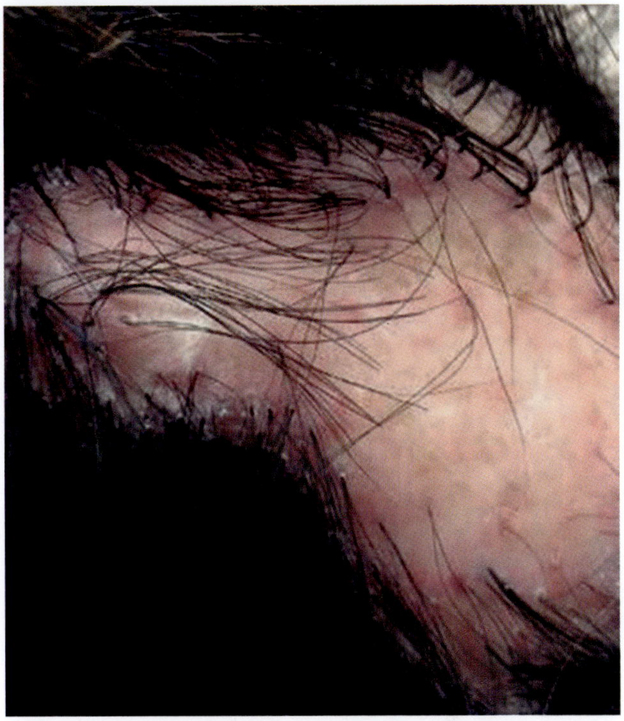

Figura 9.94. Paciente masculino apresenta placa de alopecia com intensa fibrose. Na periferia, hastes foliculares emergindo em tufos. Apresentação típica da foliculite decalvante.

Fonte: Acervo da autoria do capítulo.

Alopecias cicatriciais neutrofílicas

□ Foliculite decalvante

A foliculite decalvante, a mais comum das alopecias neutrofílicas, afeta mais comumente jovens e adultos do sexo masculino. Sua patogênese não é completamente conhecida. *S. aureus* e outros agentes já foram isolados a partir das lesões e implicados como agentes causais. A formação de biofilme bacteriano, presença de superantígenos e exacerbação da resposta imune podem exercer algum papel na patogênese. As lesões iniciais são pápulas foliculares eritematosas, localizadas sobretudo no vértice e na região occipital, que evoluem com a formação de áreas de alopecia com pústulas, erosões e crostas na periferia. Dor, prurido e queimação são comuns. A formação de politriquia, 5 a 20 hastes que emergem de um mesmo óstio é característica, porém, não patognomônica (Figura 9.94). O tratamento consiste no uso de antibióticos; contudo, as recidivas são comuns. O esquema que associa rifampicina e clindamicina parece ter obtido os melhores resultados. Porém, o acesso à rifampicina é restrito no Brasil. Em nosso centro, comumente iniciamos a terapêutica com sulfametoxazol 800 mg + trimetoprima 160 mg 12/12 horas por no mínimo 4 semanas. Em seguida, a manutenção é feita com dapsona 50 a 100 mg/dia. Em casos não responsivos, pode ser tentada a associação de ciprofloxacina e clindamicina. Outras opções, como a isotretinoína oral, já foram relatadas, com resultados controversos.

□ Foliculite dissecante

A foliculite dissecante, mais comum em homens de fototipo alto, é parte da tétrade de oclusão folicular, juntamente com acne *conglobata*, hidradenite supurativa e cisto pilonidal. Tais condições são caracterizadas por hiperqueratose, que resulta em oclusão folicular, infecção bacteriana secundária e ruptura folicular seguidas de reação de corpo estranho e formação de cicatriz. As lesões iniciais são pústulas que rapidamente evoluem com formação de abscessos interconectados, com sua localização típica no vértice e na região occipital. Com a progressão da doença, formam-se massas de fibrose (Figura 9.95). O tratamento de primeira escolha costuma ser dose alta de isotretinoína oral (1 mg/kg/dia) até controle inflamatório completo, seguido de desmame lento. Para controle inicial da inflamação, um curso curto de corticoide sistêmico ou a associação com dapsona oral 50 a 100 mg/dia podem ser feitos. Lesões flutuantes podem ser drenadas e, em seguida, realizada infiltração intralesional de triancinolona (com intervalo mensal). Outras possibilidades são antibióticos orais, biológicos anti-TNF e manejo cirúrgico.

Alopecias cicatriciais mistas

□ Foliculite queloidiana da nuca

A foliculite queloidiana da nuca ou acne queloidiana da nuca é uma condição inflamatória crônica, que resulta em

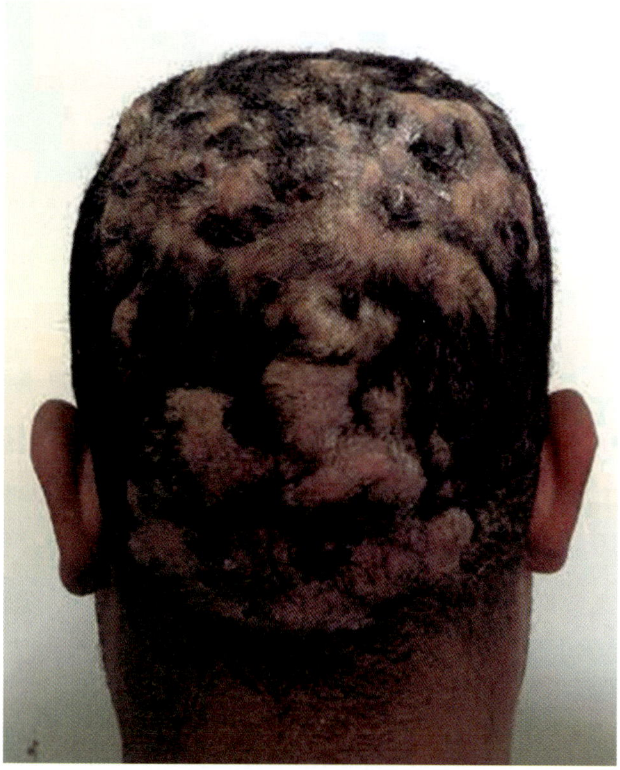

Figura 9.95. Paciente masculino com foliculite dissecante grave que apresenta múltiplos nódulos fibróticos e abscessos intercomunicantes na região occipital e no vértice.

Fonte: Acervo da autoria do capítulo.

cicatriz. Mais comum em homens melanodérmicos, pode acometer a nuca e região occipital. Sua patogênese permanece em discussão. Raros casos em pacientes caucasianos em uso de imunossupressores foram relatados. As lesões iniciais são pápulas normocrômicas ou eritematosas. Com o surgimento de novas pápulas, elas podem coalescer, formando grandes massas cicatriciais (Figura 9.96). Formas leves podem ser tratadas apenas com corticoides tópicos ou em associação a antibióticos tópicos. Em lesões inflamatórias, pode-se lançar mão de tetracicilinas orais. Infiltração de corticoides e remoção cirúrgica são outras opções.

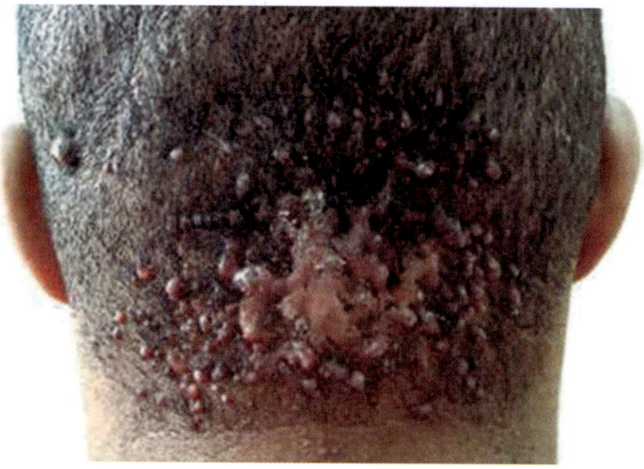

Figura 9.96. Múltiplas pápulas eritematosas e normocrômicas na região da nuca que confluem no centro em uma placa fibrótica: apresentação característica de foliculite queloidiana da nuca.

Fonte: Acervo da autoria do capítulo.

□ Acne necrótica

A acne necrótica é rara, sendo caracterizada pelo surgimento de lesões foliculares, a acometer quase sempre a região parietal e linha de implantação frontal, que se curam com formação de cicatriz. Essas lesões podem ocorrer também na face, sobrancelhas, pescoço e tórax. As lesões são pápulas e pústulas umbilicadas, que sofrem necrose central com formação de crosta e, em seguida, de cicatriz varioliforme. O tratamento pode ser feito com antibióticos tópicos e orais, esteroides tópicos e isotretinoína oral.

□ Dermatose pustulosa erosiva do couro cabeludo

Condição rara, idiopática, crônica e recidivante. Afeta sobretudo os idosos. Fatores precipitantes, como trauma, herpes-zóster, uso de 5-fluorouracil, entre outros, já foram aventados. Clinicamente, há uma placa bem demarcada, friável, exsudativa e recoberta por crostas. Pode evoluir com formação de cicatriz e alopecia permanente. O tratamento consiste no uso de esteroides tópicos. Outras terapêuticas aventadas incluem calcipotriol e tacrolimus tópicos.

9.8 Procedimentos Capilares na Alopecia Androgenética

- Aline Tanus
- Priscila Oliveira Naback
- Mayara Ferro Barbosa

Introdução

A alopecia androgenética (AGA) é a causa mais comum de perda de cabelo em homens e mulheres. É uma alopecia não cicatricial, na qual há o afinamento progressivo do fio, que pode evoluir para miniaturização folicular irreversível. Tem causa multifatorial, como a hereditariedade e os hormônios androgênicos.[1,2]

O diagnóstico se faz pela anamnese, exame clínico e tricoscopia do couro cabeludo. A biópsia pode ser necessária, especialmente nos casos de sobreposição de alopecias. O padrão feminino clássico de Ludwig apresenta-se com aumento da risca capilar média, enquanto o padrão masculino típico de Hamilton cursa com rarefação no vértice e têmporas nos estágios iniciais, e evolui para acometimento toda região parietal nos estágios mais avançados.[1-3] À tricoscopia nota-se variação do diâmetro das hastes, além de redução da densidade com diminuição de hastes capilares por unidade folicular.

O tratamento de primeira linha é o minoxidil tópico. O minoxidil por via oral vem sendo cada vez mais utilizado, no entanto, ainda como medicação *off-label* e em baixas doses.[4] A finasterida é aprovada pelo FDA para o tratamento de AGA em apenas homens. A espironolactona é uma medicação *off-label* com ação antitestosterona, utilizada no tratamento da AGA para pacientes do sexo feminino.[1-4]

A busca por técnicas de procedimentos capilares como complemento ao tratamento clínico padrão-ouro ganha espaço nos consultórios dermatológicos e na pesquisa científica. Como exemplos de procedimentos, temos: intradermoterapia (também denominada mesoterapia), microagulhamento, microinfusão de medicamentos na pele (MMP®), laser fracionado, plasma rico em plaquetas (PRP) e low level light therapy (LLLT).

Neste capítulo, vamos abordar os principais procedimentos capilares executados pelos autores.

Microagulhamento

O microagulhamento é um procedimento ambulatorial considerado minimamente invasivo, seguro e efetivo, em que agulhas finas são utilizadas para criar micropuncturas na pele. Ele atua na neovascularização e na superexpressão de genes relacionados ao crescimento capilar e à indução de biossíntese do colágeno. Além disso, pode provocar o aumento da penetração de agentes terapêuticos utilizados para drug delivery, como o minoxidil tópico, quando as duas técnicas são realizadas em concomitância. Foi definido como um marco para a administração eficaz de medicação. Há vários tipos de dispositivos, sendo os principais os rolos manuais e as microcanetas elétricas automáticas. Essa modalidade de tratamento tem efeito positivo na AGA, principalmente quando associada a medicações.[5-8]

Dhurat et al. demonstrou que, para dois grupos de indivíduos de mesmo perfil, um utilizando minoxidil 5% tópico 2 vezes por dia e outro grupo que utiliza o mesmo esquema associado a 12 sessões de microagulhamento com dermaroller de 1,5 mm, foi constatado que houve mais de 50% de incremento de hastes capilares em 82% do grupo de terapia combinada, contra 4,5% do grupo que fez uso somente de minoxidil tópico. Da mesma forma, indivíduos com resposta insatisfatória à terapia convencional para AGA apresentaram boa resposta com o protocolo combinado.[9]

Em outro estudo que avaliou 60 pacientes com AGA moderada a severa, divididos em 3 grupos dispostos em: um grupo controle com minoxidil 5% loção; o grupo "A" em tratamento com minoxidil loção associado a microagulhamento de profundidade 1,2 mm a cada 2 semanas; e o grupo "B" em tratamento com minoxidil loção associado a microagulhamento de profundidade 0,6 mm a cada 2 semanas. Todos os pacientes dos grupos foram avaliados pelo período de 12 semanas. Observou-se que o aumento médio da contagem e espessura de cabelo foi significativamente maior no grupo B contra o controle e o grupo A, o que sugere que o esquema com profundidade de 0,6 mm é superior ao de 1,2 mm. Os autores afirmam que o protocolo ideal ainda permanece como objeto de investigação.[10]

Dependendo da tolerância à dor, anestésico tópico pode ser aplicado na área a ser tratada 15 a 45 minutos antes do procedimento. A pele do couro cabeludo é, então, lavada com solução salina e álcool ou iodopovidona. A microcaneta elétrica automática deve ser movida de forma linear. Em um estudo realizado por Duraht et al., foi utilizado o dermaroller, de profundidade de 1,5 mm, usado nos sentidos vertical, horizontal e diagonal na área.[11] O *endpoint* desejado é orvalho sangrante ou eritema leve. Após chegar nesse *endpoint*, limpa-se o sangue com solução salina. Depois, pode-se aplicar uma solução tópica com ação de promoção de crescimento capilar. Se o paciente estiver fazendo uso de minoxidil tópico, esta medicação deve ser retornada 24 horas após a realização do procedimento.[12]

Recentemente, o microagulhamento tem sido considerado uma nova geração de drug delivery, revelando-se um método promissor para administração transdérmica de medicamentos.[13] Alguns cuidados devem ser adotados, como uso de medicação estéril e a manipulação em ambiente antisséptico. Pode-se considerar também o uso de medicações cujos efeitos adversos por via oral seriam indesejados ou proibitivos e cuja eficácia tópica é insatisfatória.[14]

O protocolo ideal o para o tratamento da alopecia androgenética com microagulhamento ainda permanece como assunto de debate, mas demonstra ser um tratamento promissor, especialmente quando somado ao tratamento clínico.

Microinfusão de medicamentos na pele (MMP®)

Descrita pelos brasileiros Arbache e de Godoy, o uso de máquina de tatuagem para infusão de medicação intradérmica é um método considerado inicialmente como drug delivery, que demonstra ser eficaz para diversas condições como acne, psoríase, queloide, bem como para AGA.[15-17] O microagulhamento da pele e a administração da substância ocorrem em simultâneo. A profundidade da agulha é ajustada até que se observe um discreto orvalho sangrante, que é sinal de que a derme foi atingida.

Existem centenas de modelos de máquina de tatuagem, alguns com certificação da Anvisa e muitos têm velocidade de operação ajustável (Figura 9.97). Opta-se pelo uso de biqueiras e agulhas descartáveis, que são disponibilizadas em embalagens lacradas e estéreis. Há conjuntos variáveis de microagulhas de diâmetro finíssimo, em formato linear ou circular, que possuem registro na Anvisa. A profundidade da infusão é ajustável de 0,1 a 2 mm.[18]

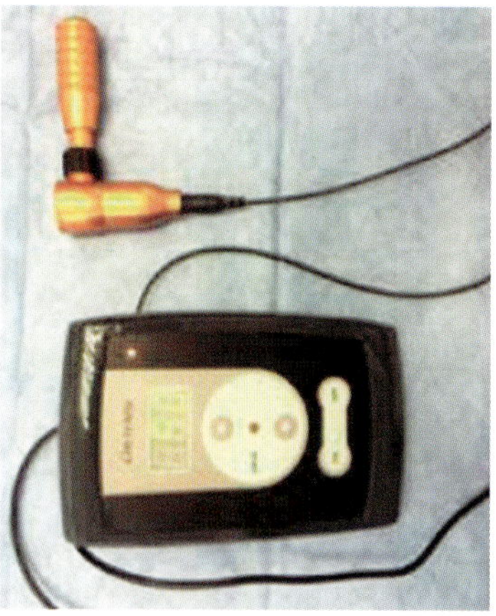

Figura 9.97. Máquina de tatuagem utilizada para a técnica de MMP. *Fonte:* Contin, 2016.[19]

A promessa da técnica é de que ela transponha a barreira da camada córnea da pele, de forma a impedir o espalhamento e a penetração variável quando da medicação tópica, e evite os efeitos indesejados da medicação aplicada em bólus por infiltração.

Em uma recente série de casos, verificou-se que, para pacientes com efeitos colaterais indesejáveis da medicação oral, como perda de libido por uso de finasterida oral, interrupção por esquecimento, aspecto cosmético da medicação considerado ruim pelos usuários, o MMP® foi uma alternativa com bons resultados.[16] Ressalta-se que a intolerância à dor, ainda que na vigência de uso de anestésico tópico, pode ser um fator a ser considerado para alguns pacientes.

O perfil de segurança do MMP®, no que tange à quantidade de medicação administrada, ainda é motivo de investigação. Arbache et al. (2019) estimaram que o valor médio é de 1,175 $\mu g/cm^2$.[18]

Mesoterapia capilar

A mesoterapia é uma técnica minimamente invasiva, baseada em múltiplas microinjeções intradérmicas de medicamentos. A derme funciona como um sistema de liberação lenta de drogas quando comparada à via parenteral.[20,21]

O mecanismo de ação ainda não está totalmente esclarecido, porém, acredita-se que haja uma modulação dérmica na qual as microdoses promoveriam distensão do tecido adjacente e das fibras nervosas sensitivas, e o microtrauma causado pela agulha estimularia os receptores cutâneos e subcutâneos.[22]

Essa técnica tem como vantagens o uso de doses menores das substâncias, início rápido de ação e duração mais prolongada, com maior biodisponibilidade local, menor risco de eventos adversos sistêmicos e técnica de aplicação simples.[20]

A difusão das substâncias depende da profundidade que elas são injetadas na derme, quanto mais superficial a injeção, mais lenta a difusão do fármaco e mais tempo ele permanece no local desejado.[22]

Antes de iniciar o procedimento, uma adequada assepsia da região deve ser realizada para evitar infecção bacteriana secundária. A infiltração deve atingir uma profundidade média de 4 mm, aplicam-se microdoses com 0,02 a 0,1 mL do fármaco no local com distâncias de 1 a 2 cm entre cada punctura. Para facilitar a infiltração, pode-se utilizar uma agulha própria (Figura 9.98).[22,23]

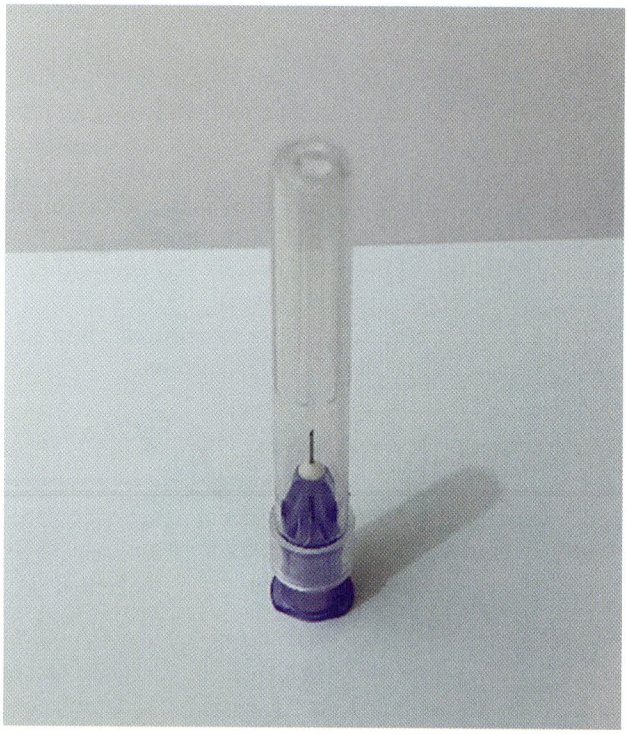

Figura 9.98. Agulha lebel de mesotarepia 30 G/0.X30 X 4 mm. *Fonte:* Acervo da autoria do capítulo.

A mesoterapia pode ser realizada com uma ou mais substâncias. Os principais ativos mais usados na prática capilar são minoxidil, finasterida, dutasterida, dexapantenol, biotina e, recentemente, plasma rico em plaquetas e fatores de crescimento.[24]

Azam e Morsi, em um estudo com 60 mulheres com diagnóstico de alopecia androgenética, compararam o uso de minoxidil tópico a 2% em *spray* por 12 semanas com a mesoterapia com minoxidil a 2% pelo mesmo período. Foi realizada uma sessão de mesoterapia por semana nas primeiras 4 semanas e, em seguida, sessões quinzenais por mais 8 semanas. Houve melhora dos parâmetros nos dois grupos; contudo, o grupo que fez mesoterapia mostrou uma melhora mais significativa em relação ao grupo com minoxidil tópico.[21]

Moftah et al. fizeram um estudo com 126 mulheres com queda de cabelo de padrão feminino (FPHL), no qual um grupo recebeu mesoterapia que continha dutasterida 0,5 mg, biotina 20 mg, piridoxina 200 mg e D-pantenol 500 mg, e o grupo controle recebeu injeções intradérmicas de soro fisiológico 0,9%. Eles relataram uma resposta significativa com o uso da mesoterapia com dutasterida.[25]

Mais recentemente, Melo et al. demonstraram resultados positivos com o uso de mesoterapia com 1 mL de minoxidil 0,5%, 1 mL de finasterida a 0,05%, 2 mL de biotina 5 mg/mL e 2 mL de D-pantenol 50 mg/mL como terapia adjuvante no tratamento de um paciente com alopecia androgenética.[26]

Abdallah et al. observaram uma correlação negativa entre a duração da AGA em homens e a resposta à mesoterapia com a dutasterida. Assim como Moftah et al. avaliaram que, quanto menor a duração do FPHL, melhor foi a resposta à mesoterapia.[25]

Além da forma tradicional, que utiliza seringas e agulhas, existe a mesoterapia digital, com pistola, que realiza injeção em múltiplos pontos, com quantificação de volume e profundidade da aplicação de forma mais padronizada (Figura 9.99).[27] Há, ainda, a mesoterapia a jato, que é realizada por meio de um dispositivo que perfura a pele e injeta as substâncias, sem a necessidade de agulhas, e surge como uma nova alternativa para pacientes com fobia de injeções.[28,29]

Os principais efeitos adversos podem estar relacionados ao procedimento como dor, edema, hematoma e cefaleia. Outros eventos descritos são associados à má esterilização e risco de infecção.[30] Há relatos de casos de alopecia cicatricial e não cicatricial após mesoterapia.[30,31] Outras complicações não infecciosas são reação granulomatosa de corpo estranho e urticária.[30]

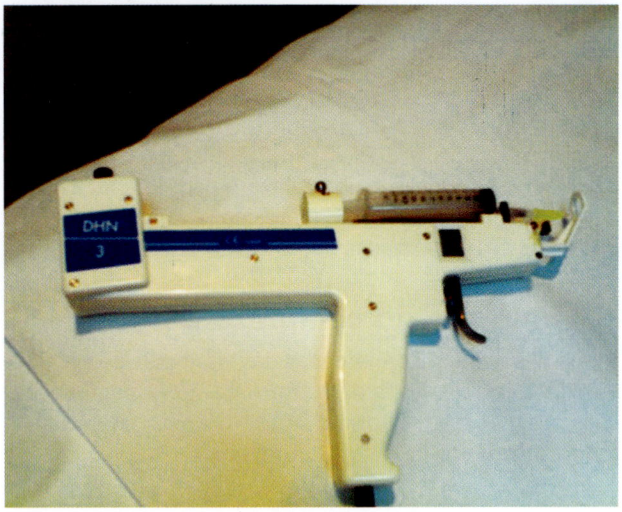

Figura 9.99. Pistola de mesoterapia.
Fonte: Azam, 2010.[21]

Conclusão

Entender os procedimentos capilares e conhecer as suas principais indicações pode agregar muito no resultado do tratamento da alopecia androgenética, especialmente para o paciente atual que busca novas alternativas terapêuticas.

Na experiência dos autores, quando executados com a técnica e preparo corretos, os procedimentos capilares descritos são bastante toleráveis, no que se refere à dor. Acreditamos que, além de potencializar o resultado, eles aceleram a percepção de melhora do paciente, o que contribui de maneira fundamental para a adesão ao tratamento de manutenção a longo prazo.

9.9 Nutracêuticos nas Alopecias

• Bruna Duque-Estrada
• Paula Tommaso de Carvalho

A demanda dos pacientes por suplementos administrados pela via oral que tragam benefício para pele, cabelos e unhas é crescente; por isso, os dermatologistas precisam estar atentos às constantes mudanças neste cenário. Identificar as substâncias presentes nas preparações farmacêuticas, compreender seu papel e reais benefícios para a saúde desses tecidos é fundamental para a boa prática dermatológica frente à variedade de produtos comercializados atualmente.

Os nutracêuticos são, por definição, alimentos ou partes de alimentos que fornecem benefícios médicos ou para a saúde, o que inclui prevenção e/ou tratamento de doença.[1]

As células da matriz no bulbo capilar estão em constante atividade mitótica durante a fase anágena (fase de crescimento do cabelo) e os micronutrientes são substâncias que exercem papel importante nesse período. Na carência de micro e macronutrientes, além da queda de cabelo, os fios podem apresentar alterações no brilho, maleabilidade e coloração, bem como diminuição da velocidade de crescimento, redução do diâmetro e aumento da fragilidade capilar.

Os micronutrientes presentes nas formulações nutracêuticas podem atuar como cofatores enzimáticos, substratos e até como hormônios, que participam da modulação oxidativa e imunológica dos folículos.[2]

Neste capítulo, pretendemos revisar sobre as vitaminas e minerais mais comumente encontrados nos nutracêuticos/nutricosméticos disponíveis no mercado.

Vitaminas

As vitaminas têm papel importante na formação e constituição de um cabelo saudável. As vitaminas A, C e E são conhecidas por sua ação primordialmente antioxidante, e as vitaminas do complexo B participam da síntese proteica, divisão e crescimento celular, além de fazerem parte das reações ligadas ao sistema imunológico.[2,3]

□ Vitaminas do complexo B

As dosagens recomendadas das vitaminas do complexo B podem ser atingidas com uma dieta balanceada, com a exceção da biotina, que é a única vitamina do grupo produzida pelo corpo humano.[4]

Vitamina B3

A vitamina B3 é essencial para a produção de energia celular e a sua deficiência é denominada pelagra. Em países desenvolvidos, a principal causa é o alcoolismo, mas pode ocorrer na doença de Crohn, em tumores carcinoides e com o uso de isoniazida.[4] Queda dos cabelos, assim como fraqueza, irritabilidade, glossite e estomatite são sinais precoces da deficiência dessa vitamina.[2]

Vitamina B5 ou ácido pantotênico

Possui ação na formação da melanina e pode prevenir a formação de canície precoce. Tem ação também na atividade celular, hidratação do folículo piloso e ação seborreguladora.[5]

Biotina ou vitamina B7

A biotina é um cofator do metabolismo das carboxilases de tecidos de alta divisão celular, que incluem a unidade pilossebácea, pele e unhas.

Uma ingestão adequada de biotina para adultos é 30 mcg/dia em homens, gestantes e não gestantes e de 35 mcg/dia em lactantes. A ingestão alimentar média de biotina nos países ocidentais é adequada e, consequentemente, a deficiência de biotina é considerada rara.[6]

Embora seja um dos ativos nutricosméticos mais usados no tratamento capilar, a deficiência de biotinidase, enzima responsável pela absorção da biotina, é uma doença autossômica recessiva rara, que cursa com alopecia, síndrome dos cabelos impenteáveis e alterações neurocutâneas. Por conta disso, muitos associam a biotina com o metabolismo capilar; entretanto, faltam evidências científicas robustas que embasem seu uso no tratamento de diversas patologias capilares. A deficiência secundária da biotina pode ocorrer em algumas condições como uso de ácido valpróico, uso de isotretinoína oral, alguns antibióticos, doenças gastrointestinais, gravidez e alimentação parenteral prolongada. Outra possível causa de deficiência adquirida de biotina seria a ingestão de clara de ovo crua, que é rica em avidina, um ligante que dificulta a absorção de biotina pelos enterócitos.[7] Eflúvio telógeno associado a essas condições pode ser uma boa indicação para reposição oral de biotina. A suplementação nos casos de deficiência congênita de biotina e síndrome dos cabelos impenteáveis foi avaliada na dose de 3 a 5 mg.[8,9]

Um estudo de 2016, realizado com 541 mulheres que se queixaram de queda de cabelos, mostrou que 38% delas apresentavam níveis séricos deficientes de biotina (< 100 ng/L), em sua maioria relacionados à deficiência secundária. Nesse grupo, 35% das pacientes apresentam descamação tipo dermatite seborreica e esse achado não foi encontrado nas pacientes com níveis séricos normais de biotina, o que sugere que a perda de cabelos no grupo estudado possa ser multifatorial.[10]

Não existem relatos de toxicidade pelo uso de biotina em doses altas; entretanto, é importante lembrar que seu uso pode interferir na leitura de diversos exames laboratoriais que utilizam imunoensaios do complexo biotina-streptavidina, o que gera resultados falso positivos ou negativos. Os exames incluem TSH, T3, T4, LH, FSH, ACTH e hormônios esteroides, BHCG urinário, sorologia para HIV e hepatites, vitamina D, além de diversos marcadores tumorais. Recentemente, o FDA sinalizou a diminuição dos níveis séricos de troponina, no rastreio de doença miocárdica em pacientes submetidos à reposição de biotina.[11,12] É de extrema importância avisar ao paciente da possibilidade de interferência nesses exames e a suspensão do uso 48 horas antes da coleta. A presença de alteração laboratoriais discrepantes com a clínica também é um sinal de alerta para suspeitar da interferência da biotina nos exames.[11,13]

Vitamina B9 – ácido fólico

O folato ou vitamina B9 é um doador de radical metil e contribui, juntamente com a cobalamina, na produção dos ácidos nucleicos, e por essa razão tem provável ação em folículos capilares (altamente proliferativos). Deficiências dessas vitaminas podem provocar alterações em pele, cabelos e unhas.[14,15]

A recomendação de ingestão diária de folato é de 400 mcg em adultos e a dose máxima de reposição tolerável é de 1.000 mcg.[14]

Vitamina B12 – cianocobalamina

A deficiência de cianocobalamina pode ser vista em vegetarianos e em algumas alterações gastrointestinais, como gastrite atrófica e anemia perniciosa. Pode levar a cabelos brancos, anemia megaloblástica, neuropatia periférica, glossite e queilite angular. A recomendação de ingesta diária de B12 é de 2.4 mcg em adultos.[14]

Poucos estudos correlacionam a deficiência de folato e B12 com alopecia areata, e sugerem que a reposição dessas vitaminas poderia modificar o risco ou a progressão da doença.[15]

É importante relembrar que a reposição de vitamina B12 está relacionada ao surgimento de acne por um mecanismo de modulação da transcrição bacteriana da pele.[16]

□ Vitamina D

Além de suas funções primordiais para garantia da homeostase metabólica de cálcio e fósforo, e sua participação na função imunológica, o receptor de vitamina D (VD3) está presente nos queratinócitos do folículo capilar no fim da fase anágena e na fase catágena.[4] Estudos que correlacionam os níveis de vitamina D no eflúvio telógeno ou alopecia androgenética padrão feminino ainda são inconclusivos. Estudos *in vivo* em ratos sem receptores para vitamina D3 mostraram que, na ausência desse receptor, os murinos apresentaram alopecia clínica e a suplementação de vitamina D promoveu crescimento dos pelos em comparação ao grupo placebo, o que sugere que essa reposição poderia ser uma opção adjuvante no tratamento das alopecias.[17] Aguardamos novos estudos que avaliem um número maior de pacientes para considerar a vitamina D como opção terapêutica para esses casos.

Vitamina D e alopecia areata

Por outro lado, a literatura médica tem demonstrado uma correlação entre a deficiência de vitamina D e a alopecia areata, e indica que a deficiência desta vitamina poderia aparecer secundariamente ao início da doença, mas sem considerar a deficiência como um fator de risco para o desenvolvimento da entidade.[15,18] Sendo, então, preconizado o monitoramento e reposição nos pacientes com alopecia areata.

A dosagem sérica de vitamina D é recomendada e deve fazer parte do rastreio clínico diante das patologias capilares. Os valores de referência para os níveis de vitamina D 25 (OH) sugerem que acima de 20 ng/mL é o desejável para população saudável (até 60 anos), e entre 30 ng/mL e 60 ng/mL é o recomendado para grupos de risco como: idosos, gestantes, lactantes, pacientes com raquitismo/osteomalácia, osteoporose, pacientes com história de quedas e fraturas, causas secundárias de osteoporose (doenças e medicações), hiperparatireoidismo, doenças inflamatórias, doenças autoimunes, doença renal crônica e síndromes de má absorção (clínicas ou pós-cirúrgicas); níveis séricos acima de 100 ng/mL estão associados ao risco de toxicidade e hipercalcemia.[19]

É válido salientar que as concentrações de vitamina D presentes nos compostos nutracêuticos comumente comercializados não são capazes de repor a deficiência vitamínica. Podem, contudo, ser usadas em pacientes com níveis séricos suficientes ou em casos de manutenção após reposição específica.

□ Ferro

A deficiência de ferro é a carência nutricional mais comum em todo o mundo.[20] Os níveis séricos de ferritina correspondem ao estoque de ferro no organismo. Alguns trabalhos sugerem que a deficiência de ferritina, mesmo antes do desenvolvimento de anemia, já seria suficiente para causar um desbalanço no ciclo folicular e desencadear um possível gatilho para o eflúvio telógeno.[21]

A deficiência de ferro é um achado comum em mulheres pré-menopausadas com queda de cabelos;[22] no entanto, a associação entre a perda de cabelo e os níveis séricos de ferritina vem sido debatida por muitos anos.[4]

Embora não haja consenso, valores de ferritina abaixo de 40 ng/d parecem estar relacionados à queda de cabelo e, neste contexto, é indicada a suplementação. Vale lembrar que a suplementação de L-lisina é recomendada para pacientes vegetarianos com níveis séricos baixos de ferritina, ou àqueles com dificuldade de melhora dos níveis séricos após a reposição oral de ferro.[4]

Cabe reforçar o conceito de anemia por deficiência de ferro, que consiste na depleção dos estoques de ferro no organismo, refletindo em níveis de hemoglobina séricos reduzidos.[23] Em paralelo à reposição, é de suma importância a investigação da causa, principalmente em pacientes de idades mais avançadas, que são mais suscetíveis a tumores do trato gastrointestinal, que podem sangrar e gerar o quadro anêmico.[22] Outras causas de deficiência de ferro incluem ingestão inadequada, substâncias que interfiram na absorção do ferro (medicamentos e nutrientes), síndromes de má absorção e doação de sangue.[23,24]

□ Zinco

O zinco é oligoelemento essencial proveniente da dieta. Suas principais fontes dietéticas são a carne e o peixe. A deficiência de zinco pode se manifestar com alopecia, cabelos finos, quebradiços e descoloridos. Além disso, sintomas como distrofia ungueal e lesões seborreicas ou psoriasiformes acrais ou periorais podem estar presentes e a reposição desse elemento leva à regressão do quadro.[2,3,24]

Deve-se suspeitar de deficiência secundária de zinco em pacientes idosos, alcoólatras, anoréxicos, nefropatas, mulheres em aleitamento, cirurgias de *bypass* gastrointestinal, paciente em suplementação de ferro e inibidores da enzima conversora de angiotensina e ingesta excessiva de fitatos (principalmente em oleoginosas).[4]

A deficiência sérica de zinco pode ser considerada em valores inferiores a 70 lg/dL:[25] entretanto, os dados da literatura que correlacionam os níveis séricos de zinco com a ocorrência de eflúvio telógeno e alopecia androgenética são conflitantes e não se recomenda a triagem laboratorial de rotina para esses casos, a não ser que indicado por alguma das condições anteriores.

Com relação à alopecia areata, até o momento, a maioria dos estudos identificou níveis séricos mais baixos quando comparados aos grupos controle; porém, as pesquisas sobre o impacto da suplementação do zinco para portadores de alopecia areata ainda são escassas.[15]

□ Cobre, selênio e magnésio

São minerais com propriedades antioxidantes e que participam da síntese de nucleotídeos, o que sugere seu papel no ciclo folicular e na gênese da alopecia areata. Entretanto, a escassez de estudos que avaliem os níveis séricos desses elementos, bem como a reposição desses minerais, não permite avaliar a eficácia ou a relação entre a dosagem sérica e o desenvolvimento, progressão e tratamento das doenças capilares.[4]

Um estudo clínico em pacientes com tumor ovariano em quimioterapia demonstrou uma diminuição significante da queda de cabelo e de outros sintomas gastrointestinais em pacientes em suplementação de selênio. Os autores sugerem que a reposição de selênio pode ser um elemento de suporte na quimioterapia.[26]

A recomendação de ingesta diária de selênio é de 55 μg/dia, e é atingida por meio do consumo de alimentos como carne, vegetais e cereais. A ingestão de selênio em doses acima de 400 μg/dia pode causar toxicidade, levando a sintomas como náusea, vômitos, alterações ungueais, perda de cabelo, irritabilidade, fadiga e mau hálito.[27]

□ Silício

O silício (Si) é um metaloide pertencente ao mesmo grupo de classificação periódica do carbono.[28] A fonte dietética do silício provém, principalmente, de origem vegetal, com grandes diferenças entre regiões demográficas.[29]

A dose diária média preconizada de Si biodisponível para cobrir as necessidades de um adulto estão entre 2 e 5 mg por dia.[28,30] Foi relatado um acúmulo desse elemento em fâneros, pelos e unhas (camada córnea e epicutícula capilar), o que poderia embasar sua utilização em doenças capilares. O autor sugeriu que teores elevados de silício podem contribuir com a solidez e a maior resistência dos tecidos queratinizados, além de desempenhar papel de barreira.[31]

A aplicabilidade da suplementação de silício nas doenças do cabelo se baseia, também, na diminuição de colágeno e glicosaminoglicanos na derme de indivíduos com fotoenvelhecimento, idade mais avançada, eflúvio telógeno e alopecia androgenética.[32-34] Na alopecia androgenética, foi detectada diminuição do proteoglicano versican e, consequentemente, dos glicosaminoglicanos que o compõe, nos folículos *vellus*.[32] Já a diminuição do silício foi detectada, por microscopia eletrônica, na haste capilar de 20 mulheres com eflúvio telógeno, em comparação com seu grupo controle com mulheres saudáveis.[34] Maiores estudos de grupos controles são necessários para embasar a prescrição da substância para os distúrbios foliculares.

□ Canície precoce: condição específica

A perda de coloração dos fios é considerada precoce quando ocorre antes dos 20 anos em caucasianos e antes dos 30 anos em afro-americanos. A etiologia desta condição ainda permanece incerta.

A deficiência de certos micronutrientes como ferritina, vitamina D, folato, vitamina B12 e selênio pode estar associada a alterações de pigmentação capilar e deve ser investigada e tratada em caso de canície precoce.[35]

□ Vitamina A: impacto negativo

Ressaltamos também os nutrientes que podem contribuir com efeito negativo para o ciclo folicular. Como grande exemplo tempos a vitamina A (retinol) que, quando excedida a dose diária aproximada de 10.000ui, pode levar à queda de cabelo. Por esta razão, é importante avaliar a forma de vitamina A (provitamina A ou vitamina A preformada) presente nos compostos nutracêuticos comercializados e suas respectivas doses.[4]

Cabe, ainda, atentar para os efeitos do tratamento com isotretinoína (análogo vitamina A) no ciclo capilar. Está relatada uma diminuição do número de folículos, densidade capilar e percentual de fios anágenos em pacientes em tratamento com isotretinoína oral em doses de 0,5 a 1 mg/kg/dia no período 4 a 7 meses.[36]

Concluímos neste capítulo que, embora o campo dos nutracêuticos esteja em evidência para a população em geral e possa representar novas opções terapêuticas, o papel dos micronutrientes e sua suplementação para manejo das alopecias ainda carece de evidências clínicas robustas. Recomendamos o uso criterioso desses compostos e ressaltamos a importância de alinhar as expectativas dos pacientes que serão submetidos a esses tratamentos.

9.10 Transplante de Cabelos

• Francisco Le Voci

Introdução

A resolução cirúrgica da calvície nos moldes como conhecemos nos dias de hoje deve-se ao dermatologista Norman Orentreich, que descreveu, na década de 1950, a propriedade de *dominância da área doadora*. Em estudos nos quais colocava-se enxertos de pele do couro cabeludo em áreas de vitiligo, o autor notou que havia crescimento de pelos. A partir destas observações, ele realizou estudos em que foram incluídos 68 pacientes, sendo 52 portadores de alopecia androgenética inicial, 9 com alopecia areata, 3 com alopecia cicatricial, 1 com nevo piloso, 1 com psoríase e 2 com vitiligo. Nas áreas acometidas foram colocados enxertos de pele de couro cabeludo para se observar o comportamento destes após um período mínimo de 1 ano. O termo "dominância doadora" foi introduzido para os enxertos que mantiveram a sua integridade e característica após o transplante, e o termo "dominância receptora" para aqueles que desenvolveram as características do local em que foram colocados. Orentreich observou que, nos casos de alopecia androgenética inicial, alopecia areata e alopecia cicatricial, manifestou-se o fenômeno de dominância, no caso de nevo piloso observou-se uma reação queloidiana, nos casos de vitiligo manifestou-se o fenômeno de dominância receptora e no de psoríase desenvolveu-se uma resposta isomórfica (fenômeno de Koebner). O autor observou que os pacientes de alopecia androgenética (AAG) continuaram a apresentar crescimento normal dos cabelos nos locais transplantados.

Estes conceitos formam a base do transplante de cabelos, também denominado cirurgia da calvície, cirurgia capilar ou, de forma mais recente, transplante de unidades foliculares.

Cabe-nos destacar, porém, alguns estudos realizados a partir do início do século 19, os quais constituíram-se nas primeiras tentativas de realizar um tratamento cirúrgico para a calvície e outros tipos de alopecias.

- **1804 – Baromio:** transplante de pelos realizado em animais.
- **1822 – Dieffenbach – tese de doutorado:** descreve técnica de autotransplante em animais, usando penas de gansos para criar os orifícios nos quais eram introduzidos os enxertos. O autor credita seus achados ao seu professor, Karl Unger.
- **1893 a 1931:** alguns autores, como Durham, Davis e Passot, descrevem o sucesso na transposição de enxertos maiores de pele e retalhos pediculados.
- **1939 – Okuda:** descreve a obtenção de pequenos enxertos circulares de pele de áreas pilosas com a utilização de lâminas circulares com diâmetro entre 2 e 4 mm, os quais foram utilizados para a correção de alopecias cicatriciais em couro cabeludo, sobrancelhas e região do lábio superior ("bigode"). O autor não utilizou sua técnica em AAG.
- **1943 – Tamura:** descreveu a reconstrução pilosa da região pubiana.
- **1953 – Fujita:** descreve a reconstrução de sobrancelha em pacientes portadores de hanseníase, além de transplantar em áreas de alopecia areata, púbis, cicatrizes cirúrgicas em áreas pilosas e alopecias causadas por queimaduras e por radioterapia.

Estes autores, entre 1804 e 1953, acabaram não tendo o destaque merecido, visto que seus trabalhos foram publicados em revistas de pouca divulgação. Desta forma, devemos fazer justiça aos seus estudos, que em muito contribuíram para chegarmos às técnicas atuais.

A partir dos estudos de Orentreich, ocorreram muitos avanços no sentido de se aperfeiçoar a técnica cirúrgica e obter melhores resultados cosméticos. Destacamos a seguir alguns trabalhos de imensa importância:

- **1969 – Tezel:** descreve os *punchs* motorizados para a criação dos orifícios na área receptora.
- **1974 – Harri, Obmori & Obmori:** descrevem o uso de retalhos livres de couro cabeludo para cobrir a área calva.
- **1975 – Júri:** descreve o uso de retalhos parietoccipitais.
- **Blanchard & Blanchard:** descrevem a redução cirúrgica da área alopécica.
- **1978 – Carreirao & Lessa:** descrevem a utilização de sutura para fechamento da área doadora, o que reduz o tempo de cicatrização e melhora o aspecto cosmético da região.
- **1979 – Orentreich:** descreve o uso de *punchs* pequenos para a obtenção de uma linha frontal de melhor aspecto cosmético.

No início da década de 1980, vários autores propuseram a discussão da nomenclatura dos enxertos, conforme o seu tamanho:

- **Enxerto padrão (*standard graft*):** maior que 2 mm.
- **Minienxerto (*mini graft*):** maior que 2 mm.
- **Microenxerto (*micro graft*):** contém de um a dois fios.
- **Enxerto em tira (*strip graft*):** deve ter, no mínimo, 10 cm de comprimento.

Em 1984, Headington publica um importante estudo no qual descreve a microanatomia do folículo piloso, introduzindo o conceito de unidade folicular, que trouxe um grande avanço ao procedimento.

Avaliação pré-operatória

Frente a um candidato ao transplante de cabelos, alguns aspectos devem ser analisados:

- **Idade:** a abordagem de um paciente jovem (abaixo dos 30 anos) e de um paciente acima desta idade pode variar bastante. Inicialmente, deve-se avaliar o grau da AAG – para tanto, utilizamos as classificações propostas por Hamilton e Norwood para os homens, e as de Ludwig e Basto para as mulheres. Esta análise revela-se de vital importância, na medida em que, conforme o estágio e a possibilidade de progressão da alopecia, podemos inicialmente propor tratamento clínico, além de discutirmos com o paciente a necessidade de mais de um tempo cirúrgico para se atingir o resultado desejado. Além disso, devemos avaliar com muita cautela a expectativa do paciente quanto ao resultado, visto que, muitas vezes, espera-se um tipo de resultado que a cirurgia não poderá atingir. Isto revela-se particularmente importante em indivíduos jovens, os quais podem se sentir muito incomodados com a perda dos cabelos, tendo inclusive a sua autoestima abalada e dificuldades de relacionamento social. Frequentemente, estes pacientes apresentam-se para a consulta usando bonés e referem que se sentem muito angustiados por estarem perdendo os cabelos e que praticamente passam o dia inteiro com a cabeça coberta. Este tipo de comportamento deve chamar a atenção do profissional no sentido de avaliar muito bem estes aspectos emocionais e psicológicos, pois o paciente pode estar objetivando um resultado "milagroso" e poderá cobrar mais tarde, por avaliar que suas expectativas não foram atingidas.
- **Opções de tratamentos clínicos:** independentemente da indicação cirúrgica, devemos sempre avaliar se o paciente fez ou faz algum tipo de tratamento clínico, pois, embora não vá resolver totalmente, pode ser bastante útil no sentido de retardar a queda.
- **Avaliar o tipo de cabelo, espessura, cor, estado da linha anterior (linha de implantação).**
- **Avaliar a área doadora:** quanto à elasticidade do couro cabeludo, presença de cicatrizes anteriores (no caso de o paciente já ter realizado sessões) e densidade (para tanto, utilizamos métodos de densitometria, que podem ser realizados com lupas específicas para este fim ou dermatoscopia computadorizada). A avaliação da densidade é particularmente importante para que possamos realizar uma estimativa de quantas

unidades foliculares o paciente possui por centímetro quadrado, de forma que antes da cirurgia já tenhamos uma noção bastante fidedigna da densidade da zona doadora, o que nos auxilia enormemente no planejamento cirúrgico.

- **Planejamento da área receptora:** é fundamental que o desenho do planejamento cirúrgico seja realizado junto com o paciente, em frente do espelho, de modo que antes da cirurgia esta programação esteja muito bem entendida e documentada com fotografias. Nesta fase, o médico também já pode definir os tipos de lâminas e agulhas que serão utilizados para a confecção dos orifícios nos quais serão inseridas as unidades foliculares.
- **Documentação fotográfica:** é fundamental que sejam feitas fotografias em posição padronizada para que possamos comparar com o resultado cirúrgico. Para tanto, deve-se respeitar a mesma distância, a mesma iluminação e a posição do paciente.
- **Termo de consentimento informado:** é direito do paciente e dever do médico que este documento seja entregue, no qual devem constar as orientações de pré-operatório, pós-operatório, possíveis complicações e todas as informações pertinentes para que o paciente esteja totalmente esclarecido com relação ao procedimento.

Sedação

O paciente deverá estar em jejum de, no mínimo, 8 horas para sólidos e 6 horas para líquidos. Deve-se avaliar a presença de patologias prévias, como hipertensão arterial sistêmica, diabetes, asma e alergias. O paciente que fizer uso de antidepressivos merece cuidados especiais com relação à interação medicamentosa.

Técnica de sedação

O paciente será submetido à anestesia local e leve sedação. Para tanto, será importante utilizar drogas que diminuam a atenção, a ansiedade e promovam analgesia sem que causem depressão cardiorrespiratória.

A monitorização deve ser a mais completa possível. A utilização de oxímetro de pulso, cardioscópio e aparelho para a verificação de pressão arterial é requisito mínimo para o início do procedimento. A suplementação de oxigênio pode ser feita com cateter nasal ou máscara facial com oxigênio úmido. A punção venosa deve ser obtida tanto para a injeção de fármacos quanto para a hidratação do paciente.

Os fármacos mais utilizados têm sido os benzodiazepínicos, por suas características de amnésia, hipnose e ansiólise. O mais usado é o midazolam e as doses devem ser individualizadas e tituladas, mas de forma geral doses entre 9 e 12 mg são suficientes. Os hipnoanalgésicos, representados pela meperidina, em doses entre 50 e 100 mg são suficientes para fornecer analgesia e acentuar a hipnose já obtida pelos benzodiazepínicos.

Os opioides puros também podem ser boas alternativas como analgésicos, entre eles a escolha recai sobre o fentanil e alfentanila, nas doses de 100 a 150 mg e 500 a 1.500 mg, respectivamente. Se houver necessidade de aprofundamento do plano anestésico recomenda-se o uso de propofol nas doses de 50 a 100 mg titulados, usando-se doses de 20 a 30 mg até que se obtenha o efeito desejado.

Na sala cirúrgica deve-se sempre ter disponível material para obtenção de via aérea permeável, fonte de oxigênio e drogas para reanimação cardiorrespiratória, além de antagonistas específicos para benzodiazepínicos e opioides.

Anestesia local

A anestesia local da área doadora é realizada com a infiltração de lidocaína a 2% com epinefrina, utilizando-se tubetes em carpule. Infiltra-se na linha inferior, visto que a inervação da região é ascendente. Após esta infiltração inicial, a região já estará anestesiada e então procederemos a infiltração complementar das soluções tumescentes (Tabela 9.2):

Tabela 9.2. Soluções de anestesia local.

Solução 1	
Soro fisiológico	80 mL
Lidocaína sem vasoconstritor	20 mL
Bupivacaína 0,5%	10 mL
Solução 2	
Soro fisiológico	80 mL
Epinefrina	1 mL

A solução 1 tem a finalidade de complementar a analgesia, além de garantir um pós-operatório mais confortável pela utilização da bupivacaína, que oferece uma analgesia mais prolongada. A solução 2 tem a função de hemostasia, o que é fundamental para a realização do procedimento com pouco sangramento.

Técnica cirúrgica

Para a obtenção das unidades foliculares que serão colocadas na área receptora, podemos utilizar três técnicas:

1. *Follicular unit transplantation* (FUT): nesta técnica retiraremos uma faixa de couro cabeludo da região occipital, a qual será entregue para uma equipe de instrumentadores devidamente treinadas, as quais, com a utilização de microscópios específicos, irão separar as unidades foliculares contidas nesta faixa, refinando-as, para que sejam então colocadas na área receptora.
2. *Follicular unit excision* (FUE): nesta técnica as unidades foliculares serão obtidas individualmente, uma

por uma, com a utilização de *punchs*, manuais ou acoplados em aparelhos motorizados, com diâmetros que podem variar de 0,7 a 1 mm.

3. **Técnica mista ou híbrida:** nesta técnica utilizaremos as duas anteriores, no mesmo ato cirúrgico, em casos devidamente selecionados.

□ *Follicular unit transplantation* (FUT) – área doadora

A região preferida é a occipital, local onde os folículos apresentam dominância em relação à área receptora[1] e cuja camada germinativa apresenta grande durabilidade.[2] O tamanho da faixa a ser retirada dependerá da quantidade de unidades foliculares a serem obtidas e da elasticidade, mas há um consenso de que devemos evitar faixas muito largas, em especial nas extremidades, onde a elasticidade é menor. Desta forma, procuramos respeitar uma largura de até 1,1 cm nas extremidades e de 1,3 a 1,5 cm na região central, podendo chegar até próximo de 2 centímetros nesta área, desde que a elasticidade permita[3,4] (Figura 9.100).

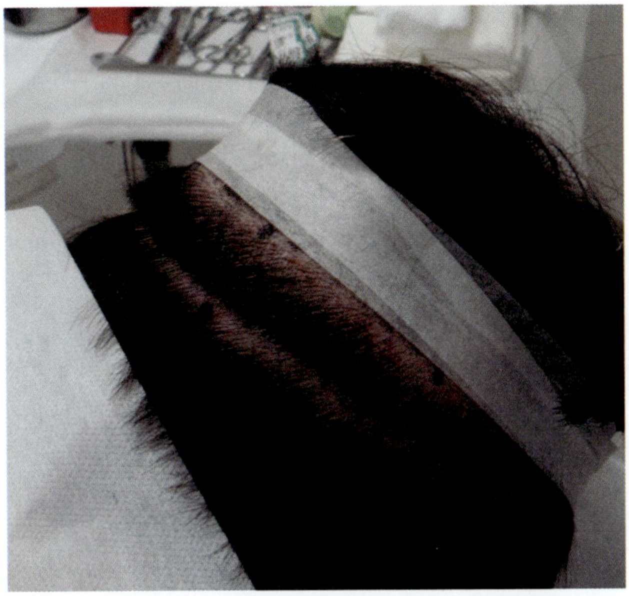

Figura 9.100. Área doadora preparada para ser retirada na técnica FUT.

Fonte: Acervo da autoria do capítulo.

Durante a dissecção, devemos ter cuidado de preservar a gálea aponeurótica e os vasos sanguíneos da região occipital. Antes do fechamento da ferida cirúrgica, devemos analisar como está a aproximação. Sempre que possível, optamos por não descolar as bordas da ferida no sentido de evitarmos a lesão das unidades foliculares remanescentes, que devem ser preservadas para eventuais futuras sessões.[5]

O fechamento da ferida cirúrgica pode ser realizado com sutura simples ou contínua, utilizando-se fio de náilon 4.0 ou fio absorvível, tipo Monocryl® 3.0. Em casos de maior tensão, podemos utilizar sutura intradérmica com fio absorvível, tipo Vicryl® 3.0.

Uma importante evolução na sutura da área doadora foi a introdução da chamada sutura tricofítica, por Marzola e Frechet. Neste tipo de sutura, antes do fechamento das bordas, realizamos a retirada de uma fina fatia de epiderme da borda inferior, com o intuito de posicionar a borda superior sobre a inferior, de modo que os fios cresçam através da cicatriz, obtendo-se uma camuflagem muito eficiente.

Outra maneira de abordar a área doadora é com a realização do método de extração direta das unidades foliculares, conhecido como FUE (*follicular units extraction*). Neste caso, utilizamos um *punch* de 1 mm e realizamos a extração direta das unidades foliculares, sendo que a cicatrização se dá por segunda intenção. Neste método, deve-se ter o cuidado de não seccionar as unidades foliculares, pois se isto ocorrer teremos uma perda muito grande de folículos.

□ Preparo dos enxertos

A faixa removida será colocada em uma superfície especial com iluminação que permita visualizar por transluminescência as unidades foliculares.[6] Inicia-se então o processo de *slivering* (fatiamento) da faixa, de forma a se obter pequenas tiras de cerca de 1 a 1,5 mm e que contenham filas únicas de unidades foliculares. Este processo é crucial pois é extremamente importante que estas pequenas tiras sejam preparadas com a utilização de microscópio (Figura 9.101), o que permite uma visualização suficiente para que não ocorram danos nas unidades e para que obtenhamos o máximo aproveitamento. Remove-se então o tecido adiposo excedente, deixando-se uma pequena tira de gordura para proteger o bulbo. Separam-se então as unidades foliculares, que devem ser deixadas em solução fisiológica e a uma temperatura de até 4 °C para que fiquem preservadas até a colocação na área doadora[7] (Figura 9.102).

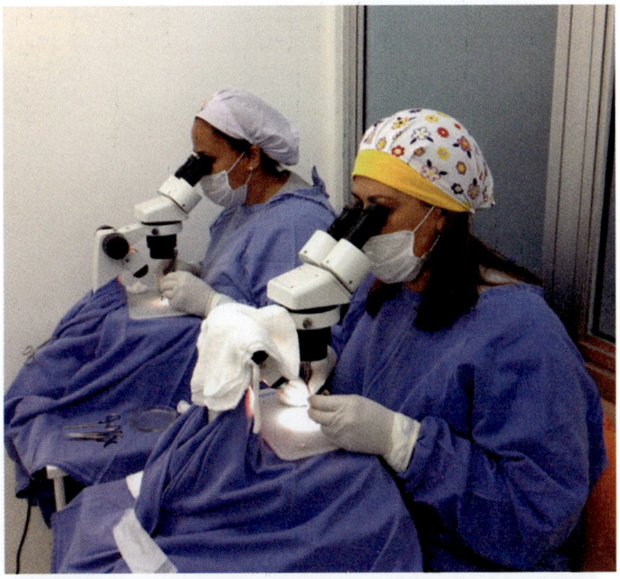

Figura 9.101. Equipe trabalhando no microscópio preparando as unidades foliculares.

Fonte: Acervo da autoria do capítulo.

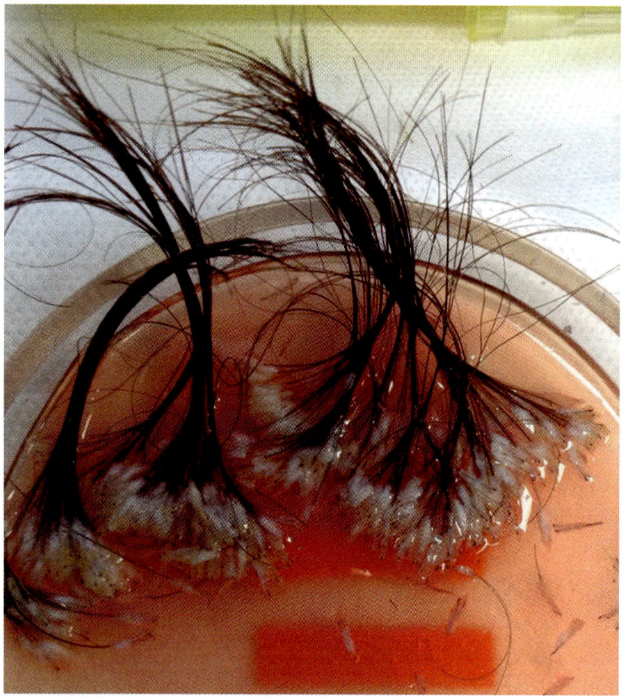

Figura 9.102. Unidades foliculares preparadas com fios longos a partir da faixa de couro cabeludo obtida na técnica FUT.
Fonte: Acervo da autoria do capítulo.

□ Área receptora

Na área receptora devemos inicialmente fazer o desenho da linha de implantação dos cabelos, considerada uma das etapas mais importantes para que se obtenha um resultado natural e cosmético. Este desenho varia conforme a idade do paciente, o tipo dos cabelos, a presença de fios remanescentes, a espessura dos fios. Este desenho deve ser feito de forma irregular, pois linhas de implantação muito retas deixam um aspecto artificial.[8]

A criação dos orifícios pode ser realizada todas de uma vez só e então procede-se à colocação das unidades foliculares ou pode-se utilizar o método *stick and place*, ou seja, faz-se o orifício e um assistente coloca o enxerto. A escolha do método é do cirurgião, dependendo de uma melhor adaptação da equipe cirúrgica. Outro ponto importante é o sentido dos orifícios. Podem-se realizar incisões coronais ou sagitais.

□ Manejo pós-operatório

Após o término do procedimento, executamos uma revisão cuidadosa da área receptora para observarmos o posicionamento dos enxertos. Após essa revisão fazemos a limpeza com soro fisiológico e, conforme o caso, é colocada uma compressa para proteção da área doadora, a qual pode ter drenagem da solução anestésica nas primeiras 12 a 24 horas.

Quando se faz a retirada e a lavagem, fornecemos ao paciente xampus específicos e óleo mineral, no sentido de facilitar a saída das crostas que se formam nos primeiros dias.

Na região da sutura, orienta-se a utilização de creme cicatrizante duas vezes ao dia. O couro cabeludo deve ser lavado diariamente com água morna e orientamos a utilização de secador de cabelos com vapor frio. O paciente é orientado que os fios começam a crescer e caem, e os fios novos começam a crescer a partir de cerca de 4 semanas após a cirurgia, quando então instruímos à utilização de minoxidil a 5% diariamente para auxiliar no crescimento e no aumento de espessura dos novos fios. O resultado final será percebido cerca de 8 a 12 meses após a cirurgia[9] (Figuras 9.103 a 9.105).

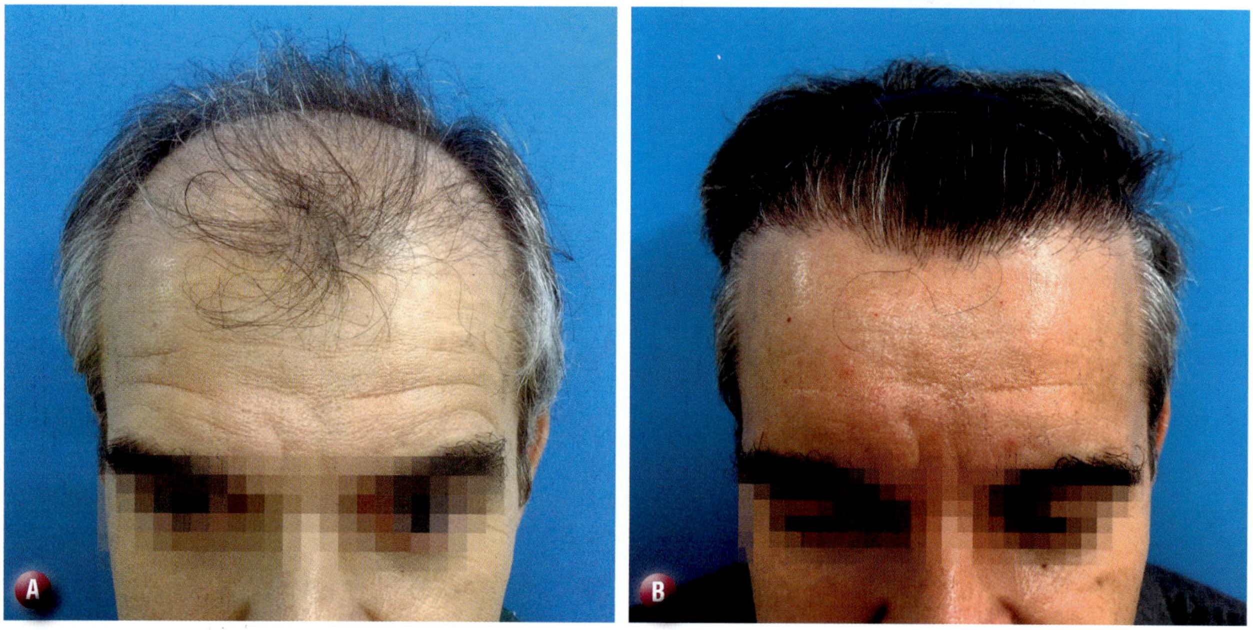

Figura 9.103. (A) Pré operatório – paciente de 50 anos – técnica FUT. (B) Pós-operatório 1 ano após o procedimento.
Fonte: Acervo da autoria do capítulo.

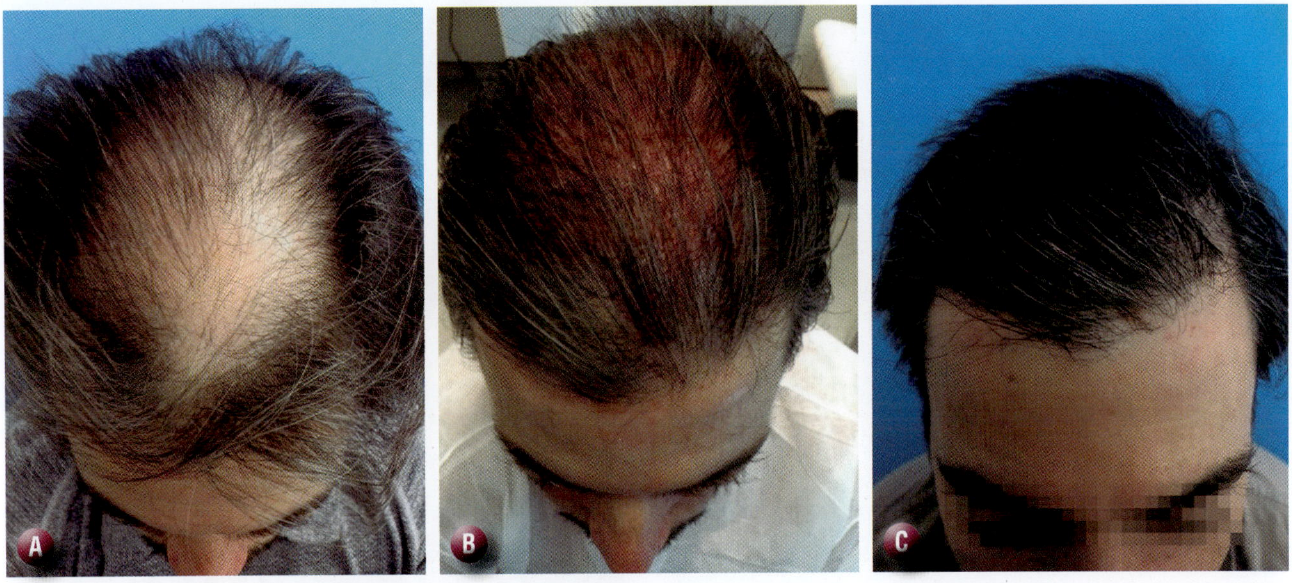

Figura 9.104. (A) Pré-operatório – paciente 45 anos – técnica FUT fio longo. (B) Pós-operatório imediato. (C) Pós-operatório após 1 ano.
Fonte: Acervo da autoria do capítulo.

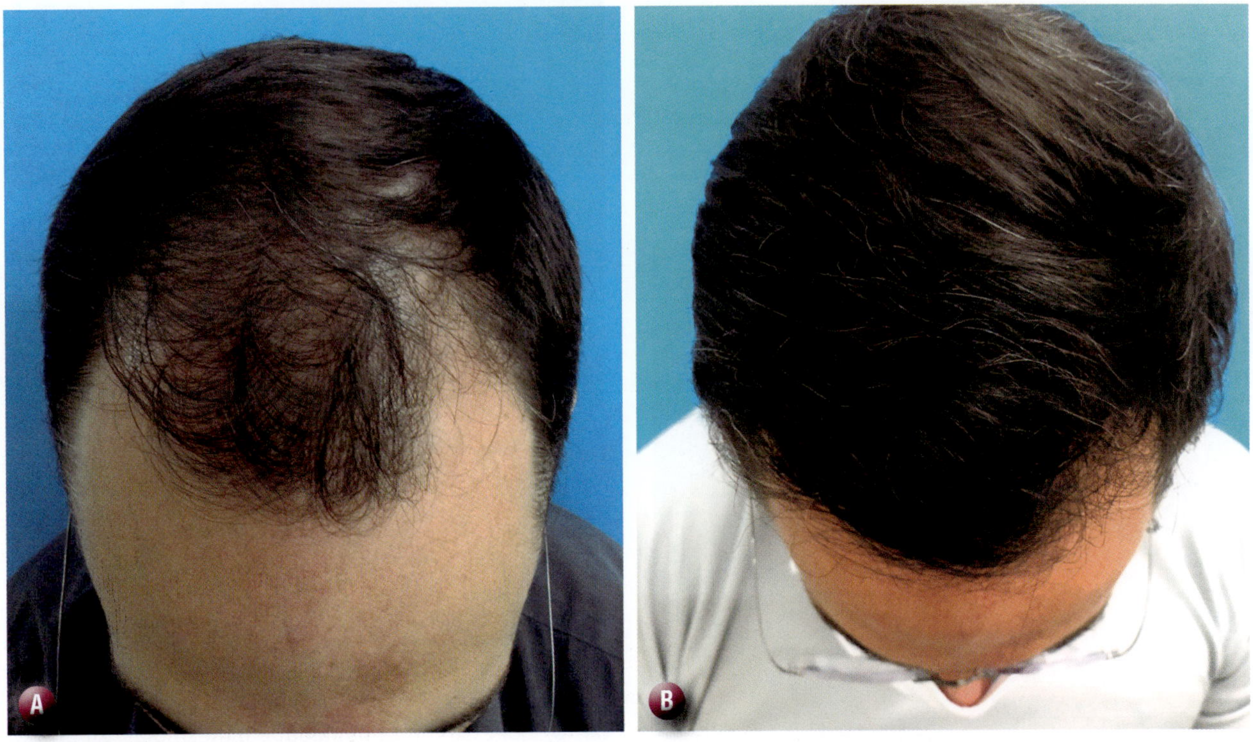

Figura 9.105. (A) Paciente de 52 anos – pré-operatório – técnica FUT. (B) Pós-operatório após 1 ano.
Fonte: Acervo da autoria do capítulo.

□ *Follicular unit excision* (FUE) – área doadora

Na técnica conhecida como FUE, iremos realizar a extração direta das unidades foliculares. A unidade folicular é a estrutura anatômica completa do folículo piloso e contém de um a cinco fios, o músculo pilo eretor e as glândulas sebáceas. Na FUE, remove-se individualmente cada unidade anatômica completa (Figura 9.106).

Para isso, podemos utilizar *punchs* manuais ou acoplados a motores específicos para essa finalidade ou ainda aparelhos com tecnologia robótica desenvolvidos para a realização da cirurgia. A escolha do método depende de cada caso, mas, principalmente, da escolha e da adaptação do cirurgião. Em nossa opinião não há método melhor que outro, mas sim a adaptação e a habilidade do cirurgião no manejo de cada método. (Figuras 9.107 e 9.108)

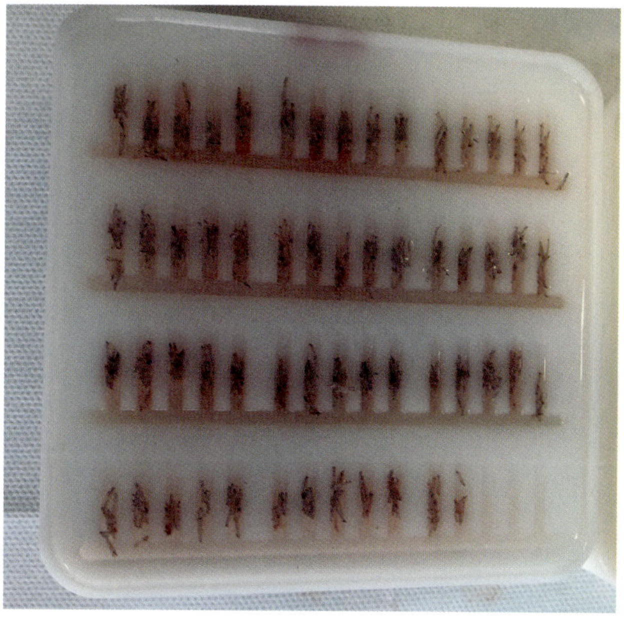

Figura 9.106. Unidades foliculares obtidas pela técnica FUE prontas para serem colocadas na área receptora.
Fonte: Acervo da autoria do capítulo.

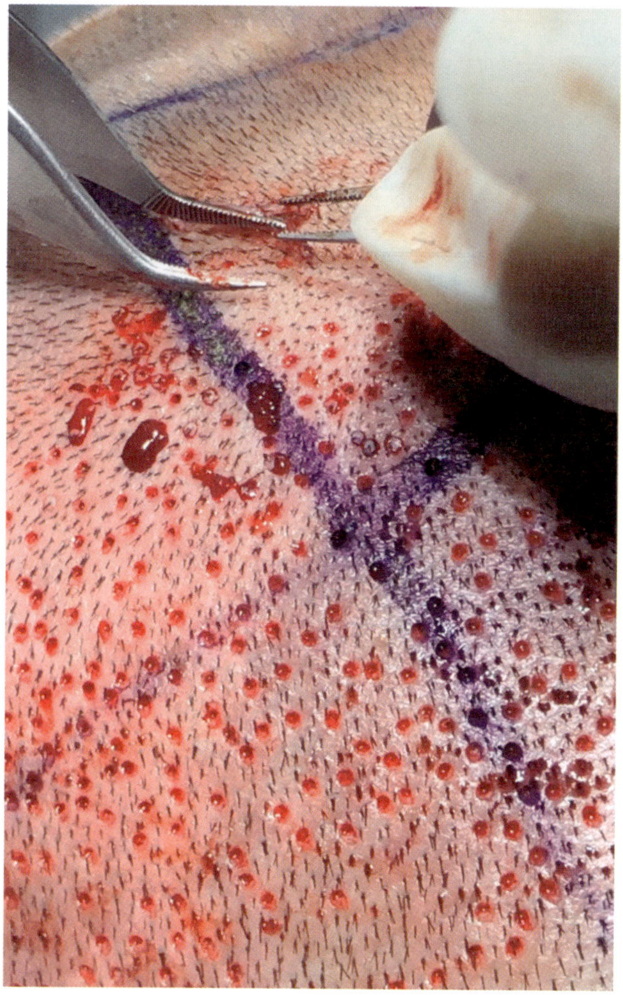

Figura 9.107. Aspecto da área doadora – técnica FUE (*punchs* manuais).
Fonte: Acervo da autoria do capítulo.

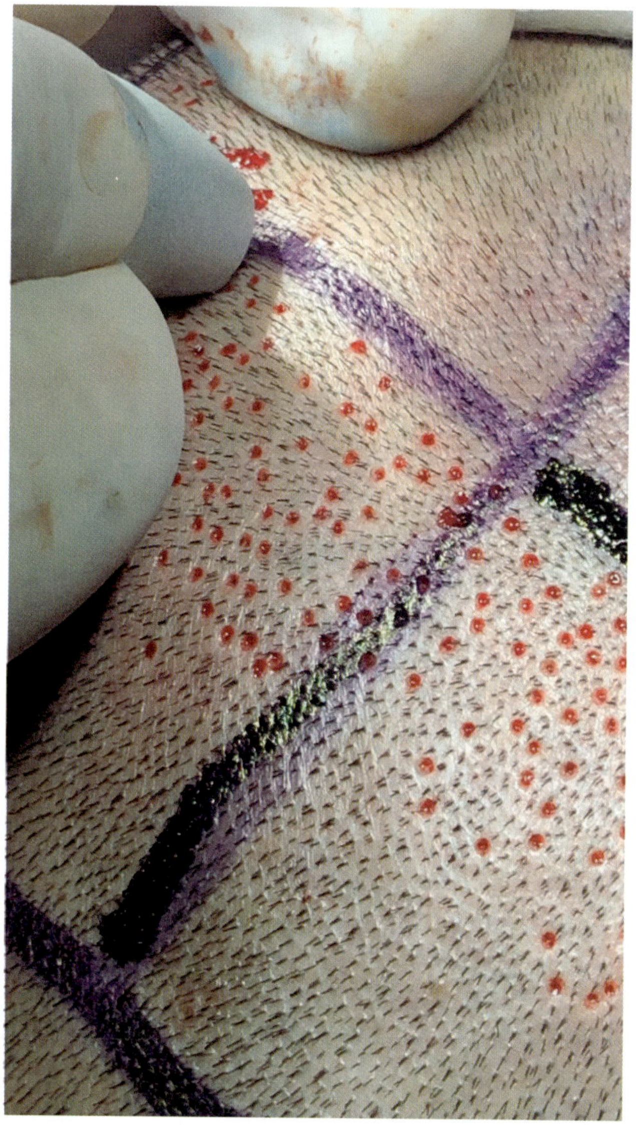

Figura 9.108. Aspecto da área doadora – técnica FUE (*punchs* acoplados a motores).
Fonte: Acervo da autoria do capítulo.

Para a realização da técnica FUE é necessário, na grande maioria dos casos, raspar os cabelos, pelo menos da área doadora, pois dessa forma a extração se dá de forma mais rápida e eficiente. Alguns cirurgiões procuram realizar a extração sem raspar os cabelos, porém, para tanto, exige-se muita habilidade e mesmo assim pode-se perder velocidade nesta fase do procedimento.

A anestesia é realizada da mesma maneira que na técnica FUT descrita anteriormente, com a utilização de soluções tumescentes para complemento da analgesia, assim como para uma melhor hemostasia. À medida que são realizadas as incisões das unidades foliculares pelo cirurgião, um ou mais assistentes vão fazendo a retirada das unidades já descoladas e, imediatamente, essas unidades são acondicionadas em soro fisiológico e entregues para a outra parte da equipe, que irá refinar e proceder à separação das unidades conforme a quantidade de fios. Isso facilitará na colocação, visto que devemos colocar aquelas que contêm um fio na linha de implantação e, à medida que vamos para trás, colocamos as que contém maior quantidade de fios, obtendo naturalidade e boa densidade cosmética.

É importante ressaltar que, embora a quantidade de unidades foliculares colocadas seja de vital importância, também o direcionamento, o sentido e a forma como são feitas as incisões para a colocação destas unidades é também de suma importância, obedecendo o planejamento prévio que cada caso exige. Este planejamento deve ser amplamente discutido com o paciente, indicando claramente o que pode ser obtido em cada situação.

□ Área receptora

O manejo da área receptora na técnica FUE apresenta algumas peculiaridades. No sexo masculino, na maior parte das vezes, rasparemos os cabelos remanescentes. Antes de raspar, devemos fazer o desenho exato do planejamento a ser seguido. Este planejamento varia conforme a idade do paciente, o grau de alopecia, o tipo dos cabelos, a possibilidade de um avanço de perda de fios ainda presentes, o sentido e o direcionamento que iremos aplicar em cada caso.

Em geral, optamos por fazer incisões prévias, pois dessa forma iremos proceder à colocação com mais rapidez, algo que pode ser feito por mais de uma pessoa ao mesmo tempo com a utilização de um instrumento conhecido por *implanter*, que são como canetas nos quais as unidades são inseridas pelas instrumentadoras e entregues ao cirurgião e aos assistentes que, então, procedem à colocação das referidas unidades contidas em cada *implanter*. O cirurgião plástico brasileiro Mauro Speranzini descreveu a técnica DNI (*dull needle implanter*), na qual, por já termos as incisões prévias, os *implanters* não necessitam de agulhas para introduzir as unidades nas incisões já realizadas.

É importante ressaltar que a utilização dos implantes na técnica FUE é muito importante, visto que as unidades obtidas por esta técnica são mais delicadas e devem ser manipuladas de forma muito cuidadosa para que não sejam danificadas.

□ Manejo pós-operatório

Deve-se realizar uma revisão ao final do procedimento para nos certificarmos do posicionamento correto das unidades. Procederemos na sequência à limpeza das áreas receptora e doadora e colocamos uma compressa somente na área doadora, a qual permanecerá por cerca de 12 horas, quando o paciente retorna para o primeiro pós-operatório.

Orienta-se então a limpeza com xampus específicos nos primeiros dias e o início de utilização de minoxidil tópico a 5% duas semanas após a cirurgia.

Os cabelos caem após 6 a 8 semanas, quando então começam a crescer de forma definitiva, chegando-se ao resultado final cerca de 12 meses após o procedimento (Figuras 9.109 a 9.113).

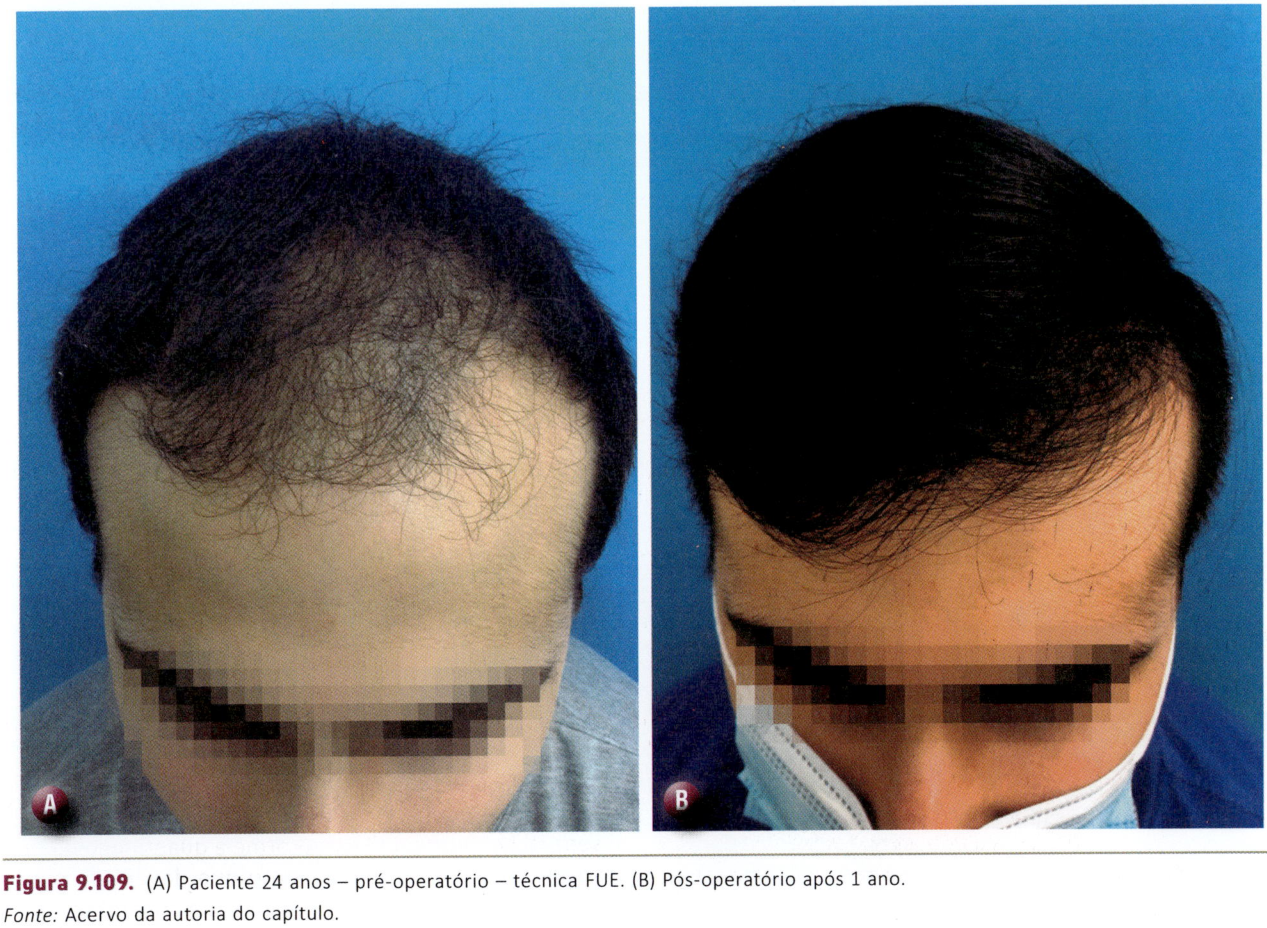

Figura 9.109. (A) Paciente 24 anos – pré-operatório – técnica FUE. (B) Pós-operatório após 1 ano.
Fonte: Acervo da autoria do capítulo.

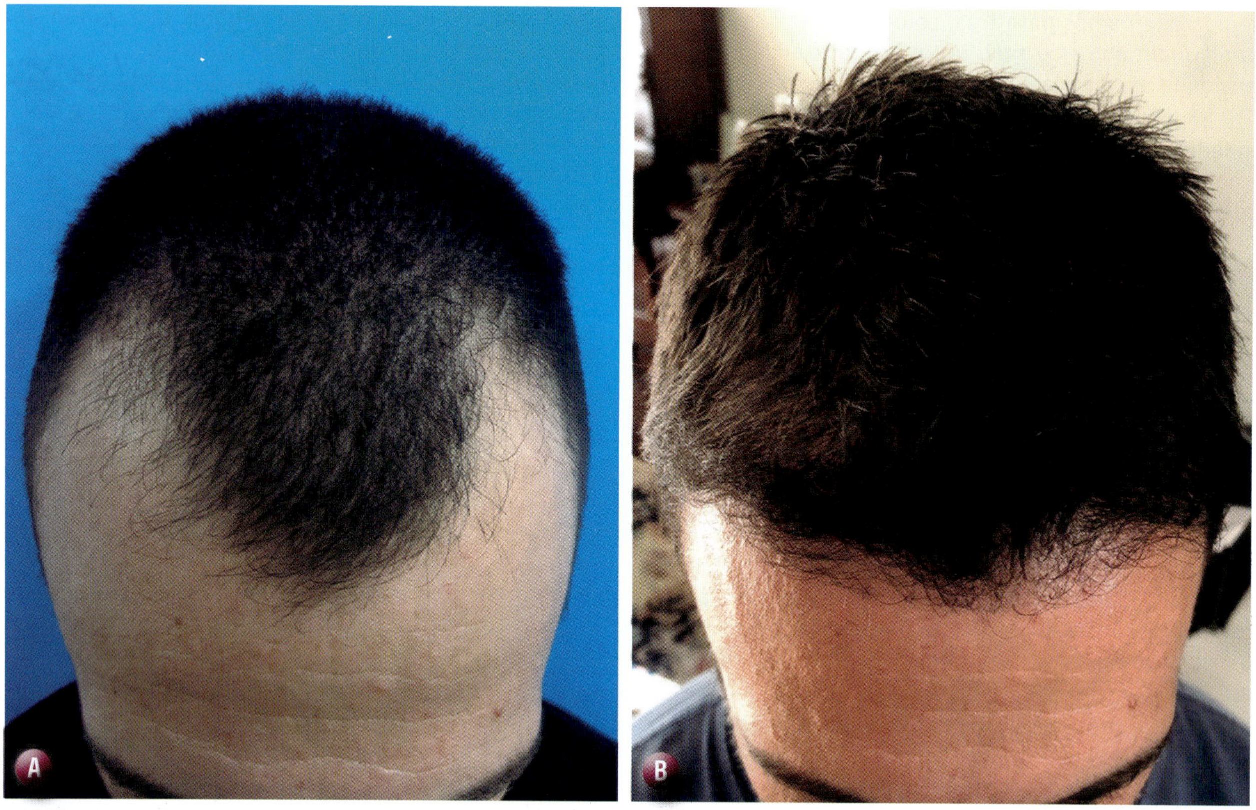

Figura 9.110. (A) Pré-operatório – paciente 40 anos – técnica FUE. (B) Pós-operatório após 1 ano.
Fonte: Acervo da autoria do capítulo.

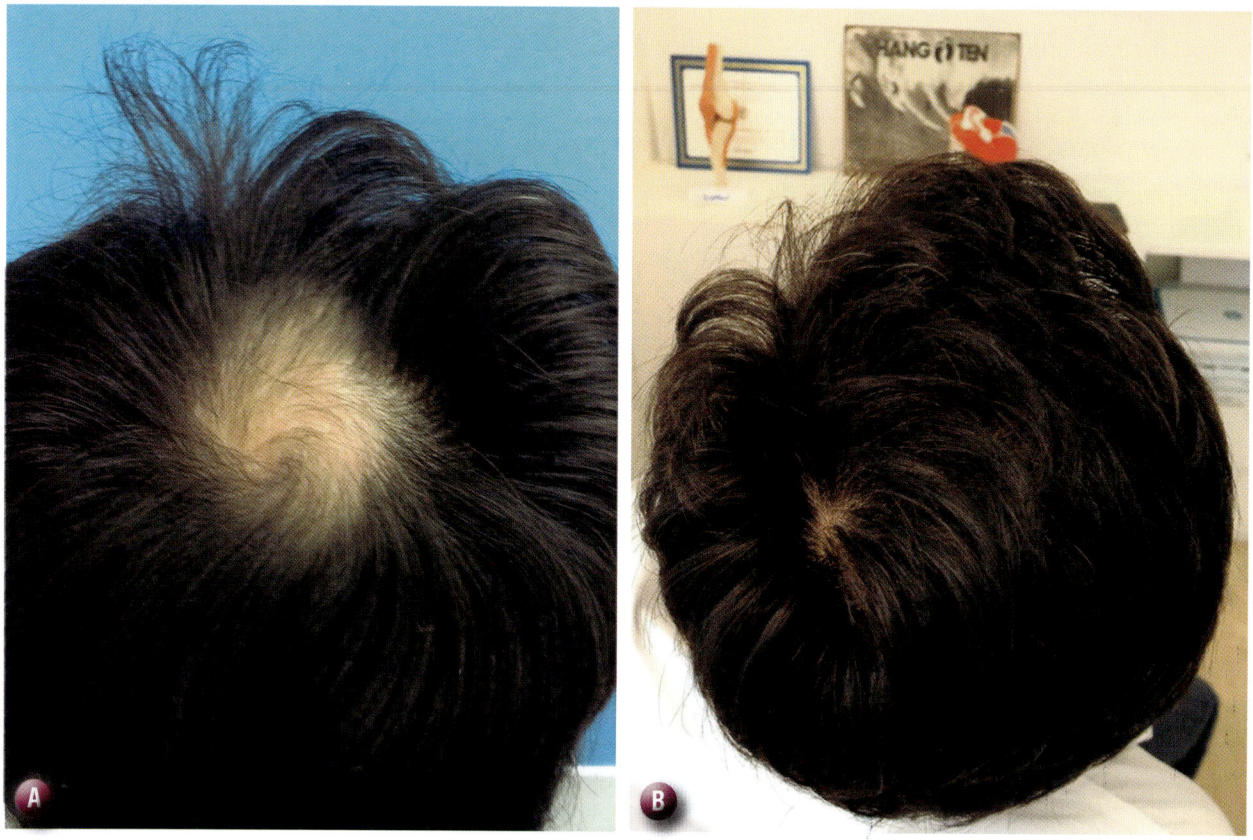

Figura 9.111. (A) Pré-operatório – paciente 37 anos – região vértex – técnica FUE. (B) Pós-operatório após 1 ano.
Fonte: Acervo da autoria do capítulo.

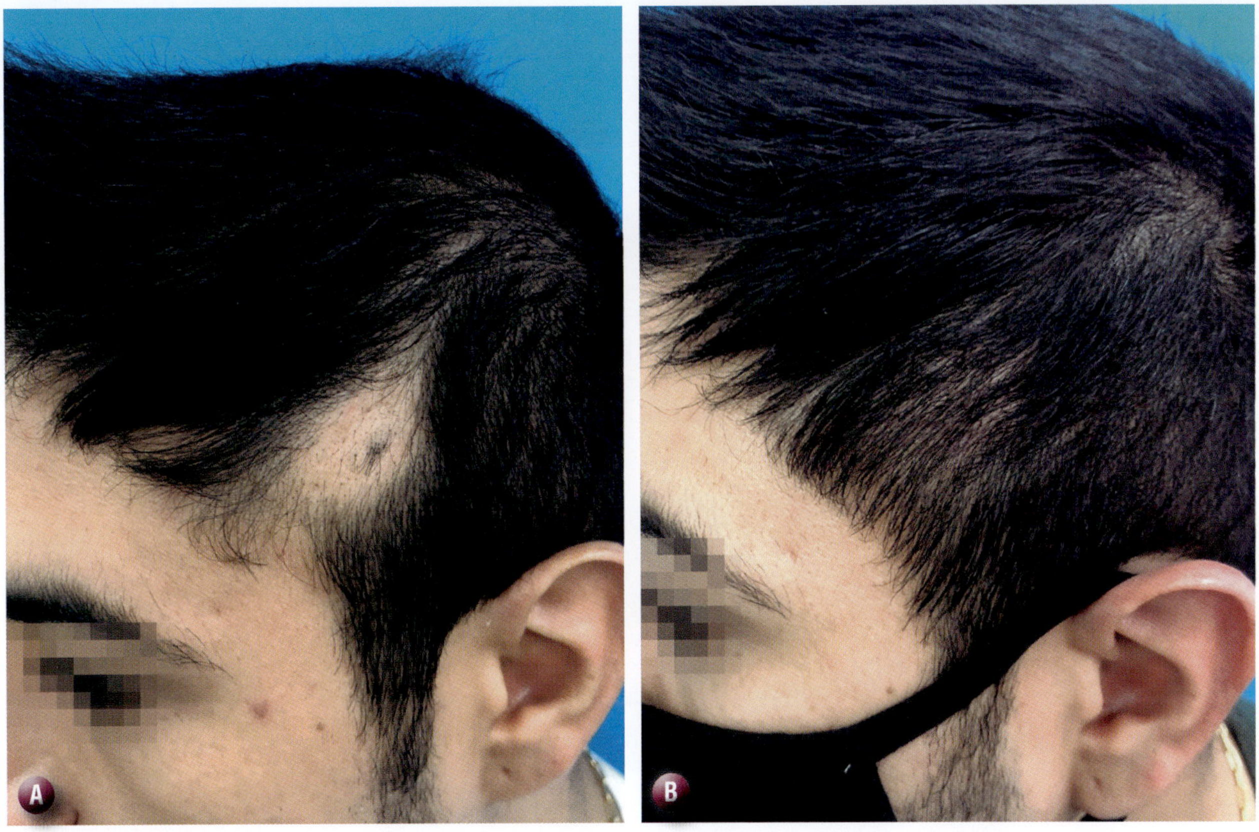

Figura 9.112. (A) Pré-operatório – paciente 28 anos – cicatriz região temporal – técnica FUE. (B) Pós-operatório após 1 ano.
Fonte: Acervo da autoria do capítulo.

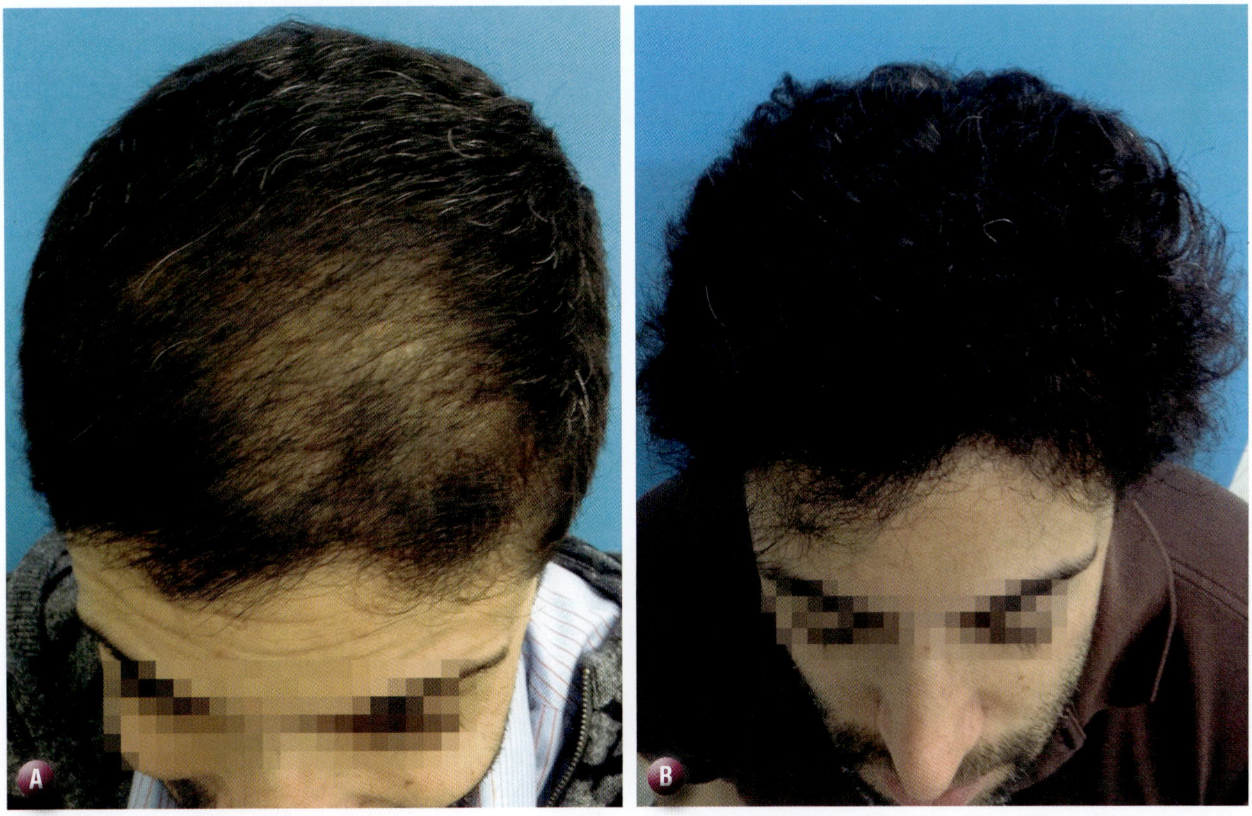

Figura 9.113. (A) Paciente 34 anos – pré-operatório – técnica FUE. (B) Pós-operatório após 1 ano.
Fonte: Acervo da autoria do capítulo.

Complicações

Dentre as complicações da cirurgia capilar, podemos destacar:

- Náuseas e vômitos causados pela medicação.
- Sangramento pós-operatório (menos de 0,5%).
- Infecção (menos de 0,5%).
- Cicatriz hipertrófica.
- Cefaleia temporária.
- Hipoestesia temporária.
- Cicatrização anormal ao redor dos enxertos na área receptora.
- Pobre crescimento dos enxertos.
- Foliculite.
- Queloide.
- Neuroma.
- Dor persistente no couro cabeludo.
- Eflúvio telógeno.
- Formação de fístula arteriovenosa.

Conclusão

A cirurgia de transplante de cabelos apresenta-se como uma opção segura e que traz excelentes resultados. Para tanto, devemos fazer um planejamento cuidadoso e selecionar os pacientes com muito critério.

Outro ponto fundamental é a presença de uma equipe bem treinada e utilizando materiais que permitam a confecção de unidades foliculares refinadas, o que trará naturalidade e boa densidade.

Quanto ao futuro, a possibilidade de clonagem de unidades foliculares apresenta-se como uma alternativa excelente, em especial para os candidatos que não apresentam área doadora suficiente.

9.11 Próteses Capilares

• Sofia Sales Martins

O uso de próteses capilares com o objetivo de minimizar os efeitos psicológicos das diversas formas de perdas capilares é um recurso muito importante e que auxilia diversos pacientes a diminuírem o impacto e os estigmas da perda dos cabelos. É um recurso que recupera o aspecto cosmético dos cabelos de forma muito rápida, permitindo o enfrentamento das alopecias. Diante disso, é fundamental que o médico que assiste pacientes com alopecia conheça esse recurso e saiba orientar seus pacientes.

Indicações

Próteses capilares podem ser usadas em qualquer tipo de perda de cabelos.

Podem ser o único recurso de recuperação da cobertura do couro cabeludo em alopecias cicatriciais por trauma ou por doenças inflamatórias em que os folículos foram destruídos de forma definitiva.

São também bem indicadas em perdas transitórias, como em vigência de tratamento quimioterápico, em que se perdem praticamente todos os fios durante o tratamento. Nesses casos, auxiliam muito na diminuição dos estigmas da doença e podem ser usadas enquanto não ocorre a recuperação dos fios.

As próteses também auxiliam em casos de alopecias avançadas em que já se perdeu grande parte dos fios. Podem ser usadas, por exemplo, para recuperar o volume capilar perdido, mas também para cobrir áreas de maior perda, como em alopecias em placas.

Tipos de próteses

As próteses capilares evoluíram muito ao longo dos anos. Atualmente existe uma grande diversidade de próteses que podem se adequar aos vários tipos de perdas capilares e às diferentes necessidades dos pacientes. Os resultados cosméticos podem ser muito bons, sendo, algumas vezes, difícil identificar o uso do recurso.

□ Tipos de fibras

Classificamos as fibras usadas para a confecção das próteses em dois tipos principais: as sintéticas; e as naturais.

Entre as fibras sintéticas, as mais utilizadas são as de náilon e dynel, que é um material composto de plástico e reforçado com fibra. Essas fibras podem ser de diversas cores e texturas, geralmente são bem duráveis, de fácil manutenção e custos mais baixos em relação às fibras naturais. Outra vantagem nas fibras sintéticas é que são menos propensas ao intemperismo. Porém, como desvantagem, podem ter uma aparência artificial e não podem ser expostas a calor, impossibilitando uso de secadores e de outros recursos para modelar os fios.

Já as próteses de fibras naturais têm aparência mais real em razão da variabilidade real de coloração e de diâmetro dos fios. Podem ser tingidas e modeladas como o cabalo natural, pois se comportam como tal. Por isso demandam mais cuidados. Além disso, as próteses de fios naturais são mais artesanais e costumam ter preços mais elevados.

□ Tipos de base

A base da prótese é onde os fios são fixados para serem aplicados no paciente. Podem ser de diversos materiais e podem cobrir todo o couro cabeludo ou apenas uma parte de acordo com a necessidade do paciente. Quando são próteses completas, a base pode ser denominada "touca". As bases das próteses tentam simular o couro cabeludo real. Os principais tipos de base são: micropele; rede; trama; e mista.

A micropele é um tipo de base delicada que tenta simular o couro cabeludo do paciente (Figura 9.114). Geralmente é feita de silicones e poliuretanos e é bastante durável. Costumam-se utilizar fibras naturais nesse tipo de base, conferindo uma aparência real ao resultado (Figura 9.115).

A base do tipo rede é composta com uma malha delicada na qual são amarrados os fios de cabelo natural ou sintético (Figura 9.116). Geralmente é feita de forma manual, tentando camuflar os nós com o couro cabeludo. Como são produzidas de forma artesanal, têm valor mais elevado e não são tão duráveis, mas apresentam aparência bem natural.

Um subtipo de prótese com base de rede é conhecido como "lace". A lace é feita com o monofilamento de náilon transparente e fino onde os fios são amarrados individualmente, conferindo, assim, maior movimento aos fios e boa visualização do couro cabeludo. Dessa forma, as próteses com a base de lace têm um aspecto bastante natural, porém de custo mais elevado e de menor durabilidade.

A base tipo trama é composta por tiras do material sintético formando a trama, em geral quadriculada, na qual os fios são costurados manualmente ou à máquina. Dessa forma, há espaços sem fios nesse tipo base, deixando o couro cabeludo mais ventilado. Esse é o tipo de base mais comum e mais barato, especialmente quando feitas à máquina e com fios sintéticos. Apresentam boa durabilidade.

Já a base mista pode apresentar combinações dos diferentes tipos de base ao longo da touca que forma a prótese, por exemplo uma base que apresente aspecto mais natural na linha de implantação e outro tipo de base no restante da prótese (Figura 9.117).

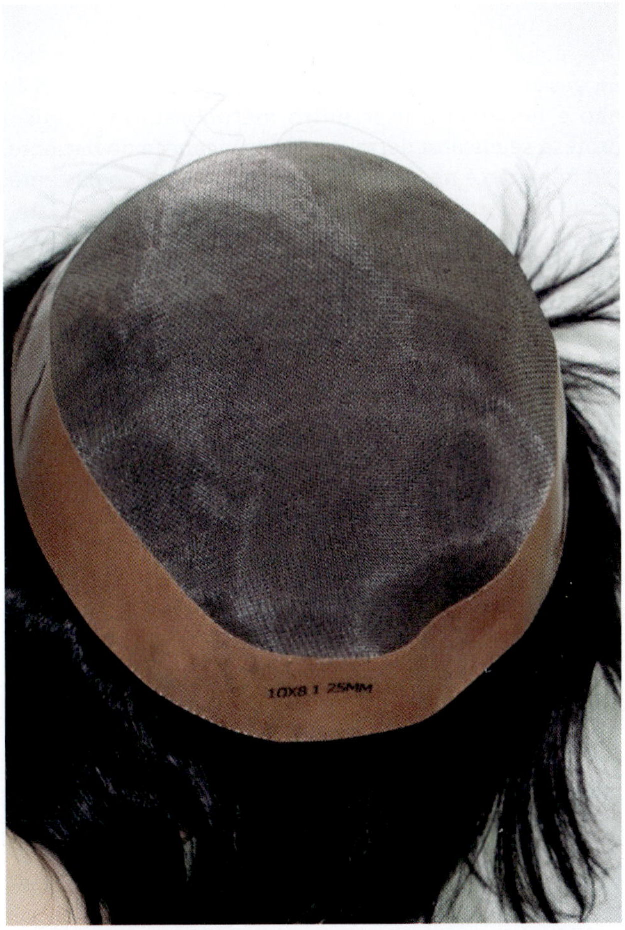

Figura 9.114. Prótese capilar com base de micropele mostrando o verso da prótese.
Fonte: Acervo da autoria do capítulo.

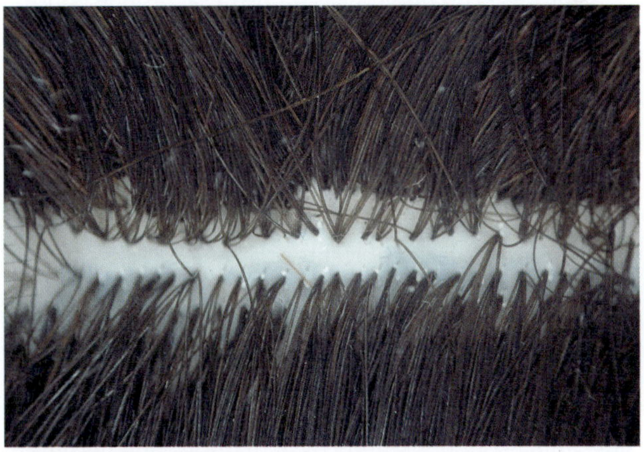

Figura 9.115. Foto tricoscópica de prótese com base tipo micropele com aumento de 10x.
Fonte: Acervo da autoria do capítulo.

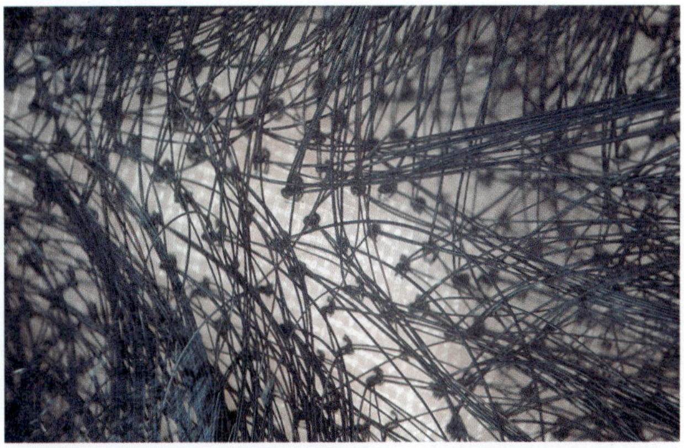

Figura 9.116. Foto tricoscópica de prótese com base tipo rede mostrando os fios amarrados na delicada rede desta base (aumento de 10x).
Fonte: Acervo da autoria do capítulo.

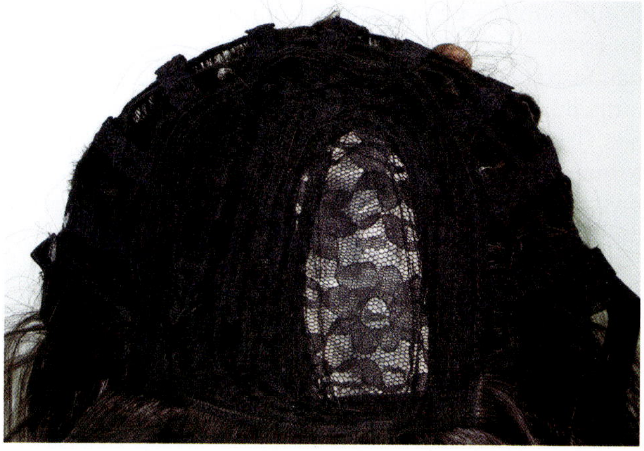

Figura 9.117. Prótese capilar com base mista. Parte anterior central tipo micropele e restante tipo trama.
Fonte: Acervo da autoria do capítulo.

□ Modelos de próteses

Podemos classificar os modelos de próteses em touca completa (*full cap*), próteses parciais (*hairpieces*) e sistemas de integração capilar.

As próteses do tipo touca completa são as que cobrem todo o couro cabeludo. Podem ser feitas sob medida para se encaixar perfeitamente na cabeça do paciente ou em toucas de moldes padronizados.

As próteses parciais podem ser de diversas formas. São usadas para alopecias em placas, sobretudo as cicatriciais. São feitas sob medida para cobrir a área de perda dos cabelos. Podem ser úteis também para pacientes com perdas importantes na linha de implantação, ou apenas no ápice da cabeça. Um tipo especial de próteses parciais são as de sobrancelhas, constituídas de fios naturais ou sintéticos em uma base de rede tipo lace e fixadas com colas de maquiagem.

Os sistemas de integração capilar são feitos por uma rede ampla com fios sintéticos ou naturais que permitem que os pacientes passem os seus cabelos sobre as fenestrações amplas da rede da prótese, conferindo maior cobertura ao couro cabeludo e especialmente mais volume para os cabelos. São uma opção de prótese para pacientes com rarefação e afinamento dos fios, como na alopecia androgenética.

Modos de fixação

Um dos aspectos mais importantes para a adaptação do paciente ao uso de próteses capilares é a fixação adequada ao couro cabeludo. É importante que a prótese fique bem fixa, permitindo a realização das atividades cotidianas sem receio de a prótese se soltar e sem gerar lesão ou qualquer dano ao couro cabeludo. Além disso, dependendo do tipo de alopecia e da necessidade de uso de tratamentos tópicos em couro cabeludo, podemos optar por métodos de fixação removíveis ou fixos.

Entre os sistemas removíveis, os mais usuais são clipes, presilhas e velcro. São métodos práticos, que permitem remoção diária. Porém, podem gerar quebra dos fios em que são fixados ou até uma alopecia por tração.

Entre os métodos fixos, os mais comuns são as colas e as fitas, que geralmente precisam de trocas semanais ou mensais. Os principais tipos de adesivos incluem os compostos de cianoacrilatos, hidroquinona e polimetilmetacrilato; e compostos orgânicos de ácido sulfônico. Diante disso, deve-se atentar aos riscos de dermatite de contato e irritações do couro cabeludo. Esse tipo de fixação permite que o paciente faça suas atividades cotidianas, como tomar banho e dormir, sem precisar remover a prótese, o que pode ter um impacto psicológico importante.

Outro tipo de método fixo é o vácuo, no qual a prótese é confeccionada sob medida a partir de um molde de gesso da cabeça do paciente. Nesse tipo de fixação não é necessário usar outro método adesivo, pois a prótese se encaixa perfeitamente na cabeça do paciente, também não é necessário raspar os cabelos do paciente. Esse tipo de prótese é o mais caro.

Conclusão

Existem diversos tipos de próteses capilares que podem atender uma grande diversidade de pacientes com perdas parciais ou totais dos cabelos, a fim de recuperar o aspecto cosmético e com grande impacto psicológico positivo para esses pacientes. É importante conhecer os principais aspectos sobre esse tema para melhor acolher e orientar esses pacientes.

9.12 Hipertricose e Hirsutismo

Abordagem Clínica

• Vera Lucia Figueiredo de Sousa

O aumento da quantidade e/ou a alteração na distribuição dos pelos no corpo pode gerar grande desconforto estético e ser um sinalizador de uma doença associada. Por isso, essa queixa não deve ser subestimada. A hipertricose é o crescimento excessivo de pelos em áreas sensíveis e não sensíveis aos andrógenos, podendo afetar tanto homens quanto mulheres. No hirsutismo, ocorre na mulher o crescimento excessivo de pelos terminais em áreas anatômicas características de distribuição masculina.

Hipertricose

A hipertricose pode ser congênita ou adquirida, localizada ou generalizada, e sua intensidade pode variar muito. Deve-se considerar a influência de fatores genéticos, raciais e constitucionais.

□ Hipertricoses congênitas

Hipertricose lanuginosa congênita

Doença rara em que a maioria dos casos tem herança autossômica dominante. Os portadores desta síndrome têm recebido apelidos depreciativos, como "cara de cachorro". O início do quadro ocorre ao nascimento ou na primeira infância. A face é recoberta por pelos finos e longos, lanugos. Em alguns casos, todo o corpo pode ser recoberto por lanugos, e alterações dentárias podem estar presentes.

Outras doenças geneticamente determinadas podem cursar com hipertricose lanuginosa, dentre elas a Síndrome de Cornélia de Lange, a fibromatose gengival e o leprechaunismo.

Hipertricose congênita localizada

É observada quando ocorre o desenvolvimento de pelos longos e grossos em algumas lesões névicas, como nevo melanocítico congênito, nevo epitelial linear, nevo de Becker e nevo piloso na região sacra. Este último caso é de extrema importância porque alerta para o diagnóstico de falha na fusão espinhal (espinha bífida). O reconhecimento deste estigma, associado ao exame radiológico apropriado, diminui a morbidade dessa condição.[1]

□ Hipertricoses adquiridas

Hipertricose lanuginosa adquirida

É considerada uma manifestação paraneoplásica e pode preceder a apresentação clínica do tumor. Mais frequente em mulheres; nelas, o tumor mais comum é o câncer colorretal seguido pelo câncer de pulmão e o de mama. Nos homens, o mais comum é o câncer de pulmão seguido pelo colorretal.[2] A associação à linfoma também tem sido relatada. Caracteriza-se pelo crescimento rápido de pelos finos por todo o corpo ou, mais comumente, apenas na face. Está ocasionalmente associado à glossite e à perda do paladar. A remissão do quadro está relacionada com o sucesso terapêutico do tumor.

A hipertricose tanto lanuginosa quanto com presença de pelos intermediários ou terminais pode estar associada a desordens sistêmicas ou a dermatoses. Pode surgir concomitante a desnutrição, má absorção, anorexia nervosa, síndrome fetal-álcool, pós-trauma craniano, encefalite, esclerose múltipla, dermatomiosite ou porfirias.[2]

Hipertricose localizada adquirida

Processos que provocam inflamação dérmica podem ocasionar o crescimento de lanugos nas áreas lesadas. Isso pode estar relacionado com o aumento do fluxo sanguíneo cutâneo ou com a deposição de materiais exógenos na derme. Pode se desenvolver em casos de eczema de contato, eczema numular, mixedema pré-tibial, artrite ou osteomielite, trauma ocupacional ou induzido, oclusão por plástico e após tratamentos depilatórios (eletrólise, laser, luz pulsada). Tem sido relatado hipertricose paradoxal, em geral na forma de crescimento de pelo *vellus*, nas margens das áreas tratadas com laser para depilação.[3,4]

Hipertricose iatrogênica

Alguns fármacos podem induzir o crescimento de *vellus* ou pelos intermediários, geralmente no tronco e nas extremidades. Esse processo pode regredir em até um ano após a suspensão da medicação. Os fármacos mais comumente envolvidos são difenil-hidantoína (após dois a três meses de tratamento), diazóxido (em 50% dos casos), minoxidil, estreptomicina, penicilamina, ciclosporina (afeta mais de 80% dos casos), benoxaprofen, corticoides, psoralenos, esteroides tópicos, andrógenos[2] e mais recentemente com o uso de cetuximab.[5] Há referências de surgimento de hipertricose, em alguns casos extensa, em pacientes em uso de minoxidil tópico.[6,7]

Hirsutismo

É caracterizado pelo crescimento excessivo de pelos terminais andrógeno dependentes na mulher em áreas anatômicas características de distribuição masculina. A prevalência em mulheres em idade reprodutiva varia de 4% a 8%. A maioria dos casos, 75% a 80%, decorre de síndrome dos ovários policísticos (SOP) e 5% a 20% permanece como hirsutismo idiopático.[8] O restante dos casos decorre de outras desordens ovarianas, distúrbios adrenais, doenças sistêmicas e reações medicamentosas.

Os andrógenos promovem a conversão de pelos *vellus* em terminais nos folículos pilosos sensíveis a esses. Na mulher, na pré-menopausa, os ovários e as adrenais contribuem igualmente para as concentrações de testosterona circulante. Em torno de 50% da testosterona sérica resulta da secreção direta pelos ovários e adrenais, e o restante deriva do metabolismo da androstenediona, um andrógeno mais prevalente, porém mais fraco, em tecidos periféricos, como a pele e a gordura. As adrenais produzem a maior parte de de-hidroepiandrosterona (DHEA) e sulfato de de-hidroepiandrosterona (SDHEA), os ovários produzem muito pouco DHEA, logo o SDHEA é um marcador de secreção adrenal, sobretudo em condições de excesso androgênico. Cerca de 80% da testosterona circulante está ligada à globulina ligadora de hormônio sexual, e 19% está ligada à albumina, apenas 1% está "livre", sendo biodisponível para atuar nos órgãos-alvo.[9] Esta fração livre, pela ação da 5α-redutase, será convertida em di-hidrotestosterona (DHT) no folículo piloso, onde influenciará o crescimento do pelo.

O hirsutismo pode ocorrer em função de diversos mecanismos ou por uma combinação destes:

- produção aumentada de andrógenos ovarianos e/ou adrenais;
- conversão de precursores hormonais não androgênicos, ou androgênicos fracos, em produtos androgênicos potentes;

- diminuição dos níveis de globulinas ligadoras de hormônio sexuais (*sexual hormone-binding globulin* – SHBG), ocasionando um aumento dos níveis de andrógenos livres efetivos no soro;
- aumento da sensibilidade do órgão final (pelo) aos níveis normais de andrógenos livres.

Didaticamente, é possível analisar o hirsutismo da seguinte maneira:

□ Hirsutismo constitucional

Decorre de fatores constitucionais, familiares e raciais. Não se detectam alterações hormonais, doenças associadas ou influência medicamentosa. A partir da puberdade, inicia-se a transformação de pelos lanugos em terminais, predominando nas regiões supralabial, mentoniana, mamas, membros e abdome.

□ Hirsutismo idiopático

Caracteriza-se por uma maior atividade androgênica no folículo pilosebáceo dos hormônios circulantes que se apresentam em níveis normais.[2] Não há participação de fatores genéticos, constitucionais, familiares ou raciais nesses casos.

O início do crescimento anormal dos pelos nestas mulheres é na puberdade, e geralmente o aumento é notado na terceira década. Em algumas pacientes, apenas uma área, como os seios ou a região supralabial, é envolvida. Não é comum a calvície, e as características clínicas incluem uma linha de implantação capilar baixa e sobrancelhas espessas.

□ Hirsutismo associado com doenças ovarianas

Síndrome de Stein-Leventhal ou síndrome dos ovários policísticos (SOP)

A SOP afeta 6% a 7% das mulheres em idade fértil, sendo a desordem endócrina mais comum nessa população.[2,10] Caracteriza-se por um excesso de testosterona livre circulante (60% a 80% dos casos) e DHEA (20% a 25% dos casos)[10] acompanhado por alterações morfológicas dos ovários (cistos ovarianos). Observa-se também alteração da relação LH/FSH em função de uma maior secreção de LH que conduz a uma maior produção de andrógenos pelos ovários. Estas pacientes, sobretudo quando acima do peso, podem apresentar concentrações mais altas de insulina compensatoriamente ao desenvolvimento de resistência insulínica nos músculos e no tecido adiposo, o que poderá desencadear intolerância a glicose, diabetes e risco aumentado para doenças cardiovasculares.[9,11] A hiperinsulinemia também ocasiona um estímulo direto de hiperprodução androgênica pelas células tecais ovarianas e a uma supressão de produção de SHBG pelo fígado, o que aumentará a fração livre circulante de testosterona. O aumento da atividade da glândula sebácea e acne ocorrem em cerca de 20% das pacientes. A presença concomitante de seborreia, acne, hirsutismo e alopecia constitui a síndrome SAHA. Casos mais graves podem apresentar sinais de virilização (hipertrofia do clitóris, aumento da massa muscular, engrossamento da voz). A maioria das pacientes com SOP têm disfunção ovariana e 70% a 80% delas apresentam oligomenorreia ou amenorreia.[12] A SOP é a causa mais comum de infertilidade anovulatória.

O diagnóstico de SOP com base nos critérios definidos no consenso de Rotterdam deve incluir pelo menos 2 dos 3 seguintes: disfunção ovulatória; evidência de hiperandrogenismo clínico ou laboratorial; aparência policística dos ovários à ultrassonografia; ou seja, 12 ou mais folículos 2 a 9 mm e/ou volume ovariano > 10 cm^3. Outras causas de hiperandrogenismo devem ter sido excluídas.[13,14]

Hipertecose ovariana

A hipertecose do estroma ovariano associada à hiperatividade do hipotálamo causa anormalidades clínicas e laboratoriais semelhantes à SOP.

Neoplasias ovarianas

Tumores ovarianos secretores de andrógenos são relativamente raros e podem levar a hirsutismo de desenvolvimento rápido, bem como a outros sinais de virilização. Os mais comuns são: microadenomas, arrenoblastomas, tumores de células de Leydig, tumores de células da teca-granulosa, tumores de células hílares, disgerminomas, teratomas, gonadoblastomas e tecomas luteinizados. Hirsutismo grave também está associado a luteomas, os quais são mais frequentes em negras, surgem na gravidez e podem recorrer nas gestações subsequentes.

□ Hirsutismo associado com anormalidades adrenais

Hiperplasia adrenal congênita (síndrome adreno-genital)

Há a forma clássica e a não clássica que é rara e de início tardio sendo a causa mais frequente de hirsutismo de origem adrenal e equivale a 2% a 10% das pacientes com queixa de hirsutismo.[14] É uma doença de herança autossômica recessiva. Quando a doença inicia no útero, pode resultar em genitália ambígua; quando na infância, é associada a virilismo e crescimento precoce. As manifestações clínicas são variáveis: hirsutismo, acne, alopecia androgênica, distúrbio menstrual e anovulação crônica. Alguns casos podem se apresentar como hirsutismo isolado na presença de ciclos regulares.[15]

O defeito bioquímico localiza-se com mais frequência na 21-hidroxilação da 17-hidroxiprogesterona. Isso resulta em bloqueio na produção de cortisol, ocasionando a redução do seu nível sérico, o que produz elevação compensatória de hormônio adrenocorticotrófico (ACTH). Este estimulará as adrenais a produzir mais cortisol e em consequência, mais androgênios também.

Síndrome de Cushing

A síndrome de Cushing pode ser causada por administração exógena de glicocorticoides, produção ectópica de ACTH ou por adenoma hipofisário produtor de ACTH. Nesse último caso, o quadro recebe o nome de doença de Cushing. A síndrome é caracterizada por obesidade centrípeta, face de lua cheia, acne, estrias abdominais, hipertensão, diminuição da tolerância a carboidratos, distúrbios psiquiátricos, amenorreia e hirsutismo.

Tumores adrenais

Tumores adrenais podem causar hirsutismo e em geral são acompanhados de outros sinais de virilização. O início do quadro é súbito e a progressão rápida.

Outras causas de hirsutismo

Hiperprolactinemia

Pode resultar de adenoma hipofisário, estresse, hipotireoidismo, doença hipotalâmica, drogas (fenotiazinas) e falência hepato-renal. Esta última pode ocasionar também estímulo da produção de andrógenos adrenais e ovarianos. Galactorreia e amenorreia são queixas frequentes.

Acromegalia

Há produção excessiva de hormônio de crescimento (GH), o qual pode agir diretamente nos folículos pilosos ou indiretamente, causando hiperplasia adrenal e consequente hiperandrogenismo e hirsutismo.

Fármacos

O uso de alguns fármacos pode desencadear quadros de hirsutismo. Dentre eles se destacam: contraceptivos orais com baixa concentração de estrogênio e alta de progesterona, esteroides anabólicos e andrógenos.

Pós-menopausa

Na menopausa, ocorre uma redução nas concentrações de estradiol e consequente aumento dos hormônios folículo estimulante (FSH) e luteinizante (LH). Enquanto os ovários após a menopausa produzem quantidades mínimas de estradiol, eles continuam produzindo quantidades importantes de testosterona e, em menor escala, de androstenediona. Os androgênios, predominantemente a androstenediona suprarrenal, são convertidos perifericamente pela aromatase em estrona. A alteração relativa no equilíbrio entre a produção de estrogênio e de andostenediona nas mulheres pós-menopausadas pode explicar a incidência aumentada de hirsutismo nesse grupo.

Avaliação clínica

A anamnese minuciosa avaliando a influência de fatores étnicos, familiares e raciais é fundamental nos casos de hipertricose e hirsutismo. Nos casos de hipertricose lanuginosa adquirida, investigar perda de peso associada, queixas de sangramento intestinal, história de anemia; e nos casos localizados, questionar a realização de procedimentos (depilação), traumas ou a existência prévia de processos inflamatórios na região. O hirsutismo é mais frequente em brancas do que em negras e nestas mais do que em asiáticas. É importante o questionamento quanto a data do início do quadro, alterações do ciclo menstrual, infertilidade, estresse, aumento ou perda ponderal, acne, seborreia, alopecia, galactorreia, hipertensão, sintomas de doenças subjacentes, sinais de virilização, presença de casos semelhantes na família, velocidade de progressão do quadro e uso de medicamentos, em especial, anticoncepcionais orais, esteroides anabólicos, glicocorticoides, andrógenos/testosterona e ácido valproico.

Exame físico

Nos casos de hipertricose observa-se que o crescimento excessivo de pelos não guarda relação com áreas de sensibilidade andrógena. Pelo exame físico, verifica-se se é um caso de hipertricose localizada congênita (presença associada de lesão névica) ou adquirida (observar a existência de sinais de inflamação local anterior, presença de cicatrizes). Em casos de hipertricose generalizada, atentar para a presença de possíveis sinais de tumor associado (anemia, diminuição de massa muscular, presença de massas tumorais).

A avaliação da quantidade e da distribuição do aumento dos pelos é importante para o diagnóstico e para o seguimento terapêutico dos casos de hirsutismo. A escala semiquantitativa de Ferriman-Gallwey modificada permite esta análise por meio da graduação da presença de pelos em 9 áreas do corpo andrógeno sensíveis (supralabial, geniana, tórax, dorso superior, dorso inferior, abdome superior, abdome inferior, braço e coxa) em um nível de 0 (nenhum crescimento) até 4 (crescimento extenso). Um escore de 8 a 15 é considerado hirsutismo leve e acima de 15 moderado a grave.[2,16] Importante verificar a presença de seborreia, alopecia androgênica, acne, acantose *nigricans* (sugestiva de resistência insulínica) e sinais de virilização, como clitoromegalia, aumento de massa muscular, engrossamento da voz e atrofia mamária. Nas pacientes com suspeita de SOP, o exame deve incluir a avaliação do índice de massa corporal (IMC: peso/altura^2) e a relação cintura/quadril, que permitem de maneira simplificada avaliar pacientes com maior risco metabólico (IMC > 25 = sobrepeso e > 30 = obesidade; relação cintura/quadril em mulheres > 0,85).[14,16]

Em casos suspeitos de síndrome de Cushing, observar obesidade centrípeta, perda da massa muscular, face de lua cheia, hipertensão e estrias violáceas.

O exame físico deve incluir palpação abdominal e pélvico para pesquisa de massas tumorais ovarianas ou adrenais.

Avaliação laboratorial

Nos casos de hipertricose localizada, em geral, não há necessidade de exames complementares para conclusão diagnóstica. Já nos casos generalizados graves, a exclusão laboratorial de hiperandrogenismo e a pesquisa de tumor associado são necessárias.

Avaliação laboratorial está indicada em pacientes que apresentem hirsutismo de moderado a intenso, ou mesmo quadros mais leves, mas que sejam de início abrupto ou rapidamente progressivo, ou ainda associados a outras alterações, como anormalidades do ciclo menstrual, obesidade ou clitoromegalia.[2,14] Os níveis de andrógenos circulantes nem sempre são compatíveis com o grau das manifestações clínicas de acne e hirsutismo.[13] As dosagens de testosterona livre, androstenediona, SDHEA, relação LH/FSH e prolactina são fundamentais e identificam cerca de metade das pacientes com hiperandrogenismo.[17] Os níveis séricos de SDHEA e testosterona livre (dosar do 4º ao 10º dia do ciclo) são as medidas mais sensíveis de excesso androgênico.[2] Se os exames estiverem dentro da normalidade, convém considerar os diagnósticos de hirsutismo idiopático ou constitucional, e repetir a avaliação após alguns meses para confirmação do diagnóstico. Caso os exames demonstrem hiperandrogenismo, deve-se aprofundar a investigação de acordo com os achados clínicos. Não é recomendado investigação laboratorial em pacientes com hirsutismo leve, FG < 8 e com ciclo menstrual normal em função das altas taxas de normalidade nos resultados.[14]

Em geral, verifica-se que níveis de andrógenos normais ou minimamente elevados estão associados a causas benignas enquanto o aumento de 2 a 3 vezes sugere a presença de neoplasia. Nesses casos, será necessário um aprofundamento laboratorial de investigação e a realização de exames de imagem para localização da lesão.

Testosterona sérica > 200 ng/dL é altamente sugestiva de tumor ovariano ou adrenal. Nesses casos, se a SDHEA estiver normal indica tumor ovariano. Situações em que o nível de SDHEA > 700 µg/dL apesar de nível normal de testosterona são sugestivas de tumor adrenal.[2]

A avaliação da insulina, glicose e perfil lipídico são importantes quando se diagnostica SOP, sobretudo em pacientes com sobrepeso ou obesas em função da possibilidade da associação ao diabetes e doenças cardiovasculares.[14] O diagnóstico nas fases iniciais da doença poderá diminuir o risco de evolução para estas condições.

Níveis de SDHEA, 17-hidroxiprogesterona aumentados sugerem hiperplasia ou tumor suprarrenal. Na suspeita de hiperplasia adrenal congênita não clássica pode-se confirmar o diagnóstico pela dosagem da 17-hidroxiprogesterona sérica basal e do cortisol sérico após teste de estímulo com corticotrofina.

Nos casos de acromegalia observa-se elevação do GH.

Em pacientes com queixas de galactorreia, amenorreia e hirsutismo, avaliar os níveis séricos de prolactina. A hiperprolactinemia exige investigação das funções hipofisária e tireoidianas para esclarecimento diagnóstico.

Tratamento Clínico

- Bruna Sabatovich Villarejo Iosifovich
- Rosa Maria Alvarez Martins Rodrigues

Avaliação

O tratamento clínico não deve ser iniciado sem que antes se realize um exame cuidadoso da paciente, tanto para melhor esclarecimento diagnóstico quanto para avaliação posterior da resposta terapêutica. Sempre excluir o uso de drogas, pois muitas têm propriedades androgênicas.

A distinção clínica entre hirsutismo andrógeno-dependente e andrógeno-independente é crucial para o tratamento apropriado. O segundo, só pode ser tratado pela remoção mecânica dos pelos ou retirada do fármaco indutor; já o primeiro, responde bem ao tratamento farmacológico combinado com a remoção mecânica dos pelos.

O mínimo de testes laboratoriais é necessário para estabelecer o esquema terapêutico nas mulheres hirsutas. Naquelas com ciclos menstruais regulares, os testes laboratoriais de rotina são quase sempre desnecessários. Uma avaliação laboratorial mais detalhada poderá ser realizada quando a avaliação clínica e a hormonal inicial direcionarem para a necessidade de maior investigação; para definir a origem do hiperandrogenismo, adrenal ou ovariana, e se esse é funcional ou neoplásico.[1]

Uma das maiores dificuldades na prescrição de uma terapia específica para o hirsutismo é a falha frequente em definir taxas para aplicar o diagnóstico. Essa deficiência é, em parte, decorrente do fato de a causa absoluta do hirsutismo feminino ser quase sempre obscura.

Quantificar o grau de hirsutismo é um dos primeiros obstáculos para o tratamento, já que faltam métodos adequados para a quantificação dos pelos como monitor da terapia. Tentativas têm sido feitas para padronizar a quantificação; o método mais utilizado é a escala desenvolvida por Ferriman e Gallwey (FG). Com esse método, o crescimento do pelo terminal em 11 áreas do corpo (mento, região supralabial, colo, região escapular e abaixo das costelas, região supra e infra abdominal, região do tríceps, antebraço, coxa e meia perna) sensíveis aos androgênios, é quantificado de 0 a 4 e somado. Um escore mínimo de 0 significa que não há crescimento de pelo terminal; um escore de 4 indica um crescimento acentuado do pelo terminal.[2-4] Posteriormente, houve uma atualização no método FG que excluiu o antebraço e a meia perna do *score*, uma vez que são áreas menos sensíveis à andrógenos.[3,5] Uma soma de 8 ou mais, na mulher adulta, é considerado anormal, sendo, entre 8 e 15 – hirsutismo leve, 16 e 25 moderado e > 25 severo. Esse sistema de graus é semiquantitativo e sujeito a muitas variações, mesmo quando realizado pelo mesmo observador.

Outro obstáculo para o tratamento adequado, e que é muitas vezes ignorado, é o manejo das expectativas individuais. Muitas vezes, a paciente superestima o problema, uma vez que o hirsutismo é culturalmente determinado ou interpretado.

A natureza do crescimento biológico do pelo produz a segunda área de expectativas com relação aos resultados terapêuticos. O crescimento e a renovação do pelo são processos lentos; planos terapêuticos longos, por meses ou anos, devem ser propostos.[6]

A paciente deverá ser informada sobre os tipos de tratamento disponíveis, seus efeitos colaterais e o tempo suposto para se observar alguma melhora. O conhecimento prévio desses aspectos reduz os abandonos de tratamento e as frustrações com poucos resultados imediatos.

Opções terapêuticas

O hirsutismo tende a piorar com o tempo, caso não receba nenhum tratamento; logo, prevenir o crescimento exagerado dos pelos é melhor do que tratar do hirsutismo já estabelecido. O tratamento medicamentoso não cura; para prevenir a recorrência, é necessário mantê-lo ao longo da vida.

Quando se inicia alguma medicação, em geral, só se observa alguma melhora do hirsutismo após os primeiros 6 meses de tratamento até os 18, quando atinge um novo platô.[7] A vida média do pelo é de vários meses, e os fármacos vão atuar sobre o novo pelo.

O processo cíclico do crescimento e regressão dos folículos pilosos deve ser considerado quando tentarmos interpretar as alterações dos pelos ou falharmos em eliminá-los, como resultado dos tratamentos hormonais ou outras manipulações terapêuticas. Há variações marcantes na duração da fase de crescimento e de repouso; variações cíclicas de semanas a meses.[6] Se após seis meses de medicação nenhuma melhora for observada, uma dose maior ou uma segunda opção medicamentosa deve ser utilizada.

O primeiro determinante para a melhora do crescimento do hirsutismo feminino é a sensibilidade intrínseca do pelo à supressão androgênica ou ao bloqueio de sua ação. O hirsutismo facial de longa data responde lentamente ao tratamento medicamentoso, mesmo que os androgênios sejam suprimidos a níveis indetectáveis.[7]

A relação dose-resposta para muitos medicamentos é relativamente superficial; em muitos casos, doses máximas são pouco mais efetivas que as doses que estão na média. Uma revisão recente trata do risco-benefício do tratamento farmacológico.[7] Em muitos pacientes, baixas doses de antiandrogênios são utilizadas com sucesso, com poucos efeitos colaterais. Outros pacientes, com hirsutismo hiperandrogênico severo, devem necessitar de doses maiores.

O sucesso da terapia resulta em um retorno gradual do pelo terminal a um pelo velar, mais fino e menos pigmentado. Para fins de observação clínica, a melhor indicação de que o tratamento está sendo eficaz é o aumento no intervalo entre as remoções mecânicas do pelo ou uma redução no tempo para realizá-las.

A hipertricose, hirsutismo que não depende dos androgênios, é uma manifestação benigna, mas pode incomodar cosmeticamente. Não se beneficia da terapia medicamentosa, embora mais dados sejam necessários para esclarecer a eficácia e segurança da terapia da hipertricose com antiandrogênios, que afeta somente o hirsutismo andrógeno-dependente. Um estudo com 12 meninas pré-puberdade com hipertricose encontrou benefício moderado do uso da espironolodona 100 mg, 2 vezes por dia, após seis meses detratamento.[8]

Quando possível, eliminar a doença metabólica associada à hipertricose, ou suprimir o uso dos fármacos que estejam relacionados com o seu aparecimento, acompanhando depois com tratamento tópico e remoção mecânica.

A expressão fenotípica do hirsutismo pode variar de um crescimento excessivo mínimo a profuso, associado a outros sinais de virilização (clitoromegalia, aumento da massa muscular, voz grossa, alopecia temporal). Nesse caso, considerar a associação a hiperplasia ou tumor, de adrenal ou ovário. Os tumores devem ser retirados cirurgicamente.

O crescimento exagerado de pelos terminais em mulheres com padrão de distribuição masculino que caracteriza o hirsutismo, na maioria das vezes, resulta de uma combinação de aumento discreto da produção de androgênios e da sensibilidade aumentada da pele aos mesmos.[9] A terapia farmacológica do hirsutismo tem base na interrupção de uma ou mais etapas das vias que resultam no aumento da expressão androgênica na unidade pilossebácea. Várias estratégias são disponíveis,[9] como mostra o Quadro 9.9: inibição da síntese e secreção de androgênios pelos ovários ou adrenais; alteração da ligação dos androgênios à SHBG (globulina ligadora dos hormônios sexuais); inibição da conversão periférica dos precursores androgênicos à forma ativa; inibição da ação androgênica nos tecidos-alvo. Medidas cosméticas concomitantes são frequentemente necessárias em muitos casos para garantir o sucesso do tratamento.

Quadro 9.9. Opções terapêuticas para o hirsutismo.

Tratamento farmacológico

I. Inibição da síntese de andrógenos pelos(as):

Ovários
- Contraceptivos orais
- Análogos do hormônio liberador de gonadotrofinas
- Acetato de ciproterona
- Agentes sensibilizadores da insulina
  1. Glitazonas
     - Troglitazona
     - Pioglitazona
     - Roziglitazona
  2. Biguanidas
     - Metformina
- Redução de peso corporal

Suprarrenais
- Corticosteroides

Ovários e suprarrenais
- Espironolactona
- Cetoconazol
- Cirurgia (para os tumores)

(*Continua*)

Quadro 9.9. Opções terapêuticas para o hirsutismo. (*Continuação*)
Tratamento farmacológico
II. Alteração da ligação dos androgênios à SHBG: • Aumentam a síntese de SHBG com diminuição dos androgênios livres 1. Contraceptivos orais 2. Estrogênio
III. Inibição da ação androgênica no nível de receptor: • Antiandrogênios 1. Acetato de ciproterona 2. Espironolactona 3. Flutamina
IV. Inibição da conversão periférica dos precursores androgênicos à forma ativa (DHT): • Inibidores da 5α-redutase 1. Finasterida 2. Espironolactona (em longo prazo)
Tratamento cosmético
I. Camuflagem
II. Remoção mecânica: 1. Temporária • Raspagem • Epilação: pinça, cera e cremes depilatórios 2. "Permanente" • Eletrólise • Laser 3. Biológica • Eflornitina

□ Tratamento farmacológico

Contraceptivos orais

O tratamento com contraceptivos orais é mais eficaz nas mulheres com anovulação e níveis séricos de testosterona elevados, permitindo uma diminuição dos níveis de androgênios e menstruações cíclicas.[7] São úteis também para o controle do ciclo e contracepção, nas mulheres que recebem tratamento com antiandrogênios.[7,10]

Eles são originalmente destinados a prevenir a ovulação, mas o seu componente progestógeno diminui a secreção ovariana de androgênios, pela inibição da secreção de gonododrofinas,[9] que resulta na diminuição da estimulação das células tecais. Os progestógenos também se ligam fracamente ao receptor de glicocorticoides e causam uma diminuição discreta nos androgênios de origem adrenal.

O componente estrogênico atua aumentando os níveis de SHBG, por uma ação direta no fígado, diminuindo, assim, a fração livre dos androgênios circulantes.

Os benefícios também têm sido atribuídos à sua ação inibidora sobre a ligação da DHT aos receptores androgênicos nas unidades pilossebáceas.[10]

Embora muito se fale sobre a androgenicidade da porção progestogênica dos anticoncepcionais, alguns progestógenos derivados da 19-nortestosterona (noretindrona, levonorgestrel, norgestrel) têm atividade androgênica comprovada apenas em doses elevadas, em estudos com ratas castradas; não há evidências de que na dose utilizada para mulheres nas pílulas anticoncepcionais a sua androgenicidade faça alguma diferença.[8]

Os progestogênios usados em contracepção que apresentam atividade antiandrogênica são o acetato de clormadinona, o dienogeste, a drospirenona e o acetato de ciproterona. São compostos estruturalmente relacionados com a progesterona, com elevado índice de seletividade. O acetato de ciproterona apresenta a maior potência antiandrogênica, seguido do dienogeste, da drospirenona e do acetato de clormadinona. Desses, somente o dienogeste não é comercializado no Brasil.[11]

A maioria dos anticoncepcionais, quando usados isoladamente, não irá tratar adequadamente o hirsutismo. O anticoncepcional ideal é o que suprime o LH no máximo e, assim, a secreção ovariana androgênica. Em função da sua alta atividade progestogênica e menor atividade androgênica, aqueles contendo desogestrel, gestodene ou até mesmo com atividade antiandrogênica, como o acetato de ciproterona, aumentarão sua eficácia no hirsutismo.[7] A combinação de etinilestradiol e acetato de ciproterona em dose pequena (2 mg) em pílulas anticoncepcionais (Diane-35®) não é disponível nos Estados Unidos.

No Quadro 9.10, está um resumo dos principais progestogênios.

Quadro 9.10. Classificação dos progestogênios de acordo com sua estrutura química.

Progestogênio	*Exemplo*
Progesterona	Progesterona natural
Retroprogesterona	Didrogesterona
Derivado da progesterona	Medrogestona
Derivados da 17α-hidroxiprogesterona	Acetato de medroxiprogesterona, acetato de megestrol, clormadinona (pregnanos, acetato de ciprosterona
Derivados da 17α-hidroxinorprogesterona (norpregnanos)	Caproato de gestonorona, acetato de nomegestrol
Derivados da 19-nortestosterona (norpregnanos)	Demegestrona, promegestona, nesterona, trimegestona
Derivados da 19-nortestosterona (estranos)	Norestisterona = noretrindrona, acetato de norestisterona, linestrenol, acetato de etinodiol, noretinodrel
Derivados da 19-nortestosterona (gonanas)	Norgestrel, levonorgestrel, desogestrel, etenogestrel, gestodeno, norgestimato, dienogeste
Derivados da espirolactona	Drospirenona

Fonte: Adaptado de Georg Schramm G, Heckes B.

Os agentes progestacionais com fraca atividade antiandrogênica podem ocasionar retenção de líquido, depressão e alterar adversamente o perfil lipídico. Usar os anticoncepcionais com cautela nas mulheres que fumam ou com história de trombose.[12]

Muitos estudos mostram melhora do hirsutismo com o uso dos contraceptivos orais; alguns deles, entretanto, realizados de maneira inadequada.[13] Na experiência de um autor, apenas 10% das mulheres hirsutas melhoram e 40% continuam a desenvolver crescimento dos pelos quando tratadas com contraceptivo oral isoladamente; e nas 50% restantes, o hirsutismo estaciona, mas não melhora.[7]

Análogos do hormônio liberador de gonadotrofinas (GnRHa)

Em geral, essa terapia é reservada para pacientes com SOP e hiperandrogenismo ovariano grave que não respondem a outros regimes terapêuticos.[7,8,10] Mulheres com níveis séricos de testosterona normais ou próximo do normal não respondem aos análogos.

Os GnRHa diminuem a produção ovariana de esteroides pela supressão do hormônio luteinizante (LH) e folículo-estimulante (FSH), resultando em diminuição do crescimento do pelo, mas também em deficiência estrogênica.

Devem ser administrados, via parenteral, e as preparações subcutânea, ou *depot*, são mais efetivas que as por via nasal.[7,13] Dependendo da preparação utilizada, podem ser administrados por injeção subcutânea diária (buserelin, leuprolide); por *spray* nasal, 3 vezes ao dia (buserelin, nafarelin); por injeção intramuscular, mensalmente com as preparações de depósito (leuprolide *depot*); ou implantes subcutâneos (goserelin), também mensalmente. A escolha depende da sua disponibilidade, custo e conveniência de administração. A dose utilizada é a suficiente para promover a supressão máxima dos androgênios ovarianos. O tratamento isolado não deve ultrapassar seis meses.[7]

Têm como efeito adverso importante o hipoestrogenismo, que pode se manifestar como dispareunia, sangramento uterino irregular e reabsorção óssea.[14] O tratamento combinado com baixa dose de estrogênio e progestógeno, ou contraceptivos, elimina esse efeito adverso sem reduzir o efeito benéfico doagonista.[7,13]

Como a secreção de androgênios pela adrenal não é afetada com o uso de análogo isoladamente, seria benéfico sua associação a um antiandrogênio.[15]

Por ser um fármaco com custo elevado, seu uso é limitado, pois os resultados são semelhantes aos obtidos com o uso da combinação de fármacos mais baratos em mulheres com hiperandrogenismo ovariano.[4] O custo-benefício deve ser avaliado antes de sua prescrição, pois a sua eficácia no tratamento do hirsutismo depende da proporção de androgênios originados nos ovários.[14]

Agentes sensibilizadores da insulina

Há relatos que sugerem que a hiperinsulinemia compensatória, por resistência insulínica aumentada, e o aumento da atividade do citocromo P450c17α participam na patogênese do hiperandrogenismo da mulher com SOP.[16,17] Respondem pela hiperandrogenemia pela alteração da secreção de LH, que aumenta a produção de androgênios pelas células tecais do ovário.[10,17,18] Respondem também pelo aumento da testosterona livre, uma vez que a insulina diminui os níveis de SHBG.[10,16]

O citocromo P450c17α é uma enzima-chave na biossíntese de androgênio ovariano, e o aumento da sua atividade decorre da estimulação pela insulina. A hiperinsulinemia estimula essa enzima, seja direta ou indiretamente, pelo aumento da secreção de gonadotrofinas.[16]

A habilidade da insulina em estimular a citocromo P450 e 17Lα ovariana é provavelmente limitada às mulheres com SOP e deve ser uma anormalidade herdada, uma vez que outras mulheres obesas hiperinsulinêmicas não têm nem hiperandrogenismo nem alteração no nível das gonadotrofinas.[19]

A implicação terapêutica desses achados seria de que qualquer tratamento que reduza a resistência insulínica e, consequentemente, a secreção de insulina, tanto em mulheres obesas quanto nas magras, com ovários policísticos, pode ter uma variedade de efeitos benéficos, como a redução de secreção ovariana de androgênios e melhora de função cíclica hipófise-ovário. Esses efeitos devem resultar, consequentemente, na diminuição do crescimento dos pelos e na restauração da regularidade menstrual e, provavelmente, da fertilidade.[8]

Os agentes sensibilizadores de insulina foram recentemente relatados como eficazes em diminuir os níveis de androgênios em mulheres com síndrome dos ovários policísticos (SOP), pela redução dos níveis circulantes de insulina.[8,10]

Há relato de que, nas mulheres obesas com SOPC, a redução na concentração sérica de insulina com metformina (Glifage®; GlifageXR®) reduz a atividade ovariana do citocromo P450c17α e melhora o hiperandrogenismo.[16]

Vários autores sugeriram que muitas anormalidades metabólicas da SOPC podem ser revertidas pela metformina, com benefício adicional da normalização do ambiente endócrino, suficiente para permitir ciclos menstruais regulares, reversão da infertilidade e gestação espontânea com efeitos moderados sobre o hirsutismo.[17]

Outros autores observaram que a sensibilidade à insulina aumentava durante o tratamento com troglitazona, resultando em menores concentrações de insulina circulante.[20] Essa redução favoreceria a reversão dos efeitos, provavelmente via hiperinsulinemia, sobre o aumento da esteroidogênese e liberação aumentada de LH naSOPC.[20]

Estudos com troglitazona mostraram resultados consistentes. O agente melhora a ação da insulina[10] e causa uma redução de 20% a 30% nos níveis de testosterona livre após a dose de 400 mg por dia, por três meses.[8] Contudo, esse agente sensibilizador da insulina, não está mais disponível para uso terapêutico em função de sua hepatotoxicidade.

Com relação às outras glitazonas, como a pioglitozon e a roziglitazona, ainda não há estudos disponíveis sobre o uso no tratamento do hirsutismo.

Os estudos com metformina têm sido conflitantes. Há vários relatos de que sua administração, com doses que variam de 1,5 g a 2,5 g por dia, reduziu os níveis séricos de insulina e androgênios livres, e outros nos quais esses efeitos benéficos não foram confirmados.[8,10,18] Seus efeitos adversos são, em sua maioria, de origem gastrointestinal (náuseas, diarreias, vômitos). Vários casos de acidose lática foram relatados desde sua aprovação, risco que aumenta quando há algum comprometimento renal ou de função cardíaca.

Ainda não há dados suficientes sobre a eficácia dos agentes sensibilizadores de insulina como tratamento do hirsutismo. Embora eles possam causar decréscimo modesto da testosterona sérica das mulheres com SOPC, isso deve ser inadequado para causar muita melhora no hirsutismo. Não devem ser nada superiores aos contraceptivos orais nesse aspecto.

Redução ponderal

Uma excelente maneira de reduzir a produção de androgênios é a perda de peso corporal; entretanto, em muitos casos, esse método é também o mais difícil.

Se a paciente hirsuta for obesa, a perda de peso poderá ser um meio efetivo e, em alguns casos, o único tratamento. A redução ponderal, com diminuição da gordura corporal central e da hiperinsulinemia, pode diminuir ou corrigir os níveis aumentados de androgênios, com a diminuição de sua produção pelos ovários e da concentração da sua fração livre (aumento nos níveis de SHBG).[10] A hiperinsulinemia tem ação estimulatória direta na produção ovariana de deandrogênios.[19]

Esses efeitos, consequentemente, podem diminuir o crescimento dos pelos e melhorar a função menstrual.[5] Existem evidências de que nas mulheres obesas a restrição calórica que resulta na perda de peso irá, em muitos casos, produzir uma melhora na gravidade da resistência insulínica, que muitas vezes resulta numa marcante diminuição da produção de deandrogênios.[19]

Corticosteroides

O tratamento com glicocorticoides está indicado quando o hiperandrogenismo é predominantemente de origem adrenal.[9,12] No caso da hiperplasia adrenal congênita (HAC) de início tardio, em que as pacientes apresentam hiperandrogenismo adrenal bem definido, que pode resultar em anovulação e características clínicas da SOPC, eles têm sido utilizados para reduzir a produção adrenal de androgênios. Nessas mulheres, a terapia com glicocorticoides pode restaurar a ovulação e a fertilidade.[9]

Os corticosteroides são úteis no tratamento da infertilidade das pacientes com HAC. Nesse caso, a dexametasona na dose de 0,5 mg a 0,75 mg por dia, à noite ou em dias alternados; ou, ainda, a prednisona, 5 mg a 7,5 mg por dia, têm sido recomendadas.

Em pequenas doses, 0,25 mg a 0,5 mg ao deitar, o uso de dexametasona é efetivo e específico em suprimir seletivamente o androgênio adrenal sem interferir na secreção de cortisol. Porém, quanto menor a dose, menor a supressão androgênica e menores são as chances de bons resultados. Quanto maior a dose, maior o risco de efeitos colaterais pelo excesso de glicocorticoides (aumento de peso, nictúria, intolerância à glicose).[13]

Não têm sido indicados isoladamente no tratamento do hirsutismo em função dos resultados precários, da frequência de efeitos colaterais e da dificuldade de preveni-los. Outro fato que limita sua indicação para o manejo do hirsutismo é a demonstração de que a terapia com antiandrogênios é mais eficaz.[8,14,21] E isso é verdadeiro mesmo para as mulheres com HAC de iníciotardio.[7,16]

Segundo trabalhos recentes,[15,22] o uso concomitante com antiandrogênios prolonga o período de remissão do hiperandrogenismo e do hirsutismo, mas não melhora a eficácia do tratamento com antiandrogênioisolado.[23]

Cetoconazol

O cetoconazol (Nizoral®) é um fármaco que inibe os estágios enzimáticos da síntese de androgênios de origem adrenal e ovariana.[12]

A dose preconizada com esse objetivo é de 400 mg por dia com aumentos até 1.200 mg por dia, se necessário.[10]

Com relação à sua eficácia no tratamento do hirsutismo, há poucos relatos sobre resultados positivos referentes à diminuição do crescimento dos pelos; os estudos mostram resultados conflitantes.

Seus efeitos colaterais podem ser severos, como a hepatotoxicidade, e são dose-dependentes. Está contraindicado na gestação, e seu uso deve ser reservado para casos graves que não respondam a outras opções terapêuticas.

Antiandrogênios

Os antiandrogênios inibem competitivamente a ligação da testosterona e da DHT aos receptores androgênicos. São os fármacos de escolha para o tratamento do hirsutismo. Os agentes incluídos nessa categoria são: o acetato de ciproterona, a espironolactona e a flutamida.

São efetivos na redução do crescimento dos pelos em quase 70% das pacientes e nas 30% restantes, estabiliza.[4] A escolha de um antiandrogênio específico vai depender da disponibilidade, do custo e dos efeitos colaterais.

Em função do risco potencial de efeitos teratogênicos, não devem ser administrados sem um contraceptivo oral em mulheres com vida sexual ativa.

Acetato de ciproterona (Androcur® comprimido de 50 mg)

O acetato de ciproterona é um fármaco que tem várias propriedades: progestógeno potente; antiandrogênio moderado; ação glicocorticoide fraca. Além de inibir a ligação do androgênio ao receptor periférico, também pode suprimir a liberação de gonadotrofinas e quando utilizado em altas doses, diminui a secreção de androgênios e aumenta o clearance de testosterona.[7,9,12]

Pode ser utilizado em baixa dose (2 mg), como parte de um anticoncepcional oral, com etinilestradiol (Diane 35®) e na dose de 25 mg a 100 mg via oral, por dia, durante dez dias, de um curso cíclico de 21 dias de estrogênio.[12]

A administração cíclica é recomendada em função dos efeitos colaterais das doses elevadas, em função da sua meia-vida longa e de sua ação progestacional potente. Induz uma redução marcante no hirsutismo em 6 a 12 meses de tratamento.

Como tem efeito antiandrogênico, existe o risco de, ocorrendo gestação, haver feminilização do feto masculino. A sua associação, na dose de 50 mg por dia, a um anticoncepcional oral com baixa concentração de progestógeno, nos primeiros dias do anticoncepcional, tem sido utilizada com sucesso.

Mulheres histerectomizadas podem fazer uso de doses menores, 25 mg por dia, continuamente. O ideal é o uso associado a estrogênio para evitar a osteoporose.

Tem efeitos colaterais limitados, que incluem: amenorreia (quando em doses excessivas), retenção hídrica, aumento de peso, náuseas, mastalgia. Pode induzir hepatite e, por isso, é conveniente monitorizar a função hepática.[10,12]

Estudos demonstram que os esquemas propostos são tão eficazes quanto o uso de outros antiandrogênios[24,25] e que uma dose baixa do fármaco, provavelmente, é suficiente para prevenir o crescimento dos pelos quando o efeito máximo de melhora já foi atingido com doses maiores.

Espironolactona (Aldactone® comprimido 25 mg a 100 mg)

É um antagonista sintético do receptor da aldosterona estruturalmente relacionado com os progestógenos e com propriedades antiandrogênicas, sendo eficaz no tratamento do hirsutismo em 60% a 70% das mulheres.[8]

Parece atuar melhor nas mulheres com ciclos regulares e níveis séricos de testosterona normais, ou próximos do valor normal. É mais efetivo quando administrado em conjunto com estrogêniocíclico[6] e em adição a um contraceptivo oral nas mulheres com SOPC.[7]

Sua ação antiandrogênica é exercida por meio de vários mecanismos:[24]

- Compete com a DHT pelo receptor androgênico. Como a afinidade pelo receptor é menor, altas doses são necessárias para adequada supressão do crescimento do pelo.
- Compete com os androgênios pela ligação à SHBG.
- Efeito inibitório sobre a 5α-redutase, em longo prazo.
- Seus metabólitos inibem algumas enzimas da biossíntese androgênica.
- Pode também diminuir a taxa de LH/FSH em função de sua atividade progestacional.

A dose usual é de 25 mg a 100 mg, via oral, 2 vezes por dia ou do 4º ao 21º dia do ciclo.[7,24] Doses maiores são mais efetivas no tratamento do hirsutismo, mas aumentam as chances de efeitos adversos.

Os efeitos colaterais mais frequentes estão relacionados ao efeito antiandrogênico, sendo a irregularidade do ciclo menstrual presente em 15% a 30% das pacientes. Essa alteração pode ser controlada com o uso concomitante de anticoncepcionais ou de dispositivo intrauterino hormonal. Já sensibilidade mamária, diminuição da libido, poliúria, náuseas, dispepsia, fadiga, hiperpotassemia e hipotensão são descritos em menos de 5% dos casos.

O tratamento associado a contraceptivos orais, além de aumentar a eficácia,[8] é um método anticoncepcional adequado, pela possibilidade de feminilização do feto masculino durante a gestação.[9]

Em uma revisão Cochrane de 2015, foi observado que o uso da espironolactona 100 mg/dia foi mais efetivo na redução da pontuação na escala Ferriman-Gallwey do que o uso de placebo. Além disso, teve efeito similar ao uso da flutamida e da finasterida em 2 estudos comparativos.

No entanto numa revisão sistemática de 2008, que avaliou 26 ensaios clínicos controlados, foi demonstrado que o uso da espirinolactona 100 mg/dia foi superior em relação ao uso da finasterida e similar em relação ao uso da flutamida e dos contraceptivos orais. Veja o Quadro 9.11, do artigo de referência.

Quadro 9.11. Ensaios clínicos aleatorizados sobre o uso de espironolactona em hirsutismo.

Autor, ano	*Intervenção*	*Número de indivíduos*	*Resultados principais*
Erenus et al., 1994[26]	ESP 100 mg/dia comparada com flutamida 250 mg 2 vezes ao dia, por 9 meses	20	A porcentagem de mudança na escala de Ferriman-Gallwey com flutamida e ESP foi: 26,4% e 209% em 3 meses, 39,5% e 32,9% em 6 meses e 46,4% e 39,6% em 9 meses, respectivamente
Erenus et al., 1996[27]	ESP 100 mg/dia comparada com desogestrel associada a EE ou ciproterona, por 9 meses	42	A porcentagem de mudança na escala de Ferriman-Gallwey com anticoncepcionais e ESP foi: 19,2% e 24,4% em 3 meses, 39% e 37,5% em 6 meses e 51,9% e 46,4% em 9 meses, respectivamente
Wong et al., 1995[28]	ESP 100 mg/dia comparada com finasterida 5 mg/dia, por 6 meses	14	Em ambos os grupos houve uma redução significativa na escala de Ferriman-Gallwey e uma redução no diâmetro do cabelo em anágenos
Moghetti et al., 2000[29]	ESP 100 mg/dia, comparada com flutamida 250 mg/dia, finasterida 5 mg/dia ou placebo, por 6 meses	40	A porcentagem de mudança na escala de Ferriman-Gallwey foi: 41%, 38,9% e 31,6% para ESP, flutamida e finasterida, respectivamente. Sem diferenças estatisticamente significativas
Unlühizarci et al., 2002[30]	ESP 100 mg/dia comparada com ESP 100 mg/dia associada a finasterida 5 mg/dia, por 6 meses	34	A porcentagem de mudança na escala de Ferriman-Gallwey foi de 27,8% para o grupo com ESP *versus* 41,3% para ESP associado a finasterida ($p < 0,05$)
Keleştimur et al., 2004[31]	ESP 100 mg/dia comparada com ESP 100 mg/dia associada a finasterida 5 mg/dia, por 12 meses	65	A porcentagem de mudança na escala de Ferriman-Gallwey foi de 51,3% no grupo ESP associado a finasterida *versus* 36,6% para o grupo de monoterapia ESP ($p < 0,05$)

(Continua)

Quadro 9.11. Ensaios clínicos aleatorizados sobre o uso de espironolactona em hirsutismo. (*Continuação*)

Autor, ano	*Intervenção*	*Número de indivíduos*	*Resultados principais*
Ganie et al., 2004[32]	ESP 50 mg/dia comparada com metformina 1.000 mg/dia, por 6 meses	82	A escala de Ferriman-Gallwey modificada diminuiu de 12,9 para 8,7 pontos no grupo ESP e de 12,5 para 10 no grupo metformina
Kelekci et al., 2012[33]	ESP 100 mg/dia associada a EE + D comparado com EE + D associado a ciproterona e EE associado a ciproterona, por 6 meses	134	A porcentagem de mudança na escala de Ferriman-Gallwey modificada foi de 49% para o grupo ESP associado a EE + D e para o grupo EE + D associado à ciproterona, enquanto que para o grupo EE associado à ciproterona foi 45%. Não houve diferenças estatisticamente significativas

D: drospirenona; EE: etinil-estradiol; ESP: espironolactona.

Fonte: Vargas-Mora P, Morgado-Carrasco D. Uso de la espironolactona en dermatología: acné, hidradenitis supurativa, alopecia femenina e hirsutismo. Actas Dermosifiliogr. 2020. Disponível em: https://doi.org/10.1016/j.ad.2020.03.001.

Flutamida (Eulexin® comprimido 250 mg)

A flutamida é um antiandrogênio potente, não esteroide, sem atividade progestacional, estrogênica, corticoide ou antigonadotrópica, adicional.[9] Inibe a testosterona por meio da ligação a seus receptores, e, em altas doses, pode reduzir a síntese de androgênios ou aumentar o seu metabolismo.[24]

Tem eficácia semelhante aos outros antiandrogênios, embora a sua afinidade pelo receptor androgênico seja menor.[7,24,34] Estudos recentes, comparando a eficácia da flutamida com relação à finasterida,[35,36] demonstram que ambos são eficazes, porém a flutamida é algo superior à finasterida. Outro, comparando a flutamida com acetato de ciproterona,[33] sugere que ambos são igualmente eficazes no tratamento do hirsutismo.

Há alguns relatos de que na dose de 250 mg, 2 vezes por dia, a flutamida pode causar uma redução acentuada no grau do hirsutismo em seis meses de tratamento, sem complicação.[8]

O efeito colateral mais comum é a pele seca, urina esverdeada, aumento do apetite, cefaleia e fadiga; as queixas do trato gastrointestinal, mastalgia e diminuição da libido são menos comuns. Pode ser hepatotóxica, mas a hepatite fulminante ocorre em menos de 0,5% dos pacientes.[8,24]

Adequada contracepção deve ser utilizada para prevenir a feminilização do feto masculino, caso seja utilizado, inadvertidamente, durante a gestação.

Em função do alto custo e da potencial hepatotoxicidade, não é recomendado o uso da flutamida como rotina no tratamento do hirsutismo.[8]

A Agência Nacional de Vigilância Sanitária (Anvisa) divulgou um Alerta Técnico contra o uso da flutamida para fins dermatológicos. Isso porque foram notificados 5 casos de hepatite fulminante em mulheres jovens (de 21 a 35 anos) que faziam uso da substância no tratamento de acne, alopecia e hirsurtismo, 4 deles com óbito.
A Anvisa confirma seu posicionamento em relação à indicação da flutamida somente no tratamento do câncer de próstata e pede aos profissionais de saúde que notifiquem a suspeita de qualquer reação adversa ao medicamento por meio do formulário disponível no site www.anvisa.gov.br.

Finasterida (Propecia® comprimido 1 mg)

A finasterida é um inibidor da enzima 5α-redutase do tipo 25 que catalisa a conversão de testosterona para DHT, em alguns tecidos. Não inibe a enzima do tipo 1, que é mais importante no hirsutismo por predominar na pele.

Foi aprovada para o tratamento da hiperplasia prostática benigna (Proscar® comp. 5 mg) e para alopecia androgênica (Propecia® comp. 1 mg). Parece ser um agente terapêutico relativamente específico em reduzir a formação de DHT e, assim, melhorar o hirsutismo, independentemente da causa-base.[13]

Estudos sugerem que a finasterida seja algo menos eficaz que os antiandrogênios para o tratamento do hirsutismo,[24,35] e o seu uso, geralmente, fica restrito aos casos leves, se o tratamento com baixas doses de antiandrogênios induzir efeitos adversos.[22]

Trabalhos recentes demonstraram que o uso de Diane 35® (acetato de ciproterona 2 mg + etinilestradiol 35 mg), isoladamente, promove algum resultado evidente após seis meses de tratamento, enquanto o tratamento combinado com finasterida (5 mg por dia) por 14 dias diminui em muito o grau de hirsutismo após três meses de tratamento.[37,38]

Todas as mulheres em idade reprodutiva que estiverem em uso desse fármaco devem utilizar uma contracepção efetiva, pois esse agente inibidor da 5α-redutase tem o potencial de feminilizar o feto masculino.[7,8]

A dose usual é de 5 mg por dia, segura e eficaz na melhora do hirsutismo.[24]

A Dutasteride (Avodart 5 mg®) (GI 198745, Glaxo Wellcome Co. Research Triangle Park, NC), por ser um inibidor duplo da 5α-redutase tipos 1 e 22, parece suprimir a isoenzima tipo 2, 2 a 3 vezes mais que a finasterida, assim como a 5α-redutase do tipo 1, que predomina na pele. Esse medicamento inibe a produção de DHT cerca de 24 horas após sua administração sendo útil para o tratamento da alopecia androgênica, acne e hirsutismo.[24]

□ Tratamento cosmético

A remoção mecânica dos pelos pode ocasionar uma melhora cosmética, mas, em geral, não resulta em solução do hirsutismo. Os métodos mecânicos de controle, remoção ou destruição dos pelos indesejáveis, devem ser considerados como complementares à terapia medicamentosa.[24]

Várias opções são disponíveis e incluem: métodos de camuflagem (descoloração), métodos de remoção temporária (raspagem, depilação), métodos de remoção permanente (eletrólise, epilação a laser) e agentes tópicos (eflornitina).

Métodos de camuflagem

Algumas mulheres utilizam agentes clareadores, com peróxido de hidrogênio como ingrediente ativo, para promover a despigmentação do pelo.

As desvantagens do clareamento incluem irritação da pele, proeminência do pelo claro em peles naturalmente escuras ou bronzeadas e reações alérgicas às substâncias adicionadas aos cremes descolorantes.[39]

Remoção temporária

Raspagem

É um método eficaz, mas não tem nenhum efeito sobre o crescimento dos pelos. Embora existam muitas informações sem fundamento científico, de que aumenta a quantidade ou piora a qualidade do pelo, nenhum estudo foi realizado para comprovar o impacto desse método sobre o crescimento do pelo nas mulheres hirsutas.

A raspagem tem de ser realizada quase diariamente, pode irritar a pele e provocar cortes frequentes. Se complica com foliculite, pseudofoliculite e pelos encravados.

Depilação

A depilação pode ser realizada com pinça, com cera quente ou fria, retirando o pelo por completo e deixando o folículo piloso intacto; ou com cremes depilatórios, que removem parte do pelo.

A eficácia do pinçamento é relacionada com a técnica e a tolerância individual. Há grandes variações na resposta do folículo piloso ao pinçamento, e o padrão de reação é imprevisível. Alguns folículos produzem um pelo mais fino após o pinçamento e outros convertem pelos velares a pelos terminais, grossos.[39]

É um método doloroso quando realizado com pinça ou com cera. Os cremes depilatórios são mais tolerados quando a paciente não apresenta alergia ao produto, pois reduzem a força das fibras capilares e não retiram o pelo por completo.

A depilação com cera não é eficaz para pelos pequenos, e seus resultados duram por duas a seis semanas, dependendo da sua taxa de crescimento.[21] É pouco tolerada na região facial.

Pode se complicar com foliculite, pseudofoliculite, pelo encravado, dermatite alérgica e queimadura térmica (cera quente).

A maioria dos estudos sobre os efeitos desses métodos foi realizada em homens, e outros são necessários para obter resultados em mulheres hirsutas. Os disponíveis não demonstram que a depilação tenha algum efeito sobre o crescimento do pelo.[24] Existe uma possibilidade, teórica, de que essa modalidade de remoção possa reduzir o recrescimento do pelo, uma vez que os folículos podem ser destruídos com depilações repetidas.[39]

Remoção permanente

Eletroepilação (eletrólise)

A eletroepilação envolve a destruição do folículo piloso com a inserção de uma agulha para destruí-lo.

O pelo pode voltar a crescer se o folículo não for completamente destruído. Não é uma boa opção para mulheres com hirsutismo generalizado ou severo, pela relação custo-benefício, porque pode não ser permanente.

Três tipos de técnicas são disponíveis: eletrólise galvânica, termólise e o método combinado; diferentes tipos de agulhas são disponíveis para cada uma das 3 técnicas.

Na eletrólise galvânica, após a condução de uma corrente contínua (galvânica) através da agulha, ocorre a produção de hidróxido de sódio com a água e o cloreto de sódio presentes nos folículos pilosos. A destruição do folículo piloso é feita via reação química cáustica (hidróxido de sódio). Com tratamentos repetidos, a eficácia gira em torno de 15% a 50% de perda definitiva do pelo.[24]

Na termólise, a agulha fina de eletrólise é introduzida até a papila e uma corrente alternada de alta frequência é ativada para produzir calor nos tecidos foliculares, por vibração molecular que, subsequentemente, destrói o bulbo do pelo.[39] É um método mais rápido e menos doloroso que o anterior, com eficácia semelhante. A distribuição generalizada da corrente pode danificar outras regiões próximas ao bulbo e ocasionar formação de cicatrizes no local. Há, também, o risco de infecção local e sistêmica.

No método combinado, utiliza-se a corrente contínua e a alternada de alta intensidade, simultaneamente. É considerado o método mais eficaz de eletroepilação. É tão rápido quanto a termólise, e menos doloroso que a eletrólise galvânica isolada.

Efeitos adversos, como edema e vermelhidão, são comuns após eletrólise; cicatrizes não devem ocorrer quando o procedimento é bem-feito; alteração de pigmentação pós-inflamatória é mais comum em pacientes com pele escura.

Epilação a laser

A remoção dos pelos a laser é uma opção para o hirsutismo localizado e para áreas com pelos mais resistentes aos outros tratamentos (face, mento). Funciona melhor nas pacientes com pelos escuros e pele clara.

Promove um dano direto ao folículo piloso com método com base na teoria de fototermólise seletiva descrito recentemente.[39] A luz é seletivamente absorvida por uma estrutura da unidade folicular, promovendo a termólise do pigmento escuro do pelo.

Vários tipos de laser têm sido avaliados, quanto a sua eficácia em tratar o pelo corporal, e serão expostos com mais detalhes neste capítulo.

Dentre os efeitos adversos, é possível incluir queimaduras ou cicatrizes e mudanças na pigmentação da pele tratada. Esses efeitos já foram minimizados com uso de comprimento de ondas mais específicas.[24]

Tratamentos múltiplos, 3 a 6 sessões ou mais, realizadas mensalmente, são necessários para atingir uma redução permanente do crescimento do pelo.[40]

Modificador biológico do crescimento do folículo piloso

O cloridrato de eflornitina é um agente, aprovado nos Estados Unidos, para uso tópico no hirsutismo facial. Foi desenvolvido pela Bristol-Myers Squibb para o tratamento da doença causada pelo tripanosoma, mas se mostrou útil no tratamento do hirsutismo.

Afeta o crescimento do pelo pela inibição da ornitina descarboxilase, que é associada à proliferação celular no desenvolvimento do folículo piloso e no crescimento do pelo,[22] e pela supressão da atividade mitótica na unidade folicular.

O mecanismo de ação exato e o grau de eficácia ainda estão inconclusivos, e mais estudos são necessários para definir esses aspectos.[24] Há relatos de que o uso desse agente tópico teve resultados muito superiores ao do placebo em melhorar o crescimento dos pelos após 24 horas de tratamento, e que essa melhora reverte após oito semanas da supressão do fármaco.[22]

Na apresentação para o uso tópico, creme a 13,9% (Vaniqa®) é indicado para diminuir ou parar o crescimento do pelo facial em mulheres,[24] e deve ser aplicado 2 vezes por dia com uma diferença mínima de oito horas entre as aplicações.

Os efeitos de irritação da pele se devem também, em 5% dos casos, ao creme utilizado como veículo do fármaco.

Epilação a Laser

- Beatriz Rosmaninho Caldeira Avé
- Pedro Rosmaninho Caldeira Avé

Introdução

Todas as formas de laser emitem diferentes tipos de radiação. A palavra e uma abreviação da expressão *light amplification by the stymulated emission of radiation*. A maioria dos lasers utilizados em medicina não emite radiação ionizante; logo, não apresenta os riscos inerentes aos tratamentos com essa radiação empregada no manejo do câncer e de outras patologias, sendo assim um método bastante seguro. A utilização dos lasers para a remoção de pelos tem sido estudada amplamente há alguns anos[1]. Esse método vem se tornando uma alternativa vantajosa com relação aos métodos tradicionais de depilação, como o uso de ceras, pinças, lâminas, cremes depilatórios e eletrólise.

De modo geral, todos os pacientes que utilizam qualquer método de epilação são candidatos ao tratamento com laser, porém os pacientes que apresentam irritação na pele, pelos encravados, manchas e foliculites são os mais beneficiados com essa técnica. Serão abordados os princípios de sua utilização, objetivo, indicação e diferentes aparelhos emissores de luz, com enfoque prático na técnica para seu uso.

Conceitos básicos

O conceito de fototermólise seletiva[1] revolucionou o uso dos lasers em medicina. Ele se baseia na emissão de uma onda de energia, com comprimento específico, com o objetivo de que parte dessa energia seja absorvida por um determinado órgão-alvo. No caso da remoção de pelos, o alvo é um cromóforo endógeno, ou seja, a melanina, que é encontrada na haste do pelo e em pequena quantidade no terço superior do epitélio folicular (Figura 9.118).

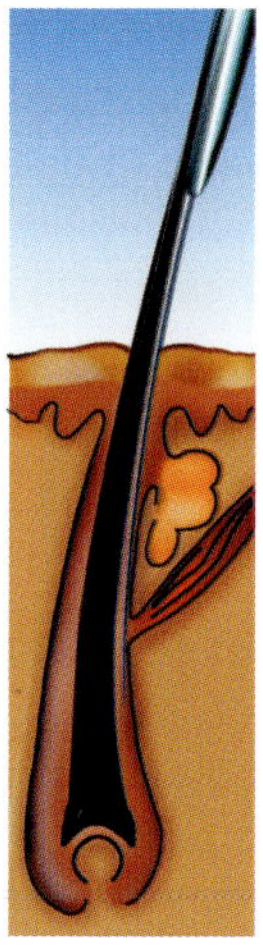

Figura 9.118. O alvo (cromóforo endógeno), melanina na haste do pelo.

Quando a energia luminosa atinge a pele, certa quantidade dessa energia é absorvida pela melanina do pelo, sendo transformada em energia térmica, que é difundida ao redor da haste, incluindo o epitélio folicular[1].

Ou seja, ao ser liberada, a luz do laser vai ser absorvida pela melanina do folículo piloso, gerando um aquecimento que pode levar tanto à destruição total ou parcial do folículo quanto à estimulação do mesmo. O objetivo do tratamento aqui proposto é a destruição dos folículos, e não deve ser esquecida a função bioestimulante dos lasers de baixa potência ou utilizados com baixas fluências. Para se obter a fototermólise seletiva, é necessária a combinação de 3 características:

- comprimento de onda;
- duração do pulso;
- fluência de energia.

Comprimento de onda

As ondas que são seletivamente absorvidas pela melanina deverão ter comprimento de onda situados entre 600 nm e 1.100 nm (intervalo denominado janela óptica da melanina). Sendo assim, qualquer fonte que emita ondas nessa faixa do espectro eletromagnético é apropriada para ser absorvida pela melanina do pelo. A Figura 9.119 mostra a absorção dos diferentes cromóforos da pele.

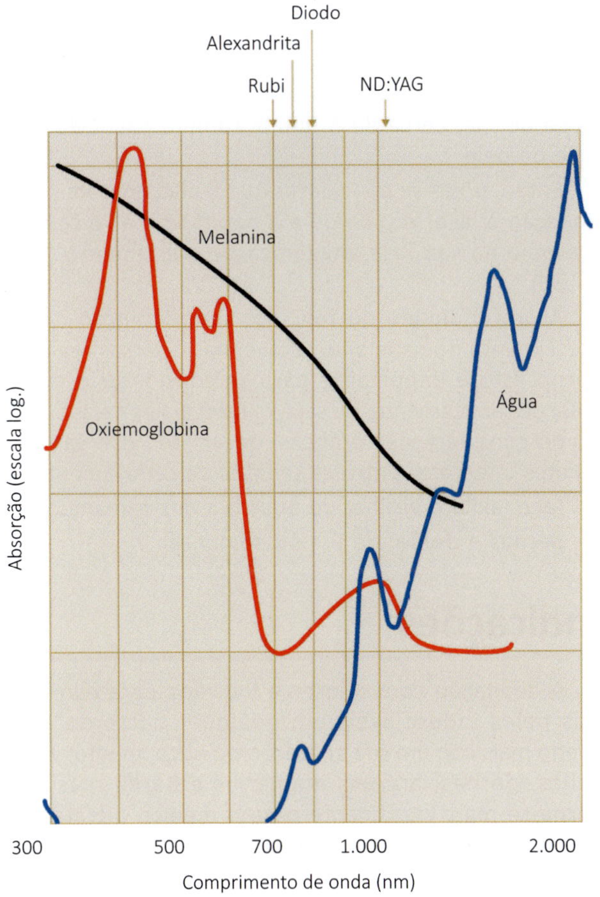

Figura 9.119. A absorção dos vários cromóforos com relação ao comprimento de onda. Laser de rubi trabalha em 694 nm, laser de alexandrita em 755 nm, laser de diodo em 800 nm e laser de ND:YAG em 1.064 nm.

Lasers ou fontes luminosas que operem na região do comprimento de onda entre o vermelho ou próximo ao infravermelho – 694 nm (laser de rubi), 755 nm (laser de alexandrita), 800 nm (laser de diodo), 1.064 nm (laser ND:YAG) e fontes de luz não coerentes com seus filtros – estão inseridas dentro do espectro luminoso que combina absorção seletiva pela melanina e boa penetração no nível de profundidade na derme ideal para o objetivo desejado.

□ Duração do pulso

É o intervalo de tempo gasto para se emitir a onda, ou para oferecer a energia ao alvo. Esse tempo deve ser igual ou menor que o tempo de relaxamento térmico (TRT) do alvo e maior que o TRT das estruturas que não devem ser atingidas pelo laser, nesse caso, os melanócitos da epiderme.

Tempo de relaxamento térmico é definido como o tempo necessário para que um determinado objeto diminua 50% a temperatura que ele atingiu logo após ser exposto ao laser. Esse conceito é importante, pois pode prever a especificidade do tratamento a laser para um determinado órgão-alvo, ou seja, se um alvo pode ser aquecido o suficiente com a liberação de parte da energia transportada por uma onda, com uma duração de pulso menor que a TRT do tecido, ele pode ser tratado com pouco ou nenhum dano às estruturas adjacentes (principalmente a epiderme). Em termos práticos, a meta é liberar energia o suficiente para destruir o folículo piloso em um pulso curto o bastante para que a difusão do calor não gere danos à pele vizinha. Contudo, é importante notar que se essa energia for liberada em intervalo de tempo excessivamente curto, haverá apenas a destruição da haste do pelo, porém com pouco ou nenhum dano à bainha externa do folículo piloso; sendo assim, conseguir-se-á apenas perda temporária dos pelos por, no máximo, 90 dias. Duração de pulso mais longa, contudo, possibilita lesão nas bainhas interna e externa, e também das *stem cells*, e é a lesão dessas áreas que levará à redução permanente dos pelos.

A duração ideal do pulso deve estar entre o TRT do melanócito (3 a 10 ms) e a do folículo piloso (40 a 100 ms), ou seja, uma DP entre 10 e 40 ms irá lesar os folículos com um dano mínimo à epiderme. Deve-se perceber que o TRT de toda estrutura folicular depende do seu diâmetro, consequentemente a fonte de laser deve ter uma variação na duração do pulso específica para cada tamanho de folículo.

Na história da fotoepilação nota-se uma evolução desse parâmetro. Um dos primeiros aparelhos testados foi um aparelho de ND:YAG –1.064 nm, QSW (*Q-switched*) da ordem de centésimos de milésimos de segundos, que utilizava uma pasta de carbono aplicada sobre a área tratada e que somente conseguia uma epilação prolongada. A seguir, surgiu um aparelho de laser de rubi com DP de 0,3 ms e depois de 3 ms. Várias empresas em todo o mundo foram lançando suas máquinas, sempre em busca de maior eficácia e segurança (Tabela 9.3).

Tabela 9.3. Evolução da duração de pulso.

Laser	*Comprimento de onda*	*Duração de pulso*
Soft light ND:YAG – QSW		
Thermolase	1.064	10 a 5
Rubi		
Palomar	694	0,3
LP rubi		
Palomar	694	3
LP alexandrita		
Candela	755	3
Lightsheer diodo		
Coherent	810	30
LP ND:YAG		
Altus	1.064	50/100
Lightsheer XC/ET		
Lumenis	810	100/400

◻ Fluência de energia

Define-se fluência como a relação entre energia por unidade de área (J/cm²). A fonte de laser deve fornecer energia suficiente para causar lesão no folículo piloso. Teoricamente, quanto maior a fluência, maior será a destruição, e mais efetivo é o tratamento, porém a melanina da epiderme é também um alvo na absorção da luz e deve ser "protegida" para evitar complicações. O resfriamento seletivo da epiderme, feito antes, durante e depois da emissão do feixe luminoso, é utilizado para minimizar os possíveis danos à epiderme. Esse resfriamento pode ser obtido por meio de vários mecanismos, como camada de gel gelado, criógenos acoplados, bolsas de gelo e ponteira resfriada.

O ideal é usar a maior fluência segura possível desde o primeiro tratamento. Essa medida tem por objetivo evitar a destruição apenas parcial da maioria dos folículos, transformando-os em produtores de fios mais finos e mais claros, o que os deixaria mais resistentes aos tratamentos subsequentes.

Anatomia e desenvolvimento do folículo piloso

Os pelos crescem em ciclos repetitivos e cada folículo da pele humana tem um ritmo de crescimento independente dos outros folículos (ver Ciclo Evolutivo, Subseção 9.1). Na fase de crescimento ativo dos pelos (anágena), é que se encontra melanina em maior concentração nos folículos. Apesar de haver um consenso de que é a papila do bulbo do folículo piloso a responsável pela regeneração dos pelos, trabalhos recentes mostram um *bulge* (protuberância)[2] de células-tronco (*stem cells*) no epitélio folicular, dispostas em anel, localizadas próximo à área de inserção do músculo eretor do pelo, que ao serem estimuladas se diferenciam. Logo, os alvos primários para destruição permanente do pelo são a papila e a região do *bulge*, que está localizada cerca de 1,5 mm abaixo da epiderme, enquanto a papila se situa mais profundamente na derme, cerca de 3 mm a 7 mm a partir da superfície da pele.

Então, pode-se considerar que o alvo anatômico para epilação a laser é o *bulge* e a papila, e o alvo temporal é o pelo na sua fase anagênica de crescimento (Figura 9.120).

A profundidade do folículo, assim como o ciclo de crescimento do cabelo, é variável nas diversas regiões do corpo. Isto é importante para se considerar o período ideal de retratamento, ou seja, o intervalo entre as sessões. Como considerações práticas, devem-se observar os seguintes intervalos entre as sessões de retratamento:

- **face, axila e virilha:** de quatro a dez semanas;
- **pernas e dorso:** de 6 a 12 semanas.

Indicações

A depilação com o laser é indicada para eliminação dos pelos indesejáveis em qualquer parte do corpo, sendo mais comum sua aplicação no buco, mento, virilhas, axilas, pernas, aréolas mamárias e barba masculina. Torna-se mais gratificante para o médico o tratamento de áreas problemáticas, como pseudofoliculite da barba ou da virilha.

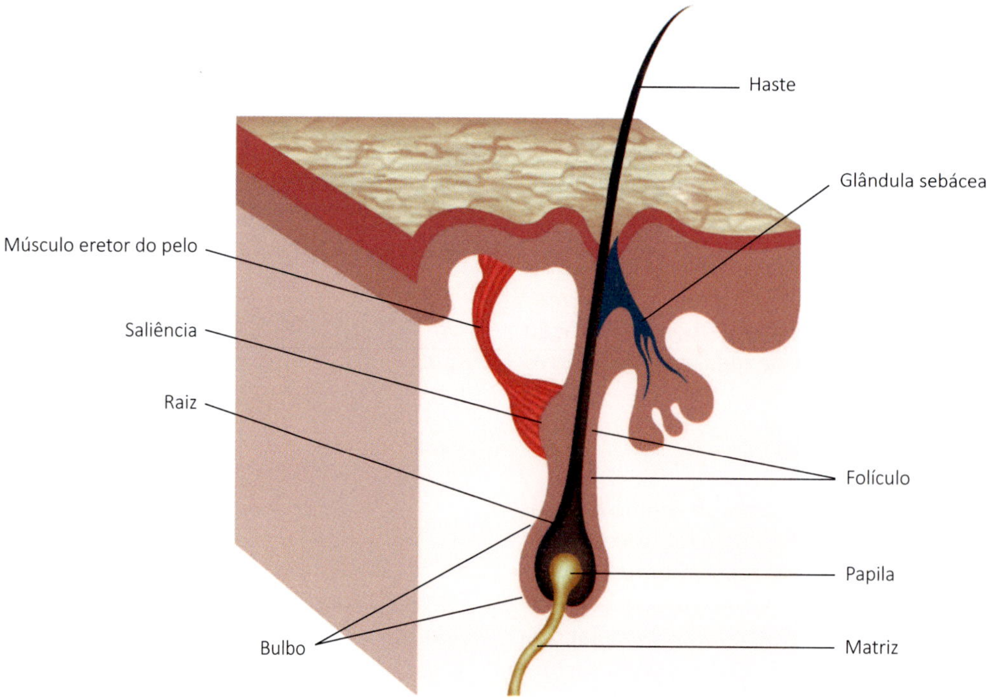

Figura 9.120. Anatomia de um pelo terminal.

Seleção dos pacientes

A avaliação dermatológica prévia é imprescindível. Pacientes com alterações hormonais devem ser instruídos sobre a necessidade de tratamentos prévios ou paralelos a utilização do laser, para garantir melhores resultados. A esses pacientes, é difícil se falar em permanência na destruição dos pelos.

Não se indica o tratamento em pacientes grávidas, pelo risco de pigmentação cutânea.

O bronzeado, por mais leve que seja, aumenta bastante a incidência de efeitos colaterais e diminui muito a eficácia do tratamento.

Atualmente, com aparelhos como o laser de diodo ou ND:YAG com ponteira resfriada, e durações de pulso mais longas, o procedimento tem sido indicado com mais segurança em pacientes de pele mais escura, até o fototipo VI de Fitzpatrick ou em peles bronzeadas. No caso dos aparelhos de luz pulsada, o bronzeado é contraindicação absoluta para o procedimento, levando ao adiamento da sessão de tratamento. Métodos de clareamento podem ser úteis para a remoção mais rápida do bronzeado, tornando o tratamento mais seguro e efetivo. É considerado de grande utilidade o uso de clareadores por cerca de um mês antes do primeiro tratamento nos pacientes de pele do fototipo III ou maior de Fitzpatrick.

Avalia-se a história de herpes simples na região a ser tratada, predisposição a queloides e contraindica-se o tratamento em pacientes com uso de isotretinoína oral, até seis meses antes.

Pacientes portadores de vitiligo, psoríase ou líquen plano devem ser alertados quanto ao risco do fenômeno de Koebner. O paciente deve ser ouvido com muita atenção, e suas expectativas devem ser trazidas à realidade.

Pelos loiros e ruivos têm menor concentração de melanina e não respondem bem ao tratamento, ou seja, necessitam de maior número de sessões para serem eliminados; pelos brancos não respondem. Apesar de ainda não ser rotineiro, diversos estudos vêm mostrando tentativas de "colorir" o pelo claro, aumentando assim sua afinidade pela luz. Alguns apresentam resultados controversos, como os que usam pasta de carbono ou melanina lipossomada (*meladine*). Outros apresentam bons resultados, como os mais recentes com corante verde de indocianina, que parece agir mais como um fotossensibilizante em terapia fotodinâmica.[3] ALA (ácido aminolevulínico), seguido de exposição a uma boa fonte de luz, tem sido utilizado apenas em caráter experimental na remoção de pelos. É bastante eficaz na remoção de fios claros e brancos, porém resulta em muita hipercromia.[4]

Instruções pré-tratamento

Apesar de ser possível tratar peles bronzeadas com aparelhos específicos, observa-se maior eficácia em indivíduos não bronzeados, por permitir o uso de fluências maiores. Logo, recomenda-se evitar o sol e usar fotoproteção diária em pacientes com peles fototipos III a V de Fitzpatrick por dois a três meses antes do tratamento, nas áreas expostas. Nesses pacientes, nota-se um aumento na eficácia quando são usados cremes clareadores pré-tratamento.[5]

O uso de cremes autobronzeadores deve ser descontinuado. Todos os pacientes devem evitar o uso de métodos depilatórios de tração: cera, pinça ou eletrólise por, pelo menos, seis semanas antes. É fundamental que a haste do pelo esteja presente na derme para a eficácia do método. Para controle e acompanhamento do tratamento, faz-se um estudo fotográfico antes e após o tratamento, de preferência com todos os pelos crescidos.

Objetivo

O objetivo do tratamento pode ser a remoção permanente dos pelos ou apenas a perda temporária dos mesmos, com melhora da foliculite. Entende-se por remoção permanente dos pelos,[6] segundo a FDA americana, "a perda significativa de pelos que permaneça quantitativamente estável por um período maior que o ciclo completo de crescimento do cabelo", que varia entre 4 e 12 meses, dependendo da área do corpo. Apesar de não ser uma definição perfeita, é provado por vários estudos que o número de pelos que surgem seis meses após o último tratamento deverá se manter assim por 24 meses após o término do tratamento.

Entende-se por remoção temporária de pelos a redução do número de fios por, pelo menos, 90 dias após o último tratamento. Se praticado corretamente, a epilação a laser é eficaz e muito segura. Pacientes com pelos escuros quase sempre conseguem remoção permanente dos pelos, com uma média de 6 tratamentos. Pode-se afirmar que os pacientes têm 90% de chance de conseguirem notável remoção permanente dos pelos e que entre 4 e 8 tratamentos com intervalos de um a dois meses serão necessários.

É observado que mesmo que cresçam alguns fios após o tratamento programado, estes serão mais claros, mais finos e com menor velocidade de crescimento, provavelmente, não provocando transtornos estéticos. Hoje, existem diversos aparelhos no mercado que são eficazes na remoção dos pelos. Têm tecnologia de fabricação diferente, porém utilizam os seguintes comprimentos de onda:

- **Laser de rubi:** 694 nm (Epitouch/*Sharplan*).
- **Laser de alexandrita:** 755 nm (Gentle/*Candela*).
- **Laser de diodo:** 810 nm (Lightsheer/*Coherent*, Soprano/*Alma*).
- **Laser de ND:YAG pulso longo** – 1.064 nm (Starlux/*Palomar*).
- **Luz intensa pulsada:** 600 nm a 1.100 nm (Quantum/*Lumenis*, Starlux/*Palomar*, Harmony/*Alma*).

Correlacionando eficácia e segurança, é possível afirmar que todos são eficazes no tratamento de pelos escuros e grossos. Os lasers de diodo com pulso longo (PL) e os de ND:YAG – PL são mais seguros nas peles morenas e bronzeadas. Os aparelhos de LIP são mais eficazes na eliminação de fios finos e claros,[7] mesmo necessitando de maior número de sessões.

Laser de Rubi

O laser de rubi apresenta um comprimento de onda de 694 nm, que é muito absorvida pela melanina. Em função da alta afinidade pela melanina desse comprimento de onda, a cor da pele, ou seja, a intensidade de melanina na epiderme, é um fator limitante ao uso desse laser.

Pacientes ideais são os de pele clara e pelos escuros; foi demonstrado ser efetivo na remoção de pelos indesejáveis em pacientes de pele morena, porém com alta incidência de efeitos colaterais, como formação de bolhas, hipo e hiperpigmentação.

A ocorrência de hipopigmentação após irradiação pelo laser parece ser decorrente da supressão da melanogênese na epiderme e não da destruição dos melanócitos.[8] Pessoas com fototipos de peles IV a VI não devem ser submetidas a esse método.

Para a obtenção de bom resultado em longo prazo, é necessário utilizar uma duração de pulso maior que 1 ms e uma ponteira com diâmetro maior que 5 mm. A grande variedade de resultados se dá em função do uso de diferentes tipos de aparelhos, fluências e períodos de retratamento.

Alguns estudos[9] demonstraram, histopatologicamente, uma lesão térmica dos folículos, correlacionando-a com a fluência utilizada. Algumas pesquisas mostraram a eficácia na remoção completa dos pelos com mais de dois anos de acompanhamento. Foi observado que o tratamento apresenta cerca de 70% a 80% de efetividade, com lesão permanente dos folículos pilosos após avaliação histológica, observando-se miniaturização ou mesmo atrofia dos folículos após 3 sessões.

A técnica na utilização deste laser é semelhante à dos outros, devendo-se fazer tricotomia prévia da área a ser tratada, aplicando-se, então, um gel gelado seguido da aplicação do aparelho com compressão da ponteira sobre a pele. Após o tratamento, nota-se leve eritema e ardor, que persistem algumas horas. A formação de bolhas ou crostas é pouco comum (variando de 5% a 10% nos trabalhos revistos) e está associada ao tratamento de pele mais morena. Hipopigmentação temporária pode ser observada em cerca de 10% dos pacientes e é reversível. A exposição solar deve ser evitada durante o tratamento.

As diferentes marcas dos aparelhos e suas características estão no Quadro 9.12.

Quadro 9.12. Aparelhos de diferentes marcas e suas propriedades.

Laser de rubi					
Aparelho	**DP (ms)**	**Fluência (J/cm²)**	**Tamanho da ponteira (mm)**	**Frequência (Hertz)**	
Chromos-694	0,5 a 1	10 a 25	5	1	
Epilaser	3	10 a 75	10 a 12	0,5	
Meltemi	0,5	20	2	?	
Epitouch	1,2	20 a 40	4 a 6	1	
E-2000	3 a 100	10 a 40	10 a 20	1	
Laser de alexandrita					
Aparelho	**DP (ms)**	**Fluência (J/cm²)**	**Tamanho da ponteira (mm)**	**Resfriamento**	
Apogee-40	5 a 40	5 a 50	7, 10, 12	Ponteira resfriada	
Epitouch	2	10 a 25	5, 10	Gel	
Gentlelase	3	10 a 100	8, 18	DCD (*dynamic cooling device*)	
Laser de ND:YAG – pulso longo					
Aparelho	**DP (MS)**	**Fluência (J/cm²)**	**Tamanho da ponteira (mm)**	**Resfriamento**	
Coolglide	10 a 100	100	9 × 9	Não	
Vasculight	1 a 14	Até 150	6	Não	
Starlux	Até 100	Até 700	1,5; 3; 6 e 10	Ponteira resfriada	
Luz intensa pulsada					
Aparelho	**Comprimento de onda (nm)**	**DP (ms)**	**Fluência (J/cm²)**	**Tamanho da ponteira (mm)**	**Resfriamento**
Epilight	640 a 1.200	Variável	Ajustável	10 × 45 ou 8 × 33	Contato
Quantum	755 a 1.200	Variável	Ajustável		Ponteira resfriada
Starlux 500 R	650 a 1.200	Variável	Até 45	46 × 16	Ponteira resfriada
Harmony Elite	650 a 1.100	30 a 50	5 a 25	6,4 cm²	Gel
Harmony XL	650 a 1.100	30 a 50	5 a 25	3 cm²	Ponteira resfriada

Luz pulsada de alta intensidade (Photoderm, Quantum, Harmony, Starlux)

Apesar de não ser considerado um laser, por não emitir um feixe coerente de luz, no ano 2000 foi aprovada pela FDA como permanente na remoção de pelos, justificando sua inclusão neste capítulo. Em contraste com os lasers que têm comprimento de onda fixo, os aparelhos e a luz pulsada de alta intensidade (IPL) têm filtros que variam de acordo com o comprimento de onda desejado.[10]

O espectro de comprimento de onda pode variar entre 600 nm e 1.100 nm, e a seleção dos filtros vai determinar a afinidade pela melanina e a profundidade de penetração da energia luminosa. Deve-se dar preferência aos filtros com *cut-off* entre 600 e 800 nm.

Outros parâmetros importantes são a duração dos pulsos e o intervalo entre os pulsos. A duração de pulso deve ser menor que o tempo de resfriamento do alvo, e o intervalo entre pulsos sucessivos visa resfriar a pele para proteção da epiderme. Em geral, são utilizados pulsos simples para pelos escuros ou superficiais e pulsos múltiplos para pelos profundos, ou pulsos simples para peles claras, e triplos ou quádruplos em peles morenas (o intervalo entre os pulsos deve ser alto em pacientes com peles fototipos IV e V). Mais recentemente, vem se mostrando mais segura e eficaz a emissão de uma "onda quadrada" em um único pulso.

O último fator a ser selecionado é a fluência, ou seja, a intensidade de energia. O tratamento deve ser iniciado com fluências altas para manter a eficácia, porém com muita cautela. Vai-se, então, aumentando a fluência de acordo com a resposta na superfície da pele.[11] É necessário o uso de gel gelado para proteção da epiderme antes do tratamento. Além disso, nos aparelhos que não possuem um resfriamento ativo de suas ponteiras, deve-se acrescentar um resfriador externo,[12] como o Crio 5 ou 6 da Zymmer™, Freddo da Fabinjet ou Siberia da Industra™.

É fundamental a escolha de um aparelho com watts de potência suficientes para a emissão de fluências eficazes na destruição dos folículos. Lembre-se um *laser point* também é um laser...

Laser de diodo – Lightsheer, Soprano

Aprovados pela FDA americana (Food and Drug Administration) para epilação temporária em 1996[13] e como permanente na remoção de pelos em 1999, o Lightsheer e o Soprano são os aparelhos mais populares no nosso meio. Emitem energia luminosa no comprimento de onda de 810 nm, sendo suficientemente absorvida pela melanina e bastante segura para a epiderme. Esse comprimento de onda mais longo também permite uma maior penetração do feixe luminoso.

Lightsheer

Dispõe de um sistema ativo de resfriamento (*chill tip*) da epiderme, caracterizado por ponteira de safira,[12] que tem alto grau de condutividade térmica e é usada em contato direto com a pele do paciente, com 3 objetivos:

- Resfriar a epiderme, prevenindo danos térmicos antes, durante e depois da emissão da energia luminosa.
- "Concentrar" a energia luminosa para máxima penetração nos folículos mais profundos.
- Permitir a compressão da pele durante o tratamento, colabando os vasos temporariamente e fazendo com que os folículos se curvem e superficializem-se (Figura 9.121).

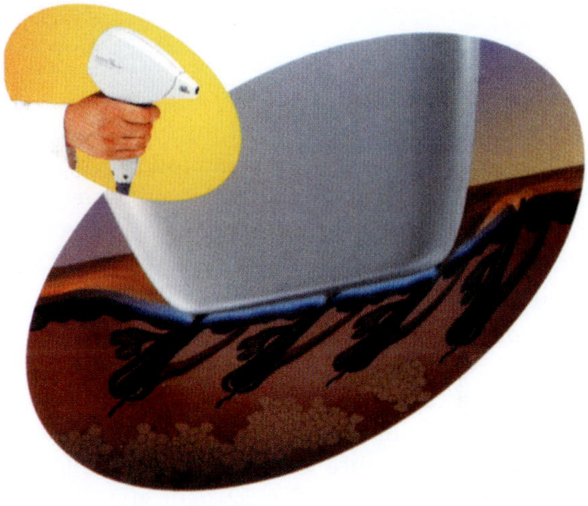

Figura 9.121. Vista ampliada da ponteira do Lightsheer, com esquema da compressão da pele pela ponteira (*chill tip*).

O tamanho da ponteira varia em 9 × 9 mm ou 12 × 12 mm.

A duração de pulso, que varia entre 5 e 30 ms nos modelos antigos e entre 5 e 400 ms nos novos, possibilita lesão preferencial das estruturas pigmentadas grandes, como o folículo piloso, permitindo que as estruturas menores, como os melanócitos da epiderme, tenham tempo suficiente de se resfriar durante o pulso, tornando assim o tratamento menos agressivo, sobretudo nas peles morenas.

Os modelos XC e EC oferecem 3 opções com relação à duração do pulso:

- ***Auto*, isto é, automática:** a duração de pulso é numericamente próxima à metade da fluência utilizada; por exemplo: usando fluência de 40 J/cm², a duração do pulso deverá ser em torno de 20 ms (indicada para pelos finos).
- **30 ms:** rotineiramente é a opção mais utilizada. É considerada duração do pulso longo indicada para pelos grossos e/ou peles morenas.
- **100 a 400 ms:** duração de pulso superlongo, permite um tempo de resfriamento maior, indicado para peles negras ou bronzeadas.

A fluência é variável, entre 10 e 60 J/cm². Quanto maior a fluência, maior a eficácia do procedimento, porém maiores os riscos para a epiderme. Uma fluência eficaz é aquela que "carboniza" o pelo, seguida por eritema e edema perifolicular. Múltiplos pulsos (repasses) aumentam a incidência de alterações pigmentares sem aumentar a eficácia,[14] não sendo aconselháveis. A Tabela 9.4 mostra sugestões de fluências de acordo com o fototipo de pele.

Tabela 9.4. Fluência sugerida para o primeiro tratamento – Lightsheer.

Tipo de pele	*Fluência (J/cm²)*	*DP*
I e II	40	30
III	30	30
IV	20 a 30	100
V e VI	10 a 20	100 a 400

Na duração de pulso de 100 ms, uma fluência de 30 J/cm² é seguramente utilizada em todos os pacientes, exceto nas peles de fototipo VI. Nesses pacientes, recomenda-se iniciar com baixas fluências (15 J/cm²) em áreas de teste e observar a resposta epidérmica após cerca de uma hora.

No modelo Lightsheer DUET existem 2 ponteiras, uma como a do EC de 9 × 9 mm e outra denominada HS com 22 × 35 mm e com sistema integrado de vácuo que traciona a pele durante seu acionamento, aproximando os alvos da fonte emissora de energia. As fluências são menores variando entre 4,5 e 12 J/cm² e a dP de 30 a 100 ms, há também uma taxa de repetição de pulsos de até 3 pulsos por disparo.

Soprano

É um aparelho que emite laser de diodo de 810 nm, também muito seguro para todos os fototipos.

Sua ponteira é resfriada com 10 × 12 mm de tamanho.

Apresenta 2 modos de funcionamento: estático (Hair Removal) e dinâmico (Super Hair Removal).

O procedimento pode ser realizado com a ponteira em movimento (In Motion™ Technology), que permite o aquecimento gradual dos folículos pilosos com menor absorção de energia na superfície da pele (fototermólise volumétrica). Trata-se do conceito de concentração de calor resultando em destruição dos folículos. Aplica baixa potência para elevar a temperatura do folículo, em intervalo longo, de 37 °C para 50 °C. Em função da pequena absorção de energia pela pele, sua temperatura se eleva muito pouco. É um método de epilação com baixa fluência e alta taxa de repetição (10 Hz), usando múltiplas passadas em movimento constante. Assim, torna-se menos doloroso e com menos efeitos colaterais.

No modo HR, a DP varia, tendo um programa predeterminado no *software* do aparelho de acordo com o fototipo da pele. Varia de I a VI, sendo a DP menor quanto menor o fototipo. A fluência vai até 120 J/cm².

No modo SHR ou *in motion*, a fluência vai até 20 J/cm² e há um protocolo de tratamento considerando o fototipo cutâneo, a cor e a espessura dos pelos, o tamanho de cada área de tratamento e a necessidade de calor acumulado em KJ. Não se deve utilizar nenhum tipo de resfriamento durante a aplicação no modo SHR. Como o objetivo do tratamento foca no calor total acumulado, não se deve realizar paradas nas áreas de tratamento para não esfriar o folículo piloso.[15]

☐ Laser de Neodimium – YAG – Coolglide (Cutera)

O Coolglide (1.064 ND:YAG) foi aprovado pelo FDA americano para redução permanente dos pelos em todos os tipos de pele.

Trata fototipos de I a VI.

Os parâmetros de fluência, a DP e a taxa de repetição podem ser selecionados separadamente.

Resfriamento de cobre oferece um método eficaz de proteção e conforto para a pele.

Especificações:

- comprimento de onda: 1.064 nm;
- fluência até 100 J/cm²;
- ponteira: 10 mm;
- duração de pulso: 10 a 100 ms;
- taxa de repetição disparo único: 2 Hz.

A epilação a laser, antes contraindicada em fototipos de IV a VI, é atualmente reconhecida como segura e eficaz como método de remoção permanente dos pelos em todos os pacientes. Comprimentos de onda mais longos, fluências conservadoras e durações, pulsos maiores e resfriamento da epiderme apropriados são fundamentais para minimizar EC e maximizar a eficácia.

A maior duração de pulso no rol dos aparelhos apropriados para epilação do ND:YAG é considerada mais segura para tratar fototipos altos. Outra vantagem no método para esses pacientes é que os efeitos adversos dos métodos convencionais de depilação, como pseudofoliculite da barba e hipercromia pós-inflamatória, vistos neles com mais frequência, podem responder bem ao laser.[16]

Técnica

- Anestesia tópica com cremes sob oclusão é suficiente, e em algumas áreas pode ser dispensada. Pacientes muito sensíveis podem ser submetidos a anestesia local.
- Pode-se marcar ou não a área a ser tratada, de acordo com a experiência do operador, e esta marcação deve ser feita em vermelho ou branco para evitar queimaduras.
- Higiene da região com álcool ou solução degermante.
- Faz-se a tricotomia da região a fim de concentrar a energia luminosa na porção interna do pelo e não na haste exteriorizada. Além disso, ao serem comprimidos sobre a epiderme, os fios longos que aí permanecem funcionam como condutores de calor, podendo favorecer a ocorrência de queimaduras. Em pacientes que demonstrarem ojeriza pela lâmina de barbear, esta pode ser substituída por cremes depilatórios ou tesouras.

- Pelos encravados não precisam ser "desencravados".
- A área tratada deve ser totalmente "coberta" pela ponteira do aparelho, devendo-se fazer uma sobreposição de cerca de 30% em cada posição (Figura 9.122).
- É fundamental o uso de óculos de segurança, de acordo com o comprimento de onda da radiação empregada,[17] por todos os presentes na sala de tratamento.
- É importante comprimir a pele, sobretudo em áreas de maior profundidade dos folículos pilosos, para superficializá-los.
- Peles mais morenas devem ser resfriadas por mais tempo.
- Deve-se diminuir a fluência em regiões de grande densidade de pelos (barba) e áreas próximas a superfícies ósseas (região pré-tibial, malar etc.).
- É importante considerar a área a ser tratada (áreas expostas merecem mais cautela) e, nos casos de tratamentos da face, o estilo de vida dos pacientes.
- A limpeza da superfície de contato da ponteira com a pele deve ser feita periodicamente.
- Após o término de cada sessão, aplica-se uma loção calmante, reservando-se os corticoides e os antibióticos tópicos para casos eventuais.
- Alguns dias após o tratamento, pode-se observar a "expulsão" dos pelos dos folículos pilosos, dando um falso aspecto de crescimento habitual. Esses pelos ficam soltos e são facilmente tracionados.
- O próximo tratamento deve ser realizado após repilação da área. A fluência do tratamento subsequente pode ser aumentada ou diminuída, de acordo com os resultados e a presença ou não de efeitos colaterais.

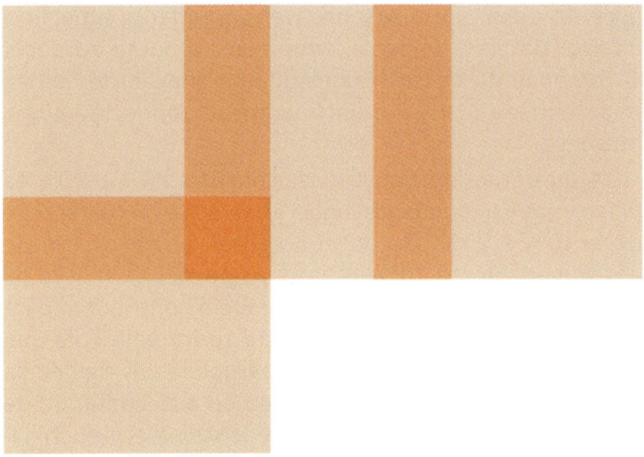

Figura 9.122. Vista esquemática da sobreposição (*overlap*), necessária para uma boa "cobertura" da área tratada.

Complicações

São mínimas, transitórias e sempre associadas à técnica.

- **Dor:** variável, dependendo da sensibilidade individual. Geralmente bem tolerada.
- **Eritema e edema:** regridem em algumas horas.
- **Vesículas, bolhas, crostas, erosões, púrpuras e foliculites:** podem ocorrer raramente.
- **Hipopigmentação:** é mais comum nos pacientes bronzeados (Figura 9.123) ou nas peles morenas tratadas com fluências altas; é reversível, podendo durar alguns meses.
- **Hipercromia:** pode ocorrer em poucos casos e, também, é reversível em um a dois meses, podendo ter a melhora acelerada com o uso de agentes clareadores.

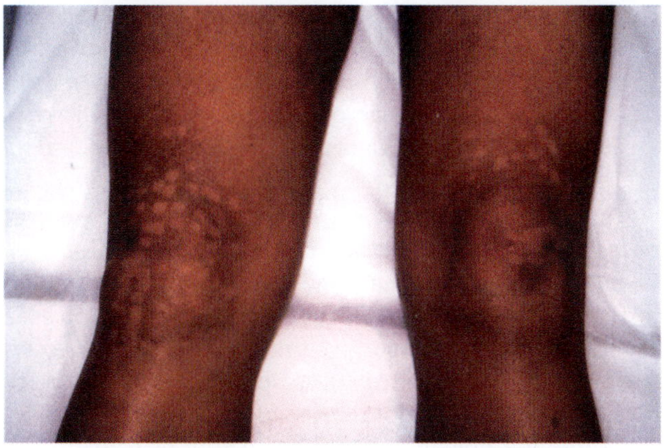

Figura 9.123. Hipopigmentação adquirida após tratamento com 30 J/cm^2, com 30 ms de duração de pulso numa pele bronzeada, fototipo III. Complicação temporária, tratada com hidratação e exposição solar. *Fonte:* Acervo da autoria do capítulo.

Resultados

Histologicamente, observam-se 2 mecanismos para a perda de pelos em longo prazo: miniaturização de folículos de pelos terminais e destruição de folículos pilosos com degeneração granulomatosa ocasionando fibrose residual.

Alguns estudos[14] mostraram que, com o Lightsheer™, 100% dos pacientes apresentaram remoção temporária dos pelos, enquanto 89% tiveram uma significativa redução de pelos até 12 meses após o tratamento. Entre os 11% dos pacientes que não apresentaram resultados permanentes, a maioria tinha pelos muito claros, logo, menos cromóforo-alvo para absorver a radiação do laser. Esses resultados foram obtidos pela análise do número absoluto de pelos. Eles não refletem o fato de os pelos nascerem mais finos e claros, o que também contribui para satisfação dos pacientes.

A fotoepilação constitui tratamento com tecnologia de última geração, sendo mais eficiente na remoção de pelos em longo prazo por causa da combinação dos parâmetros de comprimento de onda da radiação emitida com a duração adequada de pulso e fluência.

Conclusão

Na teoria, o dano ao folículo piloso pode remover definitivamente pelos indesejáveis, porém em função da natureza dos pelos e de todos os fatores que podem influenciar seu crescimento, os resultados são variáveis. O efeito dos tratamentos repetidos é cumulativo e, na maioria das pessoas, culmina na remoção permanente dos pelos.

9.13 Estética das Unhas e Suas Implicações

• Luiza Soares Guedes

Introdução

A unha é importante não apenas pelos seus atributos cosméticos, mas também desempenha um papel essencial na estrutura e função dos dedos, como auxiliar nas atividades motoras delicadas, na sensação do toque e na proteção da falange distal.

A lesão ungueal pode ser causada por doenças sistêmicas ou por fatores externos, como traumas ou infecções. Cosméticos aplicados na unha também são capazes de provocar reações indesejáveis. Os cuidados com essa região vão desde a pintura com esmaltes até o uso de unhas artificiais. É importante que o dermatologista esteja familiarizado com os produtos utilizados pelos pacientes nos cuidados das unhas e com os seus potenciais efeitos colaterais.

A unha é uma placa brilhosa, transparente e lisa. Com o envelhecimento, linhas longitudinais e fissuras aparecem em praticamente todas as pessoas, mas não se trata de alterações que podem ser consideradas fisiológicas, e sim o resultado de um processo patológico na matriz ou prega ungueal proximal.

Existem quatro estruturas anatômicas que formam a unidade ungueal:

- leito ungueal;
- hiponíqio;
- prega ungueal proximal;
- matriz.

A placa ungueal é produzida por um epitélio germinativo e composta por queratinócitos anucleados e achatados na superfície externa da unha, enquanto filamentos intermediários se organizam perpendicularmente a esse plano. Essa organização e a curvatura longitudinal e transversa da placa ungueal são consideradas responsáveis por proporcionar a rigidez.

Os queratinócitos ungueais produzem fibras de queratina embebidas em um material rico em enxofre, o que contribui para a dureza da placa ungueal.

O cimento intercelular é formado principalmente por fosfolipídeos, mucopolissacarídeos e fosfatases ácidas. É encontrado em altas concentrações entre as junções celulares e promove uma forte aderência entre as células.

A unha é formada de três camadas:

- **Região dorsal:** produzida pela porção proximal da matriz ungueal. Consiste em células achatadas e fortemente agrupadas. Essa região é responsável pela característica de resistência da unha.
- **Região intermediária:** produzida pela matriz distal. Consiste em células largas e irregulares. É responsável pela flexibilidade e elasticidade da unha.
- **Placa ungueal ventral:** produzida pelo leito ungueal. Consiste em queratinócitos derivados do processo de queratinização do leito. Essa porção é necessária para a adesão da placa ungueal ao leito.

São fatores essenciais para coesão da placa ungueal:

- a estrutura das fibrilas de queratina (esqueleto intracelular);
- a associação da queratina a proteínas que formam a matriz entre os filamentos de queratina;
- a bicamada lipídica;
- os desmossomos.

A cutícula (eponíquio) é formada por uma fina camada de estrato córneo, estendendo-se da prega ungueal proximal até a placa ungueal, formando uma espécie de vedação, uma barreira que protege contra a invasão de bactérias e fungos. O rompimento dessa barreira por manipulação excessiva da cutícula permite a entrada de substâncias irritantes, podendo resultar no desenvolvimento de paroníquia e/ou onicomicose. Em casos extremos, pode ocorrer lesão da matriz ungueal, resultando na formação de leuconíquia estriada ou sulcos transversais (linhas de Beau). Como parte da orientação do tratamento, devemos observar se há sinais de traumatização excessiva da cutícula, o que pode causar danos da placa ungueal e orientar o paciente a diminuir a intensidade e a frequência da manipulação dessa região.

O hiponíquio é uma faixa estreita de epiderme entre o leito ungueal e o sulco ungueal distal, abaixo da borda livre da unha. Ele é responsável por selar a superfície inferior da placa ungueal, onde eleva a ponta do dedo. O rompimento dessa área resulta na criação de um espaço entre a placa e o leito ungueal, conhecido como onicólise.

A queratina do tipo capilar constitui 80% a 90% da placa ungueal, enquanto a queratina epitelial corresponde a 10% a 20%. O conteúdo total de enxofre é de aproximadamente 10% do peso. As pontes dissulfeto de cistina nas proteínas da matriz também contribuem para o endurecimento da unha, agindo como uma cola que mantém as fibras de queratina agrupadas. A rigidez da unha é principalmente o resultado do alto conteúdo de aminoácidos que contêm enxofre (cisteína e metionina) e das ligações cruzadas de queratina. A proteína queratina nas unhas é mais dura em um pH levemente ácido. A adesão entre as células é facilitada por grânulos de recobrem a membrana por meio da ligação com os lipídeos, como as acilceramidas. Fatores ambientais (químicos e mecânicos) podem lesar essas estruturas e causar fragilidade ungueal.

Estudos mostram que, por um lado, o conteúdo de cálcio da placa ungueal é baixo (± 0,2% por peso) e não contribui para a sua resistência. Por outro lado, o conteúdo de enxofre é alto (± 10% do peso). O conteúdo de lipídeos é relativamente baixo, variando de 0,1% a 5%, comparado com o estrato córneo (10%). Os principais lipídeos que compõem a placa ungueal são o colesterol, as ceramidas, os ácidos graxos livres, os triglicerídeos e o esqualeno.

A água é outro componente importante da placa ungueal. No entanto, a capacidade da placa ungueal de manter seu conteúdo de água é baixa em virtude de seu baixo conteúdo lipídico, que permite uma grande permeabilidade da água. Assim, a placa ungueal mantém um estado permanente de influxo e efluxo de água. Já foi demonstrado que o fluxo de água através da placa ungueal é dez vezes maior que o da epiderme, e a sua permeabilidade é até mil vezes maior que a do estrato córneo. O estado de hidratação da unha contribui para a rigidez ungueal. Por exemplo, as unhas se tornam frágeis quando o conteúdo de água é menor que 16% e tornam-se amolecidas quando maior que 25%. É por esse motivo que devemos evitar a imersão das unhas na água por longos períodos.

Outros componentes importantes da placa ungueal são os minerais. Os principais minerais incluem magnésio, cálcio, ferro, zinco, sódio e cobre. O conteúdo mineral específico das unhas de um determinado indivíduo varia amplamente entre diferentes populações.

O selênio é um oligoelemento que apresenta efeito significativo para a saúde das unhas.

As unhas apresentam crescimento contínuo ao longo da vida, a partir da 15ª semana da vida embrionária, sem uma variação cíclica importante. Não há conhecimento sobre estímulo hormonal do crescimento da unha, embora os processos de crescimento epidérmico e queratinização estejam sob a influência do controle hormonal (retinoides, vitamina D, hormônio de crescimento).

A taxa de crescimento ungueal depende do comprimento do dedo, da ocupação do indivíduo, do fluxo sanguíneo, da temperatura etc. Pequenas variações na dieta parecem não influenciar o crescimento da unha.

Sabe-se que as unhas das mãos crescem até três vezes mais rapidamente do que as dos pés. As unhas das mãos crescem em média 0,1 mm/dia, o que significa que é necessário um mês para visualizarmos 3 mm de uma nova unha. As unhas dos pés crescem em média 1 mm por mês. O conhecimento dessa dinâmica é de grande importância no manejo do tratamento das patologias ungueais. Substâncias de uso sistêmico para melhorar a qualidade da unha levam meses para terem seus efeitos visíveis.

Alterações estéticas

As manifestações clínicas de lesão ungueal dependem da parte da unha que foi lesada. Assim, a lesão do hiponíquio e do leito ungueal produz onicólise e/ou hiperqueratose subungueal; a lesão da placa, da matriz ungueal ou da falange distal subjacente produz anormalidades na placa ungueal recentemente formada, e a lesão das pregas ungueais produz paroníquia.

A queixa de unhas frágeis e quebradiças, é muito comum na prática do dermatologista. Estima-se que em torno de 20% da população seja afetada por essa condição, e as mulheres são duas vezes mais afetadas que os homens. O enfraquecimento das unhas pode ser uma questão primordialmente cosmética, no entanto, quando a distrofia se torna severa, a função ungueal pode ser prejudicada.

Os pacientes se queixam de que as unhas estão amolecidas, ressecadas, fracas, quebram-se facilmente ou não crescem.

Os sinais clínicos de unhas frágeis e quebradiças refletem alterações patobiológicas da placa e da matriz ungueal. Em geral, a placa ungueal tem uma estrutura coerente, caracterizada por sua resistência e flexibilidade. A coerência da placa ungueal é o resultado de estruturas intercelulares e intracelulares dos corneócitos.

A fragilidade ungueal pode ser consequência de fatores que alterem a produção da placa ungueal e/ou fatores que causam danos à placa queratinizada já formada. Clinicamente, a fragilidade ungueal pode ser dividida em quatro tipos principais:

1. **Linhas e fissuras longitudinais (onicorrexe):** frequente em idosos, a lâmina ungueal está afinada e apresenta estrias e fissuras longitudinais. Representa um acometimento da matriz ungueal. Quando ocorre fissura longitudinal única envolvendo toda a extensão da placa ungueal, devemos considerar a hipótese de líquen plano ungueal (Figura 9.124).
2. **Descolamento lamelar da borda da unha (onicosquizia):** mais comum no sexo feminino e acomete quase que exclusivamente as unhas das mãos. Ocorre descamação lamelar dos estratos mais superficiais da lâmina e até rompimento na região da margem livre, que assume um aspecto dentilhado. É causado por uma disfunção dos fatores adesivos intercelulares (Figura 9.124).
3. **Granulação superficial de queratina:** alteração restrita à placa ungueal dorsal, não devendo ser confundida com onicomicose branca superficial. Ocorre em pacientes que usam esmaltes por períodos prolongados. É um tipo de pseudoleuconíquia, pois a coloração esbranquiçada deriva de onicócitos lesionados na placa ungueal, que formam acúmulos de queratina (Figura 9.125).
4. **Descolamento transversal:** ocorre a quebra da unha na borda lateral, em geral próxima à margem distal.
5. Afinamento e amolecimento da placa ungueal.

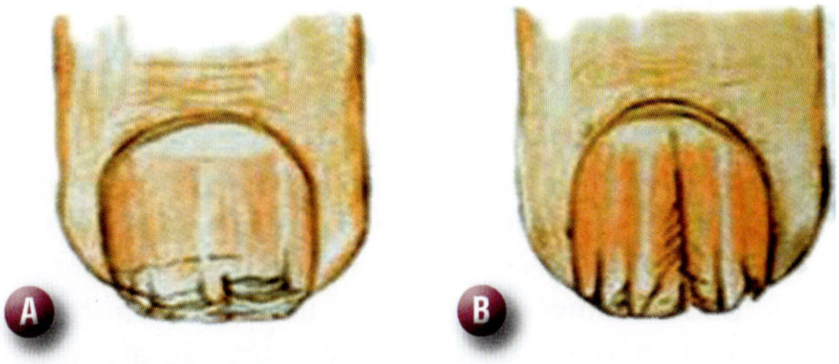

Figura 9.124. Tipos de unhas frágeis. (A) Onicosquizia – descamação lamelar. (B) Onicorrexe – linhas e fissuras longitudinais.
Fonte: Adaptada de Iorizzo M et al.

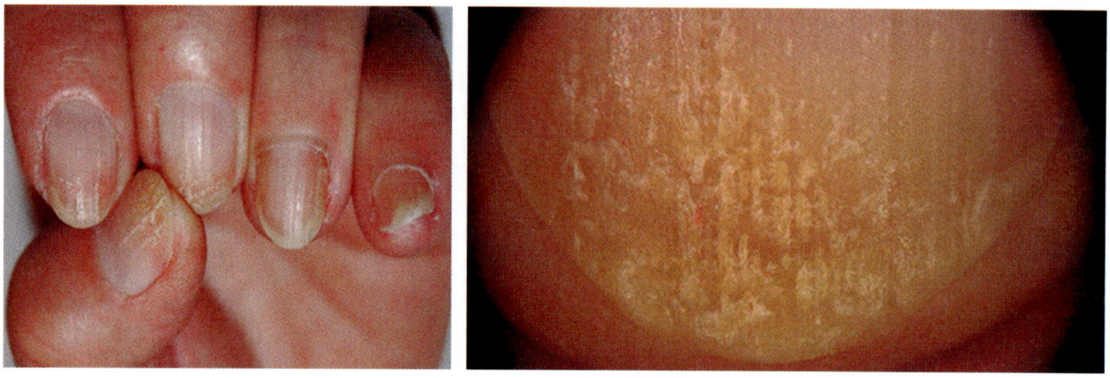

Figura 9.125. Granulação superficial de queratina.
Fonte: Adaptada de Chessa MA et al. Pathogenesis, Clinical Signs and Treatment Recommendations in Brittle Nails: A Review. Dermatol Ther (Heidelb) 2020;10:15-27.

□ Fragilidade ungueal idiopática

É a causa mais comum e considerada praticamente exclusiva das unhas das mãos. Estudos com microscopia eletrônica demonstram que a fragilidade ungueal idiopática está associada a um defeito do cimento intercelular que mantém os queratinócitos da placa ungueal aderidos.

Em mulheres, as pontes entre os queratinócitos são constitucionalmente mais fracas do que em homens.

Com o envelhecimento, também ocorre um enfraquecimento progressivo das unhas. A velocidade de crescimento das unhas é menor em idosos e é descrito um ressecamento das unhas, similar àquele que ocorre com a pele.

Um estudo demonstrou uma diminuição no sulfato de colesterol na placa ungueal com o envelhecimento, sobretudo em mulheres. Sabe-se que a diminuição do conteúdo lipídico ocasiona maior perda de água; portanto, esse resultado sugere um papel importante dos lipídeos no desenvolvimento de unhas frágeis em mulheres pós-menopausa.

□ Fragilidade ungueal secundária

Doenças dermatológicas ou sistêmicas podem ensejar alterações da matriz ou placa ungueal. São exemplos frequentes na nossa prática a psoríase, o líquen plano ungueal, a doença de Darier e a alopecia areata.

A onicomicose branca superficial também pode causar fragilidade por lesão na placa ungueal. Nessa doença, as hifas fúngicas colonizam as camadas mais superficiais da placa ungueal, formando manchas brancas e opacas em virtude da digestão da queratina pelo fungo (Figura 9.126).

Um exemplo de doença sistêmica que frequentemente causa lesões nas unhas é a disfunção tireoidiana. No hipertireoidismo, 5% dos pacientes apresentam fragilidade e amolecimento da unha, enquanto no hipotireoidismo até 90% dos pacientes são afetados, apresentando afinamento, diminuição da velocidade de crescimento e formação de estrias longitudinais e transversas.

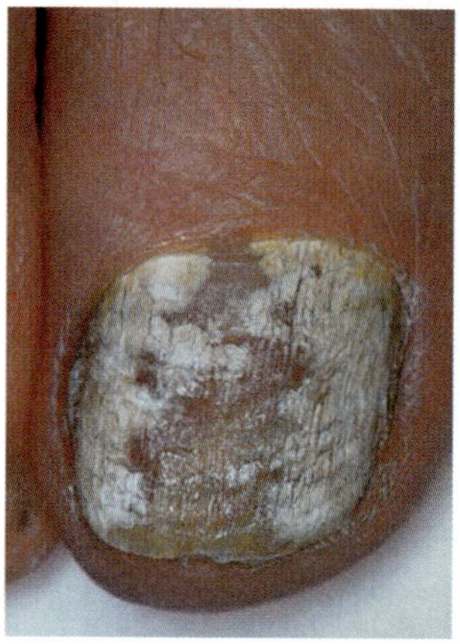

Figura 9.126. Onicomicose branca superficial.
Fonte: Adaptada de Iorizzo M et al.

Na gravidez, podem ocorrer alterações características desse período, como ondulações transversais, fragilidade e amolecimento.

Drogas de uso sistêmico também podem provocar alterações. Os retinoides e os antirretrovirais, por exemplo, podem causar onicosquizia lamelar. Drogas antimetabólicas, como o metotrexato, podem ocasionar a formação de linhas de Beau.

Fatores ambientais e ocupacionais que favorecem a desidratação da unha têm um papel determinante: lavagens frequentes, sobretudo com água quente; contato prolongado com agentes alcalinos; solventes; ácidos e detergentes, que podem causar fraturas entre os corneócitos, quebrar as cadeias de aminoácidos e desidratar as camadas superficiais.

Microtraumas causados pelas atividades diárias em determinadas ocupações também podem causar fragilidade, como a digitação.

Outra causa comum no nosso meio é a manipulação inadequada e frequente por manicures. Cosméticos ungueais como removedores de esmalte, solventes, fortalecedores, removedores de cutículas e procedimentos para unha como lixamentos, colocação de colas para unhas artificiais e resinas acrílicas.

As unhas acrílicas ou artificiais podem proteger as unhas frágeis, porém a remoção delas é sempre traumática para a placa ungueal, provocando um dano ainda maior. O uso prolongado dessas próteses também ocasiona redução do transporte de oxigênio, culminando na piora do enfraquecimento ungueal.

Batory et al. avaliaram o dano estrutural que ocorre na placa ungueal com microscopia eletrônica após a exposição a diferentes danos (Figura 9.127). A Figura 9.127A mostra a placa ungueal saudável, com células achatadas, queratinizadas em lâminas. Não são observados microrrachaduras ou outros defeitos, e a morfologia da placa ungueal é uniforme e lisa. A Figura 9.127B mostra uma placa ungueal danificada pelo esmalte em gel, com alteração das estruturas da superfície e resíduo de gel. O efeito da acetona é mostrado na Figura 9.127C, com rachaduras e alteração das lâminas da placa ungueal. Já as alterações de um removedor sem acetona são bem diferentes (Figura 9.127D), a superfície ungueal está pouco modificada e as alterações são leves. Já as superfícies ungueais das unhas mecanicamente preparadas por uma máquina de polimento ou lixas manuais são mostradas nas Figuras 9.127E e 9.127F. Essas formas de remoção de unhas acrílicas, em gel ou esmaltes em gel são, sem dúvida, as mais danosas para a placa ungueal. A superfície da unha se torna irregular, com diversas imperfeições e sem as estruturas queratinizadas típicas. A natureza deste dano é muito intensa, manifestando-se como diversos sulcos paralelos e microrrachaduras, lembrando uma estrutura porosa.

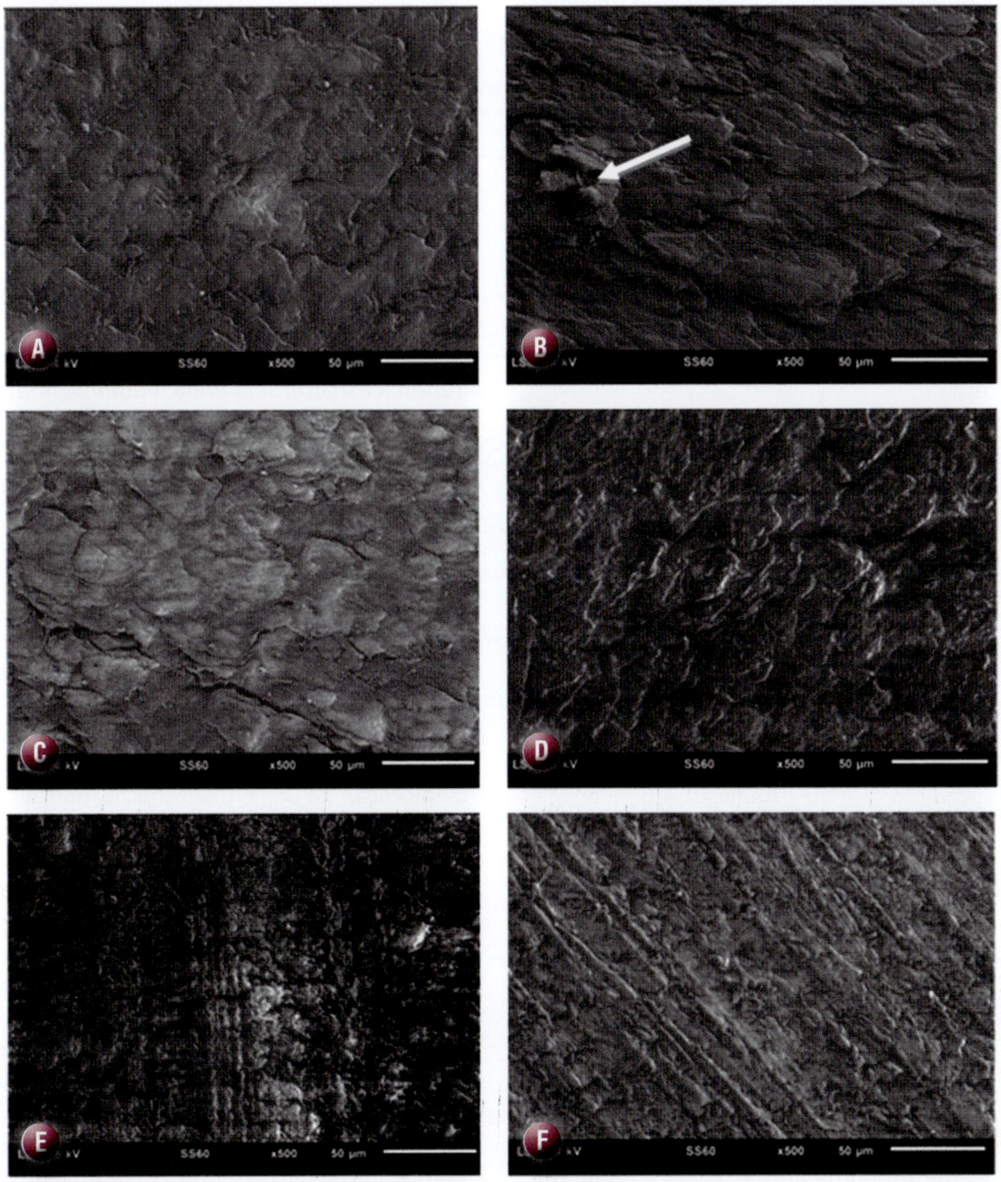

Figura 9.127. Microscopia eletrônica mostrando a superfície da placa ungueal. (A) normal; (B) após aplicação de esmalte em gel; (C) após aplicação de acetona; (D) após aplicação de removedor de esmaltes livre de acetona; (E) após utilização de uma máquina de polimento da unha; (F) após usar uma lixa de unha.

Fonte: Adaptada de Batory M, Namiecinski P, Rotsztejn H. Evaluation of structural damage and pH of nail plates of hands after applying different methods of decorating. Int J Dermatol. 2018;1-8.

Uso de sapatos apertados pode causar traumas nas unhas dos pés, provocando também fragilidade ungueal.

Onicotilomania e onicofagia são outras causas de fragilidade ungueal de origem traumática.

Distúrbios alimentares graves, como a anorexia e a bulimia, frequentemente causam alterações de fragilidade ungueal.

Tratamento

Se a lesão ungueal for resultado de doença sistêmica ou dermatológica, o tratamento deve ser direcionado para a doença de base. Neste capítulo, abordaremos apenas o tratamento das alterações estéticas ungueais.

O passo inicial para o tratamento é a identificação da causa ou fator desencadeante. Os fatores que desencadeiam as alterações devem ser identificados e afastados. Algumas medidas gerais são úteis no manejo das unhas frágeis:

- **O paciente deve evitar o contato com detergentes:** recomendar-lhe o uso de luvas.
- **O paciente deve evitar a imersão em água, sobretudo quente:** recomendar-lhe o uso de luvas.
- O paciente deve adotar o uso de luvas de algodão dentro de luvas de borracha.
- O paciente deve diminuir a frequência do uso de removedores de esmalte, especialmente daqueles à base de acetona.
- **O paciente deve manter as unhas curtas:** para diminuir traumas.
- O paciente deve evitar a manipulação excessiva das cutículas.
- O paciente deve evitar unhas acrílicas ou artificiais.

Como a placa ungueal cresce lentamente, é importante informar os pacientes que é necessário aguardar alguns meses até que se possa ver o resultado do tratamento. Além disso, pelo fato de a placa ungueal ser uma estrutura completamente queratinizada, não é possível o reparo de lesões já estabelecidas. A porção lesada da unha deve ser removida quando atingir a borda livre, e o tratamento deve visar a prevenção da lesão na unha neoformada.

Hoje, existem alguns produtos disponíveis no mercado que servem como paliativos no tratamento de fissuras e descolamentos, pois eles formam uma película protetora sobre a unha, que funciona como uma "cola" para as áreas lesadas. Eles são utilizados no tratamento cosmético dessas patologias para trazer alívio rápido ao paciente.

□ Tópicos

Há dois tipos de produtos indicados para aumentar a firmeza ou endurecer as unhas. O primeiro grupo é formado por produtos que são essencialmente uma modificação do esmalte, com diferentes concentrações de resina e solvente, e adição de outras substâncias, como queratina, vitaminas, cálcio, óleos naturais, acrilatos, poliamidas e fibras de náilon. Em geral, são usados como base para as unhas, protegendo-as do contato com detergentes e ácidos, diminuindo a perda de vapor de água transungueal.

Os esmaltes comuns também podem agir como uma película protetora, preenchendo as fraturas. No entanto, é importante lembrar que os esmaltes comuns contêm substâncias capazes de provocar eczema de contato. Nesse caso, podem ser usados os esmaltes chamados de "antialérgicos", que não contêm tolueno e formaldeído na sua formulação. Eles contêm resinas que não causam hipersensibilidade, embora elas sejam responsáveis pela menor duração do esmalte.

O uso contínuo de cosméticos para as unhas pode provocar fragilidade pelo efeito desidratante dos solventes utilizados para remover o esmalte. A aplicação constante de esmalte pode ainda provocar uma granulação dos extratos mais superficiais da lâmina, formando pequenas manchas brancas e descamação.

Os removedores de esmalte são uma das causas de unhas frágeis e quebradiças. Um mecanismo proposto seria que os removedores dissolveriam ou alterariam os fatores adesivos intercelulares da placa ungueal. Os removedores de esmalte podem conter acetona, etil-acetato, butil-acetato ou metil-etil-cetona. É possível que os produtos que não contenham acetona causem menos dano à placa ungueal.

O segundo grupo de fortalecedores é daqueles que alteram a estrutura da unha. Podem conter formaldeído, que está presente em formulações industrializadas, e também pode ser manipulado no veículo esmalte na concentração de 1% a 3%. O formaldeído altera permanentemente a estrutura da placa ungueal, pois ele promove o *cross-linking* da queratina, o que promove endurecimento da superfície da placa ungueal. O uso contínuo provoca uma penetração mais profunda na placa ungueal, diminuindo a flexibilidade, à medida que aumenta a rigidez da unha, o que ocasiona um desequilíbrio que pode deixar as unhas quebradiças. Portanto, ele deve ser utilizado por curtos períodos, até que a unha se torne firme novamente. O formaldeído pode causar descoloração da unha, onicosquizia, onicólise, paroníquia, hiperqueratose subungueal, eczema de contato e ressecamento dos dedos.

Outro agente fortalecedor é a dimetil-ureia. Essa substância não causa sensibilização e, na concentração de 2%, não promove *cross-linking* excessivo de queratina. O maior peso molecular e sua capacidade hidrofóbica evitam que a dimetil-ureia penetre profundamente a placa ungueal, como o formaldeído. Assim, ao contrário do formaldeído, não provoca fragilidade com o uso prolongado.

O Nonychosine V é um ativo composto de metionina, silício e acrílicos-poliésteres, que se polimerizam na presença da radiação ultravioleta, formando uma película que confere resistência e firmeza à placa ungueal. Para casos de fragilidade ungueal grave, deve ser utilizado três vezes por semana, na concentração de 0,5% a 5% em formulações do tipo esmalte.

Hidratantes ungueais podem ter benefício, sobretudo nos pacientes cujas ocupações os forçam a lavar as mãos com muita frequência (médicos, dentistas, enfermeiras, donas de casa etc.). Podem conter agentes oclusivos, como o petrolato e a lanolina, e umectantes, como a glicerina. Retinoides, alfa-hidroxiácidos e ureia também podem ser adicionados à formulação. Os hidratantes funcionam melhor se utilizados sob oclusão (p. ex., com uma luva de algodão) e antes de dormir, para que o produto fique mais tempo sem ser lavado. A ureia pode ser formulada em um veículo esmalte na concentração de 10%.

No caso de fragilidade recalcitrante, o uso de unhas artificiais, limitado à porção distal das unhas, pode conferir proteção e camuflagem para as alterações estéticas.

Sherber et al. avaliaram o uso de creme de tazaroteno 0,1% aplicado duas vezes ao dia em 18 voluntários com unhas frágeis. Todos os participantes tiveram melhora dos aspectos de fragilidade após 12 semanas e com 24 semanas 90% dos participantes relataram melhora. Em relação aos efeitos colaterais, somente um (5,3%) participante relatou irritação local leve.

□ Suplementação oral

Apesar do conhecimento de que alguns estados de carência nutricional podem estar associados a unhas frágeis ou quebradiças, ainda não está claro de que modo a suplementação de nutrientes nos indivíduos saudáveis, isto é, sem deficiências nutricionais graves, pode ser benéfica.

Na realidade, deficiências de vitaminas e minerais raramente são a causa das unhas frágeis, pois estes são micronutrientes e são necessárias quantidades muito pequenas para que exerçam sua função fisiológica (geralmente < 100 mg/dia).

Embora ainda não haja estudos fundamentados em evidência que comprovem que a suplementação oral é efetiva em tratar as patologias ungueais, a prática clínica e alguns estudos mostram que a suplementação com vitaminas, oligoelementos e aminoácidos, em doses maiores do que a necessidade diária desses nutrientes (e mesmo na ausência de deficiência), pode trazer benefícios.

Os tratamentos de uso sistêmico para as alterações estéticas ungueais devem ser mantidos por, no mínimo, 4 meses para que se possa avaliar se houve resposta adequada. Após esse período, o tratamento deve ser mantido por mais alguns meses para manutenção da resposta terapêutica.

Todas as substâncias descritas aqui podem ser manipuladas ou utilizadas em produtos industrializados. Devemos ficar atentos ao fato de que alguns desses produtos contêm cianocobalamina (vitamina B12) na sua composição, que pode causar erupção acneiforme.

Biotina

Também conhecida como vitamina H, a biotina é parte de diversas enzimas que participam do processo de carboxilação. Tem um papel importante no metabolismo de aminoácidos que contêm enxofre.

Como o homem não é capaz de sintetizá-la, a biotina é derivada da dieta e da síntese pelas bactérias intestinais. A quantidade exata de biotina necessária na nossa dieta não é conhecida, pois ela é produzida em grande quantidade pelas bactérias intestinais. A melhor fonte alimentar de biotina é a clara do ovo. Acredita-se que a absorção de biotina diminua com a idade.

Ao contrário da biotina presente nos alimentos, que está na maior parte ligada a proteínas e é incompletamente absorvida, as formulações farmacêuticas de biotina apresentam 100% de biodisponibilidade.

Tem um papel importante no metabolismo dos aminoácidos da matriz que contêm enxofre. Sua ação no fortalecimento da unha parece ocorrer por meio do estímulo da síntese de moléculas lipídicas que produzem ligações entre queratinócitos da placa ungueal.

A deficiência de biotina pode ser causada por ingesta insuficiente, ingestão de ovos crus, doenças disabsortivas, produção de antagonistas da biotina pelas bactérias intestinais ou distúrbio da flora intestinal por tratamentos orais com antibióticos, sulfonamidas ou agentes anticonvulsivantes.

Entre todos os ativos de suplementação oral, a biotina parece ser o mais eficaz no tratamento das unhas frágeis. Diversos estudos *in vitro* e em humanos conseguiram demonstrar benefício da suplementação oral com essa substância no tratamento das unhas frágeis, e a dose recomendada é de 2,5 mg por dia, por um período que pode variar de 6 meses até 1 ano.

Cisteína

A cisteína é um dos aminoácidos que contêm enxofre e têm atividade antioxidante no nosso organismo. Origina-se da metionina, que é convertida à cisteína na presença do cofator piridoxina.

Alguns estudos sugerem que, assim como a biotina, a cisteína seria útil no manejo de unhas frágeis. A dose recomendada varia de 500 a 1.000 mg por dia.

Vitamina E

O tocoferol ou vitamina E é, na verdade, um termo universal para um grupo de compostos derivados do tocol e tocotrienol. Seu uso em patologias ungueais é descrito sobretudo para o tratamento da síndrome das unhas amarelas. Doses diárias de 600 a 1.200 UI podem induzir o clareamento completo das alterações. O mecanismo de ação é desconhecido, mas as propriedades antioxidantes do α-tocoferol podem ser responsáveis por sua eficácia.

Vitamina A

A hipovitaminose A está associada com perda do brilho dos cabelos, frinoderma e cegueira noturna. A deficiência severa de vitamina A pode causar a manifestação de unhas em casca de ovos. No entanto, sobredoses de vitamina A têm efeitos destrutivos para as unhas. Pacientes recebendo altas doses de vitamina A para quimioterapia apresentam eritrodermia esfoliativa, com queda de cabelo e onicodistrofia grave.

Assim, preparações para o tratamento de unhas frágeis não devem conter altas doses de vitamina A.

Minerais: cálcio, ferro, zinco, selênio, silício

A deficiência de ferro causa unhas frágeis, fissuras longitudinais e coiloníquia. Com base nessa observação, alguns autores sugerem que a reposição de ferro por longos períodos pode trazer benefício no tratamento ungueal, mesmo quando não há manifestações clínicas de anemia. Alguns estudos sugerem que um parâmetro adequado para indicar a suplementação seria a dosagem de ferritina inferior a 10 ng/mL.

O zinco está presente em grandes quantidades na placa ungueal. Sua deficiência está relacionada com alterações ungueais na acrodermatite enteropática. Também há relatos de resolução da síndrome das unhas amarelas com reposição de zinco e de que o tratamento prolongado com zinco pode melhorar as unhas frágeis, mesmo sem deficiência detectável.

Selênio

O selênio é incorporado em proteínas, formando importantes enzimas antioxidantes, como a glutationa peroxidase, que age nas unhas. A suplementação de selênio ocasiona o endurecimento das unhas quando há deficiência. Todavia, a intoxicação por selênio causa a formação de linhas transversas, perda da unha e edema dos dedos. Não há estudos que defendam o uso do selênio no tratamento das unhas frágeis.

O silício contribui para a formação do colágeno e poderia ajudar na formação de *cross-linking* de queratina, resultando em aumento da firmeza e da resistência. Os estudos que relatam seu uso no tratamento das unhas frágeis são controversos.

Diversos estudos já demonstraram que o conteúdo de cálcio da placa ungueal é baixo e não contribui para sua resistência. Assim, não há embasamento científico para o uso do cálcio na suplementação oral no tratamento de unhas frágeis.

Peptídeos bioativos de colágeno

Já foi demonstrado que os peptídeos de colágeno alcançam a corrente sanguínea e também estimulam o metabolismo celular, melhorando a biossíntese de proteínas da matriz extracelular.

Hexsel et al. realizaram um estudo que avaliou os efeitos sobre as unhas da suplementação do peptídeo bioativo de colágeno verisol, na dose de 2,5 g uma vez ao dia, por 24 semanas, em 25 participantes. O tratamento promoveu uma melhora de 12% na taxa de crescimento ungueal e uma diminuição de 42% na frequência das unhas quebradiças.

O verisol é produzido a partir da degradação do colágeno porcino tipo I, por meio de espectrometria de massa, com peso molecular médio de 2 kD.

Quando administrado oralmente, os peptídeos bioativos de colágeno são absorvidos na forma de pequenos peptídeos e aminoácidos livres. Os peptídeos de colágeno agem como mensageiros bioativos, ativando diferentes mecanismos de sinalização e estimulando o metabolismo dérmico e epidérmico.

Le Vu et al. descreveram que a suplementação com peptídeos bioativos de colágeno está associada com o desenvolvimento da epiderme e que isso ocorreria mediante regulação positiva de alguns genes como *GPRC*, *KRT* e *KRTAP*, que codificam componentes estruturais da epiderme e apêndices cutâneos, como cabelo, folículos pilosos e unhas. Esses achados sugerem os benefícios potenciais do tratamento com peptídeos bioativos de colágeno no tratamento do crescimento da unha.

Referências Bibliográficas

- **Cabelo Normal: Introdução / Ciclo Evolutivo / Tipos de Cabelos**

1. Pereira JM, Pereira FCN, Pereira VCN, Pereira IJN. Tratado das doenças dos cabelos e do couro cabeludo – Tricologia. Rio de Janeiro: Di Livros; 2016. p. 1-15.
2. Giacometti L. Facts, legends and myths about the scalp throughout history. Arch Dermatol. 1967;95:629-931.
3. Kligman AM, Freeman B. History of baldness from magic to medicine. Clins Dermatol. 1988;6:83-88.
4. Dias MFRG, Abraham LS, Moreira AM, Moura LH. Tratamentos estéticos e cuidados dos cabelos: uma visão médica. Surgical & Cosmetic Dermatology. 2009;1(3):130-136.
5. Draelos ZD. Cosmetic dermatology: products and procedures. 2nd ed. Wiley Blackwell; 2016. p. 234-238.
6. Wolfram LJ. Human hair: a unique physicochemical composite. J Am Acad Dermatol. 2003;48:S106-S114.
7. Kloepper JE, Sugawara K, Al-Nuaimi Y et al. Methods in hair research: how to objectively distinguish between anagen and catagen in human hair follicle organ culture. Exp Dermatol. 2010;19:305-312.
8. Buffoli B, Rinaldi F, Labanca M, Sorbellini E et al. The human hair: from anatomy to physiology. Int J Dermatol. 2014 Mar;53(3):331-341.
9. Ultrike BP, Tosti A, Whiting DA, Trüeb R. Hair growth and disorders. Springer; 2008. p. 1-19.
10. Billingham RE. A reconsideration of the phenomenon of hair neogenesis with particular reference to the healing of cutaneous wounds in adult mammals. In: Montagna W, Ellis RA (ed.) The biology of hair growth. New York: Academic Press; 1958.
11. Sarin KY, Artandi SE. Aging, graying and loss of melanocyte stem cells. Stem Cell Ver. 2007;3:212-217.
12. Franbourg A, Hallegot P, Baltenneck F, Toutain C, Leroy F. J Am Acad Dermatol. 2003 Jun;48(6 Suppl):S115-119.
13. Tanus A, Oliveira CCC, Villarreal DJV, Sanchez FAV, Dias MFRG. O cabelo da mulher negra: abordagem das principais dermatoses do couro cabeludo e das práticas estéticas das mulheres dessa etnia. An Bras Dermatol. 2015;90(4):450-467.

- **Cabelo Normal: Couro Cabeludo Afroétnico**

1. Franbourg A, Hallegot P, Baltenneck F, Toutaina C, Leroy F. Current research on ethnic hair. Journal of the American Academy of Dermatology. 2003 Jun;48(6):115-119 [Published by Elsevier BV]. Disponível em: http://dx.doi.org/10.1067/mjd.2003.277.

2. McMichael AJ. Ethnic hair update: past and present. Journal of the American Academy of Dermatology. 2003 Jun;48(6):127-133 [Published by Elsevier BV]. Disponível em: http://dx.doi.org/10.1067/mjd.2003.278.
3. Loussouarn G, Garcel AL, Lozano I, Collaudin C, Porter C, Panhard S, Saint-Léger D, Lamettrie R. Worldwide diversity of hair curliness: a new method of assessment. International Journal of Dermatology. Oct 2007;46(1):2-6 [Published by Wiley-Blackwell]. Disponível em: http://dx.doi.org/10.1111/j.1365-4632.2007.03453.x.
4. Lindsey SF, Tosti A. Ethnic hair disorders – Alopecias: practical evaluation and management. [S.l.]: S. Karger AG; 29 ago. 2015. p. 139-149. Disponível em: http://dx.doi.org/10.1159/000369414.
5. Tanus A, Oliveira CCC, Villarreal DJ, Sanchez FAV, Dias MFRG. Black women's hair: the main scalp dermatoses and aesthetic practices in women of African ethnicity. Anais Brasileiros de Dermatologia. 2015 Ago;90(4):450-465. FapUNIFESP (SciELO). Disponível em: http://dx.doi.org/10.1590/abd1806-4841.2152845.
6. Salam A, Aryiku S, Dadzie OE. Hair and scalp disorders in women of African descent: an overview. British Journal of Dermatology. 2013 Oct;169:19-32 [Published by Wiley Blackwell]. Disponível em: http://dx.doi.org/10.1111/bjd.12534.
7. Lawson CN, Hollinger J, Sethi S, Rodney I, Sarkar R, Dlova N, Callender VD. Updates in the understanding and treatments of skin and hair disorders in women of color. International Journal of Women's Dermatology. 2017 Mar;3(1):21-37 [Published by Elsevier BV]. Disponível em: http://dx.doi.org/10.1016/j.ijwd.2017.02.006.
8. Yin NC, Tosti A. A systematic approach to Afro-textured hair disorders. Dermatologic Clinics. 2014 Apr;32(2):145-151 [Published by Elsevier BV]. Disponível em: http://dx.doi.org/10.1016/j.det.2013.11.005.
9. Ocampo-Garza J, Tosti A. Trichoscopy of dark scalp: skin appendage disorders. 2018 Jul;5(1):1-8, 18 [Published by S. Karger AG]. Disponível em: http://dx.doi.org/10.1159/000488885.
10. Roseborough IE, McMichael AJ. Hair care practices in African--American patients. Seminars in Cutaneous Medicine and Surgery. 2009 Jun;28(2):103-108 [Published by Frontline Medical Communications]. Disponível em: http://dx.doi.org/10.1016/j.sder.2009.04.007.
11. Tosti A, Miteva M, Torres F, Vincenzi C, Romanelli P. Hair casts are a dermoscopic clue for the diagnosis of traction alopecia. British Journal of Dermatology. 2010 Nov 4;163(6):1353-1355 [Published by Wiley Blackwell]. Disponível em: http://dx.doi.org/10.1111/j.1365-2133.2010.09979.x.
12. Billero V, Miteva M. Traction alopecia: the root of the problem. Clinical, Cosmetic and Investigational Dermatology. 2018 Apr;11:149-159 [Published by Informa UK]. Disponível em: http://dx.doi.org/10.2147/ccid.s137296.
13. Callender VD, McMichael AJ, Cohen GF. Medical and surgical therapies for alopecias in black women. Dermatologic Therapy. 2004 Jun;17(2):164-176 [Published by Wiley Blackwell]. Disponível em: http://dx.doi.org/10.1111/j.1396-0296.2004.04017.x.
14. Ogunleye TA, McMichael AJ, Olsen EA. Central centrifugal cicatricial alopecia. Dermatologic Clinics. 2014 Apr;32(2):173-181 [Published by Elsevier BV]. Disponível em: http://dx.doi.org/10.1016/j.det.2013.12.005.
15. Fu JM, Price VH. Approach to hair loss in women of color. Seminars in Cutaneous Medicine and Surgery. 2009 Jun;28(2):109-114 [Published by Frontline Medical Communications]. Disponível em: http://dx.doi.org/10.1016/j.sder.2009.04.004.
16. Raffi J, Suresh R, Agbai O. Clinical recognition and management of alopecia in women of color. International Journal of Women's Dermatology. 2019 Dec;5(5):314-319 [Published by Elsevier BV]. Disponível em: http://dx.doi.org/10.1016/j.ijwd.2019.08.005.
17. Haskin A, Kwatra SG, Aguh C. Breaking the cycle of hair breakage: pearls for the management of acquired trichorrhexis nodosa. Journal of Dermatological Treatment. 2016 Oct 28;28(4):322-326 [Published by Informa UK]. Disponível em: http://dx.doi.org/10.1080/09546634.2016.1246704.
18. Callender VD. Prevalence and etiology of central centrifugal cicatricial alopecia. Archives of Dermatology. 2011 Aug 1;147(8):972 [Published by American Medical Association (AMA)]. Disponível em: http://dx.doi.org/10.1001/archdermatol.2011.205.
19. Whiting DA, Olsen EA. Central centrifugal cicatricial alopecia. Dermatologic Therapy. 2008 Jul;21(4):268-278 [Published by Wiley Blackwell]. Disponível em: http://dx.doi.org/10.1111/j.1529-8019.2008.00209.x.
20. Lopresti P. Hot comb alopecia. Archives of Dermatology. 1968 Sep 1;98(3):234 [Published by American Medical Association (AMA)]. Disponível em: http://dx.doi.org/10.1001/archderm.1968.01610150020003.
21. Kyei A. Medical and environmental risk factors for the development of central centrifugal cicatricial alopecia. Archives of Dermatology. 2011 Aug 1;147(8)909 [Published by American Medical Association (AMA)]. Disponível em: http://dx.doi.org/10.1001/archdermatol.2011.66.
22. Miteva M, Herskovitz I. Central centrifugal cicatricial alopecia: challenges and solutions. Clinical, Cosmetic and Investigational Dermatology. 2016 Aug;9:175-181 [Published by Informa UK]. Disponível em: http://dx.doi.org/10.2147/ccid.s100816.
23. Miteva M. Alopecias: practical evaluation and management. Rio de Janeiro: Elsevier; 2019. 400 p.
24. Hall RR, Francis S, Whitt-Glover M, Loftin-Bell K, Swett K, McMichael AJ. Hair care practices as a barrier to physical activity in African-American women. JAMA Dermatology. 2013 Mar 1;149(3):310 [Published by American Medical Association (AMA)]. Disponível em: http://dx.doi.org/10.1001/jamadermatol.2013.1946.
25. Dias MFRG. Pro and contra of cleansing conditioners: skin appendage disorders. 2018 Oct 26;5(3):131-134 [Published by S. Karger AG]. Disponível em: http://dx.doi.org/10.1159/000493588.
26. Dias MFRG. Hair cosmetics: an overview. International Journal of Trichology. 2015;7(1):2 [Published by Medknow]. Disponível em: http://dx.doi.org/10.4103/0974-7753.153450.
27. Abraham LS. Hair care: a medical overview. Surgical & Cosmetic Dermatology (Rio de Janeiro). 2009 Nov;1(4):178-185.
28. Martins G, Damasco P. Cosméticos capilares: muito além de shampoos e condicionadores. Rio de Janeiro: Di Livros; 2020.
29. Madnani N, Khan K. Hair cosmetics. Indian Journal of Dermatology, Venereology and Leprology. 2013;79(5):654 [Published by Scientific Scholar]. Disponível em: http://dx.doi.org/10.4103/0378-6323.116734.
30. Gathers RC. African-American women: hair care and health barriers. The Journal of Clinical and Aesthetic Dermatology (Detroit). 2014 Sep;7(9):26-29.

• Cabelo Normal: Fórmulas de Xampus Sugeridas para Cabelos

1. Trüeb RM; Swiss Trichology Study Group. The value of hair cosmetics and pharmaceuticals. Dermatology. 2001;202(4):275-282. doi: 10.1159/000051658.
2. Koch J, Aitzetmuller K, Bittorf G, Waibel J. Hair lipids and their contribution to the perception of hair oiliness – Part I: Surface and internal lipids in hair. Journal of the Society of Cosmetic Chemists. 1982;33:317-326 [Google Scholar].
3. Robbins CR. Chemical and physical behavior of human hair. 4th ed. New York: Springer; 2013.
4. Gould J, Sneath R. Electron microscopy-image analysis: quantification of ultrastructural changes in hair fiber cross sections as a result of cosmetic treatment. Journal of the Society of Cosmetic Chemists. 1984;36:53-59 [Google Scholar].
5. Pierard-Franchimont C, Arrese JE, Pierard GE. Sebum flow dynamics and antidandruf shampoos J Soc Cosme Chem. 1997 Mar/Apr; 4(8):117-121.
6. D'Souza P, Rathi SK. Shampoo and conditioners: what a dermatologist should know? Indian J Dermatol [Serial online]. 2015;60:248-254 [citado 2 ago. 2020]. Disponível em: http://www.e-ijd.org/text.asp?2015/60/3/248/156355.
7. Rele AS, Mohile RBJ. Effect of mineral oil, sunflower oil and coconut oil on prevention of hair damage. Cosmet Sci. 2003 Mar--Apr;54(2):175-192. PMID: 12715094.
8. Fregonesi A, Scanavez C, Santos L, Oliveira A, Roesler R, Escudeiro C et al. Brazilian oils and butters: the effect of different fatty acid chain composition on human hair physiochemical properties. J Cosmet Sci. 2009;60:273-280.

• Cabelos – Exames Complementares: Tricoscopia

1. Ross EK, Vincenzi C, Tosti A. Videodermoscopy in the evaluation of hair and scalp disorders. J Am Acad Dermatol. 2006;55: 799-806.

2. Rakowska A. Trichoscopy (hair and scalp videodermoscopy) in the healthy female: method standardization and norms for measurable parameters. J Dermatol Case Rep. 2009;1:14-19.
3. Abraham LS, Piñeiro-Maceira J, Duque-Estrada B, Sodre CT, Barcaui CB. Pinpoint white dots: dermatoscopic and histopathologic correlation. J Am Acad Dermatol. 2010;63(4):721-722.
4. Lacarruba F, Dall'Oglio F, Nasca MR, Micali G. Videodermatoscopy enhances diagnostic capability in some forms of hair loss. Am J Clin Dermatol. 2004;5:205-208.
5. Lacharrière O, Deloche C, Misciali C et al. Hair diameter diversity: a clinical sign reflecting the follicle miniaturization. Arch Dermatol. 2001;137:641-646.
6. Rakowska A, Slowinska M, Kowalska-Oledzka E, Olszewska M, Rudnicka L. Dermoscopy in female androgenic alopecia: method standardization and diagnostic criteria. Int J Trichology. 2009 Jul;1(2):123-130.
7. Deloche C, Lacharriere O, Misciali C et al. Histological features of peripilar signs associated with androgenic alopecia. Arch Dermatol Res. 2004;295:422-428.
8. Ardigò M, Torres F, Abraham LS, Piñeiro-Maceira J, Cameli N, Berardesca E, Tosti A. Reflectance confocal microscopy can differentiate dermoscopic white dots of the scalp between sweat gland ducts or follicular infundibulum. Br J Dermatol. 2011;164(5): 1122-1124.
9. Guarrera M, Rebora A. Kenogen in female androgenetic alopecia: a longitudinal study. Dermatol. 2005;210(1):18-20.
10. Moura LH, Duque-Estrada B, Abraham LS, Barcaui CB, Sodré CT. Dermoscopy findings of alopecia areata in an African-American patient. J Dermatol Case Rep. 2008;4:52-54.
11. Inui S, Nakajima T, Nakagawa K et al. Clinical significance of dermoscopy in alopecia areata: analysis of 300 cases. Int J Dermatol. 2008;47:688-693.
12. Inui S, Nakajima T, Itami S. Dry dermoscopy in clinical treatment of alopecia areata. J Dermatol. 2007;34:635-639.
13. Rebora A. Alopecia areata incognita: a hypothesis. Dermatológica. 1897;174:214-218.
14. Tosti A, Whiting D, Iorizzo M et al. The role of scalp dermoscopy in the diagnosis of alopecia areata incognita. J Am Acad Dermatol. 2008;59:64-67.
15. Miteva M et al. Histopathologic features of alopecia areata incognito: a review of 46 cases. J Cutan Pathol. 2012;39:596-602.
16. Muller CS et al. Follicular "Swiss cheese pattern": another histopathologic clue to alopecia areata. J Cutan Pathol. 2011;38:185-189.
17. Rakowska A, Slowinska M, Olszewska M, Rudnicka L. New trichoscopy findings in trichotillomania: flame hairs, V-sign, hook hairs, hair powder and tulip hairs. Acta Derm Venereol. 2013 Oct 3 [Epub ahead of print].
18. Rudnicka L, Olzewska M, Rakowska A. Atlas of trichoscopy. 1st ed. Warsaw: Springer; 2012.
19. Duque-Estrada B, Tamler C, Pereira FBC, Barcaui CB, Sodré CT. Dermoscopic patterns of cicatricial alopecia due to discoid lupus erythematosus and lichen planopilaris. An Bras Dermatol. 2010; 85:179-183.
20. Pirmez R, Piñeiro-Maceira J, Almeida BC, Sodré CT. Follicular red dots: a normal trichoscopy feature in patients with pigmentary disorders? An Bras Dermatol. 2013;88:459-461.

• Cabelos – Exames Complementares: Biópsia de Couro Cabeludo no Diagnóstico das Alopecias

1. Miteva M, Tosti A. Dermoscopy guided scalp biopsy in cicatricial alopecia. Journal of the European Academy of Dermatology and Venereology. 2013;27(10):1299-1303. Disponível em: https://doi.org/10.1111/j.1468-3083.2012.04530.x.
2. Horenstein MG, Bacheler CJ. Follicular density and ratios in scarring and non-scarring alopecia. American Journal of Dermatopathology. 2013;35(8):818-826. Disponível em: https://doi.org/10.1097/DAD.0b013e3182827fc7.
3. Du X, Li Z, Xu W, Zhou X, Tang S, Song C, Fan W. Diagnostic value of horizontal versus vertical sections for scarring and non-scarring alopecia: a systematic review and meta-analysis. European Journal of Dermatology. 2016;26(4):361-369. Disponível em: https://doi.org/10.1684/ejd.2016.2797.
4. Werner B. Biópsia de pele e seu estudo histológico – Parte I: Por quê? Para quê? Como? Anais Brasileiros de Dermatologia. 2009; 84(4):391-395. Disponível em: https://doi.org/10.1590/S0365-05962009000400010.
5. Becker DE, Reed KL. Local anesthetics: review of pharmacological considerations. Anesthesia Progress. 2012;59(2):90-102. Disponível em: https://doi.org/10.2344/0003-3006-59.2.90.
6. Madani S, Shapiro J. The scalp biopsy: making it more efficient. Dermatologic Surgery. 1999;25(7):537-538. Disponível em: https://doi.org/10.1046/j.1524-4725.1999.99045.x.
7. Robinson JK, Hanke CW, Siegel DM, Fratila A. Surgery of the skin. 3rd ed. Elsevier; 2015.
8. Kaur R, Siegel D, Glick J. Achieving hemostasis in dermatology – Part II: Topical hemostatic agents. Indian Dermatology Online Journal. 2013;4(3):172. Disponível em: https://doi.org/10.4103/2229-5178.115509.
9. Paninson B, Brandão C, Ramos-e-Silva M. Orientações pós-operatórias na cirurgia dermatológica: revisão da literatura em perguntas e respostas. Surgical & Cosmetic Dermatology. 2019;11(4):267-273. Disponível em: https://doi.org/10.5935/scd1984-8773.20191141422.

• Eflúvio Telógeno

1. Grover C, Khurana A. Telogen effluvium. Indian J Dermatol Venereol Leprol. 2013;79(5):591-603. doi: 10.4103/0378-6323.116731.
2. Malkud S. Telogen effluvium: a review. J Clin Diagn Res. 2015; 9(9):WE1-WE3. doi: 10.7860/JCDR/2015/15219.6492.
3. Harrison S, Sinclair R. Telogen effluvium. Clin Exp Dermatol. 2002;27(5). doi: 10.1046/j.1365-2230.2002.01080.x.
4. Vañó-Galván S et al. Frequency of the types of alopecia at twenty-two specialist hair clinics: a multicenter study. Skin Appendage Disord. 2019 Aug;5(5):309-315.
5. Hughes EC, Saleh D. Telogen effluvium. In: StatPearls. Treasure Island (FL): StatPearls Publishing; 2020.
6. Nnoruka EN, Obiagboso I, Maduechesi C. Hair loss in children in South-East Nigeria: common and uncommon cases. Int J Dermatol. 2007;46(Suppl 1):18-22.
7. Bergfeld W, Hordinsky M, Ofori AO. Telogen effluvium. UpToDate. 2019 Dec 5.
8. Price VH. Treatment of hair loss. N Engl J Med. 1999;341:964.
9. Bergfeld WF. Telogen effluvium. In: McMichael A, Hordinsky M (ed.). Hair and scalp diseases: medical, surgical and cosmetic treatments. Informa Healthcare. 2008:119.
10. Lin RL, Garibyan L, Kimball AB, Drake LA. Systemic causes of hair loss. Ann Med. 2016;48(6):393-402. doi: 10.1080/07853890.2016.1180426.
11. Yavuz IH, Yavuz GO, Bilgili SG, Demir H, Demir C. Assessment of heavy metal and trace element levels in patients with telogen effluvium. Indian J Dermatol. 2018;63(3):246-250. doi: 10.4103/ijd.IJD_610_17.
12. Desai SP, Roaf ER. Telogen effluvium after anesthesia and surgery. Anest Analg. 1984;63:83-84.
13. Springer K, Brown M, Stulberg DL. Common hair loss disorders. Am Fam Physician. 2003;68(1):93-102.
14. Headington JT. Telogen effluvium: new concepts and review. Arch Dermatol. 1993;129:356.
15. Rebora A. Proposing a simpler classification of telogen effluvium. Skin Appendage Disord. 2016;2(1-2):35-38. doi: 10.1159/000446118.
16. Sanfilippo A, English JC. An overview of medicated shampoos used in dandruff treatment. Pharmacy and Therapeutics. 2006;31:396-400.
17. Bardelli A, Rebora A. Telogen effluvium and minoxidil. J Am Acad Dermatol. 1989;21(Pt 1):572-573.
18. Kim MY, Lee SE, Chang JYD et al. Retinoid induces the degradation of corneodesmosomes and downregulation of corneodesmosomal cadherins: implications on the mechanism of retinoid-induced desquamation. Ann Dermatol. 2011;23:439-447. doi: 10.5021/ad.2011.23.4.439.
19. Yi JY, Jung YJ, Choi SS et al. TNF-alpha downregulates E-cadherin and sensitizes response to γ-irradiation in Caco-2 cells. Cancer Res Treat. 2009;41:164-170.
20. Perkins MA, Cardin CW, Osterhues MA et al. A non-invasive tape absorption method for recovery of inflammatory mediators to differentiate normal from compromised scalp conditions. Skin Res Technol. 2002;8:187-193. doi: 10.1034/j.1600-0846.2002.20337.x.

21. Mubki T, Rudnicka L, Olszewska M, Shapiro J. Evaluation and diagnosis of the hair loss patient – Part I: History and clinical examination. J Am Acad Dermatol. 2014;71(3):415.e1-415.e15.
22. Rebora A. Telogen effluvium: a comprehensive review. Clin Cosmet Investig Dermatol. 2019;12:583-590.
23. Shapiro J. Clinical practice: hair loss in women. N Engl J Med. 2007;357:1620-1630.
24. McDonald KA, Shelley AJ, Colantonio S, Beecker J. Hair pull test: evidence-based update and revision of guidelines. J Am Acad Dermatol. 2017;76(3):472-477. doi: 10.1016/j.jaad.2016.10.002.
25. Tosti A. Dermoscopy of the hair and nails. 2nd ed. Taylor & Francis; 2015.
26. Eudy G, Solomon AR. The histopathology of non-cicatricial alopecia. Semin Cutan Med Surg. 2006;25:35-40.
27. Stefanato CM. Histopathology of alopecia: a clinicopathological approach to diagnosis. Histopathology. 2010;56(1):24-38. doi: 10.1111/j.1365-2559.2009.03439.x.
28. Pereira JM. The trichogram – Part I: Significance and method of performing. An Bras Dermatol. 1993 May-Jun;68(3):145-152.
29. Kligman AM. Pathologic dynamics of human hair loss – I: Telogen effuvium. Arch Dermatol. 1961;83:175-198.
30. Amor KT, Rashid RM, Mirmirani P. Does D matter? The role of vitamin D in hair disorders and hair follicle cycling. Dermatol Online J. 2010 Feb 15;16(2):3.
31. Rasheed H, Mahgoub D, Hegazy R, El-Komy M, Abdel Hay R, Hamid MA, Hamdy E. Serum ferritin and vitamin D in female hair loss: do they play a role? Skin Pharmacol Physiol. 2013;26(2):101-107.
32. Cheung EJ, Sink JR, English III JC. Vitamin and mineral deficiencies in patients with telogen effluvium: a retrospective cross-sectional study. J Drugs Dermatol. 2016 Oct 1;15(10):1235-1237.
33. Sinclair R. There is no clear association between low serum ferritin and chronic diffuse telogen hair loss. Br J Dermatol. 2002 Nov;147(5):982-984.
34. Trost LB, Bergfeld WF, Calogeras E. The diagnosis and treatment of iron deficiency and its potential relationship to hair loss. J Am Acad Dermatol. 2006 May;54(5):824-844.
35. Olsen EA, Reed KB, Cacchio PB, Caudill L. Iron deficiency in female pattern hair loss, chronic telogen effluvium and control groups. J Am Acad Dermatol. 2010 Dec;63(6):991-999.
36. St Pierre SA, Vercellotti GM, Donovan JC, Hordinsky MK. Iron deficiency and diffuse nonscarring scalp alopecia in women: more pieces to the puzzle. J Am Acad Dermatol. 2010 Dec;63(6): 1070-1076.
37. Almohanna HM, Ahmed AA, Tsatalis JP, Tosti A. The role of vitamins and minerals in hair loss: a review. Dermatol Ther (Heidelb). 2019 Mar;9(1):51-70.

• Alopecia Androgenética em Padrão Feminino

1. Redler S, Messenger AG, Betz RC. Genetics and other factors in the aetiology of female pattern hair loss. Exp Dermatol. 2017 Jun;26(6):510-517.
2. Cotsarelis G, Millar SE. Towards a molecular understanding of hair loss and its treatment. Trends Mol Med. 2001;7:293-301.
3. Rebora A, Guarrera M. Kenogen: a new phase of the hair cycle? Dermatology. 2002;205:108-110.
4. Ludwig E. Classification of the types of androgenetic alopecia (common baldness) occurring in the female sex. Br J Dermatol. 1977 Sep;97(3):247-254.
5. Sinclair R, Wewerinke M, Jolley D. Treatment of female pattern hair loss with oral antiandrogens. Br J Dermatol. 2005 Mar; 152(3):466-473.
6. Olsen EA. Female pattern hair loss. J Am Acad Dermatol. 2001 Sep;45(3 Suppl):S70-78.
7. Tosti A, Torres F. Dermatoscopy in the diagnosis of hair and scalp disorders. Actas Dermosifiliogr. 2009;100(Suppl):114-119.
8. De Lacharriere O, Deloche C, Misciali C, Piraccini BM, Vincenzi C, Bastien P et al. Hair diameter diversity: a clinical sign reflecting the follicle miniaturization. Arch Dermatol. 2001;137:641-646.
9. Sewell LD, Elston DM, Dorion RP. "Anisotrichosis": a novel term to describe pattern alopecia. J Am Acad Dermatol. 2007;56:856.
10. Herskovitz I, Sousa IC, Tosti A. Vellus hairs in the frontal scalp in early female pattern hair loss. Int J Trichology. 2013 Jul;5(3): 118-120.
11. Torres F, Tosti A. Trichoscopy: an update. G Ital Dermatol Venereol. 2014 Feb;149(1):83-91.
12. Rakowska A, Slowinska M, Kowalska-Oledzka E, Olszewska M, Rudnicka L. Dermatoscopy in female androgenic alopecia: method standardization and diagnostic criteria. Int J Trichology. 2009;1:123-130.

• Procedimentos Capilares na Alopecia Androgenética

1. Ludwig E. Classification of the types of androgenetic alopecia (common baldness) occurring in the female sex. Br J Dermatol. 1977;97:247-254.
2. Hamilton JB. Patterned loss of hair in man: types and incidence. Ann NY Acad Sci. 1951;53:708-728.
3. Norwood OT. Male pattern baldness: classification and incidence. South Med J. 1975;68:1359-1365.
4. Vañó-Galván S, Pirmez R, Hermosa-Gelbard A, Moreno-Arrones ÓM, Saceda-Corralo D, Rodrigues-Barata R et al. Safety of low-dose oral minoxidil for hair loss: a multicenter study of 1404 patients. J Am Acad Dermatol. 2021 Jun;84(6):1644-1651. doi: 10.1016/j.jaad.2021.02.054 [Epub 2021 feb. 24]. PMID: 33639244.
5. Faghihi G, Nabavinejad S, Mokhtari F, Fatemi Naeini F, Iraji F. Microneedling in androgenetic alopecia: comparing two different depths of microneedles. J Cosmet Dermatol. 2021 Apr;20(4):1241-1247. doi: 10.1111/jocd.13714 [Epub 2020 sep. 29]. PMID: 32897622.
6. Dhurat R, Mathapati S. Response to microneedling treatment in men with androgenetic alopecia who failed to respond to conventional therapy. Indian J Dermatol. 2015 May-Jun;60(3):260-263. doi: 10.4103/0019-5154.156361. PMID: 26120151; PMCID: PMC4458936.
7. Zhou Y, Chen C, Qu Q, Zhang C, Wang J, Fan Z et al. The effectiveness of combination therapies for androgenetic alopecia: a systematic review and meta-analysis. Dermatol Ther. 2020 Jul;33(4):e13741. doi: 10.1111/dth.13741 [Epub 2020 jul. 2]. PMID: 32478968.
8. Dhurat R, Mathapati S. Response to microneedling treatment in men with androgenetic alopecia who failed to respond to conventional therapy. Indian J Dermatol. 2015 May-Jun;60(3):260-263. doi: 10.4103/0019-5154.156361. PMID: 26120151; PMCID: PMC4458936.
9. Dhurat R, Sukesh M, Avhad G, Dandale A, Pal A, Pund P. A randomized evaluator blinded study of effect of microneedling in androgenetic alopecia: a pilot study. Int J Trichology. 2013 Jan;5(1):6-11. doi: 10.4103/0974-7753.114700. PMID: 23960389; PMCID: PMC3746236.
10. Faghihi G, Nabavinejad S, Mokhtari F, Fatemi Naeini F, Iraji F. Microneedling in androgenetic alopecia: comparing two different depths of microneedles. J Cosmet Dermatol. 2021 Apr;20(4):1241-1247. doi: 10.1111/jocd.13714 [Epub 2020 sep. 29]. PMID: 32897622.
11. Dhurat R, Mathapati S. Response to microneedling treatment in men with androgenetic alopecia who failed to respond to conventional therapy. Indian J Dermatol. 2015 May-Jun;60(3):260-263. doi: 10.4103/0019-5154.156361. PMID: 26120151; PMCID: PMC4458936.
12. Fertig RM, Gamret AC, Cervantes J, Tosti A. Microneedling for the treatment of hair loss? J Eur Acad Dermatol Venereol. 2018 Apr;32(4):564-569. doi: 10.1111/jdv.14722 [Epub 2017 dec. 21]. PMID: 29194786.
13. Yang D, Chen M, Sun Y, Jin Y, Lu C, Pan X, Wu C. Microneedle-mediated transdermal drug delivery for treating diverse skin diseases. Acta Biomaterialia. 2020. doi: 10.1016/j.actbio.2020.12.004.
14. Wipf A, Boysen N, Hordinsky MK, Dando EE, Sadick N, Farah RS. The rise of transcutaneous drug delivery for the management of alopecia: a review of existing literature and an eye towards the future. Journal of Cosmetic and Laser Therapy. 2018. doi: 10.1080/14764172.2018.1525743.
15. Okita A, Arbache S, Roth D, Souza L, Colferai M, Steiner D. Treatment of psoriasis vulgaris with cyclosporine and methotrexate injections using the MMP® technique. Surgical & Cosmetic Dermatology. 2018. doi: 10.10.5935/scd1984-8773.20181011098.
16. Contin LA. Male androgenetic alopecia treated with microneedling alone or associated with injectable minoxidil by microinfusion of drugs into the skin. Surgical & Cosmetic Dermatology. 2016. doi: 8.10.5935/scd1984-8773.201682782.
17. Soares M, Roth D, Arbache S. Acne scars: 5-fluorouracil (MMP® technique). 2020. doi: 10.1007/978-3-319-78265-2_88.

18. Arbache S, Mattos EDC, Diniz MF, Paiva PYA, Roth D, Arbache ST et al. How much medication is delivered in a novel drug delivery technique that uses a tattoo machine? Int J Dermatol. 2019;58(6):750-755 [Epub 2019 mar. 3].
19. Contin LA. Alopecia androgenética masculina tratada com microagulhamento isolado e associado a minoxidil injetável pela técnica de microinfusão de medicamentos pela pele. Surg Cosmet Dermatol. 2016;8(2):158-161. Disponível em: http://www.dx.doi.org/10.5935/scd1984-8773.201682782.
20. Mammucari Azienda Sanitaria Unità Sanitaria Locale Roma M, Vellucci R, Migliore Ospedale San Pietro Fatebenefratelli A, Cuomo Istituto Nazionale Tumori A, Pascale F. Article in Trends in Medicine. 2014. doi: 10.13140/2.1.3268.8640.
21. Azam MH, Morsi HM. Comparative study between 2% minoxidil topical spray vs. intradermal injection (mesotherapy) for treatment of androgenetic alopecia in female patients: a controlled, 4-month randomized trial [Internet]. Egyptian Dermatology Online Journal. 2010;6.
22. Oliveira F, Herreros C, Moraes AM, Neves PE, Velho F. Mesoterapia: uma revisão bibliográfica (Mesotherapy: a bibliographical review).
23. Canzona F, Massimo M, Tuzi A, Maggiori E, Grosso MG, Antonaci L et al. Intradermal therapy (mesotherapy) in dermatology. J Dermatol & Skin Sci. 2020;2.
24. Uzel BP. Estudo comparativo randomizado cego para avaliar a eficácia e segurança da infiltração intralesional com minoxidil 0,5% versus placebo no tratamento da alopecia androgenética feminina [dissertação de Mestrado em Ciências da Saúde]. Brasília: Universidade de Brasília; 2013. 172 p.
25. Moftah N, Abd-Elaziz G, Ahmed N, Hamed Y, Ghannam B et al. Mesotherapy using dutasteride-containing preparation in treatment of female pattern hair loss: photographic, morphometric and ultrastructural evaluation. Journal of the European Academy of Dermatology and Venereology. 2013 Jun;27(6):686-693. doi: 10.1111/j.1468-3083.2012.04535.x.
26. Melo DF, Barreto TM, Plata GT, Araujo LR, Tortelly VD. Excellent response to mesotherapy as adjunctive treatment in male androgenetic alopecia. Journal of Cosmetic Dermatology. 2020 Jan 1;19(1):75-77. doi: 10.1111/jocd.12983.
27. Kashani MN, Sadr B, Nilforoushzadeh MA, Arasteh M, Babakoohi S, Firooz A. Treatment of acute cutaneous leishmaniasis with intralesional injection of meglumine antimoniate: comparison of conventional technique with mesotherapy gun.
28. Miyazaki H, Atobe S, Suzuki T, Iga H, Terai K. Development of pyro-drive jet injector with controllable jet pressure. Journal of Pharmaceutical Sciences. 2019;108(7):2415-2420. doi: 10.1016/j.xphs.2019.02.021.
29. Schoubben A, Cavicchi A, Barberini L, Faraon A, Berti M, Ricci M et al. Dynamic behavior of a spring-powered micronozzle needle-free injector. International Journal of Pharmaceutics. 2015;491(1-2):91-98. doi: 10.1016/j.ijpharm.2015.05.067.
30. Plachouri KM, Georgiou S. Mesotherapy: safety profile and management of complications. Journal of Cosmetic Dermatology (Blackwell Publishing Ltd.). 2019;18:1601-1605. doi: 10.1111/jocd.13115.
31. EL-Komy M, Hassan A, Tawdy A, Solimon M, Hady MA. Hair loss at injection sites of mesotherapy for alopecia. Journal of Cosmetic Dermatology. 2017 Dec 1;16(4):e28-30. doi: 10.1111/jocd.12320.

• Nutracêuticos nas Alopecias

1. Aronson JK. Defining "nutraceuticals": neither nutritious nor pharmaceutical. British Journal of Clinical Pharmacology. 2016; 83(1):8-19. doi: 10.1111/bcp.12935.
2. Goldberg LJ, Lenzy Y. Nutrition and hair. Clin Dermatol. 2010; 28(4):409-411.
3. Finner AM. Nutrition and hair: deficiencies and supplements. Dermatol Clin. 2013;31(1):167-172.
4. Almohanna HM, Ahmed AA, Tsatalis JP, Tosti A. The role of vitamins and minerals in hair loss: a review. Dermatol Ther (Heidelb). 2019;9(1):51-70. doi: 10.1007/s13555-018-0278-6.
5. Goluch-Koniuszy ZS. Nutrition of women with hair loss problem during the period of menopause. Prz Menopauzalny. 2016;15(1):56-61. doi: 10.5114/pm.2016.58776.
6. Mock DM. Biotin. In: Coates PM, Blackman M, Betz JM, Cragg GM, Levine MA, Moss J, White JD (ed.). Encyclopedia of dietary supplements. 2nd ed. London/New York: Informa Healthcare; 2010. p. 43-51.
7. Rushton DH, Norris MJ, Dover R, Busuttil N. Causes of hair loss and the developments in hair rejuvenation. Int J Cosmet Sci. 2002;24(1):17-23.
8. Boccaletti V, Zendri E, Giordano G, Gnetti L, De Panfilis G. Familial uncombable hair syndrome: ultrastructural hair study and response to biotin. Pediatr Dermatol. 2007;24(3):E14-16. 38.
9. Shelley WB, Shelley ED. Uncombable hair syndrome: observations on response to biotin and occurrence in siblings with ectodermal dysplasia. J Am Acad Dermatol. 1985;13(1):97-102.
10. Trueb RM. Serum biotin levels in women complaining of hair loss. Int J Trichol. 2016;8(2):73-77.
11. Garg U. Biotin interference in certain immunoassays: risk of misdiagnosis and mismanagement. J Appl Lab Med. 2020;5(3):436-439.
12. Waqas B, Wu A, Yim E, Lipner SR. A survey-based study of physician practices regarding biotin supplementation. J Dermatolog-Treat. 2020 May 25;1-2 [Published online ahead of print].
13. Carmel R. Folic acid. In: Shils M, Shike M, Ross A, Caballero B, Cousins R (ed.). Modern nutrition in health and disease. Baltimore: Lippincott Williams & Wilkins; 2005. p. 470-481.
14. Bailey RL, Dodd KW, Gahche J; Institute of Medicine, Food and Nutrition Board. Dietary reference intakes: thiamin, riboflavin, niacin, vitamin B6, folate, vitamin B12, pantothenic acid, biotin and choline. Washington (DC): National Academy Press; 1998.
15. Thompson JM, Mirza MA, Park MK, Qureshi AA, Cho E. The role of micronutrients in alopecia areata: a review. Am J Clin Dermatol. 2017 May 15. doi: 10.1007/s40257-017-0285-x.
16. Kang D, Shi B, Erfe MC, Craft N, Li H. Vitamin B12 modulates the transcriptome of the skin microbiota in acne pathogenesis. Sci Transl Med. 2015;7(293):293ra103. doi: 10.1126/scitranslmed.aab2009.
17. Sousa ICVD, Tosti A. New investigational drugs for androgenetic alopecia. Expert Opin Investig Drugs. 2013;22(5):573-589.
18. Thompson JM, Li T, Park MK, Qureshi AA, Cho E. Estimated serum vitamin D status, vitamin D intake and risk of incident alopecia areata among US women. Arch Dermatol Res. 2016;308(9):671-676.
19. Maeda SS et al. Recomendações da Sociedade Brasileira de Endocrinologia e Metabologia (SBEM) para o diagnóstico e tratamento da hipovitaminose D. Arq Bras Endocrinol Metab (São Paulo). 2014 Jul;58(5):411-433.
20. Trost LB, Bergfeld WF, Calogeras E. The diagnosis and treatment of iron deficiency and its potential relationship to hair loss. J Am Acad Dermatol. 2006;54(5):824-844.
21. Shrivastava SB. Diffuse hair loss in an adult female: approach to diagnosis and management. Indian J Dermatol Venereol Leprol. 2009;75(1):20-27 [quiz 7-8].
22. Rushton DH. Nutritional factors and hair loss. Clin Exp Dermatol. 2002;27(5):396-404.
23. Trüeb RM. Effect of ultraviolet radiation, smoking and nutrition on hair. Curr Probl Dermatol. 2015;47:107-120.
24. Esfandiarpour I, Farajzadeh S, Abbaszadeh M. Evaluation of serum iron and ferritin levels in alopecia areata. Dermatol Online J. 2008;14(3):21.
25. Kil MS, Kim CW, Kim SS. Analysis of serum zinc and copper concentrations in hair loss. Ann Dermatol. 2013;25(4):405-409.
26. Petru E, Petru C, Benedicic C. Re: "Selenium as an element in the treatment of ovarian cancer in women receiving chemotherapy". Gynecol Oncol. 2005;96(2):559 [author reply – 60].
27. Fan AM, Kizer KW. Selenium: nutritional, toxicologic and clinical aspects. West J Med. 1990;153(2):160-167.
28. Pennington JA. Silicon in foods and diets. Food Addit Contam. 1991;8(1):97-118.
29. Dyck K, Cauwenbergh R, Robberecht H, Deelstra H. Bioavailability of silicon from food and food supplements. Fresenius J Anal Chem. 1999;363(5-6):541-544.
30. Nielsen FH. Update on the possible nutritional importance of silicon. J Trace Elem Med Biol. 2014;28(4):379-382.
31. Fregert S. Studies on silicon in tissues with special reference to skin. Acta Derm Venereol Suppl (Stockh). 1959;39(Suppl 42):1-92.
32. Soma T, Tajima M, Kishimoto J. Hair cycle-specific expression of versican in human hair follicles. J Dermatol Sci. 2005;39(3):147-154.
33. Barel A, Calomme M, Timchenko A, De Paepe K, Demeester N, Rogiers V et al. Effect of oral intake of choline-stabilized orthosilicic acid on skin, nails and hair in women with photodamaged skin. Arch Dermatol Res. 2005;297(4):147-153.

34. Strumia R, Baldo F. Oral intake of Nanosilicium© in telogen effluvium: a scanning electron microscope microanalysis study. J Plast Dermatol. 2010;6(1):21-23.
35. Bhat RM, Sharma R, Pinto AC, Dandekeri S, Martis J. Epidemiological and investigative study of premature graying of hair in higher secondary and pre-university school children. Int J Trichol. 2013;5(1):17-21.
36. Kmieć ML, Pajor A, Broniarczyk-Dyla G. Evaluation of biophysical skin parameters and assessment of hair growth in patients with acne treated with isotretinoin. Postepy Dermatol Alergol. 2013;30(6):343-349. doi: 10.5114/pdia.2013.39432.

• Transplante de Cabelos

1. Orentreich N. Autografts in alopecias and other selected dermatological conditions. Ann N Y Acad Sci. 1959;83:462.
2. Lattanand A, Johnson WC. Male pattern alopecia: a histopathologic and histochemical study. J Cutan Pathol. 1975;2:58-70.
3. Limmer BL. Elliptical donor stereoscopically assisted micrografting as an approach to further refinement in hair transplantation. J Dermatol Surg Oncol. 1994;20:789-799.
4. Barrera A. Patient evaluation. In: Barrera A (ed.). Hair transplantation: the art of micrografting and minigrafting. St. Louis: Quality Medical; 2002.
5. Le Voci F. Avaliação comparativa de folículos pilosos das áreas doadora e receptora em transplante capilar [dissertação de mestrado]. São Paulo: Departamento de Dermatologia, Faculdade de Medicina da USP; 2001.
6. Bisaccia E, Scarborough D. Hair transplant by incisional strip harvesting. J Dermatol Surg Oncol. 1994;20:443-448.
7. Gandelman M, Mota AL, Abrahamsohn PA, Oliveira SF. Light and electron microscopic analysis of controlled injury to follicular units grafts. Dermatol Surg. 2000;26:25-31.
8. Norwood OT. Patient selection, hair transplant design and hairstyle. J Dermatol Surg Oncol. 1992 May;18(5):386-394. doi: 10.1111/j.1524-4725.1992.tb03691.x.
9. Bernstein RM, Rassmann WR. The aesthetics of follicular transplantation. Dermatol Surg. 1997;23(9):785-799.

• Hipertricose e Hirsutismo: Abordagem Clínica

1. Drolet BA. Cutaneous signs of neural tube dysraphism. Pediatric Clin North Am. 2000;47(4):813-823.
2. Hohl A, Ronson MF, Oliveira M. Hirsutism: diagnosis and treatment. Arq Bras Endocrinol Metab [Online]. 2014;58(2):97-107.
3. Rasheed AI. Uncommonly reported side effects of hair removal by long pulsed Alexandrite laser. J Cosmet Dermatol. 2009;8: 267-274.
4. Al-Niami F. Laser and energy-based devices complications in dermatology. J Cosmet Laser Ther. 2016;18(1):25-30.
5. Turker S, Cilbir E, Karecin C et al. Hypertrichosis, trichomegaly and androgenic alopecia related cetiximab treatment. J Can Ther [Epub ahead of print – citado 8 abr. 2020].
6. Rampon G, Henkin C, Souza PR et al. Infantile generalized hypertrichosis caused by topical minoxidil. An Bras Dermatol. 2016 Jan-Feb;91(1):87-88.
7. Hershovitz I, Freedman J, Tosti A. Minoxidil induced hypertrichosis in a 2-yaer-old child. F1000 Res. 2013;2:226.
8. Mimoto MS, Oyler JL, Devis AM. Evaluation and treatment of hirsutism in premenopausal women. JAMA. 2018 Apr 17;319(15): 1613-1614.
9. Franks S. The investigation and management of hirsutism. J Fam Plann Reprod Health Care. 2012;38:182-186.
10. Moura HHG, Costa DLM, Bagatin E et al. Síndrome do ovário policístico: abordagem dermatológica. An Bras Dermatol. 2011; 86(1):111-119.
11. Oliveira TR, Rezende MB, Faria NF et al. Associação entre lipid accumulation product (LAP) e hirsutismo na síndrome do ovário policístico. Rev Bras Ginec Obst. 2016;38:71-76.
12. Teede H, Deeks A, Moran L. Polycystic ovary syndrome: a complex condition with psychological, reproductive and metabolic manifestations that impacts on health across the lifespan. BMC Medicine. 2010;8:41.
13. Rotterdam ESHRE/ASRM – Sponsored PCOS Consensus Workshop Group. Revised 2003 consensus on diagnostic criteria and long-term health risks related to polycystic ovary syndrome (PCOS). Human Reproduction (review). 2004;19:41-47.
14. Martin KA, Anderson RR, Chang RJ et al. Evaluation and treatment of hirsutism in premenopausal women: an endocrine society clinical practice guideline. J Clin Endocrinol Metab. 2018 Apr 1; 103(4):1233-1257.
15. Markovski M, Hall J, Jin M et al. Approach to the management of idiopathic hirsutism. Canadian Family Physician. 2012;58:173-177.
16. Cook H, Brennan K, Azziz R. Reanalyzing the modified Ferriman-Gallwey score: is there a simpler method for assessing the extent of hirsutism? Fertil Steril. 2011;96(5):1266-1270.
17. Setji TL, Brown AJ. Polycistic ovary syndrome: diagnosis and treatment. Am J Med. 2007;120(2):128-132.

• Hipertricose e Hirsutismo: Tratamento Clínico

1. Barth JH. ACP Broadsheet 131 – Hirsute women: should they be investigated? J Clin Pathol. 1992;45:188-192.
2. Cook H, Brennan K, Azziz R. Reanalyzing the modified Ferriman-Gallwey score: is there a simpler method for assessing the extent of hirsutism? Fertil Steril. 2011;96(5):1266-1270.
3. Escobar-Morreale HF, Carmina E, Dewailly D, Gambineri A, Kelestimur F, Moghetti P et al. Epidemiology, diagnosis and management of hirsutism: a consensus statement by the Androgen Excess and Polycystic Ovary Syndrome Society. Hum Reprod Update. Mar-Apr 2012;18(2):146-170. doi: 10.1093/humupd/dmr042 [Epub 2011 nov. 6].
4. Rosenfield RL. Clinical practice: hirsutism. N Engl J Med. 2005 Dec 15;353(24):2578-2588. doi: 10.1056/NEJMcp033496.
5. Hatch R, Rosenfield RL, Kim MH, Tredway D. Hirsutism: implications, etiology and management. Am J Obstet Gynecol. 1981 Aug 1;140(7):815-830. doi: 10.1016/0002-9378(81)90746-8.
6. Deplewski D, Rosenfield RL. Role of hormones in pilosebaceous unit development. Endocr Rev. 2000;21:363-392.
7. Rittmaster RS. Hirsutism. Lancet. 1997;191-195.
8. Taylor AE. Polycistic ovary syndrome. Endocrinol Metab Clin North Am. 1998;27:877-902.
9. Ehrmann DA, Rosenfield RL. Clinical review 10: an endocrinologic approach to the patient with hirsutism. J Clin Endocrinol Metab. 1990;71:1-4.
10. Hock DL, Seifer DB. New treatments of hyperandrogenism and hirsutism. Obstet Gynecol Clin North Am. 2000;27:567-581.
11. Schindler AE. Antiandrogenic progestins for treatment of signs of androgenisation and hormonal contraception. Eur J Obstet Gynecol Reprod Biol. 2004;112(2):136-141.
12. Watson RE, Bouknight R, Alguire P. Hirsutism: evaluation and management. J Gen Intern Med. 1995;10:283-292.
13. Rittmaster RS. Evaluation and treatment of hirsutism. Infertli Reprod Med Clin North Am. 1991;2:511-530.
14. Rittmaster RS, Thompson DL. Effect of leuprolide and dexamethasone on hair growth and hormone levels in hirsute women: the relative importance of the ovary and the adrenal in the phatogenesis of hirsutism. J Clin Endocrinol Metab. 1990;70:1096-1102.
15. Carmina E, Lobo RA. The addition of dexamethasone to antiandrogen therapy for hirsutism prolongs the duration of remission. Fertil Steril. 1998;69:1075-1079.
16. Nestler JE, Jakubowicz DJ. Descreases in ovarian cytochrome P450c17a. J Clin Endocrinol Metab. 1990;71:1-4.
17. Velazquez EM, Mendoza S, Hamer T, Sosa F, Glueck CJ. Metformin therapy in polycystic ovary syndrome reduces hyperinsulinemia, insulin resistance, hyperandrogenemia and systolic blood pressure, while facilitating normal menses and pregnancy. Metabolism. 1994;43:647-654.
18. Ehrmann DA, Cavaghan MK, Imperial J, Sturis J, Rosenfield RL, Polonsky KS. Effects of metformin on insulin secretion, insulin action and ovarian steroidogenesis in women with polycystic ovary syndrome. J Endocrinol Metab. 1997;82(2):524-530.
19. Barbieri RL, Smith S, Ryan KJ. The role of hyperinsulinemia in the pathogenesis of ovarian hyperandrogenism. Ferttil Steril. 1988;50:197-212.
20. Dunaif A, Scott D, Finegood D et al. The insulin-sensitizing agent troglitazone improves metabolic and reproductive abnormalities in the polycystic ovary syndrome. J Clin Endocrinol Metab. 1996;81:3299-3306.

21. Carmina E, Lobo RA. Peripheral androgen blockade versus glandular androgen suppression in the treatment of hirsutism. Obstet Gynecol. 1991;78:845-849.
22. Carmina E. A risk-benefit assessment of pharmacological therapies of hirsutism. Drug Safety. 2001;4:267-276.
23. Devoto E, Aravena L, Rios R. Treatment of hirsutism with spironolactone and with spironolactone plus dexamethasone. Rev Med Chil. 2000;128:868-875.
24. Azziz R, Carmina E, Sawaya ME. Idiopathic hirsutism. Endocr Rev. 2000;21:347-362.
25. Moghetti P, Tosi F, Tosti A et al. Comparison of spironolactone, flutamide and finasteride efficacy in the treatment of hirsutism: a randomized, double-blind, placebo-controlled trial. J Clin Endrcrinol Metab. 2000;85(1):89-94.
26. Erenus M, Gürbüz O, Durmusoğlu F, Demirçay Z, Pekin S. Comparison of the efficacy of spironolactone versus flutamide in the treatment of hirsutism. Fertil Steril. 1994;61(1994):613-616.
27. Erenus M, Yücelten D, Gürbüz O, Durmusoğlu F, Pekin S. Comparison of spironolactone-oral contraceptive versus cyproterone acetate-estrogen regimens in the treatment of hirsutism. Fertil Steril. 1996;66(1996):216-219.
28. Wong IL, Morris RS, Chang L, Spahn MA, Stanczyk FZ, Lobo RA. A prospective randomized trial comparing finasteride to spironolactone in the treatment of hirsute women. J Clin Endocrinol Metab. 1995;80(1995):233-238.
29. Moghetti P, Tosi F, Tosti A, Negri C, Misciali C, Perrone F et al. Comparison of spironolactone, flutamide and finasteride efficacy in the treatment of hirsutism: a randomized, double-blind, placebo-controlled trial. J Clin Endocrinol Metab. 2000;85 (2000):89-94.
30. Unlühizarci KK, Everest H, Bayram F, Kelestimur F. Comparison of spironolactone and spironolactone plus finasteride in the treatment of hirsutism. Fertil Steril. 2002;78(2002):1331-1333.
31. Kelestimur F, Everest H, Unlühizarci K, Bayram F, Sahin Y. A comparison between spironolactone and spironolactone plus finasteride in the treatment of hirsutism. Eur J Endocrinol. 2004; 150(2004):351-354.
32. Ganie MA, Khurana ML, Eunice M, Gupta N, Gulati M, Dwivedi SN et al. Comparison of efficacy of spironolactone with metformin in the management of polycystic ovary syndrome: an open--labeled study. J Clin Endocrinol Metab. 2004;89(2004):2756-2762.
33. Kelekci KH, Kelekci S, Yengel I, Gul S, Yilmaz B. Cyproterone acetate or drospirenone containing combined oral contraceptives plus spironolactone or cyproterone acetate for hirsutism: randomized comparison of three regimens. J Dermatolog Treat. 2012; 23(2012):177-183.
34. Grigoriou O, Papadias C, Konidaris S, Antoniou G, Karakitsos P, Giannikos L. Comparison of flutamide and cyproterone acetate in the treatment of hirsutism: a randomized controlled trial. Gynecol Endocrinol. 1996;10(2):119-123.
35. Falsetti L, Gambera A, Legrenzi L, Iacobello C, Bugari G. Comparison of finasteride versus flutamide in the treatment of hirsutism. Eur J Endocrinol. 1999;141(4):361-367.
36. Muderris II, Bayram F, Guven M. A prospective randomized trial comparind flutamide (250 mg/d) and finasteride (5 mg/d) in the treatment of hirsutism. Fertil Steril. 2000;73:984-987.
37. Sahin Y, Dilber S, Kekestimur F. Comparison of Diane 35 and Diane 35 plus finasteride in the treatment of hirsutism. Fertil Steril. 2001;75:496-500.
38. Tartagni M, Schonauer LM, Salvia MA, Cicinelli E, Pergola G, D'Addario V. Comparison of Diane 35 and Diane 35 plus finasteride in the treatment of hirsutism. Fertil Steril. 2000;73: 718-723.
39. Liew SH. Unwanted body hair and its removal: a review. Dermatol Surg. 1999;25:431-439.
40. Hobbs L, Ort R, Dover J. Synopsis of laser assisted hair removal systems. Skin Therapy Lett. 2000;5:1-5.
41. Koulouri O, Conway GS. A systematic review of commonly used-medical treatments for hirsutism in women. Clin Endocrinol (Oxf). 2008;68:800-5.65.

• Hipertricose e Hirsutismo: Epilação a Laser

1. Wheeland RG. Laser: assisted hair removal. Dermatol Clin. 1997; 15:469.
2. Sun TT, Cotsarelis G, Lavker RM. Hair follicular stem cells: the bulge activation hypothesis. J Invest Dermatol. 1992;96:775.
3. Gomes AJ, Lunardi LO, Marchetti JM, Lunardi CN, Tedesco AC. Indocyanine green nanoparticles useful for photomedicine. Photomed Laser Surg. 2006;24(4):514-521.
4. Grossman M, Wimberly J, Dwyer P et al. PDT for hirsutism. Lasers Surg Med. 1995;7(Suppl):44.
5. Campos VB, Pereira S. Effect of pre treatment on the incidence of side effects following laser hair removal with a long-pulsed diode laser in skin types III and IV. Surg Med Sup. 2001;13:45.
6. Anderson RR, Parrish JA. Selective photothermolysis: precise microsurgery by selective absorption of pulsed radiation. Science. 1983;220:524-527.
7. Amim SP, Goldberg DJ. Clinical comparison of four hair removal lasers and light sources. J Cosm Laser Therapy. 2006;8:65-68.
8. Dierickx CC, Grossman MC, Farinlli WA, Anderson RR. Permanent hair removal by normal mode ruby laser. Arch Dermatol. 1998; 134:837-842.
9. Liew SH, Grobbelaar A, Gault D, Sanders R, Green C, Linge C. Hair removal using the ruby laser: clinical efficacy in Fitzpatrick skin types I-V and histological changes in epidermal melanocytes. Br J Dermatol. 1999;140(6):1105-1109.
10. Gold MH, Bell MW, Foster TD, Street S. Long-term epilation using the Epilight broad band, intense pulsed light hair removal system. Dermatol Surg. 1997;23:909-913.
11. Manstein D, Pourshagh M, Erofeev AV, Yaroslavsky I, Altshuler GB, Anderson RR. Effects of fluence and pulse duration for flashlamp exposure on hair follicles. Presented at the 21st Annual Meeting of the American Society for Laser Medicine & Surgery, April 2001.
12. Altshuler GB, Zeuzie HH, Erofeev AV, Smirnov MZ, Anderson RR, Dierickx C. Contact cooling of the skin. Phys Med Biol. 1999;44: 1003-1023.
13. Campos VB, Dierickx CC, Farinelli WA, Lin TY, Mameskiatti W, Anderson RR. Hair removal with an 800 nm pulsed diode laser. Dermatol Cosmet. 1999;9(4):131-138.
14. Lou WW, Quintana AT, Geronemus RG, Grossman MC. Prospective study of hair reduction by diode laser (800 nm) with long-term follow-up. Dermatol Surg. 2000;26:428-432.
15. Braun M. Permanent laser hair removal with low fluence high repetition rate versus high fluence low repetition rate 810 nm diode laser: a split leg comparison study. J Drugs Dermatol. 2009 Nov;8(11 Suppl):S14-7.
16. Battle Jr EF. Advances in laser hair removal in skin of color. J Drugs Dermatol. 2011 Nov;10(11):1235-1239.
17. Ham Jr WT, Williams RC, Mueller HA, Guerry III D, Clarke AM, Geeraets WJ. Effects of laser radiation on the mammalian eye. Trans NY Acad Sci. 1966;28(4):517-526.

Bibliografia Consultada

• Cabelo Normal: Fórmulas de Xampus Sugeridas para Cabelos

Cline A, Uwakwe LN, McMichael AJ. No sulfates, no parabens and the "no-poo" method: a new patient perspective on common shampoo ingredients. Cutis. 2018 Jan;101(1):23. Disponível em: www.cutis.com.

Corazza M, Lauriola MM, Zappaterra M, Bianchi A, Virgili A. Surfactants: skin cleansing protagonists. JEADV. 2010;24:1-6.

Cornwell PA. A review of shampoo surfactant technology: consumer benefits, raw materials and recent developments. Journal of Investigative Dermatology Symposium Proceedings. 2007;12.

Dias MFRG, Almeida AM, Cecato PMR, Adriano AR, Pichler J. The shampoo pH can affect the hair: myth or reality? Int J Trichology. 2014 Jul;6(3):95-99.

Dias MFRG. Hair cosmetics: an overview. International Journal of Trichology. 2015 Jan-Mar;7(Issue 1).

Draelos ZD. Essentials of hair care often neglected: hair cleansing. International Journal of Trichology. 2010 Jan-Jun;2(Issue 1).

Fregonesi A. Brazilian oils and butters: the effect of different fatty acid chain composition on human hair physiochemical properties. J Cosmet Sci. 2009 Mar/Apr;60:273-280.

Martins G, Damasco P. Cosméticos capilares: muito além de shampoos e condicionadores. Di Livros; 2020.

Naldi L, Diphoorn J. Seborrhoeic dermatitis of the scalp. Clinical Evidence. 2015;05:1713.

Piérard-Franchimont C, De Doncker P, Cauwenbergh G, Piérard GE. Ketoconazole shampoo: effect of long-term use in androgenic alopecia. Dermatology. 1998;196:474-477.

Trüeb RM; Swiss Trichology Study Group. The value of hair cosmetics and pharmaceuticals. Dermatology. 2001;202:275-282.

• Cabelo Normal: Procedimentos Estéticos e Suas Complicações

Ahn HJ, Lee WS. An ultrastuctural study of hair fiber damage and restoration following treatment with permanent hair dye. International Journal of Dermatology. 2002;41:88-92.

ANVISA. ANVISA alerta sobre o uso de formol em alisamento capilar. Brasília: 17 de junho de 2009. Disponível em: http://anvisa.gov.br/cosmeticos/alisantes/escova_progressiva.htm.

Azulay RD, Azulay DR. Dermatologia. 5. ed. Rio de Janeiro: Guanabara-Koogan; 2008. p. 741-742.

Barbelli A, Rebora A. Telogen effluvium e minoxidil. J Am Acad Dermatol. 1989;21:572-573.

Berthiaiume M, Merrifield J, Riccio D. Pré-tratamento com silicone em lesões oxidantes dos cabelos. Cosmetics & Toiletries [edição em português]. 2004;16:106-112.

Bolognia JL, Jorizzo J, Rapini RP. Dermatology. 2nd ed. Elsevier; 2008. p. 37-78.

Bouillon C, Wilkinson J. The science of hair care. Taylor & Francis. 2nd ed. 2005.

Bouillon C. Shampoos. Clinics Dermatol. 1996;14:113-121.

Brewster B. Color lock in hair care: bench and beyond. Cosmetics & Toiletries. 2006;121(3):28-36.

Bulengo-Ransby SM, Bergfeld WF. Chemical and traumatic alopecia from thioglycolate in a black woman: a case report with unusual clinical and histologic findings. Cutis. 1992;49(2):99-103.

Burns T, Breathnach S, Cox N, Griffiths C. Rook's textbook of dermatology. 8th ed. London: Wiley-Blackwell; 2010.

Camacho F, Montagna W. Tricologia: enfermedades del folículo piloso. Madrid: Aula Médica; 1996.

Cannell DW. Permanent waving and hair straightening. Clin Dermatol. 1988;6(3):71-82.

Carnelos C, Nogueira A, Joekes I. Efeitos do uso de chapa para alisamento e da exposição solar na degradação de proteínas do cabelo. Cosmetics & Toiletries [edição em português]. 2005;17:69.

Dawber R, Neste D. Doenças dos cabelos e do couro cabeludo. Manole; 1996. p. 1-22.

De Berker DAR, Messenger AG, Sinclair RD. Disorders of hair. In: Burns T, Breathnach S, Cox N, Griffiths C (ed.). Rook's textbook of dermatology. 7th ed. Oxford: Wiley-Blackwell; 2004. v. 4, p. 63-120.

Dermatus Farmácia Dermatológica, Departamento de Desenvolvimento Galênico. Sugestões de fórmulas.

Dias TCS, Baby AR, Kaneko TM, Velasco MVR. Relaxing/straightening of Afro-ethnic hair: historical overview. J Cosmet Dermatol. 2007 Mar;6(1):2-5.

Dias TCS, Baby AR, Kaneko TM, Velasco MVR. Relaxing/straightening of Afro-ethnic hair: historical overview. J Cosmet Dermatol. 2007;6(1):2-5.

Draelos ZD. Hair cosmetics. In: Blume-Peytav U, Tosti A et al. (ed.). Hair growth and disoders. Berlin: Springer-Verlag; 2008. p. 499-512.

Draelos ZD. Hair physiology. In: Draelos ZD (ed.). Hair care: an illustrated dermatologic handbook. London/New York: Taylor & Francis; 2005. p. 1-19.

Draelos ZD. Shampoos, conditioners and camouflage techiniques. Dermatol Clin. 2013 Jan;31(1):173-178.

Fitzpatrick TB, Eisen AZ, Wolff K, Freedberg IM, Austen KF. Dermatology in general medicine. 4th ed. New York: McGraw-Hill; 1993. v. 2.

Gonçalves R. Nova geração de quaternários. Cosmetics & Toiletries [edição em português]. 2004;16:60-63.

Gonzenbach H, Jonhcock W, De Polo KF. UV damage on human hair. Cosmetics & Toiletries. 1998;113:43-49.

Guimarães CMDS. Sabonetes e xampus de uso dermatológico e cosmiátrico. São Paulo: Atheneu; 2007. p. 69-88.

Gummer CL. Cosmetics and hair loss. Clinical and Experimental Dermatology. 2002;27:418-421.

IARC. IARC classifies formaldehyde as carcinogenic to humans. International Agency for Research on Cancer. 2004 Jun 15(153). Disponível em: http//www.iarc.fr.

Kim BJ, Kwon OS, Park WS, Youn HS, Choi CW, Kim KH, Eun HC. Non-invasive evaluation of hair interior morphology by X-ray microscope. Journal of Dermatology. 2006;33:759-764.

Lersch P, Maczkiewitz U. Novo ingrediente para reparo e proteção dos cabelos. Cosmetics & Toiletries [edição em português]. 2003; 15:44-49.

Loussouarn G, El Rawadi C, Genain G. Diversity of hair growth profiles. Int J Dermatol. 2005;44(Suppl 1):6-9.

Maillan P, Gripp A, Sit F, Jermann R, Westenfelder H. Protecting against UV-induced degradation and enhancing shine. Cosmetic & Toiletries. 2005;120(3):65-71.

Nagahara Y et al. Structure and performace of cationic assembly dispersed in amphoteric surfactants solution as a shampoo for hair damage by coloring. J Oleo Sci. 2007;56(6):289-295.

Nicholson AG, Harland CC, Bull RH, Mortimer PS, Cook MG. Chemically induced cosmetic alopecia. Br J Dermatol. 1993;128(5):537-541.

Paus R, Peker S, Sundberg JP. Biology of hair and nails. In: Bologna JL, Jorizzo JL, Rapini RP (ed.). Dermatology. 2nd ed. Mosby Elsevier; 2008. v. 1, p. 965-986.

Pereira JM. Propedêutica das doenças do cabelo e do couro cabeludo. São Paulo: Atheneu; 2001. v. 29, p. 1-21.

Pinheiro A. O formol no processo de alisamento dos cabelos. Cosmetics & Toiletries [edição em português]. 2004;16:40.

Quiroga MI, Guillot CF. Cosmética dermatológica prática. 4. ed. Buenos Aires: El Ateneo; 1973.

Robbins CR. Chemical and physical behavior of human hair. 4th ed. New York: Springer-Verlag; 2002.

Sampaio SAP, Rivitti EA. Dermatologia. 3. ed. São Paulo: Artes Médicas; 2007. p. 1-37.

Sayed NA, Ayoub H. Porosidade × Resistência à tensão de cabelos quimicamente modificados. Cosmetics & Toiletries [edição em português]. 2003;15:50-54.

Shapiro J, Maddin S. Medicated shampoos. Clinics Dermatol. 1996; 14:123-128.

Sinclair RD, Banfield CC, Dawber RPR. Handbook of diseases of the hair and scalp. Oxford: Wiley-Blackwell Science. 1999;3-26.

Sosted H, Agner T, Andersen KE, Menné T. 55 cases of allergic reactions to hair dye: a descriptive, consumer complaint-based study. Contact Dermatitis. 2002;47:299-303.

Thibaut S, Gaillard O, Bouhanna P, Cannell DW, Bernard BA. Human hair shape is programmed from the bulb. Br J Dermat. 2005;152:632-638.

Wickett RR. Permanent waving and straightening of hair. Cutis. 1987;39(6):496-497.

• Cabelos – Exames Complementares: Tricograma

Bhat YJ, Saqib NU, Latif I, Hassan I. Female pattern hair loss: an update. Indian Dermatol Online J. 2020 Jul 13;11(4):493-501. doi: 10.4103/idoj.IDOJ_334_19. PMID: 32832434; PMCID: PMC7413422.

Dhurat R, Saraogi P. Hair evaluation methods: merits and demerits. Int J Trichology. 2009 Jul;1(2):108-119. doi: 10.4103/0974-7753.58553. PMID: 20927232; PMCID: PMC2938572.

Galliker NA, Trüeb RM. Value of trichoscopy versus trichogram for diagnosis of female androgenetic alopecia. Int J Trichology. 2012 Jan;4(1):19-22. doi: 10.4103/0974-7753.96080. PMID: 22628985; PMCID: PMC3358933.

Hillmann K, Blume-Peytavi U. Diagnosis of hair disorders. Semin Cutan Med Surg. 2009 Mar;28(1):33-38. doi: 10.1016/j.sder.2008.12.005. PMID: 19341940.

Pereira JM, Pereira VCN, Pereira IJN. Tratado das doenças dos cabelos e do couro cabeludo – Tricologia. São Paulo: Di Livros; 2016.
Rudnicka L, Rakowska A, Kerzeja M, Olszewska M. Hair shafts in trichoscopy: clues for diagnosis of hair and scalp diseases. Dermatol Clin. 2013 Oct;31(4):695-708. doi: 10.1016/j.det.2013.06.007. PMID: 24075554.
Tosti A, Asz-Sigall D, Pirmez R. Hair and scalp treatments: a practical guide. Switzerland: Springer; 2020.

• Alopecia Androgenética Masculina

Alfonso M, Richter-Appelt H, Tosti A et al. The psychosocial impact of hair loss among men: a multinational European study. Curr Med Res Opin. 2005;21:1829-1836.
Arias-Santiago S, Gutierrez-Salmeron MT, Castellote-Caballero L et al. Androgenetic alopecia and cardiovascular risk factors in men and women: a comparative study. J Am Acad Dermatol. 2010; 63:420-429.
Banka N, Bunagan K, Shapiro J. Pattern hair loss in men diagnosis and medical treatment. Dermatol Clin. 2013;31:129-140.
Blume-Peytavi U, Lonnfors SS, Hillmann K, Bartels NG. A randomized double-blind placebo-controlled pilot study to assess the efficacy of a 24-week topical treatment by latano-prost 0.1% on hair growth and pigmentation in healthy volunteers with androgenetic alopecia. J Am Acad Dermatol. 2012;66:794-800.
Blume-Peytavi U, Orfanos CE. Microscopy of the hair: the trichogram. In: Serup J, Jemec GB, Grover GL (ed.). Handbook of non-invasive methods and the skin. 2nd ed. Boca Raton (FL): CRC Press; 2006. p. 875-881.
Blumeyer A, Tosti A, Messenger A et al. Evidencebased (S3) guideline for the treatment of androgenetic alopecia in women and in men. J Dtsch Dermatol Ges. 2011;9:S1-57.
Camacho FM, García-Hernández MJ, Fernández-Crehuet JL. Value of hormonal levels in patients with male androgenetic alopecia treated with finasteride: better response in patients under 26 years old. Br J Dermatol. 2008;158:1121-1124.
Coronel-Perez IM, Rodriguez-Rey EM, Camacho-Martinez FM. Latano-prost in the treatment of eyelash alopecia in alopecia areata universalis. J Eur Acad Dermatol Venereol. 2010;24:481-485.
De Lacharriere O, Deloche C, Misciali C et al. Hair diameter diversity: a clinical sign reflecting the follicle miniaturization. Arch Dermatol. 2001;137:641-646.
Foley DL, Craig JM, Morley R et al. Prospects for epigenetic epidemiology. Am J Epidemiol. 2009;169:389-400.
Hillmer AM, Brockschmidt FF, Hanneken S et al. Susceptibility variants for male pattern baldness on chromosome 20p11. Nat Genet. 2008;40:1279-1281.
Hillmer AM, Flaquer A, Hanneken S et al. Genomewide scan and fine-mapping linkage study of androgenetic alopecia reveals a locus on chromosome 3q26. Am J Hum Genet. 2008;82:737-743.
Hoffmann R, Happle R. Current understanding of androgenetic alopecia – Part II: Clinical aspects and treatment. Eur J Dermatol. 2000;10:410-417.
Irwig MS. Persistent sexual side effects of finasteride: could they be permanent? J Sex Med. 2012;9:2927.
Kaufman KD. Androgens and alopecia. Mol Cell Endocrinol. 2002;198: 89-95.
Khandpur S, Suman M, Reddy BS. Comparative efficacy of various treatment regimens for androgenetic alopecia in men. J Dermatol. 2002;29:489-498.
Kucerova R, Novotny R et al. Current therapies of female androgenetic alopecia and use of fluridil, a novel topical antiandrogen. Scripta Med (Brno). 2006;79:35-48.
Leavitt M, Perez-Meza D, Rao NA et al. Effects of finasteride (1 mg) on hair transplant. Dermatol Surg. 2005;31:1268-1276 [discussion 1276].
Mansberger SL, Cioffi GA. Eyelash formation secondary to latano-prost treatment in a patient with alopecia. Arch Ophthalmol. 2000; 118:718-719.
Marçon CR, Steiner D. Finasterida: mitos e verdades. RBM Especial Dermatologia e Cosmiatria. 2010 Out;67:18-24.
McElwee KJ, Kissling S, Wenzel E et al. Cultured peribulbar dermal sheath cells can induce hair follicle development and contribute to the dermal sheath and dermal papilla. J Invest Dermatol. 2003;121:1267-1275.
McElwee KJ, Shapiro J. Promising therapies for treating and/or preventing androgenic alopecia. Skin Therapy Lett. 2012 Jun; 17(6):1-4.
McGrath J, McLean I. Genetics in relation to the skin: mosaicism. In: Wolff K, Goldsmith L, Katz S et al. (ed.). Fitzpatrick's dermatology in general medicine. New York: McGraw-Hill Medical; 2008. p. 83-84. v. 1.
Mehta JS, Raman J, Gupta N, Thoung D. Cutaneous latano-prost in the treatment of alopecia areata. Eye. 2003;17:444-446.
Mysore V. Finasteride and sexual side effects. Indian Dermatol Online J. 2012 Jan-Apr;3(1):62-65.
Neste D, Fuh V, Sanchez-Pedreno P et al. Finasteride increases anagen hair in men with androgenetic alopecia. Br J Dermatol. 2000;143: 804-810.
Olsen EA, Dunlap FE, Funicella T et al. A randomized clinical trial of 5% topical minoxidil versus 2% topical minoxidil and placebo in the treatment of androgenetic alopecia in men. J Am Acad Dermatol. 2002;47:377-385.
Olsen EA, Hordinsky M, Whiting D et al. The importance of dual 5alpha-reductase inhibition in the treatment of male pattern hair loss: results of a randomized placebo-controlled study of dutasteride versus finasteride. J Am Acad Dermatol. 2006;55:1014-1023.
Rossi A, Cantisani C, Scarno M et al. Finasteride: 1 mg daily administration on male androgenetic alopecia in different age groups: 10-year follow-up. Dermatol Ther. 2011;24:455-461.
Sasaki S, Hozumi Y, Kondo S. Influence of prostaglandin F2-alfa and its analogues on hair regrowth and follicular melanogenesis in a murine model. Ext Dermatol. 2005;14:323-328.
Teumer JC. Follicular cell implantation: an emerging cell therapy for hair loss. Semin Plast Surg. 2005;19:193-200.
Tosti A, Whiting D, Iorizzo M et al. The role of scalp dermoscopy in the diagnosis of alopecia areata incognita. J Am Acad Dermatol. 2008;59:64-67.
Traish AM, Hassani J, Guay AT et al. Adverse side effects of 5alpha-reductase inhibitors therapy: persistent diminished libido and erectile dysfunction and depression in a subset of patients. J Sex Med. 2011;8:872-884.
Uno H, Zimbric ML, Albert DM, Stjernschantz J. Effect of latanoprost on hair growth in the bald scalp of the stumptailedmacacque: a pilot study. Acta Derm Venereol. 2002;82:7-12.
Yassa M, Saliou M, De Rycke Y et al. Male pattern baldness and the risk of prostate cancer. Ann Oncol. 2011;22:1824-1827.
Yip L, Rufaut N, Sinclair RD. Role of genetics and sex steroid hormones in male androgenetic alopecia and female pattern hair loss: an update of what we now know. Australas J Dermatol. 2011;52:81-88.

• Alopecia Areata

Alkhalifah A, Alsantali A, Wang E, McElwee KJ, Shapiro J. Alopecia areata update – Part II: Treatment. J Am Acad Dermatol. 2010; 62(2):191-202 [quiz 3-4].
Anuset D, Perceau G, Bernard P, Reguiai Z. Efficacy and safety of methotrexate combined with low to moderate-dose corticosteroids for severe alopecia areata. Dermatology. 2016;232(2):242-248.
Baghestani S, Zare S, Seddigh SH. Severity of depression and anxiety in patients with alopecia areata in Bandar Abbas, Iran. Dermatol Reports. 2015;7(3):6063.
Bakar O, Gurbuz O. Is there a role for sulfasalazine in the treatment of alopecia areata? J Am Acad Dermatol. 2007;57(4):703-706.
Barron-Hernandez YL, Tosti A. Bimatoprost for the treatment of eyelash, eyebrow and scalp alopecia. Expert Opin Investig Drugs. 2017;26(4):515-522.
Borchert M, Bruce S, Wirta D, Yoelin SG, Lee S, Mao C et al. An evaluation of the safety and efficacy of bimatoprost for eyelash growth in pediatric subjects. Clin Ophthalmol. 2016;10:419-429.
Burroway B, Griggs J, Tosti A. Alopecia totalis and universalis long-term outcomes: a review. J Eur Acad Dermatol Venereol. 2019.
Caplan A, Fett N, Rosenbach M, Werth VP, Micheletti RG. Prevention and management of glucocorticoid-induced side effects – A comprehensive review: a review of glucocorticoid pharmacology and bone health. J Am Acad Dermatol. 2017;76(1):1-9.
Caplan A, Fett N, Rosenbach M, Werth VP, Micheletti RG. Prevention and management of glucocorticoid-induced side effects – A comprehensive review: gastrointestinal and endocrinologic side effects. J Am Acad Dermatol. 2017;76(1):11-16.

Caplan A, Fett N, Rosenbach M, Werth VP, Micheletti RG. Prevention and management of glucocorticoid-induced side effects – A comprehensive review: infectious complications and vaccination recommendations. J Am Acad Dermatol. 2017;76(2):191-198.

Caplan A, Fett N, Rosenbach M, Werth VP, Micheletti RG. Prevention and management of glucocorticoid-induced side effects – A comprehensive review: ocular, cardiovascular, muscular and psychiatric side effects and issues unique to pediatric patients. J Am Acad Dermatol. 2017;76(2):201-207.

Cervantes J, Fertig RM, Maddy A, Tosti A. Alopecia areata of the beard: a review of the literature. Am J Clin Dermatol. 2017;18(6):789-796.

Cervantes J, Jimenez JJ, Del Canto GM, Tosti A. Treatment of alopecia areata with simvastatin/ezetimibe. J Investig Dermatol Symp Proc. 2018;19(1):S25-S31.

Chiang KS, Mesinkovska NA, Piliang MP, Bergfeld WF. Clinical efficacy of diphenylcyclopropenone in alopecia areata: retrospective data analysis of 50 patients. J Investig Dermatol Symp Proc. 2015; 17(2):50-55.

Choi JW, Suh DW, Lew BL, Sim WY. Simvastatin/ezetimibe therapy for recalcitrant alopecia areata: an open prospective study of 14 patients. Ann Dermatol. 2017;29(6):755-760.

Chu TW, Al-Jasser M, Alharbi A, Abahussein O, McElwee K, Shapiro J. Benefit of different concentrations of intralesional triamcinolone acetonide in alopecia areata: an intrasubject pilot study. J Am Acad Dermatol. 2015;73(2):338-340.

Cline A, Jorizzo J. Does daily folic acid supplementation reduce methotrexate efficacy? Dermatology Online Journal. 2017;23(11).

Cranwell WC, Lai VW, Photiou L, Meah N, Wall D, Rathnayake D et al. Treatment of alopecia areata: an Australian expert consensus statement. Australas J Dermatol. 2019;60(2):163-170.

Crispin MK, Ko JM, Craiglow BG, Li S, Shankar G, Urban JR et al. Safety and efficacy of the JAK inhibitor tofacitinib citrate in patients with alopecia areata. JCI Insight. 2016;1(15):e89776.

Dainichi T, Kabashima K. Alopecia areata: what's new in epidemiology, pathogenesis, diagnosis and therapeutic options? J Dermatol Sci. 2017;86(1):3-12.

Ead RD. Oral zinc sulphate in alopacia areata: a double-blind trial. Br J Dermatol. 1981;104(4):483-484.

Fiedler-Weiss VC, Rumsfield J, Buys CM, West DP, Wendrow A. Evaluation of oral minoxidil in the treatment of alopecia areata. Arch Dermatol. 1987;123(11):1488-1490.

Freire PCB, Riera R, Martimbianco ALC, Petri V, Atallah AN. Minoxidil for patchy alopecia areata: systematic review and meta-analysis. J Eur Acad Dermatol Venereol. 2019;33(9):1792-1799.

Georgala S, Befon A, Maniatopoulou E, Georgala C. Topical use of minoxidil in children and systemic side effects. Dermatology. 2007;214(1):101-102.

Guo L, Feng S, Sun B, Jiang X, Liu Y. Benefit and risk profile of tofacitinib for the treatment of alopecia areata: a systemic review and meta-analysis. J Eur Acad Dermatol Venereol. 2019.

Hammerschmidt M, Brenner FM. Efficacy and safety of methotrexate in alopecia areata. An Bras Dermatol. 2014;89(5):729-734.

Hordinsky M, Donati A. Alopecia areata: an evidence-based treatment update. Am J Clin Dermatol. 2014;15(3):231-246.

Hordinsky M, Junqueira AL. Alopecia areata update. Semin Cutan Med Surg. 2015;34(2):72-75.

Inui S, Inoue T, Itami S. Psychosocial impact of wigs or hairpieces on perceived quality of life level in female patients with alopecia areata. J Dermatol. 2013;40(3):225-226.

Ito T. Advances in the management of alopecia areata. J Dermatol. 2012;39(1):11-17.

Jabbari A, Sansaricq F, Cerise J, Chen JC, Bitterman A, Ulerio G et al. An open-label pilot study to evaluate the efficacy of tofacitinib in moderate to severe patch-type alopecia areata, totalis and universalis. J Invest Dermatol. 2018;138(7):1539-1545.

Jang YH, Kim SL, Lee KC, Kim MJ, Park KH, Lee WJ et al. A comparative study of oral cyclosporine and betamethasone minipulse therapy in the treatment of alopecia areata. Ann Dermatol. 2016;28(5):569-574.

Kiszewski AE, Bevilaqua M, Abreu LB. Mesalazine in the treatment of extensive alopecia areata: a new therapeutic option? Int J Trichology. 2018;10(3):99-102.

Kivity S, Zafrir Y, Loebstein R, Pauzner R, Mouallem M, Mayan H. Clinical characteristics and risk factors for low-dose methotrexate toxicity: a cohort of 28 patients. Autoimmun Rev. 2014;13(11): 1109-1113.

Kuin RA, Spuls PI, Limpens J, Zuuren EJ. Diphenylcyclopropenone in patients with alopecia areata: a critically appraised topic. Br J Dermatol. 2015;173(4):896-909.

Kuldeep C, Singhal H, Khare AK, Mittal A, Gupta LK, Garg A. Randomized comparison of topical betamethasone valerate foam, intralesional triamcinolone acetonide and tacrolimus ointment in management of localized alopecia areata. Int J Trichology. 2011; 3(1):20-24.

Kurosawa M, Nakagawa S, Mizuashi M, Sasaki Y, Kawamura M, Saito M et al. A comparison of the efficacy, relapse rate and side effects among three modalities of systemic corticosteroid therapy for alopecia areata. Dermatology. 2006;212(4):361-365.

Lai VWY, Chen G, Gin D, Sinclair R. Cyclosporine for moderate to severe alopecia areata: a double-blind, randomized, placebo-controlled clinical trial of efficacy and safety. J Am Acad Dermatol. 2019;81(3):694-701.

Lattouf C, Jimenez JJ, Tosti A, Miteva M, Wikramanayake TC, Kittles C et al. Treatment of alopecia areata with simvastatin/ezetimibe. J Am Acad Dermatol. 2015;72(2):359-361.

Liu LY, Craiglow BG, Dai F, King BA. Tofacitinib for the treatment of severe alopecia areata and variants: a study of 90 patients. J Am Acad Dermatol. 2017;76(1):22-28.

Loi C, Starace M, Piraccini BM. Alopecia areata (AA) and treatment with simvastatin/ezetimibe: experience of 20 patients. J Am Acad Dermatol. 2016;74(5):e99-e100.

MacDonald Hull SP, Wood ML, Hutchinson PE, Sladden M, Messenger AG; British Association of Dermatologists. Guidelines for the management of alopecia areata. Br J Dermatol. 2003;149(4): 692-699.

Mackay-Wiggan J, Jabbari A, Nguyen N, Cerise JE, Clark C, Ulerio G et al. Oral ruxolitinib induces hair regrowth in patients with moderate to severe alopecia areata. JCI Insight. 2016;1(15):e89790.

Mascia P, Milpied B, Darrigade AS, Seneschal J, Eyraud A, Bonamonte D et al. Azathioprine in combination with methotrexate: a therapeutic alternative in severe and recalcitrant forms of alopecia areata? J Eur Acad Dermatol Venereol. 2019;33(12):e494-e495.

Melo DF, Dutra TBS, Baggieri V, Tortelly VD. Intralesional betamethasone as a therapeutic option for alopecia areata. An Bras Dermatol. 2018;93(2):311-312.

Messenger AG, Rundegren J. Minoxidil: mechanisms of action on hair growth. Br J Dermatol. 2004;150(2):186-194.

Mirzoyev SA, Schrum AG, Davis MDP, Torgerson RR. Lifetime incidence risk of alopecia areata estimated at 2.1% by Rochester Epidemiology Project, 1990-2009. J Invest Dermatol. 2014;134(4): 1141-1142.

Miteva M, Tosti A. Treatment options for alopecia: an update, looking to the future. Expert Opinion on Pharmacotherapy. 2012;13(9): 1271-1281.

Mulinari-Brenner F. Psychosomatic aspects of alopecia areata. Clin Dermatol. 2018;36(6):709-713.

Nanda A, Al-Fouzan AS, Al-Hasawi F. Alopecia areata in children: a clinical profile. Pediatr Dermatol. 2002;19:482-485.

Ocek T, Kani AS, Bas A, Yalcin M, Turan S, Emul M et al. Psychodermatology: knowledge, awareness, practicing patterns and attitudes of dermatologists in Turkey. Prim Care Companion CNS Disord. 2015;17(2).

Oliveira AB, Alpalhao M, Filipe P, Maia-Silva J. The role of Janus kinase inhibitors in the treatment of alopecia areata: a systematic review. Dermatol Ther. 2019;32(5):e13053.

Parente L. Deflazacort: therapeutic index, relative potency and equivalent doses versus other corticosteroids. BMC Pharmacol Toxicol. 2017;18(1):1.

Peloquin L, Castelo-Soccio L. Alopecia areata: an update on treatment options for children. Paediatr Drugs. 2017;19(5):411-422.

Phan K, Ramachandran V, Sebaratnam DF. Methotrexate for alopecia areata: a systematic review and meta-analysis. J Am Acad Dermatol. 2019;80(1):120-127.e2.

Phan K, Sebaratnam DF. JAK inhibitors for alopecia areata: a systematic review and meta-analysis. J Eur Acad Dermatol Venereol. 2019;33(5):850-856.

Pirmez R, Abraham LS, Duque-Estrada B, Damasco P, Farias DC, Kelly Y et al. Trichoscopy of steroid-induced atrophy. Skin Appendage Disord. 2017;3(4):171-174.

Rigopoulos D, Gregoriou S, Korfitis C, Gintzou C, Vergou T, Katrinaki A et al. Lack of response of alopecia areata to pimecrolimus cream. Clin Exp Dermatol. 2007;32(4):456-457.

Rossi A, Cantisani C, Melis L, Iorio A, Scali E, Calvieri S. Minoxidil use in dermatology, side effects and recent patents. Recent Pat Inflamm Allergy Drug Discov. 2012;6(2):130-136.

Rossi A, Muscianese M, Piraccini BM, Starace M, Carlesimo M, Mandel VD et al. Italian guidelines in diagnosis and treatment of alopecia areata. G Ital Dermatol Venereol. 2019;154(6):609-623.

Saceda-Corralo D, Grimalt R, Fernandez-Crehuet P, Clemente A, Bernardez C, Garcia-Hernandez MJ et al. Beard alopecia areata: a multicentre review of 55 patients. J Eur Acad Dermatol Venereol. 2017;31(1):187-192.

Saif GAB, Al-Khawajah MM, Al-Otaibi HM, Al-Roujayee AS, Alzolibani AA, Kalantan HA et al. Efficacy and safety of oral mega pulse methylprednisolone for severe therapy resistant alopecia areata. Saudi Med J. 2012;33(3):284-291.

Sardesai VR, Prasad S, Agarwal TD. A study to evaluate the efficacy of various topical treatment modalities for alopecia areata. Int J Trichology. 2012;4(4):265-270.

Schmitt JV, Ribeiro CF, Souza FH, Siqueira EB, Bebber FR. Hair loss perception and symptoms of depression in female outpatients attending a general dermatology clinic. An Bras Dermatol. 2012; 87(3):412-417.

Sharquie K, Noaimi A, Shwail E. Oral zinc sulphate in treatment of alopecia areata (double-blind, cross-over study). J Clin Exp Dermatol Res. 2012;3(2):2-5.

Shen S, O'Brien T, Yap LM, Prince HM, McCormack CJ. The use of methotrexate in dermatology: a review. Australas J Dermatol. 2012;53(1):1-18.

Spano F, Donovan JC. Alopecia areata – Part I: Pathogenesis, diagnosis and prognosis. Can Fam Physician. 2015;61(9):751-755.

Spano F, Donovan JC. Alopecia areata – Part II: Treatment. Can Fam Physician. 2015;61(9):757-761.

Strazzulla LC, Wang EHC, Avila L, Lo Sicco K, Brinster N, Christiano AM et al. Alopecia areata: an appraisal of new treatment approaches and overview of current therapies. J Am Acad Dermatol. 2018; 78(1):15-24.

Thomas S, Fisher KH, Snowden JA, Danson SJ, Brown S, Zeidler MP. Methotrexate is a JAK/STAT pathway inhibitor. PLoS One. 2015; 10(7):e0130078.

Tosti A, Piraccini BM, Pazzaglia M, Vincenzi C. Clobetasol propionate 0.05% under occlusion in the treatment of alopecia totalis/universalis. J Am Acad Dermatol. 2003;49(1):96-98.

Vano-Galvan S, Hermosa-Gelbard A, Sanchez-Neila N, Miguel-Gomez L, Saceda-Corralo D, Rodrigues-Barata R et al. Treatment of recalcitrant adult alopecia areata universalis with oral azathioprine. J Am Acad Dermatol. 2016;74(5):1007-1008.

Vila TO, Martinez FMC. Bimatoprost in the treatment of eyelash universalis alopecia areata. Int J Trichology. 2010;2(2):86-88.

Wambier CG, Craiglow BG, King BA. Combination tofacitinib and oral minoxidil treatment for severe alopecia areata. J Am Acad Dermatol. 2019.

Wu SZ, Wang S, Ratnaparkhi R, Bergfeld WF. Treatment of pediatric alopecia areata with anthralin: a retrospective study of 37 patients. Pediatr Dermatol. 2018;35(6):817-820.

Xing L, Dai Z, Jabbari A, Cerise JE, Higgins CA, Gong W et al. Alopecia areata is driven by cytotoxic T lymphocytes and is reversed by JAK inhibition. Nat Med. 2014;20(9):1043-1049.

Yee BE, Tong YL, Goldenberg A, Hata T. Efficacy of different concentrations of intralesional triamcinolone acetonide for alopecia areata: a systematic review and meta-analysis. J Am Acad Dermatol. 2019.

• Transplante de Cabelos

Bernstein RM, Rassmann WR. Follicular transplantation. Int J Aesth Rest Surg. 1995;3:119-132.

Blanchard G, Blanchard B. La reduction tonsurale: concept nouveau dans le traitement chirurgical de la calvitie. Rev Chir Esthet. 1976;4:5.

Brandy DA. A technique for hair-grafting in between existing follicles in patients with early pattern baldness. Dermatol Surg. 2000; 26:801-805.

Carreirao S, Lessa S. New technique for closing punch graft donor sites. Plast Reconstr Surg. 1978;61:455-456.

Cash TF. The psychosocial consequences of androgenetic alopecia: a review of the research literature. Br J Dermatol. 1999;141: 398-405.

Cotterill PC, Unger WP. Hair transplantation in females. J Dermatol Surg Oncol. 1992;18(6):477-481.

Hamilton JB. Patterned long hair in man: types and incidence. Ann N Y Acad Sci. 1951;53:708-714.

Headington JT. Transverse microscopic anatomy of the human scalp. Arch Dermatol. 1984;120:449-456.

Juri J. Use of parieto-occipital flaps in the surgical treatment of baldness. Plast Reconstr Surg. 1975;55:456.

Norwood OT. Male patterned baldness: classification and incidence. South Med J. 1975;68:1359-1365.

Swinehart MD. Color atlas of hair restoration surgery. New York: Appleton & Lange; 1996.

Unger WP. The history of hair transplantation. Dermatol Surg. 2000; 26(3):181-188.

Whiting DA. Diagnosis and predictive value of horizontal sections of scalp biopsy specimens in male pattern androgenetic alopecia. J Am Acad Dermatol. 1993;28:755-763.

• Próteses Capilares

Banka N, Bunagan MJ, Dubrule Y, Shapiro J. Wigs and hairpieces: evaluating dermatologic issues. Dermatol Ther. 2012;25(3): 260-266.

Montgomery K, White C, Thompson A. A mixed methods survey of social anxiety, anxiety, depression and wig use in alopecia. BMJ Open. 2017;7(4):e015468.

Park J, Kim DW, Park SK, Yun SK, Kim HU. Role of hair prostheses (wigs) in patients with severe alopecia Areata. Ann Dermatol. 2018; 30(4):505-507.

Saed S, Ibrahim O, Bergfeld WF. Hair camouflage: a comprehensive review. Int J Womens Dermatol. 2017;3(1 Suppl):S75-S80.

Weffort F, Martins SS, Plata GT, Duraes C, Melo DF. Do you know how to recommend a wig to your patient? J Cosmet Dermatol. 2020;00:1-5.

• Estética das Unhas e Suas Implicações

Baran R, Andre J. Side effects of nail cosmetics. J Cosmet Dermatol. 2005;4(3):204-209.

Baran R, Schoon D. Nail fragility syndrome and its treatment. J Cosmet Dermatol. 2004;3:131-137.

Baran R. Nail beauty therapy: an attractive enhancement or a potential hazard? J Cosmet Dermatol. 2002;1:24-29.

Batory M, Namiecinski P, Rotsztejn H. Evaluation of structural damage and pH of nail plates of hands after applying different methods of decorating. Int J Dermatol. 2018;1-8.

Cashman MW, Sloan SB. Nutrition and nail disease. Clinics in Dermatology. 2010;28:420-425.

Chessa MA et al. Pathogenesis, clinical signs and treatment recommendations in brittle nails: a review. Dermatol Ther (Heidelb). 2020;10:15-27.

Colombo V, Gerber F, Bronhofer M, Floersheim G. Treatment of brittle fingernails and onychoschizia with biotin: scanning eléctron microscopy. J Am Acad Dermatol. 1990;23:1127-1132.

Costa IMC, Nogueira LSC, Garcia PS. Síndrome das unhas frágeis. An Bras Dermatol. 2007;82(3):263-267.

Dimitris R, Ralph D. Management of simple brittle nails. Dermatol There. 2012;25:569-573.

Fleckman P. Basic science of the nail unit. In: Scher RK, Daniel CR (ed.). Nails: therapy, diagnosis, surgery. 2nd ed. Philadelphia: WB Saunders; 1997. p. 37-54.

Geyer AS, Onumah N, Uyttendaele H, Scher RK. Modulation of linear growth to treat diseases of the nail. J Am Acad Dermatol. 2004; 50:229-234.

Haneke E. Onychocosmeceuticals. J Cosmet Dermatol. 2006;5:95-100.

Hexsel DH, Zague V, Schunck M, Siega C, Camozzato FO, Oesser S. Oral supplementation with specific bioactive collagen peptides improves nail growth and reduces symptoms of brittle nails. J Cosmet Dermatol. 2017;1-7.

Hochman LG, Scher RK, Meyerson MS. Brittle nails: response to daily biotin supplementation. Cutis. 1993;51:303-305.

Iorizzo M, Pazzaglia M, Piraccini BM, Tulo S, Tosti A. Brittle nails. J Cosmet Dermatol. 2004;3:138-144.

Iorizzo M, Piraccini BM, Tosti A. Nail cosmetics in nail disorders. J Cosmet Dermatol. 2007;6(1):53-58.

Kerkhof PCM, Pasch MC, Scher RK et al. Brittle nail syndrome: a pathogenesis-based approach with a proposed grading system. J Am Acad Dermatol. 2005;53:644-651.

Kruger N, Reuther T, Williams S, Kerscher M. Effect of urea nail lacquer on nail quality: clinical evaluation and biophysical measurements. Hautarzt. 2006;57(12):1089-1094.

Moossavi M, Scher RK. Nail care products. Clin Dermato. 2001; 19:445-448.

Ryan AS, Goldsmith LA. Nutririon and the skin. Clin Dermatol. 1996; 14:389-406.

Scheinfeld N, Dahdah M, Scher R. Vitamins and minerals: their role in nail health and disease. J Drugs Dermatol. 2007;6(8):782-787.

Sherber NS, Hoch AM, Coppola CA, Carter EL, Chang HL, Barsanti FR, Wiggan JMM. Efficacy and safety study of tazarotene cream 0,1% for the treatment of brittle nail syndrome. Cutis. 2011; 87(2):96-103.

Stern D, Diamantis S, Smith E et al. Water content and other aspects of brittle versus normal fingernails. J Am Acad Dermatol. 2007;57:31-36.

Tosti A, Piaccini BM, Chiacchio N. Fragilidade ungueal. In: Doença das unhas. 1. ed. São Paulo: Luana; 2007. p. 81-86.

Vu PL, Takatori R, Iwamoto T et al. Effects of food-derived collagen peptides on the expression of keratin and keratin-associated protein genes in the mouse skin. Skin Pharmacol Physiol. 2015; 28:227-235.

CAPÍTULO 10
Discromias

10.1 Melasma

Abordagem Clínica

- Maria Genúcia Cunha Matos
- Kleison Douglas Gomes Pimentel

Introdução

O melasma é uma entidade patológica cosmopolita, adquirida, pertencente ao grupo das discromias, representando uma importante causa de visita dos pacientes aos consultórios dermatológicos. De acordo com publicações recentes,[1] o melasma acomete cerca de 5 milhões de pacientes nos Estados Unidos (EUA), sendo que sua prevalência é bastante variada, oscilando de 8,8% em mulheres norte-americanas no sul dos EUA até 40% em mulheres do sudeste asiático e 66% das mulheres mexicanas.

Acomete indivíduos em idade reprodutiva, sendo raramente visto antes da puberdade, apresentando maior prevalência em mulheres grávidas.[1] O melasma surgido na gravidez tende a regredir, diferentemente do que ocorre pelo uso de anovulatórios após a suspensão da droga. Ocorre principalmente na face, porém, pode ser observado em outras áreas fotoexpostas, como pescoço, parte anterior do tórax e face extensora dos membros superiores. Caracteriza-se por máculas acastanhadas, variando do claro ao negro, de bordas irregulares, de limites nítidos,[2] reticuladas e simétricas.

Os fototipos mais elevados, do IV ao VI (de acordo com a classificação de Fitzpatrick), são os mais acometidos pela patologia,[3-5] assim como os moradores de áreas de alta exposição à radiação ultravioleta.[1] O número de melanócitos não varia nas diferentes raças, sendo determinado, provavelmente, pelo fator de crescimento de fibroblastos.[37] O tratamento, fundamentado na fotoproteção e, na grande maioria dos casos, apresenta baixo índice de satisfação.

Fisiopatologia

O melanócito é uma célula dendrítica, derivada dos melanoblastos originários do ectoderma neural, de onde migram para o epitélio pigmentar retiniano, íris e coroide, e para as estrias vasculares dos ouvidos, leptomeninges, mucosas, pele e matriz dos pelos após o fechamento do tubo neural. Os melanócitos estão localizados na camada basal da epiderme, podendo ser vistos ocasionalmente na derme. Não estão dispostos de maneira fixa na epiderme, formando em conjunto com cerca de 36 queratinócitos a unidade epidérmico-melânica.[2] O melanócito é responsável pela produção da melanina, pigmento acastanhado que confere, em parte, a cor da pele e dos pelos, contribuindo para a proteção contra a radiação ultravioleta.

A melanina é produzida no interior dos melanossomas por meio de várias reações catalisadas por uma enzima chamada tirosinase, sendo, posteriormente, transportada pelos dendritos dos melanócitos para o interior dos queratinócitos, posicionando-se sobre os núcleos destas células. Fatores como a radiação ultravioleta de longo comprimento de onda (UVA), hormônio estimulante de melanócitos do tipo a ou melanocortina (a-MSH), ASP (Proteína sinalizadora AGOUTI) e o MC1R,[38-39] estrógenos, progestágenos e outros, são responsáveis diretos pelo estímulo da atividade dos melanócitos.[2]

Uma pigmentação mais intensa em áreas fotoexpostas poderia ser explicada pela pesquisa de variantes alélicas do MC1-R, que se expressam diferentemente na pele sã e lesada. O desenvolvimento de culturas para comparação entre pele sã, pele com melasma e pele de indivíduos não acometidos pela doença, com história de exposição a fatores desencadeantes/agravantes, permitiria um estudo comparativo da expressão de diversos genes para demonstrar as bases do comportamento fenotípico diferente desses grupos de células adjacentes no mesmo tecido.[2]

Os melanossomas são organelas intracitoplasmáticas responsáveis pela produção e armazenamento da melanina, a partir da tirosina, bem como pelo armazenamento da tirocinasse produzida pelos ribossomas.[41] A tirosina é um aminoácido essencial a partir do qual se forma a eumelanina (marrom-preta) ou a feomelanina (amarela-vermelha).[40] Os melanócitos dependendo da presença ou ausência da cisteína. A cor da pele depende, provavelmente, da quantidade total de melanina e da relação entre as quantidades de eumelanina e feomelanina, uma vez que todos os melanócitos podem produzir os dois tipos de melanina. Os indivíduos com fototipos mais altos apresentam maior resistência ao desenvolvimento de lesões pré-malignas e malignas, devido ao potencial maior na eumelanina de absorver e dispersar a radiação ultravioleta, o que não ocorre nos indivíduos de pele clara por causa da maior concentração de feomelanina. Os melanossomas são injetados, por meio dos dendritos dos melanócitos, nos queratinócitos que compõem a unidade epidérmico-melânico. Já dentro do citoplasma dos queratinócitos, os melanossomas se posicionam sobre o núcleo com a finalidade de protegê-lo dos danos causados pela radiação ultravioleta. Além de barreira física, a melanina é capaz de inativar os efeitos deletérios dos radicais livres presentes nos queratinócitos.[38,42,43]

Até o presente momento, existem muitos fatores fisiopatológicos desconhecidos sobre a etiologia do melasma, sabendo-se que pode ser produto do estímulo desorganizado e patológico dos melanócitos. Participam da gênese do melasma fatores genéticos e hormonais, sendo a radiação ultravioleta um fator de fundamental importância no aparecimento, agravamento e manutenção da doença. O estrógeno e, provavelmente, a progesterona estão envolvidos na indução do melasma, como pode ser observado no desenvolvimento da doença durante a gravidez, com o uso de contraceptivos orais e terapia de reposição hormonal em mulheres menopausadas. Além destes fatores etiológicos, outros podem estar relacionados, como tumores ovarianos, disfunção tireoidiana, cosméticos, drogas fototóxicas e fotoalérgicas, disfunções hepáticas, fatores nutricionais e alguns anticonvulsivantes, como a difenil-hidantoína.[3-5,7] A importância da disfunção tireoidiana e ovariana na patogenia do melasma é controversa, pois vários trabalhos não relatam alterações significativas nos níveis destes hormônios, segundo Sacre et al.[8]

De todos os fatores etiológicos implicados na etiopatogênese do melasma, a influência genética e a exposição à radiação ultravioleta A (UVA, 320 a 400 nm) e B (UVB, 290 a 320 nm) são, indubitavelmente, os mais importantes no seu desenvolvimento. Tal fato pode ser corroborado pela observação da piora da hiperpigmentação nos meses de verão, por conta da exposição solar. A radiação ultravioleta pode provocar queimaduras e/ou bronzeamento, além de alterações cancerígenas e reações de fotossensibilidade. O UVB estimula a produção do a-MSH e do hormônio adrenocorticotrófico, o que eleva a atividade da tirocinasse na síntese da melanina.[2] A luz visível (400 a 780 nm) e a fração curta da radiação infravermelha, o infravermelho-A (IRA, 780 a 1.400 nm), também afetam as células da epiderme, derme e do tecido celular subcutâneo, provocando hiperpigmentação, produção de radicais livres de oxigênio e danos ao DNA celular, contribuindo para o fotoenvelhecimento de forma significativa. Já a radiação infravermelho-B (IRB, 1.400 a 3.000 nm) e a radiação infravermelho-C (IRC, 3.000 a 1 mm) geram aumento da temperatura da pele.[9-11]

A radiação infravermelha pode atingir a parte mais profunda da derme, comprometendo as fibras de ancoragem desta, levando à diminuição de elasticidade e ao aumento de flacidez. Com a mudança dos hábitos, que atualmente se utilizam de aparelhos que emitem luz azul, a luz visível revestiu-se de uma importância no estudo do melasma, visto que provoca a médio e longo prazos, um eritema cutâneo discreto, porém, real, levando à formação das chamadas *sun burn cells*. Além disso, a radiação infravermelha agrava e estimula a melanogênese, levando ao desencadeamento ou a piora do melasma. Por isso, recomenda-se o uso do filtro solar que contenha proteção contra UVA, UVB e luz visível, mesmo dentro de casa e em dias não ensolarados.

Aspectos clínicos

O melasma é uma doença crônica, adquirida, de desenvolvimento lento, caracterizada pelo envolvimento típico da face, com lesões maculadas, cor de café, de bordos irregulares e nítidos, às vezes com disposição salpicada, simétricas, assintomáticas, que se agravam com a exposição solar. As lesões podem ser localizadas ou difusas e, além da face, acometer outras áreas fotoexpostas como mento, pescoço e parte anterior do tórax.[3-5] Apesar de se tratar de uma dermatose clínica e assintomática, com alterações apenas da pigmentação da pele, tem grande impacto na vida pessoal, familiar e profissional dos pacientes acometidos, podendo, inclusive, evoluir para suicídio.[44-46] Mesmo sendo uma doença cosmopolita, que não distingue sexo ou raça, ela é mais frequente em fototipos mais altos, em locais de clima tropical, distribuindo-se predominantemente em indivíduos entre os 30 e 55 anos.

Existem três padrões de distribuição das lesões do melasma facial:

1. **Padrão centrofacial:** corresponde à apresentação mais comum da doença, ocorrendo em cerca de dois terços dos pacientes portadores de melasma. As lesões se estendem na fronte, no nariz, em regiões zigomáticas e no mento.
2. **Padrão malar:** é responsável por 20% dos casos, onde as lesões são limitadas ao nariz e às regiões zigomáticas (Figura 10.1).
3. **Padrão mandibular:** ocorre em 15% dos pacientes, com lesões acometendo apenas as regiões mandibulares.

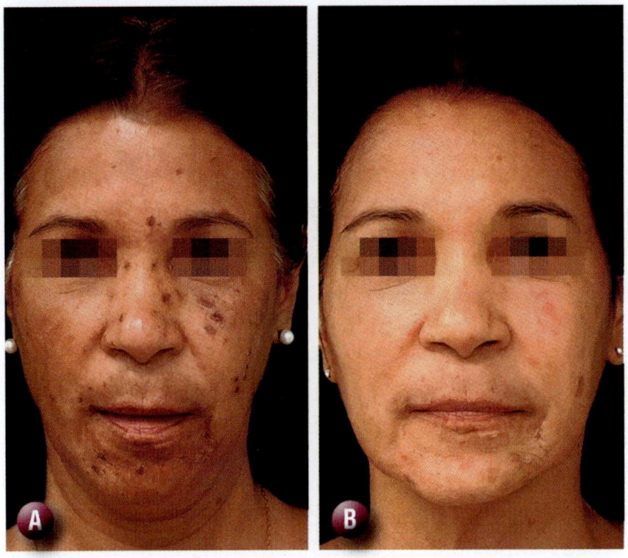

Figura 10.1. (A) Paciente com hipercromia pós-inflamatória após uma erupção acneiforme escoriada. (B) Paciente após 40 dias de tratamento com fórmulas clareadoras.

*fórmula clareadora: ácido retinoico, hodroquinona, acetato de hidrocortisona, ácido mandélico.

Fonte: Acervo da autoria do capítulo.

Diagnóstico diferencial

Várias condições clínicas que se caracterizam pelo aumento da pigmentação melânica em áreas fotoexpostas podem ser diferenciadas clinicamente do melasma, sem grandes dificuldades. Deve-se levar em conta a história clínica, o padrão da pigmentação e a presença de atrofia cutânea. Dentre essas, as mais comuns são: hiperpigmentação induzida por drogas, hiperpigmentação pós-inflamatória devido ao lúpus eritematoso cutâneo, à dermatite atópica ou à dermatite de contato, ocronose exógena, líquen plano actínico, poiquilodermia de Civatte, entre outras.[5]

Diagnose

O melasma é uma dermatose cosmopolita de diagnóstico basicamente clínico, com recidiva frequente e grande resistência aos tratamentos existentes por apresentar muitos aspectos de sua fisiopatologia ainda não totalmente esclarecidos,[43] porém, podemos dispor de alguns recursos que podem nos auxiliar a identificá-lo. O exame à luz de Wood deve ser realizado em ambiente totalmente escuro e subdivide o melasma em quatro tipos, de acordo com a profundidade do pigmento melânico, a saber: melasma epidérmico, dérmico, misto e indefinido.[3-5]

O melasma epidérmico é o mais comum, no qual se observa um contraste bem definido entre a pele normal e aquela afetada pela doença. O subtipo dérmico apresenta contraste discreto de cor sob a luz de Wood. No melasma misto são vistas, no mesmo paciente, áreas com muito e pouco contraste.

O melasma indefinido acomete indivíduos de pele muito escura (fototipos V e VI de Fitzpatrick), e não há contraste entre o melasma e a pele normal. O exame com a luz de Wood é importante no prognóstico e acompanhamento terapêutico, já que as formas epidérmicas apresentam respostas satisfatórias aos tratamentos empregados. De acordo com Azulay & Azulay, a avaliação da profundidade do pigmento melânico no melasma com a lâmpada de Wood tem valor relativo, e a dermatoscopia vem adquirindo uma maior importância diagnóstica.

A dermatoscopia é uma técnica confiável, não invasiva, cuja realização é feita com o uso de equipamentos ópticos que permitem aumentos entre 6 a 400×. Ela evidencia os grupos celulares mais pigmentados a depender da concentração e da profundidade dos pigmentos, principalmente da melanina e da hemoglobina. A melanina permite a identificação da profundidade e da densidade da lesão de melasma, visto que na camada córnea a coloração adquire cor negra, passando por tons acastanhados nas camadas mais inferiores da epiderme ao azul ou cinza-azulado na derme.[12-15]

Com relação ao diagnóstico histológico, três padrões podem ser observados: o epidérmico, o dérmico e o misto.[1] No primeiro, a deposição de melanina é maior nas camadas basal e suprabasal, podendo-se observar degeneração vacuolar da camada basal. No tipo dérmico, o pigmento melânico é visto no interior de macrófagos (melanófagos), em um arranjo perivascular nas camadas superficial e média da derme. No tipo misto, encontraremos aumento do pigmento na epiderme e na derme.

À microscopia eletrônica, há um aumento do número de melanossomas, os quais estão mais dispersos no interior dos queratinócitos. Os melanócitos mostram um aumento do tamanho de mitocôndrias, Complexo de Golgi, retículo endoplasmático rugoso e ribossomos.[5,16]

O uso da luz de Wood e da dermatoscopia é um poderoso auxílio na classificação e escolha do melhor método terapêutico para o melasma.

Abordagem Terapêutica

- Maria Genúcia Cunha Matos
- Kleison Douglas Gomes Pimentel

O melasma não deve ser interpretado apenas como um distúrbio orgânico. Por esse motivo, o paciente precisa ser avaliado na sua totalidade, levando em consideração a exposição solar, a história genética, o uso de terapias hormonais, as comorbidades e o impacto que a doença pode ter na sua vida social.

É fundamental que o paciente seja esclarecido sobre o caráter crônico e recidivante da doença que, apesar da sua benignidade clínica, pode ser motivo de sérios distúrbios psicológicos.

A mudança do estilo de vida é o ponto principal no tratamento do melasma, devendo ser reforçada a cada consulta. O bom relacionamento médico-paciente é indispensável quando se está diante de uma doença crônica, de etiologia desconhecida e sem uma cura definitiva.

Deve-se esclarecer o paciente sobre o melasma e sobre os fatores que pioram a sua hiperpigmentação. Velhos hábitos como ir à praia no fim de semana e praticar esportes à luz do dia devem ser repensados. O paciente deve ser instruído em relação à extrema necessidade de aderir ao uso de um bom protetor solar e de suspender drogas que podem piorar a sua doença, como anticoncepcionais, terapias de reposição hormonal, drogas e cosméticos fototóxicos.[4] Só assim será possível investir, com maior chance de sucesso, em um dos vários tratamentos disponíveis.

Os objetivos do tratamento do melasma incluem prevenção ou redução da severidade da recorrência, redução da área afetada, melhora do aspecto cosmético e clareamento em tempo reduzido.[3] O tratamento compreende um conjunto de medidas que vão inibir a formação e a distribuição da melanina para os queratinócitos e para a derme.

Métodos químicos

□ Fotoprotetores

O uso dos filtros solares responde por grande porcentagem do sucesso do tratamento do melasma e de todas as desordens que cursam com hiperpigmentação. Todos os protocolos de tratamentos de melasma publicados reforçam o uso dos fotoprotetores para a manutenção do sucesso terapêutico. É sabido que a exposição solar é fator desencadeante e exacerbador do melasma, e que o uso do filtro solar é de fundamental importância no sucesso de qualquer proposta terapêutica.[3-5] A proteção solar deve ser de amplo espectro e de alto fator de proteção, compreendendo raios ultravioleta A (UVA), ultravioleta B (UVB), infravermelho e luz visível. Essa observação é reforçada pelo fato de que pacientes portadores de melasma pioram da doença no verão, o que nos leva a prescrever filtros de amplo espectro e com fator de proteção superior a 30.[3] O filtro solar deve ser aplicado diariamente, em dupla camada, abrangendo todas as áreas fotoexpostas, incluindo orelhas, uma área frequentemente esquecida pela maioria dos pacientes e sede de melasma. A aplicação deve ser feita de preferência a cada 3 horas, ao longo de todo o ano, com o objetivo de minimizar a reativação dos melanócitos pela exposição solar.

Os filtros solares existem nas mais variadas formulações, como géis, loções, géis-cremes, cremes, sprays e *sticks* labiais. A sua prescrição varia de acordo com o tipo de pele e área a ser tratada. Eles podem ser classificados em físicos (ou refletores), e químicos (ou absorventes).

Os filtros físicos são substâncias opacas e inorgânicas que refletem e dispersam a radiação que incide sobre a pele enquanto estiverem em sua superfície,[17] como o dióxido de titânio, o óxido de zinco, o talco e o caolim. Atualmente, os filtros físicos são comercializados em micropartículas, o que torna as preparações cosmeticamente mais aceitáveis. A indicação de filtros com cor vai muito além de uma finalidade cosmética, visto que conferem proteção contra a luz visível, infravermelho e UVA.[18]

Os filtros químicos agem absorvendo a radiação incidente sobre a pele, transformando-a em outras radiações de comprimentos de onda menos perigosos, como a radiação infravermelha.[17] Dentre os filtros químicos que conferem proteção UVA, UVB ou mista podemos destacar como os mais comuns o PABA e seus derivados, as benzofenonas, as dibenzoilmetanas, os cinamatos e os salicilatos.[18] Recentemente, os filtros químicos Tinosorb® e Mexoryl® vêm sendo utilizados nas preparações dedicadas ao tratamento do melasma, por serem moléculas que apresentam um amplo espectro de proteção, além de conferir mais estabilidade ao produto.

A radiação UVA é capaz de gerar radicais livres ao atuar sobre a pele. Com o objetivo de minimizar a ação nociva dessas moléculas sobre as células ainda viáveis e, em alguns casos reverter os danos causados por elas, é que, atualmente, aos fotoprotetores, são associadas drogas antioxidantes como a vitamina E, a vitamina C, o betacaroteno, os flavonoides, o alistin e a ectoína, que, de alguma forma, apresentam efeito sinérgico com os filtros solares. O filtro solar deve ser um produto multi-benefício, visto que, além da função fotoprotetora, deve ter uma função antioxidante para reparar o processo inflamatório gerado em decorrência da radiação ultravioleta.

No que se refere ao tratamento do melasma, é imprescindível a associação do filtro químico ao filtro físico para minimizar o efeito estimulador da radiação ultravioleta sobre o melanócito.

□ Hidroquinona

De todos os tratamentos empregados no melasma, a hidroquinona é o mais efetivo e o mais utilizado. Banida da Europa e do Japão, e com risco de ser banida também dos Estados Unidos, esta substância é o padrão-ouro na terapia das hipercromias.[19] É um composto fenólico conhecido como 1,4-diidroxibenzeno, que age por meio da inibição competitiva com a tirosina pelos sítios de ligação da tirosinase, inibindo, dessa maneira, a formação de melanina. Além do mais, a hidroquinona altera a síntese do DNA e do RNA, levando a danos seletivos sobre melanócitos e melanossomas.[3,19]

Dos efeitos colaterais conhecidos da hidroquinona, podemos citar: dermatite de contato alérgica e por irritação primária, hiperpigmentação pós-inflamatória, leucodermia punctata e, raramente, ocronose exógena.[3,5]

É utilizada em concentrações que variam de 1,5% a 5% e, frequentemente, vem sendo associada a outras substâncias, como o ácido glicólico e a tretinoína, com o objetivo de potencializar a ação clareadora sobre o melasma.[3,19,20] A fórmula de Kligman[21] utiliza uma associação de hidroquinona, ácido retinoico e um corticoide, tendo sido atualmente modificada com o objetivo de potencializar o efeito clareador da hidroquinona de forma isolada. O monobenzil éter de hidroquinona está contraindicado no tratamento do melasma por causar despigmentação permanente mesmo após ter sido descontinuado e por provocar despigmentação à distância do local onde é aplicado.

Mequinol

O mequinol é usado como droga alternativa do tratamento do melasma e tem seu uso comprovado em vários países da Europa e nos Estados Unidos. É conhecido também como monometil éter de hidroquinona e tem-se mostrado efetivo como um inibidor competitivo da tirosinase, à semelhança do que ocorre com a hidroquinona, porém, sem ter efeitos deletérios sobre o melanócito e os melanossomas.

É utilizado em uma concentração de 2% em associação com a tretinoína a 0,01%, no intuito de aumentar o seu efeito clareador.[19,22]

Retinoides

A vitamina A e seus derivados, como o retinol, a tretinoína, o adapaleno e a isotretinoína, são moléculas amplamente utilizadas no tratamento das desordens pigmentares, incluindo o melasma.

Apesar de a tretinoína não ter aprovação para o uso isolado no tratamento do melasma,[19] trabalhos mostram o sucesso terapêutico no clareamento desta condição em um período mínimo de 24 semanas.[23,24] Tem ação não só no clareamento da pele como no tratamento do fotoenvelhecimento.

Dos retinoides citados, a tretinoína é a molécula de maior efeito terapêutico, sendo utilizada em uma concentração que varia de 0,01% a 0,1% para uso diário ou em uma concentração de 1% a 5% para uso sob a forma de peelings químicos. Seu mecanismo de ação baseia-se no fato de que é capaz de dispersar os grânulos de melanina dos queratinócitos, além de aumentar a sua perda por meio do crescimento do *turnover* epidérmico.[3] É utilizada em combinação com o mequinol[22] ou com a hidroquinona,[21] potencializando o efeito destas moléculas ou agindo no sentido de favorecer a penetração destas na epiderme, devido a sua ação queratolítica.

Desde Kligman e Willis, em 1975, até os dias atuais, inúmeros autores têm demonstrado a eficácia e a segurança da associação da tretinoína, da hidroquinona e de corticoides no tratamento do melasma.[25-27]

A tretinoína apresenta efeitos colaterais cutâneos mais evidentes, como dermatite de contato irritativa, quando comparada a outros retinoides, daí a necessidade do uso de um corticoide de alta potência associado àquela formulação. Não deve ser utilizada durante a gravidez ou durante a amamentação,[27] porém, de um modo geral, é uma droga segura.

Corticosteroides

É bem conhecido o efeito despigmentante do uso dos corticoides sobre a pele durante o tratamento das diversas dermatoses inflamatórias córticodependentes. Apesar deste efeito clareador, não se conhece até o momento o mecanismo exato da ação dos corticoides na inibição da formação da melanina.[3] No tratamento do melasma, a sua ação é justificada por diminuir o efeito irritativo provocado pela hidroquinona e pela tretinoína, quando utilizadas de maneira isolada ou associada. O uso isolado dos corticoides no tratamento do melasma tem sido pouco descrito, em geral utilizando-se corticoides de alta potência, como o propionato de clobetasol, apresentando efeito clareador que se mantém por pouco tempo após a sua suspensão.[18]

Ácido azelaico

O ácido azelaico é um ácido dicarboxílico obtido de cultura de *Pityrosporum ovale* que, à semelhança da hidroquinona, é empregado no tratamento do melasma com efeitos irritativos menores e eficácia comparada.[19] Seu mecanismo de ação é semelhante ao da hidroquinona no que diz respeito à inibição da atividade da tirosinase, além de interferir na síntese da melanina, sendo capaz de produzir um dano ultra estrutural aos melanócitos normais.[5,19,20]

É uma droga segura que pode ser associada à hidroquinona, aos retinoides e ao ácido glicólico,[5-19] porém, não apresenta a eficácia clínica vista com o uso da hidroquinona. Sua concentração usual é de 10% a 25%, dependendo do veículo empregado. A hidroquinona, o mequinol, o ácido azelaico e os retinoides são, na verdade, as únicas substâncias provadas nos Estados Unidos para o clareamento das hiperpigmentações cutâneas. Todas as outras drogas descritas a seguir não apresentam reconhecimento pela FDA para uso em medicamentos, apenas em cosméticos.[19]

Arbutin

O arbutin é um derivado vegetal extraído da uva *ursi* e de outras plantas, agindo por meio da inibição da maturação dos melanossomas e da diminuição da atividade da tirosinase, sem ser tóxica para os melanócitos. É utilizada em concentrações de 3%, podendo apresentar como efeito colateral hiperpigmentação pós-inflamatória. É o agente clareador mais efetivo de todas as drogas não aprovadas para uso em medicamentos.[19]

Ácido kójico

É extraído de culturas de espécies de *Aspergillus* sp. e *Penicillium* sp. Inibe a atividade da tirosinase ao ligar-se ao cobre. É o tratamento clareador mais utilizado no Japão, apesar do seu potencial efeito sensibilizante, e o segundo agente despigmentante cosmético mais efetivo, apesar do seu efeito de induzir sensibilização.[19] Pode ser utilizado em associação com a hidroquinona e tretinoína numa concentração de até 4%.[5-19] Em associação ao ácido glicólico a 5%, seu efeito clareador se equipara ao de baixas doses de hidroquinona.[29] Não existem trabalhos publicados mostrando a sua eficácia clareadora de maneira isolada.[3]

Ácido tranexâmico

É uma agente antifibrinolítico inibidor de plasmina, substância que promove a produção de ácido araquidônico levando à liberação do Fator de Crescimento de Fibroblastos (bFGF), que é um potente estimulador dos melanócitos. Estudos mostraram a eficácia do uso tópico de ácido tranexâmico a 3% e do uso intralesional a 4 mg/mL, com resultados superiores neste. Devido a eficácia e a ausência de efeitos colaterais significativos, o ácido tranexâmico tem se mostrado uma boa alternativa no tratamento do melasma.[36]

Acqua liquorice PT

São glicosídeos contendo flavonoides amplamente utilizados em cosméticos em todo o mundo, por apresentar baixo índice de sensibilização e efeitos colaterais outros. Induz a dispersão dos grânulos de melanina quando utilizado em concentrações elevadas de 1% ao dia, porém, o seu alto custo inviabiliza a sua utilização na dose recomendada. Tem um efeito anti-inflamatório, diminuindo o eritema e o risco de hiperpigmentação pós-inflamatória.[19]

Ácido ascórbico

O ácido ascórbico, conhecido como vitamina C, é utilizado em várias preparações cosméticas e cosmecêuticas isolado ou em associação a outros clareadores, como *acqua liquorice*, proteínas da soja, tretinoína, no tratamento do melasma. Age inibindo a melanogênese e deve ser evitado o seu uso isolado por conta da sua baixa eficácia despigmentante.[19]

Proteínas da soja

Inibem apenas a transferência de melanossomas, apresentando mínimo efeito clareador, ao contrário do que ocorre com a hidroquinona, que inibe a produção da melanina. É uma droga segura, com poucos efeitos adversos, sendo muito usada em preparações cosméticas clareadoras.

Inúmeros outros produtos são descritos na literatura como clareadores, usados de maneira isolada ou associados a outros ativos em cosméticos sem eficácia científica comprovada, tais como N-acetil-4-S-cisteaminilfenol a 4%, N-acetil-glicosamina, 4-isopropilcatecol, picnogenol, protoantocianidina, sulfato de zinco 10%, ácido tranexâmico e outros.[3,20,30,31]

Cisteamina

A cisteamina vem sendo utilizada com relativa segurança no tratamento do melasma, em concentrações típicas em torno de 5%, por ter uma ação antioxidante, neutralizando o efeito oxidativo que ocorre dentro do melanócito. Diferentemente da hidroquinona, não agride os melanócitos e apresenta poucos efeitos colaterais, como dermatite irritava de contato, que regride completamente após suspensão de uso. Pode ser associada com lasers de baixa energia e microagulhamento.

Imunofotoproteção oral

Polypodium leucotomos

É o extrato de uma planta da família das samambaias nativas da América Central que possui intensa atividade antioxidante. Verificou-se que é capaz de conferir proteção contra a radiação ultravioleta quando administrada por via oral. Além disso, reduz o eritema e os radicais livres, o número de *sun burn cells*, células epidérmicas proliferativas e à fototoxicidade produzida pela radiação ultravioleta A e B, luz visível e IRA, contribuindo para a prevenção de rugas, melhoria do melasma e do relevo cutâneo.[32]

Picnogenol

Excelente suplemento antioxidante, derivado da casca de uma espécie de pinheiro, denominada *Pinus pinaster*, composto principalmente de proantocianidina (potente subclasse de flavonoides antioxidantes) e outros orgânicos como: ácidos hidroxicerâmicos, ácido cafeico, ferúlico, gálico e vanílico. É um sequestrante natural em potencial de todas as espécies de oxigênio reativas fisiologicamente relevantes, reduzindo os danos causados à pele por radicais livres induzidos pela luz solar. Estimulam também o sistema imunológico no combate às viroses. Tem habilidade única de ligar-se às fibras de colágeno, ajudando na sua reconstrução. Inibe as enzimas naturais produzidas pelo organismo que normalmente danificam o colágeno. Sua efetividade deve-se ao fato de não ser um simples flavonoide, e sim uma mistura composta de vários flavonoides específicos com grande afinidade pelo colágeno e elastina, melhorando a elasticidade e a tonicidade, restaurando seu aspecto jovial.[33]

Antioxidantes orais

As vitaminas C e E, chá verde, betacaroteno, luteína e licopeno foram introduzidos mais recentemente no arsenal terapêutico do dermatologista como mais uma opção no tratamento clínico do melasma, podendo ser utilizados isolada ou associadamente a outras terapias tópicas. Essas substâncias, denominadas como fotoprotetores orais possuem ação anti-inflamatória e neutralizadora de espécies reativas de oxigênio, diminuindo o efeito deletério da radiação solar sobre a pele humana. Dessa forma, melhoram a circulação sanguínea, protegem estruturas celulares importantes, regularizam a proliferação celular, minimizam os danos ao DNA e, consequentemente, agem retardando o envelhecimento e protegendo a pele contra queimaduras provocadas pelo sol.[32,34]

Pré e probióticos

Recentemente, tem-se falado muito sobre pré e probióticos quando associados a formulações orais e locais, no sentido de melhorar a imunologia da pele, além da melhora da resistência cutânea e imunológica. São usados no sentido de proteger a pele, revertendo os danos biológicos e inflamatórios provocados por uma exposição solar exacerbada.

É importante lembrar que o uso dos fotoprotetoras orais não substitui a importância do uso da fotoproteção tópica.

Métodos físicos

Muitos outros tratamentos são empregados para o clareamento do melasma. Cabe ao dermatologista, após uma criteriosa avaliação do paciente como um todo, optar por maneiras alternativas além das drogas já descritas. O emprego de microdermoabrasão, peelings químicos superficiais e médios, luz intensa pulsada (LIP) e lasers é de competência exclusiva do médico e só deve ocorrer se o profissional estiver capacitado para tal, com o objetivo de evitar danos irreparáveis, como hiperpigmentação pós-inflamatória, cicatrizes deformantes, entre outros.

É importante também, nesta escolha, avaliar a expectativa do paciente frente ao tratamento proposto, evitando gerar nele falsas ilusões e insatisfação com o profissional.

Todas estas modalidades de tratamento são limitadas na sua eficácia e apresentam custos elevados, devendo ser associadas ao tratamento farmacológico.

□ Microdermoabrasão

A microdermoabrasão é um procedimento não invasivo que tem como objetivo a remoção de parte da epiderme, incluindo a melanina ali depositada. Este método deve ser cuidadosamente indicado, uma vez que existe risco potencial para o desenvolvimento de hiperpigmentação pós-inflamatória. Ele utiliza um aparelho que cria um circuito de vácuo por meio de uma ponteira que lança cristais de hidróxido de alumínio quimicamente inertes contra a epiderme.

Existem na literatura poucos relatos do uso deste método no tratamento do melasma, com resposta terapêutica variando de 5% a 15% de melhora. Quando associado aos retinoides tópicos previamente ao tratamento, a sua resposta terapêutica se eleva para valores entre 30% e 40%.[35]

□ Peelings químicos

Os peelings químicos utilizam-se de substâncias que visam a uma destruição controlada da pele de acordo com as características e concentração utilizadas. No que se refere ao tratamento do melasma, os peelings químicos devem ser mais superficiais, a fim de evitar o surgimento de hiperpigmentação pós-inflamatória.

Existe uma infinidade de programas de tratamento com peelings químicos para o melasma, sendo que a escolha varia de acordo com a experiência clínica de cada profissional e com o tipo de dermatose a ser tratado.

Os melasmas epidérmicos apresentam uma melhor resposta ao tratamento quando comparados aos dérmicos e aos mistos. Entre as substâncias utilizadas, podemos citar: ácido retinoico, de 1% a 5%; ácido glicólico, de 20% a 70%; ácido tricloroacético, de 10% a 35%; ácido salicílico a 30%; ácido mandélico, de 30% a 50%; solução de Jessner, dentre outras.[3-20]

Os efeitos benéficos com os peelings químicos são obtidos logo nas primeiras semanas de tratamento. A pele, no geral, torna-se mais luminosa, mais hidratada e mais clara, porém, são necessárias sessões seriadas para atingir o objetivo maior, que é o clareamento do melasma.

Vale ressaltar, entretanto, que os peelings químicos não devem ser utilizados como monoterapia, e a associação com a fotoproteção torna-se imperativa, principalmente em pacientes com fototipos mais altos e que habitam em áreas mais ensolaradas.

As técnicas para a aplicação dos diversos peelings serão descritas nos Capítulos 18 e 19: Peelings Químicos e Peelings Físicos, respectivamente.

□ Lasers e luz intensa pulsada

Nas últimas décadas, têm-se empregado os lasers e a LIP no tratamento dos distúrbios pigmentares, como melasma, efélides, nevos melanocíticos e outros. Diversos estudos comparam a eficácia dos vários tipos de lasers, com resultados controversos.[3]

Em geral, o melasma apresenta uma resposta pobre com recorrência precoce e frequente, havendo um importante risco de desenvolvimento de hiperpigmentação pós-inflamatória, o que contraindica esses tratamentos como primeira escolha.[3,4]

Dentre os lasers utilizados, podemos citar: o de rubi, os de alexandrita, ND:YAG, o de CO_2, o Erbium:YAG e os de corantes pulsados, que serão pormenorizados no Capítulo 26: Tecnologias.

O laser ND:YAG de comprimento de onda de 1.064 nm (Spectra Laser Toning – Skintech) é uma nova arma contra o melasma, devendo ser utilizado em pacientes selecionados. Apresenta, porém, eficácia limitada tendo em vista o melasma ser dermatose fotossensibilizante e a pouca consciência da população no que se refere ao uso correto dos filtros solares, devendo o método ser empregado apenas em peles que não estejam bronzeadas. O aparelho emite pulsos ultrarrápidos e sua energia é absorvida pelos melanócitos, fazendo com que a produção e a distribuição da melanina fiquem mais controladas. Por ser um aparelho que emite baixa energia, não provoca irritação e pode ser utilizado em qualquer época do ano.

A LIP pode ser utilizada com relativa segurança. Seus efeitos terapêuticos são, também, bastante pobres, e ela deve ser associada a terapêuticas tópicas convencionais, como ácido retinoico, hidroquinona e corticosteroides, além de uma reeducação global do paciente no sentido da utilização de filtros solares de amplo espectro e com elevados fatores de proteção solar.

Atualmente, os estudos apontam melhores resultados com o laser Fotona®, que utiliza lasers em picossegundos.

□ Outros

Existem relatos de diminuição do melasma com uso de bioestimuladores com o ácido L-polilático e hidroxiapatita de cálcio. Isso advem, provavelmente, da melhora da qualidade da pele e de sua capacidade imunológica contra radiação e processos irritativos.

Mais recentemente, o microagulhamento robótico (radiofrequência microagulhada) e a microinfusão de medicamentos na pele (MMP) vêm sendo usados como alternativas que proporcionam a melhora na qualidade da pele associada ao seu clareamento. Essas técnicas consistem em microperfurações com finas agulhas metálicas, que podem atingir diferentes profundidades na pele a ser tratada. A escolha da profundidade se baseia no propósito que se deseja alcançar. Para o melasma, dá-se preferência a agulhas por volta de 0,5 mm seguida da aplicação de substâncias clareadoras, como vitamina C, ácido retinoico, entre outros. O tratamento é feito em várias sessões, com intervalos mensais, e pode ser usado também para tratamento de cicatrizes de acne, fotoenvelhecimento, calvície, apresenta rápida recuperação, com resultados visíveis após a primeira sessão.

Tratamento com Tecnologias no Melasma

- Maria Claudia Almeida Issa
- Bruna Barroso Gonçalves

Introdução

O melasma manifesta-se clinicamente como máculas hipercrômicas, de coloração amarronzada, assimétricas e irregulares. Sua distribuição é predominante nas áreas fotoexpostas, em especial a face e, menos frequentemente, nos antebraços. Acomete mais mulheres que homens, especialmente as de origem hispânica e asiática e as que possuem fototipo III e IV. Afeta predominantemente a quarta e quinta década de vida. Dentre os fatores que predispõem o início dessa condição, estão a exposição solar, genética e hormônios sexuais femininos.[1]

Atualmente, não mais considerado um distúrbio isolado da pigmentação, o melasma continua sendo um desafio para o dermatologista, por apresentar resposta clínica variável, muitas vezes incompleta, e pela frequente recidiva.

Descobertas recentes sobre sua patogênese abriram novo leque de opções terapêuticas. A importância de tratamento voltado à neocolagênese, com reparo da zona de membrana basal e derme superior, torna o uso de tecnologias uma nova opção. Precisamos lembrar, entretanto, que tecnologias podem causar pigmentação pós-inflamatória, sendo de fundamental importância o conhecimento dos conceitos teóricos e a experiência prática no manejo dos seus parâmetros.

O termo drug delivery assistido por tecnologias pode ter papel importante nessa dermatose, com o objetivo de aumentar a permeação de substâncias despigmentantes ou estimuladores de colágeno, pela camada córnea, evitando-se parâmetros que possam trazer efeitos colaterais.

Este capítulo abordará a patogênese do melasma e sua correlação com os tratamentos clínicos consagrados, inovadores, procedimentos e tecnologias associadas ou não ao drug delivery.

Revisão da literatura

Nos últimos anos, diversos estudos analisaram substratos anatomopatológicos, evidenciando aspectos etiopatogênicos mais amplos e heterogêneos, abrangendo toda a epiderme e a derme superior.[1,2]

As alterações mais significativas incluem: disfunção da melanogênese, elastose solar, aumento de mastócitos, neovascularização, e disfunção da membrana basal.[1,2]

□ Epiderme e melanogênese

A principal alteração é o aumento da deposição de melanina na epiderme, que ocorre por diferentes mecanismos.[2] A radiação ultravioleta (RUV) contribui para o aumento da melanogênese por promover a ligação do hormônio estimulador de melanócitos (MSH) ao seu receptor, conhecido como receptor melanocortina 1 (MCR1), regulando a expressão da enzima tirosinase.[3]

A RUV aumenta diretamente a clivagem da propiomelanocortina (POMC), produzindo peptídeos que serão utilizados para produção do MSH. Aumenta, também, de forma indireta, estimulando a proteína de supressão tumoral p53, que aumenta a produção da POMC. A RUV B aumenta a produção de plasmina pelos queratinócitos, enzima que aumenta os níveis de MSH. Por fim, a RUV aumenta a expressão dos receptores MC1R.[2] Vale ressaltar que a proteína p53 aumenta a transcrição do fator 1 alpha de transcrição nuclear de hepatócito (HNF-1alpha), que estimula a tirosinase.[2] A radiação UV também é responsável pela geração dos 1,2-diacilglicerol (DAGs), um tipo de segundo mensageiro, que do mesmo modo leva à ativação da tirosinase.[2] Apesar dos efeitos da RUV existirem em todas as pessoas, os indivíduos com melasma têm hiperexpressão de MSH sustentada, o que explica o aumento da produção de melanina.[2]

A luz visível parece ter efeito na patogênese do melasma, especialmente em peles mais escuras (fitzpatrick IV a IV), por meio da ativação da opsina 3. Esta, por sua vez, regula as metaloproteinases (MMP), que atuam sobre a membrana basal, participando na patogênese do melasma.[2,4]

□ Derme: elastose solar e inflamação crônica

A exposição UV prolongada gera inflamação crônica da derme superficial pela liberação de óxido nítrico, COX-2 e prostaglandinas.[1]

A RUV estimula fibroblastos, os quais secretam fator de crescimento de células tronco (do inglês, SCF), que se difunde para a epiderme e induz a melanogênese. Os níveis do receptor de SCF, conhecido com c-kit, também estão aumentados nas lesões de melasma. Quando o c-kit se liga ao SCF, a cascata de melanogênese é ativada.

Além disso, os fibroblastos da pele com melasma têm um fenótipo diferente, caracterizado por dificuldade na reparação da derme.[2]

Os pacientes com melasma tem um maior nível de elastose solar, como resultado de uma exposição solar crônica, na área da pele afetada pela doença. Achados histopatológicos mostram que essas fibras elásticas são mais curtas e fragmentadas, quando comparadas com a pele normal.[2]

□ Membrana basal

A RUV ativa metaloproteinases, como a MMP-2 e MMP-9, as quais degradam o colágeno tipo IV e VI, que estão presentes na membrana basal.[2]

A inflamação crônica gerada na derme pode estimular diretamente a atividade da tirosinase e, indiretamente, estimular processo autofágico da membrana basal.[2]

A caderina 11, uma molécula de adesão, está hiperexpressa no melasma. Ela intermedeia a interação dos fibroblastos com os melanócitos e promove melanogênese. Ela também é responsável pelo aumento do MMP-1 e MMP-2, levando a maior degradação de colágeno IV e VI e elastólise.[2]

É importante salientar que o dano à membrana basal também contribui para a movimentação dos grânulos de melanina para a derme, contribuindo para a persistência da hiperpigmentação. Traumas induzidos por lasers ou qualquer outra terapia que causem dano à membrana basal podem piorar a doença. Por outro lado, quando utilizado de forma adequada, promove a reestruturação da membrana basal, contribuindo para diminuição da inflamação dérmica.[5]

□ Inflamação e neovascularização

O número de mastócitos é maior nas peles acometidas pelo melasma, quando comparado com peles sãs. Esse achado ajuda a explicar a correlação entre processo inflamatório e a hiperpigmentação.[2]

A radiação UV estimula a secreção de histamina dos mastócitos, que se liga ao receptor H2, que ativa a via da tirosinase e melanogênese. A granzyme B, liberada diretamente pelos mastócitos, causa dano à matriz extracelular (RAJANALA). A exposição ao UV também aumenta a produção da triptase de mastócitos, que ativa os precursores da matriz melaloproteinases (MMP).[1]

Os mastócitos também induzem a hipervascularização, outro achado importante do melasma, por meio da secreção de proteínas, como fator de crescimento vascular endotelial (VEGF), fator de crescimento de fibroblastos-2 (FGF-2) e fator de crescimento transformante-B (TGF-B). Esses fatores angiogênicos aumentam o tamanho e a densidade dos vasos na pele afetada, e podem ser considerados novos alvos terapêuticos.

A endotelina (ET-1), liberada pelas células endoteliais, por sua vez, estimula pigmentação por meio de seu receptor nos melanócitos.[2]

□ Outros

Hormônios sexuais femininos

A influência hormonal pelo estrogênio também exerce um papel importante na patogênese do melasma, o que explica sua incidência aumentada em mulheres pós-púberes, usuárias de contraceptivos orais e gestantes.[2]

Estudos mostram que há uma elevação de receptores de estrogênio na derme, e aumento de receptores de progesterona na epiderme em pacientes com melasma. O estrogênio, ao se ligar aos seus receptores nos melanócitos e nos queratinócitos, ativa as vias de melanogênese pela tirosinase e pelo MITF. O estrogênio é, possivelmente, um ótimo alvo para a terapia do melasma.[2]

Sebócitos

Os sebócitos parecem participar na etiopatogenia do melasma. Estudos relatam que melanócitos e sebócitos em um mesmo meio de cultura levaram à liberação de diversas citocinas e de fatores de crescimentos, como IL-1 alfa, IL-6, angiopoietina e adipocina. O papel dos sebócitos ainda requer mais estudos.[1]

Tratamentos

O manejo do melasma é bastante desafiador. Sua etiopatogenia complexa torna difícil a tarefa de uma terapia alvo.[2] Apesar das terapias disponíveis apresentarem bom resultado despigmentante, as recidivas são bastante frequentes.[1] Abordaremos a seguir os tratamentos clínicos e os procedimentos usados para esta condição, fazendo uma correlação entre a etiopatogenia e o mecanismo de ação dos tratamentos (Quadro 10.1).

Quadro 10.1. Correlação dos medicamentos e procedimentos e seus possíveis alvos/mecanismos de ação no melasma.

	Epiderme/Melanócitos	*ZMB*	*Fibroblastos*	*Vascular*	*Inflamação/Mastócitos*
Despigmentantes tópicos	Inibem tirosinase Quelante de íons de cobre (vitamina C)		Reverte danos de senescência (azelaico)		Inibe inflamação (azelaico)
Retinoide	Eliminação epidérmica do pigmento	Melhora da integridade da ZMB	Estímulo neocolagênese		
Esteroide	Inibe melanogênese				Inibe inflamação
Fotoprotetor tópico	Inibe melanogênese	Diminui ação das metaloproteinases			Inibe formação de ROS

(*Continua*)

Quadro 10.1. Correlação dos medicamentos e procedimentos e seus possíveis alvos/mecanismos de ação no melasma. (*Continuação*)

	Epiderme/Melanócitos	*ZMB*	*Fibroblastos*	*Vascular*	*Inflamação/Mastócitos*
Fotoprotetor oral (Polypodium leucotomos)	Inibe melanogênese				Inibe inflamação
Pycnogenol	Inibe tirosinase				Inibe ROS
Ácido tanexâmico	Inibe melanogênese			Inibe neovascularização	Inibe inflamação Diminuição de mastócitos
Peelings	Eliminação epidérmica do pigmento				
Microagulhamento	Aumenta permeação de substâncias na camada córnea		Estímulo neocolagênese		
Er: glass 1550 Erbium:YAG CO_2	Eliminação epidérmica do pigmento Abertura de canais – DD	Melhora da integridade da ZMB	Estímulo neocolagênese		
QS ND:YAG 1.064	Quebra melanossoma Aumento permeação da camada córnea	Melhora da integridade da ZMB	Estímulo neocolagênese		
US microfocado		Melhora da integridade da ZMB	Estímulo neocolagênese		
Luz pulsada			Estímulo neocolagênese	Diminuição vasos	

□ Clínico

Os despigmentantes tópicos são agentes muito usados para o tratamento do melasma. A hidroquinona inibe a conversão da 1-3,4-dihidroxifenilalamina para melanina, pela inibição competitiva da enzima tirosinase. É o agente mais popular, apesar de seus efeitos colaterais, como a ocronose exógena, despigmentação permanente e potencial risco carcinogênico.[1]

No entanto, os despigmentantes não corrigem o fotodano, que é um importante fator na patogênese do melasma. Por este motivo, a terapia com hidroquinona tópica é melhor quando usada em combinação com retinoides. Os esteroides tópicos inibem a secreção de ET-1 e do fator estimulador de colônias de macrófagos (GM-CSF), modulando a inflamação crônica associada ao fotodano e a melanogênese. A fórmula tripla, combinando hidroquinona, retinoide e esteroide é amplamente utilizada com excelentes resultados.[6]

Os efeitos colaterais da hidroquinona motivaram a busca por outros agentes tópicos mais seguros. Entre eles, ácido ascórbico, niacinamida, resveratrol, ácido kójico, ácido azelaico e ácido glicólico.[6]

O ácido azelaico é um inibidor competitivo da tirosinase, tem propriedades anti-inflamatórias e reverte danos de senescência nos fibroblastos produzidos pelos raios UVA.[1,6] Ele ativa o receptor gama de proliferador de peroxisomas ativados (PPARγ) e, assim, inibe a secreção de MMP-1 e de fatores de crescimento, como o fator de crescimento de hepatócitos (HGF) e fator de crescimento de macrófagos (SCF).[1]

O ácido ascórbico tópico tem capacidade de quelar íons de cobre, que são cofatores enzimáticos na cascata da melanogênese.[6]

Ácido tranexâmico é um agente antifibrinolítico e mostrou-se capaz de inibir a melanogênese e a neovascularização por dificultar a ação do plasminogênio ativador de plasmina.[1] A plasmina, aumentada nos queratinócitos pela radiação UVB, permite o aumento de níveis de ácido araquidônico e de alpha-MSH, estimulando a via de melanogênese.[2] A administração oral de ácido tranexâmico (250 mg) 2 ou 3 vezes ao dia, pelo período de 2 ou 3 meses, diminuiu significantemente a quantidade da pigmentação, e, também, leva a uma redução do eritema na pele lesionada. Uma análise histológica revelou diminuição significativa no número de vasos e de mastócitos. Apesar do ácido trenexâmico oral ser bem tolerado, devido ao seu potencial trombogênico, foi desenvolvida sua formulação tópica,[1] em concentrações de 2% a 5%. Até o momento sem evidência de superioridade significativa quando comparado à hidroquinona.[6] Também foram testadas injeções intradérmicas na concentração de 4 a 100 mg/mL, sem significância estatística quando comparada à hidroquinona tópica ou ao ácido tranexâmico tópico.[6]

Fotoproteção é a chave da prevenção das recidivas e da exacerbação do melasma. A proteção deve ter cobertura contra os raios UVA, UVB e luz visível, evitando inflamação sustentada causada pelas espécies reativas de oxigênio (ROS).[6] Protetores com óxido de ferro bloqueiam pequenas ondas de luz visível e, quando usados em associação a proteção UVA/UVB, são mais eficazes.[1]

Além da fotoproteção tópica, agentes de uso oral com ação fotoprotetora foram desenvolvidos com o objetivo de interferir nos mecanismos moleculares e celulares relacionados à exposição aos raios UV. O agente mais conhecido é o Polypodium leucotomos. Ele possui atividade anti-inflamatória e antioxidante, diminuindo, assim, a melanogênese. Vale lembrar que seu uso nunca deve substituir a fotoproteção tópica, e está indicado para uso combinado.[7]

O pycnogenol, extrato da casca do pinheiro francês, é um conhecido antioxidante. Sua capacidade de inibição da tirosina quinase promove inibição da biossíntese da melanina. Tem efeito antioxidante e antimelanogênico, por suprimir superóxidos, óxido nítrico, e radical hidroxila. Ele possui ainda ação anti-inflamatória, atuando na diminuição de interleucinas e ácido araquidônico na dose de 150 mg/dia.[8]

Outras drogas vêm sendo estudadas, como a metformina, droga antidiabética, que reduz os níveis de AMP cíclico, diminuindo os níveis de melanina nos melanócitos. Os inibidores de bombas de prótons, em teoria, também podem inibir a melanogênese quando aplicados topicamente, por meio da interferência da ATP7A, bloqueando a aquisição de cobre pela tirosinase. Mais recentemente, foi sugerida uma combinação de terapia tópica com antagonistas de estrogênio e VEGF, atuando em dois alvos diferentes (melanogênese e angiogênese).[2]

□ Procedimentos

Peelings

Os peelings químicos são uma modalidade de tratamento reconhecida para o melasma, promovendo remoção epidérmica da melanina. Os resultados nem sempre são satisfatórios, principalmente em pacientes com pele dos tipos III-IV de Fitzpatrick, pelo potencial de hiperpigmentação pós-inflamatória.[1]

Dentre as alternativas, estão descritos os peelings de ácido tricloroacético (TCA), ácido glicólico, ácido salicílico e ácido mandélico, além de fórmulas associadas como a solução de Jessner.[6,9]

De acordo com alguns autores, o peeling de ácido glicólico não é mais eficaz que as terapias tópicas, além do agravante de causar efeitos colaterais, como irritação e hiperpigmentação pós-inflamatória.[6]

Assim como os outros peelings superficiais, o peeling de ácido salicílico não mostrou resposta eficaz em comparação aos tratamentos tópicos, em alguns estudos. Sua associação ao ácido mandélico é uma alternativa para peles de fototipo mais alto e peles sensíveis, permitindo penetração mais uniforme na epiderme e causando menos efeitos colaterais.[6]

Existem relatos de boa eficácia do peeling de TCA na literatura internacional para pacientes com pele mais escura, porém faltam estudos randomizados para determinar sua real eficácia.[6]

Microagulhamento isolado

O microagulhamento, também conhecido como terapia percutânea de indução de colágeno, é um tratamento relativamente novo na dermatologia. É indicado para o tratamento do melasma, fotoenvelhecimento, cicatrizes de acne, entre outros.[10]

O microagulhamento utiliza um rolo esterilizado com agulhas finas em sua superfície, com diâmetros que variam de 0,5 a 2 mm. Essas agulhas penetram até o estrato córneo e a derme papilar. Essa técnica produz dano mínimo à epiderme, ao mesmo tempo em que estimula fatores de crescimento, proliferação de fibroblastos, induz a produção de colágeno III e elastina. O colágeno III é substituído pelo colágeno I em algumas semanas. Como a epiderme permanece relativamente intacta, e o procedimento não é baseado na entrega de energia, como nos lasers, a possibilidade de hiperpigmentação pós-inflamatória é reduzida, sendo uma opção para fototipos mais altos.[10,11]

Lima publicou em 2015 um estudo que avalia a resposta ao microagulhamento isolado em 22 pacientes com melasma refratário às medicações tópicas. Todos os pacientes relataram melhora do melasma após duas sessões com intervalo de 1 mês.[12]

Agostinho et al. publicou, em 2019, um estudo que compara o agulhamento isolado ao agulhamento com drug delivery. De 20 pacientes, 7 receberam apenas o microagulhamento, e 13 receberam agulhamento com drug delivery de um produto industrializado contendo despigmentantes, alfa-hidroxiácidos, ácido trânexamico e vitaminas. Em ambos os grupos, a melhora do MASI ocorreu em porcentagens semelhantes, mostrando que ambas as técnicas são promissoras.[13]

Agulhamento com drug delivery

Para a realização de drug delivery associado ao microagulhamento, apenas uma injúria leve deve ser causada, sendo indicado o uso de agulhas curtas (até 0,5 mm). As drogas mais usadas, com boa resposta terapêutica, são ácido trenexâmico, ácido retinoico, hidroquinona e ácido ascórbico.[10]

Sasaki et al. avaliaram, por meio de tinta de tatuagem aplicada em diversos momentos após agulhamento, que a melhor permeabilidade dos canais formados ocorreria entre 5 a 30 minutos após agulhamento.[14]

Em um estudo com drogas hidrofílicas foi demonstrado que a penetração transdérmica das substâncias avaliadas chegou a ser 8 vezes maior na pele tratada em relação à pela sã.[14,15]

□ Tecnologias

Luz e laser não ablativo

Os tratamentos com laser e luz são muito populares no manejo da hiperpigmentação e apresentam bons resultados. Contudo, seu risco de hiperpigmentação paradoxal é observado principalmente nos pacientes com fototipos mais altos.[6]

Os tratamentos com tecnologias são especialmente indicados naqueles pacientes que possuem hiperpigmentação mais profunda, uma vez que tratamentos tópicos são menos eficazes, quando comparados ao resultado na hiperpigmentação a nível epidérmico.[16]

Independentemente da tecnologia escolhida, seu uso isolado não é aconselhado por causa da maior possibilidade de pigmentação pós-inflamatória ou recorrência.[17]

A luz pulsada emite um feixe de luz com diversos comprimentos de onda, e um filtro seleciona os comprimentos que atingirão o cromóforo. Ele diminui a quantidade de vasos, que é um importante alvo na etiopatogenia do melasma. Além disso, melhora a qualidade da pele e de sua textura.[17] A pigmentação pós-inflamatória com LIP deve ser uma preocupação com esta técnica, e sua indicação fica bastante reservada.

O laser não ablativo fracionado com comprimento de onda 1.550 nm foi aprovado pela FDA em 2005 para o tratamento do melasma. Estudos mostram grande melhora da pigmentação, porém, a taxa de recidiva é alta. Análises histológicas, observadas tanto pela microscopia ótica, quanto pela microscopia eletrônica, mostram que, após uso do Er: glass fracionado 1.550 nm houve diminuição do número de melanócitos e de melanina no interior dos queratinócitos.[17]

O laser não ablativo ND:YAG com pulsos ultrarrápidos (*Q-switched*) e fluência baixa causa destruição apenas dos grânulos de melanina, com mínimo dano térmico. Atua por meio de um mecanismo conhecido como "fototermólise seletiva subcelular".[1,18] Tem a vantagem de atingir camadas mais profundas da pele, estimulando neocolagênese (Figuras 10.2 e 10.3).

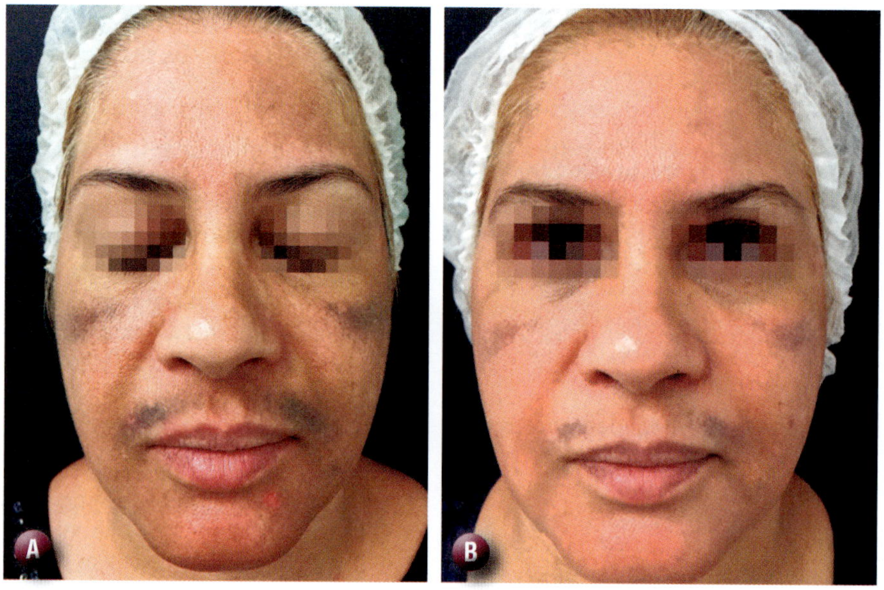

Figura 10.2. (A) Pré-tratamento – Melasma com leucodermia em confete e ocronose (vista frontal). (B) Pós-tratamento com laser QSW 1.064 nm fracionado (5 × 5) em toda a face + QSW 1.064 nm não fracionado sobre a área de ocronose – 10 sessões (vista frontal).
Fonte: Acervo da autoria do capítulo.

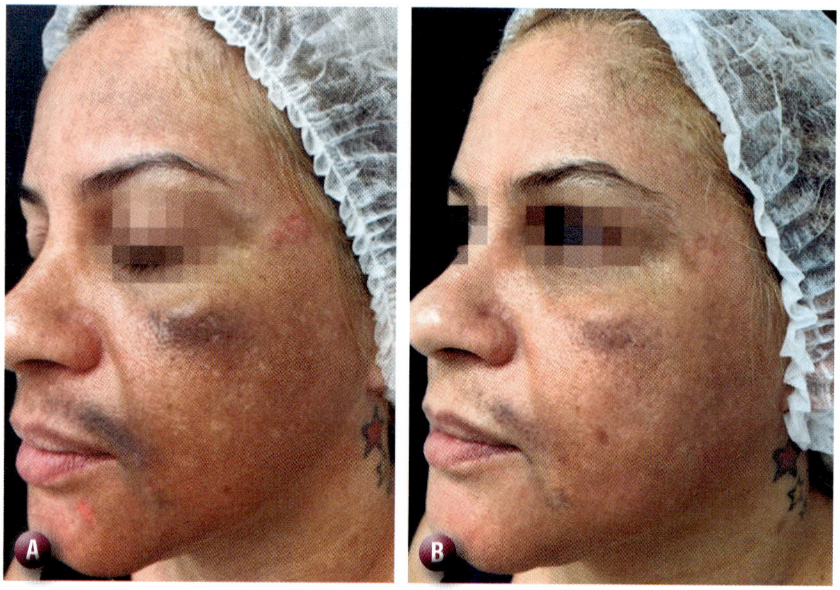

Figura 10.3. (A) Pré-tratamento – Melasma com leucodermia em confete e ocronose (vista lateral esquerda). (B) Pós-tratamento com laser QSW 1.064 nm fracionado (5 × 5) em toda a face + QSW 1.064 nm não fracionado sobre a área de ocronose – 10 sessões (vista lateral esquerda).
Fonte: Acervo da autoria do capítulo.

O *laser toning* consiste em pulsos repetitivos de ND:YAG *Q-switched* em baixa fluência (< 3 J/cm^2) para tratamento do melasma, gerando fragmentação do pigmento de melanina e, ao mesmo tempo, mínimo dano às células, evitando a hipercromia pós-inflamatória.[17]

Mais recentemente, um laser de picossegundos, com pulsos mais curtos que nanossegundos, é descrito no tratamento do melasma. Esses pulsos ultracurtos resultam em um impacto fotomecânico intenso, que promove a fototermólise seletiva e causa dano mínimo aos tecidos adjacentes. Jo et al. fizeram um estudo comparativo em 2018, no qual as lesões de melasma foram analisadas por microscopia de reflectância confocal antes e depois de uma sessão do laser de picossegundos. Foi observada a diminuição significativa da melanina na pele acometida.[19]

Radiofrequência ablativa fracionada

Os dispositivos de radiofrequência (RF) não usam luz, mas energia eletromagnética (ondas de radiofrequência). Para causar ablação com RF, é necessário ionizar o oxigênio. Isso só é possível quando há uma camada fina (espaço) entre a ponteira de RF e a pele, produzindo microfaíscas (microplasma) que abrasam o tecido, produzindo microcanais em forma de rede. A formação desses canais permite a permeação de substâncias despigmentantes e/ou rejuvenescedoras, semelhante aos lasers, com a vantagem de menor risco de pigmentação pós-inflamatória.[20]

Lasers ablativos fracionados

O laser Erbium:YAG (2.940 nm) penetra aproximadamente 3 μm na pele, pois possui o maior coeficiente de absorção para a água; o laser Er: YSGG penetra 10 μm e tem o coeficiente intermediário de absorção para a água. Já o laser CO_2 (10.600 nm) penetra até 30 μm na pele com menor coeficiente de absorção de água. Portanto, quanto maior a afinidade pela água mais altos os coeficientes de absorção, menor a penetração do laser, pois toda a energia dentro dos fótons é mais absorvida pela água.[21,22]

Os lasers ablativos fracionados formam microzonas térmicas, que consistem em um centro de vaporização envolto por tecido coagulado. Toda coluna de injúria ou microzona térmica é rodeada por pele íntegra, o que facilita a cicatrização quando comparada à lesão de toda epiderme provocada pelos lasers ablativos não fracionados.

A vaporização do tecido acontece quando sua parte superior, próxima da superfície, é aquecida até um ponto em que a ablação ocorre, eliminando o material e deixando um pequeno orifício na superfície da pele, seguido por tecido coagulado ao redor.

Com relação à difusão térmica, o calor é transmitido para tecidos mais profundos, com a profundidade limitada pelo coeficiente de absorção óptica para água e pela penetração óptica no tecido. Quanto maior a largura do pulso, mais evidente é o resultado da difusão térmica.[23-26]

Drug delivery assistida por tecnologias (lasers e radiofrequência)

Drug delivery ou permeação de medicamentos por meio da pele é uma modalidade terapêutica com aplicabilidade em várias áreas da medicina nos últimos anos. Diferentes métodos que provocam algum tipo de injúria na barreira cutânea podem promover a entrada facilitada de substâncias pela camada córnea.

Entre os dispositivos utilizados para alterar a permeabilidade da epiderme estão as microagulhas, radiofrequência ablativa, lasers não ablativos e ablativos.

O laser de CO_2 fracionado e o laser de Erbium:YAG fracionado são os mais utilizados para drug delivery de fármacos através da pele, produzindo uma rede de microzonas térmicas ou microzonas de tratamento, que facilitam a permeação de substância.[23-26]

Diversos fármacos vêm sendo descritos para utilização em drug delivery. Entre eles os mais estudados estão MAL, ALA, 5-FU com objetivo de tratar campo de cancerização e lesões pré-neoplásicas com resultados satisfatórios. Outros medicamentos foram relatados, como triancinolona para tratamento de cicatrizes hipertróficas e alopecia areata, metotrexato para psoríase, lidocaína para fins anestésicos, vitamina C e ácido ferúlico para fins rejuvenescedores.[25,27]

No caso do melasma, os aparelhos ablativos fracionados devem ser usados com energia muito baixa, e duração de pulso curta ou muito curta, apenas com o objetivo de produzir microcanais na superfície da pele. Existem poucos estudos clínicos de drug delivery de substâncias para tratamento cosmético, como no melasma e rejuvenescimento. Na experiência dos autores, a hidroquinona 4% em creme e antioxidantes (vitamina C e ácido ferúlico) em sérum foram usados com melhora, e sem pigmentação pós-inflamatória ou piora do melasma (Figuras 10.4 e 10.5).

Ultrassom microfocado

O ultrassom focado tem sido usado para o tratamento de neoplasias sólidas, benignas e malignas. Na dermatologia, foi introduzido como uma alternativa para rejuvenescimento e melhora da flacidez cutânea. Seu mecanismo de ação é a entrega de ondas de ultrassom de alta frequência, produzindo dano térmico específico nas camadas mais profundas da pele. O feixe de ondas do ultrassom passa pela epiderme de maneira intacta, produzindo seus efeitos no tecido subcutâneo e o no sistema subcutâneo músculo aponeurótico (SMAS). O objetivo é a elevação da temperatura dos tecidos-alvo em pelo menos 65°C, gerando contração do colágeno, elastogênese, e contração do SMAS. O colágeno é desnaturado e suas pontes de hidrogênio são quebradas, permitindo que ele assuma uma conformação menor, mais espessa e mais estável. Essa entrega de energia ocorre apenas nas áreas-alvo, poupando os tecidos adjacentes.[28]

Embora alguns estudos não reportem melhora com essa tecnologia, um estudo realizado com 25 pacientes, em 2019, na Tailândia, relatou melhora da pigmentação com o uso da fluência de 0,2 J/cm^2, em 3 sessões com intervalo mensal. A melhora foi percebida pela autoavaliação do paciente e pelo cálculo do escore MASI. Nesse estudo não foram relatados efeitos colaterais, como hiperpigmentação pós-inflamatória ou recidivas.[29]

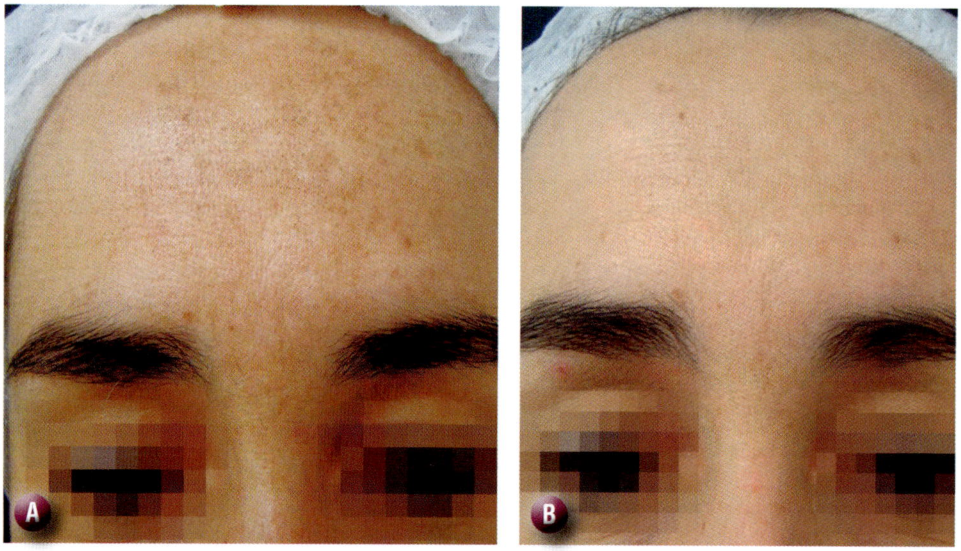

Figura 10.4. (A) Pré-tratamento – Melasma com tratamento clínico prévio por 10 anos (vista frontal). (B) Pós-tratamento com laser de CO_2 com baixa fluência, única passada, seguida de drug delivery de hidroquinona 4% – após 3 sessões (vista frontal).
Fonte: Acervo da autoria do capítulo.

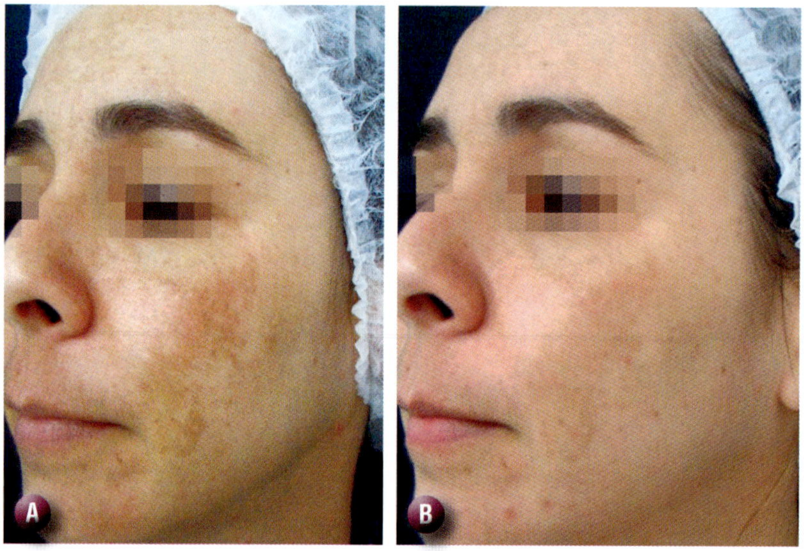

Figura 10.5. (A) Pré-tratamento – Melasma com tratamento clínico prévio por 10 anos (vista lateral esquerda). (B) Pós-tratamento com laser de CO_2 com baixa fluência, única passada, seguida de drug delivery de hidroquinona 4% – após 3 sessões (vista lateral esquerda).
Fonte: Acervo da autoria do capítulo.

10.2 Hiper e Hipopigmentação Pós-inflamatória

- Maria das Graças Tavares Lopes da Silva
- Letícia Liberino da Silva
- Luiza Tavares dos Santos

Introdução

As discromias são as alterações de pigmentação cutânea tanto para hiperpigmentação quanto para hipopigmentação. Essas alterações ocorrem por insultos inflamatórios que interferem no mecanismo fisiológico dos melanócitos, que podem envolver a síntese e/ou a distribuição da melanina.[1] Suas causas são oriundas de insultos internos ou externos que podem ocorrer em qualquer fototipo, sendo muito mais comuns as hipercromias, principalmente nos fototipos mais altos (IV a VI).[2,3] Este capítulo visa abordar a fisiopatogenia das discromias, bem como seus principais modelos terapêuticos, visto que os distúrbios de pigmentação estão entre as condições mais comuns vistas por dermatologistas, com aproximadamente 24,7 milhões de consultas dermatológicas feitas entre 1994 e 2010 para o tratamento dessa patologia.[4]

Fisiopatogenia da discromia

A cor da pele é determinada por diferentes tipos de pigmento, como melanina, oxi-hemoglobina, carotenoides e hemoglobina reduzida; entretanto, a melanina é o principal pigmento que oferece cor aos cabelos, aos olhos e à pele.[1] A principal função da melanina, além de fornecer cor à pele, é absorver a radiação ultravioleta, reduzindo os efeitos genotóxicos e evitando os danos oxidativos dos radicais livres.[1]

Os melanócitos são células dendríticas localizadas na camada basal da epiderme, especializadas na produção da melanina, a partir de uma cascata complexa de reações químicas e enzimáticas (Figura 10.6).[1] Cada melanócito conecta-se a 30 a 40 queratinócitos, por meio de seus dendritos, formando a unidade de melanina epidérmica; e conecta-se também aos fibroblastos na derme subjacente.

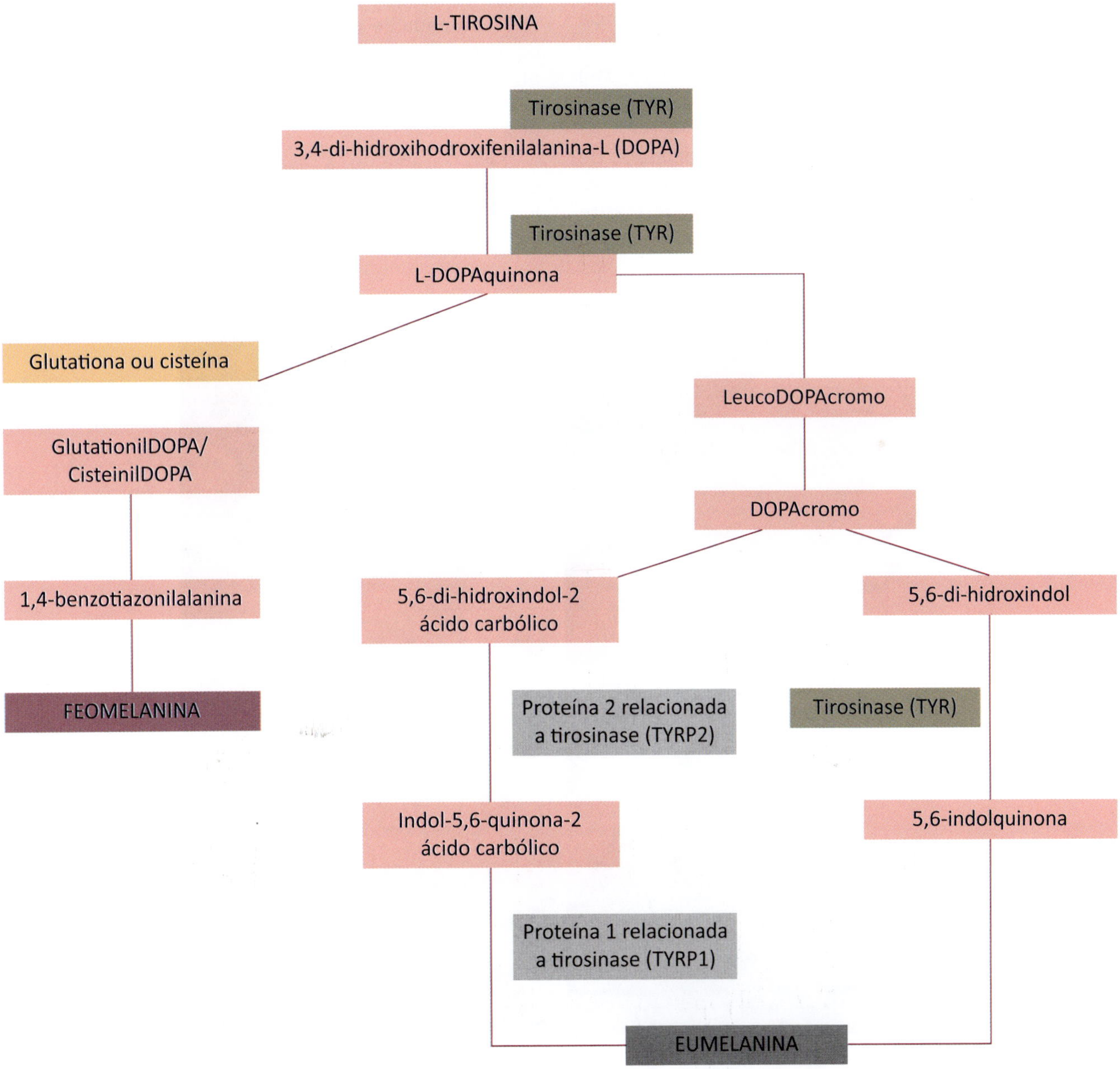

Figura 10.6. A via bioquímica da síntese de melanina ocorre dentro de melanossomos ou feomelanossomas, direcionando para a produção de eumelanina ou feomelanina.

Fonte: Reimpressa na versão traduzida. Ali SA, Naaz I, 2018.[1]

Hiperpigmentação

As desordens de hiperpigmentação são comuns principalmente nos fototipos IV a VI e podem ter um profundo impacto na qualidade de vida desses pacientes.[3] A hiperpigmentação pode ser de causa hereditária, sendo esta congênita ou não, ou de causa adquirida.

As causas hereditárias da hiperpigmentação cutânea podem ser aumento na quantidade da melanina, como observado nas manchas *café-au-lait* e em suas síndromes, ou aumento do tamanho dos melanossomos, presente nos melasmas, efélides e alguns nevos, como o nevo de Becker. Entretanto, pode ocorrer aumento do número de melanócitos, como observado nos lentigos.

Nas causas adquiridas, a hipercromia pós-inflamatória (HPI) é a mais comum. A HPI resulta de um estímulo maior no metabolismo dos melanócitos, em decorrência da liberação de citocinas após a injúria cutânea. Isso provoca aumento na quantidade de melanina e sua transferência para os queratinócitos e, consequentemente, ocorre a hiperpigmentação ou hipercromia.[3,5]

A HPI pode decorrer de um processo inflamatório de origem endógena ou exógena. Entre as causas endógenas, são exemplos acne, psoríase, líquen plano, dermatite atópica e lúpus. Como causas exógenas, as mais comuns são dermatite de contato irritativa, radiação ionizante, queimaduras e procedimentos dermatológicos, como peeling químico, lasers, microagulhamentos e dermoabrasão[3,6] (Figura 10.7).

A HPI pode se apresentar histologicamente como uma hipermelanose epidérmica, ocorrendo o aumento da síntese e a transferência da melanina para os queratinócitos, e a apresentação clínica é uma mancha de tom acastanhado.[5] Já a hipermelanose dérmica decorre da destruição de queratinócitos da camada basal; essa melanina é fagocitada por melanófagos presentes na derme superficial, conferindo uma discromia azul-acinzentada ao local da injúria.[5] Entretanto, a hipermelanose pode ser mista, acometendo tanto a epiderme quanto a derme superficial.[5]

A HPI é assintomática e o diagnóstico é clínico, não sendo necessária biópsia para a localização do pigmento. A lâmpada de Wood pode auxiliar na localização do pigmento epidérmico, realçando-lhe a cor, mas é menos preciso em pessoas de fototipo mais alto ou com pigmentação mais profunda, sendo pouco utilizado na prática.[5]

Sem tratamento, a resolução da hipermelanose epidérmica pode demorar de meses a anos, enquanto a hipermelanose dérmica pode precisar de anos para desaparecer e, às vezes, é permanente.[5]

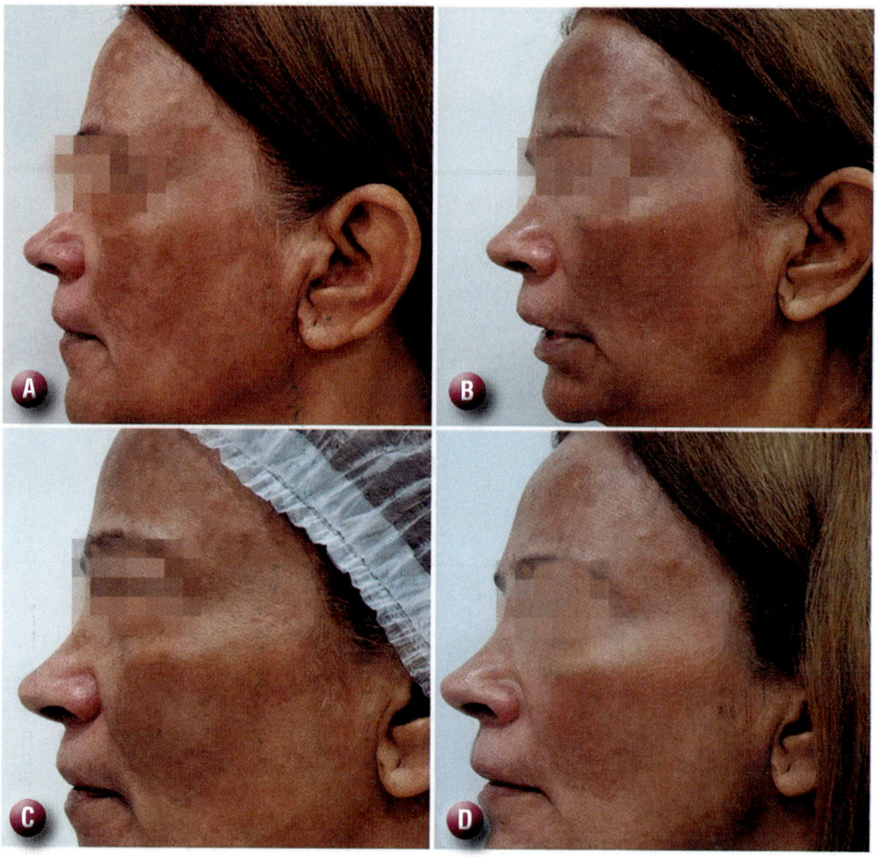

Figura 10.7. (A) Paciente antes do procedimento dermatológico. (B) 14 dias após realizar microagulhamento com *roller* de 1 mm, seguido do peeling de ácido retinoico a 5%. (C) Após 2 semanas em uso tópico de fórmula clareadora.* (D) Após 30 dias do uso de fórmula clareadora.
*Fórmula clareadora: ácido tioglicólico, haloxyl, ácido tranexâmico, hidroquinona, clobetasol, ginkgo biloba.
Fonte: Acervo da autoria do capítulo.

HPI é um efeito colateral comum e muito perturbador de tratamentos estéticos, especialmente dos lasers. Resulta da superprodução ou dispersão irregular do pigmento melânico após a inflamação dérmica. A gravidade da HPI muitas vezes depende do fototipo, principalmente do IV ao VI, do grau de inflamação e da estabilidade dos melanócitos.[5]

A hiperpigmentação é um evento adverso relativamente comum após tratamentos com laser. Outro tratamento associado à hipercromia é a escleroterapia, sendo essa uma das complicações mais comuns e indesejáveis, com incidência entre 10% e 30%. Embora a hiperpigmentação seja uma complicação autolimitada, pode demorar de 6 a 12 meses para desaparecer e é motivo importante de insatisfação com o tratamento.[7,8]

Abordagem terapêutica

Quanto mais cedo for instituída a terapêutica para resolução do processo inflamatório, melhor e mais precoce será o resultado da HPI. A terapia de primeira linha consiste, geralmente, na utilização de agentes tópicos clareadores, podendo ser associada a tecnologias, incluindo fotoproteção, antes, durante e depois do processo terapêutico.[9]

□ Hidroquinona

Utilizada desde 1950, a hidroquinona (HQ) ainda é o melhor despigmentante tópico. Entretanto, esse ativo apresenta efeitos adversos raros, porém relevantes, geralmente associados ao uso prolongado e com altas concentrações, como a leucodermia em confete, que está associada a prováveis efeitos melanotóxicos.[10] Outro efeito adverso temido é a ocronose exógena, resultando em uma hiperpigmentação preto-azulada fuliginosa de difícil tratamento (uso prolongado por mais de 6 meses).[11] A hidroquinona é utilizada em concentrações que variam de 2% a 4% e seu potencial clareador pode ser otimizado quando associado a outros ativos, como tretinoína de 0,01% a 0,1%, ou alfa-hidroxiácidos, como ácido glicólico de 4% a 15%.[10]

□ Mequinol

Mequinol é derivado da hidroquinona, porém apresenta menor irritabilidade à pele. Atua como inibidor competitivo na formação dos percursores de melanina.[12]

Geralmente, é prescrito na concentração de 2%, em associação a tretinoína 0,01%, para facilitar sua penetrabilidade.[13] Estudos demonstram eficácia comprovada no tratamento de lentigos solares, com efeitos colaterais mínimos; no entanto, existem apenas pequenos estudos clínicos sobre HPI.[14,15]

□ Ácido kójico

Ácido kójico atua na inibição da tirosinase, diminuindo a síntese de melanina, além de induzir a redução da eumelanina nos queratinócitos. Sua vantagem está na suavidade da ação sobre a pele, já que não causa irritação e fotossensibilidade, podendo ser utilizado até mesmo durante o dia.[16] Prescrito na concentração de 2% a 4%, estudos demonstram que, quando associado à hidroquinona, tem efeitos sinérgicos.[17]

Além dos efeitos clareadores em fotodano e manchas senis, estudos demonstram também benefícios como antienvelhecimento, antimicrobiano, antifúngico e antiacne.[18]

□ Ácido azelaico

Ácido azelaico (AZ) possui ação antitirosinase e é utilizado na concentração de 5% a 20%, sendo permitido seu uso em gestantes.[10,19] Alguns autores apontam AZ como um dos principais ativos no tratamento de HPI associada a acne, em decorrência da ação antibacteriana. Seu uso é recomendado 2 vezes ao dia, por pelo menos 3 a 4 meses.[10,20] Além disso, quando associado à tretinoína e ao ácido glicólico, demonstrou clareamento semelhante ao do uso de hidroquinona 4%.[21] Com relação aos efeitos adversos, são relatados prurido, descamação e pinicação.[10]

□ Arbutin

Arbutin atua na inibição da atividade da tirosinase e na maturação de melanossomos. Sua eficácia depende da concentração (1% a 3%), porém altas concentrações podem provocar um quadro paradoxal de hiperpigmentação.[16,22]

□ Tretinoína

Tretinoína é um análogo da vitamina A, eficaz no tratamento de HPI quando usado como monoterapia ou em combinação a outros agentes despigmentantes. É responsável pela dispersão dos grânulos de melanina dentro dos queratinócitos, o que facilita sua eliminação pelo aumento da renovação epidérmica. As concentrações prescritas podem variar de 0,01% a 0,1%. No entanto, a dermatite por irritante primário é um efeito adverso frequente, devendo-se ter cuidado no uso de altas concentrações de tretinoína em pele de fototipo alto, uma vez que a irritação pode causar piora da HPI.[5]

□ Ácido ascórbico

Ácido ascórbico é utilizado como clareador cutâneo, inibindo a tirosinase. Além de ser importante na cicatrização de feridas, essencial na síntese de colágeno, potencializa a fotoproteção e possui ação antioxidante.

É utilizado preferencialmente pela manhã, na concentração de 5% a 30%, não só por sua ação antioxidante, como também pela proteção contra os efeitos degenerativos da radiação solar quando associado à fotoproteção. Além disso, é um dos poucos ativos clareadores permitidos em gestante.[16,23,24]

Embora o ácido ascórbico seja frequentemente prescrito para atingir essas melhorias clínicas, sua penetração na pele é pobre e sua instabilidade nas formulações reduz sua eficácia clínica. O uso de derivados é uma alternativa utilizada para superar essas desvantagens.[16]

Ácido tranexâmico

Ácido tranexâmico (ATX) é um agente antifibrinolítico com ação na inibição da plasmina, quando administrado por via oral ou endovenosa. Atualmente, é utilizado como clareador, inibindo a tirosinase, sendo prescrito em formulações tópicas, nas concentrações de 3% a 5% em creme.

Com base nos dados disponíveis em literatura, recomenda-se que ATX oral seja usado apenas em casos de melasma não responsivo após 12 semanas de uso de hidroquinona tópica em combinação com outros clareadores.[24]

Sua utilização via oral é recomendada na dosagem de 250 mg, duas vezes ao dia, por 6 meses.[25]

Os principais efeitos colaterais incluem dor abdominal, distensão abdominal, náuseas e vômitos. Os pacientes devem ser aconselhados sobre os riscos de eventos tromboembólicos, apesar de serem raros, e fatores de risco subjacentes devem ser verificados antes do início de tratamento.[25]

Ácido tioglicólico

É um alfa-hidroxiácido solubilizante hemossiderínico, utilizado em pigmentações férricas como consequência de tratamentos de escleroterapia, por exemplo. Pode ser utilizado também em concentrações de 20% a 70% em forma de peeling para todos os tipos de pele, em um intervalo mínimo de duas semanas, sendo inicialmente utilizadas concentrações mais baixas, podendo ser aumentadas progressivamente a cada sessão.[26] Como peeling, é importante salientar que é uma substância tempo-dependente, ou seja, quanto mais tempo permanecer na pele, maior o efeito; portanto, deve ser neutralizado com água ou bicarbonato de sódio 10% após 3 a 7 minutos.[27]

Peelings

Uma das principais indicações de tratamento para HPI são peelings químicos associados a agentes clareadores.

Os peelings superficiais são os mais indicados, pois a descamação atinge apenas a epiderme, tornando esse método mais seguro e eficaz, inclusive em fototipos mais altos. São eles os peelings de: ácido salicílico de 20% a 30%, ácido glicólico de 20% a 70%, ácido tricloroacético de 10% a 30% e solução de Jessner. Peelings médios a profundos tendem a ter maior chance de causar HPI.[27,28]

O uso de fórmulas clareadoras, como fórmula de Kligman (hidroquinona 5%, tretinoína 0,1%, dexametasona 0,1%) ou fórmula de Kligman modificada (hidroquinona 2%, tretinoína 0,05%, hidrocortisona 1%), tem demonstrado resultados eficazes e seguros no tratamento de HPI, além de prevenir possíveis hipercromias pós-procedimento. Apesar de haver inúmeros estudos no tratamento de melasma, o tratamento de HPI carece de mais evidências.[29]

Indução percutânea de colágeno (IPC) ou microagulhamento

A literatura carece de dados em relação ao tratamento de HPI com IPC, muito provavelmente por ser uma das complicações mais frequentes pós-procedimento em fototipos altos, apesar de transitória e com boa resposta ao tratamento com despigmentantes tópicos.[30,31]

No entanto, um relato de caso brasileiro de paciente pouco responsivo às terapias combinadas de fórmula tríplice e peelings demonstrou excelente resultado após duas sessões de IPC com agulhas de 0,5 mm de comprimento. Apesar de carecer de estudos, esse relato sugere que essa seja uma terapia promissora no manejo de HPI, necessitando-se, porém, de mais estudos para elucidar o mecanismo de ação.[32]

Laser

Embora a terapia tópica com agentes clareadores e fotoprotetores seja primeira linha no tratamento de HPI, novas tecnologias vêm se tornando uma opção terapêutica interessante no tratamento das hipercromias.

O espectro de absorção da melanina é amplo e varia de 250 a 1.200 nm, o que confirma sua importância na proteção solar, absorvendo radiação UVA, UVB e luz visível.[33,34] Por esse motivo, uma variedade de tecnologias a laser pode interagir com o cromóforo da melanina, aumentando consequentemente o risco de discromias, especialmente em fototipos mais altos.[34]

Contudo, os lasers têm sido associados à prescrição de agentes clareadores tópicos no tratamento das hipercromias, cuja escolha é direcionada pelo comprimento de onda/pulso, fototipo e tipo de lesão a ser tratada.[33]

Os lasers *Q-switched* de rubi, alexandrita e ND:YAG são opções terapêuticas de destaque nas lesões pigmentadas. Os *Q-switched* com comprimento de onda curta (20 a 40 ns), como o de rubi, penetram pouco na pele e costumam obter melhores resultados no tratamento de lesões epidérmicas; em contrapartida, possuem maior risco de hipercromia ou hipocromia pós-inflamatória. Já os lasers *Q-switched* alexandrita (50 a 100 ns) e ND:YAG (no filtro 1.064) possuem comprimentos de onda maiores e penetram mais nos tecidos, atuando sobre lesões dermoepidérmicas.[34]

O *Q-switched* ND:YAG no filtro 1.064, por ter uma penetração mais profunda, é uma ótima opção para o tratamento de lesões dérmicas e, por interagir pouco com a melanina superficial, protege mais a epiderme de discromias. Em razão disso, é uma opção de eleição mais segura no tratamento de HPI em paciente de fototipos altos, como pessoas morenas e negras[34] (Quadro 10.2).

Quadro 10.2. Seleção de lasers para as diferentes lesões pigmentadas.[34]

Patologia	*Tipo de lesão*	*Laser*
Epidérmica	Lentigo solar, efélides	*Q-switched* ND:YAG (532 a 1.064 nm) Alexandrita (755 nm) Luz intensa pulsada
	Mancha café com leite	*Q-switched* rubi 694 nm
	Queratose seborreica	Alexandrita 755 nm

(*Continua*)

Quadro 10.2. Seleção de lasers para as diferentes lesões pigmentadas.[34] (*Continuação*)

Patologia	*Tipo de lesão*	*Laser*
Dermoepidérmica	Melasma	Muita cautela Lasers fracionados – possível efeito rebote
	Nevos de Becker	Combinação de lasers – remoção de pelos + laser para pigmento *Q-switched*
Dérmica	Nevos congênito adquirido ou nevos azul	Evitar laser – preferir exérese cirúrgica e realizar exame anatomopatológico
	Nevos de Ota ou Ito	*Q-switched* ND:YAG (532 a 1.064 nm) Alexandrita (755 nm) Rubi (694 nm)

Fonte: Reimpressão: Kaminsky S, 2016.[34]

Hipopigmentação

A hipopigmentação pós-inflamatória é uma discromia da pele induzida por fatores endógenos ou exógenos; pode ocorrer em qualquer fototipo, entretanto é mais comum e mais visível em fototipos mais altos.[35]

A hipopigmentação pode advir de causas inflamatórias (dermatite atópica, psoríase, dermatite de contato), causas neoplásicas (micose fungoide hipopigmentada), causas infecciosas (sífilis) e causas iatrogênicas (crioterapia, pós-cirurgias, peelings químicos, laser).

A patogênese da hipopigmentação pós-inflamatória não é totalmente elucidada, mas é proposta uma diminuição na produção de melanina, da transferência de melanossomos para os queratinócitos, bem como perda de melanócitos, sendo neste último caso de difícil repigmentação.[35]

Com base na teoria de "tendência cromática individual", a predisposição genética para hiperpigmentação e hipopigmentação advém de herança genética de melanócitos "fortes" ou "fracos". Assim os melanócitos "fracos", diante de uma injúria inflamatória, são facilmente danificados, resultando em quadros clínicos de hipocromia, enquanto os melanócitos denominados "fortes" respondem com hiperpigmentação.

Em um quadro de hipocromia pós-inflamatória, após cessar o insulto, a repigmentação pode ocorrer espontaneamente após semanas ou meses. Entretanto, terapias adicionais podem ser empregadas com sucesso variável (Figura 10.8).

Dentre as opções de tratamentos tópicos, destacam-se os inibidores da calcineurina (pimecrolimus 1%, 2 vezes ao dia, por 16 semanas em casos de hipocromia por dermatite seborreica).

A fototerapia em que se associa o psoraleno à radiação ultravioleta A (PUVA) e a fototerapia com ultravioleta B (UVB) têm sido utilizadas nas hipopigmentações, sendo que a UVB atua sobre o hormônio estimulador de melanócitos (MSH), aumentando a proliferação, a diferenciação e a migração de melanócitos.

Outros ativos interessantes são os análogos das prostaglandinas (PGE2/PGF2α), como bimatoprosta tópico, que favorece a dendricidade dos melanócitos, facilitando a transferência dos melanossomos para os queratinócitos.[35]

Lasers não ablativos, como o fraxel SR 1.500 nm, têm mostrado resultados interessantes em cicatrizes hipocrômicas após injúria inflamatória da acne, com repigmentação variando de 50% a 75% em alguns trabalhos.[35] Outra opção terapêutica, envolvendo laser e tecnologias, é a associação do laser fracionado ablativo, como o laser de CO_2 (10.600 nm), à terapia tópica, como análogos das prostaglandinas (p. ex., latanoprosta 0,005% ou bimatoprosta 0,03%). Importante ressalvar a necessidade de cuidado no uso do laser ablativo em fototipos mais altos, pelo risco de hiperpigmentação.[35]

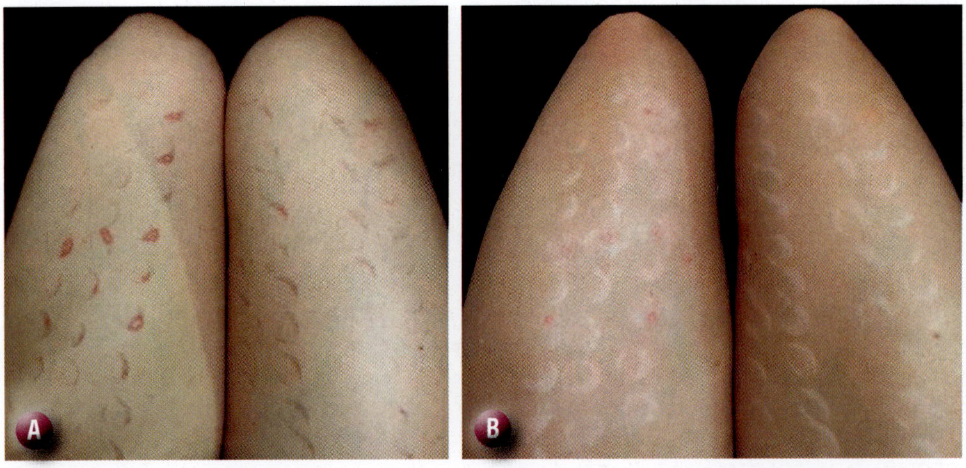

Figura 10.8. (A) Paciente, 72 horas após queimadura por laser de depilação, apresenta eritema. (B) 14 dias pós-queimadura, apresenta hipocromia pós-inflamatória.

Fonte: Acervo da autoria do capítulo.

10.3 Discromias em Peles Negras

- Maria Paulina Villarejo Kede
- Milene Britz

Introdução

Historicamente, desde a Idade Média, a pele negra esteve associada a uma imagem negativa, sofrendo preconceitos que impossibilitaram o seu estabelecimento adequado na sociedade. Consequentemente, durante muitos anos, o estudo diferenciado da pele negra e de suas necessidades esteve prejudicado. Essa situação vem mudando, acompanhando uma tendência cada vez maior à valorização das chamadas "minorias raciais" e ao reconhecimento do mercado potencial que essa população representa. Assim, observa-se um crescimento do mercado de produtos específicos para a pele étnica em cerca de 30% ao ano nos EUA, onde também se constatou que os negros gastam 3 vezes mais do que os brancos em produtos cosméticos e perfumaria.

No Brasil, onde são grandes a pluralidade e miscigenação raciais, os aspectos étnicos ganham também crescente importância nas áreas de atendimento cosmiátrico, dermatológico e de cirurgia plástica.

O histórico étnico de um indivíduo pode modificar as manifestações e a gravidade de uma doença. A etnia confere características herdadas que devem ser valorizadas na indicação de procedimentos e tratamentos e na avaliação de possíveis complicações.[1]

Determinantes da coloração da pele

A cor da pele depende de quatro pigmentos básicos. Na epiderme, encontramos dois deles: a melanina, de produção endógena e tonalidade marrom-escura, e os carotenoides, de cor amarela e produção exógena, assimilados a partir das frutas e dos vegetais. Os outros dois componentes, intravasculares, se localizam na derme: a oxiemoglobina, presente nas arteríolas e nos capilares da derme papilar, de coloração vermelha, e a hemoglobina reduzida, azul, nas vênulas do plexo subpapilar. Entre todos, o maior determinante é, sem dúvida, a melanina, produzida nos melanócitos.[2]

O número e a distribuição de melanócitos na epiderme são iguais em todas as peles ou tonalidades de pele; entretanto, há diferença na velocidade de produção da melanina. A relação entre a síntese de eumelanina (de cor preta a marrom-escuro) e feomelanina (cor amarela a marrom-avermelhado) é maior nos negros do que nos brancos, mas esse não é o principal fator diferenciador.

Nos anos 1950, cientistas de Harvard descobriram que a cor da pele é determinada pelos melanossomas – pequenas vesículas que contêm melanina, formadas nos melanócitos e transferidas para os queratinócitos epidérmicos. O tamanho, a quantidade, a densidade e a distribuição dessas estruturas explicam as diferenças de pigmentação entre as várias peles, bem como as nuanças de tonalidades dentro de um mesmo grupo de peles.

Os melanossomas na pele de origem oriental ou negra são maiores e mais dispersos, cada um envolto por uma membrana diferente, enquanto na pele clara são pequenos e agrupados em uma única membrana.[3] Além disso, na pele negra, os melanossomas dentro dos queratinócitos contêm maior quantidade de melanina e têm uma velocidade de degradação mais lenta.[1]

Os melanossomas, individualmente dispersos na pele escura, promovem uma coloração mais uniforme e densa que a observada na pele clara, o que também confere um mecanismo superior de proteção contra a radiação ultravioleta (3 a 4 vezes maior), absorvendo, atenuando e dispersando a radiação de modo eficaz[2] (Figura 10.9), com consequente proteção natural maior ante o fotoenvelhecimento e o câncer de pele.

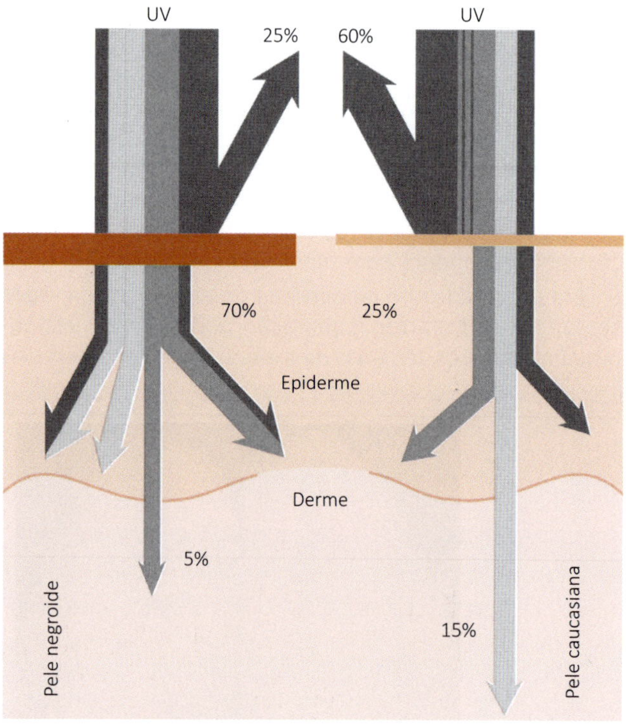

Figura 10.9. Esquema da reflexão fototônica (comparação nas peles negras e caucasianas).

Fonte: Desenvolvida pela autoria do capítulo.

Na pele negra, os melanócitos apresentam sensibilidade aumentada e resposta exagerada às agressões cutâneas, facilitando as hiperpigmentações pós-inflamatórias. Estudo de Harder et al. fez avaliação histopatológica de lesões acneicas (comedões, pápulas e pústulas) da face de 30 mulheres negras e encontrou infiltrado inflamatório importante em todas as lesões, desproporcional à apresentação clínica, sugerindo que isso pudesse influenciar a alta incidência de hiperpigmentação pós-inflamatória.[4]

Diferenças étnicas da pele

A dose eritematosa mínima (DEM), quantidade mínima de radiação necessária para produzir um eritema perceptível, é substancialmente diferente para a pele negra quando comparada à pele clara, chegando a ser de 15 a 33 vezes maior na negra. Ainda que a melanina pareça proteger a pele negra das propriedades oncogênicas da radiação solar, ela não protege dos danos ao sistema imunológico. Uma única exposição à radiação ultravioleta, em dose baixa, altera o sistema imunológico da pele. Qualquer que seja a cor da pele, a luz ultravioleta pode destruir o sistema de defesa e aumentar a susceptibilidade a infecções. Logo, os indivíduos de pele negra necessitam das mesmas precauções contra a exposição solar que os de pele clara.[2]

Diferentes estudos mostraram que não há diferença de espessura entre a camada córnea da pele negra e a da branca, apesar de aquela apresentar maior número de camadas celulares, com um aumento da coesão intracelular e do conteúdo de lipídeos. Isso poderia proporcionar uma função de barreira de absorção mais resistente e, portanto, um limiar de irritação maior. Entretanto, as análises sobre as diferenças de absorção cutânea, função de barreira e perda de água transepidérmica basal com irritabilidade cutânea mostraram resultados contraditórios, ora sugerindo maior susceptibilidade da pele negra e, em outros momentos, indicando mais sensibilidade da pele branca aos irritantes cutâneos. Em um estudo realizado por DeLeo et al. que identificou diferença na resposta a alérgenos específicos, mas não na prevalência de dermatite de contato alérgica, foi sugerido que as diferenças raciais na exposição aos agentes poderiam levar a essa variação.[5] Já foi demonstrada maior taxa de descamação da pele negra.

As variações da estrutura da pele dependem não só da tonalidade da pele, mas também das áreas do corpo a ser consideradas. A elasticidade é maior no rosto e nas pernas dos negros. A produção de sebo é maior na face e nos braços da pele negra. A descamação é maior na face e nos braços, e igual nas pernas dos pacientes de pele negra[2] (Quadro 10.3).

As linhas de demarcação pigmentar, variantes normais de pigmentação, são mais comuns nos fototipos mais altos e representam transições abruptas de uma pele muito pigmentada para uma pele bem mais clara. Foram descritos cinco tipos:[1]

- **Tipo A (ou linha de Futcher ou linha de Voight):** a mais comum, ocorre em 16% a 26% da pele negra, é uma linha dorsoventral que delimita a zona hipopigmentada da face superior anterior do braço com a zona hiperpigmentada da face posterior.
- **Tipo B:** faixa póstero medial nos membros inferiores, é a segunda mais comum.
- **Tipo C (ou linha média hipopigmentada):** faixa hipopigmentada pré-esternal que em certos casos desce até o umbigo, é encontrada em 20% dos pacientes.
- **Tipo D:** área que compreende o triângulo do músculo trapézio das costas, é quase sempre hipopigmentada.
- **Tipo E (ou hipopigmentação periareolar):** máculas hipopigmentadas, simétricas, bilaterais no tronco superoanterior.

Além disso, a pele negra tem brilho mais intenso e tonalidades acinzentadas nas regiões mais secas, pelo acúmulo de células mortas.[2]

Quadro 10.3. Diferenças entre pele negra e pele branca.

	Pele negra	*Pele branca*
Pigmentação	Melanossomas individualmente dispersos	Melanossomas em grupo
DEM (dose eritematógena mínima)	13 a 15 minutos (alterações insignificantes na epiderme e derme)	2 a 3 minutos (alterações significativas na epiderme e derme)
Destruição do sistema imune	Suscetível por radiação UV	Suscetível
Distribuição de glândulas	Mais glândulas mistas sudoríparas apócrino-exócrinas	Menos glândulas mistas apócrino-exócrinas
Incidência de acne grave	Menor	Maior
Resposta à irritação	Predomínio de hiperpigmentação	Predomínio de eritema
Espessura do estrato córneo	6,5 μm	7,2 μm
Camadas do estrato córneo	22	17
Permeação cutânea	Depende do produto	Depende do produto
Propriedades de impermeabilidade à água	Menores	Maiores
Reatividade dos vasos sanguíneos	Menor	Maior
Suscetibilidade à ardência	Possivelmente menor	Maior e prurido

É em função dessas diferenças que se baseiam os produtos cosméticos étnicos, dirigidos aos consumidores de pele negra.[1]

Importante que nos lembremos dessa desarmonia natural da pele negra, pois muitas vezes é objeto de demandas abusivas e causadora de confusão.

Discromias da pele negra

Estudos recentes da Sociedade Americana de Dermatologia apontam os distúrbios de pigmentação em pacientes com fototipos de pele de Fitzpatrick entre IV e VI como uma condição preocupante, ocupando o posto de segunda queixa mais frequente nos consultórios.

Raramente negros ou mestiços reclamam de sua cor, mas incomodam-se muito com as alterações discrômicas localizadas, sejam elas naturais ou secundárias. A palavra mancha costuma ser usada genericamente para descrever hipercromias, hipocromias ou até mesmo discretas nuanças no tom da pele julgadas inestéticas.

Classificamos as discromias na pele negra em melânicas (com componente melanocítico) e não melânicas (de outras origens). As melânicas são subdivididas em hiperpigmentações e hipopigmentações, ambas podendo ser de causas:

1) **naturais:** quando inerentes à pele;
2) **primárias:** devido a uma desordem de pigmentação adquirida, idiopática ou por vezes familiar;
3) **secundárias:** geralmente decorrentes de processos pós-inflamatórios.[1,2,6]

Classificação das discromias na pele negra.

□ Discromias melânicas

Hiperpigmentações

Naturais

- **Olheiras:** constituídas por pequenas faixas de pigmentação nos sulcos palpebrais (Figura 10.10).
  - Linha de Futcher ou Voight (Figura 10.11).
- **Hiperpigmentação gengival:** extremamente comum, de caráter familiar, é normalmente simétrica (exceto quando acomete a língua), varia da tonalidade marrom à azulada, às vezes comprometendo toda a mucosa oral (Figura 10.12).
- **Hiperpigmentação palmoplantar:**[7] há dois padrões – hiperpigmentação das linhas palmares (normalmente a sua maioria) e máculas hiperpigmentadas, de bordos mal definidos, salpicadas nas palmas e plantas (Figura 10.13).
- **Melanoníquia estriada:**[7] as unhas apresentam, frequentemente, estrias melânicas, em geral simétricas. São decorrentes de deposição de melanina e não de células névicas, de caráter predominantemente adquirido em vez de congênito. As hiperpigmentações ungueais, palmoplantares e de mucosa oral estão diretamente relacionadas com o grau de pigmentação do indivíduo (Figura 10.14).
- **Mancha mongólica:**[7] mancha de coloração marrom-azulada localizada na região sacra, é observada em 40% a 90% dos recém-nascidos e tende a involuir espontaneamente na adolescência.
- **Dermatose papulosa nigra:** considerada por alguns uma variante de queratose seborreica, são lesões milimétricas e enegrecidas na face e nas regiões cervical e axilar (Figura 10.15).
- **Lesões ictiosiformes dos membros inferiores:** as duas últimas condições foram inseridas nessa classificação, mesmo sendo dermatoses e não máculas hipercrômicas, por serem típicas dessa pele.

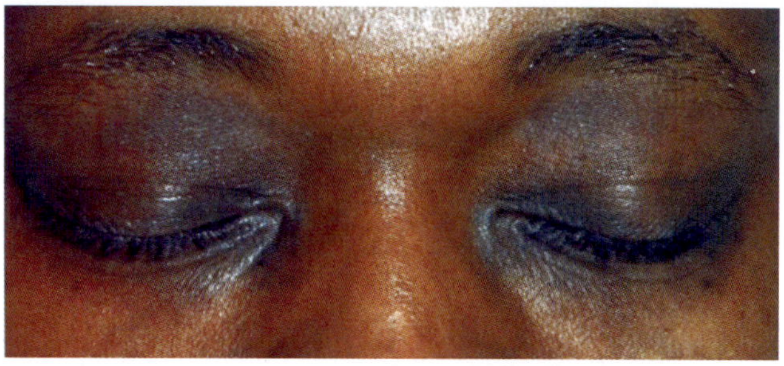

Figura 10.10. "Olheiras".
Fonte: Acervo da autoria do capítulo.

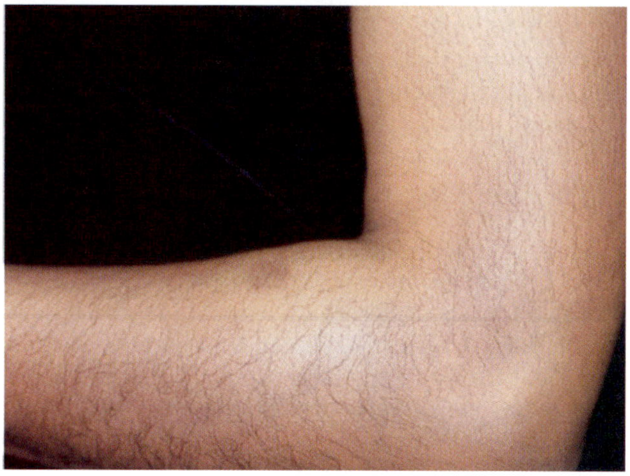

Figura 10.11. Linha de Futcher.
Fonte: Acervo da autoria do capítulo.

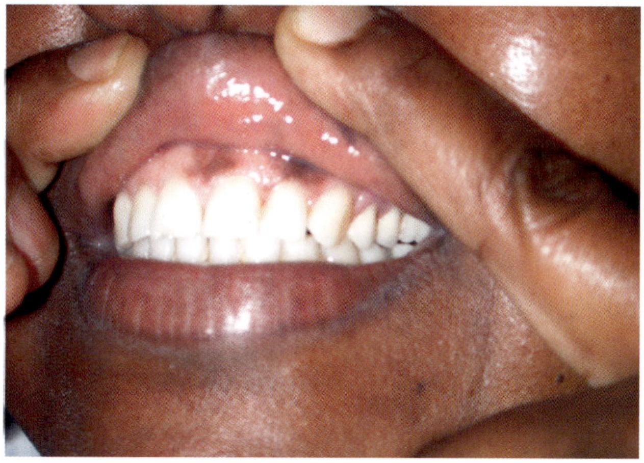

Figura 10.12. Hiperpigmentação gengival.
Fonte: Acervo da autoria do capítulo.

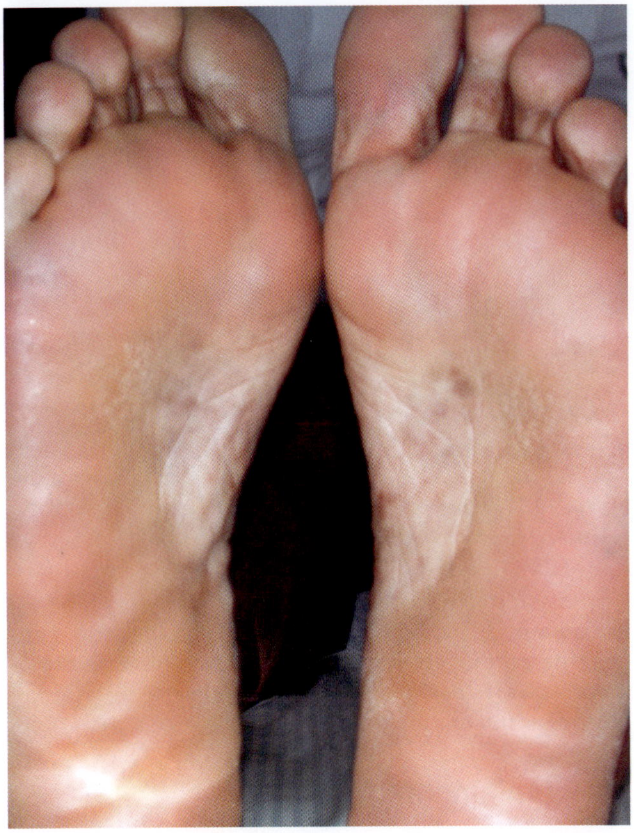

Figura 10.13. Hiperpigmentação palmoplantar.
Fonte: Acervo da autoria do capítulo.

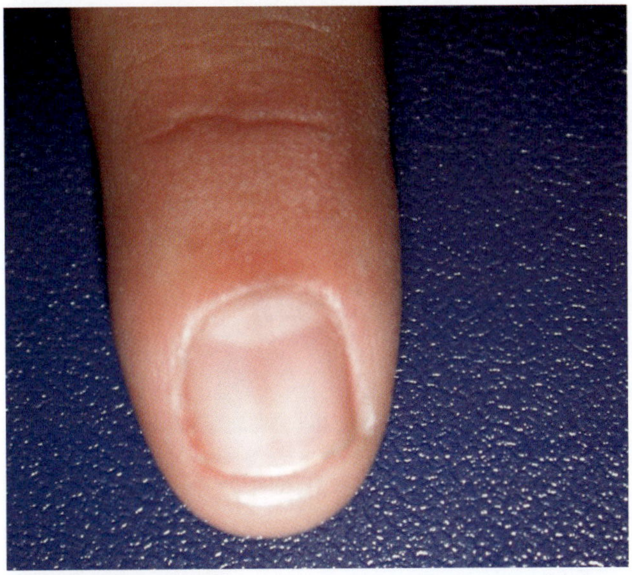

Figura 10.14. Melanoníquia estriada.
Fonte: Acervo da autoria do capítulo.

Primárias

- Cloasmas e melasmas:[1] associados à fotoexposição e a fatores hormonais, caracterizam-se por manchas acastanhadas irregulares e assimétricas, predominantemente na face, com distribuição em três padrões: centro facial, malar e mandibular (Figura 10.16).

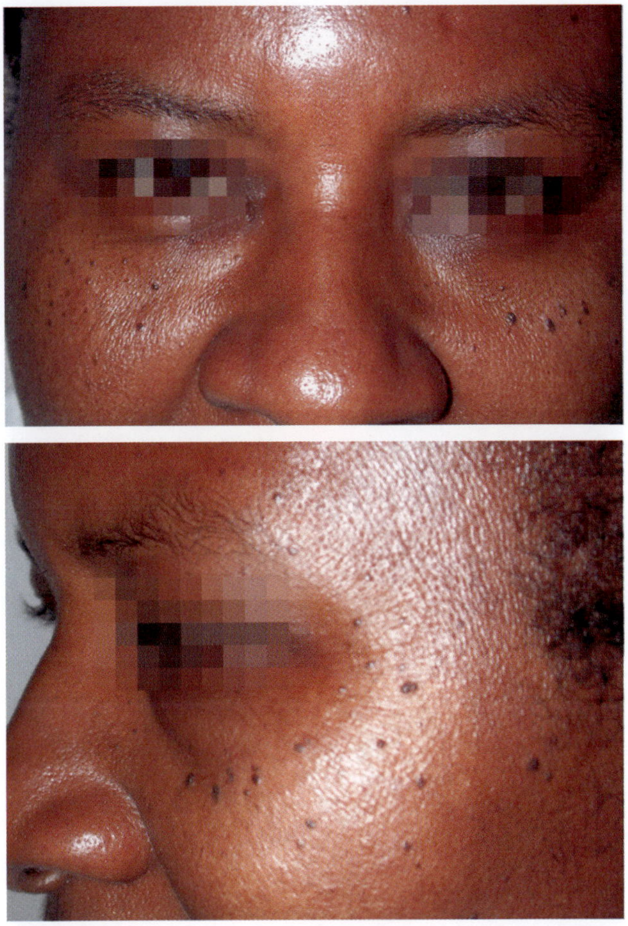

Figura 10.15. Dermatose papulosa nigra.
Fonte: Acervo da autoria do capítulo.

- Melanose de Riehl:[3] sua etiopatogenia é obscura, sendo, por alguns autores, relacionada à exposição solar ou ao uso de cosméticos e/ou perfumes. Tem aspecto reticulado, com surgimento insidioso e bilateral nas regiões zigomáticas (Figura 10.17).
- Melanose pustulosa neonatal transitória.

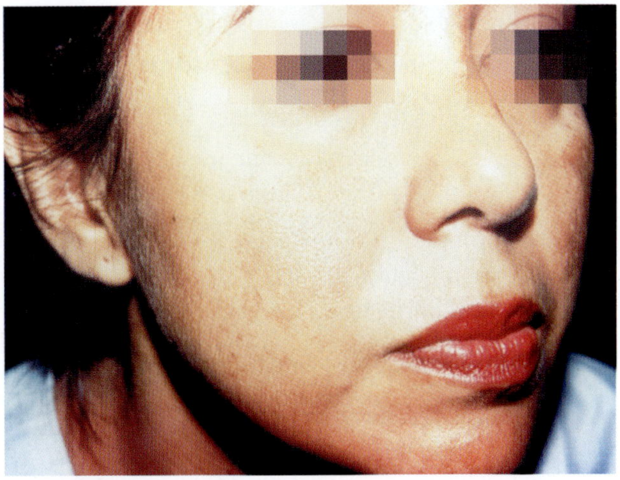

Figura 10.16. Melasma.
Fonte: Acervo da autoria do capítulo.

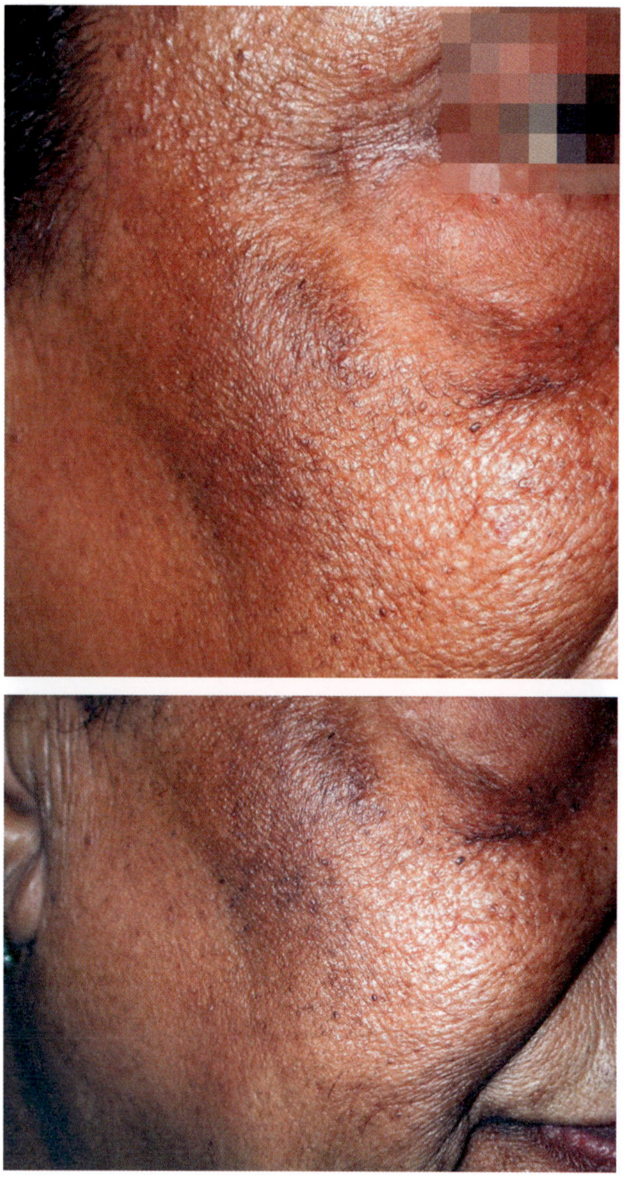

Figura 10.17. Melanose de Riehl.
Fonte: Acervo da autoria do capítulo.

Secundárias

- traumatismos (picadas de inseto, vacinas, atrito etc.);
- alergias;
- acne vulgar;
- eczemas;
- psoríase;
- pitiríase rósea;
- líquen plano (Figura 10.18);
- dermatite seborreica;
- dermatite atópica;
- queratose pilar;
- micoses das grandes dobras;
- medicamentos tópicos e sistêmicos;
- sequelas de maquiagem (presença de ativos fotossensibilizantes);
- ocronose induzida por hidroquinona.

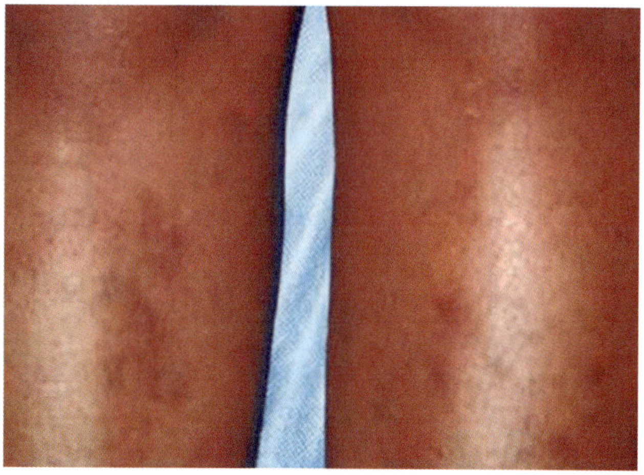

Figura 10.18. Hipercromia secundária a líquen plano.
Fonte: Acervo da autoria do capítulo.

A discromia tipo melasma ou hiperpigmentação pós-inflamatória, acompanhada de mílio coloide e de ocronose da cartilagem auricular, é predominante em mulheres que fizeram uso de hidroquinona por tempo prolongado, com maior incidência na África.

Hipopigmentações

Naturais

- máscara hipocrômica centro-facial;
- triângulo hipocrômico trapezoidiano;
- hipopigmentação da linha mediana (*midline hypopigmentation*) (Figura 10.19).

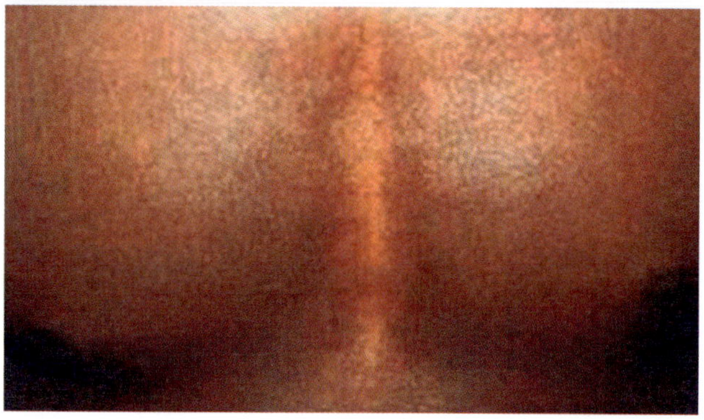

Figura 10.19. Hipopigmentação da linha mediana.
Fonte: Acervo da autoria do capítulo.

Primárias

- vitiligo;
- albinismo;
- sarcoidose hipopigmentada: encontrada quase exclusivamente nos negros, que tendem a apresentar mais manifestações cutâneas atípicas;
- pitiríase versicolor acromiante;
- pitiríase alba;
- pitiríase liquenoide crônica;
- micose fungoide hipocrômica;

- lentiginose actínica ou hipomelanose guttata idiopática: comum nos negros que viveram em países tropicais. São máculas brancas, arredondadas, localizadas em áreas fotoexpostas, sobretudo nos membros inferiores;
- hipomelanose confluente e progressiva do melanodérmico ou discromia creole: condição de patogenia desconhecida, caracterizada pelo surgimento progressivo de máculas hipocrômicas, coalescentes, assimétricas, em regiões não expostas, formando áreas de pele mais sensível, com duração de até 25 anos. Aparentemente, há uma modificação fenotípica dos melanossomas, com mudança do estágio IV de melanossomas únicos para o estágio I-III de melanossomas agregados e pequenos.[8]

Secundárias

- maquiagem (presença de ativos despigmentantes);
- iatrogenia;
- dartros acromiantes.

Discromias não melânicas e tatuagens

- angiomas;
- varicosidades e telangiectasias;
- hemossidérico: na maioria das vezes, devido a um traumatismo recente com depósito de hemossiderina;
- tatuagens.

Tratamento das discromias da pele negra

Antes de qualquer tentativa de tratamento é necessário que se tenha erradicado a patologia que gerou a discromia ou, no caso das inerentes à pele negra, que se explique ao paciente que aquele distúrbio tem relação com o seu tipo de pele.

O tratamento das discromias só deve ser considerado em uma pele corretamente hidratada, sem "cinzas" ou escoriações. A manutenção da pele hidratada reforça a barreira cutânea, protege de infecções e permite maior tolerabilidade à ativos prescritos, além de corrigir o dartros acromiantes, o tom acinzentado e diminuir o ressecamento.

A dermatose papulosa nigra é uma afecção comum nos pacientes de pele negra e deve ser tratada por eletrocoagulação fina e localizada, com uma intensidade de centelha precisa no local. Se esta for demasiadamente forte, a derme superficial será destruída e ocorrerá hipopigmentação guttata. Se for medianamente forte, deixará uma sequela de hiperpigmentação por acometimento da junção dermoepidérmica.[2]

As lesões ictiosiformes dos membros e aquelas de queratose pilar, consequentes à desidratação crônica ou dermatite atópica, resolvem-se com o uso de esfoliantes e hidratantes à base de ureia a 10%, lactato de amônia a 12%, óleos essenciais e vegetais umectantes.

As hipercromias são, em sua maioria, decorrentes da hiperpigmentação pós-inflamatória, que é resultado de uma resposta lábil e exacerbada dos melanócitos diante de agressão cutânea. Doenças inflamatórias causam liberação de peptídeos na pele, que alteram a atividade dos melanócitos por dois mecanismos: pelo aumento em seu número e tamanho ou levando à incontinência do pigmento pela célula e consequente depósito na derme. Dada a alta incidência de hiperpigmentação pós-inflamatória, doenças como líquen, psoríase, pitiríase rósea e outras já citadas devem ser tratadas imediatamente.[2]

Sabe-se que 20% dos pacientes de pele negra são alérgicos (urticária, edema de Quinck primário, eczema atópico e outros). Observa-se, também, durante certos tratamentos, fotossensibilizações.

Agentes tópicos, como retinoides, peróxido de benzoíla, ácido salicílico e ácido glicólico, que fazem parte do arsenal terapêutico de rotina do dermatologista, podem ser utilizados na pele negra, desde que com cautela, iniciando em doses baixas, o que minimiza sensivelmente as reações locais. Outras sugestões no tratamento da acne incluem introduzir os produtos em dias alternados, priorizar o uso de veículos dermofuncionais que mimetizem a barreira cutânea e loções para as peles mais ressecadas, aplicar emolientes antes dos agentes terapêuticos e evitar esfoliantes.[9] Os retinoides de terceira geração, como o adapaleno, e o retinol são mais uma alternativa no tratamento tópico por serem menos irritantes e mais bem tolerados. E dos alfa hidroxiácidos, optar pelo ácido mandêlico que tem um peso molecular maior e uma penetração mais lenta, sendo mais seguro nessas peles.

Do mesmo modo, os corticosteroides tópicos e intralesionais, a crioterapia, a dermoabrasão cirúrgica e os peelings químicos (sobretudo os profundos, com ácido tricloroacético e fenol) também devem ser utilizados com parcimônia, pois, além dos distúrbios de pigmentação, ainda podem levar a cicatrizes hipertróficas e queloides, mais frequentes nessa pele.[3]

Em 2005, foi publicado o estudo de Taylor, Arsonnaude Czernielewski[10] sobre a escala de hiperpigmentação de Taylor: um método visual para definir a cor da pele negra é acompanhar a resposta de hiperpigmentação ao tratamento. O estudo se propõe a oferecer um método de baixo custo e fácil acesso, podendo, portanto, ser mais amplamente utilizado do que os outros já existentes. A escala consiste em 15 cartões plásticos coloridos, cada um representando uma tonalidade de pele, aplicável aos fototipos de Fitzpatrick de I a VI. Cada cartão se divide em dez faixas de cor que representam diferentes níveis de pigmentação, abrangendo graus progressivamente maiores de hiperpigmentação. De acordo com as conclusões do estudo, apesar da variabilidade significativa de avaliação entre os participantes, esta parece ser uma ferramenta promissora para uso em pesquisas e na prática clínica, merecendo, todavia, algumas modificações e melhorias.

O tratamento das hipercromias consiste no uso de preparações à base de hidroquinona (2% a 4%); entretanto, ela age apenas nas hipercromias limitadas à epiderme e à derme superficial (evidenciadas pela lâmpada de Wood). Devido à grande sensibilidade dessas peles, há muita intolerância ao tratamento e muitos casos de hipocromia guttata pelo uso de doses acima ou iguais a 4% por longo ou curto período, e ocronose. Nesses casos, a literatura preconiza a substituição por ácido glicólico associado ao ácido kójico (1%) ou ao ácido fítico (0,5% a 2%) por um longo período de tempo. O ácido azelaico até 20% é uma ótima opção nas sequelas hipercrômicas de acne. Peelings superficiais à base de ácido glicólico a 70%, tamponado (pH = 2,75) ou em baixas concentrações (40%) ou com solução de Jessner, realizados por profissionais experientes capazes de avaliar a profundidade do peeling, já que a vermelhidão não é evidente na pele negra, podem auxiliar o tratamento. Os agentes despigmentantes não serão eficazes caso a inflamação não seja controlada. Na maioria dos casos, o controle e a cura da inflamação resultam na resolução completa da hiperpigmentação sem o uso de agentes despigmentantes. A fotoproteção é imperativa com o uso de filtros solares de amplo espectro (UVA, UVB, IFV, luz visível), evitando a exposição ao sol nos horários de pico (10 às 15 horas).

No outro extremo, o vitiligo e as hipocromias são um problema na pele negra, sendo responsáveis também pela baixa de autoestima, depressão e isolamento. Os processos pós-inflamatórios e doenças, como pitiríase alba e psoríase, alteram o processo natural de pigmentação, deixando a pele hipopigmentada. Uma vez controlada a doença, a repigmentação poderá ocorrer no prazo de 1 a 2 meses.[2]

A maquiagem corretiva pode ser uma solução para as discromias, porém, a combinação de tons para a pele negra é difícil. A pele possui um espectro de mais de 35 tonalidades de cútis diferentes. A maquiagem deve ter características fundamentais: reduzir o brilho excessivo, disfarçar a coloração às vezes acinzentada, igualar regiões de hiper e hipopigmentação e absorver a oleosidade excessiva, sem deixar de valorizar a cor natural da pele. Essas maquiagens não devem conter altas concentrações de dióxido de titânio, óxido de zinco ou ingredientes similares com grande poder de cobertura, pois contribuem para uma aparência de pele seca, acinzentada e artificialmente maquiada.

Ao se deparar com qualquer discromia nos pacientes de pele negra, deve-se definir sua etiologia forma a de estipular um tratamento adequado para cada tipo. Embora bem codificados, o resultado de alguns tratamentos é decepcionante. O prazo mínimo é de 1 ano para o desaparecimento de uma discromia dérmica e secundária.

10.4 Cosmiatria da Pele Negra

- Leonardo José Lora Barraza
- Katleen da Cruz Conceição

Introdução

A maioria dos estudos dermatológicos tem como referência a pele clara, existindo poucas publicações que abordem os cuidados com a pele negra. Essa falta de conhecimento sobre o assunto gera, por vezes, temor aos dermatologistas em realizar procedimentos mais invasivos nesses pacientes, sobretudo com relação à indução de cicatrizes ou alterações pigmentares significativas.[1,2]

Outro ponto que dificulta o estudo nessa população é que não há definição sobre a pele da etnia negroide, conhecida como melanodérmica. Assim, deve-se levar em consideração a subjetividade na definição de raça e etnia na interpretação dos estudos. Segundo os antropologistas, existem cinco raças (caucasoides, mongoloides, australoides, negroides e capoides). Já etnia tem sido explicada como o modo que o indivíduo vê a si mesmo e como é visto pelos outros como parte de um grupo, com afinidades linguísticas, culturais e ancestrais.[1,3] Assim, a etnia abrange um conjunto de categorias que se sobrepõe à raça, mas também depende de fatores mais subjetivos e culturais.[3]

No Brasil, o IBGE (Instituto Brasileiro de Geografia e Estatística) considera os pardos como etnia negroide também. Mas, por causa do alto grau de miscigenação no Brasil, prevalece para fins estatísticos o critério de autodeclaração.[1]

Já de acordo com o dicionário Aurélio, a definição de negro é: aquele de cor muito escura; preto. E, levando em consideração a classificação de fototipos de Fitzpatrick, os indivíduos de etnia negroide se enquadrariam nos tipos IV, V e VI, que raramente ou nunca se queimam pelo sol e se bronzeiam com facilidade.

Diferenças entre pele negra e branca

□ Estrato córneo

Não há variação significativa na espessura do estrato córneo. Embora os indivíduos de pele negra apresentem maior número de camadas, essas são mais compactas e coesivas.[2,4]

□ Composição lipídica

Os indivíduos de pele negra apresentam níveis menores de ceramidas e maior perda transepidérmica de água.[2,4] Portanto, os autores recomendam o uso de sabonetes em forma de óleo e hidratação corporal a base de manteiga de karité, óleo de canola e glicerina.

Melanócitos/melanossomos

Não há diferença no número de melanócitos, e sim no de melanossomos (organelas que contêm melanina). Essas são maiores, não agregadas e são degradadas mais lentamente em comparação com os melanossomos nos indivíduos de pele branca. A distribuição está presente em toda a epiderme, com maior concentração na camada basal, o que também difere nos indivíduos de pele negra em relação à pele branca,. Nesses indivíduos, os melanossomos estão confinados à camada basal (em número pequeno) e ausente nas camadas superiores.[2-6]

Estudos demonstram que há maior melanogênese nos indivíduos de pele negra e esse conteúdo de melanina confere naturalmente fator de proteção solar (FPS) de 13,4 a pele negra.[1] Isso faz diminuir os efeitos deletérios da radiação ultravioleta (fotoenvelhecimento) e minimiza também a propensão aos tumores cutâneos (pesquisas comprovaram maior expressão do gene p53 após exposição UV nos melanodérmicos em comparação aos indivíduos de pele branca).[4,7] Precisa-se entender, então, que qualquer que seja a cor da pele, a luz ultravioleta pode destruir o sistema de defesa; logo, o indivíduo com pele negra necessita dos mesmos cuidados contra a exposição solar que os de pele clara.

Derme

Não há diferença significativa na espessura da derme entre os grupos étnicos, mas na composição celular.[2,4,5]

Os indivíduos de pele negra apresentam a derme mais compacta, com feixes de fibras de colágenos menores e maior presença de macrófagos e mastócitos.[2,4,5] Além dos fibroblastos serem maiores, em maior número e hiperreativos,[1] existe uma diminuição constitucional da colágenase, o que poderia explicar a maior predisposição a queloides e prurido na pele negra.[2,4,5]

Absorção percutânea

Os estudos são contraditórios, mas a maioria demonstra não haver alteração na absorção entre as diferentes etnias.[2,4]

Glândulas anexas

As variações das glândulas apresentam estudos conflitantes. Alguns relatam que não existem diferenças no número de glândulas écrinas. Mas a maioria concorda que as glândulas apócrinas apresentam-se em maior número, tamanho e também produzem grande quantidade de secreção, com odor característico.[2,4]

As glândulas sebáceas não apresentam diferenças no número, mas são maiores e produzem maior quantidade de sebo,[1,4] o qual pode favorecer o surgimento de lesões de acne.

Folículo piloso

Em comparação aos caucasianos ou asiáticos, os indivíduos de pele negra têm menor densidade de cabelos e no número total de folículos terminais. Apresentam folículos curvados, em forma de espiral, com menor conteúdo de água e resistência tênsil, por isso quebram facilmente. Também são mais difíceis de pentear porque formam nós e fissuras longitudinais.[1]

Tratamentos cosméticos na pele negra

Independentemente da cor, a população procura cada vez mais por procedimentos cosméticos; por isso, deve-se estar atualizado para conhecer quais são as melhores opções terapêuticas para essas pessoas. Porém, deve-se ter maior cautela frente aos tratamentos realizados nos pacientes com pele negra, pois qualquer tipo de trauma significativo pode levar a alterações pigmentares duradouras e até mesmo permanentes.

Nesse capítulo, descrevem-se opções de tratamentos ambulatoriais para a pele negra, como peelings químicos, tratamento de acne, melasma, dermatose papulosa nigra, queloides, rítides, hiperpigmentação pós-inflamatória e flacidez.

Em geral, o negro apresenta sinais de fotoenvelhecimento mais tardiamente e em menor grau que os indivíduos de pele branca, devido à proteção natural da melanina. Mas, ao mesmo tempo, têm outras preocupações estéticas, uma vez que a inflamação ou lesão da pele é quase imediatamente acompanhada por alterações na pigmentação (hiperpigmentação ou hipopigmentação).[4,5] Características do envelhecimento da população negra incluem, principalmente no terço médio da face, flacidez nas pálpebras e atrofia do tecido adiposo malar causando dupla convexidade dessa área. O aumento da flacidez no terço inferior e da gordura submandibular também é um sinal de envelhecimento.[29]

Fotoproteção

A prevenção do paciente com pele negra é o fundamento na abordagem terapêutica; no mínimo, recomenda-se um filtro solar com FPS de 15, além da fotoproteção física diária. No Brasil, atualmente, existem no mercado diferentes marcas com apreciação na tonalidade dos seus filtros. Para maior aceitação cosmética, recomenda-se para pele negra os filtros com cor de diferentes tonalidades, que variam de pessoa a pessoa. Encoraja-se a reaplicação do filtro solar, pelo fato de que a luz visível causa eritema, pigmentação imediata e melanogênese ao se manter por até 10 semanas;[8] logo, a presença de pigmentos nos produtos coloridos confere maior eficácia fotoprotetora entre a faixa de luz ultravioleta de 400 e 450.[8,9]

Antioxidantes orais

Outra opção que pode ser associada são os antioxidantes orais, como o polipodium leucotomus, que tem mostrado um efeito anti-inflamatório, fotoprotetor e imunomodulador, na dose de 240 mg/dia[10] e o pignogenol, um extrato de *pinus pinaster* (pinheiro marino) rico em bioflavonóides, na dose de 25 mg, 3 vezes por dia.[11]

Os autores recomendam a seguinte prescrição oral: pignogenol 75 mg + polipodium leucotomus 240 a 480 mg + vitamina C 100 mg + luteína 12 mg, podendo-se manipular em comprimidos, sachês ou gomas – em pacientes que não toleram engolir os comprimidos –, quantidade suficiente para 3 meses, sendo a dosagem de 1 comprimido por dia.

Para tratamento do melasma tem-se estudado a ação do ácido tranexâmico oral em baixas doses (500 mg/dia de 8 a 12 semanas), com resultados interessantes.[12]

Peelings químicos

Definição

Processo de aplicar agentes químicos na pele com propósito de esfoliar a epiderme ou derme. Podem ser realizados peelings superficiais nos pacientes de pele negra.[4,5]

Indicações

Hiperpigmentação pós-inflamatória, melasma, acne vulgar, pele oleosa, pseudofoliculite da barba e rítides.

Agentes

Ácido salicílico de 20% a 30% solução de Jessner e ácido retinoico de 5% a 7%.

Pode-se realizar um teste em uma pequena área previamente para avaliar como a pele irá reagir ao produto utilizado. O intervalo dos procedimentos costuma ser de 1 mês.[4]

Contraindicações

Herpes simples ou verruga no local, dermatite atópica, queimadura solar prévia ou pele sensível, rosácea inflamatória e gravidez.

Aplicação

Independentemente do agente utilizado para a realização do peeling, deve-se fazer adequada assepsia da área. Deve-se seguir uma rotina de aplicação dos peelings. Sugere-se iniciar na região frontal, passando para a área nasal e malar e terminando na região mentoniana. Não aplicar os agentes químicos na área periocular e nos cantos do nariz e dos lábios.

Complicações

Mesmo os peelings superficiais podem resultar em cicatriz, hiperpigmentação ou hipopigmentação nos pacientes suscetíveis. Pode ainda ocorrer eritema e até hiperpigmentação de difícil abordagem posterior.

Instruções aos pacientes após o peeling

Recomenda-se a aplicação de filtro com cor antes de o paciente sair da consulta. Em casa, lavar a área delicadamente com sabonete neutro na hora determinada, aplicar gel regenerador e usar água termal. Por vezes, o uso de corticoide tópico de média potência para diminuir o risco de hiperpigmentação residual é necessário. Finalmente, reaplicar o filtro solar de 3 em 3 horas.

Opções de peelings para acne na pele negra

Sugere-se realizar previamente um peeling físico de cristal ou diamante e, então, peeling de ácido salicílico a 20%, peeling de ácido retinoico 3% a 5% ou solução de Jessner após desengordurar a face do paciente, passando de uma a duas camadas do peeling. Nas lesões pustulosas, pode-se realizar ácido salicílico a 30% pontuado.

Por fim, dependendo da sensibilidade do paciente, aplicar por cima um peeling de ácido retinoico até 7%, deixando de 4 a 6 horas. Lembrar que muitos indivíduos de pele negra têm hipersensibilidade ao ácido retinoico, podendo evoluir com alterações pigmentares pós-inflamatórias.

Opções de peelings para melasma na pele negra

No melasma também pode-se utilizar uma camada de peeling de solução de Jessner, ou ácido salicílico (20% a 30%) em, no mínimo, 5 sessões para aumentar a penetração dos outros agentes químicos.[13] Os autores têm experiência na formulação de Cimel modificada, que consiste em hidroquinona 3% + ácido kójico 3% + ácido retinoico 3% + ácido lático 9% + ácido salicílico 3% + metabissulfeto de sódio a 1,5% em veículo gel creme. Aplica-se em toda a face e deixa-se agir por 6 horas.

Outra opção é o uso de peeling de ácido glicólico a 70% tamponado e sobrepor com ácido retinoico até 7%.

Recomenda-se, depois da retirada do peeling, o uso de corticoide de alta potência para atuar no componente inflamatório do melasma, 2 vezes ao dia durante 3 dias, apenas nas áreas das manchas.

Opções de peelings para hiperpigmentação pós-inflamatória na pele negra

A experiência dos autores é em realizar peelings superficiais com a combinação de ácido salicílico com ácido retinoico. Ao associar o tratamento domiciliar a agentes clareadores e fotoproteção (química e física), recomenda-se o uso de peeling de ácido mandélico 40% ou solução de Jessner, com intuito de melhorar a qualidade da pele e a aparência de poros dilatados. Lembrar que o uso deve ser com pouca quantidade e durante, no máximo, 10 minutos, para evitar a irritação.

Outros clareadores tópicos

Thiamidol (isobutylamino-thiazolyl-resorcinol) é um potente inibidor da tirosinase. Pode ser aplicado 2 vezes ao dia por até 12 semanas.[14] Cisteamina é uma substância que age como antioxidante e aumenta a quantidade de glutadiona dentro da célula, o que diminui o efeito oxidativo por radicais livres dentro do melanócito, provocando o clareamento consequente. Tem-se mostrado eficaz no tratamento do melasma quando comparada ao placebo, em creme 5%.[15]

Hiperpigmentação periorbital (olheiras)

Na pele negra pode ser causada por foto exposição prolongada, associada à atopia ou bem constitucional, pelo processo de envelhecimento, em que a eminência malar hipoplásica e a proptose ocular criam uma sombra infraorbital.[30] Deve-se também considerar a hiperpigmentação secundária a dermatite de contato por irritante primário, usualmente associado a uso de esmaltes, colírios, rímel, tintura de cabelos, entre outras.[16]

Tratamentos

Fotoproteção é fundamental em quaisquer dos casos, podendo-se associar o uso de óculos anti-UVA/UVB. Uso de fórmulas despigmentantes com ácido tranexâmico/arbutin e ácido kójico, também como peeling químico de ácido glicólico no local da olheira, tendo o cuidado de não deixar mais do que 10 minutos e, imediatamente após lavar o local, deixar prescrito hidratante para pele oleosa durante 1 semana após o procedimento. Se tiver a suspeita de dermatite de contato, realizar teste alérgico; recomenda-se encaminhamento para alergista.

Foliculite

Infecção do folículo piloso de etiologia bacteriana, predominantemente estafilocócica. A invasão bacteriana pode ocorrer espontaneamente ou favorecida pelo excesso de umidade ou suor, ou consequente da raspagem dos pelos ou depilação. Pode atingir adolescentes e adultos, frequentemente na barba (em homens) e virilha (em mulheres).

Tratamento

Uso de gel esfoliante 2 a 3 vezes por semana no local acometido. Realizar a barba/depilação da região acometida sempre no sentido do crescimento do pelo. Os autores recomendam sempre após o banho usar um creme hidratante para o tipo de pele. Além disso, o aparelho para barbear deve ser de uso individual, ou bem se recomenda a depilação com linha indicado para o rosto. O uso de ácido glicólico 5% a 10% em gel creme para tratar as lesões ativas é indicado junto ao uso de sabonete antisséptico e clareadores tópicos para tratar a hiperpigmentação pós-inflamatória; para evitá-la recomenda-se o uso de filtro solar em *serum* ou veículo *oil-free*.

Depilação a laser na pele negra

Os autores recomendam o uso de laser ND:YAG 1.064 nm ou laser diodo 810 nm, com intuito de fazer depilação definitiva é recomendada de 25 a 30 sessões. Para melhorar a foliculite, recomenda-se de 8 a 10 sessões. Importante esfriar ao máximo a pele durante o processo e usar fórmula clareadora com 1 mês de antecipação ao procedimento.

Hiperpigmentação axilar e da virilha

Pode ocorrer pelo atrito próprio do local ou como sequela da foliculite da região. Lembrar que se deve fazer o diagnóstico diferencial com acantose nigricans em pacientes com resistência à insulina, ou associado a ovário policístico, hipotireoidismo entre outras.[17]

Tratamento

O uso de óleo de girassol tem-se mostrado ideal para diminuição do eritema e da pigmentação, podendo ser usado também o óleo de argan ou de coco. Recomenda-se aplicar o desodorante após da aplicação do óleo hidratante.[18]

Quando associado à acantose nigricans, sugere-se tratar a doença de base com parceria ao endocrinologista. O uso de peeling de ácido retinoico 2% a 5% em veículo creme ou laser fracionado também pode ser indicado para potencializar o efeito na hiperpigmentação.[19]

Dermatose papulosa nigra (DPN)

Definição

São pápulas epidérmicas sésseis ou pedunculadas, hiperpigmentadas e benignas que em geral estão localizadas na face e pescoço.[1,6]

Costumam surgir na segunda ou terceira década de vida, com pico na sexta. Inicialmente têm de 1 a 2 mm e vão crescendo em tamanho, localização e número. Acomete mais as mulheres e 50% possuem história familiar.[1,4,5]

As DPN são assintomáticas; porém, por vezes, podem apresentar prurido ou estarem irritadas pelo ato de barbear, banho ou até uso de óculos.[6]

Diagnóstico diferencial

Queratose seborreica, nevo pigmentado, verruga vulgar e, mais raramente, melanoma.

Indicações e terapia

Apenas quando houver queixas cosméticas ou, na suspeita de malignidade, estudo histopatológico.

Agentes

Eletrocoagulação de cada lesão, até deixá-las acinzentadas. Em geral, elas caem em quadro a dez dias após o procedimento, o que pode deixar alguma alteração na pigmentação, que tende a se resolver em média em 6 meses.

Pode-se realizar também *shaving* das lesões, porém, com maior risco de alteração pigmentar se feito muito profundamente.

Embora relatado na literatura, os autores não realizam e desaconselham o uso de crioterapia e ácido tricloroacético no tratamento da DPN na pele negra, devido ao alto risco de hipopigmentação e cicatrizes secundárias.

Instruções aos pacientes após o tratamento

Fotoproteção física e química. Pode-se utilizar, por tempo curto, corticoide tópico de média potência e depois fazer uma fórmula com agentes clareadores nos casos de hiperpigmentação residual. Além disso, incentivar o uso de maquiagem camufladora (funcionando até como protetor físico).

□ Queloide

Definição

Nódulos firmes, normocrômicos a eritematosos causados por injurias à pele. Essas lesões ultrapassam as bordas do trauma original. Podem apresentar prurido associado e são responsáveis por grande dano estético. Há uma interação entre fibroblastos e citocinas, que facilitam a produção de colágeno e inibindo a degradação de componentes da matriz extracelular.[1,4,5]

São até 18 vezes mais frequentes na pele negra. Costumam surgir na segunda e terceira décadas de vida, acometendo homens e mulheres em igual proporção.[4,5]

Localizam-se mais comumente nos lóbulos das orelhas, tronco, ombros e zonas de atrito.

Diagnóstico diferencial

Forma esclerótica de xantoma e de esclerodermia, lobomicose, dermatofibrosarcoma protuberans.

Opções terapêuticas

Após procedimentos cirúrgicos, pode-se tentar a prevenção dos queloides diminuindo a tensão da sutura com pontos internos. E, em casos de história pessoal de queloides, pode-se realizar infiltração de corticoide já no pós-operatório.

Nos queloides já instalados, a melhora substancial ocorre com a infiltração de corticoide sem diluição. Os autores optam pela aplicação de triancinalona 40 mg/mL intralesional em intervalo mensal. Pode-se realizar crioterapia prévia à infiltração associada, mas com risco de alterações na pigmentação. Outra proposta terapêutica é a pressão com vendagens ou vestuários para diminuir a tensão do oxigênio pela oclusão do tecido cicatricial.[20]

Existe também a opção do uso de bleomicina injetável[21] e imiquimode 5% tópico,[22] embora haja poucos estudos e seus resultados sejam controversos.

Ao optar por excerese, os autores sugerem não retirar toda a lesão, apenas a porção central e realizar terapia combinante com radioterapia ou corticoide intralesional, pois existe uma taxa de recidiva importante.[23]

Instruções aos pacientes após o tratamento

Uso de curativos de silicone sobre a lesão com permanência de, no mínimo, 12 horas diárias.

□ Microagulhamento

Definição

O microagulhamento da pele com vários tipos de aparelhos como rolos, carimbos ou canetas tem sido recentemente introduzida como uma parte integral do arsenal de tratamento para cicatrizes de acne. Ela tem mostrado resultados interessantes no tratamento da hiperpigmentação pós-inflamatória à acne em indivíduos de pele negra.[24]

Indicações

Melasma, hiperpigmentação pós-inflamatória, cicatrizes pós-acne.

Aplicação

O procedimento com rolos de microagulhamento é feito com movimentos para frente e para trás, sendo encostadas as agulhas na pele e afastando o aparelho após cada passada. É realizada aproximadamente 10 vezes em quatro direções, desenhando quatro bandas que se sobreponham. O resultado depende da patologia tratada, sendo esperado um em eritema e orvalho de sangue para alterações da pigmentação e maior eritema e sangramento para cicatrizes.[24,25] Os autores têm observado resposta favorável para hiperpigmentação pós-inflamatória à acne quando associado ao uso de fórmula Kligman 3 vezes por semana e 4 sessões de microagulhamento com intervalo mensal.

Complicações

É esperado eritema persistente nas 24 horas posteriores ao procedimento. Têm-se descritos hiperpigmentação e aspecto de linha de bonde (*tram-track*) após o procedimento, entretanto, são considerados efeitos adversos transitórios.

Laser

□ Laser fracionado não ablativo

Definição

O laser fracionado não ablativo emite grande quantidade de energia que penetra a pele, mas sem causar alterações na epiderme, focando a energia na derme para estimular neocolagênese.[4-5]

Indicações

Tratamento de rítides, melasma, cicatrizes, hiperpigmentação periorbital e estrias.

Aplicação

Embora não haja dano à epiderme, os autores optam pela preparação com fórmula de Kligman 30 dias antes da aplicação do laser não ablativo.[26,27]

Apesar de não causar muita dor, também se utilizam anestésico tópico e refrigeração durante o procedimento.

Deve-se optar por parâmetros de tratamentos baixos para a pele negra e cuidar das áreas de projeção óssea.

Logo após a aplicação, têm-se um eritema e um edema que tendem a melhorar em 3 dias. O intervalo das lesões é em média de 30 a 40 dias.

Complicações

Pode ocorrer hiperpigmentação persistente ou transitória.

□ Flacidez

No tratamento da flacidez da pele negra, assim como na pele branca, pode-se utilizar radiofrequência e o ultrassom multifocado.

Radiofrequência

O objetivo do aparelho de radiofrequência é estimular a contração do colágeno e, ao mesmo tempo, sua produção por meio do aquecimento da derme. Ele é indicado para o tratamento da flacidez facial, corporal e palpebral.[4,27]

O tratamento é realizado com a energia da radiofrequência aquecendo as camadas mais profundas da pele. É necessário, durante o procedimento, o resfriamento adequado para que a energia atinja apenas a derme sem danificar a epiderme.

O efeito final é visto apenas após meses do tratamento, e o processo de reorganização do colágeno permanece por até 6 meses após o procedimento.

Podem ocorrer efeitos colaterais, como a queimadura da pele e hiperpigmentação pós-inflamatória e, embora incomum, necrose da hipoderme e atrofias.

Ultrassom microfocado

O ultrassom microfocado cria pequenas zonas geométricas de coagulação térmica nas camadas mais profundas da pele, inclusive na fáscia SMAS (sistema muscular aponeurótico superficial) da musculatura facial. É indicado no tratamento da flacidez facial e corporal, pois estimula o colágeno e a elasticidade da pele. São utilizadas diferentes ponteiras que atingem profundidades distintas.[28]

O efeito final é observado após 3 meses do tratamento em média, mas o processo de reorganização do colágeno permanece por até 6 meses após o procedimento.

Podem ocorrer efeitos colaterais, como eritema, hematomas e, inclusive, paralisia facial quando um ramo do nervo facial é atingido.

Conclusões

Nosso objetivo, como dermatologistas, deve ser orientar o paciente quanto ao envelhecer bem. Deve-se explicar quais procedimentos são indicados a se submeter individualmente, e não o contrário.

Como em todo procedimento cosmético, a realização de fotografia prévia e assinatura do termo de consentimento livre e esclarecido são fundamentais.

Realizar registro fotográfico do local a ser tratado do paciente, de frente e perfil, com e sem o uso de *flash*. Apontar toda alteração preexistente ao paciente, para que o mesmo não a intérprete no futuro como sendo causada pelo procedimento.

Informar por escrito toda a evolução esperada do tratamento, com orientações dos cuidados pré e pós-procedimento e esclarecimento dos possíveis efeitos colaterais.

10.5 Vitiligo

Abordagem Clínica e Tratamento

• Daniela Alves Pereira Antelo

Definição

Vitiligo é uma doença adquirida, geralmente hereditária, frequente, caracterizada por máculas hipocrômicas ou acrômicas devido à ausência parcial ou total de melanócitos.[1,2] Alguns autores acreditam ser uma doença sistêmica com manifestações extracutâneas envolvendo o sistema endócrino e o sistema nervoso, embora com um dano altamente seletivo, quase totalmente restrito ao melanócito.[3] A associação com doenças autoimunes (especialmente endocrinopatias autoimunes como tireoidopatias e diabetes) reforçam o concomitante comprometimento imunológico sistêmico.[1,4-7]

Incidência

O vitiligo tem prevalência variável na literatura de 0,14% a 8,8%, sendo descrita, geralmente, de 0,5% a 1% da população mundial. No Brasil, a prevalência foi determinada em 0,54%.[8]

Acomete homens e mulheres de forma equivalente, embora alguns estudos descrevam prevalência maior em pacientes do sexo feminino, talvez pela mulher buscar mais frequentemente tratamento médico. O vitiligo acomete todas as etnias e todas as raças, ainda que seja mais desfigurante nos pacientes com fototipos mais elevados.[9]

Hereditariedade e fatores genéticos

Embora o vitiligo seja caracterizado como uma entidade clínica singular, sua etiologia é complexa. Estão envolvidos fatores hereditários e uma gama de agentes precipitadores potenciais. Embora o padrão de herança não tenha sido estabelecido e a maioria dos casos ocorra de forma esporádica, o vitiligo é uma doença hereditária.[10-11]

Mais de 30% dos pacientes relatam outros casos de vitiligo na família.[12] Quanto maior o grau de parentesco, maior a chance de desenvolver a doença.

A maioria das doenças resulta de interações entre genética e fatores ambientais. O vitiligo foi descrito como doença com modo de herança não mendeliana, multifatorial, poligênica aditiva, com penetrância variável, isto é, deve-se considerar, além da influência de agentes ambientais, os fatores genéticos para cada subtipo de vitiligo. As variações genéticas são responsáveis por 50% das variações fenotípicas do vitiligo, o restante é atribuído aos fatores ambientais.[9,13,14]

Patogênese

Tradicionalmente, existem três hipóteses básicas para explicar o vitiligo: hipótese neural, da autodestruição e imunológica.[7] Outros possíveis agentes etiológicos, como deficiência de fatores de crescimento dos melanócitos, defeito intrínseco na estrutura e função dos melanócitos, ou fatores genéticos, como estresse oxidativo por alteração mitocondrial, um fenômeno descrito como melanocitorragia, também foram propostos para explicar o processo de despigmentação.[14,16]

□ Teoria da autoimunidade

A maioria dos estudos, incluindo os mais recentes, fornece evidências a favor da hipótese autoimune. A associação com doenças sistêmicas autoimunes, a presença de alterações inflamatórias na pele e a detecção de autoanticorpos e de imunidade celular alterada nos pacientes de vitiligo demonstram uma base imunológica para a etiopatogenia dessa doença. O linfócito T citotóxico CD8+ tem papel de destaque na destruição dos melanócitos.[6,17]

Os anticorpos antitireoglobulina, antiperoxidase e antimicrossomal foram encontrados em 10% a 17% dos casos.[12,18-21]

Existem alguns trabalhos controversos sobre o perfil das citocinas em pacientes com vitiligo. Os níveis séricos de IL-17, citocina pró-inflamatória (produzidas por um grupo definido de células pró-inflamatórias, as Th17, um subgrupo de células Th), encontravam-se aumentados nos pacientes com doença recente e significantemente diminuídos nos pacientes com doença de longa evolução.[22]

□ Teoria neural

De acordo com a teoria neural, mediadores neuroquímicos de ação melanotóxica liberados por terminações neurais seriam os responsáveis pela destruição dos melanócitos.[23] A associação de vitiligo com males neurológicas e surgimento da doença após período de estresse emocional tentam dar suporte a essa teoria. Além das alterações clínicas evidenciadas no vitiligo segmentar, em que as lesões terminam abruptamente na linha média, podem poupar áreas denervadas em pacientes com lesão do SNC e podem estar associadas com redução da sudorese nas lesões.[3]

□ Teoria da autodestruição ou autotoxicidade

Durante o processo fisiológico da melanogênese, há produção de radicais livres pelos melanócitos. Alguns análogos de tirosina e intermediários da síntese da melanina (DOPA, dopacromo) são sabidamente melanotóxicos. As ortoquinonas geradas, por exemplo, levam à formação de um microambiente desfavorável quando ocorre a liberação dos melanossomos no citosol, por serem metabólitos altamente reativos. Os melanócitos possuem um mecanismo protetor intrínseco que elimina os precursores melanotóxicos.[12] Uma desregulação desse mecanismo que levaria à produção de radicais livres (peróxido de hidrogênio) e compostos tóxicos que são destrutivos para os melanócitos. Foram encontrados elevados níveis teciduais de superóxido dismutase, glutationa peroxidase e malondialdeído em lesões de pacientes com vitiligo. Este achado reforça o envolvimento dos radicais livres na doença.[24,25]

Aspectos clínicos

A maioria dos casos surge entre os 10 e 30 anos de idade (adolescentes e adultos jovens), com maior prevalência entre os 10 e 14 anos.[12,13] Cinquenta por cento dos pacientes apresentam as lesões antes dos 20 anos de idade e 25% antes dos 10 anos.[26,27]

A lesão típica de vitiligo consiste em máculas inicialmente hipocrômicas, depois acrômicas, marfínicas, de limites bem definidos, não pruriginosas, de dimensões variáveis.[28] As lesões, caracteristicamente, apresentam fenômeno de Koebner. O vitiligo pode ocorrer, inicialmente, de forma rápida e progressiva ou evoluir de forma intermitente durante anos (Figura 10.20).

Estas máculas podem ser mais facilmente observadas com a luz de Wood, devido à fluorescência das manchas, e o diagnóstico é normalmente clínico. O exame histopatológico só deve ser realizado para fins de pesquisa ou em casos selecionados, para diagnóstico diferencial.

O vitiligo pode estar associado a outras alterações cutâneas, como leucotríqua e poliose, observados em 9% a 45% dos pacientes, embranquecimento prematuro dos cabelos (37%), nevo-halo e alopecia areata (16% dos casos).[12]

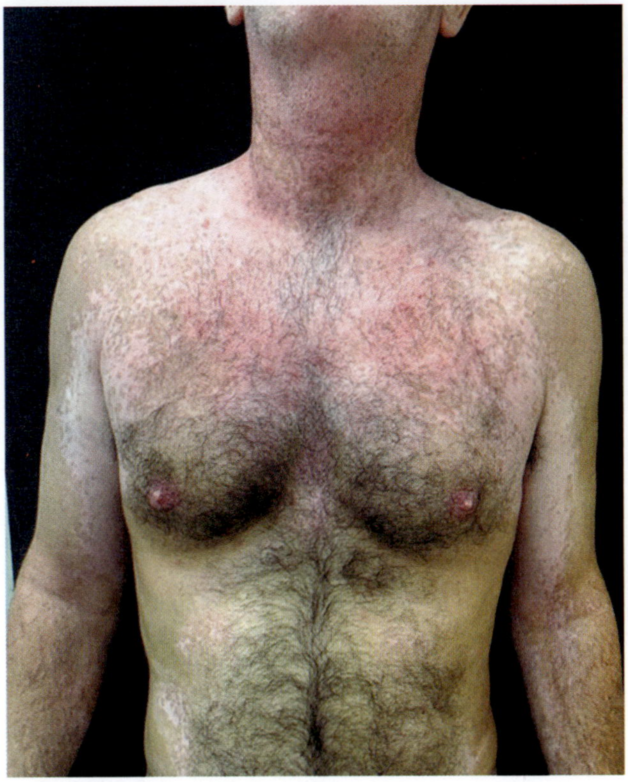

Figura 10.20. Vitiligo vulgar/não segmentar.
Fonte: Acervo da autoria do capítulo.

O início do quadro geralmente é atribuído a eventos específicos ou momentos de "crise" na vida dos pacientes (perda de emprego, separação dos pais, morte na família, doença grave etc.). (Vide texto a seguir sobre Impactos Psicológicos no Vitiligo.)

Traumas locais (acidentes ou cirurgias) também podem ser considerados como fatores precipitantes do vitiligo, já que o fenômeno de Koebner é característico dessa doença.

Doenças associadas

Doenças endócrinas são frequentemente encontradas nos pacientes com vitiligo. A principal associação é com doença tireoidiana, hipotireoidismo, hipertireoidismo, doença de Graves, bócio tóxico e tireoidite, que ocorre em 30% a 40% dos pacientes.[5] A prevalência da tireoidite autoimune, por exemplo, é de 30% entre os pacientes com vitiligo e de 1% na população em geral.[1] No Brasil, encontrou-se a ocorrência de doenças da tireóide em 11,9% de 261 pacientes com vitiligo.[29] Anticorpos antimicrossomais e antitireoglobulina são geralmente encontrados nos portadores de vitiligo.[27]

Outras moléstias associadas são diabetes mellitus (em 1% a 7% dos pacientes com vitiligo); doença de Addison, em 2%; anemia perniciosa e síndrome da poliendocrinopatia múltipla. Esta última ocorre particularmente nos pacientes com vitiligo extensor.[12,30,31] A associação com doenças autoimunes ocorre principalmente nos pacientes com vitiligo familial.[32]

Lesões vitiligoides podem ocorrer nos pacientes com melanoma submetidos ao tratamento com anticorpos anti-CTLA-4, Anti-PD1 e Anti-PD1L. São máculas hipopigmentadas nas áreas fotoexpostas, sem associação com doenças autoimunes e sem história familiar de vitiligo.[33]

A doença do enxerto-*versus*-hospedeiro, que resulta da interação entre linfócitos T imunocompetentes do doador e antígenos tissulares do receptor, pode levar a lesões esclerodermiformes e liquenoides. Mais raramente, observamos lesões vitiligoides, que podem ser responsivas à fototerapia.

Diagnóstico clínico e classificação

O diagnóstico de vitiligo é essencialmente clínico.[34]

A classificação proposta pelo Vitiligo Global Issues Consensus Conference, em 2012, divide o vitiligo em não segmentar (VNS) e segmentar (VS).[35]

A subdivisão da forma não segmentar em focal ou localizado; generalizada ou vulgar, acrofacial, universal e forma mucosa não se faz necessária, pois isto pode variar de acordo com o momento de evolução da doença,* embora alguns livros didáticos ainda façam referência a esses subtipos (Figura 10.21).[36]

□ Vitiligo segmentar

O vitiligo segmentar é caracterizado por uma mácula unilateral com distribuição geralmente correspondente a um dermátomo ou, menos frequentemente, de acordo com as linhas de Blaschko, sempre assimétrico.[36]

É um subtipo especial, de curso estável e que não está associado a doenças autoimunes ou história familial de vitiligo (apenas 12% tem casos na família). A koebnerização não é característica. Corresponde a 5% dos casos de vitiligo em adultos e mais de 20% dos casos em crianças. Em muitos pacientes, há acometimento trigeminal e 50% dos casos estão associados com poliose. Em 75% a 87% dos casos, a lesão é única.[37]

O diagnóstico é primariamente feito em critérios clínicos, além da história familiar (de vitiligo e outras doenças autoimunes). Com a luz de Wood, observa-se uma fluorescência azulada nas manchas bem delimitadas, o que não ocorre nas outras dermatoses hipocromiantes. A dermatoscopia pode mostrar telangectasias e pigmentação residual perifolicular.[38]

Exames laboratoriais para pesquisa de anticorpos antitireoideanos e para pesquisa de diabetes são recomendados para o tratamento.[39]

* Focal ou localizado: uma mácula isolada ou escassas lesões. Generalizado ou vulgar: mais comum, com lesões acrômicas, simétricas e que acomete as superfícies extensoras dos membros além dos punhos, maléolos, área periumbilical, axilar e regiões periorificiais. Acrofacial: há acometimento dos dedos e das áreas faciais periorificiais. Universal: quando o vitiligo é tão generalizado de forma que encontramos apenas pequenas áreas de coloração normal da pele. Forma mucosa: lesões na genitália, lábios e gengiva.

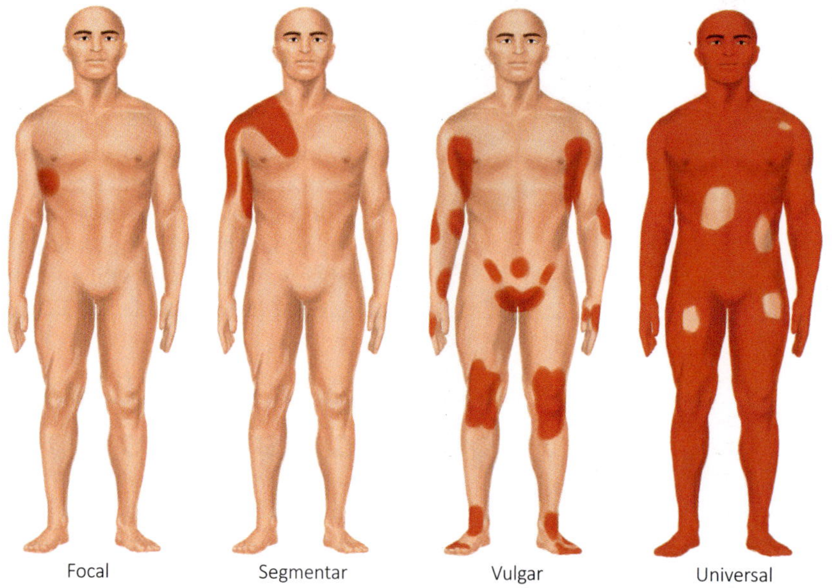

Figura 10.21. Formas clínicas de vitiligo.
Fonte: Desenvolvida pela autoria do capítulo.

Diagnóstico diferencial

O diagnóstico diferencial de vitiligo inclui outros distúrbios da pigmentação: pitiríase alba, hipopigmentação pós-inflamatória, piebaldismo, morfeia, hanseníase, esclerose tuberosa e líquen esclero-atrófico, além do vitiligo induzido quimicamente (leucodermia vitiligo-símile ou vitiligo ocupacional) por catecóis, fenóis alquilados e aldeído cinâmico usados em germicidas, inseticidas e resinas e o monobenzil éter de hidroquinona usado na indústria da borracha.[40]

□ Vitiligo: uma doença microinflamatória – aspectos histopatológicos

Diferentes achados histopatológicos foram descritos nos pacientes com vitiligo, sendo especialmente observados nos pacientes com lesões em progressão. Os achados patológicos não se resumem às lesões ou às áreas perilesionais. Um processo microscópico chamado de "microdespigmentação" de desaparecimento de melanócitos associado a infiltrado de células T foi descrito na junção dermo-epidérmica na pele, clinicamente normal de pacientes com vitiligo generalizado.[41] De forma análoga, nosso grupo de pesquisa encontrou redução da melanina basal (coloração Fontana-Masson) na pele clinicamente normal distante da lesão.[42]

Abordagem terapêutica

A autora sugere consultar *o Consenso Brasileiro para tratamento do vitiligo da Sociedade Brasileira de Dermatologia*, da qual foi autora.

A terapia combinada sempre tem melhores resultados que a monoterapia. Existem diferentes protocolos de tratamento combinado com, por exemplo, antioxidantes orais, fototerapia e medicamentos tópicos. Quanto mais precoce for instituído o tratamento adequado, tanto melhor. Os objetivos são (1) repigmentação e (2) estabilização da doença com parada de progressão das lesões, além de assegurar cuidado psicossocial e qualidade de vida. É importante orientar em relação ao tempo de tratamento, que costuma levar meses. Existem alguns protocolos e consensos, mas que não substituem a avaliação caso a caso.[34]

São fatores de pior prognóstico: início precoce na infância, duração da doença maior do que 3 a 5 anos, acometimento de mais de 30% da área de superfície corporal e doença progressiva.[39]

Tratamento tópico

Corticosteroides

O tratamento tópico com corticosteroides e inibidores de calcineurina tem papel importante na terapêutica domiciliar do vitiligo. Eles levam a repigmentação nas áreas expostas em 75% dos casos, sendo o propionato de clobetasol especialmente eficaz, mas há que se considerar seus paraefeitos.[43]

Os autores demonstraram que o uso semanal de 50 g (ou menos) de creme de propionato de clobetasol a 0,05% por até 12 semanas é seguro, sem evidências de insuficiência adrenal, embora efeitos locais possam ocorrer.[44]

Para minimizar o risco de efeitos colaterais, os corticoides tópicos devem ser limitados a pequenas áreas, evitando o uso prolongado na face e flexuras. Recomenda-se que após 8 semanas de uso contínuo de corticoide tópico, seja introduzida alguma terapêutica tópica livre de corticoide (terapia rotacional), por exemplo, com inibidores de calcineurina (IC). Na face, particularmente sensíveis aos corticoides, o uso de IC é recomendado.

Inibidores de calcineurina

Os inibidores de calcineurina mostraram-se eficazes e seguros no tratamento do vitiligo tanto em crianças quanto em adultos, embora seu uso seja considerado *off-label* pela Anvisa.

Tacrolimus e pimecrolimus são os principais agentes inibidores da calcineurina. O tacrolimus é um macrolídio produto da bactéria Streptomyces tsukubaensis, que tem propriedades imunomoduladoras e ação por inibição seletiva da proteína intracelular calcineurina.

Os melhores resultados são observados na face e em áreas fotoexpostas. Embora o pimecrolimus tenha cosmética mais aceitável (em creme), a maioria dos trabalhos é com o uso do tacrolimus.

Existem duas apresentações: tacrolimus a de 0,03% (pomada aprovada para uso em crianças entre 2 e 15 anos) e a de 0,1% e devem ser usados 2 vezes por dia. São efeitos colaterais locais: queimação, irritação, ardência e prurido, que tendem a ceder com o passar do tempo.

Fototerapia

Até os anos de 1990, a fotoquimioterapia (PUVA) era a terapia de 1ª escolha para o vitiligo generalizado. A terapia PUVA consiste na combinação de psoraleno e RUV-A (320 a 400 nm) que traz benefício terapêutico que não é obtido quando se usa apenas a droga ou a radiação separadamente. Outra modalidade é combinar o psoraleno ao sol (Puvasol).

Os psoralenos mais usados são o metoxsalen ou 8-MOP (8-metoxipsoraleno), uma droga originária das sementes do Amni majus e o trixoralen (4,5,8 trimetilpsoraleno), um composto sintético. O ideal é que o pico de nível sérico do psoraleno, um composto lipofílico, coincida com o momento de exposição a RUV-A.[45] As moléculas do psoraleno se intercalam entre as bases de DNA e com a absorção de fótons de RUV-A, há formação de um composto bifuncional de bases pirimidínicas, produzindo um *cross-link* na dupla hélice. A terapia PUVA apresenta alta taxa de efeitos adversos como náuseas, intolerância gastrintestinal, vômitos, reações fototóxicas, catarata e um risco teórico aumentado de câncer da pele a longo prazo pela dose cumulativa de RUV-A.[46-48] A dificuldade de adesão também deve ser considerada, já que o tratamento é de longo prazo e para seu êxito, há necessidade de sincronizar a ingestão da medicação e a exposição à radiação após 2 horas, além da utilização de óculos escuros no restante do dia.

Fototerapia com radiação ultravioleta B de banda estreita (311-313 nm)

A **fototerapia com RUV-B de banda estreita** (311 a 313 nm) é o tratamento de primeira linha para vitiligo generalizado, cujo uso se iniciou em 1997.[46] Ela tem papel protagonista na terapêutica do vitiligo e se tornou a **1ª escolha de tratamento** para pacientes acima de 6 anos, para vitiligo moderado a extenso, de acordo com a recomendação do British Photodermatology Group, em 2004.[9,49-51] Este procedimento não gerou efeitos adversos e foi associada à menor dose cumulativa de radiação[46] (Figura 10.22).

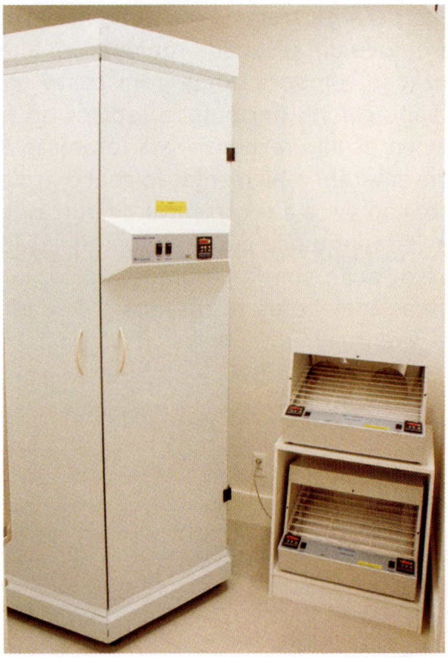

Figura 10.22. Cabine de fototerapia UVB de banda estreita e unidade para mãos e pés.
Fonte: Acervo da autoria do capítulo.

A repigmentação foi mais intensa na face que no tronco e extremidades, e nos pacientes com fototipo mais elevados (IV e V).[52] Há uma tendência de que com o maior número de sessões leve ao maior grau de repigmentação.[53]

O mecanismo de ação da fototerapia com RUVB-BE não é completamente compreendido. Acredita-se que o processo se dê por meio da: (1) estabilização do processo de despigmentação, com efeito inibitório e citotóxico nos linfócitos T e liberação de citocinas que atuem na migração e proliferação de melanócitos e, (2) estimulação dos melanócitos amelanóticos (DOPA-negativos) foliculares residuais, pela proliferação, produção de melanina e migração pelo folículo até a epiderme, resultando na repigmentação perifolicular.[54] Existem diferentes protocolos de aplicação de RUV-B de Banda Estreita no vitiligo.

Njoo et al. recomendam que pacientes responsivos devam ser tratados por um período máximo de 24 meses. Em crianças, a duração máxima de tratamento é de 12 meses. Após esse período, poderá ser realizada terapia localizada nas áreas resistentes, limitando-se as áreas expostas.[55]

Não há dados humanos suficientes para precisar as informações sobre a dosagem máxima segura de RUVB-BE. Além disto, o risco a longo prazo de carcinogênese com a terapia de RUVB-BE no vitiligo é menor que o risco de carcinogênese com este procedimento para tratamento de psoríase, porque a dose de radiação por terapia é menor.[54]

308 nm-EXCIMER LASER e 308 nm-EXCIMER LAMP

Com emissão próxima à RUV-B de banda estreita (luz policromática), o uso do laser de 308 nm (monocromático) induz efeitos biológicos parecidos à RUVB-BE.[56] Esta modalidade permite tratar seletivamente lesões localizadas e promove um resultado rápido, com alto grau de repigmentação, embora ainda com custo elevado. A principal vantagem é, portanto, a rapidez do resultado. Alguns pacientes não responsivos à fototerapia convencional apresentaram repigmentação com o uso do laser.[57] Entretanto, não evita a recorrência de outras lesões nas áreas não tratadas e não gera imunomodulação sistêmica. Sua associação com tacrolimus tópico, inibidor de calcineurina, acelera os resultados.[58] Podem ocorrer eritema e, eventualmente, bolhas (Quadro 10.4).

Quadro 10.4. Vantagens da terapia com RUVB-BE em relação à terapia PUVA.

- maior facilidade de execução (sessões mais rápidas) e maior adesão ao tratamento
- dispensa do uso de óculos após o tratamento
- ausência da necessidade de medicação oral e seus efeitos colaterais
- menor fototoxicidade
- menor contraste entre a pele lesional e pigmentada
- menor incidência de prurido e xerose
- possibilidade de uso em crianças e gestantes
- menor frequência de eritema e episódios de queimadura
- menor dose cumulativa de radiação
- sem queratose na pele lesada após longo tempo de radiação

Em levantamento bibliográfico brasileiro sobre o uso de Excimer Laser no vitiligo, de 2001 a 2009, realizado por Rocha e Rocha, observou-se que esta modalidade terapêutica apresentou resultados positivos no tratamento de vitiligo, especialmente nas lesões recentes e localizadas na face.[59]

Tanto o laser 308 nm-excimer, uma forma de laserterapia, quanto a luz 308 nm-excimer, uma forma de fototerapia, são eficazes no tratamento de lesões localizadas de vitiligo.[60,61] Ambos têm aprovação pela Food and Drug Administration (FDA), embora não possam ser fisicamente comparáveis. O mecanismo de ação da Excimer-Lamp no vitiligo não é de todo elucidado. O tratamento é feito, em média, 2 vezes por semana. A luz é aplicada exclusivamente sobre a lesão, utilizando-se uma máscara.

- **Vantagens:** maior rapidez na execução do tratamento frente ao UVB-NB; poupa área não acometida (o que pode ser interessante em pacientes com maior risco prévio ao desenvolvimento de cânceres cutâneos) e possivelmente início de repigmentação mais rápido.
- **Desvantagens:** custo, trata lesões localizadas e não gera o efeito sistêmico imunomodulador da fototerapia UVB-NB.

Terapia sistêmica

Corticosteroides orais

Indicações

Os corticosteroides orais têm amplo espectro imunossupressor. O objetivo primário é, portanto, interromper o surgimento de novas lesões e, secundariamente, induzir repigmentação. Opta-se por evitar seu uso contínuo, pelo risco de eventos adversos. Dá-se preferência ao uso de forma intermitente.[62]

O minipulso oral de corticosteroides se refere à administração de doses suprafarmacológicas de betametasona ou dexametasona de forma intermitente (2,5 mg a 10 mg de dexametasona ou 5 a 7,5 mg de betametasona por 2 dias consecutivos por semana durante 3 a 6 meses) para reduzir os efeitos colaterais associados à administração diária de corticoide.

O primeiro relato de seu uso foi publicado por Pasricha et al., tendo interrompido a progressão das lesões em 89% dos pacientes (n = 36); apenas dois pacientes necessitaram aumento da dose para 7,5 mg por dia.[63]

Monitorização

Pacientes com hipertensão leve devem ser orientados a aferir níveis tensionais e manter o esquema terapêutico anti-hipertensivo. Os exames laboratoriais são os de acompanhamento regular de uso de corticosteroides.

São efeitos colaterais, em geral leves, desse MPO: ganho de peso, insônia, acne, aumento do apetite, agitação, hipertricose, leve cefaleia, letargia e gosto desagradável. Entretanto, a despeito da ocorrência frequente dos leves efeitos adversos, eles não costumam comprometer a adesão ao tratamento e não suprimem a produção de cortisol endógeno.[63,64]

Imunossupressores no vitiligo

Metotrexate

O metotrexate (MTX) é um antagonista de ácido fólico e inibidor da proliferação celular, com efeito inibitório significativo sobre os linfócitos T. Seu uso apresenta alguns eventos adversos, pelos quais requer monitoramento.

Indicação

Para interromper a progressão do vitiligo sempre que os corticosteroides estiverem contraindicados ou para evitar seus riscos a longo prazo. Os estudos mostram resultados em relação à interrupção da progressão da doença. A maior parte dos trabalhos sugere doses baixas, em torno de 10 a 15 mg por semana.[65]

Há necessidade de monitorização laboratorial e avaliação por imagem para evitar seus efeitos colaterais (infecções, supressão de medula óssea, toxicidade gastrintestinal e toxicidade hepática (fibrose e cirrose)). O monitoramento laboratorial é mandatório.

Despigmentação

A despigmentação está indicada para o clareamento da pele normal no caso de vitiligo universal ou de casos muito bem selecionados que não responderam a todas as outras formas de tratamento. Há um potencial de não reversibilidade do quadro após o uso do creme de monobenzil éter de hidroquinona a 20%, droga de escolha, mas que não é vendido nem aprovado no Brasil. Os lasers são outra opção descrita na literatura. A autora tem experiência com o peeling de fenol a 88%, em múltiplas sessões e áreas estéticas localizadas (Figura 10.23).[66-68]

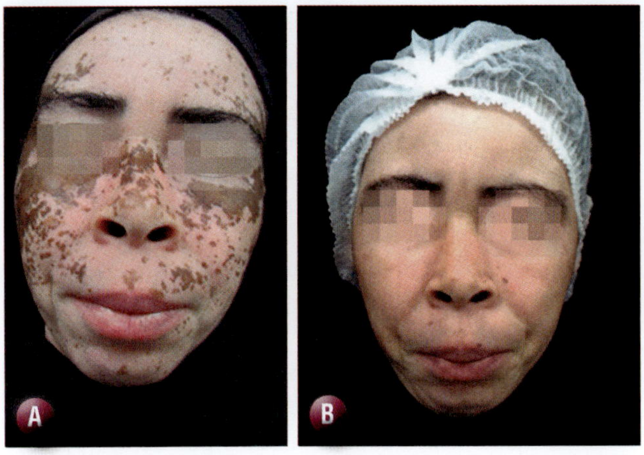

Figura 10.23. Paciente com vitiligo universal, submetida a sessões de peelings regionais com fenol a 88%. (A) Pré-tratamento. (B) Após 9ª sessão.

Fonte: Acervo da autoria do capítulo.

Antioxidantes orais

Pacientes com vitiligo são sensíveis aos agentes peroxidativos e radicais livres (RL). Embora os estudos apontem que uma suplementação vitamínica (ginkgo biloba ou extrato de Polipodium leucotomos, entre outros) seja útil para auxiliar a estabilizar o vitiligo, os trabalhos devem ser vistos com cautela, pois não são controlados e os pacientes são orientados à exposição solar complementar.

Extrato de polypodium leucotomos

O extrato das folhas de polypodium leucotomos (EPL) tem sido usado como suplemento oral por suas propriedades fotoprotetoras, imunomodulatórias e antioxidantes.

Em um estudo duplo-cego, placebo-controlado e randomizado, o EPL foi combinado à fototerapia com UVB de banda estreita e seu uso foi comparado com a fototerapia isolada. Os pacientes que usaram o EPL associado apresentaram maior grau de repigmentação, especialmente nas lesões de cabeça e pescoço e os pacientes com fototipos I a III.[69]

Educação sobre fotoproteção e camuflagem

Os pacientes devem ser instruídos em relação à fotoproteção e à possibilidade de uso de fotoprotetor físico com tonalizante para camuflagem das manchas.

Novas perspectivas: inibidores da Janus-Kinase

Os inibidores da Janus-Kinase (JAK) possivelmente serão os primeiros medicamentos aprovados pela FDA para o tratamento do vitiligo. Na última década, essa via de sinalização via Interferon (IFN)-gama se mostrou importante na progressão do vitiligo. O bloqueio dessa via parece evitar a progressão da doença. O IFN atua via seu receptor próprio e atuando sobre as moléculas JAK 1 e JAK 2. Eles teriam ação inflamatória, inibindo a fosforilação e ativação das JAKs, bloqueando a cascata inflamatória. Vários ensaios clínicos estão em curso. Estão em teste: o ruxolotinib tópico em fase III e dois medicamentos sistêmicos inibidores das vias JAK3/TEC e TYK2/JAK1 que estão em fase II. Os resultados preliminares dos estudos de fase II foram apresentados no Congresso Mundial de Dermatologia em Milão (2019) e publicados na Lancet.[70] **

Tratamentos cirúrgicos

Objetivos

O transplante de melanócito tem como objetivo transferir melanócitos das áreas normo-pigmentadas para as áreas acrômicas desprovidas de melanócitos.

Indicações

Os tratamentos cirúrgicos estão indicados para os casos ESTÁVEIS (por 1 ano) e que não tenham obtido sucesso com o tratamento clínico prévio adequado. É uma opção para vitiligo segmentar que não tenha tido resposta com abordagem clínica.

Abordagens cirúrgicas

A escolha do método depende da área e localização da lesão.

Todas as técnicas se beneficiam da associação com fototerapia antes e após o procedimento.

Métodos teciduais

Transplante de pele (enxertos de pele parcial ou total)

Pode ser feito com *micropunchs* de 1 a 2 mm. Vantagens: facilidade de execução. Desvantagem: cicatriz na área doadora e aspecto de "Cobblestone" na área receptora, que tende a ceder com o tempo. *Punchs* menores presentam menor aspecto de paralelepípedos (Figura 10.24).

Outra opção são o enxerto epidérmico por bolhas de sucção (utiliza pressão negativa para se obter o teto da bolha a ser aplicado na área abrasada), os enxertos de pele parcial (com dermátomos para obtenção de enxerto ultrafino) e a curetagem epidérmica.

** Observação 1: Três novas medicações tópicas da classe das medicações Inibidores da Janus Quinase (Anti-JAK) estão em teste: o ruxolotinib tópico em fase III e dois medicamentos sistêmicos inibidores das vias JAK3/TEC e TYK2/JAK1 que estão em fase II (ver o site HTTPS://clinicaltrials.gov).
Observação 2: O Primeiro Consenso Brasileiro para tratamento do vitiligo da Sociedade Brasileira de Dermatologia foi elaborado, em 2020, por 7 dermatologistas brasileiros (incluindo a autora deste capítulo) e será publicado nos Anais Brasileiros de Dermatologia. Esta publicação já deve ter sido feita por ocasião do lançamento deste livro e a autora recomenda a leitura.

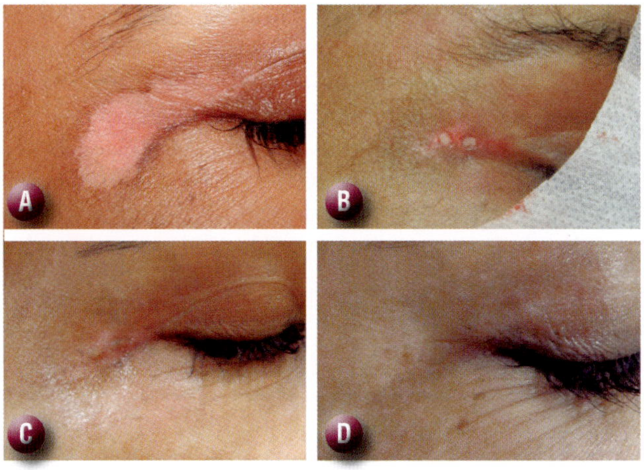

Figura 10.24. Transplante de melanócitos com mini *punchs*. (A) Pré. (B) Durante. (C) 1 semana após. (D) 1 ano após.

Fonte: Acervo da autoria do capítulo.

□ Métodos celulares

A vantagem é a expansão do material da área doadora, que pode cobrir uma área receptora de maior dimensão (até 1:10, diferentemente dos métodos teciduais, cuja proporção de área doadora/receptora é 1:1). Porém, são técnicas mais trabalhosas ou mais onerosas.

Suspensão de células basais (queratinócitos-melanócitos)

É uma técnica padrão-ouro para o transplante de melanócitos.

- **Área doadora (região glútea, parte proximal da coxa ou braço):** retirada amostra superficial de pele (pele parcial) com lâmina flexível, correspondente a 1/10 da área receptora que é recoberta por gaze vaselinada estéril (Figura 10.25).
- **Técnica cirúrgica:**
  1. A Amostra de pele é colocada em uma placa de Petri com 12 mL de tripsina 0,25% + EDTA 0,02%.
  2. O material é incubado a 37 °C por 25 minutos.
  3. A amostra de pele é transferida para um recipiente com 6 mL de solução salina tamponada.
  4. Epidermólise com instrumental, com separação da superfície derme-epiderme.
  5. Suspensão centrifugada a 1.000 rpm por 5 minutos.
- **Área receptora:** (1) dermoabrasão elétrica até a junção dermo-epidérmica. (2) Aplicação de 1 a 3 mL da suspensão sobrenadante (rica em melanócitos e queratinócitos) sobre a área desnuda. (3) Cobertura com gaze vaselinada e curativo plástico Tegaderm® (Figura 10.26).

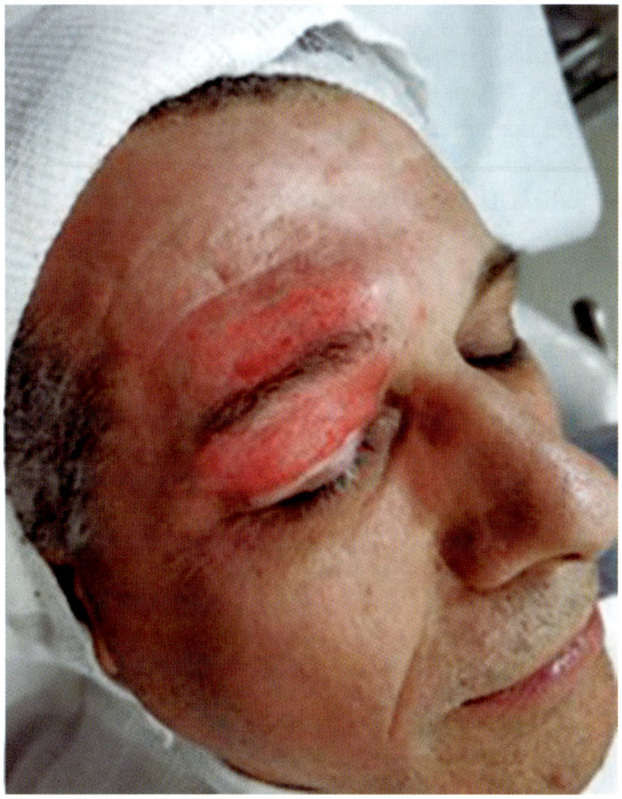

Figura 10.25. Pré-procedimento (transplante com suspensão de queratinócitos-melanócitos).

Fonte: Acervo pessoal Dra. Daniela Antelo e do Dr. Eugênio Reis.

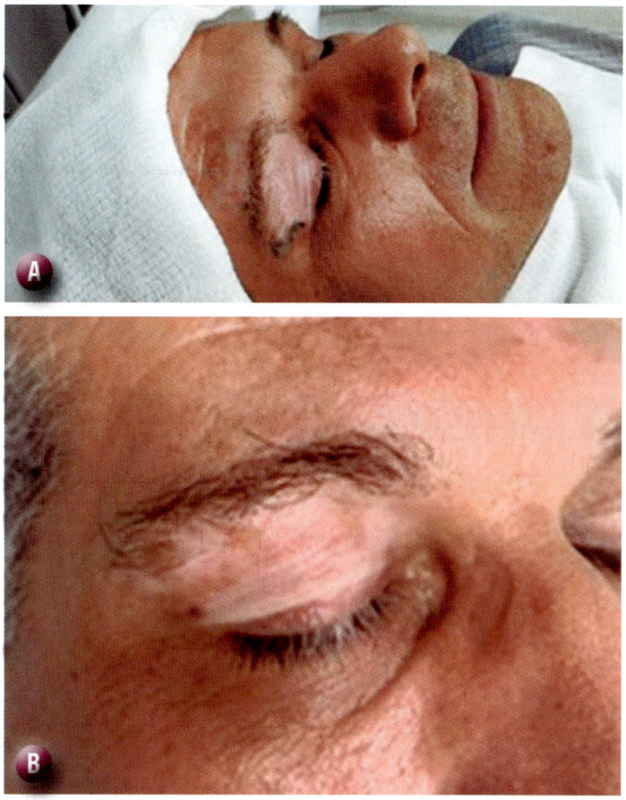

Figura 10.26. (A) Dermoabrasão durante o procedimento. (B) 10 meses após procedimento.

Fonte: Acervo pessoal da Dra. Daniela Antelo e do Dr. Eugênio Reis.

Transplante de melanócitos foliculares (suspensão de células epidérmicas da bainha externa folicular)

Cultura de melanócitos autólogos (suspensão de células cultivadas)

De alto custo, necessita maiores estudos sobre o comportamento biológico das células cultivadas a longo prazo.

Microagulhamento

O microagulhamento com caneta, *roller* ou aparelhos para microdermoinfusão (MMP®) associado à drug delivery com Bimatoprost ou 5-Fluorouracila é uma opção terapêutica adjuvante para o tratamento do vitiligo. A autora prefere a microdermoinfusão em casos selecionados. A técnica parece promissora, mas ainda carece de estudos controlados, com maior número de pacientes e seguimento a longo prazo. É importante salientar a necessidade de estabilização do vitiligo, para evitar o fenômeno de Koebner (Figura 10.27).

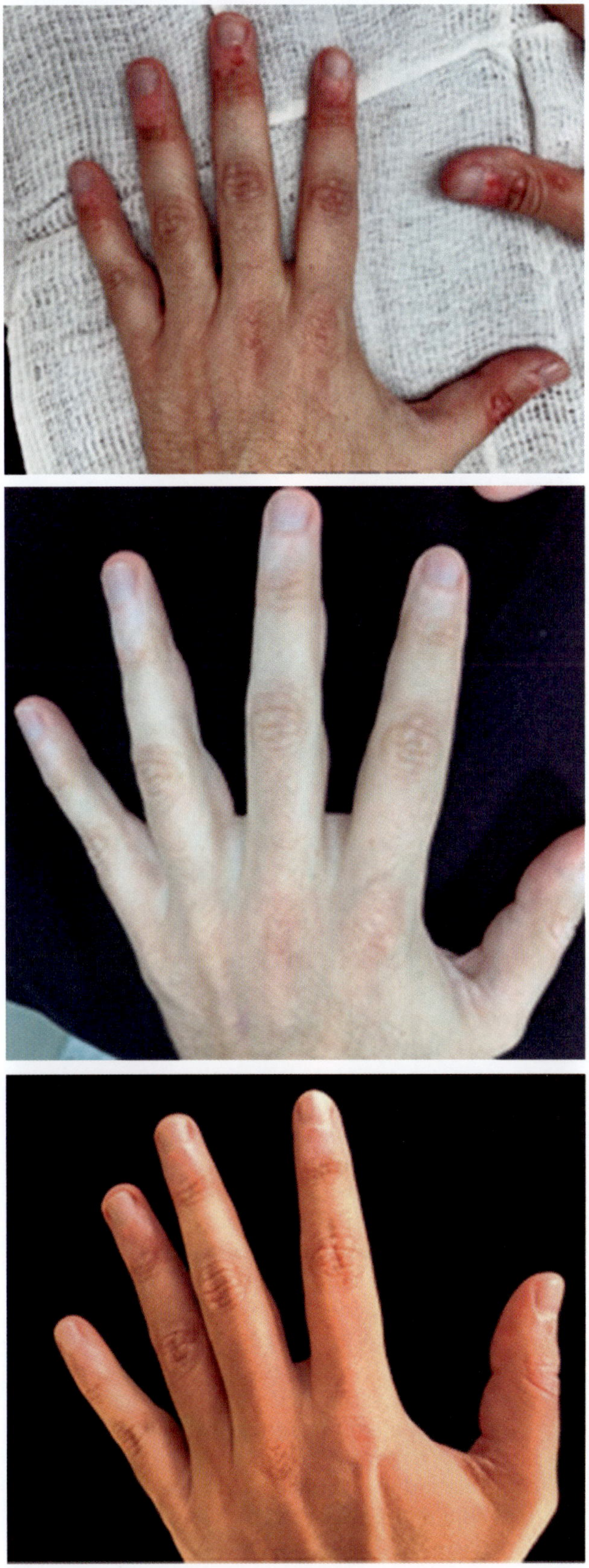

Figura 10.27. Antes, durante e após microdermoinfusão com 5-FU para vitiligo acral.

Fonte: Acervo da autoria do capítulo.

Impactos Psicológicos no Vitiligo

• Leonardo de Oliveira Alves

Algumas considerações sobre os aspectos psicológicos do vitiligo

A ideia ou definição de EU ou Ego envolve uma enormidade de aspectos e representa um campo de estudo vasto e em constante evolução. O viés ao qual vamos nos ater no presente trabalho está presente em todas as concepções possíveis de sujeito, o fato de que *o Eu é uma construção*. Nós não nascemos com uma ideia definida de quem somos, aliás, nós nascemos com ideia nenhuma de quem somos. Estabelecer um Eu é um processo longo, de construção, que envolve várias fases, processo que tem como base aquilo que chamamos de *autoimagem*. Todo ser humano vai se constituindo a partir de uma imagem, à qual vai lentamente aderindo e que se tornará no futuro a base do Eu. Assim, a imagem que identificamos como sendo nós mesmos é o principal fator constitutivo de um sujeito. A autoimagem será, então, nosso ponto de partida para discutir a relevância dos impactos psicológicos decorrentes do vitiligo. Abalos e alterações de autoimagem podem afetar a própria concepção de EU, alicerce de todo o aparato psíquico, e isso traz consequências que podem ser das mais brandas às mais avassaladoras.

Evidentemente é uma argumentação válida o fato de que o envelhecimento, ao qual estamos todos sujeitos, é uma modificação dessa autoimagem. Puberdade, idade adulta, rugas, cabelos brancos... Mas há que se considerar que é uma modificação lenta, gradual, "natural", socialmente aceita e, principalmente, *comum* a todos os seres humanos. E, mesmo assim, para alguns indivíduos é algo bem difícil de elaborar. O vitiligo leva, ao contrário, a uma mudança rápida, radical, particular e inesperada da autoimagem. Sendo assim, não pode ser comparada, em nenhuma hipótese, com as alterações de autoimagem provocadas pelo envelhecimento ao qual estamos todos sujeitos.

O vitiligo é uma doença que se caracteriza pela despigmentação da pele e pela formação de manchas acrômicas de diferentes tamanhos e distribuição pelo corpo. [1,2] Tem uma prevalência de aproximadamente 1% da população (a literatura descreve uma variação de 0,5% a 4%), e até o momento não há consenso acerca de sua etiologia.

Nestes termos, o vitiligo não representa uma ameaça significativa à integridade física do paciente, daí poder-se-ia inferir que representa um impacto reduzido em sua. Passemos, então, a uma breve análise do conceito de saúde, que desde 1948 foi definida pela OMS como "um estado de completo bem estar físico, mental e social e não apenas como a ausência de infecções ou enfermidades". Ainda que tenha evoluído consideravelmente nesse meio século, essa definição de saúde já aponta para a importância do impacto do vitiligo na condição do indivíduo, visto que, embora possa ser considerado brando no aspecto físico, é bastante relevante nos aspectos mental e social. Vale ressaltar que a referida definição de saúde já evoluiu bastante. Modernamente o componente social tem alcançado *status* de mediador importante entre os aspectos físico e mental, os quais, por sua vez, assumem uma complementaridade que torna cada vez mais difícil uma divisão. O físico influencia no mental e vice-versa, como um sistema único, que em conjunto com o enquadre social nos leva a perceber o quão significativo pode vir a ser o vitiligo e seus estigmas, as marcas no corpo, na mente e na sociedade.

Nas populações compostas principalmente por pacientes brancos, os escores médios de qualidade de vida (QV) indicam um efeito moderado na vida do paciente. Por outro lado, em populações com fototipos mais escuros, como na Índia, é relatado um escore de QV mais alto, mas sem diferenças significativas entre os sexos.[3]

Impactos psicológicos

Em artigo publicado no JEADV encontramos alguns dados que apóiam a relevância dos impactos psicológicos decorrentes do vitiligo, principalmente a dificuldade na aceitação de que o vitiligo é uma condição de longo prazo, levando à baixa capacidade de gerenciar vergonha e falta de autoconfiança. O vitiligo facial e genital teve mais impacto psicológico nos entrevistados em comparação aos locais não visíveis.

Os profissionais de saúde entrevistados relataram ansiedade social, dificuldades com autoestima, confiança e imagem corporal como os assuntos mencionados com mais frequência entre os pacientes. Outras dificuldades relatadas incluíram frustração com falta de opções terapêuticas, problemas com tipos de pele mais escuros, preocupações dos pais se uma criança tem vitiligo, ideação suicida, medo que as manchas aumentem, problemas de emprego, dismorfofobia corporal, questões culturais e problemas psicossexuais.

Para mais de dois terços dos participantes, em geral, o vitiligo impactou as escolhas de vida, incluindo decisões sobre educação, carreira e participação em atividades sociais ou físicas. Observou-se um impacto significativo no bem-estar emocional e psicológico. Muitos relataram sentimentos de depressão e ansiedade, além de vergonha, falta de confiança, autoconsciência, isolamento, ressentimento, baixa autoestima e reações negativas (por exemplo, sentindo-se feio). O vitiligo era visto como um fator importante nos relacionamentos, particularmente de natureza íntima.[4]

Um estudo brasileiro alinha-se com os resultados obtidos. No conjunto dos pacientes avaliados (n = 100), as nuances mais citadas foram: medo – especificamente, de que as manchas se espalhassem (71%) –, vergonha (57%), insegurança (55%), tristeza (55%), inibição (53%), desgosto (50%), impaciência (43%), irritação (36%), infelicidade (35%), imagem negativa perante os outros (35%), raiva (26%), amargura (25%), falta de autoconfiança (25%), nojo de si mesmo (18%) e outras (16%). Nenhum paciente citou nenhum sentimento positivo em relação à doença, embora tivessem possibilidade de fazê-lo.

Dois por cento dos pacientes referiram, nas outras queixas, raiva ou mágoa dos médicos, que apresentam uma tendência a menosprezar seu estado.

O medo de que as manchas se espalhassem pela pele e eles ficassem todos manchados foi a emoção predominante, seguida de vergonha, insegurança, tristeza, inibição e desgosto.[5]

O início do vitiligo na adolescência é um fator de risco para o comprometimento da qualidade de vida. O vitiligo que ocorre durante a infância pode ter um impacto de longa duração na autoestima do indivíduo e pode estar associado a traumas psicológicos substanciais. Observou-se que crianças com vitiligo limitam suas atividades físicas, evitam usar roupas que expõem suas lesões de vitiligo e faltam em mais dias escolares do que crianças sem vitiligo. O vitiligo causa mais constrangimento e autoconsciência à medida que essas crianças crescem: 95% dos adolescentes (15 a 17 anos) ficavam incomodados com o vitiligo em comparação com 50% das crianças (6 a 14 anos).[6]

Ao levar em consideração o fato de que parte do processo de construção/estabilidade do Eu, sustentado pela autoimagem de um indivíduo, apóia-se na inferência que cada um cria para si, do olhar que o outro lhe confere, podemos conceber a magnitude dos impactos psicológicos causados pelo vitiligo. Ou seja, uma parte significativa do que nós entendemos como sendo nós mesmos baseia-se no que cremos que os outros acham de nós, esse é um dos fatores reguladores da autoestima de um indivíduo, que no caso do portador de vitiligo fica severamente prejudicado.

Aspectos sociais

Como se isso não fosse complexo o suficiente, ainda existe um fator de igual importância que é de ordem social. Somos seres sociais, e vivemos em comunidades mais ou menos homogêneas, cooperando e evoluindo juntos. Viver em sociedade possui muitas vantagens, mas também tem seus preços. Compartilhar de uma mesma cultura é um dos pré-requisitos de união e estabilidade de um grupo. A cultura, na realidade, é construída com essa finalidade, para manter um determinado grupo estável e coeso. A sensação de pertencimento a uma determinada modalidade social foi se tornando ao longo da história do Homem tão importante como a existência do indivíduo. Levando isto em conta, podemos perceber como o Vitiligo também tem um impacto social considerável na vida do paciente. Em um período de tempo relativamente pequeno, manchas vão surgindo em diferentes locais do corpo, e o indivíduo percebe-se "diferente" dos demais. A sociedade por sua vez, apresenta uma tendência clara de "separar" aqueles que divergem da média. São inúmeras as situações constrangedoras e cruéis relatadas pelos pacientes. O preconceito é mais um dos fatores com os quais o portador de vitiligo precisa lidar. Sejamos coerentes, parte deste preconceito vem da desinformação. Não está totalmente claro para a maioria da população que o vitiligo **não** é contagioso em nenhuma circunstância. Desinformação causa medo, que gera sofrimento. Podemos então dizer que, socialmente falando, o vitiligo também é devastador.

Psicodermatologia

Até aqui abordamos os efeitos, ou consequências que o vitiligo impõe ao aparelho psíquico e na vida social de um indivíduo. Passemos agora ao inverso. Como o estresse influencia no vitiligo. A Psicodermatologia, subespecialidade primariamente dermatológica que estuda as interações entre mente e pele, vem se desenvolvendo e ganhando espaço, respeito e volume de artigos nos últimos anos. Pelo fato de cérebro e pele terem a mesma origem embrionária (ectodérmica), supõe-se uma íntima relação entre ambos. A simples observação leiga nos mostra que estados psíquicos alterados "aparecem" na pele. Enrubescemos de vergonha, empalidecemos de susto, ficamos "arrepiados de medo". A maioria dos dermatologistas está familiarizada com pacientes que relatam que seu eczema ou psoríase se manifestam ou se intensificam sob sofrimento emocional. O estresse psicológico se expressa na pele via liberação de mediadores químicos, que não somente são submetidos à influência do eixo HHS (hipotálamo-hipófise-suprarrenal), como também conseguem gerar os mesmos mediadores usados na resposta sistêmica ao estresse;[7] sendo assim, a pele representa perfeitamente um modelo para o complexo circuito neuroendocrinoimunológico acionado pelo estresse. Essas considerações nos levam a estabelecer com relativa segurança uma correlação positiva entre estados psíquicos alterados e acometimentos dermatológicos. Não seria diferente com o vitiligo.

A prática clínica nos impõe uma clara relação entre estresse agudo (das mais diversas origens) e o aparecimento do vitiligo. Sendo assim, sempre levando em consideração o inegável componente genético da doença, fatores externos podem funcionar como causa precipitadora da doença.

Eventos agudos como perda de entes queridos, divórcio, perda de emprego, contratempos financeiros, problemas no relacionamento com familiares, colegas de trabalho ou vizinhos, mudança de cidade, de escola etc. são sabidamente fatores de risco para o aparecimento de doenças. Evidentemente, a depender das condições particulares que cada indivíduo tem para lidar com as situações, sejam elas materiais, pessoais ou sociais.

Se o dermatologista se dispuser a uma breve investigação acerca dos eventos recentes dos seus pacientes de vitiligo, há uma grande chance de se deparar com situações como as descritas acima e que podem ser relacionadas ao "gatilho" que desencadeia a doença. Há relatos de pacientes que dizem saber a origem de cada mancha... "quando me separei veio a primeira mancha, quando meu filho foi estudar fora vieram essas manchas etc."

Um estudo cubano que aborda a relação entre vitiligo e estresse demonstrou que em mais de 50% dos pacientes, a doença aparece após a ocorrência de eventos estressantes (em um período não superior a 1 ano), avaliado pelas pessoas como relevante para o seu bem-estar.[8]

Na prática clínica cotidiana, com casuística considerável, esse percentual mostra-se ainda maior. Dados como esses sustentam, segundo uma perspectiva "psicocutânea", que a maioria das doenças da pele possui algum componente psicológico. Componente este que assume ampla variação de doença para doença e de indivíduo para indivíduo. Em termos mais abrangentes, todo sujeito tem alguma predisposição genética para alguma determinada doença, fatores psicológicos e circunstanciais podem vir a determinar ou não o seu desencadeamento. Trata-se de uma complementaridade de todos os fatores, em intensidade e proporção, que leva à manifestação do distúrbio. Um indivíduo pode carregar consigo a carga genética que o predispõe a desenvolver vitiligo e nunca chegar a fazê-lo, por mais desafiadoras que sejam as provas que as vicissitudes da vida se apresentem.

Em linhas gerais, estresse pode levar ao desencadeamento do vitiligo e o vitiligo leva ao desencadeamento de estresse. Esse é o ciclo vicioso desafiador com o qual devemos lidar.

Cremos que ficou bem argumentado que o vitiligo afeta profundamente o que existe de mais básico na estruturação do Eu de um indivíduo: a imagem de si mesmo. Exatamente por esse motivo que é uma doença que impõe aos pacientes várias consequências psíquicas e sociais. Um sujeito que, em determinado momento da vida, percebe sua própria imagem alterada de forma brusca, pode desenvolver vários processos psicológicos de desestabilização do Eu. Isso pode aparecer de forma mais evidente na saúde psíquica deste indivíduo por meio de quadros depressivos, de angústia generalizada, fobia social, agorafobia, disfunção sexual, entre outros. A angústia envolvida no processo de deixar de reconhecer-se é descomunal.

Psicoterapia adjuvante no tratamento do vitiligo

Uma vez estabelecido o impacto causado pelo vitiligo em diversos aspectos, cabe pontuar que a comunidade médica ainda negligencia possíveis intervenções precoces para limitar a progressão e favorecer uma melhor repigmentação, bem como as consequências psicossociais da doença. Por tratar-se de um acometimento "estritamente estético", muitos estudos apontam que diversos grupos de pacientes sentem-se subtratados, subinformados e incompreendidos em suas angústias por parte do médico.

O potencial de implicações terapêuticas em relação ao efeito de eventos estressantes no vitiligo e o estresse relacionado à doença não estão muito bem estabelecidos. No entanto, existem estudos que sugerem a vantagem de intervenções psicossociais e aconselhamento no tratamento do vitiligo. Papadopoulos et al. descobriram que o aconselhamento pode ter um efeito positivo no curso da doença.[9]

Parsad et al. verificaram que a resposta ao tratamento foi menos favorável em pacientes com maior pontuação no DLQI. Isso sugere que reconhecer e lidar com o problema psicológico pode ser útil para melhorar o resultado do tratamento nesses pacientes.[10]

Sabemos que a relação médico-paciente tem grande potencial terapêutico, para além dos protocolos do tratamento. O fenômeno que Freud chamou de "transferência" na psicanálise acontece de modo idêntico na medicina. A figura do médico por si só já exerce influência significativa no paciente. Por que, então, não fazer bom uso desta condição em prol do tratamento?

Infelizmente, é bastante recorrente os relatos de pacientes que apontam deficiências em sua interação com o médico.[11] Os estudos mostraram que 45% dos pacientes com vitiligo sentiram que suas perguntas não foram respondidas adequadamente por um médico. Cerca de 50% dos pacientes foram inadequadamente informados sobre a causa, curso e tratamento do vitiligo. Os pacientes também perceberam que seus médicos estavam despreocupados e insensíveis. Os pacientes que se sentiam envergonhados com a doença receberam apenas apoio emocional limitado do médico assistente e desejaram que o médico garantisse seu interesse. Isso sugere o significado da interação médico-paciente de suporte.[12]

Uma abordagem segura, tranquilizadora e esclarecedora do médico frente ao paciente do vitiligo, no qual a dupla fica confortável para desenvolver as estratégias, leva o paciente a apropriar-se melhor da sua condição, a entender as possibilidades, limites e consequências do tratamento. Inclusive pode vir a contribuir em um fortalecimento da autoimagem e maior segurança e implicação nas condutas determinadas pelo médico. Por todo o descrito, supõe-se que uma atitude coerente e incentivadora do médico pode vir a influenciar positivamente até mesmo no processo de repigmentação do paciente.

A terapêutica vem se mostrado bastante eficiente e, dependendo da situação, do tratamento, e da extensão da doença, pode chegar até a repigmentar completamente a pele. Mas há que se considerar que o vitiligo (estritamente falando) não tem cura, e o que certamente faz toda a diferença na vida do paciente não é exatamente "a mancha" mas *a maneira como ele olha para essa mancha*. A acromia em si tem pouco (ou nenhum) impacto na vida de um sujeito, o impacto está no sentido que cada indivíduo atribui as suas manchas, seu entendimento dessa situação e no enfrentamento dos impasses sociais que ela provoca.

Se perseguirmos essa linha de pensamento, fica bastante evidente que o tratamento do paciente de vitiligo não deve ficar reduzido ao olhar estritamente médico (que é essencial e indispensável), mas que deve ampliar-se, dentro do possível, para um acompanhamento psicológico e, caso necessário, psiquiátrico. Aqui a multidisciplinaridade tem sido cada vez mais apontada como a chave do sucesso. Tão importante quanto a medicação, fototerapia, cirurgia etc. é um olhar global do *sujeito* portador de vitiligo.

São várias as possíveis linhas de tratamento e abordagens distintas que podem ser aplicadas pelo profissional de psicologia nos casos de vitiligo. Podemos citar técnicas de relaxamento, hipnose, meditação, técnicas cognitivo-comportamentais (TCC), técnicas de gestalt-terapia e integração, técnicas psicanalíticas, terapias corporais etc. De modo geral, todas as técnicas têm condições de obter bons resultados, evidentemente, a depender do preparo do profissional e do envolvimento do paciente. Estudos revelam que a abordagem cognitivo comportamental tem alcançado resultados bastante satisfatórios nesses casos em especial. Por meio de técnicas como dessensibilização sistemática, autoinstrução e assertividade, pode-se experimentar progressos satisfatórios na adequação e orientação do sistema de crenças do paciente. Há relatos de casos de repigmentação com abordagem exclusivamente psicológica.

Em última análise, o mais importante, qualquer que seja a técnica utilizada, é que o acompanhamento psicológico nos casos de vitiligo contribui no acolhimento do sofrimento do sujeito, apóia e reforça os aspectos positivos e esclarece os negativos, colocando-os em proporção, bem como oferece uma escuta atenta e dedicada para as vicissitudes daquele que se encontra fragilizado, inseguro e estigmatizado. Além disso, apresenta condições de ressaltar os aspectos positivos pessoais e envolver-se plenamente no próprio tratamento, pois fornece ferramentas para administrar os enfrentamentos sociais do dia a dia, e principalmente, oferece condições ao sujeito de falar e elaborar suas dores e sentimentos de modo franco e genuíno, permitindo que suas emoções se expressem por seu discurso e não por manchas em sua pele.

10.6 Leucodermias Puntatas

Leucodermias Actínicas – Abordagem Clínica e Terapêutica

- Dóris Hexsel
- Mônica Zechmeister Berg
- Camile Luiza Hexsel

Introdução

A hipomelanose gutata idiopática (HGI) ou leucodermia actínica é uma dermatose comum, que surge nos indivíduos adultos, preferencialmente localizada na superfície de extensão dos antebraços e pernas. Ela se caracteriza por manchas hipopigmentadas ou acrômicas, cujo espectro varia de puntiforme a lesões de dimensões de até 1 cm, e de poucas a numerosas.[1-4]

O termo "hipomelanose guttata idiopática" foi proposto em 1966, por Cummings e Cottel.[5] Para outros autores[4] a HGI é denominada leucodermia actínica, em virtude da sua correlação com a exposição solar, razão da divergência do termo "idiopática".

A HGI acomete com mais frequência mulheres de pele clara e inicia por volta da terceira década de vida. Entretanto, com o aumento da idade e da exposição solar, passa a ter uma incidência similar em ambos os sexos.[6]

Histórico

O primeiro relato de HGI ocorreu em 1923, no Japão, onde essa condição da pele foi designada *leukopatia punctata et reticularis sy mmetrica*.[1] Em 1951, dois casos foram apresentados sob o nome de *leucopathie symétrique progressive des extrémités*.[1,7] No ano de 1965, McDaniel e Richfield[8] estudaram a ocorrência de máculas hipopigmentadas nas pernas de 18 mulheres, correlacionando-as com as possíveis causas, trauma e exposição solar. No ano seguinte, Cu mmings e Cottel,[5] estudando o seu aspecto clínico, morfológico e histopatológico, denominaram essa lesão *idiopathic guttate hypomelanosis*, termo que permanece sendo utilizado até os dias atuais. No mesmo ano, outro trabalho similar foi realizado por Whitehead et al., tendo sido avaliados os mesmos parâmetros.[9] A partir desse momento, as pesquisas voltaram-se para a investigação dos possíveis fatores etiológicos e histopatológicos das lesões. Desde então, novos estudos foram realizados, visando a elucidar a gênese da HGI e as possíveis modalidades terapêuticas que poderiam ser empregadas no seu tratamento.

Etiologia e patogenia

A etiologia da HGI ainda não está completamente elucidada.

Inicialmente, foi descrita a possibilidade de que microtraumas, causados por lâminas de barbear no ato de depilar as pernas, como fator etiológico principal.[5] Porém, essa hipótese não se sustentou por falta de comprovação científica[6] e pelo fato de a HGI ocorrer também em indivíduos do sexo masculino que não tenham o hábito de depilar as pernas, além de acometer também áreas não sujeitas à depilação, como o abdome e os membros superiores.

Em 1967, estudos de Hamada e Saito revelaram uma redução de 50% nos melanócitos[10] das áreas atingidas. Outros fatores como queratinócitos, fotodano e citoquinas também foram encontrados nas imediações das lesões, podendo estar envolvidos com a sua causa.[11]

Falabella[1] aponta a possibilidade de influências genéticas atuarem como agente etiológico. Um estudo realizado por Falabella et al. mostrou que a ocorrência de lesões acrômicas nos familiares de pacientes com HGI foi um pouco maior do que nos familiares de pessoas nas quais essa condição é ausente.[12] Tais observações sugerem agregação familiar e propensão genética como fatores atuantes e preponderantes na sua patogênese. No entanto, não foi possível estabelecer o tipo de transmissão: se por herança genética recessiva ou ligada ao sexo.[1]

Já em 2002, Arrunatequi et al. observaram a presença de HLA-DR,[3] em transplantados renais portadores de HGI, propondo uma base genética para esse grupo de pacientes. Por outro lado, constataram que aqueles que não tinham HGI apresentavam HLA-DR,[8] sugerindo que ele poderia desempenhar o papel de "fator protetor", evitando o surgimento de HGI.[13]

Para Falabella, a influência solar também deve ser considerada, pelo fato das áreas expostas à radiação ultravioleta (UV) serem frequentemente afetadas pela HGI.[12] Esse autor confrontou as áreas expostas ao sol em 15 pacientes portadores de HGI com um grupo-controle. Não foi encontrada diferença significativa entre os dois grupos. Com base nesses resultados, ele concluiu que a única evidência que sugere a ação actínica na HGI é a localização preferencial das lesões nas áreas expostas ao sol, onde outras alterações provocadas pela radiação também são encontradas. Entretanto, Kaya et al. relataram o caso de uma paciente de 72 anos que, após tratamento com UVB para micose fungoide, desenvolveu HGI nas áreas expostas, o que revela uma forte evidência da relação dessa dermatose com a exposição UV.[14]

Em 2009, Friedland estudou mais detalhadamente a correlação de casos de pacientes tratados com fototerapia (PUVA e UVB) e o surgimento de HGI. O quadro clínico se assemelhava à HGI; no entanto, era reversível. Ele chegou à conclusão de que há um possível envolvimento da radiação UV na patogênese de distúrbios pigmentares, como a HGI.[15] E, mais recentemente, em 2011, Min-Kung Shin et al. avaliaram 1.174 pacientes, e destes indivíduos, 646 apresentavam HGI. Foram realizados exames clínicos, além de exame com lâmpada de Wood, KOH e exame histopatológico. Com esses dados, concluíram que HGI pode ser uma desordem por fotoenvelhecimento e também microtrauma de repetição.[16]

O envelhecimento e a perda espontânea de melanócitos foram propostos como causa de HGI por vários autores,[17] mas não foram encontradas provas definitivas para esse fato. Sabe-se que, com o passar do tempo, 8% a 20% da população de melanócitos diminui em ambas as áreas, expostas ou não expostas ao sol, fato esse que, isoladamente, não pode explicar a distribuição das lesões de HGI.[1,18]

A possibilidade de doença autoimune também foi sugerida como um fator patogênico na HGI em apenas um relato.[19]

Fatores traumáticos que levaram a uma hipopigmentação residual foram mencionados,[5] porém as alterações histológicas características das cicatrizes, junção dermoepidérmica plana e densa, e feixes de colágeno paralelos e finos, não foram encontradas nas lesões de HGI, deixando essa hipótese sem comprovação.[19]

Manifestações clínicas

O diagnóstico é clínico, com base nas alterações visíveis da doença, que são máculas de cor branco-opalescente, borda circunscrita e nítida, de tamanho pequeno, entre 1 e 10 mm de diâmetro, e localizadas nas áreas expostas ao sol[1,20] (Figura 10.28).

Os membros superiores e inferiores são sedes preferenciais da HGI. Observa-se, porém, com menor frequência, lesões na face, no tronco, no dorso e na região hipogástrica.[1]

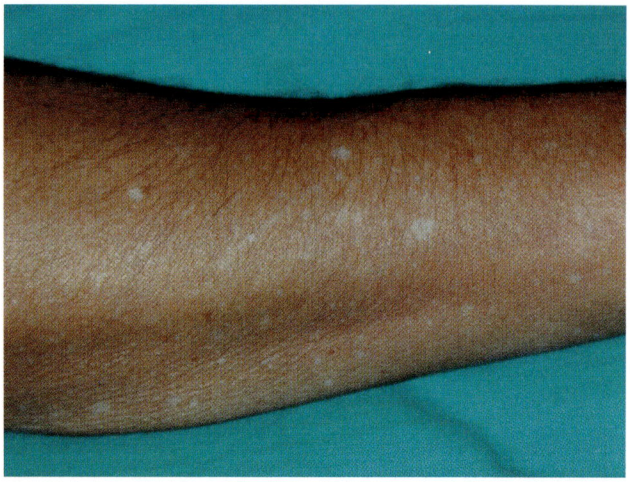

Figura 10.28. Pequenas máculas hipocrômicas, tamanhos variados, localizadas no membro superior de paciente do sexo feminino com 48 anos de idade.

Fonte: Acervo pessoal Dra. Daniela Antelo e do Dr. Eugênio Reis.

As lesões são mais bem visualizadas no verão, quando a cor bronzeada da pele adjacente aumenta o contraste entre a pele normal e as lesões discrômicas.

Existem poucos relatos de pacientes adolescentes portadores de HGI e os casos na primeira década de vida são raros.[12] Em geral, as lesões se desenvolvem numa fase tardia da vida, após os 40 ou 50 anos de idade. Com o envelhecimento, pode haver aumento no tamanho e número de lesões.[1]

As lesões são assintomáticas, mas causam desconforto estético. Para outros, causam preocupações, sobretudo quando são confundidas com outras leucodermias progressivas, como o vitiligo.[1]

Inicialmente, as lesões da HGI foram observadas nos negros. Porém, hoje sabe-se que a HGI é encontrada em todas as raças, incluindo mestiços e asiáticos.[1] É uma condição muito comum, com uma incidência ao redor de 68%.[20]

Apesar de as lesões serem facilmente visualizadas com a luz comum, o exame com a lâmpada de Wood é útil por evidenciar os pontos hipopigmentados.[6,9,19]

Aspectos histopatológicos

O diagnóstico é clínico, porém em casos atípicos a biopsia está indicada.[6]

Os achados mais frequentes são a retificação da junção dermoepidérmica, com redução moderada a grave dos grânulos de melanina nas camadas basal e espinhosa da pele, atrofia do tipo actínica da epiderme e hiperqueratose.[1,6] Outras características são encontradas, como aumento das fibras colágenas e elásticas, discreta incontinência pigmentar, elastorrexe e homogeneização do colágeno.[1,5]

A dopa-reação evidencia moderada a relativa redução no número de melanócitos funcionais, mas nunca foi evidenciada perda total. De acordo com alguns autores, essa diminuição é de 10% a 50%, quando comparada à pele normal.[1,5,9,19]

Diagnóstico diferencial

O diagnóstico diferencial deve ser feito com a pitiríase versicolor, vitiligo, máculas em confete da esclerose tuberosa, despigmentação por produtos químicos, leucodermia hiperqueratótica, erupção liquenoide, cicatrizes, doença de Darier-White e leucodermia pós-inflamatória.[1,5,20,21]

Tratamento

Para o tratamento da HGI foram propostas várias técnicas, como PUVA, crioterapia com nitrogênio líquido, enxertos com transplantes de melanócitos, dermoabrasão superficial localizada, dermopigmentação, retinoides, pimecrolimus e tacrolimus, laser CO_2 fracionado, MMP® (microinfusão de medicamentos na pele) e outras técnicas de superfície.

□ PUVA

O tratamento consiste no uso de psoralenos com posterior exposição à radiação ultravioleta tipo A (UVA). Os psoralenos utilizados no tratamento são: metoxsaleno (8-metoxipsoraleno), trioxsoraleno (4,5',8-trimetoxipsoraleno) e bergapteno (5-metoxipsoraleno).[21]

O tratamento com PUVA estimula a proliferação dos melanócitos nos folículos pilosos e a sua migração para a pele interfolicular.[17]

Evidências de repigmentação são observadas a partir de 1 a 4 meses de tratamento, mas o ciclo completo totaliza de 100 a 300 sessões,[21] o que poderia contribuir teoricamente para o agravamento do quadro, ao considerar que as radiações ultravioletas podem ter papel importante na etiologia da HGI.

□ Crioterapia com nitrogênio líquido

A crioterapia é, na atualidade, o método mais utilizado com resultados parciais.

Alguns autores postulam que a HGI resulta de um processo ativo de despigmentação, inclusive com uma inibição ativa da repigmentação. Assim, o congelamento pode inativar uma enzima inibitória ou citoquinas, permitindo que a repigmentação ocorra. Outra possibilidade é que a crioterapia pode ser benéfica por eliminar um excesso de queratinócitos que podem exercer efeito destrutivo nos melanócitos ou na melanogênese. Entretanto, essas possíveis justificativas precisam ser esclarecidas e sustentadas por estudos biomoleculares e ultraestruturais.[11]

As lesões de HGI tratadas com crioterapia pigmentam em 6 a 8 semanas, e o número de melanócitos dopa-positivos é maior nas áreas repigmentadas em relação à pele normal.[3] A restrição ao método reside no fato de os melanócitos serem as células epidérmicas mais sensíveis ao frio, e os resultados, muitas vezes, desfavoráveis, resultando em cicatrizes acrômicas.[3,20] Na verdade, esses resultados são técnico-dependentes.[2,3]

Kumarasinghe avaliou quatro pacientes tratados com nitrogênio líquido por três a 5 segundos, em 15 lesões. Todos os pacientes obtiveram uma boa e sustentada repigmentação, com efeitos adversos raros, e poucas lesões apresentaram uma discreta hiperpigmentação e em apenas uma lesão surgiu bolha. Segundo o autor, esses resultados demonstram que, ao contrário do que se acreditava, não são necessárias aplicações longas (com duração de dez segundos), que levavam ao aparecimento de bolhas extensas, para que a repigmentação seja ativada.[11]

□ Enxertos com transplantes de melanócitos

Várias técnicas de transplante autólogo de melanócitos foram descritas para o tratamento de pacientes com leucodermias causadas por queimadura, piebaldismo e vitiligo.[17] Essas técnicas também podem ser utilizadas no tratamento da HGI. O tecido doador pode ser obtido por meio de bolhas formadas por sucção ou por aplicação de nitrogênio líquido, transplantes de Tiersch ou *punch grafts*. Todos os métodos apresentam risco de formação de cicatrizes, com exceção do método que remove apenas a epiderme por meio de coleta do teto das bolhas. No que diz respeito à repigmentação, o método que coleta bolhas por sucção é mais eficaz com relação ao método que coleta as bolhas por aplicação de nitrogênio líquido. No local de implantação do tecido é realizada uma leve dermoabrasão prévia. A repigmentação total ocorre entre 28 e 95 dias.[17]

□ Dermoabrasão superficial localizada

A dermoabrasão superficial localizada foi descrita como uma alternativa de tratamento para HGI.[20]

Utiliza-se um aparelho portátil de dermoabrasão, de baixo custo e fácil manuseio, com lixas adamantinas apropriadas para esse procedimento, de acordo com as seguintes modificações na técnica usual de dermoabrasão:[20]

- lixas adamantinas, em formatos de pera e cilíndricas, de pequenas dimensões (Figura 10.29);
- velocidade empregada na faixa de 10.000 a 15.000 rpm;
- abrasão epidérmica e restrita aos limites das lesões;
- antibioticoterapia tópica até a cicatrização;
- após a cicatrização, exposição solar sem filtros solares;
- realização do procedimento preferencialmente durante o verão.

O método dispensa o uso de anestesia prévia ao procedimento ou analgesia no período pós-operatório, porque a abrasão é seletiva e superficial, removendo apenas a epiderme[20] (Figura 10.30).

Os autores[20] destacam que o tamanho pequeno das lesões e a localização em áreas pilosas e expostas ao sol favorecem a rápida cicatrização, com consequente migração dos melanócitos repigmentando a pele da lesão.[20,22,23]

Os resultados são favoráveis, mas são, também, técnico-dependentes. É um método simples, efetivo, reprodutível e de baixo custo e risco,[20] obtendo-se resposta positiva em considerável percentual de pacientes.

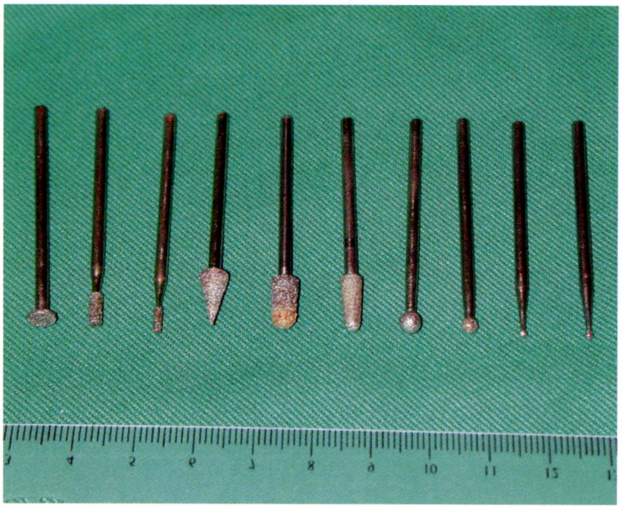

Figura 10.29. Lixas adamantinas utilizadas para abrasão seletiva das lesões.

Fonte: Acervo pessoal Dra. Daniela Antelo e do Dr. Eugênio Reis.

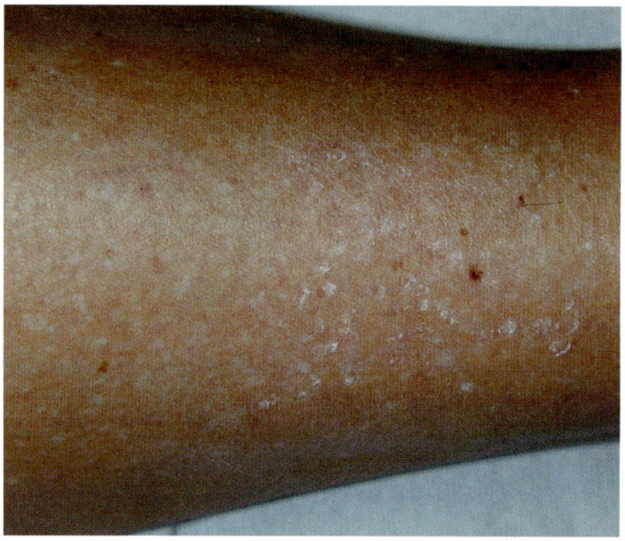

Figura 10.30. Aspecto imediato após a dermoabrasão superficial de lesões de HGI.

Fonte: Acervo pessoal Dra. Daniela Antelo e do Dr. Eugênio Reis.

□ Dermopigmentação

A dermopigmentação é outro recurso terapêutico que pode ser utilizado para HGI. Nessa modalidade de tratamento, pigmentos são inseridos na superfície da pele, por meio de um aparelho especial que utiliza agulhas, com o objetivo de corá-la. O mais utilizado é ferro oxidado, por não causar reações alérgicas. Uma combinação de pigmentos pode ser feita no sentido de obter a coloração mais próxima ao tom da pele e, assim, tornar a lesão clinicamente pouco perceptível.[24]

O procedimento é pouco utilizado devido a algumas restrições atribuídas ao método, como os seguintes fatos:

- Ser um procedimento realizado principalmente por leigos, o que implica falta de conhecimentos necessários, no que se refere ao risco de contaminação.[24]
- Ocorrer, constantemente, alterações na coloração da pele, após a pigmentação, tornando a lesão, muitas vezes, mais evidente.[24]

□ Tretinoína

A tretinoína tópica tem sido usada com algum sucesso na HGI. O tratamento por 4 meses melhora a elasticidade e os sinais do fotodano pela restauração parcial da pigmentação.[25]

Apresentações em creme, com concentrações a 0,025%, 0,05% e 0,1% ou em gel a 0,01% e 0,025% podem ser utilizadas de uma a duas vezes ao dia, de acordo a tolerância do paciente.[6]

Esse tratamento é contraindicado em casos de hipersensibilidade e não deve ser aplicado em mucosas, lábios e fossas nasais. A segurança em gestantes e menores de 12 anos não está estabelecida. Além disso, irritação cutânea costuma ocorrer quando é utilizada concomitantemente com peróxido de benzoíla, ácido salicílico e resorcina tópicos. Reações fotossensíveis podem ser desencadeadas pela exposição solar excessiva, causando eritema importante.[6]

□ Pimecrolimus e tacrolimus

Os inibidores da calcineurina induzem a proliferação de melanócitos e melanoblastos, além de ter efeito na supressão da imunidade local.

Pimecrolimus e tacrolimus foram utilizados em dois estudos. Em primeiro lugar, Asanawonda et al. demonstraram a eficácia do tratamento em quatro pacientes que utilizaram pimecrolimus creme a 1%. Desses pacientes, três obtiveram melhora de 25% a 75% das lesões em 8 semanas de tratamento.[26] Alguns anos depois, Rerknimtr et al. desenvolveram um estudo com tacrolimus 0,1% em pomade, utilizado por 6 meses. Os resultados de colorimetria diferiram estatisticamente entre as lesões tratadas com tacrolimus e placebo, entretanto, a avaliação clínica indicou que apenas 11% dos pacientes apresentaram melhora clínica nas lesões tratadas com o ativo.[27]

□ Laser CO_2 fracionado

O laser CO_2 fracionado é uma tecnologia muito utilizada no remodelamento de cicatrizes, pela indução de colunas de coagulação entremeadas de pele normal, promovendo rápida cicatrização.

No estudo-piloto, 40 pacientes coreanos receberam uma ou duas sessões de laser fracionado, com 100 mJ de energia de pulso, densidade de 150 spots/cm^2 em duas passadas. Após o tratamento, foi utilizada apenas pomada de mupirocina por uma semana, sem oclusão. Em 2 meses de evolução após a primeira sessão, apenas 7 pacientes não estavam satisfeitos com o tratamento. Não foi observada redespigmentação nas áreas tratadas após 1 ano.[28]

Nesse estudo, observou-se o possível mecanismo de repigmentação por meio do laser fracionado: remoção dos melanócitos disfuncionais pela ablasão da epiderme.

Durante a reepitelização, os melanócitos nos folículos pilosos e na superfície da pele normal migram para a epiderme lesionada. Além disso, vários tipos de citocinas e fatores de crescimento podem ter estimulado a melanogênese.[28]

□ MMP® (microinfusão de medicamentos na pele)

A MMP® é a microinfusão de medicamentos na pele, um procedimento que permeia princípios ativos na pele de forma precisa.[29] Por meio de um equipamento de tatuagem com agulhas, a medicação é injetada na pele em pequenas doses.

Em 2004, Fulton formulou a hipótese de que hipopigmentações pós-*resurfacing* poderiam ser revertidas se a fibrose dérmica fosse retirada mecanicamente.[30]

Essa hipótese levou Arbache et al. a realizar um estudo preliminar, randomizado, cego e controlado por placebo, no qual 8 pacientes com HGI foram tratados com infusão por MMP de 5-fluorouracil (5-FU), medicação com propriedades antifibróticas. O grupo controle recebeu infusão de soro fisiológico. Foi observada repigmentação em todos os pacientes; no entanto, as lesões tratadas com 5-FU mostraram resultados estatisticamente maiores quando comparadas ao placebo (75,3% 5-FU *versus* 33,8% placebo, $P<0,001$). Dois pacientes foram submetidos à biópsia 40 dias após o tratamento, que evidenciou numerosos melanócitos na área tratada, eliminando a possibilidade de hiperpigmentação pós-inflamatória.[31]

Estudos maiores são necessários para confirmar a eficácia e segurança da técnica.

□ Outros métodos de superfície

Outros métodos químicos ou mecânicos que causem esfoliação da pele podem resultar em repigmentação da pele tratada, também em lesões de HGI.

Peelings químicos médios ou profundos, como o ácido tricloroacético a 30% a 90%, e fenol. Esses métodos não parecem apresentar vantagens na relação custo-benefício e oferecem maiores riscos, por motivos inerentes às características de cada procedimento.

Conclusão

A HGI é uma dermatose de fácil diagnóstico; porém, a exemplo de outras discromias, constitui um grande desafio terapêutico.

As alternativas terapêuticas disponíveis na atualidade oferecem resultados animadores, em grande número de pacientes tratados, porém discretos ou nulos, em outros.

São esperados novos aportes científicos para os próximos anos que possam esclarecer os diversos fatores envolvidos nas discromias e, em particular, nessa dermatose tão frequente.

MMP nas Leucodermias Puntatas

• Caroline Brandão

Introdução

As hipomelanoses gutatas idiopáticas, também chamadas de leucodermias puntatas (LP) caracterizam-se pelo aparecimento de múltiplas máculas arredondadas ou ovais de tom branco-nacarado localizadas em áreas foto-expostas, geralmente na face extensora dos braços e região pré-tibial, ocorrendo raramente na face. Variam de 0,6 mm até 2,5 centímetros e não costumam coalescer.

As LP são mais comuns em indivíduos com mais de 40 anos (que já se expuseram bastante ao sol) e tendem a piorar com a idade.

A patogênese se mantem controversa, porém, postula-se que alguns fatores como envelhecimento, exposição crônica à radiação ultravioleta, trauma, fatores genéticos, autoimunidade e inibição da melanogênese local podem estar envolvidos.

Sabe-se, no entanto, que a prevalência das LP aumenta com a idade tanto em áreas fotoexpostas quando em regiões protegidas, o que leva a crer que o seu surgimento está associado a uma degeneração senil da pele.

Até 87% da população com mais de 40 anos pode apresentar LP, que é mais visível em fototipos mais altos e mais comum em indivíduos com cabelos e olhos mais escuros.

Apesar de não ter predileção sexual, as LP podem ser encontradas mais precocemente em mulheres, no entanto, isto pode estar associado ao fato de que elas são mais preocupadas com queixas estéticas.

O diagnóstico da condição é eminentemente clínico. Como achados histológicos, têm-se a hiperqueratose do estrato córneo, achatamento das cristas epidérmicas, acantose e atrofia epidérmica, que pode ser encontrada mesmo em áreas não fotoexpostas, demonstrando que a degeneração senil é um fator tão importante quanto a exposição crônica aos raios UV na patogênese das LP, especialmente nas áreas protegidas pelo sol.

O diagnóstico diferencial se faz com hipomelanose macular, vitiligo, pitiríase versicolor, esclerose tuberosa, líquen escleroso e atrófico, morfeia em gotas e hipopigmentação pós-inflamatória.

Apesar do caráter benigno, é uma condição que leva a um grande incômodo estético e uma queixa frequente nos consultórios de dermatologia.

Em uma revisão realizada em 2016, nenhum tratamento foi considerado padrão-ouro na abordagem das LP. São descritas diversas técnicas, como uso de corticoide intralesional, retinoides e inibidores de calcineurina tópicos, peelings químicos, crioterapia, dermoabrasão superficial, laser de CO_2 fracionado, fototermólise fracionada não ablativa e até enxertos de pele.

□ Técnica MMP®

A microinfusão de medicamentos na pele (MMP®), também citada por alguns artigos como *drug tattoing*, consiste na aplicação dos conhecimentos antigos sobre infusão de pigmentos na pele realizados nas tatuagens, para o uso médico.

Esta técnica, descrita por Arbache et al., foi concebida utilizando os conceitos de drug delivery de medicamentos entregues à derme superficial com utilização de equipamentos de tatuagem.

O uso da máquina de tatuagem resolve desvantagens da injeção intralesional e da mesoterapia como dificuldades da aplicação de microdosagens, desafio da injeção superficial – que é mais facilmente obtida com uso de aparelho –, e ainda a padronização, por esta ser aplicador dependente.

O princípio estabelecido pela técnica é a infusão e não injeção dos medicamentos, pois as agulhas utilizadas nas ponteiras descartáveis não têm lúmen ou ponta cortante. A partir das múltiplas vibrações rápidas na pele com os cartuchos embebidos na medicação, o produto penetra na derme superficial por um mecanismo de turbilhonamento.

Após a ação do medicamento nos tecidos, os ativos são absorvidos e eliminados pelo organismo em períodos que dependem da farmacodinâmica da droga empregada.

Para o tratamento de LP, o 5-fluoruracil (5-FU), que atua regulando fibroblastos na derme papilar, forma células com rápida multiplicação, o que diminui a fibrose e cria um microambiente favorável para migração melanocítica e propagação do pigmento na epiderme.

A medicação pode ser adquirida em farmácias que comercializam medicamentos oncológicos e é usada em uma concentração de 50 mg/mL. Não pode ser manipulada nem utilizada por médicas e pacientes que estejam grávidas ou amamentando, por causa do risco de teratogenicidade.

Descrição da técnica

No Brasil, a máquina CHEYENNE (MT. DERM – Berlim, Alemanha) é, até a atualidade, a única aprovada pela Agência Nacional de Vigilância Sanitária (Anvisa) para uso médico, mas os resultados podem ser obtidos usando outros equipamentos de tatuagem.

Um cartucho estéril contendo um conjunto de agulhas é acoplado à máquina de tatuagem. Existem vários arranjos dos cartuchos disponíveis e o Liner (Figura 10.31), que pode conter de 5 a 15 agulhas organizadas de forma circular, é o indicado para o uso nas LP.

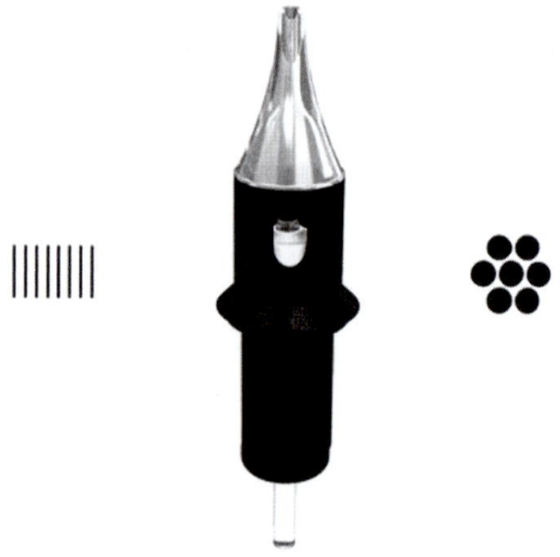

Figura 10.31. Disposição das agulhas do cartucho Liner.
Fonte: Acervo da autoria do capítulo.

Após a assinatura de termo de consentimento livre e esclarecido para a realização do procedimento, o local a ser tratado precisa higienizado com clorexidina alcoólica e documentado fotograficamente.

Idealmente, a máquina deve ser higienizada antes da realização do procedimento e a ponteira coberta com material estéril e descartável. O cartucho é estéril (precisa ser descartado após o uso) e embebido na medicação (5-FU), que é dispensada em um frasco também estéril e descartável (Figura 10.32).

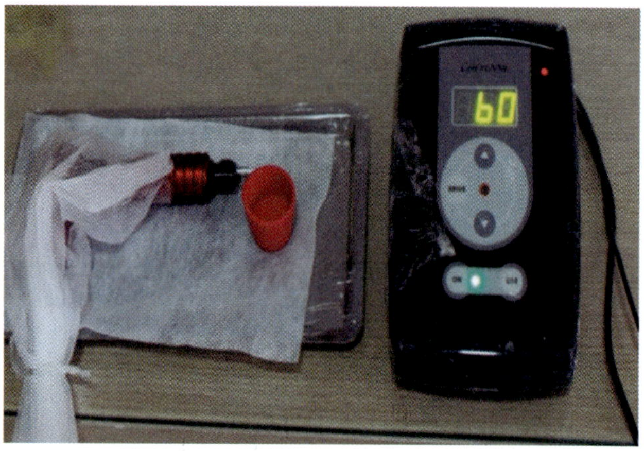

Figura 10.32. Preparação da máquina com o cartucho já acoplado e montagem da mesa com 5-FU em recipiente estéril (frascos de vidro autoclaváveis à venda em lojas de materiais dentários podem ser uma boa opção).
Fonte: Acervo da autoria do capítulo.

A dose total utilizada para cada sessão não é descrita nos artigos, mas o volume de 1 mL é suficiente para tratar as leucodermias solares em uma sessão. Se doses maiores forem necessárias, o ideal é que seja agendada uma nova sessão.

Usualmente, as pacientes toleram a aplicação da técnica sem o uso de anestésico tópico e a sensação descrita é de uma "vibração mais forte". Em pacientes pouco tolerantes a dor, sugere-se anestesia tópica prévia.

A máquina de tatuagem pode ser ajustada em 60 a 70 rotações por minuto e a ponteira liner é encostada na pele obedecendo os locais das LP em movimento circular. A profundidade da agulha é ajustada gradualmente até ser obtido um sangramento pontual, também citado como "orvalho leve" (Figura 10.33).

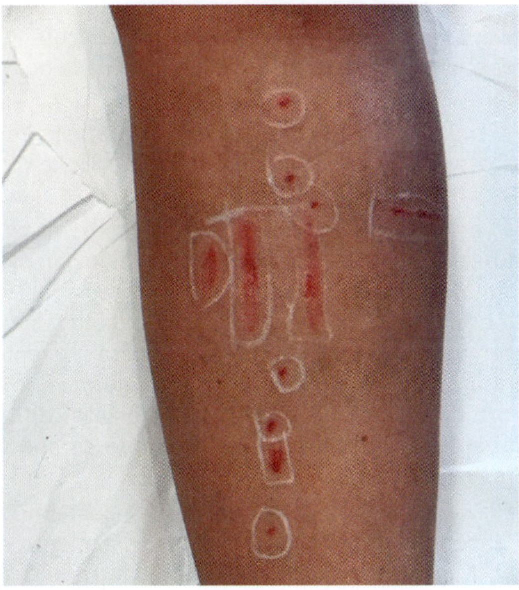

Figura 10.33. *End-point* do tratamento é o demonstrado na figura, com "orvalho leve".

Fonte: Acervo da autoria do capítulo.

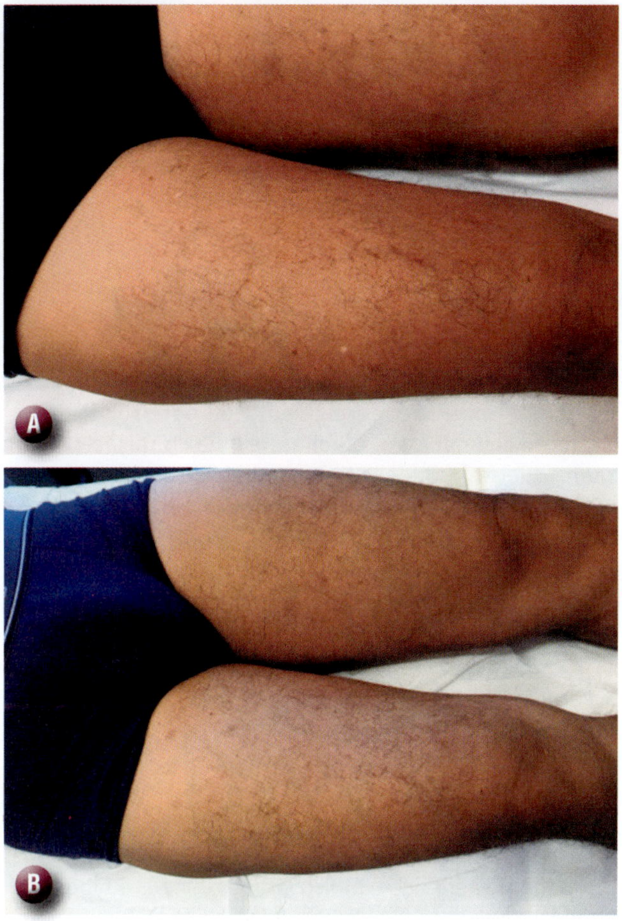

Figura 10.34. (A) Foto demonstrando LP na coxa direita de paciente antes do tratamento. (B) Foto demonstrando LP na coxa direita de paciente após o tratamento.

Fonte: Acervo da autoria do capítulo.

Cada leucodermia da área anatômica tratada recebe a medicação até o *end-point* orvalho e a região é ocluída, sem a retirada da medicação, com plástico filme por 12 a 24 horas.

Passado esse tempo, a região pode ser lavada normalmente no banho e duas semanas seguintes pode haver o surgimento de crostas superficiais que podem ser tratadas com umectação simples com produtos de pós-procedimento, preferencialmente vaselinados.

Um retorno é agendado em 4 semanas. Os resultados são visíveis no primeiro mês, mas pode haver um período transitório de hiperpigmentação pós-inflamatória, que regride com o tempo (Figuras 10.34 e 10.35).

É importante salientar que este é um procedimento que sempre envolve duas visitas do paciente à clínica. Uma, no primeiro dia da aplicação e outra, depois de 4 meses para uma reavaliação e uma eventual reaplicação em áreas onde as leucodermias não tenham ainda diminuído, o que acontece pouco.

Para realização de demais sessões é necessário aguardar o intervalo de 1 mês.

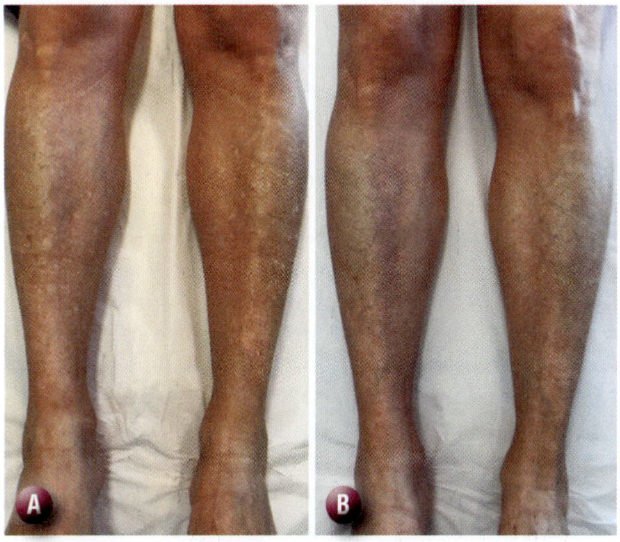

Figura 10.35. Fotos das pernas antes do tratamento. (A) Ainda com diversas LP. (B) Após 30 dias do tratamento, demonstrando maior homogeneidade na pigmentação da pele das pernas.

Fonte: Acervo da autoria do capítulo.

10.7 Hiperpigmentação Periorbitária (Olheiras) – Abordagem Clínica e Terapêutica

- Bruna Sabatovich Villarejo Iosifovich
- Bruna Paninson
- Maria Paulina Villarejo Kede

Introdução

Hipercromia ou hiperpigmentação periorbital, popularmente chamada de "olheiras" é uma condição comum e uma queixa frequente nos consultórios dermatológicos, principalmente por afetar a autoestima dos pacientes.

É uma entidade mal definida que se apresenta como mácula circular ou semicircular, homogênea, de coloração que varia do marrom claro ao escuro, principalmente na região da pálpebra inferior, produzindo um contraste de cores.

A prevalência das olheiras é maior em fototipos altos, predominando em mulheres na quarta década de vida. No entanto, pode acometer ambos os sexos em qualquer idade. Em um estudo indiano, foi observado maior prevalência em mulheres mais jovens de 16 a 25 anos.

É importante ressaltar que a hiperpigmentação periorbital é multifatorial. Envolve fatores intrínsecos como componente genético e étnico (árabes, hindus e hibéricos), fototipo, anatomia e vascularização palpebral, assim como fatores extrínsecos, exposição solar excessiva, privação de sono, tabagismo, etilismo, uso de medicamentos, reposição hormonal, período menstrual, gestação, hiperpigmentação pós-inflamatória, respiração bucal e o próprio fotoenvelhecimento cutâneo, resultado de três mecanismos envolvidos: depósito de pigmento melânico, vascular e alterações anatômicas.

Estima-se que, por ser uma área expressiva e central da face, a procura pelos tratamentos ocorra a partir de 20 anos e é considerada um desafio para o dermatologista.

Anatomia palpebral

O conhecimento da anatomia periocular é fundamental para o diagnóstico e tratamento da hipercromia periorbital. As pálpebras são pregas de pele que auxiliam na expressão e aparência da face. No entanto, sua principal função é a proteção do globo ocular.

O limite superior da pálpebra é a sobrancelha que a separa da região frontal e o inferior, a borda inferior da órbita delimitada pela região geniana.

A abertura das pálpebras é realizada pelo músculo elevador da pálpebra superior com auxilio de dois músculos acessórios, o músculo de Muller e o músculo frontal. Com o envelhecimento, existe redução da fenda palpebral, que mede aproximadamente 9 a 10 mm no adulto, aparecimento de rugas, flacidez cutânea e muscular devido à alterações dos músculos orbicular dos olhos, tarso e septo orbital.

A pele palpebral possui espessura menor que 1 mm e é considerada a região mais fina do corpo. Essa característica, associada à escassez de tecido subcutâneo e à hipervascularização, permite maior visibilidade dos vasos por transparência.

O termo sulco nasojugal tão utilizado atualmente foi descrito pela primeira vez em 1961 por Duke-Elder e Wybar.

Flower descreveu o termo *tear trough deformity* referindo-se a olheira como um desenho de uma depressão em forma de lágrima, limitado pela porção superior da região orbitária, pela porção lateral do lábio superior e pela porção latero-medial do músculo nasal. No entanto, a literatura atual limita o *tear trough deformity* ao músculo orbicular, definindo o oco periorbital do canto medial até a linha médio pupilar, o que se denomina sulco pálpebro-malar.

Kikkawa foi o primeiro a identificar o ligamento acessório encontrado no plano profundo – ligamento malar orbital. Mais recentemente, Mendelson referiu como ligamento de retenção ocular, que sustenta essa região subjacente ao arco zigomático.

Muzzafar et al. observaram uma integração dessa região ao sistema musculoaponeurótico superficial, ao descrever ligamentos retentores dessa área à borda inferior da órbita e à pele, que sustentam o músculo orbicular e as bolsas de gordura. Hwang et al. relataram a presença desse ligamento em 76,4% dos cadáveres dissecados e referiram uma porção medial e lateral, sendo esses mais fortes e resistentes do que o ligamento central, o que explica a deformidade em V – goteira lacrimal.

A queixa de hiperpigmentação periorbital é frequentemente causada por essa alteração estrutural, e pode estar associada a alterações na elasticidade e na espessura da pele, alterações actínicas, veias subcutâneas proeminentes e prolapso da gordura orbital.

Goldberg et al. compilaram seis fatores importantes a ser avaliados: prolapso de gordura orbital, edema palpebral, depressão da goteira lacrimal, perda de elasticidade da pele, proeminência orbicular e bolsas malares (*fatpads*). Os autores concluíram que uma ou mais variáveis são responsáveis pela hipercromia estrutural, sendo as mais comuns a goteira lacrimal e a gordura orbital.

Os ligamentos de retenção (órbito-malar e zigomático-cutâneo), que aderem à borda inferior da órbita e à pele, proporcionam sustentação ao músculo orbicular e às bolsas de gordura da órbita. Dessa forma, existe uma separação entre a região periocular e o terço médio da face, respectivamente aprofundando os sulcos nasojugal e palpebromalar, formando um aspecto de dupla convexidade (goteira lacrimal).

A gordura ocular suborbicular (*sub orbicular ocular fat* – SOOF) encontra-se sobre a porção mais inferior do corpo do osso zigomático e abaixo do músculo orbicular. É separada da gordura periorbital por um fino septo orbital e malar. As bolsas malares podem ser decorrentes da ptose da SOOF e localizam-se abaixo do nível da margem orbital. Na realização de preenchimento, deve-se atentar para os ligamentos palpebrais medial e lateral. O ligamento lateral age como uma barreira, impedindo a dispersão do preenchedor além dele.

Etiopatogenia

Hiperpigmentação

Hipercromia idiopática

Acomete geralmente mulheres, com herança genética autossômica e penetrância variável. Resulta do aumento de melanina na epiderme e na derme.

Hiperpigmentação pós-inflamatória

Pode ser desencadeada pela fricção da região associada ao edema local nos casos de dermatite atópica, dermatite de contato e líquen plano pigmentoso.

Hipercromia congênita

O nevo de Ota é um tipo de melanocitose dérmica que envolve as áreas inervadas pelo primeiro e segundo ramo do nervo trigêmeo. Manifesta-se como mancha acinzentada ou preta-azulada, unilateral, que pode envolver a pele, esclera, conjuntiva, membrana timpânica e mucosas nasal e oral dos dermátomos afetados.

Deve-se lembrar também do nevo adquirido "Ota-like" (Nevo de Hori), que se apresenta de forma bilateral sem acometer mucosas. Pode ter relação com exposição solar, alterações hormonais e doenças inflamatórias.

Hipercromia secundária

Ocorre o depósito de melanina na pele devido a estímulos provocados por estrogênio e progesterona exógenos ou endógenos, gravidez, amamentação, doenças sistêmicas como Doença de Addison, tumores pituitários, desordens da tireóide, Síndrome de Cushing, hemocromatose entre outras.

Medicamentos

A fotossensibilidade induzida pelo uso de fenitoína, antimaláricos e hidrocarbonetos aromáticos pode causar hipercromia periorbital. Outros medicamentos implicados na piora do aspecto das olheiras são anti-inflamatórios não esteroides (AINES) e quimioterápicos.

O uso tópico de análogos da prostaglandina (latanoprosta, bimatoprosta), que são usados como colírios em pacientes com glaucoma, leva ao aumento de melanogênese dérmica e transferência de melanina na camada basal. O aparecimento da hipercromia ocorre 3 a 6 meses após iniciar a medicação e melhora com a descontinuidade do tratamento.

Radiação UV

A exposição solar excessiva crônica causa dilatação vascular, atrofia, flacidez e escurecimento da pele por deposição de melanina.

Alterações vasculares

A olheira predominantemente vascular é de herança autossômica dominante e surge na infância ou na adolescência.

Observa-se dilatação vascular e hipercromia por deposição de hemossiderina. Vários fatores como desidratação, privação de sono, respiração bucal, uso de medicamentos vasodilatadores, estresse, gestação, período menstrual, doenças agudas e sistêmicas contribuem para estase sanguínea e hipercromia.

Alterações anatômicas

Alguns pacientes possuem, constitucionalmente, essa região mais afundada e/ou, um osso zigomático mais proeminente, sendo responsáveis por desníveis nessa área e, consequentemente, uma sombra que pode simular um escurecimento.

A todas essas causas, soma-se o envelhecimento que promove mudanças estruturais na face devido à ação da gravidade e alterações fisiológicas da pele, podendo ser mais intenso se associado ao dano actínico. O envelhecimento também pode ser o único fator causal das olheiras.

Classificação

Não existe consenso na classificação dos subtipos de olheiras. Os autores as classificaram em quatro tipos: pigmentar, vascular, alterações estruturais e anatômica e mistas (Quadro 10.5).

Quadro 10.5. Classificação das olheiras.

Pigmentar	*Vascular*	*Estrutural e anatômica*	*Mistas*
Mácula acastanhada (leve/moderada/grave) na pálpebra inferior com ou sem textura aveludada	Eritema com telangiectasias, coloração azulada/acinzentada	Sombra mais perceptível pela goteira lacrimal e herniação da bolsa de gordura e ptose	Mácula acastanhada e azulada com visualização de vasos
Pode acometer a pálpebra superior	Vasos mais perceptíveis ao estiramento da pele	Pode ser constitucional e evidente desde a infância ou em consequência do envelhecimento cutâneo	São as mais comuns, ocorre devido ao envelhecimento cutâneo e podem ser agravadas pela presença de lentigos solares

Diagnóstico

É realizado por meio de anamnese, história familiar, ocupação (exposição solar, dermatites de contato), história patológica pregressa (alergias, doença de Addison, atopia, doenças da tireóide), medicamentos utilizados e histórico de tratamentos prévios.

O exame clínico é importante para avaliar o fototipo, a área acometida (pálpebra inferior, superior ou ambas), a classificação da hipercromia e a intensidade. O estiramento manual da pele auxilia na classificação e diferenciação das olheiras. Na hiperpigmentação verdadeira, a coloração acastanhada permanece, na alteração vascular, há aumento da coloração violácea e no efeito de sombra, a cor desaparece.

Além disso, deve-se levar em consideração a presença de rítides, perda da elasticidade da pele, edema palpebral, depressão da goteira lacrimal, prolapso de gordura orbital e bolsas malares (*fatpads*).

A dermatoscopia é uma ferramenta que pode auxiliar o diagnóstico. A visualização de pontos com diferentes tamanhos e rede ou pigmentos difusos caracterizam o tipo pigmentar. Já um padrão de eritema difuso, múltiplos vasos finos ou rede vascular generalizada sugere o tipo vascular. As formas mistas, mais predominantes, demonstram uma combinação entre os dois padrões.

Tratamento

□ Tratamento tópico

O manejo do tratamento das olheiras continua sendo um desafio devido à etiopatogenia multifatorial. Não existe um algoritmo definido. O ideal é a associação de protocolos domiciliares a procedimentos em consultório, com exclusão e orientação da influência dos fatores extrínsecos.

Existe uma grande variedade de ativos clareadores disponíveis no mercado como a vitamina C, vitamina E, belides, hexylresorcinol, ácido azelaico, ácido kógico, arbutin, hidroquinona, meiyanol, entre outros, que podem ser utilizados. A combinação de ativos numa mesma formulação objetiva tratar diferentes alvos da melanogênese.

Nas olheiras predominantemente vasculares, alguns ativos se destacam como o ácido tioglicólico, quelante do ferro, o ácido tranexâmico que inibe a angiogênese, diminuindo o eritema e a vascularização, o haloxyl que diminui os pigmentos biliverdina e bilirrubina e o ácido fítico, que além de inibir a tirosinase age como quelante do cobre e anti-inflamatório.

Nas olheiras mistas, mais comuns com o envelhecimento, deve-se agregar ativos antioxidantes, como a vitamina C e o *coffeskin*, rejuvenescedores, como o ácido hialurônico e drenantes. Sabe-se que a radiação ultravioleta (RUV) promove uma inflamação crônica, ativação das metaloproteinases e, consequentemente, degradação precoce do colágeno e elastose solar. Além disso, a RUV ativa o complexo AP1 e NFKB resultando na pigmentação progressiva e na perda de luminosidade dessa área.

As olheiras de causa estrutural e anatômica devem ser corrigidas com o preenchimento à base de ácido hialurônico injetável, que será abordado na Seção 24.9 Ácido Hialurônico: Preenchimento da Região Orbitária.

Com base na literatura, em 2013 foi realizado um trabalho por Lorenzini et al., que comparou a eficácia do ácido tioglicólico 2,5%, da hidroquinona 2%, do haloxyl 2% e do peeling de ácido tioglicólico 10% na redução da hipercromia periorbital. Dividiram 80 pacientes em quatro grupos, sendo que os grupos 1, 2 e 3 realizaram tratamentos com o ácido tioglicólico 2,5%, com a hidroquinona 2% e com o haloxyl 2% respectivamente. O grupo 4 recebeu 5 sessões quinzenais de peeling a base de ácido tioglicólico 10%. Os autores concluíram que ainda não existe um tratamento tópico ideal para essa condição.

É importante a associação de fotoprotetores com cor e fatores de barreira como óculos escuros. A associação com peelings, lasers e outros tratamentos podem ser necessários (Tabela 10.1).

Tabela 10.1. Sugestões de fórmulas.
1. Para olheiras pigmentares
Eyecontour complex 4% + Belides 2% + Vitamina C encapsulada 5% + Coffeskin 3% + Nano kójico 2% – creme ADO 15 gramas
2. Para olheiras vasculares
Bioskin Up Contour 3% + Haloxyl 2% + Meiyanol 1% + Phytodescongestive 5% + Phytosphingosine 0,1% – sensória ADO qsp 15 gramas OU Ácido tioglicólico 2,5% stick tonalizado qsp 15 gramas (observação: o ácido tioglicólico possui um odor forte, por isso muitos pacientes não conseguem usá-lo)
3. Para olheiras mistas
Vitamina C + Silício 5% + Matrixy 2% + TGP2 3% + MDI complex 2% + Eyecontour complex 5% + Bioskin Up Contour 3% + Nopigmerin 3% – creme ADO plus qsp 15 gramas

□ Peelings químicos

O peeling químico é considerado um procedimento eficiente e uma ótima opção quando associado à despigmentantes tópicos. Têm como principal indicação a melhora clínica global dessa área, uma vez que atuam como clareadores, potentes hidratantes e rejuvenescedores.

O peeling de ácido glicólico 20% assim como a associação de ácido lático 15% ao ácido tricloroacético 3,75% são opções para tratar as olheiras pigmentares e mistas.

Os peelings seriados (quinzenais) de ácido tioglicólico 10% apresentam-se como adjuvantes terapêuticos seguros e eficientes, principalmente nos casos de olheiras vasculares ou mistas.

O fenol é outra opção de peeling que pode ser médio a profundo e indicado nos fototipos 1 a 3. O risco de hipopigmentação pode ser uma vantagem no tratamento das olheiras pigmentares.

A complicação mais temida pós-peeling é a hiperpigmentação pós-inflamatória, podendo ser minimizada com o preparo adequado da pele.

Tratamentos com lasers e luzes

A terapia com laser está em ascensão para o tratamento global dessa área, porém, ainda não existem muitos trabalhos para o tratamento da hipercromia, e sim para o rejuvenescimento.

Os lasers ablativos como o laser de CO_2 retiram o pigmento da camada córnea e melhoram as rítides e a atrofia; contudo, ainda não há um consenso para o tratamento da hiperpigmentação. Devido a seus efeitos colaterais como eritema prolongado, hiperpigmentação pós-inflamatória (HPO) e infecções, têm sido utilizadas opções menos invasivas nessa região.

Lasers fracionados não ablativos com afinidade para melanina são usados criando canais para a extrusão desse pigmento, uma vez que provocam microzonas de coagulação térmica e possuem menor risco que os ablativos.

Os lasers mais usados para tratamento da HPO incluem o *Q-switched* ruby (694 nm), *Q-switched* ND:YAG (1.064 nm), *pulsed dye laser* (585 nm), *Q-switched* ND:YAG polyderm (650 e 532 nm), *high-energy pulsed* CO_2 e *Q-switched* Alexandrite.

O laser ND:YAG *Q-switched* possui comprimento de onda de 1.064 nm e um cristal sólido, duplicador de frequência, que o torna extremamente rápido e eficiente para remover pigmentos mais profundos como a melanina dérmica. Esse cristal faz com que a duração de pulso seja extremamente rápida e menor que o tempo de relaxamento térmico dos melanócitos; nesse sentido, é considerada uma boa opção para o tratamento da hipercromia melânica. Os seus cromóforos alvos são a melanina e a hemoglobina.

Além desse, existe o laser com pulso de picossegundos, que possui maior segurança no tratamento dessas hipercromias, uma vez que a duração é ainda mais rápida.

Deve-se atentar às possíveis complicações como hipercromia pós-inflamatória que, geralmente, é transitória.

Já a luz intensa pulsada (LIP) emite comprimento de onda de 515 a 1200 nm por meio de filtros de corte intercambiáveis que variam de 590 a 755 nm. Os parâmetros precisam ser individualizados para cada paciente, conforme o fototipo (Tabela 10.2). Os fototipos mais altos devem ser tratados com cautela, optando-se por fluências mais baixas e/ou duração de pulsos mais longos para proteção da melanina epidérmica.

A LIP é indicada para o tratamento global tanto da hiperpigmentação melânica quanto da hipervascularização.

Tratamentos minimamente invasivos

O ultrassom microfocado é uma tecnologia que entrega energia térmica, atingindo até 75,4 °C, em um ponto focal, o que cria microzonas de coagulação induzindo a neocolagênese. Atualmente, é muito utilizado para tratar a flacidez dessa área, porém, deve-se atentar às ponteiras utilizadas, uma vez que a pele da região periocular apresenta uma espessura mais fina. Os efeitos colaterais são mínimos, como eritema, edema e equimoses transitórios. A melhor indicação consiste nas olheiras agravadas pelo envelhecimento cutâneo.

Outra tecnologia é o plasma fracionado, que fornece plasma produzindo danos térmicos controlados na superfície da pele, que induz a remodelação do colágeno. A principal indicação é o excesso de flacidez nas pálpebras (dermatoclasia ou dermatocálase).

Tratamentos com preenchedor

O preenchimento com ácido hialurônico é uma opção terapêutica no caso das olheiras estruturais.

Existem diversas apresentações comerciais e diferentes técnicas para a aplicação do preenchedor à base de ácido hialurônico, sendo importante considerar as características anatômicas dessa área, como pele fina e flacidez, que determinam a escolha do preenchedor e da técnica.

Blefaroplastia cirúrgica

Esse procedimento ajuda a eliminar as "olheiras" causadas por sombras devido à presença de bolsas de gordura e excesso de pele. A blefaroplastia transconjutival tem melhor resultado do que a transcutânea, uma vez que a cicatriz fica menos evidente; entretanto, deve-se avaliar a melhor indicação. Alguns trabalhos referem à associação da cirurgia ao peeling de fenol com ótimos resultados.

Microagulhamento + TCA 10%

O microagulhamento é um procedimento realizado em consultório, que utiliza agulhas que permeiam o estrato córneo, criando microcanais sem causar dano à

Tabela 10.2. Parâmetros de luz intensa pulsada.

Tipos de pele Fitzpatrick	Configurações usadas		
	Filtro de corte (nm)	*Atraso (ms)*	*Fluências iniciais (J/cm²)*
I-II	560	10 a 15	15 a 19 (aumento de 10% a 20% com tratamento subsequente, baseado na resposta clínica)
III-IV	560 ou 590	20 a 50	14 a 16
V-VI	695 ou 755	Pulso triplo	14 a 16

epiderme. Esse procedimento leva à liberação de fatores de crescimento que estimulam a formação de colágeno e elastina na derme.

Após o procedimento, o número de melanócitos se mantém inalterado. Isso explica por que o microagulhamento é uma opção segura de tratamento para peles com fototipo alto.

A associação do microagulhamento com drug delivery é promissora no tratamento da hipercromia periocular.

O peeling de TCA apresenta multibenefícios, uma vez que estimula neocolagênese e dispersa melanina.

No estudo de Kontochistopoulos et al., o peeling de TCA, aplicado em baixa concentração (10%) após o microagulhamento, promoveu a regeneração dos tecidos e rejuvenescimento da pele local, demonstrando excelente resultado cosmético na redução do pigmento. No entanto, o estudo apresenta limitações por não ter grupo-controle, nem grupos tratados com microagulhamento e com TCA, separadamente.

Discussão e conclusão

A pele da região periocular, devido à baixa quantidade de colágeno, elastina e glicosaminoglicanos, é a de menor espessura do nosso corpo, permitindo uma percepção maior do escurecimento e da vascularização, sendo mais sensível a fatores externos.

A aparência de cansaço, tristeza e ressaca causa muita insatisfação e incomodam muito os pacientes, sendo uma queixa frequente no consultório.

O plano de tratamento requer combinações de ativos, técnicas e disciplina do paciente para obter melhor resultado. Apesar de ser uma queixa comum, não há consenso de tratamentos e de classificação.

Referências Bibliográficas

- **Melasma: Abordagem Clínica / Abordagem Terapêutica**

1. Sheth VM, Pandya AG. Melasma: a comprehensive update. J Am Acad Dermatol. 2011;65:689-697.
2. Miot LDB, Miot HA, Silva MG, Marques MEA. Fisiopatologia do melasma. An Bras Dermatol. 2009;84(6):623-635.
3. Gupta AK, Gover MD, Nouri K, Taylor S. The treatment of melasma: a review of clinical trials. J Am Acad Dermatol. 2006;55(6):1048-1065.
4. Sampaio SAP, Rivitti EA. Discromias. In: Sampaio SAP, Rivitti EA (ed.). Dermatologia. 3. ed. São Paulo: Artes Médicas; 2007. p. 353-374.
5. Trout CR, Levine N, Chang MW. Disorders of pigmentation. In: Bologna JL, Jorizzo JL, Rapini RP (ed.). Dermatology. 1st ed. Spain: Mosby; 2003. p. 975-1004.
6. Rendon M, Berneburg M, Arellano I, Picardo M. Treatment of melasma. J Am Acad Dermatol. 2006;54(5):S272-281.
7. Lutfi RJ, Fridmanis M, Misiuras AL, Pafume O, Gonzalez EA, Villemur JA et al. Association of melasma with thyroid autoi mmunity and other thyroidal abnormalities and their relationship to the origin of the melasma. J Clin Endocrinol Metab. 1995;61(1):28-31.
8. Sacre RC. Melasma idiopático: avaliação das funções tireoidiana, prolactínica e gonadal feminina. An Bras Dermatol. 1996;71:195-198.
9. Balogh TS, Velasco MVR, Pedriali CA, Kaneko TM, Baby AR. Proteção à radiação ultravioleta: recursos disponíveis na atualidade em fotoproteção. An Bras Dermatol. 2011;86(4):732-742.
10. Lui H, Anderson RR. Radiation sources and interaction with skin. In: Lim HW, Hönigsmann H, Hawk JLM (ed.). Photodermatology. New York: Informa Healthcare (USA); 2007. p. 29-54.
11. Mahmoud BH et al. Effects of visible light in the skin. Photochem Photobiol. 2008;84:450-462.
12. Braun RP, Rabinovitz HS, Oliviero M et al. Dermoscopy of pigmented skin lesions. J Am Acad Dermatol. 2005;52:109-121.
13. Weismann K, Lorentzen H. Dermoscopic color perspective. Arch Dermatol. 2006;142:1250.
14. Piccolo D, Fargnoli C, Ferrara G et al. Hypoepiluminescence microscopy of pigmented skin lesions: new approach to improve recognition of dermoscopic structures. Dermatol Surg. 2006;32:1391-1397.
15. Ferreira CM, Barcaui CB, Piñeiro-Maceira J. Dermatoscopia: aplicação clínica e correlação histopatológica. 1. ed. Atheneu; 2004.
16. McKee PH, Calonje E, Granter SR. Disorders of pigmentation. In: McKee PH, Calonje E, Granter SR (ed.). Pathology of the skin with clinical correlations. 3rd ed. China: Elsevier Mosby; 2005. p. 993-1022.
17. Naylor M. Sunscreens. In: Bologna JL, Jorizzo JL, Rapini RP (ed.). Dermatology. 1st ed. Spain: Mosby; 2003. p. 2373-2378.
18. Sampaio SAP, Rivitti EA. Terapêutica tópica. In: Sampaio SAP, Rivitti EA (ed.). Dermatologia. 3. ed. São Paulo: Artes Médicas; 2007. p. 1385-1416.
19. Draelos ZD. Skin lightening preparations and the hydroquinone controversy. Dermatol Ther. 2007;20:308-313.
20. Kligman AM, Willis I. A new formula for depigmenting human skin. Arch Dermatol. 1975;111:40-48.
21. Keeling J, Cardona L, Benitez A, Epstein R, Rendon M. Mequinol 2%/tretinoin 0.01% topical solution for the treatment of melasma in men: a case series and review of the literature. Cutis. 2008; 81(2):179-183.
22. Kimbrough-Green CK, Griffiths CE, Finkel LJ, Hamilton TA, Bulengo-Ransby SM, Ellis CN et al. Topical retinoic acid (tretinoin) for melasma in black patients: a vehicle-controlled clinical trial. Arch Dermatol. 1994;130(6):727-733.
23. Griffiths CE, Finkel LJ, Ditre CM, Hamilton TA, Ellis CN, Voorhees JJ. Topical tretinoin (retinoic acid) improves melasma in black patients: a vehicle-controlled clinical trial. Br J Dermatol. 1993; 129(4):415-421.
24. Gano SE, Garcia RL. Topical tretinoin, hydroquinone and bethamethasone valereate in the therapy of melasma. Cutis. 1979; 23(2):239-241.
25. Torok HM, Jones T, Rich P, Smith S, Tschen E. Hydroquinone 4%, tretinoin 0.05%, fluocinolone acetonid 0.01%: a safe and efficacious 12-month treatment for melasma. Cutis. 2005;75(1):57-62.
26. Prystowsky JH. Topical retinoids. In: Wolverton SE (ed.). Comprehensive dermatologic drug therapy. 1st ed. Philadelphia: WB Saunders; 2001. p. 578-594.
27. Garcia A, Fulton Jr JE. The combination of glycolic acid and hydroquinone or kojic acid for the treatment of melasma and related conditions. Dermatol Surg. 1992;22:443-447.
28. Lee JH, Park JG, Lim SH, Kim JY, Ahn KY, Kim M et al. Localized intradermal microinjection of tranexamic acid for treatment of melasma in asian patients: a preliminary clinical trial. Dermatol Surg. 2006;32(5):626-631.
29. Sharquie KE, Al-Mashhadani SA, Salman HA. Topical 10% zinc sulfate solution for treatment of melasma. Dermatol Surg. 2008;34(10): 1346-1349.
30. Middaikamp-Hup MA, Pathak MA, Parrado C, Gaukassian D, Rius-Diaz F, Mihin MC et al. Oral polypodium leucotomos extract decreases ultraviolet-induced damage of human skin. J Am Acad Dermatol. 2004 Dec;51(6):910-918.
31. Ni Z, Mu Y, Gulati O. Treatment of melasma with picnogenol. Phytother Res. 2002;16:557-567.
32. Lee J, Iuing S, Levine N, Watson RR. Varotanoid supplementation reduces erythema in humam skin after simulated solar radiation exposure. Proc Séc Exp Biol Méd. 2000 Feb;223(2):170-174.
33. Bhalla M, Thami GP. Microdermabrasion: reappraisal and brief review literature. Dermatol Surg. 2006;32(6):809-814.

34. Steiner D, Feola C, Bialeski N, Silva FAM, Antiori ACP, Addor FASA, Folino BB. Study evaluating the efficacy of topical and injected tranexamic acid in treatment of melasma. Surgical & Cosmetic Dermatology. 2009;1(4):174-177.
35. Jimbow K, Quevedo Jr WC, Fitzpatrick TB et al. Biology of melanocytes. In: Fitzpatrick TB, Eisen AZ, Wolff K, Freedberg IM, Austen KF (ed.). Dermatology in general medicine. New York: Mcgraw-Hill; 1999. v. 1, p.192-220.
36. Boissy RE. The melanocyte: its structure, function and subpopulations in skin, eyes and hair. Dermatol Clin. 1988;6:161-173.
37. Rouzaud F, Hearing VJ. Regulatory elements of the melanocortin-1--receptor. Peptides. 2005;26:1858-1870.
38. Mosher DB, Fitzpatrick TB, Ortonne JP, Hori Y. Normal skin color and general considerations of pigmentary disorders. In: Fitzpatrick TB, Eisen AZ, Wolff K, Freedberg IM, Austen KF (ed.). Dermatology in general medicine. New York: Mcgraw-Hill; 1999. v. 1, p. 936-944.
39. Murisier F, Beermann F. Genetics of pigment cells: lessons from the tyrosinase gene family. Histol Histopathol. 2006;2:567-578.
40. Boissy RE. Melanosome transfer to and translocation in the keratinocyte. Exp Dermato. 2003;12(Suppl 2):5-12.
41. Hearing VJ. Biogenesis of pigment granules: a sensitive way to regulate melanocyte function. J Dermatol Sci. 2005;37:3-14.
42. Motokawa T, Kato T, Hashimoto Y, Katagiri T. Effect of Val92Met and Arg163Gln variants of the MC1R gene on freckles and solar lentigines in Japanese. Pigment Cell Res. 2007;20:140-143.
43. Kang WH, Yoon KH, Lee ES, Kim J, Lee KB, Yim H et al. Melasma: histopathological characteristics in 56 Korean patients. Br J Dermatol. 2002;146:228-237.
44. Balkrishnan R, McMichael AJ, Camacho FT, Saltzberg F, Housman TS, Gru mmer S et al. Development and validation of a health--related quality of life instrument for women with melasma. Br J Dermatol. 2003;149:572-577.
45. Dominguez AR, Balkrishnan R, Ellzey AR, Pandya AG. Melasma in Latina patients: cross-cultural adaptation and validation of a quality of life questionnaire in Spanish language. J Am Acad Dermatol. 2006;55:59-66.
46. Wolf R, Wolf D, Tamir A, Politi Y. Melasma: a mask of stress. Br J Dermatol. 1991;125:192-193.

• Melasma: Tratamento com Tecnologias no Melasma

1. Kwon SH et al. Melasma: updates and perspectives. Experimental Dermatology. 2019;28:704-708.
2. Rajanala S, Maymone Mayra BCC, Vashi NA. Melasma pathogenesis: a review of the latest research, pathological findings and investigational therapies. Dermatology Online Journal. 2019. Disponível em: https://escholarship.org/uc/item/47b7r28c.
3. Miot LDB, Miot HA, Silva MG, Marques MEA. Fisiopatologia do melasma. An Bras Dermatol. 2009;84(6):623-635.
4. Lan Y, Wang Y, Lu H. Opsin 3 is a key regulator of ultraviolet A--induced photoageing in human dermal fibroblast cells. British Journal of Dermatology. 2019.
5. Esposito ACC et al. Ultrastructural characterization of damage in the basement membrane of facial melasma. Archives of Dermatological Research. 2019 Sep 17. doi: 10.1007/s00403-019-01979-w.
6. Mckesey J, Tovar-Garza A, Pandya AG. Melasma treatment: an evidence-based review. American Journal of Clinical Dermatology. 2019 Dec 4. doi: 10.1007/s40257-019-00488-w.
7. Schalka S, Vitale-Villarejo MA, Agelune CM, Bombarda PCP. Benefícios do uso de um composto contendo extrato de polypodium loucotomos na redução da pigmentação e do eritema decorrentes da radiação ultravioleta. Surg Cosmet Dermatol. 2014;6(4):3448.
8. Pinto CAS et al. Uso do pycnogenol no tratamento do melasma. Surg Cosmet Dermatol. 2015 Set 20;7(3):218-222.
9. Spierings NMK. Melasma: a critical analysis of clinical trials investigating treatment modalities published in the past 10 years. J Cosmet Dermatol. 2019;00:1-6, 10.
10. Ismail ESA, Patsatsi A, Abdel-Maged WM, Nada EEDAEA. Efficacy of microneedling with topical vitamin C in the treatment of melasma. J Cosmet Dermatol. 2019;00:1-6. doi: 10.1111/jocd.12878.
11. Farshi S, Mansouri P. Study of efficacy of microneedling and mesoneedling in the treatment of epidermal melasma: a pilot trial. J Cosmet Dermatol. 2020;00:1-6.
12. Lima EA. Microneedling in facial recalcitrant melasma: report of a series of 22 cases. An Bras Dermatol. 2015;90(6):919-921.
13. Agostinho GLPL, Oliveira RTG, Urzedo APS, Cunha MG, Filho CDSM. Avaliação comparativa do tratamento de melasma com microagulhamento associado ou não ao drug delivery. Surg Cosmet Dermatol (Rio de Janeiro). 2019 Jul-Set;11(3):216-220.
14. Sasaki GH. Response to co mmentaries on micro-needling depth penetration, presence of pigment particles and fluorescein-stained platelets: clinical usage for aesthetic concerns. Aesthetic Surg J. 2017;37(5):NP60-NP61.
15. Stahl J, Wohlert M, Kietzmann M. Microneedle pretreatment enhances the percutaneous permeation of hydrophilic compounds with high melting points. BMC Pharmacol Toxicol. 2012;13:1-7.
16. Shah SD, Aurangabadkar SJ. Laser toning in melasma. Journal of Cutaneous and Aesthetic Surgery. 2019. doi: 10.4103/JCAS.JCAS_179_18. [Acesso em 14 jan. 2020]. Disponível em: http://www.jcasonline.com.
17. Garg S, Vashisht KR, Makadia S. A prospective randomized comparative study on 60 Indian patients of melasma, comparing pixel Q-switched NdYAG (1.064 nm), super skin rejuvenation (540 nm) and ablative pixel erbium YAG (2940 nm) lasers, with a review of the literature. Journal of Cosmetic and Laser Therapy. 2019. doi: 10.1080/14764172.2019.1605447.
18. Kwon HH, Choi SC, Jung JY, Park GH. Combined treatment of melasma involving low-fluence Q-switched Nd:YAG laser and fractional microneedling radiofrequency. Journal of Dermatological Treatment. 2018. Disponível em: ttp://www.tandfonline.com/loi/ijdt20. doi: 10.1080/09546634.2018.1516858.
19. Jo DJ, Kang IH, Baek JH, Lee SJ, Shin MK. Using reectance confocal microscopy to observe in vivo melanolysis after treatment with the picosecondalexandrite laser and Q-switched Nd:YAG laser in melasma. Wiley Periodicals. 2018 [Publicado online em Wiley Online Library]. Disponível em: wileyonlinelibrary.com. doi: 10.1002/lsm.23025.
20. Kassuga LEBP, Issa MCA, Chevrand NS. Aplicação transepidérmica de medicamento associado a terapia fotodinâmica no tratamento de ceratoses actínicas. Dermatol Surg. 2012;38(8):1284-1293.
21. Lukac M, Vizintin Z, Kazic M, Sult T. Novel fractional treatments with VSP Erbium YAG aesthetic lasers. 2008;2008(6):1-12.
22. Lukac M, Perhavec T, Nemes K, Ahcan U. Ablation and thermal depths in VSP Er:YAG laser skin resurfacing. J Laser Heal Acad. 2010;1(1):56-71.
23. Holcomb JD. Versatility of Erbium YAG laser: from fractional skin rejuvenation to full-field skin resurfacing. Facial Plast Surg Clin North Am [Internet]. 2011 May;19(2):261-273. Disponível em: http://dx.doi.org/10.1016/j.fsc.2011.04.005.
24. Skovbolling HC, Illes M, Paasch U, Haedersdal M. Histological evaluation of vertical laser channels from ablative fractional resurfacing: an ex vivo pig skin model. Lasers Med Sci. 2011 Jul;26(4):465-471.
25. Sklar LR, Burnett CT, Waibel JS, Moy RL, Ozog DM. Laser assisted drug delivery: a review of an evolving technology. Lasers Surg Med. 2014 Apr;46(4):249-262.
26. Taudorf EH, Haak CS, Erlendsson AM, Philipsen PA, Anderson RR, Paasch U et al. Fractional ablative Erbium YAG laser: histological characterization of relationships between laser settings and micropore dimensions. Lasers Surg Med. 2014 Apr;46(4):281-289.
27. Waibel JS, Mi QS, Ozog D, Qu L, Zhou L, Rudnick A et al. Laser--assisted delivery of vitamin C, vitamin E and ferulic acid formula serum decreases fractional laser postoperative recovery by increased beta fibroblast. Lasers Sug Med. 2016 Mar;48(3):238-244.
28. Fabi SG. Noninvasive skin tightening: focus on new ultrasound techniques. Clinical, Cosmetic and Investigational Dermatology. 2015:8:47-52.
29. Vachiramon V, Iamsumang W, Chanasumon N, Thadanipon K, Triyangkulsri K. A study of efficacy and safety of high-intensity focused ultrasound for the treatment of melasma in Asians: a single-blinded, randomized, split-face, pilot study. J Cosmet Dermatol. 2019 May 21;00:1-7.

• Hiper e Hipopigmentação Pós-inflamatória

1. Ali SA, Naaz I. Biochemical aspects of mammalian melanocytes and the emerging role of melanocyte stem cells in dermatological therapies. Int J Health Sci (Qassim). 2018;12(1):69-76.

2. Lawrence E, Al Aboud KM. Postinflammatory Hyperpigmentation. In: StatPearls. Treasure Island (FL): StatPearls Publishing; June 30, 2020.
3. Kaufman BP, Aman T, Alexis AF. Postinflammatory Hyperpigmentation: Epidemiology, Clinical Presentation, Pathogenesis and Treatment. Am J Clin Dermatol. 2018 Aug;19(4):489-503.
4. Fatima S, Braunberger T, Mohammad TF, Kohli I, Hamzavi IH. The Role of Sunscreen in Melasma and Postinflammatory Hyperpigmentation. Indian J Dermatol. 2020;65(1):5-10.
5. Callender VD, St Surin-Lord S, Davis EC, Maclin M. Postinflammatory hyperpigmentation: etiologic and therapeutic considerations. Am J Clin Dermatol. 2011 Apr 1;12(2):87-99.
6. Searle T, Al-Niaimi F, Ali FR. The top 10 cosmeceuticals for facial hyperpigmentation. Dermatol Ther. 2020 Nov;33(6):e14095.
7. Gonzalez Ochoa AJ, Carrillo J, Manríquez D, Manrique F, Vazquez AN. Reducing hyperpigmentation after sclerotherapy: A randomized clinical trial. J Vasc Surg Venous Lymphat Disord. 2021 Jan; 9(1):154-162.
8. Alajlan A. Crescent-Shaped Hyperpigmentation Following Laser Hair Removal: Case Series of Fifteen Patients. Lasers Surg Med. 2021 Mar;53(3):333-336.
9. Davis EC, Callender VD. Postinflammatory hyperpigmentation: a review of the epidemiology, clinical features, and treatment options in skin of color. J Clin Aesthet Dermatol. 2010 Jul;3(7):20-31.
10. Tse TW. Hydroquinone for skin lightening: safety profile, duration of use and when should we stop? J Dermatolog Treat. 2010 Sep;21(5):272-5.
11. Ribas J, Schettini APM, Cavalcante MSM. Ocronose exógena induzida por hidroquinona: relato de quatro casos. An. Bras. Dermatol. 2010 Oct;85 (5):699-703.
12. Draelos ZD. The combination of 2% 4-hydroxyanisole (mequinol) and 0.01% tretinoin effectively improves the appearance of solar lentigines in ethnic groups. J Cosmet Dermatol. 2006 Sep; 5(3):239-44.
13. Taylor S, Callender V. A multicenter, 12-week, phase 3b trial: a combination solution of mequinol 2%/tretinon 0.01% vs. hydroquinone 4% cream in the treatment of mild to moderate postinflammatory hyperpigmentation [Abstract]. J Am Acad Dermatol. 2006;54:AB194.
14. Grimes PE.Management of hyperpigmentation in darker racial ethnic groups. Semin Cutan Med Surg 2009; 28: 77-85.
15. Jarratt M. Mequinol 2%/tretinoin 0.01% solution: an effective and safe alternative to hydroquinone 3% in the treatment of solar lentigines. Cutis. 2004;74:319-322.
16. Draelos ZD. Skin lightening preparations and the hydroquinone controversy. Dermatol Ther. 2007 Sep-Oct;20(5):308-13.
17. Lynde CB, Kraft JN, Lynde CW. Topical treatments for melasma and postinflammatory hyperpigmentation. Skin Therapy Lett. 2006 Nov;11(9):1-6.
18. Saeedi M, Eslamifar M, Khezri K. Kojic acid applications in cosmetic and pharmaceutical preparations. Biomed Pharmacother. 2019 Feb;110:582-593.
19. Nguyen QH, Bui TP. Azelaic acid: pharmacokinetic and pharmacodynamic properties and its therapeutic role in hyperpigmentary disorders and acne. Int J Dermatol. 1995 Feb;34(2):75-84.
20. Farshi S. Comparative study of therapeutic effects of 20% azelaic acid and hydroquinone 4% cream in the treatment of melasma. J Cosmet Dermatol. 2011 Dec;10(4):282-7.
21. Kakita LS, Lowe NJ. Azelaic acid and glycolic acid combination therapy for facial hyperpigmentation in darker-skinned patients: a clinical comparison with hydroquinone. Clin Ther. 1998 Sep--Oct;20(5):960-70.
22. Maeda K, Fukuda M. Arbutin: mechanism of its depigmenting action in human melanocyte culture. J Pharmacol Exp Ther. 1996 Feb;276(2):765-9.
23. Pullar JM, Carr AC, Vissers MCM. The Roles of Vitamin C in Skin Health. Nutrients. 2017 Aug 12;9(8):866.
24. Forbat E, Al-Niaimi F, Ali FR. The emerging importance of tranexamic acid in dermatology. Clin Exp Dermatol. 2020 Jun;45(4): 445-449.
25. Bala HR, Lee S, Wong C, Pandya AG, Rodrigues M. Oral Tranexamic Acid for the Treatment of Melasma: A Review. Dermatol Surg. 2018 Jun;44(6):814-825.
26. Sharad J. Glycolic acid peel therapy – a current review. Clin Cosmet Investig Dermatol. 2013 Nov 11;6:281-8.
27. Yokomizo VMF, Benemond TMH, Chisaki C, Benemond PH. Peelings químicos: revisão e aplicação prática Chemical peels: review and practical applications. Surg Cosmet Dermatol 2013;5(1):5868.
28. Garg VK, Sarkar R, Agarwal R. Comparative evaluation of beneficiary effects of priming agents (2% hydroquinone and 0.025% retinoic acid) in the treatment of melasma with glycolic acid peels. Dermatol Surg. 2008;34(8):1032-9.
29. Sarkar R, Parmar NV, Kapoor S. Treatment of Postinflammatory Hyperpigmentation With a Combination of Glycolic Acid Peels and a Topical Regimen in Dark-Skinned Patients: A Comparative Study. Dermatol Surg. 2017 Apr;43(4):566-573.
30. Sharad J. Combination of microneedling and glycolic acid peels for the treatment of acne scars in dark skin. J Cosmet Dermatol. 2011;10(4):317-23.
31. Hou A, Cohen B, Haimovic A, Elbuluk N. Microneedling: A Comprehensive Review. Dermatol Surg. 2017 Mar;43(3):321-339.
32. Tagliolatto S, Mazon NVP. Uso da técnica de indução percutânea de colágeno no tratamento da hiperpigmentação pós-inflamatória. Surg Cosmet Dermatol 2017;9(2):160-4.
33. Chaowattanapanit S, Silpa-Archa N, Kohli I, Lim HW, Hamzavi I. Postinflammatory hyperpigmentation: A comprehensive overview: Treatment options and prevention. J Am Acad Dermatol. 2017 Oct;77(4):607-621.
34. Kaminsky S.Guia Ilustrado: Laser e Outras Tecnologias em Dermatologia. 1. ed. Rio de Janeiro: Di Livros; 2016.
35. Madu PN, Syder N, Elbuluk N. Postinflammatory hypopigmentation: a comprehensive review of treatments. J Dermatolog Treat. 2020 Jul 20:1-5.

• Discromias em Peles Negras

1. Grimes PE, Davis LT. Cosmetics in black. Dermatol Clin. 1991; 9:53-68.
2. McDonald CJ. Sructure and function of the skin: are there differences between black and white skin? Dermatol Clin. 1988;6:343-347.
3. Berardesca E, Maibach H. Racial differences in skin pathophysiology. J Am Acad Dermatol. 1996;34:667-672.
4. Halder RM, Holmes YC, Bridgeman-Shah S et al. A clinicohistopathological study of acne vulgaris in black females. J Invest Dermatol. 1996;106:888 (abstract 495).
5. Alexis AF, Sergay AB, Taylor SC. Co mmon dermatologic disorders in skin of color: a comparative practice survey. Cutis. 2007;80:387-394.
6. Westerhof W. A few more grains of melanin. Int J Dermatol. 1997;36:573-574.
7. Grimes PE, Stockton T. Pigmentary disorders in blacks. Dermatol Clin. 1988;6:271-280.
8. Lesueur A, Garcia-Granel V, Hélénon R, Cales-Quist D. Hypomélanose maculeuse confluente et progressive du métis mélanoderme: étude épidémiologique sur 511 sujets. Ann Dermatol Venereol. 1994;121:880-883.
9. Taylor SC, Cook-Bolden F, Rahman Z et al. Acne vulgaris in skin of color. J Am Acad Dermatol. 2002;46:S98-106.
10. Taylor SC, Arsonnaud S, Czernielewski J. The Taylor hyperpigmentation scale: a new visual assessment tool for the evaluation of skin color and pigmentation. Cutis. 2005;76:270-274.

• Cosmiatria da Pele Negra

1. Alchorne MM, Abreu MA. Dermatologia na pele negra. An Bras Dermatol. 2008;83(1):7-20.
2. Grimes PE, Hunt SG. Considerations for cosmetic surgery in the black population. Clin Plast Surg. 1993;20(1):27-34.
3. Wesley NO, Maibach HI. Racial (ethnic) differences in skin properties: the objective data. Am J Clin Dermatol. 2003;4(12):843-860.
4. Alexis AF, Barbosa VH. Skin of color: a practical guide to dermatologic diagnosis and treatment. Springer; 2013.
5. Kelly AP, Taylor SC. Dermatology for skin of color. The McGraw-Hill Companies; 2009.
6. Kelly AP. Aesthetic considerations in patients of color. Dermatol Clin. 1997;15(4):687-693.
7. Tadokoro T, Kobayashi N, Zmudzka BZ et al. UV-induced DNA damage and melanin content in human skin differing in racial/ethnic origin. FASEB J. 2003;17(9):1177-1179.

8. Bassel HM, Ruvolo E, Hexsel CL et al. Impact of long-wavelength UVA and visible light on melanocompetent. Skin J Invest Dermatol. 2010;130:2092-2097.
9. Schalka S, Sant'Anna-Addor F, Agelune CM, Pereira VM. Sunscreen protection against visible light: a new proposal for evaluation. Surg Cosmet Dermatol. 2012;3(4):45-52.
10. Middelkamp-Hup MA, Pathak MA, Parrado C et al. Oral polypodium leucotomos extract decreases ultraviolet-induced damage of human skin. J Am Acad Dermatol. 2004;51(6):910-918.
11. Segger D, Schönlau F. Supplementation with Evelle improves skin smoothness and elasticity in a double-blind, placebo-controlled study with 62 women. J Dermatolog Treat. 2004;15(4):222-226.
12. Bala HR, Lee S, Wong C, Pandya AG, Rodrigues M. Oral tranexamic acid for the treatment of melasma: a review. Dermatol Surg. 2018;44(6):814-825.
13. Sarkar R, Bansal S, Garg VK. Chemical peels for melasma in dark-skinned patients. J Cutan Aesthet Surg. 2012;5(4):247-253. doi: 10.4103/0974-2077.104912.
14. Arrowitz C, Schoelermann AM, Mann T, Jiang LI, Weber T, Kolbe L. Effective tyrosinase inhibition by thiamidol results in significant improvement of mild to moderate melasma. Journal of Investigative Dermatology. 2019;139(8):1691-1698.e6.
15. Mansouri P, Farshi S, Hashemi Z, Kasraee B. Evaluation of the efficacy of cysteamine 5% cream in the treatment of epidermal melasma: a randomized double-blind placebo-controlled trial. Br J Dermatol. 2015;173(1):209-217.
16. Azulay RD, Azulay-Abulafia L. Dermatologia. 7. ed. Rio de Janeiro: Guanabara Koogan; 2017. cap. 15.
17. Hermanns-Lê T, Scheen A, Piérard GE. Acanthosis nigricans associated with insulin resistance: pathophysiology and management. Am J Clin Dermatol. 2004;5(3):199-203.
18. Angbengco KAG, Ticzon-Calleja MA. Efficacy of sunflower seed oil versus control in reducing post-infla mmatory hyperpigmentation of the axillae in adult Filipinos: a randomized controlled double-blinded crossover trial. In: American Academy of Dermatology (AAD) Congress, 2019; Washington (USA).
19. Rahman Z, Alam M, Dover JS. Fractional laser treatment for pigmentation and texture improvement. Skin Therapy Lett. 2006; 11(9):7-11.
20. Park TH, Seo SW, Kim JK, Chang CH. Outcomes of surgical excision with pressure therapy using magnets and identification of risk factors for recurrent keloids. Plast Reconstr Surg. 2011;128:431.
21. Saray Y, Güleç AT. Treatment of keloids and hypertrophic scars with dermojet injections of bleomycin: a preliminary study. Int J Dermatol. 2005;44:777.
22. Berman B, Harrison-Balestra C, Perez OA et al. Treatment of keloid scars post-shave excision with imiquimod 5% cream: a prospective, double-blind, placebo-controlled pilot study. J Drugs Dermatol. 2009;8:455.
23. Mankowski P, Kanevsky J, Tomlinson J et al. Optimizing radiotherapy for keloids: a meta-analysis systematic review comparing recurrence rates between different radiation modalities. Ann Plast Surg. 2017;78:403.
24. Al-Qarqaz F, Al-Yousef A. Skin microneedling for acne scars associated with pigmentation in patients with dark skin. J Cosmet Dermatol. 2018;17(3):390-395.
25. Lima EA. Microneedling in facial recalcitrant melasma: report of a series of 22 cases. An Bras Dermatol [Internet]. 2015 Dec;90(6): 919-921 [citado 06 jun. 2020].
26. Rokhsar CK, Fitzpatrick RE. The treatment of melasma with fractional photothermolysis: a pilot study. Dermatol Surg. 2005; 31(12):1645-1650.
27. Alexiades-Armenakas M, Sarnoff D, Gotkin R, Sadick N. Multi-center clinical study and review of fractional ablative CO2 laser resurfacing for the treatment of rhytides, photoaging, scars and striae. J Drugs Dermatol. 2011;10(4):352-362.
28. MacGregor JL, Tanzi EL. Microfocused ultrasound for skin tightening. Semin Cutan Med Surg. 2013;32(1):18-25.
29. Vashi NA, Maymone MBC, Kundu RV. Aging differences in ethnic skin. The Journal of Clinical and Aesthetic Dermatology. 2016; 9(1):31-38.
30. Venkatesh S, Maymone MBC, Vashi NA. Aging in skin of color. Clin Dermatol. 2019;37(4):351-357.

• Vitiligo: Abordagem Clínica e Tratamento

1. Kemp EH, Waterman EA, Weetman AP. Autoi mmune aspects of vitiligo. Autoi mmunity. 2001;34(A 1):65-77.
2. Gawkrodger DJ et al. Guideline for the diagnosis and management of vitiligo. Br J Dermatol. 2008 Nov;159(5):1051-1076.
3. Bystryn JC. I mmune mechanisms in vitiligo. Clin Dermatol. 1997 Nov-Dec;15(6):853-861.
4. Kemp EH. Autoantibodies as diagnostic and predictive markers of vitiligo. Autoi mmunity. 2004 Jun;37(4):287-290.
5. Mason CP, Gawkrodger DJ. Vitiligo presentation in adults. Clin Exp Dermatol. 2005 Jul;30(4):344-345.
6. Antelo DP, Filgueira AL, Cunha JMT. Redução dos linfócitos TCD8+ citotóxicos observada com a terapia Puva em paciente com vitiligo. 2008;83(6):572-574.
7. Antelo DP, Filgueira AL, Cunha JMT. Aspectos imunopatológicos do vitiligo. Medicina Cutânea Ibero-Latino-Americana. 2008;36(3): 125-136.
8. Castro CCS, Miot HA. Prevalence of vitiligo in Brazil: a population survey. Pigment Cell Melanoma Res. 2018;31(3):448-450.
9. Grimes PE. White patches and bruised souls: advances in the pathogenesis and treatment of vitiligo. J Am Acad Dermatol. 2004 Jul;51(1 Suppl):S5-7.
10. Spritz RA. The genetics of generalized vitiligo: autoimmune pathways and an inverse relationship with malignant melanoma. Genome Med. 2010 Oct 19;2(10):78. doi: 10.1186/gm199.
11. Spritz RA. Shared genetic relationships underlying generalized vitiligo and autoimmune thyroid disease. Thyroid. 2010 Jul;20(7):745-54. doi: 10.1089/thy.2010.1643.
12. Ortonne JP et al. Hypomelanoses and hypermelanoses. In: Freedberg IM et al. (ed.). Fitzpatrick's dermatology in general medicine. 6th ed. New York: Mc Graw-Hill; 2003.
13. Zhang XJ et al. Association of HLA class I alleles with vitiligo in Chinese Hans. J Dermatol Sci. 2004 Aug;35(2):165-168. ISSN: 0923-1811 [Print].
14. Alikhan A et al. Vitiligo: a comprehensive overview – Part I: Introduction, epidemiology, quality of life, diagnosis, differential diagnosis, associations, histopathology, etiology and work-up. J Am Acad Dermatol. 2011 Sep;65(3):473-491.
15. Al'Abadie MS et al. Neuropeptide and neuronal marker studies in vitiligo. Br J Dermatol. 1994 Aug;131(2):160-165.
16. Gauthier Y, Cario AM, Taieb A. A critical appraisal of vitiligo etiologic theories: is melanocyte loss a melanocytorrhagy? Pigment Cell Res. 2003 Aug;16(4):322-332.
17. Antelo DP, Filgueira AL, Cunha JMT. Reduction of skin-homing cytotoxic T cells (CD8+ -CLA+) in patients with vitiligo. Photodermatol Photoi mmunol Photomed. 2011 Feb;27(1):40-44.
18. Autoantibodies and their clinical significance in a black vitiligo population. Arch Dermatol. Apr 1983;119(4):300-303.
19. Morgan M, Castells A, Ramirez A et al. Anticuerpos en vitiligo: significado clínico. Med Cut ILA. 1986;14:139-142.
20. Mandry RC et al. Organ-specific autoantibodies in vitiligo patients and their relatives. Int J Dermatol. 1996 Jan;35(1):18-21.
21. Castanet J, Ortonne JP. I mmunology of vitiligo. In: Bos JD (ed.). Skin I mmune System (SIS). 2nd ed. Boca Raton/New York: CRC Press; 1997.
22. Furuzawa-Carballeda J, Vargas-Rojas MI, Cabral AR. Autoi mmune infla mmation from the Th17 perspective. Autoi mmun Rev. 2007 Jan;6(3):169-175.
23. Yu HS et al. Alterations in IL-6, IL-8, GM-CSF, TNF-alpha and IFN-ga mma release by peripheral mononuclear cells in patients with active vitiligo. J Invest Dermatol. 1997 Apr;108(4):527-529. ISSN: 0022-202X [Print].
24. Yildirim M et al. The role of oxidants and antioxidants in generalized vitiligo at tissue level. J Eur Acad Dermatol Venereol. 2004 Nov;18(6):683-686. ISSN: 0926-9959 [Print].
25. The role of oxidants and antioxidants in generalized vitiligo. J Dermatol. 2003 Feb;30(2):104-108. ISSN: 0385-2407 [Print].
26. Morelli JG. Vitiligo. Curr Probl Dermatol. 2000 Jul/Aug:168-169.
27. Kurtev A, Dourmishev AL. Thyroid function and autoi mmunity in children and adolescents with vitiligo. J Eur Acad Dermatol Venereol. 2004 Jan;18(1):109-111.

28. Kovacs SO. Vitiligo. J Am Acad Dermatol. 1998 May;38(5 Pt 1):647-66; quiz 667-8. doi: 10.1016/s0190-9622(98)70194-x.
29. Castro CCS. Prevalência de psoríase em estudo de 261 pacientes com vitiligo. An Bras Dermatol. 2005;80:453-564.
30. Kovacs SO. Vitiligo. J Am Acad Dermatol. 1998 May;38(5 Pt 1):647-66; quiz 667-8. doi: 10.1016/s0190-9622(98)70194-x.
31. Stinco G et al. Serological screening for autoi mmune polyendocrine syndromes in patients with vitiligo. J Eur Acad Dermatol Venereol. 2011 Aug 25.
32. Laberge G et al. Early disease onset and increased risk of other autoi mmune diseases in familial generalized vitiligo. Pigment Cell Res. 2005 Aug;18(4):300-305.
33. Larsabal M, Marti A, Jacquemin C et al. Vitiligo-like lesions occurring in patients receiving anti-progra mmed cell death-1 therapies are clinically and biologically distinct from vitiligo. J Am Acad Dermatol. 2017;76(5):863-870.
34. Bleuel R, Eberlein B. Therapeutic management of vitiligo. J Dtsch Dermatol Ges. 2018;16(11):1309-1313.
35. Ezzedine K, Lim HW, Suzuki T et al. Revised classification/nomenclature of vitiligo and related issues: the Vitiligo Global Issues Consensus Conference. Pigment Cell Melanoma Res. 2012;25(3): E1-E13.
36. Taieb A, Picardo M. The definition and assessment of vitiligo: a consensus report of the Vitiligo European Task Force. Pigment Cell Res. 2007 Feb;20(1):27-35.
37. Hann SK, Lee HJ. Segmental vitiligo: clinical findings in 208 patients. J Am Acad Dermatol. 1996 Nov;35(5 Pt 1):671-674.
38. Thatte SS, Khopkar US. The utility of dermoscopy in the diagnosis of evolving lesions of vitiligo. Indian J Dermatol Venereol Leprol. 2014;80(6):505-508.
39. Taieb A, Alomar A, Böhm M et al. Guidelines for the management of vitiligo: the European Dermatology Forum consensus. Br J Dermatol. 2013;168(1):5-19.
40. Steiner D et al. Vitiligo. An Bras Dermatol. 2004;79:335-351.
41. Wankowicz-Kalinska A et al. I mmunopolarization of CD4+ and CD8+ T cells to Type-1-like is associated with melanocyte loss in human vitiligo. Lab Invest. 2003 May;83(5):683-695.
42. Aslanian FMP et al. Abnormal histological findings in active vitiligo include the normal-appearing skin. Pigment Cell Res. 2007 Apr;20(2):144-145.
43. Njoo MD, Spuls PI, Bos JD, Westerhof W, Bossuyt PM. Nonsurgical repigmentation therapies in vitiligo: meta-analysis of the literature. Arch Dermatol. 1998;134(12):1532-1540.
44. De La Fuente-Garcia A, Gomez-Flores M, Mancillas-Adame L, Ocampo-Candiani J, Welsh-Lozano O, Perez JZ et al. Role of the ACTH test and estimation of a safe dose for high potency steroids in vitiligo: a prospective randomized study. Indian Dermatol Online J. 2014;5(2):117-121.
45. Morison WL. Puva photochemotherapy. In: Wolverton SE (ed.). Comprehensive dermatologic drug therapy. Philadelphia: WB Saunders Company; 2001.
46. Westerhof W, Nieuweboer-Krobotova L. Treatment of vitiligo with UV-B radiation vs. topical psoralen plus UV-A. Arch Dermatol. 1997 Dec;133(12):1525-1528.
47. Westerhof W, Schallreuter KU. PUVA for vitiligo and skin cancer. Clin Exp Dermatol. 1997 Jan;22(1):54. PMID: 9330057.
48. Bellet JS, Prose NS. Vitiligo em crianças: uma revisão de classificação, hipóteses sobre patogênese e tratamento. An bras Dermatol. 2005;80:565-712.
49. Ibbotson SH et al. An update and guidance on narrow-band ultraviolet B phototherapy: a British Photodermatology Group Workshop Report. Br J Dermatol. 2004 Aug;151(2):283-297.
50. Duarte I, Buense R, Kobata C. Fototerapia. An Bras Dermatol. 2006;81(1):74-82.
51. Bhatnagar A, Kanwar AJ, Parsad D, De D. Comparison of systemic PUVA and NB-UVB in the treatment of vitiligo: an open prospective study. J Eur Acad Dermatol Venereol. 2007 May;21(5):638-42. doi: 10.1111/j.1468-3083.2006.02035.x.
52. Scherschun L, Kim JJ, Lim HW. Narrow-band ultraviolet B is a useful and well-tolerated treatment for vitiligo. J Am Acad Dermatol. 2001 Jun;44(6):999-1003.
53. Yashar SS et al. Narrow-band ultraviolet B treatment for vitiligo, pruritus and infla mmatory dermatoses. Photodermatol Photoi mmunol Photomed. 2003 Aug;19(4):164-168.
54. Kanwar AJ, Dogra S. Narrow-band UVB for the treatment of generalized vitiligo in children. Clin Exp Dermatol. 2005 Jul;30(4): 332-336.
55. Njoo MD et al. Association of the Kobner phenomenon with disease activity and therapeutic responsiveness in vitiligo vulgaris. Arch Dermatol. 1999 Apr;135(4):407-413.
56. Nicolaidou E et al. Narrow-band ultraviolet B phototherapy and 308 nm Excimer laser in the treatment of vitiligo: a review. J Am Acad Dermatol. 2009 Mar;60(3):470-477.
57. Hong SB, Park HH, Lee MH. Short-term effects of 308 nm xenon--chloride excimer laser and narrow-band ultraviolet B in the treatment of vitiligo: a comparative study. J Korean Med Sci. 2005 Apr;20(2):273-278.
58. Kawalek AZ, Spencer JM, Phelps RG. Combined excimer laser and topical tacrolimus for the treatment of vitiligo: a pilot study. Dermatol Surg. 2004 Feb;30(2 Pt 1):130-135.
59. Rocha RH, Rocha TN. "Excimer" laser 308 nm no tratamento do vitiligo. Surgical & Cosmetic Dermatology. 2010;2(2)124-129.
60. Baltas E, Csoma Z, Ignacz F, Dobozy A, Kemeny L. Treatment of vitiligo with the 308 nm xenon chloride excimer laser. Arch Dermatol. 2002;138(12):1619-1620.
61. Spencer JM, Nossa R, Ajmeri J. Treatment of vitiligo with the 308 nm Excimer laser: a pilot study. J Am Acad Dermatol. 2002;46(5): 727-731.
62. Boniface K, Seneschal J, Picardo M, Taïeb A. Vitiligo: focus on clinical aspects, immunopathogenesis and therapy. Clin Rev Allergy Immunol. 2018;54(1):52-67.
63. Pasricha JS, Khaitan BK. Oral mini-pulse therapy with betamethasone in vitiligo patients having extensive or fast-spreading disease. Int J Dermatol. 1993 Oct;32(10):753-7. doi: 10.1111/j.1365-4362.1993.tb02754.x.
64. Radakovic-Fijan S, Fürnsinn-Friedl AM, Hönigsmann H, Tanew A. Oral dexamethasone pulse treatment for vitiligo. J Am Acad Dermatol. 2001;44(5):814-817.
65. Garza-Mayers AC, Kroshinsky D. Low-dose methotrexate for vitiligo. Journal of Drugs in Dermatology. 2017;16:705-706.
66. Grimes PE, Nashawati R. Depigmentation therapies for vitiligo. Dermatologic Clinics. 2017;35(2):219-227.
67. Zanini M, Machado Filho CDAS. Depigmentation therapy for generalized vitiligo with topical 88% phenol solution. An Bras Dermatol. 2005;80(4):415-416.
68. Seneschal J, Boniface K, Ezzedine K, Taieb A. Accelerating bleaching in vitiligo: balancing benefits versus risks. Exp Dermatol. 2014;23(12):879-880.
69. Middelkamp-Hup MA et al. Treatment of vitiligo vulgaris with narrow-band UVB and oral polypodium leucotomos extract: a randomized double-blind placebo-controlled study. J Eur Acad Dermatol Venereol. 2007 Aug;21(7):942-950.
70. Rosmarin D, Pandya AG, Lebwohl M et al. Ruxolitinib cream for treatment of vitiligo: a randomised, controlled, phase 2 trial. Lancet. 2020;396(10244):110-120.

- **Vitiligo: Impactos Psicológicos no Vitiligo**

1. Rosa EC, Natali MRM. Vitiligo: um problema que não pode passar em branco. Rev Saúde Pesq. 2009 Jan/Abr;2(1).
2. Silva CMR, Pereira LB, Gontijo B, Ribeiro GB. Vitiligo na infância: características clínicas e epidemiológicas. Anais Brasileiros de Dermatologia. 2007;82(1). DOI: 10.1590/S0365-05962007.0001.00006.
3. Parsad D, Dogra S, Kanwar AJ. Quality of life in patients with vitiligo. Health Qual Life Outcomes. 2003;1:58.
4. Identifying key components for a psychological intervention for people with vitiligo: a quantitative and qualitative study in the United Kingdom using web-based questionnaires of people with vitiligo and healthcare professionals. Journal of the European Academy of Dermatology and Venereology.
5. Nogueira LSC, Zancanaro PCQ, Azambuja RD. Vitiligo e emoções. Anais Brasileiros de Dermatologia. 2009;84(1):39-43.
6. Bergqvist C, Ezzedine K. Vitiligo: a review. Dermatology. 2020;1-22 [Published online ahead of print, 2020 mar. 10].

7. Sociedade Brasileira de Dermatologia. In: Azambuja RD, Rocha TN (org.). Psicodermatologia: pele e emoções. 1. ed. São Paulo: AC Farmaceutic; 2014. p. 14.
8. Gonzalez VL. Determinantes psicossociais na aparência e evolução do vitiligo. Rev Cubana Med Gen Integr (Havana City). 2000 Abr;16(2):171-176.
9. Papadopoulos L, Bor R, Legg C. Coping with the disfiguring effects of vitiligo: a preliminary investigation into the effects of cognitive-behavioural therapy. Br J Med Psychol. 1999;72(Pt 3):385-396.
10. Parsad D, Pandhi R, Dogra S, Kanwar AJ, Kumar B. Dermatology life quality index score in vitiligo and its impact on the treatment outcome. Br J Dermatol. 2003;148:373-374.
11. Porter J, Beuf A, Nordlund JJ, Lerner AB. Personal responses of patients to vitiligo: the importance of the patient-physician interaction. Arch Dermatol. 1978;114:1384-1385.
12. Porter J, Beuf AH, Nordlund JJ, Lerner AB. Psychological reaction to chronic skin disorders: a study of patients with vitiligo. Gen Hosp Psychiatry. 1979;1:73-77.

• Leucodermias Puntatas: Leucodermias Actínicas – Abordagem Clínica e Terapêutica

1. Fallabela R. Idiopathic guttate hypomelanosis. Dermatol Clin. 1988;6(2):241-247.
2. Habif TP. Doenças relacionadas à luz e distúrbios da pigmentação. In: Dermatologia clínica: guia colorio para diagnóstico e tratamento. 4. ed. Porto Alegre: ArtMed; 2006. p. 675-711.
3. Ploysangam T, Dee-Ananlap S, Suvanprakorn P. Treatment of idiopathic guttate hypomelanosis with liquid nitrogen: light and electron microscopic studies. J Am Acad Dermatol. 1990;23(4 Pt 1):681-684.
4. Sampaio SAP, Rivitti EA. Discromias. In: Dermatologia. 3. ed. São Paulo: Artes Médicas; 2007. p. 353-374.
5. Cu mmings KI, Cottel WI. Idiopathic guttate hypomelanosis. Arch Derm. 1966;93(2):184-186.
6. White SW, Gorman CR, Siegel DM, Vinson RP, Meffert J, Gelfand JM et al. Idiopathic guttate hypomelanosis. In: eMedicine. 2007 Jan 12.
7. Machado D. Leucodermia guttata actínica [tese de doutorado]. Belo Horizonte: Clínica Dermatológica, Faculdade de Ciências Médicas de Minas Gerais; 1969.
8. McDaniel WE, Rchfield DF. Macular hypopigmentation on the legs of women. Dermatol Digest. 1965;4:59-66.
9. Whitehead WJ, Moyer DG, Ploeg DEV. Idiopathic guttate hypomelanosis. Arch Dermatol. 1966;94(3):279-281.
10. Hamada T, Saito T. Senile depigmented spots (idiopathic guttate hypomelanosis). Arch Dermatol. 1967;95(6):665.
11. Kumarasinghe SP. 3-5 second cryotherapy is effective in idiopathic guttate hypomelanosis. J Dermatol. 2004;31(5):437-439.
12. Falabella R, Escobar C, Giraldo N, Rovetto P, Gil J, Barona MI et al. On the pathogenesis of idiopathic guttate hypomelanosis. J Am Acad Dermatol. 1987;16(1 Pt 1):35-44.
13. Arrunatequi A, Trujillo RA, Marulanda MP, Sandoval F, Wagner A, Alzate A, Falabella R. HLA-DR3 is associated with idiopathic guttate hypomelanosis, where as HLA-DR8 is not, in group of renal transplant patients. Int J Dermatol. 2002;41(11):744-747.
14. Kaya TI, Yazici AC, Tursen U, Ikizoglu G. Idiopathic guttate hypomelanosis: idiopathic or ultraviolet induced? Photodermatol Photoi mmunol Photomed. 2005;21(5):270-271.
15. Friedland R, David M, Fei nmesser M, Fenig-Nakar S, Hodak E. Idiopathic guttate hypomelanosis-like lesions in patients with mycosis fungoides: a new adverse effect of phototherapy. J Eur A Dermatol Venerol. 2010;24(9):1026-1030.
16. Shin MK, Jeong KH, Oh IH, Choe BK, Lee MH. Clinical features of idiopathic guttate hypomelanosis in 646 subjects and association with other aspects of photoaging. Int J Dermatol. 2011;50(7): 798-805.
17. Suvanprakorn P, Dee-Ananlap S, Pongsomboon C, Klaus SN. Melanocyte autologous grafting for treatment of leukoderma. J Am Acad Dermatol. 1985;13(6):968-974.
18. Bose SK, Ortonne JP. Pigmentation: dyschromia. In: Cosmetic dermatology. Baltimore: Williams & Wilkins; 1994. p. 279-280.
19. Wilson PD, Lavker RM, Kligman AM. On the nature of idiopathic guttate hypomelanosis. Acta Derm Venerol. 1982;62(4):301-306.
20. Hexsel DM, Saggin LMF, Ughini M, Pereira C, Bohn J, Mazzuco R. Tratamento da hipomelanose gotada por dermabrasão localizada. An Bras Dermatol. 1997;72:355-360.
21. Guzzo CA, Lazarus GS, Werth VP. Farmacologia dermatológica. In: As bases farmacológicas da terapêutica. 9. ed. Nashville (Tennessee); 1998. p. 1182-1197.
22. Dwyer CM, Kerr RE, Knight SL, Walker E. Pseudomelanoma after dermabrasion. J Am Acad Dermatol. 1993;28(2 Pt 1):263-264.
23. Starricco RG. Mechanism of migration of the melanocytes from the hair follicle into the epidermis following dermabrasion. J Invest Dermat. 1961;36:99-104.
24. Ousmeish OY. Arab women. In: Women's dermatology: from infancy to maturity. Londres: Parthenon; 2001. p. 442-447.
25. Pagnoni A, Kligman AM, Sadig I, Stoudemayer T. Hypopigmented macules of photodamaged skin and their treatment with topical tretinoin. Acta Derm Venereol. 1999;79(4):305-310.
26. Asawanonda P, Sutthipong T, Prejawai N. Pimecrolimus for idiopathic guttate hypmelanosis. J Drugs Dermatol. 2010;9(3):238-239.
27. Rerknimtr P, Disphanurat W, Achariakul M. Topical tacrolimus significantly promotes repigmentation in idiopathic guttate hypomelanosis: a double-blind, randomized, placebo-controlled study. J Eur A Dermatol Venerol. 2013;27(4):460-464.
28. Shin J, Kim M, Park SH, Oh SH. The effect of fractional carbon dioxide lasers on idiopathic guttate hypomelanosis: a preliminary study. J Eur A Dermatol Venerol. 2013;27(2):e243-246.
29. Arbache S, Godoy CE. Microinfusion of drugs into the skin with tattoo equipment. Surg Cosmet Dermatol. 2013;5(1):70-74.
30. Fulton JE, Rahimi AD, Mansoor S, Helton P, Shitabata P. The treatment of hypopigmentation after skin resurfacing. Dermatol Surg. 2004;30(1):95-101.
31. Arbache S, Roth D, Steiner D, Breunig J, Michalany N, Arbache S et al. Activation of melanocytes in idiopathic guttate hypomelanosis after 5-fluorouracil infusion using a tattoo machine: preliminary analysis of a randomized, split-body, single-blinded, placebo-controlled clinical trial. J Am Acad Dermatol. 2018; 78(1):212-215.

Bibliografia Consultada

• Melasma: Abordagem Clínica / Abordagem Terapêutica

Bastiaens M, Huurne J, Gruis N, Bergman W, Westendorp R, Vermeer BJ et al. The melanocortin-1-receptor gene is the major freckle gene. Hum Mol Genet. 2001;10:1701-1708.

Kanwar AJ, Dhar S, Kaur S. Treatment of melasma with potent topical corticosteroids. Dermatology. 1994;188(2):170.

Naysmith L, Waterston K, Ha T, Flanagan N, Bisset Y, Ray A et al. Quantitative measures of the effect of the melanocortin-1-receptor on human pigmentary status. J Invest Dermatol. 2004;-122:423-428.

• Vitiligo: Abordagem Clínica e Tratamento

Characteristics of genetic epidemiology and genetic models for vitiligo. J Am Acad Dermatol. 2004 Sep;51(3):383-390. ISSN: 1097-6787 [Electronic].

Consenso Brasileiro do Tratamento do Vitiligo (SBD).

Dellatore G, Cafrune FE. Tratamento cirúrgico do vitiligo. Surg Cosmet Dermatol. 20216;8(4):289-294.

Gauthier Y, Benzekri L. Complications and limitations of melanocyte transplantation. In: Gupta S et al. (ed.). Vitiligo: medical and surgical management. John Wiley & Sons Ltd.; 2018.

Hypomelanoses and hypermelanoses. New York: Mc Graw-Hill; 2003.
Immunological pathomechanisms in vitiligo. Expert Rev Mol Med. 2001 Jul;3(B 20):1-22.
Kanwar AJ et al. Narrow-band UVB for the treatment of vitiligo: an emerging effective and well-tolerated therapy. Int J Dermatol. 2005 Jan;44(1):57-60.
Kumar YHK et al. Evaluation of narrow-band UVB phototherapy in 150 patients with vitiligo. Indian J Dermatol Venereol Leprol. 2009 Mar-Apr;75(2):162-166.
Morelli JG. Vitiligo. Curr Probl Dermatol. 2000 Jul/Aug:168-169.
Njoo MD, Bos JD, Westerhof W. Treatment of generalized vitiligo in children with narrow-band (TL-01) UVB radiation therapy. J Am Acad Dermatol. 2000 Feb;42(2 Pt 1):245-253.
Topical tacrolimus therapy for vitiligo: therapeutic responses and skin messenger RNA expression of proinfla mmatory cytokines. J Am Acad Dermatol. 2004 Jul;51(1):52-61.

• Leucodermias Puntatas: MMP nas Leucodermias Puntatas

Arbache S, Roth D, Steiner D, Breunig J, Michalany NS, Arbache ST et al. Activation of melanocytes in idiopathic guttate hypomelanosis after 5-fluorouracil infusion using a tattoo machine: preliminary analysis of a randomized, split-body, single-blinded, placebo-controlled clinical trial. J Am Acad Dermatol. 2018 Jan;78(1): 212-215.
Brown F, Crane JS. Idiopathic guttate hypomelanosis [Updated 2020 May 4]. In: StatPearls [Internet]. Treasure Island (FL): StatPearls Publishing; 2020 Jan. Disponível em: https://www.ncbi.nlm.nih.gov/books/NBK482182.
Falabella R, Escobar C, Giraldo N et al. On the pathogenesis of idiopathic guttate hypomelanosis. J Am Acad Dermatol. 1987;16(1 Pt 1):35-44. doi: 10.1016/s0190-9622(87)7.0003-6.
Gauthier Y, Anbar T, Lepreux S, Cario-André M, Benzekri L. Possible Mechanisms by Which Topical 5-Fluorouracil and Dermabrasion Could Induce Pigment Spread in Vitiligo Skin: An Experimental Study. ISRN Dermatol. 2013 Apr 9;2013:1-77.
Juntongjin P, Laosakul K. Idiopathic guttate hypomelanosis: a review of its etiology, pathogenesis, findings and treatments. Am J Clin Dermatol. 2016;17:403-411. Disponível em: https://doi.org/10.1007/s40257-016-0195-3.
Paninson B, Brandão C, Ramos-e-Silva M. Orientações pós-operatórias em cirurgia dermatológica: uma revisão de literatura em perguntas e respostas. Surg Cosmet Dermatol (Rio de Janeiro). 2019 Out--Dez;11(4):267-273. Disponível em: http://www.dx.doi.org/10.5935/scd1984-8773.20191141422.
Wambier C. Dermatologic treatments with microinfusion of drugs into the skin with tattoo equipment: teaser series (abstract). J Am Acad Dermatol. 2018;78 [Poster 7834].
Wambier CG, Wambier SPF, Soares MTP, Breunig J, Cappel MA, Landau M. Therapeutic pearl: 5-fluorouracil tattoo for idiopathic guttate hypomelanosis. J Am Acad Dermatol. 2017 Nov 1;9.

• Hiperpigmentação Periorbitária (Olheiras) – Abordagem Clínica e Terapêutica

Barone CR, Boza JC, Machado PG, Cestari TF. Association between clinical characteristics, quality of life and sleep quality in patients with periorbital hyperchromia. J Cosmet Dermatol. 2018;00:1-6.
Barone CR, Boza JC, Pires GC, Pereira PP, Cestari TF. The influence of sleep quality on the development of periocular hyperchromia: a case-control study. J Cosmet Dermatol. 2019;00:1-8.
Cymbalista NC, Garcia R, Bechara SJ. Classificação etiopatogênica de olheiras e preenchimento com ácido hialurônico: descrição de uma nova técnica utilizando cânula. Surg Cosmet Dermatol. 2012;4:315-321.
Friedmann DP, Goldman MP. Dark circles etiology and management options. Clin Plastic Surg. 2015;42:33-50.
Kontochistopoulos G, Kouris A, Platsidaki E, Markantoni V, Gerodimou M, Antoniou C. Combination of microneedling and 10% trichloroacetic acid peels in the management of infraorbital dark circles. Journal of Cosmetic and Laser Therapy. 2016.
Lipp M, Weiss E. Nonsurgical treatments for infraorbital rejuvenation: a review. Dermatol Surg. 2019;45:700-710.
Mac-Mary S, Solini IZ, Predine O, Sainthillier JM, Sladen C, Bell M, O'Mahony M. Identification of three key factors contributing to the aetiology of dark circles by clinical and intrumental assessments of the infraorbital region. Clinical, Cosmetic and Investigation Dermatology. 2019;12:919-929.
Park SR, Kim HJ, Park HK, Kim JY, Kim NS, Byun KS et al. Classification by causes of dark circles and appropriate evaluation method of dark circles. Skin Research and Technology. 2016;22:276-283.
Sarkar R, Ranjan R, Garg S, Garg VK, Sonthalia S, Bansal S. Periorbital hyperpigmentation: a comprehensive review. J Clin Aesthet Dermatol. 2016;9(1):49-55.

CAPÍTULO 11

Dermatoses Inestésicas

- Maria Fernanda Reis Gavazzoni Dias
- Lincoln Fabricio

Este capítulo destina-se a ressaltar a importância do conhecimento da Dermatologia Clínica frente a um paciente com lesões cutâneas esteticamente indesejáveis. É comum que alterações na cor ou no relevo da pele, sobretudo quando localizadas na face, motivem o paciente a procurar tratamento junto a profissionais não dermatologistas da área estética. Porém, em muitas ocasiões, tais distúrbios têm em sua origem uma doença, localizada ou sistêmica, que precisa de uma abordagem clínico-laboratorial. Existem várias dermatoses clinicamente semelhantes, e seu diagnóstico diferencial determina o sucesso do tratamento ou a piora da doença. Anamnese detalhada e exame físico atento e minucioso são necessários, pois muitas vezes encontraremos lesões que não são valorizadas pelo paciente e, outras vezes, até mesmo doenças sistêmicas. Para fins didáticos, tais alterações serão, aqui, divididas em alterações da cor da pele e alterações do relevo da pele. Acrescentamos, nesta edição, a repercussão sistêmica de algumas dessas dermatoses.

Eritema

A pele adquire tonalidade avermelhada, que pode ocorrer por vasodilatação, proliferação vascular ou extravasamento de hemácias na sua fase inicial. Ao exame clínico, deve-se observar a presença de descamação, edema ou infiltração acompanhando as lesões referidas pelo paciente. Deve-se investigar se ocorre prurido ou piora das lesões com algum fator externo, como exposição solar, ingestão de bebida alcoólica, uso de cosméticos e produtos de limpeza ou uso de medicamentos orais.

A localização preferencial das áreas eritematosas, principalmente na face, orienta as possibilidades do diagnóstico. As causas mais frequentes do eritema facial, conforme sua localização, são: nas superfícies convexas (rosácea) acompanhadas ou não por pápulas, papulopústulas ou telangiectasias; no sulco nasogeniano e áreas seborreicas (dermatite seborreica); nas áreas fotoexpostas (lúpus eritematoso, erupção polimorfa à luz, dermatomiosite), lesões com bordas bem ou mal delimitadas (hanseníase – Figura 11.1, dermatofitose, acrodermatite enteropática), acometimento concomitante do couro cabeludo, de unhas e superfícies extensoras (psoríase).

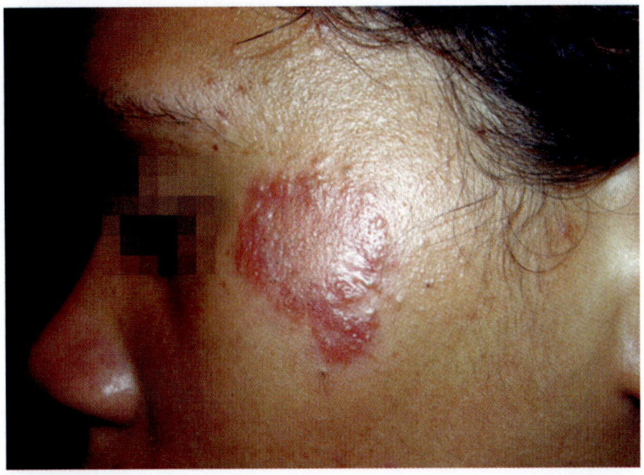

Figura 11.1. Hanseníase tuberculoide. Lesão eritematopapulosa, com bordas bem delimitadas.
Fonte: Acervo da autoria do capítulo.

Telangiectasias podem existir nas lesões de rosácea ou nas de lúpus eritematoso (Figura 11.2), sendo o exame do couro cabeludo e dos pavilhões auriculares, fundamental para buscar lesões de lúpus eritematoso discoide. Tais lesões são também descamativas e associadas à atrofia tecidual na sua região central. Eritema nas pálpebras, na face, no mento e no pescoço, acompanhado de descamação e prurido sugere eczema de contato.

A dermatite seborreica cursa com eritema e descamação fina nas áreas seborreicas da face (sulcos nasogenianos, supercílios, fronte, regiões retroauriculares), couro cabeludo e também na região pré-esternal e no dorso.

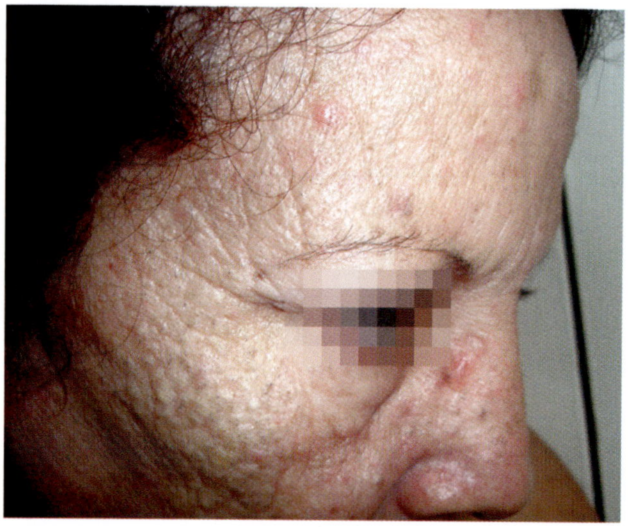

Figura 11.2. Lúpus eritematoso sistêmico. Presença de lesões eritematopapulosas por toda a face. Observar telangiectasias na região nasal. A paciente ainda apresenta síndrome de Favre-Racouchot (elastólise solar e vários comedões).
Fonte: Acervo da autoria do capítulo.

Doenças como pênfigo foliáceo manifestam-se nas suas formas iniciais com eritema e descamação nas áreas seborreicas (Figura 11.3), já que a observação de bolhas íntegras nem sempre é possível, pois devido à clivagem alta (intragranulosa) há ruptura precoce dessas bolhas, que adquirem aspecto descamativo (Figura 11.4). A fotossensibilidade do HIV também pode cursar com eritema e descamação da face, e pode estar associada à dermatite seborreica (Figura 11.5). Eritema facial isolado pode ser a manifestação inicial da rosácea ou da dermatite seborreica, mas também pode ser sinal de hipertireoidismo.

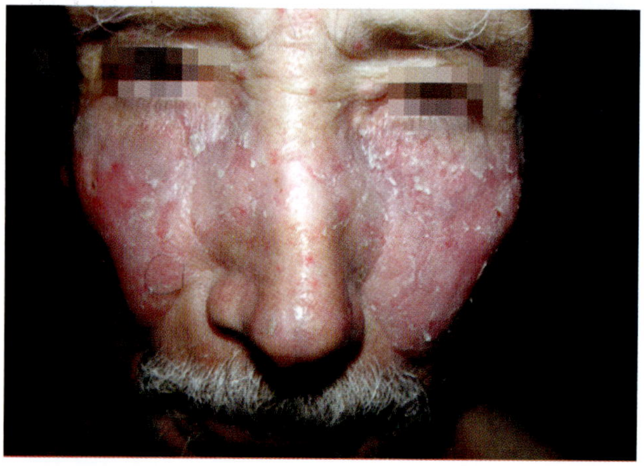

Figura 11.3. Pênfigo foliáceo. Eritema e descamação intensos, simulando dermatite seborreica.
Fonte: Acervo da autoria do capítulo.

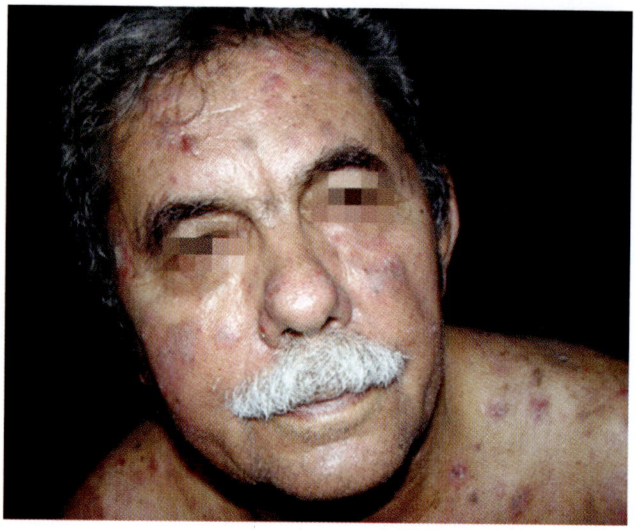

Figura 11.4. Pênfigo foliáceo. Após ruptura das bolhas, há formação de áreas eritematosas recobertas por crostas e escamas. Localização preferencial das lesões: face, pescoço e parte superior do tronco.
Fonte: Acervo da autoria do capítulo.

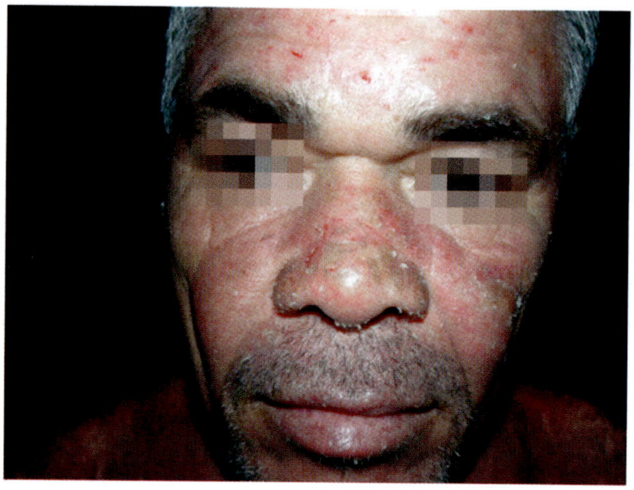

Figura 11.5. Fotossensibilidade do HIV. Eritema e descamação com aspecto de dermatite seborreica.
Fonte: Acervo da autoria do capítulo.

A acrodermatite enteropática (por deficiência de zinco) hereditária surge na infância e requer uma reposição constante de zinco. Caso haja uma interrupção da reposição nos pacientes já adultos, um quadro acneiforme surge, acompanhado de lesões indistinguíveis da dermatite seborreica (Figura 11.6). O diagnóstico é feito arguindo-se o paciente sobre o aparecimento de lesões cutâneas na infância e o uso de zinco de forma crônica, pois muitos pacientes desconhecem sua enfermidade e o utilizam como suplemento alimentar, sem associá-lo a qualquer doença. Como o zinco tem gosto metálico e frequentemente causa náuseas, o uso irregular da medicação não resulta em lesões exuberantes, mas produz surtos de lesões acneiformes, geralmente não correlacionadas pelo paciente à falta do zinco. Muitas vezes, essas lesões surgem ou pioram na gravidez, fase em que ocorre a exacerbação da deficiência do metal.

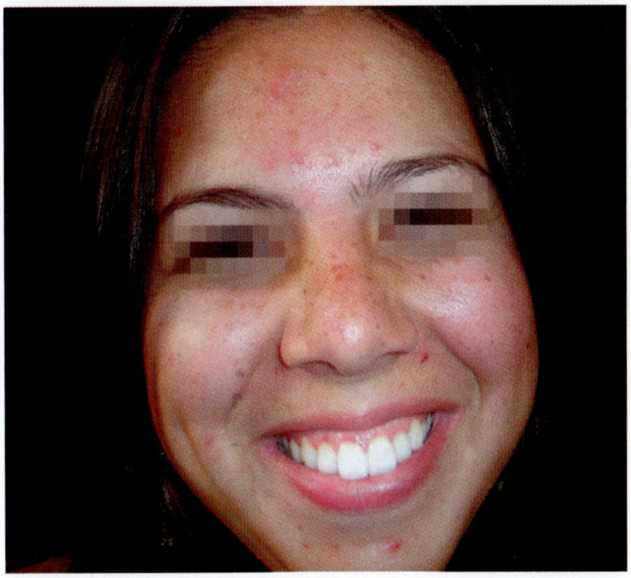

Figura 11.6. Acrodermatite enteropática. Erupção acneiforme desencadeada pela suspensão da reposição oral de zinco.
Fonte: Acervo da autoria do capítulo.

Eritema facial também pode ser manifestação da síndrome carcinoide (tumor de células neuroendócrinas com aumento da secreção de serotonina). Além de erupção rosácea-símile, ocorrem cefaleia, dor abdominal, urticária, prurido, hipertensão e lesões pelagroides. Drogas como o cetoconazol, a griseofulvina, o metronidazol, o verapamil, dentre outras, podem gerar eritema e *flushing* facial. Mastocitose, leucemia, carcinomas da tireoide e renal também cursam com eritema facial.

Hipopigmentação

Ocorre pela diminuição do pigmento melânico. As bordas das lesões hipocrômicas devem ser avaliadas se são bem delimitadas ou não. A doença dermatológica que mais comumente cursa com hipocromia e descamação é a micose superficial pitiríase versicolor, causada pelo fungo do gênero *Malassezia* com suas muitas espécies distintas. A *Malassezia furfur* é a espécie mais conhecida, sendo um fungo saprófita e lipofílico, residente habitual do couro cabeludo. A pesquisa semiológica do sinal de Zireli (estiramento da pele lesada ou curetagem leve, evidenciando descamação furfurácea da área) ajuda no diagnóstico clínico.

A pitiríase versicolor também pode apresentar lesões eritematosas e acastanhadas, além das hipocrômicas, justificando seu nome "versicolor" nessa mudança de cor, geralmente após exposição solar. A hipótese da hipocromia devido à ação despigmentante do ácido azelaico, produzido pela *Malassezia*, parece encontrar respaldo na literatura. Em caso de dúvida clínica, solicita-se o exame micológico direto. A cultura para *Malassezia* não é feita de rotina, pois além de o exame direto ser patognomônico, ele precisa de um meio de cultura específico. Na pitiríase alba, as manchas em geral têm caráter recidivante, principalmente nos pacientes atópicos. As lesões localizam-se na face, na área proximal dos membros superiores, nas coxas, na região glútea e no dorso, às vezes acompanhadas de queratose pilar.

É comum a procura de tratamento para manchas hipocrômicas localizadas no tronco, principalmente no abdome e dorso, com caráter menos descamativo que a pitiríase versicolor. Quase sempre, esses pacientes já foram submetidos, sem êxito, a tratamentos antifúngicos tópicos e sistêmicos de longa duração. Nesses casos, a biópsia faz o diagnóstico diferencial entre a hipomelanose idiopática progressiva e a micose fungoide hipocromiante. Em ambos os casos, as lesões hipocrômicas são persistentes, porém na micose fungoide (linfoma cutâneo de células T) pode haver infiltração da pele.

A hipomelanose idiopática progressiva é mais comum nos pacientes melanodérmicos. Lesões bem delimitadas e com bordas nítidas merecem o diagnóstico diferencial com hanseníase indeterminada ou hanseníase tuberculoide. O teste de sensibilidade é mandatório; porém, quando as lesões estão localizadas na face, o teste ocasionalmente é duvidoso, devido ao grande número de terminações nervosas. A realização do teste da histamina para observação da tríplice reação de Lewis completa o diagnóstico. Também a psoríase e o vitiligo, tanto nas fases iniciais como nas resolutivas, podem cursar com lesões hipocrômicas. Nesses casos, o exame clínico deve incluir a procura de lesões nas regiões extensoras, nas unhas (*pitting* ungueal), no couro cabeludo, além das axilas e da região genital. Outra causa de hipopigmentação é a hipocromia pós-inflamatória secundária às patologias já descritas. A história clínica e a distribuição das lesões auxiliam o diagnóstico. Lesões vitiligoides podem, muitas vezes, simular vitiligo, porém fazem diagnóstico diferencial com lesões de lúpus subagudo que, por haver degeneração da camada basal devido ao infiltrado inflamatório, deixam lesões hipo e acrômicas muito semelhantes ao vitiligo. Tais lesões se diferenciam pelo fato de ocorrerem nas áreas fotoexpostas, e não nas superfícies extensoras comumente afetadas no vitiligo. Entretanto, quando as lesões são na face, o diagnóstico é mais difícil. Em geral, o lúpus vitiligoide apresenta lesões moteadas em confete, e o vitiligo, lesões arredondadas de limites mais precisos e frequentemente com poliose. Casos de melanoma metastático também podem cursar com lesões vitiligoides, e o exame clínico permite a visualização do tumor, muitas vezes localizado na região acral.

Hipercromia

Ocorre por aumento da pigmentação da pele. A coloração das lesões varia do castanho-claro ao enegrecido. Lesões hipercrômicas podem significar doença em atividade ou a fase final de um processo inflamatório (hipercromia pós-inflamatória). Em geral, ocorrem por aumento do pigmento melânico, limitam-se a máculas ou apresentam relevo papuloso. No dia a dia do consultório, a queixa mais frequente de escurecimento da pele na face é o melasma, classificado em melasma central (quando predomina nas regiões da glabela, malar, dorso nasal, supralabial e mentoniana); melasma periférico (quando sua localização ocorre nas regiões mandibulares, pré-auriculares e temporais) e extrafacial (as lesões não se limitam à face, e estão localizadas na região do colo e nos membros superiores).

Devido ao hábito de exposição solar frequente e intenso, associado ao uso inadequado de protetores solares, o tratamento do melasma é, em geral, incorreto, o que explica sua recidiva. O uso prolongado do despigmentante hidroquinona ocasionalmente agrava a hipercromia, gerando uma pigmentação denominada ocronose exógena (Figura 11.7). A não identificação precoce dessa alteração muitas vezes leva ao aumento da concentração da hidroquinona na possibilidade de resposta insuficiente ao tratamento, ocasionando piora progressiva do quadro.

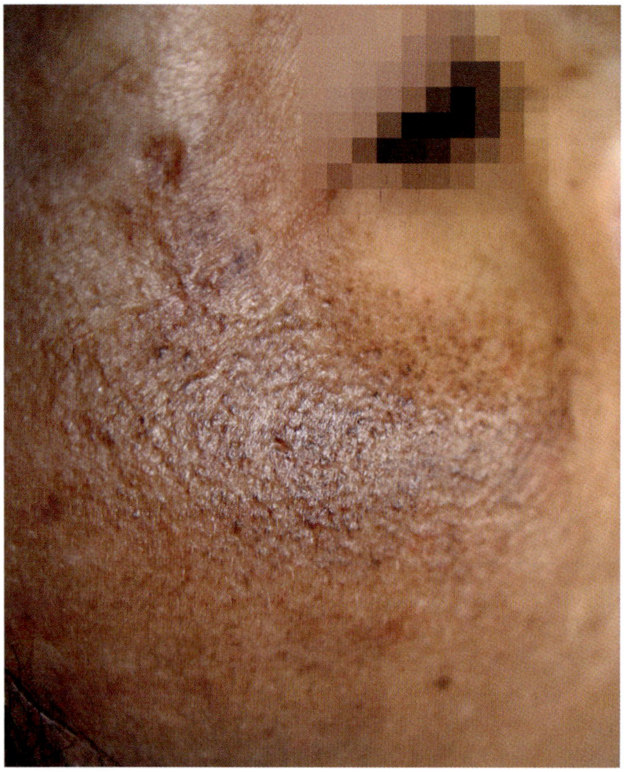

Figura 11.7. Ocronose exógena. Hiperpigmentação castanho-acinzentada localizada na região malar.
Fonte: Acervo da autoria do capítulo.

O diagnóstico definitivo da ocronose exógena é firmado pela biópsia cutânea. Uma biópsia na face deverá ser realizada apenas se realmente necessária, aproveitando os sulcos naturais da pele ou áreas mais escondidas, como locais mais próximos das orelhas ou do couro cabeludo. A hipercromia por medicamentos também entra no diagnóstico diferencial, e nessas situações as lesões geralmente não se limitam à face. As drogas que ocasionam hipercromia com mais frequência são: clofazimina, clorpromazina, arsênico, cloroquina, tetraciclinas, citostáticos, contraceptivos, hidantoína, prata e ouro. Dentre os citostáticos, ressalta-se a bleomicina, usada no tratamento de neoplasias malignas, como o linfoma de Hodking, que pode ocasionar o quadro de dermatite flagelada, com aparecimento de hiperpigmentação linear semelhante a chicotadas.

Doenças sistêmicas, como a doença de Addison, hipertireoidismo, diabetes, acromegalia, deficiência de vitamina B12, pelagra, porfirias e hemocromatose, cursam com lesões hipercrômicas. Mancha hipercrômica de coloração azulada ou acastanhada localizada na topografia do nervo trigêmeo sugere o diagnóstico de nevo de Ota. Esclera e palato no mesmo lado da lesão devem ser examinados, pois frequentemente apresentam a mesma mancha. A amiloidose cutânea maculosa, quando localizada na face, simula melasma. Lesões maculopapulosas constituem outra forma de apresentação da amiloidose. A biópsia é importante no diagnóstico diferencial.

O Líquen Plano Pigmentoso (LPPig) é um exemplo de pigmentação facial que faz um grande diagnóstico diferencial com o melasma. O LLPig ocorre mais frequentemente nos fototipos altos e se caracteriza por máculas castanho-azuladas ou acinzentadas, localizadas na face (como máscara) e dobras do pescoço e restante do corpo. Em 2013, a dra. Ncoza Dlova descreveu a concomitância do LPPig com a alopecia fibrosante frontal (AFF) em mulheres da África do Sul. É imperioso que se examine a linha de implantação capilar e sobrancelhas de pacientes acometidos pelo LPPig, na intenção de buscar um diagnóstico precoce da AFF. A dermatoscopia é capaz de diferenciar esse tipo de pigmentação do melasma pela existência de parâmetros típicos, como rede pigmentar romboidal, pigmentação perifolicular e pigmentação da pálpebra superior, descrito pelo nosso grupo como sinal importante na diferenciação com melasma e ocronose. A histopatologia é semelhante à do líquen plano clássico, porém o achado de melanófagos dérmicos, mesmo sem qualquer alteração na junção dermoepidérmica, pode ser suficiente para confirmar o diagnóstico nos casos que a correlação clínico-dermatoscópica é compatível. O tratamento do LPPig não deverá ser feito com substâncias irritativas e o uso da hidroquinona é contraindicado. Tacrolimus e Desonida tópicos podem ser tentados em associação com protetores solares de amplo espectro, mas há dificuldade terapêutica.

Lentigos actínicos são decorrentes do aumento de melanina na epiderme e do aumento do número dos melanócitos. Deve-se ter em mente o lentigo maligno, forma de melanoma, localizado preferencialmente na face, semelhante ao lentigo solar, porém de diâmetro maior, que, muitas vezes, é intempestivamente tratado com cauterização química ou eletrocoagulação. Manchas hipercrômicas ovaladas localizadas ou disseminadas, em geral tendendo à coloração acinzentada, representam uma farmacodermia especial: o eritema pigmentar fixo. Neste, as lesões reacendem quando o paciente se expõe novamente ao medicamento, sempre no mesmo local.

A dermatose cinicienta (cinzenta) caracteriza-se por manchas acinzentadas coalescentes localizadas no tronco, nos membros e na face, e é interpretada por alguns autores como uma variedade do eritema pigmentar fixo. Ambos são confirmados pela biópsia cutânea. Presença de pápulas planas, hipercrômicas, descamativas, confluentes, formando placas reticuladas com localização mais frequente no tórax, pescoço, porção superior do abdome e dorso estão presentes na papilomatose confluente e reticulada de Gougerot Carteaud. Hipercromia da face também pode ocorrer, devido ao líquen plano pigmentoso, preferencialmente na face e no pescoço, e cursa com máculas e placas hiperpigmentadas, às vezes acinzentadas (devido à degeneração da camada basal com queda de pigmento), em pacientes de meia-idade e melanodérmicos (Figura 11.8).

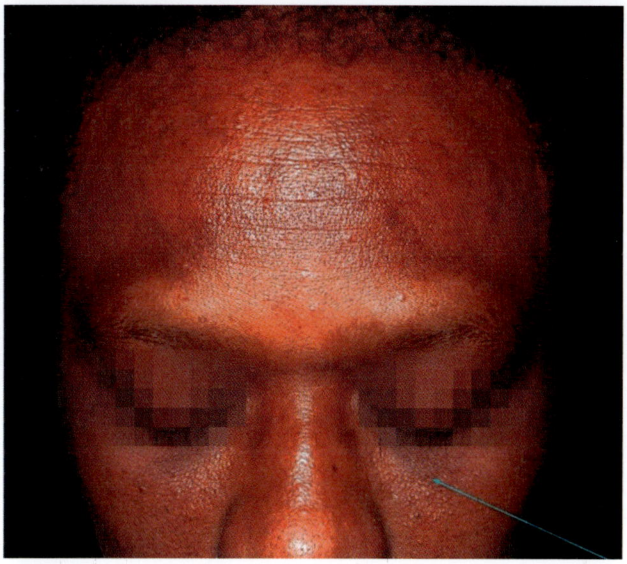

Figura 11.8. Paciente com líquen plano pigmentoso, alopecia fibrosante frontal e rarefação das sobrancelhas. Faz diagnóstico diferencial com melasma.

Fonte: Acervo da autoria do capítulo.

Acromia

Representa-se clinicamente por manchas sem pigmento e corresponde a ausência total de melanina na área afetada. O vitiligo é a doença mais característica dessa alteração. Numa fase inicial da doença, as lesões podem se apresentar como hipocrômicas, com ou sem bordas hipercrômicas. Há preferência na localização das lesões nas superfícies articulares, dobras naturais da pele, face, região genital, periorificiais e, às vezes, nos cabelos. Em geral, as lesões são bilaterais e simétricas, mas há uma forma localizada, denominada vitiligo segmentar. O lúpus eritematoso pode evoluir com lesões vitiligoides, sendo, muitas vezes, difícil o diagnóstico diferencial com vitiligo. Alguns pacientes apresentam concomitância das duas enfermidades. É importante diferenciá-las, já que os tratamentos são totalmente opostos: o vitiligo necessita da exposição aos raios UV, e o lúpus eritematoso, de fotoproteção extrema.

A hidroquinona e outros derivados fenólicos podem ocasionar manchas acrômicas idênticas ao vitiligo, porém com lesões em confete (entremeadas às áreas de melasma) ou seguindo a morfotopografia do contactante, como no caso do uso de condom ou roupas de elástico ou borracha. A leucodermia *guttata* também deve ser diferenciada do vitiligo, pois também são lesões acrômicas localizadas nas áreas fotoexpostas, preferencialmente nos membros superiores e inferiores.

Alterações na cor e no relevo

□ Eritema com pápulas e/ou papulopústulas

A rosácea, por sua clínica e formas de apresentações variadas, pode ser confundida com outras doenças eritematosas da face. Pápulas e pústulas com aspecto acneiforme simulam acne vulgar. O médico deve estar atento à presença de telangiectasias e *flushing* associados ao quadro (Figura 11.9). A acne da mulher adulta acomete a mesma faixa etária preferencial da rosácea (30 a 40 anos), não cursa com comedões, apresenta pápulas e pústulas semelhantes à rosácea, porém esta tende a localizar-se preferencialmente no maciço central da face e pode comprometer outras áreas do corpo, como punhos e pernas, além de provocar lesões oftalmológicas. A variante granulomatosa faz diagnóstico diferencial com várias doenças que cursam com presença histopatológica do granuloma e, ao contrário das demais formas de rosácea, pode ser unilateral.

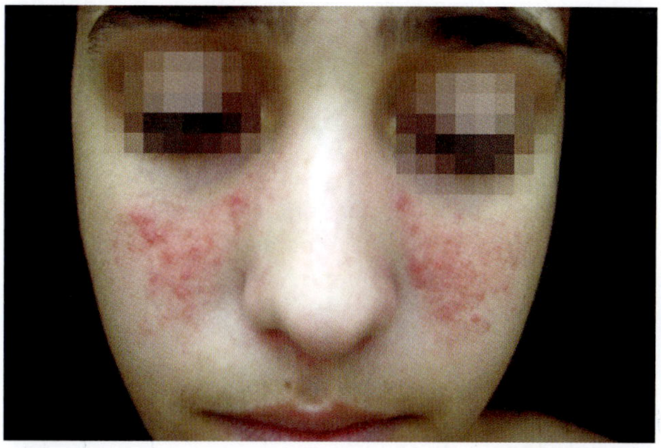

Figura 11.9. Rosácea. Eritema persistente, telangiectasias e algumas pápulas, localizados na região centrofacial.

Fonte: Acervo da autoria do capítulo.

A rosácea granulomatosa caracteriza-se por placa eritematosa infiltrada, com ou sem papulopústulas, com ou sem queratose folicular, semelhante a hanseníase tuberculoide, sarcoidose e outras doenças granulomatosas. Há necessidade de biópsia, com profundidade até a hipoderme, já que a histopatologia mostra granuloma tuberculoide na profundidade da derme. A variante fimatosa (fase mais tardia da rosácea) apresenta eritema, espessamento da pele, hipertrofia das glândulas sebáceas e nódulos irregulares, cuja localização mais comum é o nariz (rinofima). Outras regiões da face também podem ser acometidas pelos fimas: frontal (metofima), mentoniana (gnatofima) (Figura 11.10), palpebral (blefarofima) e pavilhões auriculares (otofima). O diagnóstico diferencial deve ser feito com lesões infiltradas granulomatosas, como sarcoidose, paracoccidioidomicose e leishmaniose. As cavidades oral e nasal devem ser examinadas, assim como todo o tegumento do paciente, à procura de outras lesões, como cicatrizes nos membros inferiores no caso da leishmaniose (cicatriz cribriforme).

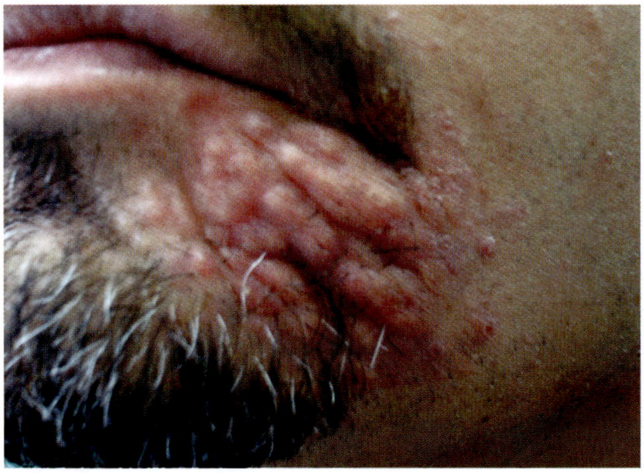

Figura 11.10. Gnatofima. Subtipo fimatoso da rosácea, localizado no mento.
Fonte: Acervo da autoria do capítulo.

Pápulas e pústulas de localização perinasal e perioral são comuns à rosácea ou à dermatite perioral (Figura 11.11). Esta última cursa com halo claro ao redor das lesões eritematosas. O hábito de passar a língua nos lábios pode ser uma das causas, além do uso de corticosteroides tópicos fluorados e dentifrícios. Pústulas refratárias ao tratamento de rosácea podem significar colonização por bactérias gram-negativas que surgem pelo uso prolongado de antibióticos tópicos. O uso de substâncias oleosas na pele, de caráter ocupacional ou não, resulta no aparecimento de lesões acneiformes monomórficas, denominadas elaioconiose. O uso de derivados de hidrocarbonetos causa aparecimento de cistos e comedões na face, de coloração amarelada (palha), caracterizando o cloracne, que tem a dioxina como principal agente causador.

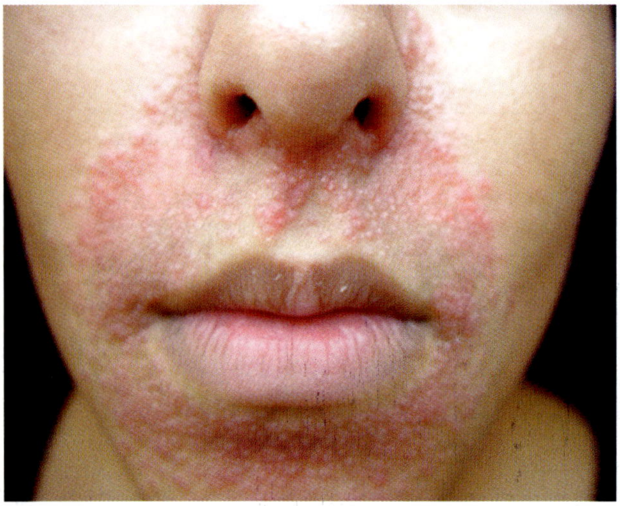

Figura 11.11. Dermatite perioral. Eritema, pápulas e pústulas localizados nas regiões perinasal e perioral.
Fonte: Acervo da autoria do capítulo.

Acne de aparecimento tardio pode indicar a presença de ovários micropolicísticos, acne da mulher adulta ou distúrbios endócrinos que cursam com hiperandrosteronismo (tumores adrenais ou ovarianos, hiperplasia congênita de suprarrenais e uso de contraceptivos). Acne provocada por exposição solar intensa (acne solar) tem caráter monomórfico e não pleomórfico, como a acne vulgar, ou seja, as lesões são todas do mesmo tipo e tempo de evolução. Acne por substâncias cosméticas oleosas também cursa com padrão monomórfico e, em geral, não há comedões.

Em toda e qualquer investigação de lesões acneicas deve-se considerar a idade de aparecimento do quadro clínico, a presença de alterações menstruais, o uso de medicamentos orais ou tópicos, a interrupção abrupta de anovulatórios, o escurecimento de mamilos e mucosa genital, a localização das lesões, a presença ou não de comedões, a associação de seborreia e a queda de cabelo ou hirsutismo. A acne esteroidal, por síndrome ou doença de Cushing, tem características próprias que facilmente direcionam o seu diagnóstico:

- erupção monomórfica;
- pequenas pústulas;
- ausência de comedões abertos;
- predileção por tronco, ombros e braços;
- face menos afetada;
- hirsutismo;
- alopecia androgenética;
- feminilização nos homens;
- acantose *nigricans*;
- eritema facial;
- face de lua;
- giba;
- depósito de gordura supraclavicular.

A presença de pápulas faciais também pode contribuir para o diagnóstico precoce da alopecia fibrosante frontal, tipo de alopecia cicatricial primária, linfocítica. Muitas vezes, o acometimento do couro cabeludo é precedido pelo aparecimento de pápulas faciais que correspondem ao envolvimento do folículo pilosos facial. Também podem ser acompanhadas de rarefação de sobrancelhas. A localização mais frequente das pápulas é a região frontal e queixo (Figura 11.12).

A presença de macrocomedões, pápulas e cistos amarelados nas regiões malares e temporais na face, associados a pele inelástica, amarelada e com rugas acentuadas faz o diagnóstico da síndrome de Favre--Racouchot (Figura 11.13), que corresponde à intensa elastólise solar e frequentemente se associa à *cutis romboidalis*. O processo de elastólise pode se localizar nos pavilhões auriculares, apresentando-se clinicamente como pápulas amareladas, devendo ser diferenciadas do carcinoma basocelular e da condrodermatite nodular da hélice.

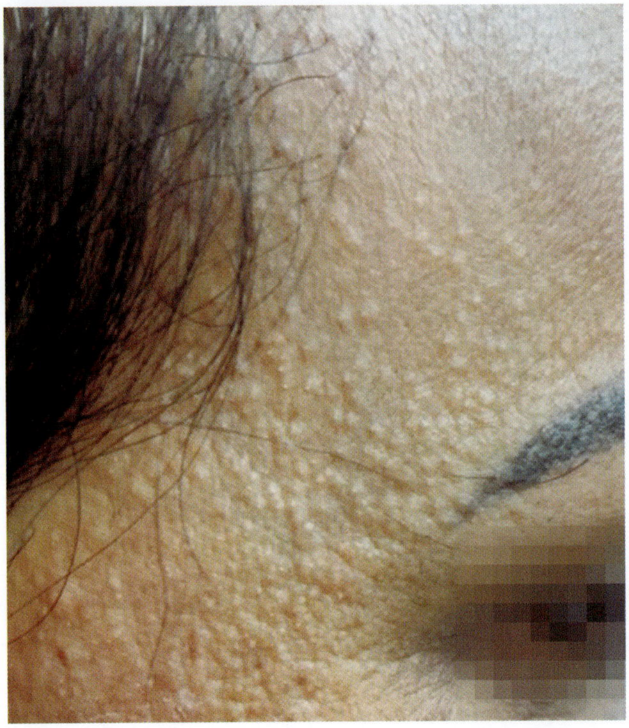

Figura 11.12. Pápulas facial da alopecia fibrosante frontal.
Fonte: Acervo da autoria do capítulo.

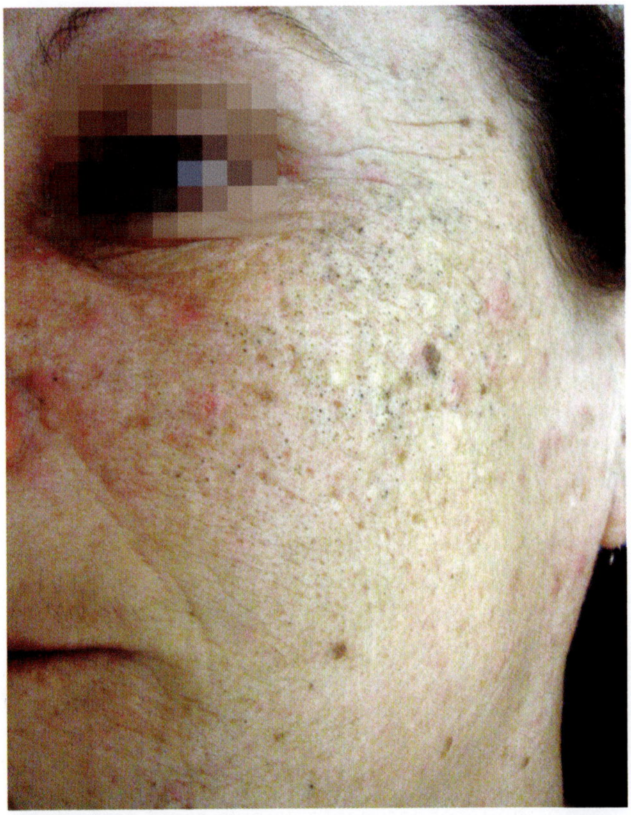

Figura 11.13. Síndrome de Favre-Racouchot. Elastólise solar acompanhada de comedões e mília na região malar.
Fonte: Acervo da autoria do capítulo.

Alterações no relevo

□ Hipertróficas

Podem ser tumores, nódulos, cistos, verrucosidades ou vegetações. Na face, as lesões benignas mais comuns são verrugas, queratoses seborreicas, lentigos (inicialmente se apresentam como máculas, mas com o tempo se tornam papulosos), nevos, hiperplasias sebáceas, pápula fibrosa nasal, molusco contagioso, xantelasma, siringomas, mília e tricoepitelioma. As lesões malignas devem ser diferenciadas de: queratoses actínicas (consideradas já um carcinoma espinocelular *in situ*), carcinoma basocelular (CBC), carcinoma espinocelular (CEC), lentigo maligno melanoma e melanoma. Vale ressaltar a necessidade de algumas lesões serem biopsiadas antes do início do tratamento, pois não é incomum que lesões molusco-símiles sejam, na realidade, lesões de histoplasmose ou criptococose ou CBC e vice-versa. O CBC é frequentemente confundido com siringomas, hiperplasias sebáceas e condrodermatite nodular da hélice. Lesões benignas, como ceratoacantomas, e lesões inflamatórias, como esporotricose, fazem diagnóstico diferencial com CEC.

Atrofias do tecido subcutâneo: a perda de tecido adiposo na face é causa de extrema insatisfação. É comum como decorrência do processo normal de envelhecimento, sendo, em geral, acompanhada de flacidez. A perda do subcutâneo (lipodistrofia) pode ser constitucional ou associada a doenças, como diabetes (lipoatrofia adquirida do diabetes), infecção pelo HIV ou, ainda, a doenças de ordem genética quando ocorrem na infância. No diabetes, a lipoatrofia pode ser total e pode associar-se à resistência à insulinoterapia, hiperlipidemia e infiltração gordurosa do fígado. As injeções de insulina resultam nas áreas de atrofia e hipertrofia do subcutâneo no local das aplicações.

No paciente portador do HIV pode ocorrer pela própria doença ou após terapia antirretroviral, principalmente com inibidores de protease. Nos pacientes com AIDS, ocorre redistribuição da gordura corporal denominada síndrome da lipodistrofia, com atrofia do subcutâneo na face, nos glúteos e nas extremidades, com acúmulo de gordura central (giba de búfalo e aumento das mamas). Todos os pacientes que apresentam atrofiam do tecido adiposo da face e que vêm em procura de técnicas estéticas resolutivas deverão, antes, realizar teste sorológico para HIV e investigação de alterações metabólicas, como diabetes e hiperlipidemias.

Pele sistêmica

Se o doente é sistêmico, a pele é sistêmica. E, muitas vezes, uma dermatose inestética revela uma doença.

Os avanços na genética e na imunologia estão finalmente trazendo explicações para a importância da pele como órgão sistêmico. Não apenas pelo registro cada vez maior de comorbidades relacionadas com doenças da pele, mas sim pela própria relação da dermatose com um sinal ou sintoma sistêmico. Isso coloca o dermatologista em posição de vanguarda para diagnósticos clínicos complexos, de suma importância para o paciente. Vejamos alguns exemplos:

Um paciente jovem com branqueamento prematuro do cabelo possui fator independente para espessamento médio-intimal da carótida, preditor de doença cardiovascular, e quanto mais branco o cabelo, pior o risco, segundo estudo publicado recentemente em jornal de medicina interna. A alopecia androgenética, quando muito precoce, também está relacionada com risco aumentado de infarto do miocárdio nesse grupo de pacientes. Ambas as situações são de grande relevância ao dermatologista, que poderá solicitar ecodoppler de carótida diante da queixa inestética do jovem paciente e identificar um problema cardíaco em potencial, procedendo o devido encaminhamento ao cardiologista para tratamento ou orientação preventiva.

Em dez anos de estudo retrospectivo, o departamento de dermatologia do Brigham Hospital, em Boston, identificou a presença de hipotireoidismo ou hipertireoidismo, doença inflamatória intestinal, artrite reumatoide, lúpus eritematoso sistêmico e diabetes tipo I, além de psoríase e alopecia areata, em 23% dos pacientes com vitiligo.

Cicatrizes por escoriação podem revelar um comportamento psíquico alterado e grandes transtornos dismórficos corporais, mas diante de uma simetria extensora com algumas lesões primárias, uma intolerância ao glúten pode ser a causa.

Apesar de ser uma das mais frequentes queixas inestéticas, o melasma não chega a ser o responsável pela suspeita de gravidez nos dias de hoje, mas muito provavelmente o era até 1964, quando John Rock inventou o contraceptivo hormonal.

Outra queixa inestética, a xerose cutânea, também denominada xerodermia, leva muitas pacientes ao consultório e não raramente ao diagnóstico de um hipotireodismo ou de uma alteração vascular, quando localizada em membros inferiores. Tudo isso sem mencionar um pouco da clássica marcha atópica, com rinite alérgica e asma relacionadas com a pitiríase alba e queratose pilar, por exemplo.

O oposto, a oleosidade, muitas vezes está relacionada com a acne e suas alterações hormonais, já descritas neste capítulo.

Um prurido intenso, mesmo não generalizado e sem lesão primária de pele, pode levar ao diagnóstico de um linfoma.

Manifestações ungueais, como pequenas depressões cupuliformes, os famosos *pittings* ungueais, podem vir isolados como queixa estética, sem as demais placas clássicas e diagnósticas de psoríase, e corresponderem a um sinal preditivo de artrite psoriásica. Uma grande descoberta foi justamente a unha, do ponto de vista funcional, como um apêndice musculoesquelético, na relação com a interfalangeana distal e a êntese do músculo extensor do dedo. Obviamente, as queixas ungueais merecem um capítulo à parte, tamanha a diversidade de manifestações inestéticas com correlação sistêmica, desde uma simples carência de ferro a uma imunossupressão. E citando imunossupressão, as infecções cutâneas, ditas oportunísticas, como uma simples paroníquia por cândida até uma manifestação herpética, podem evidenciar um diabete descompensado, uma neoplasia ou imunodeficiência adquirida.

Alterações no relevo, como as frequentes queratoses seborreicas, quando de surgimento súbito e em grande quantidade, podem ser o sinal de Leser-Trélat, diagnóstico de adenocarcinoma gastrointestinal. Acantose nigricante é um agravante nesses casos, mas costuma surgir de forma independente. Assim como os acrocórdons, deve-se procurar por síndrome metabólica, em que três dos cinco critérios determinam o diagnóstico: obesidade central (circunferência abdominal > 88 cm em mulheres e > 102 cm em homens), hipertensão arterial (pressão arterial sistólica > 130 mmHg e/ou diastólica > 85 mmHg), diagnóstico de diabetes ou glicemia alterada (> 110 mg/dL), triglicerídeos aumentados (> 150 mg/dL), HDL colesterol baixo (< 50 mg/dL em mulheres e < 40 mg/dL em homens).

Inúmeras e inesgotáveis são as correlações que uma manifestação cutânea, até mesmo isolada e discreta, pode aportar ao diagnóstico sistêmico do paciente; afinal, a pele é sistêmica.

Conclusão

Podemos afirmar que um conhecimento sólido e profundo da dermatologia clínica é necessário para definir condutas terapêuticas, mesmo as estéticas. Lesões aparentemente simples, como manchas na face, podem representar manifestações de doenças graves, e a abordagem estética intempestiva pode, nesses casos, atrasar o diagnóstico e o tratamento adequado.

O primeiro registro da pele como "órgão vivo" ocorreu em Paris, por Anne-Charles Lorry no seu *Tractatus de Morbis Cutaneis* de 1777, mas apesar desse fato se mostrar como um curioso dado histórico, talvez mais curiosa seja, ainda nos dias de hoje, nossa indevida resistência no reconhecimento da pele como órgão sistêmico, até mesmo diante de uma queixa estética.

Bibliografia Consultada

• Dermatoses Inestésicas

Azulay RD, Azulay DR. Dermatologia. 4. ed. Rio de Janeiro: Guanabara Koogan; 2006.

Brogeras MH, Sánchez-Viera M. Exogenous ochronosis. J Drugs Dermatol. 2006;5(1):80-81.

Dias MFRG, Rezende HD, Cury AL, Trüeb RM, Vilar E. Hyperpigmented upper eyelid: a clue to the diagnosis of facial lichen planus pigmentosus in a patient with frontal fibrosing alopecia. Skin Appendage Disord. 2018 Oct;4(4):335-338.

Dlova NC. Frontal fibrosing alopecia and lichen planus pigmentosus: is there a link? Br J Dermatol. 2013;168(2):439-442.

Erdogant T et al. Premature hair whitening is an independent predictor of carotid intima-media thickness in young and middle-aged men. Intern Med. 2013;52(1):29-36.

Freedberg IM, Eisen AZ, Wolff K, Austen KF, Goldsmith LA, Stephen IK. Fitzpatrick's dermatology in general medicine. 6th ed. New York: McGraw-Hill; 2003.

Lorry AC. Tractatus de morbis cutaneis. Paris; 1777.

Matilainen VA et al. Early onset of androgenetic alopecia associated with early severe coronary heart disease: a population-based, case-control study. J Cardiovasc Risk. 2001;8(3):147-151.

Oliveira J, Mazocco V, Steiner D. Pitiríase versicolor. An Bras Dermatol. 2002;77(5):611-618.

Padhi T, Shukla G. Metabolic syndrome and skin: psoriasis and beyond. Indian J Dermatol. 2013;58(4):299-305.

Pelle MT, Crawford GH, James WD. J Am Acad Dermato. 2004;51(4): 499-512.

Polat M, Artuz F, Karaaslan A, Oztaş P, Lenk N, Alli N. Seborrheic dermatitis-like tinea faciei in an infant. Mycoses. 2007;50(6): 525-526.

Rieder E, Kaplan J, Kamino H, Sanchez M, Pomeranz MK. Lichen planus pigmentosus. Dermatol Online J. 2013 Dec;19(12):20713.

Rook A, Wilkson DS, Ebling FJG. Textbook of dermatology. 6th ed. Oxford: Blackwell; 1998.

Sampaio SAP, Rivitti EA. Dermatologia. 3. ed. São Paulo: Artes Médicas; 2006.

Sheth VM et al. Comorbidities associated with vitiligo: a ten-year retrospective study. Dermatology. 2013 Oct 4.

Torgerson RR, Davis MD, Bruce AJ, Farmer SA, Rogers RS. Contact allergy in oral disease. J Am Acad Dermatol. 2007;57(2):315-321.

CAPÍTULO 12

Bromidrose e Hiperidrose

12.1 Aspectos Clínicos, Fisiopatológicos, Diagnósticos e Terapêuticos

• Eloisa Leis Ayres

Hiperidrose é um distúrbio dermatológico definido pela produção de suor que excede as necessidades termorreguladoras. Clinicamente, é diagnosticado quando o excesso de suor cria desconforto emocional, físico ou social significativo, causando um impacto negativo na qualidade de vida do paciente. Nos Estados Unidos, essa condição parece afetar pelo menos 4,8% da população.

A hiperidrose pode ser primária, cuja etiologia, apesar de desconhecida, parece envolver uma complexa disfunção do sistema nervoso autônomo, resultando em superatividade neurogênica de glândulas sudoríparas écrinas normais. Aproximadamente 93% dos pacientes com hiperidrose apresentam a forma primária, dos quais mais de 90% têm uma distribuição típica focal e bilateral que afeta áreas como axilas, palmas, plantas, face, pescoço e dorso. A hiperidrose axilar é considerada a mais prevalente (51% a 68%) e aproximadamente 80% dos pacientes referem excesso de transpiração em mais de uma área. O quadro geralmente se inicia antes dos 25 anos de idade; e o acometimento da população pediátrica tem sido cada vez mais relatado.

A hiperidrose secundária apresenta-se em uma distribuição mais generalizada e assimétrica, inicia-se mais tardiamente na vida, e os sintomas muitas vezes persistem durante o sono. As causas secundárias devem ser sempre excluídas previamente e podem estar relacionadas a doenças como diabetes *mellitus*, hipertireoidismo e linfoma, com uso de antidepressivos ou medicamentos como albuterol e sumatriptano.

O diagnóstico da hiperidrose primária está representado no Quadro 12.1:

Quadro 12.1. Diagnóstico da hiperidrose primária.

Excluir	*Critérios recomendados*
• doenças neurológicas • infecções • neoplasia • alterações endocrinológicas • aumento de catecolaminas • uso de medicamentos (propranolol, antidepressivos etc.) Outras: artrite reumatoide, paquioníquia congênita, paquidermoperiostose	• Suor excessivo, visível e focal com duração menor que 6 meses, sem causa aparente e pelo menos duas das seguintes características: • bilateral e relativamente simétrica • comprometimento de atividades diárias • pelo menos 1 episódio por semana • início antes dos 25 anos • história familiar positiva • interrupção da sudorese focal durante o sono

Fonte: Adaptado de Gorelick & Friedman, 2020.

Como muitas vezes os episódios de sudorese são esporádicos, nem sempre é possível visualizar a hiperidrose. Assim, diversas escalas têm sido utilizadas para avaliar o impacto na qualidade de vida e o grau de comprometimento nas atividades diárias, como a Hyperhidrosis Disease Severity Scale (HDSS) e o Hyperhidrosis Quality-of-Life Questionnaire (HQLQ). Métodos quantitativos para aferir o suor, como a gravimetria, têm sido utilizados para fins de estudo e pesquisa.

Formas peculiares de hiperidrose são descritas, como a sudorese gustatória (síndrome de Frey), hiperidrose focal frontal, inguinal, perianal, entre outras. Além do impacto social, a hiperidrose tem sido associada a patologias como bromidrose, eczemas, infecções crônicas e ceratólise pontuada. Mais recentemente, a hiperidrose tem sido descrita como um novo evento adverso secundário à epilação a laser na axila, que parece poder atuar como um fator desencadeante em alguns pacientes.

Tratamento da hiperidrose

A intervenção terapêutica faz-se, assim, imprescindível, sendo descritas diferentes opções para a abordagem clínica e cirúrgica dessa afecção.

O tratamento da hiperidrose pode variar em eficácia, tolerância e caráter invasivo. Formas localizadas podem ser abordadas clinicamente por meio de medicações tópicas, iontoforese e aplicação de toxina botulínica. Formas localizadas mais intensas e formas generalizadas costumam exigir terapia sistêmica. Opções cirúrgicas incluem curetagem, *shaving*, lipoaspiração glandular e simpatectomia transtorácica, que serão discutidos nos capítulos a seguir.

Segundo Solish et al., deve-se considerar o algoritmo a seguir para abordagem da hiperidrose, conforme a localização e a gravidade:

- Formas moderadas de hiperidrose axilar e palmoplantar devem ser inicialmente tratadas com cloridrato de alumínio tópico; caso não respondam, as segundas opções seriam toxina botulínica tipo A e iontoforese.
- Nos casos mais graves severos de hiperidrose axilar e palmoplantar, a toxina botulínica e o cloridrato de alumínio devem ser considerados como tratamentos de primeira linha, assim como a iontoforese.
- Hiperidrose craniofacial deve ser tratada com medicações orais anticolinérgicas, como glicopirrolato, toxina botulínica tipo A e cloridrato de alumínio tópico.
- Remoção cirúrgica das glândulas sudoríparas axilares e simpatectomia endoscópica transtorácica devem ser consideradas quando todas as outras opções terapêuticas são falhas.

Os algoritmos de tratamento mais recentes foram desenvolvidos por um painel de especialistas, em conjunto com a International Hyperidrosis Society, e encontra-se disponível em: http: sweathelp.org.

Neste capítulo, procura-se abordar atualizações sobre as diversas terapias clínicas, bem como sobre cuidados gerais e o tratamento das formas peculiares de hiperidrose e dos quadros a ela associados.

Cuidados gerais

É importante evitar os fatores sabidamente desencadeantes da hiperidrose, incluindo locais com muitas pessoas, estímulos emocionais, alimentos picantes e álcool. Evitar roupas apertadas, tecidos sintéticos e calçados oclusivos também pode ajudar. Outras estratégias incluem disfarçar o suor usando proteções nas axilas e outras áreas, bem como a troca frequente de meias e sapatos, sapatos de couro, palmilhas absorventes de sapato, talco para os pés e meias de algodão.

Medicamentos tópicos

Os agentes tópicos são considerados terapia de primeira escolha nas hiperidroses, sendo o cloridrato de alumínio o fármaco mais utilizado. Formulações OTC (*over the counter*) de venda livre contêm concentrações máximas de 12,5% de hexaidrato de cloreto de alumínio. Formulações para prescrição incluem cloreto de alumínio em álcool etílico 20%, tetracloreto de alumínio 6,25% e cloreto de alumínio em água a 12%. Esses sais obstruem o lúmen distal dos ductos da glândula sudorípara écrina. Devem ser aplicados na pele limpa e seca à noite, permanecendo por 6 a 8 horas antes de ser lavada, repetindo-se em 24 a 48 horas, até que ocorra anidrose. Maiores concentrações dos sais de alumínio estão relacionadas a maior irritação cutânea. O efeito é transitório, e o plugue mecânico é eliminado com a renovação da pele. Pacientes relataram excelentes taxas de satisfação em 94% das hiperidroses axilares, 84% das plantares e 60% das palmares. Terapia de manutenção pode ser realizada com aplicações regulares, de 1 a 2 vezes por semana.

Flanagan et al. realizaram um estudo aberto e randomizado para comparar a eficácia e a segurança da utilização da toxina botulínica tipo A com as do cloridrato de alumínio a 20% no tratamento da hiperidrose axilar focal primária, utilizando a escala de severidade HDSS. Em quatro semanas de acompanhamento, 92% dos pacientes tratados com toxina botulínica tipo A apresentaram melhora maior ou igual a 2 na HDSS, em comparação a 33% do grupo tratado com cloridrato de alumínio a 20%, concluindo-se que a toxina botulínica seria mais efetiva e traria maior satisfação ao paciente.

Benohanian sugere que o uso do cloridrato de alumínio em concentração de 15% a 55%, em gel hidroalcoólico com ácido salicílico entre 2% e 6%, poderia aumentar a eficácia e seria especialmente útil na região palmoplantar e, em associação a outras terapias tópicas, como a iontoforese e a aplicação de toxina botulínica tipo A, no caso de falha terapêutica da terapia isolada.

O uso de novos fármacos tópicos, como os anticolinérgicos, tem despertado o interesse da literatura mundial. Lenços com 2,4% de glicopirrônio (QBREXA) foram aprovados nos Estados Unidos para uso em pacientes acima de 9 anos. Os lenços, embalados individualmente, devem ser utilizados 1 vez ao dia e atuam como bloqueadores de receptores de acetilcolina responsáveis pela ativação da glândula sudorípara.

Medicamentos sistêmicos

As glândulas sudoríparas écrinas são estimuladas por centros hipotalâmicos por meio de fibras simpáticas colinérgicas; assim, é indicado o uso de fármacos anticolinérgicos. Bajaj e Langstry, em 2007, em análise retrospectiva, relataram que o anticolinérgico glicopirrolato, na dose de 2 a 6 mg por dia, foi efetivo em 75% dos pacientes. Entretanto, o uso deve ser cauteloso, pelos possíveis efeitos colaterais relatados, como xerostomia, disfunção erétil, cefaleia e retenção urinária. O glicopirrolato oral foi descrito como um medicamento emergente, para terapia de segunda linha, em crianças e adolescentes com hiperidrose. Recentemente, a associação de 1 a 2 mg de glicopirrolato oral à loção de cloreto de alumínio 20% foi avaliada nos casos em que o tratamento tópico isolado não apresentava resultado satisfatório, e a combinação das substâncias demonstrou mais efetividade.

A eficácia do anticolinérgico oxibutinina tem sido mais estudada, e constam relatos na literatura de efetividade e segurança em doses crescentes de 2,5 a 10 mg por dia. A oxibutinina foi superior ao placebo na melhoria do HDSS: 60% dos pacientes tratados com a medicação, em comparação a 27% dos pacientes tratados com placebo, apresentaram melhora em pelo menos 1 ponto no HDSS no estudo de Schollhammer et al. O efeito colateral mais frequente foi a boca seca, observada em 43% dos pacientes no braço de oxibutinina, em comparação a 11% no braço placebo. O emprego da oxibutinina foi testada em mulheres que mantiveram hiperidrose plantar ou compensatória após a realização de simpatectomia transtorácica. O uso de 10 mg por dia, quando comparado ao placebo, mostrou-se estatisticamente significativo, com melhora da qualidade de vida das pacientes. Garcia-Souto et al. avaliaram o uso da oxibutinina oral em 292 pacientes com hiperidrose craniofacial, com doses iniciais de 2,5 mg ao dia, até 15 mg. Demonstraram que o medicamento foi efetivo em todas essas localizações e que os pacientes com hiperidrose facial apresentavam maior adesão ao tratamento. Enquanto para muitos pacientes o controle da hiperidrose com a oxibutinina oral é mantido, a perda de eficácia nos tratamentos em longo prazo tem sido descrita. A oxibutinina também se mostrou uma opção efetiva de tratamento em crianças, pela importante melhora clínica e da qualidade de vida; entretanto, estudos em longo prazo ainda são necessários. O uso de cremes e gel de oxibutinina entre 3% e 10% tem se mostrado efetivo em novos estudos publicados.

□ Iontoforese

O tratamento com iontoforese usa corrente galvânica em água corrente, e as teorias que reforçam seu uso incluem bloqueio da secreção glandular por rolhas hiperceratósicas, interferência no gradiente eletroquímico glandular, bloqueio na transmissão dos nervos simpáticos e redução no pH pelo acúmulo de hidrogênio. A iontoforese tem sido descrita com limitada efetividade e baixa adesão pelos pacientes, pela necessidade de tratamentos seriados até a obtenção do controle da transpiração e pelo desconforto e irritação que podem ser produzidos. Visando aumentar a eficácia do procedimento, substâncias anticolinérgicas têm sido adicionadas, porém, ainda assim, são relatados efeitos colaterais desses medicamentos.

Uma análise retrospectiva do tratamento em crianças concluiu que a iontoforese poderia ser uma opção efetiva na população pediátrica. Contudo, o exato mecanismo de ação e o intervalo entre as sessões, bem como os protocolos para obtenção de resultados máximos, ainda precisam ser elucidados.

□ Tecnologias

Equipamentos médicos como micro-ondas, ultrassom, laser e radiofrequência podem ser considerados para o tratamento da hiperidrose axilar, com particular consideração pelo alto custo, possível destruição permanente e irreversível de tecidos, dados clínicos ainda limitados e diferentes níveis de experiência do operador.

Equipamentos que emitem micro-ondas têm sido desenvolvidos para o tratamento da hiperidrose axilar e osmidrose. O MiraDry (Miramar Labs, Sunnyvale, Califórnia), aprovado pela Food and Drug Administration (FDA), promove uma termólise irreversível, com destruição glandular, sendo relatada uma eficácia de 90% mantida por 12 meses.

O uso da radiofrequência fracionada com microagulhas insuladas, levando energia à derme profunda, sem destruição epidérmica, foi estudado. Após duas sessões, com intervalos mensais, e após um mês de avaliação, 70% dos pacientes avaliados obtiveram melhora de mais de 50% da sudorese. O teste iodo-amido demonstrou redução da sudorese em 90% dos pacientes avaliados; e o estudo histológico demonstrou redução das glândulas sudoríparas tanto écrinas quanto apócrinas. Concluiu-se que esta poderia ser mais uma opção terapêutica para hiperidrose sem reações adversas significativas.

Outros equipamentos, como o ultrassom microfocado, e lasers, como o 1064 Nd:Yag, têm sido também estudados, com resultados ainda incertos, demonstrando redução da sudorese em alguns casos e exacerbação em outros.

Abre-se um novo campo de interesse para a ação terapêutica dos equipamentos descritos no controle temporário ou definitivo da hiperidrose, entretanto estudos mais robustos se fazem necessários.

□ Toxina botulínica tipo A

O uso da toxina botulínica tipo A tem se mostrado seguro tanto no tratamento das rugas dinâmicas da face e do pescoço quanto no da hiperidrose. Segundo Pena et al., efeitos adversos, como dor no local da aplicação, são leves; e são raros outros efeitos, como cefaleia, náusea, sintomas *flu-like*, diminuição da força muscular e ptose palpebral e de supercílio, após tratamento do terço superior da face. Os autores descrevem a segurança do tratamento, visto que, após quase duas décadas de uso, nenhum efeito adverso persistente foi relatado.

Apesar de ser considerado um tratamento seguro, a técnica é considerada muito dolorosa para alguns pacientes. Embora alguns tolerem a dor produzida pela aplicação da toxina botulínica com gelo e/ou cremes anestésicos, diversos métodos têm sido descritos para minimizar esse fator, considerado limitante para a técnica, como analgesia vibratória, crioanalgesia e o *spray* de diclorotetrafluoroetano, que foi comparado ao gelo, demonstrando, em um estudo, ser mais efetivo. A técnica de imersão das mãos em água com gelo foi relatada com maior eficácia, pelo fato de a água ser boa condutora do frio, bem como conseguir atingir todas as áreas necessárias. A reconstituição da toxina botulínica com lidocaína mostrou diminuição importante da dor no lado reconstituído, porém os benefícios são questionados.

O bloqueio anestésico tem sido mandatório nos casos de injeções palmoplantares, e foi bem descrita a técnica de bloqueio dos nervos radial e mediano. Entretanto, a necessidade de treinamento para executar a anestesia, o risco de injúria neural e o tempo de duração do efeito anestésico, que limita o paciente por algumas horas, têm estimulado novas perspectivas para anestesia. O uso de pistolas para injeção de anestésicos e a aplicação da toxina botulínica por Dermojet®, ou mesmo por meio de iontoforese, têm sido estudados, com benefícios ainda não totalmente relevantes. Novas preparações tópicas de toxina botulínica estão sendo estudadas, incluindo a entrega de medicamentos transdérmicos por pressão a jato e a ligação não covalente da toxina a um peptídeo para transportá-la através da pele intacta. Até o momento não parece existir nenhuma técnica totalmente indolor, eficaz e sem riscos para a aplicação da toxina botulínica na hiperidrose.

O importante é a avaliação individual do paciente e das técnicas utilizadas pelos médicos, a fim de encontrar o método mais apropriado para cada caso, como será descrito nos capítulos a seguir, que abordarão mais profundamente a toxina botulínica e os procedimentos cirúrgicos na hiperidrose.

□ Hiperidrose facial

A hiperidrose focal craniofacial é uma condição social debilitante e pode causar um impacto significativo na qualidade de vida dos pacientes. É mais frequente em homens, e o estímulo emocional e alimentar parece ser mais comum do que nas outras formas de hiperidrose. Apesar de usualmente primária e idiopática, já foi descrita após o uso dos antidepressivos inibidores da recaptação de serotonina, como a paroxetina e fluoxetina.

O uso do anticolinérgico tópico glicopirrolato a 2% em *pad* ou creme vem sendo descrito, demonstrando na prática resultados efetivos na diminuição da sudorese focal facial. Apesar da ocorrência de poucos efeitos colaterais, se comparados aos da administração oral, atenção deve ser tomada, pois boca seca, visão turva e dilatação pupilar já foram descritas com o uso tópico. A aplicação de toxina botulínica tipo A tem se mostrado um tratamento seguro e eficaz na hiperidrose craniofacial. Em 2020, foram descritos alguns casos de sucesso terapêutico no tratamento da hiperidrose craniofacial, perioral e nasal com 1 a 2 U de toxina botulínica (Botox®) intradérmica sobre a área com sudorese.

□ Hiperidrose inguinal

A hiperidrose inguinal foi descrita por Hexsel et al. em 2004, com o relato de 26 pacientes portadores de transpiração excessiva na região inguinal. Trata-se de uma forma primária e focal de hiperidrose, frequentemente com história familiar positiva e associada a outras formas de hiperidrose, que acomete indivíduos de ambos os sexos, em geral antes dos 25 anos. Os tratamentos habituais podem ser utilizados; entretanto, os autores relatam sucesso terapêutico com a administração de 2 a 3 U de toxina botulínica (Botox®) por cm^2 via intradérmica, na área afetada. Desde sua descrição, outros poucos casos foram relatados, com resposta satisfatória ao tratamento com toxina botulínica tipo A.

□ Hiperidrose perianal

A hiperidrose focal localizada na região perianal é uma manifestação rara, acomete principalmente homens e está relacionada a complicações como eczema e infecções fúngicas. Bechara et al. relataram o tratamento dessa região com uma média de 30 a 54 U de toxina botulínica tipo A (Botox®), com redução significativa da área de hiperidrose e grande satisfação dos pacientes.

□ Hiperidrose no coto de amputação

A hiperidrose localizada na área de amputação de pernas tem sido relatada como problema frequente, sendo responsável por patologias diversas, como eczema, prurido, mau odor e infecções bacterianas e fúngicas, além da dificuldade de adaptação a próteses. Resultados pobres foram obtidos com o uso de agentes adstringentes e com iontoforese. Mais recentemente, duas publicações de satisfação terapêutica com administração de toxina botulínica foram relatadas. Nos casos descritos, após realização do teste de Minor com iodo e amido, foram aplicadas 100 U de toxina botulínica (Botox®), distribuídas nas áreas de sudorese identificadas. Em ambos os casos, houve controle da hiperidrose, com resolução satisfatória dos problemas associados.

Condições associadas à hiperidrose

□ Bromidrose

A bromidrose é uma condição na qual a sudorese corporal vem acompanhada de um odor intenso e desagradável nas áreas de secreção da glândula apócrina, sob influência das bactérias que habitam a pele. Ocorre nas áreas quentes do corpo, como axilas, virilha e pés, a partir da puberdade e também na idade adulta. Embora não seja grave, é causa comum de prejuízo à qualidade de vida, sendo recomendado intervenção terapêutica efetiva.

Heckmann et al. avaliaram o impacto dos possíveis efeitos da aplicação da toxina botulínica na bromidrose, quando utilizada para tratamento da hiperidrose, os quais já haviam sido mencionados em referências anteriores. O odor genital tratado com toxina botulínica também foi relatado e relacionado à produção de suor na região.

O manejo da bromidrose requer uma boa relação médico-paciente. O uso de agentes antibacterianos oferece controle do quadro. Sintomas leves a moderados podem ser tratados inicialmente com terapia com toxina botulínica. Nos casos refratários, a terapia com laser deve ser considerada, pois atualmente tem sido mais estudada do que a terapia com micro-ondas. Por fim, se a condição for grave e refratária a outras opções, a cirurgia pode ser considerada, embora ainda não se conheça o método ideal de tratamento.

Um estudo recente concluiu que o uso do laser, mesmo com o objetivo de depilação, pode alterar a flora microbiana, podendo ser acompanhado pela melhora do odor do suor. O efeito do laser em diferentes cepas bacterianas é bem diferente, o que pode depender da quantidade de energia, do comprimento de onda, das características da área sob o laser, bem como das propriedades estruturais da membrana do próprio micro-organismo. Entretanto, há assim mais um dado ao qual se deve atentar em relação a novas possibilidades terapêuticas.

□ Cromidrose

A cromidrose é uma desordem rara, caracterizada pela sudorese pigmentada, quase sempre localizada na face ou na axila, com coloração amarela, azul, verde ou negra. Matarasso descreveu o sucesso terapêutico no tratamento de uma paciente com cromidrose facial com a toxina botulínica tipo A.

□ Eczema disidrótico

O eczema disidrótico é uma dermatite vesiculosa palmoplantar, considerada reacional a uma série de fatores endógenos e exógenos. A hiperidrose parece ser um fator agravante em 40% dos casos. Foi descrito o tratamento da hiperidrose palmar em dois pacientes que, após aplicação da toxina botulínica tipo A, apresentaram concomitante regressão do quadro de eczema disidrótico. Esses resultados já haviam sido descritos por outros autores.

□ Ceratólise plantar pontuada

A ceratólise pontuada é uma doença mais comum em países tropicais; o agente etiológico envolvido tem sido *Corynebacterium* sp. Entretanto, a hiperidrose plantar parece ser um fator predisponente importante. Foi descrito o tratamento com toxina botulínica tipo A em dois pacientes, com resposta satisfatória em ambos os casos.

□ Nevo écrino

O nevo écrino pode ser uma causa rara de hiperidrose localizada. Foi descrito um caso de nevo écrino mucinoso com hiperidrose, desde 1 ano de idade, por Man et al., em 2006. Sonntag et al. descreveram o controle da hiperidrose associada aos nevos écrinos com toxina botulínica tipo A.

O número crescente de indicações para o tratamento das condições que cursam com a produção excessiva de suor com a toxina botulínica tipo A tem permitido uma melhora significativa na qualidade de vida dos indivíduos que sofrem com o comprometimento psicossocial causado pela hiperidrose.

12.2 Tratamento da Hiperidrose Axilar e Plantar com Toxina Botulínica

- Beatriz Rosmaninho Caldeira Avé
- Pedro Rosmaninho Caldeira Avé

Toxina botulínica no tratamento da hiperidrose – parte prática

□ Mecanismo de ação

Foi indicada, no Canadá e no Reino Unido em 2001 e nos Estados Unidos em 2004, para tratar a manifestação de hiperidrose (HH) primária intensa de axilas, em que o paciente é gravemente prejudicado em sua rotina diária e que não pode ser adequadamente controlada com tratamento tópico.

A toxina botulínica é uma proteína natural, que é purificada e manufaturada. Tem a habilidade de bloquear a secreção de acetilcolina das terminações nervosas, responsável por estimular as glândulas sudoríparas. Com o bloqueio do "mensageiro", a toxina botulínica impede a liberação de suor apenas na área tratada, de maneira temporária e reversível.

Clinicamente, no Brasil, usa-se apenas a toxina botulínica do tipo A (Btx A).

Os diversos tipos de toxina botulínica disponíveis no país até o momento são apresentados no Quadro 12.2.

Quadro 12.2. Tipos de toxina botulínica comercializados no Brasil em 2021.

Tipos de toxina botulínica	*Nome comercial*	*Produção/ comercialização*	*País de origem*
Toxina onabotulínica	Botox	Allergan/Allergan	Estados Unidos
Toxina incobotulínica	Xeomin	Merz/Merz-Biolab	Alemanha
Toxina abobotulínica	Dysport	Ipsen/Galderma	Reino Unido
TBA	Prosigne	Lanzhou/Cristália	China
TBA	Botulift	Medy-Tox/Bergamo	Coreia do Sul
TBA	Nabota	Daewoong/ Innovapharma	Coreia do Sul

As injeções de Btx A devem ser superficiais, intradérmicas, aplicadas na área de localização das glândulas sudoríparas, que são o alvo do tratamento. Na maioria das regiões, deve-se observar uma pápula na região injetada, constatando-se assim a superficialidade da aplicação. Em caso diverso, se a aplicação for mais profunda, há perda de efetividade da ação anidrótica e aumento dos riscos de efeitos colaterais. Em áreas de camada córnea mais espessa, como palmas e plantas, evidenciar as pápulas se torna mais difícil.

O uso da Btx A foi aprovado pela FDA americana para tratamento da hiperidrose axilar em 2004 e vem sendo realizado rotineiramente, de modo *off-label*, em outras áreas, inclusive em crianças.

□ Contraindicações

As contraindicações são as mesmas do uso da Btx A em geral:

- gestação e lactação;
- hipersensibilidade aos componentes da fórmula (albumina e lactose);
- infecção ativa no local da aplicação;
- doenças neuromusculares, como *miastenia gravis*, síndrome de Eaton Lambert e esclerose lateral amiotrófica.

□ Diluição

As citações aqui realizadas referem-se à toxina onabotulínica do tipo A (ONA, Botox®).

As diluições variam conforme a preferência e a experiência do médico aplicador. Na literatura, variam entre 1 e 10 mL, sendo as mais utilizadas entre 2 e 5 mL. Sugere-se o uso de 2 mL de soro fisiológico para 100 U de ONA nas diversas áreas a serem tratadas, convertendo-se em 50 U por mL.

□ Marcação – teste do iodo-amido

Esse método de delimitação da área de sudorese permite, de maneira não precisa, a constatação da intensidade do quadro.

Segue-se uma rotina para realização do teste do iodo-amido, também conhecido por teste de Minor:

- limpa-se a área com solução antisséptica: álcool ou solução alcoólica de clorexidina a 2%;
- aplica-se a tintura de iodo entre 2% e 5%;
- seca-se a área;
- polvilha-se a região com amido de milho em fina camada;
- ao ser liberado, o suor, em contato com o iodo, tinge o amido de uma coloração violeta enegrecida;
- marca-se toda a região de hiperidrose com caneta cirúrgica.

O teste de iodo-amido também é fundamental na avaliação da resposta ao tratamento (Figura 12.1).

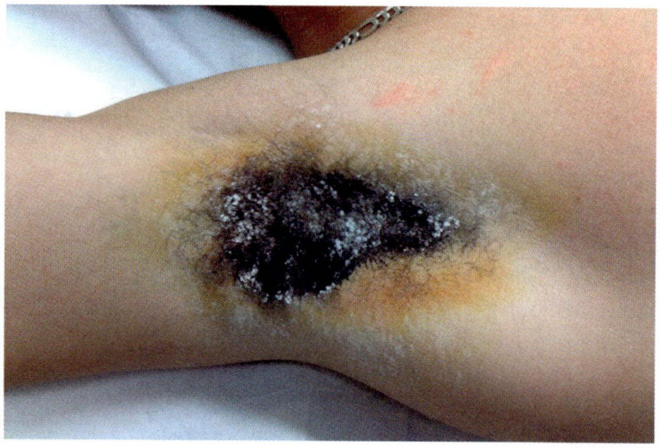

Figura 12.1. Exemplo de delimitação com teste de iodo-amido intenso em região axilar.

Fonte: Acervo da autoria do capítulo.

□ Manejo da dor e analgesia

Em algumas regiões, a dor durante a aplicação pode ser um empecilho ao uso da terapia. Apesar de ser muito variável o limiar de dor entre os indivíduos, as aplicações palmoplantares são geralmente as mais dolorosas. Proceder uma analgesia eficiente pode ser determinante no sucesso da terapêutica e na manutenção do paciente.

Várias opções de analgesia estão disponíveis e deve-se escolher a mais apropriada para cada paciente, conforme a experiência do médico.

Entre as mais utilizadas, estão as relacionadas a seguir.

Anestésico em creme tópico com ou sem oclusão

Deve-se deixar ao menos 30 minutos em contato.

Áreas de camada córnea mais espessa, como palmas e, principalmente, plantas, exigem oclusão.

Observar que os anestésicos tópicos minimizam a sudorese, o que torna fundamental a realização do teste de Minor antes do uso.

Anestesia vibratória

Crioanalgesia: imersão de mãos e pés em água gelada

- aplicação de pedras de gelo imediatamente antes da puntura;
- uso de *spray* de diclorotetrafluoretano;
- uso de aparelho resfriador, como Cryo 6 (Zimmer), Siberian (Vydence) ou Freddo (Fabinject).

Anestesia troncular de punhos e tornozelos

Mãos

A sensibilidade palmar se deve principalmente ao nervo mediano, seguido pelo ulnar e pelo radial, conforme observado nas Figuras 12.2 e 12.3.

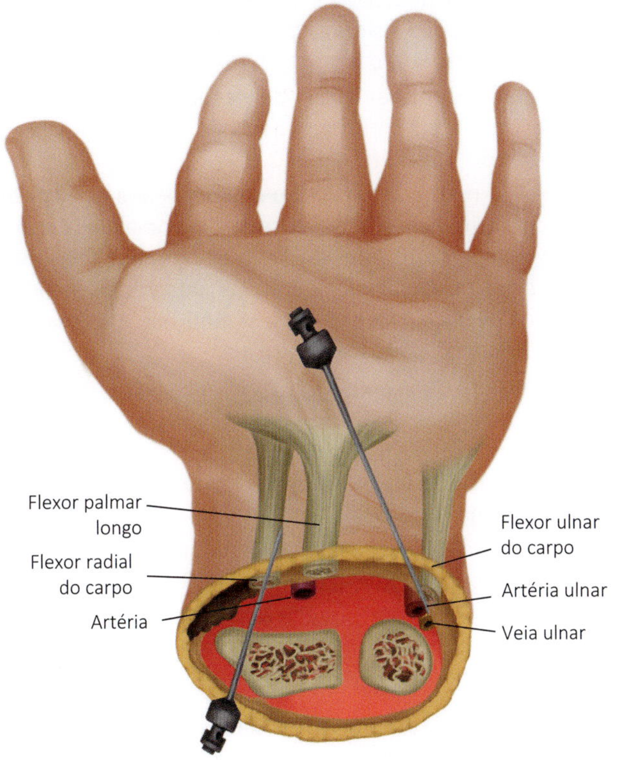

Figura 12.2. Aspecto esquemático do território de inervação palmar.
Fonte: Desenvolvida pela autoria do capítulo.

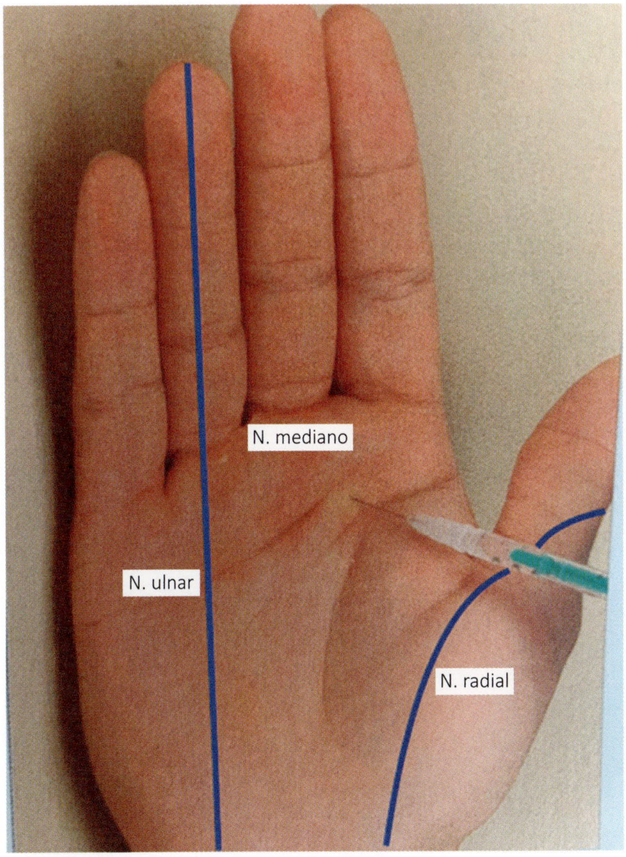

Figura 12.3. Áreas de inervação palmar.
Fonte: Acervo da autoria do capítulo.

O objetivo do tratamento é bloquear principalmente os nervos mediano e ulnar. Por vezes, torna-se necessário o bloqueio do nervo radial também, porém, como a área de inervação palmar feita por este é bem restrita, pode-se associar um anestésico tópico sob oclusão nessa região.

A técnica anestésica consiste em:

1. **Bloqueio do nervo mediano:** está localizado entre os tendões palmar longo e flexor radial do carpo e deve ser alcançado com a injeção de anestésico a cerca de 1 cm da linha de flexão do punho. Usa-se cerca de 5 mL de lidocaína a 1%.
2. **Bloqueio do nervo ulnar:** pode ser realizado injetando-se a mesma quantidade de anestésico entre a artéria ulnar e o tendão do flexor ulnar do carpo, direcionando a agulha para o processo estiloide da ulna, cerca de 1 cm abaixo da prega do punho.
3. **Bloqueio do nervo radial:** injeta-se de 3 a 5 mL de solução anestésica na prega lateral do punho, tomando-se como referência a artéria radial, já que estão lado a lado. Aponta-se a agulha lateralmente e deve-se tomar cuidado para evitar injeção intravascular.

Pés

O objetivo do tratamento é bloquear principalmente os nervos tibial posterior, sural e safeno (Figura 12.4).

A técnica anestésica consiste em:

1. **Bloqueio do nervo tibial posterior:** é responsável pela maior área da região plantar. Medialmente ao tendão de Aquiles, à altura do maléolo interno, introduz-se a agulha em direção à artéria tibial posterior e injeta-se de 5 a 10 mL de lidocaína a 1%.
2. **Bloqueio do nervo sural:** é responsável pela anestesia da região lateral do pé. À altura do maléolo externo, lateral ao tendão de Aquiles, injeta-se de 5 a 10 mL de lidocaína a 1%, em leque.
3. **Bloqueio do nervo safeno:** promove anestesia da borda medial do pé. Injeta-se a solução anestésica em faixa no subcutâneo, acima do maléolo interno.

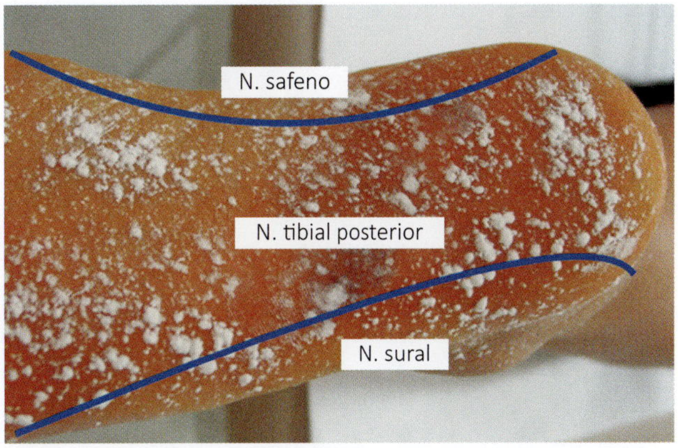

Figura 12.4. Áreas inervadas pelos nervos tibial posterior, safeno e sural.
Fonte: Acervo da autoria do capítulo.

No Brasil, a Comissão de Normas Técnicas da Sociedade Brasileira de Anestesiologia (SBA) e o Conselho Federal de Medicina (CFM) recomendam que o uso de mais de 3,5 mg/kg de lidocaína conte com a presença de um anestesista. Assim, deve ser realizado em ambiente hospitalar. Essa recomendação se tornou lei em fevereiro de 2002. Por isso, não se recomenda efetuar simultaneamente o bloqueio de punhos e tornozelos no consultório, devendo-se optar por fazê-los isoladamente.

Não existe nenhuma técnica totalmente indolor, eficaz e sem riscos para aplicação da Btx A na hiperidrose.

□ Variações topográficas

Axilar

Área mais simples e segura de tratamento (Figura 12.5).

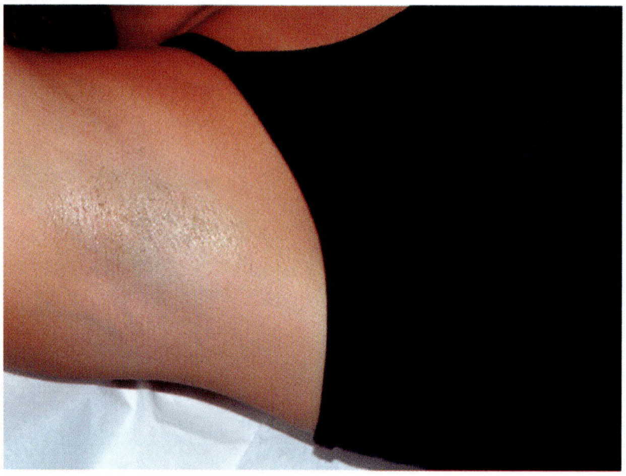

Figura 12.5. Sudorese visível a olho nu.
Fonte: Acervo da autoria do capítulo.

Tem-se facilidade em promover conforto e analgesia.

Estudos demonstram que o tratamento da HH axilar resulta em 82% a 87% de redução da sudorese.

Sugere-se a diluição de 1 frasco de ONA de 100 U com 4 mL de soro fisiológico, o que resulta em 25 U a cada 1 mL e 2,5 U a cada 0,1 mL.

Deve-se suspender o uso de desodorantes locais na véspera do tratamento para que não interfiram com o teste do iodo-amido (Figura 12.6).

Faz-se a marcação com um ponto a cada 1,5 cm de distância, numa média de 20 pontos por axila. Caso a sudorese seja muito intensa, deve-se diminuir o intervalo entre os pontos para 1 cm. Os pontos devem ser marcados de modo intercalado, visando-se a interseção entre os halos de difusão da toxina.

Aplicam-se de 2 a 2,5 U por ponto, intradérmico. Em média, de 50 a 60 U por axila.

É importante a observação das pápulas após a injeção, visando maior aproveitamento do medicamento, que assim permanecerá junto ao alvo.

Um dos motivos de não resposta é a "perda" de produto no subcutâneo frouxo dessa região.

A região apresenta pouco risco de complicações.

Palmar

Estudos mostram que a HH palmar tem o maior impacto negativo na vida dos pacientes que qualquer outra condição dermatológica que não ameace a vida.

Nessas áreas, é necessário concentrar bem a medicação, a fim de evitar a difusão para os músculos adjacentes (Figura 12.7).

Trata-se de regiões muito inervadas, principalmente nas polpas digitais, o que torna o procedimento bastante doloroso.

Sugere-se a associação de métodos anestésicos: aplicação de bloqueio troncular de punhos (ulnar, medial e radial) e jato gelado contínuo, por meio de aparelho apropriado.

Nessa localização, o teste do iodo-amido é fundamental. Deve-se observar a necessidade de aplicação transgressiva nos bordos palmares, principalmente no bordo

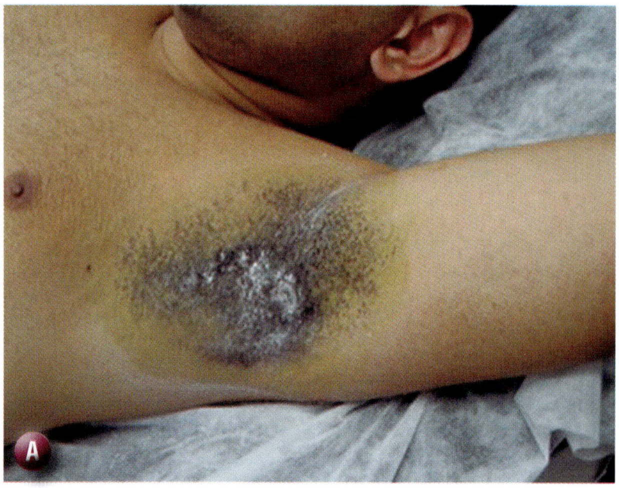

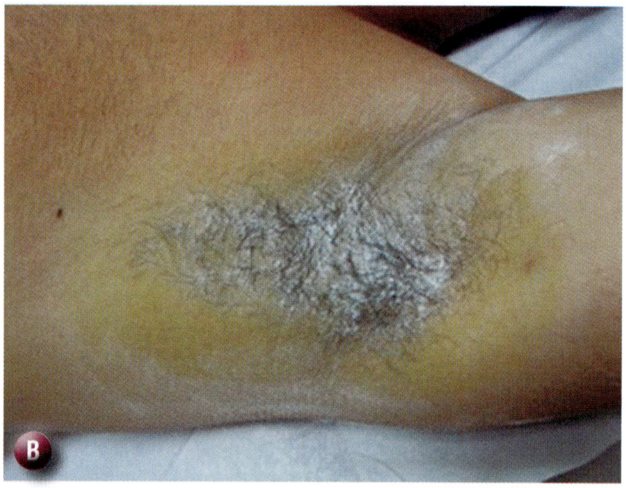

Figura 12.6. Teste de iodo-amido axilar. (A) Antes e (B) 15 dias depois da aplicação de toxina botulínica.
Fonte: Acervo da autoria do capítulo.

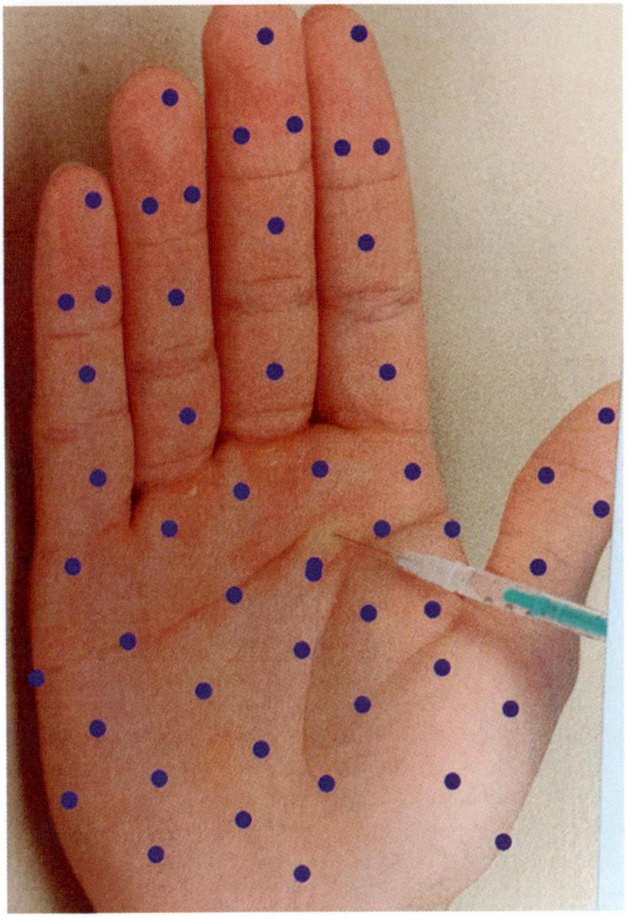

Figura 12.7. Exemplo de marcação para aplicação na região palmar.
Fonte: Acervo da autoria do capítulo.

ulnar. Outras áreas comumente esquecidas são as laterais das polpas digitais e as regiões periungueais.

Como são áreas de camada córnea mais espessa, deve-se sustentar a agulha no local de injeção por alguns segundos após a parada de deslizamento do êmbolo, para não ocorrer o retorno da medicação após a retirada.

Utilizam-se, em média, 3 pontos em cada polpa digital, 1 ponto para cada espaço interfalangeano e pontos alternados a cada cm^2 nas áreas de maior intensidade de sudorese e a cada 1,5 cm^2 no restante da região palmar, numa média de 40 a 50 pontos em cada palma, totalizando cerca de 100 U por mão.

As injeções devem ser sempre intradérmicas, o que evita a difusão para os músculos adjacentes. Na região tenar, as fibras musculares responsáveis pelo movimento de oposição do polegar se dispõem em forma de leque muito superficialmente e seu acometimento prejudicaria muito as atividades diárias do paciente.

Estudos mostram efetividade de 80% a 90% da ONA/Botox®, e os tratamentos devem ser repetidos após 6 a 8 meses (Figura 12.8).

Em razão do alto custo, por vezes se opta por tratar apenas a mão dominante, já que é com ela que se cumprimenta ou com que que se molha os papéis em que se toca.

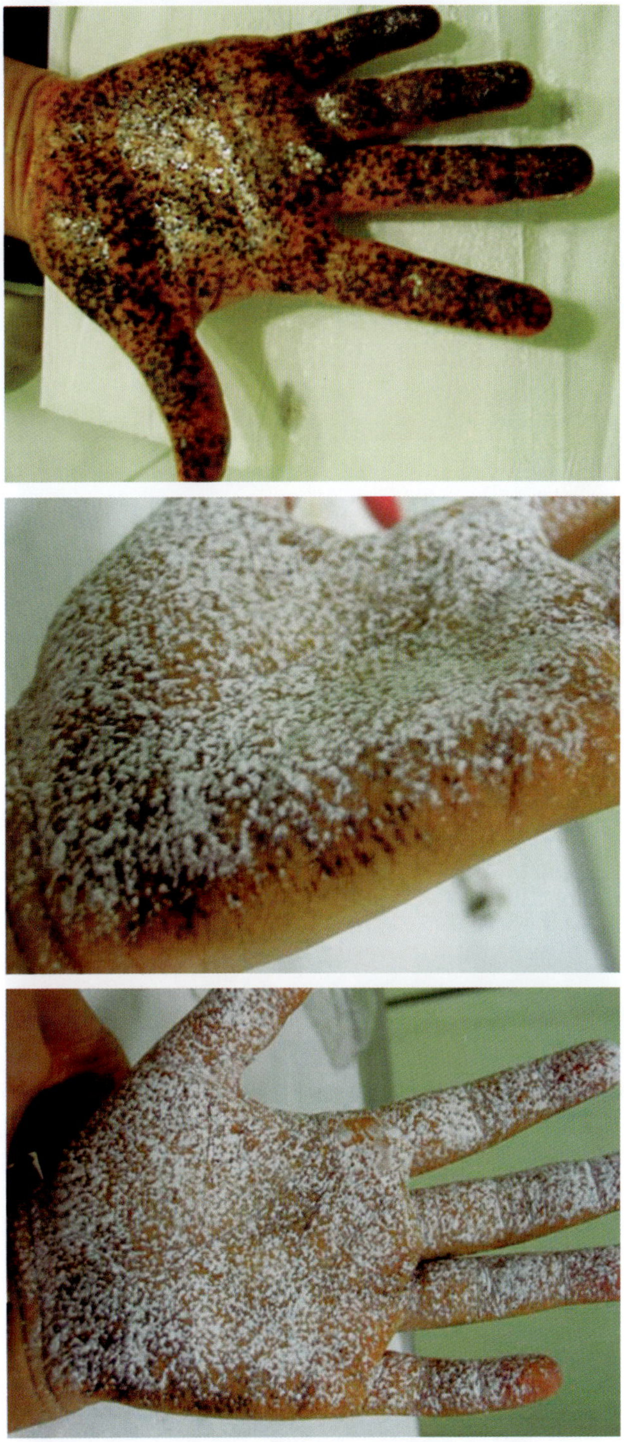

Figura 12.8. Antes e depois com HH residual.
Fonte: Acervo da autoria do capítulo.

Plantar

Trata-se de área de grande repercussão clínica e social. Muitas vezes, os pacientes chegam aos médicos por patologias que surgem em decorrência do excesso de umidade local. Exemplos frequentes são as micoses interdigitais, ceratólise plantar e bromidrose. Muito incômodo também é visto pela impossibilidade em manter os sapatos nos pés, usar chinelos ou sandálias de salto por causa do excesso de suor (Figura 12.9).

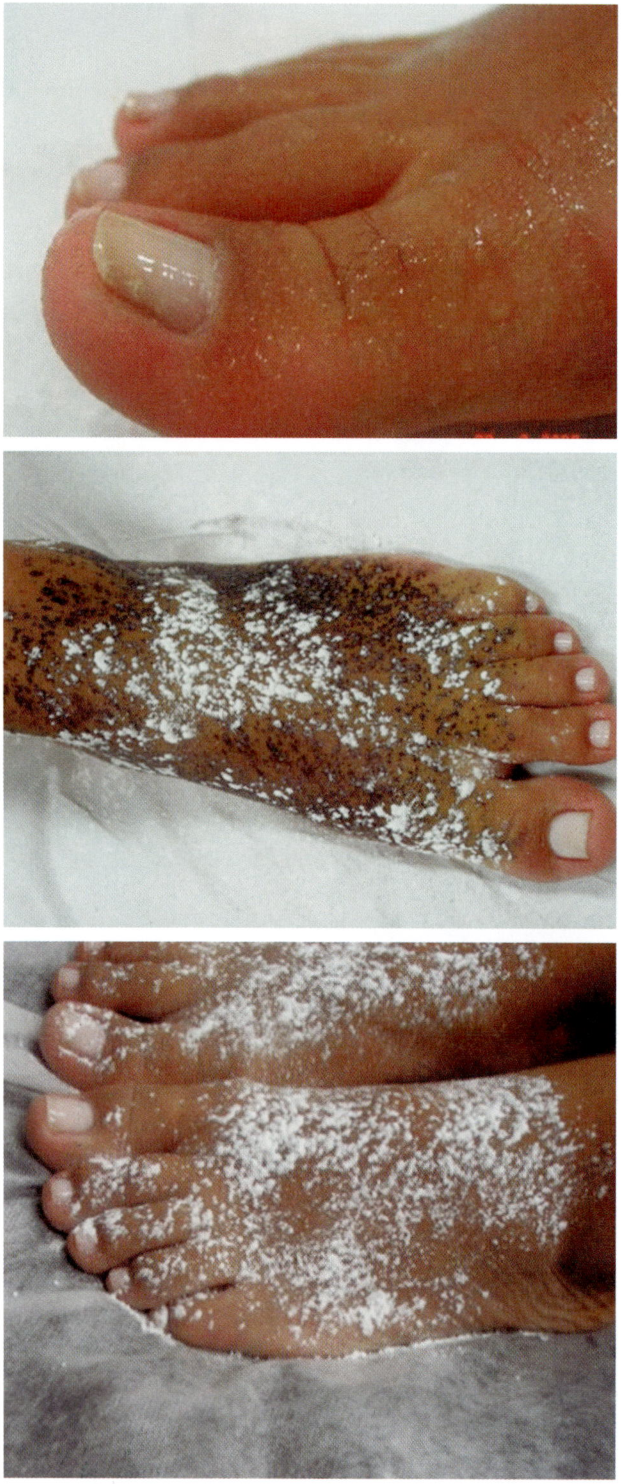

Figura 12.9. HH plantar que acomete também as laterais e o dorso dos pés.

Fonte: Acervo da autoria do capítulo.

Para confirmação diagnóstica e delimitação da área, faz-se o teste de iodo-amido, marcando a região com caneta cirúrgica (Figura 12.10).

O procedimento anestésico é escolhido conforme o perfil do paciente. Dá-se preferência à associação de bota plástica oclusiva com anestésico tópico (lidocaína + prilocaína) por 30 a 40 minutos e jato de ar gelado

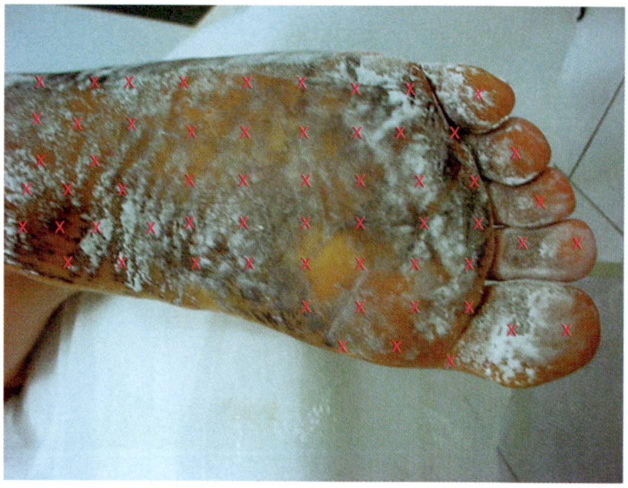

Figura 12.10. Exemplo de marcação plantar.

Fonte: Acervo da autoria do capítulo.

direcionado em cada ponto de aplicação. Para a maioria dos pacientes motivados, a dor é suportável. Para outros, no entanto, é necessário proceder ao bloqueio anestésico dos tornozelos, que poderá ser realizado pelo próprio médico injetor ou por anestesista, conforme descrito anteriormente.

No global, marcam-se 2 pontos no hálux, 1 ponto em cada polpa digital e faixas de 4 a 5 pontos intercalados em toda a região plantar, com distância mínima de 2 cm entre eles. Aplicam-se 2 U por ponto. Deve-se observar a necessidade de ascender para as laterais dos pés e aplicar também nas dobras interdigitais e infradigitais, principalmente quando há associação de intertrigo. Usa-se uma média de 100 U/planta, o que pode variar entre 50 e 150 U.

Como são as áreas do corpo humano com maior espessura da camada córnea, a aplicação intradérmica requer tempo, paciência e experiência.

Após a aplicação, deve-se evitar apenas o contato com material contaminado, esportes aquáticos e sauna nas primeiras 24 horas.

A duração do efeito costuma ser de 6 meses a 1 ano.

Muitas vezes, opta-se por menor número de pontos ou menor dose total, em razão da dor na aplicação ou do elevado custo do tratamento. Essa opção deve ser combinada com o paciente antes do tratamento, visto que impactará a duração do resultado.

A hiperidrose plantar por vezes é deixada de lado, sendo preterida em relação às HH palmar e axilar, às quais com frequência está associada.

O tratamento com toxina botulínica na hiperidrose plantar é muito satisfatório e tecnicamente simples. Observa-se dificuldade apenas na analgesia.

Craniofacial

Na face, torna-se necessária a avaliação estética da expressão do indivíduo, pois mesmo aplicações intradérmicas de Btx A provocam uma debilidade muscular e interferem na expressividade.

Procede-se à marcação guiada pelo teste do iodo-amido. Aplica-se de 1 a 2 U por ponto, a cada 1 a 2 cm de distância.

Ao tratar a fronte, deve-se sempre relaxar a glabela, mesmo que de modo parcial, a fim de evitar uma ptose de supercílios. Os pontos devem ser distribuídos a cada 1 cm em toda a fronte, respeitando-se 1 cm acima do supercílio.

É melhor iniciar com menor número de unidades (1 U por ponto) e ajustar a dose nos tratamentos subsequentes, a fim de não deixar a face com aspecto "congelado".

No tratamento do lábio superior, faz-se uma marcação de 3 pontos por hemilábio, distando 5 mm do filtro labial, 5 mm do bordo do vermelhão e 5 a 10 mm de distância entre os pontos, e aplica-se 1 U/cm^2 (Figura 12.11).

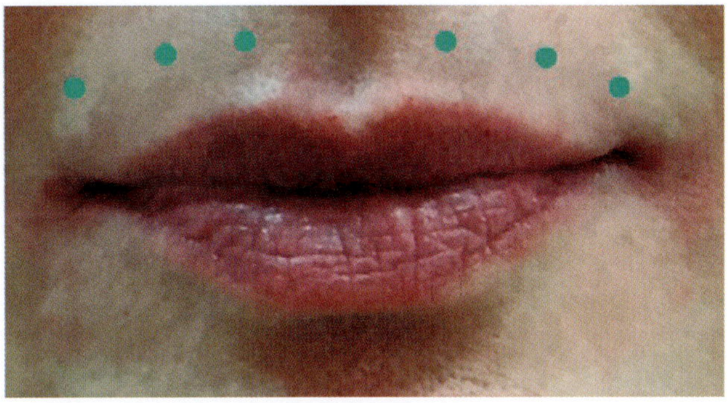

Figura 12.11. Marcação no lábio superior.
Fonte: Acervo da autoria do capítulo.

No couro cabeludo calvo, o teste do iodo-amido é feito com facilidade e assim se determinam a área e a intensidade da sudorese. Nos pacientes com cabelo, a queixa e a orientação do paciente são o que determina a área de aplicação. Deve-se aí atentar para a assepsia da região e sugere-se o uso de xampu ou sabonete com clorexidina a 2%, imediatamente antes de comparecer ao consultório para o procedimento.

Inguinal, coto de amputação e hiperidrose compensatória pós-cirurgia de simpatectomia endoscópica

Faz-se teste do iodo-amido para determinação da área a ser tratada. A marcação deve ser feita com caneta cirúrgica de pontos, com intervalos de 1 a 2 cm. A aplicação deve ser de 2 U por ponto.

Na região inguinal (Figura 12.12), um fator determinante na busca por tratamento, além do constrangimento social, é a associação de patologias cutâneas exacerbadas pelo excesso de umidade, como infecções fúngicas e eritrasma. Por vezes, essas patologias evoluem sem sucesso de tratamento por vários anos até que se trate a HH local.

Muitas vezes, a HH compensatória pós-simpatectomia se dá em áreas extensas, mas faz-se a escolha para o tratamento das áreas de maior intensidade ou constrangimento individual (Figura 12.13).

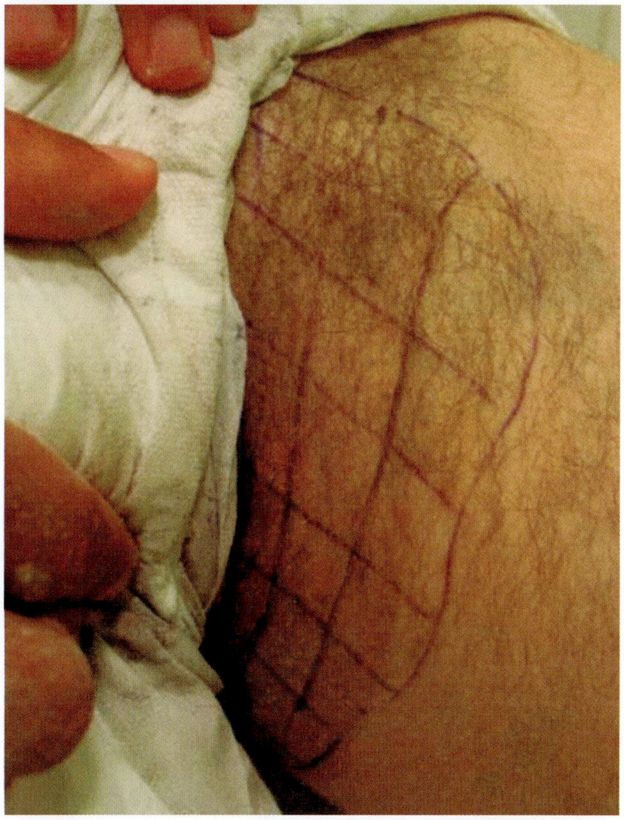

Figura 12.12. Exemplo de marcação na hiperidrose inguinal.
Fonte: Acervo da autoria do capítulo.

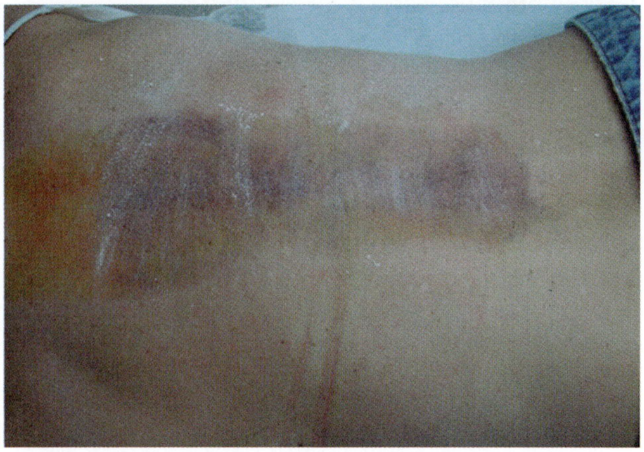

Figura 12.13. Hiperidrose compensatória pós-simpatectomia.
Fonte: Acervo da autoria do capítulo.

Evolução

O efeito hipoidrótico ou anidrótico da Btx A se inicia cerca de 3 a 4 dias após o tratamento e o auge do resultado ocorre em torno de 2 semanas.

O efeito persiste por 4 a 8 meses, havendo estudos que mostram até 14 meses de duração.

A repetição do tratamento tem se mostrado eficaz e segura, melhorando a qualidade de vida e até a produtividade dos pacientes.

A interrupção temporária da liberação do suor em áreas focais não influencia na termorregulação corporal. Pode-se observar que as axilas, por exemplo, abrigam menos de 2% das glândulas sudoríparas do corpo humano.

Hiperidrose compensatória, que chega a cerca de 65% nos casos de cirurgia endoscópica de simpatectomia, não é um problema quando o tratamento é com toxina botulínica.

Os cuidados pós-aplicação se restringem a evitar exercícios físicos intensos e sauna nas primeiras 24 horas.

É importante sempre rever o paciente após 2 a 3 semanas para avaliar o procedimento, a satisfação dele, bem como realizar os complementos necessários.

O custo é alto e varia conforme a extensão da área tratada, mas o tratamento é muito gratificante para médico e paciente e traz grande melhora na qualidade de vida.

Tratamentos repetidos serão necessários para manter a hipoidrose e deverão ser realizados num intervalo de 6 meses a 1 ano. Muitos pacientes programam aplicações anuais e tentam prolongar o efeito associando outros métodos clínicos para controle da sudorese.

Complicações

Nesse método seguro de tratamento da hiperidrose, a maioria das complicações é dependente da técnica. As mais comuns são decorrentes do trauma das injeções e são efêmeras (Figura 12.14):

- dor, prurido, sangramento, equimoses, edema local;
- fraqueza muscular nas mãos e pés; e
- assimetria facial.

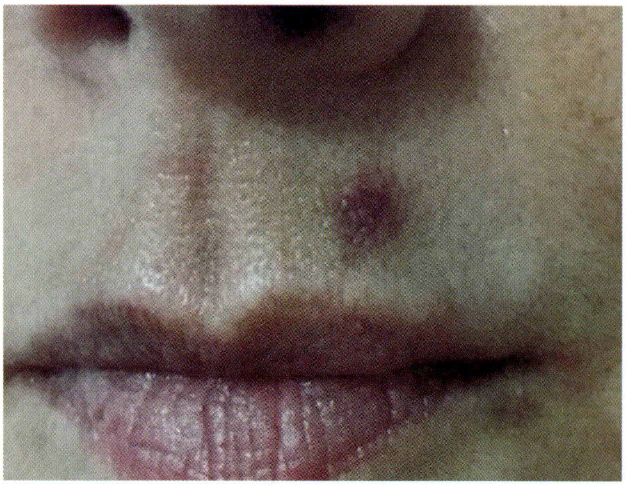

Figura 12.14. Equimose pós-aplicação.
Fonte: Acervo da autoria do capítulo.

Considerações finais

Embora a exata causa da hiperidrose focal primária não esteja totalmente elucidada, evidências apontam para anormalidades no sistema nervoso autônomo que podem ser geneticamente determinadas. Essa enfermidade causa grande impacto na qualidade de vida dos portadores; e gera baixa autoestima e grande impacto nas relações interpessoais.

O uso da toxina botulínica tem se mostrado uma arma importante, segura e eficaz no combate à hiperidrose focal.

Bibliografia Consultada

- **Aspectos Clínicos, Fisiopatológicos, Diagnósticos e Terapêuticos da Bromidrose e Hiperidrose**

Artzi O, Loizides C, Zur E, Sprecher E. Topical oxybutynin 10% gel for the treatment of primary focal hyperhidrosis: a randomized double-blind placebo-controlled split area study. Acta Derm Venereol. 2017 Oct 2;97(9):1120-1124.

Bajaj V, Langtry JAA. Use of oral glycopyrronium bromide in hyperhidrosis. Br J Dermatol. 2007 Jul;157(1):118-121 [Epub 2007 apr. 25]. doi: 10.1111/j.1365-2133.2007.07884.x.

Bechara FG, Sand M, Achenbach RK, Sand D, Altmeyer P, Hoffmann K. Focal hyperhidrosis of the anal fold: successful treatment with botulinum toxin A. Dermatol Surg. 2007 Aug;33(8):924-927. doi: 10.1111/j.1524-4725.2007.33193.x.

Benohanian A, Dansereau A, Bolduc C, Bloom E. Localized hyperhidrosis treated with aluminum chloride in a salicylic acid gel base. Int J Dermatol. 1998 Sep;37(9):701-703. doi: 10.1046/j.1365-4362.1998.00543.x.

Bergón-Sendín M, Pulido-Pérez A, Sáez-Martín LC, Suárez-Fernández R. Preliminary experience with transdermal oxybutynin patches for hyperhidrosis. Actas Dermosifiliogr. 2016 Dec;107(10):845-850.

Delort S, Marchi E, Corrêa MA. Oxybutynin as an alternative treatment for hyperhidrosis. An Bras Dermatol. 2017 Mar-Apr;92(2):217-220.

Fazel Z, Majidpour A, Behrangi E, Fathizadeh S, Nokandeh M, Atefi N, Ghassemi MR. using the hair removal laser in the axillary region and its effect on normal microbial flora. J Lasers Med Sci. 2020 Summer;11(3):255-261.

Flanagan KH, King R, Glaser DA. Botulinum toxin type A versus topical 20% aluminum chloride for the treatment of moderate to severe primary focal axillary hyperhidrosis. J Drugs Dermatol. 2008 Mar;7(3):221-227.

Garcia-Souto F, Del Boz J, Colmenero-Sendra M, Polo-Padillo J. Craniofacial hyperhidrosis: clinical characteristics and response to treatment in a cohort of 97 patients treated with oral oxybutynin. Dermatol Ther. 2021 Jan;34(1):e14658.

Glaser DA, Ballard AM, Hunt NL et al. Prevalence of multifocal primary hyperhidrosis and symptom severity over time: results of a targeted survey. Dermatol Surg. 2016;42:1347-1353.

Glaser DA, Glaser K. Use of systemic therapies to manage focal hyperhidrosis. Mo Med. 2015 Jul-Aug;112(4):287-291.

Gorelick J, Friedman A. Diagnosis and management of primary hyperhidrosis: practical guidance and current therapy update. J Drugs Dermatol. 2020 Jul 1;19(7):704-710.

Heckmann M, Ceballos-Baumann AO, Plewig G. Hyperhidrosis Study Group. Botulinum toxin A for axillary hyperhidrosis (excessive sweating). N Engl J Med. 2001;344:488-493.

Heckmann M, Teichmann B, Pause BM, Plewig G. Amelioration of body odor after intracutaneous axillary injection of botulinum toxin A. Arch Dermatol. 2003;139:57-59. doi: 10.1001/archderm.139.1.57.

Hexsel DM, Dal'Forno T, Hexsel CL. Inguinal or Hexsel's hyperhidrosis. Clin Dermatol. Jan-Feb 2004;22(1):53-59. doi: 10.1016/j.clindermatol.2003.12.028.

Kontochristopoulos G, Markantoni V, Agiasofitou E, Platsidaki E, Kouris A, Campanati A et al. Treatment of primary axillary hyperhidrosis with a cream formulation of oxybutynin chloride 10. J Eur Acad Dermatol Venereol. 2021 Apr 23. doi: 10.1111/jdv.17297 [Online ahead of print].

Liu V, Farshchian M, Potts GA. Management of primary focal hyperhidrosis: an algorithmic approach. J Drugs Dermatol. 2021 May 1;20(5):523-528.

Malik AS, Porter CL, Feldman SR. Bromhidrosis treatment modalities: a literature review. J Am Acad Dermatol. 2021 Jan 19:S0190-9622(21)00175-4.

Matarasso SL. Treatment of facial chromhidrosis with botulinum toxin type A. J Am Acad Dermatol. 2005 Jan;52(1):89-91. doi: 10.1016/j.jaad.2004.08.024.

Nawrocki S, Cha J. The etiology, diagnosis and management of hyperhidrosis: a comprehensive review – Part II: therapeutic options. J Am Acad Dermatol. 2019 Sep;81(3):669-680.

Nawrocki S, Cha J. The etiology, diagnosis and management of hyperhidrosis: a comprehensive review: etiology and clinical work-up. J Am Acad Dermatol. 2019 Sep;81(3):657-666.

Nguyen NV, Gralla J, Abbott J, Bruckner AL. Oxybutynin 3% gel for the treatment of primary focal hyperhidrosis in adolescents and young adults. Pediatr Dermatol. 2018 Mar;35(2):208-212.

Patra S, Kaur M, Sharma VK. Stepwise treatment of primary focal hyperhidrosis with aluminum chloride hexahydrate lotion (20%) and oral glycopyrrolate: a retrospective study from a tertiary care center. Dermatol Ther. 2020 Nov;33(6):e13914.

Pena MA, Alam M, Yoo SS. Complications with the use of botulinum toxin type A for cosmetic applications and hyperhidrosis. Semin Cutan Med Surg. 2007 Mar;26(1):29-33. doi: 10.1016/j.sder.2006.12.004.

Qbrexza: a glycopyrronium cloth for axillary hyperhidrosis. Med Lett Drugs Ther. 2019 Jan 28;61(1564):10-11.

Schollhammer M, Brenaut E, Menard-Andivot N, Pillette-Delarue M, Zagnoli A, Chassain-Le Lay M et al. Oxybutynin as a treatment for generalized hyperhidrosis: a randomized, placebo-controlled trial. Br J Dermatol. 2015 Nov;173(5):1163-1168.

Solish N, Bertucci V, Dansereau A et al. A comprehensive approach to the recognition, diagnosis and severity-based treatment of focal hyperhidrosis: recommendations of the Canadian Hyperhidrosis Advisory Committee. Dermatol Surg. 2007;33:908-923.

Sonntag M, Rauch L, Ruzicka T, Bruch-Gerharz D. Botulinum toxin treatment of eccrine sweat gland nevus [Article in German]. Hautarzt. 2005 Apr;56(4):364-366. doi: 10.1007/s00105-005-0919-4.

Xiao-Yong Man, Sui-Qing Cai, Ai-Hua Zhang, Min Zheng. Mucinous eccrine naevus presenting with hyperhidrosis: a case report. Acta Derm Venereol. 2006;86(6):554-555. doi: 10.2340/00015555-0144.

• Tratamento da Hiperidrose Axilar e Plantar com Toxina Botulínica

Almeida AR, Kadunc BV, Oliveira EM. Improving botulinum toxin therapy for palmar hyperhidrosis: wrist block and technical considerations. Dermatol Surg. 2001 Jan;27(1):34-36. PMID: 11231239.

Alster TS, Harrison IS. Alternative clinical indications of botulinum toxin. Am J Clin Dermatol. 2020 Dec;21(6):855-880. doi: 10.1007/s40257-020-00532-0. PMID: 32651806.

Brackenrich J, Fagg C. Hyperhidrosis. 2020 Sep 11. In: StatPearls [Internet]. Treasure Island (FL): StatPearls Publishing; 2021 Jan. PMID: 29083676.

De Quintana-Sancho A, Conde Calvo MT. Treatment of palmar hyperhidrosis by peripheral nerve block at the wrist with botulinum toxin. Actas Dermosifiliogr. 2017 Dec;108(10):947-949 [English, Spanish]. doi: 10.1016/j.ad.2017.05.013 [Epub 2017 Jul 12]. PMID: 28711166.

Glaser DA, Hebert AA, Pariser DM, Solish N. Primary focal hyperhidrosis: scope of the problem. Cutis. 2007 May;79(5 Suppl):5-17. PMID: 17596096.

Gordon JR, Hill SE. Update on pediatric hyperhidrosis. Dermatol Ther. 2013 Nov-Dec;26(6):452-461. doi: 10.1111/dth.12104. PMID: 24552408.

Gregoriou S, Sidiropoulou P, Kontochristopoulos G, Rigopoulos D. Management strategies of palmar hyperhidrosis: challenges and solutions. Clin Cosmet Investig Dermatol. 2019 Oct 4;12:733-744. doi: 10.2147/CCID.S210973. PMID: 31632121; PMCID: PMC6781850.

Hyperhidrosis. Skin Therapy Lett. 2019 Jan;24(1):1-7. PMID: 30817880.

McConaghy JR, Fosselman D. Hyperhidrosis: management options. Am Fam Physician. 2018 Jun 1;97(11):729-734. PMID: 30215934.

Stuart ME, Strite SA, Gillard KK. A systematic evidence-based review of treatments for primary hyperhidrosis. J Drug Assess. 2020 Dec 24;10(1):35-50. doi: 10.1080/21556660.2020.1857149. PMID: 33489435; PMCID: PMC7781989.

Tamura BM, Cucé LC, Souza RL, Levites J. Plantar hyperhidrosis and pitted keratolisis treated with botulinum toxin injection. Dermatol Surg 2004;30(12):1510-1514.

Wechter T, Feldman SR, Taylor SL. The treatment of primary focal. Rev Bras de Anest. 1999 Nov;45(Supl 20 – Atlas de técnicas de bloqueios regionais):81-97.

CAPÍTULO 13

Dermatologia no Paciente Transgênero

- Felipe Aguinaga
- Betina Stefanello

Introdução

Indivíduos transgêneros são aqueles que não se identificam com o sexo que lhes foi atribuído ao nascimento e buscam, em alguns casos, por meio de modificações corporais (hormonioterapia, procedimentos estéticos, cirurgia de redesignação sexual), exercer sua identidade de gênero de acordo com seu bem-estar biopsicossocial.[1] A Dermatologia, em seus diversos campos de atuação, desponta como uma especialidade essencial para atender a várias das demandas específicas dessa população.

A saúde da população transgênero envolve questões que vão além do processo de transição. O profissional médico deve estar familiarizado com essas questões, bem como ser capaz de criar um ambiente acolhedor durante a consulta, ao usar linguagem adequada, respeitar o nome social e os pronomes corretos e demonstrar respeito pela diversidade. Desse modo, os dermatologistas podem contribuir para amenizar as disparidades de saúde e melhorar a qualidade de vida dos pacientes transgêneros (Quadro 13.1).

Quadro 13.1. Glossário.

Identidade de gênero	Como a pessoa se sente e se percebe em relação ao seu gênero. É um sentimento e um sentido profundo sobre si mesmo
Transgênero ou transexual	Indivíduo que, ao longo da vida, identifica-se com um gênero diferente daquele que lhe foi atribuído ao nascimento
Cisgênero	Indivíduo que se identifica com o gênero que lhe foi atribuído ao nascimento
Homem transgênero, *female-to-male* (FTM), ou homem trans	Indivíduo cujo sexo biológico, designado ao nascimento, é feminino, mas que se identifica como homem. Pode ou não, por meio de modificações corporais e terapia hormonal, exercer sua identidade masculina
Mulher transgênero, *male-to-female* (MTF), ou mulher trans	Indivíduo cujo sexo biológico, designado ao nascimento, é masculino, mas que se identifica como mulher. Pode ou não, por meio de modificações corporais e terapia hormonal, exercer sua identidade feminina
Travesti	Pessoa que tem o sexo biológico masculino, mas se entende como uma figura feminina (*male-to-female*). Durante muito tempo, o termo era considerado pejorativo, mas atualmente tem sido ressignificado e algumas travestis reivindicam a legitimidade de sua identidade para além dos parâmetros binários do masculino ou do feminino

Aspectos dermatológicos em mulheres transgêneros

Mulher transgênero, *male-to-female* (MTF) ou mulher trans é alguém cujo sexo atribuído ao nascimento (sexo biológico) é masculino, mas que se identifica como mulher.

As queixas e demandas dermatológicas desse grupo de pacientes podem estar relacionadas às suas práticas e hábitos, ao uso de hormonioterapia, aos procedimentos cirúrgicos e estéticos a que podem ser submetidas e à maior vulnerabilidade a determinadas doenças, bem como à violência e ao estigma social.

□ Efeitos da terapia hormonal

A terapia hormonal produz alterações notáveis na pele e nos pelos. Mulheres trans geralmente usam estrogênios (principalmente etinilestradiol), com frequência em conjunto com um fármaco antiandrogênico (espironolactona ou um inibidor da 5-α-redutase). Os estrógenos reduzem a produção de sebo, portanto o ressecamento da pele é um possível efeito colateral da hormonioterapia, e pacientes com tendência à xerose, como atópicas e idosas, podem se queixar de prurido e apresentar alterações eczematosas.[2] Fragilidade ungueal é outro efeito adverso relatado.[3]

□ Alterações dos cabelos

A alopecia androgenética pode ser particularmente incômoda para mulheres trans, pois pode ser vista como um sinal de fenótipo masculino. Um possível benefício da terapia hormonal é a estabilização de quadros de alopecia androgenética. Em algumas pacientes, o uso de estradiol e antiandrógenos pode até melhorar, em algum grau, áreas já afetadas.[4] A finasterida e o minoxidil podem ser adicionados ao tratamento.

Embora a terapia com estrogênio cause alguma diminuição dos pelos faciais e corporais, geralmente não é suficiente, e muitas mulheres trans ainda terão pelos faciais e corporais indesejáveis. O hábito de raspar ou aparar os pelos faciais acarreta com frequência quadros de pseudofoliculite da barba.[5] As técnicas de remoção de pelos, como eletrólise e depilação a laser, estão entre os procedimentos dermatológicos mais procurados por mulheres trans, pois podem remover os pelos de maneira mais eficiente e duradoura em áreas associadas ao fenótipo masculino e, portanto, melhorar a disforia de gênero.[4]

□ Questões relacionadas às cirurgias de redesignação sexual

As técnicas cirúrgicas para a redesignação de gênero consistem principalmente em cirurgia de feminização facial, colocação de próteses mamárias, orquiectomia e vaginoplastia.[6] As cicatrizes decorrentes dessas cirurgias podem apresentar complicações, como hipertrofia, hiperpigmentação, formação de queloides, e podem até mesmo agravar a disforia de gênero da paciente. Portanto, a prevenção e o tratamento das cicatrizes são queixas frequentes nessa população.

Outro aspecto relacionado às cirurgias de transgenitalização é a depilação pré-operatória. O uso de retalhos de pele escrotal e peniana é a técnica mais usada para a construção da neovagina, sendo necessária a depilação a laser ou eletrólise pré-operatória para evitar a formação de bolas de pelo intravaginais, que podem resultar em complicações como dor, infecções e cálculos.[5]

□ Dermatoses da neogenitália

Ocorrências de condições dermatológicas como condiloma acuminado, carcinoma de células escamosas e líquen escleroso, interna e externamente na neovagina, têm sido relatadas.[2] Lesões relacionadas ao HPV podem se apresentar na neovagina, potencialmente em razão da alta prevalência de infecção por papilomavírus humano, complicações pós-operatórias que resultam em inflamação crônica e novas condições ambientais da neogenitália. Casos de carcinoma neovaginal já foram relatados.[3] Embora ainda não haja consenso sobre a necessidade de exames citológicos periódicos em mulheres trans, são recomendados o rastreamento regular e o exame por um dermatologista ou ginecologista. O tratamento de lesões genitais pode ser mais difícil em razão das estruturas anatômicas alteradas e das potenciais complicações, que podem prejudicar a funcionalidade da neovagina, como estenose.[2]

□ Complicações de preenchimentos para contorno facial/corporal

Em nosso meio, ainda é comum que um número significativo de mulheres trans realize procedimentos estéticos ilícitos com pessoal não médico, especialmente o uso de silicone industrial.[7] As injeções desse material estão relacionadas a diversas complicações, incluindo granulomas de corpo estranho, infecções bacterianas, fúngicas ou microbacterianas, cicatrizes, ulceração e necrose, embolia de silicone e até mesmo a morte.[8]

O volume das injeções pode exceder 8 ou mais litros para obter o corpo feminizado desejado. Frequentemente, é usado silicone de grau industrial, e não silicone de grau médico. Há relatos de outros materiais injetados, como parafina líquida, vaselina, lanolina, cera de abelha, óleo de linhaça, azeite etc.[9]

Celulite crônica, nódulos e placas subcutâneos e reações de corpo estranho podem se desenvolver mesmo muitos anos após a injeção. Outros efeitos colaterais incluem eritema, edema, endurecimento, dor, hiperpigmentação e irregularidade. Um grande volume injetado faz com que o silicone migre e, por isso, nódulos e granulomas podem ser vistos em locais distantes do local da injeção.[8]

Os dermatologistas, portanto, devem não apenas garantir que os pacientes transgêneros tenham acesso a alternativas mais seguras, mas também estar preparados para lidar com essas complicações. O tratamento das complicações dermatológicas baseia-se primeiramente em medidas de prevenção. A ultrassonografia com *doppler* venosa pode descartar trombose venosa profunda associada. Todas as pequenas feridas e infecções comuns da pele devem ser tratadas para reduzir o risco de infecções graves nas pacientes com edema crônico de membros inferiores. Em alguns casos, os surtos inflamatórios são controlados com ciclinas ou colchicina por algumas semanas. Deve-se evitar o uso de corticoterapia sistêmica por tempo prolongado. Os episódios infecciosos são tratados com antibioterapia empírica. O tratamento cirúrgico deve ser reservado para fasceíte necrosante.[8] Os médicos devem estar cientes de que não é possível remover os depósitos de silicone. Devem também informar aos pacientes que a automedicação, principalmente o uso de corticoides, é deletério.

Tem sido relatada a ocorrência de doenças autoimunes relacionadas à injeção de silicone (esclerose sistêmica, artrite reumatoide, doença de Still, lúpus eritematoso sistêmico e fibromialgia). Essas complicações foram descritas em 2011 por Shoenfeld e denominadas síndrome autoimune/autoinflamatória induzida por adjuvantes (síndrome ASIA). Os mecanismos fisiopatológicos e a implicação do silicone permanecem controversos.[8]

HIV, doenças sexualmente transmissíveis e outras disparidades de saúde

O cuidado dermatológico de indivíduos transgêneros não se limita aos aspectos da transição. Mulheres trans têm maior incidência de infecções sexualmente transmissíveis e de HIV, que se apresentam com manifestações dermatológicas.[10]

Alguns transtornos psiquiátricos e condições psicossociais, inclusive depressão, ansiedade, ideação suicida e abuso de substâncias, são altamente prevalentes em populações trans.[11] O estigma social e a discriminação também são determinantes sociais da saúde. Em conjunto, esses fatores não apenas contribuem para as vulnerabilidades ao HIV e às infecções sexualmente transmissíveis, mas também podem estar associados ao agravamento de algumas dermatoses sabidamente influenciadas por fatores psicológicos, como psoríase, vitiligo e doenças autoimunes.

Aspectos dermatológicos em homens transgêneros

Homem transgênero, *female-to-male* (FTM) ou homem trans é alguém cujo sexo atribuído ao nascimento (sexo biológico) é feminino, mas que se identifica como homem. No processo de transição, a hormonioterapia com androgênios é a primeira linha de tratamento. A testosterona pode exacerbar quadros de acne, além de causar outras alterações no cabelo e na pele, o que leva os pacientes a procurarem cuidado dermatológico.

Efeitos da terapia hormonal

A administração de androgênios produz efeito na secreção das glândulas sebáceas e no crescimento dos pelos. As manifestações dessa estimulação incluem aumento dos pelos faciais e corporais, rarefação frontotemporal e alopecia androgenética (AAG) moderada a grave.

Embora o aumento de pelos corporais e faciais seja geralmente desejável para homens trans, a AAG pode ser indesejada.[2] A prevalência geral de AAG moderada a grave em homens trans é menor do que em homens cisgêneros, provavelmente em razão da menor exposição a altos níveis de andrógenos e/ou de níveis protetores remanescentes de aromatase nos folículos capilares. Como visto em homens cisgêneros, o desenvolvimento de AAG permanece dependente da predisposição genética e não ocorre em todos os pacientes.[13] As opções de terapia para AAG apresentam considerações específicas em homens trans. O minoxidil tópico serve como opção de primeira linha, enquanto o uso de finasterida oral nesses pacientes é mais controverso. Em particular, ainda não foi estabelecido se os homens trans precisam da dose de 1 mg aprovada pela FDA, recomendada para AAG masculina, ou da dose de 2,5 mg a 5 mg *off-label* recomendada para AAG feminina.[13] Dado que a finasterida é um teratógeno conhecido, há preocupação adicional com seu uso em homens trans que ainda desejam engravidar. A finasterida também pode diminuir o desenvolvimento de características sexuais secundárias desejáveis. Assim, seu uso deve ser adiado para até dois anos após o início da testosterona.[5]

Em homens trans, a acne é uma doença comum e afeta até 88% dos pacientes nos primeiros seis meses de terapia com testosterona.[13] Embora a maioria dos pacientes apresentem apenas acne leve, alguns podem ter acne inflamatória grave, com cicatrizes que justificam o uso de isotretinoína. É importante levar em consideração que a testosterona não é contraceptiva e que, mesmo em amenorreia, homens trans podem engravidar.[2] Por isso, é essencial discutir as práticas sexuais e o uso de contraceptivos com o paciente e o endocrinologista, antes de iniciar a medicação.

Questões relacionadas às cirurgias de redesignação sexual

Embora as cirurgias genitais (metoidioplastia e faloplastia) ainda sejam pouco realizadas e não constituam uma prioridade para a maioria dos homens trans, a cirurgia de mastectomia é o procedimento mais procurado por essa população e tem se tornado cada vez mais frequente.

Para homens trans, cicatrizes cirúrgicas inestéticas após mastectomia representam uma preocupação importante, o que pode até agravar a disforia de gênero. Em contraste com a mastectomia em mulheres cis, a cirurgia em homens trans é mais complexa, com o objetivo de achatar o tórax e moldar o mamilo para se parecer com o fenótipo masculino.[11] Dada essa complexidade potencial, as cicatrizes cirúrgicas após mastectomia em homens trans podem ser maiores e inestéticas. O dermatologista, portanto, pode atuar na prevenção e no tratamento de cicatrizes pós-operatórias, por meio do uso de placas e gel de silicone, injeção intralesional de corticoides e outros fármacos, bem como das tecnologias disponíveis para esse fim (luz intensa pulsada, lasers não ablativos etc.).

Complicações do uso de *binders*

A prática de *binding* é comum entre os homens trans que não realizaram mastectomia. Consiste em ocultar as mamas por meio do uso de bandagens elásticas, fita adesiva, plástico-filme ou peças chamadas *binders*, disponíveis comercialmente e criadas especificamente para essa função. A compressão da pele com materiais que não permitem a circulação livre de ar pode criar ambientes úmidos, quentes e propícios ao desenvolvimento de bactérias e infecções fúngicas. A oclusão também pode ser um fator de piora da acne, bem como do surgimento de miliária, eczemas e outras dermatoses na região. Já foi descrito fenômeno de Koebner em paciente com psoríase pelo uso de *binder*. Os homens trans devem ser orientados a evitar compressão com fitas adesivas ou plástico-filme e dar preferência aos *binders* de tecido. Deve-se evitar o uso de *binders* por mais de 8 a 12 horas, bem como durante a prática de exercícios.[12]

Procedimentos estéticos em pessoas trans

Durante muito tempo, o dermatologista teve um papel secundário na equipe multidisciplinar responsável pelo tratamento de transgêneros. Mas, aos poucos, seu papel foi sendo elucidado e, hoje, já está bem definido no processo de transição física.

Presumia-se que a cirurgia genital seria o objetivo principal e primário na transição de uma pessoa transgênero. No entanto, estudos evidenciaram que nem mulheres trans nem homens trans tinham isso como preocupação máxima, escolhendo o rosto e as mamas, respectivamente, como prioridade no processo de transição.[14]

A testosterona pode masculinizar adequadamente um rosto; porém, sem o uso de *binders* ou a obtenção de uma mastectomia, pode ser desafiador se apresentar como um homem perante a sociedade. E, ao contrário, os estrogênios podem ajudar a crescer tecido mamário, mas muitas vezes não são suficientes para feminilizar um rosto. A genitália, independentemente dos efeitos hormonais, não é perceptível em público.[14]

Segundo a literatura, as mulheres trans submetem-se com mais frequência a procedimentos cirúrgicos do que os homens trans e também optam mais pela cirurgia do que pelo uso de injetáveis para transformação facial. Isso pode ocorrer porque um resultado permanente é desejado, mas também pode refletir a falta de conhecimento das opções disponíveis ou a dificuldade de acesso a serviços de saúde na comunidade, entre outras razões.

A maior barreira para a realização de procedimentos estéticos é sem dúvida nenhuma o custo, seguido pela preocupação com o resultado. A comunidade transgênero está em média a um nível de renda menor do que a população em geral, então o custo para a realização de procedimentos estéticos seguros pode ser proibitivo por ser alto.[15] No Brasil, as cirurgias de redesignação de gênero, como a cirurgia torácica e a reconstrução genital, por exemplo, podem ser realizadas pelo Sistema Único de Saúde (SUS), assim como o tratamento hormonal. No entanto, procedimentos faciais minimamente invasivos são considerados puramente estéticos e não são cobertos pelo SUS nem por planos de saúde privados.[16]

Para iniciar um tratamento, deve-se ter em mente as diferenças físicas que culturalmente definem os gêneros masculino e feminino. Para a masculinização da face de um homem trans, busca-se uma fronte proeminente, sobrancelhas retificadas, olhos mais fechados, nariz mais anguloso, bochechas retificadas, mandíbula proeminente, mento quadrado, lábios com menos volume e retificados e uma face mais angulosa. O contrário é verdadeiro, na feminização da face de uma mulher trans, deseja-se fronte reta, sobrancelhas arqueadas, olhos mais abertos, nariz delicado, bochechas proeminentes, mandíbula obtusa, mento menor e pontudo, lábios mais volumosos e face mais arredondada (Quadro 13.2).

Quadro 13.2. Diferenças físicas que culturalmente definem os gêneros masculino e feminino.

Características masculinas	*Características femininas*
Linha de implantação do cabelo mais alta	Linha do cabelo mais baixa e sem entradas
Testa mais larga e angular ou testa plana e horizontal	Testa lisa e convexa
Glabela proeminente	Glabela retificada
Sobrancelhas retificadas e supraorbitais	Sobrancelhas arqueadas, acima da região orbital
Boca mais larga, com lábios mais finos	Olhos parecem mais abertos
Queixo mais longo e quadrado	Bochechas altas e proeminentes
Rosto mais largo e mais quadrado mais abaixo	Rosto em formato de coração, mais afilado na região inferior
Barba	Região inferior do rosto proporcionalmente menor que a superior
Textura da pele mais grosseira do rosto inferior	Textura da pele mais delicada
Nariz mais anguloso	Lábios mais cheios e contorno mais visível
Ângulo nasolabial agudo	Ângulo nasolabial mais obtuso

□ Epilação

De todos os procedimentos faciais, as mulheres trans buscam a depilação facial a laser como primeiro procedimento a ser realizado. Não está claro se isso é por causa de prioridades verdadeiras ou se reflete outros fatores, como acessibilidade e custo. O que é evidente é que o estrogênio, embora eficaz na remoção dos pelos do corpo, não tem praticamente nenhuma ação sobre os pelos da barba.[17]

Além das depilações definitivas com laser, luz ou eletrólise, as depilações provisórias com cera e a depilação química (eflornitina) podem ser prescritas. O medicamento Vaniqa (eflornitina) não é comercializado no Brasil, mas é facilmente conseguido em outros países e atua nos folículos pilosos, retardando o crescimento dos pelos em áreas como a linha maxilar, as maçãs do rosto e o queixo. A eflornitina, quando aplicada na face, é absorvida pela epiderme e bloqueia a enzima ornitina descarboxilase (ODC), responsável pela produção do pelo.

Seguem algumas recomendações de parâmetros para o tratamento inicial de epilação com base no tipo de pele (Tabela 13.1).[17]

Tabela 13.1. Recomendações de parâmetros para o tratamento inicial de epilação com base no tipo de pele.[4]

Laser	*Comprimento de onda (nm)*	*Tipo de pele*	*Fluência (J/cm²)*	*Duração de pulso (ms)*
Alexandrita	755	I, II, III	15 a 25	5 a 20
Diodo	800 a 810	III, IV, V	5 a 15	5 a 30
ND:YAG	1.064	IV, V, VI	30 a 50	20 a 30
LIP	590 a 1.200	I, II, III	Depende do tipo de pele	Depende do tipo de pele

ND:YAG: laser de Neodimio YAG (ítrio-alumínio-granada); LIP: luz intensa pulsada.

□ Preenchimento facial

Injetáveis podem ser mais acessíveis e ainda proporcionar um resultado efetivo e dramático. Custos à parte, os injetáveis podem ser a única opção para modificação facial de um paciente que não pode ser submetido a cirurgia, de um paciente que ainda quer se encontrar (aquele que não se identifica totalmente com nenhum dos gêneros – não binário), ou ainda daquele que não está interessado em fazer uma mudança permanente. Segundo a literatura, as cirurgias deveriam ser evitadas até que os pacientes apresentassem o efeito máximo da hormonioterapia, em média após dois anos de uso.[14]

O preenchimento bem-feito faz verdadeiras transformações. Quando se deseja a feminilização (Figura 13.1), o preenchimento facial na região malar e zigomático pode fazer as bochechas ficarem mais altas e proeminentes e, na região de mento, pode deixá-lo mais pontudo e assim conferir ao rosto um formato de coração. A quantidade de produto depende da necessidade de cada rosto. Além da toxina botulínica, também se pode usar o preenchimento facial para arquear as sobrancelhas. Lábios carnudos e com contornos bem definidos e nariz delicado são características bem femininas e também podem ser obtidos com preenchimento.

Quando se busca a masculinização da face (Figura 13.2), injeta-se principalmente no terço inferior, demarcando a região de mandíbula, em especial o ângulo, para a obtenção de um rosto quadrado, e na região de mento, para o seu alargamento. No mento, inclusive, pode-se optar pela técnica de dois bólus com agulha, quando o intuito é recriar um mento com covinha central. Pode-se recriar uma glabela mais proeminente e uma sobrancelha retificada com preenchedor.

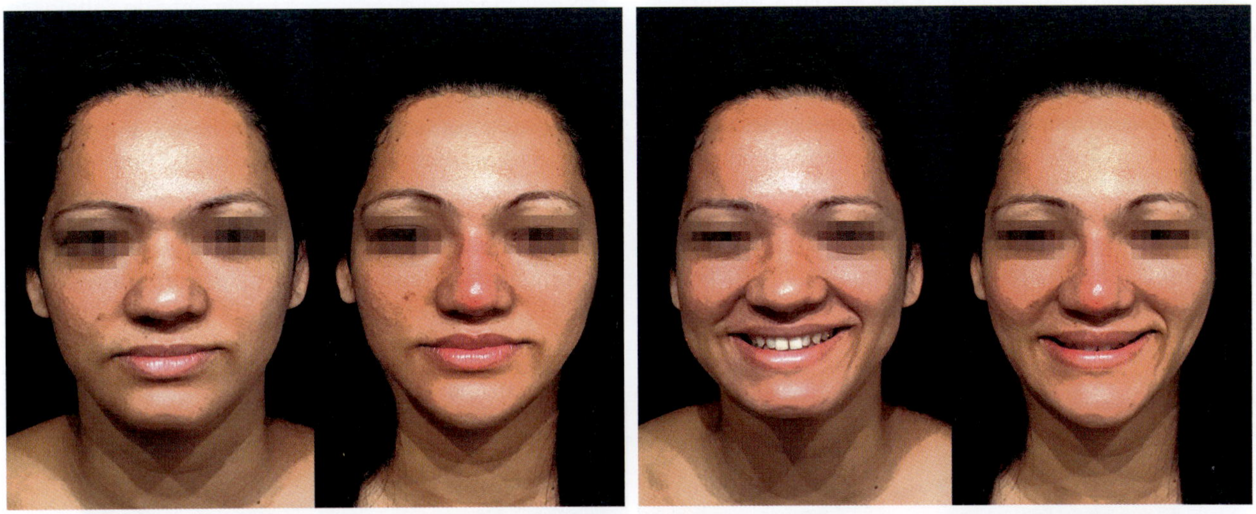

Figura 13.1. Feminilização com uso de preenchimento com ácido hialurônico em região malar, zigomático, sobrancelhas, nariz, boca e mento.
Fonte: Acervo da autoria do capítulo.

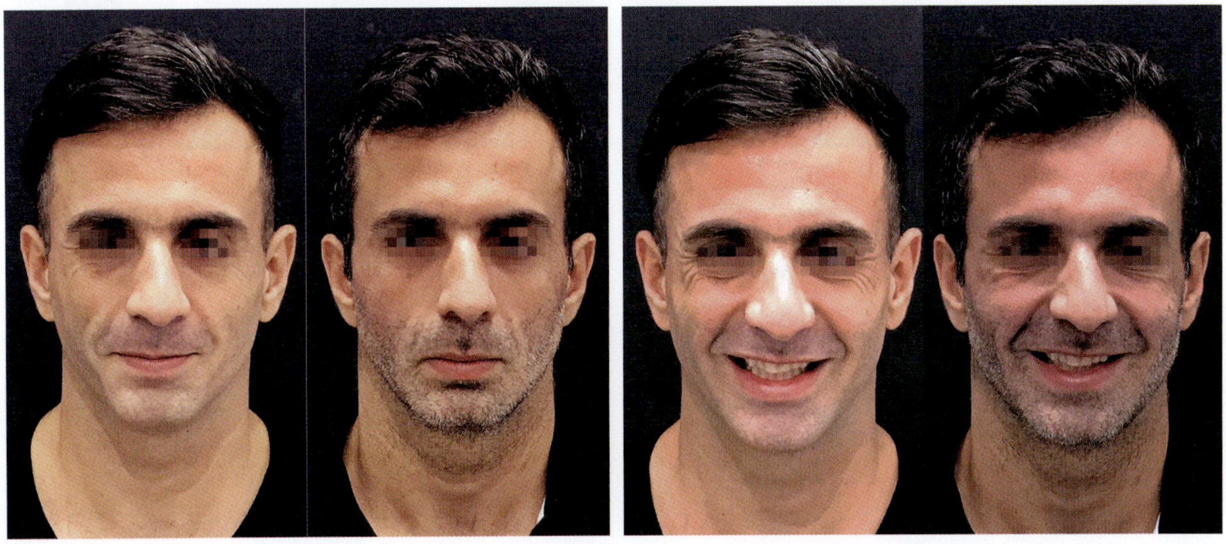

Figura 13.2. Masculinização da face com uso de preenchedor com ácido hialurônico nas regiões do ângulo da mandíbula e ramo, mento com técnica de dois bólus para criação de mento dividido, sobrancelha e fronte.
Fonte: Acervo da autoria do capítulo.

Os preenchimentos com polimetilmetacrilato (PMMA) cada vez mais têm sido substituídos por ácido hialurônico, em razão do perfil de segurança. No entanto, há quem opte ainda pelas injeções de silicone, nesse caso realizadas por não médicos. Não é raro o paciente chegar ao consultório com o desejo de melhorar o resultado de um preenchimento malfeito com silicone ou PMMA. Por isso, o acolhimento e o aconselhamento são tão importantes, pois, ao oferecê-los, espera-se identificar oportunidades em que procedimentos dermatológicos possam proporcionar segurança e opções não invasivas nesse processo. Além disso, o objetivo é investigar que preocupações e barreiras têm interferido nas decisões.

□ Toxina botulínica

A neurotoxina também contribui quando o assunto é transformação facial. Tem sido bastante usada para a feminilização facial, pois atenua as rugas de uma glabela e com o tempo causa a atrofia do músculo prócero e corrugadores, deixando a glabela menos proeminente, assim como as do frontal e da região periorbital.[18] A aplicação em frontal, associada à aplicação nas fibras musculares do orbicular, pode ajudar o arqueamento das sobrancelhas e torná-las mais femininas. Não existe um padrão, mas geralmente a região medial do frontal e todo o orbicular são bloqueados e as laterais do frontal são deixadas livres.[18] As injeções em masseter podem fazer um rosto masculino quadrado parecer mais feminino, mais alongado, em formato de coração. As unidades dependerão da força muscular, em média um pouco mais do que normalmente se colocaria. Para o masseter, pode-se utilizar a marcação em dois, três, quatro ou cinco pontos, conforme a Figura 13.3. Dependendo da força, podem ser feitas até 15 unidades por ponto. A toxina botulínica ainda pode ser utilizada para diminuir o padrão de sudorese.

□ Transplante capilar

Hoje o transplante capilar é uma realidade e um procedimento que pode trazer grande satisfação durante a transformação de gênero. De modo muito versátil, pode ser realizado para o avanço da orla de implantação do cabelo, para cobrir a rarefação capilar de pacientes com alopecia androgenética, principalmente para mulheres trans, que não obtiveram sucesso absoluto com a hormonioterapia.[2] Além disso, algumas recorrem ao transplante para implantação de sobrancelhas, com o intuito de arqueá-las. Um procedimento típico de implantação pode variar entre 150 e 400 enxertos por sobrancelha. Os enxertos são colocados na direção do crescimento do cabelo, com o objetivo de possibilitar o crescimento no ângulo o mais agudo possível com relação à pele.[19]

Enquanto as mulheres trans buscam a epilação da barba, os homens trans desejam barba, o que muitas vezes se consegue apenas com a hormonioterapia. Para aqueles casos em que a barba cresceu com falhas e em que a hormonioterapia e a terapia tópica não foram eficazes, existe a possibilidade do implante de barba. O mesmo exemplo serve para os pelos corporais. O design e a densidade da barba podem ser limitados pela qualidade do cabelo doador. Transplantes de barbas cheias

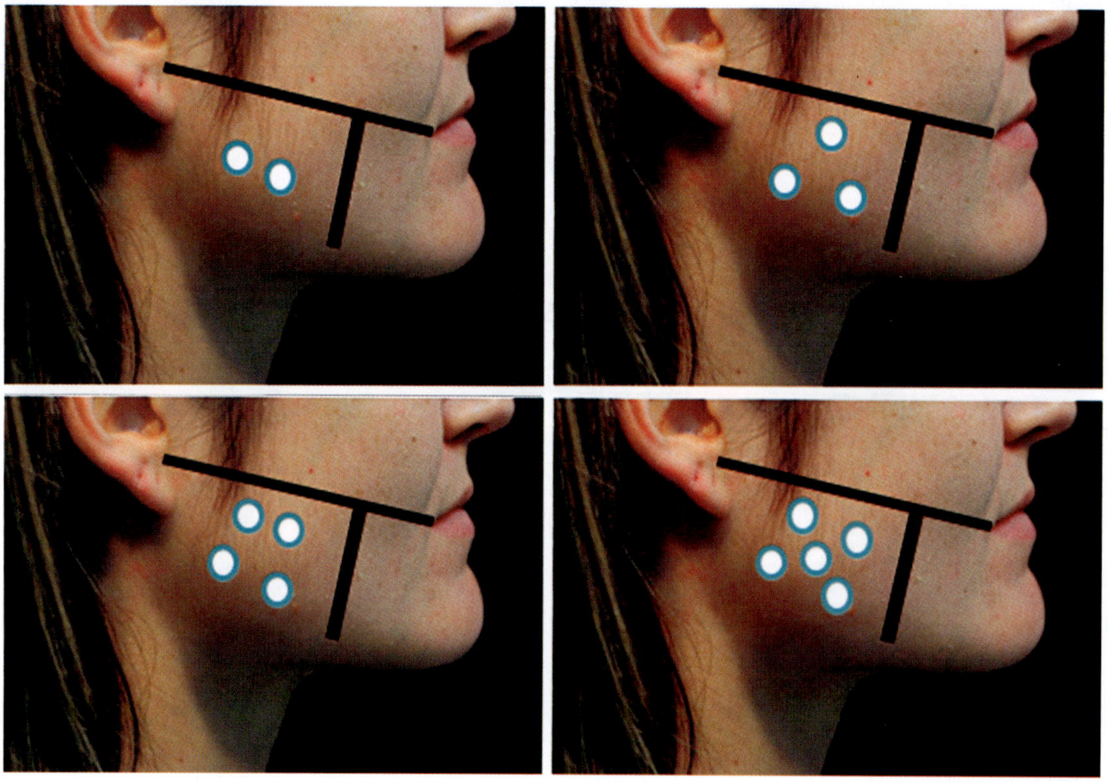

Figura 13.3. Padrão de marcação com dois, três, quatro e cinco pontos para injeção de toxina botulínica em masseter, com o intuito de obter atrofia da musculatura e afinamento provisório da face.

Fonte: Acervo da autoria do capítulo.

requerem grande quantidade de enxertos, e os pacientes devem estar cientes da possibilidade de se submeter a um segundo procedimento após aproximadamente um ano se desejarem maior densidade. Assim como os de couro cabeludo, os transplantes no rosto apresentam alta taxa de recrescimento e, se bem realizados, os pacientes podem alcançar um resultado natural (Figura 13.4). A depender do design e da densidade, as contagens podem variar entre 250 e 300 enxertos para cada lado, entre 400 e 800 enxertos para o bigode e o cavanhaque e entre 300 e 500 enxertos por bochecha. De acordo com as diretrizes do paciente, as áreas a serem transplantadas são marcadas, usando-se caneta para a marcação cirúrgica, com o paciente em posição sentada (Figura 13.5). As marcas são verificadas para simetria entre os dois lados. As medidas são usadas para ajudar a garantir a simetria.[19]

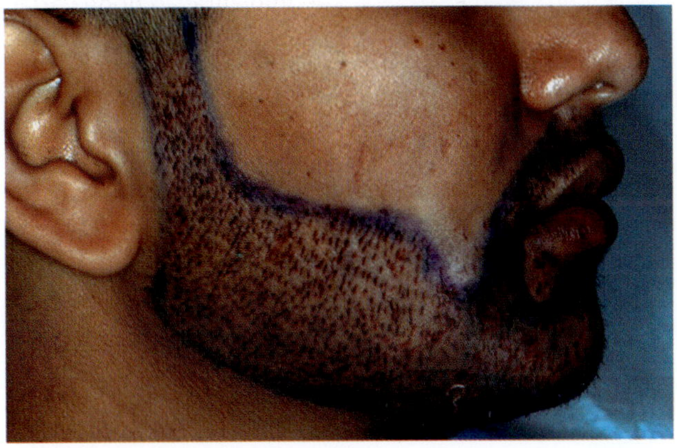

Figura 13.4. Resultado pós-imediato de transplante de barba.
Fonte: Acervo da autoria do capítulo.

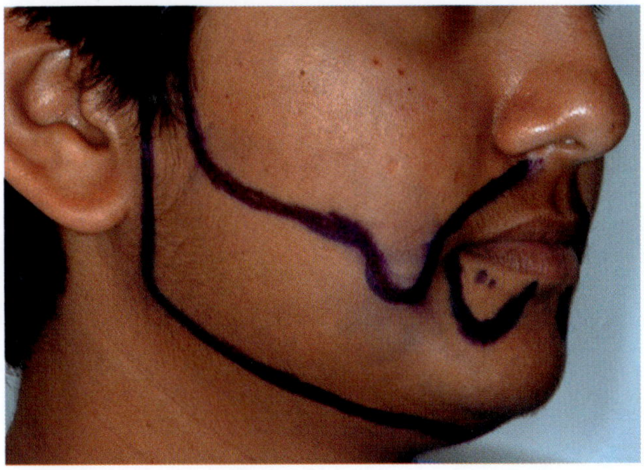

Figura 13.5. Marcação para a colocação dos enxertos em transplante de barba.
Fonte: Acervo da autoria do capítulo.

Na maioria dos transplantes, a técnica de escolha para extração dos cabelos doadores é feita por extração da unidade folicular (FUE), o que evita completamente uma incisão linear da área doadora. Assim, os pacientes normalmente são capazes de cortar o cabelo tão curto quanto desejado.[19]

Os transplantes corporais de escolha geralmente são feitos no peito, onde são colocados em média de 1,8 mil a 3 mil enxertos, de acordo com a área a ser coberta. Raramente são feitos transplantes de pelos púbicos, os quais variam de 400 a 900 enxertos, dependendo dos objetivos do paciente em termos de densidade e área coberta.[19]

Referências Bibliográficas

- **Dermatologia no Paciente Transgênero**

1. Brasil. Ministério da Saúde (MS). Política nacional de saúde integral de Lésbicas, Gays, Bissexuais, Travestis e Transexuais – LGBT. Brasília: MS; 2011.
2. Ginsberg B. Dermatologic care of the transgender patient. Int J Womens Dermatol. 2017;3(1):65-67.
3. Dhingra N, Bonati L, Wang E, Chou M, Jagdeo J. Medical and aesthetic procedural dermatology recommendations for transgender patients undergoing transition. J Am Acad Dermatol. 2019;80(6):1712-1720.
4. Stevenson M, Wixon N, Safer J. Scalp hair regrowth in hormone-treated transgender woman. Transgend Health. 2016;1(1):202-204.
5. Gao Y, Maurer T, Mirmirani P. Understanding and addressing hair disorders in transgender individuals. Am J Clin Dermatol. 2018;19(4):517-527.
6. Yeung H, Kahn B, Ly B, Tangpricha V. Dermatologic conditions in transgender populations. Endocrinol Metab Clin North Am. 2019; 48(2):429-440.
7. Yeung H, Kahn B, Ly B, Tangpricha V. Dermatologic conditions in transgender populations. Endocrinol Metab Clin North Am. 2019; 48(2):429-440.
8. Bertin C, Abbas R, Andrieu V et al. Illicit massive silicone injections always induce chronic and definitive silicone blood diffusion with dermatologic complications. Medicine (Baltimore). 2019;98(4):e14143.
9. Hermosura Almazan T, Kabigting FD. Dermatologic care of the transgender patient. Dermatol Online J. 2016;22(10):13030/qt01j5z8ps.
10. Wansom T, Guadamuz TE, Vasan S. Transgender populations and HIV: unique risks, challenges and opportunities. J Virus Erad. 2016; 2(2):87-93.
11. Yeung H, Luk KM, Chen SC, Ginsberg BA, Katz KA. Dermatologic care for lesbian, gay, bisexual and transgender persons: epidemiology, screening and disease prevention. J Am Acad Dermatol. 2019;80(3):591-602.
12. Jarrett BA, Corbet AL, Gardner IH, Weinand JD, Peitzmeier SM. Chest binding and care seeking among transmasculine adults: a cross-sectional study. Transgender Health. 2018;3(1):170-178.
13. Marks DH, Awosika O, Rengifo-Pardo M, Ehrlich A. Dermatologic surgical care for transgender individuals. Dermatologic Surgery. 2019;45(3):446-457.
14. Ginsberg BA, Calderon M, Seminara NM, Day D. A potential role for the dermatologist in the physical transformation of transgender people: a survey of attitudes and practices within the transgender community. J Am Acad Dermatol. 2016;74(2):303-308.
15. Grant JM et al. Injustice at every turn: a report of the national transgender discrimination survey. Washington (DC): National Center for Transgender Equality and National Gay and Lesbian Task Force; 2011.
16. Human Rights Campaign. Finding insurance for trans gender-related healthcare. [Acesso em ago. 2015]. Disponível em: http://www.hrc.org/resources/entry/finding-insurance-for-transgender-relatedhealthcare.
17. Gan SD, Graber EM. Laser hair removal: a review. Dermatologic Surgery. 2013;39(6):823-838.
18. Kane M, Donofrio L, Ascher B et al. Expanding the use of neurotoxins in facial aesthetics: a consensus panel's assessment and recommendations. J Drugs Dermatol. 2010;9(1 Suppl):7-22, quiz 23-25.
19. Bared A, Epstein JS. Hair transplantation techniques fo r the transgender patient. Facial Plast Surg Clin N Am. 2019;27:227-232.

CAPÍTULO 14

Estética e Gravidez

14.1 Introdução

- Andrea Serra Gomes da Silva Rodrigues
- Luiza Soares Guedes
- Ana Carolina Serra Gomes da Silva Rodrigues

Introdução

A gravidez induz uma variedade de alterações hormonais, metabólicas, imunológicas e vasculares, que produzem efeitos significativos no corpo da mulher.[1] Algumas adaptações são essenciais para o desenvolvimento do feto, como modificações nos níveis circulantes de certos hormônios, aumento do volume intravascular e compressão sofrida pelo útero aumentado.[2] Esses fatores também contribuem para diversas alterações na pele, que podem preocupar a paciente e o médico. As alterações fisiológicas da pele ocorrem em grande parte devido à ação de diferentes hormônios sobre os receptores localizados nos queratinócitos, fibroblastos, melanócitos e células endoteliais.[2]

As principais dúvidas da gestante relacionadas às alterações cutâneas da gravidez dizem respeito ao aspecto estético, à possibilidade do não desaparecimento da lesão após a gestação, ao risco de recorrência em outras gravidezes e ao risco de provocar algum dano ao feto, em termos de morbidade e mortalidade.

É comum os dermatologistas se depararem com questões sobre a segurança de medicamentos tópicos e sistêmicos, que utilizam rotineiramente na sua prática, para o tratamento de lesões cutâneas em mulheres grávidas, que desejam engravidar ou para aquelas que estão amamentando. Além disso, é muito frequente que as mulheres engravidem enquanto já estão fazendo o uso de algum tratamento dermatológico. Por esse motivo, é importante que os dermatologistas estejam familiarizados com os potenciais efeitos desses tratamentos durante a gravidez e também sobre as influências que podem ocorrer na fertilidade e na amamentação.[3]

Outro aspecto é o cuidado com a aparência e com o corpo que tem recebido maior atenção da mulher, tanto por necessidade pessoal como por pressão do meio em que vive. A mulher grávida não foge a essa regra, necessitando, portanto, de cuidados especiais com a pele para evitar ou amenizar distúrbios fisiológicos cutâneos que podem acontecer durante esse período.[4] Se a paciente fosse orientada desde o início da gestação a utilizar produtos especiais, como cosméticos adequados para o seu tipo de pele, fotoprotetor diário e cremes hidratantes especiais, ela poderia prevenir o surgimento de algumas alterações, como melasma, acne e, segundo alguns autores, estrias.[5]

Sabe-se hoje que algumas substâncias quando aplicadas na pele podem atravessar a barreira cutânea e ser absorvidas, chegando à corrente sanguínea e, por isso, é de fundamental importância para o médico conhecer os potenciais efeitos dos ativos, mesmo daqueles de uso tópico. O grau de absorção de determinado composto depende das propriedades físico-químicas da substância, que age como princípio ativo, e do veículo utilizado[6] (Figura 14.1). Outro fator que influencia essa penetração é que durante a gravidez ocorre o aumento do fluxo sanguíneo em diferentes regiões da pele, sobretudo nas mãos e nos pés, levando ao aumento da absorção das substâncias aplicadas.[6,7]

Desta forma, quando avaliamos os riscos e os benefícios dos tratamentos tópicos para gestantes, lactantes ou mulheres tentando engravidar, devemos levar em consideração os seguintes aspectos:

- **Ativos:** checar se há recomendação ou contraindicação do uso.
- **Veículo:** gel, creme, loção, sérum ou solução.
- **Área na qual o produto será aplicado:** a chance de absorção sistêmica será maior quanto maior a superfície de aplicação, nas áreas de pele mais fina e nas áreas sob oclusão (como região inguinal e axilas).
- **Frequência de utilização:** quanto maior a frequência de aplicação maior a chance de absorção sistêmica.

São considerados cosméticos os produtos de uso tópico que limpam, embelezam e promovem melhora da aparência, apenas por ação física sobre a pele e não fisiológica. Se o produto tem ação fisiológica, ou seja, se ele é capaz de tratar ou prevenir uma doença ou afetar a estrutura e função da pele, é considerado medicamento.[8] Deve-se levar em conta esse conceito quando for realizada a recomendação de produtos para a gestante, pois nos ajuda a entender a relação de risco *versus* benefício de um determinado tratamento.

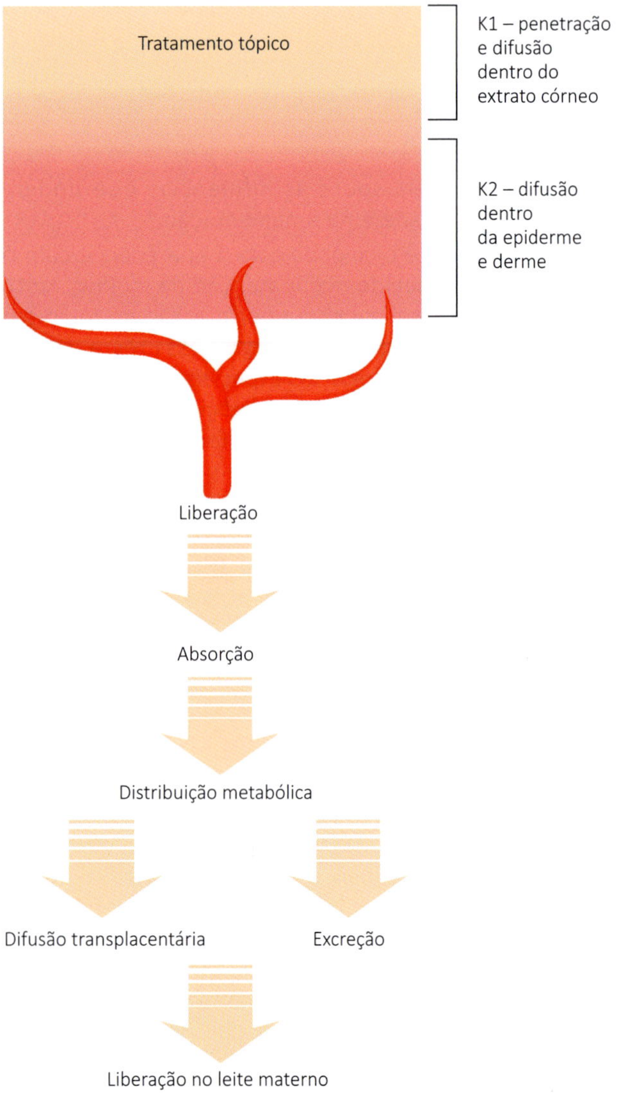

Figura 14.1. As diferentes fases de absorção percutânea de um produto tópico.

A prescrição de qualquer medicamento ou cosmético na gravidez deve ser cuidadosamente avaliada a fim de evitar possíveis prejuízos para o feto ou para o lactente.

Tradicionalmente, se utilizava a classificação de órgãos nacionais Agência Nacional de Vigilância Sanitária (Anvisa) e internacionais Food and Drug Administration (FDA) (Quadro 14.1) para se decidir sobre o risco/benefício do uso de determinada droga. Entretanto, não existem dados clínicos disponíveis sobre o uso de diversos medicamentos em mulheres grávidas, uma vez que não há segurança para a realização de estudos caso-controle. Os dados clínicos, quando existem, são fundamentados nos relatos do uso inadvertido da substância ou então de pesquisa com animais. Assim, diversos autores propuseram uma nova classificação com base em evidências (Quadro 14.2) para auxiliar os médicos na prescrição para as gestantes e lactantes.[9]

As generalizações do antigo sistema de categorias (A, B, C, D e X), juntamente com a falta de dados de segurança, dificultavam a avaliação de riscos *versus* benefícios e possuía dados limitados sobre as substâncias categorizadas. Portanto, o FDA estabeleceu e implementou uma nova regra de rotulagem para gravidez e lactação em junho de 2015, visando melhorar a segurança e o atendimento ao paciente. O novo formato inclui três seções: gravidez, lactação e uma nova seção sobre o potencial reprodutivo em homens e mulheres (Figura 14.2).[3,9] A regra também inclui informações sobre recomendações de contracepção, teste de gravidez e informações sobre infertilidade, conforme aplicável. Os dados de segurança em medicamentos utilizados exclusivamente em dermatologia podem ser limitados.

Quadro 14.1. Classificação da importância do risco teratogênico das terapêuticas durante a gravidez, segundo a FDA.

Categoria	*Nível de risco*
A	• Estudos controlados foram realizados em mulheres e não demonstraram risco fetal • A possibilidade de um risco fetal parece excluída
B	• Experimentações em diferentes espécies animais não mostraram risco fetal, mas os dados clínicos são limitados ou não estão disponíveis, ou, ainda, as experiências em animais ocasionaram um efeito indesejável, mas os dados clínicos de mulheres grávidas não demonstraram evidência de risco ao feto
C	• Não existem dados clínicos em seres humanos e estudos em animais não estão disponíveis ou as experiências em animais mostraram uma fetotoxicidade, não havendo observações controladas em mulheres • O medicamento não deve ser prescrito se o risco--benefício não justificar
D	• Um risco fetal é observado na espécie humana, mas o uso do medicamento na gravidez pode ser justificado se o risco materno for grave e não existir outra solução terapêutica
X	• O risco é grande na espécie humana • Nenhum benefício se pode esperar dessa terapêutica de risco • Ela está contraindicada na gravidez

Quadro 14.2. Classificação da importância do risco teratogênico das terapêuticas durante a gravidez, segundo critérios de medicina baseada em evidências.

Categoria	*Nível de risco*
1	• Droga de primeira escolha (em geral bem tolerada na gravidez)
2	• Droga de segunda escolha (usar apenas se opções terapêuticas mais testadas falharam; frequentemente a experiência durante a gravidez é insuficiente para definir o risco)
S	• Dose única e/ou dosagens baixas são provavelmente bem toleradas
T	• Potencialmente teratogênico ou tóxico
X	• Contraindicado (não existe indicação racional para o uso durante a gravidez)

Intervalos de tempo considerados
• Período embrionário (até a 12ª semana) • Período fetal (a partir da 13ª semana) • Periparto (último mês de gestação)

Nível de evidência	
IA	Metanálise de estudos randomizados controlados
IB	Um ou mais estudos randomizados controlados
IIA	Estudos controlados não randomizados
IIB	Qualquer estudo quase-experimental
III	Estudo comparativo, correlacional, caso-controle
IV	Opiniões/relatos de especialistas ou relato de caso

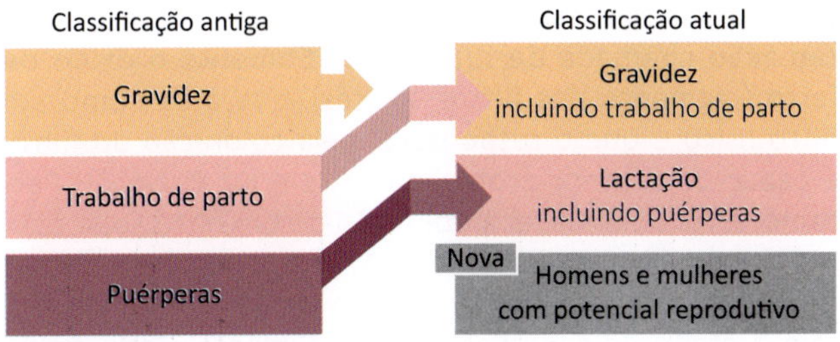

Figura 14.2. Comparação entre as regras anteriores de prescrição de medicamentos na gravidez e lactação e as novas regras.

Fonte: Adaptada de <https://www.fda.gov/drugs/labeling-information-drug-products/pregnancy-and-lactation-labeling-drugs-final-rule>.

Essa nova regra da FDA fornece aos pacientes e aos médicos informações adicionais para orientar a tomada de decisões e proporcionar o melhor padrão de atendimento para a mãe e o filho, durante a gravidez e amamentação, bem como para pacientes em idade fértil.

Dessa forma, adotaremos esse novo modelo de classificação em todo o capítulo, pois, até o momento da publicação desta edição do livro, trata-se da fonte que traz mais informações, permitindo ao dermatologista decidir individualmente a sua prescrição de acordo com cada caso.

A seguir, serão abordadas neste capítulo as mudanças fisiológicas mais comuns na gravidez, que provocam alterações estéticas, e seus tratamentos (Quadro 14.3):

- distúrbios da pigmentação (melasma);
- acne;
- distúrbios do tecido conjuntivo (estrias);
- distúrbios vasculares;
- distúrbios dos pelos.

Quadro 14.3. Alterações fisiológicas da pele na gestação.

Alterações pigmentares	Hiperpigmentação Melasma Alterações nos nevos melanocíticos
Alterações vasculares	Eritema palmar Telangiectasias Varicosidades Hemangiomas (*granuloma gravidarum*) Edema
Alterações glandulares	Acne Atividade das glândulas sebáceas (pode ou não estar alterada) Hiperatividade das glândulas écrinas Hipoatividade das glândulas apócrinas
Alterações dos folículos pilosos	Hirsutismo Eflúvio telógeno pós-parto
Alterações ungueais	Onicólise Queratose subungueal Estrias longitudinais
Alterações de mucosa	Hiperpigmentação Gengivite Hiperemia Varicosidades
Alterações do tecido conjuntivo	Estrias

14.2 Distúrbios da Pigmentação (Melasma)

• Andrea Serra Gomes da Silva Rodrigues
• Luiza Soares Guedes
• Ana Carolina Serra Gomes da Silva Rodrigues

As alterações pigmentares são comuns na gravidez, ocorrendo em 90% das mulheres grávidas.[1] É provável que sejam decorrentes de estímulo hormonal estrogênico, progestogênico ou do hormônio estimulador de melanócitos – MSH (*melanocyte stimulating hormone*), que estimula os melanócitos da pele e das mucosas a produzirem mais melanina.[2,3]

Em geral, a hiperpigmentação da pele e das mucosas ocorre precocemente na gestação, sendo mais prevalente em fototipos mais altos. Pode ser leve a moderada, de forma localizada ou raramente generalizada, atingindo principalmente as regiões das aréolas mamárias, linha alba (que passa a ser chamada de *linea nigra* na gestação), genitália e axilas.[3,4]

É importante lembrar que cicatrizes, nevos e sardas preexistentes também podem se tornar mais pigmentados durante a gravidez.[4] Contudo, a relação entre gravidez e alterações nos nevos melanocíticos é controversa.[3]

Após o término da gravidez, há regressão parcial ou completa da hiperpigmentação.[3] Essa informação costuma acalmar as pacientes. Além disso, observa-se que não é comum as mulheres ficarem muito ansiosas pela alteração da pigmentação em áreas corporais que, habitualmente, não ficam expostas. A pigmentação da face, ao contrário, acarreta grande preocupação, por ser uma região bem visível e de grande conotação estética. Tal hipercromia é chamada de melasma ou cloasma.[5]

O melasma é uma melanodermia que se caracteriza por mancha de coloração castanho-clara a castanho-escura, que pode se iniciar ou se intensificar na gravidez. Também é conhecido como máscara da gravidez, uma vez que a mancha hipercrômica pode atingir testa, região malar, nariz, bochecha e queixo.[5,6] Essas alterações podem deixar a grávida muito incomodada sob o ponto de vista estético, de acordo com a intensidade da pigmentação, que varia de discreta, quase imperceptível, a muito acentuada.

Na gravidez, o aparecimento do melasma é registrado desde a Antiguidade, ocorrendo entre 45% e 75% das mulheres, variando de acordo com os fatores etiológicos envolvidos, como genéticos, hormonais e raciais, e a exposição solar.[4,6] É mais comum em fototipos mais elevados e em pacientes com história familiar de melasma. A luz tem um papel indiscutível no desencadeamento ou na exacerbação das lesões e o comprimento de onda envolvido nesse processo varia da radiação ultravioleta até o espectro da luz visível.[6,7]

O melasma durante a gravidez tem apresentação clínica semelhante àquela observada nas mulheres não gestantes, com predomínio das formas centro-facial e malar.[4,7] Inicia-se mais comumente no segundo trimestre da gravidez, sendo, todavia, mais evidente a partir do terceiro trimestre.[7]

Após o término da gravidez tende a ocorrer o desaparecimento do melasma, que se faz de maneira lenta e gradual, porém a mancha pode permanecer em 30% das pacientes.[8] É mais persistente em mulheres que usavam anticoncepcional oral (ACO) ou que apresentavam melasma intenso prévio à gestação. É comum recorrer nas outras gestações.[3]

O tratamento do melasma na gravidez deve obedecer aos princípios gerais da terapêutica na gestação. Por mais que se conheça o impacto psicossocial do mesmo e por ser uma doença crônica, só devem ser utilizados, nesse momento, princípios ativos sabidamente isentos de efeitos nocivos a mãe e ao concepto, já que muitas medicações não possuem segurança comprovada na literatura. De modo geral, os principais pilares do tratamento do melasma são a fotoproteção diária e o uso de agentes clareadores.

Tratamento do melasma na gravidez

□ Fotoproteção

A fotoproteção durante a gravidez é a medida primordial na prevenção e no tratamento da hiperpigmentação facial. Então, um dos cuidados essenciais com a pele nesse período é o uso diário dos filtros solares de amplo espectro que protejam contra os raios UVA, UVB e luz visível.[9]

Os fotoprotetores físicos, inorgânicos ou minerais (dióxido de titânio e óxido de zinco) não são absorvidos, formando um filme que evita a penetração da radiação ultravioleta, refletindo-a; já os fotoprotetores químicos ou orgânicos são absorvidos e transformam a energia luminosa em energia térmica.[10] Dessa forma, alguns autores indicam apenas o uso de filtros físicos durante esse período pela menor chance de absorção sistêmica e, assim, maior segurança; todavia, não há relatos na literatura contraindicando o uso de filtros solares químicos durante a gravidez.

Deve-se evitar o uso de protetores solares com nanopartículas, até que a segurança na gravidez esteja bem estabelecida.[11]

Outro fator a ser levado em consideração na indicação do melhor filtro é o papel da luz visível no desenvolvimento ou na piora do melasma. Estudos mostram que não apenas a radiação UVA e UVB são capazes de estimular a produção de pigmento na pele, mas também a fração da radiação chamada de luz visível.[9] Somente o óxido de ferro (pigmento dos filtros solares), que atua como um filtro físico e que é responsável pela coloração do filtro, é capaz de conferir proteção contra a luz visível.[9,11] Portanto, é recomendável a utilização de um filtro solar com cor de base no tratamento do melasma, pois além de ser capaz de conferir a proteção contra luz visível, ele também tem o efeito de camuflagem, que aumenta a adesão ao tratamento e melhora a autoestima da paciente.

A paciente deve ser orientada a reaplicar o filtro em intervalos frequentes, na quantidade recomendada (equivalente a uma colher de chá para face e pescoço), mantendo a cobertura adequada, e evitar a exposição solar direta por períodos prolongados.[12]

Além do filtro solar, é altamente recomendável a utilização de proteção mecânica, como roupas e acessórios (chapéus ou bonés e óculos), sempre que possível.[7,12]

□ Despigmentantes

Nos últimos anos, os produtos para clarear a pele tiveram crescimento explosivo, conforme publicações científicas. Hoje, portanto, podem-se oferecer às pacientes grávidas alguns recursos, ao passo que antes não havia muitas opções. Já existem no mercado alguns despigmentantes que não são contraindicados durante o período gestatório, visto que as hiperpigmentações surgem, em geral, no final do segundo trimestre. Assim, iniciando-se um tratamento precoce, é possível amenizar a intensidade dessa dermatose.

Os despigmentantes agem por três mecanismos diferentes[13] (Figura 14.3):

- clareamento da melanina depositada;
- inibição da função melanocitária;
- destruição dos melanócitos.

Hidroquinona

A hidroquinona é um derivado fenólico que continua sendo a droga mais efetiva no tratamento do melasma. É um excelente despigmentante, que inibe a melanogênese, atuando sobre o melanócito. Age por inibição da tirosinase, impedindo a transformação da tirosina em DOPA e consequentemente, em melanina[6,13] (Figura 14.3).

A eficácia é proporcional à concentração, que varia de 2% a 5%. Todavia, os efeitos colaterais ocorrem também em função da concentração: eles surgem em 30% dos casos quando utilizada a 5%, excepcionalmente, quando a 2% ou em 100% dos casos, quando utilizada a 10%. Alguns efeitos colaterais são: despigmentação em confete nas áreas anteriormente tratadas, dermatite de contato, fotossensibilização, ocronose exógena, pseudomílio coloide e hiperpigmentação transitória no início do tratamento.[5,6]

A segurança do uso tópico da hidroquinona ainda não foi bem definida em mulheres grávidas. Também é desconhecido se a mesma é excretada no leite materno e se afeta a capacidade reprodutiva, devido a alguns estudos com resultados conflitantes. Baseado na literatura disponível, a hidroquinona tópica usada durante o período gestacional não parece estar associada a um maior risco de malformações fetais ou outros efeitos adversos.[14] Entretanto, devido a uma absorção sistêmica substancial (35% a 45%)[15] comparada com outros produtos, é melhor evitar seu uso e de seus derivados (como arbutin e o mequinol) durante a gravidez até terem estudos que possam confirmar sua segurança[14,16] (Quadro 14.4).

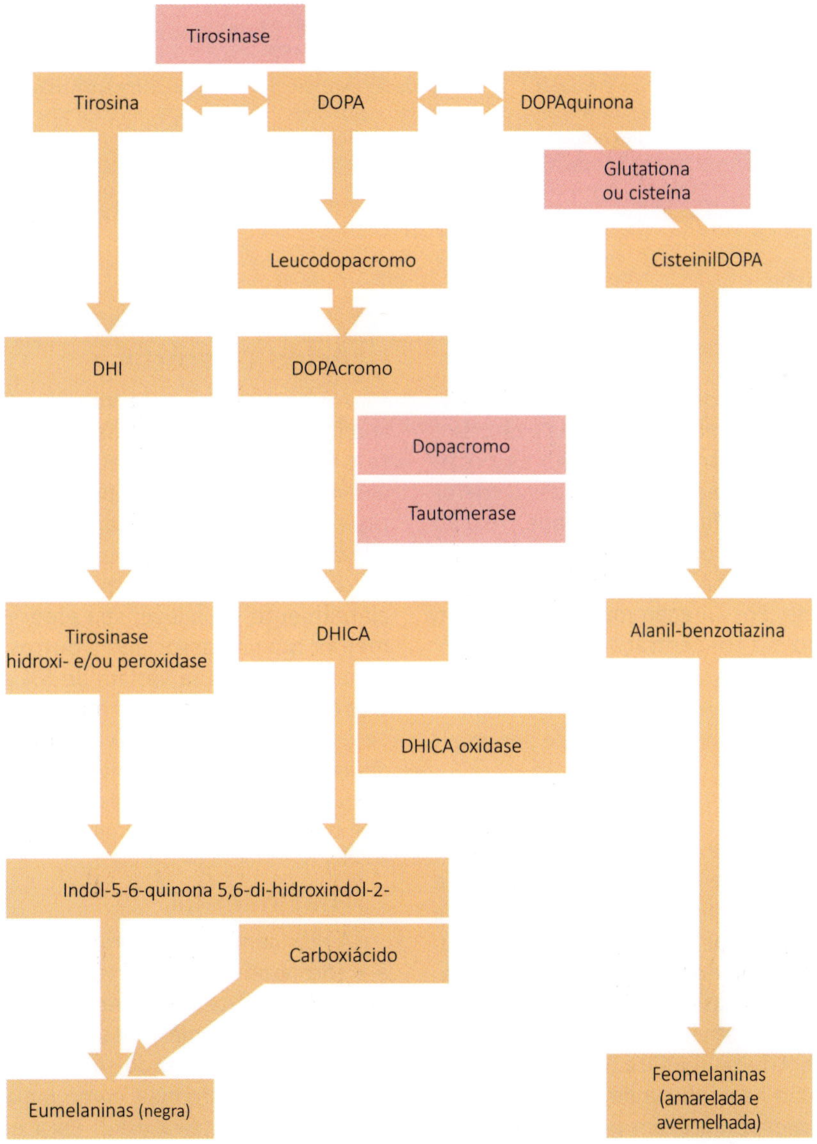

Figura 14.3. Trajetória da biossíntese da melanina.

Quadro 14.4. Efeitos do uso de alguns medicamentos da classe dos despigmentantes.

Classe	*Medicamento*	*Gravidez*	*Lactação*	*Fertilidade masculina*	*Fertilidade feminina*
Despigmentantes	Hidroquinona (tópica)	Com base em dados disponíveis, o uso de hidroquinona durante a gravidez não parece estar associado ao aumento do risco de malformações fetais graves ou outros efeitos adversos. No entanto, devido à absorção substancial em comparação com outros produtos, é melhor evitar o seu uso até que novos estudos possam confirmar a segurança	A excreção no leite materno é desconhecida	Estudos em animais produziram resultados conflitantes em relação à reprodução	Estudos em animais produziram resultados conflitantes em relação à reprodução
	Ácido azelaico	Não há estudos adequados e bem controlados de ácido azelaico administrado topicamente em mulheres grávidas. A quantidade de ácido azelaico disponível sistemicamente após a administração tópica é mínima (< 4%); portanto, é considerado de baixo risco	A excreção no leite materno é desconhecida. A quantidade de ácido azelaico disponível sistematicamente após a administração tópica é mínima (< 4%); não é esperada mudança significativa em relação aos níveis basais de ácido azelaico no leite materno	Estudos em animais não mostraram efeitos adversos na fertilidade	Estudos em animais não mostraram efeitos adversos na fertilidade
	Tretinoína	Estudos sugerem que o uso em pequenas áreas da superfície corporal é provavelmente seguro; no entanto, não é recomendado de acordo com especialistas	Quantidades mínimas encontradas no leite materno, não sendo consideradas prejudiciais aos bebês	Estudos em animais não mostraram efeitos na fertilidade e no desempenho reprodutivo geral. Não são necessárias precauções contraceptivas específicas para homens que usam tretinoína tópica	Estudos em animais não mostraram efeitos na fertilidade

Arbutin

O Arbutin é um beta glicosídeo da hidroquinona, presente em várias plantas, como nas folhas da uva-ursi.[17] Seu mecanismo de ação primário é a inibição da tirosinase e da maturação de melanossomos. Possui maior estabilidade, menor grau de melanotoxicidade, reação de sensibilidade e irritação da pele em comparação com a hidroquinona.[17,18] Dessa forma, é possível seu uso contínuo por longo período. Possui ação mais lenta, porém cumulativa e é utilizado nas concentrações de 1% a 3%.[18]

Não se recomenda sua utilização durante a gravidez e lactação, pois não existem estudos científicos até o momento que comprovem a sua segurança durante esse período.[19]

Ácido kójico

É um produto metabólico de certas espécies fúngicas, como *Aspergillus*.[19] É um agente despigmentante, que age como um quelante de cobre inibindo sua ligação com a tirosinase, processo essencial para a síntese da melanina. Tem efeito clareador leve quando usado em monoterapia, sendo melhor indicado quando associado a outros agentes.[7] Além de clarear, apresenta atividade antimicrobiana. É menos citotóxico que o Arbutin e utilizado em concentrações de 1% a 3%.[20] Como há carência de estudos específicos, tanto em controles quanto em gestantes, a FDA recomenda que cosmecêuticos contendo ácido kójico não devam ser usados durante a gravidez e a amamentação.[19]

Ácido-L-ascórbico

A vitamina C é uma vitamina hidrossolúvel, que em sua forma ativa (ácido-L-ascórbico) age como antioxidante e fotoprotetor pela neutralização de moléculas reativas de oxigênio após exposição à radiação ultravioleta (RUV), clareador por atuar em várias etapas da melanogênese, além de estimular os fibroblastos para síntese de colágeno. Na prática, por apresentar um potencial de clareamento mais leve, seu emprego no melasma se faz melhor quando associado a outros despigmentantes, em concentrações que variam de 5% a 20%. Devido à instabilidade do ácido-L-ascórbico, as apresentações tópicas costumam ter seus derivados ou substâncias químicas diversas que visam resolver esse problema, resultando em uma variedade de preparações de vitamina C no mercado. Tem seu uso seguro na gravidez.[7,19]

Niacinamida

A niacinamida, também conhecida como nicotinamida, é a forma ativa da vitamina B3 (Niacina).[19] Possui efeito despigmentante decorrente da capacidade de inibir a transferência de melanossomas dos melanócitos para os queratinócitos, podendo ser então indicada para o tratamento de hipercromias, como melasma e hiperpigmentação pós-inflamatória (HPI). Para esse fim, geralmente é utilizada em fórmulas associada a outros ativos clareadores. Além disso, apresenta importante ação anti-inflamatória e de regulação da secreção sebácea, sendo também uma alternativa no tratamento da acne vulgar.[21] Por ser uma substância derivada de uma vitamina presente na dieta, é considerada segura durante a gravidez e a lactação.[22]

Ácido azelaico

É um ácido dicarboxílico, não fenólico, derivado do *Pytirosporum ovale*. *In vitro*, demonstrou ser um inibidor competitivo da tirosinase. Possui efeito seletivo no melanócito hiperativo e anormal, não tendo nenhum efeito em outras células da pele ou melanócitos normais.[23,24]

O ácido azelaico tem demonstrado efeitos benéficos no tratamento da acne,[25] por sua ação anti-inflamatória, antimicrobiana e comedolítica, e de várias desordens de pigmentação[6] por hiperatividade melanocítica, incluindo melasma, lentigo e hiperpigmentação pós-inflamatória.

Deve ser aplicado duas vezes ao dia, em concentrações que variam de 15% a 20%. A tolerância tópica é boa, mas pode causar irritação, ardência e prurido no início do tratamento, que regridem com a continuação do mesmo. Como o ácido azelaico não atua sobre melanócitos normais ou fibroblastos, ele não causa ocronose exógena nem leucodermia. Não possui toxicidade sistêmica e não causa fotossensibilidade.[5,26]

Consequentemente, a ausência de toxicidade faz do uso do ácido azelaico em mulheres grávidas com melasma, sobretudo naquelas com acne comedoneana ou papulopustulosa associada, uma ótima opção terapêutica[14,27] (Quadro 14.4).

Retinoides

A vitamina A e seus derivados sintéticos, como o retinol, tretinoína, adapaleno e a isotretinoína, por si só ou pela conversão metabólica, ligam-se e ativam os receptores intranucleares de ácido retinoico, levando a respostas biológicas específicas.[28]

Dos retinoides citados, a tretinoína (ácido retinoico) é a molécula de maior efeito terapêutico, possuindo diversas funções, como a dispersão dos grânulos de melanina dos queratinócitos e aumento do *turnover* celular, o que permite maior eliminação do pigmento.[29] Entretanto, possui maior resultado clareador em terapia combinada, como na fórmula de Kligman.[30] Pode ser utilizada em uma concentração que varia de 0,01% a 0,1% para uso diário ou em uma concentração de 1% a 5% para uso sob a forma de peeling químico.

Possui também ação angiogênica, de estímulo de colágeno e modificação da queratinização folicular anormal, tendo efeito comedolítico. Dessa forma, atua como adjuvante no tratamento do melasma, fotoenvelhecimento cutâneo, hiperpigmentação pós-inflamatória e acne.[31]

Os possíveis efeitos adversos são: ardência, eritema, descamação e fotossensibilidade.[31]

Assim como os retinoides de uso sistêmico, que são teratogênicos, os de uso tópico também não tem seu uso recomendado durante a gravidez, apesar de alguns trabalhos não demonstrarem absorção sistêmica significativa dos retinoides quando usados topicamente em uma área de superfície corporal pequena[14,28,29] (Quadro 14.4).

Alfa-hidroxiácidos

Os alfa-hidroxiácidos (AHA; ácido glicólico, lático, mandélico, cítrico, pirúvico etc.) são ácidos encontrados naturalmente em alguns alimentos, podendo ser produzidos sinteticamente.[32]

Eles diminuem a adesão dos corneócitos do extrato córneo, estimulam a proliferação celular epidérmica e promovem um maior depósito de glicosaminoglicanos e colágeno dérmico. Os usuários referem melhora da textura da pele, diminuição de pequenas rugas e uniformização da pigmentação. Além de indicados para tratamento da acne, são utilizados na prevenção do envelhecimento cutâneo e também nas lesões pigmentadas (ácido glicólico) e xerose (ácido lático) da pele.[33]

O ácido glicólico, obtido da cana-de-açúcar, tem o menor peso molecular de todos os AHA. O pH da formulação é importante na determinação de sua eficácia. Quanto menor o pH (mais ácido) e maior a concentração do AHA, maior a penetração da substância e, consequentemente, maior o risco de irritação, ardência, queimação e eritema.[34]

Entretanto, é menos irritativo que o ácido retinoico. Um pH em torno de 3,5 e concentração menor ou igual a 10% é seguro para o uso, inclusive durante a gravidez.[7,35]

Ácido tranexâmico

O ácido tranexâmico (AT) é um agente antifibrinolítico que tem sido estudado nos últimos anos como alternativa para o tratamento do melasma.[36-38] O AT inibe o ativador de plasminogênio, bloqueando assim a conversão de plasminogênio em plasmina que é responsável por ativar a secreção de fatores inflamatórios e de crescimento de melanócitos que estimulam a produção de melanina.[39] O ativador de plasminogênio é gerado pelos queratinócitos e aumenta a atividade dos melanócitos in vitro. Apresenta níveis séricos aumentados com o uso de anticoncepcionais orais e na gravidez.[36]

É utilizado no melasma na forma tópica, oral ou intradérmica. Em formulações tópicas é usado em concentrações que variam de 3% a 5%.[36,37]

Estudos em animais não demonstraram aumento da incidência de danos ao feto, porém o ácido tranexâmico oral atravessa a placenta e não existem estudos adequados e bem controlados em mulheres grávidas, sendo assim considerado categoria B na antiga classificação do FDA. Portanto, em bula, o ácido tranexâmico oral deve ser usado com cautela na gravidez e não se recomenda seu uso nos três primeiros meses da gestação. O mesmo está presente no leite materno em um centésimo da concentração sérica e "deve ser usado durante a lactação apenas se for claramente necessário".

Cisteamina

A cisteamina é um antioxidante natural intracelular que é produzido pelas células do corpo através da conversão de coenzima A em pantetina, que é então quebrada em cisteamina.[40] Sua ação despigmentante foi demonstrada por Chavin et al. e Frank et al. Seus achados foram indicativos de um maior efeito clareador da cisteamina em comparação com a hidroquinona. Mais tarde, Qui et al.

estudou o efeito despigmentante da cisteamina *in vitro* em melanócitos cultivados e descobriram que a cisteamina funciona através da inibição da síntese da melanina e não de um efeito melanocitotóxico.[40,41]

As evidências disponíveis indicam que a cisteamina é capaz de dificultar a síntese de melanina *in vitro* e *in vivo*. Atua no início da cascata da melanogênese, na inibição da oxidação e redução da atividade da tirosinase, principal enzima envolvida no mecanismo de produção de melanina. A cisteamina, então, é um agente clareador com efeito antioxidante.[40,41]

Essa substância tem sido o mais novo tratamento estudado para o melasma, principalmente para os pacientes com melasma resistente à fórmula clássica de Kligman.[42] Em formulação tópica, é usada na concentração de 5%, deixada por 15 minutos na pele e depois removida com lavagem, seguida de hidratação. Os efeitos colaterais dessa substância são sensação de aquecimento, vermelhidão, irritação e ressecamento da pele.[42]

Em bula, a cisteamina de uso sistêmico é classificada como categoria C na antiga classificação do FDA, por apresentar estudos em animais que demonstraram toxicidade reprodutiva, incluindo teratogênese e fetotoxicidade em doses menores que as recomendadas para seres humanos e não ter estudos adequados e bem controlados em mulheres grávidas. Dessa forma, a de uso tópico, também não é recomendada durante a gravidez.

Em suma, para se oferecer algum tipo de tratamento do melasma gravídico, deve-se levar sempre em conta os riscos e benefícios, visto que muitas dessas medicações não possuem estudos suficientes, descritos na literatura mundial, que comprovem a segurança do seu uso durante a gestação. Além disso, deve-se lembrar de que, durante todo o período gestacional, há estímulo hormonal para o aparecimento das manchas e maior risco de hiperpigmentação pós-inflamatória.

Tratamentos com peelings químicos, microagulhamento, microdermoabrasão e *laser* são preconizados nos casos em que o tratamento convencional não surte efeito e esses podem ser realizados após o nascimento do bebê.

14.3 Acne na Gravidez

- Andrea Serra Gomes da Silva Rodrigues
- Luiza Soares Guedes
- Ana Carolina Serra Gomes da Silva Rodrigues

A acne vulgar é uma doença inflamatória crônica da unidade pilosebácea e é caracterizada por lesões não inflamatórias (comedões) e inflamatórias (pápulas, pústulas e nódulos), que podem provocar cicatrizes e desconforto psicológico.[1]

A acne frequentemente melhora durante o primeiro trimestre da gravidez, mas pode piorar durante o terceiro trimestre, devido às concentrações aumentadas de andrógenos maternos e o efeito deles sobre a produção de sebo.[2] Além das alterações hormonais, fatores imunológicos associados à gravidez também podem contribuir.[3]

As lesões inflamatórias tendem a ser mais comuns do que os comedões, frequentemente envolvendo o tronco. Pacientes que possuem uma história prévia de acne possuem maior tendência a desenvolver acne durante a gravidez.[4]

O manejo da acne na paciente grávida é um desafio para o médico, pois muitas das opções terapêuticas eficientes utilizadas são contraindicadas ou não recomendadas nesse período da vida da mulher.

O primeiro passo para combater a acne é desenvolver uma rotina de cuidados com a pele. A primeira orientação é fazer a paciente utilizar um sabonete suave ou substâncias para limpeza facial livres de sabão para higienização, sem a necessidade de promover ressecamento da pele. Sabe-se hoje que a limpeza da pele é de extrema importância no tratamento da acne, para remoção de partículas de poluição, que provocam piora da acne,[5] além de remover o excesso de oleosidade e de cosméticos aplicados durante o dia. Por outro lado, é importante preservar a integridade da barreira cutânea para conseguirmos o controle adequado da inflamação da pele.[6]

Existem muitos cosméticos destinados à higiene facial e alguns deles podem contribuir para a formação da acne por meio de irritação ou efeito comedogênico. As pacientes também devem ser orientadas a usar filtros solares livres de óleo e evitar maquiagem ou qualquer cosmético comedogênico durante a gravidez.

Idealmente, devemos orientar as pacientes que têm a pele acneica a tratarem a pele de forma efetiva antes da gestação, para evitar uma piora durante esse período. Uma vez grávida, é importante que a mulher não tome nenhuma medicação oral ou tópica sem o conhecimento e a permissão do médico. Além disso, ela deve ser orientada a interromper o uso de qualquer medicamento oral caso ocorra atraso em seu ciclo menstrual, para evitar que ocorram efeitos no feto.

Tratamentos efetivos para controlar a doença devem ser seguros para a mulher e para o feto em desenvolvimento.

O uso de isotretinoína oral é proibido e está associado a deformidades cardíacas, craniofaciais, ausência de orelha e retardo mental nas crianças.[7] Segundo alguns autores, basta uma única pílula tomada pela mulher grávida para produzir deformidades graves no bebê.[7]

Neste capítulo, vamos revisar os dados sobre segurança e eficácia na gravidez de medicações de uso comum para acne (Quadro 14.5) e propor uma abordagem prática baseada nas evidências existentes até a presente data[8] (Figura 14.4).

Quadro 14.5. Principais tratamentos tópicos e sistêmicos para acne, seus efeitos na gestação e na lactação e evidências sobre a fertilidade masculina e feminina.

Classe	*Medicamento*	*Gravidez*	*Lactação*	*Fertilidade masculina*	*Fertilidade feminina*
Tópicos	Peróxido de benzoíla	Estudos em animais não foram realizados. Estima-se que 2% da dose aplicada seja absorvida sistemicamente, mas considerada segura	Desconhecido se o peróxido de benzoíla é excretado no leite materno. Deve-se ter cuidado ao administrar em mulheres que amamentam	Dados limitados	Dados limitados
	Isotretinoína	A isotretinoína é contraindicada em mulheres com potencial para engravidar. Os pacientes devem usar duas formas de contracepção ou abstinência pelo menos 1 mês antes, durante e 1 mês após a descontinuação. Associado a grandes anormalidades fetais, abortos espontâneos, nascimentos prematuros e baixos escores de QI. Embriopatia foi relatada mesmo com doses únicas	Excretado no leite materno. Não recomendado durante a lactação	Nenhum efeito relatado nos parâmetros espermáticos e nenhuma recomendação para pacientes do sexo masculino para descontinuação ao tentar engravidar	Dados limitados disponíveis sobre a fertilidade feminina
	Ácido azelaico	Não há estudos adequados e bem controlados de ácido azelaico administrado topicamente em mulheres grávidas. A quantidade de ácido azelaico disponível sistemicamente após a administração tópica é mínima (< 4%); portanto, considerado de baixo risco	A excreção no leite materno é desconhecida. A quantidade de ácido azelaico disponível sistematicamente após a administração tópica é mínima (< 4%); não é esperada mudança significativa em relação aos níveis basais de ácido azelaico no leite materno	Estudos em animais não mostraram efeitos adversos na fertilidade	Estudos em animais não mostraram efeitos adversos na fertilidade
	Tretinoína	Estudos sugerem que o uso em pequenas áreas da superfície corporal é provavelmente seguro; no entanto, não é recomendado de acordo com especialistas	Quantidades mínimas encontradas no leite materno, não consideradas prejudiciais aos bebês	Estudos em animais não mostraram efeitos na fertilidade e no desempenho reprodutivo geral. Não são necessárias precauções contraceptivas específicas para homens que usam tretinoína tópica	Estudos em animais não mostraram efeitos na fertilidade
	Adapaleno	Dados de segurança limitados disponíveis. Não recomendado por especialistas. Relato de caso de malformações cerebrais e oculares no feto exposto, o que resultou no término da gravidez	A excreção no leite materno é desconhecida. Recomendação para usar com cautela	Estudos em animais não demonstraram efeitos adversos na fertilidade	Estudos em animais não mostraram efeitos adversos na fertilidade
	Ácido salicílico	O uso de ácido salicílico tópico em áreas limitadas por tempo limitado é geralmente aceitável; entretanto, curativos oclusivos devem ser evitados. Não há estudos sobre os efeitos do ácido salicílico na gravidez humana, mas outros salicilatos foram associados a anormalidades no nascimento	Considerado seguro pela Academia Americana de Dermatologia	Sem efeitos aparentes na fertilidade masculina	Sem efeitos aparentes na fertilidade feminina

(*Continua*)

Quadro 14.5. Principais tratamentos tópicos e sistêmicos para acne, seus efeitos na gestação e na lactação e evidências sobre a fertilidade masculina e feminina. (*Continuação*)

Classe	*Medicamento*	*Gravidez*	*Lactação*	*Fertilidade masculina*	*Fertilidade feminina*
Antibióticos	Clindamicina	Sem associação com teratogenicidade; compatível	Considerado compatível pela AAP	Sem comprometimento da fertilidade com base em estudos com animais	Sem comprometimento da fertilidade com base em estudos com animais
	Eritromicina	Antibiótico de escolha durante toda a gravidez, juntamente com penicilinas. O estolato de eritromicina causa hepatotoxicidade materna durante o segundo trimestre, é contraindicado durante a gravidez	Considerado compatível pela AAP	O estudo clínico humano em 78 homens não mostrou efeito significativo na qualidade do sêmen	Dados limitados disponíveis
	Metronidazol	Dados humanos sugerem baixos riscos. O uso tópico é permitido	Considerado compatível	Estudos em animais mostraram infertilidade masculina em altas doses. Dados clínicos limitados em seres humanos	Dados limitados disponíveis
	Tetraciclinas	Contraindicado; risco de defeitos congênitos	Recomendação para evitar o uso prolongado por mais de 3 semanas para evitar manchas dentárias infantis	Estudo *in vitro* mostrou comprometimento reversível do movimento e viabilidade dos espermatozoides	Dados limitados disponíveis
	Cefalosporinas	Não foram identificados problemas nos fetos quando utilizada durante o segundo e terceiro trimestre	Considerada compatível pela AAP	Sem alterações da fertilidade baseado em estudos com animais	Sem alterações da fertilidade baseado em estudos com animais
Corticoide sistêmico	Corticoide sistêmico	Utilizar a dose mais baixa efetiva de corticoide e evitar durante o primeiro trimestre, quando o palato duro está se formando. Estudos recentes não mostraram risco aumentado de fendas. A exposição durante a gravidez pode aumentar o risco de: ruptura da membrana, insuficiência placentária, baixo peso ao nascer e restrição do crescimento intrauterino	Corticoides sistêmicos são excretados no leite materno. Seu uso é considerado "usualmente compatível" pela AAP, se justificável pelo potencial benefício à mãe. Aconselha-se um intervalo de 3 a 4 horas entre a tomada de altas doses do corticoide e a amamentação	Possível redução na produção e motilidade do esperma, teoricamente reversível. No entanto, a suspensão do medicamento não é necessária em pacientes masculinos tentando fertilizar	Dados limitados para a mulher. No entanto, corticoides orais são usados como parte da fertilização *in vitro* e tratamentos de infertilidade em mulheres

AAP: Academia Americana de Pediatria.

Fonte: Koh et al. New changes in pregnancy and lactation labelling: Review of dermatologic drugs. Int J Women's Dermatology. 2019;(5):216-226.

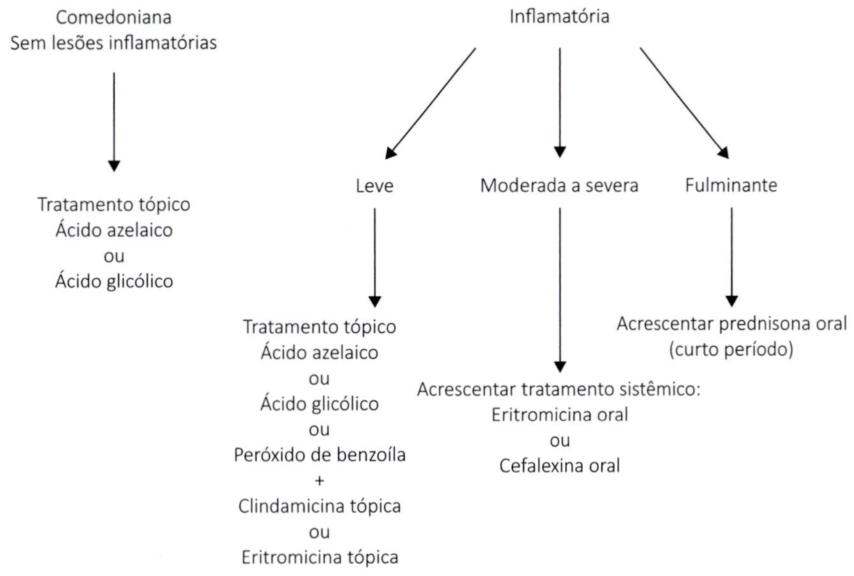

Figura 14.4. Abordagem prática do tratamento da acne na gravidez.
Fonte: Desenvolvida pela autoria do capítulo.

Tratamentos tópicos

Para acne leve a moderada o tratamento tópico é suficiente. Ele também é parte importante do regime de tratamento para a acne grave, pois age de forma complementar com o tratamento oral.

Peróxido de benzoíla

Cerca de 5% do peróxido de benzoíla aplicado topicamente são absorvidos pela pele.[34] A droga absorvida é então completamente metabolizada em ácido benzoico, que é transportado para os rins e excretado pela urina. Por causa dessa pequena quantidade de benzoato ser facilmente transportada e excretada pelos rins, efeitos sistêmicos na paciente grávida ou em seu feto são improváveis.[9]

O ácido benzoico é um aditivo utilizado em alimentos[10] e a exposição a esse ácido na dieta é teoricamente maior do que a exposição oriunda da aplicação tópica. Tais dados suportam o uso do peróxido de benzoíla 5% para o tratamento da acne na mulher grávida.[11]

O peróxido de benzoíla é utilizado em concentrações que variam de 2% a 10%, possui propriedades antimicrobianas e anti-inflamatórias. Até a presente data não existe resistência bacteriana ao peróxido de benzoíla.[9,12]

Portanto, o peróxido de benzoíla é considerado seguro para ser usado em pacientes grávidas[13,14] (Quadro 14.6) e ajuda a prevenir a resistência bacteriana quando utilizado junto com antibióticos.[4,10]

Quadro 14.6. Medicamentos de uso tópico na gravidez.

			Medicina baseada em evidência			
Classe	***Medicamento***	***Classificação***	***Embrionário***	***Fetal***	***Periparto***	***Observações***
Despigmentante	Hidroquinona	C	–	–	–	Evitar o uso, mutagênico (IV)
Antiacneicos	Peróxido de benzoíla	C	Pode ser utilizado em áreas pequenas			Metabolizado a ácido benzoico, que é um aditivo em alimentos (IV)
	Isotretinoína	C	–	–	–	Alguns estudos indicam possível segurança, mas a maioria dos *experts* não recomendam (IIB)
	Ácido azelaico	B	Poucos dados: sem efeitos conhecidos sobre o feto			Absorção cutânea é em torno de 4% a 8%
	Ácido salicílico	C	Uso em áreas limitadas por um período de tempo limitado é aceitável			Recomenda-se aplicação local por curto período (IV)
Antibióticos tópicos	Clindamicina	B	Poucos dados: sem efeitos conhecidos sobre o feto			Casos de colite pseudomembranosa com o uso intravaginal
	Eritromicina	B	Poucos dados: sem efeitos conhecidos sobre o feto			Segurança presumida
	Sulfacetamida	C	Poucos dados: sem efeitos conhecidos sobre o feto			Absorção cutânea é em torno de 4%
	Metronidazol	B	Poucos dados: sem efeitos conhecidos sobre o feto			Segurança presumida

□ Ácido salicílico tópico

O ácido salicílico é utilizado na concentração de 2% a 4% para o tratamento da acne.

Ocasionalmente, são usadas três preparações de ácido salicílico tópico no tratamento da acne. Não existem trabalhos publicados com relação à facilidade de penetração do ácido salicílico tópico aplicado à superfície da pele.[15]

Não existem estudos em seres humanos sobre o uso de ácido salicílico tópico na gravidez, no entanto, existem relatos de malformações em embriões de ratos expostos ao uso sistêmico de ácido salicílico e aspirina durante a gestação.[16]

O salicilismo pode ocorrer com a utilização de preparações oleosas contendo metilsalicilato e altas concentrações de ácido salicílico em áreas de pele hiperqueratótica disseminadas, mas não existem casos relacionados com o uso de produtos para acne.

Dessa forma, o risco do uso tópico de ácido salicílico durante a gravidez é considerado baixo se o seu uso for restrito a áreas pequenas e por períodos limitados[10,16] (Quadro 14.6).

□ Antibióticos tópicos

Antibióticos tópicos são utilizados para o tratamento da acne inflamatória.

O uso tópico da clindamicina e da eritromicina por curtos períodos é seguro na gravidez.[9] No entanto, não estão disponíveis estudos que avaliam o uso crônico dessas substâncias.

Devido a associação de casos de diarreia por *Clostridium difficile* com clindamicina tópica, esta deve ser prescrita com cautela em pacientes com história de doença gastrointestinal.[17,18]

A clindamicina e a eritromicina tópicas reduzem a quantidade de *C. acnes* no folículo sebáceo por inibir a síntese de proteína bacteriana, controlando assim a acne inflamatória. O uso por períodos prolongados deve ser evitado para prevenir o surgimento de resistência bacteriana e a combinação com peróxido de benzoíla diminui o risco de resistência bacteriana e aumenta a eficácia do tratamento.[19,20]

O metronidazol tópico pode ser utilizado no tratamento da rosácea. O metronidazol oral (categoria B da FDA) não está associado a anomalias congênitas em animais ou em seres humanos quando utilizado por via oral no primeiro ou terceiro trimestre. Assim, não existe contraindicação ao uso do metronidazol tópico em qualquer trimestre da gravidez[21,22] (Quadro 14.6).

□ Ácido azelaico

O ácido azelaico, como já mencionado, além de poder ser utilizado para o tratamento de hiperpigmentação,[23] também apresenta um bom resultado no tratamento da acne vulgar,[24] leve e moderada, uma vez que possui efeitos comedolíticos e anti-inflamatórios.

O ácido azelaico pode ser utilizado na gravidez[23-25] e na lactação, não apresenta efeitos sistêmicos adversos, é altamente eficaz no tratamento da acne e bem tolerado pelos pacientes (Quadro 14.6).

□ Ácido glicólico

O ácido glicólico possui efeito queratolítico e pode melhorar lesões de acne comedonianas e inflamatórias, além de diminuir a pigmentação pós-inflamatória.[26]

Não existem relatos de efeitos adversos do seu uso durante a gravidez. Portanto o uso em baixas concentrações (até 10%) e em pequenas áreas poderia ser recomendado na gestação.

□ Retinoides tópicos

Os retinoides são derivados da vitamina A e os utilizados para o tratamento da acne são a tretinoína (ácido retinoico), o adapaleno e o tazaroteno (não disponível no Brasil).

A isotretinoína oral (ácido 13-cis-retinoico) é um teratogênico humano potente, quando administrada oralmente, e ambos os efeitos tóxicos e teratogênicos são mais comuns na administração por longo tempo.[14,15]

Poucos experimentos sobre a possível teratogenicidade da tretinoína tópica foram publicados,[31] e os resultados são contraditórios. Não há relato de seres humanos nascidos com malformações depois do uso de tretinoína tópica em grávidas.[15]

Diversos estudos avaliaram a absorção sistêmica da isotretinoína aplicada na pele. Um estudo publicado por Chiang avaliou a absorção sistêmica após a aplicação de creme de isotretinoína 0,025% nos braços, nas pernas e no dorso de 10 voluntários, duas vezes ao dia, por pelo menos 8 horas, por 28 dias consecutivos e não foi encontrada tretinoína mensurável na circulação (limite de detecção de 2 μg de ácido retinoico/mL de plasma).[27] Buchan et al. aplicaram 2 g de um gel de isotretinoína 0,025% na face, no pescoço e no colo de 4 voluntários, por 14 noites consecutivas, e concluíram que os níveis plasmáticos de tretinoína, ácido 13-cis-retinoico e 13-cis-4-oxO-retinoico não aumentaram acima dos níveis endógenos.[28] Latriano et al. avaliaram a absorção sistêmica após aplicação tópica de tretinoína 0,05% na face e encontraram uma taxa de absorção percutânea de aproximadamente 2% após um único uso e após 28 dias de aplicação diária. Além disso, a concentração média de tretinoína no sangue após 28 dias de uso tópico, não teve aumento significativo quando comparada com as concentrações endógenas medidas antes do tratamento.[27]

Em resumo, a isotretinoína oral é, definitivamente, teratogênica, e não deve ser usada por uma mulher grávida ou por mulheres sexualmente ativas que não estejam usando um método confiável de controle de natalidade.

A tretinoína tópica e o adapaleno não foram associados a malformações dos bebês de mulheres que os utilizaram durante a gravidez.[15,28,29] Por causa da quantidade de ácido retinoico tópico absorvido ser pequena, é pouco provável que eles tenham efeitos teratogênicos.

Entretanto, por precaução, *não se recomenda* o uso dessas substâncias durante a gravidez.[14]

Estudos sobre o uso tópico da tretinoína durante a lactação não mostraram efeitos adversos. Quantidades mínimas dessa substância são encontradas no leite materno e parecem ser inofensivas para o lactente[30-32] (Quadro 14.6).

O tazaroteno tópico possui um potencial de absorção alto e por isso seu uso deve ser evitado na gravidez.[9]

Tratamentos sistêmicos

Algumas pacientes podem não alcançar melhora satisfatória das lesões somente com o tratamento tópico.

Os tratamentos orais são primordialmente indicados para pacientes com acne inflamatória moderada a severa, quando não há resposta ao tratamento tópico.

□ Tetraciclinas

As drogas da família das tetraciclinas, como a minociclina, a doxiciclina e as limeciclinas, estão associadas à toxicidade hepática materna, manchas nos dentes deciduais das crianças e outras anomalias congênitas.[33]

A tetraciclina oral pode ser prescrita para mulheres com acne em idade fértil. Porém, antes de prescrever, o médico deve alertar a paciente de que se ela suspeitar de gravidez deve interromper o seu uso imediatamente.

As tetraciclinas cruzam a placenta rapidamente e os níveis da droga no cordão umbilical são, aproximadamente, 50% daqueles do sangue materno.[33] Há cinco áreas de importância com relação ao uso das tetraciclinas durante a gravidez: toxicidade para o fígado, manchas e outras anormalidades nos dentes em desenvolvimento, efeitos no crescimento dos ossos, possível papel na formação da catarata infantil e outros efeitos teratogênicos.[33]

A exposição inadvertida no primeiro trimestre é comum e não parece estar associada a malformações congênitas.[34] Existe uma possível associação ao surgimento de hérnia inguinal, hipospadia e hipoplasia dos membros, mas nenhum padrão definitivo de malformação foi identificado.

As tetraciclinas se ligam ao cálcio ortofosfato e se depositam ativamente nos ossos e dentes. Nos dentes a deposição da droga é permanente, causando uma descoloração amarela da dentição decídua da criança quando ela é exposta à medicação após a 20ª semana de gestação.[35] A deposição nos ossos pode causar uma diminuição no tamanho do feto e inibir o crescimento da fíbula, especialmente com o uso crônico da medicação.

Portanto, as tetraciclinas são contraindicadas na gestação e devem ser evitadas especialmente após o primeiro trimestre devido ao risco de hepatite materna, descoloração dos dentes decíduos e inibição do crescimento ósseo.[36]

A administração de tetracliclina tópica em mulheres grávidas nunca foi reportada como causa de qualquer anormalidade congênita em seres humanos ou animais.[15] A aplicação tópica, duas vezes ao dia, resulta em níveis plasmáticos de tetraciclina de 1 mg/mL ou menos. Com tão pouca absorção sistêmica, é improvável que a tetraciclina tópica cause algum efeito adverso no feto, porém nenhum estudo do uso do preparo em mulheres grávidas foi publicado.[15] A tetraciclina tópica não é usada como primeira escolha, sendo a paciente grávida ou não (Quadro 14.6) e o uso na gravidez não é recomendado até que existam mais evidências sobre a segurança.

□ Eritromicina e azitromicina

A eritromicina e a azitromicina são antibióticos macrolídios.

Uma dose única de eritromicina cruza pobremente a placenta, o que resulta em níveis baixos nos tecidos fetais.[37] A eritromicina é a droga de escolha para o tratamento de várias infecções em pacientes grávidas alérgicas à penicilina. É uma droga considerada segura, tanto para a grávida quanto para o feto, se administrada por algumas semanas, em qualquer fase da gravidez.[15,38] No entanto, nenhum estudo retrospectivo com relação a seu uso por tempo prolongado (mais de 6 semanas) foi publicado.

O uso do estolato de eritromicina deve ser evitado, devido ao risco de hepatotoxicidade materna, devendo ser preferida a forma em estearato.[15]

O uso de eritromicina tópica nunca foi estudado na gravidez, mas como a absorção sistêmica é mínima, essa droga aparenta ser livre de riscos, sendo considerado possivelmente seguro também o seu uso tópico durante a gravidez[15] (Quadro 14.6).

Estudos com animais mostram que a azitromicina cruza a barreira placentária sem causar efeitos negativos para o feto.[35] O uso da azitromicina é considerado compatível com mulheres grávidas com acne, porém existem menos estudos que comprovem segurança, em relação à eritromicina.[10]

□ Cefalexina

A cefalexina é uma cefalosporina de primeira geração com propriedades anti-inflamatórias e não foi associada com defeitos fetais em estudos animais.

É efetiva no tratamento das lesões de acne inflamatória, não devendo ser usada por grandes períodos devido ao risco de resistência bacteriana, descrita principalmente com o *Staphilococcus*.[39]

□ Corticoides orais

A acne grave que é resistente ao tratamento com antibióticos orais pode se beneficiar o tratamento com corticoides de uso oral em baixas doses e por curtos períodos, com o objetivo de inibir o processo inflamatório e prevenir cicatrizes.

A prednisona de uso sistêmico foi associada nos animais com fenda palatina, diminuição do crescimento cerebral, redução da mielinização e diminuição da circunferência craniana.[40,41]

Em seres humanos, estudos mostram um aumento do risco de fenda palatina e um discreto aumento nas taxas de aborto e nascimentos prematuros.[40,42]

Existem poucos dados disponíveis sobre a transferência placentária com o uso de corticites tópicos, embora já tenha sido demonstrado que corticoides tópicos podem ter absorção sistêmica.[41]

A prednisona pode ser usada para casos de acne severa ou fulminante após o primeiro trimestre da gravidez. Devemos sempre checar a condição clínica da gestante, se a mesma possui hipertensão arterial ou diabetes, e avaliar junto com o obstetra responsável se há alguma contraindicação para o uso do corticoide sistêmico. A dose da prednisona deve ser limitada a menos de 20 mg/dia por um período de até 1 mês, preferencialmente durante o terceiro trimestre.[10]

14.4 Distúrbios do Tecido Conjuntivo

- Andrea Serra Gomes da Silva Rodrigues
- Luiza Soares Guedes
- Ana Carolina Serra Gomes da Silva Rodrigues

Estrias

As estrias gravídicas são alterações na pele da gestante que causam grande desconforto pelo seu aspecto inestético. A incidência das estrias nas gestantes varia de 50% a 90%,[1] localizando-se, preferencialmente, no abdômen e nas mamas, podendo acometer menos frequentemente coxas, face lateral dos quadris e nádegas.[2-4]

São consideradas as alterações mais comuns do tecido conjuntivo na gravidez e afetam tanto primíparas como multíparas.[5]

A causa exata das estrias gravídicas ainda é desconhecida. Um fator importante é o estiramento excessivo da pele na gravidez e uma maior solicitação do tecido conjuntivo pelo aumento do volume de várias partes do corpo, uma vez que as estrias surgem formando linhas perpendiculares à direção de maior tensão. Além disso, alguns autores sugerem a associação com alterações hormonais, por exemplo, uma exacerbação da atividade corticoadrenal.[2,5,6]

Existem evidências de que o estrogênio, a relaxina e os hormônios adrenocorticais (assim como na Síndrome de Cushing) possam ter um papel no desenvolvimento das estrias, devido ao seu efeito sobre a pele e as fibras de colágeno.[7]

Os hormônios esteroides promovem um efeito catabólico sobre os fibroblastos, diminuindo a deposição de colágeno na matriz extracelular e levando a uma perda de elasticidade da pele. Uma das evidências de que tal fenômeno poderia estar envolvido na formação das estrias foi encontrada em um estudo realizado por Schuck et al., que avaliou a expressão de alguns genes nas estrias, entre os quais os genes das secretoglobulinas mostraram uma expressão aumentada. Os produtos desses genes interagem seletivamente com alguns hormônios esteroides, que têm sua ação mediada pelas globulinas secretadas.[8]

Na gravidez, as estrias são encontradas com mais frequência nas mulheres que ganham muito peso e nas mais jovens.[9] Alguns estudos sugerem que mulheres que tiveram estrias na puberdade podem desenvolvê-las também durante a gravidez.[9-11] Podem surgir a qualquer momento no decorrer da gestação, mas surgem mais frequentemente no terceiro trimestre.[10]

Ersoy et al. realizaram um estudo prospectivo observacional com 211 gestantes primíparas, a partir de 37 semanas de gravidez, e 75,4% das mulheres apresentaram estrias, que surgiram mais frequentemente entre 29 e 36 semanas de gravidez. Em relação aos fatores de risco encontrados nesse estudo, seguem os resultados:

- A presença de histórico familiar foi significativamente maior no grupo que apresentava estrias.
- A média de idade entre as mulheres que apresentaram estrias foi significativamente menor.
- O valor da circunferência abdominal da mãe, sobre a altura e o peso do bebê ao nascer, foi significativamente maior entre as mulheres que tiveram estrias.
- O uso de óleos ou cremes não foi efetivo para prevenir o surgimento de estrias a partir do segundo trimestre.
- História de estria na adolescência não foi um fator de risco.

O estudo conclui que a variável mais importante foi a idade materna, como relatado previamente em outros estudos, ou seja, quanto mais jovem a gestante maior o risco de estrias. Além disso, quanto maior o peso do bebê ao nascer maior a chance de estrias, o que poderia ser atribuído ao um estiramento excessivo da pele, assim como ocorre com o ganho de peso excessivo pela gestante. O autor sugere que possivelmente a prática de exercícios na gravidez poderia ajudar a prevenir estrias, na medida em que pode ajudar a controlar o ganho de peso. No entanto, tal afirmativa ainda não foi estudada.[12]

Existem duas formas, clínica e histopatologicamente, distintas: uma forma inicial inflamatória chamada estria rubra (Figura 14.5) e uma forma mais tardia esbranquiçada e atrófica, chamada estria alba.

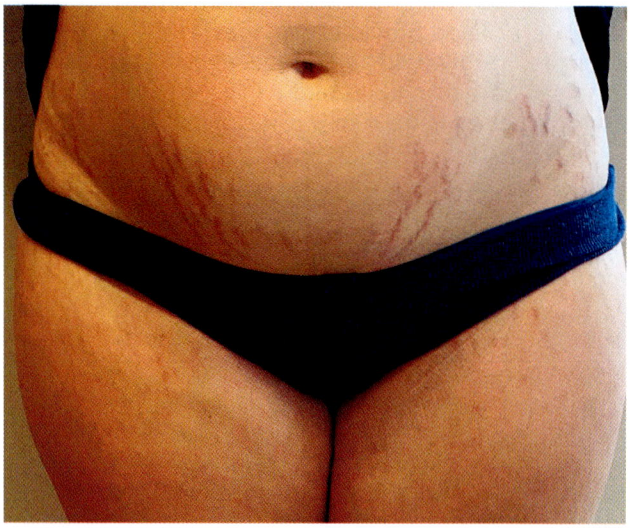

Figura 14.5. Estrias rubras na região abdominal e proximal das coxas de uma gestante primípara com 30 semanas de gestação.
Fonte: Imagem cedida pela dra. Laura Garambone.

No início do quadro, as estrias rubras mostram-se como bandas largas e vinhosas, bastante aparentes. Nas estrias recentes, a pele é rosada e pode ocorrer prurido, a região pode estar sensível e irritada, levando à sensação de queimação.[2,3,10] Depois do parto gradativamente tornam-se peroladas, atróficas e com uma coloração esbranquiçada.[3]

Alguns componentes da matriz extracelular (MEC) foram relacionados à patogênese das estrias. A MEC dérmica é responsável por proporcionar elasticidade e força na pele. As fibras elásticas promovem a elasticidade, formando uma malha que compõe 2% a 4% do peso seco da derme. As fibras elásticas são formadas por várias proteínas. Em especial na derme média a profunda, essas fibras consistem principalmente de elastina, um polímero formado por ligações cruzadas da proteína tropoelastina. As fibras de colágeno tipo I são responsáveis principalmente pela força, pela resistência e pelo suporte da pele, e compõe 80% a 90% do peso seco da derme. As fibras de colágeno tipo I são sintetizadas pelos fibroblastos como um precursor solúvel, o pró-colágeno tipo I, que é processado para formar as fibras de colágeno tipo I. Estas são organizadas e estabilizadas por ligações cruzadas, que formam feixes densos, promovendo suporte estrutural. Esses feixes são entrelaçados e se agrupam densamente na derme reticular, sendo mais finos e menos densos na derme papilar. Outros componentes da MEC também se associam às fibras de colágeno tipo I, ajudando na sua organização em feixes: proteoglicanas, glicoproteínas, glicosaminoglicanas e outros tipos de colágeno.[13]

Diversas alterações histopatológicas ocorrem quando as estrias gravídicas se formam. Ocorre uma acentuada separação das fibras colágenas da derme reticular, restando nos espaços grupos de fibrilas de colágeno frouxamente agrupadas, sem formar os feixes normais. Mesmo nas estrias gravídicas iniciais, os feixes de colágeno estão gravemente rompidos, com intensa separação das fibras. Além disso, fibrilas de tropoelastina desorganizadas aparecem misturadas nesses espaços entre as fibras de colágeno (Figura 14.6). Esses achados permaneceram iguais na pele perilesional em biópsias realizadas 4 a 8 semanas após o parto, mostrando que as alterações persistem por algum período após a gestação.[13]

Alguns autores sugerem que a destruição dos feixes normais de colágeno ocorreria por uma ação enzimática ou por destruição mediada por células inflamatórias. Contudo, um estudo realizado por Wang et al., não encontrou aumento de células inflamatórias ou aumento na expressão das metaloproteinases da matriz 1 ou 3, que são as principais enzimas envolvidas na fragmentação do colágeno tipo I da derme. Desta forma, os autores sugerem que, em indivíduos predispostos, a MEC dérmica não possui a capacidade de acomodar o estiramento intenso da pele, o que levaria à formação de estrias.[13]

A distensão excessiva da pele poderia levar a essa desorganização das fibras de colágeno e elástica. Na Síndrome de Ehler-Danlos, doença genética que cursa com diferentes alterações das fibras colágenas e hiperelasticidade da pele e articulações, é descrito que as gestantes portadoras da síndrome não desenvolvem estrias no pós-parto.[14]

Com o tempo e após o parto, a estria se torna atrófica, caracterizada clinicamente por aspecto pálido, perda da textura normal da pele e ausência de anexos

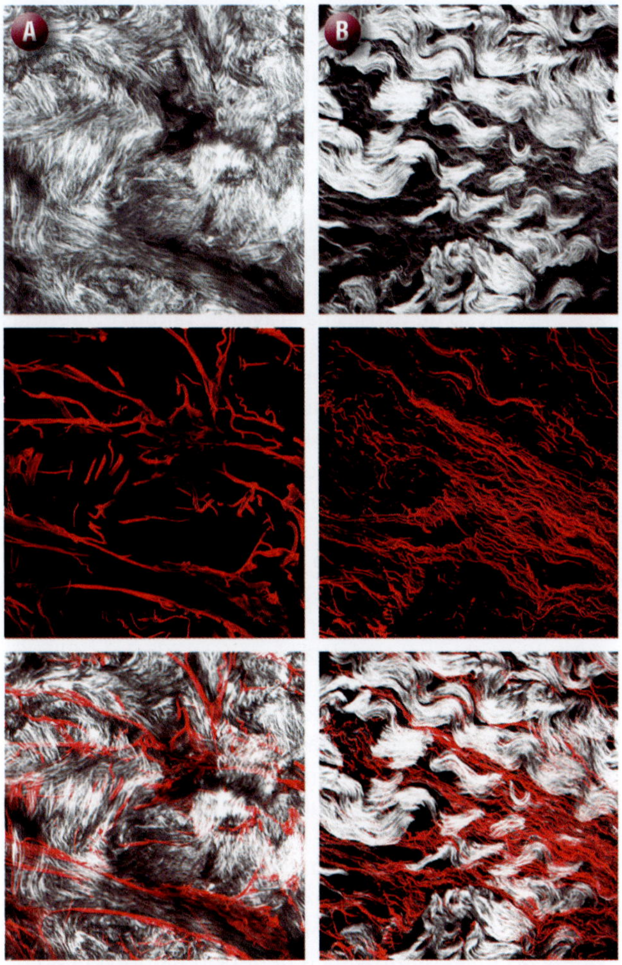

Figura 14.6. Desorganização intensa nas fibras de colágeno nas estrias gravídicas iniciais.

Imagens de alta definição e imunofluorescência de espécimes de pele (40 micrômetros de espessura). Na primeira linha podemos ver as fibras de colágeno, que aprecem em branco. Na segunda linha o vermelho representa a tropoelastina corada pela imunofluorescência. A linha de baixo mostra uma fusão das duas imagens.

(A) Na derme média a profunda a pele perilesional mostra fibras de colágeno organizadas e densamente agrupadas, com feixes entrelaçados separados por espaços estreitos (imagem de cima). Na imagem do meio, fibras elásticas intactas estão presentes e localizadas principalmente nos espaços estreitos entre os feixes de colágeno (imagem de baixo).

(B) Na derme média a profunda da área com estrias gravídicas os feixes colágenos estão separados por grandes espaços, que contêm arranjos de fibrilas de colágeno onduladas e desorganizadas (imagem de cima). Nos grandes espaços entre as fibras de colágeno, numerosas fibras ricas em tropoelastina estão presentes, desorganizadas (imagem do meio) e entremeadas às fibras de colágeno desorganizadas (imagem de baixo).

Fonte: Wang, 2018.[13]

cutâneos, principalmente de folículo piloso.[4] Portanto, a mulher grávida mostra certa ansiedade em torno da prevenção da estria.

Prevenção de estrias na gravidez

Conforme descrito anteriormente, a principal alteração encontrada na estria gravídica ocorre nas fibras de colágeno e elásticas, possivelmente por uma distensão excessiva e ação hormonal.

Existem diversos produtos para uso tópico na gestação, com diferentes mecanismos de ação descritos para prevenir estrias, por exemplo, capacidade de estimular a produção de colágeno, aumento da elasticidade da pele, propriedades anti-inflamatórias e hidratantes. Alguns exemplos desses ativos são: ácido hialurônico, trofolastina (Centella asiática), silicone, ácido glicólico, ácido ascórbico, alphasria, manteiga de cacau, óleo de oliva, óleo de amêndoas, camomila, óleo de coco e *bio-oil*.[15-17]

Apesar dos diversos tratamentos tópicos descritos para prevenção de estrias na gravidez, faltam evidências científicas que comprovem seu benefício.[15] Desta forma, a eficácia de tratamentos tópicos na prevenção e no tratamento das estrias é questionável.

Durante a gravidez há elevação do fluxo sanguíneo em diferentes regiões da pele, levando ao aumento da absorção de substâncias aplicadas na pele.[11] Devemos, portanto, ter em mente as substâncias que podem ser indicadas para o tratamento de extensas áreas corporais sem oferecer riscos para a gestação.[18]

Outra alteração na mulher grávida é o aumento da área no compartimento extracelular. Esse fato aumenta a hidratação da pele, incluindo a camada córnea, o que, por sua vez, diminui a absorção transdérmica de substâncias lipossolúveis e aumenta a absorção de drogas hidrossolúveis.

Outro fato relevante é que muito frequentemente as gestantes chegam ao consultório médico queixando-se de prurido e ressecamento em diferentes regiões. Isso ocorre devido à tração e ao estiramento local da pele.

Portanto, concluímos que a hidratação da pele pode e deve ser recomendada, pois, embora não existam hoje evidências que comprovem o benefício na prevenção de estrias, existem outros benefícios associados a esta prática, como melhora do prurido e da qualidade da pele.

Associado à hidratação, é importante orientar a paciente quanto a evitar o uso excessivo de sabonetes durante o banho e a temperatura elevada da água, visto que são fatores agravantes para uma pele seca. Podem-se usar óleos no banho em vez de sabonetes nessas regiões, fazendo um enxágue rápido e depois secando levemente com uma toalha macia.

A ureia, que é um ativo muito usado na hidratação da pele em geral, pode ser utilizada na gravidez na concentração máxima de 3%, segundo o Parecer Técnico n. 7 da Agência Nacional de Vigilância Sanitária (Anvisa), de 21 de outubro de 2005. Essa recomendação se deve ao fato de a ureia atravessar facilmente a barreira placentária, podendo levar a efeitos teratogênicos.[19]

Outro Parecer Técnico da Anvisa (Parecer Técnico n. 2, de 28 de junho de 2001) alerta para a proibição do uso de produtos que apresentam cânfora em sua composição, durante a gravidez, pois a mesma atravessa a barreira placentária e pode provocar efeitos embriotóxicos e abortivos.[20]

Podem ser indicados hidratantes industrializados específicos para gestação, pois são produtos seguros, que não possuem nenhum ativo que poderia ser contraindicado para a mulher grávida. Para nos certificarmos da segurança, é importante verificar se o creme possui registro na Anvisa. Também podemos indicar hidratantes que promovem reparo da barreira cutânea em geral, desde que não contenham ureia a 10% ou cânfora.

Além da hidratação da pele, que deve ser feita duas vezes ao dia, devemos orientar a mulher grávida a evitar banhos com água quente e sabonete com propriedades adstringentes e o ganho excessivo de peso, prescrevendo-lhe uma dieta alimentar sob a supervisão de um endocrinologista e/ou nutricionista. Devemos sugerir também que um programa de atividades físicas próprias para gestante deva ser adotado, pois é possível que essa prática ajude a manter um ganho de peso dentro da normalidade, o que poderia ajudar a prevenir a formação das estrias, embora ainda não existam evidências científicas para essa recomendação.

Uma vez reconhecida a presença de estrias, deve-se iniciar o tratamento após o parto ou após a interrupção da lactação, dependendo da técnica escolhida e da região a ser tratada. Sabemos que quanto mais precoce for o tratamento melhor será o resultado. Alguns tratamentos podem ser realizados durante a amamentação, são eles: tecnologias (*lasers*, luz pulsada, radiofrequência e ultrassom micro e macrofocado), a microdermoabrasão e o microagulhamento.[16,21-26] Esses procedimentos não apresentam risco de absorção sistêmica de nenhuma substância. A exceção é a área das mamas: estrias nas mamas não devem ser tratadas durante a amamentação, uma vez que os tratamentos podem provocar lesões e desconforto nessa região, prejudicando a amamentação.

Para maiores detalhes sobre o tratamento de estrias, vejam o Capítulo 17.

14.5 Distúrbios Vasculares

- Andrea Serra Gomes da Silva Rodrigues
- Luiza Soares Guedes
- Ana Carolina Serra Gomes da Silva Rodrigues

As alterações vasculares são evidentes na maioria das mulheres grávidas. Caracterizam-se por congestão, proliferação de vasos e alterações vasomotoras e resultam dos elevados níveis de estrógeno presentes na gravidez.[1,2] Portanto, proliferações vasculares podem resultar no desenvolvimento de aranhas vasculares (telangiectasias),[3] principalmente na face e no colo, angiomas, eritema palmar, púrpura e granuloma piogênico.[4]

Além disso, durante a gravidez o volume de sangue intravascular aumenta 50% e, devido ao aumento do útero, isso leva à compressão da maioria das veias abdominais, gerando – em muitas mulheres – varizes de veias das pernas, da vulva e do ânus (hemorroida).[1,5]

A elevação dos membros aliada ao uso de meias elásticas durante e após a gestação, podem ajudar nas varizes das pernas.[6] Caso isso não previna, pode-se lançar mão da escleroterapia, do *laser* ou mesmo da retirada das veias, que, porventura, começarem a doer após o parto. É comum no final da gravidez um aumento da pressão hidrostática e da fragilidade capilar, levando à formação de petéquias que são observadas, quase sempre, na extremidade distal dos membros inferiores.[1]

Telangiectasias

Também conhecidas como aranhas vasculares, caracterizam-se por pequenos vasos na derme, que se tornam visíveis em razão de dilatação, ou mesmo decorrentes de neoformação vascular[5] durante a prenhez. São constituídas por uma arteríola central da qual partem ramificações periféricas, dando aspecto de aranha.[3] Ocorrem em 70% das mulheres brancas e não são tão identificadas nas da raça negra.[2]

Também comuns em doenças hepáticas, as aranhas vasculares são encontradas na face, no tronco e nas extremidades altas em áreas drenadas pela veia cava superior. São assintomáticas e não requerem tratamento durante a prenhez. Costumam regredir, total ou parcialmente, em até 3 meses após a gestação,[4] mas se permanecerem e comprometerem a estética da mulher, deve-se indicar um tratamento após esse período. Pode-se usar eletrocoagulação, eletrofulguração, radiofrequência ou *laser*.

Eritema palmar

Similarmente às telangiectasias, o eritema palmar é mais comum nas mulheres de cor branca do que nas negras,[1] e atinge cerca de 2/3 das grávidas. Pode-se manifestar a partir do segundo mês de gestação (primeiro trimestre) e intensificar-se com o desenvolvimento da prenhez.[7] Constitui-se em hiperemia assintomática de toda a região palmar, ou somente das regiões tenar e hipotenar, como resultado do aumento do sangue para as mãos.[8]

Esse quadro também pode ser visto na cirrose, no lúpus eritematoso sistêmico e no hipertiroidismo. Quando observado como manifestação gravídica, desaparece espontaneamente após o parto, não necessitando, portanto, de tratamento.[4]

Granuloma *gravidarum*

O granuloma piogênico da gravidez é um tumor benigno oriundo de proliferação vascular, que pode ocorrer em gengivas, lábios e dedos entre o segundo e o terceiro trimestre da gestação. Aparece em 2% das grávidas.[7] Tem aparência papulonodular, vinhosa e sangra facilmente pós-trauma.[8]

Em geral, regride totalmente em algumas semanas após o parto, mas se apresentar episódios repetidos de sangramento deve-se indicar eletrocoagulação.

14.6 Distúrbios dos Pelos

- Andrea Serra Gomes da Silva Rodrigues
- Luiza Soares Guedes
- Ana Carolina Serra Gomes da Silva Rodrigues

Em primeiro lugar, comentaremos os distúrbios fisiológicos dos pelos durante a gestação, como hirsutismo e eflúvio telogêno e depois falaremos sobre os cuidados com os cabelos.

Diversos hormônios estão aumentados na gravidez e influenciam o desenvolvimento dos pelos e cabelos: hormônios tireoidianos, andrógenos secundários e estrógenos. Durante a gestação ocorre um aumento de quatro vezes nos níveis da estrona, oito vezes no estradiol e nove vezes no estriol. Após a remoção da placenta com o parto, os níveis de progesterona e estrógenos retornam ao normal dentro de 2 a 4 dias.[1]

A prolactina também sofre grandes variações nos seus níveis. A síntese de prolactina aumenta com o efeito aumentado do estrogênio na gravidez. A concentração plasmática média aumenta aproximadamente vinte vezes no final da gestação, comparada com mulheres não grávidas. Seus níveis sofrem ainda novas alterações durante o período da amamentação.[1]

Hirsutismo

O aparecimento de pelos terminais ou *vellus* de padrão masculino (hirsutismo) está presente, em algum grau, na maioria das mulheres grávidas. Habitualmente, é de grau leve a moderado e é mais frequente na face e nas extremidades. O crescimento de pelo abdominal (abdome inferior) é menos comum, porém pode também estar exacerbado. Tende a ser mais perceptível em mulheres com pelos escuros ou pelos corporais mais abundantes.[2-4]

Isso ocorre devido a um fenômeno endócrino-fisiológico de aumento da produção ovariana de andrógenos durante a gravidez.[2] Se ocorrer hirsutismo grave ou persistente, deve-se pesquisar outras causas, como cistos ou tumores de luteína (luteomas), síndrome dos ovários policísticos (SOP) e tumores ovarianos secretores de andrógenos.[2,5]

Os pelos indesejados geralmente aparecem desde o primeiro trimestre da gravidez e normalmente, desaparecem no pós-parto com o desenvolvimento do eflúvio telógeno. Dessa forma, essa condição raramente requer tratamento, uma vez que não é muito aparente e é transitória. Caso haja um grande desconforto estético para a paciente, pode-se lançar mão no pós-parto de cremes depilatórios, eletrólise ou mesmo depilação a laser, para uma resolução mais rápida.[3]

Eflúvio telógeno agudo gravídico

Eflúvio telógeno agudo gravídico refere-se à queda de cabelo que ocorre, com elevada frequência, no período pós-parto.[6]

Para algumas mulheres essa condição traz um grande desconforto, visto que é um fenômeno extremamente frequente e caracteriza-se por intensa queda dos cabelos.[7]

Sabe-se hoje que a fase de crescimento de um pelo (fase anágena) pode demorar de 2 a 6 anos; depois, o bulbo piloso entra em repouso (fase catágena) para então, involuir e retrair, passando para a fase de queda (fase telógena). Cerca de 3 meses depois, forma-se um novo bulbo piloso na profundidade do mesmo folículo e à medida que a nova haste do pelo cresce, expulsa a antiga. Cada pelo é eliminado e substituído por outro.[3,7]

Em condições normais, aproximadamente 80% dos cabelos no couro cabeludo estão na fase anágena e 15% a 20% em fase telógena. Durante a gravidez, devido ao aumento de estrógeno, responsável pelo prolongamento do ciclo folicular, o número de cabelos convertidos de anágeno em telógeno diminui, resultando em uma porcentagem maior de cabelos na fase anágena e consequentemente, menor, na fase telógena.[2,3,8] Por isso o eflúvio pós-parto é classificado como liberação anágena retardada, que ocorre quando alguns folículos permanecem na fase anágena por mais tempo que o normal antes de entrarem na fase telógena.

Após o parto, ocorre uma rápida transição desses fios anágenos em telógenos, resultando em uma grande porcentagem de fios telógenos, que ao se desprenderem, o resultado é uma perda abrupta de cabelo de moderada a grave (duas a três vezes maior que o normal).[2] A queda de cabelo geralmente começa de 1 a 6 meses após o parto, com duração de aproximadamente 3 meses, podendo persistir por até 1 a 2 anos, mais raramente, antes que ocorra o crescimento dos cabelos.[3] Esse período no qual a queda ocorre no pós-parto depende da duração individual da fase catágena-telógena. Caracteriza-se por uma queda capilar difusa, assintomática, não cicatricial, mais acentuada ao longo da linha de implantação capilar anterior.[9] A menos que outra doença subjacente esteja presente, a queda é transitória e o prognóstico é excelente, com recuperação completa do cabelo, sem necessitar de qualquer tipo de tratamento.[2,8]

No que diz respeito à gravidez e à biotina (vitamina B7), foi relatado que um leve grau de deficiência desse composto é comum em uma gravidez normal. A biotina é uma vitamina essencial, solúvel em água, e que possui seu metabolismo aumentado na gravidez. Em um estudo, a observação de deficiência da biotina em mulheres grávidas foi reversível com a suplementação de 300 mcg por dia de biotina durante a gravidez. A suplementação preventiva com biotina ainda não está bem estabelecida para prevenir o eflúvio telógeno e, portanto, não está justificada durante a gravidez.[3]

Um estudo realizado por Onder et al. relatou que mulheres com hiperêmese gravídica apresentavam níveis mais baixos de biotina, quando comparadas com as grávidas que não tiveram essa condição. Esses achados podem significar que devemos estar mais atentos a uma deficiência de biotina nesse grupo de mulheres e com isso iniciar uma reposição precoce.[10]

Contudo, se não houver recuperação completa ou quase completa do volume dos cabelos, devemos investigar algum outro fator associado que esteja contribuindo para a queda do cabelo, como uma anemia e/ou a baixa de ferritina. Admite-se que o nível mínimo de ferritina no sangue para que haja crescimento normal do cabelo deve ser de 40 mg/L. Além disso, devemos avaliar a alimentação dessas pacientes, visto que muitas querem perder peso e as dietas exageradas, principalmente aquelas com carência de proteína, também favorecem a queda dos cabelos.[11] Estados tensionais prolongados também pioram esses quadros, provavelmente pela ação do córtex sobre o sistema neuroendócrino.[12] Como a queda de cabelos, principalmente se for intensa, assusta muito as pacientes e gera ansiedade, é imprescindível que as grávidas sejam alertadas sobre a ocorrência do eflúvio telogênico, antes que o mesmo se inicie.

Em mulheres com predisposição genética, o eflúvio telogênico pós-parto pode precipitar o surgimento de alopecia androgenética, podendo levar a uma recuperação incompleta do volume do cabelo.[2,3] Desta forma, mulheres com risco aumentado ou diagnóstico prévio de alopecia androgenética, devem receber especial atenção nessa fase da vida, para que seja instituído um tratamento precoce e eficiente.

Alopecia androgenética

Conforme já citado, durante a gravidez, por efeito do estradiol, há um incremento da fase anágena e prolongamento do ciclo biológico capilar. Há também um aumento do diâmetro da haste capilar e mesmo dos pelos miniaturizados. Somando tudo isso, a alopecia androgenética costuma melhorar, ou não evoluir, durante a gravidez. Isso é confortante visto que nenhum dos tratamentos usados para AAG são permitidos durante a gravidez[3,7] (Quadro 14.7).

Quadro 14.7. Agentes capilares.

Medicamento	*Gravidez*	*Lactação*	*Fertilidade masculina*	*Fertilidade feminina*
Minoxidil tópico	Relatos de casos de recém-nascidos com defeitos congênitos; portanto, sugerido evitar durante a gravidez	Considerado seguro pela AAP	Estudos em animais mostraram redução nas taxas de concepção; dados limitados em seres humanos	Dados limitados em seres humanos
Finasterida	As mulheres grávidas são aconselhadas a evitar contato com comprimidos de finasterida e com o sêmen de parceiros masculinos expostos à finasterida, embora tenha sido demonstrado que as mulheres grávidas estão expostas a apenas uma quantidade desprezível de finasterida no sêmen do parceiro masculino	N.A.	Estudos em seres humanos mostram discreto decréscimo no volume ejaculado e na contagem e motilidade de espermatozoide, mas a morfologia permanece inalterada. Os efeitos são reversíveis. Recomendação para interromper o tratamento antes da concepção	N.A.
Espironolactona	A espironolactona atravessa a placenta e deve ser evitada durante o primeiro trimestre devido a efeitos antiandrogênicos	Possível supressão do leite; no entanto, considerado compatível pela AAP e OMS	Estudos com roedores mostraram diminuição da concentração espermática, mas não houve redução da motilidade e fertilidade. Em seres humanos, pode ocorrer ginecomastia, impotência e motilidade e densidade espermáticas reduzidas com espironolactona em doses maior que 100 mg/dia devido à diminuição dos níveis de testosterona	Dados limitados
Dutasterida	Atualmente, o FDA aprovou para hiperplasia prostática benigna, mas não para alopecia; aprovado na Coreia do Sul e no Japão para alopecia. Contraindicado na gravidez. As mulheres grávidas são aconselhadas a evitar contato com comprimidos esmagados ou quebrados e o sêmen do parceiro masculino exposto à dutasterida	Desconhecido se a dutasterida é excretada no leite materno. O uso é contraindicado em mulheres com potencial para engravidar	Anormalidades da genitália externa masculina foram relatadas em estudos de reprodução animal	Dados limitados

O minoxidil é um potente vasodilatador periférico com ação anti-hipertensiva. É usado classicamente na alopecia androgenética feminina sob a forma tópica na concentração de 2% a 5% e mais recentemente, na forma oral em doses que variam de 0,25 a 1 mg/dia. Há relatos de casos de recém-nascidos com malformações congênitas de mães que faziam uso de minoxidil tópico e, portanto, é contraindicado o seu uso durante a gravidez. O medicamento tópico é considerado compatível com a amamentação pela academia americana de pediatria (AAP).[3,13]

A finasterida e dutasterida são contraindicadas para mulheres grávidas ou que possam engravidar, pois sendo inibidores da 5 alfa redutase, inibem a conversão de testosterona em diidrotestosterona, o que causaria anormalidades na genitália externa de fetos do sexo masculino.[3,13]

A espironolactona atravessa a placenta e também deve ser evitada durante a gravidez devido aos seus efeitos antiandrogênicos.[13]

Cuidados cosméticos com os cabelos

A gestação exerce um efeito imprevisível sobre os cabelos. Enquanto algumas mulheres se queixam que seus cabelos se tornam ressecados e quebradiços, outras dizem o oposto. O certo é que a variação na quantidade de hormônios influi diretamente na textura, no crescimento e na queda. Cabelos lisos podem se tornar mais crespos e os cacheados, mais lisos; tais mudanças podem se tornar permanentes mesmo após o parto.

Durante esse período, a mulher depara-se com vários questionamentos quanto ao uso de produtos químicos, como tintura e alisamento, para melhorar a aparência dos cabelos.

O uso de tinturas e alisamentos capilares durante a gestação é, de modo geral, contraindicado pela maioria dos médicos; entretanto, essa orientação ainda não está totalmente difundida.[3]

Wilson et al., em 1998, relacionaram o uso de colorações permanentes em grávidas com uma maior incidência de malformações cardiovasculares.[14]

Apesar de não recomendado na gravidez, Blackmore-Prince et al. realizaram um estudo, em 1999, que não encontrou associação entre o uso de alisantes por gestantes e complicações, como prematuridade e baixo peso ao nascer.[15]

Um estudo realizado no Brasil entre 1999 e 2007 avaliou 176 crianças com leucemia linfocítica aguda (LLA) e 55 com leucemia mieloide aguda (LMA), comparadas a 419 controles, com relação a dados de exposição materna a tinturas de cabelo e alisantes que tenha ocorrido até 3 meses antes da gravidez, durante a gravidez e durante a amamentação. Nesse estudo, houve uma chance maior de adoecer no grupo com LLA quando ocorreu exposição materna a tinturas ou alisamentos de cabelo no primeiro trimestre de gravidez e para LMA esse risco foi maior quando houve exposição materna durante o aleitamento.[16]

McCall et al., em 2005, associam o desenvolvimento de neuroblastoma e o uso materno de tintas de cabelo durante a gravidez, ou até 1 mês antes do seu início. Os autores afirmam que o risco é maior para tinturas temporárias do que permanentes, mas indicam a necessidade de mais estudos para confirmar os achados.[17]

Kraeling et al., em 2007, publicaram que a hena seria potencialmente mutagênica e deixaria resíduo na pele, mesmo após as lavagens, sendo, então, contraindicado seu uso na gravidez e lactação.[18]

Há alguns trabalhos, como os de Ormond et al., em 2009, que relacionam um risco aumentado de malformações congênitas. Esse estudo associa um risco de desenvolvimento de hipospádia com a exposição ocupacional a *sprays* de cabelos e ftalatos, presentes em alguns cosméticos capilares.[19,20]

Couto et al., em 2013, realizaram um estudo que encontrou alguma evidência de associação entre o uso materno de cosméticos de tintura e alisamento capilar durante a gravidez e o desenvolvimento de leucemia (mieloide e linfoide aguda) em crianças com menos de 2 anos de idade. A conclusão do estudo foi de que a população em geral, e particularmente as mulheres, devem ser informadas sobre a prevenção prudente do uso de cosméticos de tintura e alisamento capilar durante a gravidez e a amamentação.[16]

Há relatos de casos de câncer, como neuroblastoma e leucemia, e alterações congênitas cardiovasculares provocadas pela exposição da mãe às tinturas, tanto permanentes como tonalizantes, sendo o risco maior para profissionais que aplicam os produtos químicos sem o uso de luvas e máscaras.[21]

Concluindo, durante a gestação e a lactação, não se recomenda a utilização de qualquer tipo de química capilar para tingimento, mesmo hena,[22] e alisamento, por não possuírem estudos controlados que garantam a segurança desses produtos nesse período.

Referências Bibliográficas

- **Introdução**

1. Wisnia LE, Pomeranz MK. Skin changes and diseases in pregnancy. In: Kang S et al. (ed.). Fitzpatrick's dermatology. 9th ed. New York: McGraw-Hill; 2019.
2. Motosko CC, Bieber AK, Pomeranz MK, Stein JA, Martires KJ. Physiologic changes of pregnancy: a review of the literature. Int J Womens Dermatol. 2017;3:219-224.
3. Koh YP, Tian EA, Oon HH. New changes in pregnancy and lactation labelling: review of dermatologic drugs. Int J Womens Dermatol. 2019;5(4):216-226.
4. Muzzaffar F, Hussain I, Haroon TS. Physicologic skin changes during pregnancy: a study of 140 cases. Int J Dermatol. 1998;37:429-431.
5. Tyler KH. Physiological skin changes during pregnancy. Clinical Obstetrics and Gynecology. 2015;58(1):119-124.
6. Duarte I, Buense R, Lazarini R. Cosméticos na gravidez. In: Tedesco J (ed.). A grávida: suas indagações e as dúvidas do obstetra. São Paulo: Atheneu; 1999. p. 143-165.
7. De Groot AC, Weyland JW, Nater JP. Unwanted effects of cosmetics and drugs used in dermatology. 3rd ed. Amsterdam: Elsevier; 1994.
8. Lorienp N. Toxicology of cosmetologic ingredients. In: Cosmetic dermatology. Baltimore: Williams and Wilkins; 1994.
9. Brucker MC, King TL. The 2015 US Food and Drug Administration pregnancy and lactation labeling rule. J Midwifery Womens Health. 2017:1-9.

- **Distúrbios da Pigmentação (Melasma)**

1. Muzzaffar F, Hussain I, Haroon TS. Physicologic skin changes during pregnancy: a study of 140 cases. Int J Dermatol. 1998;37:429-431.
2. Jones SAV, Black MM. Pregnancy-related condition. In: Parish LC, Brenner S, Ramos-e-Silva M (ed.). Woman's dermatology from infancy to maturity. UK: Parthenon; 2001. p. 397-399.
3. Costa A, Alves G, Azulay L. Dermatologia e gravidez. Rio de Janeiro: Elsevier; 2009. p. 99-101.
4. Tyler KH. Physiological skin changes during pregnancy. Clinical Obstetrics and Gynecology. 2015;58(1):119-124.
5. Sampaio SAP, Rivitti E. Dermatologia. São Paulo: Artes Médicas; 2018.
6. Grimes PE. Melasma: etiologic and therapeutic considerations. Ach Dermatol. 1995;131:1453-1457.
7. Costa A, Alves G, Azulay L. Dermatologia e gravidez. Rio de Janeiro: Elsevier; 2009. p. 115-118.
8. Winton GB. Skin diseases agravated by pregnancy. J Am Acad Dermatol. 1989;20:1-13.
9. Torres-Álvarez B, Fuentes-Ahumada C, Carlos-Ortega B, Hernandez-Blanco D, Castanedo-Cazares JP. Near-visible light and UV photoprotection in the treatment of melasma: a double-blind randomized trial. Photodermatol Photoimmunol Photomed. 2014 Feb; 30(1):35-42.
10. Costa A, Alves G, Azulay L. Dermatologia e gravidez. Rio de Janeiro: Elsevier; 2009. p. 414-415.
11. Patel NP, Highton A, Moy RL. Properties of topical sunscreen formulations: a review. J Dermatol Surg Oncol. 1992;18:316-20.
12. Schalka S, Steiner D, Ravelli FN, Steiner T, Terena AC, Marçon CR et al. Consenso brasileiro de fotoproteção. An Bras Dermatol. 2014;89(6 Supl 1):S6-75.
13. McKesey J, Tovar-Garza A, Pandya AG. Melasma treatment: an evidence-based review. Am J Clin Dermatol. 2020;21(2):173-225.
14. Koh YP, Tian EA, Oon HH. New changes in pregnancy and lactation labelling: review of dermatologic drugs. Int J Womens Dermatol. 2019;5(4):216-226.
15. Wester RC, Melendres J, Hui X, Cox R, Serranzana S, Zhai H et al. Human in vivo and in vitro hydroquinone topical bioavailability, metabolism and disposition. J Toxicol Environ Health A. 1998;54:301-317.
16. Butler BC, Heller MM, Murase JE. Safety of dermatological medications in pregnancy and lactation – Part I: pregnancy. J Am Acad. 2014;70(3):401.e1-e14.
17. Castro AC, Pimentel LC, Dorande I. Tratamento da hiperpigmentação: uva-ursina versus hidroquinona. Cosmetics & Toiletries (Português).1997;9:39-43.
18. Akin S, Suzuki Y, Fijinuma Y, Asahara T, Fukuda M. Inhibitory effect of arbutin on melanogenesis. Proc Jpn Soc Dermatol. 1988;12:138-139.
19. Costa A. Tratado internacional de cosmecêuticos. Rio de Janeiro: Guanabara Koogan; 2012. p. 592-597.
20. Garcia A, Futon JE. The combination of glycolic acid and hydroquinone or kojic acid for the treatment of melasma and correlated conditions. Dermato Surg. 1999;22:443-447.
21. Steiner D, Feola C, Bialeski N, Silva FAM. Tratamento do melasma: revisão sistemática. Surgical & Cosmetic Dermatology. 2009;1(2):87-94.

22. Briggs GG, Freeman RK, Yaffe SJ. Drugs in pregnancy and lactation. 8th ed. Philadelphia (PA): Lippincott Williams & Wilkins; 2008.
23. Verallo-Rowell VM, Verallo V, Graupe K et al. Double-blind comparison of azelaic acid and hidroquinone in the treatment of melasma. Acta Derm Venereol (Stockh). 1989;143(Suppl):58-61.
24. Algoni C, Toffolo P, Serri R, Caputo R. Implego di una crema a base di acido azelaico 20% nel trattamento del melasma. G Itai Dermatol Venereol. 1989;124:1-6.
25. Katsambas A, Graupe K, Stratigos J. Clinical studies of 20% azelaic cream in the treatment of acne vulgaris: comparison with vehicle and topical tretinoin. Acta Derm Venereol. 1989;143(Suppl):35-39.
26. Batinã LM, Graupe K. Treatment of melasma 20% azelaic acid versus 4% hidroquinone cream. Int J Dermatol. 1991;30:893-895.
27. Fitton A, Goa KL. Azelaic acid. Drugs. 1991;41:780-798.
28. Jick H. Retinoids and teratogenicity. Am Acad Dermatol. 1998; 39:118-123.
29. Buchan P, Eckhoff C, Caron D, Nau H, Shoot B, Schaefer H. Repeated topical administration of all trans-retinoic acid and plasma levels of retinoic acids in humans. J Am Acad Dermatol. 1994; 30:428-434.
30. Kligman AM, Willis I. A new formula for depigmenting human skin. Arch Dermatol. 1975;111:40-48.
31. Draelos ZD. Retinoids in cosmetics. Cosm Dermatol. 2005;18(51):3-5.
32. Costa A. Tratado internacional de cosmecêuticos. Rio de Janeiro: Guanabara Koogan; 2012. p. 366-370.
33. Duarte I, Buense R, Lazarini R. Cosméticos na gravidez. In: Tedesco J (ed.). A grávida: suas indagações e as dúvidas do obstetra. São Paulo: Atheneu; 1999. p. 143-165.
34. De Groot AC, Weyland JW, Nater JP. Unwanted effects of cosmetics and drugs used in dermatology. 3rd ed. Amsterdam: Elsevier; 1994.
35. Pereira JC. Despigmentantes cutâneos. Revista de Cosmiatria & Medicina Estética. 1993;3.
36. Steiner D, Feola C, Bialeski N, Morais-e-Silva FA, Antiori ACP, Addor FAS, Folino BB. Estudo de avaliação da eficácia do ácido tranexâmico tópico e injetável no tratamento do melasma. Surg Cosmet Dermatol. 2009;1(4):174-177.
37. Tse TW, Hui E. Tranexamic acid: an important adjuvant in the treatment of melasma. J Cosmet Dermatol. 2013;12:57-66.
38. Ebrahimi B, Naeini FF. Topical tranexamic acid as a promising treatment for melasma. J Res Med Sci. 2014;19(8):753-757.
39. Lee HC, Thng TGS, Goh CL. Oral tranexamic acid (TA) in the treatment of melasma: a retrospective analysis. J Am Acad Dermatol. 2016;75:385-392.
40. Farshi S, Mansouri P, Kasraee B. Efficacy of cysteamine cream in the treatment of epidermal melasma, evaluating by Dermacatch as a new measurement method: a randomized double blind placebo controlled study. Journal of Dermatological Treatment. 2018;29:2,182-189.
41. Shibayama MDS, Maranhão GNA, Oliveira WD. Estudo prospectivo sobre a cisteamina no tratamento do melasma. Cadernos de Prospecção. 2019;12(5):1488-1499.
42. Kasraee B et al. Significant therapeutic response to cysteamine cream in a melasma patient resistant to Kligman's formula. Journal of Cosmetic Dermatology. 2019;18(1):293-295.

• Acne na Gravidez

1. Chien AL, Rainer B, Sachs DL, Helfrich YR. Treatment of acne in pregnancy. J Am Board Fam Med. 2016;29:254-262.
2. Jones SV, Ambros-Rudolph C, Nelson-Piercy C. Skin disease in pregnancy. BMJ. 2014;348:g3489.
3. Pugashetti R, Shinkai K. Treatment of acne vulgaris in pregnant patients. Dermatol Ther. 2013;26:302-311.
4. Dréno B, Blouin E, Moyse D, Bodokh I, Knol A, Khammari A. Acne in pregnant women: a French survey. Acta Derm Venereol. 2014;94:82-83.
5. Dréno B, Bettoli V, Araviiskaia E, Vieira MS, Bouloc A. The influence of exposure on acne. Journal of the European Academy of Dermatology and Venereology. 2018;32:812-819.
6. Dréno B. Whats is new in the pathophysiology of acne: an overview. J Our Acad Dermatol Venreol. 2017 Sep 31(Suppl 5):8-12.
7. Jick H. Retinoids and teratogenicity. Am Acad Dermatol. 1998;39: 118-123.
8. Brucker MC, King TL. The 2015 US Food and Drug Administration pregnancy and lactation labeling rule. J Midwifery Womens Health. 2017;1-9.
9. Wolverton SE (ed.). Comprehensive dermatologic drug therapy. 3rd ed. Philadelphia: Saunders; 2012.
10. Murase JE, Heller MM, Butler DC. Safety of dermatologic medications in pregnancy and lactation – Part I: pregnancy. J Am Acad Dermatol. 2014;70:401.e1-14 (quiz 415).
11. Nacht S, Yeung D, Beasley Jr JN, Anjo MD, Maibach HI. Benzoyl peroxide: percutaneous penetration and metabolic disposition. J Am Acad Dermatol. 1981;4:31-37.
12. Williams HC, Dellavalle RP, Garner S. Acne vulgaris. Lancet. 2012; 379:361-372.
13. Lorienp N. Toxicology of cosmetologic ingredients. In: Cosmetic dermatology. Baltimore: Williams and Wilkins; 1994.
14. Rothman KF, Pochi PE. Use of oral and topical agents for acne in pregnancy. J Am Acad Dermatol. 1988;19:431-442.
15. Landres DV, Green JR, Sweet RI. Antibiotic use during pregnancy and the portpartum period. Clin Obstet Gynecol. 1983;2:391-406.
16. Akhavan A, Bershad S. Topical acne drugs: review of clinical properties, systemic exposure and safety. Am J Clin Dermatol. 2003; 4:473-492.
17. Parry MF, Rha CK. Pseudomembranous colitis caused by topical clindamycin phosphate. Arch Dermatol. 1986;122:583-584.
18. Siegle RJ, Fekety R, Sarbone PD, Finch RN, Deery HG, Voorhees JJ. Effects of topical clindamycin on intestinal microflora in patients with acne. J Am Acad Dermatol. 1986;15(2 Pt 1):180-185.
19. Patel M, Bowe WP, Heughebaert C, Shalita AR. The development of antimicrobial resistance due to the antibiotic treatment of acne vulgaris: a review. J Drugs Dermatol. 2010;9:655-664.
20. Kinney MA, Yentzer BA, Fleischer AB, Feldman SR. Trends in the treatment of acne vulgaris: are measures being taken to avoid antimicrobial resistance? J Drugs Dermatol. 2010;9:519-524.
21. Burtin P, Taddio A, Ariburnu O et al. Safety of metronidazole in pregnancy: a meta-analysis. Am J Obstet Gynecol. 1995;172: 525-529.
22. Caro-Paton T, Carvajal A, De Diego IM et al. Is metronidazole teratogenic? A meta-analysis. Br J Clin Pharmacol. 1997;44: 179-182.
23. Algoni C, Toffolo P, Serri R, Caputo R. Implego di una crema a base di acido azelaico 20% nel trattamento del melasma. G Itai Dermatol Venereol. 1989;124:1-6.
24. Katsambas A, Graupe K, Stratigos J. Clinical studies of 20% azelaic cream in the treatment of acne vulgaris: comparison with vehicle and topical tretinoin. Acta Derm Venereol. 1989;143(Suppl):35-39.
25. Fitton A, Goa KL. Azelaic acid. Drugs. 1991;41:780-798.
26. Taub AF. Procedural treatments for acne vulgaris. Dermatol Surg. 2007;33:1005-1026.
27. Latriano L, Tzimas G, Wong F, Wills RJ. The percutaneous absorption of topically applied tretinoin and its effect on endogenous concentrations of tretinoin and its metabolites after single doses or long-term use. J Amer Acad Dermatol. 1997;36:37-46.
28. Buchan P, Eckhoff C, Caron D, Nau H, Shroot B, Schaefer H. Repeated topical administration of all-trans-retinoic acid and plasma levels of retinoid acid in humans. J Am Acad Dermatol. 1994;30: 428-434.
29. De Groot AC, Weyland JW, Nater JP. Unwanted effects of cosmetics and drugs used in dermatology. 3rd ed. Amsterdam: Elsevier; 1994.
30. Koren G, Pastuszak A, Ito S. Drugs in pregnancy. N Engl J Med. 1998;338(16):1128-1137.
31. Willhite CC, Sharma RP, Allen PV et al. Percutaneous retinoid absortion and embryotoxicity. J Invest Dermatol. 1990;95:523-529.
32. Zbinden G. Investigations on the toxicity of tretinoin administered systemically to animals. Acta Derm Venereol. 1975;74(Suppl):36-40.
33. Whalley PJ, Adams RH, Combes B. Tetracicline toxicity in pregnancy. JAMA. 1964;189:357-362.
34. Jick H, Holmes LB, Hunter JR, Madsen S, Stergachis A. First-trimester drug use and congenital disorders. JAMA. 1981;246: 343-346.
35. Hale EK, Pomeranz MK. Dermatologic agents during pregnancy and lactation: an update and clinical review. Int J Dermatol. 2002;41:197-203.

36. Briggs GG, Freeman RK, Yaffe SJ. Drugs in pregnancy and lactation. 8th ed. Philadelphia (PA): Lippincott Williams & Wilkins; 2008.
37. Philipson A, Sabath LD, Charles D. Transplacental passage of erythromycin and clindamycin. N Engl J Med. 1973;288:1219-1221.
38. Philipson A, Sabath LD. Erytromycin and clindamycin absorption and elimination in pregnant woman. Clin Pharmacol Ther. 1976; 19:68-77.
39. Fenner JA, Wiss K, Levin NA. Oral cephalexin for acne vulgaris: clinical experience with 93 patients. Pediatr Dermatol. 2008;25: 179-183.
40. Park-Wyllie L, Mazzotta P, Pastuszak A et al. Birth defects after maternal exposure to corticosteroids: prospective cohort study and meta-analysis of epidemiological studies. Teratology. 2000;62:385-392.
41. Rennick GJ. Use of systemic glucocorticosteroids in pregnancy: be alert but not alarmed. Australas J Dermatol. 2006;47:34-36.
42. Gur C, Diav-Citrin O, Shechtman S, Arnon J, Ornoy A. Pregnancy outcome after first trimester exposure to corticosteroids: a prospective controlled study. Reprod Toxicol. 2004;18:93-101.

• Distúrbios do Tecido Conjuntivo

1. Salter SA, Kimball AB. Striae gravidarum. Clin Dermatol. 2006;24:97-100.
2. Burton JL. Disorders of connective tissue. In: Champion RH, Burton JL, Ebling FJG (ed.). Textbook of dermatology. Oxford: Blackwell; 1992. p. 1763-1825.
3. Hexsel DM. Body repair. In: Parish LC, Brenner S, Ramos-e-Silva M (ed.). Woman's dermatology from infancy to maturity. UK: Parthenon; 2001. p. 586-595.
4. Zheng P, Lavker RM, Klingman AM. Anatomy of striae. Br J Dermatol. 1985;112:185-193.
5. Lawley TJ, Yancey KB. Skin changes and diseases in pregnancy. In: Freedberg IM, Eisen AZ, Wolf K, Austen KF, Goldsmith LA, Katz SI, Fitzpatrick TB (ed.). Fitzpatrick's dermatology in general medicine. 5th ed. New York: McGraw-Hill; 1999. v. 2, p. 1963-1969.
6. Esteve E, Saudeaw L, Pierre F, Barruet K, Vaillant L, Lorette G. Signes cutanes phisiologiques au cours de la grossesse normale: étude de 60 femmes enceintes. Ann Dermatol Venerol. 1994; 121:227-231.
7. Watson RE, Parry EJ, Humphries JD, Jones CJ, Polson DW, Kielty CM et al. Fibrillin microfibrils are reduced in skin exhibiting striae distensae. Br J Dermatol. 1998;138:931-937.
8. Schuck DC, Carvalho CM, Sousa MPJ, Fávero PP, Martin AA, Lorencini M, Brohem CA. Unraveling the molecular and cellular mechanisms of stretch marks. J Cosmet Dermatol. 2019;00:1-9.
9. Muzzaffar F, Hussain I, Haroon TS. Physicologic skin changes during pregnancy: a study of 140 cases. Int J Dermatol. 1998;37:429-431.
10. Madlon K. Strie gravidarum: folklore and fact. Arch Farm Med. 1993;2:507-511.
11. Wade TR. Skin changes and diseases associated with pregnancy. Obstet Gynecol. 1978;52:233.
12. Ersoy E, Ersoy AO, Celik EY, Tokmak A, Ozler S, Tasci Y. Is it possible to prevente striae gravidarum? Journal of the Chinese Medical Association. 2016;79:272-275.
13. Wang F, Calderone K, Do TT, Smith NR, Helfrich YR, Johnson TRB et al. Severe disruption and disorganisation of dermal collagen fibrils in early striae gravidarum. Br J Dermatol. 2018;178:749-760.
14. Aoyama T, Francke U, Gasner C, Furthmayr H. Fibrillin abnormalities and prognosis in Marfan syndrome and related disorders. Am J Med Genet. 1995;58(2):169-176.
15. Ud-Din S, McGeorge D, Bayat A. Topical management of striae distensae (stretch marks): prevention and therapy of striae rubrae and albae. J Eur Acad Dermatol Venereol. 2016;30:211-222.
16. Lokhande AJ, Mysore V. Striae distensae treatment review and update. Indian Dermatol Online J. 2019 Jul-Aug 10(4):380-395.
17. Korgavkar K, Wang F. Stretch marks during pregnancy: a review of topical prevention. Br J Dermatol. 2015;172:606-615.
18. Mattison DR. Transdermal drug absorption during pregnancy. Clin Obstet Gynecol. 1990;33(4):718-727.
19. Agência Nacional de Vigilância Sanitária. Utilização da uréia em produtos cosméticos – Revisão do Parecer Técnico CATEC n. 7, de 21 de outubro de 2005.
20. Agência Nacional de Vigilância Sanitária. Utilização da cânfora em produtos cosméticos – Revisão do Parecer Técnico CATEC n. 2, de 28 de junho de 2001.
21. Soliman M, Soliman MM, Tawdy AE, Shorbagy HS. Efficacy of fractional carbon dioxide laser versus micro needling in the treatment of striae distensae. J Cosmet Laser Therapy. 2018 Out:1-8.
22. Sobhi RM, Mohamed IS, Sharkawy DAE, Wahab MAEFAE. Comparative study between the efficacy of fractional micro-needle radiofrequency and fractional CO_2 laser in the treatment of striae distensae. Lasers in Medical Science. 2019 May.
23. Kravvas G, Veitch D, Naimi FA. The use of energy devices in the treatment of striae: a systematic literature review. J Dermatol Treatment. 2018 Jul.
24. Wollina U, Goldman A. Management of stretch marks (with a focus on striae rubrae). 2017 Jul-Sep;10(3):124-129.
25. Casabona G. Microfocused ultrasound with visualization for the treatment of stretch marks. J Clin Aesthet Dermatol. 2019;12(2): 20-24.
26. Domyati ME, Hosam W, Azim EA, Wahab HA, Mohamed E. Microdermabrasion: a clinical, histometric and histopathologic study. J Cosmet Dermatol. 2016;0:1-11.

• Distúrbios Vasculares

1. Lawley TJ, Yancey KB. Skin changes and diseases in pregnancy. In: Fitzpatrick TB, Eisen AZ, Wolff K, Freedberg IM, Austen KF (ed.). Dermatology in general medicine. 4th ed. New York: McGraw-Hill; 1993. p. 507-511.
2. Muzzaffar F, Hussain I, Haroon TS. Physicologic skin changes during pregnancy: a study of 140 cases. Int J Dermatol. 1998;37:429-431.
3. Goldman MP, Benett RG. Treatment of telangiectasia: a review. J Am Acad Dermatol. 1987;17:167-182.
4. Mattar R, Talarico S, Camano L. Proposta terapêutica para as principais alterações dermatológicas na gravidez. Femina. 1997;5:435-438.
5. From L. Vascular neoplasm, pseudoplasms and hyperplasias. In: Fitzpatrick TB, Eizen AZ, Wolff K (ed.). Dermatology in general medicine. New York: McGraw-Hill; 1979. 732 p.
6. Jones SAV, Black MM. Pregnancy-related condition. In: Parish LC, Brenner S, Ramos-e-Silva M (ed.). Woman's dermatology from infancy to maturity. UK: Parthenon; 2001. p. 397-399.
7. Wade TR. Skin changes and diseases associated with pregnancy. Obstet Gynecol. 1978;52:233.
8. Sampaio SAP, Rivitti E. Dermatologia básica. São Paulo: Artes Médicas; 1998.

• Distúrbios dos Pelos

1. Gizlenti S, Ekmecki TR. The changes in the hair cycle during gestation and the postpartum period. J Eur Acad Dermatol Venearol. 2014;28:878-881.
2. Tyler KH. Physiological skin changes during pregnancy. Clinical Obstetrics and Gynecology. 2015;58(1):119-124.
3. Costa A, Alves G, Azulay L. Dermatologia e gravidez. Rio de Janeiro: Elsevier; 2009. p. 145-149.
4. Jones SV. Physiologic skin changes of pregnancy. In: Black MM (ed.). Obstetric and gynecologic dermatology. 3rded. Maryland Heights: Mosby; 2008. p. 23-30.
5. Wong RC, Ellis CN. Physiologic skin changes in pregnancy. J Am Acad Dermatol. 1984;10:929-940.
6. Headington J. Telogen effuvium: new concepts and review. Arch Dermatol. 1993;192:356-363.
7. Lynfield Y. The effect of pregnancy on the human hair cycle. J Invest Dermatol. 1960;35:323-327.
8. Wade TR, Wade SL, Jones HE. Skin changes and diseases associated with pregnancy. Obstet Gynecol. 1978;52:233-242.
9. Jones SAV, Black MM. Pregnancy-related condition. In: Parish LC, Brenner S, Ramos-e-Silva M (ed.). Woman's dermatology from infancy to maturity. UK: Parthenon; 2001. p. 397-399.
10. Onder AB, Guven S, Demir S, Mentese A, Guven ESG. Biotin deficiency in hyperemisis gravidarum. J Obstet Gynaecol. 2019 Nov;39(8):1160-1163.
11. Trost LB, Bergfeld WF, Calojeras E. The diagnosis and treatment of iron deficiency and its potential relationship to hair loss. J Am Acad Dermatol. 2006;54:824-844.
12. Wade MS, Sinclair RD. Disorders of hair. In: Parish LC, Brenner S, Ramos-e-Silva M (ed.). Woman's dermatology from infancy to maturity. UK: Parthenon; 2001. p. 138-140.

13. Koh YP, Tian EA, Oon HH. New changes in pregnancy and lactation labelling: review of dermatologic drugs. Int J Womens Dermatol. 2019;5(4):216-226.
14. Wilson PD et al. Attributable fraction for cardiac malformations. Am J Epidemiol. 1998 Sep 1;148(5):414-423.
15. Blackmore-Prince C, Halow SD, Gargiullo P, Lee MA, Savitz DA. Chemical hair treatments and adverse pregnancy outcome among black women in central North Carolina. Am J Epidemiol. 1999; 149(8):712-716.
16. Couto AC, Ferreira JD, Rosa AC, Oliveira MSP, Koifman S; Brazilian Collaborative Study Group of Infant Acute L. Pregnancy, maternal exposure to hair dyes and hair straightening cosmetics, and early age leukemia. Chemico-biological Interactions. 2013;205:46-52.
17. McCall EE, Olshan AF, Daniels JL. Maternal hair dye use and risck of neuroblastoma in offspring. Cancer Causes Control. 2005;16(6): 743-748.
18. Kraeling ME, Bronaugh RL, Jung CT. Absorption of lawsone through human skin. Cutan Ocul Toxicol. 2007;26(1):45-56.
19. Ormond G et al. Endocrine disruptors in the workplace, hair spray, folate supplementation and risk of hypospadias: case-control study. Environ Health Perspect. 2009;117(2):303-307.
20. Haraux E, Braun K, Buisson P, Stéphan-Blanchard E, De Vauchelle C, Ricard J et al. Maternal exposure to domestic hair cosmetics and occupational endocrine disruptors is associated with a higher risk of hypospadias in the offspring. Int J Environ Res Public Health. 2017;14:27.
21. Martins G, Damasco P. Cosméticos capilares: muito além de shampoos e condicionadores. Rio de Janeiro: Dilivros; 2020. p. 128.
22. Manjunatha B, Han L, Kundapur RR et al. Herbul black henna (hair dye) causes cardiovascular defects in zebrafish (Danio rerio) embryo model. Environ Sci Pollut Res. 2020;27:14150-14159.

CAPÍTULO 15

Estética da Genitália Externa Feminina

15.1 Anatomia da Genitália Externa Feminina

- Samantha Rodrigues Camargo Neves
- Fabiane Sloboda de Sá Ribeiro
- Monica Tessmann Zomer Kondo
- William Kondo

Introdução

A genitália feminina é dividida entre porção interna e externa.

A porção externa apresenta características que variam de acordo com idade, cor, raça, patologias adquiridas no decorrer da vida e características individuais, e a literatura médica estabelece que não existe vulva normal ou ideal do ponto de vista denominado "referência de padrão de beleza".[1]

A genitália feminina externa, também conhecida como vulva, é 70% composta por pele e compreende o monte pubiano, os lábios maiores (grandes lábios), os lábios menores (pequenos lábios), o clitóris, o vestíbulo, o bulbo vestibular e as glândulas vestibulares maiores (Bartholin) e menores (Skene)[2] (Figura 15.1).

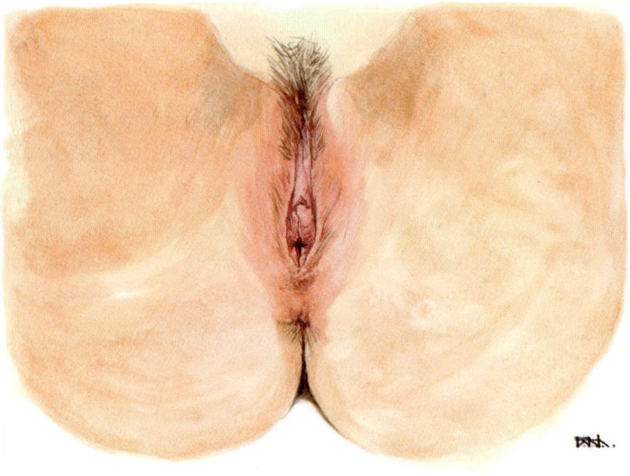

Figura 15.1. Genitália feminina externa (vulva).
Fonte: Imagem cedida por Francisco Maranhão.

Vulva e períneo

O períneo superficial é a parte da pelve que contém a genitália externa (vulva) e o ânus. É inferior ao diafragma pélvico. Com relação à anatomia de superfície, a área perineal é a região entre as coxas, estendendo-se desde a sínfise púbica (anteriormente) até os sulcos interglúteos (posteriormente).[3]

A região entre a vagina e o ânus corresponde ao centro tendíneo do períneo, no qual a maioria dos músculos perineais se insere, determinando um local de resistência.[4,5]

Ao ser traçado um plano, passando pelas tuberosidades isquiáticas, divide-se o períneo em dois triângulos opostos pela base: o triângulo ventral é o urogenital, do qual trata a genitália externa feminina; o dorsal é o anal, anatomicamente semelhante no homem e na mulher, sendo assunto do proctologista.

□ Vulva

A vulva é a parte externa da genitália feminina. Inclui muitas estruturas, cuja principal função é proteger o introito vaginal e o óstio uretral. Nelas se incluem: monte pubiano, lábios maiores e menores, clitóris, hímen, orifício das glândulas vestibulares maiores, orifício das glândulas parauretrais, óstio vaginal e óstio uretral (Figura 15.2).

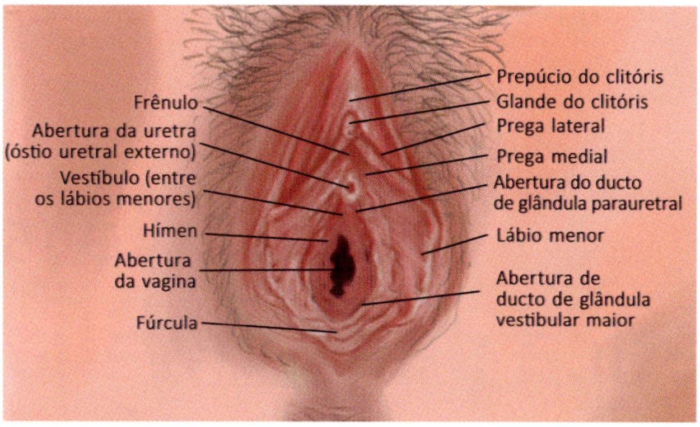

Figura 15.2. Vulva.
Fonte: Desenvolvida pela autoria do capítulo.

□ Monte pubiano

O monte pubiano, também conhecido como Monte de Vênus (comissura *laborum* anterior, *mons Veneris*), apresenta-se como um coxim adiposo que repousa sobre a sínfise púbica e é revestido com epitélio escamoso estratificado queratinizado, que se recobre de pelos por ocasião da puberdade. O tecido subcutâneo é composto basicamente por tecido adiposo.[2-4]

□ Grandes lábios

Os grandes lábios são duas pregas cutâneas longitudinais, proeminentes e ricas em tecido adiposo, que formam as porções laterais da vulva. Recobrem um coxim adiposo onde se inserem os ligamentos redondos do útero, depois que estes saem da cavidade abdominal, passando pelo canal inguinal. O ligamento redondo pode dar origem a leiomiomas nessa topografia.[3] Os grandes lábios são provenientes do Monte de Vênus, dirigindo-se inferiormente e recobrindo o introito vaginal. Situam-se entre o sulco interlabial e as pregas inguinoglúteas. Anteriormente, fundem-se com o monte pubiano e posteriormente com o corpo perineal.

Cada lábio tem duas faces: uma externa, recoberta por epitélio escamoso estratificado queratinizado, pigmentada, com pelos fortes e crespos: e outra interna, lisa e provida de grandes folículos sebáceos. Entre os dois, existe uma grande quantidade de tecido areolar, gordura e um tecido semelhante ao dartos do escroto, além de vasos, nervos e glândulas. Os lábios são mais espessos na frente, onde formam, por sua união, a comissura anterior dos lábios. Posteriormente, não se unem, mas, em vez disso, fundem-se com a pele adjacente e terminam próximo e quase paralelamente um ao outro. A pele que faz a conexão entre eles posteriormente forma uma crista, a comissura posterior, que se sobrepõe ao corpo perineal e é o limite posterior da vulva. A distância entre esta e o ânus é de 2,5 a 3 cm e é denominada "períneo" ginecológico. Possuem glândulas sebáceas e sudoríparas, além de gordura subcutânea. A forma, o contorno e a pilificação variam de acordo com o estado hormonal da mulher.[2-5]

□ Lábios menores ou pequenos lábios

Pequenos lábios (ou lábios menores) podem ser descritos como um par de dobras mucocutâneas, finas e pigmentadas, ricas em vasos sanguíneos, normalmente recobertas pelos lábios maiores (ou grandes lábios), sem pelos e contendo glândulas sebáceas. Os lábios menores são paralelos aos maiores, coincidindo na comissura posterior, mas unindo-se anteriormente, ao nível da glande do clitóris. Diferentemente dos grandes lábios, os lábios menores não repousam sobre tecido adiposo, mas sim sobre um extrato de tecido conectivo fracamente organizado, que permite livre mobilização durante a relação sexual.[6] Não possuem folículos pilosos ou glândulas sudoríparas, nem tecido adiposo. São revestidos por epitélio escamoso não queratinizado na superfície medial e finamente queratinizado na superfície lateral. Os pequenos lábios são separados lateralmente dos grandes lábios pelo sulco interlabial; e são homólogos do corpo esponjoso do pênis, no homem. O lábio menor apresenta duas pregas anteriores, nas quais a parte medial vai em direção superior para formar o frênulo clitoridiano e a parte lateral ascende para formar o capuz do clitóris.[3,5,6]

O papel dos pequenos lábios é prevenir o ressecamento vaginal e guiar o fluxo urinário. Para manter esse papel, o tamanho dos pequenos lábios necessita ser de no mínimo 1 cm. Apesar de a anatomia da genitália externa ser bem conhecida, não o era até 1899, quando Waldeyer fez os primeiros registros de medidas labiais. Segundo ele, o tamanho normal dos lábios menores varia entre 2,5 e 3,5 cm. Estudos mais recentes, no entanto, identificam a média do tamanho do lábio menor em 2 cm, sabendo-se que ele pode ter uma extensa variação, entre 7 mm e 5 cm.[6]

□ Vestíbulo

O vestíbulo vulvar é o espaço que se localiza entre os lábios menores, estendendo-se da superfície exterior do hímen ao frênulo do clitóris anteriormente, à fúrcula vaginal posteriormente e, lateralmente, à linha de Hart, onde o epitélio escamoso não queratinizado se funde ao epitélio escamoso queratinizado dos pequenos lábios. Esse epitélio é rico em glicogênio na mulher em idade reprodutiva, semelhantemente à mucosa vaginal e à ectocérvix uterina.

Contém os orifícios vaginal (com o hímen) e uretral externo, as aberturas das duas glândulas vestibulares maiores (de Bartholin) e de numerosas glândulas mucosas vestibulares menores. Existe uma rasa fossa vestibular (fossa navicular) entre o orifício vaginal e o frênulo dos lábios menores.[7]

O orifício uretral externo localiza-se à frente do orifício da vagina e abre-se no vestíbulo cerca de 2 a 2,5 cm abaixo do clitóris, através de uma curta fenda sagital, com margens ligeiramente elevadas, o meato uretral. O meato é muito distensível e varia de formato: a abertura pode ser arredondada, semelhante a uma fenda, em formato crescente ou estrelada. Os ductos das glândulas parauretrais (glândulas de Skene)[8] se abrem a cada lado das margens laterais da uretra.

O orifício vaginal (ou óstio vaginal) tem aspecto variável, de acordo com a morfologia do hímen.

O hímen é uma membrana irregular, de espessura e forma bastante variáveis (semilunar, cribiforme, septado, franjado etc.), encerra parcialmente o óstio vaginal e, ocasionalmente, pode não existir. Uma vez ocorrida a laceração do hímen, os vestígios cicatriciais são chamados de carúnculas himenais. Raramente, o hímen encontra-se imperfurado, o que pode ser responsável por hematocolpo em adolescentes por ocasião da menarca. Não tem nenhuma função conhecida, mas resta responsável por grandes conflitos sociais e problemas médico-legais.[6]

□ Glândulas vestibulares maiores (de Bartholin)

As glândulas de Bartholin são duas glândulas localizadas ligeiramente abaixo, à direta e à esquerda, do introito vaginal. Foram descritas pela primeira vez em 1677, pelo anatomista dinamarquês Casper Bartholin. São homólogas às glândulas bulbouretrais (ou de Cowper) em homens.[7,8]

Consistem em duas pequenas massas arredondadas ou ovais, de tonalidade vermelho-amarelada, as quais flanqueiam o orifício vaginal, em contato com as extremidades posteriores dos bulbos do vestíbulo e frequentemente sobrepostas por estes. Cada glândula tem aproximadamente 1 cm de diâmetro, com um ducto de 2,5 cm que se abre em um óstio na superfície do vestíbulo, situado no sulco entre o hímen e o lábio menor. Essas glândulas se tornam ativas após a menarca e não são normalmente palpáveis.

As glândulas são compostas por tecido tubuloacinar. As células secretoras são cilíndricas e secretam pequena quantidade de um muco claro ou esbranquiçado com propriedades lubrificantes, sendo estimuladas pela excitação sexual. No entanto, a remoção da glândula parece não comprometer o epitélio vestibular ou a função sexual.

As glândulas de Bartholin estão sujeitas à obstrução junto ao seu orifício no vestíbulo, comumente associada à fricção durante o ato sexual, causando edema, o que pode resultar em cistos ou abcessos[2,3,6] (Figura 15.3).

□ Glândulas vestibulares menores (de Skene)

As glândulas vestibulares menores incluem glândulas mucosas de dois tipos, de acordo com sua localização. As parauretrais estão localizadas por baixo da uretra e abrem seus canais no vestíbulo. As periuretrais localizam-se por cima da uretra e abrem-se nela. Histologicamente, essas glândulas estão posicionadas ao longo de um leito de estroma fibromuscular e são revestidas por epitélio colunar pseudoestratificado.

Anatomistas as descrevem como homólogas à próstata masculina. Apesar de sua exata função ainda ser motivo de debate, o consenso atual é de que essas estruturas lubrificam o óstio uretral e previnem infecções urinárias ascendentes.[2,4,8]

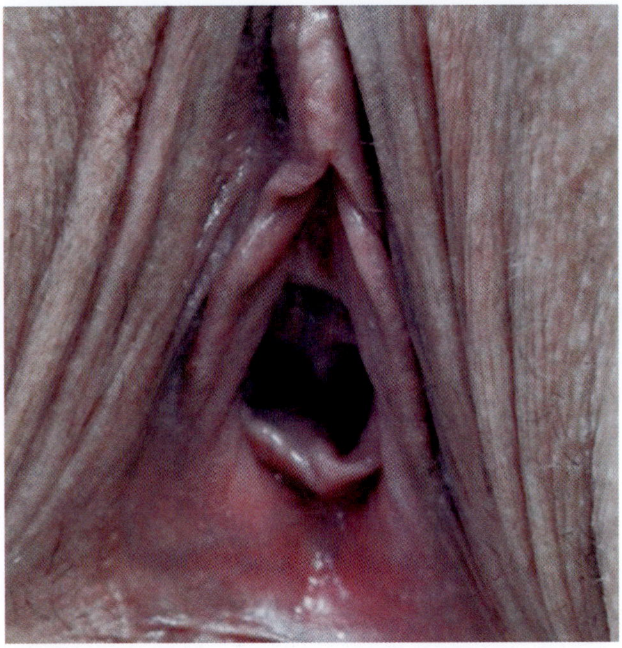

Figura 15.3. Saída do ducto da glândula de Bartholin.
Fonte: Acervo de William Kondo.

□ Bulbos vestibulares

Os bulbos se localizam a cada lado do vestíbulo. São duas massas alongadas de tecido erétil, com 3 cm de comprimento, que contornam o orifício vaginal e se unem anteriormente a ele através de uma estreita comissura do bulbo (parte intermédia). As extremidades posteriores são alargadas e estão em contato com as glândulas vestibulares maiores. As extremidades anteriores são afiladas e estão unidas por uma comissura e também ao clitóris por duas tênues faixas de tecido erétil. As superfícies profundas estão em contato com a face inferior do diafragma urogenital, e superficialmente cada uma é coberta pelo músculo bulboesponjoso.[2,3]

□ Clitóris

O estudo da anatomia do clitóris não foi assunto isento de controvérsias ao longo dos tempos. Diversos anatomistas famosos do século XVI, como Colombo, Fallopia, Swammerdan e De Graaf, reivindicaram a descoberta (ou descrição) do clitóris para si. Como anatomistas anteriores, notadamente Galeno e Vesalius, consideravam que a vagina era correspondente ao pênis nas mulheres e que o clitóris não existia em mulheres normais.[6] Portanto, o que constituía o clitóris, como era chamado e o que caracterizava sua anatomia eram questões controversas.

O clitóris é uma estrutura erétil parcialmente envolvida pelas extremidades anteriores bifurcadas dos lábios menores. É constituído por duas raízes, um corpo e uma glande. As duas raízes (ou crura) inserem-se nos ramos isquiopúbicos e unem-se na linha média do arco púbico para formar o corpo, que pode ser palpado através da pele, sendo que a prega cutânea que envolve o corpo do clitóris denomina-se prepúcio do clitóris.[3,6]

O corpo do clitóris contém dois corpos cavernosos, compostos de tecido erétil, envolvidos em tecido conjuntivo fibroso denso e separados medialmente por um septo incompleto de tecido fibroso pectiniforme. O tecido conjuntivo fibroso forma um ligamento suspensor que está preso superiormente à sínfise púbica. Cada corpo cavernoso está preso a seu ramo isquiopúbico, por um pilar que se estende a partir da raiz do clitóris. A glande do clitóris é um pequeno tubérculo arredondado de tecido erétil esponjoso na extremidade do corpo do clitóris e conectado aos bulbos vestibulares por delicadas faixas de tecido erétil. Ela é exposta entre as extremidades anteriores dos lábios menores. Seu epitélio tem uma alta sensibilidade cutânea, importante em respostas sexuais, sendo que a estimulação direta sobre o clitóris leva ao orgasmo feminino. O tamanho médio do clitóris é de aproximadamente 2 cm, com uma variação entre 0,5 e 3,5 cm. A largura média da glande é de 5,5 mm, com uma variação entre 3 e 10 mm.[1,9]

Vascularização, drenagem linfática e inervação

A vascularização da área vulvar é suprida pela artéria pudenda interna, um ramo da ilíaca interna que passa através do forame isquiático maior e origina as artérias retais inferiores, perineal posterior e ramos labiais, artéria bulbar e as artérias profunda e dorsal do clitóris. O retorno venoso é feito através da veia pudenda interna e do plexo venoso vaginal, que se anastomosa com o plexo venoso uterino.

O suprimento sanguíneo arterial da genitália externa feminina é derivado dos ramos pudendos externos superficial e profundo da artéria femoral e da artéria pudenda interna a cada lado. A artéria pudenda interna entra no períneo ao redor da face posterior da espinha isquiática e segue sobre a parede lateral da fossa isquioanal no canal pudendo (canal de Alcock) com as veias pudendas internas e o nervo pudendo.

O canal é formado pelo tecido conjuntivo que une os vasos e o nervo à superfície perineal da fáscia do músculo obturador interno e se localiza cerca de 4 cm acima do limite inferior da tuberosidade isquiática. À medida que a artéria se aproxima da margem do ramo do ísquio, ela prossegue acima ou abaixo da membrana perineal, ao longo da margem medial do ramo inferior do púbis, e termina por trás do ligamento púbico inferior.

Na mulher, a artéria para o bulbo é distribuída para o tecido erétil do bulbo do vestíbulo e para a vagina. A artéria cavernosa é muito menor e supre os corpos cavernosos do clitóris; a artéria dorsal supre a glande e o prepúcio do clitóris.

Os ramos da artéria pudenda interna são às vezes derivados de uma artéria pudenda acessória, que é usualmente um ramo da artéria pudenda antes de sua saída da pelve.

A drenagem venosa da pele vulvar ocorre através das veias pudendas externas para a veia safena magna. A drenagem venosa do clitóris ocorre através de veias dorsais profundas para a veia pudenda interna, e de veias dorsais superficiais para as veias pudenda externa e safena magna. As veias pudendas internas são veias acompanhantes da artéria pudenda interna e se unem como um vaso único, que termina na veia ilíaca interna ipsilateral. Recebem veias a partir das veias retais inferiores, do clitóris e dos grandes lábios.

Os vasos linfáticos derivados da pele do clitóris e dos grandes lábios drenam, juntamente com vasos linfáticos derivados da pele perineal, para os linfonodos inguinais superficiais, e dali para os linfonodos inguinais profundos. A glande, os corpos cavernosos e o corpo esponjoso do pênis ou do clitóris têm a linfa drenada diretamente para os linfonodos inguinais profundos.

O nervo pudendo é "o rei do períneo".[10] Frequentemente originário da raiz sacral S3, é responsável pela inervação da pele de todo o períneo e também pelo controle muscular dos esfíncteres estriados e pelos músculos eréteis da região. Também é responsável pelo início das sensações de prazer sexual.[1,10]

O nervo pudendo dá origem aos nervos retal inferior e perineal e aos nervos dorsais do clitóris. Encontra-se sobre a espinha isquiática e é facilmente encontrado, podendo também de maneira fácil ser "bloqueado" por infiltração com um anestésico local, por meio de uma agulha passada na parede lateral da vagina.[3]

O nervo retal inferior segue através da parede medial do canal do pudendo com os vasos retais inferiores. Supre o esfíncter externo do ânus, o revestimento da parte inferior do canal anal e a pele imediatamente em torno do ânus. Pode também fornecer ramos sensitivos para a parte inferior da vagina.

O nervo perineal é o maior ramo terminal e inferior do nervo pudendo no canal pudendo. Segue para a frente, abaixo da artéria pudenda interna, e acompanha a artéria perineal, dividindo-se em ramos labiais posteriores e musculares. Os nervos labiais posteriores são normalmente duplos e apresentam ramos mediais e laterais. Inervam a pele dos lábios maiores, sobrepondo-se à distribuição do ramo perineal dos nervos cutâneo femoral posterior e retal inferior. Os ramos labiais posteriores também fornecem fibras sensoriais para a pele da parte inferior da vulva.

Os ramos musculares se originam diretamente a partir do nervo pudendo para suprir os músculos transversos superficiais do períneo, bulboesponjoso, isquiocavernoso, transversais profundos do períneo, esfíncter da uretra, bem como as partes anteriores do esfíncter externo do ânus e do músculo levantador do ânus.

O nervo dorsal do clitóris segue anteriormente, acima da artéria pudenda interna, ao longo do ramo isquiopúbico e abaixo da membrana perineal. Supre o corpo cavernoso e acompanha a artéria dorsal do clitóris entre as camadas do ligamento suspensor. Em mulheres, o nervo dorsal do clitóris é muito pequeno[2,4,10] (Figura 15.4).

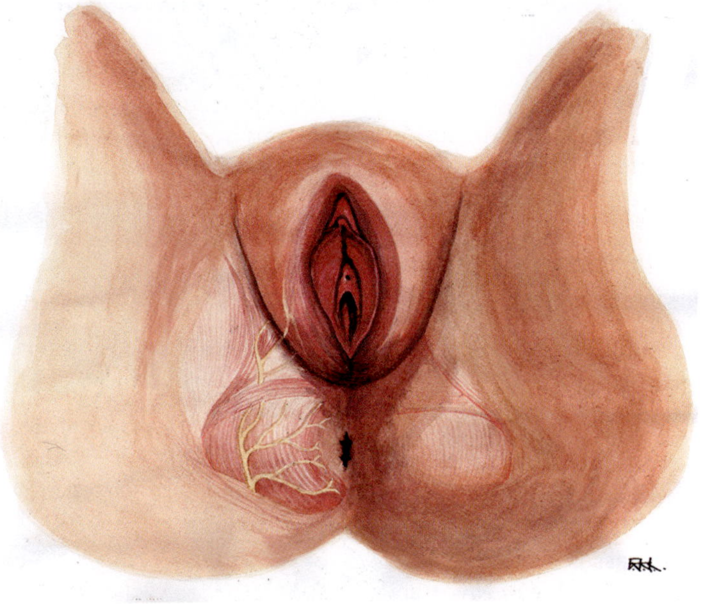

Figura 15.4. Inervação.
Fonte: Imagem cedida por Francisco Maranhão.

15.2 Climatério e Estética Genital

- Samantha Rodrigues Camargo Neves
- Cléverton César Spautz
- Ana Cecília Pedriali Guimarães Spautz

Introdução

A região genital passa por transformações ao longo da vida feminina, desde a formação intrauterina até o final da vida. Pele, mucosa, fâneros, gordura, circulação sanguínea estão em constante mutação e são influenciáveis pelas oscilações hormonais próprias de cada fase, especialmente num dos órgãos mais importantes afetados pela oscilação hormonal no corpo feminino.

Segundo a literatura e os consensos de ginecologia, o climatério é a transição da vida reprodutiva para o período não reprodutivo e a última menstruação é chamada de menopausa.[1] A diminuição dos níveis hormonais ovarianos traz consigo mudanças estruturais e funcionais na genitália feminina, muitas vezes indesejados. Ressecamento de pele e mucosa, diminuição da lubrificação vaginal, afinamento epitelial, alterações de sensibilidade, como queimação e prurido, são queixas comuns. Com isso, as mudanças psíquicas, como ansiedade, depressão e sensação de envelhecimento, mudam a percepção sobre a própria genitália, o que traz mudanças importantes nos hábitos sexuais.

Culturalmente, a chegada do climatério era vista como o início da senectude, contudo essa percepção está mudando e a mulher climatérica permanece intelectualmente ativa, mantém-se saudável e em busca de beleza e de qualidade na vida sexual. Muitas vezes, esse momento é acompanhado da perda ou diminuição da libido, contudo as informações facilmente disponíveis impulsionam essas mulheres a buscarem ajuda para manterem-se ativas sexualmente.

Alterações

A diminuição dos esteroides sexuais ovarianos no climatério faz com que haja menor espessura do epitélio vulvar e da mucosa urogenital, culminando com ressecamento na pele do grande lábio e secura vaginal.[1] Além disso, há menor circulação sanguínea nessa região, que normalmente recebe um aporte alto quando comparado ao de outras áreas de pele do corpo. Tanto a circulação sanguínea habitual como a congestão vascular propiciada pelo estímulo sexual estão entre os responsáveis pela manutenção da saúde desses epitélios.[2]

A gordura dos grandes lábios também é diminuída nessa fase, fazendo com que haja menor turgor, aspecto de flacidez e pregueamento da pele. Isto causa uma imagem de envelhecimento e, por vezes, de maior exposição do introito vaginal, conferindo aspecto de abertura e de vagina alargada[3] (Figura 15.5).

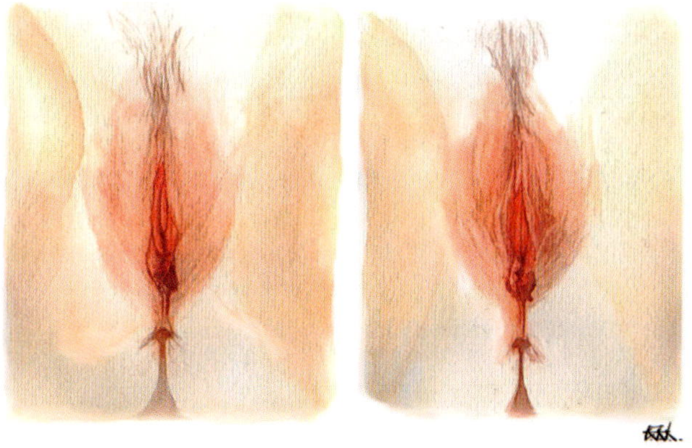

Figura 15.5. Envelhecimento dos grandes lábios, com flacidez aumentada.

Fonte: Imagem cedida por Francisco Maranhão.

Os pelos tornam-se mais escassos e grisalhos; e as glândulas locais (sebáceas e sudoríparas) também estarão em menor número.[2]

Essas alterações epiteliais conferem mudanças na percepção sensitiva da região, que se torna mais sensível ao calor. Prurido é uma queixa bastante comum, assim como desconforto à fricção da região e dor à relação sexual.[2]

Com relação aos pequenos lábios, a flacidez e a perda de volume instalam-se, e isso faz com que haja um aspecto de diminuição e afinamento dessa região e, ao mesmo tempo, pregueamento excessivo. Ocorre também um aplainamento do introito e fissuras recorrentes costumam aparecer.[4]

De maneira geral, todo o epitélio da região genital (grande e pequeno lábios e vagina) sofre com uma diminuição da espessura, tornando-se mais permeável a produtos locais e sensível à fricção.[4]

O clitóris tem mudança na sua circulação sanguínea, com o descenso dos esteroides sexuais, e se torna por vezes menor. Isto lhe altera a nutrição celular e também a sensibilidade, contudo esse quadro é reversível pelo uso de repositores hormonais.[5]

Papel do médico

A avaliação deve ser criteriosa e sempre acompanhada pela paciente. Pode-se utilizar um espelho ou câmera para projeção da imagem genital (Figura 15.6). É importante que a anatomia seja explicada, com a nomeação correta de cada área, para que não haja confusão na indicação de tratamentos para cada região correspondente.

Com isso, consegue-se uma projeção mais fiel de resultados, com menos riscos de falsas perspectivas. O médico deve estimular o autoexame genital, não só para o acompanhamento das mudanças que os tratamentos trarão, mas também como iniciativa à saúde íntima e detecção precoce pela própria paciente de alterações locais.

As queixas devem ser observadas e não se deve apontar ou indicar a sua opinião sobre o aspecto estético da genitália. Deve-se lembrar que não há uma normalidade estética definida e que as influências locais, culturais e raciais mudam completamente a definição de beleza e atrativo[3,6] para cada mulher, procurando-se evitar a "massificação da beleza" e a normatização de estereótipos que cada vez mais recebem críticas sociais.[7] Esses padrões não são embasados pela literatura médico-científica.[8]

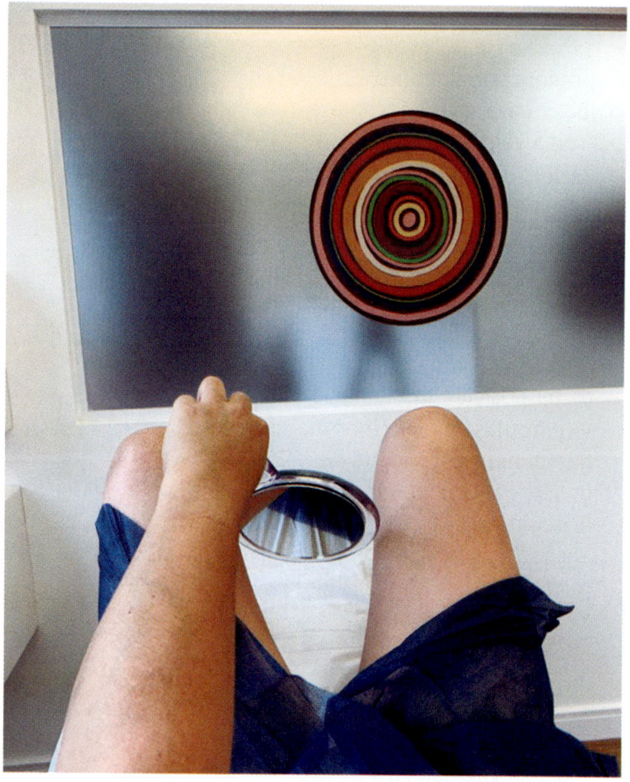

Figura 15.6. Paciente examinando-se com o espelho.

Fonte: Acervo de Samantha Neves.

Tratamentos estéticos

O tratamento estético do genital externo deve visar os desejos de cada paciente e sempre ter uma abordagem funcional. Por mais que a mulher no climatério queira "ver-se bem", ela quer antes de tudo "sentir-se bem". O espelho para a mulher madura que busca o embelezamento da estética não é superior ao que ela sente, especialmente quando se fala de algo que fica coberto 99% do tempo. As mudanças fisiológicas do genital externo feminino são, na maioria das vezes, acompanhadas de alterações do genital interno e também por alterações da mulher como um todo.

Como citado anteriormente, em estética genital não há um padrão rígido de parâmetros e medidas genitais. Em algumas culturas, um pequeno lábio maior é desejável, enquanto em outras não, assim como o volume de grandes lábios e a projeção de clitóris.[9] Portanto, cada mulher deve ser analisada e ter um plano de tratamento individual:

- **Redução de pequenos lábios, readequação de capuz de clitóris e de pregas acessórias:** as cirurgias redutoras são praticadas há muito tempo,[10] com o objetivo de corrigir anormalidades e também de embelezar. As técnicas utilizadas englobam o uso de bisturi, cirurgia de alta frequência, laser de CO_2; e são realizadas com diferentes estratégias, procurando-se preservar o mínimo de 1 cm de tecido de pequeno lábio para que não haja exposição demasiada do introito vaginal e da uretra.[11]

- **Redução de clitóris:** procedimentos cirúrgicos que objetivam a redução do tamanho e o reposicionamento do clitóris (suspensão) devem ser praticados respeitando-se uma abordagem anterior anatômica, sem agredir a vascularização e a inervação dessa região, que são posteriores. Mulheres climatéricas habitualmente têm redução do volume do clitóris, contudo há uma mudança na posição, que geralmente se torna mais baixa.
- **Vaginoplastia e perineoplastia:** em busca da redução das dimensões vaginais e de melhorar a sensação de constrição vaginal, algumas mulheres são submetidas à vaginoplastia, que seria a correção cirúrgica do excesso de mucosa e a reaproximação da musculatura perineal rota (normalmente decorrente de partos vaginais). A perineoplastia geralmente é um dos componentes da cirurgia de vaginoplastia.[12]
- **Laser:** os procedimentos a laser visam promover um maior estímulo de colágeno, lubrificação e espessamento do epitélio, melhorando assim a qualidade da mucosa vaginal. Isto possibilita a diminuição dos traumas decorrentes da relação sexual, com menos fissuras e dor. Além disso, existe uma mudança no padrão da microbiota vaginal, que deixa de ser prevalentemente de bactérias aeróbias, com pH vaginal mais elevado, para haver a restituição da prevalência dos lactobacilos, com pH mais ácido. Isto confere proteção contra patógenos e muda o aspecto da coloração e o retorno ao odor característico desse conteúdo.[13]

  Além do uso vaginal, o laser também é aplicado na pele da região genital, objetivando clareamento e melhoria do aspecto desse tegumento.[14]
- **Preenchimento de grandes lábios e bioestimuladores:** uma das grandes mudanças no período do climatério é a perda de volume dos grandes lábios. Essa correção pode ser feita com preenchimento de gordura retirada de lipoaspiração da paciente[15] ou com estímulo de colágeno e melhoria de hidratação da pele com uso de bioestimuladores, como ácido hialurônico[16] e hidroxiapatita de cálcio.
- **Radiofrequência:** as radiofrequências não ablativas são indicadas para estímulo de colágeno e melhoria de processos fibróticos teciduais. Podem ser aplicadas de modo intravaginal, tanto com o objetivo de aumento da constrição como para o tratamento de áreas estenóticas, ou externamente (na região genital), para tratamento de flacidez e remodelamento de colágeno.
- **Terapia hormonal (TH):** é uma excelente opção para mulheres no climatério. Mesmo aquelas que não apresentam sintomas podem ter benefícios com a TH, com melhora da circulação sanguínea, prevenção de osteoporose, melhoria na qualidade de colágeno da pele, unha e cabelos, além de benefícios neurológicos. Atualmente, é exigido da mulher, para que esteja ativa intelectualmente, bonita e atrativa sexualmente, mesmo após a menopausa. A TH é uma opção para a manutenção dos efeitos benéficos do estrógeno, com melhoria do tônus e da lubrificação vaginal, aumento da circulação sanguínea genital, beneficiando o trofismo e as sensações perceptórias neurológicas. Como contraindicações, destacam-se o histórico de eventos tromboembólicos, bem como o aumento do risco para câncer de mama após cinco anos de uso nas mulheres que necessitam do uso de estrogênio e progesterona combinados.[17]

Conclusão

Além dos benefícios diretos de cada tratamento, as mulheres que buscam essas terapias apresentam um elevado grau de satisfação com os resultados[7,11,15,16] e também melhoram a autoestima e o desempenho sexual. As mudanças corporais dessa fase trazem como consequência alterações na maneira de se verem sexualmente atrativas, e a readequação, conforme a expectativa de cada uma, é um estímulo ao autocuidado.

15.3 Alterações do Envelhecimento da Genitália Externa Feminina

- Paulo Guimarães
- Samantha Rodrigues Camargo Neves

Cenário atual

Atualmente, a mulher no Brasil tem uma expectativa de vida de 77 anos,[1-3] portanto o período posterior à menopausa pode corresponder a um terço de sua existência. Esse período é marcado por transformações físicas, psicológicas, sociais e sexuais. Na atualidade, tem-se proposto uma nova abordagem da passagem do tempo para a mulher, na qual novos valores e conquistas femininas, desafios de sustentabilidade, crescimento cultural, avanços nas esferas empresariais e novos relacionamentos fazem da mulher no período perimenopausa um ícone em todos os níveis da sociedade. Já para a mulher do início do século XX, era menor a expectativa de vida (aproximadamente 58 anos),[4] pois, além de ser multípara, muitas vezes por falta de escolha pessoal, não dispunha de diagnósticos precoces para inúmeras doenças incapacitantes e de prognósticos sombrios, como cânceres de colo e mamas, osteoporose e outras. Assim, detinham um perfil na sociedade da época bem diferente do da mulher do século atual.

A abordagem e o gerenciamento das múltiplas mudanças e sintomas da menopausa também passam por inúmeras modificações. Dados informais mostram que, atualmente, perto de 25% das mulheres em climatério buscam ajuda em clínicas médicas, e este número vem crescendo em razão das necessidades da mulher moderna.

A medicina de "vanguarda" atualmente manda aguardar os sintomas para iniciar os tratamentos; essa tem sido a prática até o presente momento. Mas não seria melhor ter uma postura clínica proativa, iniciando medidas preventivas da ginecologia regenerativa, com a finalidade de evitar as atrofias genitais, por vezes irreversíveis? Agindo dessa maneira, haveria a promoção da qualidade de vida para que essas mulheres pudessem atravessar essa fase sem medos e com entusiasmo, garantindo-lhes a produtividade e o alcance de metas e sonhos, cada vez maiores e mais ousados.

Definindo a menopausa

As reduções graduais dos estrogênios produzidos pelos ovários causam inúmeras alterações, que repercutem em perda de qualidade de vida e mudanças significativas:

- Geniturinárias, como hipermobilidade uretral, com perda de colágeno,[5,6] em lâmina própria e mucosa, rabdomio esfíncter e esfíncter mucoso, resultando em incontinências urinárias.
- Perda óssea de 3% ao ano, o que causa osteopenia/osteoporose.[6]
- Afinamento da mucosa vaginal, com predomínio de células basais e parabasais, com exposição de receptores sensitivos, promovendo dor coital por perda da espessura de lâmina de mucosa e estroma. A atrofia genital manifesta-se por perda de lubrificação natural ou nos intercursos sexuais, bem como por perda do pregueamento da mucosa vaginal, encurtamento do canal vaginal, aumento dos prolapsos de paredes laterais, retocistoceles e prolapsos apicais.[6]
- Na parte externa da genitália feminina, ocorre o apagamento discreto dos pequenos lábios ou a exacerbação das flacidezes de lábios e capuz clitoriano, bem como a hipotrofia clitoriana.[7,8]
- O grande lábio sofre com o avançar da idade uma subtração da gordura subdérmica, aumentando assim a flacidez. Ocorrem a perda de colágeno e elastina, a desidratação paucicelular no revestimento com menor espessura dérmica e a redução de glândulas sudoríparas e odoríferas.[9]
- Aumentam nesse período as alterações vasculares degenerativas, com evidências de angioqueratomas e hipercromias, e há maior expressão de doenças epiteliais e degenerativas.[10]
- Várias publicações ressaltam atrofia vulvar;[10] os autores deste capítulo, entretanto, discordam desse termo, já que as estruturas que compõem a vulva não sofrem atrofia puramente, no sentido estrito da palavra. Dessa forma, são necessárias mais publicações no que diz respeito ao envelhecimento da vulva.

As mudanças provocadas pela menopausa incluem as atrofias da mucosa vaginal, com alterações do pH, mudanças constantes de colonização de flora bacteriana e fúngica, encurtamento do canal vaginal, repercussões nas relações sexuais e incontinências urinárias. Com a redução da produção do ácido láctico por metabolização dos glicogênios (que sofrem igualmente perda na produção), há incidência de vaginite atrófica.[1]

A epitelização perde lâminas celulares, com predominância das células parabasais e basais, o que reduz a espessura da mucosa, expõe os receptores sensitivos e exacerba os desconfortos nas relações sexuais, além de restringir a lubrificação vaginal.[6,9,10] Da mesma maneira, a uretra, em sua porção distal, expressa a perda celular com incontinências urinárias e com a redução dos estrogênios.[9-11] Outros sintomas que acompanham o início da menopausa são as ocorrências vasomotoras, que podem perdurar por 1 a 5 anos.[12] Não se deve deixar de considerar outras causas, como processos nutricionais, hábitos de vida e o próprio processo de envelhecimento,[9,13] sintomas que podem se expressar nesse grupo em média 57% das vezes[10] (Figuras 15.7 e 15.8).

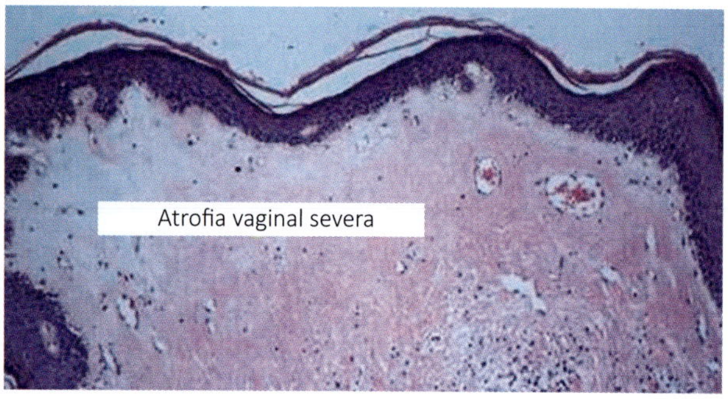

Figura 15.7. Corte histológico da mucosa atrófica.
Fonte: Imagem cedida por Adrian Gaspar Mendoza.

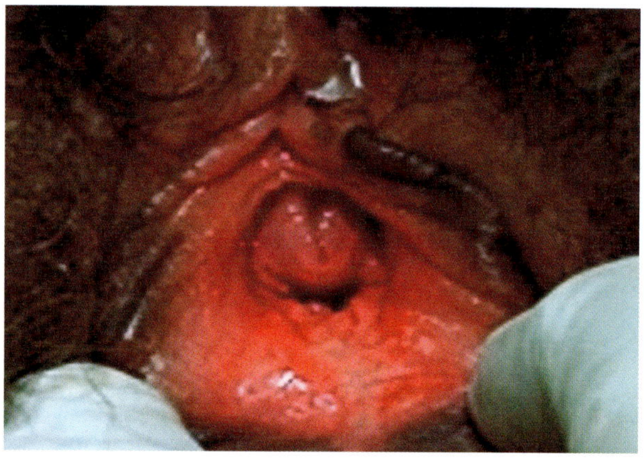

Figura 15.8. Introito do canal vaginal com atrofia, exibindo revestimento liso, sem lubrificação, pálido e estenosado.
Fonte: Acervo de Paulo Guimarães.

Com a suspensão das menstruações, que se apresenta inicialmente como espaniomenorreia (período de amenorreias nos primeiros 12 meses), ocorre o denominado climatério, quando se iniciam os sintomas vasomotores, com ondas de calor, fogachos, suores noturnos e ausência de ovulação,[14,15] que pode começar de 3 a 5 anos antes da parada absoluta da menstruação.[6,16] Em mulheres tabagistas e alcoólatras, consegue-se observar a ocorrência da menopausa precoce, haja vista que esses hábitos podem causar hipoestrogenismo.[7] Além da redução dos estrogênios, ocorre a redução dos androgênios, que também sobrepõem a atrofia da musculatura, principalmente no assoalho pélvico, com manifestações de alargamento vaginal, incontinências urinárias e prolapsos genitais.[16-18]

Em 2012, a International Society for the Study of Women's Sexual Health (ISSWSH), sendo endossada em 2014, abordou a síndrome geniturinária da menopausa (GSM) como a nova definição para a variedade de sintomas da menopausa associados às alterações físicas da vulva, da vagina e do trato urinário inferior.[19,20]

Em decorrência da restrição estrogênica, tanto a parte externa quanto a parte interna do genital feminino sofrem as alterações anteriormente descritas, já que esses órgãos-alvo da genitália possuem receptores estrogênicos para sua biomodulação e reciclagem celular, padecendo nessa época de menor hidratação, redução de colágeno, ácido hialurônico e fibroblastos, além de menor angiogênese,[15,18,19] o que resulta justamente em apagamento discreto dos pequenos lábios, exacerbação relativa da flacidez dos grandes lábios e do capuz clitoriano, bem como hipotrofia do clitóris. Justamente por isso discordamos do termo "atrofia vulvar". A GSM compreende ainda a flacidez dos grandes lábios por diminuição da gordura subdérmica (porém, grandes lábios verdadeiramente atróficos só são vistos em pacientes com índice de gordura corporal muito baixo, abaixo de 10%, em geral atletas). Ocorre também perda de colágeno, de elastina, bem como a desidratação pauricelular no revestimento, com menor espessura do epitélio dérmico associado à hipofunção de glândulas sudoríparas e odoríferas. As sensações de queimação, pruridos e até mesmo sangramentos vaginais são ocorrências frequentes nesse período, porém são multifatoriais e devem merecer abordagem específica para elucidação de outras causas, com diagnósticos e terapêuticas adequadas, como vulvoscopia, histeroscopias e imuno-histoquímicas.

Doenças autoimunes e de desordens epiteliais, como líquen escleroso, e atrofias ou espessamentos endometriais são frequentemente achados e exigem abordagens agregadas na menopausa.

Mudanças na esfera sexual

Entre as importantes alterações decorrentes da redução estrogênica e androgênica, são impactantes as posturas na área sexual, como perda de libido, redução do interesse para relacionamentos sexuais, dificuldades no período de excitação, anorgasmia, dispareunias de penetração, irritabilidade, insônia, maior tendência para quadros depressivos, cansaço e adinamias.[2,6,7,10,11,18] Esses quadros geram influências negativas nos relacionamentos pessoais, conjugais e sociais. Muitas vezes, a menopausa chega em momentos de afastamento dos filhos, separação, viuvez, conflitos na esfera profissional, empregabilidade e até mesmo conflitos existenciais. Na atualidade, as clínicas especializadas em climatério ofertam diversos serviços, além das reposições hormonais, fisioterapias pélvicas e inúmeros protocolos atuais de tecnologia de energias para promover melhora de vida, como lasers íntimos, radiofrequência, ultrassom microfocado, *leds* e tantas outras maneiras para adequar a mulher atual às novas exigências da era moderna.[21]

Atualmente, diversos questionários são utilizados para dimensionar a qualidade de vida das mulheres na menopausa, em face dos inúmeros métodos de tratamento dos sintomas. O mais difundido para o segmento é o Vaginal Health Index Score (VHIS).

Avaliação da mulher na menopausa

Além das avaliações clínicas, com o intuito de diagnosticar doenças intercorrentes, como doenças cardiovasculares e a prevenção oncológica (mamas, reto, colo, endométrio, ovários), merecem atenção os aspectos ginecológicos, urológicos e dermatológicos.

O exame físico inicial deve começar pela avaliação a olho nu da vulva, com a paciente deitada, sem estar em posição ginecológica, sendo recomendável que ela segure um espelho e se autoexamine.

O exame vulvovaginal e especular tem como objetivo excluir doenças vulvares HPV-induzidas e desordens epiteliais e oncológicas. Observam-se na vulva hipercromias, flacidez dos grandes lábios por subtração de gordura específica, quadro de desidratação dérmica e envelhecimento, com dermatites diversas. O canal vaginal apresenta redução de comprimento e diâmetro, perda de pregueamento, mucosas mais pálidas e com sinais de atrofia, como petéquias que surgem mesmo sem manipulação. Alterações da flora vaginal, com mudanças do pH, redução da elasticidade por fragmentação da elastina, redução do colágeno por hialinização, desidratação da mucosa e da vulva por redução do ácido hialurônico intercelular e epitélio fino, com predominância de células parabasais e basais.[13] Essas alterações devem ser examinadas *in loco*, por meio do exame médico específico, antes de qualquer procedimento.

Exames complementares na menopausa

A melhor avaliação sempre será clínica, e os exames necessários para avaliação laboratorial têm como fundamento verificar o eixo ovário-hipotalâmico, em que se mensuram o FSH e o LH estradiol. O mais importante é que há o consenso de diversos órgãos de estudos da menopausa que orientam o FSH como o melhor indicador, sendo o FSH ≥ 40 UI/L o referencial de expressão.[22-24] Entretanto, vale ressaltar aqui que, durante o climatério e a pré-menopausa, o FSH apresenta picos de aumento desse valor. Portanto, um dos exames recomendados como parte da prevenção do envelhecimento precoce do genital feminino é o acompanhamento do FSH, não se devendo apenas esperar por sintomas, que em muitos casos não aparecerão.

Fisiopatologia da síndrome geniturinária da menopausa (GMS)

A parede vaginal é composta por quatro camadas:

a) **superficial não queratinizada:** epitélio escamoso estratificado;
b) **lâmina própria:** uma camada densa de tecido conjuntivo;
c) **camada muscular:** composta por fibras musculares lisas, longitudinais, circulares e externas;
d) **adventícia:** uma camada de tecido rica em fibras, conjuntivo frouxo, colágeno e elástico, que suporta a parede vaginal.

São fundamentais os conhecimentos dessas estratificações para o planejamento dos diversos métodos de tratamento que visam otimizar a qualidade de vida nesse período.

O epitélio da mucosa vaginal apresenta comportamento e função dependente de estrogênio, que naturalmente reage às flutuações hormonais que ocorrem durante a vida de uma mulher, bem como durante o ciclo menstrual. O epitélio estrogenizado é rico em glicogênio, que é fermentado por lactobacilos, diminuindo o pH vaginal. A lâmina própria é composta principalmente de colágeno e fibras de elastina e contém um denso plexo de pequenos vasos sanguíneos, vasos linfáticos e nervos.[16] É mais denso em direção à superfície e mais livre em direção à camada muscular. Na parede vaginal anterior, as papilas da lâmina própria são escassas; porém, na parede posterior, são proeminentes e profundas. O colágeno e a elastina participam do controle das propriedades biomecânicas do tecido vaginal. As fibras de colágeno são rígidas e não são facilmente distorcidas, enquanto as fibras de elastina produzem a elasticidade do tecido; portanto, as fibras de colágeno são os principais determinantes da resistência da parede vaginal e de sua resistência mecânica. Vários subtipos de colágeno copolimerizam para formar fibrilas mistas, cujo tamanho e impacto na força biomecânica do tecido são amplamente dependentes da proporção de subtipos de colágeno dentro da fibra; os principais subtipos de colágeno presentes na vagina são: I, que forma fibras grandes e fortes; III, que forma fibras menores e de menor resistência à tração, contribuindo para a elasticidade do tecido; e V, que forma pequenas fibras de baixa resistência à tração, que são tipicamente localizadas no centro da fibrila.[20,21]

Os efeitos dos estrogênios nos tecidos urogenitais são mediados por receptores estrogênicos (ERs), expressos através dos tecidos urogenitais, incluindo vagina, vulva, uretra e trígono da bexiga. Em um estudo sobre o efeito molecular do estradiol na vagina, transcritos de RNAm diferencialmente expressos foram detectados em biópsias vaginais por análise de micromatriz, antes *versus* após o tratamento com estradiol em mulheres na menopausa.[5,6,10,25] Mais de 3 mil genes regulados por estradiol estão envolvidos em várias vias de sinalização que promovem o reparo e a remodelação tecidual que foram identificados via regulação da proliferação celular, diferenciação, apoptose, defesa de patógenos, função de barreira, inflamação, metabolismo da matriz extracelular, estresse oxidativo e neovascularização. Portanto, o estrógeno é o regulador da fisiologia não só vaginal, mas de toda a região urogenital feminina. A ausência de estrogênio na menopausa está associada a alterações fisiológicas nos tecidos urogenitais, o que pode ser traduzido nesse tecido por meio de alterações semelhantes às que ocorrem no canal vaginal; esse epitélio fica pálido, fino, menos elástico e progressivamente mais suave à medida que as dobras rugosas diminuem. Outras mudanças incluem redução de colágeno e hialinização, diminuição da elastina, aparência alterada e função das células musculares lisas, aumento da densidade do tecido conjuntivo e menos vasos sanguíneos.[8]

Para melhor entendimento dos processos de envelhecimento intrínseco e extrínseco, sendo o hipoestrogenismo a característica principal desse momento fisiológico, explanaremos melhor sua função. Em toda a área genital, a vagina, o trígono da bexiga e toda a vulva (não só a pele, mas também todas as suas estruturas) sofrem com as flutuações dos estrogênios em toda fase de maturação sexual da mulher, mesmo no período do ciclo menstrual e na sua restrição, e é nessa fase que esses efeitos se fazem presentes, com menor hidratação e vascularização. Na mucosa vaginal estrogenizada, o glicogênio é secretado e, pela flora lactobacilar, a fermentação dele acarreta na produção do ácido láctico, promovendo a redução do pH vaginal. A lâmina própria, em estrutura de densidade maior, tem colágeno e fibras de elastina em suas paredes anteriores e posteriores, sendo, portanto, o principal meio de resistência mecânica do canal vaginal, em associação à multicelularidade da mucosa, com surgimento dos pregueamentos em anéis, o que proporciona mais conforto nas relações sexuais. Por essa evidente característica, entendem-se os efeitos dos sistemas de energias (laser, radiofrequência e ultrassom microfocado) aplicados no canal vaginal e na vulva com a finalidade precípua de resgatar o trofismo genital. Diversos subtipos de colágeno polimerizam com características de elasticidade e tensão presentes na vagina, entre eles o colágeno tipo I (resistência à tração e ao colágeno) e o tipo III (características de elasticidade).[5,7]

Alterações vulvares

A área da genitália externa feminina é mais de 70% composta por pele e mucosa vestibular úmida. Pele com pilificação, anexos pilossebáceos, glândulas sudoríparas e odoríferas é o epicentro de lesões provocadas por HPVs, neoplasias e doenças autoimunes. Entretanto, justamente por ser onde se situa o clitóris, torna-se também um dos maiores epicentros (ou mesmo o maior epicentro) de concentrações de terminações nervosas reunidas em um só ponto em todo o corpo feminino, sendo superior numericamente ao que seria seu correspondente anatômico no genital masculino.[19] Os estrogênios também atuam nesses revestimentos subcutâneos, com modificações e alterações que determinam inesteticismos nos modelos e cones atuais de beleza genital feminina; tanto na menopausa fisiológica, como na adquirida (radioterapia, quimioterapia, alimentar, cirúrgica), bem como pelo uso de anabolizantes, que também atuam sobre a pele vulvar, como também com o aumento da oleosidade,[26] de acnes, hipercromia, desidratação e redução da espessura epidérmica, além da hipertrofia clitoriana em extensão e diâmetro. Na menopausa, observam-se também a redução, o branqueamento e a mudança da estrutura dos pelos vulvares.

Atualmente, já existem publicações científicas interessantes sobre o uso de estrógenos exógenos e embelezamento facial,[24] evidenciando a importância das reposições hormonais sobre a pele, assim como sobre a pele de revestimento vulvar, perianal e intercrural. O trabalho citado observa as mudanças da pele com o uso de estrogênio em quatro referenciais:

a) percepção da idade;
b) atratividade;
c) aumento da saúde da pele;
d) coloração da pele.

Esses aspectos, por meio da fisiologia dermatoendócrina, destacam os pontos positivos que possam refletir uma aparência mais jovial, confirmando os reflexos estrogênicos sobre os receptores estrogênicos presentes na pele. Os receptores α e β descobertos em 1958 por Elwood Jensen[22,24] foram motivo de diversos estudos com imuno-histoquímica. Esses estudos confirmaram mudanças de espessura da epiderme e redução dos folículos pilosos em mulheres após os 50 anos de idade. Foram identificados também nesses estudos receptores não genômicos, como proteína G de ligação à membrana de RE denominada G protein-coupled membrane ER (GPR30), detectada em queratinócitos e fibroblastos dérmicos.[26]

Os androgênios opõem-se aos efeitos dos estrogênios, principalmente testosterona e 5-alpha-di-hidrotestosterona (5α-DHT), que também têm receptores específicos na pele, presentes em glândulas sebáceas e folículos pilosos e células endoteliais.[8,10,13,27] Essa oposição hormonal resulta na quebra da barreira de defesa, com comedogênese, o que ocasiona aumento das secreções sebáceas, processo de reparação mais lento, inibição de reposição pilosa, com queda de cabelo, redundando em alopecia androgênica da menopausa (Figura 15.9).

A coloração da pele também se deve à presença de vascularização por milímetro cúbico, que progressivamente vai ficando rarefeito, com aspecto de palidez. Assim, os androgênios atuam menos na produção de colágeno, o que acarreta diminuição da quebra do colágeno para a ressíntese, sendo menor a angiogênese, bem como diminuição dos fibroblastos. Pode-se, então, afirmar que os androgênios provocam uma situação de pré-menopausa, em que predominam, pela redução estrogênica relativa, as modificações na pele, com perda da aparência jovial, menos hidratação, menor elasticidade, redução da espessura da derme, da epiderme e diminuição da vascularização. Por essas razões, a pele tem mais dificuldade em remodelar traumas e escoriações (Figuras 15.10 e 15.11).

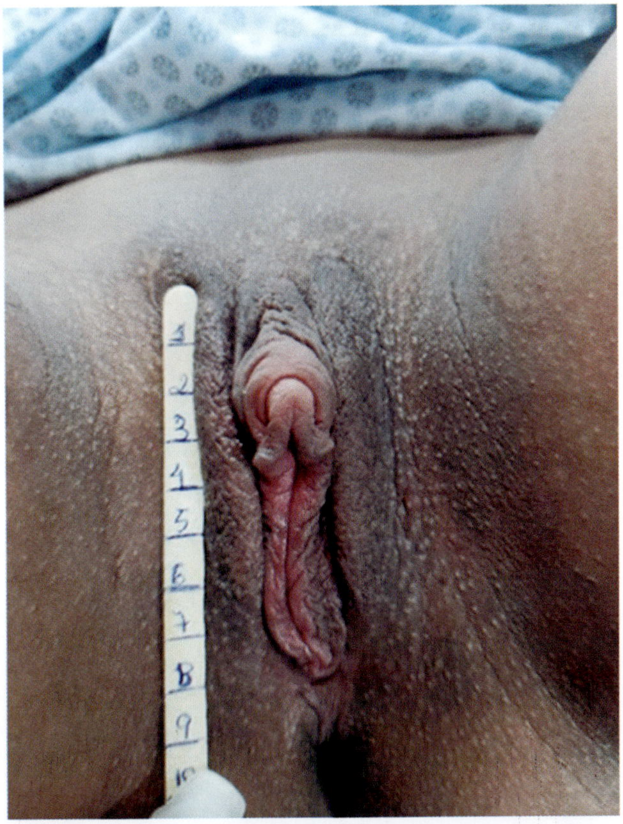

Figura 15.9. Genitália de usuária de androgênios. Hipertrofia clitoriana, hipercromia, ressecamento do revestimento vulvar, subtração expressiva da gordura do grande lábio e flacidez de pequenos lábios e capuz clitoriano. Aspecto semelhante à pré-menopausa.

Fonte: Acervo de Paulo Guimarães.

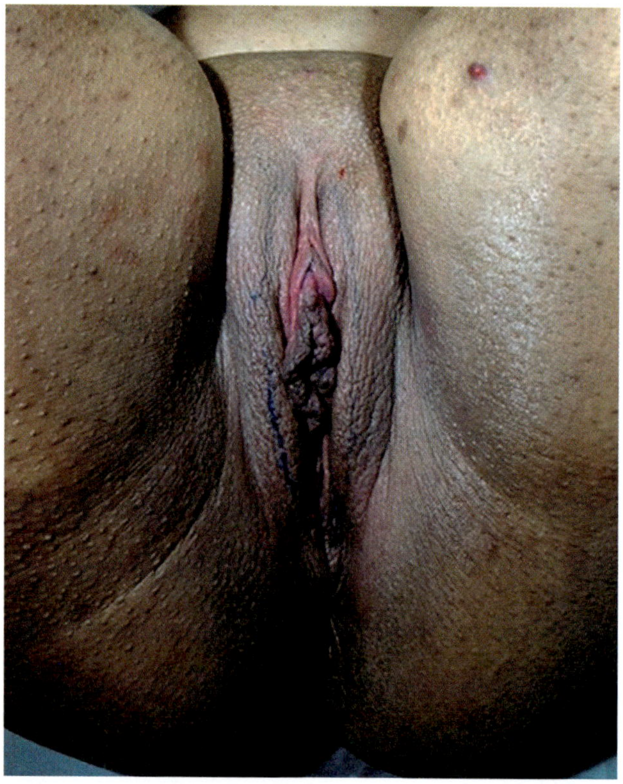

Figura 15.10. Genitália em pré-menopausa. Redução de gordura do grande lábio em sua porção distal e flacidez (mesmo com paciente com sobrepeso), desidratação e flacidez de pequenos lábios.
Fonte: Acervo de Paulo Guimarães.

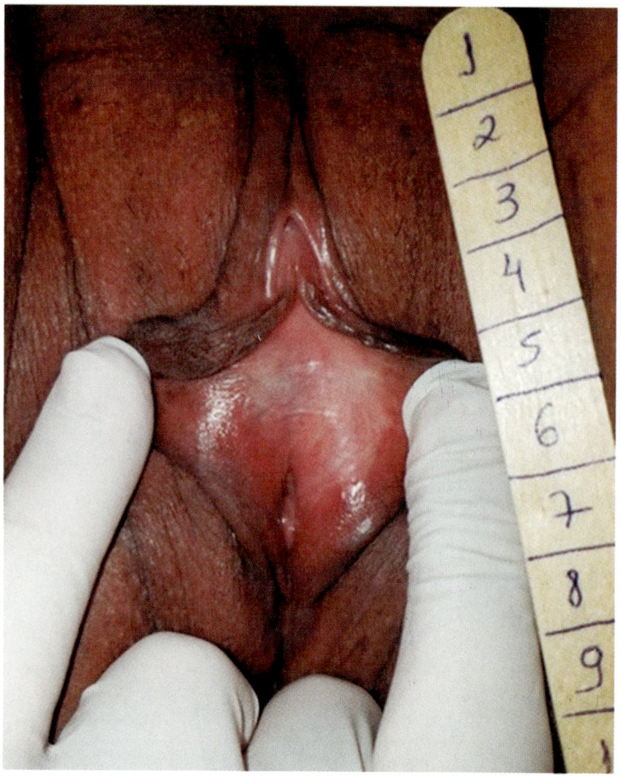

Figura 15.11. Genitália na menopausa sem terapia hormonal (TH). Apagamento dos pequenos lábios, alopecia vulvar, palidez.
Fonte: Acervo de Paulo Guimarães.

Tratamento dos sintomas da menopausa

Os tratamentos dos sintomas da menopausa têm como alvo a reposição estrogênica, o alívio dos sintomas e a redescoberta da mulher em sua nova fase de vida, cujo impacto físico-emocional deveria apelidar a menopausa como "segunda puberdade". Além das propostas de terapias hormonais TH, diversas orientações nutricionais, mudanças de hábitos, práticas esportivas e atividades físicas especialmente direcionadas para o core físico, com uma visão mais holística, bem como maior socialização para fugir dos isolamentos sociais decorrentes de valores e preconceitos, devem ser abordadas pelo médico, que é o primeiro guardião a auxiliar a mulher nessa jornada.

A utilização de estrógenos, sejam semissintéticos ou bioidênticos, apresenta indicações precisas fundamentais para o uso, que devem ser discutidas individualmente com as pacientes. Assim, para mulheres com riscos de tromboembolismos, acidentes vasculares, câncer de mama precoce, câncer de endométrio, câncer de ovários, seja em tratamento ou por propensão familiar importante, merecem restrição plena.[8,18,19,21] Cada caso é um caso, e a literatura médica avança a passos largos na direção da medicina da qualidade de vida para que a mulher atravesse sua terça parte da vida com uma qualidade muitas vezes, hoje em dia, considerada superior à maneira como ela viveu quando mais jovem. Inúmeras alternativas se apresentam para tratamento e alívio dos sintomas. As TH tópicas ganham forças incomparáveis, e hormônios via oral praticamente podem ser considerados com os dias contatos. A reposição hormonal pode ser tópica vaginal, transdérmica (sem dúvida, a grande escolha hoje em dia), por adesivos, implantes hormonais subdérmicos, havendo também o uso de sistemas de energia, como laser, radiofrequência e ultrassom microfocado.[28,29]

Vale ressaltar aqui que *devices* para tratamentos externos vieram para somar e para ficar. São tratamentos isolados e combinados, que podem ser utilizados a qualquer momento, no climatério pré-menopausa e pós-menopausa, e serão abordados nas seções 15.4 Tratamento Clínico e Tecnologias para Rejuvenescimento Íntimo, 15.5 Preenchimento da Vulva e 15.6 Cirurgia da Genitália Externa Feminina.

Os tratamentos sistêmicos têm vantagens, quando excluídos os fatores de risco, por agirem em toda a esfera estrógeno-dependente. Assim osteoporose, atrofia genital, sintomas geniturinários, unha, pele, cabelo, libido, orgasmos e lubrificação vaginal se beneficiam pelo uso de diversos componentes hormonais (estradiol, estriol, progesterona, testosterona, gestrinona).

O fator mais importante, após indicação e exclusão de fatores de risco, é definir o melhor meio e o grau de adesão da mulher para a TH.

O papel atual da TH passa por múltiplos métodos de energias, que consolidam a recuperação da atrofia na esfera genital e que não gratificam as degenerações sistêmicas que devem estar associadas a outros métodos medicamentosos.

Deve-se também estar atualizado com os antigos postulados de associação de uso de estrogênios e câncer de mama nos estudos Women's Health Initiative (WHI), em que foram utilizados estrogênios semissintéticos.

Não há contraindicações absolutas ou relativas reconhecidas publicadas em diretrizes da sociedade profissional para TH e, embora o assunto seja controverso, a rotulagem de produtos nos Estados Unidos da América (regulada pela Food and Drug Administration – FDA) não inclui contraindicações para TH (Quadros 15.1 e 15.2).

Os tratamentos devem ser individualizados e de uso consensual e sob acompanhamento sistemático.

Quadro 15.1. Contraindicação absoluta.
1. Hemorragia genital anormal não diagnosticada
2. Histórico familiar de câncer de mama
3. Câncer endometrial
4. TVP ativa, embolia pulmonar
5. Doença tromboembólica arterial ativa
6. Reação anafilática conhecida na medicação
7. Comprometimento hepático
8. Deficiência de antitrombina, ou outros distúrbios trombolíticos

Fonte: Instituto Brasileiro de Geografia e Estatística,[5] Castelo-Branco et al.,[6] Alvarado-García et al.,[25] Basavilvazo-Rodríguez et al.[27]

Quadro 15.2. Contraindicações relativas.
1. Gravidez conhecida ou suspeita
2. Doença da vesícula biliar
3. Hipertrigliceridemia
4. Diabetes
5. Hipoparatireoidismo (risco de hipocalcemia)

Fonte: Instituto Brasileiro de Geografia e Estatística,[5] Castelo-Branco et al.,[6] Tadir et al.,[19] Alvarado-García et al.,[25] Basavilvazo-Rodríguez et al.[27]

Desse modo, as abordagens devem ter cunho individualizado, com abordagem multidisciplinar e interdisciplinar, envolvendo especialidades que vestem as necessidades da mulher para otimizar sua qualidade de vida.

Assim, as novas formulações bioidênticas, sejam as transdérmicas ou os implantes multi-hormonais, contemplam as buscas da mulher moderna, que vivencia nessa etapa crescimento pessoal, cultural e profissional.

As novas tecnologias de energias (laser, RF HIFU) e o uso de hemoderivados (como o PRP, plasma rico em plaquetas, mas que ainda não possui normatização nem liberação pela Anvisa) parecem trazer novas expectativas para ampliar a qualidade de vida, com resultados satisfatórios e menor índice de complicações.[30] As alternativas para aprimorar a estética facial e corporal somam-se, para essas mulheres, à concretização das necessidades e dos sonhos, em busca da plenitude.

15.4 Tratamento Clínico e Tecnologias para Rejuvenescimento Íntimo

- Elisete Crocco
- Samantha Rodrigues Camargo Neves

Introdução

O rejuvenescimento íntimo do genital feminino é um tópico que interessa atualmente a diversas especialidades, incluindo dermatologistas, cirurgiões plásticos, ginecologistas e urologistas. Evidências sugerem cada vez mais que tratamentos minimante invasivos, com equipamentos de laser, radiofrequência, luz e outras tecnologias, são efetivos na melhora de sintomas da síndrome geniturinária da menopausa (GSM) e/ou atrofia vulvovaginal (VVA), assim como no *tightening* vulvovaginal e no clareamento vulvar.

Nos últimos anos, revisões bibliográficas mostram que tecnologias são obrigatórias no tratamento do genital feminino, mas ainda são necessários estudos mais robustos para estabelecer protocolos e definir indicações, número de sessões e parâmetros.[1]

As principais tecnologias utilizadas foram estudadas a partir do uso em outras partes do corpo e assim tiveram o uso extrapolado para a região genital. Algumas dessas tecnologias, como o laser Erbium (ou laser de érbio), tornaram-se indicação primária no uso vaginal. Outras tecnologias, como o ultrassom microfocado, ainda estão engatinhando e carecem de dados publicados, assim serão comentadas apenas como experiência pessoal das autoras desta seção.

Introdução às alterações do envelhecimento íntimo

Para entender melhor quais as tecnologias envolvidas no rejuvenescimento íntimo, devemos considerar que os sintomas vaginais das alterações de envelhecimento incluem secura, dispareunia e, ocasionalmente, irritação e prurido. À medida que a produção de estrogênio diminui, as mucosas vulvares e vaginais se tornam mais finas, mais secas, mais friáveis e menos elásticas e as rugosidades vaginais são perdidas.

A síndrome geniturinária da menopausa exibe sinais e sintomas decorrentes da deficiência de estrogênio, como atrofia vulvovaginal, urgência urinária, disúria e infecções do trato urinário frequentes.[2]

A atrofia vulvovaginal (AVV) refere-se a um quadro clínico de distrofia dos órgãos genitais externos e da vagina, relacionado à combinação de vários fatores, na maioria das vezes envelhecimento, redução da atividade sexual e redução ou ausência de estimulação hormonal. As características clínicas apresentam sinais objetivos, que são observados pelo médico durante a avaliação clínica, bem como sintomas relatados pela paciente. Os sinais objetivos incluem redução do índice de maturação do epitélio vaginal e pH vaginal > 5. Os sinais revelados pelo médico incluem secura vaginal, palidez e adelgaçamento da mucosa, redução e desaparecimento das pregas vaginais, redução da elasticidade vaginal, aparecimento de petéquias e lesões mucosas por trauma mínimo. Na vulva, ocorre redução progressiva dos grandes e pequenos lábios, redução do clitóris, alterações do meato uretral (que pode se tornar protuberante e causar o aparecimento de carúnculas uretrais), estreitamento do introito vaginal, adelgaçamento e palidez da mucosa vulvar e aparecimento de petéquias, escoriações e ulcerações na mucosa. Essas alterações também estão associadas a modificações do nicho microbiológico, até mesmo ao desaparecimento dos lactobacilos e à colonização da vagina por outros micro-organismos que, embora nem sempre sejam patogênicos, têm menor probabilidade de defender a vagina de bactérias patogênicas. Os sintomas da AVV são sensação de secura, dor durante a relação sexual, ardor, coceira e infecções vaginais recorrentes.[3]

Diante das recentes evoluções no campo da tecnologia para tratamento do rejuvenescimento facial, foi natural a percepção do benefício que as mulheres teriam na qualidade de vida diante das queixas do envelhecimento da síndrome geniturinária da menopausa.

As tecnologias que produzem energia podem induzir aquecimento tecidual, estimulando neocolágeno, e formação de fibras elásticas. O tratamento por radiofrequência também pode aumentar a densidade neuronal na derme papilar, melhorando a sensibilidade neural, a função sexual, incluindo excitação e disfunção orgástica. Tanto o laser fracionado ablativo quanto a radiofrequência têm se mostrado eficazes no tratamento da flacidez vulvovaginal leve a moderada, primária ou secundária. Esses tratamentos são relatados como seguros, eficazes e bem tolerados, com um retorno rápido às atividades da vida diária.[4]

A Tabela 15.1 demonstra as opções de tecnologias para tratamento das alterações de envelhecimento íntimo da região genital.

Tabela 15.1. Tecnologias com base em energia usadas para melhoria da atrofia vulvovaginal.

Perfil de energia	*Tipo de tecnologia*	*Mecanismo de ação*	*Número de tratamentos*
Laser	Erbium:YAG 2.940 nm[A]	Contratura de colágeno e melhora da pigmentação	10 a 20 minutos 1 sessão Manutenção desconhecida
	Laser CO_2RE fracionado digital pulsado[B]	Ablação e coagulação induzidas por calor resultando na contração do colágeno e geração de elastina Melhora a pigmentação e a textura da mucosa	10 a 15 minutos 3 sessões, em intervalos de 4 a 6 semanas Manutenção desconhecida
	diVa Erbium:YAG e Laser fracionado híbrido de diodo[C]	O laser fracionado emite luz infravermelha para ablação (2.940 nm) e coagulação (1.470 nm) Os comprimentos de onda são ajustáveis para uso híbrido ou independente	3 a 5 minutos 3 sessões, em intervalos de 4 a 6 semanas Manutenção desconhecida
	Sistema de laser FemTouch CO_2[D]		
Radiofrequência	Radiofrequência com temperatura controlada[E]	Aquecimento do tecido 40 a 47 °C Promove melhora da flacidez da mucosa vaginal Radiofrequência de 460 kHz	Até 30 minutos por área 3 sessões, em intervalos de 4 a 6 semanas Manutenção a cada 6 meses
	RF monopolar resfriada com criogênio[F]	O gradiente térmico reverso esfria a superfície da mucosa, permitindo a aplicação de alta energia com 6 MHz de radiofrequência, o que promove neocolagênese da submucosa Aquece o tecido alvo para acima de 50 °C, a uma profundidade de 3 a 5 mm	20 a 30 minutos 1 sessão Manutenção anual
	Radiofrequência multipolar e campos eletromagnéticos pulsados[G]	Radiofrequência sem aquecimento que libera fatores de crescimento, desencadeando uma neocolagênese, novos fibroblastos e angiogênese	1 sessão Manutenção desconhecida
	Radiofrequência focada[H]	Resultados após 4 semanas de tratamento	20 a 30 minutos 2 a 4 sessões, com 2 a 3 semanas de intervalo Manutenção anual

[A]: IntimaLase e IncontiLase, ambos Fotona Dynamis, Dallas, TX, Estados Unidos; [B]: Intima Syneron-Candela, Wayland, MA, Estados Unidos; [C]: diVa, Sciton, Inc, Palo Alto, CA, Estados Unidos; [D]: Sistema de laser CO_2 FemTouch (Luminus); [E]: A:hermiVa, ThermiAesthics (Southlake, TX, Estados Unidos); [F]: Viveve System, Viveve Medical, Inc (Sunnyvale, CA, Estados Unidos); [G]: Venus Fiore, VenusConcept, Sunrize, FL, Estados Unidos; [H]: BTL Prot_eg_e Intima (agora denominado Ultra Femme e semelhante ao Intima, usa a plataforma Exilis Ultra), BTL Aesthetics, Framingham, MA, Estados Unidos.

Laser Erbium (ou laser de érbio)

Erbium:YAG é um laser não ablativo, de 2.940 nm, o qual emite luz infravermelha com alta absorção em água. Um dos equipamentos funciona em modo *smooth*, que produz uma rápida sequência de pulsos de laser, com baixa fluência dentro de um superpulso longo, permitindo que o calor seja dissipado a até aproximadamente 200 μm na mucosa, onde o efeito térmico acumulado estimula a remodelação do colágeno e a neocolagênese (Figura 15.12).[5]

Laser de dióxido de carbono

O laser de CO_2 fracionado microablativo já foi descrito como tratamento da pele atrófica, demonstrando suas propriedades na regeneração tecidual,[6] com alterações histológicas significativas nos componentes do tecido conjuntivo que são similares aos observados no canal vaginal. O mecanismo de ação do laser de CO_2 fracionado microablativo ocorre por meio de uma ação microablativa que estimula a remodelação tecidual. O processo envolve interação com dano térmico das proteínas 43, 47 e 70, que induzem, como já foi demonstrado na pele, um aumento local de diferentes citocinas, especificamente transformando o fator β (estimulando matriz proteica, como colágeno), fator básico de crescimento de fibroblasto (estimulando a atividade angiogênica, com migração e proliferação de células endoteliais), fator de crescimento epidérmico (estimulando a reepitelização), fator de crescimento derivado de plaquetas (estimulando fibroblastos a produzir componentes da matriz extracelular) e fator de crescimento endotelial vascular (que regula a angiogênese). Há ativação de fibroblastos para produzir neocolágeno, além de outros componentes da matriz extracelular (proteoglicanos, glicosaminoglicanos e outras moléculas), e neovascularização, com efeitos específicos sobre o epitélio tecidual vaginal.[7]

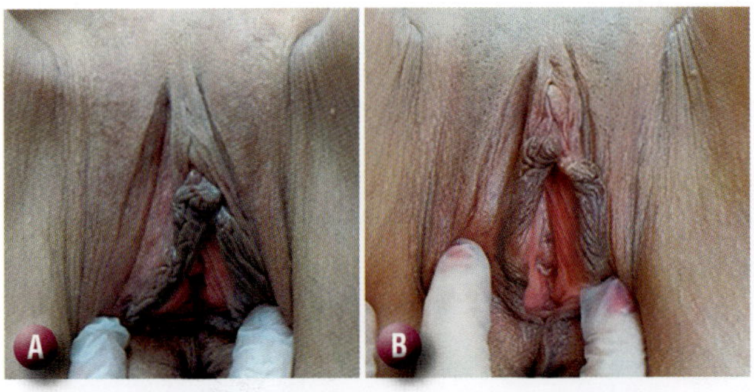

Figura 15.12. (A) Imagem pré-aplicação de três sessões de laser de érbio intravaginal e vulvar. (B) Imagem após o tratamento, com clareamento da região vulvar, melhora do tônus, coloração mais rósea e lubrificação da visualização do introito vaginal.
Fonte: Acervo de Elisete Crocco.

Radiofrequência

Existem diferentes tipos de radiofrequências; a mais popular é a radiofrequência controlada por temperatura transcutânea (RCTT). Em ginecologia, a radiofrequência monopolar é comumente usada. Nessa configuração, existem dois eletrodos: um deles, um eletrodo passivo (terra), está em contato com o corpo do paciente; e o segundo emite radiação de radiofrequência que atinge o eletrodo passivo, atravessando o corpo. A profundidade e o aquecimento da área nesse método são maiores do que nas outras radiofrequências bipolar e multipolar. Em 2010, Millheiser et al. demonstraram a eficácia da radiofrequência monopolar na frouxidão vaginal após o parto. Esse estudo demonstrou que a radiofrequência melhorou a flacidez e a função sexual até seis meses após o tratamento.[8]

A evidência científica sugere aplicações de radiofrequência para tratamento de vaginite atrófica, disfunção orgásmica e incontinência de esforço.[9] O objetivo do tratamento é aquecer o epitélio vaginal e vulvar a aproximadamente 40 a 45 °C por alguns minutos. Ocorre restauração da maioria das funções vaginais, como secreção, absorção, elasticidade, lubrificação e espessura do epitélio vaginal.

O calor gerado na pele sob a influência da radiofrequência, dependendo do tempo e da potência, encurta e densifica o colágeno ou sua desnaturação parcial. Com a idade, há menos fibras de colágeno na derme. Essas fibras se esticam e sua estrutura se torna desordenada. O aquecimento da pele resulta no retensionamento de fibras de colágeno e no estímulo de fibroblastos para criar neocolágeno e elastina. A geração de calor nos tecidos também se estende aos vasos sanguíneos, que melhoram a nutrição e a oxigenação da pele, assim como seu metabolismo. Como resultado, a pele e a mucosa tornam-se mais firmes.[10]

Ultrassom microfocado

Uma das queixas mais frequentes do envelhecimento íntimo é a flacidez da pele da vulva. A semelhança de anatomia e histologia desse tecido com as de regiões de pele já tratadas com o ultrassom microfocado faz dessa tecnologia um método promissor no tratamento da flacidez e do aspecto dos grandes lábios.

O ultrassom microfocado (MFU) é uma tecnologia não invasiva desenvolvida para tratamento de flacidez cutânea.[11] O mecanismo de ação consiste em gerar vibração e fricção molecular a partir da energia acústica entregue na pele pelo transdutor do aparelho. Essa energia convertida em calor atinge temperaturas superiores a 60 °C, resultando em desnaturação do colágeno e indução de neocolagênese.[12-14] Há formação de pequenos e múltiplos focos de necrose coagulativa, representados histologicamente por cones invertidos com bordas de tecido saudável,[12,14] a partir dos quais haverá estímulo a contração, remodelamento e produção de colágeno.[13] Em contraste com outras técnicas não invasivas que proporcionam *skin tightening*, o MFU atinge maiores profundidades na derme e no sistema musculoaponeurótico superficial (SMAS),[14] permitindo a estimulação quase completa das camadas do tecido a ser tratado.

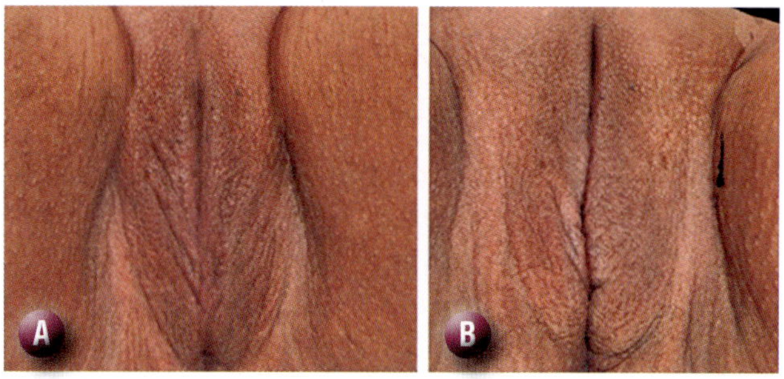

Figura 15.13. Caso Ulthera. (A) Antes do tratamento. (B) Após o tratamento (30 dias).

Fonte: Acervo de Samantha Neves.

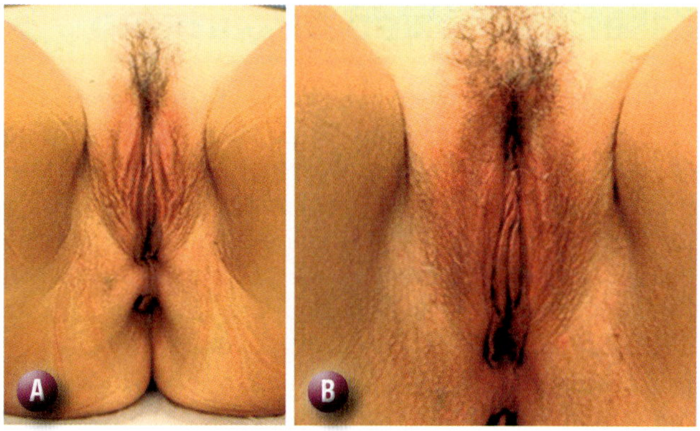

Figura 15.14. Caso Ulthera. (A) Antes do tratamento. (B) Após o tratamento (30 dias).

Fonte: Acervo de Samantha Neves.

Os vários aparelhos são atualmente comercializados com a tecnologia do MFU, que apresenta em geral uma unidade central de energia e transdutores manuais,[13,15] cuja indicação varia de acordo com o ajuste da energia e a profundidade a ser atingida:[14,16] SMAS – em geral com transdutor de 4,5 mm com 7 MHz; derme profunda – em geral com transdutor de 3 mm com 7 MHz; derme superficial – em geral com transdutor de 1,5 mm com 10 MHz.

As autoras desta seção, analisando a literatura existente sobre a segurança do uso do MFU em todo o corpo, bem como a anatomia do genital externo feminino, consideraram a possibilidade do uso dessa tecnologia nos grandes lábios.

O protocolo desenvolvido pelas autoras inclui uma sessão de MFU, utilizando uma primeira passada, com uma média de 15 disparos (divididos em 3 fileiras de 5 disparos longitudinais) em cada grande lábio, com o transdutor de 3 mm, além de uma segunda passada, com a mesma disposição de disparos, com a ponteira de 1,5 mm (Figuras 15.13 a 15.15).

As pacientes toleraram o tratamento apenas com anestésico tópico e o índice de satisfação é alto.

O MFU é um procedimento não invasivo que induz a neocolagênese[12,13] e apresenta como alvos a derme profunda, o tecido subcutâneo, o SMAS e a musculatura subjacente.[14] A contração provocada nessas estruturas a partir da energia térmica resulta em *lifting* e *tightening* da pele.

Na experiência pioneira das autoras e nos casos inéditos relatados, com 54 meses de pacientes tratadas com esse dispositivo, a melhora da pele vulvar é nítida e sustentada, mostrando que se trata de um método promissor para o tratamento da flacidez dessa região, com impacto positivo na qualidade de vida dessas pacientes.

A literatura é escassa quanto à utilização do MFU para remodelamento genital, não tendo sido encontrados estudos publicados nesse tema até o momento. Abordamos nossa experiência com MFU nos grandes lábios como alternativa para tratamento de flacidez da genitália externa feminina, com acompanhamento de 54 meses desde o primeiro tratamento, com melhora satisfatória, comprovada por médico avaliador cego e pelas próprias pacientes.

É indicado para pacientes com leve a moderada flacidez e apresenta resultados satisfatórios e aplicação segura, com poucos efeitos colaterais e bom perfil de segurança.

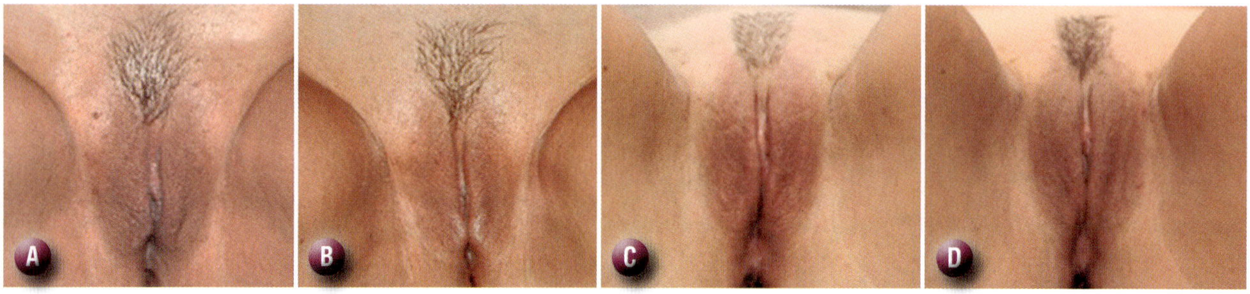

Figura 15.15. Caso Ulthera. (A) Antes do tratamento. (B) Após o tratamento (30 dias). (C) Após o tratamento (8 meses). (D) Após o tratamento (30 dias – 2ª sessão).

Fonte: Acervo de Samantha Neves.

15.5 Preenchimento da Vulva

- Samantha Rodrigues Camargo Neves
- Daniele Lauriano Pastore Tannus
- Cassyo Augusto Tornesi

Introdução

Histórico da cirurgia estética íntima

Nos últimos anos, observou-se um aumento exponencial de busca das mulheres por procedimentos estéticos relacionados à região genital. De acordo com a Sociedade Internacional de Cirurgia Plástica Estética (ISAPS), houve um recrudescimento de 25% no número de labioplastias entre 2014 e 2018, sendo realizadas 132.664 cirurgias neste último ano avaliado. Dentre essas, 18.476 foram realizadas no Brasil, campeão no *ranking* de cirurgias estéticas íntimas, seguido pelos Estados Unidos, com 13.668 casos.[1]

Se, por um lado, o final do século XX e o início do século XXI foram marcados por uma revolução sexual, evidenciada pelo uso de contraceptivos orais combinados, pela inserção da mulher no mercado de trabalho e pela maior busca por informações sobre sexualidade, por outro lado ainda vivemos em uma sociedade que exige um padrão de corpo e, até mesmo, de vulva ideal, muito embora a literatura médica deixe bem claro que não existe vulva normal nem ideal.[2]

A discussão sobre esse tema é extensa, mas, observando-se por outra perspectiva, sabe-se que o bem-estar das pacientes é um dos objetivos primordiais dos procedimentos estéticos. A evolução natural do ciclo de vida da mulher, o envelhecimento precoce, ou marcos específicos, como a menopausa e partos, a obesidade e muitos outros fatores podem contribuir para alterações da morfologia vulvovaginal, causando impactos significativos na satisfação pessoal, sexual e/ou na qualidade de vida.[3]

O termo "rejuvenescimento" é o mais utilizado para a divulgação sobre procedimentos que visam melhora sobre qualquer aspecto, seja do ponto de vista físico ou emocional. Entretanto, a autora Samantha Neves propõe o termo "remodelamento íntimo®",* pois entende que o tema é muito mais abrangente do que o ato de tornar-se mais jovem, implicando uma visão distorcida de que haveria apenas um propósito estético, quando as motivações pela busca feminina por essas técnicas vão além e incluem sintomas como dispareunia, dor na atividade física, incontinência urinária, disfunção relacionada ao orgasmo, irritação vulvar, fricção e desconforto com roupas íntimas e vestuário.[4]

Um estudo multicêntrico retrospectivo envolvendo 258 mulheres mostrou que 76% delas foram submetidas à cirurgia por indicações funcionais, 53% por motivação estética, 33% para melhora da autoestima e 5% por terem sido encorajadas pelo parceiro.[5]

Nesse âmbito, é fundamental que o médico esteja atento à queixa da paciente e aprenda a diferenciar um transtorno dismórfico corporal de demandas por transformações que trarão um real benefício a sua qualidade de vida. Para isso, o profissional deve ter domínio técnico para indicar o procedimento ideal para cada caso e, muitas vezes, ser capaz de desconstruir falsas impressões ou até mesmo contraindicar procedimentos quando não forem julgados necessários.

Evolução das técnicas de preenchimento em vulva

O processo de envelhecimento da pele, especialmente após a menopausa, já é bastante conhecido e estudado pela dermatologia. Diversos procedimentos estéticos, chamados "rejuvenescedores", têm sido desenvolvidos ao longo dos anos, com o objetivo de retardar e suavizar essas transformações.

Como outras áreas do corpo, a genitália também é afetada pelo avançar da idade, sendo observada uma queda do ácido hialurônico, do colágeno e da gordura na composição da pele da vulva. A senescência da região resulta em redução do volume, desenvolvimento de rugas e desbalanço entre os pequenos lábios e os grandes lábios, revelando uma proeminência daqueles em relação a estes.[5,6] Essas repercussões afetam não só o aspecto físico da genitália externa feminina, como também o aspecto funcional, e especialmente promovem uma queda da autoestima, alterações da função sexual e impactos psicossociais.[7-13]

Com o aumento da expectativa de vida e com a maior liberdade sexual nas últimas décadas, houve um aumento da demanda por procedimentos íntimos femininos que minimizassem as transformações vulvovaginais relacionadas ao hipoestrogenismo e à perda do colágeno. Nesse contexto, técnicas da cirurgia plástica e da dermatologia já consolidadas, como os preenchimentos e a laserterapia, passaram a ser incorporadas à dermatologia, à ginecologia e à cirurgia plástica.

A partir da década de 1990, observamos um recrudescimento das pesquisas na literatura internacional relacionadas principalmente à ginecologia estética e funcional, sendo mais expressivas as publicações sobre o uso da laserterapia. Ao falarmos especificamente sobre preenchimento de vulva, observamos um crescimento ainda mais recente, a partir dos anos 2000.

Quando pesquisamos publicações relativas ao preenchimento em vulva, é possível notar que a cirurgia plástica foi a especialidade pioneira no desenvolvimento das técnicas, iniciadas com a lipoenxertia e com o enxerto dérmico.

* Pendente de patente.

Mas a literatura é escassa e de qualidade limítrofe. As primeiras publicações sobre preenchimento vulvar datam somente de 2007, sendo um estudo brasileiro de Felício,[14] com descrição de técnica de lipoenxertia em 31 pacientes, e um estudo alemão de Gress,[15] com a utilização da mesma técnica em uma coorte prospectiva de 27 pacientes.

Nos anos subsequentes, foram publicados poucos relatos de caso, com a descrição do uso de retalhos de pequenos lábios para aumento dos grandes lábios no Egito, conduzido por El Danaf,[16] lipoenxertia na Alemanha por Vogt et al.,[17] enxerto dérmico em um estudo americano publicado por Salgado et al.[7] e, mais recentemente, em 2017, sobre lipoenxertia associada a uma técnica de plasma rico em plaquetas, por Kim et al.[18]

Uma pequena série retrospectiva, incluindo 10 casos com uso de retalhos de pequenos lábios para aumento dos grandes lábios, foi publicada por Karabağlı et al.[19] em 2015, na Turquia. Mais recentemente, foi publicado um estudo francês conduzido por Hersant[20] sobre a descrição de técnica de lipoenxertia, incluindo 21 pacientes.

A partir de 2020, observou-se o início das publicações relacionadas a técnicas de preenchimento em vulva com o uso do ácido hialurônico. Hexsel et al.[21] publicaram no Brasil referência sobre a descrição da técnica utilizando esse preenchedor, porém sem relatar que Fasola e Gazzola (2016)[6] conduziram um estudo italiano de coorte retrospectiva utilizando o ácido hialurônico em 31 pacientes e que, em 2017, outro estudo italiano descreveu o procedimento realizado em 37 pacientes.[22] Vale ressaltar que nenhuma das "publicações" supracitadas se mostrou suficientemente embasada para servir de referência para condutas seguras com preenchedores no genital externo feminino.

A despeito do desenvolvimento de técnicas menos invasivas nos últimos anos, o estudo mais robusto sobre o tema ainda é sobre lipoenxertia, publicado por Cihantimur e Herold[23] em 2013, com uma coorte prospectiva incluindo 124 pacientes.

Quando abrimos o leque sobre tipos de materiais utilizados no preenchimento de vulva e buscamos especificamente sobre bioestimuladores de colágeno, não há, até o momento, estudos publicados. Substâncias como o ácido polilático e a hidroxiapatita de cálcio, tão comuns na prática dermatológica com o objetivo de bioestimulação, além do preenchimento, têm sido utilizadas, buscando-se o "remodelamento íntimo"®* como um processo mais harmonioso e prolongado.

Dentro das possibilidades de preenchedores, por suas características reológicas, a hidroxiapatita de cálcio ganha destaque; além de apresentar função de volumização, estimula a síntese de colágeno, gerando na face resultados mais duradouros e consequentemente maior satisfação da paciente, o que, na experiência dos autores, pode, em teoria, ser extrapolado para a vulva.

* Pendente de patente.

Preenchedores industrializados

Os preenchedores de tecidos moles desempenham um papel importante no plano de tratamento estético, em virtude de sua capacidade de repor o volume perdido em pacientes submetidos apenas a um procedimento minimamente invasivo. É importante observar que os preenchimentos não são medicamentos, mas dispositivos médicos que estão sujeitos à Lei de Dispositivos Médicos para fins regulatórios.

□ Ácido hialurônico

Os preenchedores à base de ácido hialurônico (preenchedores de HA) se estabeleceram como preenchedores de primeira escolha na dermatologia estética moderna, porque apresentam a melhor relação risco-benefício, o efeito é reversível, podem ser resolvidos por hialuronidase no caso de efeitos colaterais e a maioria dos dados de estudos clínicos sobre eles está disponível.[24-29] O ácido hialurônico é usado na medicina estética em forma nativa, não reticulada ou apenas ligeiramente reticulada, altamente purificada como um hidratante intradérmico, ou na forma quimicamente reticulada (insolúvel em água e mais difícil de quebrar em razão da própria hialuronidase do corpo) como um preenchimento de tecido real, para tratamento de rugas, aumento de volume ou como parte da terapia para cicatrizes.

O ácido hialurônico é um glicosaminoglicano linear de ocorrência natural.[30] A molécula foi descoberta em 1934 por Karl Meyer e John Palmer.[30]

O primeiro preenchedor dérmico com base em HA foi desenvolvido por Balazs em 1989.[31] Um dos primeiros estudos foi realizado em 1991, com o preenchimento de HA reticulado (Hylan-B-Gel®).[32] Os preenchedores dérmicos à base de HA estão disponíveis na Europa desde 1996.[33] Hoje, existem mais de 150 preenchedores à base de HA no mercado.

Preenchimento dérmico

No início do histórico de preenchimentos de HA para eliminar os sinais de envelhecimento da pele, eles eram usados superficialmente para tratar rugas individuais. O termo "preenchimento dérmico" origina-se daquela época, está desatualizado e muitas vezes é corretamente substituído por "preenchedor de tecido mole" na linguagem internacional.[34,35]

Isso se explica pelo fato de que atualmente, no tratamento clínico para o rejuvenescimento, facial ou corporal, apenas uma pequena proporção das injeções é feita na região da derme. Em vez disso, os preenchimentos HA são usados para aumentar o volume, para contornar as áreas faciais ou para o tratamento de rugas profundas e, nesse contexto, são aplicados por via subcutânea.

Produção/composição do preenchedor de HA

HA é um biopolímero composto por:

a) uma biomolécula polar hidrofílica (→ capacidade de ligação à água);

b) um material viscoelástico (→ comportamento físico entre líquido e sólido).

Os preenchedores de HA atualmente no mercado são produzidos bacterianamente via fermentação e estabilizados por meio de reticulação.[33] Por esse processo, o prazo de validade pode ser estendido para um período de mais de um ano.[35] A substância mais frequentemente usada para reticulação é o éter diglicidílico de 1,4-butanodiol (BDDE), cujas propriedades são conhecidas há mais de 15 anos.[36]

Os produtos aprovados diferem significativamente, com base em vários critérios. Dependendo do processo de fabricação e da implementação da reticulação, os preenchedores de HA podem ser caracterizados como géis bifásicos ou monofásicos.

Os géis bifásicos são, por exemplo, produtos feitos com tecnologia NASHA® ("ácido hialurônico não estabilizado para animais"). O gel de HA reticulado não flui e é triturado (calibrado) nesses produtos usando-se um processo de peneira. As preparações contêm partículas de gel de tamanho médio bem definido. Os diferentes produtos diferem em seu tamanho de partícula. Uma fase líquida (p. ex., HA não reticulado) é adicionada a eles para que possam ser injetados, de modo que consistam em duas fases (bifásicos). Outro desenvolvimento nessa área é a chamada Tecnologia Optimal-Balance®, que combina a calibração (tamanho de partícula do gel) com vários graus de reticulação.

Em contraste com os preenchimentos puramente bifásicos, os preenchimentos monofásicos mais novos têm apenas partículas na faixa microscópica; macroscopicamente, não contêm partículas. No caso de preenchimentos monofásicos, os preenchimentos polidensificados com tecnologia Cohesive Polydensified Matrix (CPM®) podem ser diferenciados de preenchimentos monodensificados, como a tecnologia clássica Hylacross®.

Com os géis monofásicos monodensificados, a reticulação é realizada em uma etapa. Uma característica especial aqui é a tecnologia Vycross®, que, por meio da mistura de cadeias de ácido hialurônico de diferentes comprimentos, possibilita géis com propriedades de fluidez favoráveis e com alta capacidade de volumização ao mesmo tempo.[37]

O conteúdo real de HA, propriedades, eficácia e duração da ação e o perfil de segurança dos preenchimentos descritos também diferem em razão do processo de fabricação. As tecnologias mostradas aqui e seus principais representantes refletem os processos de fabricação mais comuns para preenchimentos aprovados na Europa e na América.

A maioria dos preenchimentos de HA no mercado tem adicionado lidocaína para garantir que a injeção seja o mais indolor possível. Em comparação com os preenchimentos sem lidocaína adicionada, os produtos que a contêm mostram uma melhora significativa em termos de dor à injeção. Em particular, os preenchimentos monofásicos com propriedades de fluxo favoráveis mostram uma redução mais rápida e maior na dor da injeção em comparação com produtos bifásicos.[25,38]

Propriedades ideais do produto

O objetivo do tratamento de superfície com ácidos hialurônicos não reticulados e ligeiramente reticulados (aumento da pele) é o conceito de "biossinalização/bioestimulação", com estimulação do desempenho da biossíntese dos fibroblastos, estimulação do metabolismo, nova síntese de fibras de colágeno e ácido hialurônico do próprio corpo.[39] Nessa indicação, o HA não é utilizado para "preenchimento" direto ou para aumento, mas para reidratação e "revitalização". Isso pode melhorar a estrutura da superfície, o turgor, a elasticidade e rugas finas.

Os preenchedores de HA, com o objetivo de tratar rugas, remodelar e contornar, entretanto, têm outras propriedades importantes relacionadas à aplicação:[40]

a) capacidade de elevação;
b) propriedade de injeção (força de extrusão);
c) maleabilidade e modelagem.

A capacidade de levantamento descreve a capacidade de um preenchimento de neutralizar a deformação e o achatamento, a fim de atingir uma volumização sustentável. É determinado pela dureza do gel (G') e pela coesão, a propriedade de um gel de reter sua integridade e não divergir.[41]

A concentração de HA e o grau de reticulação também determinam a capacidade de levantamento, dependendo do processo de fabricação. A maior concentração possível de HA não é necessariamente uma vantagem do produto, uma vez que uma concentração mais baixa tem uma propriedade higroscópica menor e os resultados da injeção são frequentemente mais previsíveis. As preparações com maior capacidade de levantamento são adequadas para aumentar o volume; e aquelas com menor capacidade são adequadas para corrigir rugas finas. Dentro de um grupo de preenchimento de HA, os preenchimentos com uma viscosidade mais alta também têm uma capacidade de levantamento mais alta.

Além das propriedades reológicas descritas, as seguintes características de um preenchimento de HA são de importância essencial:[40] segurança, reversibilidade do efeito, duração da ação de 1 a 2 anos, aparência natural do efeito do tratamento, satisfação do paciente, estresse mínimo para o paciente, tempo de inatividade mínimo, previsibilidade do efeito do tratamento.

Segurança do produto de preenchimentos de ácido hialurônico

O ácido hialurônico injetado pode ser dissolvido pela hialuronidase. A possibilidade de reversibilidade do efeito com a hialuronidase também contribuiu para o sucesso do preenchimento de HA. A enzima (indicação *off-label*) é usada como uma "substância de resgate" para corrigir as injeções de preenchimento de HA. As sobrecorreções ou correções incorretas por preenchedores de HA geralmente podem ser resolvidas rapidamente com a injeção de hialuronidase na área tratada. A eficácia depende do tipo e da quantidade de preenchimento de HA, bem como de sua integração ao tecido. Uma vez que a drenagem rápida da enzima foi descrita, várias injeções em intervalos de uma hora fazem sentido, especialmente em indicações agudas.[42]

Uma complicação dramática, embora rara, de um preenchimento de HA é a injeção intravascular errônea, que pode causar necrose do tecido em razão da oclusão vascular e, em casos extremos, até mesmo a cegueira,[43] acidente vascular cerebral ou tromboembolia pulmonar decorrentes da disseminação embólica do HA. Um modelo experimental em orelhas de coelho mostra que a hialuronidase pode reduzir significativamente as complicações vasculares após as injeções de preenchimento de HA em uma janela de tempo de quatro horas.[44]

No caso de oclusão vascular, a terapia deve ser iniciada imediatamente. A esse respeito, a hialuronidase não deve faltar em nenhuma prática em que os preenchimentos de HA sejam usados. É um *must-have* absoluto para cada médico que realiza esses tratamentos. Ao tratar as reações tardias após o tratamento com preenchimentos de HA, a hialuronidase é frequentemente a primeira escolha, dependendo da gênese.[45] Pacientes com alergia conhecida a Hymenoptera apresentam risco aumentado de anafilaxia após injeção de hialuronidase.

Abordagem prática

Os preenchedores HA caracterizam-se por um alto nível de versatilidade. São adequados para corrigir rugas superficiais, médias/profundas e profundas, para volume e contorno, bem como para tratar cicatrizes côncavas. Nesse contexto, existem várias maneiras de alcançar um resultado de tratamento ideal por meio de uma abordagem terapêutica individualizada.

As contraindicações absolutas são hipersensibilidade aos componentes de preenchimento de HA (p. ex., lidocaína, agente de reticulação), gravidez e amamentação, bem como inflamações da pele ou infecções na área a ser tratada (p. ex., lesão de acne, herpes, lesões bacterianas no local).

As contraindicações relativas são tendência a cicatrizes hipertróficas, doenças autoimunes/diabetes, sinais de infecções estreptocócicas (cepa de angina repetida, artrite reumatoide aguda, endocardite) e infecções agudas. Adolescentes com menos de 18 anos só devem ser tratados dentro da estrutura de uma indicação muito restrita, que seja acordada com os pais ou responsáveis (p. ex., para a terapia de cicatrizes psicologicamente estressantes).

A anticoagulação não é necessariamente uma contraindicação. Deve ser avaliada individualmente pelo médico, e o paciente deve ser informado sobre o risco aumentado de hematoma caso o tratamento seja assim mesmo realizado.

Pacientes que foram previamente tratados com preenchimento permanente correm o risco de "reativação", no sentido de uma reação imunológica por meio de uma nova injeção de preenchimento (também com preenchimento de HA), razão pela qual o tratamento nessas áreas deve ser evitado. Esse problema geralmente não é esperado com o pré-tratamento com preenchimentos de HA.

Preparação de injeção

O tratamento deve ser realizado em uma maca adequada para o paciente e que garanta um apoio corporal estável. Recomenda-se uma boa iluminação da área de injeção.

Com os modernos preenchimentos de HA com aditivo de lidocaína e agulhas de pequeno calibre, a anestesia local adicional ou bloqueios de nervos geralmente podem ser dispensados.

Na preparação para um preenchimento usando cânula, uma pápula de anestésico local intradérmico é recomendada na área da punção para reduzir a dor da injeção.

Um resfriamento (*cool pads*) da região para injeção ou a aplicação tópica de um creme contendo lidocaína ou tetracaína (possivelmente sob oclusão) são realizados por alguns médicos em regiões sensíveis à dor.

Em qualquer caso, antes da injeção, qualquer resíduo de maquiagem deve ser removido da pele, que necessita ser adequadamente desinfetada, de maneira análoga ao que ocorre em um procedimento cirúrgico. Isso é de particular importância no tratamento de preenchimento, pois o preenchimento de HA reticulado permanece na pele como um "implante", com vida útil de até dois anos, integra-se ao tecido e, em caso de disseminação de germes, forma um biofilme que pode vir com complicações tardias.

Indicações e profundidade de injeção

A profundidade da aplicação depende da indicação.

Se o objetivo é melhorar a qualidade da pele, os preenchimentos de baixa viscosidade são aplicados por via cutânea para esse fim. Se a injeção for muito superficial, pode ocorrer o efeito Tyndall, em que o HA brilha pela epiderme em uma cor azulada em razão da refração da luz ("linhas azuis").

Para a terapia clássica de rugas, a injeção ocorre em diferentes profundidades na derme profunda e subcutânea, dependendo da profundidade das rugas. Se o objetivo é contornar a face, também conhecido como modelagem facial, ou se os déficits de volume (em decorrência de envelhecimento, redução de peso ou lipodistrofia) devem ser compensados, a aplicação geralmente é subcutânea profunda ou supraperiosteal.

A seleção do produto tem por base a indicação correspondente. Além da região do rosto, os preenchedores de HA, principalmente aqueles com baixa reticulação, também são usados nas mãos, no pescoço, no decote e na região íntima.[34]

Técnica de injeção

Os preenchedores de HA podem ser aplicados tanto com agulha (pontiaguda) quanto com cânula (romba, arredondada na frente). A vantagem da aplicação com a agulha é a colocação rápida, direta e precisa possível dessa forma. O método é adequado quando distâncias curtas precisam ser superadas. Via de regra, as agulhas (geralmente calibre 30 ou 27) são fornecidas pelo fabricante com os respectivos preenchimentos.

Longas distâncias podem ser cobertas com a cânula, e áreas maiores podem ser tratadas usando-se a técnica de leque, o que significa que menos pontos de injeção são necessários. No entanto, se uma cânula romba for usada, uma incisão preparatória deve ser feita. Lesões vasculares são menos comuns com a cânula, mas não podem ser descartadas em nenhum caso, especialmente se forem utilizadas cânulas de pequeno diâmetro. Além disso, a profundidade da injeção é mais difícil de controlar para o iniciante.

Em qualquer caso, para evitar injeção intravascular acidental, a aspiração antes de dispensar o preenchimento é recomendada. É importante manter a ponta da agulha/cânula na mesma posição durante a aspiração e a injeção subsequente e esperar o tempo suficiente para garantir que nenhum sangue realmente apareça. Também é importante saber que mesmo a aspiração negativa não pode garantir 100% de exclusão de uma injeção intravascular.

Aplicação: estabilizado ou anterógrado ou retrógrado

O preenchimento pode ser liberado no tecido em movimento anterógrado (ao avançar) ou retrógrado (ao retrair), ou em uma posição estacionária e estável. A vantagem de segurança da aplicação estabilizada em repouso foi enfatizada quanto à possibilidade de aspiração. Uma liberação anterógrada ou retrógrada constante do material de enchimento é frequentemente usada na técnica linear ou em leque.

Ângulo de injeção

Em princípio, é crucial saber onde a ponta da agulha/cânula está no espaço tridimensional do tecido no local da aplicação. O caminho pode seguir diferentes abordagens. Em princípio, quanto mais superficial a injeção, menor será o ângulo de aplicação. Microgotas intradérmicas são geralmente feitas em um ângulo de injeção de 10 a 30°; as injeções subcutâneas podem ser muito variáveis (45°, mas na prática é muito diferente, dependendo da região e da técnica); e injeções profundas são geralmente de 45 a 90°. Inúmeras técnicas são preconizadas em face e rosto.

Depois da injeção

Imediatamente após a injeção, deve-se garantir que não ocorreram efeitos colaterais agudos. Dependendo da área de injeção e da técnica, está disponível uma massagem, na qual a posição correta do preenchedor pode ser verificada manualmente e irregularidades podem ser "modeladas" se necessário. A pressão mecânica ajuda no sangramento puntiforme. O leve resfriamento evita hematomas. Esportes, calor intenso (sauna etc.), exposição aos raios ultravioleta e maquiagem devem ser evitados inicialmente.

Os efeitos colaterais das injeções de HA tendem a ser inofensivos e temporários na maioria dos casos. Vermelhidão, hematoma e inchaço relacionados à injeção são os mais comuns. Esses efeitos colaterais relacionados à injeção são, em sua maioria, autolimitados e não requerem terapia. Mas também existem efeitos colaterais graves e potencialmente perigosos. É particularmente importante identificá-los e tratá-los em tempo hábil.[45]

Anafilaxia

Foram descritas reações alérgicas agudas no sentido de uma anafilaxia mediada pelo tipo 1, sendo a lidocaína contida no enchimento ou no reticulador também considerada como possível alérgeno.

Inchaços, caroços e endurecimentos

O inchaço nos primeiros dias após a injeção sem quaisquer sinais de inflamação pode ser decorrente de um trauma relacionado à injeção ou hematoma, bem como uma hipercorreção causada por material aplicado em excesso ou muito superficialmente. O efeito higroscópico do HA também pode resultar em edema. Nos dois últimos casos, uma injeção com hialuronidase seria terapeuticamente eficaz.

Oclusão vascular aguda

Ocasionalmente, a complicação mais séria é a oclusão vascular. As oclusões vasculares resultam de injeção intravascular acidental do preenchedor ou da compressão externa dos vasos. As consequências da isquemia são a necrose tecidual que, dependendo da localização e da gravidade, pode provocar a perda total de tecido na área de irrigação dos vasos afetados.

Os sintomas de oclusão vascular são dor incomumente intensa na injeção e clareamento da pele. Ocorre então um desenho vivo da pele, seguido de escurecimento, pústulas e bolhas estéreis, demarcação e finalmente ulceração.

Se houver suspeita de oclusão vascular, a injeção deve ser interrompida imediatamente e a hialuronidase deve ser injetada liberalmente no local da injeção. Essa é a medida de emergência mais importante e, dependendo do protocolo, é repetida várias vezes em intervalos curtos. Quanto mais tarde ocorre a injeção de hialuronidase, pior é o prognóstico. A anticoagulação com ácido acetilsalicílico (AAS) e possivelmente heparina de baixo peso molecular também fazem parte do protocolo de terapia. Medidas reológicas adicionais devem ser tomadas dependendo da gravidade. A oxigenoterapia hiperbárica também pode ser considerada em casos graves, após serem pesados os riscos e os benefícios. Dependendo do quadro clínico, esteroides e antibiose são úteis como medidas de acompanhamento.

O fornecimento de hialuronidase é obrigatório para todos os consultórios ou clínicas em que os preenchimentos de HA são injetados.

□ Hidroxiapatita de cálcio

A hidroxiapatita de cálcio (CaHA) tem sido tradicionalmente reservada para áreas que requerem grande reposição de volume ou reconversão, como bochechas e linha da mandíbula,[46] mas seu uso continua a se expandir para tratar uma série de indicações faciais e extrafaciais.[47-51]

A CaHa é considerada um bioestimulador de colágeno, por ser um material bioativo e biocompatível, podendo ser empregado em diferentes tecidos do corpo humano (ósseo, cartilaginoso, conjuntivo e muscular).[52] É utilizada há mais de 20 anos na ortopedia e na ortodontia, para correção de defeitos orofaciais e ósseos, para aumento de cordas vocais e como agente de volume transuretral para incontinência urinária de estresse.[51,52]

Em 2006, a CaHa foi aprovada pela Food and Drug Administration (FDA) para a correção de sulcos médios e profundos em pacientes com lipoatrofia em decorrência da AIDS.[53] Em 2009, recebeu aprovação da FDA para tratamentos estéticos faciais.[54]

No Brasil, apresenta-se disponível comercialmente como Radiesse® e Rennova Diamond®.

Para fins dermatológicos, o bioestimulador de colágeno CaHa deve ser um implante estéril, não pirogênico, não tóxico, não antigênico, semissólido, coesivo, sendo composto de CaHA (30%) suspensa em um gel carreador (70%), que consiste em carboximetilcelulose sódica, glicerina e água de alta pureza.[46,55,56] As microesferas CaHA variam de 25 a 45 mm de tamanho e são idênticas aos componentes inorgânicos dos ossos e dentes.[55]

A carboximetilcelulose na forma sódica apresenta-se como polímero aniônico muito solúvel em água, formando um composto homogêneo com a CaHa. Fornece o suporte eficaz para as partículas de CaHa, facilitando a melhor distribuição e fixação de modo homogêneo, evitando risco de migração e extravasamento para fora da área tratada.[47]

Quanto ao perfil de biossegurança, é um produto biocompatível, não tóxico, não irritante e não antigênico, não sendo necessário realizar testes de sensibilidade previamente ao seu uso. O gel é contraindicado a pacientes com histórico de hipersensibilidade a algum de seus componentes e àqueles com distúrbios de coagulação.[54]

A CaHa pode ser utilizada para implantação subdérmica ou supraperiosteal, para a correção de rugas e sulcos moderados a graves, como o nasolabial, aumento de volume malar e mandibular, volumização de dorso de mãos.[46,52,54,57] Também é indicado para tratamento de lipoatrofia em pacientes portadores de AIDS.[53]

Quando a CaHA é injetada no tecido, fornece um nível de correção 1:1 imediato. Ao longo de 3 a 6 meses, o gel transportador é degradado e as partículas de CaHA restantes atuam como um arcabouço para a deposição de novo colágeno por meio de uma resposta fibroblástica (10 a 14 meses).[56] Acredita-se que esse processo seja responsável pela correção estendida e semipermanente.[58]

Ocorre a migração de fibroblastos e histiócitos para o local do implante, e estes serão responsáveis pela produção de fibras de colágeno que circundarão as microesferas de hidroxiapatita de cálcio.[58]

As micropartículas de CaHa são degradadas em íons cálcio e fosfato, por processo metabólico normal do organismo (células macrofágicas fagocitam os cristais). Essa interação histológica progressiva das fibras de neocolágeno envolvendo as micropartículas de CaHa se mantém até 78 semanas após a aplicação no tecido.[57]

Não existem evidências de formação de granulomas, ossificação ou reação de corpo estranho nos locais do implante.[54,59]

As complicações são tipicamente limitadas a equimoses e eritema prolongados e podem ser drasticamente reduzidas fazendo-se com que o paciente pare com todos os inibidores de agregação plaquetária potenciais por duas semanas antes do tratamento.[60]

Nódulos brancos visíveis são uma ocorrência rara se houver a colocação adequada do material, principalmente porque o aumento labial foi uniformemente abandonado como opção de tratamento. O tratamento com CaHA não deve ser realizado em áreas que apresentem sinais de inflamação ou infecção.[60]

O implante contendo CaHa é radiopaco e visível na tomografia computadorizada, podendo ou não ser visualizado ao raio X, dependendo da quantidade de material aplicada.[60]

A literatura e os fabricantes em geral preconizam que a CaHA seja preparada em seringas pré-cheias de 1,3 e 0,3 mL, com ou sem lidocaína, e para uso corporal deva ser solubilizada em soluções de 1:1 até 1:5. Não requer refrigeração e tem vida útil de três anos em embalagem fechada. Normalmente, é injetado por meio de uma agulha de calibre 27 ou cânula 25 G ou 22 G, que permite um fluxo suave e uniforme do material sem entupir. Tem consistência de pasta espessa e é facilmente administrada com pressão moderada na seringa.[52,61]

A hidroxiapatita de cálcio tem várias propriedades que a tornam um agente ideal para o rejuvenescimento, incluindo natureza biodegradável, versatilidade (pode ser misturada com lidocaína para alterar a maleabilidade e propriedades reológicas sem comprometer a eficácia) e custo-benefício. Outra vantagem do CaHA é que os benefícios estéticos não são derivados apenas do volume de produto injetado, mas também da estimulação em longo prazo da produção de colágeno do próprio paciente, proporcionando longa durabilidade do efeito.[48]

Experiência dos autores

Desde 2017, com base em extensa e constante revisão de literatura e principalmente em sua prática dermatológica, os autores desta seção, apoiados em evidências médicas, sentem-se confortáveis para relatar aqui sua experiência. Vale ressaltar novamente que em nenhuma das "publicações" supracitadas mostrou-se documentação com número suficiente de pacientes para servir de *guideline* e referência absoluta para condutas definitivas com preenchedores no genital externo feminino. Portanto, trata-se de experiência pessoal de quatro anos.

☐ Preenchimento de grande lábio

Posição e limpeza

Com a paciente em maca sem posição ginecológica, procede-se à higienização no sentido da região pubiana para o glúteo.

Anestesia

Com um botão anestésico, faz-se o pertuito com agulha 22 G para a entrada da cânula.

Material

Com uma cânula semiflexível 22 G, faz-se o preenchimento inicialmente com CaHA e posteriormente com HA, de preferência com 30 dias de intervalo para completar a volumerização se necessário.

□ Preenchedores

CaHA

Mistura-se a CaHA na proporção 1:1 (mesmo que com lidocaína) com lidocaína; utiliza-se 0,5 mL por sessão por grande lábio.

HA

Preconiza-se utilizar HA com dureza moderada, G *prime* moderada (ou seja, com capacidade de voltar ao estado original) e macia, com capacidade moderada de volumerização (já que estamos falando de uma área que sofre pressão). Utiliza-se no máximo 0,5 mL de HA em cada grande lábio.

□ Técnica

Entra-se pelo orifício na altura do clitóris e procede-se a movimentos em leque, em retroinjeção, sentido clitóris-ânus para evitar contaminação.

Conclusão

Apesar de um notável crescimento de publicações, é possível observar uma verdadeira carência de estudos prospectivos, multicêntricos, randomizados e duplo-cego, com análises que extrapolem a avaliação fotográfica, revelando-se uma miríade de pesquisas relacionadas a relatos de casos e descrições técnicas com base na experiência pessoal de profissionais e sem um número estatisticamente significativo.

Torna-se evidente a necessidade de desenvolvimento de pesquisas mais robustas relacionadas a essa temática e de maior capacitação dos profissionais que buscam aperfeiçoar-se nessa nova especialidade, que é o tratamento da região genital feminina com um olhar terapêutico-preventivo, mas com uma abordagem regenerativa.

15.6 Cirurgia da Genitália Externa Feminina

• Oleg Sabatovich
• Katia Perim

Cada vez mais a estética da genitália feminina assume maior importância nos aspectos estéticos, visuais e sexuais, porém raramente as pacientes se encorajam a perguntar sobre isso nos consultórios. Entretanto, observamos o aumento do interesse pelo público feminino nessa área.

A compreensão da anatomia da genitália feminina é fundamental para o planejamento da técnica cirúrgica e informações recentemente documentadas sobre a anatomia vascular podem influenciar na escolha da técnica.

O ideal estético de Hodgkinson e Hait, em que os pequenos lábios são menores e não se projetam além dos grandes lábios, é um objetivo desejado pela maioria das pacientes do Ocidente e gera o conceito de harmonia genital, com várias classificações.

Embriologicamente, a formação da genitália externa feminina (GEF) começa a aparecer a partir da décima segunda semana de gestação, com ausência de hormônio sexual. O crescimento do falo cessa gradualmente, formando o clitóris, que, por sua vez, desenvolve-se de maneira semelhante à do pênis, mas as pregas urogenitais não se fundem ao longo de toda a sua estrutura, ocorrendo somente na parte superior e na inferior. As partes não fundidas das pregas urogenitais constituirão os pequenos lábios. A maior parte das pregas labioescrotais permanecem sem se fundir e formarão duas grandes dobras de pele, conhecidas como grandes lábios (GL).

Anatomia da genitália externa feminina

A GEF é composta por estruturas anatômicas que, unidas, são conhecidas como vulva. Está localizada abaixo do Monte de Vênus ou púbico, que é um acúmulo de tecido adiposo logo acima da união dos ossos púbicos (sínfise da pube). Na infância, é inicialmente coberta por uma penugem; na época da puberdade, por influência hormonal, inicia-se o aparecimento de pelos crespos, com disposição triangular na mulher, conferindo-lhe a aparência característica.

A vulva é reconhecida por sua anatomia típica. Os lábios maiores, ou grandes lábios, contêm tecido adiposo, conjuntivo, glândulas sebáceas, músculo liso e terminações nervosas sensitivas. Os lábios menores, ou pequenos lábios, internamente aos grandes lábios, são mais delgados, de conteúdo conjuntivo sem gordura ou pelos. Ambos são bem vascularizados, com terminações sensitivas especiais, tendo importante papel no capítulo na saúde sexual. Os lábios localizam-se entre o Monte de Vênus e a região periclitoriana à região perianal, tendo a função de proteção dos orifícios uretral e do canal vaginal (Figuras 15.16 a 15.18).

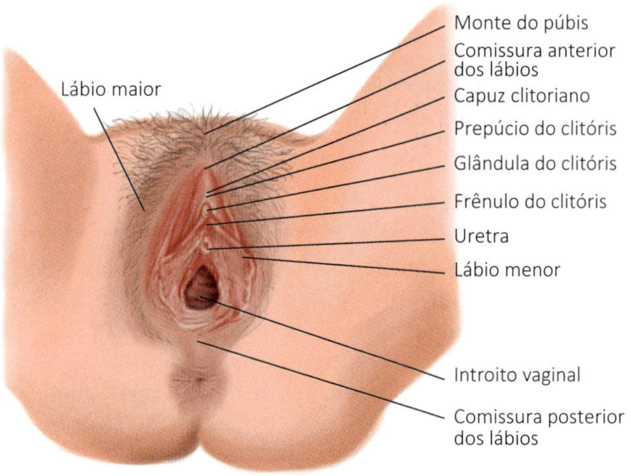

Figura 15.16. Anatomia da genitália externa feminina.
Fonte: Desenvolvida pela autoria do capítulo.

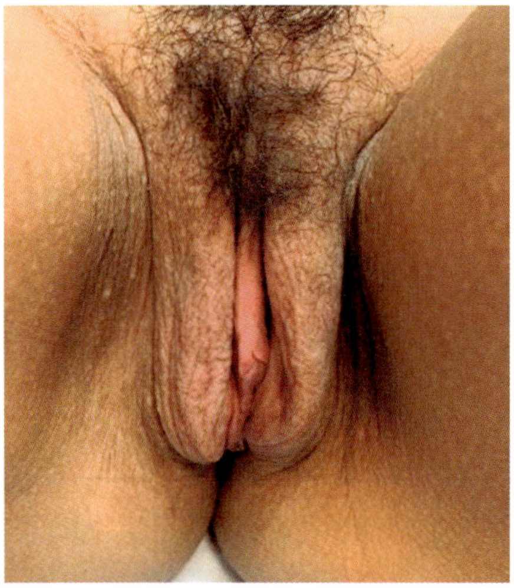

Figura 15.17. Foto de vulva.
Fonte: Acervo da autoria do capítulo.

Os grandes lábios apresentam extensão entre 9 e 12 cm e volume em torno de 9,3 cm[3].

O clitóris localiza-se acima da junção dos lábios menores; é um órgão bem vascularizado e inervado, responsável pela ereção. Tem importante papel no ato sexual, assim como os bulbos dos vestíbulos, que são massas eréteis internas profundamente ligadas aos pequenos lábios. O prepúcio é uma prega de tecido que cobre o clitóris, auxiliando em sua proteção.

A vagina é um órgão tubular, com 8 a 10 cm de comprimento, ligado ao útero na porção proximal e ao vestíbulo da genitália externa na porção distal. É constituída por três camadas principais: a mucosa, que reveste internamente o tubo vaginal; a muscular; e a adventícia, que externamente se relaciona com o reto, a bexiga, a uretra e o assoalho pélvico (Figura 15.19).

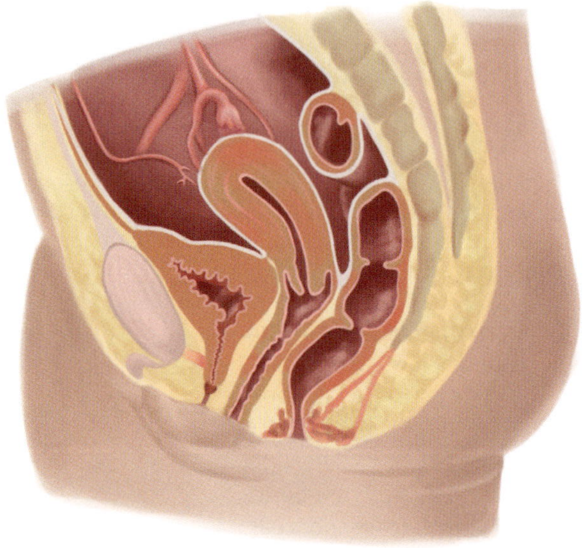

Figura 15.18. Secção sagital mediana da pelve feminina. Observamos a estrutura anatômica e topográfica entre as estruturas internas e externas e a correlação entre elas (podemos observar a vagina, o útero, as trompas e os ovários).
Fonte: Desenvolvida pela autoria do capítulo.

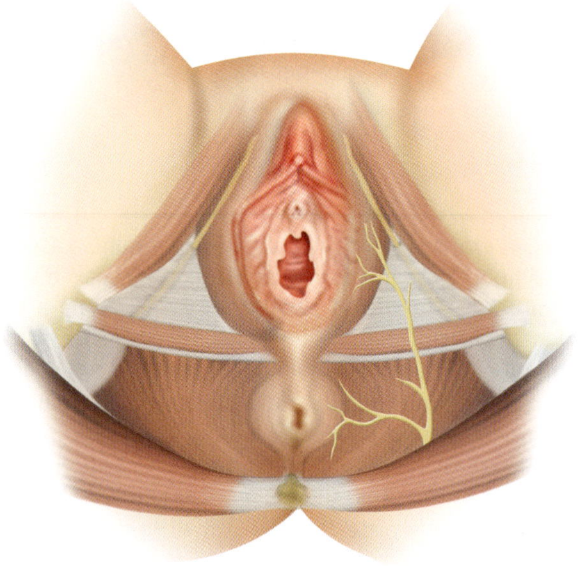

Figura 15.19. Assoalho pélvico feminino, mostrando o sistema musculoaponeurótico, a sustentação da área pélvica e a importância dele na saúde e na performance sexual feminina.
Fonte: Desenvolvida pela autoria do capítulo.

A camada interna da vagina, com revestimento mucoso, é constituída por tecido conjuntivo frouxo fibroelástico e tem uma rede vascular bem intensa, com múltiplas ramificações sensitivas. O tecido conectivo composto por colágeno e elastina, principais componentes da matriz extracelular (MEC), promove a firmeza, a resistência e a elasticidade do órgão.

Puberdade, ciclo menstrual e menopausa

Puberdade é o período que se inicia na maioria das mulheres entre 9 e 13 anos de idade, no qual ocorre influência e transformação hormonal e observam-se os fenômenos naturais do corpo feminino, como o crescimento das mamas, aparecimento de pelos pubianos, das axilas e buço, mudança e definição do físico corporal.

Há então maturação fisiológica das mamas, do útero, dos ovários, da vagina e da parte externa da genitália feminina (clitóris, lábios maiores e menores), com aparecimento definitivo dos pelos revestindo a área externa e conferindo o padrão individual da beleza.

O ciclo menstrual é um período caracterizado por 28 dias aproximadamente, no qual há descamação do endométrio à custa de indução prévia hormonal por conta da ovulação, antes do início de outro ciclo. Traduz e confirma um período de amadurecimento da mulher, iniciando a fase reprodutiva.

O ciclo menstrual (CM) é regulado pela interação hormonal: entre o hormônio luteinizante (LH) e o hormônio folículo-estimulante (FSH), produzidos na hipófise, e os hormônios estrogênio e progesterona, produzidos pelos ovários. Inicia-se a partir de 9 a 13 anos, com a menarca (primeira menstruação), e cada ciclo tem duração de 21 a 40 dias, considerados como média normal 28 dias. Consiste em três fases: fase folicular, ovulação e fase luteínica.

A descamação endometrial, chamada também de fase secretória, dura entre 3 e 7 dias e ocorre entre 15 e 300 mL de perda sanguínea, juntamente com restos do revestimento intrauterino.

É muito importante mencionar que o período menstrual, que dura de 30 a 35 anos em média, está diretamente envolvido nas mudanças do corpo feminino, como:

- crescimento e formato das mamas;
- crescimento e desenvolvimento corporal feminino;
- distribuição do tecido adiposo, tanto na sua estrutura anatômica, histológica, físico-química como fisiológica;
- marcador reprodutivo na vida das mulheres;
- marcador de qualidade da pele, com agravamento de doenças como acne, dermatite seborreica, eflúvio telogênico, hirsutismo, cistos sebáceos etc.

A **menopausa** é o momento final e permanente do ciclo menstrual, no qual os ovários deixam lentamente de produzir LH e progesterona e há impossibilidade de engravidar. Instala-se ao redor de 50 anos, mas pode também ocorrer precocemente (a partir dos 40 anos) ou tardiamente (até os 58 anos).

As manifestações da menopausa podem ser orgânicas e/ou psicossomáticas, porém na esfera anatômica apresentam-se pela perda da produção de estrogênios. São caracterizadas por:

a) perda volumétrica associada a flacidez e perda de contornos dos grandes e pequenos lábios;
b) diminuição volumétrica do clitóris e flacidez da região do prepúcio do clitóris;
c) diminuição da quantidade de glândulas sebáceas e terminações nervosas nos lábios maiores e menores;
d) mudança na coloração dos pelos em toda a região pélvica;
e) atrofia vaginal, com ressecamento interno e uretra adelgaçada, criando situações clínicas e manifestações diferentes em cada mulher;
f) diminuição do tamanho de útero, ovário e trompas de falópio, pela atrofia dos tecidos;
g) perda de força do sistema de sustentação, o que causa afrouxamento do tecido conectivo junto a ligamentos e consequente prolapso dos órgãos internos, ou seja, da genitália feminina interna;
h) substituição do tecido glandular mamário por tecido adiposo, perdendo consistência e resultando em gradativa flacidez.

Essas mudanças fisiológicas na mulher, com as repercussões estético-funcionais, fazem as pacientes procurarem por procedimentos rejuvenescedores cirúrgicos ou por novas tecnologias aplicadas em forma de laser, radiofrequência, preenchimentos, para melhorar o aspecto estético e funcional da GEF.

Envelhecimento da genitália feminina

Com o avanço da idade cronológica, a genitália feminina apresenta mudanças anatômicas e fisiológicas. Esse processo de envelhecimento contínuo e irreversível provavelmente tem início a partir da diminuição dos estrogênios.

Os principais estrogênios são: estradiol, estriol e estrona, que representam os hormônios esteroides e sensibilizados pelos ovários, partindo da participação do hormônio androstenediona por células denominadas "teca". Por sua vez, a estrona e o hormônio propulsor do estradiol são produto do processo de aromatização periférica do metabolismo do estradiol. Essa síntese dos estrogênios varia com a idade, a saúde geral e hábitos das mulheres, como tabagismo, alcoolismo, consumo de drogas e outros.

Na menopausa, há queda e redução na produção e na distribuição do estradiol circulante. Por isso, os receptores hormonais na pele e no aparelho geniturinário são diretamente afetados. Todas as estruturas e funções celulares específicas, nas respectivas áreas do corpo e da pele, apresentam clinicamente mudanças, como ressecamento dos lábios e introito vaginal, atrofias das camadas da pele, diminuição da elasticidade, aparecimento de flacidez, rugas, aspereza e, sobretudo, perdas volumétricas por diminuição das fibras elásticas e do tecido conjuntivo nos lábios menores e maiores, o que exige intervenções médico-cirúrgicas.

Indicações dos procedimentos

- perda volumétrica das estruturas anatômicas na região da genitália feminina;
- flacidez, rugas discretas iniciais, ainda sem indicação cirúrgica.

Cirurgia da genitália externa feminina

Conhecendo a anatomia da região pélvico-genital feminina, podemos entender os limites e as necessidades de atuar nessa área anatômica, realizando desde cirurgias plásticas, como lipoaspiração do Monte de Vênus, lipoenxertias nos grandes lábios ou mesmo ressecções, ninfoplastias nos pequenos lábios, himenoplastias, até procedimentos dermatológicos, como depilação definitiva com laser ou radiofrequência, preenchimentos com ácido hialurônico, uso de tecnologia RF e/ou laser no espaço intravaginal, com finalidade de rejuvenescimento.

Dentre os procedimentos cirúrgicos mais comumente realizados, destacam-se a lipoaspiração do Monte de Vênus, ressecções de excesso de pele dos grandes lábios, a lipoenxertia de tecido adiposo nos grandes lábios e a correção da hipertrofia dos pequenos lábios.

Lipoaspiração do Monte de Vênus

É um procedimento de fácil execução e visa diminuir adiposidades existentes e hiperplasia nessa região, as quais ficam esteticamente visíveis nas vestimentas mais íntimas, assim como também expostas quando do uso de vestimentas para praia e piscina.

Podem ser realizadas com anestesia local e sedação ou bloqueio periférico, realizando-se a infiltração de anestésico no local, com soro fisiológico e adrenalina para diminuir o sangramento. Com cânulas de 2,5, 2,8 ou 3 mm, retira-se a gordura por meio de pequena incisão com a ponta da lâmina n. 11, na qual é introduzida uma microcânula, e com movimentos de vai e vem obtém-se a saída do tecido adiposo.

Lipoenxertia do Monte de Vênus

Em algumas pacientes, nota-se hipoplasia do Monte de Vênus, que se apresenta sem sua característica de elevação e até mesmo sem a presença do coxim adiposo.

Nesses casos, geralmente usamos como área doadora a face interna da coxa ou quaisquer outras áreas residuais de gordura localizada. O volume injetado frequentemente fica em torno de 30 a 50 mL, porém na grande maioria dos casos há necessidade de retirar gordura.

Lipoenxertia dos grandes lábios

É realizada juntamente com a lipoaspiração, pois há necessidade do tecido adiposo para efetuar a enxertia de "gordura" e proceder ao preenchimento dos grandes lábios, devolvendo o volume perdido com a atrofia. O reposicionamento volumétrico é atingido com a enxertia em túneis estratificados, o que ajuda no melhor aproveitamento da gordura, diminuindo a perda. São usados aproximadamente de 10 a 30 mL de tecido adiposo, considerando-se o volume total (Figuras 15.20 a 15.22).

O tecido adiposo lipoaspirado é lavado na própria seringa com soro fisiológico, é decantado, e o exsudato é descartado. Apenas o concentrado de adipócitos será usado como enxerto, e a importância dessa metodologia é a simplificação, com menos exposição e manipulação da gordura lipoaspirada. A lavagem é repetida até que a gordura se torne amarela e livre de sangue ou outros resíduos. É então transferida para seringas de 1 mL, prontas para a lipoenxertia.

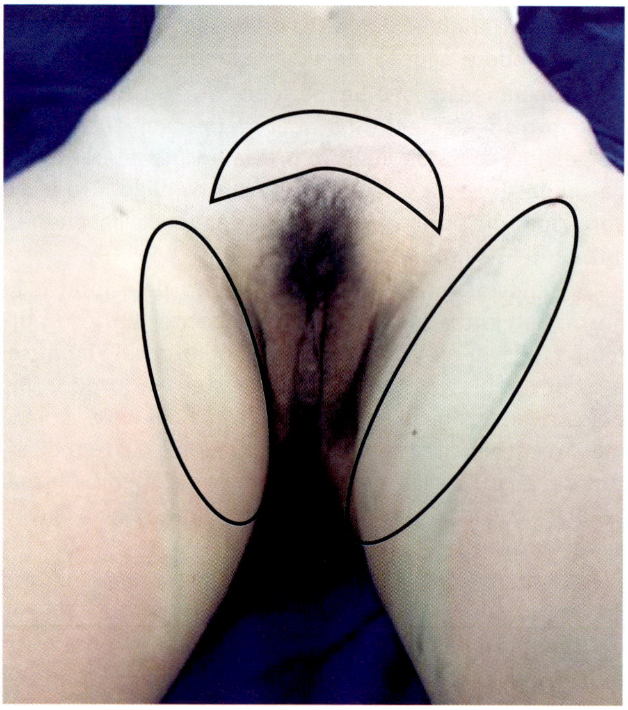

Figura 15.20. Demarcação de área lipoaspirada na face interna da coxa e Monte de Vênus. Geralmente são áreas com hiperplasia de células adiposas, áreas doadoras do material para lipoenxertia.
Fonte: Acervo da autoria do capítulo.

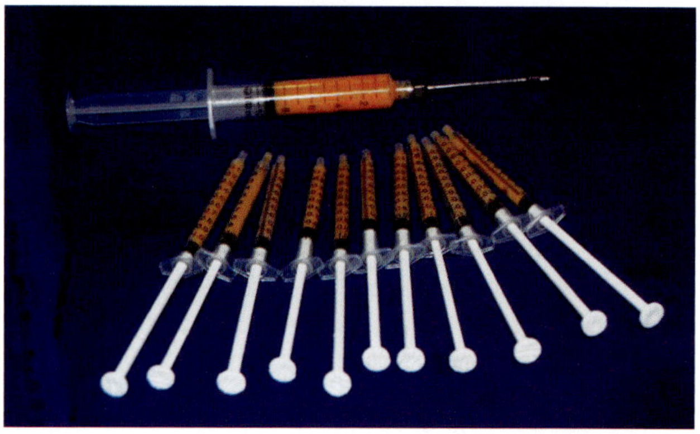

Figura 15.21. Preparo da gordura para lipoenxertia. Seringa maior – gordura aspirada. Seringas menores – gordura pronta para enxertia, a ser usada nos lábios. Seringas de 1 mL, com microagulhas de 2,5, 2,8 ou 3 mm; podem ser usadas agulhas hipodérmicas 40 × 12.
Fonte: Acervo da autoria do capítulo.

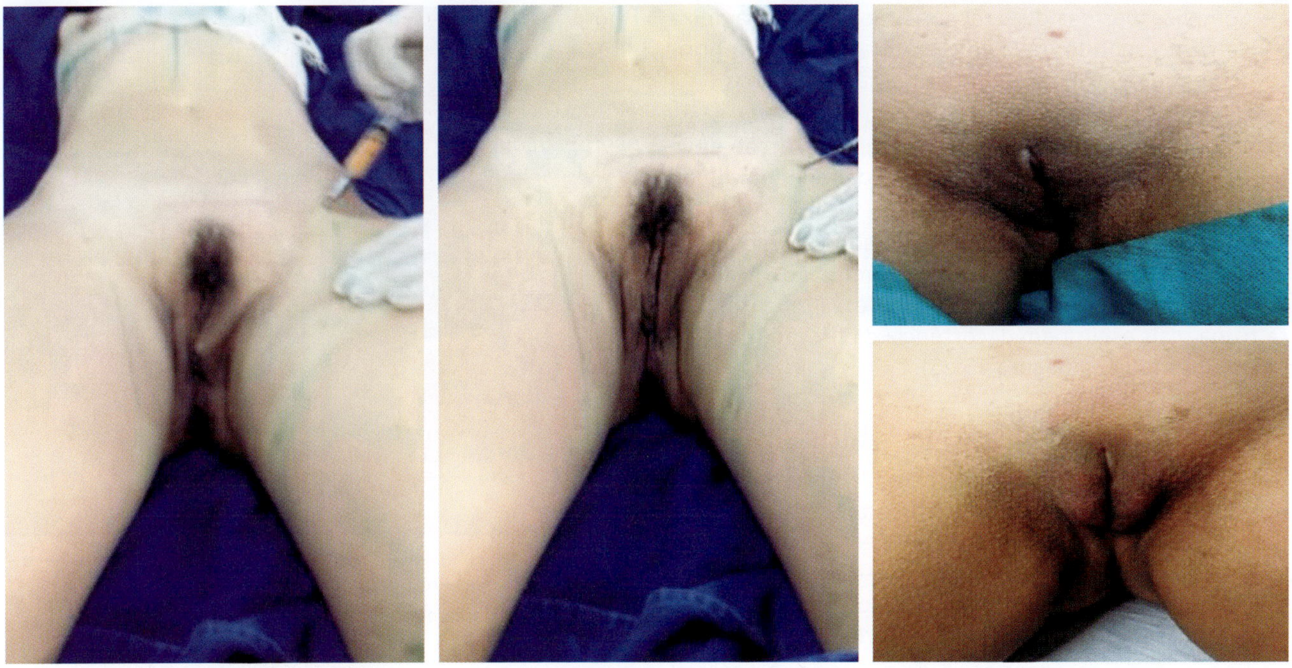

Figura 15.22. Lipoenxertia dos grandes lábios e do Monte de Vênus, pré e pós-procedimento.
Fonte: Acervo da autoria do capítulo.

□ Correção da hipertrofia dos pequenos lábios

Existem várias técnicas cirúrgicas, que são utilizadas com base na necessidade de cada caso.

A classificação morfológica dos pequenos lábios mais usada é a de Banwell, em tipos de I a III (Figura 15.23):

I. hipertrofia do 1/3 do anterior do pequeno lábio;
II. hipertrofia do 1/3 do segmento medial do pequeno lábio;
III. hipertrofia do 1/3 do segmento posterior do pequeno lábio.

Pode ainda apresentar-se hipertrofia em todo o segmento do pequeno lábio, porém a alteração de forma mais frequente é a do tipo I, assim como as assimetrias.

Técnicas

As técnicas mais usadas são (Figura 15.24):

- **Ressecção linear em curva:** preferida pelos cirurgiões plásticos e ginecologistas, essa técnica permite realizar desde ressecções pequenas a ressecções mais amplas.
- **Ressecção em cunha:** escolhida para casos em que há necessidade de menores correções, pode ser total (todo o segmento) ou com a "desmucosização".

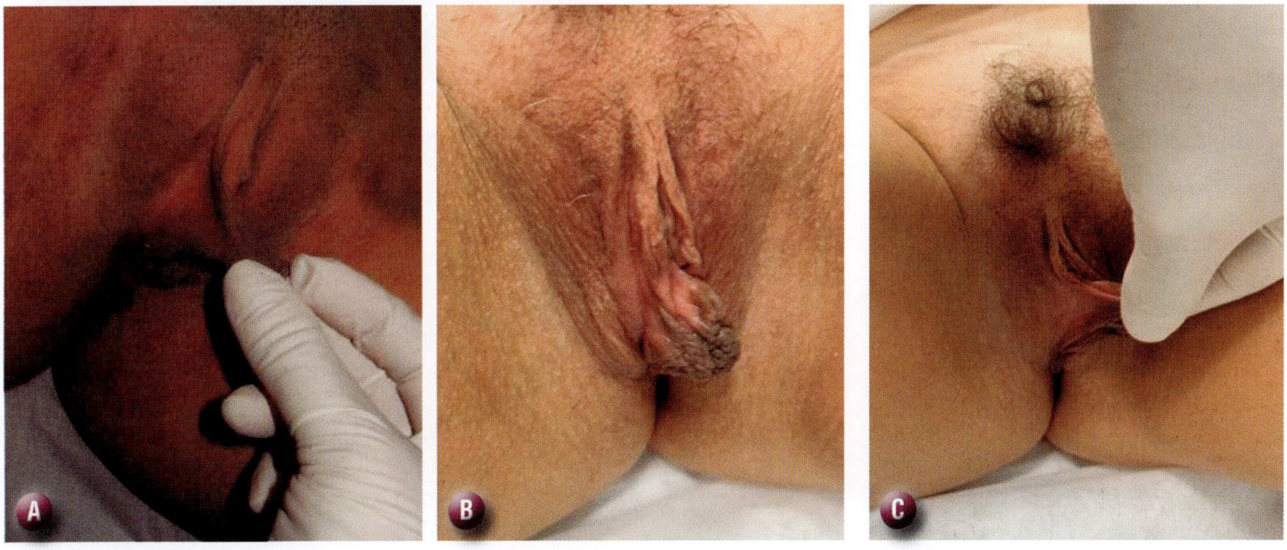

Figura 15.23. (A) Tipo I. (B) Tipo II. (C) Tipo III.
Fonte: Acervo da autoria do capítulo.

Complicações das duas técnicas são raras: uma deixa a cicatriz no sentido do lábio e a outra na posição horizontal; pode ocorrer dor ou cicatrização inestética.

Um bom parâmetro para resseção é observar o aspecto da mucosa dos pequenos lábios: a ressecção deve ser limitada à transição da coloração da pele, um desejo frequente das pacientes.

Observa-se que, em todo o excesso de mucosa dos pequenos lábios que ultrapassa o limite dos grandes lábios, há modificação da coloração dessa mucosa, que se torna mais escura em decorrência da fricção repetida nas roupas íntimas (Figura 15.25).

□ Correção dos grandes lábios

A remoção do excesso de pele, "solta como uma bolsa vazia", não parece danificar grandes vasos nem nervos ou afetar a sensibilidade da pele. Sangramentos são mais comuns nos casos de ressecções dos coxins adiposos, causando moderada dor no pós-operatório, mas não fazem parte da grande maioria das cirurgias.

Dependendo da experiência do cirurgião, é possível associar técnicas como RF, ou realizar técnicas para correções dos lábios maior e menor conjuntamente (Figura 15.26).

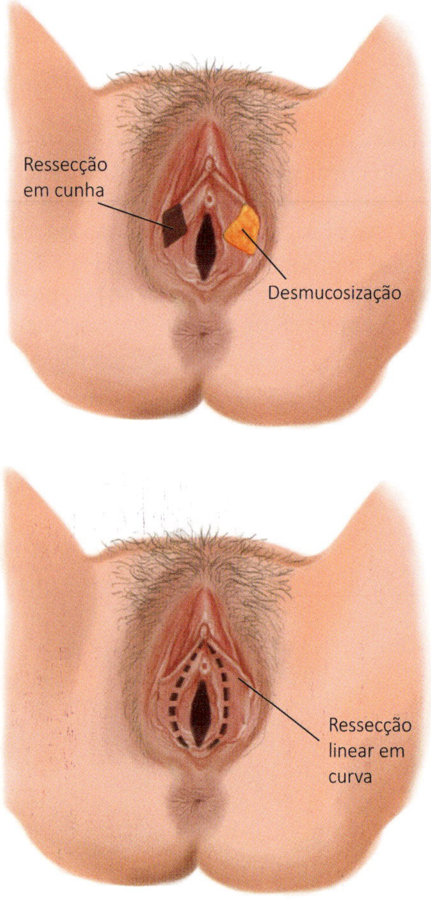

Figura 15.24. Esquema da marcação da ressecção em cunha, desmucosização e ressecção linear do pequeno lábio.
Fonte: Desenvolvida pela autoria do capítulo.

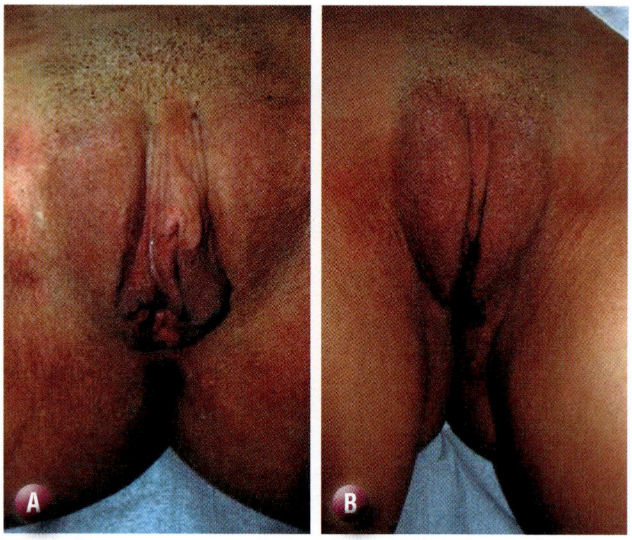

Figura 15.25. (A) Pré-operatório. (B) Pós-operatório.
Fonte: Acervo da autoria do capítulo.

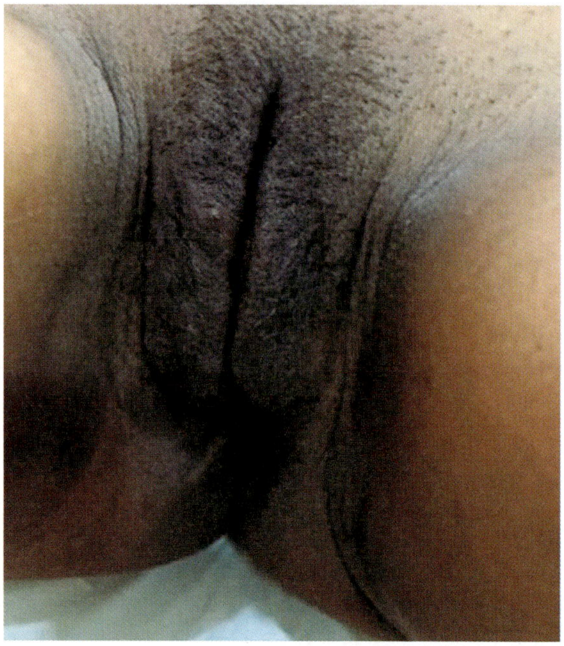

Figura 15.26. Aspecto da hipoplasia dos grandes lábios e hipercromia da vulva e da região perineal.
Fonte: Acervo da autoria do capítulo.

Técnica

Os procedimentos são realizados em unidades hospitalares ou com estrutura apropriada, sob anestesia local com sedação, e podem ser usadas anestesias tópicas previamente.

Realiza-se a marcação vertical, iniciando-se em um nível logo abaixo do clitóris e estendendo-se verticalmente no nível do sulco entre o lábio maior e o menor, com ressecção voltada para cima logo após a cordilheira do grande lábio. Importante observar que não se alcance o fórnix, evitando-se assim retrações cicatriciais e consequente dispareunia (Figuras 15.27 a 15.29).

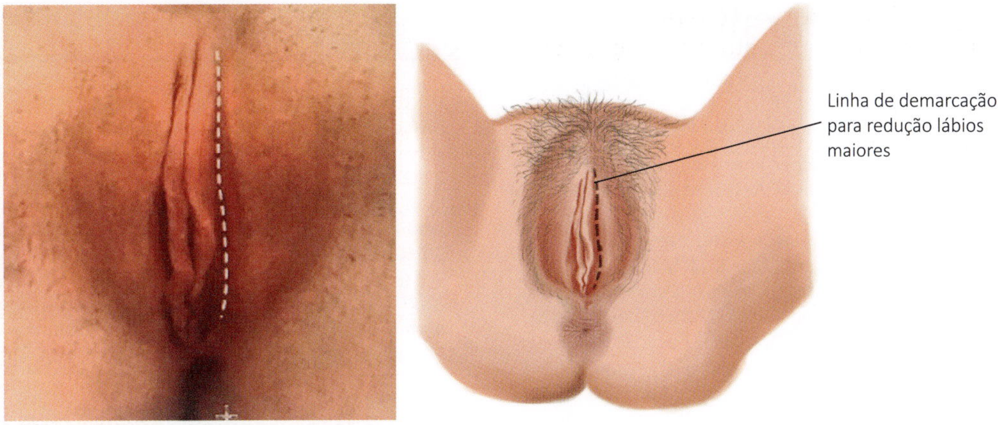

Figura 15.27. Esquema da marcação do limite da ressecção dos grandes lábios.
Fontes: Acervo da autoria do capítulo e Desenvolvida pela autoria do capítulo.

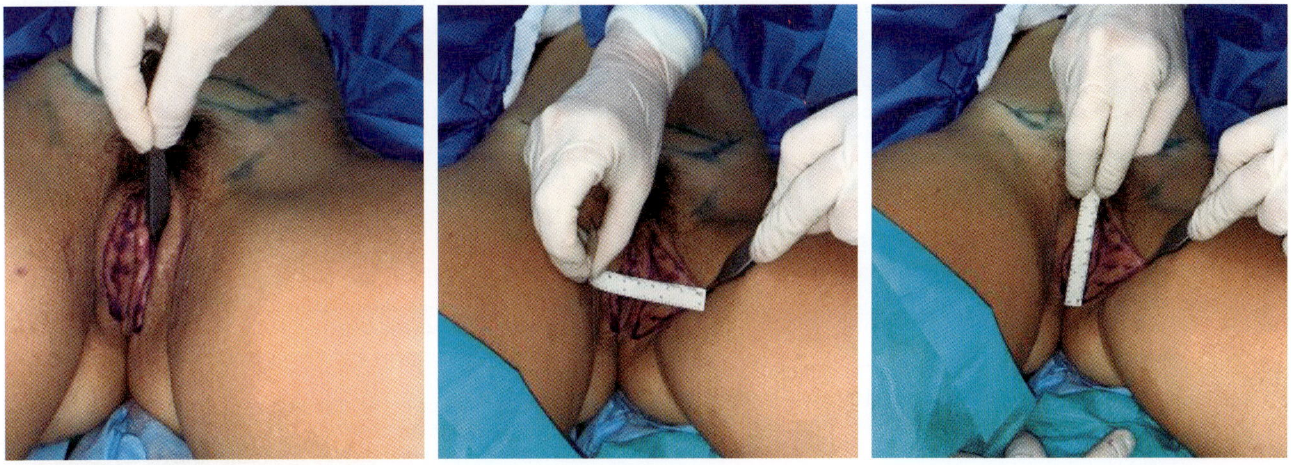

Figura 15.28. Marcações da ressecção dos grandes lábios, ressecção de 3,5 × 8 cm de extensão.
Fonte: Acervo da autoria do capítulo.

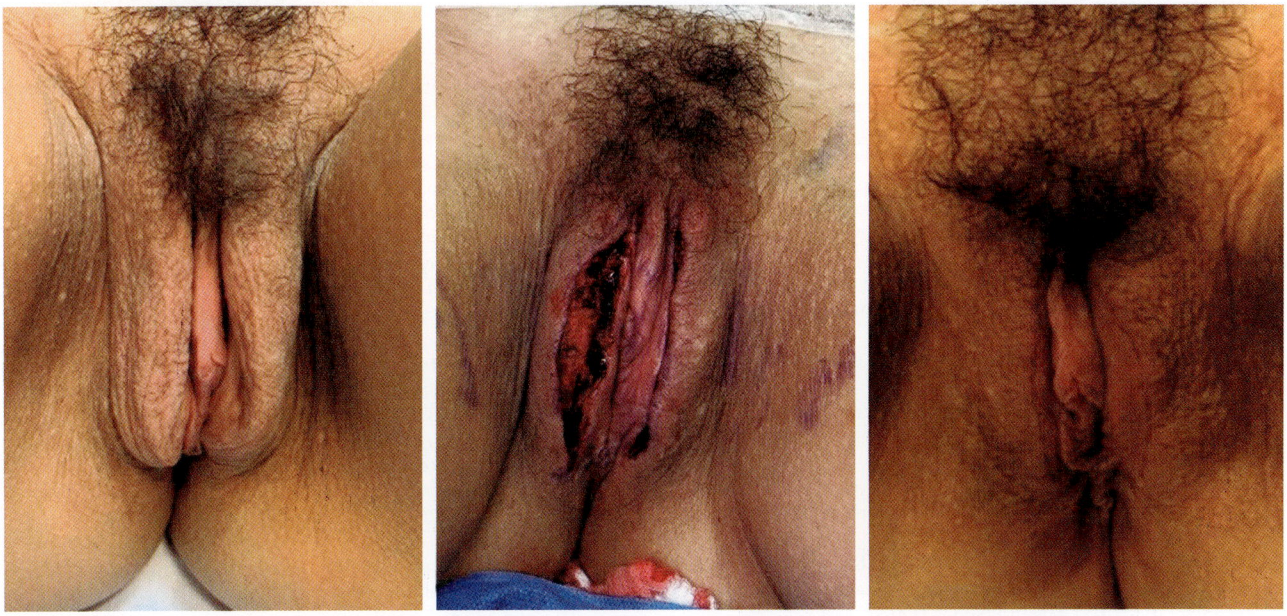

Figura 15.29. Caso clínico evidenciando grande excesso de pele dos grandes lábios (pré, per e pós-operatório).
Fonte: Acervo da autoria do capítulo.

Referências Bibliográficas

• Anatomia da Genitália Externa Feminina

1. Clerico C, Lari A, Mojallal A, Boucher F. Anatomy and aesthetics of the labia minora: the ideal vulva? Aesthetic Plast Surg. 2017 Jun;41(3):714-719.
2. Yeung J, Pauls RN. Anatomy of the vulva and the female sexual response. Obstet Gynecol Clin North Am. 2016 Mar;43(1):27-44.
3. Williams PL, Bannister LH, Berry MM, Collins P, Dyson M, Dussek JE et al. (ed.). Gray's anatomy. 40th ed. Rio de Janeiro: Elsevier; 2010.
4. Halbe HW. Tratado de ginecologia. São Paulo: Roca; 2000.
5. Rock JA, Jones III HW (ed.). Te Linde's operative ginecology. 10th ed. Philadelphia: Wolters Kluwer: Lippincott Williams & Wilkins; 2009.
6. O'Connell HE, Eizenberg N, Rahman M, Cleeve J. The anatomy of the distal vagina: towards unity. J Sex Med. 2008 Aug;5(8):1883-1891.
7. Patil S, Sultan H, Thakar R. Bartholin's cysts and abcesses. J Obstet Gynaecol. 2007 Apr;27(3):241-245.
8. Dwyer PL. Skene's gland revisited: function, dysfunction and the G spot. Int Urogynecol J. 2012 Feb;23(2):135-137.
9. Puppo V. Embriology and anatomy of the vulva: the female orgasm and women's sexual health. Eur J Obstet Gynecol Reprod Biol. 2011 Jan;154(1):3-8.
10. Robert R, Labat JJ, Bensignor M, Glemain P, Deschamps C, Raoul S et al. Decompression and transposition of the pudendal nerve in pudendal neuralgia: a randomized controlled trial and long-term. Eur Urol. 2005 Mar;47(3):403-408.

• Climatério e Estética Genital

1. Fernandes CE, Baracat EC, Lima GR. Climatério: manual de orientação. São Paulo: Federação Brasileira das Associações de Ginecologia e Obstetrícia; 2004. p. 102-372.
2. Farage MA, Maibach HI. The vulva: physiology and clinical management. 2nd ed. Boca Raton: CRC Press; 2017.
3. Lloyd J, Crouch NS, Minto CL, Liao LM, Creighton SM. Female genital appearance: "normality" unfolds. An Int J Obstet Gynaecol. 2005 May;112(5):643-646.
4. Farage M, Maibach H. Lifetime changes in the vulva and vagina. Arch Gynecol Obstet. 2006 Jan;273(4):195-202.
5. Nappi RE, Ferdeghini F, Sampaolo P, Vaccaro P, De Leonardis C, Albani F et al. Clitoral circulation in postmenopausal women with sexual dysfunction: a pilot randomized study with hormone therapy. Maturitas. 2006;55(3):288-295.
6. Alshiek J, Garcia B, Minassian V, Iglesia CB, Clark A, Sokol ER et al. Vaginal energy based devices – AUGS clinical consensus statement. Female Pelvic Med Reconstr Surg. 2020 May;26(5):287-298.
7. Goodman MP, Placik OJ, Matlock DL, Simopoulos AF, Dalton TA, Veale D et al. Evaluation of body image and sexual satisfaction in women undergoing female genital plastic/cosmetic surgery. Aesthetic Surg J. 2016 Oct;36(9):1048-1057.
8. Clerico C, Lari A, Mojallal A, Boucher F. Anatomy and aesthetics of the labia minora: the ideal vulva? Aesthetic Plast Surg. 2017 Jun;41(3):714-719.
9. Andrikopoulou M, Michala L, Creighton SM, Liao LM. The normal vulva in medical textbooks. J Obstet Gynaecol (Lahore). 2013 Oct;33(7):648-650.
10. Capraro VJ. Congenital anomalies. Clin Obstet Gynecol. 1971 Dec;14(4):988-1012.
11. Cihantimur B, Herold C. Genital beautification: a concept that offers more than reduction of the labia minora. Aesthetic Plast Surg. 2013 Dec;37(6):1128-1133.
12. Iglesia CB, Yurteri-Kaplan L, Alinsod R. Female genital cosmetic surgery: a review of techniques and outcomes. Int Urogynecol J. 2013 Dec;24(12):1997-2009.
13. Ravel J, Gajer P, Abdo Z, Schneider GM, Koenig SSK, McCulle SL et al. Vaginal microbiome of reproductive-age women. Proc Natl Acad Sci USA. 2011 Mar;108(Suppl 1):4680-4687.
14. Siliquini GP, Tuninetti V, Bounous VE, Bert F, Biglia N. Fractional CO2 laser therapy: a new challenge for vulvovaginal atrophy in postmenopausal women. Climacteric. 2017 Aug;20(4):379-384.
15. Hamori CA. Commentary on – Labia majora augmentation: a systematic review of the literature. Aesthetic Surg J. 2017 Oct;37(10):1165-1167.
16. Fasola E, Gazzola R. Labia majora augmentation with hyaluronic acid filler: technique and results. Aesthetic Surg J. 2016 Nov;36(10):1155-1163.
17. Writing Group for the Women's Health Initiative Investigators. Risks and benefits of estrogen plus progestin in healthy postmenopausal women: principal results from the women's health initiative randomized controlled trial. ACC Curr J Rev. 2002;11(6):38-39.

• Alterações do Envelhecimento da Genitália Externa Feminina

1. Barcia JM. Síntomas vasomotores en la mujer climatérica. Rev Cuba Obstet Ginecol. 2011;37(4):577-592.
2. Oliveira N. IBGE: expectativa de vida dos brasileiros aumentou mais de 40 anos em 11 décadas. Agência Brasil (Rio de Janeiro) [Internet]. 2016. Disponível em: https://agenciabrasil.ebc.com.br/geral/noticia/2016-08/ibge-expectativa-de-vida-dos-brasileiros-aumentou-mais-de-75-anos-em-11.
3. Federação Brasileira das Associações de Ginecologia e Obstetrícia. Manual de orientação climatério. São Paulo: FEBRASGO; 2010. 220 p.
4. Organização Mundial da Saúde. Sistema de informação e estatística [Internet]. Genebra; 2008 [citado 12 nov. 2008]. Disponível em: https://www.who.int/en.
5. Instituto Brasileiro de Geografia e Estatística. Evolução da mortalidade: Brasil [Internet]. Rio de Janeiro; 2001 [citado 15 jun. 2008]. Disponível em: www.ibge.gov.br.
6. Castelo-Branco C, Blümel JE, Chedraui P, Calle A, Bocanera R, Depiano E et al. Age at menopause in Latin America. Menopause. 2006 Jul-Aug;13(4):706-712.
7. Shulman LP. Androgens and menopause. Minerva Ginecol. 2009 Dec;61(6):491-497.
8. Greendale GA, Sowers M. The menopause transition. Endocrinol Metab Clin North Am. 1997 Jun;26(2):261-277.
9. Brenner PF. The menopausal syndrome. Obstet Gynecol. 1988 Nov;72(5 Suppl):6S-11S.
10. Edwards D, Panay N. Treating vulvovaginal atrophy/genitourinary syndrome of menopause: how important is vaginal lubricant and moisturizer composition? Climacteric. 2016 Apr;19(2):151-161.
11. Gandhi J, Chen A, Dagur G, Suh Y, Smith N, Cali B et al. Genitourinary syndrome of menopause: an overview of clinical manifestations, pathophysiology, etiology, evaluation and management. Am J Obstet Gynecol. 2016 Dec;215(6):704-711.
12. Utian WH. The fate of the untreated menopause. Obstet Gynecol Clin North Am. 1987 Mar;14(1):1-11.
13. Palacios S, Castelo-Branco C, Currie H, Mijatovic V, Nappi RE, Simon J et al. Update on management of genitourinary syndrome of menopause: a practical guide. Maturitas. 2015 Nov;82(3):308-313.
14. Utian WH. Ovarian function, therapy-oriented definition of menopause and climacteric. Exp Gerontol. 1994;29(3-4):245-251.
15. Stuenkel CA, Davis SR, Gompel A, Lumsden MA, Murad MH, Pinkerton JV et al. Treatment of symptoms of the menopause: an endocrine society clinical practice guideline. J Clin Endocrinol Metab. 2015 Nov;100(11):3975-4011.
16. Villiers TJ, Gass MLS, Haines CJ, Hall JE, Lobo RA, Pierroz DD et al. Global consensus statement on menopausal hormone therapy. Climacteric. 2013 Apr;16(2):203-204.
17. Panay N. Genitourinary syndrome of the menopause: dawn of a new era? Climacteric. 2015;18(Suppl 1):13-17.
18. Kaunitz AM, Manson JE. Management of menopausal symptoms. Obstet Ginecol. 2015 Oct;126(4):859-876.
19. Tadir Y, Gaspar A, Lev-Sagie A, Alexiades M, Alinsod R, Bader A et al. Light and energy-based therapeutics for genitourinary syndrome of menopause: consensus and controversies. Lasers Surg Med. 2017 Feb;49(2):137-159.
20. Gambacciani M, Levancini M, Cervigni M. Vaginal erbium laser: the second-generation thermotherapy for the genitourinary syndrome of menopause. Climacteric. 2015 Oct;18(5):757-763.

21. Kamilos MF, Borrelli CL. New therapeutic option in genitourinary syndrome of menopause: pilot study using micro ablative fractional radiofrequency. Einstein. 2017;15(4):445-451.
22. Harlow SD, Crawford S, Dennerstein L, Burger HG, Mitchell ES, Sowers MF. Recommendations from a multi-study evaluation of proposed criteria for staging reproductive aging. Climacteric. 2007 Apr;10(2):112-119.
23. Harlow SD, Cain K, Crawford S, Dennerstein L, Little R, Mitchell ES et al. Evaluation of four proposed bleeding criteria for the onset of late menopausal transition. J Clin Endocrinol Metab. 2006 Sep;91(9):3432-3438.
24. Lephart ED. A review of the role of estrogen in dermal aging and facial attractiveness in women. J Cosmet Dermatol. 2018 Jun;17(3):282-288.
25. Alvarado-García A, Hernández-Quijano T, Hernández-Valencia M, Negrín-Pérez MC, Ríos-Castillo B, Valencia-Pérez GU et al. Diagnóstico y tratamiento de la perimenopausia y la postmenopausia. Rev Med Inst Mex Seguro Soc. 2015;53(2):214-225.
26. Allen C, Evans G, Sutton EL. Pharmacologic therapies in women's health: contraception and menopause treatment. Med Clin North Am. 2016 Jul;100(4):763-789.
27. Basavilvazo-Rodríguez MA, Fuentes-Morales S, Puello-Támara ER, Torres-Arreola LP et al. Guía de práctica clínica – Atención del climaterio y menopausia: evidencias y recomendaciones. México: Secretaría de Salud; 2009.
28. Armeni E, Lambrinoudaki I, Ceausu I, Depypere H, Mueck A, Perez-Lopez FR et al. Maintaining post-reproductive health: a care pathway from the European Menopause and Andropause Society (EMAS). Maturitas. 2016 Jul;89:63-72.
29. Vizintin Z, Rivera M, Fistonić I, Saraçoğlu F, Guimaraes P, Gaviria J et al. Novel minimally invasive VSP Er:YAG laser treatments in gynecology. J Laser Health Academy. 2012;2012(1):46-58.
30. Guimarães P. Laser vaginal rejuvenation (oral presentation). In: 5th World Congress of the International Society of Cosmetogynecology, 2012 January 17; Las Vegas (Nevada, USA).

• Tratamento Clínico e Tecnologias para Rejuvenescimento Íntimo

1. Juhász MLW, Korta DZ, Mesinkovska NA. Vaginal rejuvenation: a retrospective review of lasers and radiofrequency devices. Dermatol Surg. 2020.
2. Avis NE, Crawford SL, Greendale G, Bromberger JT, Everson-Rose SA, Gold EB et al; Study of Women's Health Across the Nation. Duration of menopausal vasomotor symptoms over the menopause transition. JAMA Intern Med. 2015;175(4):531-539.
3. Cagnacci A, Gallo M, Gambacciani M, Lello S; Società Italiana per la Menopausa (SIM) and the Società Italiana della Terza Età (SIGiTE). Joint recommendations for the diagnosis and treatment of vulvo-vaginal atrophy in women in the peri and post-menopausal phases from the. Minerva Ginecol. 2019;71(5):345-352.
4. Gold M, Andriessen A, Bader A, Alinsod R, French ES, Guerette N et al. Review and clinical experience exploring evidence, clinical efficacy and safety regarding nonsurgical treatment of feminine rejuvenation. J Cosmet Dermatol. 2018;17(3):289-297.
5. Szymański JK, Siekierski BP, Kajdy A, Jakiel G. Post-menopausal vulvovaginal atrophy: an overview of the current treatment options. Ginekol Pol. 2018;89(1):40-47.
6. Sasaki GH, Travis HM, Tucker B. Fractional CO2 laser resurfacing of photoaged facial and non-facial skin: histologic and clinical results and side effects. J Cosmet Laser Ther. 2009;11(4):190-201.
7. Salvatore S, Maggiore ULR, Athanasiou S, Origoni M, Candiani M, Calligaro A et al. Histological study on the effects of micro ablative fractional CO2 laser on atrophic vaginal tissue: an ex vivo study. Menopause. 2015;22(8):845-849.
8. Millheiser LS, Pauls RN, Herbst SJ, Chen BH. Radiofrequency treatment of vaginal laxity after vaginal delivery: non-surgical vaginal tightening. J Sex Med. 2010;7(9):3088-3095.
9. Alinsod RM. Temperature controlled radiofrequency for vulvovaginal laxity. Prime. 2015;3(4):16-21.
10. Wańczyk-Baszak J, Woźniak S, Milejski B, Paszkowski T. Genitourinary syndrome of menopause treatment using lasers and temperature-controlled radiofrequency. Prz Menopauzalny. 2018;17(4):180-184.
11. Chan NPY, Shek SYN, Yu CS, Ho SGY, Yeung CK, Chan HHL. Safety study of transcutaneous focused ultrasound for non-invasive skin tightening in Asians. Lasers Surg Med. 2011;43(5):366-375.
12. White WM, Makin IRS, Barthe PG, Slayton MH, Gliklich RE. Selective creation of thermal injury zones in the superficial musculoaponeurotic system using intense ultrasound therapy: a new target for non-invasive facial rejuvenation. Arch Facial Plast Surg. 2007;9(1):22-29.
13. Minkis K, Alam M. Ultrasound skin tightening. Dermatol Clin. 2014;32(1):71-77.
14. Wulkan AJ, Fabi SG, Green JB. Microfocused ultrasound for facial photorejuvenation: a review. Facial Plast Surg. 2016;32(3):269-275.
15. Ulthera operation and maintenance manual. Mesa (AZ): Ulthera Inc.; 2011.
16. Fabi SG. Non-invasive skin tightening: focus on new ultrasound techniques. Clin Cosmet Investig Dermatol. 2015;8:47-52.

• Preenchimento da Vulva

1. International Society of Aesthetic Plastic Surgery. ISAPS international survey on aesthetic/cosmetic procedures. Hanover: ISAPS; 2018.
2. Clerico C, Lari A, Mojallal A, Boucher F. Anatomy and aesthetics of the labia minora: the ideal vulva? Aesthetic Plast Surg. 2017 Jun;41(3):714-719.
3. Vanaman M, Bolton J, Placik O, Fabi SG. Emerging trends in nonsurgical female genital rejuvenation. Dermatol Surg. 2016 Sep;42(9):1019-1029.
4. Miklos JR, Moore RD. Labiaplasty of the labia minora: patients' indications for pursuing surgery. J Sex Med. 2008 Jun;5(6):1492-1495.
5. Goodman MP, Placik OJ, Benson III RH, Miklos JR, Moore RD, Jason RA et al. A large multicenter outcome study of female genital plastic surgery. J Sex Med. 2010 Apr;7(4 Pt 1):1565-1577.
6. Fasola E, Gazzola R. Labia majora augmentation with hyaluronic acid filler: technique and results. Aesthetic Surg J. 2016 Nov;36(10):1155-1163.
7. Salgado CJ, Tang JC, Desrosiers III AE. Use of dermal fat graft for augmentation of the labia majora. J Plast Reconstr Aesthet Surg. 2012 Feb;65(2):267-270.
8. Sharp G, Tiggemann M, Mattiske J. A retrospective study of the psychological outcomes of labiaplasty. Aesthet Surg J. 2017 Mar;37(3):324-331.
9. Sharp G, Mattiske J, Vale KI. Motivations, expectations and experiences of labiaplasty: a qualitative study. Aesthet Surg J. 2016 Sep;36(8):920-928.
10. Sharp G, Tiggemann M, Mattiske J. Factors that influence the decision to undergo labiaplasty: media, relationships and psychological well-being. Aesthet Surg J. 2016 Apr;36(4):469-478.
11. Liao LM, Creighton SM. Requests for cosmetic genitoplasty: how should healthcare providers respond? BMJ. 2007 May; 334(7603):1090-1092.
12. Cao Y, Li Q, Li F, Li S, Zhou C, Zhou Y et al. Aesthetic labia minora reduction with combined wedge-edge resection: a modified approach of labiaplasty. Aesthetic Plast Surg. 2015 Feb;39(1):36-42.
13. Goodman MP. Female cosmetic genital surgery. Obstet Gynecol. 2009 Jan;113(1):154-159.
14. Felicio YA. Labial surgery. Aesthet Surg J. 2007 May-Jun;27(3):322-328.
15. Gress S. Ästhetische und funktionelle korrekturen im weiblichen genitalbereich. Gynäkol Geburtshilfl iche Rundsch. 2007;47:23-32.
16. El Danaf AAH. Deepithelized fasciocutaneous flap for labia majora augmentation during thigh lift. Eur J Plast Surg. 2010;33:373-376.
17. Vogt PM, Herold C, Rennekampff HO. Autologous fat transplantation for labia majora reconstruction. Aesthetic Plast Surg. 2011 Oct;35(5):913-915.
18. Kim SH, Park ES, Kim TH. Rejuvenation using platelet-rich plasma and lipofilling for vaginal atrophy and lichen sclerosus. J Menopausal Med. 2017 Apr;23(1):63-68.
19. Karabağli Y, Kocman EA, Velipasaoğlu M, Kose AA, Ceylan S, Cemboluk O et al. Labia majora augmentation with de-epithelialized labial rim (minora) flaps as an auxiliary procedure for labia minora reduction. Aesthetic Plast Surg. 2015 Jun;39(3):289-293.
20. Hersant B, Jabbour S, Noel W, Benadiba L, La Padula S, Ahmed-Mezi MS et al. Labia majora augmentation combined with minimal labia minora resection: a safe and global approach to the external female genitalia. Ann Plast Surg. 2018 Apr;80(4):323-327.

21. Hexsel D, Dal'Forno T, Caspary P, Hexsel CL. Soft-tissue augmentation with hyaluronic acid filler for labia majora and mons pubis. Dermatol Surg. 2016 Jul;42(7):911-914.
22. Zerbinati N, Hadda RG, Bader A, Rauso R, D'Este E, Cipolla G et al. A new hyaluronic acid polymer in the augmentation and restoration of labia majora. J Biol Regul Homeost Agents. 2017;31(2 Suppl 2):153-161.
23. Cihantimur B, Herold C. Genital beautification: a concept that offers more than reduction of the labia minora. Aesthetic Plast Surg. 2013 Dec;37(6):1128-1133.
24. Raspaldo H. Volumizing effect of a new hyaluronic acid sub-dermal facial filler: a retrospective analysis based on 102 cases. J Cosmet Laser Ther. 2008 Sep;10(3):134-142.
25. Philipp-Dormston WG, Eccleston D, De Boulle K, Hilton S, Elzen H, Nathan M. A prospective, observational study of the volumizing effect of open-label aesthetic use of Juvéderm® VOLUMA® with lidocaine in mid-face area. J Cosmet Laser Ther. 2014 Aug;16(4):171-179.
26. Philipp-Dormston WG, Wong C, Schuster B, Larsson MK, Podda M. Evaluating perceived naturalness of facial expression after fillers to the nasolabial folds and lower face with standardized video and photography. Dermatol Surg. 2018 Jun;44(6):826-832.
27. Prager W, Wissmueller E, Havermann I, Bee EK, Howell DJ, Zschocke I et al. A prospective, split-face, randomized, comparative study of safety and 12-month longevity of three formulations of hyaluronic acid dermal filler for treatment of nasolabial folds. Dermatol Surg. 2012 Jul;38(7 Pt 2):1143-1150.
28. Philipp-Dormston WG, Hilton S, Nathan M. A prospective, open-label, multicenter, observational, postmarket study of the use of a 15 mg/mL hyaluronic acid dermal filler in the lips. J Cosmet Dermatol. 2014 Jun;13(2):125-134.
29. Lorenc ZP, Fagien S, Flynn TC, Waldorf HA. Review of key belotero balance safety and efficacy trials. Plast Reconstr Surg. 2013 Oct;132(4 Suppl 2):33S-40S.
30. Selyanin MA, Boykov PY, Khabarov VN, Polyaki F. The history of hyaluronic acid discovery, foundational research and initial use. In: Khabarov VN, Boikov PY, Selyanin MA, Polyaki F (ed.). Hyaluronic acid: preparation, properties, application in biology and medicine. Chichester: John Wiley & Sons Ltd; 2015. p. 1-8.
31. Balazs EA, Denlinger JL. Clinical uses of hyaluronan. Ciba Found Symp. 1989;143:265-275.
32. Piacquadio D. Crosslinked hyaluronic acid (hylan gel) as a soft tissue augmentation material: a preliminary assessment. In: Elson ML (ed.). Evaluation and treatment of the aging face. New York: Springer; 1994. p. 304-308.
33. Andre P, Lowe NJ, Parc A, Clerici TH, Zimmermann U. Adverse reactions to dermal fillers: a review of European experiences. J Cosmet Laser Ther. 2005 Dec;7(3-4):171-176.
34. Ballin AC, Brandt FS, Cazzaniga A. Dermal fillers: an update. Am J Clin Dermatol. 2015 Aug;16(4):271-283.
35. Falcone SJ, Berg RA. Crosslinked hyaluronic acid dermal fillers: a comparison of rheological properties. J Biomed Mater Res A. 2008 Oct;87(1):264-271.
36. De Boulle K, Glogau R, Kono T, Nathan M, Tezel A, Roca-Martinez JX et al. A review of the metabolism of 1,4-butanediol diglycidyl ether-crosslinked hyaluronic acid dermal fillers. Dermatol Surg. 2013 Dec;39(12):1758-1766.
37. Tezel A, Fredrickson GH. The science of hyaluronic acid dermal fillers. J Cosmet Laser Ther. 2008 Mar;10(1):35-42.
38. Buntrock H, Reuther T, Prager W, Kerscher M. Efficacy, safety and patient satisfaction of a monophasic cohesive polydensified matrix versus a biphasic nonanimal stabilized hyaluronic acid filler after single injection in nasolabial folds. Dermatol Surg. 2013 Jul;39(7):1097-1105.
39. Landau M, Fagien S. Science of hyaluronic acid beyond filling: fibroblasts and their response to the extracellular matrix. Plast Reconstr Surg. 2015 Nov;136(5 Suppl):188S-195S.
40. Muhn C, Rosen N, Solish N, Bertucci V, Lupin M, Dansereau A et al. The evolving role of hyaluronic acid fillers for facial volume restoration and contouring: a Canadian overview. Clin Cosmet Investig Dermatol. 2012;5:147-158.
41. Borrell M, Leslie DB, Tezel A. Lift capabilities of hyaluronic acid fillers. J Cosmet Laser Ther. 2011 Feb;13(1):21-27.
42. De Lorenzi C. New high dose pulsed hyaluronidase protocol for hyaluronic acid filler vascular adverse events. Aesthet Surg J. 2017 Jul 1;37(7):814-825.
43. Carruthers JDA, Fagien S, Rohrich RJ, Weinkle S, Carruthers A. Blindness caused by cosmetic filler injection: a review of cause and therapy. Plast Reconstr Surg. 2014 Dec;134(6):1197-1201.
44. Philipp-Dormston WG, Bergfeld D, Sommer BM, Sattler G, Cotofana S, Snozzi P et al. Consensus statement on prevention and management of adverse effects following rejuvenation procedures with hyaluronic acid-based fillers. J Eur Acad Dermatol Venereol. 2017 Jul;31(7):1088-1095.
45. Philipp-Dormston WG, Bergfeld D, Sommer B, Wollina U. Konsensusempfehlungen zur behandlung mit Onabotulinumtoxin A in der ästhetischen medizin. J Dtsch Dermatol Ges. 2013 Jan;11(Suppl 1): 1-42.
46. Tzikas TL. A 52-month summary of results using calcium hydroxylapatite for facial soft tissue augmentation. Dermatol Surg. 2008 Jun;34(Suppl 1):S9-15.
47. Emer J, Sundaram H. Aesthetic applications of calcium hydroxylapatite volumizing filler: an evidence-based review and discussion of current concepts: part 1 of 2. J Drugs Dermatol. 2013 Dec;12(12): 1345-1354.
48. Loghem JV, Yutskovskaya YA, Werschler WP. Calcium hydroxylapatite: over a decade of experience. J Clin Aesthet Dermatol. 2015 Jan;8(1):38-49.
49. Wasylkowski VC. Body vectoring technique with Radiesse® for tightening of the abdomen, thighs and brachial zone. Clin Cosmet Investig Dermatol. 2015 May 19;8:267-273.
50. Hexsel D, Hexsel C. The role of skin tightening in improving cellulite. Dermatol Surg. 2014 Dec;40(Suppl 12):S180-183.
51. Eviatar J, Lo C, Kirszrot J. Radiesse: advanced techniques and applications for a unique and versatile implant. Plast Reconstr Surg. 2015 Nov;136(5 Suppl):164S-170S.
52. Berlin A, Cohen JL, Goldberg DJ. Calcium hydroxylapatite for facial rejuvenation. Semin Cutan Med Surg. 2006 Sep;25(3):132-137.
53. Silvers SL, Eviatar JA, Echavez MI, Pappas AL. Prospective, open-label, 18-month trial of calcium hydroxylapatite (Radiesse) for facial soft-tissue augmentation in patients with human immunodeficiency virus-associated lipoatrophy: one-year durability. Plast Reconstr Surg. 2006 Sep;118(3 Suppl):34S-45S.
54. Bass LS, Smith S, Busso M, McClaren M. Calcium hydroxylapatite (Radiesse) for treatment of nasolabial folds: long-term safety and efficacy results. Aesthet Surg J. 2010 Mar;30(2):235-238.
55. Berlin AL, Hussain M, Goldberg DJ. Calcium hydroxylapatite filler for facial rejuvenation: a histologic and immunohistochemical analysis. Dermatol Surg. 2008 Jun;34(Suppl 1):S64-67.
56. Yutskovskaya YA, Kogan EA. Improved neocollagenesis and skin mechanical properties after injection of diluted calcium hydroxylapatite in the neck and decolletage: a pilot study. J Drugs Dermatol. 2017 Jan 1;16(1):68-74.
57. Goldman MP, Moradi A, Gold MH, Friedmann DP, Alizadeh K, Adelglass JM et al. Calcium hydroxylapatite dermal filler for treatment of dorsal hand volume loss: results from a 12-month, multicenter, randomized, blinded trial. Dermatol Surg. 2018 Jan;44(1):75-83.
58. Casabona G, Michalany N. Microfocused ultrasound with visualization and fillers for increased neocollagenesis: clinical and histological evaluation. Dermatol Surg. 2014 Dec;40(Suppl 12): S194-198.
59. Kadouch JA. Calcium hydroxylapatite: a review on safety and complications. J Cosmet Dermatol. 2017 Jun;16(2):152-161.
60. Pavicic T. Calcium hydroxylapatite filler: an overview of safety and tolerability. J Drugs Dermatol. 2013 Sep;12(9):996-1002.
61. Graivier MH, Bass LS, Busso M, Jasin ME, Narins RS, Tzikas TL. Calcium hydroxylapatite (Radiesse) for correction of the mid and lower face: consensus recommendations. Plast Reconstr Surg. 2007 Nov;120(6 Suppl):55S-66S.

CAPÍTULO 16

Lipodistrofia Ginoide

16.1 Abordagem Clínica

• Leonora Barroca de Medeiros

Introdução

A lipodistrofia ginoide (LDG), indevidamente chamada de celulite, pode ser definida como uma patologia multifatorial, com degeneração do tecido adiposo e interface entre alteração de matriz intersticial, estase microcirculatória e hipertrofia de adipócitos.

Clinicamente, as alterações se traduzem em retração irregular da superfície cutânea, gerando o clássico aspecto de pele em "casca de laranja", "acolchoado" ou "capitonê".

De incidência predominante no sexo feminino pós-púbere, atingindo praticamente a totalidade dessa população, discute-se se seria propriamente um estado patológico. Contudo, considerando o conceito da OMS, em que "o indivíduo é saudável num quadro de equilíbrio biopsicossocial", a LDG deve, sim, ser considerada uma patologia; porém, segundo Bacci, "é uma entidade não grave, que representa a mais frequente e indesejada disfunção estética na mulher em quase todo o mundo". Importante destacar, entretanto, que em graus evolutivos avançados podem surgir sinais e sintomas para além do comprometimento estético.

Ressalta-se também a interface com os atuais padrões culturais de beleza, amplamente veiculados pela mídia, bem como o largo mercado existente para o consumo de cosméticos, medicamentos, tecnologias e tratamentos diversos, desenvolvidos em função dessa enorme solicitação estética; tudo isso contribuindo para a insatisfação da paciente com a sua própria fisiologia, fazendo com que muitas busquem uma prevenção ou eliminação daquilo que parece ser inevitável.

Histórico e terminologia

A primeira referência data de 1904, quando Stokman fala em paniculose. O termo "celulite" surgiu na França, em 1920, pela observação de Alquin e Paviot, que sugerem uma patologia. Em 1929, Lagueze descreve a doença, em sua tese de medicina, como uma afecção da hipoderme caracterizada por edema intersticial associado a aumento de gordura.

Logo, o termo tornou-se muito conhecido e, embora impróprio, consagrado pelo uso e popularmente utilizado até os dias atuais.

Seguem-se outros estudos e nomenclaturas, no intuito de adequá-las à fisiopatologia da doença. Referências são encontradas sobre o termo "fibroedema geloide subcutâneo". Nurnberger e Muller falam em paniculose da derme, seguido de Curri, que fala de lipoesclerose na evolução da dermo-hipodermose celulítica, e Merlen, que a define como uma histoangiopatia. Em 1978, Benazzi e Curri realizam estudo histopatológico, com descrição detalhada das fases de edema, fibrose e esclerose, originando o termo "paniculopatia edemato fibroesclerótica" ou PEFE. Em 1984, Abulafia et al. enriquecem os conhecimentos histopatológicos sobre as complexas alterações da doença. Bacci e Leibaschoff, em seu livro *La celulitis*, 2000, sugerem "hipodermose celulítica" ou mesmo a manutenção do nome "celulite" acrescido de outro, específico, que denote a natureza do quadro patológico, como lipoedema, adiposidade localizada, lipodistrofia, lipolinfoedema etc.

Nas últimas décadas, o termo "lipodistrofia ginoide" (LDG) tem sido aceito e referido na maioria dos estudos, mas há uma tendência a aceitar o termo "celulite" também na literatura médica.

Não há dados epidemiológicos confiáveis sobre a LDG, mas aceita-se que a maioria das mulheres é acometida, ou acredita ser, pelo problema.

Fisiopatologia e correlação clínico-terapêutica

Visando ao futuro tratamento da LDG, é importante compreender quais alterações fisiológicas produzem esse fenômeno. Ainda não há uma explicação definitiva para a fisiologia da LDG, porém existem evidências de que é uma característica sexual secundária feminina. É quase universal em mulheres pós-púberes e rara em homens, exceto naqueles com deficiência de andrógenos. Homens obesos raramente exibem LDG, enquanto mulheres magras normalmente a apresentam. Tomados em conjunto, esses dados sugerem fortemente um componente hormonal para sua etiologia.

Na literatura, encontram-se diversas hipóteses que no geral se encaixam em três categorias principais – vascular, estrutural e inflamatória –, que, na verdade, podem se sobrepor, sendo o fator hormonal levado em conta em todas as abordagens.

Alguns investigadores têm postulado que a celulite é um processo de degradação iniciado pela deterioração da vasculatura da derme, particularmente pela perda das redes capilares. Seria o resultado da aglutinação de adipócitos ingurgitados com um consequente retorno venoso e linfático inibidos. Essa maximização dos depósitos adiposos, na pós-puberdade, ou seja, hormônio-mediada, pode ser justificada, como descreve Goldman, como no intuito de garantir disponibilidade calórica adequada para a possibilidade de uma gravidez e lactação.

Além disso, o período pré-menstrual tem relação com o agravamento do quadro de LDG. Segundo Polden e Mantle, nessa fase é comum ocorrer retenção de água e ganho de peso.

Como Rossi e Vergnanini informaram, o fluxo sanguíneo nas áreas afetadas foi 35% menor do que nas áreas não afetadas. Com o dano das redes capilares, alterações vasculares começam a ocorrer no interior da derme, resultando na diminuição da síntese de proteínas e na incapacidade de reparar o dano tecidual. Tufos de proteínas são depositados em torno dos depósitos de gordura sob a pele, causando o aspecto de "casca de laranja", quando a pele é comprimida entre o polegar e o indicador. Nessa fase não há nenhuma evidência visual da LDG. Uma imagem de ultrassom da pele afetada revela adelgaçamento da derme com gordura subcutânea empurrando-a para cima.

Tratamentos que empregam manipulações vasculares baseiam-se nessa teoria.

Para a segunda teoria, a estrutural, existem diferenças baseadas no sexo na organização dos tecidos subcutâneos. Autores relatam que o formato da LDG é dado pelas depressões aparentes, que têm como causa a retração da pele através de septos fibrosos subcutâneos e pelas áreas levantadas, que são projeções de gordura também subcutânea. De acordo com os estudos de Nurnberg e Muller, os lóbulos adiposos femininos são maiores que os correspondentes masculinos, sendo o tecido adiposo todo compartimentalizado por septos finos e grossos, respectivamente. Pelo fato de esses septos fibrosos serem orientados perpendicularmente à derme, os lóbulos adiposos teriam a facilidade de protundir verticalmente, formando hérnias de gordura na derme sobrejacente, criando, assim, uma interface cutâneo-subcutânea ondulante, resultando, portanto, na forma clínica da LDG (Figura 16.1). Em contraste, os lóbulos masculinos, menores, são compartibilizados por septos que se orientam num sentido oblíquo, uma característica que previne a herniação da gordura, promovendo uma superfície cutânea suave, sem as "covinhas". Em síntese, essas características histológicas parecem favorecer o sentido de expansão do tecido gorduroso, quando aumentado, em direção à profundidade no homem e à superfície na mulher. Nurnberg atribuiu à testosterona a distribuição masculina dos septos interlobulares.

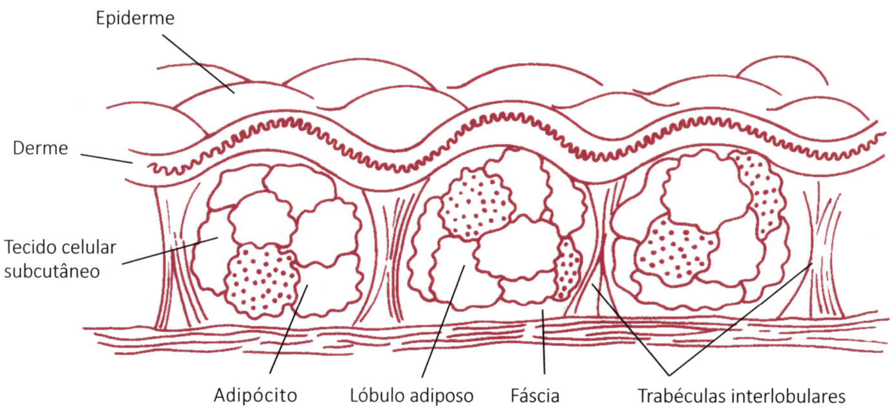

Figura 16.1. Representação da pele na LDG.
Fonte: Acervo da autoria do capítulo.

Um estudo prospectivo que avaliou a composição corporal da LDG relata que os pacientes portadores têm gordura corporal total ou regional aumentada. Vale destacar, entretanto, que o mesmo estudo sugere que os parâmetros de determinação de peso corporal, tais como índice de massa corporal (IMC), não são úteis para avaliar a deposição de gordura associada à LDG. Os achados dessa casuística demonstram que esses pacientes apresentam excesso de gordura corporal total, embora possam apresentar peso normal ou mesmo abaixo do considerado normal. Embora na prática clínica exista uma relação importante da LDG com o sobrepeso e erros alimentares, pacientes eutróficas também podem apresentá-la em função do depósito aumentado de gordura em determinadas regiões do corpo.

Assim, a perda de peso, que reduz o tamanho dos lóbulos de gordura, melhora a aparência da LDG. Melhoria também pode ser conseguida com o exercício, que, melhorando o tônus muscular, cria uma melhor fundação de apoio à gordura sobrejacente.

O tratamento para os seguidores dessa teoria, portanto, é baseado em exercícios e perda de peso. A mesoterapia, por sua vez, também foca na perda da densidade lipídica com o objetivo de melhorar o aspecto da LDG.

Antes de iniciar a discussão da última teoria, é oportuno neste momento discutir um pouco da fisiologia do complexo controle da lipólise no adipócito.

A gordura da célula adiposa vem de lipoproteínas do plasma circulante. Existe um processo dinâmico em que a gordura armazenada é hidrolisada e eliminada de novo para o plasma como ácidos graxos e glicerol. Os mais potentes reguladores da lipólise e da mobilização de gordura são as catecolaminas. Os receptores alfa1 e beta, principalmente o beta3, transmitem um sinal lipolítico, enquanto o alfa2, antilipolítico. O grau líquido de lipólise é determinado pela interação entre as vias estimulatória e inibitória.

Os adipócitos das nádegas e coxas têm maior quantidade de receptores alfa2-adrenérgicos, o que justifica a maior resistência de mobilização de gordura nesses locais, que constituem a localização principal da LDG.

A triglicéride lipase (HLP) é a mais importante enzima que promove a lipólise. Ela é ativada pela adenilciclase (AC), a partir do disparo dos receptores beta-adrenérgicos, aumentando os níveis de adenosina monofosfato cíclica (AMPc) (Figura 16.1).

Além das catecolaminas, a insulina é o hormônio antilipolítico mais potente nos adipócitos humanos. A fosfodiesterase 3B degrada o AMPc e reverte a ativação da HLP. Inibidores da fosfodiesterase são utilizados na terapia, como a teofilina e a aminofilina.

Outro mecanismo envolve a adenosina, que medeia uma forte ação antilipolítica e efeito vasodilatador no tecido adiposo. Cafeína e teofilina são exemplos de antagonistas de adenosina.

Finalmente, a última teoria sobre a etiologia da LDG defende sua origem em um processo inflamatório, que resulta num colapso do colágeno dérmico, o qual antecede as hérnias subcutâneas de gordura vistas ao ultrassom. Ela propõe que a LDG é um transtorno do tecido conectivo que resulta da ação do estrógeno sobre os fibroblastos para produzir metaloproteases, que consequentemente geram danos nos tecidos conjuntivos. Esse processo é conduzido pelo ciclo reprodutivo, o qual causa níveis hormonais sexuais ondulantes.

Vários pesquisadores notaram uma associação entre desordens do tecido conectivo e uma propensão sexual para esses transtornos, como estrias abdominais, varizes, artrite reumatoide etc. Todas parecem estar associadas à ação das metaloproteinases mediadas pelo estrogênio.

O aparecimento da LDG com a puberdade e a menstruação chama a atenção para avaliar as mudanças hormonais necessárias para a descamação do endométrio. Postula-se que a menstruação requer a secreção de metaloproteinases (MMP), tais como colagenases (colagenase1, MMP1) e gelatinase (gelatinase A, MMP2). As células glandulares e estromais endometriais secretam essas enzimas para permitir que o sangramento menstrual ocorra. Colagenases, secretadas apenas previamente à menstruação, clivam o domínio de tripla hélice do colágeno fibrilar a um pH neutro. No entanto, a colagenase pode também quebrar o colágeno fibrilar dérmico. A gelatinase B é produzida na fase proliferativa tardia e está associada a um influxo de polimorfonucleares e outras células da inflamação. Um marcador dessa inflamação é a síntese de glicosaminoglicanos dérmicos, que aumentam a retenção de água, pela má condução de água e macromoléculas no interstício, corroborando ainda mais o aparecimento da LDG, através, inicialmente do edema local, seguido da compressão de pequenos vasos. A presença desses glicosaminoglicanos é observada ao ultrassom como ecos de baixa densidade na junção dermoepidérmica baixa. Eles ocorrem a partir da hiperpolimerização dos mucopolissacarídeos e proteoglicanos, que acaba aumentando a viscosidade da matriz intersticial, prejudicando suas principais funções. O sofrimento do adipócito, com lipogênese e hipertrofia, viria pela redução da irrigação sanguínea e pela dificuldade nas trocas metabólicas com o meio intersticial. A circulação linfática será prejudicada, dentre outros fatores, pelo aumento da pressão oncótica na substância fundamental.

Os glicosaminoglicanos formam um manguito nos vasos da microcirculação, e sua perda funcional agrava a redução do fluxo. Dentre as alterações da matriz intersticial, observam-se diminuição das integrinas, da gelatinose e das proteínas do endotélio (teoria da disfunção endotelial), já tendo sido identificados anticorpos contra as próprias. Destaca-se também a participação dos radicais livres no processo, produzidos por agentes externos e pela própria reação de lipólise, que, somada a todos os outros fatores, acarretam aumento da acidez tissular.

Há uma íntima relação fisiológica entre adipócito, rede vascular e interstício, ocorrendo na LDG distúrbio completo dessa unidade funcional. Estabelece-se um círculo vicioso, com degeneração cada vez maior de cada componente, gerando grande dificuldade de reversão do processo.

Para fazer face a esta última teoria, pensa-se em desenvolver um sistema para inibir a ação do estrogênio sobre os fibroblastos: a genisteína, um fitoterápico de soja com efeito antiestrogênico, encontra aqui sua indicação terapêutica. A testosterona ou derivados podem ser considerados também como potenciais agentes terapêuticos nessas desordens estrogênio-mediadas, guardados seus possíveis efeitos adversos.

Estas são, portanto, as três correntes teóricas que discutem a etiologia da LDG. Provavelmente elas não são excludentes. Pode-se sintetizá-las partindo da pressuposta influência hormonal. A presença do estrógeno conduz à produção e retenção da gordura, sobretudo em nádegas e coxas, áreas de difícil mobilização, como já explicado. Paralelamente, a orientação e a ancoragem dos septos fibrosos da derme até a fáscia profunda são verticais nas mulheres, os quais constituem verdadeiros bolsos que armazenam gordura de forma semelhante a um colchão, viabilizando a projeção de gordura na derme reticular e, até mesmo, papilar. Um aumento dos glicosaminoglicanos é observado nessas áreas, a partir da degradação do colágeno dérmico pelas metaloproteinases produzidas por fibroblastos ativados pelo estímulo hormonal, promovendo maior retenção de água. Todos esses fenômenos contribuem para a piora da microcirculação nos sistemas venoso e linfático, e interrompem a drenagem dos respectivos, por compressão e má circulação.

Enfim, todas essas alterações iniciais culminam em fibrose da matriz intersticial, com proliferação desordenada das fibras colágenas e perda de sua elasticidade, provocando a compressão dos lóbulos de adipócitos, já hipertróficos, e à formação de micronódulos, inicialmente, que irão se unir, dando origem aos macronódulos. Além de acarretar um grande inestetismo, o processo torna-se praticamente irreversível, podendo, ainda, provocar dor, pela compressão de terminações nervosas ou desencadeamento de reações inflamatórias.

Nessa fase, somente algumas intervenções cirúrgicas poderão ajudar na melhora do aspecto clínico e talvez facilitar a ação das demais modalidades terapêuticas. Destaca-se a *Subcision*®, técnica empregada pela primeira vez na correção das alterações de relevo da LDG por Hexsel, e que será descrita no final deste capítulo, por sua autora.

O clássico aspecto de "casca de laranja", que poderia ser considerado um sinal patognomônico da doença, surge na fase de endurecimento do interstício e das fibras colágenas, que perdem sua elasticidade, associado à hipertrofia dos adipócitos. Como o conjuntivo da derme se liga à fáscia profunda (SMAS), através das trabéculas interlobulares do tecido adiposo, fica fácil compreender que a falta de distensibilidade destas permite uma elevação da superfície da pele sobre os adipócitos e uma retração nos pontos correspondentes à inserção das trabéculas. Essa alteração no relevo pode ser percebida mesmo antes do aumento das células adiposas (Figura 16.1). Tal aspecto fica evidenciado quando se comprime a pele entre o polegar e o indicador ou pela contração da musculatura local, utilizando-se dessa técnica semiótica para a classificação clínico-evolutiva da doença.

Fatores predisponentes, desencadeantes e agravantes

Assim, conforme a fisiopatologia, podem-se relacionar os diversos fatores que interferem na lipodistrofia ginoide.

□ Hormonais

Evidências várias como incidência no sexo feminino, início após a puberdade, piora com terapias anticoncepcionais, dentre outras, indicam ser o estrogênio o grande vilão e responsável pela disfunção inicial.

O hiperestrogenismo tem sido considerado o principal fator etiológico da LDG, podendo ser tanto absoluto (por aumento da secreção ovariana em doenças e situações fisiológicas ou por ingestão em alimentos e medicamentos) como relativo (em situações de desequilíbrio entre estrogênio e progesterona ou pelo aumento da sensibilidade de seus receptores nos adipócitos).

Verifica-se a ação do estrogênio em cada um dos componentes da unidade funcional do tecido adiposo, como se pode observar a seguir.

Na matriz intersticial, age estimulando a proliferação dos fibroblastos e alterando o *turnover* das macromoléculas, com hiperpolimerização do ácido hialurônico e alteração do condroitinsulfato, causando a perda da elasticidade das fibras colágenas.

Nos adipócitos e no sistema neurovegetativo, o estrogênio aumenta a resposta aos receptores alfa2-adrenérgicos antilipolíticos e estimulam a lipase lipoproteica (LPL), principal enzima responsável pela lipogênese, provocando hipertrofia e anisopoiquilocitose das células adiposas.

Na microcirculação, o estrogênio tem efeito no aumento da permeabilidade, facilitando o edema, e na diminuição do tônus vascular, com redução do fluxo sanguíneo, importante fator estimulador da lipogênese.

Um hipertireoidismo periférico relativo pode ser provocado pelo estrogênio ao facilitar a união dos hormônios tireoidianos às proteínas de transporte, constituindo mais um fator que favorece a doença.

Assim, o estrogênio pode iniciar, agravar e perpetuar o processo da lipodistrofia ginoide.

Já a progesterona tem seu efeito agravante na LDG através do edema que desencadeia a cada ciclo menstrual. Perin et al., em seus estudos ultrassonográficos, verificaram que a espessura da hipoderme varia durante as fases do ciclo menstrual.

No climatério e principalmente no período pré-menopausa, há tendência a depósito de gordura no tronco, o que pode favorecer o desenvolvimento de celulite nessa região.

Dentre os outros hormônios, destaca-se a insulina, que é lipogênica. Assim, a síndrome de resistência à insulina entraria também como fator agravante da LDG.

A prolactina aumenta a retenção hídrica no tecido adiposo.

As catecolaminas em baixas concentrações ativam os receptores beta-adrenérgicos nos adipócitos, que são lipolíticos, mas em altos níveis e ainda mais, na presença do estrogênio, ativam os receptores alfa2, lipogênicos.

Os hormônios tireoidianos são os únicos que não favorecem a LDG. Estimulam a lipólise por meio da síntese da adenilciclase e da inibição da fosfodiesterase e dos receptores alfa2-adrenérgicos. Agem, ainda, na síntese da hialuronidase, enzima responsável pela despolimerização dos glicosaminoglicanos. Entretanto, o hipertireoidismo relativo periférico provocado pelo estrogênio pode agravar a LDG, pois desencadeia reações mixedematosas no interstício, pela redução do consumo de oxigênio.

□ Sedentarismo

A flacidez muscular e dos tendões prejudica o retorno venoso, favorecendo estase e edema e acarretando a ativação da lipogênese, pela redução do fluxo. Atua também realçando a alteração do relevo, porque favorece a retração dos septos interlobulares.

□ Dieta

Excesso de açúcares e gordura ocasiona hiperinsulinemia e lipogênese. O sal contribui para a retenção hídrica. A falta de proteínas favorece a desestruturação do tecido conjuntivo. A baixa ingesta de água e de fibras dificulta o funcionamento intestinal, provocando estase venosa, pela compressão das veias ilíacas. O consumo de álcool estimula a lipogênese. O café pode ser benéfico, pois a cafeína é uma xantina.

□ Predisposição genética e familiar

Número, disposição e sensibilidade dos receptores hormonais nos adipócitos são geneticamente determinados, conferindo a suscetibilidade individual e de algumas raças, bem como o padrão clínico da doença. A incidência é maior na raça branca, quase não existindo nas raças negra e oriental.

A distribuição de gorduras também é um fator genético, predominando o padrão ginoide nas latino-americanas e o androide nas europeias.

□ Fator psicossomático

Frustração, ansiedade, depressão e estresse emocional aumentam as catecolaminas, que são lipogênicas em altas concentrações.

□ Obesidade e sobrepeso

Além do hiperinsulinismo, inúmeros mecanismos de disfunção metabólica estarão envolvidos, todos com efeito deletério sobre o tecido comprometido, mas a simples compressão dos vasos sanguíneos e linfáticos pelo aumento do tecido adiposo e as alterações nas trocas com o interstício já interferem enormemente no processo.

□ Distúrbios circulatórios

Insuficiência venosa, varizes e edema linfático fornecem condições ótimas para o início da doença ou funcionam como agravantes. Nesse aspecto, vale citar a antiga e didática afirmação de Vage, mais tarde confirmada por Curri, grande estudioso da microcirculação: "a proporção do fluxo sanguíneo e linfático através do tecido adiposo é inversamente proporcional a seu incremento", assim, fluxo lento provoca lipogênese e fluxo rápido ativa a lipólise.

□ Gravidez

O aumento de hormônios e a compressão mecânica, pelo útero, da circulação de retorno agravam o problema.

□ Disfunções intestinais

Constipação e síndrome do intestino irritável acarretam dilatação da ampola retal e obstrução do fluxo venoso, bem como disbiose intestinal, que seria um desequilíbrio da microbiota, com prejuízo da absorção de nutrientes.

□ Compressões externas

Roupas justas e meias elásticas desnecessárias (sem distúrbio circulatório) dificultam o retorno venoso.

□ Distúrbios posturais e ortopédicos

Desvios na coluna, geno valgo ou varo, pé chato etc. agem também como fatores predisponentes.

□ Tabagismo

O fumo diminui o fluxo da microcirculação, favorecendo a lipogênese, além de aumentar a produção de radicais livres e de diminuir um dos seus principais mecanismos de defesa, a superoxidodismutase. Por outro lado, estimula a tireoide e a noradrenalina, favorecendo a lipólise.

□ Medicamentos

Terapias estrogênicas, corticosteroides, anti-histamínicos, antitireoidianos e betabloqueadores agravam a doença.

□ Temperatura

O frio também pode estimular a lipogênese pela hipóxia provocada nos membros inferiores; por isso, verifica-se piora no inverno e melhora com a exposição ao sol.

□ Considerações

A presença ou a associação desses fatores é que determina a maior ou menor suscetibilidade à LDG.

Destacado o papel etiológico do estrogênio, vários aspectos clínicos podem ser correlacionados, como a incidência preponderante no sexo feminino, o início após a puberdade e a localização mais frequente nas áreas de distribuição ginoide da gordura, a saber, região glútea, bitrocantérica ("culotes"), quadris, flancos e joelhos. Essas regiões encerram uma gordura de reserva chamada esteatomeria, com características especiais. Suas células são envolvidas por trama lamelar de conjuntivo, são mais numerosas, menos sensíveis às variações de fluxo, têm número aumentado de receptores estrogênicos, além de maior sensibilidade à hiperinsulinemia periférica. Essa gordura aumenta aos 18 anos com o objetivo de armazenar energia para a gravidez e lactação, sendo também responsável pelo desenho da silhueta feminina. Esses adipócitos apresentam, ainda, maior sensibilidade nos receptores alfa2-adrenérgicos (antilipolíticos) com relação aos beta-adrenérgicos (lipolíticos), potencializada pelo estrogênio.

A hipertrofia dos adipócitos causa maior produção de estrogênio, pela ativação do sistema de aromatização, em que a produção da forma ativa da testosterona a partir da androstenodiona é desviada, sendo a última transformada em estrogênio. Essa via responde, normalmente, por 50% da produção de andrógenos na mulher, que ocorre nos tecidos muscular e adiposo. A menor produção de testosterona irá ocasionar, ainda, hipotonia da musculatura, que em geral acompanha e agrava o aspecto clínico da LDG.

No homem obeso, esse mecanismo também está presente, acarretando diminuição da libido e tendência à lipodistrofia, mais frequente, nesse caso, na região abdominal.

Pelo exposto, o acúmulo de gordura nos adipócitos, mesmo não sendo a disfunção primária, estará sempre presente em sua evolução, sendo fator determinante na perpetuação do processo. Isso explica também a piora do prognóstico nas associações com a obesidade e sobrepeso e a adiposidade (gordura) localizada.

Esta última pode ser diferenciada da LDG por representar um aumento de volume do tecido adiposo de uma região, sem alteração metabólica intersticial. Coincide, em geral, com a gordura esteatomérica das mulheres ginoides, significando alto risco para o desenvolvimento de LDG.

Classificações clínicas

□ Clínico-evolutiva (clássica)

Adotada pela maioria dos médicos na avaliação de seus pacientes, divide a LDG em quatro graus, com base nos aspectos clínicos de suas principais fases evolutivas:

- **Grau 0:** LDG latente ou assintomática (apenas alterações histopatológicas iniciais seriam encontradas). Relevo cutâneo normal.
- **Grau 1:** irregularidade no relevo cutâneo não visível ao repouso, apenas pela compressão ou contração muscular.
- **Grau 2:** as alterações de relevo são visíveis mesmo ao repouso.
- **Grau 3:** grau 2, acrescido de nódulos e aderências aos planos profundos.

A partir do grau 1, há progressiva diminuição da temperatura e da elasticidade e palidez cutânea.

□ Quanto à consistência da pele

Classificação antiga, de Bartoletti, divide a LDG em quatro formas, cada uma acometendo um perfil específico de pacientes, com evolução de uma forma para outra:

- **Dura:** em jovens, com atividade física regular. A "casca de laranja" aparece ao se beliscar e não varia com a posição.
- **Flácida:** em sedentárias ou com antecedentes desportivos, mais comum após perda rápida de peso e mais frequente após a terceira década, podendo ser evolução da dura não tratada. Clinicamente, observa-se que a pele "sacode" com os movimentos e a aparência muda conforme a posição. Significa um colapso do sistema de sustentação do conjuntivo. Às vezes possui causa iatrogênica, provocada por mesoterapia intensiva com tiomucase e outras associações que liberam água do tecido, massoterapia intensiva e lipoaspiração com grandes cânulas, acarretando adelgaçamentos exagerados.
- **Edematosa:** em jovens, usando anticoncepcionais, também conhecida como "lipodistrofia com perna egípcia". O sinal da "casca de laranja" é precoce, com péssimo prognóstico quanto à reversão.
- **Mista:** representa a evolução de formas antigas de LDG.

□ Classificação clínico-terapêutica para o Protocolo BIMED

Trata-se de complexa classificação da LDG, para a execução do Protocolo de Tratamento BIM, desenvolvido na Itália em 1996 e modificado por Bacci, com o advento da endermologia, passando a BIMED (Método Integrado Biorreológico com Sistema Dinâmico e Endermologia), que consiste em esquemas de terapias integradas, visando restabelecer o equilíbrio do organismo.

As pacientes são divididas em quatro setores, cada qual subdividido em vários grupos e subgrupos:

- **Setor 1:** baseia-se no tipo constitucional: androide, ginoide e normotipo, cada um podendo ser a (procura tratamento por estética) ou b (por motivação médica), além de 1, com sintomas (peso, parestesia, dormência ou dor), significando distúrbios circulatórios ou 2, assintomático.
- **Setor 2:** considera o estado constitucional e nutricional: magras, sobrepeso e peso ideal, sendo a, leve e b, avançada.
- **Setor 3:** relaciona-se com as três principais lesões de LDG: lipoedema (1. LDG leve e 2. LDG avançada), vasculopatias venolinfáticas (1. varizes, 2. insuficiência venolinfática, 3. linfedema mole, 4. linfedema duro e 5. lipolinfedema; cada um podendo ser, ainda: a com LDG leve ou b com LDG avançada) e flacidez cutânea por conectivopatia (1. inicial e 2. avançada; podendo ser: a com LDG leve e b com LDG avançada).
- **Setor 4:** analisa a presença de adiposidade localizada (1. bitrocantérica ou verdadeira "calça de montaria" e 2. falsa calça de montaria; sendo: a. abdome e flancos, b. joelhos e pernas, c. tronco e braços e d. difusa).

Nova classificação

Proposta por Hexsel, Dal'Forno e Hexsel, divide a LDG em três graus. Apresenta uma escala fotonumérica *Cellulite Severity Scale* (CSS), que leva em consideração cinco aspectos clínicos e fornece um escore de 0 a 3 para cada um deles. A classificação final considera a soma desses valores.

A. Número de lesões deprimidas:
   ausência = escore 0;
   1 a 4 = escore 1;
   5 a 9 = escore 2;
   10 ou mais = escore 3.

B. Profundidade das lesões aparentes:
   ausência = escore 0;
   superficiais = escore 1;
   de média profundidade = escore 2;
   profundas = escore 3.

C. Aparência das lesões elevadas:
   ausência = escore 0;
   "casca de laranja" = escore 1;
   "queijo cottage" = escore 2;
   "acolchoado" = escore 3.

D. Grau de flacidez:
   ausência = escore 0;
   leve = escore 1;
   moderada = escore 2;
   grave = escore 3.

   Obs.: flacidez é a ptose em bloco da pele e do subcutâneo. Para se diferenciar da celulite, faz-se uma distensão no sentido contrário à gravidade. A irregularidade melhora ou desaparece.

E. Grau de celulite (classificação clássica):
   grau 0 = escore 0;
   grau 1 = escore 1;
   grau 2 = escore 2;
   grau 3 = escore 3.

Escore final. LDG (celulite):
   leve = escore de 0 a 5;
   moderada = escore de 6 a 10;
   grave = escore de 11 a 15.

Na prática, a abordagem clínica da paciente deve levar em consideração os fatores que interferem na LDG, sendo indispensável uma boa anamnese. Ao exame físico, interessam o biotipo, pois se correlaciona ao prognóstico, a fase evolutiva em que se encontra (se apenas edema, se já com aumento do tecido gorduroso ou se na fase de esclerose com nódulos), a concomitância de distúrbios circulatórios, a presença de flacidez cutânea, estrias e a associação a gordura localizada, sobrepeso ou obesidade. Deve-se considerar também o aspecto psicossocial. Nesse sentido, Weber e Hexsel elaboram (paralelamente à nova classificação) um novo Protocolo, o CELLUQUOL, para a avaliação do impacto da celulite na qualidade de vida da paciente, que será, sem dúvida, uma importante contribuição para esse aspecto da abordagem clínica.

Cabe ainda uma rápida consideração sobre o diagnóstico diferencial. É importante identificar doenças sistêmicas dismetabólicas e as síndromes de lipodistrofias generalizadas, que podem cursar com uma LDG associada, quase sempre em consequência da obesidade ou do acúmulo de gordura localizada. Citam-se a síndrome de Dercum (lipodistrofia dolorosa) e a Launois Bensaud, que são hipertróficas, e a síndrome de Barraquer-Simonds, hipotrófica.

16.2 Abordagem Terapêutica

• Leonora Barroca de Medeiros

Introdução

Para uma boa resposta terapêutica ou, pelo menos, uma correta orientação ao paciente, faz-se necessário um diagnóstico preciso. Além de detalhada avaliação clínica, uma investigação laboratorial muitas vezes é requerida.

Importantíssimos também são o aspecto psicológico e o estado emocional do paciente.

Tratando-se de patologia de significado mais estético, esse fator irá pesar bastante no sucesso do tratamento, interferindo na adesão ao programa, bem como na escolha dos métodos a serem empregados. Deve-se considerar também sua rotina de vida, tentando adequar o esquema terapêutico. Mesmo sabendo que alguns hábitos de vida básicos deverão ser alterados, o programa de tratamento, de modo geral, deve ser adaptado ao tipo de trabalho do paciente, a seus horários, local e fonte de refeições, sendo, portanto, específico para seu estilo de vida, sua capacidade, sua força de vontade e sua disponibilidade; do contrário, o insucesso será a regra.

Como investigação complementar para diagnóstico e seguimento do tratamento, citam-se:

- **Documentação fotográfica:** é muito importante, mas muito difícil na LDG. Rossi et al. propõem uma padronização. O fundo deve ser escuro, com a câmara distante e com adequado posicionamento da luz.
- **Exame antropométrico:** simples e de baixo custo, porém mais específico para obesidade e gordura localizada.
- **Bioimpedância:** calcula as proporções de água, massa magra e gorda, sem avaliar, no entanto, as alterações do tecido conjuntivo e da microcirculação. A massa

gorda aumenta na mulher a partir da segunda década e difere nos sexos. Aos 18 anos, a mulher tem 28% de massa gorda, e o homem, 13%.

- **Termografia:** através de placas flexíveis de cristal de colesterol termossensíveis colocadas sobre a pele, evidenciam-se alterações da LDG. Após alguns segundos de contato, um mapa de cores aparece, determinado pelas diferentes temperaturas da pele, provocadas pelas alterações do fluxo sanguíneo e áreas de hipóxia. Permite-se, assim, a classificação dos graus de LDG, variando de uma imagem rósea ou verde (ausência de doença) até áreas frias e escuras chamadas "buracos negros" ou "pele de leopardo". Embora não invasivo e de fácil uso, é um método instável, sofrendo variações com a umidade, temperatura ambiente e corporal (sol, febre, cigarro e ciclo menstrual).

  A termografia computadorizada mostra-se mais fidedigna.
- **Ecografia bidimensional:** método não invasivo que identifica alterações no tecido subcutâneo, conjuntivo e circulatório, sendo considerado o melhor exame para diagnóstico, diagnóstico diferencial, prognóstico e acompanhamento terapêutico. Com transdutores de 7, 5 a 10 MHz de frequência, determina a espessura da derme e do subcutâneo, mostrando nódulos (textura e espessura), bem como o tecido conjuntivo ao seu redor. Com transdutores de 20 a 40 MHz, avalia também a derme reticular e papilar e edema na região. Um parâmetro objetivo para monitorar o tratamento da LDG é a superfície da junção dermo-hipodérmica, que se mostra lisa nas áreas livres de alterações, segundo Lucassem (1997).

Em associação ao Doppler, avalia a circulação local e, com o laser-doppler, a despeito do alto custo, permite estudo mais detalhado, ainda possibilitando uma conexão com o oxímetro, para a verificação do estado oxigenativo do tecido. A maioria dos estudos de LDG é realizada nessa área. Salti, da Itália, apresentou um estudo com US de 20 MHz, em que avalia a espessura dos tecidos antes e depois do tratamento, facilitando sua monitoração e propondo, inclusive, uma classificação baseada nos achados ultrassonográficos. Rosemberg quantificou o grau de projeção de tecido subcutâneo na derme, mas não conseguiu demonstrar se ocorre herniação da gordura para a derme ou apenas sua projeção.

- **Exame de sangue:** hemograma completo, função hepática e renal, proteínas, glicemia, lipidograma, eletrólitos, hormônios sexuais e tireoidianos.
- **Videocapilaroscopia:** através de um capilaroscópio de sonda óptica, com aumento de 200 vezes, permite-se o exame do fluxo sanguíneo da microcirculação, auxiliando no diagnóstico e seguimento terapêutico. Os capilares na LDG mostram-se em forma de "vírgula".
- **Imagem espectral ortogonal polarizada (OPS):** nova tecnologia para avaliação da microcirculação, usada na pele e em outros órgãos. Trata-se de método não invasivo, sem corantes fluorescentes, que combina epi-iluminação da área com luz linearmente polarizada, gerando, por espectrometria, imagens de alta qualidade.
- **Exame histopatológico:** importante para estudo, mas ainda não padronizado para a avaliação da LDG.
- **Ressonância magnética:** acurado método para avaliação da LDG, embora de alto custo. Abreu et al. encontraram, em 96,7% das pacientes estudadas, septo fibroso no centro da área de depressão da celulite, de 2 mm de espessura, contra 0,2 mm nas áreas não acometidas, provenientes de dentro do músculo e com ramificação na superfície da pele. Em 70% dos casos, houve hiperintensidade de sinal, indicando a presença de líquido, ou seja, provavelmente com um componente vascular.

Querleux, em seus estudos *in vivo* com a ressonância magnética, analisou a espessura da derme na LDG, concluindo que a doença ocorre mais onde a derme é mais fina e que piora com a idade, à medida que a derme se adelgaça.

Tratamento Clínico

• Leonora Barroca de Medeiros

Baseia-se no controle de todos os fatores identificados no paciente em questão.

Dieta

Nenhuma dieta influi diretamente na reversão da LDG, porém pode melhorar o tecido de base, favorecendo a resposta ao tratamento. Mesmo sabendo que um hábito alimentar com riqueza em carboidratos, que mantém uma hiperinsulinemia periférica, pode ter contribuído muito para a instalação ou evolução da LDG, a simples correção desse hábito não reverte o quadro.

Como regra básica, dieta emagrecedora só para obesas ou com sobrepeso, e mesmo assim deve ser muito balanceada a fim de que se evite a perda de trofismo dos tecidos, devendo, ainda, sempre ser orientada por nutrólogos ou nutricionistas. A dieta hipocalórica crônica com poucas proteínas ocasiona um desabamento dos tecidos de sustentação, além de aumentar o estrogênio livre circulante, pela falta de proteínas carreadoras.

Mais especificamente para a LDG, está indicada, na primeira fase de tratamento, a dieta hiperproteica (sem carboidratos) controlada. A alimentação pobre em carboidratos não estimula a secreção de insulina, produzindo saciedade sem efeito rebote, além de regular sua utilização periférica. Induz a rápida perda de gordura nas áreas de alta resistência (zonas esteatoméricas), acarretando um aumento de massa magra (ocorre catabolismo do tecido gorduroso para se obter energia, uma vez que o organismo está desprovido de açúcares). Como efeito secundário, provoca uma melhora psicofísica, pelo aumento proteico e estado cetônico, pois seus metabólitos são psicoestimulantes, facilitando ou favorecendo a prática de exercícios. Porém, essa dieta não deve se alongar muito, sendo seguida pela balanceada, composta de 55% a 60% do valor calórico total de carboidratos, 15% de proteínas e, no máximo, 30% de lípides. O excesso de proteínas acima de 20%, na presença de carboidratos, converte-se em metabolismo energético, com depósito no tecido adiposo. Quanto aos lípides, deve-se evitar alimentos ricos em gordura saturada. Recomenda-se a ingesta dos ácidos graxos ômega 3 e 6, que regulam a liberação de prostaglandinas, leucotrienos e tromboxanos, evitando-se o aumento da prostaglandina E1, inibidora da lipase.

Muito importante também é a ingesta de fibras; as solúveis (maçã, pera, goiaba, leguminosas) lentificam a absorção intestinal, evitando o aumento brusco de insulina, ligam-se aos sais biliares, diminuindo a absorção do colesterol, e dão volume ao bolo alimentar, provocando a sensação de plenitude e saciedade. Já as fibras insolúveis (folhas, cereais integrais, laranja) diminuem o aporte energético e melhoram o trânsito intestinal.

Deve-se lembrar da água, recomendando-se a ingesta de 2 L ao dia, para melhora do trânsito intestinal, aumento do bolo alimentar, além de favorecer a eliminação de resíduos metabólicos via renal. Com relação a outros líquidos, deve-se ter cuidado com sucos de frutas calóricas e refrigerantes não dietéticos, não sendo comprovados os malefícios das bebidas gasosas.

Embora essencial, deve-se evitar o excesso de sal, pelo risco de edema.

Os frutos do mar são alimentos interessantes, em geral. Muitos peixes são ricos em ômega 3 e 6 e todos trazem o iodo, essencial para a síntese dos hormônios tireoidianos, embora já presente (adicionado) no sal de cozinha. As vitaminas antioxidantes e outros micronutrientes também devem estar presentes na dieta, destacando-se a vitamina C, essencial para a integridade do tecido intersticial, além de antioxidante. O ferro interfere também na formação do colágeno. A vitamina B6 atua no equilíbrio estrogênio/progesterona, e a vitamina E é um potente antioxidante. A vitamina D vem ganhando destaque na prevenção de várias doenças, com relatos também na participação do equilíbrio da insulinemia.

Muitos dos alimentos citados são agrupados atualmente numa categoria chamada "alimentos funcionais" e frequentemente indicados pelos profissionais que orientam a nutrição. Definem-se como alimentos que têm algum benefício na prevenção de doenças ou no reparo de algum dano já ocorrido.

A dieta "detox", tão em moda, usa alimentos de poder diurético e que estimulam o funcionamento intestinal, reduzindo a retenção hídrica e visando à diminuição da absorção de substâncias tóxicas, mas baseia-se também na substituição dos carboidratos por proteínas.

Atividade física

Fundamental para o aumento da velocidade do fluxo sanguíneo (ativador da lipólise), a melhora do tônus muscular facilita o retorno venoso, além de estimular o funcionamento intestinal.

Com a musculatura flácida, a fáscia profunda fica encolhida, aumentando a retração das trabéculas interlobulares e realçando a irregularidade do relevo cutâneo. A hipertonia muscular ocasionaria um estiramento da fáscia, com consequente melhora do relevo. Nesse sentido, os exercícios de alongamento estariam bem indicados, além da própria musculação.

A hipotonia muscular acarreta, ainda, a perda de sustentação da pele, agravando o aspecto inestético. Particularmente a hipotrofia glútea e sua consequente queda, pela gravidade, acompanhada dos feixes suprafasciais (flacidez), provocam um estiramento das trabéculas conjuntivas, realçando a aparência de "casca de laranja".

Cuidado há de se ter com exercícios aeróbicos exagerados, pois podem contribuir com o aumento da flacidez da pele e das traves conjuntivas, bem como aumentar muito a produção de radicais livres, necessitando de maior aporte de antioxidantes para os amantes dessa prática.

Portanto, o ideal é a atividade física orientada por treinadores físicos profissionais, mas, na sua impossibilidade, os exercícios mais recomendados são alongamento, subir e descer escadas, caminhadas ao ar livre e a dança, que, além de divertida e agradável, funciona como uma psicoterapia e estimula o sistema nervoso autônomo e os centros diencéfalo-hipofisários, pelas vibrações musicais.

Exercícios físicos como o "Pilates", orientados por fisioterapeutas, além do destaque aos alongamentos, podem ser mais prazerosos e aumentar a adesão à prática.

Meias elásticas

Seu uso está indicado apenas na presença de patologias venosas e linfáticas e na presença de edema dos tornozelos ou das pernas. Deve-se ter cuidado com a ictiose provocada, recomendando-se o uso de hidratantes, à noite, com massagens ascendentes. Nunca devem ser usadas na ausência de edema, pois provocam compressão dermoepidérmica, com redução do fluxo microcirculatório, hipóxia e prejuízo da drenagem linfática superficial, com agravamento do quadro.

Medicamentos

As drogas e os fitoterápicos que vêm sendo indicados no tratamento da LDG podem ser englobados em três grandes grupos, que atuam modificando os principais sistemas envolvidos na etiopatogenia da doença: meio intersticial, adipócitos (e sistema neurovegetativo) e microcirculação. Têm sido administrados pelas vias:

- **Oral:** numerosas substâncias são citadas, grande parte necessitando de mais estudos. Aqui é importante considerar o efeito no metabolismo geral, lembrando-se ainda da toxicidade de várias substâncias do grupo das xantinas, que inclui alcaloides venenosos. Por via oral, ganham destaque os nutracêuticos, hoje preferidos na prevenção e tratamento da LDG.

- **Intradérmica:** conhecida como mesoterapia ou intradermoterapia, associa a maioria das drogas e fitoterápicos de uso oral a outros de uso apenas local. Técnica que chegou quase a ser abandonada, vem ganhando terreno outra vez, principalmente com o uso do ácido desoxicólico, de efeito lipolítico, quando há associação com a adiposidade localizada, porém faltam estudos controlados para comprovação científica. Também por via intradérmica ou subdérmica, os bioestimuladores vêm sendo indicados.
- **Tópica:** o uso dos mesmos grupos de fármacos e mais alguns outros, sob a forma de cremes ou géis, vem sendo largamente indicado, com o incentivo da indústria cosmética. As pesquisas *in vitro* mostram efeito positivo de várias substâncias, porém faltam estudos *in vivo*. Outro aspecto a ser comentado diz respeito à sua segurança, devendo-se lembrar que "os agentes tópicos destinados a afetar a função corporal devem incluir unicamente ingredientes cuja segurança e eficácia tenham sido comprovadas". Importante seguir as normas que regulamentam seu uso, sobretudo tratando-se muitos deles de extratos vegetais, incluindo plantas de uso popular e tendendo-se a pensar que não são tóxicas, por serem ditas "naturais".

Principais drogas e fitoterápicos

□ Primeiro grupo

Atuam no adipócito, direta ou indiretamente, favorecendo a lipólise (Figura 16.2):

- **Beta-agonistas:** representadas pelas metilxantinas, englobam teobromina, teofilina, ácido teofilineacético, aminofilina e cafeína, além do isopropilarterenol e da epinefrina.
- **Inibidores alfa2-adrenérgicos:** ioimbina, piperoxana, fentolamina, deidroergotamina.
- **Ativadores da adenilciclase:** hormônios tireoidianos (tiratricol, T3 e T4), algumas algas (fucos, laminária e musgo-de-irlanda, com complexos orgânicos iodizados) e os silícios orgânicos.
- **Drogas que favorecem a degradação oxidativa:** L-carnitina e acetil-coenzima A. São carreadores de ácidos graxos (AG) livres para as mitocôndrias, para sua destruição e produção de ATP. O acúmulo de AG dentro do adipócito inibe a lipólise por mecanismo de *feedback*, acarretando uma reesterificação em triglicérides. Além disso, a produção de energia é necessária para dar continuidade à lipólise. Seu uso está indicado principalmente no tratamento de pacientes sem sobrepeso, pois nestes os depósitos de gordura podem ser os mais resistentes, sendo a destruição de AG livres após a lipólise ainda mais lenta, por não ser necessária ao organismo.

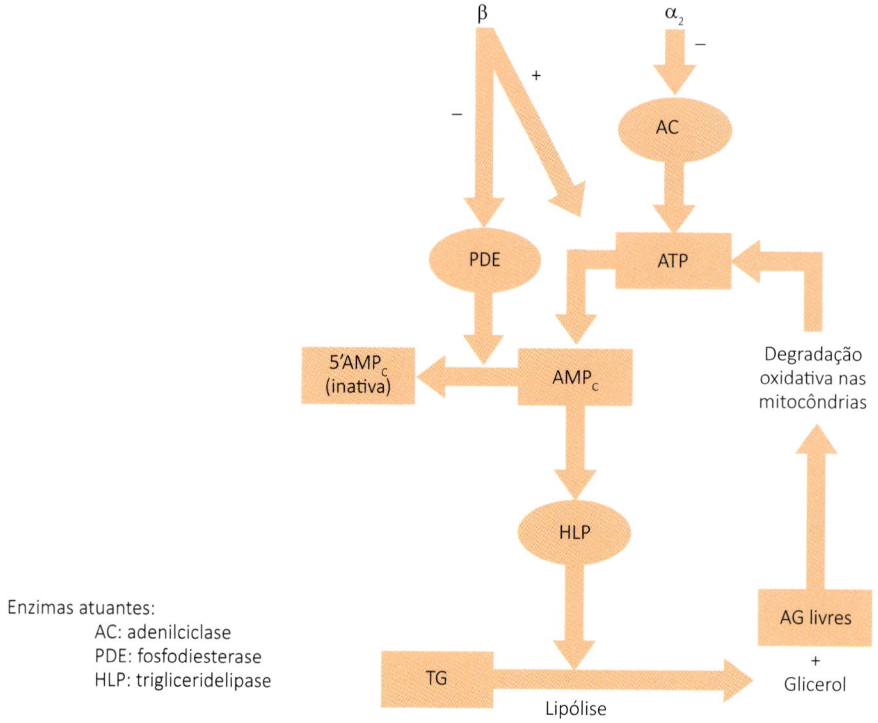

Figura 16.2. Esquema representativo da lipólise no interior de um adipócito.
β: receptor β-adrenérgico; α_2: receptor α_2-adrenérgico; –: efeito inibitório; +: efeito ativador; TG: triglicérides; AG: ácidos graxos.
Fonte: Desenvolvida pela autoria do capítulo.

- **Drogas de efeito indireto no adipócito:**
  - **Oxandrolona:** é um esteroide 17-α-quelado, conhecido por não aromatizar, promovendo um ganho anabólico moderado. Pelo baixo potencial androgênico, não promove a virilização, podendo ser usada com segurança pelas mulheres, nesse sentido. A dosagem situa-se entre 5 mg e 10 mg, via oral, sendo considerada categoria X na gestação e potencialmente hepatotóxica, como outros esteroides. Tem como efeito principal um grande aumento da força, por ampliar os depósitos de ATP intracelular, sem retenção hídrica. Pode ser considerada na terapêutica da LDG em mulheres praticantes de atividades físicas para consolidar a fundação muscular sob a pele e também para antagonizar os efeitos estrogênicos da fisiologia feminina. Não é livre de efeitos adversos, sendo sua prescrição restrita e cuidadosa.
  - **Ácido linoleico (CLA):** auxilia no controle de peso. O óleo de cártamo é grande fonte desse ácido graxo.
  - **Cálcio:** dificulta o depósito de gordura nos adipócitos.
  - **Cromo:** controla a compulsão por doces, por isso o ganho de peso.
  - **Quitosana:** dificulta a absorção das gorduras no intestino.

□ Segundo grupo

Agem no interstício:

- **Silícios orgânicos e silanóis:** o silício é um elemento estrutural do tecido conjuntivo, ou seja, entra na composição de diversas macromoléculas que participam na sua formação (elastina, colágeno, proteoglicanos e glicoproteínas de estrutura), com efeito na regulação e normalização do metabolismo e da divisão celular. No tratamento da LDG, seu principal papel é o de induzir e regular a proliferação fibroblástica, favorecendo a regeneração das fibras elásticas e colágenas, restabelecendo a elasticidade e auxiliando na regressão dos fenômenos fibromatosos. Dentre outros efeitos, tem ação antirradicais livres (produzidos nas reações de lipólise), anti-inflamatória, na hidratação celular, favorece a drenagem dos tecidos e tem ação também na lipólise, pela ativação da adenilciclase. Os silanóis são compostos que contêm grupos hidroxila diretamente ligados ao átomo de silício, com duas posições abertas, onde outras substâncias (geralmente outros ativos) devem ser ligadas para sua estabilização, evitando-se a policondensação e a formação de um silicone. Estudos *in vitro* mostram que a combinação de um silanol com um derivado de metilxantina aumenta em 7 vezes a capacidade lipolítica, com relação às xantinas isoladas. Como exemplo citam-se o Theophisilane C, o Cafeisilane C e o Algisium C.
- **Centelha asiática:** classificada como droga normalizadora do tecido conjuntivo, é a que possui o maior número de estudos e trabalhos publicados, faltando ainda critérios de padronização dos métodos de avaliação. Não tem toxicidade tópica nem sistêmica. De origem vegetal, é composta de asiaticosídeo (40%), ácido madecássico (30%) e ácido asiático (30%). Seus derivados triterpênicos têm ação nos fibroblastos. Aceleram a integração e o metabolismo da lisina e da prolina, aminoácidos fundamentais para a estrutura do colágeno. Contêm flavonoides, que têm efeito na microcirculação, com redução do edema. Um estudo controlado com 35 pacientes tratadas com 60 mg de extrato seco de centelha por via oral, comparado com placebo, mostrou diminuição significativa da gordura gluteofemoral com relação à deltóidea e redução da fibrose interadipocitária, ao exame histopatológico.
- **Ácido ascórbico:** indispensável para a manutenção da integridade da matriz intersticial, como demonstrado em estudos histopatológicos no escorbuto, onde se verifica a impossibilidade de produzir e manter substâncias, como o colágeno e o cimento intercelular do endotélio capilar.
- **Enzimas de difusão:** atuam na despolimerização das macromoléculas do interstício, permitindo a difusão da água e outros nutrientes. São representados pela thiomucase (condroitinase), que age nos compostos sulfurônicos, como o condroitinsulfato, e pela hialuronidase, que atua no ácido hialurônico.
- **Enzimas proteolíticas:** bromelina (abacaxi) e papaína (papaia). Atuam na renovação das proteoglicanas.
- **Vegetais e algas:** plantas como bambu e cavalinha (*Equisetum arvense*) e várias algas (espirulina e clorela) têm efeito benéfico no tecido conjuntivo.
- **Tretinoína e retinol:** o uso tópico do ácido *all*-trans-retinoico foi proposto por Kligman et al., com base em sua capacidade de promover a síntese de proteoglicanos na pele normal e de aumentar a deposição de colágeno na pele fotoenvelhecida. O trabalho apresentado testou o retinol (pela menor irritabilidade e evidência de que é metabolizado em ácido retinoico na pele) na concentração de 0,3%, em 20 pacientes, com duas aplicações diárias em uma das coxas e placebo na contralateral por seis meses. A avaliação clínica e pela velocimetria do laser-doppler mostrou diferença significativa, mas, por ser esse estudo único, futuros trabalhos serão necessários para a confirmação dos resultados.
- **Ácido hialurônico:** seu uso por via subdérmica tem sido proposto recentemente, por seu efeito de hidratação e estímulo à renovação do colágeno.
- **Bioestimuladores:** indicados pelo seu efeito regenerador do tecido conjuntivo, sendo as principais substâncias utilizadas o ácido polilático e a hidroxiapatita de cálcio.
- **Peptídeos de colágeno:** para uso oral, como substrato para a produção de novo colágeno, sendo mais usados o peptan e o verisol.

□ Terceiro grupo

Agem na microcirculação: são fitoterápicos, em sua maioria, tendo como ativos os flavonoides (rutina e quercetina), as saponinas e as cumarinas. Dentre suas ações estão o aumento da resistência dos capilares, a diminuição da permeabilidade vascular com redução do edema intersticial, o aumento da tonicidade da parede dos vasos e a inibição da formação de microtrombos.

As principais plantas ou "ervas" representantes desse grupo são:

- **Ginkgo biloba:** possui também antioxidante, ativa o metabolismo celular e inibe a fosfodiesterase (lipolítica).
- **Meliloto:** bastante usado na intradermoterapia.
- **Arnica, hera, hipérico ou erva-de-são-joão, gigarbeira (*Ruscus aculeatos*):** grupo de ação principal no intumescimento do tecido conjuntivo.
- **Bétula, mirtilo, castanha-da-índia:** vasoprotetores.
- **Laranja-amarga, limão, arruda:** vasoconstritores.
- **Pentoxifilina:** embora também uma metilxantina, exerce significativa ação na microcirculação, sendo usada nas doenças vasculares periféricas por sua ação antiagregante plaquetária, além do efeito imunomodulatório. Tem sido usada na intradermoterapia.

Os antioxidantes se enquadram nos três grupos.

Hoje muitas dessas substâncias estão no mercado como nutracêuticos, que são substâncias de efeito nutricional e terapêutico/farmacêutico, diferindo dos alimentos funcionais por serem apresentados em formulações farmacêuticas (cápsulas em sua maioria) e em maior concentração, considerados suplementos alimentares.

Uma infinidade de nutracêuticos está presente no mercado com indicação de prevenção ou tratamento da celulite, muitos com associações de componentes de dois ou dos três grupos de mecanismos de ação, sendo os mais frequentes o chá-verde, a cúrcuma, a quitosana e o óleo de cártamo. Este último merece uma descrição, sendo composto basicamente de ácido linoleico (ômega 6), mas também de ácido linolênico e oleico, que colaboram com a queima de gordura corpórea e estimulam a produção de lecitina (promotora da saciedade), além de ação protetora no colágeno. Assim, o cártamo constitui um importante nutracêutico coadjuvante no tratamento da LDG.

Tratamento Fisioterápico e Dermatológico

- Leonora Barroca de Medeiros
- Carlos Maximiliano Gaspar Carvalho Heil Silva
- Maria Paula Pádua Del Nero

Drenagem linfática manual

Técnica de massagem que consiste em movimentos de propulsão, usando pressão delicada e rítmica, que estimula o fluxo linfático, com redução do edema. Deve ser realizada seguindo a direção do retorno linfático, exigindo um bom conhecimento anatômico da circulação linfática.

Um estudo de controle desse método, por três meses, por meio de imagens tridimensionais de ultrassom de 20 MHz, revelou melhora significativa e progressiva durante o tratamento, porém com retorno gradual das alterações, mostrando que o resultado não é permanente.

Pressoterapia

Junto à drenagem manual, é uma das terapias principais das complicações edematosas da insuficiência venosa crônica e de patologias linfáticas, consistindo em terapia coadjuvante na LDG.

Consiste num massageador pneumático para realizar a compressão sequencial, que deve ser feita na direção do fluxo circulatório, ativando o retorno venoso. Deve sempre ser realizada após uma drenagem manual, pois há mobilidade de água apenas, podendo acarretar um acúmulo de proteínas no espaço intersticial, piorando a lipodistrofia.

Endermologia (terapia subdérmica)

Um dos primeiros tratamentos que mostraram eficácia foi considerado, por muitos anos, a principal modalidade fisioterápica, por meio de aparelhos, para o tratamento da LDG. Hoje, com o desenvolvimento da tecnologia a laser e similares, tornou-se um coadjuvante, presente ainda, como tecnologia associada, em vários equipamentos.

Carboxiterapia

Método que consiste na infiltração subcutânea de dióxido de carbono com a finalidade de provocar vasodilatação e melhora da vascularização dos tecidos.

Na LDG, estimularia a lipólise e a neocolagênese, com maior resposta nas associações à flacidez.

Usada na França há muitos anos para o tratamento de arteriopatias periféricas nos membros inferiores, sendo, posteriormente, indicado para o tratamento da celulite. A técnica será detalhada mais à frente, neste capítulo.

Estimulação russa

Trata-se de técnica de estimulação elétrica muscular por uma corrente não ionizante, de média frequência, fixa em 50 Hz e pulso senoidal.

Recebeu esse nome porque foi inicialmente usada para tratar a atrofia muscular causada pela falta de gravidade, nos astronautas da nave Mir, em 1974, por Yakov Kots. No Ocidente, a técnica ganhou aplicações na medicina desportiva e estética a partir de 1994, por Delamare.

Atuaria como coadjuvante no tratamento pela melhoria do tônus muscular, descrita aqui mais como curiosidade histórica.

Terapia de ondas de choque

Já utilizada no tratamento da nefrolitíase, essa terapia consiste na aplicação de ondas de choques acústicos extracorpóreos (pulsos com vibração acústica), visando aumentar o fluxo sanguíneo e a permeabilidade da membrana dos adipócitos e podendo causar a apoptose dessas células. É uma das técnicas que têm indicação específica para o tratamento da LDG, hoje considerada uma das mais promissoras, com vários trabalhos publicados. Faltam, porém, melhores estudos.

Plataforma vibratória

Visa fortalecer a musculatura, melhorando a circulação dos membros inferiores, além de funcionar como atividade aeróbica, dando melhor condicionamento físico à paciente.

Roupas de biocerâmica

Patenteada pela INVEL, a bermuda feita com tecido contendo biocerâmica mostrou melhora média de 19% no aspecto clínico da LDG, graus 2 e 3, recebendo aprovação da Agência Nacional de Vigilância Sanitária (Anvisa) em 2011. A biocerâmica tem a capacidade de gerar o óxido nítrico, substância com potencial vasodilatador, que pode interferir no componente vascular da celulite.

Laser e tecnologias afins

- **Laser:** está presente em várias modalidades terapêuticas na LDG. A primeira é a laserlipólise, indicada principalmente para a gordura localizada, sendo um tratamento coadjuvante da celulite; as demais visam ao tratamento da celulite propriamente dita e/ou da flacidez associada.
- **Radiofrequência (RF):** desenvolvida por Edward Knowlton, da Califórnia (EUA), e indicada, a princípio, para o tratamento da flacidez cutânea. Hoje, porém, já existem tecnologias de radiofrequência que agem também no tecido gorduroso, chamadas seletivas ou inteligentes.

Dentre os tratamentos não invasivos, a radiofrequência é o que apresenta a maior quantidade de trabalhos publicados, comprovando sua segurança e resultados de moderados a bons.

Trata-se de um tipo de radiação eletromagnética, que consiste em ondas de energia e magnéticas que se movem juntas no espaço e são geradas pelo movimento de cargas elétricas. Atua na pele emitindo ondas de rádio de alta frequência (entre 30 e 300 KHz) e causando dano térmico semelhante aos lasers, além de luz intensa pulsada, porém sem a necessidade de cromóforo. O objetivo é a lesão térmica da derme com estímulo de produção de colágeno e remodelamento do tecido. A vasodilatação promove a abertura dos capilares com melhora do trofismo tissular, reabsorção dos líquidos intercelulares excessivos e aumento da circulação. Com isso, há ganho nutricional de oxigênio, nutrientes e oligoelementos, tudo isso favorecendo a lipólise.

Dependendo do número de eletrodos utilizados, a radiofrequência pode ser tripolar, bipolar ou unipolar, esta com maior penetração e espalhamento radial. Goldberg recomenda 6 a 8 sessões quinzenais, mostrando o resultado do tratamento de 30 mulheres com seguimento de seis meses, em que a melhora evidenciada decorreu, sobretudo, da melhora da flacidez. A radiofrequência pode ser associada ao infravermelho, a sistemas de massagem mecânica, ao laser de 915 nm e ao laser de diodo de baixa frequência de 810 nm.

- **Infravermelho profundo (*infra-red-IR*):** indicado exclusivamente para a flacidez, age também por aquecimento dérmico (com proteção da epiderme) para estímulo de produção de colágeno.
- **Criolipólise:** técnica baseada no congelamento do tecido adiposo e na apoptose das células gordurosas, agora já amplamente estudada, com seus resultados e efeitos colaterais já bem estabelecidos. Indicada quando existe associação com gordura localizada.

Ultrassom (US)

A tecnologia usando ultrassom vem evoluindo ao longo dos anos, até chegar ao ultrassom micro e macrofocado, bastante utilizados na atualidade. Mais como curiosidade e história, são citados os anteriores.

A primeira terapia ultrassônica utilizada no tratamento da celulite foi um ultrassom com vibrações de 3 MHz de frequência, visando a um efeito térmico e vasodilatador, além de auxiliar na penetração de drogas ativas (efeito mais tarde conhecido como drug delivery). Estaria mais indicado na LDG dura e adiposa.

Na evolução surgiu a técnica de **hidrolipoclasia ultrassônica**, método bem demonstrado por Ciccarelli, consistindo na destruição de adipócitos produzida pela propagação das ondas ultrassônicas de 3 MHz (mesmo anterior) nos tecidos previamente infiltrados com solução fisiológica ou hipotônica. O tecido adiposo seria lisado, facilitado pela diferença de pressão osmótica. Com resultados pobres ou por se tratar de técnica de baixo custo, não é mais utilizada.

Na sequência, surgiu o ultrassom focado, estando indicado para a adiposidade (gordura) localizada, nesse caso chamado de US cavitacional. Possui tecnologia HIFU, que é um ultrassom focado de alta frequência. A energia é emitida por um transdutor que concentra a potência num foco distante e é baixa na superfície. Assim, em contato com a pele, a energia será baixa na epiderme e derme e alta na gordura subcutânea. É um tratamento não invasivo, sem *downtime*, de alto custo. Hoje já completamente substituído pela técnica seguinte.

A mais moderna terapia com ultrassom é a associação do ultrassom microfocado, indicado para o tratamento da flacidez, e o macrofocado, que promete a destruição de adipócitos. Indicada inicialmente para tratar a flacidez da face e do pescoço, evoluiu logo para tratamentos corporais, podendo melhorar a aparência da pele comprometida pela LDG. As principais máquinas que oferecem essas tecnologias disponíveis atualmente no Brasil são o Ulthera e o Ultra Former.

Tecnologias associadas

Vários equipamentos associam tecnologias para potencialização dos efeitos, visando quase sempre à queima de gordura e à melhora da flacidez.

Há uma associação clássica na tecnologia de sinergia eletro-óptica, aprovada pelo Food and Drug Administration (FDA) para tratamento de LDG, que utiliza RF bipolar, infravermelho (IR) profundo e manipulação mecânica (sucção a vácuo da endermologia ou terapia subdérmica) presente no aparelho Vela Shape.

A radiofrequência (RF) e a luz infravermelha (IR), além da contração e neocolagênese, induziriam à dissociação da oxiemoglobina em oxigênio e hemoglobina, aumentando a disponibilidade de oxigênio para o metabolismo da gordura. Já a manipulação física da sucção e a massagem melhorariam a circulação e o tecido conjuntivo circundante ao tecido adiposo, suavizando a aparência de "covinha". Sadick mostrou melhora de 5% a 75% em 80% das mulheres tratadas. Consiste numa solução não permanente e com resultados variáveis na revisão de literatura. Em geral, atinge pico máximo de efeito em no máximo quatro semanas, com necessidade de tratamento de manutenção.

Associações também com tecnologias de ultrassom, laser de 915 nm e outros tipos, além de associações com LED, estão presentes nos diversos *devices* disponíveis e indicados para o tratamento da LDG.

Assim, novos e mais novos aparelhos vêm sendo lançados nesse tão concorrido mercado, muitos ainda sem dados disponíveis na literatura.

Como visto, existe uma enorme variedade de tratamentos propostos para a LDG, muitos até com bons resultados enquanto estão sendo realizados e, no máximo, por algum tempo depois. Resultados de longo prazo não têm sido provados por nenhum dispositivo médico corrente no mercado de tratamento da LDG. Mais pesquisas nessa área são necessárias com o objetivo de definir um programa de manutenção, tão importante em se tratando de patologia crônica ou na aparente evolução fisiológica da mulher.

Tratamento minimamente invasivo e tratamento cirúrgico

□ *Subcision®*

É a técnica cirúrgica mais utilizada no tratamento da LDG. Será amplamente discutida no final deste capítulo.

□ Lipoescultura

Consiste, resumidamente, na aspiração, através de cânulas, nas regiões de acúmulo de gordura e no enxerto nas áreas de depressão. É mais indicada para tratamento de adiposidade localizada, mas variações de técnicas, hoje, permitem sua aplicação, também, nas áreas de celulite.

□ Laserlipólise

Variante da lipoaspiração, que usa um laser ND:YAG capaz de provocar lipólise. Este é introduzido no subcutâneo através de uma cânula de 1 mm, devendo-se proceder à aspiração da substância oleosa produzida. O processo de lipoaspiração pode tornar-se menos traumático.

□ Preenchimento e bioestimulação

As tecnologias minimamente invasivas têm sido as preferidas. Assim, as depressões do relevo cutâneo podem também ser preenchidas com ácido hialurônico. Deve ser aplicado com cânula, após leve descolamento. Necessárias grandes quantidades de produto, disponível apenas em apresentações de pequeno volume. Não tem longa duração, pois essa substância sofre absorção depois de algum tempo.

Método semelhante pode ser realizado com aplicação de gordura autóloga, mais usado durante a lipoescultura.

Com relação ao ácido hialurônico, vale citar as apresentações sem *cross-linking*, portanto sem efeito preenchedor, indicadas para aplicação subdérmica nas áreas de LDG, por seu efeito de hidratação e reestruturação do tecido conjuntivo, técnica patenteada como *skinbooster*.

A bioestimulação é uma técnica que vem ganhando bastante a confiança dos dermatologistas, principalmente nos últimos dois anos. Também inicialmente usada para o tratamento da pele do rosto, agora bastante utilizada em áreas extrafaciais, incluindo as áreas acometidas pela LDG. Trata-se da injeção local (via subcutânea ou subdérmica) de substâncias que ativam a produção de colágeno, melhorando o tônus e a aparência da pele tratada. Não tem qualquer efeito nas células de gordura, porém a melhora do tecido conjuntivo e da contenção dos lóbulos de gordura trariam a melhora da LDG. As substâncias utilizadas são o ácido polilático e a hidroxiapatita de cálcio. A primeira, de aplicação subcutânea e de preferência com cânulas, com bom efeito na flacidez e leve preenchimento das depressões, dependendo do volume e diluição utilizados, podendo-se proceder a uma subcisão com a própria cânula no momento da aplicação. Tem sua grande indicação no tratamento da celulite da região glútea. Podem ser usadas cânulas especiais como a "Nero" (de ponta bico de pato) ou a "Gold" (técnica da "goldincision"), mas cânulas comuns de 18 a 22 gauge cumprem bem a função. Já a hidroxiapatita de cálcio estaria indicada para injeção subdérmica, portanto mais superficial, e visa apenas ao estímulo do colágeno, não gerando aumento de volume local.

A associação do ácido hialurônico (preenchedor) com a hidroxiapatita de cálcio (bioestimulador) está chegando ao mercado e pode ter um efeito promissor no tratamento da LDG. Por enquanto, as indicações estão restritas à face.

Tendências atuais

Concluindo, as tendências atuais no tratamento da lipodistrofia ginoide podem ser resumidas em:

- Acompanhamento com nutrólogos e nutricionistas, com a indicação de alimentos funcionais.
- Atividade física assistida.
- Uso de nutracêuticos, incluindo o uso oral de peptídeos de colágeno, como peptan e verisol.
- Aplicação (injeção) de bioestimuladores, ácido poliláctico e hidroxiapatita de cálcio.
- Uso de tecnologias com foco no colágeno e no tecido gorduroso:
  - **Terapia de ondas de choque:** indicação específica para a celulite.
  - **Novos tipos de radiofrequência:** a seletiva para o tecido gorduroso, tendo sua representação no Vanquish (indicado para diminuição do tecido gorduroso em região mais extensa), e a inteligente, que coordena efeito nas diversas profundidades da pele e subcutâneo, tratando a flacidez e a gordura, representada pelo aqui pelo novo Exilis (indicado para flacidez e gordura localizada).
  - **Ultrassom micro e macrofocado:** Ulthera (flacidez) e Ultra Former (flacidez e gordura).
  - **Criolipólise:** gordura localizada.
  - **Tecnologia HIFEM (Hight Intensity Focused Eletromagnetic):** moderna tecnologia com foco muscular, porém com efeito de diminuição do tecido gorduroso subjacente.

Considerações finais

Pelo seu caráter crônico e progressivo, a associação ou alternância de modalidades terapêuticas facilita o controle da patologia. Um exemplo é o protocolo BIMED, já comentado junto à seção de classificação clínica.

Inigo de Felipe, da Espanha, apresentou os resultados de seu trabalho, mostrando que todas as associações de modalidades terapêuticas são válidas e que há sempre potencialização dos resultados, mas a dupla dieta com atividade física foi a mais eficaz, embora a adição de outros tratamentos seja sinérgica.

Mais difícil torna-se a manutenção dos resultados após a interrupção do tratamento, em que é fundamental o máximo de controle dos fatores desencadeantes e agravantes, o que é válido para a prevenção, em geral, da lipodistrofia ginoide.

Outra consideração importante a fazer é que, embora seja referido na literatura francesa há mais de 100 anos, ainda é pequeno o número de estudos e trabalhos sérios e controlados sobre o assunto, o que poderia ser atribuído ao fato de os países que detêm a maioria das pesquisas científicas não considerarem muito a LDG como entidade nosológica, mas antes "uma expressão fisiológica da adiposidade feminina".

Essa realidade vem sofrendo mudanças positivas com o enorme crescimento e desenvolvimento da dermatologia cosmiátrica ou dermatologia estética, que tem a lipodistrofia ginoide como um de seus objetos de pesquisa e tratamento.

Diante da grande incidência e considerando o quanto e como afeta as portadoras do problema, doença ou não, acredita-se que a LDG deve, sim, ser bem estudada, visando a resultados mais eficazes nos inúmeros tratamentos e conferindo, assim, melhor qualidade de vida a essas pessoas.

Subcision®

- Dóris Hexsel
- Daniela Orso Gobbato
- Rosemarie Mazzuco
- Camile Luiza Hexsel Folk

Introdução

Subcision® é uma técnica cirúrgica já consagrada para o tratamento de rugas, cicatrizes deprimidas e outras alterações do relevo cutâneo, incluindo a celulite. Seu mecanismo de ação é decorrente da secção seletiva de septos fibróticos dérmicos ou subcutâneos, liberando a tração exercida por eles sob a pele, além do estímulo a neoformação de tecido conjuntivo, decorrente do trauma das incisões. Dessa maneira, pode ser considerada uma técnica de preenchimento autólogo.

Além dos mecanismos descritos, quando a *Subcision*® é realizada no tecido subcutâneo, como é o caso do tratamento da celulite, ocorre uma redistribuição da gordura entre os lóbulos de tecido adiposo, que se reorganizam para ocupar o espaço da depressão, o que contribui também para a melhora do relevo da área tratada. Sendo a técnica corretamente indicada e executada, os efeitos adversos são raros e, quando ocorrem, são de fácil manejo. Os resultados obtidos costumam ser persistentes (Figuras 16.3 e 16.4).

O presente capítulo descreve os detalhes técnicos para a realização de *Subcision*® para o tratamento de rugas faciais, cicatrizes deprimidas e outras alterações do relevo cutâneo, incluindo celulite e as sequelas de lipoaspiração.

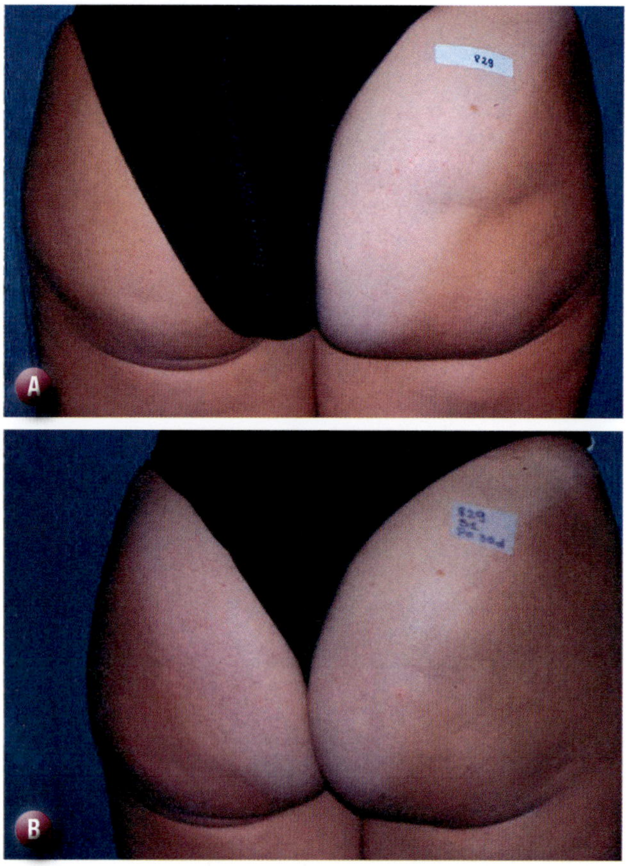

Figura 16.3. (A) Alteração de relevo em nádegas antes do tratamento. (B) Mesma paciente, 30 dias após o procedimento.
Fonte: Acervo da autoria do capítulo.

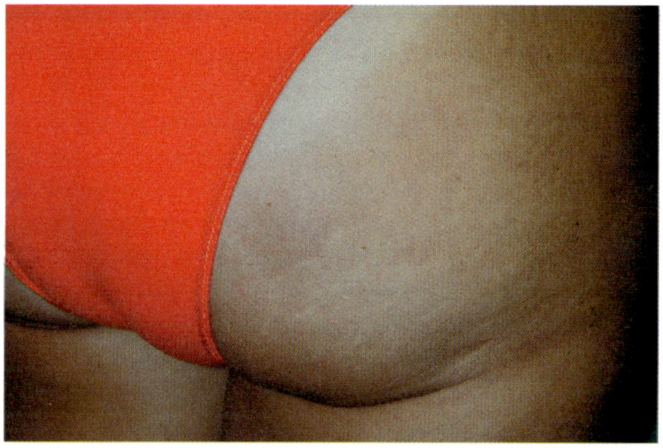

Figura 16.4. Mesma paciente, dois anos após uma única sessão de *Subcision*®.
Fonte: Acervo da autoria do capítulo.

Histórico

O termo em inglês *Subcision*® se origina da contração dos termos *subcutaneous incisionless surgery*, que, traduzidos para a língua portuguesa, significam cirurgia subcutânea sem incisão. Foi descrita em 1995, por Orentreich e Orentreich, como uma alternativa cirúrgica para a correção de rugas e cicatrizes deprimidas da face.

Em 1997, Hexsel e Mazzuco descreveram pela primeira vez a técnica e os resultados da *Subcision*® no tratamento das lesões deprimidas da celulite e das sequelas de lipoaspiração. Em 2000, as mesmas autoras relataram, em novo e mais amplo artigo, a técnica detalhada e os resultados obtidos a partir da realização da *Subcision*® em 232 pacientes do sexo feminino portadoras de celulite graus 2 e 3. Nos últimos anos, a *Subcision*® consagrou-se como uma das técnicas de primeira escolha para correção das depressões faciais e, principalmente corporais, associadas a fibrose e retração da pele exercida pelos septos fibrosos, sendo considerada por diversos autores a única técnica realmente eficaz e com efeitos duradouros para o tratamento das depressões da celulite.

Indicações e mecanismo de ação *Subcision*® no tratamento de cicatrizes

Após um trauma ou inflamação cutânea de diversas causas, como é o caso da acne, o processo de cicatrização inicia-se por uma fase inflamatória seguida de uma fase fibroblástica proliferativa. O tecido de granulação é composto por numerosos capilares, fibroblastos e fibras colágenas, que se orientam de forma paralela na derme reticular. Após cinco semanas, o número de capilares diminui e há remodelamento do colágeno, que consiste em feixes hialinoides espessados, dispostos em arranjo paralelo, constituindo esse período a fase de maturação. Esta última fase pode durar até um ano.

Diferentes tipos de cicatrizes podem resultar desse processo. Nas cicatrizes retráteis, por exemplo, a formação do novo colágeno pode promover aderência da epiderme à derme reticular e/ou subcutâneo, alterando o relevo da pele.

A *Subcision*® é indicada para o tratamento das cicatrizes retráteis ou não distensíveis (Figura 16.3A), sendo um procedimento capaz de torná-las distensíveis. As cicatrizes distensíveis podem ser também tratadas por meio de outras técnicas, como os preenchimentos cutâneos. A *Subcision*® é menos efetiva no tratamento das cicatrizes *boxcar* e *icepick*.

Dois mecanismos de ação da *Subcision*® atuam na melhora do relevo das cicatrizes: a liberação da tração da pele, exercida pelos septos fibrosos presentes nas cicatrizes retráteis, e a ocorrência de um preenchimento autólogo, por novo tecido conjuntivo formado a partir do hematoma. Isso melhora o relevo de cicatrizes deprimidas e, também, das cicatrizes distensíveis. O preenchimento obtido pelo uso dessa técnica costuma ser proporcional ao trauma e à capacidade individual de produção de novo colágeno, que depende, dentre vários fatores, da idade do paciente, mas os resultados obtidos costumam ser persistentes (Figura 16.4).

Se necessário, pode-se combinar a *Subcision*® com outros procedimentos e tecnologias, ou repeti-la, para melhores resultados. Essa associação pode ser feita com preenchedores à base de ácido hialurônico ou injeções de bioestimuladores como o ácido poli-L-láctico e a hidroxiapatita de cálcio, para otimizar o resultado ou melhorar a qualidade da pele. Quando associada a outros procedimentos, a *Subcision®* deve ser realizada antes da injeção do preenchedor ou bioestimulador.

A *Subcision®* também pode ser associada ao microagulhamento e ao peeling de ácido triacloroacético (ATA) a 15% com resultados favoráveis. A técnica de CROSS utilizando TCA 50% para o tratamento de cicatrizes atróficas de acne foi descrita como uma associação que mostrou resultados satisfatórios na maioria dos pacientes.

Antes de proceder à abordagem cirúrgica de uma cicatriz, é importante aguardar o período de estabilização, em geral de 6 a 12 meses.

Subcision® no tratamento de rugas e sulcos da face

As linhas, rugas e sulcos faciais têm causas diversas, tais como fotoenvelhecimento, linhas do sono, flacidez, envelhecimento intrínseco e rugas dinâmicas, que são causadas pela ação dos músculos da mímica facial. As rugas que se originam de excessiva mímica facial, em particular as rugas iniciais do terço superior da face, são indicações clássicas para aplicação da toxina botulínica, enquanto as rugas decorrentes de outras causas podem ser tratadas por tecnologias como laser e ultrassom microfocado, ou pelo uso de injetáveis como preenchedores e bioestimuladores.

A *Subcision®* é uma técnica sinérgica a todos esses tratamentos. Rugas mais profundas, sobretudo aquelas localizadas na glabela e na fronte, podem ser tratadas pela *Subcision®*, em associação com a injeção da TB. O mecanismo de ação da *Subcision®* na correção de rugas faciais é semelhante ao já descrito no tratamento das cicatrizes. Além disso, a *Subcision®* também cria um plano de clivagem, facilitando o implante dos materiais injetáveis.

O número de sessões de *Subcision®* necessário para corrigir uma determinada condição dependerá do tamanho, da profundidade e da localização da lesão, e da capacidade do indivíduo de formar um novo tecido conjuntivo, também relacionada à intensidade do trauma provocado pelo procedimento. A resposta pode ser vista desde a primeira sessão, mas algumas rugas e cicatrizes respondem em três a seis sessões, com intervalo recomendado de um a dois meses entre cada uma delas.

Subcision® no tratamento da celulite

O termo "celulite" é usado para designar as alterações do relevo da superfície cutânea que tendem a ser crônicas, conferindo à pele um aspecto de "casca de laranja" ou acolchoado. Afeta preferencialmente as mulheres, após a puberdade, em locais de maior acúmulo ou depósito de gordura, como coxas e nádegas. Flacidez e sobrepeso, além do envelhecimento intrínseco, agravam o aspecto da celulite na maioria dos pacientes.

A celulite foi primeiramente classificada em quatro graus, de 0 a III, com base em critérios clínicos, conforme descrito no Quadro 16.1. Uma nova escala de gravidade de celulite foi criada e validada (Quadro 16.2). Essa nova classificação é de grande utilidade para evidenciar fatores associados à celulite que interferem na escolha do tratamento, além de ser útil na evolução pós-tratamento.

Quadro 16.1. Classificação da celulite.

Grau ou estágio 0 (zero) Não há alterações na superfície cutânea
Grau ou estágio I A pele da área afetada não apresenta alterações do relevo, enquanto a pessoa permanecer em pé e com a musculatura glútea relaxada, mas alterações da superfície cutânea podem ser vistas por meio de um teste de pinçamento ou de compressão da pele ou da contração muscular
Grau ou estágio II O aspecto de "casca de laranja" ou acolchoado é evidente estando a pessoa em pé, sem o uso de nenhuma manobra (pinçamento da pele ou contração muscular)
Grau ou estágio III Presença das alterações descritas no estágio II, associadas a áreas elevadas e nódulos

Quadro 16.2. Classificação da celulite conforme a nova escala (Hexsel, Dal'Forno e Hexsel).

(A) Número de depressões evidentes	
0	Sem depressões
1	Quantidade pequena de depressões (1 a 4 depressões são visíveis)
2	Quantidade moderada de depressões (5 a 9 depressões são visíveis)
3	Quantidade grande de depressões (10 ou mais depressões são visíveis)
(B) Profundidade das depressões	
0	Sem depressões
1	Depressões superficiais
2	Depressões médias
3	Depressões profundas
(C) Aparência morfológica	
0	Sem áreas elevadas
1	Aparência *orange peel*
2	Aparência *cottage cheese*
3	Aparência *mattress*
(D) Grau de flacidez	
0	Ausência de flacidez
1	Aparência drapeada leve
2	Aparência drapeada moderada
3	Aparência drapeada grave
(E) Classificação de acordo com a escala de Nurnberger e Muller	
0	Grau 0
1	Grau I
2	Grau II
3	Grau III
Resultado final (soma dos pontos de cada item)	
Leve	de 1 a 5
Moderado	de 6 a 10
Grave	11 a 15

A celulite é uma condição que resulta de uma série complexa de eventos que envolvem a derme e o tecido subcutâneo. O tecido subcutâneo é composto por lóbulos de gordura separados entre si por finos septos de tecido conjuntivo, os quais atravessam o tecido adiposo e conectam a derme reticular à fáscia muscular, em todas as pessoas. Tais septos promovem a estabilização do subcutâneo e compartimentam a gordura.

Nurnberger e Muller, em 1978, estudaram cortes de subcutâneos coletados nas nádegas e coxas de 150 cadáveres de ambos os sexos e de 30 mulheres vivas, descrevendo importantes achados anatômicos para o entendimento dessa condição clínica. Eles concluíram que existem diferenças anatômicas relacionadas ao sexo e que essas diferenças têm um papel determinante na maior incidência de celulite nas mulheres com relação aos homens. A camada mais superficial do subcutâneo é mais espessa na mulher, e os septos conjuntivos que separam a gordura são dispostos mais verticalmente, formando grandes lóbulos de gordura retangulares. No homem, essa camada apresenta uma espessura menor e os septos são dispostos obliquamente, formando pequenos lóbulos poligonais, dando maior estabilidade ao subcutâneo. Dessas características resulta um aspecto acolchoado ou ondulado na pele nas mulheres, pela protrusão da gordura na derme e também pela tração exercida pelos septos fibrosos subcutâneos, o que é raramente visto nos homens. Tais ondulações são mais evidenciáveis pelo pinçamento da pele ou pela contração muscular das áreas afetadas.

Mais recentemente, Rudolph et al., ao analisar dissecções anatômicas da região glútea, evidenciaram a presença de cinco camadas sobrejacentes ao musculo glúteo máximo em ambos os sexos: derme, gordura superficial, fáscia superficial, gordura profunda e fáscia profunda. A diferença na disposição dos septos no homem e na mulher foi corroborada pelos autores neste estudo. Além disso, os mesmos autores descreveram dois tipos de septos de tecido conjuntivo: os mais numerosos são curtos e finos, conectando a fáscia superficial à derme. Septos longos e espessos, em menor número, conectam a fáscia profunda à derme. Estes últimos apresentam feixes vasculonervosos em seu interior e podem ser responsáveis pelas depressões profundas da celulite.

A *Subcision*® melhora o aspecto clínico das lesões deprimidas da celulite por meio de três mecanismos:

1. A secção dos septos fibróticos que dividem os lóbulos adiposos elimina a tração que estes impõem à pele.
2. O trauma cirúrgico estimula a formação de novo tecido conjuntivo, promovendo um preenchimento autólogo e consequente melhora no relevo da área tratada.
3. A incisão dos septos conjuntivos permite a redistribuição da gordura subcutânea que ocupa o espaço da depressão, promovendo novamente um relaxamento da tração promovida pelos septos.

É importante ressaltar que a *Subcision*® não é indicada para a correção das condições associadas à celulite, como a flacidez e a gordura localizada. Essas condições são muitas vezes confundidas com a celulite, mas são na verdade condições agravantes da celulite e devem ser tratadas por outros métodos. Em uma série de casos foram apresentados resultados bastante animadores mostrando sinergia entre *Subcision*® e aplicação de ácido poliláctico no tratamento da celulite associada a flacidez.

Subcision® para outras indicações

A *Subcision*® pode ser indicada para a correção de outras depressões do relevo cutâneo, como as que surgem após a lipoaspiração, e as depressões de relevo das áreas doadoras de gordura para enxertos ou após trauma ou doenças inflamatórias subcutâneas.

Com base no fato de as estrias apresentarem-se, na grande maioria dos casos, como lesões deprimidas, Montoya et al. realizaram um estudo comparando o uso de *Subcision*® isolada, tretinoína 0,1% isolada e ambos os procedimentos associados no tratamento das estrias brancas. Cada paciente teve três estrias selecionadas, uma para cada procedimento. Apesar de ter sido um estudo preliminar, foi observada alta porcentagem de necrose (21,4%) nas estrias submetidas à *Subcision*®, e os autores não recomendam essa técnica para o tratamento de estrias.

□ Contraindicações

As contraindicações ao procedimento podem ser absolutas ou relativas. As absolutas incluem infecção ativa no local ou imediatamente adjacente à área a ser tratada, discrasias sanguíneas e cicatrizes de acne do tipo *ice pick*. As contraindicações relativas incluem história de cicatrizes hipertróficas ou queloides, uso de medicamentos que possam alterar ou interferir na coagulação, como ácido acetilsalicílico (AAS), anti-inflamatórios não esteroidais (AINEs), ginkgo biloba, vitamina E etc., uso de medicamentos que possam interagir com o anestésico local/vasoconstritor e gravidez.

□ Pré-operatório

Os cuidados pré-operatórios são, basicamente, os mesmos para qualquer procedimento dermatológico ambulatorial, com ênfase para itens importantes, que serão discutidos a seguir.

□ História clínica

Anamnese e exame físico detalhados são essenciais para a realização de qualquer procedimento cirúrgico. O paciente deve ser questionado quanto à tendência a desenvolver cicatrizes inestéticas, à presença de doenças crônicas ou agudas, uso de medicamentos, bem como reações medicamentosas já apresentadas. O paciente também deve ter capacidade de seguir as orientações pré e pós-operatórias requeridas para esse procedimento.

□ Medicamentos

O uso dos seguintes medicamentos merece especial atenção:

- **Anticoagulantes:** idealmente, todos os medicamentos anticoagulantes devem ser interrompidos no período pré-operatório. Pacientes em uso sistêmico de heparina estão contraindicados para o procedimento. Os anticoagulantes orais cumarínicos apresentam meia-vida em torno de seis dias; portanto, seu uso deve ser descontinuado uma semana antes do procedimento, se possível. Se houver necessidade de uma correção rápida do efeito anticoagulante, pode-se utilizar vitamina K por via endovenosa ou oral.
- **Medicamentos que interferem na agregação plaquetária:** o ácido acetilsalicílico é um potente inibidor da agregação plaquetária, e seu efeito persiste por uma a duas semanas. Por isso, medicamentos contendo esse princípio ativo devem ser interrompidos uma a duas semanas antes do procedimento, se possível.

  O ibuprofeno e outros anti-inflamatórios não hormonais também inibem a ciclooxigenase plaquetária, porém seus efeitos são mais rapidamente reversíveis, devendo ser suspensos uma semana antes do procedimento.

  Conforme demonstrado em alguns estudos, vitamina E e ginkgo biloba também são capazes de alterar a coagulação sanguínea e, por isso, devem ser evitados no período pré-operatório da *Subcision*®, sobretudo quando a técnica é usada no tratamento de áreas corporais maiores.

  Recentemente, com a popularização do uso de nutricosméticos, deve-se atentar para o fato de que alguns dos ativos usados nesses produtos têm propriedades anticoagulantes, como é o caso do resveratrol, do pycnogenol e do extrato de cebola. Sugere-se que eles sejam suspensos 15 dias antes da realização da *Subcision*®.
- **Betabloqueadores:** pacientes hipertensos em tratamento com betabloqueadores podem desenvolver hipertensão maligna e colapso cardiovascular durante anestesia local com vasoconstritor, por ação da epinefrina. Entretanto, o risco para a ocorrência dessa complicação durante procedimentos cirúrgicos pequenos é extremamente baixo.
- **Agentes imunossupressores:** agentes imunossupressores geralmente não podem ser descontinuados no pré-operatório. Em decorrência do efeito inibitório desses medicamentos sobre o sistema imune, é esperado um aumento do risco de infecções, por isso a realização de procedimento eletivo deve ser bem avaliada nesses pacientes.
- **Agentes neurolépticos:** fenotiazinas, inibidores da monoaminoxidase, antidepressivos tricíclicos, ritalina, derivados de anfetaminas, dentre outros, podem aumentar o nível de catecolaminas endógenas. Esse aumento, adicionado às catecolaminas do anestésico local, pode predispor o paciente à crise de hipertensão maligna.
- **Ferro:** pacientes em uso de medicamentos contendo ferro para tratamento de anemia devem ser orientados para interromper o tratamento um mês antes da realização do procedimento, a fim de evitar o surgimento de hemossiderose no pós-operatório.

□ Tabagismo

A nicotina induz vasoconstrição, diminuindo o transporte de oxigênio pela microvasculatura, interferindo, assim, no processo de cicatrização. Por aumentar o risco de necrose tecidual, a abstenção do fumo deve ser estimulada no pré-operatório de qualquer procedimento cirúrgico dermatológico.

□ Fatores nutricionais

Sabe-se que, durante o processo de reparação tecidual, há aumento do consumo de carboidratos, aminoácidos e lipídios, necessários para a geração de energia. Portanto, deficiências nutricionais, principalmente deficiências proteicas, podem afetar várias etapas dos processos de inflamação, coagulação e cicatrização.

Vitaminas A, C e K são cofatores importantes na hemostasia, síntese proteica e resposta imune local, e sua deficiência pode comprometer a cicatrização. A vitamina C, particularmente, desempenha um papel crítico na síntese de colágeno.

Pacientes com ingestão elevada de ferro por medicamentos ou alimentos podem desenvolver hemossiderose mais intensa e prolongada no pós-operatório, sobretudo quando hematomas volumosos são formados, conforme já mencionado.

□ Infecção cutânea local ou a distância

A presença de foliculite, acne ativa sem tratamento e outras piodermites pode comprometer os resultados do procedimento, bem como aumentar sua morbidade. Na presença de tais situações, tratamento com antibióticos tópicos ou orais está indicado, cinco a dez dias antes da *Subcision*®. Idealmente, o procedimento deve ser evitado na presença dessas condições.

Medicações pré-operatórias

□ Antibioticoterapia profilática

Antibioticoterapia profilática em cirurgia dermatológica é recomendada quando o procedimento é realizado em locais úmidos, como períneo, axila e virilha, quando há potencial para infecção no local da cirurgia, em cirurgias com período pós-operatório prolongado, em pacientes com insuficiência imunológica e na presença de infecção cutânea a distância. Além disso, é indicada nos casos em que a infecção no pós-operatório poderá se alastrar rapidamente, como pós-procedimentos feitos em áreas extensas, e quando realizada em áreas contaminadas ou potencialmente contaminadas. É imperativo o uso de antibioticoterapia em pacientes portadores de válvulas cardíacas e doença reumática cardíaca.

No tratamento cirúrgico da celulite pela *Subcision*®, antibioticoterapia profilática é indicada por vários motivos. Em primeiro lugar, pela proximidade com áreas naturalmente contaminadas (tratos gastrointestinal e geniturinário). Além disso, por ser um procedimento eletivo e com fins estéticos, os riscos devem ser os mínimos possíveis.

Exames pré-operatórios

Quando a *Subcision*® for realizada em pequenas áreas, como na face, não há necessidade de exames pré-operatórios, exceto se a história clínica identificar anormalidades.

Uma anamnese cuidadosa, em geral, é suficiente para detectar condições que possam comprometer a cirurgia ou a saúde do paciente. Porém, recomenda-se a realização de coagulograma e hemograma prévios à realização da *Subcision*® para o tratamento da celulite, além de exames específicos para cada caso, conforme a história clínica. O excesso de sangramento que pode ocorrer caso o mecanismo de coagulação não esteja íntegro, além de prejudicar a saúde do paciente, ocasionará a formação de hematomas muito extensos e de mais difícil manejo e resolução espontânea mais lenta.

Técnica cirúrgica

□ *Subcision*® para rugas e cicatrizes da face

Inicialmente, é realizada a inspeção e limpeza das áreas que serão tratadas, seguida da marcação da pele com caneta marcadora especial.

Por ser procedimento doloroso, é necessária a anestesia prévia com solução de lidocaína a 2%, preferencialmente com vasoconstritor, que pode ser fenilefrina ou adrenalina 1:100.000. O anestésico é injetado na derme e deve ultrapassar alguns milímetros da borda marcada para garantir ao paciente um procedimento livre de desconforto e dor.

O procedimento é realizado utilizando uma agulha hipodérmica de calibre 21 G, na maioria dos casos. Entretanto, agulhas de diferentes calibres, comprimentos e formato de biséis podem ser usadas. Agulhas de calibre 21 G são eficientes para o tratamento de rugas e cicatrizes faciais, que, em geral, são pequenas e superficiais. A agulha tribiselada apresenta maior capacidade de corte, facilitando a punctura da pele com o mínimo de resistência e trauma.

Após o efeito de vasoconstrição cutânea, evidenciado pelo branqueamento e piloereção da área, a agulha é introduzida alguns milímetros aquém da área marcada, num ângulo de inserção agudo e com o bisel voltado para cima. As incisões nos septos são feitas com a agulha mantida num plano adequado a cada depressão e paralelo à superfície cutânea.

Após inserção e posicionamento da agulha, iniciam-se os movimentos de laterolateralização ou tunelização, para seccionar as traves fibrosas. A mão livre atuará como guia para a *Subcision*®, para pinçar, estirar ou estabilizar a área, conferindo maior precisão ao procedimento.

A profundidade da incisão dependerá da lesão a ser tratada, indicação e microanatomia local. Para o tratamento de cicatrizes deprimidas retráteis, a *Subcision*® deverá ser realizada no nível da derme média e profunda. Para o tratamento de cicatrizes deprimidas distensíveis, a incisão geralmente é subdérmica ou na derme profunda e o objetivo é o preenchimento que se fará a partir do hematoma formado.

Logo após o tratamento, a área tratada deve ser comprimida manualmente por alguns minutos para garantir uma adequada hemostasia.

O procedimento é finalizado pela limpeza local e aplicação de fita adesiva microporosa para cobrir áreas tratadas e camuflar os pequenos hematomas resultantes do procedimento.

□ *Subcision*® para celulite e outras alterações do relevo corporal

Algumas diferenças e particularidades devem ser consideradas quando a *Subcision*® é realizada para o tratamento da celulite.

A paciente deve ser examinada em pé, com a musculatura relaxada e, de preferência, com foco de luz incidindo de cima para baixo, para melhor visualização das lesões. A paciente pode virar lentamente o corpo para que o médico possa evidenciar todas as depressões, com a luz incidindo perpendicularmente.

Procede-se à marcação das áreas deprimidas, que aparecem sem o uso de manobras. Destaca-se que as depressões que só aparecem quando a paciente contrai a musculatura da região ou se exercem manobras de pinçamento cutâneo não são indicadas para tratamento com *Subcision*®.

A antissepsia ampla da área é realizada com álcool 70% ou clorexidina.

A anestesia infiltrativa local é feita com solução de lidocaína a 2% e vasoconstritor (Figura 16.5). Os vasoconstritores mais utilizados são a epinefrina e a fenilefrina. O anestésico é injetado no subcutâneo, retrogradamente e em leque, e deve ultrapassar os limites da área deprimida marcada, sendo a agulha introduzida 1 a 2 cm além da borda da marcação. Um botão anestésico intradérmico deve ser feito nos locais onde a agulha de *Subcision*® perfurará a pele. Após a anestesia, se necessário, proceder a nova antissepsia da área.

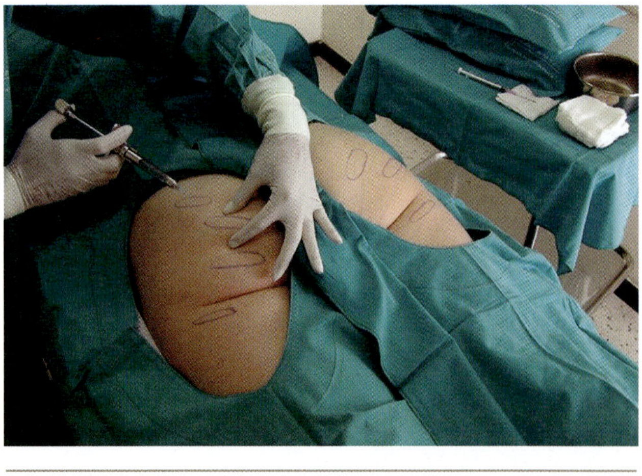

Figura 16.5. Após a antissepsia, é realizada anestesia local. Campos estéreis são usados para proteger a área cirúrgica.
Fonte: Acervo da autoria do capítulo.

Após o branqueamento e a piloereção da área, a pele é puncionada utilizando-se agulha BD Nokor™ 18 G, que apresenta bisel cortante, facilitando a secção das áreas de fibrose. A agulha é introduzida num ângulo de 45°, 1 a 2 cm abaixo da superfície cutânea, e, então, direcionada paralelamente a essa superfície. A *Subcision*® pode ser feita direcionando o lado cortante da agulha contra os septos a serem seccionados ou por movimentos de laterolateralização da agulha (Figura 16.6). Um discreto teste do pinçamento cutâneo pode ser feito após as secções para evidenciar se há septos residuais que ainda exercem tração sobre a pele. A secção de septos grandes, que contêm feixe vasculonervoso, além de vasos menores que irrigam o subcutâneo, determina a formação de equimoses e hematomas. A formação de hematoma promove fibroplasia e age como um preenchimento autólogo.

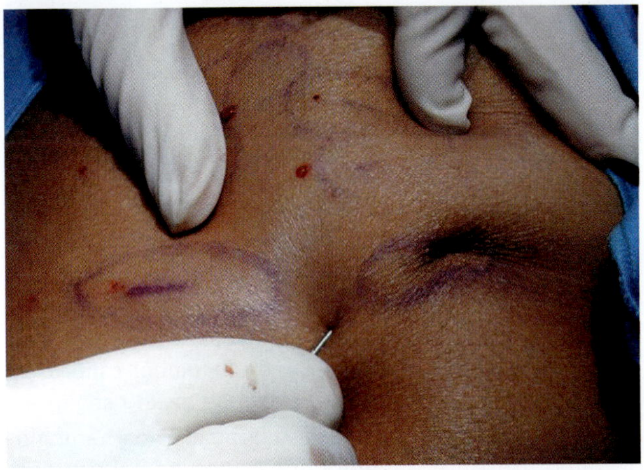

Figura 16.6. Agulha pressionada contra o septo durante a *Subcision*®.
Fonte: Acervo da autoria do capítulo.

Para garantir uma hemostasia adequada e controlar o tamanho das equimoses, as áreas subcisadas devem ser comprimidas por cinco a dez minutos, seguindo-se a aplicação de curativo compressivo, que será removido após 72 horas. A compressão deve ser mantida por calça ou bermuda elástica por cerca de 30 dias.

O número de depressões tratadas em cada sessão dependerá da dose anestésica disponível, calculada de acordo com o peso corporal da paciente. A dose anestésica total descrita como segura para a lidocaína com vasoconstritor não deve ultrapassar 500 mg ou 7 mg/kg. A anestesia tumescente não é realizada porque ela diminui significativamente a formação dos hematomas, que são importantes para os resultados desse procedimento, além de prejudicar a visualização da tração sendo liberada durante o procedimento.

Com o objetivo de evitar a formação de hematomas muito volumosos, sua organização e a formação de planos de dissecção extensos, com consequentes complicações que podem ocorrer nessas situações, recomenda-se selecionar, de preferência, depressões com até 30 mm de diâmetro ou parte de depressões maiores, até essa medida. Também é importante evitar subcisões muito superficiais e muito traumáticas. Idealmente, os cortes devem ser o mais limpo e delicado possível.

As recomendações para o período pós-operatório são as seguintes:

- analgésicos nas primeiras 48 horas ou por mais tempo, se houver queixa de dor;
- manter o antibiótico até o terceiro dia (ciprofloxacina, 500 mg, 2×/dia);
- repouso relativo na primeira semana;
- exercícios físicos moderados (caminhadas) somente a partir da segunda semana;
- uso de roupa compressiva durante 30 dias;
- a primeira avaliação pós-operatória deverá ser feita em 48 a 72 horas, quando os curativos são removidos e o antibiótico é suspenso.

Ao longo dos anos após o desenvolvimento da técnica de *Subcision*® para celulite, métodos alternativos para sua realização vêm sendo descritos:

□ *Subcision*® pela lâmina Celluerase

Trata-se de uma lâmina microcirúrgica com duas superfícies cortantes, de calibre 19 G × 30 mm, designada especialmente para a realização manual da técnica. Um estudo multicêntrico observacional avaliou 200 participantes após uma sessão de *Subcision*® com Celluerase. Os resultados foram vistos por dois médicos usando uma escala de 0 a 10, onde 0 significava "nenhum resultado" e 10 "o melhor resultado". A média de pontuação foi de 8,1.

□ *Subcision*® por equipamento a vácuo

Um sistema de *Subcision*® com estabilização do tecido por um mecanismo a vácuo (Cellfina® [*Vacuum-Assisted Tissue Stabilized-Guided Subcision*® *(TS-GS)*]; Ulthera, Inc., Mesa, AZ, EUA) foi desenvolvido com o intuito de promover maior precisão na profundidade e na área subcisada. O equipamento possui uma microagulha de 0,45 mm que alterna movimentos laterais e de *forward* e *backward*, que é aplicada em áreas de 5 ou 3 x 6 mm, com profundidade predeterminada de 6 ou 10 mm. Kaminer et al. avaliaram, em estudo piloto multicêntrico, 55 pacientes com celulite moderada a grave submetidos a uma sessão única de tratamento com esse equipamento. A avaliação fotográfica, pela escala de gravidade de celulite (CSS), pela escala de melhora estética global (GAIS) e pela satisfação dos pacientes mostrou melhora significativa com até um ano de duração. Noventa e quatro por cento dos participantes tiveram melhora de pelo menos 1 ponto na CSS e, após três anos, 91% tiveram resposta mantida.

□ *Subcision*® por equipamento a laser – Cellulaze®

A ruptura dos septos fibrosos também pode ser realizada por aplicação percutânea de laser (Cellulaze® [*percutaneous subdermal delivery of laser energy*]; Cynosure, Westford, MA, EUA). O sistema Cellulaze® consiste na aplicação de energia térmica através de uma fibra laser ND:YAG de 1.440 nm. Um estudo prospectivo avaliou (n = 25) o tratamento da celulite nas regiões posterior e lateral das coxas com a aplicação subcutânea do laser 1.440 nm. Os escores da GAIS avaliada pelos investigadores e pelas pacientes mostraram leve melhora na gravidade da celulite na avaliação após seis meses e após dois anos.

Outro estudo investigou o laser 1.440 nm (n = 57). A avaliação das imagens 3-D mostrou diminuição da ondulação de 49% e melhora no contorno de 66% na mesma área avaliada. A avaliação médica demonstrou melhora da ondulação e irregularidade do contorno em 96% das pacientes após seis meses do tratamento. Após um ano do tratamento, 90% das pacientes tratadas mantiveram os resultados. Pelo menos 90% das pacientes relataram satisfação com os resultados após seis meses. Os efeitos adversos (edema, equimose) foram leves e transitórios em ambos os estudos.

☐ *Subcision*® química pela *collagenase clostridium histolyticum* (CCH)

A *collagenase clostridium histolyticum* parece ser capaz de realizar uma ruptura enzimática dos septos fibrosos. Sadick et al. realizaram um estudo multicêntrico duplo-cego controlado por placebo, no qual 843 mulheres receberam três sessões de injeções de CCH nos glúteos com um intervalo de três semanas. Houve melhora significativa da celulite do lado tratado de acordo com a avaliação da escala fotonumérica de gravidade de celulite, além de significativa satisfação dos pacientes e melhora na GAIS.

Complicações

Segundo Orentreich e Orentreich, podem ocorrer as seguintes complicações, que costumam ser raras e são de fácil manejo:

- **Equimoses grandes ou hematomas:** mais comuns quando vasos mais calibrosos são seccionados, em pacientes com pele mais fina e com vasos mais superficiais, e em pacientes com microvarizes de membros inferiores (Figura 16.7).
- **Eritema, edema e sensibilidade local:** mais comuns na face.
- **Erupção acneiforme:** ocorre raramente, por ruptura de folículos pilossebáceos na face.
- **Alteração da consistência da área tratada:** podem ocorrer áreas endurecidas resultantes da formação de seromas ou fibrose excessiva nos locais tratados, quando a *Subcision*® é feita em áreas extensas ou de forma muito traumática.
- **Discromias:** em pacientes com fotótipos mais altos.
- **Resposta subótima:** embora de ocorrência pouco frequente, áreas muito deprimidas podem requerer maior número de sessões para obter a elevação completa da pele, sendo parcial a resposta de uma única sessão.
- **Excesso de resposta:** em 5% a 10% dos casos, pode ocorrer uma resposta fibroplástica exagerada, provocando uma elevação anormal do local tratado. O tratamento consiste na infiltração da área com triancinolona (0,01 mL de acetonido de triancinolona, 1 a 5 mg/mL).

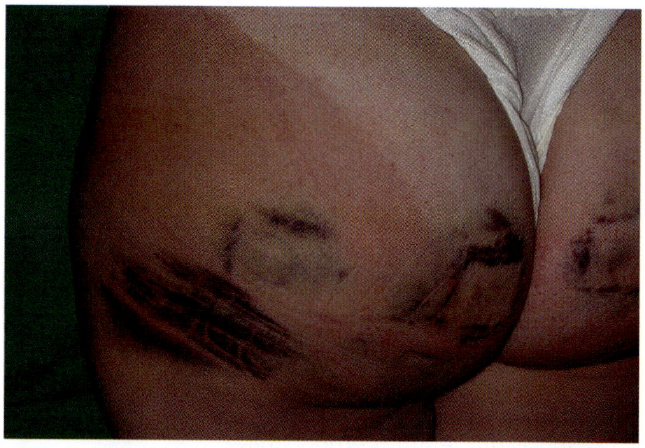

Figura 16.7. Aspecto dos hematomas no terceiro dia pós-operatório.
Fonte: Acervo da autoria do capítulo.

Hexsel e Mazzuco também consideram raras as complicações da *Subcision*® para o tratamento de celulite, quando seguidas as orientações e a técnica correta, o que é capaz de prevenir complicações de maior gravidade. A segurança do método e a anatomia das regiões tratadas, livres de estruturas nobres e vasos sanguíneos calibrosos, também tornam esse procedimento de baixo risco.

- **Hemossiderose:** resulta da degradação da hemoglobina, presente nas equimoses, em hemossiderina, conferindo coloração acastanhada à pele. A hemossiderose tende a ser intensa e persistente nas pacientes em uso de medicações contendo ferro. Por isso, recomenda-se que as pacientes evitem ingerir medicamentos contendo ferro, bem como reduzam a ingestão desse mineral 30 dias antes da cirurgia. Outra medida importante para evitar a hemossiderose é a manutenção da compressão no pós-operatório. Dessa maneira, modula-se o tamanho da equimose e, consequentemente, a quantidade de hemossiderina que será difundida para a pele.
- **Hematomas organizados:** podem ocorrer em algumas áreas tratadas, mas costumam sofrer resolução espontânea num período de três a seis meses, podendo ser tratados com corticosteroides intralesionais. Costumam ser dolorosos e de consistência endurecida à palpação. Não se observa relação entre os hematomas organizados e excesso de resposta.
- **Excesso de resposta:** caracteriza-se pelo aspecto elevado da área tratada. Ocorre por excesso de tecido conjuntivo neoformado e pode ser persistente, se não tratada. O tratamento consiste na infiltração intralesional de corticosteroides, nas diluições preconizadas, com resultados favoráveis na maioria dos casos. Um falso excesso de resposta, resultado de herniação de planos superficiais de gordura, pode ser

observado quando a *Subcision®* for realizada em grandes áreas ou de forma muito traumática. Ocorre também em pacientes que descontinuaram o uso da roupa compressiva antes dos 30 dias recomendados, ou que utilizaram uma compressão inadequada. Esse falso excesso de resposta costuma ser mais frequente na região posterior e superior das coxas ou inferior das nádegas, e pode, também, estar relacionado com *Subcision®* muito superficial. Esses casos, apesar de bastante raros, não respondem favoravelmente ao tratamento intralesional com corticosteroides, e podem ser, de preferência, tratados por lipoaspiração com microcânulas na área acometida.

- A realização de novas sessões de *Subcision®* deve ser feita depois de dois meses, ou quando não houver mais sinais dos procedimentos anteriores, como equimoses ou hemossiderose.

Conclusões

A *Subcision®* é um método simples, efetivo e de baixo custo para tratar alterações deprimidas do relevo cutâneo de cicatrizes, rugas, celulite e outras sequelas de traumas e inflamações de diferentes causas.

O rompimento dos septos fibrosos promove uma redistribuição das forças de tração dos septos sob a pele e a liberação da tração exercida por estes, além de um preenchimento autólogo provocado pelo trauma cirúrgico e pela lesão vascular.

Os resultados são técnico-dependentes e diretamente relacionados à correta indicação, ao seguimento das orientações pré e pós-operatórias e à realização correta das incisões. Os resultados tendem a ser persistentes e, atualmente, considerados de longa duração.

Tratamento com Tecnologias

- Alexandre Almeida Filippo
- Abdo Salomão Júnior
- Gustavo Robertson Filippo

Introdução

Queixas como gordura localizada, lipodistrofia ginecoide e flacidez corporal são cada vez mais comuns nas clínicas e consultórios dermatológicos.

Os recursos terapêuticos não cirúrgicos são mais procurados em decorrência dos bons resultados alcançados, segurança, praticidade e bem-estar que proporcionam.

Embora a lipoaspiração tradicional continue sendo um procedimento comum e eficaz, há uma demanda por técnicas não invasivas sem os riscos e efeitos adversos de uma cirurgia, e com um tempo mínimo de recuperação.

Diversas tecnologias, tais como ultrassom cavitacional e focalizado, radiofrequência polar e multifocal, infravermelho próximo (NIR), laser de baixa potência, endermologia, criolipólise, ondas de choque e ondas eletromagnéticas, aplicados de forma isoladas ou em conjunto, trazem resultados satisfatórios nos tratamentos corporais para as diversas indicações clínicas.

Os resultados clínicos são bem interessantes, principalmente se os pacientes forem bem orientados quanto aos possíveis resultados e as superexpectativas forem eliminadas preliminarmente.

Com o intuito de melhorar a eficácia dos tratamentos não invasivos, múltiplas plataformas associando tecnologias têm surgido.

No decorrer do capítulo serão descritas brevemente as tecnologias que podem ser utilizadas, isoladas ou em conjunto, bem como as plataformas disponíveis em nosso meio.

□ Endermologia

A endermologia foi uma das primeiras técnicas utilizadas para o tratamento da lipodistrofia ginecoide. Desenvolvida na França na década de 1970, utiliza o vácuo para promover o pregueamento da pele entre dois roletes giratórios mobilizando o líquido do espaço intersticial para as vias linfáticas, reduzindo o edema e a retenção de líquidos que favorecem o aparecimento ou a piora do quadro de celulite. Quando usada de forma isolada, seus resultados são leves, sua indicação, limitada (Figura 16.8).

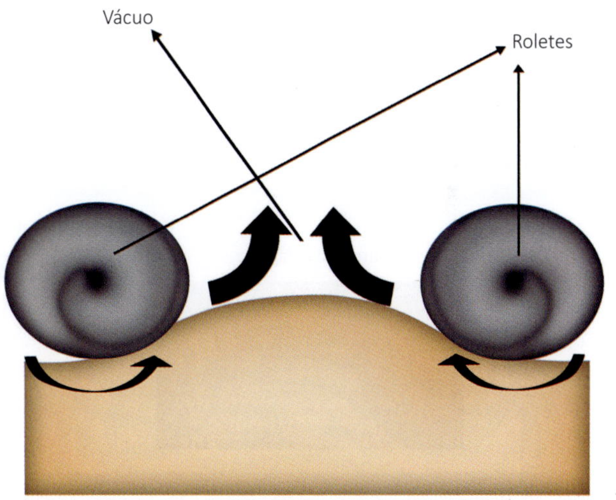

Figura 16.8. Sistema ilustrativo de endermologia. Dois roletes que deslizam sobre a pele e um sistema de vácuo central que promove o "pregueamento".

Fonte: Desenvolvida pela autoria do capítulo.

□ Radiofrequência

A radiofrequência (RF) foi a primeira tecnologia amplamente incorporada ao tratamento corporal não invasivo por dermatologistas.

A RF atua gerando calor no tecido-alvo. Esse calor inicialmente rompe as triplas hélices do colágeno, proporcionando uma contração imediata e fugaz, mas que estimula intensamente os fibroblastos a tardiamente sintetizarem novas matrizes de colágeno (Figuras 16.9 e 16.10).

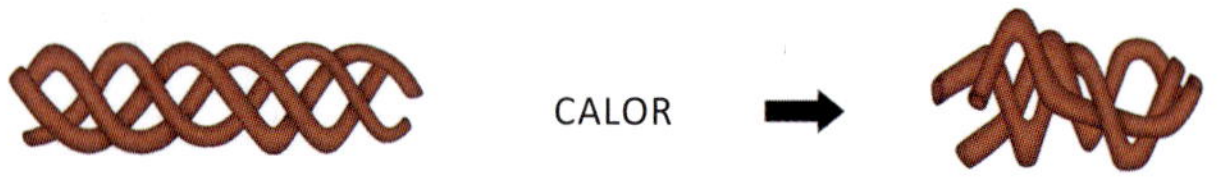

Figura 16.9. Ruptura das triplas hélices do colágeno proporcionando encurtamento das fibras.
Fonte: Desenvolvida pela autoria do capítulo.

Dessa forma há uma contração imediata, porém fugaz, com duração de aproximadamente 24 horas e posterior contração duradoura pela neocolagênese, com início de 60 a 90 dias após a aplicação (Figura 16.11).

Na gordura, a RF atua tanto na lipólise, por aumento do metabolismo do adipócito, como na apoptose celular, principalmente, quando se usa vácuo e se aproxima a gordura da energia liberada, aumentando o dano térmico no adipócito e causando a ruptura de sua parede celular.

A energia da RF produz corrente elétrica ou fricção das moléculas de água entre si. Não há fonte de luz nem afinidade por melanina ou hemoglobina. Dessa forma, pacientes de todos os fotótipos e bronzeados podem se submeter ao tratamento.

Há basicamente dois tipos de radiofrequência: polar e focal.

(a) Radiofrequência polar

Estão disponíveis no mercado diferentes configurações de polaridade: monopolar, unipolar, bipolar, tripolar e multipolar. O campo de energia que essas configurações criam é diferente, mas a interação entre a energia emitida e o tecido-alvo é similar.

Na RF monopolar, um eletrodo emite a corrente elétrica no ponto de entrada e outro serve como receptor de aterramento.

Já a RF unipolar se diferencia apenas por não gerar corrente elétrica passando pelo corpo humano, apenas faz uma fricção entre as moléculas de água do tecido-alvo, gerando calor. Não há necessidade de placa de aterramento (Figura 16.12).

A RF bipolar apresenta sempre dois eletrodos locais por onde percorre uma corrente elétrica quando aplicada sobre os tecidos vivos. Trabalha com eletrodos negativo e positivo no mesmo local de ação. Não há necessidade de fio terra. A circulação de elétrons é apenas local. Essa modalidade possui a grande vantagem de controlar com segurança a profundidade da corrente elétrica dentro dos tecidos. Nos dispositivos bipolares, a profundidade pode ser estimada pela metade da distância entre os eletrodos (Figura 16.13).

A RF tri ou multipolar trabalha sempre com três ou mais eletrodos. Essa modalidade é uma evolução do modo bipolar. A passagem de elétrons ocorre nos dois sentidos, sendo que ora um polo se comporta como positivo, ora o inverso. Nunca um elétron partirá de um polo e chegará a dois outros, portanto tem um comportamento bipolar. O interessante dessa tecnologia é que ocorre intensa alternância de polaridade e de paridade, sempre variando a corrente elétrica de local de saída e ponto de chegada. Isso faz com que a energia entregue ao tecido seja mais homogênea e mais bem distribuída. Esse tipo de tecnologia possui ação epidérmica, dérmica e hipodérmica ao mesmo tempo.

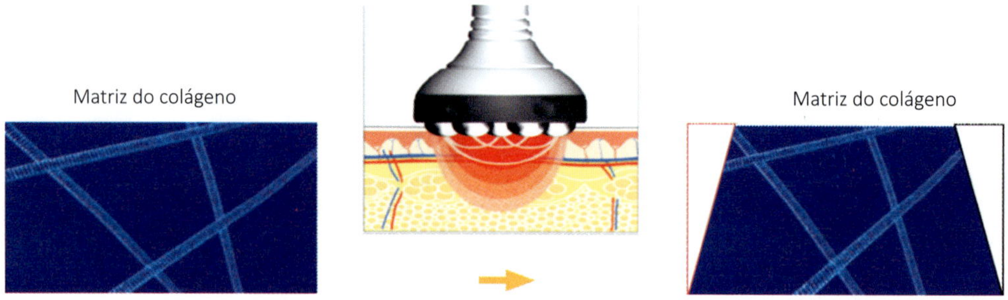

Figura 16.10. Esquema ilustrativo de contração das fibras elásticas após aquecimento por radiofrequência. Fase inicial, sem aumento das matrizes de colágeno.
Fonte: Desenvolvida pela autoria do capítulo.

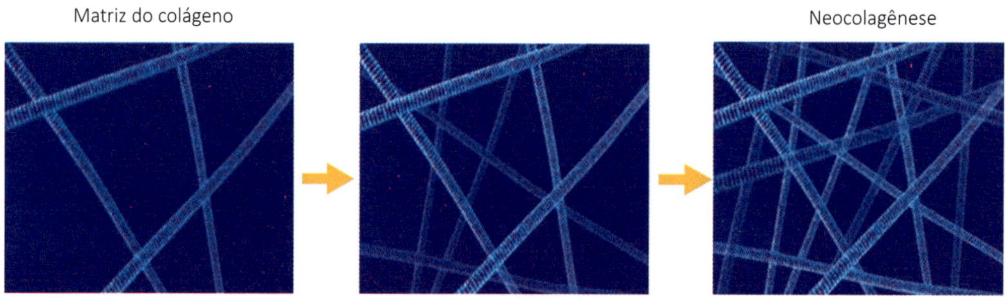

Figura 16.11. Contração duradoura por multiplicação das matrizes de colágeno.
Fonte: Desenvolvida pela autoria do capítulo.

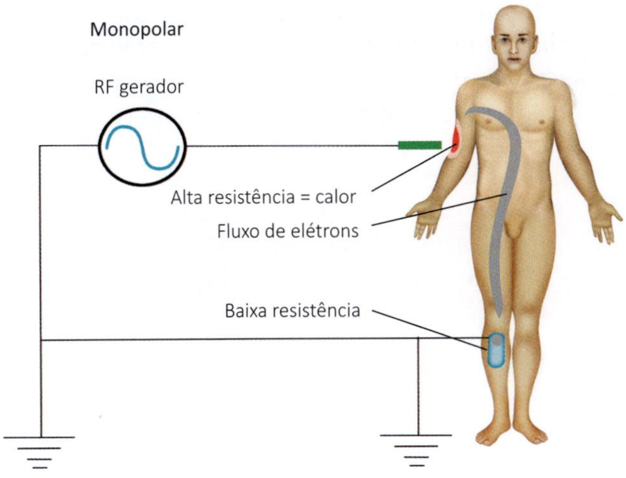

Figura 16.12. Esquema ilustrativo da RF monopolar. Há um fio terra acoplado a um membro que recebe o fluxo de elétrons vindo do polo positivo.

RF: radiofrequência.

Fonte: Desenvolvida pela autoria do capítulo.

(b) Radiofrequência focal

Essa tecnologia se utiliza do artifício de apresentar numerosos polos positivos caminhando sempre para um mesmo eletrodo negativo simultaneamente. Isso torna a energia da RF concentrada em cada eletrodo positivo totalmente homogênea ao longo da placa do *handpiece* e permite o emprego de altas energias com grande segurança. Dessa forma é possível em apenas um disparo se elevar a temperatura cutânea para a temperatura de trabalho (40 a 42 °C). Essa tecnologia tem ação predominantemente na derme e pouco efeito no subcutâneo. É utilizado basicamente no tratamento da flacidez (Figura 16.14).

Existe ainda a RF subdérmica, microagulhada e invasiva, podendo atuar em qualquer camada da pele, principalmente no tecido subcutâneo, destruindo diretamente a célula de gordura no seu local. Necessita de anestesia local (Figura 16.15).

A RF sem contato com a pele, de forma bipolar, cria um campo de calor intenso, difuso e uniforme em todas as camadas da pele (Figura 16.16).

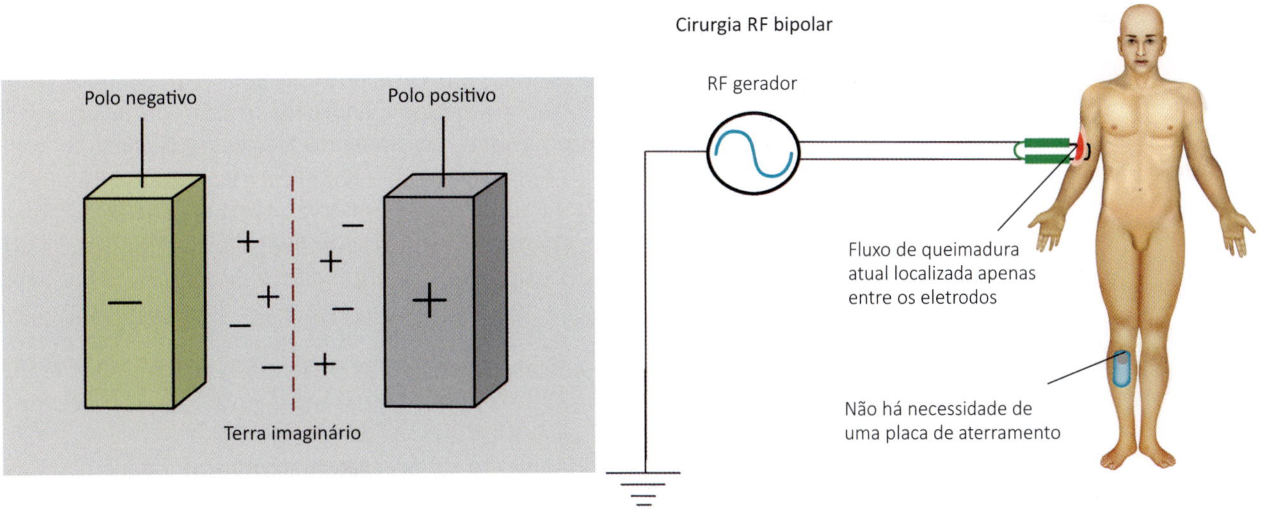

Figura 16.13. Esquema ilustrativo da RF bipolar. Os polos negativo e positivo estão no *handpiece*. O fluxo de elétron é local.

RF: radiofrequência.

Fonte: Desenvolvida pela autoria do capítulo.

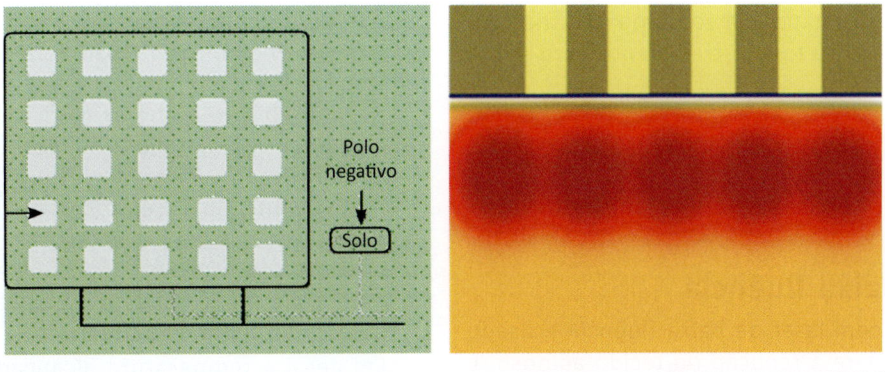

Figura 16.14. Esquema mostrando a RF multifocal. Há apenas um polo positivo, porém com vários focos. Os elétrons saem simultaneamente do polo positivo rumo ao negativo, proporcionando aquecimento instantâneo e imediato.

Fonte: Desenvolvida pela autoria do capítulo.

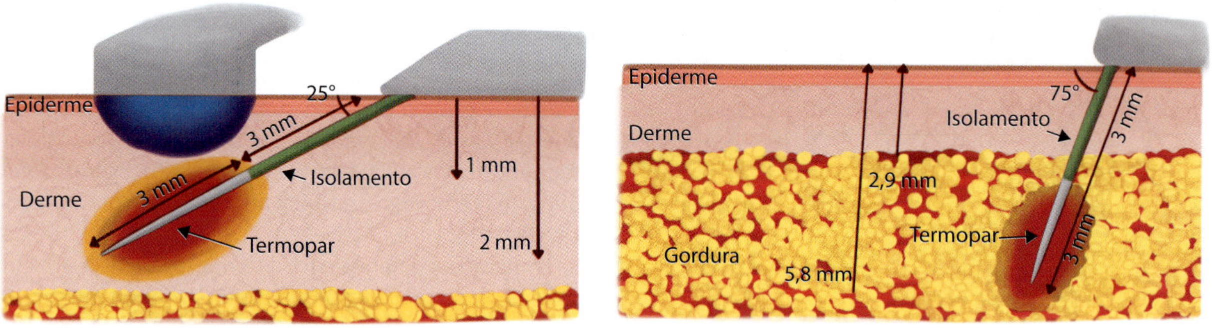

Figura 16.15. Radiofrequência invasiva.
Fonte: Desenvolvida pela autoria do capítulo.

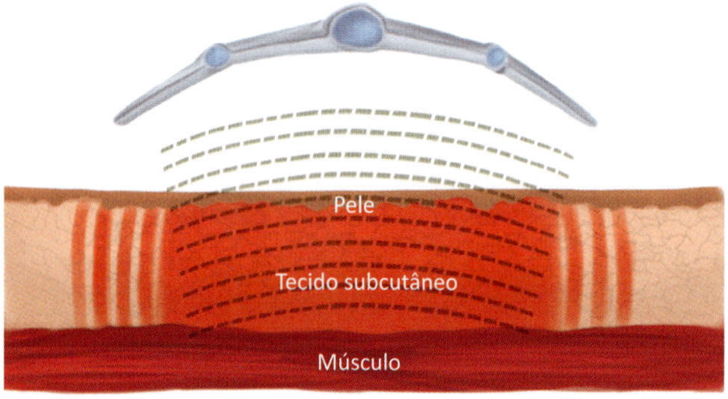

Figura 16.16. Radiofrequência sem contato.
Fonte: Desenvolvida pela autoria do capítulo.

□ Infravermelho

Alguns equipamentos utilizam o infravermelho próximo (NIR) com a finalidade de promover o aquecimento dérmico, e o mecanismo de ação é fundamentado na absorção de luz infravermelha pela água. Os equipamentos emitem luz numa frequência de 1.100 a 1.800 nm.

O NIR atua de forma semelhante à radiofrequência, promovendo um aquecimento da derme com consequente contração das fibras de colágeno. Além disso, a reação inflamatória subepidérmica ocasionada pelo calor provoca a formação de novas fibras de colágeno.

O modo de aplicação depende do aparelho utilizado, pode ser dinâmico ou estático. É necessário o resfriamento da epiderme durante todo o tratamento para evitar queimaduras.

No entanto, essa tecnologia apresenta limitações de fotótipo e peles bronzeadas, além de ser operador-dependente. Em termos de *performance*, perde para as tecnologias com RF.

□ Laser de baixa fluência

O tratamento com laser de baixa fluência é usado como alternativa para a redução do tecido adiposo. É postulado que esse tipo de energia cria poros nas membranas das células adiposas através dos quais os lipídios são liberados.

As plataformas existentes no mercado utilizam laser de diodo de 915 e 650 nm, associados a outras tecnologias. Isolado, o laser de baixa fluência tem resultados modestos na redução da circunferência.

□ Criolipólise

Trata-se de sistemas de congelamento do tecido gorduroso sob vácuo assistido.

O método foi descoberto após análise retrospectiva de crianças que chupavam picolé repetitivamente. O frio intenso e repetido causava destruição do tecido gorduroso perioral, ocasionando "fácies de picolé".

Essa tecnologia congela o tecido subcutâneo por 60 minutos, acarretando vários danos aos adipócitos:

- Danos térmicos irreversíveis às mitocôndrias: as mitocôndrias são organelas muito sensíveis às baixas temperaturas. Quando o tecido é resfriado ocorre morte das mitocôndrias, inviabilizando as respectivas células. Os adipócitos vão morrendo aos poucos; com 30 dias já ocorreu praticamente todo o processo de apoptose dos restos celulares.
- Aumento da pressão hidrostática: a água é o único elemento da natureza que aumenta de volume quando congelado (note-se que é muito comum estourarem formas de gelo quando colocadas no congelador). Quando se congela o adipócito ocorre aumento de volume plasmático (rico em água), que estoura a membrana celular, inviabilizando a célula de gordura.
- Aumento do metabolismo local: quando se submete o organismo humano a baixas temperaturas, a hipotermia estimula o hipotálamo, que, por sua vez, estimula a hipófise a liberar mediadores químicos que aumentam do metabolismo local. Para tanto há um aumento na quebra de gordura, que figura como fonte de energia. Esse processo aumenta a liberação de catecolaminas, que estimula o aumento da temperatura corporal. Resultado: aumento do metabolismo local e do consumo de energia utilizando a gordura como fonte de calorias.

Em geral a temperatura alcançada é de –7 °C e o vácuo varia de 400 a 600 mmHg. Age no tecido adiposo, promovendo a lipólise e a consequente redução de medidas (Figura 16.17).

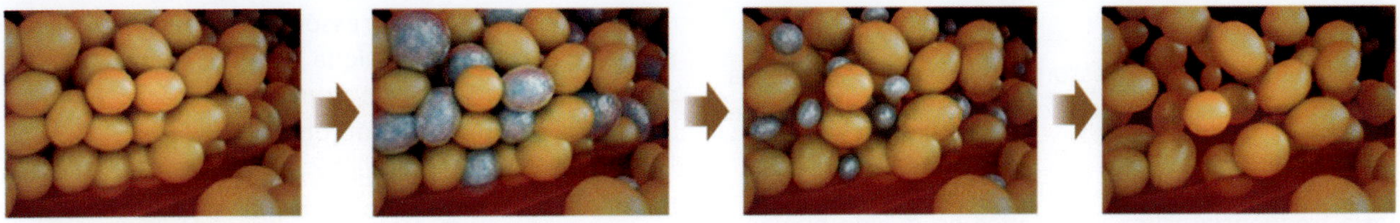
Aplica-se o manípolo no local onde se deseja tratar. Inicia-se o congelamento até alcançar a temperatura desejada no tecido gorduroso
Criorreação: apoptose das células gordurosas
Após o tratamento, as células gordurosas morrem e são metabolizadas pelas vias biológicas do organismo
As células danificadas são eliminadas e ocorre diminuição do tecido gorduroso

Figura 16.17. Criolipólise.
Fonte: Acervo da autoria do capítulo.

Laserlipólise

A laserlipólise é um método invasivo no qual o laser é aplicado diretamente na hipoderme e ocasiona a destruição das células adiposas, além da retração da pele e da coagulação de pequenos vasos, diminuindo sangramentos e a formação de hematomas.

Na laserlipólise podem ser utilizados os lasers de diodo 924, 975 ou 980 nm e os lasers ND:YAG 1.064, 1.319, 1.320 e 1.440 nm.

Para utilizar essa tecnologia é necessário realizar avaliação e exames pré-operatórios, além dos cuidados no período pós-operatório, como o uso de cintas compressivas e a restrição de atividades físicas. Utiliza-se anestesia tumescente no procedimento.

Essa técnica pode ser utilizada para tratamento do contorno corporal e facial. Em áreas pequenas não é necessária a aspiração, pois a gordura é absorvida pelo organismo.

Ondas de choque

São ondas acústicas longitudinais que transmitem energia, através de um meio, a partir de um local gerador para áreas distantes. Essas ondas são representadas por um único pulso de pressão positiva, seguido de uma descida exponencial e de amplitude de tensão comparativamente menor que a pressão do meio que a circunda.

- Meios gasosos a pequenas variações de pressão induzem grandes mudanças de temperatura e densidade, pela grande compressividade do meio.
- Meios sólidos e líquidos permitem o uso de ondas de maior pressão.

As ondas de choque extracorpóreas apresentam energias terapeuticamente eficazes aplicadas localmente de forma limitada no corpo de modo não invasivo. Elas podem ser altamente focadas, focadas ou parcialmente focadas (usando espelhos acústicos elípticos) e passam a ter seu máximo de densidade de fluxo de energia em uma profundidade de penetração específica.

Usadas em diversas especialidades, seu mecanismo de ação melhora a microcirculação local, como também a permeabilidade celular, aumenta a espessura dérmica, aumenta a densidade de fibras elásticas e reduz o estresse oxidativo no tecido, acarretando, consequentemente, o estímulo da síntese de colágeno. Na dermatologia, vem sendo utilizada para tratamento da lipodistrofia ginoide (Figura 16.18).

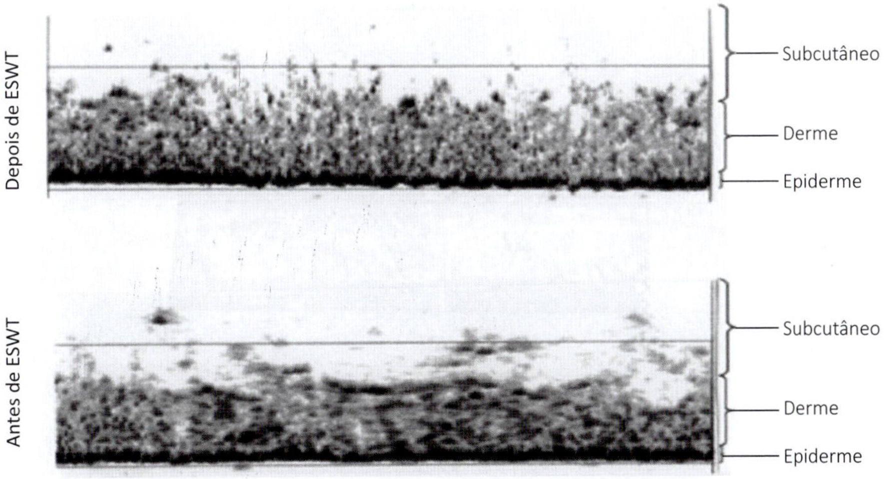

Figura 16.18. Ondas de choque.
Fonte: Angehrn F, Kuhn C, Voss A. Can cellulite be treated with low-energy extracorporeal shock wave therapy?. Clin Interv Aging. 2007;2(4):623-30.

□ Ultrassom

Há alguns anos o ultrassom vem sendo utilizado na dermatologia para tratamento de gordura localizada e celulite.

O ultrassom (US) é uma onda mecânica comprimida com a frequência acima do alcance do ouvido humano (> 20 kHz). Ele pode causar lise dos adipócitos por mecanismos mecânicos ou térmicos. As ondas ultrassônicas criam ciclos de compressão, que exercem pressão positiva, e ciclos de expansão, que exercem pressão negativa. Esse efeito de empurra e puxa pode provocar a ruptura das células de gordura e, eventualmente, à cavitação.

Ao concentrar a energia na área tratada, provoca dano nos adipócitos, preservando as outras estruturas, como nervos e vasos sanguíneos. A lipólise libera o conteúdo dos adipócitos no espaço intersticial, que posteriormente é transportado pelo sistema linfático até o fígado para metabolização.

Quando uma onda ultrassônica penetra e circula através de um tecido, perde energia à medida que é refletida, dispersada ou absorvida pelos tecidos que encontra. Quanto maior a frequência da onda de US, maior é a perda de energia que ela sofre ao penetrar no tecido e menor a profundidade alcançada. A energia absorvida cria vibração de moléculas nos tecidos, o que gera calor.

Pode-se dividir em duas categorias o US usado no tratamento corporal: baixa intensidade e frequência e alta intensidade focado (HIFU).

O US de baixa intensidade e frequência promove a quebra de adipócitos por cavitação. Ele funciona com um transdutor e um sistema de orientação para focar a energia ultrassônica. A energia é entregue em pulsos de baixa frequência (200 KHz) e baixa intensidade (17,5 W/cm^2), criando repetidas compressões e gerando cavitações. Essa tecnologia não funciona gerando calor, não sendo o ideal para flacidez. Sua principal indicação é gordura localizada em paciente não obeso.

O HIFU entrega energia de alta intensidade focada ao tecido subcutâneo, produzindo calor capaz de causar ablação do tecido adiposo e remodelação térmica do colágeno.

□ HIFU (ultrassom focado de alta intensidade)

Ultrassom focado de alta intensidade são aparelhos de ultrassom cujos transdutores são côncavos, de tal forma que toda a energia vibratória gerada se concentrará num ponto único, podendo ser superficial ou profundo, de acordo com a curvatura do transdutor. Talvez o melhor exemplo desse tipo de tecnologia sejam os aparelhos de litotripsia, que utilizam o HIFU para fragmentar estruturas sólidas que porventura se encontrem nas vias urinárias (Figura 16.19).

Diferentemente de outras tecnologias, o ultrassom focado fraciona a energia não apenas laterolateralmente como também verticalmente. É a única tecnologia que apresenta esse perfil tecnológico (Figura 16.20).

Quanto ao padrão de temperatura, essa tecnologia se comporta de modo diferente das outras por gerar pontos de coagulação em locais previamente ajustados. Tais pontos de coagulação são secundários ao aumento de temperatura nos focos na ordem de 65 a 70 °C (Figura 16.21).

Com esse tipo de tecnologia também é possível escolher o tamanho do coágulo gerado, podendo ser classificado em micro e macrofocado, de acordo com a frequência empregada (Figura 16.22).

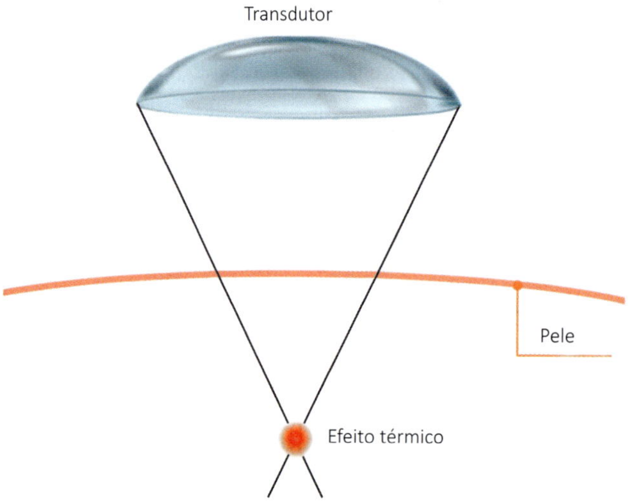

Figura 16.19. HIFU (*High Intensity Focused Ultrasound* – ultrassom focado de alta intensidade).
Fonte: Desenvolvida pela autoria do capítulo.

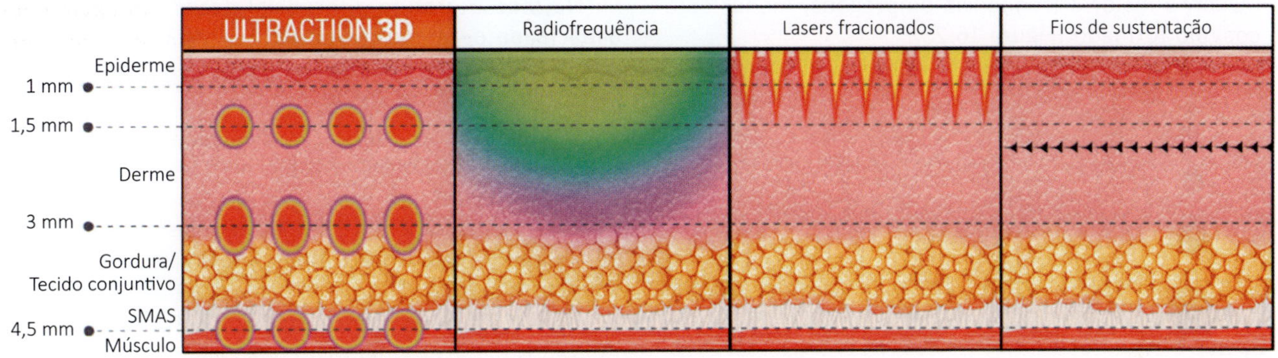

Figura 16.20. Padrão de temperatura dessa tecnologia em comparação com as outras, gerando pontos de coagulação em locais previamente ajustados.

Fonte: Desenvolvida pela autoria do capítulo.

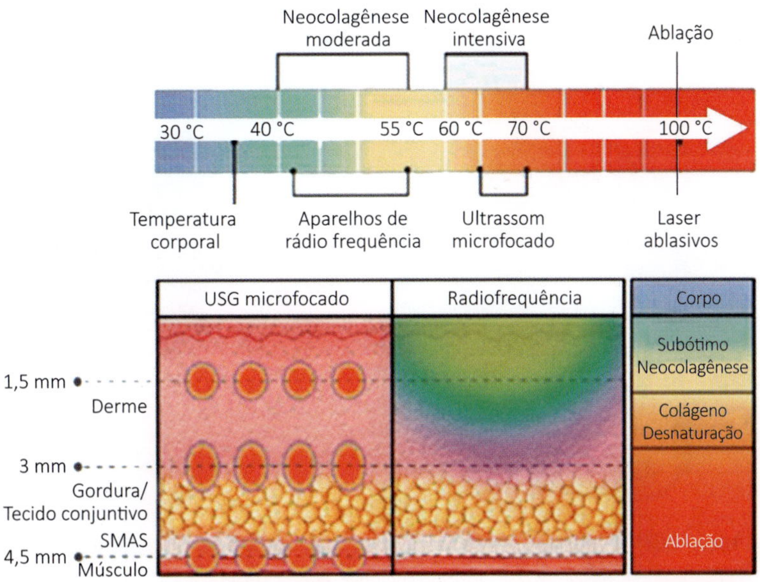

Figura 16.21. Padrão de temperatura no micro e no macrofocado, de acordo com a frequência empregada.

Fonte: Desenvolvida pela autoria do capítulo.

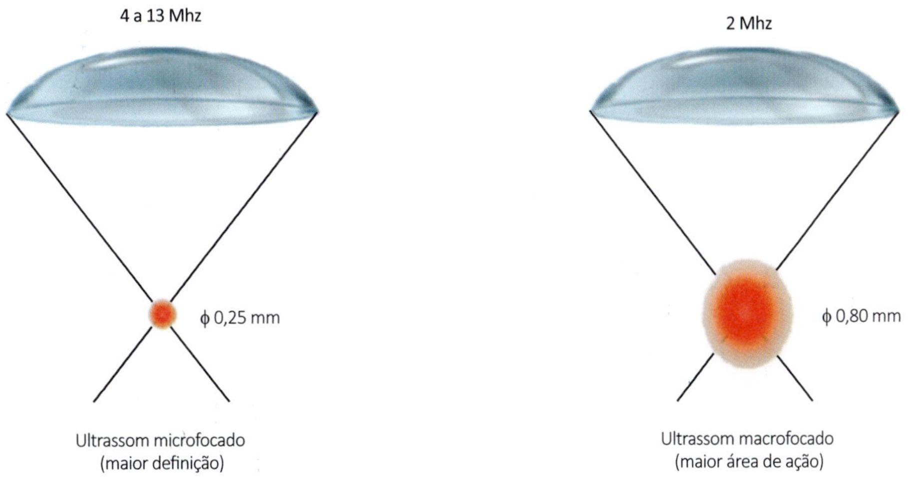

Figura 16.22. Ultrassom micro e macrofocado.

Fonte: Desenvolvida pela autoria do capítulo.

Quanto maior a frequência empregada, menor será o coágulo formado (Figura 16.23):

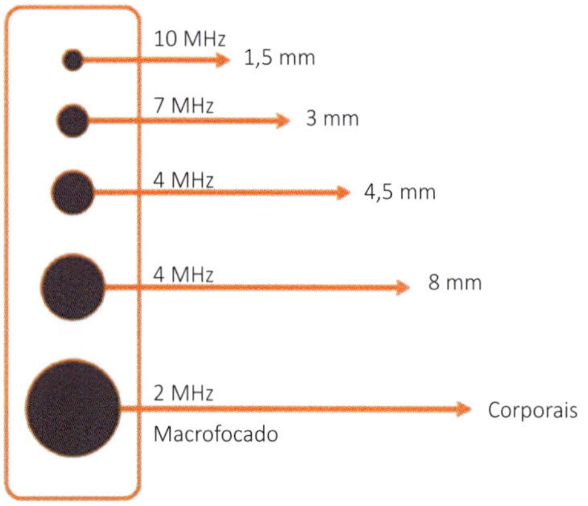

Figura 16.23. Relação entre a frequência e o tamanho do coágulo.
Fonte: Desenvolvida pela autoria do capítulo.

Na face o grande diferencial dessa tecnologia é a capacidade de atingir os músculos, fazendo coagulação no SMAS com consequente encurtamento das fibras e efeito *lifting* (Figura 16.24).

Já na derme os pontos de coagulação estimulam intensamente a formação de um novo colágeno pelos fibroblastos (Figura 16.25).

Para um tratamento completo e mais eficiente, atingem numa mesma sessão pontos superficiais e profundos (Figura 16.26).

Já os cartuchos macrofocados de forma geral são utilizados para tratamento do tecido celular subcutâneo, seja para redução do panículo adiposo, seja para melhora da aparência da celulite por efeito nas traves fibróticas do tecido gorduroso (Figura 16.27).

Em termos de tecnologia a maioria dos equipamentos trabalha com aplicação sequencial (em linha), enquanto os equipamentos mais modernos trabalham com varredura e escaneamento do local de tratamento (Figura 16.28).

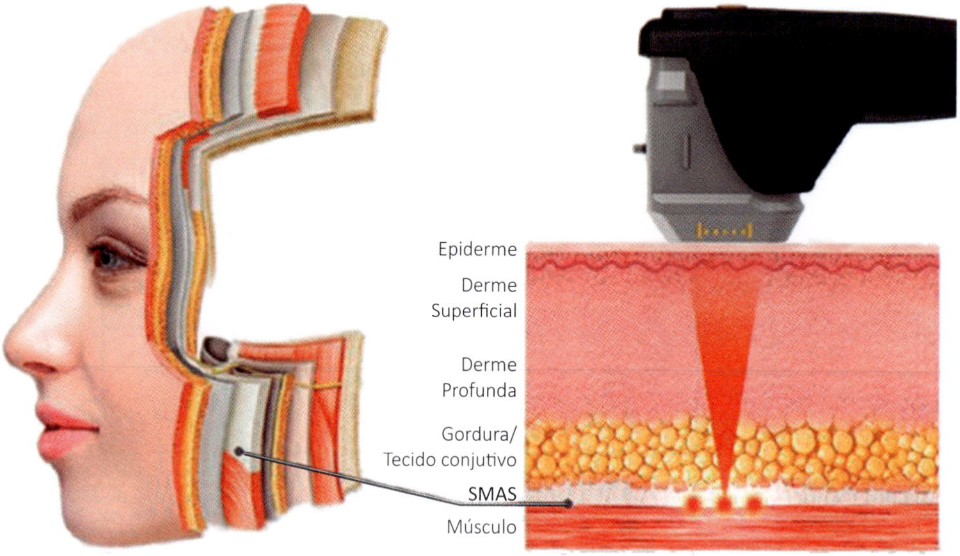

Figura 16.24. Aplicação na face.
Fonte: Desenvolvida pela autoria do capítulo.

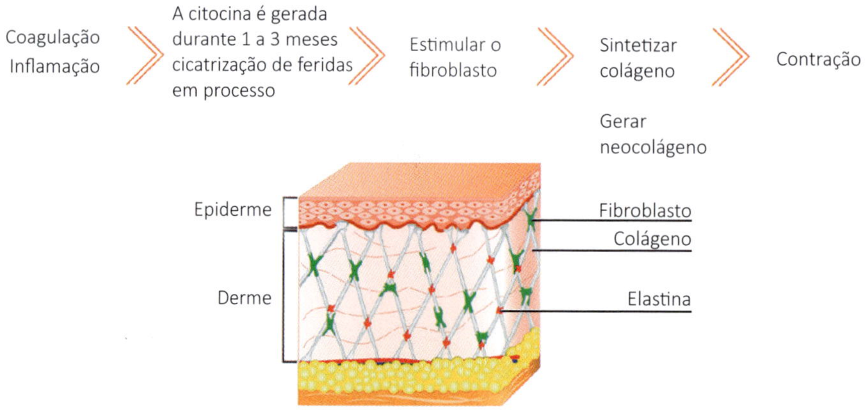

Figura 16.25. Pontos de coagulação na derme e estimulação de novo colágeno.
Fonte: Desenvolvida pela autoria do capítulo.

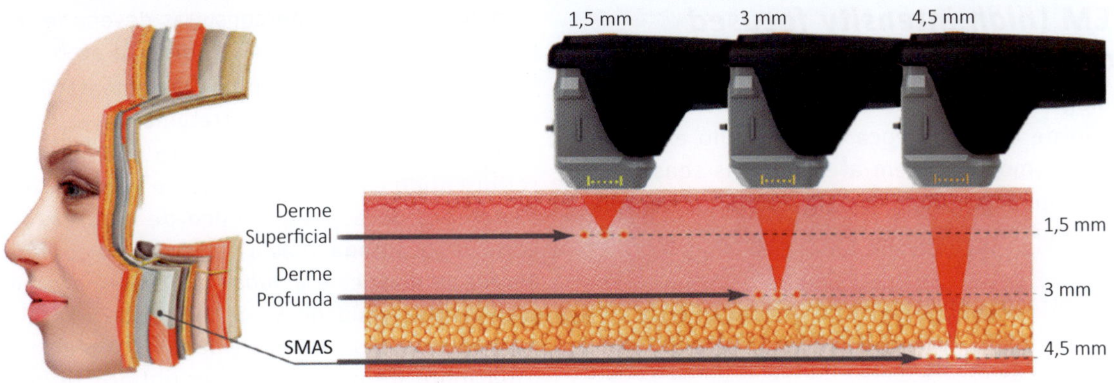

Figura 16.26. Profundidades do tratamento completo.
Fonte: Desenvolvida pela autoria do capítulo.

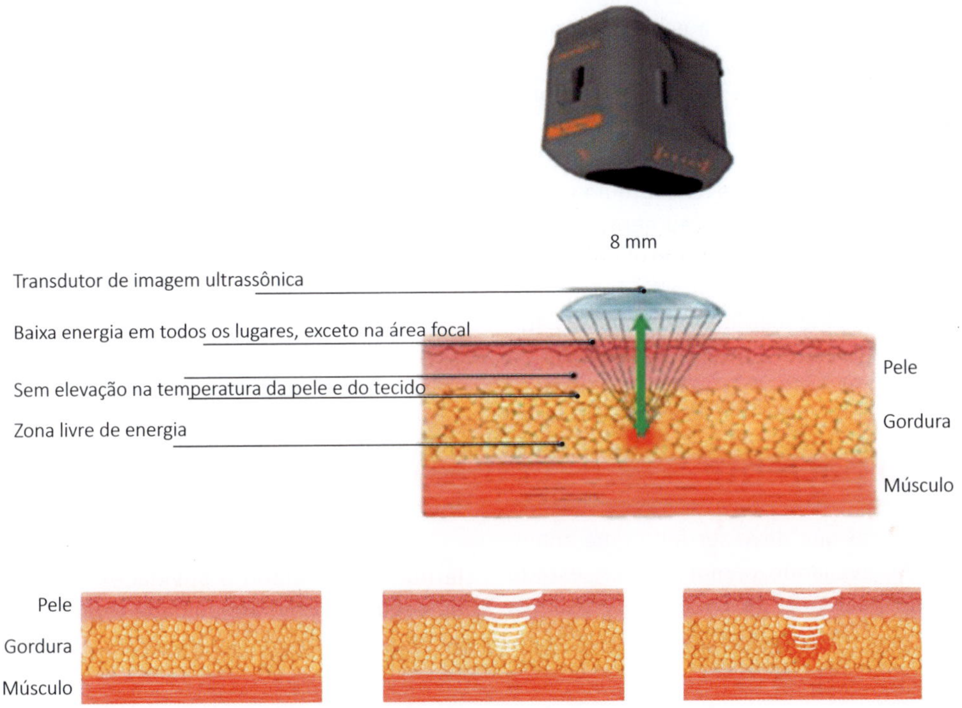

Figura 16.27. Uso de cartuchos macrofocados.
Fonte: Desenvolvida pela autoria do capítulo.

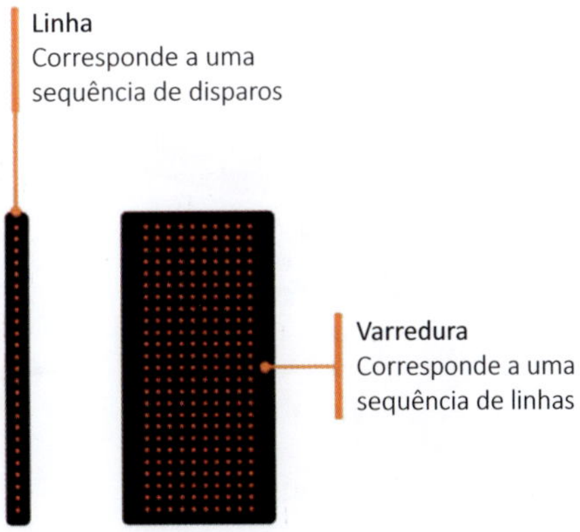

Figura 16.28. Aplicação sequencial (em linha) e varredura.
Fonte: Desenvolvida pela autoria do capítulo.

☐ HIFEM (*high intensity focused electromagnetic*)

Tecnologia não ionizante, sem emissão de radiação ou geração de calor, provoca um estímulo exclusivo de neurônios motores, sem afetar fibras sensitivas, rompe os adipócitos. Aumenta em 16% a massa muscular e diminui em 19% a gordura localizada em uma sessão.

Induz contrações musculares não atingíveis por meio de contrações voluntárias, resultando em remodelação das fibras e em ganho de massa muscular (hipertrofia e hiperplasia), além de induzir lipólise.

Em condições fisiológicas, contrações musculares voluntárias aumentam a demanda energética a partir de células adiposas. A sinalização dessa via lipolítica é feita pela liberação de epinefrina, e a gordura armazenada em forma de triglicerídeos é decomposta em ácidos graxos livres e glicerol, que são utilizados como fontes de energia. As contrações supramáximas intensas estimulam a liberação de epinefrina, que desencadeia uma cascata que culmina em lipólise. O estímulo rápido e intenso gera uma resposta lipolítica aumentada, com acúmulo excessivo de ácidos graxos e glicerol no interior dos adipócitos. O extravasamento dos ácidos graxos causa disfunção celular e indução de apoptose. Os adipócitos apoptóticos são naturalmente eliminados do organismo (Figura 16.29).

Avaliação do paciente

É importante lembrar que deve ser feita uma anamnese bem detalhada, avaliando comorbidades, estado físico e psíquico do paciente. Se necessário, exames complementares e interconsultas devem ser realizados para afastar qualquer contraindicação ao tratamento.

É fundamental realizar uma documentação fotográfica antes, durante e após o tratamento.

O grau de expectativa quanto aos resultados deve ser discutido e orientado. Deve-se informar que ocorre a melhora do aspecto clínico de celulite, flacidez e gordura localizada, mas o padrão-ouro continua sendo a cirurgia plástica e a *Subcision*®. É sempre fundamental incentivar mudanças nos hábitos de vida, com acompanhamento dietético e atividade física regular. Lembrar o paciente de que, depois de obtidos os resultados, deve-se fazer um tratamento de manutenção.

Conclusão

Uma série de fatores é necessária para que se obtenha sucesso no tratamento corporal. Tudo se inicia numa avaliação corporal detalhada, além de checar os hábitos alimentares, as atividades físicas e história de doença de cada pessoa.

Caso essa avaliação seja positiva, as tecnologias existentes devem ser adequadas para a necessidade de cada um, elaborando um programa de tratamento, além de estabelecer sessões de manutenção.

É necessário realizar periodicamente uma análise fotográfica e as medições corporais.

Todo tratamento corporal deve ser supervisionado pelo dermatologista e acompanhado por uma equipe multidisciplinar, com nutricionistas e fisioterapeutas funcionais.

Deve-se estimular os pacientes a fazerem um controle nutricional diário e atividades físicas regulares, além de seguirem com assiduidade o programa elaborado.

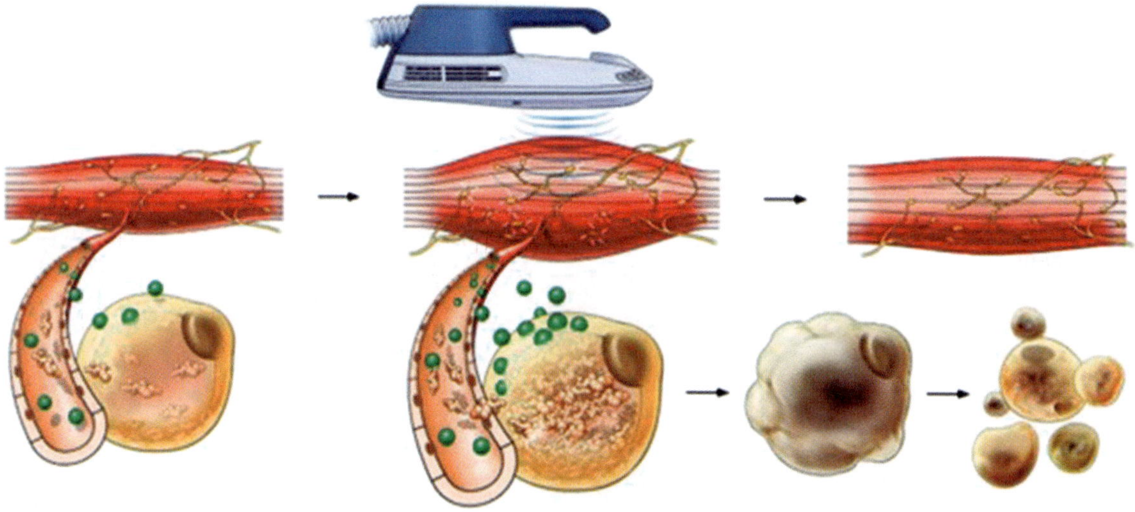

Figura 16.29. Eliminação natural dos adipócitos apoptóticos.
Fonte: Desenvolvida pela autoria do capítulo.

16.3 Transtorno Dismórfico Corporal (TDC)

- Andrea Serra Gomes da Silva Rodrigues
- Ana Carolina Serra Gomes da Silva Rodrigues
- Edgar Ollague Córdova

Sinônimos

- dismorfofobia;
- síndrome dismórfica;
- hipocondríase dermatológica;
- síndrome de distorção da imagem;
- hipocondrias monodisfórmicas.

Introdução

Durante muitos séculos, a aparência, a beleza e a imagem do corpo ocuparam a mente da raça humana. Ilusões das imagens pelas revistas, televisão e mídia em geral fazem as pessoas cada vez mais se compararem com as outras, ocasionando, muitas vezes, a normatização com modelos padronizados de corpo, gerando maior preocupação com o corpo e com a aparência perfeita. Atualmente, a propagação e a divulgação impulsiva de tratamentos estéticos têm sido fatores fundamentais na viralização do culto à aparência.[1]

A autopercepção excessiva e exagerada das pessoas tem desencadeado um vício pela procura de intervenções estéticas, causado pela influência que essas pessoas sofrem com relação ao entorno social. Embora muitos desses procedimentos estéticos possam melhorar tanto a autoestima quanto a qualidade de vida desses indivíduos, trata-se realmente de um alívio psicológico parcial e transitório, já que abordar as motivações psíquicas do problema seria mais benéfico. Nesses casos, a busca por qualquer tipo de procedimento estético não decorre da insatisfação com a imagem corporal, mas de uma condição psiquiátrica denominada transtorno dismórfico corporal (TDC).

Conceito

O TDC, ou desordem dismórfica corporal, era, anteriormente, denominado dismorfofobia, que provém do grego: *dis* = anormal; *morfos* = forma; *fobos* = medo, ou seja, medo da feiura.

O termo "dismorfofobia" foi utilizado pela primeira vez por Enrico Morselli, em 1891.[1]

Em 1980, a Associação Americana de Psiquiatria, por meio do Manual Diagnóstico e Estatístico de Transtornos Mentais (DSM), reconheceu o TDC como um transtorno somatoforme. Em 1987, a revisão do manual mudou o termo para "transtorno dismórfico corporal".[2]

Em 2013, o DSM-5 reposiciona o TDC para uma nova categoria, dentro do espectro obsessivo-compulsivo, acrescentando critérios operacionais tais como comportamentos repetitivos ou atos mentais, e registra o subtipo muscular, definido como perceber o corpo pequeno demais ou insuficientemente muscular ou magro.[3]

De acordo com o DSM-5, o TDC consiste em uma preocupação com um ou mais defeitos na aparência física que não são percebidos por outros. Além disso, é caracterizado por comportamentos repetitivos, por exemplo, de checagem repetitiva da parte do corpo na qual se localiza o defeito imaginário e que resulta em um sofrimento clinicamente significativo.[4]

Em pacientes portadores de TDC, a percepção de deformidades físicas leves tende a ser exagerada em função de problemas psiquiátricos ou psicológicos subjacentes.[4]

Esse transtorno é caracterizado, então, pela preocupação exagerada com um defeito físico imaginário em pessoas com padrão normal de aparência; caso exista realmente um defeito, mesmo que este seja imperceptível, passa a ser fonte de preocupação obsessiva, criando sérios obstáculos na vida dessa pessoa.

A condição é crônica, e ao longo da vida pode evidenciar-se depressão grave, síndrome do pânico, fobia social (medo de avaliação negativa por parte de outras pessoas), transtornos de ansiedade graves ou transtornos de personalidade. Existem relatos segundo os quais 24% a 28% dos pacientes com TDC tentam o suicídio e até 80%, em algum momento, vão possuir pensamentos suicidas.[5]

Epidemiologia

O TDC afeta entre 0,7% e 2,4% da população geral, acometendo todos os grupos étnicos. A proporção entre mulheres e homens é de aproximadamente 2:1, mas é provável que isso esteja se modificando uma vez que as preocupações estéticas masculinas estarem aumentando na atualidade.[6]

Geralmente o TDC começa na adolescência, mas pode afetar qualquer faixa etária. Pacientes mais jovens podem ter um prognóstico melhor, uma vez que a insatisfação com a aparência pode ser relativamente normal nessa faixa etária e ser autolimitada.[6]

Vilela demonstrou numa revisão sistemática e metanálise que a ocorrência dos pacientes com TDC acontece principalmente nas áreas de dermatologia e cirurgia plástica, fugindo da área da psiquiatria. Ele considerou que, em 33 estudos, 23 correspondiam a cirurgia plástica e 13 a dermatologia, e concluiu que a maior incidência de casos ocorre na cirurgia plástica, sendo as mulheres mais afetadas nos dois grupos.[6]

Por ser um transtorno pouco conhecido pelos dermatologistas, muitas vezes o portador desse distúrbio não recebe um tratamento adequado. Observa-se que a maioria pode ser encontrada com frequência em consultórios de dermatologia ou cirurgia plástica, objetivando "consertar" o defeito que é o objeto de suas obsessões. Como muitas vezes o médico não reconhece o problema, ele pode se deixar envolver com o paciente, tentando "resolver" suas queixas sem muitas vezes reconhecer o problema verdadeiro, que seria encaminhá-lo para o psiquiatra para, em conjunto, ajudar no controle desse transtorno.

Fatores de risco (causas)

As principais causas do TDC são psicológicas, apesar de existir uma interferência de fatores biológicos (predisposição individual), psicológicos, sociais e culturais. Indivíduos ansiosos, perfeccionistas, inseguros e de baixa autoestima são mais suscetíveis a desenvolver esse transtorno.

O fator genético pode estar relacionado. Aproximadamente 8% dos indivíduos com TDC têm algum membro da família com esse diagnóstico durante a vida. O TDC compartilha a hereditariedade com o transtorno obsessivo-compulsivo (TOC), portanto o TDC resultaria de um desequilíbrio neuroquímico, envolvendo principalmente a serotonina, que atua mantendo ideias e pensamentos sob controle. Lesões em regiões específicas do cérebro podem alterar a conexão neuroquímica e prejudicar a fisiologia normal, resultando em sintomas do TDC e em déficits neurocognitivos. Várias teorias etiopatogênicas têm sido sugeridas, como assimetria do núcleo caudado e maior quantidade de substância branca, lesões na região do lobo frontotemporal ou doenças clínicas inflamatórias decorrentes de infecção estreptocócica que iriam exacerbar os sintomas do TDC.[7]

Características clínicas

Os pacientes com TDC podem apresentar sintomas de acordo com o sexo. As mulheres tendem a apresentar queixas relacionadas à pele do rosto, cabelo, seios, nariz, lábios, nádegas e abdome, enquanto os homens podem apresentar preocupações com o cabelo, nariz, orelhas, genitais, além da constituição do corpo. Os sintomas faciais são comuns, mas os pacientes com TDC podem perceber defeitos que afetam qualquer parte do corpo.

Os pacientes costumam se comportar das seguintes maneiras: dificuldade para socializar, "relacionamento" difícil com espelhos (ter que "se preparar" para olhar no espelho ou evitar espelhos completamente), tentativas de esconder o defeito (comportamentos de "camuflagem"), crença de que outras pessoas estão notando o suposto "defeito", pensamentos persistentes e intrusivos sobre o defeito percebido, consumo excessivo de tempo focando ou tentando camuflar o defeito, repetida procura de ajuda de diferentes médicos e realização de diversas cirurgias ou procedimentos estéticos na tentativa de corrigir os defeitos imaginários.[6]

Têm sido descritos sinais de alerta que devem levantar a suspeita de TDC. Entre eles constam pedidos excessivos de cirurgias ou procedimentos estéticos, insatisfação com os resultados de cirurgias anteriores que não se correlacionam com os resultados obtidos, comportamento de dissimulação anormal ou exigente com relação ao médico, expectativas irrealistas em termos de resultado estético, expectativas de que o procedimento cosmético seja a solução para problemas em outras áreas da vida, pensando que os outros estão igualmente perturbados com os defeitos.[8]

Os problemas na pele costumam envolver acne, cicatrizes, rugas, colorações (em geral acham que a pele está muito avermelhada – enrubescimento facial – ou muito esbranquiçada – palidez), manchas, pintas, varizes, arranhaduras na pele, além de obsessão com cravos, provocando cicatrizes ao tentar arrancá-los.[9]

No TDC com dismorfia muscular, o indivíduo está preocupado com a ideia de que sua estrutura corporal é muito pequena ou insuficientemente musculosa.

A maioria dos pacientes tem pouca percepção da doença e se torna incapaz de reconhecer que a gravidade das imperfeições não é tão grande quanto lhes parece.

□ Comorbidades

Entre as comorbidades que podem apresentar-se concomitantemente constam depressão, ansiedade, fobia social, TOC, abuso de substâncias, autodano deliberado, transtorno de personalidade esquiva, narcisismo e anorexia nervosa.[10]

Diagnóstico

O diagnóstico é clínico. De acordo com o DSM-5, o TDC é diagnosticável com base em quatro critérios necessariamente presentes:

(i) O indivíduo preocupa-se com um defeito na aparência física (que não é observável ou aparenta ser mínimo para os outros); se uma mínima anomalia está presente, tem preocupação marcadamente excessiva com ela.

(ii) Durante o curso da doença, o indivíduo realiza comportamentos repetitivos (p. ex., verificações no espelho, escoriação neurótica e pedidos de opinião de amigos e familiares sobre o defeito) ou atos mentais (p. ex., comparação de sua aparência com a dos outros) em resposta aos problemas de aparência.

(iii) A preocupação deve causar estresse significativo ou prejuízo na vida social, ocupacional ou em outras áreas do funcionamento.

(iv) As queixas não podem ser caracterizadas como outro transtorno mental, por exemplo, a anorexia nervosa.[11]

Existem avaliações objetivas de gravidade e ferramentas de rastreamento para avaliar o TDC:[8]

- Escala obsessivo-compulsiva de Yale-Brown (Y-BOCS).
- Questionário de triagem de procedimento cosmético (COPS). Esta é uma excelente ferramenta para rastrear o TDC no cenário estético ou dermatológico.[12]

- *Body Dysmorphic Disorder Questionnaire* (BDDQ). Esta é uma ferramenta de triagem alternativa para o TDC (Quadro 16.3).[9]
- Escala de sintomas do transtorno dismórfico corporal.

É importante que os dermatologistas mapeiem os pacientes com suspeita diagnóstica de TDC perguntando àqueles com mínima ou nenhuma imperfeição aparente quanto tempo eles gastam pensando sobre as imperfeições que percebem a cada dia e o quanto estas acarretam sofrimento funcional.

Uma vez diagnosticado após uma série de perguntas feitas pelo dermatologista (Quadro 16.3), deve-se dizer ao paciente que ele tem um problema com sua imagem corporal conhecido como TDC e encaminhá-lo para um psiquiatra.

Quadro 16.3. Questionário proposto por Dufresne et al.
Você está preocupado com a aparência de alguma parte do seu corpo que considera especialmente não atraente? Sim ou Não?
Se não, obrigado por seu tempo e atenção. Você acabou este questionário.
Se sim, essas preocupações afligem você, é isso? Você pensa muito sobre elas? É difícil parar de pensar nelas? Sim ou Não?
Quais são essas preocupações? O que especificamente chateia você sobre a aparência dessas partes do seu corpo?
Qual é o efeito dessas preocupações com a aparência sobre a sua vida?
O seu "defeito" frequentemente causa em você muito sofrimento, dor ou tormento? Quanto? 1 – Nenhum sofrimento 2 – Pouco, não muito perturbador 3 – Moderado e perturbador, mas ainda administrável 4 – Severo e muito perturbador 5 – Extremo, desabilitante
O seu "defeito" causou algum problema na sua vida social, ocupacional ou em outras importantes áreas do seu dia a dia? Quanto? 1 – Sem limitação 2 – Pouca interferência, mas sem prejuízo na *performance* 3 – Moderada. Interferência definida, mas ainda administrável 4 – Severa, causando prejuízo substancial 5 – Extrema. Incapacitante
O seu "defeito" com muita frequência interfere, significativamente, na sua vida social? Se sim, quanto?
O seu "defeito" com muita frequência interfere, significativamente, no seu trabalho, na escola ou no funcionamento do seu dia a dia?
Há alguma coisa que você evita por causa do seu "defeito"? Sim ou Não?

Tratamento

Antes de iniciar o tratamento do TDC é importante estabelecer algumas bases essenciais para educar, envolver os pacientes e formar com isso uma aliança terapêutica. Deve-se enfatizar como as preocupações com a aparência estão fazendo o paciente sofrer e interferindo no seu cotidiano, e que o tratamento recomendado pode melhorar esses problemas. Geralmente não é útil comentar sobre a aparência do paciente. Até mesmo comentários tranquilizadores são frequentemente interpretados de maneira negativa. Não tentar convencer o paciente de que ele parece normal, nem concordar que há algo errado com sua aparência. Em vez disso, o médico pode dizer que os pacientes com TDC se veem muito negativamente e de modo diferente de como as outras pessoas os veem, por razões que não são bem compreendidas. A tendência a focar demais nos detalhes da aparência pode ser mencionada. O tratamento para o TDC deve ser individualizado para cada paciente.[13,14]

Para pacientes com TDC, sugere-se que o médico não realize tratamentos cirúrgicos, dermatológicos ou outros tratamentos cosméticos. Embora a maioria dos pacientes com TDC receba tratamento cosmético na tentativa de "consertar" suas falhas na aparência, os sintomas do TDC respondem mal aos procedimentos estéticos na grande maioria dos casos e podem até ter seu estado agravado. Além disso, a insatisfação com o resultado do tratamento cosmético pode levar os pacientes a se tornarem litigiosos, ameaçadores ou violentos com relação aos médicos.[15]

Sugere-se que os pacientes que se apresentam para tratamento cosmético sejam avaliados para TDC. Além de indagar sobre os critérios diagnósticos do transtorno, pode ser útil avaliar as motivações e expectativas do paciente para o tratamento cosmético; determinar se recebeu tratamento cosmético anteriormente e se ficou insatisfeito com os resultados; perguntar se cirurgiões, dermatologistas ou outros clínicos recomendaram o tratamento cosmético; e observar o comportamento do paciente no consultório (p. ex., se ele faz solicitações incomuns de horários de consulta para evitar ser visto por outras pessoas).[15]

Se o paciente insistir em receber tratamento cosmético, o médico pode recomendar que o retarde até que tenha feito tratamento psiquiátrico. No entanto, alguns pacientes recebem tratamento cosmético independentemente das recomendações do clínico, e nestes casos a orientação deve ser o tratamento concomitante da saúde mental.[14]

De maneira geral, as técnicas comportamentais mais utilizadas para o tratamento do TDC são a exposição e a prevenção de respostas. A exposição consiste no enfrentamento das situações anteriormente evitadas por gerarem ansiedade, podendo ser realizada *in vivo* ou por imaginação. A prevenção de respostas seria evitar certos comportamentos, emitidos anteriormente, que tinham a função de diminuir a ansiedade. Geralmente, o terapeuta e o paciente constroem, conjuntamente, uma hierarquia nas dificuldades das situações a serem enfrentadas, de acordo com o grau de ansiedade gerada. Ambas as técnicas têm como princípio a extinção da ansiedade, após a exposição. A terapia cognitivo-comportamental (TCC) de reestruturação cognitiva busca reestruturar as crenças irracionais, ou pouco realistas, do paciente, para crenças mais racionais. Alguns exemplos de técnica de reestruturação cognitiva específica para o TDC envolvem o desenvolvimento de crenças alternativas, que incluem a aceitação da beleza como subjetiva e o reconhecimento dos padrões atuais inalcançáveis de beleza.[14,15]

O paciente é desestimulado a buscar defeitos no próprio corpo e incentivado a diminuir a importância das características físicas. Ele é estimulado a ver seu aspecto melhorado por meio de uma linguagem positiva, a reduzir os comportamentos de "enfeitar-se" ou examinar-se continuamente, a ser capaz de se contemplar em espelhos sem que veja sua imagem distorcida. Por fim, com a TCC o sujeito é estimulado a não buscar palavras tranquilizadoras em conversas com outras pessoas, a aceitar elogios e, quando houver a presença de um "defeito" real, enfrentar o estigma social. Os sintomas psicológicos e a autoestima apresentam recuperação significativa com a TCC.

Ao contrário dos métodos que dependem de exercícios, formação ou aprendizagem (tais como técnicas comportamentais) ou explicações no plano cognitivo, a psicanálise está entre as técnicas de descoberta ou revelação, estimulando o paciente a alcançar uma compreensão mais profunda das circunstâncias (geralmente inconscientes) que deram origem a suas condições, ou que são a causa de seu sofrimento ou doenças psicológicas.

Na psicanálise, o diagnóstico não se faz, como na psiquiatria, apenas pela classificação ou descrição de fenômenos. O adoecimento precisa ser compreendido dentro da história da pessoa. Na perspectiva psicanalítica, o TDC é uma das expressões mórbidas da relação da pessoa com seu próprio corpo, isto é, com sua imagem corporal.[16]

Quanto à farmacoterapia, o uso dos inibidores da recaptação da serotonina (ISRSs), como clomipramina e fluoxetina, são os antidepressivos mais comumente utilizados. São também as melhores drogas para ansiedade, ataques de pânico, comportamento obsessivo-compulsivo e desordens alimentares. Os ISRSs são particularmente efetivos porque focam a redução do pensamento obsessivo, do comportamento compulsivo e da depressão. Os indivíduos que melhoraram com o uso dos ISRSs referem que se sentem como eles mesmos outra vez, da maneira como costumavam ser ou da maneira que gostariam de se sentir.[14]

16.4 Avaliação da Composição Corporal em Estética

• Lucianna Fernandes Jardim Correia Marques

Introdução

Os padrões de beleza da humanidade sofreram mudanças significativas ao longo do tempo. O interesse em medir a quantidade dos diferentes componentes do corpo humano teve início no século XIX e aumentou no final do século XX em virtude da associação do excesso de gordura corporal com o aumento do risco de desenvolver doenças do tipo arterial coronariana, hipertensão, diabetes tipo 2, pulmonar obstrutiva, osteoartrite e certos tipos de câncer.[1]

A avaliação da composição corporal tem recebido destaque cada vez maior em decorrência do papel dos componentes corporais na saúde humana. Afinal, o excesso de massa gorda corporal e sua distribuição centralizada na região abdominal destacam-se pela influência no aparecimento das doenças crônicas não transmissíveis, principalmente as cardiovasculares.[2]

A obesidade e o excesso de peso estão diretamente relacionados à alta prevalência e à intensidade das dermatoses, relacionadas ao grande volume de pregas cutâneas, alterações circulatórias, metabólicas, obstrução do fluxo linfático, varizes, celulites e estrias.[3]

A composição corporal refere-se à quantidade e proporção dos diversos constituintes do corpo humano, os quais estão relacionados com a saúde, estética, doença e qualidade de vida do indivíduo. Em função da relevância das informações sobre composição corporal, novos instrumentos surgem para completar lacunas existentes em praticidade, fidedignidade e reprodutibilidade.[4]

A preocupação em reduzir a quantidade de gordura corporal e aumentar a de massa muscular está entre os anseios de grande parte da população. Essa preocupação pode ser notada tanto sob o ponto de vista estético quanto na melhora da qualidade de vida dos indivíduos. Sendo assim, a identificação correta da distribuição de gordura corporal é fundamental, pois a avaliação antopométrica vai auxiliar na implementação de ações eficazes para reduzir os fatores de risco para a saúde ou escolher o melhor tratamento estético para cada paciente.

Técnicas de análise da composição corporal

Existem vários métodos empregados na estimativa da composição corporal, com diferentes níveis de precisão, custo e dificuldade de aplicação. Pode-se classificar as diversas técnicas para avaliação corporal em métodos diretos, indiretos e duplamente indiretos.[5]

□ Métodos diretos

Consistem na separação e pesagem de cada um dos componentes corporais de maneira isolada. O único método direto existente é a dissecação de cadáveres. Esse método não possui erros, mas é inaplicável na prática clínica.

□ Métodos indiretos

São métodos que não têm segmentação dos compartimentos corporais. Podem reproduzir erros por causa da falta de ajuste do equipamento para a realização da avaliação.

Os métodos indiretos de referência são absortometria de dupla emissão de raios X (DEXA), imagem por ressonância magnética e tomografia computadorizada.[6] Os procedimentos laboratoriais, como a DEXA e a tomografia computadorizada, oferecem estimativas muito precisas sobre os componentes de gordura corporal e de massa isenta de gordura.[7]

O DEXA é um método de imagem confiável e preciso, considerado um procedimento padrão-ouro na avaliação corporal em virtude de sua acuracidade e alta precisão.[8,9] Para determinação do tecido adiposo visceral, a tomografia é considerada, classicamente, o método mais eficaz e preciso, enquanto a absortometria de dupla emissão de raios X (DEXA) faz uma análise transversal do corpo em indivíduos com extensa variação de idade e tamanho corporal, avaliando três componentes corporais: massa de gordura, massa de gordura livre e massa óssea.[10]

A partir desses dados, são calculadas a densidade mineral óssea e a porcentagem de gordura.[11,12] O DEXA faz uma estimativa da massa livre de gordura do tronco e das extremidades, separadamente. A soma do tecido magro dos membros é chamada de massa muscular esquelética apendicular, tendo relação com a tomografia computadorizada e com o potássio de corpo total na determinação da massa muscular esquelética.[13] Por possuir a habilidade de avaliar a deposição da gordura corporal por região, a DEXA permite maior precisão das medidas de massa corporal gorda e melhor entendimento do papel de distribuição da gordura corporal. Sendo assim, a DEXA torna-se a opção mais acurada na estimativa da massa corporal magra e da massa corporal gorda.[14]

Os procedimentos laboratoriais oferecem estimativas muito precisas sobre os componentes de gordura e de outros constituintes relacionados com a massa isenta de gordura; portanto, tornam-se a primeira opção para a análise da composição corporal. No entanto, muitas vezes, em razão do alto custo de seus equipamentos, da sofisticação metodológica e das dificuldades em envolver os sujeitos nos protocolos de medida, sua utilização em levantamentos epidemiológicos ou na prática clínica tem sido limitada.[15]

□ Métodos duplamente indiretos da avaliação da composição corporal

Os métodos duplamente indiretos também não têm segmentação dos compartimentos corporais. Dentre as técnicas duplamente indiretas, destacam-se como mais utilizadas, na determinação dos componentes da composição corporal, a antropometria e a bioimpedância elétrica por causa da praticidade e do baixo custo, permitindo uma estimativa válida e não invasiva da composição corporal do paciente.

Antropometria aplicada à estética

A avaliação antopométrica é extremamente importante para identificar riscos à saúde associados a níveis excessivamente altos ou baixos de gordura corporal total, o que demonstra sua importância para monitorar as mudanças na composição corporal e estimular o peso corporal saudável. As medidas antropométricas, como massa, estatura, perímetros corporais, diâmetros ósseos e dobras cutâneas, têm sido bastante empregadas em situações clínicas, pois a partir delas é possível estimar um ou mais componentes corporais, assim como definir os melhores procedimentos estéticos para atender as necessidades do paciente.[16]

O índice de massa corporal (IMC) é determinado a partir do cálculo do peso (em quilogramas) dividido pelo quadrado da estatura (em metros). Esse índice é muito utilizado em estudos populacionais e epidemiológicos para explorar a associação do estado nutricional com a obesidade, doenças crônicas e cardiovasculares, fornecendo um diagnóstico rápido e simples. Como esse método de avaliação não fornece dados sobre a composição corporal, distribuição de gordura corporal e peso magro, pode classificar erroneamente como obeso um paciente com grande conteúdo de peso magro e baixo peso de gordura corporal. Portanto, não se deve utilizar o IMC na prática clínica para não superestimar, ou subestimar, o estado nutricional do paciente.

A técnica de antopometria por dobras cutâneas é simples, não invasiva e de custo relativamente baixo.[17] Porém, é uma técnica que exige alta habilidade do avaliador.

As informações sobre as medidas de espessura das dobras cutâneas como procedimento direcionado à avaliação da composição corporal estão alicerçadas na observação de que grande proporção da gordura corporal está localizada no tecido subcutâneo. Assim, dimensões de sua espessura são utilizadas como indicador da quantidade de gordura localizada naquela região do corpo. Como a disposição da gordura localizada no tecido subcutâneo não se apresenta de modo uniforme por todo o corpo, as medidas de espessura das dobras cutâneas devem ser realizadas em várias regiões a fim de se obter visão mais clara sobre sua disposição.

Em análise envolvendo modelos da composição corporal com dois compartimentos (gordura e massa isenta de gordura), as medidas de espessura das dobras cutâneas são os indicadores antropométricos mais utilizados e podem estimar a gordura corporal de modo razoavelmente acurado.

O Quadro 16.4 apresenta as principais vantagens do método. Apesar de ser uma avaliação rápida envolvendo equipamentos de custo baixo, a estimativa da avaliação corporal pelo método de dobras cutâneas exige a precisão de aparelho e alta habilidade do examinador para reduzir os erros de medição.

Quadro 16.4. Vantagens da medida de dobras cutâneas.
Uso de equipamento de baixo custo financeiro e necessidade de pequeno espaço físico
Método não invasivo
Relativa facilidade e rapidez na coleta de dados
Relação significativa das medidas antropométricas, com a densidade corporal obtida por métodos laboratoriais

Fonte: Petroski, 1999.[18]

O aparelho utilizado para a execução das medidas de espessura das dobras cutâneas é o compasso de dobras cutâneas, também conhecido como adipômetro ou plicômetro. Os modelos mais utilizados no Brasil são o americano Lange, o inglês Harpenden e os nacionais Sanny e Cescorf. Com o objetivo de sanar dúvidas entre a qualidade dos diferentes aparelhos, Costa et al.[19] realizaram um estudo comparativo desses quatro adipômetros e verificaram que não há diferenças estatisticamente significativas entre eles, nem no valor absoluto das dobras. Portanto, qualquer um dos quatro compassos pode ser utilizado, desde que estejam sempre bem aferidos.

Há diversos locais em que se pode destacar o tecido adiposo do tecido muscular para realizar as medidas de dobras cutâneas; no entanto, sete locais são mais utilizados,[19] como sugere o Quadro 16.5, pois atendem às necessidades da maioria das equações preditivas disponíveis na literatura.

Por causa da variabilidade das medidas de dobras cutâneas, devem ser executadas três medidas não consecutivas de cada dobra escolhida; em seguida, repete-se a operação, e, ao final, mais uma vez. Esse procedimento é interessante para minimizar os erros de medida.

Os resultados obtidos pela técnica são pouco influenciados pelo avaliado, mas recebem influência decisiva do avaliador. Sendo assim, a experiência do avaliador é fundamental, pois um avaliador pouco experiente, ou que não segue de modo correto os padrões para realização das dobras, pode comprometer à reprodutibilidade das medidas e, consequentemente, os resultados da avaliação.

Alguns cuidados devem ser tomados no uso dessa técnica a fim de garantir a qualidade de suas medidas, como é o caso da necessidade de estabelecer uma perfeita identificação do ponto anatômico a ser medido, realizar as medidas sempre no hemicorpo direito do avaliado, repetir todo o processo três vezes não consecutivas e apresentar um acentuado domínio da técnica de medida e da utilização de compassos de tipo específico e com constante calibração. Além disso, pelas características das medidas de espessura das dobras cutâneas, muitas vezes os vieses intra e interavaliadores tornam-se excessivamente elevados, comprometendo, assim, a exatidão e a precisão dos valores estimados de gordura corporal.[22,23]

Quadro 16.5. Padronização das medidas mais utilizadas.[20]

Dobra cutânea	*Descrição da medida*
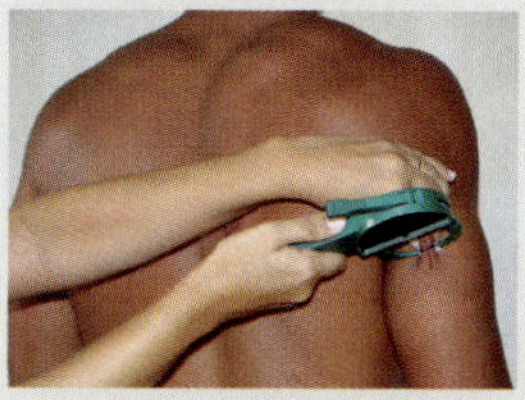	Tríceps: é medida na face posterior do braço, paralelamente ao eixo longitudinal, no ponto que compreende a meia distância entre o bordo externo do acrômio e o olécrano, no sentido do maior eixo do braço
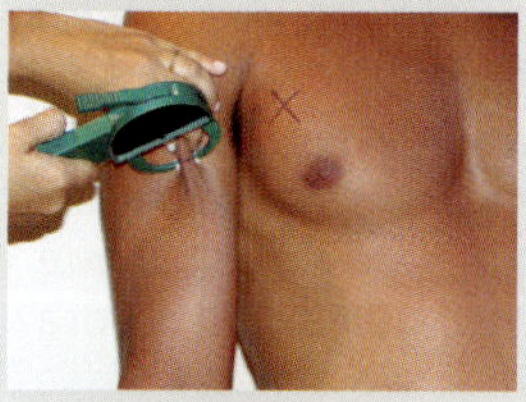	Bíceps: é medida no sentido do eixo longitudinal do braço, na sua face anterior, no ponto médio entre o processo acromial da escápula e o processo do olécrano da ulna
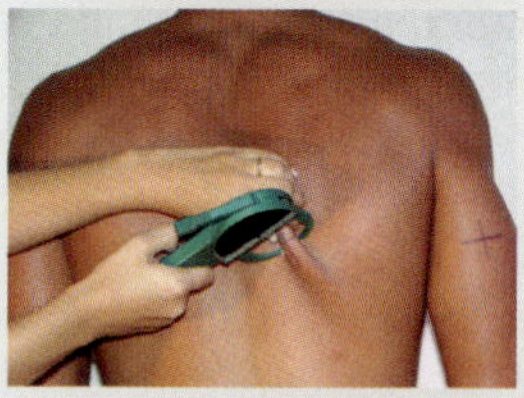	Subescapular: a medida é executada obliquamente com relação ao eixo longitudinal, seguindo a orientação dos arcos costais, sendo localizada 2 cm abaixo do vértice inferior da escápula
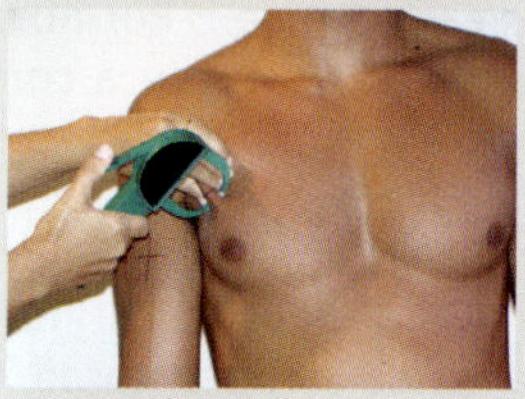	Torácica: é uma medida oblíqua com relação ao eixo longitudinal, na metade da distância entre a linha axilar anterior e o mamilo, para homens, e a um terço da distância da linha axilar anterior, para mulheres
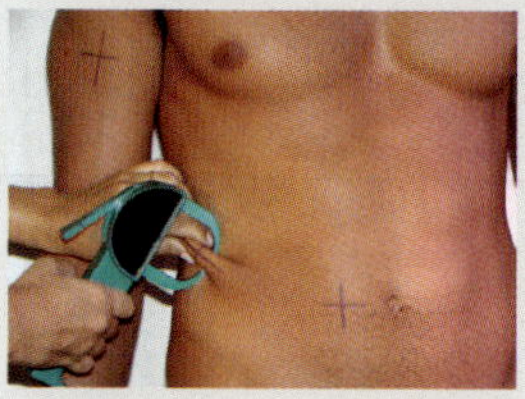	Suprailíaca: é obtida obliquamente com relação ao eixo longitudinal, na metade da distância entre o último arco costal e a crista ilíaca sobre a linha axilar média. É necessário que o avaliado afaste o braço para trás a fim de permitir a execução da medida
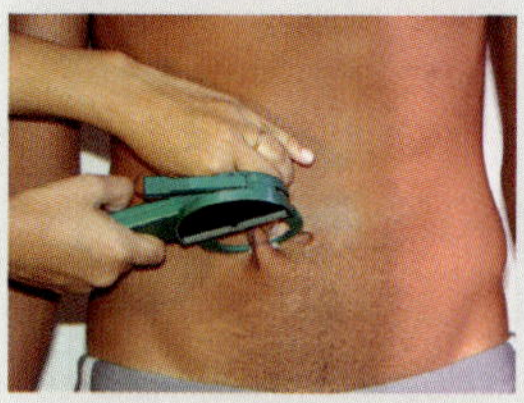	Abdominal: é medida aproximadamente 2 cm à direita da cicatriz umbilical, paralelamente ao eixo longitudinal
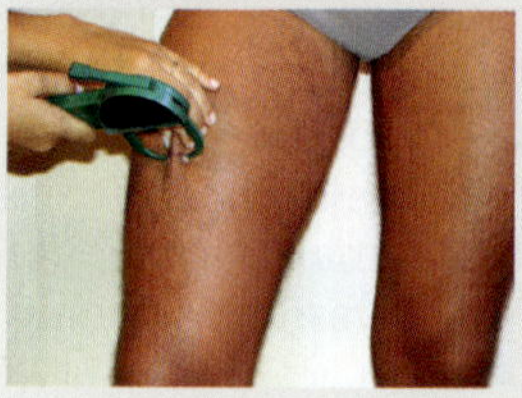	Coxa: é medida paralelamente ao eixo longitudinal, sobre o músculo reto femoral, a um terço da distância entre o ligamento inguinal e a borda superior da patela, e na metade dessa distância, segundo Jackson e Pollock.[21] O avaliado deve deslocar o membro inferior direito à frente, com uma semiflexão do joelho, e apoiar o peso do corpo no membro inferior esquerdo

Equações preditivas de densidade e gordura corporal

As equações preditivas viabilizam o emprego das medidas de espessura das dobras cutâneas na análise da quantidade de gordura corporal. As equações estimam com validade a densidade e a gordura corporal, quando adotadas para pessoas com características semelhantes às do grupo de origem, no que diz respeito a idade, sexo, etnia, quantidade de gordura corporal e nível de treinamento esportivo.[1] O ideal é que as características do sujeito que será avaliado sejam similares às da amostra utilizada no processo de validação da equação escolhida.

A estimativa do compartimento de gordura corpórea é realizada por diversas fórmulas que utilizam o valor das pregas cutâneas, e cada uma determina o número e o local de destaque da prega a ser utilizada.[24] Cada medida e suas inter-relações determinam um compartimento corporal específico, com maior ou menor grau de precisão.[25]

Existem diversas equações para a estimativa da densidade corporal e do percentual de gordura (%G) por antropometria, mas cada uma gerará resultados diferentes quando aplicadas em um mesmo indivíduo ou em grupos populacionais diferentes.[26] Desse modo, sugere-se que o avaliado seja previamente analisado e somente depois seja feita a escolha da equação para estimativa da densidade corporal e %G. É de extrema importância considerar o perfil do indivíduo ou do grupo populacional no qual a fórmula será aplicada, observando para qual grupo populacional foi desenvolvida e validada determinada equação, a fim de minimizar o erro no resultado final.[27]

Um estudo realizado por Ball et al.[28] comparou o uso de três equações antropométricas propostas por Jackson e Pollock,[21] para estimativa da densidade corporal para homens, com o DEXA. Estudaram 160 homens de 18 a 62 anos e observaram que as três equações antropométricas subestimavam o porcentual de gordura comparado ao DEXA. Todavia, essa diferença era de apenas 3% a 3,2%. Além disso, as correlações entre as três equações antropométricas e o DEXA eram significativas ($P > 0{,}01$; $r > 0{,}90$). Desse modo, a diferença não teria importância biológica e os métodos poderiam se equivaler.

A maior parte das equações disponíveis estima a densidade corporal e depois a converte, por outra equação, em porcentagem de gordura corporal. A equação mais utilizada para essa conversão é a de Siri.[29]

Equação de Siri:

$$\%G = [(4{,}95/DC) - 4{,}5] \times 100$$

%G – porcentagem de gordura;
DC – densidade corporal (g/cm^3).

Na Tabela 16.1 são apresentadas algumas equações para estimativa de densidade e de porcentagem de gordura corporal.

□ Percentual de gordura adequado

Padrões mínimos de gordura essencial, para homens, situam-se em torno de 3%, e para as mulheres em torno de 12% do peso corporal total. Valores acima de 20% de gordura para homens e 30% de gordura para mulheres podem ser considerados como uma quantidade de gordura excessiva.[35]

Contudo, a massa de gordura não deveria exceder 20% e 27% do peso corporal total para homens e mulheres, respectivamente, conforme sugerem Pollock e Wilmore.[36]

O principal objetivo da avaliação corporal em estética não é obter o resultado para um diagnóstico, mas sim acompanhar a eficácia do tratamento corporal. Essa evolução pode estar ligada à evolução de um plano para redução de gordura corporal, à diminuição da lipodistrofia ginoide ou associada a algum tratamento estético para reduzir medidas. Não se trabalha com padrões estabelecidos nos estudos científicos, mas com a satisfação estética e corporal do paciente, desde que dentro de um aspecto saudável. Nesse sentido, a padronização dos parâmetros antropométricos é essencial para reduzir vieses inter e intra-avaliadores.

Bioimpedância

A análise da composição corporal por meio da bioimpedância elétrica (BIA) serve para a determinação da composição corporal, ou seja, de parâmetros de interesse clínico como massa de gordura corporal (MG), massa livre de gordura (MLG), massa de água intracelular (AIC), massa de água extracelular (AEC) e massa de água corporal total (ACT).[37] Tem como base a condução de uma corrente elétrica indolor, de baixa intensidade, aplicada ao organismo por meio de cabos conectados a eletrodos ou superfícies condutoras, que são colocados em contato

Tabela 16.1. Equações preditivas de densidade corporal e porcentagem de gordura.

Guedes[30] – Homens com idade entre 18 e 30 anos $DC = 1{,}17136 - 0{,}06706 \log(\text{tríceps} + \text{suprailíaca} + \text{abdominal})$ Conversão da densidade em porcentagem de gordura: $\%G = [(4{,}95/DC) - 4{,}5] \times 100$
Mulheres ativas – 17 a 29 anos de idade (Guedes)[31] $Dens. = 1{,}165 - 0{,}0706.\log_{10}(CX + SI + SE)$ Conversão da densidade em porcentagem de gordura: $\%G = [(4{,}95/DC) - 4{,}5] \times 100$
Mulheres obesas – 20 a 60 anos de idade (Weltman et al.)[32] $\%G = 0{,}11077.(PAbd) + 0{,}187.(MC) - 0{,}17666\,(EST) + 51{,}03301$
Mulheres atletas – várias modalidades (Jackson et al.)[33] $Dens. = 1{,}096095 - 0{,}0006952.(X) + 0{,}0000011.(X)^2 - 0{,}0000714.(idade)$
Homens ativos – 17 a 27 anos de idade (Guedes)[31] $Dens. = 1{,}1714 - 0{,}0671.\log 10(TR + SI + ABD)$ Conversão da densidade em porcentagem de gordura: $\%G = [(4{,}95/DC) - 4{,}5] \times 100$
Homens obesos – 24 a 68 anos de idade (Weltman et al.)[32] $\%G = 0{,}31457.(PAbd) - 0{,}10969.(MC) + 10{,}8336$
Homens atletas – várias modalidades (Lohman)[34] $Dens. = 1{,}0982 - 0{,}000815.(TR + SE + ABD) + 0{,}00000084.(TR + SE + ABD)^2$ Conversão da densidade em porcentagem de gordura: $\%G = [(4{,}95/DC) - 4{,}5] \times 100$

CX: dobra cutânea (mm) da coxa; SI: dobra cutânea (mm) suprailíaca; SE: dobra cutânea (mm) subescapular; TR: dobra cutânea (mm) tricipital; PAbd: perímetro abdominal; X = TR + SI + ABD + CX; Dens: densidade corporal; %G: percentual de gordura; ABD: dobra cutânea (mm) abdominal; MC: massa corporal (kg); EST: estatura (cm).

com a pele. A impedância, dada pelos valores de reactância e resistência, é baixa no tecido magro, onde se encontram, principalmente, os líquidos intracelulares e eletrólitos, e alta no tecido adiposo.[38,39] A massa magra (músculos, ossos, órgãos e vísceras), conduz eletricidade mais facilmente por ter elevado conteúdo de água (73% a 75%) e eletrólitos, enquanto a massa gorda (tecido adiposo) oferece maior resistência (biorresistência) por apresentar um baixo nível de hidratação. Assim, a corrente elétrica percorre com maior facilidade a massa magra do que a gorda.

Quando se aplica a corrente elétrica ao corpo humano é gerada uma oposição por dois componentes: a resistência (R) e a reactância (Xc). A resistência pode ser definida como a capacidade de uma substância se opor à passagem de corrente elétrica. Já a reactância é a medida da habilidade de cada material de "atrasar" a corrente elétrica. No corpo humano, as membranas celulares podem funcionar como capacitores, armazenando a energia por um período pequeno de tempo, "atrasando" a corrente; ou como resistores, dependendo da frequência da corrente aplicada. A baixas frequências (~1 KHz) nenhuma corrente elétrica passa pelas membranas celulares, então as membranas funcionam como resistores e apenas o fluido extracelular pode ser medido. Em frequências maiores, a corrente elétrica pode passar através das membranas celulares permitindo as medidas de impedância dentro e fora das células. A reactância se relaciona com o balanço hídrico extra e intracelular, estando na dependência da membrana celular.[40]

A água corporal total (ACT) pode ser medida pela impedância, porque os eletrólitos na água são excelentes condutores de corrente elétrica. Quanto maior o teor de água, mais facilmente flui a corrente. Assim, o tecido adiposo, que tem 80% de gordura, é um mau condutor de corrente elétrica e tem maior resistência (R). Já a massa corporal magra (MCM), que em situações estáveis contém 73% de água, tem menos resistência à passagem da corrente elétrica.[40]

Hoje, a BIA tem sido um método muito utilizado nos consultórios por ser rápido, prático, não invasivo, indolor e por não necessitar de alta capacidade do avaliador na execução do teste. Um estudo realizado por Conterato e Vieira,[41] utilizando dobras cutâneas comparadas à bioimpedância elétrica, demonstrou que é valido utilizar a técnica de dobras para estimar a gordura corporal. Apesar de sua facilidade técnica e alta reprodutibilidade, pode resultar em estimativas menos precisas nas situações em que o balanço hidroeletrolítico está alterado.[24]

Uma variedade de aparelhos de BIA tornou-se comercialmente disponível no mercado a partir da década de 1990, e avaliam a composição corporal de diferentes formas: por região, quando a corrente atravessa apenas a porção superior ou inferior do corpo (BIA mão-mão ou pé-pé); total, quando a corrente atravessa todo o corpo (BIA mão-pé), e segmentar, na qual os segmentos corporais ou membros separadamente podem ser avaliados. Quanto ao tipo de frequência, atualmente é possível encontrar aparelhos monofrequenciais, de frequência única (50 KHz), e multifrequenciais (de 5 a 1.000 KHz).[42]

O emprego da BIA na avaliação da composição corporal tem se tornado comum em diversas situações clínicas, mas existem algumas controvérsias sobre seu uso, principalmente em condições em que há alteração do estado de hidratação do indivíduo, a exemplo dos casos de hiperidratação, que podem superestimar o valor da massa magra corporal. Portanto, por se basear em um princípio elétrico, alguns fatores podem afetar a precisão do teste. Os Quadros 16.6 e 16.7 apresentam alguns fatores que podem interferir nos resultados.

Quadro 16.6. Fatores que podem afetar a precisão do teste de bioimpedância.
Consumo de álcool, cafeína e medicação diurética: tem ação diurética no organismo, causando uma superestimativa no valor de biorresistência medido e, consequentemente, na gordura porcentual
Atividade física: a sudorese provocada pela prática de exercícios físicos tem efeito diurético, além de alterar a temperatura da pele e de influenciar a leitura da biorresistência
Ingestão de alimentos próximo ao teste: modifica o peso corporal do avaliado
Período pré-menstrual e de menstruação: em virtude da retenção de líquido e da perda de líquido corporal

Fonte: Lukaski, 1986.[43]

Quadro 16.7. Procedimentos pré-teste de bioimpedância.
Não utilizar medicamentos diuréticos nos sete dias que antecedem o teste
Permanecer em jejum por quatro horas antes do teste
Não ingerir bebidas alcoólicas 48 horas antes do teste
Não realizar exercício de intensidade moderada a elevada nas 12 horas antes da avaliação
Não efetuar o exame perante a presença de um estado febril ou de desidratação
Não utilizar bijuterias metálicas
Não consumir cafeína 24 horas antes do teste
Urinar 30 minutos antes do teste
Não estar no período menstrual ou pré-menstrual no dia do teste

Fonte: Biesek et al., 2005.[44]

Essas equações proporcionam estimativas aceitáveis de massa livre de gordura, água corporal total e medidas de bioimpedância (Heymsfield et al., 2005).[45] Entretanto, as equações de predição variam conforme o aparelho e, do mesmo modo que as equações de medidas de dobras cutâneas, apresentam validade apenas para a população de origem, necessitando, portanto, de validação cruzada em outros grupos populacionais.

Assim como outras técnicas de avaliação da composição corporal, a bioimpedância elétrica tem vantagens e desvantagens que devem ser conhecidas por seus usuários, bem como procedimentos protocolares que devem ser seguidos com rigor, a fim de minimizar seu erro de predição (Quadro 16.8).

Quadro 16.8. Vantagens e desvantagens do teste de bioimpedância.

Vantagens
Não requer alto grau de habilidade do avaliador
É confortável e não invasiva
Pode ser usada na avaliação da composição corporal de indivíduos obesos
Alta correlação com os métodos antropométricos e técnicas consideradas padrão-ouro para avaliar a composição corporal
Desvantagens
Depende do avaliado para seguir o protocolo anterior ao teste
Apresenta custo mais elevado que outras técnicas duplamente indiretas
É altamente influenciada pelo estado de hidratação do avaliado
Nem sempre os equipamentos dispõem das equações adequadas aos indivíduos que se pretende avaliar

Fonte: Costa, 2001.[46]

Há vários tipos de equipamentos para a medida da impedância. Alguns estudos apontam para possíveis diferenças nas medidas, de acordo com o equipamento usado. Entretanto, de acordo com o estudo de Coppini et al.[6] não houve diferenças significativas de resistência e de reactância entre os três modelos de equipamentos pesquisados. O modelo mais utilizado é o tetrapolar, no qual se usam quatro eletrodos aplicados à mão, ao pulso, ao pé e ao tornozelo, e então uma corrente elétrica é aplicada aos eletrodos-fonte (distais) e a queda da voltagem, por causa da impedância, é detectada pelos eletrodos proximais.

Estudos de desenvolvimento e de validação de equações de BIA vêm sendo desenvolvidos[47-49] e diversos aparelhos de BIA bipolar (mensuração em membros inferiores ou superiores) e tetrapolar (corpo inteiro) estão disponíveis no mercado. Entretanto, apesar da facilidade técnica, da alta reprodutibilidade, do custo relativamente baixo e por ser um método não invasivo, estudos têm apresentado valores de composição corporal significativamente diferentes dos obtidos por pesagem hidrostática ou DEXA,[49] enquanto outros não o fazem.[50,51]

Os estudos apontam que a avaliação por bioimpedância tende a subestimar o percentual de gordura corporal quando comparado com métodos com maior precisão como o DEXA. Um estudo realizado com obesos por Thomson et al., durante 20 semanas de tratamento em um processo de redução de peso corporal, observou que a BIA foi um método eficaz para avaliar a evolução na composição corporal durante esse período. Contudo, em todas as aferições os valores de gordura corporal aferidos pela BIA foram inferiores quando comparados com os resultados obtidos pelo DEXA.[52]

Atualmente, o equipamento Inbody® (Biospace, Seul, Coreia) é o mais utilizado na prática clínica por médicos e nutricionistas. Esse equipamento tem um sistema de BIA tetrapolar, e o diferencial dos equipamentos antigos é que este possui oito pontos táteis, sendo dois em cada pé e dois em cada mão, que medem valores de bioimpedância em cada segmento corporal, utilizando multifrequências de voltagem e são capazes de indicar a quantidade de fluido extracelular (edema). Há ainda aparelhos mais completos que informam o conteúdo de proteína corporal e fazem uma estimativa da quantidade mineral óssea. Desse modo, ele é um aparelho que pode avaliar a composição corporal tanto de pacientes com objetivo estético de reduzir gordura corporal ou aumentar massa magra quanto obesos mórbidos.

É importante destacar que poucos estudos científicos foram realizados com o equipamento Inbody®. O estudo de Volgyi et al.[53] avaliou em torno de 80 homens e mulheres, entre 37 e 81 anos, e comparou a composição corporal pelo método indireto DEXA e também do método duplamente indireto BIA. Os resultados apontaram que a BIA apresentou menores valores de massa adiposa nos indivíduos quando comparado com o método DEXA.

Enquanto o estudo realizado por Couto et al.[54] analisou métodos de avaliação corporal [índice de massa corporal (IMC)], circunferência da cintura, risco cintura quadril, percentual de gordura corporal, peso de gordura, massa corporal magra e peso ósseo para a composição corporal e BIA (com o aparelho de multifrequência octopolar (InBody 720) em trabalhadores de indústria e constatou que, para a estimativa de gordura corporal, as análises feitas pela antropometria e pela BIA mostrou comportamentos semelhantes.

O estudo de Sillanpää et al. também comparou a composição corporal feita pela BIA, com o equipamento da Inbody®, com o padrão-ouro DEXA. O estudo mostrou que houve uma superestimativa no que diz respeito à massa magra quando comparado com a avaliação realizada pelo DEXA e também uma subestimativa nos resultados da BIA com relação ao porcentual de gordura corporal e conteúdo de gordura corporal. Leal et al.,[55] por sua vez, verificaram elevado percentual de gordura em mulheres obesas mórbidas, constataram uma correlação positiva entre o percentual de gordura pelo método de bioimpedância com o IMC, a circunferência da cintura e variáveis bioquímicas, sugerindo confiabilidade na análise dos dados fornecidos pelo método da BIA nesse grupo de pacientes. Portanto, vale observar que, apesar de a validade do equipamento InBody® estar documentada na literatura, não é um método de referência para a apreciação da adiposidade intra-abdominal, sendo seu uso limitado em nível individual por causa da alta variação interindividual.

As controvérsias entre os estudos podem ser atribuídas à variabilidade das equações e dos equipamentos utilizados, à adoção de diferentes protocolos, às diferenças de etnia e de composição corporal entre as populações, ou a influências no estado de hidratação, que pode não ser detectada conforme o aparelho utilizado.

Conclusões

O conhecimento sobre as limitações metodológicas e a comparabilidade dos diferentes métodos em diferentes populações é essencial, não só para pesquisadores, mas também para que os médicos e os profissionais que trabalham em clínicas de estética e de esporte possam avaliar seu paciente de modo acurado.

Hoje, há diversos métodos para avaliação da composição corporal, e alguns deles são inviáveis de serem aplicados na prática clínica em função de seu alto custo, grande espaço ocupado e dificuldade de manuseio, como as técnicas do padrão-ouro DEXA. Alguns métodos são facilmente aplicáveis para quantificar os níveis de sobrepeso e obesidade, como o IMC e a relação cintura-quadril. Porém, como esses métodos não discriminam tecido adiposo e massa magra livre de gordura, não devem ser utilizados para avaliar a evolução corporal do paciente que busca melhorar sua composição corporal com objetivos estéticos ou de desempenho físico. Para a avaliação da composição corporal em estética deve-se considerar como bons métodos para a avaliação corporal a antropometria, mais concretamente pela medição de pregas adiposas por profissional qualificado e treinado, e em seguida a avaliação pelo método da BIA possui boa capacidade preditiva do percentual de gordura corporal. Apesar de alguns estudos apresentarem resultados super ou subestimados quando comparados com outros métodos, também pode ser potencialmente utilizado no cálculo das estimativas de gordura corporal.

Referências Bibliográficas

- **Transtorno Dismórfico Corporal (TDC)**

1. Mufaddel A et al. A review of body dysmorphic disorder and its presentation in different clinical settings. Prim Care Companion.
2. Mufaddel A, Osman OT, Almugaddam F, Jafferany M. A review of body dysmorphic disorder and its presentation in different clinical settings. CNS Disord. 2013;15(4):PCC.12r01464 [Published online 2013 Jul 18]. doi: 10.4088/PCC.12r01464.
3. Diagnostic and statistical manual of mental disorders. 4th ed. (rev.). Washington (DC): American Psychiatric Association; 2000. p. 507-510.
4. Blaney P, Krueger R, Millon T. Oxford textbook of psychopathology. Oxford University Press; 2014. p. 168-169.
5. Greco M. Declinações da dismorfofobia: estudo psicanalítico da distorção da imagem corporal. 2010.
6. American Psychiatric Association. Diagnostic and statistical manual of mental disorders. 5th ed. Arlington: American Psychiatric Association; 2013.
7. Phillips KA. Pharmacotherapy and other somatic treatments for body dysmorphic disorder. In: Phillips KA (ed.). Body dysmorphic disorder: advances in research and clinical practice. New York: Oxford University Press; 2017. p. 333.
8. Koblenzer C. Body dysmorphic disorder in the dermatology patient. Clinics in Dermatology. 2017;35(3):298-301.
9. Ribeiro R. Prevalence of body dysmorphic disorder in plastic surgery and dermatology patients: a systematic review with meta-analysis. Aesthetic Plastic Surgery. 2017;41(4):964-970.
10. Wilson JB, Arpey CJ. Body dysmorphic disorder: suggestions for detection and treatment in a surgical dermatology practice. Dermatol Surg. 2004;30:1391-1399.
11. Silva M, Taquette S, Aboudib C. Body dysmorphic disorder: contributions for the plastic surgeon. Rev Bras Cir Plást. 2013;28(3): 499-506.
12. American Psychiatric Association. Manual diagnóstico y estadístico de enfermedades mentales. 5. ed. Washington (DC): American Psychiatric Association; 2013.
13. Ribeiro R. Prevalence of body dysmorphic disorder in plastic surgery and dermatology patients: a systematic review with meta-analysis. Aesthetic Plastic Surgery. 2017;41(4):964-970.
14. Bowyer L, Krebs G, Mataix-Cols D, Veale D, Monzani B. A critical review of cosmetic treatment outcomes in body dysmorphic disorder. Body Image. 2016;19:1-8.
15. Sweis I, Spitz J, Barry D, Cohen M. A review of body dysmorphic disorder in aesthetic surgery patients and the legal implications. Aesthetic Plastic Surgery. 2017;41(4):949-954.
16. Veale D, Ellison N, Werner T et al. Desenvolvimento de um questionário de triagem de procedimentos estéticos (COPS) para transtorno dismórfico corporal. J Plast Reconstr Aesthet Surg. 2012;65(4):530-532.

- **Avaliação da Composição Corporal em Estética**

1. Heyward VH, Stolarczyk LM. Avaliação da composição corporal aplicada. São Paulo: Manole; 2000.
2. Natalino RT, Barbosa JS, Ferreira LS, Rodrigues AM. Comparação entre percentuais de gordura corporal estimados por bioimpedância bipolar e tetrapolar. R Bras Cie Move [Internet]. 2013.
3. Boza JC, Rech L, Sachett L, Menegon DB, Cestari TF. Manifestações dermatológicas da obesidade. Rev HCPA. 2010;30(1):55-62.
4. Tritschler K. Medidas e avaliação em educação física e esportes de Barrow & McGee. São Paulo: Manole; 2003.
5. Silva SMCS, Mura JDP. Tratado de alimentação, nutrição e dietoterapia. São Paulo: Roca; 2007. 1122 p.
6. Coppini LZ, Waitzberg D. Bioimpedância elétrica. In: Waitzberg D (ed.). Nutrição oral, enteral e parenteral na prática clínica. 3. ed. São Paulo: Atheneu; 2002. p. 295-304.
7. Heyward V. ASEP methods recommendation: body composition assessment. J Exer Physiol. 2001;4(4):1-12.
8. Kaul S, Rothney MP, Peters DM, Wacker WK, Davis CE, Shapiro MD, Ergun DL. Dual-energy X-ray absorptiometry for quantification of visceral fat. Obesity. 2012;20:1313-1318.
9. Lohman TG. Dual-energy X-ray absortiopmetry. In: Roche AF, Heymsfield SB, Lohman TG (ed.). Human body composition. Champaign (IL): Human Kinetics; 1996.
10. Anzolin CC et al. Precisão de diferentes pontos de corte do índice de massa corporal para identificar sobrepeso de acordo com valores de gordura corporal estimados por DEXA. J Pediatr (Rio J). 2017 Fev;93(1):58-63.
11. Heymsfield SB, Wang Z, Wang J et al. Theoretical foundation of dual X-ray absorptiometry (DEXA) soft-tissue estimates: validation in situ and vivo. Federation of American Societies for Experimental Biology. 1994;8(Part 1):A278.
12. Litaker MS, Barbeau P, Humphries MC, Gutin B. Comparison of hologic QDR-1000/W and 4500 W DXA scanners in 13 to 18-year olds. Obes Res. 2003;11:1545-1552.
13. Heymsfield SB, Smith R, Aulet M, Bensen B, Lichtman S, Wang J, Pierson Jr RN. Appendicular skeletal muscle mass: measurement by dual-photon absorptiometry. Am J Clin Nutr. 1990;52:214-218.
14. Dumith SC et al. Propriedades diagnósticas e pontos de corte para predição de excesso de peso por indicadores antropométricos em adolescentes de Caracol, Piauí. 2011.
15. Peterson MJ, Czerwinski SA, Siervogem RM. Development and validation of skinfold thickness prediction equations with a 4-compartment model. Am J Clin Nutr. 2003;77:1186-1191.
16. Ribeiro GS, Fragoso EB, Nunes RA, Lopes AL. Erro técnico de medida em antropometria: análise de precisão e exatidão em diferentes plicômetros. Revista Educação Física. 2019;88(2): 810-817.
17. Gonçalves EM, Silva AM, Santos DA, Lemos-Marini SH, Oliveira SA, Mendes DSCT et al. Accuracy of anthropometric measurements in estimating fat mass in individuals with 21-hydroxylase deficiency. Nutrition. 2012 Oct;28(10):984-990.
18. Petroski EL. Equações antropométricas: subsídios para o uso no estudo da composição corporal. In: Petroski EL (org.). Antropometria: técnicas e padronizações. Porto Alegre: Palotti; 1999. p. 105-108.

19. Costa RF. Avaliando a composição corporal. In: Hirschbruch MD, Carvalho JR (ed.). Nutrição esportiva: uma visão prática. São Paulo: Manole; 2002.
20. Brodie DA. Techniques of measurement of body composition – Part II. Sports Med. 1988;5:74-98.
21. Jackson AS, Pollock ML. Generalized equations for predicting body density of men. Br J Nutr. 1978;40:497-504.
22. Garcia AL, Wagner K, Einig C, Trippo U, Koebnick C, Zunft HJ. Evaluation of body fat changes during weight loss by using improved anthropometric predictive equations. Ann Nutr Metab. 2006; 50:297-304.
23. Rodríguez G, Moreno LA, Blay MG, Blay VA, Fleta J, Sarría A et al. Body fat measurement in adolescents: comparison of skinfold thickness equations with dual-energy X-ray absorptiometry. Eur J Clin Nutr. 2005;59:1158-1166.
24. Trischler KA. Medida e avaliação em educação física e esportes de Barrow & McGee. In: Trischler KA (ed.). 5. ed. (tradução original de Márcia Greguol). São Paulo: Manole; 2003. p. 229-271.
25. Navarro AM, Marchini JS. Uso de medidas antropométricas para estimar gordura corporal em adultos. Nutrire: Rev Soc Bras Alim Nutr – Brazilian Food Nutr. 2000;19/20:31-74.
26. Pitanga FJG. Testes, medidas e avaliação em educação física e esportes. Liberdade: Phorte; 2005.
27. Lopes AL, Petroski CA, Ribeiro GS. Antropometria aplicada à saúde e ao desempenho esportivo: uma abordagem a partir da metodologia ISAK. Porto Alegre: GEBEN; 2018.
28. Ball SD, Swan PD, Desimone R. Comparison of anthropometry to dual-energy X-ray absorptiometry: a new prediction equation for women. Res Q Exerc Sport. 2004;75:248-258.
29. Siri WE. Body composition from fluid spaces and density: analysis of methods. In: Brozek J, Henschel A (ed.). Techniques for measuring body composition. Washington: National Academy of Sciences; 1961.
30. Guedes DP. Crescimento, composição corporal e desempenho motor em crianças e adolescentes do município de Londrina (PR) – Brasil, 1994 [tese de doutorado]. São Paulo: Faculdade de Educação Física, Universidade de São Paulo; 1994.
31. Guedes DP. Estudo da gordura corporal através da mensuração dos valores da densidade corporal e da espessura de dobras cutâneas em universitários [dissertação de mestrado]. Universidade Federal de Santa Maria; 1985.
32. Weltman A, Seip RL, Tran ZV. Practical assessment of body composition in adult obese males. Human Biol. 1987;59:523-535.
33. Jackson AS et al. Generalized equations for predicting body density of women. Medicine Science in Sports and Exercise. 1980;12:175-182.
34. Lohman TG. Skinfolds and body density and their relation to body fatness: a review. Human Biology. 1981;53(2):181-225.
35. Lohman TG et al. Anthropometric standardization reference manual. Champaign: Human Kinetics; 1888.
36. Pollock ML, Wilmore JH. Exercício físico na saúde e na doença: avaliação e prescrição para prevenção e reabilitação. Rio de Janeiro: Medsi; 1993.
37. Silva MM, Carvalho RSM, Freitas MB. Bioimpedância para avaliação da composição corporal: uma proposta didático-experimental para estudantes da área da saúde. Rev Bras Ensino Fís São Paulo. 2019;41(2):e20180271.
38. Jaffrin MY, Morel H. Body fluid volumes measurements by impedance: a review of bioimpedance spectroscopy (BIS) and bioimpedance analysis (BIA) methods. Medical Engineering & Physics. 2008;10(30):1257-1269.
39. Román MC, Torres SP, Bellido MC. Bases físicas del análises de la impedância bioeléctrica. Vox Paediatr. 1999;7(2):139-143.
40. Britto EP, Mesquita ET. Bioimpedância elétrica aplicada à insuficiência cardíaca. Rev SOCERJ. 2008;21(3):178-183.
41. Conterato EV, Vieira EL. Composição corporal em universitários utilizando dobras cutâneas e bioimpedância elétrica: um método comparativo. Disciplinarum Scientia Saúde. 2016;2(1):125-136.
42. Sampaio LR, Eickemberg M, Moreira PA, Oliveira CC. Bioimpedância elétrica. In: Sampaio LR (org.). Avaliação nutricional [Online]. Salvador: EDUFBA; 2012. p. 113-132.
43. Lukaski HC et al. Validity of tetrapolar bioeletrical impedance method to assess human body composition. Journal of Applied Phisiology. 1986;60:1327-1332.
44. Biesek S, Alves LA, Guerra I. Estratégias de nutrição e suplementação no esporte. Barueri (SP): Manole; 2005.
45. Heymsfield SB, Lohman TG, Wang Z, Going SB. Human body composition. 2nd ed. Champaign (USA): Human Kinetics; 2005.
46. Costa RF. Composição corporal: teoria e prática da avaliação. São Paulo: Manole; 2001.
47. Kyle UG, Genton L, Karsegard L, Slosman DO, Pichard C. Single prediction equation for bioelectrical impedance analysis in adults aged 20-94 years. Nutrition. 2001;17(3):248-253.
48. Genton L, Hans D, Kyle UG, Pichard C. Dual-energy X-ray absorptiometry and body composition: differences between devices and comparison with reference methods. Nutrition. 2002;18:66-70.
49. Sun SS, Chumlea WC, Heymsfield SB, Lukaski HC, Schoeller D, Frield K et al. Development of bioelectrical impedance analysis prediction equations for body composition with the use of a multicomponent model for use in epidemiologic surveys. Am J Clin Nutr. 2003;77(2):331-340.
50. Stahn A, Terblanche E, Gunga HC. Use of bioelectrical impedance: general principles and overview. Handbook of Anthropometry; 2012. p. 49-90.
51. Heyward VH, Stolarczyk LM. Applied body composition assessment. Champaign: Human Kinetics; 1996.
52. Thomson R, Brinkworth GD, Buckley JD, Noakes M, Clifton PM. Good agreement between bioeletrical impedance and dual--energy X-ray absorptiometry for estimating changes in body composition during weight loss in overweight young women. Clinical Nutrition. 2007;26:771-777.
53. Volgyi E, Tylavsky FA, Lyytikainen A, Suominen H, Alen M, Cheng S. Assessing body composition with DXA and bioimpedance: effects of obesity, physical activity and age. Obesity (Silver Spring). 2008;3(16):700-705.
54. Couto AN, Dummel KL, Renner JDP, Pohl HH. Métodos de avaliação antropométrica e bioimpedância: um estudo correlacional em trabalhadores da indústria. Revista de Epidemiologia e Controle de Infecção. 2016;1(1).
55. Leal AA, Faintuch J, Morais AA, Noe JA, Bertollo DM, Morais RC et al. Bioimpedance analysis: should it be used in morbid obesity? American Journal of Human Biology: the official journal of the Human Biology Council. 2011;23(3):420-422.

Bibliografia Consultada

• Abordagem Clínica

Afonso JPJM, Tucunduva TCM, Pinheiro MVB, Bagatin E. Celulite: artigo de revisão. Surg Cosmetic Dermatol. 2010;2(3):214-219.

Almeida MC. Intra and inter-observer reliability of the application of the cellulite severity scale to a Spanish female population. J Eur Acad Dermatol Venereol. 2013;6:694-698.

Bacci PA, Leibaschoff G. La celulitis. Gascón: Medical Books; 2000. p. 19-196.

Callagan DJ, Robinson DM, Kaminer MS. Cellulite – A review of pathogenesis: directed therapy. Semin Cutan Med Surg. 2017;36(4):179-184.

Ciporkin H, Paschoal LH. Atualização terapêutica e fisiopatogênica da lipodistrofia ginoide (LDG): "celulite". São Paulo: Santos; 1992. p. 11-197.

Cunha MG, Daza F, Rezende FC, Machado Filho CDA. Aplicação de ácido poli-L-lático para o tratamento da flacidez corporal. Surg Cosmet Dermatol. 2016;8(4):322-327.

Curri SB. Aspects morphohistochimiques e biochimiques du tissue adipeaux dans la dermo hypodermose cellulitique. J Med Esth. 1976;5:183.

David RB et al. Lipodistrofia ginoide: conceito, etiopatogenia e manejo nutricional. Ver Bras Nutr Clin. 2011;26:202-206.

Davis DS, Boen M, Fabi SG. Cellulite – Pacient selection and combination treatments for optimal results: a review and our experience. Dermatol Surg. 2019;45(9):1171-1184.

Di Salvo RM. Controlling the appearance of cellulite: surveying the cellulite reduction effectiveness of xantinas, silanes, CoA, L-carnitina and herbal extracts. Cosm Toil. 1995;110:50-59.

Doi RM, Brioschi ML, Wada CY. Estudo clínico duplo-cego de avaliação de melhoria da LDG com o uso da bermuda de tecnologia INVEL. Instituto Invel de Tecnologia e Pesquisa. 2014.

Flake NM et al. Testosterone and estrogen have opposing actions on inflammation-induced plasma extravasion in the rat temporomandibular joint. Am J Physiol Regul Integr Comp Physiol. 2006;291:343-438.

Goldman MP. Cellulite: a review of current treatments. Cosmet Derm. 2002;15:17-20.

Gul K, Singh AK, Jabeen R. Nutraceuticals and functional foods: the foods for the future world. Crit Rev Food Sci Nutr. 2016;56(16):2617-2627.

Hexsel D, Soirefmann M, Souza JS, Zafferi D, David RB, Siega C. Avaliação do grau de celulite em mulheres em uso de três dietas. Surg Cosmetic Dermatol. 2014;6(3):214-219.

Hexsel DM. II Simpósio Internacional de Celulite – Rio de Janeiro: Brasil, 2008.

Hexsel et al. Botanical extracts for treatment of cellulite. Dermatol Surg. 2005;31:866-872.

Juhász M, Korta D, Mesinkovska NA. A Review of the use of ultrasound for skin tightening, body contouring and cellulite reduction in dermatology. Dermatol Surg. 2018;44(7):949-963.

Kligman AM, Pagnoni A, Stoudemayer T. Topical retinol improves cellulite. J Dermatol Treatment. 1999;10:119-125.

Laguese P. Sciatique et infiltration cellula algique. Lyon: These Méd; 1929.

Lupi O, Semenovitch IJ, Treu C, Bottino D, Bouskele E. Evaluation of the effects of caffeine in the microcirculation and edema on thighs and buttocks using the orthogonal polarization spectral imaging and clinical parameters. J Cosmetic Dermatol. 2007;6(2):102-107.

Modena DAO et al. Extracorporeal shockwave: mechanisms of action and physiological aspects for cellulite, body shaping and localized fat: systematic review. J Cosmet Laser Ther. 2017;19(6):314-319.

Nurnberg F, Muller G. So-called cellulite: an inverted disease. J Dermatol Surg Oncol. 1978;4(3):221-229.

Pérez FM, Alcalá D, Sigall DA, Ávila AA, Barba JA, Peña JA et al. Evidence-based treatment for gynoid lipodystrophy: a review of the recent literature. J Cosmet Dermatol. 2018;17(6):977-983.

Perin F, Pittet JC, Schnebert S, Pierre P, Tranquart F, Beau P. Ultrasonic assessment of variations in thickness of subcutaneous fat during the normal cycle. Eur J Ultrassound. 2000;11(1):7-14.

Polden M, Mantle J. Fisioterapia em ginecologia e obstetrícia. São Paulo: Santos; 2000.

Pugliese PT. The pathogenesis of cellulite: a new concept [editorial]. J Cosmet Dermatol. 2007;6:140-142.

Querleux B, Comillon C, Jolivet O, Bittoun J. Anatomy and phisiology of subcutaneous adipose tissue by in vivo magnetic resonance and spectroscopy: relationships with sex and presence of cellulite. Skin Res Technol. 2002;8(2):118-124.

Romero et al. Effects of cellulite treatment with RF, IR light, mechanical massage and suction treating one buttock with the contralateral as a control. J Cosmet Laser Ther. 208;10(4):193-201.

Rossi ABR, Vergnanini AL. Cellulite: a review. J Eur Acad Dermatol Vener. 2000;14:251-262.

Sadick NS. Treatment for cellulite. Int J Womens Dermatol. 2018;5(1): 68-72.

Segers AM, Abulafia J, Kriner J, Cortondo O. "Celulitis": estudo histopatológico de 100 casos. Med Cut ILA. 1984;12:167-172.

Tokarska K, Tokarski S, Wozniacka A, Sysa-Jedrzejowska A, Bogaczewicz J. Cellulite: a cosmetic or systemic issue? Contemporary views on the etiopathogenesis of cellulite. Postepy Dermatol Alergol. 2018;35(5):442-446.

Wanner M, Avram M. An evidence-based assessment of treatments for cellulite. J Drugs Dermatol. 2008;7(4):341-345.

Wassel C, Rao BK. The science of cellulite treatment and its long-term effectiveness. J Cosmet Laser Ther. 2012;14:50-58.

Zague V. Celulite: estratégia de uso de suplementos à base de colágeno. Rev Bras Nutr Func. 2016;32(64):37-42.

• Abordagem Terapêutica: Tratamento Clínico / Tratamento Fisioterápico e Dermatológico / *Subcision®*

Alam M, Omura N, Kaminer MS. Subcision for acne scarring: technique and outcomes in 40 patients. Dermatol Surg. 2005;31(3):310-317.

Amore R, Amuso D, Leonardi V, Sbarbati A, Conti G, Albini M et al. Treatment of dimpling from cellulite. Plast Reconstr Surg Glob Open. 2018;6(5):1771.

Atamoros F, Pérez D, Sigall D, Romay A, Gastelum J, Salcedo J et al. Evidence-based treatment for gynoid lipodystrophy: a review of the recent literature. J Cosmetic Dermatol. 2018;17(6):977-983.

Carruthers A, Kiene K, Carruthers J. Botulinum A exotoxin use in clinical dermatology. J Am Acad Dermatol. 1996;34(5 Pt 1):788-797.

Dadkhahfar S, Robati RM, Gheisari M, Moravvej H. Subcision: indications, adverse reactions and pearls. J Cosmet Dermatol. 2020;19(5):1029-1038.

Di Bernardo B, Sasaki G, Katz BE, Hunstad JP, Petti C, Burns AJ. A multicenter study for a single, three-step laser treatment for cellulite using a 1440 nm Nd:YAG laser: a novel side-firing fiber and a temperature-sensing cannula. Aesthet Surg J. 2013;33(4): 576-584.

Draelos ZD, Marenus KD. Cellulite: etiology and purported treatment. Dermatol Surg. 1997;23(12):1177-1181.

Dutta-Roy AK, Gordon MJ, Kelly C, Hunter K, Krosbie L, Knight-Carpentar T, Willians BC. Inhibitory effect of Ginkgo biloba extract on human platelet aggregation. Platelets. 1999;10(5):298-305.

Elson ML. Dermal filler materials. Dermatol Clin. 1993;11(2):361-367.

Fewkes JL. Antisepsis, anesthesia, hemostasis and suture placement. In: Cutaneous medicine and surgery. Philadelphia: WB Saunders; 1996. p. 128-138.

Gadkari R, Nayak C. A split-face comparative study to evaluate efficacy of combined subcision and dermaroller against combined subcision and cryoroller in treatment of acne scars. J Cosmet Dermatol. 2014;13(1):38-43.

Garg S, Baveja S. Combination therapy in management of atrophic acne scars. J Cutan Aesthet Surg. 2014;7(1):18-23.

Haas AF, Grekin RC. Preoperative considerations for antibiotic prophylaxis and antisepsis. In: Atlas of cutaneous surgery. Philadelphia: WB Saunders; 1996. 2131 p.

Hexsel DM, Abreu M, Rodrigues TC, Soirefmann M, Prado DZ, Gamboa MM. Side-by-side comparison of areas with and without cellulite depressions using magnetic resonance imaging. Dermatol Surg. 2009;35(10):1471-1477.

Hexsel DM, Dal'Forno T, Hexsel C, Schilling-Souza J, Bastos FN, Siega C. Magnetic resonance imaging of cellulite depressed lesions successfully treated by subcision. Dermatol Surg. 2016;42(5): 693-696.

Hexsel DM, Dal'Forno T, Hexsel CL. A validated photonumeric cellulite severity scale. J Eur Acad Dermatol Venereol. 2009;23(5):523-528.

Hexsel DM, Mazzuco R. Subcision: a treatment for cellulite. Int J Dermatol. 2000;39(7):539-544.

Hexsel DM, Mazzuco R. Subcision: uma alternativa cirúrgica para a lipodistrofia ginoide ("celulite") e outras alterações do relevo corporal. An Bras Dermatol. 1997;72:27-32.

Hexsel DM, Mazzuco R. Subcision®. In: Goldman MP, Bacci PA, Leibaschoff G, Hexsel D, Angelini F (ed.). Cellulite pathophysiology and treatment. New York: Taylor & Francis; 2006. p. 251-262.

Hexsel DM. Body repair. In: Women's dermatology: from infancy to maturity. New York: Parthenon Publishing Group; 2001. p. 586-590.

Hoffman BB, Lefkowitz RJ. Catecholamines, sympathomimetic drugs and adrenergic receptor antagonists. In: The pharmacological basis of therapeutics. New York: McGraw-Hill; 1996. p. 199-248.

Kaminer MS, Coleman III WP, Weiss RA, Robinson DM, Grossman J. A multicenter pivotal study to evaluate tissue stabilized-guided subcision using the cellfina device for the treatment of cellulite with 3-year follow-up. Dermatol Surg. 2017;43(10):1240-1248.

Kaur J, Kalsy J. Subcision plus 50% TCA trichloroacetic acid chemical reconstruction of skin scars in the management of atrophic acne scars: a cost-effective therapy. Indian Dermatol Online J. 2014;5(1):95-97.

Lynch WS. Wound healing. In: Skin surgery. Philadelphia: WB Saunders; 1987. p. 56-68.

Mabile L, Bruckdorfer KR, Rice-Evans C. Moderate supplementation with natural alpha-tocopherol decreases platelet aggregation and low-density lipoprotein oxidation. Atherosclerosis. 1999;147(1): 177-185.

Maimoona A, Naeem I, Saddiqe Z, Jameel K. A review on biological, nutraceutical and clinical aspects of French maritime pine bark extract. J Ethnopharmacol. 2011;133(2):261-277.

Mazzuco R. Subcision™ plus poly-L-lactic acid for the treatment of cellulite associated to flaccidity in the buttocks and thighs. J Cosmetic Dermatol. 2020;19(5):1165-1171.

McCalmont TH, Leshin B. Preoperative evaluation of the cutaneous surgery patient. In: Principles and techniques of cutaneous surgery. New York: McGraw-Hill; 1996. p. 101-112.

Montoya LP, Velazquez PP, Tomoka TH, Cherit JD. Evaluation of subcision as a treatment for cutaneous striae. J Drugs Dermatol. 2005;4(3):346-350.

Murphy GF. Histopathology of the skin. In: Lever's histopathology of the skin. Philadelphia: Lippincott-Raven; 1997. p. 5-50.

Nürnberger F, Müller G. So-called cellulite: an invented disease. J Dermatol Surg Oncol. 1978;4(3):221-229.

Orentreich DS, Orentreich N. Subcutaneous incisionless (subcision) surgery for the correction of depressed scars and wrinkles. Dermatol Surg. 1995;21(6):543-549.

Penumathsa SV, Maulik N. Resveratrol: a promising agent in promoting cardioprotection against coronary heart disease. Can J Physiol Pharmacol. 2009;87(4):275-286.

Robinson JK. Management of hematomas. In: Atlas of cutaneous surgery. Philadelphia: WB Saunders; 1996. p. 73-77.

Rubenstein R, Roenigk Jr HH, Stegman SJ, Hanke W. Atypical keloids after dermabrasion of patients taking isotretinoin. J Am Acad Dermatol. 1986;15(2 Pt 1):280-285.

Rudolph C, Hladik C, Hamade H, Frank K, Kaminer M, Hexsel D et al. Structural gender dimorphism and the biomechanics of the gluteal subcutaneous tissue: implications for the pathophysiology of cellulite. Plast Reconstr Surg. 2019;143(4):1077-1086.

Rzany B, Dill-Müller D, Grablowitz D, Heckmann M, Caird D; German--Austrian Retrospective Study Group. Repeated botulinum toxin A injections for the treatment of lines in the upper face: a retrospective study of 4,103 treatments in 945 patients. Dermatol Surg. 2007;33(1):18-25.

Sadick NS, Goldman MP, Liu G, Shusterman N, McLane M, Hurley D, Young V. Collagenase clostridium histolyticum for the treatment of edematous fibrosclerotic panniculopathy (cellulite): a randomized trial. Dermatol Surg. 2019;45(8):1047-1056.

Sasaki GH. Single treatment of grades II and III cellulite using a minimally invasive 1,440 nm pulsed Nd:YAG laser and side-firing fiber: an institutional review board-approved study with a 24-month follow-up period. Aesth Plast Surg. 2013;37(6):1073-1089.

Scherwitz C, Braum-Falco O. So-called cellulite. J Dermatol Surg Oncol. 1978;4(3):230-234.

Torres-Urrutia C, Guzman L, Schmeda-Hirschmann G, Moore-Carrasco R, Alarcon M, Astudillo L et al. Antiplatelet, anticoagulant and fibrinolytic activity in vitro of extracts from selected fruits and vegetables. Blood Coagul Fibrinolysis. 2011;22(3):197-205.

Vieira GL, Rocha PRS. Anestesia local. In: Cirurgia ambulatorial. Rio de Janeiro: Guanabara Koogan; 1987. p. 49-71.

Vilahur G, Badimon L. Antiplatelet properties of natural products. Vascul Pharmacol. 2013;59(3-4):67-75.

Vilhaça Neto CM. Anestesia – Parte I. An Bras Dermatol. 1999;74(3): 213-219.

• Abordagem Terapêutica: Tratamento com Tecnologias

Adatto M, Adatto-Neilson R, Servant JJ, Vester J, Novak P, Krotz A. Controlled, randomized study evaluating the effects of treating cellulite with AWT®/EPAT®. Journal of Cosmetic and Laser Therapy. 2010 Aug 1;12(4):176-182.

Afonso JP, Tucunduva TCM, Pinheiro MV, Bagatin E. Celulite: artigo de revisão. Surgical & Cosmetic Dermatology. 2010;2(3):214-219.

Alster TS, Tanzi EL. Cellulite treatment using a novel combination radiofrequency, infrared light and mechanical tissue manipulation device. J Cosmet Laser Ther. 2005;7:81-85.

Angehrn F, Kuhn C, Voss A. Can cellulite be treated with low-energy extracorporeal shock wave therapy? Clinical Interventions in Aging. 2007 Dec;2(4):623.

Avram MM. Cellulite: a review of its physiology and treatment. J Cosmet Laser Ther. 2004;6:181-185.

Chua SH et al. Non-ablative infrared skin tightening in type IV and V Asian skin: a prospective clinical study. Dermatol Surg. 2007 Feb;33(2):146-151.

Costa A, Alves CR, Pereira ES, Cruz FA, Fidelis MC, Frigerio RM et al. Lipodistrofia ginoide e terapêutica clínica: análise crítica das publicações científicas disponíveis. Surgical & Cosmetic Dermatology. 2012;4(1):64-75.

Del Pino ME, Rosado RH, Azuela A et al. Effect of controlled volumetric tissue heating with radiofrequency on cellulite and the subcutaneous tissue of the buttocks and thighs. J Drugs Dermatol. 2006 Sep;5(8):714-722.

Dierickx CC. The role of deep heating for noninvasive skin rejuvenation. Lasers Surg Med. 2006 Oct;38(9):799-807.

Goldberg DJ, Fazeli A, Berlin AL. Clinical, laboratory and MRI analysis of cellulite treatment with a unipolar radiofrequency device. Dermatol Surg. 2008 Feb;34(2):204-209.

Gomez JMB, Silva HL et al. Radiodermoplastia. In: Kede MPV, Sabatovich O (ed.). Dermatologia estética. Atheneu; 2003.

Hexsel D, Camozzato FO, Silva AF, Siega C. Acoustic wave therapy for cellulite, body shaping and fat reduction. Journal of Cosmetic and Laser Therapy. 2017 Apr 3;19(3):165-173.

Hexsel D, Weber MB, Taborda ML, Dal'Forno T, Zechmeister-Prado D. Celluqol®: instrumento de avaliação de qualidade de vida em pacientes com celulite. Surgical & Cosmetic Dermatology. 2011; 3(2):96-101.

Kameyama K. Histological and clinical studies on the effects of low to medium level infrared light therapy on human and mouse skin. J Drugs Dermatol. 2008 Mar;7(3):230-235.

Knobloch K, Joest B, Vogt PM. Cellulite and extracorporeal shockwave therapy (CelluShock – 2009): a randomized trial. BMC Women's Health. 2010 Dec 1;10(1):29.

Koch RJ. Radiofrequency non-ablative tissue tightening. Facial Plast Surg Clin North Am. 2004 Aug;12(3):339-346.

Kuhn C, Angehrn F, Sonnabend O, Voss A. Impact of extracorporeal shock waves on the human skin with cellulite: a case study of an unique instance. Clinical Interventions in Aging. 2008 Mar;3(1):201.

Maudo O, Salgado A et al. The VelaSmooth system in the treatment of cellulite: Brazilian experience. J Am Acad Dermatol. 2008 Feb;58(2):AB141.

Milani GB, Natal Filho AD, João SM. Correlation between lumbar lordosis angle and degree of gynoid lipodystrophy (cellulite) in asymptomatic women. Clinics. 2008;63(4):503-508.

Nootheti PK, Magpantay A, Yosowitz G, Calderon S, Goldman MP. A single center, randomized, comparative, prospective clinical study to determine the efficacy of the VelaSmooth system versus the Triactive system for the treatment of cellulite. Lasers Surg Med. 2006 Dec;38(10):908-912.

Ruiz E. Near (corrected) painless, nonablative, immediate skin contraction induced by low-fluence irradiation with new infrared device: a report of 25 pacients. Dermatol Surg. 2006 May;32(5): 601-610,2006 May.

Rungsima W, Woraphong M. Treatment of cellulite with a bipolar radiofrequency, infrared heat and pulsatile suction device: a pilot study. J Cosmet Dermatol. 2006 Dec;5:284-288.

Russe-Wilflingseder K, Russe E. Acoustic wave treatment for cellulite: a new approach. In: AIP (American Institute of Physics) Conference Proceedings. 2010 May 31;1226(1)25-30.

Sadick N, Magro C. A study evaluating the safety and efficacy of the VelaSmooth system in the treatment of cellulite. J Cosmet Laser Ther. 2007 Mar;9(1):15-20.

Sadick NS, Mulholland RS. A prospective clinical study to evaluate the efficacy and safety of cellulite treatment using the combination of optical and RF energies for subcutaneous tissue heating. J Cosmet Laser Ther. 2004 Dec;6(4):187-190.

Schlaudraff KU, Kiessling MC, Császár NB, Schmitz C. Predictability of the individual clinical outcome of extracorporeal shock wave therapy for cellulite. Clinical, Cosmetic and Investigational Dermatology. 2014;7:171.

Schumaker PR, England LJ et al. Effects of monopolar radiofrequency treatment over soft-tissue in an animal model – Part II. Lasers Surg Med. 2005 Dec;37(5):356-365.

Siems W, Brenke R, Sattler S, Christ C, Novak P, Daser A. Improvement in skin elasticity and dermal revitalization in the treatment of cellulite and connective tissue weakness by means of extracorporeal pulse activation therapy: EPAT. Aesthet Surg J. 2008;28: 538-544.

Zelickson BD et al. Ultrastructural effects of an infrared handpiece on forehead and abdominal skin. Dermatol Surg. 2006 Jul;32(7): 897-901.

Zelickson BD, Kist D et al. Histological and ultrastructural evaluation of the effects of a radiofrequency – Based non-ablative dermal remodeling device: a pilot study. Arch Dermatol. 2004;140:204-209.

• Avaliação da Composição Corporal em Estética

Aniteli TM, Florindo AA, Pereira RMR, Martini LA. Desenvolvimento de equação para estimativa da gordura corporal de mulheres idosas com osteoporose e osteopenia através de espessura de dobras cutâneas tendo como referência absorcimetria por dual emissão de raios-X. Revista Brasileira de Medicina do Esporte. 2006;12(6):366-370.

Baumgartner TA, Jackson AS. Measurement for evaluation in physical education and exercise science. Dubuque, Iowa: Brown & Benchmarck; 1995.

Blake GM, Fogelman I. Technical principles of dual-energy X-ray absorptometry. Sem Nucl Méd. 1997;27(3):210-228.

Bonnick SL. Bone densitometry in clinical practice. Humana Press; 1998.

Brodie DA. Techniques of measurement of body composition – Part I. Sports Med. 1988;5:11-40.

Brozek J, Grande F, Anderson JT. Densitometric analysis of body composition: revision of some quantitative assumptions. Ann New York Acad Sci. 1963;110:113-140.

Costa RF et al. Estudo comparativo de diferentes compassos de dobras cutâneas. In: FIEP. 16º Congresso Internacional de Educação Física; 2001. 116 p.

Deurenberg P, Weststrate JA, Seidell JC. Body mass index as a measure of body fatness: age and sex specific prediction formulas. Br J Nutr. 1991;65:105-114.

Durnin JV, Womersley J. Body fat assessed from total body density and its estimation from skinfold thickness: measurements on 481 men and women aged from 16 to 72 years. Br J Nutr. 1974; 32:77-97.

Ellis KJ. Human body composition: in vivo methods. Physiological Reviews. 2000;80:649-680.

Gallagher D, Heymsfield SB, Heo M, Jebb SA, Murgatroyd PR, Sakamoto Y. Healthy percentage body fat ranges: an approach for developing guidelines based on body mass index. Am J Clin Nutr. 2000;72:694-701.

Guedes DP. Recursos antropométricos para análise da composição corporal. São Paulo: Rev Bras Educ Fís Esp. 2006 Set;20(5):115-119.

Herd RJM, Blake GM, Parker JC, Ryan PJ, Fogelman I. Total body studies in normal British women using dual-energy X-ray absorptiometry. Brit J Rad. 1993;66:303-308.

Lohman TG. Advances in body composition assessment. Champaign: Human Kinetics; 1992.

Lukaski HC. Methods for the assessment of human body composition: traditional and new. Am J Clin Nutr. 1987;46(4):537-556.

McArdle DL, Kacth FI, Kacth VL. Fisiologia do exercício, energia, nutrição e desempenho humano. 3. ed. Rio de Janeiro: Guanabara Koogan; 1992.

Sillanpää E, Cheng S, Häkkinen K, Finni T, Walker S, Pesola A et al. Body composition in 18 to 88-year-old adults: comparison of multifrequency bioimpedance and dual-energy X-ray absorptiometry. Obesity. 2014;1(22):101-109.

Sun G, French CR, Martin GR, Younghusband B, Green RC, Xie Y et al. Comparison of multifrequency bioelectrical impedance analysis with dual-energy X-ray absorptiometry for assessment of percentage body fat in a large, healthy population. Am J Clin Nutr. 2005;81(1):74-78.

CAPÍTULO 17

Estrias

17.1 Abordagem Clínica

- Mônica Manela Azulay
- David Rubem Azulay
- Vitória Azulay

Introdução

As *striae distensae* foram inicialmente descritas como entidade clínica há centenas de anos, e a primeira descrição histológica encontrada na literatura médica data de 1889.[1] São causa frequente de consulta ao dermatologista e, embora não constituam condição dermatológica preocupante do ponto de vista clínico, têm efeito impactante como condição inestética.

Estrias caracterizam-se clinicamente pela morfologia, em geral linear, pelo aspecto atrófico e pela superfície, que pode ser discretamente enrugada, com pequenas rugas transversais no maior eixo, as quais desaparecem à tração. Inicialmente, são eritematosas ou mesmo violáceas. Nessa fase, podem ser discretamente elevadas em razão do edema gerado pelo processo inflamatório, o que justificaria esporádicas queixas de prurido. Após meses, adquirem uma tonalidade branco-nacarada.

Epidemiologia e apresentação

A frequência extremamente elevada, sobretudo no sexo feminino, permite questionar se, de fato, devem ser consideradas anormais; no entanto, problemas de ordem estética e/ou psicológica, resultantes do surgimento dessas lesões, justificam a busca de tratamentos mais eficazes.

Caracteristicamente, surgem a partir da adolescência ou durante a gravidez. Não ocorrem em condições normais em pessoas acima de 45 anos, tampouco são comuns em pré-púberes. Recentemente, tem-se observado o aparecimento de estrias em mulheres mais velhas durante os tratamentos de reposição hormonal. A maior prevalência ocorre na faixa etária dos 14 aos 20 anos (55% a 65% em mulheres e 15% a 20% em homens). São cerca de 3 a 6 vezes mais frequentes no sexo feminino do que no masculino, e neste também são mais discretas. Nas mulheres, as localizações mais predominantes são nádegas, abdome e mamas, enquanto nos homens predominam no dorso, na região lombossacral e na parte externa das coxas. Existe, no entanto, grande variação na distribuição, bem como no acometimento de outras regiões, como raízes dos membros superiores, axilas e tórax. Pode-se afirmar que as estrias surgem perpendicularmente ao eixo de maior tensão da pele e que acompanham, *grosso modo*, as linhas de clivagem da pele (linhas de Langer). Tendem à simetria e à bilateralidade (Figura 17.1).

Estão também diretamente relacionadas à obesidade e, especialmente, ao rápido ganho de peso. Estrias também têm sido associadas à prática de fisiculturismo, e neste caso as áreas mais frequentemente acometidas são a face anterior dos ombros, a porção inferior do dorso e as coxas.[1] Com o aumento da utilização de próteses mamárias nos últimos anos, tem sido observado, na prática diária, o surgimento de estrias por estiramento da pele da mama, já sendo encontrados relatos na literatura.[2]

O comprimento das estrias varia de alguns milímetros a até 30 cm; e a largura, de 2 a 5 mm, porém pode chegar a 3 cm e, excepcionalmente, até mesmo a 6 cm. Nessas situações, podem ulcerar espontaneamente ou

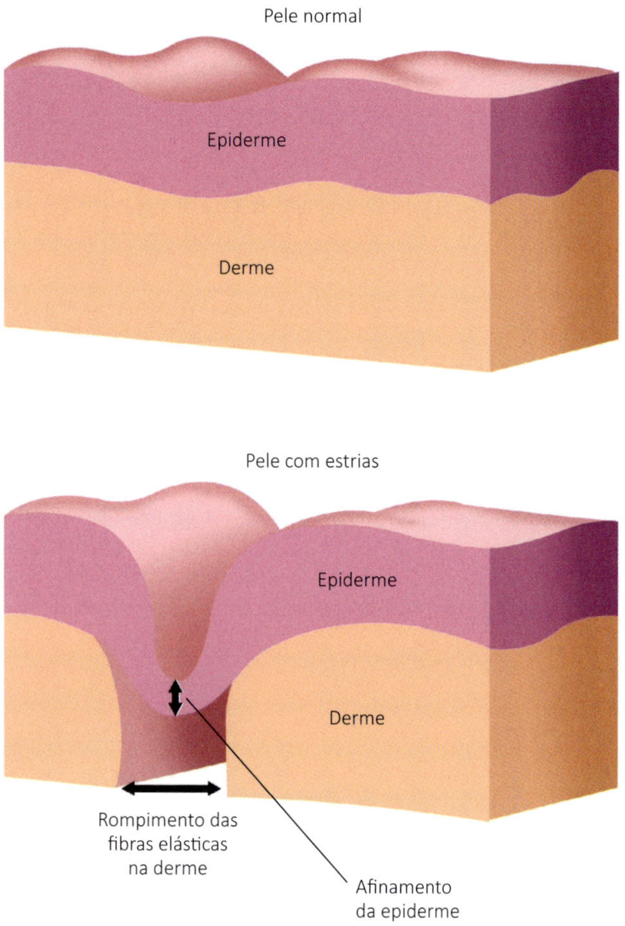

Figura 17.1. Esquema mostrando pele normal e pele com estrias.

após acidentes. É nos casos mais exuberantes que se deve estar atento e reconhecer, eventualmente, a existência de doenças associadas ou determinados estados fisiológicos. A doença de Cushing, ou síndrome de Cushing, é, sem dúvida, a expressão maior de doença, associada ao aparecimento de estrias maiores, que se localizam, mais amiúde, no abdome e nos flancos.

A corticoterapia tópica também desencadeia o surgimento das estrias e, geralmente, em áreas de dobras, sobretudo a inguinal. Nesses casos, na maioria das vezes, é decorrente da associação medicamentosa de antimicóticos e corticoides, cujo uso se faz, em geral, por automedicação. A oclusão potencializa a ação do corticoide e favorece o aparecimento de estrias locais, mas dependendo da extensão tratada, pode gerar o aparecimento delas a distância. Esses pacientes, muitas vezes, têm mais idade ou apresentam localização fora dos padrões habituais. Os corticoides fluorados, sobretudo os de maior potência, são os principais responsáveis.

Na gravidez, podem ocorrer em até 90% dos casos, sobretudo no terceiro trimestre, fato predominantemente relacionado à distensão mecânica. São mais prevalentes em multíparas do que em primíparas. As localizações preferenciais são abdome, mamas e quadris. Aspecto insólito é que muitas dermatoses relacionadas ao último trimestre têm apresentação inicial, com elevada frequência, exatamente sobre as estrias (p. ex., pápulas e placas urticariformes e pruriginosas da gestação – PUPP, prurigo gravídico e vasculite urticariforme).

Outras doenças associadas à presença de estrias são: hepatopatias crônicas, em especial hepatite crônica ativa (estrias em 25%), com ou sem ascite; síndrome de Marfan, particularmente na região peitoral e deltoidiana, bem como sobre coxas e nádegas; pseudoxantoma elástico; síndrome de Buschke-Ollendorff (pápulas ou nódulos que são histologicamente nevos conjuntivos associados a osteopoiquilose, de transmissão autossômica dominante). Pode ocorrer hiperpigmentação nas estrias de pacientes tratados com bleomicina. No passado, na era pré-antibiótica ou quimioterápica, em decorrência da cronicidade das doenças infecciosas, sobretudo a tuberculose, era bem conhecida a associação de infecções a estrias.

Patogenia

Embora haja concordância quanto aos fatores desencadeantes das estrias, fica difícil avaliá-los experimentalmente, em razão da impossibilidade de se reproduzir lesões idênticas em animais, bem como quantificá-las isoladamente. É, portanto, um conjunto de fatores que faz os pacientes que apresentam predisposição individual e/ou genética manifestá-las.

As principais doenças ou estados fisiológicos associados a maior incidência de estrias já foram descritos. Pode-se classificar os fatores desencadeantes em três grupos:

- fatores mecânicos;
- fatores bioquímicos;
- predisposição genética.

A maioria dos autores acredita que o fator principal, isoladamente ou não, seja a mudança das forças de tensão que atuam sobre a pele, daí a designação *striae distensae*. A presença de estrias em áreas de estiramento crônico progressivo, como edemas, tumores localizados, vícios posturais, gestação, obesidade, crescimento corpóreo durante a adolescência e desenvolvimento muscular localizado, bem como em áreas submetidas a forças externas intensas, como esforço muscular (p. ex., de levantadores de peso), tatuagem e fricção cutânea, é fato bem reconhecido.

É digno de nota que estrias formadas no decurso de mudanças fisiológicas têm um padrão relacionado a maior acúmulo de adipócitos (padrão ginoide), o que justificaria a maior prevalência no sexo feminino. Estrogênios causam elevação da taxa de ácido hialurônico e de sulfatos de condroitina, assim como corticoides fluorados, ao contrário dos corticoides não fluorados. Alterações da pressão intradérmica tornam a pele mais suscetível a trações cutâneas.

Em estudo recente, a análise da expressão genética de culturas de células isoladas de estrias revelou decomposição generalizada da matriz extracelular (MEC), evidenciando colágeno tipo I e III, lisil oxidase, biglicanos e fibronectina desregulados.

Entretanto, a metaloproteinase de matriz 3 (MMP3) se encontrava extremamente elevada, associada ao decréscimo dos inibidores metalopeptidase inibidor 1 (TIMP1), metalopeptidase inibidor 2 (TIMP2) e prolil-5-hidroxilase subunidade α-1 (P4HA1).

Esses achados sugerem que MMP3 tem um importante papel na regulação da degradação da MEC nas estrias. Além disso, fibroblastos dérmicos humanos produzem uma MEC deteriorada, evidenciada também pelos achados de que as enzimas necessárias para maturação das fibras colágenas, como lisil oxidase, biglicanos e lumicanos, estão diminuídas, sobremaneira.

A diferenciação dos queratinócitos nesse estudo mostrou-se afetada pelos fibroblastos, com consequente atrofia da epiderme.

Os fibroblastos das áreas de estrias induzem a uma forte adesão dos queratinócitos na junção dermoepidérmica, que por sua vez impede a migração dos queratinócitos para as camadas superiores da epiderme, com consequente atrofia dessa camada.

Os pesquisadores concluem que estudos tridimensionais que abordem o mecanismo fisiopatogênico das estrias são necessários para conduta de tratamento mais eficiente.

Patologia

No início, ocorre um processo inflamatório, que pode ser intenso, mononuclear e predominantemente perivascular. A derme pode apresentar-se edematosa. Recentemente, verificou-se que as alterações iniciais se estendem por até 3 cm além da borda da estria, ocorrendo elastólise e desgranulação de mastócitos, seguidas de afluxo de macrófagos em torno das fibras elásticas fragmentadas. Nas fases mais tardias, a epiderme torna-se atrófica e aplainada; na derme, as fibras elásticas ficam bastante alteradas; e as colágenas dispõem-se em feixes paralelos à superfície na direção da presumida força de distensão. A patologia é semelhante à de uma cicatriz; no entanto, por meio da microscopia eletrônica observa-se que os fibroblastos estão praticamente destituídos de organelas de síntese (complexo de Golgi e retículo endoplasmático rugoso), enquanto nas cicatrizes estão bem desenvolvidas. A microscopia eletrônica revela que nas fases tardias ocorre uma neoformação fibrilar (de fibras colágenas e, sobretudo, de fibras elásticas), o que certamente explica o desaparecimento das estrias com o passar dos anos.

Diagnóstico e diagnóstico diferencial

O diagnóstico clínico é, geralmente, fácil e suficiente, não requerendo exames complementares. O principal diagnóstico diferencial se faz com a raríssima entidade denominada elastose focal linear, que se caracteriza por lesões lineares palpáveis de cor amarelada, em geral localizadas na região dorsal e/ou lombar de pacientes de pele clara com mais de 60 anos. Anetodermias podem, em poucos casos, ser consideradas no diagnóstico diferencial.

17.2 Abordagem Terapêutica

- Mônica Manela Azulay
- David Rubem Azulay
- Vitória Azulay

Tratamento

As estrias constituem, ainda hoje, um desafio terapêutico. É consenso que não há tratamento que ofereça 100% de melhora. A resposta ao tratamento varia de paciente para paciente e também em função da fase evolutiva em que se encontra a estria. Portanto, o primeiro passo para a obtenção de bons resultados é verificar as expectativas do paciente e esclarecê-lo quanto às reais possibilidades de melhora.

A avaliação objetiva dessa resposta é uma dificuldade citada na literatura. É fato que a documentação fotográfica é falha, porém podem ser realizadas, no mesmo dia, fotos de "pré e pós" com excelentes resultados, dependendo da incidência da luz e do posicionamento do paciente.[3]

É imprescindível para o sucesso do tratamento o uso diário da medicação tópica, que pode ou não ser associada a outras técnicas, aplicadas pelo médico em nível ambulatorial (Tabela 17.1). É sabido que a *striae rubra* é a fase ideal para o início do tratamento; entretanto, já foram demonstrados bons resultados no tratamento da *striae alba* apenas com medicação tópica.[4]

No tratamento das estrias, deve-se considerar a abordagem terapêutica para estrias recentes e eritematosas e para as estrias albas e tardias. Por vezes, elas se encontram em fases diversas de evolução, necessitando de terapias combinadas. Tretinoína tópica, *flash-lamp dye laser*, luz intensa pulsada, ND:YAG de pulso longo (1.064 nm) e peelings químicos são mais indicados na reparação das estrias recentes; e divulsão transdérmica, microdermoabrasão e, mais recentemente, a fototermólise fracionada, na das tardias.

Tabela 17.1. Algoritmo para tratamento tópico das estrias.

Tempo	*Período*	
	Manhã	*Noite*
1º mês	Creme ou loção hidratante*	Tretinoína a 0,05% em creme
2º mês	Creme ou loção hidratante	Tretinoína a 0,1%
3º mês	Ácido glicólico a 10% em creme hidratante**	Tretinoína a 0,1%
4º mês	Vitamina C 10% em creme ou Solução aquosa de vitamina C a 10% + ácido glicólico a 10% em creme	Ácido glicólico a 10% + tretinoína a 0,1% Tretinoína a 0,1%
A partir do 5º mês	Manter medicação do mês anterior. Tentar aumentar a concentração do ácido glicólico (até 20%)	

*Sugestões: ácido lático a 10% + peptídeos de soja a 3% em creme ou loção Lanette®; lactato de amônio a 12% + Pca-Na a 3% + ureia a 10% em creme ou loção de amêndoas doces.
**Sugestão: ácido glicólico a 10% + Pca-Na a 3% + α-bisabolol a 1% em creme ou loção Lanette®.

Tratamento tópico

Tretinoína

Em 1990, Elson[5] sugeriu o uso da tretinoína 0,1% para tratamento das estrias e, desde então, essa tem sido a medicação presente em qualquer esquema terapêutico proposto, tanto para as *striae rubra* quanto para as *striae alba*.

O uso da tretinoína tópica baseia-se no seu efeito reparador na derme da pele fotodanificada, o qual propicia aumento da formação de colágeno tipo I e diminuição da expressão da colagenase.[6]

A concentração ideal da tretinoína é de 0,1%, embora tenham sido obtidos bons resultados quando utilizada a 0,05% em associação a outros princípios ativos.[4] Concentrações de 0,025% mostraram-se pouco eficazes.[7] Pelo seu potencial efeito irritativo, aconselha-se iniciar o tratamento com uma concentração de 0,05%, com posterior aumento, sempre que possível, até atingir 0,1%. A medicação pode ser aplicada 1 vez ao dia, preferencialmente à noite, ou 2 vezes ao dia, até o desenvolvimento de um leve eritema e descamação. Deve-se ressaltar que a utilização durante a gravidez está contraindicada, ainda que os riscos de teratogenia não tenham sido estabelecidos.

Ácido glicólico

Da mesma maneira que a da tretinoína tópica, a utilização do ácido glicólico para o tratamento das estrias também se baseia nos resultados obtidos com o seu uso para o tratamento de outras condições, como o fotoenvelhecimento e a acne. Quando utilizado em esquemas combinados, especialmente com a tretinoína, aumenta a eficácia das outras medicações. Esse efeito não se deve, como se pensava a princípio, a um aumento da absorção facilitada pelo ácido glicólico, o que não está ainda bem esclarecido. Preparações de até 8%, encontradas normalmente em cosméticos populares, não possuem esse efeito.

Foram utilizadas para o tratamento de *striae alba* concentrações de 20%, em combinação com tretinoína a 0,05%, com obtenção de melhora clínica e histológica, aproximando-se a espessura da epiderme e da derme à da pele normal. Aumento da elastina foi verificado na derme papilar e reticular.[4]

Vitamina C

Potente antioxidante, essencial no processo da síntese do colágeno,[8] tem sido amplamente utilizada no tratamento e na prevenção do fotoenvelhecimento. No tratamento das estrias, deve ser utilizada em esquemas combinados, especialmente com o ácido glicólico e a tretinoína.[4] Quando associada a esta última, além dos efeitos relativos ao aumento e à remodelação do colágeno, há a vantagem do seu efeito fotoprotetor. As concentrações habituais variam de 10% a 20%.

Ácido lático

O ácido lático a 10%, associado a peptídeos de soja a 3%, foi utilizado em estudo de prevenção de estrias em 73 gestantes, e observou-se diminuição da velocidade de aparecimento de estrias, bem como melhora do eritema e da textura da pele.[9] Esta é, portanto, uma boa opção para utilização, também fora da gestação, em associação a outros princípios ativos, especialmente à tretinoína.

Tratamentos ambulatoriais

Dificilmente se indica apenas o uso de medicações tópicas. Deve sempre ser proposto algum tipo de terapia em nível ambulatorial, pois assim, além de obter-se melhores resultados, haverá maior adesão do paciente. Como já foi dito, nenhum tratamento é 100% eficaz e muitos dos que estão disponíveis têm custo elevado. Portanto, antes de propor qualquer tratamento, é importante conhecer as reais expectativas do paciente e fornecer-lhe informações precisas quanto aos custos e às limitações dessas terapias.

Microdermoabrasão

Procedimento de fácil realização, seguro e de baixo custo, tornou-se bastante popular entre os dermatologistas, desde o seu advento em 1985. A técnica associa a projeção de cristais de óxido de alumínio ou cloreto de sódio à sucção, promovendo abrasão superficial. Os resultados dependem do número de passadas, da pressão utilizada e do número de tratamentos, e as sessões podem ser realizadas com intervalos de 1 semana ou mais.

Indicada especialmente para o tratamento do fotoenvelhecimento, a microdermoabrasão tem sido utilizada nas mais diversas patologias, inclusive no tratamento das estrias. Pode ser usada como tratamento único ou associada a outras modalidades terapêuticas, como os peelings, com obtenção de efeito sinérgico e resultados superiores àqueles conseguidos com a utilização das técnicas isoladas.[10]

Histologicamente, verificam-se aumento da espessura da epiderme e afinamento do estrato córneo. Alguns autores verificaram, também, a distribuição mais regular dos melanossomos e aumento do conteúdo de elastina da derme.[11]

Dermoabrasão superficial

É técnica empregada no tratamento das estrias albas. Trata-se de procedimento seguro, cujo objetivo é a destruição da camada epidérmica, isentando o acometimento dos anexos da pele, com consequente restauração cutânea efetiva e sem sequelas. Utiliza-se um dermoabrasor com pontas de diamantes em baixa rotação, com movimentos de vaivém no máximo até que se observe o início de sangramento. Pode-se pincelar azul de metileno no trajeto das estrias e, quando houver a remoção da coloração azulada, é atingido o ponto-final da técnica. Geralmente, são necessárias de 4 a 10 sessões, com intervalos de 2 a 3 semanas. Deve-se evitar exposição ao sol, da área tratada, por pelo menos 1 mês. Estudos histológicos corroboram a melhoria clínica das lesões.

Peelings químicos

Os peelings químicos têm sido utilizados há várias décadas para o tratamento de inúmeras patologias. Consistem, basicamente, na promoção de uma esfoliação acelerada da pele mediante a aplicação de um agente cáustico. Por meio da remoção e da destruição de camadas da epiderme e da derme, estimulam o crescimento epidérmico e a deposição de colágeno e glicosaminoglicanos na derme.[10] Dependendo do agente utilizado, é possível realizar peelings de diferentes profundidades, que são assim classificados em superficiais, médios ou profundos. O tempo de recuperação e os riscos de complicações são maiores com os peelings mais profundos, sobretudo os corporais. É, portanto, mais segura e eficaz a realização de peelings mais superficiais de maneira seriada.

Para o tratamento das estrias, recomendam-se os peelings superficiais, podendo ser utilizados o ácido glicólico a 70%, a solução de Jessner, a tretinoína a 5% a 10%, o ácido salicílico a 30% e o ácido tricloroacético a 20% a 30%. Peelings médios não são recomendados para áreas extrafaciais. Alguns autores referem sucesso com a utilização de baixas concentrações de ácido tricloroacético a 15% a 20%, por meio da realização de quimioesfoliações repetidas no nível da derme papilar. Os peelings são realizados com intervalos mensais. Há relatos de tratamento de estrias no abdome, com bons resultados e mínimos efeitos colaterais, utilizando-se o ácido glicólico a 70% em gel, em associação ao ácido tricloroacético a 40%.[12] Melhora significativa relacionada a textura, firmeza e cor pode ser alcançada.

Em nossa prática diária, o agente que mais utilizamos é a tretinoína a 10%, por facilidade de aplicação, segurança e conforto para o paciente. Para evitar manchar as roupas, a área tratada é envolta com filme transparente de PVC, que deverá ser removido após período de 4 a 6 horas, lavando-se o local com água corrente logo em seguida. Como já citado, a associação desses peelings à microdermoabrasão proporciona melhores resultados, provavelmente por maior penetração da tretinoína.[10]

Divulsão transdérmica (*subcision*)

Descrita pela primeira vez em 1995 para o tratamento de cicatrizes deprimidas e rugas,[13] essa técnica tem sido também aplicada em outras patologias. O nivelamento e o preenchimento do defeito a ser corrigido são obtidos por meio do descolamento realizado com agulha, que resulta no rompimento dos septos fibrosos que tracionam a pele e na formação de hematoma no local. De imediato, o hematoma funciona como um espaçador e, em longo prazo, como estímulo para a neocolagênese. Como a estria é considerada uma cicatriz, sugeriu-se a utilização desse método para corrigi-la. O único estudo que avaliou a *subcision* para o tratamento de estrias não verificou diferenças estatisticamente significativas entre esse método e o tratamento clínico com tretinoína a 0,1%. Além disso, houve uma incidência elevada de necrose na área tratada com *subcision*, o que foi atribuído a atrofia da epiderme, descolamento muito superficial, ou ambos.[14] É uma ótima técnica no tratamento das estrias antigas, e os bons resultados justificam-se na medida em que a terapêutica se baseia na etiopatogenia das estrias.

A técnica consiste, mediante anestesia local sem adrenalina, no descolamento da estria na altura da derme em movimentos de lateralidade e de vaivém, causando trauma tissular. Esse trauma provoca o sangramento, com consequente desencadeamento da coagulação, o que resulta em posterior formação de colágeno. Observa-se, nessa técnica, que alguns fatores favorecem o resultado. Estrias isoladas responderiam muito bem ao tratamento, em detrimento de estrias em rede. Localizações como mama, glúteos, porção proximal dos membros inferiores, dorso e braços apresentariam melhor resposta em comparação ao abdome. Complicações são raras, mas passíveis de ocorrer. As principais seriam: hipercromia residual, cicatriz hipertrófica e infecção secundária.

Carboxiterapia

Essa técnica utiliza a injeção subcutânea de dióxido de carbono (CO_2) com o objetivo de promover vasodilatação e consequente aumento de aporte de oxigênio (O_2) ao tecido. Segundo artigo recente, também ativaria a síntese de colágeno, elastina e ácido hialurônico. Nesse trabalho, os autores demonstraram a melhora da elasticidade cutânea e do aspecto das estrias por meio de cutometria. Entretanto, essa modalidade de tratamento é ainda bastante controversa e não se deve, portanto, recomendá-la como tratamento de rotina.

Laser e luz intensa pulsada

Diversos estudos sobre o uso do laser e da luz intensa pulsada têm sido publicados no tratamento de estrias. Apesar dos resultados positivos, os trabalhos, em sua maioria, utilizam um número pequeno de pacientes, além de não apresentarem protocolos definidos em relação aos equipamentos, tampouco acompanhamento em longo prazo.

Luz intensa pulsada

A luz intensa pulsada (LIP) é uma luz não laser, não coerente, que emite espectro de comprimento de onda com variação entre 515 e 1.200 nm, de acordo com os filtros utilizados. Sua fonte emite uma luz policromática de alta intensidade. Sua eficácia é bem estabelecida no tratamento da pele fotodanificada, promovendo neocolagênese e reorganização das fibras elásticas.

É uma boa indicação no tratamento de estrias eritematosas, bem como nas brancas, como demonstram os estudos de Hernandez-Perez et al. Pelo menos 5 sessões devem ser realizadas, em intervalos de 15 dias, e os parâmetros são adotados de acordo com o fototipo do paciente.

A LIP sabidamente age nos vasos sanguíneos e melhora o eritema das estrias recentes. Nas estrias tardias, o espessamento epidérmico e, especialmente, o dérmico parecem justificar a melhora também das estrias brancas. As respostas clínica e histológica foram traduzidas por aumento moderado da espessura da epiderme e mais acentuado da derme, diminuição do edema, da inflamação e da elastose, além de melhora qualitativa das fibras colágenas. Não houve mudança das fibras elásticas; portanto, a melhora deveu-se à alteração das fibras colágenas.[15]

Laser – flash-lamp pulsed dye laser

O *pulsed dye laser* (PDL) tem sido utilizado para o tratamento das estrias desde 1963. O *flash-lamp pulsed dye laser* para estrias eritematosas promove uma melhora na textura e no eritema das estrias. Trata-se de um laser vascular que emite uma pequena, mas poderosa, luz pulsátil, que é seletivamente absorvida por pigmentos hemáticos e também por proteínas do colágeno das estrias e das cicatrizes. Especificamente as estrias eritematosas têm um componente vascular que permite uma razoável resposta ao tratamento com esse laser. A luz amarelada emitida estimula a produção do colágeno e a restauração da coloração normal da pele. As estrias tendem a clarear e chegar o mais próximo possível do tom da pele normal ao redor, e o seu desaparecimento, quando ocorre, demora cerca de 6 meses. O tratamento é realizado a cada 8 semanas, sendo necessárias, em média, 3 a 4 sessões. O desconforto com o tratamento é mínimo, e a maioria dos pacientes apresenta melhora de 30% a 70%. Como efeitos adversos, citam-se a descoloração amarronzada, que desaparece após algumas semanas; a hipocromia da área tratada, que pode levar várias semanas para sua resolução; e a resposta incompleta da lesão, o que pode melhorar com tratamentos adicionais.

Os trabalhos publicados são poucos e apresentam resultados discrepantes. Alguns autores verificaram melhora clínica e histológica das estrias antigas, com aumento do conteúdo de elastina da derme observado após 8 semanas de tratamento.[3] Outros, ao compararem o tratamento com PDL das *striae alba* e *rubra*, não encontraram melhora da *striae alba* e apenas efeito moderado na *striae rubra*, com diminuição do eritema.[16] Em recente trabalho de revisão das aplicações do PDL em lesões não vasculares, o autor recomenda, quanto às patologias em que é necessária a remodelação do colágeno, como estrias, queloides, cicatrizes hipertróficas e rejuvenescimento, que se avalie caso a caso se a terapia é válida ou não.[17] Além disso, não se deve esquecer da grande incidência de fototipos iguais ou superiores a IV em nosso meio, nos quais esse tratamento não está indicado pelo risco de hiperpigmentação residual.[18]

ND:YAG de pulso longo (1.064 nm)

O ND:YAG de 1.064 nm tem sido utilizado no tratamento de rejuvenescimento, com o objetivo de aumentar o colágeno dérmico, apresentando alta afinidade por cromóforos vasculares – oxiemoglobina. O alvo para esse laser no tratamento das *striae rubra* são as vênulas dilatadas presentes nessa etapa evolutiva da estria. A absorção do laser pela oxiemoglobina resultaria em diminuição do eritema e neocolagênese, com melhora da atrofia e, consequentemente, da aparência da estria imatura. Foi utilizado em 20 pacientes portadores de estrias imaturas, com melhora clínica de boa a excelente em 80% deles, tendo como vantagem a segurança em peles bronzeadas.[19] Tem sido indicado para o tratamento das estrias vermelhas, com resultados satisfatórios e com baixos índices de efeitos adversos.

Fototermólise fracionada

Novas modalidades foram recentemente introduzidas, com promessas de melhora para estrias recentes e tardias por meio do remodelamento dérmico. As tecnologias que promovem fototermólise fracionada têm sido vistas como as mais promissoras. O laser fracionado de 1.550 nm constitui uma excelente modalidade de tratamento das estrias tardias. Com a criação na epiderme e na derme de múltiplas microzonas, não contíguas, de dano térmico, com preservação do tecido ao redor, consegue-se aumento do *turnover* epidérmico e remodelação do colágeno dérmico, com melhora significativa de uma variedade de cicatrizes. Em geral, uma melhora no aspecto delas pode ser observada após 8 semanas do tratamento inicial. Exames histológicos das áreas tratadas demonstram espessamento epidérmico e das fibras colágenas, bem como deposição de novas fibras elásticas. Algumas sessões são necessárias, dependendo da largura e da extensão das estrias. Como efeitos adversos, observam-se dor moderada e transitória, além de hiperpigmentação.

Foi utilizado em grupo de 6 pacientes asiáticas portadoras de *striae alba*, com resultados satisfatórios avaliados clínica e histologicamente. Estudos com maior número de pacientes são necessários para corroborar esses resultados.

Excimer laser *(308 nm)*

Para melhora da atrofia e da textura da pele com estrias, existem, como já observado, inúmeras opções de tratamento. Entretanto, para correção da hipocromia da *striae alba*, dispõe-se apenas do *excimer laser* de 308 nm. Sua utilização para repigmentação das estrias leucodérmicas foi bem documentada do ponto vista clínico e histológico, com boa resposta em todos os pacientes. Apesar de temporários, os resultados persistiram até 6 meses após o término do tratamento. Houve resposta semelhante com o uso de fonte de luz UVB. Nos dois tipos de tratamento, houve aumento do número e da hipertrofia de melanócitos e do conteúdo de melanina.[20,21]

Radiofrequência

Tecnologia que tem sido amplamente utilizada no tratamento da flacidez facial e corporal, surge como terapia promissora também para o tratamento das estrias. Ao produzir uma mudança na carga elétrica da pele que está sendo tratada, cria uma movimentação de elétrons. A resistência do tecido a essa movimentação de elétrons gera calor e o colágeno chega a atingir temperaturas de até 65 °C. O dano térmico faz o colágeno passar de um estado organizado para a forma de gel. A desnaturação do colágeno parece ser o mecanismo responsável pela contração imediata do tecido e estímulo para a neocolagênese, com posterior melhora da flacidez.[22] Os melhores resultados são conseguidos em áreas que apresentam maior impedância, com subcutâneo mais denso, como o abdome. Foi utilizada para tratar *striae rubra* e *alba*, do abdome, dos ombros e da região glútea; e, apesar de todos os pacientes terem apresentado melhora, os resultados mais expressivos do ponto de vista clínico, histológico e imunoistoquímico foram verificados nas estrias rubras e naquelas localizadas no abdome. As estrias antigas, além da melhora clínica, apresentaram, no exame histológico, diminuição da esclerose e reorganização do colágeno.[22] São necessários mais estudos, com número maior de pacientes e a criação de protocolos, definindo-se o número de passadas e sessões, para validar essa terapia.

Plasma rico em plaquetas

O plasma rico em plaquetas (PRP) é uma solução concentrada de plaquetas que contém vários fatores de crescimento e proteína, os quais, injetados no plano intradérmico, aumentam a elasticidade pelo estímulo da matriz extracelular, induzindo a síntese de novo colágeno. Tem sido utilizada isoladamente ou associada à radiofrequência, carboxiterapia e ultrassonografia.

Em estudo comparativo entre PRP e carboxiterapia, com frequência de 1 vez por semana, em 20 pacientes com estria alba, ambos os tratamentos se mostraram efetivos, porém a carboxiterapia obteve resultado superior ao do PRP. Os autores ressaltam, entretanto, que esta é uma modalidade recente de tratamento das estrias e que resultados precisam ser confirmados e reproduzidos em estudos com número maior de pacientes.

No Brasil, nem a carboxiterapia nem o PRP estão aprovados pelos órgãos médicos e de vigilância no tratamento das estrias.

Atualmente, encontram-se técnicas efetivas e seguras no tratamento tanto das estrias eritematosas quanto das estrias albas. Ainda que os resultados por vezes não alcancem um total desaparecimento das lesões, sem dúvida alguma as terapêuticas atuais em muito contribuíram para melhores resultados e a satisfação dos pacientes.

Referências Bibliográficas

- **Estrias**

1. Burrows NP, Lovell CR. Disorders of connective tissue. In: Burns T, Breathnach S, Cox N, Griffith C (ed.). Rook's textbook of dermatology. 7th ed. Oxford: Blackwell; 2004. p. 46-47.
2. Keramidas E, Rodopoulou S. Striae distensae after subfascial breast augmentation. Aesthetic Plast Surg. 2008;32(2):377-380.
3. McDaniel MH, Ash K, Zukowoski M. Treatment of stretch marks with the 585 nm flashlamp pumped pulsed dye laser. Dermatol Surg. 1996;22:332-337.
4. Ash K, Lord J, Zukowski M, McDaniel DH. Comparison of topical therapy for striae alba (20% glycolic acid/0,05% tretinoin versus 20% glycolic acid/10% L-ascorbic acid). Dermatol Surg. 1998;24:849-856.
5. Elson ML. Treatment of striae distensae with topical tretinoin. J Dermatol Surg Oncol. 1990;16:267-270.
6. Kang S, Kim KJ, Griffiths CE. Topical tretinoin (retinoic acid) improves early stretch marks. Arch Dermatol. 1996;132:519-526.
7. Pribanich S, Simpson FG, Held B, Yarbrough CL, White SN. Low dose tretinoin does not improve striae distensae: a double-blind placebo-controlled study. Cutis. 1994;54:121-124.
8. Azulay MM, Lacerda CAM, Perez MA, Filgueira AL, Cuzzi T. Vitamina C. An Bras Dermatol. 2003;78(3):265-274.
9. Msika P, Camel E, Guillot JP. Double-blind randomized trial evaluation of a new cosmetic product against stretch marks (poster 4272). In: XXI Congresso Mundial de Dermatologia, 2007; Buenos Aires.
10. Hexsel D, Mazzuco R, Dal'Forno T, Zechmeister D. Microdermabrasion followed by a 5% retinoid acid chemical peel vs. a 5% retinoid acid chemical peel for the treatment of photoaging: a pilot study. J Cosmet Dermatol. 2005;4(2):111-116.
11. Spencer J. Microdermabrasion. Am J Clin Dermatol. 2005;6(2):89-92.
12. Cook KK, Cook Jr W. Chemical peel of non-facial skin using glycolic acid gel augmented with TCA and neutralized based on visual staging. Dermatol Surg. 2000;26:994-999.
13. Orentreich DS, Orentreich N. Subcutaneous incisionless (subcision) surgery for the correction of depressed scars and wrinkles. Dermatol Surg. 1995;21(6):543-549.
14. Luis-Montoya P, Pichardo-Velasquez P, Hojyo-Tomoka MT, Dominguez-Cherit J. Evaluation of subcision as a treatment for cutaneous striae. J Drugs Dermatol. 2005;4(3):346-350.
15. Hernandez-Perez E, Colombo-Charrier E, Valencia-Ibiett E. Intense pulsed light in the treatment of striae distensae. Dermatol Surg. 2002;28:1124-1130.
16. Jimenez GP, Flores F, Berman B, Gunja-Smith Z. Treatment of striae rubra and striae alba with the 585 nm pulsed dye laser. Dermatol Surg. 2003;29:362-364.
17. Karsai S, Roos S, Hammes S, Raulin C. Pulsed dye laser: what's new in non-vascular lesions? J Eur Acad Dermatol Venereol. 2007;21(7):877-890.

18. Nouri K, Romagosa R, Chartier T et al. Comparison of the 585 nm pulsed dye laser and the short pulsed CO2 laser in the treatment of striae distensae in skin types IV and VI. Dermatol Surg. 1999;25: 368-370.
19. Goldman A, Rossato F, Prati C. Stretch marks: treatment using the 1,064 nm Nd:YAG laser. Dermatol Surg. 2008;34:686-692.
20. Goldberg DJ, Sarradet D, Hussain M. 308 nm Excimer laser treatment of mature hypopigmented striae. Dermatol Surg. 2003; 29:596-599.
21. Goldberg DJ, Marmur ES, Schmults C, Hussain M, Phelps R. Histologic and ultrastructural analysis of ultraviolet B laser and light source treatment of leukoderma in striae distensae. Dermatol Surg. 2005;31:385-387.
22. Montesi G, Calvieri S, Balzani A, Gold MH. Bipolar radiofrequency in the treatment of dermatologic imperfections: clinicopathological and immunohistochemical aspects. J Drugs Dermatol. 2007;6(9):890-896.
23. Suh DH, Chang KY, Son HC. Radiofrequency and 585 nm pulsed dye laser treatment of striae distensae: a report of 37 Asian patients. Dermatol Surg. 2007;33:29-34.

Bibliografia Consultada

• Estrias

Ackerman AB, Chongchitnant N, Sanchez J, Guo Y et al. Histologic diagnosis of inflammatory skin diseases: an algorithmic method based on pattern analysis. 2nd ed. Baltimore: Williams & Wilkins; 1997. p. 734-736.

Ahmed NA, Mostafa OM. Comparative study between: carboxytherapy, platelet-rich plasma and tripolar radiofrequency, their efficacy and tolerability in striae distensae. Journal of Cosmetic Dermatology. 2018;18(3):788-797.

Arnold HL, Odom RB, James WD. Abnormalities of dermal connective tissue. In: Odom RB, James WD, Berger T (ed.). Andrews diseases of the skin: clinical dermatology. 9th ed. Philadelphia: WB Saunders; 2000. p. 645-646.

Azulay RD, Azulay DR. Dermatologia. 5. ed. Rio de Janeiro: Guanabara Koogan; 2008. p. 149-151.

Brunauer SR. Striae cutis distensae bei schwerer shiga kruse-dysenterie, ein beitrag zur pathogenese der hautstriae. Arch Dermatol Syph. 1993;143:110-127.

Burton JL, Lovell CR. Disorders of connective tissue. In: Champion RH, Burton JL, Burns DA, Breathnach SM (ed.). Rook, Wilkinson, Ebling textbook of dermatology. 6th ed. Oxford: Blackwell; 1998. p. 2008-2009.

Chang AL, Agredano YZ, Kimball AB. Risk factors associated with striae gravidarum. J Am Acad Dermatol. 2004;51:881-885.

Dover JS. Sports dermatology. In: Fitzpatrick TB, Eisan AZ, Wolff K, Freedberg IM, Austen KF (ed.). Dermatology in general medicine. 3rd ed. New York: McGraw-Hill; 1993. p. 1618-1619.

Elder D. Lever's histopathology of the skin. 8th ed. Philadelphia: Lippincott Raven; 1997. p. 349.

Fox JL. Pulse dye laser eliminates stretch marks. Cosmetic Dermatology. 1997;10:51-52.

Goldfarb MT, Ellis CN, Weiss JS. Topical tretinoin therapy: its use in photoaged skin. J Am Acad Dermatol. 1989;21:645-650.

Hidalgo LG. Dermatological complications of obesity. Am J Clin Dermatol. 2002;3:497-506.

Horibe EK. Dermabrasão superficial. In: Horibe EK (ed.). Estética clínica e cirúrgica. Rio de Janeiro: Revinter; 2000. p. 85-89.

Kligman A. Topical tretinoin: indications, safety and effectiveness. Cutis. 1987;39(6):486-488.

Lawley TJ, Yancey KB. Skin changes and diseases in pregnancy. In: Freedberg IM, Eisen AZ, Wolff K, Austen KF, Goldsmith LA, Katz SI (ed.). Fitzpatrick's dermatology in general medicine. 6th ed. New York: McGraw-Hill; 2003. p. 1362.

Lee KS, Rho YJ, Jang SI, Suh MH, Song JY. Decreased expression of collagen and fibronectin genes in striae distensae tissue. Clin Exp Dermatol. 1994;19:285-288.

Perez-Aso M, Roca A, Bosch J, Martinez-Teipel B. Striae reconstructed: a full thickness skin model that recapitulates the pathology behind stretch marks. International Journey of Cosmetic Science. 2019 May:311-319.

Pieraggi MT, Julien MS, Bowssin H. Striae: morphological aspects of connective tissue. Virchows Arch Pathol Anat. 1982;396(3): 279-289.

Rook A, Wilkinson DS, Ebling FJG, Champion RH. Textbook of dermatology. 6th ed. Oxford: Blackwell; 1998. p. 545-546.

Rubin MG. Manual of chemical peels. Philadelphia: JB Lippincott; 1995. p. 17.

Sampaio-Bittencourt S. Striae atrophicae. Rio de Janeiro: ZMF; 1995. p. 25.

Sheu HM, Yu HS, Chang CH. Mast cell degranulation and elastolysis in early striae. J Cut Pathol. 1991;18(6):410-416.

Tsuji T, Sawabe M. Hyperpigmentation in striae distensae after bleomycin treatment. J Am Acad Dermatol. 1993;28(3):503-553.

Ud-Din S, McGeorge D, Bayat A. Topical management of striae distensae (stretch marks): prevention and therapy of striae rubrae and albae. J Eur Acad Dermatol Venereol. 2016 Feb:211-222.

Vogel H. Age dependence of mechanical properties of human skin – Part II. Bioeng Skin. 1987;3:141-176.

Wollina U, Goldman A. Management of stretch marks (with a focus on striae rubrae). J Cutan Aesthet Surg. 2017;10:124-129.

CAPÍTULO 18

Peelings Químicos

18.1 Peelings Químicos Superficiais e Médios

• Maria Paulina Villarejo Kede

Introdução

O peeling químico, também conhecido como quimioesfoliação, quimiocirurgia ou dermo peeling, consiste na aplicação de um ou mais agentes esfoliantes químicos na pele, resultando na destruição de partes da epiderme e/ou derme, seguida da regeneração dos tecidos epidérmicos e dérmicos. Essas técnicas de aplicação produzem uma lesão descamação terapêutica programada e controlada com coagulação vascular instantânea, resultando na remoção de lesões e rejuvenescimento com regeneração de novos tecidos.[1]

Histórico de peeling químico

A origem dos peelings químicos data de muitos e muitos anos; entretanto, a primeira documentação na literatura foi em 1941, quando Eller e Wolf[2] empregaram a escarificação e o peeling cutâneo no tratamento de cicatrizes. Mackee e Kerp[3] utilizaram técnica semelhante em 1903. O interesse dos americanos nesse campo aumentou com o ingresso de dermatologistas europeus em 1930 e 1940. Ayres,[4] em 1960, e Bakere Gordon,[5] em 1961, introduziram o que chamamos de era moderna dos peelings químicos. Em 1986, Brodye Hailey[6] combinaram dois agentes superficiais para produzirem um peeling de profundidade média. Em 1989, Mohneit[7] utilizou outra técnica de combinação de agentes químicos. A introdução do peeling a laser, combinado ou isolado, prenuncia uma nova era.

Classificação dos peelings

A escolha do agente químico e da técnica específica a ser usada depende do conhecimento da profundidade da lesão, para que se possa escolher um agente que não produza esfoliação desnecessariamente mais profunda do que a própria alteração a ser tratada. Por exemplo, o peeling de um paciente com dermato-heliose muito discreta para retirar apenas sardas (lesões epidérmicas) com um agente esfoliante profundo (fenol de Baker) comprometeria excessivamente sua pele, quando um agente de média profundidade produziria os mesmos resultados, sem lesão mais profunda da derme reticular.[8]

O peeling químico causa alterações na pele por meio de três mecanismos:[9]

- **Estimulação do crescimento epidérmico mediante a remoção do estrato córneo:** mesmo descamações muito leves que não causem necrose da epiderme podem induzi-la a espessar-se.[10]
- **Destruição de camadas específicas de pele lesada:** ao destruir as camadas e substituí-las por tecido mais "normalizado", obtém-se um melhor resultado estético. Isso é especialmente verdadeiro no tratamento de anormalidades de pigmentação e de queratoses actínicas.[10]
- **Indução no tecido de uma reação inflamatória mais profunda que a necrose produzida pelo agente esfoliante:** a ativação de mediadores da inflamação (por um mecanismo pouco compreendido) pode induzir a produção de colágeno novo e de substância fundamental na derme. As lesões epidérmicas podem induzir a deposição de colágeno e glicosaminoglicanos na derme.[10]

Os peelings químicos são classificados em quatro grupos, de acordo com o nível de profundidade da necrose tecidual provocada pelo agente esfoliante.

☐ Níveis de peeling

- Muito superficial (esfoliação): esses peelings afinam ou removem o estrato córneo e não criam lesão abaixo do estrato granuloso – profundidade de 0,06 mm.
- Superficial (epidérmico): produzem esfoliação epidérmica de parte ou de toda a epiderme, em qualquer parte do estrato granuloso até a basal camada de células basais – profundida de 0,45 mm.
- Médio (dérmico papilar): esses peelings produzem necrose da epiderme e de parte ou de toda a derme papilar – profundida de 0,6 mm.
- Profundo (dérmico reticular): esses peelings produzem necrose da epiderme e da derme papilar que se estende até a derme reticular – profundida de 0,8 mm.

Essa classificação orienta a escolha do agente químico de acordo com a profundidade da lesão que se quer tratar; entretanto, essa medida de classificação não é absoluta e se enfatiza que cada agente químico, dependendo de diversos fatores, pode mudar sua postura e característica, tornando-se um agente de peeling mais ou menos profundo (Figura 18.1).

Classificação dos peelings químicos

☐ Muito superficiais (estrato córneo)

- **ácido salicílico 30%:** uma ou mais camadas;
- **ácido glicólico 30% a 40%:** por 1 a 2 minutos;
- **solução de Jessner:** 1 a 2 camadas;
- **resorcina 20% a 30%:** por 5 a 10 minutos;
- **ácido tricloroacético (TCA ou ATA) 10% a 25%:** uma camada;
- tretinoína 3% a 5%;
- ácido lático;
- neve carbônica.

☐ Superficiais (epidérmicos)

- tretinoína 5% a 12%;
- **ácido glicólico 40% a 70%:** por 2 a 20 minutos;
- **ácido mandélico 30% a 50%:** por 2 a 20 minutos;
- ácido pirúvico 50% e 70% em etanol;
- **solução de Jessner:** 4 a 10 camadas;
- **Resorcina 40% a 50%:** por 30 a 60 minutos;
- ácido tricloroacético (ATA) 10% a 25%;
- **ácido tioglicólico 5% a 15%:** 2 a 15 minutos.

☐ Médios (derme papilar)

- ATA 35% a 50%;
- **ácido glicólico 70%:** por 3 a 30 minutos;
- **ácido mandélico 50%:** por 5 a 30 minutos;
- Jessner + ATA 35%;
- ácido glicólico + ATA 35%;
- ácido pirúvico;
- Jessner + ácido glicólico 40% a 70%;
- fenol 88% sem oclusão.

☐ Profundos (derme reticular)

- fenol 88% com oclusão;
- Baker e Gordon (fenol modificado 45% a 50%);
- Hetter (fenol modificado 33%).

Vale lembrar que o fenol é cardiotóxico e nefrotóxico, necessitando monitorização e cuidados especiais, quando *full face*, realizado apenas em centro cirúrgico.

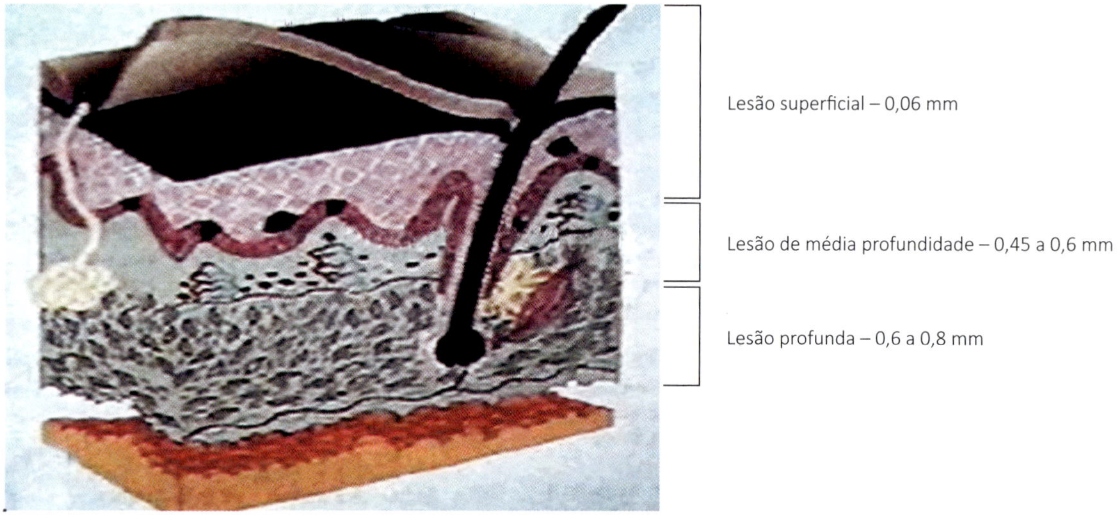

Figura 18.1. Níveis de peelings.

Indicações

Os critérios utilizados para indicação de cada tipo de peeling compreendem a idade, o fototipo, a área a ser tratada, o grau de fotoenvelhecimento, as expectativas reais, o estilo de vida e a filosofia em relação a exposição ao sol, a habilitação do profissional e as características inerentes a cada paciente.

A compreensão da histologia da dermato-helioseque consiste no dano cumulativo provocado pela exposição à luz ultravioleta e ajuda a explicar a degeneração mista subsequente da derme e epiderme. À medida que a maturação epidérmica torna-se anormal, a pele torna-se seca, enrugada e frouxa, com evolução das queratoses, efélides, lentigos solares e comedões. A degeneração do colágeno e da elastina dérmicos resulta no aparecimento de rugas, dobras, pregas e sulcos. À medida que o sistema da melanina sofre alterações, começam a aparecer manchas, sardas (efélides), lentigos e queratoses actínicas e seborreicas pigmentadas, enquanto o melasma e a hiperpigmentação pós-inflamatória são agravados. Todas essas alterações são amplificadas pelas irregularidades do fluxo sanguíneo da derme papilar, que produzem telangiectasias e microangiomas com eritema e equimose resultantes[11] (Quadros 18.1 a 18.3).

O Quadro 18.2 correlaciona as indicações do peeling químico e as profundidades necessárias à obtenção de resultados favoráveis em cada condição.

Quadro 18.1. Indicações dos peelings químicos.
Fotoenvelhecimento cutâneo • rugas finas, leves a moderadas • lesões epidérmicas (queratoses seborreicas, actínicas e liquenoides) • *Observação:* O enrugamento actínico fino, devido à atrofia epidérmica, reage muito melhor do que as rugas em virtude da movimentação dos músculos ou à perda da elasticidade
Discromias • efélides • lentigos • melasmas epidérmicos e dérmicos • pigmentação pós-inflamatória
Cicatrizes superficiais: pós-trauma, pós-cirúrgica e pós-acne
Adjuvante no tratamento da acne vulgar e rosácea
Adjuvante de outros procedimentos cirúrgicos cosméticos

Quadro 18.2. Correlação entre indicações e profundidades do peeling.

Indicação	*Profundidade do peeling para obter melhor resposta*
Queratoses actínicas	Média ou profunda
Rugas actínicas • muito suaves • suave • moderada • grave	 • superficial ou média • média • média ou profunda • profunda
Discromias pigmentares • melasma – superficial • melasma – misto	 • superficial ou média • superficial, média ou profunda
Hiperpigmentação pós-inflamatória	Superficial, média ou profunda
Efélides (sardas) – camada de células basais	Superficial ou média
Lentigos – camada de células basais e derme superior	Superficial ou média
Cicatrizes	Média ou outra modalidade (*resurfacing*)
Acne	Superficial, quando estiver em atividade; média, após a regressão
Radiodermite	Média ou profunda

Quadro 18.3. Peelings químicos – o que podem e não podem atenuar.

O que os peelings podem atenuar	• Corrigir as lesões da dermato-heliose (degeneração actínica) • Atenuar cicatrizes suaves • Remover rugas • Uniformizar a hiperpigmentação irregular (Figura 18.2)
O que os peelings não podem atenuar	• Os peelings químicos não podem alterar o diâmetro dos poros; no máximo, poderiam aumentar temporariamente o diâmetro dos poros • Os peelings químicos não melhorar a frouxidão cutânea; a eliminação de rugas finas pode não fazer qualquer diferença, caso a pele esteja muito frouxa e o paciente necessite de um lifting facial • Os peelings químicos não melhoram o aspecto das cicatrizes profundas. Dermoabrasão, laser, microagulhamento, enxertia por *punch*, elevação por *punch* ou excisão da cicatriz são métodos muito mais eficazes • Os peelings químicos muitas vezes agravam a hiperpigmentação em fototipos mais altos e asiáticos e, os profundos são até contraindicados • Os peelings químicos não podem solucionar vasos sanguíneos faciais rompidos e/ou telangiectasias (Figura 18.3)

Fatores que influenciam a profundidade dos peelings[1]

A absorção dos fármacos e a profundidade de uma descamação depende de muitas variáveis, dentre as quais:

- Agente químico esfoliante:
  - características físico-químicas;
  - concentração do agente esfoliante;
  - volume aplicado;
  - veículo;
  - duração de contato com a pele (especialmente os alfa-hidroxiácidos);
  - procedência dos agentes químicos.

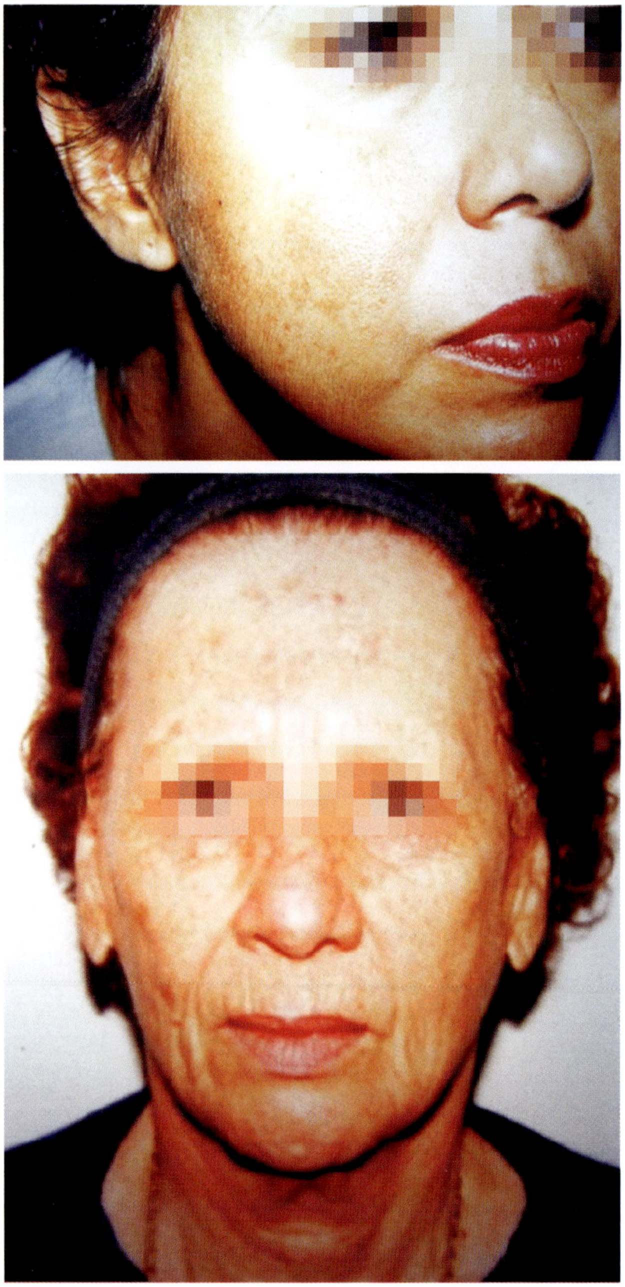

Figura 18.2. Lesões responsivas aos peelings químicos.
Fonte: Acervo da autoria do capítulo.

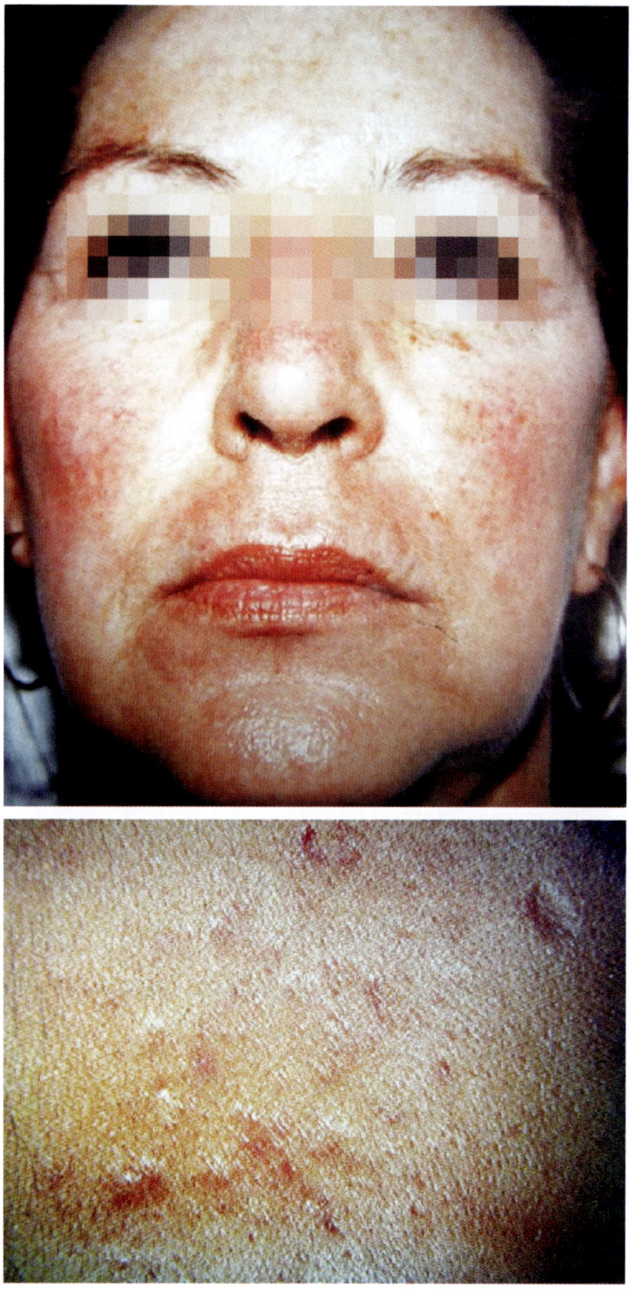

Figura 18.3. Lesões não responsivas aos peelings químicos.
Fonte: Acervo da autoria do capítulo.

- Modo de aplicação:
  - técnica de aplicação (uso de cotonetes, pincel, dedos enluvados ou gaze, oclusão ou não da área tratada, pressão e fricção durante a aplicação);
  - quantas camadas do agente são aplicadas;
  - frequência do procedimento.
- Integridade da epiderme e da barreira cutânea:
  - limpeza precedente à aplicação do agente químico;
  - preparo prévio da pele;
  - procedimentos anteriores recentes;
  - uso da tretinoína oral.
- Espessura da pele:
  - fototipo;
  - tipo de pele do paciente (fina ou espessa, normal, seca ou oleosa, masculina ou feminina);
  - localização anatômica da descamação e densidade dos anexos (faceou áreas não faciais).
- Oclusão dos agentes:
  - tipo de fita;
  - localização;
  - tempo de oclusão.

Com tantas variáveis relacionadas com a profundidade do peeling, qualquer classificação dos agentes esfoliantes é apenas relativa.

Por exemplo, a aplicação de TCA 25% com um cotonete na face de um homem de pele espessa e oleosa, que não foi preparada antes do peeling, resulta em uma descamação intraepidérmica superficial. Em contrapartida, quando se esfrega uma compressa de gaze embebida em TCA 25% repetidamente na face de uma mulher de pele fina que aplicou ácido retinoico durante 2 semanas antes do peeling, a descamação resultante será muito maior e mais profunda, resultando em um peeling de média profundidade[12] (Figura 18.4).

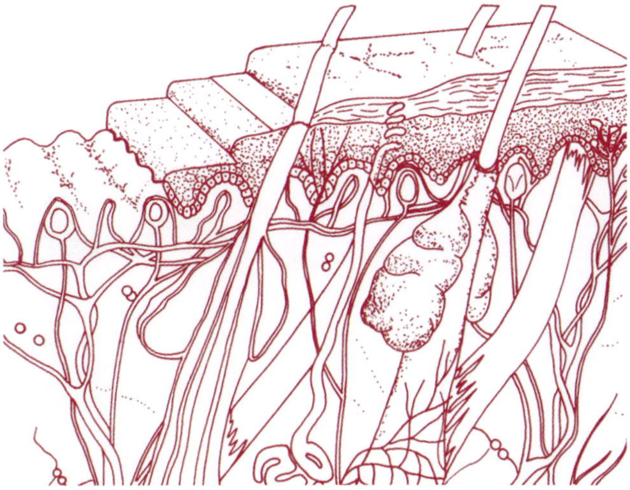

Figura 18.4. Espessura da epiderme e da derme e seus constituintes.

Após a necrose epidérmica inicial produzida pela aplicação do agente químico, um fator importante na lesão química causada pelo agente esfoliante é a migração inicial dos queratinócitos normais a partir das margens da ferida e dos epitélios anexiais remanescentes na base da lesão. Após o início da migração, a proliferação celular nas margens da ferida aumenta, com o objetivo de formar novas células para cobrir a lesão. Sob o ponto de vista anatômico, a pele da face difere das demais regiões do corpo pela quantidade relativa de unidades pilossebáceas por unidade cosmética, permitindo uma reepitelização mais rápida. O nariz e a fronte têm mais glândulas sebáceas do que as bochechas ou as têmporas. É por isso que a cicatrização facial sempre progride da parte central da face para a periferia. A pele palpebral tem uma junção dermoepidérmica relativamente plana, com derme mais fina e mais densa, composta por uma trama delicada de tecido conjuntivo fibroesponjoso. A pouca gordura existente está mais próxima da superfície, assim como o músculo subjacente. A derme das superfícies extensoras é geralmente mais espessa do que das flexoras. As diferenças nos aspectos da pele facial e não facial com dermato-heliose dependem da região anatômica.[13,14]

A oclusão do TCA com fita adesiva não aumenta a penetração do agente. É provável que isso seja decorrência da umidificação intersticial, evitando a perda de água transepidérmica que aumenta a concentração de água no interstício da epiderme e, consequentemente, leva à neutralização mais rápida do TCA pelo soro. É possível que o próprio adesivo neutralize o ácido. Já a oclusão com fita adesiva do fenol aumenta a profundidade da lesão.[1]

Como os peelings mais profundos envolvem um risco maior de complicações e um período mais prolongado de recuperação, o objetivo é causar o mínimo de necrose possível, ao mesmo tempo em que se induz o máximo possível de neoformação tecidual. Essa é a ideia que apoia os peelings repetidos superficiais e de média profundidade. Eles implicam baixo risco, mas criam benefícios cumulativos que excedem muito os resultados de uma única descamação leve.[8]

Seleção dos pacientes

Com base nas indicações dos peelings químicos, todos os pacientes devem ser examinados a fim de determinar qual, ou quais, os agentes esfoliantes produziriam melhores resultados com menor morbidade, de acordo com o estilo de vida, a profundidade das lesões a serem corrigidas e as características gerais da pele a ser tratada.

Antes do peeling, vários fatores são avaliados (Quadro 18.4).

Quadro 18.4. Fatores a serem incluídos na avaliação dos pacientes quanto às contraindicações relativas para a realização de peelings químicos.

Achados do exame físico
- Tipo cutâneo de Fitzpatrick
- Grau de lesão actínica e dermato-heliose

História
- Tipo de exposição solar
- Padrão do uso de cosméticos
- Densidade pregressa e atual das glândulas sebáceas – exposição prévia à isotretinoína ou radiação
- Cirurgia estética anterior
- Tabagismo
- Estado geral de saúde física e mental
- Medicamentos usados
- História de gravidez
- História de herpes simples
- História de cicatrizes hipertróficas
- Expectativas realistas

A classificação de Fitzpatrick permite uma avaliação da sensibilidade pigmentar da pele à luz ultravioleta e, muitas vezes, fornece indicações sobre a origem étnica.

Essa informação é útil para determinar quais pacientes responderão bem ao peeling químico e quais correrão alto risco de anormalidades da pigmentação (discromias) decorrentes do procedimento.[1]

Os tipos I a III são ideais para todos os tipos de peeling, mas a linha clara de demarcação entre as peles com e sem exposição ao agente esfoliante fica muito evidente nos pacientes com pele tipo I exposta excessivamente ao sol e com poiquilodermia no pescoço. Os tipos IV a VI apresentam maior risco de desenvolver discromias.

Para a seleção dos tipos de pele que poderão ser submetidos ao peeling foi utilizada como base a classificação de Fitzpatrick (Quadro 18.5).

Quadro 18.5. Classificação dos tipos de pele (Fitzpatrick).

Tipos de pele	Cor	Reação à exposição solar
I	Claro	Sempre queima e nunca bronzeia
II	Claro	Sempre queima e bronzeia pouco
III	Claro	Queima e bronzeia pouco
IV	Moreno-claro	Raramente queima e bronzeia fácil
V	Moreno	Muito raramente queima e bronzeia fácil
VI	Negro	Não queima e bronzeia facilmente

É bom lembrar que na América Latina essa classificação teve de ser adaptada à miscigenação de raças existentes.

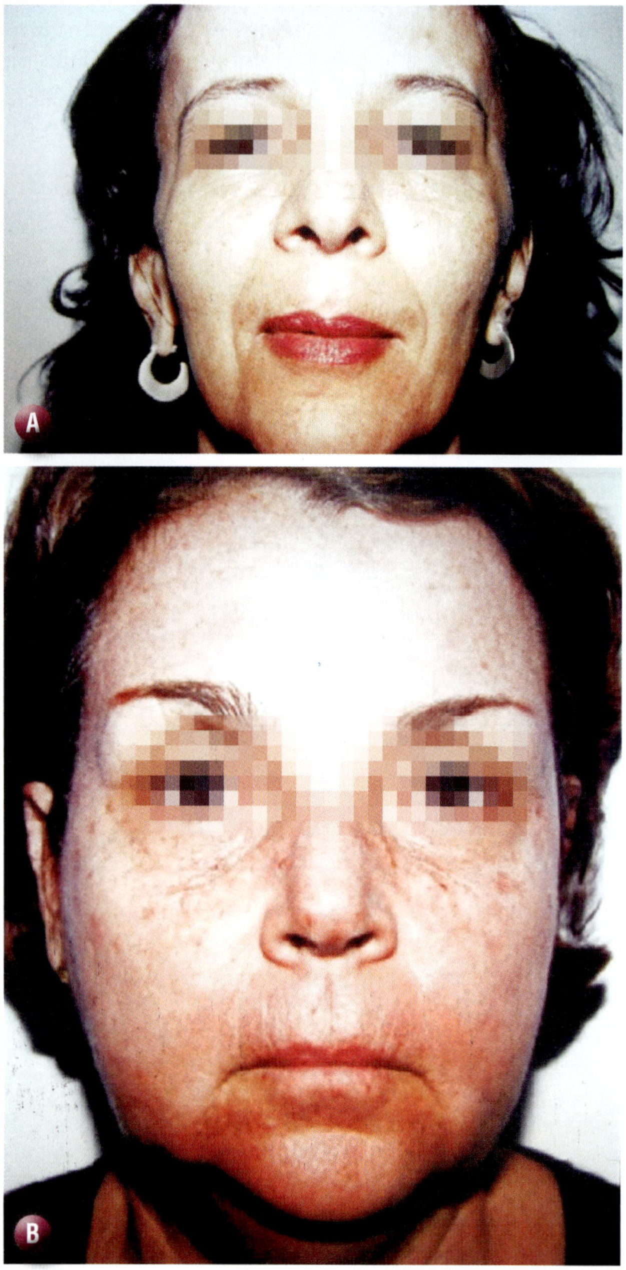

Figura 18.5. Dano actínico leve (A) e moderado (B).
Fonte: Acervo da autoria do capítulo.

Lesão actínica e grau de fotoenvelhecimento

O dano cumulativo provocado pela exposição crônica à luz ultravioleta, conhecido como dermato-heliose, pode ser facilmente observado se compararmos a pele da parte anterior do tórax, comumente exposta ao sol, com a pele das mamas, protegida do sol.[1,12]

A determinação do grau da lesão provocada pelo sol é fundamental, a fim de se escolher o agente esfoliante mais adequado e planejar os peelings subsequentes, caso haja necessidade (Figuras 18.5 e 18.6).

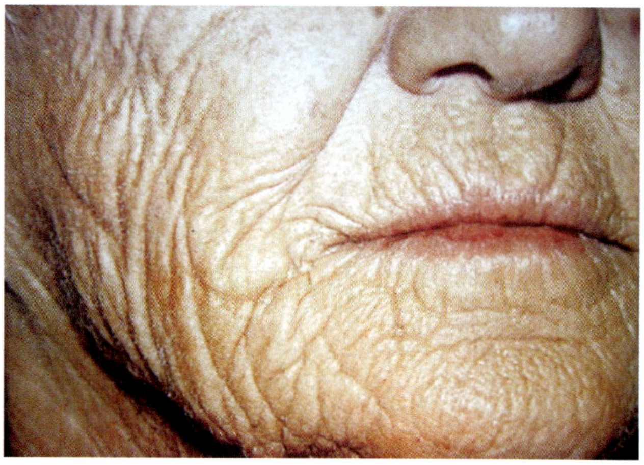

Figura 18.6. Dano actínico grave.
Fonte: Acervo da autoria do capítulo.

Existem duas classificações utilizadas para a avaliação do fotoenvelhecimento (Quadros 18.6 e 18.7).

Têm sido descritos muitos métodos para auxiliar na avaliação da severidade das rugas para um melhor planejamento do peeling e a previsão dos resultados. A classificação de Fitzpatrick é muito utilizada; entretanto, como ela não diferencia as rugas estáticas das dinâmicas, esses fatores não devem ser esquecidos quando da previsão dos resultados.[1,8]

Os pacientes devem decidir-se a modificar seu estilo e filosofia de vida, a fim de minimizar a exposição solar futura. A utilização de fotoprotetores deve ser instituída continuamente.

A oleosidade excessiva dificulta a penetração regular do agente químico e a realização de um peeling uniforme, por isso a importância de desengordurar a pele antes do procedimento.[1]

O uso da isotretinoína sistêmica nos últimos 6 meses aumenta a tendência a cicatrizes hipertróficas e hiperpigmentações pelo estímulo da síntese de colágeno. Deve-se aguardar, nesses casos, 6 meses para realização de peelings de média profundidade e profundos.[1,15]

A irradiação causa atrofia das unidades pilossebáceas, dificultando a reepitelização. Nesses casos, deve-se indicar apenas peelings superficiais.

Quadro 18.6. Classificação de Glogau.[15]

Lesão	*Descrição*	*Características*
Tipo I (discreta)	Sem rugas	Fotoenvelhecimento precoce: • Discretas alterações na pigmentação • Sem queratoses • Rugas mínimas Idade do paciente – 20 ou 30: • Maquiagem mínima ou nenhuma • Cicatrização mínima de acne
Tipo II (moderada)	Rugas ao movimento	Fotoenvelhecimento precoce a moderado • Lentigos senis precoces visíveis • Queratoses palpáveis, mas não visíveis • Linha paralela ao sorriso começando a aparecer Idade do paciente – 30 ou 40: • Em geral, aspecto algo cansado • Cicatrização discreta de acne
Tipo III (avançada)	Rugas em repouso	Fotoenvelhecimento avançado: • Discromia óbvia • Queratoses visíveis • Rugas presentes mesmo sem movimentos Idade do paciente – 50 ou mais: • Aspecto abatido, sempre cansado • Cicatriz de acne que a maquiagem não encobre
Tipo IV (grave)	Apenas rugas	Fotoenvelhecimento grave: • Pele amarelo-acinzentada • Lesões malignas cutâneas anteriores • Rugas por toda parte, sem pele normal Idade do paciente – 60 ou 70: • A maquiagem não pode ser usada – ela endurece e quebra • Cicatriz de acne grave

Quadro 18.7. Classificação de Fitzpatrick para o dano actínico.

Classe	*Rugas*	*Pontuação*	*Grau de elastose*
I	Superficiais	1 a 3	Fraco: mudança delicada na textura com linhas da pele sutilmente acentuadas
II	Moderadas	4 a 6	Moderado: elastose papular nítida (pápulas individuais com translucência amarela sobre luz direta e discromia)
III	Profundas	7 a 9	Severo: elastose multipapilar e confluentes (amarelo-pálido espessa, quase ou possivelmente cútis romboidalis)

No caso de cirurgias prévias, como ritidectomia, *lifting* coronal das sobrancelhas ou blefaroplastia, recomenda-se aguardar de 4 a 12 semanas até a completa cicatrização para evitar complicações estruturais como eclábio e ectrópio, e até fibrose e cicatrizes hipertróficas.[16]

O tabagismo, pela ação dinâmica de tragar, contribui para o reaparecimento de rugas meses após o peeling, caso o hábito não seja descontinuado. Além disso, os componentes da fumaça produzem radicais livres, afetam a microcirculação e ativam enzimas que degradam a elastina e o colágeno.[1,8]

Os medicamentos sistêmicos em uso devem ser avaliados. O uso de hormônios para tratamento da menopausa e como contraceptivos orais pode sensibilizar a pele à luz UV e produzir hiperpigmentação pós-inflamatória.[13]

A esfoliação sobre feridas abertas ou lesões de acne inflamada irá intensificar a profundidade da descamação naquela área, apesar de alguns peelings serem utilizados como coadjuvantes no tratamento da acne e da rosácea.

O estresse físico e mental podem propiciar escoriações no pós-peeling, quando a pele ainda está se regenerando, o que pode aumentar o risco de cicatrizes e manchas.[16]

A gravidez não é uma contraindicação absoluta; entretanto, não se conhece a segurança dos agentes químicos na gravidez.

Nos casos com história de herpes simples recidivante, pode-se prescrever aciclovir, valaciclovir ou famciclovir profilaticamente durante o peeling de média profundidade e profundo. A administração pode ser iniciada no dia do procedimento até 5 ou 7 dias após, e as doses são as preconizadas para tratamento do herpes simples, dependendo do fármaco escolhido.[12]

Os indivíduos com história prévia de cicatrizes hipertróficas ou queloides têm maior risco de desenvolver cicatrizes após um peeling profundo, em comparação com um peeling de média profundidade. Pode ser feito um teste em uma pequena área, embora não haja garantia de resposta semelhante no restante da face.

Existem poucas contraindicações absolutas aos peelings químicos, porque a esfoliação superficial pode ser bem tolerada com pouco risco por quase todos os pacientes de todos os tipos de pele, independentemente do seu estado de saúde geral.

A avaliação completa do paciente assegura uma boa relação médico e paciente, e elimina a possibilidade de expectativas irreais que poderiam prejudicar o bom andamento do pós-peeling.

Pré-peeling

Qualquer procedimento estético exige uma análise do perfil psicológico do paciente, sua atividade profissional e o tempo disponível para afastamento.

O registro fotográfico é fundamental para avaliar a resposta ao procedimento e evitar queixas preexistentes, despercebidas antes do peeling.

É necessário montar um questionário completo constando: histórico médico, grau de exposição solar, ocupação profissional, antecedentes de herpes simples e/ou alergias, utilização de medicamentos tópicos e/ou sistêmicos (isotretinoína oral), cirurgias de face e pescoço recentes, lesões na face (cortes, picadas de inseto ou lesões de acne em atividade), tabagismo, tendência à cicatrizes hipertróficas, queloides e/ou hiperpigmentações pós-inflamatórias e o tipo de preparo da pele que foi utilizado.

Deve-se também fornecer ao paciente informações e instruções detalhadas sobre o procedimento, indicar o preparo da pele, esclarecer sobre as etapas do pós-operatório e os benefícios esperados.

A documentação clínica é realizada com:

- fotos de controle (frente e duas laterais): padronizada, se de boa qualidade;
- lista das etapas importantes a serem checadas durante a realização do peeling;
- termo de consentimento pós-informado e esclarecimento adequado;
- instruções, por escrito, a serem seguidas no pós-peeling.

O preparo da pele deve ser iniciado pelo menos 2 semanas antes do procedimento. Os objetivos são:

- reduzir o tempo de cicatrização da lesão, pois acelera o processo de reepitelização, diminuindo os riscos de infecções e descamações prematuras acidentais;
- permitir a penetração mais uniforme do agente químico, pois diminui os debris celulares e afina o estrato córneo que constitui uma barreira natural;
- enfatizar a necessidade do uso de um esquema de manutenção, e testar se o paciente apresenta algum tipo de alergia;
- diminuir os riscos de hiperpigmentação pós-inflamatória pelo uso de agentes clareadores (despigmentantes) antes do procedimento.[8]

Os peelings superficiais dispensam o preparo da pele, mas os demais necessitam do preparo que será proporcional à profundidade pretendida. É realizado com substâncias que condicionem a pele.

Utilizam-se fórmulas constando substâncias de uso tópico, como: ácido retinoico, ácido glicólico, combinação desses dois ácidos, agentes despigmentantes, vitamina C tópica,5-fluorouracil e fotoprotetores.

Faz-se também a remoção pré-operatória das lesões ceratóticas e exofíticas.

O ácido retinoico torna o estrato córneo mais fino e ajuda, portanto, na aplicação uniforme do agente de descamação, aumenta a penetração deste, além de acelerar a reepitelização pós-operatória.[13]

Os alfa-hidroxiácidos (AHA) têm um mecanismo diferente de ação, mas o efeito é semelhante sobre o estrato córneo, e agem, portanto, sinergicamente como ácido retinoico.[12]

Os filtros solares e cremes clareadores são incorporados para diminuir o risco potencial de hiperpigmentação pós-operatória.

Outros medicamentos podem afetar a reepitelização de algum modo: o zinco (bacitracina) estimula diretamente a reepitalização; os retinoides sistêmicos (isotretinoína) aumentam a síntese do colágeno e diminuem a colagenase, o que pode levar à formação de cicatrizes hipertróficas; o corticoide interfere no processo inflamatório, importante para a reepitelização; os estrogênios e contraceptivos orais aumentam a pigmentação pós-inflamatória.

☐ Preparo da pele

Os agentes comumente utilizados são:

Ácido retinoico (0,01% a 0,1%) (Vitamina A ácida ou tretinoína)

- Ativo com benefícios no tratamento da acne, do envelhecimento cutâneo e das hiperpigmentações.
- Apresenta ação com edolítica.
- Potente ação renovadora.
- Reduz a espessura do estrato córneo.
- Estimula a síntese de colágeno: previne a degradação do colágeno tipo I, inibe a ativação da AP-1 atenuando a indução de metaloproteinases.
- Dispersa a melanina formada.
- Ação clareadora por inibir TIRP-2 (dopacromo tautomerase).
- Melhorias clínicas em rugas finas, aspereza, flacidez e manchas.

Ácido glicólico (1% a 10%)

- Alfa-hidroxiácido, de baixo peso molecular, derivado da cana-de-açúcar. Reduz a espessura do estrato-córneo, aumenta a espessura da epiderme e melhora a deposição de colágeno e ácido hialurônico. Apresenta absorção na pele dependente do pH da formulação.

- Estudos clínicos demonstraram que o uso tópico do ácido glicólico auxilia no reparo e proporciona melhoria de rugas finas, asperezas e reverte os danos provocados pelo sol. Resultados histológicos do tratamento com ácido glicólico incluem redução da espessura do estrato córneo, diferenciação celular mais organizada, dispersão dos grânulos de melanina, aumento da espessura da derme papilar, da síntese de colágeno pelo estímulo de fibroblastos, dos níveis de ácido hialurônico e de fibras elásticas.

Retinol encapsulado (5% a 10%)

- Restaura tecidos danificados, promove renovação celular, estimula a produção de colágeno e elastina e suaviza rugas e linhas de expressão.
- A encapsulação do retinol em esponjas revestidas aumenta a estabilidade da formulação, aumenta a sua penetração e permanência na pele, otimizando sua ação.
- O retinol tópico aumenta a espessura epidérmica, reduz a expressão de metaloproteinases e aumenta a síntese de colágeno.
- Clinicamente, o retinol demonstrou aumentar a proliferação de queratinócitos, aumentar a produção de colágeno e reduzir a pigmentação. O retinol é capaz de estimular a expressão de genes para elastina e fibrilina-1 e formação de fibras elásticas em fibroblastos dérmicos humanos, *in vitro*.

Thalasferas de vitamina C (4% a 10%)

- VC-PMG em cápsulas especiais de origem marinha de alta estabilidade.
- A vitamina C é um ativo que proporciona multibenefícios em formulações anti-idade. Age como antioxidante, hidratante, firmador e clareador.
- O ácido ascórbico tópico reduz os danos provocados pela radiação UV e aumenta os níveis de RNAm para pró-colágeno I e III.
- O ácido ascórbico aumenta a síntese de colágeno, reduz a produção de metaloproteinases da matriz e promove estímulo de ceramidas, contribuindo para melhoria de função de barreira cutânea.

Hyaxel (5% a 10%)

- Ácido hialurônico de baixo peso molecular ligado ao silício.
- Ácido hialurônico de baixo peso molecular, de alta penetração, que intensifica a renovação celular epidérmica e aumenta a síntese de glicosaminoglicanos e ácido hialurônico. Proporciona aumento da hidratação natural da pele, aumenta a espessura da epiderme e reestrutura a derme.
- Estudos demonstraram que o ácido hialurônico de baixo peso molecular apresenta maior penetração cutânea, favorecendo a diferenciação dos queratinócitos, a formação de complexos de ligação intercelular e uma redução significativa das rugas.

Nicotinamida (2% a 5%)

- Ativo multifuncional que promove ação anti-inflamatória, estímulo de colágeno, ação clareadora e hidratante, com aumento da síntese de ceramidas e de outros lipídios do estrato córneo.
- A nicotinamida aumenta a síntese de colágeno, proteínas, queratina, filagrina e involucrina, além de estimular a síntese de ceramidas, acelerar a diferenciação dos queratinócitos, melhorar a função de barreira cutânea, apresentar efeito supressivo da excreção do sebo de forma dose-dependente e proporcionar ação anti-inflamatória.
- Estudos *in vitro* mostram que a nicotinamida reduz a hiperpigmentação por inibir reversivelmente a transferência dos melanossomas para os queratinócitos.

Ácido kójico encapsulado (2%)

- Obtido da fermentação do arroz, o ácido kójico apresenta ação clareadora por inibir a tirosinase pela ação quelante de íons cobre. Apresenta também ação antioxidante, revertendo reações de oxidação da tirosina a dopaquinona.
- O encapsulamento permite a liberação dos princípios ativos de modo gradual, com grande capacidade de penetração na pele.
- O ácido kójico hoje é considerado pela Academia Americana de Dermatologia o ativo despigmentante de primeira escolha após a hidroquinona.
- O ácido kójico é uma agente despigmentante clinicamente efetivo, que promove inibição da transcrição dos genes do MITF, da tirosinase e TIRP-2 por aumentar a expressão de IL-6.

5-Fluorouracil (0,5% a 5%)

- O 5-fluorouracil em creme constitui uma excelente alternativa nos casos com múltiplas lesões actínicas.
- É utilizado durante 21 dias, previamente ao peeling. Os peelings superficiais podem ser um recurso no preparo para peelings mais profundos, sempre que o tempo hábil entre a primeira consulta e a data prevista para o procedimento for pequeno.

Lista de material necessário para a realização de peelings

- recipiente de vidro para colocar o agente;
- agente químico com rótulos e validade;
- solução neutralizante;
- luvas não estéreis;
- gazes e algodão;

- aplicadores: pincéis, cotonetes e espátulas;
- recipiente com água;
- solução de limpeza da pele;
- desengordurante (álcool e acetona);
- ventilador ou abanador;
- máquina fotográfica;
- cremes pós-peeling (máscaras calmantes) (Figura 18.7).

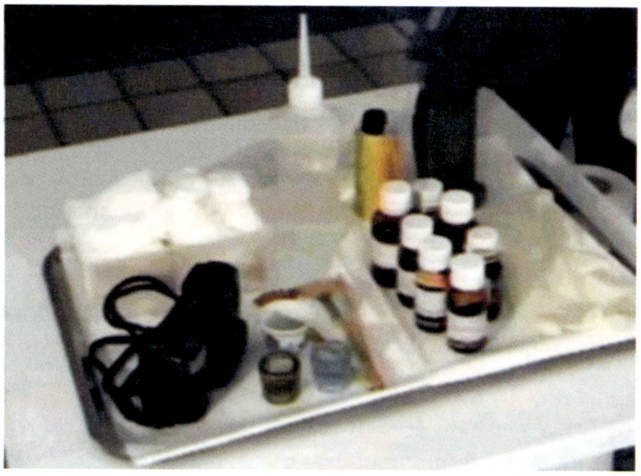

Figura 18.7. Material utilizado para a realização de peelings químicos. *Fonte:* Acervo da autoria do capítulo.

Precauções ao se realizar um peeling

- Verificar o rótulo do produto a ser usado. A aplicação acidental de um ácido mais forte pode causar problemas graves.
- Nunca passar o frasco aberto ou aplicador sobre a face do paciente. É possível que, acidentalmente, espirre na face ou nos olhos.
- Manter a cabeceira da maca levemente elevada, em média a 45°.
- Ter sempre à mão um frasco com água limpa ou soro fisiológico para lavar bem os olhos, em caso de acidente.
- Ter sempre à mão substância neutralizante do agente químico em questão.
- Evitar aplicar o peeling em pele irritada, eritematosa ou inflamada.
- Usar a escala sensitiva de 1 a 10.
- Estar sempre atento aos sinais visuais, como eritema e branqueamento (*frosting*), que ajudam a identificar o nível de penetração e a profundidade do peeling.
- Observar o lacrimejamento. Uma lágrima que escorra até o pescoço pode dar origem, nesse local, a uma área de descamação ou diluir o ácido que ainda está ali, formando uma faixa de descamação mais superficial.
- Observar a procedência e a qualidade dos produtos e certificar-se de que apresentam as mesmas concentrações e pH das soluções utilizadas rotineiramente.
- Antes de aplicar o agente esfoliante, perguntar se o paciente:
  - fez depilação na face recentemente;
  - submeteu-se recentemente a cirurgias de faceou pescoço;
  - fez uso de isotretinoína sistêmica nos últimos meses;
  - tem seguido fielmente o protocolo de rejuvenescimento.

Se alguma dessas perguntas for positiva, a reação ao peeling poderá ser mais intensa.

Qualquer paciente submetido a peelings de média profundidade ou profundos, com antecedentes de herpes simples, deve ser submetido a terapêutica específica no dia anterior ao peeling ou no dia do procedimento.

Todos os pacientes submetidos a qualquer tipo de peeling devem mudar sua filosofia em relação à exposição solar e incorporar o filtro solar a sua rotina de vida.[12,13,15]

Conceitos gerais

□ Cicatrização

A cicatrização das feridas é definida como a interação de uma série de eventos complexos que levam à recomposição superficial, reconstituição e recuperação proporcional da resistência elástica da pele lesada.[17]

Os estágios da cicatrização da lesão após os peelings químicos são muito semelhantes aos da lesão da cirurgia convencional e compreendem:

- coagulação e inflamação;
- reepitelização;
- formação de tecido de granulação;
- angiogênese;
- remodelação do colágeno.[17]

Cada médico tem seu esquema favorito para tratamento da pele lesada após o peeling. Alguns preferem manter a pele ressecada durante a fase de cicatrização, enquanto outros defendem a necessidade de aumentar a concentração de água na base da ferida como fator importante na determinação da velocidade de migração das células epiteliais. Outros, ainda, são favoráveis à aplicação abundante de pomadas ou emolientes para manter o tecido cicatricial úmido.[18,19]

Os estudos são polêmicos e deve-se estar atento à dermatite alérgica, caso vários ativos sejam misturados na mesma formulação. Inúmeros agentes cicatrizantes são preconizados para tratar o peeling cutâneo, como: Aloe vera, óleo de vitamina E, preparado H, pomada AED, gordura vegetal, silicone, alantoína, sulfadiazina de prata e vaselina; embora a velocidade de cicatrização dos peelings seja a mesma, independentemente da substância usada.

O conceito importante é que seja qual for o produto utilizado, este crie um ambiente propício a boa cicatrização. O fato de umedecer corretamente a pele em cicatrização evita a formação de fissuras decorrentes da descamação, com irritação, prurido e/ou infecções associados.[18,19]

O autor prefere manter úmida a ferida e usar um emoliente simples tipo vaselina.

Anestesia

Como regra geral, não há necessidade de anestesia para peelings químicos superficiais e médios. A sensação de ardor ou queimação associada aos peelings químicos é breve, não constante, e aumenta como uma onda de calor. É importante alertar os pacientes sobre o desconforto que sentirão, mas também tranquilizá-los que será por pouco tempo.

Muitos médicos usam rotineiramente analgésicos ou sedativos para peelings médios. Isso torna o procedimento mais rápido, porém aumenta o risco de reações sistêmicas, além de encarecer o método. Os anestésicos tópicos podem aumentar a profundidade de uma descamação com ATA por produzirem vasoconstrição, diminuindo o líquido intersticial e concentrando mais o ácido, aumentando o risco de complicações.

Peelings regionais ou segmentares

O conceito de peeling regional consiste em realizar-se um peeling em determinado segmento de uma unidade estética. Nos peelings superficiais e médios, as diferenças na textura e na pigmentação são imperceptíveis; já nos profundos, cria-se uma área importante de demarcação com diferenças significativas na textura e na pigmentação.[8]

Pacientes com graus importantes de dermato-heliose, mesmo com peelings superficiais e médios, podem apresentar áreas de demarcação evidentes. Isso pode ser minimizado:

- aplicando o peeling um pouco além da área afetada com solução mais fraca;
- aplicando um agente clareador na pele ao redor;
- aplicando o peeling mais fraco no restante da pele para evitar demarcações acentuadas;
- observando os limites do couro cabeludo.

É possível, também, utilizar diferentes tipos de peelings e concentrações de acordo com as alterações de cada região a ser tratada.

Pode-se utilizar peelings de média profundidade apenas nos locais em que o fotoenvelhecimento é mais intenso e, no restante, peelings superficiais ou peelings superficiais combinados.

A adaptação da profundidade segue o conceito de unidades estéticas.

Peelings combinados

O conceito de peeling combinado visa obter resultados mais perceptíveis em menor tempo com maior perfil de segurança.

Essa combinação permite:

- explorar as diferentes propriedades de cada agente para melhores resultados;
- minimizar o risco de complicações, usando baixas concentrações de cada agente;
- acelerar a regeneração de tecidos e o tempo de recuperação subsequente;
- ampliar a gama de aplicações dos peelings químicos.

Pode-se combinar dois tipos de fármacos na mesma sessão, ou dois ou mais fármacos na mesma formulação.

Peelings não faciais corporais

Ao considerar áreas não faciais, a prioridade básica é lembrar que essas áreas não cicatrizam tão bem quanto a face.[1,8]

Quando a pele reepiteliza após um peeling, ela o faz pela proliferação de células epiteliais a partir do epitélio adjacente e das unidades pilossebáceas que migram lateralmente até cobrir as áreas comprometidas com uma nova epiderme.

Estudos têm mostrado que existem 30 vezes mais unidades pilossebáceas na face do que no pescoço ou colo e 40 vezes mais do que na região de dorso de mãos e braços. Logo, nessas áreas, a reepitelização é muito mais lenta e prolongada, além do fato de algumas áreas serem mais propensas à cicatrização hipertrófica (Figura 18.8).

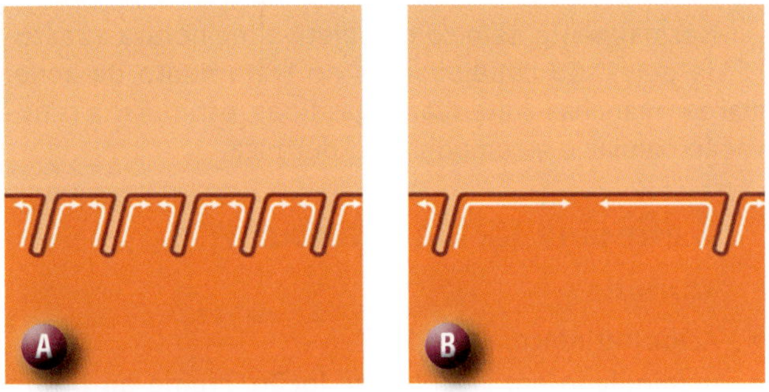

Figura 18.8. (A) Comparação entre áreas faciais. (B) Não faciais.

Portanto, é prudente:

- Não realizar peelings dérmicos nessas áreas;
- Considerar a extensão dessas áreas e a toxicidade que os agentes químicos poderiam causar;
- Considerar que os peelings não faciais, em sua maioria, são indicados para tratar enrugamento fino e manchas (inclusive as senis). Portanto, devemos preferir repetidos peelings superficiais que podem criar deposição de novo colágeno na derme e melhoraras rugas finas superficiais, sem necessidade de peelings profundos.

Respeitadas essas recomendações, praticamente todos os peelings superficiais e médios realizados para tratamento da face podem também ser aplicados no tratamento corporal.

Cuidado especial deve ser tomado com o ATA. Esse agente não deve ser utilizado em concentrações maiores do que 25% no tratamento do corpo. Especialmente na região do pescoço, onde a chance de formação de cicatrizes hipertróficas e queloides é maior, o enrigelamento não deve ultrapassar o nível 1.

Outro aspecto que difere os peelings corporais dos faciais é o tempo de descamação. No corpo, a descamação ocorre de forma mais imprevisível e irregular. Após um peeling superficial de ácido retinoico, por exemplo, na região do colo, a descamação pode levar até uma semana para ocorrer e ser menos intensa, mesmo com concentrações altas do ácido (10% ou 12%). A intensidade vai depender do preparo, da espessura da pele e do tempo de permanência do ácido.

As principais indicações de peelings corporais são:

- rejuvenescimento – rugas e pigmentação;
- melasma;
- acne;
- hipercromias residuais;
- estrias (ver Capítulo 17).

Tipos de peelings

□ Muito superficiais e superficiais

Como atingem apenas a epiderme, os melhores resultados são obtidos com peelings sequenciais, aplicações seriadas e realizadas em intervalos curtos (quinzenais).

A descamação esperada é fina, clara e não altera a rotina do paciente.

Normalmente, tem como objetivo melhorara a textura da pele, são coadjuvantes no tratamento da acne, clarear manchas e atenuar rugas finas, estimular a renovação celular e a remodelação dérmica.

Tretinoína (ácido retinoico)

Fórmula

- **Ácido retinoico:** 5% a 12%;
- **manipulado em veículo gel, loção, creme ou propilenoglicol/aa:** álcool 70%/aa.

Obs.: Atualmente, as preparações já são tonalizadas (neutrocolor), o que confere aspecto cosmético mais agradável do que as anteriores, que apresentavam um tom alaranjado; entretanto, reduz sua eficácia, segundo observação do autor.

Recomendações

1. Aplicações semanais ou quinzenais.
2. Realizar a aplicação, na pele preparada e desengordurada, com pincel ou com o dedo enluvado.
3. Deixar de 4 a 6 horas e lavar posteriormente com bastante água corrente.
4. Realizar o peeling no final da tarde, pois o paciente vai para casa com o ácido no local e deve evitara exposição ao sol no trajeto (que aumentaria a sensibilidade da pele ao UV e poderia também inativá-lo) e chegar a tempo de poder permanecer com o produto antes de lavar para dormir.
5. Os cuidados pós-peeling incluem suspensão temporária (1 ou 2 dias) do tratamento domiciliar; uso de maquilagem e fotoprotetores diariamente.
6. Realizar série de 4 a 10 peelings anuais.

Considerações gerais

O peeling com ácido retinoico é indicado no fotoenvelhecimento leve a moderado, no melasma (excelentes resultados), hiperpigmentações pós-inflamatórias, cicatrizes superficiais, como coadjuvante no tratamento da acne com edogênica e no preparo da pele para peelings mais profundos.

A tretinoína (ácido retinoico) tem ação de afinamento e compressão do estrato córneo, reversão de atipias em células epidérmicas, dispersão da melanina na epiderme, estimulação da deposição dérmica de colágeno, aumento da deposição de glicosaminoglicanose da neovascularização da derme. Contudo, a ocorrência de reação cutânea do tipo xerose e eritema (ceratite irritativa) é um fator limitador do uso regular dos retinoides em altas concentrações. Esse efeito pode ser amenizado quando utilizamos cremes ou emulsões contendo corticoides de baixa potência (hidrocortisona) no pós-peeling imediato.

Ácido salicílico

Fórmula

- **ácido salicílico:** 30%;
- **etanol:** 95%;
- **loção aquosa qsp:** 100 mL (solução alcoólica).

Recomendações

1. Usar 3 mL de solução.
2. Aplicações semanais na pele desengordurada e preparada.
3. Não utilizar em áreas muito extensas.
4. Não abanar nem utilizar ventiladores que poderiam produzir uma evaporação mais rápida do conteúdo líquido e, consequentemente, uma menor penetração do ácido, além de liberar no ar a "poeira", partículas do ácido depositado na pele, altamente irritantes.
5. Aguardar o desaparecimento do ardor, que é rápido e passageiro, e o branqueamento decorrente da cristalização e consequente deposição do ácido na pele para repassar o aplicador, se necessário.
6. A aplicação pode ser feita com aplicador com ponta de algodão grande (cotonete) ou gaze embebida na solução.
7. Séries de 4 a 10 peelings quinzenais.

Considerações gerais

O ácido salicílico é um beta-hidroxiácido. Em concentrações de 3% a 5%, é ceratolítico e facilita a penetração tópica de outros agentes e, abaixo de 3%, ceratoplástico.

Apresenta baixa incidência de complicações. Isoladamente não tem potência suficiente para atuar como agente de peeling químico, sendo sempre muito superficial. O veículo volátil rapidamente evapora, não permitindo uma penetração profunda do ácido. Algumas formulações contém um copolímero que promove uma ação adesiva sobre a pele com formação de um filme de ácido salicílico, enquanto evapora o etanol.

A esfoliação leve que ocorre é tardia, começando após 3 a 5 dias do peeling e estendendo-se até 10 dias.

São eficazes no tratamento do fotoenvelhecimento leve, melasma, acne inclusive inflamatória, cicatrizes superficiais de acne e transtornos na pele escura.

Pode ser realizado em qualquer área corporal.

Deve-se evitar áreas muito extensas pela possibilidade do salicilismo, que é bastante incomum com essa apresentação líquida. O salicilismo caracteriza-se por:

- **salicilismo leve:** respiração acelerada, zumbidos, diminuição da audição, tontura, náuseas, vômitos e dores abdominais;
- **salicilismo grave:** alterações do SNC, com distúrbios mentais (simulando toxicidade alcoólica).

É contraindicado em pacientes alérgicos ao ácido salicílico.

Outras possíveis complicações são bastante raras, como reações alérgicas (urticária e angioedema) e hiperpigmentações.

Pode ser formulado em veículo pomada.

Fórmula

- **Pó de ácido salicílico USP:** 40% ou 50%;
- **Salicilato de metila:** 16 gotas;
- **Aquaphor (petrolato sódico):** 112 g.

Recentemente, um novo derivado do ácido salicílico foi introduzido com adição de uma cadeia de lipídios, o lipo-hidroxiácido, que tem maior lipofilia em comparação com o ácido salicílico, promovendo mecanismo de ação mais específico e maior efeito queratolítico.

Um novo veículo, o polietilenoglicol (PEG), para o ácido salicílico também foi estudado para diminuir a ardência, a pinicação e o eritema provocados pela aplicação do ácido salicílico. Possui alta afinidade pelo mesmo, ligando-se a ele e promovendo uma liberação mais lenta do ácido salicílico enquanto aumenta a penetração folicular.

No caso da utilização do PEG que é oclusivo, após 5 minutos, retirá-lo com água.

Ácido tioglicólico

Fórmula

- Ácido tioglicólico 5% a 15% em gel base.

Recomendações

Após o desengorduramento da pele com álcool 70%, com auxílio de cotonetes, aplica-se o ácido tioglicólico 10% em gel nos locais a serem tratados, como pálpebras superiores e inferiores, respeitando-se o limite da unidade estética. Após o tempo de permanência na a pele, o excesso é retirado com gaze, e a área lavada com água para total remoção do ácido. Os peelings são seriados, iniciando-se com tempo de permanência de 2 minutos, acrescentando-se 3 minutos a cada sessão. Indicam-se 5 sessões com intervalo de 15 dias.

Pode causar leve desconforto associado a leve eritema. Se tiver contato com a conjuntiva, lava-se bem a região com soro fisiológico, já que o produto tem baixa toxicidade ocular.

Após 2 a 3 dias decorridos do peeling pode haver leve eritema, descamação e crostas finas.

No tratamento da dermatite ocre pode-se fazer sessões quinzenais de ácido tioglicólico 15% em toda a área pigmentada com tempo de permanência variando de 2 a 15 minutos. Observa-se o eritema e, então, se neutraliza com água.

Considerações gerais

O ácido tioglicólico, também chamado de ácido mercapto-acético, é composto que inclui enxofre, com peso molecular de 92,12. É uma substância altamente solúvel em água, éter e álcool, sendo facilmente oxidável. É indicado nas hipercromias hemossideróticas em concentrações de 5% a 15%, sendo um quelante de ferro. Também indicado para tratamento da hipercromia periorbicular constitucional (olheiras).

O produto tem um odor característico muito forte.

Ácido glicólico

Fórmula

- Gel 40% a 70% de ácido glicólico (a concentração mais alta do cosmético e 70%; as soluções são feitas com água ou a combinação de água, álcool e propilenoglicol).

Recomendações

1. Não é tóxico sistemicamente.
2. Precisa ser neutralizado.
3. Tem penetração as vezes não controlável, podendo provocar cicatrizes.
4. Nunca deixar a sala do paciente.
5. Usualmente necessita ser repetido várias vezes.
6. Observar o eritema, a veiculação e o branqueamento (*frosting*), pois a penetração tende a ser desigual.
7. Pode ser aplicado com pincel, aplicador com ponta de algodão grande ou dedo enluvado.
8. Pode ser utilizado em qualquer tipo de pele e em qualquer área corporal.
9. Mesmo descamações pequenas produzem efeitos significativos.
10. Deve ser aplicado em intervalos semanais, quinzenais ou mensais, em média 4 a 10 sessões anuais.

Considerações gerais

Os alfa-hidroxiácidos (AHA) são ácidos carboxílicos encontrados naturalmente em alguns alimentos, mas que também podem ser produzidos sinteticamente em grandes quantidades. Dentre esses compostos estão os ácidos glicólico, lático, cítrico, málico e tartárico. Os dois ácidos de cadeia de carbono mais curta são o lático e o glicólico, usados mais frequentemente em dermatologia.

O ácido glicólico é derivado da cana-de-açúcar, altamente solúvel na água. Uma solução saturada tem concentração de 80% e 70% de potência máxima. Tem menor peso molecular de todos os AHA e causa epidermólise em 3 a 7 minutos, dependendo da(o):

- concentração do ácido (%);
- biodisponibilidade (pH);
- grau de tamponamento ou neutralização;
- tipo de formulação (gel, líquido, creme ou loção);

- frequência das aplicações;
- condições da pele antes da aplicação;
- volume do ácido aplicado;
- tempo de permanência do ácido sobre a pele.

O ácido glicólico produz compactação do estrato córneo, espessamento da epiderme e deposição de mucina e colágeno dérmicos à medida que se aumenta a concentração e diminui-se o pH da preparação.

A **neutralização parcial** do ácido pelo acréscimo de uma base produz, quimicamente, um sal e água, resultando num ácido mais fraco e pH mais alto. A **solução tamponada** é uma solução parcialmente tamponada que resiste as alterações de pH quando do acréscimo de um ácido ou de uma base. Quanto maior o pH da preparação, maior a neutralização e menor a quantidade de ácidos livres disponíveis (biodisponibilidade). Entretanto, a neutralização parcial do ácido glicólico (pH = 2,75) não produz uma preparação tamponada, o que o torna ainda muito eficaz e mais seguro, pois o risco de penetração na derme e complicações é muito maior quanto menor for o pH da solução (pH inferior a 1). A preparação torna-se menos irritante, mais tolerável e, ainda, eficaz.

O peeling de ácido glicólico e indicado em todos os tipos de pele e em qualquer região corporal para tratar queratoses actínicas, melasma, acne, rugas finas e lesões de fotoenvelhecimento. Quando forem usados produtos parcialmente neutralizados (pH de 2,75), serão necessários tempos de exposição maiores. Em vez de desengorduração excessiva sugerida para outros peelings, uma limpeza suave da pele, apenas para remover maquilagem e outros resíduos, já é suficiente.

Os estágios de alterações produzidas na pele com o ácido glicólico, em ordem crescente de profundidade da lesão, são rosa, vermelho, epidermólise com veiculação e branqueamento (*frosting*). Não há um ponto final definido para esse tipo de peeling, e o tempo de permanência do ácido sobre a pele deve ser suficiente para a formação de eritema, quando, então, neutraliza-se a região, evitando-se o aparecimento do *frosting* que sinaliza a possibilidade de formação de cicatrizes.

O ácido glicólico utilizado no peeling precisa ser neutralizado para interromper sua ação quando a profundidade desejada tiver sido alcançada. Essa neutralização pode ser feita utilizando-se uma solução de bicarbonato de sódio a 40% ou lavando-se a área com bastante água.

Complicações

- herpes labial;
- eritema persistente ou sensibilidade ao sol;
- hiperpigmentação pós-inflamatória;
- infecção (rara);
- cicatrizes (raras).

Ácido mandélico

Fórmula

- **Ácido mandélico 30% a 50% em gel fluido.**

O ácido mandélico é um AHA derivado da hidrólise do extrato de amêndoas amargas. É utilizado em concentrações que variam de 30% a 50% e segue as mesmas orientações do peeling de ácido glicólico por penetrar mais lentamente e uniformemente, o que é ideal para peles sensíveis. Segundo relatos, é menos irritativo e produz menos eritema do que o ácido glicólico; entretanto, o autor não tem experiência com esse ácido e prefere o glicólico por ser o AHA de menor peso molecular e melhor penetração.

Uma modalidade é a combinação de ácido salicílico e mandélico, um beta-hidroxiácido (ácido salicílico) a 20% e um alfa-hidroxiácido (ácido mandélico) a 10%. O ácido mandélico penetra a epiderme mais lentamente e uniformemente, sendo ideal para peles sensíveis e étnicas, enquanto o salicílico penetra rapidamente, traz o benefício de prevenir a hiperpigmentação pós-inflamatória, sendo indicado para o tratamento de acne, cicatrizes pós-acne e discromias como melasma, principalmente nos fototipos mais altos.

Solução de Jessner

Fórmula

- **ácido salicílico:** 14 g;
- **resorcina:** 14 g;
- **ácido lático:** 14 g;
- **etanol qsp:** 100 mL.

Recomendações

1. Conservar sempre em frasco âmbar e bem fechado.
2. Utilizar na pele preparada e desengordurada.
3. Aplicar camada uniforme, única ou várias.
4. Peeling superficial a médio e controlável. Indicado para pele fina e sensível.
5. Difícil produzir uma descamação excessiva e causar inadvertidamente uma lesão muito profunda.
6. Provoca descamação em grande quantidade.
7. Causa ardor e queimação.
8. Excelente para tratar áreas não faciais (preferido do autor para essas áreas).
9. Pode causar toxicidade pelo resorcinol e/ou ácido salicílico.
10. Aplicado com dedo enluvado por gaze, compressas de gaze, pincel, cotonete e bolas de algodão.
11. Os intervalos das aplicações variam de semanais, quinzenais e mensais.
12. É muito utilizado como um dos agentes esfoliantes dos peelings combinados.

Considerações gerais

A solução de Jessner é um preparado usado apenas para descamações leves ou no preparo para um peeling com ácido tricloroacético (ATA).

Tem sido utilizada nas alterações de fotoenvelhecimento, no melasma e na acne comedogênica.

Seu mecanismo baseia-se na ação queratolítica do ácido salicílico e resorcina e na ação de epidermólise do ácido lático.

A aplicação pode ser suave ou de maciça penetração, dependendo do número de camadas aplicadas e do modo de aplicação, podendo ser superficial a médio. Os estágios de alterações com a solução de Jessner em ordem crescente de profundidade da lesão são: eritema discreto, eritema vermelho-brilhante, finos pontilhados de branqueamento e verdadeiro *frosting* (enregelamento) branco-pálido que surge lentamente e produz descamação importante durante 7 a 8 dias.

A aplicação da solução de Jessner produz alterações epidérmicas semelhantes à tretinoína e é muito útil nos pacientes intolerantes ao ácido retinoico. É importante diferenciar o verdadeiro esbranquiçamento-*frosting* que ocorre pela coagulação tecidual, o que ocorre pela precipitação e deposição de um dos componentes da solução na pele e que é facilmente removido com gaze ou algodão embebido em água.

Pode ser realizado na face e no corpo, e para evitar o salicilismo, deve ser feito escalonado, em uma área a cada sessão.

Os níveis de profundidade variam:

- **Nível I:** uma camada. Forma leve eritema e floculação esbranquiçada na superfície, como um pó facilmente retirável.
- **Nível II:** 2 a 3 camadas. Observa-se eritema mais vivo e *frosting* em áreas pontilhadas e finas. Há queimação ou ardor de discreto a moderado.
- **Nível III:** 3 a 4 camadas. Provoca eritema importante, com áreas de *frosting* e ardor moderado.

A alergia a um dos componentes pode ser evidenciada pelo edema desproporcional à intensidade do peeling.

As áreas não faciais com alterações de cor (pigmentações) e de textura (queratoses e melanoses) respondem muito bem a 1 ou 2 aplicações mensais de solução de Jessner.

Atualmente, a solução de Jessner está sendo combinada ao 5-FU (fluorouracil) para tratamento de queratoses actínicas com excelentes resultados após oito semanas. Limpa-se a pele previamente com solução desengordurante e aplica-se uma quantidade abundante em várias camadas da solução de Jessner, seguida logo depois da aplicação direta da solução de 5-FU 2% ou 5% com a mão enluvada. O paciente permanece com ambas as soluções na área tratada e, no dia seguinte, lava o local com água. Isso deve ser repetido semanalmente durante 8 a 12 semanas com clareamento importante das queratoses.

Complicações

- reações alérgicas (menos de 0,1%);
- toxicidade sistêmica: não fazer em áreas muito extensas devido ao resorcinol e ácido salicílico;
- dermatite de contato e intoxicação que se caracteriza por tremores, colapso, circulatório, hematúria e meta-hemoglobinúria;
- infecção;
- eritema persistente (raro).

O peeling de Jessner modificado consiste em se aumentar a concentração de ácido salicílico e de ácido lático para 17% e substituir a resorcina por ácido cítrico 8% com o objetivo de minimizar as possíveis reações adversas pela resorcina como dermatite de contato e reação cruzada a hidroquinona.

Resorcina

A resorcina é um agente cáustico do grupo dos fenóis, mas com propriedades diferentes. Pode ser utilizado como esfoliante em soluções ou pastas, em concentrações que variam de 40% a 60% (Tabelas 18.1 a 18.3). Alguns estudos comprovam que ele desfaz as ligações débeis da ceratina, desempenhando papel ceratolítico nas concentrações de apenas 5%.

Tabela 18.1. Fórmula da pasta de resorcina para peeling.

Ingrediente	*Quantidade (g)*
Resorcinol	40
Óxido de zinco	10
Caulim	5
Azeite de oliva	12
Lanolina	10
Vaselina	10

Tabela 18.2. Pasta de Unna modificada por Letessier.

Ingrediente	*Quantidade (g)*
Resorcina	40
Óxido de zinco	10
Ceissatita	2
Axungia de benzoína	28

Tabela 18.3. Fórmula à base de resorcina para peelings epidérmicos.

Ingrediente		*Concentração (%)*
Potência superficial	Enxofre	24
	Resorcina	24
	Carboximetilcelulose	0,5
	Silicato de alumínio-magnésio	1,0
	Sorbitol	2,5
	Glicerina	2,5
	Água destilada	45,5
Potência média	Resorcina	53
	Glicerilmonoesterato	5
	Álcool cetílico	5
	Água destilada	37

Pode causar reações irritativas e até dermatite de contato.

É um peeling considerado superficial e indicado para tratamento da acne e do dorso.

Tem sua penetração aumentada dependendo do tempo de exposição e da espessura da camada. A aplicação deve ser feita com abaixador de língua ou dedo enluvado. A ardência é bastante intensa e o tempo de permanência pode ser aumentado a cada sessão, sendo a média 20 minutos. Depois, a máscara é retirada com a espátula e o restante removido com água.

As vantagens são a estabilidade, baixo custo, podem ser utilizados em fototipos mais altos, mas os riscos de reações alérgicas e intoxicações limitam seu uso.

O autor particularmente não tem experiência e prefere a solução de Jessner.

Complicações

Na dependência das concentrações, podemos observar:

- hiperpigmentação transitória;
- tontura, palidez e sudorese;
- meta-hemoglobinemia (descrito somente com a aplicação da pasta de Unna em úlceras de perna).

Ácido pirúvico

Fórmula

- ácido pirúvico 50% a 80% (apresentações comerciais 50% e 70%);
- etanol qsp.

Recomendações

1. É um alfacetoácido que apresenta ação queratolítica, antimicrobiana e sebostática.
2. É um potente agente esfoliante.
3. Pelo seu baixo peso molecular, a epidermólise ocorre dentro de 30 a 60 segundos e a penetração dérmica é rápida (dentro de 1 a 2 minutos).
4. A água diminui a potência do ácido e não é recomendado como diluente.
5. A aplicação do ácido é dolorosa.
6. O ácido pirúvico pode, em concentrações de 50%, produzir penetração até derme reticular. Tem um grande potencial de produzir cicatrizes hipertróficas.
7. Pode ser utilizado para realização de peeling médio e profundo. Essa profundidade do peeling vai depender do:
   - tipo de pele do paciente;
   - como a pele foi preparada;
   - como o ácido é aplicado;
   - quantas camadas;
   - concentração do ácido.
8. A aplicação pode ser feita com compressas de gaze úmida ou aplicadores com ponta de algodão. A aplicação deve ser suave e a pele não deve ser esfregada com o ácido.
9. As principais indicações são cicatrizes superficiais de acne, fotoenvelhecimento (rugas periorais eperiorbitárias) e desordens pigmentares.
10. O intervalo de tempo entre as sessões pode ser de 15 dias a 1 mês, totalizando 4 sessões na concentração de 50%.
11. O pós-peeling é variável, dependendo da profundidade alcançada e desejada, e pode ser igual ao de um peeling médio de TCA 35%: eritema, edema, descamação e algumas vezes até crostas.
12. A profilaxia com anti-herpéticos orais e os cuidados pós-peeling são semelhantes aos do peeling médio de TCA.

Complicações

- discromias;
- cicatrizes hipertróficas e queloides.

□ Médios

Como atingem a derme, os melhores resultados são obtidos com peelings em intervalos maiores, trimestrais, semestrais ou anuais.

Provocam descamação espessa e escura, demandando de 7 a 15 dias para retorno à vida normal.

São indicados para tratar todos os comemorativos do fotoenvelhecimento (queratoses, rugas mais pronunciadas).

Ácido tricloroacético (TCA ou ATA)

Fórmula

- **ácido tricloroacético:** 20% a 50%.
- **água destilada qsp:** 100 mL.

Recomendações

1. Não causa toxidade sistêmica.
2. É estável e de baixo custo.
3. Não é necessário neutralizar.
4. A profundidade da lesão (descamação) corresponde à intensidade (nível) do enregelamento (*frosting*).
5. A principal indicação é o fotoenvelhecimento. Nas cicatrizes superficiais, os resultados são bons; e pobres nos melasmas, podendo até agravá-lo quanto mais profundo for o peeling.
6. Pode ser utilizado para realização de peeling superficial, médio e profundo. Essa profundidade do peeling vai depender do:
   - tipo de pele do paciente;
   - como a pele foi preparada;
   - como o ácido é aplicado;
   - quantas camadas;
   - concentração do ácido.

O TCA pode ser aplicado em concentrações que variam de 10% a 50% para efeito peeling. Na concentração de 35%, produz um peeling que varia de superficial a médio, com menor risco de complicações.

A aplicação pode ser feita com compressas de gaze úmida ou aplicadores com ponta de algodão. Não utiliza-se pincel, pois a pele deve ser esfregada com o ácido.

O ácido é aplicado conforme a Figura 18.9.

No momento da aplicação, alguns cuidados e precauções devem ser tomados:

- Ao aplicar o TCA abaixo dos olhos e na região de "pés de galinha", estica-se a pele e aplica-se o ácido na pálpebra inferior até 1 mm da raiz dos cílios, e na superior até o rebordo superior da placa társica. A cabeça do paciente deve estar elevada a 30 graus. As lágrimas devem ser enxugadas para evitar que o ácido penetre nos olhos pela ação capilar. Durante a aplicação, os olhos devem ficar abertos e virados para cima.
- Na região perioral, o ácido deve ser aplicado pelo menos 3 mm adentro do vermelhão dos lábios. O estiramento da pele e a esfregação do agente permitem uma penetração maior do agente. Em casos de rugas isoladas, fotoenvelhecimento III e lesões actínicas difusas na região, o TCA a 50% pode ser aplicado sobre cada uma das rugas com um cotonete com a ponta de

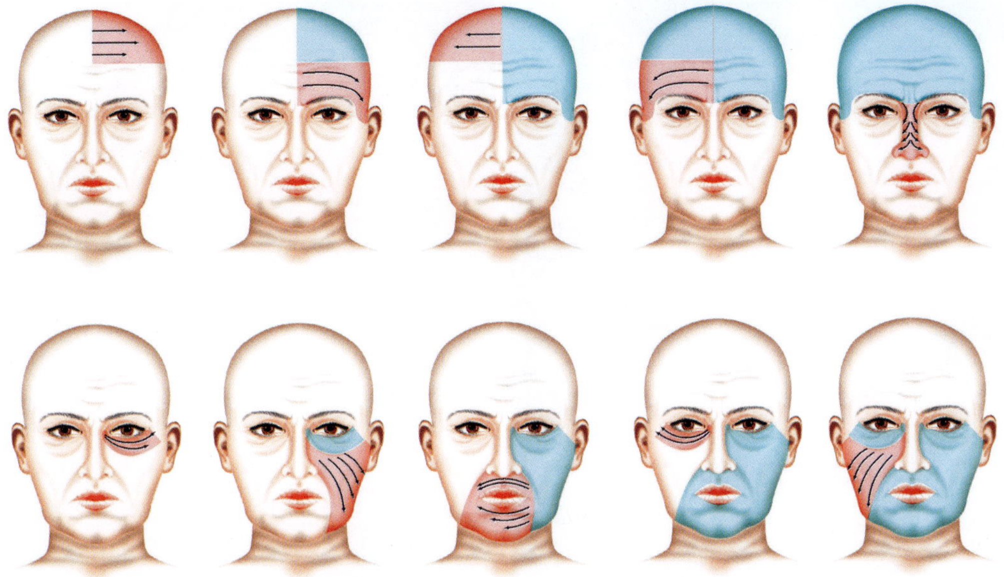

Figura 18.9. Esquema de aplicação do ácido tricloroacético (TCA).

algodão fina, em uma, duas ou três passadas, repetidas mensalmente. A hipopigmentação, ou hiperpigmentação linear, pode substituir o defeito anterior e, portanto, essa possibilidade deve ser avaliada ao se escolher a concentração do TCA. Quando o peeling for aplicado apenas na unidade estética perioral, deve-se aplicar um clareador ou o agente em concentrações mais fracas no restante para evitar áreas de demarcação.

- O TCA é um cauterizante químico que coagula proteínas na pele. Presume-se que isso seja a base para a formação do enregelamento (*frosting* – branqueamento). Quanto maior for a quantidade de camadas do ácido aplicadas, maior a penetração do mesmo. Isso pode ser avaliado observando-se o nível de enregelamento e o turgor cutâneo. A pele progressivamente vai se tornando branca-pálida suave, branca e branca-viva. À palpação observa-se, no início, um eritema de fundo e a pele é facilmente pregueável; à medida que a profundidade aumenta, a pele torna-se branca-viva e endurecida, de difícil pregueamento. Embora a progressão para cores mais vivas indique penetração crescente e oriente o nível histológico de necrose, esse parâmetro não é totalmente preciso e nos fornece apenas uma base de orientação (Figuras 18.10 a 18.13).
- O peeling deve ser aplicado até a linha de implantação dos cabelos e até 1 cm abaixo da linha da mandíbula para atenuar a linha de demarcação. O peeling não afeta os folículos pilosos ou o crescimento dos pelos, logo, deve-se aplicar o ácido sem medo nessas áreas. Os lóbulos das orelhas devem ser tratados também, para melhorar o resultado estético.
- O conceito antigo de neutralização do TCA com álcool ou água logo após o enregelamento é inútil para reverter o efeito imediato da aplicação. O TCA é diluído apenas se a água for acrescentada ao recipiente. Há vários trabalhos controversos sobre a oclusão do TCA. Alguns relatam diminuição da concentração do TCA quando ocluído, por aumento da água na derme, outros não observaram diferenças.

Os estágios de alterações com o TCA, em ordem crescente de profundidade da lesão, são eritema e enregelamento.

Os níveis de enregelamento (cobertura) criado pelos peelings de profundidade superficial e média podem ser classificados em quatro grupos:

- Nível 0:
  - Sem cobertura branca. A pele pode parecer um pouco brilhante e polida. Não há cobertura nem eritema, ou o eritema é insignificante.
  - Esse é um peeling muito superficial que, no máximo, remove o estrato córneo, e a descamação, quando ocorre, é mínima.
- Nível 1:
  - Cobertura branca leve e irregular. Além da aparência brilhante, a pele apresenta alguns e leves eritemas nas áreas espalhadas de cobertura branca, semelhantes a fiapos.
  - Esse é um peeling superficial epidérmico que provoca leve descamação durante 2 a 4 dias (Figura 18.14).
- Nível 2:
  - Cobertura branca com fundo rosa. A pele tem cor branca uniforme, com eritema de base forte fundo cor-de-rosa.
  - Este é um peeling epidérmico com destruição de toda a epiderme e cicatrização em até 7 a 10 dias (Figura 18.14).
- **Nível 3:**
  - Cobertura branca sólida. A pele tem cobertura sólida, de cor branca intensa, sem rosa ao fundo e eritema de fundo.
  - Esse é um peeling que chega até a derme papilar e leva de 7 a 10 dias para cicatrizar (Figura 18.15).

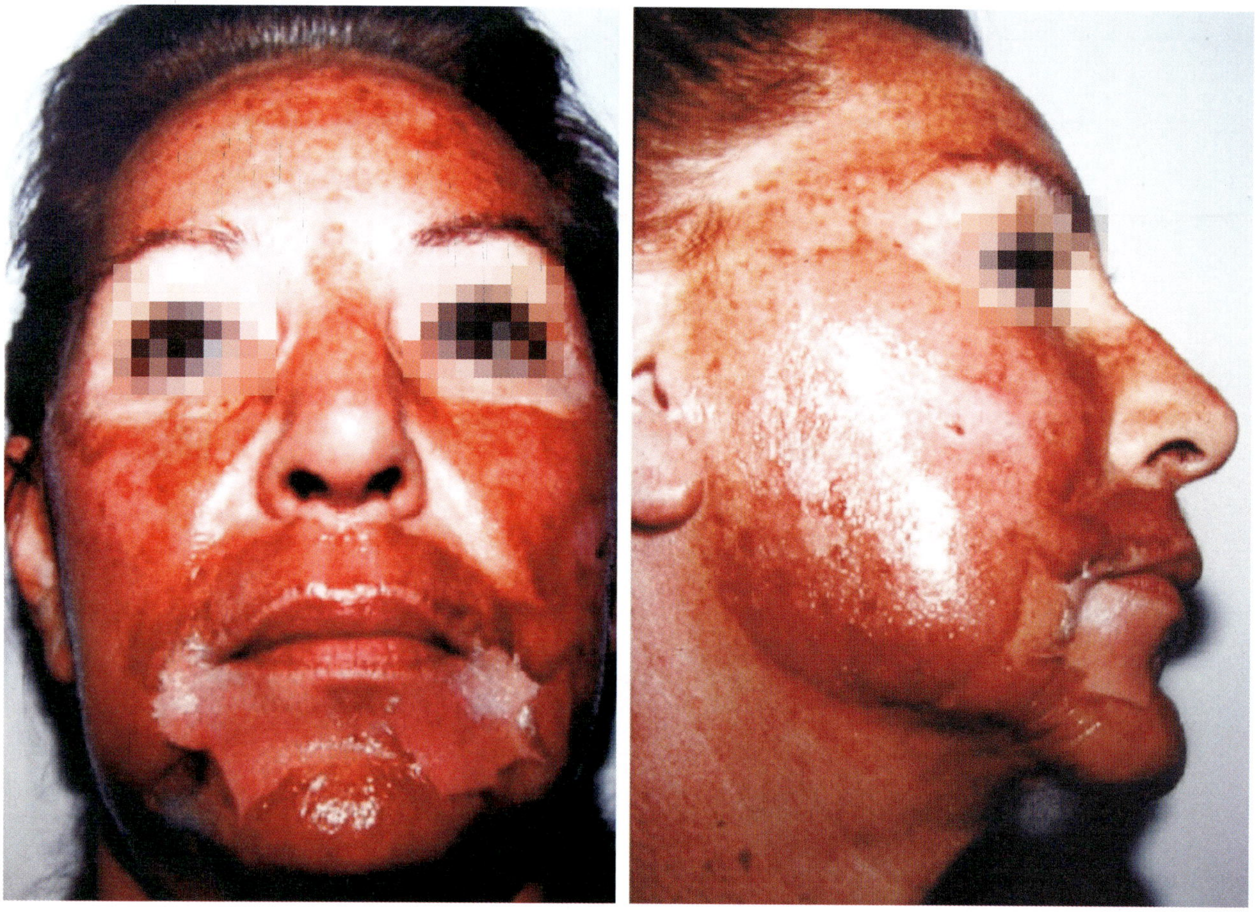

Figura 18.10. Níveis de *frosting* III e a descamação esperada após o quarto dia.
Fonte: Acervo da autoria do capítulo.

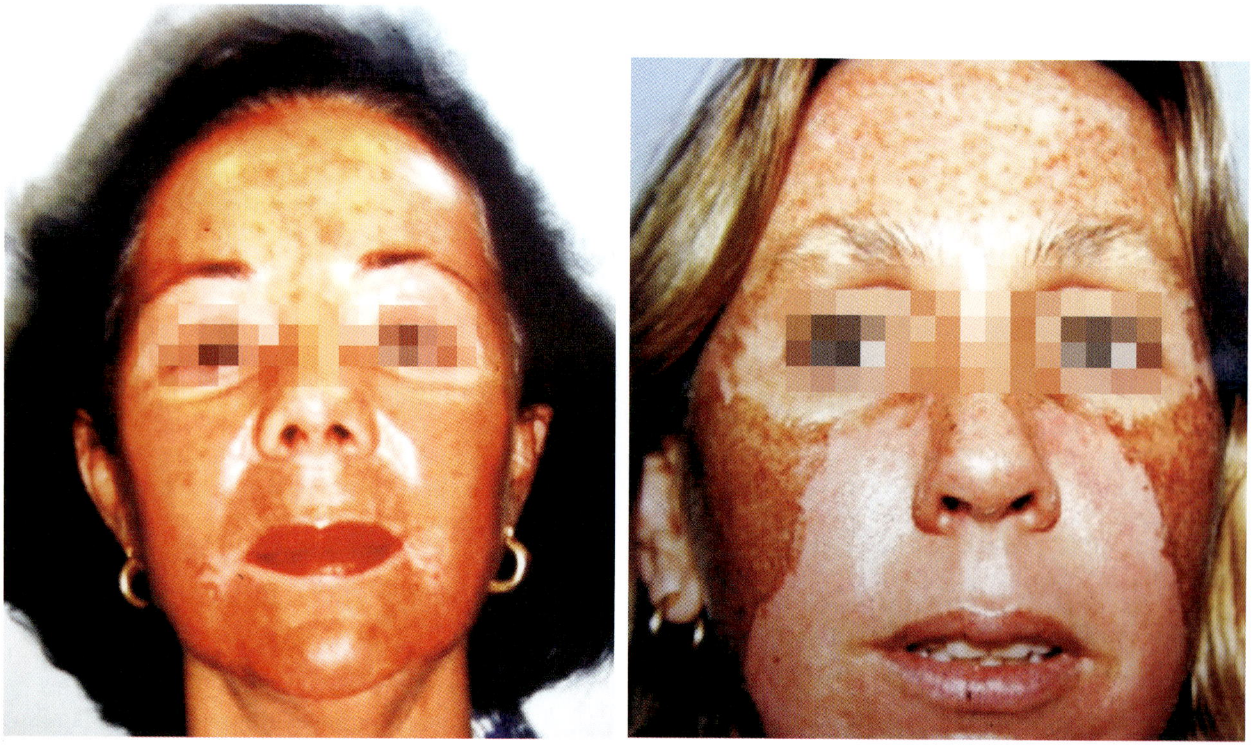

Figura 18.11. Níveis de *frosting* II e a descamação esperada após o quarto dia.
Fonte: Acervo da autoria do capítulo.

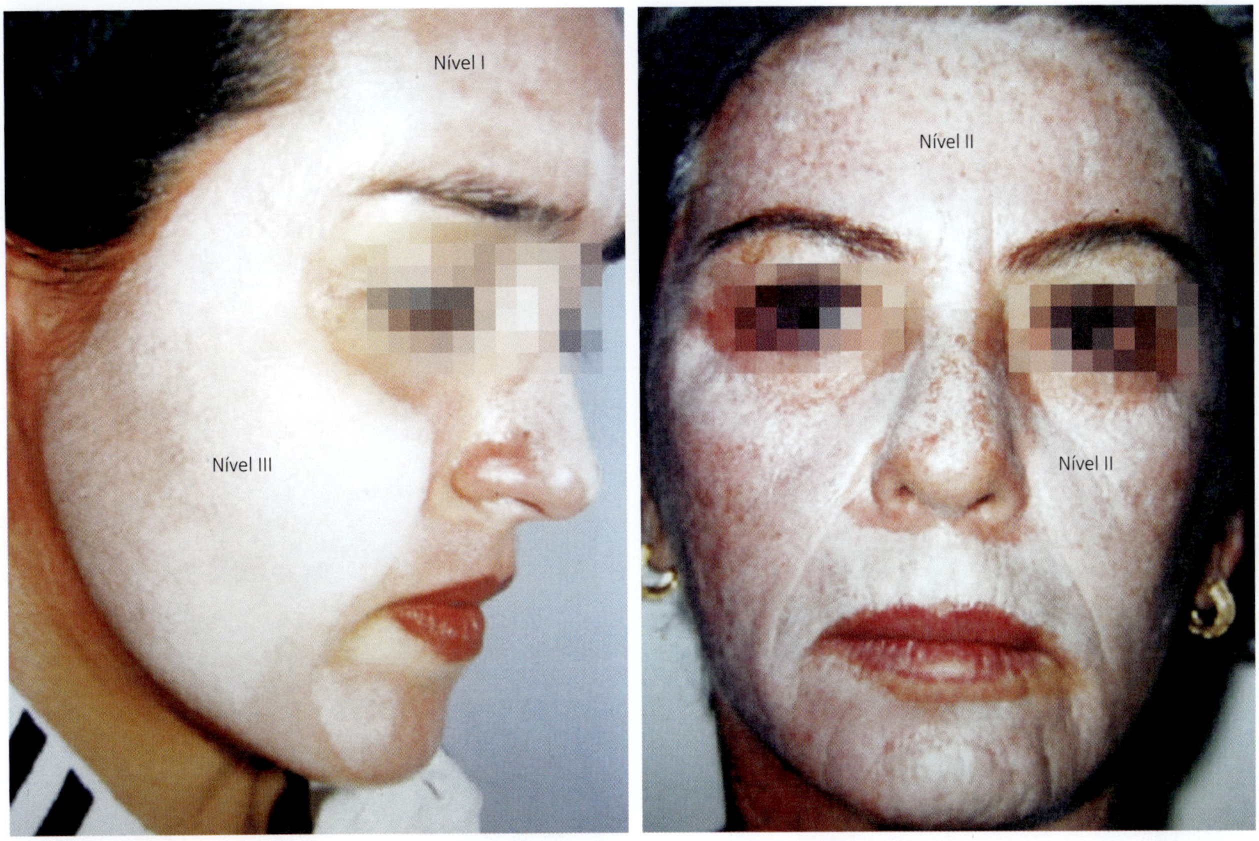

Figura 18.12. Níveis I, II e III de *frosting*.
Fonte: Acervo da autoria do capítulo.

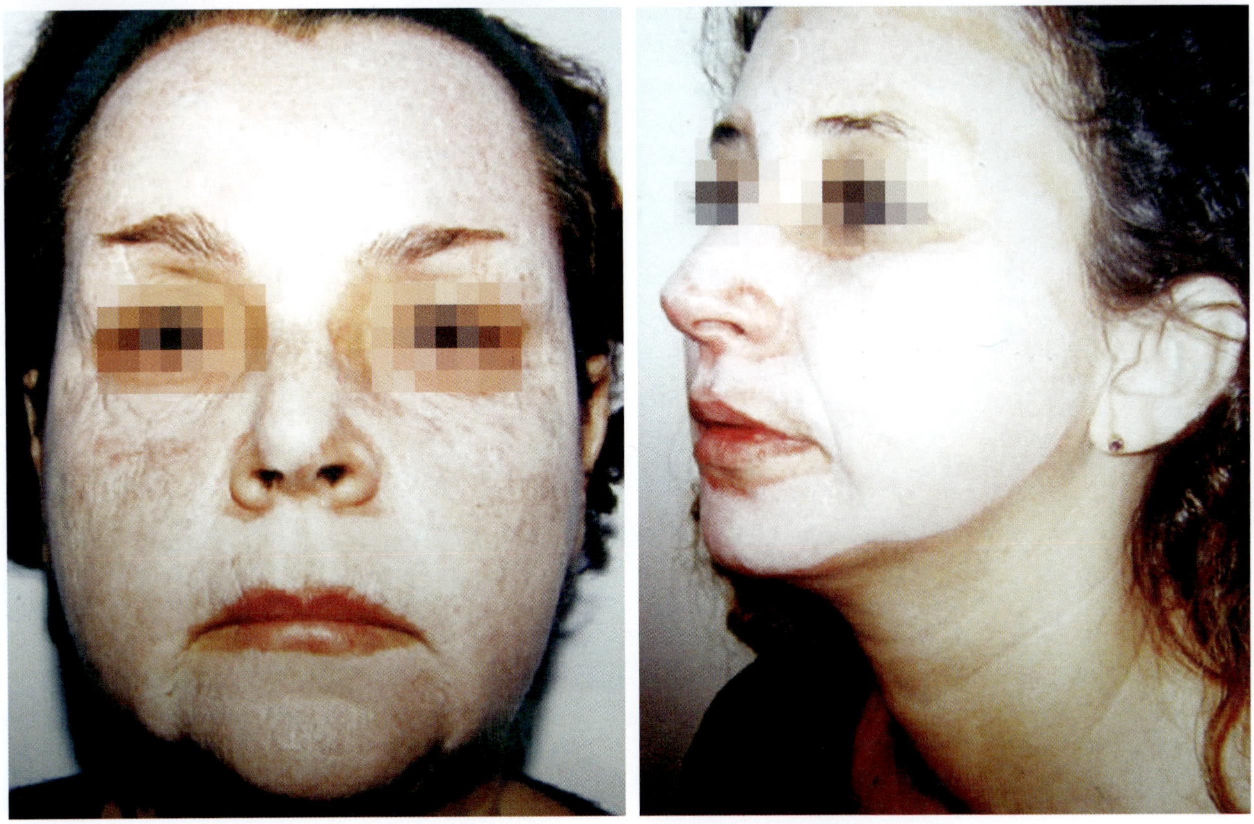

Figura 18.13. Nível III de *frosting*.
Fonte: Acervo da autoria do capítulo.

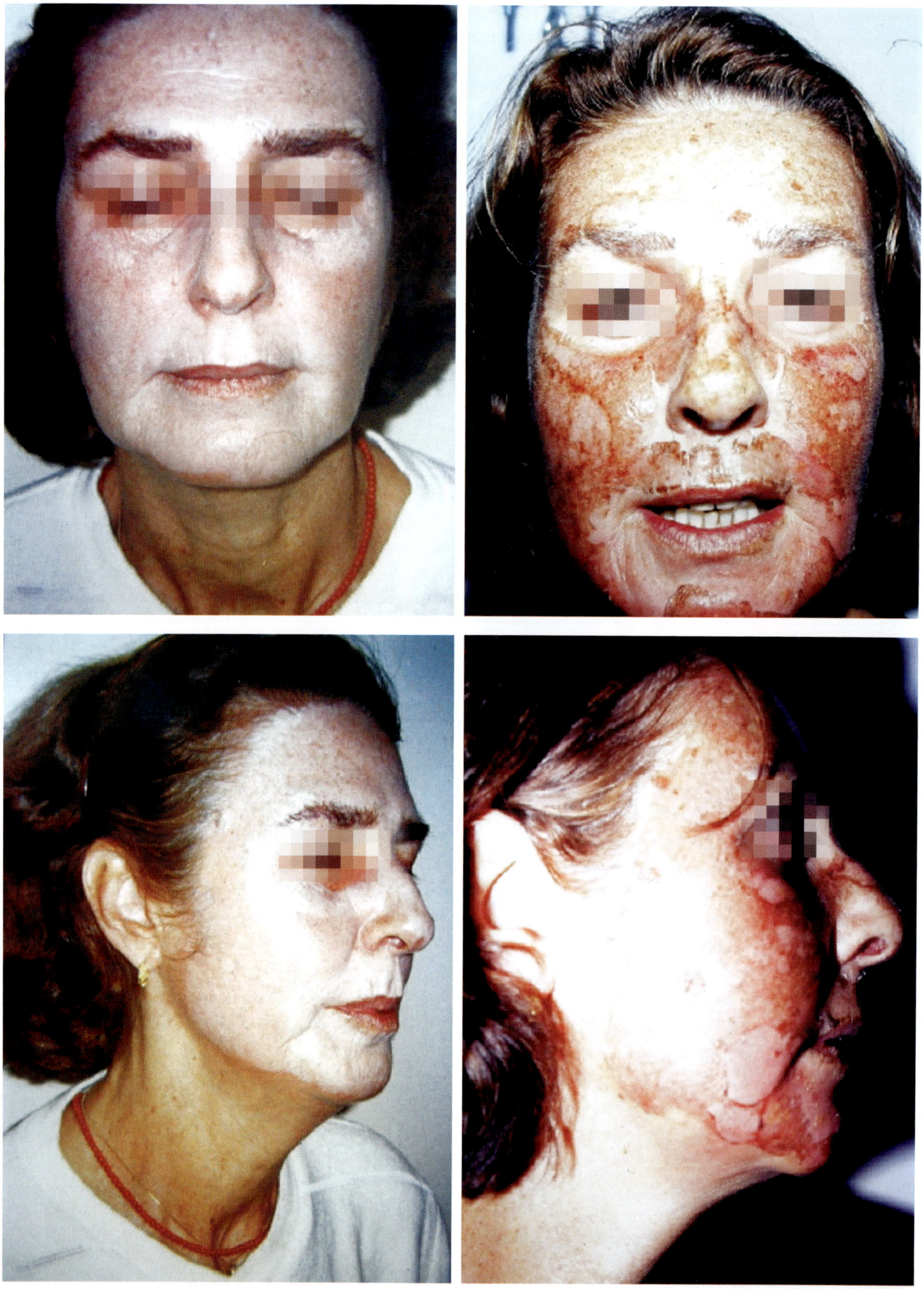

Figura 18.14. Níveis de *frosting* I e II e a descamação esperada após o quarto dia.
Fonte: Acervo da autoria do capítulo.

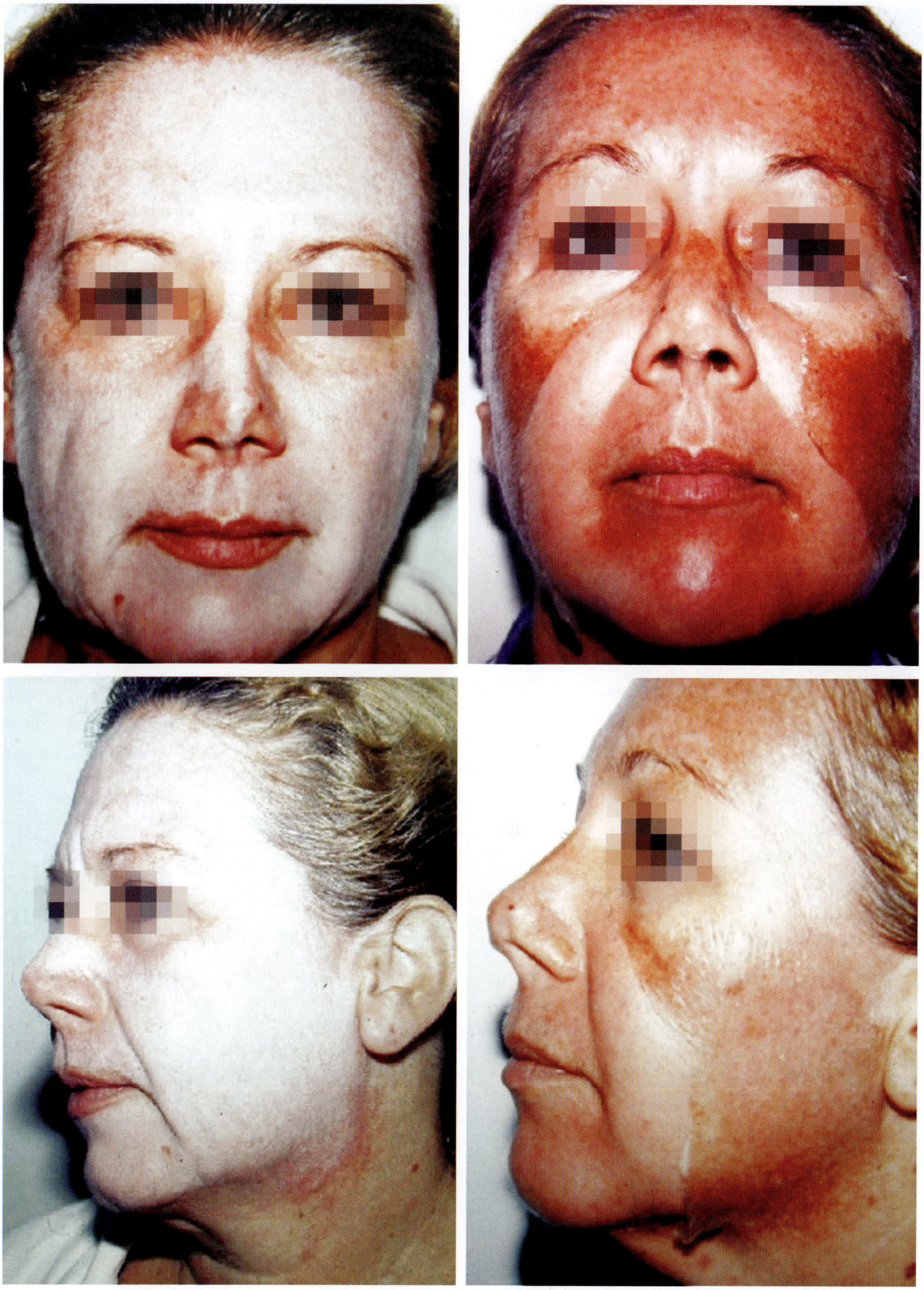

Figura 18.15. Níveis de *frosting* I e II e a descamação esperada após o quarto dia.
Fonte: Acervo da autoria do capítulo.

A técnica de aplicação do TCA 50% é a mesma usada para a solução 35%; entretanto, a margem de segurança é menor e o risco de complicações é muito maior. Caso o TCA 50% seja forçado até a derme reticular, na tentativa de erradicar rugas profundas, o resultado é mais imprevisível.

Os peelings não faciais com TCA seguem as mesmas técnicas de aplicação e cuidados dos faciais. Entretanto, é preciso cuidado para não ultrapassar o nível 2 de *frosting* e realizar uma descamação dérmica nessas áreas, pois isso poderia acarretar cicatrizes do tipo fibrose.

A melhor opção para essas regiões é a realização de peelings epidérmicos repetidos que estimulam a deposição de novo colágeno na derme e melhoram as rugas finas. Deve-se iniciar com baixas concentrações de TCA entre 20% e 25% ou preferir outros agentes de peelings superficiais, como solução de Jessner, ácido glicólico e outros. Alguns estudos demonstraram resultados excelentes após o tratamento das mãos e dos braços usando quimiocirurgia superficial repetida com TCA 20% a 35%, a cada 2 a 3 semanas. OTCA 35% pode ser aplicado nas queratoses isoladas até que haja um enregelamento que ocorre em 3 a 5 minutos. Após a esfoliação das mesmas, realiza-se um peeling suave com TCA 25%, sem enregelamento, para uniformizar a pele. O autor prefere a criocirurgia isolada das lesões maiores e mais ceratóticas e, posteriormente, a realização de peelings de TCA a 25% quinzenalmente, no total de 2 ou 3.

Atualmente, alguns aditivos são adicionados ao TCA para alterar sua capacidade de penetração e permitir uma distribuição mais uniforme, menos irritação e o acompanhamento do enregelamento mais seguro. Entretanto, o acréscimo desses aditivos pode alterar a capacidade de penetração do agente, mas não altera seu potencial de produzir cicatrizes, tendo em vista que os aditivos não modificam a concentração final do TCA. Se for adicionado metil salicilato, consegue-se ativação do TCA. Esse fármaco funciona como carreador, aumentando o grau de penetração e fazendo com que o branqueamento seja mais rápido e intenso. A fórmula é TCA a 35%; metil salicilato a 5% a 10%; polissorbato a 1%; água destilada qsp. A adição de saponinas também torna sua aplicação mais uniforme. A fórmula é TCA a 35% e complexo de saponinas a 5%. Outra variação do peeling é o Obagi Blue Peel®. Na verdade, esses "novos TCA" oferecem uma falsa sensação de segurança, resultando na reaplicação do ácido e na possibilidade de formação de cicatrizes inestéticas.

Complicações

- discromias;
- cicatrizes hipertróficas e queloides.

Peelings combinados

□ Objetivo

O fundamento teórico do peeling combinado é a utilização de dois agentes superficiais para atingir a mesma profundidade conseguida com um único agente e aumentar a segurança com menor risco de cicatrizes.

□ Combinações mais comuns

- dióxido de carbono sólido e ácido tricloroacético (TCA);
- solução de Jessner e ácido tricloroacético (TCA);
- ácido glicólico e TCA;
- solução de Jessner e ácido glicólico.

□ Dióxido de carbono sólido e TCA 35%

Esse peeling tornou-se popular em 1989 graças ao dr. Brody. Extremamente eficaz para as cicatrizes de acne, é capaz de atenuar a profundidade das mesmas.

Recomendações

1. Pele limpa e preparada.
2. Quebra-se um bloco de dióxido de carbono (gelo-seco) do tamanho que caiba na mão, mergulhando-o em solução de três partes de acetona para uma de álcool (isso facilita que o dióxido de carbono deslize facilmente pela pele).
3. As lesões são mapeadas em um diagrama ou anotadas em um desenho da face para que haja uma orientação no momento do peeling.
4. Aplica-se, então, o dióxido de carbono sólido nas áreas da face que se quer uma descamação mais profunda. A pressão aplicada pelo operador determinará a profundidade da necrose. Segundo Brody:
   - pressão leve (3 a 5 segundos);
   - pressão moderada (5 a 8 segundos);
   - pressão firme (8 a 15 segundos). As variáveis de pressão nas diferentes lesões devem ser assinaladas no diagrama da face.
5. A seguir, seca-se a pele; quando a sensação de alfinetadas passar, aplica-se o TCA 35% na face toda, de maneira habitual.

A anestesia induzida pelo gelo torna a passagem do TCA 35% quase indolor. Entretanto, a aplicação do dióxido de carbono é extremamente incômoda e, em algumas áreas como fronte e proeminências ósseas, pode ser insuportável.

Esse peeling combinado deve ser usado apenas nos pacientes com fototipos I a III.

Resultados clinicamente satisfatórios podem ser conseguidos no tratamento das cicatrizes actínicas brandas a moderadas, na atenuação das bordas das cicatrizes deprimidas e na melhora das rugas finas (Figuras 18.16 a 18.18).

□ Solução de Jessner e ácido tricloroacético (TCA)

Esse peeling tornou-se popular graças ao dr. Monheit.

É o preferido do autor para tratar o fotoenvelhecimento e como peeling de média profundidade.

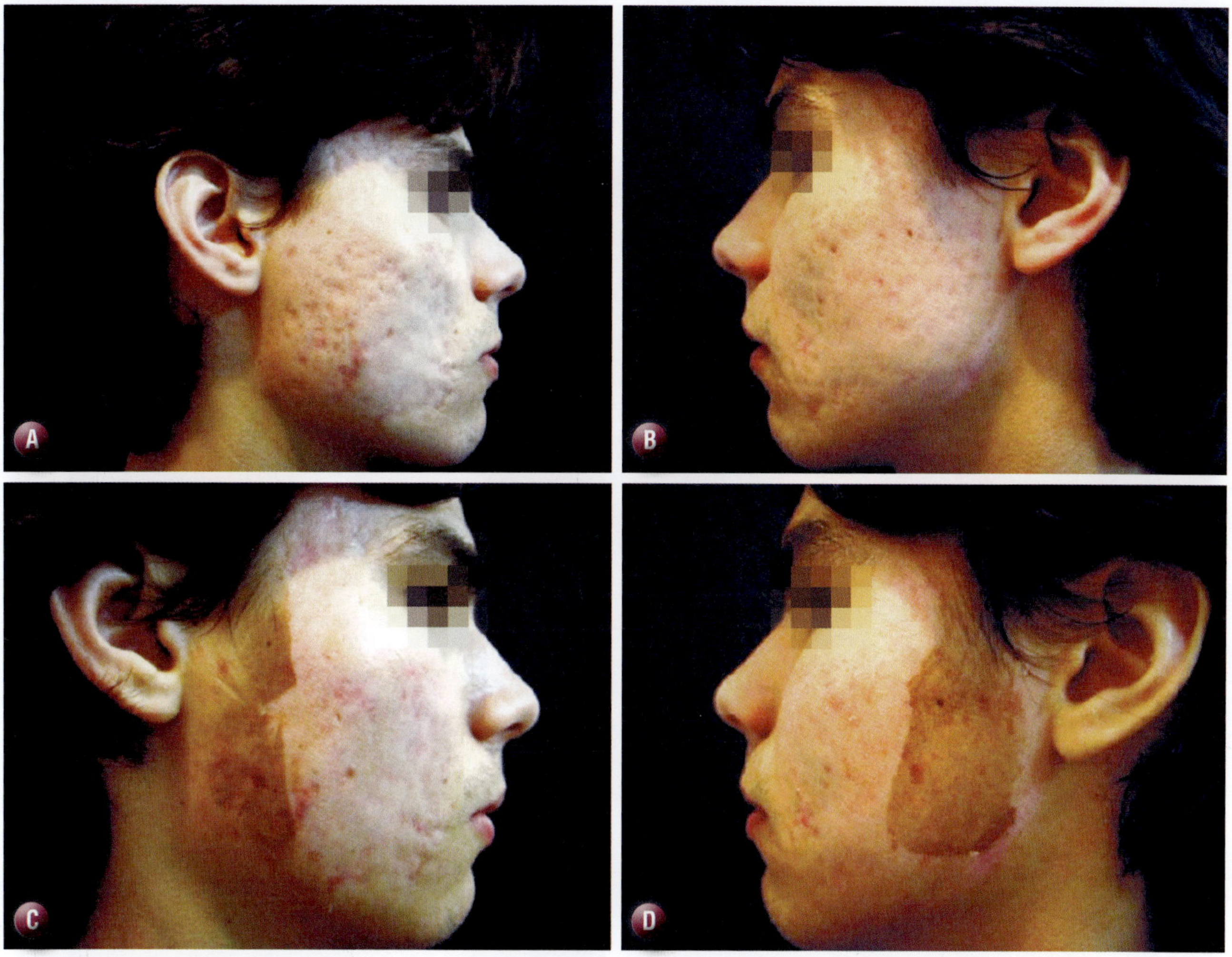

Figura 18.16. Paciente antes (A e B) e depois (C e D) do peeling combinado de CO_2 com TCA.
Fonte: Acervo da autoria do capítulo.

Recomendações

1. Preparar e desengordurar a pele.
2. Uma a quatro camadas de solução de Jessner são aplicadas com intervalos de 5 segundos, até obter eritema homogêneo e leve *frosting*.
3. Aplicar o TCA 35% de maneira usual 5 minutos após ter aplicado a última camada da solução de Jessner.
4. Essa combinação provoca maior penetração do TCA do que quando aplicado isoladamente (Figuras 18.19 e 18.20).

□ Ácido glicólico e TCA

Esse peeling foi proposto pelo dr. Coleman e sua vantagem é o desbridamento do estrato córneo produzido pelo ácido glicólico 70%, favorecendo a penetração uniforme do TCA.

Recomendações

1. Não é necessário desengordurar a pele, basta lavar com água e retirar a maquilagem.
2. Aplica-se camada uniforme do glicólico 70%; após 2 minutos retira-se com água morna.
3. Aplica-se então o TCA 35% pela técnica habitual.

Não há trabalhos que diferenciem a eficácia do peeling isolado de TCA 35% com o combinado ao ácido glicólico.

□ Solução de Jessner e ácido glicólico

Esse peeling combinado tornou-se popular graças ao dr. Moy.

Recomendações

1. Prepara-se e limpa-se a pele.
2. Aplica-se 3 camadas de solução de Jessner até o ponto final de eritema discreto difuso; segue-se a aplicação do ácido glicólico 70% até que se note o aumento do eritema.

Esse peeling possibilita resultados mais profundos com o glicólico, pois o Jessner acaba com a função barreira da córnea. Entretanto, perde-se o parâmetro do eritema, podendo criar áreas de epidermólise e consequente pigmentação e cicatrizes.

Não há trabalhos comprovando a eficácia desse peeling quando comparado com o glicólico ou Jessner isolado.

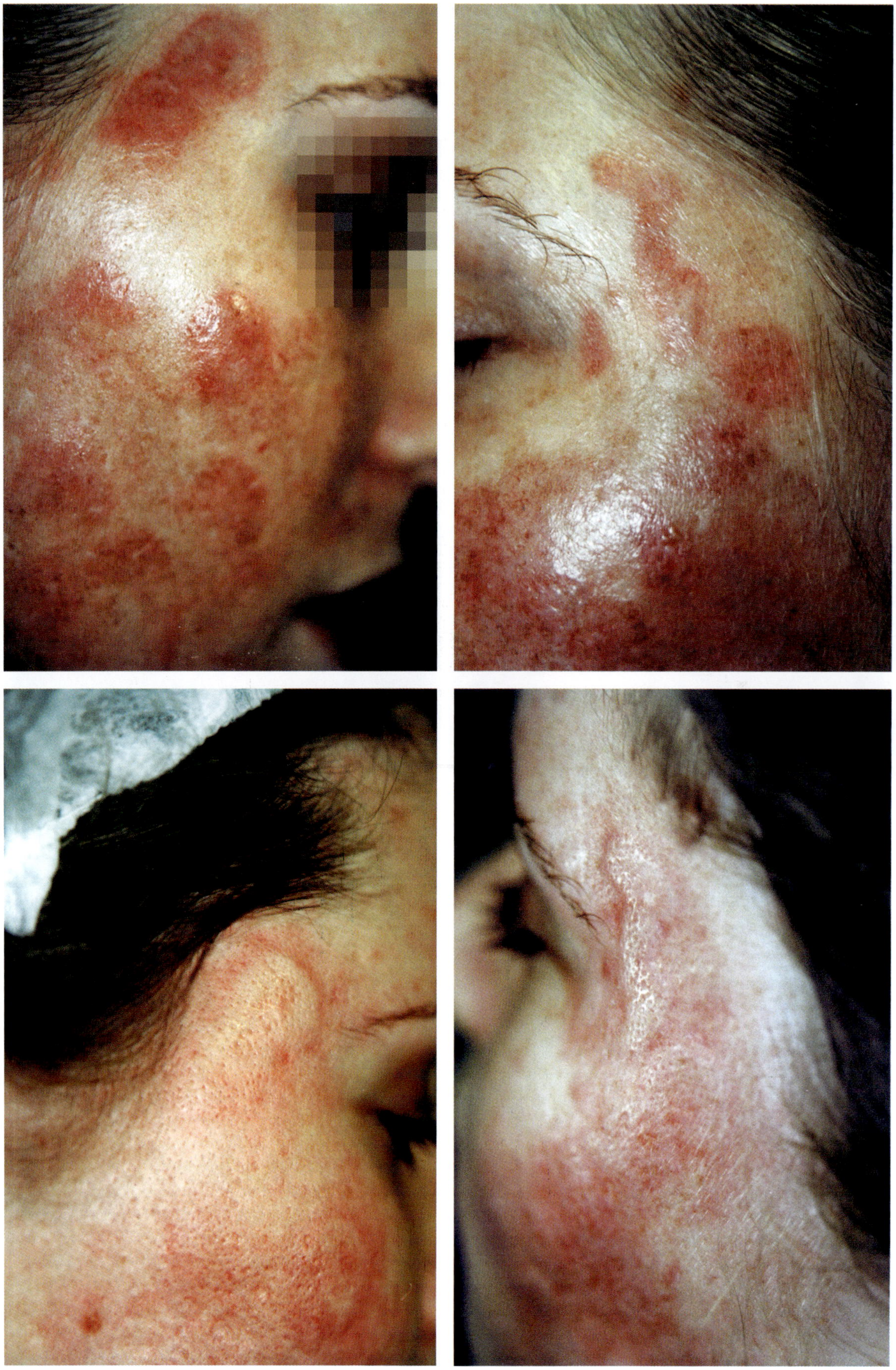

Figura 18.17. Paciente imediatamente após peeling combinado de CO_2 com TCA.
Fonte: Acervo da autoria do capítulo.

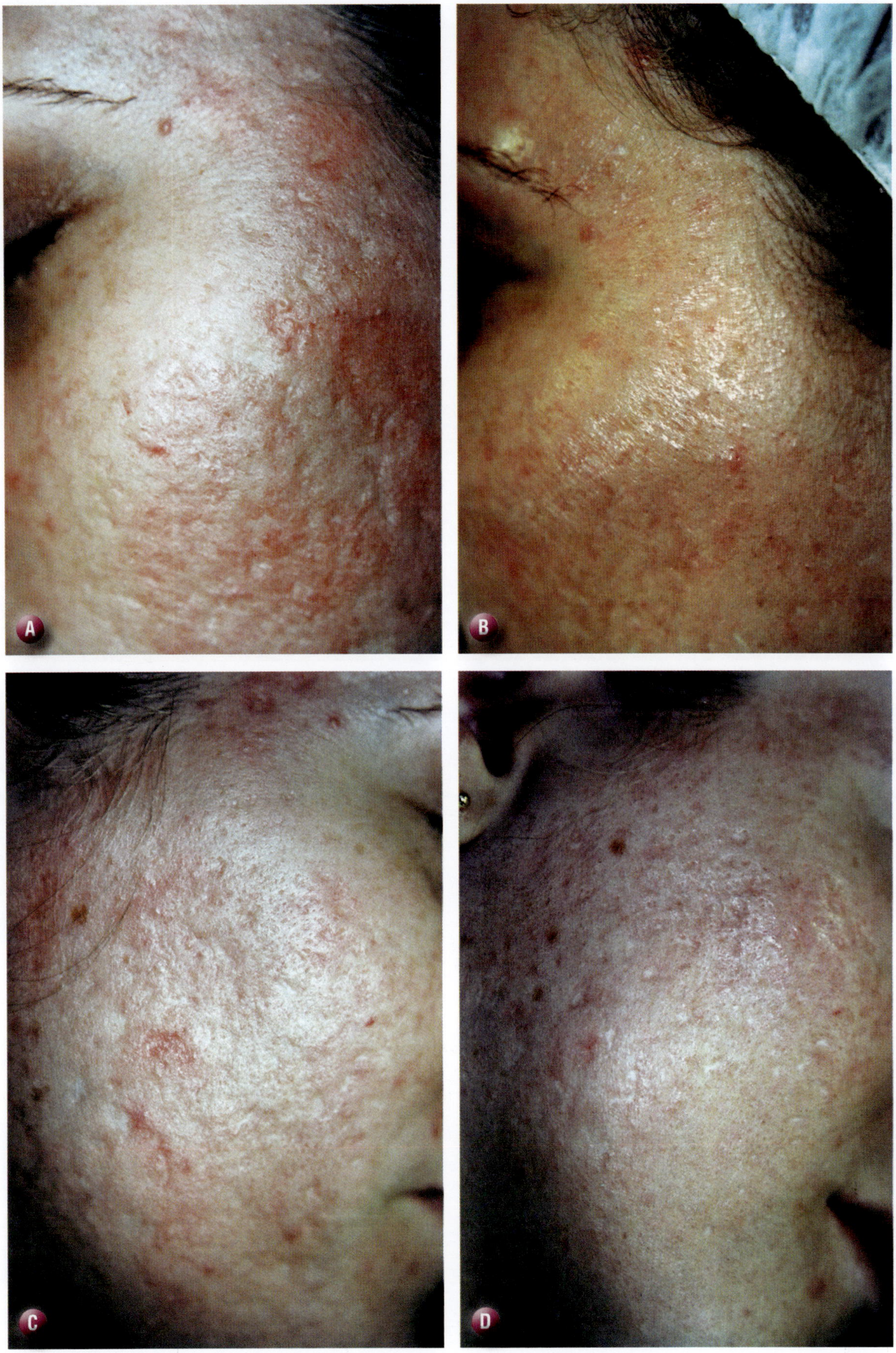

Figura 18.18. Paciente antes (A e C) e depois (B e D) do peeling combinado de CO_2 com TCA.
Fonte: Acervo da autoria do capítulo.

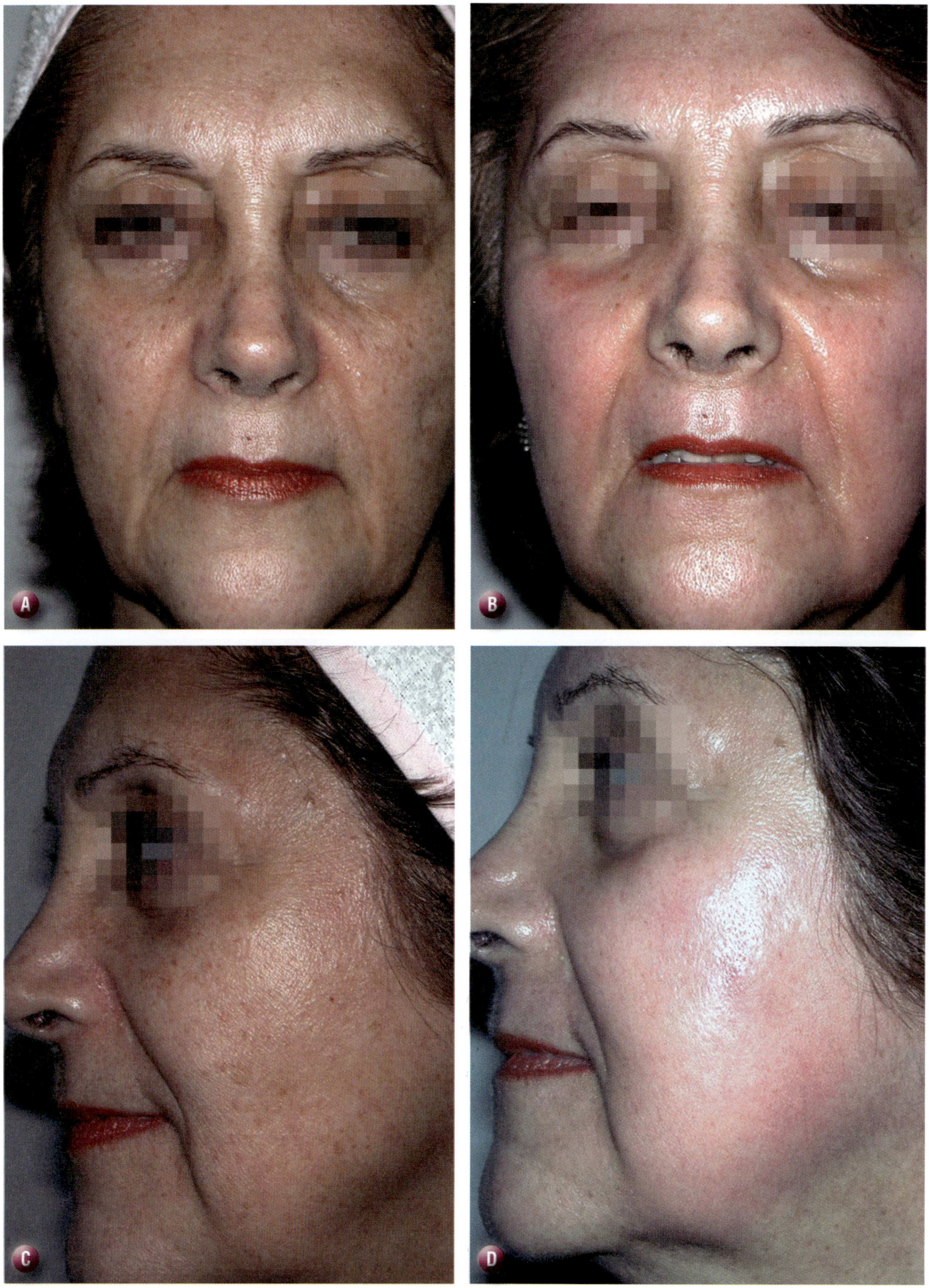

Figura 18.19. Paciente antes (A e C) e depois (B e D) do peeling combinado de Jessner com TCA a 35%.
Fonte: Acervo da autoria do capítulo.

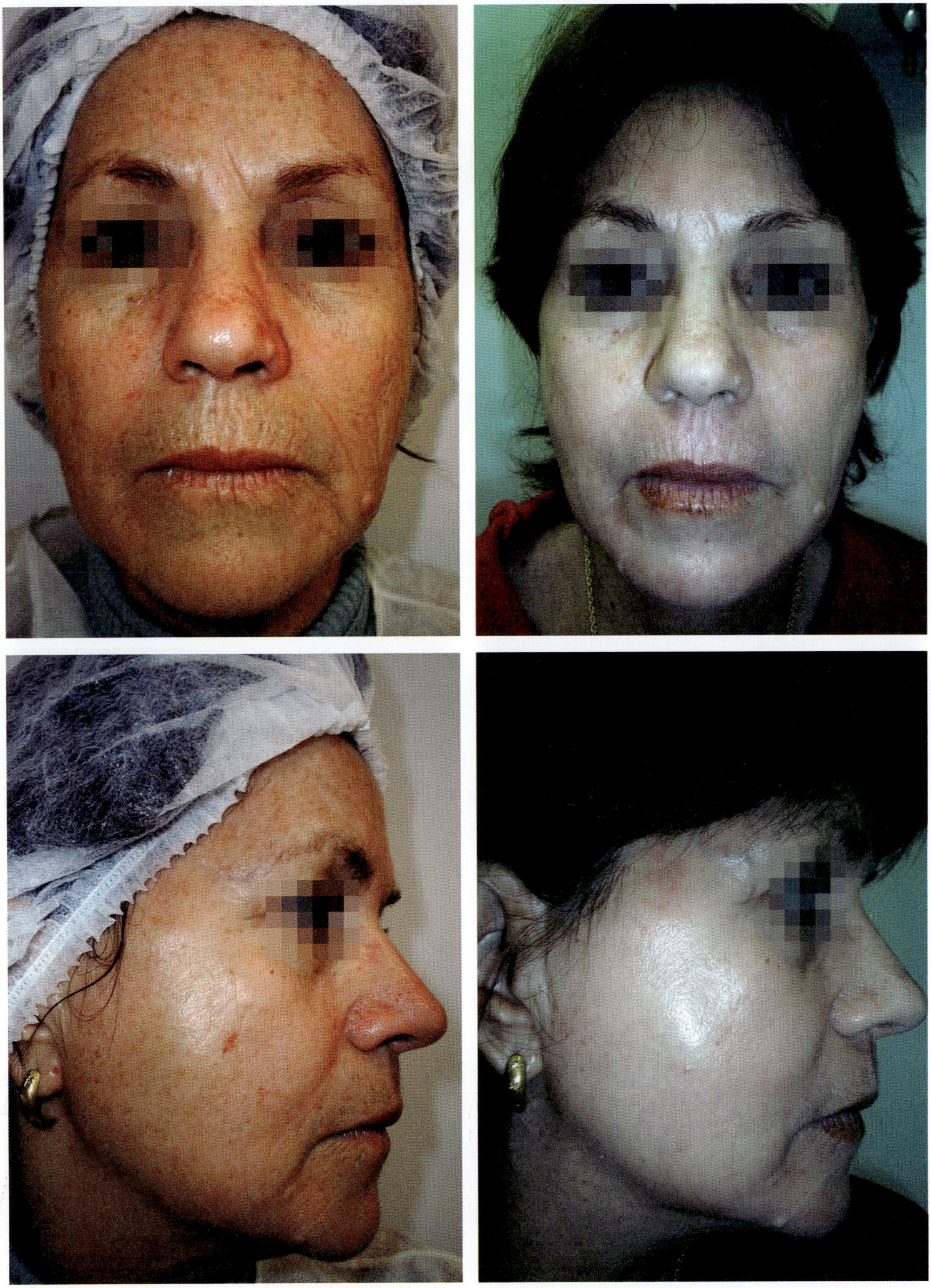

Figura 18.20. Hiperpigmentação após 15 dias do peeling de TCA a 35%.
Fonte: Acervo da autoria do capítulo.

É sempre bom antes de qualquer peeling procedera retirada pela eletrocirurgia, criocirurgia ou quimio cirurgia das lesões isoladas hiperqueratóticas.

Outros tipos de peeling

O autor listará brevemente os peelings em formulações magistrais patenteados mais utilizados no mercado; entretanto, deixa bem claro que não tem experiência com nenhum deles.

□ Peeling de ácido lático

- ácido lático na concentração de 85% (solução hidro-alcoólica – pH 3,5);
- é um alfa-hidroxiácido, eficaz e seguro no tratamento de melasma como monoterapia;
- aplicar por 2 a 3 minutos até observar eritema leve; caso não ocorra, fazer nova aplicação. Deixar agir por 10 minutos e remover com água.

□ Peeling de Cimel

- É um peeling inovador por sua aplicação sob semioclusão, tempo de permanência e, principalmente, por reunir agentes que atuam em diferentes etapas da via de formação da melanina, favorecem a renovação celular e apresentam atividade antioxidante, exercendo em conjunto uma ação revitalizante sobre a pele.
- Indicado para tratar envelhecimento cutâneo, peles seborreicas, acne, melasma e pigmentações melano-hemáticas.
- A aplicação é na forma de uma máscara semioclusiva, uniforme e compacta.
- Tempo de permanência depende do protocolo e varia de 2 a 8 horas.
- A fórmula original foi modificada para aumentar o perfil de segurança, além de conferir uma maior estabilidade para a formulação.

Fórmula tradicional

- Ácido salicílico 3%; ácido ascórbico 1%; ácido kójico 5%; hidroquinona 6%; ácido retinoico encapsulado 0,1% e ácido lático 9%.

Cimel modificado

- Ácido salicílico 3%; ácido ascórbico 1%; nanossomas de ácido kójico 3%; hidroquinona 3%; ácido retinoico 3% e ácido lático 9% em gel creme tonalizado qsp.

Cimel modificado – peles negras e acneica

- Ácido salicílico 3%; ácido ascórbico 1%; nanossomas de ácido kójico 3%; ácido mandélico 5%; ácido retinoico 3% e ácido lático 9% em gel creme tonalizado qsp.

□ Peeling de TCA gel

A escolha do TCA em veículo gel é uma opção à tradicional solução aquosa de TCA pela maior facilidade de aplicação e uma opção ao veículo pasta por uma maior visualização do *frosting*. É um peeling de profundidade variada dependendo da concentração, do número de camadas e do tempo de permanência. Permite uma penetração mais uniforme do ácido. Por ser transparente, facilita a visualização do *frost*. Mais confortável para o paciente. Ótimo para tratar áreas extensas extrafaciais.

Fórmula

- TCA em gel (Aristoflex) 20% a 30%;
- as principais indicações são melanoses, queratoses actnícas, melasma, fotoenvelhecimento do dorso de mãos e colo, dentre outras.

Modo de aplicação

- Desengordura a pele e aplica-se uma camada única e fina de cerca de 1 a 2 mm de espessura na área a ser tratada. A aplicação pode ser realizada com os dedos enluvados ou espátula.
- O controle do *frosting* é visível através do gel. O *delay* é rápido e pode ser de 15 segundos, dependendo do preparo da pele e da região tratada. Aplica-se uma nova camada, ou retira-se o gel com água, acetona ou álcool.
- Segundo a experiência da autora, ao se obter o nível de penetração desejado, que não deve ultrapassar um *frost* de nível 1, faz-se a remoção do gel com água.
- Observa-se um desconforto menor e uma maior uniformidade na penetração do TCA quando comparado a solução aquosa de TCA.
- O pós-operatório será proporcional ao nível de *frosting* e muito semelhante ao pós-operatório da solução aquosa de TCA.

□ Peeling combinado de fluorouracil pulsado

- É um peeling superficial, combinado de AHA ou solução de Jessner e 5-fluorouracil (5-FU). O 5-FU é um antimetabólito que inibe a síntese de DNA e RNA, destruindo as queratoses actínicas hipertróficas.
- Realiza-se peelings semanais – oito sessões.
- Aplica-se uma camada fina da solução de Jessner ou da solução de glicólico 70% e, após um intervalo de 5 minutos, aplica-se o 5-FU de 2% a 5%, deixando sobre a pele e só retirando no dia seguinte. No caso do glicólico, após os 5 minutos, retira-se a solução com água abundante.
- O autor prefere a combinação da solução de Jessner ao 5-FU.
- Essas aplicações diminuem os efeitos irritantes da aplicação do regime diário de 5-FU, durante 4 a 8 semanas.

A associação com AHA e solução de Jessner melhora a textura e a pigmentação da pele, como também as rugas finas, e o 5-FU resulta verdadeiros benefícios terapêuticos nas queratoses actínicas.

Pode ser utilizado em qualquer área corporal.

Cuidados após a realização de peelings químicos (instruções para os pacientes)

□ Cuidados pós-peelings superficiais

Você acaba de fazer um peeling químico, ou seja, foi aplicado um agente esfoliante para produzir uma descamação (de profundidade programada) das camadas mais superficiais de sua pele, o que irá ativar um mecanismo biológico que estimulará a renovação e o crescimento celular com o objetivo de suavização de rugas, remoção de manchas e melhora na aparência total e textura da pele.

Para que os resultados sejam os melhores possíveis, é importante seguir alguns conselhos:

- Logo após o peeling, é normal sentir uma sensação de calor na região tratada, e essa reação é muito comum.
- A limpeza da pele deve ser suave e delicada, sem nunca friccionar. Lavar com água e secar a pele com uma toalha macia, apenas com leves toques.
- Para a recuperação uniforme da pele, o filtro solar será obrigatório. Usar filtro com fator de proteção 30 e com cobertura, no mínimo. Criar o hábito de utilizá-lo sempre que se expor ao sol, só trará benefícios para a sua pele manter-se saudável.

□ Cuidados pós-peelings de média profundidade

Você acaba de fazer um peeling químico, ou seja, foi aplicado um agente esfoliante para produzir uma descamação (de profundidade programada) das camadas mais superficiais de sua pele, o que irá ativar um mecanismo biológico que estimulará a renovação e o crescimento celular com o objetivo de suavização de rugas, remoção de manchas e melhora na aparência total e textura da pele.

Para que os resultados sejam os melhores possíveis, é importante seguir alguns conselhos:

- Evitar o uso de óculos nos primeiros dias após o peeling.
- Logo após o peeling você ainda poderá sentir uma sensação de calor na região tratada, mas não se assuste, pois é uma reação normal.
- Você sentirá algumas contrações pouco agradáveis, mas não dolorosas (um certo "repuxar"). Para minimizar esse efeito, mantenha sua pele hidratada com uma pomada, como vaselina estéril ou soro fisiológico gelado, por exemplo.
- A limpeza da pele deve ser suave e delicada, sem nunca friccionar. Lavar com água e secar a pele com uma toalha macia, apenas com leves toques.
- Dormir, de preferência, em posição recostada de costas sem se virar muito, para não esfregar o rosto no travesseiro, que pode ser protegido com uma toalha macia.
- Caso a sensação de calor seja muito grande no primeiro dia, pode-se tomar um analgésico ou um medicamento para dormir. O médico deve ser consultado.
- Não sorrir será a tarefa mais difícil, mas os movimentos excessivos tendem a formar rachaduras, o que irá acontecer com certeza, mas quanto mais tarde melhor (uma semana). Manter aparência triste garantirá melhor cicatrização.
- Sua pele se tornará escura e seca. Não puxe a pele, não esfregue, não molhe o rosto muitas vezes, pois poderá causar uma descamação prematura. Pedaços de pele seca irão se descolar e soltar, e se você quiser ajudar, jamais puxe-os. Se estiver incomodando muito e se tiverem o tamanho adequado, corte delicadamente com uma tesoura.
- Deve-se lembrar que essa pele escura e feia está protegendo a pele nova e saudável que está formando-se por baixo. Quanto mais tempo essa proteção ficar, melhor.
- Quando toda a pele descamar, e sua aparência for normal e rosada, o filtro solar será obrigatório, pelo menos por 3 meses, e melhor ainda se usado sempre.

Resultados dos peelings químicos superficiais[14]

Excelentes:

- efélides;
- melasma epidérmico;
- hiperpigmentação epidérmica.

Variáveis:

- lentigos simples;
- lentigos senis;
- melasma ou hiperpigmentações pós-inflamatórias mistas (epidérmicas ou dérmicas).

Pobres:

- queratose seborreica;
- nevo juncional;
- melasma dérmico;
- hiperpigmentação pós-inflamatória dérmica.

Resultados dos peelings químicos médios

Excelentes:

- efélides, lentigos simples e lentigos senis;
- melasma epidérmico;
- hiperpigmentação pós-inflamatória epidérmica.

Pobres:

- nevos;
- queratose seborreica exofítica.

Complicações

O risco de complicações aumenta proporcionalmente à profundidade do peeling. Nos peelings superficiais, geralmente, são de natureza pigmentar, nos de média profundidade podem ocorrer cicatrizes, e nos profundos, até reações sistêmicas.[12,13,16]

□ Pigmentares

- hipopigmentação;
- hiperpigmentação (Figuras 18.20 e 18.21);
- linha de demarcação;
- acentuação de nevos;
- eritema;
- *flushing* persistente;
- equimose.

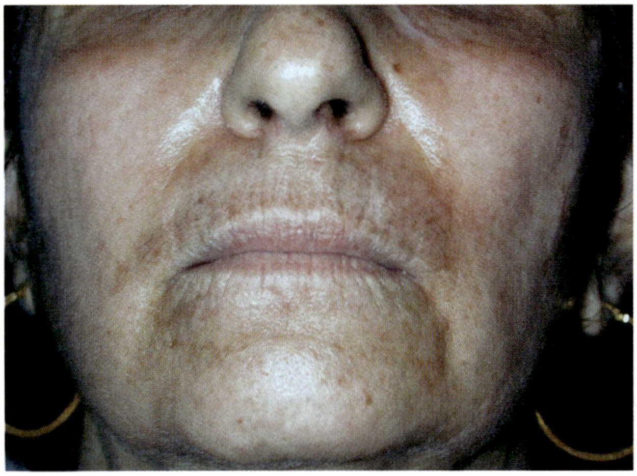

Figura 18.21. Hiperpigmentação perioral após 21 dias do peeling de TCA a 35%.
Fonte: Acervo da autoria do capítulo.

A esfoliação prematura da pele pode ser um problema em peelings de qualquer natureza. A camada de pele necrótica criada pela solução esfoliante funciona como uma bandagem protetora, permitindo que o tecido abaixo cicatrize perfeitamente. A remoção prematura dessa camada, acidental ou intencionalmente, expõe uma camada de tecido imaturo e frágil e aumenta a susceptibilidade a infecções, eritema persistente, hiperpigmentação pós-inflamatória e fibrose.

A hiperpigmentação pós-inflamatória é uma condição em que uma resposta inflamatória da pele leva ao desenvolvimento de hiperpigmentação subsequente. Está geralmente associada a pacientes de fototipos altos pele escura e à exposição ao sol após o peeling; entretanto, mais raramente pode ocorrer em pacientes de pele clara e que não tenham se exposto ao sol.

O tratamento pode ser expectante, já que tende a desaparecer gradualmente com o tempo ou pode se instituir terapia com agentes clareadores e fotoprotetores. A pigmentação pode surgir no pós-peeling imediato (4 a 5 dias após) ou tardiamente, após 2 meses de peeling.

Qualquer agente de esfoliação produz um clareamento da pele, uma vez que a melanina está dispersa na epiderme e, ao eliminar-se algumas células, a melanina presente diminui. Entretanto, à medida que o nível de descamação se aprofunda, o grau de clareamento e hipopigmentação aumenta pela destruição de melanócitos, resultando em hipopigmentação irreversível.[1,8]

Algum grau de eritema é comum em todo o peeling. Embora alguns pacientes possam apresentar áreas vermelho-brilhantes no início, em geral, elas tornam-se rosadas em 7 a 14 dias. Se o eritema persiste além de 3 semanas, costuma ser um sinal de alerta para uma cicatrização inadequada. O tratamento com corticosteroides tópicos de alta potência, fitas adesivas impregnadas de esteroides e curativos de silicone deve ser imediatamente instituído, pois as áreas podem tornar-se endurecidas, evoluindo para cicatrização espessada e hipertrófica com fibrose.[13]

A equimose ocorre na região infraorbitária, em um pequeno número de pacientes que apresentarem intenso edema pós-peeling.[16]

□ Cicatriciais

- queloides;
- cicatriz hipertrófica (Figura 18.22);
- cicatriz atrófica;
- necrose.

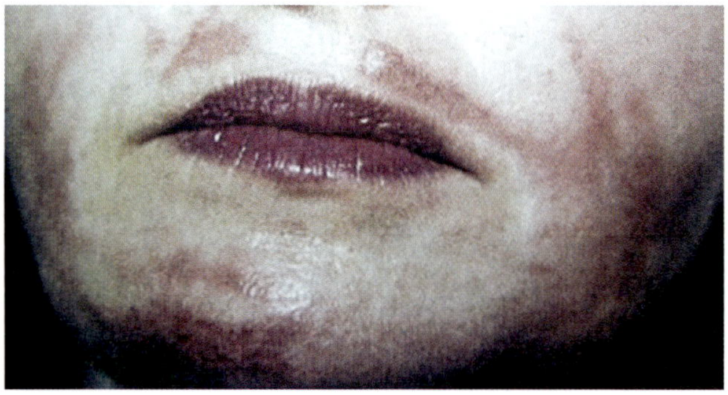

Figura 18.22. Cicatriz hipertrófica perioral após realização de Bluepeel.
Fonte: Acervo da autoria do capítulo.

□ Estruturais

- ectrópio;
- eclábio.

□ Infecciosas

Bacterianas:

- *Staphylococcus;*
- *Streptococcus;*
- *Pseudomonas*;
- síndrome do choque tóxico.

□ Virais

- herpes simples;
- verrugas.

Fúngica

- *Candida albicans*.

Felizmente, as infecções associadas aos peelings são infrequentes e aumentam com a profundidade dos peelings.

Em parte, devem-se ao fato de as descamações que formam crostas (descamações profundas) serem mais propensas à colonização de bactérias, ocasionando infecções, do que as que não formam crostas.

Como as infecções acarretam fibrose, toda infecção deve ser tratada de forma enérgica. As infecções parecem aprofundar bastante a lesão induzida pelo agente esfoliante, de modo que a intervenção terapêutica com antibióticos orais de amplo espectro e tópicos é necessária para obter-se resultado estético desejado. Compressas contendo ácido acético 0,25% ou 0,5% e desbridamento mecânico delicado, realizado por profissionais, podem ser necessários em casos de crostas e restos necróticos na ferida.

Caso haja infecção por *Candida*, o tratamento com cetoconazol oral (200 mg/dia) ou fluconazol (150 mg dose única) é altamente eficaz.

Surtos herpéticos no lábio ou acima da margem eritematosa podem ser desencadeados pelo traumatismo de uma descamação química e o seu prenúncio é a dor. Segundo Brody, "até que se prove o contrário, dor é igual a herpes no peeling". As infecções nesse caso se manifestam por áreas erosadas sem vesículas. Em geral, a terapia é com aciclovir 400 mg, 3 vezes ao dia. A terapia deve ser instituída com anti-herpéticos de uso oral.

Na suspeita de infecções, deve-se solicitar sempre uma cultura e coloração de Gram, isso identificará a *Candida* e bactérias.

Outras

- mília (após 4 a 6 semanas) (Figura 18.23);
- prurido;
- aumento do tamanho dos poros (efeito temporário);
- aumento de telangiectasia;
- erupções acneiformes;
- reações alérgicas.

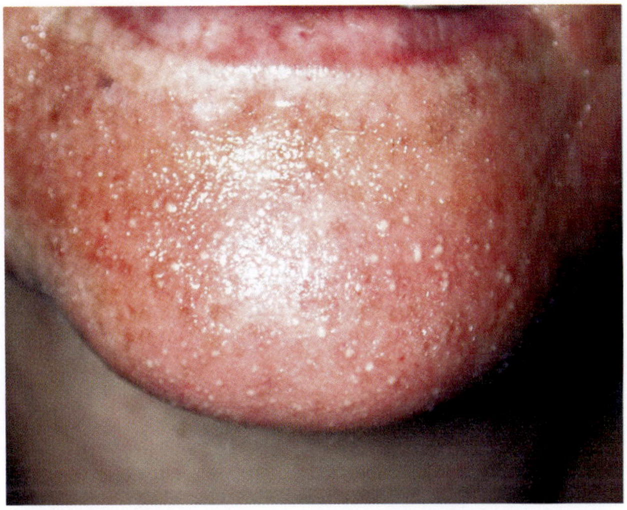

Figura 18.23. Mília após peeling de TCA a 35% por uso abusivo de vaselina no pós-peeling.
Fonte: Acervo da autoria do capítulo.

Uma pequena porcentagem de pacientes desenvolvem ílias e apresentam erupções acneiformes. Estas se manifestam como múltiplas pápulas eritematosas, foliculares e sensíveis, diferentes das pústulas foliculares que se observam durante o estágio de cicatrização por obstrução folicular causadas por uso excessivo de pomadas e emolientes. Respondem rapidamente a antibióticos tópicos, como clindamicina e eritromicina, ou sistêmicos, como tetraciclinas, limeciclinas ou minociclinas.

As reações alérgicas aos agentes químicos são raras e costumam estar associadas ao resorcinol.

18.2 Peeling Profundo – Fenol

- Gustavo Carneiro Nogueira
- Raquel Iracema de Freitas Macedo Oliveira

Introdução

Os peelings químicos profundos permanecem como o padrão-ouro no rejuvenescimento cutâneo. O agente químico clássico para estes peelings é o fenol, mais especificamente a sua associação sinérgica com o óleo de cróton (peelings de fenol-cróton).

Os peelings de fenol-cróton são usados há vários anos, inicialmente pelos chamados *lay peelers* (esteticistas) e posteriormente por cirurgiões plásticos e dermatologistas. A fórmula clássica de Baker-Gordon foi a mais utilizada desde a década de 1960 até a publicação dos trabalhos do Gregory Hetter no ano 2000. Nesta série de quatro artigos ele demonstra que o ingrediente principal destas fórmulas era o óleo de cróton e que, variando a concentração deste óleo, ocorria uma variação significativa na profundidade do peeling. A partir de então, iniciou-se uma nova era dos peelings de fenol, na qual poderíamos individualizar as fórmulas de acordo com o paciente e com a região anatômica a ser tratada, inclusive podendo-se utilizar mais de uma fórmula por paciente.

Características químicas

O fenol, também conhecido como ácido carbólico, ácido fênico ou ainda hidroxibenzeno, consiste num grupo hidroxila ligado a um anel benzênico. É uma substância orgânica que se apresenta como um sólido cristalino, volátil, de odor característico e de fórmula molecular C6H6O. Foi descoberto em 1834 pelo químico Friedlieb Ferdinand Runge no fracionamento do alcatrão da Hulha. Atualmente, a obtenção do fenol se dá principalmente pela rota sintética baseada na oxidação do cumeno, sendo que em 2008, mais de 97% do fenol em todo o mundo foi produzido dessa forma.

Outros compostos fenólicos conhecidos na dermatologia são, por exemplo, a hidroquinona (1,4 dihidroxibenzeno) e o resorcinol (1,3 dihidroxibenzeno) (Figura 18.24).

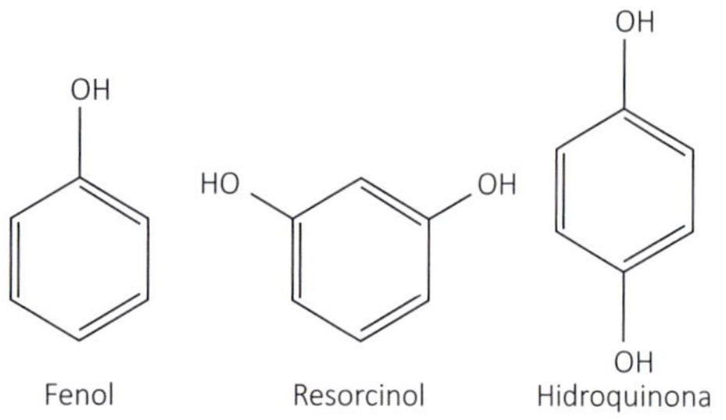

Figura 18.24. Fenol, resorcinol e hidroquinona.
Fonte: Desenvolvida pela autoria do capítulo.

O óleo de cróton é um extrato da semente da planta *Croton tiglium*, uma fonte de ésteres de forbol. Estas substâncias são dotadas de intensa atividade pró-inflamatória e de estímulo a neocolagênese.

O fenol causa uma coagulação da epiderme e derme superficial, mas é capaz de carrear os ésteres de forbol para a derme, tendo, então, um efeito sinérgico (Figura 18.25).

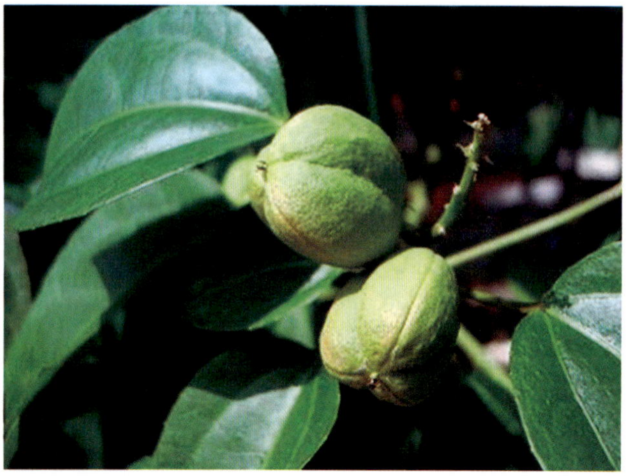

Figura 18.25. *Cróton tiglium.*
Fonte: Acervo da autoria do capítulo.

Formulações

Existem várias formulações descritas de peeling de fenol-cróton. A fórmula de Baker-Gordon, descrita em 1962, foi a mais utilizada e contém 2,1% de óleo de cróton e 49,3% de fenol. É preparada da seguinte forma:

Solução de fenol 88% em água destilada	3 mL
Água destilada	2 mL
Septisol	8 gotas
Óleo de cróton	3 gotas

Septisol é uma marca de sabão líquido originalmente de hexaclorofeno e atualmente de triclosano. Funciona como surfactante, importante para deixar a mistura mais homogênea.

Várias tentativas foram feitas no sentido de deixar as fórmulas mais uniformes, diminuir a sua toxicidade e controlar melhor a velocidade de absorção dos ativos.

Um marco muito importante foi a publicação dos quatro artigos do Hetter no ano 2000. Como dito anteriormente, ele varia a concentração do óleo de cróton e mantém fixa a concentração do fenol (35%).

Ao invés de utilizar gotas do óleo de cróton, ele propõe o preparo de uma solução (chamada solução de estoque) misturando 1 mL do óleo de cróton com 24 mL de fenol 88%. Cada mL da solução de estoque contém 0,04 mL de óleo de cróton (equivalente a 1 gota). Desta forma, o volume de 1 gota seria padronizado (25 gotas por mL) (Tabela 18.4).

Tabela 18.4. Fórmulas de Hetter contendo 35% de fenol (volume total 10 mL).

Concentração do óleo de cróton	1,6%	1,2%	0,8%	0,4%
Solução de estoque	4 mL	3 mL	2 mL	1 mL
Fenol 88%	0 mL	1 mL	2 mL	3 mL
Água	5,5 mL	5,5 mL	5,5 mL	5,5 mL
Septisol	0,5 mL	0,5 mL	0,5 mL	0,5 mL

Fórmulas com 1,6% de óleo de cróton são normalmente usadas em áreas de pele mais espessa como a região perioral, enquanto as com 0,4% são mais usadas nas regiões de pele mais fina como a periocular.

Histologia

Observa-se uma zona dérmica densa de neocolagênese que aumenta até 16 semanas. A elastose é substituída por fibras elásticas organizadas. Kligman et al. avaliaram os efeitos histológicos a longo prazo e observaram que os efeitos persistem após 15 a 20 anos. A profundidade destas alterações aumenta com o aumento da concentração do óleo de cróton e com o número de passadas (volume total da mistura por área de aplicação).

Indicações

Classicamente, a indicação do peeling de fenol-cróton é para pacientes com fotoenvelhecimento avançado (Glogaw IV) com rugas profundas. Entretanto, após os trabalhos do Hetter e a possibilidade de graduar a profundidade do peeling, novas indicações surgiram. Atualmente utilizamos também no fotoenvelhecimento moderado (Glogaw II e III) e para tratamento de áreas localizadas da face, como as regiões perioral e periocular. Outras indicações seriam cicatrizes, queratoses actínicas e queilite actínica.

Contraindicações

O fenol não está indicado em grávidas, durante amamentação e em doenças hepáticas, renais ou cardíacas descompensadas.

Pacientes com fototipos mais altos (V e VI) geralmente são contraindicados pelo risco de hipocromia. Atualmente podemos utilizar em fototipos intermediários (III e IV) adaptando a concentração do óleo de cróton.

Uma questão bastante importante é avaliar o perfil psicológico do paciente e informar com a maior riqueza de detalhes toda a evolução do tratamento, assim como os possíveis efeitos adversos.

Geralmente solicitamos a realização de um risco cirúrgico que inclui, além da avaliação clínica, exames laboratoriais e ECG.

Procedimento

Um peeling de fenol-cróton de face total necessariamente deve ser feito com monitorização cardíaca e num ambiente com todo o suporte para atendimento de emergências clínicas. É importante que haja uma ventilação do ambiente, inclusive o uso de um ventilador próximo ao paciente, já que o fenol é muito volátil. Os peelings localizados em apenas uma unidade cosmética da face podem ser feitos sem monitorização cardíaca.

Peeling de face total

O paciente deve ser orientado a lavar a face com sabonete e não usar qualquer maquiagem. Começamos desengordurando a pele com acetona com bastante atenção, já que essa etapa é importantíssima para a uniformidade do resultado. Com o paciente na posição sentada, marcamos a face. Isto é essencial para que marquemos corretamente a região do contorno mandibular. A face é dividida em seis regiões anatômicas (frontal, periocular, nariz, perioral e malar/submalar de cada lado). Os autores trabalham com as fórmulas de Hetter que são preparadas no momento da aplicação, assim como a fórmula de Baker.

A analgesia é importante na hora do procedimento, tanto para conforto do paciente como também para conseguirmos conduzir a aplicação com tranquilidade, já que é muito importante que um peeling profundo fique uniforme. Na opinião de alguns autores, o risco de arritmias cardíacas também diminuiria com a analgesia. Normalmente, fazemos o procedimento com sedação, mas outros colegas já preferem os bloqueios anestésicos ou mesmo o uso de analgésicos mais potentes por via oral.

Mantemos o recipiente que contém a fórmula fechado e sempre que formos utilizá-la devemos agitar a mistura, já que a mesma não é homogênea. Podemos utilizar para aplicação do peeling um "abaixador de língua" de madeira com a ponta envolta no algodão, gaze ou alguns disponíveis no mercado com a ponta menor, usados em áreas mais delicadas como a periocular.

O número de passadas, o volume de solução utilizado e a pressão exercida sobre o aplicador são fatores que influenciam na profundidade do peeling e não somente a concentração dos ativos da fórmula. Por isso é tão difícil criar uma padronização de como realizar um peeling químico. Esses são procedimentos artesanais e aplicador dependente. Sabemos que muitas variáveis estão envolvidas na escolha do protocolo de aplicação, como a espessura da pele, o grau de oleosidade, a região anatômica, o grau de elastose, entre outros. Nas avaliações prévias já podemos ter uma ideia das fórmulas a serem utilizadas.

Iniciamos pela região frontal, sempre lembrando de entrar um pouco no couro cabeludo para que não haja demarcação evidente. Geralmente fazemos uma passada do aplicador mais úmido seguida de movimentos circulares e de vai e vem para uniformização. Esperamos ao redor de 10 minutos para iniciarmos a próxima área. Como o metabolismo e a eliminação do fenol são rápidos, isso diminui a sua toxicidade.

A aplicação na região periocular deve ser feita nas pálpebras superiores até o sulco palpebral superior e nas inferiores, com o algodão menos úmido, até 1 mm da margem ciliar. Vale sempre lembrar de secar as lágrimas com um cotonete para evitar refluxo do material para os olhos. É importante prestar atenção no eritema reflexo que ocorre na periferia da área tratada para que, ao aplicar na região seguinte, não fiquem áreas sem tratamento.

Posteriormente, seguimos para as laterais da face, nariz e, por último a região perioral. Nesta última entramos no vermelhão do lábio para que ocorra uma melhor definição do contorno labial.

O *frosting* não é o único parâmetro para avaliar a profundidade da penetração, pois varia de acordo com a fórmula utilizada, espessura da pele, grau de oleosidade, volume da solução e tom da pele do paciente. Muitas vezes o *frosting* em fototipos mais altos não é muito evidente, o que pode induzir a aplicação de um volume exagerado. Após algumas passadas pode ocorrer a mudança de coloração da pele para um tom castanho-alaranjado (foto a seguir), que indica que o peeling atingiu a derme reticular e devemos finalizar o procedimento (Figura 18.26).

Após o término da aplicação, utilizamos geleia de vaselina para fazer uma oclusão. Não utilizamos fita adesiva por julgarmos ser importante a visualização da pele e pela dificuldade de retirá-la em alguns casos. O paciente é orientado a lavar o rosto a partir de 24 horas após o procedimento.

Peelings localizados

Os peelings de fenol-cróton localizados podem ser feitos isoladamente ou associados a um outro agente químico no restante da face, mais comumente o ácido tricloroacético. As regiões que tratamos com mais frequência são a periocular e a perioral. Na nossa experiência, utilizamos também em outras áreas, como nariz, glabela e, de forma ainda mais localizada, em algumas rugas isoladas.

Para os peelings localizados, os pacientes devem, idealmente, ter um fototipo mais baixo, já que existe um maior risco de demarcação da área tratada. Também tendemos a usar fórmulas com concentrações mais baixas de cróton.

□ Periocular

Podemos utilizar em toda a região periocular como descrito anteriormente ou somente nas pálpebras inferiores. Nesta última região, utilizamos para tratar rugas finas e hipermelanose periocular (olheiras). O rejuvenescimento das pálpebras inferiores é extremamente desafiador, o que torna esta indicação especialmente importante (Figura 18.27).

□ Perioral

Esta é uma região que se beneficia muito dos peelings profundos. Um formato que os autores utilizam bastante compreende todo o lábio superior até o sulco nasogeniano e o vermelhão e contorno do lábio inferior. No lábio superior, como há uma delimitação natural com o restante da face (sulco nasogeniano) e existe uma certa sombra do nariz, caso ocorra uma hipocromia tardia, esta não será tão evidente. Quando fazemos toda a região do mento, existe um risco maior de uma demarcação evidente com o restante da face, tanto por uma possível hipocromia quanto pela grande melhora da qualidade da pele. Por isso, na nossa experiência, temos feito apenas no vermelhão e contorno do lábio inferior. Além da melhora das rugas periorais ocorre uma eversão e discreto aumento de volume dos lábios (Figuras 18.28 a 18.30).

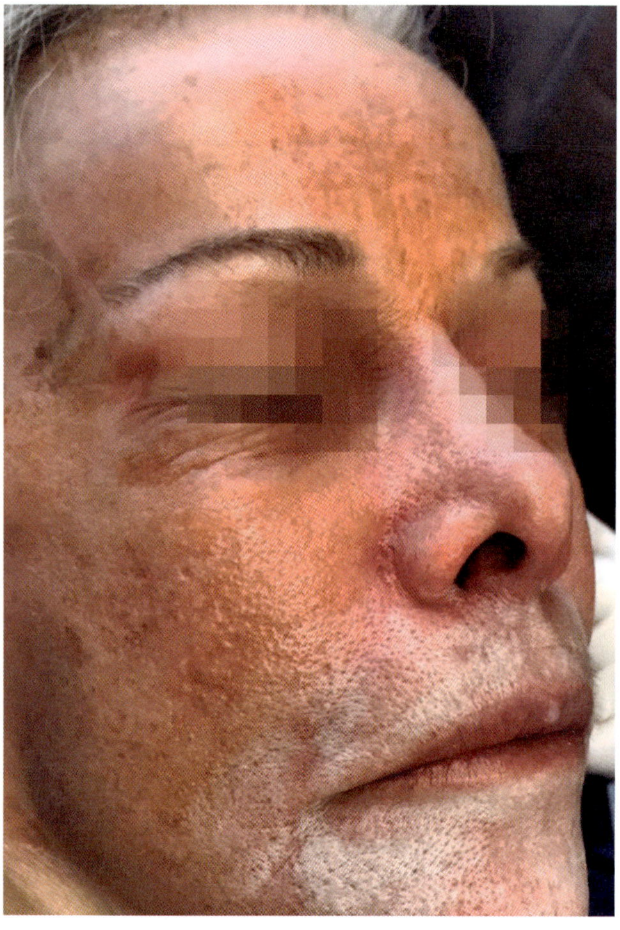

Figura 18.26. *Frosting* perioral e pontos acastanhados na face.
Fonte: Acervo da autoria do capítulo.

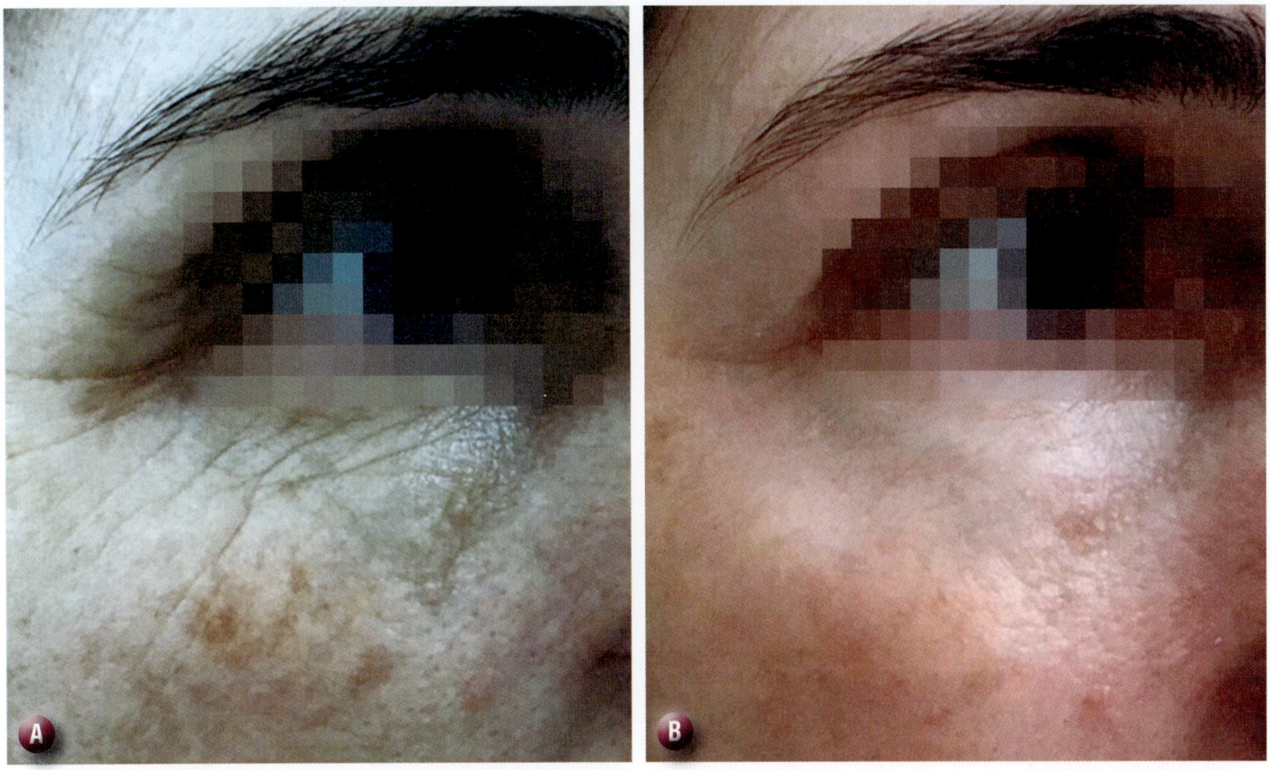

Figura 18.27. Tratamento na região periocular. (A) Antes. (B) 3 anos depois.
Fonte: Acervo da autoria do capítulo.

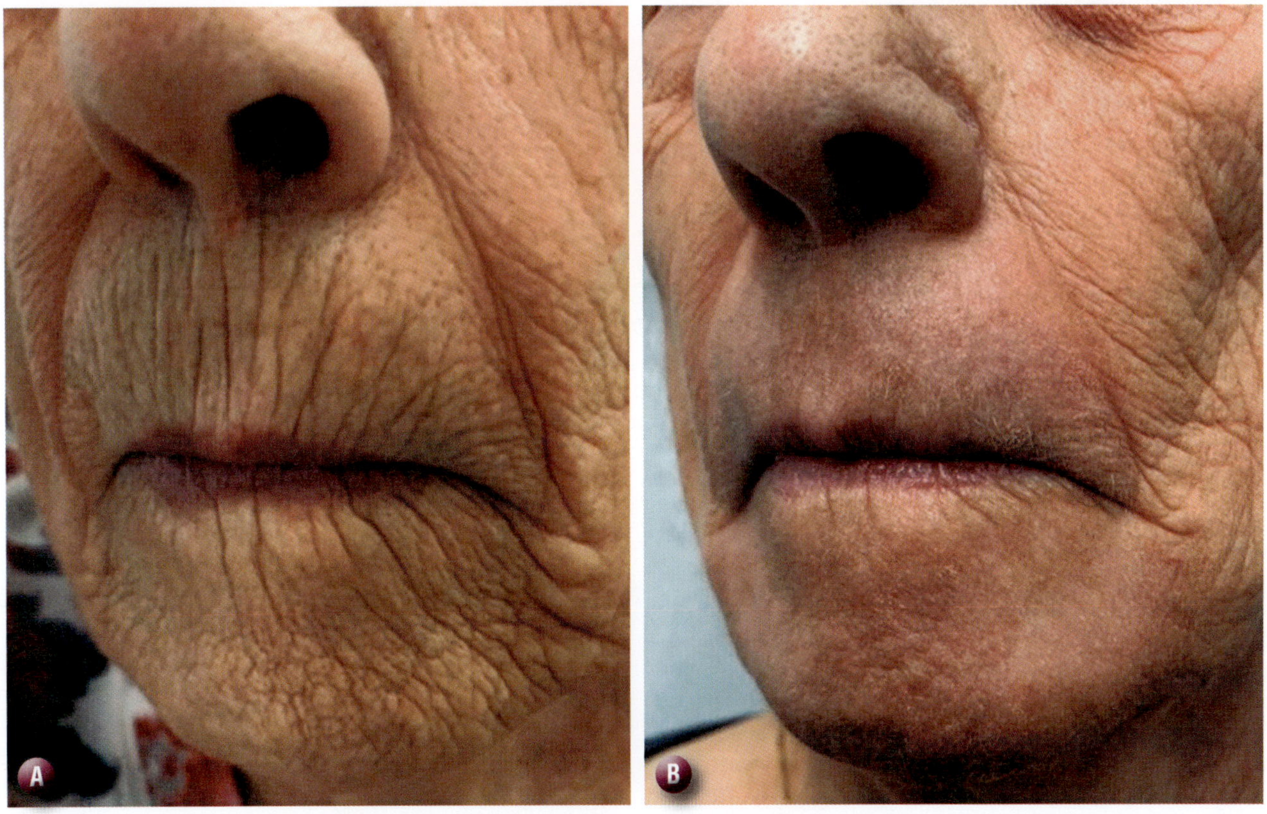

Figura 18.28. Tratamento na região perioral, caso A. (A) Antes. (B) 6 meses depois.
Fonte: Acervo da autoria do capítulo.

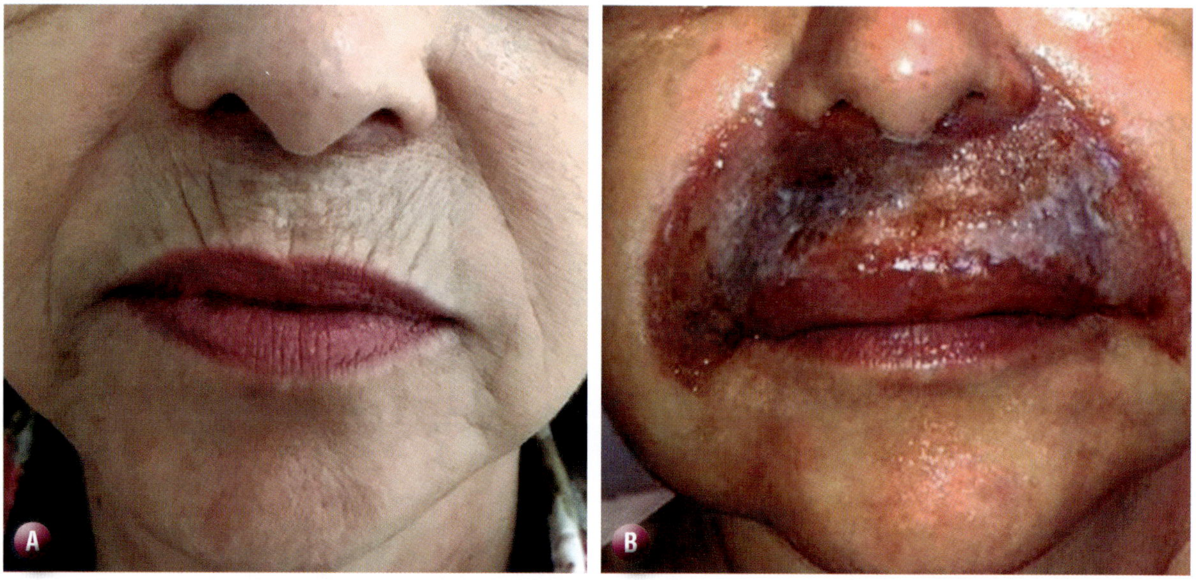

Figura 18.29. Tratamento na região perioral, caso B. (A) Antes. (B) 2 dias depois.
Fonte: Acervo da autoria do capítulo.

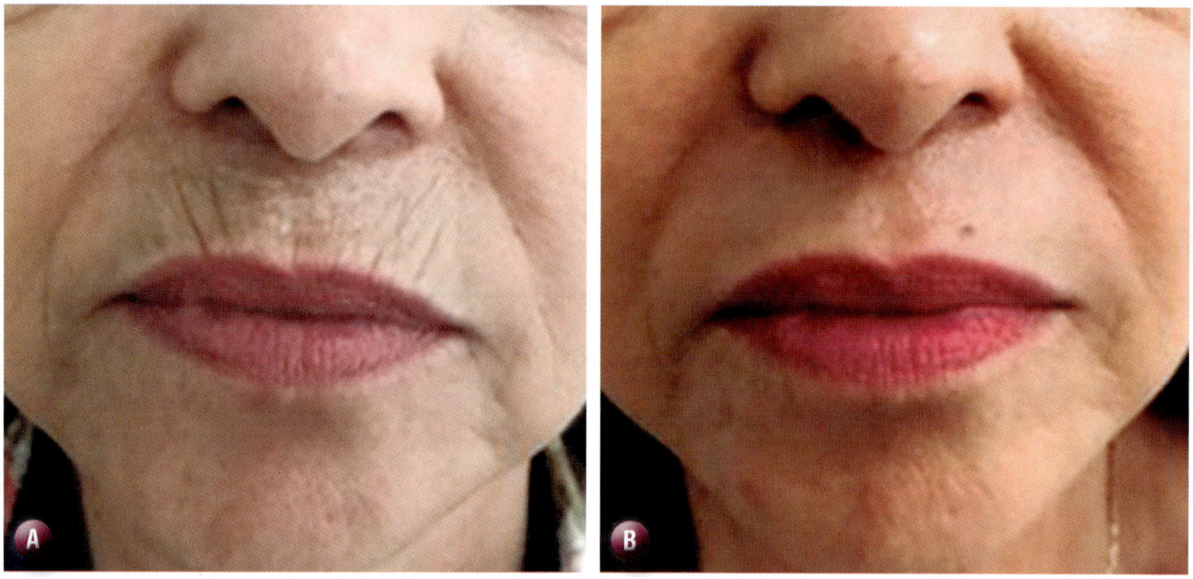

Figura 18.30. Tratamento na região perioral, caso B. (A) Antes. (B) 1 ano depois.
Fonte: Acervo da autoria do capítulo.

Cuidados no pós-peeling

Em relação aos cuidados no pós-peeling, a analgesia pode ser feita em casa com compressas de soro fisiológico geladas e um ventilador, além de analgésicos mais ou menos potentes de acordo com a percepção de dor do paciente. A dor geralmente vai aumentando nas primeiras 4 horas e depois tende a ir diminuindo até 8 a 12 horas. Em alguns casos deixamos o paciente internado até o dia seguinte para que fique tranquilo neste período das primeiras 12 horas recebendo os cuidados no hospital. Isso depende muito do perfil psicológico do paciente que, aliás é uma questão muito importante de ser analisada nas consultas prévias.

Utilizamos de rotina um antiviral (valaciclovir 500 mg a cada 12 horas por 10 dias) iniciado no dia anterior ao peeling. Além de mantermos o uso da geleia de vaselina como lubrificante, usamos um creme de antibiótico (sulfadiazina de prata 1% creme) após a limpeza diária. O paciente é encorajado a lavar a face durante o banho com água morna corrente e uma espuma de sabonete. É importante a avaliação diária do paciente pelo médico e/ou equipe de enfermagem treinada. Essa avaliação é feita após a limpeza da pele. É nesse momento que também podemos dar um apoio psicológico ao paciente, dando segurança e mostrando disponibilidade a ele (Figura 18.31).

Nas fotos a seguir mostramos antes e depois em padrões diferentes de pele (Figura 18.32):

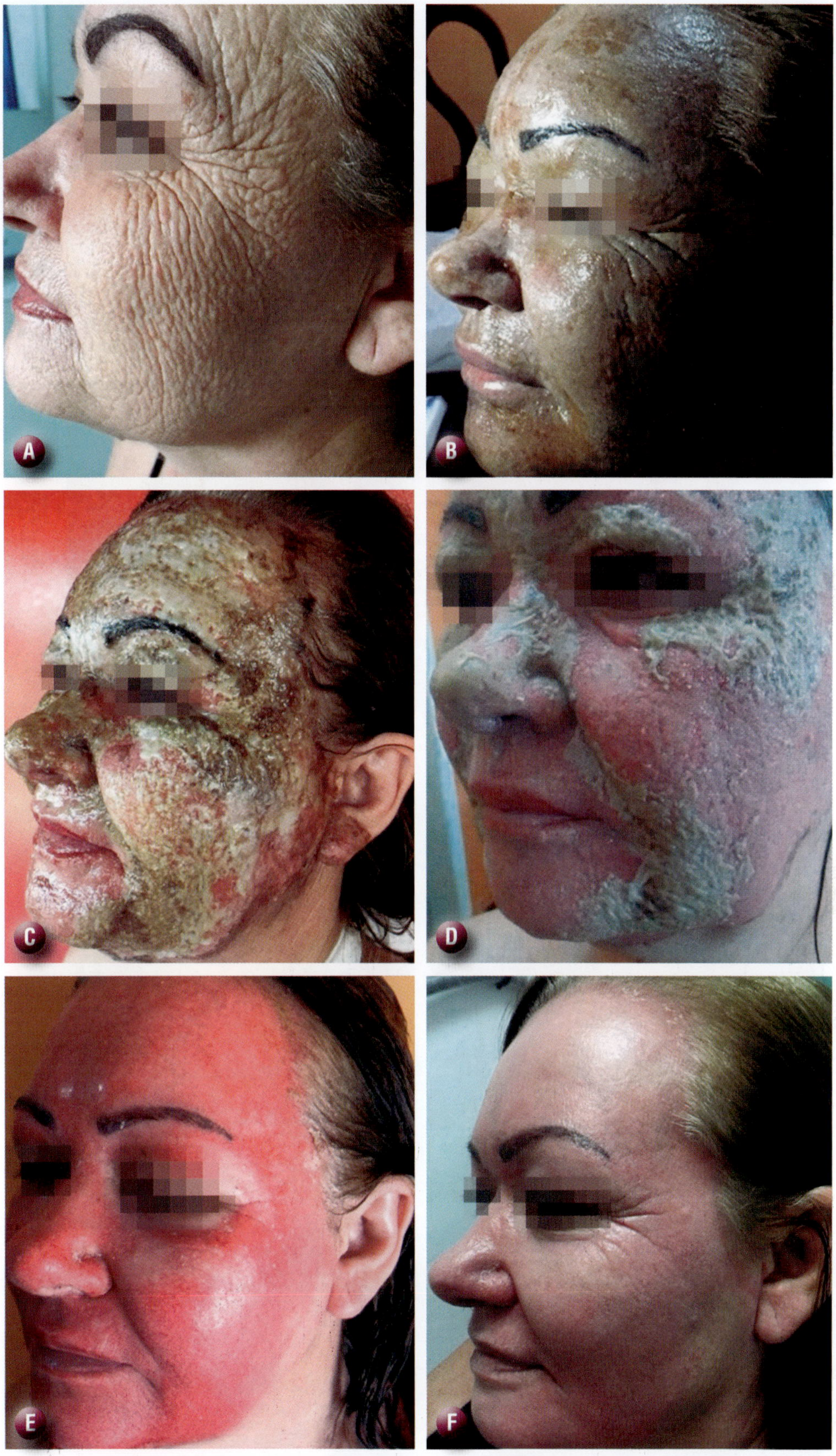

Figura 18.31. Evolução com cuidados no pós-peeling. (A) Antes da aplicação. (B) 36 horas – em 24 a 36 horas ocorre o pico do edema que pode dificultar a abertura dos olhos. (C) 3 dias – descolamento da pele amarelada com um exsudato purulento que se mistura com crostas. (D) 4 dias – grande parte do exsudato foi removida, evoluindo para reepitelização. (E) 6 dias – eritema intenso e completa reepitelização. (F) 8 dias – eritema menos intenso, coberto com filtro solar com cor.

Fonte: Acervo da autoria do capítulo.

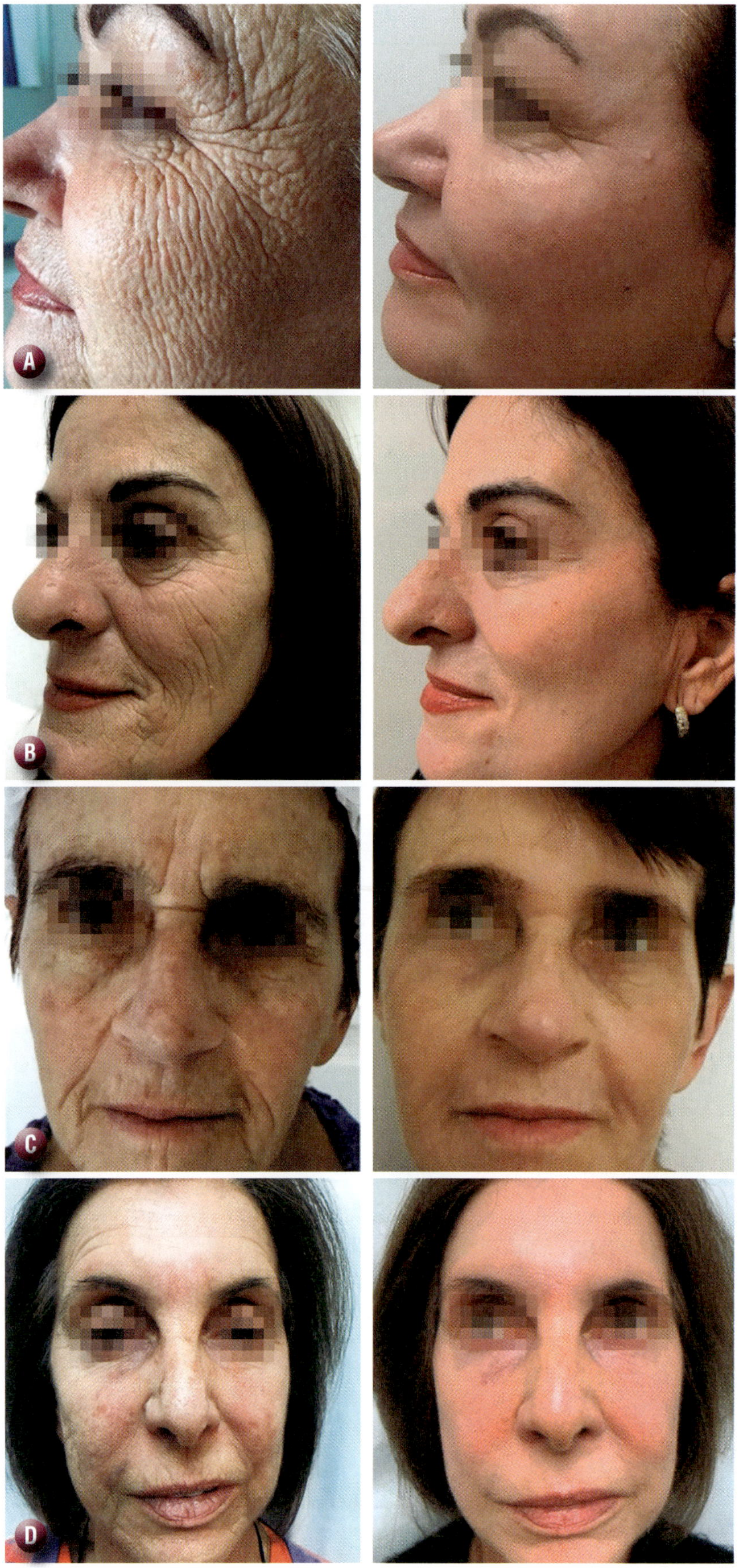

Figura 18.32. Antes e depois em padrões diferentes de pele. (A) Antes e 6 meses depois. (B) Antes e 3 anos depois. (C) Antes e 1 ano depois. (D) Antes e 2 anos depois.

Fonte: Acervo da autoria do capítulo.

Complicações

Arritmias cardíacas

A complicação mais temida durante o procedimento está relacionada à toxicidade direta do fenol sobre o miocárdio, levando a arritmias cardíacas. Sua incidência não está bem estabelecida. Geralmente são transitórias e benignas, mas raramente podem evoluir para formas potencialmente mais graves. Para diminuir as chances de aparecimento, recomenda-se um intervalo de 10 a 15 minutos entre uma unidade cosmética e outra, hidratação venosa e analgesia adequada. Se surgirem extrassístoles mais frequentes, suspendemos a aplicação, aguardamos 15 minutos e aumentamos a hidratação. Um peeling de face total não deve ser feito em menos de 1 hora.

Infecções

A reativação do herpes nos primeiros dias de pós-peeling também é uma complicação bastante temida. O uso de antiviral profilático diminui bastante o seu aparecimento. Infecção bacteriana não é comum. Na nossa experiência utilizamos apenas profilaxia com antibiótico tópico.

Alterações da pigmentação da pele

A hiperpigmentação pós-inflamatória acontece numa porcentagem significativa dos casos e é transitória, não necessitando de tratamento. Já a hipocromia é uma complicação tardia, geralmente se tornando mais evidente após o sexto mês, quando o eritema já desapareceu. Ela está relacionada à profundidade do peeling e a fatores individuais, muitas vezes imprevisíveis. A chamada pseudohipocromia acontece em peles elastóticas que, após voltarem a sua cor original, fazem contraste com a pele ao redor. Isto é bastante importante na seleção dos pacientes, principalmente naqueles que pretendem se submeter a um peeling localizado em apenas uma unidade cosmética (Figura 18.33).

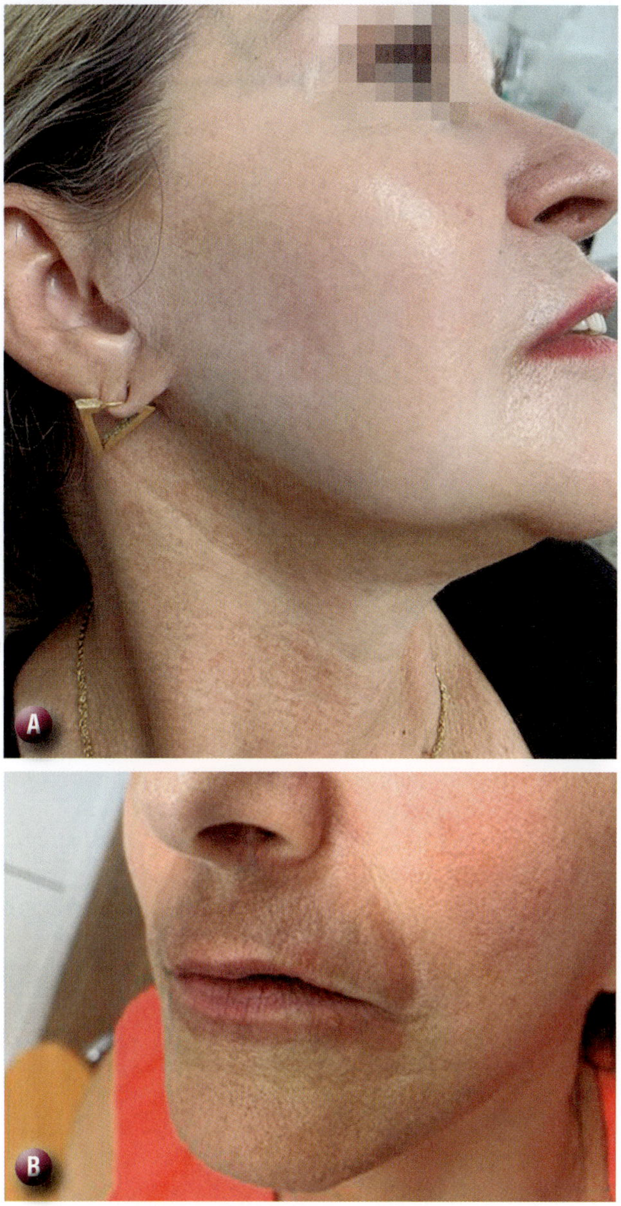

Figura 18.33. (A) Linha de demarcação entre a face e o pescoço. (B) Hipercromia pós-inflamatória, 4 semanas após o peeling.
Fonte: Acervo da autoria do capítulo.

Cicatrizes

São mais comuns na região perioral e nas pálpebras inferiores e são tanto mais frequentes quanto maior a profundidade do peeling. Um eritema muito intenso persistente pode ser um fator preditor. Geralmente se formam nos primeiros 3 meses após o peeling e quando tratadas precocemente, costumam apresentar boa resposta ao tratamento. Podem ser utilizados corticoides tópicos de alta potência ou infiltração intralesional (Figura 18.34).

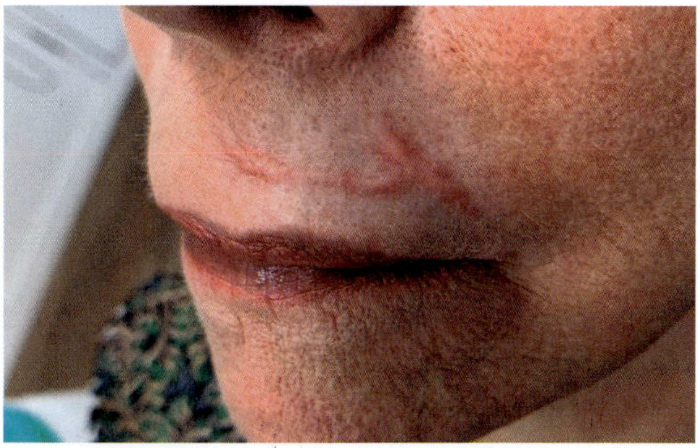

Figura 18.34. Cicatriz hipertrófica.
Fonte: Acervo da autoria do capítulo.

Ectrópio

Um ectrópio temporário é muito frequente, mas definitivo é bastante raro. Especial atenção deve ser dada a pacientes com histórico de blefaroplastia inferior e com *snap-back test* comprometido. Nesses casos, usamos concentrações mais baixas de cróton, pouco volume de solução (aplicador mais seco) e não friccionamos muito a região. Eventualmente, deixamos a aplicação nessa área para um segundo momento.

Conclusão

Os peelings profundos permanecem como uma excelente arma terapêutica quando bem indicados, especialmente em mãos bem treinadas. São muito seguros, desde que tomados todos os cuidados necessários e seus resultados são extremamente duradouros. Apesar de todos os recursos e tecnologias disponíveis atualmente, um peeling de fenol-cróton bem indicado muitas vezes apresenta resultados incomparáveis.

18.3 Peelings Corporais

- Maria Paulina Villarejo Kede
- Marcelo Molinaro

Introdução

Apesar da crescente demanda por novas tecnologias, o uso de agentes químicos esfoliativos nos peelings faciais e corporais prossegue ocupando um lugar de destaque na dermatologia, seja por sua eficiência, perfil de segurança, praticidade ou baixo custo.

Observa-se, contudo, que a literatura científica concede maior ênfase aos peelings químicos para tratamento da área facial. No entanto, os peelings químicos em áreas não faciais, além de recomendados para indicações específicas, podem servir como um interessante complemento a outros tratamentos. O presente capítulo tem o objetivo de sistematizar informações disponíveis sobre técnicas, cuidados e orientações gerais para esse tipo de tratamento. Adicionalmente, utilizamos as lições aprendidas em nossa experiência prática para que esses procedimentos sejam mais bem disseminados e seus resultados positivos potencializados.

Peculiaridades das áreas não faciais

As áreas não faciais portam algumas particularidades importantes que devem ser consideradas inicialmente, como descritas a seguir.

□ Extensão da superfície cutânea

É um fator de grande importância na absorção cutânea dos agentes químicos que possuem toxicidade sistêmica. Recomenda-se que o tratamento seja realizado de modo segmentado por áreas corporais, previamente definidas segundo sua extensão, respeitando o perfil de segurança de cada agente químico. Determinados agentes químicos são tempo-dependentes e necessitam de neutralização. Em superfícies extensas, é necessário, portanto, planejar um escalonamento de áreas corporais a serem tratadas, para que a neutralização se faça em tempo hábil.

□ Grau de descamação e formação de pequenas crostas

Nos dias subsequentes aos peelings corporais, observamos a ocorrência de descamação em graus variáveis, de acordo com a profundidade do tratamento. Esse fenômeno ocorre sempre de modo mais retardado que nos peelings faciais, tornando mais extenso o período de retorno da pele às condições normais. Tal particularidade é válida sobretudo para os peelings corporais superficiais em que tratamos toda a epiderme.

□ Tempo de cicatrização

O tratamento das áreas corporais possui um tempo de cicatrização consideravelmente mais lento, se o compararmos com o da face, devido às seguintes particularidades:

- **Número de unidades pilossebáceas:** o processo de cicatrização dos peelings químicos é realizado pela proliferação epidérmica adjacente e da migração das células-tronco presentes nas unidades pilossebáceas, constituindo, assim, um novo epitélio. Como as áreas não faciais apresentam, se comparadas com a face, poucos anexos cutâneos (chegando a ter 30 vezes menos nas regiões do pescoço e colo, e até 40 vezes menos no dorso das mãos e dos braços), devemos ter cautela para não aprofundar demasiadamente o peeling químico, gerando áreas de necrose além da derme papilar.[1]
- **Espessura dermoepidérmica:** essa variante é de grande importância devido à extensão da área corporal e à heterogeneidade de sua espessura, se a compararmos com a face. Em áreas cutâneas menos espessas, teremos uma penetração mais rápida e maior. O processo de envelhecimento cutâneo torna, nos indivíduos mais idosos, a região epidérmica atrófica e,

portanto, mais delgada. É necessário cuidado na escolha do agente a ser utilizado na esfoliação química, para que não haja demasiada penetração cutânea nesses indivíduos.

- **Suprimento sanguíneo:** o reduzido aporte sanguíneo em áreas como membros inferiores dificulta o processo de cicatrização. Recomendamos nessas áreas a realização de peelings muito superficiais ou superficiais e de modo seriado, a fim de minimizar possíveis complicações.

Frente ao exposto anteriormente, devemos ter cuidado na escolha do agente e da técnica a ser utilizada na esfoliação química corporal. Parâmetros criteriosos de segurança devem ser respeitados de acordo com a profundidade do peeling que se quer realizar. Para se obter um bom resultado terapêutico, os peelings muito superficiais (estrato córneo) e superficiais (epidérmicos) são os mais indicados nos tratamentos corporais. Eles podem, e devem, ser realizados de modo gradual e seriado até a obtenção dos resultados clínicos desejados, levando-se sempre em conta a profundidade histológica da indicação terapêutica.[2] Essas são orientações que ajudam a prevenir possíveis complicações, tais como eritema persistente levando a futuras áreas de hipercromia pós-inflamatória, acromia de difícil manejo ou até mesmo retardo na cicatrização com áreas de necrose que gerariam cicatrizes dérmicas inestéticas.

Cuidados prévios ao procedimento

A adoção de cuidados prévios é de grande importância para obtenção de bons resultados clínicos. Vejamos, a seguir, aqueles que consideramos mais relevantes:

- Realização de uma cuidadosa história clínica, sobretudo em relação a reações adversas no passado: alergias, tendência a queloides, doenças dermatológicas crônicas (como dermatite seborreica e dermatite atópica) em que a barreira cutânea está alterada, ou doenças dermatológicas que apresentem fenômeno de Köebner como manifestação clínica. Devemos ainda ter cautela no caso de pacientes com histórico de hiperpigmentação pós-inflamatória, sobretudo os de fototipos IV, V e VI, de Fitzpatrick, em que as hipercromias são mais comuns e agravadas pelo uso de contraceptivos orais, reposição hormonal e uso de minociclina oral. Condições como essas não contraindicam o procedimento em absoluto, mas uma avaliação criteriosa da extensão da doença e de sua evolução deve ser realizada pelo profissional.
- O procedimento tem contraindicação relativa para indivíduos que já se submeteram a radioterapia na área corporal onde será realizado o peeling químico, devido a uma possível destruição dos anexos cutâneos, comprometendo o processo de reepitelização pós-procedimento. Nesses casos, a observação de pelos do tipo *vellus* nos assegura a integridade dessas estruturas anexiais. Retardos na cicatrização pós-peeling também podem ocorrer nos indivíduos que fizeram uso de isotretinoína oral há menos de 6 meses.
- A luz de Wood, recomendada para afecções faciais como o melasma, pode ser utilizada na avaliação do nível de pigmento encontrado nas discromias extrafaciais. O conhecimento da profundidade desse pigmento possibilita planejar a profundidade do peeling corporal, bem como a escolha adequada do seu agente químico.
- Deve-se evitar exposição solar excessiva nos dias que antecedem a realização do peeling, minimizando o risco de ativação dos melanócitos pela radiação solar e a possibilidade de surgimento de hipercromias após o procedimento.
- Nos peelings corporais, o preparo da pele é dispensado nos procedimentos muito superficiais e é apenas necessário quando intencionamos tratar toda a epiderme. À semelhança dos peelings faciais, o preparo deve ter início com, no mínimo, 14 dias de antecedência. Sugere-se o uso de despigmentantes inibidores da tirosinase, como hidroquinona e ácido kójico, além de regeneradores tissulares da classe dos retinoides e alfa-hidroxiácidos. Aceleramos, assim, o processo de cicatrização e prevenimos possíveis áreas de hipercromias – em especial nos fototipos IV, V e VI de Fitzpatrick, mais suscetíveis a essa complicação. Tais medicamentos devem ser suspensos de 3 a 5 dias antes do procedimento para que não haja interferência quanto ao aprofundamento do agente químico do peeling.
- Nos tratamentos das lesões epidérmicas com maior grau de hiperqueratose, como as queratoses seborreicas e as actínicas, utilizamos a eletrocoagulação e a criocirurgia como coadjuvantes prévios à realização dos peelings químicos.
- Por fim, raspagem e depilação dos pelos corporais não devem ser realizadas na área a ser tratada nos 5 dias que antecedem o tratamento. Evita-se, assim, injúria epidérmica, dermatite de contato alérgica ou por irritante primário que possam comprometer a integridade da pele.

Alguns cuidados no dia do procedimento são também importantes, dentre eles a escolha adequada da substância a ser utilizada para higienização, como loção de limpeza suave, álcool-éter ou acetona pura, esta com alta capacidade de desengordurar e retirar resíduos epidérmicos. A escolha correta do agente higienizante determina maior ou menor penetração do agente químico, em especial aqueles com maior capacidade de penetração na epiderme, como o ácido tricloroacético (ATA).

Principais agentes químicos e suas respectivas indicações

□ Ácido salicílico

Consiste em um beta-hidroxiácido utilizado nas concentrações de 20% e 30% em etanol como peeling muito superficial. Tem propriedades comedolíticas, queratolíticas e anti-inflamatórias, agindo como coadjuvante no tratamento da acne, das queratoses pilares e das hiperpigmentações pós-inflamatórias. Seu efeito terapêutico estende-se ao tratamento do fotoenvelhecimento leve, em que temos irregularidade na textura cutânea e rítides finas.[3] O protocolo de tratamento varia de 3 a 6 sessões, em intervalos de 15 a 30 dias, dependendo da indicação clínica e do grau de morbidade das lesões. Frequentemente, ocorre um embranquecimento da superfície tratada pela precipitação do ácido salicílico no tempo de 1 a 3 minutos, que serve como parâmetro para uma aplicação homogênea (Figura 18.35).

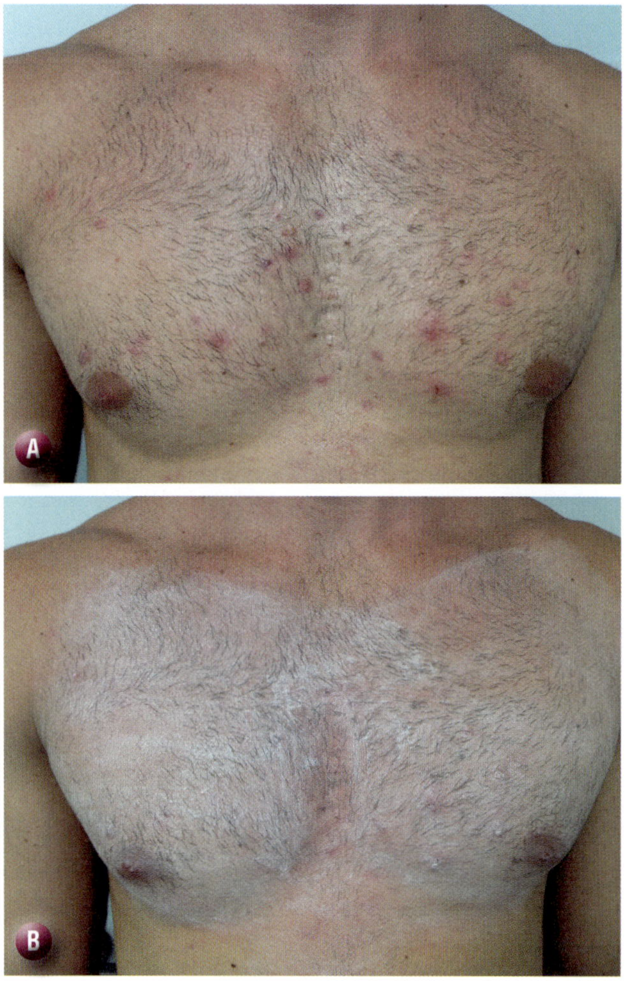

Figura 18.35. (A) Peeling com ácido salicílico a 30% em etanol em acne inflamatória. (B) Precipitação do ácido, em cor esbranquiçada. *Fonte:* Acervo da autoria do capítulo.

A seguir, ocorre ardência de grau moderado, que cede em poucos minutos, dando uma sensação de leve anestesia à área tratada. Pequenos *frostings* de nível 1 podem ser vistos nas áreas de lesões inflamatórias da acne, não necessitando de neutralização. Retiramos o excesso de precipitado de cor esbranquiçada, após 5 a 10 minutos com água ou loção de limpeza. Em 3 a 5 dias, ocorre descamação muito fina de cor esbranquiçada.

Sintomas de salicilismo, apesar de raros, podem ocorrer, variando do leve (respiração acelerada, zumbidos, diminuição da audição, tontura, náuseas, vômitos e dores abdominais) ao grave (alterações do sistema nervoso central simulando intoxicação alcoólica). Por essa possibilidade, recomenda-se o uso desse peeling somente nas áreas corporais com menor superfície, como pescoço e região pré-esternal.[4] Recentemente, uma nova preparação com ácido salicílico 30% em veículo à base de polietilenoglicol (PEG) vem sendo utilizada com bons resultados clínicos em voluntários com pele envelhecida gerando melhora na textura cutânea, e nos pacientes com acne, ocorrendo desaparecimento de comedões e da acne inflamatória. Por ser menos volátil que o veículo em etanol, o veículo PEG possui uma maior afinidade pelo ácido salicílico e, assim, o retêm e o libera somente em pequenas quantidades nas camadas superficiais da epiderme. Essa afinidade justifica uma menor absorção desse peeling, conferindo uma possível baixa toxicidade sistêmica, bem como uma redução da ardência durante sua aplicação.[5]

Por outro lado, o ácido salicílico formulado em etanol, por ser altamente lipofílico, tem grande afinidade pela unidade pilossebácea, promovendo certo ressecamento, desejável nos pacientes portadores de acne corporal.[3]

□ Solução de Jessner

Constitui-se de 14% de ácido salicílico, 14% de ácido lático e 14% de resorcina em etanol. A solução possui ação queratolítica, anti-inflamatória e clareadora. Dependendo do número de camadas aplicadas sobre a superfície cutânea e do volume utilizado, age como peeling que se estende de muito superficial a de média profundidade. Sua penetração parcial é, em parte, determinada pela ação epidermolítica do ácido lático que, apesar de estar em baixa concentração, depende para sua liberação do pH ácido da formulação.

Indicamos esse peeling como coadjuvante no tratamento de acne inflamatória com áreas de hipercromias em tronco (anterior e posterior), em especial nos fototipos mais altos. Nesses casos, preferimos aplicá-lo com o auxílio de gaze, exercendo certa pressão, sobretudo nas áreas com camada córnea mais espessa e estrutura sebácea mais numerosa. Esse peeling é também indicado no tratamento do rejuvenescimento da região do colo e do pescoço, locais em que é utilizado de maneira mais comedida em relação ao número de camadas aplicadas. Evita-se, assim, um desnecessário aprofundamento do peeling (Figura 18.36).[3,6]

O peeling de Jessner costuma ser muito bem tolerado pelos pacientes, provocando ardência de leve a moderada que cede entre 3 e 10 minutos. Após a aplicação, ocorre levíssimo embranquecimento da pele, decorrente da precipitação do ácido salicílico, seguido de eritema variável com áreas de *frostings* leves (níveis 0 a 1). Sugerimos um intervalo de 3 a 4 minutos, entre as aplicações das camadas, para que seja avaliada a extensão do peeling já realizado. Esse é um peeling que não necessita de neutralização. Em geral, retiramos o excesso do ácido salicílico precipitado com água ou uma loção de limpeza. Entre 3 e 5 dias ocorrerá uma descamação castanho-clara na superfície corporal. A solução de Jessner deve ser utilizada em intervalos quinzenais ou mensais, em torno de 3 a 6 sessões.

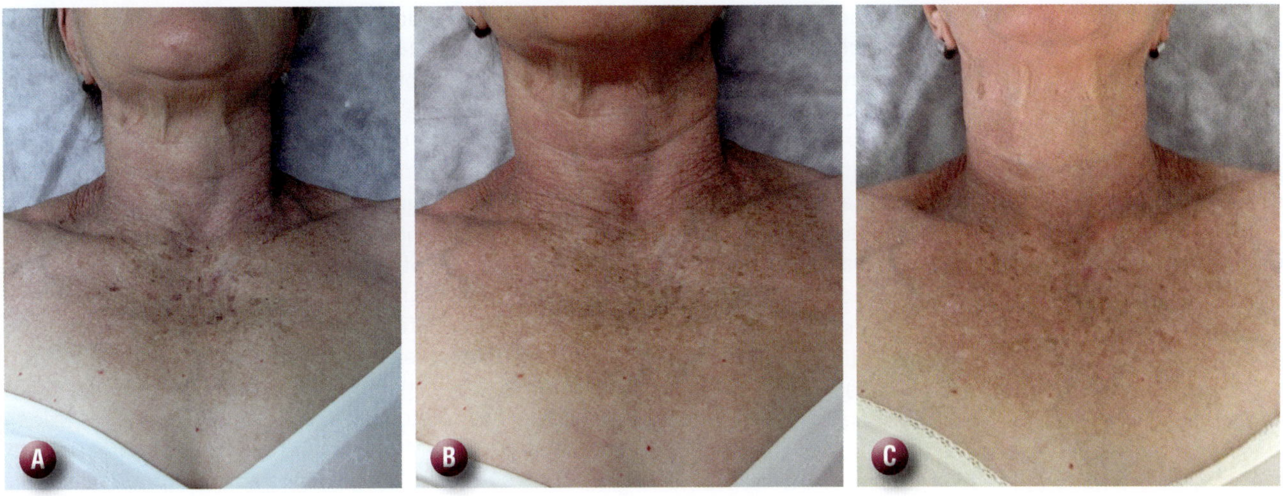

Figura 18.36. Peeling de Jessner (três camadas) em fotoenvelhecimento moderado. (A) Antes do procedimento. (B) Após uma sessão (14º dia). (C) Após 2 sessões (40º dia).

Fonte: Acervo da autoria do capítulo.

O peeling de Jessner figura entre os que são considerados amplamente seguros: a reação alérgica, determinada pela hipersensibilidade à resorcina, tem baixo índice e o tratamento apresenta pouca toxicidade, em decorrência da baixa concentração de resorcina e ácido salicílico em sua formulação. Para maior segurança, recomenda-se realizar um rodízio de áreas, intervalando os tratamentos. Essa orientação é também válida para todos os demais peelings que apresentem algum grau de absorção sistêmica dos agentes utilizados (Quadro 18.8).

Quadro 18.8. Sugestão de frequência de aplicação de peelings corporais.
Intervalo mensal ou bimensal
Em caso de mais de uma região- rodízio de áreas • primeira semana: colo e pescoço • segunda semana: dorso das mãos e antebraços • terceira semana: ombro e braços • quarta semana: coxas e pernas

□ Resorcina

É um agente cáustico do grupo dos fenóis, solúvel em água e álcool, utilizado como esfoliante em solução ou pasta, em concentrações que variam de 10% a 50%. Nos peelings corporais muito superficiais, especialmente na acne de tronco anterior e posterior, sugerimos seu uso em concentrações mais baixas, entre 20% e 30% (5 a 10 minutos),[7] ou em associação ao enxofre, ambos a 24% em uma solução com água destilada.[1] Esse peeling é também indicado no tratamento das discromias, rugas finas e hiperpigmentação pós-inflamatória. É aconselhável realizar teste prévio pela possibilidade de causar dermatite de contato alérgica.[1] Cuidados especiais devem ser tomados nas concentrações mais altas e quando aplicadas em áreas corporais mais extensas.

□ Tretinoína

Mais conhecida como ácido retinoico, é uma droga da classe dos retinoides utilizada para peelings superficiais. Esse peeling é formulado em uma solução amarela em propilenoglicol e sua utilização varia em concentrações de 5% a 12%. Para se obter um efeito decorativo, podemos incorporar tonalizantes na fórmula. Esse peeling é muito utilizado na dermatologia cosmiátrica por uma conjunção de fatores, destacando-se sua capacidade de promover afinamento e compactação do estrato córneo, reverter atipias em células epidérmicas, estimular a neocolagênese na derme, aumentar a deposição de glicosaminoglicanos, estimular a reorganização das fibras colágenas danificadas pela exposição solar e remover e dispersar os grânulos de melanina formados nos queratinócitos.[1] Seu uso é bastante disseminado nos tratamentos de fotoenvelhecimento e alterações actínicas da pele (p. ex., poiquilodermia de Civatte),[2] nos distúrbios da pigmentação oriundos das foliculites pós-depilação, na acne, nas picadas de insetos, no melasma em áreas não faciais e nas lesões traumáticas, sobretudo nas regiões de tronco, membros superior e inferior. No tratamento da acne, corrobora com os procedimentos domiciliares à base de tretinoína tópica promovendo a eliminação, bem como a prevenção, da hiperqueratose folicular.

O peeling de tretinoína é também muito utilizado após a realização da microdermoabrasão com cristais de óxido de alumínio em que o estrato córneo é removido mecanicamente. Esse procedimento associado otimiza os resultados terapêuticos a partir de um aprofundamento epidérmico.[8] Sua indicação estende-se ao tratamento das estrias de distensão mais antigas, de cor nacarada, bem como as de surgimento recente, de coloração rósea. São nessas últimas, sobretudo na região mamária, que costumamos obter os melhores resultados clínicos. Compartilhamos com alguns autores a adequação do uso desse peeling isoladamente nas estrias, na concentração de 10%, por um período de contato de 4 a 6 horas, até sua remoção com água.[1] Recomendamos também esse peeling após procedimentos de eletrocoagulação ou criocirurgia de proliferações epidérmicas, tais como queratoses seborreicas e actínicas, mílias, hiperplasias sebáceas e papulosis nigricans. Estudos revelam que essa associação parece propiciar uma melhor cicatrização desses procedimentos,[9] além de tratar a unidade anatômica corporal como um todo, promovendo uma uniformização da tonalidade cutânea, bem como uma melhora da qualidade da pele.

O peeling de tretinoína é indolor e de fácil realização. Aplica-se o agente químico com o auxílio do dedo enluvado. No intervalo médio de 3 a 4 dias, teremos uma descamação branca, seca e fina, proporcional à concentração e ao tempo de exposição do ácido retinoico sobre a área corporal. Sua aplicação, quinzenal ou mensal, é completamente indolor, pois não possui pH ácido capaz de promover coagulação proteica. Por ser uma droga fotossensível, deve ser aplicada no fim do dia e permanecer nas regiões corporais tratadas por ao menos 6 horas.[2] Para a obtenção de melhores resultados, sugerimos que, empiricamente, se faça um aumento gradual dessa exposição a cada aplicação até o limite de 12 horas. Não tivemos acesso a estudos indicando uma sequência de tempo ideal para obtenção dos melhores resultados. Esse peeling não é recomendado a gestantes e não deve ser realizado ao longo do período de amamentação (Figura 18.37).

□ 5-Fluoruracila (5-FU)

É uma pirimidina fluorada do grupo dos antimetabólitos que age como um citostático no tratamento das afecções cutâneas pré-neoplásicas e neoplásicas. Também chamado de peeling de fluoruracila pulsado, consiste em um peeling superficial combinado em que utilizamos, primeiramente, a solução de Jessner ou de ácido glicólico 70% em gel fluido. No caso da solução de Jessner, recomenda-se a aplicação de 1 ou 2 camadas até atingirmos um eritema inicial ou o nível 0 de *frosting*, não necessitando de neutralização. Já no caso do ácido glicólico, necessitamos neutralizá-lo com água ou bicarbonato de sódio. Em seguida, é aplicado o 5-FU 5% em creme ou em propilenoglicol em uma superfície corporal que não deve exceder 500 cm^2 (aproximadamente 23x23 cm), deixando-o agir por 6 a 12 horas. Esse procedimento é realizado em até oito pulsos semanais ou quinzenais, para tratamento das queratoses actínicas múltiplas. Em estudo efetuado por Katz,[10] o peeling combinado com solução de Jessner possibilitou uma redução de 86% dessas lesões; em outro estudo, Marrero[11] obteve um melhor resultado, com 92% de redução das lesões com a combinação com ácido glicólico 70%.

□ Ácido glicólico (AG)

Tem sua fonte natural na cana-de-açúcar, sendo produzido em laboratório para ser utilizado como peeling químico. Dentre os alfa-hidroxiácidos é dos que possui menor tamanho de molécula. Portanto, a penetração do AG na pele dá-se, comparativamente, a outros alfa-hidroxiácidos, de modo mais fácil. Assim, o AG pode ser utilizado como agente de peeling muito superficial ou superficial, dependendo da concentração utilizada, do pH da fórmula e do tempo de exposição na superfície cutânea.[7,12] Acreditamos que na concentração de 70% e em pH abaixo de 1,0 pode-se tornar um peeling de média profundidade, dependendo do tempo de exposição na pele. Quanto maior a concentração do AG, em um pH mais baixo e por mais tempo de exposição, mais profundo será o peeling. Isso ocorre por sua maior biodisponibilidade nessas condições.[1]

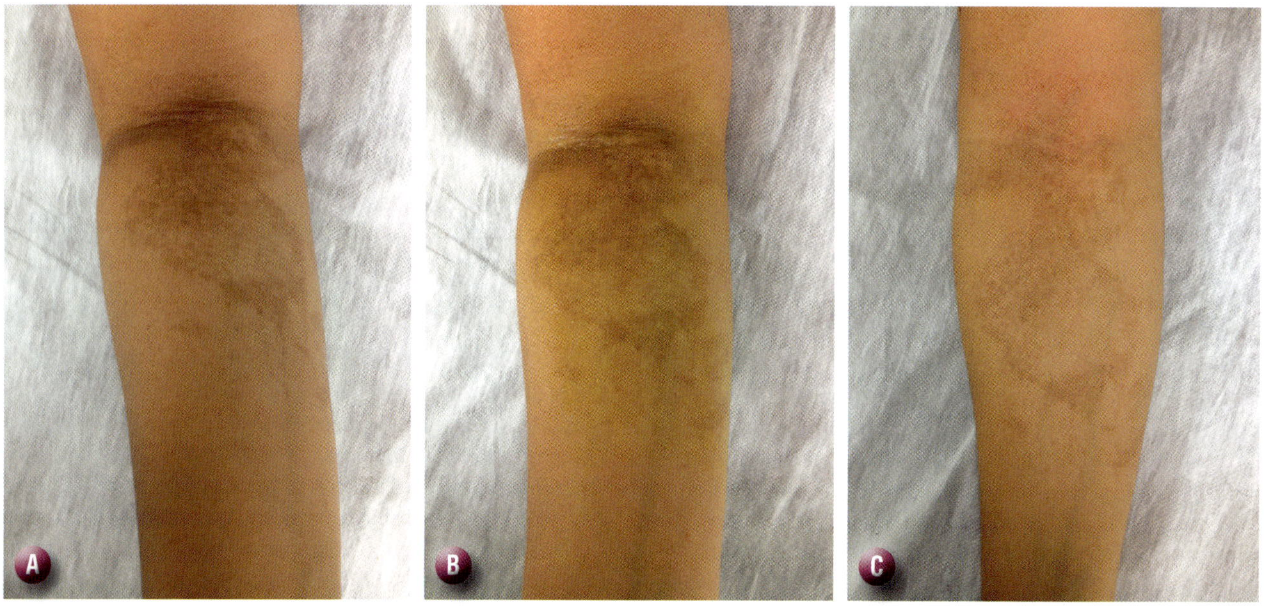

Figura 18.37. Peeling de tretinoína a 5% em propilenoglicol em hipercromia pós-inflamatória traumática. (A) Antes do procedimento. (B) Logo após a aplicação do peeling. (C) Após 1ª sessão (14º dia).
Fonte: Acervo da autoria do capítulo.

Esse peeling é indicado como coadjuvante nos tratamentos de áreas não faciais de fotoenvelhecimento, da acne inflamatória, de cicatrizes atróficas acneicas e nas desordens pigmentares, como melasma e hipercromia pós-inflamatória.[7,13,14] Obtemos, também, ótimos resultados clínicos no tratamento das foliculites e pseudofoliculites de virilhas e nádegas. A ação do AG decorre do efeito de compactação do estrato córneo, espessamento epidérmico e deposição de colágeno e mucina dérmicos.

Os peelings de AG são comercializados como ácidos livres, parcialmente neutralizados. Podemos encontrar diferentes fabricantes com distintos pH que variam de 1 a 3. Algumas formulações têm pH ainda mais baixo, em torno de 0,6. Quanto mais baixo o pH, maior a quantidade de ácido na sua forma livre e, portanto, maior penetração na pele, com formação de *frostings* mais rápidos e mais extensos. Esses *frostings* evidenciam as áreas de epidermólise celular, variando do branco ao branco-acinzentado, de acordo com a maior penetração dérmica do AG7. Nos peelings corporais em áreas com maior espessura da camada córnea, preferimos as formulações com pH mais baixo (de 0,6 a 1,0), a fim de facilitar o tempo de penetração do ácido sem comprometer a segurança na aplicação. Todos os peelings com alfa-hidroxiácidos necessitam de neutralização quando a profundidade desejada do peeling é atingida. Isso é feito por meio de uma solução alcalina ou água. Preferimos utilizar como agente neutralizante o bicarbonato de sódio a 10% em gel fluido que, por possuir um pH francamente alcalino, promove certa efervescência no local a ser neutralizado quando em contato com o peeling de pH ácido. Essa efervescência propicia um melhor controle para que o peeling ocorra na profundidade que desejamos, a partir dessa ocorrência.

No peeling de AG, aplicamos uma fina camada do produto, após completa limpeza do local. A seguir, iniciamos a neutralização, por partes, com bicarbonato de sódio tão logo alguma área de *frosting* se inicie. Isso é feito com o auxílio de uma ponteira com algodão, a fim de evitarmos uma penetração dérmica mais profunda do produto. Em seguida, aguardamos o surgimento de um eritema uniforme e evidente (níveis 0 a 1) e, nesse ponto, realizamos a total neutralização da área. Esse eritema evidencia que atingimos toda a camada córnea e iniciaremos a penetração do agente na camada granulosa, intraepidérmica.[7,12] Recomendamos iniciar o ácido na concentração de 50% e aumentar para 70% nas aplicações subsequentes. Essa concentração maior é muito bem tolerada pelos pacientes, com sensação de calor inicial, seguida de um certo "pinicar" e posterior ardência leve (Figura 18.38).

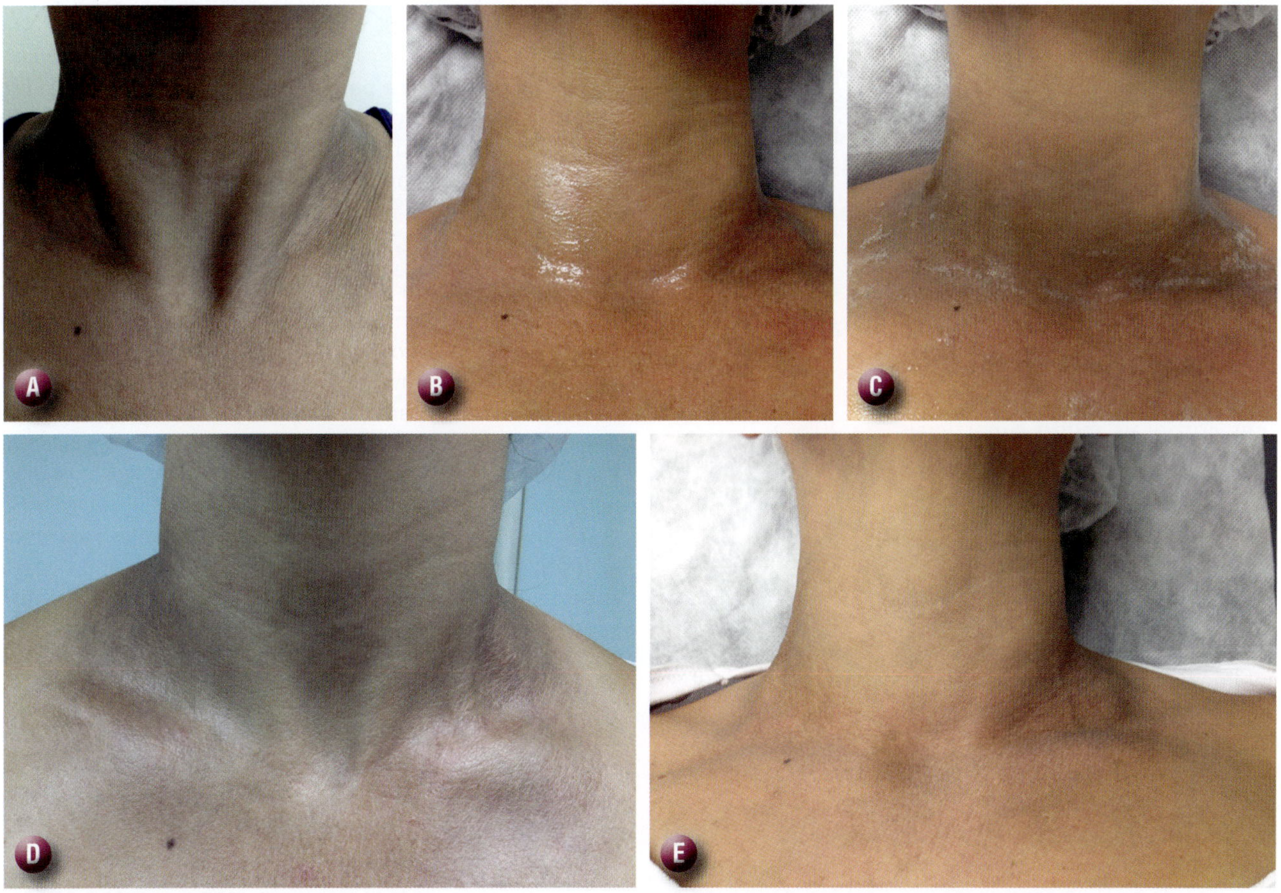

Figura 18.38. Peeling de ácido glicólico a 70% (pH = 0,6) em gel na hipercromia pós-inflamatória. (A) Antes da aplicação. (B) Imediatamente após aplicação do gel translúcido. (C) Efervescência do gel após neutralização com bicarbonato de sódio 10%. (D) Imediatamente após a aplicação. (E) Após 2ª sessão (60º dia).

Fonte: Acervo da autoria do capítulo.

Apesar desse peeling ser tempo-dependente, não nos baseamos no tempo de aplicação, mas na obtenção desse eritema o mais uniforme possível. Devemos ter atenção especial nos tratamentos da região do pescoço, devido a uma camada córnea menos espessa, que facilita uma penetração mais rápida do produto. Nessas áreas, é comum o surgimento de *frostings* ou epidermólises isoladas em maior número, necessitando, muitas vezes, de certa rapidez no manuseio do neutralizador. Devemos, ainda, ter cuidado especial nas áreas de dobras cutâneas para que um volume maior de ácido não fique ali retido e ocasione o surgimento de pequenas necroses. O algoritmo de tratamento propõe em torno de 6 ou mais aplicações do produto com um intervalo quinzenal ou mensal.[12] Esse é um peeling muito utilizado por ser atóxico e, consequentemente, conferir segurança sistêmica. No entanto, recomendamos utilizar, sempre que possível, os mesmos fornecedores do produto para evitar variações expressivas de veículos e de pH.

□ Ácido tricloroacético (ATA)

É uma substância estável, de baixo custo, que não necessita ser neutralizada e não possui toxicidade sistêmica. É de fácil manuseio, pois a profundidade de aplicação na pele é determinada por parâmetros clínicos relacionados com o grau de eritema e formação de áreas de *frostings* e modificação do turgor cutâneo, já expostos no capítulo anterior. O seu *frosting*, ou embranquecimento, é gerado pela capacidade de agressão ácida do ATA, levando à desnaturação proteica das células presentes na pele e à sua necrose. É um peeling versátil, com muito boa ação no rejuvenescimento corporal e nas pigmentações epidérmicas.

Encontramos o ATA em diferentes apresentações, conforme exposto a seguir.

Em veículo com água destilada

O ATA em água destilada é utilizado, didaticamente, na concentração de 10% a 15% na realização dos peelings corporais muito superficiais, de 20% a 25% nos superficiais e acima de 30% nos de profundidade média, chegando até 45% ou 50% na derme reticular superior, com alto grau de imprevisibilidade de bons resultados e grande risco de complicações, tanto na região facial[2] quanto nas áreas extrafaciais.

A partir da preocupação com um aprofundamento desnecessário dos agentes químicos, foram desenvolvidos peelings combinados, que associam duas ou mais substâncias químicas na mesma sessão. São, assim, aproveitados os melhores efeitos de cada substância. Nessa modalidade, são utilizados agentes queratolíticos no desbridamento prévio do estrato córneo com o auxílio da solução de Jessner ou do ácido glicólico 70%, sucedido pelo uso imediato do ATA 35% em água destilada. Esse tipo de peeling combinado, de profundidade média, tornou-se muito comum, sobretudo nos tratamentos da face, pela facilidade na aplicação, maior controle na penetração do agente, uniformidade e segurança na obtenção do nível de *frosting* desejado em relação ao ATA aplicado isoladamente em concentrações maiores.[15,16] Alguns profissionais reproduzem esse peeling, de média profundidade, nos tratamentos corporais com bons resultados, sobretudo no fotoenvelhecimento de grau moderado. No entanto, no intuito de evitar possíveis iatrogenias, não recomendamos sua realização, salvo em mãos bem experientes.[17]

Em peelings combinados mais superficiais, preferimos utilizar concentrações mais baixas de ATA em água destilada, entre 15% e 25%, precedido por 1 ou 2 camadas de solução de Jessner. Esse peeling apresenta ótimos resultados no fotoenvelhecimento de grau leve, nas discromias e no componente pigmentar da poiquilodermia de Civatte.[18] A aplicação do ATA é feita aprofundando-se progressivamente nas camadas da epiderme até atingirmos o nível 1 de *frosting* (eritema com coloração branca rendilhada). Nas discromias mais profundas e lentiginoses remanescentes utilizamos, após esse peeling superficial e combinado, uma concentração maior de ATA que pode variar de 35% a 50% de acordo com a localização anatômica corporal. Isso é feito de modo pontual e isolado, no intuito de tratar essas lesões com aprofundamento do peeling somente nessas localizações.

Um outro peeling químico combinado, de profundidade média, indicado para área não facial, foi descrito por Cook & Cook.[19] Nessa modalidade, utiliza-se ácido glicólico 70% em gel, de modo abundante, seguido da aplicação de ATA 40% em água destilada. O veículo em gel para o ácido glicólico é imprescindível, pois age como formador de barreira parcial na penetração do ATA. Em seguida, após a obtenção do *frosting* desejado, inicia-se a neutralização com solução de bicarbonato de sódio 10%, quando esse peeling é, então, finalizado.

Em veículo em pasta

O ATA é também utilizado em formulações magistrais em pasta nas concentrações de 10% a 20%. Sua aplicação é feita com o auxílio de uma espátula. Após aplicado, é necessário fazer uma janela com a remoção parcial da pasta para visualizarmos os parâmetros de aprofundamento do peeling, encobertos pela cor opaca do veículo. Essa janela, parcialmente acessível ao nosso controle, nem sempre evidencia o que poderá estar ocorrendo no restante do segmento anatômico corporal em tratamento. Apesar de inúmeros profissionais terem grande e boa experiência com essa apresentação, ela não é a da nossa preferência.

Em veículo em gel

Essa apresentação, formulada na concentração desejada por meio de prescrição médica, é hoje a de nossa preferência nos peelings corporais quando a escolha recai sobre o agente ATA.

Esse peeling apresenta-se como um gel translúcido, de alta plasticidade, de fácil manuseio, menos sujeito a acidentes e permitindo total visualização das áreas de embranquecimento e turgor cutâneo, elementos necessários para controle da profundidade da aplicação. O ATA está distribuído por todo o veículo em gel, de maneira homogênea.

O preparo da pele é feito seguindo as mesmas orientações dos peeling de ATA, com a suspensão de agentes queratolíticos previamente ao procedimento. Esse peeling é utilizado em concentrações mais baixas, que variam de 10% a 20%, dependendo da espessura epidérmica do segmento corporal e da profundidade que se quer obter. Esse peeling é indicado no tratamento de fotoenvelhecimento cutâneo de leve a moderado, com mais frequência na região pré-esternal, pescoço, antebraços e dorso das mãos.

Realiza-se a aplicação de uma única e fina camada do gel (de 0,1 a 0,2 mm de espessura) na área a ser tratada com os dedos enluvados.[20] A penetração desse peeling, pelo efeito oclusivo do gel, ocorre de um modo mais rápido, uniforme e sem a necessidade de aplicação de diversas camadas, se comparado ao veículo em água destilada.[20]

O aprofundamento a ser obtido com o gel de ATA pode ser nível 0 (eritema uniforme), para os peelings epidérmicos muito superficiais, em que objetivamos a remoção de toda a camada córnea, ou nível 1 (*frostings* rendilhados com eritema de fundo), para os peelings onde desejamos destruir a epiderme de forma parcial ou mais extensiva. Em se tratando de área corporal, o *frosting* rendilhado seria o parâmetro máximo de aprofundamento com previsibilidade de resultados. De modo diferente dos peelings de ATA em água destilada, procedemos a sua retirada imediata assim que obtivermos o embranquecimento no nível desejado de peeling. A remoção é feita com o auxílio de gaze umedecida em álcool ou, de modo mais fácil, com a simples lavagem do local com água. Impedimos, assim, o aprofundamento do peeling (Figura 18.39).

Esse tratamento é feito em 2 a 3 sessões, com intervalos de 45 a 60 dias. Esse modo seriado e em concentrações menores possibilita uma maior segurança na obtenção de bons resultados, constantes, previsíveis e com menor índice de discromias e cicatrizes inestéticas.

O tempo de recuperação no pós-procedimento é muito semelhante aos peelings de ATA em água destilada ou pasta, apresentando uma descamação fina e de cor castanho.

Cabe lembrar que a ocorrência da vasodilatação provocada pelo ATA em superfícies corporais extensas pode ocasionar, muito raramente, hipotensão, taquicardia e síncope.

□ Ácido tioglicólico

É um dos representantes da classe dos tioglicolatos, cujas substâncias são, há anos, utilizadas na indústria cosmética para manufatura de depilatórios corporais, alisantes e corantes capilares.[21] Conhecido como ácido mercapto acético, tem enxofre em sua composição e apresenta alta solubilidade em água, álcool e éter, sendo de fácil oxidação. A afinidade desse ácido com o ferro é semelhante à da apoferritina: por apresentar grupo tiólico em sua composição estrutural, possui capacidade de quelar o ferro da hemossiderina.[21] Esse peeling é utilizado nos pacientes de fototipos I a IV, nos tratamentos das hipercromias de origem hemosiderótica e melânica, como a pigmentação infraorbitária constitucional[21] e na dermatite ocre por insuficiência venosa dos membros inferiores.[22]

A concentração do ácido varia de 5% a 12% em veículo em gel. Nos peelings corporais para tratamento da dermatite ocre dos membros inferiores, recomendamos seu uso em sessões seriadas, quinzenais ou mensais na concentração entre 10% e 12%. Após higienização da área corporal, aplica-se uma única e fina camada do gel (0,1 a 0,2 mm de espessura), de odor forte, com os dedos enluvados. Seu efeito na pele é diretamente proporcional ao tempo de aplicação do produto, devendo ser removido com água, tão logo um eritema inicial ou nível 0 de *frosting*, se apresente. O peeling pode causar um leve desconforto, associado a discreto eritema no momento da aplicação. Em torno de 3 dias, teremos desde um leve eritema até o surgimento de pequenas áreas de escamas finas e de cor acastanhada, dependendo do tempo de exposição ao agente. Devemos ter especial atenção a uma possível penetração desnecessária desse peeling nos membros inferiores, em decorrência da dificuldade cicatricial nessa área.

Cuidados após o procedimento

Subdividimos os cuidados necessários após realizado o tratamento em duas modalidades, descritas a seguir.

□ Cuidados ao término do procedimento

Os peelings corporais muito superficiais são indolores, podendo o paciente experimentar certa sensação de prurido ou leve ardência, que cede em minutos. Já os peelings superficiais, com necrose de toda epiderme, em especial os com o uso de ATA, ocasionam inicialmente uma sensação de calor, seguido de ardência moderada, que cede com compressas geladas ou resfriadores de ar.

□ Cuidados nos dias seguintes ao procedimento

Esses cuidados em muito se assemelham aos da área facial. Deve-se manter o local limpo, com o uso de sabonetes ou loções de limpeza para peles sensíveis. A área corporal deve estar sempre bem umectada por 5 a 7 dias com emolientes (vaselina sólida ou líquida) de modo a mimetizar a barreira cutânea injuriada pelo agente químico. Tais procedimentos de umectação reduzem uma eventual ardência ou dor no pós-procedimento. Em áreas corporais mais oleosas, recomendamos utilizar reepitelizantes cutâneos com menor teor de óleo em sua composição. Tal cuidado evita o surgimento de erupções acneiformes após o procedimento.

Recomendamos, após 1 a 2 dias do tratamento, o uso de filtro solar de amplo espectro anti-UVA/UVB, preferencialmente os que apresentam em sua composição filtro físico. A aplicação de imediato de filtros após o término do procedimento pode causar certa ardência

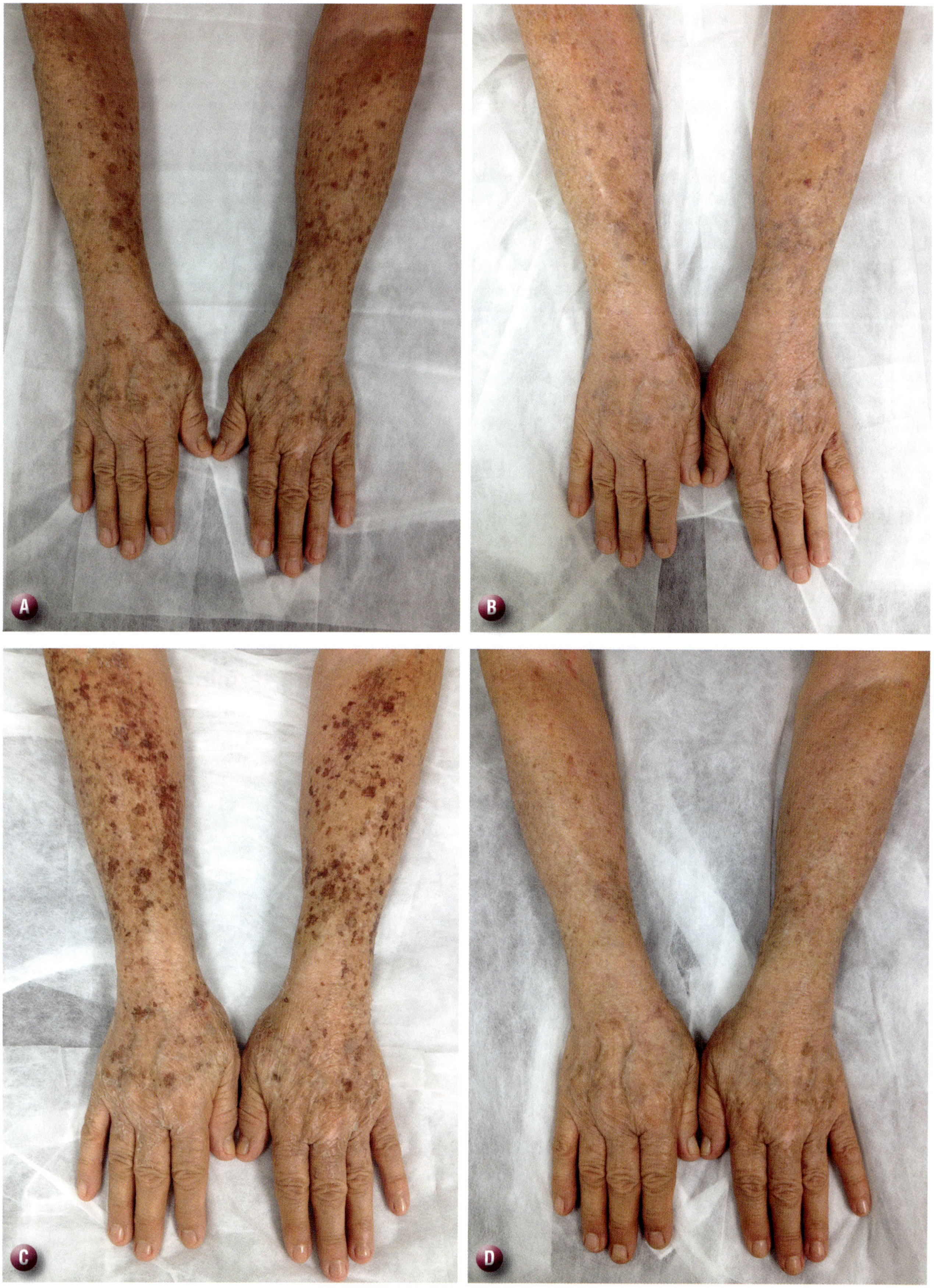

Figura 18.39. Peeling de ATA 20% em gel no fotoenvelhecimento cutâneo. (A) Antes do procedimento. (B) Durante o procedimento (*frosting* nível 1). (C) Escamas e crostas acastanhadas (6º dia). (D) Após 1ª sessão (40º dia).

Fonte: Acervo da autoria do capítulo.

local. Mesmo utilizando um fotoprotetor adequado, deve-se evitar exposições solares nos dias subsequentes ao procedimento. Nos peelings em antebraços e mãos, sugerimos a suspensão do manuseio de produtos químicos ligados a atividades domésticas, como sabão abrasivo e detergentes, até a completa reepitelização.

O tratamento tópico domiciliar deve ser reiniciado tão logo o processo inflamatório pós-peeling tenha desaparecido. É fundamental o uso de vestimentas confortáveis que reduzam possíveis áreas de atrito sobre o local tratado.

Complicações

Raramente ocorre infecção bacteriana ou fúngica nos peelings químicos corporais muito superficiais ou superficiais, por serem de alcance intraepidérmico. Caso haja aprofundamento do peeling, a área deve ser lavada com uma solução de ácido acético a 0,25%, de 2 a 4 vezes/dia, seguido de lavagem com água. Isso reduz a formação de crostas e a possibilidade de infecção. No entanto, a ocorrência de infecção impõe o início imediato de terapia antimicrobiana adequada, precedida de colheita de material local para cultura e antibiograma. Assim, reduzimos as possíveis complicações futuras.

Nos pacientes com história clínica de lesões de herpes simples de repetição, no segmento anatômico tratado com peeling ou próximo a ele, iniciamos terapia anti-herpética profilática, com aciclovir 200 mg, 5 vezes ao dia ou valaciclovir 500 mg, 2 vezes ao dia. Essa terapia se inicia 2 dias antes do procedimento e prossegue, por mais 10 a 14 dias após o peeling ou até total reepitelização cutânea.[18,23]

Caso haja surgimento de alguma área com dificuldade cicatricial – clinicamente evidenciada por um eritema persistente ou pequena exulceração – utilizar creme contendo corticosteroide de potência média à alta, associado ou não a um antibiótico tópico. Isso minimiza os riscos de surgimento de hipercromias, hipocromias ou até mesmo cicatrizes futuras.

Conclusão

Enquanto os peelings médios na região facial podem ser considerados procedimentos de um único estágio, esse não é o caso dos peelings corporais. Devido à grande incidência de efeitos adversos, como retardo na cicatrização e até mesmo cicatrizes dérmicas inestéticas, sugerimos realizá-los mais superficialmente, atingindo toda a epiderme, porém de modo seriado e em uso de concentrações mais baixas de ácidos. Os resultados positivos serão vistos após algumas sessões de tratamento.

Os peelings químicos corporais devem ser acompanhados de um regime de cuidados domiciliares que possam otimizar e perpetuar os benefícios produzidos. No intuito de minimizar as complicações e reduzir o tempo de recuperação do paciente, podemos, em certas indicações, conjugar esse tratamento químico ao uso de outras tecnologias, tais como eletrocoagulação ou criocirurgia.

Uma vez considerados os cuidados e as técnicas aqui apresentados, os peelings químicos corporais oferecem um tratamento eficaz, de baixo custo e com excelentes resultados clínicos. Por isso, devem ser também vistos como uma excelente alternativa aos profissionais que têm acesso mais restrito a tecnologias, como radiofrequência, laser e luz pulsada.

Referências Bibliográficas

• Peelings Químicos Superficiais e Médios

1. Brody HJ. Peeling químico e resurfacing. 2nd ed. Rio de Janeiro: Reichmann & Affonso; 2000.
2. Eller JJ, Wolf S. Skin peeling and scarification. JAMA. 1941;116:934-938.
3. Mackee GM, Karp FL. The treatment of post acne scars with phenol. Br J Dermatol. 1952;64:456-459.
4. Ayres S. Dermal changes following application of chemical cauterants to aging skin. Arch Dematol. 1960;82:578.
5. Baker TJ, Gordon HL. The ablation of rhytides by chemical means: a preliminary report. J Fla Med Assoc. 1961;48:541.
6. Brody HJ, Hailey CW. Medium depth chemical peeling of the skin: a variation of superficial chemosurgery. J Dematol Surg Oncol. 1986;12:1268.
7. Monheit G. The Jessner's + TCA peel: a medium depth chemical peel. J Dematol Surg Oncol. 1989;15:945.
8. Rubin MG. Manual de peeling químico: superficial e média profundidade. Rio de Janeiro: Reichmann & Affonso; 1998.
9. Brody HJ. Variations and comparisons in medium depth chemical peeling. J Dematol Surg Oncol. 1989;15:953-963.
10. Nelson BR, Fader DJ, Gillard M et al. Pilot histologic and ultrastructural study of the effects of medium-depth chemical facial peels on dermal collagen in patients with actinically damaged skin. J Am Acad Dermatol. 1995;32:475-476.
11. Glogau RG. Chemical peeling and aging skin. J Geriatr Dermatol. 1994;2(1):30-35.
12. Stegman SJ, Tromovitch TA. Chemical peeling. In: Cosmetic dermatologic surgery. St Louis: Mosby; 1984. p. 27-46.
13. Collins PS. The chemical peel. Clin Dermatol. 1987;5:57-74.
14. Butler PE, Gonzalez S, Randolph MA, Kim J, Kollias N, Yaremchuk MJ. Quantitative and qualitative effects of chemical peeling on photoaged skin: an experimental study. Plast Reconstr Surg. 2001;107(1):222-228.
15. Albergel RP, Meeker CA, Oikarinen H et al. Retinoid modulation of connective tissue metabolism in keloid fibroblast cultures. Arch Dermatol. 1985;121:632-635.
16. Brody HJ. The art of chemical peeling. J Dematol Surg Oncol. 1989;15:918-921.
17. Clark RAF. Cutaneous tissue repair: basic biologic considerations. J Am Acad Dermatol. 1985;13:701.
18. Krawczyk WS. The pattern of epidermal cell migration during wound healing. J Cell Biol. 1971;49-247.
19. Mailbach HF, Rovee DT. Epidermal wound healing. St. Louis: Mosby; 1972.
20. Cuce LC, Bertino MC, Scattone L, Birkenhauer MC. Tretinoin peeling. Dermatol Surg. 2001;27(1):12-14.
21. Clark E, Scerri L. Superficial and medium-depth chemical peels. Clinics in Dermatology. 2008;26:209-218.
22. Berardesca E, Cameli N, Primavera G, Carrera M. Clinical and instrumental evaluation of skin improvement after treatment with a new 50% pyruvic acid peel. Dermatol Surg. 2006;32:526-531.

- **Peelings Corporais**

1. Kede MPV. Dermatologia estética. São Paulo: Atheneu; 2009.
2. Landau M. Chemical peels. Clinics in Dermatology. 2008;26: 200-208.
3. Peterson JD, Goldman MP. Rejuvenation of the aging chest: a review and our experience. Dermatol Surg. 2011;37:555-571.
4. Brubacher JR, Hoffmann RS. Salicylism from topical salicylates: review of the literature. J Clin Toxicol. 1996;34(4):431-436.
5. Dainichi T, Ueda S, Imayama S, Furue M. Excellent clinical results with a new preparation for chemical peeling in acne: 30% salicylic acid in polyethylenglycol vehicle. Dermatol Surg. 2008; 34:891-899.
6. Brody HJ. Superficial peeling. In: Brody HJ (ed.). Chemical peeling and resurfacing. 2nd ed. St. Louis: Mosby Year-Book; 1997. p. 73-108.
7. Clark E, Scerri L. Superficial and medium-depth chemical peels. Clinics in Dermatology. 2008;26:209-218.
8. Hexsel D, Mazzuco R, Dal'Forno T, Zechmeister D. Microdermabrasion followed by a 5% retinoid acid chemical peel vs. a 5% retinoid acid chemical peel for the treatment of photoaging: a pilot study. J Cosmet Dermatol. 2005;4(2):111-116.
9. Hung VC, Lee JY, Zitelli JA, Hebda PA. Topical tretinoin and epithelial wound healing. Arch Dermatol. 1989;1255:65-69.
10. Katz BE. The fluor-hydroxy pulse peel: a pilot evaluation of a new superficial chemical peel. Cosm Dermatol. 1995;8:24-30.
11. Marrero GM, Katz BE. The new fluor-hydroxy pulse peel: a combination of 5-fluoruracil and glycolic acid. Dermatol Surg. 1998; 24:973-978.
12. Fischer TC, Perosino E, Poli F, Viera MS et al. Chemical peels in aesthetic dermatology: an update 2009. J Eur Acad Dermatol Venereol. 2010;24:281-292.
13. Takenaka Y, Hayashi N, Takeda M et al. Glycolic acid chemical peeling improves inflammatory acne eruptions through its inhibitory and bactericidal effects on propionibacterium acnes. J Dermatol. 2012;39:350-354.
14. Callender VD, St. Surin-Lord S, Davis EC et al. Post-inflammatory hyperpigmentation: etiologic and therapeutic considerations. Am J Clin Dermatol. 2011;12(2):87-99.
15. Monheit GD. The Jessner's – Trichloracetic acid peel: an enhanced medium-depth chemical peel. Dermatol Clin. 1995;13:277-283.
16. Coleman WP, Futrell JM. The glycolic acid trichloroacetic acid peel. J Dermatol Surg Oncol. 1994;20(1):76-80.
17. Costa IMC, Gomes CM. Peelings médios/peles clara e negra/áreas extrafaciais. In: Mateus A, Palermo E (ed.). Cosmiatria e laser: prática no consultório médico. 1. ed. São Paulo: AC Farmacêutica; 2012. p. 167-174.
18. Tung CR, Rubin MG. Procedures in cosmetic dermatology series: body peeling. In: Chemical peels. 2nd ed. Elsevier; 2011. v. 12, p. 117-122.
19. Cook K, Cook JR. Chemical peel of non-facial skin using glycolic acid gel augmented with TCA and neutralized based on visual staging. Dermatol Surg. 2000;26:11.
20. Zanini M. Trichloroacetic acid: a new method for an old acid. Med Cut Iber Lat Am. 2007;35(1):14-17.
21. Costa A, Basile AVD, Medeiros VLS, Moisés TA, Ota FS, Palandi JAC. Peeling de gel de ácido tioglicólico 10%: opção segura e eficiente na pigmentação infraorbicular constitucional. Surg Cosmet Dermatol. 2010;2(1):29-33.
22. Yokomizo VMF, Benemond TMH, Chisaki C, Benemond PH. Peelings químicos: revisão e aplicação prática. Surg Cosmet Dermatol. 2013;5(1):58-66.
23. Anitha B. Prevention of complication in chemical peeling. J Cut Aesthetic Surg. 2010;3(3):186-187.

Bibliografia Consultada

- **Peelings Químicos Superficiais e Médios**

Antoniou C, Kosmadaki MG, Stratigos AJ, Katsambas AD. Photoaging: prevention and topical treatments. Am J Clin Dermatol. 2010;11(2): 95-102.

Bagatin E, Hassun K, Talarico S. Revisão sistêmica sobre peelings químicos. Surg Cosmetic Dermat. 2009;1:37-46.

Choi H, Kim K, Han J, Cho H, Jin SH, Lee EK et al. Kojic acid-induced IL-6 production in human keratinocytes plays a role in its anti--melanogenic activity in skin. J Derm Science. 2012;66:207-215.

Cisneros J et al. Med Cutan Iber Lat Am. 2003;31(3):173-178.

Cuce LC, Bertino MC, Scattone L, Birkenhauer MC. Tretinoin peeling. Dermatol Surg. 2001;27(1):12-14.

Darlenski R, Surber C, Fluhr JW. Topical retinoids in the management of photodamaged skin: from theory to evidence-based practical approach. Br Ass Derm. 2010;163:1157-1165.

Farwick M, Lersch P, Strutz P. Low molecular weight hyaluronic acid: its effects on epidermal gene expression and skin ageing. Int J Applied Science. 2008;134:11.

Fischer TC, Perosino E, Poli F et al. Chemical peels in aesthetic dermatology: an update – 2009. JEADV. 2010;24:281-292.

Garg VK, Sinha S, Sarkar R. Glycolic acid peels versus salicilyc-mandelic acid peels in active acne vulgaris and post-acne scarring and hyperpigmentation: a comparative study. Dermatol Surg. 2009; 35(1):59-65.

Gehring W. Nicotinic acid/niacinamide and the skin. J Cosm Derm. 2004;3:88-93.

Levesque A, Hamsavi I, Seite S, Rougier A, Bissonnette R. Randomized trial comparing a chemical peel containing a lipophilic hydroxyl acid derivative of salicylic acid with a salicylic acid peel in subjects with comedonal acne. J Cosmet Dermatol. 2001;10(3):174-178.

Leyden JJ, Shergill B, Micali G, Downie J, Wallo W. Natural options for the management of hyperpigmentation. JEADV. 2011;25:1140-1145.

Leyden JJ, Shergill B, Micali G, Downie J, Wallo W. Natural options for the management of hyperpigmentation. J Eur Acad Derm Venereology. 2011;25(10):1140-1145.

Magalhães GM, Borges MFB, Oliveira PJV, Neves DR. Peeling de ácido láctico no tratamento do melasma: avaliação clínica e impacto na qualidade de vida. Surg Cosmet Dermatol. 2010;2(3):173-179.

Pinnell SR. Cutaneous photodamage, oxidative stress and topical antioxidant protection. J Am Acad Dermatol. 2003 Jan;48(1):1-19.

Rendon M, Berneburg M, Arellano I, Picardo M. Treatment of melasma. J Am Acad Dermatol. 2006;54:5.

Rossetti D, Kielmanowicz MG, Vigodman S, Hu YP, Chen N, Nkengne A et al. A novel anti-ageing mechanism for retinol: induction of dermal elastin synthesis and elastin fiber formation. Int J Cosm Science. 2011;33:62-69.

Safoury OS, Zaki NM, El Nabarawy EA, Farag EA. A study comparing chemical peeling using modified Jessner solution and 15% trichloroacetic acid versus 15% trichloroacetic acid in the treatment of melasma. Indian J Dermatol. 2009;54(1):41-45.

Sarkar R, Kaur C, Bhalla M et al. The combination of glycolic acid peels with a topical regimen in the treatment of melasma in dark--skinned patients: a comparative study. Dermatol Surg. 2002; 28(9):828-832.

Sharque KE, Al-Tikreety MM, Al-Mashhadani SA. Lactic acid as a new therapeutic peeling agent in melasma. Dermatol Surg. 2005;31(2): 149-154.

Sharque KE, Al-Tikreety MM, Al-Mashhadani SA. Lactic acid chemical peels as a new therapeutic modality in melasma in comparison to Jessner's solution chemical peels. Dermatol Surg. 2006;32: 1429-1436.

Steiner D, Feola C, Bialeski N, Silva FAM. Tratamento do melasma: revisão sistêmica. Surg Cosmet Dermatol. 2009;1(1):87-94.

Teruki D, Setsuko U, Shuhei I, Masutaka F. Excellent clinical results with a new preparation for chemical peeling in acne: 30% salicylic acid in polyethylene glycol vehicle. Dermatol Surg. 2008;34(7): 891-899.

Tribó-Boixareu MJ, Parrado-Romero C, Rais B, Reyes E, Vitale-Villarejo MA, González S. Clinical and histological efficacy of a secretion of the mollusk cryptomphalus aspersa in the treatment of cutaneous photoaging. J Cosm Derm. 2009;22:247-252.

Tribó-Boixareua MJ, Parrado-Romerob C, Raisc B, Rius-Díazd F, González-Rodrígueze S, Vitale-Villarejo MA. Resultados preliminares de la eficacia del tratamiento intensivo con la secreción de crypthomphalus aspersa (SCA) en la terapéutica del fotoenvejecimiento cutâneo. Med Cutan Iber Lat Am. 2004;32(6):265-270.

Zanini M. Gel de ácido tricloroacético: uma nova técnica para um antigo ácido. Med Cutan Iber Lat Am. 2007;35(1):14-17.

• Peeling Profundo – Fenol

Alt TH. Occluded Baker-Gordon chemical peel: review and update. J Dermatol Surg Oncol. 1989;15(9):980-993.

Asken S. Unoccluded Baker-Gordon phenol peels: review and update. J Dermatol Surg Oncol. 1989;15(9):998-1008.

Brody H. Peeling profundo. In: Peeling químico e resurfacing. 2. ed. Rio de Janeiro: Reichman & Affonso; 2000. p. 163-189.

Deprez P. Textbook of chemical peels: superficial, medium and deep peels in cosmetic practice. England: Informa Healthcare; 2007. p. 193-313.

Fintzi Y. Exoderm: a novel, phenol based peeling method resulting in improved safety. Am J Cosm Surg. 1997;14:49-54.

Hetter GP. An examination of the phenol-croton oil peel – Part I: Dissecting the formula. Plast Reconstr Surg. 2000;105:227-239.

Hetter GP. An examination of the phenol-croton oil peel – Part II: The lay peelers and their croton oil formulas. Plast Reconstr Surg. 2000;105:240-248.

Hetter GP. An examination of the phenol-croton oil peel – Part III: The plastic surgeons' role. Plast Reconstr Surg. 2000;105.

Hetter GP. An examination of the phenol-croton oil peel – Part IV: Face peel results with different concentrations of phenol and croton oil. Plast Reconstr Surg. 2000;105:1061-1083.

Kligman AM, Baker TJ, Gordon HL. Long-term histologic follow-up of phenol face peels. Plast Reconstr Surg. 1985;75:652-659.

Landau M. Cardiac complications in deep chemical peels. Dermatol Surg. 2007;33:190-193.

Landau M. Deep chemical peels for photoaging. In: Tosti A, Grimes PE, Padova MP (ed.). Color atlas of chemical peels. Germany: Springer; 2006. p. 69-88.

Lawrence N, Brody HJ, Alt TH. Chemical peeling. In: Coleman III WP, Hanke CW, Alt TH, Asken S (ed.). Cosmetic surgery of the skin: principles and techniques. 2nd ed. USA: Mosby Year-Book; 1997. p. 85-111.

Park JO, Choi YD, Kim SW, Kim YC, Park SW. Effectiveness of modified phenol peel (Exoderm) on facial wrinkles, acne scars and other skin problems of Asian patients. J Dermatol. 2007;34:17-24.

Wambier CG, Lee KC, Soon SL, Sterling JB, Rullan PP, Landau M, Brody HJ. Advanced chemical peels: phenol-croton oil peel. J Am Acad Dermatol. 2019;81:327-336.

Wambier CG, Wambier SPDF, Pilatti LEP, Grabicoski JA, Wambier LF, Schmidt A. Prolongation of rate-corrected QT interval during phenol-croton oil peels. J Am Acad Dermatol. 2018;78:810-812.

CAPÍTULO 19

Peelings Físicos

19.1 Microdermoabrasão com Cristais

• Maria Paulina Villarejo Kede

Conceito

A microdermoabrasão é uma técnica segura, eficaz e simples para o *resurfacing* superficial da pele. Consiste em projetar sobre a pele uma quantidade de microcristais de hidróxido de alumínio quimicamente inertes, com equipamento que possibilita regular os níveis de esfoliação sob pressão assistida.

Considerações sobre o método

No início da década de 1990, os europeus voltaram a utilizar o equipamento, que já era conhecido desde os anos 1930 (Figura 19.1). Com esse método, microcristais de várias origens (alumínio, corundum, diamantes), quimicamente inertes, são jateados sobre a pele, com pressão assistida e, simultaneamente, são aspirados. São recolhidas as impurezas obtidas das camadas córnea, espinhosa, granulosa e malpighiana, a depender do número das passagens sobre a área tratada e a pressão utilizada.

A técnica é ambulatorial, pouco dolorosa e de rápida execução. Cada sessão dura, aproximadamente, de 10 a 25 minutos, de acordo com a indicação. O procedimento não requer anestesia local ou sedação do paciente, uma vez que, quando superficial, não é doloroso. A anestesia, se necessária, é feita com prilocaína tópica. O médico é capaz de controlar visualmente os níveis do procedimento; entretanto, os pontos de impacto dos microcristais sobre a pele não são uniformes, e a abrasão provocada pode não se situar em nível de profundidade idêntico.

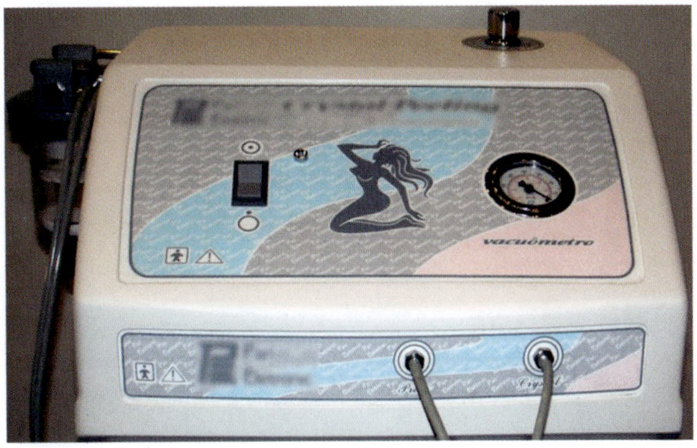

Figura 19.1. Aparelho de microdermoabrasão.
Fonte: Acervo da autoria do capítulo.

As vantagens no uso desse procedimento são o menor risco de hipocromia residual total e regeneração tecidual mais rápida; já as desvantagens são uma abrasão menos regular, com menor profundidade e menos precisa.

A microdermoabrasão pode ser efetuada na face, no pescoço, colo, tronco, nos membros superiores e inferiores, sempre que existirem dermatoses inestéticas. Alguns aparelhos dispõem de uma ponteira diamantada que permite maior abrasão.

O número e a frequência das sessões variam de acordo com o tipo de dermatose, a região anatômica a ser tratada, idade do paciente, e o estado de saúde física e mental (Quadro 19.1). De maneira geral, divide-se o procedimento em três níveis de profundidade, a depender do tipo de dermatose a ser cuidada, sem ultrapassar, normalmente, o limite hemorrágico (Quadro 19.2).

Quadro 19.1. Correlação entre as sessões de microdermoabrasão e suas indicações.

Rugas faciais	8 a 10 sessões
Cicatrizes de acne	15 a 20 sessões
Alterações de pigmentação	5 a 7 sessões, associadas à terapia tópica
Clareamento da pele	5 a 7 sessões
Preparo para *resurfacing* com laser de CO_2 e Erbium	3 sessões
Preparo para *face-lifting*	2 sessões
Cicatrizes superficiais	5 a 7 sessões
Poros dilatados	5 a 7 sessões, associadas a tratamentos tópicos
Cicatrizes atróficas	5 a 7 sessões, associadas a tratamento local
Estrias superficiais	25 a 30 sessões, associadas a tratamentos locais

Quadro 19.2. Correlação entre os níveis de profundidade e a reação inflamatória.

Níveis	*Profundidade*	*Reação*
Nível 1 Camada córnea	Movimentos normais	Eritema com duração de 4 a 6 horas
Nível 2 Epiderme	Movimentos rápidos e repetitivos	Eritema com duração de 24 a 36 horas Edema discreto
Nível 3 Junção dermoepidérmica	Movimentos lentos Repetitivos, com leve sangramento	Erosão, sangramento em forma *puntata* Crosta fina com duração de 3 a 5 dias, eritema tardio de 21 a 28 dias

Indicações

As indicações mais frequentes são as dermatoses inestéticas superficiais. Para as mais profundas, esse procedimento deve ser associado a outros, como peelings químicos, por exemplo. As principais indicações são fotoenvelhecimento em pacientes de todas as idades e fototipos de pele, cicatrizes superficiais inestéticas pós-acne, pós-cirúrgicas e pós-afecções dermatológicas, alterações na pigmentação (melasma, melanoses solares e hiperpigmentação pós-inflamatória), rugas finas, estrias superficiais, entre outras, e, principalmente, o efeito peeling (*lunch time peeling*).

Nas tatuagens, queratoses actínicas e seborreias, cicatrizes hipertróficas e profundas, e sequelas moderadas e graves de acne, a microdermoabrasão não é indicada.

Técnica do procedimento

Para o procedimento, o paciente deve se apresentar com a pele lavada, limpa e seca, sem maquiagem, hidratantes ou fotoprotetores. Não são utilizados cremes de maneira geral (anestésicos, hidratantes etc.), pois eles dificultariam a sucção dos cristais misturados às partículas de células e impurezas encontradas na camada da epiderme, o que obstrui a pega manual do aparelho.

O paciente é deitado com os olhos fechados, para evitar irritação pelos cristais. O médico deve proteger-se com óculos e luvas de procedimento. O operador trabalha com uma peça manual com um orifício em sua extremidade, que pode ser descartável ou esterilizável, a depender do fornecedor. Os diâmetros podem ser variáveis e alguns aparelhos possuem essa peça diamantada, o que permite maior abrasão, além de movimentos de vaivém necessários à execução da técnica. A extremidade que entra em contato com a pele é de plástico e descartável (Figura 19.2). Os jatos de microcristais são expelidos em alta pressão, de forma a bombardear a pele ao mesmo tempo em que a aspiração imediata recolhe os detritos.

A abrasão produzida nos tecidos é condicionada pelos seguintes parâmetros:

- intensidade do fluxo de microcristais jateada;
- pressão utilizada para a projeção e aspiração;
- número e velocidade de passagens sobre a área tratada.

Os movimentos de vaivém podem ser lentos, rápidos, retos ou circulares, de acordo com o domínio e a necessidade de cada região anatômica. A repetição das passagens depende da avaliação visual de cada operador e, também, da dermatose em questão.

Terminado o procedimento, a máquina é desligada e a região microabrasada é limpa com gaze, para que os resíduos de cristais sejam retirados. São aplicados, a seguir, água termal, soro fisiológico ou água destilada gelada. Pode ser associada a peelings químicos superficiais, como ácido retinoico, solução de Jessner, ácido glicólico e compostos patenteados despigmentantes, que são aplicados logo após a limpeza da pele.

O paciente é orientado a continuar o tratamento médico prévio, de acordo com a dermatose, e a comunicar qualquer complicação ao médico.

Atualmente, o peeling de cristal pode funcionar como um facilitador para penetração de ativos antienvelhecimento, despigmentantes, antiacneicos, entre outros. Por produzir uma decapagem e diminuir a espessura da camada córnea, facilita a penetração de ativos, o que o torna um procedimento ideal para combinar com os peelings químicos superficiais.

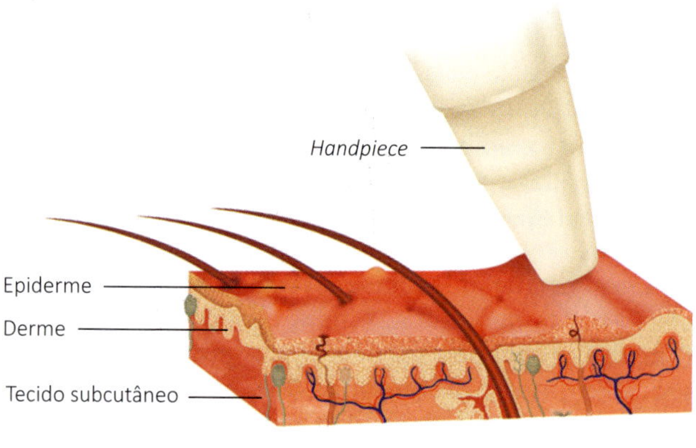

Figura 19.2. Técnica de microdermoabrasão (ponteira em forma de cúpula, realizando movimentos de vaivém).

Contraindicações

Esse procedimento é contraindicado para rosácea ativa, lesões vasculares e capilares frágeis, acne difusa e inflamatória, lesões herpéticas, verrugas, erosões, eczemas, psoríase e lúpus. Nos pacientes em uso da isotretinoína oral ou antes de seis meses do término do tratamento, deve-se ter cautela na indicação por causa do risco aumentado de cicatrizes hipertróficas.

Complicações

A técnica da microdermoabrasão, quando bem empregada e por profissional experiente, não acarreta complicações significativas. As complicações mais frequentes são observadas quando o profissional não tem boa experiência: erosão com formação de crostas, edema e hipercromia residual.

Resultados

É um procedimento de indicação precisa para a maioria dos pacientes. A melhor resposta ocorre na face e nas estrias recentes eritematosas, principalmente nas mamas, após próteses mamárias para aumento de tamanho, com limitações de acordo com a situação. Observa-se melhora na aparência da pele, na textura, na elasticidade, no turgor e na uniformização da pigmentação.

A microdermoabrasão produz, depois de repetidas sessões, efeito cumulativo, estimula a neocolagênese e promove a renovação celular, mesmo sem aprofundamento da técnica. Tem efeitos notáveis sobre a função de barreira da pele, o que leva à melhora clínica.

Logo, é um procedimento de grande valia por ser de execução rápida, sem efeitos colaterais importantes e por não deixar sequelas. Há também grande aceitação e satisfação por parte dos pacientes (Figura 19.3).

Existem algumas modalidades diferentes de *resurfacing* superficial que utilizam tecnologia em dupla fase. O jato é composto de um gás (oxigênio) e de um fluido (solução salina). O oxigênio sob pressão e em velocidade supersônica acelera o agente líquido, o que gera uma abrasão suave da pele, e tecnologia de microdermoinfusão, que além do efeito de microdermoabrasão, pode, ainda, produzir uma transferência transepidérmica de cosmecêuticos.

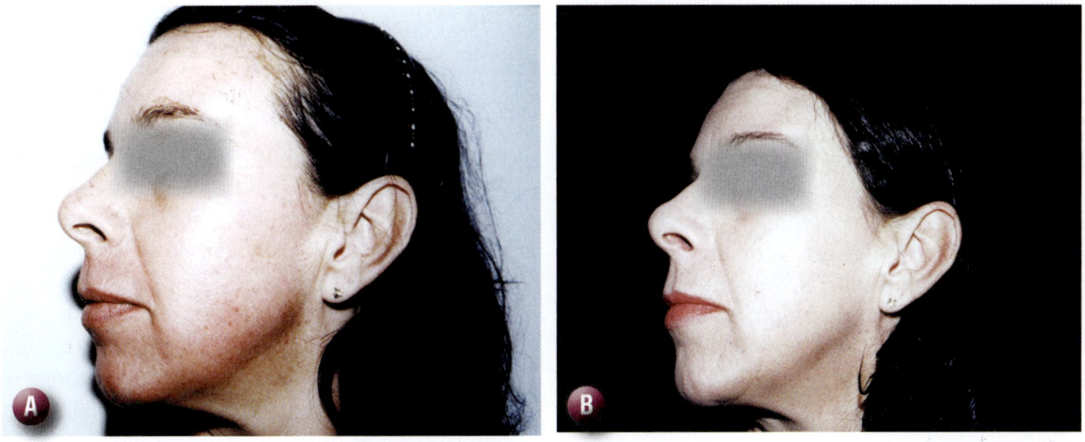

Figura 19.3. (A) Paciente com fotoenvelhecimento antes de microdermoabrasão. (B) Paciente após dez sessões de microdermoabrasão.
Fonte: Acervo da autoria do capítulo.

19.2 Dermoabrasão Cirúrgica Profunda

- Carlos D'Aparecida Santos Machado Filho
- Oleg Sabatovich

Conceito

É um método cirúrgico que consiste na remoção mecânica da epiderme e da derme superficial da pele por meio de lixas abrasivas, manualmente controladas, que reconstrói uma nova camada epidérmica e dérmica superficial a partir de anexos da derme profunda.

Histórico

A técnica cirúrgica foi introduzida por Kromayer, em 1905, ao utilizar as raspas em forma de cilindros, com movimento rotatório, no tratamento de cicatrizes de acne e outras anormalidades da pele. Janson, em 1955, estudou mais detalhadamente a utilização das escovas de aço para o tratamento de tatuagens. Bishop, em 1945, e Iverson, em 1947, demonstraram em seus estudos anatômicos, patológicos e clínicos que a ressecção da pele no nível da derme papilar não leva à formação de cicatrizes inestéticas, e que a epitelização se originava dos anexos da pele. Outros autores, como McEvit, Murray e Johnson, acrescentaram as modificações tecnológicas e aumentaram os conhecimentos sobre o método, as complicações na pigmentação, reepitelização e necessidade de bom relacionamento médico-paciente.

Atualmente, existem várias técnicas que utilizam máquina de dermoabrasar com motor elétrico, para promover movimento rotatório ou lixa de água manual, de forma a possibilitar a avaliação das limitações técnicas e do grau de melhora que pode ser esperado em cada técnica.

Seleção de pacientes

Pacientes adultos, de ambos os sexos, de preferência fototipos entre I e IV, psicologicamente estáveis, sem doenças sistêmicas agravantes, com vida socioeconômica que possibilite a realização de um método cirúrgico delicado.

Indicações

As principais indicações são para sequela de acne, queratoses actínicas e seborreicas, cloasma e melasma, tatuagens, rugas finas e de profundidade média, estrias, cicatrizes causadas por diferentes tipos de trauma, sequelas de varíola, tricoepiteliomas, leucodermias, vitiligo, poiquilodermia, siringomas, adenomas sebáceos e rinofima.

Todos os pacientes devem ser fotodocumentados antes de realizar o procedimento.

Contraindicações

Acne em atividade, cicatrizes extensas pós-queimadura, radiodermite, ptoses, fototipos de pele V e VI, diabéticos e pacientes que sejam alérgicos aos anestésicos ou aos medicamentos utilizados no procedimento.

Cuidados no período pré-operatório

Realiza-se exame dermatológico cuidadoso e preparo prévio da pele, que varia nos diferentes tipos de pele. Para as dos tipos Fitzpatrick I e II, indica-se tratamento tópico combinado de ácido retinoico e hidroquinona em concentrações variáveis, no período de duas a quatro semanas antes do procedimento.

Para os pacientes com pele tipos Fitzpatrick III e IV, prescrevem-se substâncias clareadoras uma a duas vezes por dia antes da cirurgia, como ácidos kójico, glicólico, alfa-hidroxiácidos, hidroquinona etc. Em ambos os casos, a fotoproteção é imperativa, com substâncias contendo filtros químicos e físicos adequados a cada tipo de pele. O preparo prévio da pele é realizado com o objetivo de modular a diferenciação epidérmica, minimizar o risco de discromias por meio do clareamento e aumentar a velocidade do processo de maturação dos queratinócitos, desde a camada germinativa, através das várias camadas da epiderme. Na diferenciação epidérmica, há importante participação da derme pelas inter-relações entre fibroblastos e queratinócitos.

Todos os pacientes devem ser avaliados cardiologicamente para verificar o risco cirúrgico. É necessário, também, estudo hematológico, coagulograma e bioquímica sanguínea, para obter, assim, o maior número de informações sobre possíveis complicações no período pré e pós-cirúrgico.

No período pré-operatório, para profilaxia de herpes simples, utiliza-se aciclovir 400 mg três vezes ao dia, com início 48 horas antes do procedimento, e mantido até completa reepitelização da região tratada.

Técnica cirúrgica

O uso de máscaras e óculos ou capacete facial é obrigatório, o que evita os "respingos" (na região dos olhos e inalação etc.) provocados por sangramento abundante e movimentos rotativos do aparelho. O procedimento é realizado em centro cirúrgico, com monitorização do paciente, que deve estar em posição de decúbito ventral, com elevação da cabeça a 45°. A lavagem da face é feita com sabão antisséptico e soro fisiológico; aplica-se sedação endovenosa e bloqueio dos troncos nervosos, com infiltração de solução anestésica composta por xilocaína a 0,5%, soro fisiológico e adrenalina a 1:200.000 (Figuras 19.4 e 19.5).

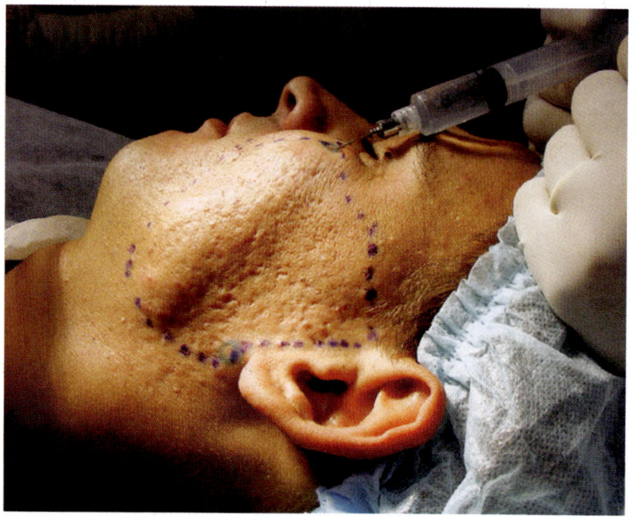

Figura 19.4. Infiltração anestésica.
Fonte: Acervo da autoria do capítulo.

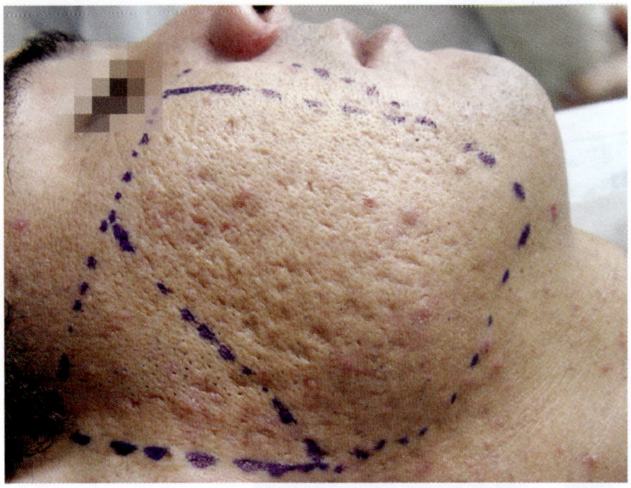

Figura 19.5. Delimitação da área a ser abrasada com caneta esferográfica.
Fonte: Acervo da autoria do capítulo.

Os anestésicos locais mais empregados são lidocaína e bupivacaína associadas à adrenalina, diluídas em soro fisiológico na proporção de 1:200.000, conforme exemplo:

1.	Lidocaína a 2%	40 mL
	Soro fisiológico	160 mL
	Adrenalina	1 mL
2.	Bupivacaína a 0,5%	20 mL
	Lidocaína a 2%	20 mL
	Soro fisiológico	160 mL
	Adrenalina	1 mL

A dose de bupivocaína é de 2 a 3 mg/kg e lidocaína 7 mg/kg, sem exceder a dose máxima. A maior vantagem da bupivocaína em relação à lidocaína é o maior tempo de ação. Nunca se deve injetar qualquer anestésico via endovenosa.

A marcação das áreas estéticas e/ou das lesões é feita com azul de metileno, para facilitar sua visualização (Figura 19.6). Utiliza-se o dermoabrasor com motor elétrico e brocas com lixas de diferentes formatos, tamanhos e revestimentos (Figura 19.7). A velocidade depende de cada situação clínica, região anatômica e treinamento do cirurgião e da equipe auxiliar.

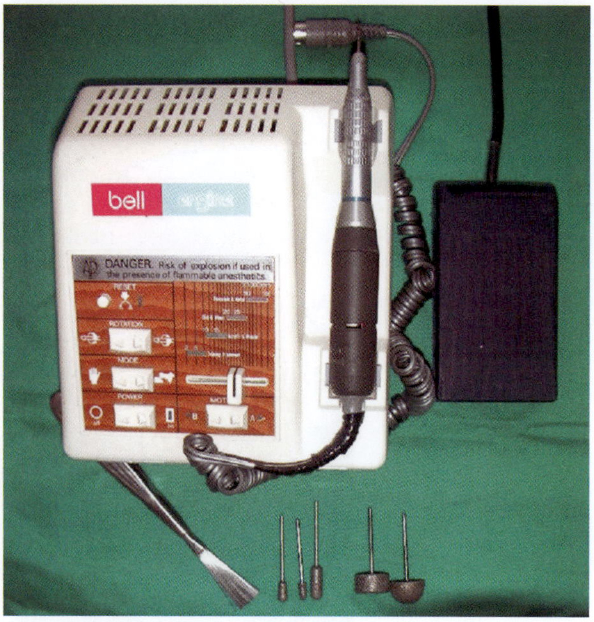

Figura 19.7. Dermoabrasor com motor elétrico e brocas com lixas de diferentes tamanhos e formatos.
Fonte: Acervo da autoria do capítulo.

Inicia-se sempre a dermoabrasão com lixa cilíndrica, robusta na extremidade distal, superficialmente, sem provocar o degrau; lixa-se desde a periferia e aprofunda-se segundo a necessidade de cada caso. É muito importante manter uma tensão uniforme na pele em todos os pontos, para evitar, assim, degraus e irregularidades na superfície abrasada (Figura 19.8).

Especial cuidado deve ser dado à região peripalpebral. O dermoabrasor deve ser mantido paralelamente à superfície da pele e em movimento constante, para evitar dispersões e calor por fricção, que pode causar sequela do procedimento.

A intensidade do sangramento é proporcional à profundidade do procedimento. A profundidade recomendável da abrasão é no nível da derme superficial, o que evita, assim, a possibilidade de formação de cicatrizes inestéticas (Figuras 19.9 e 19.10).

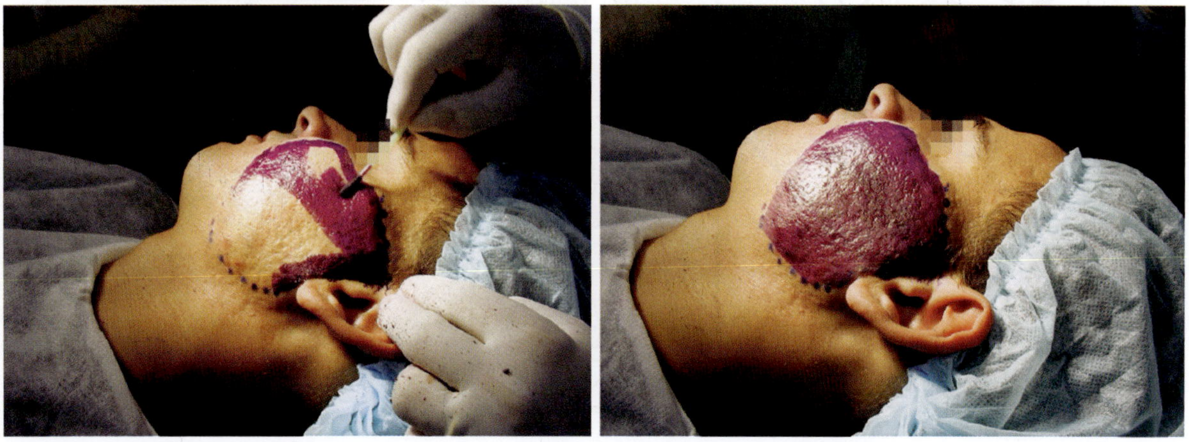

Figura 19.6. Marcação da área a ser abrasada com azul de metileno.
Fonte: Acervo da autoria do capítulo.

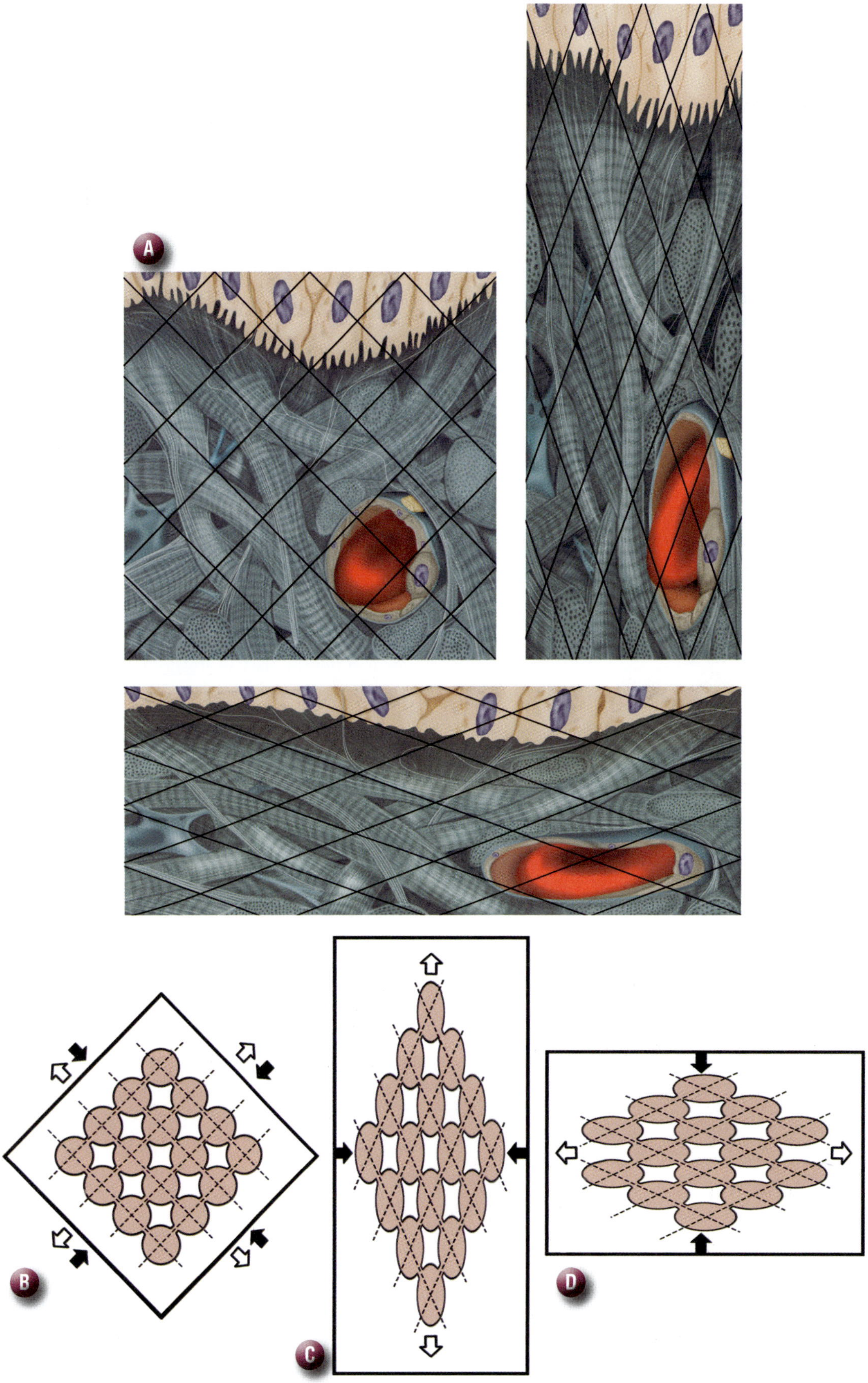

Figura 19.8. (A) Pressão e tensão da pele. (B) A pressão e a tensão da pele equilibrada em todas as direções. (C) A compressão horizontal produz uma expansão da pele longitudinal. (D) A pressão vertical produz uma expansão da pele horizontal.

Fonte: Desenvolvida pela autoria do capítulo.

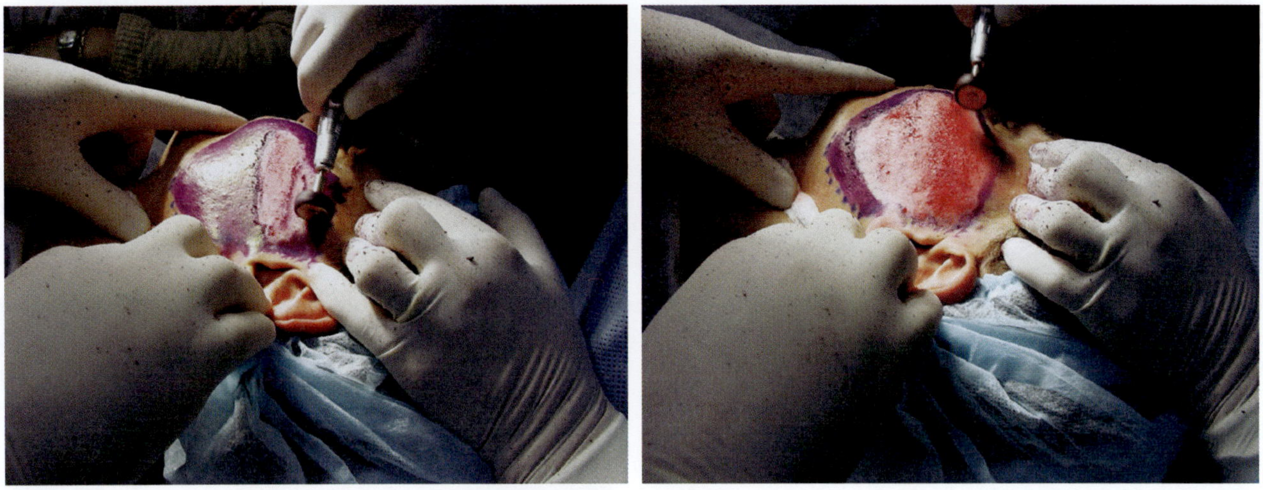

Figura 19.9. Técnica de abrasão superficial com lixa grossa.
Fonte: Acervo da autoria do capítulo.

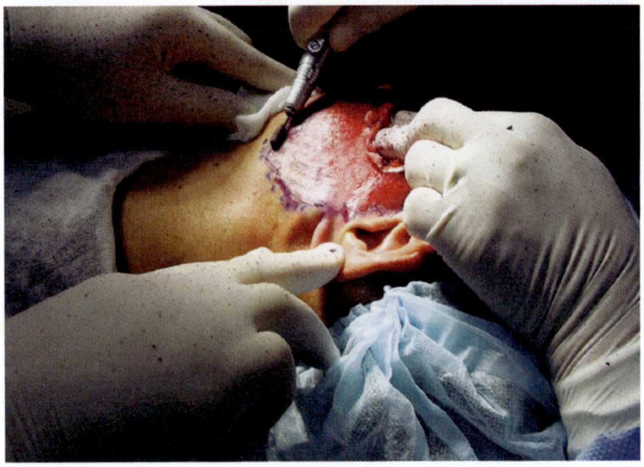

Figura 19.10. Técnica de abrasão superficial com lixa mais fina (para afinamento e acabamento).
Fonte: Acervo da autoria do capítulo.

Após a dermoabrasão, irriga-se a área operada com soro fisiológico gelado, 5 a 8°C, com suave compressão durante cinco a sete minutos. Os pontos com sangramento intenso devem ser tratados com solução fisiológica e adrenalina, diluídos a 1:80.000.

Ao diminuir o sangramento, realiza-se inspeção visual com boa iluminação, e observam-se os níveis de profundidade e existência de áreas com saliências e degraus. Para dar um aspecto uniforme em toda a pele, podemos associar um peeling de TCA de 35% ou 40% nas áreas que não foram abrasadas.

Finalizado o procedimento, a área abrasada é coberta com gaze umedecida em soro fisiológico gelado e que deve ser trocada com frequência, para manter o refrescamento e evitar o ressecamento da superfície e a aderência do curativo. Alguns autores recomendam a utilização de curativos oclusivos do tipo Biofill® no pós-operatório imediato (Figura 19.11). Outros preconizam evitar curativos oclusivos, por causa do aumento do risco de formação de secreção serossanguinolenta.

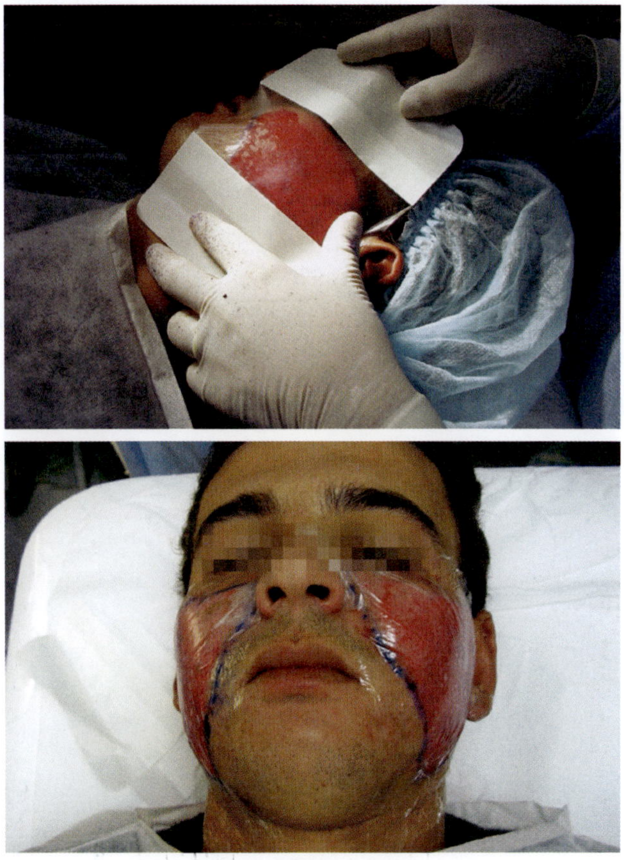

Figura 19.11. Colocação do curativo oclusivo Biofill®.
Fonte: Acervo da autoria do capítulo.

Durante o ato cirúrgico administra-se, endovenosamente, 1 g de cefalexina ou similar, que prossegue com o intervalo de 8/8 horas. Para diminuir o edema pós-operatório, administra-se dexametasona 8 mg, via endovenosa, no início da cirurgia e uma dose adicional de 4 mg via endovenosa, 12 horas após a cirurgia. Pode-se, também, utilizar uma dose de 4 mg, via oral, 12 horas após o procedimento.

Etapas e cuidados no período pós-operatório

No período pós-operatório, é mantida profilaxia antibacteriana com cefalexina 500 mg a cada 8 ou 12 horas, de acordo com o peso do paciente e a extensão da área abrasada. A analgesia e a antitermia são feitas com acetominofen na dosagem de 500 ou 750 mg de 6/6 horas, caso seja necessário.

Nas 24 horas seguintes, forma-se uma crosta semitransparente visível naqueles sem curativos oclusivos. Com o uso de secadores e ventiladores, dependendo da profundidade da abrasão, a crosta pode formar-se precocemente. Recomenda-se alimentação líquida e pastosa no período pós-operatório, até a queda das crostas. Também é sugerido o uso de escovas infantis ou de cotonetes para escovar os dentes.

Após a formação da crosta, aconselha-se aplicação de vaselina sólida ou líquida com frequência, evitando-se ressecamento e repuxamento que causam o desconforto da pele. O paciente é orientado a não remover as crostas secundárias e a manter limpeza constante. Em casos de coceira e irritação, utilizam-se pomadas ou cremes de hidrocortisona a 1% até o desaparecimento dos sintomas. Após quatro a seis dias do procedimento, a crosta cai propriamente e inicia-se o uso de fotoprotetores livres de ácido paraminobenzoico (PABA), de preferência físicos, com dióxido de titânio e zinco (Figura 19.12).

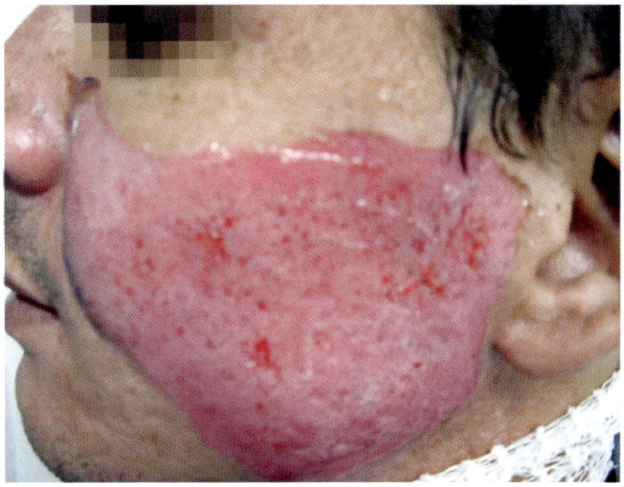

Figura 19.12. Pós-operatório – quinto dia.
Fonte: Acervo da autoria do capítulo.

Na segunda semana, recomenda-se a hidratação com água mineral, borrifando sobre a face quantas vezes forem necessárias. Se houver coceira, indica-se a realização de compressas com solução de água e vinagre branco. Durante a segunda semana, a pele é fina e deve-se ter o máximo de cuidado para não provocar dermatite de contato por uso tópico de cremes inadequados neste período (Figura 19.13). A partir da terceira e da quarta semanas, continua-se a fotoproteção e hidratação da pele. A maquiagem é indicada de acordo com o fototipo de pele e patologia tratada. O acompanhamento médico é mensal até o sexto mês pós-operatório, com o paciente liberado para exposição solar após completar 180 a 200 dias de pós-operatório.

Em pacientes com cloasma, melasma, leucodermias e vitiligo, a partir do 20° dia institui-se tratamento dermatológico específico, segundo a patologia prévia.

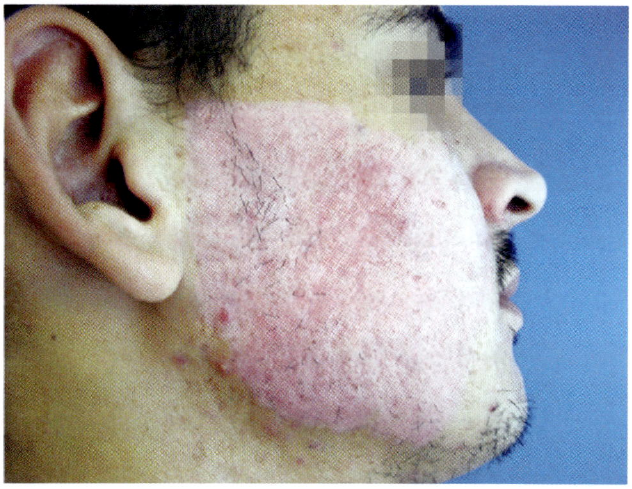

Figura 19.13. Pós-operatório – décimo dia.
Fonte: Acervo da autoria do capítulo.

Resultados: o que acontece?

Sabe-se que, quanto mais superficial a dermoabrasão, mais rápida a restauração acontece e menor é a chance de se obterem cicatrizes hipertróficas ou discromias; obviamente, observa-se também menor resultado estético. Já nas primeiras 24 horas acontece uma intensa proliferação epitelial proveniente dos anexos da pele. Durante as primeiras semanas, a proliferação fibroblástica leva ao aumento da quantidade de colágeno sintetizado e a outras substâncias fundamentais, que passa a formar uma rede de camada subepidérmica, horizontal, e contribui para o fenômeno de retração da derme.

Após uma semana, já podemos observar o aparecimento de uma camada fina e nova de epiderme. Durante o primeiro mês, a arquitetura e a espessura da derme superficial e da epiderme serão restauradas. A estrutura básica da pele não se altera após a dermoabrasão, seja a espessura da epiderme, a quantidade de pigmentação na junção dermoepidérmica, a vascularização ou a função dos anexos da pele. A compactação celular na derme superficial, na junção dermoepidérmica, e a aproximação progressiva das camadas da epiderme levam à redução na superfície de uma lesão dérmica. As alterações histológicas, homogeneização da arquitetura e espessura do colágeno dérmico são consideradas mais suaves quando comparadas ao peeling químico.

Eritema, brilho, escamação e, em alguns casos, tendência à hipocromia, que gradualmente regridem nas semanas seguintes, são as principais características da pele dermoabrasada. O edema regride em torno de quatro a sete dias.

Os melhores resultados obtidos com a dermoabrasão em comparação ao peeling químico ocorrem quando se deseja uma profundidade maior de esfoliação, como nos casos de cicatrizes atróficas de acne, trauma, sequelas de varicela e pequenas rugas faciais.

Complicações

Entre as complicações possíveis, podemos citar eritema, que regride após uma a duas semanas; mília pela inclusão epidérmica superficial durante a epitelização; hiperpigmentação residual, que deve ser tratada durante o período necessário com ajuda farmacológica, e hipercromia melânica, persistindo por vários meses, sendo tratada com clareadores, filtro solar e camuflagem.

A infecção é rara, geralmente viral, seguida de infecção micótica (*Candida*) e bacteriana. A cicatrização hipertrófica pode ocorrer quando a dermoabrasão atinge níveis profundos da derme, após infecções secundárias e/ou uso de isotretinoína oral, administrada seis meses antes do procedimento. O tratamento é feito com compressão no local, massagem e infiltração local de corticosteroides.

Dentre as complicações menores, podem ser citadas as telangiectasias e os degraus lineares causados pelo uso incorreto do dermoabrasor. Pode-se concluir que os melhores resultados são obtidos por cirurgiões que tenham maior habilidade, experiência, bom senso e que saibam indicar o procedimento, conhecendo as limitações do método.

O paciente tem de ser bem esclarecido sobre o procedimento e as possíveis complicações, além da possibilidade de repetir o método, se necessário. A boa relação entre médico-paciente é fundamental para um bom resultado estético e satisfação para os pacientes e os profissionais.

Bibliografia Consultada

• Microdermoabrasão com Cristais

Alam M, Omura NE, Dover JS, Arndt KA. Glycolic acid peels compared to microdermabrasion: a right-left controlled trial of efficacy and patient satisfaction. Dermatol Surg. 2002;28(6):475.

Davari P, Gorouhi F, Jafarian S, Dowlati Y, Firooz A. A randomized investigator-blind trial of different passes of microdermabrasion therapy and their effects on skin biophysical characteristics. Int J Dermatol. 2008;47(5):508-513.

English RS, Shenefelt PD. Keloids and hypertrophic scars. Dermatol Surg. 1999;25(8):631.

Freedman BM, Rueda-Pedraza E, Waddell SP. The epidermal and dermal changes associated with microdermabrasion. Dermatol Surg. 2001;27(12):1031-1033[discussion 1033-1034].

Golan J, Hai N. JetPeel: a new technology for facial rejuvenation. Ann Plast Surg. 2005;54(4):369-374.

Lloyd JR. The use of microdermabrasion for acne: a pilot study. Dermatol Surg. 2001;27(4):329.

Roenigk HH. Dermabrasion: state of the art. J Cosmet Dermatol. 2002;1(2):72-87.

Tan M, Spencer JM, Pires LM, Ajmeri J, Skover G. The evaluation of aluminum oxide crystal microdermabrasion for photodamage. Dermatol Surg. 2001;27(11):943.

Vinciullo C. Simultaneous, sequential or strategically-intervalled procedures in dermatological surgery. J Cos Dermatol. 2002;1(2):105.

• Dermoabrasão Cirúrgica Profunda

Arthur GS. Pigmentation after dermabrasion: an avoidable complication. Plast Reconstr Surg. 1985;75:528.

Baker TJ, Stuzin JM. Chemical peeling and dermabrasion. In: McCarthy JG (ed.). Plastic surgery. Philadelphia: Saunders; 1990. p. 748-786.

Converse JM. Reconstructive plastic surgery. Philadelphia: Saunders; 1977. p. 443-444.

Fulton JE. Dermabrasion and laserbrasion. Dermatol Surg. 1996;22:619-628.

Johnson HM. Headache and risk of dermabrasion. Arch Dermatol. 1980;81:26.

Mariz S, Oliveira-e-Silva M, Pitanguy I. Cuidados pré, per e pós-operatórios na dermoabrasão da face: prevenção das complicações. Rev Bras Cir. 1988;78(3):197-204.

CAPÍTULO 20

Microagulhamento – Indicações, Técnicas e Complicações

- Luiza Soares Guedes
- Maria Paulina Villarejo Kede

Introdução

O dermatologista dispõe atualmente de uma enorme quantidade de recursos terapêuticos para oferecer ao paciente, no tratamento de rugas, cicatrizes, manchas e estrias.

Muitas vezes, o crescente desenvolvimento de novas tecnologias nos deixa em dúvida de qual o melhor recurso a ser utilizado em cada caso.

Os aparelhos de laser, luz pulsada, ultrassom de alta potência e radiofrequência representam ótimas opções quando estão disponíveis. Por outro lado, o uso desses aparelhos tem um custo muito maior do que a realização de procedimentos dermatológicos com técnicas não dependentes deles.

Além disso, questões como o tratamento de cicatrizes de acne e estrias não se encerram com somente um tratamento ou um procedimento isolado. É necessária a associação de diferentes técnicas e procedimentos para se alcançar um resultado satisfatório para o paciente, ao longo de diversos meses ou até anos de tratamento.

Atualmente, os métodos que estimulam os mecanismos regenerativos do próprio corpo estão ganhando mais atenção.

As modalidades ablativas, como os lasers, os peelings médios e profundos e a dermoabrasão, se baseiam na remoção parcial da epiderme para desencadear o processo de regeneração tecidual, que leva à substituição do tecido envelhecido ou cicatricial. Tais técnicas levam a um tempo aumentado de cicatrização, com um risco maior de complicações (hipercromia pós-inflamatória, cicatrizes, infecção).

Nesse contexto, abordaremos a técnica de microagulhamento (MA), que é de fácil aplicação e realização, com bons resultados e custo acessível, quando comparada com o uso de tecnologias.

Fundamentos

A técnica de microagulhamento é também chamada de terapia de indução de colágeno, indução percutânea de colágeno e *roller*.

É descrita desde 1995, quando Orentreich e Oreintreich[1] descreveram o termo "subcisão" como um meio de estimular o tecido conectivo sob cicatrizes e rugas retraídas.

Outros autores também relataram diferentes formas de indução de colágeno com a utilização de agulhas. Desmond Fernandes[2] descreve a utilização de uma agulha de 15 G na pele da região do lábio superior, produzindo túneis paralelos à superfície da pele sob as rugas em várias direções. Camirand e Doucet utilizaram uma pistola de tatuagem para tratar cicatrizes, simulando uma abrasão com agulha. Nessa técnica, os furos na epiderme são muito próximos e rasos, o que torna o método pouco útil na prática dermatológica.

De fato, todas as técnicas descritas tiveram algum grau de melhora e acreditava-se que isso ocorria porque as agulhas produziam um processo inflamatório, rompendo fibras de colágeno, levando a um mecanismo de reparo fisiológico, com produção de colágeno novo.

Para tratarmos alterações com fibrose mais profunda, como as cicatrizes de acne e estrias, precisaríamos atingir níveis mais profundos, como a derme reticular, para produzir resultados desejáveis. Nesse intuito, Desmond Fernandes[2] desenvolveu um aparelho especial, constituído por microagulhas dispostas em intervalos regulares em um cilindro rolante (Figura 20.1).

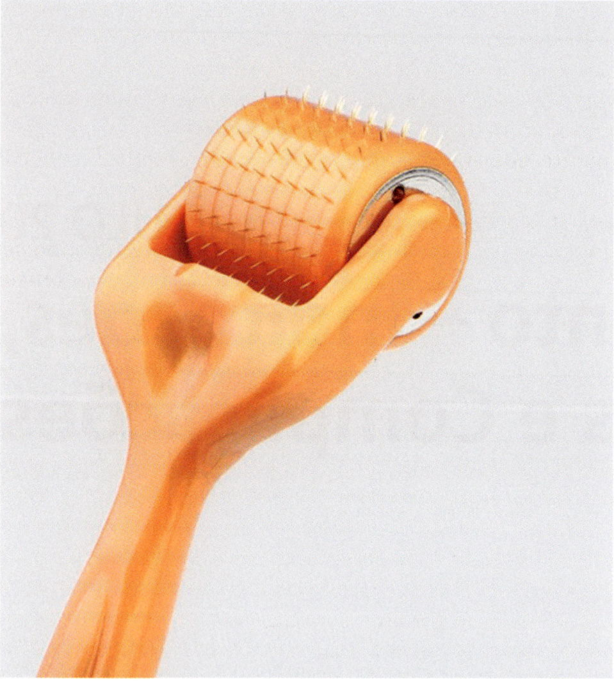

Figura 20.1. Dermaroller ou dispositivo manual para microagulhamento.

Fonte: Acervo da autoria do capítulo.

Recentemente, uma nova hipótese foi proposta para explicar o mecanismo de ação do microagulhamento (MA).[3] Quando o MA é feito corretamente, com um instrumento de qualidade, as microagulhas finas não provocam um ferimento, no sentido clássico da palavra. O processo de cicatrização de feridas é abreviado, pois o mecanismo de reparação é alterado. Além disso, a epiderme é preservada e o que ocorre é a penetração no estrato córneo seguida da separação dos queratinócitos. De acordo com essa teoria, a bioeletricidade (também chamada de "corrente de demarcação") desencadeia uma cascata de fatores de crescimento que estimulam a cicatrização de modo otimizado. O fator de crescimento TGF-B3 predomina nessa fase, o que demonstra um processo de cicatrização sem atividade inflamatória.

Uma ferida clássica pode ser definida como uma interrupção da integridade da pele. Feridas causadas por traumas ou cirurgias, que cicatrizam por segunda intenção, seguem as etapas biológicas da cicatrização, ou seja, hemostasia, inflamação, proliferação e remodelamento. Dependendo da gravidade e do tipo de ferida, a fase inflamatória começa logo após a lesão e pode durar uma média de 7 a 14 dias. Concomitantemente com a fase inflamatória, ou logo após dela, a proliferação celular é estimulada, seguida pela fase de remodelamento (maturação). Esta última pode durar até um ano ou mais. O estágio de cicatrização final é representado por um tecido cicatricial, uma conformação de fibras de colágeno com ligações cruzadas.

No caso do MA, essa sequência clássica não ocorre, uma vez que o processo de cicatrização é muito mais rápido, com as fases encurtadas, e o resultado final não é a formação de um tecido cicatricial fibrosado.[4]

Algumas explicações de como isso ocorre podem ser encontradas na comunicação celular e nos sinais elétricos endógenos (eletrotaxia). Dunkin et al.[5] relataram que cortes na pele de 0,5 a 0,6 mm de profundidade se fecham por comunicação celular elétrica, sem indício de formação de tecido cicatricial. Zhao et al.[6] descreveram efeitos semelhantes de correntes elétricas na mobilidade e no reparo celular.

Acredita-se que o principal mecanismo de ação das microagulhas seja através dos potenciais transepiteliais. Foulds e Barker[7] colocaram eletrodos no estrato córneo e na derme, e mediram uma diferença de potencial negativa de 10 a 60 mV, com uma média de –23,4 mV (Figura 20.2).

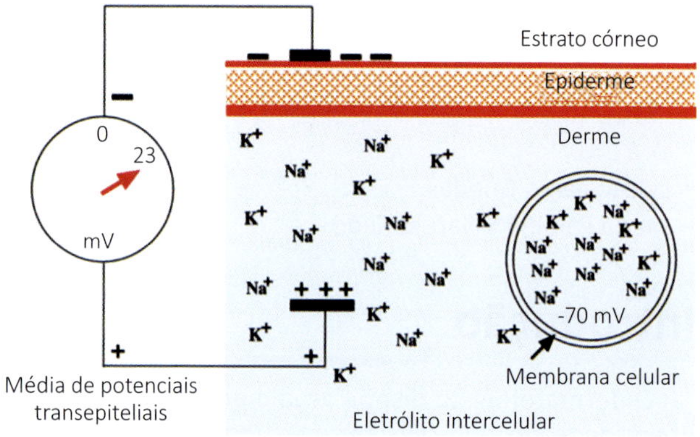

Figura 20.2. Potencial de repouso da pele.

Fonte: Adaptada de Liebl e Kloth.[4]

Quando uma microagulha, preferencialmente de aço inoxidável, penetra o estrato córneo, a reação que ocorre é a de formação de um curto-circuito dos campos elétricos endógenos (Figura 20.3). É importante ressaltar que a penetração da agulha dura apenas frações de segundos quando o aparelho de MA desliza sobre a pele. As microagulhas não traumáticas têm, idealmente, um raio não maior do que 2 a 3 μm e não promovem a formação de uma ferida clássica, resultando em uma resposta inflamatória leve, provavelmente decorrente da liberação de bradiquininas e liberação de histamina dos mastócitos.

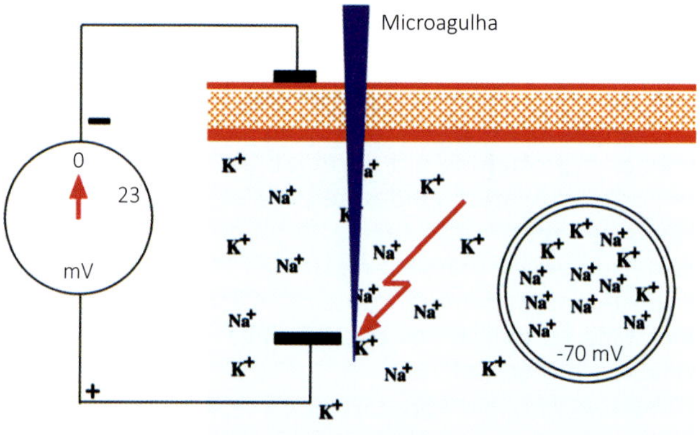

Figura 20.3. Formação de curto-circuito dos potenciais elétricos endógenos após introdução de agulha de aço inoxidável.

Fonte: Adaptada de Liebl e Kloth.[4]

Após a lesão tecidual ocorrer, a bomba de Na/K é ativada para reestabelecer o potencial elétrico intra e extracelular. A ATPase, uma proteína transmembrana, carrega íons de Na^+, coleta íons K^+ e os transporta para dentro da célula (Figura 20.4). Todo esse processo ocorre em 2 a 3 milissegundos. Apenas as células nas proximidades da lesão são ativadas (2 a 3 mm). Uma vez que o potencial elétrico é reestabelecido, as células ativadas reassumem seu potencial de repouso.

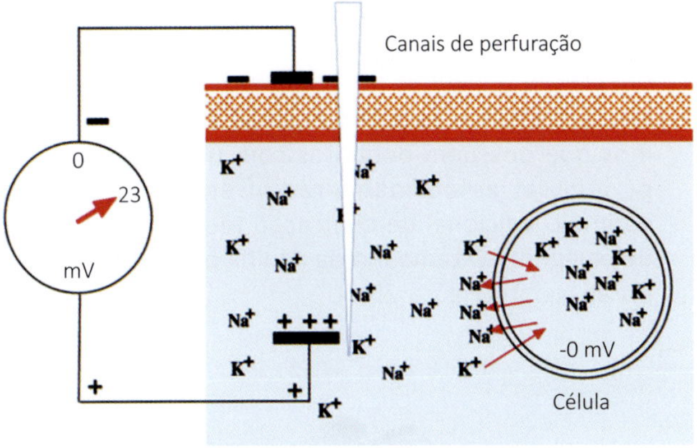

Figura 20.4. Bomba de Na-K ATPase: para cada três íons de Na que deixam a célula, dois íons de K entram na célula.
Fonte: Adaptada de Liebl e Kloth.[4]

Para desencadear uma resposta desejável com o MA, cerca de 200 microperfurações são criadas por cm^2 de pele. Por fim, o campo eletromagnético gerado vai estimular a expressão de DNA das células adjacentes, levando a um aumento da motilidade das células epiteliais e endoteliais na área lesada e, subsequentemente, à liberação de fatores de crescimento que facilitam a cicatrização (Figura 20.5).

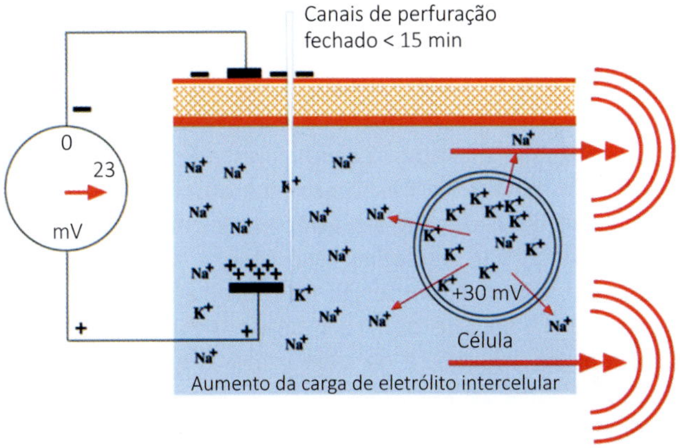

Figura 20.5. O aumento do potencial elétrico resulta na emissão de um sinal elétrico.
Fonte: Adaptada de Liebl e Kloth.[4]

Na prática, o que percebemos é que o grau de sangramento depende do comprimento da agulha, que pode variar de 0,2 a 2 mm, uma vez que agulhas maiores atingirão vasos mais calibrosos na derme. A intensidade também varia com a área tratada. Na face, por exemplo, a pele é mais fina e, em geral, o sangramento costuma ser mais abundante. Já nos tratamentos corporais, em área de pele mais espessa, o sangramento é mínimo. De todo modo, o sangramento que ocorre durante o tratamento com MA é rapidamente interrompido, devido a um mecanismo de reparo acelerado. Vale ressaltar que a realização de uma anamnese cuidadosa é de suma importância para o sucesso do tratamento, devendo ser suspensas quaisquer drogas ou substâncias com potencial de aumentar o tempo de coagulação.

A recuperação do procedimento também é bastante rápida. Para tratamento de cicatrizes de acne na face, com agulha de 2 mm, nas primeiras 24 horas ocorre um eritema de moderado a intenso, que tende a se reduzir muito no segundo dia pós-MA, tornando-se um eritema leve no terceiro dia. Tais observações práticas corroboram a teoria de que no MA o processo de cicatrização está otimizado.

Um estudo em camundongos[8] demonstrou que o MA com a aplicação de vitaminas tópicas pós-tratamento promoveu um aumento da espessura da epiderme, um aumento da expressão genética e da proteína do colágeno I, glicosaminoglicanas e fatores de crescimento (VEGF, EGF e FGF7). Especificamente o TGF-β3, um marcador essencial que previne a formação de cicatrizes, mostrou-se elevado por duas semanas após o MA, em outro estudo realizado em camundongos.[9]

Com relação à pigmentação da pele, Aust et al.[10] relataram que o número de melanócitos permaneceu inalterado após o tratamento com MA em camundongos, enquanto o gene do hormônio estimulador de melanócitos (MSH) sofreu uma *downregulation* 24 horas e duas semanas após o MA.

Indicações

Até o momento desta publicação, a técnica de MA pode ser utilizada para as seguintes indicações (Tabela 20.1):

- rugas e rejuvenescimento;[11-13]
- melasma (Lima 2015, Cassiano 2019, Farshi 2020);
- cicatrizes de acne,[14,15] varicela[16] e queimadura;[17]
- estrias;[18]
- alopecias (Dhurat 2013, 2015 e Chandrashekar 2014).

Tabela 20.1. Indicações e detalhamento para o microagulhamento.

Indicação	*Tamanho da agulha*	*Drug delivery*	*Número de sessões*
Rejuvenescimento	1 a 2 mm	Antioxidantes, ácido retinoico	2 a 4
Cicatrizes	2 a 2,5 mm	Vitamina C	4 a 6
Melasma	1,5 mm	Ácido tranexâmico, vitamina C, ácido retinoico	4 a 6
Estrias	2 a 3 mm	Vitamina C, ácido retinoico	5 a 10
Alopecias	1,5 mm	Minoxidil, finasterida, biotina	4 a 6

Novas indicações e sugestões de uso do MA ainda estão surgindo (Iriarte, 2017). Lin et al. descreveram o uso do MA associado à radiofrequência para o tratamento da bromidrose axilar. Os autores compararam a técnica com a excisão cirúrgica das glândulas e concluíram que o MA com radiofrequência teve um resultado satisfatório e com menor tempo de recuperação do que a cirurgia (Lin, 2018).

O procedimento é útil sobretudo para tratamentos de condições na face em pacientes com melasma. Isso porque o MA não leva à piora das manchas. Um laser ablativo fracionado, por exemplo, que é indicado para o tratamento de cicatrizes de acne, provoca microperfurações na pele, semelhantes àquelas provocadas pelas agulhas. No entanto, o laser tem um efeito adicional, conhecido como efeito térmico, que é o aquecimento provocado na pele ao redor da zona de perfuração, levando a um aquecimento das estruturas adjacentes. Tal efeito alcança resultados benéficos, como a melhoria da firmeza da pele e o estímulo à produção de colágeno, mas também leva a um maior risco de pigmentação pós-inflamatória, sobretudo nos pacientes com melasma e fototipos maiores.

Além disso, o MA pode ser utilizado para a realização de drug delivery,[19] que consiste na aplicação de substâncias na superfície da pele, que vão penetrar com mais facilidade através das microperfurações (Menon, 2020).

Não há limitações da indicação do procedimento no que diz respeito ao fototipo, podendo ser realizado em todos os tipos de pele.

As principais contraindicações ao procedimento estão listadas no Quadro 20.1.

Quadro 20.1. Contraindicações à realização do microagulhamento.
Tendência a cicatriz queloidiana
Diabetes
Distúrbios hemorrágicos
Doenças do colágeno
Corticoterapia sistêmica
Uso de anticoagulantes
Presença de câncer de pele
Verruga vulgar
Presença de queratoses actínicas na área a ser tratada
Infecções cutâneas
Gravidez
Uso de isotretinoína oral

Assim como em outros procedimentos que provocam algum dano na pele da região perioral, quando esta for tratada, devemos orientar pacientes com histórico de herpes simples a utilizar um antiviral oral profilaticamente a partir do dia anterior ao procedimento e por mais dois dias.

Dispositivos para microagulhamento

Existem hoje diferentes formas de realização do microagulhamento, dependendo do dispositivo utilizado.

Os principais dispositivos para realização do microagulhamento são:

- Dispositivo manual de microagulhamento (*Dermaroller*): composto por um cilindro com agulhas enfileiradas paralelamente, disponível em uma embalagem estéril para uso único (Figura 20.1). Está disponível com diferentes tamanhos de agulhas.
- Microagulhamento com máquinas: trata-se de aparelhos que possuem ponteiras com microagulhas, que podem ser associadas à radiofrequência para um estímulo adicional de contração tecidual e produção de colágeno. O tamanho da agulha pode ser regulado no aparelho (Figura 20.6).

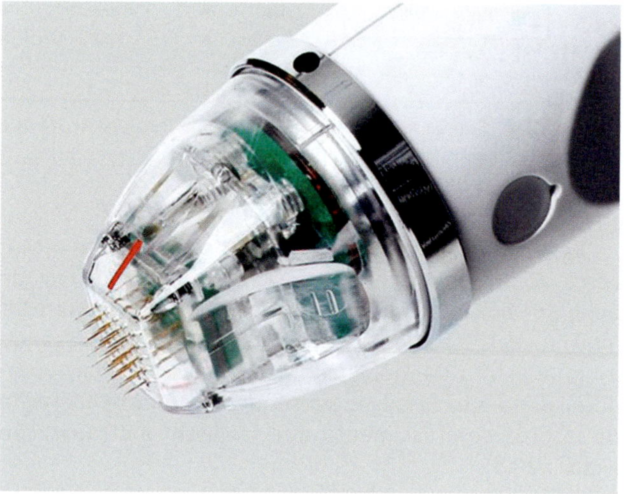

Figura 20.6. Ponteira de microagulhamento associada à radiofrequência.
Fonte: Acervo da autoria do capítulo.

A utilização da radiofrequência através de um dispositivo de microagulhamento provoca uma injúria térmica diretamente na derme, gerando uma corrente através das microagulhas insuladas. Isso resolve o problema da pouca penetração da energia de radiofrequência e evita o dano térmico que ocorre quando altas energias são aplicadas na superfície da pele (para aumentar a penetração) (Figura 20.7).

Os dispositivos manuais são, na sua maioria, uma variação do Dermaroller ou do Dermapen. O Dermaroller possui um cilindro giratório na sua ponta com 24 agulhas em cada fileira circular. Cada fileira possui 8 microagulhas de aço, totalizando 192 agulhas em um dispositivo de *Dermaroller*. O Dermapen é um dispositivo com mola que funciona movido a energia elétrica, promovendo perfurações como um carimbo sobre a pele. Existem diversas variações de ambos os dispositivos, baseadas nos mesmos princípios.

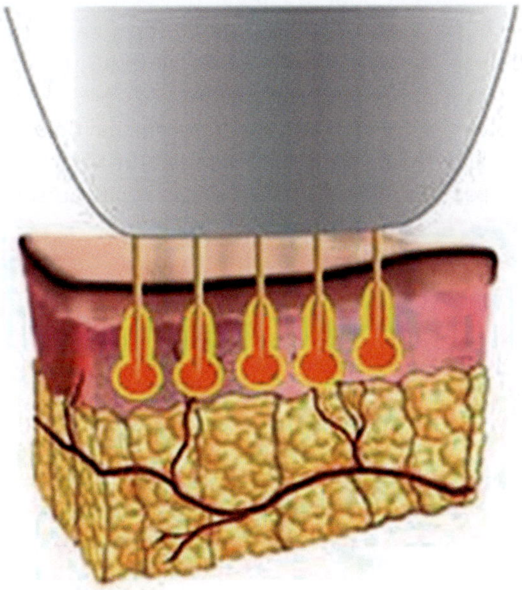

Figura 20.7. Mecanismo de ação do dispositivo de MA associado à máquina com radiofrequência.
Fonte: Acervo da autoria do capítulo.

Na nossa experiência utilizamos ambos os dispositivos (manual e com máquina associado a radiofrequência) em diferentes indicações.

Para o couro cabeludo, por exemplo, preferimos o dispositivo manual, pois como se trata de uma área mais extensa a aplicação se torna mais prática e uniforme.

No tratamento do melasma facial, o dispositivo manual é prático e eficiente, pois não está indicado o uso da radiofrequência.

Já no caso do tratamento para rugas e rejuvenescimento, a utilização da máquina com radiofrequência traz um benefício adicional de promover o aquecimento da pele, levando a uma contração das fibras de colágeno e neocolagênese. Além disso, a utilização das ponteiras de MA, quando associadas às máquinas, permite tratar com maior precisão áreas menores, como a região das pálpebras inferiores e a região perioral, pois o tamanho menor da ponteira faz com que ela se acople com maior precisão na pele dessas regiões. Já com o dispositivo manual é mais difícil fazer o movimento de rolamento nessas áreas.

Para estrias, a escolha do dispositivo depende da extensão e da localização das lesões. Áreas muito extensas são melhor abordadas com o dispositivo manual, uma vez que a ponteira da máquina tem uma superfície pequena e faz as perfurações ponto a ponto. Para estrias muito alargadas, a associação com radiofrequência é vantajosa, por promover maior estímulo de colágeno e contração tecidual.

É importante lembrar que, seja qual for a indicação do MA, se houver melasma na área a ser tratada não devemos utilizar a radiofrequência associada para evitar a piora das manchas.

Técnica de aplicação

A pele precisa ser anestesiada, com cremes à base de lidocaína pura ou associada com outros anestésicos tópicos, ou com anestesia infiltrativa. O uso de bolsas de gelo também pode ser de grande ajuda durante a realização do procedimento. A dor varia de acordo com a área tratada e com o tamanho da agulha.

Na nossa experiência, para tratamento do melasma com agulhas de 1,5 mm, o uso de creme de lidocaína lipossomada a 4% permite a realização do procedimento com tranquilidade.

Para tratamentos com mais passadas (cicatrizes de acne, rugas) e agulhas maiores, cremes anestésicos podem não ser suficientes para a realização do procedimento, sendo necessária a realização de anestesia infiltrativa ou bloqueio de nervos da face.

Em se tratando de áreas extensas, como no tratamento de estrias, o volume de anestésico necessário seria muito grande para uma anestesia infiltrativa; devemos, portanto, estar atentos ao risco de toxicidade sistêmica pela lidocaína.

Em algumas áreas a anestesia por bloqueio pode ser bastante útil, como na face e couro cabeludo. Essa técnica traz grande conforto para o paciente, permitindo a realização do procedimento com maior eficácia.

Após a realização da anestesia, o próximo passo é a assepsia da região. Pode ser utilizada clorexidina degermante ou alcoólica, seguida de álcool 70.

A escolha do tamanho da agulha vai depender do alvo do tratamento e da localização das lesões. Para o tratamento de cicatrizes de acne, geralmente são necessárias agulhas maiores (2 mm), para que possamos atingir a derme reticular, onde está localizada boa parte da fibrose. O mesmo acontece no tratamento de estrias e cicatrizes de queimaduras.

No caso de drug delivery ou de tratamento de rugas periorbitais, por exemplo, podemos utilizar agulhas menores, que são bem menos incômodas para o paciente.

Para o tratamento do melasma, recomenda-se o uso de agulhas de 1,5 mm e o objetivo final do tratamento deve ser um sangramento leve.

No caso do tratamento do couro cabeludo, também são recomendadas agulhas de 1,5 mm.

Com o dispositivo manual de MA o procedimento é realizado rolando-se o aparelho sobre a pele, para a frente e para trás, com a mesma pressão, em várias direções, para que se obtenha uma distribuição uniforme dos furos.

As microagulhas penetram a epiderme, sem removê-la. A epiderme é apenas perfurada e se recupera com rapidez. As agulhas parecem separar as células umas das outras sem cortá-las, portanto, muitas células são poupadas.

Como estão dispostas em um cilindro, as agulhas inicialmente penetram a pele em um ângulo, aprofundando-se à medida que o cilindro rola. Por fim, as agulhas são retiradas num ângulo oposto, fazendo com que os sulcos se curvem. Esse resultado é causado pela trajetória da agulha, que entra e sai da pele por cerca de 1,5 a 2 mm, em movimento circular associado ao rolamento. A epiderme e sobretudo a camada córnea parecem "intactos", exceto pelos buracos minúsculos feitos pelas agulhas – cada um com cerca de quatro células de diâmetro. Quando uma agulha penetra a pele, o ferimento causa uma lesão localizada e um sangramento mínimo pela ruptura dos vasos sanguíneos finos.[11]

Cada dispositivo manual deve ser utilizado somente em um único paciente, devendo ser descartado após o uso.

Em cada área tratada, realizamos de três a cinco passadas em cada direção (horizontal, vertical e diagonal), para garantir uma maior uniformidade nas microperfurações em toda a região (Figura 20.8).

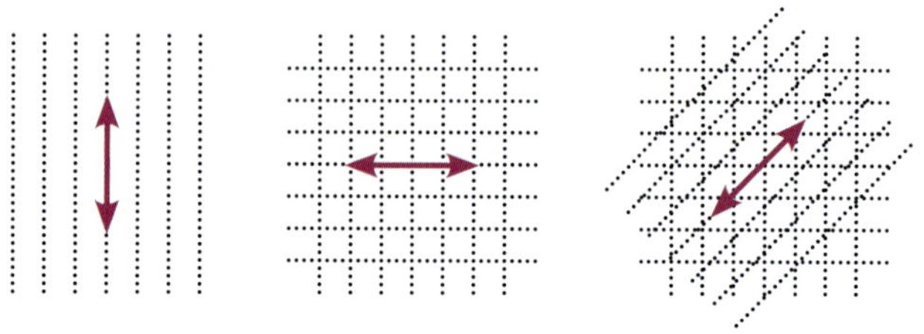

Figura 20.8. Técnica de realização do MA. Devem ser realizadas três a cinco passadas em cada direção para assegurar uma maior uniformidade das perfurações.

No caso da utilização das máquinas para microagulhamento, cada disparo corresponde a uma área de perfuração e a dinâmica das microagulhas é completamente diferente daquela produzida pelo cilindro manual, pois não ocorre um rolamento sobre a pele; as microperfurações ocorrem sempre na posição perpendicular à pele. Com as máquinas, observamos um sangramento menos intenso, devido a menor quantidade de perfurações. Para tratamento do melasma e do couro cabeludo devemos sempre utilizar o aparelho com a radiofrequência desligada.

Após o MA, podemos aplicar uma solução para drug delivery, de acordo com a indicação do tratamento. O peeling de ácido retinoico pode ser utilizado, em concentrações de 3% a 7%, desde que seja utilizado o veículo sem cor de base e que seja manipulado com polietilenoglicol, para minimizar o risco de alergias ou irritações.

Nos pacientes com melasma, podemos aplicar logo após o procedimento ativos, como o ácido tranexâmico, e antioxidantes, como as vitaminas C e E, e o ácido ferúlico.

A vitamina C pura na concentração de até 10% é útil no drug delivery realizado pós-MA para rejuvenescimento, cicatrizes e estrias, quando precisamos estimular ainda mais a neocolagênese.

A aplicação de ativos com maior potencial irritativo ou alergênico, como a hidroquinona, deve ser evitada, pois com as perfurações provocadas pela agulha a substância aplicada poderá chegar diretamente na derme, onde entrará prontamente em contato com as células de defesa, como as células de Langerhans, gerando um risco maior de reações mais graves.

As orientações domiciliares devem ser de lavar bem as mãos antes de manipular a região, realizar a limpeza adequada duas vezes ao dia, não se expor ao sol e utilizar um creme cicatrizante ou antibiótico.

Para peles oleosas ou acneicas, o uso de creme cicatrizantes deve ser evitado, pois a oclusão leva à formação de mílio.

Complicações

As complicações são raras se o procedimento for realizado com as técnicas adequadas de assepsia e antissepsia e se o paciente for criteriosamente selecionado, ou seja, de acordo com os critérios de exclusão já descritos.

Uma possível complicação é a infecção secundária. Devemos ficar atentos aos sintomas de dor após o procedimento, que não é esperada, e ao eritema, que costuma regredir até o terceiro ou quarto dia após o MA. Uma piora do eritema, surgimento de exsudato ou queixa de dor, devem levantar a suspeita de infecção e o tratamento com antibióticos sistêmicos apropriados deve ser iniciado.

O risco de hiper ou hipopigmentação é mínimo, uma vez que não há dano térmico como um laser ablativo, que a lesão provocada é muito menor do que de uma dermoabrasão por lixamento e que os melanócitos permanecem intactos após o procedimento.

Outra possível complicação é o surgimento de reações de hipersensibilidade, com o uso de ativos pós-MA, para realização do que chamamos de drug delivery.[20]

Há relatos de reações granulomatosas com a associação de MA com drug delivery em procedimentos realizados por não médicos (Soltani, 2014).

Conclusões

Desde o desenvolvimento do primeiro Dermaroller 20 anos atrás, diversos novos dispositivos de MA foram criados e as indicações de uso na Dermatologia se expandiram.

No MA, as agulhas penetram através da pele, criando uma zona confluente de sangramento superficial, que é um estímulo importante para iniciar o processo de cicatrização, com a liberação de diversos fatores de crescimento, que estimulam a migração e proliferação de fibroblastos, promovendo a deposição de colágeno.

A técnica de MA é uma opção de tratamento de baixo custo, fácil execução e rápida recuperação, para condições diversas em que se deseja melhorar o relevo cutâneo ou o aspecto da pele como um todo e para realização de drug delivery.

Referências Bibliográficas

- **Microagulhamento: Indicações, Técnicas e Complicações**

1. Aust MC, Fernandes D, Kaplan H et al. Collagen induction therapy (PCI): an alternative treatment for scars, wrinkles and skin laxity. Plast Reconstr Surg. 2008;121:1421-1429.
2. Aust MC, Knobloch K, Reimers K, Redeker J, Ipaktchi R, Altintas MA et al. Percutaneous collagen induction therapy: an alternative treatment for burn scars. Burns. 2010 Sep;36(6):836-843.
3. Aust MC, Knobloch K, Vogt PM. Percutaneous collagen induction therapy as a novel therapeutic option for striae distensae. Plast Reconstr Surg. 2010 Oct;126(4):219-220.
4. Aust MC, Reimers K, Gohritz A, Jahn S, Stahl F et al. Percutaneous collagen induction – Scarless skin rejuvenation: fact or fiction? Clin Exper Dermatol. 2010;35:437-439.
5. Aust MC, Reimers K, Kaplan HM, Stahl F, Repenning C, Scheper T et al. Percutaneous collagen induction-regeneration in place of cicatrisation? J Plast Reconstr Aesthet Surg. 2011 Jan;64(1):97-107.
6. Aust MC, Reimers K, Stahl F et al. Percutaneous collagen induction (PCI) – Minimally invasive skin rejuvenation without risk of hyperpigmentation: fact or fiction? Plast Reconstr Surg. 2008;122:1553-1563.
7. Bariya SH, Gohel MC, Mehta TA, Sharma OP. Microneedles: an emerging transdermal drug delivery system. J Pharm Pharmacol 2012 Jan;64(1):11-29.
8. Costa IMC, Costa MC. Microneedling for varicella scars in a dark-skinned teenager. Dermatol Surg. 2014;40:333-357.
9. Dunkin CS, Pleat JM, Gillespie PH, Tyler MP, Roberts AH et al. Scarring occurs at a critical depth of skin injury: precise measurement in a graduated dermal scratch in human volunteers. Plast Reconstr Surg. 2007;119(6):1722-1732.
10. Fabbrocini G, Padova MP, Vita V, Fardella N, Pastore F, Tosti A. Tratamento de rugas periorbitais por terapia de indução de colágeno. Surg Cosmet Dermatol. 2009;1(3):106-111.
11. Fernandes D, Signorini M. Combating photoaging with percutaneous collagen induction. Clin Dermatol. 2008 Mar-Apr;26(2): 192-199.
12. Fernandes D. Minimally invasive percutaneous collagen induction. Oral and Maxillofacial Surg Clin N Am. 2005;17:51-63.
13. Foulds L, Barker A. Human skin battery potentials and their possible role in wound healing. Br J Dermatol. 1983;109:515-522.
14. Kim SE, Lee JH, Kwon HB, Ahn BJ, Lee AY. Greater collagen deposition with the microneedle therapy system than with intense pulsed light. Dermatol Surg. 2011 Mar;37(3):336-341.
15. Leheta T, Tawdy AE, Hay RA, Farid S. Percutaneous collagen induction versus full-concentration trichloroacetic acid in the treatment of atrophic acne scars. Dermatol Surg. 2011;37:207-216.
16. Liebl H, Kloth LC. Skin cell proliferation stimulated by microneedles. Journal of the American College of Clinical Wound Specialists. 2013;4:2-6.
17. Liebl H. Abstract reflections about Collagen-Induction Therapy (CIT): a hypothesis for the mechanism of action of collagen induction therapy using micro-needles. January 2-7. [Acesso em fev. 2006]. Disponível em: http://www.dermaroller.de/us/science/abstract-reflections-26.html.
18. Orentreich DS, Orentreich N. Subcutaneous incisionless (subcision) surgery for the correction of depressed scars and wrinkles. Dermatol Surg. 1995;21:543-549.
19. Soltani-Arabshahi R, Wong JW, Duffy KL, Powell DL. Facial allergic granulomatous reaction and systemic hypersensitivity associated with microneedle therapy for skin rejuvenation. JAMA Dermatol. 2014 Jan;150(1):68-72.
20. Zha M, Song B, Rajnicek. Electrical signals control wound healing through phosphatidylinositol-3-OH kinase-g and PTEN. Nature. 2006;442:457-460.

Bibliografia Consultada

- **Microagulhamento: Indicações, Técnicas e Complicações**

Cassiano DP, Espósito ACC, Hassun KM, Lima EVA, Bagatin E, Miot HA. Early clinical and histological changes induced by microneedling in facial melasma: a pilot study. Ind J Dermatol Venereol. 2019;85(6):638-641.

Chandrashekar B, Yepuri V, Mysore V, Charmalaya V. Alopecia areata: successful outcome with microneedling and triamcinolone acetonide. J Cutan Aesthet Surg. 2014;7(1):63-64.

Dhurat R, Mathapati S. Response to microneedling treatment in men with androgenetic alopecia who failed to respond to conventional therapy. Indian J Dermatol. 2015;60(3):260-263.

Dhurat R, Sukesh M, Avhad G, Dandale A, Pal A, Pund P. A randomized evaluator blinded study of effect of microneedling in androgenetic alopecia: a pilot study. Int J Trichology. 2013;5(1):6-11.

Farshi S, Mansouri P. Study of efficacy of microneedling and mesoneedling in the treatment of epidermal melasma: a pilot trial. J Cosmet Dermatol. 2020;00:1-6.

Iriarte C, Awosika O, Rengifo-Pardo M, Ehrlich A. Review of applications of microneedling in dermatology. Clinical Cosmetic and Investigational Dermatology. 2017;10:289-298.

Lima E. Microneedling in facial recalcitrant melasma. An Bras Dermatol. 2015;90(6):919-921.

Menon A, Eram H, Kamath PR, Goel S, Babu AM. A split face comparative study of safety and efficacy of microneedling with tranexamic acid versus microneedling with vitamin C in the treatment of melasma. Indian Dermatol Online J. 2020;Jan-Fev; 11(1):41-45.

Soltani-Arabshahi R, Wong JW, Duff KL, Powell DL. Facial allergic granulomatous reaction and systemic hypersensitivity associated with microneedle therapy for skin rejuvenation. JAMA Dermatol. 2014:150(1):68-72.

CAPÍTULO 21

Drug Delivery – Diferentes Aplicações

• Rossana Vasconcelos

Princípios físicos, químicos e farmacológicos

A pele atua como barreira, impede a penetração de substâncias e agentes nocivos e reduz a perda de água. Para penetrar nas camadas mais profundas da pele, os ativos devem atravessar o estrato córneo, que é a principal barreira. Dessa maneira, a biodisponibilidade dos ativos aplicados topicamente na pele varia de 1% a 5%. A permeação nas camadas mais profundas é ainda menor, em torno de 0,03%.[1]

Ao tentar transpor a pele com barreira íntegra, sem qualquer método de aprimoramento, a molécula do ativo deve ter as seguintes características: peso molecular menor que 600 Da, Log P 1,0 a 3,0, baixo ponto de fusão, duas ou menos ligações de hidrogênio, não ser irritante nem sensibilizante.[2]

Alguns intensificadores químicos são utilizados na tentativa de aumentar a permeabilidade dos ativos, como biopolímeros, lipossomas, transportadores de partículas, além de técnicas de oclusão e aumento de temperatura.[3] Entretanto, os intensificadores são específicos para cada ativo e não são capazes de aumentar a penetração de moléculas de alto peso molecular nas concentrações necessárias para efeito terapêutico.[4]

São necessários estratégias, técnicas e procedimentos que promovam maior penetração dos ativos por meio da quebra da barreira cutânea. Todo dispositivo que provoque uma perda da integridade da epiderme pode agir como um drug delivery, sendo alguns mais eficazes que outros, seja pela profundidade de penetração, pela associação de tecnologias ou pela formação ou não de coagulação ao redor do canal.

Os procedimentos possuem como vantagens na técnica de drug delivery menor risco de toxicidade sistêmica, redução do metabolismo de primeira passagem e um ambiente mais favorável à ação do ativo.

Para promover o resultado ideal da técnica, deve-se atentar para as propriedades dos ativos, de modo a aumentar os resultados e reduzir o risco de efeitos adversos. Além de estéreis, os ativos devem ser combinados com cautela, para evitar a formação de haptenos e incompatibilidades farmacológicas entre as moléculas (precipitação, inativação e incompatibilidade de pH); a formulação não deve conter substâncias vasoconstritoras ou proscritas, pelo risco de necrose cutânea (álcoois e óleos); não deve ser comedogênica nem sensibilizante.[5]

Tecnologias associadas

São diversas as técnicas que podem ser utilizadas para promover a penetração transepidérmica dos ativos, como microagulhamento, laser não ablativo, laser fracionado ablativo, radiofrequência microagulhada e sublativa, luz intensa pulsada, ultrassom de impacto e iontoforese.

A técnica de microagulhamento isolada já promove benefícios como neocolagênese, redução de manchas, poros, melhora da textura e do aspecto de cicatrizes. Para drug delivery, as moléculas devem ser pequenas e de baixo peso molecular. As lipofílicas penetram mais profundamente que as hidrofílicas.[6]

A técnica do microagulhamento pode ser associada a radiofrequência, que promove liberação de energia alternada de alta frequência nas camadas mais profundas, com consequente geração de zonas de coagulação e abertura dos canais para o transporte de ativos hidrofílicos e macromoléculas.

O laser fracionado ablativo promove a geração de microzonas térmicas, com dano epidérmico, o que forma canais que possibilitam a entrega dos ativos, com a facilitação da permeação de ativos hidrofílicos, e essa entrega ocorre até a completa restauração da função de barreira.[9]

O dano varia de acordo com o tipo de laser selecionado, a energia e a densidade escolhidas para o procedimento – energias altas geram lesões mais profundas, que podem atingir vasos sanguíneos e causar sangramentos. Altas densidades prejudicam a difusão de moléculas, pois tornam as microzonas térmicas grandes e, por consequência, reduzem a absorção nas áreas adjacentes. Desse modo, deve-se atentar para a escolha do tipo de laser e dos parâmetros, de modo a se obter o máximo de resposta do procedimento associado.[9]

Os lasers fracionados não ablativos promovem aquecimento dérmico em colunas, de maneira similar à das microzonas térmicas do laser ablativo, porém sem ocasionar dano significativo à epiderme, o que proporciona menos desconforto na aplicação e recuperação mais rápida.

Tecnologias não ablativas, como ND:YAG 1.064 nm pulso longo, érbio fracionado não ablativo e luz intensa pulsada, possibilitam o drug delivery por meio de efeito térmico. O efeito térmico pode elevar a temperatura da superfície da pele em até 13 graus, o que promove uma desestruturação transitória da queratina e torna frágeis os queratinócitos. O aumento da permeabilidade é da ordem de 6 a 7 vezes e perdura por 15 a 30 minutos.[7]

A pele submetida a ondas fotomecânicas, como ocorre com o laser *Q-switched*, apresenta expansão do espaço extracelular até as camadas mais profundas da camada córnea, porém a camada granulosa permanece inalterada. Para aumentar a permeabilidade, pode-se adicionar um cossolvente, que atuará sobre os lipídeos lamelares, gerando ruptura entre as células da camada granulosa.[8]

O aumento da permeabilidade é da ordem de 12 vezes e pode perdurar por até 1 semana.[7]

Indicações

□ Lesões pré-malignas e malignas

A utilização de drug delivery no tratamento dessas lesões é um dos métodos mais pesquisados. Foram realizados diversos estudos, inclusive comparativos com o uso habitual das medicações utilizadas na terapia fotodinâmica: ácido aminolevulínico (ALA) e ácido metilaminolevulínico (MAL). Foram descritas utilizações em queratoses actínicas, queilite actínica, doença de Bowen e carcinoma basocelular. O uso de laser fracionado ablativo aumentou a fluorescência de protoporfirina IX, além de promover difusão radial do fármaco por até 1,5 mm ao redor do poro criado pela aplicação do laser.[10]

Foi estudado também o pré-tratamento com laser fracionado ablativo e posterior uso de 5-fluoracil para tratamento de carcinoma basocelular superficial e carcinoma espinocelular *in situ* do tronco e extremidades, com documentação histológica de cura.[11]

Além do laser fracionado ablativo, o laser fracionado não ablativo (Er:glass 1.550 nm) também foi estudado como método de melhorar a entrega de ácido aminolevulínico; notou-se aumento considerável de permeação na pele pré-tratada em comparação à pele não tratada.[12]

□ Vitiligo

O uso de laser fracionado ablativo associado a corticosteroides tópicos e fototerapia foi superior ao uso isolado de corticosteroides e fototerapia em vitiligo de difícil resposta. Além de haver aumento de resposta, o tratamento mostrou-se seguro, pois não houve descrição de fenômeno de Koebner, atrofia cutânea, teleangiectasias ou surgimento de cicatrizes hipertróficas.[13]

Também foi estudada a associação de laser fracionado ablativo com 5-fluoracil tópico, comparada ao uso isolado do 5-fluoracil; observou-se melhor resposta no grupo laser, além de ser demonstrada a segurança do método.[14]

□ Cicatrizes hipertróficas

O uso de laser fracionado ablativo como pré-tratamento para drug delivery de corticosteroides apresentou resultados satisfatórios, com melhora de atrofia, discromia e contorno das lesões. Entretanto, há de se pontuar que foi observada recidiva em alguns casos.[15,16]

Além dos corticosteroides, o uso de drug delivery de 5-fluoracil também foi estudado em associação a laser fracionado ablativo. Os resultados foram melhores no grupo tratado com laser, mas também houve maior ocorrência de dor e ulcerações durante o tratamento.[17]

□ Hemangioma infantil

Em razão do risco ou contraindicação do uso de betabloqueadores sistêmicos, foi estudado o uso tópico dessa medicação na técnica de drug delivery em associação a laser fracionado ablativo. O tratamento mostrou-se seguro e eficaz.[18]

□ Verruga viral

A associação de laser fracionado ablativo e terapia fotodinâmica com ácido metilaminolevulínico mostrou-se eficaz no tratamento de verrugas periungueais, com baixo índice de falta de resposta.[19]

□ Onicomicose

Muitos protocolos foram estudados com laser não ablativos e ablativos. Para os não ablativos, a combinação com antifúngico mostrou-se superior tanto ao uso isolado do laser quanto ao uso isolado do antifúngico.[20] O uso de laser fracionado ablativo associado a antifúngico também se mostrou superior ao uso isolado de antifúngico.[21]

□ Alopecias

O tratamento das alopecias é desafiador, pois requer, além de aderência e disciplina do paciente no uso dos ativos tópicos, uma entrega adequada dos ativos no folículo piloso, de modo a aumentar os efeitos terapêuticos e reduzir os efeitos adversos. Por isso, vários estudos têm objetivado o uso da técnica de drug delivery para o tratamento das alopecias. Estudos em animais com análise histopatológica demonstram que a técnica de drug delivery promove entrega substancial de ativos no folículo piloso.[22]

Estudos de séries de casos mostraram resultados promissores na associação de laser fracionado ablativo e corticosteroides no tratamento de alopecia areata.[23]

A gama de ativos disponíveis para uso no couro cabeludo é muito grande e aumenta a cada dia, com a publicação de mais estudos. Atualmente, são exemplos de substâncias que podem ser utilizadas: minoxidil, finasterida, dutasterida, D-pantenol, biotina, latanoprosta e fatores de crescimento, além de formulações prontas contendo diversos ativos combinados.

No ano de 2019, um artigo de revisão sobre o tema demonstrou que drug delivery, tanto com laser fracionado quanto com microagulhamento, é uma modalidade promissora, com evidências de aumento do crescimento de cabelo quando comparada à aplicação tópica dos ativos, não apenas para alopecia areata, mas também para alopecia androgenética.[24]

□ Melasma

Diversos estudos têm sido feitos na área de drug delivery para melasma, outro grande desafio terapêutico na dermatologia. Foi demonstrada superioridade na associação de laser fracionado ablativo e aplicação tópica de hidroquinona, em comparação ao uso isolado de hidroquinona.[25] Entretanto, em razão do risco de complicações causadas pelo uso equivocado de laser em pacientes com melasma, atualmente os estudos têm se voltado para o drug delivery por meio da técnica de microagulhamento, com ou sem a associação a radiofrequência. Essa técnica, independentemente do uso subsequente de ativos, já promove a melhora do melasma. Estudos com avaliação histopatológica demonstram que, como o dano epidérmico após microagulhamento é pequeno, a recuperação da pele é rápida e o risco de infecções baixo. Há proliferação de fibroblastos e neocolagênese. Pelo aumento do *turnover*, há menor estimulação dos melanócitos e aumento do *clearance* de melanina epidérmica, o que pode explicar a melhora do aspecto do melasma.[26] Assim como nas alopecias, a gama de ativos é grande e cresce com a publicação dos estudos. Atualmente, podem ser utilizados: ácidos tranexâmico, cítrico, glicólico, ascórbico, kójico, glutationa, azeloglicina, arbutin, além de formulações prontas com clareadores combinados.

O uso de laser não ablativo também foi estudado e mostrou-se seguro e eficaz na associação a drug delivery de antioxidantes.[27]

□ Cosmiatria

O uso das técnicas de drug delivery na cosmiatria é amplo e comum na prática profissional. Comumente, são usadas combinações de laser, microagulhamento, radiofrequência, microdermoabrasão e ultrassom microfocado, com subsequente deposição de ativos, como modo de aumentar o efeito terapêutico, reduzir efeitos adversos e o tempo de recuperação pós-procedimento. Comumente, as formulações utilizadas contêm ácido hialurônico, antioxidantes e silício. Novas técnicas têm sido estudadas para aumentar a taxa de penetração dos ativos: ondas acústicas, massagem e aparelhos que promovem diferentes cargas de pressão sobre a área tratada. Uso de ondas e massagem aumentam a acumulação do ativo, o que resulta, portanto, em menor tempo necessário de exposição.[28]

Contraindicações

As contraindicações para o drug delivery devem considerar as contraindicações da técnica usada somadas às dos ativos utilizados. Deve-se atentar ao fototipo do paciente, alergias prévias, histórico de infecções por herpes simples e tratamentos prévios que possam dar origem ou contribuição a um efeito adverso ou à má evolução pós-tratamento.

Complicações

Assim como as contraindicações, as complicações variam de acordo com a tecnologia empregada e o ativo utilizado. Em linhas gerais, nos procedimentos que utilizam a técnica do microagulhamento, foram descritas infecções locais e reações de corpo estranho (ativos utilizados foram formulações não estéreis para uso doméstico).[29]

Já nos procedimentos que utilizam laser, não foi descrito aumento na taxa de infecção local e as complicações são aquelas já observadas no uso isolado de laser.

Conclusão

De acordo com a ampla bibliografia disponível, pode-se concluir que a técnica de drug delivery se mostra segura e eficaz. Para tanto, deve-se observar protocolos de antissepsia adequados, bem como determinar com rigor as formulações adequadas para uso, de modo a evitar efeitos adversos.

A técnica, além de promissora, acrescenta um novo papel aos procedimentos, permitindo a ampliação da atuação tanto no tratamento de doenças dermatológicas como na cosmiatria. Com ela, é possível reduzir a toxicidade e aumentar a resposta terapêutica.

Referências Bibliográficas

- **Drug Delivery – Diferentes Aplicações**

1. Purdon CH, Azzi CG, Zhang J et al. Penetration enhancement of transdermal delivery: current permutations and limitations. Crit Rev Ther Drug Carrier Syst. 2004;21:97-132.
2. Sabri AH, Ogilvie J, Abdulhamid K, Shpadaruk V, McKenna J, Segal J, Scurr DJ, Marlow M. Expanding the applications of microneedles in dermatology. Eur J Pharm Biopharm. 2019;140:121-140.
3. Akomeah FK. Topical dermatological drug delivery: Quo Vardis? Curr Drug Deliv. 2010;7(4):283-296.
4. Lane ME. Skin penetration enhancers. Int J Pharm. 2013;447(1-2):12-21.
5. Herreros FOC, Moraes AM, Velho PENF. Mesoterapia: uma revisão bibliográfica. An Bras Dermatol [Internet]. Fevereiro de 2011 [citado 12 abr. 2020]. 2011;86(1):96-101.
6. Abbrocini G, De Vita V, Fardella N et al. Skin needling to enhance depigmenting sérum penetration in the treatment of melasma. Plastic Surgery International. 2011:158-241.
7. Bloom BS. Laser-assisted drug delivery: beyond ablative devices. Br J Dermatol. 2014;170(6):1217-1218.
8. Menon GK, Kollias N, Doukas AG. Ultrastructural evidence of stratum corneum permeabilization induced by photomechanical waves. J Invest Dermatol. 2003;121(1):104-109.
9. Lin CH, Aljuffali IA, Fang JY. Lasers as an approach for promoting drug delivery via skin. Expert Opin Drug Deliv. 2014;11:599-614.
10. Haedersdal M, Sakamoto FH, Farinelli WA, Doukas AG, Tam J, Anderson RR. Pretreatment with ablative fractional laser changes kinetics and biodistribution of topical 5-aminolevulinic acid (ALA) and methyl aminolevulinate (MAL). Lasers Surg Med. 2014;46(6):462-469.
11. Nguyen BT, Gan SD, Konnikov N, Liang CA. Treatment of superficial basal cell carcinoma and squamous cell carcinoma in situ on the trunk and extremities with ablative fractional laser-assisted delivery of topical fluorouracil. J Am Acad Dermatol. 2015;72(3):558-566.
12. Lim HK, Jeong KH, Kim NI, Shin MK. Nonablative fractional laser as a tool to facilitate skin penetration of 5-aminolaevulinic acid with minimal skin disruption: a preliminary study. Br J Dermatol. 2014;170(6):1336-1340.
13. Vachiramon V, Chaiyabutr C, Rattanaumpawan P, Kanokrungsee S. Effects of a preceding fractional carbon dioxide laser on the outcome of combined local narrowband ultraviolet B and topical steroids in patients with vitiligo in difficult-to-treat areas. Lasers Surg Med. 2016;48(2):197-202.
14. Abdelwahab M, Salah M, Samy N, Rabie A, Farrag A. Effect of topical 5-fluorouracil alone versus its combination with erbium YAG (2940 nm) laser in treatment of vitiligo. Clin Cosmet Investig Dermatol. 2020;13:77-85.
15. Waibel JS, Wulkan AJ, Shumaker PR. Treatment of hypertrophic scars using laser and laser assisted corticosteroid delivery. Lasers Surg Med. 2013;45:135-140.
16. Cavalié M, Sillard L, Montaudié H, Bahadoran P, Lacour JP, Passeron T. Treatment of keloids with laser-assisted topical steroid delivery: a retrospective study of 23 cases. Dermatol Ther. 2015;28(2):74-78.
17. Tawfik AA, Fathy M, Badawi A, Abdallah N, Shokeir H. Topical 5-fluorouracil cream vs combined 5-fluorouracil and fractional erbium YAG laser for treatment of severe hypertrophic scars. Clin Cosmet Investig Dermatol. 2019;12:173-180.
18. Ma G, Wu P, Lin X et al. Fractional carbon dioxide laser-assisted drug delivery of topical timolol solution for the treatment of deep infantile hemangioma: a pilot study. Pediatr Dermatol. 2014; 31:286-291.
19. Yoo KH, Kim BJ, Kim MN. Enhanced efficacy of photodynamic therapy with methyl 5-aminolevulinic acid in recalcitrant periungual warts after ablative carbon dioxide fractional laser: a pilot study. Dermatol Surg. 2009;35:1927-1932.
20. A randomised comparative study of 1064 nm Neodymium--doped yttrium aluminium garnet (Nd:YAG) laser and topical antifungal treatment of onychomycosis. Mycoses. 2016 Dec; 59(12):803-810.
21. Zhang J, Lu S, Huang H, Li X, Cai W, Ma J, Xi L. Combination therapy for onychomycosis using a fractional 2940 nm Er:YAG laser and 5% amorolfine lacquer. Lasers Med Sci. 2016;31:1391-1396.
22. Lee W, Shen S, Aljuffali IA, Li Y, Fang J. Erbium-yttrium-aluminum-garnet laser irradiation ameliorates skin permeation and follicular delivery of antialopecia drugs. J Pharm Sci. 2014;103(11): 3542-3552.
23. Majid I, Jeelani S, Imran S. Fractional carbon dioxide laser in combination with topical corticosteroid application in resistant alopecia areata: a case series. J Cutan Aesthet Surg. 2018;11(4): 217-221.
24. Wipf A, Boysen N, Hordinsky MK, Dando EE, Sadick N, Farah RS. The rise of transcutaneous drug delivery for the management of alopecia: a review of existing literature and an eye towards the future. J Cosmet Laser Ther. 2019 Aug;21(5):247-254.
25. Badawi AM, Osman MA. Fractional erbium-doped yttrium aluminum garnet laser-assisted drug delivery of hydroquinone in the treatment of melasma. Clin Cosmet Investig Dermatol. 2018;11:13-20.
26. Cassiano DP, Espósito AC, Hassun KM, Lima EV, Bagatin E, Miot HA. Early clinical and histological changes induced by microneedling in facial melasma: a pilot study. Indian J Dermatol Venereol Leprol. 2019;85:638-641.
27. Lee MC, Chang CS, Huang YL, Chang SL, Chang CH, Lin YF, Hu S. Treatment of melasma with mixed parameters of 1,064 nm Q-switched Nd:YAG laser toning and an enhanced effect of ultrasonic application of vitamin C: a split-face study. Lasers Med Sci. 2015;30:159-163.
28. Meesters AA, Nieboer MJ, Almasian M et al. Drug penetration enhancement techniques in ablative fractional laser assisted cutaneous delivery of indocyanine green. Lasers Surg Med. 2019;51(8):709-719.
29. Soltani-Arabshahi R, Wong JW, Duffy KL, Powell DL. Facial allergic granulomatous reaction and systemic hypersensitivity associated with microneedle therapy for skin rejuvenation. JAMA Dermatol. 2014;150(1):68-72.

CAPÍTULO 22

Plasma Rico em Plaquetas (PRP) na Dermatologia

- Letícia de Chiara Moço
- Eduardo Vieira de Oliveira

Medicina regenerativa é o processo de substituir e/ou regenerar células, tecidos ou órgãos humanos danificados para restaurar suas funções normais. Isso é feito a partir de engenharia tecidual, terapia genética e terapia celular. Na dermatologia, a medicina regenerativa, é empregada na cicatrização de feridas, vitiligo, rejuvenescimento, melhora do aspecto das cicatrizes, alopecias, epidermólise bolhosa, psoríase e etc., usando a terapia celular que agrega células-tronco, fibroblastos autólogos e, principalmente, o plasma rico em plaquetas, conhecido como PRP.[1,2]

O PRP é o volume de plasma autólogo com concentração de plaquetas de 4 a 6 vezes acima do nível fisiológico, o que resulta em um nível maior que 1 milhão de plaquetas por microlitro* em 5 mL de plasma. Na dermatologia, ele é estudado em três principais campos: cicatrização de feridas, rejuvenescimento e alopecia androgenética.[1]

Os componentes celulares do sangue são compostos por hemácias, leucócitos e plaquetas, em que 44%, 1% e 0,12% representam respectivamente seus volumes totais. O uso somente das plaquetas é explicado em função das hemácias possuírem muitos radicais livres que, em grandes concentrações, poderiam atrasar o processo de cicatrização, além de os leucócitos, por sua vez, também serem responsáveis pela produção de proteases que danificam o tecido saudável ao redor, não sendo desejado, portanto, em tecidos não infectados. As plaquetas contribuem para migração, diferenciação e proliferação de células-tronco, e também estimulam fibroblastos e células endoteliais com deposição de matriz extracelular e neovascularização.[3]

* Milionésima parte de um litro.

Plaqueta e hemostasia

As plaquetas são células produzidas pela medula óssea a partir da linhagem megacariocítica; em seu interior possuem fatores responsáveis pela cascata de coagulação e regeneração tecidual, como fator de crescimento endotelial vascular (VEGF), fator de crescimento derivado de plaquetas (PDGF), fator de crescimento epidérmico (EGF), fator de crescimento transformador beta (TGF-b), fator de crescimento de fibroblastos (FGF) e fatores de crescimento semelhantes à insulina (IGF-1, IGF-2).[4] Inicialmente, são liberadas na corrente sanguínea em estado não trombogênico, a depender dos estímulos externos, e seu formato pode mudar e adquirir pseudópodes que são importantes para suas funções fisiológicas e manutenção da hemostasia, que ocorre a partir de um estímulo inicial (dano tecidual) em que há interação entre plaquetas, produção e liberação de fatores de coagulação e sistema vascular.[5]

De modo resumido, a ativação plaquetária envolve quatro processos distintos: 1. adesão (deposição de plaquetas na matriz subendotelial); 2. agregação (coesão plaquetária); 3. secreção (liberação de proteínas dos grânulos plaquetários); e 4. atividade pró-coagulante (intensificação da geração de trombina).

Uma das primeiras sinalizações da cascata de coagulação é a exposição do colágeno subendotelial dos vasos que interage com o fator de von Wilebrand e desencadeia a mudança estrutural plaquetária, que, por meio das glicoproteínas Ib e IIb/IIIa, faz com que ocorra a adesão à parede vascular. A partir desse momento, há a mudança estrutural da plaqueta com formação dos pseudópodes para a agregação plaquetária com consequente liberação dos fatores para continuação da cascata de coagulação. Difosfato de adenosina, fosfolipase A2, tromboxano A2, fator de crescimento plaquetário e trombina contribuem para formação desse agregado plaquetário, e esse processo é chamado hemostasia primária.[4,5] Inicia-se, então, o processo secundário de hemostasia, com ativação de fatores de coagulação e construção da rede de fibrina. O controle do processo de coagulação é dado pela ativação do sistema fibrinolítico. As plaquetas ativadas também liberam fatores de crescimento e moléculas de adesão que mediam uma variedade de interações celulares: quimiotaxia, adesão celular, migração, diferenciação celular e atividades imunomodulatórias, finalizando em regeneração tecidual, angiogênese, ativação de macrófagos e colágeno e síntese de matriz. No campo da dermatologia, esses fatores plaquetários podem ajudar nos processos de rejuvenescimento da pele, melhora na cicatrização de feridas e patologias capilares.[3,4]

O processo de cicatrização acontece em fases que se sobrepõem harmonicamente desde o insulto inicial, divididas didaticamente em: hemostasia, inflamação, proliferação e maturação. Esse complexo processo de sinalização entre células e matriz resultará na etapa final da cicatrização.[5] No campo do rejuvenescimento, o PRP diminuiria a inflamação de forma desordenada e crônica da pele, isso por meio do controle da supressão de citocinas e atração de células indiferenciadas para formação de colágeno novo.[2,5,6]

Além dos fatores locais, há ainda o fator idade que é importante no processo de cicatrização. Pessoas mais velhas tendem a produzir menos colágeno e reparar menos os danos à pele adquiridos durante a vida comparados aos pacientes mais jovens, resultando em uma estrutura cutânea com rugas e flacidez. O PRP, pela alta concentração de fatores que influenciam na melhora desse processo de remodelação tecidual, seria uma opção eficiente para o rejuvenescimento da pele (Figura 22.1).[1,2,6]

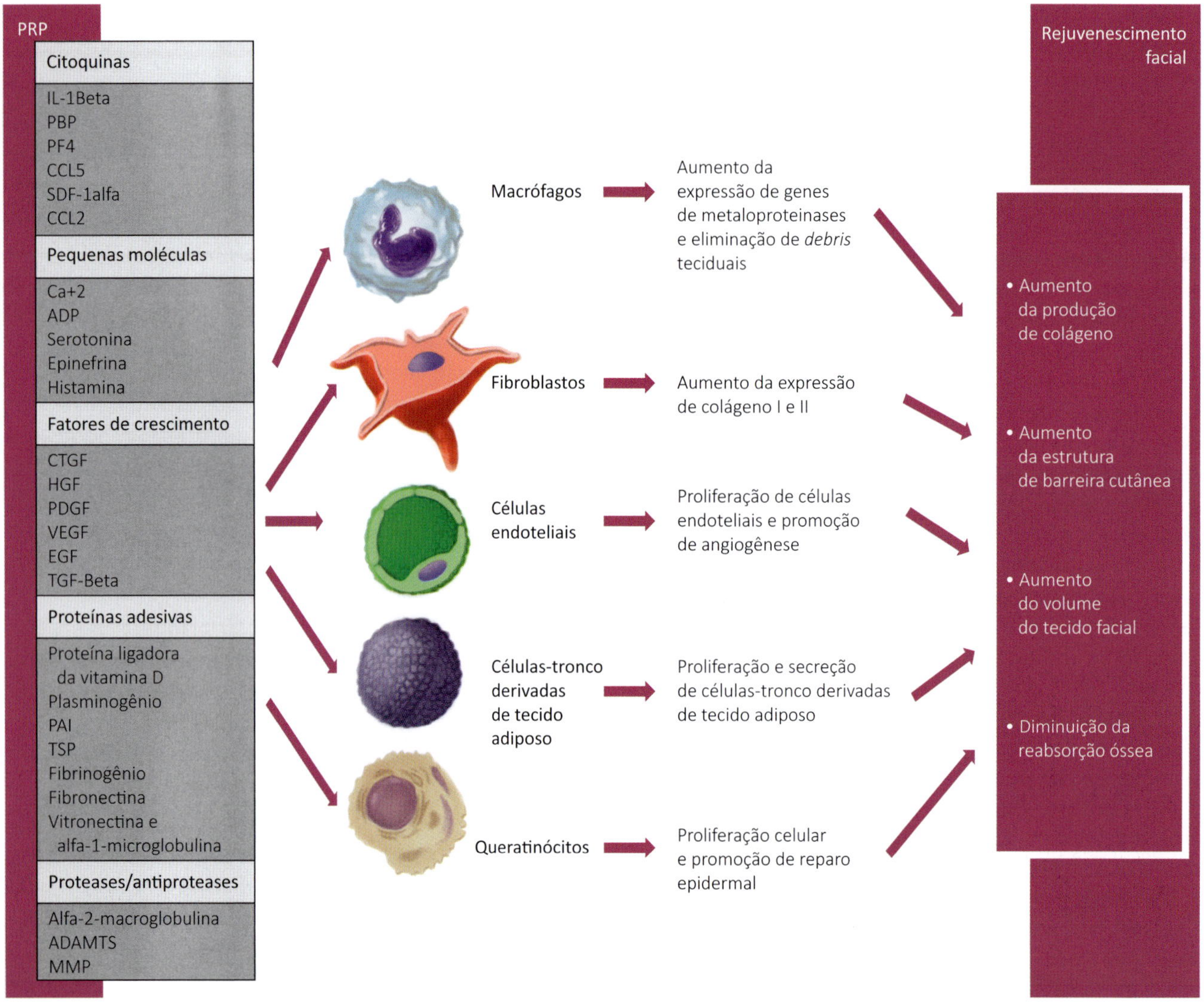

Figura 22.1. Os múltiplos efeitos do PRP no rejuvenescimento facial.
Fonte: Desenvolvida pela autoria do capítulo.

Classificação do plasma rico em plaquetas

Existem algumas classificações para o PRP descritas na literatura. Alguns autores têm definido o PRP como apenas uma concentração maior de plaquetas; entretanto, não se pode ignorar o fato da presença de outros tipos celulares no sangue e que dependendo da forma de obtenção desse plasma podem também estar presentes, contribuindo para o resultado do tratamento. PRP também contém concentrações variadas de hemácias, leucócitos, fibrina e proteínas bioativas.

Ehrenfest et al.[7] propuseram a primeira classificação para o PRP, subdividindo-o em quatro categorias: P-PRP (PRP puro), LR-PRP (PRP rico em leucócitos), P-PRF (PRP puro rico em fibrina), e L-RPF (PRP leucocitário). Em paralelo, Everts et al.[5] enfatizaram a importância de mencionar a presença ou não de leucócitos, e também a informação se a preparação aplica formas ativadas ou não de PRP. Anos após, Mautner et al.[8] publicaram uma classificação mais detalhada e refinada. Esses autores demonstraram a importância de descrever contagem absoluta de plaquetas, conteúdo de leucócitos, percentual de neutrófilos na amostra, hemácias (se positiva ou negativa) e se houve ativação exógena ou não das plaquetas.

Apesar das inúmeras tentativas para um modelo de classificação do PRP, ainda hoje não há consenso na literatura sobre qual delas teria impacto maior no desfecho clínico do tratamento. Preparações biológicas de PRP com leucócitos podem contribuir significativamente na modulação imune, reparação tecidual e regeneração. Mais especificamente, linfócitos são presentes abundantemente no plasma, produzindo fator de crescimento insulina-like e contribuindo para o remodelamento tecidual. Monócitos e macrófagos têm papel-chave nos processos imunomodulatórios e nos mecanismos de reparação tecidual. Alguns autores sugerem que, em particular, leucócitos teriam uma importância maior na terapia com PRP, porque liberam substâncias tanto pró como anti-inflamatórias. Por esse motivo, alguns autores são contrários a sua presença em grande quantidade na amostra de PRP (L-RPF), pois poderiam contribuir para um aumento da inflamação tecidual.

Amostras de PRP contendo hemácias, quando aplicadas nos tecidos, causam uma resposta local chamada *eryptose*, a qual deflagra liberação de citocinas, fator inibitório de migração de macrófagos.[9] As citocinas inibem a migração de monócitos e macrófagos. Isso desencadeia sinais pró-inflamatórios para os tecidos circunjacentes, inibindo a migração de células-tronco e a proliferação fibroblástica, causando significativa disfunção celular local. Assim, limitar a contaminação por hemácias nas preparações de PRP é muito importante.

Preparo do plasma rico em plaquetas

Existem várias maneiras de se preparar o PRP, incluindo o método manual e o mecânico. Os anticoagulantes, como ácido cítrico, citrato de sódio ou dextrose, são adicionados ao sangue total para prevenir a coagulação ex-vivo e a secreção prematura dos alfa-grânulos.

No método manual, o PRP é obtido após a coleta de aproximadamente 20 mL de sangue periférico do paciente e misturado com 2 mL de fator anticoagulante. Essa amostra será centrifugada em duas etapas. A primeira é uma centrifugação com leve rotação (200 g por 15 minutos) que produz três camadas:

1. **Camada superior:** contendo plaquetas, incluindo:
   - 1.a. plasma rico em plaquetas puro (P-PRP);
   - 1.b. leucócito e plasma rico em plaquetas leucocitário (L-PRP);
   - 1.c. fibrina rica em plaquetas pura (P-PRF);
   - 1.d. fibrina rica em plaquetas e leucócitos (L-PRF).
2. **Camada intermediária:** conhecida como *buffy coat*, contendo glóbulos brancos.
3. **Camada inferior:** de glóbulos vermelhos.[6]

Então, para obter o P-PRP, a camada superior com o *buffy coat* é transferida para outro tubo sem anticoagulante, e em uma rotação mais rápida (400 g por 15 minutos) as plaquetas se concentram em formato de pastilha na base do tubo e, depois, o conteúdo sobrenadante, que é o plasma pobre em plaquetas (PPP), é descartado, permanecendo apenas o PRP, do qual 5 mL é homogeneizado para produzir uma concentração maior de PRP e também para ser analisado para a presença de hemácias e integridade das plaquetas. Na segunda etapa, por fim, cloreto de cálcio ($CaCl_2$) ou trombina podem ser usados como um ativador para a degranulação de fatores de crescimento para produzir o PRP ativado.[10-12] Entretanto, como é um procedimento realizado manualmente, pode diferir em qualidade e quantidade de PRP, dependendo do profissional que está realizando o processo, os tipos de centrífuga e os tubos de ensaio (Figura 22.2).

No método mecânico de preparo do PRP, são usados *kits* prontos adquiridos comercialmente. Nesse método, todo o processo é padronizado, rápido e de fácil reprodutibilidade, excluindo diferenças na qualidade de PRP produzido. Porém, existem diferenças entre as marcas de *kits* de coleta, tanto em concentração celular como em quantidade de fatores de crescimento. Uma vantagem desse método, além da rapidez para obtenção do PRP, é a segurança, pois não há a necessidade de manipulação do sangue do paciente fora do tubo de ensaio, consistindo em um sistema totalmente fechado. Ou seja, o sangue é aspirado do tubo de ensaio diretamente para a seringa que será utilizada para o tratamento. Cada *kit* tem sua padronização quanto ao número e tempo das centrifugações, velocidade de rotação, volume e amostra de glóbulos brancos. Na Figura 22.3, consta um exemplo de *kit* de coleta para obtenção de PRP, o único comercializado atualmente no Brasil, com aprovação da Anvisa. Há inúmeros *kits* comercializados no mundo, com seus próprios estudos e protocolos de tratamento. Esse também é um dos motivos pelo qual há grande dificuldade de padronização desse método, pois os desfechos clínicos variam muito, dependendo da forma que se produz o PRP (manual ou mecânico) e os diferentes tipos de *kits* utilizados.

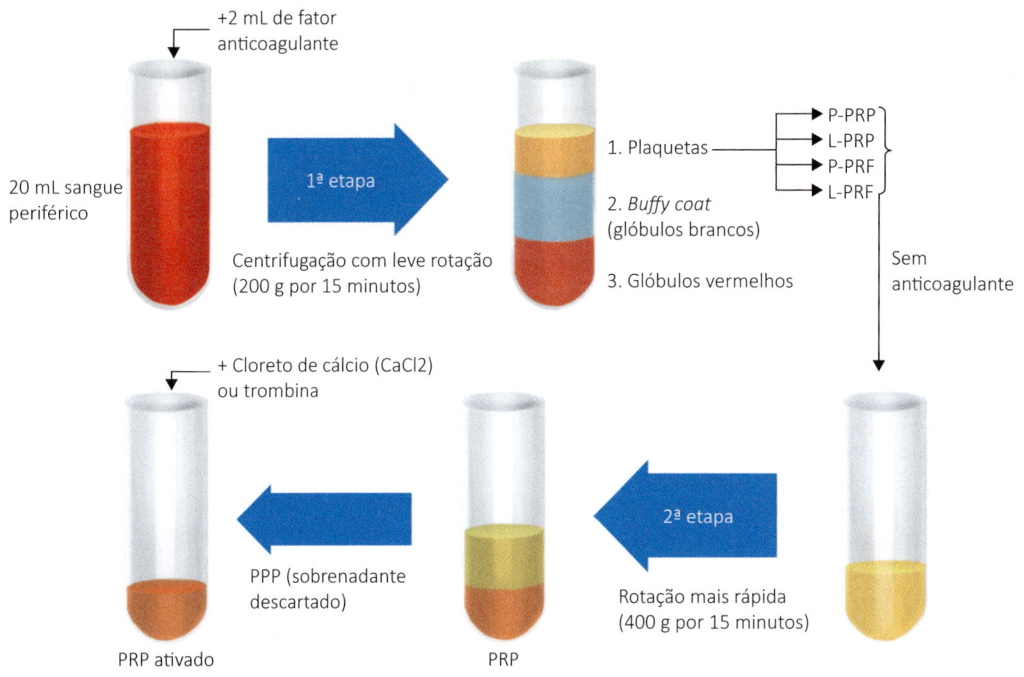

Figura 22.2. Método de preparo manual do PRP.
Fonte: Desenvolvida pela autoria do capítulo.

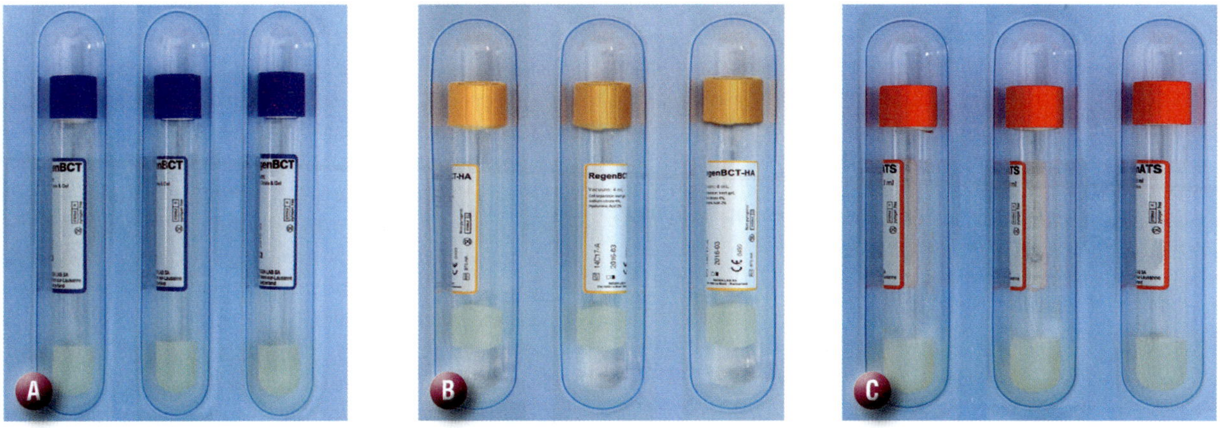

Indicações:
- rugas finas;
- região periorbitária (olheiras);
- melhora da qualidade da pele;
- em combinação com laser e microagulhamento;
- pescoço, colo;
- alopecias.

Indicações:
- injeções intradérmicas;
- hidratação cutânea;
- rugas, dorso das mãos;
- melhora do tônus e da qualidade da pele.

Indicações:
- efeito "preenchedor-like";
- aplicação na derme profunda e justa-ósseo.

Figura 22.3. (A) *Kit* do laboratório Regen Lab® SA (Suíça), Regenkit BCT-3®: PRP autólogo (A-PRP líquido). (B) *Kit* do laboratório Regen Lab® SA (Suíça), Regenkit BCT-HA-3®: A-PRP enriquecido com ácido hialurônico biológico. O ácido hialurônico facilita a migração e a proliferação celulares. (C) *Kit* do laboratório Regen Lab® SA (Suíça), Regenkit ATS-3®: PRP com ativador fisiológico, *sérum* de trombina autólogo.
Fonte: Acervo da autoria do capítulo.

Indicações clínicas em dermatologia

- rejuvenescimento da pele, incluindo: rítides, sulcos, melhora do relevo cutâneo, hidratação e poros dilatados;
- flacidez de pálpebras;
- olheiras;
- melasma;
- cicatrizes inestéticas;
- estrias;
- feridas abertas;
- alopecias.

Evidências que justificam o seu uso na dermatologia estética

Estudos recentes têm usado fatores de crescimento para melhorar a qualidade da pele e diminuir rugas. Como o PRP contém numerosos fatores de crescimento, ele tem sido estudado em rejuvenescimento facial. O aumento da expressão de metaloproteinases remove os componentes danificados da matriz extracelular e estimula a proliferação de fibroblastos dérmicos e a síntese de colágeno. Entretanto, o rejuvenescimento mediado pelo PRP não é dose-dependente. De acordo com Kim et al.,[1] PRP a 5% desencadeia mais a indução de pró-colágeno tipo 1 comparado ao PRP a 10%. Resultado semelhante foi observado na proliferação fibroblástica *in vitro*, em que PRP a 5% exibiu taxa de proliferação maior que PRP a 10%.[1]

Uma revisão sistemática mais recente, publicada no ano de 2020, teve como objetivo avaliar a segurança e a eficácia do PRP no rejuvenescimento facial. Um total de 24 estudos foram avaliados nessa revisão, incluindo oito estudos clínicos randomizados e controlados, totalizando 480 pacientes que receberam tratamento com PRP. Embora a eficácia comprovada tenha sido menor que 50% nos estudos avaliados, houve uma significância estatística comparada ao grupo controle e um alto grau de satisfação dos pacientes em relação à melhora da qualidade da pele, textura e linhas finas. No Quadro 22.1, estão resumidas as indicações clínicas do PRP nos estudos e seus resultados.[2]

Quadro 22.1. Efeito da aplicação de PRP em rejuvenescimento da pele usando instrumentos.

Estudo	*Instrumento usado*	*Resultado*
Everts et al.[5]	VISIA-CR (Canfield, Parsippany, Nova Jersey)	Redução na contagem e área de melasma (−26,3%)
	Optical In Vivo Primos 3D Skin Device (GFMesstechnik GmbH, Berlim, Alemanha)	Redução na contagem média e volume de rugas; redução na contagem real (−37,2%) e volume (−11,5%)
	DermaScan C ultrasound device (Cortex Technology, Handsund, Dinamarca)	Redução na espessura de SLEB: aumento na densidade de SLEB
	Cutometer dual MPA 580 (C&K)	Aumento nos parâmetros de firmeza da pele
	Minolta Chromameter CR-400 (Minolta, Osaka, Japão)	Redução na vermelhidão da pele
	Cutometer dual MPA 580 (C&K)	Aumento na elasticidade da pele
Cameli et al.[13]	Minolta Chromameter CR-400 (Minolta, Osaka, Japão)	Aumento na estrutura de barreira cutânea
	Cutometer MPA 580 (C&K)	Aumento de capacitância
	Vivioscan VC 98 (C&K)	Aumento de suavidade, escamação e índices de curtose

PRP: plasma rico em plaquetas; SLEB: *subepidermam low echogenic band*; C&K: Courage + Khazaka Eletronic, Köln, Alemanha.

Análises histológicas de biópsia de pele antes e depois do tratamento com PRP, em sessão única, por meio de injeções intradérmicas, mostraram que o PRP aumentou em quantidade e espessura as fibras colágenas e elásticas comparativamente com as amostras de pele pré-tratamento, e também quando comparadas às amostras de pele tratadas com solução salina. Essa melhora foi estatisticamente significativa ($p > 0{,}001$).[14]

Em 2019, Chang et al.[15] conduziram uma revisão sistemática com metanálise com o objetivo de analisar o desfecho clínico após combinação de terapia de PRP e laser de CO_2 fracionado ablativo comparado ao laser sozinho para cicatrizes de acne. Foram incluídos quatro estudos nesse trabalho, dos quais três estudos eram randomizados controlados. O resultado demonstrou que a melhora clínica após a terapia combinada foi 3 vezes mais rápida do que quando realizado o laser de CO_2 fracionado sozinho (*odds ratio* [OR] = 2,992, $P = 0{,}001$). Pacientes que receberam a terapia combinada tiveram menos tempo com crostículas, menor duração do eritema e do edema pós-procedimento, além de ter havido maior índice de satisfação.[15]

Dois estudos clínicos que avaliaram o uso do PRP no tratamento do melasma tiveram resultados que sugerem o seu benefício. Em um estudo piloto com 10 pacientes, o PRP foi realizado em quatro sessões com intervalos semanais. Em um lado da face o PRP foi aplicado via intradérmica, e do outro lado da face foi injetada solução salina. Nesse estudo randomizado, placebo controlado, após 6 semanas de acompanhamento, o lado tratado com PRP teve melhora estatisticamente significativa em relação ao controle, avaliada pelo escore de MAIS modificado, grau de satisfação do paciente e nível de melanina medido pelo Antera® *software*.[16]

As evidências mais robustas do PRP em dermatologia, além de serem no campo de cicatrização de feridas, se dão no tratamento da alopecia androgenética. Apesar de fugir um pouco do tema deste capítulo, que prioriza o uso do PRP em estética, seria impossível não citá-lo nesse tipo de abordagem mais recente. Um total de 137 artigos com foco no uso do PRP em alopecia androgenética foi publicado entre 2015 e 2019, enquanto apenas 18 artigos foram publicados antes disso. Esse tema tem despertado a atenção não só da comunidade científica como dos médicos de maneira geral e também dos pacientes, em virtude das informações nos veículos de imprensa e mídias sociais.

Uma revisão com metanálise publicada em 2017 incluiu seis estudos com um total de 177 pacientes. Um significativo aumento local do número de fios por cm^2 foi observado após injeções de PRP *versus* o controle. Similarmente, considerável aumento da espessura dos fios foi observado, favorecendo o grupo tratado com PRP. A maioria dos estudos analisados foi com o uso do PRP injetável em 3 a 4 sessões com intervalos mensais.[17] Em 2018, uma revisão sistemática foi publicada com o objetivo de avaliar os protocolos de preparação do PRP e sua composição nos mais diferentes estudos para alopecia. Dezenove estudos preencheram os critérios de inclusão para essa análise. Apenas 21% desses estudos descreveram os fatores de preparação do PRP analisados e apenas 32% dos protocolos descritos informaram a contagem de plaquetas no sangue total e no produto final do PRP utilizado. A conclusão desse estudo foi que a metodologia de preparo e a composição final do PRP são inconsistentes e insuficientes para permitir a comparação entre os estudos e determinar a eficácia desse tratamento em diferentes indicações clínicas.[18]

Portanto, existem muitos protocolos para a preparação do PRP, dependendo do tempo e das rotações por minuto na centrifugação do sangue, assim como do número de plaquetas, da disponibilidade dos fatores de crescimento e de citocinas. Também existem fatores biológicos e temporais (fase e tempo da doença) entre os pacientes. Por esse motivo, é tão difícil avaliar qual seria o melhor *kit* ou modo de preparo do PRP. Em cada caso, os fatores de crescimento servem para promover angiogênese, proliferação e início da divisão celular, tendo, portanto, um papel fundamental no ciclo de crescimento capilar.

Em um estudo mais recente de revisão sistemática com *network* metanálise, publicado em 2020, os autores analisaram 40 estudos clínicos randomizados controlados, medindo a eficácia dos tratamentos para a alopecia androgenética. Foram identificados os seguintes tratamentos em grau de eficácia decrescente para alopecia masculina: PRP, laser de baixa intensidade, dutasterida 0,5%, finasterida 1%, minoxidil 5%, minoxidil 2% e bimatoprosta. Para alopecia de padrão feminino, também em ordem decrescente de eficácia, constam os seguintes tratamentos: laser de baixa intensidade, minoxidil 5% e minoxidil 2%. Concluiu-se nesse estudo que apesar dessas novas terapias, como laser de baixa intensidade e PRP, serem considerados mais eficazes do que terapias tradicionais, como o minoxidil tópico, a qualidade de evidência ainda é considerada baixa em virtude da qualidade da metodologia dos estudos publicados.[19]

As vantagens do PRP em relação ao minoxidil capilar seriam a não necessidade da aplicação diária: 1 a 2 vezes ao dia. Muitos pacientes também relatam sensibilidade no couro cabeludo, prurido e eritema intensos, impossibilitando o seu uso. Em contrapartida, o PRP tem pouco efeito adverso. Por ser um tratamento não hormonal, teria também vantagem em relação à dutasterida e finasterida oral.

Técnicas de aplicação do plasma rico em plaquetas

A questão-chave do tratamento do PRP tem sido a forma na qual o produto será utilizado no tratamento: na forma ativada e transformada em gel ou não. O PRP pode receber ativadores, como trombina ou gluconato de cálcio, que causam degranulação das plaquetas e polimerização da fibrina, com formação de um gel de plaquetas e liberação de fatores de crescimento.[20] Essa liberação *in bolus* dos fatores de crescimento inicia-se dentro dos primeiros 10 minutos, e o PRP estará pronto para ser utilizado. Aproximadamente 95% dos fatores são liberados na 1ª hora após ativação do PRP. Isso significa que o PRP ativado deve ser utilizado nos primeiros minutos após a sua ativação.[21] Entretanto, o PRP não ativado pode ser preservado por um período mais longo,[22] seguindo os padrões e os cuidados dos bancos de sangue, e usado depois da sua ativação extemporânea. Recentes evidências têm mostrado que as plaquetas de dentro do PRP não ativado podem agir como um "inteligente" sistema de drug delivery, atuando como um reservatório concentrado de fatores de crescimento.[23] Plaquetas intactas induzem uma liberação de fatores de crescimento sustentada por mais tempo no local da injeção (até 7 dias). PRP não ativado é considerado uma terapia celular enquanto plaquetas ativadas são consideradas um tratamento com fatores de crescimento apenas.[24]

Existem diferentes formas de aplicação do PRP com o objetivo estético na dermatologia. Uma vez obtido, o PRP em sua forma líquida é injetado via intradérmica com uso de uma seringa e uma agulha de pequeno calibre (30 Gauge). Ele pode ser aplicado também como drug delivery após o procedimento de laser fracionado ou microagulhamento, com o objetivo de acelerar o processo de recuperação da pele e otimizar o seu resultado. O PRP em forma de gel é injetado subdermicamente, usando cânula de 16 a 18 Gauge, caso o objetivo seja obter um efeito "preenchedor-like". Embora existam poucas citações na literatura, a *nappage technique* é indicada por algumas empresas que comercializam *kits* de preparação do PRP. Essa técnica consiste em múltiplas injeções superficiais de aproximadamente 2 mm de profundidade a um ângulo de 45 graus com a pele, enquanto aplica-se uma pressão constante no êmbolo da seringa. O movimento de entrada e saída da agulha é feito de forma rápida e constante, abrangendo toda a região a ser tratada, injetando gotas de líquido a cada 2 a 4 mm.

Efeitos adversos

Não foi relatado na literatura nenhum efeito adverso grave no tratamento com o PRP autólogo. A dor do procedimento é uma queixa comum entre os pacientes, além de prurido leve após a sua aplicação via injetável. Equimoses também podem ocorrer.

Contraindicações

- desordens plaquetárias;
- trombocitopenia;
- uso de antiagregantes plaquetários;
- aplasia de medula óssea;
- diabetes *mellitus* descompensado;
- infecção;
- neoplasia.

Conclusões

Apesar da terapia com PRP ter um número grande de estudos publicados em dermatologia, ainda não existe um consenso sobre protocolo de preparo, número de sessões, subtipo de PRP mais eficaz para cada indicação clínica. Notadamente, poucos estudos fazem a comparação entre esses diferentes protocolos e o seu grau de eficácia. Futuros estudos clínicos controlados, com número maior de indivíduos e melhores desenhos metodológicos devem ser realizados. É provável que esses estudos incluirão descrição detalhada do processo de isolamento para permitir a comparação entre as análises, promovendo reprodutibilidade e gerando protocolos de tratamento padronizados.

Tratamento com plasma rico em plaquetas no Brasil

Apesar de já ser utilizado como terapia em todo o mundo há mais de duas décadas, no Brasil existem restrições quanto ao seu uso pelo Conselho Federal de Medicina (CFM).

Segundo o Parecer n. 20/2011 do CFM (PRP: plasma rico em plaquetas. Diário Oficial da União. 12 jul. 2011), o uso do PRP em procedimentos não hemoterápicos é considerado experimental. A Resolução CFM n. 1.499, de 26 de agosto de 1998, proíbe aos médicos a prestação de serviços de práticas terapêuticas não reconhecidas pela comunidade científica. De acordo com a Resolução CFM n. 2.128, de 17 de julho de 2015, a prática do uso do PRP, ainda, é considerada como experimental e o seu uso restringe-se à experimentação clínica, dentro dos protocolos do sistema Comitê de Ética em Pesquisa (CEP)/Comissão Nacional de Ética em Pesquisa (CONEP), a ser conduzida em instituições devidamente habilitadas para tal fim e que atendam às normas do Ministério da Saúde para o manuseio e o uso de sangue e hemoderivados no país.

Quanto ao PRF, o CFM não regulamenta ou faz menção específica ao seu uso. Dessa maneira, a utilização clínica do PRF, na área médica, deve ser realizada como pesquisa clínica, devendo ser aprovada pelo sistema CEP/CONEP.

Referências Bibliográficas

- **Plasma Rico em Plaquetas (PRP) na Dermatologia**

1. Kim DH, Je YJ, Kim CD et al. Can platelet-rich plasma be used for skin rejuvenation? Evaluation of effects of platelet-rich plasma on human dermal fibroblast. Ann. Dermatol. 2011;23(4):424-431.
2. Maisel-Campbell AL, Ismail A, Reynolds KA, Poon E, Serrano L, Grushchak S et al. A systematic review of the safety and effectiveness of platelet-rich plasma (PRP) for skin aging. Arch Dermatol Res. 2020 Jul;312(5):301-315.
3. Lei X, Xu P, Cheng B. Problems and solutions for platelet-rich plasma in facial rejuvenation: a systematic review. Aesth Plast Surg. 2019;43:457-469.
4. Samadi P, Sheykhhasan M, Khoshinani HM. The use of platelet-rich plasma in aesthetic and regenerative medicine: a comprehensive review. Aesthetic Plast Surg. 2019 Jun;43(3):803-814 [Epub 2018 dec. 14]. doi: 10.1007/s00266-018-1293-9.
5. Everts PAM, Knape JTA, Weibrich G, Schönberger JPAM, Hoffmann JJHL, Overdevest EP et al. Platelet-rich plasma and platelet gel: a review. J Extra Corpor Techn. 2006;38:174-187.
6. Fareed WM et al. Efficacy of blood and its products-boon for oral surgeons. J Univers Surg. 2017;5(1):1-7.
7. Ehrenfest DMD, Rasmusson L, Albrektsson T. Classification of platelet concentrates: from pure platelet-rich plasma (P-PRP) to leucocyte and platelet-rich fibrin (L-PRF). Trends Biotechnol. 2009;27:158-167.
8. Mautner K, Malanga GA, Smith J, Shiple B, Ibrahim V, Sampson S, Bowen JE. A call for a standard classification system for future biologic research: the rationale for new PRP nomenclature. PM&R. 2015;7:53-59.
9. Shams A et al. Subacromial injection of autologous platelet-rich plasma versus corticosteroid for the treatment of symptomatic partial rotator cuff tears. Eur J Orthop Surg Traumatol. 2016;26(8):837-842.
10. Dhurat R, Sukesh M. Principles and methods of preparation of platelet-rich plasma: a review and author's perspective. J Cutan Aesthet Surg. 2014;7(4):1894.
11. Cavallo C et al. Platelet-rich plasma: the choice of activation method affects the release of bioactive molecules. BioMed Res Int. 2016:1-7.
12. Perez AG et al. Relevant aspects of centrifugation step in the preparation of platelet-rich plasma. ISRN Hematol. 2014:176060-7.
13. Cameli N, Mariano M, Cordone I, Abril E, Mais S, Foddai ML. Autologous pure platelet-rich plasma dermal injections for facial skin rejuvenation: clinical, instrumental and flow cytometry assessment. Dermatol Surg. 2017 Jun;43(6):826-835. doi: 10.1097/DSS.0000000000001083.
14. Abuaf OK, Yildiz H, Baloglu H, Bilgili ME, Simsek HA, Dogan B. Histologic evidence of new collagen formulation using platelet-rich plasma in skin rejuvenation: a prospective controlled clinical study. Ann Dermatol. 2016;28(6):718-724.
15. Chang HC, Sung CW, Lin MH. Eficacy of autologous platelet-rich plasma combined with ablative fractional carbon dioxide laser for acne scars: a systematic review and metanalysis. Aesthetic Surg J. 2019 Feb 27.
16. Sirithanabadeekul P, Dannarongchai A, Suwanchinda A. Platelet-rich plasma treatment for melasma: a pilot study. J Cosmet Dermatol. 2020 Jun;19(6):1321-1327 [Epub 2019 sep. 30]. doi: 10.1111/jocd.13157. PMID: 31568636.
17. Giordano S, Romeo M, Lankinen P. Platelet-rich plasma for androgenetic alopecia: does it works? Evidence from meta-analysis. J Cosmet Dermatol. 2017 Sep;16(3):374-381. doi: 10.1111/jocd.12331 [Epub 2017 mar. 13].
18. Kramer ME, Keaney TC. Systematic review of platelet-rich plasma (PRP): preparation and composition for treatment of androgenetic alopecia. J Cosmet Dermatol. 2018 Oct;17(5):666-671. doi: 0.1111/jocd.12679 [Epub 2018 may 22].
19. Gupta AK, Bamimore MA, Foley KA. Efficacy of non-surgical treatments for androgenetic alopecia in men and women: a systematic review network meta-analysis and an assessment of evidence quality. J Dermatolog Treat. 2020 Apr 13;1-11. doi: 10.1080/09546634.2020.1749547.
20. Blair P, Flaumenhaft R. Platelet alpha-granules: basic biology and clinical correlates. Blood Rev. 2009;23(4):177-189.
21. Somani R, Zaidi I, Jaidka S. Platelet-rich plasma – A healing aid and perfect enhancement factor: review and case report. Int J Clin Pediatr Dent. 2011;4(1):69-75.
22. Marx RE, Carlson ER, Eichstaedt RM, Schimmele SR, Strauss JE, Georgeff KR. Platelet-rich plasma. Oral Surg Oral Med Oral Pathol Oral Radiol Endod. 1998;85(6):638-646.
23. Scherer SS, Tobalem M, Vigato E, Heit Y, Modarressi A et al. Nonactivated versus thrombin-activated platelets on wound healing and fibroblast-to-myofibroblast differentiation in vivo and in vitro. Plast Reconstr Surg. 2012;129:46-54.
24. Pietramaggiori G, Scherer SS, Mathews JC, Gennaoui T, Lancerotto L et al. Quiescent platelets stimulate angiogenesis and diabetic wound repair. J Surg Res. 2010;160:169-177.

CAPÍTULO 23
Lipólise Enzimática

- Eliane Sênos
- Victor Perim Corrêa Neto
- Kátia Salzano Gabarron Castello Branco

A gordura localizada (submentoniana – "papada" ou corporal) e a celulite (lipodistrofia ginoide) estão entre as principais queixas estéticas nos consultórios dermatológicos.

A primeira caracteriza-se pelo distúrbio do metabolismo da gordura com consequente hipertrofia dos adipócitos. Já a lipodistrofia ginoide é multifatorial, além da presença de adipócitos maiores temos também a estase microcirculatória com acúmulo de líquido e toxinas no interstício e posterior evolução para fibrose cicatricial. Essa desorganização do tecido subcutâneo promove o tão temido aspecto de ondulação na pele.

As infiltrações subcutâneas são métodos minimamente invasivos com objetivo de provocar a lipólise das células adiposas. Não há necessidade de o paciente se afastar das suas atividades diárias. São popularmente conhecidas como mesoterapia. O resultado ocorre provavelmente pela ação das punções e dos fármacos.

Os fármacos utilizados são altamente diluídos, próprios para essa via de aplicação. Atualmente, existem enzimas responsáveis pela lipólise dos adipócitos quando injetadas no subcutâneo. Apresentam excelentes resultados, porém, existe necessidade de mais estudos referentes à dosagem, além de uma metodologia adequada para confirmação dos benefícios desse tratamento. A periodicidade pode ser semanal, quinzenal ou mensal, e o número de sessões é variável. Portanto, segundo a literatura mais recente, não existe protocolo de tratamento disponível que permita padronizar a técnica aplicada até o presente momento.

Fármacos utilizados

Os medicamentos atualmente utilizados para o tratamento da gordura localizada e celulite baseiam-se principalmente no bloqueio de receptores alfa adrenérgicos lipocitários, aumento da síntese de AMP cíclico e, com isso, levam à ativação da enzima Lipase TG, emulsão direta de triglicerídeos ou ainda à drenagem de líquidos.

Benzopirona – Conhecida por suas propriedades antiedematosas e anti-inflamatórias, é usada em associação. A redução de edema ocorre devido ao fato de que a ação da Benzopirona reduz o excesso de proteínas teciduais, enquanto a ação anti-inflamatória ocorre devido a sua provável ação de estímulo dos macrófagos.

Óleo de Lipossomas de Girassol 6,8% – Agente que por si só possui propriedades lipotrópicas e consequentes ações lipolíticas. Promove lipólise localizada.

L Carnitina – Atua nas reações de transferência dos ácidos graxos cadeia longa do citosol para mitocôndria, facilitando a oxidação desses e a consequente geração de ATP.

Tripeptídeo 41 – Peptídeo derivado do Fator de Crescimento Transformador (TGF) cujos aminoácidos são concentrados em 1.000 ppm dentro de uma nanolipossoma. Atua por comunicação celular, estimulando a síntese de moléculas mensageiras essenciais no tratamento lipolítico.

Silício orgânico – Metaloide que está presente nas estruturas de compostos orgânicos e minerais e é indispensável para síntese de colágeno e elastina no tecido conjuntivo. Aumenta o tônus e a elasticidade da pele, atua como lipolítico, drenante e anti-inflamatório.

Buflomedil – Restaura a eficácia da microcirculação aumentando o diâmetro dos microvasos e atuando sobre o esfíncter pré-capilar. Além disso, provoca o relaxamento das fibras musculares lisas dos vasos sanguíneos (ação miotrópica). Sua ação neurotrópica ocorre através do bloqueio dos receptores alfa adrenérgicos dos vasos sanguíneos, produzindo a liberação dos receptores beta, com consequente vasodilatação, melhorando a drenagem linfática.

Triiodotironina – As doses habitualmente são utilizadas via intradermoterapia (mesmo subcutânea). Sua ação é inibir a fosfodiesterase intra-adipocitária, estimulando o AMPc, e, por fim, hidrolisando os triglicerídeos. Apesar da baixa atividade sistêmica, está contraindicado para pacientes com hipertireoidismo ou arritmia cardíaca.

Mesoglicano – Associação de heparinoides, uma mistura de mucopolissacarídeos. Sua função está relacionada com lise das traves fibrinogênicas, reorganizando-as e reestabelecendo a barreira endotelial interagindo com Colágeno Tipo I. Possui atividade antiedematosa sobre o sistema venoso e estimula a lipase inibindo a deposição de lipídeos no tecido.

Arginina – Possui ação lipolítica pelo aumento de óxido nítrico no tecido gorduroso. Além disso, favorece a drenagem de toxinas, trata a flacidez e promove vasodilatação, controlando o aporte de oxigênio local. Atividades importantes para aumento energético e facilitador na drenagem de toxinas.

Cafeína – Sua ação lipolítica ocorre por inibição da fosfodiesterase aumentando o AMP-cíclico celular, com consequente aumento da lipólise e diminuição do tamanho dos adipócitos.

Inositol – Composto derivado do metabolismo da glicose. Base de inúmeros sinalizadores celulares e mensageiros secundários, estando envolvido em vários processos biológicos, tais como, modulação da atividade da insulina, quebra das gorduras e redução de níveis de colesterol no sangue.

Pentoxifilina – Usada para melhorar a irrigação e microcirculação dos tecidos. Apresenta efeito lipolítico e auxilia no tratamento de lipodistrofias e nos distúrbios de microcirculação.

Metilxantina – Possui um efeito direto sobre a lipólise por inibir a atividade da enzima fosfodiesterase, aumentando a meia-vida do AMP cíclico e, consequentemente, a lipólise.

Colina – Precursor da acetilcolina. Participa do metabolismo dos lipídios e atua como fonte de grupos metilos em processos metabólicos. Importante ação na quebra da gordura.

Taurina – Intensifica os efeitos da insulina, tornando-se responsável por um melhor funcionamento do metabolismo da glicose e dos aminoácidos, além de auxiliar o anabolismo.

Crisina – É um potente flavonoide (5,7 diidroxixiflavona) que apresenta ação inibidora da enzima aromatase, responsável pelo processo de aromatização que transforma a testosterona em estrogênio. Diversos estudos demonstram que os níveis de testosterona aumentam quando a ação da enzima aromatase é bloqueada, indicando que a Crisina pode auxiliar na redução da gordura pelo aumento da testosterona.

Desoxicolato de sódio – Promove o rompimento das células adiposas com consequente lipolise e retração da pele. Quando se refere à gordura localizada, o desoxicolato de sódio é tóxico para o tecido adiposo, causando lise dos adipócitos e a remoção permanente do mesmo, o que promove bons resultados no combate da gordura localizada. Os lipídeos livres, originados da lise dos adipócitos, provavelmente não comprometem a função hepática.

Conforme demonstrado em estudos, o desoxicolato de sódio administrado isoladamente, tem o mesmo efeito que associado a fosfatidilcolina (Rotunda et al. 2009).

Matarasso e Pfeifer (2009) relatam que o desoxicolato de sódio poderia destruir os adipócitos de três formas:

- agentes causadores de necrose;
- mobilização dos ácidos graxos de dentro dos adipócitos;
- dano celular pela perfuração das membranas biológicas.

Além desses processos foram observados três mecanismos de retração da pele:

- infiltração difusa intradérmica na pele;
- angiogênese na região do tratamento;
- ablação focal das gorduras subcutâneas que se estende até a camada basal da derme (Duncan et al. 2009).

Fosfatidilcolina (Lipostabil®) – Seu mecanismo de ação ainda não é totalmente conhecido, parece apresentar um papel importante na absorção intestinal dos lipídeos. Sua apresentação injetável não está aprovada no Brasil para fins estéticos.

Hialuronidase 3000UTR – Geralmente utilizada em associação com outros líquidos injetados em tratamentos para gordura localizada e celulite, com o objetivo de aumentar a difusão dos produtos a nível tecidual e celular, aumentando a sua absorção e potencializando o efeito esperado. Contraindicado para pacientes com alergia a carne suína e derivados marinhos.

Procaína – Promove anestesia e analgesia efêmeras. Ação vasodilatadora, atuando no nível das fibras musculares lisas e produzindo vasodilatação tanto periférica quanto local.

Rutina – Derivado flavonoide (5,6 Gamabenzopirona), hidrossolúvel, age regulando a síntese e a degradação dos proteoglicanos, ativando a microcirculação e aumentando o transporte de oxigênio e nutrientes para os tecidos.

Ultra Lipo (Pineda) – *Pool* de ativos potencializadores contendo Acetilcarnitina, Colina, Metilxantina, Silício e Oligoelementos. Possuem ação efetiva e rápida na redução de gordura localizada, sendo lipolíticos, drenantes e anti-inflamatórios locais.

Lidocaína – Anestésico local rápido e potente, com propriedade miorrelaxante quatro vezes maior que a procaína e com a metade da ação vasodilatadora da mesma. Utilizado nas mesclas de mesoterapia quando há necessidade de anestesia local.

Técnicas de aplicação

1. Assepsia e delimitação das regiões.
2. Iniciar a infiltração do produto, ponto a ponto, em infiltração subcutânea com pinçamento da região e angulação de 90°.
3. Certificar-se de que o produto ou a mescla serão infiltrados sob a camada subcutânea do paciente. A eleição das áreas de aplicação e de volume aplicado está a critério médico, recomenda-se pela literatura e por relatos médicos a infiltração de, no máximo, 0,4 mL por ponto (recomendado 0,1 a 0,2 por ponto)

com um espaço de até 2 cm entre as aplicações. Usamos agulha (30 G vezes 1/2) – 0,30 vezes 13 mm.

4. Necessário sempre prestar atenção nas graduações da seringa para controlar as quantidades injetadas.
5. Orientar bem o paciente sobre efeitos adversos.

Efeitos colaterais

Os efeitos adversos mais frequentes são: dor, edema, equimose, eritema nos primeiros dias após a aplicação. Na maioria das vezes, desparecem espontaneamente, não havendo necessidade de intervenção medicamentosa. Foi descrito um caso de alopecia na região da barba após a terceira injeção de ácido desoxicolato à 1% para redução de gordura submentoniana. No entanto, não houve relatos de alterações hepáticas ou danos sistêmicos além da região de tratamento imediatamente após a injeção (Hexel et al. 2005).

No Brasil, o desoxicolato de sódio industrializado (Kybella/Belkyra) não está disponível, só o encontramos em farmácias de manipulação especializadas em injetáveis, elevando os riscos. Dessa forma, conhecer as farmácias que serão utilizadas mostra-se de extrema importância (Quadro 23.1).

O número de sessões é variável, depende do volume a ser tratado, do peso, da ajuda dos pacientes por meio de atividades físicas e alimentação saudável. Porém, são em média 2 a 3 meses de tratamento.

Quadro 23.1. Sugestões de mesclas terapêuticas.

	Fármaco	*Volume aplicado*
Aplicar por via subcutânea 1 vez por semana. Indicado para gordura localizada corporal	Desoxicolato de sódio 4,75%	1 mL
	Silício 3%	1 mL
	Cafeína 100 mg	2 mL
	Arginina 20%	2 mL
	L Carnitina 600 mg	2 mL
	Lidocaína 1%	2 mL
Aplicar por via subcutânea 1 vez por semana. Indicado para gordura localizada sem flacidez (subcutâneo)	Desoxicolato de sódio 122 mg	2 mL
	Cafeína benzoica 100 mg	2 mL
	L Carnitina 600 mg	2 mL
	Crisina 100 mcg	2 mL
	Triiodotironina 20 mcg	2 mL
	Lidocaína 2%	1 mL
Aplicar 1 vez por via subcutânea 1 vez por semana. Indicado para gordura localizada com flacidez e/ou celulite	Silício 10 mg	2 mL
	Cafeína 100 mg	2 mL
	L Carnitina 600 mg	2 mL
	Mesoglicano 60 mg	2 mL
	Triiodotironina 20 mcg	2 mL
	Lidocaína 2%	1 mL
Aplicar 1 vez por semana por via subcutânea. Indicado para gordura localizada corporal	Lipossomas de girassol 6,8%	2 mL
	L Carnitina 600 mg	2 mL
	Silício 10 mg	2 mL
	Inositol 200 mg	2 mL
	Taurina 200 mg	2 mL
Aplicar 1 vez por semana por via subcutânea. Indicado para gordura localizada corporal	Desoxicolato 120 mg	2 a 10 mL
	Lidocaína 1%	1 a 2 mL
Aplicar 1 vez por semana por via subcutânea. Indicado para região submentoniana (papada)	Desoxicolato 60 mg	2 a 5 mL
	Lidocaína 1%	1 a 2 mL

(*Continua*)

Quadro 23.1. Sugestões de mesclas terapêuticas. *(Continuação)*

	Fármaco	*Volume aplicado*
Aplicar 1 vez por semana por via subcutânea. Indicado para gordura localizada corporal	Hialuronidase 3.000 UTR	1 mL
	Desoxicolato 120 mg	2 mL
	Tripeptídeo 41 1,2%	2 mL
	L Carnitina 600 mg	2 mL
	Cafeína 100 mg	2 mL
	Lidocaína 1%	1 mL
Aplicar 1 vez por semana por via subcutânea. Indicado para região submentoniana (papada)	Ultra Lipo (Pineda)	2 mL
	Arginina ID 20%	2 mL
	L Carnitina 600 mg	2 mL
	Rutina-benzopirona (50 a 1 mg)	2 mL
	Silício 5%	2 mL

Bibliografia Consultada

- **Lipólise Enzimática**

Ascher B, Hoffmann K, Walker P, Lippert S, Wollina U, Havlickova B. Efficacy, patient-reported outcomes and safety profile of ATX-101 (deoxycholic acid), an injectable drug for the reduction of unwanted submental fat: results from a phase III, randomized, placebo-controlled study. Journal of the European Academy of Dermatology and Venereology. 2014 Mar 8;28(12):1707-1715.

Caffeine [Internet]. DrugBank [citado 28 out. 2020]. Disponível em: https://go.drugbank.com/drugs/DB00201.

Duncan D, Rubin JP, Golitz L, Badylak S, Kesel L, Freund J et al. Refinement of technique in injection lipolysis based on scientific studies and clinical evaluation. Clinics in Plastic Surgery [Internet]. 2009 Apr 1;36(2):195-209 [citado 26 nov. 2020]. Disponível em: https://www.sciencedirect.com/science/article/abs/pii/S009412980800120X.

Herreros FOC, Moraes AM, Velho PENF. Mesoterapia: uma revisão bibliográfica. Anais Brasileiros de Dermatologia [Internet]. 2011 Feb 1;86(1):96-101 [citado 26 nov. 2020]. Disponível em: https://www.scielo.br/scielo.php?script=sci_arttext&pid=S0365-05962011000100013.

Hexsel DM, Serra M, Oliveira Dal'Forno T, Prado DZ. Cosmetic uses of injectable phosphatidylcholine on the face. Otolaryngologic Clinics of North America. 2005 Oct;38(5):1119-1129.

Matarasso A, Pfeifer TM. Mesotherapy and injection lipolysis. Clinics in Plastic Surgery. 2009 Apr;36(2):181-192.

Paschoal V, Naves A. Tratado de nutrição esportiva funcional. 1. ed. Roca; 2017.

Paulina M, Sabatovich O. Dermatologia estética. São Paulo: Atheneu; 2009.

Rotunda AM, Weiss SR, Rivkin LS. Randomized double-blind clinical trial of subcutaneously injected deoxycholate versus a phosphatidylcholine-deoxycholate combination for the reduction of submental fat. Dermatologic Surgery: Official Publication for American Society for Dermatologic Surgery (et al) [Internet]. 2009 May 1;35(5):792-803 [citado 26 nov. 2020]. Disponível em: https://pubmed.ncbi.nlm.nih.gov/19397673.

Souyoul S, Gioe O, Emerson A, Hooper DO. Alopecia after injection of ATX-101 for reduction of submental fat. JAAD Case Reports. 2017 May;3(3):250-252.

Suvarna V. Phase IV of drug development: perspectives in clinical research [Internet]. 2010;1(2):57-60 [citado 10 jan. 2020]. Disponível em: https://www.ncbi.nlm.nih.gov/pmc/articles/PMC3148611.

CAPÍTULO 24
Técnicas de Preenchimento

24.1 Abordagem do Paciente para o Tratamento Estético de Pele

• Érica de O. Monteiro

O dermatologista pode realizar de modo correto inúmeros procedimentos estéticos/cosmiátricos, como preenchimento, peeling, toxina botulínica, laser, apenas dominando o conhecimento médico e a técnica para uso do produto/equipamento. No entanto, para atingir o *estado da arte* nos tratamentos efetuados, é necessário transcender a formação *cientificista* adquirida nas cadeiras técnicas da faculdade, desenvolvendo sensibilidade emocional, empatia pelo ser humano, considerar o contexto social, moral e ético do paciente, além de desenvolver a percepção artística.

Conceitualmente, estética é a apreciação da beleza, ou a combinação de qualidades que proporcionam intenso prazer aos sentidos, às faculdades intelectuais e morais. Assim, a identificação da beleza está relacionada com a sensação de prazer diante da visualização de um objeto, um som, uma pessoa. Por ser sensação prazerosa, o conceito de beleza é próprio de cada indivíduo, sendo estabelecido a partir de valores individuais relacionados com o gênero, a etnia, a educação e as experiências pessoais; e com valores da sociedade, como o ambiente e a publicidade (mídia), cada vez mais responsável pela globalização do conceito de beleza.

Antes de seguir no texto, observe as Figuras 24.1 a 24.3.

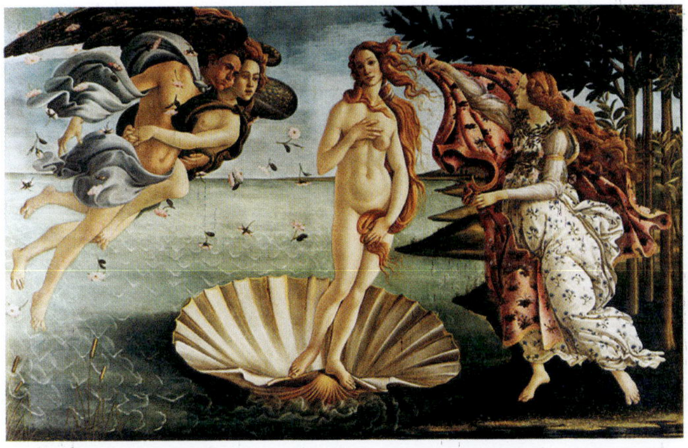

Figura 24.1. O Nascimento de Vênus (em italiano: *Nascita di Venere*). Obra de Sandro Botticelli.
Fonte: Galeria Uffizi.

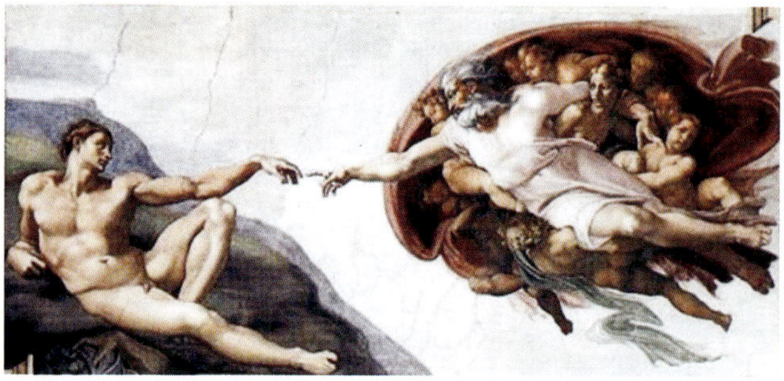

Figura 24.2. A Criação de Adão. Afresco realizado por Michelangelo, entre 1508 e 1512.
Fonte: Capela Sistina, Vaticano.

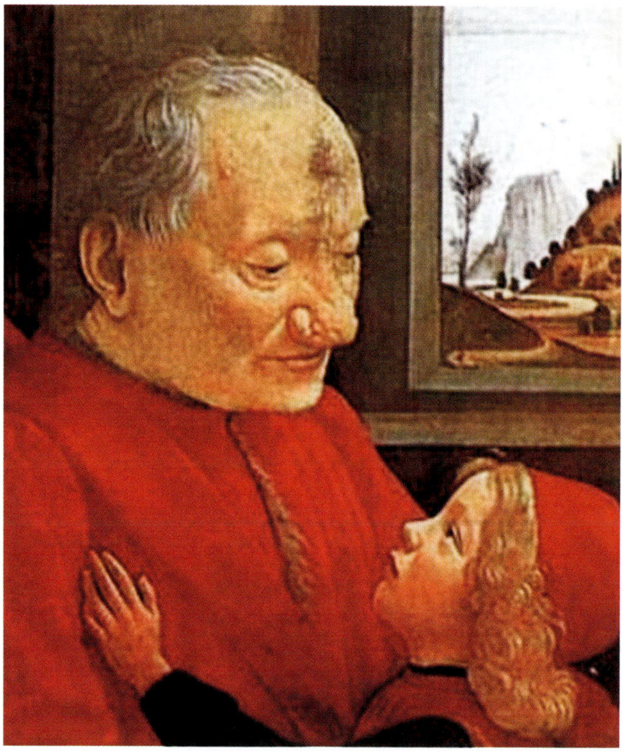

Figura 24.3. Retrato de Velho com a Neta. Domenico Ghirlandaio, 1490.
Fonte: Museu do Louvre, Paris.

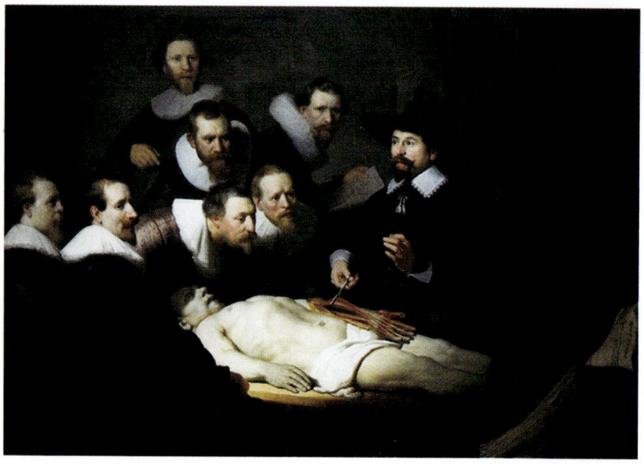

Figura 24.4. A Lição de Anatomia do Dr. Nicolaes Tulp, 1632. Rembrandt.
Fonte: Mauritshuis, Haia.

Algumas obras de arte (Figuras 24.1 e 24.2) são consideradas "belas" para grande parte da civilização ocidental. No entanto, as Figuras 24.3 e 24.4 podem desagradar profundamente o leitor não médico; ao mesmo tempo, podem produzir uma catarse estética no dermatologista por sua beleza e riqueza de detalhes de condições vivenciadas na medicina. A Figura 24.4 é *A Lição de Anatomia do Dr. Nicolaes Tulp*, que foi encomendada pela Associação de Cirurgiões de Amsterdã. Nesse quadro, alguns membros da ordem médica são pintados num acontecimento grupal, sugestivo da sua eminente profissão. O leigo pode não ver beleza nem mesmo na reprodução, em pintura, de uma aula de dissecção. Para o médico, a dissecção em cadáver ou a cirurgia no paciente vivo fazem parte da profissão e, em geral, é um momento de apreciação da beleza dos tecidos e órgãos internos do corpo humano.

A Figura 24.3 retrata uma criança e um idoso olhando profundamente um para o outro. Considero o trabalho do artista Domenico Ghirlandaio belíssimo, com detalhes que me fazem pensar em um quadro de rosácea fimatosa. Evidentemente, outros diagnósticos diferenciais são possíveis, mas o espessamento e a deformação do nariz lembram a fima (rinofima). A riqueza de detalhes da lesão é fascinante e sempre encheram meus olhos de felicidade! Mas fiquei um tanto surpresa ao encontrar a figura desse belo quadro em uma das páginas do livro *História da Feiura*, de Umberto Eco! No mesmo livro, Eco discute que "a sensibilidade do falante comum destaca que, enquanto para todos os sinônimos de belo seria possível conceber uma reação de apreciação desinteressada, quase todos os sinônimos de feio implicam sempre uma reação de nojo, se não de violenta repulsa, horror ou susto". Eco propõe que "deveríamos, no curso de nossa história, distinguir as manifestações de feio em si (um excremento, uma carcaça em decomposição, um ser coberto de chagas emanando um cheiro nauseabundo) daquelas do feio formal, ou seja, desequilíbrio na relação orgânica entre as partes e um todo". Entendo o posicionamento e o raciocínio do estudioso e especialista em beleza, mas essa discussão evidencia como os valores socioculturais influenciam os padrões e modelos de beleza. É fascinante o "olhar" interessado e apaixonado de um dermatologista que admira as lesões bolhosas de um paciente com pênfigo vulgar, ou de uma verruga filiforme no centro da fronte de um paciente. Apesar de haver compaixão com a dor e com o sofrimento do paciente, muitas vezes, os médicos não conseguem disfarçar a alegria que a beleza de determinada deformidade/doença consegue provocar nos seus olhos treinados!

O corpo humano é carregado com simbolismo positivo e negativo, político e econômico, social, sexual e moral. O corpo não é somente um conjunto de pele e ossos ou uma máquina baseada em leis físico-químicas. Ele é também um *locus* de identidade. Os atributos de beleza ou fealdade, estatura ou peso, não somente afetam o círculo social, mas também afetam as formas de vida de todos.

No mundo globalizado, que reconhece a diversidade (cultural, física, étnica, dentre outras), mas com relações cada vez mais superficiais e comunicação instantânea, encanta-se com a aparência corporal, provocando o desejo de uma forma física obsessiva e idealizada.

A identidade do sujeito é claramente ilustrada pelas mudanças corporais. O ser humano enfrenta, durante a sua existência, várias fases de transição, como da infância à adolescência, da adolescência à fase adulta, as diferentes transformações na fase adulta e as mudanças na velhice.

Delimitado inicialmente a partir de sua dimensão biológica, o envelhecimento foi associado à deterioração do corpo e, por isso, considerado uma etapa da vida caracterizada pelo declínio das funções fisiológicas. A alteração do relevo da pele do rosto, com o aparecimento das rugas e linhas, opõe-se ao ideal de beleza da sociedade atual, tendo conotação negativa na cultura contemporânea. Alguns estudos realizados em sociedades não ocidentais tornaram conhecidas imagens bem mais positivas da velhice e do envelhecimento, questionando a universalidade da visão ocidental e ensinando que uma representação de velhice enraizada nas ideias de deterioração e perda não é universal.

Na sociedade, centrada na produção, no rendimento, na juventude e no dinamismo, saúde e boa aparência estão intimamente ligadas à ideia de sucesso – e, para prolongar a juventude por mais tempo, as pessoas parecem competir desesperadamente pela melhora da aparência, pela restauração e até pelo aperfeiçoamento do corpo.

Com a juventude e a beleza tão valorizadas, pessoas que não se enquadram nesse perfil tendem a sentir-se deslocadas. Particularmente, o idoso sofre pelo temor da perda gradual da capacidade vital, atrelada ao medo da dependência, da incapacidade, dos enfrentamentos decorrentes de doenças e da própria morte.

No entanto, em nenhuma outra época, os recursos e a tecnologia para tratar da pele do rosto, do corpo, dos cabelos, da saúde e da alimentação estiveram tão acessíveis a um grande número de pessoas. Também, em nenhuma outra época, enfatizou-se tanto a questão da qualidade de vida, incluindo alimentação saudável, exercícios físicos e o abandono de hábitos prejudiciais à saúde, como o tabagismo e o sedentarismo. A humanidade vive, certamente, uma nova era da beleza, sendo comum escutar o termo "beleza construída".

A formação médica torna-se cada vez mais técnica e cientificista. Isso já traz consequências funestas, como a desumanização da relação médico-paciente e a excessiva valorização da tecnologia, dos exames de imagens e laboratoriais em detrimento da anamnese e do exame clínico. Felizmente, há movimentos de resgate da humanidade no atendimento em saúde, mas acredito que esses efeitos positivos aparecerão vagarosamente e não serão completos em virtude da velocidade da abertura de novas escolas médicas, que não preparam profissionais bem formados, e da banalização da medicina, como a "importação" de médicos com formação duvidosa, apenas para massificar a presença de um profissional médico, a qualquer custo, em todo lugar do país, que não se importa com as condições básicas de higiene e saúde, além de educação e escolarização da população.

O aprendizado da medicina, sobretudo da dermatologia cosmética, envolve ciência e arte. Antes de optar pela especialização em dermatologia, o recém-formado deve pensar se realmente tem vocação para estudar todos os dias, até a exaustão, a ciência dermatológica "na saúde e na doença, na beleza e na fealdade", além de apreço pelo conhecimento das humanidades (não só das clássicas artes visuais, como pintura, escultura, mas também literatura, poesia, música), pois não é possível exercer a arte da cosmiatria sem essa dedicação. Infelizmente, na atualidade há proliferação de profissionais não aptos ao exercício da arte cosmética, inclusive de profissionais não médicos que se consideram perfeitamente capacitados para aplicar produtos injetáveis, realizar esfoliações profundas, operar equipamentos de laser sem a menor condição de entender a complexidade que é a alteração, a modificação, a restauração do órgão mais extenso do corpo humano, que não se limita apenas a envolver e delimitar o indivíduo, mas que também identifica e personaliza o sujeito, tem função imunológica, reguladora da temperatura corporal, comunicação social (expressando sentimentos, revelando faixa etária, etnia, identidade sexual) e ignorando a íntima relação mente e corpo, emoção e psique, desconhecendo a íntima relação da pele com o sistema nervoso central. Lamentavelmente, muitos "técnicos" executam modificações estéticas nas superfícies de um corpo anatômico desprovido de alma, sentimento e de contexto sociocultural.

Assim, vejo com pessimismo a "pseudoespecialização" em dermatologia cosmética e cirurgia plástica, e entendo como um grande risco de saúde pública, pois as transformações na superfície corporal podem ser definitivas e deformar ou deixar estigmas irreversíveis e com profundo impacto psicobiossocial no indivíduo.

Outra reflexão que cabe na avaliação do paciente candidato ao tratamento estético é a confusão entre o desejo de tornar-se belo e o direito ao acesso à beleza a qualquer custo. Muitas vezes, o argumento de que determinado indivíduo tem direito a um procedimento estético é sustentado por exigência de melhora da qualidade de vida, inclusão social, e todo tipo de discurso que pode até parecer lógico e racional, mas é superficial e inoportuno. Essa confusão faz que, muitas vezes, não se procure um profissional adequadamente preparado, pois além da graduação, residência, especialização em cosmiatria, é necessário que o médico executor tenha boa formação (para saber agir nos casos de emergência), experiência (para saber como reverter possíveis eventos adversos), além de amadurecimento e senso crítico e estético. Um profissional apto para modificar a pele é raro, já que sua formação é quase "artesanal", oposta ao sistema de "diplomação de pseudoespecialistas" em procedimentos estéticos.

Envelhecimento do rosto

O envelhecimento da pele é resultado de múltiplos fatores intrínsecos e extrínsecos que interagem entre si, provocando alterações como aparecimento das rugas, das manchas hipercrômicas (efélides, melanoses solares) e hipocrômicas (leucodermias solares), linhas, sulcos e rugas, perda de elasticidade, dentre outras. Todas as regiões da pele sofrem o envelhecimento, mas o rosto é – na maioria das civilizações ocidentais – foco das primeiras queixas que o paciente cosmético quer restaurar nas consultas iniciais.

No caso da face, o envelhecimento não ocorre de modo uniforme, ou seja, todas as estruturas que compõem o rosto sofrem alterações, e o que acomete uma região influencia modificações nas áreas adjacentes. O envelhecimento da face não é apenas o aparecimento de manchas, linhas e sulcos, mas todas essas alterações somadas às mudanças estruturais das camadas profundas e do arcabouço ósseo que forma a cabeça.

Além do conhecimento da anatomia e da habilidade técnica, o dermatologista deve adequar o tratamento às expectativas do paciente e aos padrões socialmente aceitáveis. Ao início do tratamento, o médico e o paciente devem definir os objetivos e as limitações do caso, estabelecendo um planejamento que dê ao paciente o melhor resultado cosmético possível, eliminando, assim, expectativas irreais.

Alterações estruturais no envelhecimento facial

A perda de volume que resulta do remodelamento ósseo, da perda e do reposicionamento da gordura facial é considerada componente fundamental no envelhecimento facial. Com essas alterações, as convexidades típicas de uma aparência jovem tendem a ficar achatadas e côncavas, ocorrendo o aparecimento de áreas de sombras no rosto.

Outro fator que contribui para o envelhecimento facial é a atividade cinética dos músculos da mímica ao longo da vida que produzem as rugas dinâmicas.

Então, o rejuvenescimento facial não deve ser feito apenas com o simples apagamento das manchas, ou somente a realização do estiramento cirúrgico da pele, mas deve levar em consideração as modificações de todas as estruturas que formam a cabeça. As ações devem englobar o relaxamento muscular e a reposição de volume para a restauração do contorno facial.

O reconhecimento do papel importante da perda de volume no envelhecimento facial resultou em uma mudança do paradigma no rejuvenescimento dessa área do corpo, influenciando o modo pelo qual os procedimentos minimamente invasivos são empregados.

Com essas modificações, as convexidades típicas de uma aparência jovem tendem a se tornar achatadas e côncavas.

□ Anatomia

O conhecimento da anatomia da cabeça e do pescoço é fundamental para o médico que deseja realizar um procedimento cosmético para rejuvenescimento da face. O pescoço está intimamente envolvido com alterações do rosto durante o envelhecimento, particularmente sua porção inferior.

□ Contorno facial

A estrutura anatômica da face pode ser didaticamente dividida em três partes:

1. pele;
2. partes moles (gordura, músculo e tecido conjuntivo);
3. partes duras (ossos, dentes, cartilagem).

A forma básica do rosto é determinada pelas partes duras. A pele e os tecidos subjacentes criam um invólucro de tecidos moles.

De particular importância no contorno facial são os ossos faciais convexos, a saber: os ossos nasais, as margens supraorbitais, as eminências malares, a mandíbula e o osso hioide. A relação entre as alterações do tecido duro e a posição final das partes moles é complexa e dinâmica, mudando com o envelhecimento e com as intervenções cirúrgicas. Nas regiões com a pele fina, como a do dorso nasal, pequenas modificações no osso subjacente causarão profundo impacto no relevo tegumentar. Já no mento, pequenas alterações no osso subjacente podem ser encobertas pelos tecidos moles da região.

□ Remodelamento esquelético

O esqueleto é uma estrutura dinâmica e em constante modificação, e essas modificações exercem um efeito cascata sobre o envelhecimento facial. O crânio se torna mais fino com a idade, causando excesso de tecido facial sobrejacente. Como exemplo, lembre-se que no período perimenopausa a mulher pode perder cerca de 30% da massa óssea, e essa perda pode ter impacto no esqueleto craniofacial que afetará a pele e as estruturas adjacentes.

□ Compartimento de gordura facial

Estudos em cadáveres mostraram que a gordura facial é compartimentalizada em áreas bem delimitadas. Existe grande quantidade de gordura na região temporal e na região pré-auricular. A perda dessa gordura é seguida por uma série de alterações no contorno facial, como um efeito "em cascata" que resulta em pseudoptose dos dois terços inferiores do rosto.

A pseudoptose do rosto ocorre porque há diminuição de volume de grande quantidade de gordura de um determinado compartimento, deixando um excesso de pele sem sustentação, e isso acarreta a ilusão de que o sulco nasolabial esteja mais proeminente.

□ Músculos da face

Os músculos da face são numerosos, muito delgados e intimamente relacionados com o couro cabeludo, a pele do rosto e do pescoço. Esses músculos, contrariamente ao que acontece com todos os outros músculos, não estão fixados em partes esqueléticas pelas duas extremidades. Eles se fixam apenas por uma de suas extremidades no esqueleto, enquanto a outra se prende na camada profunda da pele. Desse modo, eles podem mover a pele da face e do couro cabeludo, modificando as expressões faciais, sendo denominados, por essa razão, músculos faciais ou músculos da mímica. Porém, essa não é a única função. Alguns deles guarnecem as aberturas das órbitas, nariz e boca, agindo como esfíncteres e promovendo, portanto, o fechamento ativo da rima palpebral, da rima labial e contribuindo para a dilatação e a constrição das narinas. Um desses músculos, o platisma, estende-se da mandíbula até as porções mais superiores da parede anterior do tórax. Embora em muitas expressões possam agir poucos músculos, a maioria delas resulta de ações combinadas de vários músculos e, assim, um mesmo músculo pode interferir na expressão de diversos estados emocionais e, portanto, bloquear outro músculo. Assim, por exemplo, em um músculo com ação depressora, faz-se um procedimento com que seu músculo oponente tenha maior ação (quase o dobro da força que ele normalmente faz). Nesses casos, é importante que o profissional tenha conhecimento anatômico, bom senso estético e precisão na dose utilizada no tratamento para manter a naturalidade das expressões faciais.

□ Proporções faciais

Existem diversas análises cefalométricas de diversos autores (Steiner, Ricketts, MacNamara, Interlandi, dentre outros) que preconizam diferentes valores de normalidade e parâmetros ao fim do tratamento ortodôntico e/ou cirúrgico. Foge dos objetivos deste texto a descrição dessas análises, então é interessante que o leitor interessado em se aprofundar no tema consulte a literatura especializada em ortodontia.

Dentre as limitações da cefalometria, é importante considerar que esse método revela uma imagem bidimensional de estruturas tridimensionais. Atualmente, não é comum solicitar a cefalometria antes de realizar o tratamento cosmético da face, porém ela é útil para estudo de casos graves de assimetria facial, pacientes que sofreram acidentes que deformaram o rosto ou para restauração facial em casos especiais.

□ Variação da anatomia facial decorrente da etnia, do sexo e da idade

Na propedêutica pré-intervenção cosmética é fundamental o reconhecimento das feições étnicas. As variações individuais são imensas, sobretudo no Brasil, que tem a população miscigenada, composta por diferentes etnias, como europeia, africana, indígena e oriental. A maioria dos sistemas de cefalometria foi desenvolvido na Europa Ocidental e nos Estados Unidos e, por isso, os valores médios das medidas refletem a população caucasiana. As generalizações feitas são muitas vezes didáticas e o bom senso estético deve guiar a tomada de decisão ao restaurar a face envelhecida (Figura 24.5).

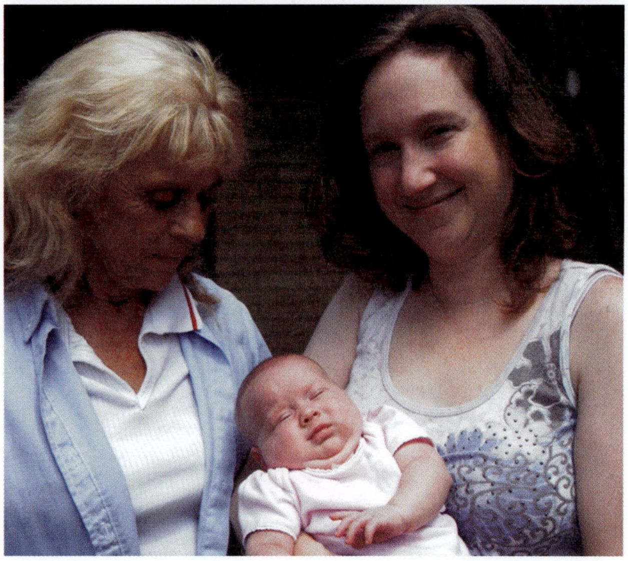

Figura 24.5. A fotografia ilustra três mulheres da mesma família com idades diferentes. No rosto do bebê, a estrutura óssea, a distribuição da gordura e a pele lisa contribuem para o predomínio de áreas convexas que refletem a luz, deixando a face iluminada. Na senhora idosa, a estrutura óssea, a diminuição da gordura facial, as alterações da pele decorrentes do fotoenvelhecimento contribuem para a formação das rugas, dos vincos, dos sulcos e das alterações pigmentares, criando áreas côncavas e sombrias. A terceira mulher apresenta características intermediárias.

Fonte: Acervo da autoria do capítulo.

Apenas para facilidade didática, os indivíduos serão agrupados em:

- **Caucasianos:** com predomínio de características comparáveis aos indivíduos de descendência europeia.
- **Africanos:** com predomínio de características comparáveis aos indivíduos de descendência africana.
- **Asiáticos:** com predomínio de características comparáveis aos indivíduos de descendência asiática.
- **Latinos:** com predomínio de características comparáveis aos indivíduos de descendência dos países da América de língua espanhola.
- **Indígenas:** com predomínio de características comparáveis aos indivíduos de descendência indígena.

□ Nariz

As narinas têm formato grosseiramente oval. Nos caucasianos, seu maior eixo é o vertical (leptorrino), nos negros, seu maior eixo é o horizontal (platirrino) e, em outros casos, seu maior eixo é oblíquo, tendo forma arredondada (mesorrino).

□ Sexo

Homens e mulheres apresentam diferenças antropométricas significativas, não apenas em dimensões absolutas, mas também nas proporções dos diversos segmentos corporais. Os homens costumam ser mais altos, mas as mulheres com a mesma estatura do homem costumam ser mais gordas. Os homens têm braços mais compridos em razão principalmente do maior comprimento do antebraço. As mulheres possuem mais tecido gorduroso em todas as idades, enquanto os homens têm mais músculos esqueléticos (Figura 24.6).

Ao avaliar o perfil, é possível verificar que a cartilagem tireoide do homem é mais proeminente que nas mulheres. Quando solicitados a julgar perfis estéticos, os observadores tendem a preferir que os homens tenham um nariz e mento mais proeminentes e um ângulo nasolabial mais agudo, em comparação com as mulheres.

O supercílio feminino tende a ser mais arqueado que o do homem, o ponto mais alto normalmente está entre o limbo lateral e o canto lateral. O supercílio masculino é mais horizontal.

□ Alterações decorrentes do envelhecimento

As modificações na face, durante o processo de envelhecimento, são dinâmicas, constantes e influenciadas por inúmeros fatores. Didaticamente, serão citadas as alterações que costumam ser mais frequentes em determinadas faixas etárias.

Aos 25 anos, os supercílios descem lentamente de uma posição bem acima das margens supraorbitárias para um ponto muito abaixo dela, o abaulamento da área lateral do supercílio faz os olhos parecerem pequenos.

Aproximadamente aos 35 anos, a flacidez da pele facial se torna aparente. Observa-se que a pálpebra superior se superpõe a linha palpebral. As linhas melolabiais aprofundam e o sulco nasolabial começa a ficar marcado.

Com cerca de 40 anos, rugas frontais e periorbitais, e a ondulação na linha mandibular, com apagamento dos nítidos contornos mandibulares, começam a ser visíveis.

Por volta dos 50 anos, o canto lateral da boca começa a curvar-se para baixo, a ponta nasal começa a descer e rugas marcam a região perioral e o pescoço. Torna-se nítida a reabsorção do tecido adiposo nas áreas temporais, malares e submalares. O excesso de pele acima dos olhos, combinado com o enfraquecimento do septo orbitário, permitem que a gordura periorbitária possa herniar, criando bolsas palpebrais. A descida progressiva da ponta do nariz com a idade faz as cartilagens laterais superiores e inferiores se separarem, aumentando e alongando o nariz. A reabsorção do osso alveolar resulta em excesso relativo de tecido mole na área perioral.

Aos 60 anos, a ilusão de tamanho diminuído dos olhos se torna pronunciada, a pele fica mais fina (decorrente do fotoenvelhecimento) e a reabsorção de gordura nas áreas bucais e temporais é acentuada.

Com 70 anos, todas essas alterações se combinam com a absorção progressiva da gordura subcutânea. A representação artística bidimensional dessas transformações pode ser contemplada nos quadros com autorretratos sequenciais de Rembrandt (Figura 24.7).

O ângulo bem definido entre a linha submandibular e o pescoço é perdido com a idade. O osso hioide e a laringe descem gradualmente, fazendo a laringe parecer mais proeminente. A aparência do pescoço com o envelhecimento decorre de uma combinação de alterações na pele, na distribuição de gordura, no músculo platisma e no arcabouço ósseo/cartilaginoso subjacente. As margens anteriores do platisma separam e perdem o tônus, isso cria as bandas anteriores. Gordura frequentemente é depositada na área submentoniana. Essa gordura, combinada com a frouxidão da pele, causam uma perda de ângulo cervicomentoniano.

Propedêutica facial aplicada à cosmiatria

□ Avaliação frontal

Na visão frontal, a face deve ser examinada para avaliação da simetria bilateral, proporções de tamanho da linha mediana às estruturas laterais e proporcionalidade vertical (Figura 24.8).

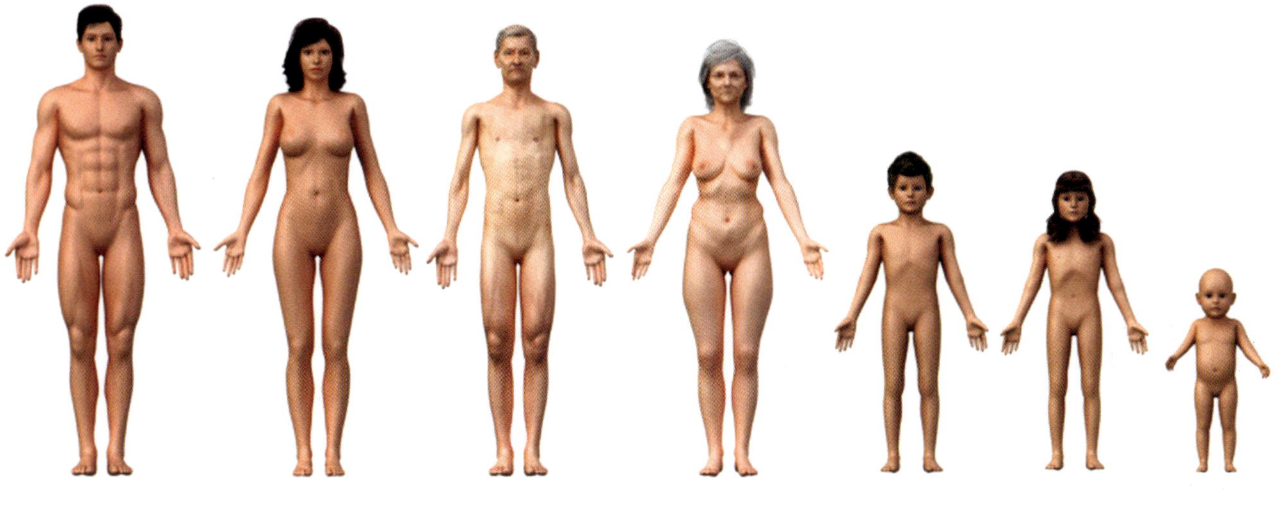

Figura 24.6. A estrutura óssea, os músculos, a distribuição de gordura variam em função da idade, do sexo, da etnia, da presença ou não de doença, dentre outros fatores.

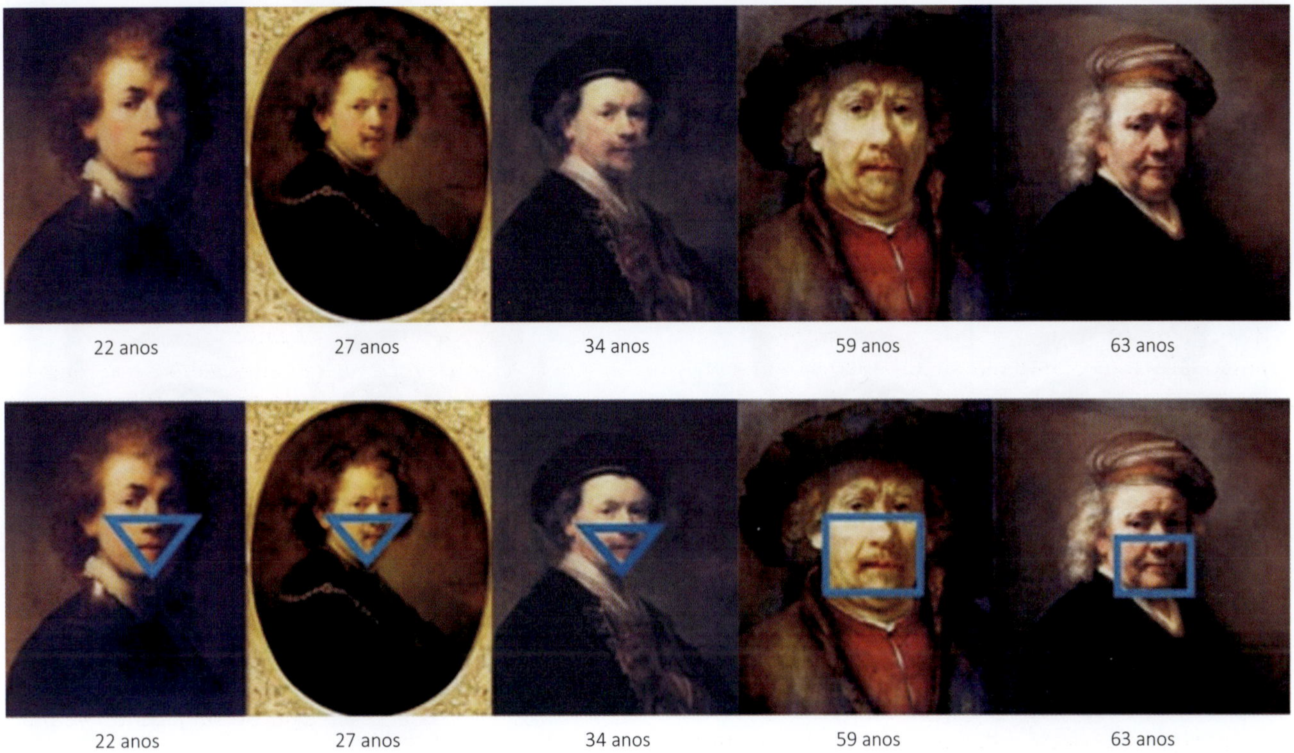

Figura 24.7. Autorretrato de Rembrandt. As pinturas mostram imagens do artista em várias fases da vida. No rosto jovem, se destacam as convexidades malares que unidas entre si formam a base de um triângulo, cujo vértice se encontra no mento. À medida que ocorre o envelhecimento, aparecem linhas, sulcos e rugas, flacidez da pele e perda dos contornos faciais. A figura triangular se perde e pode identificar-se o quadrilátero da senescência.
Fontes: Metropolitan Museum of Art, Nova York; National Gallery, Londres; Mauritshuis, Haia; Kunsthistorisches Museum, Viena.

Para observar a simetria direita e esquerda, deve-se traçar uma linha vertical imaginária que atravessa a parte central da glabela, da ponta do nariz e dos lábios, dividindo a face em duas partes. É claro que não existe face perfeitamente simétrica; no entanto, pequenas assimetrias compõem uma boa estética facial.

Para harmonia da face (proporcionalidade vertical), é importante o equilíbrio dos terços superior, médio e inferior do rosto, sendo esses terços quase "iguais" na altura vertical (Figuras 24.8 a 24.11).

□ Terços faciais (Figura 24.9)

Terço superior da face – linha do cabelo a sobrancelhas

O terço superior da face é afetado pela linha do cabelo e é altamente variável dependendo do estilo do penteado. No exame dessa região, deve-se avaliar se existe anormalidade na configuração geral e na simetria da cabeça, sobretudo nas regiões temporais, na fronte e nas sobrancelhas.

Terço médio da face – sobrancelhas à subnasal

Avaliar olhos, órbitas, regiões malares, orelhas e nariz. O exame dos olhos e das órbitas inicia-se com as medidas das distâncias: intercantal e interpupilar.

O valor médio dessa diferença é de 4 mm, e as pessoas negras costumam apresentar valores maiores. Esses valores são estabelecidos por volta dos 6 a 8 anos de idade e não mudam significativamente após essa época.

Para que ocorra uma proporção ideal da vista frontal, a largura da base do nariz deve ser aproximadamente a mesma da distância intercantal, enquanto a largura da boca deve se aproximar à distância interpupilar.

No plano craniocaudal, a face (orelha a orelha) pode ser dividida em cinco partes em relação às linhas verticais, cruzando perpendicularmente a linha horizontal verdadeira. Cada quinto deve ter medida horizontal "quase igual" uma em relação à outra.

Na avaliação das bochechas, observam-se as eminências malares, as margens infraorbitais e área paranasal.

Para avaliação das orelhas, é importante observar: simetria, localização e projeção.

Terço inferior da face – subnasal ao mento

O comprimento vertical normal do terço inferior da face é aproximadamente igual ao do terço médio da face quando existe bom equilíbrio estético.

A proporção da distância vertical subnasal à margem cutânea do vermelhão do lábio inferior e desse ao tecido mole do mento é de 1:1.

Essas medidas devem ser realizadas com a musculatura facial em repouso.

O mento é avaliado quanto à sua simetria, relações verticais e morfologia ou forma.

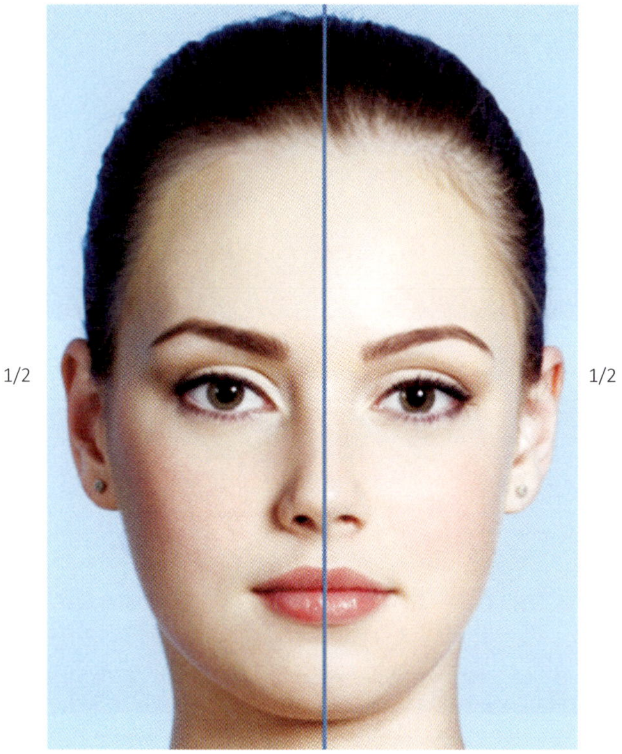

Figura 24.8. Analisar a simetria entre os lados direito e esquerdo.
Fonte: Acervo da autoria do capítulo.

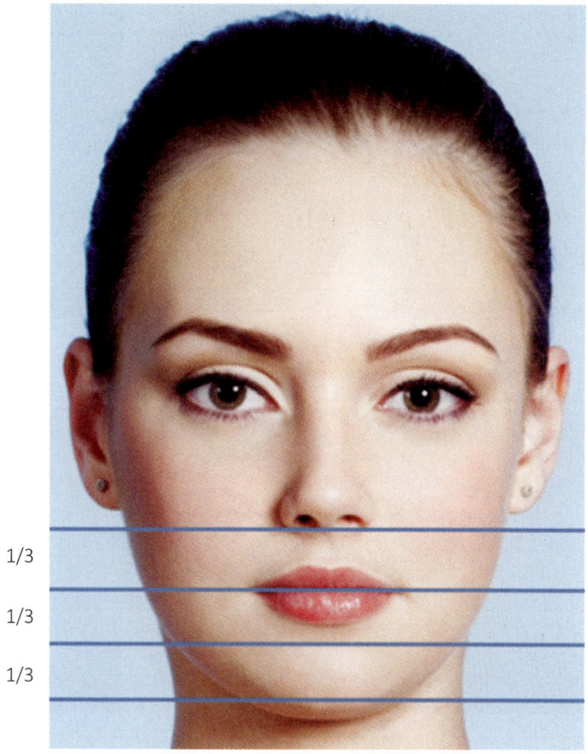

Figura 24.10. O terço inferior pode ser subdividido em terços, com o lábio superior tendo a metade da altura do lábio inferior e do mento.
Fonte: Acervo da autoria do capítulo.

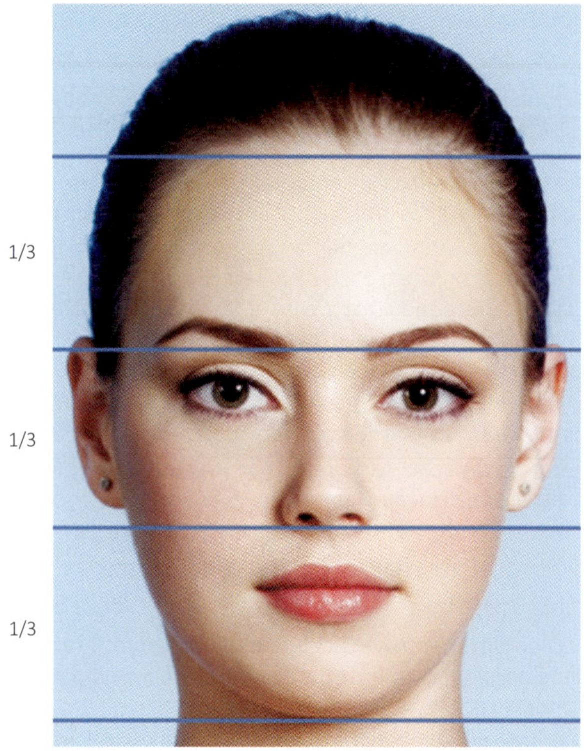

Figura 24.9. Proporção facial horizontal. Entre a linha do cabelo e o mento, a face pode ser dividida em terços. O terço superior está entre a raiz do cabelo e região dos supercílios. Geralmente, o terço médio está entre a área logo abaixo dos supercílios e a base do nariz. O terço inferior da face está entre a base do nariz e o mento.
Fonte: Acervo da autoria do capítulo.

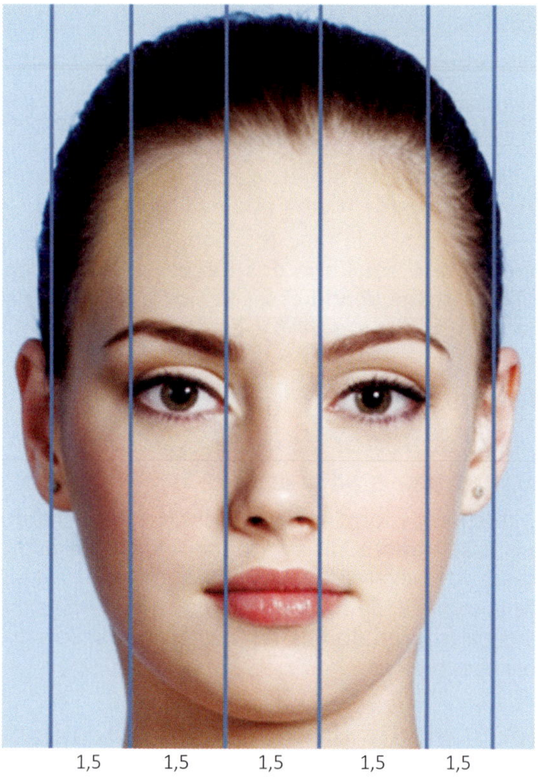

Figura 24.11. Proporções faciais verticais. A largura da base do nariz é aproximadamente igual à distância entre os olhos. Em geral, a face é dividida em cinco segmentos correspondentes à largura dos olhos.
Fonte: Acervo da autoria do capítulo.

A forma é comparada com o restante da face. Em muitos casos, o mento é mais projetado anteriormente do que o restante da face.

A mandíbula dever ser avaliada quanto a simetria, contorno e volume.

□ Avaliação dos lábios e do espaço interlabial

Os lábios devem ser avaliados em repouso e durante o sorriso.

No repouso, observar a simetria. Se houver assimetria, ela poderá ser decorrente de:

- uma deformidade intrínseca do lábio, como existe em muitos pacientes com lábio leporino;
- disfunção do nervo facial; ou
- assimetria esquelético-dentária.

Os lábios são avaliados independentemente, em uma posição relaxada. Em repouso, a exposição do vermelhão do lábio inferior deve ser cerca de 25% maior do que do lábio superior. Essa proporção de exposição do vermelhão é mais importante do que valores absolutos. Quando existe uma boa estética, haverá um espaço interbucal de 1 a 5 mm na posição de repouso. As mulheres apresentam um espaço maior dentro da variação normal.

Essa medida também está dependente dos comprimentos labiais e altura dentoesquelética vertical. A largura entre as comissuras labiais normalmente iguala-se à distância interpupilar.

□ Avaliação do perfil

A posição natural da cabeça, a relação cêntrica e os lábios devem ser utilizados para se avaliar o perfil.

- **Contorno facial:** discrepâncias anteroposteriores do osso basal maxilar e mandibular são facilmente visualizadas.
- **Convexidade do perfil:** em geral, o rosto jovem exibe convexidade malar e no mento.

Conclusão

Do ponto de vista dos dermatologistas cosméticos, a pele expressa a emoção das doenças. O conhecimento científico, humano e a arte são essenciais para a formação em cosmiatria.

24.2 Anatomia da Face

- Eliandre Costa Palermo
- Alfredo Luiz Jacomo

Introdução

Os tratamentos faciais na atualidade tendem a se basear em uma abordagem global da face, voltada para uma visão tridimensional dos preenchedores, bioestimuladores, fios, toxina botulínica, laser, entre outros; também requer um amplo e aprofundado conhecimento de anatomia, além de uma compreensão estética de cada estrutura e de toda harmonia facial.

Este capítulo busca fazer uma revisão dos principais conceitos em anatomia da face focada em tratamentos cosmiátricos.

Limites anatômicos da face

Anatomicamente, a face é definida somente pela região anterior da cabeça; contudo, diversos autores utilizam o termo face para toda a região medial e lateral, ou anterior e posterior da cabeça. Neste capítulo, usaremos a divisão em região medial e lateral da cabeça para determinar os limites de cada parte da face.

A face é dividida em unidades regionais, anatômicas, topográficas e estéticas.

As regiões específicas da face são delimitadas por linhas anatômicas chamadas de linhas de união ou de contorno. As linhas de tensão da pele relaxadas da face, geralmente, fornecem excelente camuflagem das incisões colocadas dentro ou paralelas a elas. Essas unidades podem, ainda, ter subunidades como no nariz, orelha, lábio e região geniana.

Estratigrafia da face

Ao realizar a avaliação facial para iniciar o protocolo de tratamento do paciente, é fundamental entender como cada região da face é composta. É comum usarmos uma divisão da face em terços, ou seja, superior, médio e inferior. Cada terço possui um arranjo estrutural próprio com uma subdivisão em camadas, que pode variar um pouco em alguns locais específicos.

De acordo com Mendelson, a face pode ser dividida, de modo geral, em cinco camadas, com algumas exceções, como na região temporal e palpebral:[1]

- **camada 1:** pele;
- **camada 2:** tecido adiposo subcutâneo ou camada areolar superficial;

- **camada 3:** camada muscular (na porção lateral corresponderia ao sistema músculo aponeurótico superficial (SMAS));
- **camada 4:** tecido adiposo profundo ou camada areolar profunda;
- **camada 5:** fáscia profunda.

Na região temporal, a camada muscular se encontra abaixo da fáscia temporal superficial. Próximo ao arco zigomático, a fáscia se separa em duas partes: lâmina superficial da fáscia temporal e lâmina profunda da fáscia temporal superficial. Entre elas temos o compartimento de gordura superficial da têmpora. Logo abaixo da lâmina profunda emerge a gordura de Bichat, que se comunica com o espaço bucal, considerada um coxim profundo de gordura (Figura 24.12).

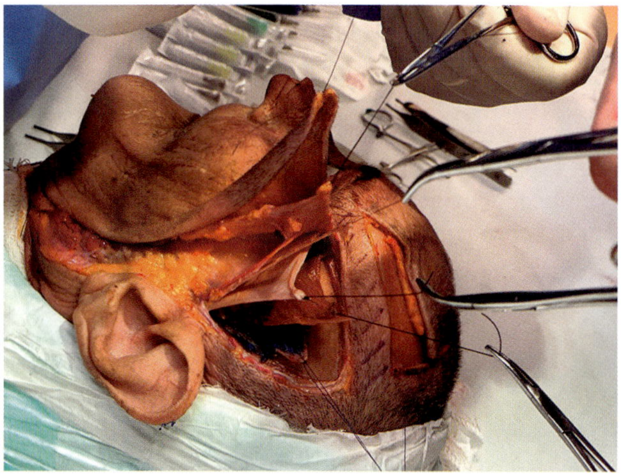

Figura 24.12. Vista lateral esquerda da face, que mostra a separação das camadas da região temporal. Separação das camadas na região temporal.
Fonte: Acervo da autoria do capítulo.

Como mencionamos anteriormente, também podemos separar a porção medial e lateral da face, pois elas apresentam diferenças na estratigrafia das camadas.

O aspecto funcional é também ressaltado na abordagem que separa a face em regiões lateral e medial. Na face região medial se destacam os coxins de gordura e as estruturas relacionadas à mímica ou expressão facial. Na porção lateral predominam os músculos relacionados com a mastigação e estruturas anatômicas de sustentação, como o SMAS, ligamentos, ducto e glândula parotídea. Essa separação é feita por meio de uma linha imaginária verticalmente descendente do ângulo lateral da órbita até o corpo da mandíbula, que marca o posicionamento de uma série de ligamentos de retenção faciais, como os ligamentos de retenção orbital lateral, temporal, zigomático, mandibular e massetérico.[2]

Camada 1: pele

A primeira camada é a pele. A pele varia em espessura, pigmentação, textura e tipo de aderência a planos profundos entre as diferentes áreas da face. A espessura da pele é relacionada à sua função, e costuma ser inversamente proporcional à sua mobilidade. Entre a pele e o músculo também pode ser identificada aderência cutânea que propicia a formação local de rítides. Nas áreas medial e lateral da face média, têmpora, pescoço e periorbital, a aderência das estruturas subjacentes à pele é frouxa e facilmente separada da pele.[3]

Em algumas regiões, há uma ligação mais forte entre os músculos faciais, a rede de colágeno da derme, como na região da sobrancelha, sulco nasolabial e mentolabial. Na região do mento e ápice nasal, a derme é mais espessa e com menos mobilidade.[2,4]

Camada 2: tecido subcutâneo

O tecido celular subcutâneo é a segunda camada e se localiza imediatamente abaixo da derme, em um plano anatômico superficial aos músculos da mímica na porção medial da face e logo acima do SMAS, na porção lateral.

Nas regiões como pálpebras, a gordura subcutânea superficial é escassa. Em contrapartida, no segmento nasolabial, ela geralmente é mais espessa e aderida ao plano superficial, o que explica a formação do sulco nasolabial. A camada subcutânea superficial da face é composta por fibras reticulares que ligam a derme ao SMAS subjacente, a gordura fornece volume, enquanto as fibras sustentam a camada adiposa e fazem sua ancoragem.[5]

Pessa e Rohrich, em 2007, descreveram em detalhes essas diferenças no arranjo das camadas de gordura como compartimentos ou coxins de gordura superficial e profundos.[6]

Com o passar dos anos novos artigos confirmaram e, em 2017, redefiniram novos coxins de gordura, como o coxim mandibular, e os coxins temporais foram divididos e separados do coxim da bochecha.[7]

□ Coxins de gordura superficiais

- compartimento superficial lateral da fronte;
- compartimento superficial central da fronte;
- compartimento superficial temporal superior;
- compartimento superficial temporal inferior;
- compartimento de gordura superficial nasolabial;
- compartimento de gordura superficial medial da bochecha;
- compartimento de gordura superficial médio da bochecha;
- compartimento de gordura superficial lateral da bochecha;
- compartimento de gordura superficial da mandíbula.

Os compartimentos de gordura superficiais (gordura infraorbital, gordura superficial medial da bochecha e gordura nasolabial) são frequentemente descritos como uma única estrutura anatômica denominada gordura malar. A gordura malar não é um coxim verdadeiro, nem tampouco uma região anatômica, mas consagrou-se na literatura, e o nome malar aparece em diversas publicações referindo-se a essa região. Por vezes isso confunde os médicos que usam o termo malar para descrever a região infraorbitária. A gordura malar tem um formato triangular e paralelamente na sua base está o sulco nasolabial e o ápice próximo na projeção malar (Figura 24.13).

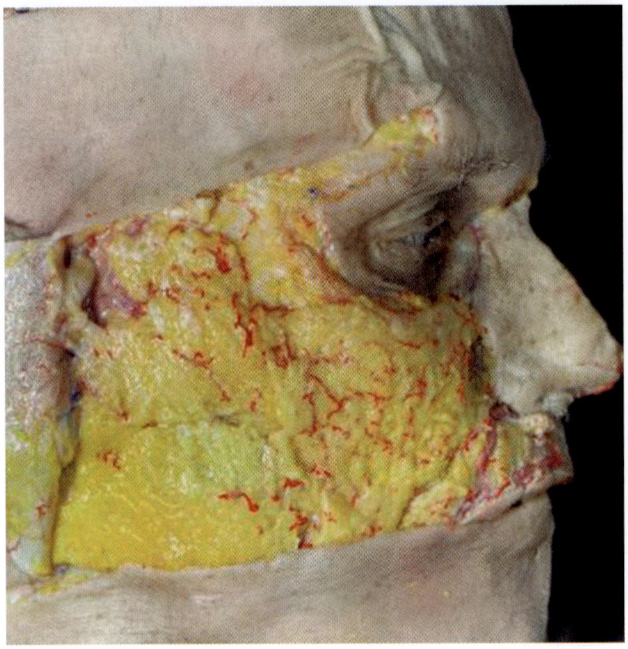

Figura 24.13. Vista lateral direita da face, que mostra coxins de gordura superficiais, artéria facial e artéria labial superior.
Fonte: Acervo da autoria do capítulo.

De acordo com a movimentação facial, essa camada assentada sobre os músculos elevadores da face se eleva e por isso deve-se evitar reposição de grandes volumes nessa área.[8,9]

Camada 3: músculos da mímica e Sistema Músculo Aponeurótico Superficial – SMAS

Várias publicações sobre as fáscias faciais e cervicais são frequentemente complexas, inconsistentes e muito confusas. O conceito de SMAS é um destes casos, e foi introduzido pela primeira vez por Mitz e Peyronie, que o descrevia como uma camada fibromuscular que separava a gordura facial superficial da gordura facial profunda.[10]

O fato comprovado é que, apesar no nome totalmente inadequado – pois essa estrutura não é um sistema, não é um músculo e nem tampouco tem aponeurose –, o SMAS tem seu nome consagrado na literatura, e dificilmente será mudado.

Após inúmeros estudos e dissecções em cadáveres frescos, o que se observa é que SMAS é composto por rede fibrosa contínua e se estende em uma camada única, desde a fáscia temporal superficial (passando pela face lateral) até o pescoço. O SMAS é frequentemente descrito como uma rede fibrosa organizada composta pelo músculo platisma, fáscia parótida e camada fibromuscular que cobre a bochecha[10-13] (Figura 24.14).

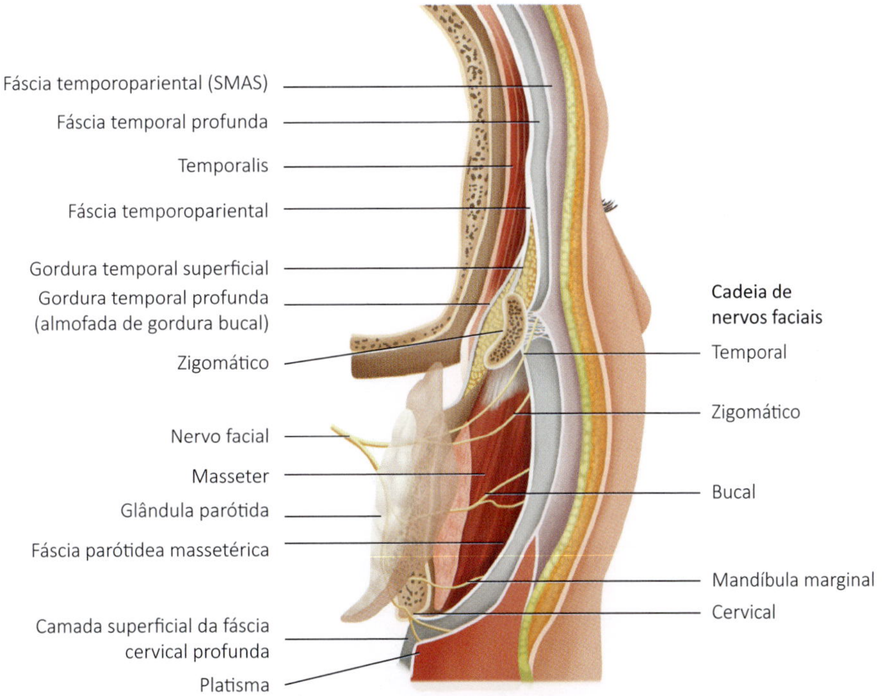

Figura 24.14. A figura demonstra a relação complexa entre o SMAS, a fáscia temporal superficial, o nervo facial e a nomenclatura muitas vezes confusa das camadas contínuas.
Fonte: Desenvolvida pela autoria do capítulo.

Músculos da expressão facial

Os músculos da face são inervados pelo VII par de nervo craniano (nervo facial). A musculara facial representa um equilíbrio de músculos levantadores, depressores, abdutores, adutores e esfíncteres, que permitem a expressão facial e certas funções faciais.

Os músculos da expressão facial geralmente têm inserção óssea em apenas uma de suas extremidades. Existem músculos nos quais uma das extremidades se insere em pele, mucosa ou mesmo em outros músculos. E ainda, no caso do músculo risório em que ambas as extremidades fixam-se fora do esqueleto. Na região medial da face, os músculos são planos e mais volumosos, que formam uma camada mais superficial abaixo do tecido celular subcutâneo.

Musculatura do terço superior

Músculo occipitofrontal

O músculo occipitofrontal ocupa a maior parte da fronte. Responsável pela contração e elevação da fronte e sobrancelhas, promove rugas horizontais nesta região. Origina-se da aponeurose da gálea superiormente e se funde com o músculo orbicular do olho inferiormente. O músculo frontal tem, de modo geral, duas metades, estende-se verticalmente e se insere na derme, na sobrancelha, logo acima da borda supraorbital e da glabela. Existem variações nestes ventres, eles podem ser unidos, com uma bifurcação pequena, grande ou completa.[14] O músculo fica em uma profundidade uniforme, geralmente com 3 a 5 mm sob a pele da testa. O músculo é único com ação elevadora, e é contrabalançado pelo complexo glabelar (corrugadores supercílios, prócero e depressor supercílio) e pelos músculos orbiculares dos olhos, todos os quais atuam como depressores da sobrancelha. É visualizado em expressões de surpresa e espanto.[15]

Músculo corrugador do supercílio

Apresenta sua origem no osso frontal próximo às porções superior e medial da borda orbital e inserção na pele do supercílio. Eles passam pela almofada de gordura da gálea antes de penetrar no músculo frontal e orbicular para se inserir na derme. Existem dois ventres: transversais e oblíquos do músculo; a porção oblíqua termina na derme apenas medialmente para a sobrancelha. Já a parte transversal viaja superolateral para se inserir na derme acima do meio da sobrancelha. A porção oblíqua atua com os outros depressores da sobrancelha para que formem rítides oblíquas, e a porção transversal resulta no deslocamento medial da sobrancelha, acompanhada de rítides verticais e oblíquas. Sua função é deprimir os supercílios e a fronte.[16]

Músculo orbicular dos olhos

Apresenta três partes: orbital, que emerge do ligamento palpebral medial, processo frontal da maxila e porção adjunta do osso frontal. Esse músculo tem como ação principal cerrar firmemente o olho para protegê-lo de luz intensa e partículas de poeira. A palpebral se origina no ligamento palpebral medial e se insere no ligamento palpebral lateral, sua ação é fechar gentilmente o olho durante o sono ou o piscar dos olhos. Por fim, a lacrimal se origina na crista lacrimal posterior e se insere na rafe palpebral lateral; possui como função principal auxiliar a drenagem do fluxo lacrimal. Esses músculos estão inervados pelos ramos temporais, zigomáticos e bucais do nervo facial.[17]

O músculo prócero é um músculo piramidal que se origina no osso nasal e na porção superior da cartilagem lateral do nariz, estende-se verticalmente e se insere na pele entre as sobrancelhas, fundindo-se com o frontal. É um depressor e forma uma rítide glabelar transversa[17] (Figura 24.15).

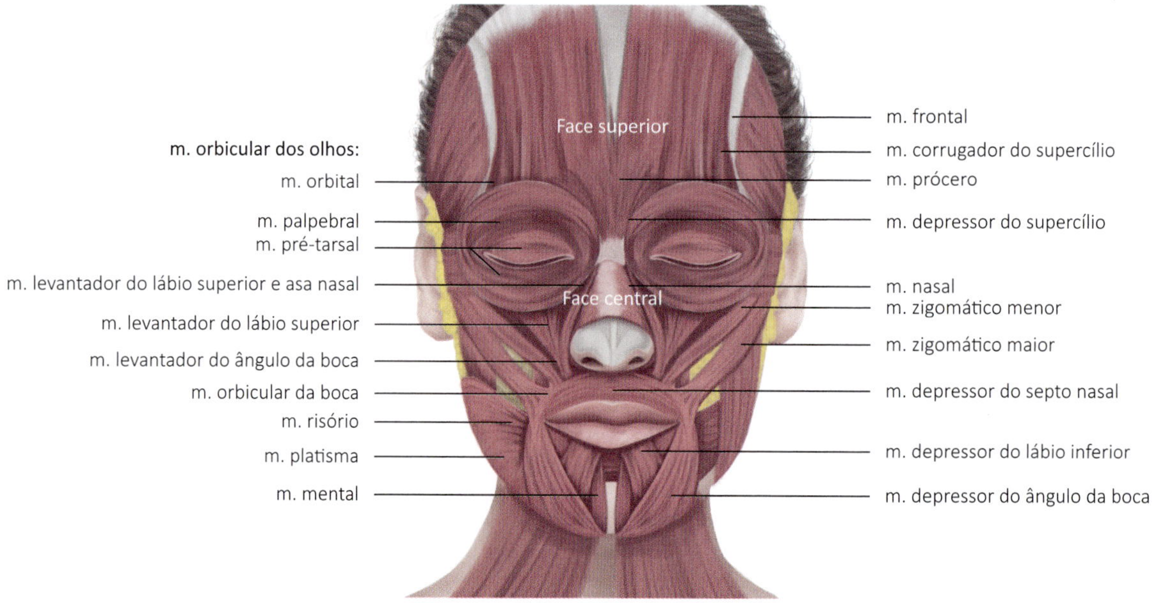

Figura 24.15. Musculatura da mímica facial.
Fonte: Desenvolvida pela autoria do capítulo.

Musculatura do terço médio

Nos terços médio e inferior da face encontramos vários músculos que se relacionam com o sorriso, e atuam nos lábios superior, inferior, nariz e com o ângulo da boca. Existem músculos que se localizam mais profundos, topograficamente, pois há, geralmente, uma espessa camada de gordura nessa região.[37,38]

Os músculos que se relacionam com a cavidade nasal são:

- **Músculo nasal:** apresenta duas partes, a transversa, denominada de compressor do nariz, e uma parte alar, denominada de dilatador do nariz. O compressor do nariz se origina na maxila, lateralmente a fossa incisiva e suas fibras se dirigem superior e medialmente a alcançar no plano mediano do dorso do nariz o músculo compressor contralateral. Apresenta a ação de comprimir a abertura nasal. O dilatador do nariz se origina maxila e se insere na cartilagem alar maior da asa do nariz. Apresenta a ação de dilatação das narinas. O músculo depressor do septo nasal (columela) se origina na fossa incisiva e se insere na porção inferior do septo nasal. Sua ação é fixar o septo nasal para permitir a dilatação da abertura das narinas pelo dilatador do nariz.[17,18] Nos lábios temos um músculo que atua como esfíncter e que se relacionam com os lábios e com o ângulo da boca, que agem como dilatadores do orifício oral.
- **Músculo orbicular da boca:** é um músculo extremamente complexo que circunda o orifício oral e forma a maior parte dos lábios. Apresenta fibras musculares extrínsecas que convergem ao redor da boca para se inserir nos lábios. A maior parte dessas fibras provém do músculo bucinador que tanto se dirigem para o lábio superior quanto para o inferior e vai formar o extrato mais profundo do orbicular. As fibras musculares intrínsecas são próprias dos lábios se apresentam oblíquas entre a porção profunda da pele até a mucosa. O músculo levantador do lábio superior e da asa do nariz se origina no processo frontal da maxila, é o músculo mais medial dos levantadores e se insere tanto na asa do nariz quanto no lábio superior.
- **Levantador do lábio superior:** origina-se na margem inferior da órbita, superiormente ao forame infraorbital e se insere no lábio superior. Levantador do ângulo da boca é o músculo mais profundamente localizado, origina-se na fossa canina, inferiormente ao forame infraorbital e se insere no ângulo da boca.
- **Músculo zigomático:** menor se origina no osso zigomático posteriormente a sutura zigomático-maxilar e se dirige para o lábio superior se inserindo entre os músculos levantador do lábio superior e do zigomático maior. O músculo zigomático maior se origina no osso zigomático anteriormente à sutura zigomático-temporal e se dirige para o ângulo da boca.
- **Músculo risório:** é um músculo que não apresenta origem em osso, uma vez que se origina na fáscia parotídeo-massetérica e se dirige com suas poucas fibras musculares para o ângulo da boca[37,38] (Figura 24.15) (Quadro 24.1).

Quadro 24.1. Musculatura da mímica facial.
• músculo occipitofrontal;
• músculo temporal;
• músculo procerus;
• músculo nasalis;
• músculo depressor septo nasal;
• músculo orbicular dos olhos;
• músculo corrugador do supercílio;
• músculo depressor do supercílio;
• músculos auriculares (anterior, superior e posterior);
• músculo orbicular da boca;
• músculo depressor anguli oris;
• músculo risorius;
• músculo zigomático maior;
• músculo zigomático menor;
• músculo levantador do lábio superior;
• músculo levantador do lábio superior e asa nasal;
• músculo depressor do lábio inferior;
• músculo levantador do ângulo da boca;
• músculo bucinador;
• músculo mental;
• músculo platisma;
• músculo masseter.

Musculatura do terço inferior

- **Músculo bucinador:** forma a parede lateral da cavidade oral (bochecha), apresenta-se profundamente no terço médio da face, origina-se nos processos alveolares da maxila e da mandíbula e, ainda, da rafe pterigo-mandibular e se insere nos lábios superiores e inferiores, como descrito anteriormente no músculo orbicular da boca. Importante ressaltar que o ducto parotídeo perfura o músculo e desemboca no vestíbulo da boca e também na sua face externa recebe a bola de Bichat, que repousa sobre o músculo.
- **Músculo abaixador do ângulo da boca (DAO):** origina-se na mandíbula e se insere no ângulo da boca. O músculo abaixador do lábio inferior se origina no corpo da mandíbula, anteriormente ao do ângulo da boca e se insere no lábio inferior.
- **Músculo mentual:** origina-se na fossa incisiva da mandíbula e se insere na pele do lábio inferior. Desta forma, músculos dos terços superior, médio e inferior são inervados pelo sétimo par de nervo craniano, o nervo facial. Assim, o terço superior é inervado pelos ramos temporais e zigomáticos, o terço médio pelos ramos zigomáticos e bucais e, por fim, o terço inferior pelo ramo marginal da mandíbula. Vale destacar que o ramo marginal da mandíbula se apresenta único e localiza-se topograficamente superficial em toda sua extensão por meio do corpo da mandíbula.[35,37,38]

A maioria desses músculos recebe inervação do nervo facial e participa da expressão facial, exceto o músculo masseter. A inervação do músculo masseter é via nervo trigêmeo, e este músculo participa da mastigação.

□ Septos e ligamentos

Os septos e ligamentos agem como uma sustentação entre os tecidos e as diversas camadas da face, separando os espaços e compartimentos de gordura. As estruturas de fixação da face consistem de septos e ligamentos que promovem pontos de ancoragem osteocutâneos e aderências entre as camadas da face.

Falta um consenso sobre terminologia, localização e estrutura precisas nos artigos que descrevem os ligamentos faciais. Na verdade, o conceito de ligamento propriamente dito está incorreto, pois na anatomia os ligamentos são por definição constituídos por tecido conjuntivo fibroso que possuem a função de unir dois ou mais ossos que estabilizam e protegem as articulações do corpo (Figura 24.16).

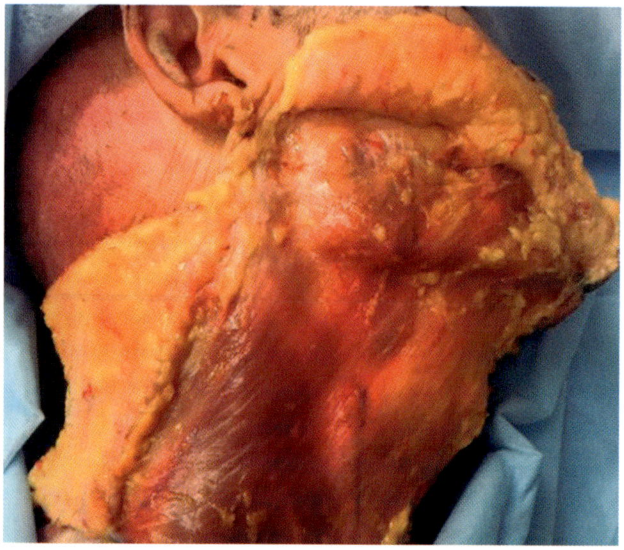

Figura 24.16. Vista lateral direita da região cervical, que mostra o músculo platisma.
Fonte: Acervo da autoria do capítulo.

A existência de ligamentos na fronte ainda é controversa, a gálea aponeurótica e o pericrânio se fundem 2 a 3 cm acima da borda supraorbital e os feixes vasculares supratroclear e supraorbital acabam atuando como um pseudo ligamento retentor, dando suporte aos dois terços mediais da sobrancelha.

Na região fronto-temporal, a zona de fixação é representada por um denso espessamento fibroso conhecido como ligamento orbicular temporal, que é composto por três ligamentos ou septos: septo temporal superior, septo temporal inferior e adesão ligamentar supraorbital.[19]

O ligamento de retenção orbital (ORL) é um ligamento osteocutâneo que se origina do periósteo da borda orbital, e atravessa o músculo orbicular do olho para se inserir na pele da junção pálpebra-bochecha. O ligamento não é bem definido na porção medial, mas termina lateralmente em uma área de espessamento fibroso, denominados espessamento orbital lateral, que indiretamente conecta o ORL ao canto do olho.[20,21]

Os ligamentos zigomáticos se originam na borda inferior do arco zigomático e se estendem até a junção do arco e corpo do osso zigomático. Furnas, em 1989, descreve o ligamento zigomático como um feixe de fibras esbranquiçadas originadas no osso zigomático em direção à derme. Ele as descreve detalhadamente com 3 mm de largura e 0,5 mm de espessura, localizadas 4,5 cm em frente do tragus e medem de 6 a 8 mm de comprimento.[20,21]

Os ligamentos cutâneos masseteriais originam-se da fáscia masseterística sobreposta ao músculo masseter. São septos orientados verticalmente e formam uma intersecção em "T" com os ligamentos zigomáticos, com origem próxima ao músculo zigomático maior.[21]

O ligamento mandibular é um ligamento de origem óssea e, por isso, chamado de osteocutâneo. Ele surge do terço anterior da mandíbula e se insere diretamente na derme após penetrar na porção inferior do músculo depressor do ângulo da boca.[22]

O músculo platisma, em seu limite superior, tem aderência no ligamento massetérico; enquanto na porção mandibular isso ocorre pelo ligamento mandibular. No limite entre as porções lateral e anterior da face, a camada 3 conecta-se fortemente ao músculo bucinador pelos ligamentos massetéricos, que não possuem conexão direta com o próprio músculo masseter. O SMAS, na porção lateral da face, conecta-se aos músculos miméticos durante a expressão facial (como o orbicular dos olhos, zigomáticos maior e menor, depressor do lábio, depressor do ângulo da boca e às vezes o risório, e podem agir juntos como uma unidade em volta da comissura oral).[23]

Os septos e ligamentos de retenção orbicular, massetérico, mandibular e zigomático fornecem ligações fortes da terceira camada com as camadas profundas. Os ligamentos de retenção atravessam o SMAS e as camadas da face, e são fixados ao periósteo e aos músculos profundos. O septo temporal superior fixa o músculo occiptofrontal. O ligamento de retenção orbital localiza-se na região orbital média, entre a porção palpebral e orbital do músculo orbicular. O músculo orbicular dos olhos fixa-se medialmente pelo ligamento de retenção orbital, e na porção lateral forma o *tear trough* pela união com o ligamento zigomático.

Camada 4: camada areolar frouxa

A 4ª camada é chamada de camada areolar frouxa e está localizada logo abaixo do SMAS. Ela contém espaços, ligamentos, compartimentos de gordura profundos, ramos do nervo facial e inserções musculares. Os espaços são locais de menor aderência dessas estruturas, que permitem movimentos musculares responsáveis pelas expressões faciais, sobre a fáscia profunda associada aos músculos da mastigação.[23]

A depender da região, existem fibras conjuntivas que atravessam os coxins de gordura profundos e podem ser chamadas na literatura de "ligamentos" de retenção e septos fibrosos.

Por estes espaços transitam nervos e vasos sanguíneos que emergem de profundidade para a superfície e muitas vezes coincidem com sulcos faciais. Eles também coincidem em alguns locais com pontos de fixação da pele dos músculos da expressão facial. Em certos locais, essas fibras se tornam mais organizadas, com uma estrutura semelhante a uma árvore: os ramos são mais grossos e menores na parte inferior e tornam-se mais numerosos e finos na superfície ao atingir a derme, e divide, de certa maneira, o tecido subcutâneo em regiões como compartimentos de forma a anexar as camadas de tecidos moles à fáscia muscular.[23]

Este tecido gorduroso profundo foi denominado "almofadas de gordura" e foi descrito em detalhes por diversos autores, como Owsley, 1983; Pessa et al., 1998; Rohrich e Pessa, 2007; Gierloff et al., 2012; Pilsl et al. 2012.[24-27]

□ Coxins profundos

A fáscia superficial divide o tecido gorduroso da face em uma camada superficial e profunda. A gordura superficial forma uma camada contínua e é dividida em vários compartimentos para fins didáticos. A camada de gordura profunda é da mesma forma separada por septos fibrosos em compartimentos distintos, que servem como vias de transição para os ramos do nervo facial ou para ramos da artéria e veia facial. Limites de compartimentos de gordura profundos também podem ser formados pelas origens de músculos da expressão facial e seus respectivos ossos.[28]

A gordura profunda existe na forma de almofadas de gordura descontínuas, que estão localizadas nas áreas temporal, periocular, infraorbitária e bucal. Assim como nos compartimentos superficiais, a subdivisão da gordura profunda em regiões especificas visa a facilitar o aprendizado e ajudar o injetor a localizar o exato local de aplicação, além de evitar os pontos de risco, já que vários limites destes coxins são estruturas vasculares e nervos:

- compartimento profundo da fronte;
- compartimento profundo da têmpora;
- compartimento retro-orbicularis (ROOF);
- compartimento lateral profundo da bochecha;
- compartimento medial profundo da bochecha;
- compartimento suborbicular medial SOOF;
- compartimento suborbicular lateral SOOF;
- compartimento nasolabial profundo;
- compartimento piriforme profundo;
- compartimento bucal (BF);
- compartimento gordura profunda do mento;
- compartimento labiomandibular profundo.

Compartimento de gordura *suborbicularis oculi* (SOOF): a gordura suborbicular do olho é dividida em dois compartimentos separados: SOOF medial e lateral.

A gordura suborbicular do olho se encontra entre uma fina lâmina de tecido conjuntivo fibroso, que é a extensão da lâmina superficial da fáscia temporal profunda. Portanto, ela é separada do espaço pré-zigomático, que se encontra abaixo desse compartimento de gordura (entre a fáscia e periósteo).

O SOOF medial se localiza ao longo do periósteo da borda orbital (Rohrich et al., 2009),[41] abaixo do ligamento retentor orbicular e sob o músculo orbicular do olho. O limite medial é até uma linha vertical que passa pela margem medial da pupila, onde cruza a veia angular. O limite inferior do SOOF é o ligamento zigomático-cutâneo e/ou músculo zigomático menor (se houver) que separa o SOOF medial da gordura medial profunda da bochecha.

O SOOF lateral está localizado na borda orbital lateral acima da proeminência do osso zigomático, mas não se estende acima do canto lateral. O limite superior é o espessamento orbital lateral, que fica acima de outro compartimento de gordura situado mais profundamente, o que demonstra não estar em contato direto com o periósteo, portanto. O limite inferior é dado pelo retalho de McGregor – o ponto inicial do ligamento zigomático-cutâneo.[29]

□ Compartimento de gordura medial profunda da bochecha

Este compartimento de gordura se localiza no plano profundo, junto ao periósteo da maxila, entre o músculo elevador do ângulo oral e o músculo levantador do lábio superior e asa nasal, no mesmo plano do compartimento de gordura piriforme profunda. O limite superior foi formado pela fixação óssea do músculo levantador do lábio superior e asa nasal, logo abaixo do ligamento zigomático-cutâneo. O limite inferior é dado pelo elevador do ângulo da boca, e do músculo levantador do lábio superior e asa nasal. O limite medial é o feixe neurovascular infraorbital emergindo do forame infraorbital, assim como o nervo infraorbital, artéria e veias, enquanto a fronteira lateral foi formada por uma lâmina fina de tecido conjuntivo envolvendo a veia angular[30] (Figura 24.17).

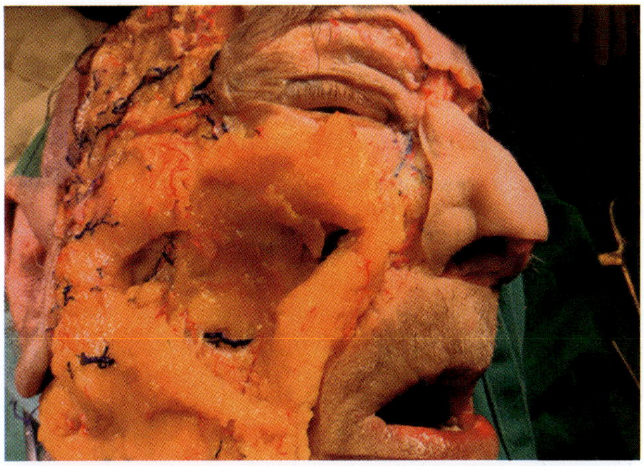

Figura 24.17. Coxim medial superficial rebatido e no fundo músculo zigomático maior que passa abaixo do coxim nasolabial. Veia facial entre os coxins de gordura.

Fonte: Acervo da autoria do capítulo.

Compartimento de gordura lateral profunda da bochecha

A gordura lateral profunda tem a forma triangular invertida e recobre a área ao redor da sutura zigomático-maxilar e está em contato direto com o osso. O limite medial é formado por uma fina camada de tecido conjuntivo que envolve a veia angular. O limite lateral e inferior é constituído pelo músculo zigomático maior e o septo transverso da face, enquanto o limite superior é formado pelo ligamento zigomático-cutâneo e/ou o músculo zigomático menor (se presente). O limite anterior é constituído pela parte orbital do músculo orbicular do olho e o SMAS da bochecha média. Esse compartimento não tem conexões com o coxim adiposo bucal (localizado no espaço mastigador) ou com a gordura localizada no espaço bucal.[29,30]

Gordura nasolabial profunda localizada no espaço pré-maxilar

A gordura nasolabial profunda está localizada dentro do espaço pré-maxilar, superficialmente ao músculo levantador do lábio superior e asa nasal e profundamente à parte orbital do músculo orbicular.

A parede medial é formada pela parede lateral do nariz e a veia nasal lateral, enquanto o limite lateral é formado por uma fina lâmina de tecido conjuntivo fibroso cobrindo a veia angular. O limite cranial frouxo é constituído da mesma forma pela veia angular e sua fáscia, que corre inferiormente à calha lacrimal, ao passo que o limite inferior é formado pela fusão fascial variável do SMAS da bochecha média e do levantador lábio superior.[29]

Gordura bucal – ou o coxim adiposo bucal (gordura de Bichat) –, foi descrita, em 1801, por Bichat. Ela se localizada entre a fáscia do músculo bucinador e o fáscia do músculo masseter no espaço bucotemporal e possui quatro extensões: bucal, pterigóide, pterigopalatina e temporal. Este coxim profundo bucal se estende até a região temporal, onde também é conhecido como almofada de gordura temporal profunda. Ela se encontra entre a lâmina profunda da fáscia temporal profunda e o músculo temporal.[30,31]

Gordura piriforme profunda

Ela é localizada no espaço piriforme profundo entre o músculo elevador do lábio superior e asa nasal e o músculo levantador do ângulo da boca. A parede lateral é formada pelo feixe neurovascular infraorbital que emerge do forame infraorbital e separa esse compartimento gorduroso da gordura medial profunda da bochecha. É delimitado medialmente pela parede nasal lateral e pelo depressor septo nasal. O limite inferior é formado pela fusão do levantador lábio superior e asa nasal e o músculo levantador do ângulo da boca ao nível do sulco nasolabial. Já o limite superior é estruturado pela fixação oblíqua (medial superior a lateral inferior) do músculo levantador do lábio superior e nasal à maxila. A artéria angular corre dentro deste compartimento.[29,30]

Camada 5: fáscia profunda e periósteo

Esta camada está localizada abaixo do SMAS, e apresenta diferentes estruturas e nomes, de acordo com a localização no pescoço ou na face. Na região temporal, é chamada de fáscia temporal profunda, que inclui a almofada de gordura temporal superficial; na região do couro cabeludo temos o periósteo. Na região da bochecha, é denominada fáscia parotídeo-massetérica, e no pescoço continua com a fáscia cervical.[31,35]

O forame infraorbitário, situado na linha médio pupilar, localiza-se protegido entre a inserção de dois músculos: o músculo levantador do lábio superior, cranial ao forame e o músculo levantador do ângulo oral inferiormente ao forame.

O SMAS apresenta-se densamente aderente e continua com a fáscia parotídeo-massetérica na porção lateral da glândula parótida e do músculo masseter, além de estruturas sobrejacentes que abrangem a glândula parótida, o ducto parotídeo e inclui os ramos bucais do nervo facial e da artéria transversa da face.[35]

O nervo facial segue profundamente para a camada SMAS e suas fáscias contíguas (TPF, músculos miméticos e platisma); portanto, a dissecção na superfície dessa camada ajudará a evitar complicações. O trajeto do ramo frontal do nervo facial é aproximado por uma linha descrita pelo Dr. Ivo Pitanguy, em 1966; a linha vai de 0,5 cm abaixo do trágus diagonalmente a 1,5 cm acima da sobrancelha lateral.[33]

Vascularização da face

A irrigação da face ocorre por meio dos sistemas carotídeos externo e interno. O carotídeo externo apresenta troncos arteriais que se dirigem para a face, assim, formam ramos que se distribuem e se anastomosam com as contralaterais e, ainda, com ramos terminais da artéria oftálmica do sistema carotídeo interno.[36]

Os troncos arteriais são: a facial, a maxilar e a temporal superficial. A artéria facial tem origem na carótida externa superiormente à artéria lingual, e se dirige medialmente na região cervical na qual emite as artérias palatina ascendente, tonsilar, glandular e submentual. Esta última se dirige inferior e paralelamente ao corpo da mandíbula e, próximo da linha mediana, ascende e alcança a região do mento onde se anastomosa tanto com a artéria mentual quanto com a labial inferior. Após formar a artéria submentual, dirige-se à face para alcançar o corpo da mandíbula na margem anterior da inserção do músculo masseter. Esta região está protegida superficialmente pela pele, tecido celular subcutâneo e músculo platisma (Figura 24.18). Continua ascendendo medialmente na face em direção ao ângulo da boca; geralmente, antes de alcançá-lo produz a artéria labial inferior que se dirige para medial, que passa na profundidade do músculo depressor do ângulo da boca (DAO). Em seguida, dirige-se para o lábio inferior, na maioria das vezes posiciona-se entre o músculo orbicular da boca e a mucosa e, finalmente, anastomosa-se com a artéria homônima contralateral.

Após a formação da labial inferior, ascende medialmente e forma na altura do ângulo da boca a artéria labial superior (Figura 24.19), que geralmente (58,5%), também se posiciona entre o músculo orbicular da boca e a mucosa.[34]

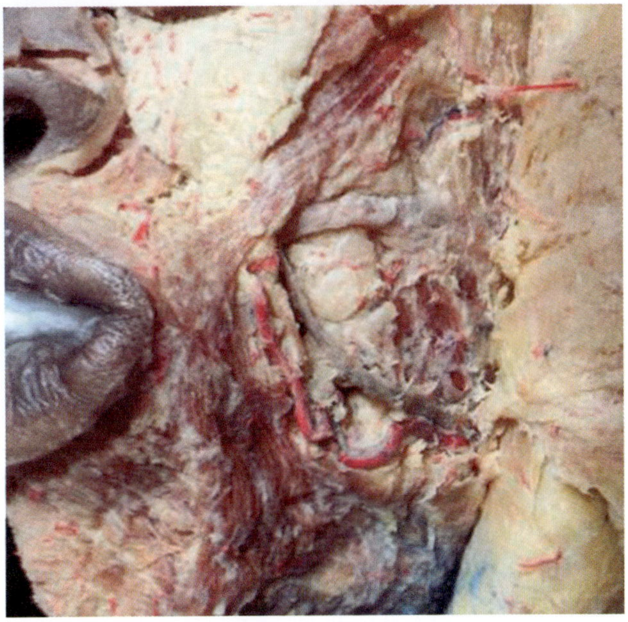

Figura 24.18. Vista lateral esquerda da face, que mostra a artéria e veia facial, ducto parotídeo, gordura de Bichat, músculos zigomáticos maior e depressor do ângulo da boca.

Fonte: Acervo da autoria do capítulo.

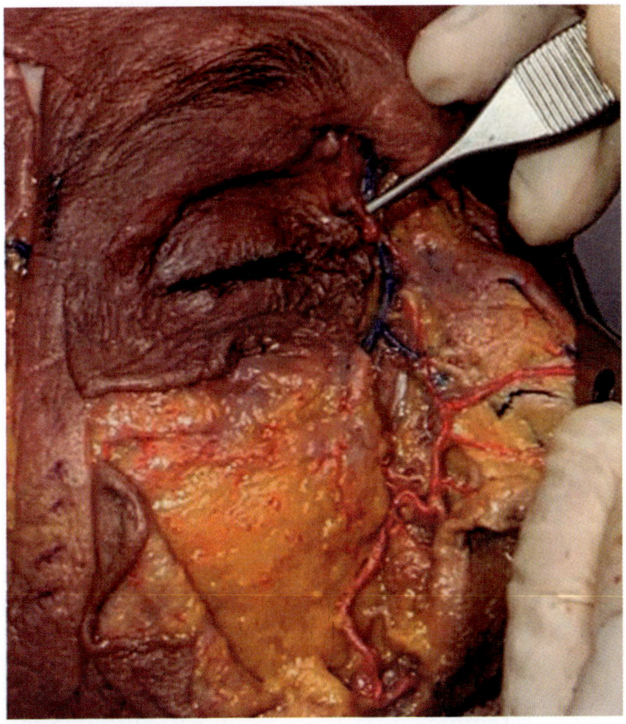

Figura 24.19. Vista lateral direita da face, que mostra artérias facial, nasal lateral, angular e supra troclear e veia angular inferior e medialmente ao coxim malar.

Fonte: Acervo da autoria do capítulo.

Em seguida, alcança a margem inferior do músculo zigomático maior e se dirige à asa do nariz, e passa na profundidade dos seguintes músculos que se relacionam com o lábio superior: zigomático maior e menor, levantador do lábio superior e levantador do lábio superior e da asa do nariz. Após transitar nessa região, torna-se superficial e produz a artéria nasal lateral que irriga a asa do nariz e o ápice do nariz (Figura 24.20). A partir dessa localização, continua em direção ao ângulo medial do olho como artéria angular que se anastomosa com um ramo terminal da artéria oftálmica denominada artéria dorsal do nariz (Figura 24.19).

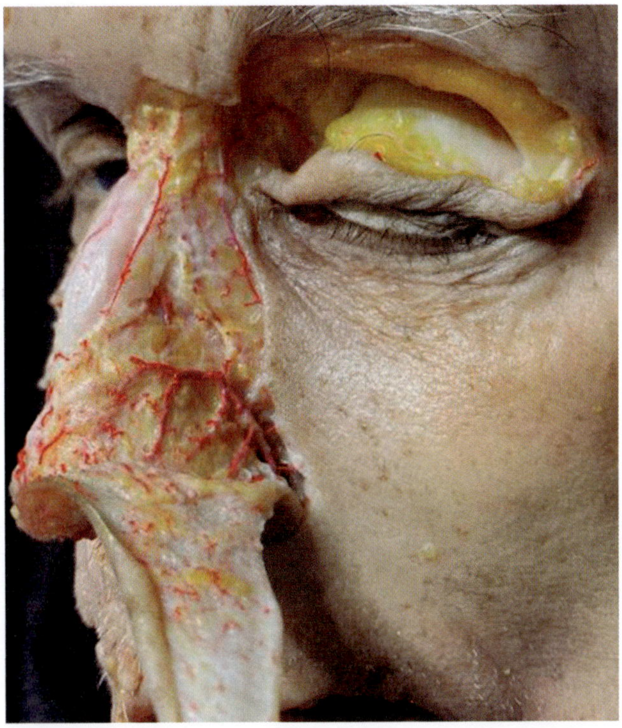

Figura 24.20. Vista lateral esquerda da face, que mostra as artérias nasal lateral, nasal externa e dorsal do nariz.

Fonte: Acervo da autoria do capítulo.

A artéria maxilar, ramo terminal da carótida externa, origina-se posteriormente ao colo da mandíbula, em meio ao tecido da glândula parótida. Dirige-se para anterior e irriga estruturas profundas da face e alguns de seus ramos seguem para as regiões da face e temporal. Para a face emite a artéria alveolar inferior que alcança o forame mandibular, segue por meio do canal mandibular e produz a artéria mentual a partir do momento que atravessa o forame de mesmo nome, irriga o mento e se anastomosa com a labial inferior e com a submentual. A artéria maxilar continua anteriormente e forma dois ramos ascendentes que se dirigem para a região temporal, e se localiza profundamente ao músculo temporal. E, por fim, o ramo terminal da maxilar forma a artéria infraorbital, que se exterioriza por meio do forame de mesmo nome e, geralmente, anastomosa-se com a artéria angular e a artéria transversa da face.[36,37]

A artéria carótida externa, após emitir a artéria maxilar, muda de nome e passa a ser denominada artéria temporal superficial, ainda dentro da glândula parótida. Em seguida, forma a artéria transversa da face, que se inicia profundamente na glândula, dirige-se anteriormente e se superficializa até se anastomosar com a artéria infraorbital.

A artéria transversa da face localiza-se entre o arco zigomático e o ducto parotídeo (Figura 24.18). A artéria temporal superficial continua emergindo na margem superior da glândula parótida, passa lateralmente ao arco zigomático e, em seguida, produz a artéria temporal média que se dirige perfurando a fáscia temporal profunda, se anastomosa-se com as artérias temporais profundas e ainda produz a artéria zigomático-orbital, que transita superficialmente de posterior para anterior superiormente ao arco zigomático, que alcança o ângulo lateral da órbita.

A artéria temporal superficial, ao transitar no espaço interfascial (entre a fáscia temporal superficial e temporal profunda), bifurca-se e forma os ramos terminais frontal e parietal (Figura 24.21). O ramo frontal se dirige medialmente para a região frontal, onde se anastomosa com a artéria supraorbital, ramo da artéria oftálmica.

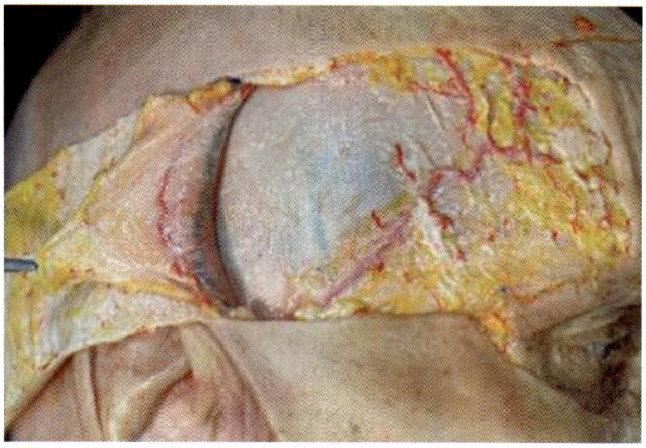

Figura 24.21. Vista lateral direita da região temporal, que mostra ramos frontal e parietal da artéria temporal superficial.
Fonte: Acervo da autoria do capítulo.

A artéria carótida interna ascende pela região cervical, e alcança o forame carotídeo sem produzir ramos. Já ao transitar pelo sifão carotídeo antes de perfurar a dura-máter, produz a artéria oftálmica que penetra por meio do forame óptico junto com o nervo óptico, e na cavidade orbital gera inúmeros ramos. Os ramos que se dirigem para a face são: dorsal do nariz, supratroclear, supraorbital, nasal externo e ramos da lacrimal[36,37] (Figuras 24.15 e 24.18).

A artéria dorsal do nariz é o ramo mais medial que emerge da cavidade orbital, que se dirige para a raiz do nariz e se anastomosa com a artéria angular (Figura 24.20). A artéria supratroclear situa-se lateral a anterior e ascende pela fronte, inicialmente de forma profunda ao músculo orbicular dos olhos e torna-se superficial (Figura 24.19).

A artéria supraorbital lateral a anterior também ascende na fronte profundamente ao músculo orbicular dos olhos, e também se torna superficial à medida em que se move nesta região e, ainda, anastomosa-se com o ramo frontal da artéria temporal superficial.

A artéria nasal externa é ramo da etmoidal anterior que, após transitar e irrigar a mucosa nasal, exterioriza-se entre o osso nasal e a cartilagem nasal e irriga o dorso e a parede lateral do nariz (Figura 24.20). E, por fim, a artéria lacrimal forma dois ramos, um se dirige para a face por meio do forame zigomático-facial, e o outro segue para a região temporal pelo forame zigomático temporal, inclusive, este último, pode se anastomosar com a artéria temporal profunda anterior.[36,37]

□ Drenagem venosa da face

A drenagem venosa da face se divide em veias superficiais e profundas que drenam, geralmente, para a veia jugular interna ou para a veia jugular externa. As veias superficiais da face são a angular, facial, temporal superficial e a retromandibular[38] (Figuras 24.16 e 24.18).

A veia angular, primeira porção da veia facial, tem origem na porção medial da órbita por meio da união das veias supratroclear e supraorbital, e continua como veia facial posicionando-se posteriormente à artéria facial, que alcança a margem anterior do músculo masseter sobre o corpo da mandíbula. No seu trajeto na face passa de maneira profunda aos músculos que se relacionam com o lábio superior e com o ângulo da boca. Topograficamente, encontra-se anterior à "bola de Bichat" (Figura 24.18). Na região cervical, une-se ao ramo anterior da veia retromandibular e forma a veia facial comum que desemboca na veia jugular interna.

A veia temporal superficial recebe tributárias que drenam as regiões frontal e parietal e, no espaço interfascial, dirige-se inferiormente, onde recebe a veia temporal média, cruza superficialmente ao arco zigomático e penetra na margem superior da glândula parótida, para que receba a veia transversa da face e se una à veia maxilar para formar a veia retromandibular. Após emergir na margem inferior da glândula, o ramo posterior da retromandibular recebe a veia auricular posterior e forma a veia jugular externa.

No que se refere à drenagem profunda, há o plexo pterigoide e a veia maxilar. O plexo recebe a drenagem venosa de toda região profunda da face e, em seguida, envia todo sangue coletado para a veia maxilar.[38]

□ Drenagem linfática da face

A drenagem linfática da face ocorre por meio de correntes linfáticas que recebem a linfa de três territórios. O território superior (terço superior da face) inclui a região temporal superficial, a fronte, a pálpebra superior e a região parotídea, que drena para os linfonodos parotídeos ou pré-auriculares (Figura 24.22). O território médio (terço médio da face) inclui pálpebra inferior, nariz, lábio superior e ângulo da boca, e drena para os linfonodos submandibulares. Por fim, o território inferior (terço inferior da face) inclui o lábio inferior e a região do mento, e drena para os linfonodos submentuais.[39]

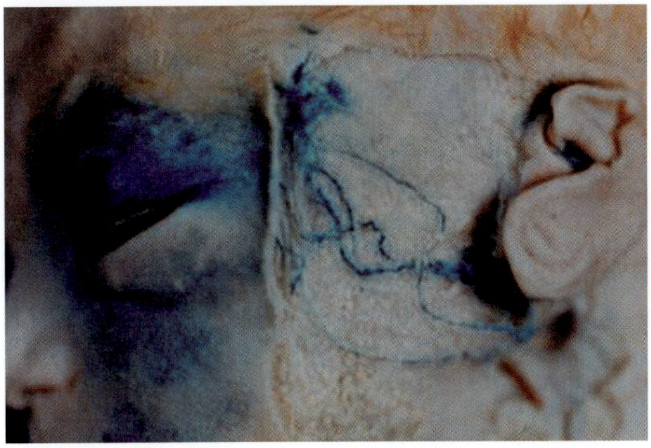

Figura 24.22. Vista lateral da face, que mostra drenagem linfática da pálpebra superior.

Fonte: Imagem cedida do acervo do Prof. Dr. Alfredo Luiz Jacomo.

□ Inervação da face

A inervação da face ocorre por meio de dois nervos cranianos, o facial e o trigêmeo. O trigêmeo é o nervo sensitivo da face, com exceção da pele do ângulo da mandíbula, que é inervado pelo auricular magno. O terço superior da face é inervado pelo nervo oftálmico, que forma os nervos supratroclear, supraorbital, infratroclear, nasal externo e lacrimal. No terço médio da face o nervo maxilar produz os nervos infraorbital, zigomático-facial e zigomático-temporal; já o terço inferior da face é inervado pela porção sensitiva do mandibular que produz os nervos mentual, bucal e auriculo-temporal.

A inervação motora ocorre por meio do nervo facial que, após emergir pelo forame estilomastoideo, alcança a profundidade da glândula parótida (Figura 24.23). Assim, divide-se em cinco ramos: temporal, zigomático, bucal, marginal da mandíbula e cervical, sendo que o último não inerva a região da face. Os ramos emergem nas margens superior, anterior e inferior da glândula. O ramo temporal se dirige para os músculos frontal, orbicular do olho (porção superior) e corrugador do supercílio. O ramo zigomático vai para a porção inferior do orbicular do olho e se anastomosa com os ramos bucais que se encaminham para os músculos zigomáticos maior e menor, levantadores do lábio superior e do ângulo da boca, levantador do lábio superior e da asa do nariz e, ainda, os músculos nasais. Por fim, o ramo marginal da mandíbula, geralmente único e que não se anastomosa com os bucais; dirige-se superficialmente de posterior para anterior no corpo da mandíbula e alcança os músculos que se relacionam com o lábio inferior.[35-38]

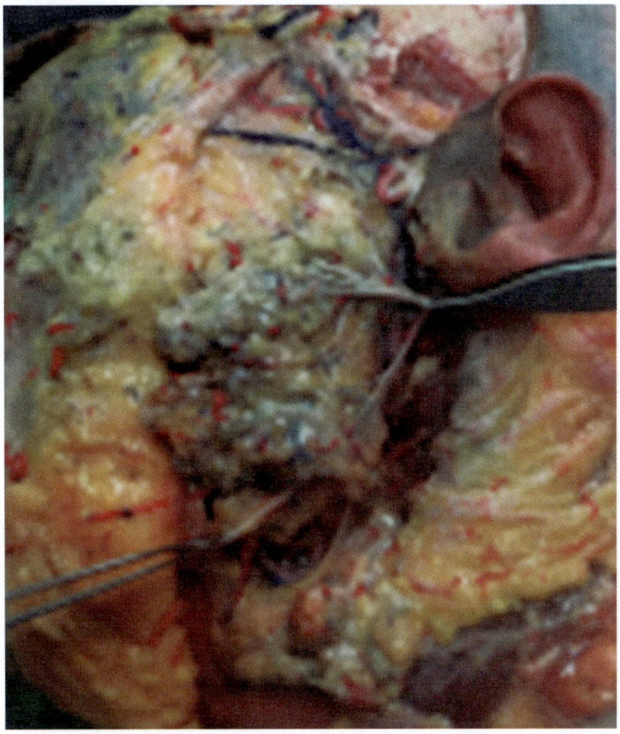

Figura 24.23. Vista lateral esquerda da face, que mostra o tronco do nervo facial e seus ramos.

Fonte: Acervo da autoria do capítulo.

24.3 Abordagem e Diferenças da Face Masculina para Tratamento com Preenchimentos e Toxina Botulínica

• Antonio Serafim de Menezes

Introdução

O mundo muda. O homem também muda, adapta-se. A busca pela melhor imagem torna-se fundamental para a autoestima e o bem-estar psicossocial, para relacionar-se: seja para conseguir um namoro ou casamento, seja para conseguir um bom emprego, ou simplesmente para ser bem tratado numa fila de caixa. A verdade é: nesse mundo dinâmico, em que a imagem importa, estar bem consigo mesmo, ser a melhor versão de si mesmo, de maneira natural, genuína e autêntica, é imperativo!

Para se ter uma ideia do potencial desse mercado, em 2019, segundo dados da Sociedade Americana de

Cirurgia Plástica, foi realizado um total de 7.697.798 tratamentos apenas com toxina botulínica (um aumento de 5% em relação ao ano anterior).[1]

O objetivo desta seção é mostrar, de modo sucinto e conciso, como abordar o tratamento com toxina botulínica e o preenchimento da face masculina durante todo o processo de envelhecimento. Faremos isso de acordo com as alterações mais comuns a cada década de vida. A cosmiatria avançou bastante no que tange a bioestimuladores, tecnologias, peelings, indução percutânea de colágeno por agulhas (IPCA), entre outras opções de tratamento, e temos então um arsenal robusto para oferecer aos nossos pacientes. Nesta seção, esses tratamentos serão citados apenas para contextualização e inserção em uma lógica de tratamento; contudo, o foco será sempre toxina botulínica e preenchedores.

Lembre-se sempre de que seu paciente é único e merece um tratamento individualizado, que atenda às suas queixas e esteja de acordo com suas necessidades. Aqui, vale destacar que faz parte da natureza masculina decidir, ordenar, liderar; portanto, se um paciente do sexo masculino lhe diz "minha prioridade é resolver essa ruga glabelar", você, seu médico, deverá orientá-lo sobre todos os tratamentos possíveis e necessários; talvez até de maior impacto, mas não deixe de fazer o que "seu rei" mandou, sob pena de perder esse paciente. Assim, neste caso, depois de aconselhar, trate também a glabela do seu paciente.

É bom lembrar que todas as características sexuais secundárias masculinas são fruto da atuação da testosterona, que influencia diretamente no formato do esqueleto, na relação proporcional de músculos mais desenvolvidos e pesados, no menor percentual de gordura e em uma pele mais espessa.

Vamos, então, a um bom roteiro. Antes de tudo, todo bom injetor deve saber bem anatomia. É fundamental: reconhecer os principais vasos da face, ramos da carótida interna e externa; conhecer bem a ossatura, estar familiarizado com os compartimentos superficiais e profundos de gorduras, bem como com a dinâmica da musculatura da mímica e da mastigação; reconhecer as características da pele que a recobre. O rosto masculino apresenta características singulares, que o definem por si mesmo. É o que abordaremos a seguir.

Anatomia

Comecemos pela ossatura.[2] O crânio masculino é maior, mais pesado, mais comprido e mais largo. As proeminências ósseas mostram-se mais destacadas e expressivas, contrastando com o delicado relevo feminino. A presença da distância bitemporal, bizigomática e bigonial equivalentes torna o crânio mais "quadralizado", o que contribui para o formato mais definido e angulado que define e caracteriza a face masculina.

No terço superior, a região frontal masculina tem um trajeto mais oblíquo, terminando na região da crista supraorbitária, que costuma ser proeminente. Na mulher, a região frontal se projeta anteriormente como se fosse um rochedo, sendo, portanto, mais retificada; e a crista supraorbitária costuma ser discreta e pouco proeminente. A glabela masculina é profunda, enquanto a feminina é rasa e delicada.

No terço médio, os ossos maxilar (bastante retificado), zigomático (bastante anguloso) e temporal (retificado) conferem um aspecto peculiar à face masculina, bastante plana, reta, sem projeção anterior, como acaba ocorrendo na face feminina. Conhecer bem essa área é fundamental para o sucesso de um tratamento com preenchimento no paciente masculino, o que determina muitas vezes a diferença entre um embelezamento e uma feminilização não desejada.

No terço inferior, os gônios costumam ser mais projetados e proeminentes, contribuindo para o rosto mais quadrangular. O ramo da mandíbula é espesso, grosso, robusto: em contraste com a delicadeza feminina. A mandíbula masculina é maior, mais espessa e mais alongada que a feminina. O mento é mais largo (tubérculos laterais mais desenvolvidos), mais espesso, mais alto e discretamente projetado para a frente, acompanhando a mandíbula. O terço inferior masculino é bastante destacado, cheio de angulações, facetado, lembrando o desenho de um "super-herói". Todo tratamento de sucesso masculino deve ressaltar as características marcantes do terço inferior (Figura 24.24).

A musculatura da mímica facial é bem desenvolvida no homem, mas o que chama atenção realmente são os músculos da mastigação. O músculo temporal e, principalmente, o músculo masseter são extremamente bem desenvolvidos e marcados na face. O masseter, junto ao ramo da mandíbula, contribui sobremaneira para o rosto quadrado, *square* e bem definido no terço inferior. Os homens têm uma musculatura facial mais desenvolvida e a movimentam mais, portanto desenvolvem mais rugas, à exceção da área perioral (Figura 24.25).

Comparativamente, o homem apresenta distribuição mais uniforme da gordura, com predomínio mais lateral no terço médio da face e menor projeção medial anterior. O tecido celular subcutâneo é menos espesso, mas se encontra mais firmemente aderido por meio do maior número de traves conectivas do sistema fascial superficial. Por fim, a pele do homem é mais firme, mais espessa, rica em folículos pilosos, glândulas sebáceas e sudoríparas.

O resultado é que o homem tem uma área temporal maior e mais desenvolvida. Apresenta testa grande, região glabelar mais profunda, sobrancelhas retificadas. As sobrancelhas tendem a ser discretamente ptóticas. A pálpebra superior cai levemente e, com isso, a abertura ocular se torna mais estreita. Por vezes, ocorre hipertrofia importante do músculo orbicular dos olhos. O terço médio segue mais largo e plano. Não há projeção anterior da face. Os ângulos são marcados. A curva de Ogee é mais plana, suave, discreta. O nariz é maior, mais grosso,

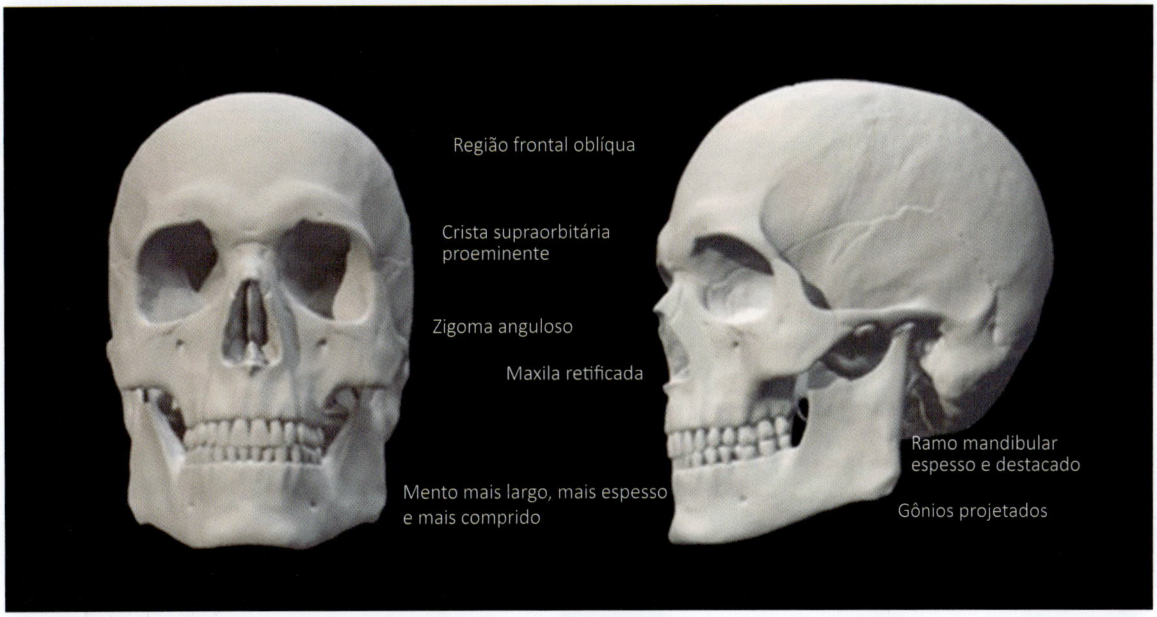

Figura 24.24. Peculiaridades da formação óssea da face masculina.
Fonte: Acervo da autoria do capítulo.

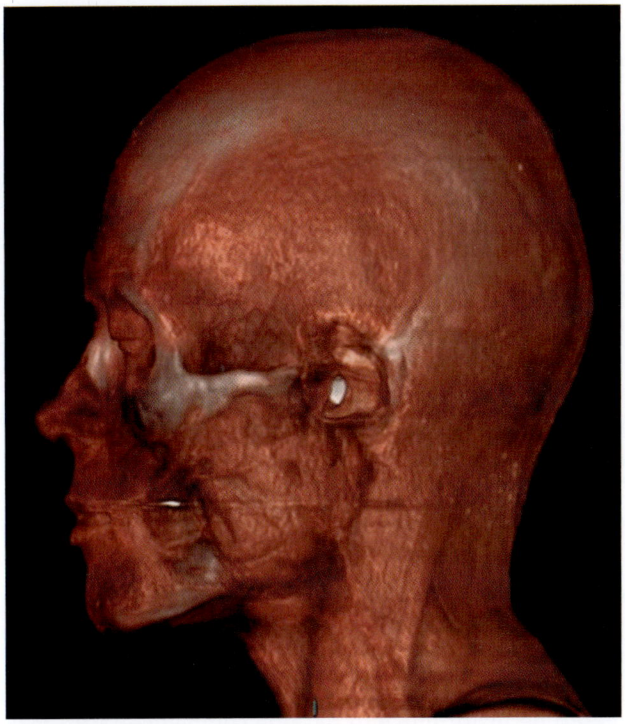

Figura 24.25. Musculatura facial masculina.
Fonte: Cortesia do acervo pessoal de Luiz Eduardo Toledo Avelar.

mais largo e de pele bem espessa. No terço inferior, estão as maiores diferenças que o dismorfismo sexual apresenta: a mandíbula maior, mais espessa e mais larga compõe, com o mento maior, mais largo, mais alto e discretamente projetado para a frente, um conjunto de forma quadrada, facetada, angulada e bastante marcante e destacada aos olhos. A boca é maior, os lábios são retificados e proporcionalmente mais finos (Figura 24.26).

Análise facial do paciente

Como médicos, devemos fazer diagnóstico em cosmiatria para estabelecer as prioridades do tratamento do paciente. Esse diagnóstico é feito por meio da análise facial (*assessment*). De maneira prática e objetiva, devemos seguir cinco passos: análise da expressão emocional, do formato do rosto e da qualidade da pele, da simetria e das proporções, dos elementos individuais e avaliação dinâmica.

A expressão emocional diz respeito a como você vê subjetivamente o paciente. Quando você o observa, que sentimentos ele lhe traz? Já ouviu aquela frase: a primeira impressão é a que fica? Pois bem, se a primeira impressão traduzir um sentimento negativo, o médico tem por dever tornar positiva essa expressão emocional ou ao menos neutralizá-la. As principais expressões negativas são: cara de raiva, cara de cansaço e cara de tristeza. Aplicando-se aos pacientes do sexo masculino, se o paciente parece enraivecido, você deve tratar o complexo glabelar; se ele parece cansado, deve dar atenção à área dos olhos, com todos os tratamentos possíveis para essa área, entre eles toxina, preenchedores e *skin boosters*; se o paciente parece triste, o músculo depressor do canto da boca é o alvo do tratamento.

O formato do rosto do paciente masculino deve ser quadrado e angulado. Mandíbula e mento devem ser ressaltados e bem marcados, valorizando-se o terço inferior, que geralmente é um pouco maior que o terço médio e o terço superior. Um terço inferior destacado e bem definido confere características de atratividade, principalmente quando em harmonia com um terço médio plano e facetado, sem projeções anteriores.

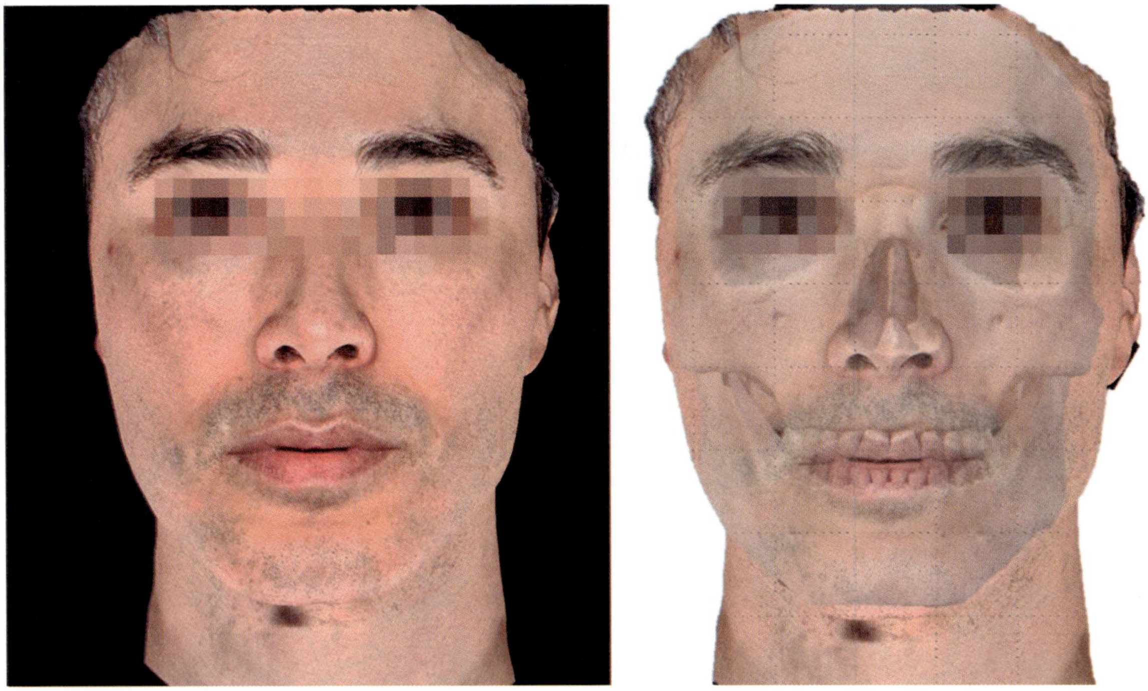

Figura 24.26. Peculiaridades da face masculina.
Fonte: Acervo da autoria do capítulo.

A qualidade de pele é fundamental para a beleza do paciente. Assim, se ele apresenta manchas, rosácea ou cicatrizes de acne, estas devem ser tratadas. Rosácea tem respostas variáveis com toxina botulínica, além de luz intensa pulsada (LIP) e medicamentos. As cicatrizes de acne poderão ser abordadas, entre outros, com preenchedores ou *skin boosters*, associados ou não a lasers, IPCA ou peelings.

Quanto a simetria e proporções, inicialmente se divide o rosto em duas metades verticais, observando-se a presença de assimetrias. Os dois lados do rosto devem ser simétricos, mas não necessariamente iguais. Pequenas assimetrias estão presentes mesmo nos rostos mais jovens e tendem a se acentuar com o passar dos anos. Ainda com respeito à divisão longitudinal da face, procede-se à análise dos quintos verticais; geralmente, apenas em alterações sindrômicas ou paralisias faciais os quintos podem estar alterados de maneira significativa. A divisão da face em três terços horizontais é importante e didática para o *assessment*, de modo que no sexo masculino o terço superior costuma ser maior e dominante. Um terço superior pouco desenvolvido, por exemplo, deixa o paciente com o rosto juvenil e às vezes até infantilizado. Cabe lembrar que o ponto de maior luminosidade na face masculina é mais baixo do que o da face feminina e que a região do terço médio masculino deve ser preferencialmente plana e bem angulosa. Importante também ter em mente que nariz, lábios e mento devem guardar proporcionalidade e que um aumento volumétrico do mento, por exemplo, pode gerar a ideia de que o nariz está menor; isso decorre dessa questão de proporcionalidade, pois nosso cérebro o enxerga como uma diminuição do nariz, por uma ilusão de ótica, uma vez que o faz por comparação.

A análise de elementos individuais definidores de beleza contempla os olhos e o conjunto em que eles estão inseridos, incluindo o posicionamento das sobrancelhas, que devem ser retificadas. Inclui também o nariz e os lábios que, como vimos, guardam características muito próprias do sexo masculino.

A análise dinâmica mostra as alterações do padrão muscular, desde rugas dinâmicas até o surgimento das rugas estáticas, perceptíveis mesmo com o paciente em repouso e sem que lhe seja solicitada a contração ativa. Também é possível observar a flacidez facial quando o paciente abaixa a cabeça.

Tratar as alterações conforme a faixa etária do paciente pode ser de grande valia. Em cada década de vida, existem alterações mais comuns. Assim, nada substitui a análise facial e o diagnóstico obtido para que seja planificado o tratamento, sempre iniciando do procedimento de maior impacto para os complementares, mas não menos importantes. O tratamento deve ser, portanto, individualizado e customizado, de acordo com as necessidades do paciente; este é o DNA do conceito Managing Aesthetics Patients (gerenciamento de pacientes estéticos, MAP).

Em torno dos 30 anos

Por volta dos 30 anos, inicia-se o processo de envelhecimento, sendo então poucos os sinais visíveis. De dentro para fora, a ossatura está equilibrada, os coxins de gordura começam a apresentar leve sinais de deslocamento e deflação, a pele apresenta-se túrgida, luminosa e viçosa. É comum nessa época o início da hiperatividade muscular em alguns indivíduos, principalmente na região da glabela. Os indivíduos são jovens e estão num momento positivo de suas vidas e carreiras. São representantes da geração *Millennials* (pessoas nascidas entre 1980 e 2005, segundo a *Wikipedia*). Como consumidores, são altamente conectados, pesquisam bastante antes de contratar um serviço, buscam rapidez, qualidade, resultados e, acima de tudo, que sua jornada na clínica seja uma grande experiência. Esses pacientes gostam de resultados imediatos, de grande impacto e que seu tratamento seja uma grande jornada, uma experiência memorável. A toxina botulínica atende muito bem a esse requisito. Como esquecer a sua primeira toxina? Ou mesmo os preenchimentos, também com seus resultados praticamente imediatos?

Nessa faixa etária, executamos dois conceitos importantes: *prejuvenation* (prevenção com rejuvenescimento) e *beautification* (embelezamento). *Prejuvenation* diz respeito a retardar e prevenir os primeiros sinais do envelhecimento; e *beautification* é um conceito em que se torna o belo mais belo, realçando-lhe características importantes. Cabe destacar que o tratamento preferido pelos homens é a toxina botulínica: atualmente, 12% dos pacientes que realizam toxina botulínica são homens, e esse número só cresce.[2]

Os homens de 30 anos têm como boa porta de entrada o tratamento com toxina botulínica Tipo A, principalmente na região da glabela (para suavizar ou neutralizar a expressão de bravo). A região frontal pode ser tratada com pontos mais superiores, apenas para manter o equilíbrio entre agonistas/depressores. Importante lembrar que a análise é individual e que há exceções, pacientes jovens com essa área já bastante enrugada; nesse caso, uma boa opção para tratar os 2/3 inferiores da região frontal seria a microdose de toxina. A área ao redor dos olhos tem poucas ou nenhuma ruga nessa fase e deve também ser avaliada individualmente.

Preenchedores nessa faixa etária são ótimos para realçar os caracteres sexuais secundários: reforçar o ponto de maior luminosidade na região malar e marcar e destacar a mandíbula e o mento dão excelentes resultados. Também nessa faixa etária, a correção de olheiras e o preenchimento nasal contribuem para o embelezamento. O preenchimento nasal exige expertise e experiência e só deve ser feito após treinamento dedicado. Pacientes com cicatrizes de acne podem se beneficiar do tratamento com preenchedores ou *skin boosters*, associados ou não a tecnologias/IPCA.

Embora não seja o foco desta seção, cabe lembrar das tecnologias (laser, LIP, ultrassom microfocado, radiofrequência), peelings e bioestimuladores como parte do nosso arsenal de tratamento. Devemos ter em mente que homens *millenials* gostam de resultados de alto impacto, rápidos, imediatos e que representem uma grande experiência, memorável em suas vidas. Aqui fica uma dica: eles não gostam de tratamentos seriados. Procure resolver tudo na primeira consulta, inclusive a toxina, já que eles não gostam de voltar para consulta de possível ajuste (Figuras 24.27 a 24.31).

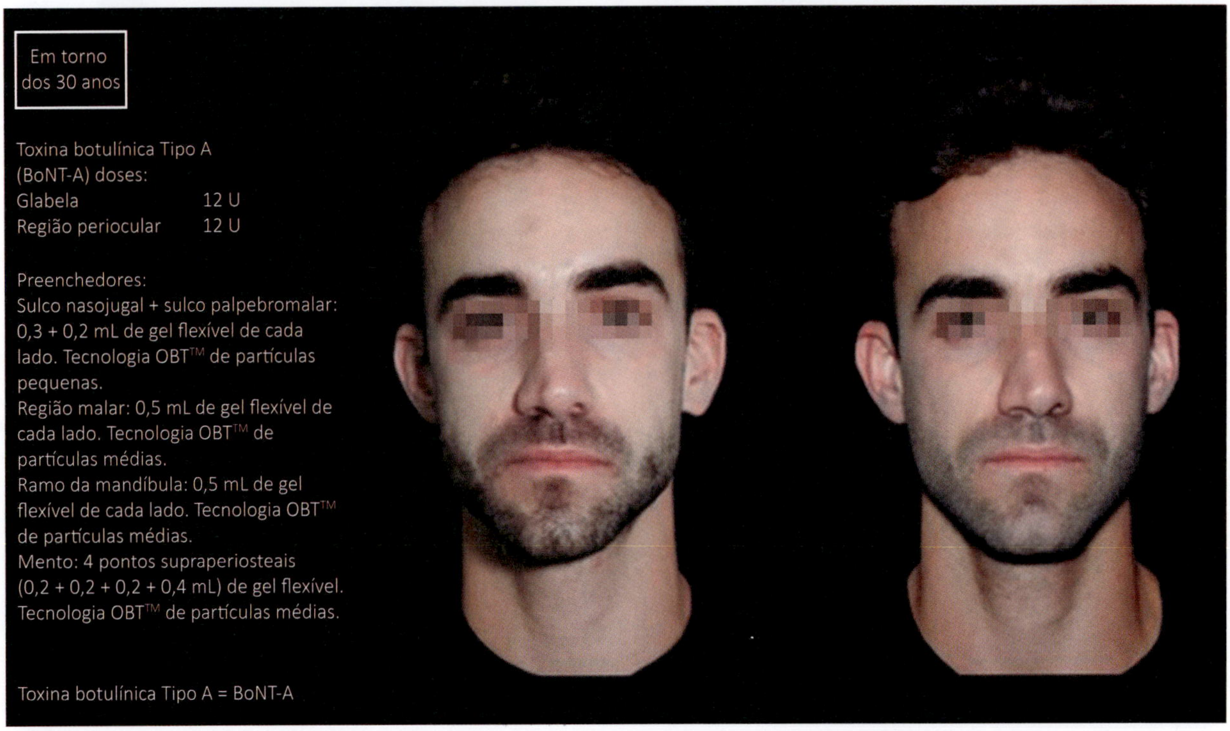
Em torno dos 30 anos
Toxina botulínica Tipo A (BoNT-A) doses:
Glabela 12 U
Região periocular 12 U
Preenchedores:
Sulco nasojugal + sulco palpebromalar: 0,3 + 0,2 mL de gel flexível de cada lado. Tecnologia OBT™ de partículas pequenas.
Região malar: 0,5 mL de gel flexível de cada lado. Tecnologia OBT™ de partículas médias.
Ramo da mandíbula: 0,5 mL de gel flexível de cada lado. Tecnologia OBT™ de partículas médias.
Mento: 4 pontos supraperiosteais (0,2 + 0,2 + 0,2 + 0,4 mL) de gel flexível. Tecnologia OBT™ de partículas médias.
Toxina botulínica Tipo A = BoNT-A

Figura 24.27. Tratamento com toxina botulínica e preenchedores em paciente masculino com cerca de 30 anos de idade.
Fonte: Acervo da autoria do capítulo.

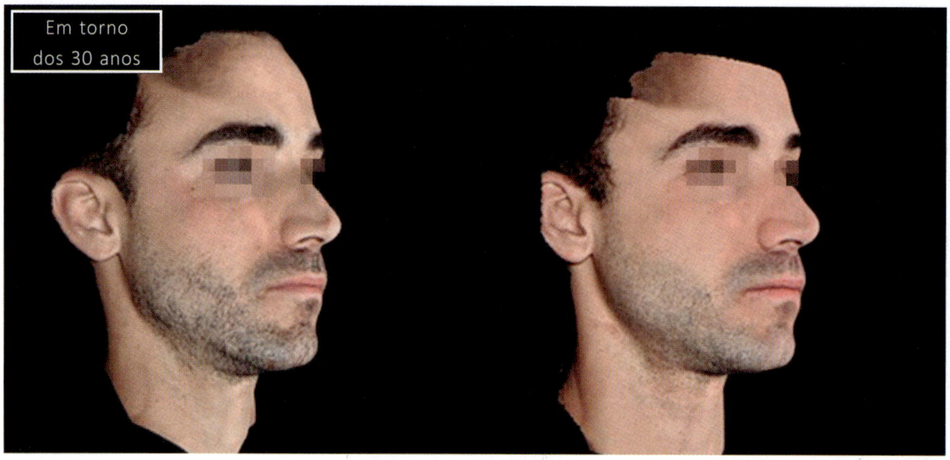
Em torno
dos 30 anos

Figura 24.28. Tratamento com toxina botulínica e preenchedores em paciente masculino com cerca de 30 anos de idade.
Fonte: Acervo da autoria do capítulo.

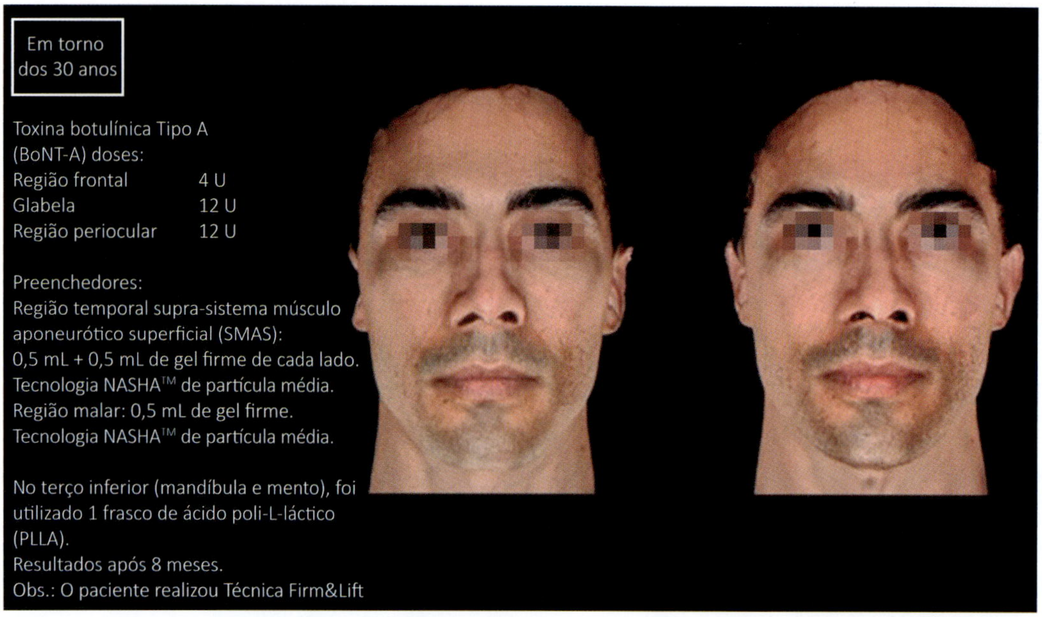
Em torno
dos 30 anos
Toxina botulínica Tipo A
(BoNT-A) doses:
Região frontal 4 U
Glabela 12 U
Região periocular 12 U
Preenchedores:
Região temporal supra-sistema músculo aponeurótico superficial (SMAS):
0,5 mL + 0,5 mL de gel firme de cada lado.
Tecnologia NASHA™ de partícula média.
Região malar: 0,5 mL de gel firme.
Tecnologia NASHA™ de partícula média.
No terço inferior (mandíbula e mento), foi utilizado 1 frasco de ácido poli-L-láctico (PLLA).
Resultados após 8 meses.
Obs.: O paciente realizou Técnica Firm&Lift

Figura 24.29. Tratamento com toxina botulínica e preenchedores em paciente masculino com cerca de 30 anos de idade.
Fonte: Acervo da autoria do capítulo.

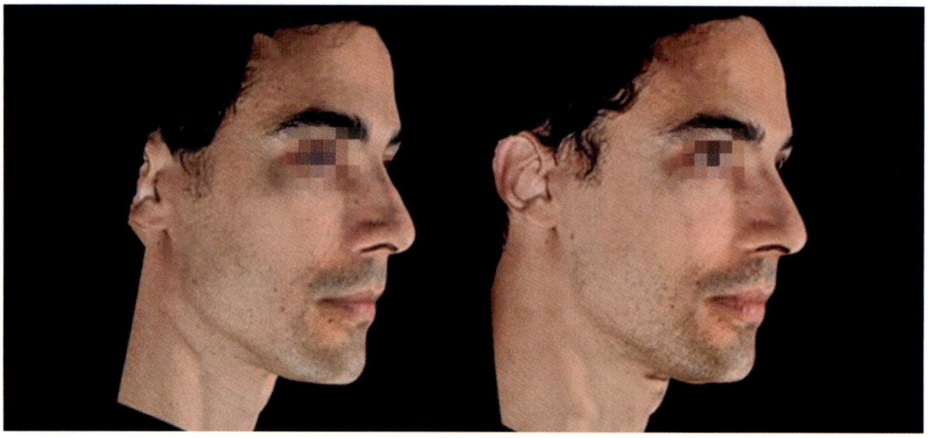

Figura 24.30. Tratamento com toxina botulínica e preenchedores em paciente masculino com cerca de 30 anos de idade.
Fonte: Acervo da autoria do capítulo.

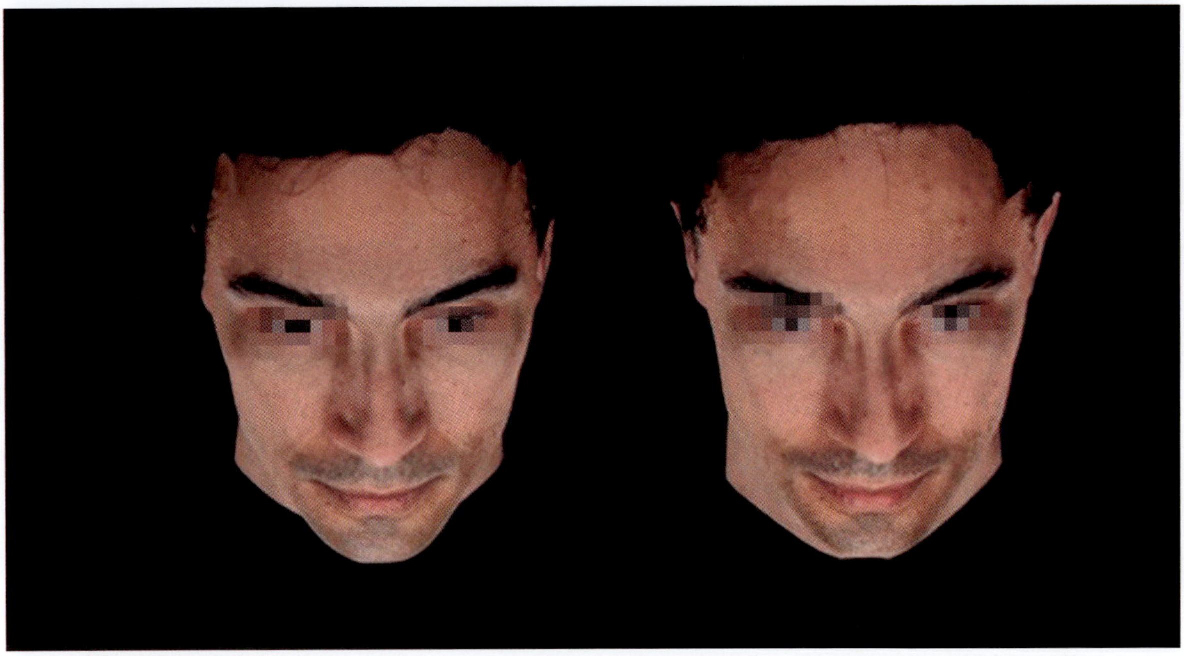

Figura 24.31. Tratamento com toxina botulínica e preenchedores em paciente masculino com cerca de 30 anos de idade.
Fonte: Acervo da autoria do capítulo.

Em torno dos 40 anos

Seguimos com os conceitos de *prejuvenation* e *beautification*. Nesse momento da vida, a remodelação óssea evolui num sentido de perdas em áreas importantes: maxila, órbita, zigoma, mandíbula. O processo de deflação e movimentação dos coxins acompanha essas perdas. Os músculos se tornam mais hipercinéticos e já se notam rugas evidentes ao redor dos olhos, além de acentuamento do complexo glabelar e da região frontal. O músculo depressor do ângulo da boca pode estar ativo, conferindo um aspecto de tristeza ao paciente, e o mentual pode acentuar essa impressão de emoção, além de encurtar a face. A pele já apresenta microfraturas; e pequenas rugas e sulcos já se acentuam, como o sulco nasolabial, por exemplo.

O tratamento com toxina botulínica tipo A já deve contemplar o tratamento de todas essas áreas. Importante lembrar que a musculatura do homem é mais desenvolvida e, por vezes, exige doses maiores, que devem ser sempre individualizadas. Importante ressaltar que se deve sempre equilibrar as forças entre agonistas/depressores e que, no músculo frontal, que é o principal agonista, a dose deve ser muito bem calculada, por várias razões; com relação a isso, o mais importante é verificar o quanto seu paciente utiliza a musculatura frontal para manter os olhos abertos, numa posição adequada. Lembre-se de que as sobrancelhas e as pálpebras no homem já são mais baixas e levemente ptóticas. Um tratamento excessivo da região frontal pode ter um resultado de peso, sensação de cansaço e até dificuldade para enxergar. Outro aspecto importante é adequar a dose de maneira que não haja atividade na região frontal lateral, de modo que o paciente não fique com efeito Spock. Por essa razão, pode ser uma boa estratégia no tratamento da região frontal o uso de microdose nos dois terços inferiores, ou até mesmo não tratar essa área. Com relação às rugas periorbitais, no homem elas tendem a ser radiadas e, na porção mais inferior, deve-se ter cuidado para não atingir também o músculo zigomático maior e afetar o sorriso. Nesses casos, pode-se complementar com *skin boosters* ou mesmo deixar um pouco de rugas (isso é bastante aceitável nos tratamentos estéticos masculinos e pode ser uma solução; os homens podem e devem ter algumas rugas). No terço inferior, deve-se estar atento ao tratamento do músculo depressor do canto da boca, principalmente se o paciente passa uma impressão de tristeza: o médico terá uma grata surpresa se realizar este tratamento e o paciente também. Por fim, o mentual pode encurtar o rosto e contribuir com as expressões de tristeza e raiva e pode ser conveniente e oportunamente tratado.

Quanto aos preenchimentos, segue-se o mesmo raciocínio aplicado aos pacientes de 30 anos. Observe e sustente a região malar, reforce a mandíbula e o mento. Corrija olheiras (sulco nasojugal). Dê atenção a todo o complexo periocular; talvez o sulco palpebromalar também precise ser corrigido. Depois dessas correções, avalie o sulco nasolabial. Por fim, se necessário, preencha o nariz.

Se já houver flacidez, inicie o tratamento com bioestimuladores e tecnologias (HIFU, radiofrequência e lasers). As microfraturas do relevo cutâneo são excelentes para serem trabalhadas com *skin boosters*, LIP, peelings e IPCA (Figuras 24.32 a 24.34).

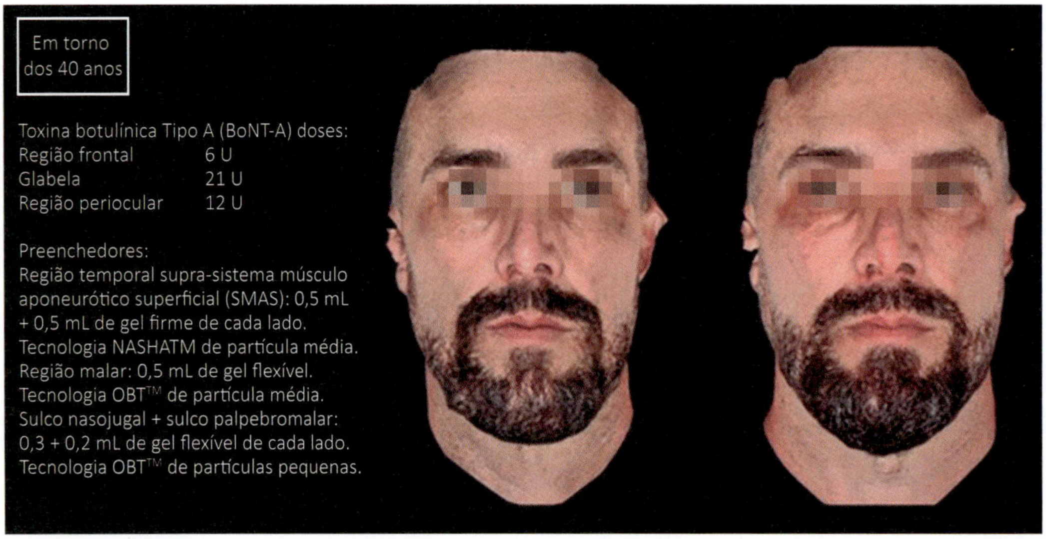
Em torno dos 40 anos
Toxina botulínica Tipo A (BoNT-A) doses:
Região frontal 6 U
Glabela 21 U
Região periocular 12 U
Preenchedores:
Região temporal supra-sistema músculo aponeurótico superficial (SMAS): 0,5 mL + 0,5 mL de gel firme de cada lado.
Tecnologia NASHATM de partícula média.
Região malar: 0,5 mL de gel flexível.
Tecnologia OBT™ de partícula média.
Sulco nasojugal + sulco palpebromalar: 0,3 + 0,2 mL de gel flexível de cada lado.
Tecnologia OBT™ de partículas pequenas.

Figura 24.32. Tratamento com toxina botulínica e preenchedores em paciente masculino com cerca de 40 anos de idade.
Fonte: Acervo da autoria do capítulo.

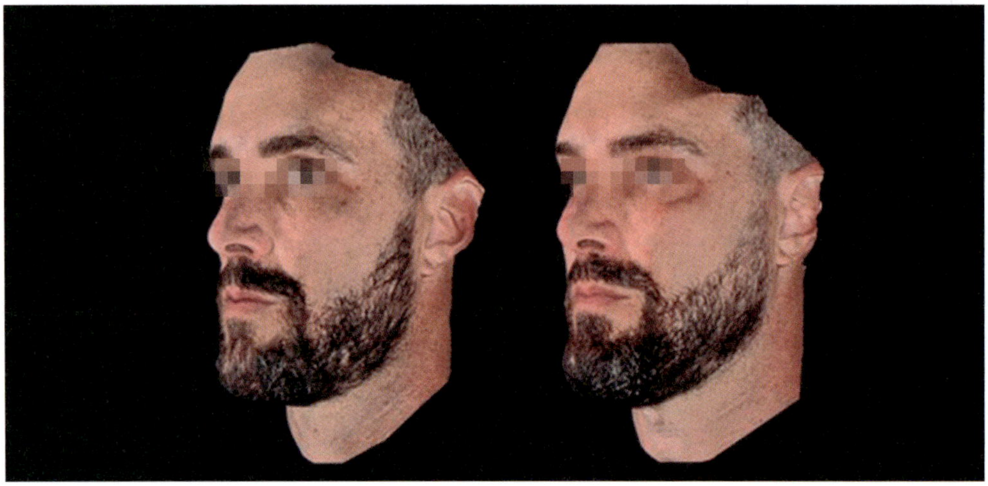

Figura 24.33. Tratamento com toxina botulínica e preenchedores em paciente masculino com cerca de 40 anos de idade.
Fonte: Acervo da autoria do capítulo.

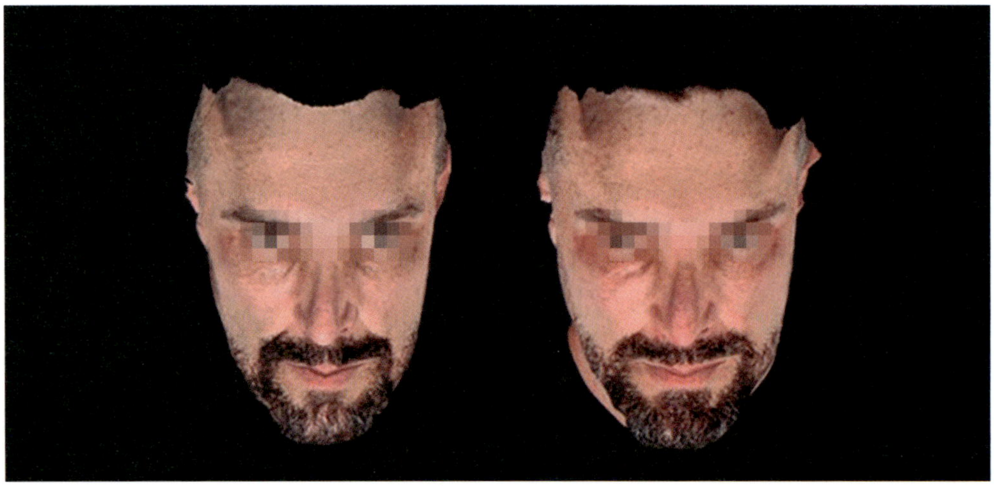

Figura 24.34. Tratamento com toxina botulínica e preenchedores em paciente masculino com cerca de 40 anos de idade.
Fonte: Acervo da autoria do capítulo.

Em torno dos 50 anos

Por volta dos 50 anos, o processo de remodelação segue acentuado e já se notam alterações discretas no contorno da face. A região malar já apresenta perda da maxila, com surgimento de área de olheira ou acentuação delas: área de sombras nessa região por deflação e deslocamento dos compartimentos gordurosos. Os olhos se tornam mais encovados. O zigoma e a mandíbula sofrem reabsorção e a pele começa a deslizar no sentido inferior, deixando a face mais quadrada, até um ponto em que já começa a sobrar pele de lado. Toda a pele apresenta microfraturas; rugas e sulcos se acentuam. Surgem manchas melânicas e queratoses solares. Importante entender que todo esse processo é contínuo e, dia após dia, segue se acentuando, de maneira que essa sucinta descrição se destina apenas a contextualizar as principais alterações de cada faixa etária para estabelecer um princípio lógico de tratamento.

A partir dos 50 anos, a aplicação de toxina deve ser bastante cautelosa. Avalie bem a força do frontal e o trate com muita parcimônia. Utilize a menor dose para alcançar o efeito desejado. O mesmo conselho vale se aplicar ao redor dos olhos: as rugas próximas à inserção do músculo zigomático maior devem ser tratadas com *skin booster* ou microdoses de toxina. No terço inferior, o tratamento do músculo depressor do ângulo da boca (DAO) e do mento continuam sendo o foco e, embora seja *off-label*, tratar as bandas platismais proporciona excelentes resultados.

Quantos aos preenchedores, se o paciente até esse momento não havia procurado tratamento, com certeza aquela sequência deverá ser seguida: sustentação malar, mandíbula e mento, olheiras e talvez sulco palpebromalar. Avalie a fossa piriforme, o sulco nasolabial e a área submalar.

Nesse momento, já há flacidez e descenso lateral, e o uso de bioestimuladores, se ainda não aconteceu, torna-se imperativo; se associado a HIFU (ultrassom microfocado), é uma excelente opção de tratamento. Entretanto, lembrando-se dos preenchedores, não deixe de avaliar a região temporal. Na verdade, mesmo para pacientes mais jovens que já tenham algum grau de flacidez, o tratamento da região temporal com preenchedores, tanto com a técnica de lifting supra-auricular quanto com B-up Tecnique, é bastante valioso na prática diária. Por fim, entre os tratamentos de superfície nessa faixa etária, a redensificação dérmica com *skin boosters* é, por assim dizer, "a cereja do bolo" e fundamental para a boa manutenção da qualidade da pele. Embora não seja o foco desta seção, lembrar de tratar todas as manchas melânicas e queratoses é mandatório (Figuras 24.35 a 24.37).

Em torno dos 60 anos

Por volta dos 60 anos, o processo de envelhecimento avança, boa parte da ossatura sofre remodelação e predominam os fenômenos de osteólise e compactação craniana. A face média encurta e se aprofunda. Na face lateral, o consumo do zigoma faz com que a pele deslize para baixo. A mandíbula encurta e sua angulação aumenta, alterando o contorno facial, o que, somado à pele sobrejacente em processo de descenso, contribui ainda mais para essa perda de definição. Os compartimentos profundos de gordura deflacionados estão agora reposicionados e os compartimentos superficiais, principalmente o *jawl*, compartimento nasolabial e superficial e malar intermediário, deslizam e se voltam para o centro da face, acentuando sulcos e rugas, como o sulco nasogeniano e, principalmente, a linha de marionete (sulco labiomentual). A pele perde turgidez, viço, elasticidade, está flácida. Podem surgir lesões melânicas e queratoses solares, além de neoplasias. Muitas fraturas dérmicas, rugas e sulcos estão acentuados e evidentes, com destaque para as rugas em acordeom na região submalar. A musculatura agora tem menos força e é hipocinética.

O tratamento com toxina botulínica Tipo A deve então ser feito com a maior cautela possível; nesse momento, deve-se avaliar bem se há necessidade de tratar a região frontal, por todos os motivos já citados. A musculatura perdeu força, a posição das sobrancelhas tende a ficar ainda mais ptótica com o tempo. As doses agora, seja qual for a área, devem ser menores, e o objetivo principal é apenas o de relaxar a musculatura facial o suficiente para produzir uma leveza que acompanha essa fase da vida.

Para muitos desses pacientes, a possibilidade de um *lifting* cirúrgico facial seria extremamente interessante; mas, caso o paciente não o queira, os preenchedores passam a ser a prioridade número 1. A sequência é semelhante às das faixas etárias anteriores: sustentação malar, fossa piriforme, sulco nasojugal e sulco palpebromalar. Nessa fase, deve-se avaliar o sulco labiomentual e o sulco nasolabial. Esse momento é fantástico para fazer bioestimulador e UMF em toda a face lateral do paciente. Acredito que as correções do sulco nasolabial e labiomentual deveriam ser feitas após a resposta a esses tratamentos. Nesse momento, também devemos finalizar o tratamento com preenchedores, revisar como está a sustentação malar, realçar a mandíbula e o mento. A região temporal é tema de discussão; alguns a corrigem nessa etapa final. Na minha opinião, quando existe flacidez associada, iniciar o tratamento da face por essa região traz excelentes resultados e poupa preenchedores nas áreas seguintes e serem preenchidas. Por fim, a redensificação dérmica com *skin boosters* é mandatória para a finalização "com chave de ouro" do tratamento, associado, é claro, a outros tratamentos que melhorem a superfície cutânea, com LIP, peelings e lasers.

Hot topics

Pacientes do sexo masculino devem ser atendidos em sua queixa principal, mesmo que ela não seja, segundo o ponto de vista do médico, o problema principal.

Esses pacientes gostam de agilidade, rapidez, resultados imediatos. Não gostam de tratamentos seriados. Por isso mesmo, aceitam muito bem tratamentos combinados e realizados num mesmo dia. Assim, tente resolver tudo no menor número de sessões possíveis. Entretanto, eles não toleram bem a dor (quem é o sexo frágil, afinal?); por

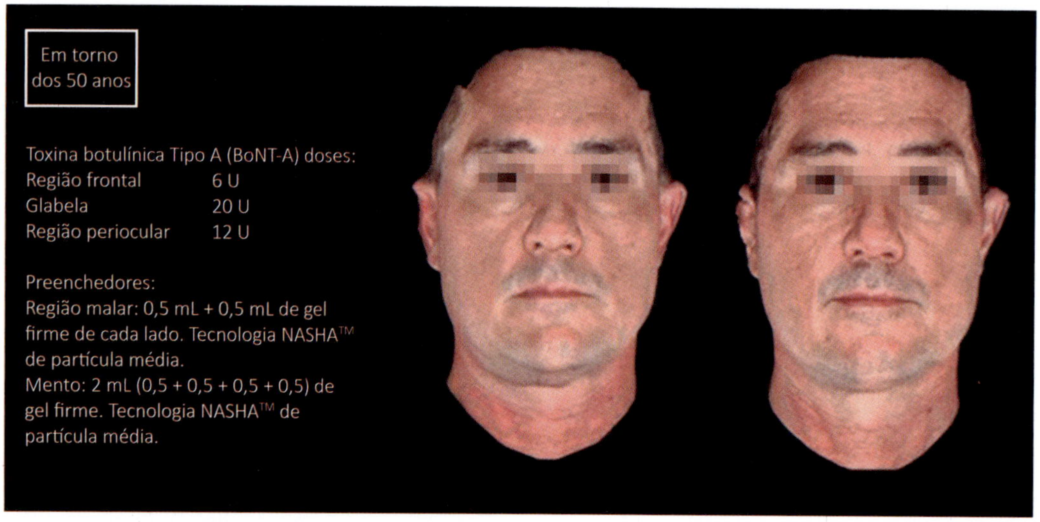
Em torno dos 50 anos
Toxina botulínica Tipo A (BoNT-A) doses:
Região frontal 6 U
Glabela 20 U
Região periocular 12 U
Preenchedores:
Região malar: 0,5 mL + 0,5 mL de gel firme de cada lado. Tecnologia NASHA™ de partícula média.
Mento: 2 mL (0,5 + 0,5 + 0,5 + 0,5) de gel firme. Tecnologia NASHA™ de partícula média.

Figura 24.35. Tratamento com toxina botulínica e preenchedores em paciente masculino com cerca de 50 anos de idade.
Fonte: Acervo da autoria do capítulo.

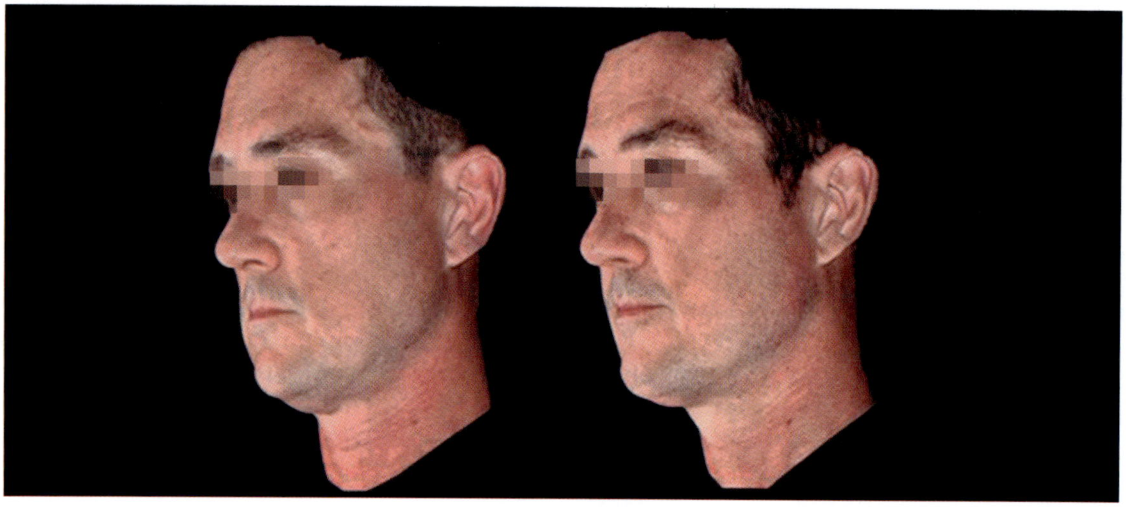

Figura 24.36. Tratamento com toxina botulínica e preenchedores em paciente masculino com cerca de 50 anos de idade.
Fonte: Acervo da autoria do capítulo.

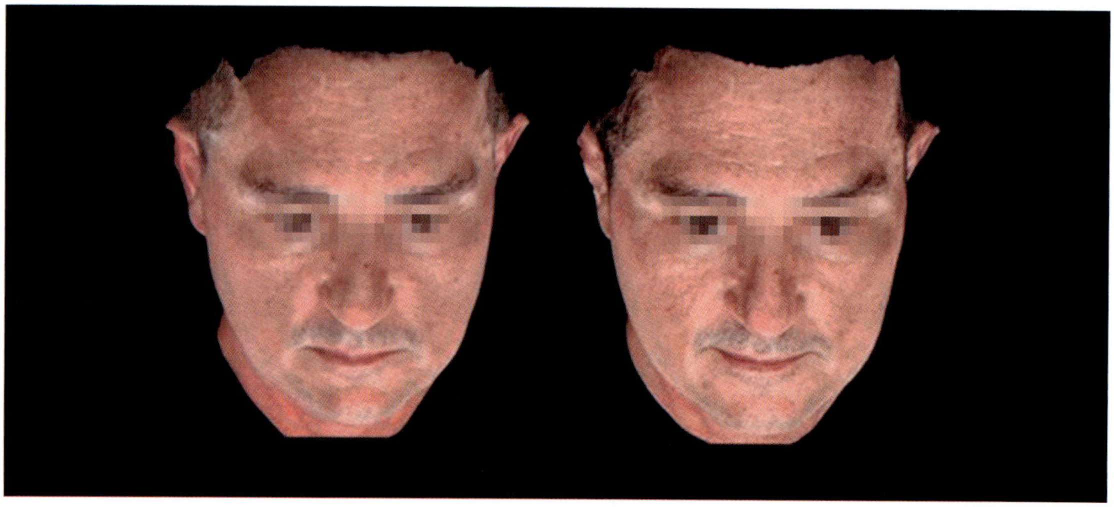

Figura 24.37. Tratamento com toxina botulínica e preenchedores em paciente masculino com cerca de 50 anos de idade.
Fonte: Acervo da autoria do capítulo.

isso, foque em tratamentos indolores ou com baixo índice de dor e reforce a anestesia quando for necessária.

Homens tem músculos mais fortes e devem ter suas doses ajustadas individualmente, de acordo com a força muscular. É salutar e aceitável que as rugas sejam amenizadas e não desapareçam totalmente, mas isso deve ser esclarecido e acordado com o paciente. Atenção ao tratamento do músculo frontal para não piorar a ptose leve, natural e harmônica da sobrancelha, deixando o paciente com aspecto de cansaço; lembre-se de que pacientes mais velhos "enxergam com o frontal". Deve-se tratar a porção lateral do frontal para evitar o efeito Spock[3] e tratar as rugas que aparecem no recesso superior em pacientes calvos. A glabela pode ser tratada com 1 ou 2 pontos no prócero, dependendo de sua extensão, e os corrugadores, com 3 a 7 pontos. Atenção seja dada às rugas periorbitais mais inferiores para que o músculo zigomático maior não seja tratado, alterando a dinâmica natural do sorriso. No terço inferior, o tratamento do DAO elimina a expressão de tristeza e é um importante aliado na correção da linha de marionete.[4] Tratar o músculo mentual sempre que necessário e realizar o tratamento do platisma, embora *off-label*, é extremamente valioso. Por fim, atenção redobrada deve ser dada ao tratamento conjunto dos músculos 3D do terço inferior (DAO, depressor do lábio inferior e mentual), para que a funcionalidade adequada seja mantida e não haja assimetrias.[5]

Quanto ao uso de preenchedores, em primeiro e mais importante lugar, a "regra de ouro": tenha atenção redobrada ao preenchimento da região malar, que deve ser plana e com ponto de maior luminosidade mais baixo, para que não haja sobrecorreção e um efeito feminilizante aconteça. Para demonstração desse ponto, utilizar o método de Hinderer ou Wilkinson.[6] A linha de Hinderer é composta pelo cruzamento de duas linhas imaginárias: a primeira parte do comissura lateral bucal em direção à íris lateral do mesmo lado; e a segunda, da asa nasal até o entalhe infratragal ipsilateral. O método de Wilkinson consiste numa linha traçada desde o epicanto lateral até a mandíbula. A eminência malar estaria no final do terço superior dessa linha.[7] Para sustentação e projeção da região malar, utilize produtos elásticos de G prime alto; dessa maneira, com menor quantidade de preenchedor, você alcançará o resultado desejado. Na área ao redor dos olhos, utilize géis flexíveis, coesivos e de baixo G prime, para alcançar um resultado natural e perfeita acomodação do material a essa região tão delicada. O nariz deve ser preenchido com gel firme, elástico, apenas por injetores experientes e treinados, com as menores quantidades possíveis para surtir o efeito desejado. Quanto ao preenchimento do terço inferior, lembre-se de que é bastante desejável obter mandíbula e mento mais marcados e angulados, mas que a anatomia do paciente deve ser respeitada; há ícones de beleza com terços inferiores mais ovalados ou até mesmo arredondados e nem por isso menos atrativos e harmônicos. "Quadralize" essa região com parcimônia, caso seja este seu desejo e/ou o do paciente. Para tanto, utilize a projeção gonial do ângulo da mandíbula e a projeção anterior do mento como pontos de ancoragem, com géis firmes, elásticos e de G prime alto. A seguir, preencha o ramo, o corpo da mandíbula e o mento de acordo com o objetivo almejado. Tenha em mente que a projeção lateral da mandíbula deve guardar proporção com a projeção lateral do zigoma e das têmporas e que a projeção anterior do mento deve ser proporcional à projeção labial e à ponta nasal (plano de Riedel).[8] Finalizar preenchendo o corpo da mandíbula e conectando essas duas áreas utilizando géis firmes ou de moderada firmeza e flexibilidade, de acordo com a cobertura tecidual.

Por fim, utilize o seu bom senso estético e uma análise facial criteriosa. Escute seu paciente. Eleja as prioridades de tratamento. Foque nos tratamentos de maior impacto para iniciar seu protocolo. Utilize toxina botulínica para relaxar a musculatura e harmonizar a face; algumas rugas no paciente masculino são bastantes desejáveis e contribuem para o aspecto de naturalidade. Cuidado com o tratamento da região frontal. Aplique preenchedores com precisão cirúrgica; fuja dos excessos e de efeitos feminilizantes na região malar. Menos é mais. Reforce e destaque sempre que puder a região do terço inferior, mas sempre respeitando a anatomia do seu paciente para obter sempre os melhores resultados. Seu paciente é único e merece um tratamento individualizado para que juntos alcancem o sucesso e a satisfação dele, tornando-o a melhor versão de si mesmo.

24.4 Ácido Hialurônico – Considerações Gerais e Diferentes Técnicas de Aplicação

- Luiza Soares Guedes
- Maria Paulina Villarejo Kede

Introdução

O tratamento do envelhecimento facial está relacionado com o desenvolvimento e o aprimoramento de diferentes técnicas cirúrgicas e não cirúrgicas. A combinação de técnicas permitiu tratar de modo global o envelhecimento, sobretudo com a aplicação da toxina botulínica e o uso dos preenchedores, considerados as principais ferramentas no rejuvenescimento facial.

Há vários produtos para preenchimento cutâneo no mercado brasileiro e que são classificados de acordo com a origem (animal ou não animal) e a duração (permanentes ou não permanentes). O de maior destaque é o ácido hialurônico (AH), pelo seu perfil de segurança, eficácia, versatilidade, facilidade de armazenamento e de uso, e satisfação com os resultados.

A injeção de ácido hialurônico para preenchimentos é uma ferramenta indispensável na abordagem do rejuvenescimento cutâneo. Por se tratar de uma substância segura e eficaz, o ácido hialurônico tornou-se o preenchedor de primeira escolha no Brasil.

A escolha correta do melhor implante, de acordo com as necessidades do paciente, e a avaliação correta dos músculos faciais envolvidos na anatomia do envelhecimento facial permitem a combinação de técnicas de preenchimento, oferecendo resultados imediatos, satisfatórios e com menor tempo de recuperação.

Embora os preenchedores de ácido hialurônico disponíveis pareçam equivalentes, suas características físicas e seus métodos de fabricação não são os mesmos. A seguir, descreveremos as propriedades que tornam o ácido hialurônico viável e eficaz para uso como preenchedor.

O uso de preenchedores com AH sintético está indicado para tratamentos de linhas, sulcos e rugas, remodelamento do contorno facial e/ou reposição de volume em áreas alteradas pelo processo de envelhecimento.

A primeira apresentação comercial de AH foi o hylaform® pela empresa Inamed Aesthetics (Santa Bárbara, EUA), derivado animal (crista-de-galo). Em 1996, a Q-Med (Uppsala, Suíça), atualmente uma subsidiária da indústria Galderma (Laussane, Suíça), introduziu o ácido hialurônico bifásico (uma fase mais líquida e uma fase de partículas reticuladas de AH), esterilizado e não animal (tecnologia NASHA). No início de 1999, a indústria Cornéal (Pringy, França), hoje subsidiária da Allergan, Inc. (Irvine, Califórnia, EUA), propôs uma tecnologia de reticulação, lançando produtos monofásicos. Em 2009, a Allergan, Inc, lança a Hylacross e, em 2013, a tecnologia Vycross.

Composição dos preenchedores de ácido hialurônico

Os preenchedores de ácido hialurônico (AH) são formados por cadeias longas de moléculas de açúcar. O AH é um dissacarídeo, composto de unidades que se repetem alternadamente de ácido D-glucurônico e N-acetil-D-glucosamina (Figura 24.38).[1]

O AH está presente naturalmente na matriz extracelular de diversos tecidos, como a pele, o fluido sinovial das articulações, os olhos e as cartilagens. Com o envelhecimento, a quantidade de AH natural presente na pele diminui, contribuindo para o aparecimento de rugas e sulcos.

O AH é um polímero polianiônico no pH fisiológico e, portanto, é altamente carregado. Essa característica torna o AH solúvel e permite que ele se ligue à água.

O peso molecular do AH é proporcional ao número de repetições de dissacarídeos na sua molécula. Os AHs utilizados na fabricação de preenchedores têm um peso molecular que varia de 500 a 6 mil kDa.[2]

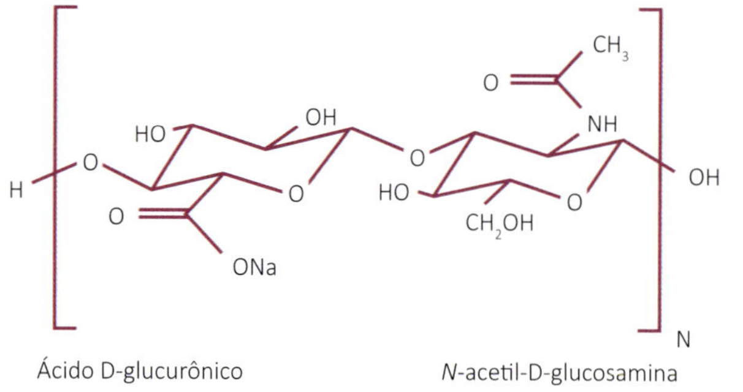

Figura 24.38. Molécula de ácido hialurônico.

Os implantes cutâneos de AH têm dois tipos de origem: animal (a partir da crista-de-galo) e biotecnologia (por fermentação bacteriana). Atualmente, os preenchedores de AH mais utilizados são aqueles de origem não animal, obtidos por cultura de uma bactéria não patogênica (Streptococcus equi subespécie zooepidemicus), um organismo unicelular e cultivado em açúcar e aminoácidos.[3]

Independentemente da fonte de produção do AH, a molécula será submetida a uma série de procedimentos químicos visando à obtenção de um produto final, o hialuronato de sódio, com a menor concentração possível de proteínas ou de endotoxinas bacterianas.[3]

No seu estado natural, o AH tem propriedades bioquímicas desfavoráveis para um preenchedor, porque, como ele é um polímero solúvel, ele seria degradado rapidamente quando injetado na pele pela hialuronidase, enzima que atua sobre o ácido hialurônico presente na matriz extracelular, por meio da quebra da ligação entre o ácido glucurônico e a N-acetil-glucosamina. Por isso, são necessárias modificações químicas para melhorar suas propriedades mecânicas e sua resistência. Uma vez sintetizadas as moléculas de AH, essas cadeias são estabilizadas por meio de agentes que formam o *cross-linking* (reticulação).[2]

Os preenchedores à base de AH podem ser classificados com reticulação (*cross-link*) e sem *cross-link*, ou seja, sem essas substâncias estabilizadoras.

Cross-linking

Para uma maior durabilidade do preenchedor de AH, a molécula é submetida a reações químicas que levam à formação de ligações cruzadas, processo esse denominado *cross-linking*.

Os dois grupos funcionais que são mais modificados no AH são: o ácido carboxílico e o hidroxil. As reações que promovem o *cross-linking* melhoram as propriedades biomecânicas enquanto mantêm a biocompatibilidade e a atividade biológica. Sem o *cross-linking*, as moléculas de AH se degradariam no corpo em alguns dias.

Há diversos métodos de *cross-linking*. Os agentes mais empregados nessa reação são a divinil sulfona, o formaldeído e os ésteres diglicidil, como o BDDE (1,4-butanodiol diglicidil éster) (Figura 24.39). Essas ligações dificultam a ação da hialuronidase endógena, dificultando a quebra do AH em produtos finais, como o dióxido de carbono e a água.

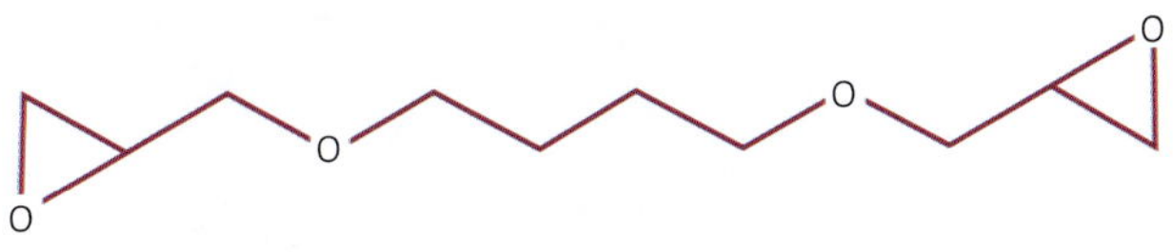

Figura 24.39. BDDE (1,4-butanodiol diglicidil éster).

Para se tornarem produtos seguros para injeção no corpo humano e para minimizar o risco de reações alérgicas, os resíduos dessas reações e a presença de endotoxinas bacterianas ou proteínas não humanas devem ser filtrados. A quantidade de endotoxina bacteriana nos produtos atuais é menor que 0,2 EU/g. A quantidade de proteínas deve ser inferior a 5 μg/g, para diminuir o risco de reações de hipersensibilidade.[3]

O grau de modificação pode ter um efeito significativo nas propriedades do material. À medida que a densidade de *cross-linking* de um gel aumenta, a distância entre os segmentos que sofreram *cross-linking* se torna menor e esses segmentos menores requerem uma força maior para se deformarem, tornando o gel mais espesso e mais coeso. Por outro lado, quanto menor a densidade de *cross-linking* mais fluido é o gel.

Existem dois tipos de AH reticulados com características distintas: mono e bifásicos. Os monofásicos constituem mistura homogênea de AH de alto e baixo peso molecular, são fáceis de injetar e se classificam em monodensificados (mistura de AHs e reticulação em única etapa) ou polidensificados (AH reticulado com acréscimo de reticulação em segunda etapa). Os bifásicos são heterogêneos porque têm partículas de AH reticulado dispersas em veículo (AH não reticulado) que atuam como lubrificante, permitindo que a suspensão passe através de uma agulha fina (Figura 24.40).

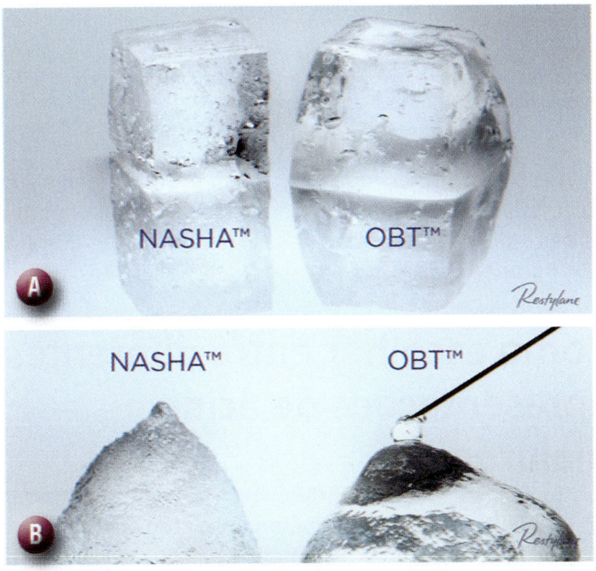

Figura 24.40. Foto representativa dos tipos de ácido hialurônico injetáveis encontrado nos produtos comerciais. (A) Observam-se nitidamente duas fases do produto, uma líquida e uma sólida (partículas do AH reticulado), é a característica do produto bifásico. (B) Observa-se macroscopicamente apenas uma fase, microscopicamente notam-se algumas partículas na solução de gel, é o produto monofásico monodensificado.

Fonte: Tecnologia Nasha e Tecnologia OBT; Galderma.

A reticulação cria pontes intermoleculares de carbono para dificultar a ação da hialuronidase endógena, o que produz, então, um material com maior longevidade e propriedades viscoelásticas.

A reologia é o ramo da física que estuda como os materiais se comportam em resposta às forças aplicadas. Para um preenchedor à base de AH, o ato de passar por agulha e seringa e se manter intacto é prova de boa estabilidade reológica.

Duas importantes propriedades reológicas que podem ser quantificadas são: viscosidade complexa, coesividade e módulo elástico. Durante a injeção, a coesividade refere-se à maneira como o preenchedor flui a partir da agulha, ou seja, à capacidade da fase fluida em resistir às forças de cisalhamento, enquanto o módulo elástico relaciona-se com a capacidade de resistir à deformação enquanto está sendo injetado.

Depois de injetado, a coesividade e o módulo elástico influenciam o modo como o preenchedor resiste às forças de tensão da pele causadas pelo movimento facial. Um preenchedor com alto valor do módulo elástico tem maior capacidade de resistir às alterações de forma.

O preenchedor de AH deve ser flexível e resistente o suficiente para suportar forças compressivas dos tecidos adjacentes, sem se deformar ou colabar (Figura 24.41).[2]

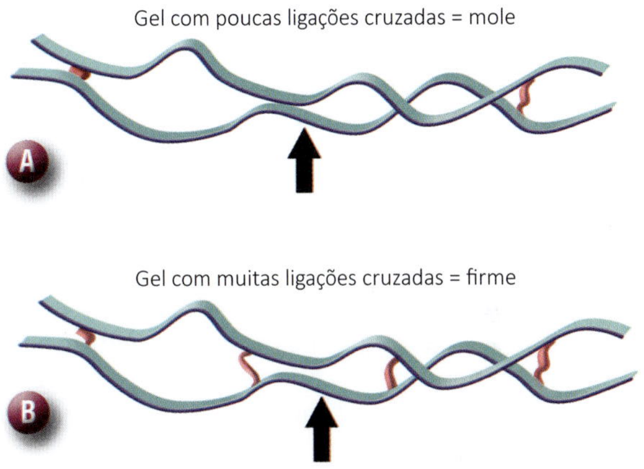

Figura 24.41. (A) Exemplo de um gel com poucas ligações cruzadas levando a uma maior deformação do gel, quando submetido à compressão. (B) Gel com maior número de ligações cruzadas se torna mais firme e tem maior resistência a compressão.

Fonte: Adaptada de Kablik J, Monheit GD, Yu L, Chang G, Gershkovich J. Comparative physical properties of hyaluronic acid dermal fillers. DermatolSurg2009(35):302S-312S.

A degradação *in vivo* do AH ocorre por meio da reação com espécies reativas de oxigênio e da degradação enzimática, pela ação da hialuronidase. Em ambas as situações, os filamentos de AH são clivados em oligossacarídeos menores. A degradação pela hialuronidase pode ocorrer na pele, nas células dos nódulos linfáticos ou nas células do fígado. Os fragmentos livres são excretados diretamente na urina. A rota de degradação é a mesma do AH natural endógeno.

Uma rede de AH *cross-linked* mantém a sua estrutura por mais tempo, até que ocorra degradação suficiente para formar oligossacarídeos solúveis, que possam ser metabolizados e depurados. Outras propriedades físicas, como a concentração do gel e o grau de hidratação do AH, também podem afetar a taxa de degradação.[4]

Concentração

Quando os fabricantes fornecem a concentração de um preenchedor, é levada em consideração a quantidade total de AH presente num preenchedor, expressa em mg/mL. A concentração total de AH é composta do AH insolúvel (*cross-linked*) e AH livre-solúvel. A fração livre funciona como um componente fluido solúvel do gel, que facilita a extrusão do preenchedor através de agulhas finas. O componente fluido contém AH não modificado e modificado-solúvel. Esses fluidos solúveis são facilmente metabolizados e não contribuem para a maior durabilidade e efetividade do produto. Apenas o AH *cross-linked* resiste à degradação, aumentando, assim, a durabilidade e a eficiência do preenchedor.

Adicionando-se mais AH livre, o produto torna-se mais fácil de ser injetado, mas isso também significa que maior quantidade precisará ser injetada, em comparação com outro preenchedor com maior fração de AH *cross-linked*.

Para escolhermos o melhor preenchedor para uma determinada indicação, é importante entender quanto da concentração informada pelo fabricante corresponde a moléculas *cross-linked* (AH insolúvel) e quanto é o AH livre ou fluido-solúvel (Figura 24.42).[5]

Os preenchedores com maior concentração têm maior capacidade de expansão de volume e podem estar associados ao prolongamento na duração de seu efeito. Concentrações iguais ou superiores a 20 mg/mL são consideradas ideais.

O módulo (G') de um preenchedor é influenciado por seu grau de *cross-link* e pela concentração de AH, sendo maior quanto mais elevados forem esses parâmetros.

Portanto, para entendermos melhor a *performance* de um determinado preenchedor, devemos utilizar os dois parâmetros juntos: a concentração de AH e o porcentual de *cross-linking*.

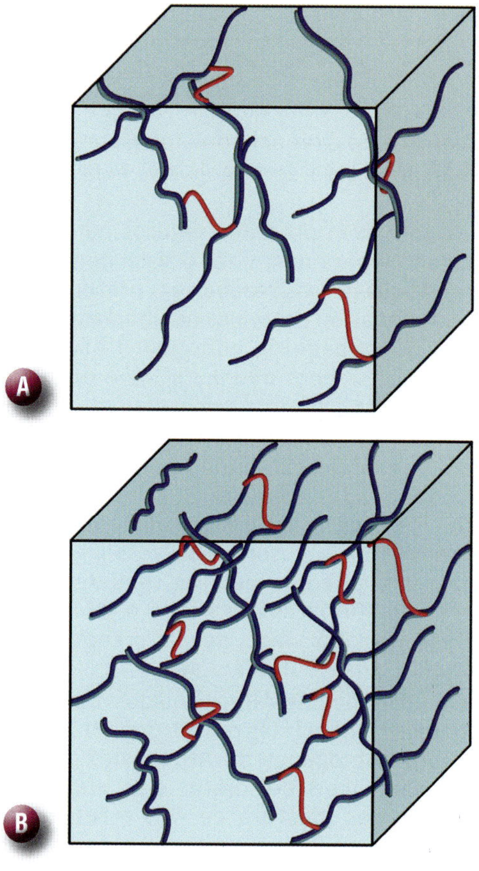

Figura 24.42. A concentração é a medida da quantidade de AH em um gel. Comparando-se diferentes preenchedores com o mesmo nível de *cross-linking*, baixas concentrações vão dar origem a um gel mais mole (A), enquanto concentrações mais altas formarão um gel mais endurecido (B). Além disso, como há mais moléculas com ligações cruzadas nos géis com mais concentração de AH, estes têm maior durabilidade.

Fonte: Adaptada de Kablik J, Monheit GD, Yu L, Chang G, Gershkovich J. Comparative physical properties of hyaluronic acid dermal fillers. Dermatol Surg 2009(35):302S-312S.

Hidratação

Em uma solução fisiológica neutra, a água forma pontes de hidrogênio com os grupos N-acetil e carboxil. Como o AH é composto de diversas moléculas de dissacarídeos, quanto maior a molécula de AH, mais moléculas de água estarão ligadas por unidade do polímero.

A capacidade de um preenchedor de se hidratar varia entre diferentes produtos e depende da concentração, da densidade de *cross-linking* e do processo utilizado para hidratar o gel.

Géis totalmente hidratados ou em equilíbrio já alcançaram sua capacidade total de hidratação, portanto eles não vão atrair água quando injetados na pele. Géis não completamente hidratados tendem a provocar edema pós-injeção, e pode ser necessária uma subcorreção quando eles são utilizados no preenchimento.

Uma vez injetado na derme, o preenchedor de ácido hialurônico consegue reter um volume de água que permite um preenchimento adequado das rugas e um bom resultado estético.

A estrutura físico-química de um preenchedor e suas propriedades reológicas são relevantes porque podem ajudar a determinar como essas substâncias se comportam durante e após suas respectivas aplicações.

Como escolher entre diferentes apresentações de ácido hialurônico

A indicação para o preenchimento com ácido hialurônico mudou a partir do momento em que dispomos de várias apresentações comerciais com características reológicas, concentrações e estruturas físico-químicas distintas.

A observação correta do paciente com a avaliação da área e o problema a ser corrigido, e a escolha do melhor material determinarão o sucesso do tratamento, a satisfação por parte do médico e do paciente e minimizarão as possíveis complicações.

É importante lembrar que não há um único parâmetro que defina um preenchedor de AH e o conhecimento das características do gel é essencial para o entendimento dos resultados clínicos daquele AH, para a seleção correta do preenchedor mais apropriado para cada indicação e para se alcançar as expectativas dos pacientes.

Técnicas de preenchimento

Há uma variedade de densidades de AH e muitas apresentações comerciais disponíveis. Para cada uma, na dependência da indicação, do local de aplicação, das características físico-químicas e viscoelásticas e do volume a ser injetado, recomenda-se um plano e uma técnica para a realização do procedimento.

As técnicas de preenchimento variam e são elas:

- injeção retrógada e linear (mais usada);
- injeção retrógada em leque – *Fanning technique* (frequentemente usada);
- injeção retrógada com diferentes opções de cruzamento (especificamente usadas);
- injeção retrógada em forma de punctura ou seriada;
- deposição;
- torre – *Tower technique*;
- aplicação por camadas;
- técnica de samambaia;
- técnica em antero injeção.

Na maioria dos pacientes, não é necessário a realização de bloqueio anestésico e sedação. Para maior conforto, utiliza-se um anestésico tópico pelo tempo determinado pelo fabricante, previamente ao procedimento.

Hoje, muitas das apresentações comerciais de ácido hialurônico (AH) já têm adicionadas ao material anestésicos, como a lidocaína, o que torna o procedimento mais confortável.

Os pacientes devem ser acomodados na posição vertical ou semi-inclinados ou até mesmo deitados, dependendo da área a ser tratada. A avaliação dos efeitos gravitacionais previamente ao procedimento permite a escolha do material e da técnica mais adequada.

Vale ressaltar a importância de modelar a área tratada no pós-procedimento imediato, em algumas situações e apresentações comerciais específicas, para melhor distribuição e expansão do implante.

Na **técnica de injeção retrógada e linear (retro injeção ou em cilindros)**, utiliza-se tunelização, em que a agulha ou a cânula correm paralelamente à superfície cutânea, formando um espaço virtual até o final do sulco ou da ruga a ser preenchida. A seguir, com movimento contínuo e retrógado do fim para o começo do local a ser corrigido, retira-se a agulha e simultaneamente procede-se à injeção do material, mantendo a pele esticada ou pinçada entre o polegar e o indicador da mão livre. É, sem dúvida, a técnica mais utilizada para as diferentes áreas tratadas e para os diversos implantes (Figura 24.43).

Na **técnica de injeção retrógada em leque (*Fanning technique*) e injeção retrógada com diferentes opções de cruzamento**, utiliza-se agulha longa ou microcânula com ponta romba para implante do material por via retrógada, várias vezes, que pode ser em leque (sentido ascendente lateral na mesma profundidade e sem retirar a agulha) ou cruzados. A técnica de cruzamento consiste em se entrelaçarem vários pilares de retro injeção em ângulo de 90°. Essas técnicas são mais utilizadas com as injeções mais profundas nas regiões malares, comissuras labiais, e no contorno facial e, dependem do volume necessário na área a ser tratada (Figuras 24.44 a 24.46).

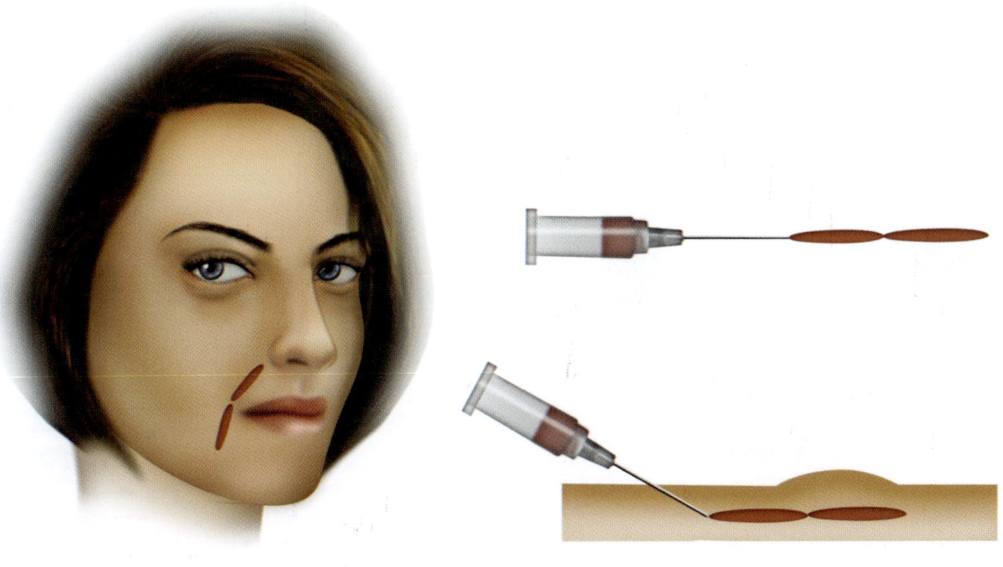

Figura 24.43. Técnica de retro injeção.

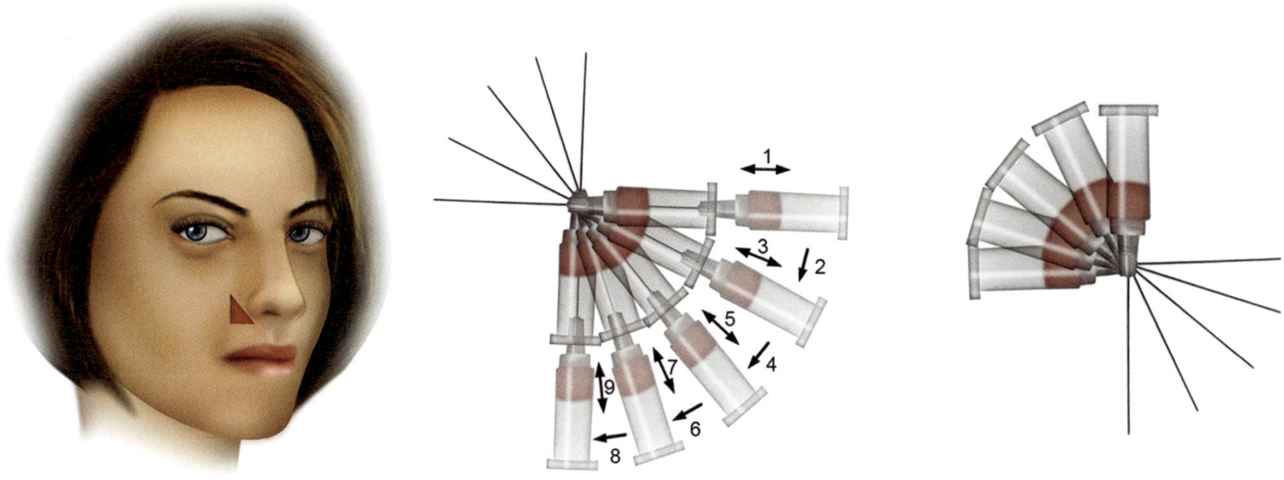

Figura 24.44. Técnica em leque.

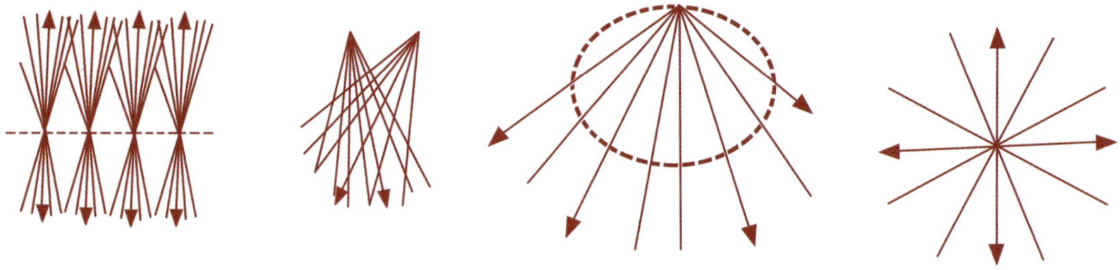

Figura 24.45. Diferentes opções da técnica de retro injeção em leque.

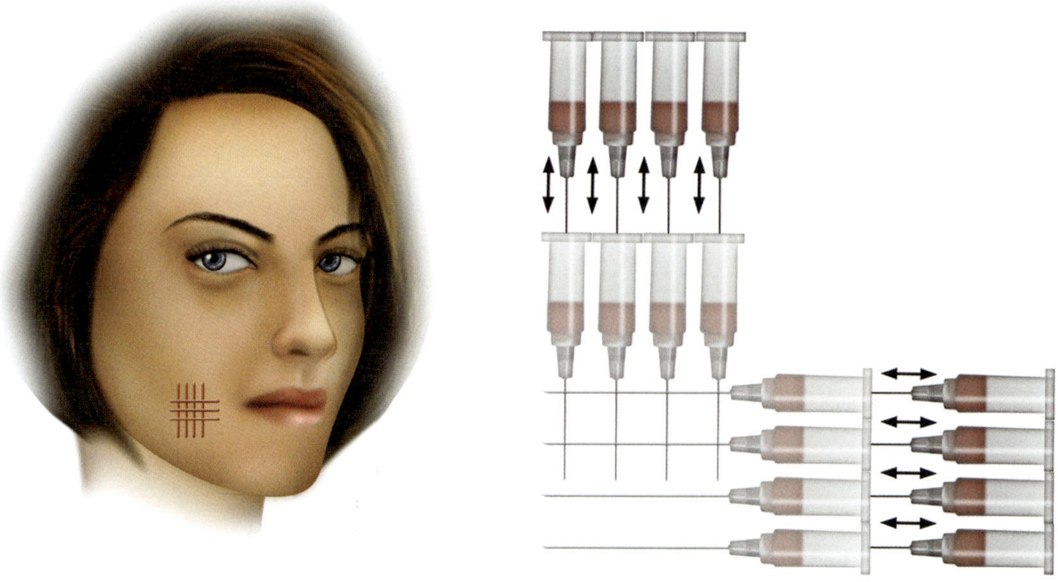

Figura 24.46. Técnica em cruzamento.

Na **técnica de injeção retrógada em forma de punctura ou seriada**, utiliza-se a punctura ou a aplicação ponto a ponto do material por retro injeção com deposição de pequenas quantidades de material em cada ponto. As puncturas não devem ser muito próximas para que não forme aspecto de rosário. As duas técnicas podem ser associadas (Figura 24.47).

A **técnica de deposição, em bolos ou punctura profunda (bólus)** consiste na aplicação em bolos do material de preenchimento após marcação, de pequenos círculos, da área a ser tratada. Introduz-se a agulha em ângulo reto, perpendicular à superfície da pele, alcançando plano profundo, subcutâneo ou supraperiosteal, afasta-se 1 mm do plano e procede-se à injeção do material em bolo somente nas áreas marcadas com círculos. Essa técnica tem sido empregada em áreas de pele fina, como têmporas, olheiras, triângulo nasal, próximo à asa nasal, e pescoço (Figura 24.48).

A **técnica em torre** é uma variante da técnica de depósito que permite criar bases de suporte (depósito do material) mais profundas, como torres. Utilizada em áreas que tenham uma estrutura óssea de base ou uma derme ou um subcutâneo mais espesso, como sulcos nasolabiais, linhas de marionete, região mentoniana e cauda da sobrancelha. A principal indicação é como revolumizador em pacientes com um grau de ptose da região, de leve a moderado.

A agulha é inserida verticalmente (perpendicular) à pele e penetra até a porção mais profunda na base da localização anatômica. Aspira-se e injeta-se o preenchedor em quantidades decrescentes, como uma torre invertida, para criar um suporte em pirâmide. O desconforto é mínimo, já que a agulha permanece parada no local da injeção (Figura 24.49).

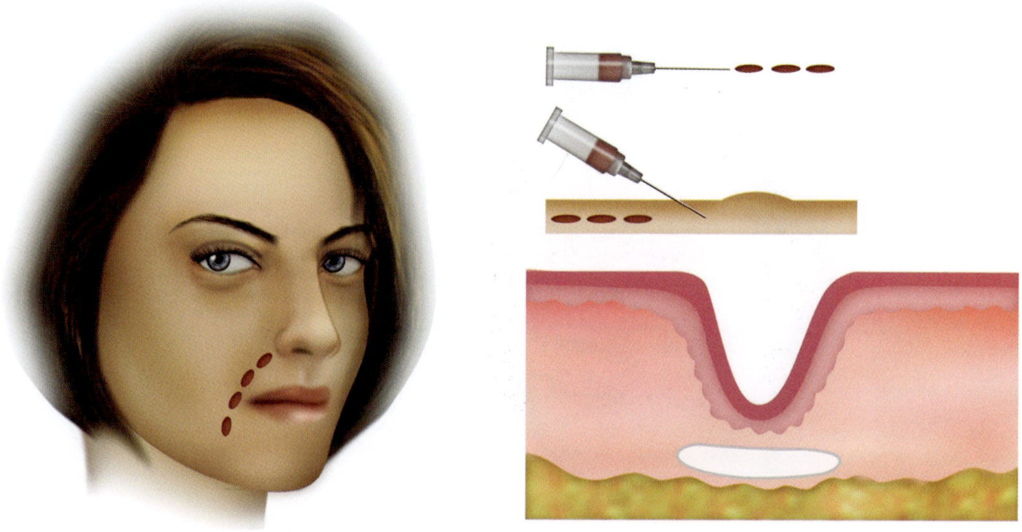

Figura 24.47. Técnica retrógada em forma de punctura e seriada.

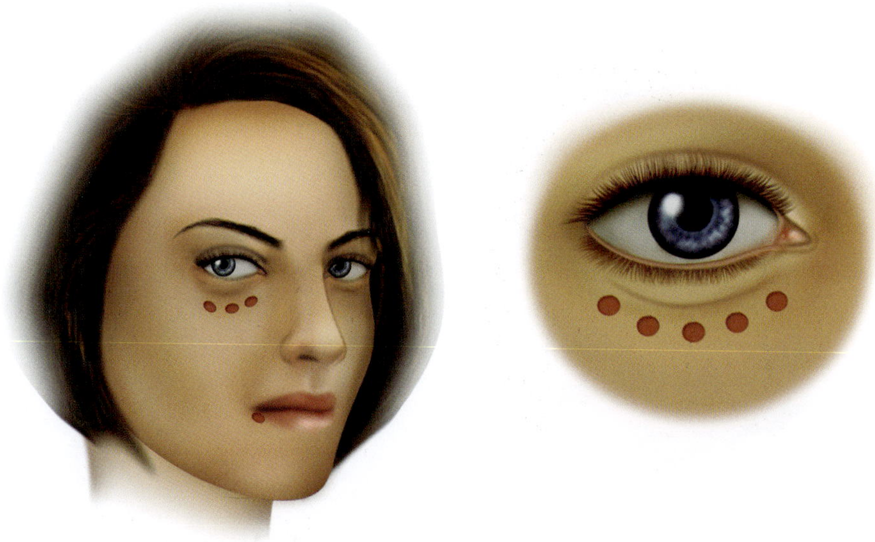

Figura 24.48. Técnica de deposição ou em bolos.

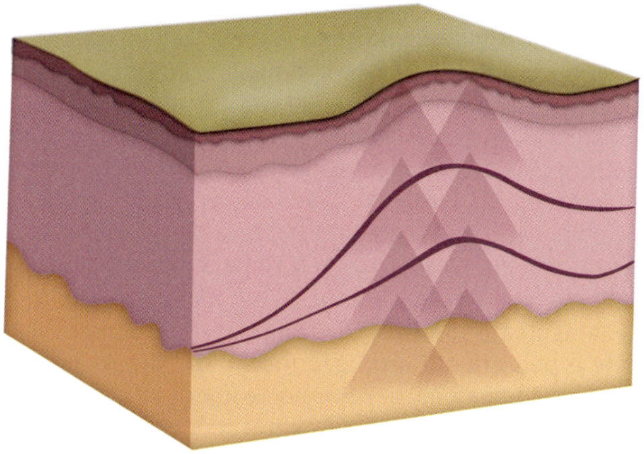

Figura 24.49. Técnica em torre.

A **técnica de aplicação por camadas** consiste na aplicação por camadas e é recomendada a correção de reparos mais profundos. Aplica-se produtos diferentes em planos diferentes (técnica em sanduíche).

A **técnica de samambaia** consiste na aplicação do produto transversalmente à ruga, fazendo um ângulo de 90° com a ruga. Inicialmente, introduz-se a agulha sob a ruga, um pouco antes da linha do sulco e, posteriormente, ponto a ponto de forma retrógada e descendente, formando vários pilares ao longo da ruga. Ideal para sulcos, onde é observado um leve degrau provocado pela flacidez da pele, como nos nasogenianos (Figura 24.50).

A **técnica em antero injeção** consiste em introduzir a agulha e injetar no movimento de introdução da agulha (Figura 24.51).

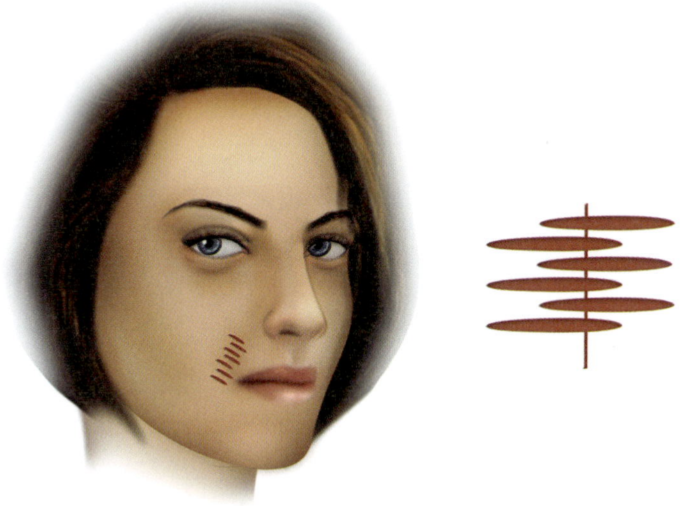

Figura 24.50. Técnica de samambaia.

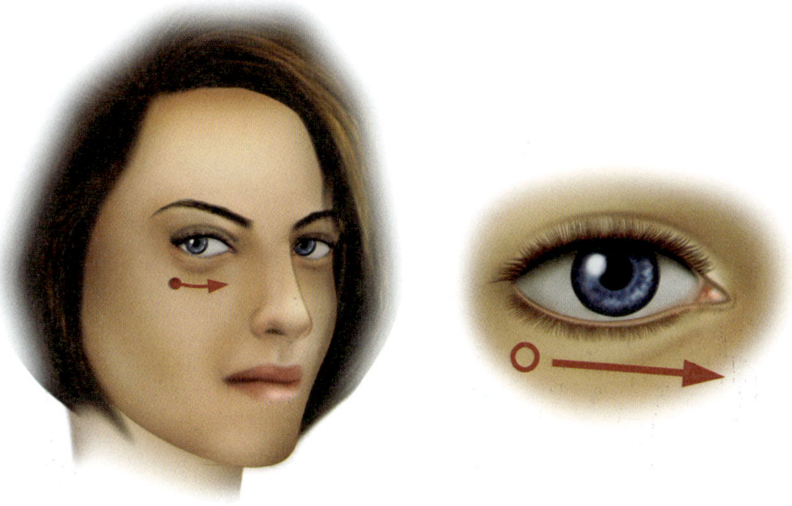

Figura 24.51. Técnica em antero injeção.

Todas as técnicas podem ser combinadas no mesmo paciente, dependendo da região anatômica a ser tratada e da necessidade.

A aplicação dos preenchedores pode ser feita com agulha ou com microcânula, dependendo da preferência do médico. Todas as técnicas têm vantagens e desvantagens, assim como limitações. O uso da agulha é mais simples e mais preciso que o uso da cânula, mas há o risco maior de sangramento e formação de hematomas pelo trauma do bisel cortante. O uso da cânula em locais muito vascularizados, como o dorso das mãos, protegerá os vasos da região, além de permitir o preenchimento de áreas mais extensas, planos mais profundos e maiores volumes com maior segurança.

Existe uma variedade de microcânulas descartáveis de diferentes diâmetros (gauges), comprimentos e desenhos, disponíveis no mercado e aprovadas pelo FDA.

As microcânulas descartáveis variam em diâmetro, comprimento e flexibilidade (flexíveis ou rígidas). As mais longas, 50 mm, 70 mm, ou mais, tendem a ser mais flexíveis que as mais curtas. As de menor diâmetro 27 G são mais flexíveis, e as 22 G, mais rígidas.

O procedimento com microcânula é realizado marcando-se a área a ser tratada e, com um círculo, a região para realizar o botão anestésico que corresponde ao acesso da cânula. Depois, faz-se uma incisão com o bisel da agulha, sempre um gauge a menos que o gauge da microcânula a ser utilizada (26 G para cânulas 27 G e 23 G para cânulas 25 G) e introduz-se a cânula acoplada à seringa com o implante. Com leve tração, são vencidas as traves fibróticas dérmicas e alcançado o plano correto. O material é injetado, respeitando-se o plano de aplicação escolhido e a técnica adequada.

Na Tabela 24.1, relaciona-se a preferência das microcânulas para áreas e implantes específicos.

A melhor técnica e o melhor plano de aplicação estão diretamente relacionados com a indicação e com a escolha correta do material para implante, assim, como com o domínio da técnica pelo injetor.

A utilização de microcânulas para implante produz menos dor, hematomas, edema e vermelhidão, e minimiza os riscos de complicações.

Tabela 24.1. Preferência das microcânulas para áreas e implantes específicos.

Área	*Microcânulas (diâmetro e comprimento)*	*Produtos (preenchedores)*
Pálpebra inferior	25 G – 38 mm	AH (ácido hialurônico)
Pálpebra superior e cauda da sobrancelha	27, 25 ou 22 G – 38 mm ou mais longa	AH
Região central da face	25 ou 22 G – 38 mm ou mais longa	AH, CaHa (hidroxiapatita de cálcio), PLLA (ácido poli-L-láctico)
Têmporas	25 ou 22 G – 38 a 70 mm	CaHa, PLLA e AH
Contorno facial (face inferior)	25 ou 22 G – 38 mm ou mais	CaHa e AH
Lábios	27 ou 25 G – 38 mm	AH
Mãos	25 ou 22 G – 38 mm ou mais	CaHa e AH
Corpo	22 G – 50 mm e 70 mm	CaHa, PLLA e AH

24.5 Ácido Hialurônico – Preenchimento do Terço Superior

• Fabiana Braga França Wanick

Introdução

Com o envelhecimento, a face sofre alterações decorrentes da atividade dos músculos da mímica, da diminuição do tecido adiposo e da elasticidade tecidual. O exame do rosto da paciente que busca um tratamento estético e/ou de rejuvenescimento deve ser feito de modo completo com objetivo na beleza, harmonia e naturalidade.

O terço superior pode ser considerado parte valiosa da "moldura" do rosto e sua importância não está apenas na forma, mas na maneira como a estrutura dessa região pode influenciar no posicionamento das sobrancelhas, na sustentação das pálpebras superiores e da região malar lateral. Em geral, o tratamento do rosto com preenchimento é feito inicialmente pelo terço médio, apesar de já ser consenso que o tratamento da região temporal também pode influenciar no resultado do terço médio tratado. Por isso, alguns autores incluem a abordagem da têmpora quando o objetivo for sustentar e promover efeito de *lifting* do terço médio.[1]

Os limites do terço superior são definidos pela implantação frontal e temporal dos cabelos, e por uma linha horizontal traçada na altura da crista orbicular superior.

Fazem parte do terço superior as regiões frontal, temporal, glabelar e do supercílio.

Em geral, o terço superior não faz parte da análise do formato do rosto, mas faz toda a diferença na análise da beleza do rosto como um todo. Por isso, a importância deste capítulo inteiramente dedicado ao preenchimento dessa região.

Considerações anatômicas

A região do terço superior possui particularidades anatômicas de grande importância para o tratamento com preenchimento. De modo simples e geral, é possível dizer que o tecido subcutâneo é escasso, a dinâmica muscular é intensa e há vasos que interligam os sistemas carotídeos interno e externo. Detalhes sobre todos esses pontos podem ser encontrados no Capítulo 24.2 Anatomia da Face.

Exame clínico (*assessment*)

O exame da paciente deve ser realizado em posição ortostática ou sentado sem apoio na cabeça, seguindo o plano horizontal de Frankfurt (linha imaginária entre a borda inferior da órbita e a porção mais superior do conduto auditivo externo). E a avaliação do terço superior deve ser feita nas posições: frente, oblíqua e perfil (Figura 24.52).

Na posição de frente, é possível observar o posicionamento das sobrancelhas, a concavidade na região temporal e as áreas de luz e sombra na fronte e glabela. Na posição oblíqua, podem ser mais bem visualizadas a posição da cauda da sobrancelha, a perda de suporte na região glabelar e do supercílio, que podem ser percebidas como áreas de "sombra". E na posição de perfil, pode-se ver bem o contorno da fronte (concavidade/convexidade) e a borda superior da órbita (Figura 24.52).

No exame, a iluminação é um detalhe que faz toda a diferença. A luz posicionada na frente, em *flash*, deve ter intensidade suficiente para mostrar detalhes sem esconder completamente as sombras do rosto e sem produzir muito brilho nas áreas mais convexas. Diferenças no tipo de *flash* e na graduação da luz podem ser suficientes para modificar completamente um rosto. Já a luz posicionada sobre a cabeça facilita a percepção das sombras, dos sulcos e das diferenças de contorno (Figura 24.53).

Muitas vezes, a percepção do contorno das regiões frontal, temporal e do supercílio pode ser auxiliada pela palpação dessas áreas, uma vez que os compartimentos de gordura no terço superior são escassos e as alterações de contorno ósseo são facilmente percebidas ao toque.

Após esse exame cuidadoso, as áreas que necessitam de correção são sinalizadas e os vasos superficiais visíveis são demarcados para que o risco de equimose e injeção intravascular seja minimizado. Vasos arteriais profundos podem ser palpados para que sua localização também seja incluída no desenho. Muitas vezes, um exame de ultrassonografia tem grande valor para a melhor visualização da anatomia de risco vascular.

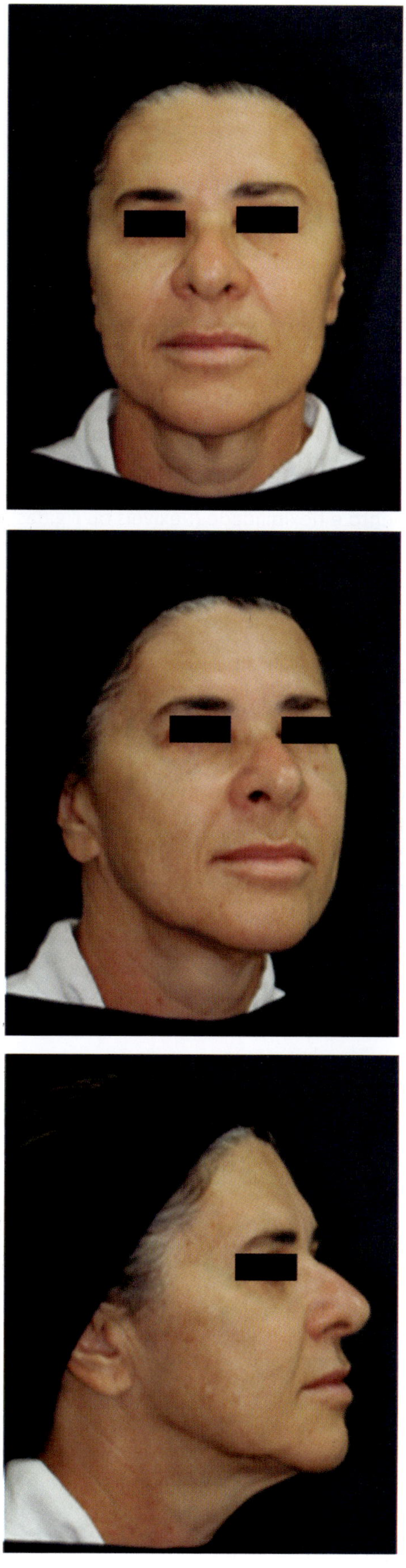

Figura 24.52. Avaliação facial para preenchimento do terço superior: fotografias da paciente nas posições de frente, oblíqua e perfil. *Fonte:* Acervo da autoria do capítulo.

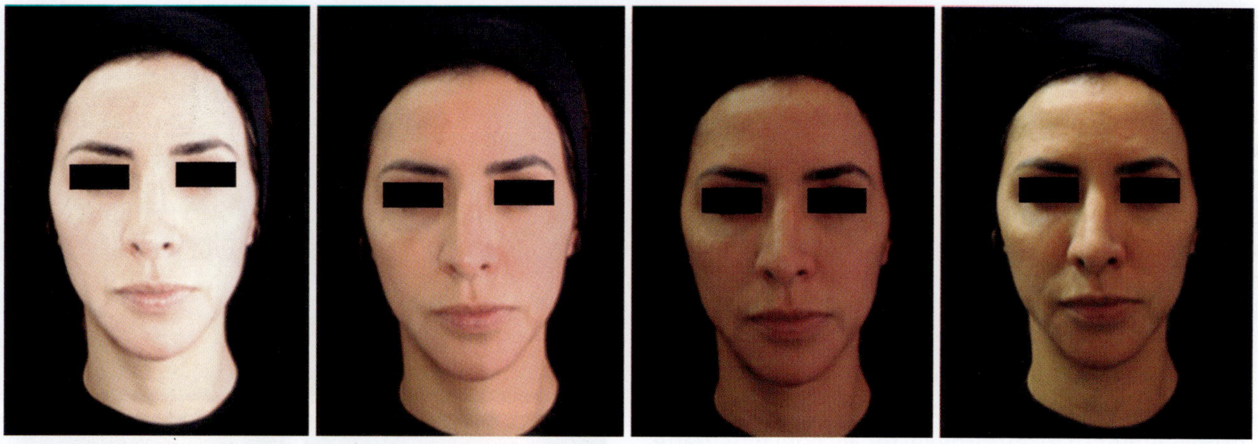

Figura 24.53. Fotografia do rosto com diferentes tipos de luz e *flash*.
Fonte: Acervo da autoria do capítulo.

Alterações do terço superior com o envelhecimento

O envelhecimento cronológico provoca alterações na face decorrentes do afinamento da epiderme e derme, da atrofia dos compartimentos de gordura, da absorção óssea em determinados pontos e das alterações nos músculos que se tornam mais alongados, com maior tônus e menor amplitude de movimento.[2]

Na região frontal, surgem rugas horizontais pelo movimento repetido do músculo frontal e rugas verticais ou diagonais pelo posicionamento do rosto ao dormir (rugas de posição ou *sleep lines*). Há aumento da concavidade nas laterais da fronte pela absorção óssea e diminuição dos compartimentos de gordura, o que diminui o suporte da sobrancelha e contribui para a ptose palpebral, também causada pela diminuição de fibras elásticas e colágeno.

A região da glabela começa a apresentar os primeiros sinais do envelhecimento a partir das linhas glabelares, pela contração dos músculos corrugadores e prócerus. Pessoas com fotofobia ou muito irritadas e bravas, tendem a usar mais essa musculatura e desenvolvem ainda jovens as rugas glabelares. Além disso, durante o envelhecimento, pode haver protrusão da glabela e das cristas supraorbitais em razão do aumento na deposição óssea nessa região.[2]

À medida que os anos passam, há diminuição dos compartimentos de gordura e do volume do músculo temporal, além de também haver aumento da absorção do osso temporal. Consequentemente, a região temporal fica cada vez mais convexa, com maior proeminência do osso zigomático e linha temporal, e os vasos temporais superficiais tornam-se mais visíveis.

Diante do que já foi descrito nos parágrafos anteriores, a região supraorbital lateral ou do supercílio, também conhecida como ROOF (*retro orbicular ocular fat*), sofre perda de volume e ptose com o envelhecimento. Nessa área, a perda do volume ósseo e dos compartimentos de gordura influenciam a posição do ligamento de retenção do músculo orbicular que deixa de ser horizontalizado, contribuindo para a diminuição do tônus muscular e a consequente ptose do supercílio.[2]

Preenchimento por área

□ Frontal

O preenchimento da região frontal pode ser feito com cânula ou agulha, dependendo da habilidade e experiência do médico injetor, conforme demonstrado na Figura 24.54. No caso de cânula, dá-se preferência pela 22 G que deve penetrar na pele em um ângulo de 45° até que encoste no periósteo, que é por onde a cânula deve deslizar, ou seja, o preenchimento deve ser feito entre a gálea e o periósteo. O ponto de entrada pode ser feito lateralmente à crista temporal em ambos os lados. O produto deve ser injetado lentamente em anteroinjeção ou retroinjeção, em alíquotas de 0,02 a 0,05 mL por linha, com técnica em leque seguida de massagem.

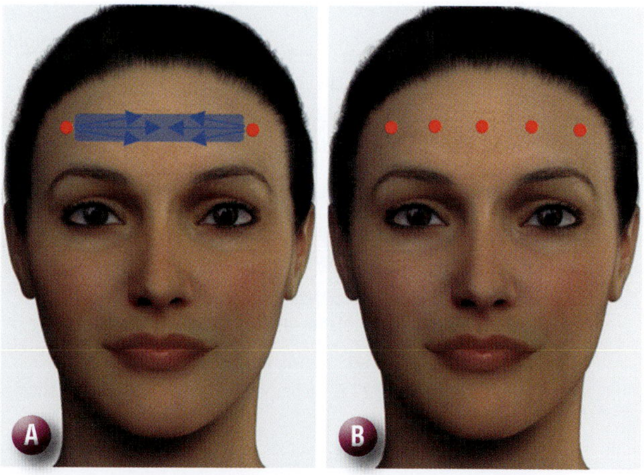

Figura 24.54. Esquemas demonstrativos dos pontos de entrada na pele, da técnica e da área de tratamento na região frontal. (A) Técnica com cânula. (B) Técnica com agulha.
Fonte: Acervo da autoria do capítulo.

Se a opção for preencher com agulha, o calibre de escolha é de 27 G, e o ângulo de entrada na pele entre 45° e 90° até atingir delicadamente o periósteo. Antes de iniciar a injeção, é impreterível a aspiração por 7 a 10 segundos. A quantidade de produto injetado por ponto varia entre 0,025 e 0,1 mL, distribuídos nas áreas necessárias da fronte, e seguido de massagem imediata. Logo após cada injeção em bólus, também deve ser feita massagem. Em geral, seja com o uso de cânulas, seja com agulhas, a área de escolha para preenchimento deve ser no meio da fronte, onde os vasos supraorbitários e supratrocleares já se encontram nas camadas mais superficiais.[3] O produto escolhido para o preenchimento frontal deve ter viscoelasticidade suficiente para proporcionar volumização discreta, efeito de *lifting* e ser moldável (Quadro 24.2). A Figura 24.55 mostra uma paciente antes e logo após ter sido submetida ao preenchimento da região frontal.

A região frontal possui algumas particularidades anatômicas que podem influenciar no resultado final do preenchimento e, portanto, o procedimento merece atenção. O preenchimento com cânula no compartimento superficial central de gordura pode ficar restrito e não migrar para os compartimentos laterais mesmo com massagem porque os feixes neurovasculares limitam a comunicação entre os compartimentos central e laterais. Existem também os septos fibrosos de adesão dispostos entre a fáscia posterior do músculo frontal e o periósteo, que fazem com que o gel migre verticalmente quando massageado. E caso o preenchimento seja feito mais próximo à borda orbitária superior, o gel pode migrar para a pálpebra superior através dos feixes neurovasculares supraorbital e supratroclear, ocasionando um

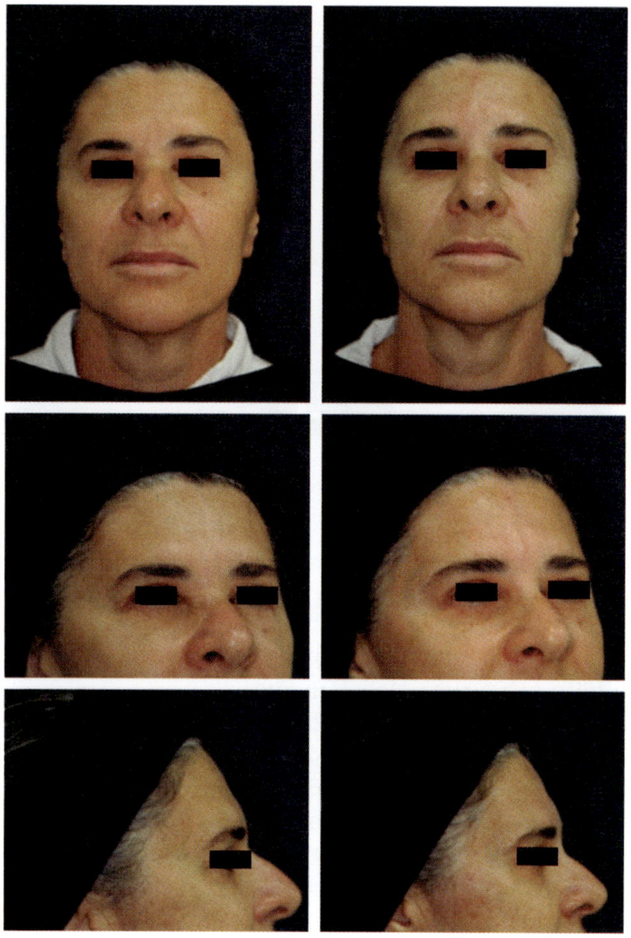

Figura 24.55. Fotografias de antes e depois de uma paciente submetida a preenchimento nas regiões frontal (técnica com cânula), temporal (técnica com agulha) e glabelar (técnica com cânula).
Fonte: Acervo da autoria do capítulo.

Quadro 24.2. Características reológicas e marca dos produtos utilizados por região do rosto.

Região	*Técnica de injeção*	*Características reológicas*	*Marca dos produtos*	*Quantidade injetada/ ponto*
Fronte	Bólus com agulha 27 G no plano periósteo	Média a baixa viscoelasticidade, altas coesividade e moldabilidade	Juvéderm Volift, Belotero Balance, Restylane Refyne, Teosyal Global, Hidryalix Gentle	0,1 a 0,2 mL por ponto
	Anteroinjeção ou retroinjeção em leque com cânula 22 G no plano periósteo			0,1 a 0,2 mL por linha
Glabela	Microgotas com agulha no plano intradérmico	Média viscoelasticidade, altas coesividade e moldabilidade	Juvéderm Volift, Belotero Balance, Restylane Refyne, Teosyal Global, Hidryalix Gentle	0,01 a 0,02 mL por ponto a cada 2 mm
	Bólus com agulha no plano periósteo	Média a alta viscoelasticidade, altas coesividade e moldabilidade	Juvéderm Voluma, Belotero Intense, Restylane Perlane, Teosyal Deep lines, Hidryalix Deep	0,1 a 0,2 mL
	Retroinjeção em leque com cânula no plano submuscular/periósteo			0,1 a 0,2 mL por linha com cânula
Temporal	Anteroinjeção ou retroinjeção em leque com cânula 22 G no plano subcutâneo	Média a baixa viscoelasticidade, altas coesividade e moldabilidade	Juvéderm Volift, Belotero Balance, Restylane Refyne, Teosyal Global, Hidryalix Gentle	0,2 mL por linha injetada, com cânula
	Bólus com agulha 27 G no plano periósteo	Altas viscoelasticidade e coesividade	Juvéderm Voluma, Belotero Volume, Restylane Defyne ou Lift, Teosyal Deep lines ou Ultra Deep, Hidryalix Deep ou Ultra Deep	Até 1 mL injetado no periósteo
Supercílio (ROOF)	Anteroinjeção ou retroinjeção em leque com cânula 22 G no plano subcutâneo	Média viscoelasticidade, altas coesividade e moldabilidade	Juvéderm Volift, Belotero Balance, Restylane Refyne, Teosyal Global, Hidryalix Gentle	0,2 a 0,5 mL por lado

Fonte: Desenvolvido pela autoria do capítulo.

efeito inestético. Portanto, a técnica mais indicada para o preenchimento da região frontal superficial ou profunda deve ser a que utiliza cânula 22 G com movimentos de subincisão para que os feixes ou septos sejam delicadamente rompidos ou perfurados, permitindo que o resultado fique uniforme e natural.[3]

□ Glabela

A região da glabela pode ter um grande benefício com o preenchimento, pois é uma área em que se faz necessário o uso de toxina botulínica regularmente para que a expressão da paciente se mantenha leve e sem aparência de brava ou preocupada. O uso do preenchimento com ácido hialurônico em associação ou não à toxina botulínica nessa área melhora o efeito e aumenta a durabilidade do resultado.

A utilização de agulha no preenchimento da glabela só pode ser feita se a injeção for intradérmica ou no periósteo, conforme demonstrado na Figura 24.56. Na técnica de injeção intradérmica, o preenchimento é feito sob a ruga glabelar, com agulha 27 G ou 30 G a 30° em relação à superfície, de maneira que apenas o bisel posicionado para cima penetre na pele. São injetadas microgotas de 0,01 mL por ponto a cada 2 a 3 mm até tratar toda a ruga, usando um produto moldável e de baixa viscosidade, conforme sugerido no Quadro 24.2.[4] Para a injeção no periósteo, utiliza-se agulha 27 G que deve penetrar na pele em um ponto central entre as sobrancelhas e próximo a origem do músculo prócerus, até o periósteo.[5] Com a mão firme, deve ser feita aspiração por 7 a 10 segundos antes de injetar lentamente 0,05 a 0,2 mL de produto. O produto de escolha para essa região deve ter viscoelasticidade suficiente para não migrar ou deformar com os movimentos dos músculos da região ou mesmo pela ação da gravidade.

A técnica com cânula pode ser realizada de duas maneiras, descritas a seguir e também ilustradas na Figura 24.56. Na primeira, três pontos equidistantes são desenhados sob a ruga glabelar, onde agulha 23 G será penetrada a 90° até o periósteo. O sangramento das puncturas é então observado, e se for ausente ou lento e bem pequeno, dá-se o seguimento com a colocação da cânula 25 G até o periósteo. Antes de injetar 0,05 a 0,2 mL do gel em cada ponto, deve ser sempre feita aspiração por 7 a 10 segundos para garantir que a cânula não se encontra posicionada na luz de um vaso.[6] Outra maneira de realizar o preenchimento glabelar com cânula é através de um orifício de entrada com agulha 21 G realizado na região central e no meio da fronte, pelo qual coloca-se uma cânula 22 G em direção ao periósteo. Lentamente e com movimentos circulares, a cânula é direcionada para a região da glabela, onde o preenchimento é realizado em bólus de 0,05 a 0,2 mL após aspirar por 7 a 10 segundos. O produto de escolha para ambas as técnicas com cânula segue o raciocínio da técnica que utiliza agulha no periósteo descrita no parágrafo anterior. O resultado final de um paciente tratado com a técnica com cânula em leque e agulha em microgotas pode ser visto na Figura 24.57.

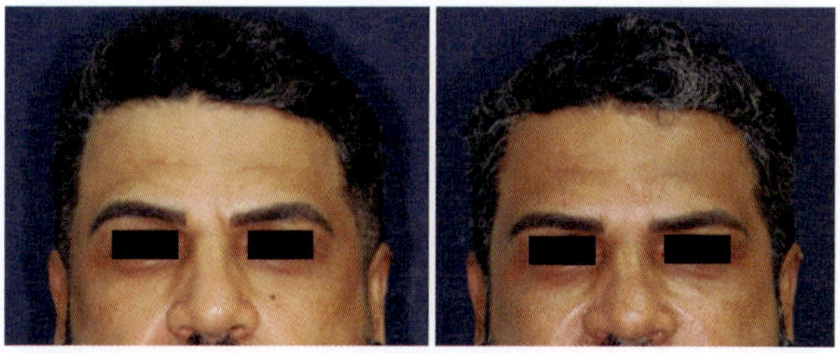

Figura 24.57. Fotografias de antes e depois de um paciente submetido a preenchimento glabelar (técnica com cânula e agulha ponto a ponto).
Fonte: Acervo da autoria do capítulo.

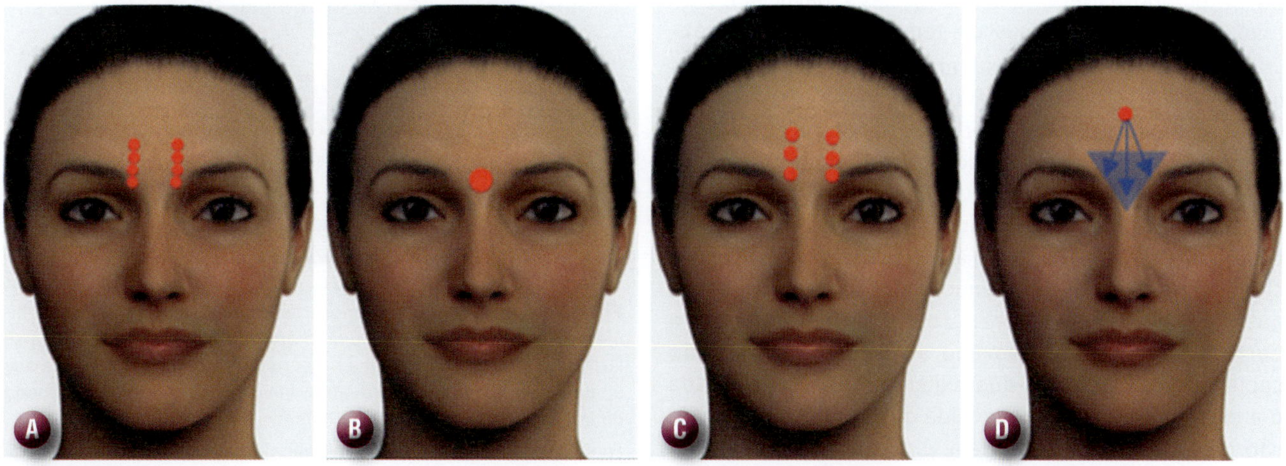

Figura 24.56. Esquemas demonstrativos dos pontos de entrada na pele, da técnica e da área de tratamento na região da glabela. (A) Técnica com agulha em microgotas. (B) Técnica com agulha em bólus no periósteo. (C) Técnica com cânula em microbólus. (D) Técnica com cânula em leque.
Fonte: Acervo da autoria do capítulo.

▫ Temporal

O preenchimento da região temporal contribui enormemente para o rejuvenescimento facial, uma vez que um rosto jovem possui essa área mais convexa, o que garante mais harmonia no contorno e melhor suporte para a cauda da sobrancelha e região zigomática.

De modo didático e prático, pode-se delimitar a região temporal usando os seguintes limites anatômicos:

- **limite superior:** linha temporal;
- **limite anterior:** parede lateral da órbita;
- **limite inferior:** borda superior do arco zigomático;
- **limite posterior:** implantação do couro cabeludo.

A fossa temporal tem como limite profundo o periósteo dos ossos frontal, esfenoide, parietal e temporal, e contém diversas estruturas relevantes para a segurança do tratamento com preenchimento. Detalhes sobre essas estruturas e seus planos, podem ser encontradas no Capítulo 24.2 Anatomia da Face.

Em 2012, Hervé Raspaldo[7] classificou a região temporal em quatro estágios de acordo com a concavidade observada com o envelhecimento:

- **Estágio 1:** a região temporal encontra-se convexa ou linear, acompanhando o contorno lateral e superior do rosto.
- **Estágio 2:** há discreta concavidade na região temporal.
- **Estágio 3:** há aumento da concavidade na região temporal, com percepção dos vasos e ptose da sobrancelha.
- **Estágio 4:** há aumento importante da concavidade na região temporal, com aspecto esqueletizado e percepção bem evidente dos limites ósseos e vasos superficiais.

A técnica de preenchimento escolhida, o tipo de ácido hialurônico e a quantidade usada na aplicação dependem da avaliação do rosto, da concavidade da região temporal e do objetivo desejado com o tratamento. O preenchimento da região temporal pode ser realizado em três diferentes planos: 1) no subcutâneo; 2) logo abaixo da fáscia temporoparietal (entre as fáscias superficial e profunda); e 3) abaixo do músculo temporal (no periósteo).

Para o preenchimento superficial, no plano subcutâneo, devem ser utilizadas cânulas de calibre 21 ou 22 G. O ponto de entrada deve ser feito na altura do arco zigomático próximo à sutura do zigoma com o osso maxilar, usando agulha 18 ou 22 G, dependendo da cânula a ser usada. No plano subcutâneo, a cânula desliza suave e delicadamente em direção à linha temporal e o preenchimento é realizado em leque, que se inicia na porção anterior da fossa temporal e pode se estender até a parte mais posterior próximo a área de implantação capilar (Figura 24.58). A quantidade de produto injetada e a extensão da área preenchida dependerão da indicação para o paciente, e podem variar de 0,5 a 2 mL por lado. Antes de começar a injeção, faz-se necessário avaliar a mobilidade da cânula para conferir se o plano desejado está correto, e deve-se sempre aspirar antes de injetar para diminuir a chance de se fazer uma inadvertida injeção intravascular. Ao terminar, é imprescindível massagear a região delicadamente para assegurar que o resultado fique uniforme, como o demonstrado na Figura 24.59. O produto escolhido para ser injetado com essa técnica deve ser fluido, coeso e capaz de promover um efeito de *lifting* da região, e as melhores opções podem ser encontradas no Quadro 24.2.

No caso do preenchimento profundo, a técnica mais segura é a que se faz com agulha 27 G, em bólus, entrando em ângulo perpendicular à pele até encostar delicadamente no periósteo em um ponto posicionado 1 cm acima e 1 cm lateralmente em ângulo reto, a partir da junção entre o tubérculo supraorbital lateral e a linha temporal – técnica *one up and one over*, descrita pelo cirurgião plástico canadense Arthur Swift. A mão deve se manter firme durante a injeção contínua e lenta de no máximo 1 mL do produto, e que só deve ter início após se realizar aspiração negativa por 7 a 10 segundos.[8] Com essa técnica, é importante que o produto seja firme o suficiente para não migrar, e as opções sugeridas podem ser encontradas no Quadro 24.2.

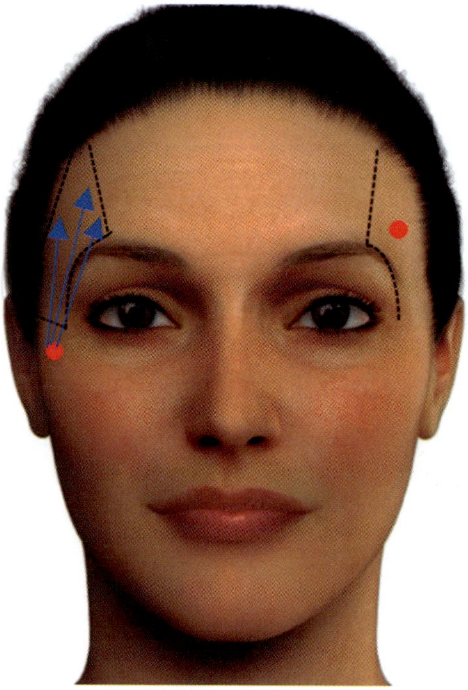

Figura 24.58. Esquema demonstrativo das técnicas de preenchimento da região temporal. Do lado direito do esquema, encontra-se ilustrada a técnica com agulha no periósteo, conforme a técnica *one up and one over*. Do lado esquerdo, encontra-se os limites e o modo de injeção da técnica em leque no subcutâneo.
Fonte: Acervo da autoria do capítulo.

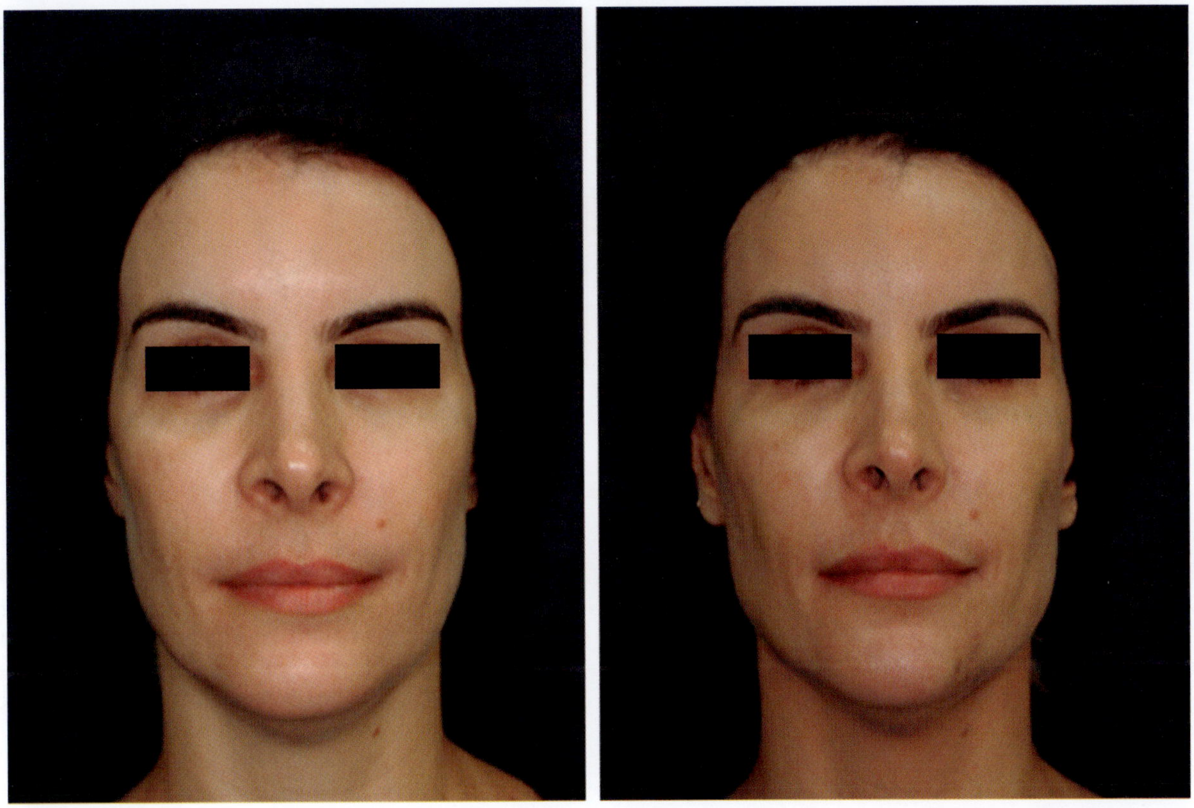

Figura 24.59. Fotografias de antes e depois de uma paciente submetida a preenchimento temporal com a técnica *one up and one over*.
Fonte: Acervo da autoria do capítulo.

□ Supercílio (*eyebrow*)

O preenchimento da região do supercílio produz grande impacto no reposicionamento da sobrancelha e no olhar da paciente. Pelo risco de injeção intravascular, é indicado o uso de cânula 22 G para a injeção do gel de ácido hialurônico, que deve ser moldável e firme o suficiente para oferecer um resultado de *lifting*, sem risco de migrar ou pesar. As marcas de produtos mais indicadas estão descritas no Quadro 24.2.

O ponto de entrada da cânula deve ser lateralmente à cauda da sobrancelha, em um ângulo de 45° com a pele para que a cânula deslize através do compartimento de gordura que fica por baixo do músculo orbicular dos olhos até a linha médio pupilar. Deve ser realizada anteroinjeção ou retroinjeção delicada e em leque de até 0,5 mL de produto por lado sob a sobrancelha, que pode ser estendida até 1 cm acima para melhorar o suporte e permitir melhor uniformidade entre as regiões do supercílio e frontal (Figura 24.60). Uma paciente submetida ao tratamento do supercílio com essa técnica ilustra o resultado obtido na Figura 24.61.

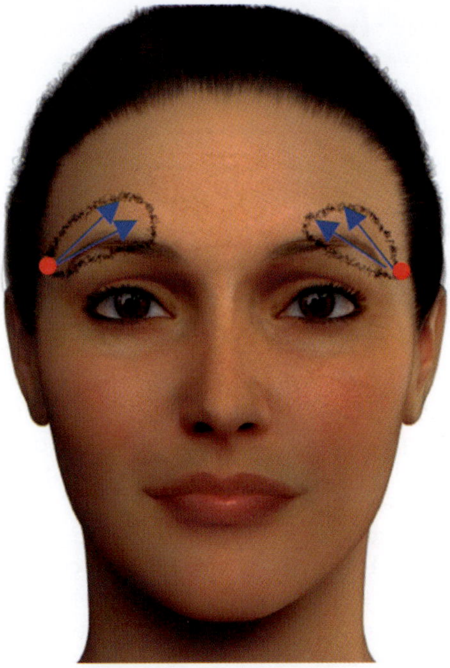

Figura 24.60. Esquema demonstrativo da área de tratamento da região do supercílio (ROOF – *retroorbicular fat*).
Fonte: Acervo da autoria do capítulo.

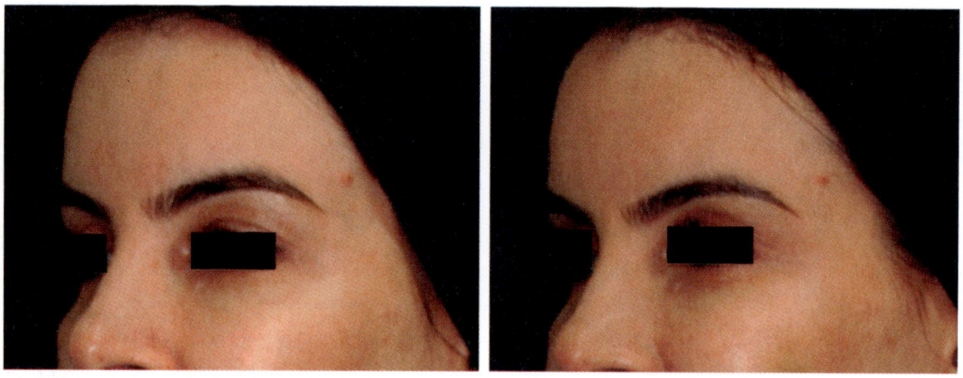

Figura 24.61. Fotografias de antes e depois de uma paciente submetida a preenchimento da região do supercílio com cânula.
Fonte: Acervo da autoria do capítulo.

Complicações

O preenchimento do terço superior é considerado de alto risco para complicações vasculares, mas esse assunto será abordado no Capítulo 24.19 Ácido Hialurônico: Complicações e Tratamentos, especialmente dedicado às complicações.

Conclusão

A avaliação do rosto de modo completo, incluindo o terço superior, cada vez mais faz parte do nosso dia a dia. É uma região de análise perspicaz, técnica difícil e delicada, principalmente pelo alto risco de complicações vasculares.

24.6 Ácido Hialurônico – Preenchimento do Terço Médio

- André Braz
- Thais Sakuma

Região maxilar e zigomática

Um rosto feminino jovem e atraente se caracteriza por uma região maxilar e zigomática bem contornadas. Esse formato é melhor visualizado no ângulo de 45° e tem sido utilizado para acentuar a beleza da face por pintores desde a antiguidade e, mais recentemente, por fotógrafos e modelos. Nesse ângulo, o contorno do rosto apresenta o formato da letra grega S (ou sigma), também chamada linha "cimácio". Entretanto, o remodelamento ósseo decorrente do processo de envelhecimento associado à atrofia dos compartimentos de gordura locais resulta na redução de volume dessa área, que se aplaina gradualmente e, em casos extremos, torna-se côncava. Essa depleção também pode ser causada por perda de peso e predisposição congênita.

□ Anatomia

Compartimentos de gordura

O tecido adiposo do terço médio da face consiste em uma porção superficial e outra profunda. A porção superficial é composta pelos compartimentos nasolabial, malar medial, malar intermediário e malar lateral. A porção profunda é composta pelas porções medial e lateral da gordura suborbicular dos olhos (SOOF) – do inglês *suborbicularis oculi fat* – e pelos compartimentos malar medial profundo e malar lateral profundo. Entre os compartimentos superficiais e a SOOF encontra-se a porção orbital do músculo orbicular dos olhos. Os compartimentos superficiais nasolabial e malar medial recobrem a porção orbitária do músculo orbicular dos olhos, que se origina abaixo da porção palpebral, 0,5 a 1 cm abaixo do rebordo orbitário inferior. Já a SOOF, encontra-se abaixo da porção orbital do músculo orbicular dos olhos, repousando sobre a maxila e o osso zigomático. Para a volumização malar e zigomática, são relevantes os compartimentos malar medial superficial, malar intermediário superficial e a SOOF medial e lateral. No caso do arco zigomático, é relevante o compartimento de gordura único dessa região.

Vascularização

O compartimento de gordura malar medial superficial e a SOOF medial são vascularizados por ramos das artérias facial e infraorbitária. A veia facial atravessa o terço médio da face mais lateralmente que a artéria, e, após passar abaixo do músculo zigomático maior, se superficializa, margeando a SOOF medialmente. Em sua porção superior, está localizada profundamente ao compartimento malar medial superficial e superficialmente à SOOF, logo abaixo do músculo orbicular dos olhos. Mais lateralmente, o compartimento malar intermediário e a SOOF lateral são irrigados por perfurantes da artéria facial transversa e da zigomático-orbitária. Nessa região, as artérias perfurantes são esparsas e calibrosas, ao contrário da região medial, em que são delgadas e numerosas.

O sulco nasolabial é irrigado pela artéria facial, ramo da artéria carótida externa. Após emitir os ramos labiais inferior e superior, a artéria facial segue trajeto na região do sulco nasolabial e emite um ramo septal, que irriga o septo nasal, e um ramo alar, o qual, por sua vez, irriga a asa do nariz. Após emitir esses dois ramos, a artéria facial continua o seu trajeto ascendente e emite o ramo nasal lateral. Este irriga a asa e o dorso do nariz, anastomosando-se com o lado contralateral, com os ramos septal e alar, com o ramo nasal dorsal da oftálmica e com o ramo infraorbital da região maxilar. Por isso, uma das complicações desse preenchimento decorre de injeção intravascular, que se manifesta clinicamente como necrose da asa e da ponta do nariz.

No estudo de Yang et al., a artéria facial foi observada na região do sulco nasolabial em 93,3% dos casos. Em 42,9% dos casos, localizava-se medialmente ao sulco; e em 23,2%, lateralmente. Nos demais casos, a artéria facial cruzou o sulco nasolabial medial ou lateralmente.

Inervação

A inervação sensitiva é feita pelo ramo maxilar do nervo trigêmeo, enquanto a inervação motora é feita pelos ramos temporal e zigomático do nervo facial.

Técnica AB Face

A técnica AB Face pode ser dividida didaticamente em um primeiro passo denominado **estruturação** e um segundo passo denominado **refinamento** da face. A estruturação confere contorno e restaura proporções. Já o refinamento, suaviza as transições entre diferentes áreas topográficas, assim como sulcos e linhas (Figura 24.62).

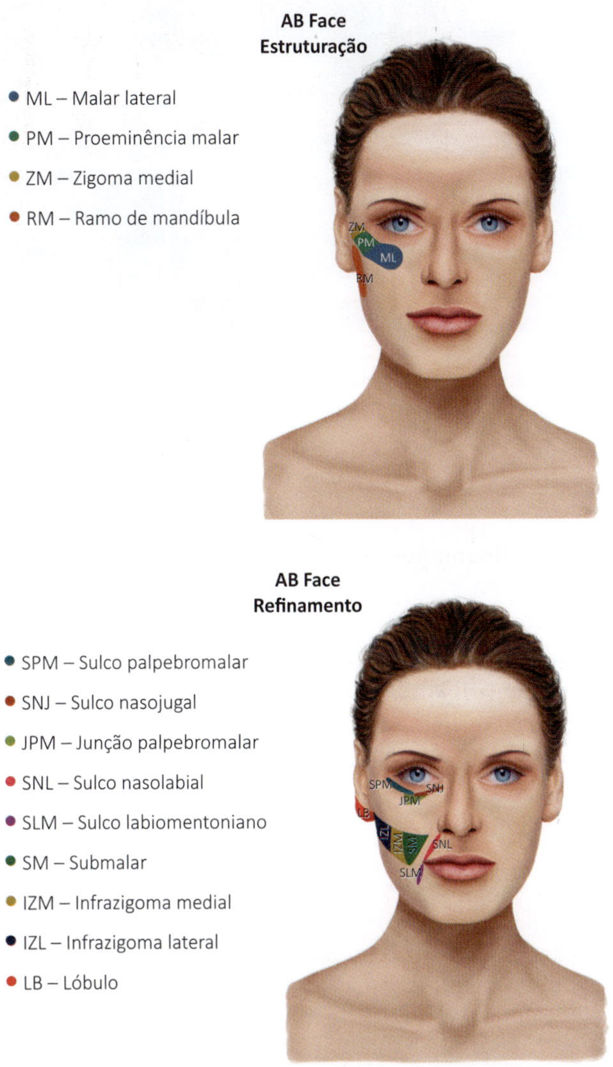

Figura 24.62. Ilustração demonstrando as áreas tratadas no AB *Face structure* (estruturação) e no AB *Face refinement* (refinamento). *Fonte:* Acervo da autoria do capítulo.

Para o **terço médio** a técnica proporciona **estrutura** para as seguintes regiões do rosto:

1) malar lateral;
2) proeminência malar (zigomática);
3) zigoma medial;
4) zigoma lateral;
5) ramo da mandíbula.

A região malar lateral encontra-se lateralmente ao forame infraorbital e pode ser abordada através de cânula 22 G × 40 ou 50 mm, no plano profundo, abaixo da porção orbital do músculo orbicular dos olhos, por retroinjeção (Figura 24.63A). A proeminência malar (zigomática) e o arco zigomático medial podem ser abordados pelo mesmo orifício, também no plano profundo (Figuras 24.63B e 24.63C), igualmente por de retroinjeção.

Já o arco zigomático lateral, é abordado através de um outro orifício (Figura 24.63D), sendo o plano de aplicação subcutâneo superficial. O produto escolhido para estruturar essas regiões é o ácido hialurônico de alta viscoelasticidade ou hidroxiapatita de cálcio com ácido hialurônico. Muitos autores preferem realizar o preenchimento com cânula, em virtude da menor probabilidade de injeção intravascular. Outra opção é preenchimento com agulha, através de depósito de bólus supraperiosteais após prévia aspiração.

A região do ramo da mandíbula (Figura 24.63E) é abordada através de orifício no ângulo de mandíbula, também com cânula 22 G × 40 ou 50 mm, sendo o plano de aplicação subcutâneo. Cautela deve ser tomada para não aprofundar o plano de injeção em razão da presença da glândula parótida. O preenchimento dessa região antecede e "prepara" o rosto para preenchimento das regiões infrazigomáticas lateral e medial.

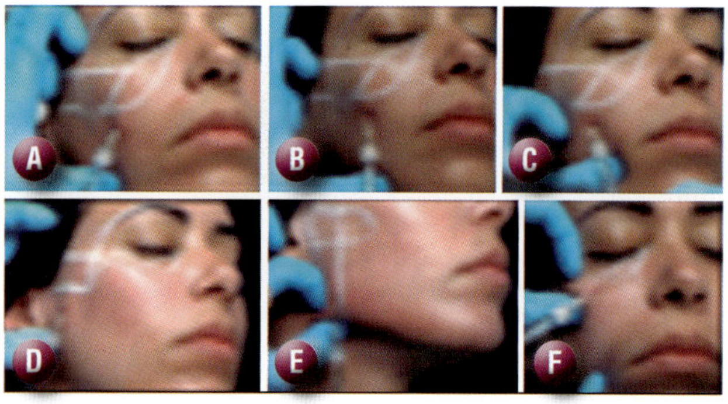

Figura 24.63. Abordagem passo a passo da técnica AB Face. (A) Retroinjeção na região malar lateral. (B) Na proeminência malar (zigomática). (C) Zigoma medial. (D) Zigoma lateral. (E) Ramo de mandíbula. (F) Sulco nasojugal.

Fonte: Acervo da autoria do capítulo.

No **refinamento** facial, as seguintes regiões podem ser tratadas:

1) sulco nasojugal;
2) sulco palpebromalar;
3) junção palpebromalar (*lid cheek junction*);
4) triângulo submalar;
5) região infrazigomática medial;
6) região infrazigomática lateral;
7) sulco nasolabial.

O sulco nasojugal e palpebromalar são injetados através de cânula 25 G × 38 mm no plano submuscular. Já a junção palpebromalar (*lid cheek junction*), através de cânula 22 G × 40 ou 50 mm abaixo da porção orbital do músculo orbicular dos olhos. Triângulo submalar, região infrazigomática medial, região infrazigomática lateral e sulco nasolabial são abordados através de cânula 22 G × 40 ou 50 mm – plano subcutâneo em retroinjeção. Outra possibilidade de abordagem do sulco nasolabial, para casos de linhas finas, é a retroinjeção com agulha na derme média ou profunda. O triângulo perinasal (fossa piriforme) também pode ser preenchido com agulha a 90° no plano supraperiosteal; após aspiração realiza-se bólus no local. Nas Figuras 24.64 a 24.66 são demonstradas as áreas da marcação, além do antes e depois do tratamento.

Complicações

Edema leve a moderado pode ocorrer no pós-procedimento imediato e está relacionado com a quantidade de volume injetado, a propensão individual do paciente, o plano de injeção e o tipo de produto. Hematomas são minimizados com uso de cânula, mas ainda podem ocorrer, mesmo que discretos, no local do orifício para entrada da cânula. Hematoma, eritema, edema e sensibilidade local são resolvidos espontaneamente em 7 a 10 dias. A complicação mais temida é a necrose tecidual decorrente da interrupção do suprimento sanguíneo em virtude da obstrução vascular. Algumas horas após o procedimento, a área em sofrimento isquêmico evolui com aspecto rendilhado eritematovioláceo e, se não tratada a tempo, evolui para necrose e perda tecidual.

Conclusão

O conhecimento dos compartimentos de gordura do terço médio da face, além da musculatura, vascularização e inervação locais são fundamentais para volumização adequada e segura das regiões malar e zigomática. A injeção no compartimento e no plano corretos proporciona excelentes resultados, com satisfação do médico e do paciente.

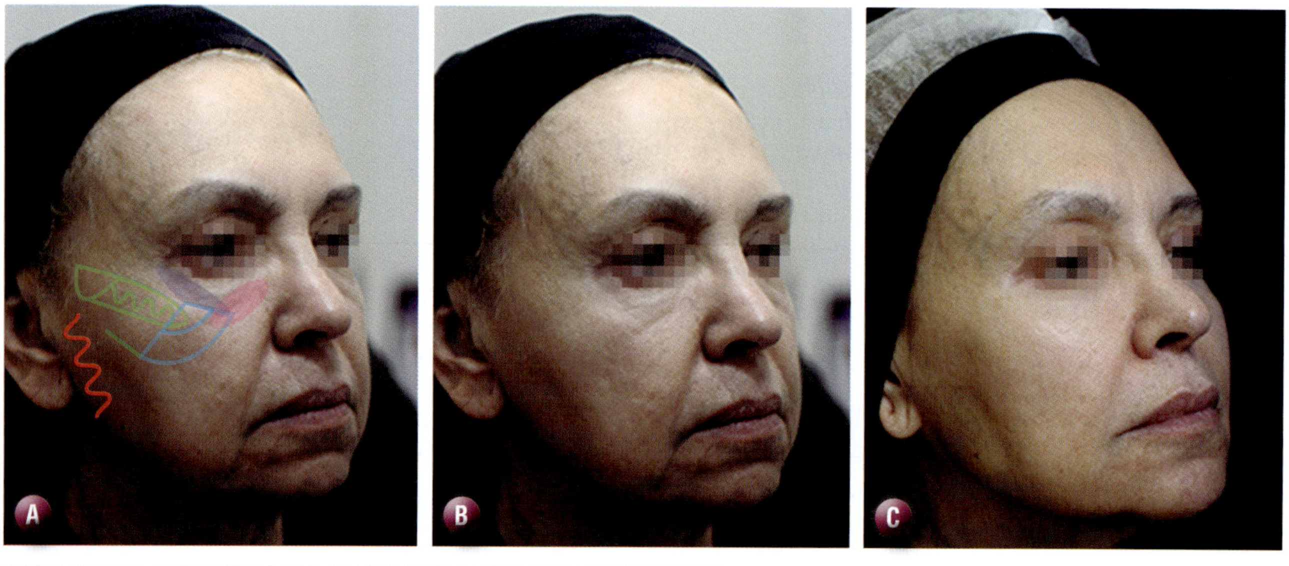

Figura 24.64. Caso 1. (A) Marcação da técnica: linha azul turquesa pontilhada (linha médio pupilar); linha amarela pontilhada [partindo da cauda de sobrancelha e separando o osso zigomático (zigoma medial) do arco zigomático (zigoma lateral)]; área azul (região malar lateral); área verde (região zigomática medial e lateral); área vermelha (ramo de mandíbula); área rosa (sulco nasojugal e junção palpebromalar); área azul escura (sulco palpebromalar); área roxa (sulconasolabial). (B) Antes do tratamento. (C) Após 5 meses do tratamento.

Fonte: Acervo da autoria do capítulo.

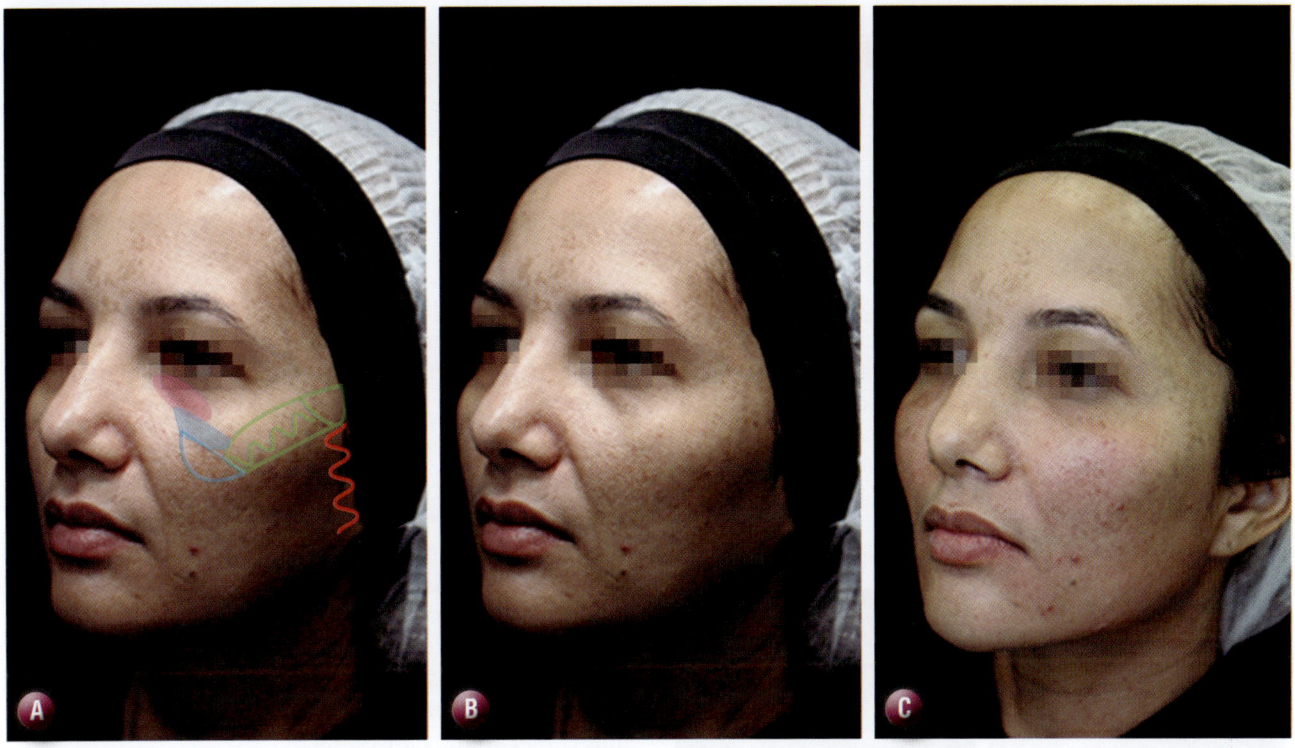

Figura 24.65. Caso 2. (A) Marcação da técnica: linha azul turquesa pontilhada (linha médio pupilar); linha amarela pontilhada [partindo da cauda de sobrancelha e separando o osso zigomático (zigoma medial) do arco zigomático (zigoma lateral)]; área azul (região malar lateral); área verde (região zigomática medial e lateral); área vermelha (ramo de mandíbula); área rosa (sulco nasojugal e junção palpebromalar); área roxa (sulconasolabial). (B) Antes do tratamento. (C) Imediatamente após o tratamento.

Fonte: Acervo da autoria do capítulo.

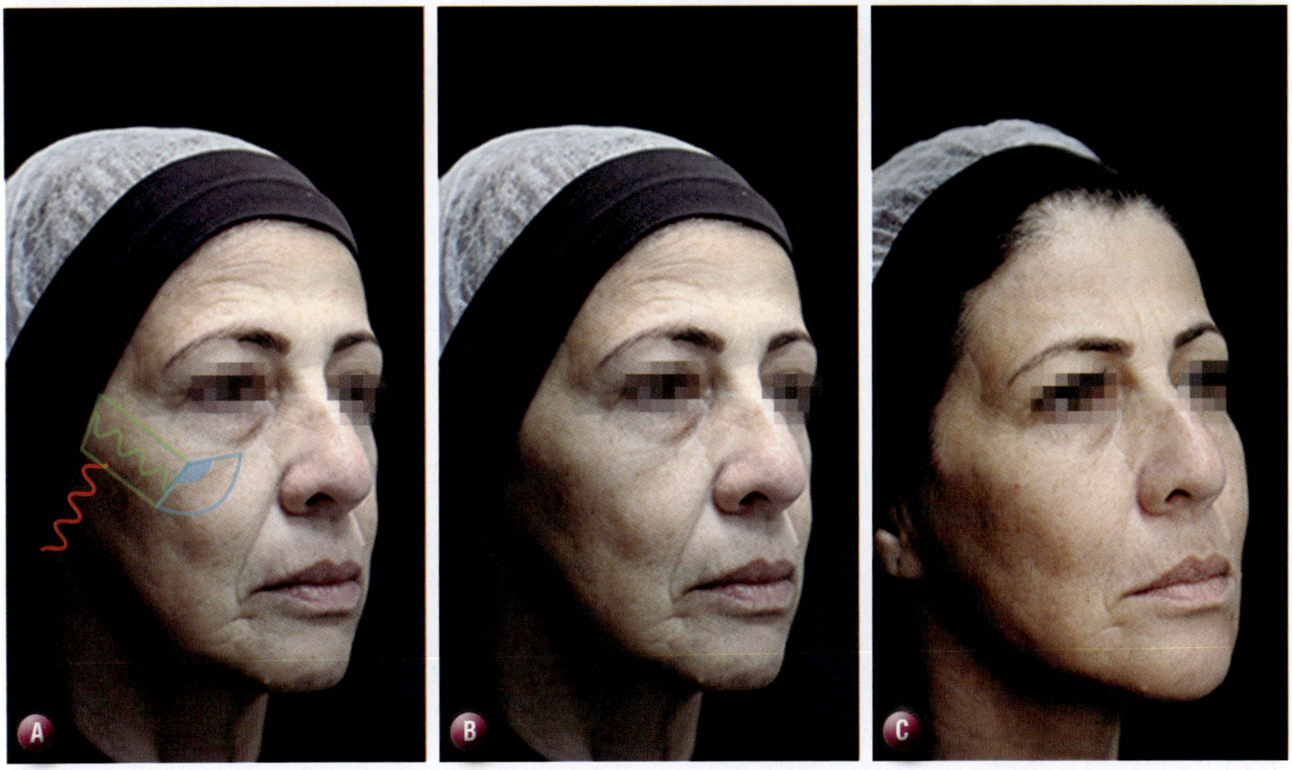

Figura 24.66. Caso 3. (A) Marcação da técnica: linha azul turquesa pontilhada (linha médio pupilar); linha amarela pontilhada [partindo da cauda de sobrancelha e separando o osso zigomático (zigoma medial) do arco zigomático (zigoma lateral)]; área azul (região malar lateral); área verde (região zigomática medial e lateral); área vermelha (ramo de mandíbula). (B) Antes do tratamento. (C) Após 6 meses do tratamento.

Fonte: Acervo da autoria do capítulo.

24.7 Ácido Hialurônico – Preenchimento de Terço Inferior

- Luiz Eduardo Toledo Avelar
- Luddi Luiz de Oliveira

O **terço inferior** é elemento crítico e fundamental para a proporção facial e percepção de juventude e atratividade.[1-4] Características como ângulo de mandíbula bem marcado, contorno mandibular definido, ausência de *jowl* e sulcos na pele, associadas a uma adequada altura e projeção do mento, são aspectos-chave na definição dos traços faciais masculinos e femininos (Figura 24.67).[4]

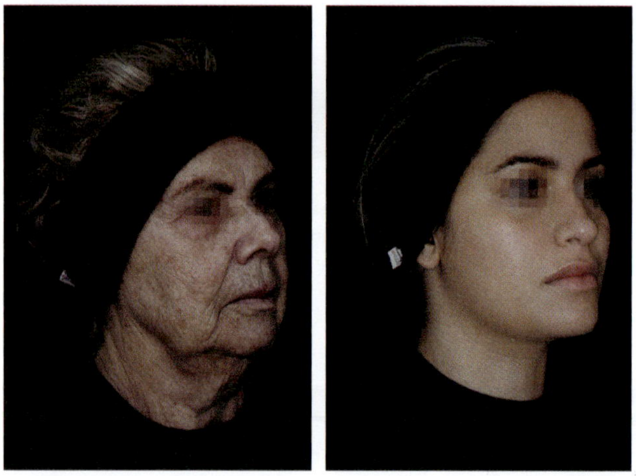

Figura 24.67. Imagens de avó (81 anos) e neta (24 anos) mostram a importância do terço inferior da face no processo de envelhecimento e a necessidade de preventivamente tratar essa região.

Fonte: Acervo da autoria do capítulo.

São muitas as unidades anatômicas do terço inferior, entre elas: os lábios e região perioral; os sulcos nasolabiais; sulcos labiomandibulares (melolabiais); sulcos mentolabiais; a região geniana (submalar);[5] e a mandíbula – que inclui sua porção anterior (mento), corpo, ramo e gônio.

A mandíbula e o mento constituem o limite inferior da face, e sua boa estruturação contribui para o perfeito delineamento do rosto e sua separação da região cervical. Tanto em homens como em mulheres, um terço inferior bem definido conduz a uma maior valorização da face, dentro dos padrões atuais de beleza. No gênero masculino, o enquadramento e contornos facetados e marcados também são determinantes para transmitir uma imagem de força e masculinidade.[6]

Para a correta e segura abordagem dessa região, torna-se extremamente importante a ampla compreensão da sua anatomia, com estruturas distribuídas em camadas que vão desde a pele à parte óssea e dos vasos sanguíneos existentes (inclusive de sua topografia), dos pontos cefalométricos, das diferenças de gênero que tão bem encontramos na mandíbula e no mento de homens e de mulheres (dimorfismo sexual) e do processo de envelhecimento local.[7]

Anatomia

Anatomicamente, como regra geral da face, o terço inferior é constituído por cinco camadas:[8,9] o osso mandibular, os compartimentos de gordura (superficiais e profundos), músculos e pele (Figura 24.68). Interconectando as camadas, existem os ligamentos. Como o osso muito contribui para a forma final externa, será por ele que começaremos a estudar.[10]

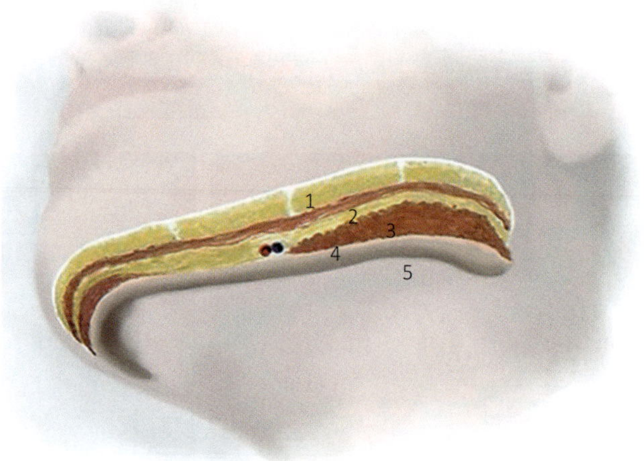

Figura 24.68. Esquema com corte transversal do terço inferior da face, que demonstram as camadas.

1: pele; 2: gordura superficial (subcutâneo); 3: músculos; 4: gordura profunda; 5: ossos. Em vermelho, a artéria facial e em azul, a veia facial.

Fonte: Acervo da autoria do capítulo.

□ Osso mandibular e mento

A mandíbula é um osso que se forma pela fusão de duas porções laterais, no processo de embriogênese, na sínfise mentoniana. Cada uma dessas porções laterais possui duas partes, uma horizontal, denominada corpo da mandíbula, e outra, mais vertical, conhecida como ramo mandibular, que forma o ângulo. O ramo possui dois prolongamentos, separados pela incisura da mandíbula, um anterior para o processo coronoide, e outro mais posterior, processo condilar, que se articula com a ATM (articulação têmporo-mandibular) em uma cavidade do osso temporal (Figura 24.69).

Em uma vista externa, observa-se a presença de um forame em uma posição intermediária da altura do corpo mandibular – forame mental ou mentoniano. Ele está localizado em uma linha imaginária vertical que passa pelos forames supra e infraorbitais. Pelo forame mental se exterioriza o feixe vásculo-nervoso mentual (artéria, veia e nervo mentonianos).[11]

No processo de envelhecimento, a mandíbula passa por um desgastante efeito de remodelação óssea. Verifica-se importante absorção de sua porção superior, o que contribui para a diminuição da altura vertical, e uma rotação anterior de toda a mandíbula que provoca um maior pronunciamento da extremidade mentoniana. Em pacientes edêntulos, essa absorção é ainda mais intensa, pois há perda dos processos alveolares e consequente maior remodelação. Além disso, o ângulo da mandíbula sofre também grande absorção. Esse, que é mais agudo em uma pessoa adulta jovem (pode chegar a 95° – média de 110°), torna-se mais aberto/obtuso (alcança até 155°) em um indivíduo de idade avançada. Acredita-se que a ação mais intensa do músculo masseter possa contribuir para isso. Essa perda óssea exacerbada altera as proporções entre os três terços da face (Figura 24.70).[10,12,13]

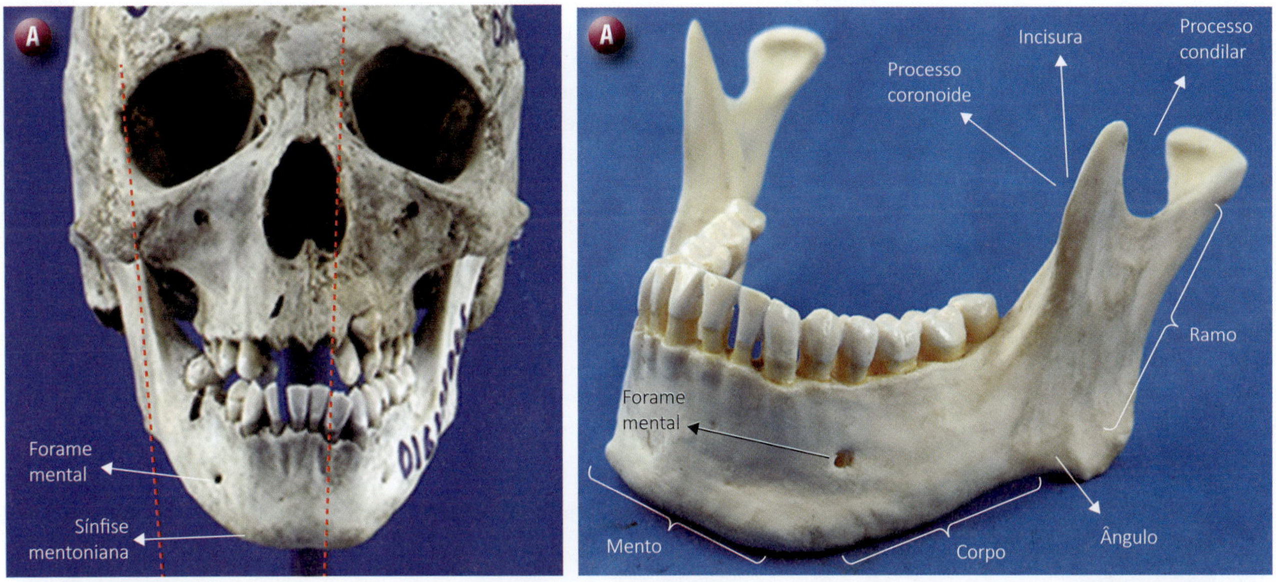

Figura 24.69. Estrutura anatômica óssea da mandíbula. Em vermelho tracejado, a linha imaginária vertical por onde passam os forames (A) e os principais marcos anatômicos (B).
Fonte: Acervo da autoria do capítulo.

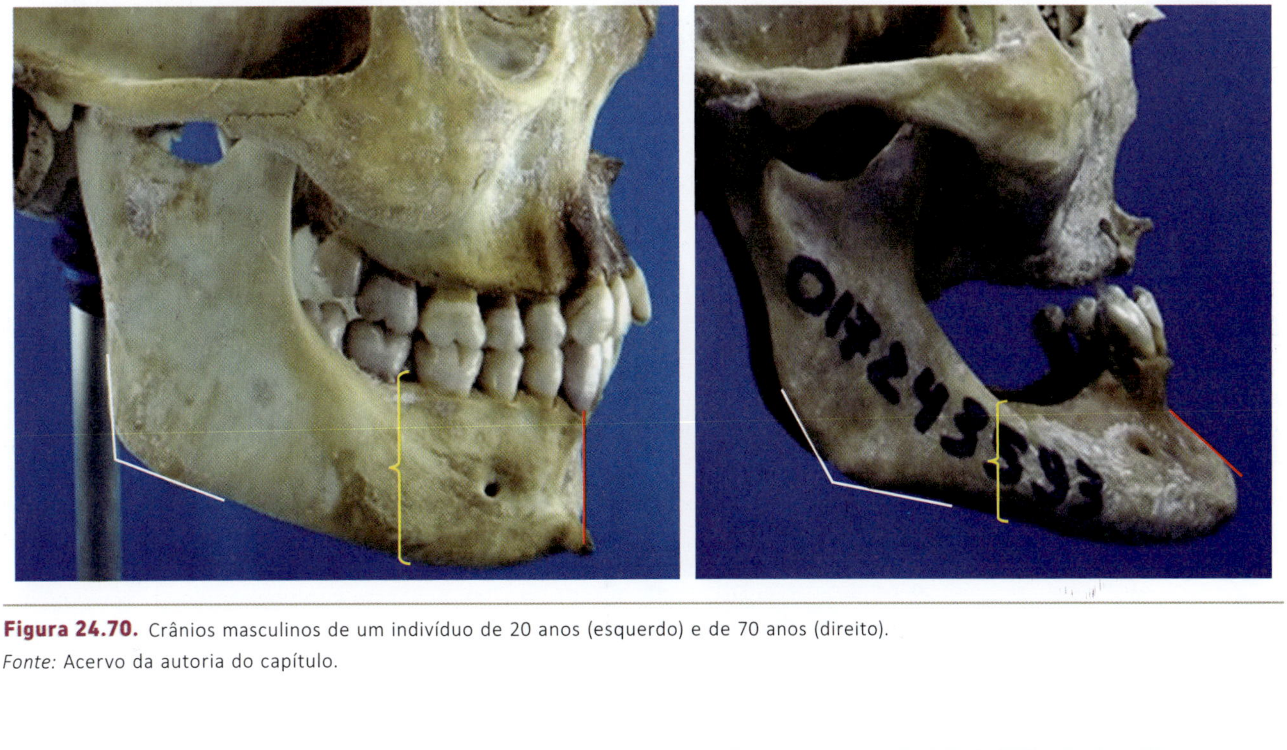

Figura 24.70. Crânios masculinos de um indivíduo de 20 anos (esquerdo) e de 70 anos (direito).
Fonte: Acervo da autoria do capítulo.

O mento também se torna diferente com o envelhecimento, uma vez que, além da perda da altura vertical da face, também se observa maior inclinação/obliqualização dessa estrutura em sua porção mais superior. Essa remodelação contribui para um aspecto de maior projeção do queixo – não por um aumento em si, mas por uma rotação anterior de todo esse osso móvel e adaptável (Figura 24.70).

Observa-se a perda da altura vertical que se tem com a idade (chaves amarelas), o aumento dos ângulos que se tornam mais obtusos (linhas verdes) e a inclinação que o mento sofre (linha vermelha), por absorção de sua porção superior, o que o torna mais oblíquo.

As diferenças estruturais da mandíbula entre homens e mulheres (dimorfismo sexual) são bem marcantes. Antropologicamente, o gônio é o ponto mais lateral do corpo mandibular e, apesar de poder ser pronunciado em ambos os sexos, é mais acentuado no masculino. Percebe-se, também, que os ramos masculinos são mais fortes e retificados, o que proporciona uma mandíbula mais larga ao homem e um aspecto ósseo-estrutural mais quadrado ao esqueleto craniofacial masculino (neles a distância entre os gônios se aproxima da distância entre os zigomas – correlação 1:1). Na mulher, o formato ovalado é o mais comum e deve-se ter o zelo em preservá-lo, a despeito de tendências ou modismos vigentes, a fim de evitar a masculinização da face feminina (Figura 24.71).[6,10,14]

Observe os gônios presentes em ambos os sexos (setas vermelhas), porém, com ramo da mandíbula mais forte e retificado no esqueleto masculino. A estrutura ósseo-facial do homem mostra forma quadrangular, enquanto a feminina, mais arredondada/ovoide. Nota-se que a distância intergonial é maior no esqueleto masculino e o mento apresenta-se mais facetado, anguloso e retificado (linha amarela contínua). Já no esqueleto feminino a distância entre os gônios é menor e o mento arredondado, a acompanhar todo o restante do seu crânio. A definição da largura do mento pode ser estabelecida quando se usa a distância entre as superfícies de contato posterior dos caninos com os primeiros pré-molares (linha amarela pontilhada).

O mento também é bastante diferente entre homem e mulher. A mulher o possui arredondado, compatível com todo o restante do crânio feminino, enquanto no homem é retificado e angulado. A largura do mento não pode ter como referência anatômica partes moles como, a distância da abertura narinária ou canto da boca, citada por alguns autores. Entendemos que tais referências muito se alteram por características individuais, étnicas e de envelhecimento. Apesar de os dentes também se modificarem, uma linha vertical imaginária entre a superfície de contato do dente canino e o primeiro pré-molar normalmente corresponde à largura do mento e pode ser um dado anatômico a mais para se estabelecer a melhor largura mentoniana, quando se quer realçá-lo ou defini-lo (Figura 24.71).

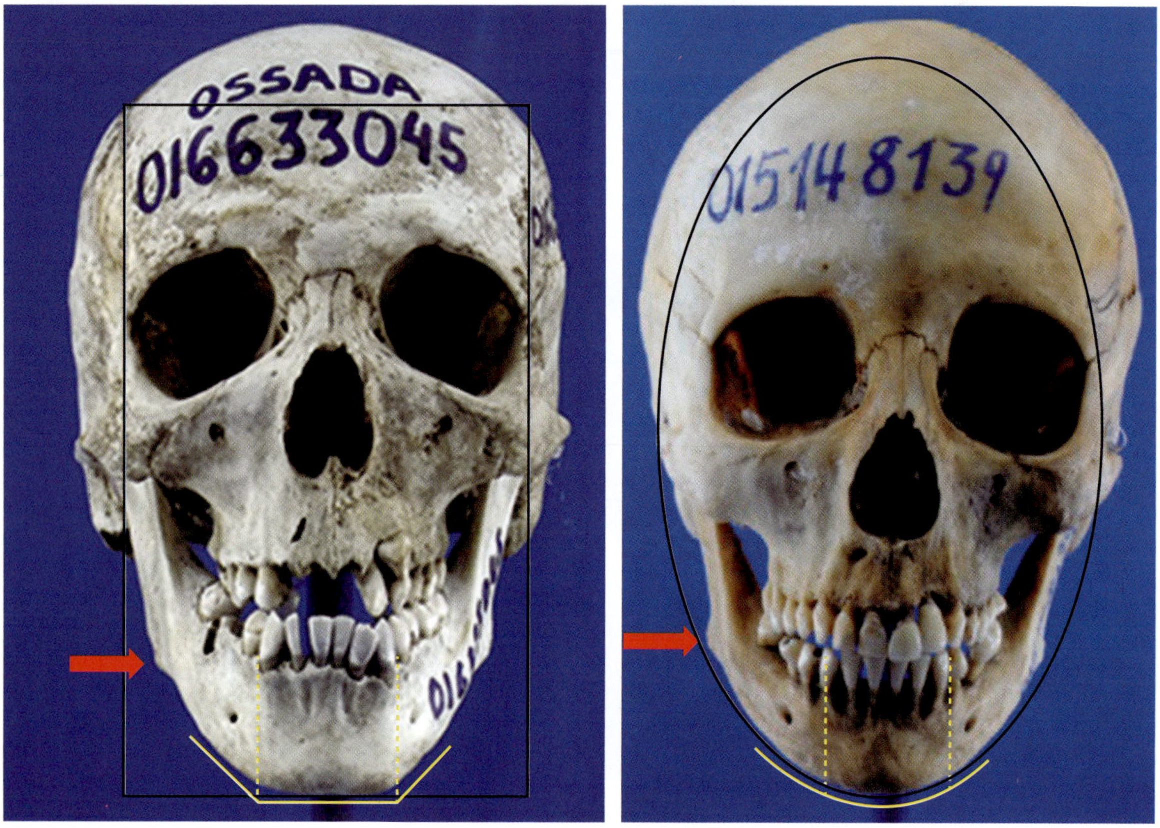

Figura 24.71. Crânio masculino (esquerda) e feminino (direita), ambos de indivíduos com 40 anos.
Fonte: Acervo da autoria do capítulo.

Compartimentos de gordura e músculos

Os compartimentos de gordura da face inferior são divididos em duas camadas: os superficiais e os profundos.[15]

Logo acima dos ossos encontramos os compartimentos de gordura profundos, tanto no corpo mandibular quanto no mento (Figuras 24.68 e 24.72). Os grandes vasos do terço inferior, como a artéria e veia faciais, correm principalmente nessa camada, o que justifica o maior risco em se realizar preenchimentos de tecidos moles em nível profundo.[16]

Acima dos compartimentos profundos estão os músculos. Por se tratar de um osso articulado com funções muito importantes, inclusive mastigatória, a mandíbula possui uma elevada quantidade de inserções musculares em toda a sua extensão.

A área mentual é composta por três músculos, sendo eles de superficial a profundo: depressor do ângulo oral (DAO), depressor labial inferior (DLI) e músculo mental (emparelhado centralmente). Esses músculos se fundem inferiormente com o platisma.[17]

O DLI se insere no lábio inferior, para ajudar a deprimi-lo.[18] Já o DAO se insere no ângulo da boca (modíolo), o que leva ao rebaixamento do ângulo oral.[19] O mentual é o mais profundo e se integra na pele do queixo, abaixo do lábio inferior.[20] Sua contração eleva, projeta e everte o lábio inferior, causando enrugamento da pele (aspecto em "casca de laranja" ou "caroço de pêssego"). Pode sofrer hipertrofia, o que contribui para a formação de uma dobra no local (sulco labiomentoniano).

O músculo platisma se insere principalmente na pele da bochecha. Ao passar pela linha mandibular pode estar mais ou menos aderido aos planos profundos. De forma geral, nota-se uma ligação frouxa a esses planos na região anterior (próxima ao mento) e maior fixação na região posterior (próximo ao ângulo mandibular) o que pode influenciar, como veremos, na formação do *jowl*.[21,22] O músculo masseter[23,24] tem um formato quadrado. Sua porção mais profunda se insere na metade superior do ramo mandibular. A glândula parótida cobre a parte posterior do masseter, às vezes se estende mais anteriormente e cobre até cerca de 75% deste músculo[25,26] (Figura 24.73).

Acima dos músculos e abaixo da pele encontramos os compartimentos de gordura superficiais (gordura subcutânea). De medial para lateral temos: compartimento de gordura superficial do mento; os compartimentos de gordura do *jowl* (superior e inferior); as porções inferiores dos compartimentos de gordura médio e lateral da bochecha (cobrindo o masseter e a fáscia parotídeo-massetérica).[9,27] Existem poucos vasos neste nível, o que justifica o encorajamento em se realizar preenchimentos de terço inferior superficialmente[16] (Figura 24.74).

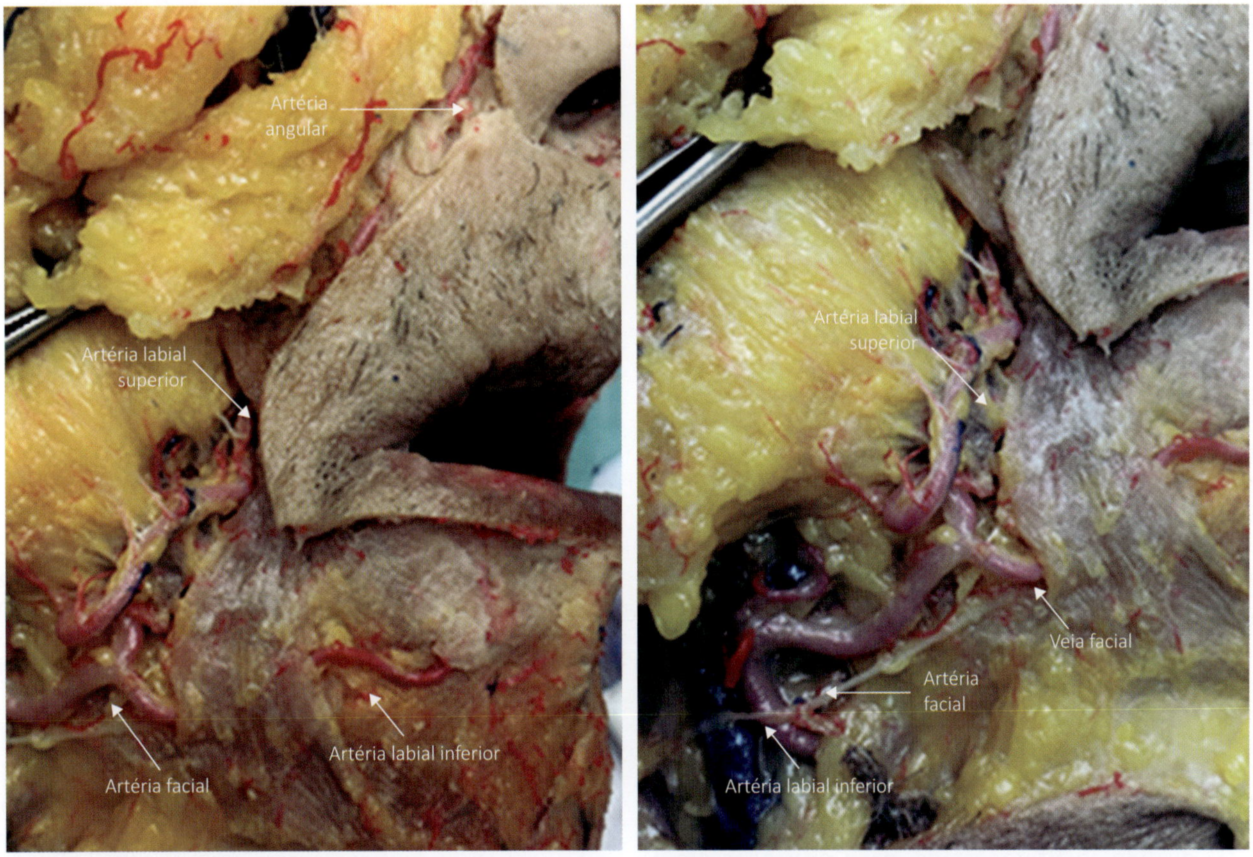

Figura 24.72. Peças anatômicas que mostram vasos da face nos compartimentos de gordura profundos. Notar artéria (mais medial) e veia (mais lateral) faciais que correm paralelas.

Fonte: Acervo da autoria do capítulo.

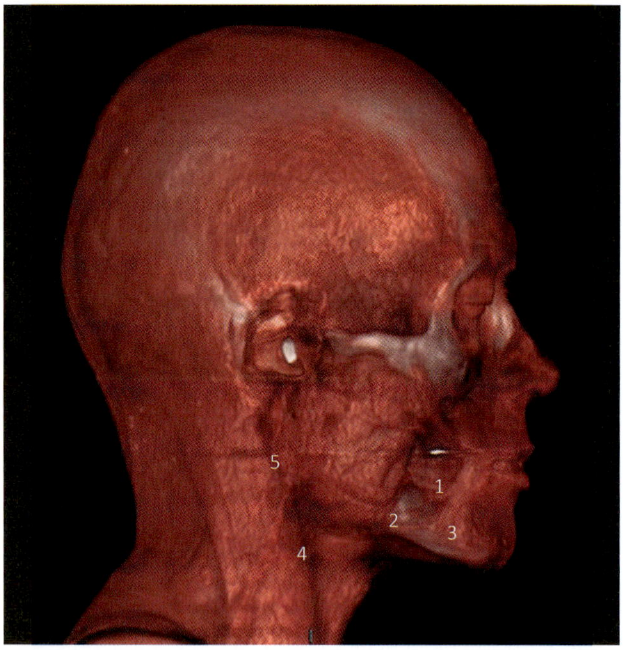

Figura 24.73. Tomografia computadorizada que evidencia a presença dos músculos.

1: músculo DLI; 2: músculo DAO; 3: músculo mentual; 4: músculo platisma; 5: músculo masseter.

Fonte: Acervo da autoria do capítulo.

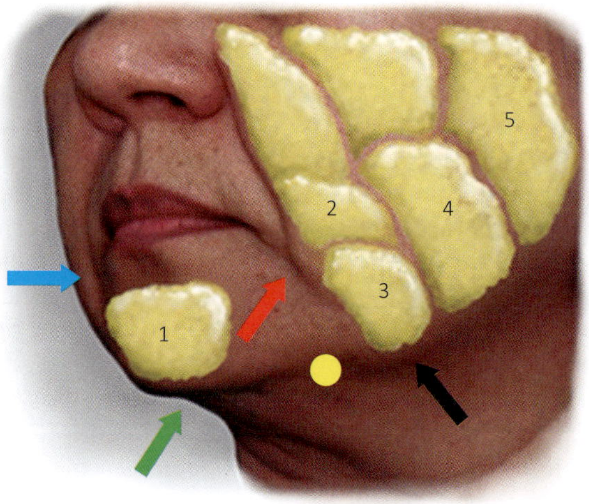

Figura 24.74. Esquema dos principais compartimentos de gordura superficiais do terço inferior da face (paciente com 50 anos).

1: compartimento do mento; 2: *jowl* superior; 3: *jowl* inferior; 4: médio da bochecha; 5: lateral da bochecha. Indica-se também os marcos anatômicos de superfície: sulco labiomandibular ou "linha de ventríloquo" (seta vermelha), sulco labiomentoniano (seta azul), sulco submental (seta verde) e *jowl*/"buldogue" (seta preta). O círculo amarelo marca a localização anatômica do ligamento mandibular (que se encontra dentro do sulco labiomandibular, profundamente).

Fonte: Acervo da autoria do capítulo.

□ Sulcos, dobras e ligamentos

Sulco labiomandibular – LMS (linha de ventríloquo ou marionetes)

O sulco labiomandibular aparece fundamentalmente com o início do envelhecimento facial, ao contrário do que ocorre com alguns outros marcos, como o sulco nasojugal (*tear trough* –olheiras) ou sulco nasolabial (bigode chinês), que já estão presentes na face jovem, apesar de se aprofundarem com o envelhecimento[28] (Figura 24.74).

Alguns autores sugerem que sua formação ocorre por adesões ou pela presença do ligamento mandibular subjacente, que causariam a depressão da pele nesse local. Entretanto, estudos recentes demonstram que seu surgimento estaria estritamente vinculado a uma mudança no arranjo subcutâneo entre as regiões anterior e posterior a esse marco.[16,29] Vejamos isso melhor. Dois tipos diferentes de arranjo entre a gordura subcutânea e a pele foram descritos.[30]

- Ghassemi tipo 1: arranjo lateral ao LMS, cuja característica principal é a gordura subcutânea apresentar pouca aderência à pele.
- Ghassemi tipo 2: medial ao LMS, com uma forte conexão da gordura subcutânea e a pele.

A transição de arranjos, que passa de uma adesão frouxa (lateral) para uma firme (medial) da pele aos tecidos subjacentes, resultaria na formação de um sulco (LMS) quando as alterações da idade ocasionassem a frouxidão dos tecidos moles. O ligamento mandibular está na linha do LMS, mas não seria o causador do sulco. O fato de não ter sido encontrado qualquer ligamento ou septo profundo no LMS em dissecções anatômicas apoia esta teoria.[16,17,28,29]

Ao pensar neste processo de formação, a realização de subincisão na área do LSM poderia ter um efeito rejuvenescedor interessante, pois a fronteira entre os dois tipos diferentes de arranjo subcutâneo seria quebrada e o contorno suavizado.[16] Outras linhas de demarcação formadas pelo mesmo processo incluem o sulco nasolabial e sulco submental.[29]

Sulco labiomentoniano

É a depressão horizontal formada entre os lábios e o mento devido à hipertrofia do músculo mentual, absorção de gordura subcutânea e flacidez de pele local (Figura 24.74).

Sulco submental

O sulco submental é uma depressão inferior ao queixo, que se estende transversalmente entre os ligamentos mandibulares contralaterais. Está presente independentemente da idade, sexo ou etnia. É formado pelo septo submental, uma adesão que se origina no osso mandibular e se insere na pele do mento[16] (Figura 24.74).

Jowl ou buldogue

A palavra *jowl* significa "plenitude e frouxidão dos tecidos da bochecha e mandíbula inferiores". Com o processo de envelhecimento, o somatório de remodelação óssea e reabsorção dos compartimentos de gordura profundos levam à perda de sustentação facial. Os compartimentos superficiais, tanto da face média, quanto do terço inferior, por ação da gravidade, sofrem um processo de deslocamento inferior juntamente com a pele, causando a perda de contorno vista com a idade.[28,31,32]

O *jowl* se forma sempre em uma mesma área específica do terço inferior e há alguns possíveis motivos para isso. À frente dele temos o ligamento mandibular. Esse é um ligamento verdadeiro, que sai de uma origem óssea e se fixa na pele. Ele delimita a parte anterior do *jowl*, sem permitir que os tecidos em deslizamento atinjam a região mentual à frente. Atrás da área do *jowl* o músculo platisma se fixa firmemente aos tecidos profundos (masseter e fáscia parotídeo-massetérica), sem possibilitar que ocorra uma protrusão da gordura na porção posterior do corpo mandibular.[16]

Na região em que o *jowl* é formado (nos 2,5 cm posteriores ao ligamento mandibular), a artéria e veia faciais cruzam o bordo da mandíbula profundamente ao platisma, rodeadas por uma quantidade variável de gordura profunda. Essa gordura parece ter uma função protetora para esses vasos, que estão expostos e passíveis de lesão. Nesse local, devido à gordura e vasculatura subjacentes, o platisma está fracamente conectado ao osso. Esta aderência frouxa do plastima formaria um recesso e permitiria que os tecidos sofram descenso mais facilmente, levando ao aparecimento clínico do *jowl* (Figuras 24.74 e 24.75). O pré-*jowl* é a área entre o queixo e o *jowl*. O termo "buldogue" é usado clinicamente, devido à ausência de um termo anatômico mais apropriado.[16,28]

□ Vascularização

Três são as principais artérias que encontramos na região mandibular. A primeira delas, e uma das mais importantes na face, é a artéria facial. Quarto ramo direto da carótida externa, ela desemboca na face e contorna a mandíbula na borda anterior do músculo masseter (a cerca de 2,5 a 3 cm do ângulo mandibular). Neste local, consegue-se inclusive sentir sua pulsação em pessoas mais magras. Ao nível da mandíbula, a artéria é topograficamente supraperiosteal, e está por localizada abaixo do platisma, atrás do ligamento mandibular e rodeada pelos compartimentos de gordura profundos. A veia facial localiza-se sempre atrás dela (artéria é mais medial). A artéria ascende na face em direção ao modíolo, e segue um trajeto tortuoso e que se torna cada vez mais superficial, subdérmica no trígono lateral do nariz. O trajeto da veia facial é mais retilíneo[11,13,33-37] (Figuras 24.68 e 24.72).

No seu trajeto ascendente, a artéria facial emite vários ramos: artéria submentual, artéria labiomentual, artéria labial inferior e artéria labial superior, nessa sequência. Alguns autores consideram que a artéria facial deixa de ter essa denominação e passa a ser chamada de artéria angular após emitir o ramo labial superior.[29] Já em outras referências anatômicas, ela só passa a ser chamada de artéria angular após emitir o ramo nasal lateral.[34] O conhecimento de sua localização e profundidade é fundamental para tratamentos da região. Preenchimentos no corpo mandibular, por exemplo, poderão ser feitos de forma segura com agulha somente superficialmente. A cânula é sempre a mais recomendada, sobretudo para ser utilizada em planos mais profundos.

Outra artéria de destaque aqui é a mentoniana (mentual). É o ramo terminal da artéria alveolar (que percorre o canal alveolar dentro do osso mandibular), que por sua vez é proveniente da artéria maxilar, sétimo ramo da carótida externa. Este vaso se exterioriza no osso pelo forame homônimo, e se direciona ao mento para irrigação local. É, portanto, profunda quando se faz preenchimentos laterais no mento (em torno do 1° e 2° pré-molares). Desta forma, evita-se o uso de agulhas profundas nessas regiões.[33,34]

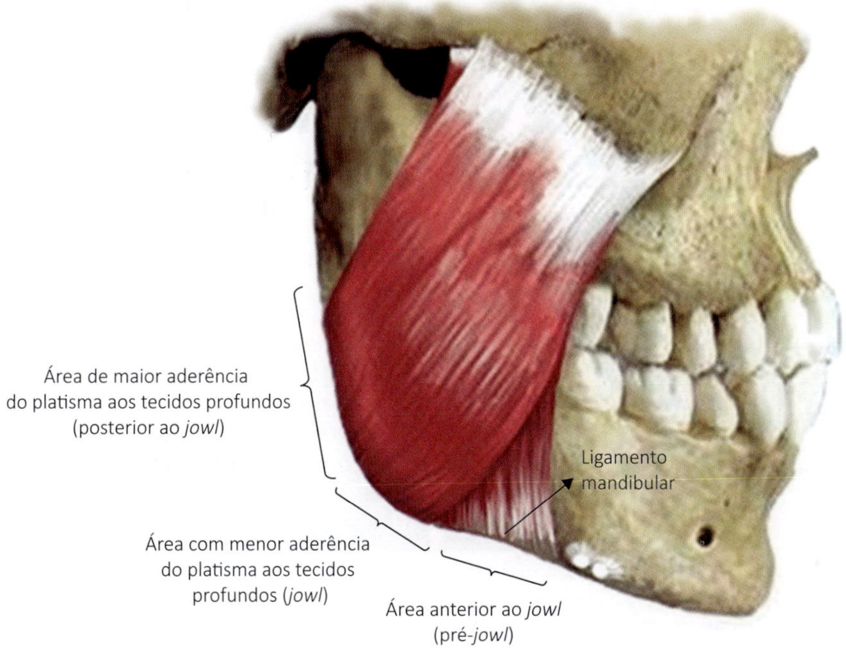

Figura 24.75. Demonstração anatômica da área de formação do *jowl*.
Fonte: Acervo da autoria do capítulo.

Uma terceira artéria a ser destacada no terço inferior é a submentoniana. Essa artéria é o maior ramo cervical da artéria facial, toma sentido anterior, inferiormente à mandíbula e, nas laterais do mento, ultrapassa e contorna profundamente o osso, tornando-se mais cranial. Mais uma vez a utilização de agulhas injetadas profundamente pode lesar as artérias da região e comprometer a circulação local.[33,38]

Técnicas de preenchimento

Contorno mandibular

Para o preenchimento do corpo mandibular, o *jowl* (buldogue) é poupado, de forma a preocupar-se, sobretudo, em volumizar a região posterior e anterior a ele – pré-*jowl* (Figura 24.76). Sugerimos esta aplicação com cânula, uma ferramenta de trabalho segura e eficaz, nos compartimentos de gordura superficiais (subcutâneo), devido à menor ocorrência de vasos nesse nível. Podemos optar por fazer o orifício de entrada da cânula nas laterais ou dentro do *jowl*, sem que se preencha essa região, e partir daí para as áreas demarcadas. Como o objetivo é gerar contorno, a escolha de um produto de reologia intermediária ou alta (maior G*) é uma excelente opção. Agulhas também podem ser utilizadas, mas se for essa a escolha, sugerem-se punções mais superficiais e sempre com atenção ao posicionamento dos principais vasos.

O ramo da mandíbula pode e deve ser também trabalhado. Seu preenchimento ajuda na formação de uma perfeita moldura para a face. Normalmente é realizado com cânulas, em plano superficial, acima da glândula parótida, com um produto de G *prime* intermediário/alto. O orifício de entrada pode ser feito no ângulo ou na região pré-auricular, e se prossegue com retroinjeções locais. Ressalta-se que, com o processo de envelhecimento, o ângulo da mandíbula torna-se cada vez mais aberto; desta forma, o preenchimento do ramo mandibular mais agudo pode ser uma boa opção também de jovialização, para redefinir a aparência com uma menor angulação (Figura 24.76).

Mento

Para realizar o preenchimento do mento, devemos ter em mente seus pontos cefalométricos e avaliar suas proporções. O pogônio é o ponto de maior projeção anterior do queixo, o menton, o de maior projeção inferior e o gnathion, o ponto médio entre os dois anteriores.[39] Duas são as possibilidades de abordagem: proporcionar maior anteriorização do mento e/ou um maior alongamento da face.

O avanço anterior é muito utilizado para uma harmonização de pessoas com retrognatismos (retrusão do queixo), e existem diversos métodos para avaliar se o paciente apresenta essa condição. O método de Silver pode ser usado, que vem a ser uma linha vertical perpendicular ao plano de Frankfurt a partir da borda do vermelhão do lábio inferior. No queixo masculino ideal, essa linha toca no pogônio, enquanto o queixo feminino deve ficar um pouco atrás dessa linha.[40,41] Uma outra

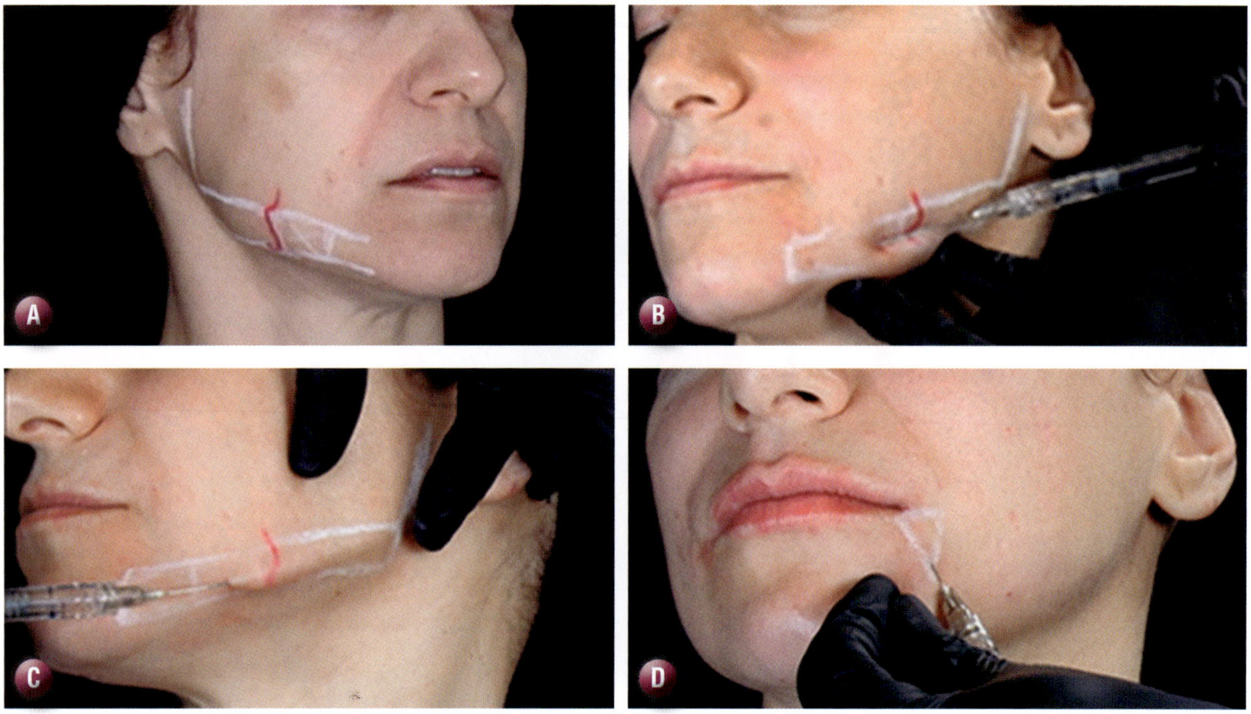

Figura 24.76. Demonstração de tratamento do contorno mandibular. (A) O orifício de entrada para a cânula pode ser tanto no *jowl* (mostrado aqui) quanto pelo ângulo. (B) Tratamento do pré-*jowl*. (C) Preenchimento do corpo. O preenchimento é feito, preferencialmente, no plano superficial, o que permite visualizar a cânula logo abaixo da pele no SC, como evidenciado, devido à presença da artéria facial em plano profundo (representada em vermelho). (D) Tratamento do sulco labiomandibular com agulha, após subincisão local. O ramo também pode ser abordado.

Fonte: Acervo da autoria do capítulo.

forma prática, simples e reprodutível para avaliação do mento é observar que o queixo deve projetar-se aproximadamente até o lábio inferior nos homens, enquanto nas mulheres, a borda do lábio superior deve projetar-se 1 a 2 mm além do lábio inferior, e o lábio inferior deve projetar-se 1 a 2 mm além do queixo[38,42] (Figura 24.77).

Como o intuito no avanço é proporcionar maior anteriorização do queixo, fazemos a aplicação na borda anterior (pogônio e gnathion) e damos preferência a um AH de alto G*. O plano pode ser supraperiosteal ou subcutâneo e a aplicação com agulha ou cânula. O músculo mentoniano é extremamente aderido ao osso nesse local, por isso, ao escolhermos o plano ósseo, preferimos utilizar agulha e aplicação em bólus, sempre realizando aspiração, tendo em vista a presença de vasos locais calibrosos em plano profundo. Para a injeção em plano subcutâneo, uma agulha pode ser usada com facilidade, bem como uma cânula (Figura 24.78).

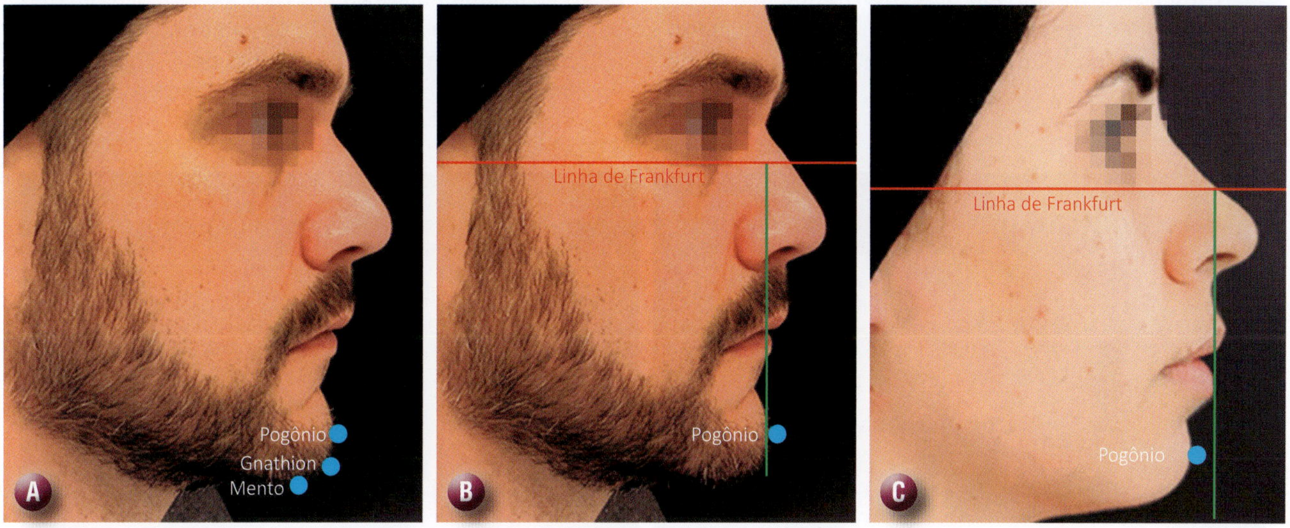

Figura 24.77. (A) Pontos cefalométricos do mento. (B e C) Demonstração do método de Silver (linha verde) em perfil masculino e feminino. (B) Observa-se também que no homem a borda do lábio inferior coincide com o pogônio, (C) enquanto na mulher o lábio superior está à frente do inferior e por sua vez, o inferior milímetros à frente do pogônio.

Fonte: Acervo da autoria do capítulo.

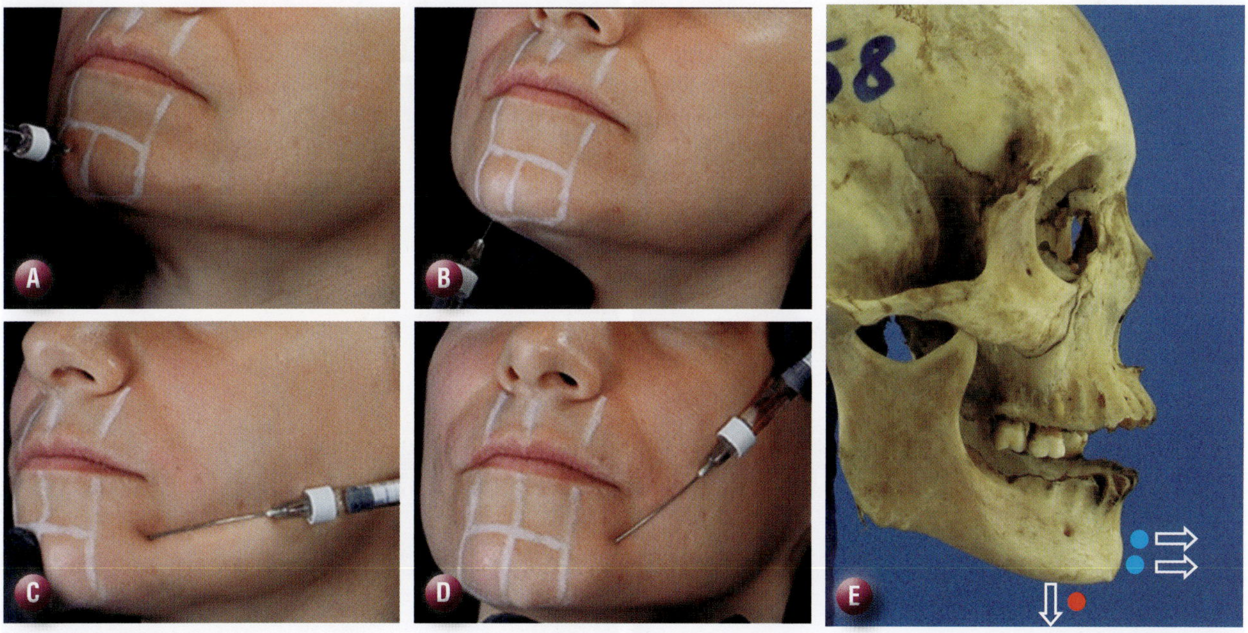

Figura 24.78. Dois sentidos de colocação do ácido hialurônico. Anterior ao mento, quando se quer uma maior projeção anterior (no pogônio e gnathion – círculos azuis – figura E) – como nos casos dos retrognatismos – com agulha em A e cânula em C. Abaixo da proeminência mentoniana, quando o objetivo é um avanço vertical inferior, para se alongar a face (menton – círculo vermelho – figura E) – com agulha em B e cânula em D. A marcação da largura do mento foi realizada de forma a utilizar como referência a superfície de contato do dente canino e o primeiro pré-molar.

Fonte: Acervo da autoria do capítulo.

Em pacientes com terço inferior curto, quando comparado aos terços médio e superior, o objetivo é o alongamento da face, e o melhor ponto de colocação do preenchedor é em sua borda inferior, abaixo da proeminência mentoniana – no ponto extremo caudal – o menton (Figura 24.78). Também aqui aplicamos com agulha ou cânula e em ambos os planos semelhante ao descrito para o avanço. O sulco labiomentoniano pode ser tratado da mesma forma.

O tratamento combinado de contorno mandibular e mento geralmente é feito e permite atingir um equilíbrio estético adequado e uma definição harmoniosa à face (Figura 24.79).

Masculinização da face

Homens que sentem suas faces infantilizadas, aqueles que queiram realçar suas características sexuais secundárias ou, até mesmo, transexuais que desejam ter características mais masculinas, podem solicitar um tratamento de maior mudança estrutural do terço inferior.

Em busca da masculinização, inicialmente ressaltamos os gônios mandibulares. Para isso, localiza-se o ângulo à palpação e faz-se a marcação de um ponto cerca de 1,5 a 2 cm acima e mais para o centro dele (Figura 24.80). Procede-se, então, uma injeção com agulha nesse local

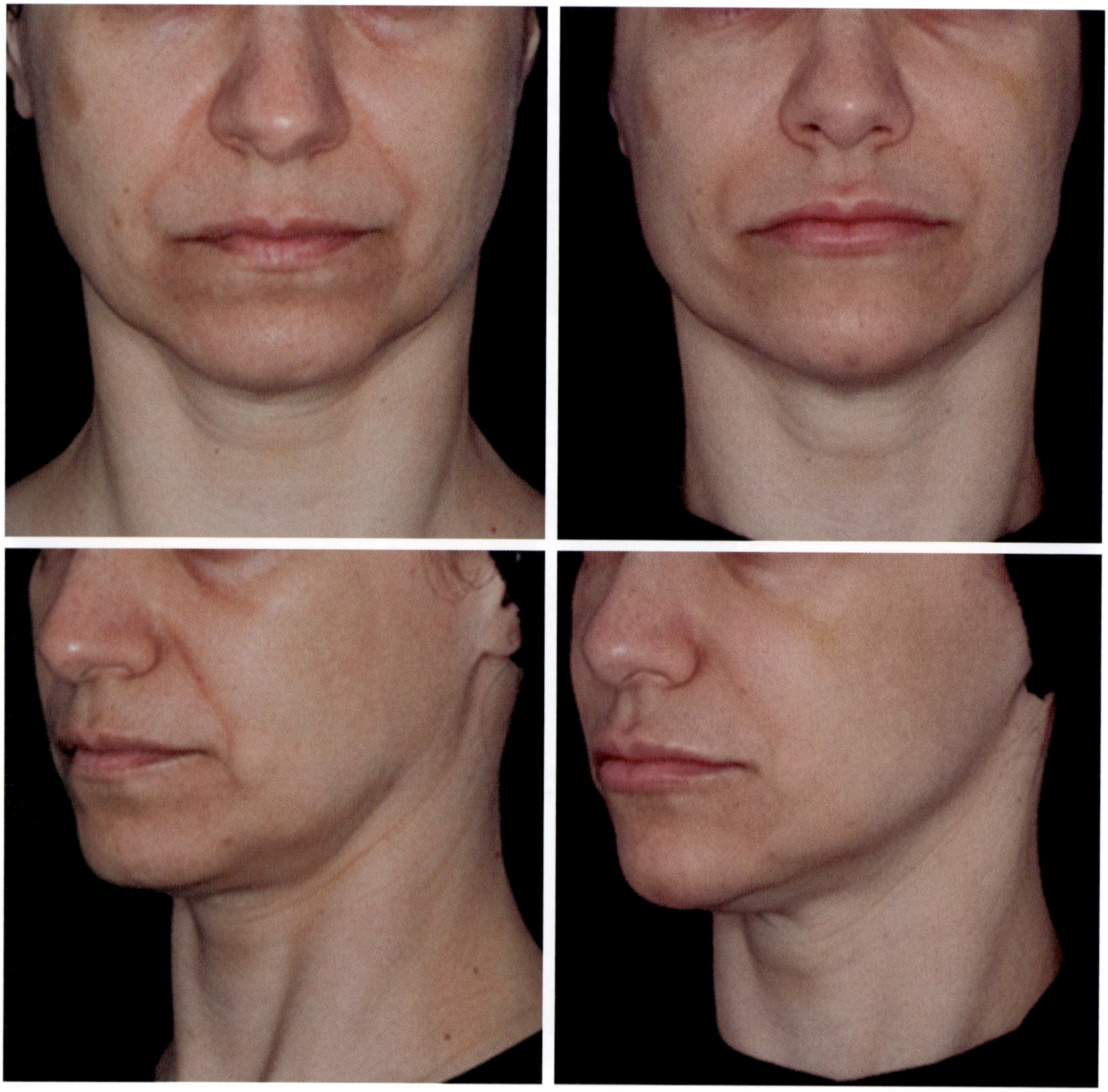

Figura 24.79. Paciente submetida a tratamento de todo o contorno mandibular e mento. Nota-se melhora da definição do ângulo e linha mandibular; atenuação do *jowl* e dos sulcos labiomandibular e labiomentoniano, aumento da projeção anterior do mento, atenuação do sulco submentoniano e alongamento do terço inferior.

Fonte: Acervo da autoria do capítulo.

no subcutâneo, acima do SMAS, para que não se provoquem traumas na glândula parótida. Vale lembrar que o músculo masseter é muito forte e que os produtos injetados no periósteo sofrem constante pressão; assim, não se consegue verificar preenchimentos duradouros e que não se deformem com o tempo, quando colocados nesse plano profundo.

Como o maior objetivo nesse momento é o levantamento da pele, escolhe-se um produto com maior G*. Depois de alcançada a altura desejada da região, ao mostrar sinais de quadrangulação do rosto, muito provavelmente podemos ter um degrau entre o local preenchido e o restante da região mandibular. Seguimos com a atenuação desse degrau criado com a colocação, com agulha ou cânula, de um AH mais flexível e com G* intermediário no entorno (Figura 24.81A). É muito útil lembrar da importância de se preencher o ramo mandibular (região pré-tragal) para potencializar os resultados da masculinização.

Para definir a largura do mento, como já citado, utilizamos uma linha imaginária que se localiza verticalmente entre o canino e o primeiro pré-molar (Figura 24.81). Para acentuar seus limites, fazemos uma injeção profunda, supraperiosteal, com um AH de elevado G* no ponto de maior lateralização, o que pode ser também feito lateralmente à linha mediana, em menor volume, para facilitar a retificação inferior do mento (Figura 24.81B). O objetivo desse preenchimento é a formação de uma "estaca" local. Como resultado final obtemos uma face facetada e forte (Figura 24.82).

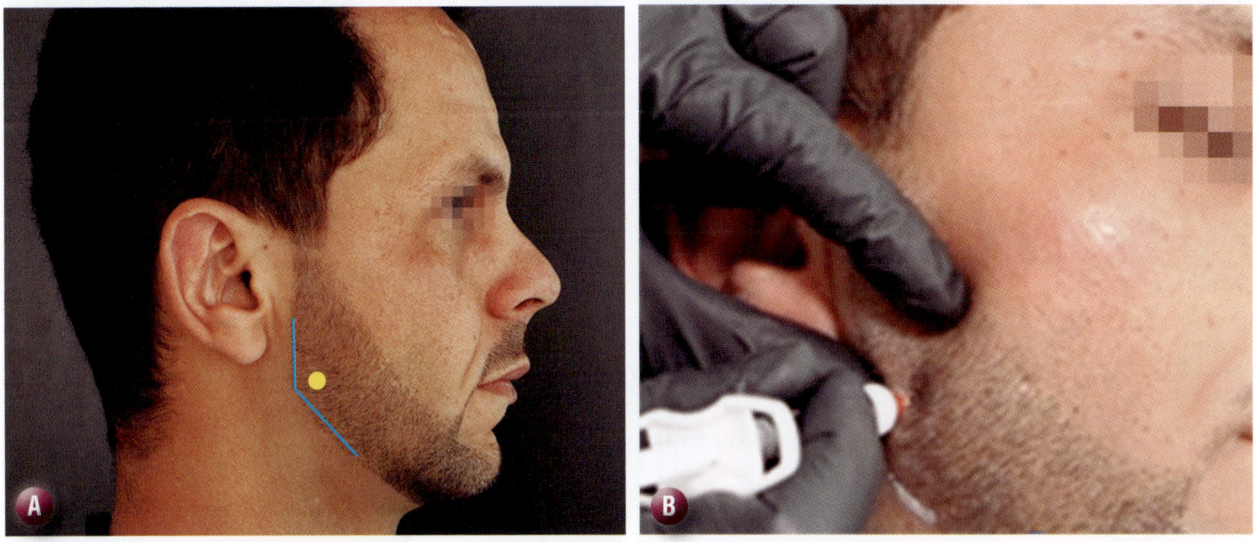

Figura 24.80. Para identificação do ponto de punção localiza-se a junção entre o corpo e o ramo mandibular (ângulo) – linhas azuis. (A) Cerca de 1,5 a 2 cm superior e medial a esse ponto determina-se o ponto de punção para realização do bólus – ponto amarelo. (B) Punção com agulha em plano subcutâneo superficial, acima do SMAS, com a utilização de um produto com alto G*.

Fonte: Acervo da autoria do capítulo.

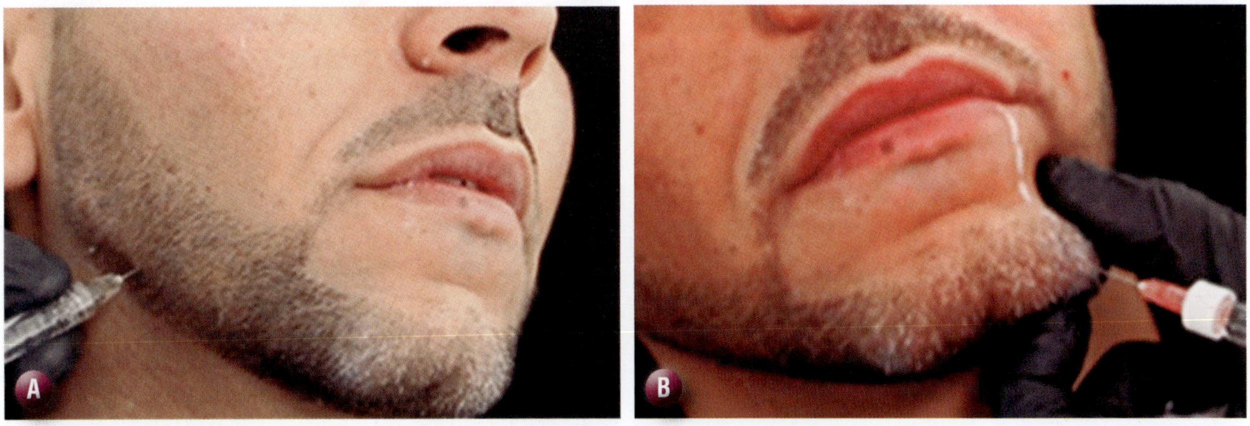

Figura 24.81. (A) Depois de realizada a injeção em bólus, procede-se a definição da mandíbula com um produto com maior capacidade de volumização, em plano superficial. (B) Depois da determinação do ponto da maior lateralidade do mento (*vide* descrição no texto), procede-se a escolha de um produto com elevada capacidade de *lifting* em plano periosteal. Se houver necessidade, pode-se, inclusive, fazer outros bólus mais mediais, com menos produto, para proporcionar uma retificação inferior do mento.

Fonte: Acervo da autoria do capítulo.

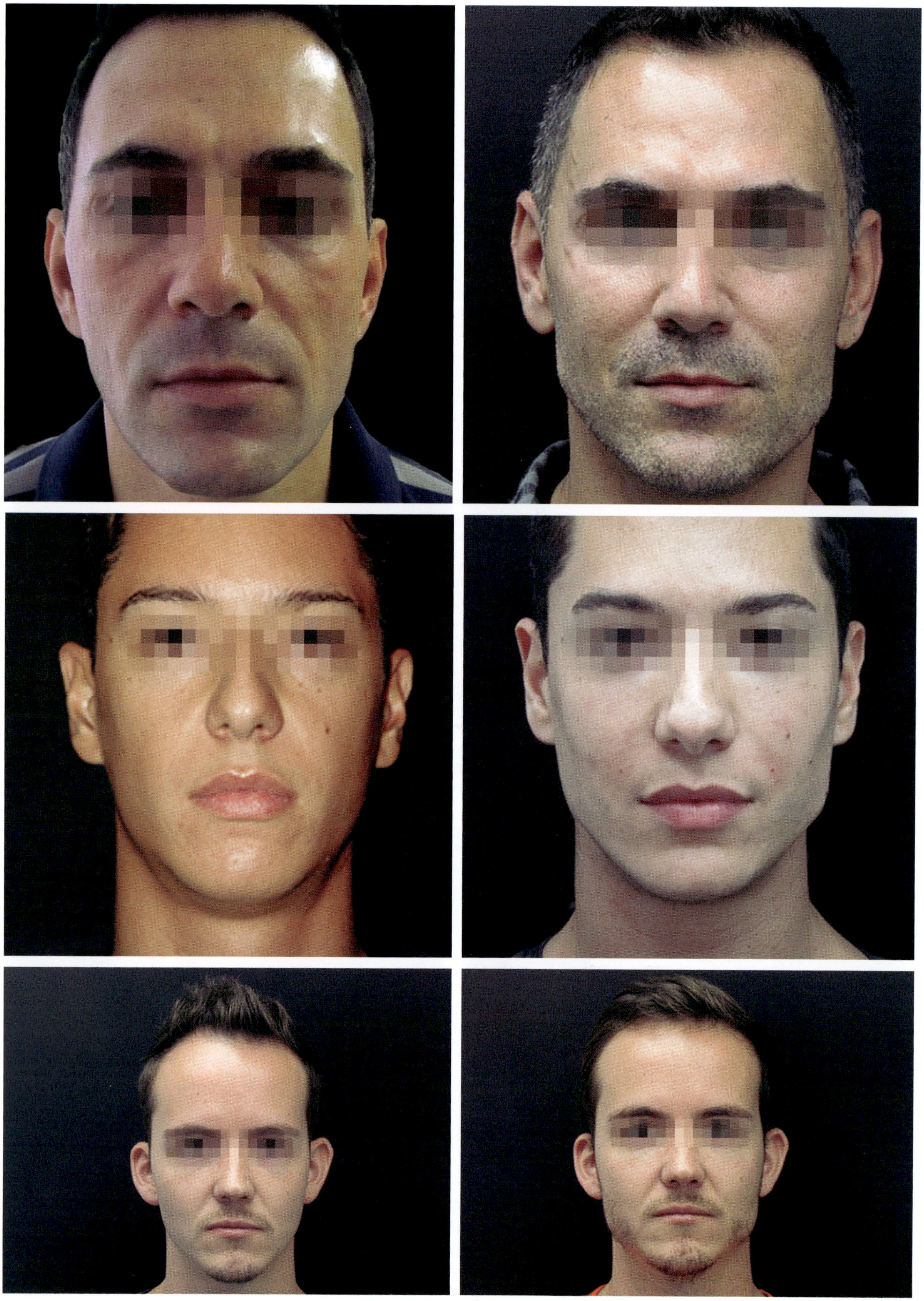

Figura 24.82. Alguns casos de tratamento de masculinização, que obedecem à sistemática anteriormente descrita.
Fonte: Acervo da autoria do capítulo.

24.8 Ácido Hialurônico – Preenchimento de Lábios

• Mariana César Corrêa
• Marcel Vinícius de Aguiar Menezes

Os lábios representam unidades anatômicas importantes na funcionalidade da cavidade oral, como mastigação, fala, respiração e também no afeto. Além disso, eles são estruturas fundamentais na identidade da beleza facial. Lábios bem estruturados, saudáveis e bem contornados são associados à jovialidade e à atratividade. Os lábios também têm sido cada vez mais evidenciados nas mídias por serem um dos postos-chave da beleza de algumas celebridades consideradas mais atraentes.

O objetivo estético do preenchimento labial é melhorar a sua harmonia e sincronicidade com o conjunto facial, levando em consideração raça, fatores culturais, idade e gênero. As motivações desses procedimentos muitas vezes se resumem em três tipos: os que visam corrigir defeitos estéticos, como as assimetrias e o contorno; os que visam corrigir mudanças causadas pelo envelhecimento; e, por último, os procedimentos feitos em pacientes jovens que visam se embelezar.

Lábios joviais são caracterizados pelo contorno definido, em que o volume e a altura vertical do vermelhão dos lábios superior e inferior normalmente seguem a estrutura de Phi (1:1,6), também conhecida como "Proporção Áurea". Porém, tal proporção, que é amplamente descrita na literatura como "ideal", é mais comum em pacientes caucasianos, por razões culturais, e não necessariamente deve ser utilizada como medida para outras raças, principalmente no Brasil que é um país miscigenado. Portanto, avaliar todos pelo padrão caucasiano pode ser um erro. Em pacientes de raça africana, o padrão de beleza considerado ideal é de lábios carnudos, com a proporção 1:1, textura proeminente e subcutâneo cheio. Em pacientes de raça oriental, observa-se o terço superior fino e o inferior delicado. A métrica é importante para se ter noção inicial de beleza, mas não se deve ficar preso apenas a ela, pois é importante se considerar também as miscigenações e os traços faciais individuais na análise labial.

Na literatura, lábios harmoniosos são apresentados com certas características específicas. Lábios considerados atraentes e proporcionais têm alguns índices determinados: volume saudável, um arco do cupido bem definido e no perfil labial, uma protrusão do lábio superior mais fina em comparação com o lábio inferior e, por último, mas não menos importante, um filtro caracterizado por uma altura e forma harmônica.

As proporções e os formatos labiais mudam com a idade. Os sinais de envelhecimento da região perioral resultam da combinação de fatores que incluem perda de volume do tecido subcutâneo e afinação da derme em virtude da diminuição de colágeno e elastina e da remodelação óssea. Movimentos musculares repetitivos do músculo depressor do ângulo dos lábios e do platisma também contribuem. Ocorre a ptose da comissura labial e aprofundamento da linha labiomentoniana. Além dessa perda de volume de tecido duro e mole, a própria margem do lábio pode ficar mais apagada com o achatamento das colunas do filtro, a perda de projeção do arco do cupido e também a alteração da cor e textura labial.

Análise

O lábio é um conjunto de várias características atribuídas à beleza, como cor, textura e região perilabial. O objetivo da escultura labial com ácido hialurônico é criar artisticamente uma forma que se harmonize com as características faciais exclusivas do paciente e que esteja de acordo com a sua idade, dinâmica e raça. A finalidade do tratamento é realçar o belo, criar volume, se necessário, maior proeminência, melhorar a textura labial e o contorno. O médico deve estabelecer diretrizes apropriadas, e uma projeção em sincronia às proporções normais dos lábios, a fim de evitar uma aparência exagerada.

Ao traçar o plano de tratamento do paciente, é necessário observar a motivação que o levou a fazê-lo, a sua queixa, sua personalidade, seu formato labial prévio e o seu contexto facial. É fundamental avaliar também a "moldura labial", como a região perioral e as proeminências faciais. Muitas vezes, com a reestruturação facial com preenchimento nas áreas periorais, como o "frame", já é possível observar um embelezamento labial e até o seu rejuvenescimento.

Na avaliação labial, é necessário que o paciente esteja na forma estática e dinâmica, de frente e de perfil, com proeminência do nariz e do mento; observá-lo sorrindo e falando; e também analisar a mímica facial, levando muitas vezes em consideração também a personalidade e a mensagem que o paciente deseja transmitir.

Na avaliação do perfil, o formato labial deve ser convexo e o lábio superior deve se projetar anteriormente mais que o lábio inferior – cerca de 2 mm. Um exagero dessas proporções pode ocasionar uma aparência desproporcional.

Frontalmente, a relação entre o lábio superior e o lábio inferior ideal também é de 1:1,6. A altura vertical do lábio superior deve ser menor que a do lábio inferior, e o lábio inferior mais volumoso que o superior. Comumente, os pacientes solicitam o aumento do lábio superior sozinho, sem considerar o equilíbrio entre os lábios superior e inferior. Cabe ao médico orientar o paciente quanto a sua melhor harmonia labial, respeitando seus traços. É importante esclarecer que essas proporções não devem ser consideradas isoladamente, e existem várias outras ponderações estéticas, como o tamanho e o formato do rosto, a projeção do nariz e do queixo, o tamanho de outras estruturas faciais e a alteração dos lábios demonstrados com sorriso.

O injetor deve dominar estratégias de volumização, contorno, revitalização e embelezamento, não só do lábio, bem como de todo complexo perioral. Preenchimentos podem ser de suma importância em regiões como abertura piriforme, sulco nasogeniano e labiomentoniano.

Com a idade e o emagrecimento pode haver também atrofia dos compartimentos de gordura labiais. Essa atrofia pode ser superficial, evidenciando lábios vazios, com dobras na pele (códigos de barras) e no vermelhão. Para um preenchimento labial adequado, deve-se entender esse processo de envelhecimento do lábio e da região perilabial. A perda de estrutura dentária e óssea tem vital importância na relação entre o lábio superior e inferior. Pacientes com uso de próteses dentárias, aparelhos ortodônticos ou que tiveram perda dentária podem ter seus tratamentos influenciados por essas causas, sendo fundamental essa avaliação prévia.

Em pacientes idosos, a injeção de preenchimento nos lábios visa reverter os sinais do envelhecimento descritos anteriormente. Portanto, eles tendem a preferir um realce labial sutil, direcionados para as rítides, região perilabial e pontos de sustentação. Assim, o conhecimento anatômico de cada um desses compartimentos se torna vital para correção específica de deficiências volumétricas labiais e extralabiais.

Ao avaliar os lábios, tanto o tamanho geral quanto a forma, é importante considerar duas situações: lábios muito pequenos e finos geralmente têm menos espaço potencial e, portanto, menos possibilidade de expansão; já os lábios que parecem maiores, em virtude da presença significativa do vermelhão, ainda podem padecer com depleção de volume, o que exigirá quantidade significativa de preenchimento para expandi-los.

A forma dos lábios deve ser considerada, especialmente a definição da borda do vermelhão e do arco do cupido. Alguns pacientes não têm arco do cupido ou filtro perceptível. Deve-se considerar a forma e a proeminência das colunas filtrais, bem como eventual falta de volume no lábio cutâneo.

Cabe também determinar se os lábios têm uma aparência estreita ou larga. A localização das comissuras orais não pode ser alterada e, portanto, nesses casos, colocar mais preenchimento lateralmente ou nas comissuras pode fazer os lábios parecerem mais largos.

A posição mandibular e maxilar também pode influenciar diretamente na estratégia de preenchimento. O aparecimento de sulco labiomentoniano profundo, por exemplo, revela lábios inferiores pendentes, invertidos e com ressecamento frequente por exposição excessiva do vermelhão.

O tratamento da região do sulco labiomentoniano por si só resulta em uma inversão labial inferior, que pode ser notada pelos pacientes como uma diminuição do lábio. Isso tem importância na escolha exata do produto e do planejamento necessário para essa região.

Produtos

Preenchedores de ácido hialurônico são os produtos escolhidos para realizar a escultura labial. O preenchimento com ácido hialurônico traz várias vantagens, como baixo risco de reações alérgicas, excelente longevidade, maleabilidade e capacidade de se ligar à água para ajudar na hidratação da pele. Vários fatores devem ser considerados na escolha do produto mais adequado para o tratamento.

Pacientes mais jovens que desejam mais plenitude podem se beneficiar mais de produtos como Juvéderm Ultra XC ou Volift (Allergan), Restylane Kisse (Galderma Laboratories), Belotero Intense (Merz), enquanto Volbella (Allergan) e Restylane Refyne, Skinbooster (Galderma Laboratories), Belotero Balance (Merz) são excelentes opções para pacientes que desejam realce sutil dos lábios, casos típicos de idosos. E em alguns casos é possível associar preenchedores mais leves para contorno com preenchedores de maior G PRIME para volume e sustentação.

As opções mais recentes tendem a criar mais um efeito de suavização, com um pouco de preenchimento, portanto, funcionam bem para pacientes que se queixam de linhas nos lábios em razão da perda de volume. Esses produtos também são opções ideais para rítides periorais, pois podem ser injetados mais superficialmente, diminuindo o risco de efeito Tyndall.

O uso de produtos de G PRIME menor podem ser indicados em áreas cutâneas para reposição de volume, sem interação com a musculatura e uma miomodulação mínima, a fim de evitar alterações da mímica labial.

Exposição solar e fumo podem também fazer parte dos fatores que alteram a beleza e jovialidade labial. Para esses efeitos a associação de técnicas como uso de preenchedores hidratantes (*skin boosters*) com laser ablativo fracionado, como CO_2-Erbium, e com toxina botulínica, podem ser necessários para reverter sinais de envelhecimento.

Técnicas

As técnicas de preenchimento visam basicamente três estruturas:

1) **Contorno labial:** para melhor definição labial e rejuvenescimento.
2) **Vermelhão do lábio:** visando melhor projeção anterior dos lábios.
3) **Mucosa labial:** visando melhora do volume.

Fazer o bloqueio anestésico e/ou anestesia tópica antes do procedimento promove melhor conforto para o paciente durante o processo de aplicação do produto. A profundidade da injeção desempenha um papel crucial na obtenção de bons resultados estéticos e funcionais, além da escolha do instrumento que será utilizado. Injeções com agulha são recomendadas para uso superficial a fim de evitar lesões vasculares. No entanto, as cânulas

25, 24 ou 22 G podem ser usadas com segurança em injeções profundas, compartimentos onde se encontram mais as artérias labiais.

Comparando a injeção de ácido hialurônico na borda do vermelhão do lábio superior com as técnicas de injeção de agulha e microcânula, o uso desta última proporciona uma administração mais uniforme do produto no compartimento de gordura superficial.

As opções de tipo de injeção incluem punção serial, rosqueamento linear, injeção cruzada e leque. Para definir as margens dos lábios existem técnicas como injeção de borda, injeção marginal e técnica de eversão.

A técnica de injeção de borda usa injeções ao longo da borda do vermelhão; a técnica de injeção marginal usa injeções começando com a junção seca-úmida ou a junção pele-mucosa, prosseguindo para a parte inferior do lábio superior e a parte superior do lábio inferior; e, por fim, a técnica de eversão usa a administração de preenchimento na submucosa dentro do vestíbulo oral.

Além disso, as injeções em leque através da borda vermelha do arco do cupido criam um tubérculo labial da linha média. Injeções transversais ou longitudinais em série adicionam volume aos lábios superior e inferior. A técnica elevada, que usa injeções perpendiculares profundas com uma agulha ao longo das linhas do vermelhão, também pode ser realizada para criar lábios volumosos.

As técnicas de preenchimento podem ter enfoque em: eversão dos lábios (especialmente o vermelhão), volumização labial e refinamento-rejuvenescimento labial e perioral.

Para eversão labial, utiliza-se a técnica de preenchimento labial em três planos com a agulha, que contempla a realização do uso de um produto de reologia intermediária para contorno, rotação e exposição do vermelhão labial. Também chamada *Lip Tenting (fence) Technique*, ela leva em consideração a entrada com agulha na margem branca do lábio superior e a confecção de vários pequenos traços lineares retrógrados no plano submucoso (Figura 24.83).

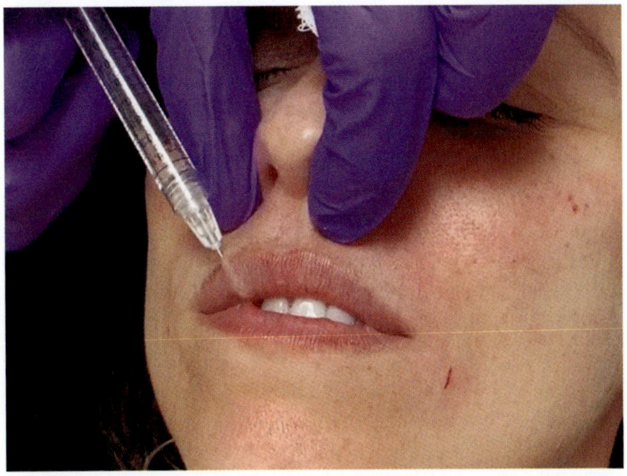

Figura 24.83. Introdução da agulha na margem branca do lábio em direção inferior em plano submucoso.
Fonte: Acervo da autoria do capítulo.

O produto escolhido deve ser moldável e com dureza (G PRIME) intermediária para que se possa gerar aumento de volume sem artificialidade. Após anestesia tópica, deve-se iniciar o preenchimento na região central do lábio superior, direcionando a agulha superficialmente de forma submucosa e deixando o produto de forma retrógrada, tendo o cuidado de ao exteriorizar a pele restar um pequeno excesso de produto (Figura 24.84).

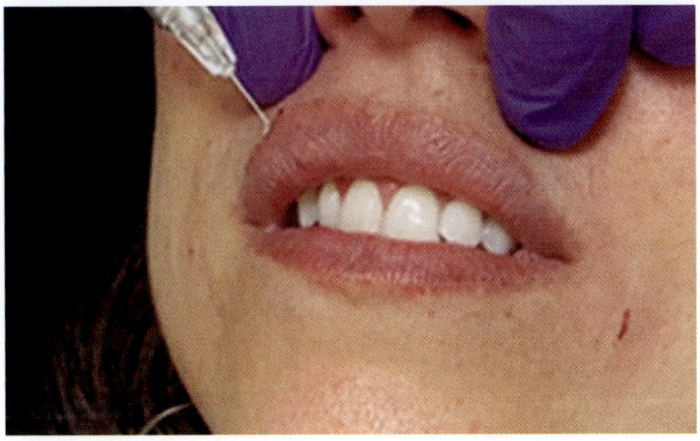

Figura 24.84. Final da injeção retrógrada vertical com exteriorização de uma discreta quantidade de produto na margem cutânea.
Fonte: Acervo da autoria do capítulo.

Essa técnica promove ao mesmo tempo a eversão do lábio superior e o realce do contorno delicado da margem labial. Não se deve realizar essas injeções na lateral do lábio além da abertura intercantal como referência, pois uma tentativa de eversão pode dar aspecto artificial. O injetor deve restringir essa técnica às regiões centrais do lábio, tendo como referência a largura das asas nasais ou a distância entre os cantos dos olhos (Figura 24.85).

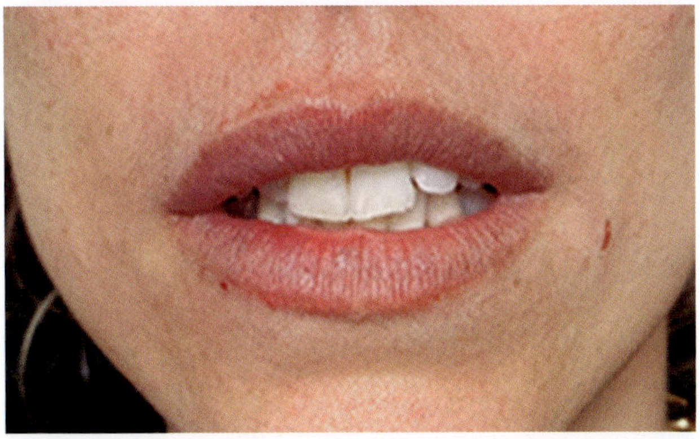

Figura 24.85. Demonstração do contorno e discreta rotação da região labial direita da paciente após *Lip Tenting Technique*.
Fonte: Acervo da autoria do capítulo.

No lábio inferior, a técnica se repete na região central, porém com alteração, permitindo microbólus no início (dentro do vermelhão), e uma injeção linear retrógrada em direção à margem do lado inferior, sem deixar excessos na margem do lábio inferior. Produtos comumente utilizados para realização dessa técnica são Juvéderm Volift ou Restylane Kysse (Figura 24.86).

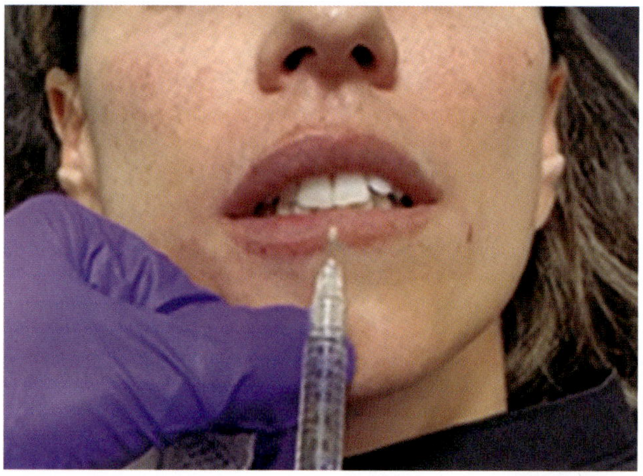

Figura 24.86. Confecção de injeções submucosas no lábio inferior para eversão do lábio, com baixa volumização.
Fonte: Acervo da autoria do capítulo.

Posteriormente à eversão, há duas técnicas que podem ser utilizadas para a volumização labial: a técnica dos quatro bólus intramusculares e a volumização com cânulas.

Pode-se complementar o volume com a técnica dos quatro bólus intramusculares nos tubérculos labiais. Deve-se escolher uma quantidade que varia em torno de 0,15 a 0,3 mL por bólus de maneira a ganhar volume, e ao mesmo tempo complementar o efeito de eversão labial provocado pela técnica anterior. Deve ser feita aspiração prévia a qualquer injeção nessa técnica (Figura 24.87).

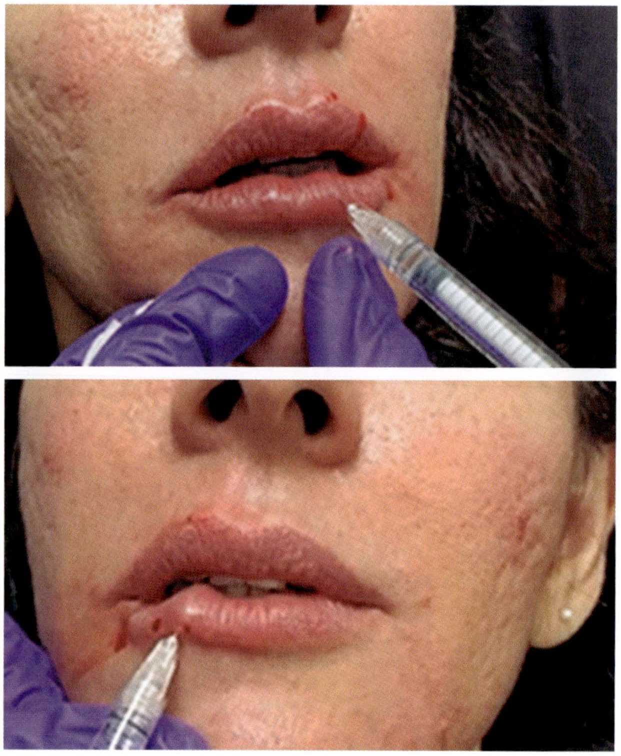

Figura 24.87. Técnica de injeção intramuscular com quatro bólus (dois inferiores e dois superiores para volumização com agulha).
Fonte: Acervo da autoria do capítulo.

Uma tática inteligente é usar a região central do lábio como referência para evitar sobrevolumização. Usa-se a agulha ou uma fita dental para determinar a curvatura e evitar o preenchimento em excesso do lábio nessa área (Figura 24.88).

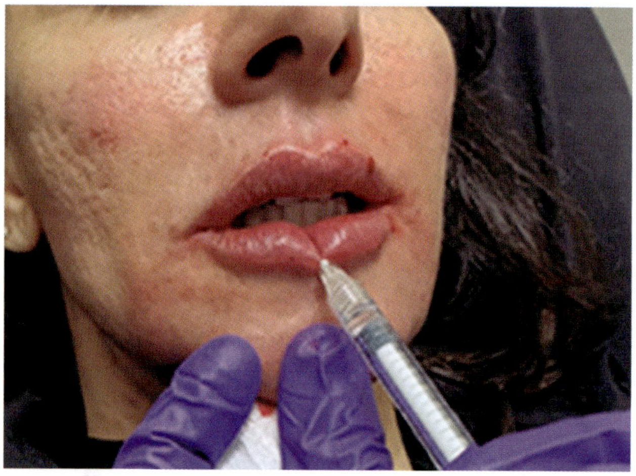

Figura 24.88. Manobra de determinação central do lábio para divisão entre os tubérculos inferiores.
Fonte: Acervo da autoria do capítulo.

As técnicas de volumização labial também podem ser realizadas com cânulas. O ponto de acesso acontece fora do vermelhão labial a fim de uma melhor movimentação entre o lábio superior e o inferior, sem a necessidade de novo acesso na margem labial (Figura 24.89).

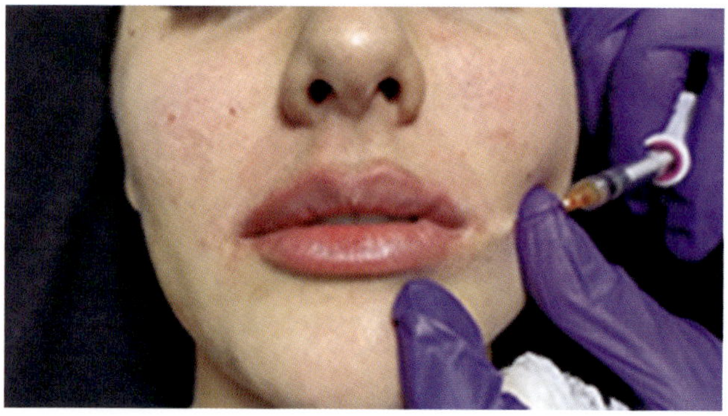

Figura 24.89. Acesso lateral ao lábio com cânula 25 G.
Fonte: Acervo da autoria do capítulo.

A região escolhida para volumização com cânula encontra-se entre a transição da mucosa seca e a úmida, e o produto pode ser injetado tanto no plano submucoso, preferível inicialmente pelo menor risco vascular, quanto no intramuscular, usado em complementação para maiores volumes (Figuras 24.90 a 24.92).

Outro ponto fundamental é a realização do suporte nas comissuras orais, também chamado código LP6 do MDCODES®, publicado pelo dr. Maurício de Maio. Um pequeno bólus de 0,1 mL dentro das comissuras promove uma rotação cranial e uma elevação delas, dando um aspecto mais jovial ao lábio (Figura 24.93).

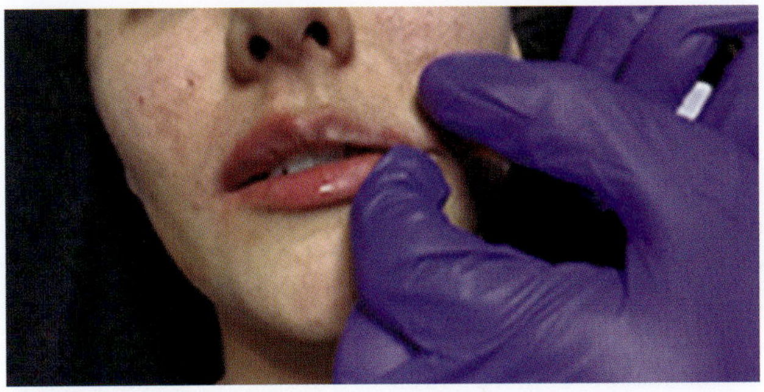

Figura 24.90. Observar o plano superficial por onde trafega a cânula no plano submucoso.
Fonte: Acervo da autoria do capítulo.

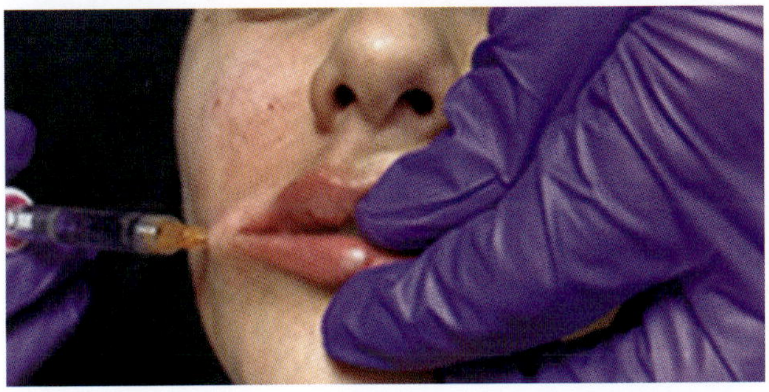

Figura 24.91. Observar o plano intramuscular por onde trafega a cânula no plano intramuscular.
Fonte: Acervo da autoria do capítulo.

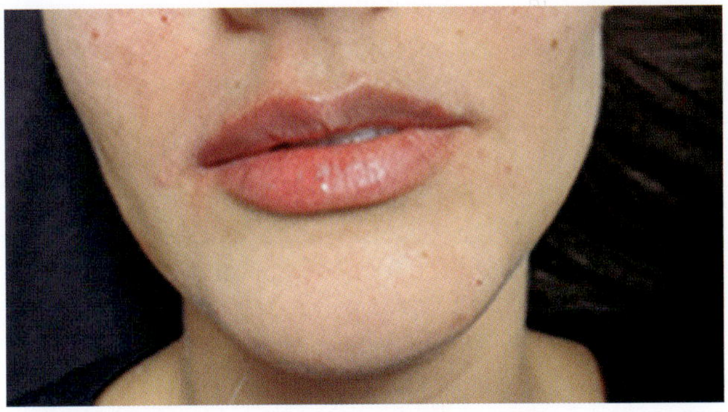

Figura 24.92. Pequeno aumento de volume à direita após apenas técnica de volumização com cânulas, sem realização de contornos.
Fonte: Acervo da autoria do capítulo.

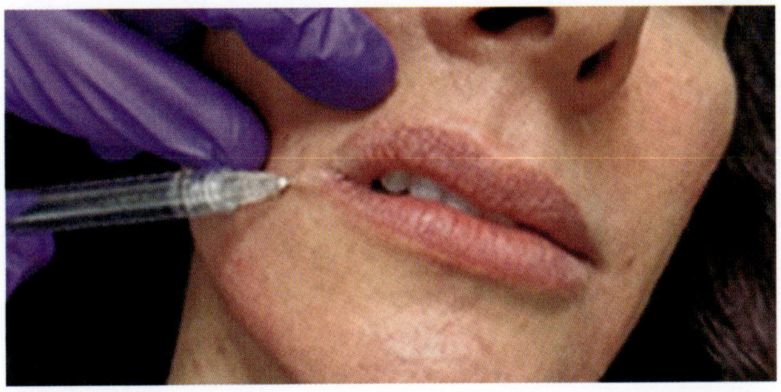

Figura 24.93. Elevação de comissuras com ácido hialurônico.
Fonte: Acervo da autoria do capítulo.

O contorno labial deve ser feito com cautela. Uma transição suave entre o vermelhão e a porção cutânea labial deve ser almejada. O plano superficial é mais seguro que o profundo e, portanto, deve-se observar o aspecto esbranquiçado ao se introduzir a agulha sob a pele (Figura 24.94).

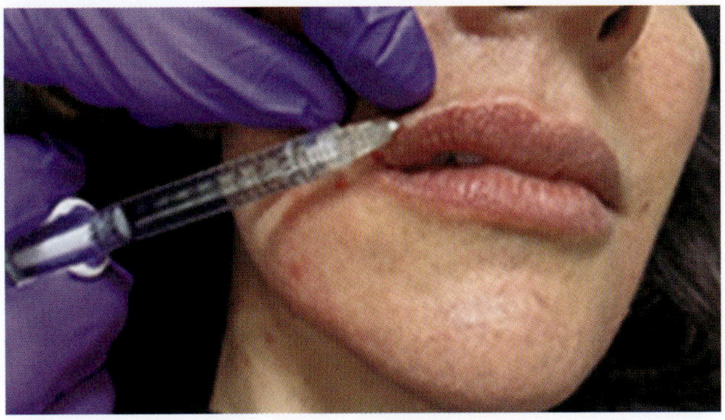

Figura 24.94. Contorno labial.
Fonte: Acervo da autoria do capítulo.

Em alguns pacientes pode-se realçar simultaneamente o arco do cupido e ampliar o filtro. Porém, deve-se observar que nem todo paciente precisa desse tipo de preenchimento. O contorno inferior pode ser realizado do mesmo modo, porém geralmente há menor necessidade dessa técnica na maioria dos lábios (Figura 24.95).

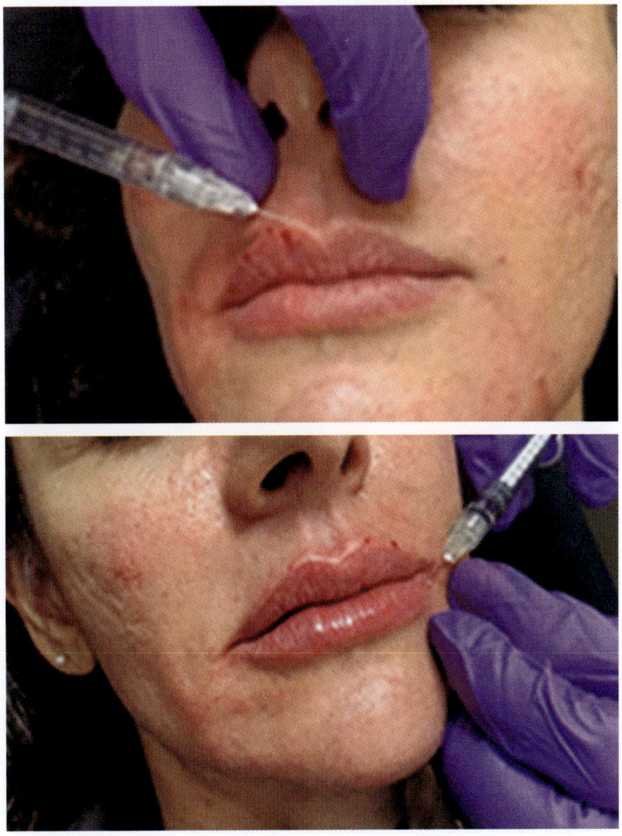

Figura 24.95. Realce do arco do cupido e do contorno inferior.
Fonte: Acervo da autoria do capítulo.

É de grande importância que o injetor tenha consciência de toda a anatomia perioral para realização de preenchimentos complementares, a fim de melhorar a função muscular (miomodulação) e a mímica da face, duas áreas muito importantes do pré-*jowl* ou código de JW4 do MDCODES®, bem como o sulco nasogeniano e a linha de marionete.

O tratamento da região perioral consiste em parte essencial do preenchimento. Por isso, deve-se ter o cuidado de não se preencher exclusivamente as áreas intralabiais, esquecendo-se de toda harmonia do complexo labiomentoniano do paciente (Figura 24.96).

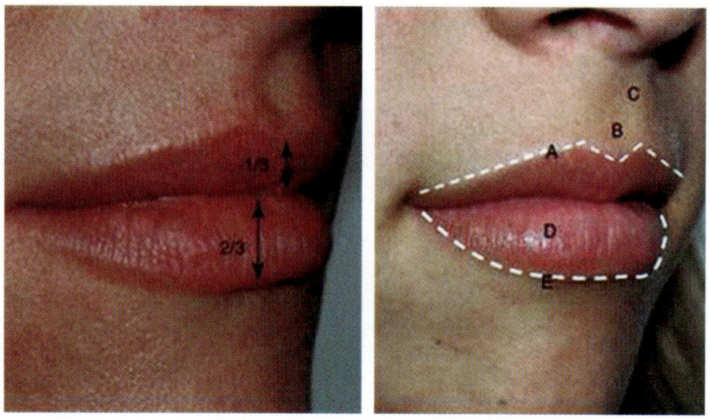

Figura 24.96. Anatomia perioral para realização de preenchimentos complementares.
Fonte: Acervo da autoria do capítulo.

Um dos objetivos mais desafiadores tecnicamente é o restabelecimento de colunas do filtro mal definidas, comumente encontradas em pacientes idosos. Se executado incorretamente, o resultado será uma aparência artificial. Apenas uma pequena quantidade de enchimento deve ser colocada em cada coluna.

Um filtro natural deve acentuar, mas não dominar, a aparência do lábio superior. Para criar a aparência natural dele, cada coluna deve ser injetada com uma leve inclinação, de 15° a 20°, do plano vertical. Um pouco mais de preenchedor deve ser colocado inferiormente, de modo que uma pressão ligeiramente maior no êmbolo da seringa seja aplicada conforme a agulha se desloca para baixo.

O tratamento dos lábios deve ser conduzido em várias etapas. O foco inicial deve ser nas regiões periorais distantes (face superior e média) e próximas (labiomandibular e labiomental). Indivíduos que já possuam volume labial aceitável devem ser direcionados para tratamento dos contornos labiais enquanto indivíduos com deficiência de volume devem ter primeiro o volume e, só posteriormente, os contornos abordados.

Deve-se sempre ressaltar que os lábios são uma zona de perigo potencial, e a colocação do material injetado nas proximidades das artérias labiais superiores e inferiores indica um alto risco para aplicações intra-arteriais, resultando em perda de tecido (necrose) e potencial embolia arterial final (cegueira).

Pós-procedimento

Os cuidados pós-procedimento são principalmente esclarecimentos e orientações, que incluem evitar banhos quentes, saunas, alimentos e bebidas quentes e exercícios pesados nas primeiras 24 horas após a injeção do preenchedor. Os pacientes são orientados a evitar o uso de qualquer maquiagem nos lábios ou ao redor dos lábios por pelo menos 8 horas. Eles devem estar cientes de que o inchaço perceptível após o tratamento pode ocorrer em quase todos os pacientes. Pode-se prescrever corticoide oral para redução do edema, caso não haja contraindicações. Além disso, um grau variável de equimoses também é comum.

Os hematomas mais visíveis estarão presentes por 3 a 7 dias, mas alguns pacientes com marcas mais extensas podem mostrar sinais visíveis por até 2 a 3 semanas.

Complicações

É importante que o paciente seja alertado sobre possíveis complicações. Em razão do trauma da agulha e das propriedades higroscópicas do preenchedor, eritemas e edemas tendem a ocorrer imediatamente após o procedimento. O eritema persiste por algumas horas até 1 a 2 dias.

A equimose também pode ocorrer, em virtude da perfuração do vaso pela agulha ou do traumatismo da cânula, que desaparece gradualmente em até 10 dias. É importante ficar atento ao uso de medicamentos como ácido acetilsalicílico, anticoagulante oral, anti-inflamatório não esteroide, inclusive vitamina E e suplementos que podem acarretar equimose.

Possíveis injeções do produto no plano incorreto superficial e a falta de massagem posterior podem ocasionar formação de pápulas não inflamatórias. O injetor deve massagear suavemente o local de aplicação após o tratamento, em um esforço para evitar saliências e nódulos.

Os inchaços que persistirem podem ser dissolvidos com uma pequena quantidade de hialuronidase, mas isso raramente é necessário. Se o preenchedor for colocado muito superficialmente, pode ser visível através da pele, o que é conhecido como efeito Tyndall. A tonalidade anômala pode ser mais evidente na região perioral, onde a pele costuma ser mais fina e pálida.

A pior complicação resultante do tratamento com preenchimento labial é o comprometimento vascular. Se houver suspeita de injeção intravascular, todo procedimento deve ser interrompido no momento, e avaliação imediata deve determinar a aplicação ou não de hialuronidase com os cuidados adequados.

As marcas da isquemia são o branqueamento imediato e a dor significativa. O tratamento deve ser realizado imediatamente, com compressas quentes, massagem e injeção de hialuronidase. Os tratamentos com enzimas devem continuar até que o fluxo vascular seja normalizado. É sempre importante avaliar se o paciente não tem alergia à hialuronidase para evitar novas complicações.

24.9 Ácido Hialurônico – Preenchimento da Região Infraorbitária

- Ana Paula Cercal Fucci da Costa
- Helena Reich Camasmie

Introdução

A região infraorbitária é uma das primeiras áreas a mostrarem alterações no envelhecimento facial, sendo das mais procuradas para tratamentos estéticos no dia a dia do dermatologista. Apresenta grande impacto na fisionomia, podendo transparecer cansaço ou mesmo emoções negativas. É bastante complexa para abordagem terapêutica em virtude de suas características anatômicas.

Fundamental para o sucesso do tratamento é o conhecimento aprofundado da anatomia regional, do processo de envelhecimento, das técnicas adequadas e da reologia do produto a ser utilizado.

Considerações anatômicas

Podemos dividir a região infraorbitária em duas porções: medial; e lateral. A divisão entre essas duas porções seria, segundo grande parte dos autores, a linha hemipupilar (LHP).[1-5]

A porção medial da região infraorbitária apresenta apenas duas camadas acima do osso, sendo elas a pele e o músculo orbicular dos olhos (MOO). Habitualmente não encontramos tecido subcutâneo nessa área. O MOO é dividido em duas partes – palpebral (cranial) e orbitária (caudal) –, separadas pelo ligamento da goteira lacrimal. A depressão correspondente a esse ligamento pode estar aparente desde a infância, sendo denominada "goteira lacrimal" (*tear trough*).[2,6]

O sulco nasojugal corresponde à manifestação clínica do aprofundamento da região infrapalpebral medial.[5]

O ligamento da goteira lacrimal (LGL) se prolonga, então, até a porção lateral da região infraorbitária, onde recebe o nome de "ligamento de retenção orbitária" (LRO). Ele delimita as regiões palpebral e malar (*lid-cheek junction*), e a depressão correspondente a essa topografia é denominada "sulco palpebromalar" (SPM) (Figura 24.97).

Diferentemente da porção medial, a porção lateral da região infraorbital é composta por sete camadas, sendo elas: pele; tecido subcutâneo; músculo orbicular dos olhos; compartimento de gordura profunda (SOOF – *sub orbicularis oculi fat*); fáscia profunda; espaço pré-zigomático; e osso[1-3] (Figura 24.98).

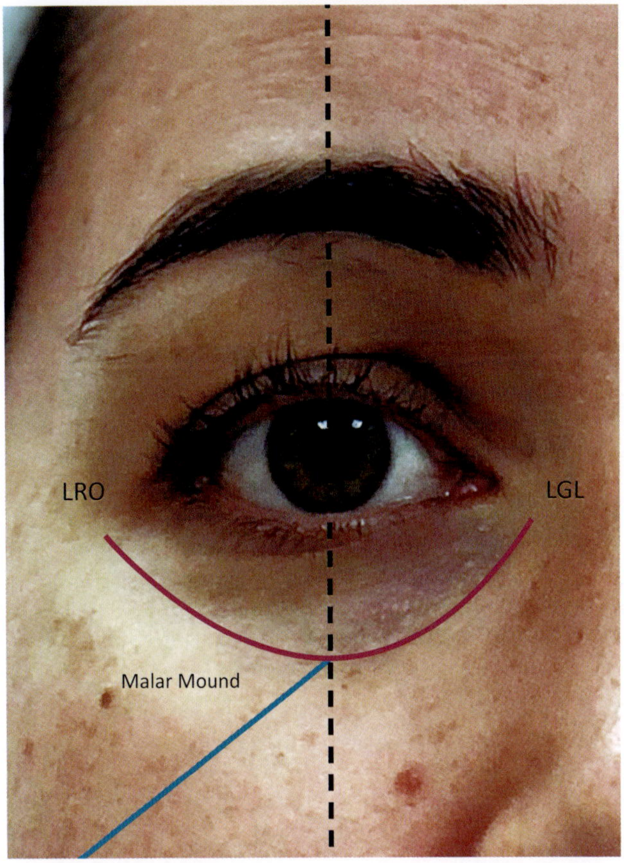

Figura 24.97. Região infraorbitária nas porções medial e lateral. LGL: ligamento da goteira lacrimal; LRO: ligamento de retenção orbitária. *Fonte:* Acervo da autoria do capítulo.

A vascularização da região da pálpebra e órbita é composta por anastomoses de ramos das artérias carótidas interna e externa. O forame infraorbitário está localizado próximo à linha mediopupilar, 3 cm lateral à linha média e 0,5 a 1 cm abaixo do rebordo inferior da órbita. Por ele emerge o feixe vasculonervoso infraorbital. A artéria infraorbitária é ramo da carótida externa. Ramos da carótida interna, como a artéria oftálmica, supraorbital, supratroclear e nasal dorsal, também podem apresentar anastomoses com outras artérias originadas da carótida externa, como a artéria angular (ramo da artéria facial). Também faz parte da irrigação dessa região a artéria zigomático-facial, que emerge do forame de mesmo nome, localizado na superfície posterior do osso zigomático. É também ramo da artéria carótida externa[5,7,8] (Figura 24.99).

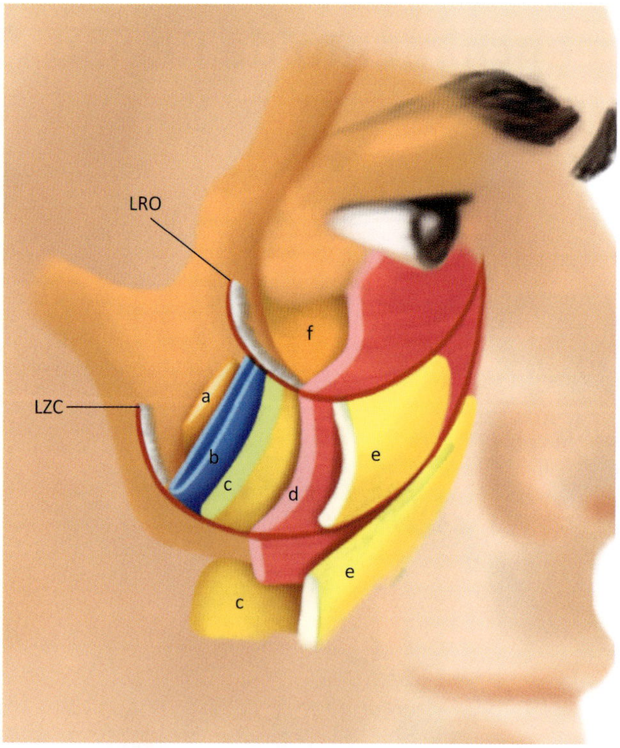

Figura 24.98. Visão oblíqua da região infraorbitária nas porções medial e lateral ilustrando bolsas palpebrais e sombra.

a: gordura pré-periosteal; b: espaço pré-zigomático; c: gordura profunda; d: músculo orbicular dos olhos; e: gordura superficial; f: gordura intraorbital; LRO: ligamento de retenção orbitária; LZC: ligamento zigomático-cutâneo.

Fonte: Desenvolvida pela editora com o suporte das autoras do capítulo.

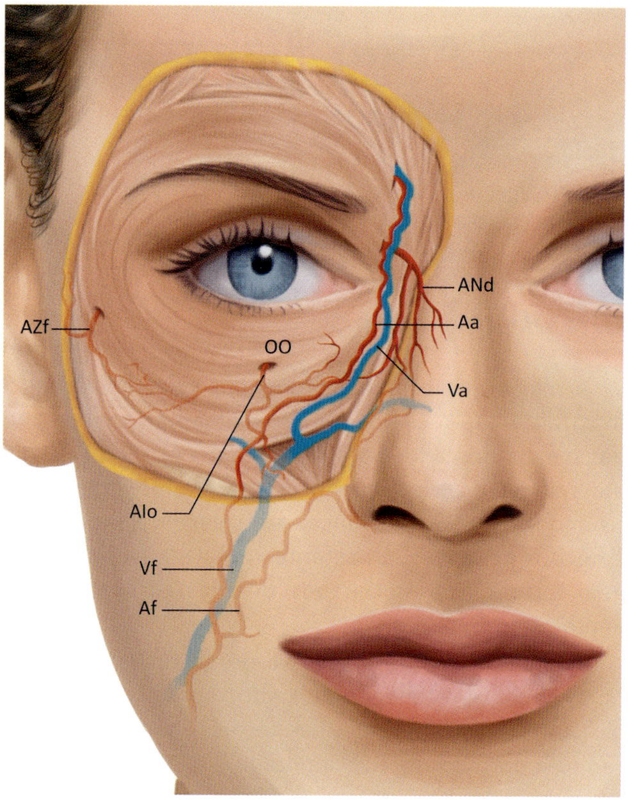

Figura 24.99. Vasos na região infraorbitária.

Aa: artéria angular; Va: veia angular; OO: músculo orbicular dos olhos; AZf: artéria zigomáticofacial; AIo: artéria infraorbital; Vf: veia facial; Af: artéria facial; ANd: artéria nasal dorsal.

Fonte: Desenvolvida pela editora com o suporte das autoras do capítulo.

Alterações no envelhecimento

As alterações volumétricas nas estruturas adjacentes à região orbital assumem um papel significativo no envelhecimento dessa área, portanto não podemos avaliá-la de forma isolada.

Durante o processo de envelhecimento facial, as órbitas se alargam lateral e superiormente, sendo a redução dos ângulos maxilares responsável pela expansão do bordo inferior da órbita. A remodelação da órbita inferior acarreta perda de projeção anterior, acentuando as olheiras.[2]

Além disso, a firmeza ligamentar se reduz e o LRO perde sua posição horizontal, tornando-se mais inclinado, o que resulta na perda da estabilidade do MOO e dos compartimentos de gordura. Já o ligamento zigomatico-cutâneo tende a manter sua rigidez. No espaço triangular entre esses dois ligamentos, pode acumular-se excesso de pele, gordura e músculo, formando o chamado *malar mound*, frequentemente presente com o decorrer do envelhecimento.[6,9,10]

Reologia do preenchedor

Para o adequado preenchimento da região infrapalpebral, de acordo com as características anatômicas já discutidas, ressaltando a pele fina e a ausência de subcutâneo em parte da região, a preferência é para um produto com baixa resistência à compressão, baixa coesividade, ou seja, alta maleabilidade e baixa elasticidade (resistência a deformação – G prime baixo). Além disso, o produto escolhido deve ter baixo grau de hidrofilia, minimizando a possibilidade de edema pós-procedimento; e textura lisa (não particulada), para reduzir o risco de efeito Tyndall.[6,11]

Caso o preenchedor escolhido tenha alta elasticidade ou alta coesividade, o resultado pode ficar inestético, com irregularidades aparentes.

Avaliação clínica

Hirmand[12] propôs uma classificação para o envelhecimento da região periorbital dividida em três classes (Figura 24.100):

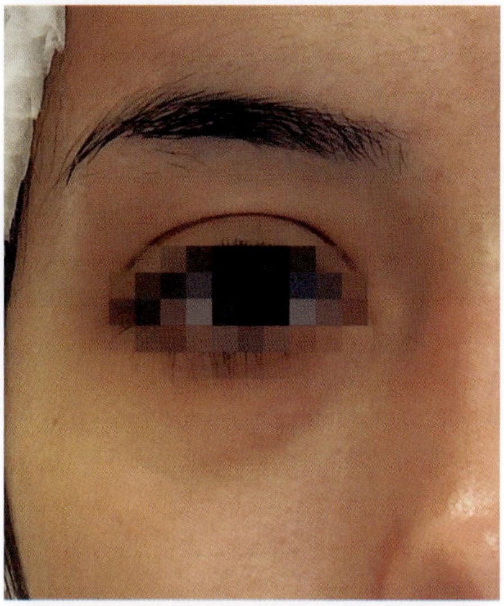

Classe 1

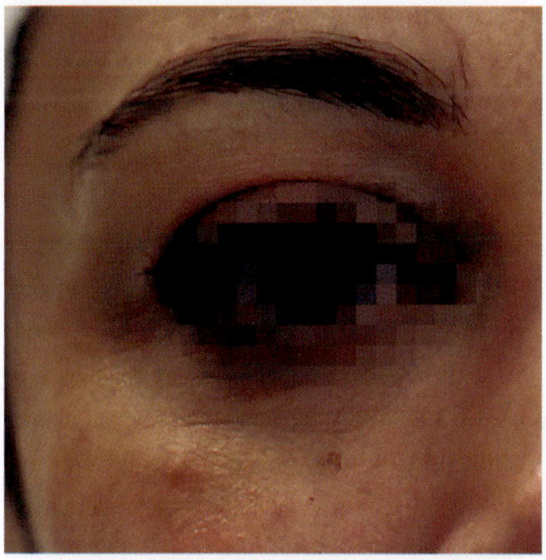

Classe 2

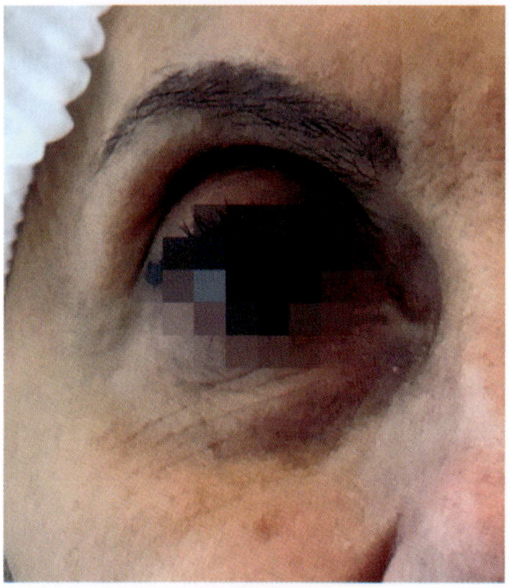

Classe 3

Figura 24.100. Classificação de Hirmand.
Fonte: Acervo da autoria do capítulo.

- **Classe I:** perda de volume somente na porção medial (goteira lacrimal, *tear trough*).
- **Classe II:** perda de volume medial e lateral (goteira lacrimal e sulco palpebromalar), com perda de volume leve a moderada na região malar.
- **Classe III:** perda de volume por toda a circunferência infraorbital, associada à perda malar avançada.

Portanto, ao avaliarmos o paciente objetivando a região infraorbital, é importante observarmos o conjunto do terço médio para que eventual perda de gordura malar não seja ignorada; ao contrário, quando a perda é acentuada, a região malar deve ser preenchida antes mesmo da abordagem da "olheira". Abordagem isolada da região infrapalpebral sem o adequado reposicionamento das estruturas do terço médio, caso necessário, pode gerar resultados inestéticos, especialmente durante o movimento.

Deve-se solicitar ao paciente que, sentado, olhe para cima. Tal manobra acentuará o defeito a ser corrigido, facilitando a marcação.

Outros aspectos que devem ser levados em consideração na avaliação são o gênero, predisposição genética, qualidade e coloração da pele, assim como a presença de "bolsas de gordura", cicatrizes ou assimetrias. Relevante questionar procedimentos estéticos prévios.[3,13]

As bolsas infrapalpebrais se caracterizam por herniação ou pseudo-herniação de gordura infraorbital, sendo, conjuntamente com a flacidez palpebral avançada, indicações para correção cirúrgica.[2]

Atentar para as contraindicações comuns a qualquer preenchimento cutâneo, como infecções no local a ser tratado, doenças do colágeno em atividade, gravidez e lactação, uso de anticoagulantes ou antiagregantes plaquetários.

Deve ser esclarecido ao paciente que o preenchimento com ácido hialurônico não tratará alterações na pigmentação da pele, como hipercromias ou coloração arroxeada. Porém, como modifica a reflexão da luz, uma vez que transforma uma área côncava em plana ou ligeiramente convexa, costuma gerar uma percepção de clareamento do local.

Técnicas de preenchimento

A escolha do produto e da técnica é essencial para um bom resultado. Importante salientar que, na região infraorbitária, "menos é mais", e não devemos almejar correção completa das olheiras em um primeiro momento.

O preenchimento da região infraorbital pode ser realizado com cânulas ou agulhas. Aplicação de pomada anestésica tópica ou bloqueio dos nervos infraorbital e zigomaticofacial são opcionais, com cuidado para que a quantidade de anestésico injetado não provoque deformação da anatomia.[3,12]

Para a técnica com agulhas, podem ser utilizadas as mais finas, 30 G ou 32 G, com injeção intradérmica e retrógrada, de pequenos bólus de produto, ou no plano supraperiósteo, após aspiração cuidadosa. O produto deve ser moldado para melhor acomodação.[2,3]

Para preenchimento com cânulas, o ponto de entrada pode ser feito na região malar superior, cerca de 15 mm abaixo da órbita, na linha lateral da íris, de modo que toda a região infraorbital (medial e lateral) possa ser tratada por esse único orifício. O ácido hialurônico deve ser injetado nos planos profundos, supraperiosteal ou submuscular, também em pequenos microbólus, utilizando-se a mão dominante para injeção e a outra, para guiar a ponta da cânula e massagear o produto para melhor acomodação.[10,13,14] É recomendável a utilização de cânulas de 22 a 25 G uma vez que as de 27 a 30 G têm o mesmo poder perfurante de uma agulha, de acordo com dados da literatura.[15] Essa é a técnica de preferência das autoras (Figura 24.101).

Recomendamos evitar a retroinjeção de quantidades contínuas de produto para que não ocorra o "efeito salsicha". Em nossa experiência, pequenas alíquotas de 0,05 mL, totalizando 0,1 a 0,3 mL por lado (máximo de 0,5 mL), depositadas de forma sequencial, obtêm melhor resultado estético.

Qualquer que seja a técnica escolhida, rigorosas práticas de assepsia e antissepsia devem ser observadas. A aplicação de gelo antes e depois é opcional.

Complicações

Equimoses, edema e eritema transitórios, logo após a aplicação, geralmente cursam com resolução espontânea. Eventualmente, podem persistir por 2 a 3 semanas.

Uma das complicações mais comuns é a sobrecorreção, causada por excesso de produto. Lembrar que, nessa área, deve-se colocar menos quantidade de produto do que seria o "ideal" para o momento. Rever o paciente após alguns dias permite o complemento, caso necessário.[3,8,9]

A superficialização do preenchedor pode causar o efeito Tyndall. Este se caracteriza pela coloração azul-acinzentada no local do implante em consequência da reflexão da luz por partículas do preenchedor, quando este é aplicado de forma superficial.[8,11,12]

Irregularidades são mais comuns em pacientes com pele fina e flácida. Na maior parte dos casos, essas complicações podem ser resolvidas com massagens com as pontas dos dedos, aplicando-se pressão contra a superfície óssea. Caso não haja melhora, recomendamos diluição do produto com hialuronidase.

Edema transitório intermitente persistente (ETIP) é um evento raro, tardio, que se caracteriza por episódios intermitentes de edema no local do preenchedor, sendo comum na região infrapalpebral. Na maioria das vezes, está relacionado a um episódio infeccioso do trato respiratório ou procedimento dentário, desaparecendo após a resolução do gatilho responsável. Cada caso deve ser avaliado individualmente, podendo ser necessárias outras medidas terapêuticas.

Foram descritos na literatura casos de injeção intravascular durante o preenchimento da região infraorbital, incluindo casos de amaurose. Assim como nas demais áreas do rosto, extremo cuidado e habilidade técnica são necessários para realização segura do procedimento, especialmente em virtude de ricas anastomoses arteriais entre carótida interna e externa presentes nessa região.[4,8,9]

Conclusão

A abordagem da região infraorbitária com preenchedores à base de ácido hialurônico deve ser vista como uma ótima opção no dia a dia do dermatologista, desde que observadas as indicações precisas, aliadas ao conhecimento anatômico e domínio das técnicas.

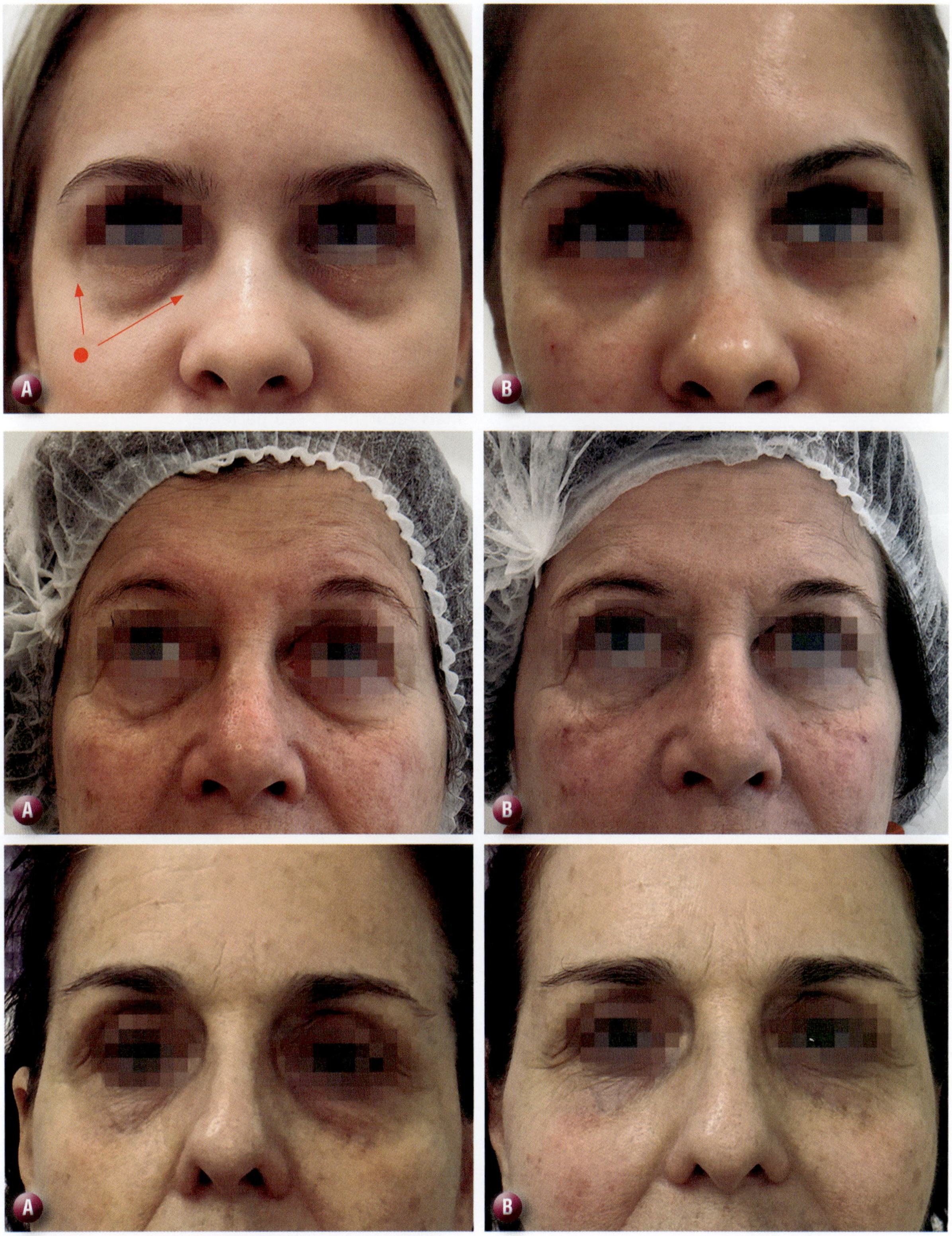

Figura 24.101. Ponto de entrada e ângulo de aplicação do preenchimento. O ponto vermelho indica o ponto de entrada e as setas vermelhas indicam o ângulo de preenchimento com a cânula. (A) Antes. (B) Depois.

Fonte: Acervo da autoria do capítulo.

24.10 Ácido Hialurônico – Preenchimento do Lóbulo da Orelha

• Eliandre Costa Palermo

Introdução

Cada vez mais e mais pacientes buscam tratamentos que devolvam a plenitude da sua pele, o brilho, o volume, eliminem rugas, manchas e, enfim, rejuvenesçam. E, nesse quesito, estão dispostas a submeter-se a inúmeros tratamentos que mantenham sua aparência sempre jovem.

O rejuvenescimento de áreas do corpo antes esquecidas, como colo, pescoço, mãos e lóbulos das orelhas, tem ganhado mais espaço nos consultórios dermatológicos e de cirurgiões plásticos.

Novos produtos e tecnologias são associados em um tratamento cujo objetivo principal não é apenas a correção de rugas, mas a reposição de volumes perdidos. É nessa abordagem que se inclui o tratamento do lóbulo da orelha. Com a idade, o lóbulo da orelha perde sustentação e volume, afina e ainda pode aumentar de tamanho.

Avaliação da orelha no envelhecimento facial

Sabemos que poucas áreas do corpo podem continuar crescendo mesmo depois da puberdade, e as orelhas, assim como o nariz, são uma delas. As orelhas realmente aumentam de tamanho e, segundo pesquisas, faz parte do processo de envelhecimento. Médicos britânicos mediram as orelhas de seus pacientes e descobriram que, à medida que envelhecemos, nossas orelhas podem aumentar cerca de 0,22 mm por ano.[1]

Pesquisadores da Tech University, no Texas, descobriram que a circunferência da orelha pode aumentar, em média, 0,51 mm por ano. Muitas vezes, não se trata de um crescimento verdadeiro, mas um alongamento provocado pela flacidez da pele, que perde a elasticidade e a sustentação com a idade. Esse alargamento é provavelmente associado a alterações do envelhecimento e perda do colágeno.[2]

Além disso, os pacientes que se submeteram a ritidoplastias ou mini-*liftings* podem apresentar alterações no lóbulo da orelha após o procedimento. Muitas vezes, o peso da cicatriz recai sobre essa região e causa deformidade no local. Se o lóbulo não está bem firme, ou tem muita flacidez, as chances de irregularidade são maiores.

Outra observação importante no lóbulo refere-se a uma variação anatômica: se o lóbulo é livre ou aderido. Essa é uma característica genética. Embora não haja 100% de consenso, acredita-se amplamente que lóbulos das orelhas em anexo, ou aderidos, são uma característica recessiva (Figuras 24.102 e 24.103).

Há pacientes que antes da cirurgia plástica tinham lóbulos livre e depois da cirurgia ficaram com o lóbulo aderido. Isso pode ser frustrante para os pacientes, e, se além disso, o lóbulo está flácido, dificulta a sustentação de brincos.

O lóbulo da orelha é um dos locais na face que denunciam a idade cronológica da pessoa. Portanto, devem ser avaliados pelo dermatologista para que ele ofereça mais recursos ao seu paciente.

Há casos em que a correção de lóbulos grandes e flácidos, ou com sequelas cirúrgicas, precisa ser associada a pequenas cirurgias. É o caso de pacientes que tiveram um crescimento muito exagerado do lóbulo, ou a orelha é fendida ou alargada pelo brinco.

Contudo, a grande maioria dos pacientes apresenta apenas a flacidez do lóbulo, leve alargamento do furo do brinco e queixa de pouca sustentação. Nesses casos, apenas o preenchimento pode trazer resultados muito satisfatórios.

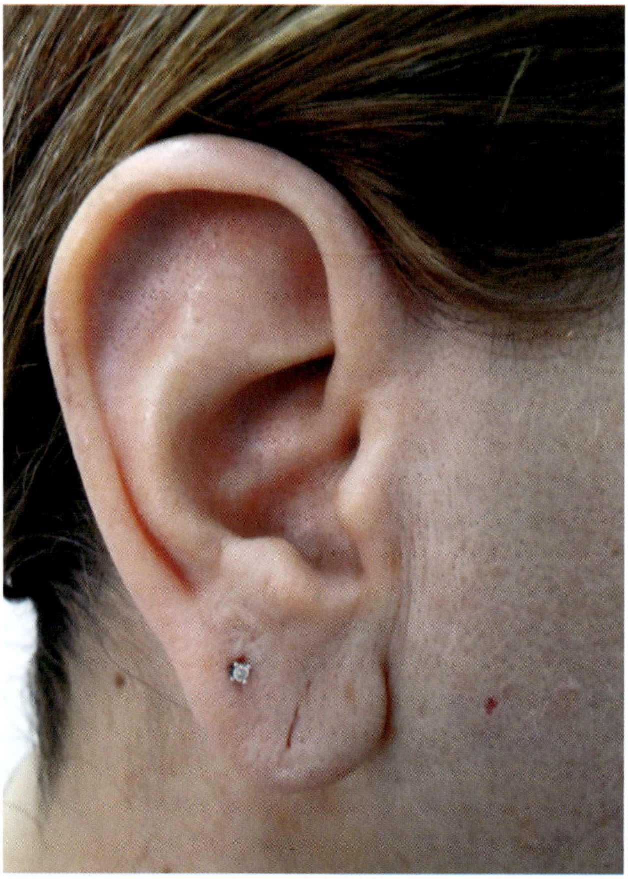

Figura 24.102. Lóbulo pendido.
Fonte: Acervo da autoria do capítulo.

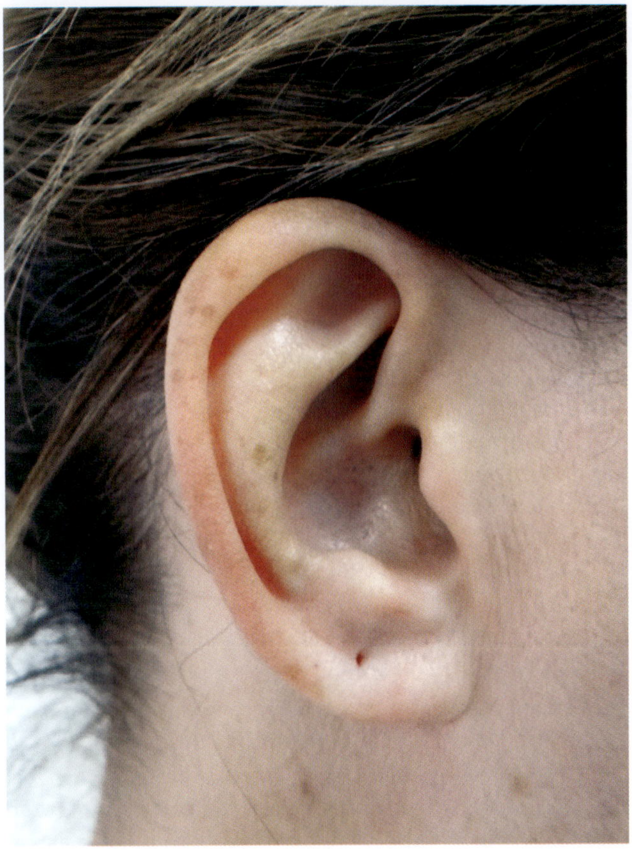

Figura 24.103. Lóbulo aderido.
Fonte: Acervo da autoria do capítulo.

Preenchimento do lóbulo da orelha

□ Avaliação, discussão e indicação do preenchimento

Descrição do caso

Paciente de 66 anos, sexo feminino, branca, com queixa de "ruga na orelha".

A paciente relatava que o lóbulo da orelha foi ficando flácido e fino, e começou a apresentar uma ruga no centro do lóbulo. A ruga se acentuou, e ficou parecendo uma cicatriz. Reclamava ainda de falta de sustentação para brincos pesados que ficavam pendidos para a frente.

Na avaliação da orelha, observou-se a depressão central no lóbulo, sem alargamento do furo do brinco. O tamanho da orelha e do lóbulo ainda estava proporcional; portanto, o tratamento proposto foi apenas a reposição de volume com preenchimento (Figura 24.104).

□ Tratamento

A escolha do produto a ser usado no preenchimento deve ter relação com o grau de flacidez do lóbulo. No caso citado, a paciente tinha ainda boa sustentação em grande parte do lóbulo, apenas com perda de tecido de suporte na região central. Assim, optou-se por usar um produto à base de ácido hialurônico com 20 mg de AH por mL e de aplicação em plano dérmico. Em casos com

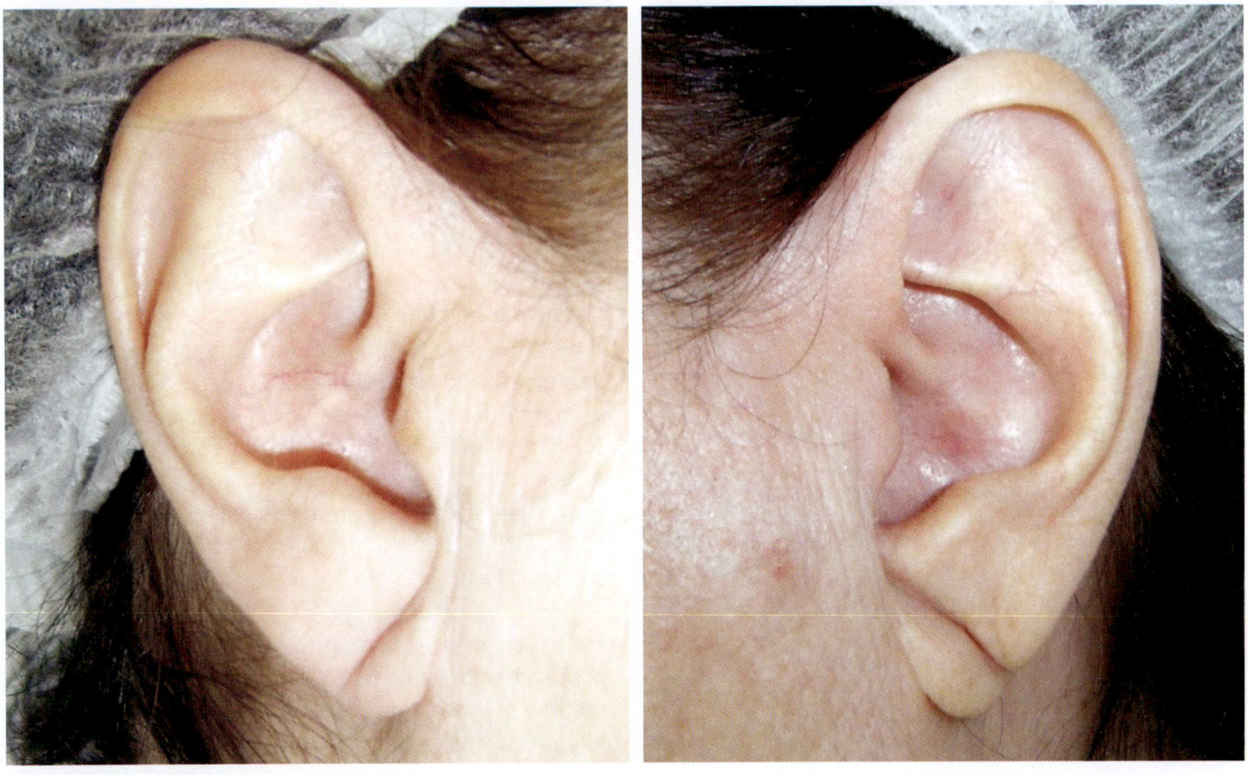

Figura 24.104. Orelha direita e esquerda antes do preenchimento. Nota-se flacidez acentuada do lóbulo, porém o volume e o tamanho ainda estão dentro da proporção aceitável em relação ao tamanho da orelha.
Fonte: Acervo da autoria do capítulo.

perda mais acentuada, é possível a utilização de produtos para aplicação em derme mais profunda, que garantam mais sustentação. Deve-se evitar produtos muito suaves ou muito densos, pois estes podem ser difíceis de moldar e deixar o local com nodulações palpáveis. Os produtos muito leves ou *softs* não têm bom efeito de preenchimento e elevação e, apesar de inicialmente apresentarem resultados satisfatórios para linhas finas, não têm o poder de elevar e manter o efeito de preenchimento pelo tempo desejado.

Normalmente, a técnica utilizada é de sustentação em quadrado, fazendo a aplicação do produto por dois orifícios de entrada, um lateral e outro medial, com deposição do produto em dois pilares de sustentação vertical e horizontal.

□ Técnica

No caso apresentado, foi utilizado 1 mL de AH 20 mg/mL com lidocaína, divididos entre os dois lóbulos.

É ideal remover os brincos e realizar a assepsia com álcool a 70% antes do preenchimento.

Em razão da utilização de um produto com anestésico, não foi necessário realizar nenhum tipo de bloqueio. A infiltração anestésica deve ser evitada, pois distorce o local e dificulta a avaliação do volume a ser injetado.

Pode-se também utilizar creme anestésico tópico antes do preenchimento para aliviar o desconforto das puncturas.

Através de um ponto de entrada superolateral e outro inferomedial o produto é aplicado em torno do furo da orelha e o depósito do preenchimento eleva e sustenta o lóbulo. O furo tende a se fechar conforme o lóbulo é preenchido.

Nesse caso, foi idealizada uma técnica de aplicação que necessita apenas de dois orifícios de entrada para a realização de pilares de sustentação no lóbulo. A aplicação em forma de pilares garante melhor preenchimento e sustentação do tecido ao redor do furo do brinco. É fundamental não transfixar o furo para evitar a perda de produto. Aliás, às vezes, é difícil a proposta de usar apenas dois orifícios, mas ajuda a haver extrusão do preenchimento pelos orifícios à medida que a tensão do produto faz pressão sobre o lóbulo. Com os produtos de preenchimento modernos, não há necessidade de hipercorreção (Figuras 24.105 a 24.108).

□ Resultado

Os resultados são visíveis logo após o procedimento e devem ser avaliados também após 30 dias para a necessidade de qualquer complementação. Nota-se grande melhora do local tratado tanto do lado direito quanto do lado esquerdo. O volume final do lóbulo não ficou muito grande e manteve-se a proporcionalidade do tamanho do lóbulo em relação à orelha (Figura 24.109).

□ Discussão

Com a chegada de novos produtos, com linhas diversificadas, variados planos de aplicação e indicações clínicas, aliados ao conforto da inserção da lidocaína, fizeram dos preenchimentos um dos tratamentos mais procurados em todo o mundo por pacientes que buscam melhorar sua aparência, mas não estão prontos para procedimentos cirúrgicos.

Dependendo da meta do tratamento, e, em parte, do material que está sendo utilizado, diferentes agentes de preenchimento dérmico podem ser injetados mais superficialmente ou mais profundamente na pele.

A correção do lóbulo da orelha pode ser indicada para pacientes que apresentam apenas sinais precoces de processo de envelhecimento do lóbulo, como a perda de sustentação do furo da orelha, e também para pacientes que têm grande perda de volume dessa região. Nesses casos, o preenchimento ajuda na elevação e na sustentação do brinco e contribui para prevenir o alargamento do furo.

Os agentes de preenchimento são injetados conforme o caso:

- **Por via intradérmica:** superficialmente em pacientes com flacidez leve e linhas pré-auriculares.
- **Por via intradérmica na derme média ou na derme profunda:** em pacientes com flacidez moderada ou acentuada.

A escolha do agente de preenchimento depende, além do local e da profundidade da injeção, também das características da pele que irá receber o produto e das condições de envelhecimento da região.

Em geral, o volume injetado é pequeno, cerca de 0,5 a 1,5 mL, e costuma ser suficiente para a correção do volume do lóbulo. Quando a necessidade é de volumes maiores, é importante avaliar se o tamanho do lóbulo não está aumentado demais. Lóbulos grandes e flácidos não terão um resultado estético favorável apenas com correção do volume; muitas vezes, nesses casos, o tratamento deverá ser conjunto com pequenas correções cirúrgicas.

No procedimento pode ser utilizada agulha ou cânula delicada, 30 G ½ ou 27 G, dependendo do tipo de produto escolhido.

Efeitos indesejados podem ocorrer, como edema e equimoses, apesar de raros. Em caso de pequeno sangramento puntiforme nos orifícios, coloca-se um curativo com algodão e Micropore® para fazer pressão sobre o local.

A paciente pode usar brincos leves logo após o preenchimento, mas a recomendação é evitar uso de brincos de pressão ou brincos pesados por cerca de 30 dias.

Uma contraindicação relativa é o alargamento e a frouxidão acentuada do furo do brinco, que muitas vezes precisa de correção cirúrgica, assim como o aumento de volume e tamanho do lóbulo. Nesse caso, a correção de volume tornará mais visível a questão da desproporção do tamanho do lóbulo em relação à orelha. Ainda, nessas situações, está indicado antes do preenchimento a correção de tamanho do lóbulo, e depois, se necessário, o preenchimento (Figura 24.110).

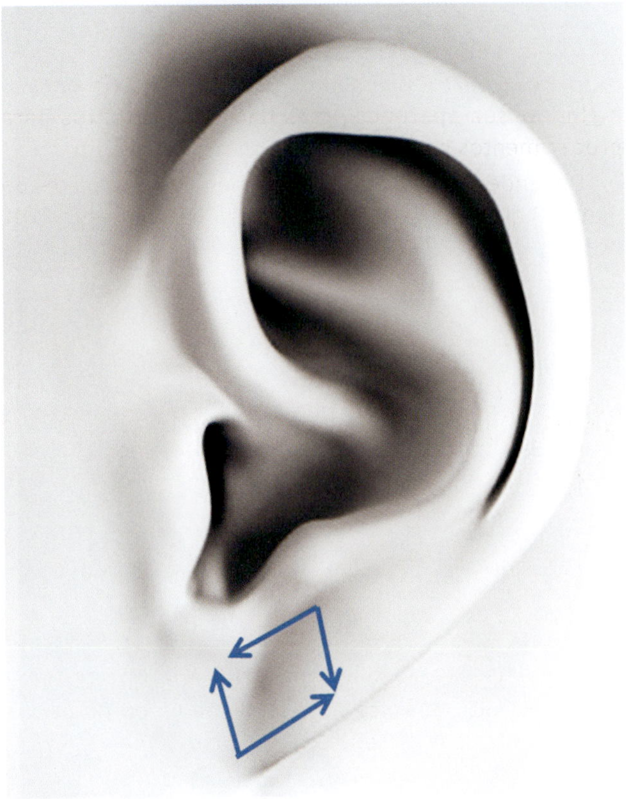

Figura 24.105. Marcação das linhas de aplicação e orifícios de entrada do produto.

Fonte: Acervo da autoria do capítulo.

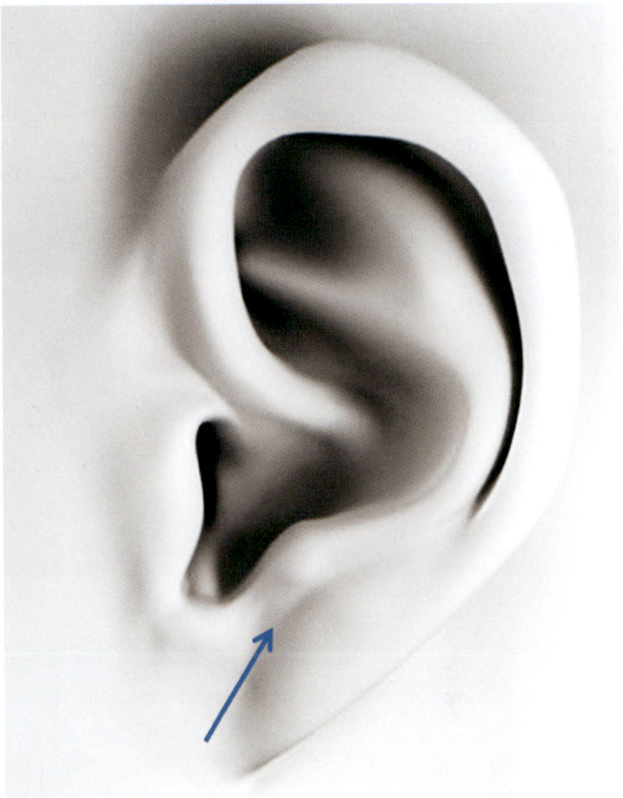

Figura 24.107. Linha de aplicação central para evitar transfixar o furo do brinco.

Fonte: Acervo da autoria do capítulo.

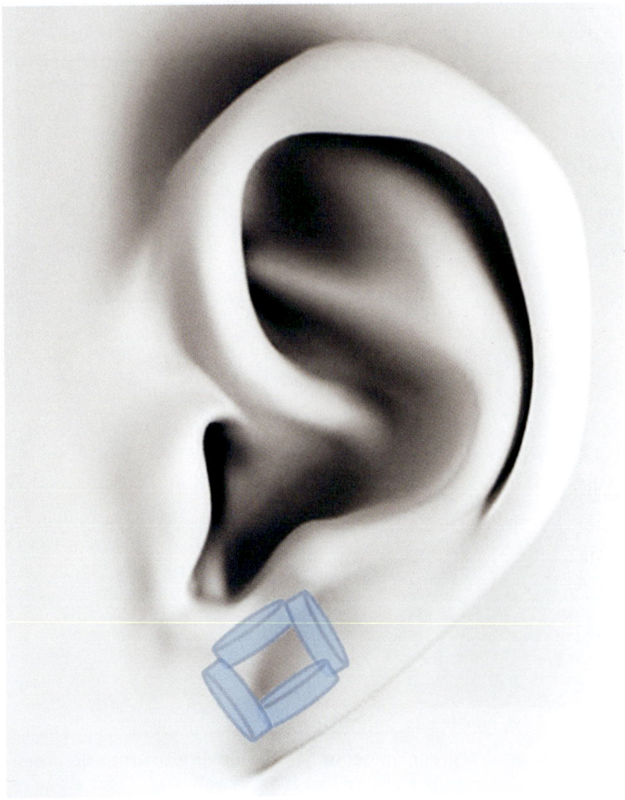

Figura 24.106. Demonstração do volume aplicado em cada local.

Fonte: Acervo da autoria do capítulo.

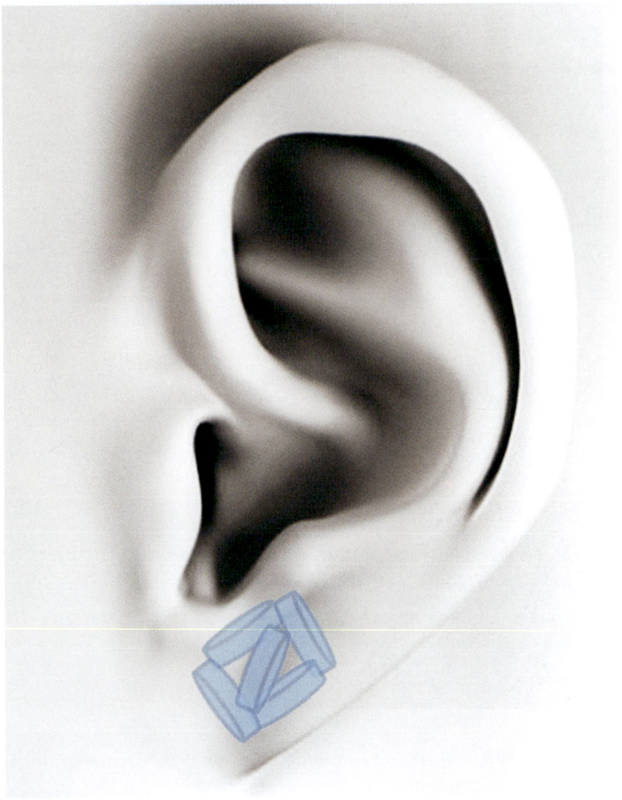

Figura 24.108. Locais de deposição do preenchedor.

Fonte: Acervo da autoria do capítulo.

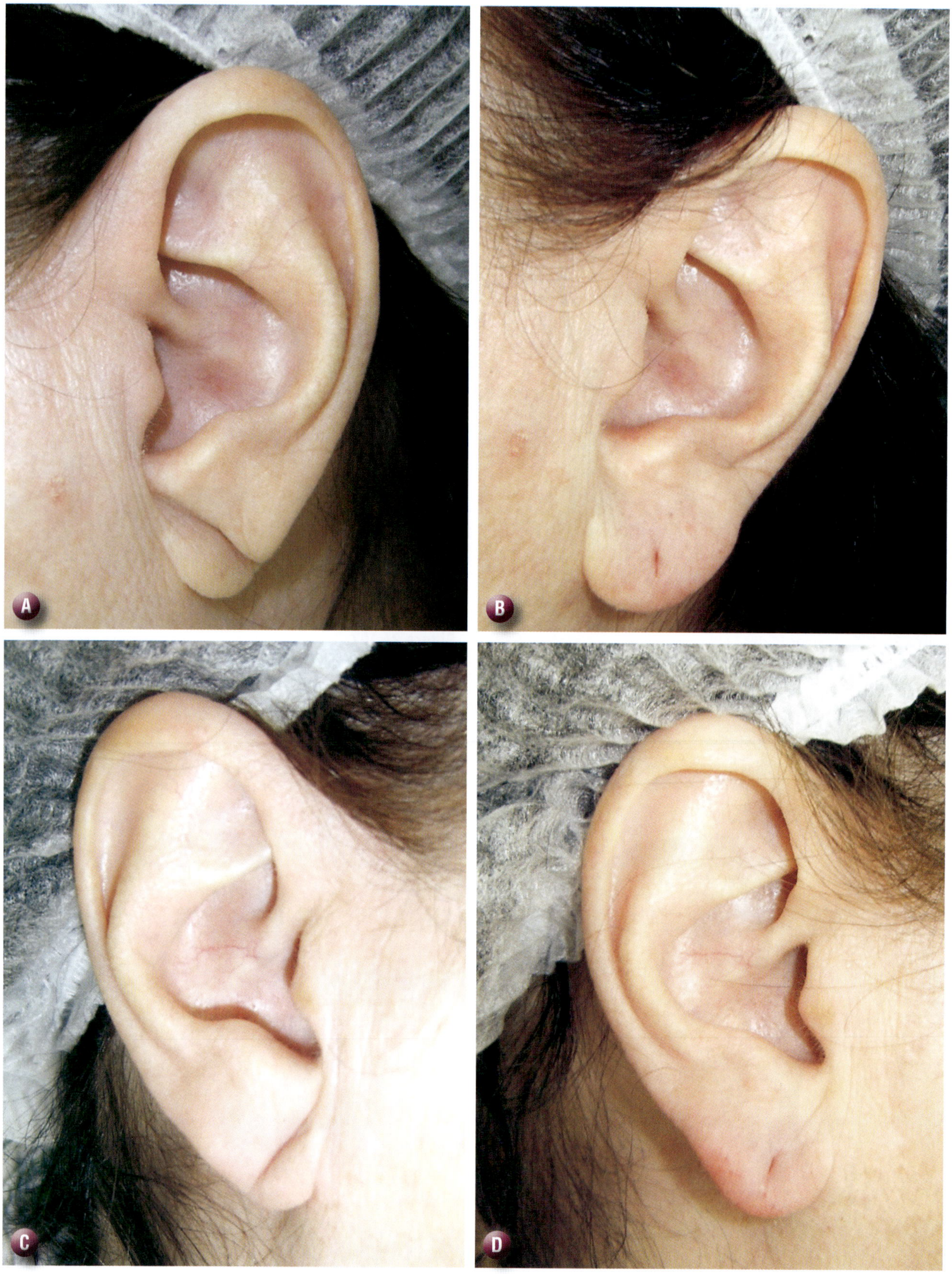

Figura 24.109. (A) Lóbulo esquerdo antes do preenchimento. (B) Lóbulo esquerdo após o preenchimento. (C) Lóbulo direito antes do preenchimento. (D) Lóbulo direito após o preenchimento.

Fonte: Acervo da autoria do capítulo.

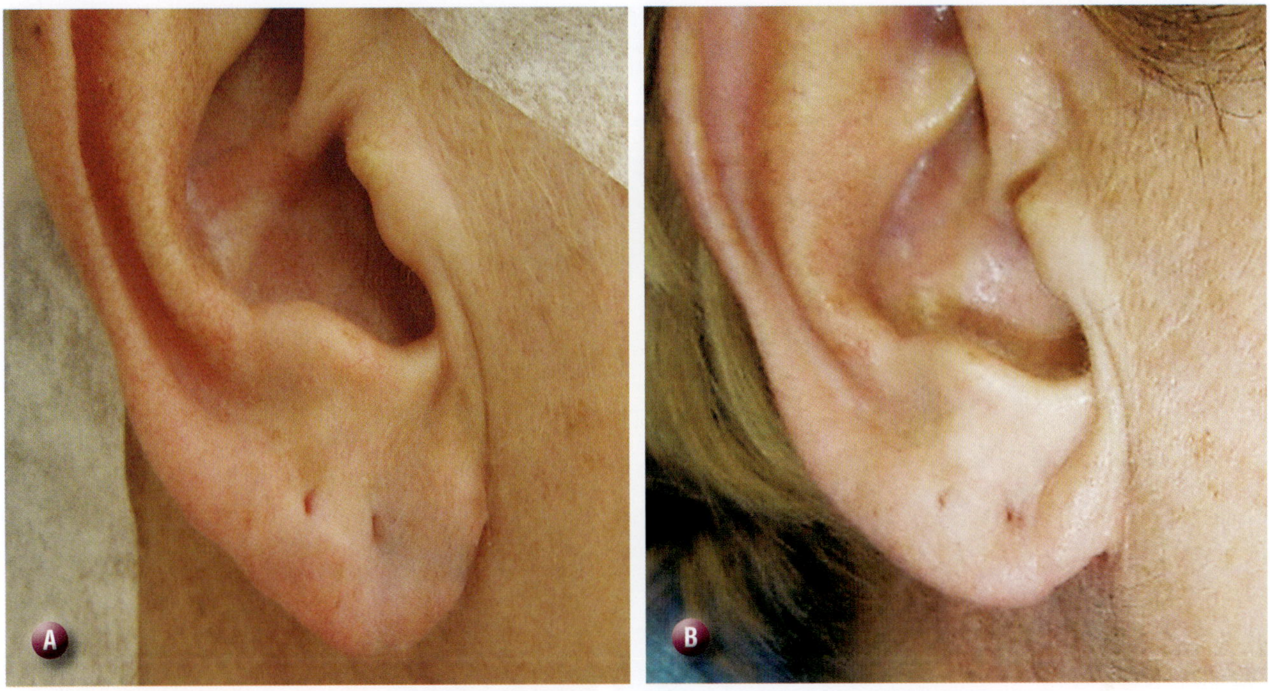

Figura 24.110. (A) Paciente com discreta flacidez e aumento do volume do lóbulo. (B) Realizada a correção cirúrgica com remoção de uma porção do lóbulo para redução do volume.

Fonte: Acervo da autoria do capítulo.

24.11 Ácido Hialurônico – Preenchimento de Contorno Nasal

- Daniel Dal'Asta Coimbra
- Betina Stefanello

Anatomia do nariz

O nariz consiste em estrutura de pele, cartilagem e osso, apoiada por tecido conjuntivo e ligamentos, que os mantêm coesos. A pele é mais grossa e aderida no terço inferior do nariz e mais fina e um pouco mais móvel nos dois terços superiores (Figura 24.111).

Entre a pele e a cartilagem, há uma estrutura coesa formada pelo sistema musculoaponeurótico superficial (SMAS) e duas camadas de gordura, uma superficial e outra profunda. Assim como o SMAS facial, o nasal é formado por fáscia fibrótica interconectada pela musculatura nasal, prócero, transverso do nariz ou nasal e depressor do septo. A gordura subcutânea, tanto a superior ao SMAS quanto a inferior, está concentrada sobretudo na glabela ou raiz, nas laterais do nariz e na ponta nasal. No dorso nasal e na columela, a gordura é praticamente ausente. No entanto, existem variações da quantidade de gordura e de sua localização entre os grupos étnicos.[1,2]

A parte óssea do nariz é constituída pelos ossos nasais e pelas maxilas, terminando anteriormente pela abertura piriforme. Os tecidos moles do nariz são formados por arcabouço de cartilagem (média e lateral), que se liga à abertura piriforme por tecido fibroso. O dômus é a junção das cartilagens medial e lateral. O formato da ponta nasal depende dessas estruturas, e o seu suporte depende da pele, dos ligamentos e da cartilagem como um todo. Os orifícios nasais são limitados, superiormente, pelos ossos nasais e, lateral e inferiormente, pelas maxilas.[1,3]

Os ossos nasais se articulam, superiormente, com o osso frontal e, lateralmente, com os processos frontais das maxilas, e suas bordas inferiores se prendem às cartilagens nasais.[1,4]

As cavidades nasais são divididas pelo septo nasal. A porção anterior do septo é formada por cartilagem, e a parte posterior, pelos ossos etmoide e vômer. Nas paredes laterais da cavidade nasal, encontram-se três ou

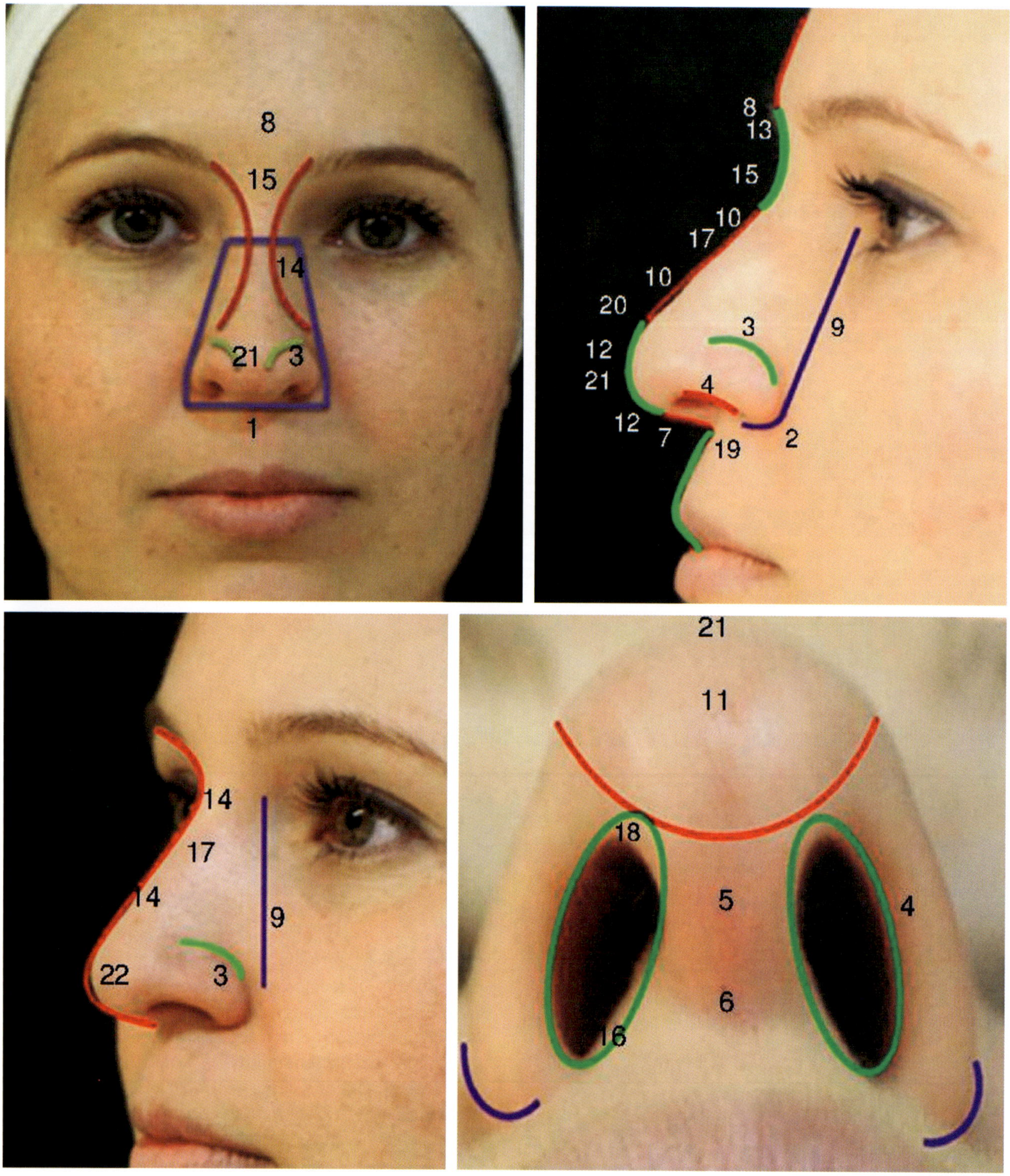

Figura 24.111. Anatomia do nariz.

1: largura da base alar; 2: junção do vinco alar; 3: sulco alar; 4: arco alar; 5: columela; 6: base da columela; 7: contorno da columela; 8: glabela; 9: linha da base nasal; 10: contorno do dorso nasal; 11: lóbulo nasal; 12: contorno do lóbulo nasal; 13: contorno da raiz do nariz; 14: linha ininterrupta do nariz; 15: *nasion*; 16: peitoril da narina; 17: *rhinion*; 18: triângulo mole; 19: área subnasal; 20: área acima da ponta nasal; 21: ponta nasal; 22: pontos de definição da ponta.

Fonte: Acervo da autoria do capítulo.

quatro placas curvas de ossos, denominados conchas (ou turbinados), e os espaços abaixo de cada uma são definidos como meatos nasais. Na região mediana, a borda inferior da abertura piriforme apresenta uma espinha nasal anterior.[3,4]

O nariz é dividido em raiz, dorso ou ponte, paredes laterais e lóbulos. O lóbulo inferior da ponta do nariz é visto de um ângulo inferior e consiste nas janelas das narinas da base das asas nasais, no triângulo mole e na columela (Figura 24.112).[5]

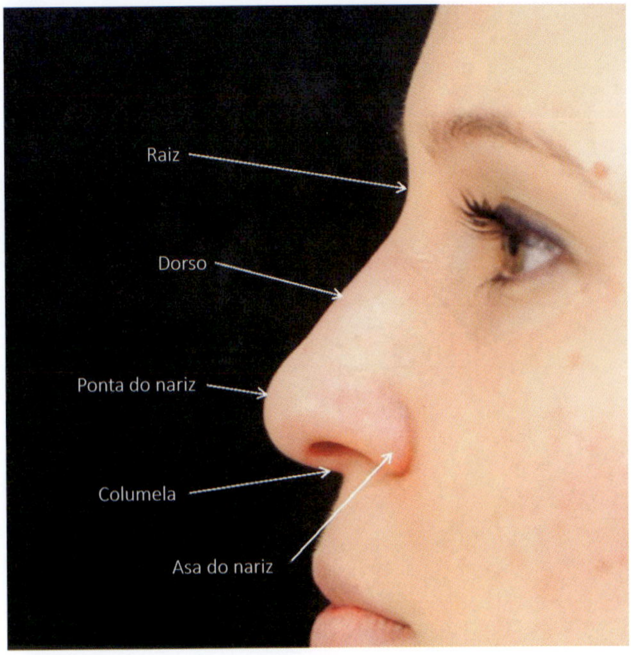

Figura 24.112. Divisão do nariz.
Fonte: Acervo da autoria do capítulo.

O nariz é dotado de uma vasta vascularização. Apresenta uma combinação de dois sistemas – carótida interna e externa –, assim como também uma rede rica em anastomose sobre a linha média. O sistema da carótida externa contribui muito para o fluxo externo do nariz. A artéria facial, ramo terminal do sistema da carótida externa, dá origem às artérias labiais inferior e superior; e continua o curso ao longo da lateral do nariz, abaixo do músculo elevador do lábio superior, sob o nome de artéria angular, a qual cursa até o canto medial, dando inúmeros ramos laterais à asa, paredes laterais e dorso, com anastomoses contralaterais. Em sua terminação, a artéria angular conecta-se à artéria nasal dorsal, que é ramo terminal da artéria oftálmica, proveniente da carótida interna. A superfície interna do nariz é abastecida predominantemente pelos ramos da artéria maxilar.[4,5]

A drenagem venosa do nariz ocorre, na maioria dos casos, paralela ao fornecimento arterial.[5]

A inervação sensorial do nariz é complexa e inclui ramos das divisões oftálmica e maxilar do nervo trigêmeo. A divisão oftálmica V1 fornece o tecido e a linha média do nariz. A raiz, a ponte superior e as paredes laterais superiores são inervadas pelo nervo infratroclear, que emerge no canto medial e continua em direção à ponta nasal. O dorso e a ponta do nariz apresentam inervação oriunda do nervo etmoidal anterior. Essa é uma divisão do nervo nasociliar, que também é derivado do nervo oftálmico. A divisão maxilar V2 do nervo trigêmeo inerva a asa nasal, as paredes laterais inferiores e a columela por meio do nervo infraorbital.[4,5]

Avaliação do nariz – exame estético

Segundo Redaelli et al., a melhor maneira de avaliar o nariz é pela análise de cinco ângulos do paciente: anteroposterior, em um ângulo de 45°, tanto do lado direito como do esquerdo; num ângulo de 90°, dos lados direito e esquerdo; e o exame nasal completa-se com avaliação inferior, onde se observam a pirâmide nasal numa projeção anteroposterior, bem como a simetria das cartilagens alares e a ponta nasal.[6,7]

Os procedimentos para melhoria da estética nasal são particularmente indicados quando alguns ângulos estão diminuídos; por exemplo, quando o ângulo nasofrontal for inferior a 120° e o ângulo nasolabial, menor que 90° (Figura 24.113). Para procedimentos pouco invasivos, o ângulo nasofacial é também importante e tem em torno de 35°, e o ângulo nasomentoniano apresenta cerca de 125°. Esses dois ângulos permitem avaliar a projeção da ponta nasal com precisão. O exame da ponta nasal durante os movimentos é também importante, sobretudo quando o paciente sorri ou durante a fala, quando ocorre queda da ponta nasal.[6,8]

Antes da realização de qualquer procedimento facial, deve-se levar em consideração que todas as estruturas nela presentes estão inseridas num contexto de proporcionalidade, devendo toda a face ser esteticamente analisada antes de se produzir qualquer alteração. Didaticamente, dividiremos o nariz em três unidades estéticas: terço superior, médio e inferior.

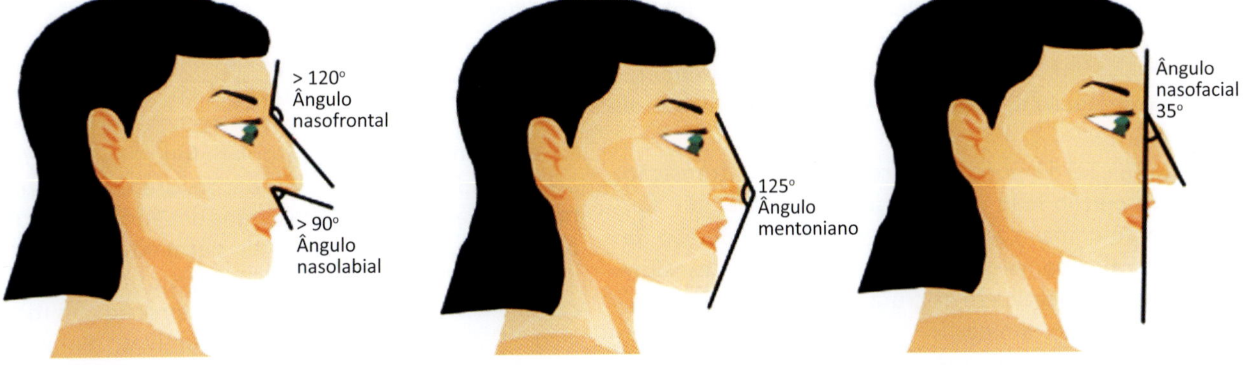

Figura 24.113. Avaliação dos ângulos nasais.
Fonte: Acervo da autoria do capítulo.

Avaliação do terço nasal superior

A raiz do nariz, ou ponto de interrupção, é o ponto mais posterior do contorno entre o dorso nasal e o osso frontal. Qualquer alteração no ponto de interrupção da raiz influencia o observador, tanto no comprimento como na inclinação de todo o nariz.[9] O ângulo nasofrontal não é necessariamente medido e pode ser avaliado simplesmente por um desenho (ou imagem) de duas linhas no perfil. A linha superior baseia-se na inclinação média do contorno desde a glabela até o ponto de interrupção da raiz, enquanto o inferior tem por base a inclinação média do contorno do ponto de interrupção da raiz até a área da ponta superior.

Avaliação do terço nasal médio

A análise clínica da porção central da pirâmide nasal considera a simetria, o contorno, o declive, o volume e a forma da cartilagem do dorso.

O dorso pode ser considerado como a estrutura visível que conecta a raiz até a ponta. Em muitos casos, a grande dificuldade na avaliação do dorso está na influência visual da raiz e da ponta, que raramente são ideais.[9]

Avaliação do terço nasal inferior

Na avaliação clínica da ponta nasal, deve-se considerar esses parâmetros: projeção, rotação, posição, volume, definição, largura e forma.

A projeção da ponta é a distância entre a junção da prega alar (ACJ) e o ponto mais anterior da ponta do nariz (T). Pode ser dividida em projeção intrínseca e extrínseca. A projeção intrínseca está relacionada à porção da ponta do lóbulo, e a projeção extrínseca, ao comprimento da asa e columela. O ângulo de rotação da ponta é medido entre a linha ACJ–T e a referência vertical, considerando-se 105 graus o normal para as mulheres e 100 graus para os homens.[9]

A posição da ponta refere-se à localização da ponta ao longo da linha dorsal (Figura 24.114). Essa avaliação ajuda a julgar o comprimento real do nariz, assim como qualquer modificação cirúrgica planejada do perfil dorsal (encurtamento ou alongamento), variando a ponta.

O volume de ponta, a definição, a largura e a forma são consideradas características intrínsecas do lóbulo nasal. O volume da ponta se refere ao tamanho do lóbulo e é principalmente relacionado à forma, à dimensão e à orientação da crura lateral da cartilagem lateral inferior.

A definição da ponta está relacionada à transição entre a projeção mais anterior da crura lateral inferior, o segmento domal e a parte mais próxima da porção da crura lateral; a convexidade do domal deve se transformar em uma concavidade na crura lateral, criando, assim, uma ponta bem definida.

A largura da ponta refere-se à distância entre os dômus emparelhados. Na vista da base, a forma considerada ideal se assemelha a um triângulo.[9]

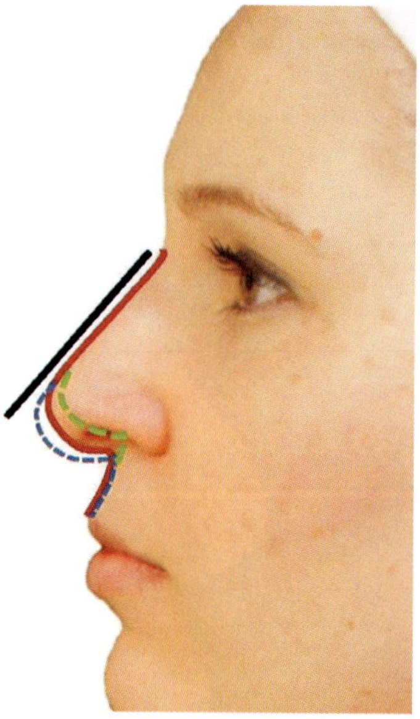

Figura 24.114. Variação da ponta nasal.
Fonte: Acervo da autoria do capítulo.

Processo de envelhecimento do nariz

O processo de envelhecimento do nariz resulta de uma combinação de fotoenvelhecimento, perda do tecido subcutâneo, perda de elasticidade cutânea e remodelamento de estruturas ósseas e cartilaginosas. Durante esse processo, ocorre absorção óssea importante da abertura piriforme, que se torna alargada, contribuindo para uma diminuição da sustentação da raiz nasal. Os mecanismos de suporte da ponta nasal podem se tornar inelásticos e se esticam com a idade, resultando na ptose da ponta nasal e num aparente alongamento de toda essa estrutura.[10-12] As fixações fibrosas entre a margem inferior da cartilagem nasal superolateral e as margens superiores das cartilagens alares se alongam por uma combinação dos efeitos da gravidade e do remodelamento dos tecidos ósseos e cartilaginosos subjacentes. Além disso, a estrutura que sustenta a ponta nasal enfraquece e há perda de tecido subcutâneo, resultando em ptose do nariz, uma rotação para baixo e posterior do lóbulo nasal, retração da columela e uma proeminência da corcova nasal e das cartilagens.[10]

Abordagem cirúrgica

A abordagem cirúrgica dos defeitos nasais, embora seja considerada padrão-ouro, consiste em um procedimento invasivo, que muitas vezes depende da fratura do osso nasal. Os preenchedores dérmicos surgem como alternativas para correção de pequenos defeitos nasais, complementação ou correção pós-procedimento cirúrgico.[11,12] Apesar de não serem definitivos, têm ganhado espaço por serem menos traumáticos, menos dolorosos e por apresentarem complicações mínimas, quando comparados com a rinoplastia tradicional.[14,15]

Preenchimento do nariz

O ácido hialurônico (AH), sob circunstâncias normais, está presente no corpo humano como um componente da matriz extracelular. É um polissacarídeo (glicosaminoglicano composto de unidades alternantes e repetitivas de ácido D-glicurônico e N-acetil-D-glicosamina) com propriedades hidrofílicas e com grande afinidade por moléculas de água, o que resulta em um aumento do tecido injetado.[16-20] O efeito de preenchimento inicial está diretamente relacionado ao volume do preenchedor injetado; no entanto, estudos têm mostrado que há um efeito indireto quando injetado na derme, em decorrência da ativação de fibroblastos. Em geral, os preenchedores de AH duram de 6 a 24 meses.[21,22] Quando um volume apropriado é colocado no lugar correto, esse material não pode ser detectado visualmente, nem à palpação.

□ Técnicas de preenchimento

O preenchimento nasal é um procedimento extremamente apurado, devendo ser realizado por profissionais com experiência na utilização dos preenchedores e conhecedores da anatomia local.

Normalmente, as regiões onde se realizam os preenchimentos com ácido hialurônico para correção dos defeitos nasais são a raiz, a ponta e o septo nasal. Em alguns casos, porém, pode-se tratar também o dorso, pequenos defeitos nas asas nasais, triângulos moles e as duas extensões laterais do nariz. Como já discutido, um ângulo nasofrontal menor que 120° e/ou um ângulo nasolabial inferior a 90° são os principais parâmetros para a indicação do tratamento.

Como é necessário para a realização de qualquer preenchimento facial, os pacientes devem ser submetidos a assepsia e antissepsia prévias ao procedimento.

A quantidade de ácido hialurônico utilizada em cada região varia de acordo com o caso tratado, plano de aplicação e produto utilizado. Assim, as quantidades expostas a seguir são apenas parâmetros médios, utilizados pelos autores desta seção, e não configuram obrigações ou limitações relacionadas a todos os casos.

Atualmente, a agulha tem sido substituída por cânula, preferencialmente 22 G, pois apresenta menor risco de injeção intravascular de produto. Realiza-se orifício de entrada entre a ponta nasal e o lóbulo nasal. Desliza-se a cânula superiormente, de 4 a 7 cm, dependendo da distância da ponta até a raiz do nariz, onde o produto será depositado em subcutâneo ou justaperiosteal, conforme a habilidade do injetor. A quantidade utilizada depende da necessidade, variando entre 0,05 e 0,3 mL de ácido hialurônico. O tipo de preenchedor varia de acordo com a estrutura do nariz e a pele que o recobre. Optamos por preenchedores de média densidade quando a pele for muito fina e deixamos os preenchedores de alta densidade para quando estivermos diante de um nariz robusto ou de pele mais espessa. Desejamos um ângulo maior que 120°, porém se deve evitar a deposição de muito produto nessa área, pois isso poderá produzir alargamento da raiz nasal, com consequente efeito de distanciamento dos olhos. Outro ponto que deve ser lembrado no tratamento dessa região é o fato de que, como a pele tem mais mobilidade que as demais áreas do nariz, aqui é o local onde ocorre maior edema local imediato pós-procedimento, havendo uma pequena diminuição do volume nas semanas seguintes. Assim, alguns pacientes necessitam de uma complementação de tratamento nesse local em um segundo momento, o que não é necessário nos terços médio e inferior.

No terço nasal médio, normalmente não são aplicados preenchedores para volumizar, apenas pequenas quantidades de ácido hialurônico quando desejamos uma melhora da qualidade da pele ou "arredondamento" desse local. Em pacientes orientais ou com concavidades inestéticas pós-procedimentos cirúrgicos do nariz, em que algumas vezes desejamos projetar todo o dorso nasal, utilizamos maiores quantidades de produto nessa região.

As alterações mais significativas com a utilização de preenchedores no nariz são obtidas com o tratamento do terço nasal inferior, com consequente alteração da posição e do formato da ponta nasal. Para resultados estéticos satisfatórios o angulo nasolabial deve se aproximar de 90 a 95° para homens e 90 a 105° para mulheres.

Para elevação da ponta nasal e consequente aumento do ângulo nasolabial, podemos tratar uma ou mais das seguintes regiões: base da columela, septo nasal ou ponta nasal (entre cartilagens alares).

A injeção na base da columela é realizada com a agulha a 90°, depositando-se de 0,1 a 0,3 mL de ácido hialurônico em um único bólus no plano retrocolumelar junto à espinha nasal (pré-septal) (Figura 24.115). A aplicação no septo cartilaginoso pode ser realizada pelo mesmo orifício inferior, porém com a agulha inclinada a 45° em direção à ponta nasal e depositando-se de 0,1 a 0,2 mL em retroinjeção desde a porção superior até a base do septo, ou através do orifício realizado anteriormente para a entrada da cânula. Nesse caso, insere-se a cânula pelo orifício em direção à columela, preenchendo-se o septo, em média com 0,1 a 0,2 mL.

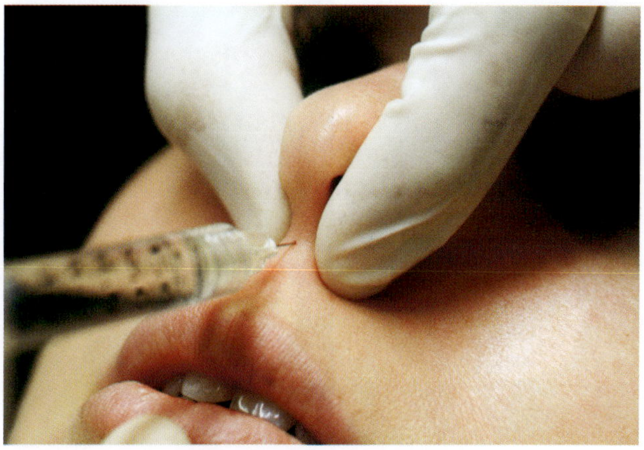

Figura 24.115. Preenchimento da base da columela.
Fonte: Acervo da autoria do capítulo.

A elevação da ponta nasal também pode ser obtida com a deposição do ácido hialurônico nessa área, entre as cartilagens alares, através do mesmo orifício de entrada, e depositando-se de 0,1 a 0,3 mL sobre as estruturas que compõem o septo nasal.

Apesar da melhora imediata do contorno e dos ângulos nasais com o uso do ácido hialurônico, deve-se lembrar de que existe um edema imediato e que este se mantém por alguns dias. O resultado é obtido em torno de quatro semanas, quando se avalia se há necessidade de complementação em alguma área (Figuras 24.116 e 24.117).

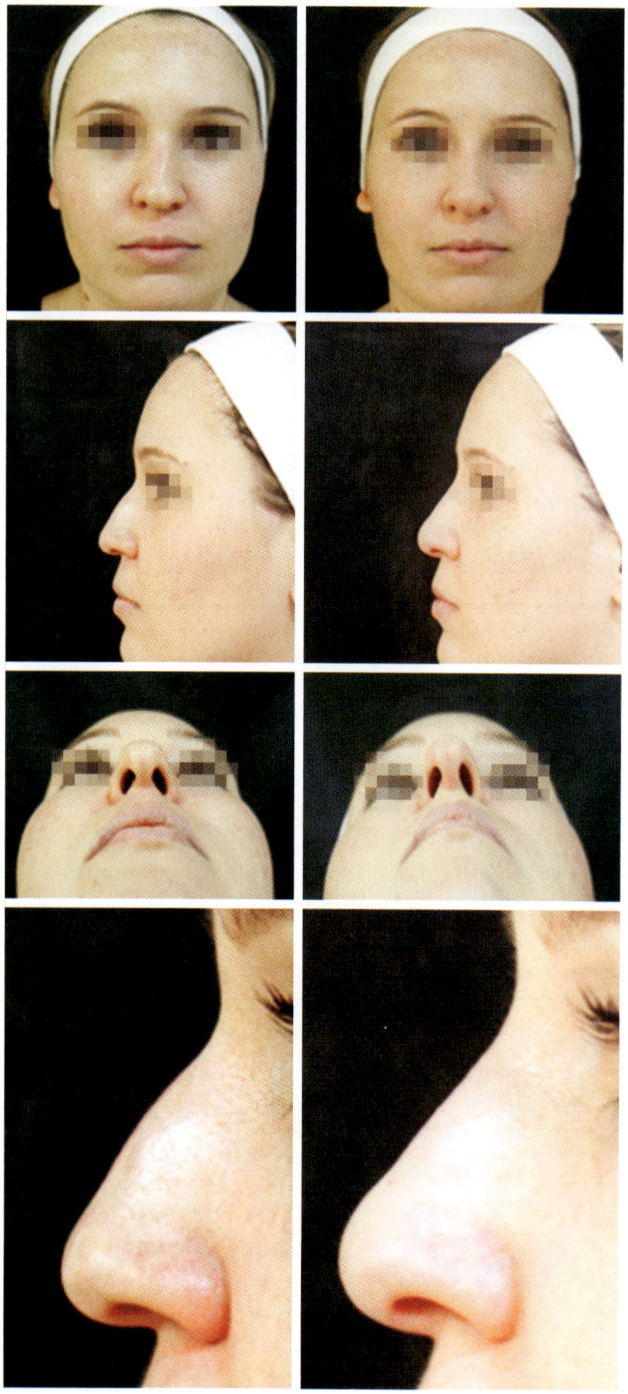

Figura 24.116. Paciente 1. Resultados.
Fonte: Acervo da autoria do capítulo.

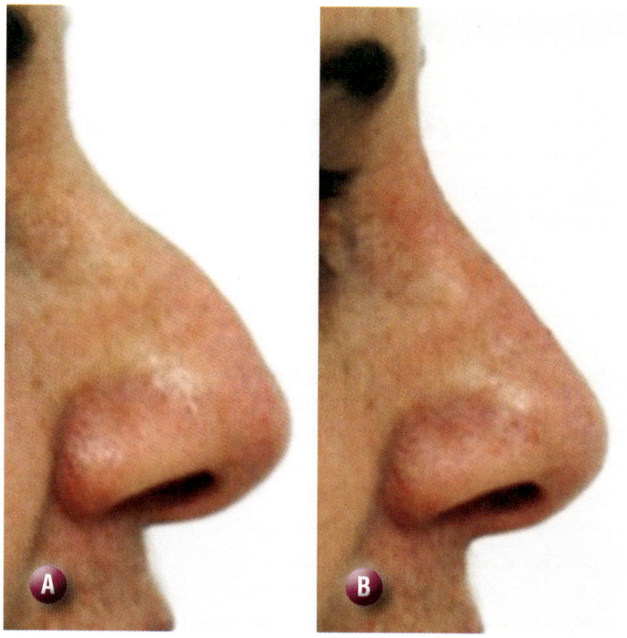

Figura 24.117. Paciente 2. (A) Antes. (B) Depois.
Fonte: Acervo da autoria do capítulo.

A duração dos resultados varia de um paciente para outro, estando relacionada à quantidade, à concentração e à tecnologia do preenchedor utilizado, entre outros fatores. Em geral, varia de um a dois anos.

Lembramos que se deve evitar a aplicação muito superficial, em virtude do risco de necrose da ponta nasal por obstrução vascular.

As últimas duas décadas viram um crescimento exponencial no número de procedimentos minimamente invasivos e, com isso, também o aumento do número de complicações relacionadas ao uso de preenchedores. Eventos trágicos decorrentes do preenchimento nasal têm sido mais relatados, como necroses por embolização das artérias facial, angular, columelar, arcadas, assim como cegueira quando ocorre oclusão da artéria oftálmica. A falta de consenso na gestão dessas complicações e o desfecho ruim, apesar da implementação de protocolos de tratamento, só recentemente foram abordados, e ainda não há evidências que confirmem restauração completa da visão. Como o nariz apresenta o maior grau de anastomoses na face e a mais complexa vascularização, necessitando para seu preenchimento maior curva de aprendizado, consideramos obrigatório o conhecimento incansável da anatomia e do manejo das complicações.

Conclusão

O preenchimento do nariz é um procedimento indicado para pequenas correções do contorno nasal, sendo uma alternativa nesses casos à cirurgia plástica, ou complementação pós-cirúrgica. É um tratamento seguro, desde que se conheça muito bem a anatomia da região, bem como as técnicas de aplicação.

24.12 Ácido Hialurônico – Estimulação Dérmica: Aplicação Facial e Corporal

• Alessandra Ribeiro Romiti
• Sylvia Ypiranga de Souza Dantas e Rodrigues

O envelhecimento da face é um processo progressivo e complexo, que envolve modificações em diversas estruturas anatômicas em planos distintos, com reabsorção óssea, deslocamento de compartimentos de gordura e alterações específicas da superfície da pele.

A pele é afetada tanto por mecanismos intrínsecos (modulados por fatores hormonais, genéticos e metabólicos) quanto extrínsecos (exposição à radiação ultravioleta, cigarro e poluição), com diminuição da produção e desorganização das fibras colágenas e elásticas.

Clinicamente, observa-se aparecimento de rugas finas, sulcos profundos e flacidez, além de alterações da pigmentação e da textura da superfície cutânea. O tratamento para melhora dessas alterações superficiais pode ser realizado por vários procedimentos dermatológicos, incluído laser, luz intensa pulsada, microagulhamento, RFMA (radiofrequência com multi agulhas), peelings e bioestimuladores. O ácido hialurônico, principalmente a versão de pequenas partículas, é excelente opção para melhorar a hidratação de pele, aumentar a estimulação da produção de colágeno e prevenir ou reverter danos causados à superfície cutânea.

Envelhecimento

A derme é constituída basicamente por fibras proteicas e matriz extracelular. Essa combinação confere as características viscoelásticas da pele, definindo força e resistência.[1,2] Embora sejam encontradas fibras de colágeno tipo I e tipo III, a maior parte da estrutura proteica é constituída por colágeno tipo I. A matriz extracelular é formada por polissacarídeos endógenos (glicosaminoglicanos). Entre eles, o ácido hialurônico que é encontrado em altas concentrações na derme e tem grande capacidade, o que permite manutenção da hidratação, firmeza e viscoelasticidade cutânea.[2-5]

Nas peles fotoenvelhecidas há degradação dessas estruturas por metaloproteinases produzidas por fibroblastos, queratinócitos e células inflamatórias.[6] Ocorre diminuição de colagênese e elastogênese, além de desorganização e degradação de colágeno e diminuição de glicosaminoglicanos, o que torna a pele mais fina, com menor resistência e distensibilidade. Com a diminuição da tensão mecânica, há aumento da degradação do colágeno e alteração da função dos fibroblastos, com manutenção do ciclo de envelhecimento.[3]

Quando um produto com ácido hialurônico, é aplicado na derme, graças a seu alto poder higroscópico, atrai moléculas de água e aumenta a tensão na matriz extracelular, tensionando fibras proteicas e melhorando sua interação com fibroblastos. Os fibroblastos estimulados aumentam a síntese de colágeno tipo I, com aumento da densidade cutânea, o que se reflete clinicamente em diminuição da rugosidade e melhora da firmeza da pele.[1] A maior dificuldade do tratamento é manter o ácido hialurônico na derme, para garantir os resultados. Como a molécula de ácido hialurônico é grande para atingir a derme quando usada topicamente, uma alternativa efetiva para permitir altas concentrações é a aplicação com agulha diretamente na derme.

Reologia

O ácido hialurônico natural pode ser facilmente degradado pela hialuronidase, portanto precisa passar por modificações na sua estrutura que aumentem a estabilidade e o tempo de sua duração *in vivo*. Por meio de métodos químicos, são introduzidas ligações cruzadas ou *cross-links* entre as cadeias, com formação de uma estrutura tridimensional que continua biocompatível e apresenta maior estabilidade.

Para esse processo, liga-se 2 cadeias de ácido hialurônico usando uma molécula denominada *cross-linker*, geralmente o 1,4 butenediol diglycidilneter (BDDE), que induz ligações fortes e irreversíveis, modificando o ácido hialurônico de maneira definitiva.[7] A rede tridimensional de ácido hialurônico que se forma é fragmentada em partículas de vários tamanhos, dando origem a produtos com características e indicações distintas.[7]

A reologia é a ciência que estuda a capacidade dos géis de resistir a deformações. É fundamental que se conheça as propriedades reológicas dos produtos com ácido hialurônico para que as indicações de utilização e os planos de aplicação sejam corretos. A resistência a deformações depende de 3 fatores:[8]

- **Quantidade de *cross-link*:** depende da quantidade de BDDE incubada com o gel de ácido hialurônico e quanto mais *cross-link*, mais denso e resistente é o gel.
- **Concentração de ácido hialurônico:** vai definir a capacidade de retenção hídrica, mas também a capacidade de formar edema. O ideal é que o gel seja hidrofílico e provoque pouco edema.
- **Tamanho das partículas:** define a capacidade de projeção tecidual que o gel promove. Produtos com ácido hialurônico com partículas maiores volumizam mais e são adequados como preenchedores, devendo ser utilizados em planos de aplicação mais profundos. Já produtos com pequenas partículas retêm mais água e são indicados para hidratação da pele, sem volumização, e devem ser aplicados em planos mais superficiais.[2,9,10]

Entendendo que a adesão de água às partículas de ácido hialurônico ocorre a partir de suas faces livres, pode-se comparar o poder de hidratação do ácido hialurônico de partículas grandes e pequenas. De maneira didática e ilustrativa, ao se comparar apresentações de ácido hialurônico, em concentrações semelhantes, mas com tamanhos diferentes de partículas, nota-se que a área livre total é maior quando apresentações de ácido hialurônico são menores, com maior poder de hidratação.

Mecanismo de ação

Quando injetado na derme ou subcutâneo superficial, logo abaixo da derme, o ácido hialurônico atrai água para a matriz e resulta em edema. A restauração do balanço hídrico, ocasiona aumento do turgor e melhora da elasticidade cutânea.[11]

Inicialmente, há melhora da hidratação do estrato córneo e diminuição da perda de água transepidérmica. A expansão hídrica ocasiona estiramento das fibras colágenas que exercem tensão mecânica em fibroblastos que interagem com as fibras por receptores de superfície de integrina. Após ativados, esses fibroblastos produzem colágeno tipo I e depois de 4 a 13 semanas observa-se melhora da elasticidade cutânea por esse aumento da produção de colágeno.[3,12] Como a estabilização das moléculas de ácido hialurônico (por meio de *cross-link*) confere resistência à degradação enzimática pela hialuronidase fisiológica, o tratamento com produtos com ácido hialurônico de pequenas partículas estabilizados proporciona hidratação cutânea em longo prazo, com melhora da qualidade da pele.[4,13] Produtos constituídos por ácido hialurônico não estabilizado podem promover hidratação, mas de maneira mais efêmera. A associação de polissacarídeos, como manitol ou glicerol, pode aumentar o tempo de duração dessa hidratação.

A quantidade de retenção hídrica é diretamente proporcional à concentração de ácido hialurônico. Quando o tratamento é feito em pacientes jovens ou com pele muito fina, podem ser utilizados produtos com menor concentração, para promover a melhora da qualidade de pele sem risco de formação de pápulas ou edema.

Indicações e contraindicações

O uso de ácido hialurônico de pequenas partículas está indicado para tratamento global da pele, com melhora de turgor, hidratação, elasticidade e rugas finas. Em pacientes jovens, pode colaborar na prevenção do processo de envelhecimento e nos casos com envelhecimento mais avançado pode ajudar a reverter os danos. É uma boa opção para pacientes que querem procedimentos que proporcionem melhora progressiva da pele, sem grandes mudanças em formato ou volume da face.

A aplicação na face pode ser realizada em praticamente todas as áreas, melhorando rugas e textura da pele nas regiões perioral, periocular, fronte, mento lábios e bochechas (principalmente rugas em acordeon), além de cicatrizes de acne. Áreas extra faciais também podem beneficiar-se do tratamento com ácido hialurônico de pequenas partículas, principalmente pescoço, colo, braços, mãos e joelhos.

Embora o tratamento com ácido hialurônico de pequenas partículas melhore a qualidade da pele, há otimização dos resultados quando são associados a outros tratamentos como laser, luz intensa pulsada, radiofrequência, toxina botulínica, peeling e ultrassom microfocado.

As principais contraindicações são pacientes com qualquer infecção, acne ativa e doenças autoimunes. Devem ser evitados pacientes previamente tratados com preenchedores permanentes.

Apresentações disponíveis no mercado

Existem atualmente no mercado brasileiro, algumas apresentações de ácido hialurônico de pequenas partículas, na forma estabilizada ou não.

Elas estão listadas, no Quadro 24.3, com suas especificações de formulação e plano de aplicação.

Quadro 24.3. Apresentações comerciais de ácido hialurônico de pequenas partículas.

Nome comercial	*Fabricante*	*Estabilizado*	*Polissacarídeo associado*	*Concentração (mg/mL)*	*Plano de aplicação*
Hydra Booster™	UnderSkin™	Não estabilizado	Não	20	Intradérmico (formando pápula)
Pincess Rich™	Croma™	Não estabilizado	Glycerol	18	Intradérmico (formando pápula)
Restylane Vital light™	Q-Med™ (Galderma™)	Estabilizado NASHA™	Não	12	Subcutâneo superficial
Restylane Vital™	Q-Med™ (Galderma™)	Estabilizado NASHA™	Não	20	Subcutâneo superficial
Teosyal Meso™	Teoxane™ (Cristália™)	Não estabilizado	Não	15	Intradérmico (formando pápula)
Volite™	Allergan™	Estabilizado VYCROSS™	Não	12	Subcutâneo superficial

Técnicas de aplicação

O plano de aplicação vai depender de estabilização e da concentração dos produtos. Os que têm maiores concentrações e são estabilizados devem ser aplicados mais profundamente, no plano subcutâneo superficial, logo abaixo da derme. Os que são constituídos por ácido hialurônico não estabilizado devem ser aplicados superficialmente, na derme, formando pequenas pápulas.

1. **Fotografia:** todos os pacientes devem ser fotografados previamente ao tratamento, nas posições frontal, perfil e 45 graus.
2. **Anestesia:** o procedimento pode ser realizado após aplicação de anestesia tópica, como por exemplo lidocaína 4%.
3. **Antissepsia:** deve ser realizada em toda face (ou área extra facial) com álcool 70 ou clorexidine.
4. **Injeção:** quando realizado com agulha, podem ser micropunturas ou retroinjeção com pequena quantidade de produto por ponto (aproximadamente 0,02 mL), com traves tanto no sentido da ruga quanto cruzando a ruga perpendicularmente. Quando realizado com cânula, a aplicação deve ser em leque, englobando toda a área que será tratada. Embora sejam descritas aplicações com cânulas finas, os autores sugerem que a cânula tenha pelo menos a espessura de 25 G, para evitar complicações vasculares.
5. **Protocolos de tratamento:** inicialmente foi proposta realização de 3 sessões, cada uma com 1 mL de produto, com intervalo de quatro semanas. Após esse primeiro ciclo, a manutenção seria feita com 1 mL a cada oito meses em média. Atualmente, outros protocolos foram propostos. Os produtos com tecnologia NASHA™ podem ser aplicados em 2 sessões com intervalo de quatro semanas e dose dobrada (2 mL por área) na primeira sessão. Já os produtos com tecnologia VYCROSS™ são indicados para tratamento único com 2 mL por área.
6. **Pós-procedimento:** pode ser realizado resfriamento da pele para evitar equimoses. O paciente deve ser avisado que nos primeiros dias podem ocorrer transtornos transitórios como equimoses, edema e pequenas pápulas e deve ser orientado sobre a importância do uso de protetor solar.

Áreas tratadas

1. **Periocular:** o tratamento da área ao redor dos olhos pode melhorar rugas estáticas e diminuir a flacidez da pele (Figura 24.118). Pode ser feito com agulha 30 G (Figura 24.119A) ou cânula 25 G (Figura 24.119B), em plano subdérmico. O volume utilizado geralmente varia de 0,2 mL a 0,5 mL por lado, por sessão. A escolha do produto vai depender da espessura da pele, sendo que peles mais finas, atróficas devem ser tratadas com produtos com menor concentração de ácido hialurônico, para evitar edema e pápulas visíveis. Com o tratamento da pálpebra inferior e região peripalpebral inferior há maior risco de edema, então deve-se utilizar pequenos volumes nessas regiões (Figura 24.118).
2. **Perioral:** o ácido hialurônico de pequenas partículas é uma ótima opção para tratamento das "rugas em código de barras" da região perioral (Figura 24.120). A toxina botulínica é o tratamento realizado para diminuir a contração do músculo orbicular dos lábios e melhorar as rugas dinâmicas, mas pode alterar a funcionalidade da movimentação da boca e da fala, devendo ser aplicada em pequenas quantidades. Quando associam-se os 2 tratamentos, há melhora tanto das rugas estáticas como dinâmicas, além do estímulo progressivo da produção de colágeno, com otimização dos resultados. Quando o tratamento é feito com agulha, pode ser realizada aplicação no sentido das rugas (Figura 24.121A), para usar a ação de preenchimento do ácido hialurônico e também no sentido perpendicular às rugas, para fazer a estimulação de colágeno. Com cânula, a aplicação é realizada em leque, tratando toda a região perioral (Figura 24.121B). O volume utilizado geralmente é de 1 mL a 2 mL por sessão. O ácido hialurônico de pequenas partículas também pode ser aplicado em planos superficiais dos lábios, para hidratação e melhora do contorno labial, principalmente em pacientes que não desejam aumento de volume (Figura 24.122). Deve-se alertar os pacientes que após procedimento, pode haver edema importante na região, que melhora após 24 a 48 horas.
3. **Rugas verticais da face:** também conhecidas como "rugas em acordeão", ficam mais evidentes durante o sorriso e formam-se pela flacidez da pele associada à contração do platisma. Assim, os melhores resultados são obtidos com a associação da aplicação do ácido hialurônico de pequenas partículas na área das rugas com a toxina botulínica no platisma. As técnicas mais utilizadas são palitos de aplicação em retroinjeção no sentido das rugas associados a linhas de retroinjeção perpendiculares às rugas (com agulha) (Figura 24.123A) e aplicação em leque (com cânula) (Figura 24.123B). O volume utilizado geralmente é de 1 mL por lado, por sessão.
4. **Fronte:** as rugas horizontais frontais estáticas melhoram com a aplicação de ácido hialurônico de pequenas partículas. A associação de toxina botulínica para tratar as rugas frontais dinâmicas completa os resultados. Embora seja descrita técnica com micropunturas com agulhas, a aplicação subcutânea com cânula é mais segura (Figura 24.124), já que os vasos sanguíneos da região frontal são superficiais, no mesmo plano de aplicação do ácido hialurônico. O volume médio é de 0,3 mL a 1 mL por sessão.

5. **Cicatrizes de acne:** o tratamento é realizado com técnica semelhante à descrita para as rugas de acordeão, devendo-se atingir toda a área acometida pelas cicatrizes (Figuras 24.125 e 24.126). O volume de produto varia de 0,5 mL a 1 mL, por lado por sessão, dependendo da extensão do quadro. Para otimizar os resultados, programam-se tratamentos combinados, intercalando aplicação de ácido hialurônico de pequenas partículas com sessões de laser ablativo, microagulhamento ou radiofrequência com multiagulhas (RFMA).
6. **Pescoço:** o ácido hialurônico de pequenas partículas pode ser utilizado tanto para tratamento global da textura da pele cervical, como para melhora das rugas horizontais do pescoço. Realizado em plano subdérmico, com cânula (Figura 24.127A) ou agulha (Figura 24.127B) e com volume médio de 1 mL por lado, por sessão. Também pode ser associado a tratamento com tecnologias, como laser, luz intensa pulsada ou ultrassom microfocado.
7. **Colo:** a melhora da textura da pele e a estimulação de colágeno são importantes para tratar as rugas oblíquas do colo, também conhecidas como "rugas de dormir" (Figura 24.128). Aplicação pode ser feita com agulha (Figura 24.129) ou cânula, com volume de 0,5 mL a 1 mL por lado, por sessão. Quando o quadro clínico apresenta também manchas ou aumento de vasos, pode-se associar sessões de laser, luz intensa pulsada, microagulhamento e peelings químicos.
8. **Mãos:** o ácido hialurônico de pequenas partículas proporciona melhora da textura da pele do dorso das mãos, com diminuição da flacidez sem aumento do volume das mãos (Figura 24.130). O tratamento pode ser feito com agulha (Figura 24.131A) ou cânula (Figura 24.131B) e antes da aplicação, deve-se fazer a marcação das estruturas vasculares, para evitar formação de equimoses. O volume de produto utilizado varia de 0,5 mL a 1 mL por lado, por sessão.

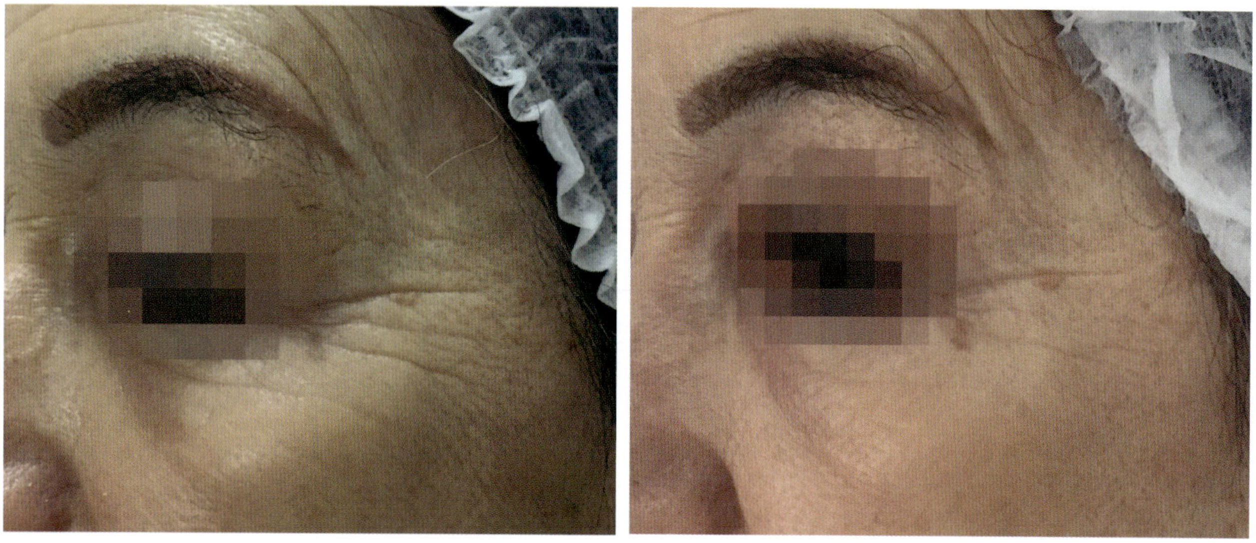

Figura 24.118. Tratamento da área periocular. Restylane® Vital Light 0,5 mL/lado – 3 sessões.
Fonte: Acervo da autoria do capítulo.

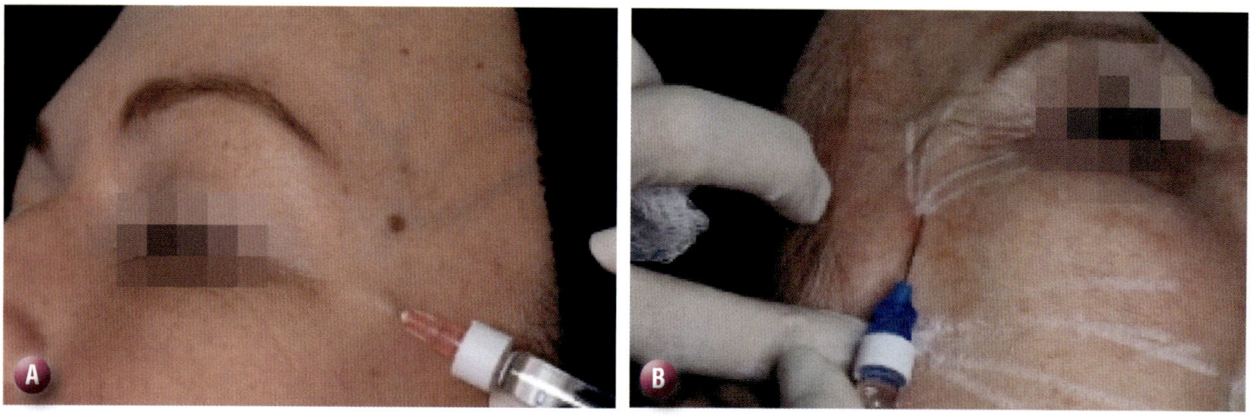

Figura 24.119. Tratamento da área periocular com agulha 30 G (A) e cânula 25 G (B).
Fonte: Acervo da autoria do capítulo.

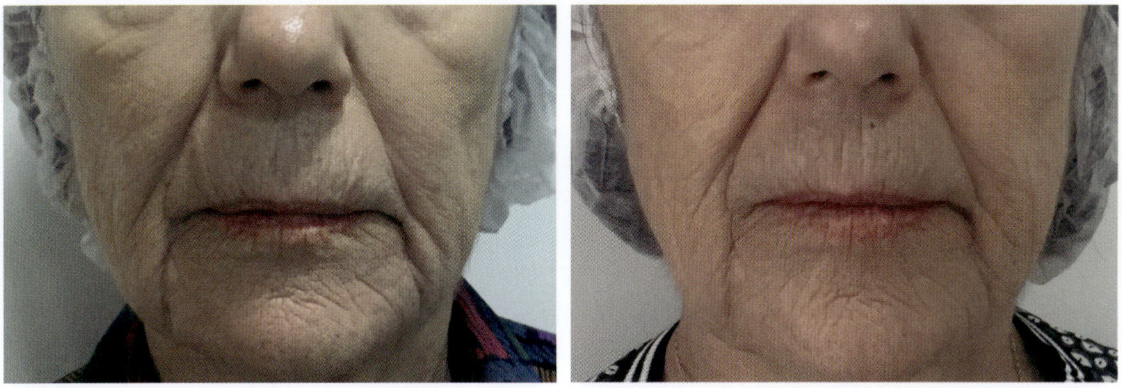

Figura 24.120. Tratamento da área perioral. Restylane® Vital 1 mL – 2 sessões.
Fonte: Acervo da autoria do capítulo.

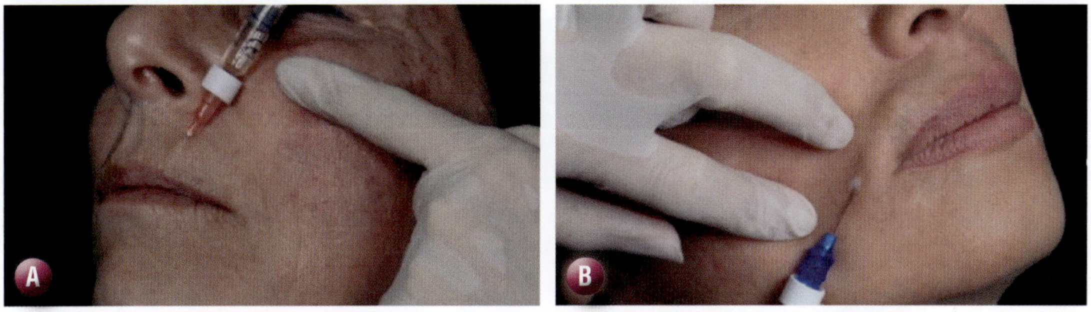

Figura 24.121. Tratamento da área perioral com agulha no sentido das rugas (A) e cânula em leque (B).
Fonte: Acervo da autoria do capítulo.

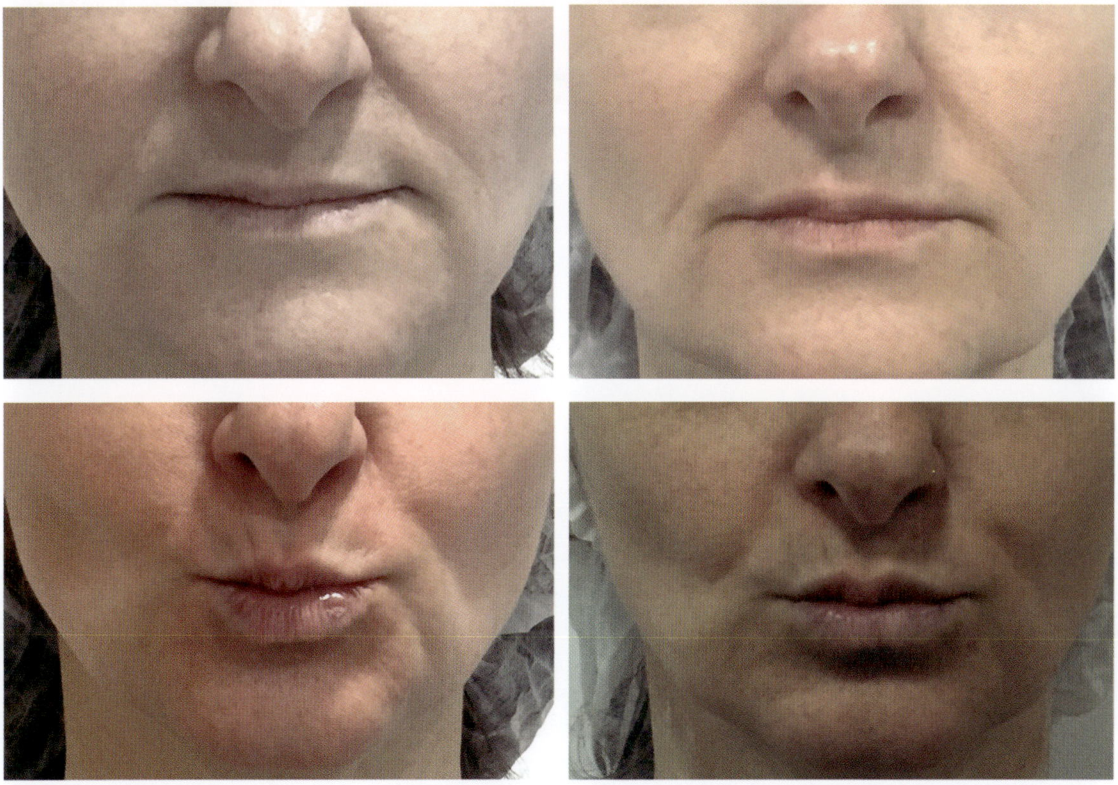

Figura 24.122. Aplicação de ácido hialurônico de pequenas partículas em planos superficiais dos lábios (sem almejar aumento de volume). Restylane® Vital 1 mL – 1 sessão.
Fonte: Acervo da autoria do capítulo.

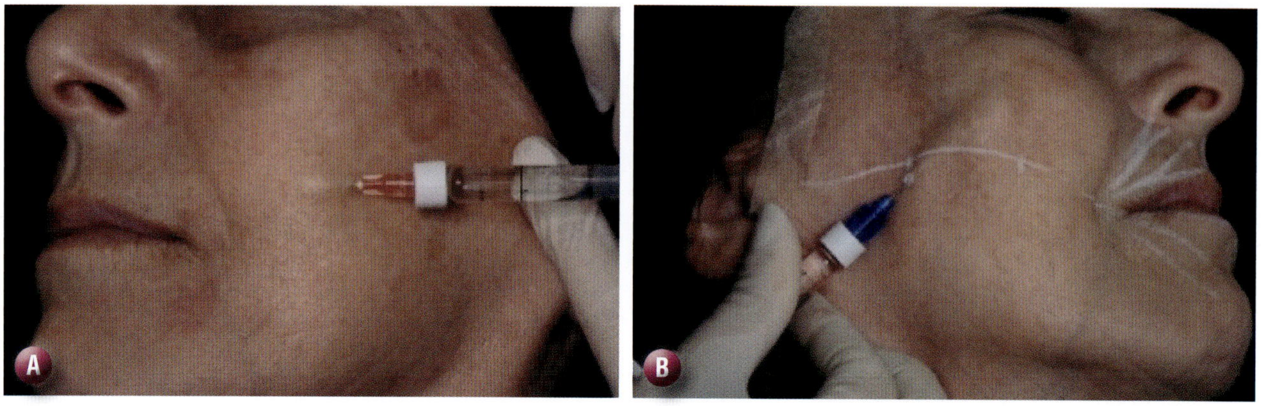

Figura 24.123. Tratamento de rugas verticais da face em retroinjeção com agulha (A) e aplicação em leque com cânula (B).
Fonte: Acervo da autoria do capítulo.

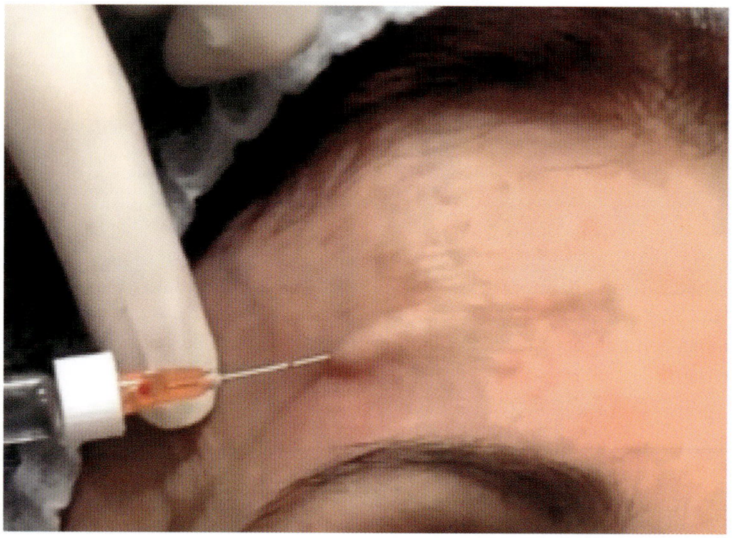

Figura 24.124. Tratamento da fronte.
Fonte: Acervo da autoria do capítulo.

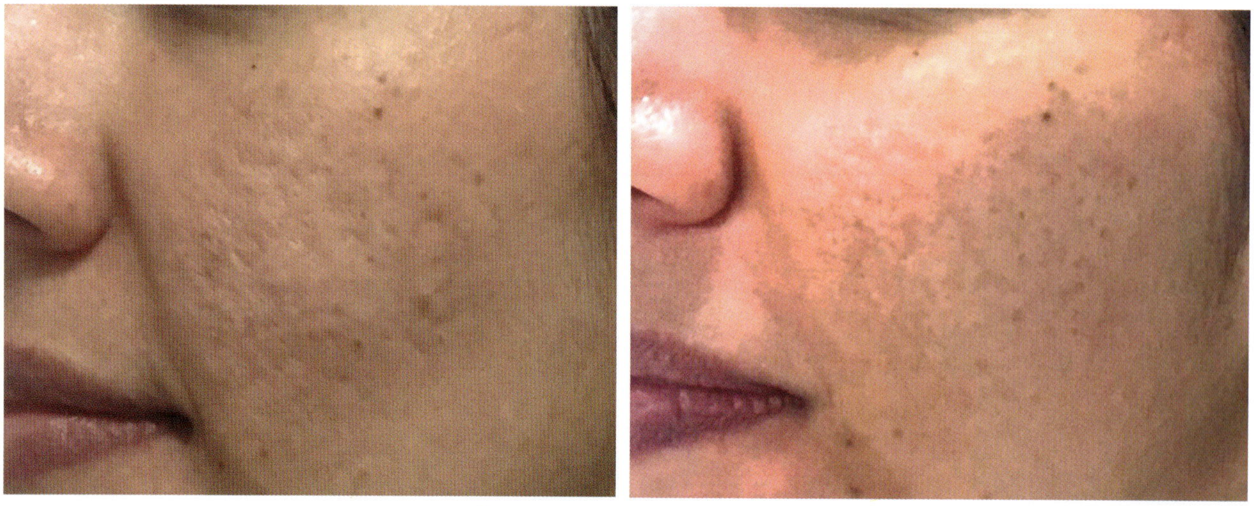

Figura 24.125. Tratamento de cicatrizes de acne. Restylane® Vital 1 mL/lado – 2 sessões.
Fonte: Acervo da autoria do capítulo.

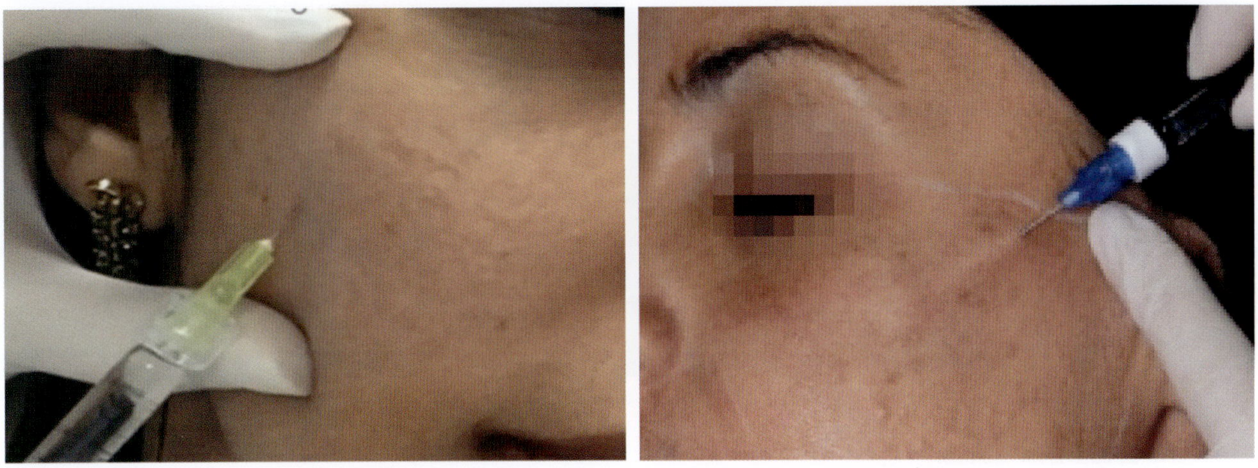

Figura 24.126. Tratamentos combinados para cicatrizes de acne.
Fonte: Acervo da autoria do capítulo.

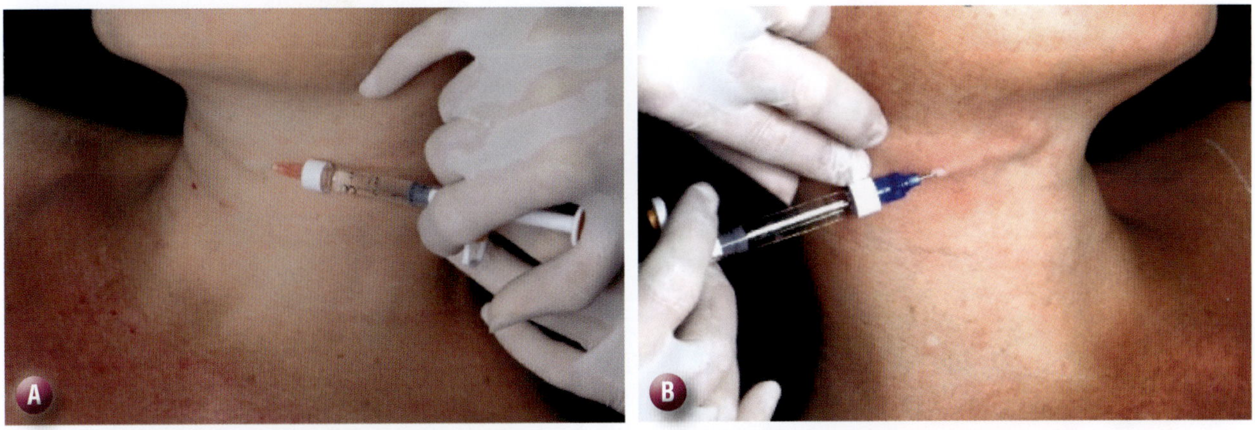

Figura 24.127. Tratamento do pescoço subdérmico com cânula (A) e agulha (B).
Fonte: Acervo da autoria do capítulo.

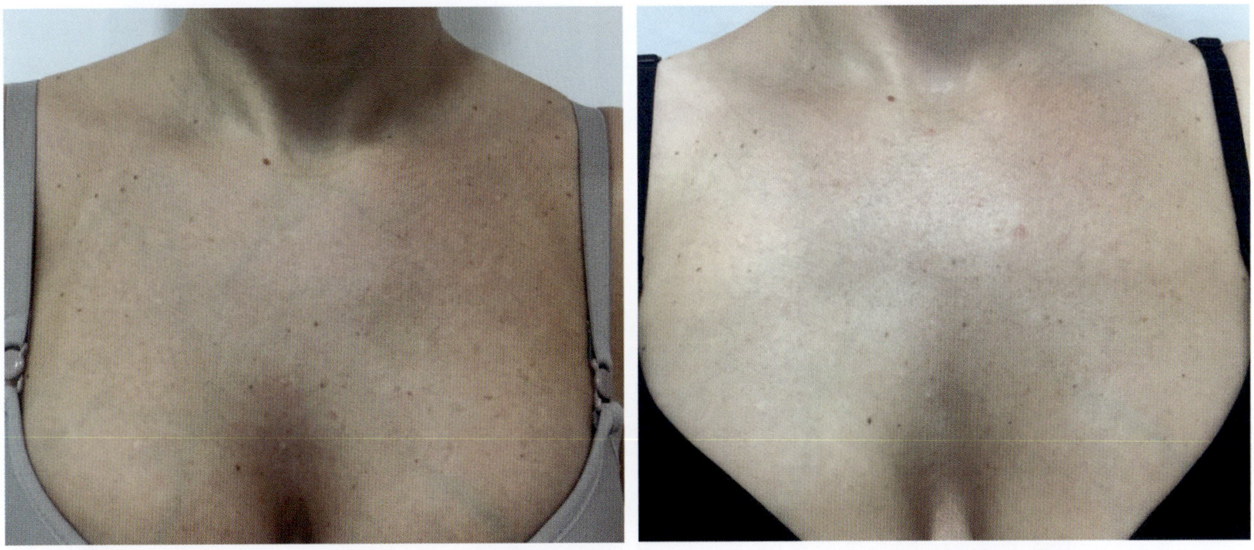

Figura 24.128. Tratamento do colo. Restylane® Vital Light 1 mL – 3 sessões.
Fonte: Acervo da autoria do capítulo.

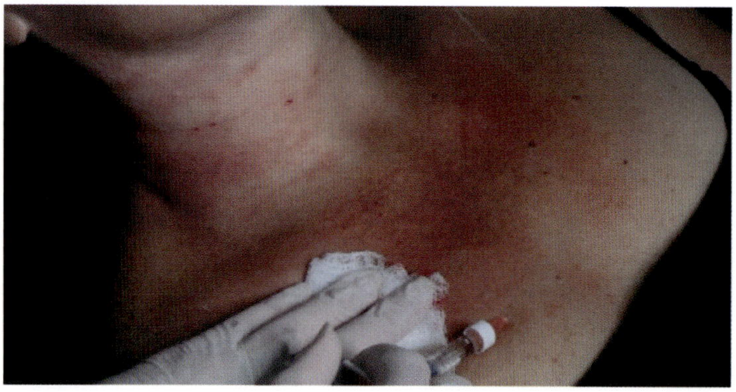

Figura 24.129. Tratamento do colo com agulha.
Fonte: Acervo da autoria do capítulo.

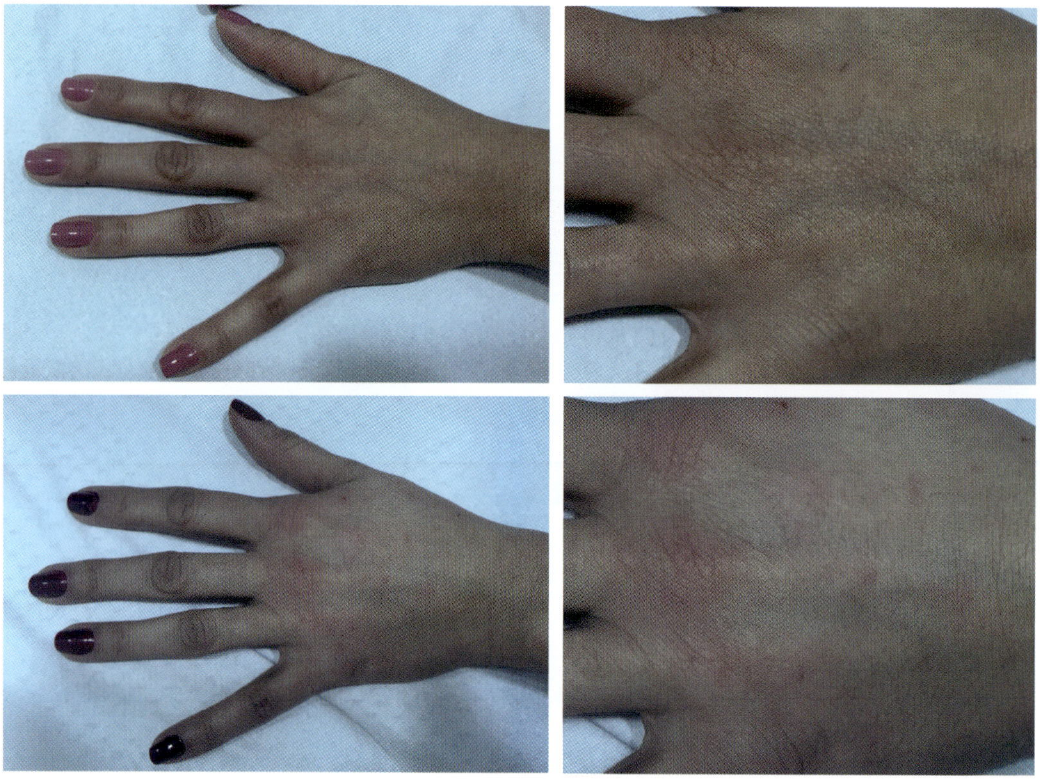

Figura 24.130. Tratamento das mãos. Restylane® Vital 0,5 mL/lado – 3 sessões.
Fonte: Acervo da autoria do capítulo.

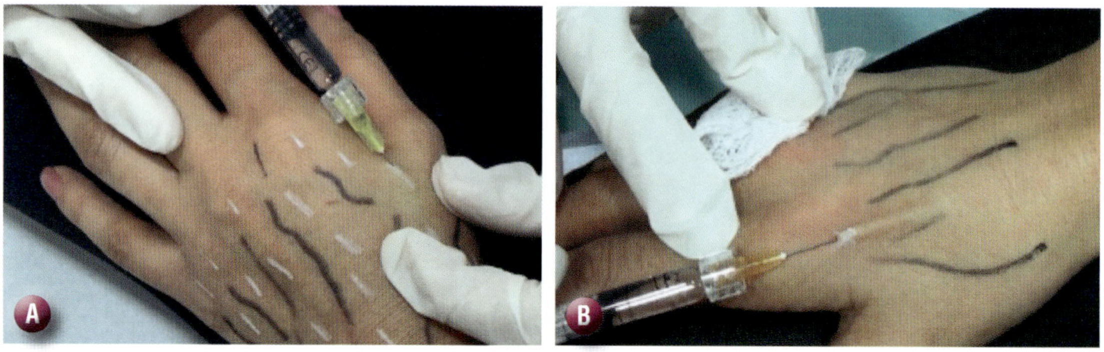

Figura 24.131. Tratamento das mãos com agulha (A) e cânula (B).
Fonte: Acervo da autoria do capítulo.

Conclusões

O uso de ácido hialurônico de pequenas partículas é uma boa opção na prevenção e tratamento do envelhecimento cutâneo. Ele promove a recuperação da elasticidade e firmeza da pele, sem volumizar. Pode ser indicado em idades variadas,

As características reológicas de cada apresentação devem ser consideradas, na escolha da técnica e dos protocolos a serem aplicados. Dessa maneira, produtos não estabilizados devem ser injetados superficialmente na derme e seu efeito de hidratação e estimulação de síntese de colágeno duram um tempo menor. Contudo, produtos estabilizados devem ser depositados mais profundamente, no plano subcutâneo superficial, com ação de estimulação de colágeno mantida por maior tempo.

24.13 Ácido Poli-L-Láctico – Aplicação Facial e Corporal

- Juliana Sarubi
- Julia Passos

Introdução

O ácido poli-L-láctico (PLLA) é um polímero sintético, biocompatível e biodegradável, que estimula a produção de colágeno, resultando na restauração gradual do volume e na melhora da flacidez cutânea.

Conceito tridimensional do envelhecimento

No processo de envelhecimento, a face sofre alterações em todas as suas estruturas, desde pele, tecido subcutâneo, musculatura, ligamentos de retenção e arcabouço ósseo[1,2] Isso é a chamada visão tridimensional do envelhecimento, conceito desenvolvido nos últimos anos com base nos avanços do conhecimento anatômico da face.

A remodelação óssea craniofacial é o principal fator responsável pela perda do suporte da face. Esse processo evolui de maneira gradativa, iniciando-se por volta da quinta década de vida. As alterações ocorrem especialmente no contorno da órbita, glabela, região malar, abertura piriforme e contorno mandibular.[3,4]

O tecido subcutâneo na face é distribuído em 2 camadas: superficial e profunda. Pelo processo do envelhecimento, esses coxins de gordura sofrem absorção e deflação, o que ocasiona a alteração da harmonia facial.[5]

A matriz extracelular da derme é o principal componente responsável pela manutenção da arquitetura tecidual e das propriedades fisiológicas da pele. Essa matriz é composta por fibras colágenas e elásticas, proteoglicanos, glicosaminoglicanos e várias glicoproteínas não colágeno.[6] O colágeno tipo I é responsável por 80% do total de colágeno e o colágeno tipo III por aproximadamente 10%.[3,4] Juntos, os tipos I e III formam as fibras que conferem a força tensil da derme.[7] Em decorrência do envelhecimento, há redução da síntese de colágeno e aumento de sua degradação, juntamente com mudanças bioquímicas e estruturais das fibras elásticas e da substância fundamental, acarretando diminuição da espessura dérmica.[8,9] O conteúdo cutâneo de colágeno é reduzido em cerca de 1% ao ano ao longo da vida adulta, e as fibras remanescentes aparecem desorganizadas, mais compactas e granulosas. As fibras elásticas diminuem em número e diâmetro. A quantidade de mucopolissacarídeos da substância fundamental está diminuída, especialmente o ácido hialurônico. Todas essas mudanças causam impacto negativo no turgor, na firmeza e na elasticidade da pele.[9,10]

Conclui-se, então, que a reabsorção óssea e a perda de gordura subcutânea resultam na perda de suporte e volume da face e as alterações dérmicas causam aumento da flacidez cutânea. A associação desses fatores tem importante papel no envelhecimento, por meio do aparecimento de rugas, sulcos e da perda do contorno facial.

O conhecimento do mecanismo de ação do PLLA, assim como o estudo anatômico da face e do processo de envelhecimento em cada uma de suas estruturas, são fundamentais para compreender as indicações e obter os melhores resultados com uso desse bioestimulador.

Ácido poli-L-láctico

O ácido poli-L-láctico (PLLA) foi aprovado na Europa como preenchedor em 1999, com o nome comercial de New-Fill® (Biotech Industry SA).[2] Em 2004, foi aprovado pela agência Food and Drug Administration (FDA) para tratamento da lipoatrofia associada ao HIV, com o nome de Sculptra® (Dermik Laboratories, Sanofi Aventis, Estados Unidos); em 2009, a indicação foi expandida para tratamentos com finalidade estética em pacientes imunocompetentes.[11] No Brasil, o produto está disponível desde 2004. Desde a sua introdução como preenchedor em 1999, muitos estudos vêm sendo publicados, atestando sua segurança, efetividade e longevidade.[12,13]

O PLLA, forma cristalina do ácido poliláctico, é um polímero sintético injetável da família dos alfa-hidroxiácidos, derivado do ácido lático. Apresenta natureza anfifílica, biocompatível e biodegradável, utilizado há muitos anos em fios de sutura absorvíveis e em nanopartículas para controle de liberação de fármacos.[14-17]

O Sculptra® é apresentado na forma de pó liofilizado em frasco estéril contendo manitol não pirogênico, que melhora a liofilização das partículas, croscarmelose, um agente emulsificante que mantém a distribuição das partículas após a reconstituição, e micropartículas de ácido poli-L-láctico de 40 μm a 63 μm de diâmetro.[14] O tamanho das partículas é grande o bastante para evitar a fagocitose pelos macrófagos ou a passagem através das paredes capilares e pequeno o suficiente para permitir sua aplicação por agulhas de pequeno calibre.[17]

Composição do liofilizado:

- Ácido poli-L-láctico 150 mg;
- Croscarmelose 90 mg;
- Manitol 127,5 mg.

O PLLA é degradado por hidrólise não enzimática, seguida pelo processo de oxidação do ácido láctico, que por sua vez é convertido em ácido pirúvico. Na presença da acetil-coenzima A, ocorre liberação de CO_2 e, consequentemente, decomposição em citrato, que é incorporado ao ciclo de Krebs e resulta na formação de CO_2 e água, podendo sua eliminação ser feita através da urina, fezes e respiração. Sua meia-vida é de 31 dias, sendo totalmente eliminado do organismo em 18 meses.[15,18]

Mecanismo de ação

O PLLA é um bioestimulador de colágeno. Seus efeitos clínicos são secundários a uma resposta inflamatória subclínica, controlada e desejada, que resulta em lenta degradação do material e, ao mesmo tempo, em deposição de colágeno no tecido.[15]

Uma vez injetado na pele, ocorre o recrutamento de células inflamatórias, especialmente monócitos, que se transformam em macrófagos no tecido. Os macrófagos são as células-chave no processo, uma vez que estimulam a proliferação e a migração de fibroblastos para o local, que são as células responsáveis pela síntese de colágeno. Diante da incapacidade dos macrófagos de fagocitar as partículas do PLLA, eles se diferenciam em células gigantes do tipo corpo estranho e envolvem o material.

Stein et al. demonstraram um aumento na expressão gênica de TGF-β1 em biópsias de pele de 21 mulheres tratadas com PLLA nos braços.[19] A liberação desse fator de crescimento pelos macrófagos seria o mecanismo proposto para a estimulação da produção de colágeno, verificada após a aplicação do ácido polilático.[10,12,20] Observou-se depósito de colágeno tipo III próximo às partículas e colágeno tipo I na periferia do PLLA encapsulado. O estudo evidenciou aumento significativo na expressão gênica de colágeno, já a partir de duas semanas após a primeira aplicação, resposta essa sustentada pelo menos até dez meses após a última aplicação.[19]

Goldberg et al., em 2013, investigaram em humanos a resposta tecidual ao PLLA por meio da avaliação da neocolagênese e da intensidade da reação inflamatória. O nível médio de colágeno tipo I aumentou significativamente após três a seis meses da aplicação e a resposta inflamatória após o tratamento foi ausente ou de baixa intensidade após três a seis meses e ausente aos 12 meses em todos os pacientes.[21]

À medida que o PLLA é metabolizado, permanece a deposição aumentada de colágeno produzida pelo fibroblasto, com consequente aumento da espessura dérmica.[12,20] Essa neocolagênese é, portanto, determinante dos resultados cosméticos, não havendo evidências de fibrose residual.[12,15,22] A produção de colágeno do tipo I começa cerca de dez dias após a aplicação e continua durante período que varia de 8 a 24 meses, quando o produto é totalmente eliminado e a resposta inflamatória subclínica esmaece.[23,24]

Eficácia

O tempo de resposta e o grau de correção dependem basicamente de características de cada paciente e variam de acordo com a idade, o sexo, a qualidade da pele, o fototipo e a alimentação. A magnitude da neocolagênese também depende da concentração e do volume de PLLA utilizados, assim sendo, o tratamento deve ser individualizado.

Indicações

O PLLA é indicado para a prevenção e o tratamento da flacidez cutânea facial e corporal.

Na face, o PLLA trata as alterações decorrentes do envelhecimento da pele e da perda volumétrica secundária à reabsorção óssea e à lipoatrofia. Assim sendo, a aplicação do produto é feita em diferentes planos, como o supraperiostal, o subcutâneo e o subdérmico, de acordo com a necessidade de cada paciente. Na prática, isso implica melhoria da qualidade da pele, da flacidez e do contorno facial, resultando no rejuvenescimento global da face.

No corpo, o PLLA trata a flacidez cutânea e as irregularidades do contorno.

O PLLA é contraindicado em casos de infecção ou processo inflamatório local, doenças autoimunes em atividade, colagenoses e gravidez, na presença de preenchedores definitivos ou quando existe histórico de queloides ou cicatrizes hipertróficas. Além disso, o produto não deve ser utilizado em pessoas que apresentem hipersensibilidade a qualquer um de seus componentes.

Ácido polilático facial

A avaliação clínica deve ser minuciosa, uma vez que o tratamento individualizado influencia diretamente nos resultados e na satisfação do paciente.

□ Análise facial

A avaliação facial nos permite determinar a natureza e a extensão das alterações estruturais da face.[2] É preciso avaliar de maneira tridimensional, cada tecido – pele, gordura, músculo e osso – uma vez que o tratamento depende das alterações observadas em cada camada estrutural.

A estrutura óssea é avaliada por meio da observação e palpação do contorno da face. Ela é responsável pelo suporte da face, assim, quando há perda ou remodelamento ósseo, tem-se a sensação de "derretimento".

A análise das regiões de luz e sombra da face revela áreas convexas e côncavas. A palpação das áreas côncavas pode revelar atrofia por perda de coxins gordurosos.

A avaliação estática e dinâmica e a palpação da pele nos permite identificar a qualidade e o grau de flacidez da mesma.

□ Reconstituição do PLLA

O conteúdo do frasco é reconstituído com 8 mL de água estéril para injetáveis.

De acordo com o protocolo utilizado até 2020, não se indicava agitar o frasco no momento da reconstituição, para que não houvesse o depósito de partículas na parede do mesmo. Após a reconstituição, a solução era mantida em repouso em temperatura ambiente de até 30 °C, ou sob refrigeração (2 a 8 °C) por 24 a 72 horas antes da aplicação. Imediatamente antes da sua utilização, o produto deveria ser agitado para garantir uma suspensão uniforme das partículas.[5,25,26]

A partir de 2021, foi aprovada a reconstituição imediata do ácido polilático (Sculptra®), com base em estudos publicados sobre a manutenção das propriedades fisicoquímicas da solução de ácido polilático[27] e a aplicação clínica em 26 pacientes (58 sessões de tratamento), que demonstrou eficácia e segurança.[28] De acordo com o protocolo de reconstituição imediata, deve-se seguir os seguintes passos:[27,28]

1. Retirar o lacre do frasco e realizar antissepsia da rolha com álcool 70.
2. Adicionar, lentamente, 5 mL de água estéril para injetáveis no interior do frasco.
3. Agitar vigorosamente por um minuto.
4. Adicionar mais 3 mL de água estéril.
5. Agitar lentamente o frasco para homogeneizar a solução.
6. O produto está pronto para uso.

□ Técnica de aplicação facial

É importante ressaltar que a aplicação do PLLA não é bidimensional, feita diretamente em rugas, linhas ou sulcos, mas sim tridimensional, ou seja, feita em áreas flácidas e atróficas da face, numa tentativa de tratar a flacidez e a perda de volume subjacente.

Preparo do paciente

Como o efeito do PLLA é gradual, ao longo de meses, a documentação fotográfica é fundamental para se acompanhar os resultados.[29] Recomenda-se aplicar anestésico tópico 30 a 60 minutos antes da aplicação, seguido de antissepsia da pele com clorexidine alcoólica a 2%, a fim de evitar complicações infecciosas. Imediatamente antes da aplicação, sugere-se adicionar 2 mL de lidocaína a 2% à solução previamente preparada com 8 mL de água estéril para injetáveis, perfazendo um volume total de 10 mL.

Locais e plano de aplicação

O PLLA é injetado nos planos subdérmico, subcutâneo e supraperiostal, de acordo com a necessidade do paciente. Devem ser evitadas injeções intradérmicas, pelo maior risco de formação de pápulas e nódulos.

O produto pode ser injetado em seringas de 1 mL ou 3 mL e agulhas e/ou cânulas de acordo com o plano de aplicação. Podem ser utilizadas agulhas de calibre 24 G, 25 G ou 26 G e/ou cânulas de calibre 21 G, 22 G ou 23 G. Para minimizar o risco de obstrução da agulha, é desejável que a solução esteja em temperatura ambiente no momento da aplicação. Além disso, o produto deve ser agitado intermitentemente na seringa durante o procedimento.

Em áreas com suporte ósseo, o PLLA deve ser injetado no plano supraperiostal. Nesse plano, a técnica de aplicação em bólus é a mais apropriada, com a utilização de agulhas de calibre 24 G ¾. A agulha deve ser introduzida na pele no ângulo de 90°, até o momento em que a mesma toque o periósteo; em seguida, deve-se realizar a manobra de refluxo, para evitar aplicação intravascular, e injetar um volume que varia de 0,1 a 0,3 mL/bólus.

Em locais onde não houver arcabouço ósseo, a aplicação é feita no subcutâneo. Nesse plano, recomenda-se a utilização de cânulas de calibre 22 G, com realização de pertuito prévio com agulha de calibre maior, utilizando-se a técnica de retroinjeção em leque. Essa técnica é utilizada no tratamento das regiões pré-auricular, malar e submalar, injetando-se lentamente 0,2 mL/cm^2 ou 0,2 mL/retroinjeção. Deve-se interromper a injeção antes de retirar a cânula da pele, a fim de evitar superficialização do produto, o que poderia provocar o surgimento de pápulas e nódulos.

No terço superior da face, o PLLA não deve ser aplicado nas regiões frontal ou periorbital, por serem áreas de musculatura hiperdinâmica.[25] Na região temporal, há o compartimento temporal superficial superior e inferior.[30] Esse último situa-se na fossa temporal, e é onde habitualmente se faz a aplicação. Por motivo de segurança, a aplicação nessa área deve ser feita preferencialmente com cânula, no plano subcutâneo, acima da fáscia temporal superficial, uma vez que a artéria temporal superficial se encontra no nível dessa fáscia. A técnica utilizada é de retroinjeção em leque (0,2 mL/cm^2 ou 0,2 mL por retroinjeção).[5]

O terço médio da face é área comum de perda de projeção e volume. A projeção dessa região é dada principalmente pelo suporte ósseo do maxilar e do arco zigomático. A reabsorção das estruturas ósseas pode ser corrigida com aplicação do PLLA no plano supraperiostal. Podem ser feitos de 1 a 4 bólus ao longo da região malar e arco zigomático, de acordo com a necessidade, 0,1 a 0,2 mL/bólus, com distância de meio a 1 cm entre eles.[12] A reabsorção da fossa piriforme durante o envelhecimento tem como consequência o aprofundamento do sulco nasolabial, o aumento da distância entre a columela e o lábio superior, e a queda da ponta nasal. O restabelecimento desse suporte é feito com aplicação do PLLA em bólus (0,3 a 0,5 mL/bólus) no plano supraperiostal, que é o mais seguro para a fossa piriforme, uma vez que a artéria angular se superficializa nessa região.

Os compartimentos superficiais de gordura do terço médio da face são o coxim nasolabial e 3 compartimentos distintos de gordura malar: coxim malar medial, coxim malar central e coxim malar lateral.[30] A atrofia desses coxins é tratada com aplicação no plano subcutâneo, utilizando-se cânula, com retroinjeção em leque (0,2 mL/cm^2 ou 0,2 mL por retroinjeção). A perda de volume no coxim malar lateral cria área de concavidade na região pré-auricular, contribuindo para a perda do contorno lateral da face. A aplicação do PLLA ao longo desse compartimento de gordura deve ser feita no plano subcutâneo superficial, anterior à glândula parótida e ao músculo masseter.[5,12]

As irregularidades do contorno inferior da face podem ser tratadas mediante aplicações em bólus no plano supraperiostal (0,1 a 0,2 mL/cm^2) na região lateral ao mento (pré-*jowl*) e ao longo do corpo e ângulo da mandíbula, para reestabelecer o suporte mandibular e redefinir o contorno facial.

Para o tratamento de flacidez cutânea da região lateral da face, resultante de atrofia dérmica por degeneração de fibras colágenas e elásticas, recomenda-se a aplicação de PLLA em retroinjeção linear com agulha, no plano subdérmico, fazendo-se várias traves paralelas de 0,02 mL/trave. Dessa maneira, cria-se um vetor que, por meio da neocolagênese, contribui para o efeito de tração na região lateral da face.[5,12]

O PLLA deve ser evitado em áreas dinâmicas e esfincterianas da face, como as regiões frontal, periorbital, os lábios e a região perioral, pois o movimento repetitivo pode ocasionar acúmulo do produto e posterior aparecimento de nódulos, com resolução por vezes demorada.[25,31]

As Figuras 24.132 a 24.134 ilustram os planos de aplicação supraperiostal, subcutâneo e subdérmico.

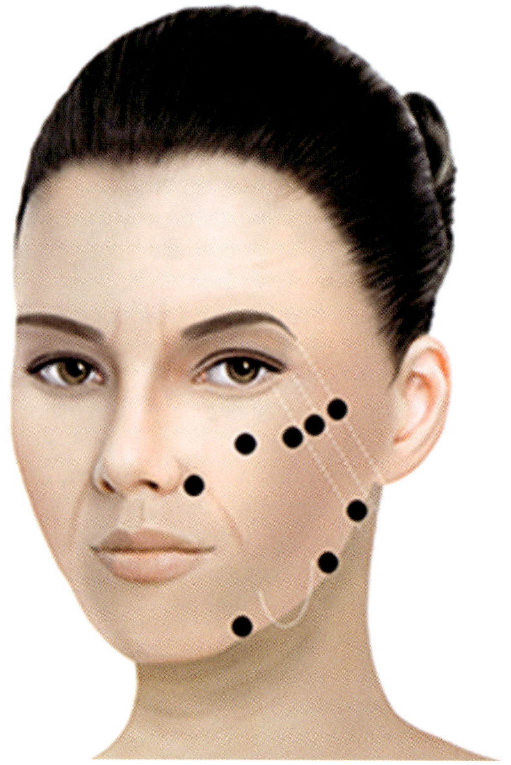

Figura 24.132. Pontos de aplicação supraperiostal.
Fonte: Adaptado de O uso do ácido poli-L-láctico nas diferentes faixas etárias – Comunidade HOF.

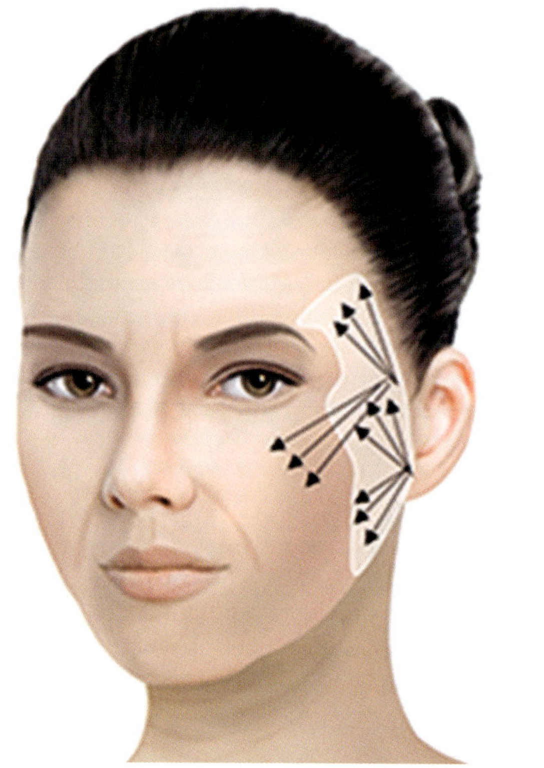

Figura 24.133. Áreas de aplicação no plano subcutâneo.
Fonte: Adaptado de O uso do ácido poli-L-láctico nas diferentes faixas etárias – Comunidade HOF.

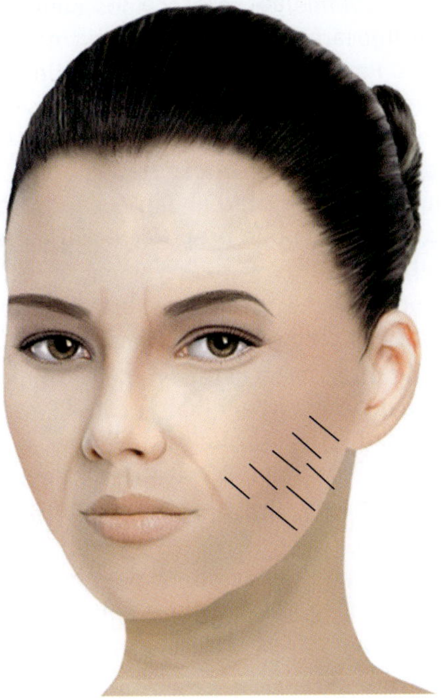

Figura 24.134. Aplicação subdérmica.

Fonte: Adaptado de O uso do ácido poli-L-láctico nas diferentes faixas etárias – Comunidade HOF.

Cuidados pós-procedimento

A massagem da área tratada é ponto fundamental na aplicação do PLLA, garantindo a distribuição uniforme do produto. No pós-imediato, recomenda-se a utilização de clorexidine degermante a 2% para a realização da massagem, pelo efeito antisséptico e maior facilidade de deslizamento dos dedos na pele. O paciente deve ser orientado a massagear a área de aplicação 2 vezes ao dia, durante sete dias consecutivos, ou 5 vezes ao dia, durante cinco dias consecutivos, com a utilização de géis de limpeza ou cremes emolientes para minimizar o atrito durante a massagem.[5]

Protocolo de tratamento

A quantidade de produto utilizada e o número de sessões depende da necessidade de cada paciente, de acordo com o grau de envelhecimento. Em média, o tratamento envolve 3 sessões, utilizando-se 1 a 2 frascos (0,5 a 1 frasco por lado) por sessão. É importante assegurar a distribuição uniforme do produto em cada região tratada. Recomenda-se um intervalo de quatro a seis semanas entre cada sessão para o acompanhamento do resultado.[32]

De forma prática, ao planejar o tratamento de um paciente, é calculado 1 frasco por década de vida, a partir dos 30 anos. Assim, um paciente de 30 anos necessitará de 1 frasco, aos 40 anos, 2 frascos, e assim sucessivamente.

O tratamento de manutenção é feito anualmente após o término do tratamento inicial. Geralmente, utiliza-se um frasco por sessão, 1 a 2 sessões por ano, para garantir a manutenção dos resultados.[33]

Ácido poli-L-láctico corporal

A busca pelo embelezamento e rejuvenescimento de áreas não faciais têm ganhado cada vez mais destaque entre os pacientes, em especial por procedimentos não invasivos.[34-36]

Além das alterações descritas implicadas no envelhecimento cronológico da pele, outros fatores podem contribuir para o agravamento da flacidez corporal, como emagrecimento, dietas restritivas, lipoaspirações e pós-gravidez, favorecendo a perda de elasticidade cutânea, mesmo em pacientes jovens.[36,37]

Inúmeras evidências científicas comprovaram o efeito do PLLA na hipoderme e na derme, de gradual deposição de colágeno por meio do bioestímulo e a durabilidade dos resultados na aplicação facial. Com base nesses achados, estendeu-se seu uso para o tratamento da flacidez cutânea corporal.[37] As regiões extra-faciais que podem se beneficiar desse estímulo incluem pescoço, colo, região proximal dos braços, dorso das mãos, abdome, glúteos e coxas.

Na avaliação corporal pré-tratamento, devem ser considerados vários fatores: o grau de flacidez da região, medidas como peso corporal e circunferências, registro fotográfico completo (em diferentes ângulos; com e sem contração muscular para glúteos, coxas e braços) e, até mesmo, gravação de vídeos para visualização dinâmica. Estima-se um frasco de PLLA por área equivalente a uma folha de papel A4.[35]

A aplicação do ácido PPLA é contraindicada em casos de infecção, processo inflamatório ou presença de preenchedores definitivos no local. A anamnese completa é fundamental para segurança do tratamento, devendo-se interrogar sobre hipersensibilidade prévia aos componentes utilizados, doença autoimune em atividade, histórico de queloides ou cicatrizes hipertróficas, possibilidade de gestação e uso de medicamentos anticoagulantes. Esses fatores, com exceção do último, também contraindicam a realização do procedimento.

O paciente deve ser bem orientado e esclarecido sobre a real expectativa de resultado, a necessidade de múltiplas sessões e de manutenção periódica para resultados mais duradouros.

Reconstituição corporal

Seguindo o protocolo de reconstituição padrão, o produto deve ser reconstituído inicialmente com 8 mL de água estéril para injeção e permanecer em repouso, em temperatura ambiente, por 24 a 72 horas antes do uso. Imediatamente antes da aplicação, a suspensão deve ser homogeneizada e serão acrescentados 2 mL de lidocaína 2% sem vasoconstritor e 6 mL de água estéril para injeção, resultando em um volume total de 16 mL.[35] Essa incorporação pode ser realizada por meio de uma seringa de 20 mL, para aspirar toda a solução, transferindo o conteúdo para seringas menores através de um conector estéril. De maneira mais prática, é possível utilizar seringas de 5 mL para aspirar 2 mL da suspensão com PLLA,

0,5 mL de anestésico e 1,5 mL de água estéril, para serem usados diretamente na aplicação, totalizando 4 seringas de 4 mL cada.

De acordo com o protocolo de reconstituição imediata do Sculptra® explicitado anteriormente neste capítulo,[27,28] deve-se seguir os mesmos passos e, em seguida, adicionar 2 mL de lidocaína 2% sem vasoconstritor e 6 mL de água estéril para injetáveis, perfazendo um total de 16 mL.

□ Técnica de aplicação corporal

Anestesia tópica pode ser realizada 30 minutos antes da aplicação e recomenda-se antissepsia da pele com clorexidine a 2%. A área de tratamento deve ser marcada com paciente em ortostatismo e a aplicação é feita em posição propensa à injeção. As aplicações podem ser realizadas com agulha e/ou cânula. Tanto as agulhas 25 G e 26 G, quanto as cânulas 21 G a 22 G (de preferência rígidas, não flexíveis e reforçadas), são adequadas para administração do PLLA. Os locais de inserção da cânula devem ser previamente anestesiados com lidocaína. O volume de injeção recomendado por área é de 0,05 a 0,1 mL/cm^2. Para o tratamento da flacidez cutânea, o plano de injeção é o subcutâneo superficial, evitando-se injeções na derme. A técnica recomendada é a injeção retrógrada com agulha ou cânula e podem ser feitos microbólus ou retroinjeção linear. A criação de vetores durante a aplicação pode proporcionar um efeito *lifting* da região tratada.

As recomendações detalhadas das técnicas para as diferentes áreas corporais serão discutidas a seguir.

Na região do pescoço, a técnica de retroinjeção linear pode ser realizada com agulha ou cânula, sendo a última por meio de 3 a 5 orifícios de entrada, de acordo com a área a ser tratada. O tratamento deve ser estendido até próximo da clavícula para melhores resultados (Figura 24.135).

As injeções no colo também podem ser feitas por retroinjeção com agulha ou cânula, com marcação linear ou em leque, como mostra a Figura 24.136.

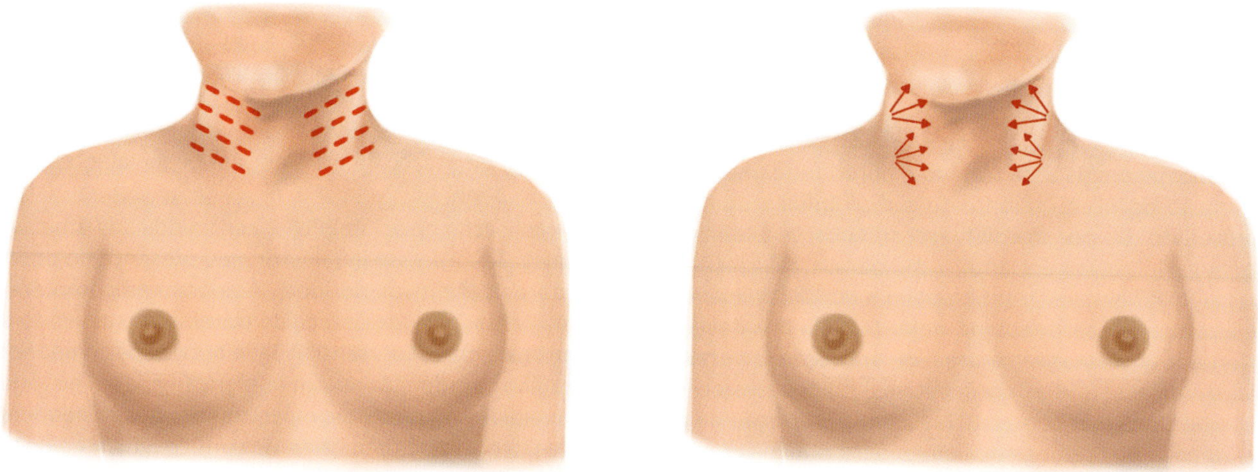

Figura 24.135. Técnica de retroinjeção linear para aplicação de PPLA no pescoço com agulha ou leque com cânula.
Fonte: Desenvolvida pela autoria do capítulo.

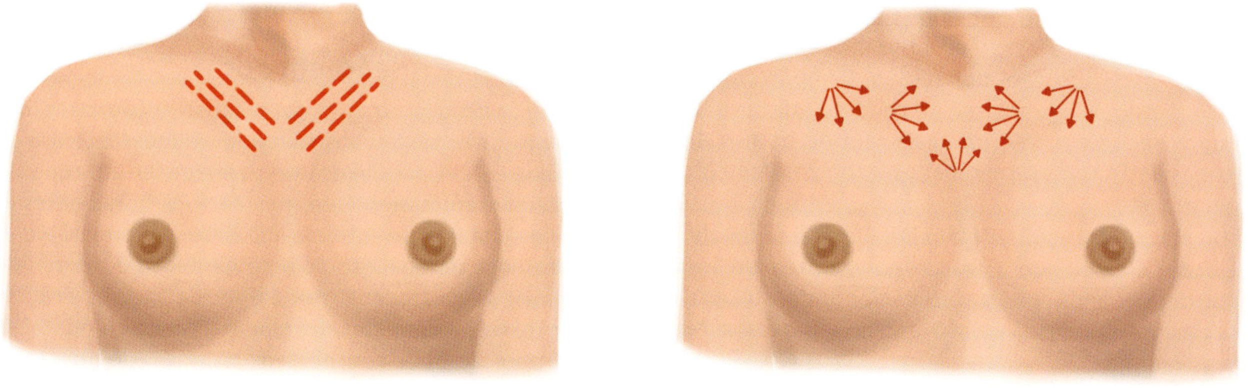

Figura 24.136. Técnica de aplicação de PPLA no decote em linha ou leque.
Fonte: Desenvolvida pela autoria do capítulo.

Para o tratamento do braço, é importante selecionar pacientes cuja flacidez cutânea seja mais proeminente do que o componente de gordura da região. Os melhores resultados são atingidos quando toda a circunferência do braço é tratada. Podem ser feitas injeções lineares ou em leque, com agulha ou cânula (Figura 24.137).

Na região abdominal, as injeções devem ser distribuídas radialmente ao umbigo, em leque ou em linhas, com agulha ou cânula (Figura 24.138).

Para melhores resultados no tratamento da coxa, as regiões medial e anterior devem ser abordadas. Sobre a técnica de aplicação, pode-se utilizar agulha ou cânula para marcação linear ou em leque, como mostra a Figura 24.139.

A região glútea é uma área de particular interesse pois, além da melhoria da flacidez cutânea, tem-se procurado cada vez mais o embelezamento de toda a região. O tratamento com PLLA proporciona também uma melhora do contorno, da celulite e aumento do volume, dependendo da quantidade aplicada. Com relação à distribuição do volume, a maior parte do produto (60% a 70%) deve ser injetada no terço superior da região glútea, e o restante distribuído nas outras regiões, primeiramente abordando as depressões visíveis. Uma parte do produto também pode ser alocada para abordar depressões laterais do quadril, também conhecidas como "mergulho do quadril" ou para obter maior projeção posterior. A preferência do paciente e a análise correta da região guiará a prioridade do tratamento (Figura 24.140).

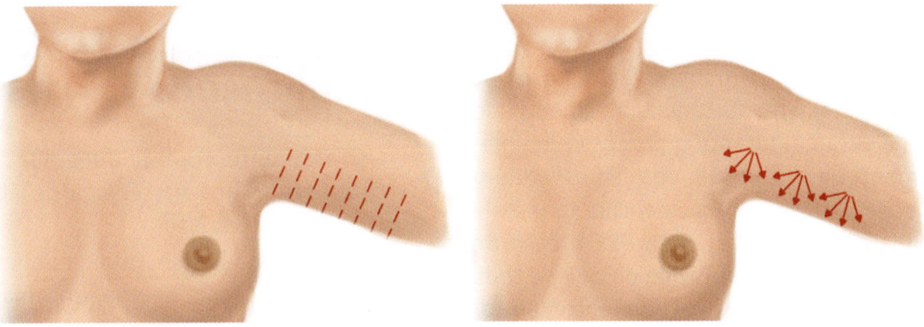

Figura 24.137. Técnicas de aplicação do PLLA nos braços em linha ou em leque, com agulha ou cânula.
Fonte: Desenvolvida pela autoria do capítulo.

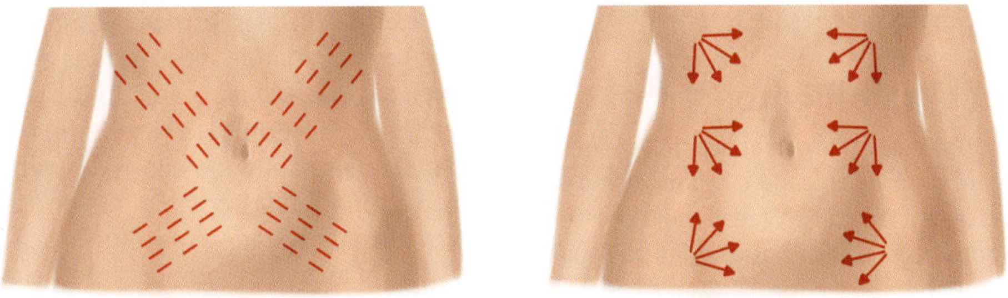

Figura 24.138. Técnicas de aplicação do PLLA na região abdominal, em leque ou em linhas, com agulha ou cânula.
Fonte: Desenvolvida pela autoria do capítulo.

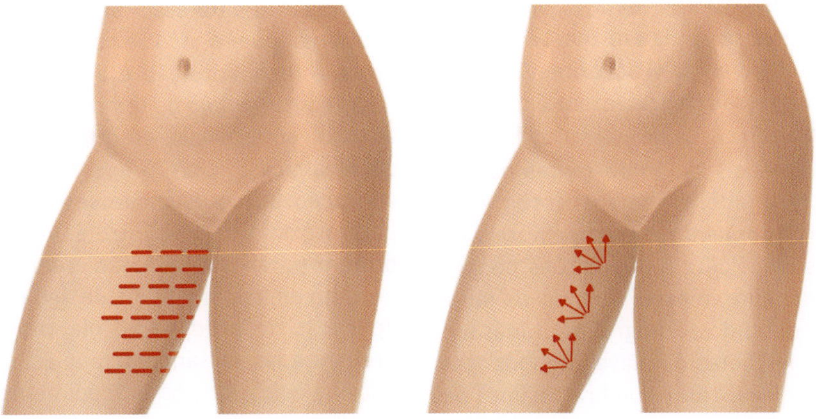

Figura 24.139. Técnicas de aplicação do PLLA da coxa nas regiões medial e anterior, com agulha ou cânula para marcação linear ou em leque.
Fonte: Desenvolvida pela autoria do capítulo.

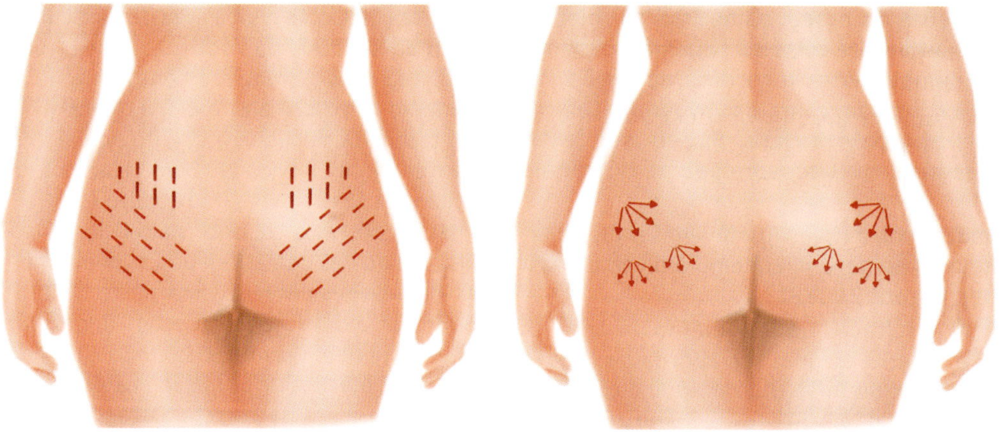

Figura 24.140. Técnicas de aplicação do PLLA região glútea, com agulha ou cânula para marcação linear ou em leque.
Fonte: Desenvolvida pela autoria do capítulo.

Para reduzir o risco de entupimento, além da escolha do calibre adequado da agulha ou cânula, a espuma não deve ser incluída na seringa durante o processo de injeção. Além disso, manter a seringa em posição ascendente é importante para evitar que a suspensão se instale no lúmen da agulha durante o tratamento. Em caso de entupimento, a agulha deve ser removida da pele, e toda a espuma liberada do lúmen. Se o procedimento não for bem-sucedido, uma nova agulha deve ser conectada antes de prosseguir com o tratamento. A experiência com o produto diminui drasticamente a incidência de entupimento, que provavelmente está relacionada com a velocidade e a eficiência da injeção.

□ Cuidados pós-tratamento

Imediatamente após o término da aplicação, deve ser realizada a massagem da área tratada e o paciente deve ser orientado a massagear o local 2 vezes ao dia por sete dias. Os pacientes podem retornar às atividades habituais, só devendo ser aconselhados sobre evitar exposição solar até que o inchaço, vermelhidão e/ou hematomas tenham desaparecido.

□ Avaliação dos resultados

O efeito de neocolagênese se dá em 6 a 12 meses, portanto, o pico do resultado é visível aproximadamente seis meses após a última sessão de tratamento, ou nove meses da primeira sessão.

Fotos feitas antes e depois são importantes para o acompanhamento do resultado. Embora as fotografias de visualização de perfil possam mostrar melhorias na projeção, as melhorias na celulite e depressões podem não ser vistas tão claramente, mesmo quando os músculos das nádegas são contraídos. Fotografias tiradas em 3/4 (ângulo de 45°) são melhores para avaliar mudanças no volume, contorno, projeção, luz e sombra. Exames de ultrassonografia que medem a espessura dérmica também podem ser usados para avaliar os resultados do tratamento com PLLA.

Complicações

O tratamento com ácido polilático apresenta bom perfil de segurança na técnica de aplicação e áreas de tratamento preconizadas.

Os eventos adversos mais comuns são desconforto no local da aplicação, edema, eritema ou hematoma, que geralmente são transitórios e de resolução espontânea.[38]

□ Pápulas, nódulos e granulomas

Os eventos adversos relacionados especificamente à aplicação do PLLA são pápulas, nódulos e granulomas. Esses termos, muitas vezes usados de maneira intercambiável, são de fato clinicamente distintos.

Pápulas e nódulos não inflamatórios são o efeito adverso mais comum, e ocorrem em função do acúmulo das micropartículas cristaloides do PLLA, em geral por reconstituição inadequada (utilização de volumes de diluição mais baixos) ou por superficialização do produto (aplicação em plano inadequado).[39]

Quando o produto foi aprovado na Europa, em 1999, a incidência de pápulas e nódulos era alta, chegando a 44% dependendo do estudo.[13,40-43] Entre os fatores que contribuíram para esse fato, tem-se: volume de reconstituição pequeno, não se considerava tempo de repouso entre a reconstituição e a aplicação, as sessões eram feitas com intervalo de tempo muito curto e as aplicações, além de superficiais, eram feitas também em áreas hiperdinâmicas.[44] Com o aperfeiçoamento da técnica de aplicação, a frequência desses efeitos adversos diminuiu para próximo de 1%. Entre as modificações que contribuíram para essa redução, tem-se: reconstituição do produto em maior volume de água estéril para injetáveis, aplicação do produto no plano adequado e nas áreas preconizadas, evitando-se a injeção em áreas hiperdinâmicas e cuidados pós-procedimento.[22,31,43,45]

Clinicamente, essas lesões são assintomáticas, palpáveis, não visíveis, aparecendo semanas após a aplicação do material. As principais áreas de risco para o aparecimento dessas lesões são as áreas hiperdinâmicas da face, como a região perioral e periorbital, contraindicadas para a aplicação do produto.[25]

Os nódulos geralmente apresentam bom prognóstico, com resolução espontânea em até 18 meses.[46] A massagem pós-tratamento tem sido recomendada para ajudar a diminuir esse risco.

No outro extremo, encontram-se os granulomas inflamatórios. Considerados como complicação rara, ocorrem em 0,01% a 0,1% dos casos e são caracterizados pelo aparecimento de nódulos inflamatórios, que surgem meses ou anos após a aplicação, persistindo e aumentando ao longo do tempo.[38,39,46,47] É um processo de natureza sistêmica, resultante de uma resposta exagerada do hospedeiro ao produto injetado, de infecções por bactérias de crescimento lento ou de formação de biofilmes. Os nódulos inflamatórios e granulomas podem ser crônicos e de difícil resolução.[38] Os nódulos de início tardio podem ser tratados com triancinolona intralesional até 40 mg/mL ou 5-fluorouracil 2% ou 5% em combinação com um antibiótico oral, como a tetraciclina.

O Quadro 24.4 mostra as diferenças clínicas entre nódulos e granulomas.

□ Infecções

Infecção cutânea é um evento adverso raro, relacionado à técnica de aplicação, cujo risco pode ser minimizado por meio da assepsia e antissepsia rigorosas antes e durante o procedimento.[38]

□ Fenômenos vasculares

Os fenômenos vasculares relacionados aos injetáveis resultam em isquemia da pele ou órgão envolvido. A isquemia cutânea pode ser causada por injeção intravascular, vasoespasmo ou compressão extrínseca de determinada substância. Entre os sintomas associados estão dor, branqueamento, livedo e eritema reticulado, acompanhados de exulceração e necrose da pele nos casos mais graves.

O evento vascular mais grave é a cegueira, sendo causada pelo comprometimento das artérias central da retina e oftálmica.[5] Irreversível, já foi descrita por injeções de gordura autóloga, ácido hialurônico e colágeno, mas não com o ácido polilático.

Rayess et al. analisaram a frequência de eventos adversos relacionados aos procedimentos injetáveis – ácido hialurônico e bioestimuladores – da base de dados do MAUDE/FDA (Manufacturer and User Device Experience of Food and Drug Administration).[48] Entre 2014 e 2016, foram reportados 1.748 casos de complicações. As reações classificadas como graves foram aquelas secundárias ao comprometimento vascular, resultando em necrose ou cegueira. Esse tipo de complicação, na maior parte dos casos, envolveu processo de litígio. Esse estudo, considerado a análise mais ampla de complicações secundárias a injetáveis já publicada, evidenciou não ter havido complicações graves relacionadas ao ácido poliláctico.[48]

O fato de a solução de PLLA apresentar baixa viscosidade previne a compressão vascular na região, além de permitir uma possível aspiração positiva caso a agulha esteja dentro de um vaso, o que garante a segurança do procedimento.[38] Essa característica do PLLA representa uma vantagem em relação a outros materiais mais viscosos, como o ácido hialurônico.

Conclusão

O tratamento com PLLA é capaz de restaurar a flacidez e déficits existentes faciais e extra-faciais de maneira segura e satisfatória por meio da neocolagênese, o que garante naturalidade e durabilidade dos resultados.

Os melhores resultados são obtidos com base no conhecimento detalhado da anatomia e do envelhecimento, da técnica de reconstituição e da aplicação do produto, aliados ao preparo e ao cuidado do paciente.

Quadro 24.4. Diferenças entre nódulos e granulomas.

Incidência	*< 1%*	*< 0,1%*
Tempo de aparecimento	1 a 2 meses após a aplicação	Súbito, 6 a 24 meses após a aplicação
Localização	Lesões isoladas, próximas a áreas de musculatura hiperdinâmica	Lesões em 1 ou vários locais de aplicação, ao mesmo tempo
Tamanho	Pequenas, semelhantes a lentilha	Tamanho variado, associadas a sinais flogísticos
Bordas	Bem delimitadas	Mal definidas, infiltrativas
Duração	Desaparecem com a degradação do PLLA	Se não tratadas, desaparecem após 1 a 5 anos
Histologia	Predomínio de partículas de PLLA formando agregados	Predomínio de reação inflamatória, tipo Granuloma de corpo estranho, partículas de PLLA isoladas
Tratamento	Excisão, injeção de soro fisiológico sob pressão para dispersão das partículas de PLLA, tratamento conservador	Corticoide intralesional ou sistêmico, 5-Fluoruracil
Causa	Erro de técnica	Desconhecida

Fonte: Adaptado de Vleggaar et al., 2014.

24.14 Hidroxiapatita de Cálcio – Aplicação Facial e Corporal

• Gabriel Ângelo de Araújo Sampaio

Aplicação facial

A hidroxiapatita de cálcio (CaHA) é um agente biodegradável e biocompatível disposto em micropartículas esféricas e uniformes (30% do volume da seringa) envoltas em um gel de carboximetilcelulose (70%) de sódio. Esse gel polimérico e aniônico é solúvel em água e permite que as microesferas se distribuam e se fixem de maneira homogênea nos tecidos sem migração.[1]

É utilizada na Medicina e na Odontologia há mais de 20 anos, sendo aprovada pela Food and Drug Administration (FDA) em 2006 para correção de lipoatrofia do HIV e, em 2009, para finalidades estéticas faciais.

Atualmente no Brasil, estão disponíveis no mercado e com aprovação da Anvisa (Agência Nacional de Vigilância Sanitária), 3 apresentações comerciais (até o momento da escrita deste texto):

- Radiesse® Duo e Radiesse® Plus Lidocaine do grupo Merz Pharmaceuticals.
- Rennova® Diamond e Diamond Lido do grupo InnovaPharma.
- Crystalys® e Crystalys® Lydocaine do grupo Luminera e trazido ao Brasil pela USK®.

A maioria dos dados informados neste capítulo são dos produtos da linha Radiesse® por ter sido a pioneira no mercado em CaHA, consequentemente presentar maior número de artigos publicados e também em função da experiência do autor com ela.

A proporção entre as microesferas de CaHA (30%) e o gel de carboximetilcelulose (CMC) são semelhantes entre todas as apresentações comerciais anteriormente citadas. Dados do Radiesse® informam que as partículas da CaHA são lisas, uniformes e esféricas, variando entre 25 e 45 microns. Diferentemente deste fabricante, Rennova® e Crystalys® declaram a presença do fosfato como agente tamponante junto à solução degradável de água, à glicerina e à carboximetilcelulose sódica (CMC), o que provavelmente dá a seu produto uma coloração acinzentada e diferente da cor branca do Radiesse®.

As apresentações comerciais de CaHA foram inicialmente usadas com finalidades estéticas como um preenchedor e/ou volumizador, em função de suas características reológicas de alta viscoelasticidade e alto G'. No entanto, esse efeito de correção imediata se dá, em grande parte, em função da matriz do gel de CMC. Hoje sabe-se que esse gel é absorvido em três a seis meses e os resultados clínicos visíveis em longo prazo decorrem da produção de uma nova matriz fibroelástica.[2]

Os primeiros trabalhos em modelos animais que datam de 2004 e posteriormente os trabalhos em humanos, mesmo que utilizando os produtos à base de CaHA com finalidades de preenchimento, já evidenciavam sua capacidade de bioestimulação. As esferas de CaHA geravam uma resposta inflamatória controlada nos tecidos, ou seja, uma resposta fibroblástica e histiociítica leve, sem formação de granulomas ou reações de corpo estranho e, por fim, neocolagênese.[3]

Posteriormente evidenciou-se o papel do suporte mecânico da CaHA na neocolagênese.[4] Ou seja, além do mecanismo imunomediado ou inflamatório, a própria distensão mecânica dos fibroblastos pela presença do produto (visto também nos preenchedores à base de ácido hialurônico) e a capacidade do gel de CaHA criar uma trama (*scaffold*) para fixação e alongamento do fibroblasto (teoria do colapso do fibroblasto) garantem à hidroxiapatita de cálcio um poder de neocolagênese e neoelastinogênese maior que um preenchedor a base de ácido hialurônico, visto em ensaios clínicos.[5]

Trabalhos subsequentes ratificaram com biopsia e imuno-histoquímica que após a injeção de CaHA (em diferentes protocolos e diluições) obtinha-se: neocolagênese progressiva e fisiológica (maior produção de colágeno tipo I *versus* tipo III), produção de elastina, neovascularização, proliferação celular (número de fibroblastos),[6] maior espessura dérmica[7] e, recentemente, maior produção de proteglicanos[8] (proteína da matriz extracelular). *In vitro*, a presença das microesferas de CaHA também melhoraram a força contrátil do fibroblasto retirado de áreas com rugas e sem rugas, evidenciando uma melhora não só a nível tecidual, mas também a nível celular.[9]

Todos esses dados corroboram para posicionar os produtos injetáveis à base de CaHA mais adequadamente como bioestimuladores de colágeno injetáveis que como preenchedores ou volumizadores propriamente ditos; embora reconheça-se a versatilidade desses produtos para serem utilizados em diferentes diluições e diferentes planos de aplicação.[10]

Há, então, 2 modalidades de neocolagênese via CaHA: bioestimulação injetável global e focal. As apresentações sem lidocaína (Radiesse® Duo, Rennova® Diamond e Crystalys®) em tese são destinadas aos protocolos globais em que, após diluição do produto, deseja-se o tratamento da flacidez de uma área extensa da face ou corpo (bioestimulação ou neocolagênese global).

Já os produtos contendo lidocaína (Radiesse® Plus, Rennova® Diamond Lido e Crystalys® Lidocaine) são destinados a protocolos específicos de aplicação facial que – embora se assemelhem aos pontos de suporte ósseo e à reposição de gordura subcutânea – são mais bem definidos como bioestimulação de colágeno FOCAL, pois o seu comportamento biológico é mais bem explicado por uma neocolagênese localizada e intensa em áreas específicas e em planos mais profundos, que apenas por um efeito de preenchimento ou volumização.[11]

Com o surgimento dessas apresentações comerciais contendo lidocaína, uma das marcas (Radiesse® Plus) foi estudada e comparada nas suas características reológicas e eficácia. Os resultados clínicos foram semelhantes ou melhores que a apresentação sem anestésico, maior conforto ao paciente e, por apresentarem uma reologia diferenciada (maior viscoelasticidade e G'), foram eleitos como produto de escolha para bioestimulação e neocolagênese focal frente à versão anterior sem lidocaína (atualmente Radiesse® Duo).[12]

□ Indicação

Na face, é possível indicar ambas as versões (com lidocaína e sem lidocaína) para bioestimulação focal ou global, respectivamente. De maneira geral, as indicações seriam: flacidez e melhora de qualidade global da pele da face, cicatriz de acne, homens que desejam resultados mais naturais no terço médio (menos projetados e volumizados), perda de firmeza e melhora da flacidez do contorno mandibular (principalmente mulheres), pacientes com medo ou receio de preenchedor à base de ácido hialurônico e pacientes com pouca necessidade de projetar ou volumizar a região malar/zigomática.

As áreas de contraindicação são: glabela, áreas periorificiais por serem mais propícias a nódulos (pálpebra inferior, lábios e rugas periorais) e nariz. Nessa última indicação, embora haja algumas publicações com uso de Radiesse® para correção do dorso nasal, é consensual que o maior risco de acidente vascular nessa região desestimula a sua aplicação.

□ Protocolos de aplicação facial

Bioestimulação focal (produtos indicados: Radiesse® Plus, Rennova® Diamond Lido e Crystalys® Lidocaine)

Pontos de fixação

São chamados de pontos de fixação os pontos supraperiosteais feitos com CaHA associado à lidocaína, justamente para não gerar confusão com o conceito e a indicação dos pontos justa-ósseos de sustentação ou estruturação com ácido hialurônico. Os pontos de fixação são feitos em bólus com agulha 27 G ou cânula 22 G ou 25 G na: eminência malar (calculados pelo método de Hinderer ou Wilkinson, Figura 24.141), nas porções anterior, média e posterior do arco zigomático, na região lateromentoniana ou sulco pré-*jowl* e no ângulo da mandíbula (Figura 24.142). Há relatos ainda dos pontos de fixação no plano supraperiosteal na fossa canina e na região temporal, embora não seja o produto de escolha do autor para essas áreas. Volume final depende da necessidade de cada paciente e indicação, em geral, totalizando 2 ampolas de CaHA com lidocaína para os pontos totais de fixação facial.

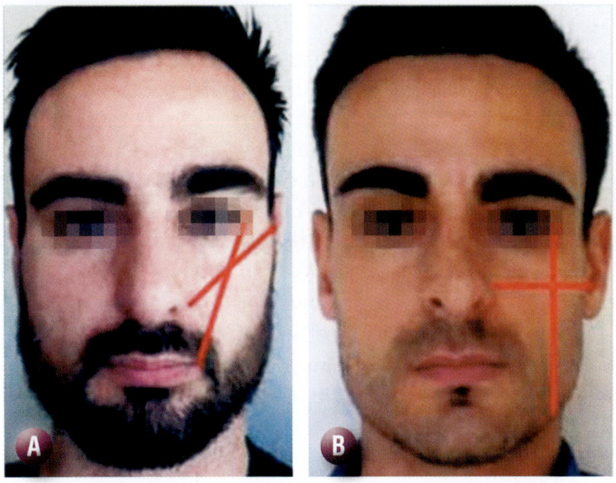

Figura 24.141. Eminência malar. (A) Método Hinderer. (B) Método Wilkinson.

Fonte: Acervo da autoria do capítulo.

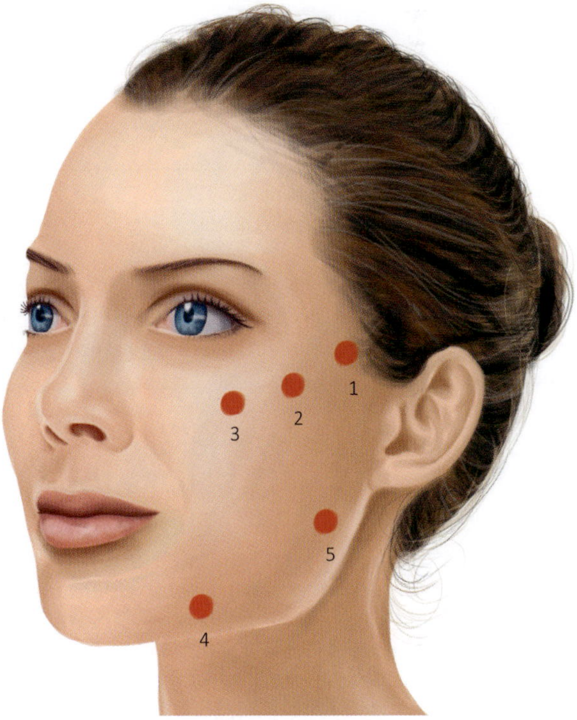

Figura 24.142. Pontos de fixação de CaHA.

(1) porção anterior, (2) porção média e (3) porção posterior do arco zigomático, na (4) região lateromentoniana ou sulco pré-*jowl* e (5) no ângulo da mandíbula.

Fonte: Desenvolvida pela autoria do capítulo.

Lembrando que esses pontos são melhor indicados para gerar suporte, efeito *lifting* e neocolagênese em planos profundos que para projeção ou volumização dessas áreas. Segundo a literatura científica recente comparando 2 produtos (Radiesse® Plus Lidocaine e Juvederm Voluma®), na experiência dos autores o primeiro foi melhor indicado para necessidade de suporte, mas o segundo encontrou melhores resultados quando a volumização era desejada ou indicada.[13]

Firmeza do contorno facial (mandibular)

Essa é a segunda indicação dos produtos com lidocaína sem necessidade de diluição para o uso. Objetiva tratar a flacidez, definição e firmeza da linha mandibular, sem necessidade de volumização ou projeção do contorno facial. Para isso, sugere-se o protocolo de retroinjeção em linhas paralelas (Figura 24.143) no compartimento de gordura superficial (pré-platismal) com cânula 22/25 G, através de 2 pontos de inserção (Figura 24.144):

- **Ponto de inserção no *jowl***: injeta-se em direção ao sulco pré-*jowl* e em direção ao ângulo da mandíbula.
- **Ponto de inserção no ângulo da mandíbula:** injeta-se em direção do ramo da mandíbula, região pré-auricular e/ou massetérica, a depender da necessidade.

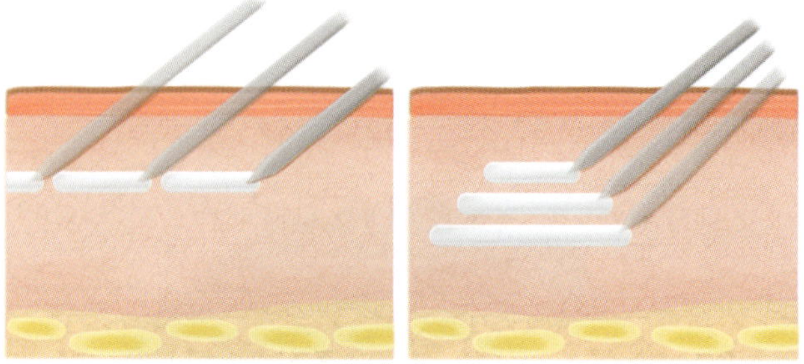

Figura 24.143. Retroinjeção em linhas.
Fonte: Desenvolvida pela autoria do capítulo.

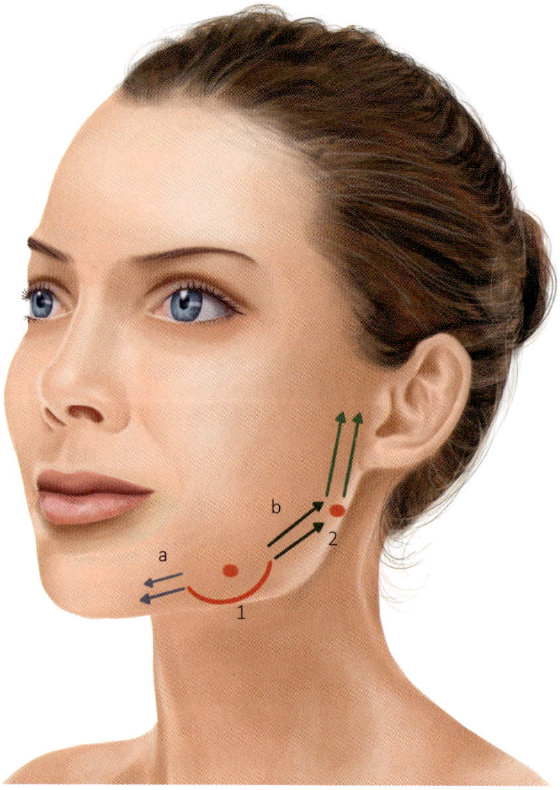

Figura 24.144. Protocolo de aplicação do contorno mandibular.
1 e 2: pontos de inserção; a: ponto de inserção no *jowl*; b: ponto de inserção no ângulo da mandíbula.
Fonte: Desenvolvida pela autoria do capítulo.

O volume final depende da necessidade de cada paciente e da indicação, comportando em média 1 a 2 ampolas de CaHA com lidocaína para a firmeza do contorno facial.[14]

Bioestimulação global (produtos indicados: Radiesse® Duo, Rennova® Diamond e Crystalys®)

Para esse protocolo recomenda-se o uso da CaHA diluída a 100% ou na proporção 1:1 como orientado pelo consenso global:[15] 1,5 mL de CaHA com 1,5 mL de diluente (soro fisiológico 0,9% e lidocaína). A aplicação pode ser feita na derme profunda (agulha 27/30 G) ou no plano subdérmico (cânula 22/25 G). Na primeira forma, vale observar o plano de profundidade correto da agulha, para que não haja superficialização do produto com acúmulo e nódulos de CaHA (Figura 24.145):

A segunda forma de aplicar, no plano subdérmico, com cânula 22 ou 25 G, em *fanning technique* ou *cross hatching* (Figura 24.146) é a mais difundida e utilizada atualmente para bioestimulação global da face. Uma das sugestões de marcação para aplicação inclui a dispersão da CaHA diluída 1:1 em todo terço médio e inferior da face, conforme publicado em consenso de especialistas brasileiros.[16] Seria feito através de 2 pontos (Figura 24.147):

- **Ponto de inserção central no *jowl***: retroinjeção em direção ao ângulo da mandíbula, região submalar e sulco pré-*jowl*/linha da marionete.
- **Ponto na região submalar:** retroinjeção em direção a região zigomática, região malar anterior e sulco nasolabial.

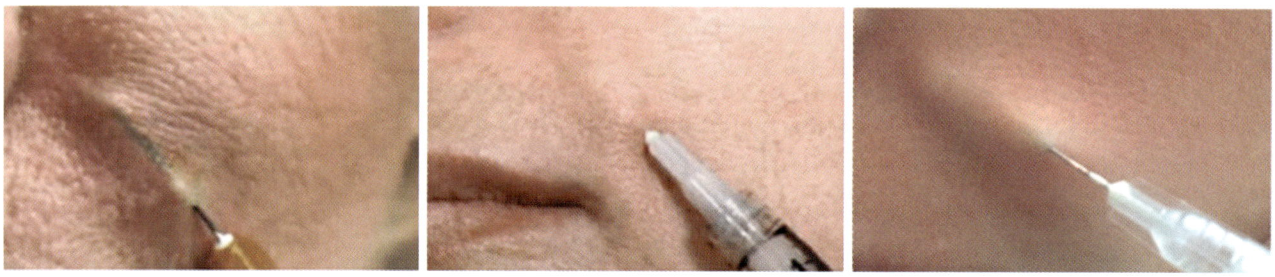

Figura 24.145. Plano subdérmico com cânula de aplicação correta de CaHA diluída 1:1 com agulha.
Fonte: Acervo da autoria do capítulo.

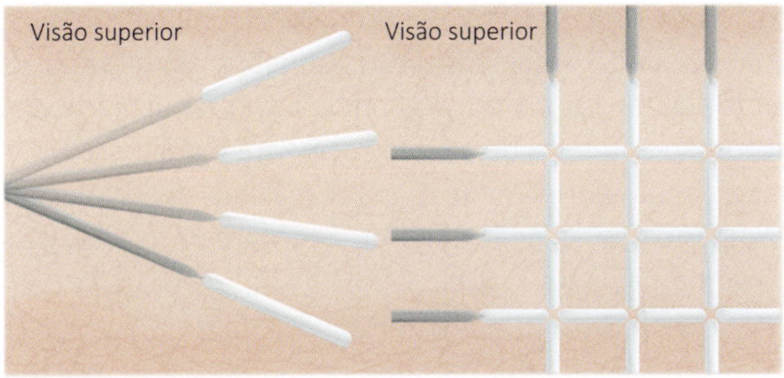

Figura 24.146. Aplicação com cânula, *fanning technique*.
Fonte: Desenvolvida pela autoria do capítulo.

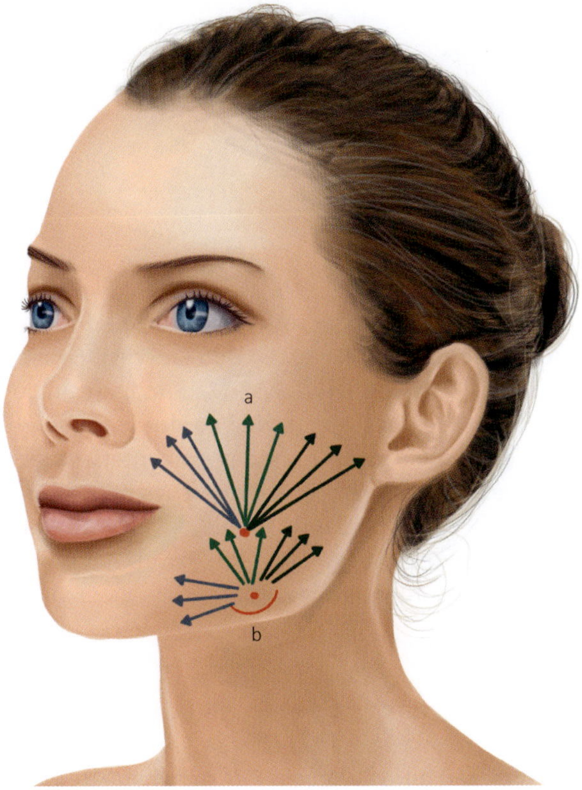

Figura 24.147. Protocolo de aplicação de CaHA 1:1 na face.
a: ponto na região submalar; b: ponto de inserção central no *jowl*.
Fonte: Desenvolvida pela autoria do capítulo.

Considerando que muitos pacientes possuem um processo de envelhecimento cuja flacidez concentra-se em regiões centrais da face e que alguns compartimentos de gordura rotacionam da porção lateral para medial, evita-se depositar grandes quantidades de bioestimuladores nessas áreas, pois geraria um efeito *bulking* (rosto pesado) nesse perfil de pacientes. Além disso, sabe-se que nas regiões posteriores da face, principalmente atrás da linha ligamentar, a configuração do SMAS e desses ligamentos possibilita um efeito *lifting* quando a neocolagênese ocorre nessas áreas.[17]

Desse modo, há também marcações alternativas para os protocolos de bioestimulação global, priorizando essas regiões posteriores da face. Sugere-se os seguintes de pontos de inserção[18] (Figura 24.148):

- Linha do canto lateral do olho, tangenciando a porção superior do osso zigomático (ponto de inserção aproximadamente a 2,5 cm do canto do olho).
- Linha do sulco palpebro-malar.
- Região malar posterior ou pré-auricular, cujos leques podem ser traçados em uma linha imaginária que vai da comissura oral até o tragus, descritos como *posterior cheek vector*.
- Ângulo da mandíbula.

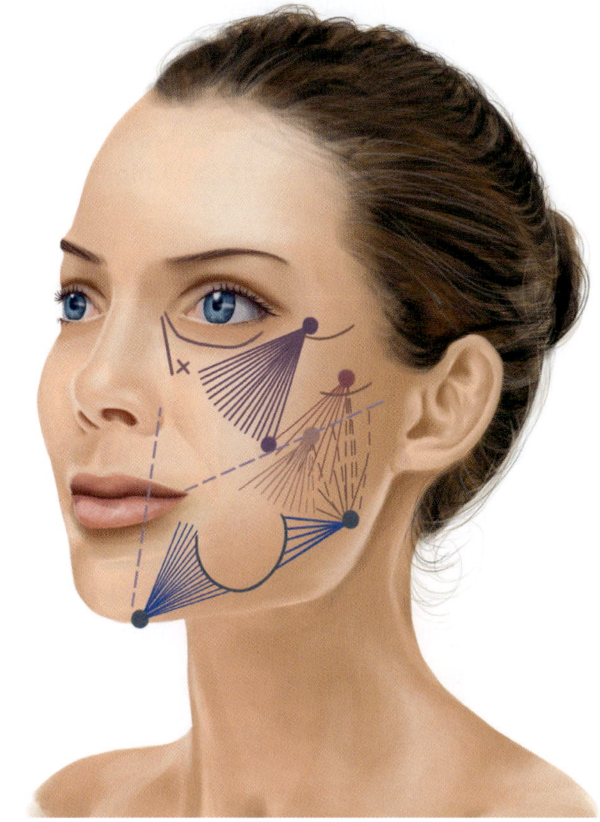

Figura 24.148. Protocolo de aplicação na face de CaHA 1:1, leques posteriores.
Fonte: Desenvolvida pela autoria do capítulo.

O volume final de produto e o número de sessões para bioestimulação global da face devem ser indicados de acordo com o grau de flacidez do paciente e a espessura da pele. Vale observar que nos casos mais severos (grau 3 e 4, por exemplo), outras medidas terapêuticas para flacidez devem ser adicionadas ao uso de CaHA. Para refinar essa avaliação, sugere-se utilizar medidas objetivas como a Merz Aesthetic Scale,[19] validada para avaliação da porção inferior da face.[20]

Aplicação corporal

A aplicação da CaHA para rejuvenescimento corporal vem sendo bastante difundida por meio de protocolos com diferentes diluições a depender do tamanho da área de aplicação, grau de espessura e flacidez da pele.

O objetivo final desta aplicação corporal é que as microesferas de CaHA fiquem dispersas no plano subdérmico da pele e estimulem migração e proliferação de fibroblastos,[1] neocolagênese,[2] neoelastinogênese,[3] aumento de espessura dérmica,[4] melhora das propriedades mecânicas[5] e da matriz extracelular[6] e, por consequência, resultados clínicos de melhora na flacidez cutânea em diferentes áreas corporais.

Segundo um consenso global de especialistas para uso de CaHA na flacidez cutânea, os produtos à base de CaHA podem ser diluídos em solução de soro fisiológico (SF) 0,9% com lidocaína em diferentes proporções, desde 1:1 (diluição a 100%) até 1:6 (diluição a 600%). Definiu-se que a diluição de 1:1 (100%) seria classificada como CaHA **diluída** enquanto diluições maiores ou iguais que 1:2 seriam chamadas de CaHA **hiperdiluída**[7] (Tabela 24.2):

Tabela 24.2. Definições de CaHA diluída.

	Razão de diluição
CaHA diluída	1:1
CaHA hiperdiluída	≥ 1:2

CaHA: hidroxiapatita de cálcio.

O protocolo de diluição será então escolhido pelo médico de acordo com a espessura da pele, o grau de flacidez, o tamanho da área corporal a ser tratada e o volume final de solução desejado para este tratamento. Segundo este mesmo consenso, 1 (uma) seringa de produto contendo 1,5 mL de CaHA corresponderia ao tratamento de uma área corporal equivalente a 100 cm^2.

Já um outro consenso publicado no mesmo ano, dessa vez com especialistas brasileiros,[8] sugeriram que a aplicação corporal deveria seguir uma recomendação de hiperdiluição a 400%, ou seja, CaHA hiperdiluída 1:4 (por exemplo, 1,5 mL de CaHA com 6 mL de solução diluente contendo SF 0,9% e lidocaína). Nesse trabalho, o volume final de CaHA hiperdiluída a 400% (7,5 mL de solução final) poderia ser aplicado em uma área corporal de 100 a 300 cm^2.

Desse modo, as aplicações descritas neste capítulo seguirão ambos os consensos quanto à técnica e à marcação das áreas corporais. Sugere-se, portanto, uma hiperdiluição de partida a 400% ou 1:4 por melhor espalhabilidade e segurança para o médico injetor iniciante, podendo ser flexibilizada nas diversas áreas corporais desde 1:1 até 1:6. Essa variabilidade será definida de acordo com a experiência do médico, da espessura e flacidez da pele, do tamanho da área que se deseja tratar e da técnica empregada (cânula ou agulha).

A preparação para solução diluente com SF 0,9% adicionado a lidocaína é sugerida uma vez que áreas corporais exigem um volume maior de solução final e, quando ainda associado ao tratamento simultâneo de múltiplas áreas corporais, pode haver toxicidade por absorção sistêmica de anestésicos. Para evitar esse risco, recomenda-se respeitar o limite máximo de volume de anestésico na solução final de acordo com o peso corporal do paciente (Tabela 24.3):

Tabela 24.3. Limites de volume anestésico na solução final de acordo com o peso do paciente.

	Volume seguro de lidocaína com vasoconstritor	*Volume seguro de lidocaína sem vasoconstritor*
Peso do paciente	7 mg/kg (máximo 500 mg)	4,5 mg/kg (máximo 300 mg)
50 kg	17,5 mL	11,25 mL
60 kg	21 mL	13,5 mL
70 kg	24,5 mL	15 mL
80 kg	25 mL	15 mL

Os produtos destinados a esta aplicação disponíveis comercialmente são: Radiesse® Duo (1,5 mL), Rennova® Diamond (1,25 mL) e Crystalys® (1,25 mL). Segundo os consensos, todas as aplicações corporais devem ser programadas a partir de 2 sessões, com intervalo de um a dois meses. O número final de sessões dependerá da indicação e da avaliação do médico injetor quanto ao grau de flacidez. Recomenda-se manutenção destas sessões a cada 12 ou 18 meses.

□ Mãos

A aplicação de CaHA no rejuvenescimento das mãos foi a pioneira das áreas corporais, sendo inclusive o único injetável aprovado pelo FDA para esta área. Sugere-se uso do produto diluído a 100% ou 1:1 (por exemplo, 1,5 mL de CaHA com 1,5 mL de solução contendo SF 0,9% e lidocaína e solução final 3 mL), podendo ser injetado por meio de técnica com agulha por múltiplos bólus ou com cânula de maneira proximal/distal ou distal/proximal[9] (Figura 24.149).

Mais recentemente, após uma publicação retrospectiva de várias aplicações de CaHA nas mãos ao longo de onze anos de experiência,[10] sugere-se que a técnica mais segura seria com cânula (22 ou 25 G), no sentido proximal/distal, através de orifício único no plano superficial. Pode-se injetar 0,5 ou 1 ampola por mão de CaHA diluída 1:1 na camada de gordura mais superficial das mãos (plano subdérmico), chamada de lâmina superficial dorsal (LSD), que está acima da fáscia superficial dorsal (FSD) e, portanto, acima dos vasos e tendões, garantindo segurança ao procedimento (Figura 24.150).

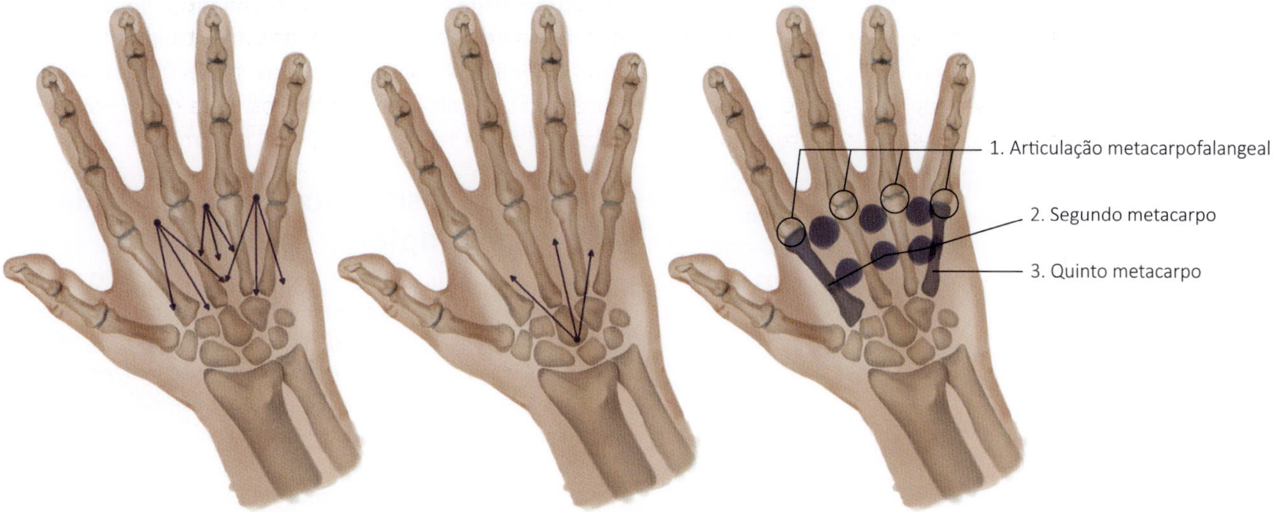

Figura 24.149. Técnicas de aplicação de CaHA em mãos.
Fonte: Desenvolvida pela autoria do capítulo.

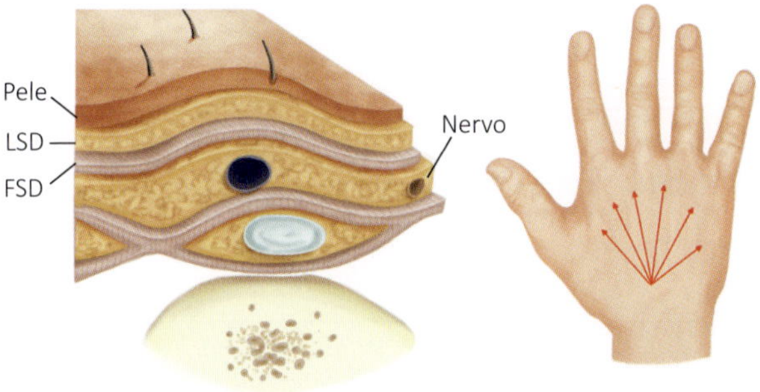

Figura 24.150. Plano de aplicação e técnica sugerida para mãos.
LSD: lâmina superficial dorsal; FSD: fáscia superficial dorsal.
Fonte: Desenvolvida pela autoria do capítulo.

□ Pescoço[11]

Pode ser aplicado com agulha 27 G ou 30 G na derme profunda ou subdérmico através de traves contendo 0,05 mL ou 0,1 mL por ponto. Por meio de cânula 22 ou 25 G, por retroinjeção em leques (*fanning technique*), no plano subdérmico, recomenda-se dispersar o produto em toda região anterior cervical. Uma das marcações sugeridas utiliza 5 leques de injeção através de 5 orifícios de entrada: submento; e 2 orifícios seguindo uma linha vertical no ângulo da mandíbula (Figura 24.151). Em uma diluição a 400%, há 7,5 mL de solução final, que poderia ser distribuído, por exemplo, em 75 pontos de 0,1 mL com agulha ou 5 leques com cânula, num volume distribuído de 1,5 mL da solução final por leque.

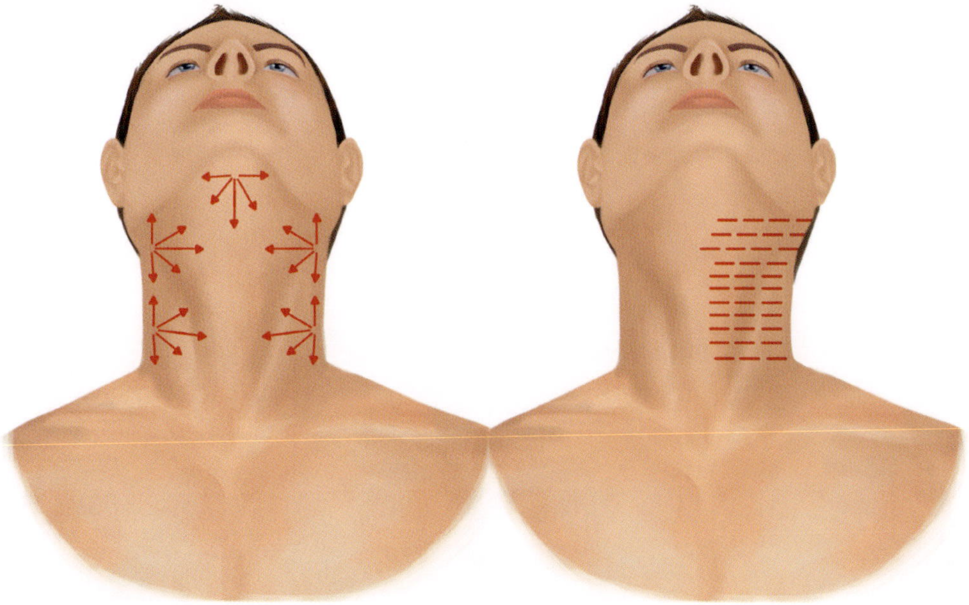

Figura 24.151. Protocolo aplicação de CaHA hiperdiluída no pescoço.
Fonte: Desenvolvida pela autoria do capítulo.

□ Colo[12]

Pode ser aplicado com agulha 27 G ou 30 G na derme profunda ou subdérmico através de traves contendo 0,05 mL ou 0,1 mL por ponto. Por meio de cânula 22 G ou 25 G, por retroinjeção em leques (*fanning technique*), no plano subdérmico, recomenda-se dispersar o produto em toda região do V do decote. Uma das marcações sugeridas utiliza 3 leques de injeção através de 3 orifícios de entrada: central (intermamário); e 2 orifícios laterais (Figura 24.152).

□ Abdome[13]

Pode ser aplicado com agulha 27 G ou 30 G na derme profunda ou subdérmico através de traves contendo 0,05 mL ou 0,1 mL por ponto. Por meio de cânula 22 G ou 25 G, por retroinjeção em leques (*fanning technique*), no plano subdérmico, recomenda-se dispersar o produto em toda região escolhida (supra ou infraumbilical). A depender do diagnóstico e da área que se deseja tratar, se supraumbilical (por exemplo, umbigo triste) e/ou infraumbilical (p. ex., flacidez e estrias pós-gravídicas), é possível tratar com 1 ou 2 ampolas por sessão, distribuídas na marcação demonstrada na Figura 24.153.

□ Membros superiores (face medial, braço completo, cotovelos)[14]

Pode ser aplicado com agulha 27 G ou 30 G na derme profunda ou subdérmico através de traves contendo 0,05 mL ou 0,1 mL por ponto. Por meio de cânula 22 G ou 25 G, por retroinjeção em leques (*fanning technique*), no plano subdérmico, recomenda-se dispersar o produto em toda região a ser tratada: face medial do braço (próximo à axila), circunferência completa ou próximo aos cotovelos. A depender de uma dessas indicações, é possível tratar com 1 ou 2 ampolas de CaHA por braço/sessão, distribuídas na marcação demonstrada na Figura 24.154.

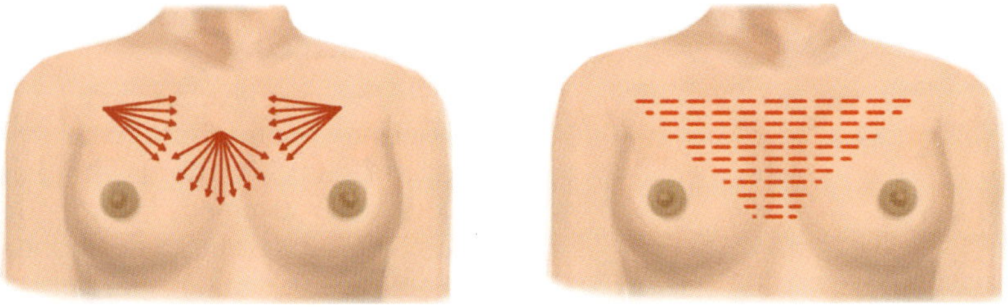

Figura 24.152. Protocolo aplicação de CaHA hiperdiluída em colo.
Fonte: Desenvolvida pela autoria do capítulo.

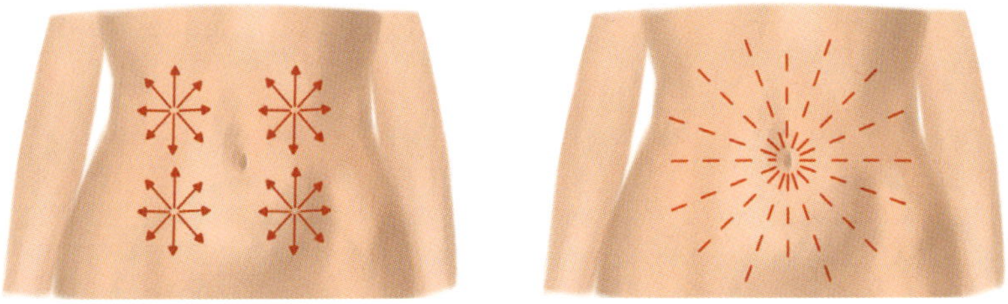

Figura 24.153. Protocolo de aplicação de CaHA hiperdiluída no abdome.
Fonte: Desenvolvida pela autoria do capítulo.

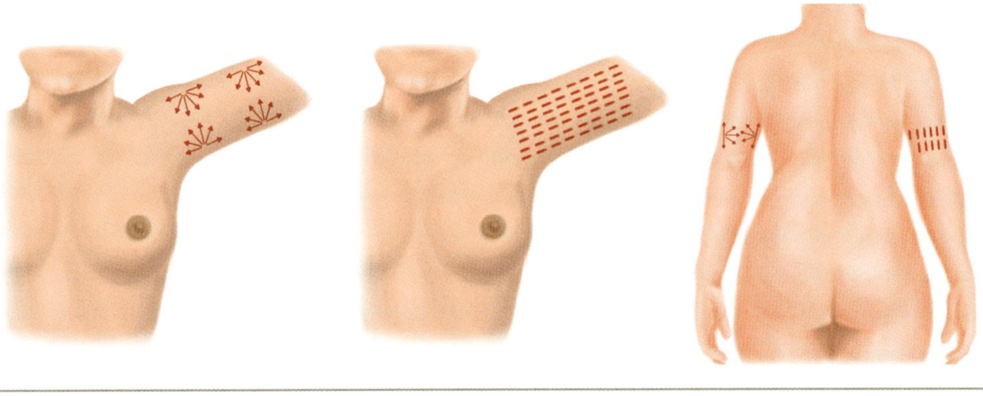

Figura 24.154. Protocolo de aplicação de CaHA hiperdiluída nos membros superiores.
Fonte: Desenvolvida pela autoria do capítulo.

□ Membros inferiores (face medial inguinal, coxas ou joelhos)[15]

Pode ser aplicado com agulha 27 G ou 30 G na derme profunda ou subdérmico através de traves contendo 0,05 mL ou 0,1 mL por ponto. Por meio de cânula 22 G ou 25 G, por retroinjeção em leques (*fanning technique*), no plano subdérmico, recomenda-se dispersar o produto em toda região escolhida: face medial da coxa (região inguinal), face anterior da coxa ou joelhos. A depender de uma dessas indicações, é possível tratar com 1 a 3 ampolas por lado/sessão, distribuídas na marcação demonstrada na Figura 24.155.

□ Glúteos

Esta região é bastante complexa no seu tratamento pois engloba diferentes indicações e protocolos, que seja para tratamento da flacidez, da celulite e/ou do volume/contorno da região do bumbum.

Por exemplo, para tratamento da flacidez cutânea, com melhora da espessura da pele, correção de textura e pequenas irregularidades e distensão de celulites grau leve, pode-se dispersar a CaHA de maneira hiperdiluída a 400% (por exemplo, 1,5 mL de CaHA com 6 mL de solução contendo SF e lidocaína) em toda a região do bumbum. Recomenda-se pelo menos 1 ampola para cada lado/nádega, em cada sessão. O plano será subdérmico e a aplicação será com agulha 27 G ou 30 G ou com cânula 22 G ou 25 G.

Se o objetivo for efeito *lifting* ou um novo desenho e contorno do bumbum, com discreta volumização pode-se usar volumes maiores de CaHA por aplicação, inclusive em diluições mais concentradas (1:1 ou 1:2, por exemplo), nos quadrantes súperolaterais. Nesta concentração recomenda-se a aplicação em plano subcutâneo mais profundo a fim de não acumular o produto no plano subdérmico.

E, por fim, nas depressões e celulites mais atróficas, pode-se utilizar concentrações maiores, como a CaHA diluída a 1:1 ou 100% em planos mais profundos, com cânula ou agulha. Nesta indicação, é possível associar métodos cirúrgicos como a *subcision* para soltar as traves fibróticas e manter a CaHA mais concentrada nestes pontos.

Na Figura 24.156, segue uma sugestão de marcação a depender da indicação que se deseja – flacidez, efeito *lifting*/contorno ou celulites/depressões:

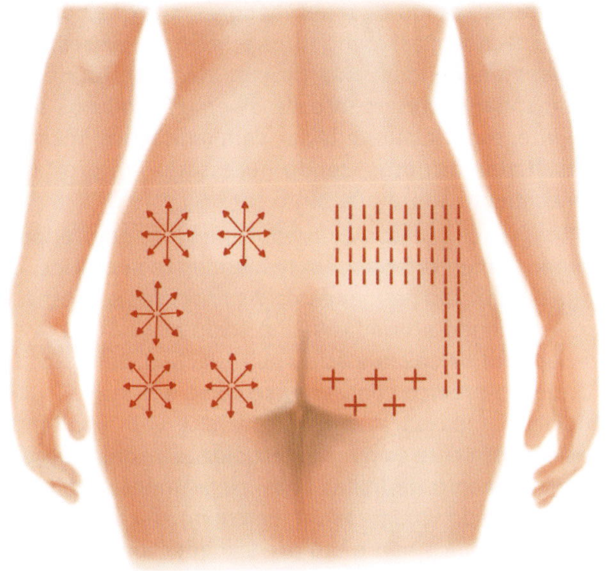

Figura 24.156. Protocolo de aplicação de CaHA nos glúteos.
Fonte: Desenvolvida pela autoria do capítulo.

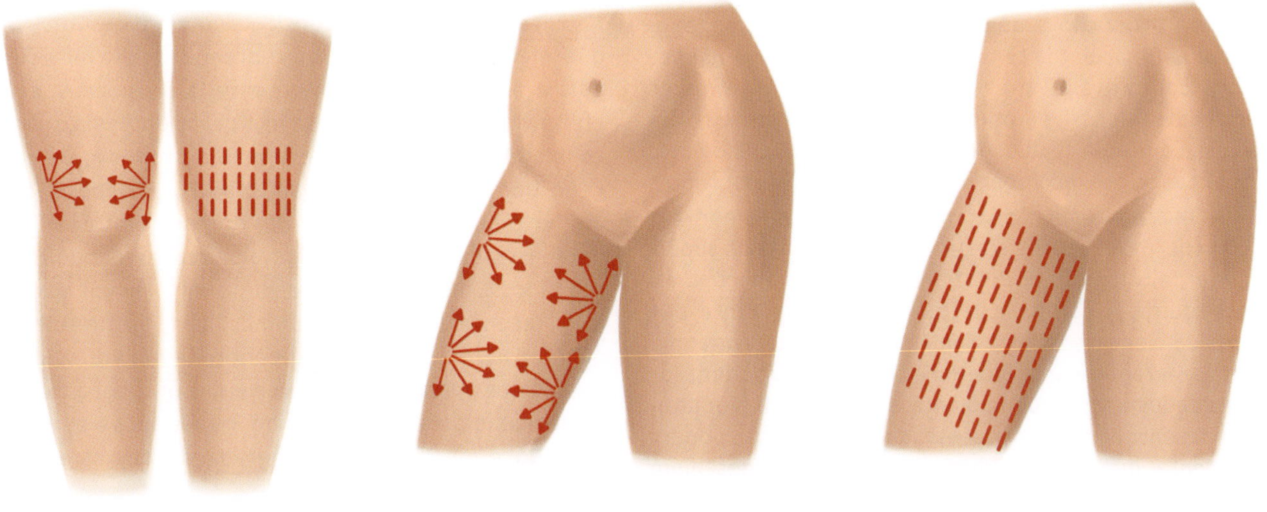

Figura 24.155. Protocolo de aplicação de CaHA hiperdiluída 400% nos membros inferiores.
Fonte: Desenvolvida pela autoria do capítulo.

24.15 Policaprolactona

• Eloisa Leis Ayres

O interesse por métodos que sejam capazes de prevenir e retardar os sinais do tempo, mantendo uma aparência jovem, harmônica e naturalmente bela, tem sido crescente e cada vez mais estudado. A avaliação tridimensional da face e os estudos da anatomia reforçaram a importância dos compartimentos de gordura e estruturas ligamentares no processo do envelhecimento. Os avanços no campo da cosmiatria revolucionaram as possibilidades de tratamentos com foco no rejuvenescimento facial, sendo os preenchedores, a toxina botulínica e as tecnologias, como luzes e laser, os pilares terapêuticos envolvidos. Nas últimas décadas, pudemos acompanhar o surgimento de diversos produtos para implante, especialmente facial, com indicações, técnicas e resultados distintos, sendo necessário um profundo conhecimento sobre o assunto.

Um grande número de produtos está disponível para o preenchimento facial com resultados temporários, de longa duração ou permanentes. As principais substâncias que vêm sendo utilizadas são: o ácido hialurônico, a hidroxiapatita de cálcio e ácido poli-L-láctico. Sem dúvida, o ácido hialurônico consagrou-se como a principal substância utilizada para implante facial e vem evoluindo consideravelmente com novas tecnologias e apresentações para tratamento de linhas finas, rugas médias, sulcos e restauração do volume facial. Entretanto, sabe-se que o ácido hialurônico não é um preenchedor ideal e apesar de estudos mostrarem seu papel no estímulo do colágeno, ele não apresenta a capacidade ampla e duradoura com a finalidade de bioestimulação.

Estudos têm demonstrado que os preenchedores, além de ocupar o espaço físico a ser preenchido, possuem a capacidade de estimular fibroblastos e fatores de crescimento, e de inibir a quebra do colágeno existente, levando a produção e deposição de um novo colágeno. Médicos e pacientes têm buscado produtos com segurança comprovada, praticidade na aplicação e maior durabilidade possível, otimizando tempo, custo e resultados. Com essa finalidade, novos materiais biológicos, copolímeros com micropartículas, têm sido desenvolvidos.

As micropartículas diferem entre si pelos compostos químicos, pela superfície estrutural, pela carga da superfície e pelo tamanho, induzindo diferentes reações no hospedeiro. A composição química é importante por causa da biodegradação, assim, polímeros sintéticos como metais, cerâmicas e polimetilmetacrilato não podem ser degradados após a sua implantação no tecido. Biomateriais desenvolvidos por processo de fermentação podem apresentar diferentes composições e propriedades, além de poder ter sua superfície modificada física e bioquimicamente. Partículas como a policaprolactona (PCL) que absorvem água permitem que o implante seja permeado e ocorra biodegradação total de suas moléculas.

Policaprolactona

A policaprolactona (PCL) foi um dos primeiros polímeros sintetizados no início dos anos 1930, sendo utilizado como implante cutâneo desde 2009 na Europa. Atualmente, tem sido utilizado no campo biomédico devido à sua biocompatibilidade, biorreabsorção e suas propriedades mecânicas, com diversas aplicações, tais como em sistemas de liberação de fármacos, dispositivo contraceptivo, próteses, implantes e dispositivos de fixação em cirurgia, fios de sutura monofilamentos e na engenharia de tecidos. A policaprolactona, como implante biocompatível e absorvível para o rejuvenescimento facial, vem apresentando indicação na última década para correção duradoura de rugas faciais e sinais de envelhecimento.

□ Apresentação comercial

O produto é desenvolvido pela Aqtis BV Medical (Utrecht/Holanda) companhia da Sinclair Pharmaceuticals desde 2014 e distribuída no Brasil pela Sinclair Pharma Brasil com o nome comercial Ellansé®.

Ellansé® é o primeiro de uma nova classe de preenchedores, composto 30% de microesferas lisas e homogêneas de policaprolactona e 70% de carboximetilcelulose (CMC) em gel aquoso. As microesferas de PCL medem cerca de 25 μm a 50 μm, portanto são protegidas de fagocitose e capazes de produzir uma volumização por estímulo de colágeno. Distribuído em mais de 80 países, Ellansé® foi aprovado no Brasil pela Anvisa em janeiro de 2018.

Ellansé® é, portanto, considerado um bioestimulador que oferece um resultado de preenchimento imediato pela ação da CMC, absorvida em 6 a 8 semanas, e um efeito volumizador progressivo a partir do 9º dia quando as microesferas iniciam o estímulo à produção de colágeno tipo III e, posteriormente, tipo I. A deposição de um novo colágeno ao redor das microesferas de PCL foi demonstrada em estudos histológicos e histoquímicos em biópsia de pele tratadas tanto em animais quanto, mais recentemente, em humanos, atingindo resultados qualitativos mais precoces, superiores e mais duradouros que outros implantes reabsorvíveis. A produção máxima de colágeno ocorre em torno do 3º mês após a aplicação e perdura mesmo após a degradação das esferas de policaprolactona.

O produto vem pronto para uso em caixas com 2 seringas estéreis de 1 mL e possui 4 apresentações (Ellansé®-S, Ellansé®-M, Ellansé®-L, Ellansé®-E) que diferem entre si apenas pelo comprimento das cadeias de polímeros tendo a duração do efeito progressiva de 1, 2, 3 e 4 anos, respectivamente (Figura 24.157). O resultado clínico final é o mesmo independente da apresentação do produto, sendo a biodegradação, que ocorre por hidrólise, mais rápida nas apresentações com cadeias menores. A hidrólise que ocorre nas ligações éster produzem CO_2 e H_2O, que são totalmente eliminados do organismo.

Ellansé® não contém anestésico na sua composição, entretanto, a adição de 2% de lidocaína em doses de até 0,3 mL por seringa não parece afetar as suas propriedades físico-químicas. A adição de lidocaína parece tornar o procedimento menos doloroso, com menos edema e um menor *downtime*. Apesar de não ser recomendado pelo fabricante, alguns autores adotam essa técnica visto que a concentração de anestésico torna-se equivalente a do encontrado em outros preenchedores, com maior conforto para os pacientes, sem prejuízo ao resultado final esperado.

O perfil de segurança da policaprolactona é bem estabelecido pelos estudos realizados e pelo extenso uso, nos últimos 20 anos, em implantes, cirurgias bucomaxilofaciais, curativos oclusivos e sistemas controlados de drug delivery. Desde o lançamento em 2009, a taxa de efeitos adversos relatados ao sistema de farmacovigilância foi de 0,049% sendo considerado um produto seguro. Entretanto, é obrigatório que ocorra o treinamento médico especializado para que a correta utilização e as recomendações técnicas sejam obedecidas.

□ Estudos clínicos

Estudos clínicos mostraram eficácia comprovada e grande satisfação dos pacientes após 24 meses de tratamento com Ellansé®. Estímulo à produção de colágeno e resposta a longo prazo foram demonstrados em estudos feitos com coelhos com formação de colágeno tipo I após 21 meses da injeção. Em humanos, 13 meses após a injeção de Ellanse® M as microesferas de PCL foram cercadas por deposição de colágeno e resposta histiocítica leve (Figura 24.158).

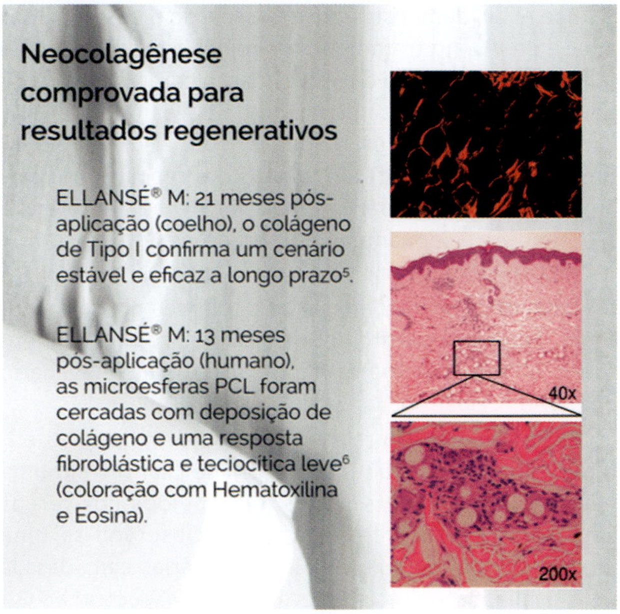

Figura 24.158. Demonstração da neocolagênese: microesferas de PCL foram cercadas por deposição de colágeno e resposta histiocítica leve, na coloração por hematoxilina-eosina.
Fonte: Monografia do produto, Sinclair Pharma.

Um estudo prospectivo, randomizado e controlado por 24 meses comparando as versões S e M no tratamento do sulco nasolabial demonstrou a eficácia, durabilidade, segurança e satisfação do paciente com o preenchedor a base de policaprolactona em 40 mulheres. Os resultados avaliados com a GAIS (Global Aesthetic Improvement Scale) mantiveram-se por 24 meses na versão M, com uma média de satisfação de 81,7% e 72,4% na versão S (Moers-Carpi e Sherwood, 2013). Esse estudo demonstra a capacidade de ajuste de durabilidade de acordo com as características específicas do produto. Outro estudo *split face* de Galadari et al., 2015 avaliou a versão S do Ellansé® aplicado no sulco nasolabial comparando com ácido hialurônico não animal estabilizado por 12 meses. Os resultados demonstraram superioridade em eficácia e longevidade do produto a base de PCL avaliados pela WSRS (Wrinkle Severity Rating Scale) em 6, 9 e 12 meses.

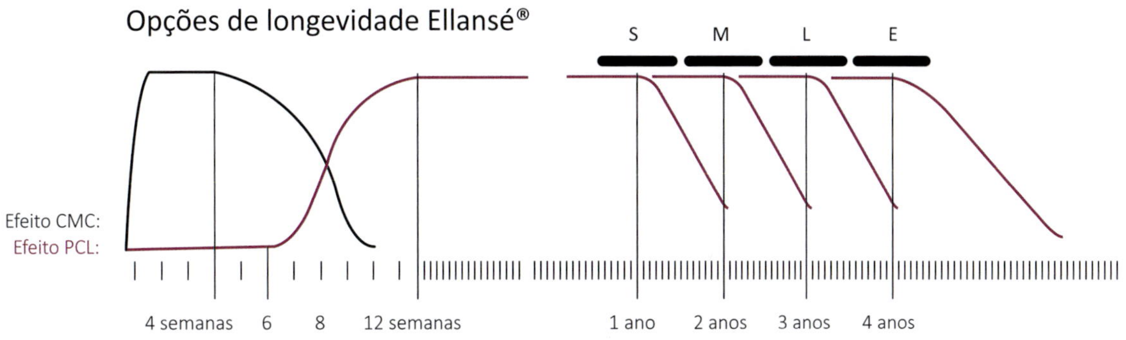

Figura 24.157. O gráfico demonstra o início da ação e o tempo de duração dos produtos Ellansé® S, M, L e E.
Fonte: Monografia do produto, Sinclair Pharma.

Bae et al., demonstraram a eficácia do bioestimulador a base de PCL no tratamento da região frontal, área que também sofre com o envelhecimento caracterizado por flacidez, rugas e perda de volume. Esse estudo foi realizado em 56 mulheres coreanas, com a versão M do produto, para melhora do contorno e reposição de volume. A escala GAIS demonstrou notável aumento entre 1 e 3 meses e se manteve por 24 meses.

Um estudo piloto publicado em 2013 mostrou que a policaprolactona foi efetiva e bem tolerada no tratamento do rejuvenescimento das mãos, com acompanhamento de 24 semanas e alto índice de satisfação avaliado pelo VAS (Visual Analog Scale).

Recentemente Lin relatou o tratamento para restaurar o volume facial com 10 seringas de Ellansé® em uma paciente asiática de 46 anos, distribuídos nos terços superior, médio e inferior da face. Observou-se uma melhora global no volume facial em várias camadas da pele avaliados pelo sistema de imagem Vectra®XT 3D (Canfield Scientific, Inc.) no período de 4 a 12 semanas de acompanhamento, com correção da pele flácida e com queda.

Um estudo *split face* comparou a segurança e a eficácia de um novo preenchedor a base de policaprolactona com preenchedores purificados polinucleotídeos no tratamento de rugas orbiculares (pés de galinha). A avaliação por meio da escala de percepção e do sistema de *software* não mostrou diferença significativa entre os tratamentos, concluindo que ambos foram seguros e efetivos.

O estudo de Lowe e Ghanem relatou a eficácia, duração e segurança do uso da PCL na restauração do volume das mãos em 15 pacientes. Eles concluíram que a aplicação foi efetiva com 1 ou 2 tratamentos, com efeitos adversos mínimos, transitórios e duradouros, mesmo após 3 anos da aplicação.

Um estudo recente em ratos comparou, por meio de histologia e imuno-histoquímica, o efeito do preenchimento com hidroxiapatita de cálcio (CaHA) e PCL sobre o colágeno. Os autores descrevem que os preenchimentos tanto com PCL e CaHA são eficazes no aumento da densidade de colágeno dérmico tipo I e na quantidade de colágeno tipo III, prevenindo atrofia dérmica, sem vantagem de um sobre o outro. Entretanto, foi demonstrado que o preenchimento com PCL proporcionou maior aumento de fibroblasto com ação mais duradoura, quando comparado com o preenchimento de CaHA.

□ Indicações

Ellansé® é indicado para correção de sulcos, restauração do volume e sinais de envelhecimento facial, por meio de injeções subcutâneas com técnica linear retrógrada, cruzada ou em leque ou supraperiosteal com técnica em bólus ou microbólus. As áreas indicadas para tratamento podem ser visualizadas na Figura 24.159 e, por ser um produto facilmente moldável, pode ser massageado imediatamente após o procedimento a fim de ser distribuído de forma homogênea.

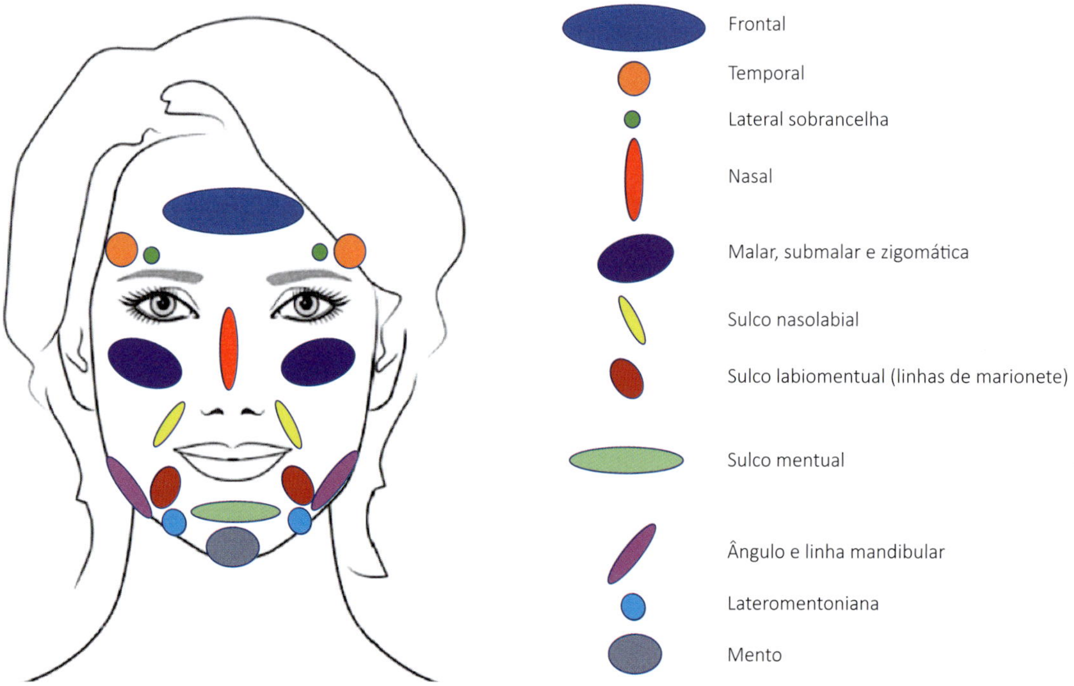

Figura 24.159. Áreas de aplicação de Ellansé® para promover correção de sulcos e dos sinais de envelhecimento facial.
Fonte: Acervo da autoria do capítulo.

Contraindicações

A policaprolactona não deve ser injetada em áreas de pele muito fina, como região palpebral e labial. O tratamento da glabela é contraindicado pelo risco de efeitos adversos graves como oclusão vascular e cegueira (Figura 24.160). Áreas como as regiões frontal e nasal são consideradas áreas de técnica avançada, devendo ser submetidas a profissionais experientes e bem familiarizados com o produto e a técnica. Deve-se dar maior atenção a pacientes com história prévia de formação de queloides e cicatrizes hipertróficas.

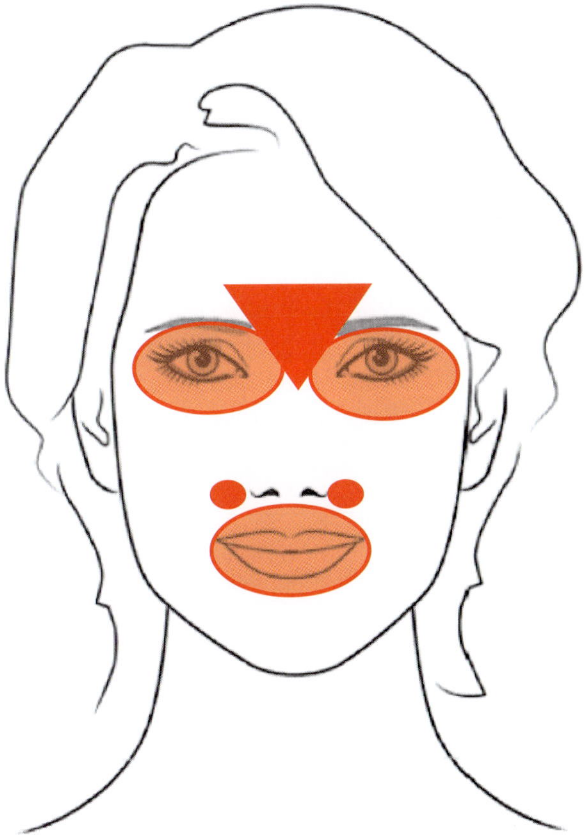

Figura 24.160. Áreas onde Ellansé® não deve ser aplicado.
Fonte: Acervo da autoria do capítulo.

A aplicação é contraindicada para gestantes e lactantes, pacientes com quadros infecciosos ativos (acne, herpes, sinusite, cistites etc.), pacientes em tratamento dentário, usuários de imunossupressores e portadores de doenças autoimunes ou diabetes fora do controle. Devem evitar o procedimento, pacientes com distúrbios da coagulação e em tratamento com medicações que aumentam o risco de sangramento, que precisam ser avaliados quanto ao risco-benefício e monitorados.

O produto não deve ser utilizado em pacientes com histórico alérgico grave ou hipersensibilidade aos seus componentes (Figura 24.160).

Escolha do paciente

Previamente a realização do procedimento, sabemos que a escolha do paciente é fator determinante para o sucesso da técnica.

Uma boa anamnese e história clínica são fundamentais para que se determine a real indicação do procedimento e para que o paciente esteja ciente do que se trata o produto e a técnica, minimizando assim a chance de insatisfação por falsas expectativas.

Sugerimos sempre a assinatura do termo de consentimento junto à documentação fotográfica.

A detecção de assimetrias deve sempre ser discutida e documentada.

A avaliação do perfil psicológico do paciente também deve ser levada em conta neste momento, sabendo que pacientes depressivos ou com instabilidade emocional representam uma grande parcela do insucesso terapêutico.

Pacientes portadores de implantes definitivos ou implantes duradouros e em tratamentos com outros implantes em intervalo curto de tempo, devem ser orientados quanto a possibilidade e aos cuidados em receber a aplicação do produto em uma mesma localização. Em casos de dúvidas, sugerimos a realização de ultrassom para avaliação dos tecidos e detecção de possíveis tratamentos prévios.

Técnica de aplicação

Anestesia tópica poderá ser utilizada previamente. Qualquer resíduo do anestésico ou de maquiagem deve ser removido. Não é necessário outro tipo de anestesia ou realização de bloqueios.

Antes do início da aplicação propriamente dita, o paciente deve ser avaliado estática e dinamicamente, palpando-se toda a pele para detectar possíveis formações nodulares pré-existentes e para se avaliar o tônus muscular e o grau de flacidez.

A documentação fotográfica da visão frontal e de ambas as laterais deve ser realizada e, se possível, imagens dinâmicas em vídeo devem ser gravadas.

Áreas de tratamento necessitam ser previamente delimitadas e marcadas, identificando áreas de aplicação em bólus supraperiosteal e áreas de preenchimento subcutâneo com suas respectivas técnicas (retroinjeção, leque). Também é necessário delimitar áreas em que a aplicação não deve ser realizada, como glabela, região palpebral, região labial, fossa piramidal, até 1 cm abaixo da asa nasal.

A escolha da utilização de agulha ou cânula é injetor dependente sendo ambas as opções possíveis, dependendo principalmente da área a ser tratada. A agulha utilizada deve ser 27 G ½ e a cânula 25 G com 40 ou 50 mm.

Assepsia e antissepsia são realizadas em toda a face utilizando álcool a 70° ou clorexidine alcoólico.

O procedimento deve ser realizado por regiões, com injeções lentas e em quantidades que variam de 0,05 mL a 0,2 mL de acordo com as recomendações que podem ser observadas na Tabela 24.4 e descritas a seguir. Os autores sugerem que antes de cada injeção seja realizada aspiração, que também deve ser lenta e com espera de até 8 segundos para confirmação de que não houve sangramento.

Não deve haver sobrecorreção visto a capacidade de bioestimulação do produto e a volumização que ocorre progressivamente com a síntese de um novo colágeno, obtendo-se assim o efeito desejado. Recomenda-se que em áreas de tecido conjuntivo mais delgado, como região nasal, sulco labiomentual e lateromentoniana, o tratamento seja realizado em pequenas quantidades (subcorreção) até que o injetor esteja familiarizado com o produto.

Os resultados são progressivos e devem ser avaliados após 2 a 3 meses, a partir de quando pode ser indicada uma nova sessão de tratamento complementar. Resultados anterior e posterior a 3 meses podem ser observados na Figura 24.161.

Tabela 24.4. Áreas e regiões a serem tratadas com recomendações de técnica, dispositivo e volumes a serem injetados.

Região	*Área*	*Dispositivo*	*Técnica*	*Volume máximo*
Terço superior	Fronte (técnica avançada)	Cânula 22 a 25 G	Linear retrógrada supraperiosteal	Considerar caso a caso utilizando o menor volume possível (máximo 2 mL a 4 mL)
	Lateral da sobrancelha (técnica avançada)	Cânula 22 a 25 G	Linear retrógrada ou microbólus supraperiosteal	0,05 a 0,1 mL por linha totalizando máximo de 0,2 mL por lado
	Têmporas	Cânula 22 a 25 G ou agulha 27 G 1/2	Linear retrógrada ou leque entre fáscia superficial e profunda ou microbólus supraperiosteal	0,25 mL a 0,5 mL por lado
Terço médio	Malar	Cânula 22 a 25 G ou agulha 27 G 1/2	Bólus supraperiosteal e/ou retroinjeção subcutânea	0,2 mL por lado
	Submalar	Cânula 22 a 25 G ou agulha 27 G 1/2	Linear retrógrada ou leque subcutâneo	0,1 mL a 0,2 mL por lado
	Zigomática	Cânula 22 a 25 G ou agulha 27 G 1/2	Linear retrógrada ou leque subcutâneo	0,1 mL a 0,2 mL por lado
	Sulco nasolabial	Cânula 22 a 25 G	Linear retrógrada, leque ou traves perpendiculares no subcutâneo	0,05 mL a 0,1 mL por linha ou microbólus. Máximo 0,3 mL por lado
	Nasal (técnica avançada)	Cânula 22 a 25 G	Linear retrógrada supraperiosteal ou suprapericondreal	0,2 mL por sessão
Terço inferior da face	Linhas de marionete/sulco labiomentual	Cânula 22 a 25 G ou agulha 27 G 1/2	Linear retrógrada ou leque subcutâneo	0,2 mL por lado
	Sulco mentual	Cânula 22 a 25 G ou agulha 27 G 1/2	Linear retrógrada subcutâneo	0,1 mL por lado
	Mento	Cânula 22 a 25 G ou agulha 27 G 1/2	Microbólus supraperiosteal	0,5 mL por lado
	Lateromentoniana	Cânula 22 a 25 G ou agulha 27 G 1/2	Microbólus supraperiosteal	0,1 mL a 0,2 mL por lado
	Ângulo da mandíbula	Cânula 22 a 25 G ou agulha 27 G 1/2	Microbólus supraperiosteal	0,1 mL a 0,2 mL por lado
	Linha mandibular	Cânula 22 a 25 G	Linear retrógrada subcutânea	0,1 mL a 0,2 por linha

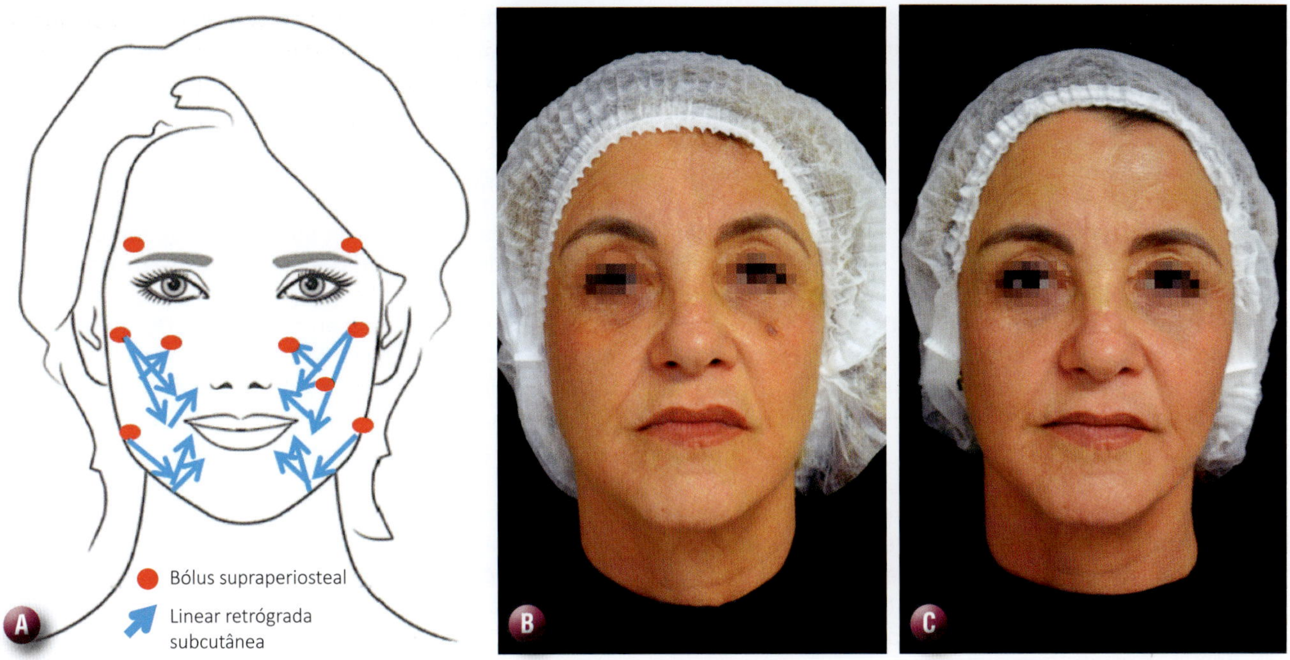

Figura 24.161. (A) Áreas e técnica de aplicação. (B) Pré. (C) Pós-3 meses de aplicação de 4 mL de Ellansé® -M.
Fonte: Acervo da autoria do capítulo.

□ Tratamento por área

O conhecimento e o domínio pleno da anatomia da face com todas suas estruturas é condição ímpar para realização de técnicas, mesmo que minimamente invasivas.

A atrofia dos compartimentos de gordura malar superficial e profundo associada à frouxidão ligamentar são considerados atualmente de grande importância no processo de envelhecimento, sendo essa região uma das mais tratadas e conferindo os resultados mais significativos no tratamento global da face. Sugere-se que o procedimento seja iniciado por essa região acompanhado ou não do tratamento da região submalar e zigomática de acordo com a avaliação individual de cada paciente. Os volumes a serem injetados também precisam ser avaliados previamente levando em consideração a necessidade de correção, tendo em mente que os volumes devem somente ser restaurados e nunca sobrecorrigidos, evitando assim alteração das características próprias de cada indivíduo e o aspecto de "bola de pingue-pongue", tão temido pelos pacientes.

O tratamento pode ser realizado com bólus ou microbólus justaperiosteais com agulha 27 G, considerando a anatomia local e sempre se posicionando lateralmente ao forame infraorbitário. O plano subcutâneo também pode ser abordado, preferencialmente com cânula e totalizando um volume máximo de 0,5 mL a 1 mL nas áreas citadas. A região submalar deve ser abordada sempre após o tratamento da região malar, se ainda houver necessidade, com uso de cânula 25 G no subcutâneo por meio de técnica linear retrógrada e pequenos volumes evitando correção superficial ou muito profunda e a formação de irregularidade com risco de atingir a mucosa bucal. O tratamento da região zigomática pode ser necessário e tem sido utilizado como ponto de sustentação e embelezamento da face. Deve-se ter cautela com a quantidade do volume injetado, especialmente em mulheres, a fim de se evitar alterações no aspecto da face.

O tratamento dos sulcos nasolabiais (SNL) com policaprolactona foi demonstrado com resultados efetivos, duradouros e superiores ao com ácido hialurônico. Geralmente, corresponde a principal queixa dos pacientes sendo necessária orientação quanto ao motivo da sua acentuação e a necessidade de abordagem do terço médio da face para que ocorra a real solução do problema, visto que muitas vezes com a correção da referida área é possível fazer a correção do sulco nasolabial, não havendo necessidade de intervenção direta nessa localização. Normalmente, os autores realizam um trabalho de educação e informação aos pacientes e, caso seja necessário, promovem a correção do SNL com volumes pequenos (máximo 0,3 mL por lado) no subcutâneo e com a utilização de cânula 25 G tendo por cautela as diferentes variações anatômicas da artéria angular e a crescente descrição de oclusão vascular após o tratamento dessa área com preenchedores.

A região temporal, além de sofrer com o processo de envelhecimento, é uma área anatômica onde já existe certa atrofia constitucional, sendo abordada muitas vezes em pacientes mais jovens. A reposição de volume com bioestimuladores nessa área tem sido considerada de grande valia promovendo um resultado global importante na face. O acesso deve ser realizado preferencialmente pela linha de implantação dos cabelos, devendo-se ter cautela com a artéria temporal e o nervo facial. O uso de cânula confere maior segurança visto que o plano de aplicação deve ser entre a fáscia temporal superficial e a profunda. O aplicador mais experiente tem a possibilidade de utilizar agulhas 27 G com pequenos bólus periosteais, sendo que essa técnica geralmente requer maiores volumes para correção. Cada caso deve ser avaliado individualmente, podendo as duas técnicas ser associadas de acordo com a necessidade.

A região lateral da sobrancelha é uma área que sofre com o processo de envelhecimento por mobilização dos compartimentos de gordura frontais, reabsorção óssea e flacidez. O tratamento promove uma melhora no posicionamento e no formato do supercílio, geralmente imediatos. Pela proximidade com o tronco supraorbitário, o procedimento deve ser realizado com cautela, sendo também considerado avançado, utilizando-se preferencialmente cânula 25 G com técnica linear retrógrada supraperiosteal com volumes pequenos (0,05 mL a 0,1 mL por linha), visto que o tratamento mais superficial pode produzir irregularidade no relevo cutâneo e aumentar o risco de complicações.

O tratamento da região frontal tem por objetivo principal melhorar a projeção anterior e a convexidade, especialmente nos casos em que existe uma diferença de nível com a região da borda supraorbitária, uma vez que o tratamento das rugas ocorre de forma secundária. Como se trata de área anatomicamente importante, com vascularização e presença de nervos que emergem dos forames supraorbitais e supratrocleares, a sua abordagem é considerada técnica avançada, por isso deve ser cautelosa e realizada por profissional experiente e com domínio da anatomia, da técnica e do produto. O ideal é que a aplicação seja realizada com cânula 25 G supraperiosteal, com pontos de entrada de pelo menos 4 cm a 5 cm da borda orbital superior na linha mediana e, se necessário, mais dois pontos laterais de modo que toda a fronte seja alcançada. A aplicação deve ser lenta em pequenos microbólus com a realização de uma leve massagem para distribuir uniformemente o produto por toda a área a ser tratada.

As linhas de marionete formadas com a acentuação do sulco labiomentual e o aspecto deprimido do ângulo oral também são queixas frequentes e de difícil abordagem, por serem causadas por deslizamento inferior dos compartimentos de gordura e perda das estruturas de suporte com a movimentação dinâmica e constante dos músculos da região perioral. Sugere-se que o terço médio da face seja sempre abordado previamente e que, quando ocorra tratamento concomitante dessa área, seja feita uma subcorreção utilizando volumes pequenos e técnica em leque ou injeções cruzadas subcutâneas através de cânula 25 G ou agulha 27 G.

A perda do contorno facial também tem se tornado queixa frequente e a abordagem dessa área, técnica crescente. O tratamento da região lateromentoniana localizada no pré-ligamento mandibular tem trazido grande satisfação no tratamento global da face devendo ser realizado com agulha 27 G supraperiosteal ou cânula 25 G no subcutâneo e volumes de 0,1 mL a 0,2 mL por lado. O ângulo da mandíbula pode ser tratado com agulha 27 G em bólus supraperiosteal de 0,1 mL a 0,2 mL. A linha mandibular deve der abordada preferencialmente com cânula 25 G no subcutâneo e técnica linear retrógrada paralela à borda da mandíbula. Um efeito *lifting* pode ser obtido utilizando o produto no subcutâneo em leque a partir do ângulo mandibular e em direção à região pré-auricular e porção anterior do músculo masseter. Nessa região, deve-se ter cautela com a artéria facial que emerge no terço posterior da mandíbula e com a topografia da parótida.

O tratamento do mento e sulco mentual tem ganhado destaque mais recentemente, bem como a avaliação e importância dessas estruturas na harmonização facial global. O aumento do mento pode ser realizado com agulha 27 G e injeção supraperiosteal em 1 ou 2 pontos próximo ao tubérculo mentual e volumes variáveis de 0,1 mL a 0,5 mL. Quando houver necessidade de tratamento no sulco mentual este deve ser abordado com cânula 25 G no subcutâneo e volumes de 0,1 a 0,2 por linha.

Por fim, a região nasal pode ser abordada também como técnica avançada e com a finalidade de corrigir irregularidade da ponte nasal e sustentar a estrutura nasal. Pelo grande número de pequenos vasos e anatomoses, sugere-se o uso de cânula 25 G e pequenos volumes injetados por sessão.

□ Cuidados pós-procedimento

Os cuidados imediatos ao procedimento baseiam-se em recomendações globais de tratamentos com injetáveis, publicações e experiências pessoais, não existindo uma regra clara sobre possíveis complicações relacionadas. Recomenda-se que o paciente mantenha a pele limpa, preferencialmente sem maquiagem, devendo evitar calor ou exposição solar por pelo menos 24 horas. Segundo alguns autores, os pacientes não devem realizar exercícios físicos nesse período, bem como devem evitar o consumo de bebidas alcoólicas.

□ Efeitos adversos e recomendações

Com a crescente demanda de tratamentos com preenchedores, potenciais complicações têm sido descritas independente dos produtos utilizados.

Podem ocorrer reações relacionadas com a injeção, tais como edema, eritema, dor, prurido, alterações de cor e sensibilidade local. Pode ser esperado que o paciente sinta a área tratada levemente dolorida e possam ocorrer eventuais hematomas com leve edema e eritema nos locais de aplicação do produto, que podem perdurar por até 72 horas. Esses sintomas costumam ser discretos e normalmente não necessitam de intervenção. Raros pacientes tendem a formar um edema moderado e nesses casos pode ser prescrito prednisona de 20 mg a 40 mg por 1 a 3 dias.

Possíveis hematomas podem ser tratados com gelo imediatamente após o procedimento. Os pacientes são orientados a não manipular a área tratada e a manter sua rotina diária habitual. Recomenda-se também que os pacientes observem quaisquer alterações que sugiram efeito adverso aos preenchedores, tais como sinais de oclusão vascular (branqueamento, livedo reticular e dor) ou processo inflamatório (calor, edema, rubor e dor).

O sistema de farmacovigilância de Ellansé® relata 1 evento adverso a cada 2.055 seringas (0,049%), sendo descrito edema, nódulos, processos inflamatórios e infecciosos, hematoma e induração.

Um estudo retrospectivo de 1.111 tratamentos com a PCL, publicado em 2020, relatou a ocorrência de 50 casos (4,5%) de edema que durou mais de 2 semanas, 30 casos (2,7%) de hematomas, 8 casos (0,72%) de edema malar, 5 casos (0,45%) de nódulos temporariamente palpáveis e 2 casos (0,18%) de discromia. Não houve casos de injeção intravascular, nódulos/granulomas ou infecção.

Conclusões

A reposição de volume é reconhecida nos dias de hoje como regra primordial no rejuvenescimento facial. Apesar de vários produtos disponíveis, ainda se buscam resultados mais efetivos e duradouros com segurança. O uso da policaprolactona tem se destacado por produzir aumento de volume decorrente da produção de colágeno autólogo, promovendo concomitantemente melhora da sustentação e flacidez da pele. A possibilidade de se utilizar versões que oferecem resultados mais duradouros tem atraído médicos e pacientes. Entretanto trata-se de uma nova classe de preenchedor que necessita uma curva de aprendizado, sendo a revisão aqui apresentada de grande valia a fim de se obter os resultados esperados com menor risco de eventos adversos e insucessos terapêuticos.

24.16 Lipomodelagem da Face Envelhecida

- Oleg Sabatovich
- Patrick Giscard Sabatovich

As perdas volumétricas da face e do pescoço estão, sem dúvida, diretamente envolvidas com a aparência envelhecida. Como já foi demonstrado em outros capítulos sobre o tema, não é necessário apresentar os detalhes desse processo (ver Capítulo 4.4 O Processo de Envelhecimento).

Os procedimentos cirúrgicos menos extensos e traumáticos, com tempo mais curto, têm sido mais solicitados pelos pacientes candidatos à remodelação facial.

Introdução

O processo contínuo e crômico, caracterizado pelas perdas volumétricas e funcionais das estruturas tanto profundas como superficiais, provoca mudanças na aparência visual da face.

As alterações estruturais diretamente envolvidas na beleza de cada pessoa dependem de seu grupo étnico, da maneira como se cuida, se alimenta e vive. Nem sempre a idade cronológica acompanha a idade biológica e cabe à pessoa desenvolver sentido de percepção da idade.

Há fatores externos, como a mídia, o cinema, as tendências da moda, de cortes de cabelo e maquiagem (dermatologia decorativa), o clima e até mesmo conjunturas históricas e políticas, que influenciam direta ou indiretamente a aparência.

□ Alterações estruturais

A face é constituída por:

- **Parte sólida:** ossos, dentes e cartilagem.
- **Partes moles:** musculatura, gordura subcutânea, ligamentos, nervos, vasos sanguíneos, olhos, tecido conjuntivo em geral, que fazem a sustentação dinâmica da face.
- **Parte externa:** a pele, que é considerada um órgão de revestimento externo facial, os cabelos, as sobrancelhas e as orelhas são partes expostas a mudanças contínuas, que representam a idade, o bem-estar, a boa saúde etc.
- **Sistema dos seios intracraniais:** estão diretamente envolvidos no período de crescimento craniofacial, influenciando os tipos de crânios humanos (ver Capítulo 4.4 O Processo de Envelhecimento).

Nesta seção, vamos abordar os comportamentos da gordura craniofacial.

A perda volumétrica dos contornos da face e do pescoço depende diretamente do volume de gordura que foi perdida. Essa perda e a variação dos contornos faciais também dependem de etnia, sexo, idade e estilo de vida.

Observa-se que os asiáticos têm uma imagem muito própria, e suas primeiras percepções de perdas volumétricas ocorrem na parte central da face e, em seguida, na área palpebral, na linha mandibular e no submento. Já para os africanos, o início se dá na parte do pescoço e, a seguir, na área periorbitária.

Os caucasianos são os que envelhecem mais rápido, concomitantemente nas áreas periorbitárias, centrofacial, na linha mandibular, no pescoço e na testa.

Os latinos, considerados os mais vaidosos, são os que mais se cuidam, procurando retardar o processo de envelhecimento. Contudo, estão no mesmo nível dos caucasianos.

Os indígenas provavelmente são a etnia que mais demora a envelhecer. O envelhecimento começa nas áreas periorbitárias, no submento e na linha mandibular.

Com relação à face, as mulheres envelhecem mais rápido do que os homens, adquirindo as gorduras difusamente com a flacidez da pele. Nos homens, o nariz, o ângulo cervicofacial, o mento, as orelhas, o crescimento de barba e as sobrancelhas, por terem mais volume, demoram mais a envelhecer.

Compartimentos de gorduras

Apresentamos na Figura 24.162 as áreas estéticas da face, com a presença de gordura localizada em diferentes áreas anatômicas e em quantidades suficientes para definir os contornos faciais.

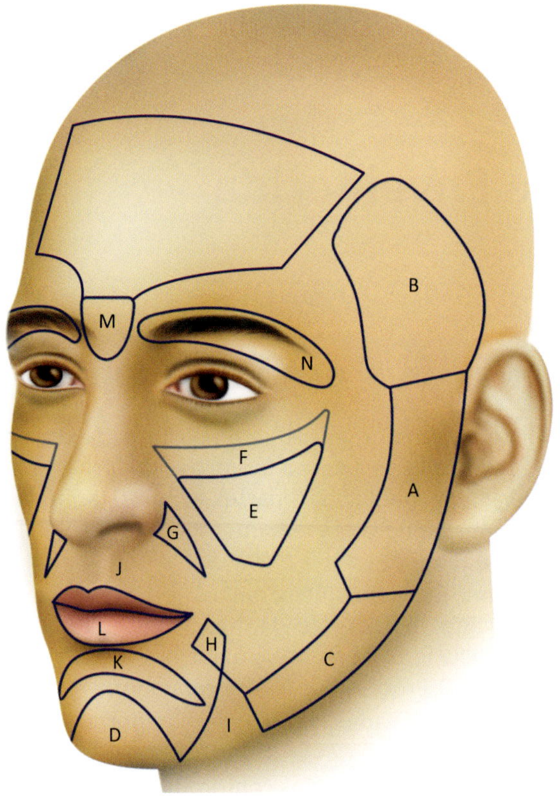

Figura 24.162. Compartimentos da gordura na face.
A: Pré-auricular; B: Temporal; C: Mandibular e massetérica; D: Mentoniana e submentoniana; E: Compartimento centrofacial; F: Área orbitária superior e zigomática; G: Triângulo nasogeniano; H: Perioral; I: Triângulo pré-mentoniano; J: Labial superior; K: Sulco pré-mentoniano; L: Lábio inferior; M: Glabela-frontal; N: Área da sobrancelha.

Os comportamentos e volumes da gordura facial variam de pessoa para pessoa, de acordo com sexo, idade, etnia, contorno craniofacial e peso corporal.

A técnica da lipomodelagem facial baseia-se na vasta experiência de Dr. Coleman, que enfatiza o manuseio cuidadoso dos tecidos para tornar a lipoenxertia confiável e de bom prognóstico.

□ Avaliação facial

Deve-se avaliar:

- estruturas anatômicas, visualização das assimetrias faciais e proporções craniofaciais e do pescoço;
- cicatrizes preexistentes, anormalidades adquiridas ou genéticas presentes;
- depressões do contorno craniofacial, sulcos e rugas estáticas e dinâmicas, por perda volumétrica do tecido gorduroso;
- áreas doadoras de gordura;
- fotodocumentação estática e em movimento.

As etapas técnicas da obtenção da gordura estão descritas no Capítulo 27.10 Lipomodulação de Pequeno Porte.

□ Refinamento e preparo de tecido gorduroso para lipomodelagem facial

A gordura pode ser removida com seringa, de preferência de 10 mL e com cânula de ponta romba Coleman, escolhida para evitar criar pressão negativa em demasia e danificar as gorduras de tecido adiposo dissecado (TED). Realizam-se movimentos suaves, sem dispositivo de travamento, com pressão minimamente natural, sem traumatizar as células, romper as membranas e perder as estruturas naturais do tecido adiposo.

O refinamento do TED é realizado por centrífuga, em velocidade de 3.000 rpm e pelo tempo de 3 minutos, dentro de uma seringa sem êmbolo. A camada de óleo é descartada, e as células de TED acumuladas no centro da seringa estão prontas para serem transferidas para as seringas de 1 mL, por meio de conector Luer-Lock. Rapidamente, são injetadas por meio das cânulas nas áreas previamente identificadas como receptoras.

□ Técnica do procedimento

A **lipoinjeção** é realizada sob anestesia locorregional, dependendo da extensão da cirurgia que está sendo executada.

As incisões podem ser executadas por meio de bisturi n. 11, ou ponta de agulha rosada e/ou branca, ou agulhas Nokor, 16 ou 18, perfurando parte da pele. Com as pontas de cânulas rombas de Coleman, realiza-se a introdução na posição vertical; em seguida, posiciona-se a cânula paralelamente à pele, em plano subcutâneo ou subdérmico, ou ao longo do periósteo, ou intramuscular (só no corpo, p. ex., nos glúteos). Nas cicatrizes, pode-se injetar a gordura por meio de cânula calibre 1 ½, 2, 2 ½ ou até 3, na camada da derme profunda das cicatrizes, em pequenas quantidades e com técnica em bolo ou gotas. Não aconselhamos usar o método com prévio descolamento tipo "subcisão" de Carraway (Figura 24.163).

Apresentamos as quantidades sugeridas em média de gordura que podem ser aplicadas e devem ser respeitadas para a obtenção de efeitos positivos e a prevenção de complicações (Figura 24.164).

Contudo, cada médico deve determinar os métodos e o material utilizado de acordo com a sua experiência.

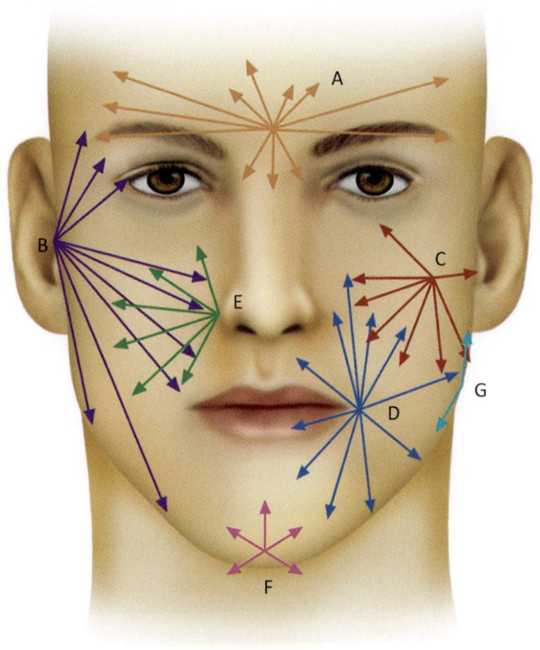

Figura 24.163. Pontos de entrada das microcânulas para lipoenxertia e modulação facial. Acessos e distribuição volumétrica da gordura. A: Glabela/testa/nariz/sobrancelhas; B: Pré-auricular/hemiface/cauda de sobrancelha/têmpora/pálpebras superiores/ângulo da mandíbula; C: Região malar/hemiface/pálpebras inferiores/SNG/sulco jugal; D: Canto lateral da boca com SNG/lábios/1/3 inferior da face; E: Base alar e nasal/SNG/hemiface/sulco jugal; F: Área mentoniana; G: Mandibular e ângulo da mandíbula com área massetérica.

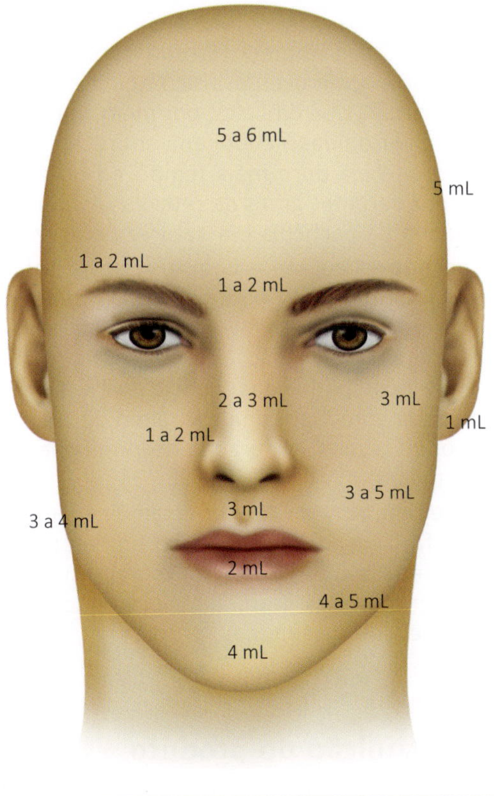

Figura 24.164. Volumes de gordura a serem injetados nas diferentes áreas da face (sugestão).

Cuidados pós-operatórios

O método de lipomodulação da face apresentado resulta na necessidade de orientar os pacientes, a fim de amenizar equimoses, edemas, assimetrias, principalmente com o uso de Micropore®, gelo localmente, Reparil®, Hirudoid® e Trombofob®, drenagem linfática, evitando-se o uso de medicamentos do tipo antiplaquetários e vasodilatadores, calor em geral, e com afastamento das atividades físicas e exercícios por duas semanas. Deve-se enfatizar que o resultado aceitável depende dos cuidados locais e gerais e do tempo, que corresponde a duas a seis semanas.

Complicações

As complicações após lipoenxertia na face podem ser imediatas ou agudas; e sempre ocorrem por contaminação no ato operatório, erro no plano anatômico de lipoenxertia, trauma severo ou obstrução vascular. Os sinais observados na fase imediata são sangramento intenso, formação de hematomas, dor ou incômodo e branqueamento no local.

As complicações chamadas tardias são aquelas que se apresentam depois de 15 dias do pós-operatório, ou até mesmo meses depois:

- formação de nódulos;
- paniculite e/ou abscessos;
- eritema e/ou coceira;
- edemas tardios, intermitentes e persistentes;
- assimetrias, irregularidades.

Recomenda-se desenvolver os tratamentos segundo a sintomatologia e/ou a necessidade de prévio estudo (p. ex., ultrassom no local, hemograma, PCR, glicemia, cortisol e outros exames).

Os tratamentos sistêmicos dependem do diagnóstico clínico e laboratorial. Podem ser via oral, com o uso de anti-inflamatórios, corticosteroides, antibióticos e anti-histamínicos.

Os tratamentos tópicos consistem em uso de heparina em gel, ou semelhantes, cremes com antibióticos e corticosteroides, curativos oclusivos, entre outras medidas.

Em caso de formação de abscesso, pode-se recorrer à drenagem cirúrgica e à retirada dos nódulos.

Sugestões

O médico deve ter conhecimento teórico e prático suficiente para executar esse procedimento. Deve saber obter a gordura com as seringas de 10 mL, na maneira intacta, e usar centrífuga e decantação adequada.

Deve ainda respeitar os volumes injetados segundo as áreas anatômico-funcionais da face.

Nunca se deve moldar ou massagear a gordura já enxertada, nem realizar hipercorreção nas áreas com frouxidão significativa da pele. Os resultados são imprevisíveis e dependem da técnica utilizada em todo o processo, desde a obtenção até a injeção, do sítio receptor e das predisposições individuais do paciente.

24.17 Preenchimento de Mãos

- Mônica Manela Azulay
- Vitória Azulay

Introdução

Assim como a face, a mão é uma área do corpo que visivelmente envelhece com a exposição solar e com a depleção de volume. A atrofia dos depósitos de gordura, associada ao afinamento da pele subjacente, faz com que tendões, veias e ossos se tornem visíveis.

A progressiva visualização dessas estruturas está na essência de por que a aparência das mãos é um inegável indicador da idade do indivíduo.

O envelhecimento das mãos ocorre aproximadamente de maneira paralela ao da face. Muitos pacientes em tratamento facial necessitarão de tratamento de rejuvenescimento das mãos, para equilibrar com a aparência mais jovial da face.

Nos últimos 10 anos, rejuvenescimento com preenchedores cresceram dramaticamente em popularidade.

Entretanto, somente em 2015 a agência federal do Departamento de Saúde e Serviços Humanos dos Estados Unidos, a Food and Drug Administration (FDA), aprovou o uso da hidroxiapatita de cálcio para o tratamento dessa região. Vale ressaltar que essa medicação é a única aprovada para o preenchimento das mãos. Ainda que as outras substâncias utilizadas sejam consideradas *off-label* até o momento, em absoluto não são proscritas. São de responsabilidade médica, e desse modo, a utilização delas deve ser abordada de maneira ética e discutida com o paciente.

A aparência das mãos sofre a influência de fatores intrínsecos e extrínsecos. A exposição ao sol, ao tabagismo e a outros agentes químicos são alguns exemplos dos fatores extrínsecos, que afetam, sobretudo, as camadas epidérmicas e dérmicas, gerando queratoses actínicas, lentigos solares e leucodermia *gutata*. Em contraste, os fatores intrínsecos alteram, principalmente, os tecidos celulares profundos, diminuindo a elasticidade da pele e o volume dos tecidos moles (atrofia da derme e da gordura).

O rejuvenescimento das mãos visa recuperar a maciez e a elasticidade da pele, além de restabelecer o volume perdido, minimizando a aparência dos vasos e tendões. Atualmente, vários procedimentos estão disponíveis para esses fins, tanto para alterações extrínsecas, como o uso de ácidos, lasers e luz intensa pulsada, quanto para as intrínsecas, como a volumização com diferentes produtos.

Entender a anatomia das mãos, bem como identificar as estruturas vasculares, é crucial para o sucesso do procedimento. Também é importante lembrar que a epiderme e a derme das mãos são mais finas que as da face.

Independentemente do material utilizado para o preenchimento, devemos realizar adequada assepsia da área. Se optarmos pelo uso de agulhas, antes de injetar o material, devemos puxar o êmbolo para certificar-nos de que não estamos dentro de nenhum vaso. O uso de cânulas torna os procedimentos mais seguros. A posição das mãos do paciente também pode influenciar o tratamento, e alguns optam pela injeção com a posição das mãos em Trendelenburg, para reduzir a pressão venosa.

Ácido hialurônico

□ Introdução

O ácido hialurônico (AH) é uma substância absorvível, aprovada pela FDA para uso em tratamentos cosméticos desde 1996.

Trata-se de um polissacarídeo encontrado naturalmente em todos os tecidos do organismo como componente da matriz extracelular, sobretudo na pele. Por suas características físico-químicas, participa de sua proliferação, regeneração e reparação. É capaz de reter seu peso molecular em água, promovendo o turgor e a elasticidade dos tecidos. O processo de envelhecimento resulta em depleção do AH endógeno nos tecidos. Entretanto, não se pode empregar o ácido hialurônico sem estabilização, com o objetivo de preenchimento, pois a presença da enzima hialuronidase no organismo metaboliza a substância e a elimina em poucas horas.

O tipo de AH que se utiliza normalmente é o não animal, obtido pela cultura de cepas de bactérias não patogênicas para o homem (*Streptococcus equi*), que passam por diversos processos físico-químicos, entre eles o de estabilização, que dificulta, por meio da reticulação, a ação da hialuronidase endógena sobre a substância, permitindo que ela dure mais tempo no organismo. O AH pode ter diferentes graus de reticulação, determinando o tamanho da partícula e a natureza do produto.

Preenchedores cutâneos com AH têm se tornado os mais utilizados para aumento do tecido mole. Isso se deve a propriedades físicas favoráveis, fácil administração e resistência a deformação após a aplicação, duração aceitável e biocompatibilidade, baixa imunogenicidade e reversibilidade com hialuronidase, além de pequeno índice de complicações. A duração do preenchedor varia de 6 a 12 meses.

O procedimento não tem contraindicações, mas os autores enfatizam a não utilização em gestantes, em pacientes depressivos e/ou com expectativas irreais, naqueles com doenças dermatológicas no local da aplicação ou doenças autoimunes.

□ Técnica

Reconstituição do produto

Não é necessária. O produto já vem pronto para o uso; e algumas apresentações já contêm anestésicos associados.

Aplicação

Primeiramente, deve-se realizar uma correta assepsia do local da aplicação. Pode-se marcar com lápis branco os vasos e tendões e, para diminuição do retorno venoso e, assim, do risco de sangramentos, colocar as mãos do paciente em posição de Trendelenburg.

Dependendo do objetivo e do tamanho das partículas do AH, escolhe-se a altura de aplicação do produto.

Aqueles com partículas maiores são indicados para injeção na derme profunda e também na subcutânea. Visam tanto preencher e suavizar a pele quanto recuperar alguma plenitude. Pode-se fazer a aplicação com a técnica de injeção linear retrograda ou microêmbolos. Para isso, primeiramente deve-se realizar um botão anestésico com 0,5 mL de lidocaína a 2%, com vasoconstritor, na porção proximal da mão, em que é feito um orifício com agulha 21 G; e, pelo mesmo pertuito, com a cânula 22 G 70 mm, introduzir o produto entre os tendões. Deve-se evitar a injeção superficial, para diminuir o risco de coloração arroxeada (efeito Tyndall).

Já os produtos com partículas menores estão muito em uso atualmente, visando a reidratação, além de restaurar a qualidade da pele. A aplicação deve ser feita na derme superficial e na junção dermoepidérmica. Utiliza-se a técnica de aplicação por micropunturas seriadas, injetando o preenchedor em pequenos volumes. A utilização de cânulas 22 G 70 mm é atualmente a escolha mais segura também para aplicação do AH de pequenas partículas. Nesse caso, devemos utilizar anestésico tópico para aumentar a tolerância do paciente.

Efeitos colaterais

Em geral, os eventos adversos e as complicações são transitórios. Podem ser classificados em imediatos e tardios.

- **Imediatos:** eritema discreto, edema temporário, dor local, assimetria, prurido, hipocromia e hipersensibilidade local. A equimose também pode ocorrer. Tendem a ter resolução rápida. Entretanto, se houver erro na técnica de aplicação, com oclusão de artéria terminal, pode haver necrose da área.
- **Tardios:** com menos frequência, podem ser causa de reações de hipersensibilidade, com formações de granulomas, nódulos inflamatórios, infecção local e efeito Tyndall, podendo este último ser tratado com hialuronidase.

Ácido poli-L-láctico

□ Introdução

O ácido poli-L-láctico (PLLA ou Sculptra®) é conhecido pelos dermatologistas desde 2004, quando foi aprovado pela FDA na lipodistrofia associada ao uso de antirretrovirais no HIV. Antes disso, era comercializado na Europa com o nome de Newfill®, e seu uso era associado a uma série de efeitos colaterais.

Apenas em 2009 a FDA aprovou o Sculptra® para uso cosmético na face; no entanto, em 2006 estudos já relatavam ótimos resultados na face e nas mãos.

Hoje, o produto é consagrado, e a sua utilização abrange inúmeras áreas do corpo, como colo, cicatrizes deprimidas, abdome, nádegas, dentre outras.

O PLLA é um preenchedor de tecidos moles, biodegradável, biocompatível, semipermanente e imunologicamente inerte. Funciona como estimulador da colagênese, restaura o turgor e a maciez e recupera a flacidez da pele. À medida que é absorvido, novo colágeno do tipo I é produzido, o que ajuda a recuperar a firmeza perdida no processo de envelhecimento. Trabalhos apontam duração variada, de 1 a 2 anos, algumas vezes até mais.

O método é contraindicado em gestantes, portadores de colagenoses e doenças autoimunes em atividade, bem como em pacientes que já tenham realizado preenchimento com qualquer preenchedor definitivo no local.

□ Técnica

Reconstituição do produto

São diversas as maneiras de reconstituição do produto, porém restringiremos a abordagem ao uso nas mãos envelhecidas. A etapa da diluição é de extrema importância, pois é ela que evita a formação de nódulos indesejáveis, que surgem como efeito colateral do tratamento.

A apresentação do frasco de PLLA evidencia um pó concentrado que espera reconstituição. O tempo de hidratação do produto é diretamente proporcional à quantidade de solvente utilizada e ao tempo de exposição do solvente ao soluto.

A diluição é feita com água destilada, adicionada ao frasco de modo lento e suave. Não é necessário agitar o produto imediatamente. Feita a diluição, o frasco deve ser repousado à temperatura ambiente.

A quantidade de água destilada utilizada e o tempo de hidratação variam entre os autores. No caso das mãos, uma diluição de 1:16 mL, 24 a 72 horas antes, é a ideal.

No dia anterior à utilização do produto, portanto, injetam-se 8 mL de água destilada no interior do frasco, que então repousará em temperatura ambiente por 24 horas. No momento do procedimento, injetam-se 2 mL de lidocaína a 2%, mais 6 mL de água destilada, totalizando uma solução de 16 mL, que pode ser acondicionada em uma seringa de 20 mL. O conteúdo deverá então ser transferido para oito seringas de 2 mL por meio de um transferidor descartável (Figura 24.165). Um total de 8 mL será colocado no dorso de cada mão.

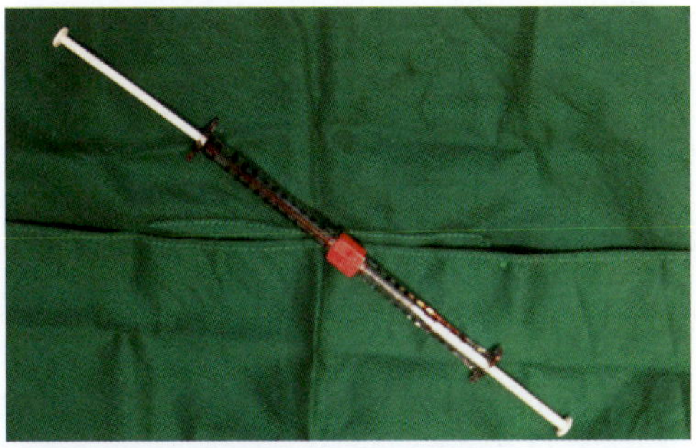

Figura 24.165. Seringas Luer Lock® acopladas por meio de transferidor descartável.
Fonte: Acervo da autoria do capítulo.

Aplicação

E interessante colocar o paciente em posição supina, com a mão em Trendelenburg. Essa manobra diminui o enchimento capilar e o risco de sangramentos. Outra tática é marcar os vasos previamente com lápis branco, assim como os tendões mais proeminentes.

A anestesia tópica costuma ser suficiente. Lembre-se de que, na reconstituição, utiliza-se lidocaína, que também contribuirá na analgesia. O ideal são seringas de 25 a 27 G.

Toda a área da mão deve ser tratada (Figura 24.166).

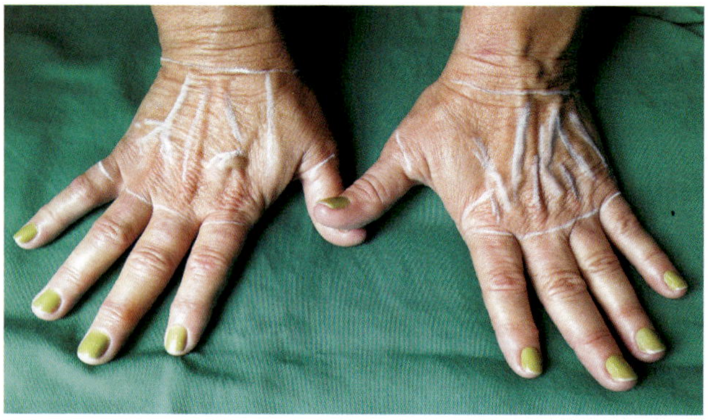

Figura 24.166. Na foto, observamos os limites superiores e inferiores do tratamento. Tendões e vasos mais proeminentes foram destacados como áreas que não devem receber o produto.
Fonte: Acervo da autoria do capítulo.

Recomendamos de 2 a 3 sessões, dependendo do paciente, com intervalos de 30 a 45 dias. O resultado não é imediato; portanto, é essencial esclarecer esse ponto na pré-consulta. O PLLA promove aumento progressivo da espessura da pele, diferentemente do ácido hialurônico ou da gordura. O resultado é a cobertura dos tendões aparentes e das mãos, com aspecto menos flácido e emagrecido. Sabendo-se que o processo de neocolagênese demora de três a seis meses, deve-se alertar o paciente que esse é o período, após a última sessão, em que se espera melhora.

A manobra de massagem vigorosa nos 15 minutos seguintes à aplicação é bastante útil para evitar nódulos subcutâneos, a complicação mais indesejada do procedimento. É de extrema importância orientar o paciente a seguir com essa massagem também no domicílio, 5 vezes ao dia, por 5 minutos, durante 5 dias, após a sessão. O uso de óleos ajuda a massagem a ganhar o vigor necessário.

Efeitos colaterais

Os efeitos colaterais associados à punção, sem importância por sua transitoriedade, são dor e equimoses, tratados, respectivamente, com analgésicos e gelo ou Hirudoid Gel®. O edema inicial é transitório e não deve ser confundido pelo médico, nem pelo paciente, com o resultado do procedimento. Como já dito, o resultado ocorre em longo prazo.

O efeito colateral indesejado mais comum é a formação de nódulos subcutâneos. Muitas vezes, esses nódulos não são visíveis e, portanto, não devem ser abordados. Sua resolução é espontânea, em um período de duas semanas a três meses. Entretanto, quando maiores e visíveis, o tratamento é mais difícil; portanto, o melhor mesmo é reconstituir e aplicar o produto corretamente, evitando-se essa complicação. Caso se esteja frente a um caso de nódulo visível, possíveis opções terapêuticas são injeção intralesional com corticoide, ou com água destilada, que deve ser feita neste caso semanalmente, até a resolução do problema.

Hidroxiapatita de cálcio

□ Introdução

A hidroxiapatita de cálcio (CaHa) é estudada na medicina provavelmente desde 1929 e, há pelo menos três décadas, tem sido utilizada em diversas especialidades: cirurgia plástica reconstrutiva, urologia, ortopedia, entre outras.

As marcas comercializadas em dermatologia e liberadas para uso no Brasil são Radiesse® (Merz Aesthetics) e Rennova Diamond® (Innovapharma).

O Radiesse® é a marca mais estudada, por isso será o centro da descrição da técnica a seguir. Sua liberação para uso cosmético e terapêutico no HIV ocorreu pela FDA em 2006 e, no Brasil, em 2009.

A hidroxiapatita de cálcio (CaHa) é um material não antigênico, opaco, biodegradável e biocompatível. Na formulação de Radiesse®, a CaHa está presente em 30% de sua composição, sob a forma de micropartículas esféricas e uniformes, de 25 a 45 μ, carreadas em gel de carboximetilcelulose, glicerina e água estéril, que correspondem aos 70% restantes da solução. Com a absorção do veículo carreador, a CaHa é degradada em íons de cálcio e fosfato. Esses íons, naturais do corpo humano, estimulam resposta celular fibroblástica que culmina em neocolagênese. Com o aumento gradual do tecido, reduz-se nas mãos a visibilidade de veias e tendões, conferindo aspecto menos envelhecido. A duração dos efeitos varia de 12 a 24 meses, segundo os estudos.

As contraindicações são para gestantes, lactantes, pessoas com doenças do colágeno ativas ou com infecções no local da aplicação. Ainda é conveniente evitar o procedimento em pacientes que tenham realizado preenchimento local com produtos definitivos.

□ Técnica

Diluição do produto

A hidroxiapatita da Merz (Radiesse®) é comercializada na apresentação de seringa de 1,5 mL; e a da Innovapharma, em seringa de 1,25 mL. A diluição é feita na proporção 1:1, com lidocaína 2% acrescida de soro fisiológico 0,9%.

A hidroxiapatita deverá, então, ser diluída, no caso das mãos, em uma seringa de 3 mL, na qual, por meio de um conector e de movimentos de "vai e vem" por 10 a 20 vezes, o produto deverá ser homogeneizado. Na hora da aplicação, a CaHa diluída deverá ser recolocada na seringa do produto.

Aplicação

São três as principais técnicas de aplicação do produto, que deverá ser injetado no plano subdérmico.

A primeira é pela retroinjeção, a partir de um ponto único, entre os espaços do metacarpo (com exceção do espaço entre o primeiro e o segundo metacarpo, que deverá ser evitado). O ideal para essa técnica é a utilização de uma microcânula de 22 a 25 G, introduzida a partir de ponto único central, onde é realizado botão anestésico. Atualmente, a técnica preconizada é a chamada SSTT, do inglês Scrape Skin Threading Technique, em que a cânula introduzida deve raspar a derme em movimentos de leque e retroinjeção, evitando-se, desse modo, a colocação do produto em planos mais profundos próximos à bainha dos tendões. Evitam-se, assim, complicações, como a compressão.

A segunda é pela injeção de bólus em um ponto único central das mãos, com subsequente massagem vigorosa, que espalhe o produto.

E a terceira é por agulha, com injeção de diversos pontos ao longo dos espaços do metacarpo (novamente respeitando-se o espaço entre o primeiro e o segundo). Para essa técnica, a anestesia tópica costuma ser suficiente (Figura 24.167).

As soluções mais concentradas devem ser usadas na técnica em agulha; e, nas técnicas com cânulas e bolos, preferem-se as soluções mais diluídas.

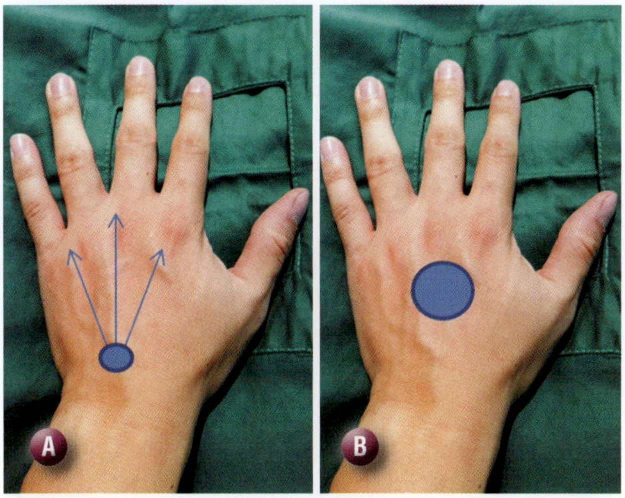

Figura 24.167. (A) Técnica em retroinjeção. (B) Técnica em bólus.
Fonte: Acervo da autoria do capítulo.

É importante o uso de gelo local na hora subsequente ao procedimento. A massagem local também deve ser estimulada, com o uso de óleos ou emolientes na semana seguinte ao procedimento. O repouso é relativo nas 48 a 72 horas seguintes.

Efeitos colaterais

Efeitos transitórios são dor local, eritema e equimoses, que costumam se resolver na primeira semana. Há relatos de formação de nódulos em mãos com a técnica em bólus, mas esse efeito é bastante raro se a técnica for bem executada. Ainda que seja sempre visível na tomografia computadorizada, a presença do produto não parece comprometer a interpretação do exame. Já na radiografia, a sua visualização é esporádica.

24.18 Preenchimento da Genitália Feminina, Nádegas e Quadril

- Márcio Soares Serra

O tecido adiposo é o grande responsável pela silhueta corporal. Com o envelhecimento, há, inicialmente, diminuição do tamanho das células de gordura e, posteriormente, do número dessas células. Isto decorre da diminuição da função das células adiposas, pelo aumento de mitocôndrias anormais dentro dessas células, que passam a trabalhar em regime anaeróbio. Esse regime, por ser menos eficiente, faz com que as células adiposas não sejam capazes de captar gordura como anteriormente, o que causa a apoptose dessas células e o aparecimento de uma lipodistrofia fisiológica, com diminuição da gordura periférica e aumento da gordura central. Consequentemente, há a modificação do contorno corporal, com perda de volume das nádegas (Figura 24.168) e da gordura da região pubiana na mulher (Figura 24.169). Esse fenômeno ocorre com maior gravidade e mais aceleradamente em patologias, como na lipodistrofia relacionada a infecção pelo HIV e uso de antirretrovirais. Nesses casos, nas mulheres, observamos que a perda de gordura nas nádegas causa a exposição do ânus, nos casos mais graves, projeção do clitóris decorrente da diminuição do monte pubiano (Figura 24.170), além da masculinização do quadril (Figura 24.171).

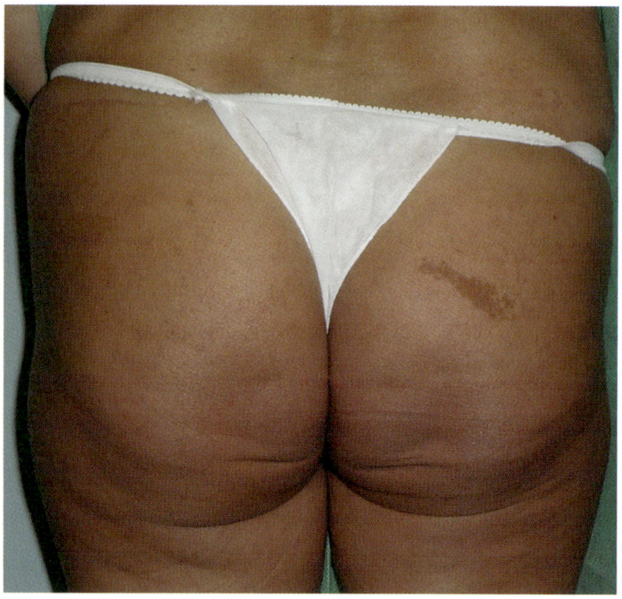

Figura 24.168. Perda do volume das nádegas e do formato do quadril.
Fonte: Acervo da autoria do capítulo.

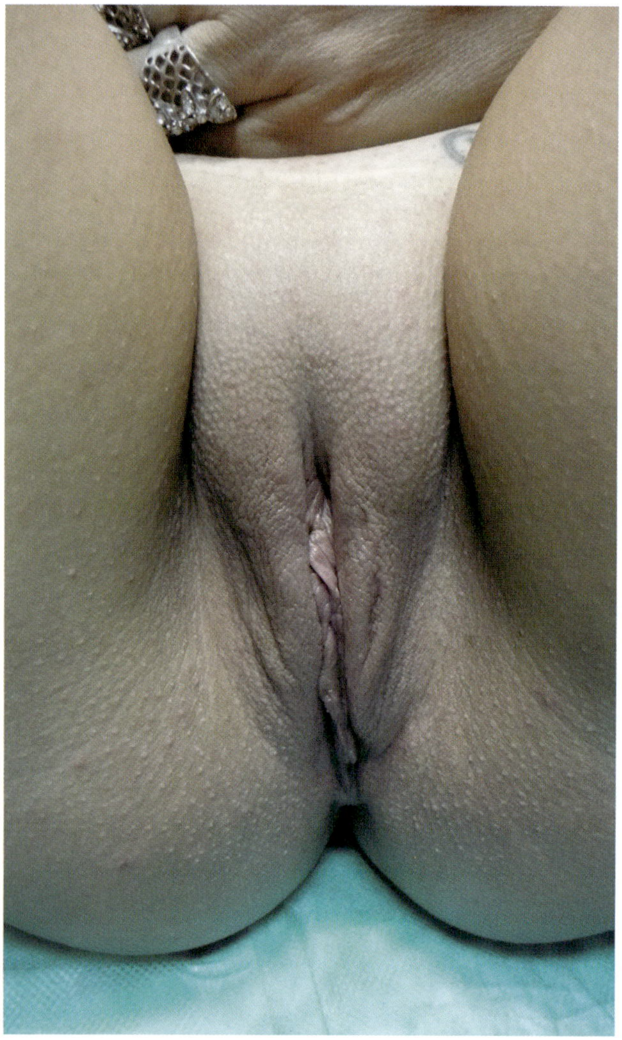

Figura 24.169. Perda de volume na região perivaginal.
Fonte: Acervo da autoria do capítulo.

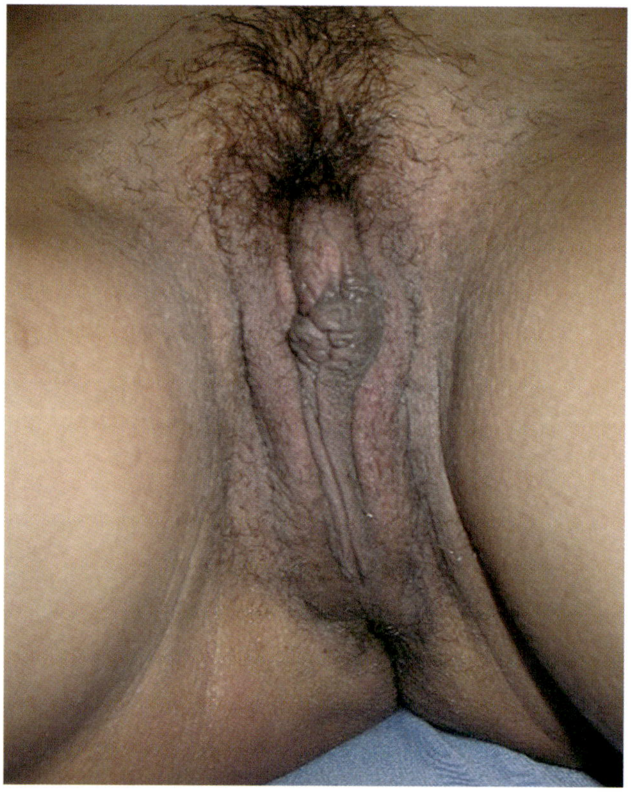

Figura 24.170. Perda da gordura pubiana com projeção dos grandes lábios e do clitóris.
Fonte: Acervo da autoria do capítulo.

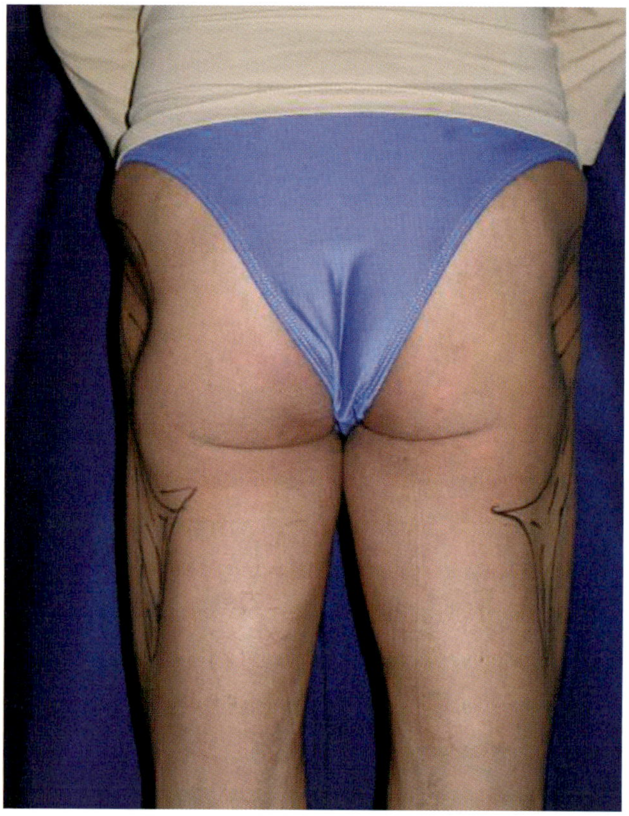

Figura 24.171. Masculinização do quadril em paciente feminina HIV+.
Fonte: Acervo da autoria do capítulo.

Na reposição volumétrica dessas áreas, utilizamos o polimetilmetacrilato (PMMA), que, além de ter se mostrado um excelente volumizador, resiste bem à pressão nessas áreas, diferentemente dos preenchedores à base de gel (hialurônico, poliacrilamida e polialquilamida) ou silicone. Outras opções de tratamento são o transplante autólogo de gordura e os implantes de silicone sólido (próteses), mas nem todos os pacientes têm área doadora de gordura suficiente e implantes de silicone devem ser colocados entre os músculos glúteos maiores, o que não auxilia no tratamento para pacientes com perda de volumes nos 2/3 inferiores das nádegas ou no formato do quadril. Esse tratamento também é indicado no processo de transição de mulheres transgêneros (cirurgia de afirmação de gênero), auxiliando na feminização do quadril e evitando que esses pacientes utilizem materiais e métodos inapropriados, que podem causar sérios efeitos adversos, ou até mesmo a morte, como a injeção de silicone industrial feita por leigos (Figura 24.172).

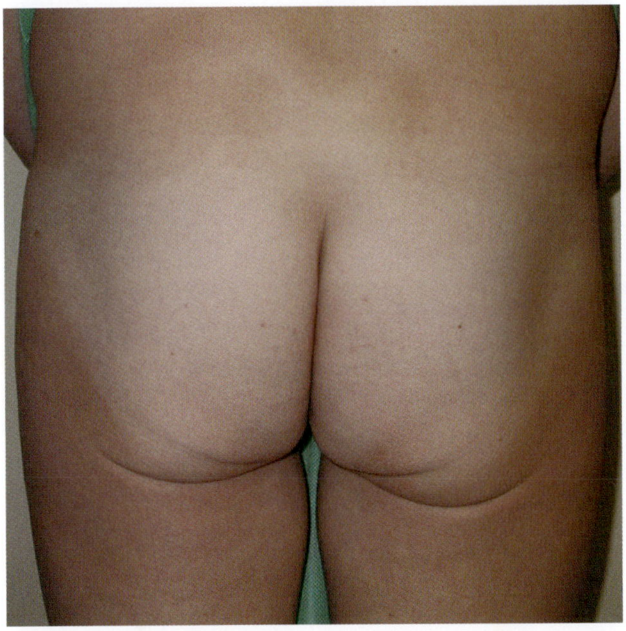

Figura 24.172. Quadril ainda masculino em mulher trans.
Fonte: Acervo da autoria do capítulo.

As áreas a serem tratadas são marcadas com a paciente em pé (no caso de nádegas e quadril) ou deitada (para o preenchimento pubiano). Depois são feitas marcas secundárias para a definição dos botões anestésicos (Figuras 24.173 e 24.174). Em cada botão anestésico, é aplicado em torno de 0,2 mL de uma solução de lidocaína 2% + epinefrina, diluída meio a meio com soro fisiológico. Todas as áreas (nádegas e púbis) são tratadas com solução coloidal de PMMA a 30% em um veículo contendo carboximetilcelulose.

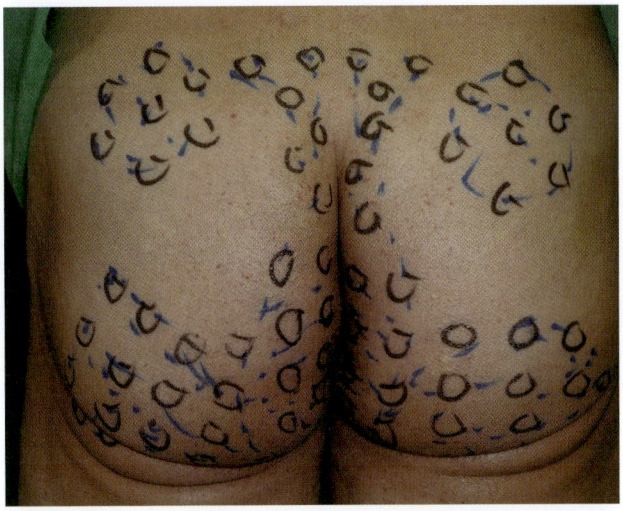

Figura 24.173. Área a ser tratata marcada em azul e botões anestésicos em preto.
Fonte: Acervo da autoria do capítulo.

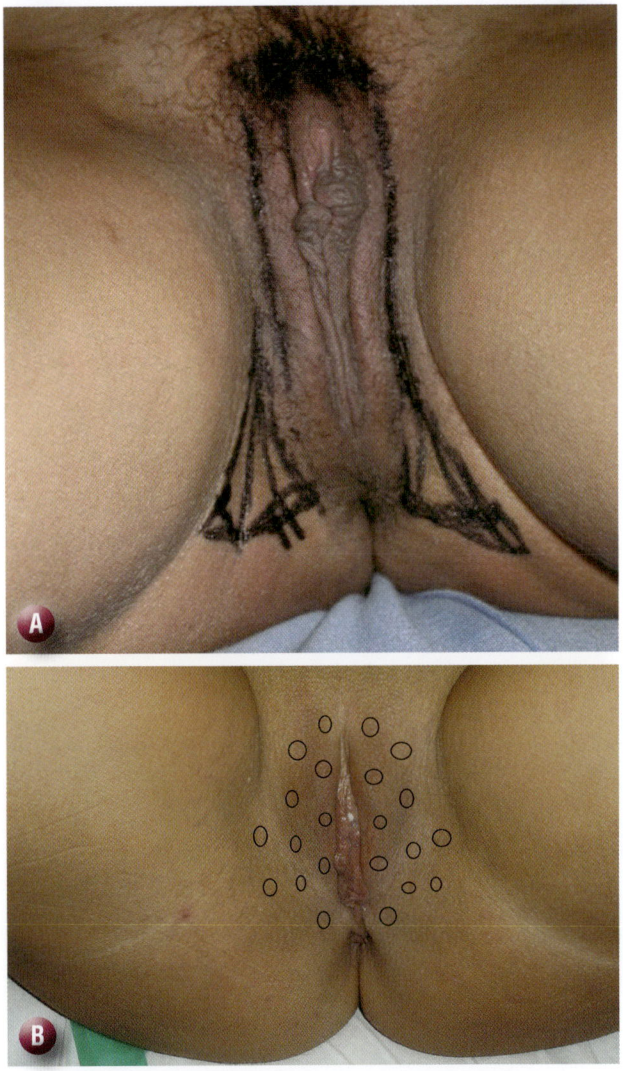

Figura 24.174. (A) Marcação da área da vulva a ser tratada. (B) Marcação dos botões anestésicos.
Fonte: Acervo da autoria do capítulo.

O tratamento consiste em injeções retrógradas cruzadas em rede ou leque na camada subcutânea; normalmente utilizamos agulhas 25 × 7. Nas nádegas, iniciamos o preenchimento a partir da região perianal para a parte lateral dos quadris e, em seguida, em direção à área sacral (Figura 24.175). Na região pubiana, iniciamos da região mais atrófica em direção aos grandes lábios e à região inguinal (Figura 24.176). Após o preenchimento, são prescritos anti-inflamatórios não esteroides e antibióticos, normalmente azitromicina, de três a cinco dias (Figuras 24.177 e 24.178). As pacientes são aconselhadas a evitar sentar-se no dia do procedimento e evitar exercícios físicos durante sete dias.

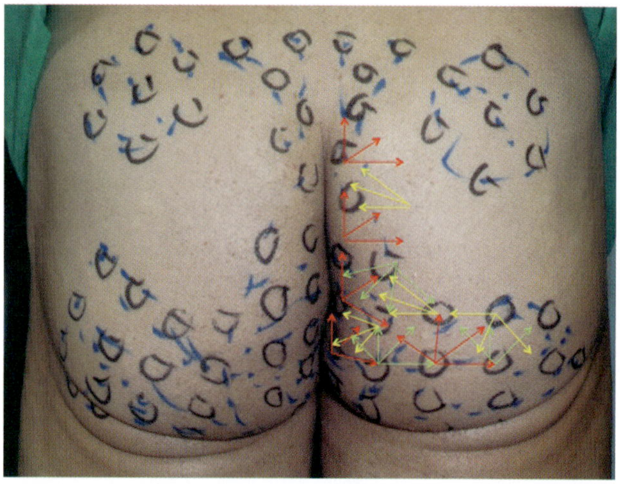

Figura 24.175. Técnica – injeções retrógadas com cilindros cruzados em leque e rede a partir da região perianal.
Fonte: Acervo da autoria do capítulo.

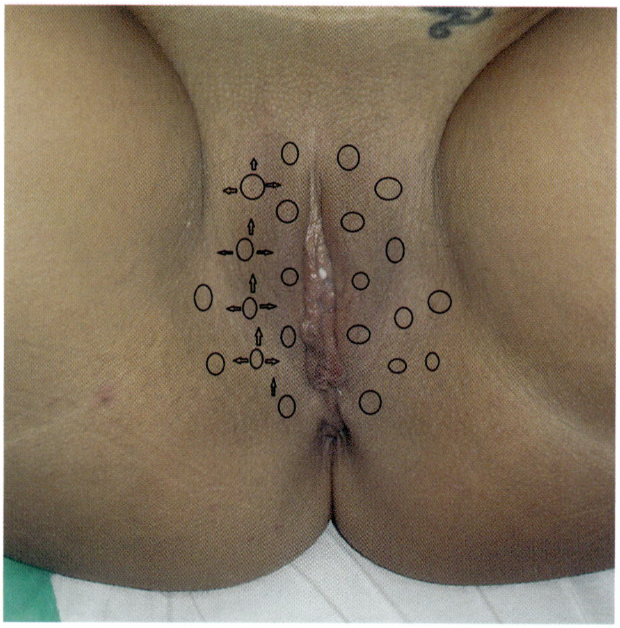

Figura 24.176. Técnica – injeções retrógradas a partir do centro atrófico para as laterais.
Fonte: Acervo da autoria do capítulo.

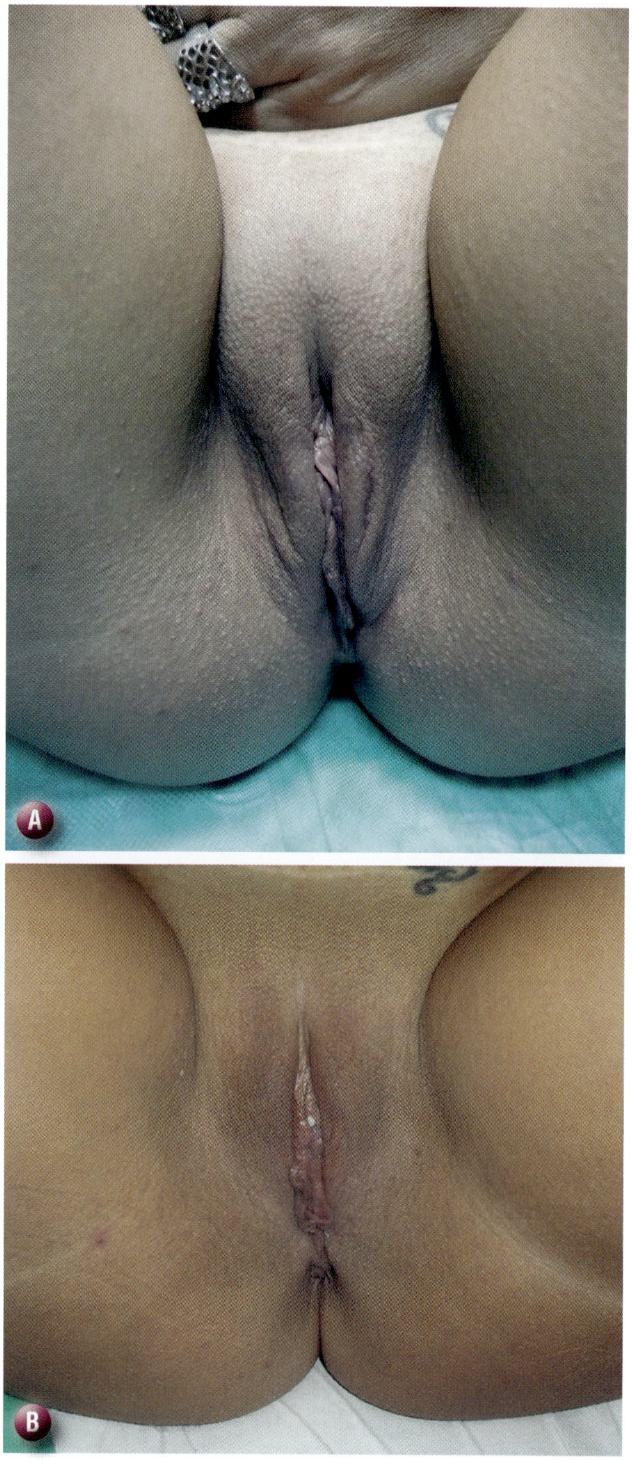

Figura 24.177. (A) Antes e (B) após uma sessão de PMMA a 30%.
Fonte: Acervo da autoria do capítulo.

Os efeitos colaterais mais frequentes são aqueles inerentes aos preenchimentos em geral, dor local leve a moderada, edema e equimoses. Alguns poucos pacientes apresentaram febre nos dois primeiros dias após o procedimento (Figura 24.179).

Como utilizamos grandes volumes (de 40 a 120 mL por sessão), aconselhamos um intervalo de três meses entre as aplicações (Figuras 24.180 a 24.182).

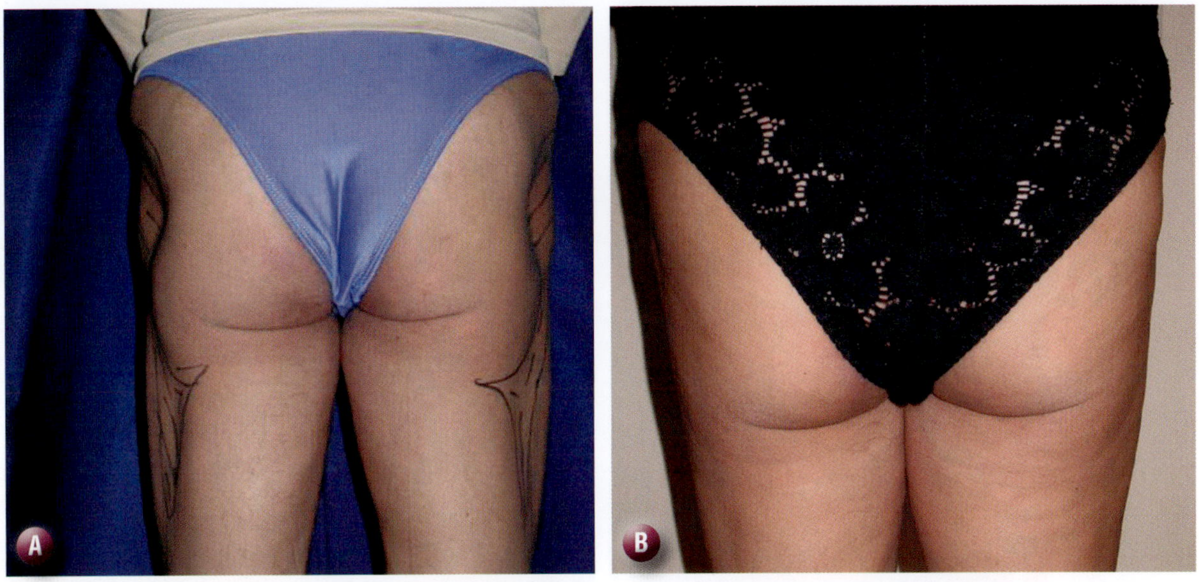

Figura 24.178. (A) Antes. (B) Após 2 sessões.
Fonte: Acervo da autoria do capítulo.

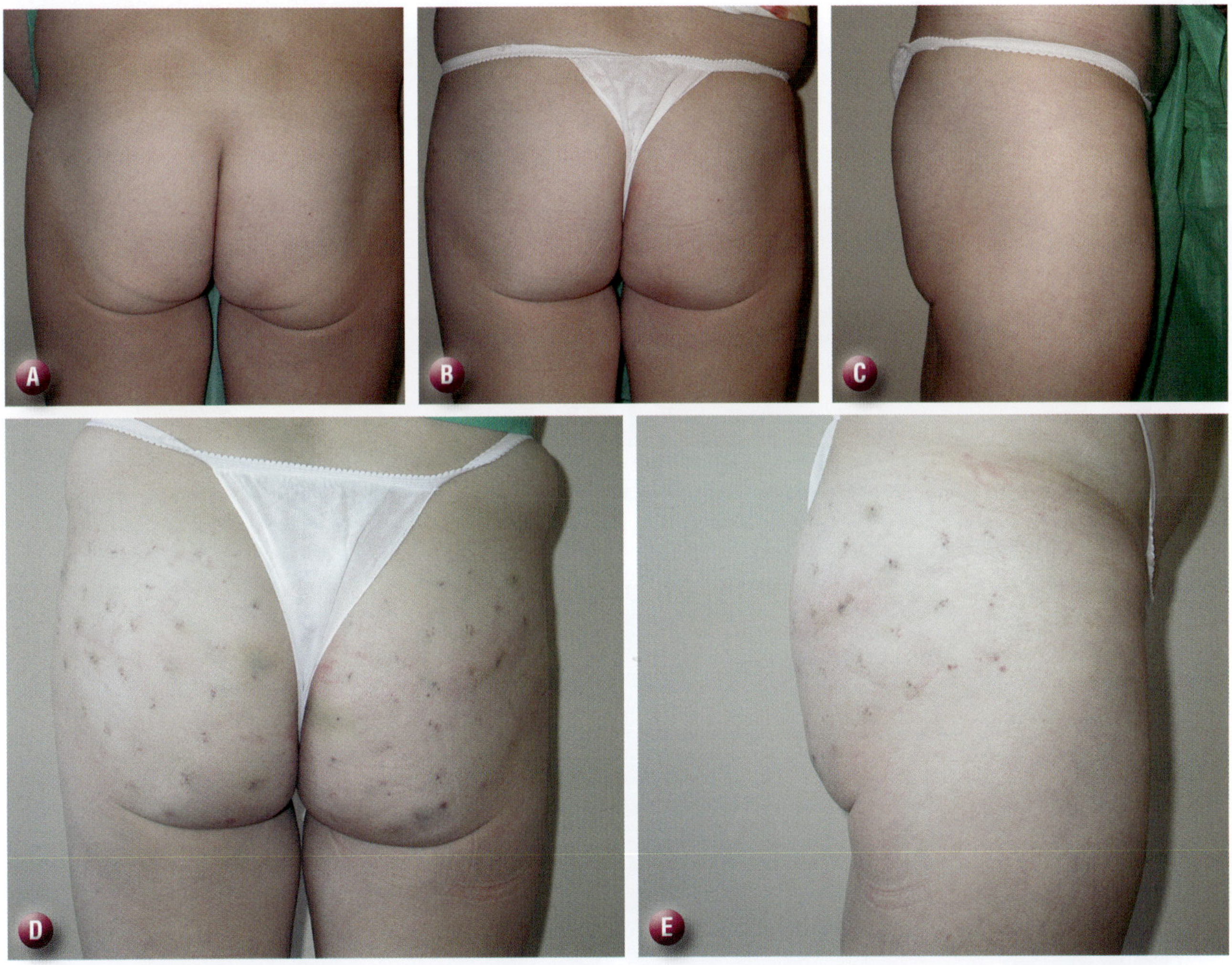

Figura 24.179. (A) Mulher trans, formato do quadril antes do tratamento de feminização. (B) Mulher trans após a primeira sessão, visão dorsal. (C) Mulher trans após a primeira sessão, visão lateral. (D) Mulher trans pós-imediato, após segunda sessão, ainda com equimoses, visão dorsal. (E) Mulher trans (pós-imediato) após segunda sessão, ainda com equimoses, visão lateral.
Fonte: Acervo da autoria do capítulo.

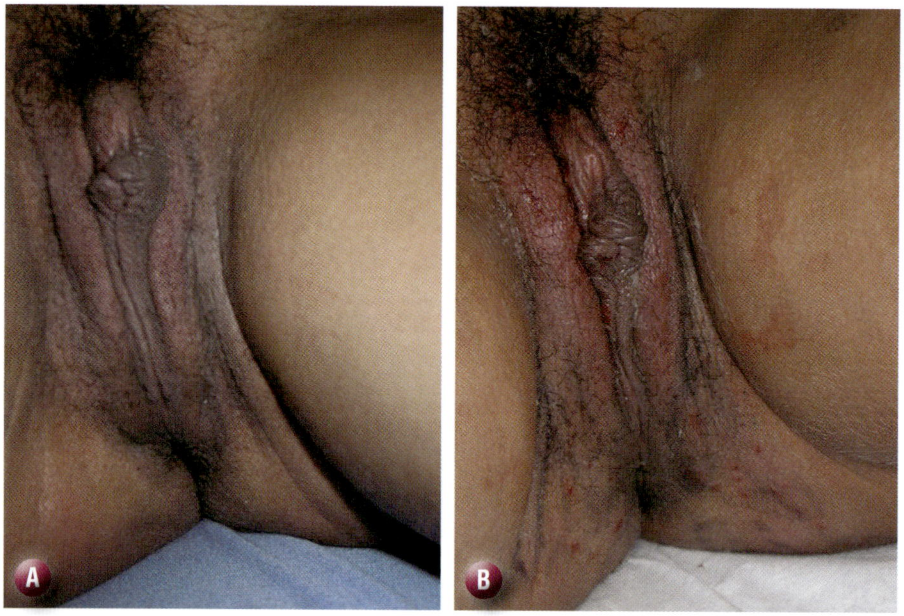

Figura 24.180. (A) Antes do tratamento. (B) Após preenchimento (pós-imediato).
Fonte: Acervo da autoria do capítulo.

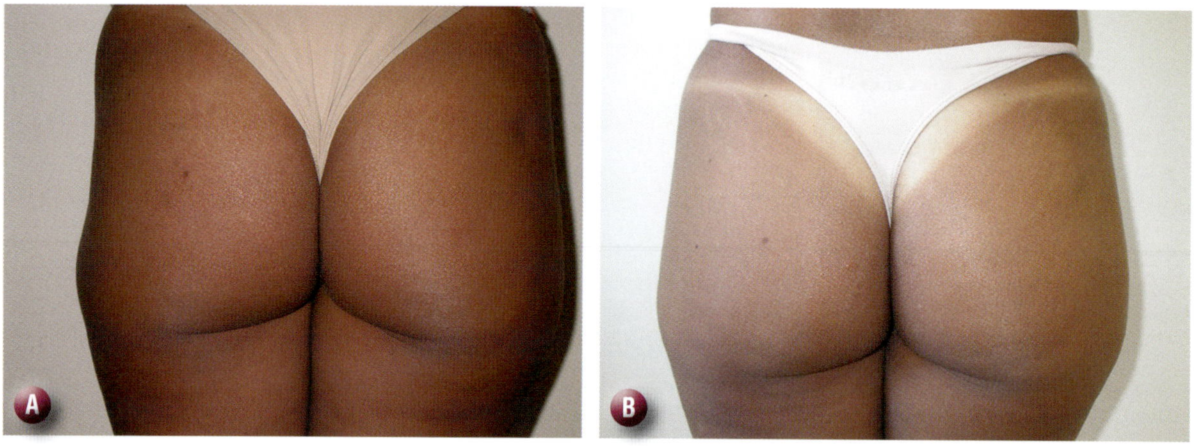

Figura 24.181. (A) Defeito no quadril após lipoaspiração. (B) Correção da linha do quadril e pequena melhora no volume da nádegas.
Fonte: Acervo da autoria do capítulo.

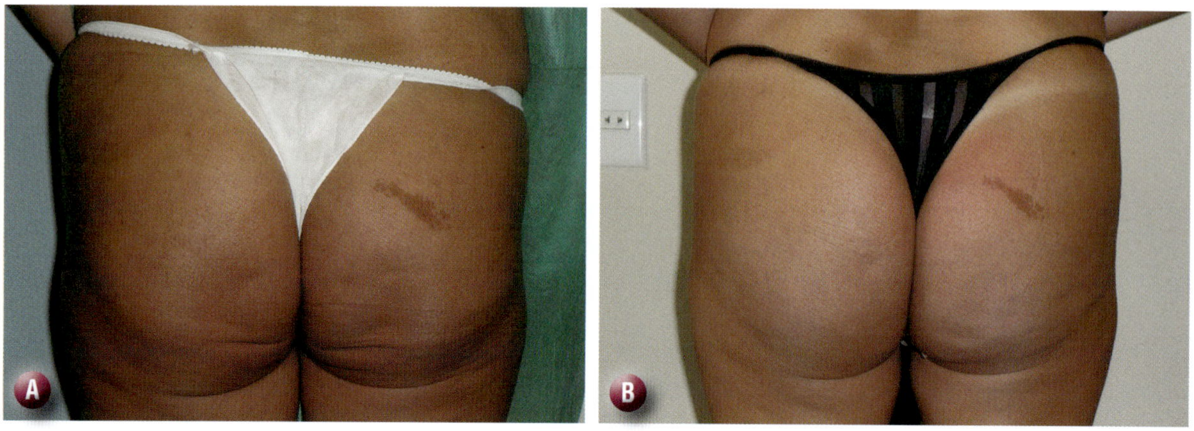

Figura 24.182. (A) Perda de formato e volume das nádegas e quadril. (B) Melhora do contorno dos quadris e nádegas após duas sessões de PMMA a 30%.
Fonte: Acervo da autoria do capítulo.

24.19 Ácido Hialurônico – Complicações e Tratamentos

• Gabriela Munhoz

Introdução

De acordo com o levantamento anual da Sociedade Americana de Cirurgiões Plásticos, os procedimentos minimamente invasivos figuram atualmente como os de maior aceitabilidade e crescimento entre aqueles que procuram tratamentos estéticos.[1] Essa tendência pode ser explicada pela preferência do mercado por resultados rápidos e eficazes, tempo de recuperação mínimo e perfil de segurança favorável.[2] Os preenchedores dérmicos, com destaque para o ácido hialurônico (AH), tornaram-se o segundo procedimento cosmético mais realizado, estando atrás apenas do tratamento com toxina botulínica.[1,3]

Apesar de o AH estar associado a uma taxa relativamente baixa de efeitos adversos, visto ser um produto biologicamente compatível com o AH endógeno, podem ocorrer complicações. O número delas aumenta à medida que crescem as indicações, aumentam a quantidade e o volume de injeções realizadas, as aplicações são repetidas em longo prazo; e atualmente o mercado dispõe de uma diversidade maior de produtos.[4,5]

Dessa maneira, *experts* em consensos internacionais buscam chegar a um protocolo para prevenir e tratar os efeitos adversos. No entanto, desde a aprovação pela FDA, no final de 2003, do AH da marca Restylane®, nenhum consenso conseguiu determinar a melhor conduta em casos de complicações.[4-7]

As complicações podem ser classificadas das mais variadas formas: infecciosas × não infecciosas, severas × brandas, inflamatórias × não inflamatórias, eventos vasculares, entre outras.[3,5,8]

Diante de um evento adverso, a primeira medida é avaliar o surgimento da complicação. Assim, para facilitar e guiar a conduta terapêutica, as complicações serão classificadas, nesta seção, de acordo com o tempo de seu surgimento, seguindo o consenso de *experts* do grupo europeu. São divididas, então, em: imediatas (começam imediatamente após a aplicação do AH ou até 24 horas depois); recentes (entre 24 horas e 4 semanas); e tardias (surgem 4 semanas, meses ou até mesmo anos após a aplicação)[5,9,10] (Figura 24.183).

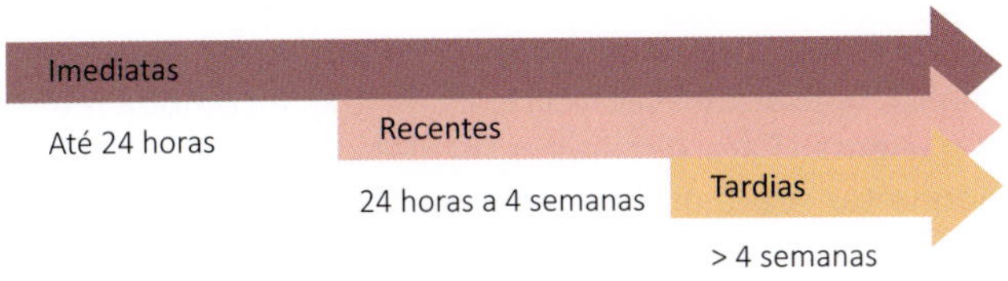

Figura 24.183. Classificação das complicações para conduta terapêutica.
Fonte: Desenvolvida pela autoria do capítulo.

O conhecimento da reologia dos produtos é fundamental ao se escolher o mais adequado para a área a ser tratada e assim atingir o resultado desejado em cada paciente. Além disso, características reológicas específicas de cada material influenciarão no tratamento das complicações. As linhas de produtos atualmente disponíveis investem em tecnologia para aumentar a duração de efeito e adaptar o produto a cada área de tratamento. Dessa maneira, diferentes padrões de *cross-linking* químico e físico, G prime, tamanho da partícula, quantidade de AH por mg impactam diretamente na resposta à ação da hialuronidase, podendo demandar maior ou menor quantidade de enzima aplicada e maior ou menor número de aplicações para dissolver o produto. Assim, é fundamental questionar qual o tipo de AH utilizado.[11,12]

Complicações imediatas e recentes

Conforme abordamos anteriormente nesta seção, optamos por classificar as complicações por tempo de aparecimento dos sintomas após a injeção do ácido hialurônico. Se o início dos sintomas for em até 24 horas após o tratamento, ela é considerada imediata e, na prática, corresponde a um quadro emergencial. São duas as principais complicações imediatas que devemos reconhecer e agir prontamente: angioedema/anafilaxia e acidente vascular isquêmico.[13]

□ Angioedema/anafilaxia

O AH existe naturalmente no corpo humano com alta biocompatibilidade, portanto as reações anafiláticas são raras. Ocasionalmente, *rashes* ou edema de diferentes severidades podem ocorrer no sítio da injeção. A grande maioria tende a ser local e não severa e pode ser tratada com corticoides tópicos. Em casos mais graves, tratamento sistêmico é requerido.

A reação sistêmica pode ocorrer segundos ou minutos após a exposição a um alérgeno. O primeiro caso de angioedema por injeção de AH foi descrito em 2004.[14]

Clinicamente, observamos angioedema, urticária e prurido imediatamente após a injeção. É uma resposta aguda, mediada por mastócitos, e pode resultar em reações alérgicas graves mediadas por IgE. O mecanismo proposto seria a interação entre o AH injetado e os mastócitos residentes nos tecidos. O receptor para AH, CD 44, foi descrito como presente na superfície das células e é aventado como a possível causa da resposta imune. Entretanto, até o presente momento, não se pode afirmar se o agente causal da resposta imunológica seria o próprio AH, o anestésico presente na composição do produto ou utilizado topicamente, a substância utilizada como degermante ou a própria injúria física envolvida no procedimento.

Muito raramente, casos de angioedema podem evoluir para choque anafilático, que consiste em uma reação grave, aguda e potencialmente fatal. Portanto, mesmo que o quadro seja raro, devemos estar atentos, pois o sucesso do tratamento depende do pronto reconhecimento. Principais sinais e sintomas: urticária, angioedema, dispneia, tosse, taquicardia, tontura, náuseas, vômitos, dor abdominal, hipotensão e choque[14,15] (Quadro 24.5).

Quadro 24.5. Opções de tratamento de choque anafilático.

Epinefrina 1:1.000 IM	0,01 mg/kg (vasoconstricção)
Hidrocortisona EV ou IM	200 mg (anti-inflamatório)
Prometazina 25 mg/mL EV ou IM	2 mL (anti-histamínico)
Salbutamol *spray*	8 *puffs* (se broncoespasmo)
Estabilizar paciente	Hospital

Acidente vascular isquêmico

São três os mecanismos propostos para os acidentes vasculares isquêmicos:[16]

- injeção intravascular acidental (injeção dentro do lúmen do vaso);
- compressão extrínseca (quando o AH injetado comprime os capilares extrinsecamente – atenção aos locais de cicatrizes ou pouco distensíveis);
- vasoespasmo imunomediado (síndrome de Nicolau – embolia cutis medicamentosa; irritação da parede do vaso pela injeção de medicamentos);[17]

Acreditamos que os fenômenos isquêmicos, em muitos casos, ocorrem por um mecanismo conjunto, sendo muitas vezes impossível discernir somente um desses fatores como causal.[18]

A injeção intravascular ocorre quando, acidentalmente, cânula ou agulha transfixam um vaso e ocorre depósito de AH intravascular. Esse êmbolo impacta em alguma parte do vaso e bloqueia o fluxo normal de sangue, além de irritar a parede do vaso, gerando sinais e sintomas de isquemia. São eles: dor imediata (paciente refere dor na área da injeção e na periferia) e branqueamento da região (por ausência de sangue nos capilares). Estes são os sinais imediatos. Se passarem despercebidos por médico e paciente, após alguns minutos um livedo roxo-azulado aparecerá na área (hipóxia gera dilatação venosa). Ao comprimir a região, veremos um fluxo de reperfusão lento. Caso ainda não seja notado, após algumas horas ou dias, pequenas vesículas e pústulas estéreis aparecem no local (sinais de hipóxia e sofrimento tecidual). A evolução a partir de então é necrose e ulceração dos tecidos, que resultam em lesões cicatriciais.[19,20]

Caso o volume injetado e a pressão de injeção intravascular vençam o fluxo normal da artéria, esse material pode ser embolizado até os ramos da artéria carótida interna (p. ex., artéria central da retina, ciliares ou oftálmica) e gerar isquemia da retina e dos músculos do olho, resultando em amaurose e ptose palpebral.[21,22]

Pode ainda ser embolizado para o Sistema Nervoso Central, resultando em um AVC e até mesmo levar o paciente a óbito.[23]

Vários tratamentos foram propostos para o manejo dos acidentes vasculares, mas o último consenso proposto por DeLorenzi, em 2017, é o que consideramos mais eficaz. Consiste basicamente na injeção hora a hora de hialuronidase em altas doses, por toda a área de injeção e clinicamente afetada, até melhora clínica (sinais de revascularização/reperfusão). Vale lembrar que os casos devem ser seguidos individualmente e, para os que são diagnosticados já com muito tempo de evolução ou sinais de necrose, a medicina hiperbárica tem sido indicada, com excelentes resultados, pois consegue levar oxigênio para os tecidos mais profundos, melhorando a hipóxia.[24]

Para os casos de comprometimento oftálmico, primeiramente cabe lembrar que não há até o momento tratamento comprovadamente eficaz, por isso o melhor tratamento é a prevenção (evitar áreas de maior risco, como nariz, glabela, têmpora e fronte; preferir o uso de cânulas, injeção lenta e com pouco volume). Embora a hialuronidase retrobulbar em altas doses seja recomendada nesses casos, sua eficácia ainda não está comprovada. Ainda não se sabe se a enzima consegue penetrar nos ramos da artéria oftálmica.[21]

O tratamento é emergencial e deverá ser feito, preferencialmente, em até 90 minutos do acidente. Em consultório, devemos massagear o globo ocular com o paciente em posição supina, hiperoxigenar e pingar colírio com maleato de timolol para diminuir a pressão intraocular e referir o paciente a um centro de oftalmologia especializado para realizar hialuronidase retrobulbar.[25,26]

Lembramos que o melhor tratamento para as complicações vasculares sempre será a prevenção.

Complicações recentes

Aqui englobamos as principais complicações que ocorrem em até quatro semanas do procedimento.[27]

Hematoma

Uma das mais frequentes intercorrências na prática clínica, apesar de sua natureza benigna, incomoda muito o paciente. Para diminuir a incidência, vale lembrar de perguntar sobre o uso de medicamentos anticoagulantes (avaliar risco-benefício da suspensão), preferir o uso de cânulas e realizar injeção lenta. Para tratamento, sugerimos luz intensa pulsada (LIP) ou *pulse dye laser* (PDL) e o uso de pomadas de arnica.

Efeito Tyndall

Consiste em edema de coloração azulada (dispersão da luz) que ocorre principalmente em região palpebral. Deve-se à injeção superficial de AH; e seu tratamento é simples, com puntura e expressão ou uso de pequenas doses de hialuronidase no local.

Edema pós-intervencional

Bastante frequente, consiste no edema mole e, na maior parte, sem sinais flogísticos no local abordado. Deve-se ao trauma local, somado à capacidade hidrofílica do AH. Geralmente, resolve-se espontaneamente, mas pode ser administrado o uso de antialérgicos ou anti-inflamatórios.

Acúmulo/migração de produto

Ocorre principalmente em áreas hipercinéticas, como perioral ou periorbital. O AH é deslocado do local onde foi injetado, gerando um resultado inestético. O tratamento pode ser feito com puntura e expressão ou pequenas doses de hialuronidase no local.

Abscesso

Nódulo palpável e inflamado no local da injeção ou adjacências. Paciente pode ou não apresentar sinais sistêmicos de infecção. Deve-se solicitar exames de fase aguda da inflamação (VHS e PCR), colher material para cultura e antibiograma e iniciar antibioticoterapia empírica para germes comuns da pele. Após o resultado, ajustar o antibiótico, caso necessário.

Parotidite

Causada pela injeção inadvertida dentro da parótida. Paciente refere dor, edema, gosto metálico, redução da salivação. O tratamento é feito com corticoide oral, injeção de hialuronidase no local e referir paciente para avaliação por um cirurgião de cabeça e pescoço. O diagnóstico pode ser feito pela visualização do AH na topografia de parótida ao ultrassom.[28]

Complicações tardias

As complicações tardias são aquelas que ocorrem após quatro semanas da injeção do AH. Mesmo que os fabricantes propaguem que o AH dura em torno de seis meses na pele após injetado, estudos relatam um grande número de pacientes que, após anos, apresentam complicações em locais previamente preenchidos com AH. A avaliação desses casos por ultrassom de pele demonstra a clássica imagem de pseudocisto anecoico, comprovando a presença do AH no tecido.

As complicações tardias são divididas em inflamatórias e não inflamatórias, sendo as inflamatórias subdivididas em infecciosas e não infecciosas (Figura 24.184).

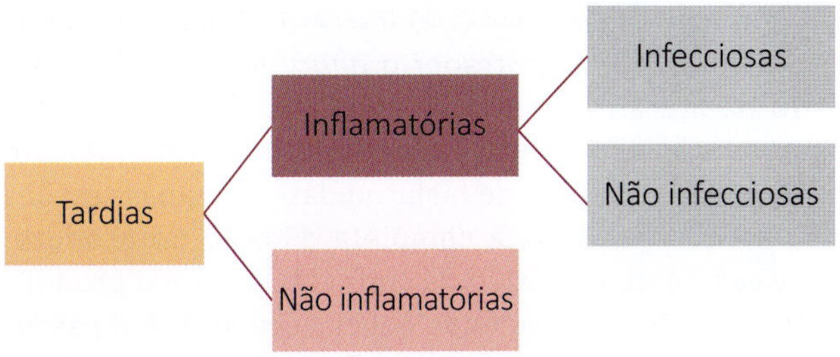

Figura 24.184. Classificação das complicações tardias.
Fonte: Desenvolvida pela autoria do capítulo.

Complicações tardias não inflamatórias

As complicações tardias não inflamatórias podem acontecer após anos da aplicação do preenchedor. Uma complicação tardia não inflamatória comum é a migração do produto. Isso acontece por diversos fatores, como gravidade, ação da musculatura e dos ligamentos, AH aplicado em plano incorreto, manipulação, entre outros. Áreas suscetíveis são principalmente a região do mento, com o produto se deslocando para a região submentoniana, e a região infrapalpebral, com migração para a região malar.[3,29] Clinicamente, observa-se um nódulo visível, de consistência fibroelástica, em área não previamente injetada. O ultrassom de pele demonstra o AH longe do local da aplicação. Nesses casos, deve-se diluir o produto com hialuronidase.

O edema palpebromalar é complicação tardia não inflamatória rara, porém de difícil manejo. Pode acontecer anos após a aplicação do AH e clinicamente se expressa como um edema nas pálpebras inferiores, unilateral ou bilateral, mais proeminente ao acordar e que melhora ao longo do dia. Alguns pacientes relatam piora ao ingerir alimentos salgados e álcool, assim como melhora com o uso de travesseiros altos para dormir. O uso de diuréticos pode ser tentado como paliativo para reduzir o edema. Mas o tratamento definitivo é feito com o uso de hialuronidase para degradar o AH, de preferência guiada por ultrassom, pois, como a complicação geralmente é muito tardia, a quantidade de produto é mínima. A fisiopatologia dessa complicação ainda não está bem esclarecida, mas pacientes com muita flacidez na região infrapalpebral e com bolsas são mais propensos a desenvolver o edema palpebromalar. Para esses pacientes, a orientação é evitar o uso de AH nessa região.[6,10,30,31]

Outra complicação tardia não inflamatória, mais recente e que vem aumentando em número de casos, é o chamado *happy bump*. Ocorre como nódulo clinicamente não visível, porém palpável, geralmente não doloroso, cuja característica específica é sua consistência pétrea, sintoma que o paciente relata como um endurecimento no local em que foi aplicado o preenchedor. Pode ocorrer em qualquer região da face, com destaque para as regiões mentoniana, dos lábios e infrapalpebral. A imagem ultrassonográfica é de uma formação expansiva sólida, isoecoica ou hipoecoica, de limites bem definidos e sem evidências de vascularização de permeio ao Doppler colorido. A descrição de *happy bump* surgiu para contrapor o *angry red bump*, já descrito na literatura mundial, cuja clínica é igual, porém com muita reação inflamatória.[18,32-36] O tratamento é feito com a aplicação de hialuronidase. Algumas sessões são necessárias para a completa diluição do produto, provavelmente em razão da consistência que o produto assume no tecido, podendo haver necessidade da associação de corticoide injetável.

□ Complicações tardias inflamatórias

Dividimos as complicações tardias inflamatórias em infecciosas e não infecciosas.

Complicações tardias inflamatórias infecciosas

As complicações tardias infecciosas vêm se tornando cada vez mais comuns na prática clínica. Nesse contexto, as lesões se apresentam como nódulos ou massas, com poucos sinais inflamatórios e evolução arrastada. O papel do biofilme ainda é discutido, mas nesse tipo de complicação podem estar presentes germes comuns da pele, germes atípicos, ou mesmo micobacterioses atípicas de crescimento lento.[37-39]

A comprovação do biofilme é extremamente difícil, necessitando biópsia com histopatológico, culturas e análise de reação em cadeia de polimerase (PCR). Entretanto, a ausência de bactérias não exclui a possibilidade de infecção.[40]

A realização de ultrassom permite verificar a presença ou não de coleção. Em caso de coleção, deve-se realizar punção para coleta de material e envio ao laboratório para cultura de germes comuns, germes atípicos, micobacterioses e pesquisa para fungos. A fase pré-analítica é fundamental. Para isso, a assepsia, o manuseio correto do material e o envio imediato ao laboratório de microbiologia devem ser feitos da maneira mais protocolada possível. Assim, tem-se uma análise fidedigna do material.

Nos últimos dois anos (2019-2020), acompanhamos alguns casos de abscessos estéreis. Clinicamente, são caracterizados por edema, com ou sem sinais inflamatórios, podendo ocorrer tardiamente (após 4 semanas) ou como uma reação recente (até quatro semanas da aplicação do AH). Em comum, esses casos melhoram com o uso de corticoide oral e pioram com o desmame; não respondem a antibióticos orais, mesmo após mais de um tipo de antibiótico ser tentado; mesmo após drenagem do material purulento, ocorre recidiva em 24 a 72 horas. Apenas com o protocolo com lavagem, que consiste na aplicação guiada por ultrassom de uma mistura de hialuronidase, soro fisiológico e lidocaína, esses quadros regrediram, evoluindo com cura clínica, laboratorial (resolução de leucocitose e negativação do PCR) e ultrassonográfica, não sendo mais observada a imagem de coleção ao ultrassom de seguimento após 48 horas. Dos 7 casos acompanhados, todos evoluíram com cura, sendo o *follow up* mais longo, até o momento, de 16 meses.

O uso de antibióticos de amplo espectro para a cobertura de micobacterioses deve ser feito com base no resultado das culturas e antibiograma. Nódulos tardios inflamatórios e insidiosos, com melhoras e recidivas, devem ser investigados como inflamações de baixo grau e, sempre que possível, deve-se verificar a presença ou não do AH por meio de exame ultrassonográfico.[37,41]

Complicações tardias inflamatórias não infecciosas

Complicações tardias inflamatórias não infecciosas são basicamente divididas em *angry red bump* e edema tardio intermitente persistente (ETIP).[12,33]

O *angry red bump* é caracterizado clinicamente como um nódulo de consistência endurecida, visível e palpável, inflamado, podendo ser doloroso à palpação ou espontaneamente. É complicação rara, porém extremamente indesejada, pelo difícil manejo e pelo desconforto do paciente, impactando na qualidade de vida e na autoimagem.

Na literatura, estão descritos inúmeros tratamentos locais injetáveis com hialuronidase, corticoide, 5-fluoracil, assim como tratamentos orais com corticoide, cloroquina, antialérgicos, anti-inflamatórios e até mesmo o montelucaste de sódio. Todos com baixa taxa de sucesso.

A conduta expectante pode ser uma alternativa e há relato na literatura de cura espontânea meses depois. A excisão cirúrgica é contraindicada, pelo risco de recidiva e de ectrópio quando o nódulo se encontra na região infrapalpebral.

O ETIP surgiu como termo em 2017, mesmo ano de sua publicação. Vínhamos observando pacientes com edemas tardios que surgiam no local de preenchimento com AH, em vigência ou após infecções de qualquer natureza e localização (com destaque para as infecções dentárias, respiratórias e viroses), vacinação, trauma, exercício físico extenuante e período menstrual. Essas pacientes apresentavam episódios recorrentes associados a algum gatilho ao sistema imunológico. O acompanhamento com ultrassom durante alguns anos demonstrava a presença do AH no local do edema, mesmo meses ou anos após sua aplicação. Em nossa casuística, uma das pacientes apresentou dois episódios de ETIP após três anos da aplicação de ácido hialurônico em região do sulco nasojugal, ambos concomitantes a quadros de sinusite crônica.[12,42,43]

O tratamento do edema pode ser realizado com corticoide oral por curto período, em média três dias. Em casos de recidivas que impactem a qualidade de vida da paciente, indica-se realizar exame ultrassonográfico de pele para localizar o foco de AH e guiar a diluição com hialuronidase. Os casos de ETIP que acompanhamos foram resolvidos com a retirada do AH.

Conclusão

Acompanhamos um momento único e preocupante na história médica, no qual o número de publicações sobre eventos adversos após preenchimentos está mais alto do que nunca. Os primeiros artigos abordando complicações após preenchimentos dérmicos, com destaque para aqueles que ocorrem por AH, datam de 2003 e pouco tinha sido publicado até 2018, quando então se observa um súbito crescimento no número de relatos, assim como na gravidade desses eventos. Esse fato acompanha o aumento das aplicações de preenchedores em todo o mundo, alguns dos quais por profissionais não capacitados.

Até o momento não existem consensos para o tratamento de cada evento. Entendemos que a anamnese, o exame físico, os exames laboratoriais e o ultrassom se complementam para firmar um diagnóstico e guiar a terapêutica, com as condutas sendo individualizadas. O paciente deve ser bem acompanhado, visto que os reações adversas geram graves efeitos psicológicos, e a documentação fotográfica deve ser realizada diariamente, mesmo que pelo próprio paciente, e enviada ao médico. Casos bem assistidos têm um desfecho mais favorável.

24.20 Ultrassonografia de Pele no Diagnóstico das Complicações de Preenchimentos

• Fernanda Aquino Cavalieri

Introdução

O uso de preenchedores cosméticos tem crescido nos últimos tempos, principalmente em razão da possibilidade de alcançar resultados estéticos anteriormente obtidos apenas com cirurgia.

De acordo com dados da Sociedade Americana de Cirurgiões Plásticos (ASPS), mais de 2,6 milhões de procedimentos de preenchimento de tecidos moles foram realizados em 2016, tornando-os o segundo tipo de procedimento minimamente invasivo mais popular realizado nos Estados Unidos, logo após as injeções de toxina botulínica.

A identificação de preenchedores prévios nos pacientes é desafio diário para dermatologistas e cirurgiões plásticos, assim como a avaliação e a conduta adequada de possíveis complicações.

Nesse contexto, a ultrassonografia tem se mostrado uma ferramenta importante no estudo dos preenchedores, permitindo a identificação acurada de cada preenchedor, além de auxiliar no diagnóstico e no acompanhamento evolutivo de efeitos adversos.

Existe muita controvérsia em relação à permanência de um preenchedor no organismo. Mas, em geral, os preenchedores podem ser classificados em biodegradáveis e não biodegradáveis. Os materiais biodegradáveis incluem ácido hialurônico, ácido poli-L-láctico e hidroxilapatita de cálcio, enquanto os não biodegradáveis incluem polimetilmetacrilato, gel de poliacrilamida (hidrogel) e óleo de silicone (ou silicone líquido).

Embora não sejam classificados como preenchedores, os fios de sustentação também podem ser biodegradáveis ou não biodegradáveis.

Aspectos ultrassonográficos dos preenchedores

□ Ácido hialurônico (AH)

Os preenchedores à base de ácido hialurônico são os biodegradáveis mais usados nos Estados Unidos e na Europa, constituídos por dímeros poliméricos lineares de N-acetil-glucosamina e ácido glucurônico.

Na ultrassonografia, os depósitos de AH aparecem como estruturas anecoicas redondas, ovais ou alongadas, configurando uma aparência "pseudocística" (Figura 24.185). Geralmente, estão localizados no tecido subcutâneo ou periosteal, dependendo do plano de aplicação. Quando misturados com lidocaína, podem aparecer ecos internos nas estruturas pseudocísticas. Os depósitos de AH de alta densidade apresentam-se como estruturas pseudocísticas anecoicas de pequeno a médio porte e geralmente estão localizados na hipoderme profunda ou próxima ao periósteo; já os de baixa densidade se apresentam como estruturas pseudocísticas de pequenas dimensões, localizadas superficialmente na hipoderme. Os depósitos de AH de alta densidade parecem durar mais tempo que os de baixa densidade e podem apresentar efeitos que aparentemente duram mais de dois anos.[1]

□ Ácido poli-L-láctico

O ácido poli-L-láctico (PLLA) injetável é um material sintético biocompatível, biodegradável e bioestimulador. Pode ser injetado na derme reticular ou na gordura subcutânea e tem como objetivo estimular a neocolagênese por meio da ativação de fibroblastos.[2]

Normalmente, o PLLA não apresenta aspecto específico ao ultrassom; no entanto, nos casos em que ocorrem nodulações palpáveis decorrentes da aplicação do produto, a ultrassonografia mostra nódulos isoecoicos redondos ou ovais bem definidos, apresentando vascularização interna e/ou periférica ao Doppler colorido (Figura 24.186). O nódulo de PLLA geralmente está localizado nas camadas superficiais da hipoderme.

□ Hidroxiapatita de cálcio

A hidroxiapatita de cálcio (CaHa) também é um preenchedor bioestimulador e contém microesferas que estimulam a produção endógena de colágeno. As microesferas de CaHa são suspensas em um veículo de gel, composto de mistura de carboximetilcelulose de sódio, água e glicerina, e isso permite que as partículas sejam entregues facilmente após a injeção.[3]

Na ultrassonografia, o CaHa aparece como depósitos hiperecogênicos, que podem se apresentar como uma camada contínua e anfractuosa, com graus variáveis de sombra acústica posterior, a depender de sua diluição e sua concentração no produto final injetado (Figura 24.187). O CaHa é geralmente injetado em camadas superficiais do tecido subcutâneo.

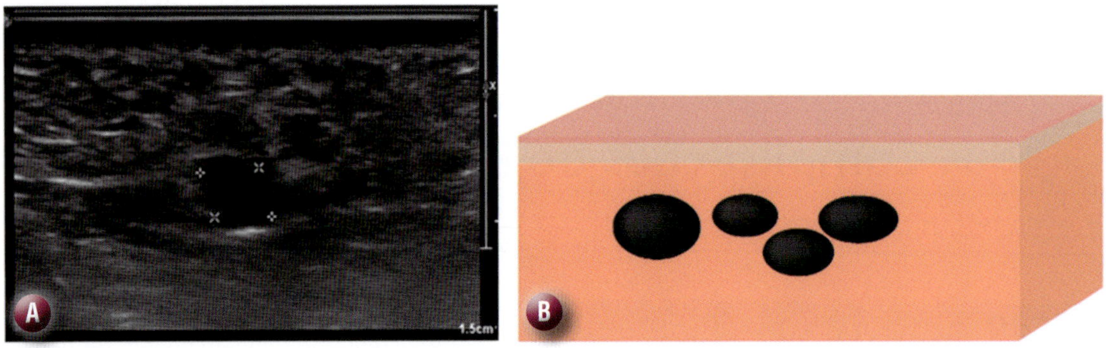

Figura 24.185. (A) Imagem ultrassonográfica de depósito de ácido hialurônico (AH) de permeio ao tecido celular subcutâneo (entre x e +). (B) Figura ilustrativa do aspecto ultrassonográfico de depósitos de AH no tecido celular subcutâneo.

Fonte: Acervo da autoria do capítulo.

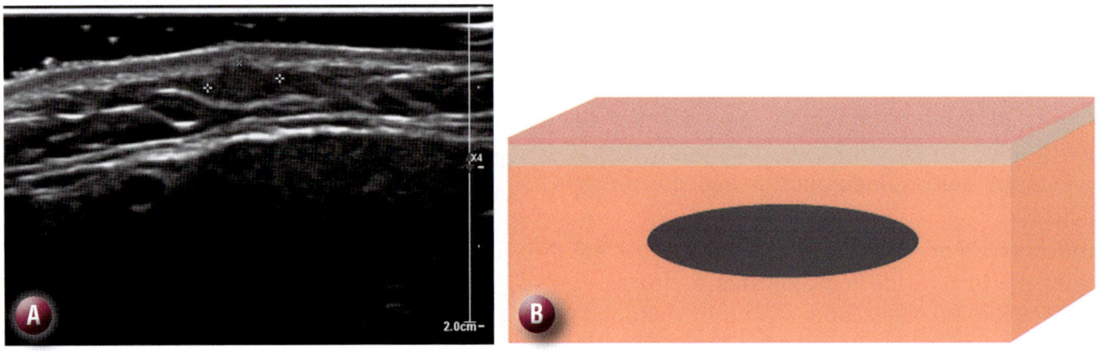

Figura 24.186. (A) Imagem ultrassonográfica de um nódulo de ácido polilático em subcutâneo superficial (entre + e +). (B) Figura ilustrativa de um nódulo de ácido polilático no tecido celular subcutâneo.

Fonte: Acervo da autoria do capítulo.

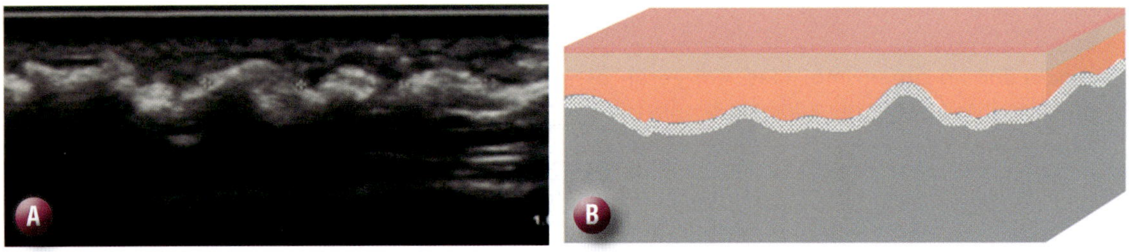

Figura 24.187. (A) Imagem ultrassonográfica de depósito de hidroxiapatita de cálcio no tecido celular subcutâneo. (B) Figura ilustrativa de depósito de hidroxiapatita de cálcio no tecido celular subcutâneo.

Fonte: Acervo da autoria do capítulo.

□ Polimetilmetacrilato

O polimetilmetacrilato (PMMA) consiste em microesferas de polimetilmetacrilato suspensas em um gel à base de água, com colágeno, ácido hialurônico ou outro veículo coloidal. No ultrassom, o PMMA aparece como uma camada anfractuosa contínua hiperecoica, ou formação isoecoica tubuliforme, contendo múltiplos pontos hiperecogênicos, que produzem um miniartefato posterior em "cauda de cometa" (Figura 24.188). O PMMA geralmente produz menos sombra acústica posterior que o CaHa; no entanto, ao longo do tempo (mais de seis meses após a injeção), o PMMA adquire sombreamento acústico posterior mais intenso.

□ Gel de poliacrilamida – hidrogel

O gel de poliacrilamida (PAAG) é um hidrogel não absorvível e consiste em 97,5% de água e 2,5% de poliacrilamida reticulada. O gel é fabricado por meio da polimerização dos monômeros de acrilamida e N,N'-metilenobisacrilamida. Na ultrassonografia, os depósitos de PAAG se apresentam como estruturas pseudocísticas anecoicas, que podem ou não apresentar debris em suspensão em seu interior, associados ao aumento da ecogenicidade do tecido subcutâneo circunjacente (Figura 24.189). Em geral, os depósitos de PAAG são maiores que os de ácido hialurônico e, enquanto os depósitos de AH diminuem de tamanho ao longo do tempo, os de PAAG permanecem com as mesmas dimensões.

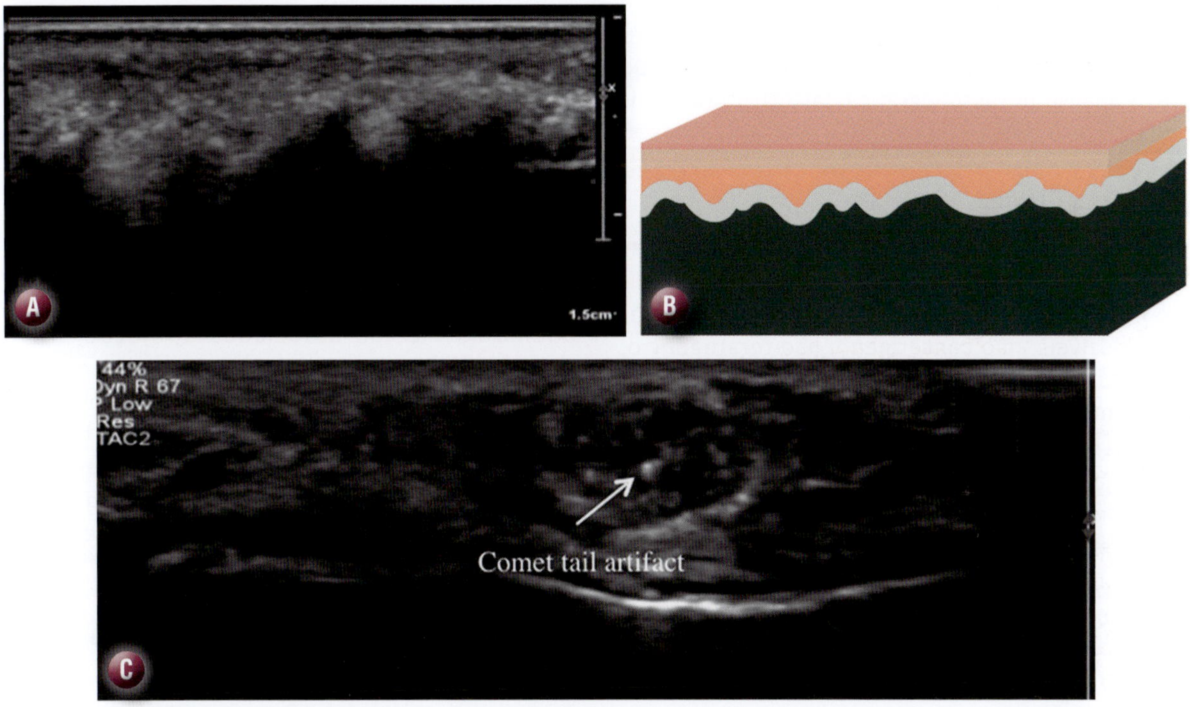

Figura 24.188. (A) Imagem ultrassonográfica de depósito de polimetilmetacrilato no tecido celular subcutâneo, formando uma camada hiperecogênica anfractuosa com sombra acústica posterior. (B) Figura ilustrativa do depósito de polimetilmetacrilato. (C) Focos hiperecogênicos produzindo o artefato posterior em "cauda de cometa" (pequena reverberação posterior) (seta).
Fonte: Acervo da autoria do capítulo.

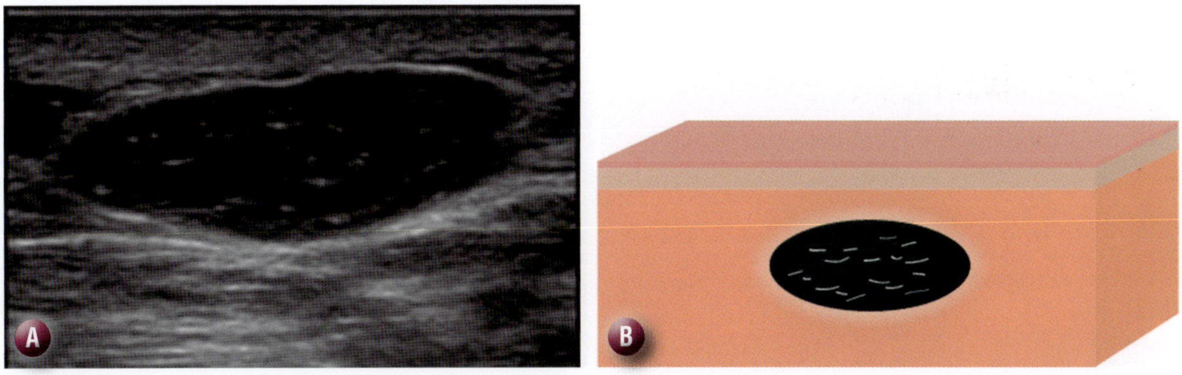

Figura 24.189. (A) Imagem ultrassonográfica de depósito de gel de poliacrilamida (hidrogel) no tecido celular subcutâneo. (B) Figura ilustrativa de um depósito de gel de poliacrilamida (hidrogel).
Fonte: Acervo da autoria do capítulo.

Óleo de silicone (ou silicone líquido)

Em procedimentos cosméticos, o silicone pode ser encontrado em duas formas: silicone puro ou óleo de silicone. No ultrassom, o silicone puro apresenta aspecto oval anecoico, que não muda de forma ou tamanho ao longo do tempo. Já o óleo de silicone (ou silicone líquido) aparece como um depósito contínuo hiperecogênico, formando uma camada logo abaixo da derme e causando um artefato específico de reverberação acústica posterior, com um padrão esbranquiçado de aspecto embaçado, denominado padrão "em tempestade de neve" (Figura 24.190). Mesmo que o silicone líquido não tenha sido injetado logo abaixo da derme, a capacidade migratória desse preenchedor permite que ele alcance as camadas mais superficiais, gerando um verdadeiro anteparo à passagem do som do ultrassom, não sendo possível a análise ultrassonográfica das estruturas mais profundas abaixo dele.

Complicações

O preenchedor ideal deve ser eficaz, não alergênico, não imunogênico, injetável com técnicas e resultados reproduzíveis, não cancerígeno, não teratogênico, não migratório, com bom custo-benefício, fisiológico e permanente.[4]

Infelizmente, esse preenchimento ideal não existe. E, embora haja relatos bem-sucedidos, à medida que o número de injeções aumenta, o número de complicações também aumenta.

A Food and Drug Administration (FDA) classifica os preenchedores cosméticos como "dispositivos", e não como medicamentos. Portanto, as mesmas precauções tomadas com próteses devem ser tomadas com os preenchedores.[5]

As complicações são mais frequentes em pacientes que já possuem preenchimento prévio (geralmente um permanente) e são injetadas por um segundo tipo de preenchimento, na mesma região anatômica. Os preenchedores à base de AH têm a qualidade muito benéfica de responder à hialuronidase, o que permite ao médico remover o material. No entanto, efeitos colaterais indesejados com preenchedores permanentes são muito mais difíceis de manejar, uma vez que a excisão total do produto nem sempre é possível.

Para fins didáticos, classificamos as complicações de acordo com o início dos sintomas em relação temporal ao momento da injeção. As complicações então são divididas em imediatas (até 24 horas após a aplicação do preenchedor), recentes ou precoces (entre 24 horas e 30 dias após a injeção) e tardias (de 30 dias a até mesmo anos após a injeção). Esta seção abordará as complicações em cujo diagnóstico e tratamento a ultrassonografia desempenha um papel importante, incluindo: dermatopatias, migração, reações de hipersensibilidade, nódulos inflamatórios (abscessos, granulomas e paniculite), nódulos não inflamatórios (acúmulo de produto) e complicações vasculares.

Dermatopatias

As dermatopatias associadas aos preenchimentos descritas na literatura são: dermatopatias do morfeia-*like* (esclerodermia cutânea) e dermatopatias angioedema-*like*. Estão associadas à injeção prévia de preenchedores permanentes, especialmente óleo de silicone, e podem aparecer meses ou anos após a injeção. Na ultrassonografia, a dermatopatia tipo morfeia mostra a presença do preenchedor, respeitando exatamente os limites da lesão cutânea, o que permite concluir que sua presença é a causa da lesão (Figura 24.191).

Migração de preenchimento

O material cosmético pode migrar para áreas adjacentes aos locais de injeção, causando áreas demasiadas ou massas palpáveis nas proximidades dos locais injetados. Além disso, é possível encontrar material de natureza sintética em linfonodos locais, próximos a áreas injetadas, em especial o óleo de silicone.

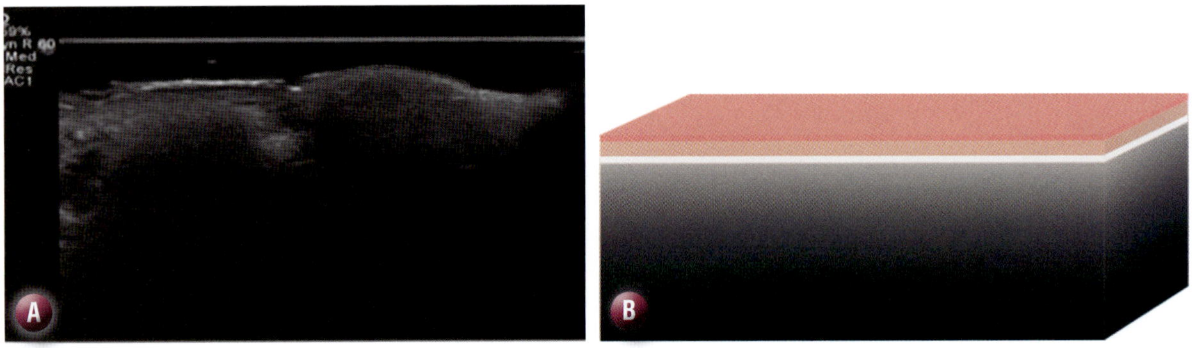

Figura 24.190. (A) Imagem ultrassonográfica do preenchedor à base de óleo de silicone, formando uma camada hiperecoica contígua, com ampla sombra acústica posterior com padrão em "tempestade de neve" ou "nevasca". (B) Figura ilustrativa de depósito de óleo de silicone. *Fonte:* Acervo da autoria do capítulo.

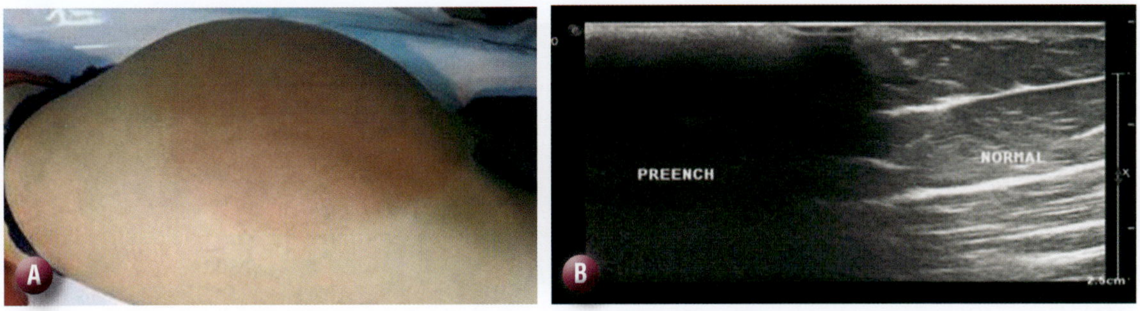

Figura 24.191. (A) Dermatopatia morfeia-*like*. (B) Limite entre a presença de óleo de silicone e a aparência habitual do tecido celular subcutâneo, em concordância com a imagem clínica (A).
Fonte: Acervo da autoria do capítulo.

□ Reações de hipersensibilidade

Essas reações podem aparecer logo após a injeção, ou semanas a meses depois, e incluem *rashes* eritematosos e edemas, precoces ou tardios. A ultrassonografia desempenha um papel importante na avaliação de edemas tardios, muitas vezes intermitentes e persistentes, uma vez que consegue definir se ainda existe produto no local afetado. Ao ultrassom, a característica comum em todos os casos de edema tardio é a presença do preenchedor, associado ao aumento da ecogenicidade e ao espessamento do tecido celular subcutâneo circunjacente (Figura 24.192). A não identificação de nódulos sólidos ou coleções líquidas exclui as hipóteses de outras reações adversas caracterizadas pela presença de nódulos, abscessos ou coleções.[6]

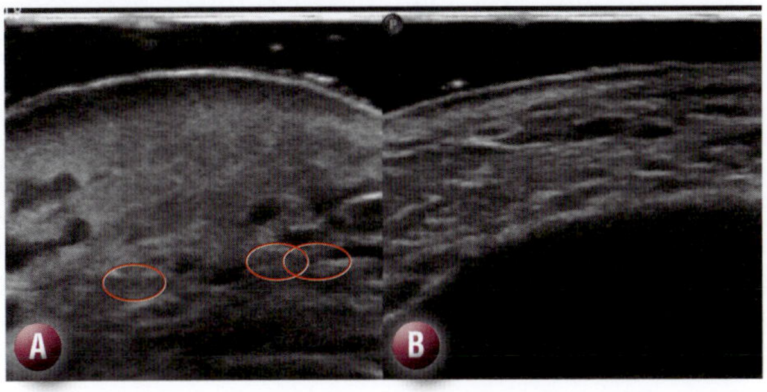

Figura 24.192. (A) Reação de hipersensibilidade: edema tardio da região infrapalpebral direita após injeção de ácido hialurônico (círculos vermelhos). (B) Imagem ultrassonográfica mostrou aumento da espessura e ecogenicidade da tela subcutânea dessa região.
Fonte: Acervo da autoria do capítulo.

□ Nódulos inflamatórios

Os nódulos inflamatórios podem ser classificados como reações adversas precoces ou tardias e são caracterizados pela presença de nódulos clinicamente palpáveis em associação a sinais flogísticos. Nódulos inflamatórios incluem abscessos, reações crônicas de corpo estranho (granulomas) e paniculite. O exame ultrassonográfico desempenha um papel importante nesses casos, uma vez que cada nódulo apresenta características ultrassonográficas específicas.

O abscesso pode ser uma complicação precoce ou tardia e, no ultrassom, é caracterizado como uma coleção líquida, com ou sem debris em suspensão, uniloculada ou multiloculada. No Doppler colorido, o abscesso apresenta aumento da vascularização circunjacente (Figura 24.193).

As reações crônicas de corpo estranho são complicações tardias, definidas como granulomas na histopatologia. À ultrassonografia, esses nódulos são caracterizados por nódulos ou formações expansivas mal definidas, isoecoicos ou hipoecoicos, com presença de vascularização de permeio e circunjacente à lesão, sugerindo a presença de formação neotecidual (Figura 24.194).

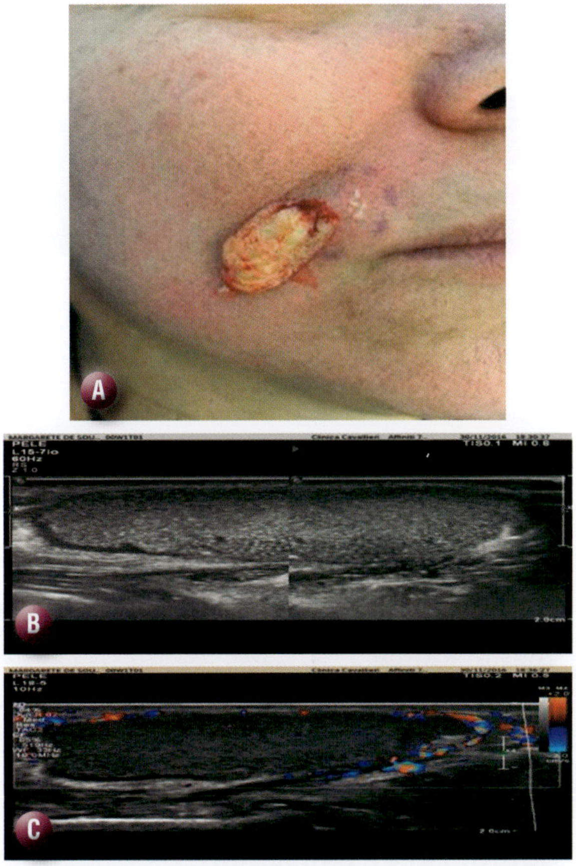

Figura 24.193. Abscesso. (A) Imagem clínica de um abscesso após injeção com ácido hialurônico. (B) Imagem ultrassonográfica referente à imagem clínica, demonstrando coleção líquido-espessa, bem definida, restrita ao subcutâneo, apresentando vascularização circunjacente ao Doppler colorido (C).
Fonte: Acervo da autoria do capítulo.

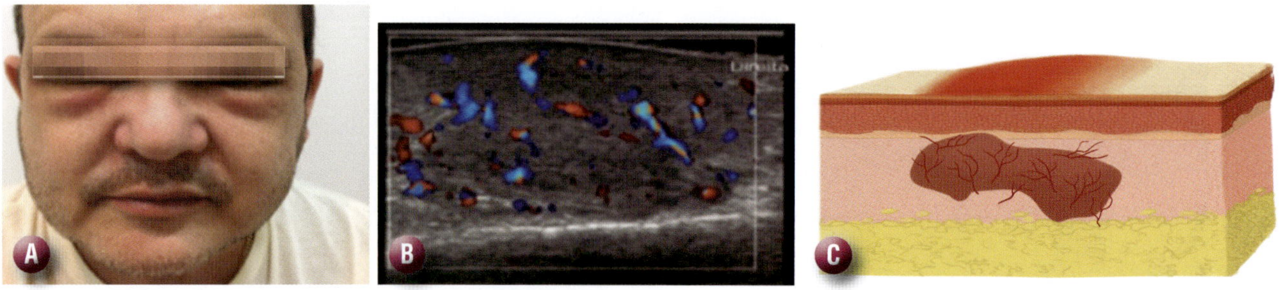

Figura 24.194. Reação de corpo estranho (diagnóstico de granuloma à histopatologia). (A) Foto do paciente apresentando nódulos endurecidos e eritematosos em ambas as regiões infrapalpebrais. (B) Ao ultrassom, os nódulos são caracterizados por formações sólidas mal definidas, contornos imprecisos, com presença de vascularização acentuada e de permeio à lesão. (C) Figura ilustrativa da aparência ultrassonográfica da lesão. *Fonte:* Acervo da autoria do capítulo.

Na ultrassonografia, a paniculite se apresenta como área focal de espessamento do tecido celular subcutâneo, com aumento da ecogenicidade e bandas anecoicas laminares de líquido na periferia dos lóbulos gordurosos. O ultrassom com Doppler colorido mostra aumento da vascularização da área e de suas vizinhanças (Figura 24.195).[7]

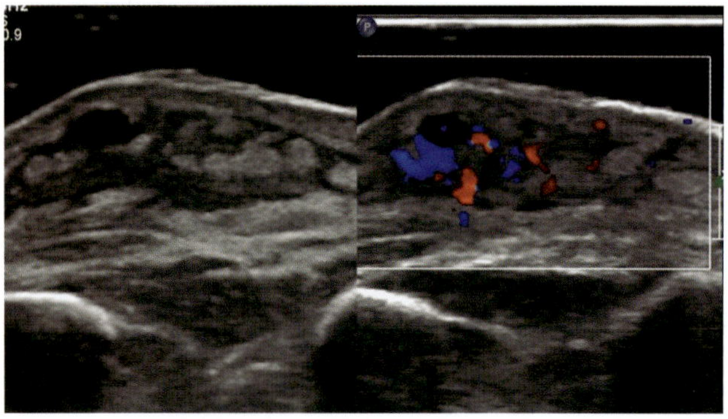

Figura 24.195. Paniculite. Imagem ultrassonográfica demonstrando espessamento do tecido celular subcutâneo, que se apresenta hiperecogênico, com fina lâmina de líquido circunjacente aos lóbulos de gordura. Ao Doppler colorido, observa-se aumento da vascularização da lesão. *Fonte:* Acervo da autoria do capítulo.

□ Nódulos não inflamatórios

Nódulos não inflamatórios são definidos como áreas de acúmulo de produto, sem sinais flogísticos associados. Geralmente referidos como *clumps* (aglomerados) na literatura, esses acúmulos podem ser uma consequência precoce de um *overfilling* (injeção de uma quantidade excessiva de material ou injeção muito superficial) ou de uma complicação tardia. Na ultrassonografia, esses nódulos mostram a presença do material apenas, configurando um nódulo palpável, sem aumento da vascularização ao Doppler colorido.

□ Complicações vasculares

As complicações vasculares são raras e incluem necrose no local da injeção, secundária à injeção intravascular do preenchedor. Atualmente, essas complicações têm sido relatadas na literatura após injeções de AH. As artérias mais afetadas são a artéria angular da prega nasolabial e a artéria supratroclear na região glabelar.[5]

A ultrassonografia com Doppler colorido e espectral pode ser uma ferramenta importante na detecção precoce da obstrução vascular, demonstrando alterações no padrão da vascularização, comparativamente ao lado contralateral. Em adição, se o preenchimento injetado foi AH, o ultrassom pode orientar a injeção de hialuronidase em topografia periarterial ou nos acúmulos de produto, melhorando o prognóstico do paciente.[8]

Fios de sustentação

Os fios de sustentação consistem em uma técnica alternativa a procedimentos mais invasivos, como um *lifting* facial, em razão do longo tempo de recuperação ou do custo dos procedimentos cirúrgicos associados. Essa técnica usa fios de sutura farpados que são introduzidos sob a pele, tracionando o tecido e determinando um efeito *lift*.

Os fios podem ser absorvíveis ou não absorvíveis. Os não absorvíveis tiveram vida curta, pois perderam a aprovação da FDA em 2007, em decorrência de sérias complicações associadas ao seu uso. No entanto, na prática diária do ultrassom de partes moles, ainda encontramos pacientes com esses fios não absorvíveis. Na ultrassonografia, os fios de sustentação aparecem como uma imagem linear ecogênica, formada por duas linhas ecogênicas paralelas, geralmente localizadas no tecido subcutâneo. Os fios não absorvíveis produzem sombra acústica posterior, enquanto as absorvíveis não a apresentam.

As complicações associadas aos fios incluem: assimetria, nodulações, processos infecciosos, ou rotura do fio. O ultrassom pode ser útil em quase todas as complicações, especialmente na identificação de fluidos ao redor do fio, sugerindo processo inflamatório, nódulos inflamatórios e localização de partes do fio após a ruptura.[9]

Conclusão

O ultrassom tem um papel importante na identificação de preenchedores cosméticos, bem como na caracterização dos efeitos adversos associados, fornecendo informações adicionais ao exame clínico e orientando para uma estratégia terapêutica precisa.

Referências Bibliográficas

• Anatomia da Face

1. Mendelson BC. Advances in the understanding of the surgical anatomy of the face. In: Eisenmann-Klein M, Neuhann-Lorenz C (ed.). Innovations in plastic and aesthetic surgery. New York: Springer Verlag; 2007. p. 141-145.
2. Mendelson BC, Wong CH. Chapter VI: Anatomy of the aging face. In: Neligan PC, Warren RJ (ed.). Plastic surgery: aesthetic. 3rd ed. New York (NY): Elsevier; 2012. v. 2, p. 78-92.
3. Cotofana S, Schenck TL, Trevidic P, Sykes J, Massey GG, Liew S et al. Midface: clinical anatomy and regional approaches with injectable fillers. Plast Reconstr Surg. 2015 Nov;136(5 Suppl):219S-234S.
4. Cotofana S, Fratila AA, Schenck TL, Redka-Swoboda W, Zilinsky I, Pavicic T. The anatomy of the aging face: a review. Facial Plast Surg. 2016 Jun;32(3):253-260 [Epub 2016 jun. 1]. doi: 10.1055/s-0036-1582234.
5. Rohrich RJ, Pessa JE. The retaining system of the face: histologic evaluation of the septal boundaries of the subcutaneous fat compartments. Plast Reconstr Surg. 2008;121(5):1804-1809.
6. Rohrich RJ, Pessa JE. The fat compartments of the face: anatomy and clinical implications for cosmetic surgery. Plast Reconstr Surg. 2007;119(7):2219-2227.
7. Cotofana S, Mian A, Sykes JM et al. An update on the anatomy of the forehead compartments. Plast Reconstr Surg. 2017;139(4):864e-872e.
8. Owsley JQ, Roberts CL. Some anatomical observations on midface aging and long-term results of surgical treatment. Plast Reconstr Surg. 2008;121:258-268.
9. Mendelson BC, Jacobson SR. Surgical anatomy of the mid-cheek: facial layers, spaces and mid-cheek segments. Clin Plast Surg. 2008;35:395-404.
10. Mitz V, Peyronie M. The superficial musculo-aponeurotic system (SMAS) in the parotid and cheek area. Plast Reconstr Surg. 1976;58(1):80-88.
11. Whitney ZB, Jain M, Zito PM. Anatomy, skin, superficial musculoaponeurotic system (SMAS) fascia. [Updated 2020 nov. 23]. In: StatPearls [Internet]. Treasure Island (FL): StatPearls Publishing; 2020 Jan.
12. Ghassemi A, Prescher A, Riediger D, Axer H. Anatomy of the SMAS revisited. Aesthetic Plast Surg. 2003;27(4):258-264.
13. Gladstone GJ, Myint S, Black EH, Brazzo BG, Nesi FA. Fundamentals of facelift surgery. Ophthalmol Clin North Am. 2005;18(2):311-317. VII.
14. Costin BR, Plesec TP, Sakolsatayadorn N, Rubinstein TJ, McBride JM, Perry JD. Anatomy and histology of the frontalis muscle. Ophthalmic Plast Reconstr Surg. 2015 Jan-Feb;31(1):66-72.
15. Abramo AC, Amaral TP, Lessio BP, Lima GA. Anatomy of forehead, glabellar, nasal and orbital muscles, and their correlation with distinctive patterns of skin lines on the upper third of the face: reviewing concepts. Aesthetic Plast Surg. 2016 Dec;40(6):962-971 [Epub 2016 oct. 14]. doi: 10.1007/s00266-016-0712-z.
16. Janis JE, Ghavami A, Lemmon JA, Leedy JE, Guyuron B. Anatomy of the corrugator supercilii muscle – Part I: Corrugator topography. Plast Reconstr Surg. 2007 Nov;120(6):1647-1653. doi: 10.1097/01.prs.0000282725.61640.e1. PMID: 18040200.
17. Singh V. Tratado de anatomia. 2. ed. Rio de Janeiro: Elsevier; 2019.
18. Gray H, Goss CM. Anatomia do Gray. 29. ed. Rio de Janeiro: Guanabara Koogan; 1977.
19. Knize DM. Conceitos anatômicos para procedimentos de elevação da sobrancelha. Plast Reconstr Surg. 2009;124(6):2118-2126.
20. Furnas DW. The retaining ligaments of the cheek. Plast Reconstr Surg. 1989 Jan;83(1):11-16. doi: 10.1097/00006534-198901000-00003. PMID: 2909050.
21. Stuzin JM, Baker TJ, Gordon HL et al. Extended SMAS dissection as an approach to midface rejuvenation. Clin Plast Surg. 1995; 22:295-311.
22. Alghoul M, Codner MA. Retaining ligaments of the face: review of anatomy and clinical applications. Aesthet Surg J. 2013;33:769.
23. Mendelson BC, Wong CH. Chapter VI: Anatomy of the aging face. In: Neligan PC, Warren RJ (ed.). Plastic surgery: aesthetic. 3rd ed. New York (NY): Elsevier; 2012. v. 2, p. 78-92.
24. Owsley JQ. Lifting the malar fat pad for correction of prominent nasolabial folds. Plast Reconstr Surg. 1993;91(3):463-474.
25. Rohrich RJ, Pessa JE. The fat compartments of the face: anatomy and clinical implications for cosmetic surgery. Plast Reconstr Surg. 2007;119(7):2219-2227.
26. Pilsl U, Anderhuber F, Rzany B. Anatomy of the cheek: implications for soft tissue augmentation. Dermatol Surg. 2012;38(7 Pt 2):1254-1262.
27. Gierloff M, Stöhring C, Buder T, Wiltfang J. The subcutaneous fat compartments in relation to aesthetically important facial folds and rhytides. J Plast Reconstr Aesthet Surg. 2012;65(10):1292-1297.
28. Kruglikov I, Trujillo O, Kristen Q, Isac K, Zorko J, Fam M et al. The facial adipose tissue: a revision. Facial Plast Surg. 2016 Dec;32(6):671-682 [Epub 2016 dec. 29]. doi: 10.1055/s-0036-1596046.
29. Cotofana S, Gotkin RH, Frank K, Koban KC, Targosinski S, Sykes JM et al. The functional anatomy of the deep facial fat compartments: a detailed imaging-based investigation. Plast Reconstr Surg. 2019 Jan;143(1):53-63.
30. Cotofana S, Lachman N. Anatomy of the facial fat compartments and their relevance in aesthetic surgery. J Dtsch Dermatol Ges. 2019 Apr;17(4):399-413 [Epub 2019 jan. 30]. doi: 10.1111/ddg.13737.
31. Bichat MFX. Anatomie generale appliquèe a la physiologie at a la medecine. Anatomie Gen. 1801;1:202.
32. Cotofana S, Schenck TL, Trevidic P et al. Midface: anatomia clínica e abordagens regionais com enchimentos injetáveis. Plast Reconstr Surg. 2015;136(5 Suppl):219S-234S.
33. Pitanguy I, Ramos AS. The frontal branch of the facial nerve. Plastic and Reconstructive Surgery. 1966;38(4):352-356.
34. Cotofana S, Alfertshofer M, Schenck TL, Bertucci V, Beleznay K, Ascher B et al. Anatomy of the superior and inferior labial arteries revised: an ultrasound investigation and implication for lip volumization. Aesthet Surg J. 2020 Nov 19;40(12):1327-1335.
35. Singh V. Tratado de anatomia humana. 2. ed. Rio de Janeiro: Elsevier; 2019. cap. 65, p. 900-907.
36. Gray H, Goss CM. Anatomia. 29. ed. Rio de Janeiro: Guanabara-Koogan; 1977. cap. 8, p. 462-546.
37. Singh V. Tratado de anatomia humana. 2. ed. Rio de Janeiro: Elsevier; 2019. cap. 60, p. 835-856.
38. Gosling J, Harris P, Humpherson J et al. Human anatomy: color atlas and textbook. 6th ed. Elsevier; 2017. chap. 7, p. 324-346.
39. Andrade M, Jacomo AL. Anatomy of the human lymphatic system. In: Leong SPL (ed.). Cancer metastasis and the lymphovascular system: basis for rational therapy. Cancer Treatment and Research. Boston (MA): Springer; 2007. v. 135.
40. Sociedade Brasileira de Anatomia. Terminologia anatômica. São Paulo: Manole; 2001.
41. Rohrich RJ, Arbique GM, Wong C, Brown S, Pessa JE. The anatomy of suborbicularis fat: implications for periorbital rejuvenation. Plast Reconstr Surg. 2009;124:946-951.

• Abordagem e Diferenças da Face Masculina para Tratamento com Preenchimentos e Toxina Botulínica

1. https://www.plasticsurgery.org/documents/News/Statistics/2019/plastic-surgery-statistics-full-report-2019.pdf.
2. Avelar LET, Cardoso MA, Bordoni LS, Avelar LM, Avelar JVM. Aging and sexual differences of the human skull. Plastic and Reconstructive Surgery – Global Open. 2017;5(4):e1297. doi: 10.1097/gox.0000000000001297.
3. Kane MA, Brandt F, Rohrich RJ, Narins RS et al. Evaluation of variable-dose treatment with a new U.S. botulinum toxin type A (Dysport) for correction of moderate to severe glabellar lines: results from a phase III, randomized, double-blind, placebo-controlled study. Plast Reconstr Surg. 2009;124:1619-1629.
4. Braz A, Humphrey S, Weinkle S, Yee GJ, Remington BK, Lorenc ZP, Garcia P. Lower face. Plastic and Reconstructive Surgery. 2015;136:235S-257S. doi: 10.1097/prs.0000000000001836.
5. Trévidic P, Sykes J, Criollo-Lamilla G. Anatomy of the lower face and botulinum toxin injections. Plastic and Reconstructive Surgery. 2015;136:84S-91S. doi: 10.1097/prs.0000000000001787.

6. Garvin HM, Ruff CB. Sexual dimorphism in skeletal brow ridge and chin morphologies determined using a new quantitative method. Am J Phys Anthropol. 2012;147(4):661-670.
7. https://www.asds.net/_Media.aspxid=9449. [Acesso em 2 mar. 2017].
8. MAP 2.0 – Managing Aesthetics Patients; Agosto de 2018. p. 15-99.

• Ácido Hialurônico – Considerações Gerais e Diferentes Técnicas de Aplicação

1. Beer K, Solish N. Hyaluronics for soft tissue augmentation: practical considerations and technical recommendations. J Drugs Dermatol. 2009;12(8):1086-1091.
2. Kablik J, Monheit GD, Yu L, Chang G, Gershkovich J. Comparative physical properties of hyaluronic acid dermal fillers. Dermatol Surg. 2009;35:302S-312S.
3. Sandoval MHL, Ayres E. Preenchedores. 1. ed. Rio de Janeiro: GEN – Grupo Editorial Nacional Participações; 2013.
4. Birkinshaw C, Collins MN. Physical properties of cross-linked hyaluronic acid hydrogels. J Mater Sci Mater Med. 2008;19:3335-3343.
5. Edsman K, Nord LI, Öhrlund A, Lärkner H, Kenne AH. Gel properties of hyaluronic acid dermal fillers. Dermatol Surg. 2012;38:1170-1179.

• Ácido Hialurônico: Preenchimento do Terço Superior

1. Coimbra DDA, Oliveira BS. Supra-auricular lifting with fillers: new technique. Surgical & Cosmetic Dermatology. 2016;8(4).
2. Cotofana S, Fratila AA, Schenck TL, Redka-Swoboda W, Zilinsky I, Pavicic T. The anatomy of the aging face: a review. Facial Plastic Surgery (FPS). 2016;32(3):253-260.
3. Cotofana S, Mian A, Sykes JM, Redka-Swoboda W, Ladinger A, Pavicic T et al. An update on the anatomy of the forehead compartments. Plast Reconstr Surg. 2017;139(4):864e-872e.
4. Scheuer III JF, Sieber DA, Pezeshk RA, Gassman AA, Campbell CF, Rohrich RJ. Facial danger zones: techniques to maximize safety during soft-tissue filler injections. Plast Reconstr Surg. 2017; 139(5):1103-1108.
5. Carruthers J, Carruthers A. Volumizing the glabella and forehead. Dermatologic Surgery. 2010;36:1905-1909.
6. Sahan A, Karaosmanoglu N, Cetinkaya PO. A new three-point filler technique to maximize safety for the correction of glabellar rhytids: evaluation of 50 patients. J Cosmet Dermatol. 2020.
7. Raspaldo H. Temporal rejuvenation with fillers: global faceculpture approach. Dermatologic Surgery. 2012;38:261-265.
8. Cotofana S, Gaete A, Hernandez CA, Casabona G, Bay S, Pavicic T et al. The six different injection techniques for the temple relevant for soft-tissue filler augmentation procedures: clinical anatomy and danger zones. J Cosmet Dermatol. 2020;19(7):1570-1579.

• Ácido Hialurônico: Preenchimento de Terço Inferior

1. Thayer ZM, Dobson SD. Geographic variation in chin shape challenges the universal facial attractiveness hypothesis. PLoS One. 2013;8:e60681.
2. Naini FB, Donaldson AN, McDonald F, Cobourne MT. Assessing the influence of chin prominence on perceived attractiveness in the orthognathic patient, clinician and layperson. Int J Oral Maxillofac Surg. 2012;41:839-846.8.
3. Bae JM, Lee DW. Three-dimensional remodeling of young Asian women's faces using 20 mg/mL smooth, highly cohesive, viscous hyaluronic acid fillers: a retrospective study of 320 patients. Dermatol Surg. 2013;39:1370-1375.
4. Vazirnia A, Braz A, Fabi SG. Nonsurgical jawline rejuvenation using injectable fillers. J Cosmet Dermatol. 2019;00:1-8.
5. Braz A, Sakuma T. Atlas de anatomia e preenchimento global da face. 1. ed. Guanabara Koogan; 2017. ISBN: 978-85-277-3221-5.
6. Maio M. Ethnic and gender considerations in the use of facial injectables: male patients. American Society of Plastic Surgeons. 2015;136(5 Suppl).
7. Wilson MJV, Jones IT, Butterwick K, Fabi SG. Role of non-surgical chin augmentation in full face rejuvenation: a review and our experience. Dermatol Surg. 2018;44(7):985-993.
8. Schenck TL, Koban KC, Schlattau A et al. The functional anatomy of the superficial fat compartments of the face: a detailed imaging study. Plast Reconstr Surg. 2018;141(6):1351-1359.
9. Cotofana S, Lachman N. Anatomy of the facial fat compartments and their relevance in aesthetic surgery. Journal of the German Society of Dermatology. 2019:399-413.
10. Avelar LET et al. Aging and sexual differences of the human skull. Plast Reconst Surg – Global Open. 2017.
11. Hamilton WJ. Tratado de anatomia humana. Editora Interamericana. ISBN: 85-201-0066-X.
12. Lambros V. Models of facial aging and implications for treatment. Clin Plastic Surg. 2008;35:319-327.
13. Louarn CL, Buthiau D, Buis J. Structural aging: the facial recurve concept. Aesth Plast Surg. 2007;31:213-218.
14. Frisenda JL, Nassif PS. Correction of the lower face and neck. Facial Plast Surg. 2018;34(5):480-487.
15. Ramanadham SR, Rohrich RJ. Newer understanding of specific anatomic targets in the aging face as applied to injectables – Superficial and deep facial fat compartments: an evolving target for site-specific facial augmentation. Plastic and Reconstructive Surgery. 2015 Nov(Suppl).
16. Suwanchinda A, Rudolph C, Hladik C, Webb KL, Custozzo A, Muste J et al. The layered anatomy of the jawline. J Cosmet Dermatol. 2018;17:625-631.
17. Braz A et al. Lower face: clinical anatomy and regional approaches with injectable fillers. Plast Reconst Surg. 2015 Nov;136(5 Suppl):235-257.
18. Hussain G, Manktelow RT, Tomat LR. Depressor labii inferioris resection: an effective treatment for marginal mandibular nerve paralysis. Br J Plast Surg. 2004;57:502-510.
19. Choi YJ, Kim JS, Gil YC et al. Anatomical considerations regarding the location and boundary of the depressor anguli oris muscle with reference to botulinum toxin injection. Plast Reconstr Surg. 2014;134:917-921.
20. Hur MS, Kim HJ, Choi BY et al. Morphology of the mentalis muscle and its relationship with the orbicularis oris and incisivus labii inferioris muscles. J Craniofac Surg. 2013;24:602-604.
21. Hwang K, Kim JY, Lim JH. Anatomy of the platysma muscle. The Journal of Craniofacial Surgery. 2017 Mar;28(2).
22. Standring S. Gray's anatomy: the anatomical basis of clinical practice. 39th ed. Philadelphia (PA): Elsevier; 2005. p. 535-536.
23. Marur T, Tuna Y, Demirci S. Facial anatomy. Clin Dermatol. 2014;32:14-23.
24. Lee JY, Kim JN, Yoo JY et al. Topographic anatomy of the masseter muscle focusing on the tendinous digitation. Clin Anat. 2012;25:889-892.
25. Sickels JE. Management of parotid gland and duct injuries. Oral Maxillofac Surg Clin North Am. 2009;21(2):243-246.
26. Almukhtar RM, Fabi SG. The masseter muscle and its role in facial contouring, aging and quality of life: a literature review. Plast Reconstr Surg. 2019;143(1):39e-48e.
27. Reece EM, Pessa JE, Rohrich RJ. The mandibular septum: anatomical observations of the jowls in aging-implications for facial rejuvenation. Plast Reconstr Surg. 2008;121:1414-1420.
28. Mendelson BC, Freeman ME, Wu W, Huggins RJ. Surgical anatomy of the lower face: the premasseter space, the jowl and the labiomandibular fold. Springer Science Business Media – LLC; 2007.
29. Kruglikov I, Trujillo O, Kristen Q, Isac K, Zorko J, Fam M et al. The facial adipose tissue: a revision. Facial Plast Surg. 2016;32:671-682.
30. Ghassemi A, Prescher A, Riediger D, Axer H. Anatomy of the SMAS revisited. Aesthetic Plast Surg. 2003;27(4):258-264.
31. Wan D, Amirlak B, Giessler P et al. The differing adipocyte morphologies of deep versus superficial midfacial fat compartments: a cadaveric study. Plast Reconstr Surg. 2014;133:615e-622e.
32. Rohrich RJ, Pessa JE, Ristow B. The youthful cheek and the deep medial fat compartment. Plast Reconstr Surg. 2008;121:2107-2112.
33. Cotofana S, Lachman N. Arteries of the face and their relevance for minimally invasive facial procedures: an anatomical review. American Society of Plastic Surgeons. 2019;143(2):416-426.
34. Sobotta J. Atlas de anatomia humana. 21. ed. Rio de Janeiro: Guanabara Koogan; 2000.
35. Lee HJ, Won SY, Jehoon O et al. The facial artery: a comprehensive anatomical review. Clin Anat. 2018:99-108.

36. Markiewicz MR, Ord R, Fernandes RP. Local and regional flap reconstruction of maxillofacial defects. In: Brennan PA, Schliephake H, Ghali GE, Cascarini L (ed.). Maxillofacial surgery. 3rd ed. London (UK): Churchill Livingstone; 2017. p. 616-635.
37. Sykes JM, Suárez GA, Trevidic P, Cotofana S, Moon HJ. Applied facial anatomy. In: Azizzadeh B, Murphy MR, Johnson CM, Massry GG, Fitzgerald R (ed.). Master techniques in facial rejuvenation. 2nd ed. London (UK): Elsevier; 2018. chap. 2, p. 6-14.
38. Wilson MJV, Jones IT, Butterwick K, Fabi SG. Role of non-surgical chin augmentation in full face rejuvenation: a review and our experience (American Society for Dermatologic Surgery published by Wolters Kluwer Health). Dermatol Surg. 2018;44:985-993.
39. Pilsl U, Anderhuber F. The chin and adjacent fat compartments. Dermatol Surg. 2010;36:214-218.
40. Sykes JM, Suárez GA. Chin advancement, augmentation and reduction as adjuncts to rhinoplasty. Clin Plast Surg. 2016;43:295-306.
41. Silver W, Athre R, De Joseph LM. Mandibular augmentation. In: Thomas JR (ed.). Advanced therapy in facial plastic and reconstructive surgery. Shelton (CT): People's Medical Publishing House – USA; 2010. p. 503-511.
42. Swift A, Remington K. BeautiPHIcation™: a global approach to facial beauty. Clin Plast Surg. 2011;38:347-377.

• Ácido Hialurônico: Preenchimento da Região Infraorbitária

1. Cotofana S, Schenck TL, Trevidic P, Sykes J, Massry GG, Liew S et al. Midface: clinical anatomy and regional approaches with injectable fillers. Plast Reconstr Surg. 2015;136(5 Suppl):219S--234S.
2. Lipp M, Weiss E. Nonsurgical treatments for infraorbital rejuvenation: a review. Dermatol Surg. 2019;45(5):700-710.
3. Stutman RL, Codner MA. Tear trough deformity: review of anatomy and treatment options. Aesthet Surg J. 2012;32(4):426-440.
4. Woodward J. Review of periorbital and upper face: pertinent anatomy, aging, injection techniques, prevention, and management of complications of facial fillers. J Drugs Dermatol. 2016 Dec 1;15(12):1524-1531.
5. Lee JH, Hong G. Definitions of groove and hollowness of the infraorbital region and clinical treatment using soft-tissue filler. Arch Plast Surg. 2018;45(3):214-221.
6. Cotofana S, Fratila AA, Schenck TL, Redka-Swoboda W, Zilinsky I, Pavicic T. The anatomy of the aging face: a review. Facial Plast Surg. 2016;32(3):253-260.
7. Freytag DL, Frank K, Haidar R, Rudolph C, Muste J, Schenck TL et al. Facial safe zones for soft tissue filler injections: a practical guide. J Drugs Dermatol. 2019;18(9):896-902.Zein M, Tie--Shue R, Pirakitikulr N, Lee WW. Complications after cosmetic periocular filler: prevention and management. Plast Aesthet Res. 2020;7:44.
8. Signorini M, Liew S, Sundaram H, De Boulle KL, Goodman GJ, Monheit G et al; Global Aesthetics Consensus Group. Global aesthetics consensus: avoidance and management of complications from hyaluronic acid fillers-evidence and opinion-based review and consensus recommendations. Plast Reconstr Surg. 2016;137(6):961e-971e.
9. De Maio M, De Boulle K, Braz A, Rohrich RJ; Alliance for the Future of Aesthetics Consensus Committee. Facial assessment and injection guide for botulinum toxin and injectable hyaluronic acid fillers: focus on the midface. Plast Reconstr Surg. 2017;140(4):540e-550e.
10. Michaud T. Rheology of hyaluronic acid and dynamic facial rejuvenation: topographical specificities. J Cosmet Dermatol. 2018;17(5):736-743.
11. Hirmand H. Anatomy and nonsurgical correction of the tear trough deformity. Plast Reconstr Surg. 2010;125(2):699-708.
12. Urdiales-Gálvez F, Farollch-Prats L. Management of tear trough with hyaluronic acid fillers: a clinical-practice dual approach. Clin Cosmet Investig Dermatol. 2021;14:467-483.
13. Anido J, Fernández JM, Genol I, Ribé N, Sevilla GP. Recommendations for the treatment of tear trough deformity with cross-linked hyaluronic acid filler. J Cosmet Dermatol. 2021;20(1):6-17.
14. Pavicic T, Webb KL, Frank K, Gotkin RH, Tamura B, Cotofana S. Arterial wall penetration forces in needles versus cannulas. Plast Reconstr Surg. 2019;143(3):504e-512e.

• Ácido Hialurônico: Preenchimento do Lóbulo da Orelha

1. Heathcote JA. Why do old men have big ears? BMJ. 1995;311:1668.
2. Tan R, Osman V, Tan G. Ear size as a predictor of chronological age. Abstrato Arch Gerontol Geriatr. 1997 Sep-Oct;25(2):187-191.

• Ácido Hialurônico: Preenchimento de Contorno Nasal

1. Tamura BM. Anatomia da face aplicada aos preenchedores e à toxina botulínica – Parte II. Surg Cosmet Dermatol. 2010;2(3):205-214.
2. Ozturk CN, Larson JD, Ozturk C, Zins JE. The SMAS and fat compartments of the nose: an anatomical study. Aesth Plast Surg. 2013;37:11-15.
3. Maio M, Rzany B. Injectable fillers in aesthetic medicine. Heidelberg (Berlin): Springer-Verlag; 2006.
4. Tamura BM. Anatomia da face aplicada aos preenchedores e à toxina botulínica – Parte I. Surg Cosmet Dermatol. 2010;2(3):195-204.
5. Salasche S, Bernstein G, Senkarik M. Surgical anatomy of the skin. Appleton & Lange; 1988. p. 200-215.
6. Redaelli A, Limardo P. Minimally invasive procedures for nasal aesthetics. J Cutan Aesthet Surg. 2012;5(2):115-120.
7. Rokhsar C, Ciocon DH. Nonsurgical rhinoplasty: an evaluation of injectable calcium hydroxylapatite filler for nasal contouring. Dermatol Surg. 2008;34(7):944-946.
8. Kim P, Ahn JT. Structured non-surgical Asian rhinoplasty. Aesth Plast Surg. 2011.
9. Meneghini P, Biondi P. Nasal analysis, clinical facial analysis. Heidelberg (Berlin): Springer-Verlag; 2012. p. 73-106.
10. Carruthers A, Carruthers J. Técnicas de preenchimento. Rio de Janeiro: Elsevier (traduzido); 2005.
11. Redaelli A. Medical rhinoplasty with hyaluronic acid and botulinum toxin A: a very simple and quite effective technique. J Cosmet Dermatol. 2008;7:210-220.
12. Coleman SR, Saboeiro A, Sengelmann R. Comparison of lipoatrophy and aging: volume deficits in the face. Aesthet Plast Surg. 2009;33:14-21.
13. Pessa JE, Rohrich RJ. Aging changes of the midfacial fat compartments: a computed tomographic study. 2011.
14. Maio M. The minimal approach: an innovation in facial cosmetic procedures. Aesth Plast Surg. 2004;28:295-300.
15. Tzikas TL. A 52-month summary of results using calcium hydroxylapatite for facial soft tissue augmentation. Dermatol Surg. 2008;34:S9-S15.
16. Raspaldo H. Volumizing effect of a new hyaluronic acid subdermal filler: a retrospective analysis based on 102 cases. J Cosmet Laser Ther. 2008;10:134-142.
17. Sapijaszko MJA. Dermal fillers: ever expanding options for esthetic use. Skin Therapy. 2007;12:4-7.
18. Carruthers J, Carruthers A, Tezel A, Kraemer J, Craik L. Volumizing with a 20 mg/mL smooth, highly cohesive, viscous hyaluronic acid filler and its role in facial rejuvenation therapy. Dermatol Surg. 2010;36:1886-1892.
19. Carruthers J, Carruthers A. Facial sculpting and tissue augmentation. Dermatol Surg. 2005;31:1604-1612.
20. Bergeret-Galley C. Choosing injectable implants according to treatment area: the European experience. Facial Plast Surg. 2009;25:135-142.
21. Prager W, Wissmueller E, Havermann I, Bee EK, Howell DJ, Zschocke I, Simon J. A prospective, split-face, randomized, comparative study of safety and 12-month longevity of three formulations of hyaluronic acid dermal filler for treatment of nasolabial folds. Dermatol Surg. 2012;38:1143-1150.
22. Rzany B, Cartier H, Kestemont P, Trevidic P, Sattler G, Kerrouche N et al. Full face rejuvenation using a range of hyaluronic acid fillers: efficacy, safety and patient satisfaction over 6 months. Dermatol Surg. 2012;38:1153-1161.

• Estimulação Dérmica com Ácido Hialurônico: Aplicação Facial e Corporal

1. Distante F, Pagani V, Bonfigli A. Stabilized HA of non-animal origin for rejuvenating the skin of the upper arm. Dermatol Surg. 2009;35:389-394. doi: 10.1111/j.1524-4725.2008.01051.x.

2. Reuther T, Bayrhammer J, Kerscher M. Effects of a three-session skin rejuvenation treatment using stabilized HA-based gel of non--animal origin on skin elasticity: a pilot study. Arch Dermatol Res. 2010;302:37-45. doi: 10.1007/s00403-009-0988-9.
3. Wang F, Garza LA, Kang S, Varani J, Orringer JS, Fisher GJ, Voorhees JJ. In vivo stimulation of de novo collagen production caused by cross-linked HA dermal filler injections in photodamaged human skin. Arch Dermatol. 2007;143:155-163.
4. Streker M, Reuther T, Krueger N, Kerscher M. Stabilized HA-based gel of non-animal origin for skin rejuvenation: face, hand and decolletage. J Drugs Dermatol. 2013;12(9):990-994.
5. Williams S, Tamburic S, Stensvik H, Weber M. Changes in skin physiology and clinical appearance after microdroplet placement of HA in aging hands. J Cosmet Dermatol. 2009;8:216-225.
6. Talwar HS, Griffiths CE, Fisher GJ, Hamilton TA, Voorhees JJ. Reduced type I and type III procollagens in photodamaged adult human skin. J Invest Dermatol. 1995;105:285-290.
7. Edsman K, Nord LI, Ohrlund A, Larkner H, Kenne AH. Gel properties of HA dermal fillers. Dermatol Surg. 2012;38:1170-1179. doi: 10.1111/j.1524- 4725.2012.02472.x.
8. Kablik J, Monheit GD, Yu YL, Chang G, Gershkovich J. Comparative physical properties of hyaluronic acid dermal fillers. Dermatol Surg. 2009;35:302-312. doi: 10.1111/j.1524-4725.2008.01046.x.
9. Succi IB, Silva RT, Orofino-Costa R. Rejuvenation of periorbital area: treatment with an injectable non-animal non-crosslinked glycerol added HA preparation. Dermatol Surg. 2012;38:192-198. doi: 10.1111/j.1524-4725.2011.02182.x.
10. Gubanova EI, Starovatova PA, Rodina MY. 12-month effects of stabilized HA gel compared with saline for rejuvenation of aging hands. J Drugs Dermatol. 2015;14(3):288-295.
11. Ribé A, Ribé N. Neck skin rejuvenation: histological and clinical changes after combined therapy with a fractional non-ablative laser and stabilized HA-based gel of non-animal origin. J Cosmet Laser Ther. 2011;13:154-161.
12. Kerscher M, Bayrhammer J, Reuther T. Rejuvenating influence of a stabilized HA-based gel of non-animal origin on facial skin aging. Dermatol Surg. 2008;34:720-726. doi: 10.1111/j.1524-4725.2008.34176.x.
13. Fabi SG, Goldman MP. Hand rejuvenation: a review and our experience. Dermatol Surg. 2012;38:1112-1127. doi: 10.1111/j.1524-4725.2011.02291.x.

• Ácido Poli-L-Láctico: Aplicação Facial e Corporal

1. Beer K. Dermal fillers and combinations of fillers for facial rejuvenation. Dermatol Clin. 2009;27(4):427-432.
2. Goldman MP. Cosmetic use of poly-L-lactic acid: my technique for success and minimizing complications. Dermatol Surg. 2011;37(5):688-693.
3. Sharabi SE, Hatef DA, Koshy JC, Hollier Jr LH, Yaremchuk MJ. Mechanotransduction: the missing link in the facial aging puzzle? Aesthetic Plast Surg. 2010;34(5):603-611.
4. Shaw Jr RB, Kahn DM. Aging of the midface bony elements: a three-dimensional computed tomographic study. Plast Reconstr Surg. 2007;119(2):675-681 [discussion 82-3].
5. Haddad A, Kadunc BV, Guarnieri C, Noviello JS, Cunha MG, Parada MB Conceitos atuais no uso do ácido poli-L-láctico para rejuvenescimento facial: revisão e aspectos práticos. Surg Cosmet Dermatol. 2017;9(1):60-71.
6. Baumann L. Skin ageing and its treatment: review article. J Pathol. 2007;211(2):241-251.
7. Krieg T, Aumailley M, Koch M, Chu M, Uitto J. Collagens, elastic fibers and other extracellular matrix proteins of the dermis. In: Goldsmith LA, Katz SI, Gilchrest BA et al (ed.). Fitzpatrick's dermatology in general medicine. 8th ed. New York (NY): McGraw-Hill Companies; 2012. p. 666-691.
8. Varani J, Dame MK, Rittie L, Fligiel SEG, Kang S, Fisher GJ et al. Decreased collagen production in chronologically aged skin: roles of age-dependent alteration in fibroblast function and defective mechanical stimulation. Am J Pathol. 2006;168(6):1861-1868.
9. El-Domyati M, Attia S, Saleh F, Brown D, Birk DE, Gasparro F et al. Intrinsic aging vs. photoaging: a comparative histopathological, immunohistochemical and ultrastructural study of skin. Exp Dermatol. 2002;11(5):398-405.
10. Quan T, Shao Y, He T, Voorhees JJ, Fisher GJ. Reduced expression of connective tissue growth factor (CTGF/CCN2) mediates collagen loss in chronologically aged human skin. J Invest Dermatol. 2010;130(2):415-424.
11. Bassichis B, Blick G, Conant M, Condoluci D, Echavez M, Eviatar J et al. Injectable poly-L-lactic acid for human immunodeficiency virus-associated facial lipoatrophy: cumulative year 2 interim analysis of an open-label study (FACES). Dermatol Surg. 2012;38(7 Pt 2):1193-1205.
12. Fitzgerald R, Vleggaar D. Facial volume restoration of the aging face with poly-L-lactic acid. Dermatol Ther. 2011;24(1):2-27.
13. Vleggaar D. Soft-tissue augmentation and the role of poly-L-lactic acid. Plast Reconstr Surg. 2006;118(3 Suppl):46S-54S.
14. Lam SM, Azizzadeh B, Graivier M. Injectable poly-L-lactic acid (Sculptra): technical considerations in soft-tissue contouring. Plast Reconstr Surg. 2006;118(3 Suppl):55S-63S.
15. Lacombe V. Sculptra: a stimulatory filler. Facial Plast Surg. 2009;25(2):95-9.18.
16. Hoffman AS. Hydrogels for biomedical applications. Adv Drug Deliv Rev. 2002;54(1):3-12.
17. Griffith LG. Polymeric biomaterials. Acta Materialia. 2000;48(1): 263-277.
18. Gupta AP, Kumar V. New emerging trends in synthetic biodegradable polymers – Polylactide: a critique. European Polymer Journal. 2007;43(10):4053-4074.
19. Stein P, Vitavska O, Kind P, Hoppe W, Wieczorek H, Schurer NY. The biological basis for poly-L-lactic acid-induced augmentation. J Dermatol Sci. 2015;78:26-33.
20. Schierle CF, Casas LA. Non-surgical rejuvenation of the aging face with injectable poly-L-lactic acid for restoration of soft-tissue volume. Aesthet Surg J. 2011;31(1):95-109.
21. Goldberg D, Guana A, Volk A, Daro-Kaftan E. Single-arm study for the characterization of human tissue response to injectable poly--L-lactic acid. Dermatol Surg. 2013;39:915-922.
22. Lowe NJ. Optimizing poly-L-lactic acid use. J Cosmet Laser Ther. 2008;10(1):43-46.22.
23. Bauer U, Graivier MH. Optimizing injectable poly-L-lactic acid administration for soft-tissue augmentation: the rationale for three treatment sessions. Can J Plast Surg. 2011;19(3):e22-27.
24. Rhoda S, Narins MD. Minimizing adverse events associated with poly-L-lactic acid injection. Dermatol Surg. 2008;34(Suppl 1):S100-104.
25. Vleggaar D, Fitzgerald R, Lorenc ZP, Andrews JT, Butterwick K, Comstock J et al. Consensus recommendations on the use of injectable poly-L-lactic acid for facial and non-facial volumization. J Drugs Dermatol. 2014;13(4 Suppl):s44-51.
26. Alessio R, Rzany B, Eve L, Grangier Y, Herranz P, Olivier-Masveyraud F et al. European expert recommendations on the use of injectable poly-L-lactic acid for facial rejuvenation. J Drugs Dermatol. 2014;13(9):1057-1066.
27. Baumann K, Alm J, Norberg M, Ejehorn M. Immediate use after reconstitution of a biostimulatory poly-L-lactic acid injectable implant. J Drugs Dermatol. 2020;19(12):1199-1203.
28. Bravo BSF, Carvalho RM. Safety in immediate reconstitution of poly-L-lactic acid for facial biostimulation treatment. J Cosmet Dermatol. 2020;00:1-4.
29. Salles AG, Lotierzo PH, Gimenez R, Camargo CP, Ferreira MC. Evaluation of the poly-L-lactic acid implant for treatment of the nasolabial fold: 3-year follow-up evaluation. Aesthetic Plast Surg. 2008;32(5):753-756.
30. Cotofana S, Lachman N. Anatomy of the facial fat compartments and their relevance in aesthetic surgery. J Dtsch Dermatol Ges. 2019;17(4):399-413.
31. Palm MD, Woodhall KE, Butterwick KJ, Goldman MP. Cosmetic use of poly-L-lactic acid: a retrospective study of 130 patients. Dermatol Surg. 2010;36(2):161-170.
32. Sherman RN. Sculptra: the new three-dimensional filler. Clin Plast Surg. 2006;33(4):539-550.
33. Fitzgerald R. Advanced techniques for Sculptra. J Drugs Dermatol. 2009;8(Suppl 4):17-20.
34. Jerdan K, Fabi S. A non-invasive approach to off-face skin laxity and tightening: a review of the literature. Semin Cutan Med Surg. 2015;34(3):118-128.
35. Haddad A, Menezes A, Guarnieri C, Coimbra D, Ribeiro E, Sarubi J et al. Recommendations on the use of injectable poly-L-lactic acid for skin laxity in off-face areas. J Drugs Dermatol. 2019 Sep 1;18(9):929-935.

36. Jabbar A, Arruda S, Sadick N. Off face usage of poly-L-lactic acid for body rejuvenation. J Drugs Dermatol. 2017 May 1;16(5):489-494.
37. Cunha MG, Daza F, Rezende FC et al. Poly-L-lactic acid injections in sagging body skin. Surg Cosmet Dermatol. 2016;8:322-327.
38. Vleggaar D, Fitzgerald R, Lorenc P. Understanding, avoiding and treating potential adverse events following the use of injectable poly-L-lactic acid for facial and non-facial volumization. J Drugs Dermatol. 2014;13(Suppl 4):s35-s39.
39. Haneke E. Adverse effects of fillers and their histopathology. Facial Plast Surg. 2014;30(6):599-614.
40. Moyle GJ, Lysakova L, Brown S, Sibtain N, Healy J, Priest C et al. A randomized open-label study of immediate versus delayed polylactic acid injections for the cosmetic management of facial lipoatrophy in persons with HIV infection. HIV Med. 2004;5(2):82-87.
41. Carey DL, Baker D, Rogers GD, Petoumenos K, Chuah J, Easey N et al. A randomized, multicenter, open-label study of poly-L-lactic acid for HIV-1 facial lipoatrophy. J Acquir Immune Defic Syndr. 2007;46(5):581-589.
42. Narins RS, Baumann L, Brandt FS, Fagien S, Glazer S, Lowe NJ et al. A randomized study of the efficacy and safety of injectable poly-L-lactic acid versus human-based collagen implant in the treatment of nasolabial fold wrinkles. J Am Acad Dermatol. 2010;62(3):448-462.
43. Rossner F, Rossner M, Hartmann V, Erdmann R, Wiest LG, Rzany B. Decrease of reported adverse events to injectable polylactic acid after recommending an increased dilution: 8-year results from the injectable filler safety study. J Cosmet Dermatol. 2009;8(1):14-18.
44. Apikian M, Roberts S, Goodman GJ. Adverse reactions to polylactic acid injections in the periorbital area. J Cosmet Dermatol. 2007;6(2):95-101.
45. Bartus C, Hanke CW, Daro-Kaftan E. A decade of experience with injectable poly-L-lactic acid: a focus on safety. Dermatol Surg. 2013;39(5):698-705.
46. Lowe NJ et al. Injectable poly-L-lactic acid: 3-years of aesthetic experience. Dermatol Surg. 2009;35:344-349.
47. Beer K, Avelar R. Relationship between delayed reactions to dermal fillers and biofilms: facts and considerations. Dermatol Surg. 2014;40(11):1175-1179.
48. Rayess HM et al. A cross-sectional analysis of adverse events and litigation for injectable fillers. JAMA Facial Plast Surg. 2018 May-Jun;20(3):207-214.

• Hidroxiapatita de Cálcio: Aplicação Facial

1. Marmur ES, Phelps R, Goldberclini DJ. Clinical, histologic and electron microscopic findings after injection of a calcium hydroxylapatite filler. J Cosmet Laser Ther. 2004 Dec;6(4):223-226.
2. Loghem JV, Yutskovskaya YA, Werschler WP. Calcium hydroxylapatite: over a decade of clinical experience. J Clin Aesthet Dermatol. 2015 Jan;8(1):38-49.
3. Berlin AL, Hussain M, Goldberg DJ. Calcium hydroxylapatite filler for facial rejuvenation: a histologic and immunohistochemical analysis. Dermatol Surg. 2008 Jun;34(Suppl 1):S64-67.
4. Coleman KM, Voigts R, De Vore DP, Termin P, Coleman III WP. Neocollagenesis after injection of calcium hydroxylapatite composition in a canine model. Dermatol Surg. 2008 Jun;34(Suppl 1):S53-55.
5. Yutskovskaya YA, Kogan E, Leshunov E. A randomized, split-face, histomorphologic study comparing a volumetric calcium hydroxylapatite and a hyaluronic acid-based dermal filler. J Drugs Dermatol. 2014 Sep;13(9):1047-1052.
6. Yutskovskaya YA, Kogan EA. Improved neocollagenesis and skin mechanical properties after injection of diluted calcium hydroxylapatite in the neck and décolletage: a pilot study. J Drugs Dermatol. 2017.
7. Silvers SL, Eviatar JA, Echavez MI, Pappas AL. Prospective, open--label, 18-month trial of calcium hydroxylapatite (Radiesse) for facial soft-tissue augmentation in patients with human immunodeficiency virus-associated lipoatrophy: one-year durability. Plast Reconstr Surg. 2006 Sep;118(3 Suppl):34S-45S.
8. González N, Goldberg DJ. Evaluating the effects of injected calcium hydroxylapatite on changes in human skin elastin and proteoglycan formation. Dermatol Surg. 2019 Apr;45(4):547-551.
9. Courderot-Masuyer C, Robin S, Tauzin H, Humbert P. Evaluation of lifting and antiwrinkle effects of calcium hydroxylapatite filler: in vitro quantification of contractile forces of human wrinkle and normal aged fibroblasts treated with calcium hydroxylapatite. J Cosmet Dermatol. 2016 Sep;15(3):260-268.
10. Eviatar J, Lo C, Kirszrot J. Radiesse: advanced techniques and applications for a unique and versatile implant. Plast Reconstr Surg. 2015 Nov;136(5 Suppl):164-170.
11. Lorenc ZP, Lee JC. Composite volumization of the aging face: supra--periosteal space as the foundation for optimal facial rejuvenation. J Drugs Dermatol. 2016 Sep 1;15(9):1136-1141.
12. Meland M, Groppi C, Lorenc ZP. Rheological properties of calcium hydroxylapatite with integral lidocaine. J Drugs Dermatol. 2016 Sep 1;15(9):1107-1110.
13. Durkin A, Lackey A, Tranchilla A, Poling M, Glassman G, Woltjen N. Single-center, prospective comparison of calcium hydroxylapatite and Vycross-20L in midface rejuvenation: efficacy and patient--perceived value. J Cosmet Dermatol. 2021 Feb;20(2):442-450.
14. Moradi A, Shirazi A, David R. Nonsurgical chin and jawline augmentation using calcium hydroxylapatite and hyaluronic acid fillers. Facial Plast Surg. 2019 Apr;35(2):140-148.
15. Goldie K, Peeters W, Alghoul M, Butterwick K, Casabona G, Chao YYY et al. Global consensus guidelines for the injection of diluted and hyperdiluted calcium hydroxylapatite for skin tightening. Dermatol Surg. 2018 Nov;44(Suppl 1):S32-S41.
16. Almeida AT, Figueredo V, Cunha ALG, Casabona G, Faria JRC, Alves EV et al. Consensus recommendations for the use of hyperdiluted calcium hydroxyapatite (Radiesse) as a face and body biostimulatory agent. Plast Reconstr Surg – Global Open. 2019 Mar 14;7(3):e2160.
17. Casabona G, Frank K, Koban KC, Freytag DL, Schenck TL, Lachman N et al. Lifting vs. volumizing: the difference in facial minimally invasive procedures when respecting the line of ligaments. J Cosmet Dermatol. 2019 Aug 12. doi: 10.1111/jocd.13089.
18. Dallara JM, Baspeyras M, Bui P, Cartier H, Charavel MH, Dumas L. Calcium hydroxylapatite for jawline rejuvenation: consensus recommendations. J Cosmet Dermatol. 2014 Mar;13(1):3-14.
19. Narins RS, Carruthers J, Flynn TC, Geister TL, Görtelmeyer R, Hardas B et al. Validated assessment scales for the lower face. Dermatol Surg. 2012 Feb;38(2 Spec No.):333-342.
20. https://www.merzaesthetics.me/merz-scales/.

• Hidroxiapatita de Cálcio: Aplicação Corporal

1. Coleman KM, Voigts R, De Vore DP, Termin P, Coleman III WP. Neocollagenesis after injection of calcium hydroxylapatite composition in a canine model. Dermatol Surg. 2008 Jun;34(Suppl 1):S53-55.
2. Yutskovskaya YA, Kogan EA. Improved neocollagenesis and skin mechanical properties after injection of diluted calcium hydroxylapatite in the neck and décolletage: a pilot study. J Drugs Dermatol. 2017.
3. Yutskovskaya YA, Kogan E, Leshunov E. A randomized, split-face, histomorphologic study comparing a volumetric calcium hydroxylapatite and a hyaluronic acid-based dermal filler. J Drugs Dermatol. 2014 Sep;13(9):1047-1052.
4. Silvers SL, Eviatar JA, Echavez MI, Pappas AL. Prospective, open--label, 18-month trial of calcium hydroxylapatite (Radiesse) for facial soft-tissue augmentation in patients with human immunodeficiency virus-associated lipoatrophy: one-year durability. Plast Reconstr Surg. 2006 Sep;118(3 Suppl):34S-45S.
5. González N, Goldberg DJ. Evaluating the effects of injected calcium hydroxylapatite on changes in human skin elastin and proteoglycan formation. Dermatol Surg. 2019 Apr;45(4):547-551.
6. Goldie K, Peeters W, Alghoul M, Butterwick K, Casabona G, Chao YYY et al. Global consensus guidelines for the injection of diluted and hyperdiluted calcium hydroxylapatite for skin tightening. Dermatol Surg. 2018 Nov;44(Suppl 1):S32-S41.
7. Almeida AT, Figueredo V, Cunha ALG, Casabona G, Faria JRC, Alves EV et al. Consensus recommendations for the use of hyperdiluted calcium hydroxyapatite (Radiesse) as a face and body biostimulatory agent. Plast Reconstr Surg – Global Open. 2019 Mar 14;7(3):e2160.
8. Gubanova EI, Starovatova PA. A prospective, comparative, evaluator-blind clinical study investigating efficacy and safety of two injection techniques with Radiesse® for the correction of skin changes in aging hands. J Cutan Aesthet Surg. 2015;8(3):147-152.

9. Frank K, Koban K, Targosinski S, Erlbacher K, Schenck TL, Casabona G et al. The anatomy behind adverse events in hand volumizing procedures: retrospective evaluations of 11 years of experience. Plast Reconstr Surg. 2018 May;141(5):650e-662e.
10. Yutskovskaya YA, Sergeeva AD, Kogan EA. Combination of calcium hydroxylapatite diluted with normal saline and microfocused ultrasound with visualization for skin tightening. J Drugs Dermatol. 2020 Apr 1;19(4):405-411.
11. Fabi SG, Alhaddad M, Boen M, Goldman M. Prospective clinical trial evaluating the long-term safety and efficacy of calcium hydroxylapatite for chest rejuvenation. J Drugs Dermatol. 2021 May 1;20(5):534-537.
12. Lapatina NG, Pavlenko T. Diluted calcium hydroxylapatite for skin tightening of the upper arms and abdomen. J Drugs Dermatol. 2017 Sep 1;16(9):900-906.
13. Amselem M. Radiesse®: a novel rejuvenation treatment for the upper arms. Clin Cosmet Investig Dermatol. 2015 Dec 29;9:9-14.
14. Wasylkowski VC. Body vectoring technique with Radiesse® for tightening of the abdomen, thighs and brachial zone. Clin Cosmet Investig Dermatol. 2015 May 19;8:267-273.
15. Casabona G, Pereira G. Microfocused ultrasound with visualization and calcium hydroxylapatite for improving skin laxity and cellulite appearance. Plast Reconstr Surg – Global Open. 2017 Jul 25;5(7):e1388.

• Ácido Hialurônico: Complicações e Tratamentos

1. American Society of Plastic Surgeons. Plastic surgery statistics report – 2019. [Acesso em 5 jan. 2021]. Disponível em: https://www.plasticsurgery.org/documents/News/Statistics/2019/plastic-surgery-statistics-full-report-2019.pdf.
2. Zein M, Tie-Shue R, Pirakitikulr N, Lee WW. Complications after cosmetic periocular filler: prevention and management. Plast Aesthet Res. 2020;7:44. doi: 10.20517/2347-9264.2020.133.
3. Signorini M, Liew S, Sundaram H et al. Global aesthetics consensus: avoidance and management of complications from hyaluronic acid fillers-evidence and opinion-based review and consensus recommendations. Plast Reconstr Surg. 2016;137(6):961e-971e. doi: 10.1097/PRS.0000000000002184.
4. Urdiales-Gálvez F, Delgado NE, Figueiredo V, Lajo-Plaza JV, Mira M, Ortíz-Martí F et al. Preventing the complications associated with the use of dermal fillers in facial aesthetic procedures: an expert group consensus report. Aesthetic Plast Surg. 2017 Jun;41(3):667-677.
5. Heydenrych I, Kapoor KM, De Boulle K, Goodman G, Swift A, Kumar N, Rahman E. A 10-point plan for avoiding hyaluronic acid dermal filler-related complications during facial aesthetic procedures and algorithms for management. Clin Cosmet Investig Dermatol. 2018 Nov 23;11:603-611.
6. Philipp-Dormston WG, Goodman GJ, De Boulle K, Swift A, Delorenzi C, Jones D et al. Global approaches to the prevention and management of delayed-onset adverse reactions with hyaluronic acid-based fillers. Plast Reconstr Surg – Global Open. 2020 Apr 29;8(4):e2730.
7. Goodman GJ, Liew S, Callan P, Hart S. Facial aesthetic injections in clinical practice: pretreatment and post-treatment consensus recommendations to minimize adverse outcomes. Australas J Dermatol. 2020 Aug;61(3):217-225.
8. Bailey SH, Cohen JL, Kenkel JM. Cosmetic medicine review article: etiology, prevention and treatment of dermal filler complications. Aesthetic Surg J. 2011;31(1):110-121.
9. Sundaram H, Liew S, Signorini M et al. Global aesthetics consensus: hyaluronic acid fillers and botulinum toxin type A: recommendations for combined treatment and optimizing outcomes in diverse patient populations. Plast Reconstr Surg. 2016;137(5):1410-1423.
10. Urdiales-Gálvez F, Delgado NE, Figueiredo V et al. Treatment of soft-tissue filler complications: expert consensus recommendations. Aesthetic Plast Surg. 2018;42(2):498-510.
11. Landau M. Hyaluronidase caveats in treating filler complications. Dermatol Surg. 2015 Dec;41(Suppl 1):S347-353.
12. Cavallieri FA, Balassiano LKA, Bastos JT et al. Persistent, intermittent delayed swelling PIDS: late adverse reaction to hyaluronic acid fillers. Surg Cosmet Dermatol. 2017;9:218-222.
13. Almeida AT, Banegas R, Boggio R et al. Diagnosis and treatment of hyaluronic acid adverse events: Latin American expert panel consensus recommendations. Surg Cosmet Dermatol. 2017;9:204-213.
14. Leonhardt JM, Lawrence N, Narins RS. Angioedema acute hypersensitivity reaction to injectable hyaluronic acid. Dermatol Surg. 2005 May;31(5):577-579.
15. Fakih-Gomez N, Orte-Aldea MC, Poonja K, Khanna D. Hyaluronic acid filler emergency kit. American Journal of Cosmetic Surgery. 2019;36(4):183-190.
16. Zhuang Y, Yang M, Liu C. An islanded rabbit auricular skin flap model of hyaluronic acid injection-induced embolism. Aesthetic Plast Surg. 2016 Jun;40(3):421-427.
17. Andre P, Haneke E. Nicolau syndrome due to hyaluronic acid injections. J Cosmet Laser Ther. 2016 Aug;18(4):239-244.
18. Ozturk CN, Li Y, Tung R, Parker L, Piliang MP, Zins JE. Complications following injection of soft-tissue fillers. Aesthet Surg J. 2013;33:862-877.
19. Kim DW, Yoon ES, Ji YH, Park SH, Lee BI, Dhong ES. Vascular complications of hyaluronic acid fillers and the role of hyaluronidase in management. J Plast Reconstr Aesthet Surg. 2011 Dec;64(12):1590-1595.
20. Schelke L, Decates T, Kadouch J, Velthuis P. Incidence of vascular obstruction after filler injections. Aesthet Surg J. 2020 Jul 13;40(8):NP457-NP460.
21. Lee W, Koh IS, Oh W, Yang EJ. Ocular complications of soft tissue filler injections: a review of literature. J Cosmet Dermatol. 2020 Apr;19(4):772-781.
22. Zhu GZ, Sun ZS, Liao WX, Cai B, Chen CL, Zheng HH et al. Efficacy of retrobulbar hyaluronidase injection for vision loss resulting from hyaluronic acid filler embolization. Aesthet Surg J. 2017 Dec 13;38(1):12-22.
23. Yang Q, Lu B, Guo N, Li L, Wang Y, Ma X, Su Y. Fatal cerebral infarction and ophthalmic artery occlusion after nasal augmentation with hyaluronic acid: a case report and review of literature. Aesthetic Plast Surg. 2020 Apr;44(2):543-548.
24. De Lorenzi C. New high dose pulsed hyaluronidase protocol for hyaluronic acid filler vascular adverse events. Aesthet Surg J. 2017 Jul 1;37(7):814-825.
25. Chatrath V, Banerjee PS, Goodman GJ, Rahman E. Soft-tissue filler-associated blindness: a systematic review of case reports and case series. Plast Reconstr Surg – Global Open. 2019 Apr 2;7(4):e2173.
26. Joganathan V, Shah-Desai S. Awareness of management of hyaluronic acid induced visual loss: a British national survey. Eye (Lond). 2020 Dec;34(12):2280-2283.
27. Snozzi P, Loghem JAJ. Complication management following rejuvenation procedures with hyaluronic acid fillers: an algorithm-based approach. Plast Reconstr Surg – Global Open. 2018 Dec 17;6(12):e2061.
28. Nichols BJ, Carpenter J, Hribar KP, Go J, Rice DH. Acute parotitis after injection of poly-L-lactic acid for malar augmentation: a case report and review of relevant anatomy. Dermatol Surg. 2011 Mar;37(3):381-386.
29. Lemperle G, Rullan PP, Gauthier-Hazan N. Avoiding and treating dermal filler complications. Plast Reconstr Surg. 2006;118(Suppl):92S-107S.
30. Funt DK. Avoiding malar edema during midface/cheek augmentation with dermal fillers. J Clin Aesthet Dermatol. 2011;4(12):32-36.
31. De Lorenzi C. Complications of injectable fillers – Part I. Aesthet Surg J. 2013;33:561-575.
32. Narins RS, Jewell M, Rubin M, Cohen J, Strobos J. Clinical conference – Management of rare events following dermal fillers: focal necrosis and angry red bumps. Dermatol Surg. 2006;32:426-434.
33. Narins RS, Coleman III WP, Glogau RG. Recommendations and treatment options for nodules and other filler complications. Dermatol Surg. 2009;35(Suppl 2):1667-1671.
34. King M, Bassett S, Davies E et al. Management of delayed onset nodules. J Clin Aesthet Dermatol. 2016;9:e1-e5.
35. Beleznay K, Carruthers JD, Carruthers A et al. Delayed-onset nodules secondary to a smooth cohesive 20 mg/mL hyaluronic acid filler: cause and management. Dermatol Surg. 2015;41:929-939.
36. Alijotas-Reig J, Fernández-Figueras MT, Puig L. Late-onset inflammatory adverse reactions related to soft-tissue filler injections. Clin Rev Allergy Immunol. 2013;45:97-108.
37. Saththianathan M, Johani K, Taylor A et al. The role of bacterial biofilm in adverse soft-tissue filler reactions: a combined laboratory and clinical study. Plast Reconstr Surg. 2017;139:613-621.
38. Rohrich RJ, Monheit G, Nguyen AT, Brown SA, Fagien S. Soft-tissue filler complications: the important role of biofilms. Plast Reconstr Surg. 2010;125:1250-1256.
39. Alhede M, Er Ö, Eickhardt S et al. Bacterial biofilm formation and treatment in soft-tissue fillers. Pathog Dis. 2014;70:339-346.

40. Ibrahim O, Overman J, Arndt KA, Dover JS. Filler nodules: inflammatory or infectious? A review of biofilms and their implications on clinical practice. Dermatol Surg. 2018 Jan;44(1):53-60.
41. Constantine RS, Constantine FC, Rohrich RJ. The ever-changing role of biofilms in plastic surgery. Plast Reconstr Surg. 2014 Jun;133(6):865e-872e.
42. Bhojani-Lynch T. Late-onset inflammatory response to hyaluronic acid dermal fillers. Plast Reconstr Surg – Global Open. 2017 Dec 22;5(12):e1532.
43. Artzi O, Cohen JL, Dover JS, Suwanchinda A, Pavicic T, Landau M et al. Delayed inflammatory reactions to hyaluronic acid fillers: a literature review and proposed treatment algorithm. Clin Cosmet Investig Dermatol. 2020 May 18;13:371-378.

• Ultrassonografia de Pele no Diagnóstico das Complicações de Preenchimentos

1. Wortsman X. Identification and complications of cosmetic fillers: sonography first. J Ultrasound Med. 2015;34(7):1163-1172.
2. Cheng LY, Sun XM, Tang MY, Jin R, Cui WG, Zhang YG. An update review on recent skin fillers. Plast Aesthet Res. 2016;3:92-99.
3. Berlin AL, Hussain M, Goldberg DJ. Calcium hydroxylapatite filler for facial rejuvenation: a histologic and immunohistochemical analysis. Dermatol Surg. 2008 Jun;34(Suppl 1):S64-67.
4. Alijotas-Reig J, Fernandez-Figueras MT, Puig L. Inflammatory, immune-mediated adverse reactions related to soft tissue dermal fillers. Semin Arthritis Rheum. 2013;43(2):241-258.
5. De Lorenzi C. Complications of injectable fillers – Part II: Vascular complications. Aesthet Surg J. 2014;34(4):584-600.
6. Cavallieri FA, Balassiano LKA, Bastos JT, Fontoura GHM, Almeida AT. persistent, intermitent delayed swelling PIDS: late adverse reaction to hyaluronic acid fillers. Surgical & Cosmetic Dermatology. 2017;9. doi: 10.5935/scd1984-8773.201793931.
7. Pérez-Pérez L, García-Gavín J, Wortsman X, Santos-Briz Á. Delayed adverse subcutaneous reaction to a new family of hyaluronic acid dermal fillers with clinical, ultrasound and histologic correlation. Dermatol Surg. 2017;43(4):605-608.
8. Quezada-Gaón N, Wortsman X. Ultrasound-guided hyaluronidase injection in cosmetic complications. J Eur Acad Dermatol Venereol. 2015 Aug 20.
9. Ogilvie MP, Few Jr JW, Tomur SS et al. Rejuvenating the face: an analysis of 100 absorbable suture suspension patients. Aesthet Surg J. 2018;38(6):654-663.

Bibliografia Consultada

• Ácido Hialurônico: Preenchimento do Terço Médio

Andre P, Azib N, Berros P, Braccini F, Claude O, Dreissigacker K et al. Anatomy and volumizing injections. Paris: E2e Medical Publishing; 2012.
Braz A, Eduardo CCP. The facial shapes in planning the treatment with injectable fillers. Indian J Plast Surg [Internet]. 2020 Aug;53(02): 230-243.
Braz AV, Sakuma TH. Midface rejuvenation: an innovative technique to restore cheek volume. Dermatol Surg. 2012;38(1):118-120.
Carruthers JD, Carruthers A. Facial sculpting and tissue augmentation. Dermatol Surg. 2005;31:1604-1612.
Furnas DW. The retaining ligaments of the cheek. Plast Reconstr Surg. 1989;83(1):11-16.
Furukawa M, Mathes DW, Anzai Y. Evaluation of the facial artery on computed tomographic angiography using 64-slice multidetector computed tomography: implications for facial reconstruction in plastic surgery. Plast Reconstr Surg. 2013;131(3):526-535.
Ghassemi A, Prescher A, Riediger D, Axer H. Anatomy of the SMAS revisited. Aesthetic Plast Surg. 2003;27(4):258-264.
Grunebaum LD, Allemann IB, Dayan S, Mandy S, Baumann L. The risk of alar necrosis associated with dermal filler injection. Dermatol Surg. 2009;35(2):1635-1640.
Hoffmann K; Juvederm Voluma Study Investigators Group. Volumizing effects of a smooth, highly cohesive, viscous 20-mg/mL hyaluronic acid volumizing filler: prospective European study. BMC Dermatol. 2009;9:1-9.
Pessa JE, Garza JR. The malar septum: the anatomic basis of malar mounds and malar edema. Aesthet Surg J. 1997;17(1):11-17.
Pilsl U, Anderhuber F, Rzany B. Anatomy of the cheek: implications for soft tissue augmentation. Dermatol Surg. 2012;38(7 Pt 2):1254-1262.
Raspaldo H. Volumizing effect of a new hyaluronic acid subdermal facial filler: a retrospective analysis based on 102 cases. J Cosmet Laser Ther. 2008;10:134-142.
Rohrich RJ, Pessa JE, Ristow B. The youthful cheek and the deep medial fat compartment. Plast Reconstr Surg. 2008;121:2107-2112.
Rohrich RJ, Pessa JE. The fat compartments of the face: anatomy and clinical implications for cosmetic surgery. Plast Reconstr Surg. 2007;119(7):2219-2227.
Rohrich RJ, Pessa JE. The retaining system of the face: histologic evaluation of the septal boundaries of the subcutaneous fat compartments. Plast Reconstr Surg. 2008;121(5):1804-1809.
Schaverien MV, Pessa JE, Rohrich RJ. Vascularized membranes determine the anatomical boundaries of the subcutaneous fat compartments. Plast Reconstr Surg. 2009;123(2):695-700.
Shaw Jr RB, Katzel EB, Koltz PF, Yaremchuk MJ, Girotto JA, Kahn DM, Langstein HN. Aging of the facial skeleton: aesthetic implications and rejuvenation strategies. Plast Reconstr Surg. 2011;127(1):374-383.
Whetzel TP, Mathes SJ. Arterial anatomy of the face: an analysis of vascular territories and perforating cutaneous vessels. Plast Reconstr Surg. 1992;89(4):591-603.
Yang HM, Lee JG, Hu KS, Gil YC, Choi YJ, Lee HK, Kim HJ. New anatomical insights on the course and branching patterns of the facial artery: clinical implications of injectable treatments to the nasolabial fold and nasojugal groove. Plast Reconstr Surg. 2014;133(5):1077-1082.

• Ácido Hialurônico: Preenchimento de Lábios

Braz AV, Sakuma TH. Atlas de anatomia e preenchimento global da face. 1. ed. Rio de Janeiro: Guanabara Koogan; 2017.
Cotofana S, Alfertshofer M, Schenck T, Bertucci V, Beleznay K, Ascher B et al. Anatomy of the superior and inferior labial arteries revised: an ultrasound investigation and implication for lip volumization. Aesthetic Surgery Journal. 2020;40. doi: 10.1093/asj/sjaa137.
Draelos ZD, Darrell R, Friedman A. Development of a photonumeric lip health scale. Journal of Drugs in Dermatology (JDD). 2020;19:632-636.
Greene RM. Comparing the use of injectable fillers for the youthful lip and the more mature lip. Facial Plastic Surgery. 2019;35:134-139.
Sahan A, Funda T. Four-point injection technique for lip augmentation. Acta Dermatovenerologica Alpina, Pannonica et Adriatica. 2018; 27:71-73.

• Ácido Hialurônico: Preenchimento de Contorno Nasal

Burke AJ, Cook TA. Open versus closed rhinoplasty: what have we learned? Curr Opin Otolaryngol Head Neck Surg. 2000;8:332-336.
Carruthers J, Cohen SR, Joseph JH, Narins RS, Rubin M. The science and art of dermal fillers for soft-tissue augmentation. J Drugs Dermatol. 2009;8(4):335-350.
Eccleston D, Murphy DK. Juvederm Volbella in the perioral area: a 12-month prospective, multicenter, open-label study, clinical cosmetic and investigational dermatology. 2012;5:167-172.
Humphrey CD, Arkins JP et al. Soft-tissue fillers in the nose. Aesthet Surg J. 2009;29(6):477-484.

• Policaprolactona

Bae B, Lee G, Oh S, Hong K. Safety and long-term efficacy of forehead contouring with a polycaprolactone-based dermal filler. Dermatol Surg. 2016 Nov;42(11):1256-1260.
Beer KR. Combined treatment for skin rejuvenation and soft-tissue augmentation of the aging face. J Drugs Dermatol. 2011;10(2):125-132.
Bezwada RS, Jamiolkowski DD, Lee IY, Agarwal V, Persivale J, Trenka-Benthin S et al. Monocryl suture: a new ultra-pliable absorbable monofilament suture. Biomaterials. 1995;16(15):1141-1148.
Breitenbach A, Li YX, Kissel T. Branched biodegradable polyesters for parenteral drug delivery systems. J Control Release. 2000;64:167-178.

Carreras N, Acuña V, Martí M, Lis MJ. Drug release system of ibuprofen in PCL-based microspheres. Colloid Polym Sci. 2013;291(1):157-165.
Das GS, Rao GH, Wilson RT, Chandy T. Colchicine encapsulation with poly(ethylene glycol)-coated poly (lactic acid)/poly(epsilon-caprolactone) microspheres-controlled release studies. Drug Deliv. 2000;7:129-138.
Figueiredo VM. A five-patient prospective pilot study of a polycaprolactone based dermal filler for hand rejuvenation. J Cosmet Dermatol. 2013;12(1):73-77.
Galadari H et al. A randomized, prospective, blinded, split-face, single--center study comparing polycaprolactone to hyaluronic acid for treatment of nasolabial folds. J Cosmet Dermatol. 2015;14(1):27-32.
Jeong GJ, Ahn GR, Park SJ, Hong JY, Kim BJ. A randomized, patient/evaluator-blinded, split-face study to compare the efficacy and safety of polycaprolactone and polynucleotide fillers in the correction of crow's feet: the latest biostimulatory dermal filler for crow's feet. J Cosmet Dermatol. 2020 Jul;19(7):1593-1599.
Kim JA, Abel D. Neocollagenesis in human tissue injected with a polycaprolactone-based dermal filler. J Cosmet Laser Ther. 2015 Apr;17(2):99-101.
Laesche K. Biocompatibility of microparticles into soft-tissue fillers. Semin Cutan Med Surg. 2004;23:214-217.
Lin SL, Christen MO. Polycaprolactone-based dermal filler complications: a retrospective study of 1111 treatments. J Cosmet Dermatol. 2020 Aug;19(8):1907-1914.
Lin SL. Polycaprolactone facial volume restoration of a 46-year-old Asian women: a case report. J Cosmet Dermatol. 2018:1-5.
Lowe NJ, Ghanem AM. Volume restoration of hands with polycaprolactone by cannula delivery: a prospective single-center consecutive case series evaluation. J Cosmet Laser Ther. 2020 Feb 17;22(2):55-59.
Ma G, Song C, Sun H, Yang J, Leng X. A biodegradable levorgestrel--releasing implant made of PCL/F68 compound as tested in rats and dogs. Contracept. 2006;74:141-147.
Malafaya PB, Silva GA, Reis RL. Natural-origin polymers as carriers and scaffolds for biomolecules and cell delivery in tissue engineering applications. Adv Drug Deliv Rev. 2007;59:207-233.
Melo F, Marijnissen-Hofsté J. Investigation of physical properties of a polycaprolactone dermal filler when mixed with lidocaine and lidocaine/epinephrine. Dermatol Ther (Heidelb). 2012 Dec;2(1):13.
Moers-Carpi MM, Sherwood S. Polycaprolactone for the correction of nasolabial folds: a 24-month, prospective, randomized, controlled clinical trial. Derm Surg. 2013:39(3 Part 1):457-463.
Nicolau P, Marijnissen-Hofsté J. Neocollagenesis after injection of a polycaprolactone based dermal filler in a rabbit. Eur J Aesth Med Dermatol. 2013;3:19-26.
Pitt CG, Chasalow FI, Hibionada DM, Klimas DM, Schindler A. Aliphatic polyesters – I: The degradation of poly (ε-caprolactone) in vivo. J Appl Polym Sci. 1981;26:3779-3787.
Pitt CG, Gu Z. Modification of the rates of chain cleavage of poly (ε-caprolactone) and related polyesters in the solid state. J Control Release. 1987;4:283-292.
Pitt CG. Poly (ε-caprolactone) and its copolymers. In: Chassin M, Langer R (ed.). Biodegradable polymers as drug delivery systems. New York: Dekker; 1990. p. 71-119.
Sinha VR, Bansal K, Kaushik R, Kumria R, Trehan A. Poly-ε-caprolactone microspheres and nanospheres: an overview. Intern J Pharmaceutics. 2004;278:1-23.
Sun H, Mei L, Song C, Cui X, Wang P. The in vivo degradation, absorption and excretion of PCL-based implant. Biomaterials. 2006;27:1735-1740.
Vleggaar D, Fitzgerald R. Dermatological implications of skeletal aging: a focus on supraperiosteal volumization for perioral rejuvenation. J Drugs Dermatol. 2008;7(3):209-220.
Woodruff MA, Hutmacher DW. The return of a forgotten polymer in the 21st century. Prog Polym Sci. 2010;35:1217-1256.
Wortsman X, Quezada N. Ultrasound morphology of polycaprolactone filler. J Ultrasound Med. 2017 Dec;36(12):2611-2615.
Yanatma I, Sarac G, Gul M, Gul S, Kapicioglu Y. Comparison of polycaprolactone and calcium hydroxylapatite dermal fillers in a rat model. Dermatol Ther. 2021 Jan;34(1):e14716.

• Lipomodelagem da Face Envelhecida

Carraway JH, Mellow CG. Syringe aspiration and fat concentration: a simple technique for autologous fat injection. An Plast Surg. 1990;24(3):293-296.
Coleman SR. Facial augmentation with structural fat grafting. Clin Plast Surg. 2006;33(4):567-577.
Coleman SR. Long-term survival of fat transplant: surg controlled demonstrations. Aesthet Plast Surg. 1995;19(Suppl):421-425.
Ersek RA. Transplantation of purified autologous fat: a 3-year follow--up is disappointing. Plast Reconstr Surg. 1991;87(2):219-227.
Kede MPV, Sabatovich O. Lipoaspiração. In: Dermatologia estética. 2. ed. São Paulo: Atheneu; 2009.

• Preenchimento de Mãos

Busso M, Applebaum D. Hand augmentation with RadiesseR (calcium hydrylapatite). Dermatol Ther. 2007;20(6):385-387.
Butterwick KJ. Rejuvenation of the aging hand. Dermatol Clin. 2005;23:515-527.
Dallara JM. A prospective, non-interventional study of the treatment of the aging hand with Juvederm Ulltra 3 and Juvederm Hydrate. Aesth Plast Surg. 2012;36:949-954.
Edelson KL. Hand recontouring with calcium hydroxylapatite (RadiesseR). Journal of Cosmetic Dermatology. 2009;8(1):44-51.
Fabi S, Goldman M. Hand rejuvenation: a review and our experience. Dermatol Surg. 2012;38:7(2),1112-1127.
Fagien S, Klein AW. A brief overview and history of temporary fillers: evolution, advantages and limitations. Plast Reconstr Surg. 2007;120(Suppl):8S-16S.
Fitzgerald R, Veggaar D. Facial volume restoration of the aging face with poli-L-lactic acid. Dermatol Therapy. 2011;24:2-27.
Fitzgerald R, Veggaar D. Using poli-L-lactic (PLLA) to mimic volume multiple tissue layers. J Drugs Dermatol. 2009;8(10):S5-14.
Graivier MH et al. Calcium hydroxyapatite (CaHa) indication for hand rejuvenation. Aesthetic Surgery Journal. 2018;38(Suppl 1):S24-S28.
Haq S, Storck R, Basperyas M, Thio A, Campion C, Essayagh E et al. Multination, multipatient study of calcium hydroxylapatite for treatment of the aging hand: European Cosmetic Physician Group on Hand Augmentation. Dermatol Surg. 2010;36(1):782-789.
Jakubietz R et al. The ageing hand: a study to evaluate the chronological ageing process of the hand. 2008;61:681-686.
Kuhne U, Imhof M. Treatment of the ageing hand with dermal fillers. J Cutan Aesthet Surg. 2012 Jul;5(3):163-169.
Lefebvre-Vilardebo M et al. Hand: clinical anatomy and regional approaches with injectable fillers. PRS Journal. 2015 Aug;136(5 Suppl)259-275.
Naris RS, Brandt FS, Dayan SH, Hornfeldt CS. Persistence of nasolabial fold correction with a hyaluronic acid dermal filler with retreatment: results of an 18-month extension study. Dermatol Surg. 2011;37:644-650.
Nijhawan RI, Rossi AM, Perez MI. Soft-tissue augmentation – Part II: Hand rejuvenation. Cosmetic Dermatology. 2012;25(8):351-355.
Park TH et al. Clinical experience with complications of hand rejuvenation J Plast Reconstr Aesth Surg. 2011;65:1627-1633.

• Preenchimento da Genitália Feminina, Nádegas e Quadril

Abreu K, Ferreira C, Serra M et al. Brazilian politics on lipodystrophy treatment in the public health system. 10th International Workshop on adverse drug reactions and lipodystrophy in HIV, London (UK). Antivir Ther. 2008 Nov;13(Suppl 4):A82 [Abstract 79].
Benito-Ruiz J, Fontdevila J, Manzano M et al. Hip and buttock implants to enhance the feminine contour for patients with HIV. Aesth Plast Surg. 2006;30:98-103.
Bertin C, Abbas R, Andriu V et al. Illicit massive silicone injection always induce chronic and definitive silicone blood diffusion with dermatologic complications. Medicine (Baltimore). 2019;98(4):e14143.
Caron-Debarle M, Lagathu C, Boccara F et al. HIV-associated lipodystrophy: from fat injury to premature aging. Trends Mol Med. 2010;16(5):218-229.
Flores-Lima G, Eppley BL. Body contouring with solid silicone implants. Aesth Plast Surg. 2009;33:140-146.
Moore KL. Anatomia orientada para a clínica: a pelve e o períneo. Rio de Janeiro (RJ): Guanabara Koogan; 1994. cap. 3.
Serra M, Gonçalves LZ, Gontijo SG. Treatment of HIV-related facial and body lipodystrophy with polymethylmethacrylate (PMMA): 10 years experience. 10th International Workshop on adverse drug reactions and lipodystrophy in HIV, London (UK). Antivir Ther. 2008 Nov;13(Suppl 4):A75 [Abstract 72].
Serra MS, Gonçalves LZ, Ramos-e-Silva M. Soft-tissue augmentation with PMMA-microspheres for the treatment of HIV-associated buttock lipodystrophy. Int J STD AIDS. 2014 May 22. doi: 1011777/0956462414536878.

CAPÍTULO 25
Toxina Botulínica na Estética

25.1 Microestrutura da Musculatura Estriada

- Oleg Sabatovich
- Maria Paulina Villarejo Kede

Introdução

O corpo humano contém mais de 400 músculos esqueléticos voluntários, representando entre 40% e 45% do peso corporal total. As principais funções da musculatura no corpo, nas extremidades e na face são a produção de força de sustentação postural do corpo e da cabeça, locomoção e respiração; a produção de energia e calor durante exposição ao frio; e a expressão facial não verbal (emoções).[1,2]

Toda a musculatura facial interage, permitindo, fácil e rapidamente, diferentes expressões faciais de modo sincronizado. Essa musculatura representa, aproximadamente, um décimo do peso da cabeça.[1,2]

Embriologia e função do sistema muscular facial e do pescoço

O sistema muscular da face e do pescoço é desenvolvido a partir do mesoderma intraembrionário. O tecido muscular origina-se de células, mioblastos, derivados do mesênquima (tecido conjuntivo embrionário). Alguns músculos da face se ancoram em ossos ou criam união com tendões ou aponeuroses, produzindo uma rede de união entre eles. Esse conjunto compõe as massas facial e cranial responsáveis pelo contorno facial. Quase todos os músculos da face são controlados pelo nervo facial, VII par dos nervos cranianos. Lesão ou doença desse nervo pode resultar em perda de mobilidade e expressão facial, redução da capacidade de comunicação não verbal e assimetria facial.[3,4] A utilização dos diferentes segmentos da musculatura facial permite expressões faciais, como o sorriso, a tristeza, a insatisfação, a alegria, dentre outras.[1,5]

A cabeça de um adulto pesa entre 4,5 e 5,5 kg, situada no topo da coluna vertebral em posição ortostática. É equilibrada pelo sustento da musculatura do pescoço, que cumpre o papel de estabilizador forte, ligando-se à parte superior do tórax, aos ombros e à coluna vertebral, que permite movimentos complexos do pescoço.[1,2,4]

Microestrutura do músculo

O músculo estriado esquelético é composto por vários tipos de tecidos, como células miofibrilas, vasos sanguíneos perfurantes musculares, tecido nervoso e outros tecidos conjuntivos, como fáscia, endomísio, perimísio e epimísio. As fibras musculares individuais são cobertas por endomísio e agrupadas em fascículos, que por sua vez estão cobertos por perimísio. O epimísio está situado entre os fascículos dos músculos, organizando estruturas: músculo na íntegra, fascículos musculares, fibras musculares, miofibrilas, sarcômeros, miofilamentos (Figuras 25.1 a 25.3).

Cada fibra muscular individual, denominada fascículo, é um cilindro fino e alongado, segundo o comprimento do músculo. É envolvido pelo sarcolema, e abaixo dele está o citoplasma, contendo proteínas celulares, organelas e miofibrilas. As miofibrilas são compostas por miosina, proteína espessa e actina, filamentos de proteína fina. Localizadas na própria molécula de actina existem 2 outras proteínas, a troponina e a tropomiosina, que participam na regulação do processo contrátil.[1,5,6]

Inervação e função neuromuscular

Cada célula muscular esquelética está conectada ao ramo de uma fibra nervosa que provém de células nervosas, também conhecidas como motoneurônios, que se estendem a partir da medula espinal[6] (Figura 25.4A). O local onde o motoneurônio e a célula muscular se encontram é denominado junção neuromuscular. Nessa junção, os sarcolemas formam uma bolsa denominada placa motora (Figura 25.4B). Entre o motoneurônio e a fibra muscular, há a fenda neuromuscular. Para que exista contratura muscular, o impulso nervoso atinge a extremidade do nervo motor. O neurotransmissor chamado acetilcolina é liberado e se difunde através do espaço da fenda sináptica, ligando-se aos sítios receptores da placa motora, provocando o aumento da permeabilidade do sarcolema ao sódio, resultando na despolarização da fibra muscular e no início do processo contrátil muscular.[5,6]

Contração muscular

A contratura muscular é um processo que envolve a participação de diversas proteínas celulares e sistemas de produção de energia, oriundos da degradação de ATP pela enzima miosina ATPase. Consequentemente, o resultado é o deslizamento da actina sobre a miosina, provocando contratura muscular.[6,7]

Os passos que ocasionam a contratura muscular são:

1. O estímulo nervoso percorre os túbulos transversos, atinge o retículo sarcoplasmático e o cálcio é liberado.
2. O cálcio se liga à proteína troponina de filamento fino (actina).
3. Esse cálcio ligado à troponina provoca uma mudança de posição da tropomiosina, afastando-se dos "sítios ativos" da molécula de actina, e permitindo um estado de ligação forte entre actina e miosina.
4. A contração muscular ocorre por meio de múltiplos ciclos de atividade das pontes cruzadas. O encurtamento continua enquanto há energia disponível e cálcio livre para se ligar à troponina.

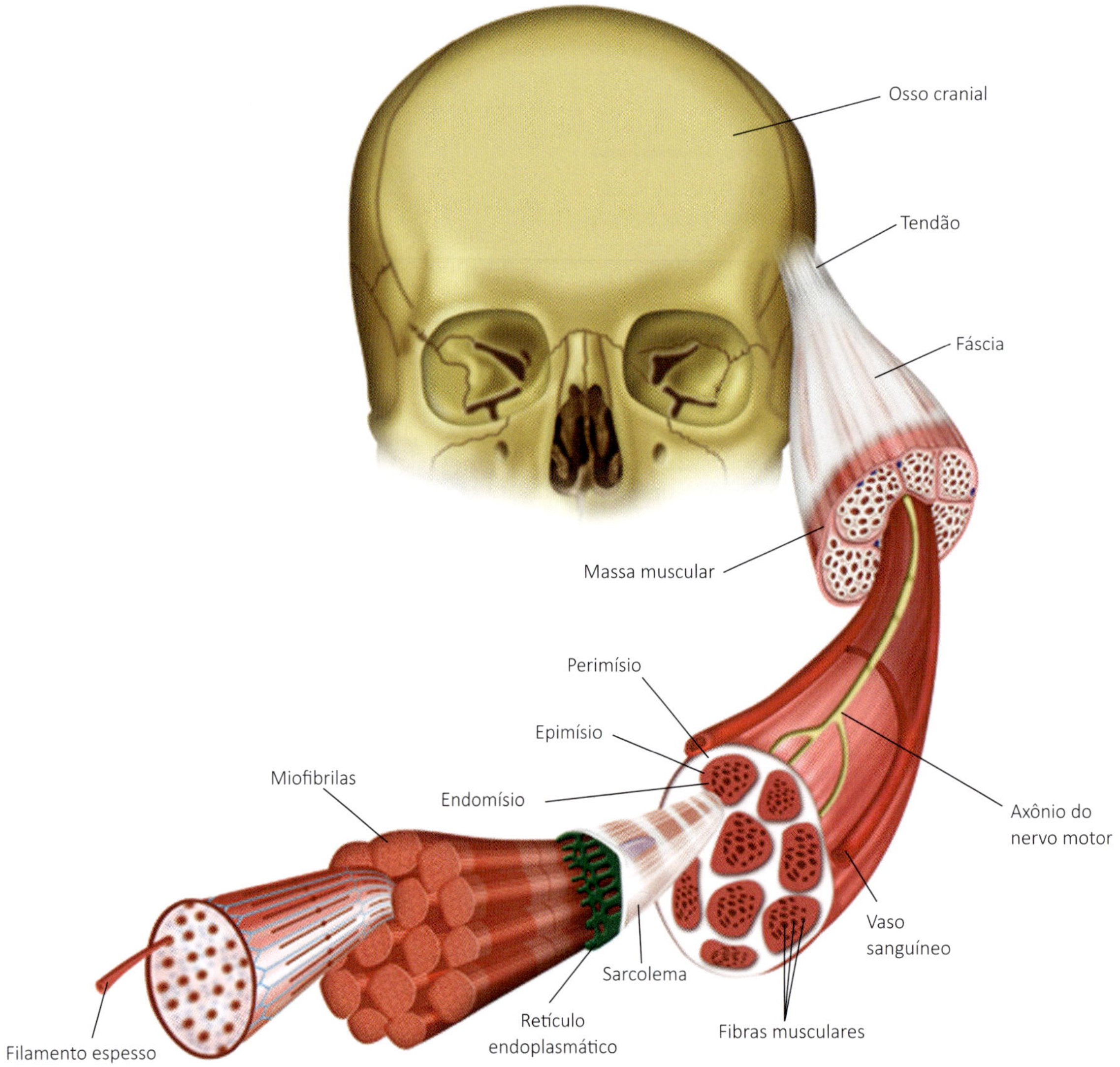

Figura 25.1. Microestrutura do músculo. Ligação com osso por meio de tendão.

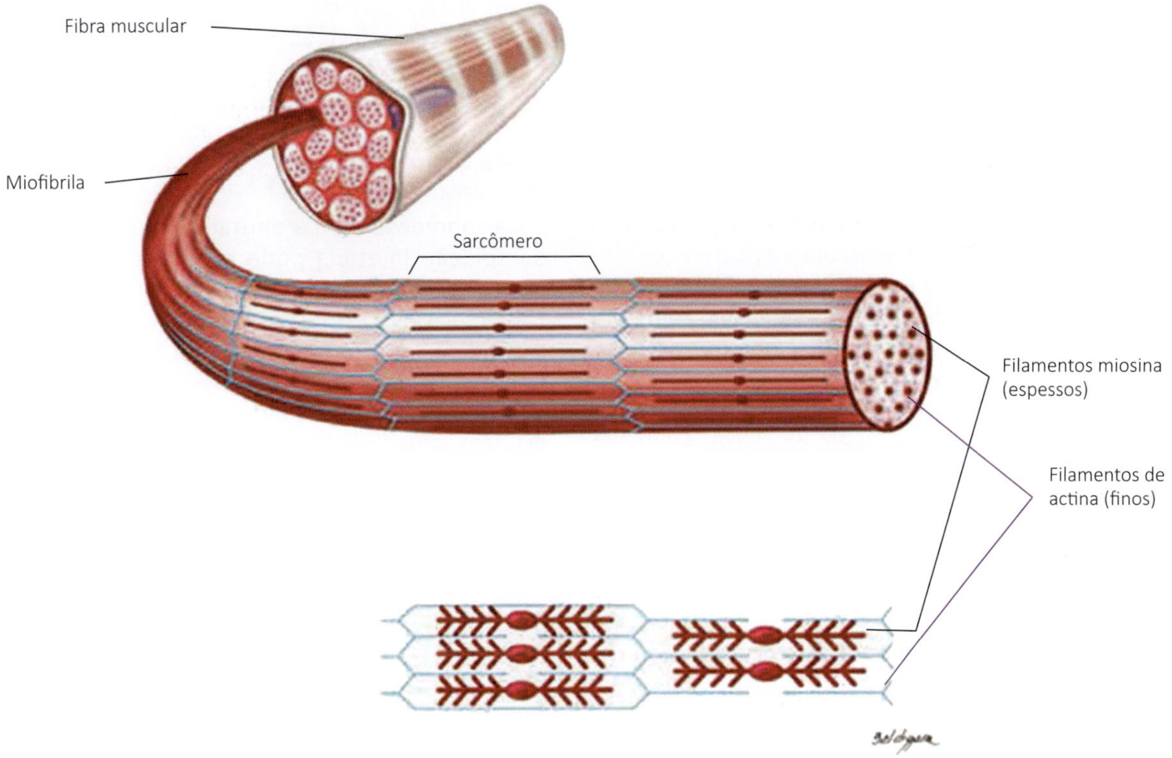

Figura 25.2. Miofibrilas, sarcômeros e filamentos de miosina e actina.

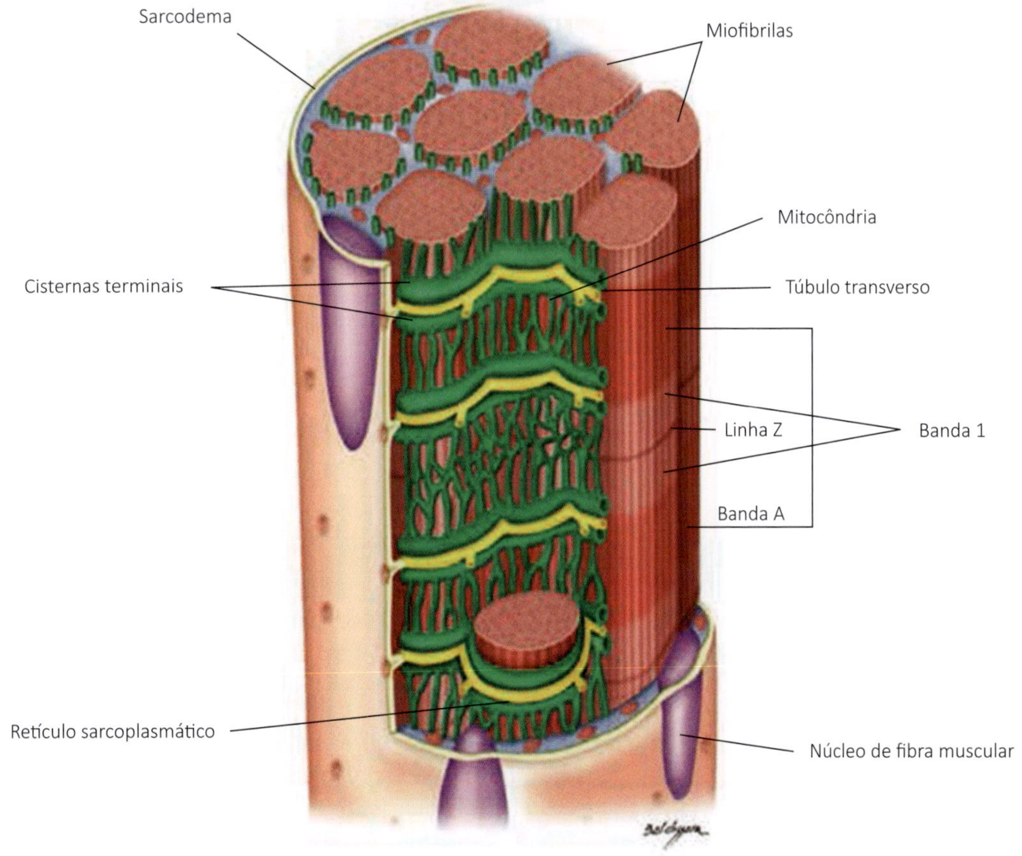

Figura 25.3. No sarcoplasma do músculo, uma rede de canais denominada retículo sarcoplasmático e os túbulos transversos.

5. Quando a atividade nervosa cessa a junção neuromuscular, o cálcio é removido do sarcoplasma e é bombeado para o interior do retículo sarcoplasmático pela bomba de cálcio. Isso faz a tropomiosina mover-se, cobrindo os sítios ativos da actina, e provocando relaxamento muscular.

Conhecendo a bioquímica e os mecanismos das sequências de eventos necessários para provocar a contratura e o relaxamento muscular, é possível entender que a toxina botulínica do tipo A (TBX-A), após ser infiltrada por meio de injeção aquosa (diluição com soro fisiológico a 0,9%), é absorvida e dispersa por estruturas tubulares e plasmáticas musculares.

A dispersão da solução de TBX-A depende do volume de soro fisiológico e da quantidade de TBX-A. A difusão é um processo obrigatório, em que um volume de solução chega a atingir as microestruturas das terminações das placas neuromotoras e fendas sinápticas, provocando quimiodesnervação (bloqueio de ação da acetilcolina), criando um campo de ação. A durabilidade do efeito da quimiodesnervação pela TBX-A, provavelmente, é dose-dependente.

A sobredose e/ou a difusão em excesso pelo volume da solução injetada pode provocar a perda de força muscular temporária, por atingir outras fibras musculares não desejáveis e gerar complicações estéticas indesejáveis, sempre temporárias. Sabe-se que grandes volumes injetados de TBX-A no músculo provocam, na hora de injeção, desconforto, dor, edema, eritema, comichão, coceira, espirros, dificuldades de movimentar os lábios etc.

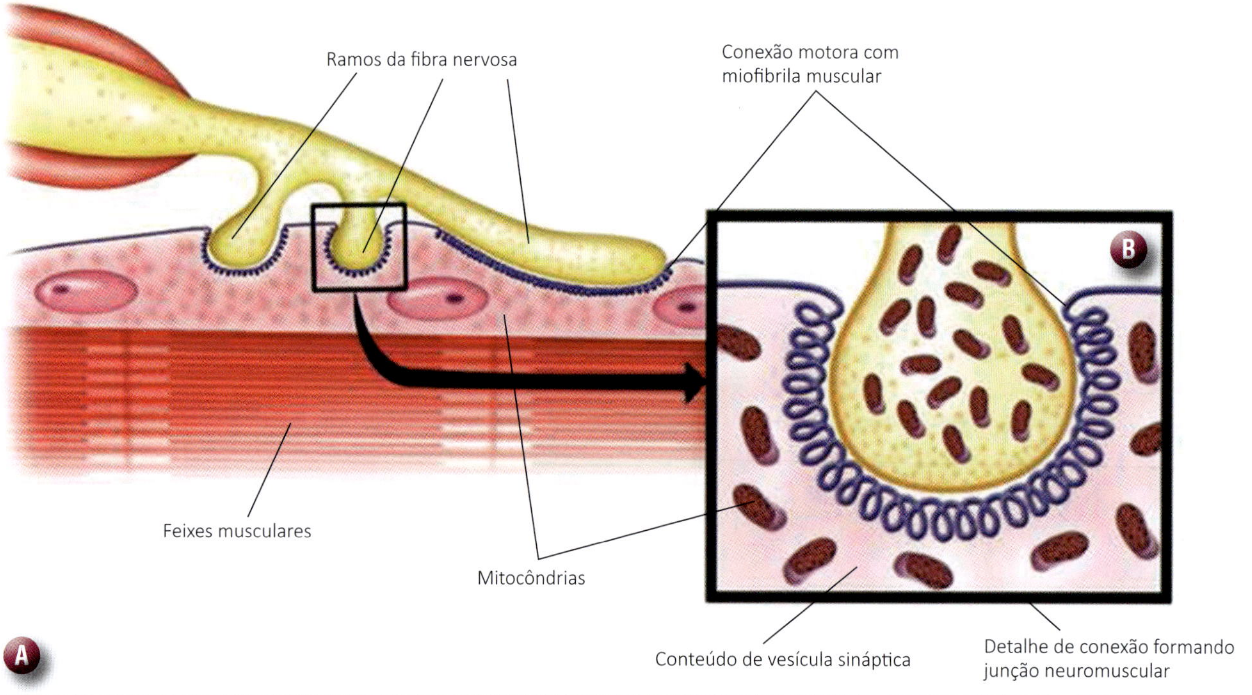

Figura 25.4. (A) Ponto de conexão entre um motoneurônio e uma fibra muscular conhecida como junção neuromuscular. (B) Em detalhe, o neurotransmissor acetilcolina é armazenado dentro das vesículas sinápticas.

25.2 Aspectos Fundamentais da Toxina Botulínica

• Oleg Sabatovich
• Maria Paulina Villarejo Kede

Introdução

O uso médico da toxina botulínica (TB) tanto na terapêutica quanto na área cosmética representa um avanço científico nas pesquisas com micro-organismos. Desde a descrição do botulismo como doença, a identificação do agente etiológico, a obtenção da toxina, até o seu uso clínico, muitos anos se passaram e inúmeras pesquisas foram publicadas.

Hoje, após esse longo caminho percorrido, diversos usos da TB estão consagrados e esse medicamento tornou-se sinônimo de glamour, beleza e bem-estar.

Histórico

O botulismo é uma doença conhecida há muitos anos. O agente biológico é uma bactéria anaeróbica, identificada por Emile Pierre van Ermengem, da Bélgica, em 1895, e denominada *Bacillus botulinus*, sendo posteriormente renomeada para *Clostridium botulinum*. Essa bactéria produz a toxina botulínica, que é o agente etiológico causador da doença. O precipitado ácido da TB do tipo A foi isolado em 1920 por Herman Sommer, da Universidade da Califórnia. Dando sequência às pesquisas, Edward J. Schantz purificou a toxina tipo A na forma cristalina, e Vernon Brooks, na década de 1950, utilizando a forma cristalina da toxina, descobriu que o fármaco bloqueava a liberação de acetilcolina das terminações nervosas motoras, com paralisia temporária do músculo. Esse fato despertou grande interesse na comunidade científica da época, alavancando novas pesquisas com a toxina. A partir da década de 1970, Alan B. Scott passou a testar o produto cedido por Edward Schantz em macacos, para avaliar os efeitos na distonia muscular relacionada com o estrabismo. Scott injetava pequenas quantidades de toxina botulínica em músculos hiperativos de macacos e observou melhora do estrabismo. Nos anos 1970, Scott fundou uma companhia para dar continuidade aos estudos com a TB, a Oculinum Inc. Em 1978, os pesquisadores dessa empresa obtiveram permissão da Food and Drug Administration (FDA) para utilizar o fármaco em voluntários humanos e, a partir de 1989, foi liberada a comercialização da TB tipo A nos Estados Unidos, para uso em estrabismo e blefaroespasmo associado à distonia muscular, em pacientes maiores de 12 anos de idade.

Foi o casal de médicos canadenses, Alastair e Jean Carruthers, que na década de 1990 desenvolveu o uso cosmético da TB. A indicação para o uso cosmético na face surgiu ao acaso, quando a oftalmologista dra. Jean Carruthers observou que os pacientes tratados para blefaroespasmo melhoravam o aspecto das rugas da glabela.

Posteriormente, os próprios Carruthers e outros diversos autores consagraram o uso cosmético da TB por meio de diversas publicações científicas e também da divulgação na mídia.

Na Europa, o capítulo da história relacionado como uso da TB evoluiu paralelamente com o Dysport, um produto introduzido e que tem sido utilizado por um período de tempo similar ao Botox nos Estados Unidos.

O Dysport, inicialmente produzido por Speywood Biopharm Ltda., hoje Ipsen Ltda., teve seu registro aprovado em 1990, tendo sido comercialmente lançado no Reino Unido em 1991. A indicação inicial foi para uso terapêutico em blefaroespasmo e paralisia facial. Hoje, o Dysport tem aprovação para uso em uma variedade de indicações em diferentes países, incluindo as indicações estéticas em países como Brasil e Argentina.

O uso cosmético da TB revolucionou a dermatologia estética, e hoje, além do tratamento de rugas e marcas de expressão facial, ela se mostra efetiva para o tratamento da hiperidrose, tratamento de rugas de colo e pescoço, elevação da ponta do nariz, sorriso gengival e outras novas indicações.

Estrutura e sorotipos de toxina botulínica

A toxina botulínica é uma neurotoxina produzida por uma bactéria anaeróbica, o *Clostridium botulinum*. A porção biologicamente ativa é composta por uma cadeia polipeptídica simples de 150 kD, em que a cadeia pesada (100 kD) tem afinidade com a placa motora e se relaciona com a internalização da toxina, enquanto a cadeia leve (50 kD) bloqueia a liberação da acetilcolina cálcio-dependente, unidas por uma ponte dissulfídica. A neurotoxina ativa (150 kDa) está envolta por um complexo proteico composto por proteínas hemaglutininas e não hemaglutininas (proteínas não tóxicas), que têm a função de proteger a toxina da ação do suco gástrico (Figura 25.5).

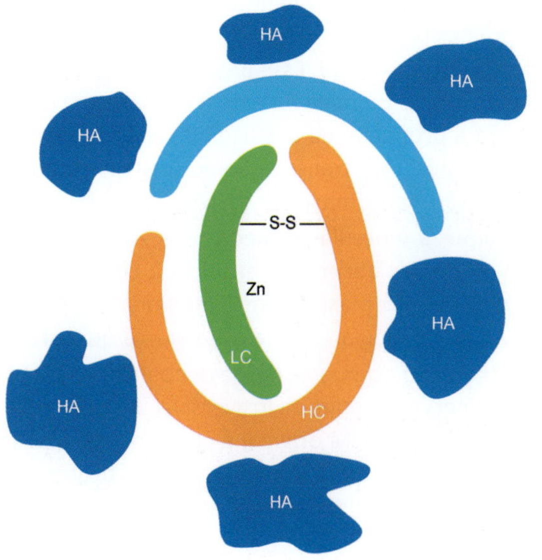

Figura 25.5. Estrutura da toxina botulínica tipo A.
LC: cadeia leve; HC: cadeia pesada; HA: proteínas hemaglutininas; NTNH: proteínas não hemaglutininas; S-S: ponte dissulfídica.

O *Clostridium botulinum* produz 7 tipos de neurotoxina, a saber: A, B, C1, C2, E, F e G, que são sorologicamente distintas, mas têm estrutura e função semelhantes. Os sorotipos são classificados de acordo com o seu alvo celular, potência e duração da ação, e só está comercialmente disponível o sorotipo A.

Mecanismos de ação

Uma vez que a molécula da TB tem relativamente pouca potência para promover o bloqueio muscular, é preciso que ocorra uma modificação na estrutura proteica terciária da toxina para que ela aja nas sinapses colinérgicas.

A ativação da TB se dá pelas seguintes etapas:

1. **Ligação:** a cadeia pesada da TB é responsável por sua ligação altamente específica a um receptor (aceptor) localizado na membrana pré-sináptica. Essa ligação, rápida e irreversível, é estimada *in vitro* em cerca de 32 a 64 minutos.
2. **Internalização:** pelo mecanismo de endocitose, a TB é envolvida pela membrana celular, que forma uma vesícula em volta dela e a transporta para o interior da célula.
3. **Redução e translocação da ponte dissulfídica:** após a internalização, a ponte dissulfídica é quebrada por um processo ainda desconhecido. A parte terminal da cadeia pesada promove a penetração e a translocação da cadeia leve por meio da membrana celular para o citoplasma da terminação nervosa.
4. **Bloqueio:** para que a vesícula de acetilcolina se funda à membrana pré-sináptica e seja liberada na junção neuromuscular são necessárias 3 proteínas de fusão (SNARE proteins) (Figura 25.6). A cadeia leve da TB tipo A provoca a clivagem enzimática de 1 dessas 3 proteínas (a proteína SNAP-25), impedindo a liberação do neurotransmissor. Esse processo é conhecido como desnervação química funcional e não lesa o nervo ou altera a produção da acetilcolina, apenas a estrutura responsável pela transmissão do sinal nervoso através da junção neuromuscular (JNM).

A fraqueza muscular começa após 24 horas. Clinicamente, pode ser observada em dois a cinco dias, completando o efeito máximo em duas semanas. O retorno da atividade muscular ocorre após três a quatro meses.

Ao contrário do que se pensava no passado, a TB não causa desnervação química irreversível. Estudos recentes mostraram que a JNM original é capaz de recuperar sua função após três a quatro meses, e que os brotos axonais neoformados são eliminados gradativamente.

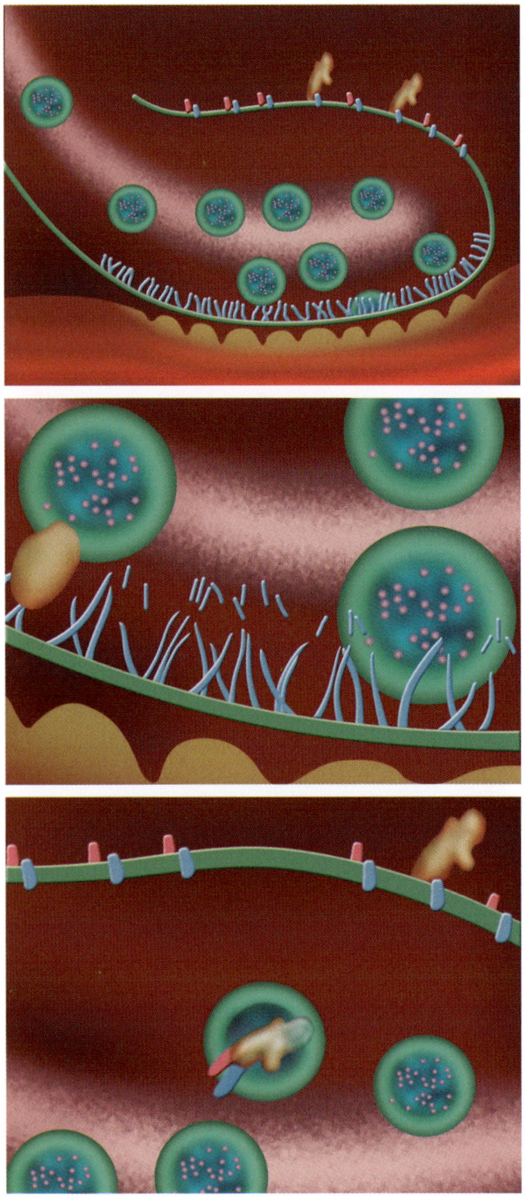

Figura 25.6. Mecanismo de ação da TB.

Imunologia

A formulação da TB pode ocasionar formação de anticorpos que podem ser neutralizantes (aqueles formados contra a porção ativa da TB), capazes de reduzir ou anular os efeitos terapêuticos da toxina botulínica tipo A (BTX-A) e não neutralizantes (contra o complexo proteico e sem efeito direto na ação terapêutica da BTX-A).

É possível que ocorra a formação de anticorpos neutralizantes antitoxina botulínica, sobretudo em pacientes que receberam altas doses, em curtos intervalos de tempo, por longos períodos. Os anticorpos IgG que se formam são a maior causa da perda de eficácia no tratamento clínico. A falha na resposta à TB, apesar de aplicações corretas tanto tecnicamente quanto em relação à dose, pode ocorrer por resposta ausente primária (rara e determinada geneticamente) ou secundária (formação de anticorpos).

Reforços e/ou correções devem ser evitados após o período de 15 dias da aplicação inicial da TB, os intervalos entre as aplicações não devem ser menores do que quatro meses, assim como evitar altas doses (> 200 U) e injeções intravenosas acidentais.

Características do produto

No mercado brasileiro, existem 6 apresentações de BTX-A disponíveis: Botox® (toxina onabotulínica), Dysport® (toxina abobotulínica), Prosigne®, Xeomin® (toxina incobotulínica), Botulift® e Botulim®, segundo sua ordem de introdução no país (Quadro 25.1).

As toxinas variam em suas potências, purificação e quantidade de proteína associada, de acordo com a apresentação comercial (Quadro 25.2).

Quadro 25.1. Apresentações comerciais da TB (BTX-A) disponíveis no Brasil.

	Botox®	*Dysport®*	*Prosigne®*	*Xeomim®*	*Botulift®*
Cepa	Hall	2912	Hall	Hall	Hall
Fabricante comercializado	Allergan	Beaufor-Ipsen Galderma	Lanzhou Cristalia	Nerz-Biolab	Medy-Tox Bergamo
Aprovação	1989	1991	2005	2005	2004
Nome	Onabotulínica	Abobotulínica	Incobotulínica	Incobotulínica	
Conservação	–5 a 8 °C	2 a 8 °C	2 a 8 °C	15 a 30 °C	2 a 8 °C
Pós-reconstituição	2 a 8 °C	2 a 8 °C	2 a 8 °C	2 a 8 °C	2 a 8 °C
Uso pós-diluição	4 h	8 h	4 h	24 h	
Apresentação	100 U a 50 U	500 U a 300 U	50 U a 100 U	100 U	100 U
Estabilização	Secagem a vácuo	Liofilização	Liofilização	Liofilização	Liofilização
Validade	36 meses	12 meses	24 a 36 meses	24 meses	24 meses

Quadro 25.2. Principais características e diferenças entre as apresentações de TB (BTX-A) disponíveis no Brasil.

	Botox®	*Dysport®*	*Prosigne®*	*Xeomim®*	*Botulift®*
Tamanho do complexo	900 kDa	500 kDa	900 kDa	150 kDa	950 kDa
Proteína/frasco	5 ng	4,35 ng	± 5 ng	0,44 ng	5 a 6 ng
Proteínas	150 kDa proteínas não tóxicas + 600 kDa hemaglutinina	350 kDa hemaglutinina	750 kDa hemaglutinina	150 kDa neurotoxina pura	800 kDa hemaglutinina
Excipientes	Albumina humana sérica 500 μg NaCl 0,9 mg	Albumina humana sérica 125 μg Lactose 2,5 mg	Gelatina bovina 5 mg Dextrana 25 mg Sacarose 25 mg	Albumina humana sérica 1 mg Sacarose	Albumina humana sérica 500 μg NaCl 0,9 mg
Potência	1 U = LD 50	1 U = LD 50	1 U = LD 50	1 U = LD 50	1 U = LD 50

□ Tamanho do complexo da TB

O tamanho do complexo da TB consiste no somatório da porção ativa de 150 KDa com as proteínas associadas que compreendem tanto as proteínas hemaglutininas quanto as não hemaglutininas. Essa composição varia de acordo com as apresentações comerciais, sendo as de menor complexo e, portanto, menor peso molecular, o Dysport® e o Xeomin®. O tamanho do complexo de TB pode interferir também na antigenicidade (produção de anticorpos não neutralizantes).

Vários estudos clínicos defendem o fato de que a difusão da TB seria responsável por efeitos secundários indesejáveis e que ela seria diretamente proporcional ao tamanho do complexo da TB (menor massa molecular, maior difusão); logo, complexos com peso molecular mais baixos teriam maior difusão do que aqueles com maior peso molecular. Vários fatores interferem na difusão da TB de uma determinada apresentação, como: massa molecular; volume elevado de reconstituição; utilização de fator de conversão inadequado; altas doses de TB. A difusão é definida como a capacidade da TB de se dispersar pelos tecidos adjacentes, sendo um processo passivo que segue um gradiente de concentração. O campo de ação ou halo de ação já está relacionado à ação farmacológica da TB, é inerente à sua ação e varia com a dose (definido por ela) e o alvo (limitado por ele). Quanto maior o número de junções neuromusculares e maior o número de glândulas sudoríparas, maior a necessidade de doses altas para obtenção de eficácia terapêutica. O contrário é verdadeiro. Porém, ao se utilizar doses altas em músculos fracos, pode haver um campo de ação maior e o acometimento de músculos adjacentes, os quais não se deseja tratar.

Alguns autores defendem o fato de que após a injeção de qualquer apresentação comercial, ocorre uma dissociação quase imediata do complexo proteico da porção ativa da TB em pH fisiológico, assim como alguns defendem que essa dissociação já ocorra no momento da reconstituição.

Esse conceito não é compartilhado por todos os autores que defendem a tese de que a dissociação não é imediata. Permanece a controvérsia entre autores que creem que a difusão é em função da dose e do volume injetado, e aqueles que acreditam que é decorrente do peso molecular (massa molecular).

□ Razão de conversão entre as TB disponíveis no mercado

A potência das diversas TB tipo A disponíveis no mercado brasileiro é medida em unidades biológicas (U), correspondendo à dose intraperitoneal letal média (DL-50) calculada para matar 50% das fêmeas de uma espécie de ratos Swiss-Webster.

Não há equivalência direta de potência entre as TB; portanto, deve-se evitar a simples conversão de unidades de uma TB para outra. Os testes utilizados pelos laboratórios não são equivalentes. O teste do Botox® é americano e o teste do Dysport® é inglês. Não é possível falar em bioequivalência entre as toxinas porque se trata de produtos biológicos; logo, fala-se de equivalência de resultados clínicos e de volume.

Entretanto, embora as discussões ainda persistam, acredita-se que a razão de conversão ideal é de 1:3 ou de 1;2,5 e que ainda reflitam a equivalência de resultados clínicos e que permitam que se transite bem pelas diversas TB disponíveis no mercado.

Uma nomenclatura internacional foi estabelecida para as unidades de TB Dysport® e são denominadas unidades Speywood em referência à companhia que desenvolveu o Dysport® originalmente, a Speywood Biopharm Ltda.

São poucos os estudos clínicos comparativos entre o Botox® e as outras apresentações comerciais (Prosigne®, Xeomin® e Botulift®) com o objetivo de avaliar uma equivalência de resultados clínicos entre elas. Todos sugerem uma equivalência de resultados clínicos de 1:1.

□ Apresentações disponíveis no Brasil

O Botox® (toxina onabotulínica), primeiro dos produtos lançados no mercado brasileiro, é apresentado em um frasco-ampola contendo 50, 100 e 200 unidades de BTX-A congelada a vácuo e estéril. Sua composição é de 100 unidades de BTX-A, 0,5 mg de albumina humana e 0,9 mg de cloreto de sódio. Cada unidade (U) corresponde à dose intraperitoneal letal média (DL-50) de Botox® reconstituído, calculada em camundongos.

O Dysport® (toxina abobotulínica) é um pó liofilizado injetável, que é apresentado em um frasco-ampola contendo 300 U e 500 U de complexotoxina-hemaglutinina tipo A, albumina humana, 125 mcg, e lactose, 2,5 mg. As unidades de Dysport® são específicas para a preparação e não são relacionadas com outras preparações de toxina botulínica; uma unidade de um produto não corresponde ao que é chamado de uma unidade do outro fabricante. Não há uma mesma mensuração padrão. Cada unidade (U) corresponde à dose intraperitoneal letal média (DL-50) de Botox® reconstituído, calculada em camundongos.

Tanto o Botox® quanto o Dysport®, Prosigne® e Botulift® contêm substâncias associadas, e todos têm albumina; portanto, não devem ser usados em pessoas com alergia ou intolerância aos produtos componentes da formulação.

O Prosigne® e o Xeomin® (toxina incobotulínica) diferem do Botox®. O Prosigne®, pela presença de gelatina na sua composição, o que o torna possivelmente alergênico, e o Xeomim®, por não apresentar proteínas na sua composição.

□ Armazenamento

A toxina na apresentação Botox®, segundo o fabricante, deve ser armazenada congelada em um freezer, a uma temperatura de –5 °C ou inferior, porém há estudos comprovando que o Botox® pode ser armazenado em refrigerador, em temperaturas mais altas, sem prejuízo de suas propriedades. Após a retirada do freezer e a reconstituída, deve ser armazenado sob refrigeração de 2 a 8 °C. O produto reconstituído deve ser claro, incolor e livre de partículas.

Já o Dysport® deve ser conservado sob refrigeração (entre 2 e 8 °C) e ao abrigo da luz. A validade pré-reconstituição é de 24 meses, desde que respeitados os cuidados de armazenamento. Após a reconstituição, deve ser utilizado dentro de oito horas. O produto não deve ser congelado.

As TB Xeomin®, Prosigne® e Botulift® estão representadas nos Quadros 25.1 e 25.2.

É importante ressaltar que as apresentações da BTX-A devem ser estocadas e conservadas no hospital ou na clínica onde as injeções serão realizadas, não devendo ser entregues ao paciente. A eficácia e a segurança da BTX-A dependem do armazenamento adequado do produto.

□ Reconstituição ou diluição

O volume de reconstituição das TB está diretamente relacionado com o fator de conversão que se elege. Para fins estéticos na face, o ideal é adotar volumes de reconstituição pequenos para reduzir a possibilidade de difusão e tornar a aplicação menos dolorosa.

Para reconstituir o Botox® congelado a vácuo, deve-se utilizar solução de cloreto de sódio (SS) a 0,9%, sem preservantes, estéril e injetável. Injetar lentamente o diluente no frasco, misturando delicadamente no volume desejado. Desprezar o frasco se o vácuo não aspirar o diluente para dentro do frasco e anotar a data e a hora de reconstituição no espaço reservado no rótulo do frasco. O Botox® reconstituído deve ser uma solução clara, incolor e livre de partículas. O fabricante recomenda que o Botox® seja administrado até quatro horas após a reconstituição; entretanto, apesar de preferir-se essa conduta, o Botox® já foi usado com dez dias, sem perda da eficiência. Além disso, novos estudos têm demonstrado que, clinicamente, a eficácia do Botox® não é comprometida em função do tempo de diluição/aplicação em até seis semanas.

Também na nossa experiência, o Dysport® é reconstituído com 2 mL de solução de cloreto de sódio a 0,9%, sem preservantes, estéril e injetável para a obtenção de uma solução contendo 150 U/mL ou 15 U por 0,1 mL de Dysport®. A TB chinesa (Prosigne®), o Xeomin® e o Botulift® seguem a mesma tabela de diluição e cuidados do Botox®, com a utilização da razão de conversão entre unidades de onabotulínica (Botox®), abobotulínica (Dysport®) ou unidades Speywood de 1:3 ou 1:2,5 que é o mais recomendado, atualmente.

Os volumes de reconstituição serão: 1 mL/SFa 0,9% ou 2 mL/SF a 0,9% para onabotulínica e 1,66 mL/SF a 0,9% ou 3,32 mL/SF a 0,9% para abobotulínica, resultando em 1 U de onabotulínica em 0,01 mL e 1 U onabotulínica em 0,02 mL e 3 U Speywood em 0,01 mL e 3 U Speywood em 0,02 mL, respectivamente.

No caso do fator de conversão de onabotulínica (Botox®), abobotulínicas (Dysport®) ou unidades Speywood de 1:2,5, os volumes de reconstituição utilizados são 1 mL/SF 0,9% ou 2 mL/SF a 0,9% para onabotulínica e 2 mL/SF a 0,9% ou 4 mL/SF a 0,9% para abobotulínica, resultando em 1 U de onabotulínica em 0,01 mL e 1 U onabotulínica em 0,02 mL e 2,5 U Speywood em 0,01 mL e 2,5 U Speywood em 0,02 mL, respectivamente (Quadro 25.3).

Quadro 25.3. Volume de reconstituição.

	U Onabotulínica	*U Speywood 1:2,5*	*U Speywood 1:3*
Dose	1 U	2,5 U	3 U
Volume de reconstituição	1 mL (frasco 100 U) 0,01 mL = 1 U	2 mL (frasco 500 U) 0,01 mL = 2,5 U	1,66 mL (frasco 500 U) 0,01 mL = 3 U
	2 mL (frasco 100 U) 0,02 mL = 1 U	4 mL (frasco 500 U) 0,02 mL = 2,5 U	3,32 mL (frasco 500 U) 0,02 mL = 3 U

Os produtos são administrados por injeção intramuscular, nas áreas previamente estudadas e marcadas.

A seringa escolhida depende do volume de reconstituição. Normalmente, as seringas elegidas são de 0,3 mL, 0,5 mL ou 1 mL com agulha de 30 G 13 mm ou curta de 30 G 8 mm ou 31 G 8 mm ou 6 mm. Quanto maior o volume de reconstituição, a seringa utilizada será de maior volume para facilitar a visualização de 1 U (Figura 25.7).

É importante lembrar que as unidades de BTX-A são específicas para uma preparação e não há relação entre os produtos de fabricantes distintos. As diluições devem sempre ser feitas com solução salina a 0,9%, não sendo conveniente utilizar qualquer outro diluente, nem mesmo água destilada.

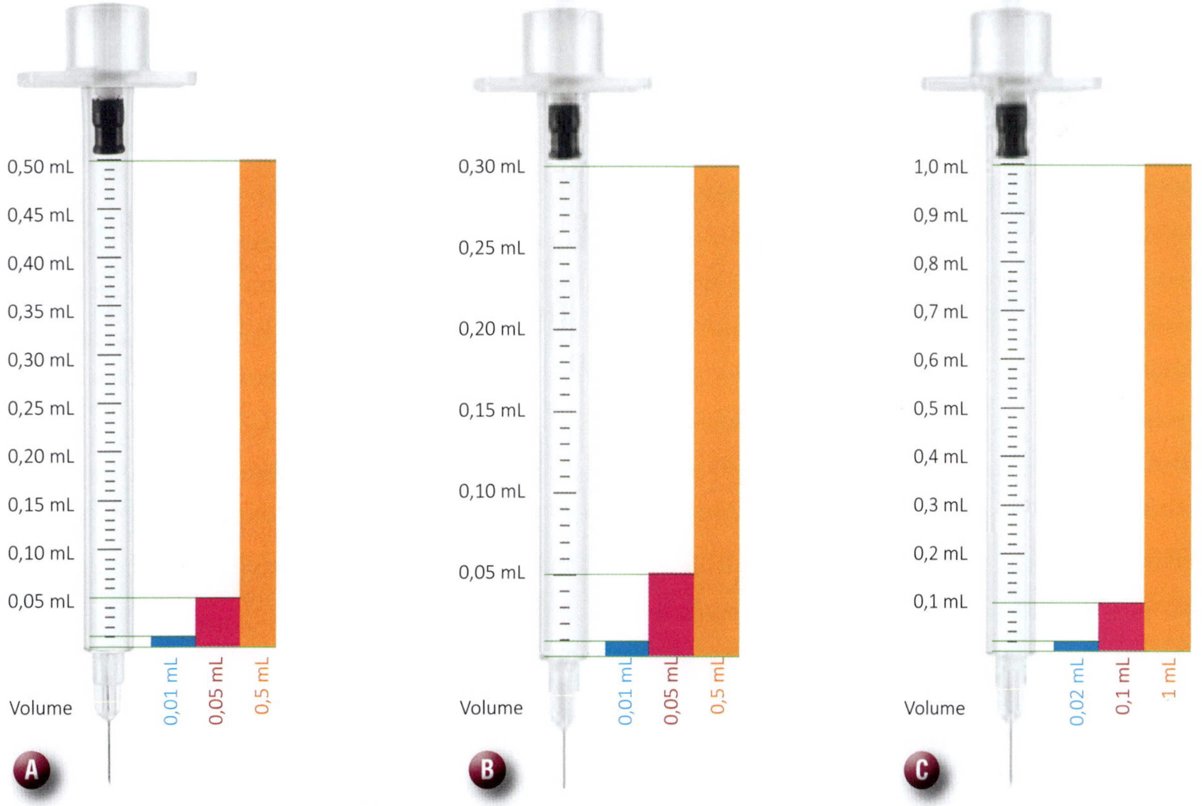

Figura 25.7. Comparação entre as seringas de 0,5 mL (A), 0,3 mL (B) e 1 mL (C).

25.3 Aplicações Clássicas

• Oleg Sabatovich
• Maria Paulina Villarejo Kede

Introdução

Hoje, diversos meios terapêuticos não cirúrgicos para o tratamento das rugas faciais estão à disposição, mas certamente a toxina botulínica (TB) é uma das terapias mais eficazes e mais bem estabelecidas.

A TB provoca redução da contração muscular e, quando aplicada nos grupos musculares que provocam as rugas, trata a etiologia principal dessa condição.

Indicações clássicas

A TB faz um bloqueio químico da placa motora, e está indicada para aplicação no plano muscular para o tratamento de rugas dinâmicas. Classicamente, usa-se o produto para terapia de rugas frontais, glabelares e orbitárias laterais ("pés de galinha"). São regiões da face cuja ação muscular não está diretamente envolvida com funções, como, por exemplo, abrir e fechar os olhos, ou seja, é possível reduzir a força muscular sem interferir na fisiologia local, apenas nas rugas (Figura 25.8).

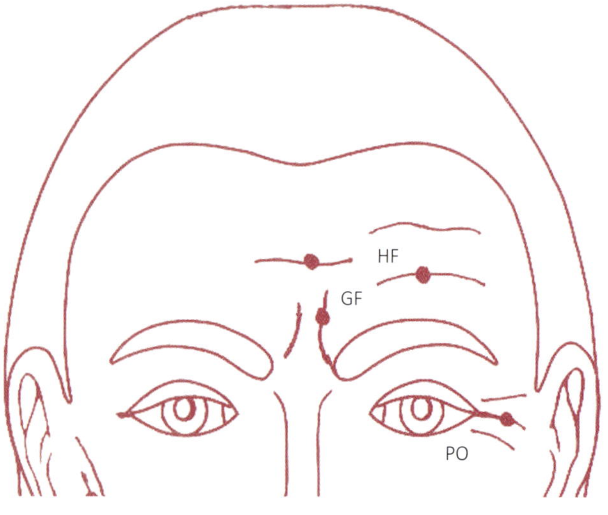

Figura 25.8. Protocolo de marcação dos pontos de injeção da TB nas indicações clássicas.
HF: rugas frontais; GF: rugas glabelares; PO: rugas periorbitárias.

A avaliação dinâmica do paciente é fundamental para que seja possível observar os padrões individuais de contração muscular, as assimetrias preexistentes, o formato da sobrancelha e como recruta cada grupo muscular.

Existem 4 pilares na aplicação da TB:

1. A avaliação dinâmica do paciente, determinando os padrões de contração que são distintos e individuais.
2. O conhecimento da anatomia de cada região a ser tratada e do envelhecimento estrutural.
3. O domínio das técnicas de aplicação da TB.
4. O conhecimento das características e das peculiaridades dos produtos utilizados, elegendo produtos seguros e respaldados.

Contraindicações

A TB é contraindicada na gravidez e no aleitamento materno, pois não foram testados efeitos teratogênicos e não se sabe ainda se o fármaco é excretado no leite humano.

Não deve ser administrada se houver infecção no local de aplicação, seja bacteriana, fúngica ou viral.

Alguns distúrbios neuromusculares com envolvimento da placa motora contraindicam o uso da TB, como, por exemplo, a síndrome miastênica (síndrome de Eaton-Lambert) e a miastenia grave.

A administração da TB deve ser evitada em pacientes que forem sabidamente sensíveis à TB ou à albumina humana e/ou outros excipientes das formulações.

Alguns medicamentos, como os antibióticos aminoglicosídeos, e outros que interfiram na transmissão neuromuscular, podem potencializar a ação da TB.

Além disso, deve-se evitar o uso do produto em vigência de febre ou qualquer sintoma ou sinal de doença que não esteja esclarecido e controlado.

Abordagem anatômica no tratamento com a TB

O tratamento das rugas faciais implica abordagem diferente para cada região anatômica, pois cada uma apresenta características morfológicas próprias.

O músculo frontal é delgado, quadrilátero e aderido ao tecido subcutâneo; tem 2 fascículos que se unem medialmente acima da glabela. No plano do músculo é que se deve fazer a injeção da toxina. Esse músculo não tem inserções ósseas, as fibras mediais se continuam com o m. prócero, as intermédias, com o m. corrugador e com o m. orbicular do olho, e as laterais, com a musculatura da região zigomática. Há uma imbricação de fibras dos m. frontal, m. corrugador e m. prócero na região da glabela. Por isso, ao tratar-se as rugas glabelares, deve-se dar atenção aos pontos de aplicação dos 4 músculos; caso contrário, podem permanecer rugas residuais ou mesmo, relaxamento excessivo dessa área com desabamento da fronte e ptose das sobrancelhas.

A gálea aponeurótica, ou aponeurose epicraniana, vai da linha nucal até as sobrancelhas, e na região frontal envolve os fascículos do músculo frontal. Está firmemente aderida ao tecido subcutâneo e à pele por traves fibrosas. Durante a aplicação, é comum os pacientes referirem que escutam um pequeno barulho como de "um tecido rasgando". Esse som é ocasionado pela passagem da agulha pela gálea. Sua ligação com o pericrânio é dada por um tecido celular frouxo que permite o movimento da gálea, ao contrário da relação firme com a pele e o subcutâneo. Por isso, com a contração do m. frontal, a movimentação da gálea é fácil e eficientemente produz as rugas frontais porque têm conexões fortes com a pele. Esse tecido frouxo é chamado de areolar subaponeurótico ou, sob o aspecto cirúrgico, denominado espaço subgaleal. Nesse espaço, a dissecção é fácil e rápida, com deslocamento fácil de líquidos.

O pericrânio (periósteo da calota craniana) não tem envolvimento com a aplicação do produto, mas os iniciantes puncionam a pele frontal e aprofundam até essa camada retrocedendo a agulha para a injeção; entretanto, o periósteo é muito sensível, e os pacientes podem se queixar de muita dor (Figuras 25.9 e 25.10).

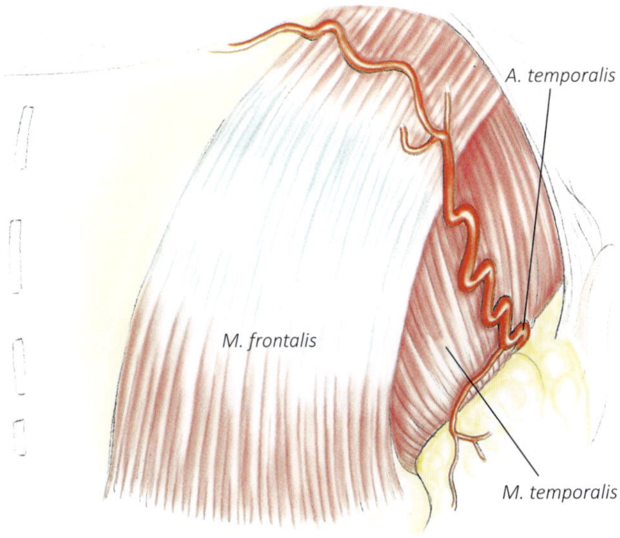

Figura 25.9. Esquema do músculo frontal.
Fonte: Extraída de Ingallina e Trevidic, 1991.

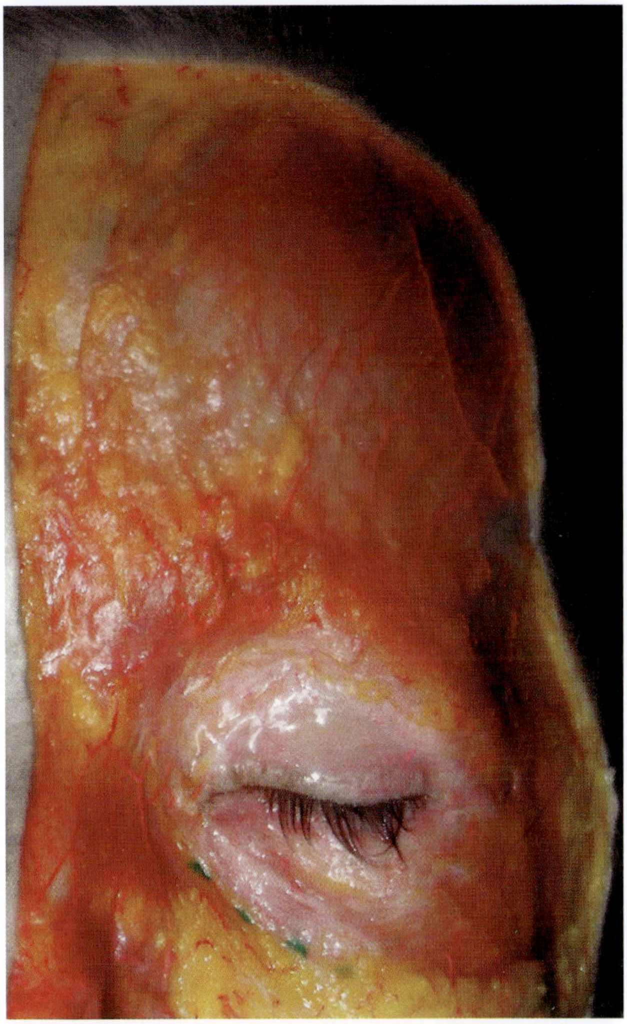

Figura 25.10. Músculo frontal – dissecção em cadáver fresco.
Fonte: Extraída de Ingallina e Trevidic, 1991.

Na região frontal, há uma unidade estética com comportamento distinto, situada entre as sobrancelhas, denominada glabela. As rugas frontais estão sob influência da contração do m. frontal, que resulta em rugas horizontais. Na região da glabela, há uma interconexão de fibras dos músculos frontal, corrugador e prócero, com participação maior dos corrugadores e, em seguida, do prócero. Isso resulta em rugas verticais na glabela (Figura 25.11).

O m. corrugador do supercílio é pequeno, piramidal, mais profundo que o frontal; vai da porção medial da sobrancelha (onde é mais profundo – origem óssea) e segue, lateral e cranialmente, com suas fibras até a parte média do arco superciliar (onde é mais superficial – inserção na pele). Sua porção mais contrátil está na região medial da sobrancelha. Deve-se sempre lembrar que o nervo supratroclear de caráter sensitivo muitas vezes passa entre as fibras do músculo, podendo ser puncionado e aumentar a dor da aplicação.

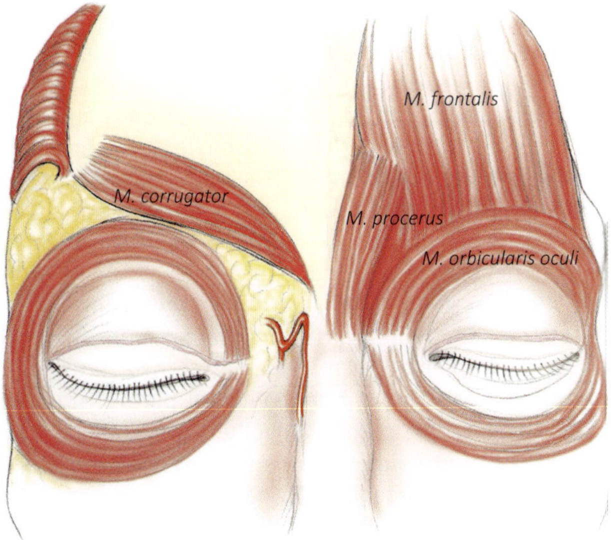

Figura 25.11. Esquema da região da glabela, demonstrando a interconexão dos músculos frontal, corrugador e prócero.
Fonte: Extraída de Ingallina e Trevidic, 1991.

O m. prócero tem forma piramidal, origem entre a porção cranial da cartilagem triangular do nariz (cartilagem lateral) e o osso próprio nasal; segue cranialmente até encontrar-se com as fibras inferiores e mediais do m. frontal. Sua contração colabora com as rugas glabelares e forma as rugas horizontais do dorso nasal. Deve-se dar atenção ao imbricamento entre as fibras dos músculos dessa região porque a marcação de um ponto muito alto no prócero pode acarretar relaxamento de fibras do frontal e produzir um relaxamento excessivo dessa área com ptose da glabela, configurando o "aspecto de olho de coruja".

Todos esses músculos discutidos previamente têm inervação motora de ramos do nervo facial (Figuras 25.11 e 25.12).

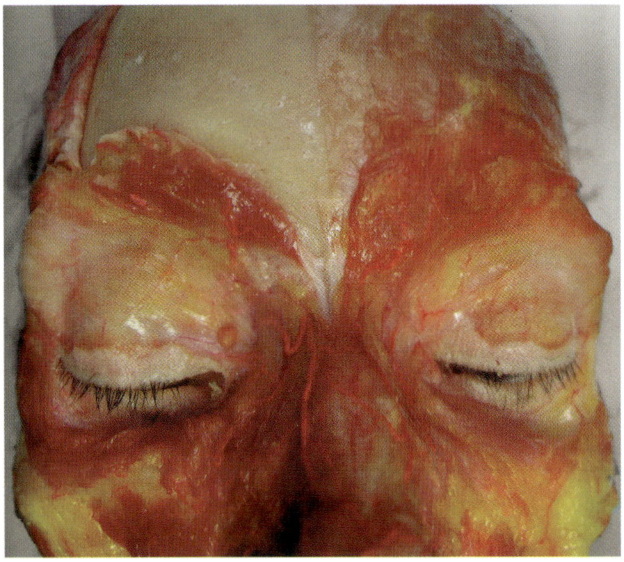

Figura 25.12. Músculos frontal, corrugador e prócero – dissecção em cadáver fresco.

Fonte: Extraída de Ingallina e Trevidic, 1991.

Outra área tratada pela TB é a lateral da órbita, cujas rugas, chamadas de "pés de galinha", estão sob influência da contração do m. orbicular das pálpebras, sobretudo no movimento do sorriso. O m. orbicular tem 3 porções: orbital, palpebral e lacrimal. A de maior importância neste capítulo é a orbital, que é mais espessa e forma elipses que cobrem a região orbitária e em sua parte cranial mistura-se com fibras do m. frontal. Algumas dessas fibras craniais vão se inserir na pele e no subcutâneo das sobrancelhas, sobretudo no terço lateral. O m. orbicular, além de provocar as rugas laterais da órbita, também contribui para a ptose de supercílios, tão comum no envelhecimento facial. Esse músculo é muito superficial, a pele está aderida diretamente a ele; portanto, não há necessidade de aprofundamento da agulha na aplicação do produto, evitando-se riscos. O tratamento dessa região resulta na redução das rugas laterais da órbita ("pés de galinha") e contribui para a elevação do terço lateral das sobrancelhas (Figuras 25.13 e 25.14).

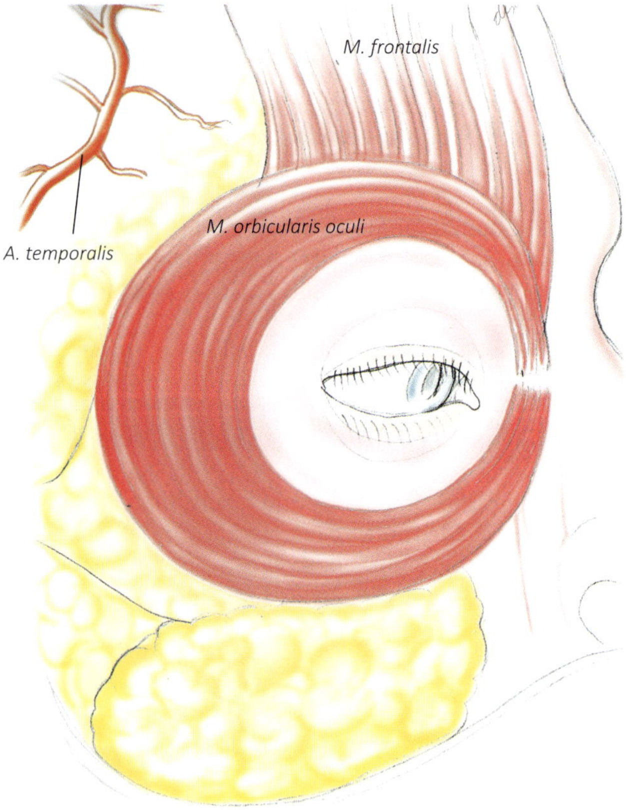

Figura 25.13. Músculo orbicular.

Fonte: Extraída de Ingallina e Trevidic, 1991.

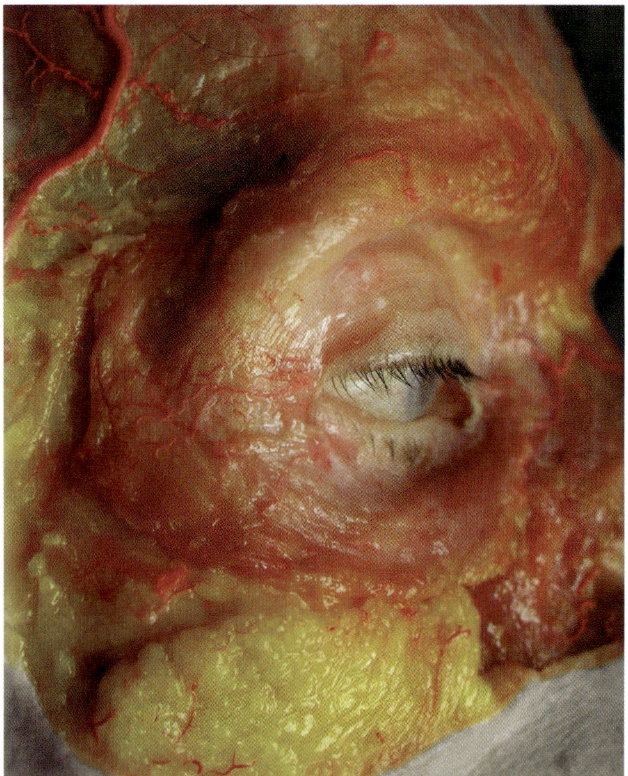

Figura 25.14. Músculo orbicular – dissecção em cadáver fresco.

Fonte: Extraída de Ingallina e Trevidic, 1991.

Métodos de aplicação

A aplicação do produto deve seguir algumas regras básicas de segurança para restringir-se o efeito da toxina aos músculos desejados:

- Marcação prévia com lápis ou caneta.
- Usar o menor volume possível.
- Manter uma distância de segurança de cerca de 1 cm em relação aos músculos nos quais não se deseja efeito.

O paciente deve estar sentado, recostado a cerca de 45°, ou mesmo deitado. Utilizam-se luvas de procedimento e seringa BD Ultra-Fine® de 1 mL, 0,5 mL ou 0,3 mL com agulha conectada de 31 G ou 30 G ½ (Tabelas 25.1 e 25.2). É possível empregar cremes anestésicos para suavizar a punção, mas muitos pacientes queixam-se mais da dor causada pela penetração do líquido do que da picada. Durante alguns segundos, deve ser realizada uma compressão manual após cada retirada da agulha para evitar sangramentos e formação de equimoses. Os pacientes são orientados a não realizar atividade física nesse dia.

Tabela 25.1. Volume de reconstituição e seringa.

	U Onabotulínica	*U Speywood 1:2,5*	*U Speywood 1:3*
Dose	1 U	2,5 U	3 U
Volume de reconstituição	1 mL (frasco 100 U) 0,01 mL = 1 U	2 mL (frasco 500 U) 0,01 mL = 2,5 U	1,66 mL (frasco 500 U) 0,01 mL = 3 U
	2 mL (frasco 100 U) 0,02 mL = 1 U	4 mL (frasco 500 U) 0,02 mL = 2,5 U	3,32 mL (frasco 500 U) 0,02 mL = 3 U

Tabela 25.2. Volume de reconstituição e seringa.

	Dysport®	*Botox®*
Diluição 0,5 mL 0,05 mL 0,01 mL	(1,66 mL) 150 U 15 U 3 U	(1 mL) 50 U 5 U 1 U
Diluição 0,5 mL 0,05 mL 0,01 mL	(3,3 mL) ≈ 76 U (75,6) 7,6 U 1,5 U	(2 mL) 25 U 2,5 U 0,5 U
Diluição 0,5 mL 0,05 mL 0,01 mL	(4,2 mL) ≈ 60 U (59,5) ≈ 6 U (5,95) ≈ 1,2 U (1,19)	(2,5 mL) 20 U 2 U 0,4 U

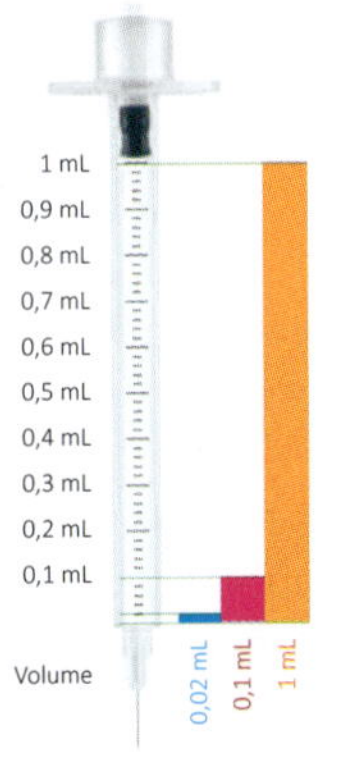

U: Unidades.

A TB deve ser injetada nos grupos musculares que produzem a ruga, e não há necessidade de aplicação direta na ruga, como nos preenchimentos. O raio de ação do produto é de cerca de 1 cm a 1,5 cm em relação ao ponto de aplicação. Esse conhecimento é muito importante no planejamento do tratamento, para evitar a paralisia inadvertida de áreas que não se deseja tratar e que poderia resultar em complicações.

No exame físico prévio, a avaliação dinâmica é importante para avaliar as assimetrias faciais do paciente, decorrentes da diferença de força muscular entre o lado direito e o esquerdo, que podem ser atenuadas ou até mesmo acentuadas, dependendo dos locais e das doses de aplicação da toxina. O exame físico da musculatura facial é muito importante e deve ser valorizado na condução da marcação dos pontos a serem tratados. Deve-se evitar seguir à risca os esquemas de aplicação com regras rigorosas, pois isso pode aumentar a chance de surgirem assimetrias faciais nos pacientes.

□ Glabela

A região da glabela tem a particularidade de apresentar um espessamento aponeurótico com fibras dos músculos corrugadores, prócero e frontal que se cruzam. Ao se fazer um tratamento nessa região, é necessário abordar todos esses músculos; para evitar resultados inestéticos. É importante lembrar que há músculos que são elevadores e depressores de estruturas faciais (vetores). Ao paralisar ou enfraquecer um depressor, a ação do seu opositor, elevador, ficará mais acentuada.

As rugas glabelares são provocadas pela contração dos músculos prócero, corrugadores, porção medial do orbicular das pálpebras e depressor do supercílio. O prócero é um músculo superficial, localizado entre o nasal e o frontal na linha médio facial. Tem sua origem na raiz do nariz e auxilia na depressão da porção medial do supercílio, determinando as rugas horizontais na base do nariz e configurando um "ar de preocupação". Os corrugadores (direito e esquerdo) têm fibras oblíquas, estão profundamente localizados, originam-se na porção lateral da raiz do nariz bilateralmente e aproximam os supercílios da linha média na expressão de preocupação e, também, colaboram como sinergistas do músculo orbicular para o fechamento forçado dos olhos.

Protocolos de aplicação

Músculo prócero

- **Pontos:** marca-se de 1 a 2 pontos, no local da sua inserção (traça-se uma linha imaginária que vai desde o canto interno do olho até a ponta medial de uma das sobrancelhas) e mais acima, dependendo da força e da hipertrofia do músculo.
- **Dose:** 3 U a 10 U da TB de escolha em cada ponto na dependência da força do músculo.
- **Modo de aplicar:** pede-se ao paciente que contraia a região, e palpa-se, fazendo uma pinça com os dedos indicador e polegar na porção carnosa do músculo. Marca-se um ponto no centro da porção mais volumosa do músculo na região cranial do dorso nasal e outro praticamente entre os pontos dos corrugadores (Figura 25.15).
- **Posição da agulha:** 90° ou 45° em relação à pele, dependendo da experiência e do hábito de cada especialista.

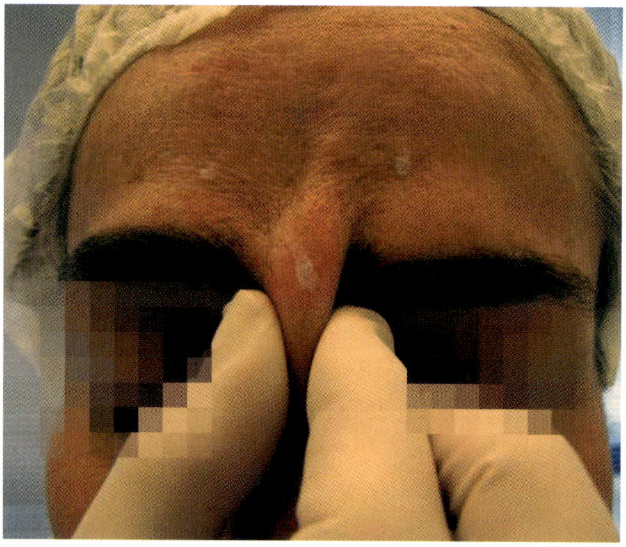

Figura 25.15. Área de injeção no prócero.
Fonte: Acervo da autoria do capítulo.

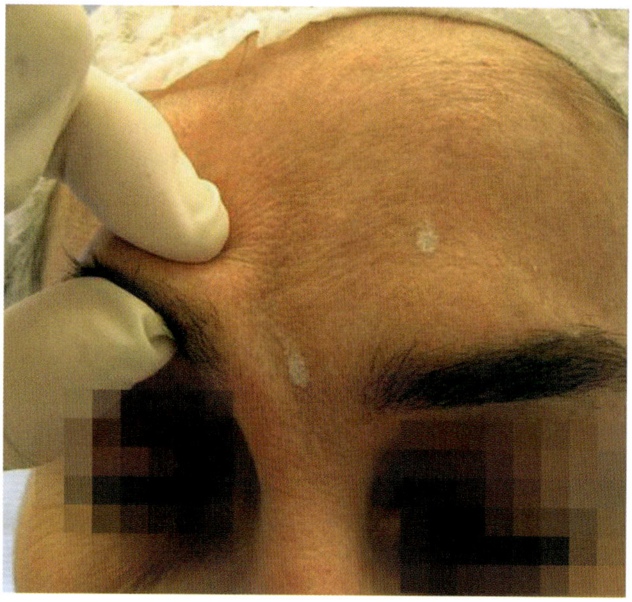

Figura 25.16. Área de injeção no corrugador.
Fonte: Acervo da autoria do capítulo.

Músculos corrugadores

- **Pontos:** dependendo da força e do comprimento do músculo, pode-se marcar de 1 a 2 pontos em cada músculo.
- **Dose:** 3 a 10 U da TB de escolha.
- **Modo de aplicar:** pede-se ao paciente que contraia a região, e palpa-se, fazendo uma pinça com os dedos indicador e polegar, na porção carnosa do músculo de cada lado. Marca-se um ponto no centro da região mais volumosa do músculo, cerca de 1 cm do rebordo orbitário após a palpação, porção mais profunda (lembrar que com o envelhecimento facial, o rebordo orbitário não coincide com a implantação das sobrancelhas; logo, sempre palpar o rebordo e não se guiar pela sobrancelha). Esse é um parâmetro anatômico muito menos sujeito a variações individuais que a sobrancelha, mais preciso em relação ao músculo elevador da pálpebra e mais eficiente na profilaxia da ptose palpebral. Um ponto na inserção lateral (porção mais superficial) e um adicional acima da inserção medial podem ser necessários nos músculos muito hipertrofiados (Figura 25.16); lembrar que a aplicação profunda na porção mais caudal do corrugador pode ser a responsável pela ptose palpebral porque a TB pode escorrer pelo septo orbital – forame supraorbitário e atingir o músculo elevador da pálpebra superior. Hematomas importantes nessa área, também podem difundir a TB para o elevador da pálpebra superior.
- **Posição da agulha:** 90° ou 45° em relação à pele, dependendo da experiência e do hábito de cada especialista.

Quando se trata de pacientes com musculatura muito espessa, homens ou mulheres com sobrancelhas muito horizontais, deve-se tratar também as fibras mediais superiores do músculo orbicular das pálpebras. Quando contraído, esse músculo promove a aproximação e a depressão das sobrancelhas, contribuindo para as rugas da glabela. Nos homens, esse ponto é fundamental para evitar o "ar diabólico" com elevação demasiada da cauda da sobrancelha e um semblante feminino. A aplicação é IM superficial ou ID, de 1 U a 3 U da TB e 1,5 a 2 cm (um dedo) acima do rebordo ósseo, tomando-se como base a palpação do rebordo ósseo e não da sobrancelha, a partir de uma linha imaginária médio-pupilar (Figura 25.17).

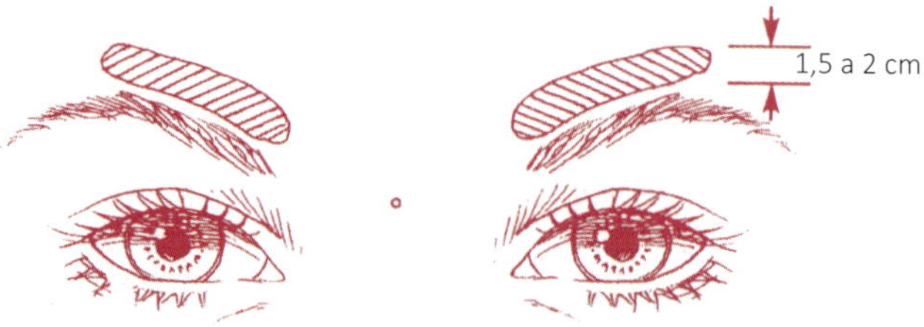

Figura 25.17. Zona de perigo de injeção da TB.
Fonte: Adaptada de Carruthers e Carruthers, 1992.

Muitas vezes, o relaxamento demasiado da região glabelar produz um efeito de ptose, desabamento de toda a região, dando aspecto de olhos inchados ou mesmo de sono e cansaço, "olhos de coruja".

Quando a implantação interna da sobrancelha não corresponde a uma linha oblíqua a partir do canto interno do olho, estando uma já muito afastada da outra, o relaxamento dessa área pode conferir um ar estranho, afastando ainda mais as duas sobrancelhas, produzindo um aspecto semelhante ao hipertelorismo.

O depressor do supercílio, com fibras verticais, localizado logo abaixo da face medial do corrugador, deprime a sobrancelha e é tratado na aplicação da TB no corrugador ou diretamente nas faces mediais de cada supercílio (Figura 25.18).

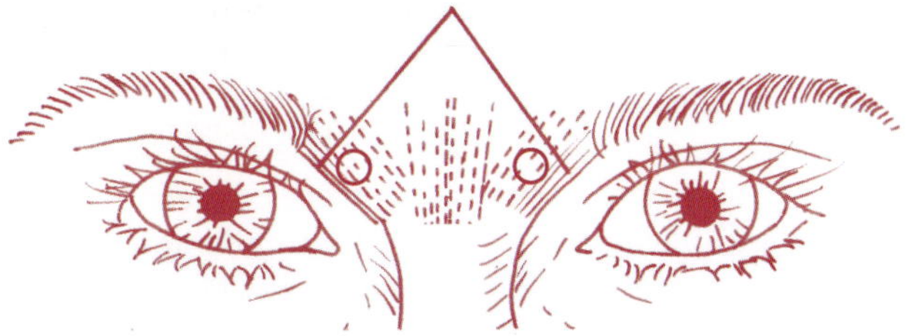

Figura 25.18. Músculo depressor do supercílio.
Fonte: Adaptada de Carruthers e Carruthers, 1992.

Trindade et al. classificaram a glabela em 5 padrões de contração que, didaticamente, foram designados por um símbolo, descritos a seguir:

□ Padrão "U"

Segundo tipo mais comum, foi encontrado em 27% dos casos. Os indivíduos nele incluídos, durante a contração estimulada, exibem predominância de aproximação e depressão discretas da glabela, como movimento resultante formando a letra "U". Há simultaneamente elevação da cauda dos supercílios. No repouso, as sobrancelhas ficam arqueadas.

Os músculos mais envolvidos são os corrugadores e o prócero, que não são muito fortes. O tratamento seria feito usando o clássico modelo de 5 pontos, com as doses-padrão (Figura 25.19).

□ Padrão "V"

É o tipo mais comum, visto em 37% dos casos. Há aproximação e depressão da parte medial dos supercílios, que variam de moderadas a acentuadas, em intensidade muito superior à do grupo anterior. Em alguns casos, a projeção inferior dos supercílios é tão forte, que pode estender-se até sua parte lateral. Em repouso, as sobrancelhas dos pacientes são mais horizontais ou retificadas e de localização mais baixa. Além de maior força muscular dos corrugadores e do prócero, há também a participação importante da parte medial do orbicular. Esses pacientes necessitam de doses maiores de toxina e de maior número de locais de aplicação, sendo mais bem abordados em modelo de 7 pontos. As doses maiores são concentradas no prócero e nos corrugadores (Figura 25.20).

□ Padrão "ômega"

Esse estudo correspondeu a 10% dos pacientes. Nesse grupo, os movimentos predominantes são de aproximação e elevação medial da glabela, formando a letra grega ômega. Ocorre simultaneamente depressão lateral dos supercílios. Os músculos dominantes são os corrugadores,

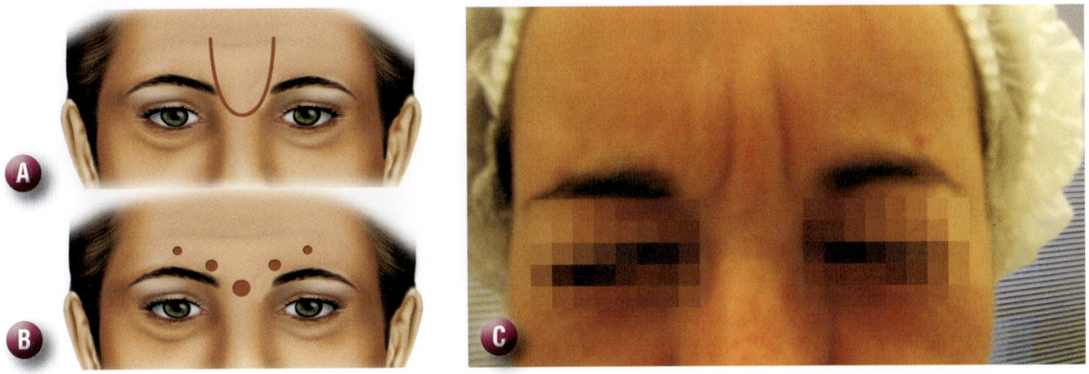

Figura 25.19. Padrão "U".
Fontes: (A e B) Adaptadas de Trindade et al. (C) Acervo da autoria do capítulo.

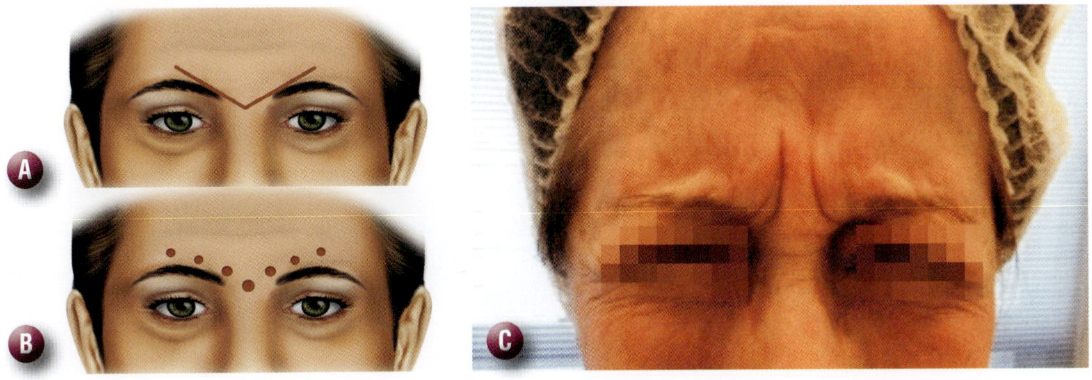

Figura 25.20. Padrão "V".
Fontes: (A e B) Adaptadas de Trindade et al. (C) Acervo da autoria do capítulo.

a parte medial dos orbiculares e o frontal, com pouca ou nenhuma contração do prócero. A melhor abordagem para esses casos consiste em injetar toxina nos corrugadores e orbiculares das pálpebras e na parte medial do músculo frontal, com doses maiores nos corrugadores e menores nos pontos do frontal e dos orbiculares. O prócero dispensa tratamento ou recebe apenas dose mínima (Figura 25.21).

□ Padrão "setas convergentes"

A principal característica é a aproximação das sobrancelhas, com pouca ou nenhuma depressão, elevação medial ou lateral. O movimento final resultante é de aproximação horizontal. Parece existir nesse grupo um equilíbrio de forças entre o prócero e o frontal. Foi encontrado em 20% dos casos. Os músculos envolvidos são os corrugadores e a parte medial dos orbiculares, e o esquema de aplicação deve ser mais horizontal, focando os músculos envolvidos. Não há necessidade de pontos de aplicação no prócero ou no frontal (Figura 25.22).

□ Padrão "ômega invertido"

É o menos comum, observado em apenas 6% dos indivíduos. O movimento predominante é o de depressão, mais do que de aproximação, lembrando uma letra ômega invertida. Os músculos envolvidos são principalmente o prócero, o depressor do supercílio, a parte interna dos orbiculares das pálpebras e talvez também o nasal, apesar de não se configurar músculo glabelar. Nesse grupo, há menor participação dos corrugadores. Parece ser mais comum em pacientes que apresentam o ápice nasal aplainado, como no caso dos orientais. O tratamento mais indicado é realizado com doses maiores no prócero e nos depressores do supercílio, e doses menores na parte interna do orbicular das pálpebras e no músculo nasal. Uma dose mínima pode ou não ser acrescentada aos corrugadores (Figura 25.23).

Indivíduos com sobrancelhas assimétricas apresentam padrões diferentes em cada lado, sendo, portanto, duplamente classificados e tratados.

□ Região frontal

As rugas da fronte (horizontais na região da testa) são provocadas pela contração do músculo frontal, responsável também pela elevação das sobrancelhas. O músculo frontal tem 2 ventres, direito e esquerdo, que podem se contrair separadamente por terem inervações distintas, produzindo, em algumas pessoas, assimetria frontal. Insere-se na região das órbitas, cobrindo a região frontal e terminando na aponeurose; contudo, a transição músculo/

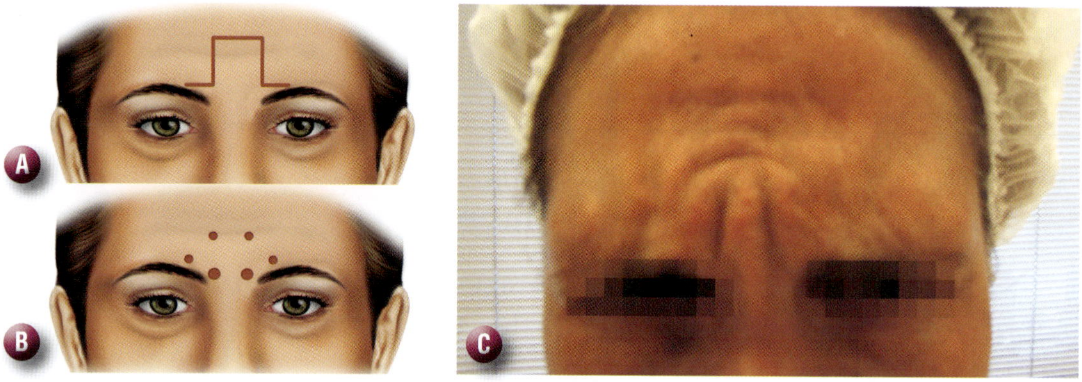

Figura 25.21. Padrão "ômega".
Fontes: (A e B) Adaptadas de Trindade et al. (C) Acervo da autoria do capítulo.

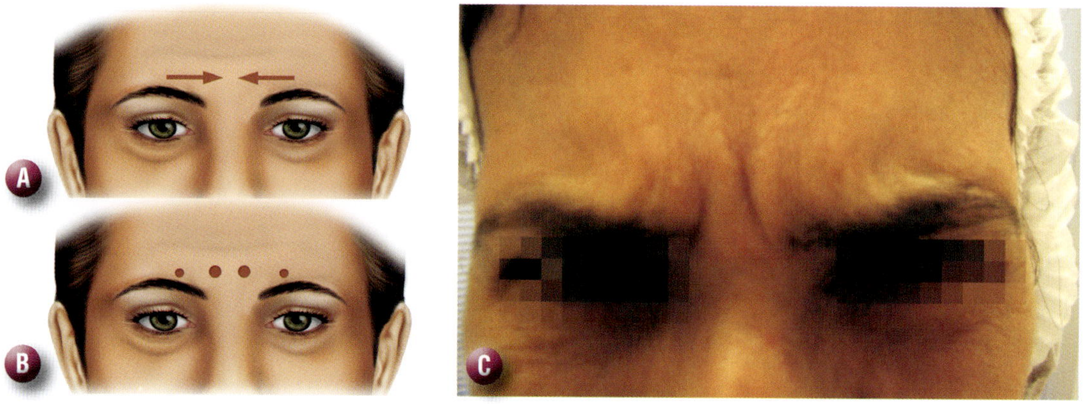

Figura 25.22. Padrão "setas convergentes".
Fontes: (A e B) Adaptadas de Trindade et al. (C) Acervo da autoria do capítulo.

aponeurótica tem diferentes tipos de apresentação (Figura 25.24). Portanto, a marcação dos pontos de aplicação da toxina botulínica (TB), assim como o número de unidades, vai depender das variações anatômicas do músculo frontal e da classificação do tipo de sobrancelha, respeitando os padrões estéticos de cada indivíduo. Vale lembrar que o músculo frontal se imbrica na aponeurose das órbitas, e o seu relaxamento excessivo pode dificultar a abertura das pálpebras nos pacientes que utilizam o frontal como músculo acessório para olhar, por exemplo, para cima, conferindo um ar de "olhos inchados".

Em geral, os pontos são marcados solicitando ao paciente que contraía a fronte e, com isso, observando-se o padrão muscular de cada um, assim como a posição (arqueamento ou não) da sobrancelha. A tendência atual é de não o bloquear totalmente, apenas enfraquecê-lo, podendo até nem ser tratado caso o paciente tenha uma testa muito curta ou muito comprida.

Antes de se tratar essa região, deve-se avaliar e discutir com o paciente a posição das sobrancelhas. A queda da porção temporal ou lateral das sobrancelhas faz parte do envelhecimento facial.

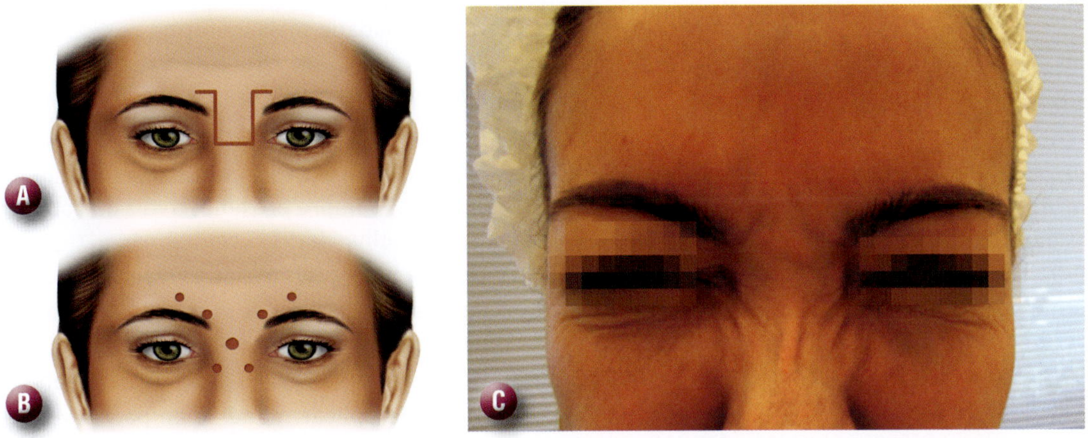

Figura 25.23. Padrão "ômega invertido".
Fontes: (A e B) Adaptadas de Trindade et al. (C) Acervo da autoria do capítulo.

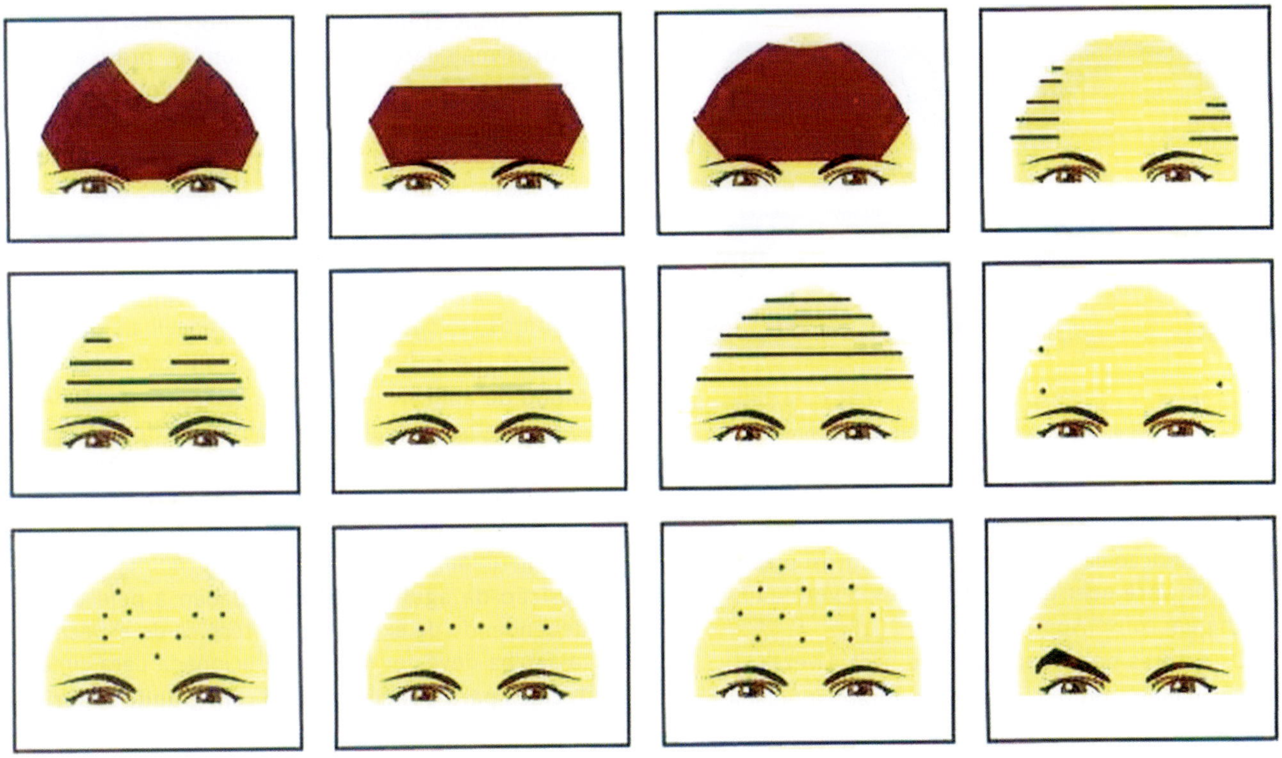

Figura 25.24. Classificação das rugas frontais, segundo Bhertha Tamura.

A toxina reduz a contração muscular, e como o músculo frontal tem um papel importante na elevação das sobrancelhas, o seu bloqueio poderia resultar em queda das sobrancelhas e até mesmo ptose de toda a fronte. A avaliação da força de contração do músculo, o padrão de contração, a espessura da pele, o fotoenvelhecimento, a posição e o arqueamento ou não da sobrancelha determinam a marcação, o número de pontos de aplicação e a utilização de doses convencionais de TB ou microdoses. Hoje utiliza-se uma combinação de doses convencionais e microdoses para otimizar e customizar a aplicação da TB, possibilitando que a região frontal seja tratada de acordo com a necessidade de cada porção e na dependência da avaliação do paciente. Isso permite que se evite o relaxamento excessivo da musculatura com queda da região e ar pesado dos olhos ou que se deixe rugas residuais nas porções laterais da fronte e arqueamento excessivo da cauda da sobrancelha.

A técnica de micropontos com diminuição da dose e do volume é segura e eficaz no tratamento das rugas horizontais da fronte, mesmo na porção inferior do músculo frontal.

A determinação da dose total que aquele músculo necessita é importante para garantir a eficácia e a duração dos resultados. Solicita-se ao paciente que contraia a fronte e estipula-se a dose total necessária em U para tratar a fronte, quais porções serão tratadas com doses convencionais e quais serão tratadas com microdoses. Na Figura 25.25, observa-se a possibilidade de combinar a aplicação de doses convencionais à microdoses em porções diferentes do músculo frontal.

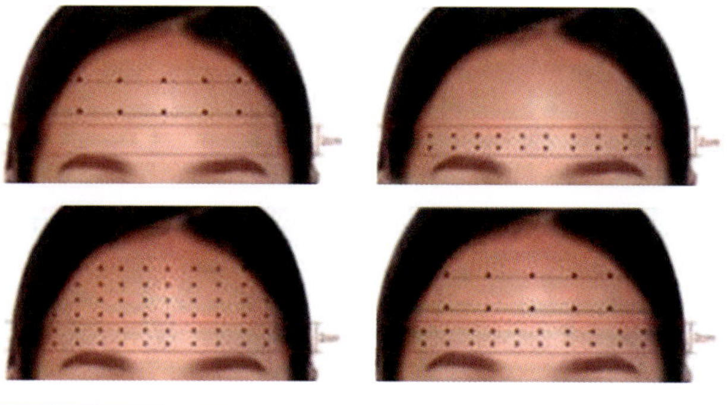

Figura 25.25. Possibilidade de combinação de doses convencionais a microdoses em diferentes porções do músculo frontal.
Fonte: Zhang et al., 2019.

A aplicação é sempre superficial, intradérmica, e após a reconstituição da TB em soro fisiológico, estipula-se qual a diluição você quer trabalhar 4 vezes, 5 vezes, 10 vezes. Não há um consenso na literatura.

Os autores preferem a diluição para 4 vezes.

De maneira prática, se a dose total estipulada para tratar as porções do músculo frontal com menor contração e pele mais fina for de 5 U.

Calcula-se:

Dysport (2,5:1) frasco de 500 U (em 2 mL de soro fisiológico 0,9%)

5 U de TB (0,05)

⇩

4x

⇩

0,15 mL de SF (a 0,9) para completar a seringa até 20 "tracinhos" numa seringa de 0,3 mL ou 0,5 mL.

Caso haja elevação demasiada da cauda da sobrancelha e persistência de ruga residual decorrente da mobilidade da lateral da região frontal, pode-se aplicar um ponto convencional mais superficial de 1 U ou microdose de cada lado; assim, o músculo terá uma redução de mobilidade mais uniforme.

Músculo frontal

A técnica de aplicação consiste em 1 U a 3 U da TB escolhida por ponto, distantes cerca de 2 cm entre si em 1 ou 2 linhas sempre próximas a raiz do cabelo, distando das sobrancelhas (de 1,5 cm a 2 cm).

Técnica para promover a elevação das sobrancelhas

- **Pontos:** 1 a 2 planos, com pontos distantes entre si de 2 cm.
- **Dose:** 1 U a 3 U da TB escolhida em cada ponto.
- **Modo de aplicar:** pede-se ao paciente que eleve as sobrancelhas e avalia-se a contração do músculo. Marcam-se 2 pontos na linha média, dividindo a região frontal em 3 partes. Se necessário, pode-se colocar mais um ponto a cada lado do ponto mais caudal, aproximadamente na linha pupilar. Com relação ao ponto mais cranial na linha média, marcam-se os pontos mais laterais à linha pupilar, praticamente formando um triângulo de vértice voltado para a glabela.
- **Posição da agulha:** 90° em relação à pele ou 45°, dependendo da experiência e técnica do especialista (a agulha deve ser sempre direcionada para cima).

Técnica para não elevar as sobrancelhas

- **Pontos:** 2 planos, com 3 pontos em cada lado e 2 pontos em cada lateral da sobrancelha.
- **Dose:** 1 U a 3 U da TB escolhida em cada ponto.
- **Modo de aplicar:** pede-se ao paciente que eleve as sobrancelhas e avalia-se a contração do músculo. É marcado um ponto de cada lado na porção muscular responsável pela elevação da lateral da sobrancelha. A aplicação é sempre superficial de 1 U da TB escolhida.
- **Posição da agulha:** 90° em relação à pele ou 45°, dependendo da experiência e técnica do especialista (a agulha deve ser sempre direcionada para cima).

Técnica para a região frontal com grande superfície de pele

- **Pontos:** 5 a 10 pontos.
- **Dose:** 1 U a 3 U da TB escolhida em cada ponto.

- **Modo de aplicar:** pede-se ao paciente para elevar as sobrancelhas e avalia-se a contração do músculo. Marca-se um ponto de cada lado da linha média, preenchendo mais os espaços entre os pontos e cobrindo melhor a superfície.
- **Posição da agulha:** 90° em relação à pele ou 45°, dependendo da experiência e técnica do especialista (a agulha deve ser sempre direcionada para cima).

No Quadro 25.4, são apresentadas as características masculinas e femininas do formato do supercílio.

Quadro 25.4. Características masculinas e femininas do formato do supercílio.

Supercílios femininos	*Supercílios masculinos*
• Arqueados	• Horizontais
• Maior distância entre a pálpebra e o supercílio	• Menor distância entre a pálpebra e o supercílio
• Sobrancelhas mais finas	• Sobrancelhas mais espessas

O padrão de injeção para acentuar supercílios arqueados é utilizado para causar um formato de supercílio mais feminino (Figura 25.26). O padrão de injeção para acentuar supercílios horizontais é adotado para causar um formato de supercílio mais masculino (Figura 25.27).

Com relação à sobrancelha, se houver queda (ptose) do terço externo pode-se aplicar um ponto lateral (no terço externo da sobrancelha) acima do rebordo ósseo, bem superficial, no orbicular – porção orbital bem onde termina a inserção do músculo frontal.

Os músculos corrugadores, prócero, depressor dos supercílios e orbicular são os responsáveis pela quedada sobrancelha. Apenas o músculo frontal exerce a função de elevação da mesma. Deve-se assegurar que a aplicação no músculo frontal seja 1,5 a 2 cm acima da palpação da borda orbitária superior (Figura 25.28).

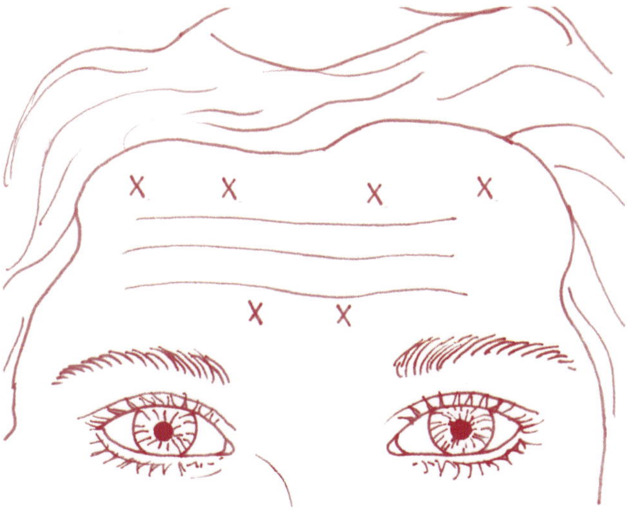

Figura 25.26. O padrão de injeção para acentuar supercílios arqueados é utilizado para causar um formato de supercílio mais feminino.

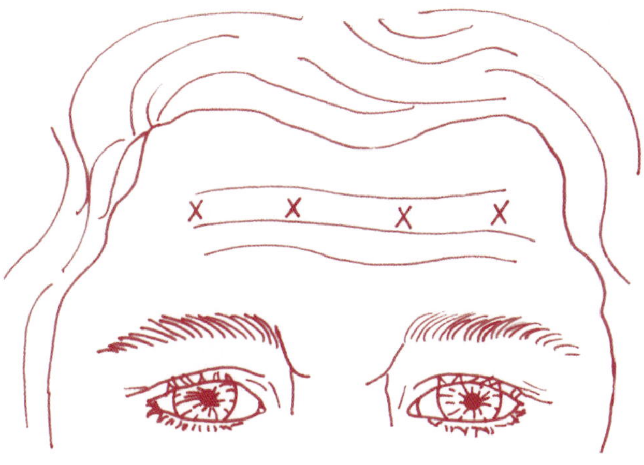

Figura 25.27. O padrão de injeção para acentuar supercílios horizontais é utilizado para causar um formato de supercílio mais masculino.

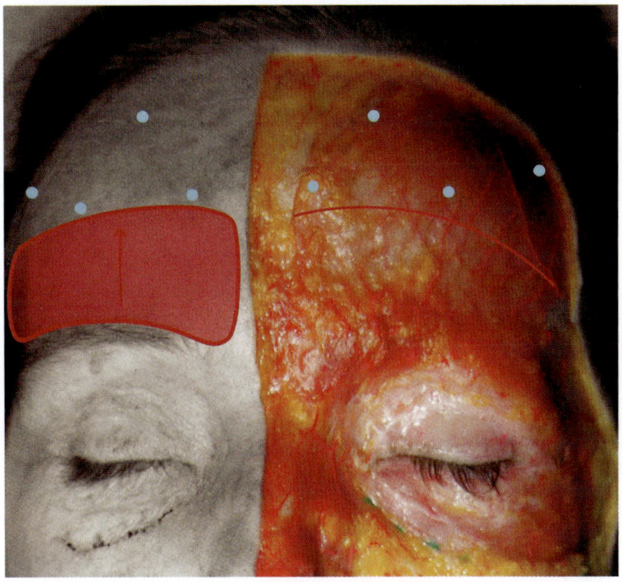

Figura 25.28. Zona de perigo da injeção da TB.
Fonte: Extraída de Ingallina e Trevidic, 1991.

Pode-se tratar os 4 depressores, isolada ou conjuntamente, e o resultado será a elevação da sobrancelha; entretanto, o músculo frontal não deve ser tratado de modo isolado, mas juntamente com pelo menos um depressor para evitar a ptose da sobrancelha.

□ Região orbitária

As rugas periorbitárias são representadas por linhas radiais na região lateral dos olhos e produzidas pela contração da porção lateral do músculo orbicular dos olhos. Ele é um esfíncter fino que circunda a órbita e tem 3 porções: a orbital, a palpebral e a lacrimal. É responsável pelo fechamento dos olhos. A contração da sua porção orbital, na região lateral, produz rugas perpendiculares no canto externo dos olhos, além de queda do canto externo da sobrancelha.

As rugas periorbitárias podem ser classificadas em 3 tipos:

- **Tipo I**: rugas laterais ao canto externo do olho, estendendo-se da sobrancelha até o arco zigomático.
- **Tipo II**: rugas laterais ao canto externo do olho, estendendo-se da linha do canto externo do olho até o arco zigomático (ausência de rugas na região lateral superior).
- **Tipo III**: presença exclusiva de rugas na linha do canto externo.

Na utilização da TB para tratamento dessa área, deve-se considerar o grau de envelhecimento dessa região, uma vez que o relaxamento da musculatura orbicular pode produzir a exacerbação das bolsas palpebrais e da flacidez, além de alterar o sorriso. São utilizados, em média, 2 U a 4 U da TB escolhida por ponto, totalizando 6 U a 12 U para cada lado. As punturas devem ser feitas superficialmente, já que os feixes musculares estão aderidos à pele e são superficiais; assim, evita-se a formação de hematomas e outras complicações. Mais próximo ao arco zigomático, as injeções podem ser mais profundas. O primeiro ponto é marcado no centro da contração máxima, e outros dois, a 1,5 cm logo abaixo e acima do ponto central, a 1,5 cm do rebordo orbitário e a 2 cm do canto externo do olho. Caso as rugas sejam muito longas estendendo-se até a região temporal, outros 2 ou 3 pontos intercalados aos primeiros e posicionados numa linha paralela à primeira, distanciando-se desta por 1 cm, podem ser marcados, totalizando 5 a 6 pontos de injeção (Figura 25.29).

Nos pacientes em que a hipertrofia e as rugas finas da pálpebra inferior são muito marcantes, pode ser feita uma aplicação de 1 U a 2 U da TB escolhida num ponto situado na linha médio-pupilar a 3 mm de distância da linha ciliar, superficialmente (intradérmico) ou microdoses tratando a porção tarsal do músculo orbicular. Esse ponto é muito usado para ocidentalizar o olhar nos pacientes asiáticos, contudo, nesse caso, a aplicação é intramuscular. Deve ser evitado nos pacientes com blefaroplastia prévia, bolsas palpebrais evidentes e ausência de excesso de pele.

O relaxamento excessivo do músculo orbicular na sua porção inferior pode ocasionar o efeito prateleira que seria a demarcação acentuada entre as regiões malares e orbiculares.

Nos pacientes em que as rítides se estendem à região malar, formando rugas malares, pode-se aplicar 2 a 4 pontos de 1 U da TB escolhida, intradérmico ou utilizar as microdoses para neutralizar apenas as fibras cuticulares do músculo, atenuando as rugas sem implicar na paralisia de músculos funcionais e importantes para o sorriso, como o zigomático maior, o menor e o elevador do lado superior. Lembrar que há uma linha de segurança, imaginária, que vai do tragus ao canto interno dos olhos e limita a área que pode ser tratada e a área que deve ser evitada (Figura 25.30).

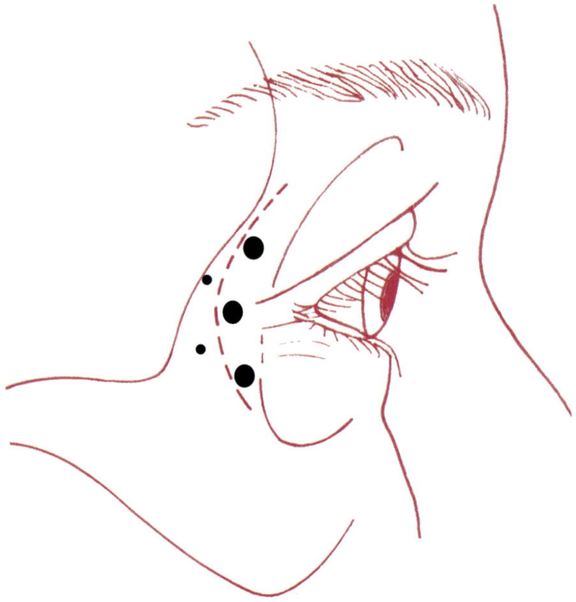

Figura 25.29. Pontos de injeção na região periorbitária.

Fonte: Adaptada de Carruthers e Carruthers, 1992.

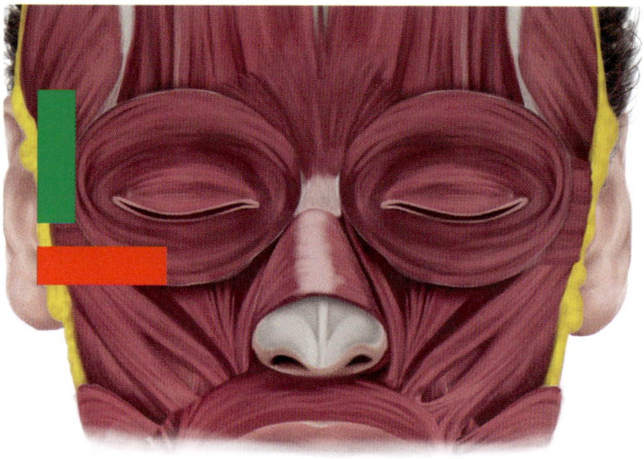

Figura 25.30. Área de risco para aplicação da TB (vermelho) e área que pode ser tratada com a TB (verde).

Fonte: Desenvolvida pela autoria do capítulo.

Protocolo de aplicação

Músculo orbicular da pálpebra

- **Pontos**: 3 a 6 pontos;
- **Doses**: 2 U a 4 U da TB escolhida por ponto, totalizando, 6 U a 12 U de TB.
- **Modo de aplicar**: pede-se ao paciente para sorrir, avalia-se a extensão das rítides e marca-se inicialmente o primeiro ponto no centro da contração máxima, de acordo com o abordado anteriormente.
- **Posição da agulha**: lateralizada a 45° em relação à pele.

Complicações e efeitos adversos

Não há, até o momento, relatos de complicações e efeitos adversos permanentes em função do uso da TB, pois estes, quanto presentes, são de natureza transitória, uma vez que quase sempre a função muscular retorna ao normal em alguns meses. Não foram descritas complicações graves ou fatais.

Dentre as complicações mais comuns, podem ser citadas:

□ Edema, eritema e dor

São reações localizadas, decorrentes do trauma de qualquer injeção. Costumam regredir nas primeiras horas após a aplicação, sem necessidade de tratamento específico. A dor pode ser minimizada utilizando-se agulhas de menor calibre ou, para os pacientes mais sensíveis, é possível utilizar pomada anestésica tópica.

□ Cefaleia e náuseas

Alguns pacientes referem cefaleia e náuseas nas primeiras horas após a aplicação. Essas condições podem ser tratadas, caso representem desconforto ao paciente.

□ Hematoma e equimose

São decorrentes de lesões de vasos sanguíneos, abundantes na face. A compressão da área afetada por alguns minutos, sem massagem, é útil para auxiliar a hemostasia e diminuir o hematoma (Figura 25.31).

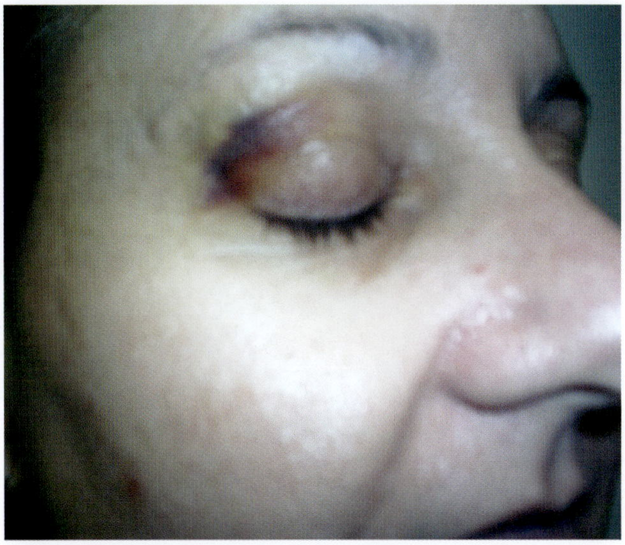

Figura 25.31. Hematoma pós-injeção da TB.
Fonte: Acervo da autoria do capítulo.

□ Assimetrias

São decorrentes de assimetrias preexistentes e não detectadas por marcação e injeções assimétricas da TB (Figura 25.32).

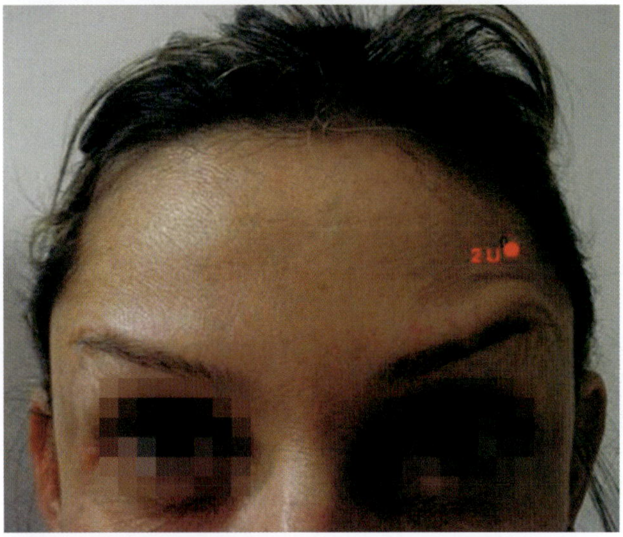

Figura 25.32. Assimetria das sobrancelhas pós-aplicação de TB nas regiões da glabela e frontal.
Fonte: Acervo da autoria do capítulo.

□ Rugas, edema e redundância de pele

Em geral, são relacionados com flacidez cutânea e fotoenvelhecimento preexistentes, e com a manutenção de atividade muscular em áreas vizinhas.

□ Ptose palpebral

É a complicação mais importante e caracteriza-se clinicamente pela queda da pálpebra de 1 mm a 2 mm. Está relacionada com a técnica utilizada. Pode ocorrer por difusão da TB ao septo orbitário quando se trata a área da glabela, em especial a porção medial do orbicular das pálpebras. Dura de duas a quatro semanas e regride espontaneamente. Em casos intensos, pode-se utilizar colírio de apraclonidine a 0,5% (Iopidine). Essa medicação provoca a contração do músculo de Muller (adrenérgico), que resulta em contração ciliar e abertura ocular extra. Recomenda-se 1 gota no olho acometido 3 vezes por dia.

Outros sintomas, mais raros e basicamente revelados por neurologistas e outros especialistas que utilizam maiores doses de TB, são: ectrópio, cerato conjuntivite, visão borrada ou dupla (diplopia), que ocorre por difusão medial da TB ao músculo retolateral e, em geral, dura poucos dias, alterações musculares decorrentes de má aplicação, sensação de corpo estranho nos olhos, sensação de olhos secos, pela difusão da TB para glândulas lacrimais, estrabismo não corrigido com lacrimejamento, fraqueza muscular, parestesias, fadiga e boca seca (Figura 25.33).

Cuidados pós-aplicação

A única recomendação atualmente é evitar atividades físicas no restante do dia.

Resultados

Ver Figuras 25.34 a 25.46.

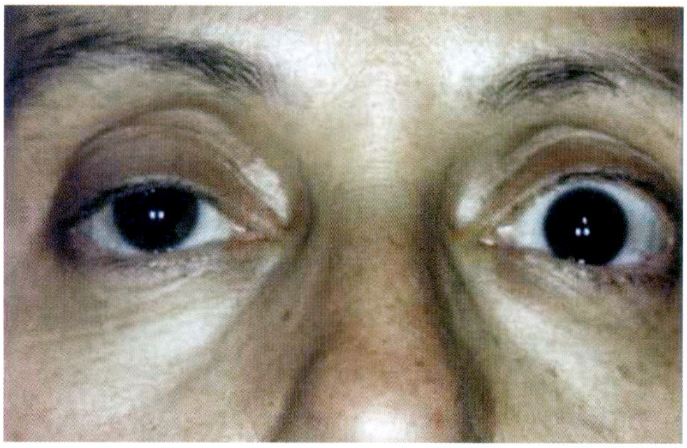

Figura 25.33. Ptose palpebral.
Fonte: Acervo da autoria do capítulo.

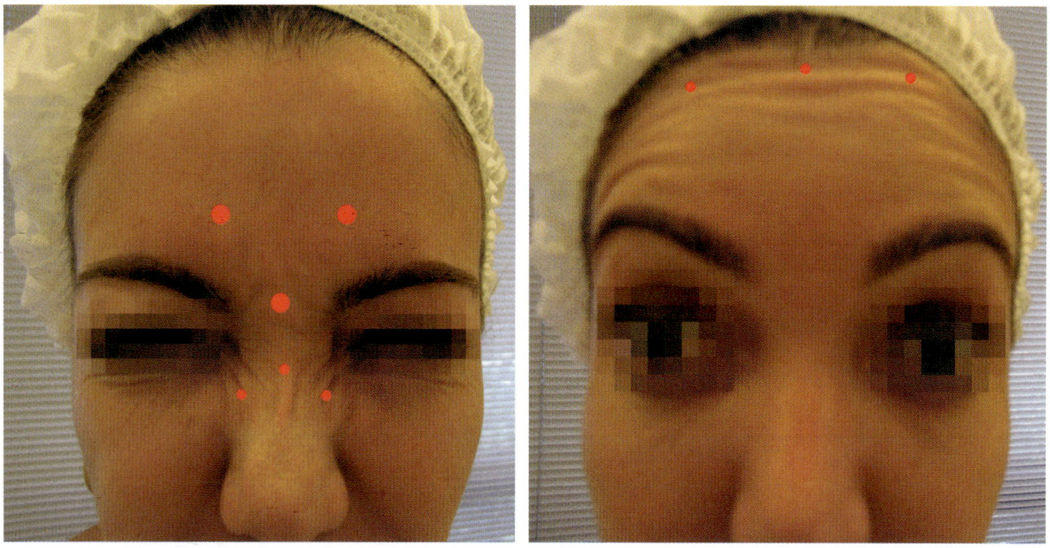

Figura 25.34. Marcação dos pontos de aplicação da TB no terço superior.
Fonte: Acervo da autoria do capítulo.

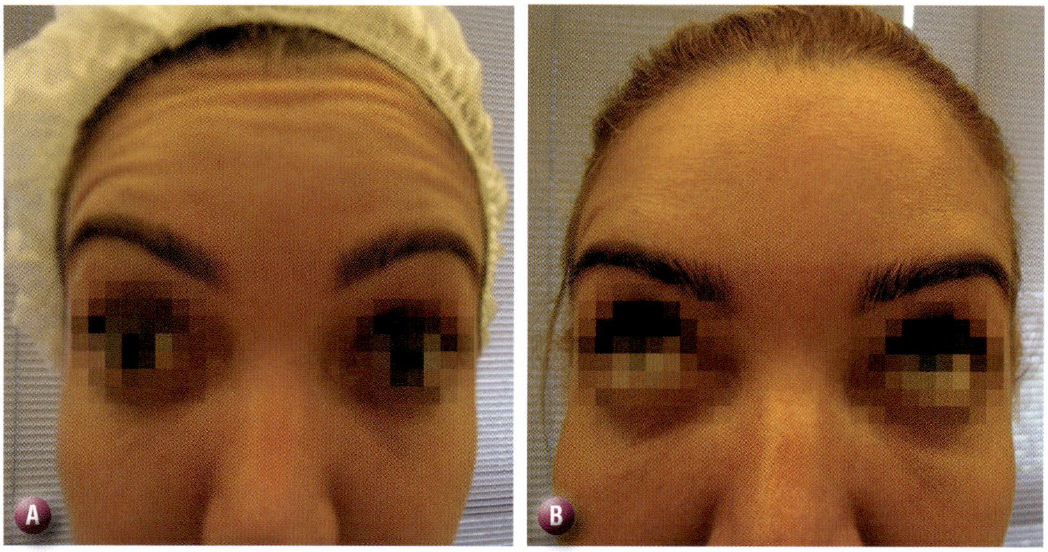

Figura 25.35. (A) Pré e (B) Pós-aplicação da TB no músculo frontal.
Fonte: Acervo da autoria do capítulo.

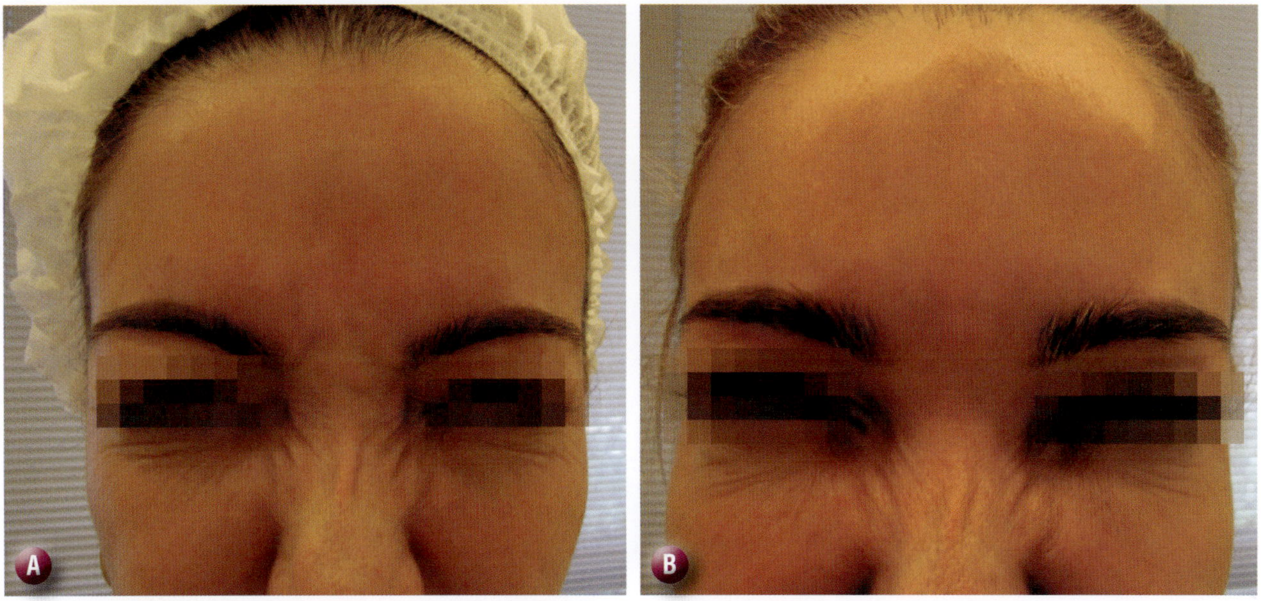

Figura 25.36. (A) Pré e (B) Pós-aplicação da TB nos músculos corrugadores e prócero.
Fonte: Acervo da autoria do capítulo.

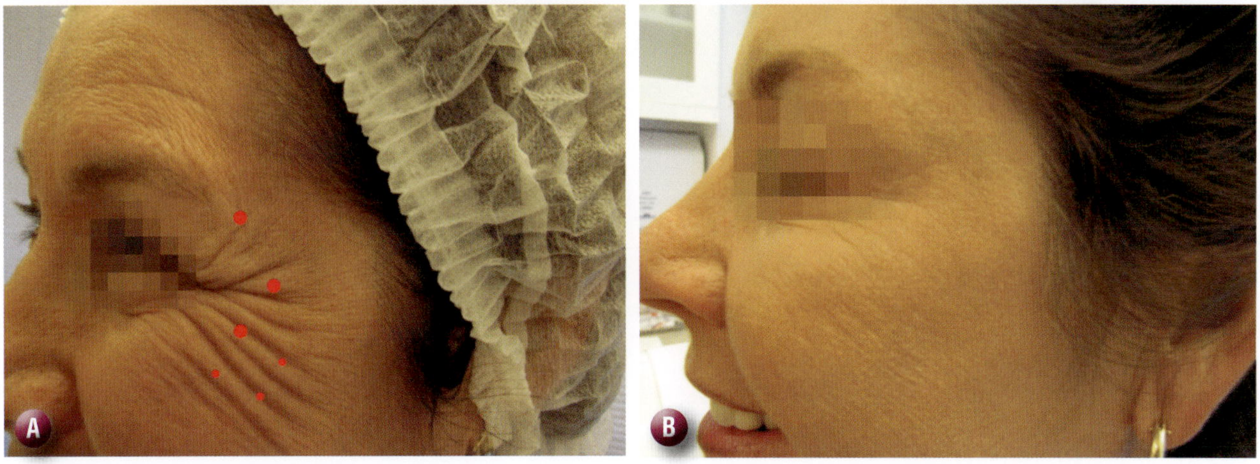

Figura 25.37. (A) Pré e (B) Pós-aplicação da TB nos músculos orbiculares.
Fonte: Acervo da autoria do capítulo.

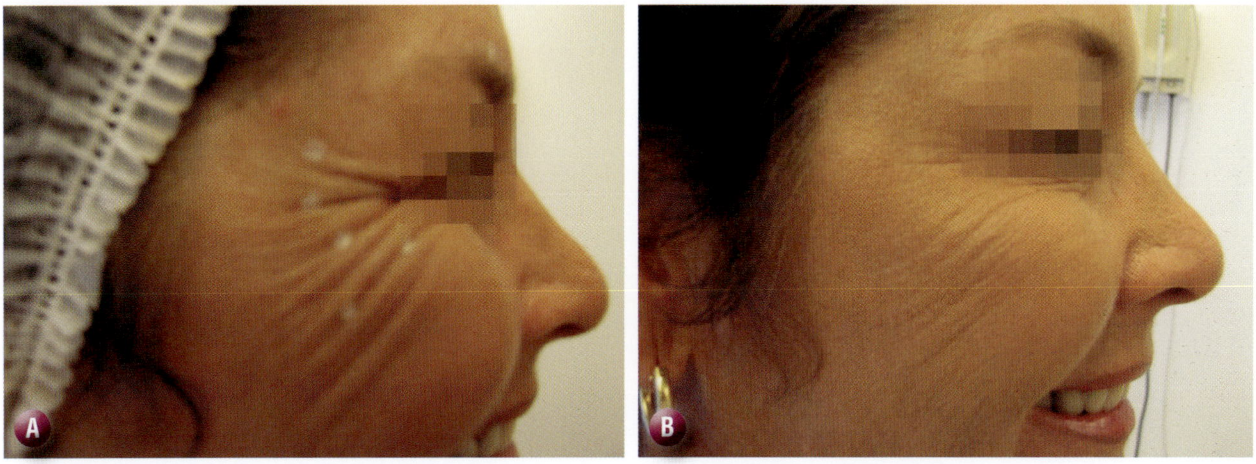

Figura 25.38. (A) Pré e (B) Pós-aplicação da TB nos músculos orbiculares.
Fonte: Acervo da autoria do capítulo.

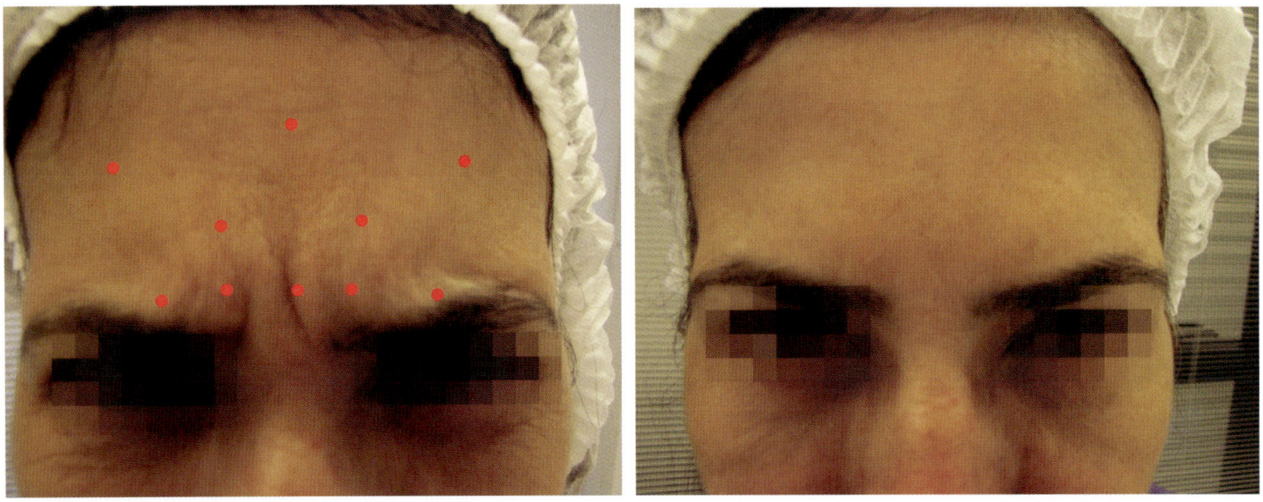

Figura 25.39. Marcação dos pontos de aplicação da TB no terço superior.
Fonte: Acervo da autoria do capítulo.

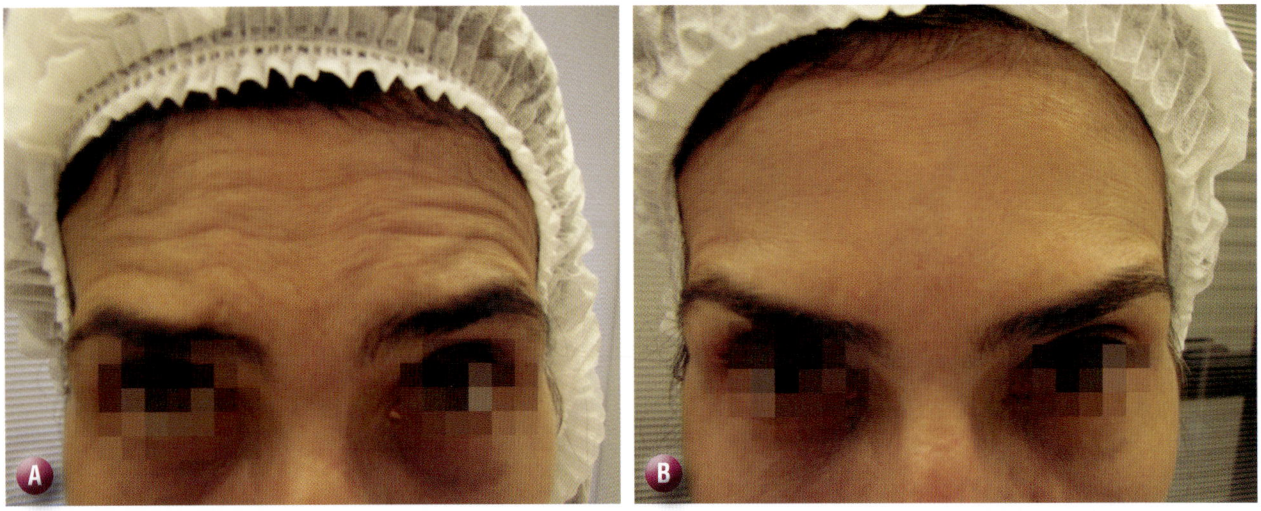

Figura 25.40. (A) Pré e (B) Pós-aplicação da TB no músculo frontal.
Fonte: Acervo da autoria do capítulo.

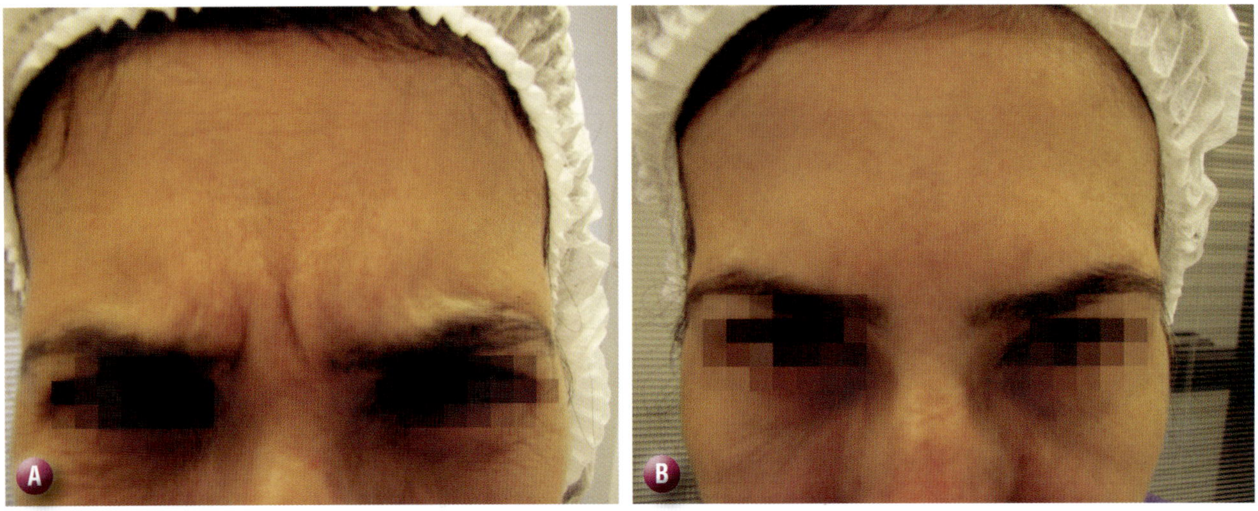

Figura 25.41. (A) Pré e (B) Pós-aplicação da TB nos músculos corrugadores e prócero.
Fonte: Acervo da autoria do capítulo.

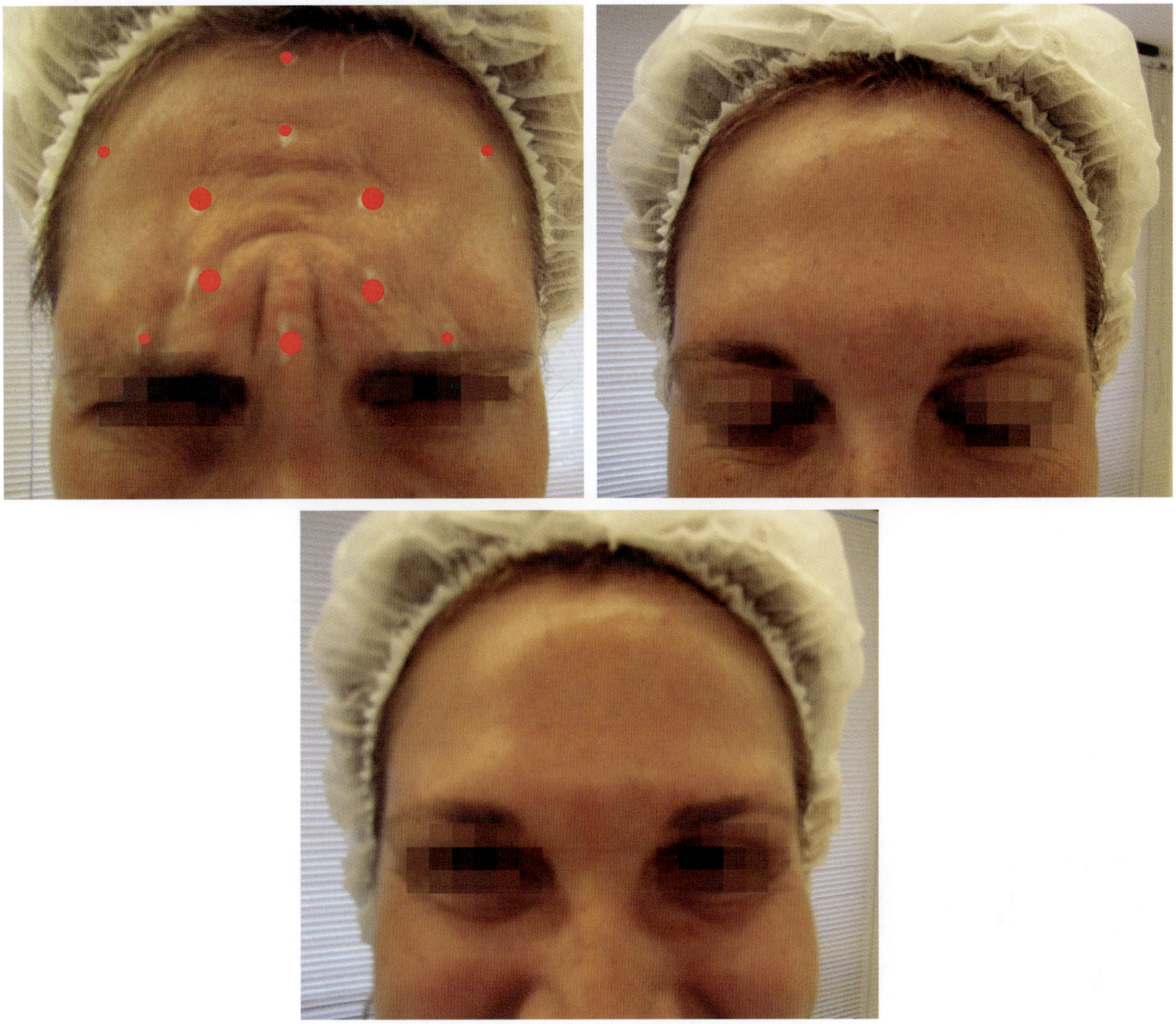

Figura 25.42. Marcação dos pontos de aplicação da TB no terço superior.
Fonte: Acervo da autoria do capítulo.

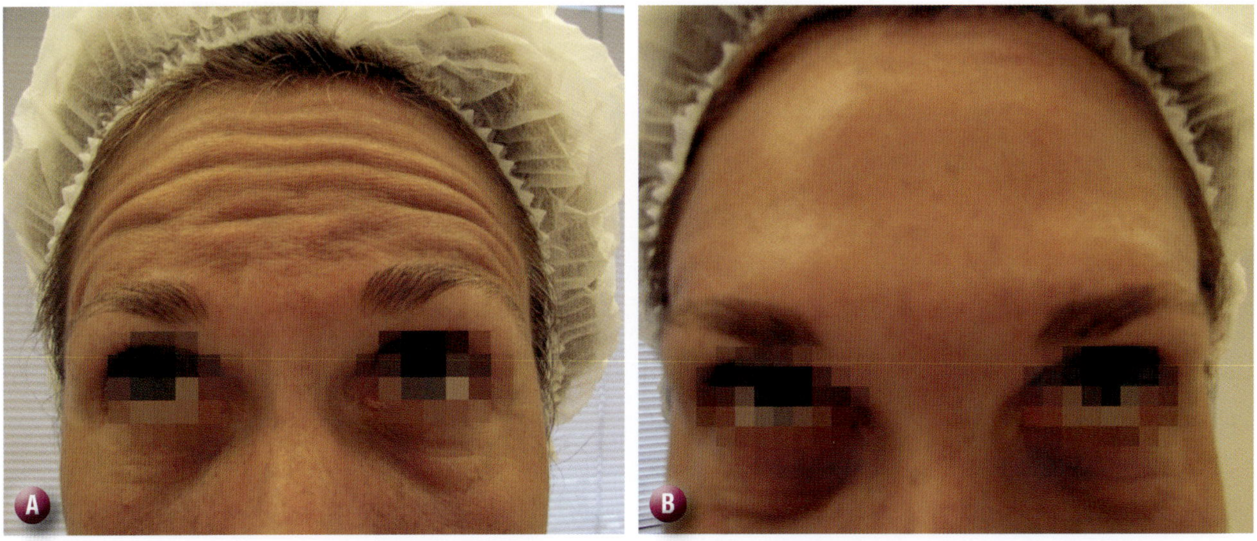

Figura 25.43. (A) Pré e (B) Pós-aplicação da TB no músculo frontal.
Fonte: Acervo da autoria do capítulo.

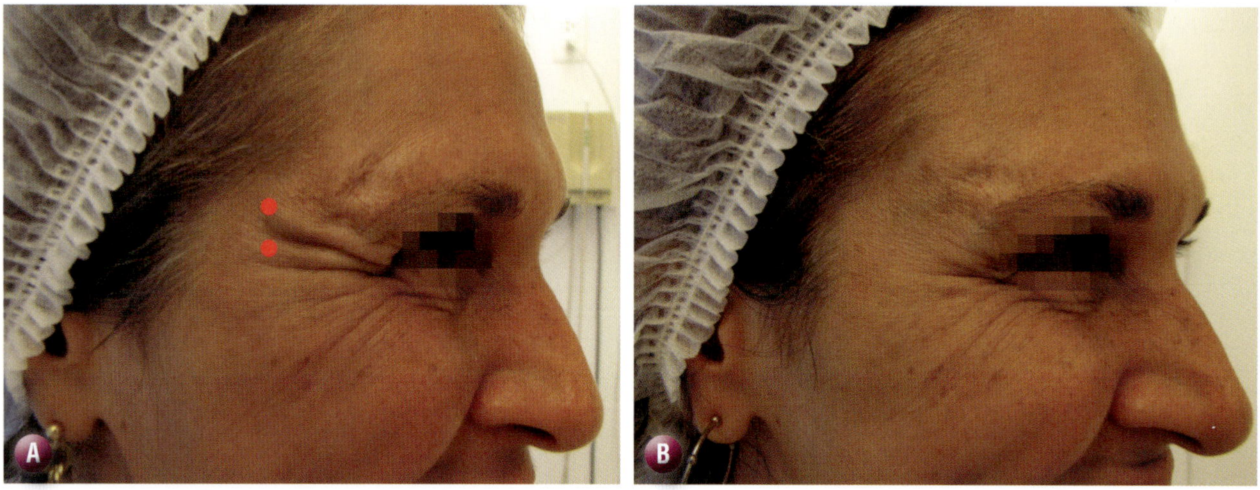

Figura 25.44. (A) Pré e (B) Pós-aplicação da TB nos músculos orbiculares.
Fonte: Acervo da autoria do capítulo.

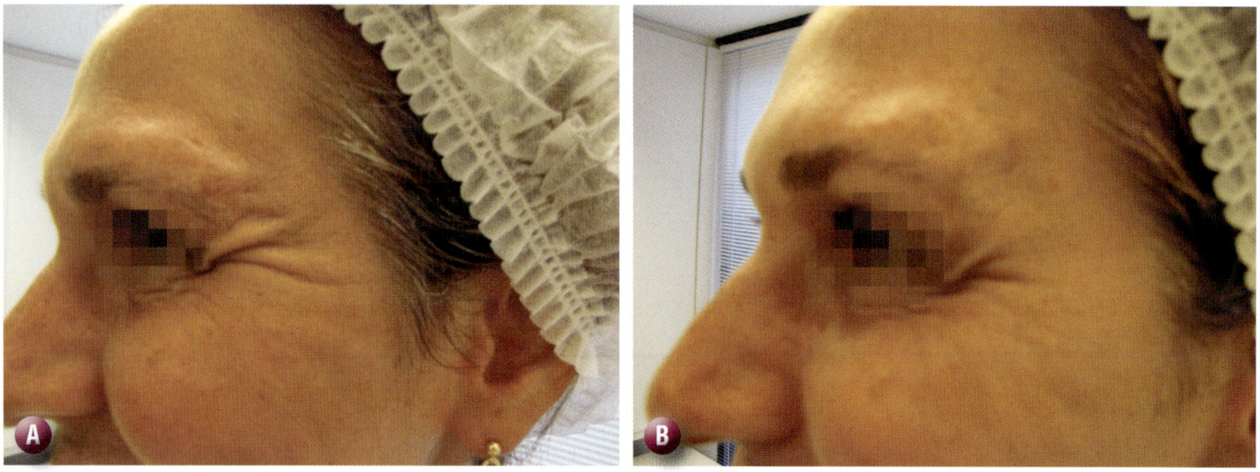

Figura 25.45. (A) Pré e (B) Pós-aplicação da TB nos músculos orbiculares.
Fonte: Acervo da autoria do capítulo.

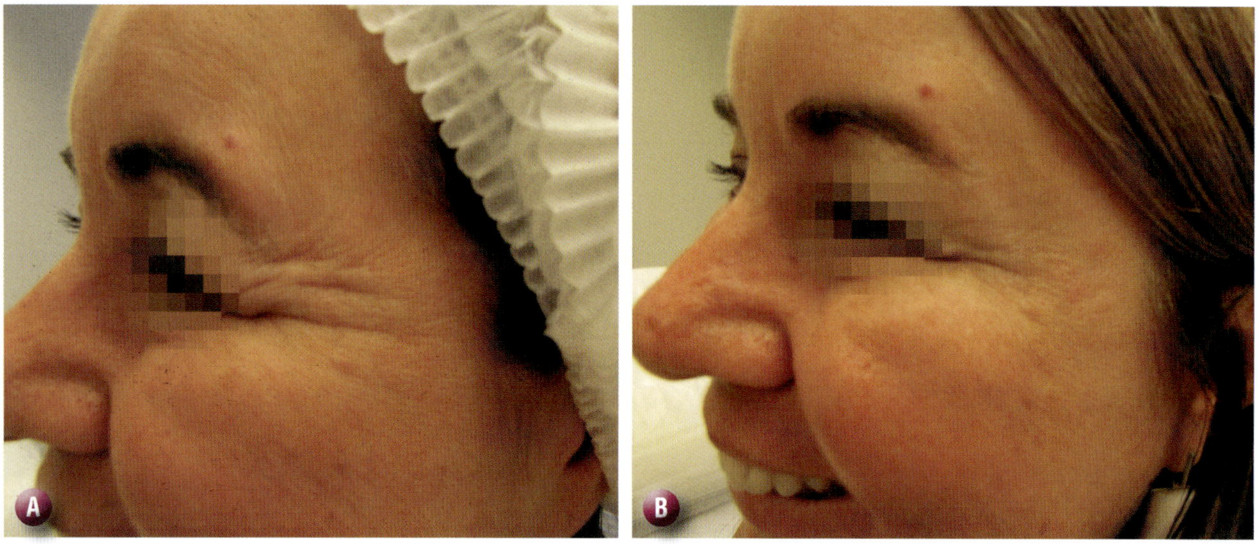

Figura 25.46. (A) Pré e (B) Pós-aplicação da TB nos músculos orbiculares.
Fonte: Acervo da autoria do capítulo.

Manutenção dos resultados

Para a manutenção e a otimização dos resultados, sugere-se um intervalo de aplicação em torno de quatro a seis meses, para evitar a formação de anticorpos neutralizantes e, consequentemente, ausência de resposta terapêutica. Esses efeitos imunológicos são mais observados quando altas doses (> 100 U) de TB são administradas, sobretudo, em terapias neurológicas.

25.4 Aplicações Não Clássicas da Toxina Botulínica Tipo A

- Dóris Hexsel
- Manoela Donida Porto
- Camile Luiza Hexsel

Introdução

Desde a descoberta do uso cosmético da toxina botulínica (TB) pelos Drs. Alastair e Jean Carruthers e sua posterior aprovação pela FDA na década de 1980, assistimos a uma verdadeira revolução na terapêutica do rejuvenescimento facial.[1]

A TB continua a ser mais utilizada para melhorar as rugas dinâmicas da face, especialmente em seu terço superior.[2,3] Ela representa o tratamento de primeira ou segunda escolha para algumas condições menos frequentes, sendo usada de modo isolado ou combinada com outros procedimentos, nesses casos.[4-6] As indicações não clássicas ou incomuns requerem expertise e conhecimento de técnicas, por parte do médico, para um diagnóstico preciso e manejo correto.

As regras gerais de utilização da toxina como contraindicações, materiais utilizados, diluições escolhidas e técnicas de aplicação, são semelhantes para todas as indicações.

Para fins deste capítulo, as seguintes indicações foram selecionadas:

- Correção das rugas periorais, nasais, mentonianas, e do colo.
- Tratamento de assimetrias faciais, paralisia facial e cicatrizes da face.
- Tratamento de músculos específicos da face com diferentes finalidades.
- Melhora da qualidade da pele da face.
- Tratamento da rosácea.

Considerações gerais

Hoje, há diversas opções de TB comercialmente disponíveis no Brasil. Dentre as mais utilizadas no mundo, estão OnabotulinumtoxinA (ONA; Botox®, Allergan Inc., Estados Unidos), AbobotulinumtoxinA (ABO; Dysport®, Ipsen Ltd., Reino Unido), IncobotulinumtoxinA (INCO; Xeomin®, Merz Pharmaceuticals, Alemanha), PrabotulinumtoxinA (PRABO; Nabota®, Daewoong Pharmaceutical, Coreia do Sul ou Jeuveau®, Evolus Inc., Estados Unidos), LetibotulinumtoxinA (LETI; Botulax®, Hugel Inc., Coreia do Sul), NeubotulinumtoxinA (NEU; Meditoxin® ou Neuronox®, Medytox Inc., Coreia do Sul), BTXA™ (Hughs ou Prosigne®, Cristalia). Neste capítulo, serão citadas as doses de ABO e ONA, em função da diferente equivalência de doses e sendo as demais consideradas equivalentes a ONA.

Em todas as indicações, os resultados são técnico-dependentes. A dose injetada se relaciona com a intensidade e o tempo de duração da paralisia, e dependerá do tamanho do músculo e da ação desejada. Doses pequenas não são capazes de causar paralisia a determinados músculos, mas podem promover um relaxamento parcial da musculatura.[4] Para evitar complicações,[7] no terço inferior da face são usadas doses menores da TB, pois a delicada musculatura dessa área está relacionada direta ou indiretamente com a boca e é bastante sensível a baixas doses das toxinas botulínicas.

O uso de uma correta equivalência de doses entre as diferentes toxinas botulínicas permite a obtenção de resultados seguros e efetivos. Dose-equivalências elevadas promovem efeitos colaterais e gastos desnecessários, prejudicando pacientes e médicos.

Já a diluição é um item que depende da preferência do médico, uma vez que as diluições habitualmente usadas (1 mL a 4 mL) não afetam muito os resultados, que são dose-dependentes.

Seguindo regras básicas, o procedimento é seguro e preciso, permitindo ao médico decidir criteriosamente pelo tratamento de determinado músculo ou parte dele e, ainda, sobre a dose mais indicada para cada região. Para fins deste capítulo, seguimos preferencialmente as doses publicadas nos consensos internacionais do uso cosmético das toxinas botulínicas. Na ausência de consenso, sugerimos as doses descritas por experientes autores ou as usadas pelas presentes autoras.

Tratamento de indicações não clássicas

□ Rugas periorais

Diversos mecanismos intervêm na gênese das rugas periorais. O processo de absorção dos tecidos que ocorre com o envelhecimento resulta em uma diminuição na espessura e na textura dos lábios. Essa alteração é mais proeminente e mais precoce nas pessoas que utilizam próteses dentárias. Além da absorção tecidual (envelhecimento intrínseco), outros fatores participam desse processo, como o fotoenvelhecimento[8] e a contração muscular repetitiva.

As contrações repetidas do músculo orbicular dos lábios, responsável pelas diversas funções como assobiar, beijar, falar e sugar, é um dos principais fatores responsáveis pelas rugas periorais. As rugas periorais são mais frequentes e precoces no sexo feminino e em fumantes. O relaxamento desse músculo pode prevenir o surgimento e amenizar essas rugas, mesmo quando elas já estão formadas (Figura 25.47).

O uso da toxina na região perioral deve ser realizado com cuidado e em baixas doses por se tratar de região anatômica com funções importantes. Em doses maiores, a TB poderá causar incompetência desses músculos, com consequente comprometimento funcional da boca.[8,9]

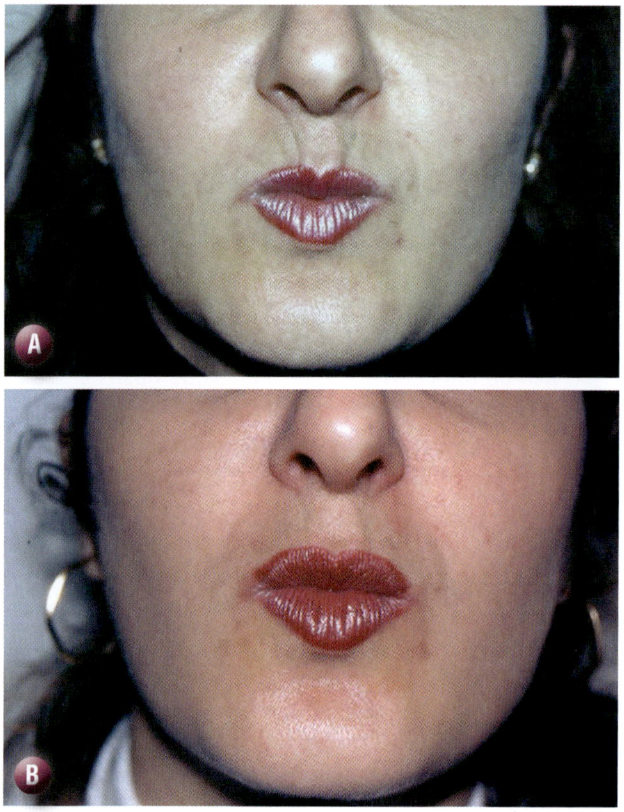

Figura 25.47. Rugas periorais em paciente do sexo feminino. (A) Antes do tratamento. (B) 30 dias após a aplicação de 1 U em cada ruga, perfazendo o total de 2 U.

Fonte: Acervo da autoria do capítulo.

Protocolos de aplicação

É recomendada a aplicação de 0,5 U a 1 U de ONA e de 1 U a 2 U de ABO por ponto, em 1 a 2 pontos de cada lado dos lábios superior e inferior.[10,11] A aplicação é feita na transição cutâneo-semimucosa dos lábios, escolhendo-se as linhas que refletem a maior intensidade da contração muscular. A injeção pode ser intradérmica ou subcutânea, respeitando-se localização e dose simétricas. Pacientes idosos, com musculatura mais flácida, requerem doses menores.

Resultados

Espera-se um relaxamento muscular parcial, com diminuição da capacidade de contração e, consequentemente, do surgimento dos vincos na pele suprajacente. A duração aproximada do relaxamento é de 60 dias. A aplicação ou a reaplicação devem ser realizadas na mesma ocasião em que se tratam as áreas clássicas.

A aplicação na face inferior deve ser feita concomitantemente com as demais indicações da face.[9]

□ Rugas nasais

As chamadas "rugas de coelho" são linhas radiais que surgem sobre as laterais do nariz, próximas à base. Resultam da contração dos músculos nasais e da porção medial dos orbiculares, que atuam tracionando a pele do dorso nasal para cima.[12] Aparecem durante o sorriso ou movimentos de "careta" em algumas pessoas. São exacerbadas pela aplicação da TB nas rugas periorbitárias e da glabela. Essas rugas podem ser visualizadas quando o paciente tenta contrair a glabela ou sorrir e, em decorrência do esforço, a musculatura inferior é contraída, desencadeando as rugas nasais (Figura 25.48). o fenômeno é chamado "sinal da toxina botulínica".[12,13] Esse efeito é inestético, e, por isso, recomenda-se o seu tratamento.

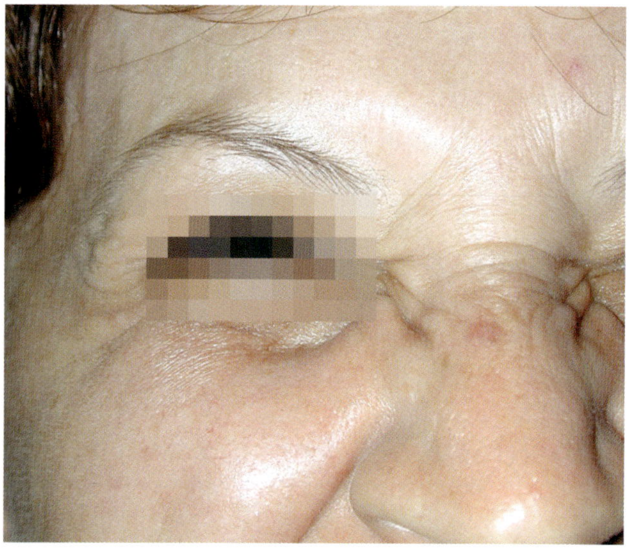

Figura 25.48. Rugas nasais agravadas pelo sorriso em paciente do sexo feminino.

Fonte: Acervo da autoria do capítulo.

Protocolos de aplicação

Para o tratamento das rugas nasais, utiliza-se de 2 U a 4 U de ONA e de 5 U a 10 U de ABO em cada lado.[10,11] A dose total recomendada é de 4 U a 8 U de ONA e 10 U a 20 U de ABO dependendo do tônus e da atividade do músculo em questão.[10,11] Recomenda-se a aplicação intradérmica, direcionando a agulha da lateral para a parte superior do nariz. Tendo em vista a inserção do músculo elevador do lábio superior na região do sulco nasofacial, o cuidado mais importante é evitar a aplicação abaixo desse nível, pelo risco de atingir o músculo citado e consequente ptose do lábio superior.[4]

Resultados

O relaxamento parcial da musculatura e a consequente diminuição do pregueamento da pele tem duração aproximada de 60 dias. A aplicação e as reaplicações devem sempre ser realizadas junto com as áreas clássicas.

□ Rugas do mento

Rugas e retrações inestéticas podem surgir no mento durante a fala, a contração do músculo orbicular da boca, o sorriso e a alimentação. Em alguns pacientes, podem ser visíveis no repouso, mas sempre são agravadas pelos movimentos musculares da região.

Protocolos de aplicação

Em geral, são aplicadas de 4 U a 10 U de ONA e de 10 U a 20 U de ABO em 2 pontos laterais sendo cada um na inserção do musculo mentoniano na borda da mandíbula.[10,11]

Resultados

Espera-se um relaxamento parcial da musculatura tratada, com duração média de 60 a 120 dias. Podem ser observadas complicações, como assimetrias, dificuldade para articular as palavras e até incompetência oral.

□ Assimetrias e paralisia facial

Os danos a ramos do nervo facial podem acontecer em pessoas jovens ou idosas e, em geral, estão relacionados com causas acidentais ou iatrogênicas. Nesse último caso, destacam-se os danos consequentes de *lifting* e de outros procedimentos cirúrgicos, como a excisão de lesões cutâneas ou subcutâneas localizadas nas áreas de trajeto dos nervos faciais.

A lesão do ramo frontal unilateral resulta em paralisia das fibras do músculo frontal ipsilateral, com ptose do supercílio e da pálpebra superior. Paralelamente, a musculatura contralateral tende a realizar uma contração exagerada, provocando rugas mais pronunciadas. Essas alterações ocasionam um aspecto visivelmente assimétrico da face.

O tratamento das assimetrias deve ser individualizado e direcionado ao lado funcionalmente normal. A TB mostra-se uma boa opção, pois relaxa a musculatura hipercinética da região frontal e da glabela, deixando a posição do supercílio mais simétrica à do lado afetado. Além de melhorar a assimetria, o relaxamento da musculatura da glabela visa à prevenção da queda progressiva do supercílio no lado afetado, já que não há o efeito contrário da musculatura frontal para elevá-lo.

A lesão do ramo bucal resulta em ptose dos lábios no lado afetado e pode, paradoxalmente, ativar constantemente os músculos elevadores do lábio superior e zigomáticos contralaterais.[4] Essas alterações ocasionam uma assimetria importante, com grande repercussão funcional e estética. A TB também pode ser usada, nesse caso, para amenizar a assimetria, mas o resultado será menos efetivo. A EMG é de utilidade na identificação do músculo hipercinético específico, minimizando o risco de paralisia total da boca.[4]

O tratamento com a TB pode melhorar a aparência do dano neurológico ou até torná-lo inaparente.

Protocolos de aplicação

Nos casos de paralisia do ramo frontal do nervo facial, as injeções devem ser feitas normalmente na glabela e, para a região frontal, apenas no lado hipercinético, seguindo as técnicas clássicas. Na parte inferior da face, com ou sem o auxílio da EMG, podem ser feitas injeções de doses pequenas, como 1 U a 2 U de ONA ou 2 U a 5 U de ABO nos músculos do lado não paralisado.

Resultados

O relaxamento ou a paralisia dos músculos contralaterais ao lado do dano neurológico determinam melhora da assimetria. O tempo de duração é variável conforme a dose, o local e o músculo em que a TB foi injetada. É conveniente destacar que melhores resultados são obtidos quando o tratamento é instituído precocemente.

□ Cicatrizes

Cicatrizes retráteis

Alguns pacientes apresentam cicatrizes retráteis que podem ser evidenciadas ou agravadas pela contração dos músculos subjacentes durante a expressão facial. A Subcision® é um procedimento bastante útil na correção e na estabilização dessas rugas, e pode também ser associada à TB.[14,15] Porém, a Subcision® apresenta restrições em determinadas áreas, sobretudo naquelas próximas a inserções musculares, áreas de risco vascular ou onde ramos nervosos superficiais possam ser lesados. A TB é uma alternativa efetiva, apesar de temporária e pode ser utilizada nesses casos.

A aplicação da TB no(s) músculo(s) subjacente(s) à cicatriz melhora, minimiza ou impede a contração muscular que ocasiona tração da pele por meio dos septos que conectam o músculo à pele.

A duração da ação é dependente da dose utilizada e do músculo tratado, mas mais recentemente, uma nova TB de tipo E foi desenvolvida, com ação rápida (24 horas) e duração mais curta (em torno de 3 a 4 semanas), que poderá ter uma excelente indicação na prevenção de cicatrizes distróficas em áreas cirúrgicas de grande mobilização.[16]

Cicatrizes hipertróficas e queloides

Cicatrização é o processo de reparação natural de tecidos lesionados. Interferências nesse processo podem resultam em deposição excessiva de colágeno pelos fibroblastos, com a formação de cicatrizes hipertróficas e queloides. Várias opções de tratamento estão disponíveis como procedimentos cirúrgicos, crioterapia, infiltração de corticoide e laser. No entanto, as evidências e os resultados são variáveis, o que ocasiona a procura de novas técnicas em busca de melhores resultados.[17]

A aplicação de TB tem sido proposta como uma opção terapêutica para o tratamento de dessas cicatrizes.[18-23] A toxina parece ter um papel na prevenção da cicatrização aberrante uma vez que reduz a contração e relaxa os músculos adjacentes. Estudos experimentais sugerem que a toxina atrasa o crescimento dos fibroblastos ao inibir o ciclo celular e reduz a expressão do fator de crescimento transformante beta tipo 1 (TGF-β1) durante a cicatrização. Além disso, demonstrou-se em estudos *in vitro* que a toxina inibe a diferenciação de fibroblastos em miofibroblastos.[24,25]

Os resultados de uma metanálise sugerem que a aplicação precoce de TB pode melhorar significativamente a aparência das cicatrizes comparado com controle em relação ao escore VAS (*Vancover Scar Scale*), largura da cicatriz e satisfação do paciente. No entanto, houve grande heterogeneidade entre os estudos em relação a dose, o tipo de cicatriz, o tempo de aplicação em relação a cirurgia e a idade dos pacientes. Ensaios clínicos mais robustos são necessários para confirmar estes achados.[26] Estudos mostraram melhora do aspecto cosmético e menor deposição de colágeno em relação ao grupo controle em pacientes tratados com TB após laceração frontal e após tireoidectomia.[27,28]

O tratamento de cicatrizes hipertróficas com TB por três meses, com intervalo de um mês entre as aplicações, resultou em melhora na aparência das cicatrizes, e redução de eritema e prurido ao final de seis meses de acompanhamento.[29,30] Em um ensaio clínico, 24 pacientes com queloides foram randomizados para receber ou injeções intralesionais de TB ou corticosteroide. Em sete meses de acompanhamento, houve melhora mais evidente no grupo tratado com TB.[31]

Evidências sugerem que a TB pode colaborar para um melhor processo de cicatrização, seja pelo efeito de imobilização dos músculos adjacente à lesão, seja por sua possível capacidade de interferir na cascata molecular que ocorre durante a cicatrização. Igualmente às demais indicações, a definição das doses e técnicas ideais de tratamento são fundamentais para a obtenção de resultados ótimos.

□ Hipertrofia do músculo orbicular do olho

A hipertrofia do músculo orbicular na pálpebra inferior se apresenta como um aumento de volume na borda palpebral, com diminuição da abertura ocular, principalmente durante o sorriso, e é, também, responsável pela formação precoce de rugas a esse nível (Figura 25.49). As pálpebras têm função protetora ocular, por isso as doses utilizadas nessa localização devem ser as mínimas necessárias para uma melhora cosmética discreta e para impedir efeitos colaterais, dentre eles, que a flacidez cutânea fique mais evidente ou a esclerótica fique excessivamente exposta.[32]

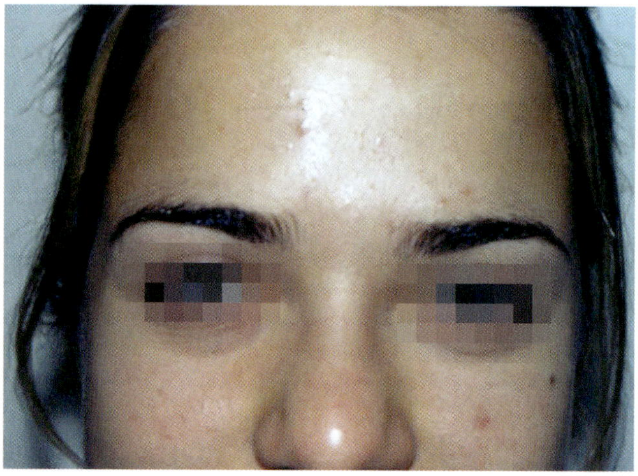

Figura 25.49. Hipertrofia do orbicular da pálpebra inferior determinando o aparecimento precoce de rugas.
Fonte: Acervo da autoria do capítulo.

Apesar de não representar um transtorno estético, uma maior abertura ocular é desejada por alguns pacientes, pois promove um olhar mais convidativo e atrativo. Entre os asiáticos, a procura pelo efeito de "ocidentalização do olhar" é comum.

Protocolos de aplicação

A hipertrofia do músculo orbicular é amenizada pela aplicação de 0,5 U a 1 U de ONA e de 1 U a 2,5 U de ABO em cada pálpebra inferior, 2 mm a 3 mm abaixo da borda ciliar, na linha médio-pupilar.[10,11] Pode ser feito outro ponto de aplicação na metade da distância entre a linha médio-pupilar e o canto externo do olho.

Doses maiores estão associadas à maior risco de complicações, como edema de pálpebra inferior e deficiência na função de esfíncter para evidenciar a flacidez e esclerótica excessivamente exposta, conforme mencionado antes, sem agregar benefício.

Pacientes com teste de elasticidade da pálpebra diminuído ou com blefaroplastia prévia não devem ser submetidos ao procedimento, pelo risco de ectrópio. Nesses casos, pode ser utilizada dose inferior à habitual. Além disso, uma grande frequência de aplicações nessa área pode também ocasionar o aparecimento de bolsas palpebrais, causado pelo relaxamento da parte inferior do músculo orbicular dos olhos, tornando mais evidentes as bolsas de gordura que surgem com o passar da idade.

Resultados

Diminuição de volume do corpo muscular do orbicular e melhora parcial das rugas da pálpebra inferior são efeitos observados quando a TB é aplicada nesse músculo.

Dificuldade para fechar a pálpebra inferior pode ser observada com doses mais elevadas.

É necessário ressaltar que a flacidez da pele da pálpebra inferior, com consequente excesso de pele, pode ser agravada ou evidenciada pelo relaxamento do músculo orbicular pelo uso da TB nesta região.

As aplicações devem sempre ser associadas às áreas convencionais, pela baixa dose requerida nesse tratamento.

Depressor do ângulo da boca

O músculo depressor do ângulo da boca é responsável, em parte, pela acentuação do sulco nasogeniano, abaixo da comissura labial e também pela queda das comissuras labiais. Em pacientes que utilizam exageradamente a mímica facial durante a fala ou quando sorriem, a contração intensa e repetitiva do músculo elevador do lábio superior e da asa nasal concorre para o aprofundamento do sulco.

No tratamento do sulco nasogeniano, os procedimentos mais indicados são as técnicas de preenchimento, mas a Subcison® também pode ser usada. Porém, a contração muscular intensa, além de concorrer para o agravamento do sulco, pode interferir no resultado e na duração de certos preenchedores. Nesses casos, um discreto relaxamento muscular com a TB pode ser usado concomitante e cuidadosamente.

Protocolos de aplicação

A dose recomendada é de 1 U a 2 U de ONA e 5 a 10 U de ABO em cada lado,[10,11] aplicadas junto à inserção do músculo depressor do ângulo da boca, próximo à borda da mandíbula, em uma linha de continuidade do sulco nasogeniano e borda mandibular. A dose total recomendada é de 2 U a 4 U de ONA e 10 U a 20 U de ABO. Porém, sendo um músculo muito responsivo a TB, doses menores devem ser consideradas, para evitar efeitos colaterais.

Resultados

As doses referidas determinam um relaxamento desse músculo com discreta elevação da comissura labial e melhora do sulco. A duração da ação varia de 60 a 90 dias, na dependência da dose.

Rugas da região pré-esternal ou rugas do decote

Essas rugas são, em geral, provocadas pela posição adotada durante o sono e agravadas pela contração dos músculos peitorais maiores. A pesquisa do envolvimento dos músculos peitorais maiores nessas rugas deve ser feita pela palpação das bordas desses músculos, enquanto os pacientes cruzam os braços.

Protocolos de aplicação

Doses que variam de 75 U a 120 U de ABO, podem ser aplicadas em "V" junto às bordas do músculo peitoral maior.[11] Não há dose de consenso para ONA para o tratamento dessa área, mas os autores sugerem o uso de 30 U a 100 U, dividida em 8 a 12 pontos.

Resultados

Em casos selecionados, nos quais a contração muscular tem papel preponderante na gênese dessas rugas, resultados parciais podem ser obtidos (Figuras 25.50) e, até mesmo, melhorados por outras medidas complementares, como a correção postural e o tratamento do fotoenvelhecimento.

Outras aplicações

Face *lift*

O tratamento das fibras do platisma que rebaixam a pele das regiões malares pode ser realizado com aplicação de TB. As doses recomendadas na literatura são de 15 U ONA ou 30 U a 45 U ABO aplicadas na borda da mandíbula, em 2 a 4 pontos em cada lado da face.[33] É importante ressaltar que não existe dose de consenso para o tratamento dessa região.

Elevação da ponta nasal

A "queda da ponta do nariz" ocorre se há pouco suporte estrutural deste ou mesmo pelo envelhecimento.

Os consensos internacionais para uso de TB no terço médio e no inferior da face sugerem a injeção de 2 U a 6 U de ONA e 10 U de ABO no músculo depressor do septo nasal.[10,11]

Tratamento da hipertrofia do masseter e bruxismo

A hipertrofia do masseter se manifesta como um aumento gradual e indolor da porção inferoposterior da face e em geral inicia-se na infância.[34] A causa é desconhecida, porém é frequente entre asiáticos e pode ser agravada pelo hábito de cerrar os dentes, conhecido como bruxismo.

No tratamento da hipertrofia do masseter com a TB, é recomendada a injeção de 5 U a 15 U de ONA[10] ou 10 U a 20 U de ABO[11] por ponto, em 3 a 4 pontos na área hipertrofiada. Apesar de a atrofia muscular ser mais intensa com altas doses, é preferível empregar doses menores aspirando à obtenção dos resultados ao longo do tempo, mas evitando efeitos colaterais.

Contorno das pernas

O contorno superficial da face posterior da perna é dado principalmente pelo músculo gastrocnêmio. A TB pode ser utilizada para tratar a hipertrofia desse músculo.[35] Por requerer doses altas e ter, consequentemente, um custo elevado, essa técnica é pouco utilizada e pouco requisitada no Brasil.

Lee et al. descreveram bons resultados no tratamento da hipertrofia da panturrilha com uso de 32 U a 72 U de ONA. A dose varia de acordo com a espessura muscular durante a contração, e é distribuída em 3 a 6 injeções intramusculares profundas realizadas com agulha longa, em intervalos de 1,5 cm a 2 cm ao longo do ventre muscular medial.[35] Wanitphakdeedecha et al. também obtiveram bons resultados com injeções intramusculares de

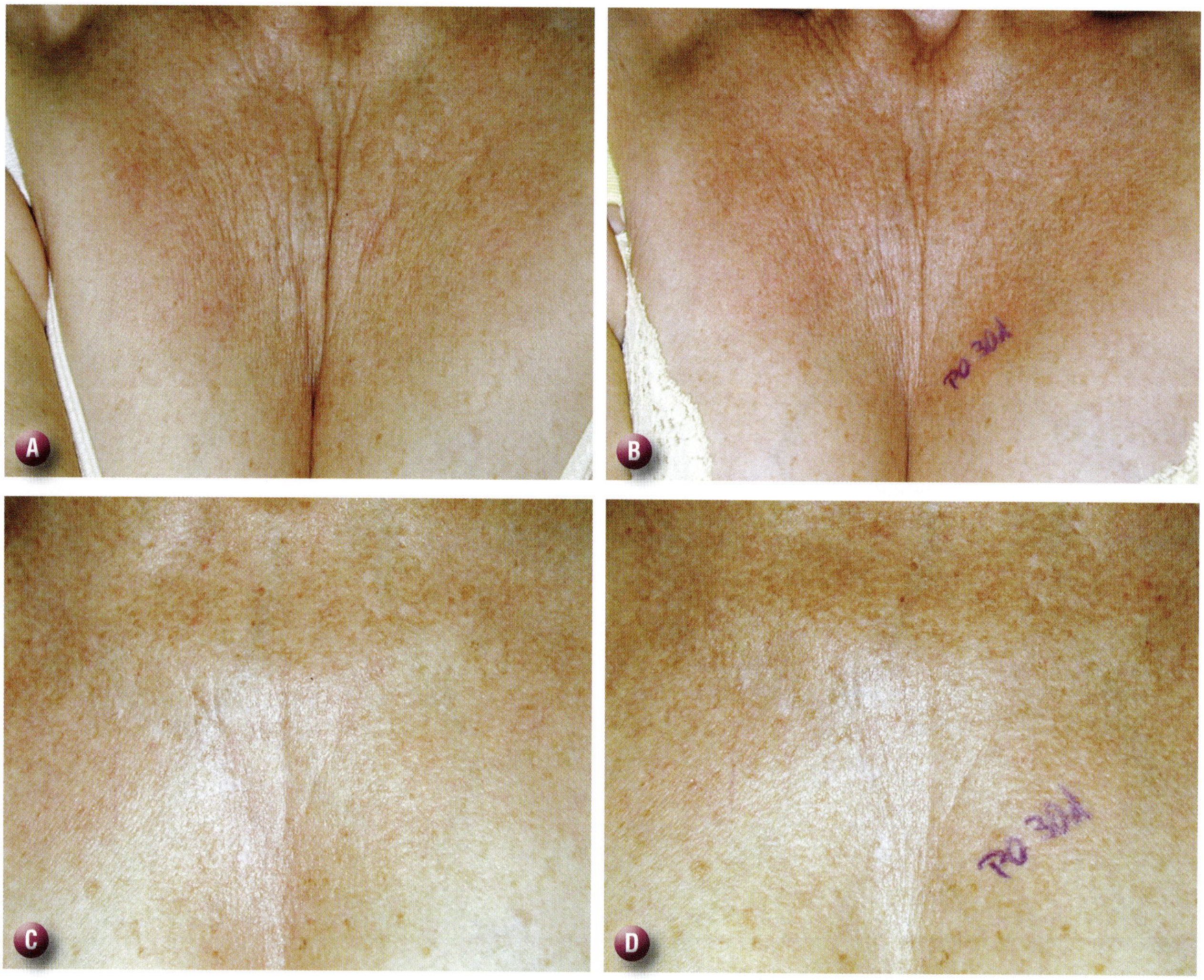

Figura 25.50. Aspecto das rugas do colo na mesma paciente. (A e B) Antes da aplicação da TB. (C e D) Após 30 dias.
Fonte: Acervo da autoria do capítulo.

100 U de ONA em cada uma das pernas, distribuídas em 10 pontos, 6 mediais e 4 laterais ao músculo gastrocnêmio.[36] Han et al. relataram 2 casos de redução da circunferência das pernas com o uso de 300 U a 360 U de ABO em cada perna, distribuídas em 9 pontos, 6 mediais e 3 laterais ao músculo gastrocnêmio.[37]

Rosácea

A rosácea é uma doença vascular inflamatória crônica comum, que afeta principalmente a região centrofacial. Manifesta-se clinicamente como eritema, telangiectasias, pápulas e pústulas e, concomitantes ou não, com períodos de remissão e exacerbação.[38] Existem 4 subtipos clássicos de rosácea: eritemato-telangectásico, papulopustuloso, fimatoso e ocular.[39]

O uso de injeções intradérmicas de TB tem se mostrado promissor no tratamento do eritema persistente da rosácea. As doses utilizadas variam de acordo com a área a ser tratada e devem ser menores do que as utilizadas regularmente para outros tratamentos cosméticos, para evitar efeitos colaterais por difusão para os músculos da área injetada.

Recomenda-se a restituição da toxina em volumes maiores. As concentrações relatadas são de até 2 U/0,1 mL para ONA[40] e até 10 U/0,1 mL para ABO[41] e o espaçamento entre os pontos injetados é de 0,5 cm a 1 cm.[40-43]

Não há dose de consenso para o tratamento da rosácea. Mais estudos são necessários para estabelecer a eficácia do tratamento e a duração dos efeitos.

Pele oleosa e condições associadas

A produção de sebo pelas glândulas sebáceas é um processo natural da pele, regulada por fatores genéticos, hormonais, dieta, sexo e etnia.[44] Oleosidade excessiva causa desconforto ao paciente e está associada a poros dilatados, acne e dermatite seborreica.[45]

A ação da TB no tratamento da pele oleosa parece estar relacionada à expressão de receptores muscarínicos de acetilcolina na glândula sebácea, que influenciam a diferenciação dos sebócitos e a produção de sebo.[46]

No primeiro relato sobre o uso de TB para o tratamento da pele oleosa, os autores observaram uma melhora da oleosidade e uma redução dos poros dilatados em 17 dos 20 pacientes tratados. Não foram usados métodos objetivos de avaliação.[47] A redução da oleosidade também foi observada oito semanas após o tratamento das rugas frontais com injeções intramusculares de 10 U e 20 U em 5 pontos.[48] O efeito não foi dose-dependente, mas houve correlação com a distância entre os pontos injetados. Quanto mais próximos os locais de injeção, menor a produção de sebo.[48]

Mais recentemente, Sapra et al. conduziram um estudo piloto com 10 mulheres em que foram analisados os efeitos da aplicação intradérmica de ONA em um lado da face comparado a aplicação de ABO no lado contrário. O objetivo era avaliar melhora da qualidade da pele, redução da oleosidade de efeito *lifting* do terço médio. A dose era estimada de acordo coma necessidade de cada paciente. No entanto, diferentemente de outros estudos, não houve efeito significativo na produção do sebo, apesar de ter havido melhora da qualidade da pele.[49]

A técnica de tratamento consiste na injeção de microdoses de TB em múltiplos pontos, em geral de toda a face. É importante ressaltar que não existe dose de consenso para o tratamento da pele oleosa.

Conclusão

As indicações, as doses, as contraindicações e os riscos do tratamento das rugas da expressão facial, do terço na metade superior da face (glabela, região periorbitária e frontal) já estão estabelecidos e são bem conhecidos. As doses, as contraindicações e os riscos diferem nas aplicações em outras áreas. Nesses casos, a experiência do profissional e um rigoroso exame são fundamentais para uma correta indicação e sucesso terapêutico.

Já os músculos da metade inferior da face são extremamente sensíveis e responsivos à TB e, por isso, as doses utilizadas nessa área são mais baixas que as utilizadas no terço superior. Esses músculos devem ser, preferencialmente, tratados na mesma ocasião do tratamento das áreas clássicas da face.

O tratamento com a TB nas regiões não clássicas apresenta baixa incidência de complicações, mas elas podem ocorrer se as indicações não forem cautelosas e precisas, e se os locais de injeção e as doses não forem corretamente observadas. O tratamento das complicações é, em geral, expectante, sendo necessário aguardar o retorno da contração muscular ao normal. Isso pode ocorrer em um mês, prolongar-se por quatro a seis meses, resultando em transtornos ao médico e aos pacientes.

Destaca-se, ainda, que as doses devem ser diminuídas quando muitas áreas adjacentes são tratadas simultaneamente, como, por exemplo, o tratamento de vários músculos da área perioral, pela maior possibilidade de efeitos indesejáveis.

25.5 Toxina Botulínica para Melhora do Contorno Facial e Rugas do Pescoço

- Ada Regina Trindade de Almeida
- Alessandra Ribeiro Romiti
- Virna Luíza de Souza Oliveira

Atualmente, muitos pacientes preferem ser submetidos a métodos não cirúrgicos de tratamento antienvelhecimento. A associação de tratamentos otimiza os resultados, e o uso da toxina botulínica permanece como um dos pilares no rejuvenescimento e na prevenção do envelhecimento do pescoço, sendo um procedimento eficaz, seguro e de rápida execução. Descrito inicialmente por Brandt, em 1998,[1] as doses utilizadas e técnicas de aplicação têm sido constantemente modificadas, com o objetivo de obter melhores resultados.

Anatomia do pescoço

O platisma é um músculo fino, largo e plano, que recobre a porção lateral e anterior do pescoço. Origina-se na fáscia superficial da porção superior do tórax, clavícula e zona acromial (músculos peitoral maior e deltoide) e forma 2 folhas que ascendem na lateral cervical, até se unirem medialmente na porção anterossuperior do pescoço. As fibras posteriores se inserem nos músculos depressor do ângulo da boca, mentoniano, risório e porção lateral do orbicular dos lábios, fazendo com que a contração do platisma contribua para depressão do lábio inferior e do ângulo oral. As fibras anteriores inserem-se no periósteo da porção medial do corpo da mandíbula. Durante a contração, os músculos seguem vetores de força que em geral correm de sua inserção (parte móvel) em direção à sua origem (parte fixa), determinando linhas hipercinéticas perpendiculares à direção da contração muscular.

Anatomia da porção superior do platisma

O conhecimento da anatomia e da função do platisma superior, frequentemente negligenciado, é de fundamental importância no tratamento do pescoço.

O platisma superior pode apresentar-se hipercinético em alguns pacientes, principalmente com o envelhecimento, e sua abordagem fundamenta a técnica de tratamento do platisma facial descrita em 2017,[2] que será detalhada mais adiante.

Benedetto[3] dividiu o platisma superior em 3 partes:

- *Pars mandibularis*: insere-se na borda inferior da mandíbula em direção à pele e ao tecido subcutâneo do terço inferior da face, com algumas fibras se entrelaçando com o depressor do ângulo oral. Sua contração forma linhas paralelas oblíquas e horizontais e rugas que se formam na região cervical superior, logo abaixo da borda lateral da mandíbula e acima das linhas do pescoço.
- *Pars labialis*: atravessa profundamente o depressor do ângulo oral, ressurge medialmente a este, e se entrelaça com os músculos orbicular da boca, depressor do lábio inferior e mentoniano. Em alguns casos, ainda, ocupa o espaço entre o depressor do lábio inferior e o depressor do ângulo oral. Sua contração está relacionada às linhas localizadas abaixo da comissura oral e do lábio inferior.
- *Pars modiolaris*: inclui todas as fibras remanescentes do platisma superior que estão situadas posterolateralmente ao depressor do ângulo oral. Sua contração contribui para o surgimento de linhas verticais inferiores profundas durante o sorriso, laterais à comissura oral e ao sulco melomentual.

A inervação motora do platisma vem do ramo cervical do nervo facial, enquanto a inervação sensitiva vem do plexo cervical.[4,5]

De Castro, em 2000, descreveu 3 variantes distintas do platisma. Na variante tipo I, que é a mais comum (75% dos casos), as fibras musculares de um lado se imbricam com as do lado oposto 1 cm a 2 cm abaixo do mento. Na variante tipo II (15% dos casos), a interseção das fibras dos 2 lados ocorre na altura da cartilagem tireoidiana, cobrindo a região submentoniana como uma única banda. Na variante menos comum (10% dos casos), ou tipo III, as fibras musculares dos 2 lados mantêm-se separadas, sem interseção[6] (Figura 25.51).

Existem 2 importantes depósitos de gordura no pescoço. O coxim submentoniano localiza-se anteriormente ao platisma e o coxim subplatismal localiza-se posterior e profundamente ao músculo.[7]

A laringe e os músculos da deglutição localizam-se profundamente ao platisma.

Fisiopatologia do envelhecimento do pescoço

No processo de envelhecimento do pescoço, podem ser observados 2 fenômenos fisiopatológicos distintos: o envelhecimento cronológico (intrínseco) e os danos causados por fatores ambientais (principalmente radiação UV).[7]

No envelhecimento intrínseco, há diminuição da capacidade proliferativa dos fibroblastos, além de menor capacidade de produção e reparação das fibras de colágeno e elastina.[8] Somam-se ainda as injúrias dos fatores ambientais extrínsecos no tecido conjuntivo dérmico, predominantemente nas áreas expostas ao sol.[9]

Pode-se classificar o envelhecimento cervical em 4 diferentes categorias, de acordo com a severidade das alterações, sendo a categoria I a de envelhecimento mais brando e a categoria IV mais severo[1] (Quadro 25.5).

As bandas platismais tornam-se mais visíveis com o avanço da idade. Na literatura, há controvérsia em relação à formação destas bandas. Alguns autores acreditam que a flacidez da pele, perda de tônus do músculo platisma[10-12] e separação dos planos profundos[13] são responsáveis pela formação das bandas musculares verticais. Desse modo, a perda de tônus muscular seguiria a flacidez da pele.

Outros[14] defendem que as bandas platismais são formadas pelo envelhecimento da porção anterior do músculo platisma, tornando-o mais visível. As bandas platismais proeminentes refletem o hipercinetismo muscular. Sendo assim, a flacidez da pele seguiria a parte anterior do platisma.

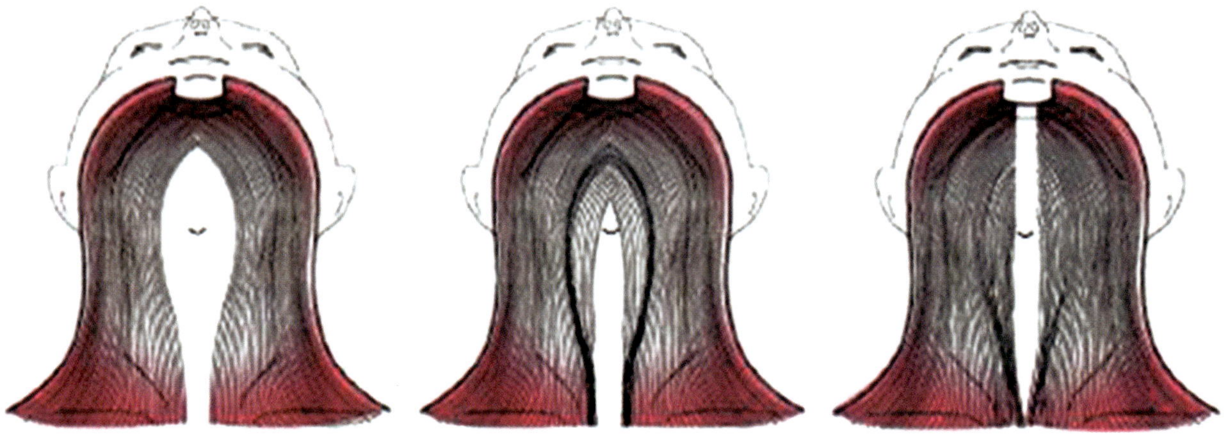

Figura 25.51. Variantes anatômicas do platisma.
Fonte: De Castro, 2000.

Quadro 25.5. Categorias do envelhecimento cervical.

Categoria	*Descrição*
I	Feixes platismais detectáveis somente com a contração do pescoço Rugas horizontais cervicais muito discretas Ausência de flacidez da pele Ausência de gordura submentoniana
II	Feixes platismais finos no repouso Rugas horizontais cervicais leves Flacidez leve da pele *Jowls* mínimo
III	Feixes platismais moderados ao repouso Rugas horizontais cervicais moderadas Flacidez moderada da pele *Jowls* moderado Gordura submentoniana
IV	Feixes platismais muito hipertróficos Rugas horizontais cervicais acentuadas Flacidez acentuada da pele *Jowls* proeminente e perda do contorno mandibular Gordura submentoniana proeminente

Trevidic et al.[14] seguiram, durante dez anos, pacientes submetidos à cirurgia otoneurológica que evoluíram com paralisia facial unilateral e observaram os seus efeitos no envelhecimento do pescoço. As bandas platismais desapareceram no lado paralisado, em contraste com o lado saudável, em que persistiram visíveis na maioria dos pacientes. Uma minoria, que apresentou forma espástica de paralisia facial, permaneceu com as bandas platismais visíveis em ambos os lados. Não foi observada ptose da pele do pescoço no lado paralisado.

Esta observação, documentou que os feixes verticais do platisma não são secundários ao enfraquecimento do músculo ou à flacidez da pele. Pelo contrário, o envelhecimento do pescoço foi acelerado pela *hiperatividade* da porção anterior do platisma, responsável pelo surgimento destes feixes platismais. Na tentativa de melhorar a sustentação, este músculo fica permanentemente contraído, resultando nas linhas horizontais e nos feixes verticais anteriores e laterais. Os feixes ficam mais evidentes com a movimentação do pescoço e a fala.

Indicações do tratamento cervical com toxina botulínica

□ Linhas horizontais

São 2 ou 3 linhas horizontais que se formam pela conexão do sistema musculoaponeutótico superficial ao pescoço (Figura 25.52).

Deve-se utilizar múltiplos pontos com intervalo de 1 cm, com pequenas doses (1 U a 2 U) de toxina botulínica ao longo das linhas, com aplicação intradérmica (Figura 25.53). Deve-se utilizar dose total de 15 U a 20 U.

A aplicação intradérmica diminui o risco de equimoses por perfuração de estruturas venosas, principalmente na lateral do pescoço, além de evitar aplicação da toxina botulínica nos músculos da deglutição.[15]

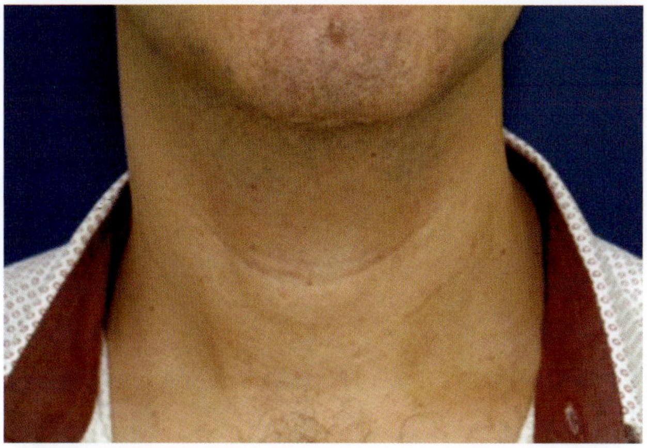

Figura 25.52. Linhas horizontais do pescoço.
Fonte: Acervo da autoria do capítulo.

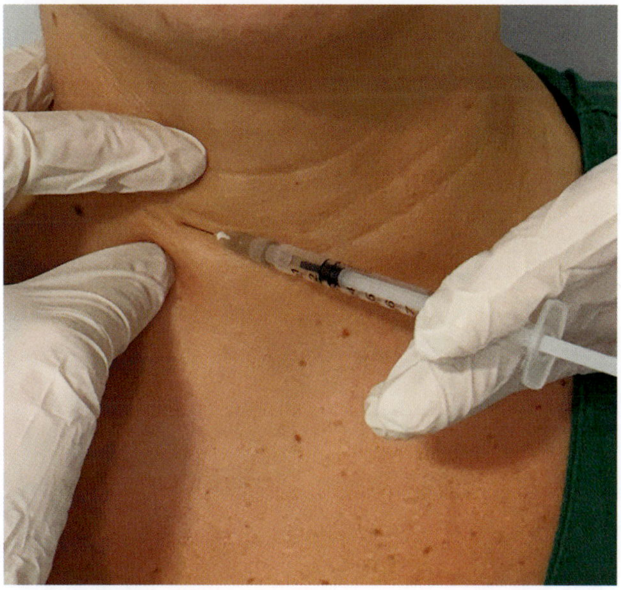

Figura 25.53. Linhas horizontais do pescoço.
Fonte: Acervo da autoria do capítulo.

Feixes platismais verticais

É muito importante selecionar adequadamente os casos para que se obtenha bons resultados estéticos no tratamento dos feixes platismais. O ideal é que o paciente apresente feixes musculares evidentes, pouca flacidez da pele e pouca protrusão da gordura cervical. Também podem ser beneficiados aqueles que tiveram os feixes platismais evidenciados após procedimento cirúrgico, sobretudo lipoaspiração da região cervical.

Para aplicação da toxina botulínica, solicita-se ao paciente que realize a contração do platisma ou que pronuncie a letra i, evidenciando os feixes musculares (Figura 25.54). Deve-se pinçar o músculo entre os dedos polegar e indicador e injetar a dose desejada no ventre muscular (Figura 25.55).

O resultado pode ser observado após duas semanas (Figura 25.56).

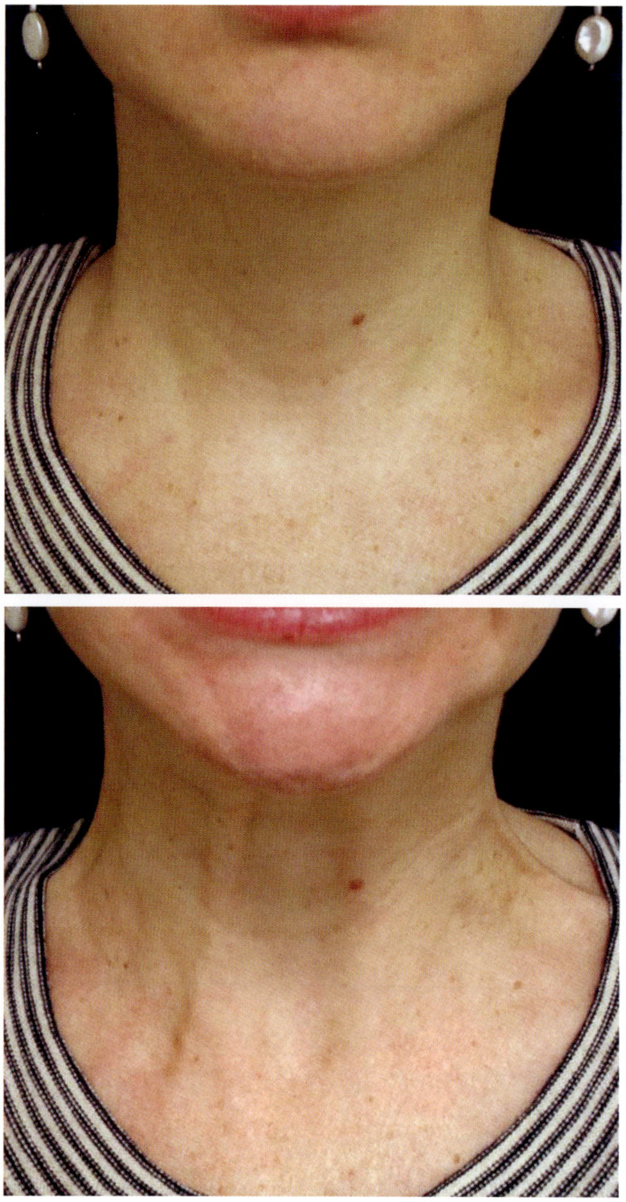

Figura 25.54. Feixes platismais evidentes durante a contração.
Fonte: Acervo da autoria do capítulo.

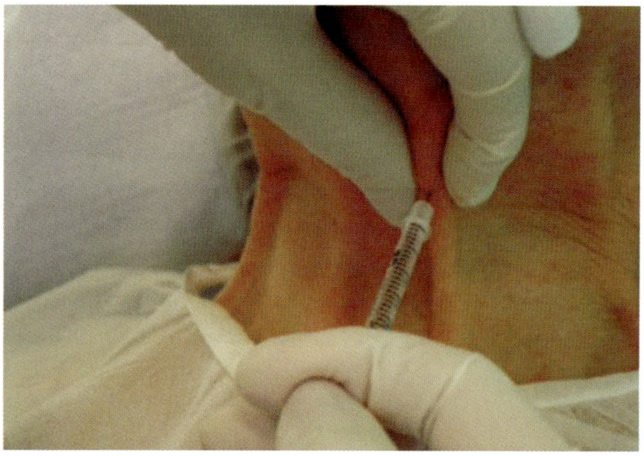

Figura 25.55. Injeção intramuscular nos feixes verticais.
Fonte: Acervo da autoria do capítulo.

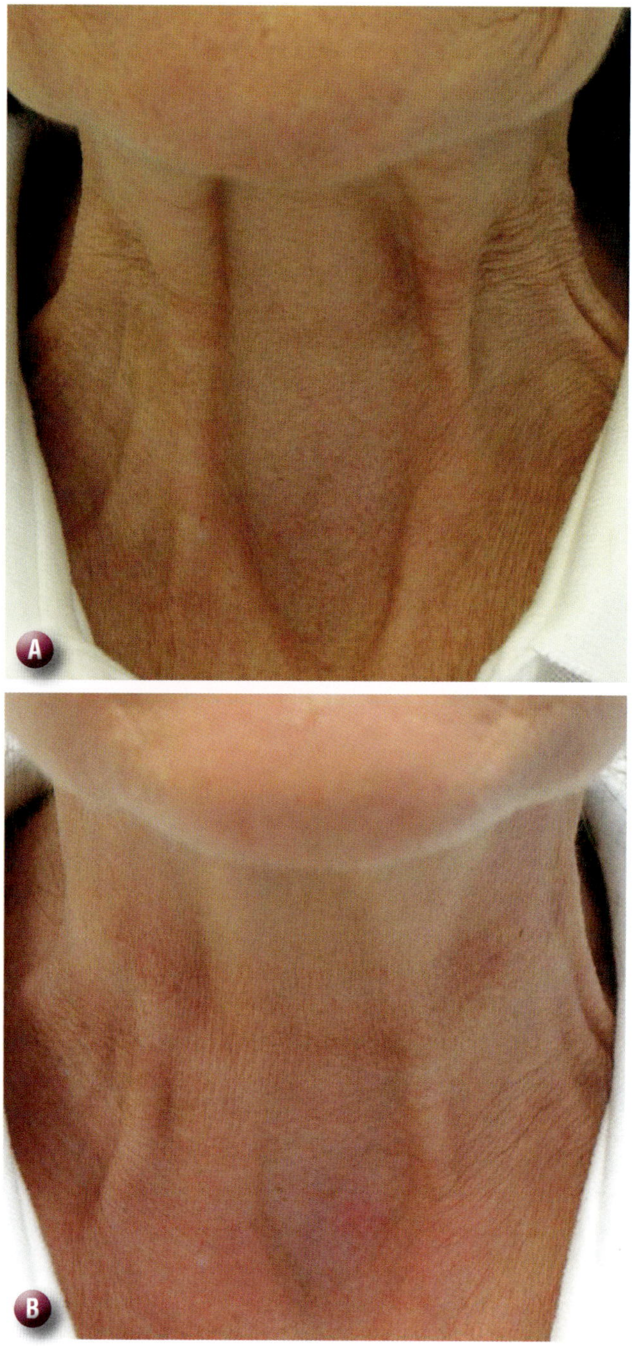

Figura 25.56. (A) Antes do tratamento. (B) Atenuação dos feixes platismais 30 dias após aplicação.
Fonte: Acervo da autoria do capítulo.

As doses inicialmente descritas eram elevadas e chegavam até 250 U,[13] com resultados estéticos interessantes, mas com índices de complicações aumentados, sendo a disfagia bastante temida. Para redução do risco de efeitos colaterais, sugere-se utilizar doses mais baixas, de até 40 U por tratamento, e evitar injeções profundas.[16]

Em 2016, em consenso global de toxina botulínica, foram indicadas no máximo 60 U para o tratamento do pescoço, podendo haver variação na dose de 6 U a 12 U por feixe muscular[17] (Quadro 25.6).

Quadro 25.6. Recomendações do Consenso Global para o tratamento do terço inferior da face com toxina botulínica.

Indicação	*Músculo-alvo*	*Profundidade de injeção*	*Pontos de injeção*	*Dose média por ponto*	*Dose total*
Hiperatividade do depressor do ângulo oral	Depressor do ângulo oral	Intramuscular	1 a 2 por lado	2 U	2 U a 4 U por lado
Hiperatividade do músculo mentoniano	Mentoniano	Intramuscular	1 a 4 por lado	2 U a 3 U	4 a 10 U
Bandas platismais	Platisma	Intramuscular ou intradérmico	3 a 6 por banda	1 U a 3 U	6 U a 12 U por banda, dose máxima: 60 U

Fonte: Sundaram et al., 2016.

Outro consenso internacional em 2012, Unidades Speywood (Us®), sugeriu aplicação de no máximo 50 U por lado, com 5 U a 10 U por ponto, iniciando na linha da mandíbula e descendo inferiormente a intervalos de 2 cm até pelo menos a metade dos feixes, podendo chegar até a borda clavicular. A quantidade de pontos varia de acordo com o número, a espessura e o comprimento dos feixes platismais, não ultrapassando a dose máxima recomendada.[18]

Nefertiti *lift*

A técnica definida como Nefertiti *lift*, descrita por Levy, em 2007, usa a toxina botulínica para melhorar a definição do contorno lateral e do ângulo mandibular, além de elevar os cantos da boca, dando um aspecto de "mini *lift*".[19,20]

Esta técnica, no entanto, não melhora o contorno anterior e o ângulo cervicomentual.

A escolha adequada do paciente é fundamental para o sucesso do tratamento. O ideal é o paciente que apresenta apagamento do contorno da mandíbula quando contrai o platisma. Com a contração muscular, a banda platismal posterior fica evidente, orientando o local adequado para aplicação dos pontos. São aplicados pontos intradérmicos de 1,5 U a 3 U de toxina botulínica ao longo da borda da mandíbula e pontos intramusculares na porção proximal da banda posterior do platisma, totalizando 15 U a 20 U por lado (Figura 25.57).

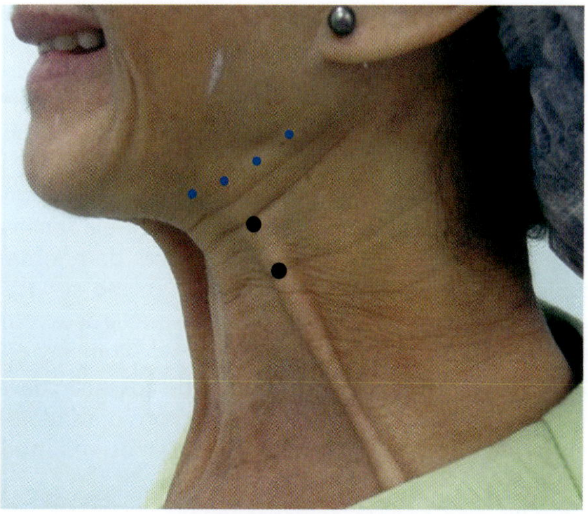

Figura 25.57. Marcação para a técnica de Nefertiti; Pontos negros correspondem a injeções intramusculares, e os azuis, a aplicações intradérmicas.

Fonte: Acervo da autoria do capítulo.

Inicialmente, foram descritos efeitos indesejados, como disfagia e alteração da amplitude do sorriso, mas os efeitos colaterais podem ser minimizados quando são respeitadas as doses máximas de 20 U por lado e os pontos são aplicados posteriormente ao sulco nasogeniano (para evitar tratamento do músculo depressor do lábio inferior).

A diminuição da ação depressora do platisma, com consequente aumento da ação dos músculos elevadores, proporciona o efeito *lifting* dessa técnica, com melhora do contorno facial e satisfação dos pacientes (Figura 25.58).

Técnica de abordagem do platisma facial ou superior para melhora do contorno facial

Admitindo que o platisma superior se comporta como uma unidade e tem função diferente do platisma inferior, nova técnica foi descrita por Trindade de Almeida, Romiti e Carruthers,[2] direcionada a neutralizar os efeitos das *pars mandibularis*, *modiolaris* e *labialis* sobre o contorno facial.

O terço inferior é tratado com 14 U a 18 U de cada lado, distribuídos em 2 linhas horizontais acima e abaixo da linha da mandíbula, de modo a relaxar toda a amplitude do músculo. Isto permite deixar menos áreas sem tratamento quando comparada à técnica em que apenas as bandas inferiores são abordadas.

O músculo mentoniano é tratado com 2 pontos, com injeções intramusculares, de 2 U cada. As demais injeções devem ser superficiais, de modo a evitar atingir músculos da deglutição e efeitos como disfagia e alterações de voz.

Traça-se a primeira linha acima da mandíbula, iniciando com o ponto correspondente ao depressor do ângulo da boca (situando-se lateral a uma linha que percorre do sulco nasolabial em direção à linha da mandíbula), seguido de 2 pontos separados cerca de 2 cm, o último situando-se no ângulo da mandíbula. Em cada um deles aplica-se 2 U.

A linha inferior à mandíbula é tratada com 4 pontos de 2 U cada. O primeiro ponto é colocado na região inferior e intermediaria entre o músculo mentoniano e o depressor do ângulo oral, e os 3 seguintes, laterais ao primeiro e espaçados cerca de 2 cm. Os 2 primeiros pontos da linha mandibular inferior podem ser tratados

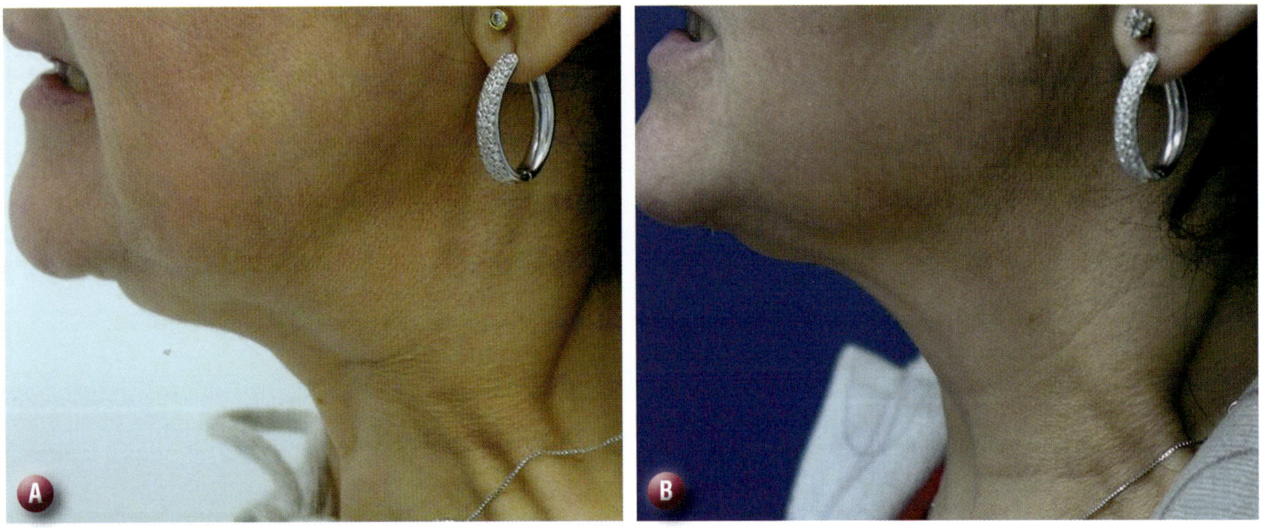

Figura 25.58. (A) Pré e (B) Pós-aplicação da TB para técnica de Nefertiti.
Fonte: Acervo da autoria do capítulo.

com até 2,5 U a 3 U, no caso de pacientes que apresentem bandas platismais mais fortes, totalizando até 18 U por lado.

Esta abordagem proporciona melhora do contorno facial, observada em repouso e em movimento, e tanto na visão frontal como de perfil, obtendo suave efeito de *lift* no pescoço além de afinamento do terço inferior da face (Figura 25.59).

Um possível efeito colateral é a assimetria labial, em função da sobreposição das fibras musculares do depressor do ângulo oral com a do depressor do lábio inferior. Para evitar que isto ocorra, deve-se traçar linha que parte do sulco nasolabial em direção à linha da mandíbula, e evitar injetar em ponto anterior a ela.

Caso ocorra efeito compensatório e recrutamento de fibras inferiores do platisma, esta porção pode ser abordada com pontos adicionais na reavaliação após 15 dias.

Complicações

O tratamento da região cervical com toxina botulínica é relativamente seguro, sendo descritas poucas complicações, que em geral são técnico-dependentes.

Podem ocorrer complicações locais pela aplicação da toxina, como equimoses, eritema e edema, que se resolvem em poucos dias.

Mais raramente, são descritos casos de cefaleia, fraqueza dos músculos flexores do pescoço (o paciente pode ter dificuldade em levantar a cabeça quando deitado, por fraqueza do músculo esternocleidomastoideo), disfonia e disfagia, sobretudo quando são utilizadas altas doses de toxina botulínica, entre 75 U e 100 U.[19] Em 1998, Carruthers & Carruthers descreveram um caso de disfagia importante, com necessidade de utilização de sonda nasogástrica para alimentação por seis semanas, após tratamento cervical com 60 U de toxina botulínica. Eles recomendam que não se ultrapasse 25 ou 30 U por aplicação, para evitar complicações.[21]

Matarazzo, em suas observações, argumenta que a denervação química do platisma permite a predominância do efeito antagonista exercido pelos músculos elevadores da face, justificando o efeito *lift* obtido. No entanto, questiona se o uso frequente da toxina botulínica nas bandas platismais em longo prazo poderia ter o efeito de atrofia do músculo e perda de suporte, prejudicando a contenção das estruturas sobrejacentes a ele.[22]

Trevidic, após dez anos de seguimento de pacientes com paralisia facial unilateral, embora não tenha observado piora das bandas platismais, percebeu aumento na evidência das glândulas submaxilares e da gordura submentoniana no lado paralisado em 80% dos pacientes, provavelmente pela falta de contenção exercida pelo platisma sobre estas estruturas.[14] Por este motivo, faz-se necessário destacar a importância de realizar avaliação facial adequada e indicação correta e precisa na abordagem do platisma com a toxina botulínica.

Conclusão

O tratamento da região cervical com toxina botulínica tem-se mostrado eficaz e seguro com resultados satisfatórios no rejuvenescimento local em curto e longo prazo. É fundamental que o profissional esteja familiarizado com as propriedades farmacológicas do neuromodulador escolhido, com a anatomia da região cervical e com as técnicas de aplicação, para que possa obter melhores resultados com baixos índices de complicações.

A dose total, bem como os pontos de aplicação devem ser individualizados a cada sessão, sempre optando pela menor dose eficaz possível para obter os resultados esperados.

A indicação correta do procedimento, a escolha adequada dos pacientes e o esclarecimento prévio do procedimento e dos resultados esperados são essenciais para que se obtenha sucesso terapêutico e satisfação dos pacientes.

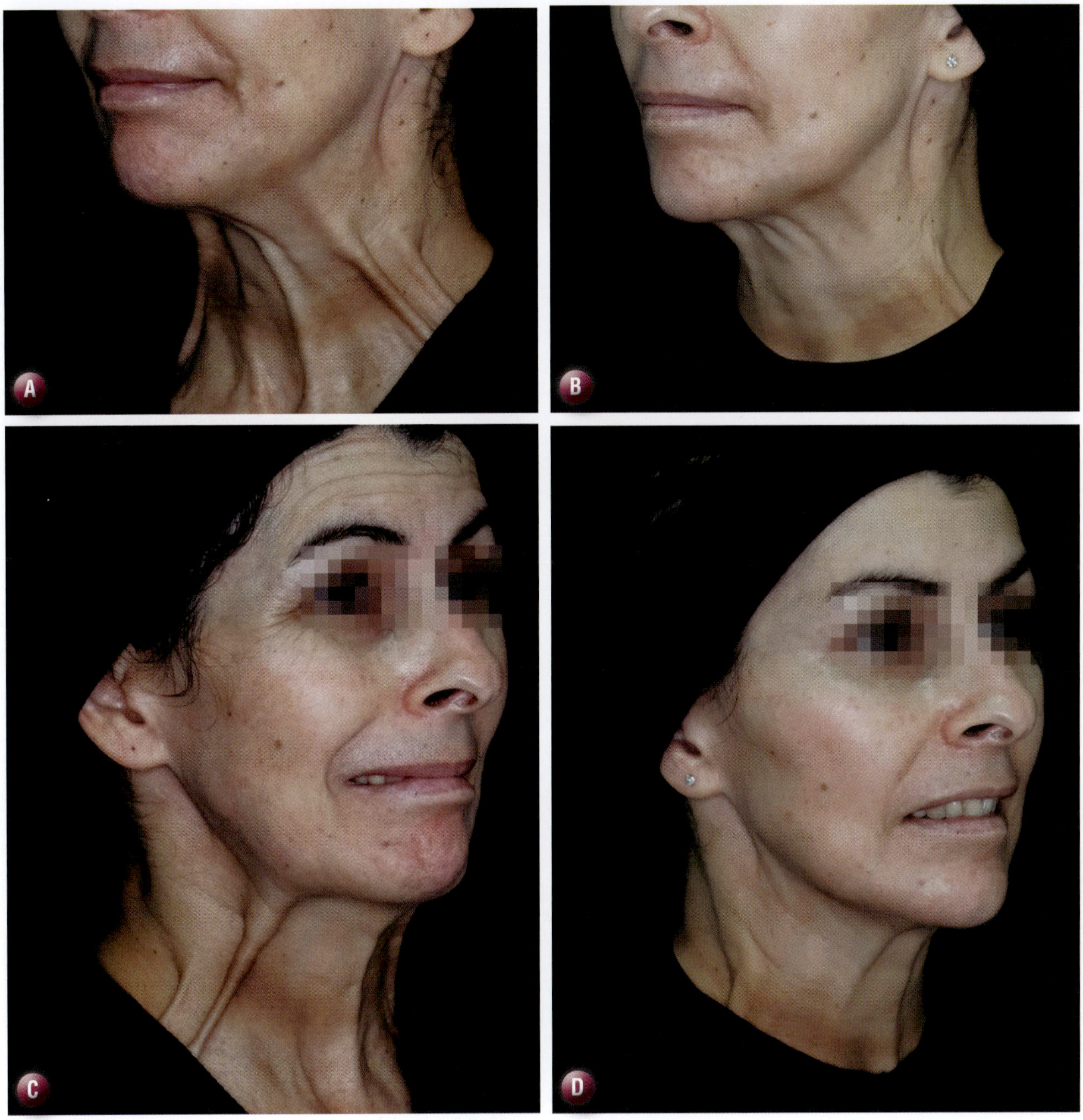

Figura 25.59. (A) Antes do tratamento. (B) Atenuação dos feixes platismais 15 dias após o tratamento. (C) Antes do tratamento. (D) Melhora do contorno facial e efeito *lift* 15 dias após o tratamento.

Fonte: Acervo da autoria do capítulo.

25.6 Sorriso Gengival

- Rosemarie Mazzuco
- Taciana Dal´Forno Dini

Introdução

O sorriso, movimento facial de maior significado para o ser humano, depende de adequada disposição anatômica e funcional de 3 estruturas: dentes, gengivas e lábios.[1-3] Num sorriso considerado esteticamente atraente, o lábio superior deve expor simetricamente até 3 mm da gengiva e a linha gengival deve seguir o contorno do lábio superior.[1]

Exposição gengival maior do que 3 mm durante o sorriso é chamada de sorriso gengival (SG).

Considerado esteticamente desagradável, o SG pode ser corrigido definitivamente por meio de procedimentos cirúrgicos ou ortodônticos. Esses procedimentos, no entanto, por terem alto grau de complexidade e exigirem longo período de *downtime*, são reservados para os casos de SG que decorrem de alterações ortognáticas e odontológicas importantes. A aplicação de toxina botulínica (TB) é um método rápido, eficaz e simples para correção do SG[4,5] de vários graus, independentemente da etiologia; por isso, é uma boa opção também para correção temporária do SG nos pacientes que estão se preparando para procedimentos mais invasivos.

Há alguns anos, a técnica de aplicação da TB era limitada apenas para correção da exposição anterior do sorriso, pois a maioria dos autores considerava o músculo *levator labii superioris alaeque nasi* (LLSAN) como o principal responsável pelo SG.[6-8] No entanto, a abordagem terapêutica exclusiva do músculo LLSAN pode ser insuficiente quando houver envolvimento de outros músculos. Este capítulo descreve de maneira prática a classificação do SG do ponto de vista da ampla contração muscular,[9] com consequente técnica de aplicação de TB para cada caso.

Além do uso já consagrado da TB para correção do SG, recentemente foram descritas algumas técnicas de preenchimento que são capazes de causar um relaxamento muscular mais prolongado, efeito chamado de miomodulação.[10-12]

Anatomia e etiologia do sorriso gengival

Os lábios são as estruturas mais complexas em termos de mobilidade da face. Desempenham papel de esfíncter durante a alimentação e a fala, evitando a perda da saliva e são dotados da capacidade de realizar movimentos finos e delicados que auxiliam na fala e em grande parte da mímica facial, tornando-os indispensáveis para a comunicação e consequente socialização dos seres humanos.[13] Modificações intensas no formato ou na movimentação labial são facilmente sentidos pelos pacientes, motivo pelo qual o médico que trata essa região deve sempre optar por procedimentos mais conservadores e delicados. Na correção do SG com a TB, a acuidade na escolha da técnica e da dose é fundamental para a satisfação dos pacientes.

Dentre as várias causas do SG, destacam-se menor espessura labial, maior espessura da gengiva, alterações na erupção dentária e excesso de altura vertical do maxilar.[1] Além disso, a contração dos músculos do terço médio da face influencia criticamente a estrutura do sorriso,[14] tanto que, segundo alguns autores, pacientes com SG têm contração 20% mais forte dos músculos do complexo elevador do lábio superior[15] do que pessoas com exposição gengival normal.

A musculatura facial pertence ao sistema musculo-aponeurótico superficial (SMAS).[16] Todos os músculos funcionalmente envolvidos na elevação do lábio superior têm papel na exposição dentária e gengival durante o sorriso: *levator labii superioris alaeque nasi* (LLSAN), *levator labii superioris* (LLS), *zigomaticus major, zigomaticus minor, levator anguli oris, orbicularis oris* e *risorius*.[17] A origem e a inserção dos músculos citados podem ser visualizadas na Figura 25.60.

A contração dos músculos LLSAN e LLS é responsável pela elevação da porção central do lábio superior. Os músculos *zigomaticus major* e *minor* seguem um trajeto perpendicular na face e a contração deles causa elevação e lateralização da porção lateral do lábio superior. Todos os movimentos desses músculos, além de ser imprescindíveis para o sorriso, também são importantes durante a fala, a mastigação e outros movimentos da mímica facial.

Classificação do sorriso gengival

O SG é classificado em 4 diferentes subtipos, dependendo da área de exposição gengival:[9]

- **SG anterior:** exposição gengival maior que 3 mm na área compreendida entre os dentes caninos – ação dos músculos LLSAN, LLS e, algumas vezes, também do *orbicularis oris*.
- **SG posterior:** exposição gengival maior que 3 mm na área posterior aos caninos, com exposição anterior normal (menor que 3 mm) – ação dos músculos *zigomaticus major* e *minor* e, algumas vezes, do *risorius*.
- **SG misto:** excessiva exposição gengival anterior e posterior – combinação de 2 ou mais dos músculos acima citados.
- **SG assimétrico:** exposição gengival excessiva ou mais evidente em um dos lados da arcada dentária, em função da contração muscular assimétrica. É muito visto em pacientes com sequelas motoras de paralisia facial.

Técnica de aplicação da TB para correção do sorriso gengival

A diluição e o armazenamento da TB seguem as mesmas orientações de todas as outras indicações faciais.[18]

Dentre as apresentações da TB, as presentes autoras utilizam há vários anos equivalência de dose de 2,5 unidades de Abobotulinumtoxin (Dysport® – Galderma, Ipsen, UK) para 1 unidade de Onabotulinumtoxin (Botox® – Allergan, Irvine, Estados Unidos), o que é sustentado amplamente na literatura.[19] Diluições baixas são as mais adequadas, sobretudo quando da utilização da TB nos terços médio e inferior da face, pelo menor risco de ampliação do halo de atuação da TB para músculos adjacentes.

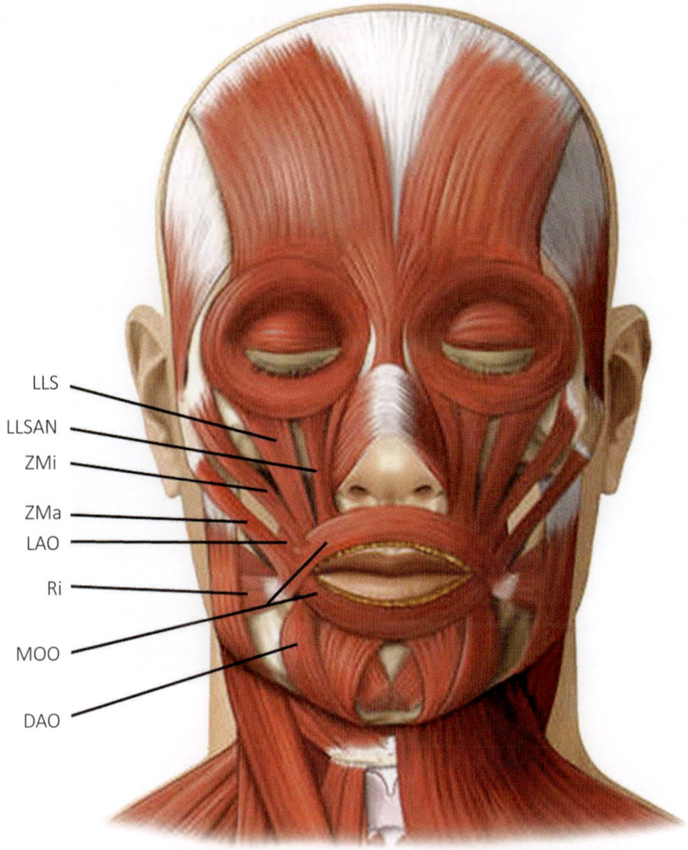

Figura 25.60. Anatomia muscular do sorriso gengival.

LLS: *levator labii superiores*; LLSAN: *levator labii superioris alaeque nasi*; ZMi: *zigomaticus minor*; ZMa: *zigomaticus major*; LAO: *levator anguli oris*; Ri: *risorius*; MOO: *orbicularis oris*; DAO: *depressor anguli oris*.

A utilização de agulha curta e fina, além de aplicação de anestésico tópico previamente à aplicação, são fatores importantes para um melhor conforto do paciente.[20]

As doses e os pontos de aplicação dependem do tipo de SG e são descritos a seguir. Para facilitar o entendimento, será mencionada apenas a dose de Abobotulinumtoxin (Dysport®):

- SG anterior: injeta-se 2,5 U a 5 U de TB em cada lado do sulco nasogeniano, intramuscular, em 1 ponto 1 cm lateral e inferior à asa nasal, visando principalmente o relaxamento do músculo LLSAN (Figura 25.61).
- SG posterior: são marcados 2 pontos em cada lado da região malar, em direção lateral e superior (coincidente com o trajeto dos músculos *zigomaticus major* e *minor*): o primeiro ponto intradérmico no sulco nasogeniano, na área de maior contração durante o sorriso; e o outro ponto 2 cm lateral ao primeiro ponto, também intradérmico, na altura do *tragus* auricular. Em cada ponto injetam-se 2,5 U, num total de 5 U de cada lado do sorriso (Figura 25.62).
- SG misto: a TB é injetada em todos os pontos acima, mas sugere-se redução de dose no ponto situado próximo à asa nasal, para evitar ptose excessiva do lábio superior (Figura 25.63).
- SG assimétrico: a técnica é a mesma do sorriso gengival misto no lado com maior exposição gengival. Sugere-se injeção de TB no outro lado também, com dose ou número de pontos reduzido, a fim de se evitar assimetria inversa. A Figura 25.64 mostra um exemplo de dose e dos pontos de injeção nesse caso.

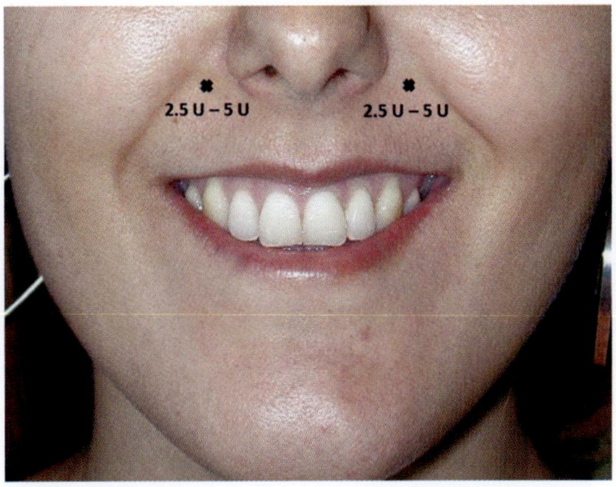

Figura 25.61. Dose de TB e pontos de aplicação para correção do SG anterior.

Fonte: Acervo da autoria do capítulo.

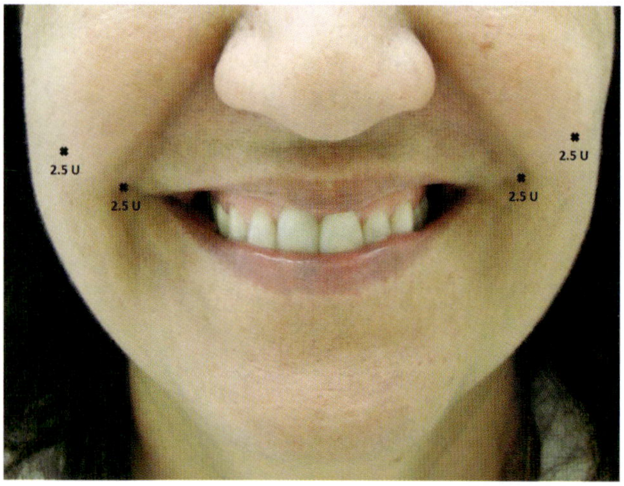

Figura 25.62. Dose de TB e pontos de aplicação para correção do SG posterior.
Fonte: Acervo da autoria do capítulo.

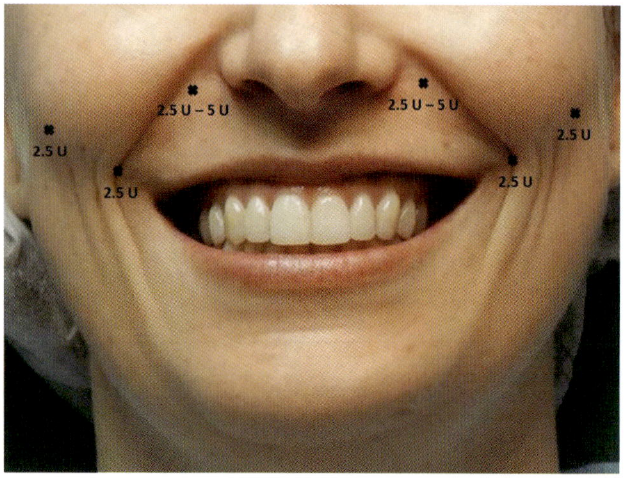

Figura 25.63. SG misto e técnica de aplicação de TB para sua correção.
Fonte: Acervo da autoria do capítulo.

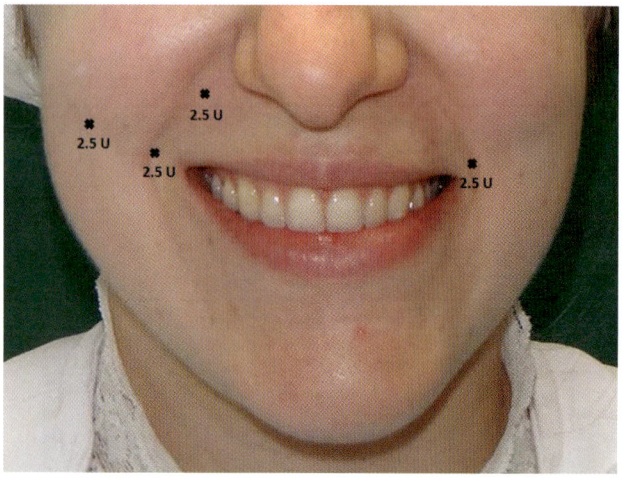

Figura 25.64. SG assimétrico e técnica de aplicação de TB utilizada neste caso.
Fonte: Acervo da autoria do capítulo.

Após a aplicação, pede-se ao paciente que não massageie a área tratada, não faça exercícios e não deite nas primeiras horas.[21] O efeito inicia após três a cinco dias e a sua duração nesses locais gira em torno de 8 a 16 semanas, com máximo de cinco meses[9] (Figura 25.65).

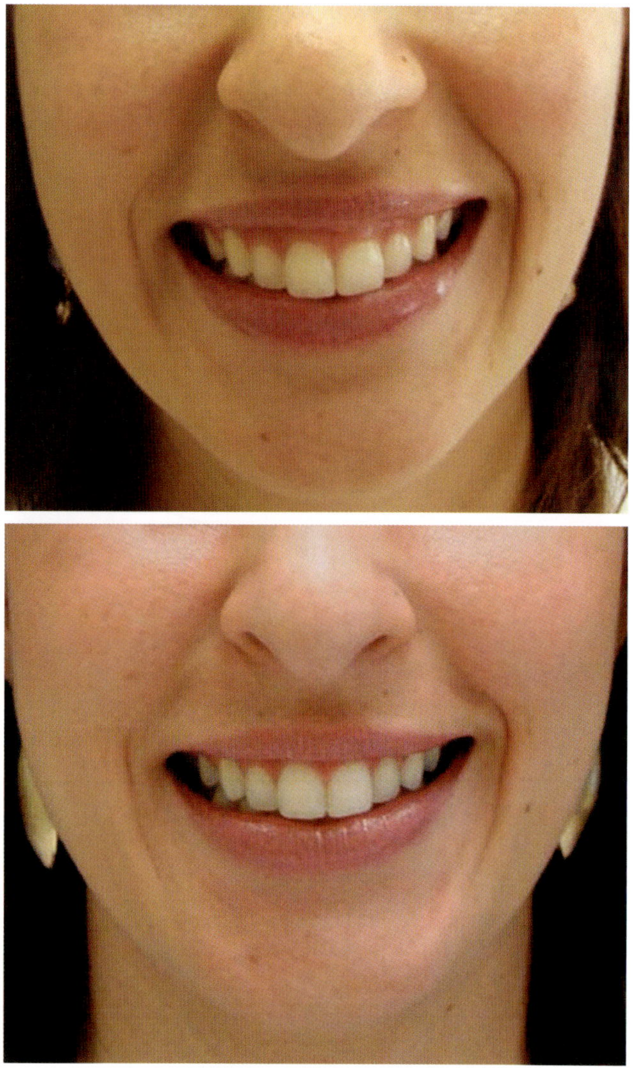

Figura 25.65. Paciente com SG anterior, antes e após 30 dias de injeção de TB.
Fonte: Acervo da autoria do capítulo.

Se for feita aplicação da TB em outras indicações dos terços médio e inferior da face, sugere-se também doses reduzidas em todos os pontos, para que se evite a soma de efeito e risco maior de complicações.

Técnicas alternativas de correção do SG com TB

Recentemente, em um estudo com 10 pacientes,[22] os autores mostraram resultados estatisticamente significativos injetando 3 U de TB (Onabotulinumtoxin) no chamado "Ponto Yonsei" descrito por Hwang et al.[23] – este ponto situa-se no centro dos vetores musculares do LLS,

LLSAN e ZMi. Esses 3 músculos convergem neste ponto localizado 1 cm lateral à asa nasal e 3 cm acima da comissura labial. Os autores acreditam ser este o ponto que afeta toda a musculatura envolvida na elevação do lábio superior.

Outro estudo prospectivo randomizado e duplo-cego em que uma das autoras participou (TDD) avaliou a segurança do tratamento e a satisfação de 41 pacientes na redução da exposição gengival usando 3 diferentes doses de ABO em pacientes com diferentes graus de SG anterior: 2,5 U, 5 U e 7,5 U num único ponto já descrito acima, para o tratamento do SG anterior. No estudo, não houve relato de eventos adversos com nenhuma dessas doses, o que mostra que, independentemente da medição da exposição gengival, doses entre 2,5 U e 7,5 U parecem seguras.[24]

Efeitos adversos e complicações

Os efeitos colaterais mais comuns são dor durante a aplicação, eritema e equimoses, que têm regressão espontânea em poucas horas ou dias.[25]

Nas doses preconizadas e pontos corretos, a incidência de efeitos adversos ou complicações é baixa. No entanto, como em toda indicação dos terços médio e inferior da face, o risco é mais alto do que no terço superior.[26,27] Isso ocorre porque os pequenos músculos dos terços médio e inferior da face, e suas funções na movimentação labial, são mais sensíveis a pequenas alterações na força de contração.

- Ptose do lábio superior: ocorre pelo uso de doses muito altas de TB em um ou todos os músculos do complexo elevador do lábio superior. A ptose pode ser uni ou bilateral.
- Assimetria do sorriso: ocorre quando há diferença de dose ou pontos de aplicação de um lado em relação ao outro. Atenção para a necessidade de se injetar TB em ambos os lados da face, inclusive ao se tratar um SG assimétrico, pois poderá ocorrer assimetria inversa, com consequente maior exposição gengival no lado não tratado.[9]
- Ptose da comissura (sorriso triste): em pacientes com hiperatividade dos músculos *depressor angulis oris* (DAO), a aplicação de TB para correção do sorriso gengival posterior ou misto pode resultar em queda da comissura, porque normalmente a contração dos músculos *zigomaticus* e *levator anguli oris* antagonizam o efeito da contração dos DAO, o que não vai ocorrer se os primeiros forem relaxados com a TB.[9] Para evitar essa complicação, deve-se observar a força de contração dos DAO. Se for evidenciada hiperatividade desses músculos, os mesmos devem ser também tratados com TB em conjunto com a correção do SG.
- Outras complicações relacionadas com a perda de função dos lábios: dificuldade para pronunciar palavras, mordedura involuntária da língua, parestesia dos lábios, perda do desenho do filtro, dificuldade para movimentação da saliva na boca e perda de saliva durante a oratória.[9,28]

O tratamento dessas complicações pode incluir fisioterapia motora e eletroestimulação dos músculos paralisados. No entanto, a resolução total ocorre apenas quando o efeito da TB regredir.

Outras técnicas de correção do SG com *fillers*

Preenchimentos com gordura autóloga e ácido hialurônico (AH) foram recentemente descritos também para a melhora do SG. Os preenchimentos podem ser injetados dentro do músculo ou superficialmente às fibras, e sua presença física pode resultar em uma diminuição parcial da contração muscular, chamada de miomodulação. A melhora na exposição gengival ocorre imediatamente após a injeção, e os efeitos podem durar por cerca de seis a oito meses (Figura 25.66).

Em uma série de 7 casos de pacientes com SG, os autores injetaram gordura autóloga abdominal purificada e centrifugada, no sulco nasogeniano e no lábio superior. O volume médio de gordura implantado foi de 16,1 mL. Houve melhora significativa na estética do sorriso dos 7 pacientes em um tempo médio de acompanhamento de 12,9 meses.[10]

Outro estudo utilizou AH de tecnologia Vycross® (Juvéderm Volift with Lidocaine; Allergan plc, Irvine, CA, Estados Unidos) em 32 pacientes. Nestes, foram feitas injeções de AH em bólus perpendicular, cerca de 3 mm lateral à asa nasal, visando comprimir suavemente as fibras laterais do LLSAN, sem invadi-lo. Os resultados foram imediatos e com duração média ao redor de sete meses.

Peng & Peng[12] consideram que, além de ser feita injeção em bólus de 0,2 mL a 0,3 mL de AH em cada lado, profundamente na fossa canina, o AH também pode ser injetado sobre a espinha nasal anterior o que, além de elevar a ponta nasal, pode diminuir a possível ação do músculo depressor do septo nasal na gênese do SG anterior. De acordo também com esses autores, quantidades maiores de AH (0,4 mL a 5 mL) podem ser injetadas na região submalar, para diminuir a atividade de toda a musculatura elevadora do lábio superior, em casos de SG mais intenso.

As presentes autoras enfatizam que, tanto a região do sulco nasogeniano, especialmente a fossa canina, bem como a região nasal, são as áreas de maior risco de acidentes vasculares por injeção intra-arterial de *fillers*, resultando em necrose, cegueira e até acidente vascular cerebral.[29] A utilização de cânulas maiores do que 25 G e de aspiração cuidadosa, prévia à injeção do preenchedor com agulha, podem minimizar o risco das complicações vasculares.

As técnicas descritas anteriormente para a aplicação de TB para correção do SG, se realizadas de maneira correta, não apresentam risco desse tipo de complicação. É válido lembrar que, quando da utilização de preenchedor para correção do SG, não é necessário injetar a TB para esta indicação.

Conclusão

A aplicação de TB é procedimento simples, seguro e eficaz para correção temporária do SG de qualquer causa e de qualquer tipo. Nos casos em que a hiperatividade muscular é a causa primária do SG, a TB pode ser considerada padrão-ouro para seu tratamento.

A escolha de doses pequenas, em pontos corretamente demarcados de acordo com o tipo de SG, é primordial para que se alcance sucesso nessa indicação.

A miomodulação com preenchedores é técnica descrita bem recentemente, que necessita de evidências de eficácia e segurança mais consistentes, para que seja usada de maneira rotineira.

Faz-se imprescindível um correto entendimento da anatomia e da fisiologia da musculatura facial para o uso correto da TB e de outros injetáveis em qualquer indicação, sobretudo nos terços médio e inferior da face.

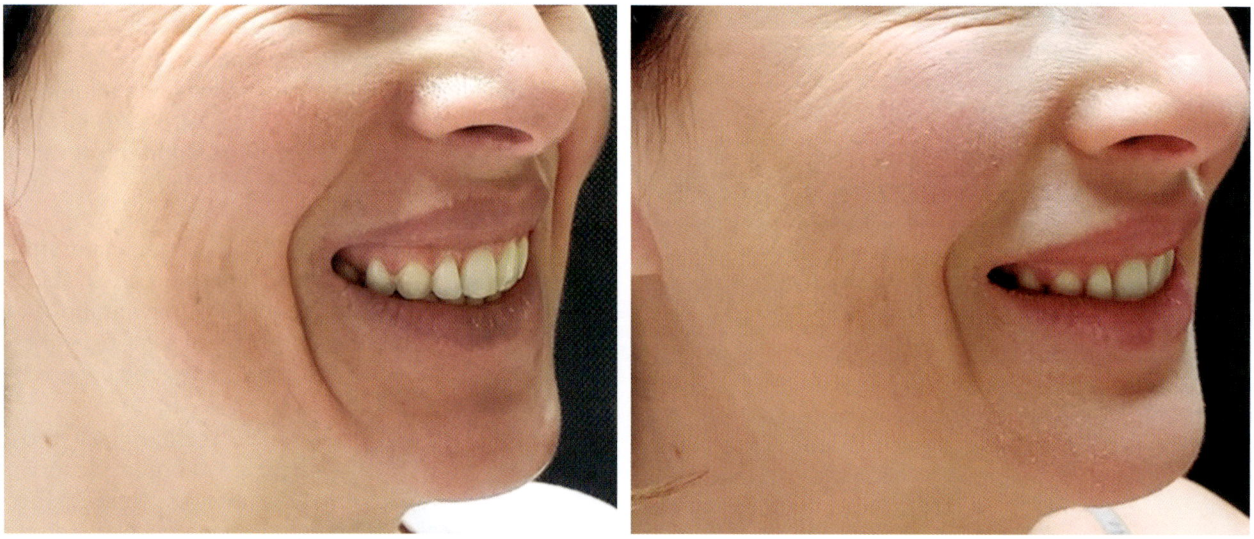

Figura 25.66. Paciente de 40 anos, com sorriso gengival posterior, antes e após 30 dias de miomodulação com ácido hialurônico (Restylane Lyft, Q Med AB, Uppsala, Suécia).
Fonte: Acervo da autoria do capítulo.

25.7 Sorriso Máximo – Diagnóstico e Tratamento

- Samantha Rodrigues Camargo Neves
- John Robert Pires Davidson

Diagnóstico

A análise global da face se torna cada vez mais indispensável para que um tratamento de rejuvenescimento tenha um resultado harmonioso e embelezador. Quando se trata do uso da toxina botulínica (TB), essa "máxima" é ainda mais verdadeira.

Camargo-Neves observou uma variante do sorriso em pacientes com (Figura 25.67):

- face magra;
- eminências malares modestas (maçãs do rosto pouco proeminentes);
- nariz afilado.

O "sorriso máximo" foi diagnosticado quando solicitado ao paciente que forçasse a mímica facial ao exagero e se caracteriza por:

- fechamento dos olhos;
- linha de expressão dos zigomáticos;
- depressão da cauda da sobrancelha;
- exposição parcial da gengiva;
- protrusão trapezoide do mento.

Assim, Camargo-Neves chamou esses casos de "sorriso máximo". De fato, esses pacientes percebem e manifestam descontentamento quando se veem fotografados, chegando até a "segurar o sorriso" nessas ocasiões (Figura 25.68).

Após a definição do diagnóstico de "sorriso máximo", posto que se trata de uma expressão hipercinética desarmônica da face, seu tratamento pode ser feito com aplicação da TB.

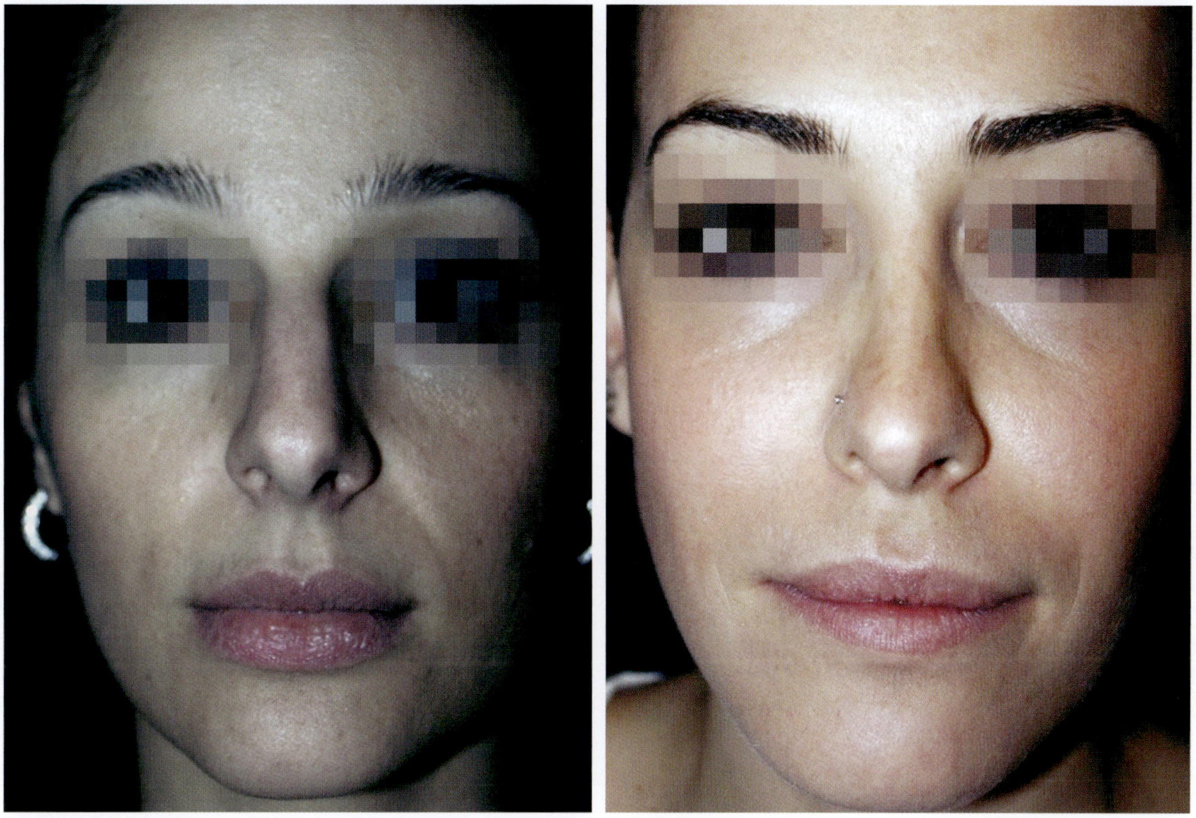

Figura 25.67. Exemplos de rostos com tendências características para o "sorriso máximo".
Fonte: Acervo da autoria do capítulo.

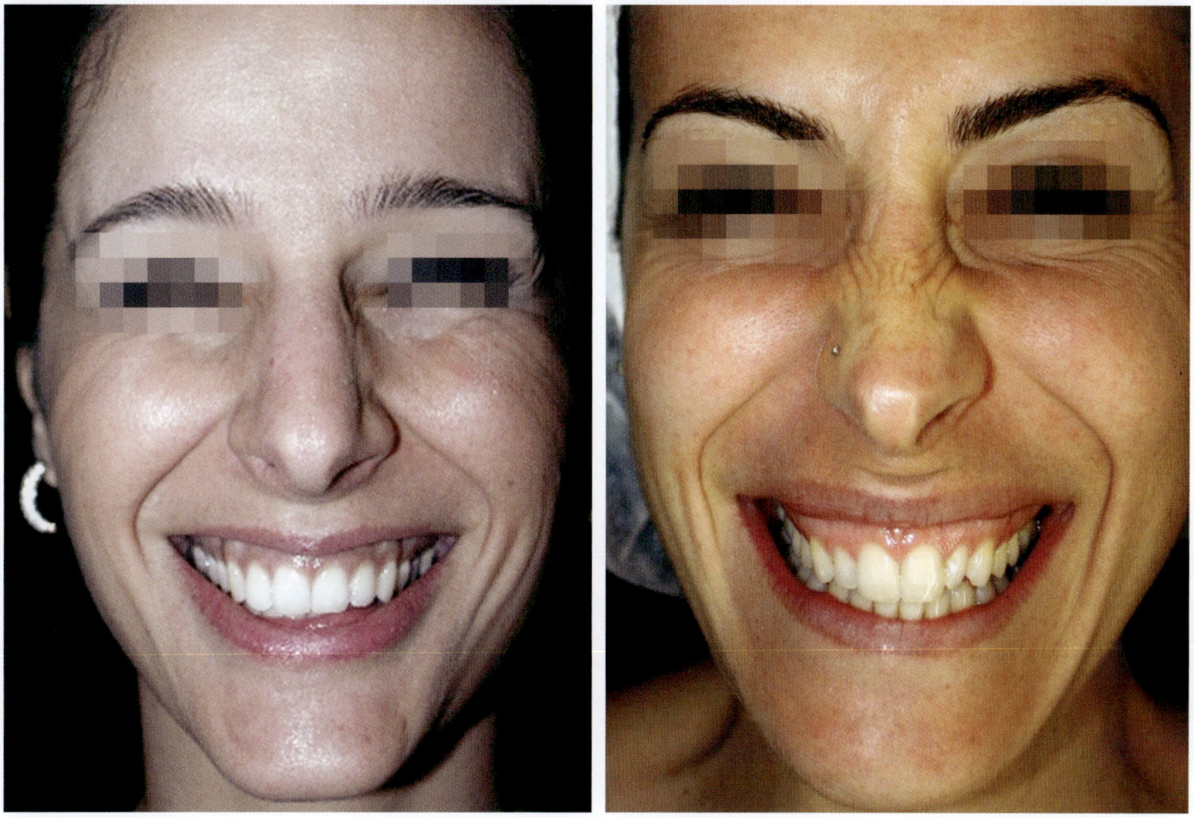

Figura 25.68. Exemplos de "sorriso máximo".
Fonte: Acervo da autoria do capítulo.

Tratamento

A técnica desenvolvida propõe o relaxamento setorial da musculatura responsável pelo excesso de mímica, preservando a expressão habitual e suavizando apenas o excesso mímico.

As injeções de TB visam:

- relaxar o músculo frontal medialmente;
- relaxar a porção lateral dos músculos orbiculares dos olhos;
- relaxar as porções alares do músculo nasal;
- relaxar o músculo depressor da ponta do nariz.

As unidades terapêuticas consideradas aqui são referentes à toxina botulínica (Botox® – Allergan).

A porção medial do músculo frontal deve ser relaxada com 5 a 10 pontos de injeção de 2 unidades de toxina botulínica (UTB), distribuídos no centro da fronte, poupando a cauda da sobrancelha ("técnica em V").

A glabela deve ser tratada de maneira global. O músculo prócero deve ser tratado com 1 a 2 pontos de 3 a 6 UTB cada. Os músculos corrugadores devem ser tratados, cada um, com 1 ponto central apenas, ou com 1 ponto medial e 1 ponto caudal. O ponto central deve ser de 3 a 6 UTB, e o ponto caudal, de 2 a 3 UTB.

As porções laterais dos músculos orbiculares dos olhos devem ser tratadas com 3 a 4 pontos de 2 a 5 UTB cada.

A porção alar do músculo nasal deve ser tratado com 2 pontos (1 de cada lado) com 4 UTB cada. O músculo depressor da ponta do nariz deve ser tratado com 1 ponto de 4 UTB. Esse músculo deve ser tratado profundamente, e a agulha deve ser posicionada na bissetriz do ângulo da columela.

O número de pontos deve ser determinado pelo tamanho do músculo; e o número de unidades por ponto deve ser determinado pela força muscular.

Resultados

A comparação antes/depois demonstra a mudança sutil do sorriso, apesar da alteração importante da dinâmica mímica (Figuras 25.69 a 25.71).

Considerações finais

A técnica de Camargo-Neves visa à harmonização facial. Foi desenvolvida e testada em pacientes com nível de flacidez cutânea mínima. Vale ressaltar que nenhum paciente acima de 45 anos foi tratado com essa técnica e a autora desencoraja o congelamento facial por toxina botulínica em pacientes com flacidez cutânea moderada ou intensa.

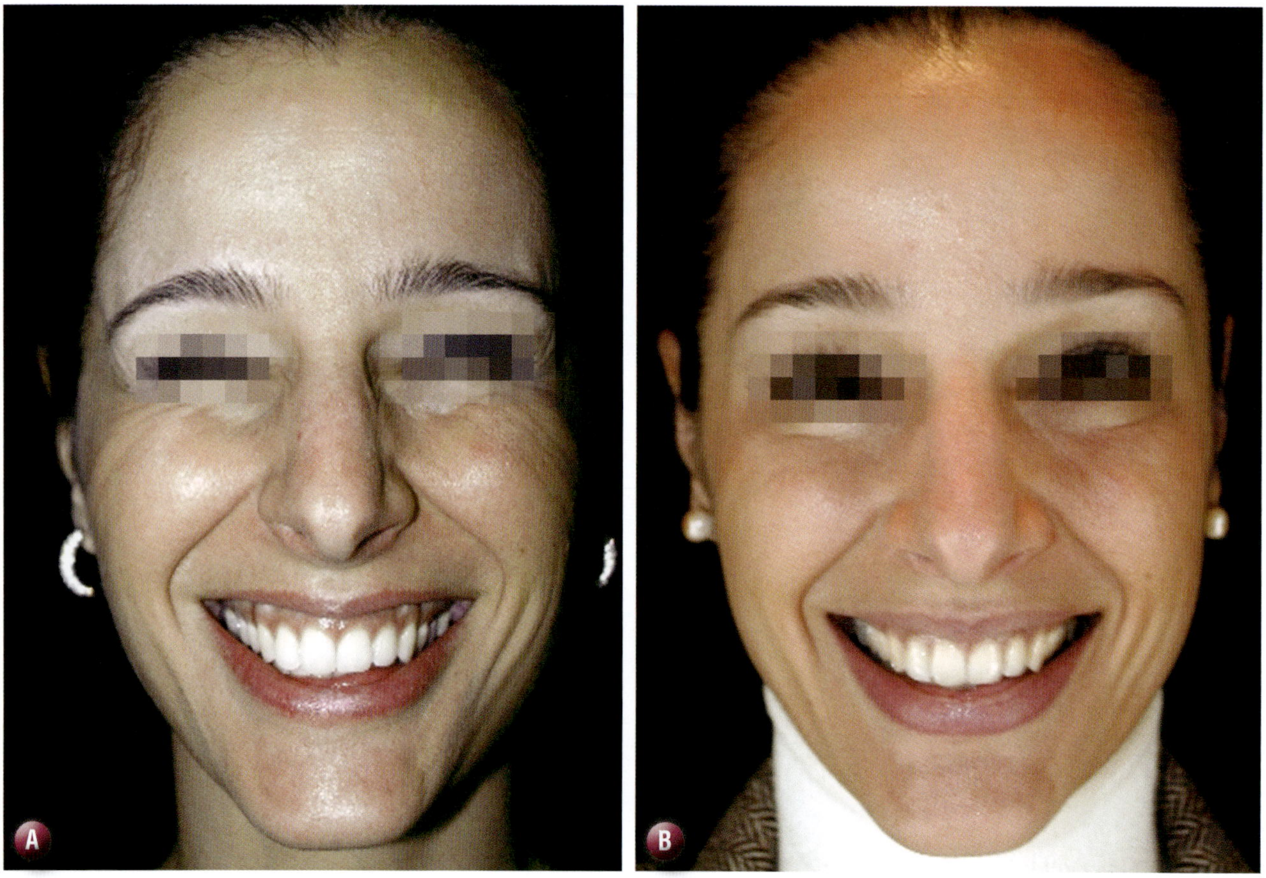

Figura 25.69. (A) Antes da aplicação. (B) Depois da aplicação.
Fonte: Acervo da autoria do capítulo.

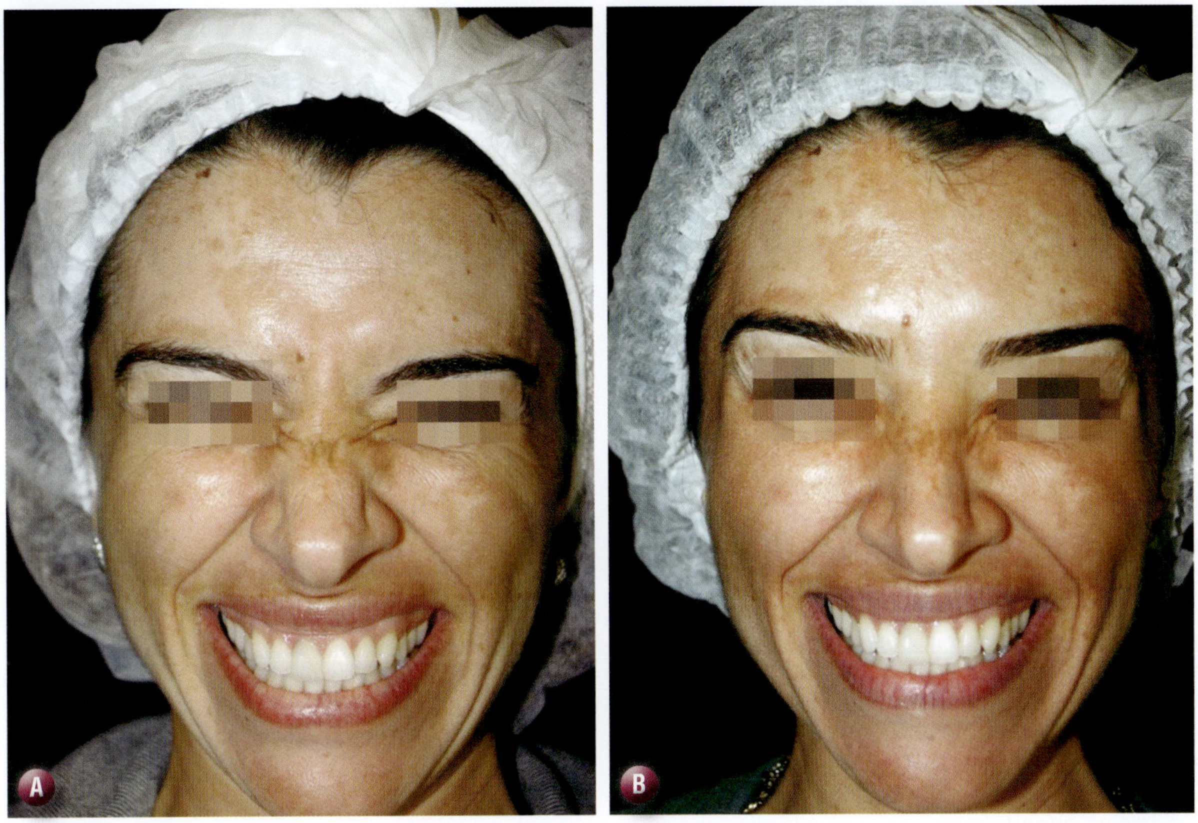

Figura 25.70. (A) Antes da aplicação. (B) Depois da aplicação.
Fonte: Acervo da autoria do capítulo.

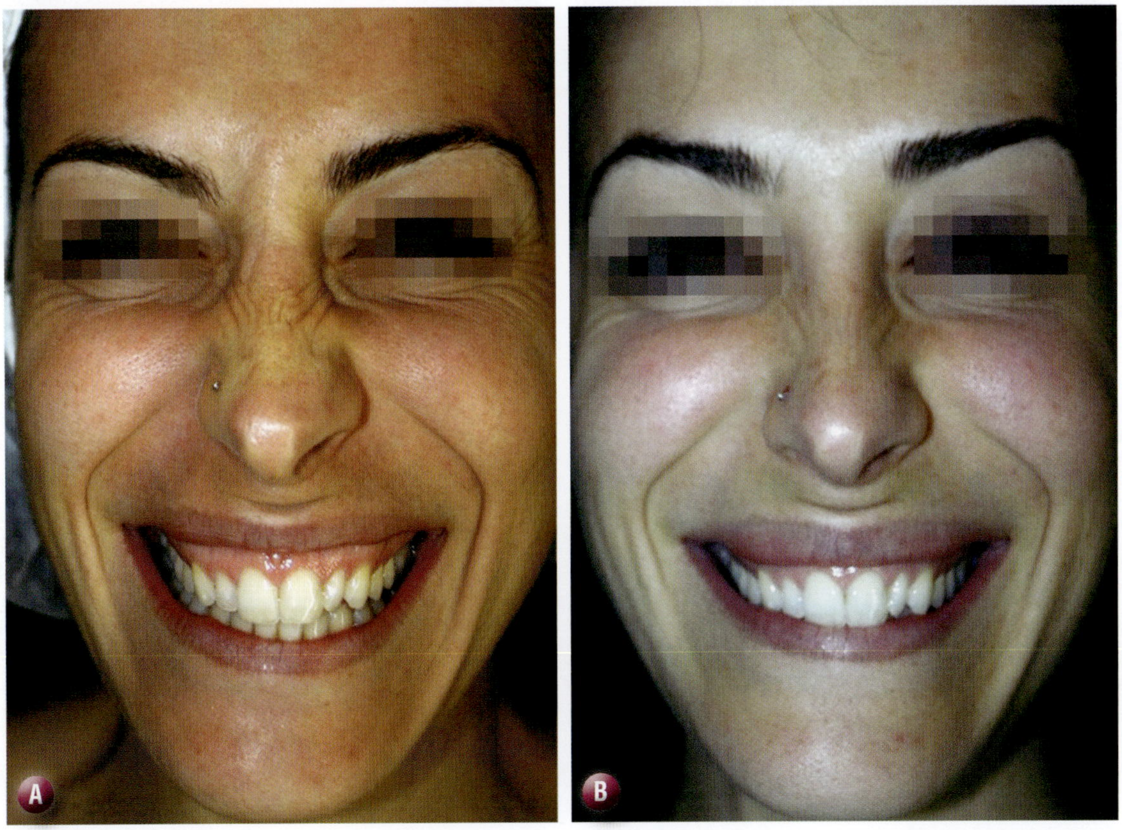

Figura 25.71. (A) Antes da aplicação. (B) Depois da aplicação.
Fonte: Acervo da autoria do capítulo.

25.8 Toxina Botulínica no Bruxismo e na Enxaqueca

• Bhertha Miyuki Tamura

Enxaqueca e toxina botulínica

A dor de cabeça é uma das queixas mais frequentes na prática médica do dia a dia.[1] Há mais de 150 tipos diferentes reconhecidos e estima-se que mais da metade da população apresenta algum tipo de cefaleia em alguma fase da vida, o que causa o absenteísmo no trabalho e resulta em um problema socioeconômico muito grande.[2,3]

□ Conceito

A enxaqueca (ou migrânea) é uma das cefaleias primárias crônicas mais frequentes, as quais podem ser desdobradas em primárias e secundárias. É definida como uma reação neurovascular anormal que ocorre num organismo geneticamente vulnerável e que se exterioriza, clinicamente, por episódios recorrentes de cefaleia e manifestações associadas, que geralmente dependem de fatores desencadeantes. Pode ser também definida como uma dor de cabeça que não melhora com medicação de rotina, com episódios num período maior ou igual a 15 dias por mês, por 3 meses ou mais, com duração de 8 dias ou mais. Há a possibilidade da presença da aura e/ou sintomas premonitórios, uma fase de dor e manifestações associadas (álgica), melhora desta última fase, seguida de um quadro chamado pós-crítico ou de recuperação.[4,5]

O caráter genético do tipo dominante da enxaqueca e o histórico familiar da enxaqueca muitas vezes constituem pré-requisitos para o diagnóstico. Entretanto, algumas formas de enxaqueca não têm um padrão genético estabelecido, podem obedecer a mecanismos multifatoriais e dependem de uma heterogeneidade genética.

Podem atuar como desencadeantes da crise fatores exógenos ou ambientais, como distúrbios emocionais (ansiedade, depressão, irritabilidade), excesso ou privação de sono, ingestão de determinados alimentos (chocolate, queijos maturados, produtos defumados, uso de glutamato monossódico, temperos, conservantes químicos em certos alimentos), ingestão de bebidas alcoólicas (vinho tinto, alguns tipos de cerveja), jejum prolongado, modificações hormonais (menstruação, uso de anticoncepcionais, reposição hormonal), odores fortes e penetrantes (perfumes, gasolina, creolina), estímulos luminosos intensos e/ou intermitentes, exercícios físicos intensos ou prática esportiva, viagens aéreas longas, altitudes elevadas, movimentos de aceleração da cabeça, entre outros.

A enxaqueca costuma ter início na infância, na adolescência ou nos primórdios da idade adulta, embora possa ocorrer em períodos mais tardios da vida, sendo mais frequente entre os 30 e os 45 anos. Antes da puberdade, há ligeira predominância nos meninos; entretanto, após esse período, há predominância no sexo feminino. Estima-se que a enxaqueca atinja cerca de 12% da população, sendo mais frequente na mulher na razão de 3:1.[1,2]

□ Formas clínicas[1-7]

A International Headache Society (IHS) reconhece vários subtipos de enxaqueca e, para mais informações, consulta-se a Classificação Internacional de Doenças (CID-10) pelo código principal G43. Os principais subtipos são a enxaqueca sem aura e a enxaqueca com aura, além da enxaqueca da infância. A migrânea com aura pode ser subdividida em típica com cefaleia (migranosa ou não), típica sem cefaleia, hemiplégica, hemiplégica esporádica e basilar.

□ Quadro clínico

A enxaqueca sem aura é a mais frequente na prática clínica e representa aproximadamente 70% das formas apresentadas. A enxaqueca com aura é menos frequente e representa aproximadamente de 20% a 30% das formas clínicas.

Enxaqueca sem aura

Cefaleia idiopática, recorrente, cujas crises duram de 4 a 72 horas. A dor geralmente é unilateral, pulsátil, de intensidade variável (fraca, moderada, forte, muito forte), pode piorar com a atividade física e costuma ser acompanhada de náusea e/ou vômitos, fotofobia e fonofobia. A caracterização da crise enxaquecosa exige a presença de pelo menos uma das manifestações associadas (náusea, vômito, fotofobia, fonofobia) e, para o seu diagnóstico, o paciente precisa ter, no mínimo, cinco crises que preencham os critérios descritos.

Enxaqueca com aura

Caracterizada pela presença de aura como sintoma inicial, precedida ou não por manifestações neurológicas reversíveis, sugerindo comprometimento do córtex cerebral ou do tronco encefálico, seguida pela dor, podendo precedê-la de 5 a 20 minutos. A aura pode ser visual (a mais frequente), sensitiva, motora, ou ser traduzida por distúrbios de linguagem. Com certa frequência, as auras são mistas. Para o seu diagnóstico, o paciente precisa apresentar pelo menos duas crises dentro desses critérios. Habitualmente, a fase álgica desse tipo de enxaqueca é mais curta, de 4 a 6 horas, podendo, entretanto, ser prolongada e atingir 72 horas. Alguns pacientes podem apresentar as duas variantes.

□ Diagnóstico

O diagnóstico da enxaqueca é clínico. Os exames complementares (registros gráficos, exames de imagem ou angiografia cerebral) não contribuem para confirmá-lo, mas é fundamental descartar outras doenças antes de se determinar o diagnóstico. O diagnóstico diferencial da enxaqueca deve ser feito com outras cefaleias primárias: cefaleia tipo tensional episódica, cefaleia em salvas, hemicrania contínua; quanto à enxaqueca com aura, deve ser considerado o diagnóstico diferencial com manifestações epilépticas e com os ataques isquêmicos transitórios, bem como com doenças vasculares, tumores ou quadros infecciosos.[1,2,8]

□ Tratamento

Num primeiro momento, é fundamental informar o paciente sobre a doença e o seu caráter crônico. O tratamento da enxaqueca deve ser individual, avaliado caso a caso, e deve abranger o tratamento psicológico, os hábitos de vida, inclusive alimentos, bebidas, a rotina diária, buscando-se identificar fatores desencadeantes e, desse modo, também tentar reduzir esses fatores desencadeantes para ajudar o paciente. Além disso, pode-se considerar o tratamento farmacológico, cujo objetivo pode ser sintomático e/ou profilático.

Os recursos farmacológicos incluem medicamentos não específicos (analgésicos comuns, analgésicos narcóticos, anti-inflamatórios não esteroidais e isometepteno), medicamentos específicos (derivados ergóticos), medicamentos específicos e seletivos (triptanos) e medicamentos adjuvantes (metoclopramida, domperidona, cafeína), utilizados para combater a náusea e o vômito e melhorar a absorção gástrica.

Mais recentemente, são citados novos tratamentos, com base em peptídeo de calcitonina gene-relacionado (CGRP) e anticorpos de CGRP, como erenumab, fremanezumab, galcanezumab e eptinezumab, para a prevenção, além de inibidores, como ubrogepant e rimegepant, para o tratamento agudo. Ainda para serem aprovadas, há medicações emergentes, como lasmitidatan. Alguns aparelhos, como estimulador do nervo vagal e estimulador supraorbital, estimulação transmagnética e estimulação elétrica remota já foram aprovados pela Food and Drug Administration (FDA), dos Estados Unidos, para o tratamento da enxaqueca.[9]

O foco do tratamento profilático é tratar a frequência, a intensidade e a duração das crises. As medicações profiláticas de primeira escolha são os bloqueadores do canal de cálcio, os betabloqueadores e os antidepressivos tricíclicos; também são eficazes o maleato de metisergida, o pizotifeno, o divalproato de sódio e o topiramato. Das cinco classes dos bloqueadores de canal de cálcio, o único comprovadamente eficaz é a flunarizina; e dos bloqueadores beta-adrenérgicos, o mais eficaz é o propranolol. Os inibidores de MAO são também eficazes, mas, em virtude de seus efeitos colaterais e suas interações medicamentosas e/ou alimentares, são pouco usados. Outros fármacos são de baixa eficácia ou de eficácia duvidosa (verapamil, fluoxetina, ciproeptadina, gabapentina etc.). A toxina botulínica pode ser um recurso adicional no tratamento profilático da enxaqueca.[7-11]

A melhor indicação para a toxina botulínica parece ser, até o momento, para os pacientes com estresse muscular e com fatores desencadeantes (gatilhos) para a enxaqueca, como a distonia craniocervical, pontos de gatilho pericraniais dolorosos ou pontos sensíveis, disfunção oromandibular, cefaleia do tipo tensional com fatores musculares agravantes, enxaqueca crônica com ataques que ultrapassam 15 dias por mês por mais de 3 meses, para casos em que outras terapias falharam e para pacientes com quadros graves e que sofrem com os efeitos adversos dos medicamentos, como fadiga, tontura, baixa concentração, perda do apetite, ganho de peso, perda de cabelos, perda da libido etc. Os verdadeiros efeitos da TB no tratamento da enxaqueca não são bem determinados, porém a ação da TB sobre o tônus muscular pode ser importante e mecanismos centrais, como efeitos nos neuropeptídeos envolvidos com a patogênese da enxaqueca, parecem ser relevantes.[11-13]

Alguns trabalhos demonstram resultados modestos com a toxina botulínica para o tratamento da enxaqueca, mas a sua excelente tolerabilidade torna essa alternativa extremamente interessante, especialmente nos casos em que os pacientes, por diversos motivos, não respondem às terapias tradicionais; inclusive, em comparação aos profiláticos, relata-se menor percentual de descontinuidade a essa modalidade terapêutica do que aos demais, como ao topiramato ou ao divalproex sódico.[8-13]

Vários autores preconizaram inúmeros pontos para a injeção da TB, inclusive utilizando os pontos para o tratamento com a acupuntura.[12] Atualmente, os pontos utilizados para a profilaxia da enxaqueca são os aprovados pela FDA, considerando-se a utilização de no mínimo 155 U para serem injetadas em 31 locais, com 5 U por ponto, com técnicas que lembram o artigo original dos pontos de acupuntura. Na região frontal, são 4 pontos lineares, sendo os mediais em um ponto a 1,5 cm acima do canto medial da sobrancelha, 2 localizados a 1,5 cm, laterais aos primeiros.[7] Na região da glabela, 5 U no músculo *procerus* e 5 U em cada ponto no músculo corrugador. Na região temporal, 2 pontos, um na têmpora e outro posteriormente, ainda no músculo temporal, mais ou menos 2 cm acima do ápice da orelha. Na região dorsal, 3 pontos no músculo trapézio, linearmente, com uma distância de 2 cm entre eles e a base da região cervical. Ao longo do músculo *espinalis*, 2 pontos em cada lado e 1 ponto na base do músculo occipital, também em ambos os lados, conforme a Figura 25.72. Quando há a possibilidade de o resultado estético não ser interessante, sugere-se que se acrescentem (para fins estéticos) mais dois pontos laterais, para se evitar o "olhar diabólico"; e, se houver necessidade também, pelo tipo de contratura dos músculos frontais, realizamos a marcação e a injeção de novos pontos nessa região, trazendo o benefício da *expertise* do médico no resultado do tratamento de toda a área frontal e glabelar. Deve-se evitar os efeitos indesejados, como blefaroptose, parestesias, rigidez da nuca, paresia facial,[7,10-13] e complementar o tratamento na porção lateral dos corrugadores.[7,10-13] A Figura 25.73 demonstra em vermelho os pontos extras para o tratamento estético, permitindo que o paciente se beneficie com os resultados estéticos, além do tratamento da enxaqueca.

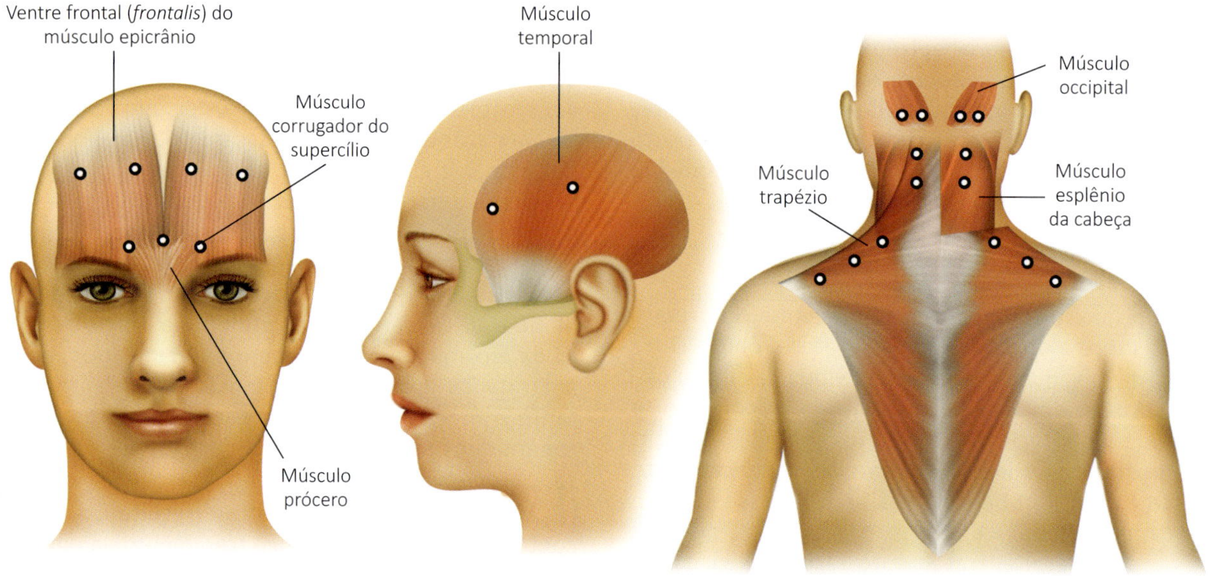

Figura 25.72. Esquema para injeção da TB para o tratamento da enxaqueca. Na região frontal, 4 pontos lineares, sendo os mediais em um ponto a 1,5 cm acima do canto medial da sobrancelha, 2 localizados a 1,5 cm, laterais aos primeiros. Na região da glabela, 5 U no músculo *procerus* e 5 U em cada ponto no músculo corrugador. Na região temporal, 2 pontos, um na têmpora e outro posteriormente, ainda no músculo temporal, mais ou menos 2 cm acima do ápice da orelha. Na região dorsal, 3 pontos no músculo trapézio, linearmente, com uma distância de 2 cm entre eles e a base da região cervical. Ao longo do músculo *espinalis*, 2 pontos em cada lado e 1 ponto na base do músculo occipital, também em ambos os lados.

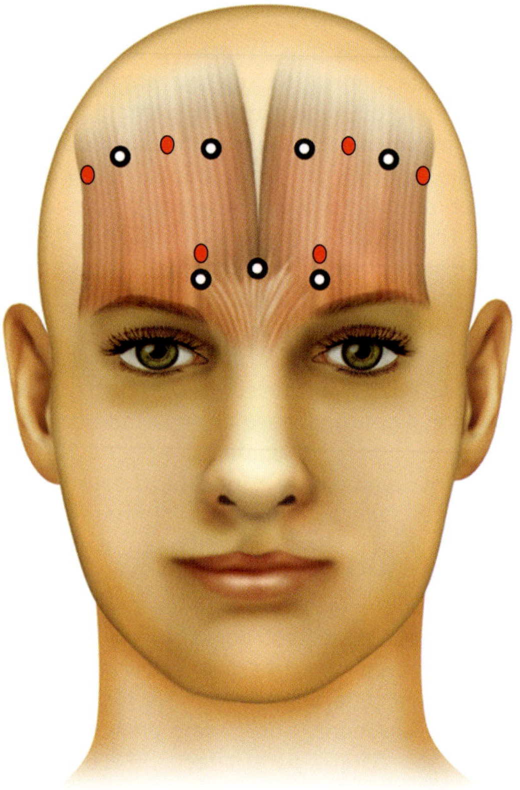

Figura 25.73. Sugestão de complementação de pontos de TB para um resultado estético aperfeiçoado e agradável.

□ Bruxismo

O bruxismo (do grego *brychein*, que significa ranger ou esmagar) consiste no atrito rítmico e involuntário dos dentes. Na grande maioria das vezes, ocorre durante o sono, no período noturno, mas pode também ser diurno, com o paciente acordado. Causa a hipertrofia do masseter e do músculo temporal. Há um desequilíbrio dos músculos da mandíbula no movimento de abrir e fechar a boca, o que resulta em uma alteração dos movimentos dos côndilos mandibulares e em alta pressão na articulação temporomandibular, que pode gerar intensa dor, causar alterações ósseas, da gengiva, dor facial, além de dor de cabeça, sensibilidade dentária e perdas dentárias.

O bruxismo também pode ser audível ou inaudível. Assim como a distonia, pode ser caracterizado por dor, estresse, fatiga e extremos das emoções. Embora não haja confirmação, parece ser mais frequente em pacientes com alterações do desenvolvimento, retardo mental profundo, autismo e síndrome de Down. O bruxismo é observado em pacientes com alterações da consciência, mas a sua frequência após trauma cerebral é desconhecida ainda e, nesses casos, a melhora ocorre com o recobrar da consciência. O aparecimento do bruxismo tem sido intimamente relacionado aos ciclos do sono e níveis de consciência. Para evitar-se o trauma dentário, protetores dentários, medicamentos espasmolíticos e terapia de relaxamento têm sido tentados, mas com pouco sucesso.[14,15] Ocorre na população em geral com uma prevalência de 5% a 96% e, em crianças, de até 15%, sendo que o ato de apertar os dentes durante o dia pode chegar a 20%; durante a noite, 10%; e ranger os dentes durante o sono, em torno de 8% a 16%. Ocorre entre mulheres e homens igualmente e é mais frequente em adultos do que em crianças.[14-16]

A etiologia e os mecanismos neurológicos não são muito claros ainda. Possivelmente, há fatores neurológicos (sistema nervoso central, sistema dopaminérgico), estímulo periférico (resposta a receptores periféricos orais), componentes psicogênicos e associados a fenômenos de excitação durante o sono, além de medicações (di-hidroxifenilalanina, inibidores da serotonina, propanolol), drogas ilícitas, fatores genéticos, traumas e doenças neurológicas e psiquiátricas. O estresse é frequentemente associado ao bruxismo, mas as evidências fazem crer que o noturno é regulado pelo sistema nervoso central e o diurno é adquirido por alteração comportamental.

O exame físico consiste na palpação dos músculos mastigatórios, dos músculos cervicais e da articulação temporomandibular, na avaliação da cavidade oral, dos movimentos da ATM e dos movimentos cervicais. Examinam-se os músculos masseter e temporal em repouso e em contração dinâmica. Deve-se considerar ainda o barulho do ranger dos dentes e a fadiga mandibular quando o paciente acorda de manhã, além das dores nas regiões temporais ao amanhecer.[16]

□ Tratamento

O tratamento inicial é direcionado para proteger os dentes, reajustando a oclusão dentária por meio de vários recursos ortodônticos, mas em geral eles não são suficientes para resolver o problema, especialmente nos casos mais severos. Não há um consenso sobre a escolha da melhor terapêutica e são descritas outras medidas, como medicamentos, próteses ortodônticas, cirurgia bucomaxilar, mudanças de comportamento, tratamento psicológico, exercícios isocinéticos, terapia manual, diatermia, ultrassom, laser de baixa intensidade, estímulos elétricos transcutâneos, quiropraxia e outros, sendo muito interessante a inclusão da TB como arsenal terapêutico.[17-19]

Antes de se discutir o tratamento do bruxismo com a TB, devemos entender algumas diferenças entre a hiperatividade dos músculos mandibulares, que são a distonia oromandibular (DOM), a hipertrofia do músculo masseter e o bruxismo, e algumas outras afecções, como a fratura da mandíbula para imobilização do paciente com luxação causada por hiperatividade do músculo pterigoídeo lateral, em casos de mandíbula congelada.

Na DOM, movimentos anormais da mandíbula e profusão da língua são aspectos dominantes do quadro clínico. Isso pode causar sintomas severos, como a disartria e a disfagia. Uma avaliação exata, palpação e investigação com o eletromiógrafo devem ser realizadas com critério. Dependendo da característica do movimento, a injeção da TB deve ser realizada nos músculos do assoalho da boca, nos músculos extrínsecos da língua e da mandíbula, assim como em outros grupos musculares quando necessário.

No caso da hipertrofia do músculo masseter, podem ocorrer assimetrias, e o tratamento pode ser realizado por meio de injeções de TB pela pele ou intraoral.

Ainda não há um protocolo exato para a aplicação de TB. As injeções de TB permitem restabelecer o equilíbrio no movimento de abrir e fechar a boca, aliviando a dor, além de recobrar a cinética normal das articulações temporomandibulares e melhorar o contorno facial. Além disso, a TB pode diminuir o hábito de ranger e atritar os dentes e, com uma única injeção, há possibilidade de cura de até dois terços dos pacientes. O bruxismo pode também ser associado a inúmeras outras condições, como distonia craniocervical, lesão cerebral por anóxia, coma, lesão cerebelar, doença de Huntington, síndrome de Rett, doença de Whipple, retardo mental, exposição a medicamentos que bloqueiam o receptor de dopamina, assim como inibidores de serotonina e dependência a anfetamina; mas, na maioria das vezes, esta última causa dificilmente pode ser diagnosticada.

Geralmente, o bruxismo e outras alterações temporomandibulares estão associadas a dor miofascial cervical, com hiperatividade muscular, sem alteração anatômica específica. A redução da hiperatividade muscular (temporal e masseter) pode também reduzir a tensão em toda a região cervical e cefálica, pois ocorre uma ação no aparelho estomatognático. Nesse aparelho, contam-se o digestivo, incluindo a cavidade oral, dentes, ossos, gengiva, língua, glândulas salivares, faringe, músculos mastigatórios, e a articulação temporomandibular. Os resultados do tratamento com a TB no masseter associados ao temporal propiciam maior grau de sucesso, e revisão de literatura mostra que a TB realmente pode beneficiar os pacientes com essa afecção.[20]

As doses podem variar entre 25 e 50 U por músculo (temporal e masseter), podendo ultrapassar 80 U, com duração de 13 a 26 semanas. São poucas as complicações possíveis; se houver difusão superficial, há possibilidade do aparecimento do sorriso preso por mais ou menos 6 a 8 semanas. Descrevem-se diferentes quantidades de pontos, variando de 1 a 5; geralmente, preferimos a injeção de 4 a 5 U em 2 pontos separados, a 1 cm acima da borda inferior da mandíbula, e outra injeção, de 4 a 5 U, 1 cm acima e entre as duas primeiras. Quando há hipertrofia do músculo temporal, é necessário tratá-la, caso seja importante, em geral com 1 a 2 pontos de injeção, utilizando-se de 4 a 5 U por ponto, podendo-se acrescentar mais outro ponto caso o músculo esteja muito hipertrofiado (Figura 25.74). Alguns autores recomendam uma reaplicação em 2 semanas.

Fatores que podem influenciar a efetividade do tratamento dependem da dose, do tamanho dos músculos, da severidade do bruxismo e da identificação cuidadosa dos músculos envolvidos. Algumas outras doenças do segmento cefálico, como desordens temporomandibulares, torcicolo espasmódico, disfonia espástica, espasmo hemifacial, hipertrofia do masseter e o tremor essencial do queixo (síndrome de Satoyoshi), têm mostrado boa resposta ao tratamento com a TB.[19-22]

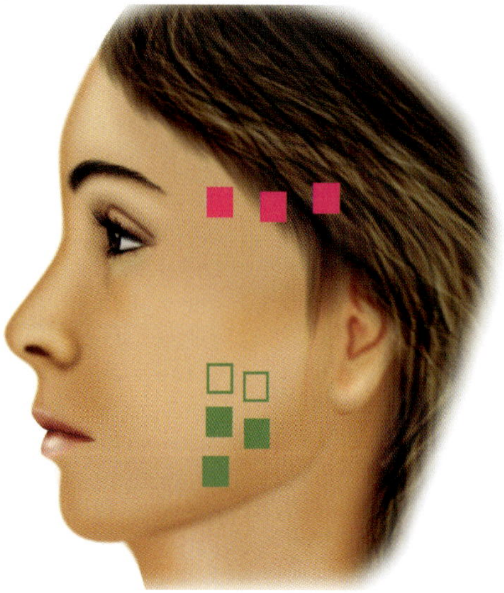

Figura 25.74. Esquema para injeção da TB para o tratamento do bruxismo. Pontos em rosa referem-se à sugestão da injeção da TB no músculo temporal, e os pontos fechados em verde são os que utilizamos de rotina. Os quadrados abertos em verde são pontos a mais que podem ser utilizados nos casos mais graves.

25.9 Toxina Botulínica na Hipertrofia de Masseter

• Beatriz Rosmaninho Caldeira Avé
• Pedro Rosmaninho Caldeira Avé

A hipertrofia dos músculos da mastigação é observada com mais frequência no masseter, mas também pode acometer o temporal. Essa condição é geralmente idiopática, e, associada ao bruxismo, pode requerer tratamento clínico e/ou cirúrgico. Alguns casos de hipertrofia podem ser unilaterais, o que é menos comum. O diagnóstico, nos casos de assimetria acentuada, exige a pesquisa de tumores por ressonância magnética.

O tratamento conservador é a redução do volume muscular pela aplicação IM de toxina botulínica. Pode ser associado também ao uso de moldeiras dentais e ao uso de relaxantes musculares VO. Nos casos mais graves, os procedimentos cirúrgicos para redução do volume muscular e do volume ósseo (gonioplastia mandibular) podem ser indicados.[1]

A toxina botulínica (TB) tem se mostrado eficaz na melhora do aspecto do terço inferior da face em pacientes com hipertrofia do masseter. É possível obter um afinamento da face com a aplicação da toxina botulínica tipo A (BTX-A, *botox facial slimming*). Além, obviamente, da melhora funcional nos indivíduos com bruxismo. A avaliação da melhora se dá pela observação clínica com fotografias antes e três e seis meses depois, em frontal, perfil e oblíquas. Essa avaliação também pode ser realizada, mais com objetivos acadêmicos, com um laser *scanner* em 3D. Há estudos mostrando uma redução na espessura e na largura do músculo, após uma única aplicação de cerca de 2 mm.[2]

A dose necessária é variável de acordo com a força e a massa muscular, e nos pacientes caucasianos recomenda-se uma dose inicial de 25 a 30 U/lado.[3]

As aplicações têm um efeito prolongado na hipertrofia do músculo, sendo observada uma correlação positiva entre o número de aplicações e a diminuição do volume muscular.[4]

Nos asiáticos, o remodelamento estético do ângulo da mandíbula tem sido bem estabelecido. A dose terapêutica nesses pacientes costuma ser maior que nos ocidentais, ou seja, a dose inicial média é de 40 U/lado. Nos pacientes ocidentais, a melhora estética costuma durar entre 9 e 12 meses enquanto a melhora funcional do bruxismo dura de seis a sete meses.[5]

As aplicações devem ser profundas, justa-ósseas, em geral em 3 pontos.

Palpa-se o músculo em contração e se determina o limite anterior aonde termina a área de maior contração do músculo e limite superior, uma linha imaginária indo do tragus ao canto interno da boca. E a partir daí se determina o local dos pontos de aplicação. Marca-se 2 a 3 pontos, com cerca de 1,5 cm a 2 cm de distância entre eles (Figura 25.75). A dose total deve ser entre 20 U e 40 U por músculo, dividida em 2 a 3 pontos com agulha mais longa a fim de tratar a porção profunda e superficial do músculo, sendo que a aplicação deve ser feita profundamente e por retroinjeção, colocando as últimas unidades mais superficiais para evitar o efeito

(*Popeye*) que seria a herniação das fibras superficiais do músculo. Após a aplicação, segue-se pouco tempo de compressão do local a fim de evitar equimoses. Os pacientes são orientados a contrair os músculos durante algumas horas subsequentes com o objetivo de aumentar a absorção do fármaco injetado (mascar chicletes).

Ir à frente da área de contração resultará em relaxamento do m. bucinador ocasionado um sorriso assimétrico e travado. Os pacientes devem ser seguidos mensal ou bimestralmente e o efeito positivo costuma ser duradouro. Alguns pacientes necessitam de um reforço que não deve ser feito antes dos primeiros três meses (Figura 25.76). Não são relatados efeitos colaterais importantes com essa aplicação.

É necessário observar que outros métodos podem ser associados no remodelamento facial. Muito interessante citar o caso de uma paciente asiática tratada com BTX-A no masseter associado à fosfatidilcolina/desoxicolato lipólise na região inframandibular e preenchimento com AH no mento, malares e nariz com o intuito de obter um formato de coração da sua face.[6]

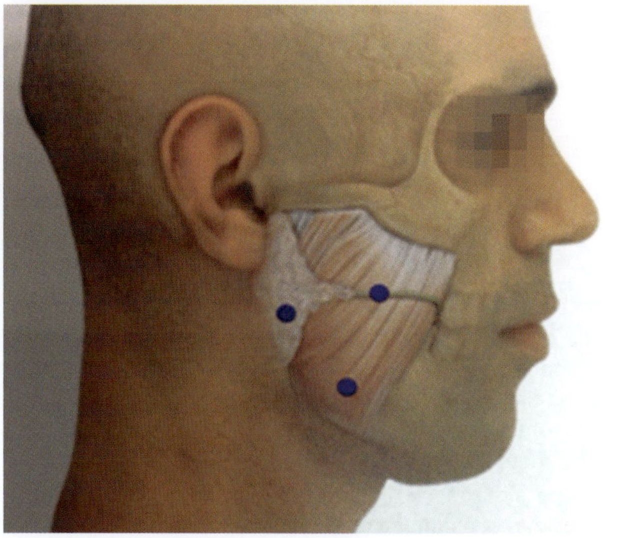

Figura 25.75. Detalhe da marcação do músculo masseter e dos pontos de aplicação.
Fonte: Acervo da autoria do capítulo.

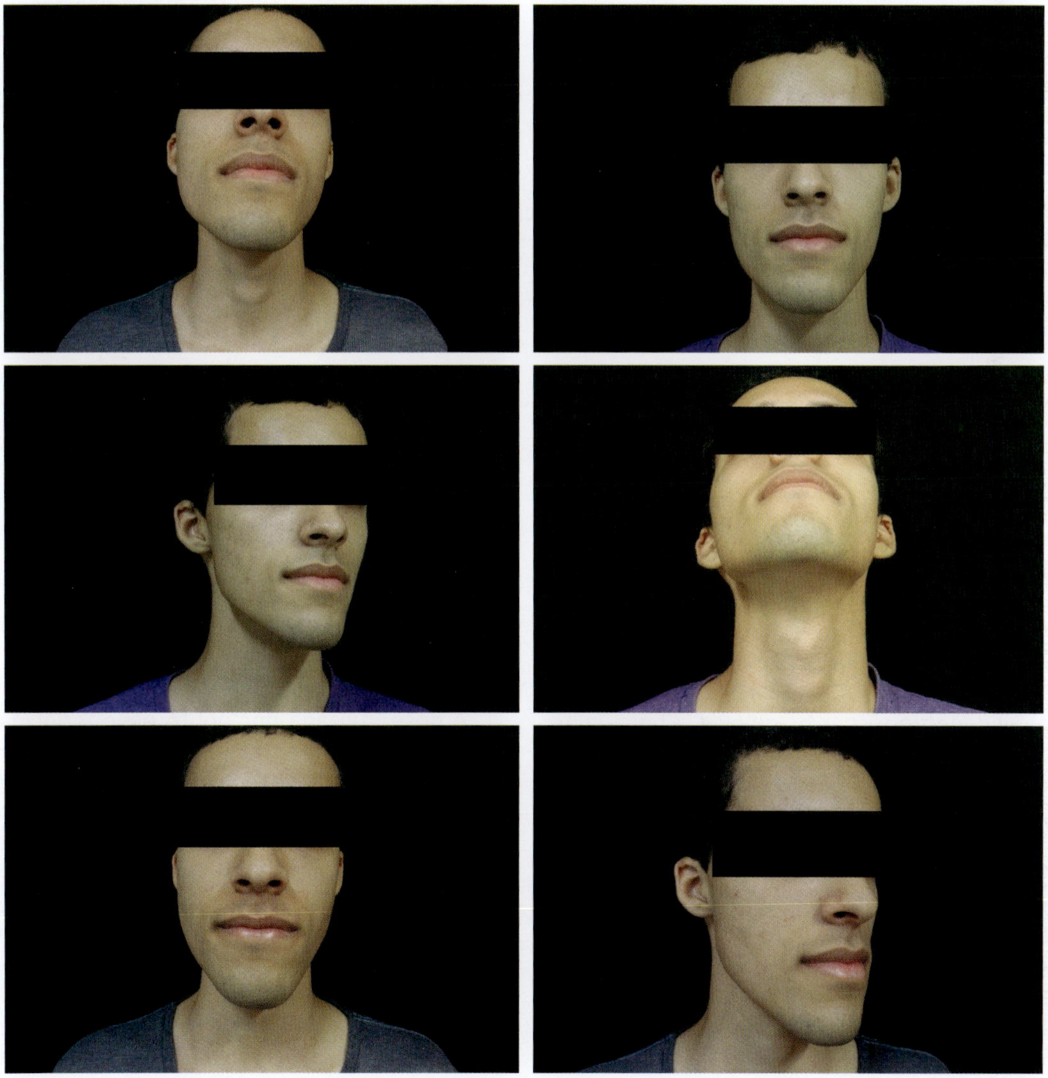

Figura 25.76. Paciente com hipertrofia de masseter assimétrica. Pré e pós em 2 tempos com intervalos de três meses. Aplicação de 30 U à direita.
Fonte: Acervo da autoria do capítulo.

25.10 Toxina Botulínica no Tratamento das Assimetrias Faciais

• Carla de Sanctis Pecora

Pacientes com um quadro de paralisia facial apresentam uma baixa autoestima e um comprometimento importante da qualidade de vida, afetando funções banais do dia a dia como deixar-se ser fotografado, situações de encontros sociais ou relacionamentos como consequência do comprometimento da estética facial pela assimetria, visível frequentemente no repouso assim como na contração.[1-3]

A paralisia facial unilateral periférica pode ser idiopática primária, chamada de paralisia de Bell, ou secundária. O diagnóstico de paralisia de Bell (75% dos casos) é de exclusão, mas questiona-se uma etiologia viral, isquêmica ou autoimune.[2] Caracteriza-se por um comprometimento agudo do nervo facial periférico, geralmente hemifacial.

Já a paralisia facial secundária pode ser decorrente de diversas causas, como por exemplo: diabetes *melittus*, pré-eclâmpsia, AVC, mal de Hansen, otite media, mastoidite, Herpes simples, Herpes Zoster, Borreliose, trauma, tumor, entre outros.[2,3]

Nenhuma face é perfeitamente simétrica; porém quando esta assimetria é consequência de uma paralisia facial com grande comprometimento do equilíbrio facial, o restabelecimento da simetria é importante, principalmente para permitir uma normalização da função de esfíncter bucal e do sorriso, com consequente aumento da autoestima.[3]

Quadro clínico

Sua apresentação clínica vai variar de acordo com a localização da lesão no nervo facial, podendo apresentar alterações motoras, autonômicas, sensitivas e gustatórias.[2] A paralisia facial pode ser classificada como paralisia flácida ou paralisia não flácida.[4-6] Na paralisia flácida o indivíduo pode apresentar no lado paralisado um apagamento do sulco nasogeniano, depressão do ângulo da boca, ausência de linhas frontais, flacidez, lagoftalmo, ectrópio, inabilidade de fechar os olhos e a boca, articulação pobre, ptose da face e da sobrancelha, com ausência de animação, afetando principalmente o sorriso no lado acometido, dor auricular/mastoidea e até déficit de audição.[4,6,7] Na paralisia não flácida os indivíduos apresentam sincinesia e espasmos, movimentos involuntários e sincrônicos, muitas vezes exagerados, no lado paralisado, contra o antagonismo da musculatura contralateral. Essas ações involuntárias são particularmente visíveis durante movimentos espontâneos da face ou com expressão emocional.[4,8] A sincinesia é tradicionalmente denominada com um termo composto, com o nome do músculo que realiza o movimento voluntário seguido do nome do músculo responsável pelo movimento involuntário, como por exemplo "óculo-oral".[4,9]

Hipercinesia consiste na hiperatividade compensatória dos músculos de expressão facial no lado não paralisado, gerando uma assimetria da face estática e dinâmica com importante comprometimento estético e funcional.[4-6] Caracteriza-se pela presença de rugas e sulcos bastante evidentes, podendo ocorrer um desvio da ponta do nariz e da boca para este lado, como consequência do desbalanço das contrações musculares frequentes.[4,6] A tendência é ocorrer uma acentuação das assimetrias, sulco e flacidez com o envelhecimento.[1,2]

Tratamento

A correção da assimetria pode ocorrer utilizando-se técnicas de cirurgia funcional que inclui enxerto de nervo e transplante microcirúrgico de músculo. No entanto, muitas vezes as técnicas cirúrgicas isoladamente não são capazes de corrigir grandes assimetrias.[3]

O uso da toxina botulínica tipo A (BTX-A) teve início em 2001, sendo utilizada primeiramente como um teste realizado antes da miotomia definitiva, e gradualmente se tornou parte do protocolo de tratamento da paralisia facial.[1] Relatos de casos de pacientes ou series de pacientes com paralisia facial tratados com aplicação de BTX-A, demonstraram uma melhora temporária no restabelecimento da simetria facial e um aumento significativo da satisfação do paciente.[7-12]

A utilização da BTX-A no restabelecimento do balanço da simetria da face, requer um conhecimento detalhado da anatomia da musculatura da mímica facial, assim como da função que cada músculo exerce na expressão final, principalmente do terço médio e inferior da face, onde existe uma grande quantidade de músculos pequenos, imbricados, com funções específicas; bem como uma capacidade de análise precisa da tonicidade de cada um dos músculos envolvidos (Figura 25.77).[4,13-15]

A dose utilizada por ponto deve, principalmente no terço médio e inferior da face, ser conservadora, para evitarmos um congelamento da fisionomia de um paciente que já apresenta sua expressão comprometida pela paralisia facial.[10] Cada caso deve ser analisado isoladamente, tanto em repouso como em contração, com documentação fotográfica de cada expressão em particular. A primeira aplicação pode ser feita em etapas, para atingirmos um ajuste mais preciso da simetria, avaliando o indivíduo após um intervalo de 15 dias para complementar a aplicação caso seja necessário, concluindo dessa maneira o mapa dos pontos de aplicação que deverá ser utilizado nas sessões subsequentes.

O Quadro 25.7 descreve cada músculo envolvido na mímica facial e sua função.[1,4,13]

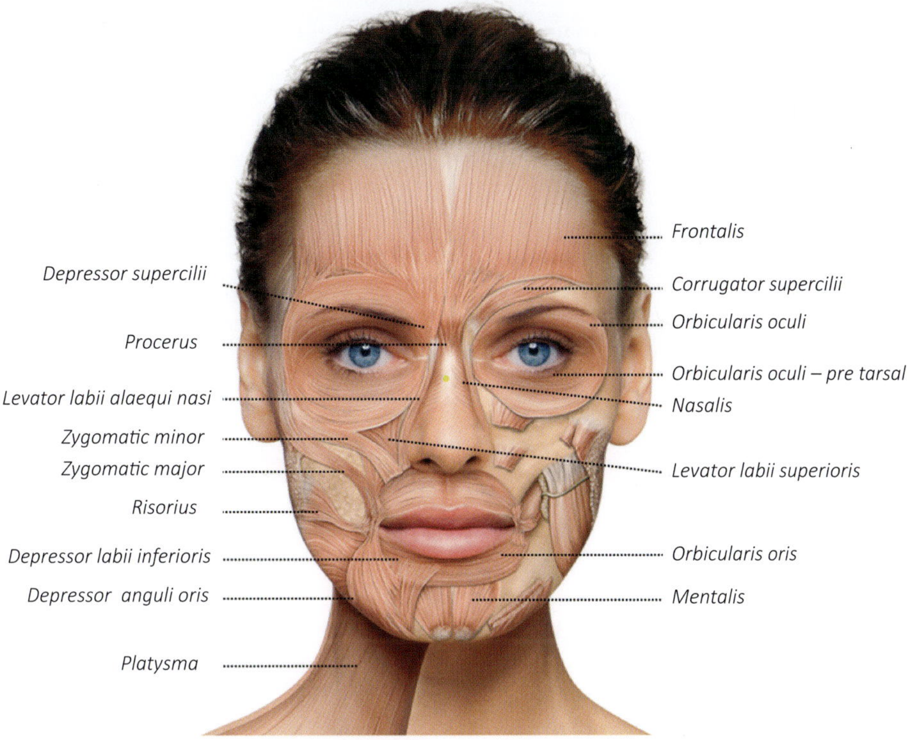

Figura 25.77. Anatomia dos músculos da face.
Fonte: Imagem reproduzida da plataforma do Merz Institute Advanced Aethetics – www.merz-institute.com.

Quadro 25.7. Músculos envolvidos na mímica facial e sua respectiva função.

Grupo muscular	*Ação*	*Efeito*
Frontal	Elevação das sobrancelhas e movimentação do couro cabeludo	Assimetria da posição da sobrancelha, rugas frontais no lado não paralisado em repouso e em contração
Corrugador do supercílio	Aproximação e depressão das sobrancelhas com formação de rugas verticais	Rugas verticais na região da glabela no repouso e em contração, com depressão da sobrancelha
Prócero	Depressão da pele entre as sobrancelhas	Linhas horizontais na base do nariz
Depressor do supercílio	Depressão da terminação medial das sobrancelhas	Linhas diagonais medialmente à terminação medial das sobrancelhas
Orbicular dos olhos	Função de esfíncter. Movimenta a sobrancelha mediamente e para baixo. Piscar dos olhos	Rugas radiais perioculares no repouso e na contração no lado não paralisado. Diminuição da abertura ocular no lado não paralisado
Nasal	Comprime as narinas	Assimetria das rugas nasais
Elevadores do lábio superior: elevador do lábio superior, elevador do lábio superior e asa nasal	Elevação vertical do lábio superior e do nariz	Assimetria do terço médio do sulco nasolabial, com exposição da arcada dentária superior
Zigomático maior	Elevação do canto da boca superior e lateralmente	Assimetria do sorriso na direção lateral superior
Zigomático menor	Elevação lateral e superior da porção medial do sulco nasolabial e do lábio superior	Desvio do lábio superior e lateralmente e acentuação do sulco nasolabial na porção medial
Elevador do ângulo oral	Elevação do ângulo oral superiormente	Assimetria no posicionamento do canto da boca
Risório	Movimentação do canto da boca lateralmente	Assimetria do sorriso lateralmente (riso sardônico)
Orbicular da boca	Função de esfíncter com formação de rugas radiais. Protusão labial	Desvio do *filtrum* para o lado não paralisado. Assimetria das rugas perilabiais
Depressor lábio inferior	Depressão do lábio inferior	Assimetria do sorriso, com exposição da arcada dentária inferior no lado não paralisado
Depressor do ângulo oral	Depressão do ângulo oral	Depressão do canto da boca acentuando o sulco nasolabial
Platisma	Deprime a linha da mandíbula	Movimento excessivo no lado não paralisado na exposição da arcada dentária inferior

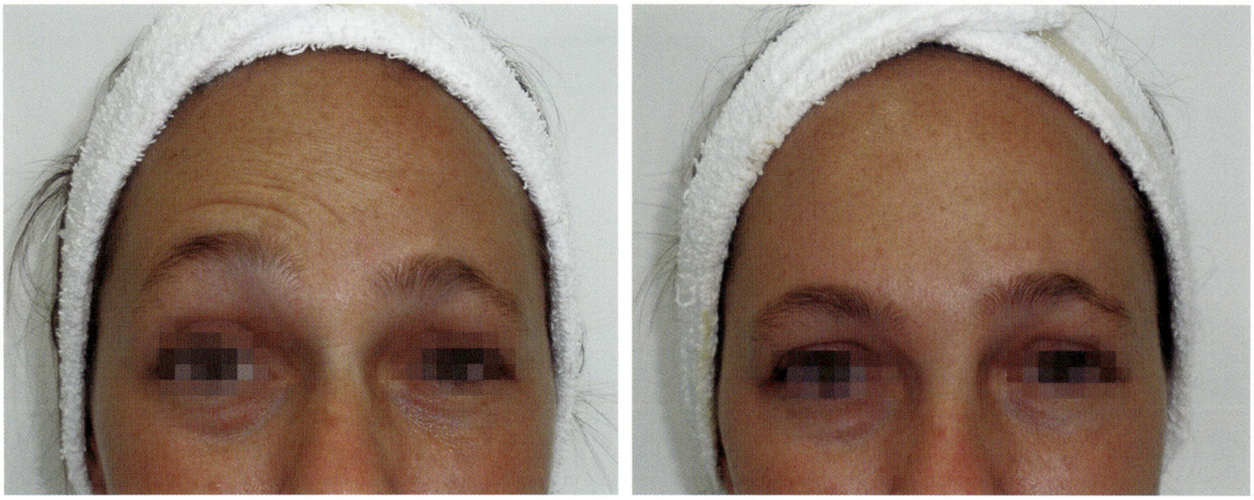

Figura 25.78. Pré e pós-correção da assimetria das rugas da fronte com aplicação de toxina botulínica à direita em 6 pontos com 2 U por ponto.

Fonte: Acervo da autoria do capítulo.

As doses de aplicação variam de um indivíduo para o outro e também entre os sexos, principalmente no tratamento da assimetria do terço superior. No terço médio e inferior as doses variam muito pouco (Quadro 25.8).[4] Ocorre variação também nos grupos musculares envolvidos, já que a mímica facial é diferente de indivíduo para indivíduo (Figuras 25.78 a 25.80).[4] É importante lembrar que muitas vezes a paralisia não é total, sendo necessário aplicação de toxina também do lado paralisado, com uma dose menor, para que seja possível atingir a simetria desejada e o controle da sincinesia, quando presente.[4,14,15] Na Figura 25.81 observa-se a marcação dos pontos de aplicação nos diversos músculos que podem estar envolvidos na assimetria da face.

Quadro 25.8. Doses de aplicação por grupo muscular.

Músculo	*Dose do lado não paralisado*
Frontal	2 U a 3 U por ponto, 3 a 9 pontos
Glabela: corrugador	4 U a 5 U por ponto, 1 a 2 pontos
Orbicular dos olhos	3 U a 4 U por ponto lateral, 2 a 3 pontos 0,5 U a 1 U por ponto pré-tarsal, 1 a 5 pontos
Nasal	2 U a 3 U por ponto, 1 a 2 pontos
Zigomático maior	2 U a 3 U por ponto, 1 a 2 pontos
Zigomático menor	2 U por ponto, 1 ponto
Elevador do lábio superior e da asa nasal	2 U por ponto, 1 ponto
Elevador do lábio superior	1 U por ponto, 1 ponto
Depressor do ângulo oral	2 U por ponto, 1 ponto
Depressor do lábio inferior	1 U a 2 U por ponto, 1 a 2 pontos
Orbicular da boca	1 U por ponto, 2 pontos ou 4 pontos (em todo lábio superior)
Platisma	2 U por ponto, 6 a 10 pontos (margem da mandíbula e pescoço)

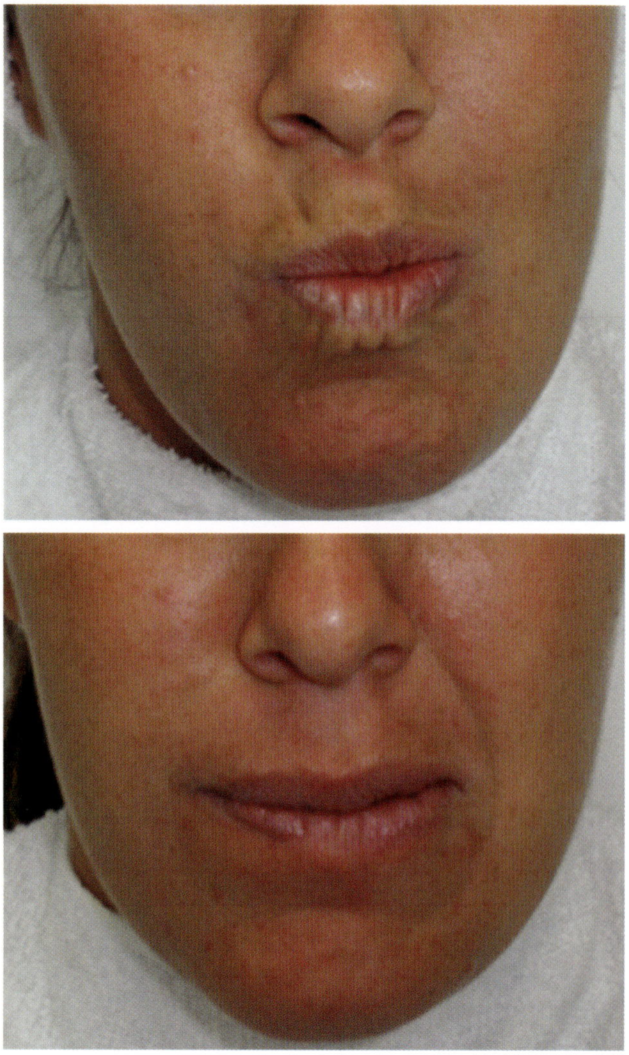

Figura 25.79. Pré e pós-correção da assimetria do sorriso com aplicação de 2 U de toxina botulínica no músculo zigomático maior da hemiface direita.

Fonte: Acervo da autoria do capítulo.

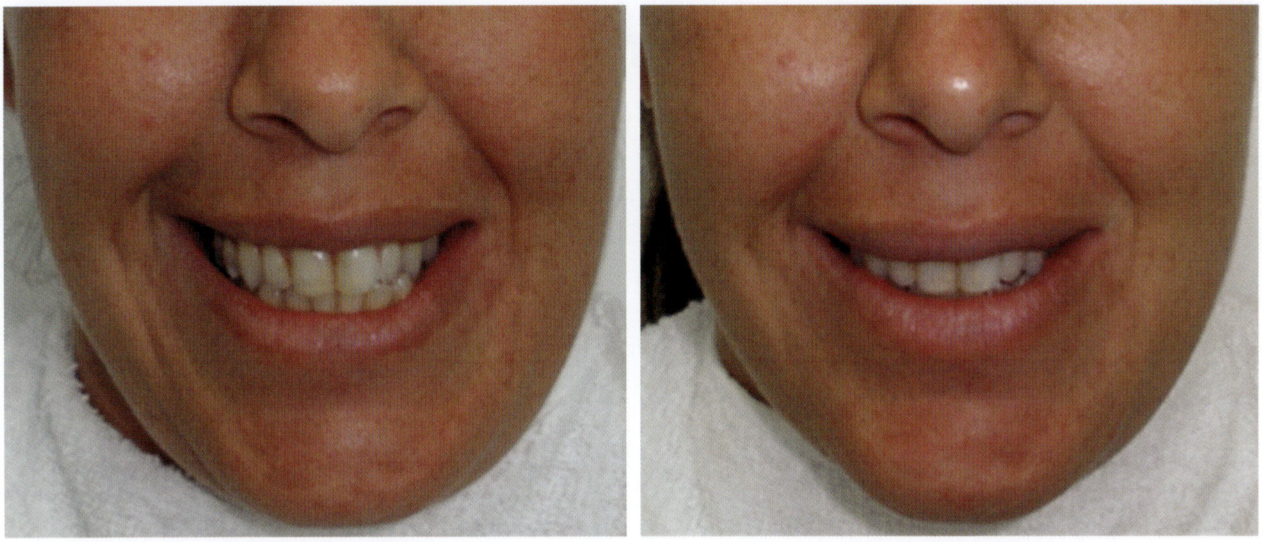

Figura 25.80. Pré e pós-correção da assimetria das rugas do lábio superior à direita com aplicação de toxina botulínica em 2 pontos com 1 U por ponto.
Fonte: Acervo da autoria do capítulo.

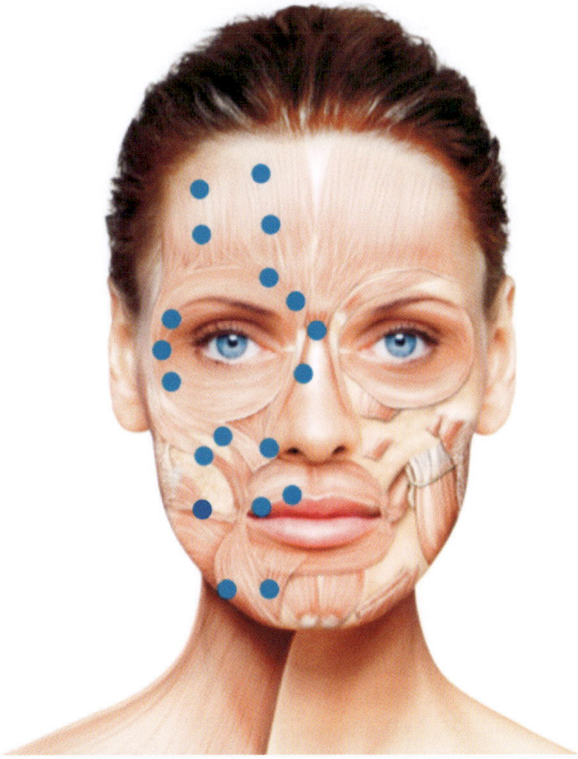

Figura 25.81. Possíveis pontos de aplicação.
Fonte: Imagem reproduzida da plataforma do Merz Institute Advanced Aethetics – www.merz-institute.com.

Em estudo publicado na *Aesthetic Plastic Surgery* por Salles A., Toledo P., Ferreira M., em que os pacientes foram submetidos à aplicação de BTX-A para correção de assimetria facial com uso do equilíbrio neuromuscular (ENM) para avaliação dos resultados, observou-se uma melhora de 18% na movimentação do lado paralisado quando o lado tratado retornou ao escore de rugas basal.[1]

A aplicação de toxina botulínica no lado saudável da face é uma técnica minimamente invasiva que melhora a simetria da face tanto em repouso como em contração, de maneira global, especialmente quando sorrindo, falando e expondo os dentes, assim como uma melhora significativa na qualidade de vida dos pacientes.[1,4-12]

25.11 Toxina Botulínica – Novas Indicações na Rosácea, Acne e Cicatrizes

• Maria del Pilar Del Río Navarrete Biot

Conhecida como "o mais venenoso dos venenos", a toxina botulínica tem trajetória ímpar na história da medicina, passando de responsável por uma doença fatal à medicação utilizada nas mais diversas especialidades e procedimento estético realizado por milhões de pacientes.[1]

Sete subtipos dessa toxina são conhecidos (A, B, C, D, E, F, G); porém, somente A e B estão disponíveis comercialmente para uso. O principal mecanismo de ação consiste no bloqueio da liberação de acetilcolina na junção neuromuscular, provocando uma paralisia flácida. Composta por uma cadeia leve e outra pesada, a toxina chega à junção neuromuscular e se liga às terminações nervosas pré-sinápticas. A cadeia leve penetra na terminação nervosa, na qual promove a clivagem da proteína SNAP25. Com a clivagem dessa proteína, ocorre o bloqueio da liberação da acetilcolina, o que impossibilita a chegada do estímulo nervoso até o músculo. À medida que surgem novas indicações, outros mecanismos de ação são postulados.[2-5]

Ao longo deste capítulo, trataremos do uso da Toxina Botulínica tipo A (BTX-A) no manejo da rosácea, acne e cicatrizes. Detalhes dos diferentes mecanismos envolvidos na ação da toxina nestas patologias serão discutidos separadamente.

Rosácea

Doença inflamatória crônica, de etiopatogenia não totalmente esclarecida, evolui com períodos de remissão e exacerbação. Não tem preferência por sexo e acomete indivíduos de qualquer idade, porém, com uma maior incidência após os 30 anos.[6]

Classicamente é dividida em quatro subtipos, a depender da apresentação clínica: subtipo 1 ou eritemato telangectásica; subtipo 2 ou papulo pustulosa; subtipo 3 ou phimatosa; e subtipo 4 ou ocular. A forma granulomatosa é considerada uma variante da rosácea e não um subtipo. Com a evolução da doença, pode ocorrer a progressão de um subtipo para outro e mais de um subtipo pode acontecer simultaneamente.[6]

Eritema é o sinal mais frequente da rosácea e está presente em todos os subtipos. No início dos sintomas, costuma apresentar-se na forma de ruborizações intermitentes (em inglês *flushing*); conforme a evolução, torna-se persistente, mesmo quando ocorre a involução das lesões inflamatórias.

Além das lesões cutâneas, os pacientes podem apresentar sintomas como ardência, queimação e prurido.

Como já mencionamos, a etiopatogenia da rosácea não está completamente esclarecida, contudo, parece ser avaliada como o resultado da interação de uma sinalização neurovascular anormal, uma desregulação da imunidade inata e um desequilíbrio da microbiota natural da pele. Fatores que desencadeiam *flushing*, como álcool, calor, exercício e pimenta, corroboram o papel da inflamação neurogênica no desenvolvimento desta doença.[7]

Sintomas como queimação e prurido também apontam para a inflamação neurogênica e não apenas hiperreatividade vascular.[8]

Em 2004, Yuraitis e Jacob[9] relataram o sucesso do tratamento com BTX-A em um caso de eritema facial refratário a outras terapias. Desde então, inúmeras têm sido as publicações que demonstram a utilização da toxina botulínica no tratamento da rosácea e investigam o seu mecanismo de ação nesses casos.[7,8,10]

Ao bloquear a liberação de acetilcolina nas terminações nervosas simpáticas, a BTX-A exerce seu efeito anticolinérgico que impede a vasodilatação.[10,11] Além disso, promove a modulação de vários neuropeptídeos, como substância P, VIP (peptídeo intestinal vasoativo) e CGRP (*calcitonin gene related peptide*), os quais exercem importante papel na regulação neurovascular da rosácea e contribuem para os episódios de *flushing*, bem como para as sensações de dor e queimação.[8]

Evidências apontam também para o papel da BTX-A na estabilização dos mastócitos. Estas células expressam SNARE, inclusive SNAP25 e VAMP, que são clivadas pela BTX-A. Os mastócitos seriam facilitadores da ação da catelicidina LL 37, principal peptídeo antimicrobiano envolvido na inflamação da rosácea. Catelicidinas são peptídeos antimicrobianos capazes de induzir inflamação e estariam em níveis elevados na rosácea. Além da ação antimicrobiana, também regulam a angiogênese, a expressão das proteínas da matriz extracelular e a quimiotaxia de leucócitos. Sendo assim, com a estabilização dos mastócitos, a BTX-A contribuiria para a melhora dos sintomas da rosácea, por meio da regulação da imunidade inata.[7]

Desde a publicação do trabalho de Yuraitis e Jacob, relatos que utilizam diferentes tipos de toxina botulínica têm sido apresentados. Diluições e doses também variam de acordo com os autores (Quadro 25.9).

Recomenda-se a aplicação intradérmica, para evitar que se atinjam os músculos subjacentes e, em consequência, ocorra a paralisia do local. O espaçamento entre os pontos de aplicação deve ser de 0,5 a 1 cm.

Os efeitos colaterais mais frequentemente relatados limitam-se à dor no local de aplicação, e a melhora do eritema acontece logo nas primeiras semanas, com alto grau de satisfação.

Quadro 25.9. Rosácea.

Autor	Toxina	Dose	Resultado	Efeitos adversos
Yuraitis e Jacob, 2004[9]	Onabotulínica 100 U/5 mL	10 U (0,5cc) por lado Intervalos de 1 cm	Melhora do eritema em repouso e no *flushing*	Não relatados
Dayan et al., 2012[11]	Onabotulínica 100 U/7 mL	Microgotas 0,05cc a cada 0,5 cm Total: 8 a 12 U por área tratada	Diminuição dos poros, do eritema e do *flushing*	Não houve
Park et al., 2015[12]	Onabotulínica 50 U/2,5 mL	50 U divididos em 2 sessões Intervalos de 1 cm	Bom resultado estético	Dor moderada na aplicação
Bloom et al., 2015[13]	Abobotulínica 300 U/3 mL	15 a 45 U Dose média 25 U	Melhora do eritema, mantida por até 3 meses	Dor na aplicação
Kim et al., 2019[10]	Prabotulínica 1 U/0,1 mL	30 pontos de 0,05 mL (0,5 U) no lado tratado Intervalos de 1 cm. Total = 15 U	Melhora do eritema, elasticidade e hidratação	Não houve

Cicatrizes

A cicatrização é um processo dinâmico, cuja evolução passa por três diferentes fases – inflamatória, proliferativa e de remodelação. A fase inflamatória se inicia logo após a injúria e dura entre 48 e 72 horas. Imediatamente após o traumatismo, a cascata de coagulação é ativada, com a formação de tampão de fibrina. Em seguida, ocorre a liberação de citocinas, como a IL 6 e 8, e quimiocinas, o que leva a um afluxo de neutrófilos e macrófagos. Há, então, a liberação de fatores de crescimento, especialmente o TGF-β (fator de crescimento transformador), e fibroblastos são recrutados para o local, que marca, assim, o início da fase proliferativa.[14]

A fase proliferativa tem início ainda na primeira semana após a injuria e pode durar até 7 semanas. Nessa fase, o tampão hemostático inicial é substituído por tecido de granulação, o TGF-β e o PDGF (fator de crescimento derivado das plaquetas), liberados pelos macrófagos, induzem à produção de colágeno tipo III e da ECM (matriz extracelular). Nesta etapa, ocorre, também, intensa angiogênese, estimulada pela liberação do VEGF (fator de crescimento vascular endotelial), e que facilita a chegada de nutrientes ao local.[14]

A fase de remodelação é mais longa, e pode durar até 1 ano. Nessa fase, o colágeno tipo III é substituído por colágeno tipo I, que se dispõe em feixes na derme. Há, também, a involução dos vasos neoformados e a ativação de miofibroblastos, com contração da cicatriz.[14]

A alteração de qualquer uma dessas fases contribui, portanto, para o surgimento de cicatrizes inestéticas. Porém, a fase inflamatória inicial tem papel primordial no aspecto final da cicatriz. O balanço entre a produção de citocinas pró-inflamatórias como a IL 6 e 8 e as anti-inflamatórias como a IL10, a qual estaria diminuída nas cicatrizes hipertróficas, é essencial para uma melhor cicatriz.[14]

Quando todo o processo de cicatrização evolui sem alteração de qualquer fase, uma cicatriz fina e quase imperceptível pode ser esperada. Entretanto, quando esse processo não acontece dentro da resposta fisiológica normal, surgem as cicatrizes patológicas, como os queloides e as cicatrizes hipertróficas.[15]

As cicatrizes hipertróficas são avermelhadas, elevadas e duras; podem ser pruriginosas e não ultrapassam os limites da ferida. Os queloides se comportam como tumores benignos, ultrapassando os limites da ferida[15] e podem surgir anos após a injúria.

O exato mecanismo que leva ao desenvolvimento das cicatrizes hipertróficas e queloides não está bem esclarecido; contudo, sabe-se que a tensão nos bordos da ferida é importante fator na gênese destas lesões. A diminuição da tensão reduz o alargamento, a hiperpigmentação e a hipertrofia.[16]

O primeiro relato do uso da BTX-A no tratamento de cicatrizes foi publicado em 2000, por Gassner et al. Baseando-se no princípio de que a imobilização, com consequente redução da tensão nos bordos, é fator determinante no aspecto final da cicatriz, os autores utilizaram a BTX-A em cicatrizes cirúrgicas, na face de primatas, imediatamente antes da sutura. Com esse tratamento, obtiveram melhor resultado estético, ao comparar com o lado não tratado. Além disso, a aplicação mostrou ser muito segura.[17]

Desde essa primeira publicação, inúmeros outros trabalhos têm sido apresentados, não apenas para o tratamento de cicatrizes patológicas, mas também para a prevenção de cicatrizes inestéticas após traumas ou cirurgias. Por conseguinte, para cicatrizes, a BTX-A pode ser usada como tratamento e como profilaxia.

Zhibo, em 2009, tratou 12 pacientes portadores de queloides, ao aplicar BTX-A em sessões trimestrais, e não observou falha no tratamento. Três pacientes obtiveram excelente resultado, em 5 a melhora foi descrita como boa e em 4 foi razoável. Após 1 ano, não houve recidivas.[18] Estes autores apresentaram, também, neste mesmo ano, os resultados do tratamento de 19 pacientes com cicatrizes hipertróficas. Utilizaram 2,5 U por cm^3 e avaliaram o eritema, prurido e maleabilidade, com resultados altamente satisfatórios.[19]

Em 2014, Kim et al. publicaram o primeiro trabalho *split-scar*, duplo cego, ao usar a BTX-A nos 10 primeiros dias do pós-operatório de tireoidectomia. Foram tratadas 15 cicatrizes, que receberam em uma metade BTX-A (Neuronox) e na outra metade apenas soro fisiológico. Utilizaram em média 32,3 U (20-65) e as aplicações aconteceram entre o quinto e nono dia do pós-operatório. Os autores obtiveram excelentes resultados e concluíram que, quanto mais precoce a aplicação, melhor a resposta ao tratamento.[20]

No Quadro 25.10, listamos esses e outros trabalhos.

Quadro 25.10. Cicatrizes.

Autor	Toxina/Dose	Tipo de cicatriz	Resultados	Efeitos adversos
Zhibo e Miaobo, 2009[18]	BTX-A: não consta marca 70 a 140 U/sessão A cada 3 meses, até 9 meses	Queloides	12 pacientes: 3 com excelente resultado, 5 bom e 4 razoável	Não houve
Xiao et al., 2009[19]	Lanzhou 2,5 U/cm^3 Mensal/3 meses	Cicatrizes hipertróficas	19 pacientes: 12 com melhora de 51% a 76% e 7 de 76% a 100%	Não houve
Kim et al., 2014[20]	Neuronox 20 a 65 U	Pós tireoidectomia 5 a 9 dias pós-operatório	Cicatrizes menos evidentes. 88% dos pacientes muito satisfeitos	Não houve
Sharaawy, 2015[21]	BTX-A: não consta marca 5 U/cm^3/8 sem/6 meses	Queloides	Diminuição do volume e amolecimento em 100% dos pacientes	Não houve
Elhefnaway et al., 2016[22]	Botox 2,5 U/cm^3 Mensal/3 meses	Cicatrizes hipertróficas	20 pacientes: 14 com bom resultado e 6 com excelente	Não houve
Hu et al., 2018[16]	Lanzhou 10 U/cm	Cirúrgica pós-operatório imediato	Melhor aparência Cicatrizes mais finas	Não houve
Lee et al., 2018[23]	Nobota 30 U	Traumática vertical na fronte 5 dias pós-operatório	Melhora da cor e largura	Não houve

Não existe um consenso quanto ao número de doses ou sessões, entretanto, mais de um autor, sugere a dose de 2,5 U/cm^3.[19,22]

Quanto ao mecanismo de ação, não está totalmente esclarecido, porém, sabe-se que a paralisia dos músculos da região da cicatriz tem importante papel, pois diminui a tensão e a inflamação decorrente dos microtraumas por ela provocados.[22]

A cicatriz hipertrófica é decorrente de uma hiperproliferação de fibroblastos e a diminuição da tensão promove uma mudança no *status* destas células. Em trabalho *in vitro*, Zhibo e Miaobo verificaram mudança do ciclo celular em fibroblastos de cicatrizes hipertróficas tratados com BTX-A. Naqueles tratados com a toxina, 64% encontravam-se em fases não proliferativas (G0 e G1), enquanto no grupo controle, apenas 36%. Além disso, confirmaram também uma redução da expressão do TGF-B1, componente-chave na formação de cicatrizes hipertróficas e queloides.[22]

A BTX-A também inibe a liberação da substância P, o que melhora o eritema, a dor e o prurido.[22]

Recentemente, foi postulada a participação da via do JNK no efeito inibitório do BTX-A na proliferação de fibroblastos derivados de cicatrizes hipertróficas. A fosforilação da via JNK nas células tratadas com BTX-A contribui para a supressão do efeito fibrótico e diminuição da expressão de fatores pró-fibróticos.[24]

Apesar do custo elevado, o tratamento com a BTX-A apresenta excelente perfil de segurança e eficácia quando comparado com a já consagrada infiltração de triancinolona. Shaarawy et al. verificaram eficácia semelhante desses tratamentos, porém, com maior percentual de pacientes muito satisfeitos no grupo tratado com a toxina. A ausência de efeitos adversos, como atrofia cutânea e telangectasias, bem como uma melhora significativa dos sintomas subjetivos são vantagens do uso da BTX-A em relação à triancinolona.[21] O uso combinado de triancinolona e BTX-A mostrou resultados superiores à aplicação de cada um em monoterapia.[25] Esta forma de tratamento combinado pode ser vantajosa, pois evitaríamos as desvantagens de cada um deles, como o alto custo do BTX-A e os efeitos adversos da triancinolona.

Pele oleosa

Pele oleosa é queixa frequente no dia a dia do dermatologista. A produção de sebo é função fisiológica e serve para lubrificar e hidratar o extrato córneo, no entanto, quando em demasia, é um dos fatores causais da acne. O excesso de brilho e os poros dilatados, que normalmente acompanham a pele oleosa, são causa da baixa autoestima e motivo de insatisfação com a aparência, mesmo em pacientes sem acne.

Inúmeros são os tratamentos para pele oleosa, tópicos, como os retinoides e cosmecêuticos, ou sistêmicos, como isotretinoína, espironolactona e os anticoncepcionais orais.[26]

A utilização da BTX-A para tratamento da pele oleosa foi sugerida por Shah et al., em 2008. Foram tratados 20 pacientes, com uma única aplicação intradérmica de toxina onabotulínica no "T" da face. Os autores obtiveram 85% de satisfação, com diminuição dos poros e melhora da oleosidade. Infelizmente, a avaliação dos resultados foi subjetiva, entretanto, abriu caminho para múltiplas outras publicações sobre o tema.[27]

Trabalhos não apenas com a toxina onabotulínica, mas também com a abobotulínica, que aplicaram diferentes doses e fazendo avaliações objetivas, com o sebumeter e a medição dos poros por meio de fotografia digital, validaram este tratamento (Quadro 25.11).

Quadro 25.11. Pele oleosa.

Autor	Toxina/Dose	Área tratada	Avaliação	Resultados
Shah et al., 2008[27]	Botox 2 U/0,1 mL	Zona "T" da face Intradérmico	Fotos + depoimentos dos pacientes	85% dos pacientes muito satisfeitos Diminuição da oleosidade e tamanho dos poros. Sem complicações
Li et al., 2013[28]	Meditoxin 4 pontos – 1 cm de intervalo – 2 U (0,1 mL)/ponto	Fronte – intradérmica 10 pacientes com pele oleosa e 10 com pele normal à seca	Sebumeter Fotografia digital	Diminuição da oleosidade e do tamanho dos poros. Não houve mudança nos pacientes com pele normal à seca
Rose, Goldberg, 2013[29]	Dysport 300 U/3 mL 10 pontos/3 a 5 U/ponto	Fronte – intradérmico	Sebumeter, fotos, autoavaliação dos pacientes	Diminuição da oleosidade e do tamanho dos poros. 91% dos pacientes satisfeitos
Min et al., 2015[30]	Botox 5 pontos 2 a 4 U/ponto	Fronte – intramuscular	Sebumeter	Gradiente de diminuição da oleosidade ao redor do ponto injetado Injeção intradérmica melhor que intramuscular Doses maiores não aumentam a eficácia

Não existe consenso quanto à dose ideal, entretanto, a técnica de aplicação proposta por Shah é citada por outros autores e nos parece ideal. A glândula sebácea localiza-se na derme reticular[26] e, portanto, a injeção deve ser intradérmica. A agulha é inserida em ângulo de 75° e a extrusão da toxina pelos poros adjacentes, seria sinal de que a aplicação foi realizada no local correto.[27]

Uma revisão bibliográfica realizada por Shuo et al. concluiu que o uso da BTX-A para tratamento da pele oleosa é eficaz, seguro e promissor, ainda que o mecanismo de ação não esteja completamente esclarecido.[31]

Apesar de não ser inervada pelo sistema parassimpático, já está documentado que a glândula sebácea expressa distintas subunidades de receptores nicotínicos de acetilcolina, em especial o nAchRα7 e libera acetilcolina por meio de mecanismo autócrino. A expressão de AchR nas glândulas sebáceas indica o envolvimento da acetilcolina na produção de sebo e diferenciação de sebócitos.[28]

Foi sugerido também o efeito neuromodulador do BTX-A no músculo eretor do pelo e nos receptores muscarínicos da acetilcolina na glândula sebácea como possível mecanismo de ação para redução da produção de sebo.[29]

Vale destacar que melhores resultados foram obtidos em pacientes que apresentavam pele mais oleosa, em comparação com aqueles de pele normal à seca. Talvez isso se deva a maior concentração de sebócitos maduros com maior quantidade de receptores colinérgicos.[28]

Além da diminuição da produção de sebo, a diminuição do tamanho dos poros é outro benefício da aplicação intradérmica de BTX-A. Apesar da dificuldade de documentar fotograficamente essa diminuição, sabemos que o tamanho dos poros é diretamente proporcional à quantidade de sebo eliminada.[29]

Não existe consenso quanto ao número de unidades a ser aplicado.

25.12 Toxina Botulínica – Uso de Microdoses com Injeções Intradérmicas

- Maria Helena Lesqueves Sandoval
- Nathália Gonring Sandoval

Introdução

Há mais de 25 anos, quando o uso da toxina botulínica tipo A (TBA) teve início no tratamento do estrabismo, nistagmo, blefaroespasmo e espasmos hemifaciais, várias outras aplicações vêm se expandindo nas inúmeras especialidades médicas e estéticas. Com isso surgiram novas toxinas, novos locais de aplicação e novas diluições como as microdoses.

A técnica de microdoses intradérmicas (ID) consiste na injeção de múltiplas microgotículas de TBA na derme ou na interface entre a derme e a camada superficial dos músculos da face e também do pescoço, como desenvolvido e descrito inicialmente por Wu W. T. L. há quase duas décadas. Como a toxina usada inicialmente pelo referido autor foi a toxina botulínica tipo A Botox® (onabotulinumtoxina-A), o termo criado em 2001 foi chamado "microbotox". O próprio autor explica que esta técnica de microgotículas não deve ser comparada à técnica de mesoterapia (mesobotox), pois esta não transmite a extensão ou a profundidade adequada das injeções sobre as áreas-alvo.

Comparação entre o mecanismo de ação da onabotulinumtoxina-A (Botox®) com diluição padrão *versus* microbotox

O preparo da toxina botulínica difere para ambas as aplicações assim como o local exato da aplicação e o que se espera de cada resultado, como será mostrado de acordo com o esquema apresentado pelo referido autor da técnica (Figuras 25.82 a 25.86).

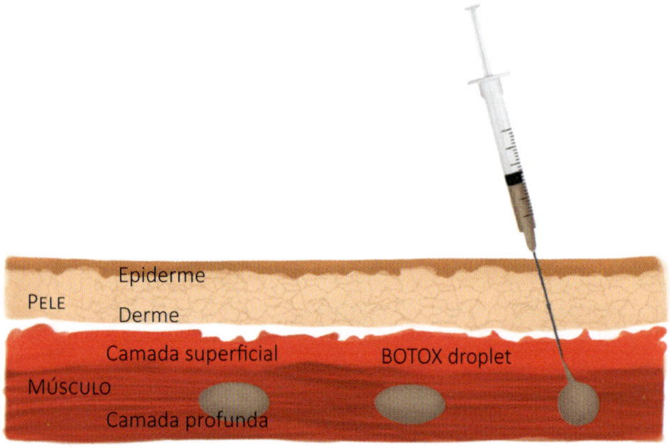

Figura 25.82. Botox padrão. Observamos o padrão clássico de administração do Botox® através do volume de 0,05 a 0,1 mL (2 a 4unidades) usando uma diluição de 2,5 mL para 100 U de Botox®, segundo o trabalho descrito por Wu WTL.

Fonte: Desenvolvida pela autoria do capítulo.

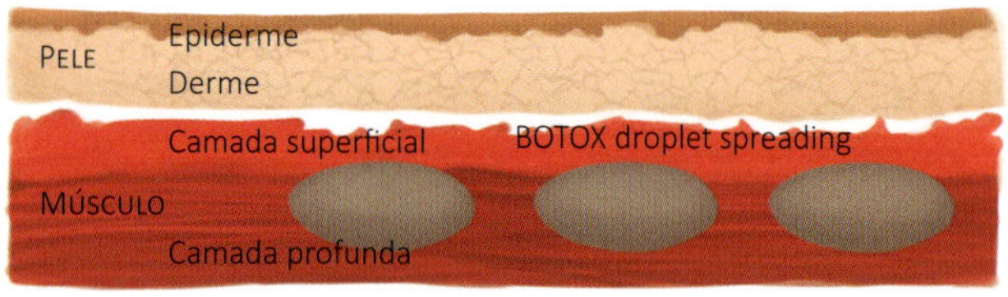

Figura 25.83. Difusão do Botox. Esta figura mostra esquematicamente que o Botox® espalha-se através das fibras musculares superficiais e profundas do músculo, deixando-o paralisado.

Fonte: Desenvolvida pela autoria do capítulo.

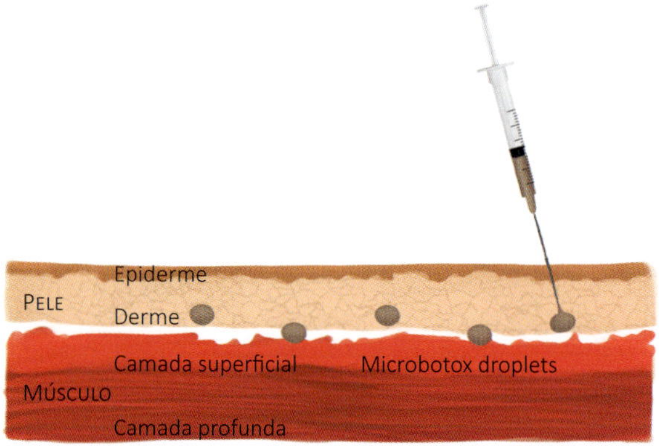

Figura 25.84. Microbotox. Usando a mesma analogia, esta figura mostra as pequenas gotículas de "microbotox" sendo distribuídas na derme ou na junção da derme com as fibras superficiais dos músculos faciais, onde estão fixados à superfície inferior da derme.

Fonte: Desenvolvida pela autoria do capítulo.

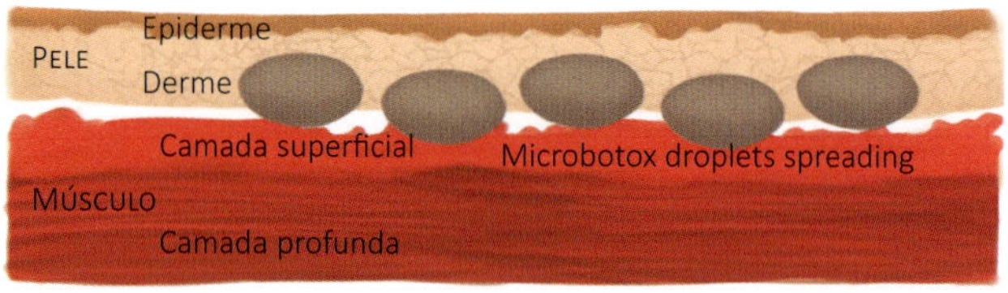

Figura 25.85. Difusão do microbotox. Esta figura mostra que as microdoses são intradérmicas e só podem se difundir na derme e na camada superficial do músculo, deixando apenas as fibras musculares superficiais enfraquecidas.

Fonte: Desenvolvida pela autoria do capítulo.

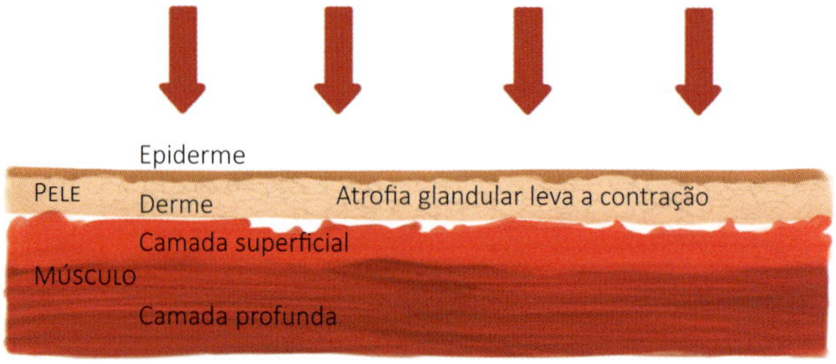

Figura 25.86. Contração da pele. O resultado final é visto nesta figura em que a desativação do suor e da produção das glândulas sebáceas em função do efeito do "microbotox", gera uma redução da espessura da camada dérmica pela atrofia glandular, provocando uma sutil contração da pele sobrejacente, com uma sensação de "aperto", descrita pelo autor.

Fonte: Desenvolvida pela autoria do capítulo.

O que esperar da técnica

Geralmente após os 35 a 40 anos, as rugas hipercinéticas se tornam acentuadas e na grande maioria das vezes optamos por tratar tanto o terço superior quanto o terço inferior da face incluindo o pescoço usando a diluição padrão já consagrada. Podemos associar a técnica com microdoses em várias partes da face, como a fronte, região infraorbitária e terço inferior.

Os autores Awaida C. J. et al. publicaram a técnica das microdoses no terço inferior da face e pescoço, comparando com a técnica clássica de Nefertiti, onde concluíram que esta última só trataria as bandas do músculo platisma, enquanto o tratamento de toda a região cervical com as microdoses, melhoraria a pele como um todo.

O objetivo é atingir superficialmente as glândulas sudoríparas e sebáceas situadas na derme, chegando até as fibras superficiais dos músculos faciais e do platisma que se fixam na superfície inferior da derme. Assim, temos uma melhora do contorno mandibular e a redução da flacidez conferindo um aspecto uniforme à pele.

Para o tratamento das rugas frontais com a diluição padrão, temos o cuidado de aplicar 1,5 cm a 2 cm acima da margem orbital, para evitar a ptose dos supercílios. Porém, alguns pacientes ainda ficam com rugas na parte inferior da fronte e, sem tratá-las, o aspecto total pode ficar pior.

Os autores Zhang et al. descreveram um padrão refinado de microdoses na região frontal, acomodando essa musculatura inferior, sem alteração na posição da sobrancelha.

Na publicação de Oliveira GB et al. demonstrou-se o tratamento das rítides nas pálpebras inferiores, suavizando a porção inferior do músculo orbicular dos olhos.

A intenção da aplicação das microgotas não é paralisar a musculatura hipercinética. A finalidade é o enfraquecimento das fibras superficiais inseridas abaixo da superfície da pele, mantendo a eficácia clínica e a segurança do processo.

Mecanismo de ação

A aplicação da técnica induz a atrofia neuroquímica das glândulas sudoríparas e sebáceas provocando uma contração sutil dos músculos adjacentes à pele.

As microdoses intradérmicas formam pápulas esbranquiçadas e são sentidas pela dificuldade da entrada da agulha no referido local. A distância dos microdepósitos varia conforme o local. Na publicação de Wu W. T. L. foi sugerido intervalo entre 0,8 cm e 1 cm, mantendo sempre o mesmo tamanho das microgotas ID, quando aplicado em uma maior extensão, como em todo terço inferior da face e pescoço (Figura 25.87).

Já na publicação de Oliveira G. B. et al. o intervalo entre as microgotas ID nas pálpebras inferiores foi de 0,5 cm, em linhas horizontais paralelas, com marcação no sentido craniocaudal. Os autores sugeriram uma classificação das rugas de pálpebra inferior em laterais (B1), mediais (B2) e canto medial (B3) (Figura 25.88). Os pontos de marcação (3 a 24) variaram de acordo com o padrão das rugas.

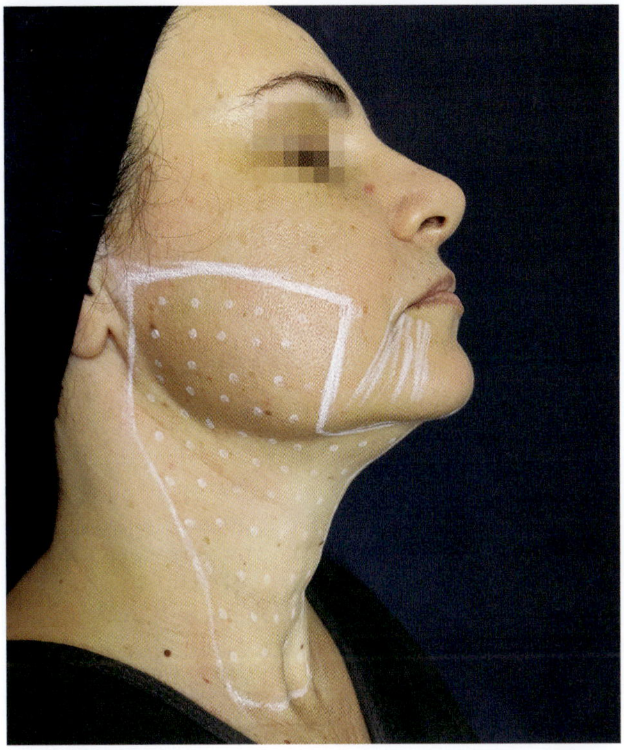

Figura 25.87. Locais de aplicação das microdoses intradérmicas, usando seringa de 1 mL e agulha de 30 G.
Fonte: Acervo da autoria do capítulo.

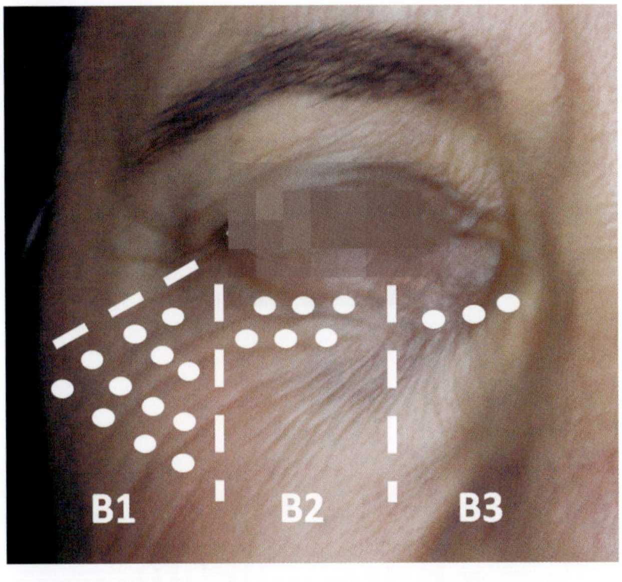

Figura 25.88. Marcação dos pontos do "microbotox".
Fonte: Acervo da autoria do capítulo.

Indicações

As microdoses no **terço inferior de face e pescoço**, são para aqueles pacientes que procuram melhorar a flacidez moderada de pescoço e contorno, melhorar a pele áspera com linhas horizontais ou melhorar as leves bandas verticais do platisma e que não querem se submeter à cirurgia convencional.

Os microdepósitos ID são especialmente úteis também na **fronte** onde a dosagem tradicional de TBA pode resultar em uma total paralisia desta área ou mesmo na queda dos supercílios quando aplicado muito próximo da borda orbital. Aplicada nas rugas horizontais do músculo frontal mais próximo dos supercílios, a técnica de microdoses permite grande melhora sem alteração das sobrancelhas, como relatado por Zhang X. et al. em 330 tratamentos em 2019.

Nas rítides do **terço inferior do músculo orbicular dos olhos e abaixo do arco zigomático** o "microbotox" é especialmente indicado onde doses convencionais de TBA poderiam gerar alteração no sorriso ou outros efeitos colaterais indesejáveis como aspecto inanimado da região, edema, xeroftalmia, ectrópio ou linha de demarcação artificial entre a área tratada do músculo orbicular e a região malar. Oliveira G. B. et al. mostraram resultados bem-sucedidos em 300 pacientes tratados com esta técnica.

As melhores indicações são para prevenir as rugas que marcarão a pele com o passar do tempo e para conter sinais iniciais de envelhecimento. O procedimento é rápido e seguro sendo um procedimento minimamente invasivo.

Para aplicações no terço inferior da face e pescoço, Wu W. T. L. relatou duração do efeito de alguns meses, com uma melhora estimada entre três a quatro meses, podendo chegar a seis meses.

No trabalho feito por Oliveira G. B. et al. nas rugas infraorbitárias, a eficácia foi em média de 125 dias, resultado compatível com os outros estudos apresentados. O procedimento deve ser repetido para continuidade do efeito.

A combinação do "microbotox" com as técnicas tradicionais de TBA permite um tratamento individualizado e preciso. Além disso, pode ser usada em conjunto com outros métodos ou tecnologias para maior firmeza da musculatura e melhora da qualidade da pele, como lasers, ultrassom microfocado e preenchedores.

Complicações

As complicações são relativamente poucas e contornáveis. Equimoses e dor local são as mais comuns. A dor é bem tolerada com o uso de anestesia tópica e estímulos vibratórios próximos ao ponto de aplicação.

Segundo Wu W. T. L., em sua publicação de microgotas ID no terço inferior da face e pescoço pode acontecer assimetria do sorriso, o que desaparece espontaneamente em duas a três semanas. O autor relata nunca ter tido casos de disfonia, disfagia ou boca seca.

Bertossi et al. descreveram hematomas nos locais de aplicação do "microbotox" e nenhum outro efeito adverso relacionado à assimetria facial.

As complicações descritas foram todas técnico-dependentes, relacionadas à profundidade inadequada ou tamanho aumentado da gota injetada.

Discussão

O idealizador da técnica, o cirurgião plástico Wu W. T. L., relata que o "microbotox" é uma técnica fácil de aprender e de administrar. Refere que usou várias outras toxinas botulínicas do tipo A (TBA) como Incobotulinumtoxina-A (XEOMIM®, Merz Pharmaceuticals, Greensboro, NC), outra TBA da China (CBTX-A®; Lanzhou Biological Products Institute, Lanzhaou, China), e outra da Coreia (Medytox®, Seoul, Coreia do Sul). O protocolo de diluição e os efeitos obtidos observados foram o mesmo dos conseguidos com a Onabotulinumtoxina-A (Botox®). Também descreve que tentou com a Abobotulinumtoxina-A (Dysport®, Ipsen AS, Paris, França), considerando ser mais difícil controlar o resultado com este produto. Em alguns casos, o autor notou que a paralisia muscular obtida foi mais profunda e em outros casos foi insuficiente. Isso se deve à falta de uma proporção de dose fixa entre Dysport® e Botox®.

Conclusão

O uso da TBA em doses convencionais já está consagrado em nossa prática diária para fins médicos e estéticos, sendo a técnica de microdoses intradérmicas mais uma ferramenta no arsenal do dermatologista para o tratamento do envelhecimento cutâneo.

No processo de envelhecimento os músculos tornam-se atróficos e seu adelgaçamento associado à flacidez das estruturas não deve ser tratado com doses convencionais de TBA. Acreditamos que a técnica de microdoses é um método seguro para pacientes de músculos atróficos, especialmente em mulheres magras, flácidas e envelhecidas.

As publicações avaliadas apresentam variações quanto à microdose adequada para cada local, já que propõem diferentes diluições.

O uso de injeções de microdoses com menos volume e de modo intradérmico traz naturalidade ao resultado final.

25.13 Complicações da Toxina Botulínica – Manejo e Tratamento

• Maria Alice Gabay Peixoto
• Monique Samy Pamplona Mafort

A toxina botulínica (TB) tipo A vem sendo amplamente utilizada com fins terapêuticos e estéticos, desde 2002, quando da aprovação pela Food and Drug Administration (FDA). À medida que as aplicações de toxina botulínica vêm sendo realizadas por médicos com variados graus de experiência, e inclusive por profissionais não médicos e sem formação adequada, as complicações também vem aumentando exponencialmente.[1] Cabe ao médico injetor estudar cada vez mais sobre o assunto, a fim de aprimorar sua técnica, estar atento aos possíveis efeitos adversos, bem como saber tratá-los. A maioria das complicações é autolimitada e reversível e os pacientes devem ser informados sobre os possíveis efeitos adversos (EA), antes de se submeterem ao procedimento com a TB.

Complicações gerais

Cefaleia

É o EA mais frequentemente reportado em diversas revisões sistemáticas. Sethi et al.,[1] em uma metanálise que avaliou 9.398 pacientes tratados com TB, citaram a ocorrência de cefaleia em 5,38% dos pacientes, e estudos isolados[2] relatam até 20%. Carruthers relatam eventuais casos de cefaleia persistente após aplicação de TB na fronte e glabela.[3] Mas cefaleia severa e incapacitante foram relatadas em apenas 1% dos pacientes tratados com TB, e regrediram espontaneamente após duas a quatro semanas.[4] A cefaleia é atribuída ao espasmo muscular imediato à injeção e quando a aplicação é feita no músculo em contração, a pedido do injetor[5] ou mesmo potencializado pela ansiedade do paciente. Para minimizar a ocorrência de cefaleia pós-toxina, marcações prévias devem ser feitas com o músculo contraído para que no momento da injeção o músculo esteja completamente relaxado.[6] Pacientes que apresentam cefaleia pós TB costumam reclamar do mesmo sintoma nas aplicações subsequentes.[7] Nesses pacientes, na nossa experiência, o uso de fármacos miorrelaxantes previamente à aplicação, tem sido suficiente para evitar essa queixa.

Botulismo

EA extremamente raro. Sintomas leves como cefaleia, tontura, insônia, fadiga e disfagia podem ocorrer por uso de dose muito alta ou por uso de TB falsificada.[8] Bai et al.[2] analisaram 86 casos de botulismo após o uso de TB e concluíram que na maioria dos casos as aplicações de toxina haviam sido feitas em locais irregulares, como salões de beleza, ou pacientes haviam recebido toxina em vários locais ao mesmo tempo causando acúmulo de toxina e aumentando a toxicidade. Para evitar o botulismo após procedimento estético com TB somente usar o produto licenciado, não sendo recomendada a obtenção de produto via internet. E quando for indicado o tratamento com toxina para várias condições, deve-se ter o cuidado de não ultrapassar as doses máximas cumulativas de 400 U da onabotulinumtoxina e incobotulinumtoxina e 30 U por quilograma de peso da abobotulinumtoxina em uma mesma sessão.[6] Para o tratamento é necessário o uso precoce de soro antitoxina, bem como o uso de medicações sintomáticas.[2]

Complicações relacionadas à injeção

Comuns a qualquer procedimento injetável, edema, eritema, hematomas e dor no local podem ser evitados ou minimizados com o uso de agulhas de pequeno calibre (30 G a 32 G) e atenção do injetor aos pequenos vasos cutâneos superficiais, especialmente na região periorbitária lateral. O uso de *devices* vibratórios reduz a percepção da dor da injeção e o resfriamento imediatamente antes da aplicação, além de minimizar a dor, provoca vasoconstrição, reduzindo a ocorrência de hematomas. Embora desejável que os pacientes evitem uso de anticoagulantes, AINH, suplementos a base de óleo de peixe, doses altas de vitamina E e outros fármacos correlatos que poderiam interferir no processo de coagulação, o uso prévio dessas substâncias não contraindica o tratamento com a TB, somente exigem do injetor mais cuidado e compressão digital imediata, caso um vaso seja atingido.

Reações granulomatosas no local da injeção,[9] micobacteriose cutânea atípica[10] e até formação de abcesso após a injeção[1] (Figura 25.89) apesar de raras, foram reportadas. Reação granulomatosa de corpo estranho foi relatada após inoculação acidental do material lubrificante das seringas siliconadas utilizadas para aplicação de TB.[11] No sentido de evitar complicações infecciosas, Sundaram et al., em um consenso sobre TB, recomendam: efetuar assepsia rigorosa da pele removendo toda maquiagem, técnica estéril na manipulação da toxina e sobretudo evitar o uso de produtos cosméticos imediatamente após a aplicação. Com relação às orientações pós-tratamento, o consenso não encontrou nenhuma evidência para apoiar as antigas recomendações com relação a evitar pressão nas áreas injetadas, exercícios extenuantes ou viagens aéreas.[12]

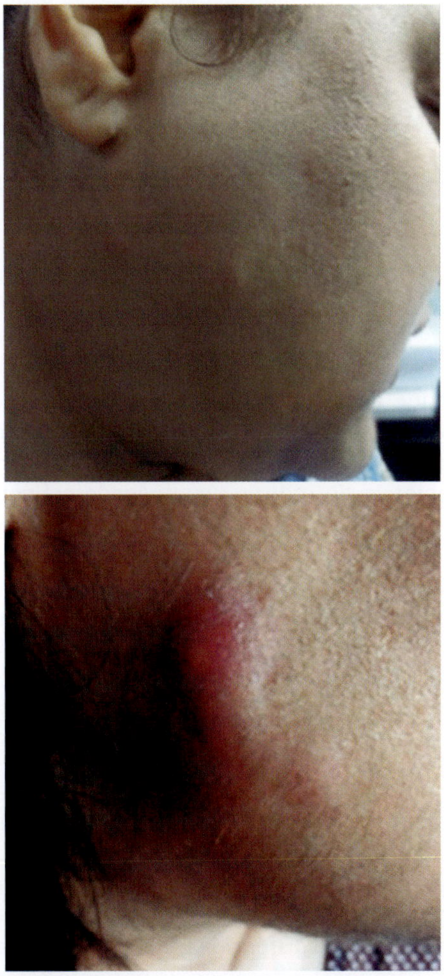

Figura 25.89. Formação de abcesso após injeção de TB para hipertrofia de masseter. Os abcessos eram resistentes à antibioticoterapia convencional e necessitaram drenagem e tratamento antituberculose.
Fonte: Cortesia Dr. Ruchi Mutneja e Dr. Nitin Sethi.

Complicações relacionadas à ação da toxina na musculatura

□ Funcionais

Ptose palpebral (blefaroptose)

A mais temida das complicações, felizmente não é comum. Alguns autores relatam a incidência em 5,4% dos tratamentos realizados, porém essa incidência cai para 1% a 2% quando se trata de profissionais mais experientes, traduzindo a importância de uma técnica precisa, além de um profundo conhecimento da anatomia. A blefaroptose ocorre em função da difusão da toxina através do septo orbital ou do forame supraorbitário atingindo o m. elevador da pálpebra superior, durante o tratamento do m. corrugador (por injeção muito baixa, muito profunda, por dose exagerada ou volume muito grande aplicado ou eventualmente por variações anatômicas individuais). Assim, no tratamento da porção lateral do corrugador a injeção deve ser feita de maneira superficial, para evitar esse tipo de complicação.[6] Caso ocorra ptose palpebral aparente entre dois e dez dias após a injeção e permanecendo por duas a quatro semanas, a estimulação do músculo de Mueller (músculo do tarso superior) pode ser útil. Esse músculo contribui para a abertura da pálpebra superior, não é mediado por acetilcolina e responde aos colírios agonistas-alfa adrenérgicos, como apraclonidina 0,5% e nafazolina, 1 a 2 gotas, 3 vezes ao dia, sempre sob supervisão oftalmológica. O efeito dos colírios é transitório e deve ser mantido até que a ptose seja resolvida.[13] A estimulação mecânica ou elétrica da região da pálpebra superior ajuda muito no tratamento da blefaroptose. O uso de pequenos aparelhos vibratórios, como por exemplo, o cabo da escova de dentes elétrica, por alguns minutos ao dia pode acelerar o retorno à contração normal.[14] Outra opção no tratamento seria a injeção de TB na porção pré-tarsal superior do músculo orbicular dos olhos, com o objetivo de reduzir sua atividade esfincteriana[15] (Figuras 25.90 e 25.91). Em casos refratários aos tratamentos anteriores, há relatos de sucesso com uso de piridostigmina 60 mg, 3 vezes ao dia, contraindicado, porém em pacientes asmáticos ou com obstrução mecânica intestinal ou urinária.[16]

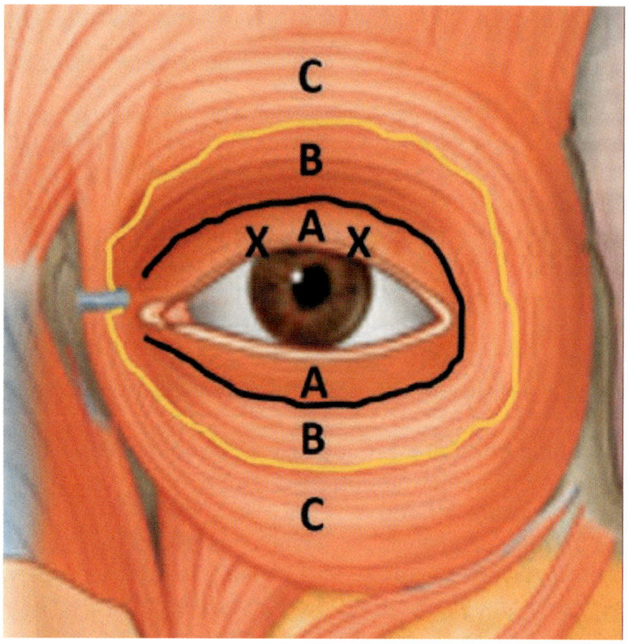

Figura 25.90. Pontos de injeção de TB na porção pré-tarsal superior (A) do músculo orbicular dos olhos. Uma unidade ou duas em cada ponto marcado com X.[15]

Fonte: Desenvolvida pela autoria do capítulo.

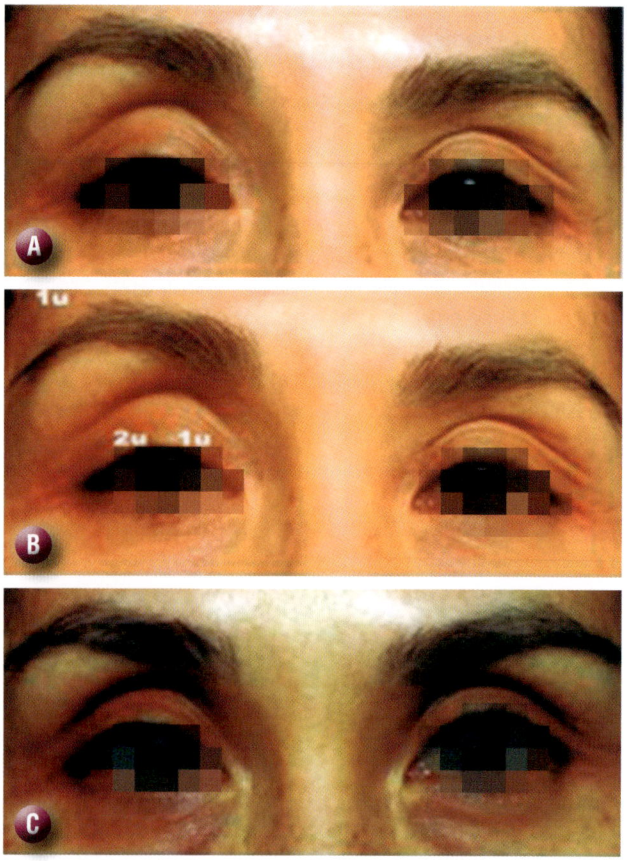

Figura 25.91. (A) Mulher de 55 anos com moderada blefaroptose no olho D e respectiva compensação da sobrancelha. (B) Aplicação na porção pré-tarsal do m. orbicular dos olhos (2 U parte lateral e 1 U parte medial). (C) Melhora da assimetria, foto após 11 semanas.[15]

Fonte: Acervo da autoria do capítulo.

Estrabismo e diplopia

A maioria dos casos está associada à paralisia do m. reto lateral, no tratamento das rugas laterais da região periocular, porém a paralisia do m. reto medial também pode ocorrer quando do tratamento do m. nasal.[17] Ocorre a difusão da toxina para os músculos intrínsecos do olho por técnica inapropriada, doses elevadas, ou mesmo por um septo orbital disfuncional que permita a passagem da toxina para local indesejado. O paciente refere significativo incômodo e dificuldade de exercer suas atividades diárias. Preventivamente no tratamento da região periocular, as injeções devem ser direcionadas lateralmente à orbita e a pelo menos 1 cm de distância da rima palpebral.[6] No tratamento da diplopia, a conduta expectante com o uso de tampões e oclusão da vista afetada pode levar de sete a dez semanas para sua completa resolução.[18] Isaac et al. descreveram uma técnica para tratamento da diplopia injetando a TB no m. reto medial oposto abreviando esse tempo para cerca de uma semana, gerando um grande impacto na qualidade de vida desses pacientes.[19]

Xeroftalmia (síndrome do olho seco)

Após o tratamento das rugas perioculares pode ocorrer diminuição da secreção da glândula lacrimal por difusão direta de toxina na glândula ou por diminuição do tônus do m. orbicular dos olhos e consequente dificuldade ao piscar. Nos casos leves há irritação ocular, sensação de corpo estranho, dificuldade sutil de piscar. Nos casos moderados e graves há fotofobia, lagoftalmo, olho vermelho, ceratite, edema, ectrópio e até erosão de córnea. Com o reconhecimento dos sintomas e início do tratamento específico a maioria dos sintomas se resolve em três a seis meses. O risco de xeroftalmia é muito pequeno quando se evita a injeção de toxina pelo menos 1 cm ao redor da órbita e sobretudo em pacientes com história prévia de ressecamento ocular. O manejo pode ser feito com lubrificantes oculares, e deve-se considerar avaliação oftalmológica nos casos moderados e graves.[17]

Xerostomia

Caso ocorra a difusão da TB para a glândula parótida, durante o tratamento do masseter, haverá a diminuição da secreção salivar ou espessamento da mesma. Para evitar essa EA, a injeção deve ser profunda, evitando a porção posterior do m. masseter (1 cm da borda posterior do músculo).[7] O uso de tabletes de pilocarpina pode ser uma opção para o tratamento de pacientes com xerostomia importante.[6]

Rouquidão/Disfagia

Ocorre excepcionalmente por injeção direta ou difusão de toxina para os m. laríngeos ou da deglutição.[17] A transferência do bolo alimentar da cavidade oral para o esôfago superior tem participação dos músculos supra-hioides, que estão localizados profundamente às fibras mais centrais do platisma.[6] A aplicação de toxina nessa área é segura desde que seja feita de maneira superficial, entrando apenas com o bisel da agulha, e com doses nunca acima de 30 U a 40 U no platisma.[20] Caso ocorra disfagia, o paciente deve adotar dieta liquida, e o uso de metoclopramida como agente pro-cinético pode ajudar na deglutição.[17]

Dificuldade de sustentar o pescoço

O paciente pode ter dificuldade para elevar a cabeça e manter o pescoço ereto, após o uso de doses elevadas de toxina no tratamento do m. platisma e consequente difusão para o m. esternocleidomastoideo. As mesmas medidas descritas acima devem ser observadas.

Fraqueza para mastigação

Após o tratamento do m. masseter pode ocorrer dificuldade na mastigação. O paciente, deve ser orientado a adotar uma dieta semilíquida, até que o problema se resolva, em torno de 12 semanas após a aplicação.[6] Para garantir a segurança do tratamento, a marcação do ponto a ser aplicado será feita enquanto o paciente cerra os dentes, permitindo a identificação da maior massa muscular. A colocação dos pontos abaixo de uma linha imaginária do canto da boca ao tragus, evita o comprometimento de outros músculos.

Abaulamento paradoxal do masseter à mastigação

Ocorre como atividade compensatória das fibras mais superficiais do m. masseter, que não foram devidamente tratadas. Há resolução espontânea em muitos casos após 10 dias, porém pode ser necessário tratar essas fibras mais superficiais e completar o tratamento do m. masseter.

Pseudoaneurisma de artéria temporal superficial

Embora rara, apenas 2 casos relatados após tratamento cosmético com a TB, a hipótese de pseudoaneurisma deve ser considerada quando se percebe uma massa pulsátil nessa região.[17] Pode haver frêmito local, que diminui ou some ao se comprimir a porção mais proximal da artéria. Confirmação diagnóstica pode ser feita por métodos de imagem (*doppler*, ultrassonografia, angiografia) e o tratamento por ressecção cirúrgica, esclerose e embolização.[17] Pseudoaneurismas ocorrem por trauma direto no vaso sanguíneo, com formação de hematoma e posterior encapsulamento do mesmo. À medida que o hematoma é reabsorvido e a capsula permanece, a cavidade resultante passa a se comunicar com o vaso lesado. No caso da aplicação de TB o mecanismo é por injuria direta do vaso pela agulha da injeção e o ramo anterior da artéria temporal superficial é o mais vulnerável.

□ Estéticas

Quando o resultado estético não alcança o esperado, ou ainda quando o resultado final é de algum modo inestético trazendo desconforto ao paciente.

Efeito insuficiente ou piora das rugas preexistentes

A pouca resposta à toxina é um efeito indesejado pois gera uma grande insatisfação do paciente. Em geral ocorre por um erro no padrão de aplicação da toxina ou na dose empregada, lembrando que a dose deve ser escolhida de acordo com a intensidade da contração muscular e especialmente considerando as diferenças de gênero.[21] Além disso, algumas correções em músculos com grande massa muscular, exigem tratamentos consecutivos, a cada quatro meses, para que se alcance o efeito desejado.[22] Já a falta de resposta, secundária ao desenvolvimento de anticorpos neutralizadores, é muito rara no uso cosmético da TB, sendo mais comum no uso terapêutico da TB, em que doses mais elevadas são usadas.[23,24] Outro resultado indesejado é a piora de rugas em áreas próximas ou correlatas ao músculo tratado em função de um aumento compensatório da atividade dos músculos não tratados, como as clássicas rugas pela contração do m. nasal, as chamadas *bunny lines*, produzidas após tratamento do complexo periocular.[25,26]

Assimetrias das sobrancelhas

A sobrancelha é uma estrutura móvel, que sofre a ação dos músculos depressores do complexo glabelar na sua porção central (corrugador, prócero, depressor do supercílio) e o orbicular dos olhos na porção lateral. Em ação antagônica a esses depressores, o m. frontal é o único músculo com função de elevar a sobrancelha e na sua porção inferior, sobrepõe-se tanto ao m. corrugador quanto ao m. orbicular dos olhos.[1] Portanto as injeções na porção medial do complexo glabelar devem ser profundas.[6] A escolha dos pontos de aplicação no m. frontal deve ser cuidadosamente planejada no intuito de manter a simetria em ambos os lados da face. Pequenas variações nesses pontos podem ocasionar assimetrias altamente inestéticas. O tratamento deve ser customizado, mudando a dose e o local de aplicação, buscando um equilíbrio entre áreas de hiper ou hipoatividade muscular.[6] É fundamental que o paciente seja fotografado previamente ao procedimento, e que sejam apontadas pequenas assimetrias preexistentes que muitas vezes passam desapercebidas, porém serão evidenciadas após o tratamento.

Sobrancelha de Mefisto ou de "Dr. Spock"

A mais comum das assimetrias da sobrancelha é a elevação exagerada da sua cauda, conferindo um aspecto diabólico. É o resultado do tratamento excessivo da porção central do m. frontal deixando a sua região lateral sem tratamento, hipercinética e inestética. (Figura 25.92) Deve ser corrigido colocando-se algumas unidades a mais para bloquear a hiperatividade da porção lateral do m. frontal.[1,27]

Ptose de sobrancelha

Complicação comum no tratamento das linhas horizontais da testa. O m. frontal tem um papel coadjuvante na abertura ocular, especialmente nos pacientes mais idosos, com blefarocalásia, que o utilizam para ajudar nesse movimento da abertura. Um excesso de tratamento do m. frontal impede essa ação e pode causar aparência e sensação de sobrancelhas pesadas. Essa complicação pode ser evitada ao aplicar toxina no m. frontal pelo menos 2 cm a 3 cm acima da borda orbital (parâmetro anatômico), mantendo a atividade da porção inferior do mesmo. Na nossa experiência, ao solicitar ao paciente que abra os olhos lentamente, é possível identificar se o mesmo recruta o m. frontal para ajudar no processo de abertura ocular. Nesses casos, a opção é por não tratar o m. frontal em um primeiro momento, deixando para fazê-lo na revisão após duas semanas, caso necessário. Uma vez que a ptose aconteça, dura, em geral, três a quatro semanas. Exercícios de movimentação da musculatura frontal podem ajudar na recuperação mais rápida.[3] É fundamental o registro fotográfico prévio ao procedimento, pois uma ptose discreta poderia tornar-se mais evidente.[20]

Assimetrias dos movimentos labiais

Assimetrias do sorriso podem ocorrer após tratamento com TB, tanto no terço médio quanto no terço inferior da face. Quando a aplicação na porção inferior do m. orbicular dos olhos for abaixo da borda superior do osso zigomático poderá comprometer os m. zigomático maior e menor que tem aí a sua origem e consequentemente interferir na elevação do canto da boca[28] (Figura 25.93). Pode acontecer também após o uso de toxina profundamente ao lado das asas nasais, com difusão para os músculos elevadores do lábio superior, podendo ocasionar até ptose labial, com dificuldade de fonação e alimentação.[29] No tratamento do terço inferior da face, ao tratar o m. depressor do ângulo oral, o m. depressor do lábio inferior, localizado medial e

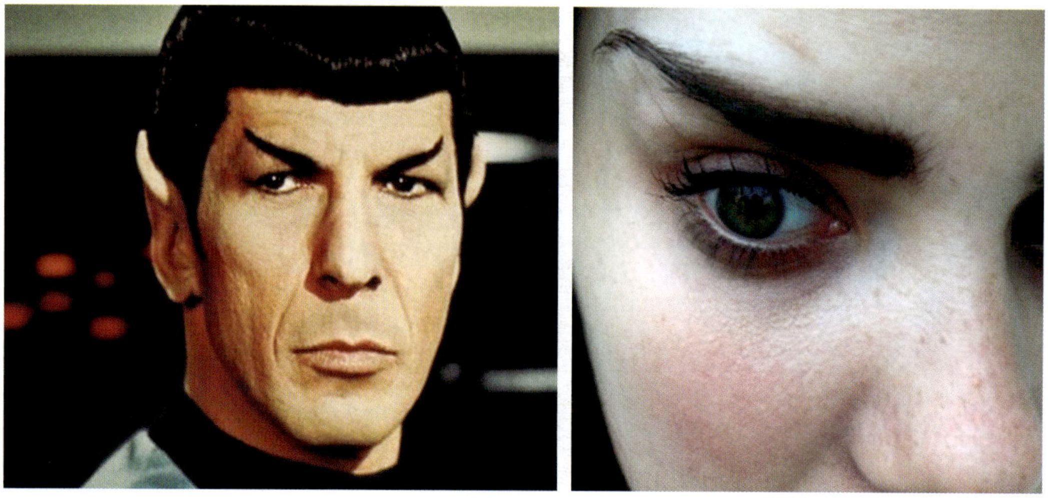

Figura 25.92. Sinal do Dr. Spock: Tratamento excessivo na porção medial do m. frontal e insuficiente na sua porção lateral.
Fonte: Imagens da internet.

profundamente a este, pode ser eventualmente atingido e deve ser feita a colocação de 1 U no m. depressor do lábio inferior do lado não atingido para corrigir o problema (Figura 25.94). Assimetria de movimentos labiais também pode ocorrer ao tratar o m. mentoniano. Esse músculo faz sobreposição ao m. depressor do lábio inferior e orbicular da boca, lateral e superiormente. A injeção de TB muito lateralmente à linha média ou muito próxima ao lábio inferior pode afetar esses músculos causando assimetrias. Para evitar essas complicações, a aplicação deve ser no mínimo 1,5 cm abaixo do lábio.[6] As rugas periorais, causadas por hiperatividade do m. orbicular da boca devem ser tratadas com dose mínima e de maneira equilibrada para não causar assimetrias. O excesso de tratamento pode ocasionar dificuldade em comer, falar, assoviar e sugar um canudo. A aplicação deve ser conservadora, cerca de 1 U por quadrante na linha do vermelhão do lábio, numa aplicação superficial, evitando as fibras profundas do m. orbicular da boca. O sorriso assimétrico ainda pode acontecer por comprometimento do m. risório, após o tratamento do m. masseter. E para evitá-lo a injeção no masseter deve ser profunda não ultrapassando uma linha imaginária do tragus até o canto da boca.[7]

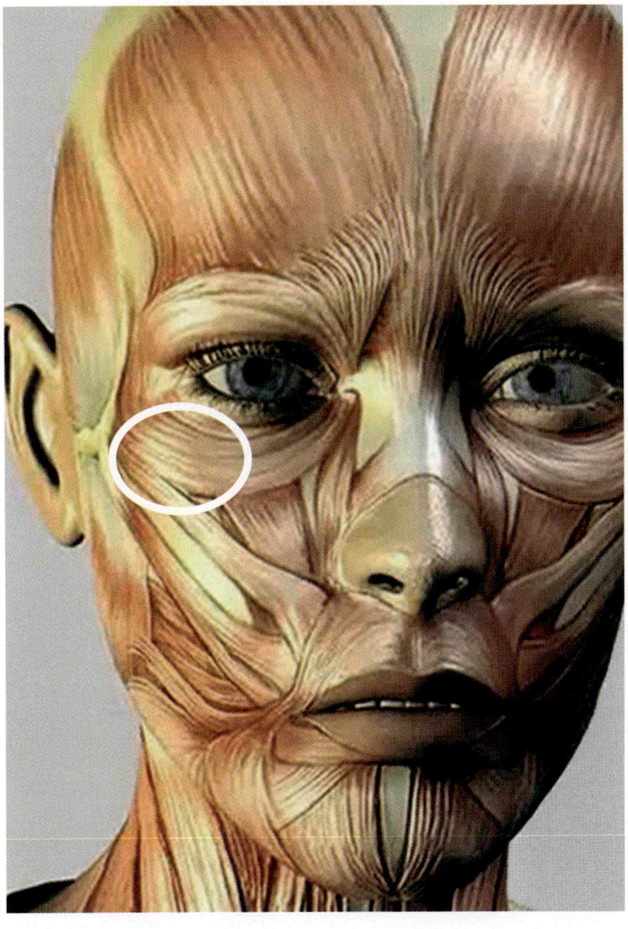

Figura 25.93. A injeção no m. orbicular dos olhos, na borda superior do osso zigomático poderá comprometer os m. zigomático maior e menor que tem aí a sua origem e consequentemente interferir na elevação do canto da boca.[28]

Fonte: Desenvolvida pela autoria do capítulo.

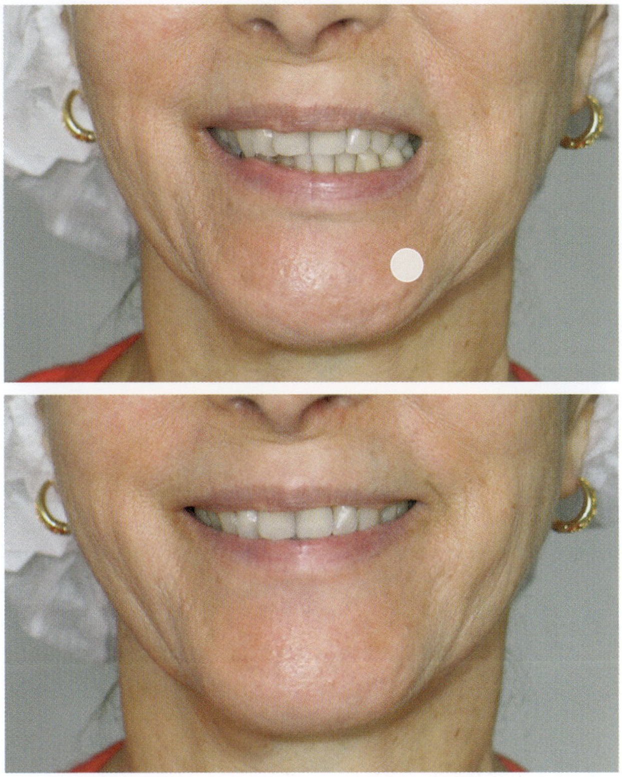

Figura 25.94. O m. depressor do lábio inferior (localizado medial e profundamente ao m. depressor do angulo oral) pode ser eventualmente atingido. Para correção deve ser feita a colocação de 1 U no m. depressor do lábio inferior do lado não comprometido.

Fonte: Acervo da autoria do capítulo.

Edema de pálpebras inferiores/ Pseudo-herniação da bolsa palpebral

Com o relaxamento da musculatura esfincteriana do m. orbicular dos olhos após a toxina, pode ocorrer uma dificuldade do retorno venoso/linfático e consequente edema gravitacional na região das pálpebras inferiores. Nos pacientes que já referem edema palpebral matinal deve-se evitar o uso de TB no m. orbicular dos olhos, especialmente na sua porção inferior.[6] Lagoftalmo é outra complicação rara decorrente da perda da função esfincetriana do m. orbicular, especialmente na sua porção palpebral[28] e pode ser evitada com as aplicações laterais a uma linha vertical imaginaria passando pelo canto externo do olho. Do mesmo modo, pacientes que previamente apresentem bolsas palpebrais aparentes, mesmo discretas, não devem ser tratados na porção inferior do m. orbicular, sob risco de piora do quadro (Figura 25.95).

Conclusão

O estudo da anatomia da face, a avaliação dinâmica da mímica facial e o conhecimento das possíveis complicações com a TB são fundamentais para uma injeção segura e eficaz. Aliado à sensibilidade para detectar o potencial de beleza em cada paciente, é possível ajudar ao nosso paciente a envelhecer com elegância e equilíbrio.

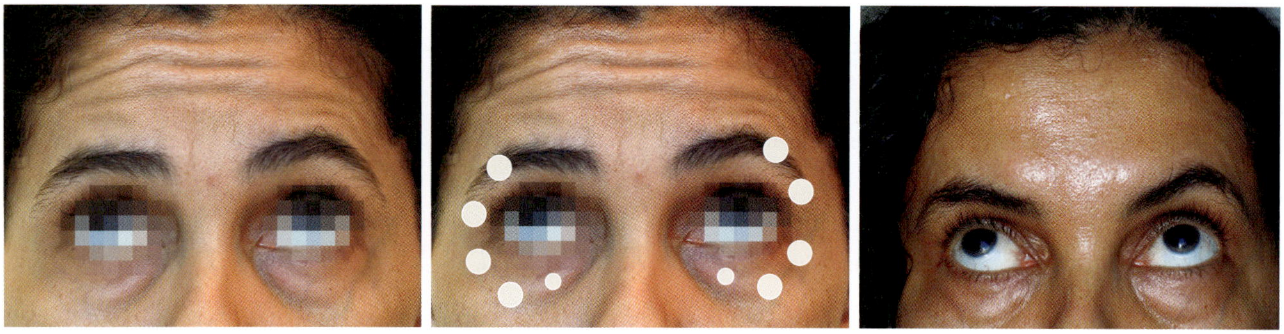

Figura 25.95. Bolsas infrapalpebrais acentuadas após o tratamento equivocado da porção inferior do musculo orbicular dos olhos em paciente que já tinha bolsas evidentes.

Fonte: Acervo da autoria do capítulo.

Referências Bibliográficas

• Microestrutura da Musculatura Estriada

1. Parkes S. Corpo humano. Dorling Kindersley; 2007.
2. Sobotta J, Becher H. Atlas de anatomia humana. 17. ed. Rio de Janeiro: Guanabara Koogan; 1977.
3. Moore KL, Persaud TVN. Embriologia clínica. Rio de Janeiro: Guanabara Koogan; 1994.
4. Wolf-Heidegger G. Atlas de anatomia humana. 3. ed. Rio de Janeiro: Guanabara Koogan; 1971.
5. Vander A. Human physiology: the mechanisms of body function. 4th ed. New York: McGraw-Hill; 1985.
6. Power SK, Howlet ET. Fisiologia do exercício. Rio de Janeiro: Manole; 2000.
7. Hexsel D, Almeida AT. Uso cosmético da toxina botulínica. Porto Alegre: AGE; 2002.

• Aplicações Não Clássicas da Toxina Botulínica Tipo A

1. Carruthers JD, Carruthers JA. Treatment of glabellar frown lines with C. botulinum-A exotoxin. J Dermatol Surg Oncol. 1992; 18(1):17-21.
2. Hexsel D, Dal'Forno T. Type A botulinum toxin in the upper aspect of the face. Clin Dermatol. 2003;21(6):488-497.
3. Carruthers J, Carruthers A. The use of botulinum toxin type A in the upper face. Facial Plast Clin North Am. 2006;14(3):253-260.
4. Carruthers A, Carruthers J. The adjunctive usage of botulinum toxin. Dermatol Surg. 1998;24(11):1244-1247.
5. Carruthers J, Carruthers A. Botulinum toxin A in the mid and lower face and neck. Dermatol Clin. 2004;22(2):151-158.
6. Carruthers J, Carruthers A. Aesthetic botulinum toxin in the mid and lower face and neck. Dermatol Surg. 2003;29(5):468-476.
7. Benedetto AV. The cosmetic uses of botulinum toxin type A. Int J Dermatol. 1999;38(9):641-655.
8. Carruthers A, Carruthers J. Cosmetic uses of botulinum A exotoxin. In: Tissue augmentation in clinical practice: procedures and techniques. New York: Marcel Dekker; 1998. p. 207-236.
9. Hexsel D, Brum C, Porto MD, Soirefmann M, Siega C, Schilling-Souza J, Rodrigues TC. Full-face injections of variable total doses of abobotulinum toxin type A: a randomized, phase IV clinical trial of safety and efficacy. J Drugs Dermatol. 2013;12(12):1356-1362.
10. Sundaram H, Signorini M, Liew S, Almeida A, Wu Y, Braz A et al. Global Aesthetics Consensus Group. Global aesthetics consensus: botulinum toxin type A: evidence-based review, emerging concepts and consensus recommendations for aesthetic use, including updates on complications. Plast Recontr Surg. 2016;137(3):518e-529e.
11. Ascher B, Talarico S, Cassuto D, Escobar S, Hexsel D, Jaén P et al. International consensus recommendations on the aesthetic usage of botulinum toxin type A (Speywood Unit) – Part II: Wrinkles on the middle and lower face, neck and chest. J Eur Acad Dermatol Venereol. 2010;24(11):1285-1295.
12. Matarasso SL. Complications of botulinum A exotoxin for hyperfunctional lines. Dermatol Surg. 1998;24(11):1249-1254.
13. Carruthers A, Kiene K, Carruthers J. Botulinum A exotoxin use in clinical dermatology. J Am Acad Dermatol. 1996;34(5 Pt 1):788-797.
14. Hexsel DM, Mazzuco R. Subcision: a treatment for cellulite. Int J Dermatol. 2000;39(7):539-544.
15. Orentreich DS, Orentreich N. Subcutaneous incision-less (Subcision) surgery for the correction of depressed scars and wrinkles. Dermatol Surg. 1995;21(6):543-549.
16. Yoelin SG, Dhawan SS, Vitarella D, Ahmad W, Hasan F, Abushakra S. Safety and efficacy of EB-001, a novel type E botulinum toxin, in subjects with glabellar frown lines: results of a phase 2, randomized, placebo-controlled, ascending-dose study. Plast Reconstr Surg. 2018;142(6):847e-855e.
17. Davis SA, Feldman SR, McMichael AJ. Management of keloids in the United States – 1990-2009: an analysis of the National Ambulatory Medical Care Survey. Dermatol Surg. 2013;39(7): 988-994.
18. Gassner HG, Brissett AE, Otley CC, Boahene DK, Boggust AJ, Weaver AL, Sherris DA. Botulinum toxin to improve facial wound healing: a prospective, blinded, placebo-controlled study. Mayo Clin Proc. 2006;81(8):1023-1028.
19. Tollefson TT, Senders CM, Sykes JM, Byorth PJ. Botulinum toxin to improve results in cleft lip repair. Arch Facial Plast Surg. 2006;8(3):221-222.
20. Ziade M, Domergue S, Batifol D, Jreige R, Sebbane M, Goudot P, Yachouh J. Use of botulinum toxin type A to improve treatment of facial wounds: a prospective randomized study. J Plast Reconstr Aesthet Surg. 2013;66(2):209-214.
21. Chang CS, Wallace CG, Hsiao YC, Chang CJ, Chen PK. Botulinum toxin to improve results in cleft lip repair: a double-blinded, randomized, vehicle-controlled clinical trial. PLoS One. 2014; 9(12):e115690.
22. Kim YS, Lee HJ, Cho Sh, Lee JD, Kim HS. Early post-operative treatment of thyroidectomy scars using botulinum toxin: a split-scar, double-blind randomized controlled trial. Wound Repair Regen. 2014;22(5):605-612.
23. Shaarawy E, Hegazy RA, Abdel Hay RM. Intralesional botulinum toxin type A equally effective and better tolerated than intralesional steroid in the treatment of keloids: a randomized controlled trial. J Cosmet Dermatol. 2015;14(2):161-166.
24. Xiao Z, Zhang F, Lin W, Zhang M, Liu Y. Effect of botulinum toxin type A on transforming growth factor beta 1 in fibroblasts derived from hypertrophic scar: a preliminary report. Aesthet Plast Surg. 2010;34(4):424-427.
25. Jeong HS, Lee BH, Sung HM, Park SY, Ahn DK, Jung MS, Suh IS. Effect of botulinum toxin type A on differentiation of fibroblasts derived from scar tissue. Plast Reconstr Surg. 2015;136(2): 171e-178e.

26. Wang Y, Wang J, Zhang J, Hu C, Zhu F. Effectiveness and safety of botulinum toxin type A injection for scar prevention: a systematic review and meta-analysis. Aesthetic Plast Surg. 2019; 43(5):1241-1249.
27. Kim S, Lee S, Lee J, Jeong H, Suh I. Clinical trial to evaluate the efficacy of botulinum toxin type A injection for reducing scars in patients with forehead laceration: a double-blinded, randomized controlled study. Medicine (Baltimore). 2019;98(34): e16952.
28. Bae DS, Koo DH, Kim JE, Cho JM, Park JO. Effect of botulinum toxin A on scar healing after thyroidectomy: a prospective double--blind randomized controlled trial. J Clin Med. 2020;9(3):868.
29. Xiao Z, Zhang F, Cui Z. Treatment of hypertrophic scars with intralesional botulinum toxin A injections: a preliminary report. Aesthetic Plast Surg. 2009;33(3):409-412.
30. Elhefnawy AM. Assessment of intralesional injection of botulinum toxin type A injection for hypertrophic scars. Indian J Dermatol Venereol Leprol. 2016;82(3):279-283.
31. Shaarawy E, Hegazy A, Hay R. Intralesional botulinum toxin type A equally effective and better tolerated than intralesional steroid in the treatment of keloids: a randomized controlled trial. J Cosmet Dermatol. 2015;14(2):161-166.
32. Manaloto RMP, Alster TS. Periorbital rejuvenation: a review of dermatologic treatments. Dermatol Surg. 1999;25(1):1-9.
33. Carruthers J, Fournier N, Kerscher M, Ruiz-Avila J, Almeida A, Kaeuper G. The convergence of medicine and neurotoxins: a focus on botulinum toxin type A and its application in aesthetic medicine: a global, evidence-based botulinum toxin consensus education initiative – Part II: Incorporating botulinum toxin into aesthetic clinical practice. Dermatol Surg. 2013;39(3 Pt 2):510-525.
34. Almeida AT. Hipertrofia do masseter. In: Hexsel D, Almeida AT (ed.). Uso cosmético da toxina botulínica. Porto Alegre: AGE; 2002. p. 185-186.
35. Lee HJ, Lee DW, Park YH, Cha M, Kim H, Ha S. Botulinum toxin A for aesthetic contouring of enlarged medial gastrocnemius muscle. Dermatol Surg. 2004;30(6):867-871.
36. Wanitphakdeedecha R, Ungaksornpairote C, Kaewkes A, Sathaworawong A, Vanadurongwan B, Lektrakul N. A pilot study comparing the efficacy of two formulations of botulinum toxin type A for muscular calves contouring. J Cosmet Dermatol. 2018;17(6):984-990.
37. Han KH, Joo YH, Moon SE, Kim KH. Botulinum toxin A treatment for contouring of the lower leg. J Dermatolog Treat. 2006;17(4): 250-254.
38. Lee WJ, Jung JM, Lee YJ, Won CH, Chang SE, Choi JH et al. Histopathological analysis of 226 patients with rosacea according to rosacea subtype and severity. Am J Dermatopathol. 2016;38(5): 347-352.
39. Wilkin J, Dahl M, Detmar M, Drake L, Liang MH, Odom R, Powell F; National Rosacea Society Expert Committee. Standard grading system for rosacea: report of the National Rosacea Society Expert Committee on the classification and staging of rosacea. J Am Acad Dermatol. 2004;50(6):907-912.
40. Yuraitis M, Jacob C. Botulinum toxin for the treatment of facial flushing. Dermatol Surg. 2004;30(1):102-104.
41. Bloom BS, Payongayong L, Mourin A, Goldberg DJ. Impact of intradermal abobotulinum toxin A on facial erythema of rosacea. Dermatol Surg. 2015;41(Suppl 1):S9-16.
42. Sterodimas A, Nicolaou M, Paes TR. Successful use of botulinum toxin A for the treatment of neck and anterior chest wall flushing. Clin Exp Dermatol. 2003;28(6):592-594.
43. Park KY, Hyun MY, Jeong SY, Kim BJ, Kim MN, Hong CK. Botulinum toxin for the treatment of refractory erythema and flushing of rosacea. Dermatology. 2015;230(4):299-301.
44. Sakuma TH, Maibach HI. Oily skin: an overview. Skin Pharmacol Physiol. 2012;25(5):227-235.
45. Shuo L, Ting Y, Ke-Lun W, Rui Z, Hang W. Efficacy and possible mechanisms of botulinum toxin treatment of oily skin. J Cosmet Dermatol. 2019;18(2):451-457.
46. Endly DC, Miller RA. Oily skin: a review of treatment options. J Clin Aesthet Dermatol. 2017;10(8):49-55.
47. Shah AR. Use of intradermal botulinum toxin to reduce sebum production and facial pore size. J Drugs Dermatol. 2008;7(9): 847-850.
48. Min P, Xi W, Grassetti L, Perdanasari A, Torresetti M, Feng S et al. Sebum production alteration after botulinum toxin type A injections for the treatment of forehead rhytides: a prospective randomized double-blind dose-comparative clinical investigation. Aesthet Surg J. 2015;35(5):600-610.
49. Sapra P, Demay S, Sapra S, Khanna J, Mraud K, Bonadonna J. A single-blind, split-face, randomized, pilot study comparing the effects of intradermal and intramuscular injection of two commercially available botulinum toxin A formulas to reduce signs of facial aging. J Clin Aesthet Dermatol. 2017;10(2):34-44.

• Toxina Botulínica para Melhora do Contorno Facial e Rugas do Pescoço

1. Brandt FS, Bellman B. Cosmetic use of botulinum A exotoxin for the aging neck. Dermatol Surg. 1998;24:1232-1234.
2. Almeida, Romiti A, Carruthers JDA. The facial platysma and its underappreciated role in lower face dynamics and contour. Dermatologic Surgery. 2017;43:8:1042-1049.
3. Benedetto AV. Cosmetic uses of BoNTs in lower face, neck and upper chest. In: Benedetto A (ed.). Botulinum toxins in clinical aesthetic practice. 2nd ed. London (United Kingdom): Informa Healthcare; 2011. v. 6, p. 173-178.
4. Goldman A. Bandas platismais. In: Hexsel D, Almeida AT (ed.). Uso cosmético da toxina botulínica. Porto Alegre: AGE; 2002. p. 173-177.
5. Matarasso A, Matarasso S, Brandt FS, Bellman B. La exotoxina botulínica A en el tratamiento de las bandas del platisma. Plast Reconstr Surg. 2004;114:148S-163S.
6. Castro CC. The changing role of platysma in face lifting. Plast Reconstr Surg. 2000;105:764-765.
7. Brandt FS, Boker A. Botulinum toxin for rejuvenation of the neck. Clin Dermatol. 2003;21:513-520.
8. Uitto J. Connective tissue biochemistry of the aging dermis: age related alterations in collagen and elastin. Dermatol Clin. 1986; 4:433-436.
9. Yaar M, Gilchrest BA. Aging versus photoaging: postulated mechanisms and effectors. J Investing Dermatol Symp Proc. 1998; 3:47-51.
10. McKinney P. The management of platysma bands. Plast Reconstr Surg. 1996;98:999-1006.
11. Barbarino SC, Wu AY, Morrow DM. Isolated neck-lifting procedure: isolated stork lift. Aesthetic Plast Surg. 2013;37:205-209.
12. Henley JL, Lesnik DJ, Terk AR. Contralateral platysma suspension: an adjunct to rhytidectomy. Arch Facial Plast Surg. 2005;7:119-123.
13. Matarasso A, Matarasso S et al. Botulinum A exotoxin for the management of platysma bands. Plast Reconstr Surg. 1999;103:645.
14. Trévidic P, Lamilla GC. Platysma bands: is a change needed in the surgical paradigm? Plast Reconstr Surg. 2017;139:1:41-47.
15. Carruthers J, Carruthers A. Aesthetic botulinum A toxin in mild and lower face and neck. Dermatol Surg. 2003;29:468-473.
16. Kane MAC. Non-surgical treatment of platysmal bands with injection of botulinum toxin A. Plast Reconstr Surg. 1999;103:656.
17. Sundaram H, Signorini M, Liew S, Almeida ART, Wu Y, Braz AV et al. Global aesthetics consensus – Botulinum toxin type A: evidence-based review, emerging concepts and consensus recommendations for astethetic use, including updates on complications. Plast Reconstr Surg. 2016;137:3:518e-529e.
18. Ascher B, Talarico S, Cassuto D, Hexsel D et al. International consensus recommendations on the aesthetic usage of botulinum toxin type A (Speywood Unit) – Part II: Wrinkles on the middle and lower face, neck and chest. JEADV. 2010;24:1285-1295.
19. Levy PM. The "Nefertiti lift": a new technique for specific re--contouring of the jawline. J Cosm Laser Therapy. 2007;9:240-252.
20. Levy PM. Neurotoxins: current concepts in cosmetic use on the face and neck: jawline countouring/platysma bands/necklace lines. Plast Reconstr Surg. 2015;136(5 Suppl):80-83.
21. Carruthers J, Carruthers A. Clinical indications and injection technique for the cosmetic use of botulinum A exotoxin. Dermatol Surg. 1998;24:1189-1194.
22. Matarazzo A, Matarazzo SL. Discussion – Botulinum toxin for neck rejuvenation: assessing efficacy and redefining patient selection. 2017;140(1):18e-19e.

• Sorriso Gengival

1. Garber DA, Salama MA. The aesthetic smile: diagnosis and treatment. Periodontol. 1996;11:18-28.
2. Gill DS, Naini FB, Tredwin CJ. Smile aesthetics. SADJ. 2008 Jun;63(5):270:272-275.
3. Davis NC. Smile design. Dent Clin North Am. 2007;51(2):299-318.
4. Polo M. Botulinum toxin type A (Botox) for the neuromuscular correction of excessive gingival display on smiling (gummy smile). Am J Orthod Dentofacial Orthop. 2008;133(2):195-203.
5. Carruthers A, Carruthers J. Cosmetic uses of botulinum A exotoxin. In: Klein AW (ed.). Tissue augmentation in clinical practice: procedures and techniques. New York: Marcel Dekker; 1998. p. 207-236.
6. Carruthers J, Carruthers A. Aesthetic botulinum A toxin in the mid and lower face and neck. Dermatol Surg. 2003;29(5):468-476.
7. Kane MA. The effect of botulinum toxin injections on the nasolabial fold. Plast Reconstr Surg. 2003;112:66S-72S.
8. Garcia A, Fulton Jr JE. Cosmetic denervation of the muscles of facial expression with botulinum toxin: a dose-response study. Dermatol Surg. 1996;22:39-43.
9. Mazzuco R, Hexsel D. Gummy smile and botulinum toxin: a new approach based on the gingival exposure area. J Am Acad Dermatol. 2010;63(6):1042-1051.
10. Huang SH, Huang YH, Lin YN et al. Micro-autologous fat transplantation for treating a gummy smile. Aesthet Surg J. 2018 Aug 16;38(9):925-937.
11. Diaspro A, Cavallini M, Piersini P, Sito G. Gummy smile treatment: proposal for a novel corrective technique and a review of the literature. Aesthet Surg J. 2018 Nov 12;38(12):1330-1338.
12. Peng PHL, JH Peng. Treating the gummy smile with hyaluronic acid filler injection. Dermatol Surg. 2019 Mar;45(3):478-480.
13. Mazzuco R. Perioral wrinkles. In: Hexsel D, Almeida AT (ed.). Cosmetic use of botulinum toxin. Porto Alegre: AGE; 2002. p. 158-163.
14. Hwang WS, Hur MS, Hu KS et al. Surface anatomy of the lip elevator muscles for the treatment of gummy smile using botulinum toxin. Angle Orthod. 2009;79(1):70-77.
15. Peck S, Peck L, Kataja M. The gingival smile line. Angle Orthod. 1992;62:91-100.
16. Wieder JM, Moy RL. Understanding botulinum toxin. Dermatol Surg. 1998;24:1172-1174.
17. Greenway HT, Breisch EA. Superficial cutaneous anatomy. In: Robinson JK, Arndt KA, Le Boit PE, Wintroub BU (ed.). Atlas of cutaneous surgery. Philadelphia: WB Saunders; 1996. p. 5-20.
18. Klein AW. Dilution and storage of botulinum toxin. Dermatol Surg. 1998;24:1179-1180.
19. Karsai S, Raulin C. Current evidence on the unit equivalence of different botulinum neurotoxin A formulations and recommendations for clinical practice in dermatology. Dermatol Surg. 2009;35(1):1-8.
20. Sobanko JF, Miller CJ, Alster T. Topical anesthetics for dermatologic procedures: a review. Dermatol Surg. 2012 May;38(5):709-721.
21. Carruthers J, Fagien S, Matarasso SL. Consensus recommendations on the use of botulinum toxin type a in facial aesthetics. Plast Reconstr Surg. 2004 Nov;114(6 Suppl):1S-22S.
22. Ramesh A, Vellayappan R, Ravi S, Gurumoorthy K. Esthetic lip repositioning – A cosmetic approach for correction of gummy smile: a case series. J Indian Soc Periodontol. 2019 May-Jun;23(3):290-294.
23. Hwang WS, Hur MS, Hu KS et al. Botox as an adjunct to orthognathic surgery for a case of severe vertical maxillary excess. Angle Orthod. 2009;79:70-77.
24. Hexsel D, Dal'Forno T, Camozzato F et al. Effects of different doses of abobotulinum toxin A for the treatment of anterior gingival smile. Arch Dermatol Res. 2020 Jul 28.
25. Levy LL, Emer JJ. Complications of minimally invasive cosmetic procedures: prevention and management. J Cutan Aesthet Surg. 2012;5(2):121-132.
26. Ascher B, Talarico S, Cassuto D et al. International consensus recommendations on the aesthetic usage of botulinum toxin type A (Speywood Unit) – Part II: Wrinkles on the middle and lower face, neck and chest. J Eur Acad Dermatol Venereol. 2010 Nov;24(11):1285-1295.
27. Klein AW. Contraindications and complications with the use of botulinum toxin. Clin Dermatol. 2004 Jan-Feb;22(1):66-75.
28. Sadiq SA, Khwaja S, Saeed SR. Botulinum toxin to improve lower facial symmetry in facial nerve palsy. Eye (Lond). 2012 Nov; 26(11):1431-1436.
29. Sito G, Manzoni V, Sommariva R. Vascular complications after facial filler injection: a literature review and meta-analysis. J Clin Aesthet Dermatol. 2019 Jun;12(6):E65-E72.

• Toxina Botulínica no Bruxismo e na Enxaqueca

1. Diener HC, Dodick DW, Goadsby PJ, Lipton RB, Olesen J, Silberstein SD. Chronic migraine classification, characteristics and treatment. Nat Rev Neurol. 2012 Feb 14;8(3):162-171. doi: 10.1038/nrneurol.2012.13.
2. Olesen J, Bousser MG, Diener HC, Dodick D, First M, Goadsby PJ et al; Headache Classification Committee. New appendix criteria open for a broader concept of chronic migraine. Cephalalgia. 2006;26:742-746. doi: 10.1111/j.1468-2982.2006.01172.
3. IHS. The international classification of headache disorders. 2nd ed. Cephalalgia. 2004;(24 Suppl 1):9-160.
4. Lipton RB, Bigal ME. Migraine: epidemiology, impact and risk factors for progression. Headache. 2005;(45 Suppl 1):S3-13.
5. Ortiz F, Raffaelli Jr E et al. Cefaleias primárias: aspectos clínicos e terapêuticos. 2. ed. São Paulo: Zeppelini Editorial; 2002.
6. Magalhaes E, Menezes C, Cardeal M, Melo A. Botulinum toxin type A versus amitriptyline for the treatment of chronic daily migraine. Clin Neurol Neurosurg. 2010;112(6):463-466.
7. Blumenfeld AM, Schim JD, Chippendale TJ. Botulinum toxin type A and divalproex sodium for prophylactic treatment of episodic or chronic migraine. Headache. 2008;48(2):210-220.
8. Cady RK, Schreiber CP, Porter JA et al. A multi-center double-blind pilot comparison of onabotulinum toxin A and topiramate for the prophylactic treatment of chronic migraine. Headache. 2011;51(1):21-32.
9. Digre KB. What's new in the treatment of migraine? J Neuroophthalol. 2019 Sep;39(3):352-359. doi: 10.1097/WNO.0000000000000837.
10. Freitag FG, Diamond S, Diamond M, Urban G. Botulinum toxin type A in the treatment of chronic migraine without medication overuse. Headache. 2008;48(2):201-209.
11. Lyseng-Williamson KA, Frampton JE. Onabotulinum toxin A (Botox®): a guide to its use in preventing headaches in adults with chronic migraine. CNS Drugs. 2012 Aug 1;26(8):717-723. doi: 10.2165/11208930-000000000-00000.
12. Tamura BM, Chang B. Botulinum toxin: application into acupuncture points for migraine. Derm Surg. 2003;29:749-775.
13. Cho ES, Hwang JY, Kim ST. A proposal to prevent the "Mephisto sign" side effect of botulinum toxin type A injection in chronic migraine. Yonsei Med J. 2013 Nov;54(6):15442-15444. doi: 103349/ymj.2013.54.6.1542.
14. Nadler SC. Bruxism, a classification: critical review. J Am Dent Assoc. 1957;54:615-622.
15. Lavigne GJ, Khoury S, Abe S, Yamaguchi T, Raphael K. Bruxism physiology and pathology: an overview for clinicians. J Oral Rehabil. 2008;35:476-494.
16. Solberg WK, Woo MW, Houston JG. Prevalence of mandibular dysfunction in young adults. J Am Dent Assoc. 1979;98:25-34.
17. Lobbezoo F, Lavigne GJ, Tanguay R, Montplaisir JY. The effect of catecholamine precursor l-DOPA on sleep bruxism: a controlled clinical trial. Mov Disord. 1997;12:73-78.
18. Mohamed SE, Christensen LV, Penchas J. A randomized double-blind clinical trial of the effect of amitriptyline on nocturnal masseteric motor activity (sleep bruxism). Cranio. 1997;15:326-332.
19. Chikhani L, Dichamp J. Bruxism: temporo-mandibular dysfunction and botulinum toxin. Ann Readapt Med Phys. 2003 Jul;46(6): 333-337.
20. Kumar A, Spivakovsky S. Bruxism: is botulinum toxin and effective treatment? Evid Based Dent. 2018 Jun;10(2):59. doi: 10.1038/SJ.EBD.6401311.
21. Alonso-Navarro H, Jiménez-Jiménez FJ, Plaza-Nieto JF, La Fuente BPD, Navacerrada F, Arroyo-Solera M, Calleja M. Treatment of severe bruxism with botulinum toxin type A. Rev Neurol. 2011 Jul 16;53(2):73-76.
22. Arikan OK, Tan FU, Kendi T, Koc C. Use of botulinum toxin type A for the treatment of masseteric muscle hypertrophy. J Otolaryngol. 2006;35:40-43.

- **Hipertrofia de Masseter – Tratamento com Toxina Botulínica**

1. Arzul L, Corre P, Khonsari RH, Mercier JM, Piot B. Asymmetric hypertrophy of the masticatory muscles. Ann Chir Plast Esthet. 2012 Jun;57(3):286-291.
2. Shim WH, Yoon SH, Park JH, Choi YC, Kim ST. Effect of botulinum toxin type A injection on lower facial contouring evaluated using a three-dimensional laser scan. Dermatol Surg. 2011 Feb;37(2):294.
3. Liew S, Dart A. Non-surgical reshaping of the lower face. Aesthet Surg J. 2008 May-Jun;28(3):251-257.
4. Kim NH, Park RH, Park JB. Botulinum toxin type A for the treatment of hypertrophy of the masseter muscle. Plast Reconstr Surg. 2010 Jun;125(6):1693-1705.
5. Liew S, Dart A. Non-surgical reshaping of the lower face. Aesthet Surg J. 2008 May-Jun;28(3):251-257.
6. Wong GR, Chen WP. Phosphatidylcholine/deoxycholate lipolysis and hyaluronic acid augmentation to enhance non-surgical lower facial contouring using botulinum toxin type A. J Cosmet Dermatol. 2011 Jun;10(2):159-162.

- **Toxina Botulínica – Novas Indicações na Rosácea, Acne e Cicatrizes**

1. Biot MP. Histórico e descoberta do uso cosmético. In: Hexsel D, Almeida AT (ed.). Uso cosmético da toxina botulínica. Porto Alegre: AGE; 2002. p.19-20.
2. Antonio CR, Antonio JR, Tridico LA, Fernandes TEA. Toxina botulínica: revisão de sua aplicabilidade em doenças ao alcance do dermatologista. Surg Cosmet Dermatol. 2014;6(3):268-276.
3. Campanati A, Martina E, Giuliodori K, Consales V, Bobyr I, Offidani A. Botulinum toxin off-label use in dermatology: a review. Skin Appendage Disord. 2017;3:39-56.
4. Schlessinger J, Gilbert E, Cohen JL, Kaufman J. New uses of abobotulinum toxin A in aesthetics. Aesthet Surg J. 2017;37(Suppl 1):S45-S58.
5. Guida S, Farnetani F, Nisticò SP, Mariarosaria CG, Babino G, Pellacani G, Fulgione E. New trends in botulinum toxin use in dermatology. Dermatol Pract Concept. 2018;8(4):277-282.
6. Engin B, Özkoca D, Kutlubay Z, Serdaroğlu S. Conventional and novel treatment modalities in rosacea. Clin Cosmet Investig Dermatol. 2020;13:179-186.
7. Choi JE, Werbel T, Wang Z, Wu CC, Yaksh TL, Di Nardo A. Botulinum toxin blocks mast cells and prevents rosacea like inflammation. J Dermatol Sci. 2019;3(1):58-64.
8. Al-Niaimi F, Glagoleva E, Araviiskaia E. Pulsed dye laser followed by intradermal botulinum toxin type A in the treatment of rosacea associated erythema and flushing. Dermatol Ther. 2020:e13976.
9. Yuraitis M, Jacob CI. Botulinum toxin for the treatment of facial flushing. Dermatol Surg. 2004;30(1):102-104.
10. Kim MJ, Kim JH, Cheon HI, Hur MS, Han SH, Lee YW et al. Assessment of skin physiology change and safety after intradermal injections with botulinum toxin: a randomized, double-blind, placebo-controlled, split-face pilot study in rosacea patients with facial erythema. Dermatol Surg. 2019;45(9):1155-1162.
11. Dayan SH, Pritzker RN, Arkins JP. A new treatment regimen for rosacea: onabotulinum toxin A. J Drugs Dermatol. 2012;11(12): e76-e79.
12. Park KY, Hyun MY, Jeong SY, Kim BJ, Kim MN, Hong CK. Botulinum toxin for the treatment of refractory erythema and flushing of rosacea. Dermatology. 2015;230(4):299-301.
13. Bloom BS, Payongayong L, Mourin ABS, Goldberg DJ. Impact of intradermal abobotulinum toxin A on facial erythema of rosacea. Dermatol Surg. 2015;41:S9-S16.
14. Berman B, Maderal A, Raphael B. Keloids and hypertrophic scars: pathophysiology, classification and treatment. Dermatol Surg. 2017;43:S3-S18.
15. Carrero LMK, Ma WW, Liu HF, Yin XF, Zhou BR. Botulinum toxin type A for the treatment and prevention of hypertrophic scars and keloids: updated review. J Cosmet Dermatol. 2019;18(1):10-15.
16. Hu L, Zou Y, Chang SJ, Qiu Y, Chen H, Gang M et al. Effects of botulinum toxin on improving facial surgical scars: a prospective, split-scar, double-blind, randomized controlled trial. Plast Reconstr Surg. 2018;141(3):646-650.
17. Gassner HG, Sherris DA, Otley CC. Treatment of facial wounds with botulinum toxin A improves cosmetic outcome in primates. Plast Reconstr Surg. 2000;105(6):1948-1953.
18. Zhibo X, Miaobo Z. Intralesional botulinum toxin type A injection as a new treatment measure for keloids. Plast Reconstr Surg. 2009;124(5):275e-277e.
19. Xiao Z, Zhang F, Cui Z. Treatment of hypertrophic scars with intralesional botulinum toxin type A injections: a preliminary report. Aesthetic Plast Surg. 2009;33(3):409-412.
20. Kim YS, Lee HJ, Cho SH, Lee JD, Kim HS. Early post-operative treatment of thyroidectomy scars using botulinum toxin: a split--scar, double-blind randomized controlled trial. Wound Repair Regen. 2014;22(5):605-612.
21. Shaarawy E, Hegazy RA, Hay RMA. Intralesional botulinum toxin type A equally effective and better tolerated than intralesional steroid in the treatment of keloids: a randomized controlled trial. J Cosmet Dermatol. 2015;14(2):161-166.
22. Elhefnawy AM. Assessment of intralesional injection of botulinum toxin type A injection for hypertrophic scars. Indian J Dermatol Venereol Leprol. 2016 May-Jun;82(3):279-283.
23. Lee SH, Min HJ, Kim YW, Cheon YW. The efficacy and safety of early post-operative botulinum toxin A injection for facial scars. Aesthetic Plast Surg. 2018;42(2):530-537.
24. Park GS, An MK, Yoon JH, Park SS, Koh SH, Mauro TM et al. Botulinum toxin type A suppresses pro-fibrotic effects via the JNK signaling pathway in hypertrophic scar fibroblasts. Arch Dermatol Res. 2019;311(10):807-814.
25. Chen HC, Yen CI, Yang SY, Chang CJ, Yang JY, Chang SY et al. Comparison of steroid and botulinum toxin type A monotherapy with combination therapy for treating human hypertrophic scars in an animal model. Plast Reconstr Surg. 2017;140(1):43e-49e.
26. Endly DC, Miller RA. Oily skin: a review of treatment options. J Clin Aesthet Dermatol. 2017;10(8):49-55.
27. Shah AR. Use of intradermal botulinum toxin to reduce sebum production and facial pore size. J Drugs Dermatol. 2008;7(9): 847-850.
28. Li ZJ, Park SB, Sohn KC, Lee Y, Seo YJ, Kim CD et al. Regulation of lipid production by acetylcholine signaling in human sebaceous glands. J Dermatol Sci. 2013 Nov;72(2):116-122.
29. Rose AE, Goldberg DJ. Safety and efficacy of intradermal injection of botulinum toxin for the treatment of oily skin. Dermatol Surg. 2013;39(3 Pt 1):443-448.
30. Min P, Xi W, Grassetti L, Perdanasari AT, Torresetti M, Feng S et al. Sebum production alteration after botulinum toxin type A injections for the treatment of forehead rhytides: a prospective randomized double-blind dose-comparative clinical investigation. Aesthetic Surgery Journal. 2015;35(5):600-610.
31. Shuo L, Ting Y, Ke-Lun W, Rui Z, Hang W. Efficacy and possible mechanisms of botulinum toxin treatment of oily skin. J Cosmet Dermatol. 2019;18(2):451-457.

- **Complicações da Toxina Botulínica: Manejo e Tratamento**

1. Sethi N, Singh S, De Boulle K, Rahman E. A review of complications due to the use of botulinum toxin A for cosmetic indications. Aesthetic Plast Surg. 2020 Oct 13.
2. Bai L, Peng X, Liu Y, Sun Y, Wang X, Wang X et al. Clinical analysis of 86 botulism cases caused by cosmetic injection of botulinum toxin (BoNT). Medicine (Baltimore). 2018 Aug;97(34):e10659.
3. Carruthers JD, Carruthers JA. Treatment of glabellar frown lines with C. botulinum-A exotoxin. J Dermatol Surg Oncol. 1992 Jan;18(1):17-21.
4. Alam M. Severe, intractable headache after injection with botulinum A exotoxin: report of 5 cases. J Am Acad Dermatol. 2002; 46:62-65.
5. Vanaman M, Fabi S, Carruthers J. Complications in the cosmetic dermatology patient: a review and our experience (Part I). Dermatol Surg. 2016;42:1-11.
6. Landau M, Nestor MS, Almeida AT, Al-Niaimi F. Botulinum toxin complications in registered and off-label aesthetic indications. J Cosmet Dermatol. 2020;00:1-7.
7. Peng HP, Peng JH. Complications of botulinum toxin injection for masseter hypertrophy: incidence rate from 2036 treatments and summary of causes and preventions. J Cosmet Dermatol. 2018 Feb;17(1):33-38.
8. Chertow DS, Tan ET, Maslanka SE, Schulte J, Bresnitz EA, Weisman RS et al. Botulism in 4 adults following cosmetic injections with an unlicensed, highly concentrated botulinum preparation. JAMA. 2006 Nov 22;296(20):2476-2479.

9. Saeb-Lima M, Solis-Arreola GV, Fernandez-Flores A. Mycobacterial infection after cosmetic procedure with botulinum toxin A. Journal of Clinical and Diagnostic Research (JCDR). 2015 Apr; 9(4):WD01-2.
10. Thanasarnaksorn W, Rattakul B, Suvanasuthi S, Sutthipisal N. Botulinum toxin type A injection-related suppurative granuloma: a case report. J Cosmet Laser Ther. 2019;21(7-8):422-424.
11. Wambier CG, Andrade EA, Cruz LS, Lemes BM, Carey WD, Moura BPS et al. Flush technique to minimize adverse reactions from syringe lubricant (silicone oil). J Am Acad Dermatol. 2019 Dec; 81(6):e169-e171.
12. Sundaram H, Signorini M, Liew S, Almeida ART, Wu Y, Braz AV et al; Global Aesthetics Consensus Group. Global aesthetics consensus – Botulinum toxin type A: evidence-based review, emerging concepts and consensus recommendations for aesthetic use, including updates on complications. Plast Reconstr Surg. 2016 Mar;137(3):518e-529e.
13. Wijemanne S, Vijayakumar D, Jankovic J. Apraclonidine in the treatment of ptosis. J Neurol Sci. 2017 May 15;376:129-132.
14. Grillo R, Ribeiro E, Chaves A, Barros T. Blepharoptosis treatment as a complication due to botulinum toxin application. Biomed Res Clin Prac. 2020;5:2-3.
15. Mustak H, Rafaelof M, Goldberg R. Use of botulinum toxin for the correction of mild ptosis. Journal of Clinical and Aesthetic Dermatology. 2018 Apr;11(4).
16. Karami M, Taheri A, Mansoori P. Treatment of botulinum toxin--induced eyelid ptosis with anticholinesterases. Dermatol Surg. 2007 Nov;33(11):1392-1394 [discussion 1394-1395].
17. Sorensen EP, Urman C. Cosmetic complications: rare and serious events following botulinum toxin and soft-tissue filler administration. J Drugs Dermatol. 2015 May;14(5):486-491.
18. Aristodemou P, Watt L, Baldwin C, Hugkulstone C. Diplopia associated with the cosmetic use of botulinum toxin A for facial rejuvenation. Ophthalmic Plast Reconstr Surg. 2006 Mar--Apr;22(2):134-136.
19. Isaac CR, Chalita MR, Pinto LD. Botox® after Botox® – A new approach to treat diplopia secondary to cosmetic botulinic toxin use: case reports. Arq Bras Oftalmol. 2012 May-Jun;75(3):213-214.
20. Dayan SH. Complications from toxins and fillers in the dermatology clinic: recognition, prevention and treatment. Facial Plast Surg Clin North Am. 2013 Nov;21(4):663-673.
21. Monheit G, Lin X, Nelson D, Kane M. Consideration of muscle mass in glabellar line treatment with botulinum toxin type A. J Drugs Dermatol. 2012;11(9):1041-1045.
22. Schlessinger J, Dover JS, Joseph J, Monheit G, Nelson DB. Long--term safety of abobotulinum toxin A for the treatment of glabellar lines: results from a 36-month, multicenter, open-label extension study. Dermatol Surg. 2014;40:176-183.
23. Torres S, Hamilton M, Sanches E, Starovatova P, Gubanova E, Reshetnikova T. Neutralizing antibodies to botulinum neurotoxin type A in aesthetic medicine: five case reports. Clin Cosmet Investig Dermatol. 2013 Dec 18;7:11-17.
24. Stephan F, Habre M, Tomb R. Clinical resistance to three types of botulinum toxin type A in aesthetic medicine. J Cosmet Dermatol. 2014 Dec;13(4):346-348.
25. Kang SM, Feneran A, Kim JK, Park O, Kim JE, Won CH et al. Exaggeration of wrinkles after botulinum toxin injection for forehead horizontal lines. Ann Dermatol. 2011 May;23(2):217-221.
26. Ruiz-Rodriguez R, Martin-Gorgojo A. Diez errores a evitar en la inyección de toxina botulínica. Actas Dermosifiliogr. 2015; 106(6):458-464.
27. Bae GY, Na JI, Park KC, Cho SB. Non-surgical correction of drooping mouth corners using monophasic hyaluronic acid and incobotulinum toxin A. J Cosmet Dermatol. 2020 Feb;19(2):338-345.
28. Kassir M, Gupta M, Galadari H, Kroumpouzos G, Katsambas A. Complications of botulinum toxin and fillers: a narrative review. J Cosmet Dermatol. 2019;00:1-4.
29. Matarasso A. Discussion – New indications for botulinum toxin type A in cosmetics: mouth and neck. Plast Reconstr Surg. 2003;110:86S-87S.

Bibliografia Consultada

• Aspectos Fundamentais da Toxina Botulínica

Benedetto AV. The cosmetic uses of botulinum toxin type A. Int J Dermatol. 1999;38:641-655.
Blitzer A, Brin MF, Keen MS, Aviv JE. Botulinum toxin for the treatment of hyperfunctional lines of the face. Arch Otolaryngol Head Neck Surg. 1993;119:1018-1022.
Carruthers A, Carruthers J. History of the cosmetic use of botulinum A exotoxin. Dermatol Surg. 1988;24:1168-1170.
Carruthers A, Carruthers JD. Botulinum toxin type A treatment of multiple upper facial sites: patient-reported outcomes. Dermatol Surg. 2007 Jan;33:S44-50.
Carruthers A. Journal of Clinical Research. 2004.
Carruthers JA, Carruthers JD. Botulinum toxin in the treatment of glabellar frown lines and other facial wrinkles. In: Jankovic J, Hallet M (ed.). Therapy with botulinum toxin. New York: Marcel Dekker; 1994. p. 577-595.
Carruthers JD, Carruthers JA. Treatment of glabellar frown lines with C botulinum-A exotoxin. J Dermatol Surg Oncol. 1992;18(1):17-21.
Coffield JA, Considine RV, Simpson LL. The site and mechanism of action of botulinum neurotoxin. In: Jankovic J, Hallet M (ed.). Therapy with botulinum toxin. New York: Marcel Dekker; 1994. p. 3-13.
Das Gupta BR. Structures of botulinum neurotoxin, its functional domains and perspectives on the crystalline type A toxin. In: Jankovic J, Hallet M (ed.). Therapy with botulinum toxin. New York: Marcel Dekker; 1994. p. 15-39.
Dressler D, Hallett M. Immunological aspects of botox, dysport and myoblock/neuroblock. Eur J Neurol. 2006;13(Suppl1):11-15 [Epub 2007].
Garcia A, Fulton JE. Cosmetic denervation of the muscles of facial expression with botulinum toxin. Dermatol Surg. 1996;22:39-43.
Hexsel D et al. Arch Dermatol. 2009;145(7):83.
Hexsel D, Almeida AT. Uso cosmético da toxina botulínica. Porto Alegre: AGE; 2002. p. 58-74.
Hexsel D, Dal'Forno T, Hexsel C et al. A randomized pilot study comparing the action halos of two commercial preparations of botulinum toxin type A. Dermatol Surg. 2008;34:52-59.
Hexsel D. Estudos da toxina botulínica (Botox®) após seis semanas de diluição. Simpósio Satélite Allergan. In: 57o Congresso Brasileiro de Dermatologia, Porto Alegre; 2002.
Hsu TSJ et al. Effect of volume and concentration on the diffusion of botulinum exotoxin A. Arch Dermatol. 2004 Nov;140(11):1351-1354.
Karsay S, Raulin C. Current evidence on the unit equivalence of different botulinum neurotoxin A formulations and recommendations for clinical practice in dermatology. Dermatol Surg. 2008;35:1-8.
Klein AW, Glogau RG. Botulinum toxin: beyond cosmesis. Arch Dermatol. 2000;136(4):539-541.
Krystkowiak P. Ann Readapt Med Phys. 2007;50(Suppl 1):S12-16.
Lim H, Seet RCS. Botulinum toxin: description of injection techniques and examination of controversies surrounding toxin diffusion. Acta Neurol Scand. 2008 Feb;117(2):73-84.
Markey AC. Dysport®. Dermatol Clin. 2004;22:213-219.
Odergren T, Hjaltason H, Kaakkola S et al. A double-blind, randomized, parallel group study to investigate the dose equivalence of Dysport® and Botox® in the treatment of cervical dystonia. J Neurol Neurosurg Psychiatry. 1998;64:6-12.
Paiva A, Meunier FA, Molgó J, Aokil KR, Dolly O. Functional repair of motor endplates after botulinum neurotoxin type A poisoning: biphasic switch of synaptic activity between nerve sprouts and their parent terminals. Proc Natl Acad Sci USA. 1999;96:3200-3205.
Pickett A, Dodd S, Rzany B. J Cosm Laser Therapy. 2008;1-3.
Product literature (package insert) on Botox®. Irvine (CA): Allergan; 2002.

Product literature (package insert) on Dysport®. Berkshire (UK): Ipsen Products/Maidenhead; 2002.

Rosseto O, Montecucco C. How botulinum toxins work. In: Moore & Naumann: handbook of botulinum toxin treatment. 2nd ed. Massachusetts: Wiley-Blackwell; 2003. v. 2, p. 9-27.

Rzany B et al. International consensus recommendations on the aesthetic usage of botulinum toxin type A (Speywood Unit) – Part II: Wrinkles on the middle and lower face, neck and chest. JEADV. 2010;24(Suppl 1):1-14.

Rzany B et al. Repeated botulinum toxin A injections for the treatment of lines in the upper face: a retrospective study of 4,103 treatments in 945 patients. Dermatol Surg. 2007.

Schantz EJ, Johnson EA. Botulinum toxin: the story of its development for the treatment of human disease. Persp Biol Med. 1997;40(4): 317-327.

Schantz EJ, Johnson EA. Preparation and characterization of botulinum toxin type A for human treatment. In: Jankovic J, Hallet M (ed.). Therapy with botulinum toxin. New York: Marcel Dekker; 1994. p. 41.

Schantz EJ. Historical perspective. In: Jankovic J, Hallet M (ed.). Therapy with botulinum toxin. New York: Marcel Dekker; 1994. p. 23-26.

Simpson LL. Kinetic studies on the interaction between botulinum type A and the cholinergic neuromuscular junction. J Pharmacol Exp Ther. 1980;212:16-21.

Simpson LL. The origin, structure and pharmacological activity of botulinum toxin. Pharmacological Reviews. 1981;33:155-188.

Sommer B, Sattler G. Botulinum toxin in aesthetic medicine. Berlin: Wiley-Blackwell; 2001. p. 8-29.

• Aplicações Clássicas

Ahn MS, Catten M, Maas CS. Temporal brow lift using botulinum toxin. Plast Reconstr Surg. 2000;105:1129-1135.

Almeida ART, Marques ERMC, Kadunc BV. Rugas glabelares: estudo piloto dos padrões de contração (Glabellar wrinkles: a pilot study of contraction patterns). Surg Cosmet Dermatol. 2010 Jan--Mar;2(1):23-28.

Carruthers A, Carruthers J. History of the cosmetic use of botulinum A exotoxin. Dermatol Surg. 1998;24:1168-1170.

Carruthers A, Carruthers JDA. Botulinum toxin in the treatment of glabellar frown lines and other facial wrinkles. In: Jankovic J, Hallet M (ed.). Therapy with botulinum toxin. New York: Marcel Dekker; 1994. p. 577-595.

Carruthers J, Carruthers A. Botulinum toxin (Botox®) chemodenervation for facial rejuvenation. Facial Plast Surg. 2001;9:197-204.

Carruthers J, Fagien S, Matarasso SL; Botox Consensus Group. Consensus recommendations on the use of botulinum toxin type A in facial aesthetics. Plast Reconstr Surg. 2004;114(Suppl 6):1S-22S.

Carruthers JA, Carruthers JD. The treatment of glabellar furrows with botulinum A exotoxin. J Dermatol Surg Oncol. 1990;16:83-84.

Carruthers JD, Carruthers JA. Treatment of glabellar frown lines with C. botulinum-A exotoxin. J Dermatol Surg Oncol. 1992;18(1):17-21.

Carruthers JD, Glogau RG, Blitzer A; Facial Aesthetics Consensus Group Faculty. Advances in facial rejuvenation – Botulinum toxin type A, hyaluronic acid dermal fillers and combination therapies: consensus recommendations. Plast Reconstr Surg. 2008;121(5):5S-30S.

Garcia A, Fulton JE. Cosmetic denervation of the muscles of facial expression with botulinum toxin. Dermatol Surg. 1996;22:39-43.

Gardner E, Gray DJ, O'Rahilly R. Anatomia. Rio de Janeiro: Guanabara Koogan; 1971.

Hexsel D, Almeida AT. Uso cosmético da toxina botulínica. Porto Alegre: AGE; 2002.

Ingallina FM, Trevidic P. Anatomy and botulinum toxin injections. Expert2Expert Medical Publishing/Master Collection; 2015.

Jankovic J, Brin MF. Therapeutic uses of botulinum toxin. N Eng J Med. 1991;324:1186-1194.

Kadunc BV. Rugas periorbitárias. In: Hexsel D, Almeida AT. Uso cosmético da toxina botulínica. Porto Alegre: AGE; 2002. v. 30, p. 149-154.

Kane MAC. Classification of crow's feet patterns among Caucasian women: the key to individualizing treatment. Plast Reconstr Surg. 2003;112(5 Suppl):33S-39S.

Kane MAC. The effect of botulinum toxin injections on the nasolabial fold. Plast Reconstr Surg. 2003;112(5 Suppl):66S-72S.

Klein AW. Complications and adverse reactions with the use of botulinum toxin. Semin Cutan Med Surg. 2001;20(2):109-120.

Lowe N. Botulinum toxin type A for facial rejuvenation: United States and United Kingdom perspectives. Dermatol Surg. 1998;24: 1216-1218.

Marques ERM, Madeira CL. Noções de anatomia: anatomia da face. In: Cirurgia dermatológica em consultório. São Paulo: Atheneu; 2003. v. 5, p. 77-94.

Matarasso SL. Complications of botulinum A exotoxin for hypofunctional lines. Dermatol Surg. 1998;24:1249-1254.

Oliveira GB, Rossi NCP, Moreira BMT. Tratamento da porção inferior do músculo orbicular dos olhos com microdoses de toxina botulínica: série de 300 casos. Surg Cosmet Dermatol. 2016;8(3): 206-209.

Rubin LR. The anatomy of a smile: its importance in treatment of facial paralysis. Plast Reconstr Surg. 1974;53(4):384-387.

Sposito MMM. Anatomia topográfica e funcional da face e sua importância na aplicação da toxina botulínica. In: Hexsel D, Almeida AT. Uso cosmético da toxina botulínica. Porto Alegre: AGE; 2002. v. 16, p. 8-96.

Zhang X et al. Botulinum toxin to treat horizontal forehead lines: a refined injection pattern accommodating the lower frontalis. Aesthetic Surg J. 2019 Jun [174 doc 10].

• Toxina Botulínica no Tratamento das Assimetrias Faciais

Salles AG, Toledo PN, Ferreira MC. Botulinum toxin injection in long--standing facial paralysis patients: improvement of facial symmetry observed up to 6 months. Aesth Plast Surg. 2009;33:582-590.

Finsterer J. Management of peripheral facial nerve palsy. Eur Arch Otorhinolaryngol. 2008;265:743-752.

Sadiq SA, Khwaja S, Saeed SR. Botulinum toxin to improve lower facial symmetry in facial nerve palsy. Eye. 2012;26:1431-1433.

Pecora CS, Shitara D. Botulinum toxin type A to improve facial symmetry in facial palsy: a practical guideline and clinical experience. Toxins. 2021;13:159. Disponível em: https://doi.org/10.3390/toxins13020159.

Cabin JA, Massry GG, Azizzadeh B. Botulinum toxin in the management of facial paralysis. Curr Opin Otolaryngol Head Neck Surg. 2015;23:272-280 [Cross ref – PubMed].

Benichou L, Labbe D, Le Louarn C, Guerreschi P. Facial palsy sequel and botulinum toxin. Ann Chir Plast Esthet. 2015;60:377-392 [Cross ref].

Armstrong MWJ, Mountain RE, Murray JAM. Treatment of facial synkinesis and facial asymmetry with botulinum toxin type A following facial nerve palsy. Clin Otolaryngol Allied Sci. 1996;21:15-20.

Filipo R, Spahiu I, Covelli E, Nicastri M, Bertoli GA. Botulinum toxin in the treatment of facial synkinesis and hyperkinesis. Laryngoscope. 2012;122:266-270 [Cross ref – PubMed].

Mehdizadeh OB, Diels J, White WM. Botulinum toxin in the treatment of facial paralysis. Facial Plast Surg Clin N Am. 2016;24:11-20 [Cross ref].

Bikhazi NB, Maas CS. Refinement in the rehabilitation of the paralyzed face using botulinum toxin. Otolaryngol Head Neck Surg. 1997;117:303-307.

Krohel GB, Cipollo CL, Gaddipati K. Contralateral botulinum injections improve drinking ability and facial symmetry in patients with facial paralysis. Am J Ophthalmol. 2005;139:540.

Maio M, Bento RF. Botulinum toxin in facial palsy: an effective treatment for contralateral hyperkinesis. Plast Reconstr Surg. 2007; 120:917-927.

Trévedic P, Ingalluna FM. Anatomy and botulinum toxin injections. Expert2Expert Medical Publishing [master collection 1].

Carruthers J, Carruthers A. Aesthetic botulinum A toxin in the mid and lower face and neck. Dermatol Surg. 2003;29:468-476.

Gassia V, Beylot C, Béchaux S, Michaud T. Botulinum toxin injection techniques in the lower third and middle of the face, the neck and the décolleté: the "Nefertiti lift". Ann Dermatol Venereol. 2009;136:S111-S118.

• Toxina Botulínica: Uso de Microdoses com Injeções Intradérmicas

Albanese A. Discussion of unique properties of botulinum toxins. Toxicon. 2009 Oct;54(5):702-708.

Alexandroff AB, Sinclair SA, Langtry JA. Successful use of botulinum toxin a for the treatment of neck and anterior chest wall flushing. Dermatol Surg. 2006 Dec;32(12):1536.

Almeida Jr H, Henkin C, Milman L, Bernardotti I. Localized flushing absence after abobotulinum toxin A cosmetic treatment. Eur J Dermatol. 2013 Sep-Oct;23(5):714-715.

Awaida CJ, Jabbour SF, Rayess YA, El-Khoury JS, Kechichian EG, Nasr MW. Evaluation of the Microbotox technique: an algorithmic approach for lower face and neck rejuvenation and a crossover clinical trial. Plast Reconstr Surg. 2018 Sep;142(3):640-649.

Ayres EL, Sandoval MHL. Toxina botulínica na dermatologia: flushing e rosácea. 1. ed. 2016. cap. 27 B, p. 357-362.

Bertossi D, Giampaoli G, Lucchese A et al. The skin rejuvenation associated treatment: Fraxel laser, Microbotox and low G prime hyaluronic acid: preliminary results. Lasers Med Sci. 2019;34: 1449-1455.

Bertossi D, Mortellaro C, Nocini P. New clinical analysis and device for Botox injections. J Craniofac Surg. 2016 Sep;27(6):1554-1557.

Bloom BS, Payongayong L, Mourin A, Goldberg DJ. Impact of intradermal abobotulinum toxin A on facial erythema of rosacea. Dermatol Surg. 2015 Jan;41(Suppl 1):S9-16.

Calvani F, Santini S, Bartoletti E, Alhadeff A. Personal technique of microinfiltration with botulin toxin: the SINB technique (superficial injection needling botulinum). Plast Surg (Oakv). 2019 May;27(2):156-161.

Chen S. Clinical uses of botulinum neurotoxins: current indications, limitations and future developments. Toxins (Basel). 2012 Oct; 4(10):913-939.

Cho SB, Lee SJ, Kang JM, Kim YK, Oh SH. Treatment of facial flushing by topical application of nicotinic acid cream followed by treatment with 595 nm pulsed-dye laser. Clin Exp Dermatol. 2009 Oct; 34(7):e405-406.

Dayan SH, Pritzker RN, Arkins JP. A new treatment regimen for rosacea: onabotulinum toxin A. J Drugs Dermatol. 2012 Dec;11(12):e76-79.

El-Bedewi A. The effect of mesobotox together with intense pulsed light on facial wrinkles and erythema. Journal of Cosmetics, Dermatological Sciences and Applications. 2012;2(1):16-19.

Geddoa E, Matar HE, Paes TR. The use of botulinum toxin A in the management of neck and anterior chest wall flushing: pilot study. Int J Dermatol. 2013 Dec;52(12):1547-1550.

Hsu CC, Lee JY. Pronounced facial flushing and persistent erythema of rosacea effectively treated by carvedilol, a nonselective β-adrenergic blocker. J Am Acad Dermatol. 2012 Sep;67(3):491-493.

Khan TT, Herne K, Dayan SH, Woodward JA. Facial blanching due to neurotoxins: proposed mechanisms. Dermatol Surg. 2013 Jan;39(1 Part 1):24-29.

Kranendonk SK, Ferris LK, Obagi S. Re: botulinum toxin for the treatment of facial flushing. Dermatol Surg. 2005 Apr;31(4):491 [author reply 492].

Odo ME, Odo LM, Farias RV, Primavera RA, Leão L, Cucé LC, Juliano Y. Botulinum toxin for the treatment of menopausal hot flushes: a pilot study. Dermatol Surg. 2011 Nov;37(11):1579-1583.

Oliveira GB, Rossi NCP, Moreira BMT. Tratamento da porção inferior do músculo orbicular dos olhos com microdoses de toxina botulínica: série de 300 casos. Surg Cosmet Dermatol. 2016;8(3):206-209.

Park KY, Hyun MY, Jeong SY, Kim BJ, Kim MN, Hong CK. Botulinum toxin for the treatment of refractory erythema and flushing of rosacea. Dermatology. 2015;230(4):299-301.

Raspaldo H, Baspeyras M, Bellity P, Dallara JM, Gassia V, Niforos FR, Belhaouari L; Consensus Group. Upper and mid-face anti-aging treatment and prevention using onabotulinum toxin A: the 2010 multidisciplinary French consensus – Part I. J Cosmet Dermatol. 2011 Mar;10(1):36-50.

Sterodimas A, Nicolaou M, Paes TR. Successful use of botulinum toxin A for the treatment of neck and anterior chest wall flushing. Clin Exp Dermatol. 2003 Nov;28(6):592-594.

Wang X, Thirumala PD, Shah A, Gardner P, Habeych M, Crammond DJ et al. Effect of previous botulinum neurotoxin treatment on microvascular decompression for hemifacial spasm. Neurosurg Focus. 2013 Mar;34(3):E3.

Wu WT. Microbotox of the lower face and neck: evolution of a personal technique and its clinical effects. Plast Reconstr Surg. 2015 Nov;136(5 Suppl):92S-100S.

Yuraitis M, Jacob CI. Botulinum toxin for the treatment of facial flushing. Dermatol Surg. 2004 Jan;30(1):102-104.

Zhang X, Cai L, Yang M, Li F, Han X. Botulinum toxin to treat horizontal forehead lines: a refined injection pattern accommodating the lower frontalis. Aesthet Surg J. 2020 May 16;40(6):668-678.

CAPÍTULO 26
Tecnologias

26.1 Tecnologias de Imagens Diagnósticas na Dermatologia Cosmética

- Bianca Bretas de Macedo Silva
- Paula Amendola Bellotti

O dermatologista se baseia principalmente no exame clínico, associado à histopatologia, para realizar diagnósticos; no entanto, o exame clínico por si só pode não ser suficiente para um diagnóstico preciso, e as biópsias de pele têm morbidade associada. Com o contínuo avanço tecnológico, existem métodos auxiliares de imagem emergentes disponíveis para auxiliar no diagnóstico e no gerenciamento de diversas condições. Neste capítulo, serão discutidas as principais tecnologias emergentes, bem como seu uso na cosmiatria. Serão abordados a microscopia confocal, o ultrassom de alta frequência e a tomografia de coerência óptica.

Microscopia confocal

A microscopia confocal é um método diagnóstico que permite a visualização da pele e das estruturas cutâneas com resolução celular. Os microscópios confocais possuem um laser de 830 nm (próximo ao infravermelho) e criam imagens utilizando diferenças intrínsecas entre os índices de refração das estruturas celulares, especialmente melanina, colágeno e queratina. Quando o laser atinge a pele, uma parte da energia luminosa é absorvida e outra é refletida em direção ao dispositivo. Um orifício muito pequeno permite que apenas a luz refletida no plano focal seja coletada pelo detector. Ao eliminar os sinais dos planos adjacentes, a microscopia confocal fornece imagens de alta resolução, mesmo com amostras espessas *in vivo*. A microscopia confocal possui uma resolução lateral de 1 μm e ampliação equivalente a 30 vezes uma objetiva do microscópio.

A melanina tem o índice de refração mais forte, de 1,7; e o índice de refração da queratina é de 1,5. As células inflamatórias e o colágeno são outras estruturas altamente refratárias. Essas estruturas aparecem em branco brilhante quando a luz refletida atinge o detector, enquanto as estruturas não refletivas parecem escuras. A interação entre estruturas altamente, moderadamente e não refletivas gera uma imagem em preto e branco representando a área no nível celular estudado.

As imagens geradas são horizontais e paralelas à superfície da pele (*en face*), o que contrasta com as imagens perpendiculares visualizadas na histopatologia ("fatias de pão"). É possível criar imagens maiores em mosaico (500 × 500 μm) juntando várias lesões individuais com o *software* VivaBlock. Um mosaico digitaliza uma área de até 8 × 8 mm. O dispositivo mais usado é o VivaScope 1500 (Caliber ID, Rochester, NY). Em razão das limitações das superfícies de contorno de imagem, foi desenvolvido o dispositivo portátil VivaScope 3000 (Caliber ID). Embora útil em superfícies curvas, o VivaScope 3000 requer maior cuidado para evitar artefatos de movimento.

Existem dois tipos de microscopia confocal: a de refletância; e a de fluorescência. A microscopia confocal de refletância destaca as diferenças no índice de refração das estruturas celulares *in vivo* para fornecer contraste. A microscopia confocal de fluorescência (ou microscopia confocal multimodal aprimorada com corante) envolve o uso de agentes de contraste exógenos para aumentar a refratividade das estruturas cutâneas.

A imagem confocal possui a mais alta resolução dos dispositivos de imagem atuais. A principal limitação é a profundidade de penetração de 200 μm, que se correlaciona à derme papilar.[1]

☐ Microscopia confocal e dermatologia cosmética

A microscopia confocal de refletância (MCR) é uma ferramenta sensível para a caracterização e a quantificação das alterações histológicas da epiderme e da derme papilar decorrentes do envelhecimento.[2] Este se deve a fatores cronológicos e ao fotoenvelhecimento. Por isso, as imagens de microscopia confocal relacionadas à idade são mais evidentes na pele fotoexposta, na qual os dois processos de envelhecimento são refletidos.[2] Foram identificadores parâmetros confocais de envelhecimento da pele e seus substratos histopatológicos (descritos no Quadro 26.1). Resumidamente, o padrão alveolado é o aspecto confocal característico da epiderme saudável nas camadas granulosa e espinhosa e corresponde à presença de queratinócitos poligonais com contornos brilhantes que formam uma espécie de padrão geral de "favo de mel". A perda desse padrão, com a presença de queratinócitos de diversos tamanhos, representa um sinal de envelhecimento cutâneo. Além disso, no nível epidérmico, pode haver a presença de pigmentação manchada, que é definida como a presença de queratinócitos brilhantes agrupados. Esse achado representa um sinal indireto de desordem de pigmentação. A presença de colágeno grosso é indicativa de envelhecimento cutâneo leve a moderado, enquanto a presença de amontoados de colágeno está relacionada principalmente a uma degeneração maciça de colágeno, o que significa envelhecimento cutâneo grave. Esses aspectos confocais do colágeno não correspondem ao subtipo molecular do colágeno, mas estão relacionados a morfologias distintas. No caso da elastose solar, a MCR mostra a presença de fibras brilhantes enroladas, que foram relatadas como correlatas de fibras elásticas na histopatologia.[2-4]

A mudança mais dramática relacionada à idade entre as medidas histométricas por microscopia confocal é o número de papilas por área (índice papilar dérmico). Como esse parâmetro é intimamente ligado à função de suprir a epiderme com água e nutrientes via vasculatura dérmica, trata-se de uma medida sensível para avaliação qualitativa da junção epidérmica.[5] Além disso, a estrutura da papila dérmica determina a extensão da ligação entre a epiderme e a derme, o que se correlaciona à força da pele e suas características mecânicas.[6] Foi relatada diminuição significativa no índice papilar dérmico e na espessura da camada basal, além de aumento na camada granular com a idade. Na junção dermoepidérmica, a microvasculatura apresenta vasos horizontais com diâmetros maiores e mais evidentes em comparação à pele jovem. Trata-se provavelmente de vênulas, e não de capilares.[7]

A microscopia confocal é um método muito valioso para avaliar a resposta cutânea às terapias antienvelhecimento. Alterações na epiderme e na derme superficial após o tratamento com produtos tópicos, orais e tecnologias antienvelhecimento podem ser monitoradas pela microscopia confocal, antes, durante e após a aplicação.[7] Alguns estudos já demonstraram aumento da estrutura das papilas dérmicas com aplicação de vitamina C.[6] Também já foi demonstrada restauração da estrutura anatômica da junção dermoepidérmica na pele jovem e aumento da densidade de papilas capilares no tratamento da pele envelhecida de mulheres na pós-menopausa. A MCR é uma ferramenta útil para avaliação morfológica e quantitativa *in vivo* de comedões da pele ao longo do tempo e pode ser usada para estudar a comedogenicidade de um produto cosmético ou para monitorar o tratamento de comedões.[7] Já foi demonstrado também que o tratamento com tecnologias para rejuvenescimento cutâneo é capaz de aumentar o número total de papilas dérmicas[5] (Figura 26.1).

O melasma pode ser classificado em dois tipos principais por meio da microscopia confocal: epidérmico e misto, de forma coerente com os achados histopatológicos.[8]

Quadro 26.1. Critérios para envelhecimento cutâneo (confocal *versus* histopatologia).

Camada da pele	*Parâmetro de MCR*	*Substrato histológico*
Epiderme (*stratum granulosum* 30 μm abaixo do estrato córneo)	Desordem dos queratinócitos: queratinócitos poligonais com tamanho e formato variáveis que formam um padrão de favo de mel irregular	Atipia citológica de queratinócitos
	Pigmentação malhada: presença de queratinócitos brilhantes/refrativos agrupados dentro de um padrão alveolado	Número aumentado de queratinócitos pigmentados com distribuição desigual
Junção dermoepidérmica	Contorno papilar policíclico	Cristas epidérmicas em forma de taco de golfe
Derme papilar (150 μm abaixo da junção dermoepidérmica)	Colágeno grosso: fibras grossas filamentosas grossas com tendência a serem embaladas	Grau diferente de degeneração do colágeno
	Amontoamento de colágeno: grandes manchas hiporrefrativas de material amorfo hiporrefrivo As fibras individuais de colágeno não são mais visíveis	Grau diferente de degeneração do colágeno
	Fibras enroladas: fibras grossas e onduladas de alta refração, às vezes formando massas compactas	Fibras elásticas fragmentadas em uma elastose solar grave

MCR: microscopia confocal de refletância.

Fonte: Longo et al., 2013.[3]

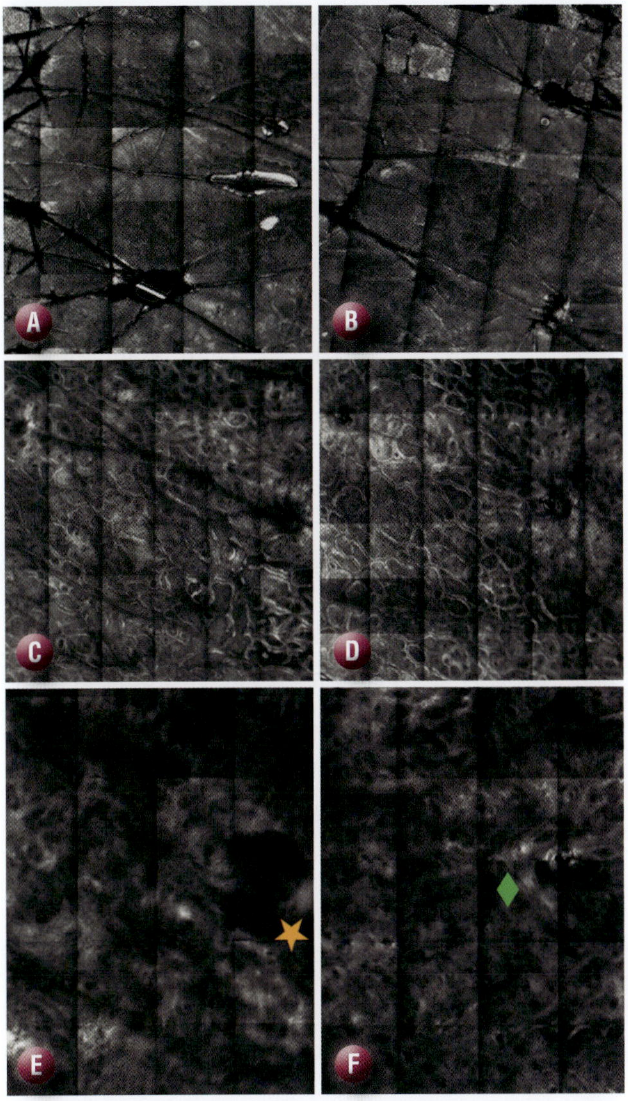

Figura 26.1. Antes (A, C e E) e depois (B, D e F) de tratamento para envelhecimento cutâneo com duas sessões de radiofrequência microagulhada. *Follow-up* de três meses. Na epiderme (A e B), nota-se diminuição da pigmentação de queratinócitos após o tratamento. Na junção dermoepidérmica (C e D), nota-se aumento do número de papilas dérmicas. Na derme papilar (E e F), nota-se substituição de amontoados de colágeno (estrela amarela) por um colágeno fibrilar (losango verde).

Fonte: Acervo da autoria do capítulo.

A microscopia confocal permite a identificação e a quantificação de pigmento em todas as camadas da pele (epiderme, junção dermoepidérmica e derme superior). Os achados condizem com a fisiopatologia da própria doença, uma vez que o excesso de pigmento produzido por melanócitos ativados na junção dermoepidérmica é distribuído para queratinócitos juncionais e epidérmicos; e, mais tarde, o pigmento "cai" na derme. A inflamação concomitante resulta em um número elevado de macrófagos na derme superior, que fagocitam o pigmento produzido na junção dermoepidérmica.[9]

A microscopia confocal é muito útil para o acompanhamento do tratamento do melasma (Figura 26.2).[8,9] Já foi verificado que os tratamentos são mais eficazes nas camadas superiores da pele (epiderme e junção dermoepidérmica), sem resultados significativos na derme. É razoável especular que isso ocorre porque o pigmento encontrado na derme é originado no nível da junção dermoepidérmica e capturado por macrófagos dérmicos; e a rotatividade da eliminação de pigmentos nos macrófagos dérmicos é lenta e insensível à inibição da síntese de pigmento, pois os macrófagos dérmicos não produzem pigmento.[9] A presença de células dendríticas (provavelmente melanócitos ativados) na epiderme e na junção dermoepidérmica está associada a uma recidiva precoce de melasma.[10] A microscopia confocal também revelou que o tratamento com hidroquinona causa inflamação local, com vasodilatação e infiltrado inflamatório perivascular na derme superior. A capacidade de revelar sinais de efeitos adversos, como a irritação, é um ativo muito valioso para prevenir e gerenciar o risco de reações de pigmentação pós-inflamatórias causadas pelo uso de hidroquinona. Em resumo, existem vantagens importantes no uso da microscopia confocal para o diagnóstico não invasivo, a classificação, o prognóstico e o tratamento do melasma.[9]

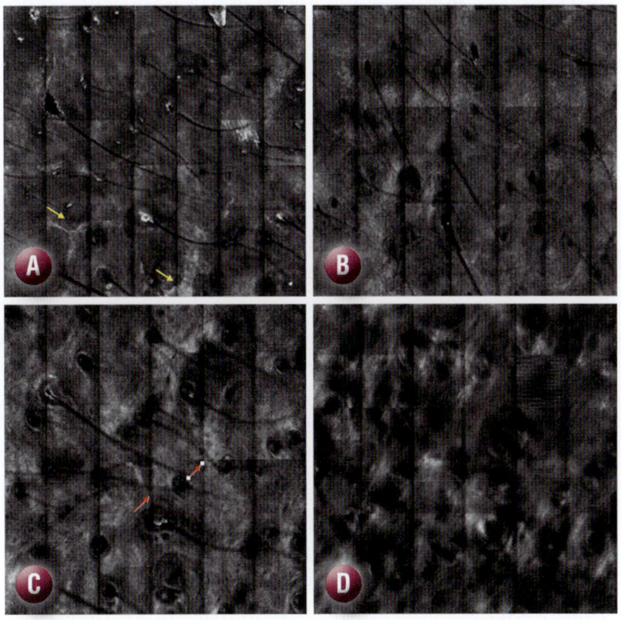

Figura 26.2. Antes (A e C) e depois (B e D) de tratamento de melasma com uso de vitamina C 20%, com *follow-up* de três meses. A pigmentação de queratinócitos epidérmicos exacerbada (setas amarelas). (B) Diminuição da pigmentação epidérmica. (C) Presença de melanófagos dérmicos (setas vermelhas). (D) Ausência de melanófagos dérmicos.

Fonte: Acervo da autoria do capítulo.

A microscopia confocal pode ser utilizada também no tratamento de melanoses solares. Não apenas para monitorar alterações após o tratamento a laser, mas também para confirmar o diagnóstico pré-tratamento, o que é fundamental para evitar o uso do laser em lesões malignas de maneira equivocada.[11] É possível verificar a diminuição do número de partículas de melanina após tratamentos com lasers de alexandrita tipo *Q-switched* e picossegundos.[12]

Pode ser usada também para alterações cutâneas relacionadas a tatuagens.[7,13] Diferentes pigmentos podem mostrar diferentes densidades, tamanhos de partículas e organizações dentro do tecido, agrupados ou como pigmentação difusa. Depósitos subepidérmicos maciços de grânulos de pigmentos densos e agrupados correspondem a tatuagens negras. Já os depósitos mais escassos e difusos correspondem a tatuagens vermelhas, azuis e verdes.[7] A profundidade de visão limitada da microscopia confocal não permite imagens da derme mais profunda, onde também estão presentes depósitos de pigmento para tatuagem. Por isso, pode ilustrar apenas o "topo do *iceberg*". Ainda assim, isso pode refletir o tamanho típico dos grânulos e o padrão de organização da maior parte do pigmento da tatuagem, o que pode ser usado para prever bons ou maus resultados da remoção do laser.[7]

Ultrassom de alta frequência

O ultrassom de alta frequência (USAF) refere-se à frequência da sonda de ultrassom superior a 10 MHz. Apresenta comprimentos de onda mais curtos, é absorvido mais facilmente e, portanto, não é tão penetrante. Isso explica seu uso em estruturas superficiais e, portanto, sua crescente aplicação no campo da dermatologia. Trata-se de técnica simples, segura, confiável e não invasiva, que está sendo usada, juntamente com o exame físico, para avaliação, diagnóstico e tratamento de muitas condições dermatológicas. Além disso, também pode ser usado para a avaliação da estrutura normal da pele.[14,15]

Aparelhos com frequência maior que 15 MHz permitem o estudo da pele e de seus anexos, pois possibilitam distinguir as camadas e estruturas cutâneas. Contudo, equipamentos com frequência acima de 20 MHz são os que apresentam melhor resolução para o estudo de estruturas superficiais.[15] Em dermatologia, as frequências mais usadas são 20 a 25 MHz, mas podem chegar a 100 MHz.[1]

Na análise ultrassonográfica cutânea, preconiza-se a utilização de grossa camada de gel, entre a pele e o transdutor, para melhor obtenção de um ponto focal. É relevante o uso de transdutor delicado, que se adapte ao contorno cutâneo dos diferentes segmentos corporais, como a face. O contato do transdutor com a pele deve ser o mais suave possível, para evitar compressão das estruturas anatômicas que, nesse tecido, são superficiais e delgadas.[15]

O ultrassom de alta frequência envolve a criação de imagens usando o reflexo das ondas de ultrassom de interfaces com diferentes impedâncias acústicas. O transdutor (ou sonda) é colocado na pele, e as ondas sonoras refletidas são interpretadas por um computador, que gera uma imagem em um monitor. O transdutor atua como transmissor e receptor. Os transdutores contêm cristais piezoelétricos que geram ondas sonoras estimuladas por energia elétrica. As diferenças de impedância na interface da pele criam reflexos diferentes. A reflexão/ecos produzidos por diferentes estruturas da pele são recebidos pelo transdutor e convertidos em energia elétrica, que é processada pelo computador e exibida em um monitor em escala de cinza.[1,15]

O brilho da imagem é determinado pela amplitude do eco que chega ao transdutor. Os ecos de alta intensidade (ou amplitudes grandes) criam imagens hiperecoicas (em branco), enquanto os ecos de baixa intensidade (ou amplitudes pequenas) produzem imagens hipoecoicas (em cinza). Imagens anecoicas são imagens em preto. A queratina é o principal determinante da hiperecogenicidade da epiderme. O colágeno determina a hiperecogenicidade da derme. No subcutâneo, a fáscia e o tecido conjuntivo são hiperecogênicos, enquanto os glóbulos de gordura são hipoecogênicos.[1,15]

Assim, na imagem ultrassonográfica, a epiderme apresenta-se como uma linha hiperecoica, a derme como uma banda hiperecoica menos brilhosa e o subcutâneo como uma camada hipoecoica, com a presença dos septos fibrosos hiperecoicos no seu interior.[15,16]

O Doppler colorido com ultrassom de alta frequência permite a visualização do fluxo sanguíneo. Quando as ondas sonoras do transdutor interagem com as estruturas que fluem (isto é, estruturas vasculares), elas são refletidas de maneira diferente. A comparação dessas ondas destaca alterações no tecido em razão do fluxo sanguíneo. No monitor do computador, a cor é atribuída ao movimento percebido para facilitar a interpretação.[1,14]

□ Ultrassom de alta frequência e dermatologia cosmética

A ecogenicidade e a espessura da derme são variáveis, conforme a idade do paciente. Em neonatos, ela se apresenta levemente hipoecoica. Em indivíduos com idade avançada ou dano actínico intenso, entre a epiderme e a derme observa-se área hipoecoica, chamada de banda subepidérmica de baixa ecogenicidade, que representa provável manifestação ultrassonográfica de elastose e edema na derme papilar.[15]

A medida da espessura da pele, principalmente a análise da largura da banda subepidérmica de baixa ecogenicidade e neocolagênese, contribui para o uso de USAF para o acompanhamento de tratamentos antienvelhecimento[16] (Figura 26.3).

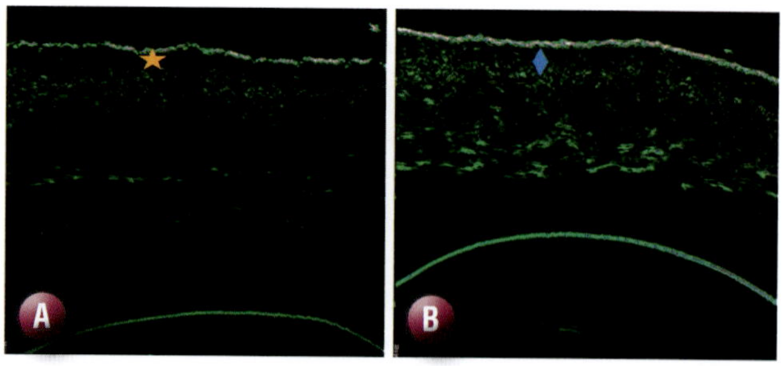

Figura 26.3. Antes (A) e depois (B) de tratamento para rejuvenescimento do colo com duas sessões de radiofrequência microagulhada com *follow-up* de três meses. Nota-se aumento da hiperecogenicidade dérmica (áreas verde brilhantes) em razão da neoformação de colágeno. Nota-se ainda formação de colágeno fibrilar (losango azul) em área antes ocupada por banda subepidérmica de baixa ecogenicidade (estrela amarela), representativa de elastose solar.
Fonte: Acervo da autoria do capítulo.

O uso de ultrassom de alta frequência oferece a oportunidade de monitorar a terapia anticelulite. A celulite aparece como crescimento aproximado de tecido subcutâneo na derme, o que pode parecer dentes de serra. O tratamento da celulite provoca suavização da borda entre a pele e o tecido subcutâneo e redução de fios que penetram na derme.[16]

Imagens por ultrassom também podem ser utilizadas para o acompanhamento de tratamento para gordura localizada. Um estudo *in vivo* em suínos para avaliação do tratamento do tecido adiposo com um sistema de radiofrequência de campo sem contato foi conduzido com o ultrassom de alta frequência para monitoramento dos resultados[17] (Figura 26.4).

O ultrassom de alta frequência é uma ferramenta útil para o monitoramento não invasivo da fibrose cutânea, permitindo medições da espessura cutânea e uma indicação da deposição de colágeno na pele ao longo da cicatrização.[18] Surpreendentemente, o queloide e as cicatrizes hipertróficas, que são caracterizadas por aumento da quantidade de colágeno, mostram-se como imagens pobres em eco. Esse paradoxo pode ser explicado por distúrbios na rede dérmica, que podem produzir um incremento nas propriedades de ligação à água desse tecido. Além disso, é importante notar que a ultrassonografia é feita *in vivo*, em contraste com a histopatologia, que requer preparação de tecido que causa a sua retração e a extração de água, com alterações desconhecidas nas propriedades e dimensões do tecido. Portanto, os feixes de colágeno vistos microscopicamente não podem ser estritamente relacionados ao seu estado físico *in vivo*.[18,19]

Tomografia de coerência óptica

A tomografia de coerência óptica envolve o uso de luz refletida para gerar imagens. O contraste é fornecido por variações nos índices de refração de vários componentes da pele. O retardo do tempo de eco e a intensidade da luz refletida das microestruturas de tecidos são medidos. A luz infravermelha e a infravermelha (800 a 1.300 nm) são aplicadas na pele. A imagem formada é em escala de cinza. A tomografia de coerência óptica é realizada em tempo real, com rápida aquisição de imagens (menos de 1 minuto).

A profundidade da penetração depende do comprimento de onda central do feixe incidente. Comprimentos de onda maiores permitem a visualização de estruturas mais profundas, enquanto comprimentos de onda mais curtos (~800 nm) resultam em melhor resolução. O comprimento da coerência da fonte de luz determina as resoluções axial e de profundidade, e o tamanho do ponto focal do feixe incidente determina a resolução lateral da imagem. A maioria dos dispositivos de tomografia de coerência óptica obtém uma profundidade de varredura de 2 mm, resolução axial de 5 a 10 μm e resolução lateral de 7,5 μm. Essas especificações do dispositivo permitem a visualização do estrato córneo, da epiderme, da derme superior, dos apêndices e vasos sanguíneos. A tomografia de coerência óptica não pode ser usada para visualizar células individuais e, portanto, possui resolução mais baixa que a da histologia-padrão. A tomografia de coerência óptica dinâmica (ou tomografia de coerência óptica variante *speckle*) pode ser usada para visualizar o fluxo sanguíneo *in vivo*; a luz infravermelha é aplicada em sequência rápida, permitindo a detecção de pequenas diferenças nas imagens. A maior parte do tecido permanece estável, mas, por conta do fluxo sanguíneo, é possível a visualização de vasos e microvasculatura.[1]

□ Tomografia de coerência óptica e dermatologia cosmética

A tomografia de coerência óptica tem sido amplamente aplicada para diagnóstico e acompanhamento de neoplasias cutâneas. Além disso, pode monitorar lesões inflamatórias, infecciosas, com bolhas e vasculares; cicatrização de feridas; e fotoenvelhecimento cronológico.

Foi demonstrado que suas imagens correspondem bem à histologia. As de pele normal refletem a arquitetura em camadas conhecidas da pele, e há uma demarcação evidente entre a epiderme e a derme na maioria das imagens. A epiderme é menos refletiva (retroespalhada) que a derme. A tomografia de coerência óptica é capaz de quantificar a espessura epidérmica com alta reprodutibilidade.

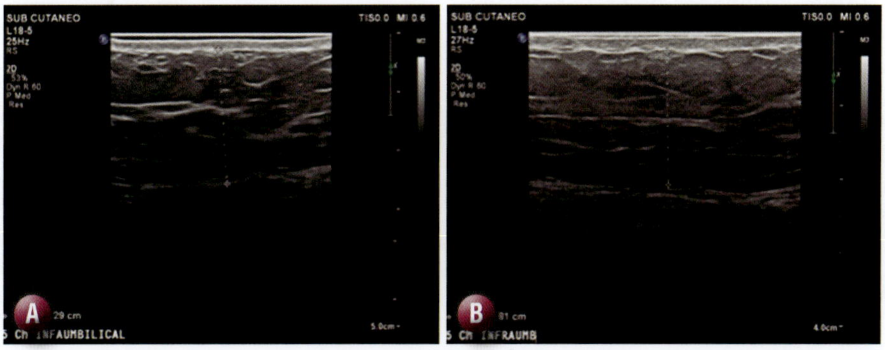

Figura 26.4. Antes (A) e depois (B) de tratamento para diminuição de gordura subcutânea do abdome por meio de criolipólise com *follow-up* de três meses. Nota-se diminuição da espessura da gordura subcutânea no mesmo ponto de referência na comparação entre antes (A) e depois (B) do tratamento.

Fonte: Acervo da autoria do capítulo.

A tomografia de coerência óptica também pode ser usada para avaliar a função da barreira da pele e a espessura do estrato córneo.[20]

Nas imagens de tatuagens da pele, os aglomerados de pigmentos aparecem como colunas e estruturas verticais escuras e homogêneas na derme papilar. Já a pele normal escaneada (sem tatuagens) está livre dessa estrutura escura. Até mesmo linhas de tatuagem muito delgadas são facilmente identificadas nas imagens da tomografia de coerência óptica.[20]

Trata-se de uma ferramenta útil para monitorar os efeitos induzidos por UV *in vivo*. Ao ser comparada com a microscopia confocal, ambos os métodos demonstraram aumento na espessura da epiderme (hiperproliferação, acantose), redução na refletividade dérmica (edema dérmico), aumento no brilho da camada basal (pigmentação) e aumento no diâmetro dos vasos nas papilas dérmicas (vasodilatação).[20] Portanto, a tomografia de coerência óptica é também muito útil na avaliação e no acompanhamento de tratamentos para envelhecimento cutâneo.

26.2 Aplicação dos Diferentes Lasers na Estética – Lesões Vasculares, Lesões Pigmentadas e Tatuagens

- Luciana Archetti Conrado
- Melina Kichler Cardoso

Princípios físicos dos lasers

Introdução

A luz é uma forma fundamental de energia, radiação eletromagnética, descrita por suas propriedades características: comprimento de onda, frequência, amplitude e velocidade. Um feixe de luz é composto por um número inteiro de fótons. Fótons são partículas, pacotes de energia. A luz é conceituada como feixe de partículas com energia expressa em quanta (fótons), que oscila em campo eletromagnético (ondas). O espectro eletromagnético abrange ondas de alta energia (p. ex., radiação gama) e de baixa energia (p. ex., ondas de rádio) (Figura 26.5). A unidade de medida do comprimento de onda é a distância entre 2 cristas consecutivas da onda medida em metros, centímetros, mícrons, nanômetros etc. (Figura 26.6).

Em 1916, com os trabalhos de Albert Einstein na área da física quântica, foram delineados os princípios que tornariam possível o desenvolvimento da tecnologia dos lasers e sua aplicação prática. A palavra laser é um acrônimo do inglês *Light Amplification by Stimulated Emission of Radiation*, significando a amplificação da luz pela emissão de radiação estimulada. Enquanto a luz comum é emitida de forma espontânea, a luz laser é produzida artificialmente pelo acúmulo de energia.

Emissão de radiação estimulada

Átomos e elétrons estão normalmente em estado de repouso. Se 1 elétron em repouso absorve a energia de 1 fóton de luz, atinge o estado "excitado". Esse elétron "excitado" pode transferir sua energia emitindo 1 fóton de luz idêntico ao fóton que foi inicialmente absorvido. Se 1 elétron "excitado" absorve 1 fóton de energia de luz, esse elétron pode emitir 2 fótons de energia de luz, e retornar ao estado de repouso. Essa propriedade é chamada de **emissão de radiação estimulada**, que se repete continuamente e gera um raio laser. A luz ou radiação eletromagnética de um laser representa um fluxo luminoso de alta intensidade de energia, que não existe normalmente na natureza. É possível entender a geração de um raio laser como um funil energético que produz uma forma de luz altamente purificada e intensa, com as seguintes características:

- Coerência: todos os raios caminham na mesma direção no tempo e no espaço, situação análoga a um grupo de soldados marchando em linhas paralelas, formando colunas na mesma direção.
- Ondas colimadas: as ondas laser são paralelas, resultado direto da coerência. Essa forma altamente ordenada de energia permite a propagação dos raios por longas distâncias através de fibras ópticas, sem dispersão da energia. O raio de luz também pode ser focado em um ponto.
- Luz monocromática: ao contrário das luzes naturais, a luz do laser tem uma única cor, que corresponde a um comprimento de onda do espectro eletromagnético. Essa propriedade é muito importante do ponto de vista terapêutico, uma vez que o comprimento de onda permite absorção seletiva da luz do laser por cromóforos específicos, como melanina, hemoglobina ou pigmentos exógenos.
- Emissão na forma de pulsos muito curtos, permitindo a geração de dano térmico em sítios específicos de absorção.

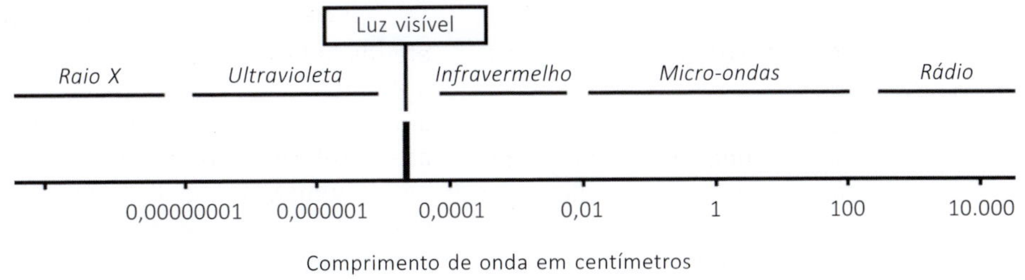

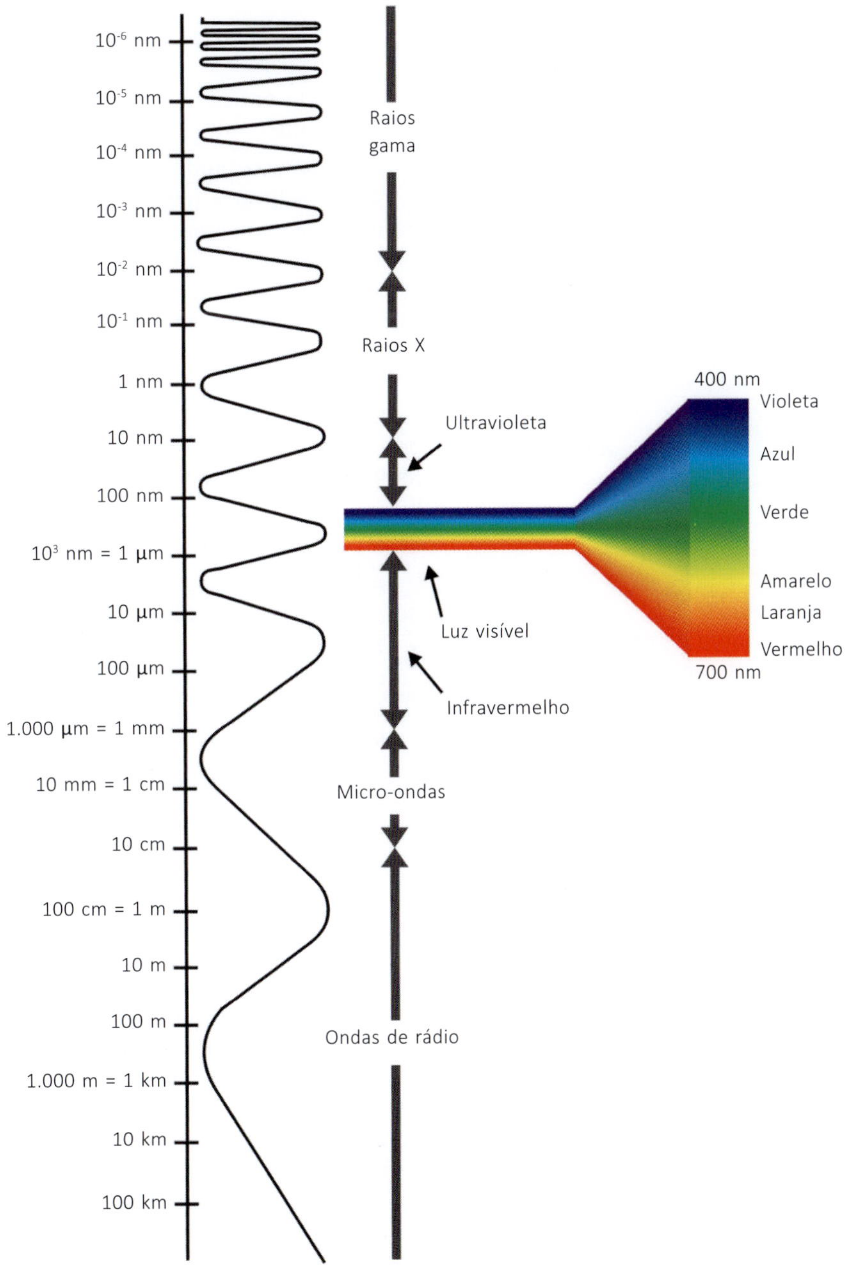

Figura 26.5. Espectro eletromagnético.

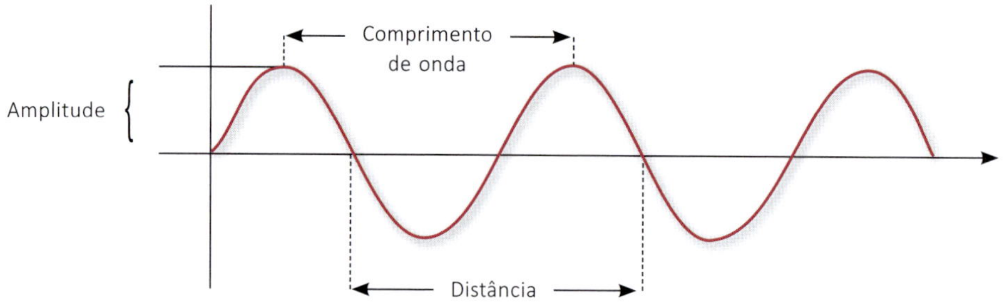

Figura 26.6. Comprimento de onda.

□ Dosimetria

- **Energia e força expressam a quantidade de luz emitida pelo laser. Força é a taxa de distribuição de energia a uma área, medida em watts. Energia é medida em joules (J) e representa trabalho. A energia é proporcional ao número total de fótons incidentes no alvo, e é definida como a força multiplicada pelo intervalo de tempo de sua emissão.**

> Energia (joules) = Força (watts) × Tempo (segundos); 1 joule = 1 watt × 1 segundo.
>
> Força (watts) = Energia (joules)/Tempo (segundos); 1 watt = 1 J/1 segundo.

- **Irradiância** (watts/cm^2) ou força de densidade de um raio laser é a medida da força dividida pela área do raio laser (*spot size*). Irradiâncias muito altas resultam mais rapidamente em aquecimento do objeto que baixas irradiâncias.
- **Fluência** (J/cm^2) é a quantidade de energia distribuída por unidade de área do tecido-alvo em um pulso simples. Para que haja efeito clínico, certa quantidade de energia tem de ser absorvida pelo alvo. A fluência de energia é a medida da energia distribuída por unidade de área. Quanto maior a fluência de energia, maior a força de destruição.
- A **duração da exposição** à luz laser, chamada largura de pulso (*pulse width*) para os lasers pulsados, é importante porque determina o tempo para distribuir uma quantidade determinada de energia. Quanto menor a duração de pulso, maior deve ser a irradiância para que sejam observados os efeitos clínicos.
- A **fluência** distribuída à pele por pulso é igual à intensidade de energia (irradiância) contida na duração da exposição (*pulse width*). As exposições à luz laser em dermatologia variam de picossegundos a segundos. Com a manipulação a fluência, a irradiância (*spot size*) e o tempo de exposição, é possível especificar o uso clínico de um raio laser.

□ Lasers: componentes

Um aparelho de laser tem 4 componentes:

- fonte exógena de energia;
- cavidade óptica;
- meio ativo;
- sistema distribuidor dos raios produzidos.

A luz do laser é produzida pela interação da energia (fonte exógena) com uma substância do meio ativo, que reside na cavidade óptica do laser. Esse meio ativo pode ser sólido (p. ex., rubi, ND:YAG, alexandrita), líquido (corantes, p. ex., rodamina) ou gasoso (p. ex., argônio, CO_2). A fonte de energia estimula um grande número de elétrons em repouso, que são capazes de produzir fótons de luz. Esse processo desencadeia uma ação repetida de emissão de energia gerando uma luz intensa que, ao passar pelo meio ativo, adquire as características da luz laser.

□ Propriedades ópticas da pele

A luz pode interagir com a pele de 4 maneiras: transmissão, reflexão, dispersão e absorção.

- **Transmissão:** refere-se à passagem de luz através do tecido sem que ocorram alterações no tecido ou nas propriedades da luz.
- **Reflexão:** refere-se à luz que é repelida da superfície da pele (epiderme) sem penetrar o tecido (4% a 7%).
- **Dispersão:** ocorre após haver penetração da luz no tecido e deve-se à sua estrutura heterogênea. As variações no tamanho das partículas e no índice de refração entre diferentes partes do tecido vão determinar a quantidade de dispersão. A dispersão espalha a luz no tecido, resultando em radiação de área maior que a prevista e limita a profundidade de penetração, uma vez que ocorre em várias direções. Na pele, o colágeno dérmico é responsável pela maior parte dessa dispersão, atenuando a densidade de um raio conforme este se aprofunda.
- **Absorção:** de acordo com o princípio que fundamenta as interações laser-tecido é essencial que ocorra absorção da luz para que haja alteração no tecido (lei de Grothus-Draper). Se não houver absorção da luz, não há dano à pele ou efeito terapêutico. Os fótons do laser são absorvidos por cromóforos, que são os componentes que absorvem a luz na pele e exibem bandas características de absorção em certos comprimentos de onda. Melanina, hemoglobina, água e pigmentos de tatuagem são alvos frequentes (Quadro 26.2). Na maioria das vezes, essa energia absorvida é convertida em energia térmica com aquecimento do cromóforo, ação que vai gerar o efeito terapêutico.

Quadro 26.2. Relação entre o espectro eletromagnético e os diferentes cromóforos.	
Cromóforos	***Espectro eletromagnético***
DNA, RNA, proteínas	Ultravioleta (UV)
Hemoglobina	Azul/verde e amarelo
Derivados da hemoporfirina	Vermelho
Melanina	Ultravioleta > luz visível >> infravermelho curto
Tinta preta de tatuagens	Visível e infravermelha
Água	Infravermelha

□ Fototermólise seletiva

A primeira geração de lasers utilizados em dermatologia (argônio e CO_2 de onda contínua) atuava de maneira inespecífica, com alto risco de formação de cicatrizes inestéticas. Em 1980, a utilização dos lasers em dermatologia sofreu uma importante revolução com o desenvolvimento da teoria da **fototermólise seletiva (FTS)**, formulada por Anderson e Parrish. Esse conceito demonstrou que a destruição seletiva de cromóforos da pele (melanina, hemoglobina e água) ocorre quando se utiliza um laser que emita luz com comprimentos de onda bem absorvidos por esses cromóforos e duração de pulso rápida o suficiente para limitar o dano térmico, protegendo o tecido adjacente ao alvo. Isso foi possível pela distribuição da energia em pequenos e intensos disparos com duração menor que o tempo de relaxamento térmico do tecido-alvo. **Tempo de relaxamento térmico (TRT)** é o tempo que um tecido leva para perder metade do calor transmitido pelo laser. Se a duração de um pulso é menor que o tempo de relaxamento térmico do tecido, o dano térmico irreversível é restrito ao tecido-alvo (Tabela 26.1). No entanto, se for maior que o TRT, ocorrerá dano térmico inespecífico pela difusão do calor. A energia distribuída em um ponto (fluência) precisa ser alta o suficiente para destruir o cromóforo na determinada duração de pulso. Com a FTS, o comprimento de onda, a duração de pulso e a fluência de um laser podem ser combinados para resultar em dano seletivo às lesões, sem dano térmico inespecífico aos tecidos adjacentes.

Tabela 26.1. Tempo de relaxamento térmico em relação aos tecidos-alvo.	
Alvo	***Tempo de relaxamento térmico***
Folículo piloso (200 micrômetros)	20 milissegundos
Vaso sanguíneo de PWS (100 micrômetros)	5 milissegundos
Vaso sanguíneo (50 micrômetros)	1 milissegundo
Epiderme (50 micrômetros)	1 milissegundo
Hemácia (7 micrômetros)	20 microssegundos
Melanossomo (1 micrômetro)	1 microssegundo
Partícula de tatuagem (0,1 micrômetro)	10 nanossegundos

Os lasers que emitem luz visível foram desenvolvidos com base na FTS. Estes incluem os *lasers pulsed dye* (PDL), rubi e alexandrita modo normal e *Q-switched*, ND:YAG etc. O comprimento de onda de cada laser é preferencialmente absorvido por certos cromóforos. Os cromóforos cutâneos primariamente atingidos pela luz visível são a melanina e a oxi-hemoglobina. A oxi-hemoglobina têm 3 picos de absorção (418, 542 e 577 nm) enquanto a melanina possui um amplo espectro de absorção ao longo dos raios ultravioleta, da luz visível e infravermelhos, com diminuição da absorção à medida que aumenta o comprimento de onda. A água absorve preferencialmente os raios infravermelhos (Figura 26.7).

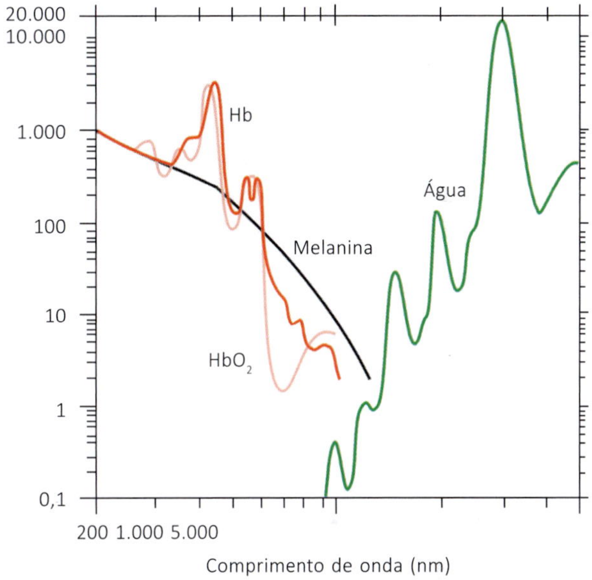

Figura 26.7. Curva hemoglobina/melanina.

□ Interação *laser*-tecido

Os lasers usados em dermatologia compreendem uma pequena banda do espectro eletromagnético, utilizando energia de luz visível e infravermelha (400 a 10.600 nm) (Figura 26.5). A energia é absorvida pelos cromóforos e a luz é convertida em energia térmica, mecânica ou química, rompendo o tecido-alvo. Assim que a energia luminosa é transformada, o cromóforo e partes do tecido adjacente são rompidos por fragmentação, coagulação, vaporização e/ou foto-oxidação. Nos lasers seletivos a luz deverá transpor a pele para atingir o alvo, o que pode diminuir a quantidade de luz que efetivamente atinge o alvo; interferir na absorção de macromoléculas; ou resultar em cicatrizes indesejáveis principalmente em pacientes com fototipos mais altos ou bronzeados pois a melanina presente na epiderme absorve a luz "competindo" pela luz com o alvo desejado.

□ Dano térmico

A interação laser-tecido ocasionará algum dano térmico no tecido adjacente. Este é proporcional ao grau de calor gerado no tecido-alvo e à duração da exposição.

O acúmulo de material desnaturado aumenta de modo exponencial com a temperatura e proporcionalmente com o tempo. A coagulação ocorre em uma temperatura crítica, que é específica para diferentes alvos: colágeno e outras proteínas estruturais (60 °C a 70 °C), ácidos nucleicos e aumento da permeabilidade das membranas (70 °C a 80 °C). Acima de 100 °C, a temperatura intracelular tem seu ponto de ebulição. O vapor resulta em um aumento rápido da pressão e injúria das estruturas celulares e dos vasos sanguíneos. A rápida vaporização é de especial importância para separar ou fazer ablação de tecidos; no entanto, se a alta temperatura persiste, há superaquecimento dos tecidos adjacentes.

□ Parâmetros

Comprimento de onda

O comprimento de onda da luz laser tem afinidade por cromóforos específicos na pele que vão absorver a luz emitida. Há relação também com a profundidade de penetração no tecido, que aumenta quanto maior for o comprimento de onda do espectro de luz visível (infravermelha > vermelha > amarela > verde > azul > ultravioleta). O comprimento de onda deve ser próximo à máxima absorção do alvo e com mínima competição pelos cromóforos adjacentes (Quadro 26.2). A profundidade de penetração interfere na capacidade de tratar certos cromóforos com alguns comprimentos de onda. Por exemplo, o pico de absorção dominante da hemoglobina é 420 nm, mas esse comprimento de onda penetra apenas na junção dermoepidérmica (100 μm) limitando a utilização desse laser para lesões vasculares. O menor pico de absorção da oxi-hemoglobina (577 nm) é mais útil clinicamente, porque penetra mais profundamente na pele.

Spot size

O *spot size* representa o diâmetro do raio emitido. Relaciona-se com a fluência e a irradiância, que são inversamente proporcionais ao quadrado do raio do *spot size*. Diminuindo-se o *spot size* à metade, aumenta-se em 4 vezes a densidade de energia (irradiância). O tamanho do *spot size* influi na dispersão do laser na pele. Os menores permitem maior difusão, resultando em mais rápida redução da fluência no tecido. Um *spot size* maior (7 mm a 12 mm) é necessário para uma máxima penetração (derme média e alvos mais profundos).

Duração de pulso

A luz laser pode ser distribuída de modo contínuo ou pulsado. Os lasers de modo contínuo podem resultar em dano não seletivo. Nos lasers pulsados, a luz é emitida em pulsos curtos, com altos picos de energia e dano seletivo ao tecido.

A duração de pulso pode ser ultracurta (nano ou picossegundos), como nos *Q-switched lasers* que armazenam grande quantidade de energia bloqueada por um interruptor (*switch*) e que, ao ser acionado, libera a energia em pulsos simples; até longa (milissegundos) como nos lasers para remoção de pelos. A duração de pulso deve ser determinada pelo TRT do alvo e é proporcional ao seu tamanho (Tabela 26.1). Nos lasers *Q-switched*, o alvo são estruturas muito pequenas, com curto TRT, como os melanossomos e as tintas de tatuagem. Aumentando a duração de pulso de um laser *Q-switched*, aumenta-se sua seletividade para estruturas maiores, como os folículos pilosos.

□ Resfriamento da superfície

O resfriamento melhora a distribuição da energia para alvos mais profundos. Quando o cromóforo contido no alvo (como a melanina no folículo piloso) estiver localizado profundamente na pele e houver alvo indesejado na epiderme (melanina epidérmica), a seletividade do laser pode ser aumentada pelo resfriamento da superfície.

Utilizam-se 3 tipos de resfriamento: pré-tratamento (lasers de pulsos muito curtos, para retirar o calor rapidamente), resfriamento paralelo (durante todo o pulso, melhor para pulsos longos) e pós-tratamento (alívio da dor e eritema).

Tratamento de lesões vasculares cutâneas

A teoria da fototermólise seletiva (FTS) revolucionou o uso dos lasers, propondo destruição seletiva dos cromóforos da pele (melanina, hemoglobina) com menor risco de danos colaterais. Nas lesões vasculares, a oxi-hemoglobina é o principal cromóforo, vermelho-azulado, com pico maior de absorção na porção azul-verde-amarela da luz visível (400 nm a 600 nm) e outro de menor absorção entre 800 nm e 1.100 nm (vermelha). Porém, nas lesões com formação predominantemente venosa, outro cromóforo importante parece ser a carboxi-hemoglobina, que pode corresponder a até 30% da hemoglobina contida no interior desses vasos, com pico de absorção em 694 nm. Há grande diferença nas características das lesões vasculares da pele. O diâmetro dos vasos cutâneos pode variar de 0,1 micrômetro numa teleangiectasia, até alguns milímetros na malformação venosa ou hemangioma, com profundidades distintas. Essas características irão influenciar nos parâmetros usados nos diferentes tipos de laser (por exemplo, vasos com diâmetro entre 10 e 100 micrômeros têm um TRT de 1 a 10 ms, enquanto vasos com diâmetro > 100 micrômeros têm TRT maior, requerendo maior duração de pulso no seu tratamento). Em algumas circunstâncias, é necessário utilizar diferentes sistemas de laser para tratar um mesmo paciente. É importante um diagnóstico correto das lesões para indicar o laser a ser utilizado.

□ Classificação das lesões vasculares

A classificação das lesões vasculares foi proposta por Mullinken, em 1988, observando as características histológicas das células endoteliais.

Hemangiomas

Crescem por rápida proliferação celular, com acentuada hiperplasia endotelial. Prevalência de 1,1% a 2,6% nos neonatos da população geral e de 10% em caucasianos. São mais comuns em mulheres que em homens (3:1), em prematuros e têm alta prevalência em crianças de mães que fizeram biopsia de vilo coriônico. A origem é desconhecida, possivelmente como resultante de defeitos relacionados com vasculogênese ou angiogênese no primeiro trimestre ou como resultado da embolização de células placentárias. Há raros relatos de possível herança autossômica dominante.

Clinicamente, são tumores vasculares superficiais, profundos ou mistos, que a princípio podem apresentar-se como mácula eritematosa ou hipopigmentada. A maioria é focal e surge próximo às linhas de fusão embrionária. Menos comuns são os hemangiomas segmentados, que envolvem áreas ligadas às proeminências embriológicas mesenquimais, em placas e resultam muitas vezes em complicações e anormalidades. Os hemangiomas têm fase de crescimento imprevisível, com proliferação endotelial e hipercelularidade, que em geral estende-se por seis meses a dois anos. Podem aumentar o fluxo sanguíneo quando, por exemplo, a criança chora. Segue-se período de estabilização das lesões (*plateau*) e posterior involução. Após esse período, a pele pode ter aparência normal (50%) ou manter alguns sinais, como teleangiectasias, atrofia ou descoloração amarelada. Os hemangiomas superficiais são mais comuns (50% a 60%), geralmente elevados e vermelho-brilhantes; os mais profundos (15%) são menos elevados e azulados, e as lesões mistas (25% a 35%) combinam lesões superficiais e profundas. Muitos hemangiomas desaparecem de modo espontâneo, outros crescem e tornam-se desfigurantes. Pode ocorrer ulceração durante a fase de crescimento (5% a 13%), mas o sangramento em geral é pequeno e pode ser interrompido com compressão local. Localizam-se sobretudo na cabeça e no pescoço (60%), no tronco (25%) e nas extremidades (15%). A histologia mostra células endoteliais arredondadas. O antígeno vascular transportador de glicose associado à placenta (GLUT1) é considerado marcador específico para hemangiomas em todas as suas fases. Se houver dúvidas, as lesões devem ser submetidas à avaliação de imagem (US doppler, tomografia computadorizada e ressonância magnética).

Malformações

Mostram proliferação normal das células endoteliais, podendo ser capilares, venosas, arteriais, linfáticas ou combinadas. O melhor exemplo é a mancha cor de vinho-do-porto (PWS). Afeta 0,3% a 0,5% dos neonatos (prematuros ou de termo), com igual prevalência entre os sexos. Muito raramente, têm origem em adultos, após trauma. Podem estar associadas às síndromes de Sturge-Weber e Klippel-Trénaunay. Não há predisposição familiar. Sua origem é desconhecida, e é possível que ocorram defeitos no desenvolvimento dos canais vasculares ou deficiência na inervação autonômica das vênulas pós-capilares.

Clinicamente, manifestam-se como máculas vermelhas e bem definidas, localizando-se sobretudo na face. As PWS na face seguem a distribuição nervosa do nervo trigêmeo sensorial: V1, região oftálmica, incluindo a região frontal e pálpebra superior; V2, região maxilar; e V3, região mandibular. Lesões na mandíbula podem gerar um crescimento em 3 planos, criando assimetria do maxilar e deformidades na mordida. Nas gengivas e nos lábios, pode ocorrer macroqueilia, com incompetência dos lábios, e épulis, com sangramento gengival. Com o envelhecimento, a lesão tende a escurecer, podendo desenvolver nódulos e granulomas piogênicos, resultantes da ectasia vascular progressiva. Ao contrário dos hemangiomas, não exibem fase proliferativa, crescendo proporcionalmente ao paciente, tampouco sofrem resolução espontânea e não se observam complicações obstrutivas. A histologia mostra endotélio achatado. O crescimento é lento ao longo do tempo e não apresenta regressão ou ulceração. O GLUT1 é negativo.

Ectasias

Apresentam proliferação endotelial normal e dilatação vascular. São lesões vasculares adquiridas que podem ocorrer: espontaneamente, em resposta a dano solar (p. ex., poiquilodermia de Civatte); a enfermidades como a rosácea; podem fazer parte de uma síndrome (p. ex., Osler-Weber-Rendu) ou ainda surgir como manifestação de doença sistêmica (p. ex., lúpus eritematoso, esclerodermia).

Sistemas de lasers utilizados nas lesões vasculares

Antes de iniciar o tratamento, é importante um bom diagnóstico e documentação fotográfica. Às vezes, uma pequena teleangiectasia necessita de 3 sessões para completa remissão, e a primeira sessão de uma lesão extensa pode mostrar pouco resultado clínico. É importante salientar que há necessidade de fotoproteção no decorrer do tratamento, para evitar sequelas indesejáveis. Também se deve considerar o comprometimento psicossocial que a lesão causa ao paciente, que deve ter expectativas realistas e estar bem esclarecido das limitações do tratamento e do número estimado de sessões. Os sistemas lasers utilizam diferentes comprimentos de onda, durações de pulso e métodos de distribuição de energia (ondas contínuas, quase-contínuas, pulsadas, *quality-switched*) cujas características determinam seu efeito no tecido vascular (Tabela 26.2).

Tabela 26.2. Lasers para o tratamento das lesões vasculares.

Tipo de laser	*Comprimento onda*	*Modo de ação*
KTP	532	Coagulação semisseletiva
PDL	585	FTS
LPDL	585 a 600	FTS
Alexandrita	755	FTS
Diodo	810 a 940	FTS
ND:YAG contínuo	1.064	Coagulação
ND:YAG pulsado	1.064	FTS
CO_2	10.600	Vaporização
LIP	550 a 900	Coagulação semisseletiva

Os seguintes lasers são os mais utilizados para o tratamento de lesões vasculares:

□ Lasers de onda quase-contínua

Laser ND:YAG 532 nm (frequência dobrada)

Os lasers ND:YAG pulsados de frequência dobrada emitem luz verde com 532 nm. Para produzir luz de 532 nm, o comprimento de onda de 1.064 nm do ND:YAG é dividido ao meio, com um cristal óptico de potássio-tritanil-fosfato (KTP). Esse comprimento de onda (532 nm) penetra mais superficialmente. Com *hand piece* de fibra óptica e durações de pulso de 1 a 100 ms, aquece o vaso mais lentamente, causando dano térmico sem que este seja rompido. Não há formação de púrpura, e o tratamento é bem aceito pelos pacientes, com boa indicação para as ectasias e as lesões superficiais.

□ Lasers pulsados

Lasers de corante pulsado/*Pulsed Dye Lasers* (PDL)

Foi o primeiro laser desenvolvido com o princípio da FTS, e ainda hoje é considerado padrão-ouro para a maioria das lesões vasculares. Utiliza a rodamina como corante e é específico para o tratamento das lesões vasculares, atingindo vasos dérmicos de até 100 micrômetros. No início, tinham comprimento de onda de 577 nm, correspondendo a um dos picos de absorção da oxi-hemoglobina, depois, 585 nm (PDL) e, mais recentemente, os de 595 nm de comprimento de onda (PDL de pulso longo – LPDL), com melhor absorção e sem perda da especificidade vascular. Os *spot sizes* variam de 3 mm a 12 mm, os maiores penetram com mais profundidade, porém com diminuição da fluência por limitações desse sistema. As fluências são de até 40 J/cm^2 e a duração de pulso é de 0,45 a 40 ms, próxima ao tempo de relaxamento térmico de grandes vasos, permitindo o tratamento de lesões mais profundas e calibrosas. O resfriamento da pele com *spray* criógeno aumenta a proteção epidérmica, permitindo o uso de fluências maiores. O efeito imediato é a formação de púrpura (se acinzentada, pode indicar excesso de energia) que dura de 10 a 14 dias. A sensação é muito similar à de um elástico batendo na pele e, após o tratamento de queimadura solar, podendo ocorrer edema e hiperemia. A histologia revela uma epiderme intacta, com os vasos dérmicos contendo eritrócitos aglutinados, fibrina e trombos. Após um mês, os vasos ectásicos são substituídos por vasos de aparência normal (Figuras 26.8 a 26.11). A maioria dos pacientes submete-se ao tratamento sem anestésicos. De todo modo, é melhor evitá-los, pois podem empalidecer a lesão, dificultando o tratamento. Para as crianças pequenas e com lesões extensas, embora haja controvérsias, deve-se optar por sedação. Em geral, não são necessários no pós-operatório, mas compressas frias e emolientes tópicos podem contribuir para diminuir o desconforto do paciente. O clareamento deve ocorrer em duas semanas. Os pacientes com fototipos mais altos respondem menos, ocorrendo na epiderme competição da melanina pela luz. Nesses fototipos, é recomendável aguardar de três a seis meses entre as sessões para que a hiperpigmentação pós-inflamatória, em geral transitória, possa regredir. Pode também haver hipocromia resultante da agressão aos melanócitos epidérmicos. Durante a aplicação, deve-se evitar sobreposição (*overlapping*), pois aumenta o risco de cicatrizes inestéticas, hiper ou hipopigmentação. É o laser de escolha para as PWS, bem indicado nas ectasias. Na poiquilodermia de Civatte, pode gerar irregularidades inestéticas nas áreas não tratadas.

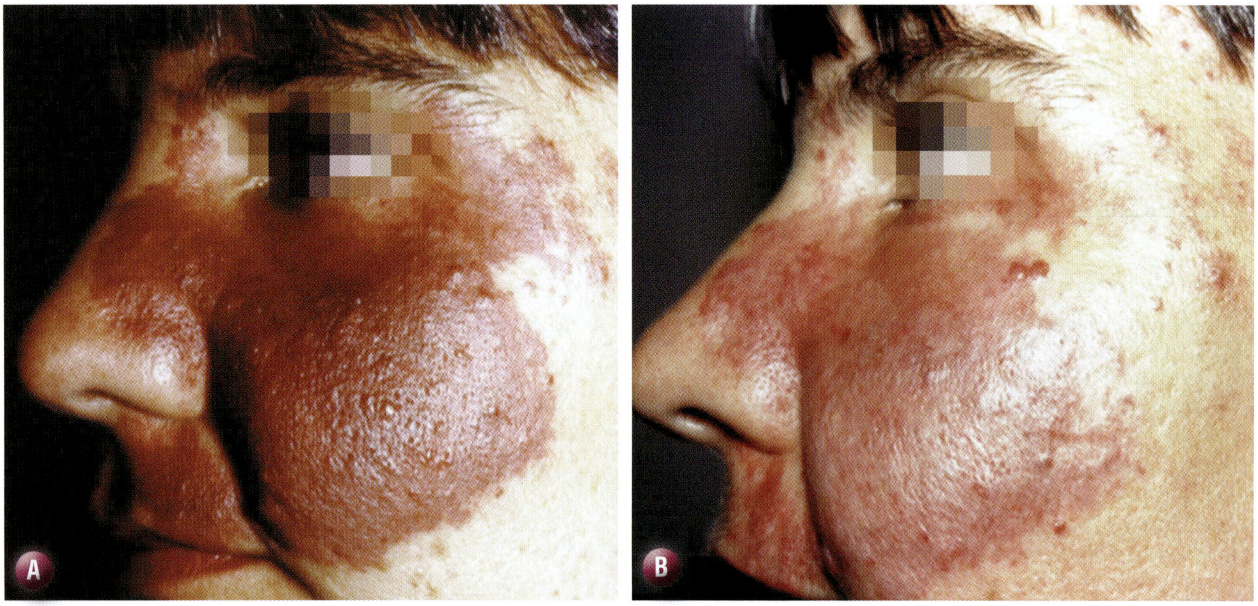

Figura 26.8. (A) PWS na hemiface esquerda. (B) Após 3 sessões de laser de vapor de cobre.
Fonte: Fotos cedidas pelo Dr. Mário Grinblat. HIAE.

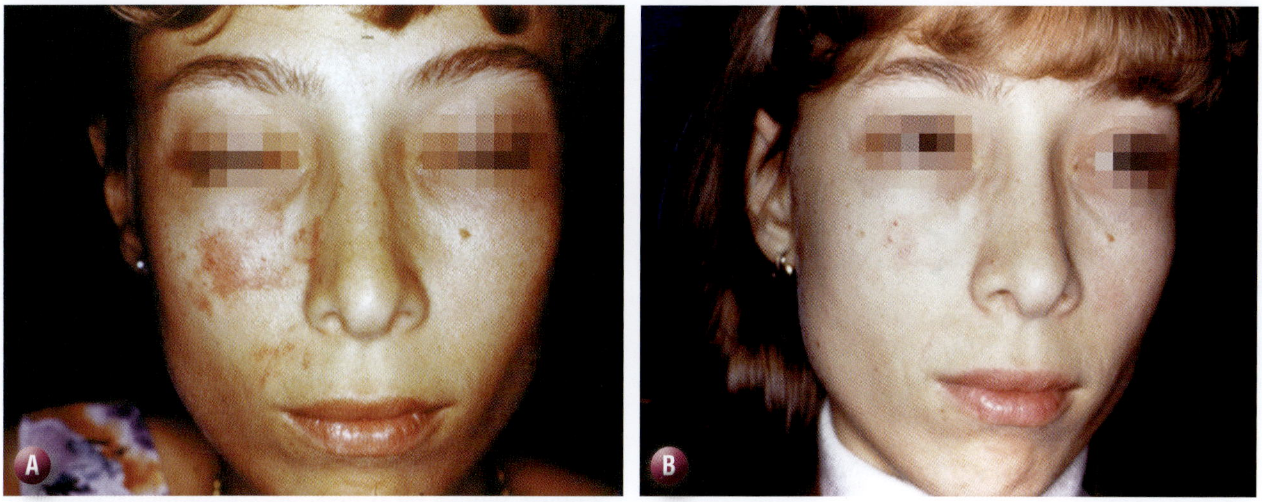

Figura 26.9. (A) PWS na região malar direita. (B) Após 5 sessões com PDL 585 nm.
Fonte: Fotos cedidas pelo Dr. Mário Grinblat. HIAE.

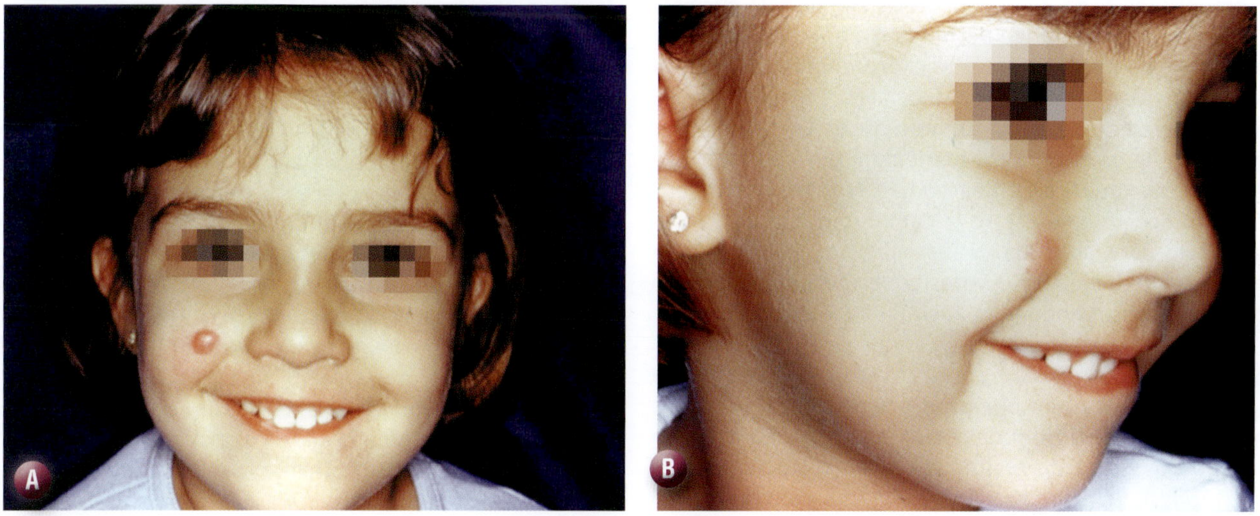

Figura 26.10. (A) Angioma em cereja. (B) Após 3 sessões com PDL 585 nm.
Fonte: Fotos cedidas pela Dra. Iara Yoshinaga.

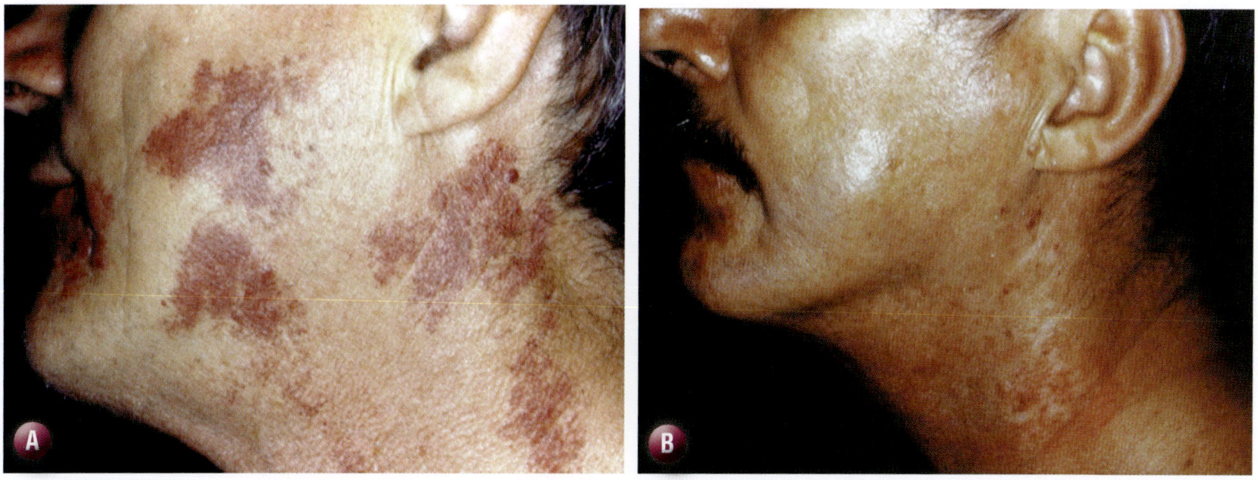

Figura 26.11. (A) PWS na hemiface esquerda e região cervical. (B) Após 7 sessões com PDL 585 nm.
Fonte: Fotos cedidas pela Dra. Suzana Schainberg. HIAE.

Podem também ser utilizados nas verrugas virais recidivantes e molusco contagioso, causando lesão no suprimento vascular e necrose epidérmica.

Lasers pulsados alexandrita (755 nm) e diodo (800 nm)

São utilizados na remoção de pelos. No entanto, esses comprimentos de onda mais longos, distribuídos em milissegundos, penetram profundamente e correspondem ao menor pico de absorção da hemoglobina (800 nm a 900 nm). Podem ser utilizados para o tratamento de lesões vasculares superficiais de grande calibre, como alternativa às que tiveram pouca resposta com o PDL (Figura 26.7).

Laser ND:YAG 1.064 nm

Laser de luz infravermelha (IV) que emite comprimento de onda de 1.064 nm e pode ser distribuído em duração de pulso longo ou *Q-switched* (utilizado em lesões pigmentadas e na remoção de tatuagens). O ND:YAG 1.064 nm de pulso longo permite uma maior penetração no tecido, podendo alcançar uma profundidade de 5 mm a 10 mm, quando usado em associação a um sistema de resfriamento epidérmico. Como a absorção desse comprimento de onda pela oxi-hemoglobina é cerca de 100 vezes menor quando comparado ao PDL, maiores fluências são necessárias para o tratamento dos alvos vasculares. Em contrapartida, a absorção do 1.064 nm pela oxi-hi-hemoglobina é 10 vezes superior à sua absorção pela água, permitindo uma adequada FTS pelo cromóforo-alvo. Essas características (menor seletividade e maior penetração em relação ao PDL) fazem com que essa tecnologia tenha boa eficácia no tratamento de lesões mais profundas, porém deve ser usada com cautela em função dos riscos de efeitos colaterais (como cicatrizes inestéticas). Outra indicação importante para o seu uso é no tratamento de lesões vasculares nos membros inferiores (como varizes e teleangiectasias), sobretudo as lesões mais calibrosas e azuladas (que indicam maior profundidade). Estudos recentes mostraram que o ND:YAG 1.064 pulso longo se mostrou mais efetivo do que o 532 nm KTP no tratamento de todas as lesões vasculares nos membros inferiores, independentemente do calibre dos vasos. A duração de pulso no tratamento dessas lesões varia entre 10 e 100 ms, dependendo do tamanho dos vasos e do fototipo dos pacientes (durações mais longas são mais seguras em fototipos altos). Tanghetti (2005) propôs o uso sequencial de PDL e ND:YAG 1.064 nm para tratar vasos mais resistentes, com menor fluência efetiva nos 2 sistemas do que ao serem utilizados isoladamente. A utilização do ND:YAG 1.064 nm de longo pulso nas PWS deve ser feita por profissional experiente, sendo melhor realizar teste prévio para encontrar o parâmetro de menor púrpura. As fluências maiores que a mínima necessária para causar púrpura podem produzir meta-hemoglobina, que tem maior absorção que a hemoglobina e oxi-hemoglobina, com aumento da dispersão e maior risco de complicações. Mesmo com resfriamento da pele, esse laser pode causar cicatrizes inestéticas. A utilização de laser híbrido ND:YAG/KTP com ND:YAG 1.064 nm para as PWS foi proposta por Ahcan (2004), que acredita que seja mais eficaz do que o KTP isoladamente, com diminuição de 30% na fluência deste. Em resumo, as principais indicações para esse laser são: lesões vasculares profundas; lesões nos membros inferiores; ectasias vasculares das extremidades; grandes vasos em pacientes fototipos IV e V; e no tratamento das lesões resistentes, nodulares ou hipertróficas de PWS.

Luz intensa pulsada (LIP)

Os sistemas de luz pulsada são fontes de luz não coerente, capazes de emitir altas fluências de energia com variáveis durações de pulso e comprimentos de onda distintos (550 nm a 1.200 nm). Emitem luz em pulsos simples, duplos ou triplos, de 2 a 25 milissegundos de duração. As hemoglobinas oxigenada e desoxigenada absorvem os raios de LIP com comprimentos de onda distintos. Os maiores comprimentos penetram mais profundamente na pele, aumentando a destruição de vasos profundos; e durações de pulso maiores aquecem os vasos de maior calibre mais lentamente, não provocando rompimento vascular. Embora a variedade de parâmetros contribua para a versatilidade desse sistema, é mais difícil estabelecer padrões e atingir resultados uniformes. A LIP é bem indicada para a poiquilodermia de Civatte, lesões vasculares da rosácea e do fotoenvelhecimento, PWS recalcitrantes e algumas anormalidades vasculares mais profundas. Bjerring et al. realizaram um estudo com 12 portadores de PWS pouco responsivos ao tratamento com PDL, no qual os pacientes foram submetidos a 4 sessões de LIP, com intervalo de dois meses entre cada sessão. Destes, 7 pacientes alcançaram um clareamento da lesão maior ou igual a 50%, tendo havido poucos relatos de efeitos colaterais, os quais foram leves e temporários. Resultado semelhante foi encontrado em outro estudo realizado por Raulin et al. A despeito desses resultados, ainda é recomendado que a LIP seja uma segunda opção no tratamento das PWS, devendo ser usada nos pacientes que não tiveram uma boa resposta no tratamento com PDL, ou na indisponibilidade deste.

□ Considerações sobre o tratamento das PWS

É recomendável iniciar pelas bordas da lesão que respondem melhor. Posteriormente, os vasos profundos, maiores e mais difíceis. A resposta ao tratamento não é uniforme e depende da extensão e da profundidade da lesão, do tipo de vaso e das diferenças de fluxo sanguíneo. A localização é o mais importante fator de clareamento. A resposta é excelente na face, sobretudo nas regiões V1, V3 e C2/C3 e linha média, boa nas regiões V2 e centrofacial, e menos efetiva nas lesões do tronco e extremidades. As lesões resistentes, hipertróficas ou nodulares, maiores que 50 cm^2 podem clarear após tratamentos repetitivos (10 a 25) sem efeitos colaterais. O tratamento é seguro, e tem melhor resposta em crianças do que em adultos, provavelmente pela menor espessura da pele, vasos menores e mais superficiais. Além do mais, o tratamento precoce evita que as crianças sofram com as questões psicossociais advindas do crescimento e da idade escolar. O clareamento aumenta com o número de sessões. No entanto, Nguyen (1998) acredita que o melhor índice de clareamento seja nas 5 primeiras sessões, e que o melhor resultado é observado em pacientes com menos de um ano, em lesões menores que 20 cm^2 e localizadas na face (região frontal). É importante informar aos pacientes sobre o possível escurecimento da lesão.

Considerações sobre o tratamento dos hemangiomas

O tratamento dos hemangiomas ainda é controverso em função de sua evolução natural e dos potenciais resultados insatisfatórios. Os pesquisadores ainda se dividem quanto ao tratamento das lesões superficiais no estado proliferativo, sobretudo as lesões segmentadas. No tratamento dos hemangiomas, deve-se considerar:

- localização, profundidade, tamanho e extensão da lesão;
- fase da lesão (proliferação, *plateau*, involução);
- se há a indicação de tratamento com lasers e a experiência do profissional;
- nível de preocupação dos pais.

É raro diagnosticar lesões precursoras (manchas maculares) em estágio inicial, que podem se resolver com a utilização do PDL em baixas fluências, prevenindo seu desenvolvimento em profundidade. No entanto, em estágio proliferativo, há certo consenso em uma abordagem conservadora, observando a lesão por alguns meses. Alguns autores, no entanto, sugerem que a observação poderá dificultar o tratamento por permitir o desenvolvimento em profundidade. Batta (2002), em estudo randomizado e controlado, mostrou que não há benefícios no tratamento precoce de hemangiomas não complicados. Estes provavelmente involuíram espontaneamente, ou poderiam ser tratados com corticosteroides, interferon, imiquimod ou betabloqueadores, além de haver risco de cicatrizes e hipopigmentação. Já Hohenleutner (2001), acredita que o tratamento precoce de hemangiomas pequenos e superficiais induz à regressão e evita sua progressão.

Para os hemangiomas ulcerados, indica-se o tratamento com PDL, que mostrou benefícios na melhora da dor, diminuição de infecções e sangramentos, além de auxiliar na epitelização das úlceras (David, 2003). No entanto, é importante lembrar que a utilização do PDL é dolorosa, traz risco de cicatrizes atróficas, ulcerações e hemorragias importantes. É provável que as diferenças da utilização do PDL nos hemangiomas e nas PWS sejam decorrentes do alto fluxo sanguíneo nos hemangiomas, que têm comportamento tumoral, vasos finos muito próximos e pouco componente dérmico. Também há limite de penetração desse laser (1,2 mm), não atingindo seus componentes mais profundos, que podem continuar a se desenvolver. Kono (2006) sugeriu que o tratamento com o LPDL com *spray* criógeno é mais seguro e eficiente do que o PDL para o tratamento dos hemangiomas. As porções mais profundas parecem responder melhor aos lasers ND:YAG de pulso longo.

Hoje, não há tratamento ótimo para hemangiomas; assim, as terapias devem objetivar:

- prevenir ou reverter lesões que ameacem a vida ou funções;
- prevenir desfiguração permanente após a involução;
- diminuir o estresse psicossocial do paciente e da família;
- prevenir e tratar ulcerações, evitando cicatrizes, infecções e dor.

Os familiares e pacientes devem considerar as opções com cuidado, lembrando que o tratamento, sobretudo dos hemangiomas profundos ou complicados, podem não resultar em melhora, e que alguns profissionais preferem aguardar a involução.

Efeitos colaterais e complicações

As complicações mais frequentes são hiperpigmentação, hipopigmentação e cicatrizes inestéticas. Cicatrizes inestéticas e atrofias ocorrem quando altas energias são utilizadas ou quando há sobreposição (*overlapping*).

Conclusão

A literatura e a experiência clínica confirmam a importância dos lasers no tratamento das lesões vasculares, seguros e eficazes, sobretudo na abordagem das PWS, que antes não tinham tratamento. Para os hemangiomas, a conduta expectante deixou de ser absoluta, mas ainda há controvérsias quanto às indicações de tratamento. É importante observar que as inúmeras variáveis clínicas, de parâmetros e de sistemas dificultam a análise e a reprodutibilidade de resultados.

Tratamento de lesões pigmentadas

A melanina é um ótimo alvo para a luz laser, pois tem amplo espectro de absorção (361 nm a 1.064 nm). Em tese, qualquer laser que produz luz ultravioleta, visível ou infravermelha, pode remover pigmentos cutâneos em algum grau. É importante observar que o objetivo do tratamento é a remoção de pigmentação indesejada, com preservação do pigmento cutâneo. A remoção do pigmento epidérmico é mais fácil pela sua proximidade com a superfície, e dos dérmicos é mais difícil em virtude da sua profundidade, podendo resultar em cicatrizes inestéticas, dano vascular e hipo ou hiperpigmentação.

Nas lesões pigmentadas, o cromóforo é a melanina e o alvo do tratamento, o melanossomo, cujo tempo de relaxamento térmico é de 10 a 100 nanossegundos. Por isso, no tratamento das lesões pigmentadas os lasers mais utilizados são os que atuam no modo *Q-switched* (rubi – 694 nm, alexandrita – 755 nm, ND:YAG – 1.064 e 532 nm), que podem induzir tanto reações fototérmicas quanto fotomecânicas. A alta energia gerada por esses lasers ocasiona um rápido aumento da temperatura

(1.000 °C), resultando em evaporação dos pigmentos-alvo na pele e vacuolização (efeito fototérmico). O colapso no gradiente de temperatura que é criado entre o tecido-alvo e o adjacente pode ocasionar fragmentação do alvo (efeito fotomecânico). Essas alterações são similares em vários comprimentos de onda, mas diferem quanto à energia e à profundidade de penetração. Nos menores comprimentos de onda, menos energia é necessária, e sua ação é mais superficial. Os maiores comprimentos de onda requerem mais energia, pois há diminuição do coeficiente de absorção pela melanina. No entanto, os maiores comprimentos de onda atingem de modo mais efetivo os pigmentos dérmicos profundos com menos energia.

A destruição de melanossomos depende da duração de pulso. Se a duração de pulso variar entre 40 e 750 nanossegundos, ocorre ruptura. Se a duração de pulso for mais longa (p. ex., 400 microssegundos), os melanossomos permanecem intactos, o que é consistente com a FTS (a duração de pulso deve ser menor que o TRT do alvo). Durante o período de reparação do tecido após a ruptura do melanossomo, há despigmentação cutânea transitória, seguida de repigmentação semanas depois.

Classificação das lesões pigmentadas

Do ponto de vista dos tratamentos com laser, é conveniente classificar as lesões pigmentadas em 2 categorias: lesões benignas não nevocelulares e lesões nevocelulares; e também quanto à sua localização (epiderme, derme).

As lesões benignas pigmentadas não nevocelulares podem estar restritas à epiderme ou à derme, ou em ambas. Hiperpigmentação epidérmica ocorre por aumento do número de melanossomos ou da taxa de melanogênese. Hiperpigmentação dérmica ocorre por aumento da deposição de melanina na derme, retida por macrófagos, ou pela elevação da produção de melanina nos melanócitos dérmicos.

As lesões nevocelulares são classificadas pela localização das células névicas aberrantes, que podem estar localizadas na epiderme (juncionais), derme (intradérmicas) ou ambas (compostas).

Lesões epidérmicas

- Melanoses solares: lesões maculares, pigmentadas, nas superfícies cutânea ou mucosa, geralmente menores que 1 cm de diâmetro. Surgem em regiões expostas à luz solar e aumentam em número e dimensão com o envelhecimento. Podem estar associadas a diversas síndromes (p. ex., Peutz-Jeghers e Leopard) e antes de iniciar o tratamento com laser devem ser diferenciadas clínica e histologicamente de lesões cutâneas malignas, como o lentigo maligno e o melanoma superficial.
- Queratoses seborreicas planas: lesões benignas pigmentadas circunscritas, com discreto relevo, em geral arredondadas. Costumam surgir após a terceira e a quarta décadas. Sob o aspecto histológico, são caracterizadas por hiperqueratose, acantose, papilomatose e pseudocistos córneos.
- Efélides: máculas pequenas e escuras (1 a 2 mm de diâmetro) em áreas de exposição solar. São observadas em pessoas com pele clara, fototipos I e III, podendo surgir na infância após exposição solar.
- Manchas café-com-leite: são máculas ou manchas pigmentadas claras que aparecem ao nascimento ou na infância. Em cerca de 10% da população surgem como lesões solitárias e podem estar associadas a síndromes quando em grande número (p. ex., neurofibromatose).
- Nevos de Becker: mais raros, acometem em torno de 0,5% da população, em geral têm grandes dimensões (5 cm a 40 cm diâmetro) e localizam-se nas regiões deltoidea e escapular. Clinicamente, são semelhantes às manchas café-com-leite, variando de mancha marrom-clara à marrom-escura. Na porção pigmentada da lesão, é comum a presença de pelos terminais grossos e escuros, e a derme é espessada por feixes de músculo liso (hamartoma).

Lesões dérmicas

- Nevos de Ota ou Ito: manchas azul-acinzentadas, unilaterais, quase sempre localizadas na face, em regiões periorbitária, temporal, frontal e malar, que correspondem às áreas inervadas pelo primeiro e pelo segundo ramo do nervo trigêmeo. Pigmentação esclerótica ipsilateral também é observada. Os nevos de Ito têm a mesma coloração, mas costumam se localizar nos ombros e na porção superior dos membros superiores, em áreas que correspondem aos nervos supraclavicular posterior e braquial lateral. São mais comuns em asiáticos.
- Nevos melanocíticos: lesões congênitas ou adquiridas, localizadas em qualquer área do corpo. Surgem como lesões acastanhadas médias ou escuras, e sua coloração é relacionada com a quantidade e a localização do pigmento (junção dermoepidérmica, derme superficial ou profunda). Os nevos melanocíticos congênitos ou nevos nevocelulares ocorrem em 1% a 2,5% dos neonatos e são placas bem demarcadas com pelos e solitários (95%). São classificados pela medida de seu maior diâmetro em pequenos (< 1,5 cm), médios (1,5 cm a 19,9 cm) e gigantes (< 20 cm), podendo ser desfigurantes. Em geral, são compostos ou intradérmicos e as células névicas estão presentes nos folículos pilosos, glândulas sebáceas e sudoríparas, nos vasos e na bainha dos nervos, estendendo-se na derme reticular e subcutâneo, o que não ocorre nos nevos adquiridos. Estão associados a um aumento do risco relativo de desenvolvimento de melanoma cutâneo e não cutâneo. O risco é maior nos nevos gigantes (6% a 12%) do que nos médios e pequenos (1% a 3%). Em caucasianos, o risco é de 4,5% a 10% e parece ser maior: na primeira década de vida, nos que envolvem o eixo posterior e com o aumento do número de lesões satélites. Chan (2006) sugere que na população asiática talvez esse risco seja menor.

- **Nevos azul:** em geral, é solitário e aparece como pápula azul, bem circunscrita e com menos que 1 cm de diâmetro. Surge espontaneamente em crianças e adultos jovens e é 2 vezes mais comum em homens que em mulheres. A coloração azul é relacionada com a profundidade do pigmento na derme.

Lesões mistas

- **Hiperpigmentação pós-inflamatória:** pode surgir em qualquer área sujeita a traumas (cortantes, térmicos ou áreas de exposição solar). Seu mecanismo ainda não é totalmente esclarecido, mas observa-se aprisionamento da melanina ou hemossiderina na derme quando ocorre dano à junção dermoepidérmica.
- **Melasma:** manchas marrons, claras ou escuras, localizadas nas regiões malares e/ou frontal. É adquirida, com mais frequência associada à gestação ou ao uso de contraceptivos orais. Sua causa é desconhecida, podendo ser identificados 3 tipos de melasma: epidérmico (deposição da melanina nas camadas basal e suprabasal), dérmico (melanófagos na derme) e misto (epiderme e derme). A localização em áreas de exposição solar na face é sugestiva de que o sol atue como fator adicional.
- **Nevos *spillus*:** lesões claras como as manchas café-com-leite, com áreas mais pigmentadas que correspondem histologicamente a nevos juncionais ou compostos. Essa lesão é muito observada no tronco e nas extremidades, ocorrendo em cerca de 2% da população.

Sistemas laser utilizados em lesões pigmentadas

A escolha do laser seletivo para a melanina deve ser orientada pelo tipo de lesão (superficial ou profunda). Embora os pigmentos cutâneos possam absorver luz em diferentes comprimentos de onda, o resultado (clareamento) pode não ser o esperado e é importante que o paciente tenha expectativas realistas. Em áreas tratadas, pode ocorrer repigmentação a partir dos melanócitos adjacentes ou de pigmentos residuais das estruturas anexas. Nas manchas café-com-leite, nevos de Becker e nevos *spillus*, os resultados são imprevisíveis. Estímulo da melanogênese após o tratamento pode piorar o quadro inicial, sobretudo no melasma e em hiperpigmentações pós-inflamatórias, que tendem a recorrer.

Lasers de onda quase-contínua

ND:YAG de frequência dobrada (532 nm)

Tratam pigmentos epidérmicos superficiais, com melhor indicação nas efélides e melanoses solares. Para o tratamento das melanoses solares e manchas café-com-leite utilizam-se fluências de 2 a 2,5 J/cm², com ponteira de 1 mm a 3 mm. Melanoses solares respondem com 1 ou 2 sessões; no entanto, as recidivas são frequentes. A limitada penetração no tecido impede que sejam muito efetivos no tratamento das lesões pigmentadas dérmicas (p. ex., nevos de Ota).

Lasers *Quality-switched* (*Q-switched*)

São lasers pulsados que produzem disparos ultracurtos (10 a 100 ns) com alta energia, e comprimentos de onda de 532 nm (ND:YAG), 694 nm (Q-S rubi), 755 nm (Q-S alexandrita) e 1.064 nm (ND:YAG). As lesões epidérmicas devem ser tratadas com fluências mais baixas para não haver agressão dérmica, sobretudo lesões menores e muito claras. São bem indicados para o tratamento das lesões pigmentadas dérmicas (p. ex., nevos de Ota).

Rubi *Q-switched* – 694 nm (QSR)

Utilizam-se fluências de 2 a 6 J/cm². Melanoses solares requerem 1 ou 2 sessões, enquanto as manchas café-com-leite, 4 ou mais sessões a cada dois meses. Em 1997, Kopera mostrou vacuolização da pigmentação superficial (até 0,6 mm) logo após o tratamento. A imuno-histoquímica revelou estruturas melanocíticas residuais, células contendo melanina e debris de melanossomos na região da camada basal. Nos nevos de Ota, observa-se ao exame histopatológico destruição seletiva dos melanócitos aberrantes. Clareiam, em média, com 4 a 6 sessões ou mais para melhor resultado. Em geral, com adequada indicação e fluências, os resultados do QSR são bons, apresentando poucas complicações (Figuras 26.12 a 26.14).

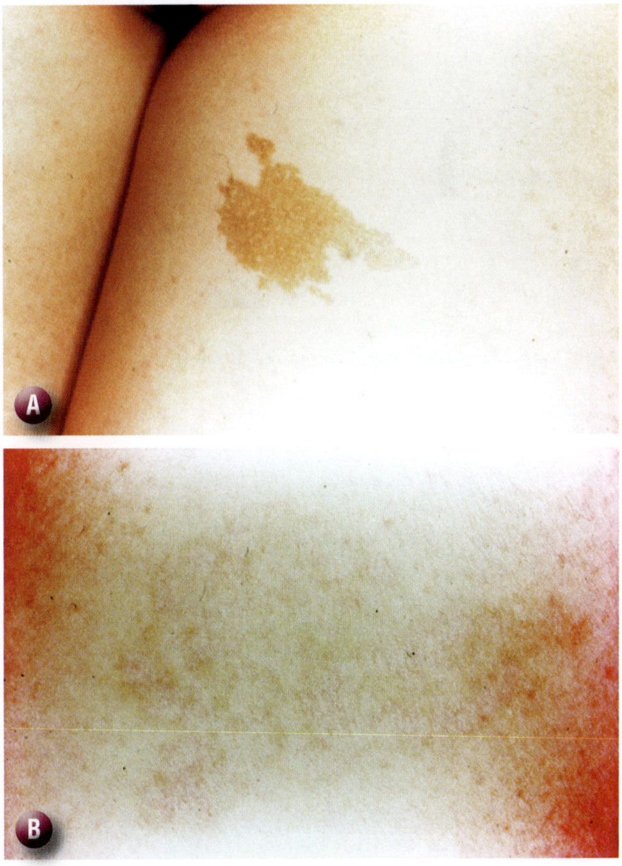

Figura 26.12. (A) Mancha café-com-leite na face posterior da coxa. (B) Após 2 sessões de laser rubi *Q-switched*.
Fonte: Fotos cedidas pelo HIAE.

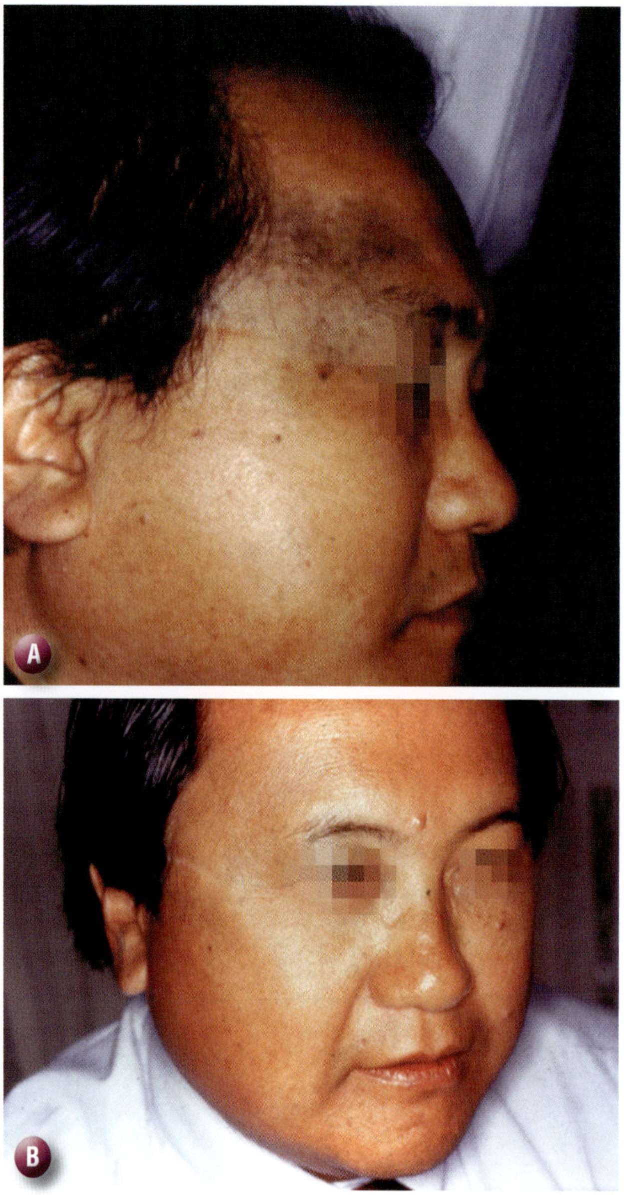

Figura 26.13. (A) Nevo de Ota em região periorbitária direita. (B) Após 9 sessões de laser rubi *Q-switched*.

Fonte: Fotos cedidas pelo Dr. Mário Grinblat. HIAE.

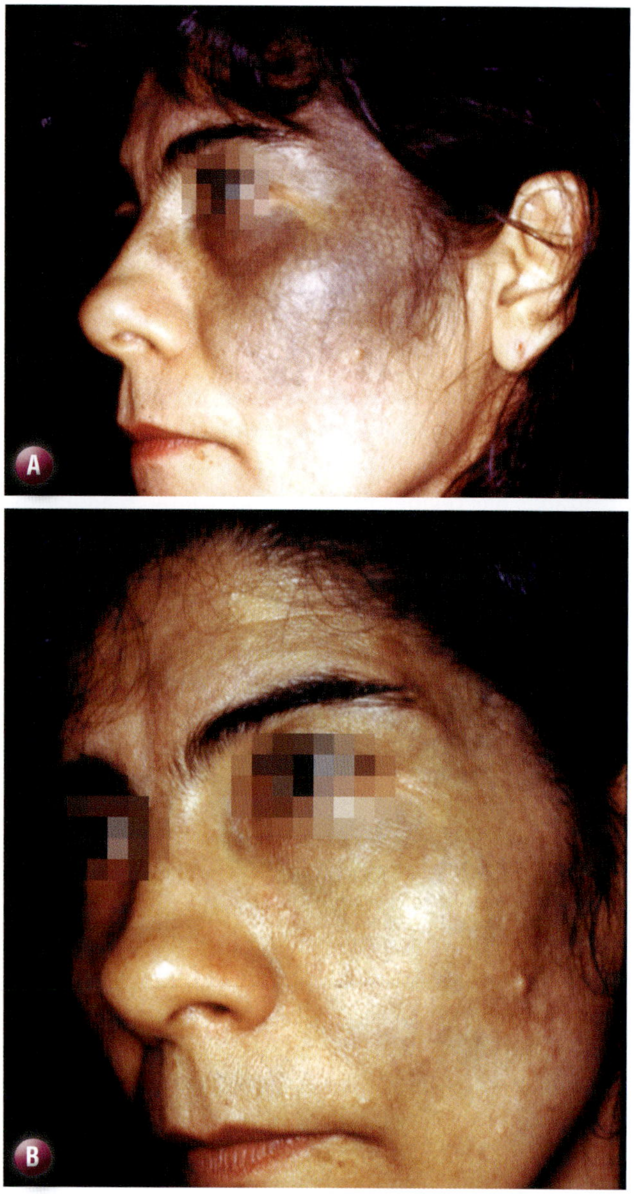

Figura 26.14. (A) Nevo de Ota em regiões periorbitária e malar esquerda. (B) Após 10 sessões de laser rubi *Q-switched*.

Fonte: Fotos cedidas pela Dra. Suzana Schainberg. HIAE.

Alexandrita *Q-switched* – 755 nm (QSA)

Trata melhor os pigmentos dérmicos com bons resultados nos nevos de Ota. Pode ser utilizado em melanoses solares e manchas café-com-leite. Fluências de 6 a 7 J/cm^2 são utilizadas e o branqueamento do tecido é a resposta imediata ao impacto do laser. Em média, 5 ou 6 sessões são necessárias para o tratamento dos nevos de Ota. Jang (2000) relata o uso nas efélides em pacientes asiáticos e acredita que as baixas fluências em pacientes com fototipos mais altos previnem a hiperpigmentação pós-inflamatória. Wang (2006) mostrou melhores resultados do QSA para efélides quando comparado com a luz intensa pulsada e semelhante para o tratamento das melanoses. No entanto, a hiperpigmentação pós-inflamatória foi mais frequente com o QSA.

ND:YAG *Q-switched* – 1.064 nm

O longo comprimento de onda desse laser atinge profunda penetração dérmica, maximizando sua utilização para o tratamento das lesões pigmentadas dérmicas. Nevos de Ota requerem, em média, 5 sessões com 8 J/cm^2 e ponteira de 3 mm. O tratamento do melasma com essa tecnologia também tem sido estudado, sobretudo com o uso de baixas fluências e associado à terapia tópica. A maior parte da literatura sobre a sua eficácia vem da Ásia, onde esse laser é bastante utilizado. Cho et al. avaliaram o uso do 1.064 nm QS ND:YAG com baixa energia no tratamento do melasma em 25 pacientes femininas, todas com fototipo IV, após uma média de 7 sessões com intervalo de duas semanas entre elas. Após dois meses do término do tratamento, 7 (28%) haviam apresentado uma melhora maior que 75% e

11 (44%) apresentaram melhora entre 50% e 70%. Porém, 3 pacientes apresentaram recidiva com piora das lesões. Já Wattanakrai et al. (2010), realizaram estudo randomizado, que demonstrou melhora do melasma misto ou dérmico com o 1.064 nm QS-ND:YAG (3 J/cm^2, *spot* de 6 mm) em 92,5% dos pacientes, porém 4 pacientes (18%) tiveram hiperpigmentação rebote e todos os pacientes tratados apresentaram recidiva após interromper o tratamento. Jeong et al. encontraram melhores resultados nas pacientes que usaram tratamento tópico (fórmula Kligman) por oito semanas antes do tratamento com 1.064 nm QS-ND:YAG, do que naquelas que usaram o tópico após as sessões do laser. Além do risco de recidiva, há relatos de despigmentação epidérmica após o tratamento. O mecanismo de ação do 1.064 nm QS-ND:YAG no tratamento do melasma ainda é motivo de estudos. Alguns propõem um efeito direto nos melanossomos, enquanto outros suspeitam de ação nas estruturas vasculares ou via indução de colágeno.

ND:YAG *Q-switched* – 532 nm

O uso desse comprimento de onda mostrou-se mais efetivo que a crioterapia para lesões pigmentadas benignas (Todd, 2000). Chan (2000) demonstrou que nas baixas fluências é necessário o aumento do *spot size*, o que pode resultar em hiperpigmentação pós-inflamatória. Nesse estudo, a eficácia desse comprimento de onda no modo *Q-switched* ou de longa duração de pulso foi semelhante.

Lasers pulsados

Os lasers de longa duração de pulso diferem dos *Q-switched* porque têm efeito fototérmico, mas não fotomecânico. O tratamento de lesões pigmentadas em pacientes com fototipos mais altos ainda é um desafio pelo alto risco de hiperpigmentação e cicatrizes inestéticas. Embora os lasers *Q-switched* sejam muito eficazes, a violenta distribuição de energia pode estar associada a aumento da hiperpigmentação pós-inflamatória. Assim, têm-se avaliado alternativas com o emprego de lasers de longa duração de pulso.

Alexandrita 755 nm de longa duração de pulso (ALP)

A longa duração de pulso desse laser é menos específica, mas aquece o alvo de modo menos agressivo e pode cobrir uma área maior sem causar dano indesejado à pele normal. Estudos recentes mostram bons resultados em lentigos e outras lesões pigmentadas em pacientes fototipo IV com lesões mais escuras. As lesões mais claras em pacientes de fototipos I e III necessitam maiores fluências e têm maiores riscos de hiperpigmentação pós-inflamatória. Esses autores sugerem que o grau de clareamento é função: da fluência, do quanto a lesão é escura quando comparada com a pele normal, e do resfriamento da pele. Bom indicativo do resultado é eritema perilesional e escurecimento da lesão, diferente do branqueamento imediato nos QS lasers.

Pulsed Dye Laser (585 nm a 600 nm) com compressão

Esses comprimentos de onda são tradicionalmente utilizados para as lesões vasculares. Kono propôs que a compressão da pele com lâmina de vidro faz a remoção mecânica dos vasos, permitindo sua utilização também para lesões pigmentadas. Quando comparados, tanto o QSR como o PDL com compressão mostraram-se efetivos, e o grau de complicações com o PDL pareceu ser menor. Esse mesmo autor (2007) acredita que nas lesões onde o pigmento está disposto separadamente, como nos nevos de Ota, as durações de pulso QS são ótimas, mas nas melanoses o pigmento anormal localiza-se da camada basal até a epiderme. Nesse caso, o efeito fotomecânico (QS lasers) pode ser indesejável em pacientes com peles mais pigmentadas. No entanto, para prevenir a difusão térmica da epiderme para a derme, a duração de pulso desse laser deve ser menor que o TRT da camada basal (1,6 a 2,8 ms para uma basal de 20 μm). Garden (2008) mostrou bons resultados do uso de PDL 595 nm com compressão para lesões pigmentadas epidérmicas.

Luz intensa pulsada (LIP)

Kawada (2002) propôs que a utilização da LIP melhora em 50% as melanoses solares sem complicações. A LIP atualmente é muito utilizada não só para o tratamento das lesões epidérmicas superficiais, mas também quando associadas a lesões vasculares superficiais. A histopatologia mostra microcrostas sobre as lesões após um a dois dias. Estas contêm melanina, que é expelida após duas semanas, revelando área com pigmentação normal. É possível que a microcrosta formada seja resultado do efeito fototérmico da LIP. A utilização da LIP mostra também bom resultado após 1 a 3 sessões para a hiperpigmentação infraorbitária.

Considerações sobre o tratamento dos nevos melanocíticos

A atual preocupação com a cosmética resulta na busca de melhores resultados estéticos na remoção de lesões pigmentadas melanocíticas, sobretudo em áreas expostas, e à tendência de se usar os lasers e fontes de luz para esse fim. No entanto, o tratamento dos nevos melanocíticos com lasers apresenta inúmeras limitações:

- A completa remoção dos nevos melanocíticos não é possível. O QSR, por exemplo, atinge, no máximo, 0,4 mm e não trata as lesões dérmicas.
- Além do risco da remoção incompleta, há potencial de falso tratamento.
- Há uma chance de 1:200 de não se diagnosticar um melanoma clinicamente.
- Algumas publicações relatam o desenvolvimento de pseudomelanomas após laser, difíceis de distinguir de um melanoma verdadeiro ao exame histopatológico.
- Em função do efeito não letal ao melanócito, o tratamento com laser ainda é controverso.

Observações sobre o comportamento biológico das células de melanoma irradiadas com QSR e QSA *in vitro* mostraram: alterações na expressão de receptores celulares de superfície que resultaram em migração das células (Leeuwen, 1997) e aumento da expressão do gene p16 que parece estar associado à gênese do melanoma (Chan, 2003). Quanto ao comportamento de células melanocíticas tratadas com laser *in vitro*, um estudo mostrou que nas biopsias das máculas recorrentes houve aumento do número de melanócitos na epiderme e diminuição na derme, provavelmente associados à supressão da regulação da E-caderina e TNF-α identificados nesse estudo (Sohn, 2004). Hafner estudou o perfil de expressão genética de melanócitos *in vitro* após a irradiação com o QSR. Foram detectadas diferentes expressões em 31 genes e nenhuma alteração significativa da expressão das integrinas RNAm. Esse autor acredita que a irradiação com laser não induz diferenças na expressão genética que sinalizem evolução para melanoma. No entanto, também não exclui a possibilidade de favorecer o desenvolvimento de melanomas *in vivo*, pela sua complexidade biológica e possível contribuição de outros fatores de risco coincidentes, como radiação UV e predisposições genéticas individuais.

Há relatos na literatura de diagnóstico de melanoma após o tratamento de lesões pigmentadas, e não é possível afirmar se as lesões eram primariamente melanomas ou se o tratamento induziu à malignização. Provavelmente, o diagnóstico foi incorreto, mas em alguns casos não se pode excluir a indução para melanoma, porque foi muito curto o intervalo entre a irradiação com laser e o diagnóstico de melanoma. Havendo ainda muitas controvérsias, o tratamento das lesões melanocíticas com lasers não deve ser indicado apenas por razões cosméticas.

Para os nevos melanocíticos de amplas dimensões, que são muitas vezes desfigurantes, acarretando importante repercussão psicossocial ao paciente e aos familiares, alguns autores preconizam seu manejo com objetivo de diminuir o risco de malignização e obter resultados cosméticos aceitáveis, compatíveis com o convívio social. Ostertag sugere o tratamento com o laser de Erbium:YAG ablativo e acredita que os melhores resultados são nas primeiras semanas de vida, com diminuição das células pigmentadas. No entanto, ressalta que ainda não é possível, com o tempo de seguimento, inferir sobre os riscos de malignização.

□ Efeitos colaterais e complicações

Pode ocorrer hiperpigmentação transitória na área tratada, sobretudo em pacientes mais pigmentados, que persiste por dois a seis meses e piora se ocorrer exposição solar após o tratamento. Hipopigmentação é mais comum em áreas submetidas a vários tratamentos e podem ser definitivas. A ocorrência de cicatrizes é rara, mas pode potencialmente acontecer sempre que houver ruptura da superfície cutânea. A utilização dos lasers e de outras fontes de luz para o tratamento do melasma e da hiperpigmentação pós-inflamatória deve ser realizada com cautela em função do risco de piora da pigmentação. Esse tratamento não deve ser o de primeira escolha, e sim reservado para as lesões refratárias aos tratamentos tópicos já estabelecidos.

□ Conclusão

Um grande número de lasers pigmento-específicos é viável para o tratamento das lesões pigmentadas epidérmicas e dérmicas, pois a melanina pode absorver luz em grande variedade de comprimentos de onda. No entanto, as lesões pigmentadas têm sua indicação de tratamento limitada pelas características da lesão (nevos melanocíticos), possibilidade de recorrência (manchas café-com-leite, nevos *spillus*), ou piora após o tratamento (melasma e hiperpigmentação pós-inflamatória). Um estudo retrospectivo realizado no Reino Unido mostrou que os resultados dos tratamentos com laser nas lesões pigmentadas são efetivos, com poucas complicações. No entanto, ressalta que os pacientes devem ser informados sobre as diferenças individuais nos resultados bem como em diferentes centros e que essas questões devem orientar a decisão sobre o tratamento.

Remoção das tatuagens

As tatuagens decorativas datam de 5.000 anos na história do homem e ainda hoje são muito difundidas. No entanto, o desejo de removê-las sempre existiu. Estatísticas norte-americanas mostram que 38% das pessoas entre 18 e 29 anos têm pelo menos uma tatuagem. Destas, cerca de 20% não estão satisfeitas com o resultado e 11% consideram removê-las, mas apenas 6% das pessoas o fazem de fato. Várias técnicas para esse fim já foram utilizadas: dermoabrasão, salabrasão, excisão cirúrgica e crioterapia. Muitas vezes, esses tratamentos resultavam em cicatrizes inestéticas ou alterações pigmentares, tão indesejáveis quanto a tatuagem original. O primeiro laser utilizado para remoção de tatuagens foi o de CO_2, de modo não seletivo, tendo como cromóforo a água. No entanto, apor causa da alta incidência de complicações (incluindo discromias e cicatrizes inestéticas) e do fato de os resultados clínicos serem pouco previsíveis, a demanda por tecnologias mais seguras e menos ablativas tornou-se cada vez maior. Com a compreensão da fototermólise seletiva e com o desenvolvimento dos *quality-lasers* (*Q-switched*: rubi, alexandrita e ND:YAG), com pulsos ultracurtos (distribuídos em nanossegundos) e altíssimas energias, foi possível quebrar partículas de pigmento de tatuagem (0,1 micrômetro) de maneira segura e efetiva, sendo estes os mais indicados para a remoção de tatuagens. Logo após a exposição ao laser QS, observa-se círculo branco-acinzentado na área tratada. Há formação de crosta sobre a lesão, que se mantém por duas semanas, onde às vezes observam-se pigmentos de tatuagem. Após número variável de sessões, ocorre clareamento da tatuagem e hipopigmentação transitória, sem alteração na textura dos tecidos. O mecanismo de ação desses lasers para remoção das tatuagens está relacionado aos efeitos fototérmico e fotomecânico (a propagação de ondas fotoacústicas causa destruição mecânica das estruturas). As partículas de pigmento resultantes são, em parte, eliminadas pela crosta ou fagocitadas pelos macrófagos e removidas pelo sistema linfático. As respostas ao tratamento não são uniformes, em função dos diferentes tipos de tatuagens e sua infinidade de cores. Em 2013, foi lançado um novo laser (755 nm alexandrita) com uma duração de pulso ainda menor, na ordem dos picossegundos (10 a 12 segundos). Essa nova tecnologia baseia-se no fato de que a maioria dos pigmentos de tatuagem é composta por partículas que variam de 30 nm a 300 nm, tendo um tempo de relaxamento térmico inferior a 10 nanossegundos. Assim, quanto menor for a duração do pulso e quanto mais rápido for o aquecimento do cromóforo-alvo, mais efetivo será o resultado na remoção dessas partículas. Em 2010, Izikson et al. compararam a eficácia do laser em picossegundos (titanium: sapphire 795 nm, 500 picossegundos) com o QS alexandrita (758 nm, 50 nanossegundos) na remoção de tatuagens em modelos suínos, e demonstraram um clareamento superior naqueles tratados com pulsos em picossegundos. Resultados semelhantes já haviam sido demonstrados 12 anos antes por Ross et al. e por Herd et al. Essas novas tecnologias vêm mostrando resultados promissores na remoção de tatuagens de diversos pigmentos. Além desses aspectos, é importante determinar o tipo de tatuagem e os pigmentos que a compõe para selecionar o comprimento de onda adequado para o tratamento.

Tipos de tatuagens

- **Profissional:** utiliza-se uma pistola para aplicação que distribui a tinta de maneira uniforme na derme. São compostas por tintas organometálicas, em grandes quantidades que mostram imagens claras, bem definidas e coloridas. Reações alérgicas cutâneas ou, mais raramente, sistêmicas às tintas coloridas podem ocorrer e são mais frequentes com pigmento vermelho (mercúrio), amarelo (cádmio), verde (cromo) e azul (cobalto). Com o tempo, as tatuagens podem clarear e suas bordas deixarem de ser nítidas, resultantes da migração do pigmento para a derme profunda e absorção pelos linfonodos regionais.
- **Amadora:** o pigmento acinzentado, azul-negro (nanquim ou carbono), é injetado em diferentes níveis na pele com uma agulha em quantidades variáveis. As imagens são menos nítidas que nas tatuagens profissionais, com menor quantidade de tinta e ausência de cores claras.
- **Cosmética:** chamadas de "maquiagens definitivas", redesenham as linhas dos lábios, pálpebras ou sobrancelhas. Em geral, os pigmentos são marrons, negros ou vermelhos, compostos de óxido de ferro ou titânio. Aplicados à mão livre, quase sempre são irregulares, podendo clarear com o tempo ou modificar sua cor com resultados inestéticos.
- **Traumáticas:** são resultantes da penetração mecânica na pele de partículas de corpos estranhos, como metais, vidro, poeira e materiais contendo carbono. Uma combinação de abrasão e impregnação das partículas pigmentadas ocorre como resultado do trauma envolvendo fricção com escarificação. Dependendo da extensão do dano tecidual, as substâncias ficam aprisionadas na derme profunda, fazendo com que sua remoção seja difícil.

Considerações sobre as cores

Quando sofre refração, a luz visível mostra sua constituição em componentes: vermelho, laranja, amarelo, verde, azul e violeta. Desse espectro, cria-se o que é conhecido como "círculo de cores". Define-se "cor complementar" para uma determinada cor (p. ex., verde), como a que se localiza no lado oposto ao seu nesse círculo (vermelho). É previsível que a máxima absorção do pigmento verde será no espectro do vermelho (sua cor complementar) e a menor absorção, nos comprimentos de onda do próprio espectro (verde).

Algumas cores não são representadas na paleta de cores: preto, branco e marrom.

O *preto* tem amplo espectro e absorve toda a luz visível, sem reflexão.

O *branco* é a cor que reflete todo o espectro de luz visível e sua absorção não está dentro desse espectro. Na remoção de tatuagens, o branco (dióxido de titânio, óxido de titânio) é importante porque é utilizado como agente clareador, adicionado a outras cores para que pareçam mais claras ou mais vivas. Na teoria das cores, dá-se o nome de mudança do "valor" da cor. O exemplo clássico é o cor-de-rosa, que é considerado um vermelho com adição de branco. Essa cor, quando irradiada com luz laser, pode ser refratária à remoção ou ainda escurecer. É difícil prever se em uma tatuagem houve adição de branco.

O *marrom* é uma cor terciária (não pode ser criada com 2 cores primárias). Assim, seu espectro de absorção também é difícil de prever. Na prática, os marrons são criados utilizando-se ferro oxidado, podendo escurecer após o tratamento.

Espectro de absorção das cores e comprimentos de onda

A escolha do laser tem como base inúmeros fatores, incluindo o espectro de absorção previsto, a profundidade de penetração desejada, o tamanho da partícula-alvo e a duração de pulso. Na remoção de tatuagens, o laser deve ter duração de pulso bem curta, de nanossegundos (QS) ou picossegundos, e comprimento de onda suficiente para penetrar a derme papilar e reticular, onde estão as partículas da tatuagem. Na teoria, o comprimento de onda deve ter a cor complementar do pigmento que está sendo removido. Em estudo publicado em 2008, Beute avaliou a composição da tinta-da-índia e de 28 pigmentos mais utilizados em tatuagens, seu espectro de absorção, comprimentos de onda ótimos para tratamento, bem como a resistência de certos pigmentos. Esse estudo confirma os achados prévios de que os comprimentos de onda ótimos para absorção são as cores complementares para o *vermelho* (*verde*) e a maioria dos *verdes* (*vermelho*), mas que para o *azul*, *amarelo* e *laranja*, são as cores adjacentes no "círculo de cores". A absorção do *preto* e *tinta-da-índia* ocorreu ao longo de todo o espectro, conforme se esperava. Enquanto os pigmentos *vermelhos* demonstraram picos curtos de máxima absorção em torno de sua cor complementar, os picos do *verde*, *azul* e *azul-esverdeado* mostraram variações. O comprimento de onda ótimo para o tratamento dessas cores não é necessariamente o seu pico de máxima absorção. Em 2 tons de verde, o pico predominante foi do azul ao violeta, que não são suas cores complementares, porém são muito curtos para penetrar o nível onde estava o pigmento. Como o pico secundário foi na região do laranja, vermelho e infravermelho curto, incluindo o 694 nm, e esse pico apresentou adequada penetração, são os comprimentos de onda ótimos para tratar esses pigmentos, compatível com a boa resposta observada para o tratamento das tatuagens verdes. O espectro de absorção dos *amarelos* e do *pigmento cor da pele* pode explicar a dificuldade em removê-los. Seus picos de absorção são comprimentos de onda que não atingem a derme com profundidade de penetração e energia suficientes, e estas cores não têm lasers *Q-switched* disponíveis com seus picos de absorção. A cor *branca* não tem pico de absorção no espectro visível, e todos os menores picos de absorção dos outros pigmentos fazem parte da composição da cor branca.

Em resumo, os pigmentos de cores laranja, vermelho e outros tons avermelhados respondem relativamente bem a comprimentos de onda de 532 nm (superior aos QS 694 nm rubi e QS 1.064 nm ND:YAG), enquanto os QS 755 nm alexandrita e QS 694 nm rubi mostraram-se as modalidades de escolha para remoção de pigmentos nos tons verdes, assim como para tons violeta e roxos. Em geral, os pigmentos pretos têm resposta satisfatória para vários tipos de lasers, porém, em função de menor absorção pela melanina/queratinócitos, e consequente menor incidência de efeitos adversos, o 1.064 nm QS ND:YAG tem sido considerado uma excelente opção, sobretudo em indivíduos com fototipos mais altos.

□ Complicações

É importante mencionar que o tratamento de tatuagens brancas, marrons, cor-de-rosa ou da cor da pele inspira cuidados e esclarecimentos ao paciente. Em geral, contêm pigmentos de óxido férrico ou óxido de titânio, tipicamente encontrados em tatuagens cosméticas e em algumas tatuagens profissionais. O tratamento com laser pode causar imediato escurecimento da tatuagem. Acredita-se que essa reação seja causada pela redução do óxido férrico (Fe_2O_3) de coloração marrom a óxido ferroso (FeO), que é preto. Beute (2008) irradiou alguns pigmentos com comprimentos de onda de 532 nm e 752 nm. O escurecimento foi mais comum quando tratado com 532 nm e, paradoxalmente, o clareamento foi mais frequente nesse comprimento de onda do que se poderia esperar em tese pelo seu espectro de absorção (Tabela 26.3).

Tabela 26.3. Resposta à irradiação 532 nm e 752 nm para pigmentos selecionados *versus* sua composição elementar de dióxido de titânio e ferro.

Resposta					
Cor	Nome	532 nm	752 nm	Ferro (%)	Titânio (%)
Preto	Black 9023	Clareamento	Clareamento	87,98%	Ausente
Tinta-da-índia	Indian ink	Clareamento	Clareamento	Ausente	Ausente
Marrom	Venetian brown	Escurecimento	Escurecimento	79%	Ausente
Azul	Misty blue	Escurecimento central	Clareamento	Ausente	94,82%
	New blue	Clareamento	Clareamento	Ausente	50,93%
Azul-esverdeado	Blue green	Clareamento	Clareamento	Ausente	Ausente
	Permanent green	Clareamento	Clareamento	Ausente	Ausente
Verde	Emerald green	Escurecimento central	Escurecimento central	Ausente	5,45%
	Parrot green	Escurecimento central	Clareamento	Ausente	58,57%
	Misty green	Escurecimento central	Clareamento	Ausente	51,50%
Amarelo	Tulip yellow	Clareamento	Nenhuma	Ausente	27,21%
Laranja	Florida orange	Clareamento	Nenhuma	Ausente	Ausente
Carne	Flesh	Escurecimento	Escurecimento	23,98%	74,27%
Vermelho	Crimson red	Clareamento	Nenhuma	Ausente	Ausente
	Devil's red	Clareamento	Nenhuma	Ausente	27,65%
	Lotus red	Escurecimento central	Nenhuma	Ausente	40,17%
Branco	White 8007	Escurecimento	Nenhuma	Ausente	98,55%
	Yukon white	Escurecimento	Nenhuma	Ausente	94,98%

Fonte: Trisha et al. Dermatol Surg 2008; 34:508-516.

Os pigmentos verdes que não deveriam reagir com o 532 nm (espectro do verde), escureceram, provavelmente por causa das diferentes composições dos pigmentos (proporção entre ferro e titânio de cada tinta).

Com 752 nm, os pigmentos contendo titânio mostraram diferenças: os azuis e os verdes clarearam (exceção ao verde esmeralda), e os vermelhos não tiveram resposta.

Conclui-se que a reação ao titânio é complexa e multifatorial. Parece não estar ligada somente ao limiar de energia, ao comprimento de onda e à quantidade de titânio. A reação com o ferro parece mais previsível porque ambos os pigmentos contendo ferro (como o marrom) escurecem em cada comprimento de onda, apesar da divergência da quantidade de ferro (70% e 23,98%). Infelizmente, não é possível prever quando esses pigmentos estão presentes na tatuagem ou ainda se o clareamento será possível com os lasers QS. Em alguns casos, a cirurgia excisional ainda é opção terapêutica.

□ Efeitos colaterais e complicações

Podem ocorrer hipo e hiperpigmentação, em geral transitórias, e as cicatrizes são raras. O paciente deve ser informado de que inúmeras sessões são necessárias e que nem sempre é possível remover todo o pigmento. A persistência de partículas pode resultar em aspecto sombreado na superfície tratada (Figuras 26.15 e 26.16).

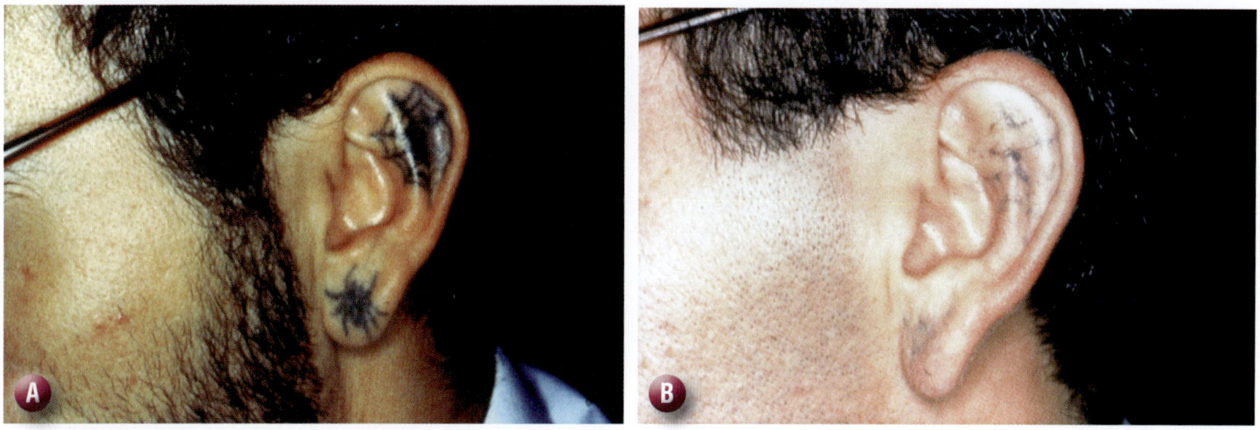

Figura 26.15. (A) Tatuagem amadora. (B) Após 6 sessões laser rubi *Q-switched*.
Fonte: Fotos cedidas pelo Dr. Mário Grinblat, HIAE.

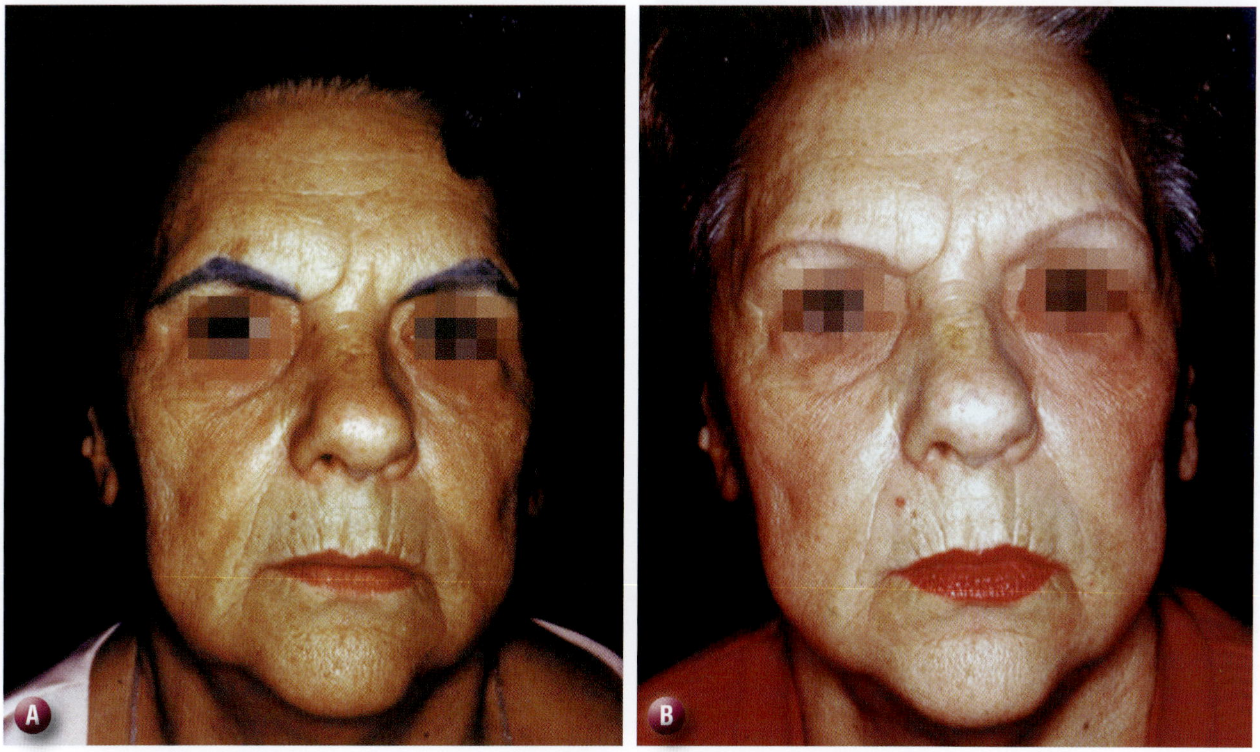

Figura 26.16. (A) Tatuagem cosmética. (B) Após 4 sessões de laser rubi *Q-switched*.
Fonte: Acervo da autoria do capítulo.

□ Conclusão

A remoção das tatuagens coloridas é mais difícil do que as negro-azuladas, e as profissionais, em decorrência da maior quantidade e diversidade de tinta empregada, necessitam maior número de sessões. Mais do que 1 comprimento de onda é necessário para remover tatuagens coloridas, e os 3 sistemas QS (695, 755 e 1.064 nm) têm resultados similares para os pigmentos negros e azulados. A luz verde (532 nm) tem bons resultados no tratamento do pigmento vermelho. Mais estudos são necessários para entender melhor a interação da luz com os pigmentos e a possibilidade de remoção dos pigmentos de óxido de ferro. Apesar da presença de tatuagem residual, 80% das tatuagens amadoras e 65% das profissionais obtêm bons resultados após 6 a 8 sessões (Figuras 26.17 a 26.20).

Na última década, houve uma grande evolução do uso dos lasers em dermatologia. Aliando o conhecimento teórico à experiência clínica, a arte e a ciência dessa tecnologia continuarão a evoluir, expandindo seus limites a fim de que possa ser utilizada de modo cada vez mais preciso e satisfatório. O grande desafio reside no seu uso de modo criativo, porém responsável e ético.

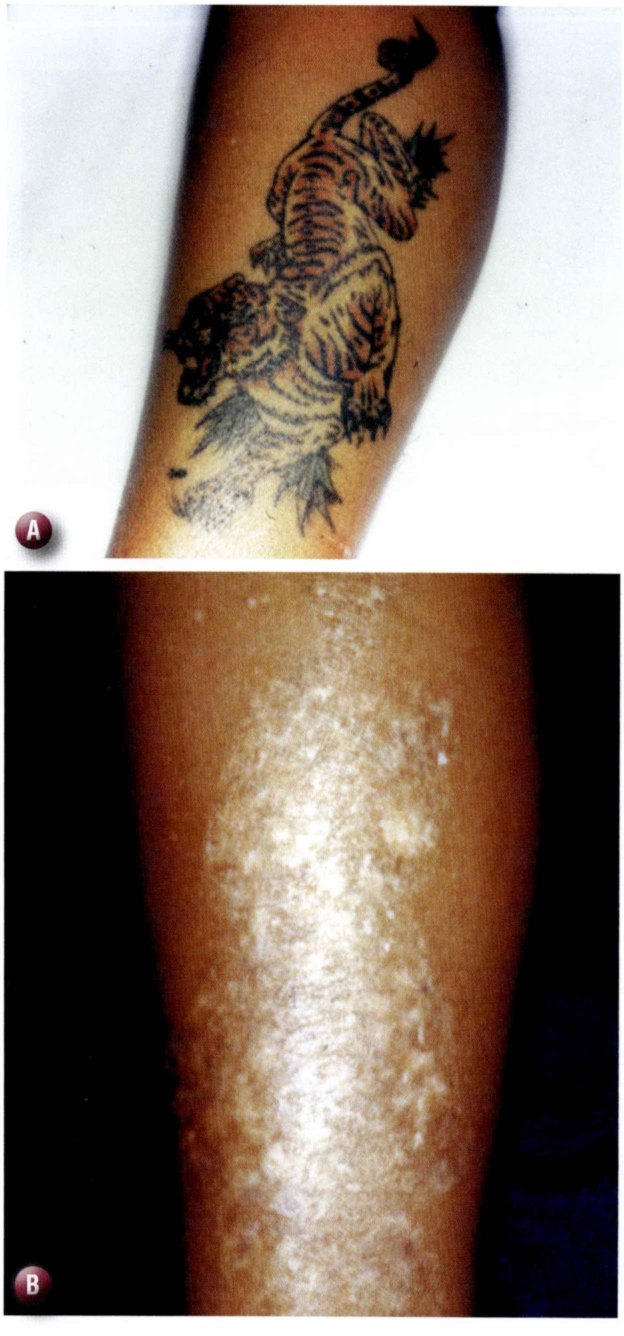

Figura 26.17. (A) Tatuagem profissional. (B) Após 12 aplicações de laser rubi *Q-switched*, associado ao laser de 532 nm para as áreas com pigmento vermelho e amarelo. Observa-se hipocromia residual.
Fonte: Fotos cedidas pelo Dr. Mário Grinblat, HIAE.

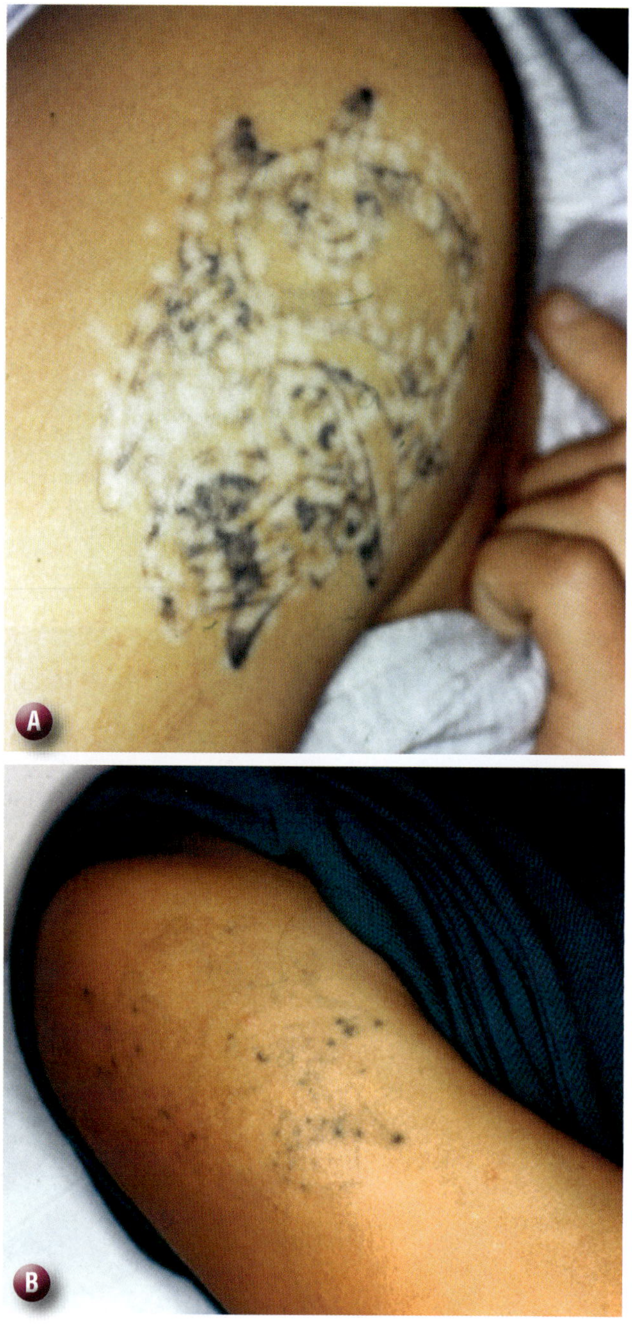

Figura 26.18. (A) Tatuagem profissional após 11 sessões de laser rubi *Q-switched* com hipocromia residual. (B) Bom resultado após alguns meses com repigmentação da área hipocrômica.
Fonte: Fotos cedidas pela Dra. Suzana Schainberg. HIAE.

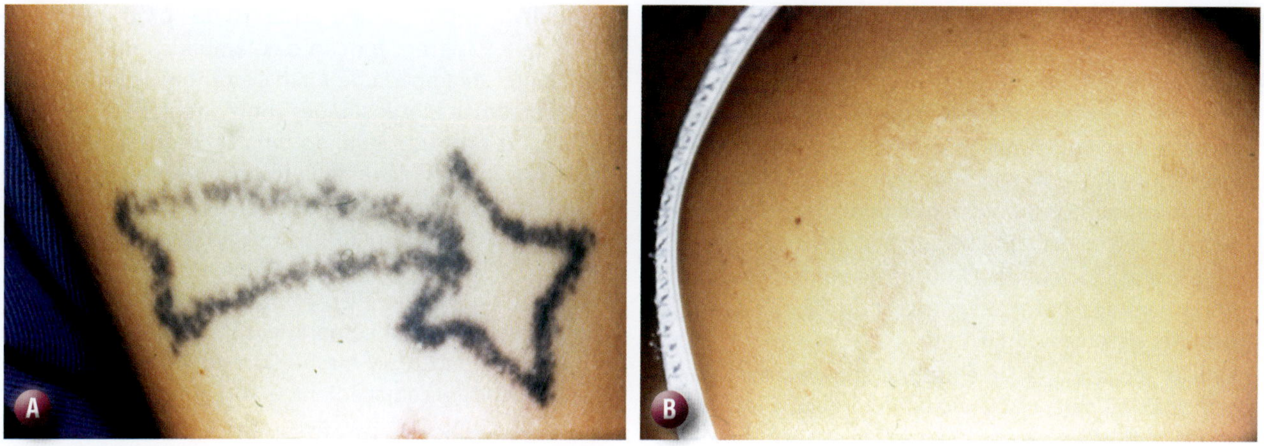

Figura 26.19. (A) Tatuagem amadora. (B) Após 3 sessões de laser rubi *Q-switched*.
Fonte: Fotos cedidas pelo HIAE.

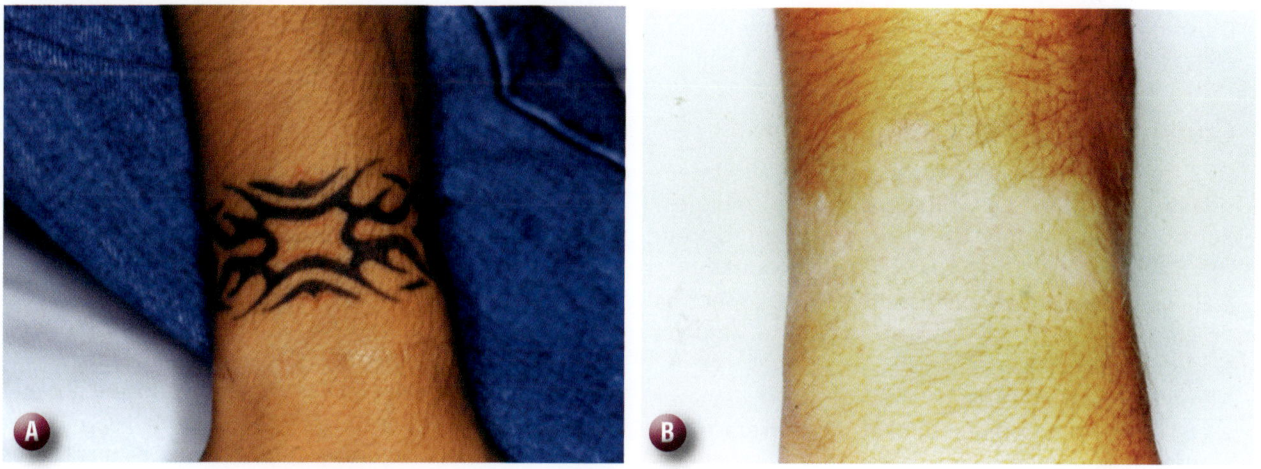

Figura 26.20. (A) Tatuagem profissional. (B) Após 8 sessões de laser rubi *Q-switched*.
Fonte: Fotos cedidas pelo Dr. Mário Grinblat, HIAE.

26.3 Luz Intensa Pulsada (LIP)

Características Importantes na Escolha do Aparelho

- Silvia Kaminsky Jedwab

Desde 1998, a luz intensa pulsada (LIP) foi aprovada pela Food and Drug Administration (FDA) no tratamento do fotoenvelhecimento e lesões pigmentadas. Pouco tempo depois, foi aprovada para uso na fotoepilação, e também como coadjuvante no tratamento da acne. Também usada no tratamento de algumas lesões vasculares, como rosácea, teleangiectasias e poiquilodermia de Civatte. Seu uso é seguro e efetivo, se aplicada por médicos experientes que entendam a física da luz e a interação com os tecidos. Hoje, há mais de 300 aparelhos de LIP diferentes comercializados no mundo.

Com base em pesquisas e nas novas gerações de dispositivos IPL, hoje há aplicações clínicas mais amplas e eficazes de LIP por meio da melhoria dos dispositivos e seu tratamento combinado com outras tecnologias.

Atuais indicações da LIP, incluem também o tratamento do olho seco. A sua aplicação ao redor das pálpebras melhora a funcionabilidade da glândula de meibonius, controlando a sensação de olho seco.

Cicatrizes hipertróficas com coloração avermelhada e hiperpigmentação também são beneficiadas com uso de LIP. Assim como uso em equimoses e purpural senil.

Mensagens importantes sobre a LIP

- A LIP é um equipamento que emite pulsos de alta energia de luz policromática numa ampla variedade de comprimentos de onda, que podem ser selecionados por filtros específicos de cada aparelho.
- Essa grande variedade de filtros de comprimentos de onda diversos permite uma grande flexibilidade de uso dos sistemas de LIP.
- Similar aos lasers, a LIP é absorvida pelos cromóforos principais da pele, causando dano térmico à estrutura-alvo.
- A duração de pulso em nanossegundos, ou seja, pulsos muito rápidos que resultam em alto pico de energia, como ocorre com os lasers *Q-switched*, não é possível com a LIP.
- O uso da LIP por médicos não treinados pode causar efeitos colaterais graves em função de dano térmico.

□ Considerações essenciais

- Os sistemas de LIP são fontes pulsadas de alta intensidade que emitem luz policromática com amplo espectro de comprimentos de onda, diferindo em função das lâmpadas de *flash* e dos fabricantes.
- A LIP pode ser configurada para diferentes espectros de emissão, variando a filtração, o tipo de lâmpada ou a densidade da corrente.
- A frequência de onda de luz emitida por LIP deve ser escolhida para que tenha penetração correta e absorção ideal pelo cromóforo-alvo.
- O amplo espectro é uma vantagem terapêutica da LIP desde que sejam escolhidos os parâmetros ideais para energia, duração do pulso e espectro de emissão.
- A flexibilidade clínica do dispositivo de LIP exige maior conhecimento específico do praticante do que o necessário para os sistemas lasers, com suas indicações mais específicas.

Quais são as diferenças entre os aparelhos de LIP?

Os aparelhos de LIP podem ser desde unidades compactas até grandes aparelhos. As propriedades que diferem os aparelhos de LIP são a diversidade dos cristais, que determinam o comprimento de onda, potência, duração de pulso e lâmpada de *flash* utilizada para gerar a energia.

Os cristais adaptados aos aparelhos podem variar de 410 nm (luz azul) a 1.400 nm (luz infravermelha). Os pulsos podem ser simples, duplos ou até triplos.

A lâmpada de *flash* (*flash lamp*) e o cristal fazem parte da *handpiece*, e em geral a luz é liberada na superfície da pele por bloco de quartzo ou safira.

Diferentemente dos lasers, os sistemas de LIP são fontes pulsadas de alta intensidade que emitem luz policromática em um amplo espectro de comprimentos de onda, que varia em função das lâmpadas de *flash* e do fabricante. A lâmpada de *flash* de xenônio é uma lâmpada a gás, de alta intensidade, contendo gás xenônio, que produz luz brilhante quando uma corrente elétrica atravessa o gás. Essas lâmpadas trabalham em modo pulsado e convertem energia elétrica acumulada em bancos capacitores em energia óptica. A luz emitida em banda larga cobre o espectro que vai desde o ultravioleta (UV) até o infravermelho (IV). A luz é filtrada por diversos meios para selecionar comprimentos de onda em qualquer ponto entre o azul/UV e o IV. Contudo, os sistemas mais comuns emitem radiação entre 400 nm e 1.200 nm, com cortes de comprimentos de onda dependendo das indicações a serem tratadas. Na região de comprimentos de onda baixos, os fabricantes usam filtros ópticos para eliminar o UV de partes da luz visível, dependendo da indicação. Alguns dos dispositivos de LIP são equipados com um sistema de filtro de água, que elimina o comprimento de onda no espectro de absorção da água acima de 950 nm para evitar que haja lesão térmica da pele. A lâmpada de *flash* inclui espelhos ao redor da lâmpada de xenônio e é resfriada com água circulando ao redor do envelope de quartzo.

A lâmpada de *flash* e a unidade de filtro óptico são integradas no dispositivo manual, e em geral a luz é acoplada na superfície da pele por meio de um bloco de safira ou de quartzo (Figura 26.21). Alguns dispositivos de LIP agregam aplicações terapêuticas. transformando os comprimentos de onda filtrados indesejados em luz fluorescente de maior comprimento de onda ou por meio da reentrada da luz refletida pela superfície cutânea. Para aumentar a segurança do paciente, alguns LIP modernos de alta definição (*high-end*) produzem resfriamento ativo da superfície da pele. Em um sistema de LIP, podem ser usados *spray* criogênico, refrigeração forçada a ar ou resfriamento por contato podem ser integrados à extremidade distal do dispositivo manual.

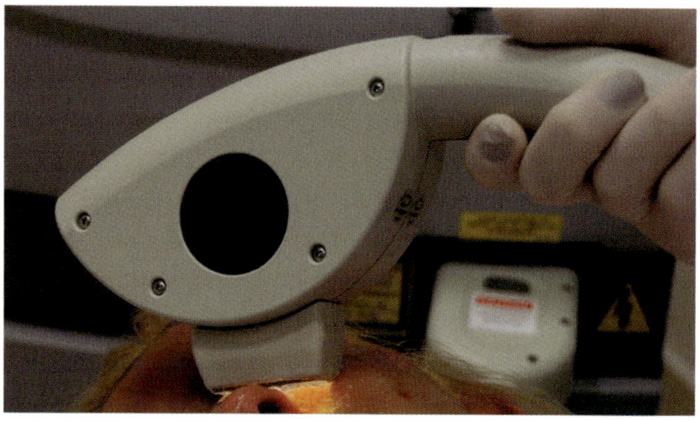

Figura 26.21. Exemplo de dispositivo manual para aplicação da LIP, com bloco de quartzo emissor de luz.
Fonte: Acervo da autoria do capítulo.

Assim como ocorre com os lasers, o mecanismo de reação das fontes de LIP tem como base o princípio de fototermólise seletiva que Anderson e Parrish descreveram para o laser pulsado de corante. De acordo com o tempo de relaxamento térmico, a duração do pulso tem de se adequar ao tamanho do alvo. A duração do pulso de LIP é tecnicamente restrita a milissegundos, e deve ser inferior ao tempo de relaxamento térmico da estrutura-alvo de modo que o tecido circundante não seja danificado. Além dos pulsos simples, é possível obter maior fluência gerando rajadas de pulsos. Os intervalos entre pulsos podem ser fixados em valores entre 1 e 300 ms, permitindo à epiderme resfriar-se entre os pulsos enquanto o calor é retido nos alvos maiores, como folículos pilosos ou vasos. É impossível a produção dos pulsos de curta duração, na ordem de nanossegundos, que resultam em altas intensidades de luz, como aqueles produzidos por lasers com Q-interruptor.

Além da duração, a forma do pulso é essencial. Considerando que a energia é medida em toda a extensão do pulso, é importante que seu formato seja o mais quadrado possível, com intensidade instantânea ao longo de toda a duração do pulso. Para um pulso com duração acima de 2 ms, a temperatura obtida na epiderme é proporcional à intensidade. Assim, um pulso quadrado oferece a menor intensidade possível para uma dada fluência reduzindo o risco de efeitos colaterais como queimaduras na pele. Além disso, um pulso não uniforme altera a distribuição espectral da luz emitida. As LIP são vulneráveis ao "bombeamento" instantâneo de voltagem dos capacitores. Consequentemente, o espectro varia à medida que a potência sobe ou desce. Em configuração atípica, o início e o final dos pulsos são deslocados para o vermelho (menos energéticos), e a região central tenderá ao azul. Os sistemas mais modernos utilizam um sistema sofisticado controlado por computador que reduz essa assim chamada desordem espectral.

Na pele humana, os cromóforos-alvo (hemoglobina, melanina, água) não são uniformes em tamanho e profundidade, e apresentam espectros amplos de absorção. Além disso, a profundidade de penetração aumenta com o comprimento de onda no espectro visível. Portanto, a frequência de onda da luz emitida pelas LIP é vantajosa em comparação com os lasers, desde que parâmetros, como energia, duração do pulso e espectro de emissão, sejam os ideais.

Além das indicações tradicionais, como redução de pelos indesejados e tratamento de lesões vasculares, os dispositivos de LIP também têm sido usados para outros tratamentos como fotorrejuvenescimento, acne ou celulite e para cicatrizes inflamadas ou queloides. Nos últimos anos, o tratamento fotodinâmico com LIP associado ao agente fotossensibilizador ácido-5-aminolevulínico tem se mostrado efetivo para queratose actínica, assim como para acne e lesões cutâneas provocadas pelo sol.

Recentemente, chegaram ao mercado dispositivos de LIP de baixa fluência de uso domiciliar para remoção de pelos. Estudos clínicos iniciais demonstraram redução significativa de pelos indesejados, sem que tenham apresentado risco óptico de acordo com os padrões internacionais atualmente disponíveis.

A flexibilidade clínica dos dispositivos de LIP implica maior *expertise* do que a exigida para os sistemas a laser com suas indicações restritas. Foram publicadas diferenças significativas nos resultados clínicos obtidos entre LIP distintas de disparo livre e corrente constante apesar de terem sido usados ajustes idênticos. Diferentemente do que ocorre com os lasers usados em medicina, os dispositivos de LIP são em grande parte desregulados e não classificados quanto ao grau de segurança. Até o momento, os padrões impostos sobre os fabricantes referem-se apenas aos dados relativos ao desempenho técnico e à tolerância operacional determinados pela declaração CE de conformidade em função dos padrões de segurança elétrica da European Union Medical Device Directive. Atualmente, não há exigência de medição de características-chave para o desempenho da LIP, como fluência, duração de pulso, perfil de pulso, espectro de emissão e espectro de emissão resolvido no tempo. Medições científicas demonstraram um deslocamento na distribuição espectral entre pulsos em uma sequência de pulsos, dentro de um mesmo pulso e com diferentes exposições radiantes. Há correlação direta entre o perfil da corrente elétrica e o perfil de energia emitida. A diferença entre os sistemas de primeira geração, os sistemas de carga livre e os sistemas modernos de pulsos quadrados pode implicar consequências clinicamente importantes em termos de interações entre a luz emitida e os tecidos-alvo e, em consequência, na eficiência e segurança clínicas. Dentre os métodos para reduzir a incidência de efeitos adversos estão clareamento da pele e a evitação de exposição ao sol antes do tratamento com LIP. Os dispositivos para resfriamento são úteis para proteção da epiderme, mas talvez não sejam suficientes para proteger pacientes bronzeados ou com pele mais escura. Considerando que todos os dispositivos de LIP são projetados para penetração profunda e absorção intensa pela hemoglobina ou melanina, eles têm grande potencial em causar lesões oculares. Não se recomendam procedimentos nas regiões próximas aos olhos a não ser que estes estejam protegidos por lentes metálicas. Além disso, toda a equipe na sala de cirurgia deve estar usando óculos protetores.

☐ Pérolas para guardar

- Semelhante ao que ocorre com os lasers, o princípio básico dos dispositivos de LIP é a absorção de fótons por cromóforos da pele e a lesão térmica do alvo.
- A curta duração dos pulsos, na ordem de nanossegundos, torna impossível intensidades altas de luz, assim como as produzidas por lasers *Q-switched*.
- A combinação de comprimentos de onda, duração de pulso, intervalo entre pulsos e fluência permite seu uso no tratamento de uma ampla gama de doenças de pele.
- A versatilidade é vantajosa para médicos habilitados e experientes, mas para usuários sem treinamento implica risco de efeitos colaterais causados por lesões térmicas inespecíficas.

Luz Intensa Pulsada – Aplicação em Melanoses da Face, Colo e Mãos

• Silvia Kaminsky Jedwab

Introdução

Os distúrbios de pigmentação da pele têm múltiplas etiologias e manifestações clínicas diferentes: congênitos, adquiridos, localizados ou generalizados.

São muito comuns e, ainda que de etiologia e intensidades variadas, trazem intenso desconforto, com prejuízo significativo da qualidade de vida do indivíduo.

As principais causas de hiperpigmentações consultadas nos consultórios dermatológicos incluem: melasma, lentiginoses, melanoses solares e hipercromias pós-inflamatória.

Neste capítulo serão discutidas as lesões pigmentadas benignas, suas características clínicas e etiológicas, destacando o papel do laser no seu tratamento.

Lesões cutâneas pigmentadas benignas

A coloração normal da pele é uma mistura dos seguintes cromóforos: oxi-hemoglobina (vermelho), doxi-hemoglobina (azul), caroteno (amarelo-alaranjado), e melanina (marrom), sendo esta última a mais importante. Sua presença ou ausência na epiderme será, em última análise, a responsável pela pigmentação do indivíduo. A coloração da pele, portanto, é geneticamente determinada (constitucional) ou adquirida, refletindo também uma capacidade geneticamente predeterminada de pigmentação em resposta a estímulos específicos.

Interação do laser nas lesões pigmentadas

Anteriormente à teoria da fototermólise seletiva (Anderson e Parish, 1983) o laser era usado para o tratamento de lesões pigmentadas de maneira inespecífica. Utilizavam-se comprimentos de onda não específicos para melanina, já que esta apresenta um amplo espectro de absorção (350 nm a 1.000 nm). Na prática, qualquer aparelho que produza luz ultravioleta visível ou infravermelha é capaz de removê-la em algum grau.

A remoção da melanina traz consigo a destruição não seletiva de outras estruturas pigmentadas ou não pigmentadas, resultando em complicações, como formação de cicatrizes inestéticas ou alterações pigmentares permanentes. Hoje, o conhecimento da fototermólise seletiva revolucionou o uso do laser no tratamento dessas lesões, maximizando resultados e minimizando riscos. Por essa propriedade, a energia do laser é dirigida ao cromóforo (melanossomos melanizados) por meio de um comprimento específico de onda (Figura 26.22). Esse alvo irá absorver uma energia luminosa e transformá-la em calor (reação fototérmica), responsável por sua destruição, seguida de necrose celular.

A morte celular só é possível quando o intervalo de tempo necessário para que a estrutura perca 50% do calor máximo, definido como tempo de relaxamento térmico (TRT) do cromóforo-alvo, adquirido logo após a irradiação pelo laser, for ultrapassado. Portanto, quando é desejado proteger uma estrutura, não se deve expô-la às irradiações maiores que o seu TRT.

A profundidade de penetração do laser na pele depende basicamente da absorção e dispersão de sua energia. A dispersão energética é considerada mínima na epiderme e máxima na derme, em decorrência, sobretudo da presença de fibras colágenas.

Quanto maior o comprimento de onda de luz visível, maior a penetração no tecido, pois a taxa de dispersão de um laser é inversamente proporcional ao seu comprimento de onda, ou seja, quanto maior o comprimento de onda do laser, menor será sua dispersão e maior a absorção.

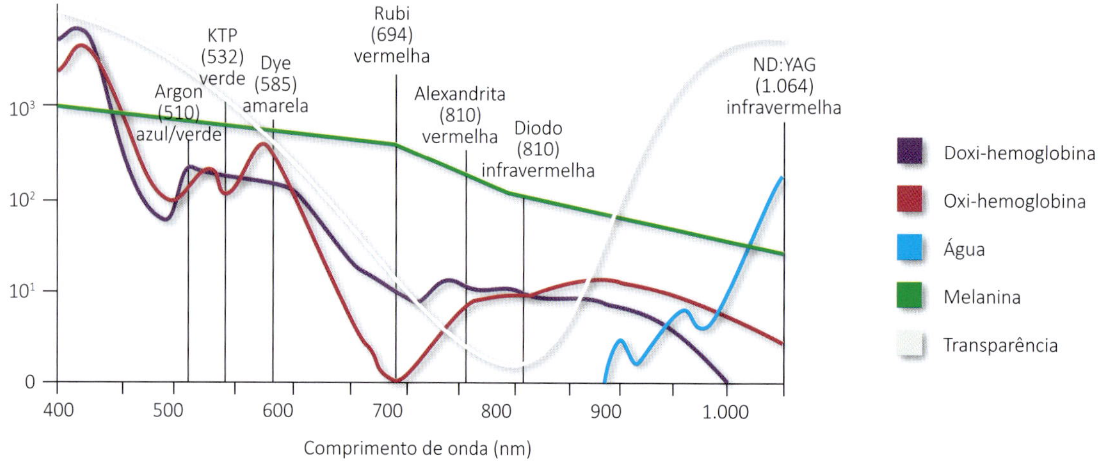

Figura 26.22. Coeficientes de absorção dos principais cromóforos da pele.

Na prática, grandes comprimentos de onda atingem camadas mais profundas da pele, assim como menores comprimentos de onda agem mais superficialmente.

Os tratamentos das lesões pigmentadas benignas tratadas com fonte luminosa estão resumidos no Quadro 26.3 e as contraindicações ao uso dessa tecnologia, no Quadro 26.4.

Quadro 26.3. Seleção de laser para as diferentes lesões pigmentadas.

Patologia	***Tipo de lesão***	***Laser***
Epidérmica	Lentigo solar, efélides	*Q-switched* (QS) ND:YAG (532 nm a 1.064 nm) Alexandrita (755 nm) LPI
	Mancha café-com-leite	*Q-switched* (QS) rubi 694 nm
	Queratose seborreica	Alexandrita 755 nm ou rubi 694 nm
Dermoepidérmica	Melasma	Muita cautela Lasers fracionados – possível efeito rebote
	Nevo de Becker	Combinação de lasers – remoção de pelos + laser para pigmento *Q-switched*
Dérmica	Nevo congênito, adquirido ou nevo azul	Evitar laser – preferir exérese cirúrgica e realizar exame anatomopatológico
	Nevo de Ota ou Ito	*Q-switched* (QS) ND:YAG (532 nm a 1.064 nm) Alexandrita (755 nm) Rubi (694 nm)

Quadro 26.4. Contraindicações do laser nas lesões pigmentadas.

CONTRAINDICAÇÃO ao uso do laser e LPI
Melasma (pigmento retorna após tratamento) Nevos melanocítico displásico (grande possibilidade de malignização)
CONTRAINDICAÇÃO RELATIVA
Gravidez (somente no caso de necessidade) Vitiligo (possibilidade de fenômeno de Köebner) Uso de fármacos fotossensibilizantes Nevos melanocíticos (uso deve ser restrito a casos específicos sem outras opções terapêuticas ou outras situações que necessitem discussão prévia)
MALIGNIZAÇÃO
Deve ser considerada a capacidade de malignização de algumas lesões melanocíticas
Grupo 1 – Sem possibilidade de malignização • Lentigos simples • Lentigos actínicos • Manchas café-com-leite • Efélides • Nevo de Ota e Ito • Nevo de Hori (nevo de Ota-*like*) • Mancha mongólica • Nevo de Becker • Pigmentos de tatuagem dos diversos tipos • Dermatite ocre • Hiperpigmentação residual e induzida por fármacos • Hiperpigmentação infraorbitária
Grupo 2 – Com possibilidade de malignização • Nevos *spillus* • Nevo melanocíticos: adquiridos e congênitos • Nevo melanocítico displásico

Luz Intensa Pulsada (LIP) – Aplicação em melanoses de face, colo e mãos

Trata-se de uma fonte luminosa, pulsada de alta energia, e não exatamente um laser. Emite luz com feixes não coerentes, ou seja, não paralelos, com espectro de onda mais abrangente de 500 nm a 1.200 nm, pulsos variados. Por isso, são efetivos em diversos tipos de lesões pigmentadas e vasculares.

Em geral, a LIP é a primeira escolha para o tratamento do eritema difuso da face, teleangiectasias e pigmentação epidérmica. Também é muito usado nas melanoses do colo e mãos. Essas regiões têm importantes peculiaridades, pois são regiões com poucos anexos, e a capacidade de cicatrização é bem mais baixa se comparada com a da face. Por isso, quaisquer procedimentos devem ser sempre cautelosos e com parâmetros conservadores.

As mãos sofrem um processo de esqueletização durante o envelhecimento, no qual há perda de textura da pele e das partes moles, deixando-as com aspecto de "pele de papel". Há também um aumento da tortuosidade das veias, com uma maior fragilidade vascular e perda de volume das partes moles, que se reflete na maior visualização das estruturas ósseas e vasculares. Na Figura 26.23, é possível observar uma sequência do tratamento das melanoses das mãos com luz pulsada. Notar que o *end point* ocorre 30 minutos após a realização do procedimento, portanto aguardar esse período de tempo para realizar tratamentos complementares.

A pele da mão, em função do fotoenvelhecimento, sofre atrofia e perda da elasticidade. Surgem os lentigos solares, queratoses actínicas e, não raras vezes, cânceres de pele.

Já na região de pescoço e colo, além das melanoses solares, observa-se com grande frequência a poiquilodermia de Civatte. O uso da LIP é a opção de escolha na poiquilodermia de Civatte, pois atinge simultaneamente as alterações pigmentares e vasculares. Entretanto, há maior incidência de hipocromia pós-LIP no pescoço e no colo, quando comparada com as mãos e a face. Portanto, os cuidados na realização dos tratamentos nessas regiões exigem maiores precauções. Os parâmetros de energia utilizados na laserterapia e na utilização da luz intensa pulsada no pescoço e no colo devem ser ainda mais conservadores, com fluências mais baixas e tempo de exposição (ms) maior. Na Figura 26.24, é mostrado o uso excessivo de fluência no colo, que continha grande quantidade de melanoses. Nesses casos, tratar o paciente como se fosse fototipo V, protegendo a pele com duração de pulso maior.

A Figura 26.25, exemplifica um caso de sucesso de poiquilodermia que recebeu sessões mensais de LIP, nos paramentos de filtro 540 nm, 12 ms e 12 J/cm^2. Notar que as melanoses melhoram mais que a área vascularizada.

O uso da LIP também pode ser feito com cautela nos casos de dermatite ocre e pigmentação pós-inflamatória. Na Figura 26.26, é observado como proceder nesses casos, reservando uma pequena área para teste antes de realizar o procedimento na área inteira.

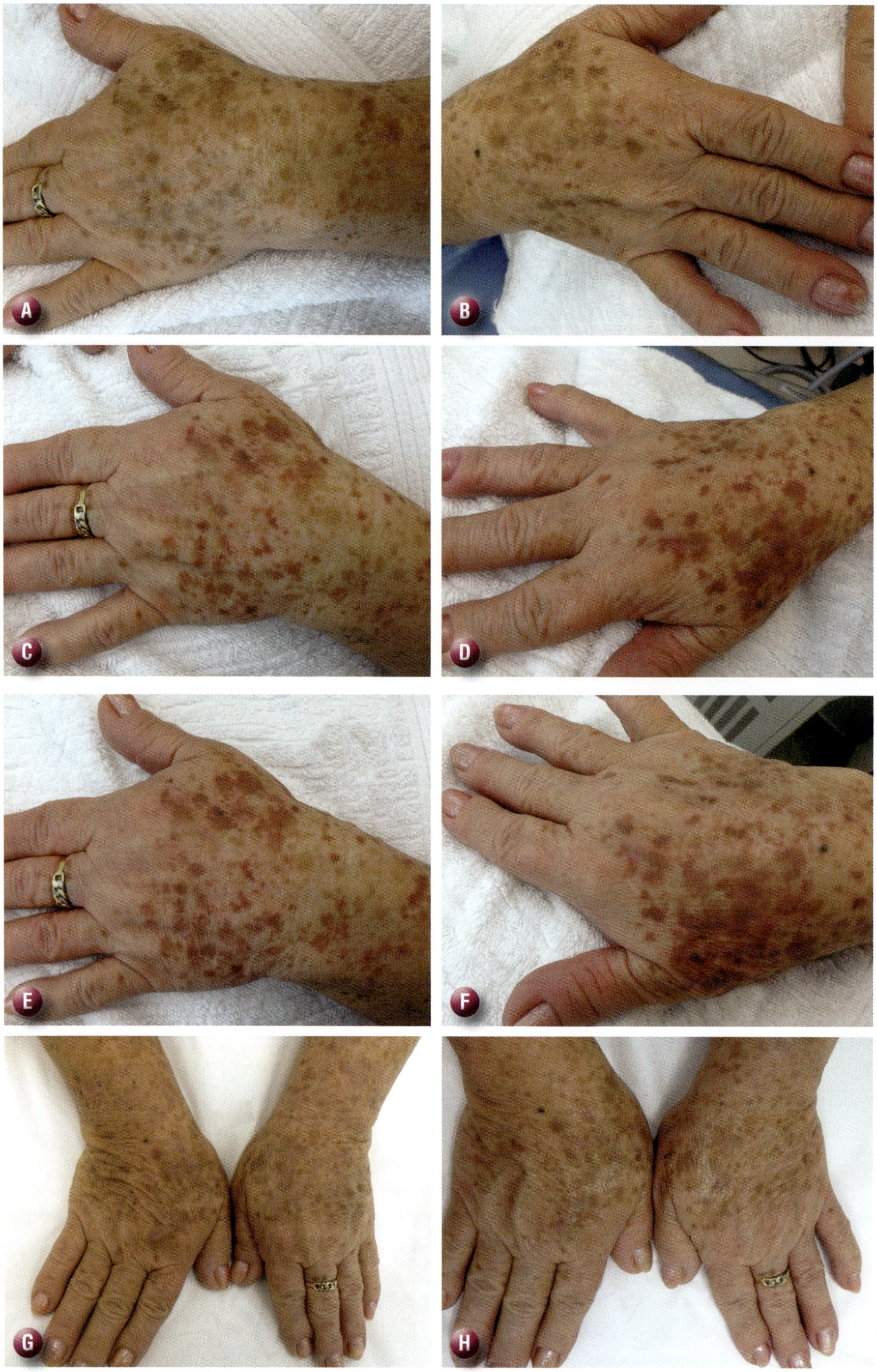

Figura 26.23. Sequência da realização da luz intensa pulsada nas mãos, com ponteira LIP 540 nm, 12 ms e 12 J/cm^2. (A e B) Pré-tratamento. (C e D) Pós-imediato com edema. (E e F) Após 30 minutos com intensificação do eritema e edema perilesional. (G) Após uma semana com formação de crostas. (H) Um mês após 2 sessões.

Fonte: Acervo da autoria do capítulo.

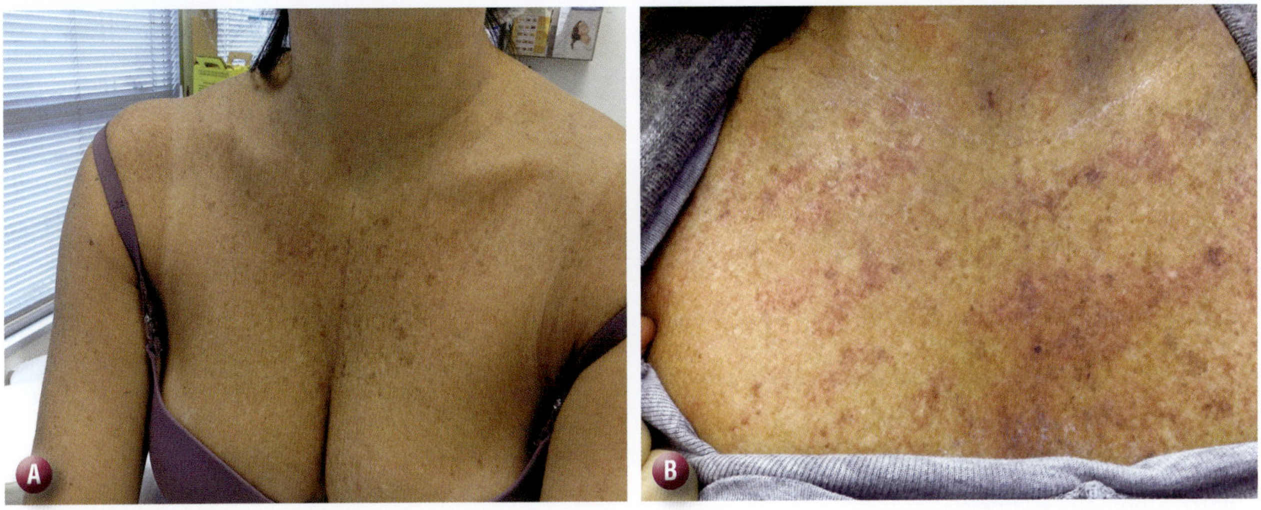

Figura 26.24. (A) Pré-tratamento. (B) 15 minutos após LIP. Energia excessiva.
Fonte: Acervo da autoria do capítulo.

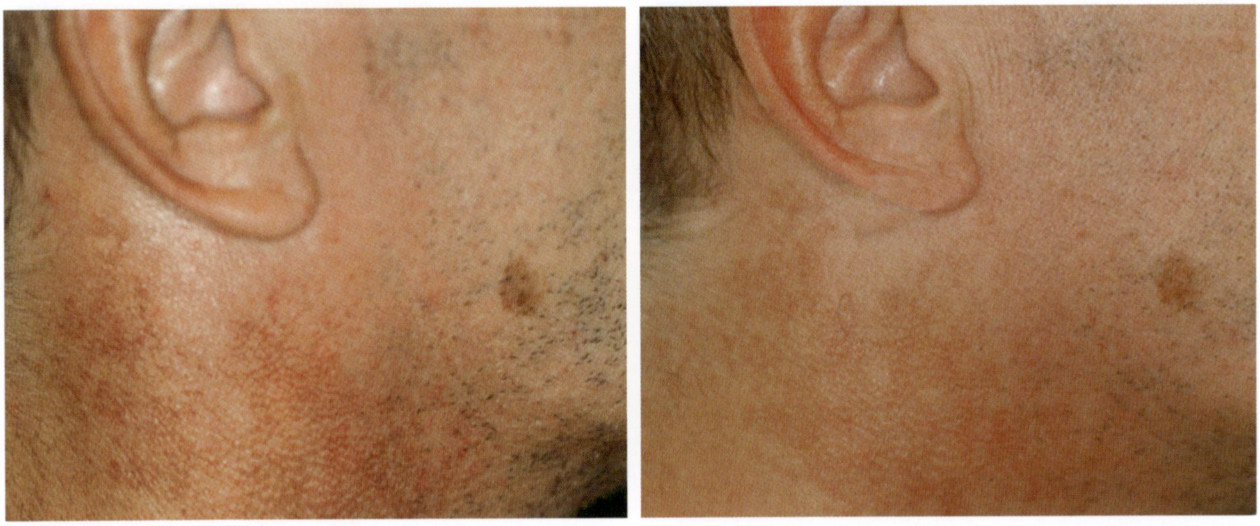

Figura 26.25. Duas sessões de luz pulsada, filtro 540 nm, 12 ms e 12 J/cm^2.
Fonte: Acervo da autoria do capítulo.

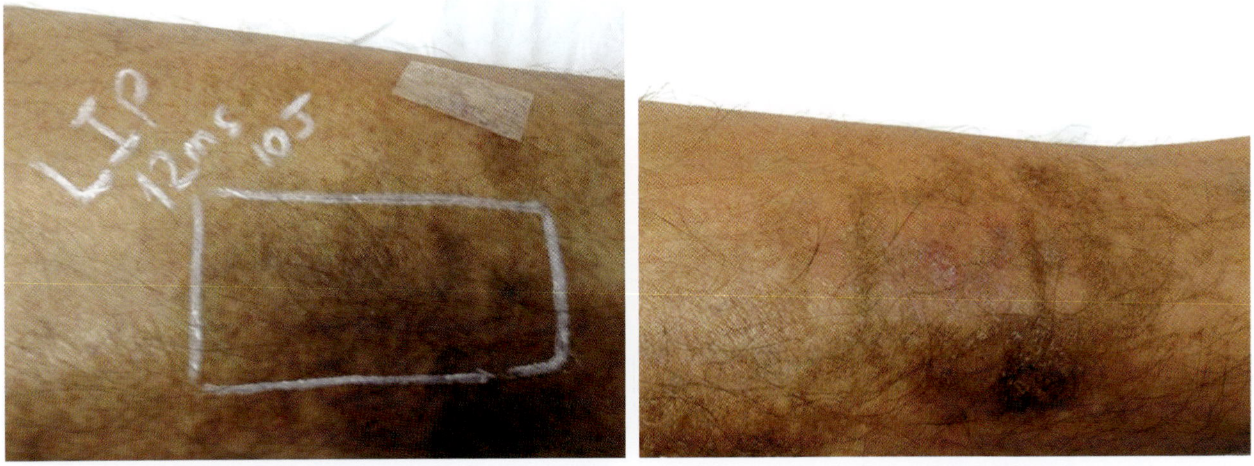

Figura 26.26. Um mês após sessão única de LIP.
Fonte: Acervo da autoria do capítulo.

Descrito também na literatura está o uso da LIP na melanose de Riehl. O mecanismo de ação da LIP nesses casos deve-se à rápida diferenciação de queratinócitos e à transferência de melanossomos a esses queratinócitos necrosados, além de quebra do pigmento na derme.

□ Dicas do uso da LIP nas melanoses

- A quantidade de gel deve ser aplicada de modo uniforme em uma camada de 1 mm a 2 mm.
- Sempre proteger as sobrancelhas com espátula de madeira ao aplicar na fronte.
- Ao aplicar na fronte e no pescoço, abaixar a energia 1 ou 2 pontos.
- Ao realizar aplicação no queixo, não encostar com força a ponteira, mantendo sempre uma película entre a ponteira e a pele.
- O ardor observado após aplicação pode ser solucionado com a aplicação de compressas úmidas e água gelada.
- Aplicar um tópico com corticoide nas áreas que ainda apresentem um ligeiro ardor e posterior uso de filtro solar antes de o paciente se retirar.
- Se o ardor não passar – não faça o peeling na sequência.

□ Áreas extrafaciais

- Principalmente nos braços e no colo, muitíssimo cuidado, pois são regiões que têm um bronzeado natural crônico, além de serem áreas com pior cicatrização.
- Usar duração de pulso alta e a menor fluência possível. Não deixar espaços sem fazer para evitar efeito mosaico.

Luz Intensa Pulsada – Casos de Hiperpigmentação Periorbitária e Melasma

• Silvia Kaminsky Jedwab

Como associar tecnologias no tratamento do melasma e das olheiras

□ Melasma[1,2]

Trata-se de hipermelanose adquirida comum, que ocorre em áreas de exposição solar. Afeta sobretudo as mulheres, durante o período reprodutivo, e os homens, em apenas 10% dos casos. Apesar do acometimento universal, é mais prevalente em latinos e asiáticos. É mais evidente durante e após períodos de maior exposição solar, e menos visível durante o inverno, quando essa exposição é menor.

Diversos são os fatores implicados em sua patogênese, incluindo gestação, uso de anticoncepcionais orais, exposição solar, fatores genéticos e raciais.

Clinicamente, o melasma acomete de forma simétrica as regiões malar, mandibular e central da face, e raramente antebraços. As lesões são maculares, de bordas serrilhadas e irregulares, de coloração marrom-acastanhado, e têm localização epidérmica; na derme é azulada, e marrom-acinzentada, na localização mista. A distinção de sua localização tem implicância terapêutica importante. O exame com lâmpada de Wood distingue hiperpigmentação epidérmica de dérmica em pacientes com fototipos I e II de Fitzpatrick, já em fototipos mais elevados, o exame não tem valor.

O exame histológico revela aumento de melanina na epiderme (tipo epidérmico) e na derme (tipo dérmico) ou em ambos (tipo misto).[3]

O melhor resultado terapêutico ocorre nos melasmas epidérmicos. O diagnóstico diferencial que sempre deve ser feito é com hiperpigmentação pós-inflamatória, líquen plano actínico, e hiperpigmentações relacionadas com o hipertiroidismo e uso de certos fármacos, como a hidantoína.

Para seu tratamento, tentativas frustradas foram realizadas com uso de lasers *Q-switched* (rubi, alexandrita, ND:YAG), LIP, Erbium, lasers CO_2.[3] A recorrência das lesões ou a sua piora por pigmentação pós-inflamatória são eventos frequentes. É possível que um pequeno teste em área predeterminada possa predizer qual paciente responderá ao tratamento com os lasers *Q-switched*. Lesões com componente pigmentar superficial, provavelmente poderão se beneficiar com o uso de comprimentos de onda curtos, já naquelas em que o pigmento está na derme, os comprimentos de onda mais longos poderão ser mais efetivos. O uso da LIP não é recomendado para melasma dérmico, apenas para casos de melanoses solares ou melasma epidérmico. O uso da LIP nos casos de melasma epidérmico ou misto deve ser em conjunto com tratamento de clareadores e fotoprotetores.[4] Hoje, a tecnologia mais recomendada nos casos de melasma resistente é o laser 1.064 *Q-switched*, com baixa fluência (< 5 J/cm^2), causando mínimo eritema. Esse procedimento é conhecido como laser *tonning* e consiste em 6 a 15 sessões com intervalos semanais ou quinzenais.[5,6]

O tratamento do melasma continua sendo um desafio para o dermatologista, necessitando de terapias combinadas, além da orientação do paciente sobre sua etiologia, cronicidade e riscos inerentes aos tratamentos. No paciente da Figura 26.27, foi feito um teste terapêutico com laser *erbium* fracionado (Pixel) numa metade do rosto, sendo o outro lado usado como controle. Após 3 sessões mensais com laser fracionado, usando baixa energia e pulsos superficiais, foi notado um clareamento discreto do melasma. Foi obtido maior sucesso após o uso de fórmula contendo ácido retinoico, corticoide e hidroquinona. Na atualidade, os lasers fracionados estão sendo usados como facilitadores de entrada de princípios ativos para a pele. Na casuística da autoria, o uso do laser para melasma é mais eficaz quando utilizado no lábio superior e nariz, conforme mostrado nas Figuras 26.28 e 26.29.

Hiperpigmentação infraorbitária[1,7]

Hiperpigmentação infaorbitária ou olheira são definidos como máculas hiperpigmentadas ao redor dos olhos bilateralmente. Pode ocorrer somente abaixo das pálpebras ou ao redor de todo o olho. Apesar de ser muito comum, vários tratamentos têm sido propostos na literatura, com resultados variáveis.

São várias as causas dessa hiperpigmentação:

- depósito dérmico de melanina;
- hiperpigmentação pós-inflamatória secundária à atopia ou dermatite de contato;
- edema periorbital;
- vasculatura superficializada, fazendo sombreamento escuro numa pele mais flácida;
- baixo fluxo sanguíneo local.

Na experiência da autoria, o tratamento com laser ou luz pulsada em olheiras tem apresentado resultado muito variável.

Há pacientes que melhoram muito, como o da Figura 26.30, no qual o componente vascular da olheira era um fator predominante. Em contrapartida, há outros casos de olheiras, sobretudo os de origem hereditária, com resposta parcial ou muito discreta. Em muitos casos, o tratamento coadjuvante do preenchedor é gratificante.

Dicas úteis[1,8-10]

1. Pacientes morenas e bronzeadas:
   - Evitar fazer o laser ou LPI nas pacientes com bronzeado recente. Nesses casos, é escolhido o uso prévio de clareadores um mês antes do procedimento.

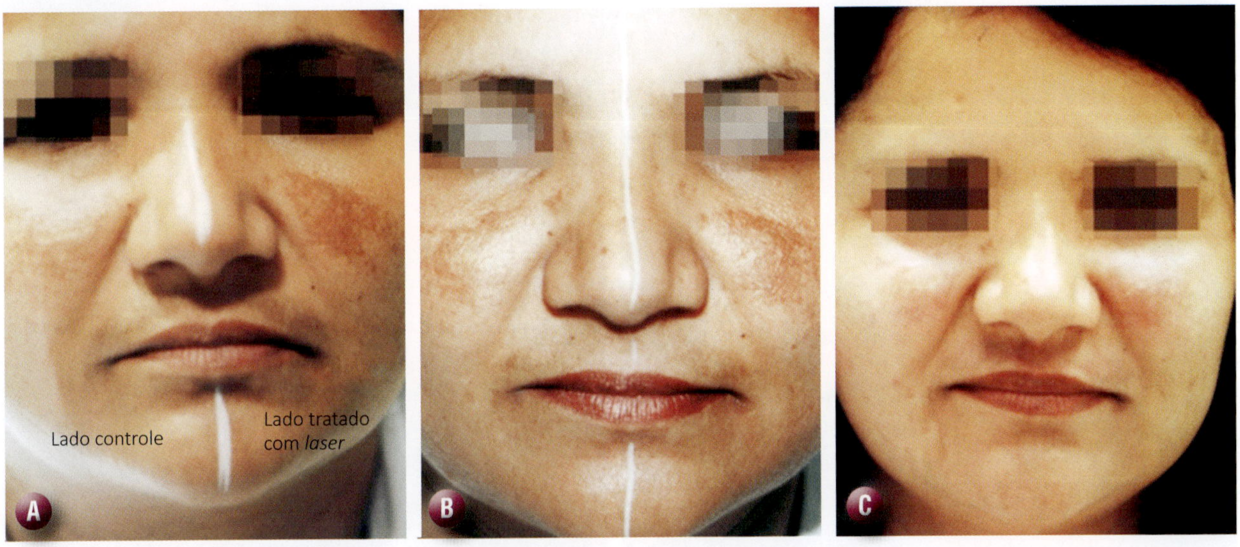

Figura 26.27. Melasma na face de difícil controle clínico. Paciente do Centro Dermatológico *Skinlasers*. Optou-se por realizar na metade do rosto tratamento com laser fracionado (Pixel 2.040 nm). O lado direito serviu como controle com uso somente do filtro solar. (A) Pré-tratamento. (B) Após 3 sessões mensais com laser fracionado pixel. Nota-se clareamento discreto do melasma. (C) Após uso de fórmula contendo ácido retinoico + corticoide + hidroquinona. Nota-se clareamento importante da lesão.

Fonte: Acervo da autoria do capítulo.

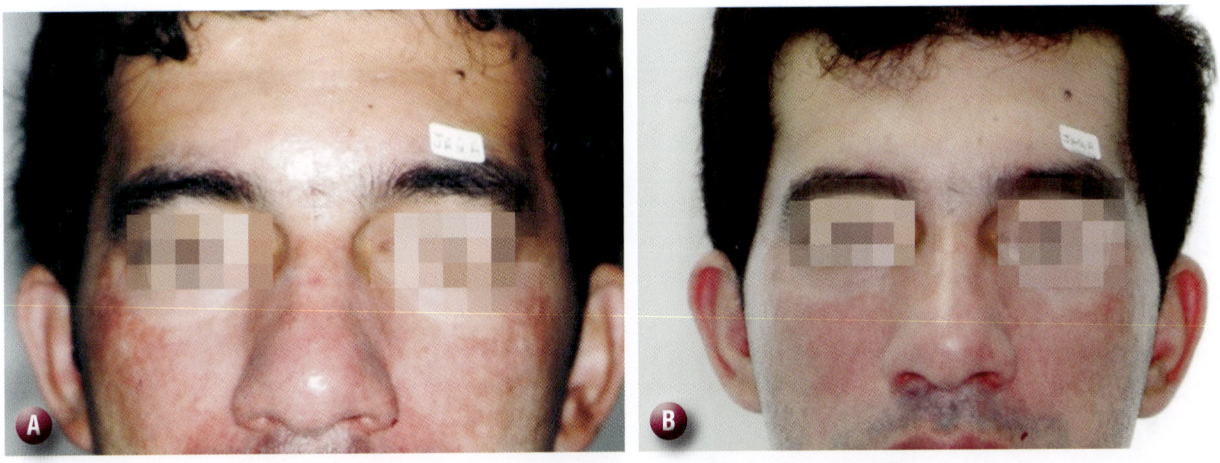

Figura 26.28. Melasma. Melhora do aspecto geral da pele, e manchas superficiais. A lesão de melasma melhorou. (A) Pré. (B) Após 3 sessões com lasers alexandrita 12 spot 30 J/cm^2 20 *delay* 50 DCD (dispositivo de resfriamento dinâmico; do inglês *dynamic cooling device*).

Fonte: Acervo da autoria do capítulo.

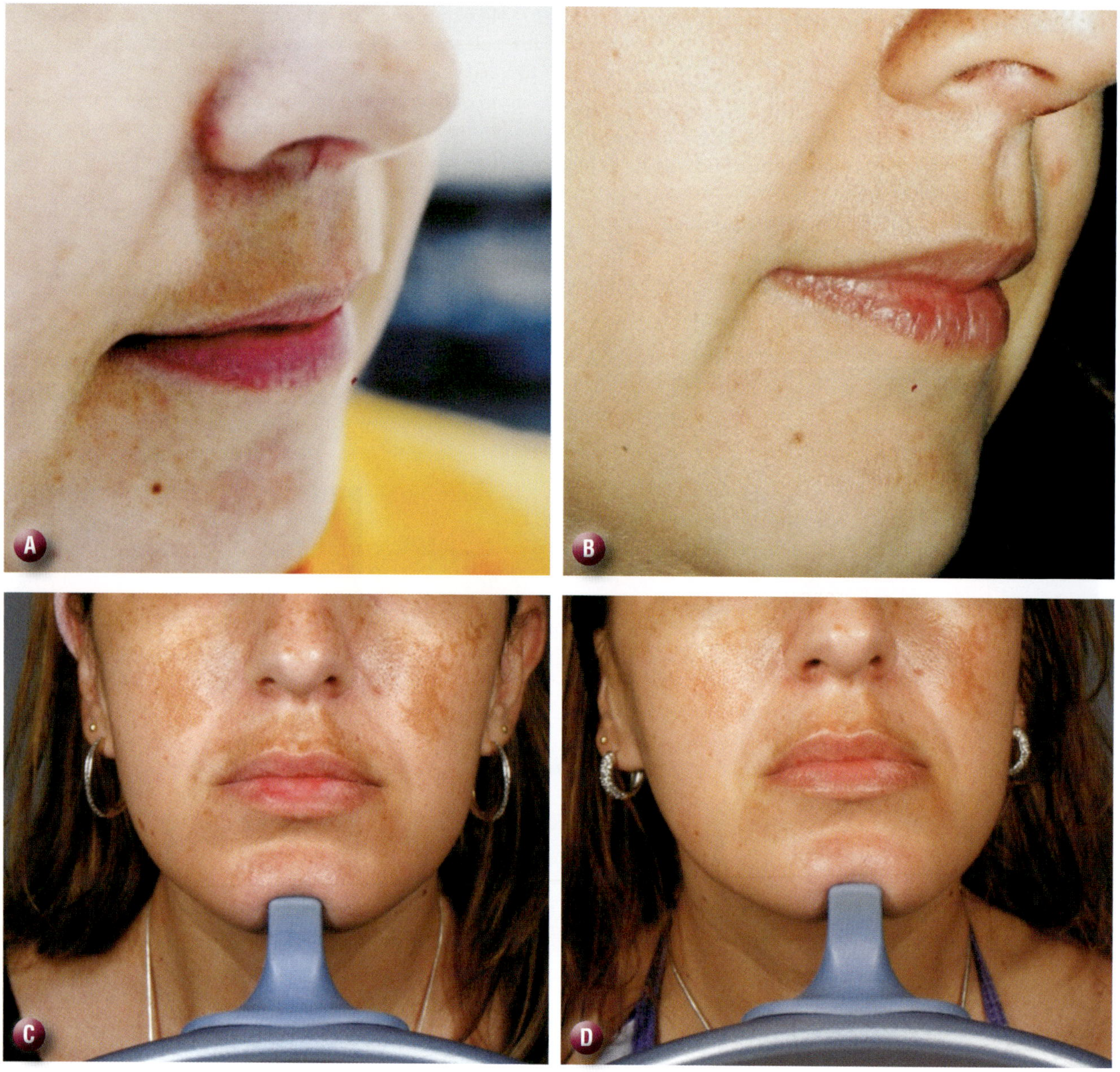

Figura 26.29. Melasma no lábio superior e nas regiões malares. Melhora do melasma do lábio superior. Na região malar esquerda, o melasma manteve-se inalterado. (A e C) Pré. (B e D) Após 2 sessões com laser alexandrita 12 spot, 3 ms, 20 J/cm² 20, *delay* 50 DCD.
Fonte: Acervo da autoria do capítulo.

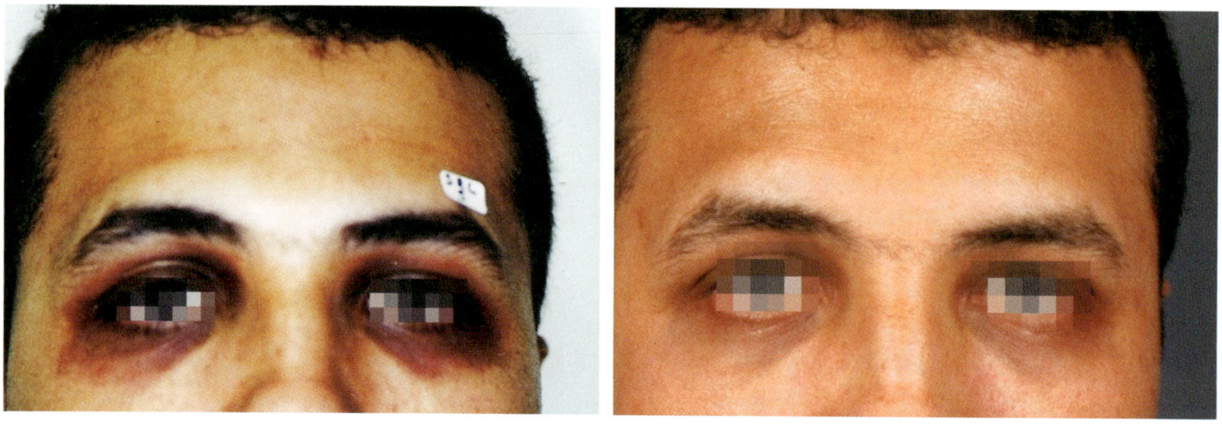

Figura 26.30. Pigmentação infraorbitária: foram realizadas 5 sessões de laser V beam 595 nm, 7 spot, 11 a 12 J/cm², 10 ms, 20 DCD, 20 *delay*.
Fonte: Acervo da autoria do capítulo.

- Dicas do laser: usar fluências menores, tempo de exposição maior (*delay*), resfriamento adequado, *spots* maiores que não condensam tanto a energia.

2. Respeite a melanina:
   - Se ocorrer hiperpigmentação, não trate com laser até a melhora da mancha, pois pode aprofundar a lesão para derme e ficar ainda mais difícil seu clareamento.
   - Uso de clareadores e protetor solar.
   - Faça um teste prévio em paciente de pele escura.
3. Recomendações para lesões pigmentadas:
   - Candidato ideal: pele fototipo de I a II.
   - Cuidado com fototipos de III e IV: proteja a epiderme – menos energia, maior *delay*, resfriamento (DCD e gelo após).
4. Melanose solar e efélides generalizadas:
   - Necessita de resfriamento, se possível durante (ponteira resfriada ou resfriamento dinâmico) e logo após o tratamento.
   - Tratar toda a superfície da pele acometida para não que não haja diferenças de coloração.
   - Aguardar 30 minutos para ver o *end point*: edema e/ou coloração mais acentuada da mancha
5. Lesões pigmentadas localizadas:
   - Proteger a pele ao redor com material branco opaco (muitas vezes fornecido pela empresa do laser/LPI) ou usar gaze grossa dobrada com furo no meio feito com a tampa de caneta esferográfica (Figura 26.31).
   - Aplicação do laser ou LIP – nessa situação, é possível aplicar de maneira localizada uma fluência diferente do que na pele toda. Muito útil quando se trata queratoses seborreicas, em que deseja-se uma energia maior para destruir a lesão.
6. Qual é o *end point* quando o LPI40 é usado?

   Ao aplicar a LIP, avaliar constantemente sinais de contração da pele, edema e alteração leve da cor da melanose ou contração do vaso. Além disso, observar a tolerância do paciente durante o tratamento, perguntando o nível de dor e a sensibilidade. Na Figura 26.32, é mostrada uma sequência de tratamento de efélides e melanoses na face com luz intensa pulsada.
7. Manuseio do laser ou LPI:
   - Manter o *handpiece* sempre perpendicular à pele.
   - Iniciar com *spots* maiores com a fluência mínima necessária para tratar a lesão. A resposta inicial é vista 15 a 30 minutos após o procedimento, quando é observado o escurecimento da lesão.
   - À medida que as lesões pigmentadas vão clareando, aumentar a fluência nas próximas sessões de LPI.

Conclusões finais

□ Sucesso do tratamento[1,11]

De acordo com os dados da literatura e experiência acumulada por diferentes autores, é possível ter uma ideia da resposta ao tratamento, não sendo regra absoluta.

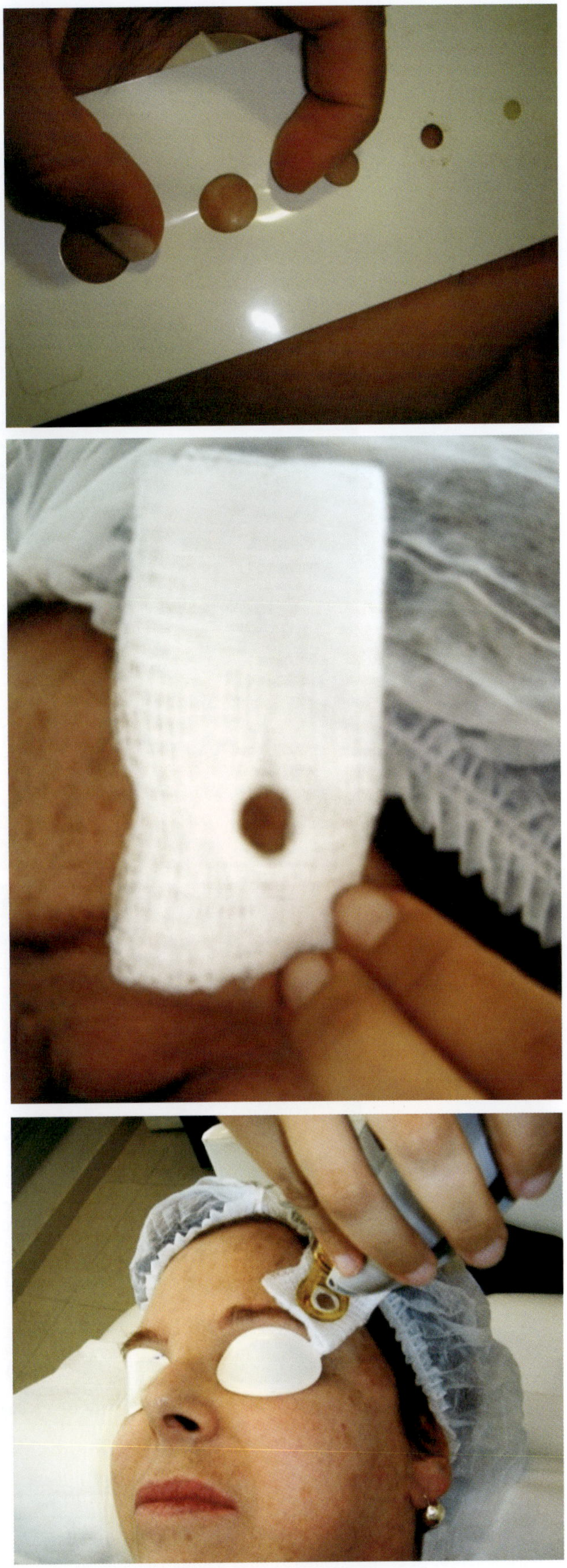

Figura 26.31. Colocação de material opaco ou gaze para tratamento de mancha localizada.
Fonte: Acervo da autoria do capítulo.

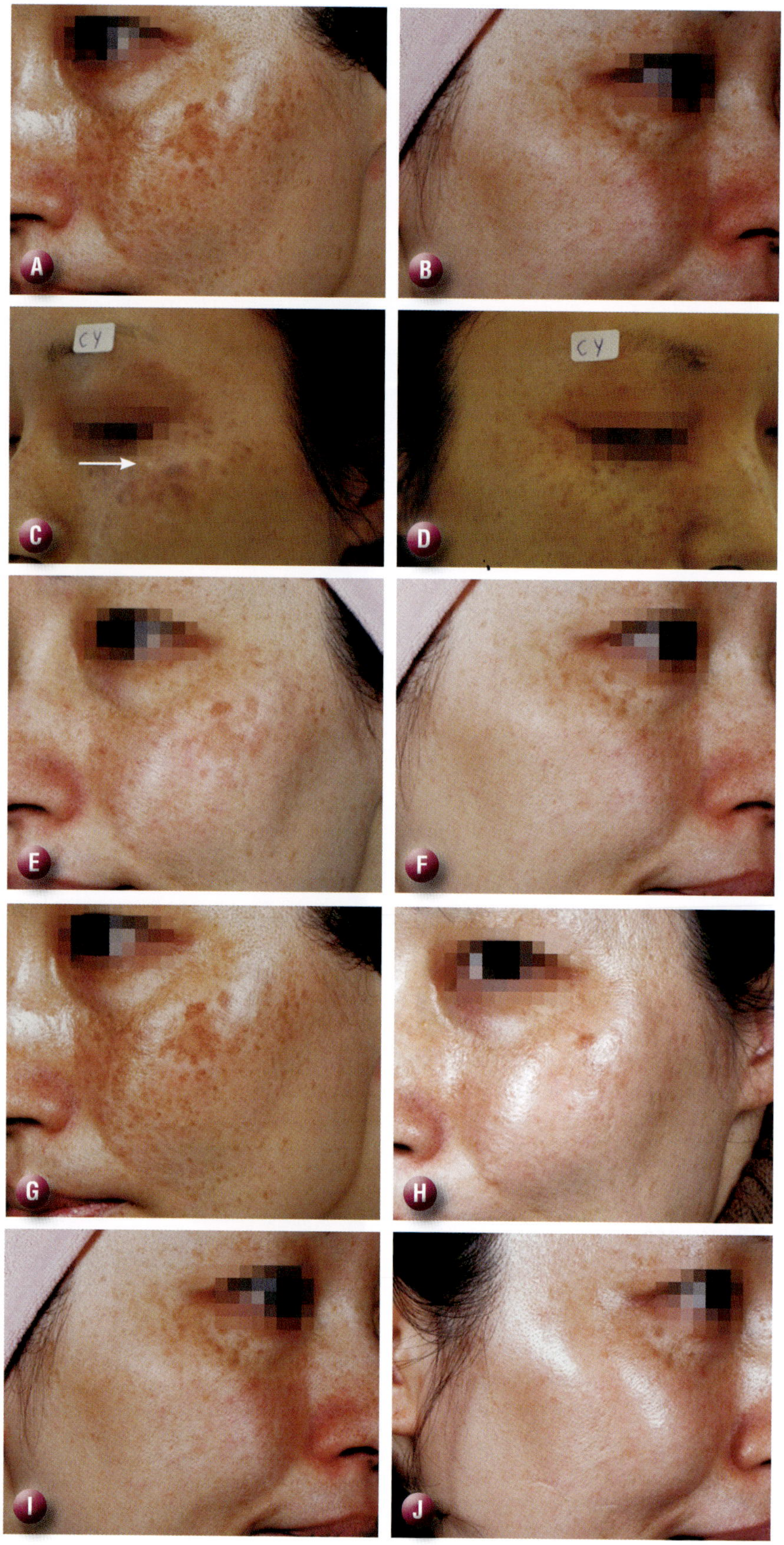

Figura 26.32. Sequência de tratamento usando LIP nas efélides. Aparelho utilizado: Harmony, filtro de 540 nm, 12 a 14 J/cm^2, 12 ms. (A e B) Pré-tratamento. (C e D) 30 minutos após uso da LIP: coloração mais acinzentada da lesão maior da região malar esquerda (seta) e escurecimento das demais lesões. Essa é uma reação desejada quando lesões pigmentadas nos fototipos mais baixos são tratadas. (E e F) Um mês após a primeira sessão de LIP mostrando clareamento das lesões mais superficiais (epidérmicas). (G a J) Um mês após a terceira sessão com clareamento significativo das lesões e rejuvenescimento da pele dessa região.

Fonte: Acervo da autoria do capítulo.

1. Lesões que respondem bem:
   - efélides, lentigos simples e actínico;
   - nevo de Ota, Ito e Hori;
   - pigmentos escuros de tatuagem (preto, azul e verde-escuro);
   - dermatite ocre;
   - queratoses seborreicas.
2. Resposta variável:
   - mancha café-com-leite;
   - nevos melanocíticos;
   - hiperpigmentação residual;
   - hiperpigmentação infraorbitária;
   - melasma epidérmico.
3. Resposta ruim:
   - pigmentos de tatuagem claros: amarelo;
   - melasma dérmico e misto.

□ Complicações[1,12]

- hipocromia transitória – comum;
- hipocromia definitiva – rara;
- hipercromia transitória – comum em peles mais escuras;
- hipercromia definitiva – menos frequente;
- atrofia – rara;
- epilação transitória quando há pelos no local a ser tratado;
- alterações oculares – evitar o uso da LIP muito próximo às pálpebras.

Luz Intensa Pulsada – Aplicação em Lesões Vasculares

• Silvia Kaminsky Jedwab

O objetivo ao tratar os vasos com tecnologia é a destruição da parede íntima do vaso, que deve ser aquecida a uma temperatura de 70 °C por mais de 1 ms para produzir dano permanente. Com isso, há formação de coágulo e reabsorção do vaso. Contudo, a parede do vaso é quase transparente para o comprimento de onda, e o cromóforo é a hemoglobina e oxi-hemoglobina dentro do vaso. A luz absorvida pelo cromóforo é transformada em calor e por condução passa para lâmina intima do vaso, destruindo-o.

Fisiologia do laser

Lasers e fontes de LIP baseiam-se no princípio de fototermólise seletiva.

O cromóforo-alvo em lesões vasculares é a oxi-hemoglobina presente nos glóbulos vermelhos, que circula nos vasos sanguíneos. A oxi-hemoglobina tem 3 picos principais de absorção, a 418, 542 e 577 nm.[1] A absorção ótima está entre 577 nm e 600 nm (Figura 26.33).[1] Após a absorção do laser por oxi-hemoglobina, a energia de luz é convertida em energia térmica. A energia térmica difunde-se radialmente dentro do vaso sanguíneo, ocasionando danos microvasculares seletivos, por fotocoagulação e danos mecânicos. O resultado final é a trombose dos vasos sanguíneos. Se a duração do pulso é maior do que o TRT, ocorre lesão térmica não seletiva dos tecidos conjuntivos perivasculares ocasionando destruição dos tecidos e cicatrização.

Vários fatores, como o tamanho dos vasos, a profundidade da lesão, a área do corpo tratada, o tamanho do ponto (*spot*), o tipo de pele etc., podem afetar a absorção da luz/lasers, como segue:

- **Diâmetro dos vasos:** vasos com um diâmetro de 10 mm a 100 mm têm TRT de 1 a 10 ms.[2] Os vasos sanguíneos com diâmetro > 100 mm têm uma TRT superior e, portanto, exigem mais tempo de duração de pulso.[2]
- **Profundidade dos vasos:** a localização dos vasos sanguíneos também deve ser considerada. As lesões mais superficiais (derme papilar) irão responder aos comprimentos de onda padrão mais baixos (540 nm, 577 nm e 585 nm), mas os vasos mais profundos responderão melhor aos comprimentos de onda mais longos, pois permitem uma penetração mais profunda.[3] Ao considerar a profundidade dos vasos, é importante considerar primeiro o tratamento da parte mais profunda.[4]
- **Local das lesões:** lesões na perna estão localizadas mais profundamente e contêm mais deoxi-hemoglobina, portanto, elas absorvem a luz laser no comprimento de onda de 800 nm a 1.200 nm.[5] Os comprimentos de onda infravermelhos tendem a ser mais eficazes no tratamento de vasos profundos azuis, enquanto os comprimentos de onda mais curtos são mais eficazes para teleangiectasias vermelhas superficiais.[5] As lesões no rosto e na parte superior do tronco respondem melhor do que aquelas localizadas no tronco e nas pernas.[2] As áreas propensas à formação de cicatrizes, como anterior do tórax, pescoço ou áreas onde a pele é delicada, como a região periorbital e o pescoço, requerem uma redução na fluência de 10% a 20%.[2] Malformação vascular localizada no primeiro e no terceiro ramo do nervo trigêmeo responde ao tratamento com laser melhor do que aqueles sobre o segundo ramo.[5]
- **Idade dos pacientes:** jovens respondem melhor do que idosos, uma vez que os vasos sanguíneos são menores e mais superficiais.[2]
- **Tipo de pele:** os tipos de pele mais escuras requerem pulsos mais longos, intervalos de pulso mais longos e maior fluência, uma vez que a melanina epidérmica absorve a energia do laser.[3]
- **Tamanho de ponto (*spot size*):** feixe de laser com maior tamanho de ponto terá uma penetração mais profunda.[3] Os *spots sizes* menores resultam em maior dispersão de energia laser, e são, por conseguinte, não tão eficazes em termo de coagulação dos vasos grandes ou profundos. Os tamanhos de ponto maiores causam pouca dispersão de luz e podem oferecer

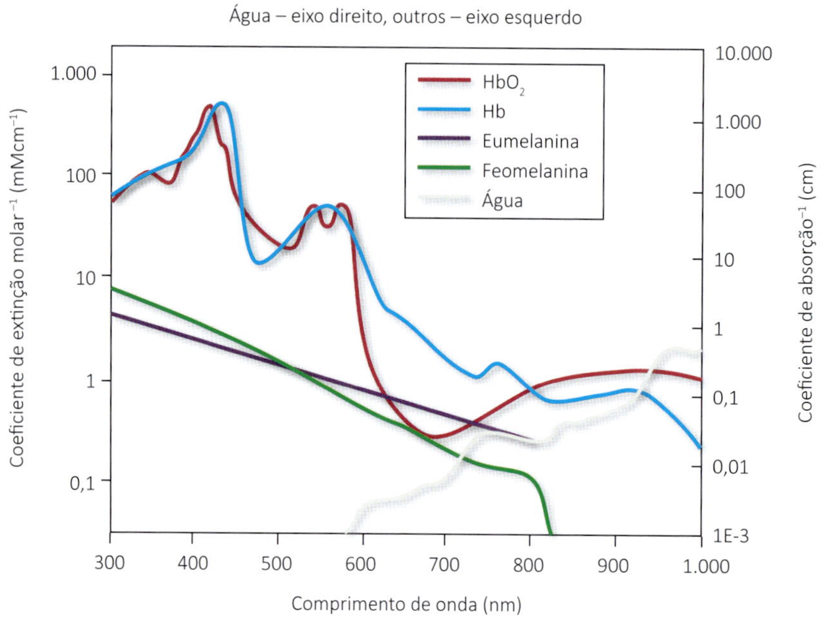

Figura 26.33. Espectro de absorção de vários cromóforos.

maior energia para o alvo desejado, resultando em mais fotocoagulação e inchaço.[3] Não se deve sempre aumentar a energia quando o alvo não é atingido. É recomendado tamanhos de pontos menores que, com a manipulação da fluência, são mais adequados para obter a energia desejada ao alvo.[4]

- **Fluência:** é a energia da luz do laser ou LIP entregue por unidade de área. A seleção de fluência tem como base sobretudo a cor do alvo, mas outros determinantes, incluindo tamanho, profundidade, local e pressão do reservatório, também são importantes.[4] Os vasos vermelhos exigem menor fluência quando comparados com os vasos azulados. As lesões menores têm menor capacidade de absorção de luz por causa da pequena quantidade de cromóforo e tamanhos de pontos pequenos são associados a maior dispersão de luz, necessitando de uma compensação com maior fluência (ou seja, maior a intensidade da luz).[4] Os alvos sob maior pressão intravascular, como o nariz ou as pernas, exigem altas densidades de energia para alcançar termocoagulação eficaz do que aqueles com menor pressão intravascular.[4] Em vista dessas variabilidades em parâmetros do laser e da possibilidade de variações nas respostas individuais, tem sido sugerido que um local de teste numa pequena área possa ser realizada, inicialmente, antes de tratar a lesão inteira.[5]
- **Resfriamento:** alta energia é necessária para termocoagular os vasos localizados profundamente na pele e, portanto, a epiderme deve ser protegida por resfriamento para minimizar os danos aos queratinócitos e melanócitos. A refrigeração é, por conseguinte, parte integrante dos laser/luz vasculares. O resfriamento pode ser realizado por diferentes métodos, como a pulverização de fluido criogênico (DCD, dispositivo de resfriamento dinâmico; do inglês *dynamic cooling device*) com ponteira de safira resfriada, sopro de ar pré-resfriado em toda a superfície da pele. O dispositivo de resfriamento dinâmico (DCD) é um dispositivo integrado dentro de algumas marcas de laser. Enquanto o resfriamento ajuda a minimizar os danos epidérmicos, ele pode, paradoxalmente, reduzir a eficácia do laser, pelo seu efeito de branqueamento sobre os vasos sanguíneos subjacentes.

A LPI produz um feixe de luz não coerente, com um espectro de comprimentos de onda de 500 nm a 1.200 nm. Filtros de 515 nm, 550 nm, 570 nm e 590 nm são usados para lesões vasculares. Esses dispositivos geram uma variedade de densidades de energia de modos de pulsos únicos ou múltiplos, em que a duração e o atraso do pulso podem ser variados. Não é um laser, mas trabalha com princípios semelhantes. O software de computador proporciona flexibilidade no uso desses dispositivos, em geral não disponíveis em laser. Esses dispositivos têm um tamanho de ponto maior; portanto, áreas maiores podem ser tratadas de maneira eficiente, com menos desconforto.[2] As configurações de filtro diferentes da LIP permitem uma maior seleção de uma ampla gama de cores de vasos do sistema vascular. O maior comprimento de onda emitida por esse sistema pode penetrar profundamente os tecidos, melhorando, teoricamente, a eficácia clínica. Ao dividir a energia em 2 ou 3 impulsos com diferentes atrasos de pulso, a pele pode ser resfriada entre os pulsos. Isso resulta em menos e insignificantes efeitos colaterais.[2]

End point LIP na lesão vascular

Rápida alteração na coloração do vaso para azul num período inferior a 1 segundo após o disparo, seguida por eritema difuso de maior duração e posterior edema. Se não ocorreu essa reação cutânea, não significa que o resultado será ineficaz, apenas indica que um resultado mais efetivo teria sido obtido com aumento da fluência ou diminuição da duração de pulso.

Se a pele adquirir coloração acinzentada, significa desnaturação de proteínas na epiderme, ou seja, energia muito elevada.

Desvantagens da LIP *versus* Laser vascular

Em decorrência da rápida divergência do feixe de LIP, a peça de mão deve estar em contato (ou quase em contato) com a pele para um tratamento eficaz.[6] Portanto, o médico não pode observar a resposta do vaso até que a peça de mão é retirada da pele. Além disso, os tamanhos de ponto maiores, embora ideal para cobrir grandes áreas, também apresentam o risco de "grandes" efeitos colaterais.[6] Além disso, manobrar LPI em áreas côncavas apertadas (ou seja, prega nasal) pode ser difícil. Dependendo do projeto da LPI, o tratamento em superfícies mais firmes (ou seja, dorso do nariz) pode resultar em compressão de vasos e tratamento ineficaz de teleangiectasias.[6] Uma série de estudos tem relatado o uso bem-sucedido da LPI para o tratamento de PWS (mancha vinho-do-porto),[7,8] teleangiectasias da perna,[9,10] teleangiectasias essenciais,[11] malformações venosas[12,13] e poiquilodermia de Civatte.[14,15] O ajuste da fluência varia entre os diferentes sistemas e deve basear-se no conselho dos fabricantes e experiência pessoal com o aparelho. A eficácia do tratamento varia entre os sistemas de LPI e nem todos são igualmente eficazes. Parâmetros ideais para resultados reproduzíveis não foram estabelecidos.

Mancha vinho-do-porto (PWS)

O PDL (laser de corante pulsado ou *pulsed dye laser*) é a escolha para o tratamento de PWS, para todas as faixas etárias e localizações anatômicas, e tem o histórico de segurança melhor documentado.[16,17] No entanto, taxas de clareamento variam muito (menos de 20% pode ser completamente eliminados, embora 70% vai aliviar em 50% ou mais, enquanto 20% a 30% respondem mal).[18,19] Os estudos epidemiológicos demonstraram que o tratamento de pacientes com PWS mais precocemente tem maior eficácia e menor probabilidade de reincidência.[20-22] As lesões menores (< 20 cm^2) clareiam melhor do que as maiores, independentemente da idade.[5] As lesões de cabeça e pescoço respondem melhor do que as lesões no tronco e nos membros. As lesões nas extremidades distais são mais difíceis de tratar do que as lesões nas extremidades proximais. Lesões centrofaciais e localizadas na distribuição do segundo ramo do nervo trigêmeo (V2) são menos sensíveis do que as lesões em outras partes do rosto.[5] As lesões róseas são mais difíceis de clarear do que as lesões vermelhas maduras. Lesões nodulares roxas e profundas não respondem bem ao PDL, sendo mais adequado o uso dos comprimentos de onda mais profundos (755 nm, 800 nm, 900 nm e 1.064 nm).[5] O efeito colateral mais comum é a hiperpigmentação, seguido por hipopigmentação, cicatriz hipertrófica, dérmica e atrofia epidérmica. O PWS tem uma resposta não uniforme para o tratamento a laser,[23] provavelmente porque as lesões são muitas vezes feitas de diferentes vasos sanguíneos com diferentes profundidades de envolvimento.[24] As taxas de fluxo de sangue através dos vasos diferentes também podem afetar a eficácia do tratamento a laser. Pacientes de pele mais escura podem ter descamação da epiderme após o tratamento, necessitando de cuidados de feridas e causando alterações pigmentares.[24,25] Também é importante para os pacientes de pele mais escura aguardar o tempo de três a seis meses entre as sessões para permitir a hiperpigmentação pós-inflamatória; caso ocorra, resolver-se espontaneamente.[25] O ponto final importante do tratamento é a púrpura.[26] Nas Figuras 26.34 e 26.35, é mostrada a púrpura de diferentes aparelhos. Notar que o laser é capaz de produzir púrpura maior que a LIP. Os parâmetros de tratamento são um comprimento de onda de 595 nm, faixa de duração do pulso de 0,45 ms a 1,5 ms, o tamanho do ponto: 5 mm a 10 mm, DCD pulverizar 20 a 30 ms, e fluência variando 4,5 a 8,0 J/cm^2? O número de tratamentos por lesão varia de 2 a 12 ou mais, a intervalos de seis a oito semanas.

Há várias explicações sobre o motivo pelo qual o PDL não pode destruir todos os capilares ectasiados dentro do PWS. Estes incluem os seguintes:[27]

- Profundidade inadequada de penetração da luz laser; capilares dérmicos mais profundos podem ser inacessíveis para o PDL, pois ele só penetra até 1 mm na pele.
- Condução inadequada de aquecimento induzido por laser do cromóforo de hemoglobina situada centralmente à parede dos vasos capilares no exterior de maior diâmetro; assim, a parede do vaso não está irreversivelmente danificada, permitindo o reparo e a regeneração.
- Volume de sangue insuficiente, daí, cromóforo de hemoglobina em pequenos capilares de diâmetro inferior a 50 μm de diâmetro.
- Fluência inadequada de entrar no vaso de limites capilares danos na parede.

□ Opções para tratamento de PWS resistente[27]

Teoricamente, o PDL, utilizando durações de pulso mais longas, variando de 2 a 40 ms, pode tratar capilares de maior diâmetro, resistentes ao tratamento, comparado com a duração do pulso inferior a 2 ms. Realizar pulsos de empilhamento (dois a três pulsos consecutivos aplicados logo após o pulso anterior no mesmo local)[28] pode produzir ainda mais clareamento da PWS. A teoria é de que um aquecimento suave e acumulativo pode produzir aquecimento global maior e, assim, ocorre danos das paredes dos capilares mais eficazmente do que os alcançados por um único de alta energia de curta duração de indução de púrpura.

Para PWS resistente ao PDL com coloração roxa ou azul, com ou sem hipertrofia e/ou nodularidade sobrejacente (por causa da persistência de capilares de diâ-

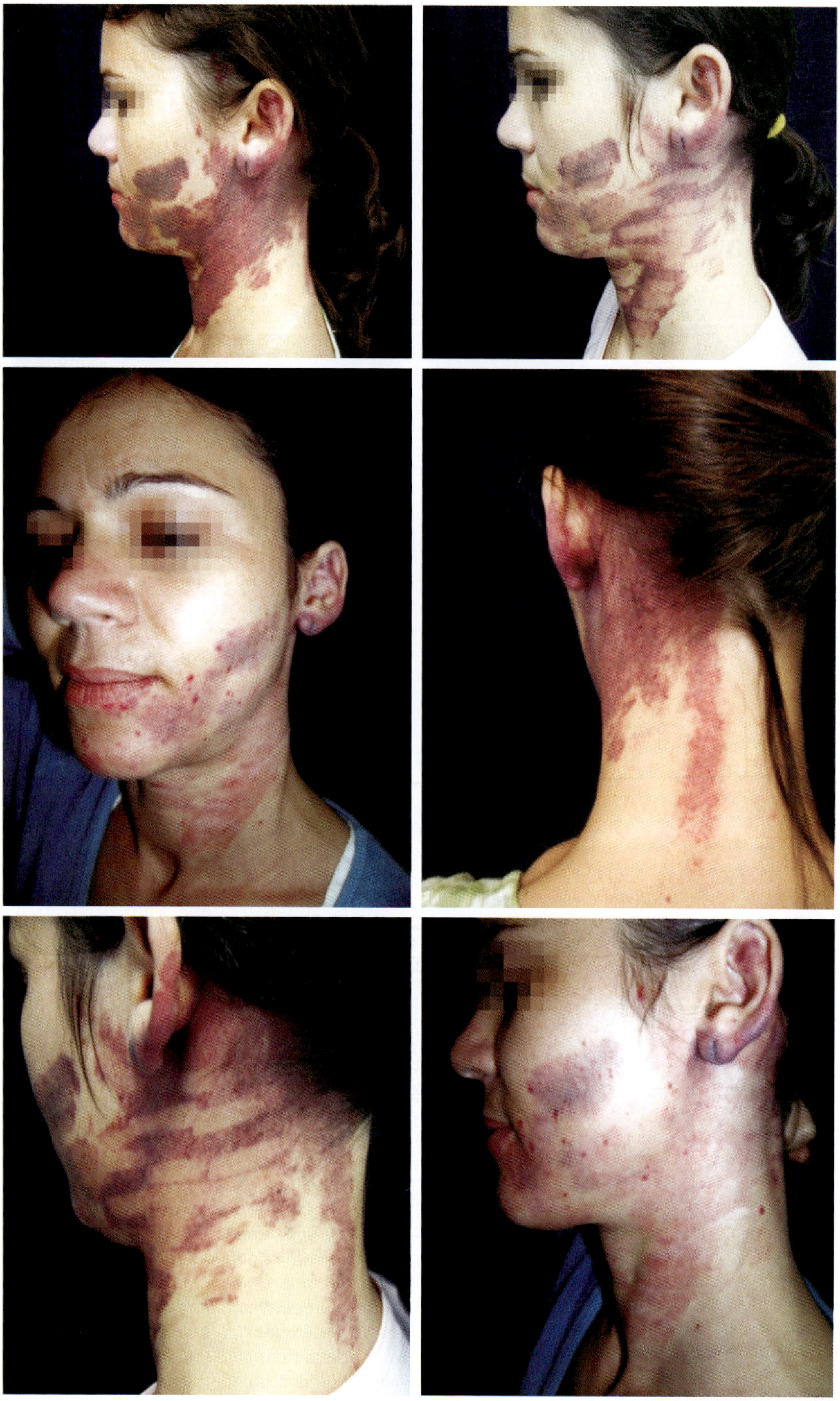

Figura 26.34. Tratamento MVP com LIP.
Fonte: Acervo da autoria do capítulo.

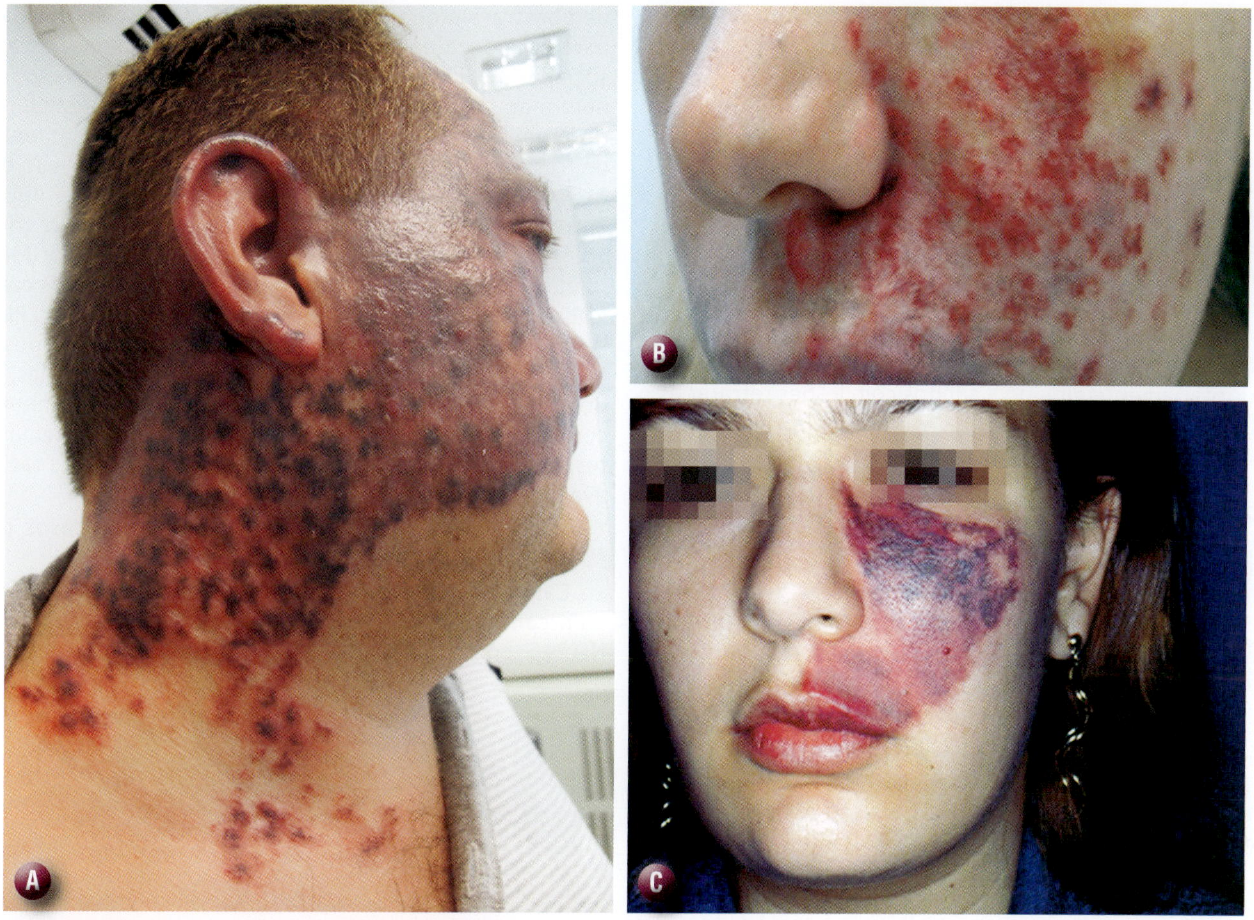

Figura 26.35. Púrpura causada por diferentes aparelhos vasculares. (A) Púrpura pós-laser alexandrita 755 nm. (B) Púrpura pós-laser *Dye laser*. (C) Púrpura pós-LIP.

Fonte: Acervo da autoria do capítulo.

metros mais profundos e amplos), o tratamento com laser mais profundos é uma alternativa. O ND:YAG com tamanhos variáveis ponto (3 mm, 5 mm, 7 mm e 10 mm), duração de pulso altamente variável (0,1 a 300 ms) e fluências elevadas (até 300 J/cm^2) também têm sido usadas para tratar PWS.[4] Não é apenas a absorção de oxi-hemoglobina que ocorre no comprimento de onda de 1.064 nm, há também a destruição significativa de tecidos não específicos. Cicatrizes, alterações texturais e pigmentares são mudanças comuns. O ND:YAG com duração de pulso de 15 ms a 30 ms e com fluência mínima pode causar púrpura imediata (isto é, a uma dose de purpúrica mínima [MPD]), é segura e tão eficaz como o PDL para o tratamento de lesões PWS.[29] Histologicamente, o ND:YAG atinge com muito mais profundidade do que o PDL.[29] É necessário ter cuidado ao utilizar o laser ND:YAG para tratar PWSs, porque a resposta da pele muda rapidamente e fluências superiores a MPD varia amplamente entre os diferentes aparelhos nas diferentes lesões de PWS.[29] Utilizando fluências mais elevadas do que o limite mínimo purpúrico, é possível produzir metemoglobina, que tem uma absorção muito maior do que a hemoglobina ou a oxi-hemoglobina e pode ocasionar um aumento da dispersão.[29] Portanto, o laser ND:YAG deve ser limitado à hipertrofia nodular, resistente ao PDL.

Luz pulsada

A LPI é uma alternativa útil (ao PDL), adjuvante ou ainda como tratamento primário (em componentes mais profundos) da PWS.[30,31] A LPI é útil em lesões arroxeadas planas e nodulares profundas.[5] Essas lesões têm uma componente mais profundo que não pode ser alcançado pelo PDL, mas pode ser alcançado por LPI ou ND:YAG. Todos os sistemas de LPI não são tão eficazes. Zdemir et al.[32] relataram melhora moderada (50% a 75%) de PWS em 47% dos pacientes, que foram tratados com LPI. Os parâmetros ótimos foram 515 nm, 550 nm e 570 nm filtro de corte, único ou múltiplo (2 ou 3) pulsos, largura de pulso (2 a 10 ms) e um atraso de pulso de 10 a 20 ms. Tratamento com LPI de largo espectro, com altas densidades de energia e maior aquecimento capilar cumulativo, pode resultar em uma maior destruição do diâmetro dos vasos e capilares dérmicos ectasiados da PWS. Há evidência clínica para apoiar esse achado com um estudo mostrando que 50% dos PWS resistente ao PDL poderia ser atenuado em até 50% com o tratamento subsequente com LPI.[33] É recomendado tratamentos de teste antes de iniciar o tratamento com LPI em alta energia em função dos efeitos colaterais significativamente menos favorável do que o PDL.

A comparação do PDL com a LIP em um estudo aleatório controlado concluiu que o PDL tem uma melhor eficácia e maior preferência do paciente.[31]

CO_2

Usado com bons resultados para o tratamento de nódulos e hipertrofia. Lanigen et al.,[34] publicaram uma série de casos de 29 pacientes com PWS refratários tratados com CO_2 laser. Bons resultados foram observados em 74% dos pacientes, mas cicatrizes e despigmentação foram vistas em vários casos.[34] Del Pozo e Fonseca publicaram uma série de casos de 20 pacientes com nódulos PWS em adultos tratados com CO_2 laser.[35] As lesões melhoraram em 75%, com resolução de nódulos e hipertrofia, e a melhoria na textura também foi notada.[35] O *resurfacing* com laser de CO_2 para PWS deve ser prioritariamente dirigido a adultos com lesões refratárias, particularmente para nódulos e hipertrofia.[36]

Uso da LIP na teleangiectasia facial e rosácea teleangiectásica

Vários lasers e fontes de luz são efetivamente utilizados para tratar a teleangiectasia facial (KTP, PDL, LPDL, ND:YAG e LPI).

O PDL e a LPI têm sido amplamente utilizados para a teleangiectasia facial.

O PDL tem sido amplamente utilizado e tem uma taxa de depuração superior em comparação com outros lasers.[37-39] No entanto, púrpura pós-tratamento após PDL é cosmeticamente inaceitável. Protocolos sem púrpura podem ser alcançados com LIP e PDL pulso longo. No entanto, alguns autores observaram resultados inferiores em tratamentos sem púrpura em comparação com os tratamentos que causam púrpura.[39]

A LPI é uma alternativa ou um complemento ao laser no tratamento da teleangiectasia facial. Como descrito pela primeira vez por Schroeter e Neumann,[40] em seguida confirmada por Angermeier[32] e Bjerring et al.,[41] a LPI é útil para o tratamento de teleangectasias faciais. Clementoni et al.[42] relatou que 87% dos pacientes apresentaram um clareamento de 75% a 100% com 1 a 2 sessões de LIP. Os parâmetros ideais para grandes veias são o modo triplo pulso, usando filtro de 570 nm a 590 nm.[42] O eritema perilesional, ou branqueamento do vaso, é o ponto final do tratamento ideal.

O ND:YAG laser deve ser considerado como uma outra modalidade no arsenal de dispositivos utilizados para tratar as teleangiectasias da face[43,44] de pele mais escura, por causa do risco de pigmentação pós-tratamento, e, portanto, o aconselhamento adequado do paciente é essencial.

A LPI é um tratamento seguro e eficaz no tratamento da rosácea eritroteleangiectásica (ET). Reduz significativamente o eritema e as teleangiectasias com efeitos indesejáveis mínimos.[45] Em um estudo-piloto por Mark et al.,[46] um decréscimo de 30% no fluxo de sangue, uma diminuição de 29% na área de teleangiectasia e uma diminuição de 21% na intensidade eritema foram encontrados após 5 sessões de LPI. Taub[47] tratou pacientes com rosácea com 1 a 7 sessões com LPI. Em 83% dos pacientes houve redução da vermelhidão, 75% obtiveram diminuição no rubor e melhora na textura da pele, e 64% notaram menos reações acneiformes. Schroeter et al.[48] demonstraram que a LIP pode ser utilizada com eficácia para a limpeza em longo prazo das teleangiectasias associadas à rosácea. Em 78% dos casos, as lesões responderam ao tratamento e menos de 1% de recorrência foi observada ao longo de um período de acompanhamento de três anos. Parâmetros de LPI são espectro que vão de 515 nm a 1.200 nm, com diferentes durações de pulso entre 2 e 6 ms, modo de pulso único ou múltiplo com 15 ms de duração de pulso. Estudo controlado, *split-face* randomizado comparando uma série de tratamentos com PDL (dose não purpúrica) e com o tratamento com LPI e lado controle sem tratamento na rosácea ET. Houve melhoria do eritema cutâneo e das teleangiectasias, e dos sintomas relatados pelo paciente após tratamento com LPI e PDL. A eficácia e a segurança foram semelhantes, e ambas as modalidades parecem ser escolhas razoáveis para o tratamento de rosácea ET.[49]

As Figuras 26.36 e 26.37, exemplificam 2 casos de *flushing* tratados com LIP.

Casos de teleangiectasia nasal devem ser tratados com cautela. Em muitos casos o uso da LIP o PDL ou ND:YAG, como demonstrado na Figura 26.38 é associado.

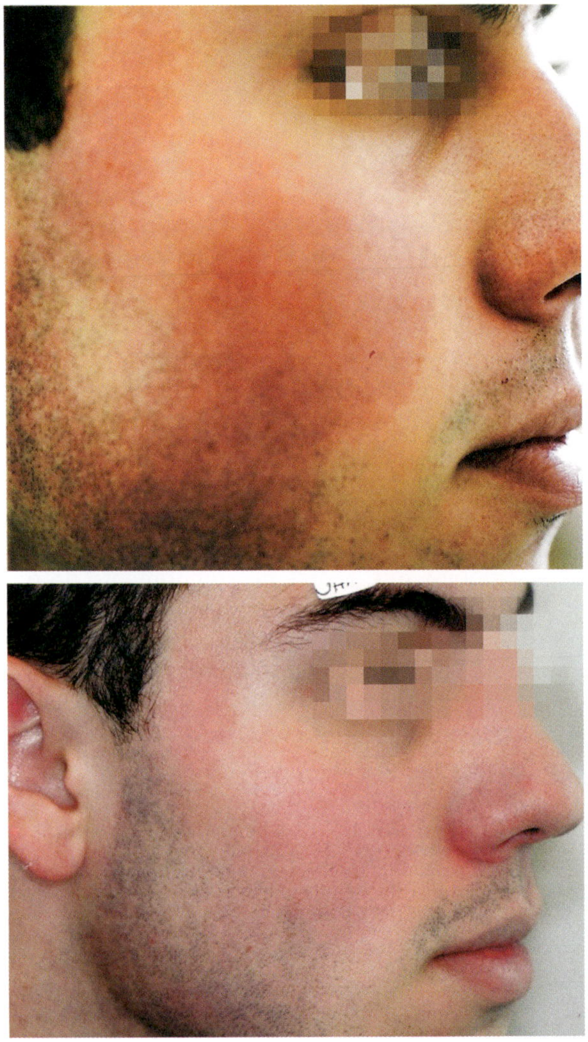

Figura 26.36. Rosácea. *Flushing*, luz pulsada, filtro 540 nm, 10 ms, 15 J/cm, 2 a 3 sessões mensais.

Fonte: Acervo da autoria do capítulo.

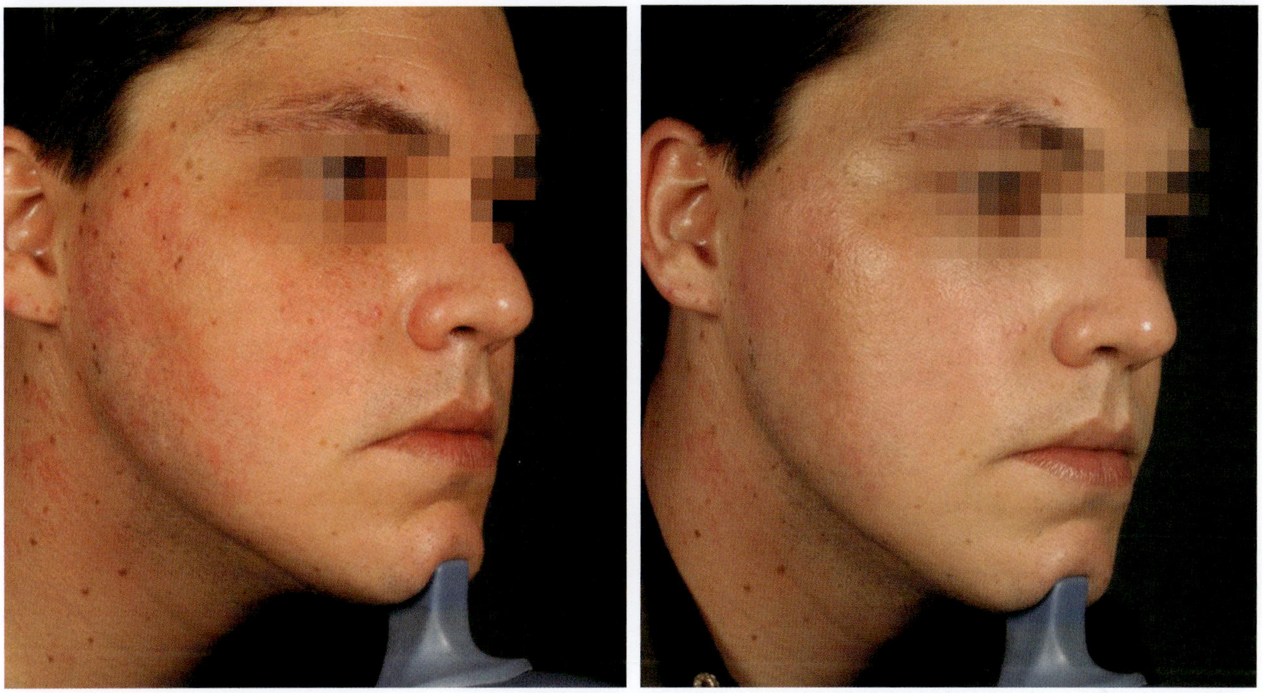

Figura 26.37. Rosácea. *Flushing*, luz pulsada, filtro 540 nm, 10 ms, 15 J/cm, 2 a 3 sessões mensais.
Fonte: Acervo da autoria do capítulo.

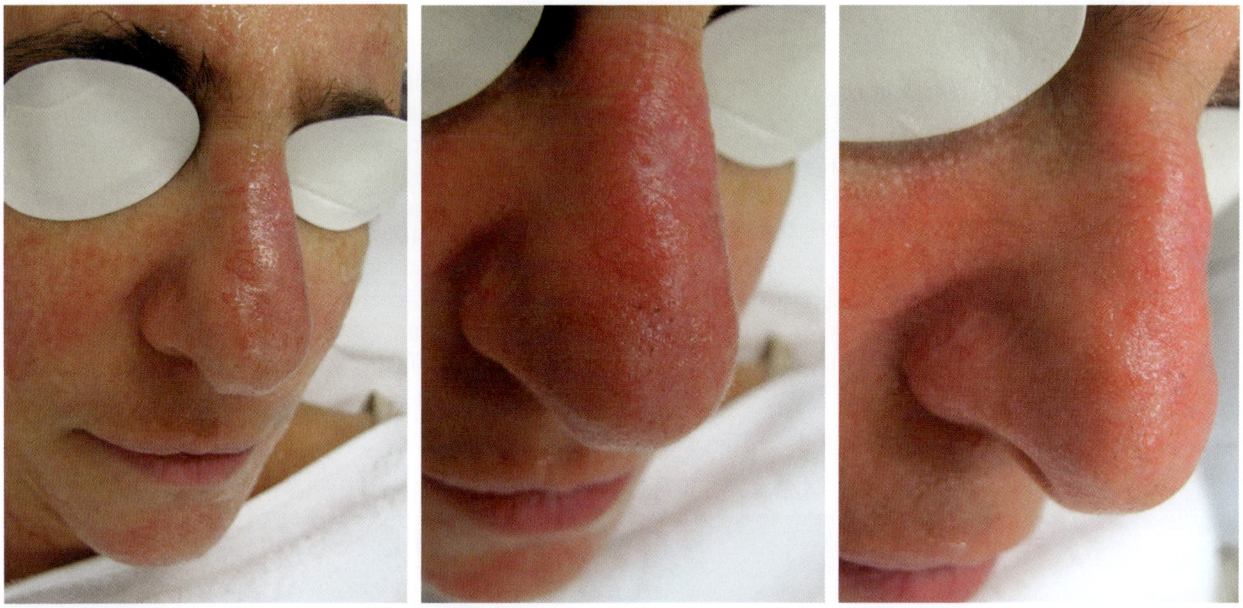

Figura 26.38. Eritema nasal. Luz pulsada, filtro 540 nm, 10 ms, 15 J/cm, 2 a 3 sessões mensais.
Fonte: Acervo da autoria do capítulo.

Angioma cereja ou nevos rubi

Todos os lasers e LIP são eficazes no tratamento para o angioma.[5] No entanto, deve notar-se que o angioma cereja pode ser tratado com maneiras mais simples, como a criocirurgia e a radiofrequência, que são mais baratas e facilmente disponíveis. Ao usar a LIP, colocar uma gaze furada ao meio para aumentar a fluência somente no ponto do angioma.

Complicações do tratamento a laser para lesões vasculares

- **Dor:** é frequente e pode ser um marcador para o efeito adverso subsequente. A dor pode ser reduzida com as técnicas anestésicas apropriadas, conforme mencionado antes.
- **Edema:** alguma quantidade de eritema e edema é esperado ao redor do local tratado. A região periorbital e

o pescoço são mais propensos a edema. Em geral, o edema regride em cinco a sete dias. Resfriamento apropriado durante o processo e logo após o tratamento reduz o edema.

- **Sangramento:** o sangramento ocorre por parâmetros inadequados (alta fluência e duração do pulso curto). Seleção de parâmetro adequado reduz a incidência de sangramento.
- **Púrpura:** é vista logo após o tratamento e normalmente desaparece por sete a dez dias. Nenhum tratamento específico é necessário.
- Bolhas e descoloração ocorrem raramente. Em geral, são causados por excesso de tratamento. Começando com uma área-teste, a seleção de parâmetros e o resfriamento adequados reduzem a formação de bolhas. Hipopigmentação pós-inflamatória/hiperpigmentação podem ser consequências de bolhas. A hiperpigmentação é vista com mais frequência em peles mais escuras, desaparece em três a seis meses. Cremes clareadores tópicos, como a hidroquinona, aceleraram o tempo de recuperação. A aplicação tópica de hidroquinona duas semanas antes da sessão de laser reduz a incidência de hiperpigmentação. A hipopigmentação costuma ser corrigida em três a seis meses.
- Mudanças de textura da pele são causadas por excesso de tratamento (em função de influências excessivas ou pulso de empilhamento).
- **Cicatriz:** em geral, é decorrente de excesso de tratamento ou após rompimento da superfície da pele.
- **Reativação do herpes:** terapia anti-herpética por via oral profilática é recomendada para pacientes com história de herpes, sobretudo durante o tratamento de lesões na face.
- **Infecção:** é rara. Edema, eritema, dor, inchaço, formação de crostas e febre indicam infecção. Os antibióticos tópicos e sistêmicos devem ser utilizados.
- **Não responsivos:** algumas lesões não respondem, apesar do tratamento adequado. Essa possibilidade deve ser informada aos pacientes antes do tratamento e o aconselhamento pré-tratamento adequado é recomendado em todos os casos.

Outras lesões dermatológicas onde uso da LIP é eficaz

□ Cicatrizes hipertróficas eritematosas

Cicatrizes hipertróficas correspondem à desordem proliferativa da pele, secundária a trauma, queimadura ou cirurgia. Este tipo de cicatrizes diminuem a qualidade de vida do indivíduo, pelo desfiguramento, dores e alterações no movimento.

A abordagem deste tipo de cicatriz pode ser cirúrgica ou não. Será tratada aqui a abordagem não cirúrgica e do uso da LIP e outras fontes de energia para sua melhoria.

A combinação de laser, IPL, radiofrequência e ondas de choque têm melhorado o aspecto estético e funcional.

O uso da LIP em cicatrizes, melhora a neovascularização, pigmentação e colágeno. Quando usados em sinergia com outros aparelhos de laser, recomenda-se usar energias menores.

Trabalho feito por Dong et al. (2019) usam primeiro a LIP, seguida de radiofrequência e resfriamento.

Na experiência da autoria do capítulo o uso associado de LIP aos lasers fracionados trazem benefício das cicatrizes, principalmente quando o uso é precoce. Na Figura 26.39 é possível observar um caso tratado seis meses após a cirurgia com 3 sessões mensais de luz pulsada, filtro 540 nm 12 ms, 12 J/cm^2 2 passadas, seguida de CO_2 fracionado e infiltração de corticoide com 5-fluoracil (diluição 1:9). Resultado um e dois anos após 3 sessões com melhora da coloração, flexibilidade e textura da pele (Figura 26.39).

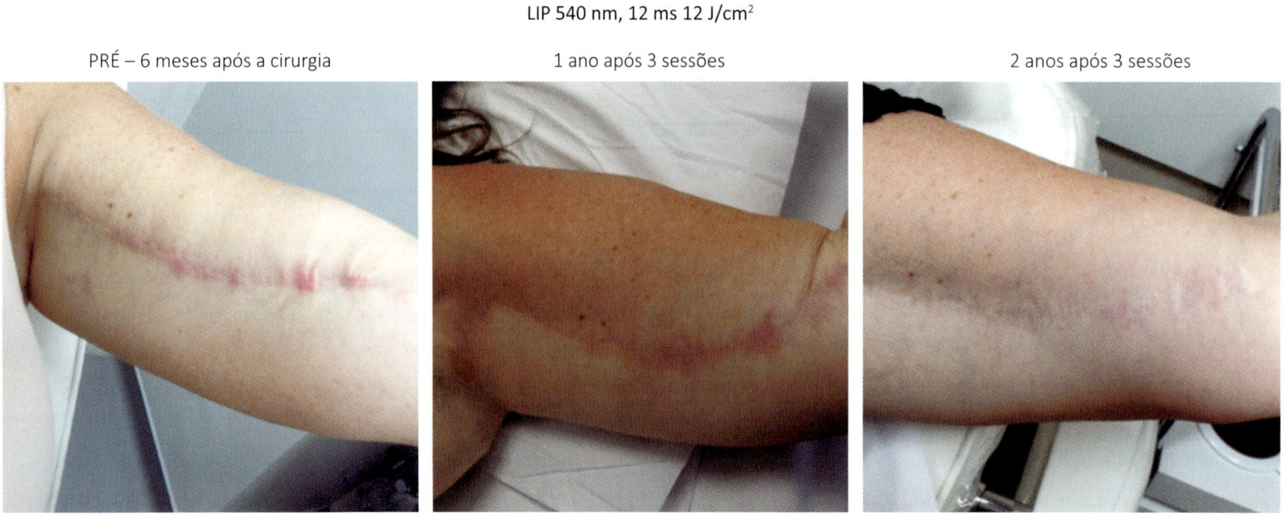

Figura 26.39. Resultado um e dois anos após 3 sessões.
Fonte: Fu et al., 2019.

26.4 Tratamento das Teleangiectasias da Face

• Carlos Baptista Barcaui
• Larissa Hanauer

Teleangiectasias são vasos (vênulas, capilares ou arteríolas) permanentemente dilatados, cujo diâmetro pode variar de 0,1 a 1 mm. Na face, são mais comuns em pacientes com fototipos I e II de Fitzpatrick, sendo observadas principalmente na asa nasal, no dorso do nariz e na região malar. É provável que sejam decorrentes de vários fatores, como predisposição genética, associação a outras doenças, distúrbios hormonais e físicos, que causam a alteração do endotélio vascular e de suas estruturas de sustentação.[1,2]

Quando sua origem é desconhecida, a teleangiectasia é denominada primária. Quando se identifica o distúrbio de base responsável pelo seu aparecimento, é chamada secundária (Quadro 26.5). Independentemente de sua etiologia, as teleangiectasias ocorrem na maioria dos processos nos quais há atrofia da pele, como fotoenvelhecimento, uso de corticoides tópicos e traumatismos, uma vez que a atrofia da epiderme é associada à perda dos capilares da derme papilar e à dilatação do plexo venoso subpapilar. Após um período prolongado, a vasodilatação observada em certas condições (p. ex., na rosácea) pode assumir caráter permanente.[3]

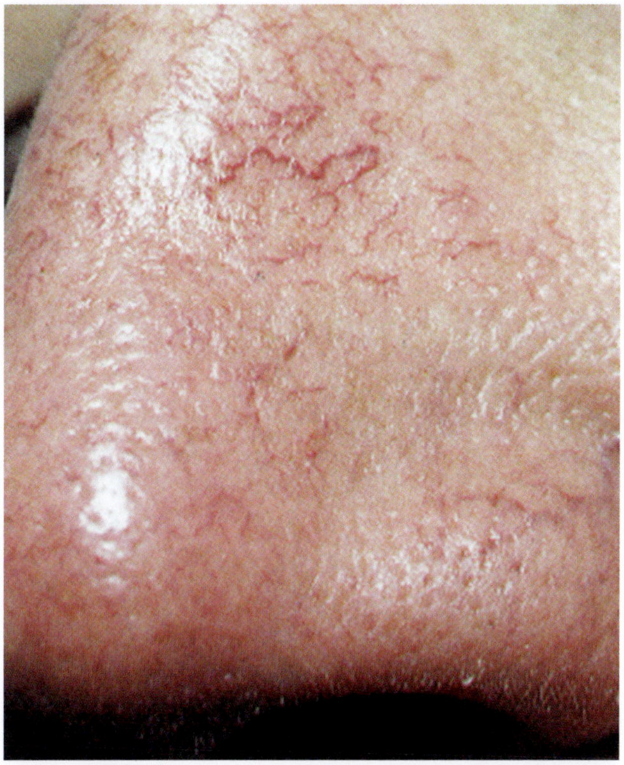

Figura 26.40. Teleangiectasia linear.
Fonte: Acervo da autoria do capítulo.

Quadro 26.5. Classificação das teleangiectasias.

Teleangiectasias primárias	*Teleangiectasias secundárias*
• Nevo vascular • Angiomas e angioqueratomas • Angioma serpiginoso • Teleangiectasia hemorrágica hereditária (síndrome de Rendu-Osler-Weber) • Ataxia teleangiectásica • Teleangiectasia essencial generalizada • Síndrome da teleangiectasia nevoide unilateral • Teleangiectasia benigna hereditária • Teleangiectasias aracniformes	• Vasodilatação prolongada (rosácea) • Fotoenvelhecimento • Pós-traumática • Radiodermites • Xeroderma pigmentoso • Atrofia/poiquilodermia (uso de corticoides tópicos por períodos longos) • Doença de Raynaud • Lúpus eritematoso • Esclerodermia • Teleangiectasia macular eruptiva persistente (mastocitose) • Genodermatoses

As teleangiectasias podem ser classificadas, sob o aspecto clínico, em quatro tipos: simples ou linear (Figura 26.40), arboriforme (Figura 26.41), aracniforme ou estrelada (Figura 26.42) e puntiforme ou papulosa (Figura 26.43).[4] Embora a aparência de uma lesão individual, como a forma papulosa encontrada na síndrome de Rendu-Osler-Weber, possa ser sugestiva de doença, em geral são necessários outros dados clínicos para que se consiga chegar a um diagnóstico.

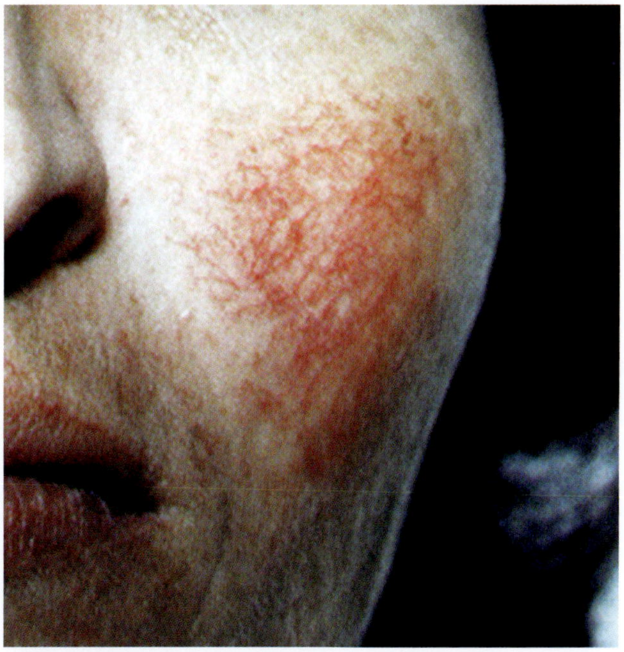

Figura 26.41. Teleangiectasia arboriforme.
Fonte: Acervo da autoria do capítulo.

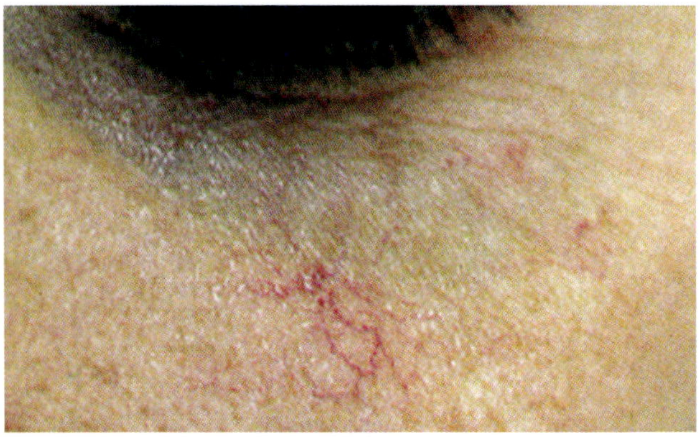

Figura 26.42. Teleangiectasia aracniforme.
Fonte: Acervo da autoria do capítulo.

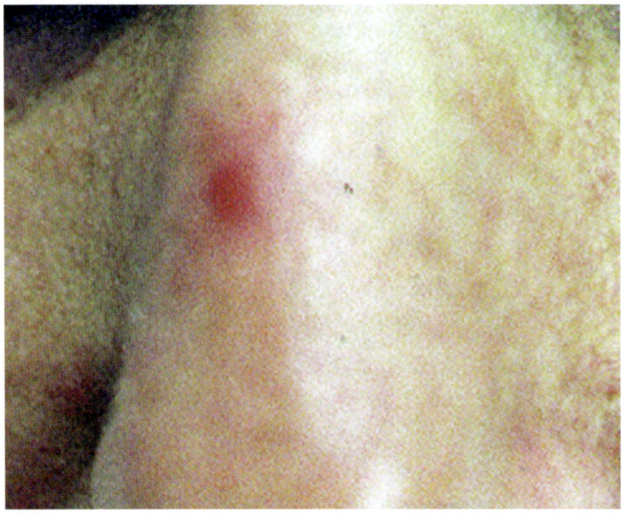

Figura 26.43. Teleangiectasia papulosa.
Fonte: Acervo da autoria do capítulo.

O tratamento das teleangiectasias da face pode ser feito por meio de esclerose química, eletrocirurgia, laserterapia ou associação desses métodos. A escleroterapia na face não tem o mesmo índice de sucesso terapêutico alcançado nos membros inferiores e quase sempre está associada a complicações, podendo, inclusive, ocasionar necrose tecidual, dependendo da concentração do agente esclerosante utilizado e da experiência do aplicador.[1] Em mãos experientes, a eletrocirurgia pode apresentar bons resultados, porém está cada vez mais em desuso pelo inconveniente de causar hipocromias residuais e cicatrizes atróficas puntiformes. Os lasers que atuam de maneira não seletiva, como o de CO_2, foram inicialmente utilizados, porém não obtiveram resultados superiores aos da eletrocirurgia. Hoje, com o advento dos lasers e da luz intensa pulsada (LIP), que atuam pelo princípio da fototermólise seletiva,[5] a laserterapia se tornou o método de escolha para o tratamento das teleangiectasias da face.

De acordo com os princípios da fototermólise seletiva, três variáveis devem ser consideradas em relação ao laser ou à fonte de luz para que se consiga a precisão e, consequentemente, o dano seletivo do vaso, poupando o tecido adjacente:

- **Comprimento de onda:** quanto maior o comprimento de onda, maior a profundidade de ação; e quanto menor, mais superficial. No caso de lesões vasculares, o cromóforo-alvo é a oxi-hemoglobina, que tem três picos de absorção: 418, 542 e 577 nm (Figura 26.44). O comprimento de onda de 418 nm apresenta uma penetração de 100 µm, alcançando, no máximo, a junção dermoepidérmica. O maior pico de absorção da oxi-hemoglobina é 577 nm. Nesse comprimento de onda, a penetração na pele é de 0,5 mm. Com o aumento do comprimento de onda para 585 nm, consegue-se atingir vasos a 1,2 mm de profundidade sem perda significativa de absorção pela hemoglobina.[6] Além disso, lasers com comprimentos de onda mais longos, como 755 e 1.064 nm, podem ser úteis no tratamento de vasos resistentes aos lasers com comprimentos de onda mais curtos.[7]
- **Energia (fluência):** é a energia por unidade de área para um tempo específico (F = Joule/cm^2). Deve ser suficiente para alterar o alvo termicamente.
- **Duração de pulso:** deve ser longo o suficiente para coagular o vaso, porém mais curto que o tempo de relaxamento térmico (TRT) do alvo (tempo necessário para que o alvo perca 50% da temperatura absorvida, sem provocar danos ao tecido adjacente). O TRT varia de acordo com o tamanho do vaso, e alvos maiores apresentam maior TRT. Para o tratamento dos vasos, utilizam-se pulsos de 450 µm por 100 ms. Portanto, diversos equipamentos de laser podem ser utilizados para o tratamento de teleangiectasias com resultados satisfatórios.

Laser de argônio

Foi utilizado no passado com sucesso, porém, por atuar de modo parcialmente seletivo, não é isento de efeitos colaterais, como cicatrizes atróficas puntiformes, discromias e recorrências.[1] Em razão de seu modo contínuo de liberação de energia, exige certo grau de experiência do operador para que se consiga acompanhar o trajeto do vaso sem lesar a pele ao redor. O comprimento de onda varia de 411 a 514 nm, com pulsos de 50 ms, 0,2 ou 0,3 segundos, potência de 0,8 a 2,9 watts e *spot sizes* de 0,1 a 1 mm. No pós-operatório, o paciente pode apresentar pequenas crostas, que costumam cair após um período de 10 a 15 dias.

Laser de corante bombeado por argônio (*argon-pumped tunable dye laser*)

Trata-se de um laser mais seletivo para lesões vasculares, que tem como meio um corante fluorescente e como fonte de energia o laser de argônio. Atua de modo semicontínuo e apresenta comprimento de onda que varia de 488 a 638 nm, com pulsos da ordem de 20 ms. A luz amarela (577 a 585 nm) costuma ser a escolhida para o

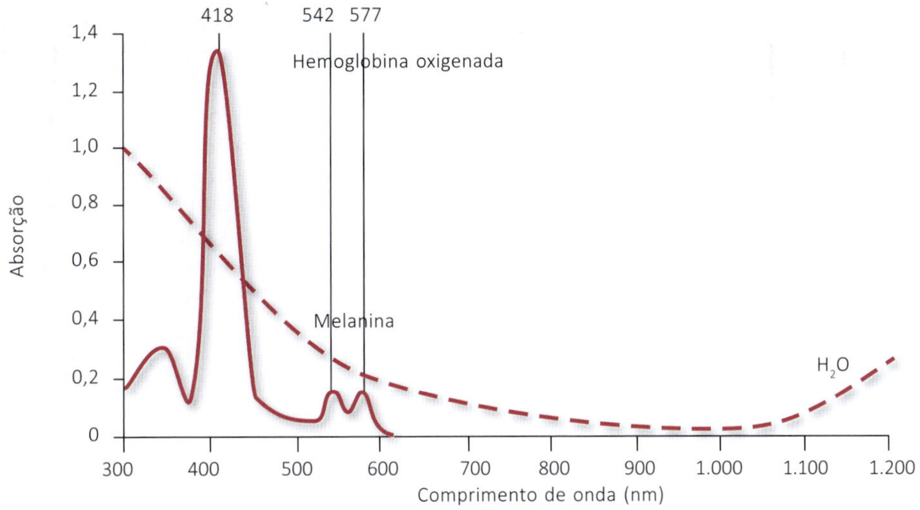

Figura 26.44. Espectro de absorção da hemoglobina, melanina e da água.

tratamento de lesões vasculares. Pode ser usado manualmente, devendo os vasos ser percorridos em seu trajeto, o que requer tempo e certa destreza do aplicador, ou pode-se acoplar um *scanner*, com o qual se obtém a emissão automática do feixe de luz em formatos geométricos de maneira uniforme. Após o procedimento, podem ocorrer púrpura e hiperpigmentação, e o risco de cicatrizes pode chegar a 25% nos pacientes tratados. De modo geral, o tratamento é mais bem aceito pelos pacientes quando comparado com o laser de corante pulsado, em razão dos efeitos colaterais causados pelo segundo.[6]

Laser de corante pulsado (*flashlamp pulsed dye laser*)

Foi o primeiro laser a ser desenvolvido de acordo com a teoria da fototermólise seletiva para uso médico. Emite uma luz amarela com pulsos de 0,45 ms. A fluência utilizada varia de 3 a 10 J/cm², com feixe de luz de 2, 3, 5, 7 e 10 mm ou elíptico de 2 × 7 mm. A mesma fábrica (Candela Corporation – Wayland, MA) que desenvolveu o primeiro aparelho (SPTL1) posteriormente desenvolveu o SPTL2 (*scleroplus laser*), capaz de emitir comprimentos de onda de 585, 590, 595 e 600 nm, com pulsos de 1,5 ms. Essa segunda geração de laser utiliza o resfriamento para minimizar a dor e a púrpura causadas pelo procedimento.

Esse laser se mostra altamente eficaz para o tratamento de vasos com até 0,2 mm de diâmetro. A maioria dos pacientes requer de uma a três sessões para obter uma resposta boa ou excelente.[7,8] Sua aplicação é dolorosa, provocando uma sensação descrita como similar à batida de um elástico esticado contra a pele. Para o tratamento de pequenas lesões, pode-se utilizar anestésicos tópicos ou locais. Outro inconveniente é o surgimento de púrpura logo após o tratamento, que dura cerca de 7 a 14 dias.[9,10] Esse efeito colateral pode ser minimizado com a técnica de pulso duplo ou triplo nas fluências subpurpúricas. Mariethoz et al. utilizaram comprimento de onda de 595 nm, 1,5 ms, 4 a 5 J/cm², com dois ou três pulsos consecutivos ao longo da teleangiectasia, e, assim, reduziram a ocorrência de púrpura, sem diminuir a eficácia terapêutica.[11] Outros efeitos colaterais incluem: cicatrizes inestéticas (< 1%); hipercromias (10% a 15%),[8] que ocorrem com mais frequência em pacientes com pele morena ou bronzeada ou com a utilização de altas fluências; hipocromias (2,6% a 5%), que habitualmente são de caráter transitório, mas que podem ser permanentes, sobretudo em regiões como pescoço, membros inferiores e colo.[12]

Laser de vapor de cobre

Quando usado para o tratamento de lesões vasculares, emite uma luz amarela, com comprimento de onda de 578 nm. A liberação da energia ocorre de modo semicontínuo, 6.000 a 15.000 pulsos por segundo, com pulsos de 20 ns. Em decorrência da alta frequência dos pulsos, com intervalo curto entre eles, os efeitos teciduais são os mesmos de um laser que trabalha no modo contínuo.[13] Esse tipo de laser apresenta melhores resultados em vasos de maior calibre (> 0,2 mm), sendo especialmente utilizado para o tratamento de teleangiectasias na região nasal.[14] Após a aplicação, há formação de crostas finas, que tendem a cair em 14 dias. Ao contrário do laser de corante, não provoca púrpura. Apresenta como principais complicações a hipercromia residual e a formação de cicatrizes inestéticas.

Laser de criptônio

Emite uma luz amarela, com comprimento de onda de 568 nm. Tem como vantagens o fato de ser altamente seletivo e o de apresentar baixo índice de efeitos colaterais, como dor, discromias e cicatrizes inestéticas. Está indicado especialmente no caso de teleangiectasias lineares da face, com excelentes resultados.[15]

Laser de KTP

É um laser de *neodynium:yttrium alluminium gamet* (ND:YAG), que tem a frequência dobrada em decorrência do uso de um cristal de potássio titanil fosfato, produzindo um comprimento de onda verde de 532 nm. A energia é liberada de maneira semicontínua, em feixes de luz de tamanhos variados. Tem sido utilizado com excelentes resultados para o tratamento de teleangiectasias da face e rosácea.[16-18] Um espasmo visível do vaso ou a formação da púrpura são utilizados para determinar as fluências terapêuticas. Estas podem variar de 8 a 12 J/cm^2, com um *spot size* de 2 mm, ou até 20 J/cm^2, com um *spot size* de 4 mm. Quando utilizados pulsos em milissegundos, a coagulação do vaso ocorre sem púrpura.[2,19]

Laser de ND:YAG 1.064 nm – pulso longo (Vasculight; ESC – Haifa, Israel)

Como o comprimento de onda de 1.064 nm é pobremente absorvido pelo vaso, faz-se necessária uma fluência muito maior para a coagulação. Enquanto fluências em torno de 10 a 20 J/cm^2 são suficientes para a coagulação do vaso nos comprimentos de onda de 532 ou 585 nm, fluências entre 70 e 150 J/cm^2 são necessárias para a eficácia do laser de 1.064 nm.

Com esse comprimento de onda, os vasos mais profundos e calibrosos são coagulados, independentemente do grau de bronzeamento ou do fototipo de pele do paciente, uma vez que a luz não é absorvida pela melanina. Tem baixo índice de efeitos colaterais e não causa púrpura. Quando utilizado na face, a sua principal indicação é para o tratamento de teleangiectasias mais calibrosas, entre 3 e 4 mm de diâmetro, situadas na região malar (Figura 26.45).

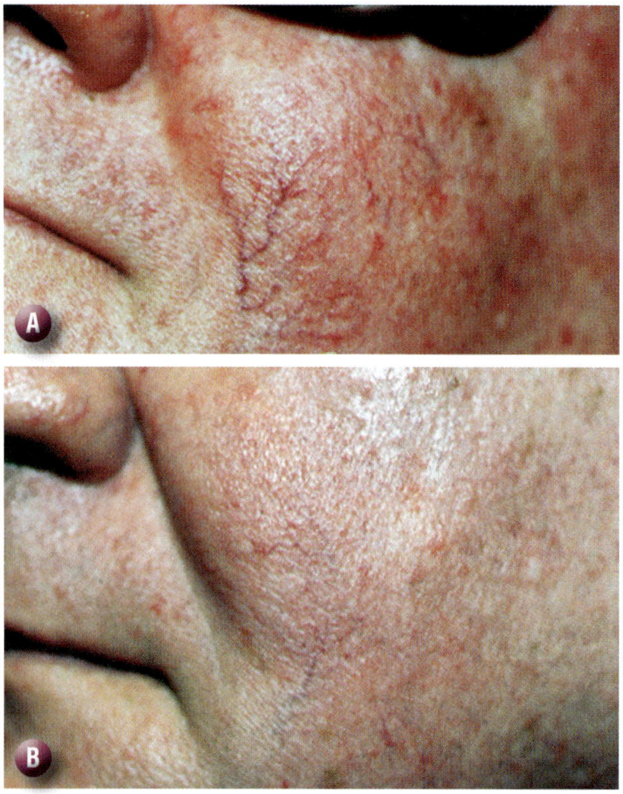

Figura 26.45. Teleangiectasia linear antes (A) e após (B) uma sessão com laser de ND:YAG 1.064 nm pulso longo (Vasculight).
Fonte: Acervo da autoria do capítulo.

Luz Intensa Pulsada (LPI)

É um equipamento que, ao contrário do laser, emite uma luz policromática (515 a 1.200 nm), não coerente e não colimada. De acordo com o cromóforo-alvo a ser tratado, escolhe-se o comprimento de onda desejado. Para o tratamento de teleangiectasias da face, habitualmente utilizam-se filtros de 550, 560 ou 570 nm, com fluência variando de 24 a 38 J/cm^2. Deve-se ter cautela ao ser utilizado em pacientes com pele fototipos IV a VI ou fototipos II a III bronzeados, o que torna difícil a seleção do paciente no nosso meio. Apresenta resultados excelentes, obtendo-se a resolução das teleangiectasias com uma a seis sessões em 75% a 100% dos pacientes[20] (Figuras 26.46 e 26.47). Além disso, a LPI tem outros benefícios para o fotorrejuvenescimento, como a eliminação dos lentigos, redução dos poros e diminuição das rugas finas.[2]

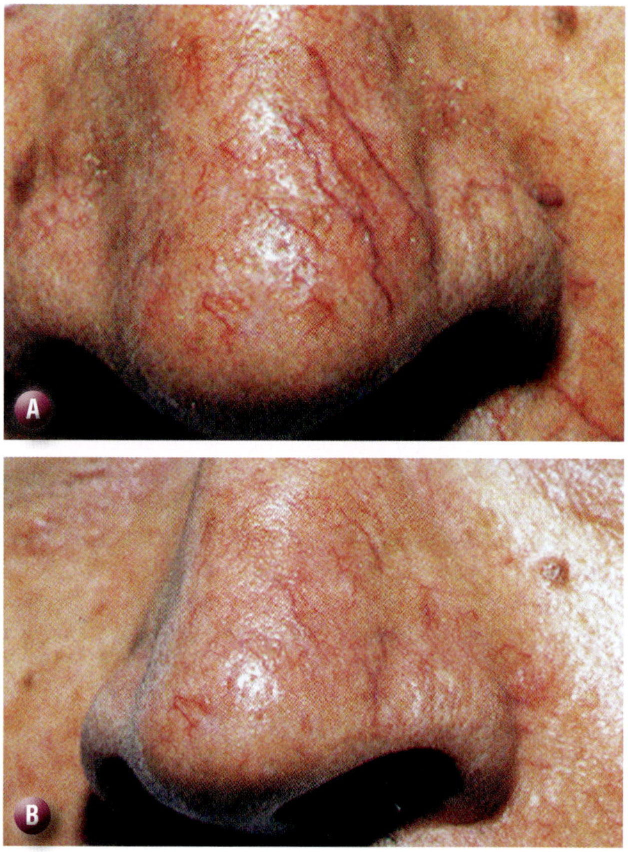

Figura 26.46. Teleangiectasia no nariz antes (A) e um mês após (B) uma única sessão de luz pulsada de alta energia (Photoderm).
Fonte: Acervo da autoria do capítulo.

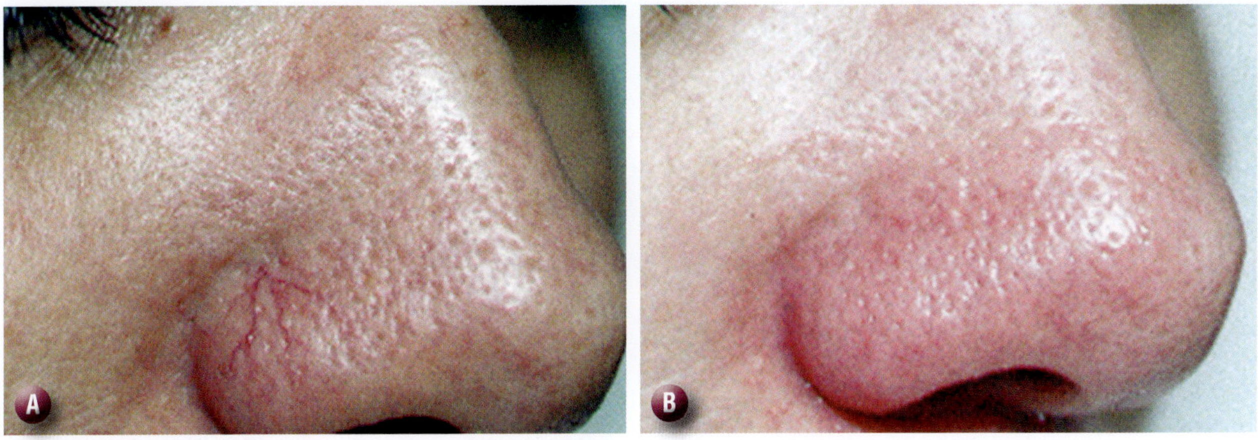

Figura 26.47. Teleangiectasia na asa nasal antes (A) e logo após (B) a aplicação da luz pulsada de alta energia (Photoderm).
Fonte: Acervo da autoria do capítulo.

Considerações finais

Outros lasers, como o de criptônio[21] e o de brometo de cobre[22], também têm sido utilizados, sobretudo para o tratamento de vasos mais calibrosos. Por trabalharem de modo semicontínuo, oferecem mais riscos de causar cicatrizes inestéticas, quando comparados aos lasers de corante.

Recentemente, demonstraram-se a eficácia e a segurança de um novo tratamento para teleangiectasias da face, que inclui a utilização em sequência da luz intensa pulsada de 595 nm e do ND:YAG de 1.064 nm. Esse sistema, que utiliza dois comprimentos de onda sequenciais, resulta em um sinergismo de natureza desconhecida, que facilita a redução da irradiação e a maior eficácia de parâmetros subpurpúricos.[23]

Muito embora a evolução tecnológica faça com que se dependa cada vez menos da habilidade humana, mais importante do que ter a ferramenta adequada é saber utilizá-la do modo correto, o que torna a experiência do operador um fator determinante para a obtenção de bons resultados.

26.5 Uso do LED (*Light Emitting Diode*) na Dermatologia

• Luiza Pitassi

Introdução

A fototerapia, ou terapia com luz, tem sido muito utilizada em dermatologia como uma modalidade terapêutica clássica no tratamento de doenças de pele desde milhares de anos no Egito antigo, Índia e China.[1] Embora a luz solar e a ultravioleta (UV) tenham sido populares por muitas décadas, estas podem danificar os tecidos pelo tempo prolongado de exposição. Os diodos emissores de luz (LEDs) têm muitas vantagens relacionadas com a segurança em comparação com as terapias UV e laser. Os LEDs são diodos semicondutores que emitem luz quando conectados a um circuito elétrico e podem ser utilizados para fototerapia com comprimentos de onda que variam de 405 nm (azul) a 940 nm (infravermelho).[1,2]

Hoje, há um grande interesse na utilização de dispositivos de LED (*light emitting diode*) em terapias médicas.[2] Em dermatologia, os LEDs têm efeitos benéficos sobre rugas, cicatrizes de acne, cicatrizes hipertróficas, queimaduras, no estímulo do crescimento capilar, além de reduzirem os danos das radiações ultravioleta na pele. São também indicados para os distúrbios pigmentares, como o vitiligo, estimulando a proliferação de melanócitos e reduzindo a despigmentação. Também podem ser administrados em doenças inflamatórias como psoríase e acne. A terapia fotodinâmica com a utilização de luz de LED como fonte de energia para desencadear processos de destruição de células cancerígenas em meio a agentes fotossensibilizadores é um tratamento eficaz para queratose actínica e câncer de pele superficial não melanoma.[3,4]

Na década de 1960, Endre Mester, um médico húngaro, iniciou uma série de experimentos para avaliar os potenciais carcinogênicos do laser rubi (694 nm) em ratos. Para sua surpresa, o laser não causou câncer nos animais estudados, mas aumentou o crescimento dos pelos que foram cortados para o experimento. Essa foi a primeira demonstração de fotobioestimulação com terapia a laser de baixa intensidade (TLBI), abrindo um novo caminho para a ciência médica. Essa observação casual fez com que ele conduzisse outros estudos que demonstraram a eficácia da luz vermelha na cicatrização de feridas.[2,5,6] Desde então, o tratamento médico com fontes de luz não coerente (LED) tem sido aplicado em diversas patologias dermatológicas.

A TLBI, a fototerapia, a fotobioestimulação ou a fotomodulação por LED referem-se à utilização de fótons em uma irradiação não térmica de baixa intensidade, cujo efeito se dá pela modificação da atividade celular, sobretudo no processo cicatricial. Atuando em nível celular, a fotobioestimulação provoca modificações bioquímicas, bioelétricas e bioenergéticas, favorecendo a proliferação e a maturação celular, a quantidade de tecido de granulação e a diminuição dos mediadores inflamatórios, desencadeando o processo de cicatrização. A absorção molecular da luz permite um aumento do metabolismo celular, caracterizado pela estimulação de fotorreceptores na cadeia respiratória mitocondrial, alterações nos níveis de ATP celular, liberação de fatores de crescimento e síntese de colágeno. Os LEDs não causam dano tecidual pela fototermólise; pelo contrário, eles atuam por meio da estimulação direta intracelular, mais especificamente nas mitocôndrias, reorganizando as células, inibindo ações e estimulando outras. Os diferentes comprimentos de onda atingem células específicas e esse processo recebe o nome de fotomodulação. As principais aplicações médicas dos LEDs são na redução da dor e da inflamação, e regeneração de diferentes tecidos.[5] Nos últimos anos, essa terapia tem sido cada vez mais usada para o tratamento de reparação de feridas, rugas finas, pele envelhecida, acne, crescimento capilar, eritema e edema após procedimento cirúrgico a laser, além de excelente resposta no tratamento do câncer de pele pela terapia fotodinâmica.[6-12]

As primeiras pesquisas com LED em cicatrização de feridas foram desenvolvidas principalmente pela National Aeronautics and Space Administration (NASA). O estudo da NASA surgiu como resultado dos efeitos observados no uso do LED para o estímulo de crescimento celular utilizado para acelerar o crescimento das plantas no espaço. Após notarem que esses diodos eram capazes de promover a cicatrização de feridas e o crescimento tecidual, o uso de LED foi desenvolvido para acelerar o processo de reparação tecidual, reduzir o risco de infecção, diminuir o custo com tratamentos, dentre outras vantagens.[4] Diante das evidências demonstradas pela NASA na aplicação do LED, a Food and Drug Administration (FDA) aprovou testes clínicos da aplicação de LEDs na cicatrização de feridas em humanos, em função do risco insignificante de lesões na pele.[13]

A diferença entre laser e LED reside no modo como a energia luminosa é liberada. O pico de energia liberada no LED é mensurado em miliwatts, e no laser é em watts, porém, têm o mesmo comprimento de onda. O laser é uma fonte de radiação coerente, enquanto o LED é uma fonte de radiação incoerente, ou seja, o laser tem uma única cor e um comprimento de onda, e o LED emite luz em vários comprimentos de onda, numa determinada faixa, dependendo da cor da luz emitida pelo mesmo. A cor da luz produzida depende do semicondutor utilizado e as mais usadas são azul (450 nm a 500 nm), verde (500 nm a 570 nm), vermelho (610 nm a 760 nm) e infravermelho (760 nm a 1.200 nm) (Tabela 26.4). Dentre outras vantagens sobre o laser, inclui-se maior facilidade de aplicação, ser indolor, seguro, ter a possibilidade de combinar vários comprimentos de onda, além de poder ser usado em grandes áreas da pele, reduzindo, assim, o tempo de tratamento.[1,14]

Tabela 26.4. Comprimentos de onda disponíveis e profundidade de penetração dos LEDs.

Cor	*Comprimento de onda (nm)*	*Profundidade de penetração (mm)*
Infravermelho	> 760	Acima de 2
Vermelho	610 a 760	1 a 2
Laranja	590 a 610	0,5 a 0,1
Amarelo	570 a 590	0,5 a 0,1
Verde	500 a 570	0,3 a 0,5
Azul	450 a 500	0,3 a 0,5
Violeta	400 a 450	0,3
Ultravioleta	< 400	Abaixo de 0,1

Fonte: Barolet, 2008.

A terapia com LED é segura, não tóxica, não invasiva, não tem efeito térmico e não há relatos de efeitos colaterais na literatura.

Mecanismo de ação dos LEDs

A partir da observação de que a fotobioestimulação tem efeitos em níveis moleculares e celulares, sabe-se que o mecanismo biológico básico é realizado por meio da absorção de luz por cromóforos mitocondriais, sobretudo o citocromo C oxidase, o qual está contido na cadeia respiratória, localizada no interior das mitocôndrias. Quando a luz interage com as células e os tecidos na dose adequada, certas funções celulares podem ser estimuladas, como a produção de linfócitos, a ativação de mastócitos, o aumento na produção de ATP mitocondrial e a proliferação de vários tipos de células, promovendo, assim, efeitos analgésicos, anti-inflamatórios e de bioestimulação.[15,16]

A terapia pela fotobiomodulação, quando utilizada nos tecidos e nas células, não tem base em aquecimento, ou seja, a energia dos fótons absorvidos não é transformada em calor, mas em efeitos fotoquímicos, fotofísicos e/ou fotobiológicos. Do mesmo modo que as plantas usam clorofila para converter a luz solar no tecido vegetal, os LEDs podem desencadear reações fotoquímicas intracelulares. Por meio da seleção de parâmetros específicos utilizados para atingir uma determinada célula-alvo, como o comprimento de onda e a fluência, esses dispositivos modulam com sucesso a atividade dos fibroblastos e melanócitos. Normalmente, cada tipo de fotorreceptor é sensível a um determinado comprimento de onda, que é absorvido por cromóforos, como porfirinas, flavinas e outros fotorreceptores dentro das mitocôndrias e das membranas celulares.[1,17-19]

Após ocorrer uma estimulação de fotorreceptores na cadeia respiratória mitocondrial, a luz é absorvida, favorecendo o aumento da produção de oxigênio molecular e ATP, o qual estimula a atividade do DNA e RNA para síntese de proteínas reguladoras do ciclo celular, aumentando a velocidade de mitose. Há um estímulo da microcirculação com melhora do aporte nutricional que, associado ao aumento da atividade mitótica, resulta numa multiplicação celular facilitada e numa neoformação vascular a partir de vasos existentes. Assim, a aplicação de LED aumenta a celularidade dos tecidos irradiados, acelerando o ciclo mitótico e favorecendo a neovascularização e a formação de tecido de granulação, cujos papéis são fundamentais na reparação tecidual.[20,21]

Várias pesquisas têm sido realizadas para melhorar a compreensão dos efeitos dos LEDs em nível celular, sobretudo demonstrando os processos de crescimento das células envolvidas na reparação de feridas. Estudos comprovam que a irradiação com LEDs em culturas de fibroblastos aumenta cerca de 6 vezes o número de células, eleva os níveis de ácido ascórbico nos fibroblastos, aumentando a formação da hidroxiprolina e, consequentemente, a produção de colágeno, visto que o ácido ascórbico é um cofator necessário à hidroxilação da prolina durante a síntese do colágeno, favorecendo a regeneração de tecidos. O aumento da síntese de colágeno é acompanhado pela redução de metaloproteinases. Outro mecanismo envolvido é a reativação da Cu-Zn superóxido dismutase pela luz vermelha, promovendo a redução de espécies reativas de oxigênio, facilitando a cicatrização pela prevenção da destruição tecidual.[22,23]

Dentre os efeitos bioestimuladores que ocorrem no processo de reparação das feridas, em nível vascular, há estimulação da proliferação das células endoteliais, resultando na formação de numerosos vasos sanguíneos, na produção aumentada do tecido de granulação, estimulando o relaxamento da musculatura vascular lisa e contribuindo, assim, para os efeitos analgésicos da terapia. A ocorrência de múltiplos efeitos bioestimulantes celulares (proliferação epitelial, endotelial e fibroblástica, elevada síntese colagênica, diferenciação dos fibroblastos em miofibroblastos, movimentação celular dos leucócitos, fibroblastos e células epiteliais, e aumento da atividade fagocitária dos macrófagos) e vasculares (angiogênese e vasodilatação) desempenha um importante papel na aceleração do processo de reparação dos tecidos injuriados.[24-26]

A fotobiomodulação pela irradiação da luz demonstrou estimular o sistema imunológico, além de produzir efeitos antibacteriano, antiviral, antialérgico, antitóxico, anticancerígeno e anti-inflamatório.[27] A luz vermelha produz a desgranulação dos mastócitos, ocorrendo a liberação de glicosaminas, incluindo heparina e histamina, que provocam a vasodilatação; induzem ao aumento da oxigenação dos tecidos e estimulam os fibroblastos a produzir colágeno e elastina. O infravermelho estimula a desgranulação de mastócitos e a ativação de macrófagos, neutrófilos e queratinócitos.[28,29]

A produção de fatores de crescimento e fibroblastos é significativamente aumentada pelos LEDs de cor vermelha e verde, enquanto a leptina, a IL-8 e o VEGF são aumentados apenas pelo LED de cor verde.[30]

Os LEDs podem emitir luz em comprimentos de onda de 430 nm (azul), 600 nm a 700 nm (vermelho) e 700 nm a 1.000 nm (infravermelho) em um modo contínuo ou pulsado, e essas luzes podem ser usadas em sequência ou separadamente.[1] A luz é medida pelo comprimento de onda e é expressa em nanômetros (nm). Diferentes comprimentos de onda têm diferentes cromóforos e podem ter diversos efeitos sobre o tecido. Em geral, quanto maior o comprimento de onda, mais profunda é a penetração da luz nos tecidos[31] (Figura 26.48). Dependendo do tipo de tecido, a profundidade de penetração é inferior a 1 mm em 400 nm, 0,5 mm a 2 mm em 514 nm, 1 mm a 6 mm em 630 nm, e máxima penetração com profundidade no tecido acima de 10 mm em 700 nm a 900 nm. Em comprimentos de onda inferior a 600 nm, a hemoglobina no sangue é um dos principais obstáculos para a absorção de fótons. Assim, os LEDs vermelhos podem penetrar com mais profundidade do que os LEDs azuis e verdes.[1,32-34]

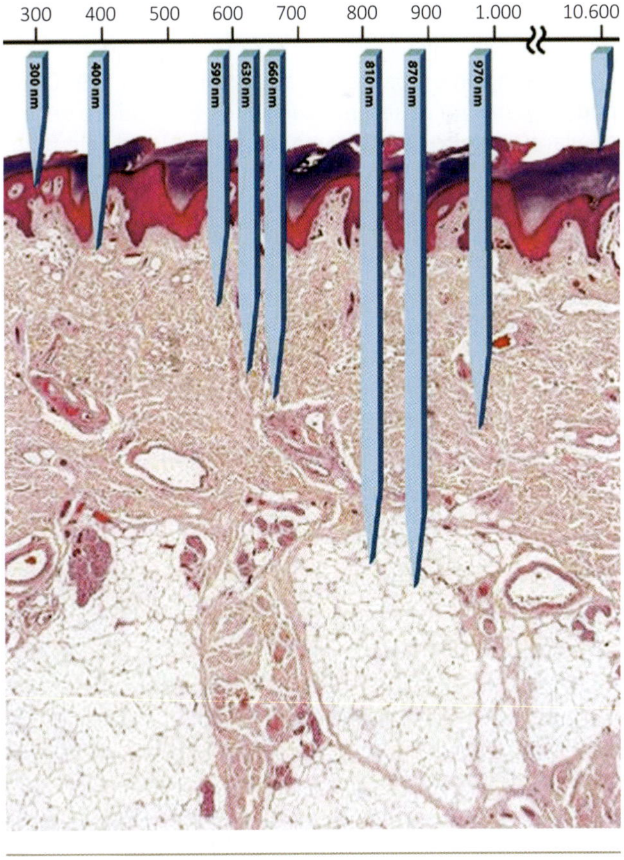

Figura 26.48. Profundidade de penetração da luz proporcional ao comprimento de onda.
Fonte: Adaptada de Barolet, 2008.

Principais indicações na dermatologia

□ Rejuvenescimento

O LED é uma fonte de luz não ablativa e não térmica, que tem sido usada para o rejuvenescimento da pele, demonstrando ser eficaz na atenuação de rugas e melhora da flacidez da pele. A eficácia clínica da combinação do uso de LEDs no comprimento de onda de 633 nm e 830 nm para o rejuvenescimento da pele já foi comprovada em vários estudos[35-39] (Figura 26.49).

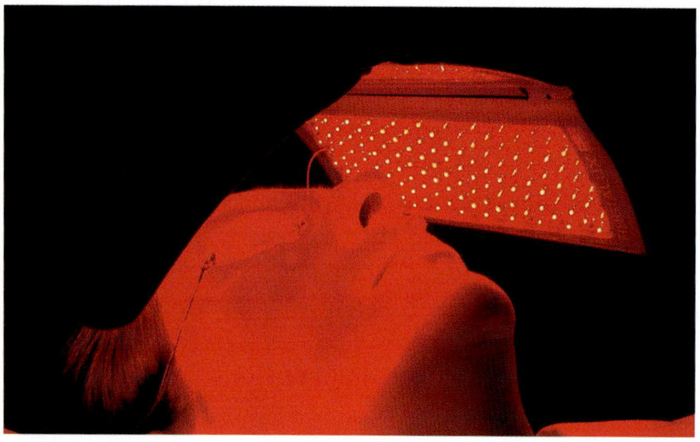

Figura 26.49. Terapia com LED no comprimento de onda de 633 nm para rejuvenescimento facial.
Fonte: Acervo da autoria do capítulo.

Os comprimentos de onda entre 630 nm e 900 nm podem penetrar e serem absorvidos por toda a derme papilar. Os efeitos do tratamento com LED na pele favorecem a redução de manchas e rugas, melhora a textura, a firmeza e a suavidade da pele. Estudos demonstram os potenciais direto e indireto dos efeitos antienvelhecimento da irradiação com LEDs com único comprimento de onda ou pela combinação de vários destes. A irradiação com LED (630 nm, 660 nm, 830 nm e 850 nm) em fibroblastos irradiados com UVB *narrow band* aumentou o número de células de colágeno tipo I e diminuiu a expressão de metaloproteinases. Além disso, foi demonstrado que a combinação desses comprimentos de onda tinha efeitos mais significativos contra o fotoenvelhecimento, sobretudo na síntese de colágeno tipo I, quando comparados com um comprimento de onda usado isoladamente.[38]

□ Tratamento da acne

A fototerapia (luz, lasers e terapia fotodinâmica) tem sido proposta como modalidade terapêutica alternativa para tratar a acne vulgar, apresentando menos efeitos colaterais em comparação com as outras formas de tratamento. Estudos demonstraram que a exposição à luz solar é altamente eficaz para o tratamento da acne, apresentando uma eficácia de até 70%. A luz solar diminui os hormônios androgênicos na glândula sebácea, mas a exposição indesejada às radiações UVA e UVB limita o tratamento da acne. Recentemente, a fototerapia com luz visível (sobretudo azul, vermelha ou a combinação de ambas) tem sido utilizada no tratamento de acne.

O LED de cor azul (405 nm a 500 nm) tem forte ação bactericida, produzindo a fotoinativação da bactéria *Propionibacterium acnes*, por meio de um processo denominado estresse oxidativo, que é a ação do oxigênio removendo os elétrons das camadas externas das moléculas que formam a membrana citoplasmática da bactéria. A terapia com luz azul atua pela fotossensibilidade das porfirinas produzidas pelo *P. acnes*, a principal bactéria causadora da acne vulgar. O *P. acnes* produz a protoporfina IX nas unidades foliculares, favorecendo a transformação de lesões não inflamatórias em inflamatórias. O pico de absorção dessas porfirinas é no comprimento de onda do LED azul (415 nm), explicando sua ação bactericida e causando uma dramática redução do *P. acnes* por destruição direta da bactéria[11,40,41] (Figura 26.50).

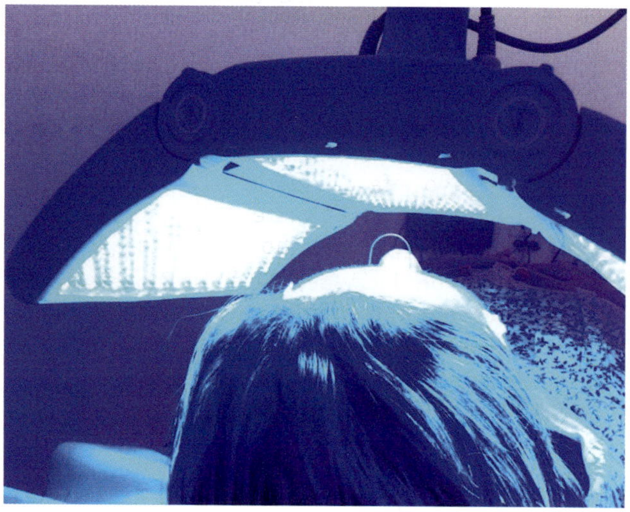

Figura 26.50. Terapia com LED de cor azul no comprimento de onda 470 nm (Hygialux® KLD) para o tratamento da acne.
Fonte: Acervo da autoria do capítulo.

A combinação de LED azul (415 nm) e vermelho (633 nm) no tratamento da acne estimula a atividade celular e gera a produção de oxigênio atômico citotóxico, favorecendo a destruição do *P. acnes*. A luz vermelha (633 nm) penetra mais profundamente nos tecidos e tem uma importante atividade anti-inflamatória.[42]

A luz azul reduz a capacidade proliferativa dos queratinócitos, células endoteliais e fibroblatos *in vitro*.[43,44] A protoporfirina IX foi descrita em placas de psoríase vulgar; assim, um mecanismo endógeno induzido pela luz azul pode influenciar a proliferação dos queratinócitos e modular a resposta imune na pele, reduzindo em muito as placas de psoríase.[45]

Hiperpigmentação temporária da pele após a irradiação com luz azul ou PDT azul foi observada e confirmada por análise histológica, pelo aumento nas células Melan-A positivas após cinco dias de tratamento que começa a diminuir dentro de duas semanas após o fim da irradiação.

Postula-se que o aumento da pigmentação causado pela luz azul é um efeito do tipo radiação ultravioleta A, pelo fato de o comprimento de onda da luz azul estar próximo do espectro dessa radiação.[46-48]

Cicatrização de feridas

Pesquisas realizadas com terapia LED na região do infravermelho próximo (890 nm) e vermelho (660 nm, 6 J/cm^2, 30 s) em úlceras venosas demonstraram que as feridas irradiadas apresentaram sinais de melhora na irrigação local, além da rápida formação de tecidos de granulação e cicatricial.[49]

A eficácia da terapia com LED também foi demonstrada na prevenção de mucosite oral com irradiação na região do infravermelho próximo (880 nm, 3,6 J/cm^2, 74 mW). Muitos estudos têm demonstrado a sua utilização na reparação tecidual mais rápida e menos dolorosa em estomatite aftosa recorrente (afta), úlceras traumáticas, lesões herpéticas, gengivite, queilite angular, síndrome da ardência bucal, alveolite, disfunção temporomandibular e mucosite.[50,51]

Os LEDs têm sido usados como uma alternativa aos medicamentos para acelerar a cura, reduzir os sintomas, acelerar a cicatrização e diminuir a taxa de recorrência do vírus herpes. Um estudo realizado com 50 pacientes apresentando infecção perioral recorrente (pelo menos uma vez por mês durante seis meses) demonstrou que o uso do LED vermelho (690 nm, 80 mW/cm^2, 48 J/cm^2) aplicado diariamente durante duas semanas, diminuiu a frequência dos episódios de herpes labial. Embora o mecanismo de ação ainda não seja claro, há um efeito indireto dos LEDs em componentes celulares e humorais do sistema imunológico envolvido em respostas antivirais.[52]

Queimaduras

Estudo clínico demonstrou o efeito terapêutico do LED (590 nm) no tratamento de pacientes com queimadura irradiando a área anatômica lesada 1 a 2 vezes ao dia, durante 3 dias. Houve a diminuição dos sintomas de queimação, vermelhidão, edema e descamação, além de favorecer uma cicatrização da pele mais rápida, quando estes foram comparados com a área não tratada. Foi demonstrada diminuição da MMP-1 no lado tratado com LED pela imunofluorescência.[53]

O efeito da fotobiomodulação na rápida cicatrização de queimaduras (Figura 26.51) é associado à diminuição dos sintomas de queimação, dor, vermelhidão e edema.[54]

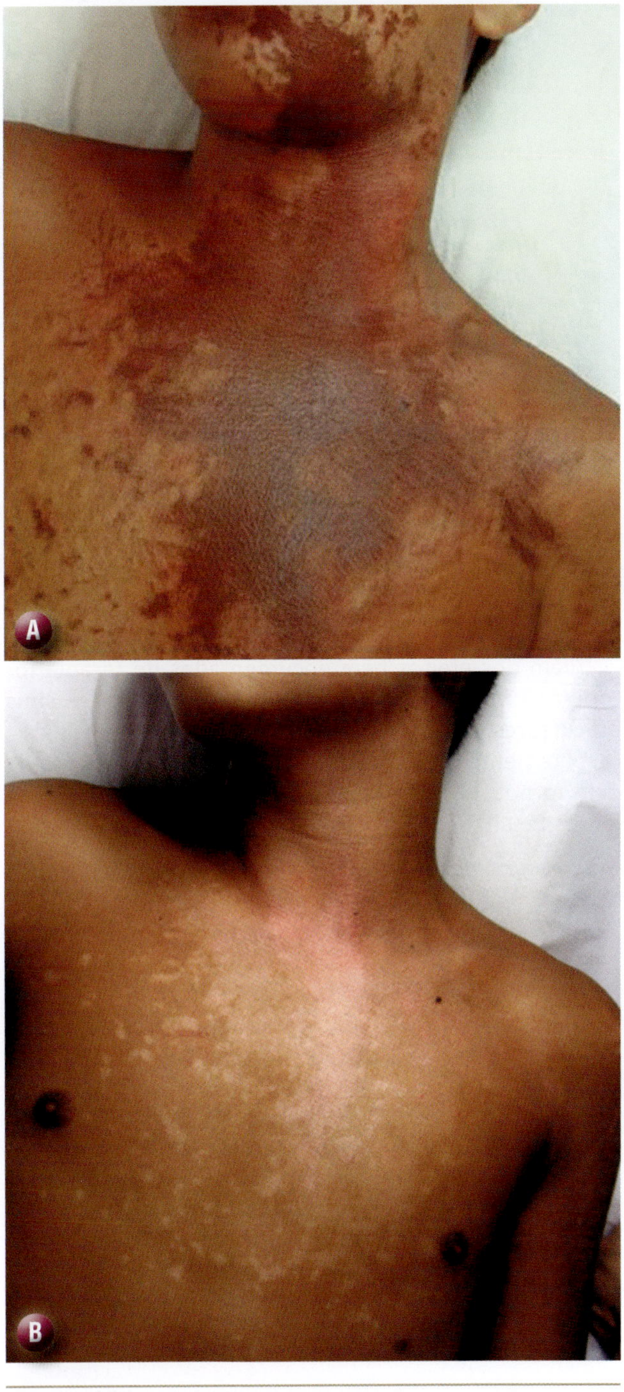

Figura 26.51. Associação do uso de LED nos comprimentos de onda 635 nm (luz vermelha) e 940 nm (luz infravermelha) para o tratamento de queimadura (A), apresentando rápida cicatrização após 15 dias (B). *Fonte:* Acervo da autoria do capítulo.

Terapia fotodinâmica

A terapia fotodinâmica (TFD) pode ser mais bem definida como o uso de luz para ativar uma medicação fotossensível que é aplicada na pele antes do tratamento. Na TFD, uma forma especial de fotoquimioterapia, o uso da luz (comprimento de onda de 633 nm), associado a um fotossensibilizador, produz uma reação fotoquímica, possibilitando, com isso, o efeito terapêutico. Dentre os fotossensibilizantes utilizados estão o ácido 5-aminolevulínico (ALA), que é um precursor na síntese de porfirina convertido em protoporfirina IX por células derivadas da epiderme e do epitélio folicular, e seu derivado lipofílico, o metilaminolevulinato (MAL). A TFD é usada no tratamento do câncer de pele não melanoma e de dermatoses não neoplásicas, como as alterações relacionadas com o fotoenvelhecimento. A TFD é uma boa indicação para lesões de queratoses actínicas (Figura 26.52), carcinoma basocelular e doença de Bowen, com rápida recuperação e excelente resultado estético.[55-57]

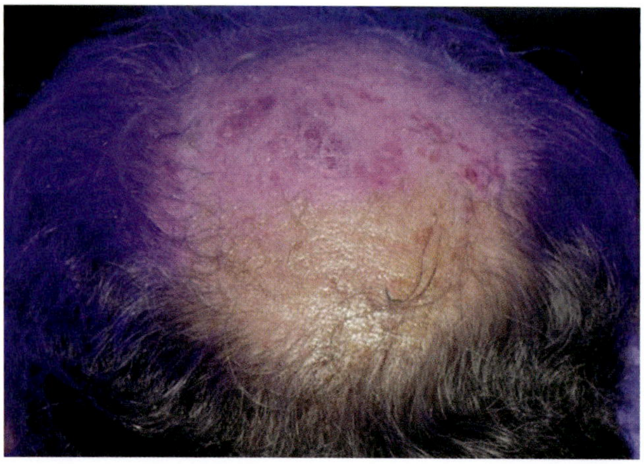

Figura 26.52. Terapia fotodinâmica para o tratamento de queratoses actínicas em couro cabeludo utilizando fonte de luz no comprimento de onda 405 nm (luz azul) após aplicação do agente fotossensibilizador – ácido 5-aminolevulínico (ALA).
Fonte: Acervo da autoria do capítulo.

Além dos efeitos bem documentados de terapia fotodinâmica em câncer de pele não melanoma e seus precursores, como o tratamento de queratoses actínicas, recentemente o uso da TFD para o rejuvenescimento da pele tornou-se popular, sobretudo por causa dos excelentes resultados cosméticos (Quadro 26.6).

Quadro 26.6. Tratamentos usados em combinação com a terapia fotodinâmica para o rejuvenescimento.

Procedimentos estéticos associados à terapia fotodinâmica	
Peeling químico	Uso de alfa-hidroxiácidos ou ácido salicílico (20% a 30%) 4 a 5 peelings com intervalo de 2 semanas até 3 dias antes da TFD
Peeling mecânico	Microdermoabrasão imediatamente antes da aplicação do agente fotossensibilizador
Curetagem	Curetagem das lesões de queratose actínica antes da aplicação do agente fotossensibilizador Pode ser usado ativos tópicos associados a ureia (5% a 10%) por 2 semanas antes de PDT
Lasers ablativos fracionados (CO_2, Erbium:YAG)	Laser antes da aplicação do agente fotossensibilizador Uso de baixa potência para a penetração do estrato córneo Uso de potência alta (canais com maior profundidade) para estímulo da síntese do colágeno
Microagulhamento	Logo após a aplicação do agente fotossensibilizador Comprimento da agulha (0,25 mm a 0,50 mm) para facilitar a penetração do agente fotossensibilizador Comprimento da agulha (1 mm a 2 mm) para estimular a síntese do colágeno
Toxina botulínica	Pode ser realizada 2 semanas antes da TFD
Preenchedores	No mínimo, realizar 2 semanas após a TFD

Cicatrizes e queloides

Recentemente, alguns estudos e observações clínicas revelaram o benefício do LED vermelho e infravermelho no tratamento de cicatrizes.[56-58] Doses de LED nesses comprimentos de onda diminuem a proliferação de fibroblastos da pele humana normal *in vitro*. A irradiação com fluências de 80, 160 e 320 J/cm^2 resultou em diminuição significativa do número de células sem causar efeito na viabilidade destas.[59]

O uso profilático de fototerapia com LED infravermelho (805 nm), como um método de prevenção ou atenuação no desenvolvimento de cicatrizes hipertróficas ou queloides após cirurgias, demonstrou significativa melhora nos casos estudados.[60] Recentemente, foi proposto que a interleucina-6 desempenha um importante papel nesse processo, sendo um alvo terapêutico promissor para a prevenção da formação dessas cicatrizes.[61]

Hiperpigmentação

A hiperpigmentação pós-inflamatória (HPI) é um problema muito comum após distúrbios cutâneos ou intervenções terapêuticas, sobretudo em pacientes asiáticos e naqueles com pele morena. O uso do LED vermelho e infravermelho pode prevenir ou tratar a HIP.[1] Estudo recente demonstrou que a irradiação com LED 830 nm (1 a 20 J/cm^2) e 850 nm (1 J/cm^2) reduziu de modo significativo a produção de melanina e a expressão da tirosinase em cultura de melanócitos humanos normais.[62] A combinação da luz azul (415 nm, 40 mW/cm^2, 48 J/cm^2) e vermelha (633 nm, 80 mW/cm^2, 96 J/cm^2) também favorece uma diminuição global no nível de melanina.[61]

Estimulação do crescimento capilar

A perda de cabelo é outro campo em que a fototerapia por LED pode ser muito eficaz, pela utilização dos comprimentos de onda vermelho e infravermelho.[63-65] Estudo avaliou a eficácia e a segurança do uso de LED domiciliar na alopecia androgenética, emitindo comprimentos de onda de 630 nm, 650 nm e 660 nm por 18 minutos diários. Após 24 semanas de tratamento, o grupo tratado com LED apresentou maior densidade dos cabelos com aumento do diâmetro médio dos fios.[66]

A terapia com LEDs nos comprimentos de onda 635 nm a 650 nm é usada no tratamento de alopecia androgenética, alopecia areata e também de alopecia induzida por quimioterapia modulando os processos inflamatórios e as respostas imunológicas que influenciam o crescimento do cabelo.[5,52] Estudos também demonstraram que os efeitos dos LEDs melhoram a sobrevida dos enxertos pós-cirurgia de implante capilar, facilitando o processo de cicatrização e aumentando a viabilidade e o crescimento dos fios.[67,68]

Hoje, já existem equipamentos em forma de boné, de uso domiciliar, que complementam o tratamento terapêutico realizado nas clínicas dermatológicas. Estes contêm na sua face interior microfontes de luz com propriedades físicas especiais, garantindo uma dispersão homogênea de toda região tratada (Figura 26.53).

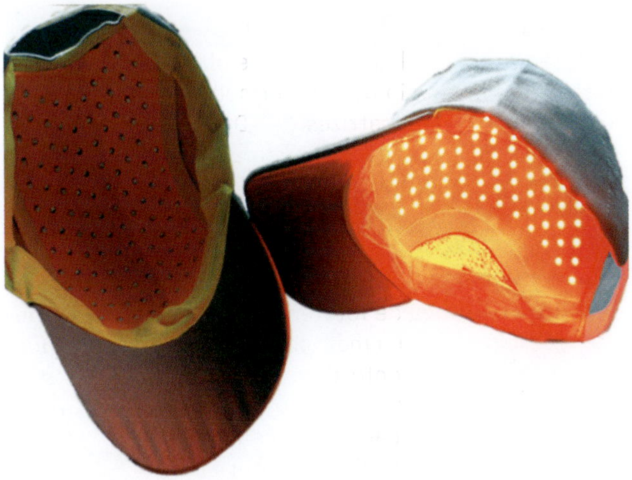

Figura 26.53. LED com fonte de luz vermelha, indicado para estímulo do crescimento capilar (Capellux®, Cosmedical).

Fonte: Acervo da autoria do capítulo.

□ LED no pós-procedimentos

A fotobiomodulação por LEDs tem muitas indicações na área da dermatologia (Quadro 26.7), sobretudo nas condições em que há necessidade de se reduzir a inflamação da pele e acelerar a reepitelização após procedimentos, como peeling químico ou laser.

Quadro 26.7. Principais indicações dos tratamentos com LEDs na dermatologia e as contraindicações.

Principais indicações dos LEDs na dermatologia	*Contraindicações*
• Fotorrejuvenescimento • Atenuação de rugas finas • Poros dilatados • Tratamento da acne • Hiperpigmentação • Melasma • Cicatrização de feridas • Pós-operatório • Analgesia • Queimadura • Alopecias • Terapia fotodinâmica – tratamento de lesões pré-malignas e não melanoma (queratose actínica, doença de Bowen e carcinoma basocelular) • Vitiligo • Psoríase • Rosácea • Prevenção de cicatrizes hipertróficas e queloides	• Neoplasias em atividade • Epilepsia (modo pulsado) • Fotofobia (modo pulsado)

É um tratamento eficaz na redução do eritema, edema, crostas, eritema prolongado e da dor após terapêutica com os lasers ablativos. Tem várias vantagens significativas, limitando o desconforto do paciente, além de incluir a facilidade de aplicação e a redução dos efeitos colaterais após os procedimentos cirúrgicos, sobretudo após sessão de laser fracionado ablativo.[69]

□ Outras indicações

Em 1982, um grupo de pesquisadores descobriu que a baixa energia de irradiação com laser teve efeitos sobre a biossíntese de catecolaminas defeituosas em algumas doenças dermatológicas, incluindo a esclerodermia e o vitiligo. Estudo demonstrou que, em 18 pacientes com vitiligo após seis a oito meses de tratamento com laser de HeNe de baixa energia (632 nm, 25 mW/cm^2), a repigmentação foi observada em 64% dos pacientes e a repigmentação folicular foi observada nos 34% restantes. A fotobiomodulação tem sido apontada como uma opção para o tratamento de pacientes com vitiligo.[70-72]

Outra indicação da fotobiomodulação por LEDs é no tratamento da dermatite induzida por radiação em pacientes com câncer, permitindo uma redução significativa na incidência e na gravidade das reações cutâneas. Isso pode resultar em menos interrupções nos cursos de tratamentos radioterápicos.[73]

Recente estudo comprovou que a exposição aos raios infravermelhos (IV) pode ter efeito protetor contra os danos à pele induzidos pelas radiações, desencadeando respostas de proteção e reparação contra a radiação IV.[74] Contudo, há estudos conflitantes que demonstram que a perturbação induzida por IV no fluxo da cadeia de transporte de elétrons mitocondrial resulta em produção de energia inadequada em fibroblastos dérmicos.[75] Outro estudo afirma que a radiação IV altera a produção de colágeno da matriz extracelular dérmica, produzindo um aumento da expressão da enzima MMP-1, degradando e diminuindo a síntese de colágeno.[76] No entanto, sabe-se que a mesma fonte de luz pode ter efeitos opostos sobre o mesmo tecido, dependendo dos parâmetros utilizados. É provável que esses resultados conflitantes sejam decorrentes dos efeitos bifásicos da luz.[77] Menezes et al. demonstraram que a luz infravermelha (700 nm a 2.000 nm) gera uma forte defesa celular contra a citotoxicidade das radiações ultravioleta.[78] Na sequência desse estudo, foi demonstrado que a luz IV prepara as células para resistir aos danos induzidos pela radiação UVB. A irradiação prévia de fibroblastos humanos com luz IV diminui as proteínas pró-apoptóticas e aumenta as antipoptóticas, sugerindo que a radiação IV prepara as células para resistir e/ou reparar os danos maiores do DNA induzidos por UVB.[79]

Uma nova abordagem, que associa a radiação infravermelha aos exercícios físicos em esteira ergométrica, mostrou em estudo realizado com mulheres pós-menopausa resultados alentadores, contribuindo para melhorar vários aspectos relacionados com o envelhecimento, como osteoporose, função muscular, perfil lipídico, capacidade aeróbia e até estética, com visível redução da celulite e melhora do aspecto externo da pele. Houve melhora no perfil lipídico no grupo de mulheres que se exercitaram enquanto recebiam o infravermelho, com diminuição do colesterol total e do LDL.[80,81]

Outro estudo mostrou que a fototerapia com LEDs melhora o desempenho muscular e acelera a recuperação, sobretudo quando aplicado antes do exercício, pelo aumento da atividade mitocondrial e síntese de ATP, reduzindo, com isso, a inflamação.[82]

A terapia com luz também é muito usada como tratamento para os distúrbios do ritmo circadiano, como transtornos afetivos, distúrbios do sono e depressão.[83,84]

Recentemente, a fototerapia com LEDs está sendo utilizada para o tratamento de psoríase em placas (Figura 26.54). Um estudo recente investigou a eficácia da combinação de 2 fontes de luz nos comprimentos de onda de 830 nm (infravermelho) e 630 nm (luz vermelha) para tratar a psoríase recalcitrante. Todos os pacientes com psoríase resistentes à terapia convencional foram tratados sequencialmente com os comprimentos de onda de 830 nm e 630 nm, em 2 sessões de 20 minutos, com intervalo de 48 horas entre as sessões, durante 5 semanas. Os resultados comprovaram uma melhora das lesões de psoríase, sem efeitos adversos.[85]

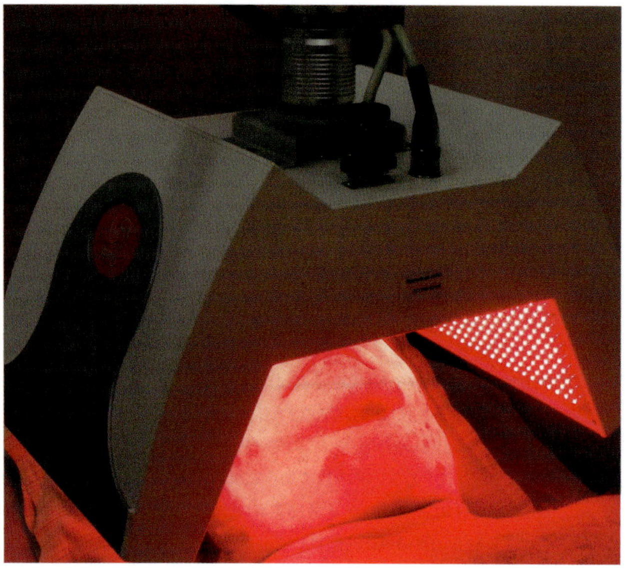

Figura 26.54. Fototerapia utilizando fonte de luz vermelha no comprimento de onda de 635 nm (Multiwaves®, Industra) para o tratamento de psoríase em face.
Fonte: Acervo da autoria do capítulo.

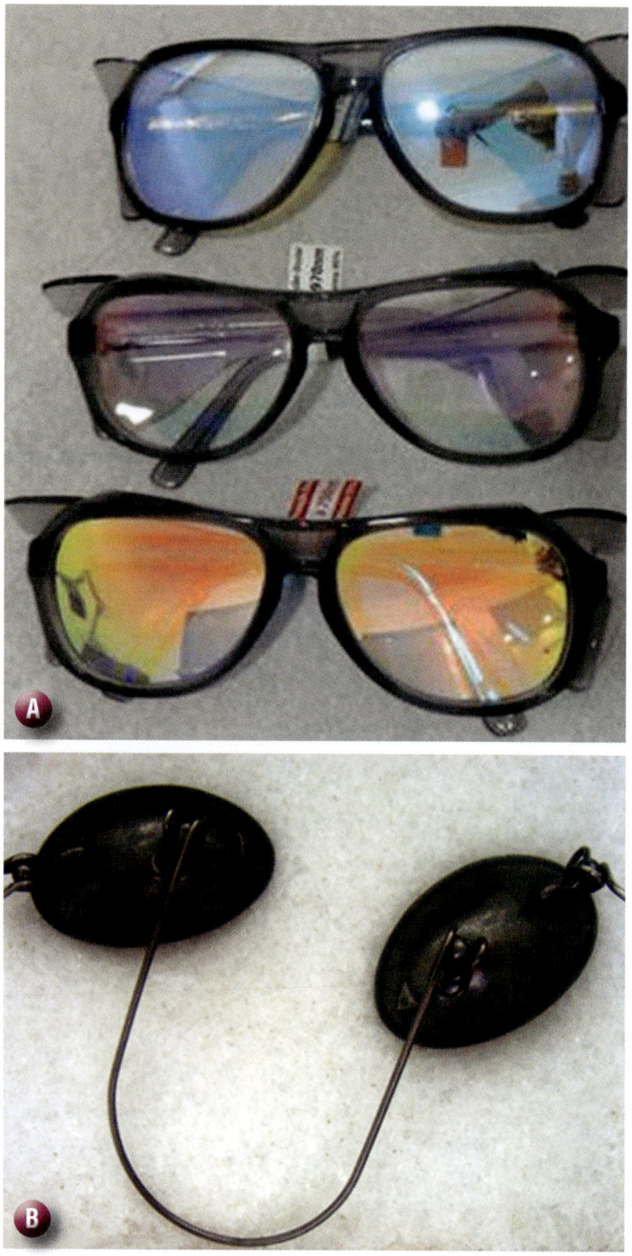

Figura 26.55. Óculos de proteção para operador (A) e paciente (B).
Fonte: Acervo da autoria do capítulo.

Segurança

O tratamento por fotobiomodulação com LEDs é seguro, não há dano térmico e o tratamento não é tóxico.[1]

De acordo com a FDA existem 4 classes de risco maior (I a IV) de lasers e terapias com luz. Os LEDs são classificados como dispositivos de Classe I, quando operados dentro das especificações. Dependendo da potência, pode ser perigoso quando direcionado aos olhos sem proteção adequada (Figura 26.55).

Estudos epidemiológicos sugerem uma associação entre a exposição à luz visível e o aumento do risco de degeneração macular relacionada com a idade.[86] Já foram relatados casos de lesões na retina com luz azul (principalmente 400 nm a 550 nm), resultando da exposição à luz de microscópios durante as cirurgias de catarata. Como a luz azul é absorvida pela retina, mesmo níveis baixos de exposição crônica à luz azul favorecem o seu envelhecimento e degeneração, causando lesão fotoquímica para o epitélio pigmentado da retina.[87,88]

Também há riscos com a luz infravermelha (cerca de 800 nm a 3.000 nm) para a córnea e a retina.[89] As irradiações com LEDs diminuem em 75% a 99% a viabilidade celular, aumentam em 66% a 89% a apoptose celular e aumentam a produção de espécies reativas ao oxigênio causando danos ao DNA. Estudo demonstrou a produção de espécies reativas ao oxigênio em células do tecido ocular irradiadas com as luzes vermelha, azul e verde. Os LEDs têm características espectrais e energéticas específicas em comparação com outras fontes de luz, sendo necessários mais estudos para avaliar melhor os riscos potenciais desses dispositivos.[90]

Considerações pré e pós-tratamento

A seleção adequada do paciente e a indicação correta da terapia com LEDs a ser empregada influenciam o resultado do tratamento (Quadro 26.8). É possível que os resultados negativos sejam decorrentes de uma escolha inadequada da fonte de luz e também por uma dose empregada erroneamente. É importante lembrar que outros fatores podem influenciar o sucesso da terapêutica, como a preparação da pele do paciente, a remoção de maquiagem e a limpeza adequada da pele antes do procedimento para não haver interferência na penetração da luz na pele.

Antes de iniciar o tratamento, retire todos os acessórios, como brincos, correntes, anéis, pulseiras e relógio, pois o metal conduz calor. Os olhos do paciente devem ser protegidos com os óculos que acompanham o equipamento e, para que ele se sinta mais confortável, usar quadrados de algodão umedecidos com água termal sob os óculos de proteção.

O posicionamento ou a distância do cabeçote do LED (10 cm) da área do tratamento é um fator importante para garantir a intensidade ideal e o fornecimento da luz para o máximo efeito fisiológico. Em geral, o tratamento consiste em sessões semanais que duram cerca de 20 a 30 minutos, e o tempo total de tratamento vai depender de cada indicação específica.

Ao iniciar o tratamento, limpar e secar bem a pele do paciente, pois a presença de algum tipo de cosmético, maquiagem ou filtro solar diminui o efeito da aplicação. Apenas a limpeza com clorexidine em base aquosa é suficiente para facilitar a penetração da onda. Antes da terapia com LED, podem ser usadas substâncias, como o ácido salicílico ou glicólico, para a limpeza da pele. Se forem realizados peelings antes da irradiação com LEDs, é importante neutralizar a substância aplicada, pois a luz emitida pode aumentar a reatividade ou o efeito químico do produto. Antioxidantes, ácido hialurônico, ácido elágico, vitaminas A, E e C e os alfa-hidroxiácidos podem ser aplicados na pele antes e após a terapia com a luz. Peeling de ácido retinoico em concentrações de 5% ou 10% pode ser aplicado logo após a terapia da luz nos protocolos de rejuvenescimento.

Tratamentos combinados dos LEDs podem ser realizados com preenchimentos faciais, toxina botulínica, além de técnicas ablativas, como lasers, abrasão da pele e peelings favorecendo a redução do edema, eritema, tempo de recuperação e desconforto do paciente.

O tratamento capilar com LED tem ação anti-inflamatória, diminui a oleosidade do couro cabeludo, prolonga a fase anágena e melhora a irrigação sanguínea, acelerando o crescimento e a hidratação dos fios. Esfoliação do couro cabeludo poderá ser realizada antes da aplicação da luz e logo após o tratamento deverá ser aplicado produtos que estimulem o crescimento capilar para uma melhor absorção dos ativos.

Após o tratamento com LEDs, deve-se evitar exposição direta ao sol e usar diariamente o protetor solar.

Conclusão

A terapia com LEDs é uma tecnologia não ablativa, não invasiva, indolor e que não necessita de tempo de recuperação, podendo ser usada em todos os fototipos. Pode ser indicada em associação a outras técnicas existentes, como microdermoabrasão, lasers fracionados, luz intensa pulsada, peelings, preenchedores, toxina botulínica, dentre outros. A rapidez da aplicação e o baixo custo do tratamento fazem com que essa terapia seja uma grande aliada na prática dermatológica.

Quadro 26.8. Parâmetros dos painéis emissores de LED (Multiwaves®, Industra) e suas indicações clínicas.

	LED – Comprimentos de onda			
	Azul	***Vermelho***	***Infravermelho***	***PDT***
Comprimento de onda	405 nm	635 nm	940 nm	630 nm
Intensidade de saída	96,7 mW/cm^2	82,3 mW/cm^2	51 mW/cm^2	3.100 mW/cm^2
Intensidade óptica	10 mW/cm^2	11 mW/cm^2	5 mw/cm^2	100 mW/cm^2
Efeitos	Anti-inflamatório Bactericida	Anti-inflamatório Seborregulador Cicatrizante	Analgesia Cicatrizante Rejuvenescimento	Anti-inflamatório Efeito citotóxico Rejuvenescimento
Indicações	Acne ativa Queratose actínica	Rejuvenescimento Bioestimulação Acne	Rejuvenescimento Bioestimulação Dor	Queratoses actínicas Doença de Bowen Carcinoma basocelular

26.6 Laser de *Thulium*

• Daniela Carvalho Lemes

Introdução

As últimas quatro décadas têm sido de grande avanço na laserterapia. Em 1917, Albert Einstein divulgou a pesquisa intitulada "A teoria da luz quântica", em que afirmou que a luz consiste em *quantuns* de energia e sugeriu a ideia de amplificação da luz. Esses conceitos serviriam como base para que diversos cientistas, em várias partes do mundo, desenvolvessem teorias como a criada por Townes e Schalon, em 1958, sobre a amplificação de micro-ondas por emissão estimulada de radiação (MASER).

A palavra laser (*light amplification by stimulated emission of radiation*) significa amplificação da luz pelo efeito da emissão estimulada da radiação. Foi utilizada pela primeira vez em 1959, por Gordon Gould, entretanto foi no ano seguinte que Theodore Harold Maiman produziu o primeiro aparelho de laser, que utilizava um cristal de rubi como meio ativo (694 nm, correspondente à cor vermelha).

Os primeiros aparelhos, no entanto, funcionavam de maneira limitada, pois não possuíam seletividade específica por estruturas cutâneas.

Apenas na década de 1980, Anderson e Parrish desenvolveram o princípio da fototermólise seletiva (combinação de comprimento de onda e duração de pulso), permitindo o desenvolvimento de lasers que tinham como alvo estruturas específicas, entre elas a melanina, a hemoglobina e a água (chamadas na literatura de cromóforos de "estruturas-alvo").

Inicialmente, existiam apenas dois tipos de laser: os ablativos (CO_2 e Erbium:YAG) e os não ablativos. Os ablativos removiam a epiderme e provocavam dano térmico superficial residual na derme; geralmente, requeriam apenas uma sessão de tratamento, entretanto apresentavam alguns efeitos indesejáveis, como maior risco de reações colaterais (dor, edema, formação de crostas, infecção bacteriana secundária, eritema, discromias e cicatrizes) e *downtime* prolongado, além de só poderem ser utilizados na face e em fototipos baixos. Já os não ablativos penetravam na pele e aqueciam a derme, poupando a epiderme; os efeitos colaterais e o *downtime* eram mínimos, porém tinham menor eficácia no tratamento do rejuvenescimento cutâneo e necessitavam de múltiplas sessões.

Pensando nisso, Manstein (em 2004) e Rox Anderson (posteriormente) criaram o conceito de fototermólise fracionada, na qual o aparelho produz colunas de danos térmicos, chamadas microzonas térmicas de tratamento (MZT). O tecido ao redor de cada coluna é preservado e ocorre migração dos queratinócitos viáveis para a área lesada, ocasionando rápida regeneração epidérmica. Desse modo, surgiram os lasers fracionados ablativos e os não ablativos. A diferença entre eles é que, nos ablativos, ocorre a ablação da epiderme e, nos não ablativos, a superfície se mantém íntegra (Figura 26.56).

Os lasers fracionados não ablativos têm como objetivo o rejuvenescimento cutâneo (melhora textura, rugas, manchas, flacidez) com pouco *downtime* e sem os inconvenientes do laser ablativo. Podemos citar o Etherea 1340, o Emerge e o Elektra, por exemplo. São melhores opções para pacientes com fototipos mais elevados e que não toleram ou que não podem ter um *downtime* prolongado.

Os lasers fracionados ablativos, em geral, são tratamentos com menor número de sessões, porém com um *downtime* mais prolongado e com maiores riscos.

Atualmente, o que se observa é uma demanda por tratamentos seguros, eficazes e com um *downtime* cada vez menor (*more for less*: maior eficácia e menor *downtime*). Nesse sentido, o laser de *thulium* (1.927 nm) vem se destacando, por isso seus princípios, indicações e protocolos serão abordados neste capítulo.

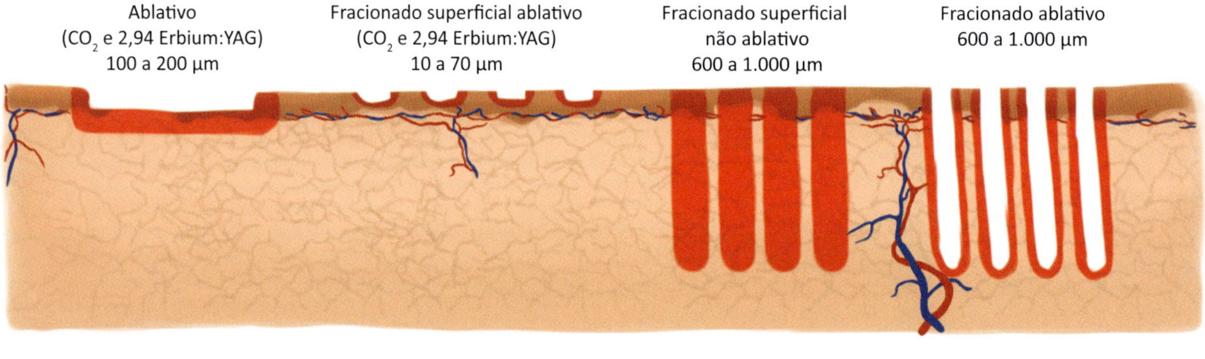

Figura 26.56. Esquema da diferença entre os tipos de laser.
Fonte: Desenvolvida pela autoria do capítulo.

Laser de *thulium*

Trata-se de um laser fracionado, chamado de subablativo, pois, dependendo de seus parâmetros, pode ser não ablativo ou ablativo. Apresenta comprimento de onda de 1.927 nm (Figura 26.57).

Aprovado pela Food and Drug Administration (FDA), em novembro de 2003, para tratamento de melasma, o primeiro aparelho lançado no mercado foi o Fraxel Dual, que apresenta dois comprimentos de onda e duas fibras ópticas em um único *handpiece* (*erbium* 1.550 nm e *thulium* 1.927 nm), com resultados visíveis em todos os tipos de pele e em qualquer parte do corpo.

O *erbium* 1.550 nm é utilizado em indicações como dano solar severo, rugas e cicatrizes de acne e cirúrgicas. Já o *thulium* apresenta indicações superficiais, como dano solar leve/moderado, queratoses actínicas, poros dilatados e melhora da textura da pele, com proposta de possibilidade de atuar em todos os fototipos, na face e em áreas extrafaciais, em razão de seu "cromóforo" ser a água, com segurança, menor *downtime* e resultados satisfatórios.

O Fraxel Dual era, até 2019, o único laser de *thulium* no mercado estético brasileiro. Contudo, duas grandes desvantagens ocasionaram o seu descontinuamento pela empresa: a pouca flexibilidade no ajuste dos parâmetros, com protocolos engessados; e a questão financeira, pois o custo do consumível inviabilizava tratamentos corporais. Apesar dessas questões, os resultados eram satisfatórios para uniformização da pele, clareamento, redução de poros dilatados e leve efeito *lifting*, com indicação de duas a quatro sessões mensais.

Em 2019, foi lançado o lançamento do laser Lavieen da Wontech, da Coreia do Sul (Figura 26.58), trazido por intermédio da Medsystems. Trata-se de um laser exclusivamente de *thulium* de 1.927 nm (Quadro 26.9). Com algumas vantagens sobre o Fraxel Dual, como não possuir consumível, apresenta três *spot size* ajustáveis para tratamento em áreas extensas e um *spot size* para tratamento capilar, além de muita versatilidade no ajuste dos parâmetros. No Fraxel Dual, por exemplo, a densidade mínima de acometimento tecidual é de 10%, enquanto para o Lavieen pode chegar a menos de 5%. Esse é um dado importante para o uso em fototipos elevados e no melasma, pois proporciona mais segurança, eficácia e menos risco de rebote.

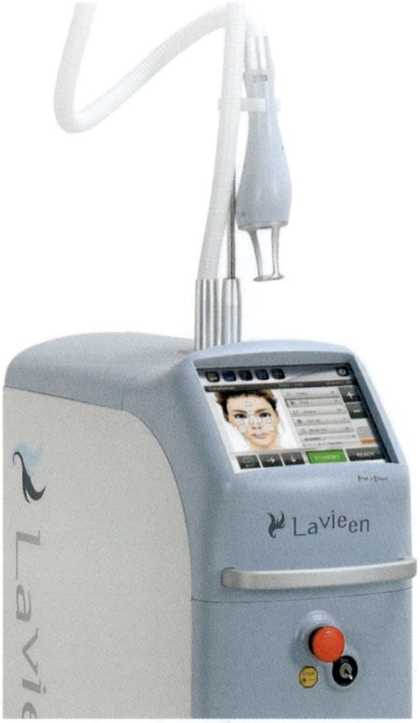

Figura 26.58. Imagem do equipamento Lavieen da MedSystem: laser de *thulium* de 1.927 nm.

Fonte: Acervo da autoria do capítulo.

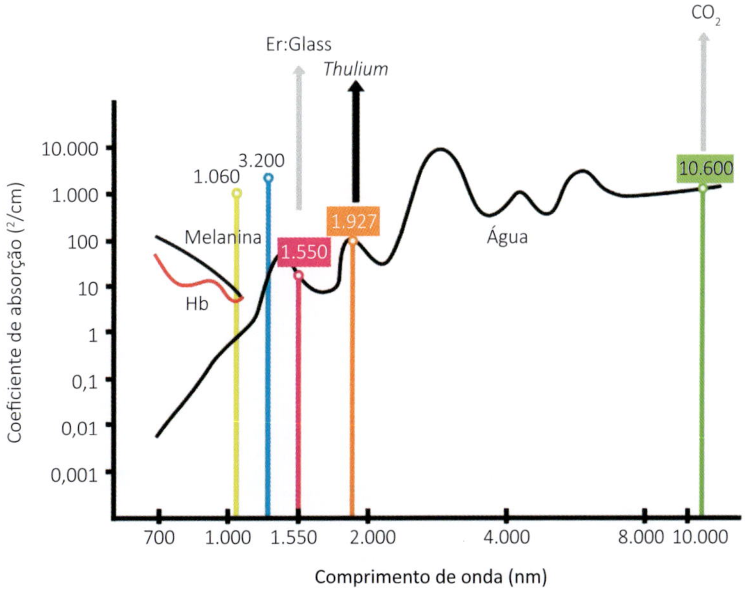

Figura 26.57. Relação do comprimento de onda e os cromóforos.

Fonte: Desenvolvida pela autoria do capítulo.

Quadro 26.9. Especificações técnicas do Lavieen.

Produto	Lavieen
Fonte de irradiação	*Thulium*
Comprimento de onda	1.927 nm
Energia de saída	1 ~ 120 mJ (energia por pulso)
Potência	10 W
Largura do pulso	0,1 ~ 10 ms
Tamanho do *scan*	1 x 1 ~ 30 × 30 mm (1 × 1 mm por *step*)
Área do *scan*	0,1 ~ 2 mm (0,1 mm por *step*)
Dimensões	279 (largura) × 687 (profundidade) × 766 (altura) mm
Peso	30 kg
Ponteiras	10, 20, 30 mm

Com esse comprimento de onda e essa versatilidade nos ajustes de duração de pulso, potência, distância entre os feixes e padrões de irradiação, o equipamento apresenta uma infinidade de possibilidades terapêuticas, desde o protocolo de BB Laser, mais superficial, até refinamentos, como para rejuvenescimento e para cicatrizes de acne.

Indicações

A atuação principal do *thulium* é na junção dermoepidérmica, podendo atuar até a derme papilar. A afinidade dele é pela água (seu único cromóforo); portanto, quanto mais hidratada estiver a pele, melhor será a interação. Essa absorção pela água é cerca de 10 vezes superior quando comparada ao laser de *erbium*, por exemplo. Não há atração pela melanina ou pela hemoglobina, por isso a segurança de realização em todos os fototipos, com menor risco de hipercromias pós-inflamatórias. Entretanto, é importante lembrar que, pelo efeito térmico, também podem ocorrer queimaduras e hipercromias, caso não se respeitem os parâmetros, ou se opere no modo estático com fluências elevadas.

Tendo como base o modo de atuação do laser de *thulium* e seu comprimento de onda, pode-se determinar suas diversas indicações. As principais são: rugas finas, melhora da textura, redução dos poros dilatados, uniformização cutânea, queratoses actínicas, queratoses seborreicas, poroqueratose actínica, hipercromias pós-inflamatórias, hipercromias em geral (p. ex., queimaduras), em áreas de dobras (p. ex., virilha e axilas), alopecia androgenética, eflúvio telógeno, melasma, onicomicose, rejuvenescimento facial e corporal, estímulo de colágeno, bem como o efeito BB Glow, com o protocolo BB Laser, além de cicatrizes de acne, cirúrgicas e estrias, que podem ser uma opção em fototipos elevados.

Em pacientes com melanoses, pode ser realizado com parâmetros elevados pontuais antes de um *full face* com varredura; ou até mesmo ser associado a luz pulsada ou laser de picossegundos para otimizar os resultados da pigmentação.

O laser de *thulium* atua até a profundidade de 200 μm, ou seja, na derme papilar (Figura 26.59), sendo o seu principal alvo a junção dermoepidérmica. Por essa razão, para algumas indicações em que é preciso ir mais profundamente, o ideal é ajustar os parâmetros para mais agressivos, ou até mesmo associá-lo a outros procedimentos.

Nos casos de estrias antigas e cicatrizes, em que a preferência seria um laser de CO_2 fracionado, o *thulium* pode ser indicado como uma opção, pela questão de segurança, aumentando a área coberta e a fluência, com melhores resultados e com um número maior de sessões, em comparação ao laser de CO_2. Nesses casos, é interessante associar o microagulhamento, e até mesmo um peeling de ácido retinoico no pós-imediato, para otimizar os resultados.

Nas cicatrizes de acne, pode-se utilizar pulso longo com potência alta, apenas pontual, estático, e depois um *full face* em varredura, com parâmetros para rejuvenescimento moderado.

Quanto à flacidez cutânea, pode ser indicado para estímulo de colágeno nos casos de *prejuvenation* e flacidez leve; ou até mesmo associado a outras tecnologias ou procedimentos que atuem mais profundamente, como

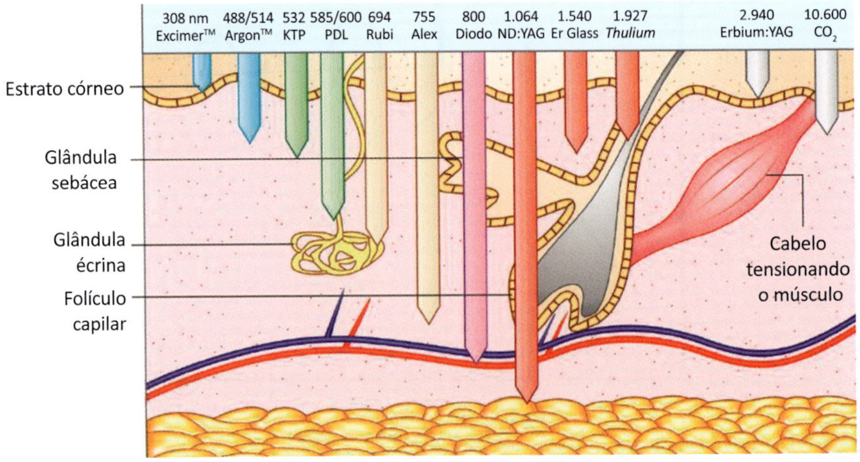

Figura 26.59. Profundidade do laser no tecido.
Fonte: Desenvolvida pela autoria do capítulo.

o ultrassom microfocado e os bioestimuladores de colágeno (hidroxiapatita de cálcio, ácido poli-L-láctico), na mesma sessão.

Outra utilização interessante é a capilar, pois o laser estimula a vascularização, favorecendo o aumento do metabolismo local para o crescimento de novos fios capilares, além de, ao fazer as microperfurações no tecido, abrir os canais para introdução de produtos para drug delivery, o que pode ocorrer com mesclas específicas, inclusive intervaladas com outros protocolos capilares, como o MMP capilar, ou terapia regenerativa.

Como tem indicação capilar, pode ser realizado sobre áreas pilosas, como sobrancelhas, barba, sem a preocupação de tonsura nos fios ou mesmo epilação. Entretanto, vale a pena ressaltar que, se as sobrancelhas apresentarem micropigmentação, pode haver alteração do pigmento ou até mesmo queimaduras.

Uma indicação de grande sucesso e extremamente procurada pelos pacientes é o protocolo BB Laser, com a MakeUp Technology, em que se observa melhora da aparência geral da pele, reduzindo discromias, poros dilatados e rugas finas e proporcionando um efeito *glow*, ou seja, uma pele mais viçosa e uniforme em uma sessão. Para manter os resultados, podem ser indicadas sessões mensais e em associação a outros procedimentos. Nesse parâmetro, não há nenhum *downtime*, apenas um eritema discreto que perdura por algumas horas, sendo, portanto, um procedimento de *lunch time*.

Para o melasma, estudos realizados com 100 pacientes em diferentes países, como Turquia e Estados Unidos, evidenciaram uma redução do Índice de Severidade da Área de Melasma (MASI) de cerca de 34% após a primeira sessão de tratamento e de 55% após seis meses de tratamento, com intervalos de um mês entre as sessões. O estudo demonstrou ser um método seguro para qualquer fototipo, justamente pela possibilidade de tratar uma densidade menor de tecido.

Outro estudo, com 10 pacientes com melasma, foi realizado em cinco sessões mensais, associadas ao uso de ácido tranexâmico, com melhora máxima em 90 dias de *follow-up*.

Esses estudos corroboram a aprovação do laser de *thulium*, pela FDA, como seguro para o melasma.

Drug delivery

A captação da maioria dos fármacos utilizados topicamente é baixa. Geralmente, apenas 0,03% da dose aplicada topicamente será absorvida até as camadas mais profundas da pele. Isto ocorre porque o estrato córneo funciona como uma barreira limitante para a penetração dos princípios ativos. O laser de *thulium* provoca microperfurações na pele, facilitando a entrada de compostos cosmecêuticos, como clareadores, fatores de crescimento, ácido hialurônico, ácido tranexâmico, peelings, imiquimod (no caso das queratoses actínicas), entre outros. É o chamado drug delivery (Figura 26.60) e pode ser associado a todas as indicações terapêuticas. Deve-se atentar que o drug delivery deve ser realizado imediatamente após a aplicação do laser.

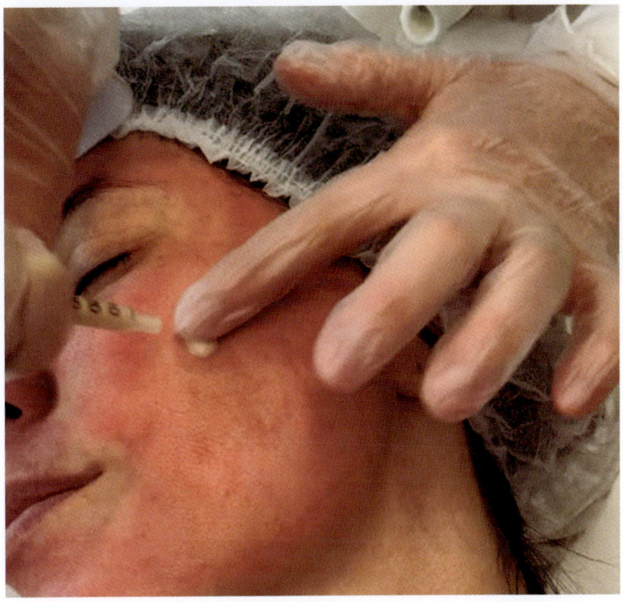

Figura 26.60. Drug delivery no pós-imediato.
Fonte: Acervo da autoria do capítulo.

Apesar de a vitamina C para drug delivery ter bons resultados em outros equipamentos, com o Lavieen foi observada reação acneiforme e, por isso, é contraindicada pelo fabricante.

Recomendações pré-tratamento

Pacientes que fazem uso de isotretinoína oral, dose plena, devem suspendê-la seis meses antes do tratamento. Entretanto, em razão da flexibilidade dos parâmetros, com o protocolo BB Laser, ou mesmo parâmetros mais suaves, pode ser realizado após o término do tratamento para a acne, a fim de iniciar precocemente o clareamento das hipercromias pós-inflamatórias, sem grandes danos ao tecido já sensibilizado.

Da mesma maneira, deverão ser suspensos alguns dias antes da sessão produtos mais abrasivos, como retinoides, ácido glicólico, ácido salicílico, de acordo com a sensibilização tecidual.

Contraindicações

O laser de *thulium* é contraindicado quando há infecções (p. ex., herpes) no local de aplicação.

No caso de gestantes, a contraindicação seria relativa, pelo risco de hiperpigmentação, em decorrência do estímulo hormonal.

Cabe ressaltar que pacientes que fizeram previamente implantes com polimetilmetacrilato não possuem contraindicações absolutas na utilização do laser de *thulium*, por haver uma limitação de profundidade, em comparação a um laser de CO_2 fracionado, ou até mesmo à tecnologia de ultrassom microfocado.

Procedimento

É preconizado o uso de anestésico tópico 20 a 30 minutos antes do procedimento. Nos casos do protocolo BB Laser, por ser mais suave, pode até ser feito sem anestésico; mas, para conforto do paciente, é preferível utilizá-lo em todos os casos.

Antes da aplicação do laser, deve-se remover o anestésico, deixar a pele limpa e completamente seca, já que o alvo do *thulium* é a água.

O uso de óculos é obrigatório para o paciente e, na aplicação nas pálpebras inferiores, pode ser utilizada uma espátula de chumbo para proteger o globo ocular.

O procedimento é rápido, e o paciente refere sensação de leve formigamento durante a aplicação, bem como uma ardência no pós-imediato, que pode perdurar por algumas horas, de acordo com os parâmetros utilizados, diminuindo gradativamente.

Durante a aplicação, o uso do resfriador melhora o conforto do paciente, diminuindo o eritema e o edema. E se faz essencial nos casos de tratamento de melasma, para evitar o aquecimento tecidual e consequente piora do melasma.

Pós-procedimento

Imediatamente após o procedimento, o paciente poderá apresentar um eritema leve (BB Laser) ou moderado, edema e sensação de calor. Esses efeitos podem durar de duas a três horas, ou até o dia seguinte ao tratamento, de acordo com o protocolo utilizado.

No pós-imediato, pode-se aplicar máscara calmante (p. ex., aloe vera com ácido hialurônico) para aliviar a sensação de ardência. Hidratante leve e protetor solar também estão indicados. No caso do melasma, corticoide de média a alta potência é muito útil no pós e durante dois dias, de acordo com o seu protocolo de manutenção (lembrar do drug delivery previamente).

Ocorre a formação de microcrostículas (como uma fuligem), com uma sensação de "areia" no rosto (Figura 26.61), e uma leve descamação após 48 horas, podendo durar de três a cinco dias, em média. Nos pacientes com fototipos elevados, essa descamação pode perdurar por mais tempo. Na lesão do melasma, pode haver um leve escurecimento nos primeiros dias, seguido de clareamento. Para essa fase, é fundamental orientar o paciente sobre a importância da proteção solar.

Saunas e banhos muito quentes na região tratada também devem ser evitados por sete dias, ou até o término da descamação.

O intervalo recomendado entre as sessões é de quatro semanas, e pode-se notar a eficácia do tratamento a partir da primeira sessão. O número de sessões varia de acordo com a indicação, o protocolo e as associações.

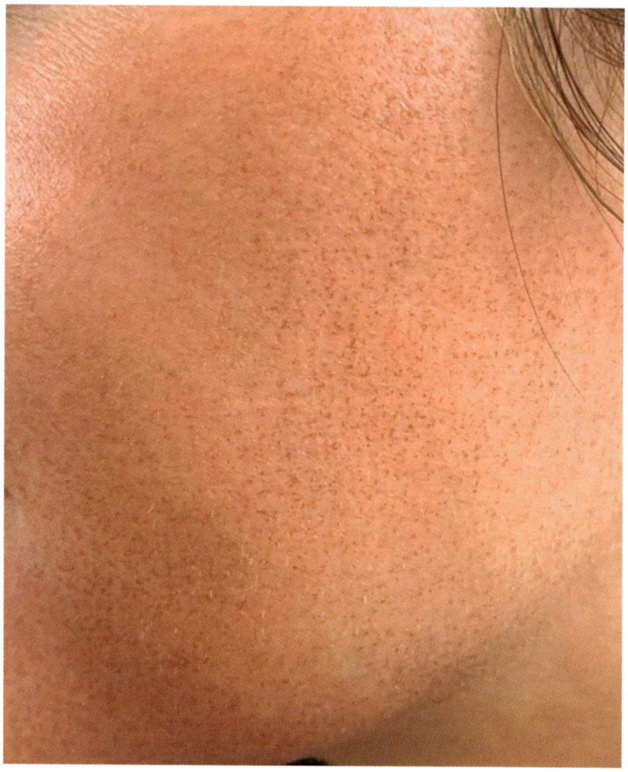

Figura 26.61. Aspecto da pele nos dias seguintes à sessão.
Fonte: Acervo da autoria do capítulo.

Protocolos

Serão abordadas a seguir algumas opções de protocolos para aparelhos exclusivamente de laser de *thulium*. Antes, porém, é importante relembrar alguns conceitos:

- **Duração do pulso:** quanto maior, maior o tempo de atuação do laser e, portanto, o efeito térmico.
- **Parâmetros:** parâmetros elevados aumentam o risco de hiperpigmentação pós-inflamatória, assim como o método estaqueamento.
- **Potência:** indica a profundidade de atuação do laser. Quanto maior a potência, mais profunda a ação do laser, porém com uma limitação, de acordo com o tipo de laser, como já mencionado. Portanto, usar parâmetros muito agressivos e com estaqueamento só aumentará as possíveis complicações, sem benefícios proporcionais ao risco.

  Obs.: a duração do pulso com a potência vai fornecer a energia; assim, sempre se deve pensar nos dois parâmetros em conjunto (p. ex., na cicatriz de acne, pode-se utilizar pulso longo com potência alta, apenas pontual, e depois um *full face* em varredura).
- **Distância:** correlaciona-se ao efeito ablativo. Ao se diminuir a distância, aumenta-se o efeito ablativo, sendo que distâncias menores que 0,7 mm tornam o laser ablativo.
- ***Overlap* – "estaqueamento":** aumenta a profundidade, assim como a potência. Torna o laser ablativo e, portanto, aumenta o seu risco de complicações.

Existem protocolos específicos para cada indicação clínica, os quais variam de acordo com o fototipo e a área tratada.

Os protocolos a seguir foram feitos para tratar a região facial, por sugestão da empresa MedSystems. Caso o operador queira tratar região corporal, deverá diminuir em 10% a 20% os parâmetros e, para definir a energia acumulada pela área corporal, fazer a proporção ao tamanho da face. Na região genital, diminuir de 20% a 30% os parâmetros preconizados para a face, de acordo com a indicação, e não realizar protocolos pontuais e/ou estacionários.

Energia acumulada aproximada por área facial de tratamento:

- Face: Fototipos I a III: 60.000 a 80.000.
- Face: Fototipos IV a VI: 40.000 a 60.000.

Utilizar no máximo 120.000 disparos por uma área proporcional à área facial.

Deve-se tratar até alcançar o *endpoint* clínico, que será um eritema (cuidado em fototipos elevados, em que esse *endpoint* é mascarado ou tardio), ou por energia acumulada por área.

De maneira geral, o intervalo entre as sessões será de três a quatro semanas para fototipos I a III e de seis semanas para fototipos IV a VI, pois depende da resposta tecidual e dos parâmetros utilizados, assim como das técnicas associadas.

a) BB Laser = BB *Glow* (*Beauty Balm/Blemish Balm/Blemish Bash*)

É um protocolo muito superficial. Por isso, a indicação é de sessões mensais, perto de um evento ou para finalizar outro procedimento, como toxina botulínica, preenchimento, *ultraformer*, entre outros.

Como faz microperfurações na superfície, aumentando a permeação de ativos e da microcirculação, o laser permite uma uniformização do tom da pele, melhora da textura, de linhas finas e elasticidade, realiza tratamento de poros dilatados, gerando um efeito BB *Cream*, também chamado efeito *Glow*, efeito de viço, de pele de pêssego.

Fototipo	Duração do pulso	Potência	Distância
Todos	350 a 500 μs	3 a 5 w	0,8 mm

Em sua prática atual, a autora desta seção utiliza o parâmetro de 500 μs e 5 w, com mais eficácia, mantendo a segurança e o baixo *downtime*.

b) Poros e linhas finas

Fototipo	Duração do pulso	Potência	Distância
I a III	800 a 1.100 μs	10 w	0,8 mm
IV a VI	600 μs	5 w	0,8 mm

c) Melanoses e hiperpigmentação

Fototipo	Duração do pulso	Potência	Distância
I a III	1.500 a 2.000 μs	5 w	0,8 mm
IV a VI	400 a 500 μs	5 w	0,8 mm

Esse protocolo é pontual e o *endpoint* clínico será o escurecimento ou o clareamento da lesão, com leve eritema ao redor. Pode ser associado à aplicação em varredura *full face*, com parâmetros mais suaves. Oriente bem o paciente quanto à fotoproteção e ao uso de clareador associado no pós.

d) Hiperpigmentação pós-inflamatória

Fototipo	Duração do pulso	Potência	Distância
I a III	500 a 800 μs	5 w	0,7 mm
IV a VI	200 a 300 μs	5 w	0,7 mm

O *endpoint* clínico será o escurecimento ou clareamento da lesão, com leve eritema ao redor.

e) Melasma

Fototipo	Duração do pulso	Potência	Distância
I a III	400 a 600 μs	5 w	1 mm
IV a VI	< 300 μs	6 w	1 mm

Informe ao paciente que, nos primeiros dois dias, pode haver um leve escurecimento do melasma, com aspecto de "fuligem". Muito importante manter todos os cuidados de fotoproteção.

f) Rejuvenescimento intenso (para peles maduras e fotoenvelhecidas)

Fototipo	Duração do pulso	Potência	Distância
I a III	800 a 1.000 μs	10 w	0,7 mm
IV a VI	< 600 μs	6 w	0,8 mm

Em sua prática, para fototipos baixos, a autora utiliza até 1.200 μs de duração de pulso, com bons resultados.

g) Rejuvenescimento moderado

Fototipo	Duração do pulso	Potência	Distância
I a III	700 a 1.000 μs	7 a 8 w	0,8 mm
IV a VI	< 400 μs	5 w	1 mm

h) Drug delivery

Fototipo	Duração do pulso	Potência	Distância
Todos	< 500 μs	5 w	0,7 mm

Em casos de queratoses actínicas, podem ser curetadas antes e usados os parâmetros mais agressivos do aparelho, pontualmente nas lesões, seguidos de drug delivery com imiquimod e, depois, varredura *full face* com parâmetros mais suaves. Deve-se avaliar a diminuição dos parâmetros nas sessões subsequentes, de acordo com a resposta terapêutica.

i) *Hair regrowth*

Fototipo	Duração do pulso	Potência	Distância
Todos	300 a 500 μs	5 w	0,7 mm

São recomendadas três sessões, com intervalos de três a quatro semanas. Podem ser associadas aos protocolos capilares, como o MMP capilar, intradermoterapia ou outro disponível na sua clínica.

Recomenda-se também que o paciente não lave os cabelos nas 24 horas após o procedimento, em razão do drug delivery.

No tratamento capilar, como não há eritema, adotam-se os valores por área de tratamento (em uma área em tamanho próximo de uma face de 60.000 a 120.000, ou proporcional à área).

Associações

O laser de *thulium* pode ser associado às mais diversas tecnologias, assim como a procedimentos injetáveis, como o uso de bioestimuladores de colágeno. No caso de associação à toxina botulínica, é recomendável realizar apenas no pós-imediato do protocolo BB Laser, por não apresentar edema.

Na região do colo com poiquilodermia, é interessante associar *Dye Laser*, ND:YAG ou mesmo ponteira 540 de luz pulsada, assim como nos casos de melanoses bem pontuais. Por ser um laser de refinamento, o ideal é que o *thulium* seja realizado por último, seguido do drug delivery.

Uma excelente combinação é com o ultrassom microfocado na mesma sessão, pois o *thulium* terá uma resposta de brilho e efeito *lifting* imediatos, enquanto a neocolagênese do ultrassom microfocado atuará ao longo de 45 a 60 dias. Com relação ao melasma, essa associação também é interessante, em razão de uma estruturação da derme.

Cada vez mais, evidencia-se a importância de associar técnicas para atuar em profundidades e estruturas diferentes sinergicamente, otimizando os resultados com segurança e eficácia.

Conclusão

O laser de *thulium*, de 1.927 nm, aprovado pela FDA para queratoses actínicas e melasma, pode ser realizado, com segurança, em todos os fototipos, inclusive na pele negra, na face, no tratamento capilar e em áreas extrafaciais. Trata-se de uma excelente opção, podendo ser realizado como procedimento de refinamento associado a outras tecnologias, ou até mesmo isoladamente, com drug delivery.

Com as suas inúmeras indicações, sem consumíveis, com facilidade de aplicação e pouco *downtime*, o laser de *thulium* se torna uma ferramenta imprescindível para todo consultório médico.

26.7 Técnicas de Rejuvenescimento a Laser sem *Downtime*

- Paula Regazzi de Gusmão
- Mariana Chambarelli Neno
- Alexandre de Almeida Filippo

Introdução

Na última década, técnicas de rejuvenescimento a laser tornaram-se populares entre médicos e pacientes. A renovação superficial e a formação de novo colágeno conferem melhora da textura, tonalidade mais homogênea e efeito rejuvenescedor. Os lasers mais comumente associados a essa finalidade são os fracionados ablativos (CO_2 e Erbium:YAG), com excelentes resultados e melhora clínica do fotodano, das rítides e das cicatrizes atróficas. No entanto, esses efeitos estão associados a um longo período de reepitelização, além da preocupação com potenciais efeitos colaterais, como discromias e cicatrizes. A demanda por modalidades menos agressivas para rejuvenescimento da pele levou ao desenvolvimento de novas tecnologias e sistemas de pulso.

Um dos principais determinantes da profundidade de aquecimento e, portanto, do regime de tratamento a laser, é o tipo de pulso. A caracterização da difusão de calor a partir de um pulso de laser não é nova, tampouco o conceito do uso primário dos cromóforos para destruir alvos ao seu redor. O tempo de dano térmico (TDT) caracteriza-se pelo tempo entre o aquecimento do cromóforo e o aquecimento de estruturas adjacentes. Já o tempo de relaxamento térmico (TRT) consiste no tempo que o cromóforo leva para perder 50% do calor que acumulou. O tratamento a laser torna-se mais seguro quando a largura de pulso é mais longa que o tempo de relaxamento térmico da epiderme, mas menor que o TRT do alvo a ser tratado. Portanto, a largura de pulso ideal deve estar entre o tempo de relaxamento térmico e o TDT (Figura 26.62).

Se a energia for entregue ao alvo em um tempo muito curto (microssegundos), a ablação ocorre antes que a significativa difusão de calor possa ocorrer, resultando em menor aquecimento do tecido adjacente (Figura 26.63). Por outro lado, uma longa duração de pulso permitirá maior transferência de calor antes que a ablação ocorra, culminando em maior efeito térmico sobre o tecido. O desenvolvimento de sistemas em "trem de pulso" permitiu maior efeito térmico coagulativo, mitigando o efeito de ablação inerente a alguns comprimentos de onda (Figura 26.64). A partir daí, tecnologias mais recentes permitiram uma variedade de tratamentos que vão de ablação a frio, efeitos ablativos e térmicos a apenas térmicos mais profundos.

- **Erbium:YAG 2.940 nm intraoral não ablativo:** promove aquecimento controlado e estímulo à neocolagênese. Procedimento indolor, com efeito imediato, utilizando altas fluências que resultam no encurtamento das fibras de colágeno pela quebra de pontes de hidrogênio. O resultado é de melhora geral da elasticidade e firmeza no tecido tratado, bem como efeito preenchedor sutil no sulco nasogeniano, após algumas sessões.

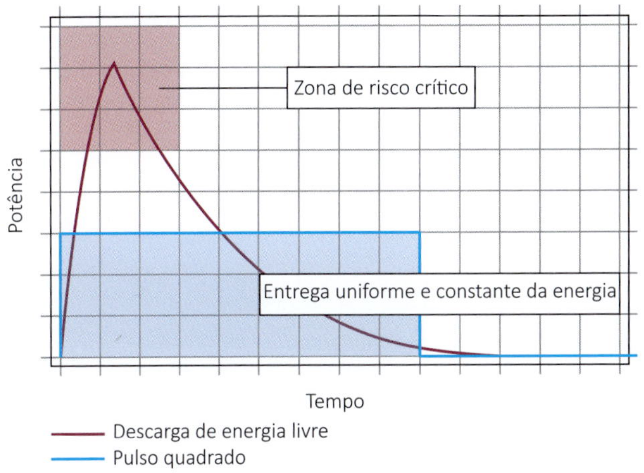

Figura 26.62. Na onda com descarga de energia livre, o risco de efeitos adversos é maior, já que o pico de temperatura é superior ao TRT do alvo. Na onda em formato quadrado, a descarga é controlada, garantindo a distribuição uniforme da energia durante todo o pulso.
Fonte: Desenvolvida pela autoria do capítulo.

- **Erbium:YAG 2.940 nm microablativo (véu de noiva ou *gentle peel*):** o tratamento promove um micropeeling, removendo as células mais superficiais da epiderme. Utiliza a tecnologia VSP (*Variable Square Pulse*), permitindo que o operador ajuste facilmente o laser a um tratamento sem *downtime*. O objetivo é uma melhora global da pele, reduzindo as manchas, além de promover viço e melhorar a textura.
- **ND:YAG 1.064 modo PIANO®:** o comprimento de onda de 1.064 nm encontra-se numa janela óptica que permite penetração profunda na pele. Essa nova modalidade de tratamento apresenta durações de pulso que variam de 0,3 a 60 segundos, sendo muito mais longo que o tempo de relaxamento térmico de qualquer estrutura da pele. Isso garante que a derme seja aquecida homogeneamente enquanto a epiderme é poupada do dano térmico. É, portanto, indicado para tratamentos em que o aquecimento global da derme é desejado, como flacidez, remodelamento dérmico ou melhora de cicatrizes.

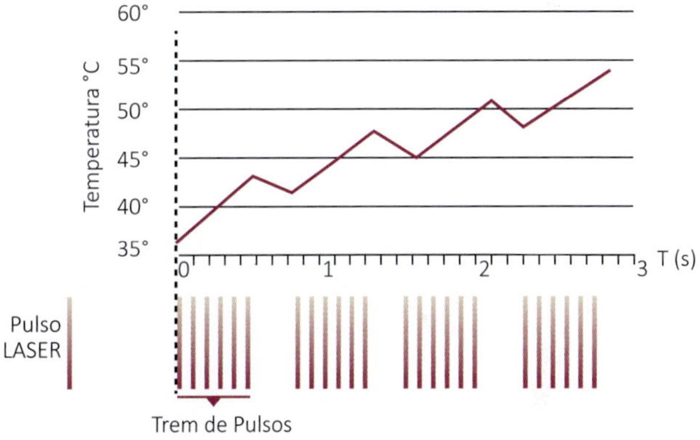

Figura 26.64. Trem de pulso: sequência de disparos que elevam progressivamente a temperatura, com efeito de redução da ablação e efeito coagulativo potencializado.
Fonte: Desenvolvida pela autoria do capítulo.

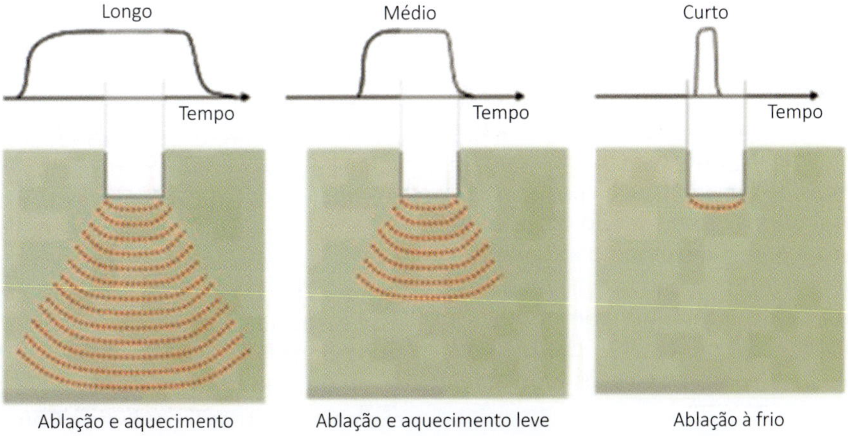

Figura 26.63. Influência da duração de pulso na dinâmica de aquecimento. Durações de pulso maiores permitem maior penetração do calor no tecido alvo.
Fonte: Desenvolvida pela autoria do capítulo.

- **ND:YAG 1.064 nm micropulsado (peeling térmico)**: duração de pulso em microssegundos, mais curta do que o tempo de relaxamento térmico dos vasos sanguíneos. Leva ao aquecimento dos vasos e das estruturas adjacentes, com risco reduzido de queimaduras e hiperpigmentação pós-inflamatória. Consequentemente, ocorre retração das glândulas sebáceas, coagulação de capilares sanguíneos, reduzindo o eritema e estimulando a produção e o remodelamento de colágeno. Indicado para onicomicose, rejuvenescimento, rosácea eritemato-telangiectásica e acne inflamatória.
- **ND:YAG 1.064 nm *Q-Switched* modo laser *toning***: diferente dos outros ND:YAG 1.064 nm, o *Q-Switched* emite ondas acústicas ultracurtas com duração de nanossegundos, o que se aproxima ao TRT da melanina. O seu efeito fotoacústico promove quebra dos dendritos dos melanócitos, diminuindo a sua atividade e o tamanho dos melanossomos, além de desorganizar a camada córnea e causar microcavitações na derme. A técnica de laser *toning* utiliza baixa fluência e *spot sizes* maiores. Fazem-se múltiplas passadas na pele, com mínima elevação da temperatura, tendo como *endpoint* um leve eritema. Indicado para todos os fototipos com objetivo de rejuvenescimento, tratamento de melasma, hipercromias pós-inflamatórias e pigmentação moteada.
- **Luz intensa pulsada *in motion***: modo dinâmico da luz intensa pulsada capaz de tratar qualquer fototipo e áreas extra-faciais com mais segurança. Os movimentos são contínuos, distribuindo a energia uniformemente em toda a área tratada. Esse dano térmico estimula neocolagênese, colabamento de pequenos vasos e remoção de lesões pigmentares superficiais. Sua vantagem é tratar a pele de forma homogênea e não deixar áreas sem tratamento ("aspecto zebrado").
- **Alexandrita 755 nm modo dinâmico**: duração de pulso em microssegundos, agindo na derme média e superficial como peeling térmico a laser. Por seu comprimento de onda de 755 nm, trata lesões vasculares e pigmentadas superficiais, além de promover neocolagênese.

Essas novas modalidades de laser e tecnologias mais versáteis, além de promover tratamentos com resultados altamente satisfatórios e mínimos riscos de complicações, não retiram os pacientes de sua rotina. Na maioria das vezes, são necessárias várias sessões para atingirmos os objetivos propostos, mas a segurança e possibilidade de associação com outros procedimentos e outras técnicas é capaz de potencializar os resultados.

26.8 Lasers Fracionados

Entendendo os Princípios das Principais Tecnologias em Dermatologia

• Álvaro Boechat

Nos últimos anos equipamentos que utilizam ondas eletromagnéticas trouxeram novas maneiras de tratamento para o universo da dermatologia, provocando modificações profundas e duradoras. O objetivo deste capítulo é fornecer um melhor entendimento sobre essas conhecidas ferramentas de luz e outras tecnologias utilizadas na medicina moderna, como o raio laser, a luz intensa pulsada, passando pelo advento do sistema fracionado, rádio frequência (RF) fracionada e microagulhada, além da maneira como interagem com a pele, e desta forma, possibilitar o aprimoramento das técnicas de tratamento atuais bem como ampliar os horizontes de aplicações.

Serão apresentadas também novas tecnologias como o ultrassom microfocado de alta intensidade (HiFu), e o sistema que utiliza onda eletromagnética de alta intensidade para estímulo muscular.

O que é a luz?

O laser ou a luz pulsada são simplesmente fontes de luz natural, como uma lâmpada ou o farol do carro. A luz visível que é experimentada no dia a dia é apenas uma pequena parte de um fenômeno físico muito mais abrangente conhecido como "radiação eletromagnética".

□ A onda eletromagnética

Como visto na Figura 26.65, o espectro eletromagnético engloba vários fenômenos conhecidos, como as ondas de TV e rádio, a onda do celular, a micro-ondas, o infravermelho, e do outro lado do espectro, o ultravioleta, o raio-X e o raio gama. Porém nossos olhos possuem a sensibilidade apenas para uma faixa muito estreita do espectro, formando então a luz visível, desde o violeta até o vermelho. É importante perceber que a cada cor visível, ou cada emissão do espectro, está associada com uma frequência ou um comprimento de onda.

Desta maneira o que diferencia o azul do verde, por exemplo, são suas frequências. Como nas notas musicais, a diferença da nota "dó" para a nota "sol" ou "fá", são suas frequências, uma mais aguda e a outra mais grave. Fazendo um paralelo com as notas musicais, é possível ver que no espectro luminoso, as frequências mais altas, agudas, correspondem ao azul e à violeta, e do outro lado do espectro, ao vermelho, estão as notas mais graves, ou de frequências mais baixas. Como as frequências luminosas são muito altas, da ordem de bilhões de hertz, a luz é caracterizada pelo comprimento de onda, ou a distância entre 2 picos adjacentes da onda ilustrados na Figura 26.66.

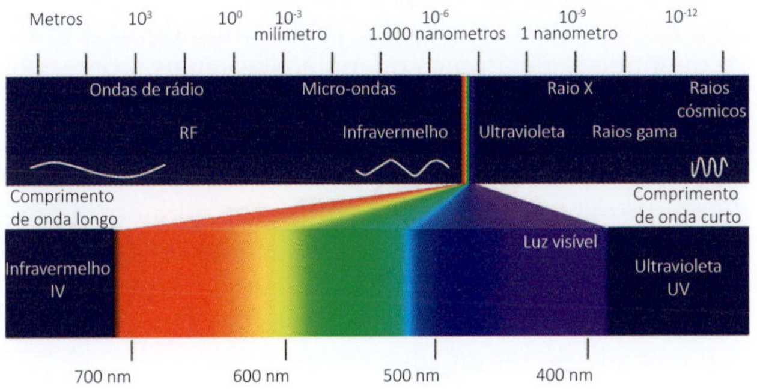

Figura 26.65. O espectro eletromagnético.
Fonte: Desenvolvida pela autoria do capítulo.

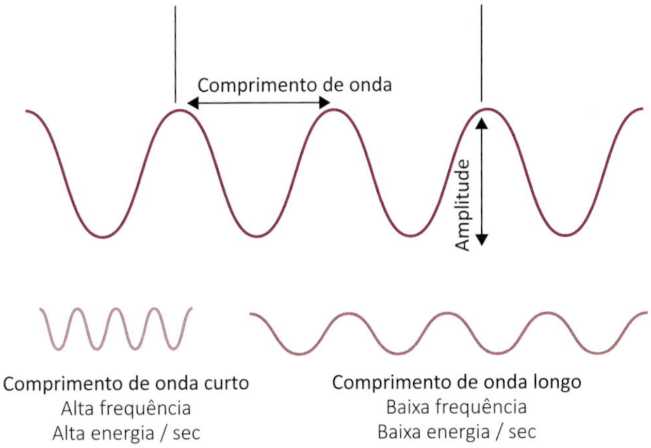

Figura 26.66. Ondas eletromagnéticas de fótons que transportam energia.
Fonte: Desenvolvida pela autoria do capítulo.

As fontes de luz mais utilizadas na dermatologia são o laser, a luz intensa pulsada e os LEDs, os quais serão descritos agora, bem como sua interação com o tecido, regida pela fototermólise seletiva.

Laser

A palavra laser é o acrônimo de *light amplification by stimulated emission of radiation*, o que significa amplificação da luz pelo efeito da emissão estimulada da radiação. É possível dividir esta sigla em 2 partes muito bem definidas: o fenômeno da emissão estimulada e a amplificação luminosa.

□ Emissão estimulada da luz

A luz é uma forma de energia gerada, emitida ou absorvida por átomos ou moléculas. Para emitir energia, o átomo ou a molécula precisa ser elevado a um nível de excitação de energia acima de seu estado natural de repouso (no qual existe excesso de energia para ser descarregada). Átomos, como seres humanos, não conseguem manter a excitação por períodos longos. Consequentemente, eles têm a tendência natural de se livrar do excesso de energia, na forma de emissão de partículas ou pacotes de ondas luminosas chamadas fótons (Figura 26.67). Este fenômeno é chamado de emissão espontânea da luz. O comprimento de onda (λ), ou a frequência dos fótons emitidos está relacionado com a energia do fóton por meio da relação:

$$E_{foton} = hc/\lambda$$

h – constante universal de Planck = 6,6260693 × 10^{-34} J.seg

c – velocidade da luz = 300.000 km/seg

λ – comprimento de onda da luz

Desta relação é possível tirar uma conclusão importante: a luz de comprimento de onda mais longo, como

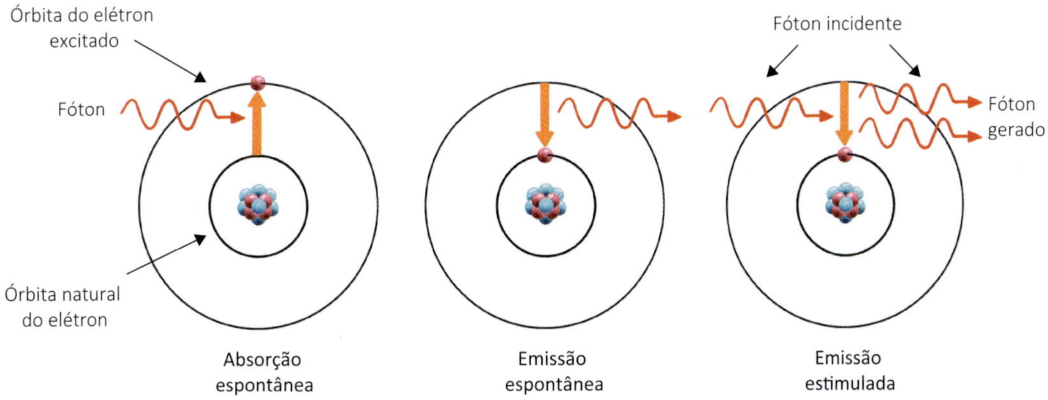

Figura 26.67. Emissão espontânea e estimulada da luz.
Fonte: Desenvolvida pela autoria do capítulo.

o vermelho, transporta menos energia que a luz de comprimento de onda mais curto, como o azul, que está no outro extremo do espectro visível.

Cada átomo ou molécula na natureza possui níveis de excitação energéticos distintos. Consequentemente, elementos diferentes emitirão fótons com energias diferentes, e assim comprimentos de onda (frequências) distintos. Todas estas radiações primárias são, desta maneira, monocromáticas. O fato da luz do sol ser policromática indica que a matéria que o compõe é uma mistura de vários elementos distintos.

Outra relação importante é da frequência com o comprimento de onda:

$$f = c/\lambda$$

f – frequência da onda luminosa (Hz)
c – velocidade da luz = 300.000 km/seg
λ – comprimento de onda da luz (nanômetros – nm)

É possível ver que estas 2 grandezas são inversamente proporcionais, ou seja, quanto maior a frequência, menor o comprimento de onda. Por exemplo, a frequência da luz visível que é altíssima, na ordem de terahertz, tem um comprimento de onda bem pequeno, do tamanho de uma molécula. Enquanto uma onda de rádio FM, da ordem de mega hertz, tem um comprimento de onda do tamanho de uma casa de 2 andares.

Os átomos podem ser excitados por diferentes mecanismos: aquecimento, choques mecânicos com outras partículas como numa descarga elétrica (choque com elétrons), ou por outra radiação eletromagnética, quando eles seletivamente absorvem a energia de outros fótons. Este é um processo natural que ocorre a todo o momento, porém como sua magnitude é muito ínfima e o espectro visível muito estreito, não é possível ver. O local na Terra onde é possível observar este fenômeno mais facilmente é próximo aos polos, a famosa aurora boreal. É produzida pelo choque entre as moléculas de ar e as partículas cósmicas que bombardeiam a Terra a todo instante, produzindo então um maravilhoso fenômeno de luminescência.

Porém os átomos também podem decair produzindo uma radiação luminosa de uma maneira **estimulada**. Em 1917, Albert Einstein postulou e provou a existência deste mecanismo. Quando um fóton colide com um átomo excitado, ele instantaneamente emite um fóton idêntico ao primeiro (Figura 26.67). Esta emissão estimulada segue as seguintes leis básicas:

a) O fóton estimulado viaja na mesma direção do incidente.
b) O fóton estimulado sincroniza sua onda com o incidente, em outras palavras, as ondas dos 2 fótons alinham suas cristas somando suas magnitudes e aumentando, desta maneira, a intensidade da luz emitida. Fótons com as cristas alinhadas produzem então uma luz coerente ou organizada.

O resultado final de uma emissão estimulada é então um par de fótons que são coerentes e viajam na mesma direção. A emissão estimulada da luz constitui a base do funcionamento do laser, inventado mais de 50 anos após a descoberta de Einstein.

□ Amplificação luminosa

Em termos básicos o que diferencia um laser de uma lâmpada comum é a amplificação. Além de gerar a luz, o laser a amplifica. Para ilustrar o mecanismo de geração de luz por um laser, imagine inicialmente uma caixa retangular ou um tubo, cilindro reto, contendo uma grande quantidade de átomos ou moléculas iguais. Como, por exemplo, um tubo de lâmpada fluorescente, com seu gás. Em cada ponta do tubo são colocados espelhos que por construção estarão paralelos um ao outro: o espelho de um terminal é totalmente refletor; e o da outra ponta (a janela de saída da luz) é parcialmente refletor – 80% da luz é refletida de volta ao tubo e 20% transmitida por meio do espelho para o exterior. Esta caixa ou tubo é denominada de ressonador do laser.

Imagine também que os átomos são excitados a um nível de energia elevada por uma fonte externa (uma fonte luminosa ou uma descarga elétrica). Como se o interruptor ligando a lâmpada fosse acionado. Por meio do mecanismo de emissão espontânea, que acontece de maneira totalmente aleatória, os átomos começam a emitir fótons que então viajam em várias direções dentro do tubo. Aqueles que batem contra a parede do tubo são absorvidos e perdidos na forma de calor, desaparecendo de cena. No caso da lâmpada, saem para o ambiente, produzindo uma iluminação. Contudo, os fótons emitidos que viajam na direção paralela ao eixo do tubo têm grande probabilidade de encontrar outro átomo excitado e desta maneira estimular a emissão de fótons adicionais, coerentes com o fóton estimulador e viajando na mesma direção – ou seja, ao longo do eixo longitudinal do tubo. Estes 2 fótons continuam sua viagem outra vez com a probabilidade de estimular, por um processo semelhante, 2 fótons adicionais – todos coerentes entre si e viajando no mesmo eixo. A progressão continua indefinidamente e 8, 16, 32, 64 etc. fótons são produzidos, todos viajando na mesma direção, como ilustra a Figura 26.68.

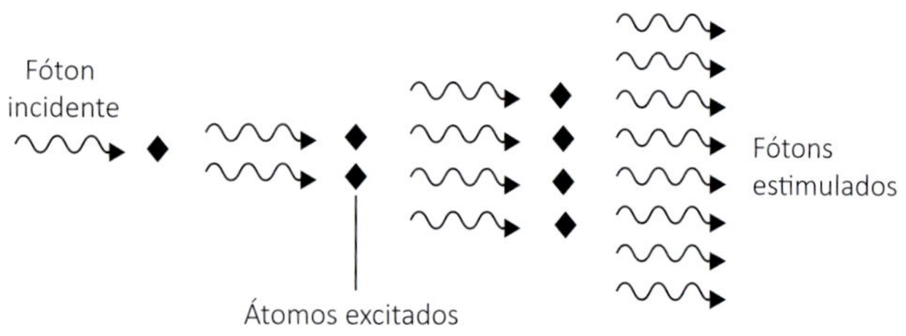

Figura 26.68. Reação em cadeia gerando fótons dentro de um laser.
Fonte: Desenvolvida pela autoria do capítulo.

Fica então claramente caracterizado um processo de amplificação luminosa que gera um grande fluxo de luz na direção longitudinal ao tubo, como ilustrado na Figura 26.69. O tubo e o seu meio excitado, juntamente com os espelhos, constituem o chamado ressonador (ou oscilador) que adicionado à fonte de excitação constituem os componentes básicos de um laser.

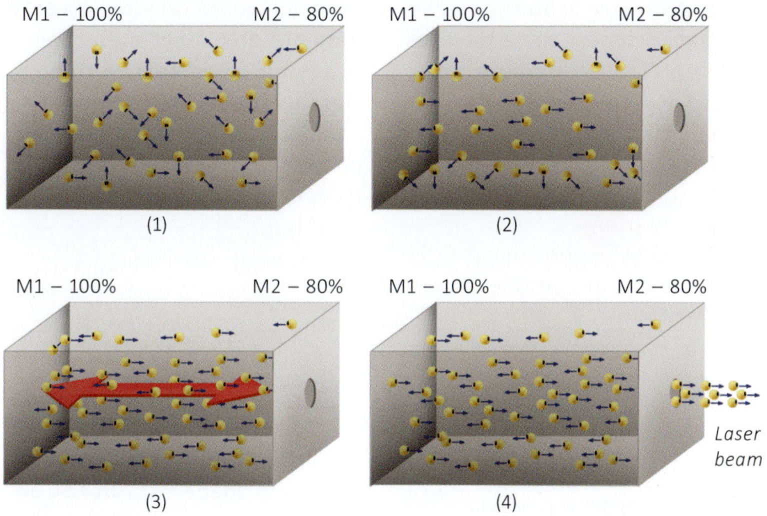

Figura 26.69. Esquema de um ressonador e a formação do feixe de laser.
Fonte: Desenvolvida pela autoria do capítulo.

□ Características da luz de um laser

Pelo descrito anterior é possível verificar que a luz de um laser possui propriedades únicas que as diferenciam de outras fontes luminosas:

a) Monocromática: porque é gerada por uma coleção de átomos ou moléculas idênticas, de um mesmo material, todas emitindo fótons com um mesmo comprimento de onda, uma só frequência. Esta característica é importante em função da absorção seletiva do tecido humano, que ficará mais evidente mais adiante.
b) Coerente: em função da emissão estimulada e da maneira como a luz é amplificada, apenas na direção longitudinal dentro do ressonador, os fótons adquirem caraterística organizada, como soldados marchando em um desfile militar. Isto é denominado de coerência espacial e temporal. Em qualquer ponto de um feixe laser, os fótons (ou a luz):
   a) possuem a mesma energia;
   b) viajam na mesma direção;
   c) viajam ao mesmo tempo.

□ Potência, energia e fluência

O aumento de temperatura ou efeito do tratamento no tecido depende da quantidade de energia que lhe é entregue. A energia, a potência e a fluência (concentração de energia) são parâmetros físicos que controlam o efeito do tratamento ou determinam o eventual aumento de temperatura.

- Energia: é medida em Joules (J);
- Potência: é medida em Watts (W).

São grandezas diferentes e se relacionam com a seguinte equação:

E (J) = P (W) × T (seg)

E = energia entregue pela fonte de luz
P = potência da fonte
T = duração do pulso, ou quanto tempo é deixada a fonte ligada

Segue um simples exemplo: se deixarmos uma lâmpada de 30 W ligada durante dois segundos ela fornece 60 J:

60 J = **30 W** × 2 seg

Mas se a lâmpada é trocada por uma mais fraca, ou sua potência é diminuída, para conseguir a mesma energia será necessário deixá-la ligada por mais tempo:

60 J = **5 W** × 12seg

Portanto a energia é a quantidade de potência entregue ao tecido em um dado intervalo de tempo, ou a duração do pulso do laser. O efeito do laser é extremamente localizado. Assim o que governa a resposta do tecido é a quantidade de energia entregue a uma determinada área (a concentração de energia), em geral o tamanho da área de aplicação ou o ***spot size*** produzido pela peça de mão do laser. Assim, a concentração de energia ou **fluência**, é medida em J/cm^2.

Fluência (J/cm^2) = Energia (J)/Área (cm^2)

Visualize a situação em que se quer colocar fogo num papel usando a luz do Sol e uma lente de aumento. Repare que só é possível queimar o papel com a lente quando ele é posicionado no foco, ou seja, quando o *spot size* é mínimo e a fluência (concentração da luz) é máxima. Repare que nem a energia e nem a potência foi alterada, apenas a fluência foi modificada, alterando a posição da lente (Figura 26.70A).

Com a luz no foco (Figura 26.70B) a concentração de energia é máxima, pois toda a energia do laser é concentrada em um pequeno ponto focal (em geral da ordem de 0,1 mm a 1 mm), denominado de *spot size*. Neste ponto, é realizado um corte e a aplicação tem efeito máximo. Afastando a caneta do tecido, é possível notar uma posição de *defocus* ou fora de foco, ou seja, a área de aplicação é aumentada e com isso a concentração de energia (fluência) é reduzida. Nesta posição é possível conseguir o efeito de vaporização superficial e de coagulação, um efeito mais suave (utilizado no rejuvenescimento de pele – *resurfacing*).

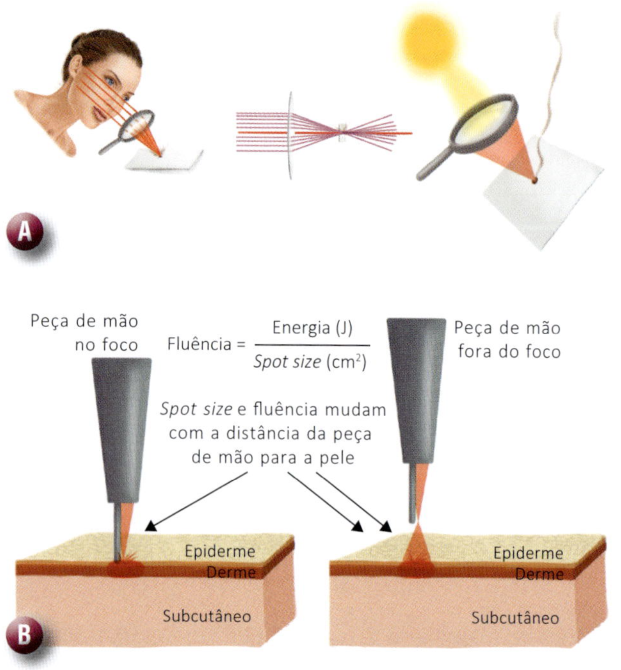

Figura 26.70. (A) O papel só queima quando a concentração de luz é máxima no foco. (B) Peça de mão focalizada no foco e fora do foco.
Fonte: Desenvolvida pela autoria do capítulo.

A Figura 26.71 mostra como a fluência varia quando a distância do tecido em relação à lente é alterada, e assim é possível obter efeitos diferentes no tecido, para uma mesma energia.

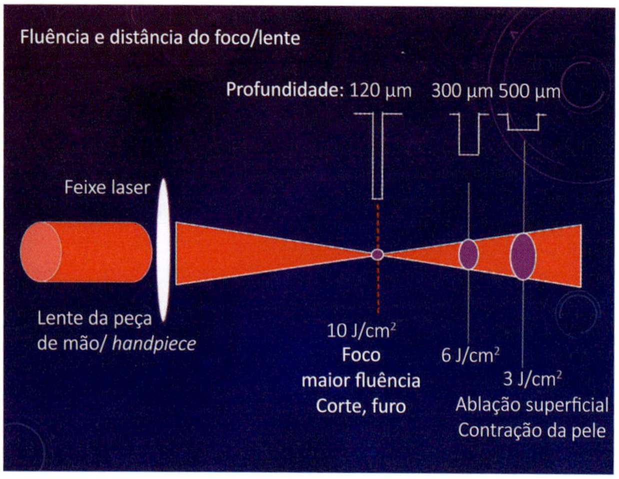

Figura 26.71. Variação da fluência com a distância da lente, produzindo diferentes efeitos no tecido.
Fonte: Desenvolvida pela autoria do capítulo.

Uma outra caneta de aplicação ou peça de mão muito utilizada é a ponteira "colimada". Nela o feixe laser permanece paralelo (colimado) e constante, independentemente da distância da caneta para o tecido. São utilizadas em sistemas de depilação e diversos tipos de tratamento de pele como na remoção do melasma. Um conjunto de lentes na peça de mão pode ser acionado para mudar o *spot size*, ou em sistemas mais simples troca-se toda a ponteira.

É importante observar como o corte é controlado com o laser. O cirurgião está acostumado a controlar a profundidade de corte por meio da pressão exercida na lâmina contra o tecido. No laser, como não existe contato mecânico com o tecido, o corte é determinado por 2 fatores:

1. velocidade de movimento da mão;
2. energia do laser.

A velocidade está ligada ao tempo de exposição do tecido, pois se for mantido o laser atuando sobre um ponto indefinidamente, este começa a vaporizar camada após camada de tecido aumentando a profundidade do corte. Desta maneira, para uma potência constante, se as mãos forem movimentadas lentamente será possível ter um corte profundo. Com isso, para um movimento com velocidade constante, o corte será tão profundo quanto maior for a energia.

O tempo de exposição do tecido à luz do laser também governa a quantidade de tecido adjacente que pode ser afetado. Desta maneira, os sistemas de lasers modernos possuem mecanismos de aplicação de maneira a entregar ao tecido a energia necessária para vaporizá-lo em tempo muito rápido, minimizando o efeito térmico aos tecidos adjacentes. Estes mecanismos podem ser por meio de pulsos ultrarrápidos (laser ultrapulsado) ou sistemas computadorizados de varredura rápida do feixe laser (*scanners* fracionados), muito empregados nos tratamentos de rejuvenescimento de pele, e mais atualmente nos sistemas de tratamento fracionados. Os *scanners* dividem ou movimentam o feixe laser em alta velocidade de maneira a posicionar o feixe de laser na pele minimizando os danos aos tecidos adjacentes. São controlados por computador, e podem executar diferentes formas de varredura, com grande precisão e total controle sobre a quantidade de tecido sendo vaporizada.

□ Tipos de laser

Todo equipamento de laser é composto das seguintes partes:

1. **Ressonador/oscilador:** onde está o meio ativo, que excitado produz a luz e assim determina o comprimento de onda.
2. **Fonte de excitação (também chamada de bombeamento):** entrega energia ao meio para que produza os fótons.
3. Sistema de transporte do feixe laser desde a fonte até a mão do operador.
4. Peça de mão, caneta de aplicação ou sistema de varredura.

A indústria utiliza vários elementos na fabricação de fontes de lasers no intuito de cobrir uma gama cada vez maior do espectro eletromagnético. Hoje há laser de ultravioleta, de luz visível e de infravermelho. Para isso são utilizados gases, líquidos, cristais, fibras ópticas e semicondutores (componentes eletrônicos).

A forma de excitação ou bombeamento de cada elemento também varia e são utilizadas descargas elétricas, RF, fontes luminosas como lâmpadas de *flash* ou até mesmo outros lasers.

Para transportar a luz do laser desde onde é produzida, no ressonador, até a mão de quem está fazendo a aplicação, são utilizados diferentes meios que dependem do comprimento de onda e energia do equipamento. Os mais utilizados são:

- **Braço articulado:** conjunto de vários espelhos posicionados nos vértices de tubos articulados, de maneira a permitir todos os graus de liberdade de movimento (Figura 26.72).

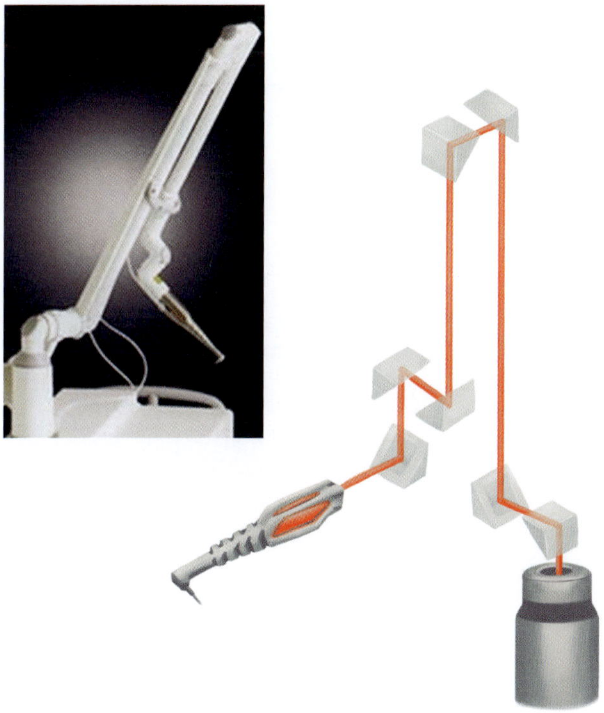

Figura 26.72. Diagrama braço articulado.
Fonte: Acervo da autoria do capítulo.

- **Fibra óptica:** são fibras finas feitas de quartzo (vidro) e encapsuladas com revestimentos plásticos para dar flexibilidade. Transportam o feixe laser pelo sistema de múltiplas reflexões internas, ou seja, a luz ao entrar na fibra segue refletindo internamente nas paredes do núcleo até a saída. É importante notar que na saída da fibra o feixe de laser apresenta uma grande divergência, não mais seguindo paralelo. Em outras palavras o feixe espalha, perdendo parte da coerência (Figura 26.73).

A seguir estão alguns exemplos típicos de sistemas laser utilizados na medicina, agrupados segundo o meio excitado.

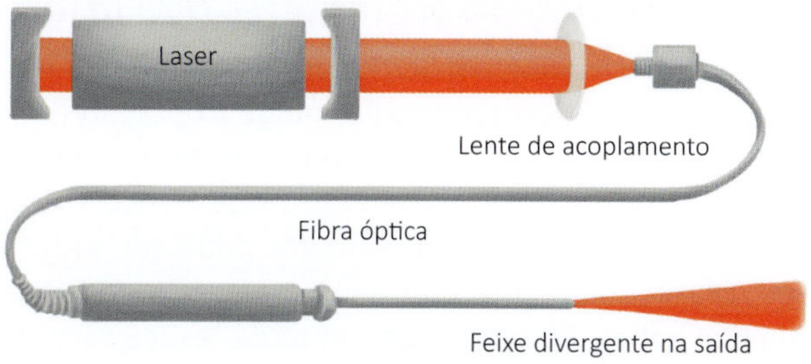

Figura 26.73. Esquema de um laser com fibra óptica.
Fonte: Desenvolvida pela autoria do capítulo.

Laser de gás – dióxido de carbono (CO_2)

O laser de CO_2 ainda é um dos lasers mais utilizados em cirurgias, aplicações dermatológicas e industriais. Sua potência pode ser variada de alguns mW até kW em forma contínua ou pulsada. O meio excitado é uma mistura de gases incluindo **N_2** (nitrogênio – 13% a 45%), **He** (hélio – 60% a 85%) e **CO_2** (1% a 9%). A forma de excitação é por descarga elétrica de alta voltagem ou RF. A molécula de **CO_2** é excitada pelo choque mecânico com elétrons e com as moléculas de **N_2** e **He**. O comprimento de onda está na faixa do **infravermelho em 10.640 nm**. São lasers relativamente eficientes (30% de transformação eletro-óptica), e por isso de simples operação (baixo consumo e pequena manutenção). Utiliza o braço articulados ou guias flexíveis ocos, revestidos internamente por material dielétrico que reflete a luz do laser (Figura 26.74).

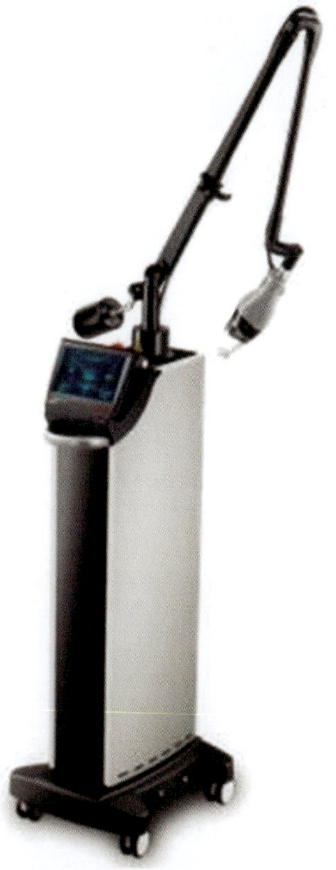

Figura 26.74. Laser de CO_2 – Lutronic e CO_2.
Fonte: Acervo da autoria do capítulo.

Laser de líquido (corante) – *Dye laser*

O meio excitado é um líquido, solução de Rodamina (R6G), corante fluorescente. Forma de excitação luminosa por lâmpada de *flash* ou outro laser. O comprimento de onda pode variar continuamente desde 300 nm até 1.000 nm, o ressonador pode ser sintonizado. Mais comumente utilizado no amarelo (595 nm). Principal aplicação é no tratamento de lesões vasculares planas como as manchas vinho do porto, e processos inflamatórios da pele. Utilizam fibras ópticas de quartzo (Figura 26.75).

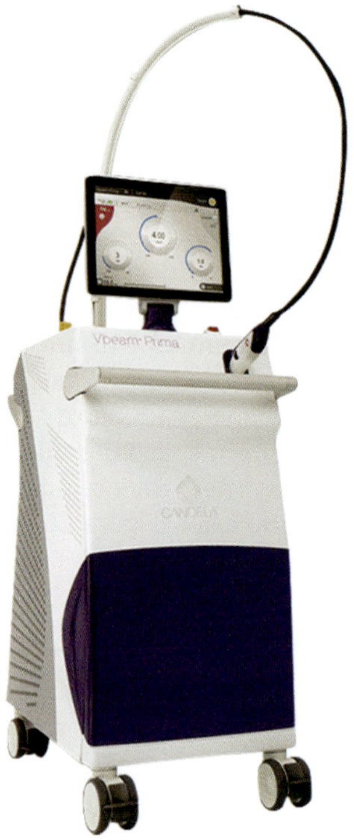

Figura 26.75. *Dye laser* – Vbeam Prima Candela Laser.
Fonte: Acervo da autoria do capítulo.

Laser de estado sólido (cristal)

A Figura 26.76 mostra o esquema da maioria dos sistemas laser de Cristal existentes no mercado. O ressonador é composto pelo cristal, a lâmpada de *flash* utilizada para excitação, e os espelhos, que ficam posicionados no interior de uma cavidade elíptica revestida de um material refletor, em geral cerâmica ou um metal de grande resistência como o ouro.

Rubi – Cr^{3+}:Al_2O_3

Foi o primeiro laser desenvolvido por Maiman em 1961, mas este sistema levou bastante tempo para ser utilizado na medicina. O meio é o cristal de rubi ionizado. Excitado por fonte luminosa, lâmpada de *flash* (o comprimento de onda está na faixa do vermelho 694 nm). Pela natureza do cristal precisa de muita energia para

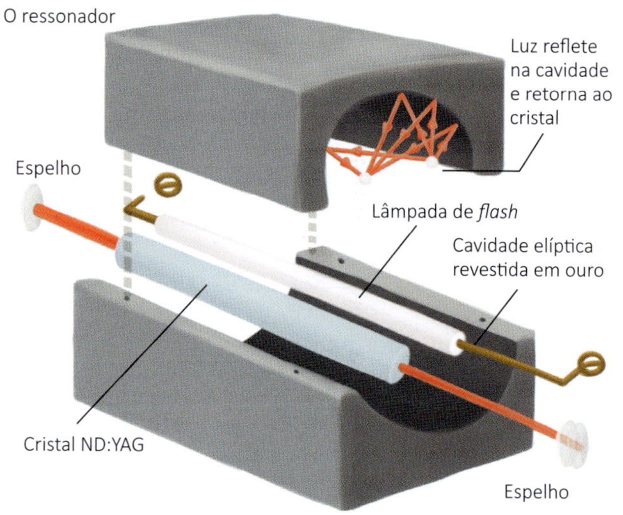

Figura 26.76. Diagrama de um laser de cristal.
Fonte: Desenvolvida pela autoria do capítulo.

bombeamento ou lâmpadas de *flash* de alta potência. Utiliza fibras ópticas e braço articulado para transporte do raio laser. Muito empregado para remoção de lesões pigmentadas e tatuagens.

Alexandrita – Cr:$BeAl_2O_4$

O meio é o crisoberilo atenuado em crômio, a pedra semipreciosa alexandrita ionizada. Excitado por fonte luminosa, lâmpada de *flash*. O comprimento de onda está no final do vermelho (755 nm). Utiliza fibras ópticas flexíveis. Por ser um cristal de propriedades ópticas mais eficientes, permite a operação mais rápida e eficiente em equipamentos menores que os de rubi. Muito utilizado para depilação e lesões pigmentadas.

Família YAG

Abreviatura de Ytrium, alumínio e a pedra semipreciosa granada, cristal que serve de hospedeiro para o íon que produzirá a radiação com o comprimento de onda desejado. Os íons são excitados por lâmpada de *flash* ou diodos laser, e trabalham no espectro do infravermelho próximo. O transporte do feixe laser é feito por fibras ópticas, e em alguns casos por braço articulado (lasers de alta energia pulsada) os mais comuns são:

- **ND:YAG:** utiliza os íons de neodímio, comprimento de onda em 1.064 nm.
- **ND:YAG + KTP:** colocando-se um segundo cristal dentro do ressonador do laser, em geral o "famoso" **KTP** (potássio-titânio-fosfato), consegue-se dobrar a frequência do ND:YAG produzindo o comprimento de onda verde 532 nm. Utilizado para remoção de manchas e lesões vasculares mais superficiais. Em sistemas mais simples ou ponteiras de uma plataforma, o KTP é colocado na saída do feixe como uma ponteira.
- **ND:YAG + Peça de mão com corante sólido (Crystal Dye):** ao ND:YAG pode-se ainda adicionar uma ponteira contendo um corante fluorescente em estado

sólido, o mesmo empregado nos *dye lasers*, para obter outros comprimentos de onda, como **585 nm** (amarelo) e **660 nm** (vermelho), tornando o laser uma máquina extremamente versátil conseguindo remover praticamente qualquer cor de tatuagem e lesões pigmentadas em diferentes profundidades.

- Ho:YAG: utiliza íons de Holmium. Comprimento de onda de 2.100 nm. Excelente para tratamentos no tecido ósseo, cartilagem e fragmentação de cálculos renais.
- Erbium:YAG: utiliza íons de érbio. Comprimento de onda em 2.940 nm. Muito conhecido pelo uso no *resurfacing* (rejuvenescimento da pele). Utilizado em lasers fracionados.
- Tm:YAG: utiliza íons de túlio (Thulium). Comprimento de onda em 1.927 nm. Utilizado para rejuvenescimento não ablativo da pele.

YSGG

O cristal excitado é semelhante ao YAG, alterando para a mistura do Ytrium com Scandium e Galium (Ytrium Scandium Galium Garnet). O comprimento de onda gerado encontra-se também no infravermelho próximo em 2.790 nm – utilizado na ponteira Pearl™ da Cutera. A principal aplicação é rejuvenescimento fracionado da pele. Surgiu como uma alternativa ao Erbium:YAG.

Nd:YAP

Utiliza íons de neodímio num cristal de Yttrium Alumina Perovskita, com comprimento de onda de 1.340 nm. Usado para rejuvenescimento não ablativo da pele e doenças inflamatórias crônicas como hidradenite. Muito utilizado como ponteira de uma plataforma.

Er:GLASS

O meio excitado muda para o cristal de vidro que serve de hospedeiro para o íon de érbio. O comprimento de onda muda para 1.540 nm, no infravermelho próximo. Utilizado para rejuvenescimento da pele, e muito empregado nos sistemas de lasers fracionados.

Titanium Safira ou Ti:Saphire – Ti:Al_2O_3

Um cristal de safira (Al_2O_3) serve de hospedeiro para o íon de titânio. São sintonizáveis por meio do ressonador podendo produzir comprimentos de onda desde o vermelho ao infravermelho (650 nm a 1.100 nm). São utilizados em sistemas lasers de picossegundo (300 pseg) no comprimento de onda de 785 nm.

Laser de semicondutor (diodo laser)

O meio excitado é um semicondutor, componente eletrônico, um diodo. A forma de excitação é por corrente elétrica. Alterando o semicondutor, consegue-se uma gama variada de comprimentos de onda que vão desde o visível, como por exemplo o 420 nm até o infravermelho próximo em 1.400 nm. Os mais comuns são AlGaAs com comprimentos de onda desde o vermelho até o infravermelho próximo 620 nm a 900 nm, e o GaAs no infravermelho próximo 830 nm a 920 nm. Muito eficientes (maior que 50% eletro-óptica), por isso geralmente são sistemas pequenos e de operação bastante simplificada. Utiliza fibras ópticas ou simplesmente livres. Alguns fabricantes fornecem equipamentos com mais de um diodo laser de diferentes comprimentos de onda, aumentando a flexibilidade do sistema. Muito utilizados ultimamente para depilação, tratamento de lesões vasculares e no laser lipólise (Figura 26.77).

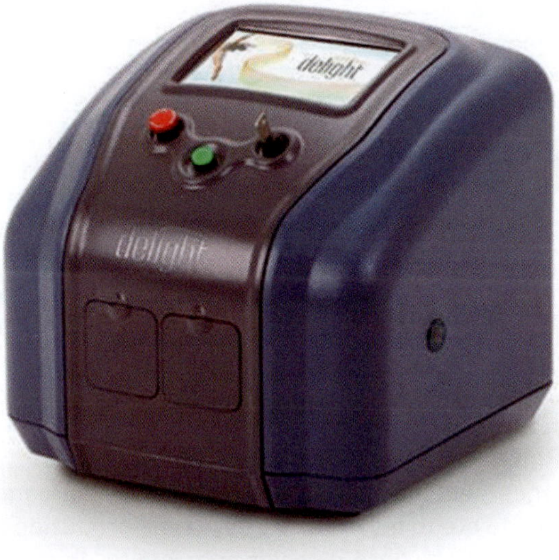

Figura 26.77. Diodo laser Delight Vydence – 2 comprimentos de onda 915 nm e 980 nm.

Fonte: Acervo da autoria do capítulo.

□ Modos de operação de um laser

Dependendo do efeito que se quer obter no tecido para o tratamento, é possível operar os sistemas laser nos seguintes modos:

- **Modo contínuo – CW:** nesta maneira de operação o laser permanece ligado, assim como uma lâmpada acesa e emite um feixe de luz de energia constante, enquanto o sistema é mantido acionado por meio do pedal ou do botão de acionamento na peça de mão (disponível em alguns equipamentos). Muito utilizado em cirurgia para coagulação ou vaporização de tecidos.
- **Modo pulsado:** este modo funciona como se um interruptor de uma lâmpada fosse ligado e desligado, o laser é pulsado eletronicamente com os tempos ligados e o intervalo entre os pulsos controlados pelo computador do equipamento, e selecionados via painel. A velocidade, ou frequência, de repetição dos pulsos (dada em Hz) também pode ser programada. A maioria dos lasers usados em dermatologia trabalham com pulsos ultrarrápidos que vaporizam o tecido mais rápido que a difusão térmica da pele, minimizando os danos aos tecidos adjacentes, resultando em tratamentos eficazes e seguros.

De acordo com a duração do pulso do laser, os sistemas pulsados podem ser classificados em:

a) **Pulsos longos:** –0,001 seg – **milissegundo** (ms) 10^{-3} seg
Depilação, tratamento de vasos

b) **Quasi-CW:** –0,000.001 seg –**microssegundo** (μs) 10^{-6} seg
Rejuvenescimento, onicomicose, acne inflamatória

c) ***Q-Switched*:** –0,000.000.001 – **nanossegundo** (ns) 10^{-9} seg
Tratamento do melasma, remoção de tatuagem

d) **MOPA:** –0,000.000.000.001 – **picossegundo** (ps) 10^{-12} seg
Remoção de tatuagem, lesões pigmentadas, rejuvenescimento

Q-Switch

Este modo é conseguido ao se inserir dentro do ressonador, ao lado do cristal do laser, um acessório cujo objetivo é pulsar opticamente a luz. Pode ser utilizado em lasers de cristal, como o rubi, o alexandrita e o ND:YAG. O objetivo é acumular a energia do laser a níveis bem altos e liberar em pulsos extremamente rápidos. Em geral da ordem de 5 a 50 ns. O resultado é um pulso de laser de altíssima potência de pico (muitas vezes maior que no pulsado comum), que consegue penetrar profundamente no tecido, com um mínimo de efeito colateral. Neste caso é produzido uma ação mecânica sobre o tecido, por efeito de onda de choque, provocada pelo impacto do pulso sobre o tecido-alvo a ser tratado provocando uma fragmentação. Enquanto nos modos pulsados comuns o efeito é puramente térmico.

O *Q-Switch* pode ser passivo, quando é utilizado um cristal chamado *saturable-absorber* que produz os pulsos rápidos, ou ativo, que utiliza um cristal modulador eletrônico chamado de "Pockell-Cell" (Figura 26.78).

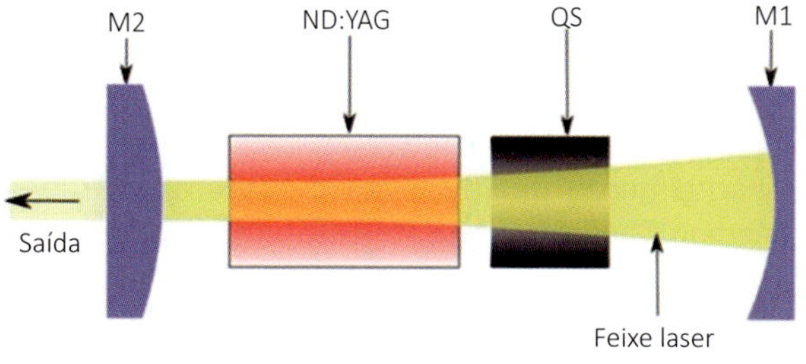

Figura 26.78. Esquema de um laser de ND:YAG com o *Q-Switch*.
Fonte: Desenvolvida pela autoria do capítulo.

A aplicação clássica é no tratamento de remoção de tatuagens ou lesões pigmentadas da pele como olheiras, hiperpigmentação pós-inflamatória e melasma.

MOPA – picossegundo

Para conseguir pulsos de picossegundos é utilizada uma técnica chamada Master Oscillator & Power Amplifier (MOPA). É um sistema de 2 estágios. Um minúsculo laser de ND:YAG, com um ressonador bem pequeno, gera o pulso de picossegundo (Master Oscillator). Em seguida o pulso passa por uma unidade amplificadora (Power Amplifier), ganhando energia e a consequente potência de pico para realizar os tratamentos. Os 2 estágios têm como base um mesmo laser de bombeamento, o que garante o sincronismo e a estabilidade do pulso. É utilizado em lasers de cristal como o alexandrita, ND:YAG e Ti:Saphire (Figura 26.79).

Os lasers de picossegundo para dermatologia fornecem pulsos que variam de 250 a 760 picossegundos. Para entender as vantagens do laser de picossegundo sobre um laser de nanossegundo é necessário voltar à relação entre energia, potência e duração de pulso, descrita anteriormente. Observa-se que a potência de pico é inversamente proporcional à duração do pulso. Ou seja, pulsos mais rápidos (curtos) geram potências mais altas, para uma mesma energia:

Potência (W) = Energia (J)/Duração do pulso (seg)

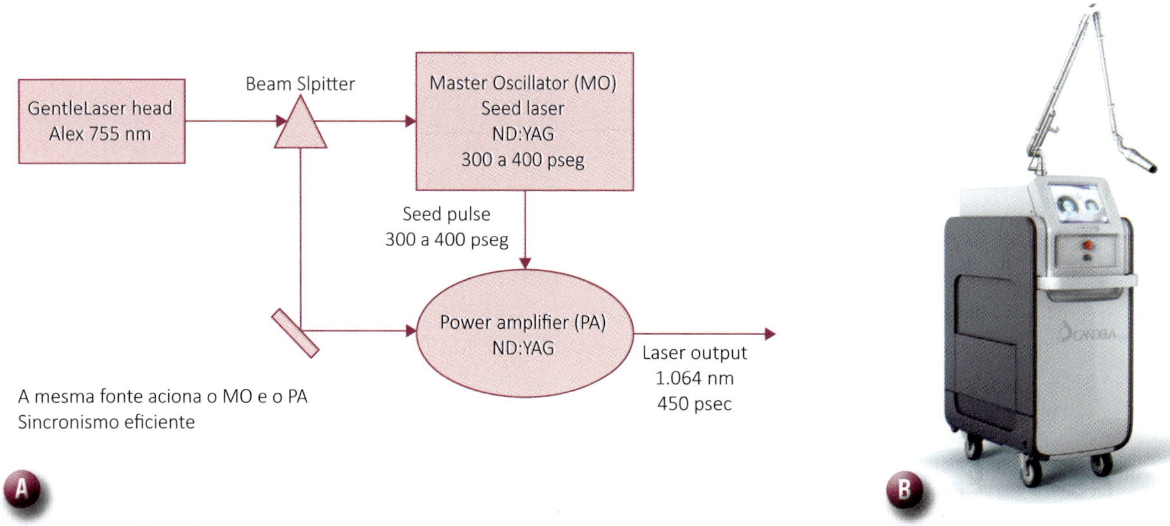

Figura 26.79. (A) Configuração MOPA. (B) Laser de picossegundo – PicoWay Candela Lasers.
Fontes: (A) Desenvolvida pela autoria do capítulo. (B) Acervo da autoria do capítulo.

Um laser de picossegundo gera potencias de pico altíssimas, e assim não precisam de energias altas. Desta maneira são utilizadas energias bem baixas, resultando em tratamentos mais suaves e de recuperação mais rápida. Por exemplo, numa remoção de tatuagem, um laser de picossegundo precisa de menos sessões que um nanossegundo, e as sessões podem ser feitas a cada 15 dias enquanto no nanossegundo as sessões são a cada dois meses. Quanto mais rápido, mais suave e mais eficaz. Por isso a indústria vem investindo no desenvolvimento destes sistemas ultrarrápidos.

Os lasers de picossegundo também estão revolucionando o rejuvenescimento da pele. Com resultados bem próximos ao laser de CO_2 fracionado, porém com uma recuperação mais rápida, sem restrição quanto ao tipo de pele e menos incômodo durante a aplicação.

Até agora todo rejuvenescimento a laser teve base no aquecimento do tecido. Quebrando este paradigma, o laser de picossegundo provoca uma regeneração com efeito puramente mecânico.

O feixe do laser é fracionado e focalizado dentro da derme. No foco, ponto de maior fluência, ocorrem pequenas explosões, denominadas LIOB (*Laser Induced Optical Breakdown*), que geram vacúolos na derme, seguida de uma onda de choque, denominada LIC (*Laser Induced Cavitation*). Este trauma mecânico, seguido de uma microssubcisão, é o que estimula a regeneração da pele, sem qualquer efeito térmico. Importante notar que a profundidade das LIOBs muda com o comprimento de onda. Como mostram as histologias da Figura 26.80, com 532 nm as LIOBs são epidérmicas e em 1.064 nm, as microexplosões ocorrem na derme. Desta maneira são complementares ao estimular um rejuvenescimento superficial e profundo.

Como será mostrado a seguir, a duração do pulso governa a maneira com que a luz interage com o tecido (fototermólise seletiva), e variando a duração do pulso é possível mudar totalmente a aplicação de um laser.

□ Laser fracionado

Para entender a beleza e a revolução provocada pelo desenvolvimento dos sistemas de tratamento a laser fracionado, imagine um paciente que busca uma melhoria estética da pele como uma fotografia de família que precisa de uns retoques. Hoje em dia uma fotografia é alterada digitalmente pixel por pixel, para melhorar a aparência dos objetos na imagem. Da mesma maneira, pinturas danificadas são restauradas delicadamente em uma pequena área por vez.

Esse mesmo conceito é empregado nos sistemas que utilizam a tecnologia da fototermólise fracionada. O laser produz lesões térmicas microscópicas chamadas de micro zonas térmicas (MZT), da ordem de 100 μm a 150 μm, a espessura de um fio de cabelo; e profundas (de 0,2 mm a 2,4 mm – os equipamentos de luz pulsada em geral atuam até 0,3 mm abaixo da superfície). Estas MZTs estão envoltas por tecido sadio que não foi agredido, o qual vai ajudar na recuperação da microárea agredida, e também será mobilizado no processo de regeneração global da pele. Desta maneira, obtém-se um nível de rejuvenescimento comparável aos peelings químicos profundos ou a dermoabrasão mecânica, porém com um mínimo de efeito colateral e sem tirar o paciente da rotina. Ou seja, consegue-se um grande estímulo da pele com um mínimo de agressão (Figura 26.81).

O fracionamento do feixe laser pode ser conseguido por meio de filtros que utilizam microlentes ou filmes holográficos (como utilizado no laser de picossegundo exibido anteriormente) – filmes holográficos são fisicamente negativos de uma fotografia que contêm a informação para dividir o feixe do laser. Neste caso o número de MZTs e a área de aplicação são limitados pelo filtro (Figura 26.82).

Outra maneira é utilizando um sistema de varredura inteligente (*scanners*) localizado na peça de mão. O sistema é composto por espelhos que movimentam o feixe do laser controlados por computador. Os MZTs são aplicados um após o outro em grande velocidade. Diferente do sistema de filtro em que os MZTs são aplicados simultaneamente como um carimbo. O sistema de varredura garante uma distribuição uniforme das MZTs, e o operador pode escolher na tela do equipamento a quantidade de MZTs que vai colocar, ou a porcentagem da área total de pele que vai estimular. Controla assim a agressividade do tratamento. Quanto mais MZTs, maior o estímulo, mais agressiva a aplicação e, consequentemente, mais resultado. Isto gera um controle de aplicação que até então não existia nos tratamentos dermatológicos.

O método fracionado foi desenvolvido pelos pais da fototermólise seletiva, os doutores Rox Anderson e Dieter Manstein, nos Wellman Laboratories, em Boston, nos Estados Unidos. O primeiro sistema laser fracionado, o Fraxel SR, foi apresentado pela empresa Reliant Technologies Inc. no Congresso da Academia Americana de Laser (ASLMS – American Society for Laser in Medicine and Surgery) em abril de 2004.

O sistema obedece aos princípios da fototermólise seletiva, com comprimento de onda na faixa de 1.550 nm em que o cromóforo é a água presente nas células da pele. Em sua concepção original, os sistemas fracionados realizam um tratamento não ablativo, em que a superfície da pele não é agredida, o tecido é apenas aquecido até o ponto de coagulação produzindo as microzonas térmicas. São realizados de 3 a 5 sessões espaçadas de 25 a 30 dias.

Alguns sistemas que empregam o sistema fracionado não ablativo:

- ***Fraxel Duo***: com 2 comprimentos de onda em 1.550 nm e 1.927 nm, utiliza um laser de fibra óptica com íons de érbium, e um cristal de Thulium. A aplicação é feita por meio de uma ponteira com sistema de varredura contínua e inteligente que mede a velocidade de aplicação do operador para distribuir as MZTs na pele sempre de forma homogênea.
- ***ResurFX***: com comprimento de onda de 1.565 nm, utiliza um sistema de varredura para distribuir as MZTs que podem chegar a 1.000 μm de profundidade, num sistema compacto.

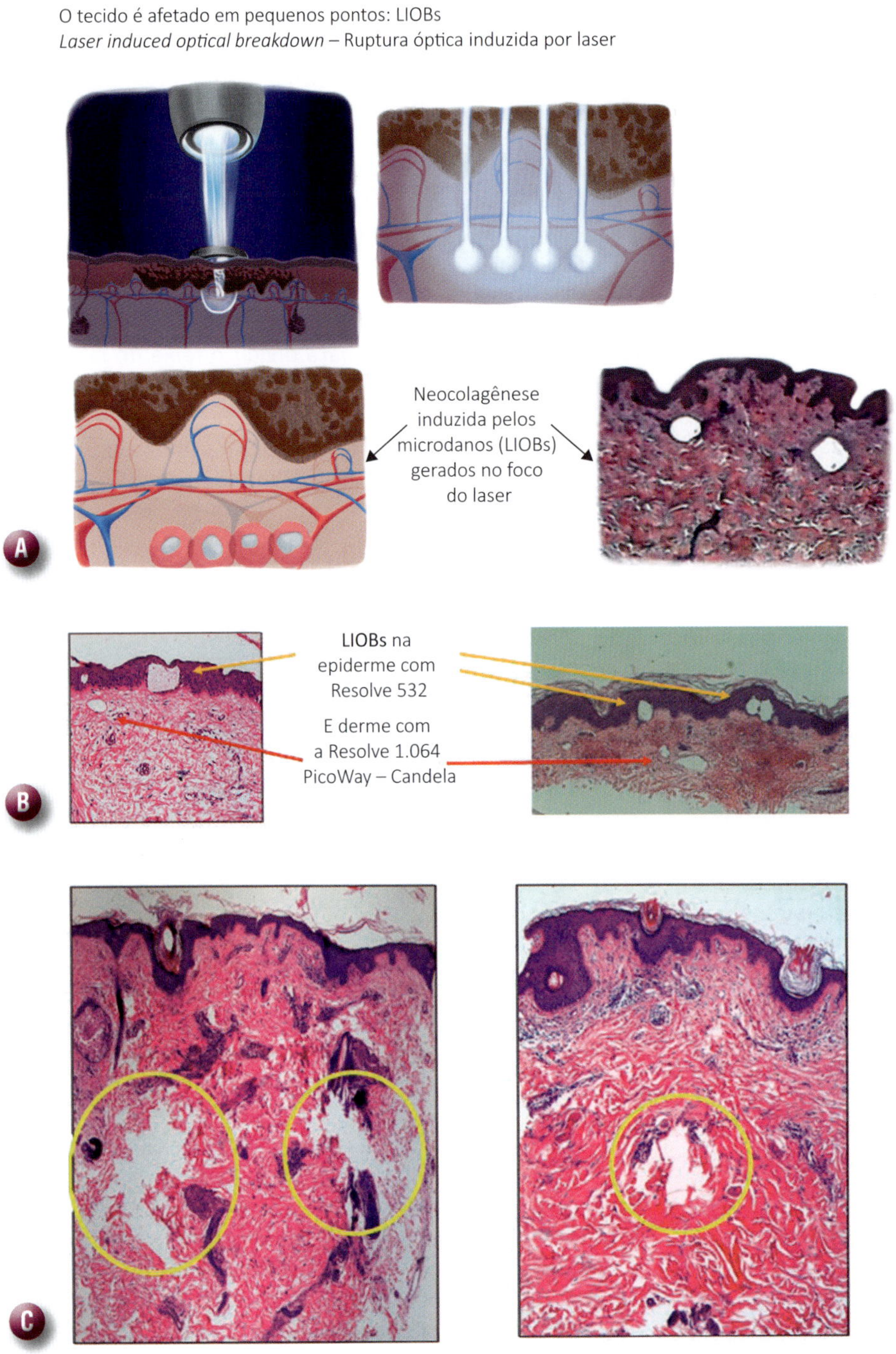

Figura 26.80. (A) Esquema dos LIOBs provocados pelo pulso de picossegundo na pele. (B) Histologias mostrando LIOB epidérmico com 532 nm e dérmico com 1.064 nm. (C) Histologia mostrando o dano causado pelas LICs.
Fonte: Acervo da autoria do capítulo.

- *Lutronic Mosaic*: sistema fracionado da empresa Coreana Lutronic que também emprega um laser de fibra óptica com íons de Érbium, com comprimento de onda em 1.550 nm. Pode ser aplicado em modo estático ou com varredura contínua como Fraxel.

O grande sucesso da tecnologia fracionada resultou em diversificação do método surgindo então o tratamento fracionado ablativo. Neste caso, o equipamento produz micro perfurações de profundidade controlada na pele, substituindo as MZTs, onde a pele era simplesmente coagulada. Ocorre dano à superfície produzindo pequenas crostas, um edema e um eritema mais persistente. O tempo de recuperação é maior, assim como existem mais restrições quanto ao tipo de pele.

A tecnologia fracionada trouxe de volta o laser de CO_2 para tratamentos de rejuvenescimento, pois fornece um controle, suavidade, e menor restrição à eficácia do *resurfacing* com laser de CO_2 que continua sendo considerado o *padrão-ouro* do rejuvenescimento de pele. Outra vantagem é que podem também ser utilizados em modo

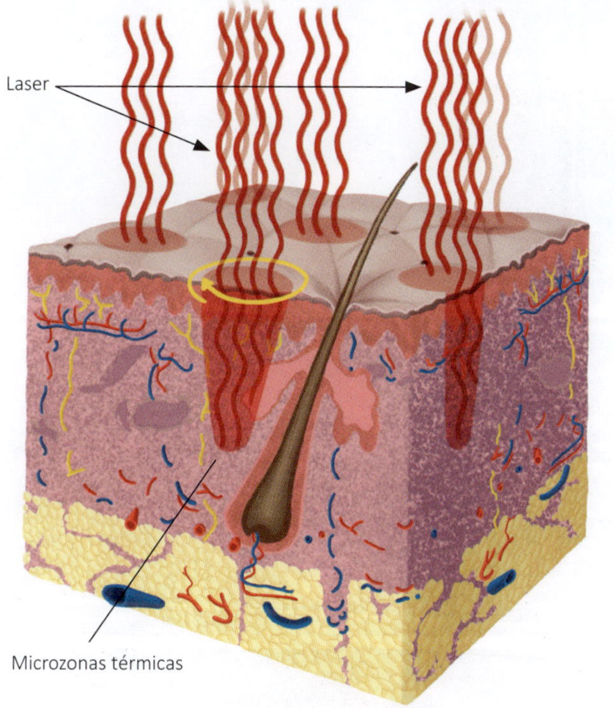

Figura 26.81. **A ciência do** laser fracionado.
Fonte: Desenvolvida pela autoria do capítulo.

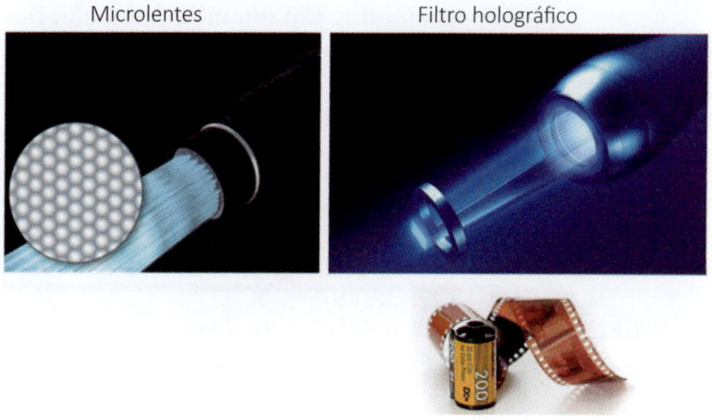

Figura 26.82. Sistema fracionado com filtro utilizando microlentes e filmes holográficos.
Fonte: Acervo da autoria do capítulo.

de corte para pequenas cirurgias. A seguir alguns sistemas que empregam esta tecnologia fracionada ablativa:

- *Lutronic DualDeep*: laser de CO_2 fracionado com sistema de varredura.
- *Fraxel re:Pair*: utiliza um laser de CO_2, e emprega a mesma tecnologia do Fraxel re:Store na ponteira com sistema de varredura contínuo inteligente.
- *Lumenis Active Total FX*: também utiliza um laser de CO_2 e sistema de varredura.
- *Deka SmartXide² Dot RF*: laser de CO_2 com sistema de varredura fracionado.
- *Alma Pixel CO_2*: laser de CO_2 com uma matriz de microlentes na ponteira para produzir o efeito fracionado.
- *Alma Ponteira Pixel*: ponteira semifracionada da multiplataforma Harmony que emprega um laser de Erbium:YAG, comprimento de onda em 2.940 nm e um filtro para produzir o efeito fracionado do feixe laser, porém com pontos mais espessos na ordem de milímetros de diâmetro. Em função do comprimento de onda este sistema produz microlesões mais superficiais.
- *Lutronic Action II*: laser de Erbium:YAG fracionado com tecnologia de múltiplos pulsos e pulso longo.
- *Fotona XS Dynamis*: laser de Erbium:YAG fracionado com várias combinações de pulsos.

LED (*Light Emitting Diode*)

Componentes eletrônicos semicondutores, diodos, que emitem luz quando estimulados por corrente elétrica. Podem ser considerados primos do diodo laser, pois são fabricados dos mesmos materiais como GaAs, GaAlAs, GaInPAs, e desta maneira fornecem os mesmos comprimentos de onda. Porém não possuem o efeito de amplificação luminosa produzido pelo ressonador de um sistema laser. Assim produzem uma luz monocromática incoerente, ou seja, a luz segue em diversas direções como numa lâmpada e de baixa intensidade.

Com o intuito de concentrar e direcionar um pouco a emissão luminosa, são fabricados com um invólucro plástico com formato parabólico que funciona como uma pequena lente (Figura 26.83).

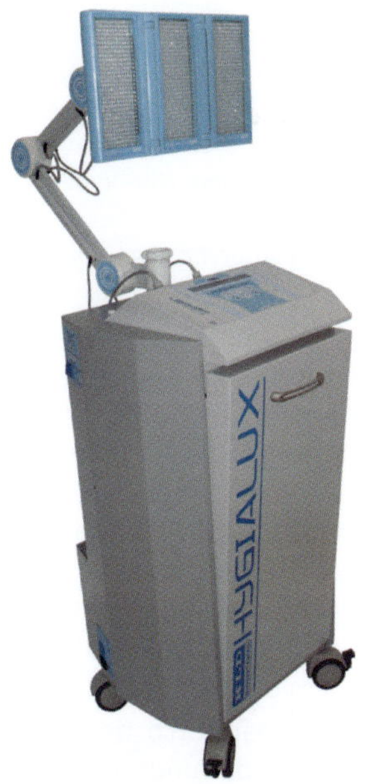

Figura 26.83. Sistema de Painel de LEDs – HygiaLux – KLD.
Fonte: Acervo da autoria do capítulo.

Os sistemas de tratamento com LEDs utilizam painéis com mil a 2 mil componentes para ampliar e otimizar a área de aplicação. Dependendo da aplicação ou tratamento é necessário trocar o painel para alterar o comprimento de onda. Alguns fabricantes já integraram LEDs com diferentes comprimentos de onda num mesmo painel evitando assim a necessidade da troca.

As aplicações mais comuns são em biomodulação das células, atuando a nível mitocondrial, produzindo efeitos anti-inflamatório, melhoria de cicatrização dentre outros. São utilizados também para terapia fotodinâmica e clareamento de dentes.

LIP (Luz Intensa Pulsada)

Sistemas que empregam a luz para diversas aplicações, porém não são fontes de luz laser. Utilizam uma luz intensa de *flash*, com duração de pulso e intensidade controladas por computador. Por este motivo possuem características distintas (Figura 26.84).

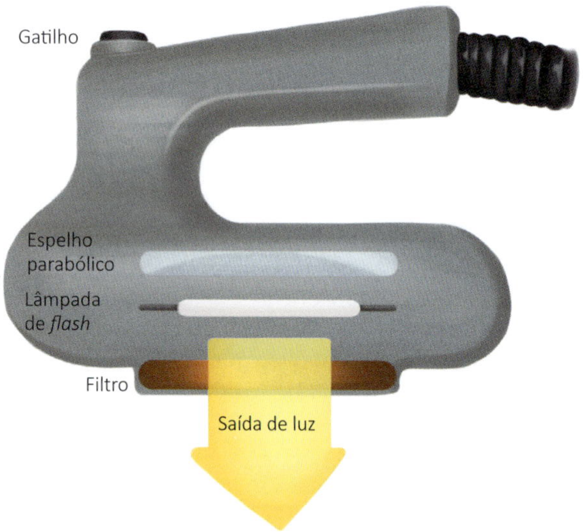

Figura 26.84. Esquema de uma LIP – mostrando os componentes principais.
Fonte: Desenvolvida pela autoria do capítulo.

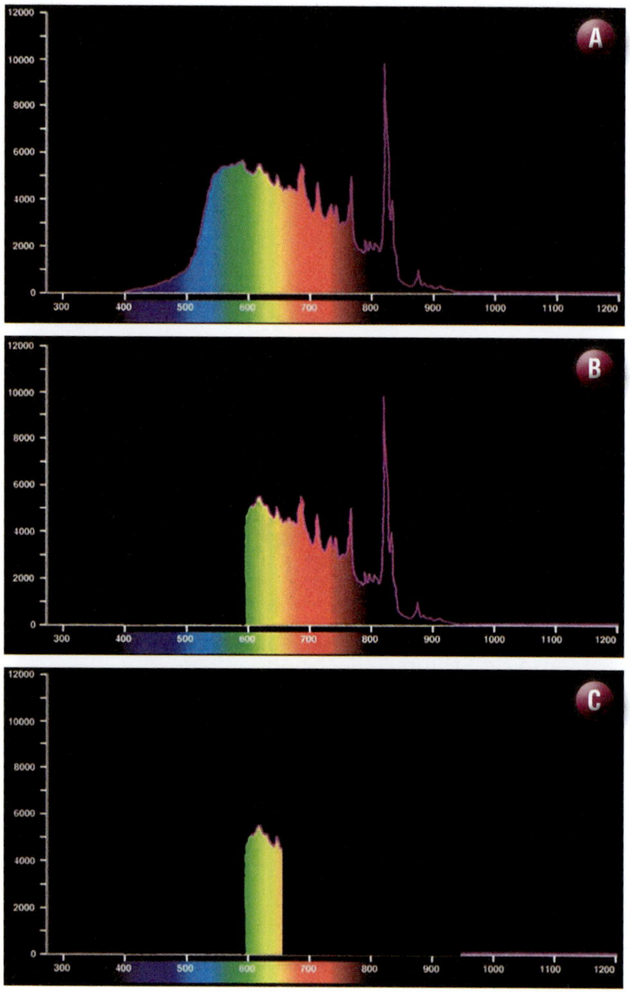

Figura 26.85. (A) Espectro de emissão de uma lâmpada de *flash* utilizada numa LIP. (B) Espectro de emissão de uma LIP com filtro de corte de 580 nm. (C) Espectro de emissão de uma LIP com 2 filtros de corte, conhecidos como banda estreita (*narrow band*).
Fonte: Acervo da autoria do capítulo.

a) **Policromático:** a lâmpada emite um espectro amplo de comprimentos de onda, em geral na faixa de 400 nm a 1.100 nm. A seleção do comprimento de onda é feita por meio de filtros de corte colocados na frente da lâmpada. O filtro remove uma banda de comprimentos de onda, em geral, aqueles abaixo da especificação do filtro, deixando passar os comprimentos de onda acima. Alguns equipamentos utilizam um filtro mais complexo que restringe a emissão a uma faixa de comprimentos de onda, como ilustra a Figura 26.85.

Mesmo com um espectro de emissão restrito por filtros, a energia emitida ainda está dispersa em vários comprimentos de onda, aqueles que serão absorvidos pelo tecido a ser tratado e outros que não terão efeito algum. Assim a seletividade e eficácia do tratamento é reduzida quando comparado com um laser que tem 100% da energia concentrada em apenas um comprimento de onda (monocromático).

b) **Incoerente:** diferente do laser a energia é emitida em todas as direções, espalha-se. A focalização e direcionamento da luz são feitas por meio de superfícies espelhadas colocadas atrás da lâmpada, semelhantes aos refletores utilizados em faróis de carro. Desta maneira a atuação é bem superficial e suave, pois terá menor intensidade que um laser.

A multiplicidade de comprimentos de onda faz com que estes sistemas sejam bastante versáteis, possuindo diversas aplicações como: depilação, remoção de lesões pigmentadas, rejuvenescimento não ablativo e lesões vasculares superficiais.

Para mudar o *spot size* é preciso trocar a ponteira para uma que possua uma lâmpada menor, ou utilizar filtros físicos, tipo uma placa com um furo colocada ne frente da lâmpada. Neste caso, restringe-se a área de aplicação e reduz-se significativamente a energia no tratamento. No laser um sistema de lentes localizado na peça de mão faz a mudança do *spot size* de uma forma mais versátil, e assim preserva a energia total do feixe laser.

□ Plataformas de tratamento

Estes sistemas consistem em uma base, onde em geral se encontram a fonte de energia e o sistema de refrigeração. Nela podem ser conectadas diversas peças de mão, com aplicações diferentes. Cada peça de mão pode conter um sistema de luz pulsada com diferentes aplicações, bem como sistemas laser, e RF. As aplicações mais encontradas são: depilação, rejuvenescimento, tratamento de lesões pigmentadas e vasculares, remoção de tatuagem e flacidez.

Uma ótima relação custo/benefício e combinação versátil de luz intensa pulsada, laser, rádio frequência, num mesmo equipamento, fez com que estas plataformas de tratamento se tornassem muito populares. Existem ainda as plataformas que possuem apenas laser e outras apenas com luz pulsada. As plataformas têm apenas a limitação de não permitir tratamentos simultâneos. Por exemplo, será necessário terminar o tratamento de depilação para executar o rejuvenescimento. Para clínicas de grande movimento, a escolha de equipamentos com as aplicações separadas seria uma melhor alternativa para ampliar o faturamento.

Outro ponto importante é que, ao colocar um laser no formato de uma ponteira ocorrem algumas limitações, sendo a principal delas energia. Por exemplo, um equipamento de Erbium:YAG sozinho com seu braço articulado, pode fornecer mais energia, versatilidade de *spots sizes* e pulsos de aplicação, do que quando colocado numa ponteira. O mesmo ocorre com um laser com *Q-Switch* (explicado a seguir), pois fica muito difícil colocar um *Q-Switch* ativo numa ponteira, ficando limitado ao uso de sistemas passivos (Figura 26.86).

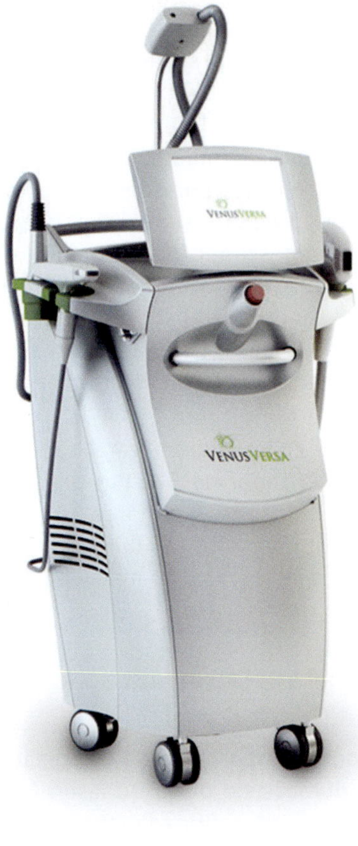

Figura 26.86. Plataforma Venus Versa – LIP e RF.
Fonte: Acervo autoria do capítulo.

Interação da luz com o tecido

Dependendo da maneira de atuação da luz sobre o tecido e o efeito que produzem, os seguintes tipos de interação são obtidos:

- **Fototérmica:** a energia luminosa é absorvida e transformada em calor, provocando coagulação ou vaporização.
- **Fotomecânica:** a energia é concentrada num pulso tão rápido, que quando absorvida causa a fragmentação do tecido, um rompimento por efeito mecânico, para obter estes pulsos é utilizado o *Q-Switch* (descrito anteriormente).
- **Fotoquímica:** quebra direta das ligações químicas entre os átomos de uma molécula – como ocorre com o ultravioleta de um Excimer laser ao esculpir uma córnea, por isso uma precisão tão grande; ou ao ativar uma reação química, como na terapia fotodinâmica (PDT).
- **Fotobiomodulação:** a luz é utilizada para modulação das atividades intra e intercelulares, a nível mitocondrial. Empregam laser de baixa potência e painéis de LEDs. Tem ação anti-inflamatória, anestésica e de regeneração de tecidos.

Todas estas interações têm base na ciência da:

- **Fototermólise seletiva:** a arte de combinar comprimento de onda e duração de pulso para obter o efeito desejado no tecido-alvo preservando áreas adjacentes, conforme descrito a seguir.

□ Fototermólise seletiva

Para que haja efeito da luz do laser sobre o tecido é necessário que haja "sintonia" entre o tecido tratado e o comprimento de onda que está sendo utilizada. Como num telefone celular. Em um dado momento existem milhares de ondas de celulares passando por onde você está, porém, seu celular não toca. Ele apenas será acionado quando a onda emitida estiver em sintonia com seu aparelho. Da mesma maneira, é possível colocar diversos comprimentos de onda de luz na pele, porém apenas uma luz específica será absorvida pelo tecido-alvo (**cromóforo**). Em particular, a energia depositada pelos lasers mais utilizados na medicina é transformada em calor (efeito **fototérmico**), e desta maneira obtém-se efeito térmico apenas sobre o tecido-alvo.

É possível resumir o efeito do aumento de temperatura do tecido nas seguintes faixas:

1. 37 °C a 43 °C: aceleração do metabolismo das células, estimulação, contração de fibras elásticas, redução da flacidez. O efeito é pequeno e reversível.
2. 44 °C a 45 °C: aumento exponencial na aceleração do metabolismo das células, mudança na proteína, estímulo de colágeno, e, com aplicações longas, morte celular por hipertermia.
3. 50 °C a 70 °C: desnaturação de proteína, coagulação do colágeno (o qual precisa ser reposto – regeneração), ruptura de membranas celulares, hemoglobina, contração definitiva de fibras de colágeno.

4. 90 °C a 100 °C: formação de vacúolos extracelulares, evaporação de líquidos.
5. Acima de 100 °C: vaporização do tecido, carbonização.

O parâmetro do laser que mais influência no fator de absorção, ou sintonia, é o comprimento de onda da luz (a sua cor, a sua frequência). Cada parte de nosso organismo ou componente de nossa pele responde diferente, ou tem afinidade, a determinado comprimento de onda. Certos tecidos serão transparentes a determinado laser, outros o absorverão completamente. Desta maneira, é possível provocar o efeito térmico necessário para a sua remoção em um ponto específico de forma seletiva, sem afetar o tecido adjacente, dando origem ao fenômeno da **"fototermólise seletiva"**, teoria desenvolvida pelo Dr. Rox Anderson, em Boston, nos Estados Unidos.

O efeito do comprimento de onda – Sintonia

O gráfico da Figura 26.87 representa um dos principais resultados do trabalho de Anderson et al., e mostra a curva de absorção de alguns componentes da pele, como a melanina, a hemoglobina, e da molécula de água, em função do comprimento de onda da luz. É possível verificar que lasers na faixa do visível como o verde (argônio) têm grande afinidade com melanina e hemoglobina, tendo, portanto, bom poder de coagulação. O *dye laser* (corante) – amarelo, terá menor absorção pela melanina e está acima do pico de absorção da hemoglobina, o que o caracteriza como um ótimo sistema para o tratamento de lesões vasculares. O Ruby laser na faixa do vermelho é absorvido pela melanina e pelos pigmentos escuros na pele. Contudo, está posicionado num ponto de mínimo de absorção por hemoglobina, o que justifica em parte sua dificuldade para remoção de pigmentos vermelhos no tratamento de tatuagem e lesões vasculares (baixo poder de coagulação).

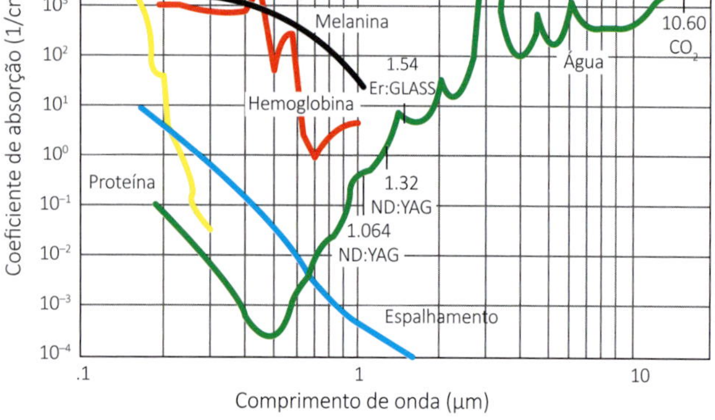

Figura 26.87. Curva de absorção de componentes da pele em função do comprimento de onda.

Fonte: Desenvolvida pela autoria do capítulo.

Os lasers citados anteriormente, quando enviados ao tecido em tempos muito rápidos (pulsos rápidos), ou melhor dizendo, pulsos ideais, são capazes de atravessar a pele sem causar nenhum dano e serem absorvidos apenas pelo tecido ou componente-alvo com o qual tem afinidade, estes são denominados na literatura por **cromóforos**.

Pelo gráfico é possível observar que a absorção da melanina na faixa do infravermelho próximo (invisível), é bem ampla o que permite que uma série de diferentes lasers possa ser utilizada com eficiência para tratamento de lesões pigmentadas e depilação, como o laser de Alexandrita, diodo em 810 nm e o ND:YAG. Em função do comprimento de onda mais longo do ND:YAG, seu poder de penetração no tecido é maior, conforme descrito a seguir, e a afinidade por melanina é menor, quando comparados aos lasers visíveis, como os verdes. Estas características tornaram este laser um dos preferidos para uma grande variedade de tratamentos, pois apresenta menor risco de danos à superfície da pele por absorção da melanina, enquanto são eficazes em tratamentos na derme, como depilação, lesões vasculares profundas e rejuvenescimento.

Quando comparado o índice de absorção por melanina dos lasers de Alexandrita e diodo em 810 nm, é possível observar que o Alexandrita tem uma afinidade 133% maior que o diodo. Assim este comprimento de onda será melhor para depilar pelos finos e claros.

O Erbium:YAG e o CO_2 no infravermelho têm afinidade pela molécula de água. Como a água é o principal componente da estrutura celular, a sua interação com o laser é predominante. Desta maneira ao incidir sobre a pele, a radiação destes lasers é imediatamente absorvida pelas primeiras camadas de células fazendo-o um excelente instrumento para cortes ou remoções de tecido de forma precisa e superficial, como no peeling a laser ou rejuvenescimento fracionado. Como a luz do laser de Erbium:YAG encontra-se em um pico de afinidade da água, sendo sua absorção pelo menos 13 vezes superior ao do laser de CO_2, isto o torna mais superficial e de menor dano térmico, e desta maneira mais suave.

De maneira semelhante na LIP, o filtro é mudado de acordo com a aplicação. Em geral são utilizados filtros mais baixos, ao redor de 570 nm, para tratamento em peles claras, e lesões vasculares como rosácea. Para tratar fototipos mais altos são utilizados filtros de 650 nm ou mais, pois a interação com melanina diminui tornando o tratamento mais seguro.

A importância da duração do pulso – TRT

Outro ponto importante da interação da luz com o tecido é a duração do pulso do laser. Esta deve ser tal que a energia fique confinada (concentrada) no tecido-alvo, com um mínimo de dispersão para os tecidos adjacentes. Para isto é preciso observar o TRT (tempo de relaxamento térmico) do tecido-alvo.

O TRT do tecido, é o tempo que ele leva para resfriar depois de ser intensamente aquecido. Pelo princípio da física, cromóforos com volumes ou seções transversais maiores demoram mais para resfriar, e assim possuem um TRT maior. Por exemplo, um pelo grosso tem um TRT de 40 ms, enquanto um *vellus* tem um TRT de 1 a 3 ms.

Desta maneira, para confinar a energia ou o aquecimento no tecido-alvo, pulsos que sejam menores ou iguais ao TRT do cromóforo são necessários.

Uma outra maneira simples de entender a importância da duração de pulso vem da culinária. Imagine que é preciso assar 2 bifes na mesma grelha. Um bife alto e outro bem fino. O conhecimento culinário mostra que para assar totalmente o bife alto é necessário mais tempo na grelha que o bife fino. Assim ocorre quando é necessário, por exemplo, coagular um vaso grosso e um fino, o calibroso vai precisar de um pulso mais longo.

Pelo descrito anterior, os princípios básicos da **fototermólise seletiva** que governam toda a interação entre luz e tecido são:

- **Comprimento de onda ideal** para que seja absorvido apenas pelo tecido-alvo, ou cromóforo.
- **Duração de pulso ideal**, deve ter uma duração suficiente para atuar sobre todo o tecido-alvo, porém rápido para causar mínimo efeito sobre os tecidos adjacentes, ou seja, confinar a energia no cromóforo.
- **Fluência suficiente** para realizar o tratamento.

Em resumo, a grande maioria dos tratamentos na fotomedicina ocorrem da seguinte maneira:

1. A luz é absorvida pelo tecido-alvo ou cromóforo;
2. A absorção da luz provoca um aquecimento seletivo do alvo, preservando os tecidos ao redor;
3. O aquecimento seletivo do cromóforo provoca sua coagulação ou vaporização atingindo o objetivo do tratamento.

□ A parede de melanina, os sistemas de refrigeração da pele

A curva de absorção da Figura 26.88 mostra que a maioria dos lasers tem afinidade pela melanina presente na pele. Desta maneira, é importante lembrar que em aplicações em que o tecido-alvo está abaixo da derme papilar (depilação, lesões vasculares, lesões pigmentadas etc.), ou seja, abaixo da camada de melanina, quando necessário maior penetração da luz, existirá sempre atenuação de energia afetando a eficiência do tratamento.

A melanina na pele age como uma cortina na janela. Basta verificar como a cortina esquenta quando é fechada para barrar a luz do Sol. A energia absorvida por esta "parede" de melanina será tão maior quanto mais escura for a pele do paciente, ou maior o tipo da pele na escala de Fitzpatrick. Esta energia perdida vai gerar calor local, que quando excessivo pode gerar sequelas desagradáveis como queimaduras, manchas hipocrômicas, ou estimular os melanócitos produzindo manchas hipercrômicas.

Desta maneira, os sistemas de laser e luz pulsada, que trabalham com energias mais altas, empregam sistemas de proteção da epiderme, que podem ser:

a. Gel ou compressa de gelo antes e depois da aplicação.
b. Equipamentos que sopram ar gelado sobre a área de aplicação.
c. Ponteiras refrigeradas que ficam em contato com a pele durante a aplicação do laser.
d. Sistemas que utilizam um *spray* de gás criogênico.

As vantagens na utilização destes dispositivos são:

1. Possibilidade de utilização de energias mais altas, aumentando a eficácia do tratamento.
2. Redução do incômodo durante a aplicação e riscos de sequelas.
3. Possibilidade de tratamento de peles mais escuras.

□ Penetração da luz no tecido

A penetração da luz no tecido é basicamente governada pelo comprimento de onda, obedecendo os seguintes fatores:

1. Dispersão ou espalhamento da luz em função do comprimento de onda.
2. Tamanho do *spot size* utilizado.
3. Absorção pela água nas células de pele, principalmente da epiderme no infravermelho próximo.
4. Para um mesmo comprimento de onda, uma maior fluência de aplicação resultará em uma maior penetração.

Voltando ao gráfico da Figura 26.88 (absorção em função do comprimento de onda), é possível perceber em azul a curva de espalhamento (*scattering*) da luz. Ele é mais forte nos comprimentos de onda visíveis, e, por isso, nesta faixa, independente da energia utilizada, a penetração é muito pequena como mostra o gráfico da Figura 26.89. O espalhamento praticamente desaparece na faixa do infravermelho próximo, ao redor de 900 nm a 1.000 nm, o que faz com que estes comprimentos de onda tenham grande penetração no tecido. A partir de 1.200 nm a afinidade pelo cromóforo água, presente em abundância nas células da pele, começa a ficar significante, reduzindo outra vez a penetração da luz.

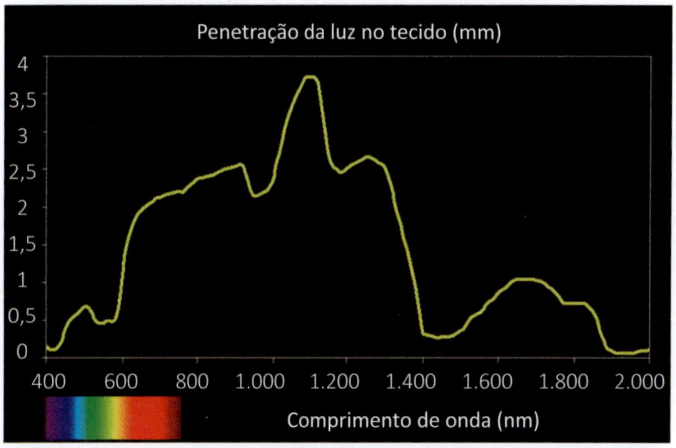

Figura 26.88. Penetração da luz no tecido em função do comprimento de onda.
Fonte: Desenvolvida pela autoria do capítulo.

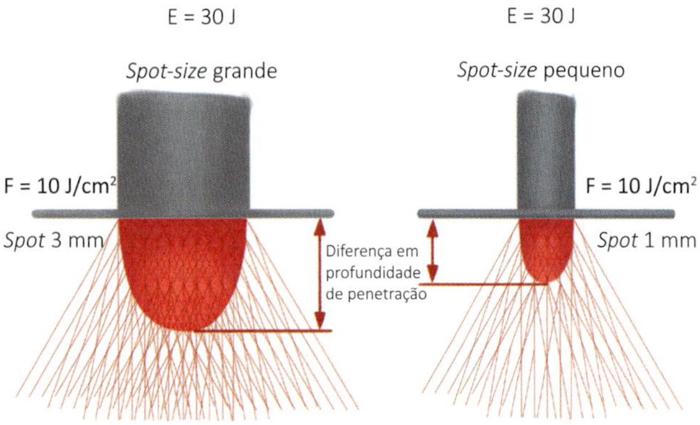

Figura 26.89. Diagrama explicando quanto maior o *spot size*, maior a penetração da luz no tecido para um feixe laser com a mesma fluência: *spot* de 3 mm com energia de 30 J = fluência de 10 J/cm² e *spot* de 1 mm com energia de 30 J = fluência de 10 J/cm².

Fonte: Desenvolvida pela autoria do capítulo.

Em resumo, os comprimentos de onda visíveis serão ideais para tratamentos de lesões superficiais como manchas nas camadas superiores da pele ou hemangiomas planos. É comum observar que em um tratamento de manchas, nota-se o clareamento, porém elas não desaparecem completamente. Isto significa que parte da mancha está localizada em uma camada mais profunda onde a luz não alcança.

Deve-se empregar os comprimentos de onda ao redor de 900 nm a 1.000 nm para tratamentos de lesões profundas como vasos nas pernas ou hemangiomas mais volumosos.

Para um determinado comprimento de onda e mesma fluência (energia/área de aplicação) existe uma maneira de conseguir uma maior penetração na pele aumentando o *spot size*. A Figura 26.89 mostra o efeito do *spot size* na penetração da luz. Em função do efeito de dispersão da luz (*scattering*), utilizando um *spot size* pequeno não se consegue uma concentração de luz muito profunda. Ao aumentar o *spot size*, a dispersão é a mesma, mas este efeito é compensado conseguindo uma maior concentração de luz na profundidade. Por isso quanto maior o *spot* maior será a concentração de energia na profundidade, ou maior será a penetração. Este efeito é importante por exemplo para depilação de pelos profundos, remoção de melasmas, manchas dérmicas e tatuagem.

Rejuvenescimento ablativo e não ablativo

O rejuvenescimento da pele tem como base o aquecimento da epiderme e da derme. São utilizados lasers com comprimentos de onda na faixa do infravermelho que têm a água como cromóforo. Desta maneira, a água presente nas células da epiderme e da derme absorve a energia do laser produzindo um aquecimento localizado. Como descrito anteriormente os sistemas fracionados causam microtraumas térmicos, na forma de cilindros, para estimular regeneração gerando estímulo de colágeno e contração da pele.

Dependendo do comprimento de onda do laser utilizado, e sua afinidade por água, a intensidade do aquecimento do tecido é alterada provocando o trauma térmico, que pode ser:

- **Não ablativo:** o tecido é aquecido a 40 °C ou 43 °C, produzindo apenas contração de pele e estímulo de colágeno, usando lasers como o ND:YAG com 1.064 nm ou o Nd:YAP com 1.340 nm. Com comprimentos de onda ao redor de 1.550 nm ou 1.650 nm, aumenta o aquecimento para 65 °C e 70 °C causando coagulação, em tratamentos um pouco mais agressivos para melhoria de textura e rugas finas. Em ambos os casos a superfície da pele é preservada.
- **Ablativo:** o tecido é aquecido a mais de 100 °C, causando sua evaporação. A superfície da pele é removida formando um furo. Ao redor do furo ocorre a coagulação e a contração. Comprimento de onda acima de 2.000 nm.

O gráfico da Figura 26.90 mostra as 2 situações. Um laser de 1.550 nm com baixa afinidade por água (coeficiente de absorção ao redor de 10), e, portanto, aquecendo o tecido apenas ao ponto de coagulação. Já o laser de CO_2, 10.640 nm, com coeficiente de absorção muito maior (ao redor de 5.000), provoca a evaporação do tecido e efeito ablativo.

As histologias da Figura 26.91 mostram a diferença do efeito no tecido do laser não ablativo, 1.550 nm (Fraxel Duo ou ResurFX), e do ablativo em 10.640 nm (CO_2). Note que ao redor do furo provocado pelo CO_2 fracionado aparece o tecido coagulado.

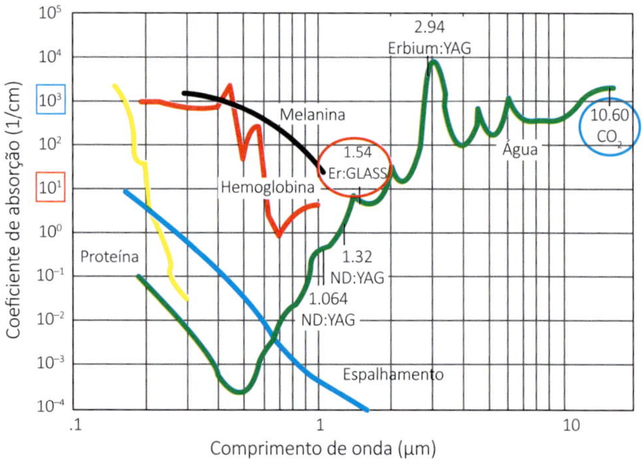

Figura 26.90. Gráfico mostrando a diferença de absorção de energia em 1.550 nm (não ablativo) e 10.600 nm (ablativo).

Fonte: Desenvolvida pela autoria do capítulo.

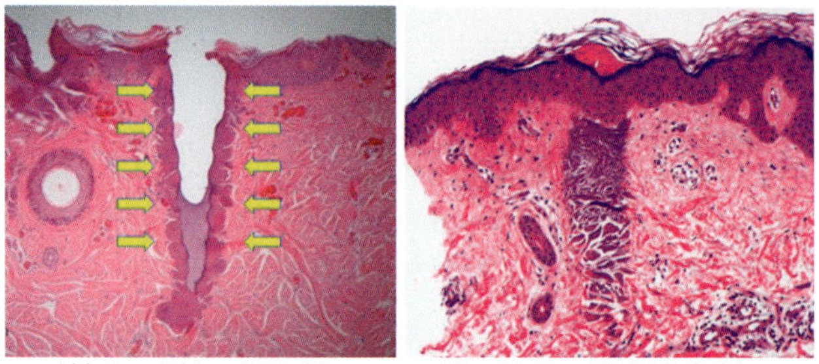

Figura 26.91. Histologias mostrando MZTs de laser não ablativo, 1.540 nm e ablativo, CO_2 10.640 nm.

Fonte: Acervo da autoria do capítulo.

Assim o que faz um laser ser ablativo ou não ablativo é simplesmente o comprimento de onda.

Rádio frequência

Ondas eletromagnéticas de RF são utilizadas na medicina há vários anos. Voltando ao gráfico do espectro eletromagnético da Figura 26.65, é possível ver que a onda de RF ocupa a faixa de kHz a GHz, utilizadas para comunicação por rádio, daí o nome. Equipamentos médicos utilizam uma porção estreita desta faixa de 200 kHz a 45 MHz em diferentes aplicações. Nesta faixa de frequência, os efeitos de estímulo em músculos e nervos diminui e assim a energia pode ser aplicada de maneira suave para conseguir diferentes níveis de aquecimento.

A ideia básica por trás da utilização da RF na pele é a capacidade de entregar calor de maneira volumétrica na profundidade. O aquecimento no tecido é provocado pelo movimento de elétrons e pela vibração das moléculas, diferente da luz, em que o aquecimento ocorre pela absorção da energia dos fótons. Não existe seletividade, ou seja, a corrente de alta frequência aquece o tecido como um todo formando grandes zonas térmicas independentemente do tipo de pele. Não existem perdas por reflexão ou espalhamento como na luz. É seguro para as peles escuras e efetivo para cromóforos claros. A propagação da energia depende apenas da condutividade do tecido.

Como vimos anteriormente, a concentração de energia da luz, ou a densidade de potência e a fluência, controlam o efeito no tecido. O mesmo ocorre na RF. Alta potência aplicada sobre uma área grande, utilizando eletrodos largos (fluência baixa) provoca um aquecimento suave, mas quando concentrada numa área pequena, como um eletrodo na forma de uma agulha (fluência alta), causa ablação do tecido.

A penetração da energia de RF no tecido, ou melhor a atenuação da energia conforme penetra no tecido, vai depender de frequência utilizada, fluência (concentração da energia), configuração dos eletrodos (monopolar, bipolar ou unipolar), anatomia da área sendo tratada e características de condutividade do tecido.

Conforme a frequência (o comprimento de onda) emitida pelo equipamento, a onda eletromagnética de RF aquece a pele de maneiras distintas:

- **Frequências de 0,8 MHz a 3 MHz:** estimula movimentos de íons na pele produzindo uma corrente elétrica. O aquecimento ocorre pelo choque dos elétrons com as moléculas da pele.
- **Frequências de 20 MHz a 45 MHz:** o campo eletromagnético produz uma vibração e rotação das moléculas, principalmente água, aquecendo o tecido, neste caso não há corrente elétrica.

□ Tipos de rádio frequência

Os sistemas de RF podem ser encontrados na forma monopolar, bipolar, multipolar e unipolar.

Rádio frequência monopolar

Estes sistemas em geral trabalham com frequências de 0,8 MHz a 3 MHz, ou seja, produzem uma corrente elétrica no tecido, e utilizam um par de eletrodos, entrada e saída da corrente. Um eletrodo ativo que aplica a RF na área a ser tratada na forma de uma peça de mão, e um segundo na forma de uma chapa com uma grande área de contato, que em geral é colocado longe da área sendo tratada (Figura 26.92).

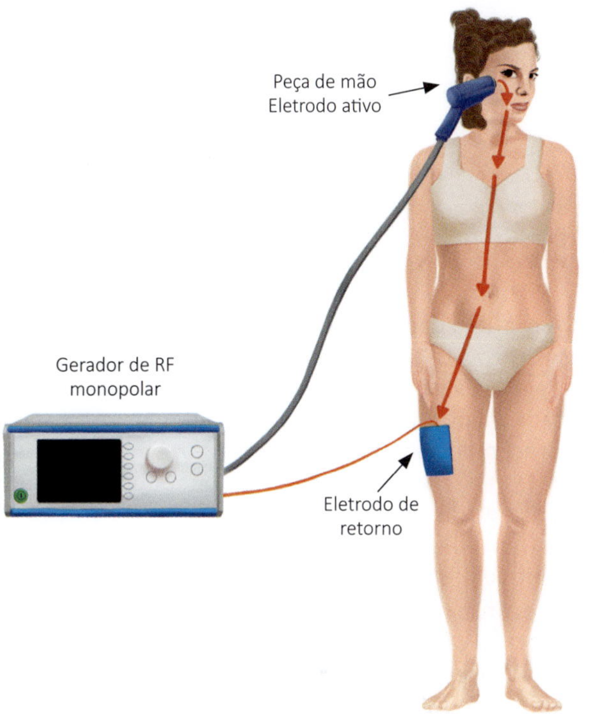

Figura 26.92. Esquema de uma RF monopolar, comum nos bisturis elétricos.

Fonte: Desenvolvida pela autoria do capítulo.

Uma elevada densidade de corrente RF é criada no eletrodo ativo, e diverge à medida que penetra o tecido indo em direção ao eletrodo de retorno. Assim calor é gerado perto do eletrodo ativo e não depende do tamanho, forma ou posição do eletrodo de retorno.

Sistema monopolares são mais popularmente utilizados em cirurgia, para corte e coagulação de vasos sanguíneos. Em dermatologia são utilizados para contração da pele no tratamento de flacidez e remodelação do colágeno, em que são utilizados eletrodos com áreas maiores para atuar mais profundamente na pele.

Rádio frequência bipolar

Esta configuração utiliza 2 eletrodos colocados bem próximos e em contato com a área de tratamento na peça de mão, e também trabalha com frequências de 0,8 MHz a 3 MHz. A corrente flui entre os 2 eletrodos e não espalha ou percorre outras partes do corpo como na configuração monopolar, criando um aquecimento mais uniforme na área de tratamento (Figura 26.93).

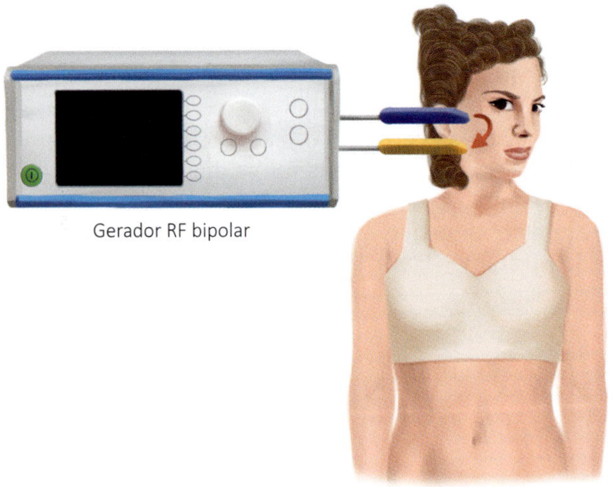

Figura 26.93. Rádio frequência bipolar.
Fonte: Desenvolvida pela autoria do capítulo.

A profundidade de penetração é função do tamanho dos eletrodos e da distância entre eles, em geral a energia é distribuída numa profundidade equivalente à metade da distância entre os eletrodos. Aumentando a separação dos eletrodos, a corrente irá mais profundamente, mas o espalhamento também aumenta, reduzindo o efeito de aquecimento. Se a separação for muito grande, o perfil de aquecimento será igual a 2 monopolares.

A profundidade de penetração também pode ser controlada variando a frequência de operação, e assim pode atuar em diferentes profundidades, porém dentro do limite imposto pela separação dos eletrodos. Quanto maior frequência mais superficial será o efeito.

Produzir uma prega na pele entre os eletrodos, por exemplo, aplicando uma pressão negativa (na forma de uma sucção, vácuo), permite o aquecimento uniforme de um volume maior de tecido que pode chegar até alguns centímetros de profundidade. Esta técnica é utilizada nos sistemas de contorno corporal e celulite como o Legacy™ da Venus Concept, e o VelaShape™, que utiliza a tecnologia ELŌS (Eletro-Optical Synergy) desenvolvida pela Syneron-Candela.

A RF bipolar tem uma menor perda de energia, em função da proximidade dos eletrodos, e trabalha com uma densidade de energia menor, reduzindo o incomodo na aplicação e o risco de superaquecimento ou queimadura.

Rádio frequência multipolar

Trata-se de uma variação interessante da geometria bipolar. Neste caso uma série de eletrodos bipolares são usados numa configuração circular ou linear. A corrente flui entre os eletrodos produzindo um aquecimento mais homogêneo, numa área maior de tecido e profundidades variadas como mostra a Figura 26.94. Como utiliza mais eletrodos simultaneamente, consegue chegar mais rapidamente à temperatura final de tratamento (*endpoint*).

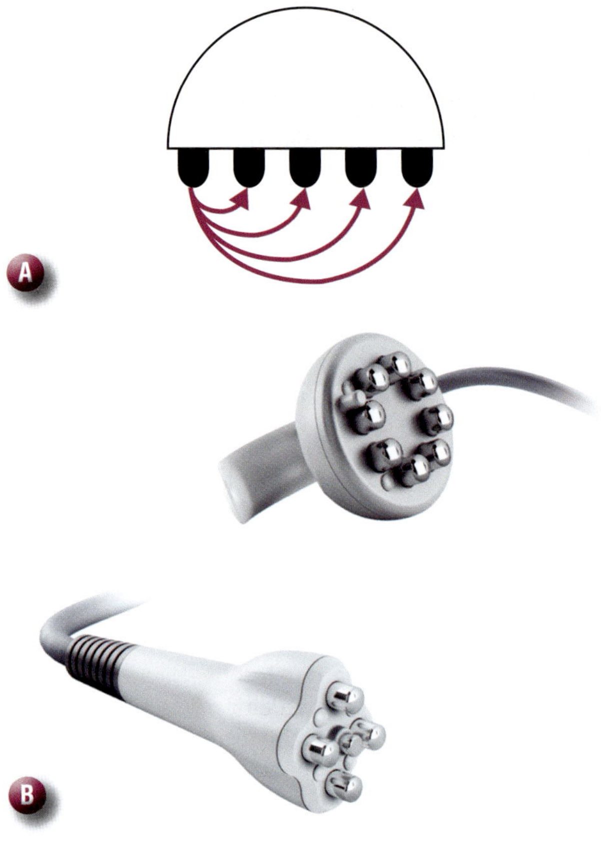

Figura 26.94. (A) Aplicação multipolar em diferentes profundidades simultaneamente. (B) Aplicadores multipolares.
Fonte: Acervo da autoria do capítulo.

Rádio frequência unipolar

Esta configuração de RF usa apenas um eletrodo, que trabalha de certo modo, como uma antena enviando energia eletromagnética para a pele. Trabalha com frequências mais altas, de 20 MHz a 45 MHz, nas quais o aquecimento surge pela vibração e rotação de moléculas, principalmente água. É diferente da RF monopolar que utiliza um eletrodo ativo e outro de retorno, produzindo uma corrente elétrica no tecido (Figura 26.95).

A profundidade de penetração neste caso depende da frequência de operação, geometria e configuração do eletrodo, potência emitida, tempo e maneira de tratamento que pode ser:

- **Estacionário:** usando um painel com eletrodos sobre a área de tratamento.
- **Dinâmico:** movimentando o eletrodo sobre a pele.

Assim como acontece com corrente elétrica, a penetração da energia de uma RF unipolar também diminui com a frequência. Com isso, alterando a frequência de operação é possível concentrar a energia em camadas diferentes da pele. Por exemplo, trabalhando com frequência em 40 MHz, o maior efeito será contração da pele (tratamento de flacidez), uma vez que a energia fica mais concentrada na derme. Em frequências mais baixas, como 27 MHz, a energia será depositada em camadas mais profundas, na hipoderme, tendo um efeito maior em destruição de gordura e contorno corporal.

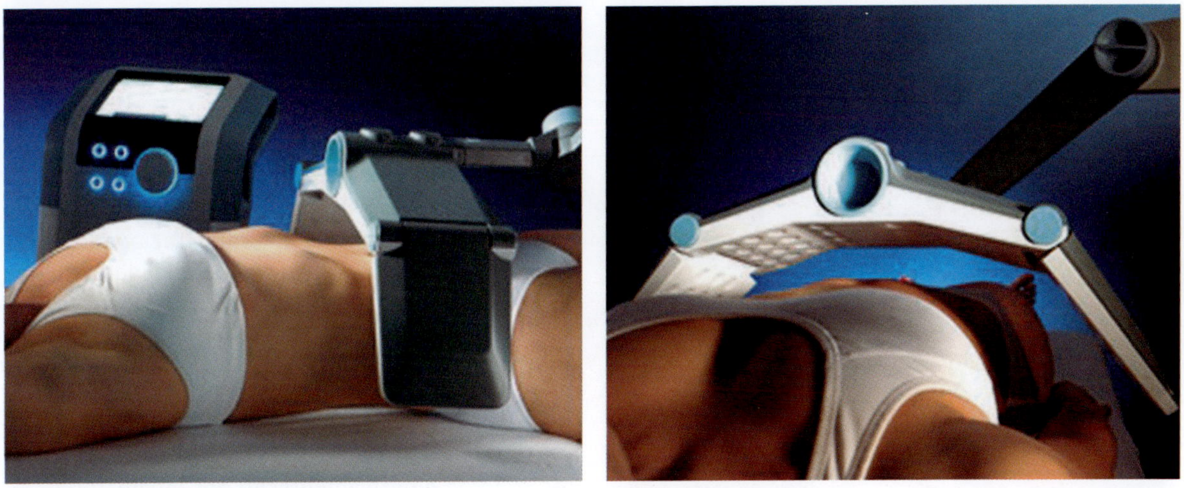

Figura 26.95. Sistema de RF unipolar – Vanquish™ BTL.
Fonte: Acervo da autoria do capítulo.

Efeito da rádio frequência no tecido

Uma importante característica da pele que influencia tratamentos de RF é a condutividade, ou a resistência (impedância). A corrente produzida pela RF se propaga na pele de maneira parecida com a água, ela flui pelo caminho de menor resistência. A condutividade de nossa pele está, de certa maneira, entre um bom (metal) e um mal condutor (plástico) de eletricidade, e algumas características alteram a impedância. Uma pela jovem, bem vascularizada, bem hidratada é boa condutora de eletricidade (como um metal), enquanto uma pele envelhecida, ressecada e mal vascularizada funciona como um pedaço de plástico. E neste caso uma maior energia é necessária para fazer a corrente fluir, e haverá uma maior dissipação de calor.

É importante notar que o efeito do tratamento (contração da pele, remodelação de colágeno e destruição de gordura), não é somente uma função da temperatura, mas também do tempo de aplicação, ou a duração do pulso de RF. A exposição do tecido a 60 °C ou 70 °C por alguns milissegundos causam coagulação, e uma aplicação de baixa temperatura como 42 °C por vários minutos também podem causar danos irreversíveis a células mais sensíveis como as de gordura. Assim, utilizando uma geometria correta do aplicador, baixa potência de RF (para não superaquecer a superfície da pele) e longos tempos de aplicação (vários minutos) é possível causar apoptose da célula de gordura em procedimentos de contorno corporal. A função de dano térmico à pele pode ser descrita pela equação de Arrhenius:

$$D = A\ t\ \text{expE}\ [-\Delta\ E/R\ T]$$

A intensidade de dano térmico (**D**) é uma função linear do tempo de exposição, ou duração do pulso (***t***), porém é uma função exponencial da temperatura no tecido (**T**). Assim uma pequena elevação na temperatura de tratamento (p. ex., de 40 °C a 42 °C) pode causar um grande efeito. Enquanto o tempo de sessão teria que ser alongado para se ter o mesmo resultado.

Rádio frequência fracionada

A RF Fracionada foi desenvolvida seguindo os mesmos conceitos e sucesso dos lasers fracionados descritos anteriormente, e estão ganhando grande popularidade. Diferentemente dos lasers em que o efeito térmico é limitado à periferia do microfuro (sistemas ablativos) ou à coluna de coagulação (sistemas não ablativos), a energia da RF flui por meio de toda a derme, adicionando aquecimento volumétrico ao tratamento fracionado. O que produz um efeito maior de contração da pele.

A configuração é de uma RF bipolar. A RF é aplicada por meio de uma matriz de microeletrodos ativos que aumentam a densidade de energia produzindo um efeito de ablação próximo do eletrodo, e conforme a energia flui para o eletrodo de retorno, mais largo, localizado na borda do aplicador, ela espalha, reduzindo o efeito que fica limitado à coagulação e à contração da pele. Semelhante a um esguicho de jardim. Se você estiver muito próximo ao esguicho, o jato de água é muito concentrado e você se molha bastante. Correndo para longe do esguicho, a água se espalha e você é atingido por apenas algumas gotas (Figura 26.96).

O principal objetivo é aquecer as camadas da derme promovendo uma forte remodelação de colágeno, com um mínimo de dano à superfície. Assim, o período de recuperação é reduzido como também os riscos de infecção e mudanças pigmentares. Tem menos limitação quanto ao tipo de pele e menor tempo de recuperação quando comparado a um laser ablativo.

Repare que nesta configuração de RF fracionada, os eletrodos apenas encostam na pele e a RF penetra atuando no tecido, causando ablação e coagulação dependendo da programação de energia e da duração de pulso utilizada.

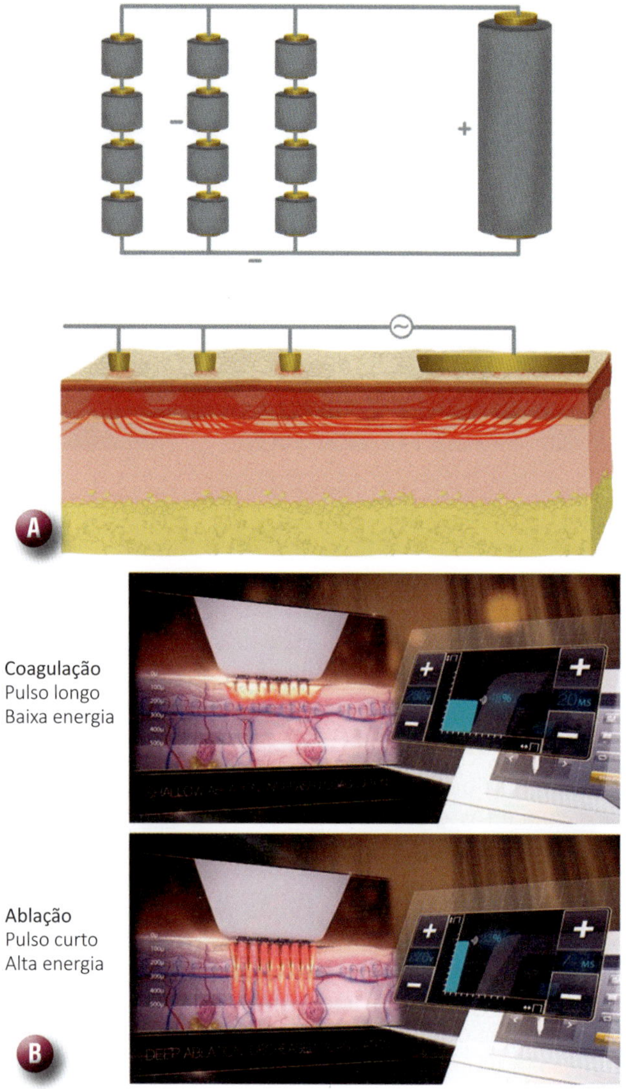

Figura 26.96. (A) Configuração de uma RF fracionada. (B) RF fracionada, modos de operação, coagulação com pulso longo e baixa energia e ablação com pulso curto e alta energia.

Fontes: (A) Desenvolvida pela autoria do capítulo. (B) Acervo da autoria do capítulo.

Rádio frequência microagulhada

Nesta configuração os eletrodos são microagulhas revestidas de material dielétrico que penetram profundamente na pele, e então são ativados para produzir uma forte remodelação na derme. Como a energia é diretamente entregue na derme profunda, não existe efeito na epiderme, que é preservada. Assim os efeitos adversos bem como o tempo de recuperação são mínimos. Comparado com o sistema de microeletrodos superficiais (RF fracionada), as microagulhas podem produzir temperaturas mais altas na profundidade e assim uma maior contração e renovação de colágeno, melhorando rugas profundas, cicatrizes de acne, estrias e reduzindo a flacidez.

A profundidade de penetração da energia de RF é controlada ajustando a porção das microagulhas que penetram na pele, que pode ser variada, em geral de 1 mm a 4 mm, chegando em algumas regiões na hipoderme. Podem ser feitas várias passadas durante a aplicação variando a profundidade. O efeito é confinado ao tecido ao redor dos eletrodos. Sendo a ablação próximo à ponta da agulha, coagulação mais afastada e contração de pele próximo à superfície. Pode ser aplicado em face, pescoço, colo, abdômen, joelho, braços, axilas e mãos (Figuras 26.97 e 26.98).

A combinação do tratamento fracionado superficial (com microeletrodos) melhorando a epiderme e remodelando o colágeno na derme superior, com a remodelação profunda produzida pelas microagulhas, forma um tratamento completo de rejuvenescimento da pele com mínimo risco de efeitos adversos e tempo de recuperação. Como o tratamento com RF é independente de cromóforo, pode ser aplicado para todos os tipos de pele, com um risco reduzido de hiperpigmentação pós-inflamatória.

A microagulha com RF pode ser utilizada em conjunto, na mesma sessão, com a tecnologia RFAL (*radio frequency assisted lipolysis*), RF minimamente invasiva descrita a seguir.

□ Rádio frequência minimamente invasiva – tecnologia RFAL

Esta tecnologia surgiu de olho no crescente mercado de procedimentos minimamente invasivos, tornando alguns procedimentos cirúrgicos mais eficientes, mais seguros, e até evitando grandes cicatrizes.

Chamada RFAL (*radio frequency assisted lipolysis*), usa uma RF bipolar no qual um dos eletrodos fica numa cânula que entra no tecido, enquanto o eletrodo de retorno fica na superfície da pele, fazendo um efeito de pinça, como mostra o diagrama da Figura 26.99.

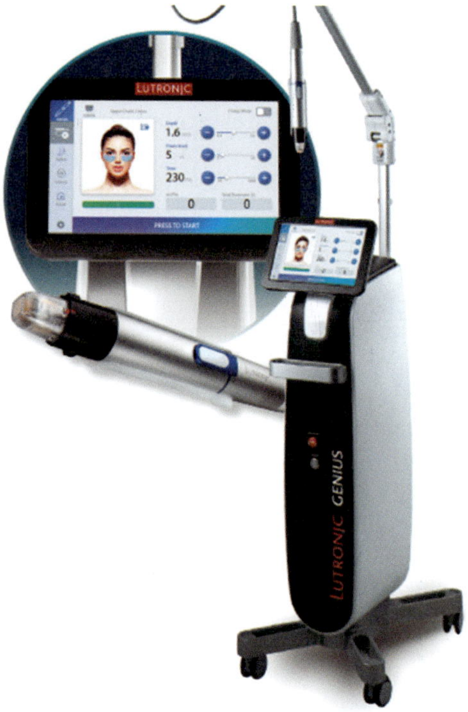

Figura 26.97. RF microagulhada – Genius™, Lutronic.

Fonte: Acervo da autoria do capítulo.

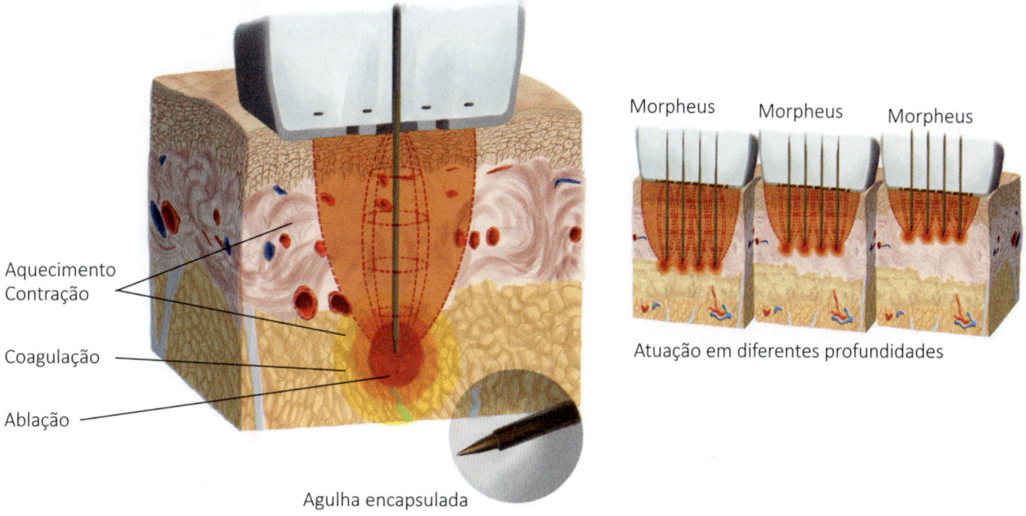

Figura 26.98. Esquema de atuação no tecido das agulhas, Morpheus8, I nmode.
Fonte: Acervo da autoria do capítulo.

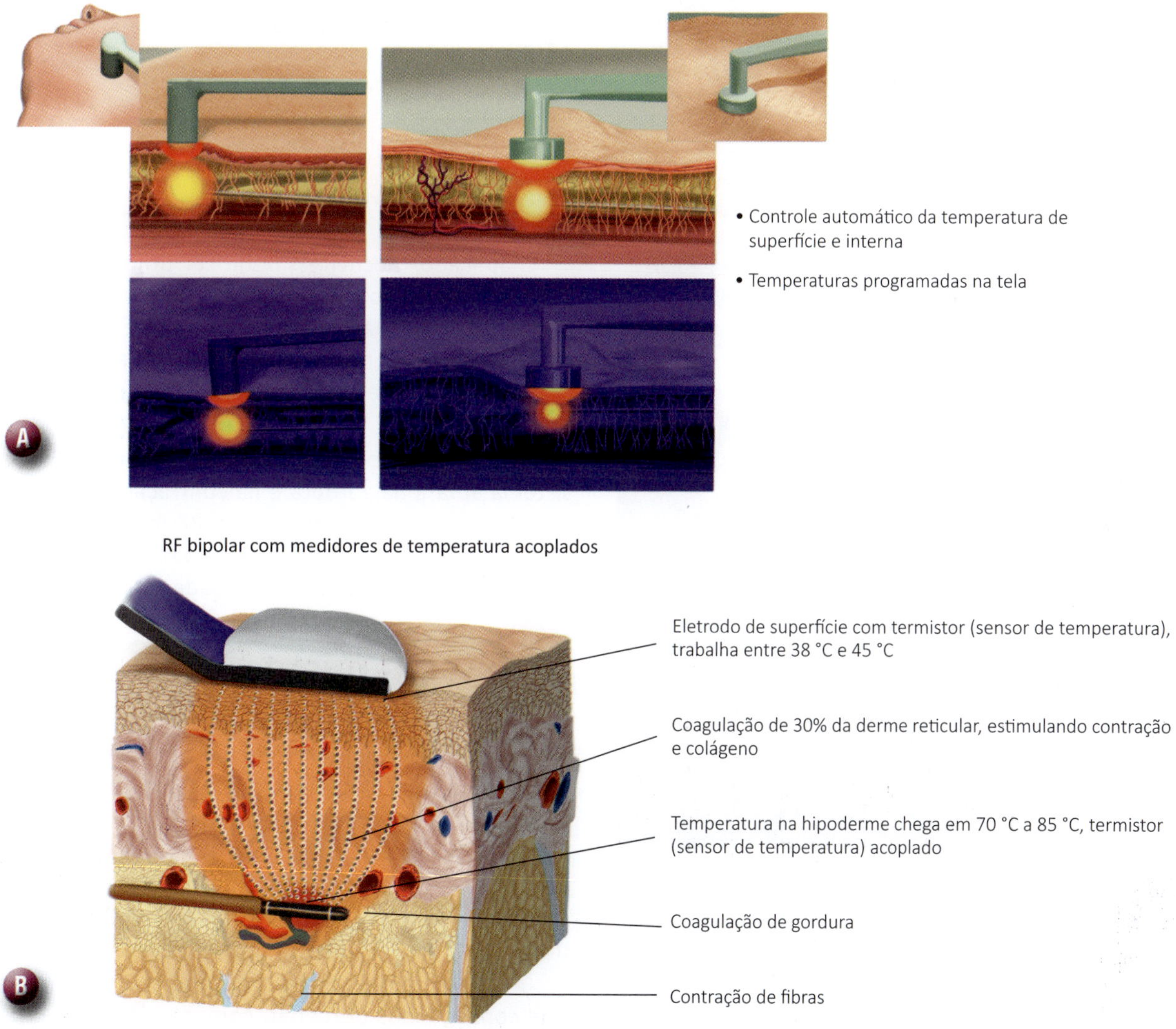

Figura 26.99. Diagramas da tecnologia RFAL.
Fonte: Desenvolvida pela autoria do capítulo.

A cânula é encapsulada e com a ponta protegida para não machucar a pele. A RF flui do eletrodo localizado numa pequena parte no fim da cânula, onde também está localizado o termistor que mede a temperatura interna do tecido. No eletrodo de retorno, em contato com a superfície da pele, encontra-se outro termistor. O cirurgião seleciona as temperaturas de corte interna e externa de acordo com a área a ser tratada, espessura da pele e camada de gordura. O aparelho então monitora em tempo real e simultaneamente as temperaturas internas e externas durante todo o procedimento controlando automaticamente a aplicação. Desta maneira, o sistema oferece um procedimento de grande eficácia e segurança (Figuras 26.100 e 26.101).

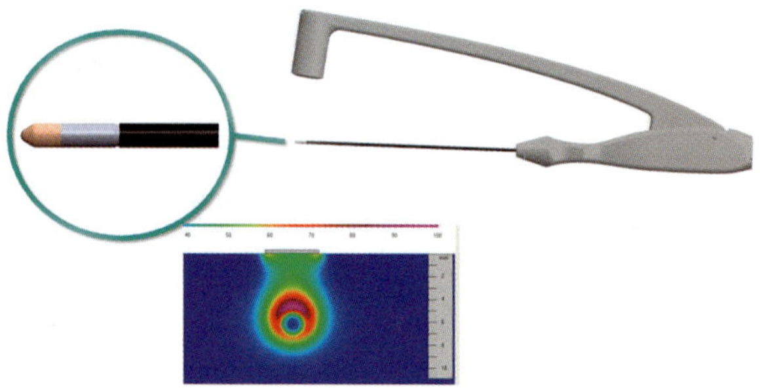

Figura 26.100. Ponteira RFAL mostrando detalhe dos eletrodos interno e externo e perfil de temperatura produzido durante o tratamento, mostrando o aquecimento somente na lateral.
Fonte: Desenvolvida pela autoria do capítulo.

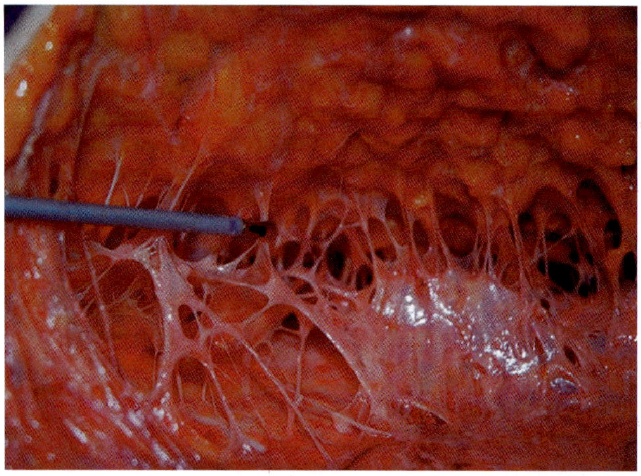

Figura 26.101. Atuação em 3 dimensões: gordura profunda, septo fibroso e derme.
Fonte: Acervo da autoria do capítulo.

Próximo ao eletrodo interno a temperatura é maior, produzindo emulsificação da gordura, o que facilita numa posterior lipoaspiração. Conforme a RF se afasta do eletrodo interno em direção ao eletrodo da superfície, a temperatura reduz, produzindo contração do septo fibroso e da pele. Desta maneira, a tecnologia facilita e otimiza a lipoaspiração, enquanto simultaneamente faz a contração da pele, evitando em alguns casos grandes cicatrizes, como por exemplo em braço e face interna de coxa. Em geral a lipoaspiração é feita depois da passagem da RF, para remover o líquido emulsificado. Porém, em procedimentos que a gordura for utilizada para enxertos, a lipoaspiração deve ser feita antes da passagem da RF, pois esta desvitaliza as células de gordura.

O sistema é uma plataforma com 3 tamanhos de cânulas, dependendo da área a ser tratada (Figura 26.102).

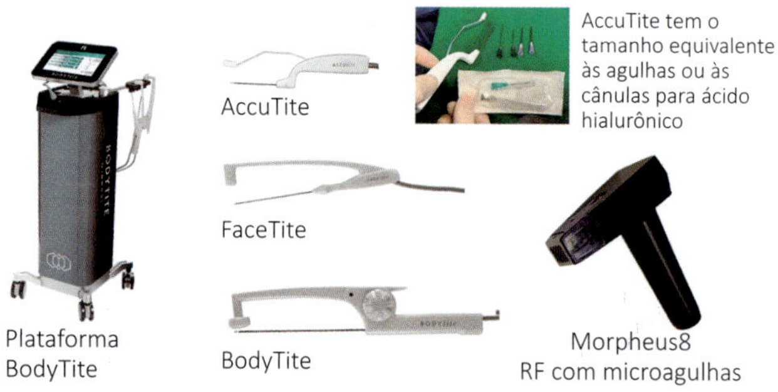

Figura 26.102. Plataforma BodyTite™ e aplicadores da tecnologia RFAL.
Fonte: Acervo da autoria do capítulo.

O aplicador AccuTite™ pode ser utilizado em testa, pálpebras, sulco, papada, demais regiões da face, mãos e em ginecomastia. O intermediário FaceTite™ é utilizado no terço inferior da face, pescoço, axilas e joelho. O maior, BodyTite™, no abdômen, interno de coxa e braços.

Interessante observar que em todas as aplicações o sistema atuará na gordura e na contração da pele. Pode ser utilizado em conjunto com a RF microagulhada, no mesmo procedimento, pois esta vai complementar o tratamento aumentando a qualidade da pele.

Ultrassom micro e macrofocado

Diferente das ondas eletromagnéticas anteriormente estudadas, o som é uma onda mecânica. O gráfico da Figura 26.103 mostra o espectro das frequências sonoras. Conseguimos escutar apenas uma faixa estreita deste universo que compreende de 20 HZ a 20.000 Hz ou 20 KHz (Figura 26.103).

O ultrassom utiliza uma frequência sonora mais alta que conseguimos perceber, começando no 20 KHz até os 200 Milhões de Hz ou 200 MHz. A maioria dos equipamentos médicos trabalha na região de 1 MHz a 20 MHz.

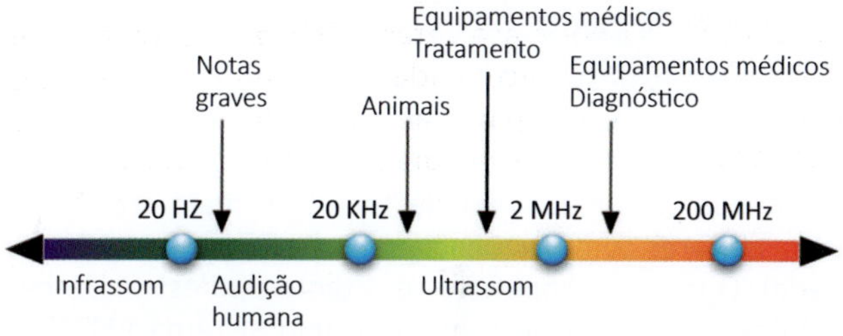

Figura 26.103. Espectro das ondas sonoras.
Fonte: Desenvolvida pela autoria do capítulo.

□ Tipos de ultrassom

Em geral os equipamentos de ultrassom utilizam 2 configurações, como mostra a Figura 26.104:

- **Onda divergente:** em sistemas terapêuticos e diagnóstico.
- **Onda focalizada ou HiFu** (*high intensity focused ultrasound*): rejuvenescimento, contração de pele e tratamento de gordura localizada.

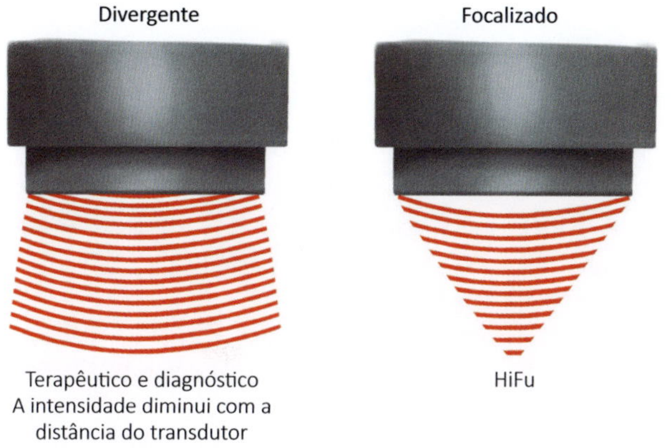

Figura 26.104. Tipos de ultrassom.
Fonte: Desenvolvida pela autoria do capítulo.

Alguns aparelhos na área da estética utilizam o efeito de cavitação. Ondas divergentes de alta intensidade provocam uma vibração intensa nas células gerando o rompimento da membrana. O material é removido pelo sistema linfático. Essa técnica em geral é utilizada para o tratamento de gordura localizada. Porém tem um efeito mais suave que o ultrassom focalizado.

□ HiFu (*high intensity focused ultrasound*)

Nesta configuração as ondas de ultrassom são focalizadas, semelhante ao que é feito com o feixe de laser, utilizando lentes para concentrar a energia num ponto pequeno (*spot size* pequeno) e assim conseguir uma fluência maior. No foco há um efeito maior, ou um dano localizado. Esse dano em geral é térmico, resultante de uma vibração intensa das células submetidas à energia concentrada do ultrassom, e assim, estimula uma regeneração do tecido.

Os sistemas de ultrassom focalizados podem ser classificados conforme o tamanho e a profundidade do dano que provocam:

- **Microfocados:** quando os *spot sizes* ou o ponto focal são pequenos, da ordem de 200 micrometros. Têm atuação mais superficial e são mais utilizados na face e pescoço, ou regiões de pele fina, para estímulo de colágeno e contração.
- **Macrofocados:** *spot sizes* ou o ponto de atuação são maiores, da ordem de milímetros. Agridem uma quantidade maior de tecido. Têm atuação mais profunda, utilizados em corpo em geral para redução de gordura localizada (Figura 26.105).

A profundidade e o tamanho do ponto de dano (*spot size*) são selecionados por meio de transdutores, que alteram a frequência sonora de atuação no tecido. O esquema da Figura 26.106 mostra os diferentes transdutores e as suas profundidades.

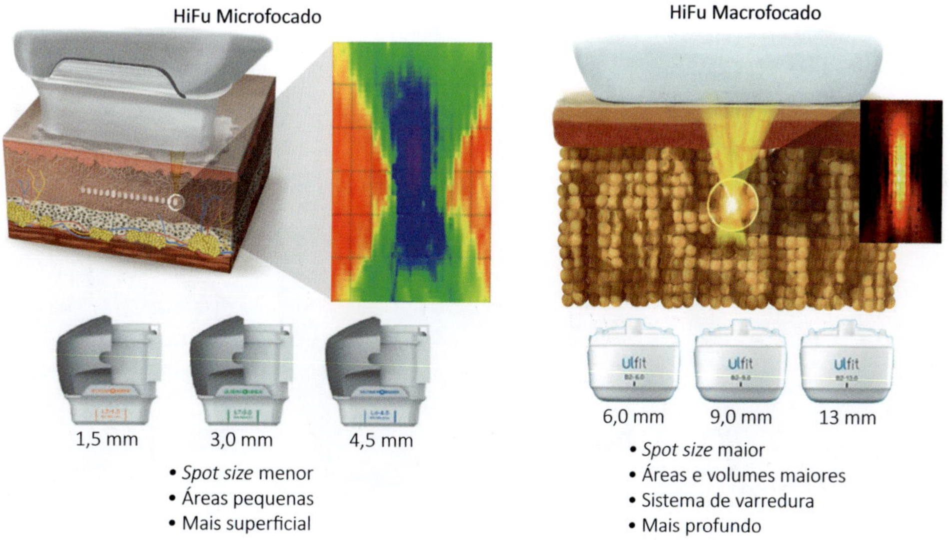

Figura 26.105. Esquema de ultrassom micro e macrofocado.
Fonte: Desenvolvida pela autoria do capítulo.

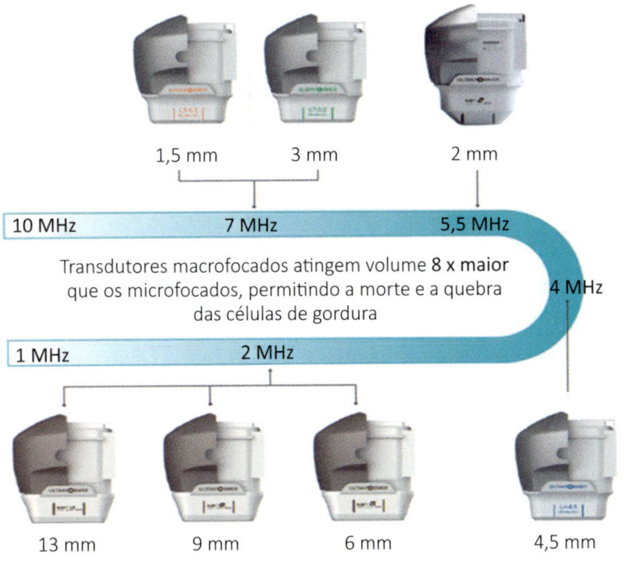

Figura 26.106. HiFu Micro e Macrofocado: frequência *versus* profundidade.

Fonte: Desenvolvida pela autoria do capítulo.

O transdutor funciona com um sistema de varredura linear. É possível escolher a distância entre os pontos de dano em cada disparo e a intensidade deles.

Assim, aconselha-se a frequência do transdutor de acordo com a profundidade de atuação, espaçamento e intensidade de pontos de acordo com o efeito desejado. Por exemplo, para uma pele mais flácida é escolhido uma maior intensidade.

Microfocado

Neste caso os pontos são colocados mais superficialmente, em geral o alvo inicial é a fáscia muscular, para um maior efeito de contração do tecido. Para estímulo de colágeno e um efeito mais na derme, um transdutor de frequência maior é escolhido, e uma segunda ou terceira passada são feitas, como ilustra a Figura 26.107.

Em geral é preconizada 1 sessão a cada seis meses.

Macrofocado

O objetivo desta tecnologia é tratar gordura localizada em regiões corporais. Assim os danos são maiores, pontos de aplicação ou foco (*spot size*) são maiores, pois precisam atuar num volume maior de tecido, e mais profundos (transdutores com frequência mais baixa e maior intensidade). O material liquefeito resultante da destruição das células é absorvido e removido pelo sistema linfático. Desta maneira, a cada sessão é removida uma pequena porção para não sobrecarregar o metabolismo.

Uma característica interessante do ultrassom focalizado (HiFu) é que não causa danos aos vasos sanguíneos ou nervos.

A Figura 26.108 mostra o esquema de aplicação em gordura localizada, utilizando um sistema de varredura linear.

Em geral são preconizadas 3 sessões com intervalos mensais. Esta técnica é interessante para tratar pequenas áreas como a gordura da axila, braços e abdômen.

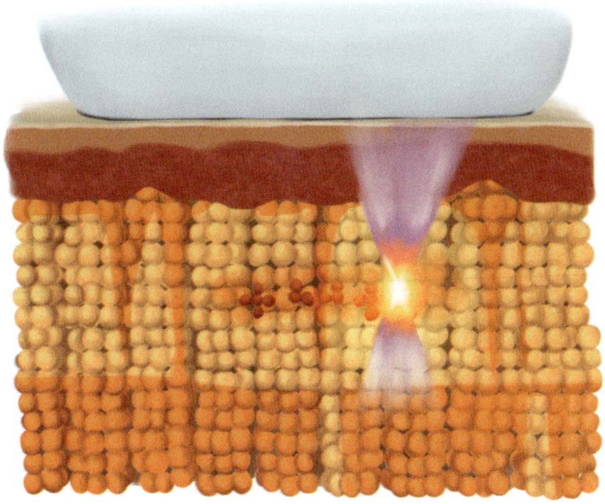

Figura 26.108. HiFu macrofocado em gordura.

Fonte: Desenvolvida pela autoria do capítulo.

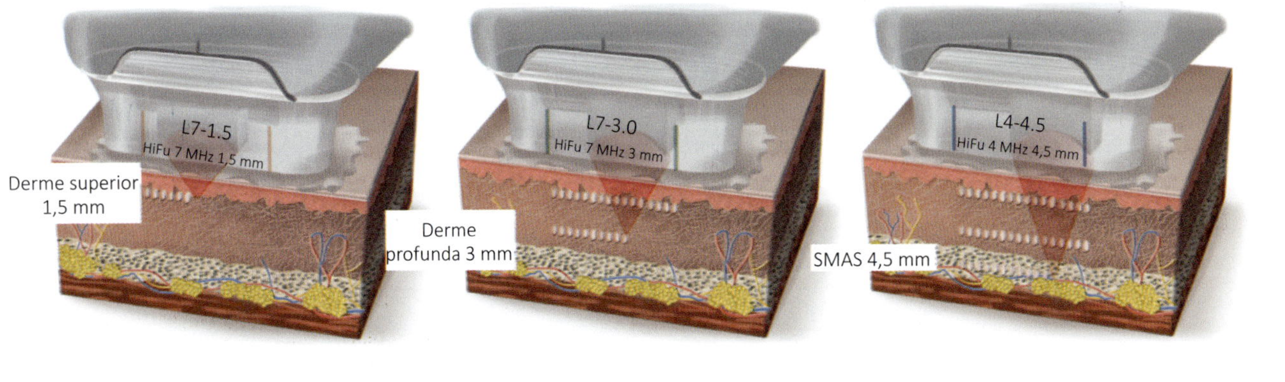

Figura 26.107. Aplicação do US microfocado com diferentes transdutores para conseguir efeito em profundidades diferentes.

Fonte: Desenvolvida pela autoria do capítulo.

Equipamentos de ondas eletromagnéticas de alta intensidade para estímulo muscular

A popularidade dos procedimentos não invasivos de modelagem corporal vem crescendo rapidamente. As tecnologias atuais focam em gordura localizada, celulite e flacidez. Como visto anteriormente, RF, HiFu e ainda criolipólise são mais amplamente usados para o tratamento de gordura localizada e flacidez dos pacientes. Todos os tratamentos atuais não invasivos de remoção de gordura têm como base efeitos térmicos e, como tal, podem causar efeitos indesejados relacionados ao calor ou ao frio. Mais importante, todas essas modalidades são projetadas para tratar apenas do tecido adiposo e da pele.

A gordura subcutânea é um fator importante que afeta contornos do corpo do paciente, uma vez que compreende aproximadamente 25% da composição do corpo humano. No entanto, o tecido muscular compreende uma porção ainda maior do corpo humano (42% masculino, 36% feminino) e dependendo de características individuais, a condição do muscular do paciente pode desempenhar um papel igual ou ainda mais importante na definição da aparência estética geral. Hoje em dia, o treino físico é o único método geralmente disponível para o fortalecimento natural dos músculos.

A tecnologia de estímulo muscular via campo eletromagnético serve para aumentar a massa muscular por meio de sessões curtas de treino e é uma nova tendência para o tratamento e estímulo dos músculos. Promove a chamada contração "supramáxima", onde o estímulo eletromagnético atua no neurônio motor e a contração ocorre independentemente da função cerebral. Assim é possível obter uma contração em intensidades e frequências que não são possíveis no treino físico da academia. O uso do campo eletromagnético promete até 20 mil contrações abdominais em 30 minutos de treino. A exposição do músculo a essas contrações resulta em fortalecimento muscular (Figura 26.109).

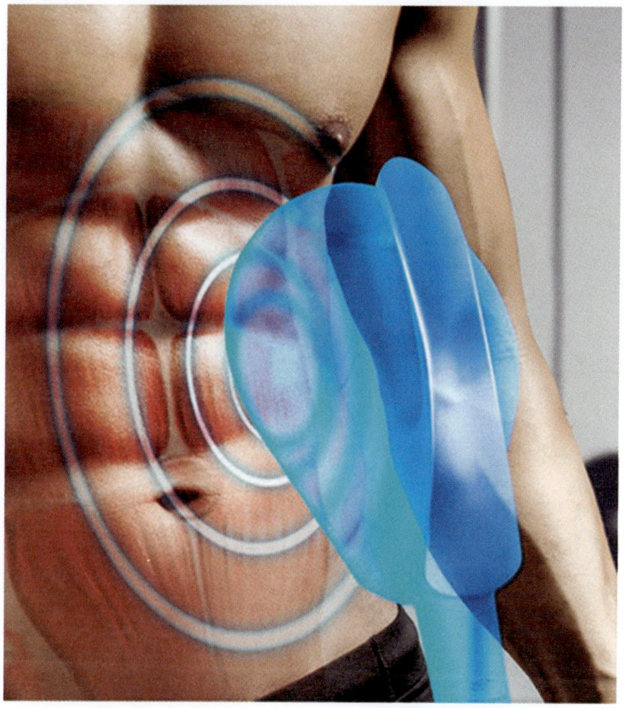

Figura 26.109. Esquema de aplicação de ativação muscular.
Fonte: Desenvolvida pela autoria do capítulo.

□ Como a onda eletromagnética atua na musculatura?

A tecnologia se baseia na força eletromagnética, que é a fusão de 2 grandes forças que regem nosso universo: fora elétrica + força magnética.

Essa relação foi descrita pelas famosas equações diferenciais de Maxwell, em 1865, que mostram como a onda eletromagnética de um laser, um telefone celular ou as ondas de televisão, propagam-se e interagem (Figura 26.110).

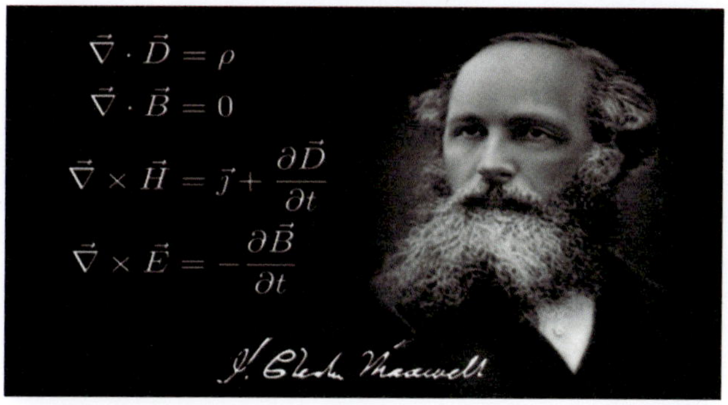

Figura 26.110. Equações diferenciais de Maxwell.
Fonte: Acervo da autoria do capítulo.

Uma consequência importante desta fusão é que uma corrente elétrica intensa pode gerar um campo magnético intenso, como ocorre nos guindastes de eletroímãs utilizados para levantar toneladas de material. Da mesma maneira, um campo magnético intenso, por exemplo um imã, pode gerar uma corrente elétrica num material condutor.

É desta maneira que trabalham estes sistemas de estímulo muscular. Dentro do aplicador existe uma espira (fio na forma de espiral), como mostra a Figura 26.111. Quando acionados por uma corrente elétrica intensa geram um campo magnético sobre a espira. O diagrama da Figura 26.112 mostra um desenho de como são as linhas de força deste campo (Figura 26.113).

O campo magnético passa de maneira não invasiva pelo corpo e interage com os neurônios motores gerando correntes elétricas, que por sua vez desencadeiam as contrações musculares. Um campo magnético intenso consegue por exemplo trabalhar todo o grupo muscular do glúteo, máximo, médio e mínimo simultaneamente (Figura 26.114).

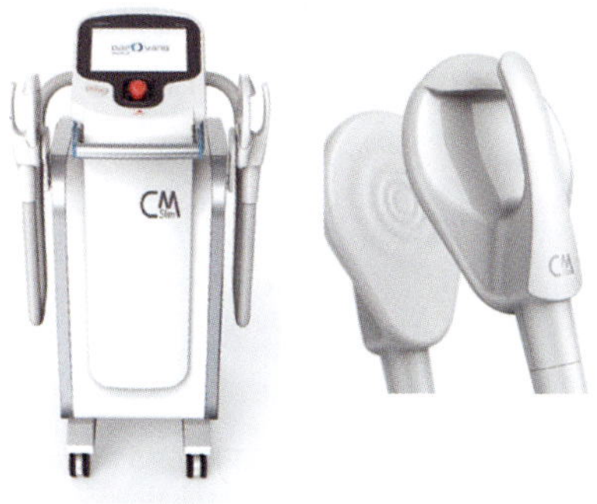

Figura 26.111. Equipamento de estímulo eletromagnético muscular – CMSlim DaeYang Medical e aplicadores.
Fonte: Acervo da autoria do capítulo.

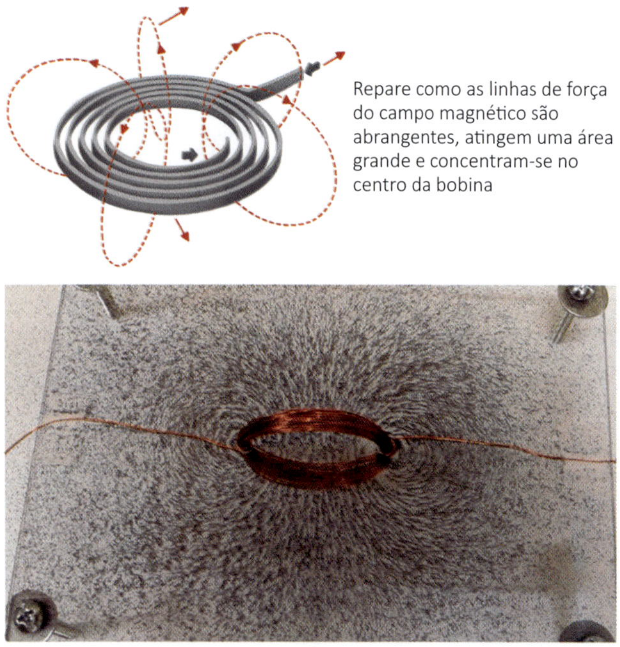
Repare como as linhas de força do campo magnético são abrangentes, atingem uma área grande e concentram-se no centro da bobina

Figura 26.112. Desenho das linhas de força do campo magnético sobre o aplicador.
Fonte: Acervo da autoria do capítulo.

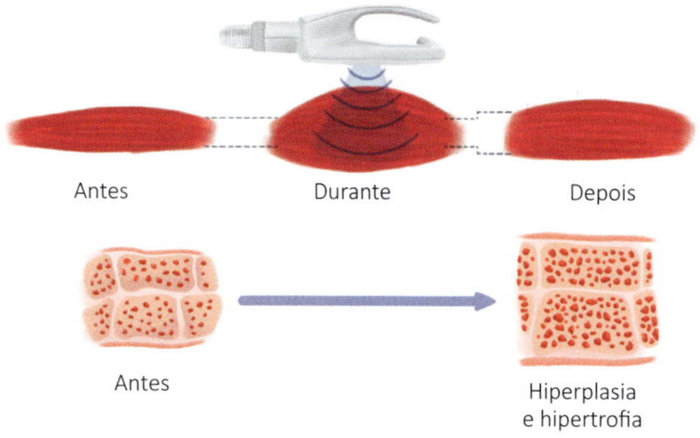

Figura 26.114. Esquema do campo magnético gerando contração muscular.
Fonte: Desenvolvida pela autoria do capítulo.

A força do efeito eletromagnético no músculo pode ser percebida sem mesmo encostar o aplicador na pele.

□ Contrações supramáximas

- Diferentes das contrações musculares voluntárias, são independentes da função cerebral.
- Não há relaxamento muscular entre 2 estímulos consecutivos. O músculo se mantém contraído por vários segundos.
- Tecido muscular estressado = adaptação.
- Ocorre hiperplasia e hipertrofia muscular.

Além da contração supramáxima, esses sistemas promovem várias séries de exercício, que variam intensidade e frequência de contração durante o treino de 30 minutos. Em geral são preconizadas 6 a 8 sessões com intervalos de 48 horas.

□ Como é feito o treino

O diagrama da Figura 26.115 mostra como o sistema realiza o treino de 30 minutos.

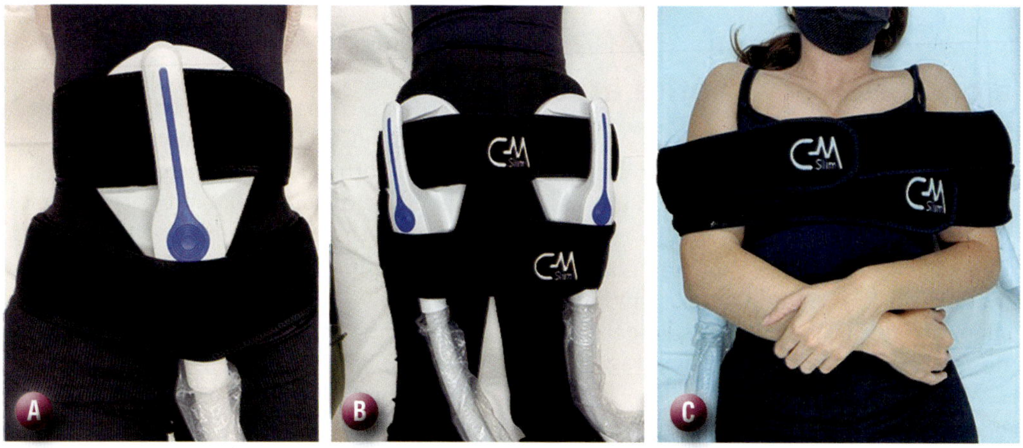

Figura 26.113. Colocação dos aplicadores. (A) Abdômen. (B) Glúteos. (C) Braços.
Fonte: Acervo da autoria do capítulo.

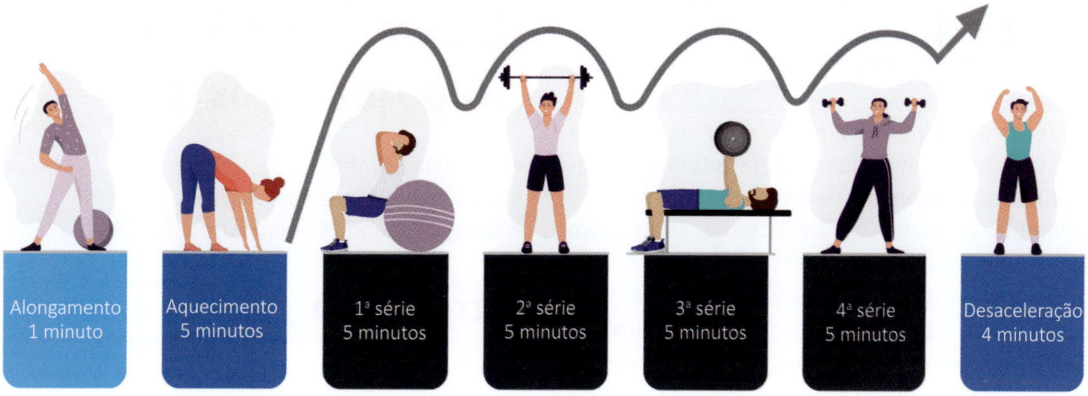
Alongamento
1 minuto
Aquecimento
5 minutos
1ª série
5 minutos
2ª série
5 minutos
3ª série
5 minutos
4ª série
5 minutos
Desaceleração
4 minutos

Figura 26.115. Treino de 30 minutos, alongamento, aquecimento, 4 séries de exercício e desaceleração (*Cooldown*).
Fonte: Desenvolvida pela autoria do capítulo.

O aparelho simula diferentes treinos, programas de exercícios, que podem ser selecionados na tela antes de começar a sessão.

- HIIT: treinamento intervalado de alta intensidade, além de hipertrofia muscular, gera a maior perda calórica e de gordura.
- Hipertrofia: acentua a hipertrofia muscular.
- Força: para melhorar força de um grupo muscular, o que seria bom para atletas.
- Combo 1 e Combo 2: combinam diferentes modalidades em cada treino (Figura 26.116).

Estudos recentes utilizando as avaliações por ressonância magnética, ultrassonografia e balanças de bioimpedância relataram uma redução de aproximadamente 18% na camada de gordura subcutânea na área sendo tratada, pelo princípio do apoptose celular induzida com o aumento do metabolismo local provocado pelo treino.

Uma conclusão interessante dos estudos é que a perda de gordura foi a mesma em todos os participantes, o que mostra que a técnica é independente de quantidade de tecido, sexo ou hábito de exercício, e depende somente do esforço/intensidade do treino aplicado. Porém a remodelação corporal é maior nas pessoas que já tenham uma rotina de exercícios.

Essa tecnologia é bem diferente dos aparelhos de estímulo elétrico por microcorrentes (corrente russa). A corrente elétrica passa entre os 2 eletrodos, de maneira superficial, não ativa a musculatura por completo como o campo eletromagnético, nem tão pouco consegue a intensidade de contração.

Em resumo a estimulação muscular por campo eletromagnético de alta intensidade é capaz de produzir um aumento da massa e tônus muscular, perda de gordura subcutânea e reestruturar o contorno corporal.

Conclusão

Lasers e sistemas de luz intensa pulsada são fontes de luz pura com propriedades importantes, o que permite o tratamento de maneira precisa e seletiva de diversos tipos de lesões teciduais, preservando ao máximo o tecido saudável adjacente. Com o advento do tratamento fracionado, um novo horizonte para o rejuvenescimento da pele ao mesmo tempo suaves e eficazes surgiram.

Em muitas aplicações, a luz aparece como a única e eficaz solução de tratamento, como no caso de lesões

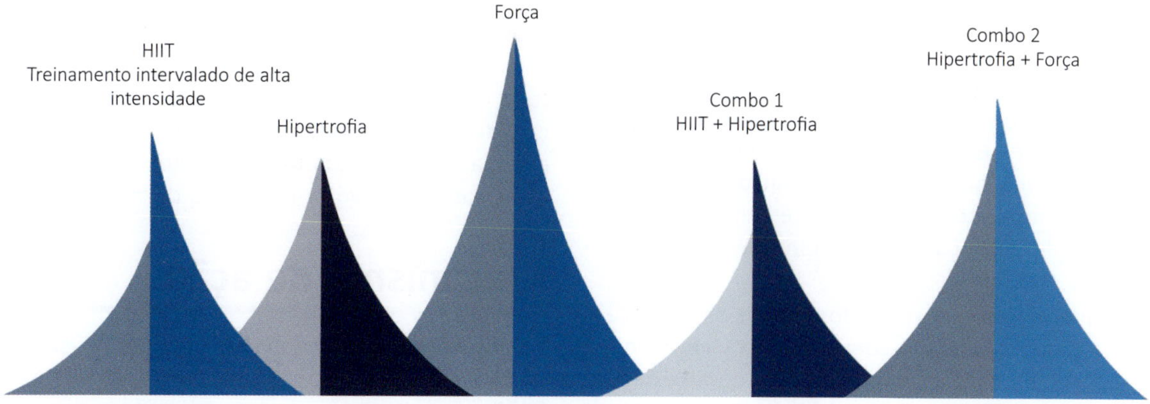

Figura 26.116. Tipos de treinos e programas que podem ser realizados.
Fonte: Desenvolvida pela autoria do capítulo.

vasculares planas na face. Trouxe uma alternativa rápida e de longa duração para a remoção do pelo indesejado, como também para o tratamento de tatuagens e lesões pigmentadas.

O laser de picossegundo além de tratar de maneira mais eficaz as lesões pigmentadas, quebrou um paradigma no tratamento fracionado da pele, pois estimula o rejuvenescimento de forma puramente mecânica, com mínimo incômodo, tempo de recuperação muito rápido e sem restrição quanto ao tipo de pele.

E numa série de aplicações, a luz surge como um complemento importante a técnicas já existentes, realizando um acabamento fino, como é o caso das ritidoplastias na cirurgia plástica.

A rádio frequência é empregada nos tratamentos de redução da flacidez, celulite e quando associada à pressão negativa e aos equipamentos que possuem vácuo. Trata também a gordura localizada. A RF fracionada e microagulhada surgem como uma opção vantajosa para vários tratamentos de rejuvenescimento de pele, pois além de tratarem em maior profundidade, apresentam recuperação mais rápida e menos restrição quanto ao tipo de pele.

O sistema minimamente invasivo apresentado pela tecnologia RFAL surge como uma alternativa eficaz à cirurgia plástica, otimizando vários procedimentos e evitando grandes cicatrizes. O sistema é capaz de tratar simultaneamente a gordura e flacidez de pele, contando com sensores de temperatura internos e na superfície que fornecem um controle e segurança total ao procedimento. Com tamanhos diferentes de cânulas é capaz de tratar áreas como braços, interno de coxa, com total eficácia bem como outras que normalmente não são tratadas pela cirurgia como, pescoço, colo e mãos.

Contribuindo para o tratamento não cirúrgico da flacidez de pele, o HiFu, pode ser usado em conjunto com o laser fracionado, a RF fracionada ou microagulhada, para fornecer um tratamento completo de face e pescoço. Pode ser ainda utilizado na versão macrofocada, para redução da gordura localizada em pequenas áreas.

Completando o tratamento corporal surge a tecnologia de estímulo muscular de alta intensidade por onda eletromagnética, que trata grupos musculares de maneira eficaz, em treinos de apenas 30 minutos, conseguindo contrações em intensidades e frequências que não conseguimos num treino normal da academia. Resultando num aumento de massa e tônus muscular, perda de gordura subcutânea e melhoria no contorno corporal.

Enfim quanto mais o estudo dos efeitos da interação das ondas eletromagnética com o tecido vivo avança, mais se aprende a admirar a variedade e a complexidade destas interações críticas. O resultado certamente abrirá portas para um grande número de aplicações fantásticas nos anos a seguir.

Lasers Fracionados Não Ablativos

- Gabriela Munhoz
- Lídia Maria Medeiros Machado
- Juliana Rezende Coelho Piquet Pessoa

Introdução

Nos últimos anos, o foco das técnicas de rejuvenescimento a laser vem mudando do *resurfacing* ablativo para o não ablativo. Embora a eficácia dos lasers de dióxido de carbono (CO_2) e de Erbium:yttrium aluminium garnet (Erbium:YAG) para o tratamento da pele com fotodano severo, rugas, cicatrizes de acne e discromias seja inquestionável, os efeitos colaterais indesejáveis não são raros. Os lasers não ablativos têm uma baixa incidência de efeitos adversos e um período de recuperação muito curto. Por isso, há um interesse crescente de pacientes e médicos por essa tecnologia.

Os lasers não ablativos entraram no mercado no final dos anos 1990. O dano controlado causado à pele promove suave remodelamento dérmico e neocolagênese. Apesar de apresentarem resultados inferiores aos lasers ablativos, essa tecnologia é preferida por muitos pacientes, sobretudo pelo melhor perfil de segurança e menor tempo de recuperação.

Após a descrição da fototermólise fracionada em 2004, os lasers fracionados não ablativos foram lançados e acenaram com a possibilidade de se obter bons resultados no tratamento da pele com mais segurança. O primeiro laser fracionado (Fraxel SR, Reliant Technologies) foi aprovado pela Food and Drug Administration (FDA) para lesões pigmentares e rítides periorbitais em 2004 e, em 2006, para o tratamento de melasma, cicatrizes (de acne e cirúrgicas) e *resurfacing*.

As técnicas tradicionais de *resurfacing* sacrificam a epiderme. A combinação de ablação epidérmica e dérmica parece promover mais aquecimento e fibroplasia, o que resulta num dano maior à pele do que aquele causado pelo laser não ablativo. Apesar disso, as alterações microscópicas associadas às rugas ocorrem sobretudo na derme e, por esse motivo, a remoção epidérmica é desnecessária para a melhora das rítides faciais. Isso explica os bons resultados obtidos com os lasers não ablativos, cujo alvo principal é a derme.

Mecanismo de ação

Fototermólise fracionada é um termo cunhado por Rox Anderson, cujo conceito é alterar termicamente uma fração da pele, deixando áreas de pele normal intocadas que rapidamente reconstituem a coluna ablacionada do tecido.

O laser fracionado não ablativo gera múltiplas pequenas zonas de coagulação, circundadas por tecido não tratado. O fracionamento ocorre através da manipulação do feixe de luz do laser por meio de lentes difrativas gerando múltiplos feixes de luz microscópicos. Essas zonas microscópicas permitem a extrusão de debris necróticos epidérmicos microscópicos. São as chamadas "zonas microtérmicas" (microthermal zones – MTZ) que têm cerca de 70 a 150 μm em largura e 400 a 700 μm de profundidade. Em geral, a injúria não é visível, pois essas zonas microscópicas têm um diâmetro ≤ 100 μm.

Com dano predominantemente à derme e à porção inferior da epiderme, deixando intacto o extrato córneo, a ação dos lasers fracionados não ablativos se dá na derme com neoformação de colágeno já muito bem documentada. O tecido danificado é reconstituído pela produção de colágeno novo por fibroblastos e reprodução de células-tronco, o que resulta em melhora da qualidade da pele, com redução das rítides, cicatrizes e discromias. Como, em cada sessão, apenas 15% a 25% da área de superfície da pele é atingida, a recuperação é relativamente rápida. Observa-se ainda redução do conteúdo de melanina na camada basal, levando ao clareamento de lentigos e do melasma após o tratamento.

Por produzir menor dano, são necessárias múltiplas sessões para a obtenção de resultados comparáveis com os de lasers fracionados ablativos.

Principais equipamentos

Numerosos equipamentos de lasers fracionados não ablativos estão disponíveis, a maioria utilizando comprimentos de onda de 1.440, 1.540 e 1.550 nm e diferindo na intensidade e padrão de injúria provocados e na forma de fornecimento da energia (*scanning* × *stamping*).

O primeiro equipamento comercializado utilizando essa tecnologia foi o Fraxel SR (Er:1.550 nm, Reliant Technologies). As MTZs produzidas foram demonstradas primeiramente com esse aparelho.

Nos anos seguintes, foram lançadas novas máquinas que procuraram melhorar a performance dessa modalidade de laser, seja aumentando a profundidade do tratamento, melhorando o perfil de segurança, ou associando diferentes comprimentos de onda.

Nos últimos 15 anos, foi publicada literatura bastante robusta demonstrando segurança, eficácia e versatilidade dessa modalidade terapêutica.

Recentemente, houve a emergência dos lasers de picossegundos, com duração de pulso ultracurto e, consequentemente, efeitos fotoacústico e fototérmico mais significativos. Estes lasers, inicialmente desenvolvidos para remoção de tatuagens, tiveram suas indicações ampliadas com o desenvolvimento subsequente da modalidade fracionada, devido ao maior remodelamento dérmico conseguido dessa forma, passando então a ser indicados para tratamento de cicatrizes, estrias, melasma e rejuvenescimento.

Nos lasers de picossegundos, a duração de pulso ultracurta leva a formação de áreas focais e discretas de formação de plasma entre a epiderme e a derme papilar, fenômeno denominado LIOB (*laser-induced optical breakdown*), histologicamente observados como vacúolos, sem que haja lesão tissular ao redor dos mesmos. Em 24 horas os vacúolos são preenchidos por debris celulares e melanina e eliminados em até 7 dias. A neocolagênese e neoelastogênese observadas se devem provavelmente ao efeito térmico do plasma superaquecido e ao efeito fotoacústico de sinalização celular envolvendo a liberação de citocinas e fatores de crescimento que se propaga além da área efetivamente tratada.

Por agirem por meio de mecanismos de ação semelhantes (ambos criando injúria focal e controlada que leva a formação de colágeno novo durante processo de reparo) os lasers fracionados não ablativos e os mais recentes lasers fracionados de picossegundos têm demonstrado eficácia equivalente no tratamento da elastose, discromia e textura. Ambos são bem tolerados e não apresentam efeitos adversos significativos, havendo discreta superioridade dos lasers de picossegundo em relação a recuperação, fazendo com que estes sejam talvez uma opção melhor para o tratamento de fototipos mais altos, hiperpigmentação pós-inflamatória, olheiras e melasma.

Principais indicações

Os lasers fracionados não ablativos são indicados para o tratamento de rítides leves a moderadas (Figura 26.117), cicatrizes de acne atróficas de leves a moderadas, cicatrizes cirúrgicas, melanoses, fotoenvelhecimento e estrias (Figura 26.118). Múltiplas sessões são necessárias para se obter um bom resultado e as desordens pigmentares parecem ter uma melhora mais rápida do que as rugas e cicatrizes, necessitando de um número menor de aplicações. Alguns trabalhos demonstram melhora do melasma com o uso dessa tecnologia, porém é necessário cautela na sua indicação e uso. O tratamento do melasma com laser deve ser reservado a casos resistentes, e o paciente deve ser seguido por longo período pelo risco de recidiva. É importante o uso de energias baixas e a associação de despigmentantes.

Complicações e cuidados

Embora incomuns, complicações, como infecção bacteriana ou viral, discromias, queimaduras e cicatrizes, podem ocorrer (Figura 26.119). Os principais efeitos adversos relatados são eritema e edema no local tratado. Em geral, há formação de finas crostas de rápida cicatrização (3 a 5 dias). Uma boa história clínica incluindo tratamentos tópicos atuais, experiência prévia com lasers, uso de isotretinoína oral, histórico de cicatrizes inestéticas e herpes labial pode reduzir muito o risco de complicações.

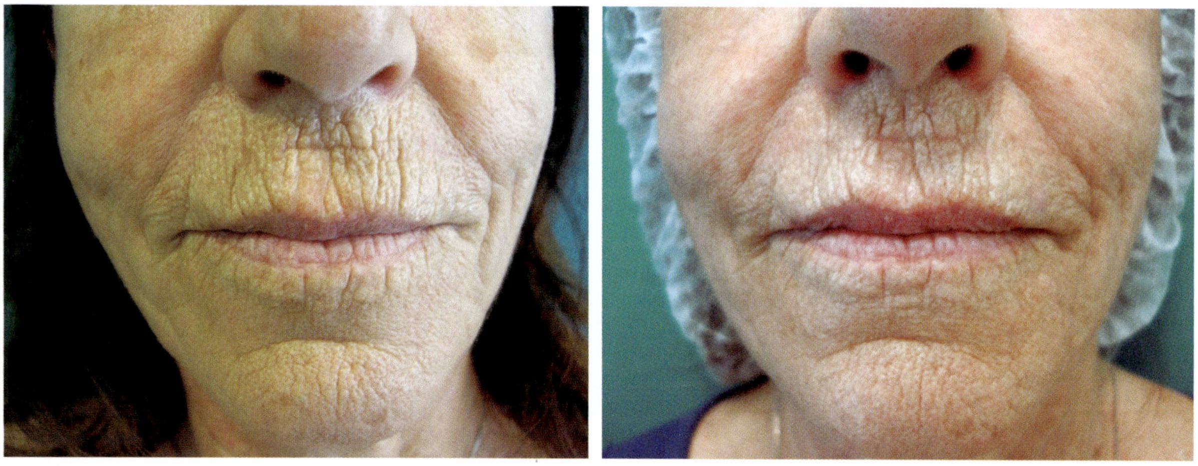

Figura 26.117. Redução de rítides periorais após quatro sessões de laser Er:glass, Lux 1540.
Fonte: Cortesia Dra Gisele Torok.

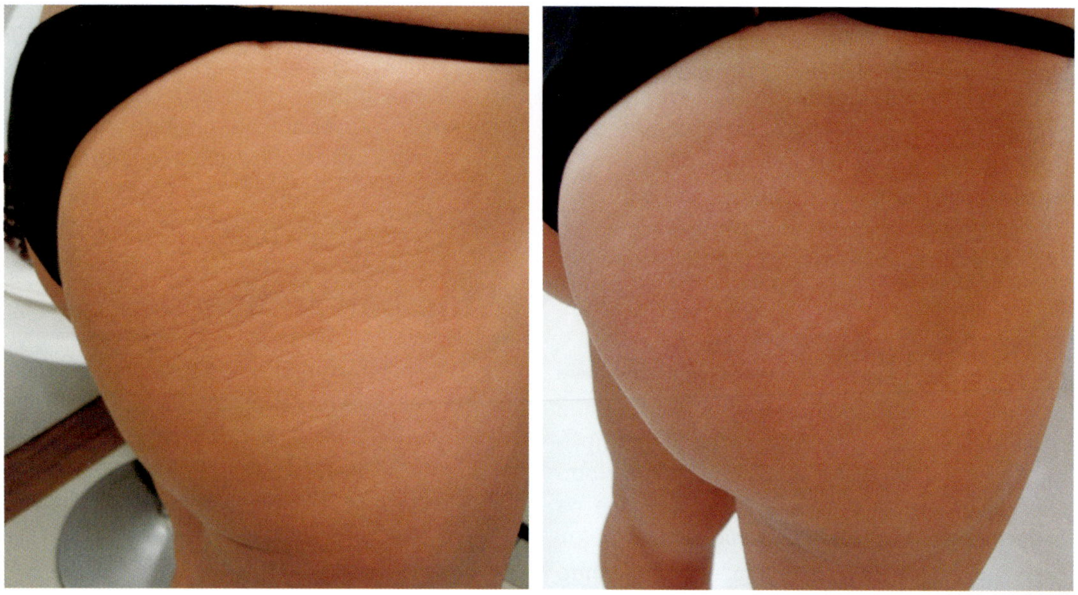

Figura 26.118 Melhora das estrias após seis sessões de laser Er:glass, Lux 1540.
Fonte: Cortesia Dra Gisele Torok.

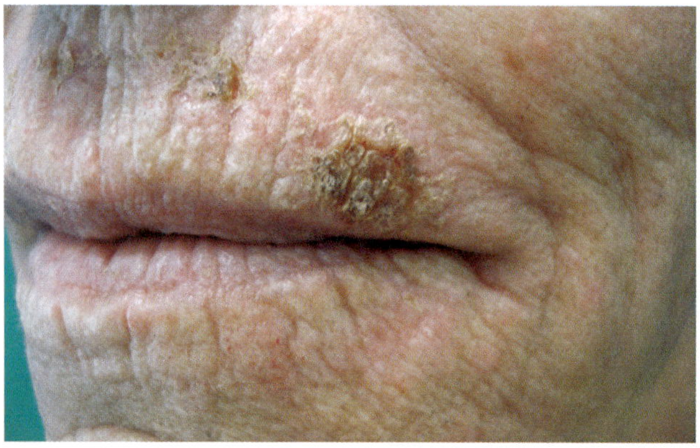

Figura 26.119. Complicação da aplicação de laser Er:glass, Lux 1540 para tratamento de rítides periorais: crosta espessa após bolha por uso de alta fluência.
Fonte: Cortesia Dra Gisele Torok.

Pacientes com fototipos mais altos (acima de III) devem fazer o preparo com cremes à base de ácido retinoico e despigmentantes, reduzindo o risco de discromias. O tratamento é doloroso, havendo necessidade de uso de anestésicos tópicos e/ou ar frio durante o procedimento. Os cuidados pós-tratamento podem incluir uso de corticoides tópicos ou orais, antibióticos ou antivirais, mas por serem tratamentos bastante seguros, a necessidade do uso de tais substâncias é rara.

Conclusão

O *resurfacing* a laser vem passando por constante evolução, nas últimas décadas, em busca de tratamentos com melhor resposta e menos complicações. Nesse sentido, a tecnologia dos lasers fracionados não ablativos desempenha um papel primordial por alcançar bons resultados com poucos efeitos colaterais e mínimo *downtime*.

Em contraste com o *resurfacing* ablativo, o *resurfacing* fracionado apresenta recuperação mais rápida e menos efeitos colaterais, com resolução do eritema e do edema em poucos dias na maioria dos pacientes. Em contrapartida, a melhora nas rítides e no fotodano não é tão expressiva como no *resurfacing* ablativo.

Uma boa seleção dos pacientes, individualizando ao máximo seus tratamentos e buscando atender às suas expectativas de modo responsável é a melhor maneira de obtermos bons resultados.

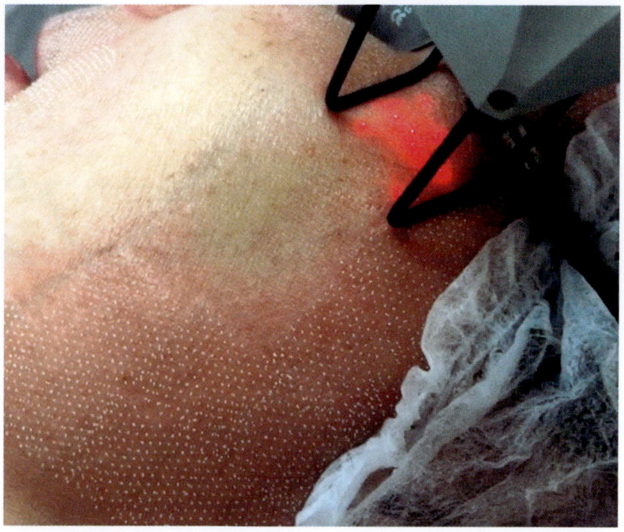

Figura 26.120. Laser fracionado ablativo.
Fonte: Acervo da autoria do capítulo.

Lasers Fracionados Ablativos

- Roberta Teixeira
- Maria Paulina Villarejo Kede

Introdução

Com a evolução dos aparelhos de lasers, surgem constantemente novas tecnologias, visando aprimorar os resultados, com mais segurança, menos efeitos adversos e menor tempo de recuperação após o procedimento.

Muitos lasers são utilizados na prática clínica, com excelentes resultados, dentre eles existem os lasers não ablativos, que emitem grande quantidade de energia, penetram na pele até a derme, poupam a epiderme, fazem coagulação tecidual, e os lasers fracionados ablativos que destroem a epiderme até a derme, fazendo colunas de destruição na pele com ablação e coagulação tecidual (Figura 26.120).

Essa área de injúria celular, desencadeia uma resposta inflamatória, induzindo a formação de novo colágeno, com consequente melhora da qualidade da pele.

Suas principais indicações são: fotoenvelhecimento leve a moderado, flacidez cutânea leve a moderada, rítides, cicatrizes, cicatrizes de acne, estrias e melasma.

Os primeiros lasers ablativos utilizados foram o laser de dióxido de carbono (CO_2) e o laser erbium-yttrium aluminium-garnet (Erbium:YAG). O laser de CO_2 foi desenvolvido em 1964, seu comprimento de onda de 10.600 nm é absorvido pela água, promovendo um rápido aquecimento na epiderme e derme superficial, com destruição celular, com consequente processo inflamatório induzindo a formação de novo colágeno e renovação celular. O laser Erbium:YAG tem comprimento de onda de 2.940 nm, também é absorvido pela água, provoca injúria na epiderme e derme superficial, com profundidade de ação um pouco menor quando comparada ao laser de CO_2 (Figuras 26.121 e 26.122).

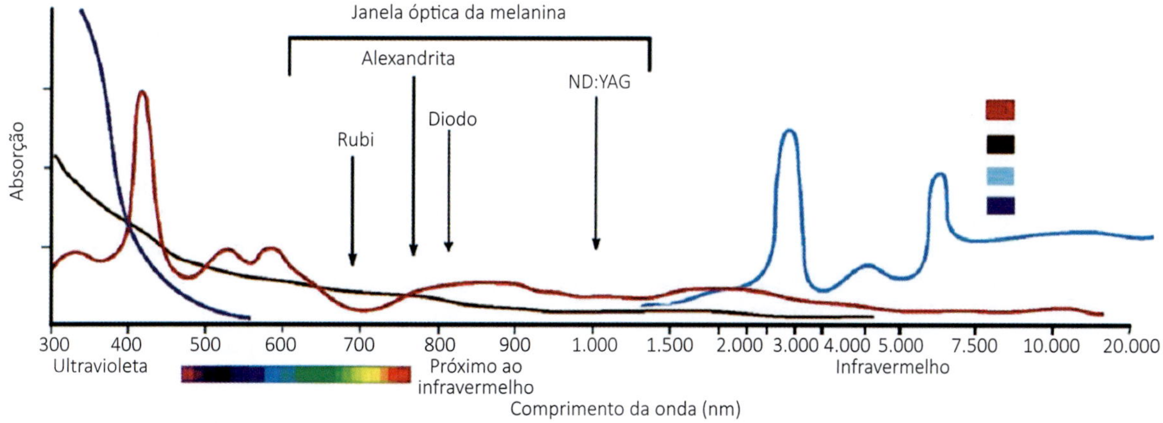

Figura 26.121. Curva de absorção dos principais cromóforos da pele.

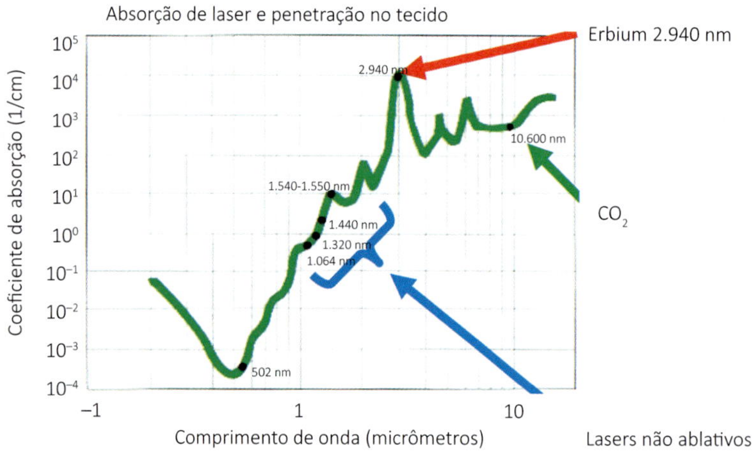

Figura 26.122. Curva de absorção da água.

Ambos os lasers ablativos fracionados de CO_2 e o laser Erbium:YAG possuem o mesmo cromóforo-alvo, a água tecidual. Os danos térmicos ocorrem nas diversas estruturas contendo água, como o colágeno, os vasos sanguíneos e os queratinócitos epidérmicos.

Os danos térmicos são induzidos na epiderme e derme, levando a um *turnover* epidérmico e indução de colágeno. A penetração depende do conteúdo de água e independe tanto da melanina como da hemoglobina. O laser atua por meio da produção de calor e pequenas elevações produzem bioestimulação; já em uma elevação maior, entre 60° e 85 °C, ocorre coagulação; acima de 85 °C, há carbonização, e a vaporização ocorre próxima aos 100 °C.

Quando esses lasers incidem sobre a pele, a epiderme é rapidamente vaporizada a 100 °C, e o colágeno presente na derme sofre um encurtamento de suas fibras ao atingir uma temperatura em torno de 60 a 70 °C. Esse fenômeno ocorre pelo aquecimento super rápido da água e sua ebulição e vaporização, que gera a ablação, responsável pelo *resurfacing* ablativo. É provável que essa transferência de calor seja responsável pela desnaturação do colágeno. A desnaturação é um processo que se dá em moléculas biológicas, sobretudo proteínas, expostas a condições diferentes daquelas em que foram produzidas, como variações de temperatura, dentre outras. A proteína perde a sua estrutura tridimensional e, portanto, as suas propriedades. Além disso, essa reação é exotérmica, ou seja, libera calor; esse calor se dissipa pelas células adjacentes e causa o chamado efeito térmico residual, que também atua como estímulo à produção de colágeno, também chamada de neossíntese de colágeno.

A desnaturação do colágeno contribui para a contração do tecido em si (visível a olho nu durante o procedimento) e a melhora das rugas e flacidez que ocorre após o procedimento. Além disso, esse fenômeno também induz a uma reação tecidual que gera neocolanogênese nos seis meses após o procedimento.

No entanto, a injúria térmica intensa na derme aumenta os riscos de efeitos adversos, como eritema persistente, infecção, hiperpigmentação pós-inflamatória, hipopigmentação persistente e cicatrizes. Além disso, os lasers ablativos têm um período de recuperação da pele prolongado, o que muitas vezes inviabiliza o tratamento.

Os lasers não ablativos possuem uma recuperação mais rápida, porém com resultados inferiores quando comparados aos lasers ablativos e necessitam de maior número de sessões.

Em 2004 foi desenvolvida a técnica de fracionamento dos lasers. A fototermólise fracionada foi descrita por Dieter Manstein e Rox Anderson, em 2004. Foi desenvolvida para oferecer resultados tão efetivos quanto o *resurfacing* tradicional, sem as desvantagens dos lasers ablativos sem fracionamento. A fototermólise fracionada consiste na adaptação de uma tecnologia já existente, onde múltiplas colunas microscópicas de energia do laser são emitidas e absorvidas por determinado cromóforo, provocando microzonas térmicas (MTZ), e nas suas adjacências células viáveis auxiliam a rápida repitelização, permitindo uma recuperação mais rápida da pele após realizado o procedimento e reduzindo complicações em relação às tecnologias de lasers não fracionadas.

O uso do laser ablativo fracionado foi introduzido em 2007, com o objetivo de obter uma técnica tão eficiente na remoção de rugas quanto o CO_2 tradicional e tão segura quanto o *resurfacing* fracionado não ablativo. Hantash et al. combinaram a alta eficácia dos lasers ablativos com a segurança da tecnologia fracionada e descreveram a técnica do *resurfacing* fracionado ablativo, que produz rupturas localizadas da epiderme (microzonas térmicas – MTZs) cercadas de pele intacta (Figuras 26.123 e 26.124). O tecido circundado às MTZs não está envolvido, permitindo uma rápida reparação da epiderme pela presença das *steam cells* e unidades pilossebáceas íntegras na pele ao redor não tratada. A profundidade da lesão é determinada pela quantidade de energia fornecida (Figura 26.125).

Recentemente, um novo conceito denominado drug delivery foi introduzido como uma nova terapêutica associada aos lasers fracionados ablativos, pois eles fornecem um caminho para a absorção da droga tópica, com quantidades e profundidades muito maiores do que na pele intacta. A entrega da droga por meio de canais

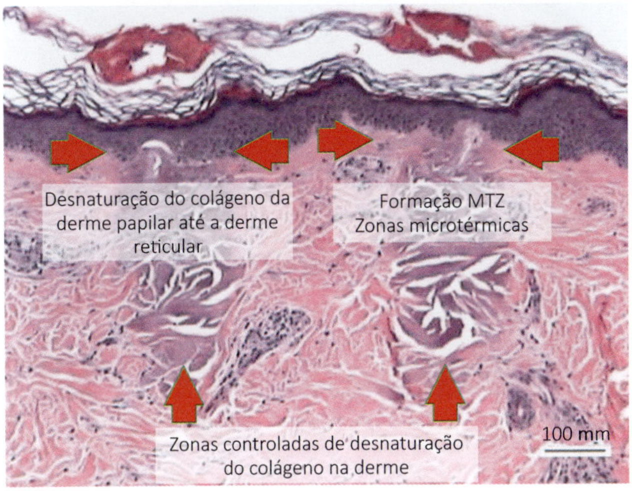

Figura 26.123. Mecanismo de ação dos lasers fracionados não ablativos.
Fonte: Cortesia Dr. Manstein.

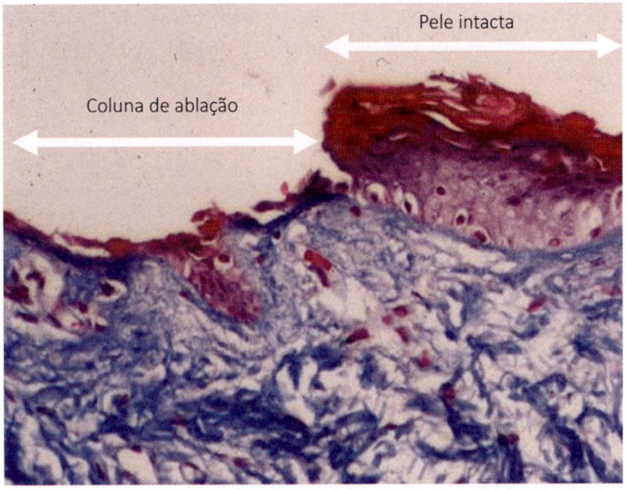

Figura 26.124. Coluna de pele removida com área sem lesão adjacente.
Fonte: Acervo da autoria do capítulo.

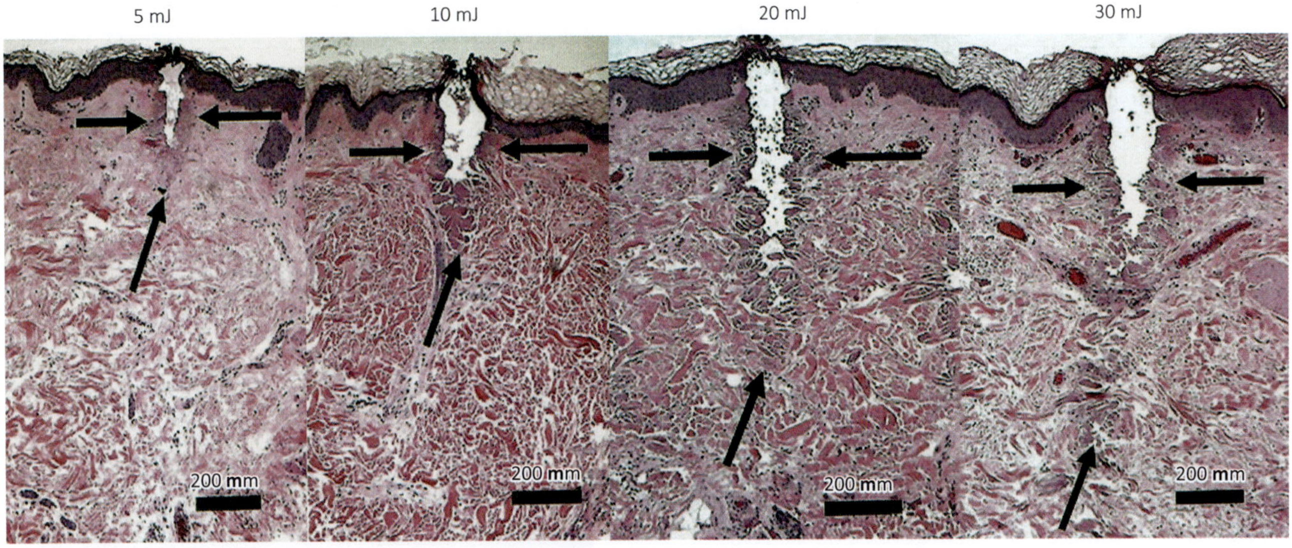

Figura 26.125. Histopatológico CO_2 fracionado *in vivo* imediatamente pós-operatório.
Fonte: Cortesia de Hantash et al.

profundos (microzonas térmicas – MTZs) criados pelo laser facilita a penetração direta de medicamentos, favorecendo uma maior eficácia do tratamento.

Desde então, os lasers fracionados têm sido mais utilizados na prática clínica dermatológica em relação aos não fracionados. Sendo os lasers fracionados ablativos mais utilizados o laser de CO_2 (10.600 nm) e laser Erbium:YAG (2.940 nm).

Indicações dos lasers ablativos fracionados

Resurfacing ablativo da pele, tratamento de rugas, melhora da flacidez cutânea, manchas, melasma, cicatrizes, cicatrizes de acne e estrias.

Contraindicações

Infecção bacteriana e viral, deficiência do sistema imunológico, doenças autoimunes, histórico de quelóide, gravidez.

Técnica

O tratamento é realizado em geral com uma passada do laser na região tratada, evitando a sobreposição. Importante ajustar os parâmetros de acordo com a tecnologia a ser utilizada, como a densidade, que significa o distanciamento entre as microzonas térmicas do fracionamento, sendo assim, quanto maior a densidade, maior a intensidade do tratamento; outro parâmetro a energia do laser ou fluência, quanto maior a energia mais intenso o tratamento; a duração do pulso, sendo quanto maior a duração, maior o efeito térmico, e maior a intensidade do tratamento.

Considerações pré-tratamento

Em geral, indica-se o preparo prévio da pele, com despigmentantes para as peles com fototipo III-IV, para prevenir a hiperpigmentação pós-inflamatória. Também é indicado a profilaxia de infecções herpéticas com antivirais orais, 24 horas antes do procedimento.

Considerações durante o tratamento

O uso de anestesia tópica ou aparelhos para resfriamento da pele para redução do desconforto durante o procedimento é indicado.

A limpeza da pele, sem deixar resíduos é fundamental.

Protetores oculares para o paciente e óculos de proteção para médico é mandatória.

A aplicação do *handpiece* deve ser sempre perpendicular à pele, sem pressionar. Os parâmetros devem ser ajustados de acordo com a área a ser tratada, indicação clínica e fototipo do paciente.

O número de sessões indicada varia de acordo com a indicação clínica e com a intensidade do tratamento, variando de 3 a 6 sessões, com intervalos de 4 semanas entre elas.

Considerações pós-tratamento

Os efeitos imediatos são eritema, edema e sensação de calor, que podem persistir por alguns dias junto à formação de crostículas escuras. Em geral, a partir do 5º dia, o aspecto da pele tratada melhora, com tempo total de recuperação variando de 1 a 2 semanas, dependendo da intensidade e da região tratada, na face a recuperação é mais rápida, enquanto áreas extrafaciais são mais lenta.

Indica-se o uso de medicações tópicas hidratantes e calmantes para pele, auxiliando na recuperação, água termal e soro fisiológico também são úteis. O uso de fotoprotetores é muito importante, sendo indicados preferencialmente fotoprotetores físicos para evitar a sensibilização da pele, sendo contraindicado exposição solar durante o tratamento.

Efeitos adversos

Os efeitos adversos com os lasers fracionados ablativos são raros e, em geral, transitórios e tratáveis. Quanto mais agressivo o tratamento, maiores as chances de ocorrer e também fototipos altos. São eles: hiperpigmentação, hipocromia, eritema persistente, cicatrizes, ulcerações, infecção local.

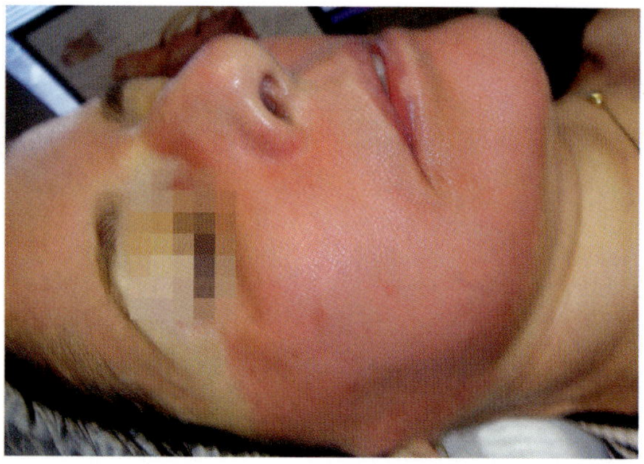

Figura 26.126. Pós-imediato laser ablativo fracionado com edema e eritema.
Fonte: Acervo da autoria do capítulo.

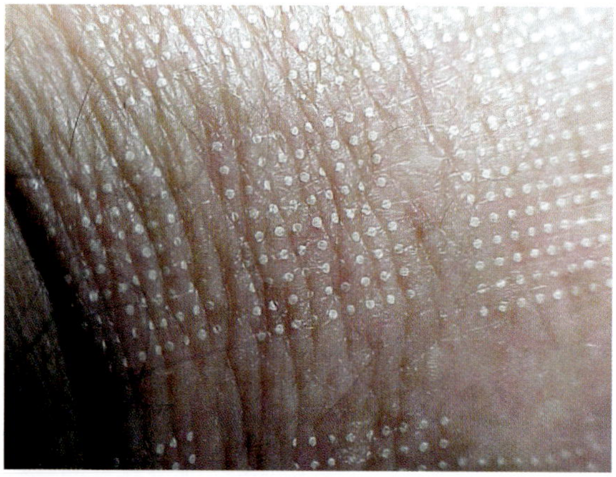

Figura 26.127. Área tratada.
Fonte: Acervo da autoria do capítulo.

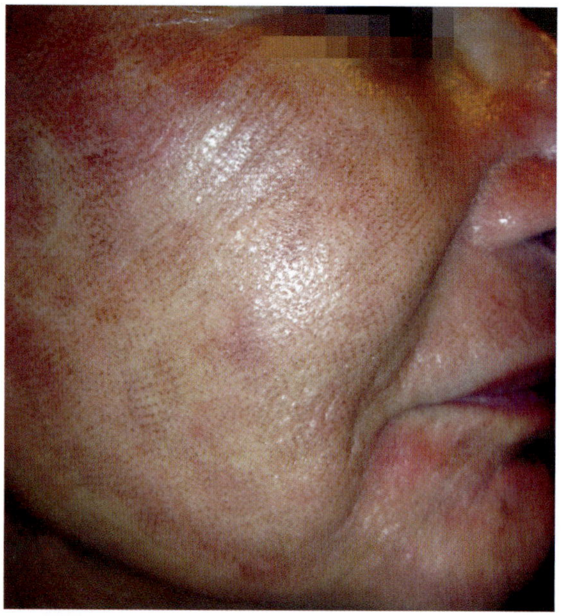

Figura 26.128. 24 horas após o tratamento com eritema e crostículas na área tratada.
Fonte: Acervo da autoria do capítulo.

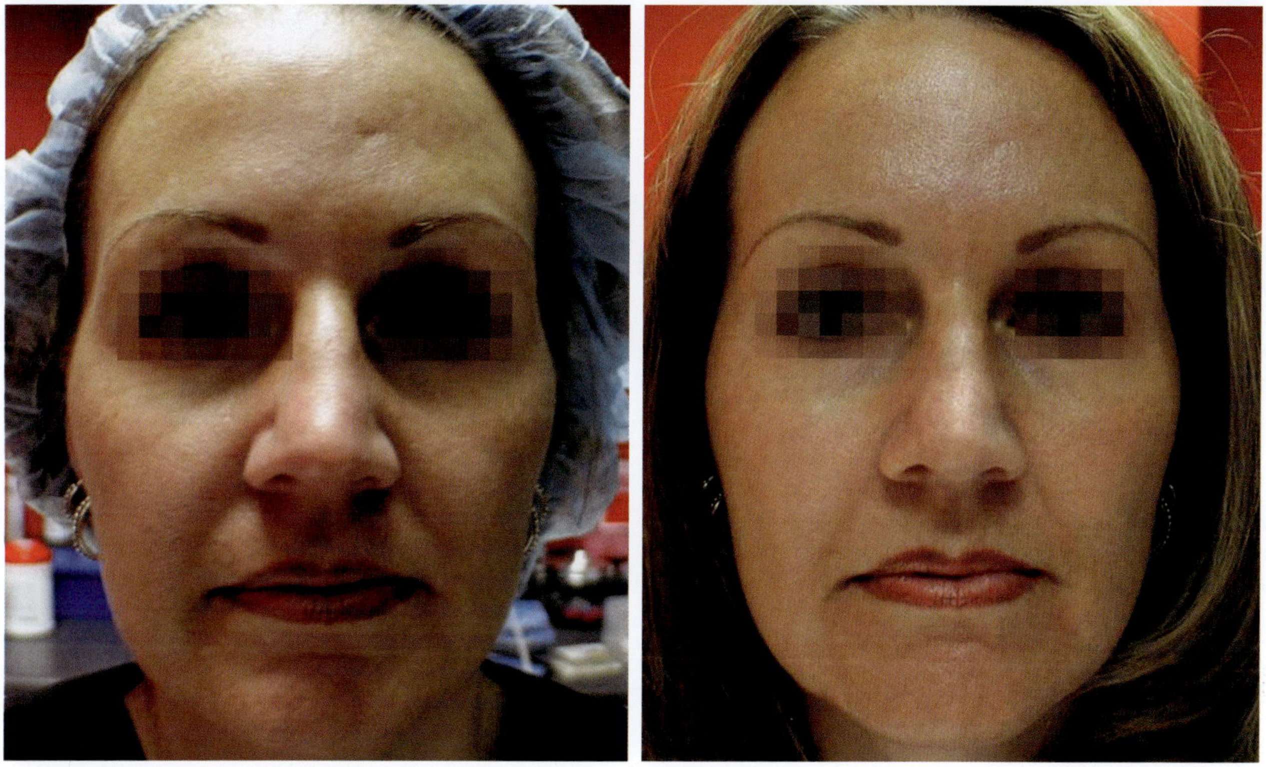

Figura 26.129. Pré e pós-tratamento de cicatriz atrófica na região frontal com laser fracionado ablativo Erbium:YAG.
Fonte: Acervo da autoria do capítulo.

26.9 Laser nas Afecções Benignas da Pele

• Emmanuel Rodrigues de França

Cada vez mais os lasers participam da resolução das lesões cutâneas, indo muito além dos aspectos cosméticos. Neste capítulo serão mostradas diversas afecções dermatológicas que podem ser beneficiadas pelo uso do laser. Patologias como siringoma, xantelasma, verrugas virais e queratoses seborreicas podem ser solucionadas por diferentes métodos, mas o laser, particularmente o de CO_2, pode ser de grande ajuda, com resultados surpreendentes. Também o ND:YAG nas formas de milissegundo, nanossegundo e picossegundo é extremamente útil.

Queratoses seborreicas

São pápulas ou placas queratósicas bem delimitadas resultantes da proliferação de ceratinócitos epidérmicos. Geralmente surgem após os 40 anos, sendo mais comuns na raça branca. Sua ocorrência varia de 80% a 100% nas pessoas acima de 50 anos de idade. Sua superfície é rugosa, graxenta, não reflete a luz, podendo mostrar cistos córneos ou ter uma aparência cerebriforme. Tem uma pigmentação muito variável que vai do castanho claro ao preto, podendo se confundir com queratoses actínicas, nevos melanocíticos ou o lentigo maligno (Figura 26.130).

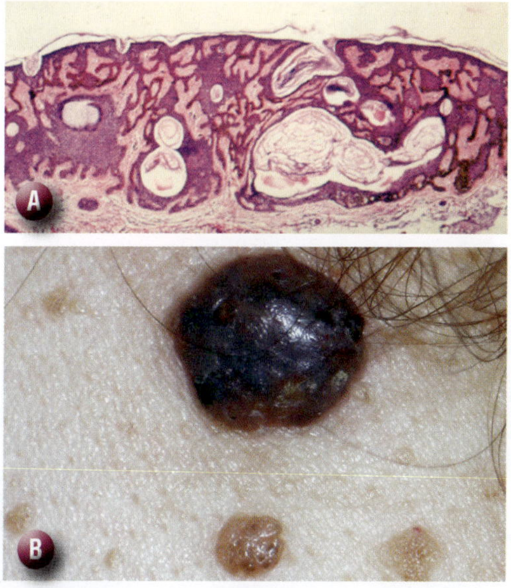

Figura 26.130. (A) Histologia da queratose seborreica mostrando superfície hiperceratósica e numerosos cistos córneos. (B) Expressões clínicas frequentes.
Fonte: Acervo da autoria do capítulo.

Localizam-se mais no tronco e na face. Podem ser únicas ou existir dezenas. O aparecimento súbito de um grande número destas lesões pode representar o sinal de Leser-Trélat, considerado paraneoplásico, devendo-se investigar a presença de adenocarcinomas gastrointestinais. Podem ser retiradas por curetagem, crioterapia, eletrocoagulação ou laser de CO_2. Para os autores deste capítulo, o laser de CO_2 parece muito adequado, principalmente quando trata-se de lesões de pequenas dimensões (Figuras 26.131 e 26.132).

Dermatose papulosa nigra

Dermatose papulosa nigra (DPN) é uma condição benigna cutânea mais comum na população negra (10% a 35%), particularmente nas mulheres. É uma variante da queratose seborreica, representada por pápulas hiperpigmentadas de 1 mm a 5 mm, pouco elevadas, assintomáticas e localizadas na face, pescoço e tronco. Histologicamente, assemelha-se à queratose seborreica. Exibem hiperqueratose, acantose irregular, cistos córneos e marcada hiperpigmentação da camada basal.

A condição pode ser esteticamente indesejável para alguns pacientes. A DPN geralmente começa na adolescência e é rara em pessoas com menos de sete anos. A incidência de dermatose papulosa nigra, bem como o número e o tamanho das lesões individuais, aumenta com a idade.

Provavelmente a DPN é determinada geneticamente, com 40% a 54% dos pacientes com história de envolvimento familiar. Acredita-se ser causada por um defeito nevoide no desenvolvimento do folículo pilossebáceo. Hairston et al. sugeriram que a dermatose papulosa nigra deve ser classificada dentro do grupo dos nevos epiteliais.

Nenhum tratamento é geralmente indicado para dermatose papulosa nigra, a menos que as lesões sejam cosmeticamente indesejáveis. Terapêuticas agressivas têm sido complicadas por hiperpigmentação pós-operatória, hipopigmentação ou cicatrizes. Formação de queloide é uma complicação potencial. Curetagem abrasiva com ou sem anestesia, crioterapia superficial com nitrogênio líquido para pacientes de pele clara e eletrodissecção seguida de curetagem podem ser eficazes. Tomar cuidado com todas as terapias, minimizando a profundidade do tratamento. Dentre os lasers, é possível usar o de CO_2 ou ND:YAG (Figura 26.133).

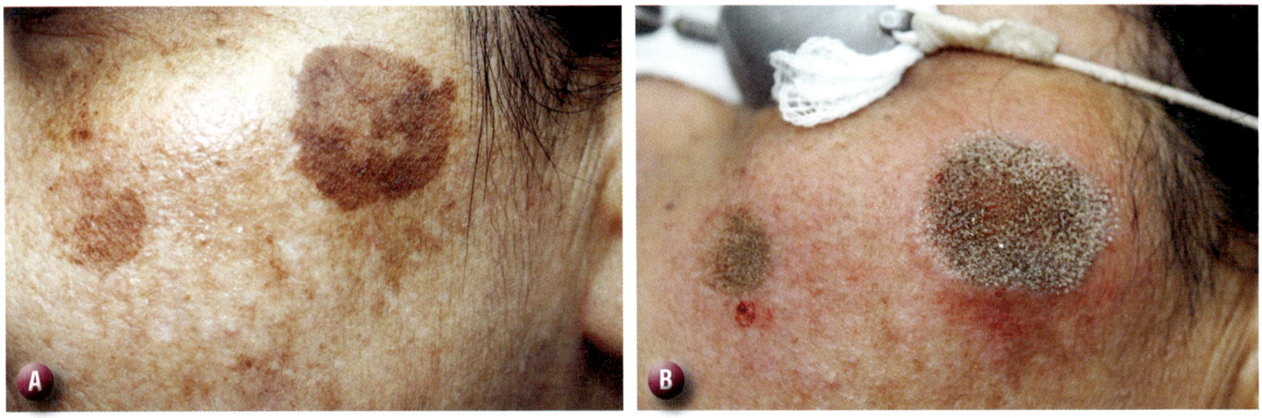

Figura 26.131. Queratoses seborreicas planas (A) e após o uso imediato de laser de CO_2 (B).
Fonte: Acervo da autoria do capítulo.

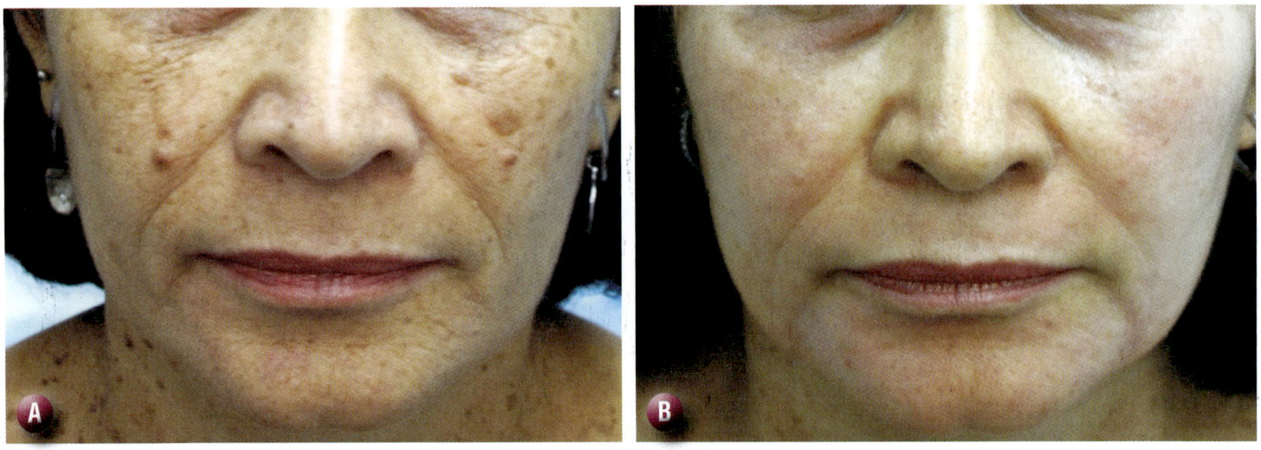

Figura 26.132. Queratoses seborreicas (A) e 30 dias após o uso de laser de CO_2 (B).
Fonte: Acervo da autoria do capítulo.

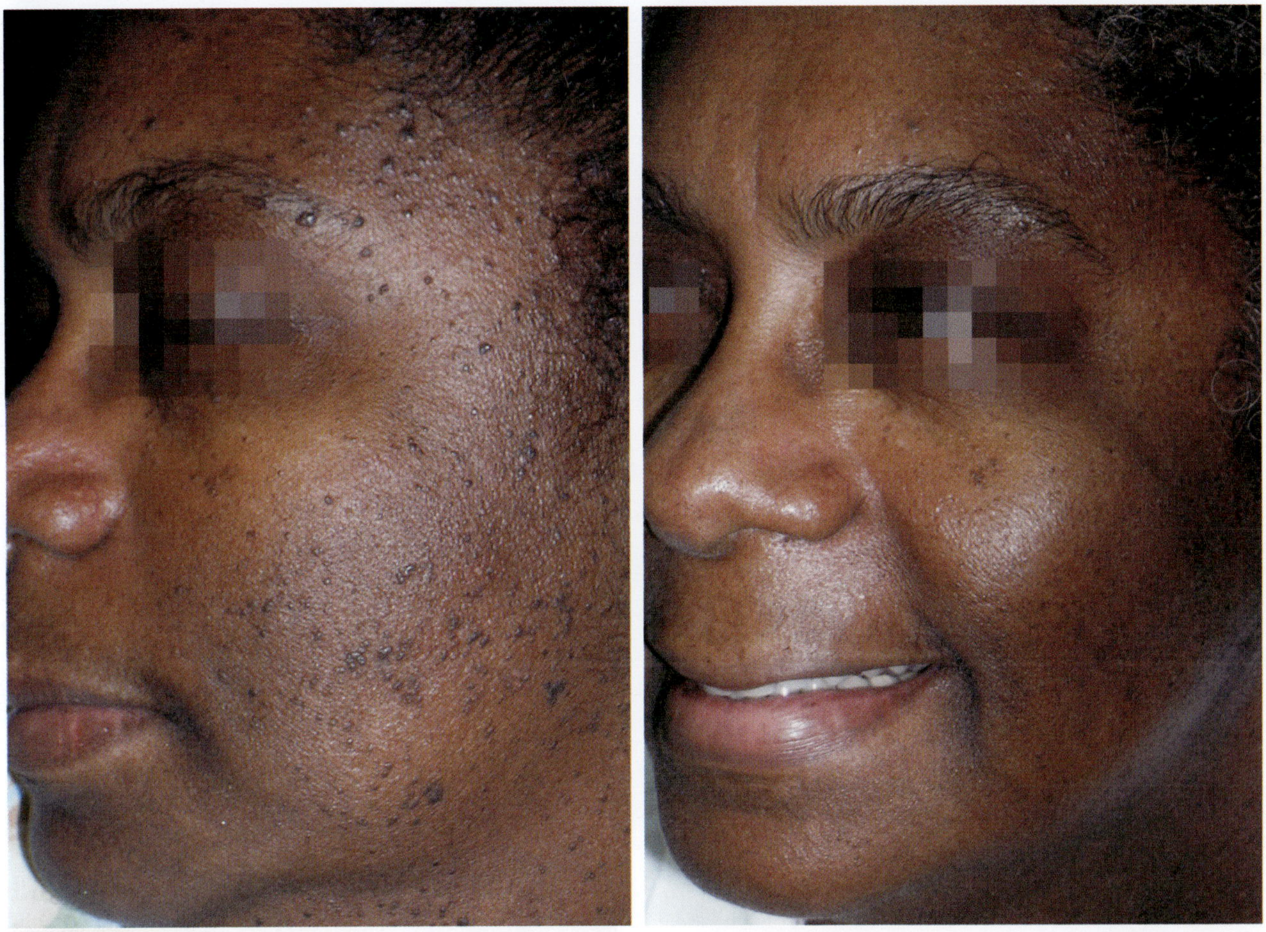

Figura 26.133. Dermatose papulosa nigra tratada com laser de CO_2 com fluência de 5 W.
Fonte: Acervo da autoria do capítulo.

Xantelasma

Trata-se de uma desordem benigna, caracterizada por placas amareladas tipicamente localizadas em região peripalpebral, especialmente em canto interno dos olhos e pálpebras superiores, sendo a forma mais comum de xantoma cutâneo. Apresentam tendência para progredir e coalescer, com caráter permanente.

□ Etiopatogenia

São decorrentes do acúmulo de gordura dentro dos histiócitos, conhecidos como histiócitos espumosos, localizados principalmente em derme reticular superior. O principal componente acumulado é o colesterol, que na sua maior parte é esterificado. Em 50% dos pacientes, níveis séricos normais de colesterol são encontrados. A principal associação é com hipertrigliceridemia, encontrada em 50% dos casos. Em alguns pacientes encontram-se também valores de HDL reduzidos. Nesses casos, pode ser considerado um preditor de risco cardiovascular, doença cardíaca isquêmica e aterosclerose severa, especialmente se combinados a hipertensão arterial, diabetes, obesidade e tabagismo.

□ Epidemiologia

Doença rara na população geral, tem discreta predominância no sexo feminino. Tem pico de incidência entre a quarta e a quinta décadas de vida.

□ Quadro clínico

Caracterizam-se por placas amareladas em região peripalpebral, especialmente em canto interno do olho e pálpebras superiores. O caráter é progressivo e tendem a coalescer.

O diagnóstico é clínico, mas deve ser lembrado que cerca de metade dos pacientes apresentam alterações lipídicas, devendo ter seus valores sempre mensurados.

□ Tratamento

Baseia-se primariamente em restrição dietética e controle farmacológico lipídico caso necessário, apesar da resposta limitada para o tratamento estético do xantelasma com tratamento isolado da dislipidemia. Inúmeras opções terapêuticas para tratamento estético do xantelasma estão disponíveis, como remoção cirúrgica, eletrocirurgia, lasers ablativos de CO_2, cauterização química com ácido tricloroacético e criocirurgia. Eletrocauterização e criocirurgia podem destruir lesões superficiais, mas requerem repetidos tratamentos. Criocirurgia pode acarretar cicatrizes e hipopigmentação e deve ser desencorajada. Lasers ablativos de CO_2 são excelentes opções para xantelasmas localizados, e sem envolvimento de musculatura. Para casos de xantelasma difuso, acometimento de derme profunda e/ou músculo, a remoção cirúrgica estaria melhor indicada. Recorrência é comum, com taxa de recidiva de cerca de 40% (Figura 26.134).

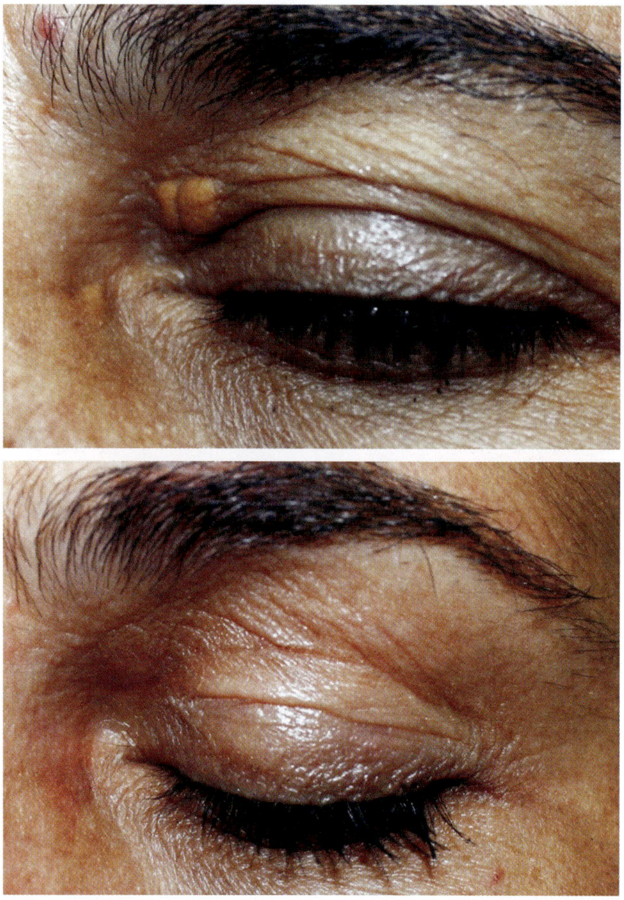

Figura 26.134. Xantelasma tratado com laser de CO_2.
Fonte: Acervo da autoria do capítulo.

Hiperplasia sebácea

Condição comum, benigna das glândulas sebáceas de adultos de meia-idade ou mais velhos. As lesões podem ser únicas ou múltiplas e manifestam-se como pequenas pápulas amareladas ou cor de pele de 2 mm a 9 mm, normalmente com uma umbilicação central, localizadas na face (especialmente nariz, bochechas e testa). Ocasionalmente são vistas no peito, aréola, boca, escroto, prepúcio, eixo do pênis e vulva. Raramente variantes relatadas incluíram uma forma gigante, um arranjo linear ou zosteriforme, uma forma difusa e uma forma familiar. Alguns consideram o rinofima uma forma especial de hiperplasia sebácea. Sua frequência é de cerca de 1% em adultos idosos saudáveis, mas chega a ser tão elevada como 10% a 16% em pacientes recebendo imunossupressão de longo prazo com ciclosporina A. Os neonatos chegam a apresentar 43,7% de hiperplasia sebácea. Foi relatada em associação com malignidade interna na síndrome de Muir-Torre. Deve ser diferenciada do CBC, algumas pápulas apresentam teleangiectasias, e do molusco contagioso.

Representa uma glândula sebácea multilobulada aumentada de tamanho. Os lóbulos têm uma ou mais camadas de células basais em sua periferia, com sebócitos indiferenciados que contêm núcleos grandes e citoplasma escasso lipídico, em contraste com sebócitos normais, que são cheios de lipídeos.

A diminuição nos níveis de andrógenos circulantes associada ao envelhecimento parece causar a hiperplasia sebácea. A radiação ultravioleta e a imunossupressão têm sido postuladas como cofatores.

□ Tratamento

As opções terapêuticas incluem terapia fotodinâmica, crioterapia, cauterização ou eletrocoagulação, tratamento químico tópico com ATA, tratamento com laser de argônio, dióxido de carbono ou laser de corante pulsado. As complicações dessas terapias inespecíficas destrutivas incluem despigmentação e cicatriz atrófica. Isotretinoína oral tem se mostrado eficaz na remoção de algumas lesões após duas a seis semanas de tratamento, mas as lesões muitas vezes recorrem com a interrupção da terapia (Figura 26.135).

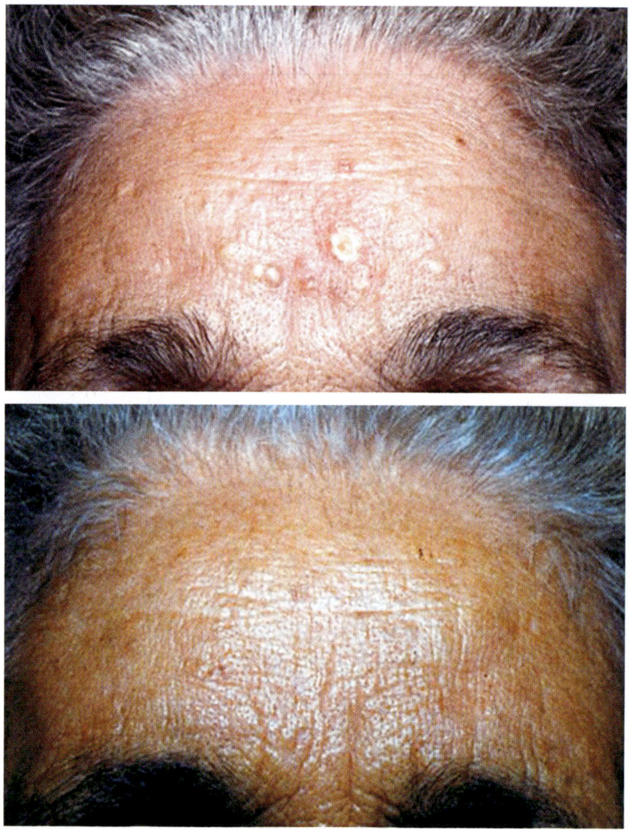

Figura 26.135. Hiperplasia sebácea tratada com laser de CO_2 com fluência de 5 W.
Fonte: Acervo da autoria do capítulo.

Verruga viral

Dermatovirose frequente, de curso limitado, causada pelo papiloma vírus humano (HPV), sendo capaz de produzir proliferação epidérmica caracterizada por acantose, acompanhada de papilomatose, podendo ser encontradas em até 10% de adultos jovens e crianças. Deve-se a *papilomavírus* do grupo *papova* com DNA de cadeia dupla, capaz de provocar efeito citolítico na célula infectada, provocando sua morte.

Representa 70% de todas as verrugas, sendo causada geralmente pelo HPV 2, embora seja possível encontrar os HPV 1, 3, 4, 26 a 29, 38, 41, 49, 57, 63 e 65. São caracterizadas por pápulas ou nódulos exofíticos com superfície rugosa, às vezes, com pequenos pontos enegrecidos, que representam capilares trombosados. Estão comumente situadas no dorso das mãos e dedos, no leito ungueal ou dobras periungueais e joelhos. Cerca de 65% das verrugas vulgares desaparecem espontaneamente dentro de dois anos. Novas verrugas podem surgir em locais de trauma, o que constitui o fenômeno isomórfico de Koebner que usualmente é menos acentuado do que nas verrugas planas.

As verrugas ocorrem em 7% a 10% da população, em qualquer idade, com pico dos 10 aos 16 anos. Entretanto, são mais frequentes em escolares, onde, estima-se que 3% a 20% tenham verrugas. A infecção é adquirida pelo contato direto com portadores de lesões clínicas e subclínicas, por meio de objetos ou superfícies contaminadas (piscina, academias de ginástica). Acredita-se que cada nova lesão seja resultado de autoinoculação. Pequenos traumatismos predispõem à infecção. Roer as unhas se associa com as verrugas periungueais. O trauma ao se barbear pode disseminar as verrugas filiformes da área da barba. Hiperidrose e pé chato predispõem às verrugas plantares.

O período de incubação é em média de 3 meses, variando de 1 a 20 meses. Os papilomas causados por HPV são inicialmente benignos. A incidência de verrugas, seu potencial de malignização, bem como sua regressão, parecem estar diretamente relacionadas às desordens de imunidade mediada por células do hospedeiro. As verrugas ocorrem mais frequentemente, duram mais e aparecem em grande número em pacientes com AIDS, linfomas e naqueles que tomam fármacos imunossupressores.

□ Tratamento

As lesões em pacientes com déficit da imunidade celular são, geralmente, resistentes ao tratamento. Contudo, o tratamento de uma lesão pode ocasionar a regressão de muitas ou todas as verrugas em um indivíduo imunocompetente.

Objetiva-se destruir as células infectadas, utilizando-se substâncias, como o ácido nítrico fumegante (66%), ácido salicílico (12% a 26%), ácido lático, ácido tricloroacético (ATA ou TCA), cantaridina, podofilina, 5-fluoruracil ou bleomicina intralesional. É possível utilizar a criocirurgia com neve carbônica ou nitrogênio líquido e ainda procedimentos cirúrgicos como curetagem e eletrodissecção. A cirurgia com sutura e a radioterapia são contraindicadas. As verrugas podem desaparecer ocasionalmente, após psicoterapia, por sugestão. Para verrugas vulgares refratárias usa-se cidofovir a 1% em creme 2 vezes ao dia por 10 dias ou injeção da solução de 2,5 mg/mL ou ainda o imiquimod a 5%. É possível usar o laser de CO_2 ou a hipertermia pelo laser de ND:YAG. O HPV é mais vulnerável à hipertermia do que à crioterapia. Em verrugas resistentes o *flashlamp pulsed dye laser* (585 nm) tem sido usado com eficiência de 80% (Figuras 26.136 e 26.137).

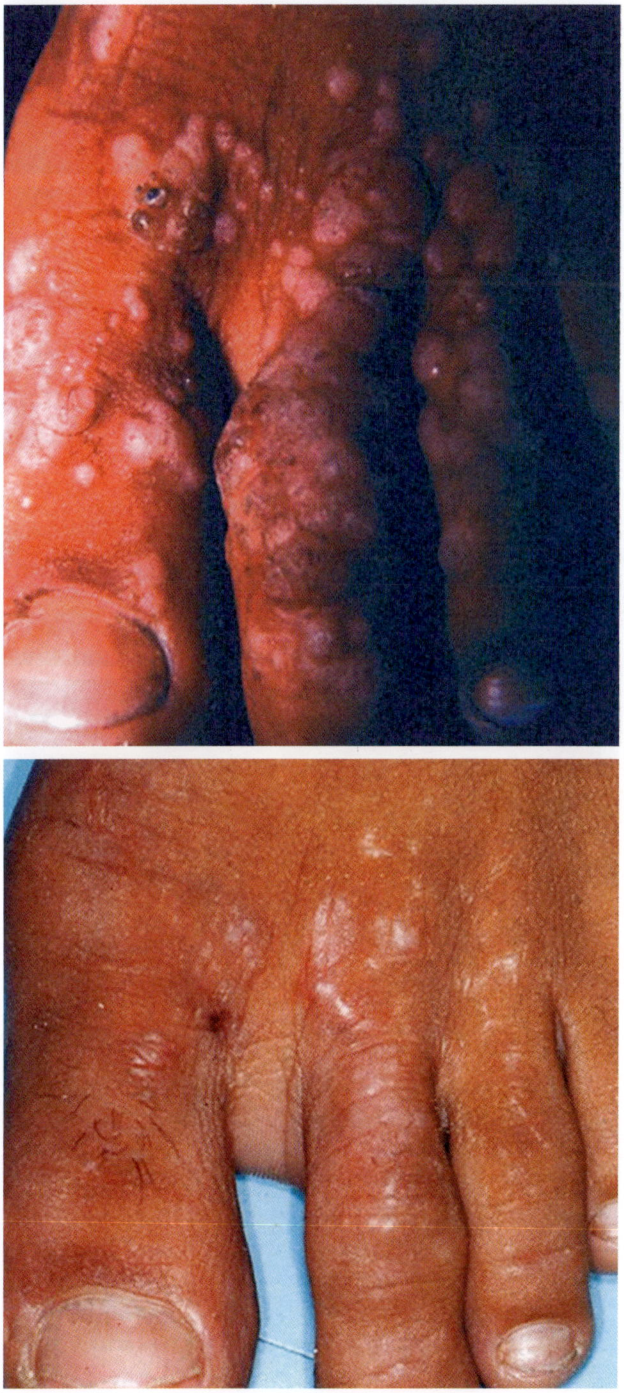

Figura 26.136. Verrugas vulgares tratadas com laser de CO_2.
Fonte: Acervo da autoria do capítulo.

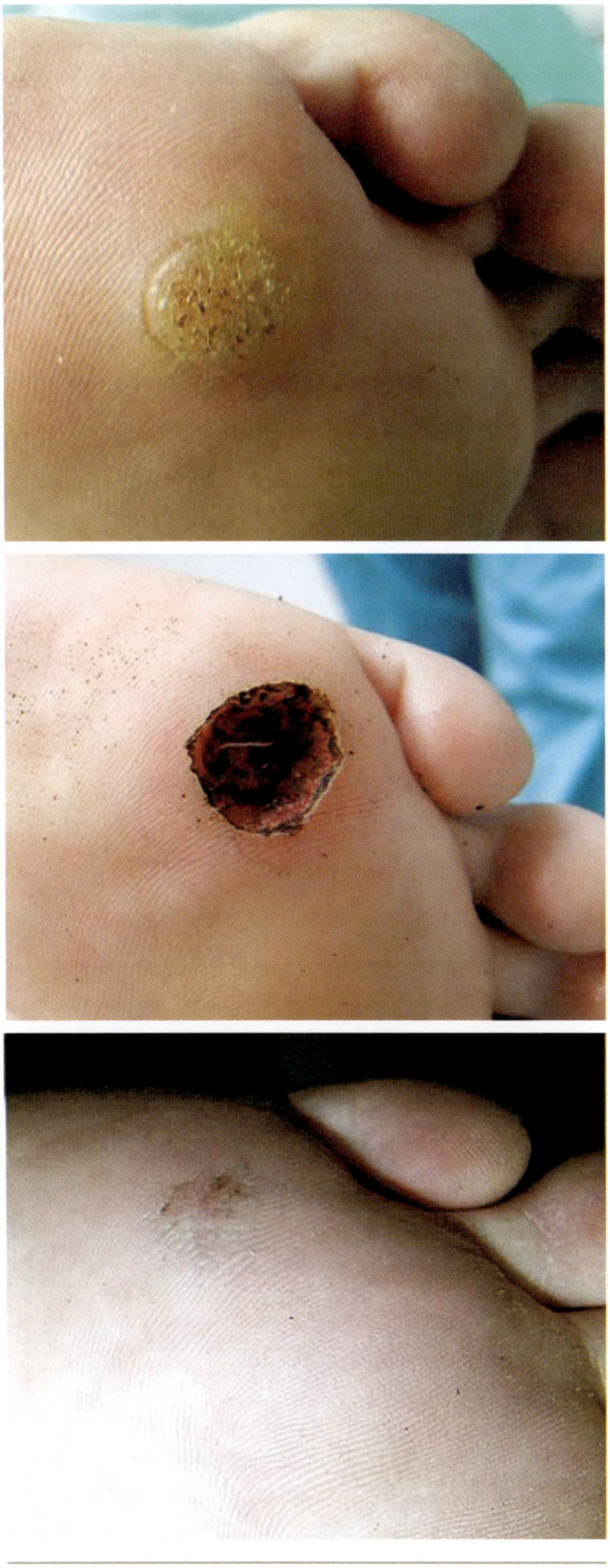

Figura 26.137. Verrugas plantares tratadas com laser de CO_2.
Fonte: Acervo da autoria do capítulo.

Durante a utilização do laser de CO_2 e de outros lasers como o Erbium:YAG ou os *Q-switched* usados para remover tatuagens é emitida fumaça que é constituída por gases e/ou vapores tóxicos como o benzeno, formaldeído e cianeto de hidrogênio, bioaerossóis, vapor e restos celulares vivos ou mortos (incluindo restos de sangue e vírus). É aconselhável o uso de aspirador de fumaça com filtro, exaustor exterior de fumaça, luvas e máscara de laser. O cabo do aspirador pode ser manuseado por um ajudante a 2 cm do campo operatório ou estar acoplado à peça de mão. Vários estudos mostraram que a fumaça resultante da vaporização de lesões virais pelo laser de CO_2 é um aerossol contendo partículas virais que se dispersam por um diâmetro superior a 2 metros, mesmo sob aspiração, pelo que contaminam o material e as pessoas envolvidas (pele e seios nasais) no ato cirúrgico. Por este motivo, o laser de CO_2 não é um tratamento de primeira escolha no tratamento de lesões virais como as verrugas vulgares e os condilomas genitais. Estudos que analisaram a fumaça resultante da vaporização de verrugas virais humanas com laser Erbium:YAG não detectaram a presença de DNA viral indicando que este laser é aparentemente mais seguro que o laser de CO_2. Mesmo assim, foi descrito o caso de um médico que utilizou o laser ND:YAG para tratar condilomas perianais e desenvolveu uma papilomatose laríngea. Além do vírus HPV também foram encontradas partículas virais do HIV e vírus da hepatite C na fumaça provocada pela vaporização por laser CO_2, pelo que não se recomenda o tratamento de doentes sofrendo destas infecções por este processo.

Siringoma

Tumor benigno bastante comum, usualmente múltiplo, representado por pequenas pápulas róseo-amareladas menores que 3 mm, simétricas, situadas nas pálpebras inferiores e região periorbital, principalmente de mulheres adultas. Algumas vezes podem ser translucentes ou císticos. São em grande parte de significado cosmético.

O siringoma geralmente aparece primeiro na puberdade; lesões adicionais podem se desenvolver mais tarde. Há uma forma de aparecimento súbito na adolescência que atinge o pescoço, o tórax, o abdome e o pênis que é o hidradenoma eruptivo. A localização na vulva, axila e dorso das mãos tem sido encontrada.

A histologia é característica com dutos císticos em forma de vírgula e cordões epiteliais sólidos envoltos por estroma fibroso. A histogênese dos siringomas está provavelmente relacionada a elementos écrinos ou células-tronco pluripotenciais.

Friedman e Butler classificam o siringoma em 4 variantes: (1) forma localizada, (2) forma associada com a síndrome de Down (3), forma generalizada que engloba siringomas múltiplos e eruptivos, e (4) uma forma familiar.

Raramente os siringomas podem estar associados com a síndrome de Brooke-Spiegler, uma doença autossômica dominante caracterizada pelo desenvolvimento de múltiplos cilindromas, tricoepiteliomas e espiradenomas ocasionais. Na síndrome de Down os siringomas ocorrem de 6% a 36% dos casos, normalmente em mulheres acima dos dez anos de idade.

□ Cuidados cirúrgicos

A principal razão para o tratamento é cosmética. Como os siringomas estão geralmente na derme, a remoção completa é muitas vezes sem sucesso e a recorrência é comum.

Tratamentos possíveis incluem:

- excisão cirúrgica com sutura primária;
- eletrocautério;
- laser de dióxido de carbono ou Erbium:YAG;
- crioterapia;
- dermoabrasão;
- ácido tricloroacético.

Com relação ao uso do laser de CO_2, a recorrência do tumor está associada a uma ablação superficial, enquanto complicações como hipopigmentação e atrofia associam-se a ablações mais profundas (Figura 26.138).

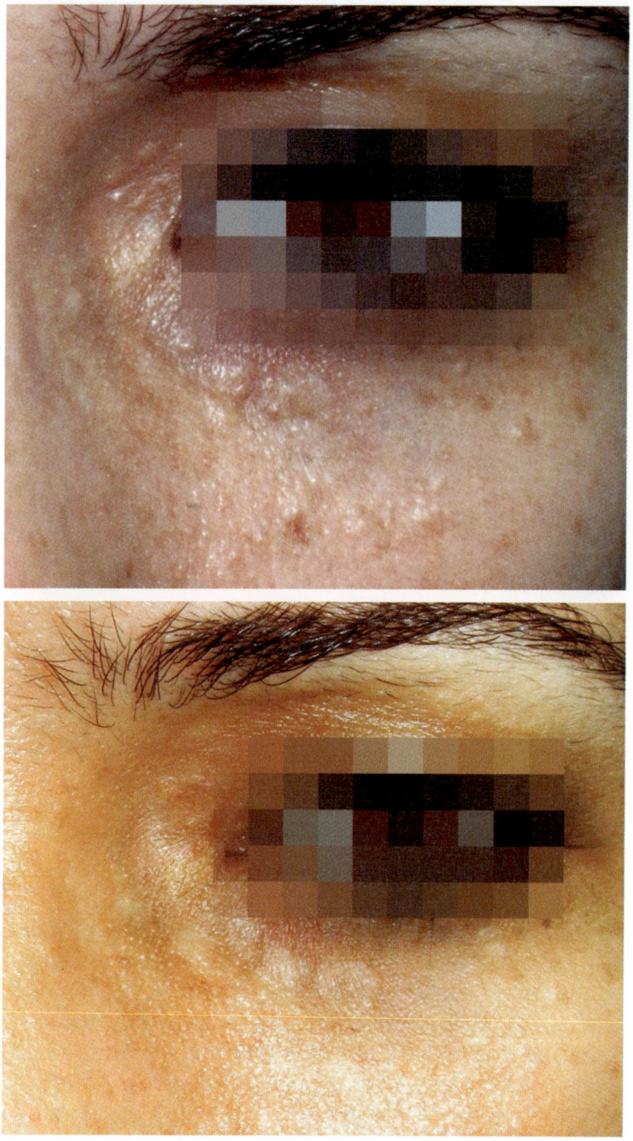

Figura 26.138. Siringomas tratados com laser de CO_2. Observar hipocromia transitória persistente por até seis meses após o procedimento. Paciente era portadora de olheiras.

Fonte: Acervo da autoria do capítulo.

Grânulos de Fordyce

Os grânulos de Fordyce são glândulas sebáceas assintomáticas comumente encontradas na mucosa oral, no lábio superior e região retromolar. Caracterizam-se por múltiplas pápulas amareladas ou esbranquiçadas de 0,1 mm a 1 mm de diâmetro que ocasionalmente podem coalescer e formar placas. Somente as glândulas sebáceas visíveis através do epitélio devem ser consideradas como grânulos de Fordyce. Em crianças, normalmente, não são notadas até a puberdade, embora estejam presentes histologicamente. Sua incidência aumenta com a idade, principalmente após o estímulo hormonal da puberdade. A prevalência em adultos varia de 70% a 85% com uma discreta predominância no sexo masculino. Histopatologicamente, as lesões são indistinguíveis das glândulas sebáceas, porém não estão associadas ao folículo piloso e seu ducto se abre diretamente na superfície.

É uma entidade de fácil diagnóstico clínico e não são necessários exames complementares. O quadro deve ser diferenciado de outras lesões da cavidade oral: pequenas colônias de *Candida albicans*, diminutos lipomas, manchas de Koplik, verrugas virais, lesões papulosas mucosas da Síndrome de Cowden, líquen plano e leucoplasia. Apesar de seu caráter assintomático e de serem considerados variantes da normalidade, alguns pacientes procuram tratamento por razões estéticas. Existem relatos de casos em que foram utilizados o ácido bicloroacético, laser de CO_2, terapia fotodinâmica usando ácido 5-aminolevulínico, isotretoína oral e curetagem com eletrocoagulação (Figuras 26.139 a 26.141).

Angiofibromas

Os angiofibromas faciais são pápulas firmes teleangiectásicas de 1 mm a 10 mm de diâmetro que raramente estão presentes ao nascimento. Usualmente aparecem entre os três e dez anos de idade, frequentemente se tornam mais extensos na puberdade para depois se manterem inalterados na vida adulta. O fibroma periungueal surge na puberdade ou logo após, representando excrecências que surgem das dobras periungueais.

Tratamentos de angiofibromas incluíram curetagem, criocirurgia, peeling químico, dermoabrasão, excisão. Resultados destas modalidades, em muitos casos não foram satisfatórios do ponto de vista cosmético. Laser de vapor de cobre, argônio, corante pulsado CO_2 têm sido utilizados com sucesso em casos isolados. É possível ainda usar a técnica de eletrocirurgia pontual, laser de corante pulsado e *resurfacing* fracionado ablativo com laser de CO_2 ou Erbium:YAG, particularmente quando os angiofibromas estão associados à esclerose tuberosa (Figura 26.142).

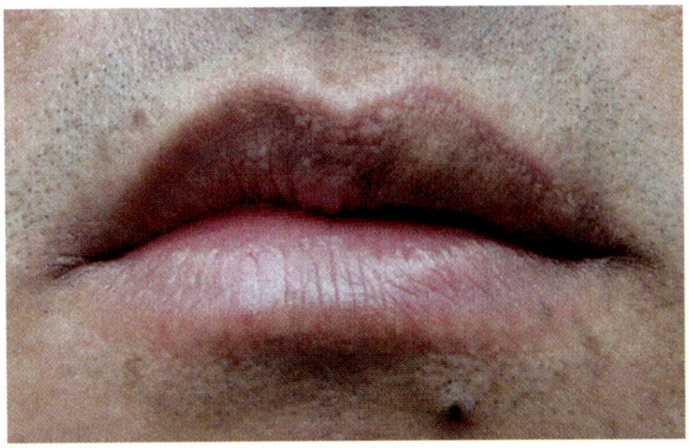

Figura 26.139. Múltiplas pápulas amareladas em lábio superior.
Fonte: Acervo da autoria do capítulo.

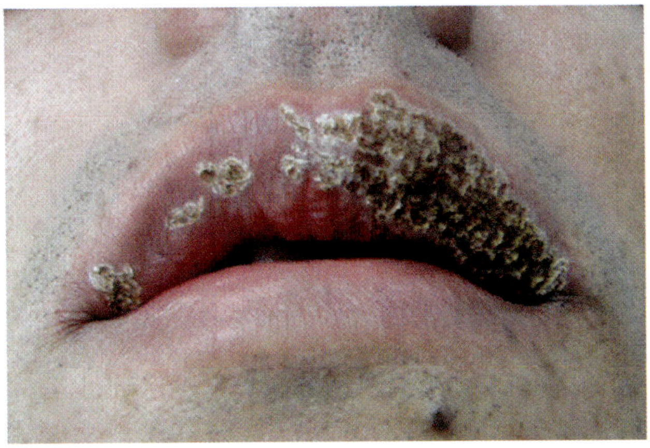

Figura 26.140. Imediatamente após o laser de CO_2.
Fonte: Acervo da autoria do capítulo.

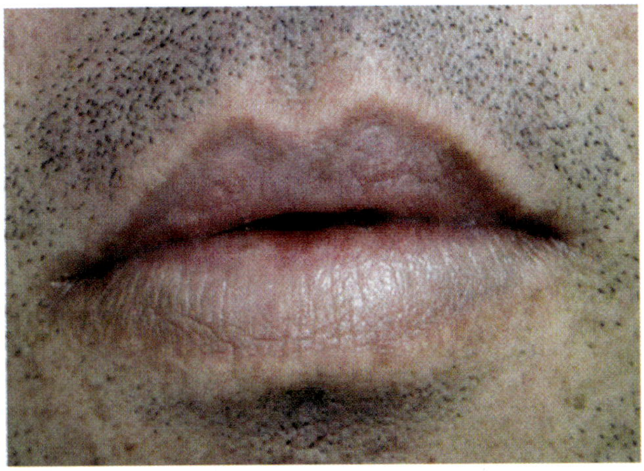

Figura 26.141. Resultado final após 1 ano.
Fonte: Acervo da autoria do capítulo.

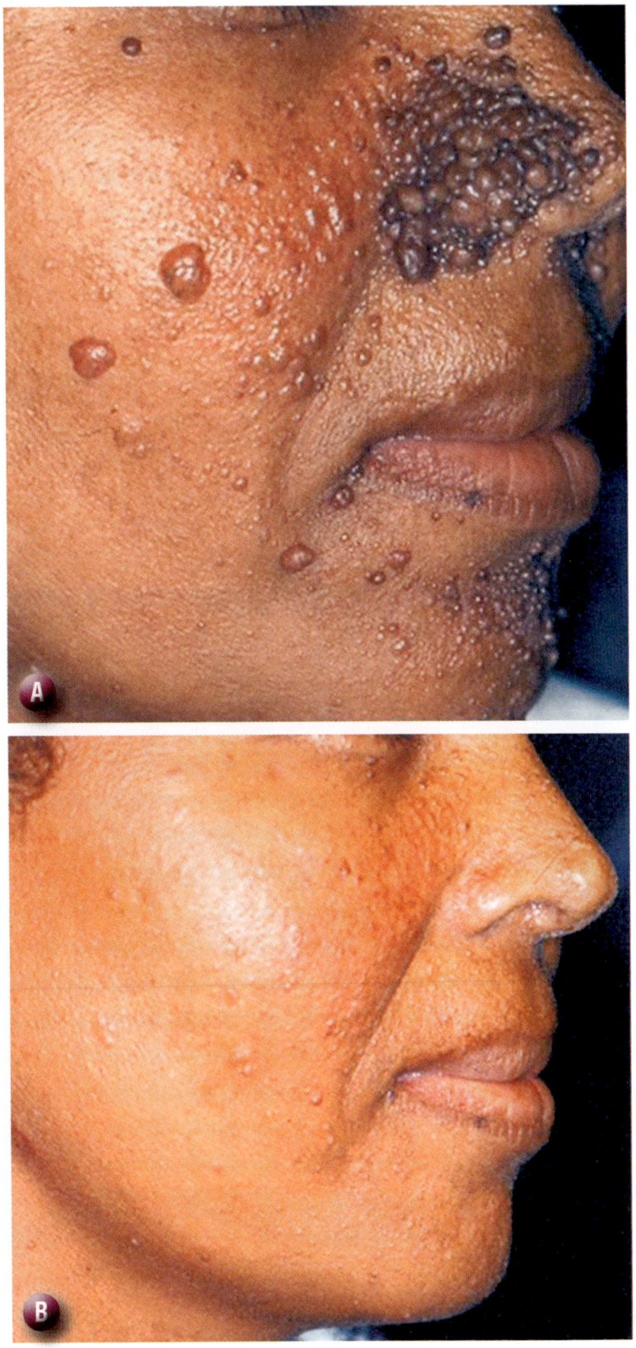

Figura 26.142. Paciente tratada com laser de CO_2 antes (A) e depois (B).
Fonte: Acervo da autoria do capítulo.

Pápulas hirsutas do pênis

As pápulas perladas do pênis são pápulas brancas agrupadas, assintomáticas, que se desenvolvem em cerca de 8% a 48% do sexo masculino. Elas são benignas e não estão associados a uma etiologia infecciosa. O principal significado clínico é que são muitas vezes diagnosticadas erroneamente como condiloma (HPV), molusco contagioso ou outras doenças sexualmente transmissíveis. A patogênese específica é desconhecida. Acredita-se ser uma lesão do espectro dos angiofibromas. As lesões apresentam-se como pápulas de cor pérola em forma de cúpula ou filiformes com 1 mm a 3 mm de diâmetro. Elas estão organizadas circunferencialmente em uma ou várias fileiras no sulco ou coroa da glande. As lesões raramente acometem o corpo do pênis. Afetam mais os jovens do sexo masculino na segunda e terceira décadas, mas as lesões também podem se apresentar em homens mais velhos ou mesmo em crianças a partir dos onze anos. Tendem a ficar menos perceptíveis com a idade. As pápulas perladas do pênis são observadas com mais frequência em homens não circuncisados (22%) contra 12% em circuncisados, principalmente na raça negra. Curiosamente, quando esses homens fazem a circuncisão tardiamente, essas pápulas regridem (Figura 26.143).

O diagnóstico geralmente é tem base em achados clínicos característicos, e biópsia raramente é realizada para o diagnóstico. As características histopatológicas mostram uma morfologia papular com uma epiderme normal ou ligeiramente espessada sobrejacente a um estroma fibroso denso com inúmeros canais vasculares ectasiados e fibroblastos estreladas dispersos.

As lesões não necessitam de terapia específica. O paciente pode solicitar o tratamento por razões cosméticas. Crioterapia e ablação por laser de CO_2 têm sido relatados como tratamentos eficazes.

Balanite de Zoon

A balanite plasmocitária de Zoon (J.J. Zoon, 1952) é uma mucosite reativa crônica idiopática, benigna do pênis que afeta homens de meia idade ou idosos (20 a 88 anos) não circuncisados. Também chamada balanite plasmocelular, esta condição benigna rara, deve ser distinguida clinicamente da eritroplasia de Queyrat, que é um carcinoma espinocelular *in situ*, ao qual está algumas vezes associada. Acredita-se que um prepúcio disfuncional que não é adequadamente higienizado poderia predispor a uma irritação crônica pela urina ou esmegma ocasionando mucosite. A ausência da IgM e a grande quantidade de IgG e IgE sugerem uma hipersensibilidade imediata, apesar de um alérgeno específico não ter sido identificado. O equivalente na mulher é a vulvite circunscrita plasmocitária. Normalmente, há uma lesão característica da glande do pênis ou prepúcio, presente por cerca de um a dois anos antes do diagnóstico. Os sintomas são mínimos com prurido leve. As roupas de baixo podem apresentar-se manchadas de sangue por até seis meses antes. A lesão é geralmente uma placa solitária brilhante vermelha ou alaranjada da glande. Muitas vezes pode apresentar uma tonalidade amarelada com pápulas puntiformes purpúricas que lembram "pimenta caiena". Variantes erosivas e vegetativas têm sido relatadas. As placas manifestam-se sobre o prepúcio e a glande em 58,92% dos pacientes, no prepúcio somente em 23,21% dos pacientes, e na glande apenas em 17,85% dos pacientes. Tem sido proposto que a fricção, trauma, higiene pobre, calor, infecção crônica com Mycobacterium smegmatis geram uma resposta reativa, uma reação de hipersensibilidade imediata mediada por anticorpos IgE. A hipospádia pode ser predisponentes ou incitar os agentes. Nenhuma evidência sugere infecção pelo HPV na balanite de Zoon.

Características histológicas incluem (1) edema da epiderme; (2) uma banda superior densa dérmica de células inflamatórias crônicas, incluindo muitas células plasmáticas; (3) capilares dilatados e células vermelhas do sangue extravasadas; e (4) deposição de hemossiderina (Figura 26.144).

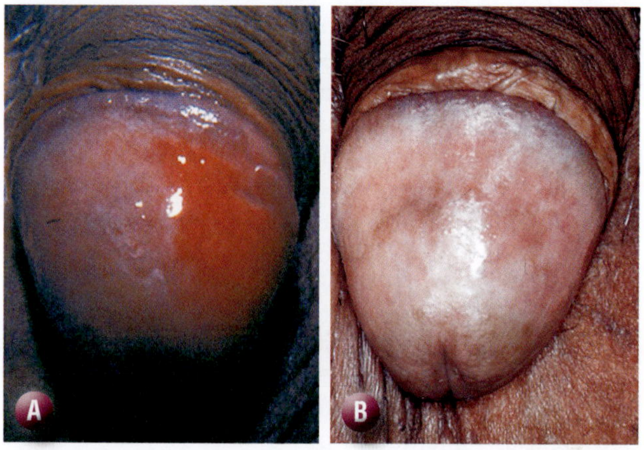

Figura 26.144. Paciente portador de Balanite de Zoon tratado com laser de CO_2 antes (A) e depois (B).
Fonte: Acervo da autoria do capítulo.

O tratamento pode ser feito com tacrolimo ou pimecrolimo tópicos, imiquimod a 5%, corticoides tópicos, mas a recidiva ocorre em alguns pacientes. A circuncisão é o tratamento definitivo na maioria dos casos. O laser de CO_2 tem sido usado com sucesso em muitos casos de Balanite de Zoon.

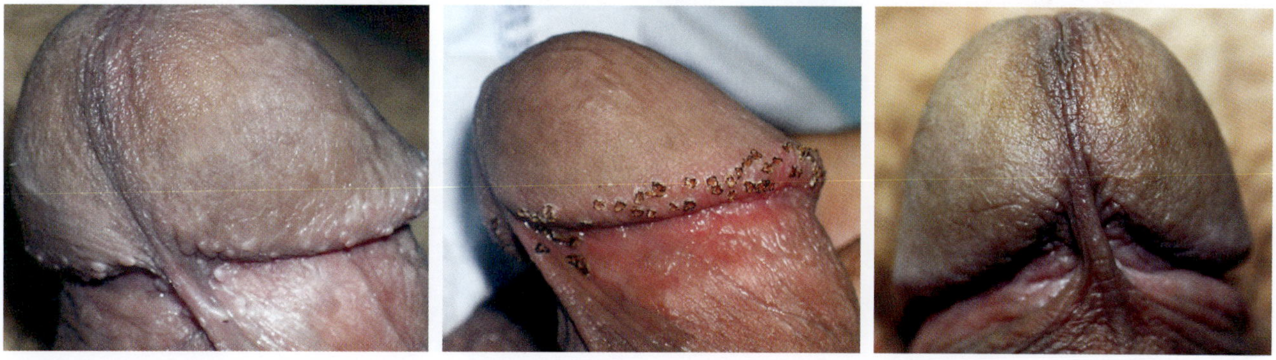

Figura 26.143. Paciente tratado com laser de CO_2 antes e depois.
Fonte: Acervo da autoria do capítulo.

Rinofima

Rinofima é uma doença benigna dermatológicas do nariz que afeta principalmente homens caucasianos da quinta a sétima décadas de vida. Há hiperplasia das glândulas sebáceas resultando em uma aparência de **peau d'orange**. É caracterizado por um alargamento lentamente progressivo do nariz com espessamento irregular da pele nasal e deformação nodular. É considerado o estágio final da rosácea crônica. As principais razões que fazem com que os pacientes procurem ajuda são prejuízo estético e funcional, como obstrução nasal. A condição geralmente não produz cicatrizes. O rinofima pode ocorrer como uma entidade isolada, sem outros sintomas ou sinais de rosácea. Pode ser desfigurante e, portanto, angustiante para os pacientes. Alguns autores consideram o rinofima uma doença diferente. Hiperplasia das glândulas sebáceas fibrose e linfedema são observadas nas formas graves da doença (Figura 26.145).

Para corrigir os defeitos de morfologia produzido por esta doença no nariz, vários métodos têm sido usados como dermoabrasão, eletrocauterização e laserterapia. Remoção cirúrgica da massa tumoral hiperplásica é o tratamento de escolha para o rinofima.

O uso do laser de CO_2 para o tratamento do rinofima avançado promove excelentes resultados estéticos, com mínima morbidade e risco cirúrgico.

Nevo epidérmico verrucoso

São lesões hamartomatosas circunscritas formadas quase exclusivamente por queratinócitos. Podem surgir ao nascimento, na infância ou só se tornam aparentes na vida adulta. As lesões são vistas normalmente no tronco, tendem a não cruzar a linha média e seguem as linhas de Blaschko. Nos membros tendem a ser lineares e verticalizadas. Inicialmente, mostram-se como estrias ou placas velvéticas pigmentadas, que com o tempo escurecem mais e mostram a superfície mais ceratótica. Quando atinge um hemicorpo é chamado **nevus unius lateralis**. Se generalizado constitui a **icitiose histrix**.

Uma variante do nevo verrucoso é o **nevil** (nevo verrucoso inflamatório linear) que apresenta prurido constante, tendo o aspecto de uma dermatite eczematosa crônica ou psoriasiforme, acometendo mais as mulheres. Clinicamente é caracterizado pelo aparecimento, desde o nascimento, de fenômenos recorrentes inflamatórios crônicos, sendo geralmente unilateral, com prurido intenso e refratário ao tratamento. Outra variante é o nevo comedônico que corresponde a um conjunto de pápulas com rolhas córneas centrais (Figura 26.146).

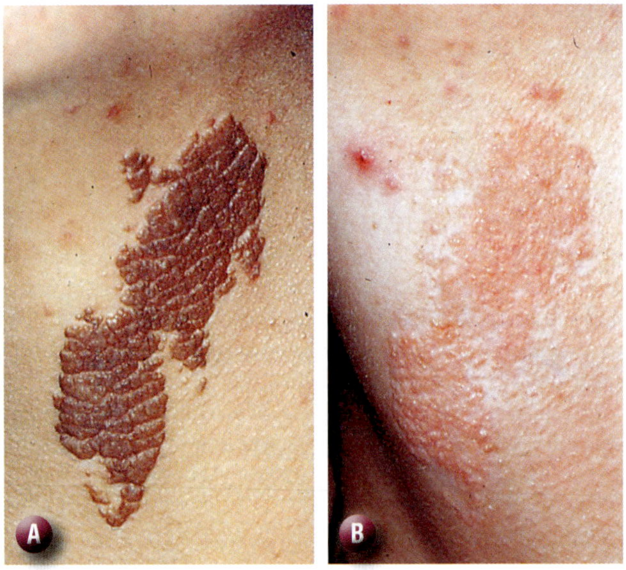

Figura 26.146. Paciente tratada com laser de CO_2 antes (A) e depois (B).
Fonte: Acervo da autoria do capítulo.

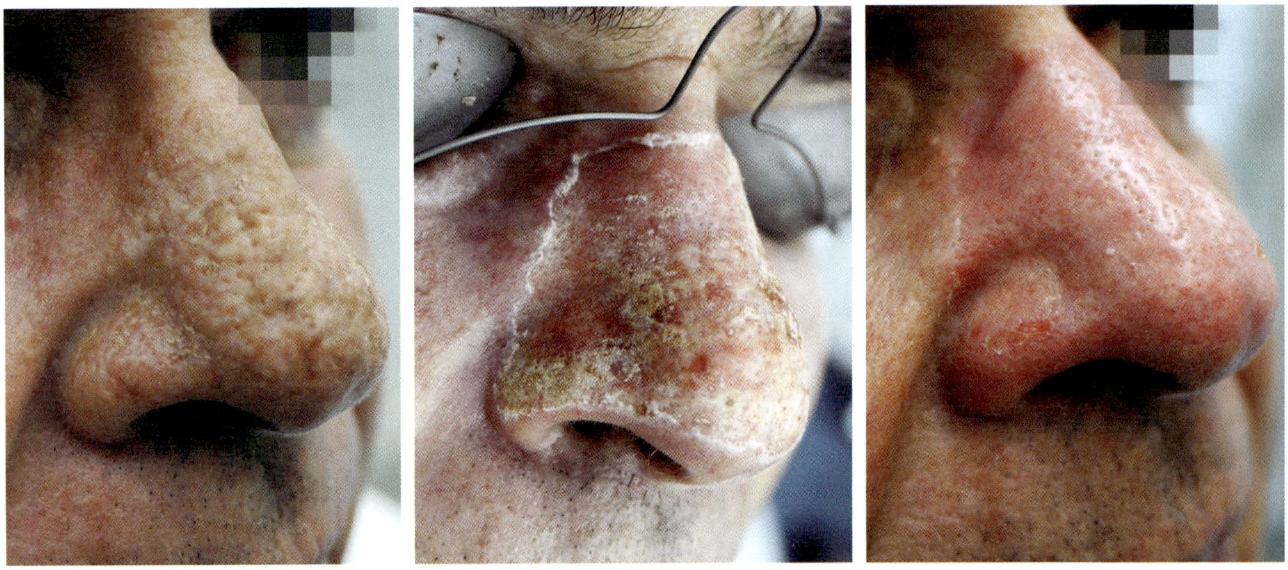

Figura 26.145. Paciente tratado com laser de CO_2 antes e depois.
Fonte: Acervo da autoria do capítulo.

A terapêutica inclui agentes tópicos, dermoabrasão, crioterapia, terapia fotodinâmica, laser terapia e excisão. Os lasers mais usados são o CO_2 e Erbium:YAG.

Queilite actínica

A queilite actínica (QA) é considerada uma lesão pré-maligna ou uma forma incipiente e superficial de carcinoma espinocelular (CEC) do lábio. Acredita-se que os queratinócitos geneticamente predispostos sofram uma transformação molecular induzida pela luz ultravioleta B originando queratinócitos neoplásicos. Assim a queilite actínica é de fato o resultado da expansão clonal dos queratinócitos transformados, sendo considerada desde o início um CEC *in situ*. É comumente encontrada em indivíduos cujas atividades profissionais estão relacionadas à exposição solar crônica, particularmente pessoas ruivas de pele clara e com eversão do lábio inferior. O lábio inferior é mais vulnerável à luz solar por ter um epitélio fino, uma camada delgada de queratina e um menor conteúdo de melanina. O fumo e infecções do lábio pelo papilomavírus humano podem causar alterações citogenéticas e aumentar ainda mais o risco da queilite actínica evoluir para o CEC.

Os sinais clínicos incluem placas atróficas difusas e mal demarcadas, erosivas ou ceratóticas que podem afetar algumas partes ou todo o vermelhão. O diagnóstico definitivo é obtido com a biópsia. As alterações histopatológicas vão da atrofia à hiperplasia do epitélio de células escamosas na fronteira do vermelhão, com graus variados de queratinização, maturação desordenada, aumento da atividade mitótica e atipias citológicas. Células apoptóticas estão frequentemente presentes, mas a membrana basal está intacta. O tecido conjuntivo subjacente mostra degeneração basofílica (elastose solar). Com base nas mudanças microscópicas acima mencionadas, a queilite actínica deve ser considerada como um CEC intraepitelial ou *in situ*.

O risco da ocorrência de QA progredir para CEC varia de menos de 1% a 20%. Clinicamente, dor, endurecimento, tamanho grande, hiperqueratose marcada, ulceração, sangramento, crescimento rápido e recorrência ou persistência podem ser marcadores da progressão da QA para CEC. O risco de metástase para o CEC varia entre 0,5% e 3%. No entanto, CEC do lábio decorrente de queilite actínica é mais propenso à metástase do que CEC cutâneo, com taxas variando entre 3% e 20%. O tratamento é de crucial importância, em função do potencial de transformação maligna (Figura 26.147).

A excisão cirúrgica do vermelhão inteiro (vermelhectomia) com o exame histológico de cortes seriados é o tratamento preferido. Outros tratamentos possíveis incluem eletrodissecação, criocirurgia, tratamento a laser (laser de CO_2 e Erbium:YAG), terapia fotodinâmica ou tratamento tópico com o agente antineoplásico 5-fluorouracil ou o imunomodulador imiquimod, no entanto, com estas modalidades, o tecido não está disponível para exame histológico.

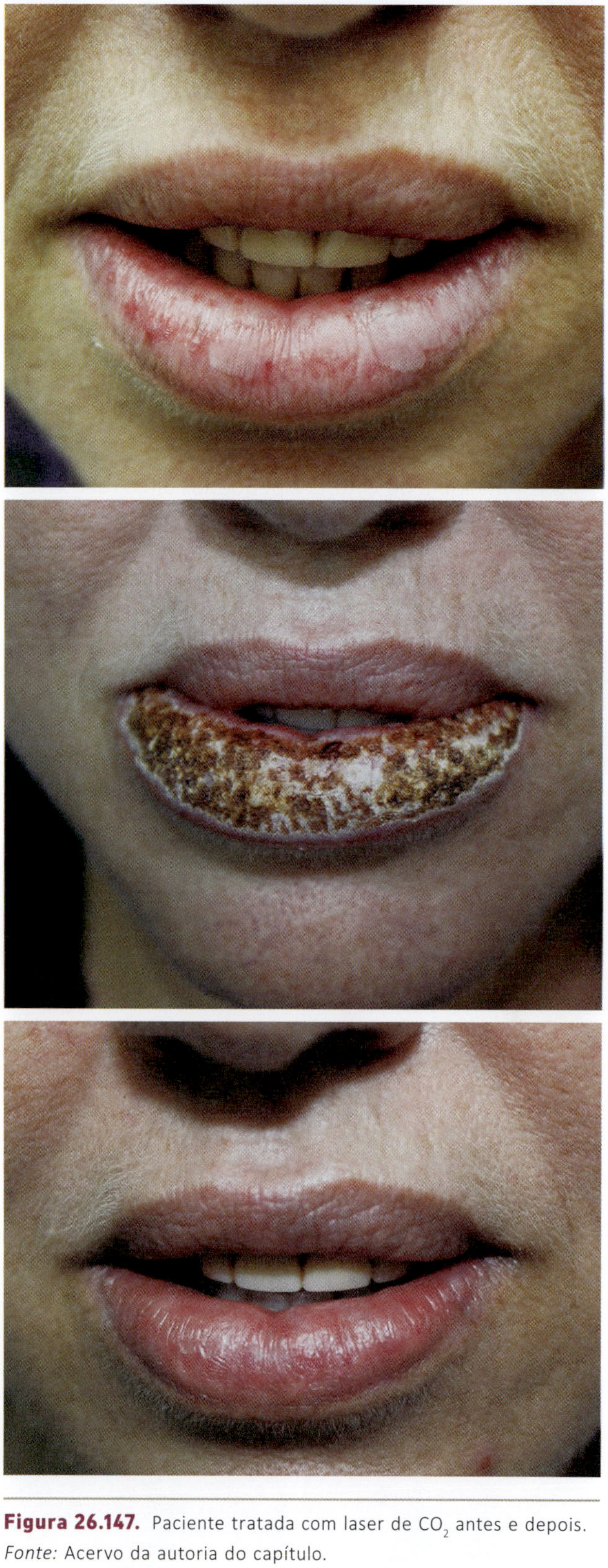

Figura 26.147. Paciente tratada com laser de CO_2 antes e depois.
Fonte: Acervo da autoria do capítulo.

A prevenção de queilite actínica pode ser conseguida por meio da redução da exposição cumulativa à radiação UVB. A utilização de vestuário protetor, redução das atividades ao ar livre e o uso de filtros solares devem ser introduzidos muito cedo na infância e continuados durante toda a vida.

LEA

Doença cutânea crônica de causa desconhecida que atinge 10 vezes mais as mulheres, acometendo mais a área anogenital, nuca, ombros e região lombo-sacra. Apresenta-se como pequenas pápulas cor de marfim, com espículas córneas foliculares na parte central. Estas pápulas coalescem evoluindo para placas atróficas com superfície enrugada.

O LEA genital atinge a mulher entre os 45 e os 60 anos de idade, embora possa ocorrer em jovens, comprometendo a vulva e o períneo (aspecto do número "8"). Repetidos ciclos de erosões e cicatrizações induzem à contração do introito vaginal. Pode haver prurido importante. Antigamente chamava-se craurose vulvar.

O espinalioma do clitóris e pequenos lábios são vistos em 4% das pacientes. A histopatologia mostra atrofia da epiderme com hiperqueratose folicular e na derme são observados uma faixa de edema e hialinização do colágeno com perda das fibras elásticas.

O diagnóstico diferencial deve ser feito com vitiligo e líquen plano.

O tratamento pode ser feito com corticoides fluorados potentes como o clobetasol, hidratantes e propionato de testosterona a 2% ou progesterona 300 mg em creme, cada um deles durante uma semana de forma cíclica por três a seis meses. Acitretin sistêmico ou laser de CO_2 (Figura 26.148).

Doença de Hailey-Hailey

Doença bolhosa intraepidérmica rara, autossômica dominante, não cicatricial caracterizada por erosões, bolhas e fissuras em áreas intertriginosas.

□ Etiopatogenia

Mutação no gene ATP2C1 (cromossomo 3q21-24) ocasiona uma baixa concentração de Ca^{++} dentro do complexo de Golgi. Isto impede o processamento completo de proteínas essenciais à adesão dos queratinócitos como as caderinas, o que determina ruptura desmossomal e acantólise suprabasal. O conteúdo de cálcio nos queratinócitos basais é menor do que na pele normal e a transição da queratina 14 para a 10 está alterada. Diminuição no número de desmossomos tem sido implicado na patogênese do Hailey-Hailey.

□ Manifestações clínicas

As lesões têm início na segunda ou quarta décadas, desenvolvendo-se em áreas de exposição ao sol como nuca e dorso e em áreas sujeitas à fricção e maceração como virilhas, axilas e áreas submamárias em mulheres. Atrito, calor e suor exacerbam as lesões. Odor fétido e prurido interferem na vida social do paciente. Lesões vegetantes intertriginosas podem ser idênticas às do pênfigo o vegetante. Leuconíquias longitudinais estão presentes em 71% dos pacientes.

□ Diagnóstico

A histopatologia mostra vesículas intraepidérmicas suprabasais com células acantolíticas. É característico o aspecto de muro de tijolo dilapidado. Podem ser vistos poucos corpos redondos e grãos, típicos da doença de Darier.

□ Tratamento

São usados antibióticos e corticoides locais. A diminuição da sudorese pode ser conseguida com roupas leves e até com o uso da toxina botulínica. Excisões cirúrgicas, enxertos e dermoabrasão têm se mostrado de valia. A vaporização da epiderme com os laser de Erbium:YAG e CO_2 mostra-se bastante efetiva com reepitelização em 7 a 14 dias (Figura 26.149).

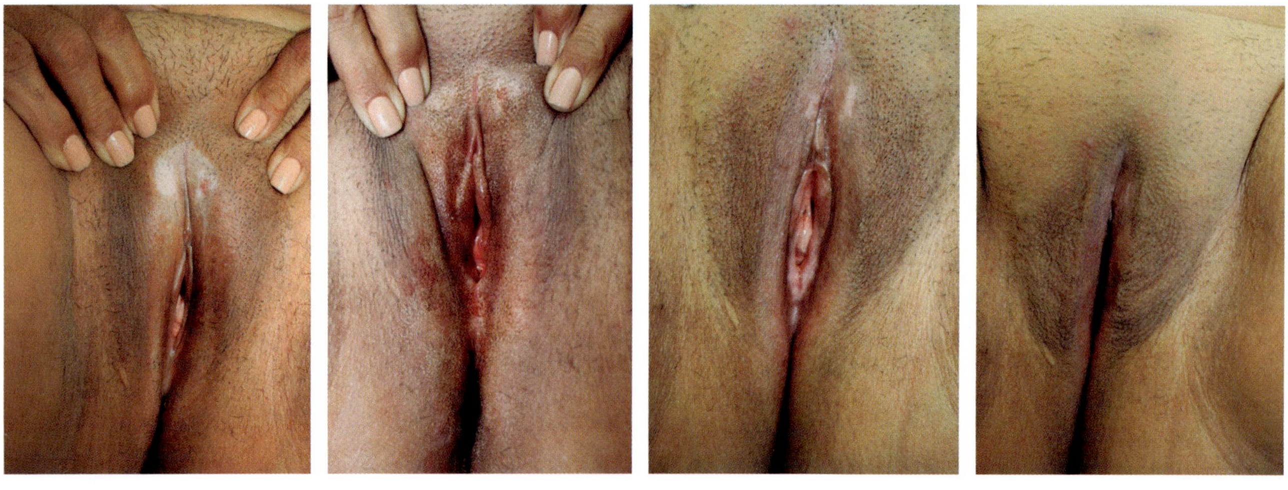

Figura 26.148. LEA antes e depois da aplicação de laser de CO_2 fracionado.
Fonte: Acervo da autoria do capítulo.

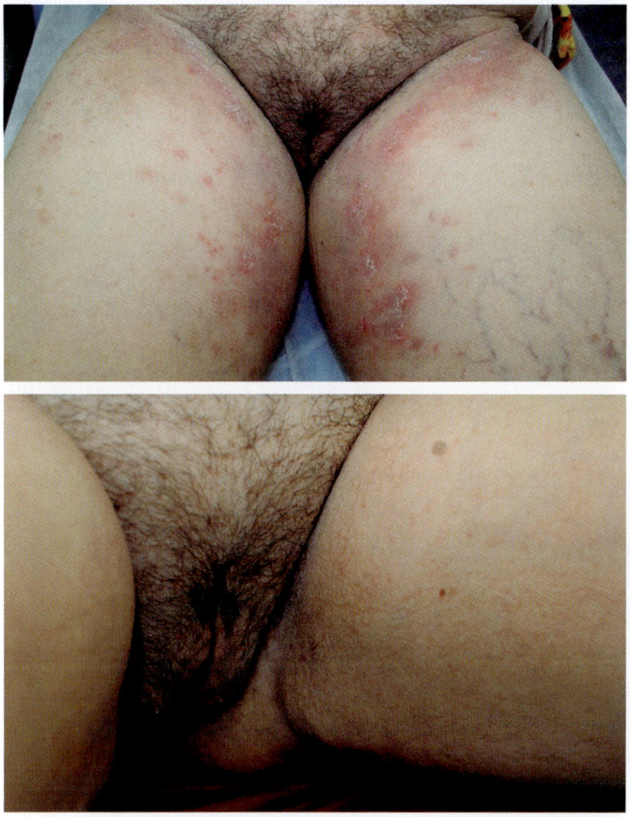

Figura 26.149. Doença de Hailey-Hailey antes e depois da aplicação de laser de CO_2 fracionado.
Fonte: Acervo da autoria do capítulo.

Poroqueratose actínica superficial disseminada

Poroqueratoses compreendem um grupo de desordens clonais da queratinização de etiologia desconhecida e evolução imprevisível, caracterizado clinicamente por áreas atróficas circundadas por pápulas ou placas hiperceratóticas com aspecto anular e bordas elevadas que, histologicamente, corresponde à **lamela cornoide**.

Poroqueratose actínica superficial disseminada (*Chernosky*) – é a apresentação mais comum da poroqueratose, iniciando-se entre a terceira e a quarta décadas de vida. As lesões são numerosas pápulas de 2 mm a 7 mm de diâmetro, cor da pele ou eritematosas, com anel lamelar em periferia e atrofia central, pruriginosas ou não, presentes principalmente em áreas fotoexpostas das mulheres. As lesões podem se expandir e formar placas de bordas bem delimitadas. As lesões faciais podem ser vistas em 15% dos pacientes. Palmas, plantas e mucosas são poupadas. De tratamento difícil, mostra boa resposta ao laser de ND:YAG (Figura 26.150).

Nevo de Ota

Mancha azulada, em função de melanócitos dérmicos, que acomete o globo ocular e a pele adjacente, localizada na região inervada pelo primeiro e segundo ramos do nervo trigêmeo, usualmente unilateral. É mais frequente

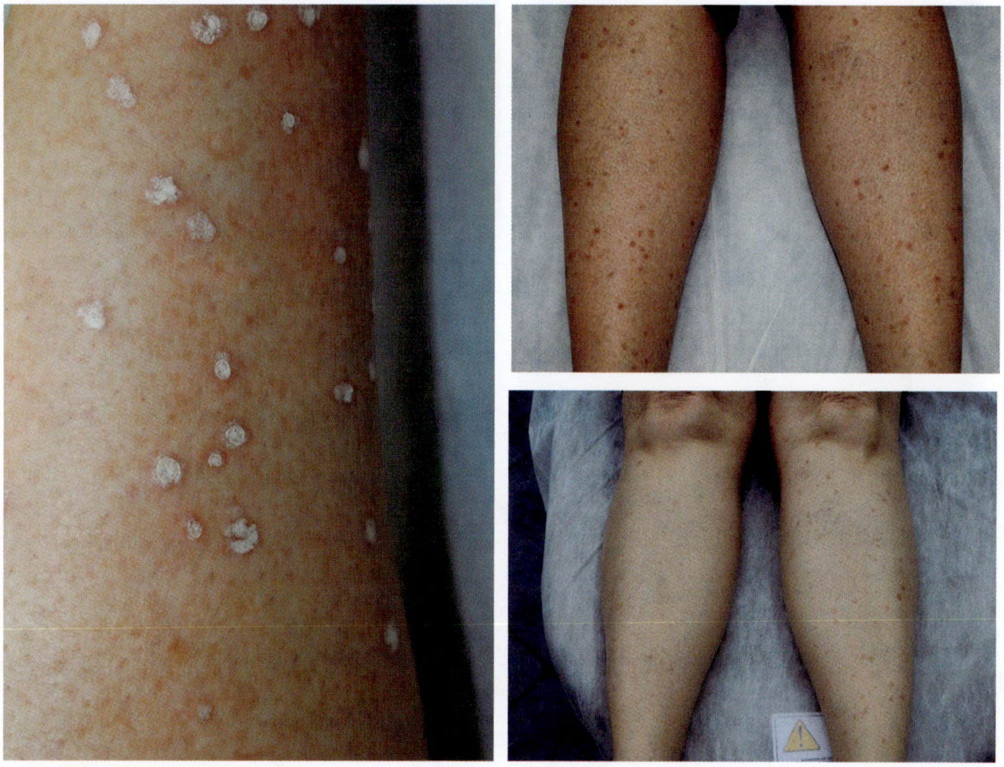

Figura 26.150. Poroqueratose actínica superficial disseminada antes e depois da aplicação de ND:YAG (532 nm) nanossegundo com *spot* de 3,4 mm e fluência de 1,5J (Spectra – Lutronics).
Fonte: Acervo da autoria do capítulo.

na raça amarela do que em caucasianos e negros. Corresponde de 0,2% a 0,8% de todos os pacientes dermatológicos ambulatoriais japoneses. É 5 vezes mais comum no sexo feminino.

□ Manifestações clínicas

A lesão inicia-se geralmente no primeiro ano de vida ou na adolescência (raramente na infância) e progride com a idade, tornando-se mancha hipercrômica intensa, de coloração azulada ou negro azulada, podendo ser parda e mosqueada. Em 10% dos casos pode ser bilateral. Conjuntiva esclera são frequentemente acometidas. Íris, retina, palato duro, faringe, mucosa nasal e oral, conduto auditivo externo e tímpano também podem ser atingidos. Na histologia há aumento no número de melanócitos dérmicos, que se apresentam alongados e dendríticos, com melanina intersticial livre na derme média e superior. Pode haver aumento no número de melanócitos na epiderme, o que explica a cor parda em alguns casos.

□ Tratamento

A melhor opção é a utilização de lasers como o rubi (694 nm), alexandrita (755 nm) ou ND:YAG (1.064 nm) com um número de aplicações variável de 5 a 15 vezes, com intervalos mensais, obtendo-se ótimos resultados (Figura 26.151).

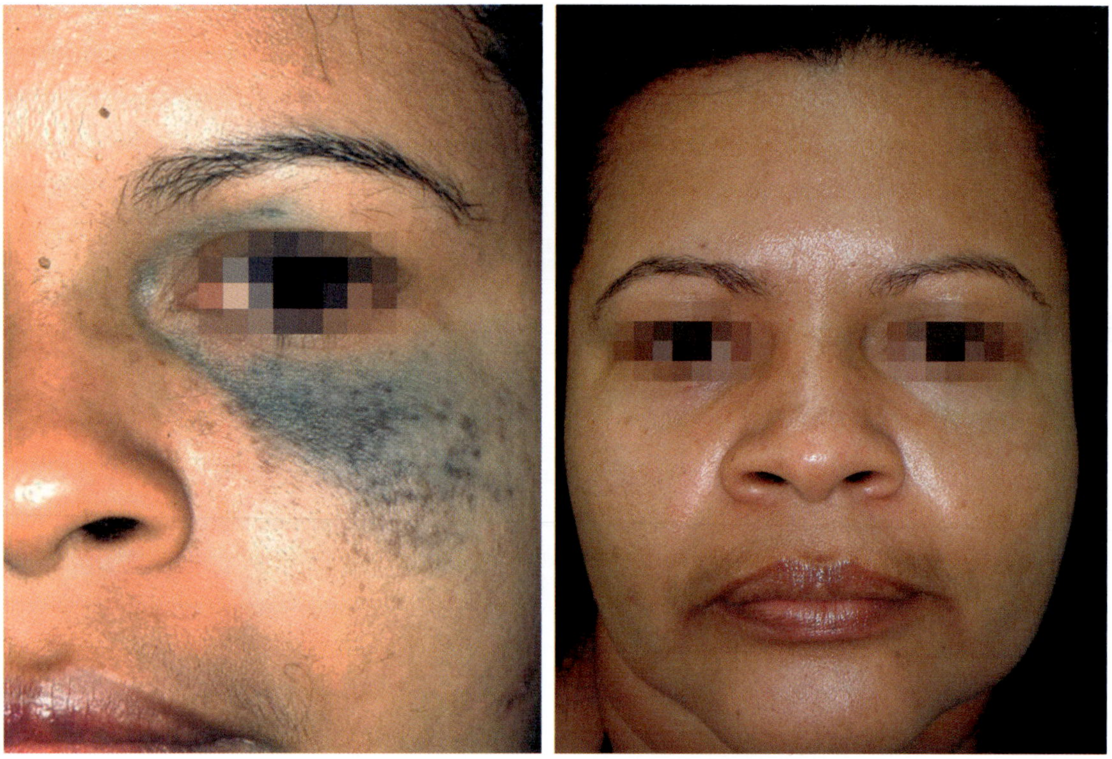

Figura 26.151. Nevo de Ota. Antes e depois da aplicação de ND:YAG (1.064 nm) nanossegundo com *spot* de 5 mm e fluência de 4,5J (Spectra – Lutronics).

Fonte: Acervo da autoria do capítulo.

26.10 Aplicação da Radiofrequência Facial e Corporal

• Paulo Notaroberto

Introdução

Até o início dos anos 2000, o tratamento da flacidez cutânea facial e corporal e dos ditos "excessos de pele" permaneciam um desafio aparentemente impossível de ser vencido por meio de abordagens conservadoras. Medidas cirúrgicas e os lasers ablativos (CO_2 e Erbium) eram as únicas opções viáveis, sempre acompanhadas dos riscos de complicações, como infecções, cicatrizes e mudança da fisionomia natural,[1] além do *downtime* imposto pelas referidas tecnologias ablativas (tempo de recuperação). As cirurgias também requerem internação, considerável tempo para recuperação - com afastamento de atividades sociais e laborativas - e um investimento maior quando comparadas aos tratamentos conservadores.

A radiofrequência (RF) vem sendo usada desde o início do século em diversos campos da Medicina, com o propósito de cauterização e ablação, como a eliminação de focos ectópicos em arritmias cardíacas e específicas desordens neurológicas. Em novembro de 2002, a US Food and Drug Administration (FDA) aprovou um aparelho, até então inovador, para o tratamento das rítides faciais e periorbiculares e flacidez facial (ThermaCoolTC, Thermage Inc, Hayward, CA). O mecanismo de ação é baseado na RF não ablativa monopolar, a qual produz um aquecimento volumétrico (tridimensional) que leva à firmeza da pele.[2-7]

A primeira geração de aparelhos de RF e os protocolos de utilização iniciais conferiram desconforto considerável (sensação de queimação) para o paciente, além de requerer alguns meses para se observar a resposta clínica.[8] Estes "pontos fracos" estimularam o surgimento de novos aparelhos de RF com sistemas bipolares, tripolares e multipolares.[9]

O presente capítulo aborda o uso da radiofrequência para o tratamento da flacidez facial e corporal, além de outras indicações emergentes, de forma a enfatizar os mecanismos de ação a partir da interação das máquinas com a pele; também enumera os aparelhos pioneiros nesta tecnologia, para evidenciar e confrontar as principais características de cada um.

Radiofrequência

Fontes de luz intensa pulsada (LIP ou IPL, do inglês *intense pulsed light*) e laser são amplamente utilizados na prática da Dermatologia Clínica e Estética e produzem aquecimento tecidual baseado na absorção dos diferentes comprimentos de onda por um determinado alvo (cromóforo). Este princípio de ação é denominado fototermólise seletiva e foi descrito por Anderson e Parrish, em 1983.[10] Diferentemente dos lasers, os aparelhos de RF não ablativa promovem um aquecimento volumétrico tridimensional a partir da resistência natural (impedância) do tecido ao movimento de uma corrente de elétrons emitida pelo próprio aparelho.[2,11,12] O calor gerado não possui intensidade suficiente para levar à vaporização (ablação) tecidual, mas é capaz de induzir uma resposta tecidual.

Atualmente, sabe-se que os aparelhos de radiofrequência promovem uma resposta precoce de encurtamento do colágeno e consequente aumento da firmeza da pele (*skin tightening*, em inglês) e uma resposta tardia decorrente da neocolagênese.

□ Mecanismos de ação

O mecanismo de ação da RF é fundamentado com bases físicas na Lei de Ohm (descrita pelo físico alemão Georg Simon Ohm, 1826), a qual descreve que energia (J, Joules) é igual ao quadrado da corrente (*I*, medida em amperes) somado à impedância (*Z*, medida em ohms) e ao tempo (*T*, em segundos).[11-13]

$$\text{Energia (J)} = I^2 + Z + T$$

I = corrente
Z = impedância, ou resistência
T = tempo

Ao adaptarem-se os conceitos físicos à prática médica, pode-se dizer que a energia expressa na fórmula da Lei de Ohm é o próprio calor gerado na pele. Logo, é possível afirmar que o calor produzido pela RF é diretamente proporcional ao quadrado da corrente, à resistência e ao tempo. Em peles finas, como no caso da face, a resistência é pequena e a corrente de elétrons é grande. Deste modo, o calor gerado é intenso, pois, mesmo com a resistência menor, a corrente é maior e o calor produzido é proporcional ao **quadrado** da corrente. A fórmula da Lei de Ohm explica, então, a razão pela qual ao usar os mesmos parâmetros de um aparelho de RF para o tratamento da face (menor impedância) e do abdômen (maior impedância), uma vez que o abdômen é possuidor de maior resistência, o calor gerado na face será atingido mais precocemente e em maior intensidade. Em relação à variável tempo, a Lei de Ohm também explica matematicamente outra observação clínica: quanto maior o tempo de exposição (tempo em que a ponteira do aparelho está em contato com a pele do paciente), mais intenso é o calor gerado.

A primeira geração de aparelhos de RF, a radiofrequência monopolar, possui um polo ativo e um neutro que indicam a diferença de potencial que determina o fluxo de elétrons. Estes aparelhos tendem a concentrar a energia térmica em área pequena e superficial, o que gera mais desconforto ao paciente e maior dificuldade para o médico operador. A energia elétrica é concentrada perto da ponta do eletrodo ativo e diminui rapidamente com a distância. O cálculo da profundidade de penetração da energia de RF e, consequentemente, do calor gerado é determinado pela metade do tamanho do eletrodo ativo. Assim, por exemplo, um eletrodo unipolar de 10 mm pode penetrar a uma profundidade de aproximadamente 5 mm. Uma desvantagem significativa desta tecnologia reside no fato de haver uma corrente elétrica que passa pelo corpo e percorre o caminho do eletrodo ativo para o eletrodo neutro ("terra").[9] As RFs mais modernas possuem ponteiras com múltiplos polos que distribuem o calor mais uniformemente, o que confere mais conforto para o paciente, assim como para o médico operador, além de maior segurança por manter a distribuição da corrente limitada à distância entre os eletrodos (superfície) e à profundidade determinada pela metade da distância entre os eletrodos.[9] A variação da frequência aplicada é uma outra forma de controlar a profundidade do tratamento e, consequentemente, do calor gerado. A profundidade de aquecimento é maior com uma menor frequência de RF aplicada (0,8 MHz) e mais superficial com uma maior frequência aplicada (2,45 MHz).[9]

Em 2007, foi aprovado pelo US Food and Drug Administration, nos Estados Unidos, um aparelho de radiofrequência que utiliza duas ponteiras (bipolar e unipolar) com mecanismos de ação distintos (Accent, Alma Lasers Ltd, Caesarea, Israel). A ponteira bipolar trabalha com base na Lei de Ohm, conforme descrito anteriormente. A ponteira unipolar possui mecanismo de ação fundamentado no calor gerado pelo movimento rotacional das moléculas de água quando submetidas a um campo eletromagnético alternante.[14,15]

A molécula da água possui cargas negativas (-2) decorrentes do oxigênio, e positivas (+2) decorrentes das duas partes de hidrogênio, que se anulam e deixam a molécula estável (carga neutra). Apesar da carga final da molécula de água ser neutra (zero), percebe-se que ela possui um polo positivo e um negativo. Conforme se observa no conceito de física básica, em que polos iguais se repelem e que os opostos se atraem, ao submeter essa molécula a um campo eletromagnético de carga negativa, há um movimento de rotação da molécula de água para aproximar o seu polo positivo do campo negativo. Ao inverter a polaridade do campo eletromagnético para uma carga positiva, ocorre novo movimento rotacional para aproximar o polo negativo do campo positivo. A ponteira unipolar promove um campo eletromagnético com inversão das cargas em altíssima frequência (40,68 MHz) e induz uma agitação intensa das moléculas de água por meio do movimento de rotação dessas moléculas, o que gera calor.

A intensidade do calor produzido e a sua localização na pele afetam diretamente os resultados do tratamento. O calor é direcionado para a derme e, se for fraco, não induz resposta clínica.[7,16] Por outro lado, se o calor for intenso, pode haver morte celular, desnaturação de proteínas e a formação de cicatrizes,[16] além de difusão até a epiderme com formação de bolhas. Sabe-se que o aquecimento volumétrico induzido pela RF deve atingir a faixa de 65 a 75 °C, para que ocorra a contração do colágeno.[7] Estudos indicam que as fibrilas de colágeno, ao atingirem a temperatura adequada, sofrem um encurtamento decorrente da quebra de pontes de hidrogênio intramoleculares, o que leva a uma alteração da estrutura de tripla hélice do colágeno, manifestada clinicamente por "estiramento" e firmeza da pele (efeito *lifting*).[2,16] Uma mudança secundária ocorre em decorrência da liberação de mediadores da resposta inflamatória envolvidos no processo de reparação tecidual, que promove contração e remodelação graduais do colágeno, acompanhadas de neocolagênese; este processo é observado ao longo de 2 a 6 meses.[2,16] Os detalhes do mecanismo pelo qual ocorre o estiramento da pele ainda permanecem desconhecidos.[16]

□ Indicações

A RF está indicada em todas as situações em que a **flacidez cutânea** estiver envolvida na etiologia do processo. Rítides, sulcos nasogenianos pronunciados e perda do contorno facial são indicações para o tratamento. Cicatrizes atróficas distensíveis (somem ao estiramento da pele) de acne também podem apresentar resposta ao tratamento. Uma vez que o mecanismo de ação da RF não envolve luz e cromóforos, este procedimento torna-se importante opção no manejo de pacientes com fototipos elevados (IV, V e VI da classificação de Fitzpatrick) ou bronzeados.[17] Lipodistrofia ginoide ("celulite"), flacidez cutânea pós-emagrecimento e o abdome pós-gravídico são indicações frequentes para o uso da RF corporal.

□ Resultados

Em 2003, Ruiz-Esparza evidenciou melhora da firmeza cutânea em 14 pacientes tratados (*n* = 15) com aplicação única de radiofrequência.[6] Narins observou que a melhora ocorreu de maneira gradual, em um período de aproximadamente 4 meses.[3] Hsu tratou 16 pacientes com flacidez do terço inferior da face e pescoço e não observou resposta em 11; concluiu, então, que o alto grau de insucesso deveu-se ao uso de energias muito baixas por pulso e poucos disparos por área.[4]

O primeiro relato de melhora dos sulcos nasogenianos com o uso da RF foi feito por Jacobs, em 2003.[18] Em estudo multicêntrico que envolveu 86 pacientes, Fitzpatrick, Geronemus e Goldberg demonstraram melhora clínica da flacidez periorbital e elevação das sobrancelhas.[19]

Em 2004, Ruiz-Esparza provou a segurança e eficácia da utilização da RF no tratamento da flacidez cutânea das pálpebras, denominado técnica de "blefaroplastia não invasiva".[5] Estudo conduzido na Universidade de Lodz, na Polônia, que envolveu 71 voluntários com idade compreendida entre 33 e 63 anos (média de 45.81), foram analisados metricamente os resultados do tratamento com luz intensa pulsada, laser não ablativo (LNA) e radiofrequência, que demonstraram melhora significativa da elasticidade da pele nos grupos tratados com LNA e RF.[20] Alster reportou a melhora da flacidez cervical e malar por meio de protocolos de avaliação dos próprios pacientes.[21] No mesmo ano, Naum e colaboradores publicaram o primeiro estudo que demonstrou a resposta à aplicação de RF com medidas escalares objetivas.[4]

Trabalho desenvolvido na Universidade da Califórnia, em 2010, demonstrou apoptose de adipócitos *in vitro* quando submetidos à temperatura de 50 a 45 °C por 1 e 3 minutos, respectivamente. Exposições térmicas de 15 minutos a 43 a 45 °C resultaram em morte celular de adipócitos em 9 dias quando *in vivo*,[22] o que sugere o uso da RF para gordura localizada e celulite. Estudo que envolveu 27 mulheres com incontinência urinária, em que foram realizadas aplicações semanais de radiofrequência monopolar, demonstrou melhora da incontinência urinária, assim como da flacidez vulvovaginal.[23] Modelo experimental em animais (porcos) com incontinência fecal evidenciou mudanças morfológicas nos esfíncteres anais interno e externo quando submetidos ao tratamento com RF, e melhorou o padrão anatômico e a incontinência fecal.[24]

Revisão bibliográfica nas plataformas MEDLINE, PEDro, SciELO, PubMed, LILACS e CAPES, que selecionou estudos experimentais em humanos que utilizaram dispositivos de radiofrequência para tratamento da flacidez facial ou corporal, mostrou que o principal efeito fisiológico é estimular a síntese de colágeno. Não houve homogeneidade entre os estudos em relação à maioria dos parâmetros utilizados, à qualidade metodológica das pesquisas e ao nível de evidência para o uso da radiofrequência são baixos. A heterogeneidade dos estudos dificulta a determinação de parâmetros eficazes para o uso clínico desta tecnologia no tratamento da flacidez cutânea. Os dados analisados sugerem que a radiofrequência é eficaz, porém, os mecanismos fisiológicos e os parâmetros necessários não estão claros na literatura.[25]

□ Efeitos colaterais e contraindicações

O ponto de partida para obter um bom resultado clínico e minimizar efeitos colaterais é avaliar minuciosamente o paciente, para determinar precisamente a indicação do(s) tratamento(s) proposto(s). A informação ao paciente faz-se mister na consulta de avaliação, com o objetivo de esclarecer quais são as suas reais expectativas.[26] Nos casos do tratamento para flacidez, independentemente da tecnologia aplicada, esta assertiva é ainda mais importante, uma vez que a melhora mais evidente da flacidez acontece ao longo de meses e é, de certo modo, subjetiva, com a sua revelação em fotografias muitas vezes difícil de ser realizada (mesmo por profissional experiente em captação de imagens).

O conhecimento sobre a técnica de utilização e os protocolos dos aparelhos é de especial importância nos tratamentos para flacidez, pois o calor é gerado na derme, que poupa a epiderme.[26] Deste modo, habitualmente, não há reação imediata visível.

A informação do paciente sobre sensação de queimação na hora do procedimento deve ser valorizada e servir de guia para ajuste dos parâmetros do aparelho e, por isso, a anestesia é considerada um fator de risco para queimaduras.[26]

Eritema e edema no pós-imediato são esperados e desejáveis, pois indica a ação térmica da RF, e pode persistir por até 48 horas.

As complicações precoces incluem as queimaduras, que variam de eritema intenso até formação de bolhas. As complicações tardias podem ocorrer semanas ou meses após a aplicação e incluem assimetrias e depressões cutâneas[26,27] resultantes de eventual lipólise termo-induzida[26,28,29] ou retração dos septos que permeiam os adipócitos.[28,15] Retrações podem ser corrigidas com subcisão ou aplicação de preenchedores.[29] A aplicação de RF ou IR sobre proeminências ósseas deve ser realizada com cautela (usar baixas fluências com múltiplas passadas), pois são áreas mais sujeitas a queimaduras.

O uso da radiofrequência em portadores de marca-passo ou desfibrilador cardíaco implantado é contraindicado. Apesar dos avanços tecnológicos possibilitarem aparelhos implantados mais resistentes às interferências eletromagnéticas, o uso da RF pode acarretar graves consequências como taquiarritmias, bradiarritmias ou assistolia por reprogramação do marca-passo, depleção da bateria ou dano direto ao aparelho.[30]

Cinco aspectos importantes devem ser ressaltados no tratamento pela radiofrequência: (1) observar as contraindicações (especial atenção para portadores de marca-passo); (2) todos os fototipos são tratados com igual segurança; (3) fluências mais elevadas levam a melhores resultados, porém, aumentam as chances de complicações; (4) o número de passadas está relacionado à resposta clínica; (5) pacientes jovens predispõem melhor eficácia.

□ Aparelhos de RF pioneiros

Atualmente, existem inúmeros aparelhos de radiofrequência disponíveis aprovados para uso no Brasil. Cada aparelho dispõe de características técnicas próprias, entretanto, os protocolos possuem características em comum. Em todos os casos, há uma fase inicial de indução do calor (fase não terapêutica), cujo objetivo é atingir uma determinada temperatura (habitualmente entre 38 e 40 °C). A segunda fase, denominada terapêutica, consiste em manter a temperatura estável por um determinado tempo (variável de acordo com cada aparelho). As características dos aparelhos mais consagrados são detalhadas a seguir:

Thermacool® (Thermage)

O ThermaCoolTC (Thermage Inc, Hayward, CA) é o aparelho de RF não ablativa pioneiro, aprovado, em 2002, para uso em flacidez e rítides.

A plataforma possui potência máxima de aproximadamente 330 Watts e emite um sinal de corrente alternada de 6 MHz, que atinge a pele por meio de uma ponteira descartável e de uso individual equipada com criógeno e sensores. Os dados obtidos pelos sensores inseridos na ponteira são transmitidos para um computador presente no interior da plataforma, o qual compila os dados de temperatura cutânea, aplicação da força exercida sobre a pele e impedância tecidual local, e fornece a energia adequada para atingir o melhor resultado, além de monitorar continuamente a aplicação, de forma a abortar o tratamento no caso de alteração em qualquer um dos parâmetros.[2,9] A intensidade e a profundidade (até 5 a 6 mm)[28] do efeito térmico dependem da energia adotada e do tamanho da ponteira.[2,9] As ponteiras, de elevado custo, possuem um número limitado de disparos por paciente e são de uso exclusivamente individual e descartável, o que reflete diretamente no valor final do tratamento e inviabiliza, para muitos, o acesso à esta tecnologia.

A diversidade (existem ponteiras corporais com até 1.200 disparos) e a especificidade das ponteiras conferem segurança e efetividade mesmo para áreas delicadas, como as pálpebras.[31,32]

No protocolo inicial, os pacientes eram tratados com uma única "passada" com o uso de energia muito elevada.[12] A intolerância à dor era o *end point* da energia a ser aplicada. Uma vez que o limiar da dor é muito variável de indivíduo para indivíduo, era inviável a padronização das condutas. As consequências eram resultados muito discrepantes e pouco previsíveis. Cerca de 26%

dos pacientes apresentavam firmeza da pele imediatamente após a aplicação, 54% revelavam resposta em até 6 meses, e 45% consideravam o tratamento excessivamente doloroso.[33] Medidas para aliviar a dor incluíam anestésicos tópicos, máquinas de emissão de ar gelado (Cryo 5, Zimmer Electromedizin, GmbH, Germany), sedação e bloqueios locorregionais,[9,12,33,34] com o risco aumentado de queimaduras (ver tópico: "Efeitos colaterais e contraindicações") e sem comprovação de efetiva melhora dos resultados.[33]

Atualmente, o tratamento preconizado fundamenta-se na realização de múltiplas passadas com baixos níveis de energia, o que acarreta melhores resultados, menor índice de complicações e redução significativa do desconforto (sensação de queimação).[12,16,33] Desta forma, 87% dos pacientes manifestam firmeza cutânea imediatamente após a aplicação, 92% em até 6 meses, e apenas 5% queixam-se de dor intensa.[33]

A intensidade da sensação de queimação permanece como parâmetro válido para limitar a energia adotada, porém, o objetivo do protocolo é realizar múltiplas passadas com energias moderadas e usar a resposta imediata de firmeza da pele como meta.[33]

Accent

O Accent (Alma Lasers Ltd., Caesarea, Israel) é um aparelho de RF desenvolvido em Israel, que obteve aprovação pelo FDA para uso nos Estados Unidos em 2007.

O sistema possui potência máxima de 300 Watts, frequência de 40,68 MHz (aproximadamente 2 kHz) e a aplicação pode ser feita com duas ponteiras reutilizáveis que atuam com mecanismo de ação distintos (vide tópico: "Mecanismos de ação"); por este motivo, o sistema é denominado radiofrequência híbrida. Uma ponteira atua com ação fundamentada na Lei de Ohm e é definida como bipolar, e possui penetração de 2 a 6 mm (tratamento facial). A outra ponteira age para promover o movimento rotacional das moléculas de água e é denominada unipolar, com ação profunda de até 20 mm[15] (tratamentos corporais). Na primeira geração de aparelhos, as ponteiras eram grandes e pesadas. A segunda geração de aparelhos Accent denomina-se Accent XL e possui ponteiras resfriadas menores, mais leves e de mais fácil manejo.

A aplicação é realizada com posicionamento perpendicular da ponteira em relação à pele e deslizamento (facilitado por aplicação de óleo – o uso de gel está contraindicado) com movimentos aleatórios ininterruptos por toda a área a ser tratada. O tratamento não requer qualquer forma de resfriamento adicional ou anestesia[14,15] e a meta é elevar a temperatura externa (medida por meio de termômetro a laser) até níveis compreendidos entre 39 e 43 °C, o que corresponde a uma temperatura interna entre 55 e 65 °C, e então manter por um tempo específico. A aplicação acontece em duas fases. Na fase 1 (ou não terapêutica), a temperatura externa, habitualmente entre 31 e 33 °C, é elevada até 39°C em 30 a 60 segundos. A partir deste ponto, inicia-se a fase 2 (terapêutica). Nos protocolos iniciais, na fase terapêutica, a temperatura era mantida entre 39 e 43°C por até 90 segundos.

Ao seguir esse protocolo inicial, David Friedman publicou, em 2007, um estudo que envolve o tratamento de 50 áreas faciais em 16 pacientes. Um mês após uma única aplicação, 57% dos pacientes estavam satisfeitos ou muito satisfeitos com os resultados.[14] Imediatamente após o procedimento, há a presença de eritema moderado e edema leve que regridem espontaneamente em algumas horas. A resposta pode ser potencializada com sessões adicionais que serão realizadas em intervalo variável (habitualmente quinzenal ou mensal).

Atualmente, o protocolo proposto pela Alma Lasers Ltd. compreende a fase 1 nos moldes do tratamento inicial; contudo, a meta da fase 2 é, a manter a temperatura entre 39 e 43°C, acumular 10 kJ de energia para cada área de 100 cm² (10 × 10 cm). Cada sessão de um tratamento facial dura aproximadamente 15 minutos. As atuais diretrizes parecem induzir a melhores resultados e em maior percentual de pacientes. O Quadro 26.10 apresenta uma breve comparação entre os aparelhos de RF citados.

Quadro 26.10. Comparação entre Thermacool® e Accent®.

	Thermacool®	*Accent®*
Mecanismo de ação	Lei de Ohm	Lei de Ohm Movimento rotacional das moléculas de água
Penetração	Até 6 mm	Até 20 mm
Ponteira	Uso único	Uso múltiplo
Outros consumíveis	Fluido acoplador	Óleo mineral
Duração da sessão (aproximada)	30 minutos	15 minutos
Desconforto (paciente)	Pouco ou moderado	Pouco ou moderado
Ergonomia (aplicação)	++++ / 4+	++ / 4+
Literatura/referências	++++ / 4+	++ / 4+

Conclusão

O aspecto de rejuvenescimento facial obtido por meio do uso das tecnologias de RF deve-se ao estiramento da pele (*skin tightening*, no inglês), suavização das rítides e rugas pouco profundas, decorrentes do encurtamento das fibras de colágeno e neocolagênese advindos da ação térmica local.

A melhora da flacidez facial e do contorno corporal observada pelos tratamentos com RF é comparável aos resultados de um procedimento de cirurgia plástica (*lifting*), ou seja, a mínima chance de efeitos colaterais, a recuperação imediata e o pequeno desconforto fazem destes procedimentos importantes armas do arsenal terapêutico no combate às manifestações clínicas do fotoenvelhecimento e da flacidez cutânea.

26.11 Aplicação do Ultrassom Micro e Macrofocado na Face e no Corpo

- Danielle de Paula Aguiar
- Letícia Almeida Silva
- Paula Amendola Bellotti

Histórico

Apesar de seu amplo uso para diagnósticos, o ultrassom tem sido empregado com propósitos terapêuticos por décadas. Em 2004, o ultrassom de alta intensidade foi aprovado pela Food and Drug Administration (FDA) para o tratamento de condições ginecológicas e desde então também tem sido utilizado para queixas benignas urológicas e outras doenças malignas de órgãos sólidos. O ultrassom focal de alta intensidade aquece o tecido-alvo em massa induzindo sua cavitação. Com o tempo, observou-se que ao diminuir a duração do pulso (< 150 ms), aumentar a frequência e diminuir a energia emitida, o ultrassom pode ser utilizado para o tratamento da pele. Foi então que surgiu o ultrassom microfocado e em 2009 foi aprovado pela FDA para elevação das sobrancelhas, em 2012 para o enrijecimento da pele do pescoço e submento, e em 2014 para tratamento das linhas e rugas da região do decote.

Introdução

Historicamente, a capacidade de tratar a flacidez da pele, pescoço e corpo era limitada a procedimentos cirúrgicos. Embora este continue sendo o *padrão-ouro* para o tratamento de excesso de pele, os pacientes estão cada vez mais buscando meios menos invasivos para amenizar os sinais do envelhecimento. Hoje em dia, o conceito de *prejuvenation* mudou a forma como se enxerga o envelhecimento. É sabido que o tratamento preventivo é a melhor maneira de se evitar uma cirurgia no futuro. A associação de técnicas tem mostrado cada vez mais que é possível obter um resultado natural e elegante nos pacientes que procuram prevenir ou tratar a flacidez que se inicia. Nos últimos anos, novas modalidades surgiram para atender essa demanda crescente por tratamentos não invasivos que não tiram os pacientes das suas rotinas, com mínimos efeitos adversos.

O ultrassom microfocado foi desenvolvido para atender essa crescente demanda, produzindo retração e enrijecimento significativos da pele de maneira não invasiva. Por meio do aquecimento da pele e da região subcutânea para induzir a neocolagênese.

Características

Em muitos aspectos, o ultrassom microfocado e macrofocado é semelhante ao ultrassom usado em imagiologia médica, o feixe focado de energia de ultrassom pode passar através da pele, sem causar danos, permitindo que o foco atinja os tecidos subcutâneos. No entanto, é altamente convergente e usa diferentes frequências de energia acústica.

Mecanismo de ação

O método de entrega da energia é por meio de ondas acústicas, que geram vibrações no tecido-alvo causando atrito molecular. Parte dessa energia mecânica é convertida em energia térmica, gerando calor superior a 60 °C (Figura 26.152) que é capaz de desnaturar o colágeno e induzir a neocolagênese. Posteriormente, ocorre a necrose coagulativa que se manifesta histologicamente como pequenas zonas de lesões térmicas na derme reticular, subderme e hipoderme, com tecido ao redor sendo poupado. O aquecimento do tecido desnatura o colágeno, provavelmente por quebrar as ligações de hidrogênio que criam a tripla hélice. As fibrilas de colágeno consequentemente tornam-se mais espessas e curtas, com maior resistência à tração, resultando em menor flacidez da pele. Além disso, as microscópicas zonas de coagulações térmicas criam um meio propício para cicatrização com normalização da proporção de colágeno tipo I para tipo III. Comparado a outras tecnologias que objetivam o *skin tightening* o ultrassom microfocado atinge mais profundamente a derme e o sistema musculoaponeurótico superficial (SMAS). O SMAS é composto por colágeno e fibras elásticas, envolvendo a musculatura da expressão facial e se fixando na derme.

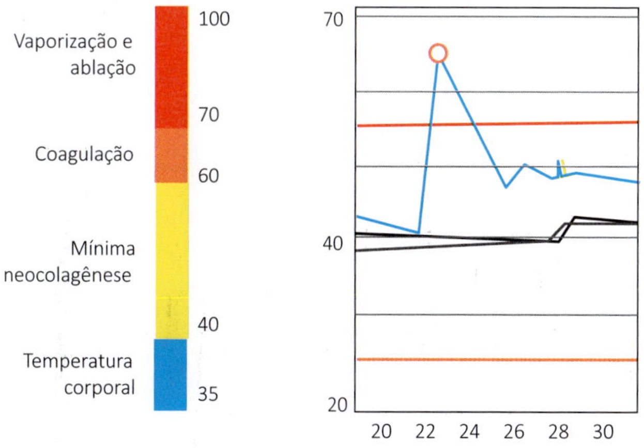

Figura 26.152. Ao atingir a temperatura de 65,4 °C, estimula o processo de cicatrização e reparação tecidual, induzindo a neocolagênese. *Fonte:* Desenvolvida pela autoria do capítulo.

Características específicas

A frequência no domínio megahertz é capaz de produzir pequenos pontos de coagulação térmica por meio do aquecimento do tecido a uma temperatura maior que 60 °C, sem causar processos cavitacionais. Esses pontos de coagulação podem ocorrer a uma profundidade de até 5 mm para dentro da camada da derme reticular e subderme, poupando epiderme e derme papilar; e até 13 mm na hipoderme.

Atualmente, os transdutores estão programados para produzir lesões térmicas discretas espaçadas de 0,5 mm a 5 mm de distância. Assim, a maior parte da energia é depositada sob a forma de calor na zona focal do feixe, poupando a área circundante. Esta característica permite a indução de numerosos padrões de danos térmicos exclusivos. Por meio do ultrassom micro e/ou macrofocado, o tecido pode ser alterado usando-se várias matrizes de danos focais microscopicamente pequenos em vez de ablação de toda uma área macroscópica (Figura 26.153). Essa tecnologia permite uma resposta rápida e cicatrização de tecido imediatamente adjacente às lesões térmicas, o que é conceitualmente semelhante à fototermólise.

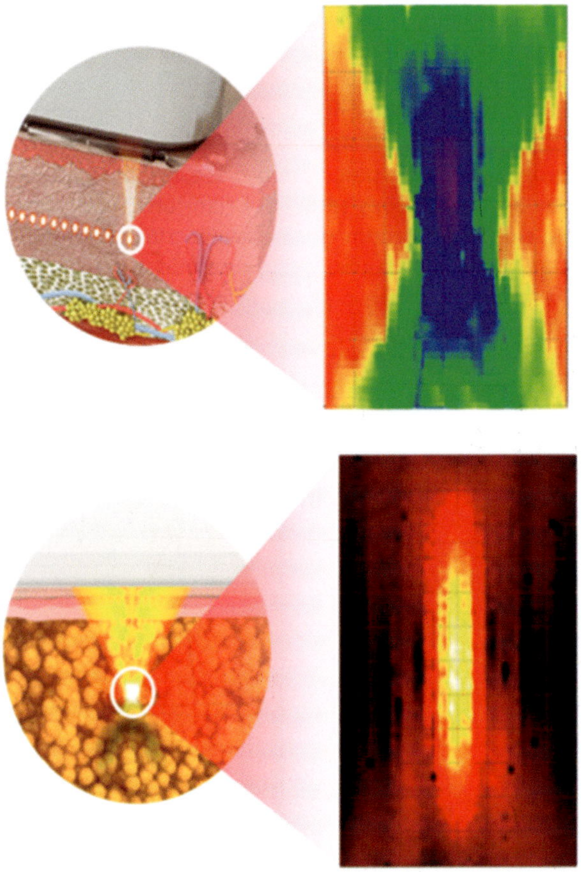

Figura 26.153. Imagem esquemática do transdutor aplicado à pele, mostrando os pontos precisos de coagulação da tecnologia micro e macrofocada respectivamente.

Fonte: Acervo da autoria do capítulo.

Os 2 equipamentos mais utilizados no Brasil que apresentam essa tecnologia são o Ulthera® (Ulthera, Inc) e o Ultraformer III (Classys).

A peça de mão do Ulthera® se conecta a 6 transdutores diferentes. Atualmente, estão disponíveis aplicadores que atuam em 3 profundidades diferentes: 4,5 mm, para tratamento do SMAS e platisma; 3 mm, para derme profunda; e 1,5 mm para derme superficial. Cada um desses transdutores pode ser usado em vários pacientes para tratamento do contorno facial.

A tecnologia do Ultraformer III combina ultrassom micro e macrofocados que podem ser ajustados de acordo com o objetivo e as regiões tratadas. Atinge temperaturas de 65,4 °C criando zonas de coagulação em profundidades específicas. Os transdutores macrofocados são indicados para contorno corporal, reduzindo a flacidez e até 20% da gordura localizada na região abdominal e interno de coxa. Também podem ser utilizados para tratamento da gordura submentoniana (papada) e para efeito "bichectomia-*like*". Apresenta 7 tipos de transdutores, que são utilizados de maneira personalizada. Os transdutores microfocados atingem as profundidades de 1,5 mm, 3 mm e 4,5 mm, nas frequências de 10 MHz, 7 MHz e 4 MHz respectivamente. E um transdutor de menor dimensão que atinge profundidades de 2 mm na frequência de 5,5 MHz para regiões mais delicadas como pálpebras e lábios.

Os aplicadores macrofocados atingem volumes de energia 8 vezes maiores que os microfocados, possibilitando a morte e a fragmentação dos adipócitos. Atingem profundidades de 6 mm, 9 mm e 13 mm, numa frequência de 2 MHz.

A ciência: interação tecnologia e anatomia

Vários estudos descrevem a medição da espessura da pele em áreas diferentes da face utilizando diferentes métodos. Apesar da variabilidade da espessura da pele, em geral, a pele é mais espessa nas bochechas, e mais fina nas pálpebras. Em média, a espessura da epiderme da pele facial é de 0,03 mm a 0,04 mm, e a espessura da pele (epiderme + derme) do rosto é de 2 mm a 3 mm. O tecido subcutâneo da face é composto por 4 camadas, 1 superficial de tecido adiposo, o SMAS, 1 camada adiposa profunda e 1 camada fáscia profunda. A espessura total do tecido subcutâneo é de 3 mm a 7 mm, a espessura do tecido adiposo superficial é de 1,5 mm a 3,5 mm, e a espessura do SMAS é de 0,35 mm a 0,45 mm.

O SMAS é uma rede fibrosa contínua que envolve os músculos da expressão facial e estende-se superficialmente para ligar-se com a derme. A função do SMAS é transmitir a atividade da musculatura facial da mímica à pele para coordenar a expressão facial. É composto por colágeno e fibras elásticas em proporções semelhantes à derme. Assim, o SMAS é um alvo desejável para os procedimentos de enrijecimento de pele não invasivos.

Estudos têm mostrado que o ultrassom microfocado produz desnaturação térmica focalizada de colágeno no SMAS, induzindo o encolhimento e o enrijecimento do tecido.

O colágeno é a proteína principal na derme, nos septos de gordura subcutânea e no SMAS. É responsável pela resistência e resiliência da pele e outros tecidos. Quando o colágeno é aquecido, torna-se desnaturado. Este processo não é completamente compreendido, mas acredita-se que envolve a quebra de ligações de hidrogênio com consequente conversão de um estado cristalino para um amorfo. Isto resulta num espessamento, encurtamento de fibras de colágeno e uma maior tensão do tecido, em função das propriedades fibroelásticas do colágeno, e, finalmente, o enrijecimento do tecido. Após os efeitos iniciais, a pele inicia um processo de cicatrização (reparação), que pode durar 90 a 180 dias, resultando na formação de novo colágeno, que fornece enrijecimento em longo prazo, e resultados que podem durar um ano ou mais.

O tratamento da região perioral e perilabial é indicado para a atenuação do "código de barras" e da flacidez labial utilizando-se aplicadores mais superficiais. Esses aplicadores atuam acima do SMAS. Na região periorbitária, o ultrassom microfocado pode ser utilizado para o tratamento da bolsa de gordura, flacidez muscular e flacidez cutânea. Novos protocolos vêm surgindo com ponteiras que atuam nas profundidades de 3 mm, 2 mm e 1,5 mm. Nos casos da gordura infraorbital, pode ser eficaz para diminuição de sua proeminência tanto por ação lipolítica quanto pelo tratamento da flacidez do orbicular e cutânea.

O pescoço também é alvo do tratamento com o ultrassom microfocado por ser uma região que envelhece com o surgimento de rítides, flacidez e acúmulo de gordura submentoniana (papada). O músculo platisma possui íntima relação com o SMAS e em função do envelhecimento, as alterações anatômicas dessa estrutura resultam em encurtamento e afinamento do músculo. O acúmulo de gordura na região submentoniana pode ser tratado com aplicadores específicos.

Um efeito bichectomia-*like* também pode ser adquirido nos casos bem indicados, principalmente nos pacientes que possuem a porção bucal da bola de bichat proeminente. Nos rostos mais volumosos, com o terço médio pesado (*heavy face*) também podem ser indicados ponteiras mais profundas com um maior número de disparos e energias mais altas com a finalidade de "emagrecimento facial". Essas indicações são *off-label* e devem ser realizadas por profissionais treinados e familiarizados com a técnica, visto que, o uso inadequado da tecnologia de ultrassom microfocado pode ocasionar consumo da gordura desses compartimentos com sensação de piora da flacidez.

O ultrassom macrofocado de alta intensidade é capaz de destruir o tecido adiposo por meio de ablação térmica, induzindo necrose celular imediata; e também é capaz de estimular o colágeno, induzindo sua remodelação. Sendo assim, suas principais indicações são: tratamento da gordura localizada, melhora da flacidez e contorno corporal. Os braços, a prega axilar, o abdômen, os flancos, os culotes, as coxas e as panturrilhas, podem ser tratadas com segurança,

Procedimento

O tratamento com ultrassom micro ou macrofocado pode ser personalizado para atender as características únicas de cada paciente, ajustando energia e profundidade focal do ultrassom emitido.

Os transdutores disponíveis podem ser usados em combinação para atingir a derme (1,5 mm e 2 mm), derme profunda (3 mm) e os tecidos subcutâneos (4,5 mm, 6 mm, 9 mm e 13 mm), incluindo o SMAS e a hipoderme.

Uma fina camada de gel de ultrassom é aplicado na pele, e a sonda é colocada firme e suavemente sobre o local-alvo de forma que todo o transdutor esteja acoplado de maneira uniforme à superfície da pele.

Como acontece com qualquer procedimento cosmético à base de calor, o grau de desconforto é variável. O planejamento pré-procedimento deve incluir uma discussão sobre a tolerância à dor, histórico do paciente e resposta a medicamentos para a dor, como anestésicos tópicos e ansiolíticos. Um bom manejo da dor é crítico para um resultado eficaz.

Após o tratamento, o gel de ultrassom é removido e é aplicado um hidratante e/ou filtro solar. Os pacientes são instruídos a seguirem suas rotinas de cuidados com a pele como fariam normalmente sem restrições de atividade.

Considerações

O evento adverso mais comum associado com ultrassom microfocado é um breve desconforto durante a sessão de tratamento. Eritema pós-tratamento é esperado na maioria dos pacientes e normalmente se resolve em poucas horas. Pequenas áreas de púrpura podem ocorrer com resolução em cerca de uma a duas semanas. Principalmente em locais de pele mais delgada.

Podem surgir estrias lineares ou geométricas após o tratamento com os transdutores superficiais (de 3 mm e 1,5 mm). O tratamento é feito com corticosteroides tópicos. Este efeito parece acontecer em função de uma má técnica de acoplamento, sem relatos de alterações permanentes.

É comum aumento de sensibilidade e edema até as primeiras quatro semanas após o tratamento. Como sensações de dor e parestesia.

Embora incomuns, podem ocorrer complicações mais graves, incluindo o desenvolvimento de nódulos subcutâneos palpáveis e/ou paralisia do nervo motor. Felizmente, estes efeitos são temporários e podem ser evitados com a técnica operatória correta. A paralisia do nervo motor é mais preocupante. As áreas com maior risco de lesão são o ramo temporal do nervo trigêmeo, bem como o nervo marginal mandibular, onde o curso do nervo torna-se relativamente superficial. O paciente afetado se apresentará com uma incapacidade de contrair o músculo frontal ou assimetria perioral. Os sintomas geralmente ocorrem dentro das primeiras 12 horas após o tratamento e estão provavelmente relacionados à inflamação do nervo. A resolução é esperada em duas a seis semanas, e nenhuma lesão permanente do nervo foi relatada até a presente data. Para os pacientes que percebem contração muscular facial durante o tratamento perto de "zona de perigo", gelo deve ser aplicado imediatamente e pode ser considerado o uso de medicação anti-inflamatória.

Contraindicações relativas incluem condições médicas e uso de medicamentos que alteram ou prejudicam a cicatrização de feridas. Outra contraindicação relativa é a expectativa irrealista do paciente. Devem ser tomadas precauções no tratamento diretamente sobre queloides, implantes e preenchimentos cutâneos permanentes.

Contraindicações absolutas são infecções e lesões cutâneas abertas na área de tratamento, acne grave cística ou ativa, a presença de implantes metálicos, como marcapasso ou desfibriladores na área de tratamento e gravidez.

Vantagens

Sem *downtime*, o paciente pode retornar ao trabalho ou compromissos sociais imediatamente após o procedimento; e tem menor risco de eventos adversos quando comparado ao tratamento ablativo ou cirúrgico. O fornecimento de energia às camadas mais profundas subcutâneas do rosto, ou mesmo ao SMAS, é mais eficaz para induzir endurecimento da pele, além disso, o tratamento é capaz de poupar a epiderme e evitar danos à derme papilar sem necessidade de refrigeração simultânea à criação de uma zona de coagulação térmica profunda.

A absorção de energia do ultrassom micro e macrofocado é independente de cromóforos como melanina e hemoglobina, dando a possibilidade de tratar todos os fototipos.

Novas indicações

Nos últimos anos, houve um aumento do número de artigos publicados que demonstraram benefícios do uso *off-label* para outras indicações clínicas. Alguns exemplos são rosácea eritematoteleangiectásica, estrias atróficas, melasma e rejuvenescimento de mucosas.

Até o presente momento, os tratamentos sistêmicos aprovados pela FDA para a rosácea não tratam os casos de eritema difuso e persistente. Publicações recentes indicaram que o uso do ultrassom microfocado poderia melhorar a vermelhidão facial nos casos de rosácea eritematoteleangiectásica.

Em relação às estrias, os resultados oferecidos pelos tratamentos atualmente disponíveis são limitados. Um artigo publicado por Casabona avaliou melhorias adicionais na atrofia e cor das estrias após o tratamento com ultrassom microfocado em indivíduos que receberam tratamentos anteriores usando hidroxiapatita de cálcio (CaHA), uso tópico de vitamina C a 20% e microagulhamento. A maioria das pacientes (70%) ficou muito satisfeita com seus resultados.

Um grupo tailandês publicou recentemente resultados interessantes no clareamento do melasma de pacientes asiáticos. O grupo demonstrou uma série de 21 casos, determinando a eficácia e a segurança do ultrassom microfocado no tratamento de melasma em pacientes de fototipos mais altos (III e IV). O transdutor utilizado foi de 1,5 mm, fluência de 0,2 J/cm^2 e 3 sessões consecutivas com intervalos de 4 semanas. Foram realizados de 40 a 90 linhas em sobreposições em 2 passadas, horizontal e vertical com um eritema leve de *endpoint*.

Novos estudos, além de relatos de colegas experientes e as observações na nossa prática diária suportam a eficácia do ultrassom microfocado para o tratamento de outras questões ainda não aprovadas pela FDA, como "bichectomia-*like*", emagrecimento facial, tratamento da papada, do monte malar, da rosácea eritematoteleangiectásica, do melasma (componente pigmentar e vascular), possibilidade potencial para tratar hiperidrose axilar, tratamento de mucosas labial e vaginal assim como flacidez de pequenos e grandes lábios, assim como a flacidez corporal incluindo estrias atróficas.

26.12 Criolipólise

• Márcia Cristina Linhares da Silva

A busca por tratamentos para gordura localizada e contorno corporal é cada vez mais comum em consultórios médicos. Atualmente, a lipoaspiração é o procedimento mais eficaz para gordura localizada, mas apresenta riscos inerentes, por ser um procedimento invasivo.

Nos últimos anos, várias tecnologias não invasivas têm sido desenvolvidas para o tratamento da gordura e do contorno corporal. Tecnologias como radiofrequência, infravermelho e ultrassom tentam danificar seletivamente tecido adiposo subcutâneo, utilizando várias formas de energia aplicadas na gordura subcutânea. São opções para o tratamento, mas com eficácia variável e resultados muitas vezes modestos.

Há, portanto, grande demanda e necessidade de uma opção eficaz e não invasiva de tratamento para o excesso de tecido adiposo.

A criolipólise é um método não invasivo, que usa a exposição controlada ao frio para redução gradual da gordura subcutânea. Há destruição seletiva dos adipócitos, sem danos a outros tecidos. A técnica tem como fundamento as observações clínicas de que a exposição ao frio, sob as circunstâncias corretas, pode resultar em paniculite localizada; esta, em última análise, resulta na redução e na eliminação de tecido adiposo.

Há indícios de que o tecido adiposo é mais sensível à lesão causada pelo frio. Tem sido descrita uma entidade clínica rara de necrose de gordura induzida pelo frio em crianças, conhecida como paniculite picolé. No entanto, também tem sido observada em pacientes adultos; por exemplo, ocorre depois de cavalgar em ambientes frios, sendo conhecida como paniculite equestre. Essas observações clínicas incomuns sugerem que o tecido adiposo humano pode ser mais danificado pela exposição ao frio.

Por meio da criolipólise, tenta-se utilizar o resfriamento controlado da gordura para causar uma paniculite localizada e, com isso, a redução de gordura. Ao controlar e modular a exposição ao frio, seria possível danificar seletivamente os adipócitos, evitando-se danos à epiderme e à derme sobrepostas. Isso resultaria em um tratamento eficaz, localizado e não invasivo para o excesso de tecido adiposo.

Patogênese

A patogênese exata pela qual o frio resulta na remoção de tecido adiposo é desconhecida. Relatos de casos de crianças com paniculite picolé e de adultos com paniculite equestre demonstram um infiltrado inflamatório perivascular, que é constituído por histiócitos e linfócitos e que se desenvolve em cerca de 24 horas após a exposição ao frio, o que resulta em uma paniculite lobular. A mudança torna-se mais acentuada após 72 horas, com o aparecimento de células inflamatórias adicionais na gordura subcutânea, ruptura de algumas das células do tecido adiposo, agregação dos lipídios e formação de pequenos espaços císticos. Progressão ligeira da resposta inflamatória continua por mais três dias, com histiócitos, neutrófilos, linfócitos e outras células mononucleares ao redor das células do tecido adiposo. Essa paniculite se resolve lentamente ao longo das próximas semanas, resultando na remodelação da gordura, sem qualquer dano tecidual persistente ou cicatrizes.

Um mecanismo de ação semelhante foi proposto para criolipólise.

Em modelos animais, a exposição ao frio resulta em inflamação, em danos a células de gordura e, finalmente, na fagocitose dos adipócitos. Logo após o resfriamento, não são observados danos a células de gordura. Histologicamente, o dano ao adipócito é observado no segundo dia e aumenta ao longo do próximo mês. Acredita-se que os adipócitos apoptóticos estimulem o infiltrado inflamatório inicial, embora o mecanismo exato não seja totalmente caracterizado. No segundo dia após o tratamento, as amostras de biopsia de porco demonstram inflamação localizada subcutânea, consistindo em neutrófilos e células mononucleares, e os adipócitos permanecem inalterados. Ao longo da semana seguinte, o infiltrado torna-se mais denso, e uma intensa paniculite lobular se desenvolve. O auge da inflamação ocorre 14 dias após o tratamento, quando os adipócitos são rodeados por histiócitos, neutrófilos, linfócitos e outras células mononucleares. Durante 14 a 30 dias, o infiltrado inflamatório torna-se mais monocítico, consistente com um processo de fagocitose. Os macrófagos começam a envolver e digerir os adipócitos apoptóticos. A eliminação efetiva dos adipócitos do corpo ocorre lentamente ao longo de, pelo menos, 90 dias.

O mecanismo mais provável para destruição dos adipócitos é a cristalização dos lipídios citoplasmáticos, que ocorre em temperaturas bem acima do ponto de congelação da água do tecido. De fato, observa-se que a gordura de porco se solidifica a temperaturas em torno de 10 °C e, quando sob luz polarizada cruzada, dentro do tecido podem ser vistos cristais, como agulhas. Triglicérides podem cristalizar em torno de 10 °C, dependendo do comprimento da cadeia, da taxa e do grau de saturação. Essas observações sugerem, mas não comprovam, que a cristalização de lipídios é responsável pela lesão seletiva de tecido adiposo.

O mecanismo exato e a via pela qual os adipócitos são eliminados do corpo não são completamente compreendidos. Acredita-se que são transportados através do sistema linfático, mas não se sabe se são eliminados ou redistribuídos por todo o corpo. Em última análise, os lóbulos de células de gordura diminuem em tamanho, e os septos fibrosos constituem a maior parte do volume da camada subcutânea. Clinicamente, isso corresponde a uma diminuição na espessura da camada de gordura subcutânea.

Manstein et al. realizaram experimentos com animais para avaliar o potencial de danos seletivos à gordura subcutânea, com aplicação controlada de frio na superfície da pele. Três estudos em porcos foram concluídos: um estudo exploratório inicial, um estudo de dosimetria e um estudo de segurança para avaliar o impacto potencial desses danos na gordura subcutânea em relação aos níveis lipídicos.

O estudo exploratório foi delineado para determinar a viabilidade de usar a exposição ao frio não invasiva para remoção da gordura subcutânea. Uma placa circular de cobre ligeiramente convexa foi pressionada com firmeza contra a superfície da pele, protegida por solução de anticongelante, e resfriada a −7 °C. A exposição ao frio foi repetida em várias áreas no porco, com o tempo de exposição variando entre 5 e 21 minutos. O animal foi observado durante três meses e meio. A quantidade de perda de gordura em cada local de teste foi estimada em relação à gordura não exposta adjacente. Nenhuma lesão da pele aparente foi documentada em qualquer das zonas de teste. Houve um ligeiro aumento de pigmentação na primeira semana de acompanhamento para alguns dos locais de teste, mas não havia hipopigmentação, cicatrizes ou alterações estruturais. Por observação grosseira, perda de gordura seletiva foi evidente pelo recuo suave ao longo da superfície do animal, com formato e tamanho similares aos do dispositivo de arrefecimento. Uma redução na camada de gordura superficial estava documentada em três meses e meio, com 80% dessa camada removida, com uma perda total de 40% a partir do procedimento. A histologia demonstrou ainda uma importante redução na distância entre os septos de gordura.

O estudo de dosimetria foi realizado em quatro porcos com um dispositivo protótipo (Zeltiq™ Aesthetics, Pleasanton, CA). A temperatura predefinida da placa foi mantida constante durante cada exposição ao frio por regulação eletrônica, de acordo com sensores de temperatura embutidos dentro da placa. Locais de teste foram expostos a uma configuração plana (com o dispositivo aplicador pressionado firmemente contra a superfície da pele) ou a uma configuração dobrada (com a dobra da pele presa entre duas placas de refrigeração). A temperatura de resfriamento variava de −1 a −7 °C durante dez minutos. Os animais foram sacrificados em intervalos de tempo de no máximo 28 dias após a exposição. Locais de teste e áreas adjacentes foram avaliados clinicamente e por fotografias. As análises histológicas usaram cortes verticais (pele, gordura, músculo subjacente) corado com hematoxilina e eosina para avaliar o nível de danos de gordura, bem como os danos potenciais à derme ou à epiderme. Nenhum dano aparente à epiderme ou à derme foi documentado por qualquer um dos locais de teste, em nenhum período de tempo, durante o estudo de dosimetria. Os adipócitos pareciam normais logo após e um dia depois da exposição, mas a inflamação da gordura subcutânea tornou-se evidente, com infiltrado inflamatório misto de neutrófilos e de células mononucleares, em um padrão predominantemente lobular. A inflamação continuou a se intensificar ao longo de 30 dias após a exposição, com evidência de fagocitose. O grau da resposta inflamatória foi também dependente da temperatura utilizada. A extensão da inflamação da gordura subcutânea foi muito maior em temperaturas mais baixas e aumentaram significativamente ao longo do tempo, em comparação a um controle não exposto.

O estudo de nível de lipídios incluiu seis animais para os quais uma área relativamente grande da superfície da pele (15%) foi exposta a refrigeração com um dispositivo de arrefecimento protótipo. Locais de teste foram expostos a temperaturas que variaram entre −5 e −8 °C por dez minutos. As amostras de sangue foram obtidas após um jejum de 12 horas antes do tratamento, dentro de uma hora, um dia, uma semana e um, dois e três meses de pós-tratamento. Os níveis de lipídios ao longo do tempo após a exposição ao frio não demonstraram nenhuma mudança significativa, a não ser uma redução temporária de triglicérides sérica logo após a exposição ao frio (atribuída ao jejum antes e durante a anestesia geral).

Esses estudos com animais demonstraram que a resposta inflamatória observada com o resfriamento seletivo controlado era consistente com os achados clínicos descritos nos estudos de caso de paniculite ao frio. Análise histológica de todos os estudos demonstrou que uma resposta inflamatória é iniciada na gordura subcutânea cerca de 24 horas após a exposição ao frio. A resposta inflamatória, em seguida, continua a se intensificar com o tempo, os adipócitos são rodeados por histiócitos, neutrófilos, linfócitos e outras células mononucleares, com uma eventual ruptura das células de gordura. Esses estudos em animais também estabeleceram os efeitos seletivos e localizados da criolipólise para reduzir de modo significativo a gordura subcutânea, sem causar danos aos tecidos envolventes, e a ausência de efeito sobre os níveis de lipídios no soro em modelo animal.

Seguindo os estudos realizados em animais, foi concebido um sistema para uso em humanos em que a aplicação formasse uma dobra na pele e esta fosse exposta ao frio entre duas placas de resfriamento. A pressão exercida sobre a pele deveria ser suficiente para reduzir ou eliminar o fluxo sanguíneo no interior da dobra, tudo com o intuito de que o congelamento fosse mais eficiente, e assim foi desenvolvido o primeiro equipamento, o sistema Zeltiq (Zeltiq™ Aesthetics Inc., Pleasanton, CA).

Desde a aprovação inicial pela Food and Drug Administration (FDA) em 2010, para a redução focal de adiposidade, vários estudos têm demonstrado a segurança e a eficácia da criolipólise.

Dover et al. avaliaram, em um estudo prospectivo, 32 pacientes masculinos e femininos. Cada participante foi submetido ao tratamento de um flanco, e o contralateral serviu como um controle não tratado. Medidas de ultrassom demonstraram uma redução média de camada de gordura de 22,4% em quatro meses pós-tratamento. Os melhores resultados foram observados em participantes com protuberâncias de gordura modestas e discretas. Não foram notificados eventos adversos; 94% dos participantes indicaram que não tiveram nenhum desconforto durante o tratamento, ou sentiram um nível de desconforto não superior ao que eles esperavam; e 80% dos indivíduos relataram satisfação com seus resultados em seis meses pós-procedimento.

Riopelle et al. mediram os flancos de cinco indivíduos do sexo masculino pelo ultrassom e relataram uma média de 18,2% de redução da camada de gordura, em seis meses pós-procedimento. Do mesmo modo, Coleman et al. trataram os flancos de nove pessoas e relataram redução da camada de gordura de 20,4% em dois meses e redução de 25,5% em seis meses após a criolipólise. Shek et al. demonstraram redução da camada de gordura significativa, do ponto de vista estatístico, em 21 indivíduos após um único tratamento.

Nos estudos clínicos em animais e humanos, a criolipólise mostrou ser um procedimento seguro e efetivo, podendo ser, então, uma opção no tratamento da gordura localizada.

Indicações

A redução da camada de gordura pela criolipólise não se aproxima da diminuição provocada pela lipoaspiração. Por isso, não é um tratamento para a obesidade, e pacientes com flacidez significativa de pele não obtêm benefícios.

A criolipólise é mais adequada para pacientes de peso normal com gorduras localizadas (abdome, flancos, culotes, interno de coxa, costas, papada, pseudoginecomastia masculina, região submentoniana, protuberância do sutiã e por baixo da nádega ou "bananinha").

Contraindicações

O procedimento não deve ser realizado em pacientes submetidos a lipoaspiração ou a outros procedimentos cirúrgicos, no local a ser tratado, nos últimos seis meses, bem como em pacientes com histórico de crioglobulinemia, hemoglobinúria paroxística a frio, urticária ao frio, áreas de circulação periférica prejudicada, doença de Raynaud, gravidez, cicatrizes, ou doenças de pele, como eczema, dermatite ou infecções na área de tratamento.

Além disso, a flacidez de pele seria uma contraindicação relativa, pois o resultado seria pobre.

Procedimento

A criolipólise é um procedimento ambulatorial, não invasivo e seguro. Não exige nenhum tratamento para dor ou anestesia. Além disso, não há tempo de inatividade associado a esse procedimento, e os pacientes podem retomar a suas atividades normais logo após o procedimento.

Os dispositivos presentes no mercado brasileiro são similares no modo de aplicação. São compostos por uma unidade de controle, com um aplicador em formato de taça, o qual apresenta duas placas de resfriamento. Uma vez que a área de tratamento é identificada, uma manta anticongelante é aplicada à superfície da pele antes da colocação do aplicador, para assegurar um contato térmico consistente, além de conferir proteção à epiderme. O tecido é arrastado para o aplicador em formato de taça, com um vácuo moderado, para posicionar a área a ser tratada entre os dois painéis de arrefecimento. A taxa de extração de calor (de arrefecimento) é modulada e controlada por meio de sensores que monitorizam o fluxo de calor para fora do tecido. Uma vez fixada na área de tratamento, nenhuma outra intervenção do operador é necessária para a duração do ciclo de tratamento. O tratamento inclui uma taxa predeterminada de extração de energia, e a duração do ciclo varia de acordo com o tamanho da ponteira, de 35 a 690 minutos. O sistema finaliza automaticamente a exposição ao frio e o aplicador é retirado do paciente.

Recomenda-se massagem manual de, pelo menos, dois minutos após a retirada do aplicador. Estudos demonstram que a massagem manual parece aumentar a redução de gordura no local tratado. Um dos equipamentos disponíveis no mercado brasileiro recomenda o uso de ultrassom cavitacional após a retirada do aplicador (Figuras 26.154 e 26.155).

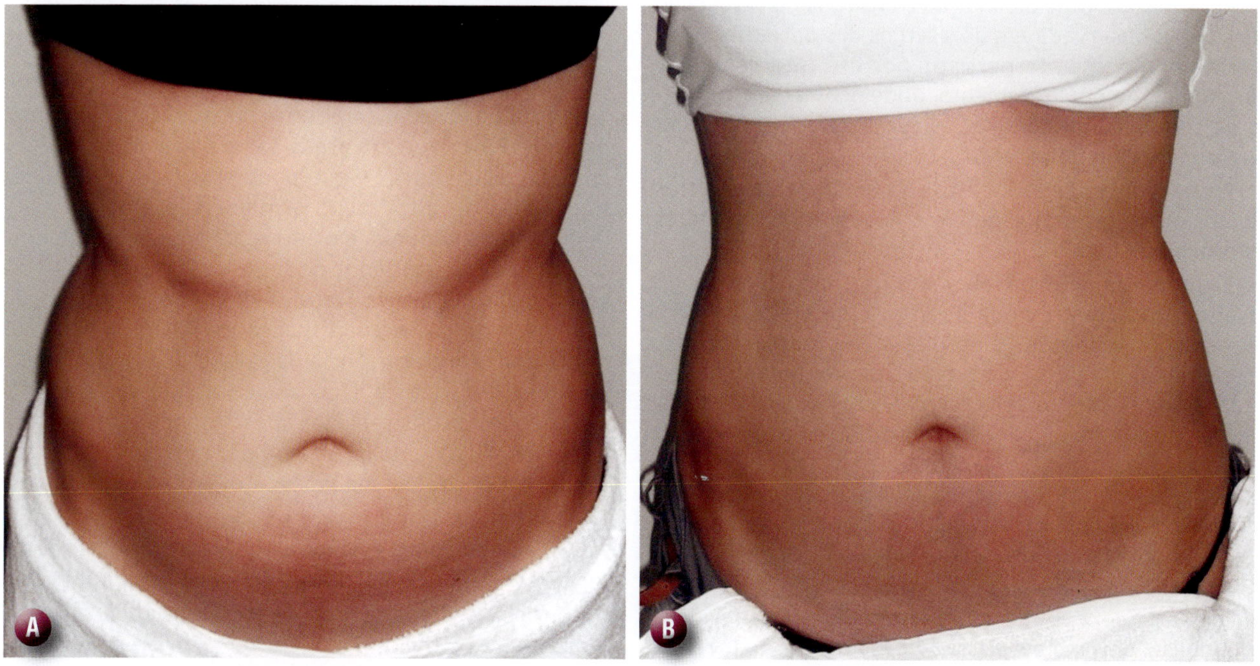

Figura 26.154. Aplicação abdome e flancos. (A) Antes e (B) após uma sessão.
Fonte: Acervo da autoria do capítulo.

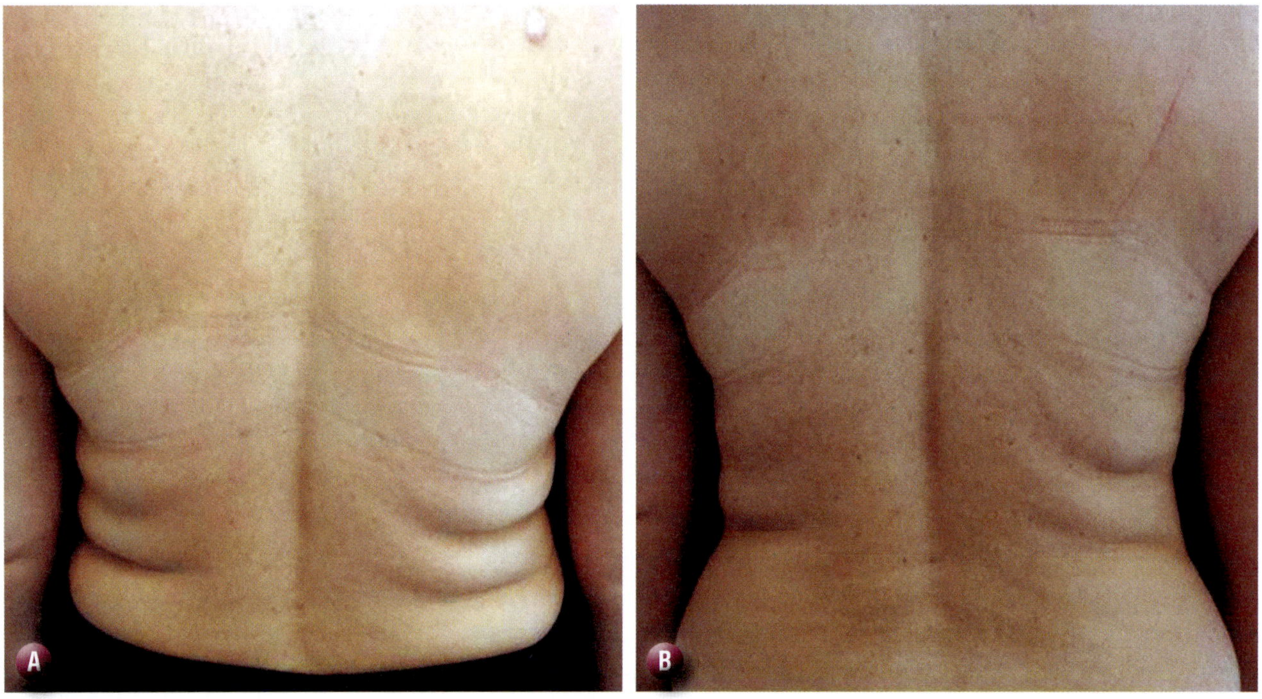

Figura 26.155. (A) Paciente feminina com quatro áreas. (B) 60 dias após o procedimento.
Fonte: Acervo da autoria do capítulo.

Efeitos adversos

Os efeitos adversos comuns do tratamento incluem eritema, edema, equimose e dor leve, que são temporários. Não há relatos de eritema persistente, bolhas, necrose da pele ou discromias.

No momento do tratamento, pode haver reação vasovagal e dor, de mínima a severa, sobretudo nos cinco minutos iniciais. Uma diminuição transitória na percepção sensitiva é observada em dois terços dos pacientes após o tratamento e pode persistir por até oito semanas. Raramente, no pós-tratamento, pode ocorrer um aumento da sensibilidade no local, às vezes associada a dor, o que pode exigir tratamento.

A criolipólise não tem efeito sobre os níveis de lipídios séricos ou testes de fígado em qualquer momento após os procedimentos.

Muito raramente, um aumento no tecido adiposo, no local de tratamento, pode ocorrer. Esse efeito adverso tem sido chamado de "hiperplasia adiposa paradoxal". Crescimento paradoxal do tecido é um fenômeno observado ocasionalmente após terapias com base em dispositivos. Por exemplo, hipertricose paradoxal pode ocorrer após laser ou luz intensa pulsada para tratamento de remoção de pelos. Hiperplasia adiposa paradoxal (HAP) é mais um exemplo de estimulação involuntária de tecido, após um tratamento que prejudica o tecido-alvo.

Com base na literatura publicada, há fortes evidências clínicas de que a HAP é um efeito adverso associado à criolipólise, pois a hiperplasia adiposa ocorre no local do tratamento, com um cronograma de três a nove meses pós-criolipólise, e não há relatos de qualquer dieta significativa ou alterações de peso por paciente com HAP.

Até o momento, houve mais de 2 milhões de procedimentos de criolipólise realizados em todo o mundo. Com base em dados de consumo pós-mercado do fabricante e relatórios publicados limitados, a incidência de HAP aumentou desde 2013, em 2014 e no segundo trimestre de 2015 (0,0032%, 0,021% a 0,026% e 0,025%, respectivamente).

Os dados de consumo pós-comercialização, fornecidos pelo fabricante do dispositivo para 2016, mostram que a taxa de incidência de HAP permanece consistente com a taxa de incidência publicada anteriormente, de aproximadamente 0,025%, ou 1 em cada 4 mil ciclos de tratamento.

Dados de consumidores pós-comercialização indicaram que a HAP ocorreu em áreas como abdome, tornozelos, costas, coxas e tórax e que pode estar associada a configurações de alto vácuo e maior força no tecido. A popularidade contínua e o alto volume de procedimentos de criolipólise realizados podem sugerir que a HAP não seja um efeito adverso "raro". Além disso, propomos que o número de casos confirmados de HAP pode ser subnotificado, em decorrência da falta de casos publicados na literatura médica e/ou pacientes possivelmente se sentindo mais constrangidos após "ganho de gordura não intencional" pós-criolipólise, ou por outras razões, resultando em perda de seguimento ou atrasos no diagnóstico de HAP.

De acordo com a evidência publicada, o HAP pode afetar certos dados demográficos de modo desproporcional.

Curiosamente, a revisão da literatura publicada pode indicar que os homens podem ter uma predisposição à HAP pós-criolipólise, pois identificamos 10/16 casos com pacientes do sexo masculino. No entanto, isso deve ser questionado, pois os dados do fabricante relataram que

55% dos pacientes com HAP eram homens. Além disso, como apenas 15% do total de pacientes relatados que receberam criolipólise eram homens, o número relativo de casos de HAP é muito maior para os homens do que para as mulheres. Além da predisposição sexual, a predisposição genética é uma possibilidade. Identificamos dois pares de gêmeos que desenvolveram HAP pós-criolipólise.

É importante notar que a HAP ocorreu com mais frequência em pacientes de ascendência hispânica e latina em comparação com outras etnias, o que faz questionar se a HAP pode ser multifatorial, pois pode estar associada a sexo, genética, estilo de vida e/ou fatores ambientais.

A fisiopatologia exata da HAP ainda não foi elucidada, mas os pesquisadores propuseram vários mecanismos de desenvolvimento. Nossa hipótese é de que nem todos os adipócitos são afetados pelo congelamento de gordura e são fagocitados por macrófagos, o que pode resultar em hiperplasia dos adipócitos remanescentes, uma vez que esses adipócitos podem ser "naturalmente selecionados" para a sobrevivência. Os adipócitos "selecionados naturalmente" podem ter alterações na expressão do receptor e nos fatores de sinalização associados ao metabolismo dos adipócitos, resultando em hiperplasia adiposa. Sabe-se que a lesão hipóxica dos adipócitos pode aumentar a vascularidade pela liberação de fatores indutíveis por hipóxia (HIFs), que inicia uma cascata de sinalização em direção à angiogênese, bem como hipertrofia e hiperplasia potencialmente adiposa. Além disso, o resfriamento dos adipócitos sem ruptura celular pode causar lesão por hipóxia e resultar em hipertrofia de rebote e hiperplasia dos adipócitos.

A histopatologia da HAP demonstra espessamento septal, que pode ser resultado de fibrose reativa, decorrente de lesão hipóxica em adipócitos. O resultado de hipóxia e lesão física pode aumentar o fluxo sanguíneo e estimular a proliferação de adipócitos, o que pode apoiar a teoria de sobrevivência de adipócitos "selecionados naturalmente". A criolipólise também pode ter efeitos no recrutamento de pré-adipócitos ou população de células-tronco residentes ou circulantes, que já foi relatado anteriormente como resultando em hipertrofia adiposa.

Casos de diminuição transitória da sensação na área de tratamento foram relatados após a criolipólise, e estudos mostraram que a desnervação simpática dos tecidos adiposos pode induzir a proliferação de pré-adipócitos e adipócitos em modelos animais. Atualmente, há uma escassez de evidências publicadas apoiando essa teoria em estudos clínicos. Acreditamos ser possível que a denervação simpática dos tecidos adiposos ocorra durante ou após a criolipólise; no entanto, estudos futuros podem realizar coloração histológica adicional ou ensaios moleculares para confirmação.

Outra hipótese é que a sucção com pressão negativa da criolipólise possa ter um efeito estimulador sobre os adipócitos. Essa hipótese se baseia nos efeitos observados do sistema BRAVA (Brava, LLC, Miami, FL), que é um expansor mamário externo à base de vácuo de pressão negativa para estimular o corpo a gerar uma estrutura vascularizada que posteriormente é adequada para enxerto de gordura.

Como afirmado anteriormente, levantamos a hipótese de que a criolipólise pode ter um efeito estimulador sobre os adipócitos "selecionados naturalmente" para a sobrevivência. Contudo, se esse fenômeno proposto deriva dos efeitos de resfriamento de −10 °C ou da lesão física em razão da sucção negativa requer uma investigação mais detalhada.

Atualmente, o tratamento de escolha para a HAP é a lipoaspiração. Outros tratamentos de criolipólise não são recomendados para HAP, pois isso pode piorar a condição.

Recomendamos o uso de pequenos aplicadores (com uma área de superfície menor por tratamento), pois muitos casos de HAP têm sido associados a grandes aplicadores, particularmente em pacientes que podem estar predispostos a desenvolver HAP (sexo masculino e descendência hispânica ou latina). Incentivamos os pacientes a consultarem especialistas em contorno corporal, como cirurgiões dermatológicos com experiência em criolipólise, pois são treinados em procedimentos não invasivos e têm feito as maiores contribuições de pesquisa clínica e científica para a criolipólise. Acreditamos que todos os pacientes devem ser totalmente informados sobre os potenciais efeitos adversos do tratamento e que expectativas realistas devem ser discutidas.

Com base na literatura médica publicada, apenas uma pequena porcentagem dos procedimentos de criolipólise resultou em HAP; estima-se que a incidência seja de cerca de 0,0051%, ou cerca de 1 em cada 20 mil pacientes tratados. A incidência parece ser maior em homens, mas nenhuma característica comum foi identificada entre indivíduos afetados. O surgimento de HAP, em todos os casos, ocorreu dois a três meses após o tratamento; quase sempre, há uma redução inicial de gordura subcutânea na área de tratamento e, após alguns meses, crescimento gradual, indolor, de tecido gorduroso, no local e na forma da área de tratamento.

O acometimento de vários locais anatômicos foi relatado, incluindo flancos, abdome e costas.

A patogenia desse fenômeno raro é desconhecida. O exame histopatológico do tecido resultante da HAP demonstrou áreas com massa de adipócitos desorganizados, que variavam em formato e tamanho, aumento do espessamento septal em torno da gordura lobular, aumento da vascularização no tecido adiposo da área afetada. A epiderme e a derme pareciam normais, sugerindo um processo limitado ao tecido adiposo.

Mecanismos hipotéticos incluem a hipertrofia dos adipócitos preexistentes, o recrutamento de pré-adipócitos e/ou células-tronco, as mudanças na expressão de receptores ou de fatores solúveis associados ao metabolismo dos adipócitos, à redução da inervação simpática e à lesão hipóxica. O espessamento septal pode ser resultado de uma fibrose reativa decorrente dos adipócitos danificados. É plausível que o espessamento septal poderia causar a hipóxia no tecido adiposo. A lesão hipóxica é conhecida por aumentar a vascularização e provocar liberação de fatores inflamatórios que iniciam uma cascata de eventos que causam angiogênese, aumento do número de capilares e, talvez, hiperplasia gordurosa.

Em conclusão, a hiperplasia adiposa paradoxal é um raro e tardio efeito adverso. Até o momento, não há nenhuma evidência de resolução espontânea. Quando necessário, o tratamento da HAP é realizado por lipoaspiração ou abdominoplastia. Até agora, não se sabe se outros tratamentos não invasivos podem produzir HAP ou fornecer uma alternativa de tratamento para ela.

Conclusão

A criolipólise, descrita pela primeira vez em 2008, é um processo de destruição do tecido adiposo por congelamento, seletivo e não invasivo. Aplicadores em contato com a superfície da pele resfriam ou extraem o calor em uma taxa definida até certa temperatura, por um período predeterminado. O mecanismo de ação pelo qual a criolipólise induz danos aos adipócitos não é bem compreendido e continua a ser tema permanente de pesquisa. Mas a baixa temperatura induz a uma paniculite lobular e a um espessamento dos septos fibrosos interlobulares ao longo de vários meses após uma única sessão, resultando em apoptose dos adipócitos e aumento da proporção de colágeno: tecido adiposo. Clinicamente, manifesta-se como uma redução da espessura da camada de gordura subcutânea, em média de 20% por área tratada, observada dois a três meses após o procedimento.

Não há nenhuma evidência clínica ou histológica de danos a epiderme, derme ou estruturas anexas. Além disso, não há efeitos deletérios na função hepática, nem nos níveis séricos de lipídios. Os efeitos adversos mais comuns são: eritema, edema, dor e perda sensitiva, os quais são transitórios e resolvidos entre 14 e 30 dias. A hiperplasia paradoxal do tecido adiposo é um efeito adverso raro e tardio que ainda precisa ser mais bem compreendido.

A criolipólise parece ser uma alternativa segura, eficaz e não invasiva para o tratamento da gordura localizada.

26.13 Plasma Fracionado

- Bruna Sabatovich Villarejo Iosifovich
- Caroline Graça Cunha

Introdução

A matéria pode ser encontrada em três estados físicos: sólido, líquido e gasoso. O plasma é conhecido como o quarto estado da matéria, e está presente em 99% do universo. É constituído por elétrons e prótons livres, e assemelha-se a um gás altamente ionizado. Não possui forma e volume definidos, a menos que esteja fechado em um recipiente.

A presença de cargas elétricas promove a característica de um condutor, com a possibilidade de ser responsivo a altas temperaturas e campos eletromagnéticos.

Plasma fracionado

O plasma fracionado é uma tecnologia que fornece plasma que produzem danos térmicos controlados na superfície da pele para induzir a sublimação e retração do tecido, com consequente formação de novo colágeno. Difere-se do princípio da fototermólise seletiva, usado no laser, por não ter um cromóforo alvo.

A tecnologia pode ser usada em diferentes energias e profundidades, o que provoca desde efeitos epidérmicos superficiais até aquecimento dérmico mais profundo.

O sistema Plasmage® (Brera medical Technologies s.r.l., Itália), aprovado pela Anvisa, permite a entrega de energia plasma® fracionada com precisão, por meio de uma descarga elétrica que se inicia ao aproximar o eletrodo da pele, porém sem permanecer em contato com ela.

Utiliza-se um gerador especial que produz uma microcorrente e um aumento de temperatura na pele, de maneira muito seletiva, o que causam pontos de sublimação dos corneócitos superficiais, sem afetar a camada basal.

Uma das principais indicações é o excesso de flacidez nas pálpebras (dermatoclasia ou dermatocálase) (Quadro 26.11 e Figura 26.156), porém, em alguns casos, a cirurgia não pode ser descartada. Logo, uma avaliação minuciosa deve ser realizada.

Quadro 26.11. Possíveis indicações.
• Dermatoclasia ou dermatocálase
• Xantelasmas
• Remoção de nevos
• Lentigos
• Fibromas
• Rugas/*Resurfacing*
• Tricoepitelioma
• Verrugas
• Hiperplasia sebácea
• Angiomas
• Estrias
• Cicatrizes pós-acne, cicatrizes deprimidas, queloides e cicatrizes de varicela

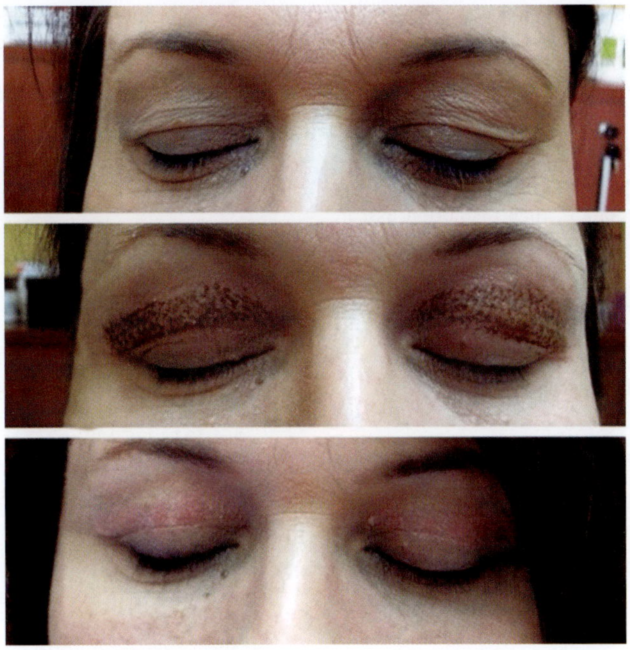

Figura 26.156. Foto da indústria – pré, pós-imediato e resultado final.
Fonte: Nadmiar skóry na powiekach – usuwanie bez operacji zabieg PlasmAGE | Wszystko dla zdrowia i urody, porady kulinarne (urodaizdrowie.pl).

O aparelho promove resultados imediatos e efeitos a longo prazo. Pode ser utilizado em todos os fototipos, apresenta rápida recuperação, sem sangramentos e poucos riscos de complicações. No entanto, deve-se atentar para possíveis discromias e infecções.

A tecnologia é portátil e não possui consumível. Sendo assim, o plasma fracionado permite que os pacientes sejam tratados rapidamente, com a vantagem de ter menos tempo de inatividade que o de uma cirurgia.

Referências Bibliográficas

- **Tecnologias de Imagens Diagnósticas na Dermatologia Cosmética**

1. Schneider SL, Kohli I, Hamzavi IH, Council ML, Rossi AM, Ozog DM. Emerging imaging technologies in dermatology – Part I: Basic principles. J Am Acad Dermatol. 2019;80(4):1114-1120.
2. Kawasaki K, Yamanishi K, Yamada H. Age-related morphometric changes of inner structures of the skin assessed by in vivo reflectance confocal microscopy. Int J Dermatol. 2015;54(3):295-301.
3. Longo C, Galimberti M, De Pace B, Pellacani G, Bencini PL. Laser skin rejuvenation: epidermal changes and collagen remodeling evaluated by in vivo confocal microscopy. Lasers Med Sci. 2013;28(3):769-776.
4. Haytoglu NS, Gurel MS, Erdemir A, Falay T, Dolgun A, Haytoglu TG. Assessment of skin photoaging with reflectance confocal microscopy. Skin Res Technol. 2014;20(3):363-372.
5. Shin MK, Kim MJ, Baek JH et al. Analysis of the temporal change in biophysical parameters after fractional laser treatments using reflectance confocal microscopy. Skin Res Technol. 2013;19(1):e515-e520.
6. Mizukoshi K, Yonekura K, Futagawa M, Nakamura T, Hirayama K, Takahashi K. Changes in dermal papilla structures due to aging in the facial cheek region. Skin Res Technol. 2015;21(2):224-231.
7. González S, Gilaberte-Calzada Y. In vivo reflectance-mode confocal microscopy in clinical dermatology and cosmetology. Int J Cosmet Sci. 2008;30(1):1-17.
8. Kang HY, Bahadoran P. Application of in vivo reflectance confocal microscopy in melasma classification. J Am Acad Dermatol. 2012;67(1):157-158.
9. Ardigo M, Cameli N, Berardesca E, Gonzalez S. Characterization and evaluation of pigment distribution and response to therapy in melasma using in vivo reflectance confocal microscopy: a preliminary study. J Eur Acad Dermatol Venereol. 2010;24(11):1296-1303.
10. Longo C, Pellacani G, Tourlaki A, Galimberti M, Bencini PL. Melasma and low-energy Q-switched laser: treatment assessment by means of in vivo confocal microscopy. Lasers Med Sci. 2014;29(3):1159-1163.
11. Richtig E, Hofmann-Wellenhof R, Kopera D, El-Shabrawi-Caelen L, Ahlgrimm-Siess V. In vivo analysis of solar lentigines by reflectance confocal microscopy before and after Q-switched ruby laser treatment. Acta Derm Venereol. 2011;91(2):164-168.
12. Yang Y, Peng L, Ge Y, Lin T. Comparison of the efficacy and safety of a picosecond alexandrite laser and a Q-switched alexandrite laser for the treatment of freckles in Chinese patients. J Am Acad Dermatol. 2018;79(6):1155-1156.
13. O'Goshi K, Suihko C, Serup J. In vivo imaging of intradermal tattoos by confocal scanning laser microscopy. Skin Res Technol. 2006;12(2):94-98.
14. Bhatta AK, Keyal U, Liu Y. Application of high frequency ultrasound in dermatology. Discov Med. 2018 Dec;26(145):237-242.
15. Barcaui EO, Carvalho ACP, Piñeiro-Maceira J, Barcaui CB, Moraes H. Estudo da anatomia cutânea com ultrassom de alta frequência (22 MHz) e sua correlação histológica. Radiol Bras. 2015 Set/Out;48(5):324-329.
16. Polańska A, Dańczak-Pazdrowska A, Jalowska M, Zaba R, Adamski Z. Current applications of high-frequency ultrasonography in dermatology. Postepy Dermatol Alergol. 2017;34(6):535-542.

17. Kwon TR, Kim JH, Joon S, Mun SK, Kim CW, Kim BJ. Assessment of equivalence of adipose tissue treatment with a noncontact field RF system delivering 200 W for 30 min and 300 W for 20 min: an in vivo porcine study. Laser Ther. 2017;26(1):39-52.
18. Ud-Din S, Foden P, Stocking K et al. Objective assessment of dermal fibrosis in cutaneous scarring, using optical coherence tomography, high-frequency ultrasound and immunohistomorphometry of human skin. Br J Dermatol. 2019;181(4):722-732.
19. Bessonart MN, Macedo N, Carmona C. High resolution B-scan ultrasound of hypertrophic scars. Skin Res Technol. 2005;11(3): 185-188.
20. Mogensen M, Thrane L, Jørgensen TM, Andersen PE, Jemec GB. OCT imaging of skin cancer and other dermatological diseases. J Biophotonics. 2009;2(6-7):442-451.

• Luz Intensa Pulsada (LIP): Casos de Hiperpigmentação Periorbitária e Melasma

1. Jedwab SK. Laser e outras tecnologias na dermatologia. In: Ciporkin A, Kaminsky S (ed.). Tratamento de lesões cutâneas pigmentadas benignas. São Paulo: Santos; 2010. cap. 4, p. 81-104.
2. Picardo M, Carrera M. New and experimental treatments of cloasma and other hypermelanoses. Dermatologic Clinics. 2007 July;25:3.
3. Prignano F, Ortonne JP, Buggiani G, Lotti T. Therapeutical approaches in melasma. Dermatologic Clinics. 2007 July;25:3.
4. Zaleski L. Treatment of melasma and the use of intense pulsed light: a review. J Drugs Dermatol. 2012;11(11):1316-1320.
5. Na SY. Better clinical results with long term benefits in melasma patients. J Dermatolog Treat. 2013;24 (2):112-118.
6. Na SY, Cho S, Lee JH. Intense pulsed light and low-fluence Q-switched ND:YAG laser treatment in melasma patients. Ann Dermatol. 2012 Aug;24(3):267-273.
7. Magagnin FF, Ferreira TC. What causes dark circles under the eyes? Journal of Cosmetic Dermatology. 2007;6(3):211-215.
8. Raulin C, Karsai S. Laser and IPL technology in dermatology and aesthetic medicine. In: Bjerring P, Christiansen K. Rejuvenescimento facial e outras aplicações clínicas da luz intensa pulsada. Springer; 2011. cap. 5, p. 61-82.
9. Jedwab SK. Laser e outras tecnologias na dermatologia. In: Gonzaga M, Kaminsky S (ed.). Rejuvenescimento das áreas extrafaciais: mãos, pescoço e colo. São Paulo: Santos; 2010. cap. 9, p. 179-184.
10. Sachdev M, Hameed S, Mysore V. Non-ablative laser and non--laser systems in dermatology: current status. Indian J Dermatol Venereol Leprol. 2011;77:380-388.
11. Sociedade Brasileira de Dermatologia (SBD). Manual de consulta: laser na dermatologia. 2007.
12. Javey G et al. Ocular complication of intense pulsed light therapy: iris photoablation. Dermatol Surg. 2010;36:1466-1468.

• Luz Intensa Pulsada (LIP): Aplicação em Lesões Vasculares

1. Tanzi EL, Lupton JR, Alster TS. Laser in dermatology: four decades of progress. J Am Acad Dermatol. 2003;49:1-31.
2. Rothfleisch JE, Kosmann MK, Levine VJ, Ashinoff R. Laser treatment of congenital and acquired vascular lesions – Update on laser: a review. Dermatol Clin. 2002;20:1-18.
3. Garden JM, Bakus AD. Laser treatment of port-wine stains and hemangiomas. Dermatol Clin. 1997;15:373-383.
4. Groot D, Rao J, Johnston P, Nakatsui T. Algorithm for using a long--pulsed ND:YAG laser in the treatment of deep cutaneous vascular lesions. Dermatol Surg. 2003;29:35-42.
5. Adamic M, Troilius A, Adatto M, Drosner M, Dahmane R. Vascular laser and IPLS: guidelines for care from the European Society for Laser Dermatology. J Cosmet Laser Ther. 2007;9:113-124.
6. Ross EV, Smirnov M, Pankratov M, Altshuler G. Intense pulsed light and laser treatment of facial telangiectasias and dyspigmentation: some theoretical and practical comparisons. Dermatol Surg. 2005;31:1188-1198.
7. Raulin C, Schroeter CA, Weiss RA, Keiner M, Werner S. Treatment of port-wine stains with a non-coherent pulsed light source: a retrospective study. Arch Dermatol. 1999;135:679-683.
8. Raulin C, Hellwig S, Schonermark MP. Treatment of a non-responding port-wine stain with a new pulsed light source (PhotoDerm VL). Laser Surg Med. 1997;21:203-208.
9. Green D. Photothermal removal of telangiectasias of the lower extremities with the Photoderm VL. J Am Acad Dermatol. 1998; 38:61-68.
10. Goldman MP, Eckhouse S. Photothermal sclerosis of leg veins – ESC Medical Systems: LTD Photoderm VL Cooperative Study Group. Dermatol Surg. 1996;22:323-330.
11. Raulin C, Weiss RA, Schonermark MP. Treatment of essential telangiectasias with an intense pulsed light source (PhotoDerm VL). Dermatol Surg. 1997;23:941-945.
12. Hellwig S, Schroeter CA, Raulin C. Treatment of essential telangiectasias with the Photoderm VL. Z Hautkr. 1996;71:44-47.
13. Raulin C, Werner S. Treatment of venous malformations with an intense pulsed light source (IPLS) technology: a retrospective study. Laser Surg Med. 1999;25:170-177.
14. Goldman MP, Weiss RA. Treatment of poikiloderma of Civatte on the neck with an intense pulsed light source. Plast Reconstr Surg. 2001;107:1376-1381.
15. Weiss RA, Goldman MP, Weiss MA. Treatment of poikiloderma of Civatte with an intense pulsed light source. Dermatol Surg. 2000;26:823-828.
16. Smit JM, Bauland CG, Wijnberg DS, Spauwen PH. Tratamento com laser corante pulsado: uma revisão das indicações e resultados baseados em estudos publicados. Br J Plast Surg. 2005;58:981-987.
17. Sharma VK, Khandpur S. Eficácia do laser de corante pulsado de manchas vinho-do-porto faciais em pacientes indianos. Dermatol Surg. 2007;33:560-566.
18. Jardim JM, Bakus AD. O tratamento com laser de manchas vinho--do-porto e hemangiomas. Dermatol Clin. 1997;15:373-383.
19. Woo WK, Handley JM. Não importa a influência do tratamento com laser de manchas vinho-do-porto? Clin Exp Dermatol. 2003; 28:556-557.
20. Kono T, Groff WF, Sakurai H. Tratamento de manchas vinho-do-porto com o laser de corante de pulso. Ann Plast Surg. 2006; 56:460-463.
21. Bernstein EF. Tratamento de uma mancha vinho-do-porto resistente com a nova duração variável do laser corante pulsado. J Cosmet Dermatol. 2008;7:139-142.
22. Kono T, Sakurai H, Takeuchi M, Yamaki T, K Soejima, Groff WF et al. O tratamento de manchas vinho-do-porto resistentes com um laser de corante pulsado variável. Dermatol Surg. 2007;33:951-956.
23. Cantatore JL, Kriegel DA. A cirurgia a laser: uma abordagem para o paciente pediátrico. J Am Acad Dermatol. 2004;50:165-184.
24. Stratigos AJ, Dover JS, Arndt KA. A terapia com laser. In: Bolognia JL, Jorizzo JL, Rapini RP, Corno TD, Mascaro JM, Saurat JH (ed.). Dermatologia. London: Mosby; 2003. p. 2153-2175.
25. Mariwalla K, Dover JS. O uso de laser na população pediátrica. Skin Ther Lett. 2005;10:7-9.
26. Reyes BA, Geronemus R. Tratamento de manchas vinho-do-porto durante a infância com o laser corante pulsado bombeado flashlamp. J Am Acad Dermatol. 1990;23:1142-1148.
27. Jasim ZF, Handley JM. Treatment of pulsed dye laser-resistant port-wine stain birthmarks. J Am Acad Dermatol. 2007;57:677-682.
28. Rohrer TE, Chatrath V, Iyengar V. Does pulse stacking improve results with variable-pulse pulsed dye lasers? Dermatol Surg. 2004;30:163-167.
29. Yang MU, Yaroslavsky AN, Farinelli WA, Flotte TJ, Rius-Diaz F, Tsao SS et al. Long-pulsed neodymium: yttrium-aluminum-garnet laser treatment for port-wine stains. J Am Acad Dermatol. 2005;52: 480-490.
30. Faurschou A, Togsverd-Bo K, Zachariae C, Haedersdal M. Pulsed dye laser vs. intense pulsed light for port-wine stains: a randomized side-by-side trial with blinded response evaluation. Br J Dermatol. 2009;160:359-364.
31. Angermeier MC. Tratamento de lesões vasculares faciais com luz intensa pulsada. J Cutan Laser Ther. 1999;1:95-100.
32. Zdemir M, Engin B, Mevlitolu I. O tratamento de manchas vinho do porto facial com luz intensa pulsada: um estudo prospectivo. J Cosmet Dermatol. 2008;7:127-131.
33. Bjerring P, Christiansen K, Troilius A. Intense pulsed light source for the treatment of dye laser resistant port-wine stains. J Cosmet Laser Ther. 2003;5:7-13.

34. Lanigen SW, Cotterill JA. O tratamento de manchas vinho-do-porto com o laser de dióxido de carbono. Br J Dermatol. 1990; 123:229-235.
35. Del Pozo J, Fonseca E. Port-wine stain nodules in the adult: report of 20 cases treated by CO2 laser vaporization. Dermatol Surg. 2001;27:699-702.
36. Tierney EP, Hanke CW. Tratamento de nódulos associados com manchas vinho-do-porto com CO2 a laser: série de casos e revisão da literatura. J Drugs Dermatol. 2009;8:157-161.
37. Nymann P, Hedelund L, Haedersdal M. Long-pulsed dye laser vs. intense pulsed light for the treatment of facial telangiectasias: a randomized controlled trial. J Eur Acad Dermatol Venereol. 2010; 24:143-146.
38. Jorgensen GF, Hedelund L, Haedersdal M. Long-pulsed dye laser versus intense pulsed light for photodamaged skin: a randomized split-face trial with blinded response evaluation. Laser Surg Med. 2008 Jul;40:293-299.
39. Alam M, Dover JS, Arndt KA. O tratamento da telangiectasia facial com pulso variável de alta influência, laser corante pulsado: comparação da eficácia com influências imediatamente acima e abaixo do limiar de púrpura. Dermatol Surg. 2003;29:681-685.
40. Schroeter CA, Neumann HA. Uma intensa fonte de luz: o photoderm VL-flashlamp como uma nova possibilidade de tratamento para lesões vasculares de pele. Dermatol Surg. 1998;24:743-748.
41. Bjerring P, Christiansen K, Troilius A. Fonte de luz intensa pulsada para o tratamento de teleangectasias faciais. J Cosmet Laser Ther. 2001;3:169-173.
42. Clementoni MT, Gilardino P, Muti GF, Signorini M, Pistorale A, Morselli PG et al. Teleangectasias faciais: a experiência no tratamento com IPL. Laser Surg Med. 2005;37:9-13.
43. Eremia S, Li CY. Tratamento das veias da face com um spray cryogen, largura de pulso variável 1064 nm ND:YAG: um estudo prospectivo de 17 pacientes. Dermatol Surg. 2002;28:244-247.
44. Sarradet DM, Hussain M, Goldberg DJ. Millisecond 1064 nm de neodímio: YAG laser: tratamento de telangiectasias faciais. Dermatol Surg. 2003;29:56-58.
45. Papageorgiou P, Clayton W, Norwood S, Chopra S, Rustin M. Tratamento de rosácea com luz intensa pulsada: melhoria significativa e resultados duradouros. Br J Dermatol. 2008;159:628-632.
46. Mark KA, Sparacio RM, Voigt A, Marenus K, Sarnoff DS. Melhora objetiva e quantitativa de eritema associado-rosácea após tratamento com luz intensa pulsada. Dermatol Surg. 2003;29:600-604.
47. Taub AF. Tratamento de rosácea com luz intensa pulsada. J Drugs Dermatol. 2003;2:254-259.
48. Schroeter CA, Haaf-Von Below S, Neuman HA. O tratamento eficaz da rosácea usando intensos sistemas de luz pulsada. Dermatol Surg. 2005;31:1285-1289.
49. Neuhaus IM, Zane LT, Tope WD. Comparative efficacy of non--purpuragenic pulsed dye laser and intense pulsed light for erythematotelangiectatic rosacea. Dermatol Surg. 2009;35:920-928.

• Tratamento das Teleangiectasias da Face

1. Goldman MP, Weiss RA, Brody HJ et al. Treatment of facial telangiectasia with sclerotherapy, laser surgery and/or electrodesiccation: a review. J Dermatol Surg Oncol. 1993;19:899-906.
2. Goldman MP. Optimal management of facial telangiectasia. Am J Clin Dermatol. 2004;5(6):423-434.
3. Dowd PM, Champion RH. Disorders of blood vessels. In: Textbook of dermatology. 6th ed. London: Wiley-Blackwell; 1998. p. 2073-2112.
4. Goldman MP, Bennett RG. Treatment of telangiectasia: a review. J Am Acad Dermatol. 1987;17:167-182.
5. Anderson RR, Parrish JA. Selective phototermolysis: pulsed radiation. Science. 1983;220:524-527.
6. Broska P, Martinho E, Goodman MM. Comparison of the argon tunable dye laser with the flashlamp pulsed dye laser in the treatment of facial telangiectasia. J Dermatol Surg Oncol. 1994; 20:749-753.
7. Tan OT, Murray S, Kurban AK. Action spectrum of vascular specific injury using pulsed irradiation. J Invest Dermatol. 1989; 92:868-871.
8. Ruiz-Esparsa J, Goldman MP, Fitzpatrick RE et al. Flashlamp-pumped dye laser treatment of telangiectasia. J Dermatol Surg Oncol. 1993;19:1000-1003.
9. Kim KH, Roherer TE, Geronemus RG. Vascular lesions. In: Goldberg DJ (ed.). Laser and lights. 1st ed. Elsevier Saunders; 2005. p. 11-27.
10. Glassberg E, Lask GP, Tan EML et al. The flashlamp-pumped 577 nm pulsed tunable dye laser: clinical efficacy and in vitro studies. J Dermatol Surg Oncol. 1988;14:1200-1208.
11. Mariethoz E, Polla EM, Gonzalez M et al. Treatment of facial telangiectasia: a novel application of flashlamp-pumped dye lasers. J Dermatolog Treat. 2000;11:181-184.
12. Levine VJ, Geronemus RG. Adverse effects associated with the 577 and 585 nanometer pulsed dye laser in the treatment of cutaneous vascular lesions: a study of 500 patients. J Am Acad Dermatol. 1995;32:63-67.
13. Spicer MS, Goldberg DJ. Lasers in dermatology. J Am Acad Dermatol. 1996;34:1-25.
14. Dinehart SM, Waner M, Flock S. The cooper vapor laser for treatment of cutaneous vascular and pigmented lesions. J Dermatol Surg Oncol. 1993;19:370-375.
15. Elwing AG. O laser e a luz pulsada não coerente no tratamento das lesões vasculares benignas. In: Cirurgia vascular. Rio de Janeiro: Revinter; 2002. p. 1454-1499.
16. Alster TS. Laser treatment of vascular lesions. In: Manual of cutaneous laser techniques. Philadelphia: Lippincott Raven; 1997. p. 44-70.
17. Keller GS. Use of the KTP laser in cosmetic surgery. Am J Cosmetic Surg. 1992;9:177-180.
18. Silver BE, Livshots YL. Preliminary experience with the KTP/532 nm laser in the treatment of facial telangiectasia. Cosmetic Dermatol. 1996;9:61-64.
19. Gerardo OS. Treatment of facial telangiectasias with diode pumped ND:YAG laser at 532 nm. J Cutan Laser Ther. 2000;2(3):141-146.
20. Angermeier MC. Treatment of facial vascular lesions with intense pulsed light. J Cutan Laser Ther. 1999;1(2):95-100.
21. Waldorf HA, Lask GP, Geronemus RG. Laser treatment of telangiectasias. In: Alster TS, Apfelberg DB (ed.). Cosmetic laser surgery. New York: Willey-Liss; 1996. p. 93-109.
22. McCoy S, Hanna M, Anderson P et al. An evaluation of the cooper bromide laser for treating telangiectasia. Dermatol Surg. 1996; 22:551-557.
23. Karsai S, Roos S, Roulin C. Treatment of facial telangiectasia using a dual-wavelength laser system (595 and 1,064 nm): a randomized controlled trial with blinded response evaluation. Dermatol Surg. 2008;34(5):702-708.

• Uso do LED (*Light Emitting Diodes*) na Dermatologia

1. Barolet D. Light-emitting diodes (LEDs) in dermatology. Semin Cutan Med Surg. 2008;27:227-238.
2. Sauder DN. Light-emitting diodes: their role in skin rejuvenation. Intern Journal of Dermatol. 2010;49(1):12-16.
3. Dourado KBV, Carnevali Júnior LC, Paulo RJF, Gomes AC. Ledterapia: uma nova perspectiva terapêutica ao tratamento de doenças da pele, cicatrização de feridas e reparação tecidual. Ensaios e Ciência. 2011;15(6):231-248.
4. Vecchio D, Pam Z, Pam N, Hamblin MR. Low-level laser (light) therapy (LLLT) in skin: stimulating, healing, restoring. Semin Cutan Med Surg. 2003;32:41-52.
5. Mester E, Spiry T, Szende B, Tota JG. Effect of laser rays on wound healing. American Journal of Surgery. 1971;122(4):532-535.
6. Sommer AP, Pinheiro ALB, Mester AR et al. Biostimulatory windows in low-intensity laser activation: lasers, scanners and NASA's light-emitting diode array system. Journal of Clinical Laser Medicine & Surgery. 2001;19:29-33.
7. Chung H, Dai T, Sharma SK et al. The nuts and bolts of low-level laser (light) therapy. Ann Biomed Eng. 2012;40:516-533.
8. Dierickx CC, Anderson RR. Visible light treatment of photoaging. Dermatol Ther. 2005;18:191-208.
9. Weiss RA, Weiss MA, Geronemus RG et al. A novel non-thermal non-ablative full panel LED photomodulation device for reversal of photoaging: digital microscopic and clinical results in various skin types. J Drugs Dermatol. 2004;3:605-610.
10. Weiss RA, McDaniel DH, Geronemus RG et al. Clinical trial of a novel non-thermal LED array for reversal of photoaging: clinical, histologic and surface profilometric results. Lasers Surg Med. 2005;36:85-91.

11. Barolet D, Roberge CJ, Auger FA et al. Regulation of skin collagen metabolism in vitro using a pulsed 660 nm LED light source: clinical correlation with a single-blinded study. J Invest Dermatol. 2009;129:2751-2759.
12. Avram MR, Leonard Jr RT, Epstein ES et al. The current role of laser/light sources in the treatment of male and female pattern hair loss. J Cosmet Laser Ther. 2007;9:27-28.
13. Whelan HT, Buchmann EV, Whelan NT, Turner SG, Cevenin V, Stinson H et al. NASA light-emitting diode medical applications from deep space to deep sea. Space Tech Appl Intl Forum. 2001; 552:35-45.
14. Nakamura S, Fasol G. InGaN single-quantum-well LEDs. In: The blue laser diode. Berlin (Germany): Springer-Verlag; 1997. p. 201-221.
15. Greco M, Guida G, Perlino E et al. Increase in RNA and protein synthesis by mitochondria irradiated with helium-neon laser. Biochem Biophys Res Commun. 1989;163:1428-1434.
16. Karu TI, Pyatibrat LV, Kalendo GS. Photobiological modulation of cell attachment via cytochrome c oxidase. Photochem Photobiol Sci. 2004;3:211-216.
17. Russell BA, Kellett N, Reilly LR. A study to determine the efficacy of combination LED light therapy (633 nm and 830 nm) in facial skin rejuvenation. J Cosmet Laser Ther. 2005 Dec;7(3-4):196-200.
18. Hans HFI, Breugel V, Bar D. Power density and exposure time of He-Ne laser irradiation are more important than total energy dose in photobiomodulation of human fibroblasts in vitro. Lasers Surg Med. 1992;12:528-537.
19. Young S, Bolton P, Dyson M, Harvey W, Diamantopoulos C. Macrophage responsiveness to light therapy. Lasers Surg Med. 1989;9(5):497-505.
20. Karu TI. Molecular mechanism of the therapeutic effect of low intensity laser radiation. Lasers Life Sci. 1988;2:53-74.
21. Karu T. Photobiology of low-power laser effects. Health Phys. 1989;56(5):691-704.
22. Pereira AN, Eduardo CP, Matson E, Marques MM. Effect of low-power laser irradiation on cell growth and procollagen synthesis of cultured fibroblasts. Lasers Surg Med. 2002;31:263-267.
23. Al-Watban, Farouk AH, Bernard LA. Laser biomodulation of normal and neoplastic cells. Lasers in Medical Science. 2012;27(5): 1039-1043.
24. Lins RD et al. Efeitos bioestimulantes do laser de baixa potência no processo de reparo. An Bras Dermatol. 2010;85(6):849-855.
25. Rocha Júnior AM, Vieira BJ, Andrade LCF, Monteiro A. Effects of low-level laser therapy on the progress of wound healing in humans: the contribution of in vitro and in vivo experimental studies. J Vasc Bras. 2007;6:258-266.
26. Stein A, Benayahu D, Maltz L, Oron U. Low-level laser irradiation promotes proliferation and differentiation of human osteoblastos in vitro. Photomed Laser Surg. 2005;23(2):161-166.
27. Olson JE, Schimmerling W, Tobias CA. Laser action spectrum of reduced excitability in nerve cells. Brain Res. 1981;204(2):436-440.
28. Karu TI, Kolyakov SF. Exact action spectra for cellular responses relevant to phototherapy. Photomed Laser Surg. 2005;23(4): 355-361.
29. Hawkins-Evans D, Abrahamse H. Efficacy of three laser wavelengths for in vitro wound healing. Photodermatol Photoimunol Photomed. 2008;24(4):199-210.
30. Fushimi T et al. Green light-emitting diodes accelerate wound healing: characterization of the effect and its molecular basis in vitro and in vivo. Wound Repair and Regeneration. 2012;20(2): 226-235.
31. Kreisler M, Christoffers AB, Willershausen B, D'Hoedt B. Low-level 809 nm GaAlAs laser irradiation increases the proliferation rate of human laryngeal carcinoma cells in vitro. Lasers Med Sci. 2003;18(2):100-103.
32. Simpson CR, Kohl M, Essenpreis M, Cope M. Near-infrared optical properties of ex vivo human skin and subcutaneous tissues measured using the Monte Carlo inversion technique. Phys Med Biol. 1998;43:2465-2478.
33. Wilson BC, Patterson MS. The physics of photodynamic therapy. Phys Med Biol. 1986;31:327-360.
34. Kalka K, Merk H, Mukhtar H. Photodynamic therapy in dermatology. J Am Acad Dermatol. 2000;42:389-413.
35. Bhat J, Birch J, Whitehurst C, Lanigan SW. A single-blinded randomised controlled study to determine the efficacy of Omnilux revive facial treatment in skin rejuvenation. Lasers Med Sci. 2005;20:6-10.
36. Russell BA, Kellett N, Reilly LR. A study to determine the efficacy of combination LED light therapy (633 nm and 830 nm) in facial skin rejuvenation. J Cosmet Laser Ther. 2005;7:196-200.
37. Lee SY, Park KH, Choi JW, Kwon JK, Lee D R, Shin MS, Park MY. A prospective, randomized, placebo-controlled, double-blinded and split-face clinical study on LED phototherapy for skin rejuvenation: clinical, profilometric, histologic, ultrastructural and biochemical evaluations and comparison of three diferente treatment settings. Journal of Photochemistry and Photobiology B: Biology. 2007;88(1):51-67.
38. Tian YS, Kim NH, Lee AY. Antiphotoaging effects of lightemitting diode irradiation on narrow band ultraviolet B: exposed cultured human skin cells. Dermatologic Surgery. 2012;38(10):1695-1703.
39. Goldberg DJ, Amin S, Russell BA, Phelps R et al. Combined 633 nm and 830 nm led treatment of photoaging skin. J Drugs Dermatol. 2006;5:748-753.
40. Lee SY, You CE, Park MY. Blue and red light combination LED phototherapy for acne vulgaris in patients with skin phototype IV. Lasers Surg Med. 2007;39:180-188.
41. Gold MH. Efficacy of lasers and PDT for the treatment of acne vulgaris. Skin Therapy Letter. 2007 Dec-2008 Jan;12:1-6.
42. Goldberg DJ, Russel BA. Combination blue (415 nm) and red (633 nm) LED phototherapy in the treatment of mild to severe acne vulgaris. J Cosmet Laser Ther. 2006;8:71-75.
43. Liebmann J, Born M, Kolb-Bachofen V. Blue light irradiation regulates proliferation and differentiation in human skin cells. J Invest Dermatol. 2010;130:259-269.
44. Taoufik K, Mavrogonatou E, Eliades T, Papagiannoulis L et al. Effect of blue light on proliferation of human gingival fibroblasts. Dent Mater. 2008;24:895-900.
45. Weinstabl A, Hoff-Lesch S, Merk HF, Felbert V. Prospective randomized study on the efficacy of blue light in the treatment of psoriasis vulgaris. Dermatology. 2011;223(3):251-259.
46. Hamilton FL, Car J, Lyons C et al. Laser and other light therapies for the treatment of acne vulgaris: systematic review. Br J Dermatol. 2009;160:1273-1285.
47. Morton CA, McKenna KE, Rhodes LE et al. Guidelines for the topical photodynamic therapy: update. Br J Dermatol. 2008;159: 1245-1266.
48. Kleinpenning MM, Smits T, Frunt MHA et al. Clinical and histological effects of blue light on normal skin. Photodermatol Photoimmunol Photomed. 2010;26:16-21.
49. Minatel DG et al. Fototerapia (LEDs 660/890 nm) no tratamento de úlceras de perna em pacientes diabéticos: estudo de caso. An Bras Dermatol. 2009;84(3):279-283.
50. Catão MHCV. Os benefícios do laser de baixa intensidade na clínica odontológica na estomatologia. Rev Bras Patol Oral. 2004; 3(4):214-218.
51. Kelner N, Castro JFL. Laser de baixa intensidade no tratamento da mucosite oral induzida pela radioterapia: relato de casos clínicos. Rev Bras Cancerol. 2007;53(1):29-33.
52. Avci P, Gupta GK, Clark J, Wikonkal N, Hamblin MR. Low-level laser (light) therapy (LLLT) for treatment of hair loss. Lasers in Surgery and Medicine. 2013;9999:1.
53. Weiss RA, McDaniel DH, Geronemus RG et al. Clinical experience with light-emitting diode (LED) photomodulation. Dermatol Surg. 2005;31:1199-1205.
54. Vecchio D, Pam Z, Pam N, Hamblin MR. Low-level laser (light) therapy (LLLT) in skin: stimulating, healing, restoring. Semin Cutan Med Surg. 2013;32:41-52.
55. Braathen LR, Szeimies RM, Basset-Seguin N, Bissonnette R, Foley P, Pariser D et al; International Society for Photodynamic Therapy in Dermatology. Guidelines on the use of photodynamic therapy for nonmelanoma skin cancer: an international consensus. J Am Acad Dermatol. 2007;56:125-143.
56. Issa MCA, Pineiro-Maceira J, Farias RE, Pureza M, Luiz RR, Manela-Azulay M. Immunohistochemical expression of matrix metalloproteinases in photodamaged skin by photodynamic therapy. Br J Dermatol. 2009;161:647-653.

57. Gold MH. Photodynamic therapy in dermatology: the next five years. Dermatol Clin. 2007;25:119-120.
58. Sakamoto FH, Izikson L, Tannous Z, Zurakowski D et al. Surgical scar remodelling after photodynamic therapy using aminolaevulinic acid or its methylester: a retrospective, blinded study of patients with field cancerization. Br J Dermatol. 2012;166:413-416.
59. Lev-Tov H, Brody N, Siegel D, Jagdeo J. Inhibition of fibroblast proliferation in vitro using low-level infrared light-emitting diodes. Dermatol Surg. 2012;39:422-425.
60. Lev-Tov H, Siegel D, Brody N et al. LED generated low-level light therapy inhibits human skin fibroblast proliferation while maintaining cellular viability. J Invest Dermatol. 2012;132:S119.
61. Uitto J. IL-6 signaling pathway in keloids: a target for pharmacologic intervention? J Invest Dermatol. 2007;127:6-8.
62. Kim JM, Kim NH, Tian YS, Lee AY. Light-emitting diodes at 830 and 850 nm inhibit melanin synthesis in vitro. Acta Dermatovenereologica. 2012;92(6):674-679.
63. Mester E, Szende B, Gärtner P. The effect of laser beams on the growth of hair in mice. Radiobiol Radiother (Berl). 1968;9:621-626.
64. Waiz M, Saleh AZ, Hayani R, Jubory SO. Use of the infrared diode laser (904 nm) in the treatment of alopecia areata. J Cosmet Laser Ther. 2006;8:27-30.
65. Shukla S, Sahu K, Verma Y, Rao KD, Dube A, Gupta PK. Effect of helium-neon laser irradiation on hair follicle growth cycle of Swiss albino mice. Skin Pharmacol Physiol. 2010;23:79-85.
66. Kim H, Choi JW, Kim JY, Shin JW, Lee SJ, Huh CH. Low-level light therapy for androgenetic alopecia – A 24 week, randomized, doubleblind, sham device: controlled multicenter trial. Dermatol Surg. 2013;39(8):1177-1183.
67. Pinfildi CE, Hochman BS, Nishioka MA, Sheliga TR, Neves MA, Liebano RE, Ferreira LM. What is better in TRAM flap survival: LLLT single or multi-irradiation? Lasers Med Sci. 2013;28(3):755-761.
68. Prado RP, Garcia SB, Thomazini JA, Piccinato CE. Effects of 830 and 670 nm laser on viability of random skin flap in rats. Photomed Laser Surg. 2012;30(8):418-424.
69. Oh IY, Kim BJ, Kim MN, Kim CW, Kim SE. Efficacy of light-emitting diode photomodulation in reducing erythema after fractional carbon dioxide laser resurfacing: a pilot study. Dermatol Surg. 2013;39:1171-1176.
70. Lan CC, Wu CS, Chiou MH et al. Low-energy helium-neon laser induces melanocyte proliferation via interaction with type IV collagen: visible light as a therapeutic option for vitiligo. Br J Dermatol. 2009;161:273-280.
71. Lan CC, Wu CS, Chiou MH et al. Low-energy helium-neon laser induces locomotion of the immature melanoblasts and promotes melanogenesis of the more differentiated melanoblasts: recapitulation of vitiligo repigmentation in vitro. J Invest Dermatol. 2006;126:2119-2126.
72. Mandel AS, Haberman HF, Pawlowski D et al. Non PUVA non-surgical therapies for vitiligo. Clin Dermatol. 1997;15:907-919.
73. De Land MM, Weiss RA, McDaniel DH, Geronemus RG. Treatment of radiation-induced dermatitis with lightemitting diode photomodulation. Lasers Surg Med. 2007;39:164-168.
74. Barolet D, Boucher A. LED photoprevention: reduced MED response following multiple LED exposures. Lasers Surg Med. 2008; 40:106-112.
75. Krutmann J, Schroeder P. Role of mitochondria in photoaging of human skin: the defective powerhouse model. J Investig Dermatol Symp Proc. 2009;14:44-49.
76. Schroeder P, Calles C, Benesova T et al. Photoprotection beyond ultraviolet radiation: effective sun protection has to include protection against infrared A radiation-induced skin damage. Skin Pharmacol Physiol. 2010;23:15-17.
77. Huang YY, Chen AC, Carroll JD et al. Biphasic dose response in low-level light therapy. Dose Response. 2009;7:358-383.
78. Menezes S, Coulomb B, Lebreton C et al. Non-coherent near infrared radiation protects normal human dermal fibroblasts from solar ultraviolet toxicity. J Invest Dermatol. 1998;111:629-633.
79. Frank S, Oliver L, De Coster CL et al. Infrared radiation affects the mitochondrial pathway of apoptosis in human fibroblasts. J Invest Dermatol. 2004;123:823-831.
80. Paolillo FR et al. New treatment of cellulite with infrared-LED illumination applied during high-intensity treadmill training. Journal of Cosmetic and Laser Therapy. 2011;13:166-171.
81. Paolillo FR et al. Effects of infrared-LED illumination applied during high-intensity treadmill training in postmenopausal women. Photomedicine and Laser Surgery. 2011;29(9):639-645.
82. Leal Júnior ECP, Vanin AA, Miranda EF, Carvalho PDTC, Dal Corso S, Bjordal JM. Effect of phototherapy (low-level laser therapy and light-emitting diode therapy) on exercise performance and markers of exercise recovery: a systematic review with meta-analysis. Lasers in Medical Science. 2013:1-15.
83. Pail G, Huf W, Pjrek E, Winkler D, Willeit M, Praschak-Rieder N, Kasper S. Bright-light therapy in the treatment of mood disorders. Neuropsychobiology. 2011;64:152-162.
84. Terman M, Su TJ. Light therapy for seasonal and non-seasonal depression: efficacy, protocol, safety and side effects. CNS Spectrums. 2005;10(8):647.
85. Ablon G. Combination 830 nm and 633 nm light-emitting diode phototherapy shows promise in the treatment of recalcitrante psoriasis: preliminary findings. Photomed Laser Surg. 2010; 28:141-146.
86. Wu J, Seregard S, Algvere PV. Photochemical damage of the retina. Surv Ophthalmol. 2006;51:461-481.
87. International Commission on Non-Ionizing Radiation Protection. Guidelines on limits of exposure to broad-band incoherent optical radiation (0.38 to 3 μm). Health Physics. 1997;73(3):539-554.
88. Labrie D et al. Evaluation of ocular hazards from 4 types of curing lights. J Can Dent Assoc. 2011;77:116.
89. Sliney D et al. Adjustment of guidelines for exposure of the eye to optical radiation from ocular instruments: statement from a task group of the International Commission on Non-Ionizing Radiation Protection (ICNIRP). Applied Optics. 2005;44(11):2162-2176.
90. Chamorro E et al. Effects of light-emitting diode radiation on human pigment epithelial cells in vitro, photochemistry and photobiology. 2013;89:468-473.

• Aplicação da Radiofrequência Facial e Corporal

1. Fisher GH, Jacobson LG, Bernstein LJ, Kim KH, Geronemus RG. Non-ablative radiofrequency treatment of facial laxity. Dermatol Surg. 2005;31:1237-1241.
2. Finzi E, Spangler A. Multipass vector (Mpave) technique with non-ablative radiofrequency to treat facial and neck laxity. Dermatol Surg. 2005;31:916-922.
3. Narins DJ, Narins RS. Non-surgical radiofrequency facelift. J Drugs Dermatol. 2003;2(5):495-500.
4. Nahm WK, Su TT, Rotunda AM, Moy RL. Objective changes in brow position, superior palpebral crease, peak angle of the eyebrow and jowl surface area after volumetric radiofrequency treatments to half of the face. Dermatol Surg. 2004;30:922-928.
5. Ruiz-Esparza J. Non-invasive lower eyelid blepharoplasty: a new technique using non-ablative radiofrequency on periorbital skin. Dermatol Surg. 2004;30:125-129.
6. Ruiz-Esparza J, Gomez JB. The medical face lift: a non-invasive, non-surgical approach to tissue tightening in facial skin using non-ablative radiofrequency. Dermatol Surg. 2003;29:325-332.
7. Hsu TS, Kaminer MS. The use of non-ablative radiofrequency technology to tighten the lower face and neck. Semin Cutan Med Surg. 2003;22:115-123.
8. Ruiz-Esparza J. Near painless, non-ablative, immediate skin contraction induced by low-fluence irradiation with new infrared device: a report of 25 patients. Dermatol Surg. 2006;32:601-610.
9. Belenky I, Margulis A, Elman M, Bar-Yosef U, Paun SD. Exploring channeling optimized radiofrequency energy: a review of radiofrequency history and applications in esthetic fields. Advances in Therapy. 2012;29(3):249-266. doi: 10.1007/s12325-012-0004-1.
10. Anderson RR, Parrish JA. Selective photothermolysis: precise microsurgery by selective absorption of pulsed radiation. Science. 1983;220:524-527.
11. Samuel A. Energy delivery devices for cutaneous remodeling. Arch Dermatol. 2003;139:1351-1360.
12. Alster TS, Lupton JR. Non-ablative cutaneous remodeling using radiofrequency devices. Clin Dermatol. 2007;25:487-491.
13. Tanzi EL. Radiofrequency for facial and body skin tightening. AAD Annual Meeting, 2007 [Course 115].
14. Friedman D, Gilead LT. The use of hybrid radiofrequency for the treatment of rhytids and lax skin. Dermatol Surg. 2007;33:543-551.

15. Goldberg DJ, Fazeli A, Berlin AL. Clinical, laboratory and MRI analysis of cellulite treatment with unipolar radiofrequency device. Dermatol Surg. 2008;34:204-209.
16. Zelickson BD et al. Histological and ultrastructural evaluation of the effects of a radiofrequency-based non-ablative dermal remodeling device. Arch Dermatol. 2004;140:204-209.
17. Bhatt N, Alster T. Laser surgery in dark skin. Dermatol Surg. 2008;34:184-195.
18. Jacobson LGS. Treatment of nasolabial folds and jowls with a noninvasive radiofrequency device. Arch Dermatol. 2003;139(Oct): 1371-1372.
19. Fitzpatrick R, Geronemus R, Goldberg D et al. Multicenter study of non-invasive radiofrequency for periorbital skin tightening. Lasers Surg Med. 2003;33:232-242.
20. Kolodziejczak AM, Rotsztejn H. Mexametric and cutometric assessment of the signs of aging of the skin area around the eyes after the use of non-ablative fractional laser, non-ablative radiofrequency and intense pulsed light. Dermatologic Therapy. 2017;30(2):e12470. doi: 10.1111/dth.12470.
21. Alster T, Tanzi E. Improvement of neck and cheek laxity with a non-ablative radiofrequency device: a lifting experience. Dermatol Surg. 2004;30:503-507.
22. Franco W, Kothare A, Ronan SJ, Grekin RC, McCalmont TH. Hyperthermic injury to adipocyte cells by selective heating of subcutaneous fat with a novel radiofrequency device: feasibility studies. Lasers in Surgery and Medicine. 2010;42(5):361-370. doi: 10.1002/lsm.20925.
23. Lalji S, Lozanova P. Evaluation of the safety and efficacy of a monopolar non-ablative radiofrequency device for the improvement of vulvo-vaginal laxity and urinary incontinence. Journal of Cosmetic Dermatology. 2017;16(2):230-234. doi: 10.1111/jocd.12348.
24. Herman RM, Berho M, Murawski M, Nowakowski M, Ryś J, Schwarz T, Wexner SD. Defining the histopathological changes induced by non-ablative radiofrequency treatment of fecal incontinence: a blinded assessment in an animal model. Colorectal Disease. 2015;17(5):433-440. doi: 10.1111/codi.12874.
25. Araújo AR et al. Radiofrequency for the treatment of skin laxity: myth or truth. An Bras Dermatol. 2015;90(5):707-721.
26. Dawson E, Willey A, Lee K. Adverse events associated with non-ablative cutaneous laser, radiofrequency and light-based devices. Semin Cutan Med Surg. 2007;26:15-21.
27. Felipe I, Redondo P. Animal model to explain fat atrophy using non-ablative radiofrequency. Dermatol Surg. 2007;33:141-145.
28. Trelles MA, Mordon SR. Adipocyte membrane lysis observed after cellulite treatment is performed with radiofrequency. Aesth Plast Surg. 2009;33:125-128.
29. Narins RS et al. Overtreatment effects associated with radiofrequency tissue-tightening device: rare, preventable and correctable with subcision and autologous fat transfer. Dermatol Surg. 2006;32:115-124.
30. Matzke TJ et al. Pacemakers and implantable cardiac defibrillators in dermatologic surgery. Dermatol Surg. 2006;32:1155-1162.
31. Biesman BS, Pope K. Monopolar radiofrequency treatment of the eyelids: a safety evaluation. Dermatol Surg. 2007;33:794-801.
32. Carruthers J, Carruthers A. Shrinking upper and lower eyelid skin with a novel radiofrequency tip. Dermatol Surg. 2007;33:802-809.
33. Dover JS et al. Results of a survey of 5.700 patient monopolar radiofrequency facial skin tightening treatments: assessment of a low-energy multiple-pass technique leading to a clinical end point algorithm. Dermatol Surg. 2007;33:900-907.
34. Kusshikata N, Negishi K, Tezuka Y, Takeushi K, Wakamatsu S. Is topical anesthesia useful in non-invasive skin tightening using radiofrequency? Dermatol Surg. 2005;31:526-533.

Bibliografia Consultada

• Aplicação dos Diferentes Lasers na Estética: Lesões Vasculares, Lesões Pigmentadas e Tatuagens – Princípios Físicos dos Lasers

Alora MB, Anderson RR. Recent developments in cutaneous lasers. Lasers Surg Med. 2000;26:108-118.
Alster TS. Laser treatment of vascular lesions. In: Alster TS (ed.). Manual of cutaneous laser techniques. 2nd ed. Philadelphia: Lippincott Williams & Wilkins; 2000.
Anderson RR, Parrish JA. Selective photothermolys: precise microsurgery by selective absorption of pulsed irradiation. Science. 1983;220: 524-527.

• Aplicação dos Diferentes Lasers na Estética: Lesões Vasculares, Lesões Pigmentadas e Tatuagens – Tratamento de Lesões Vasculares Cutâneas

Bäumler W, Ulrich H, Hartl A, Landthaler M, Shafirstein G. Optimal parameters for the treatment of leg veins using ND:YAG lasers at 1064 nm. British Journal of Dermatology. 2006;155(2):364-371.
França K, Chacon A, Ledon J, Savas J, Izakovic J, Nouri K. Lasers for cutaneous congenital vascular lesions: a comprehensive overview and update. Lasers Med Sci. 2013 Jul;28(4):26-204.
Geronemus RG, Dover JS. Selection of the appropriate laser for the treatment of cutaneous vascular lesions. In: Arndt KA, Dover JS (ed.). Lasers in cutaneous and aesthetic surgery. Philadelphia: Lippincott Raven; 1997.
Kauvar ANB, Geronemus RG. Repetitive pulsed dye laser treatments improve persistent port-wine stains. Dermatol Surg. 1995;21:515-521.
Landthaler M, Hohenleutner U. Laser therapy of vascular lesions. Photodermatol Photoimmunol Photomed. 2006;22(6):324-332.
Mulliken JB. Treatment of hemangiomas. In: Mulliken JB, Young AE (ed.). Vascular bithmarks, hemangiomas and malformations. Philadelphia: WB Saunders; 1988.
Ozden MG et al. Clinical comparison of potassiumtitanyl-phosphate (KTP) versus neodymium YAG (ND:YAG) laser treatment for lower extremity telangiectasis. J Dermatolog Treat. 2011;22:162-166.
Savas JA, Ledon JA, França K, Chacon A, Nouri K. Pulsed dye laser-resistant port-wine stains: mechanisms of resistance and implications for treatment. Br J Dermatol. 2013 May;168(5):941-953. doi: 10.1111/bjd.12204.
Stier MF, Glick SA, Hirsch RJ. Laser treatment of pediatric vascular lesions: port-wine stains and hemangiomas. J Am Acad Dermatol. 2008;58(2):261-285.

• Aplicação dos Diferentes Lasers na Estética: Lesões Vasculares, Lesões Pigmentadas e Tatuagens – Tratamento de Lesões Pigmentadas

Anderson RR, Margolis RJ, Watanabe S et al. Selective photothermolisis of cutaneous pigmentation by Q-switched ND:YAG laser pulses at 1.064, 532 and 355 nm. J Invest Dermatol. 1989;93:28-32.
Chan NP, Ho SG, Shey SY et al. A case series of facial depigmentation associated with low fluence Q-switched 1,064 nm ND:YAG laser for skin rejuvenation and melasma. Lasers Surg Med. 2010;42(8):712-719.
Gottschaller C, Hohenleutner U, Landthaler M. Metastasis of a malignant melanoma 2 years after carbon dioxide laser treatment of a pigmented lesion: case report and review of the literature. Acta Derm Venereol. 2006;86(1):44-47.
Hafner C, Stempfl T, Bäumler W, Hohenleutner U, Landthaler M, Vogt T. Gene expression profiling of melanocytes following Q-switched ruby laser irradiation. Dermatology. 2008;216(1):6-13.
Hague JS, Lanigan SW. Laser treatment of pigmented lesions in clinical practice: a retrospective case series and patient satisfaction survey. Clin Exp Dermatol. 2008;33(2):139-141.
Kono T, Chan HH, Groff WF et al. Long-pulse pulsed dye laser delivered with compression for treatment of facial lentigines. Dermatol Surg. 2007;33(8):945-950.

Ortone JP, Pandya AG, Lui H, Hexsel D. Treatment of solar lentigines. J Am Acad Dermatol. 2006;(54)5:S262-271.

Ostertag JU, Quaedvlieg PJ, Kerckhoffs FE et al. Congenital naevi treated with erbium:YAG laser (Derma K) resurfacing in neonates: clinical results and review of the literature. Br J Dermatol. 2006;154(5):889-895.

Polder KD, Landau JM, Vergilis-Kalner IJ, Goldberg LH, Friedman PM, Bruce S. Laser eradication of pigmented lesions: a review. Dermatol Surg. 2011 May;37(5):572-595.

Stankiewicz K, Chuang G, Avram M. Lentigines, laser and melanoma: a case series and discussion. Lasers Surg Med. 2012 Feb;44(2): 112-116.

Taylor CR, Anderson RR. Treatment of benign pigmented epidermal lesions by Q-switched ruby laser. Int J Dermatol. 1993;32:-908-912.

Trafeli JP, Kwan JM, Meehan KJ et al. Use of a long-pulse alexandrita laser in the treatment of superficial pigmented lesions. Dermatol Surg. 2007;33(12):1477-1482.

Waldorf HA, Kauvar ANB, Geronemus RG. Treatment of small and medium congenital nevi with the Q-switched ruby laser. Arch Dermatol. 1996;132:301-304.

• Aplicação dos Diferentes Lasers na Estética: Lesões Vasculares, Lesões Pigmentadas e Tatuagens – Tratamento de Lesões Pigmentadas: Remoção das Tatuagens

Alster TS. Q-switched alexandrita (755 nm) laser treatment of professional and amateur tattoos. J Am Acad Dermatol. 1995;33:69-73.

Anderson RR, Geronemus R, Kilmer SL et al. Cosmetic tattoo ink darkening: a complication of Q-switched and pulsed laser treatment. Arch Dermatol. 1993;129:1010-1014.

Beute TC, Miller CH, Timko AL, Ross EV. In vitro spectral analysis of tattoo pigments. Dermatol Surg. 2008;34:508-516.

Kilmer SL. Laser treatment of tattoos. Dermatol Clin. 1997;15:409-417.

• Luz Intensa Pulsada (LIP): Características Importantes na Escolha do Aparelho

Raulin C, Karsai S. Laser and IPL technology in dermatology and aesthetic medicine. Kunzi-Rapp K, Steiner R (ed.). In: Intense pulsed light technology. Springer; 2011. cap. 3, p. 37-40.

Tanzi EL, Jason R, Lupton M et al. Laser in dermatology: four decades of progress. J Am Acad Dermatol. 2003;49:1-31.

• Luz Intensa Pulsada (LIP): Casos de Hiperpigmentação Periorbitária e Melasma

Chan HHL, Kono T. The use of laser and intense pulsed light sources for the treatment of pigmentary lesions. Skin Therapy Lett. 2004 Oct;9(8):5-7.

Michael H. Gold: a pilot study of intense pulsed light in the treatment of Riehl's melanosis. Dermatol Surg. 2011;37:123-124.

Mosher DB et al. Hipomelanoses e hipermelanoses. In: Fitzpatrick TB (ed.). Tratado de dermatologia. 5. ed. Rio de Janeiro: Revinter; 2005. p. 945-1017.

Railan D, Kilmer S. Treatment of benign pigmented cutaneous lesions. In: Goldman M (ed.). Cutaneous and cosmetic laser surgery. Elsevier; 2000. p. 93-108.

Tanzi EL, Lupton JR, Alster TS. Laser in dermatology: four decades of progress. J Am Acad Dermatol. 2003 Jul;49:1-31.

• Luz Intensa Pulsada (LIP): Aplicação em Lesões Vasculares

Anderson RR, Parrish JA. The optics of human skin. J Invest Dermatol. 1981;77:13-19.

Anderson RR. Optics of the skin. In: Lim HW, Soter NA (ed.). Clinical photomedicine. New York: Marcel Dekker; 1993. p. 19-35.

Behroozan DS, Goldberg LH, Glaich AS, Dai T, Friedman PM. Fractional photothermolysis for treatment of poikiloderma of Civatte. Dermatol Surg. 2006;32:298-301.

Blankenship CM, Alster TS. Fractional photothermolysis of residual hemangioma. Dermatol Surg. 2008;34:1112-1114.

Bucci J, Goldberg D. Past, present and future: vascular laser/light devices. J Cosmet Laser Ther. 2006;8:149-153.

Del Pozo J, Pazos JM, Fonseca E. Lower lip hypertrophy secondary to port-wine stain: combined surgical and carbon dioxide laser treatment. Dermatol Surg. 2004;30:211-214.

Fitzpatrick RE, Goldman MP, Satur NM, Tope WD. Pulsed carbon dioxide laser resurfacing of photoaged facial skin. Arch Dermatol. 1996;132:395-402.

Fu X, Dong J, Wang S, Yan M, Yao M. Advances in the treatment of traumatic scars with laser, intense pulsed light, radiofrequency and ultrasound. Burns Trauma. 2019 Jan 29;7:1.

Glaich SA, Goldberg LH, Dai T, Friedman PM. Fractional photothermolysis for the treatment of telangiectatic matting: a case report. J Cosmet Laser Ther. 2007;9:101-103.

Herd RM, Dover JS, Arndt KA. Basic laser principles: Laser in dermatology. Dermatol Clin 1997; 15:355-72.

Hobbs ER, Bailin PL, Wheeland RG, Ratz JL. Superpulsed laser: minimizing thermal damage with short duration, high irradiance pulses. J Dermatol Surg Oncol. 1987;13:955-964.

Jasim ZF, Woo WK, Handley JM. Long-pulsed (6 ms) pulsed dye laser treatment of rosacea-associated telangiectasia using subpurpuric clinical threshold. Dermatol Surg. 2004;30:37-40.

Landthaler M, Haina D, Brunner R, Waidelich W, Braun-Falco O. Neodynium-YAG laser therapy for vascular lesions. J Am Acad Dermatol. 1986;14:107-117.

Landthaler M, Hohenleutner U, Abd-El-Raheem TA. Therapy of vascular lesions in the head and neck area by means of argon, ND:YAG and flashlamp-pumped pulsed dye laser. Adv Otorhinolaryngol. 1995;49:81-86.

Laubach HJ, Tannous Z, Anderson RR, Manstein D. A histological evaluation of the dermal effects after fractional photothermolysis treatment. Laser Surg Med. 2005;262:86.

Lowe NJ, Lask G, Griffin ME, Maxwell A, Lowe P, Quilada F. Skin resurfacing with the ultrapulse carbon dioxide laser: observations on 100 patients. Dermatol Surg. 1995;21:1025-1029.

Manstein D, Herron GS, Sink RK, Tanner H, Anderson RR. Fractional photothermolysis: a new concept for cutaneous remodeling using microscopic patterns of thermal injury. Laser Surg Med. 2004;34:426-438.

Preeyanont P, Nimsakul N. The ND:YAG laser treatment of hemangioma. J Clin Laser Med Surg. 1994;12:225-229.

Ross EV, Uebelhoer NS, Domankevitz Y. Use of a novel pulsed dye laser for rapid single-pass purpura-free treatment of telangiectasias. Dermatol Surg. 2007;33:1466-1469.

Stier MF, Glick SA, Hirsch RJ. Laser treatment of pediatric vascular lesions: port-wine stains and hemangiomas. J Am Acad Dermatol. 2008;58:261-285.

Stratigos AJ, Dover JS. Overview of laser and their properties. Dermatol Ther. 2000;13:2-16.

Tanghetti E. Pulsed dye laser extended pulse format effect on purpuric threshold. Laser Surg Med. 2003;15:74.

• Laser de *Thulium*

Boen M, Wilson MJV, Goldman MP, Wu DC. Rejuvenation of the male scalp using 1,927 nm non-ablative fractional thulium fiber laser. Lasers in Surgery and Medicine. 2017.

Bolognia JL, Jorizzo J, Schaffer JV. Dermatologia. 3. ed. Elsevier; 2015.

Chen B, Thomsen SL, Thomas RJ, Oliver J et al. Histological and modeling study of skin thermal injury to 2.0 micro laser irradiation. Lasers Surg Med. 2008;40:358-370.

Cox NH, Eedy DJ, Morton CA. Guidelines for management of Bowen's disease: 2006 update. Br J Dermatol. 2007;156:11-21.

Hantash BM, Mahmood MB. Fractional photothermolysis: a novel aesthetic laser surgery modality. Dermatol Surg. 2007;33:525-534.

Kurmus G, Tatliparmak A, Aksoy B, Koç E, Serdar ZA, Ergin C. Efficacy and safety of 1927 nm fractional thulium fiber laser for the treatment of melasma: a retrospective study of 100 patient. Journal of Cosmetic and Laser Therapy. 2019.

Kwon IH, Bae Y, Yeo UC, Choi YH, Park GH. Histologic analyses on the response of the skin to 1,927 nm fractional thulium fiber laser treatment. Journal of Cosmetic and Laser Therapy. 2017 Jul 28.

Lee HM, Haw S, Kim JK, Chang SE, Lee MW. Split-face study using a 1,927 nm thulium fiber fractional laser to treat photoaging and melasma in Asian skin. Thulium Laser for Photoaging. 2013.

Mackenzie-Wood A, Kossard S, De Launey J, Wilkinson B et al. Imiquimod 5% cream in the treatment of Bowen's disease. J Am Acad Dermatol. 2001;44:462-470.

Mehrabi D, Brodell RT. Use of alexandrite laser for the treatment of seborrheic keratoses. Dermatol Surg. 2002;28:437-439.

Metelitsa A, Alster TS. Fractional laser skin resurfacing treatment complications: a review. Dermatol Surg. 2010;36:299-306.

Metelitsa AI; American Society for Dermatologic Surgery. Can 1927 nm thulium fractional laser treatment truly remove seborrheic keratoses? Dermatol Surg. 2012;38:1032 [Published by Wiley Periodicals]. ISSN: 1076-0512.

Narurkar V, Struck S, Jiang K, England L et al. Safety and efficacy of a 1927 tun non-ablative fractional laser for the facial and non-facial resurfacing in skin types I to V. Lasers Surg Med. 2010;42(S22):22-23.

Osório N, Torezan L. Laser em dermatologia: conceitos básicos e aplicações. 2. ed. Roca; 2009.

Polder K, Mithani A, Harrison A, Bruce S. Treatment of macular seborrheic keratoses with a novel 1927 nm fractional thulium fiber laser. Dermatol Surg. 2012;38:1025-1031.

Polder KD, Harrison A, Eubanks LE, Bruce S. 1,927 nm fractional thulium fiber laser for the treatment of non-facial photodamage: a pilot study. Dermatol Surg. 2011;37:342-348.

Polder KD; American Society for Dermatologic Surgery. Split-face study using the 1,927 nm thulium fiber fractional laser for photoaging and melasma in Asian skin. Dermatol Surg 2013;39:889-890 [Published by Wiley Periodicals]. ISSN: 1076-0512.

Wanitphakdeedecha R, Sy-Alvarado F, Patthamalai1 P, Techapichetvanich T, Eimpunth S, Manuskiatti W. The efficacy in treatment of facial melasma with thulium 1927 nm fractional laser-assisted topical tranexamic acid delivery: a split-face, double-blind, randomized controlled pilot study. Lasers in Medical Science. 2020.

Wat H, Wu DC, Chan HHL. Fractional resurfacing in the Asian patient: current state of the art. Lasers in Surgery and Medicine. 2016.

Weiss ET, Brauer JA, Anolik R, Reddy KK, Karen JK, Hale EK et al. 1927 nm fractional resurfacing of facial actinic keratoses: a promising new therapeutic option. Dermatologic Surgery. 2013.

• Técnicas de Rejuvenescimento a Laser sem *Downtime*

Gaspar A, Gasti GA. Tightening of facial skin using intraoral 2940 nm Er:YAG SMOOTH mode. Journal of the Laser and Health Academy. 2013;2:17-20.

Gorjan M, Grad L, Lukac M. Three-dimensional fractional laser skin rejuvenation. IMCAS [Abstracts booklet, posters]. 2008:28.

Kalil CL, Campos V, Reinehr CPH, Chaves CRP. Laser toning e drug delivery: estudo piloto utilizando laser Q-Switched ND:YAG 1064 nm. Surg Cosmet Dermatol. 2016;8(2):142-146.

Kalil CLPV, Reinehr CPH, Milman LM. Luz intensa pulsada: revisão das indicações clínicas. Surg Cosmet Dermatol. 2017;9(1):9-17.

Lukac M, Perhavec T, Nemes K, Ahcan U. Ablation and thermal depths in VSP Er:YAG laser skin resurfacing. J Laser Heal Acad. 2010;1(1):56-71.

Lukac M, Sult T, Sult R. New options and treatment strategies with the VSP erbium:YAG aesthetics lasers. Journal of the Laser and Health Academy. 2007(1).

Lukac M, Zdenko V, Pirnat S, Nemes K. New skin treatment possibilities with PIANO mode on an ND:YAG laser. Journal of the Laser and Health Academy (LAHA). 2011:22-32.Manuskiatti W, Siriphukpong S, Varothai S, Wanitphakdeedecha R, Fitzpatrick RE. Effect of pulse width of a variable square pulse (VSP) erbium:YAG laser on the treatment outcome of periorbital wrinkles in Asians. Int J Dermatol. 2010;49:200-206.

Shah SD, Aurangabadkar SJ. Laser toning in melasma. J Cutan Aesthet Surg. 2019 Apr-Jun;12(2):76-84.

Wattanakrai P, Pootongkam S, Rojhirunsakool S. Periorbital rejuvenation with fractional 1,550 nm ytterbium/erbium fiber laser and variable square pulse 2,940 nm erbium:YAG laser in Asians: a comparison study. Dermatol Surg. 2012;38:610-622.

• Lasers Fracionados: Entendendo os Princípios das Principais Tecnologias em Dermatologia

Alster TS, Nanni CA, Williams CM. Comparison of four carbon dioxide resurfacing lasers a clinical and histopathologic evaluation. Dermatol Surg. 1999;25(3):153-159.

Anderson R, Parrish J. Selective photothermolysis: precise microsurgery by selective absorption of pulsed radiation. Science. 1983;220:524.

Anderson R, Parrish J. The optics of human skin. J Invest Dermatol. 1981;77:13.

Antonio CR, Oliveira GB, Coura MGG, Trídico LA, Pereira LR, D'Ávila SCGP. The use of 1,340 nm Nd:YAP laser to treat hidradenitis. Surg Cosmet Dermatol. 2015;7(1):46-49.

Blugerman G, Schalvezon D, Mulholland RS, Soto JA, Siguen M. Gynecomastia: treatment using radiofrequency-assisted liposuction (RFAL). Eur J Plast Surg. 2012 [Published by Springer]. doi: 10.1007/s00238-012-0772-5.

Boechat AA, Su D, Hall DR, Jones JDC. Bend loss in large core multimode optical fiber beam delivery system. Appl Opt. 1991;30:321-327.

Boechat AA, Torezan L, Osório N. Lasers, lights and related technologies in cosmetic dermatology. In: Issa MCA, Tamura B (ed.). Daily routine in cosmetic dermatology. Springer; 2017. cap. 8.

Boechat AA. Biophotonics. In: Issa MCA, Tamura B. Laser, lights and other technologies. Springer; 2018. cap. 1.

Boechat AA. Fotomedicina: princípios, efeitos e aplicações. In: Osório N, Torezan L (ed.). Laser em dermatologia. 2. ed. Rocca; 2009. cap. 1.

Boechat AA. Laser e sua interação com os tecidos. In: Kalil C, Campos V (ed.). Manual prático de laser e outras fontes de energia eletromagnética em dermatologia. Elsevier; 2015. cap. 1.

Brightman L, Goldman MP, Taub AF. Sublative rejuvenation: experience with a new fractional radiofrequency system for skin rejuvenation and repair. Journal of Drug in Dermatology. 2009; 8(11):s9-s13.

Choi SY, No YA, Kim SY, Kim BJ, Kim MN. Tightening effects of high-intensity focused ultrasound on body skin and subdermal tissue: a pilot study. J Eur Acad Dermatol Vnereol. 2016;30(9):1599-1602.

Dayan E, Chia C, Burns AJ, Theodorou S. Adjustable depth fractional radiofrequency combined with bipolar radiofrequency: a minimally invasive combination treatment for skin laxity. Aesthetic Surgery Journal. 2019;19(3):112-119.

Duncan D, Dinev I. Non-invasive induction of muscle fiber hypertrophy and hyperplasia: effects of high-intensity focused electromagnetic field evaluated in an in vivo porcine model: a pilot study. Aesthetic Surgery Journal. Vol. 2020;40(5):568-574.

Duncan DI. Improving outcomes in upper arm liposuction: adding radiofrequency-assisted liposuction to induce skin contraction. Aesthetic Surgery Journal. 2012;32(1):84-95.

Goldman MP, Fitzpatrick RE. Cutaneous laser surgery: the art and science of selective phototermolysis. Boston: Mosby; 1994.

Jedwab SKK. Laser e outras tecnologias na dermatologia. São Paulo: Santos; 2010.

Jeong SY, Chang SE, Park HN et al. New melasma treatment by collimated low fluence Q-switched ND:YAG laser. Korean J Dermatol. 2008;46:1163-1170.

Katz BE. The fate of active acne and acne scars following treatment with fractional radiofrequency. Journal of Drug in Dermatology. 2019;18(12):217-221.

Kinney BM, Lozanova P. High-intensity focused electromagnetic therapy evaluated by magnetic resonance imaging: safety and efficacy study of a dual tissue effect based non-invasive abdominal body shaping. Lasers in Surgery and Medicine. 2019;51(1):40-46.

Ko EJ, Hong JY, Kwon TR, Choi EJ, Jang YJ, Choi SY et al. Efficacy and safety of non-invasive body tightening with high-intensity focused ultrasound (HIFU). Skin Res Technol. 2017;23(4):558-562.

Lapidoth M, Halachmi S. Radiofrequency in cosmetic dermatology. In: Goldberg DJ (ed.). Aesthetic dermatology. Basel: Karger; 2015. v. 2.

Laubach HJ, Tannous Z, Anderson RR, Manstein D. Skin responses to fractional photothermolysis. Lasers in Surgery and Medicine. 2005;36:1-8.

Lopes LA. Análise in vitro da proliferação celular de fibrblastos de gengiva humana tratados com laser de baixa potência [tese de mestrado do curso de pós-graduação em Engenharia Biomédica]. Universidade Vale do Paraíba; Junho de 1999.

Manstein D, Herron GS, Sink RK, Tanner H, Anderson RR. Fractional photothermolysis: a new concept for cutaneous remodeling using microscopic patterns of thermal injurie. Lasers in Surgery and Medicine. 2004;34:426-438.

Milanic M, Majaron B. Energy deposition profile in human skin upon irradiation with a 1,342 nm Nd:YAP laser. Laser in Surgery and Medicine. 2013;45(1):8-14.

Mulholland RS. The bodytite book: surgical results without the large scars. 2nd ed. Toronto: Marquis Imprimeur; 2020.

Mun JY, Jeong SY, Kim JH, Han SS, Kim IH. A low fluence Q-switched ND:YAG laser modifies the 3D structure of melanocyte and ultrastructure of melanosome by subcellular-selective photothermolysis. Journal of Electron Microscopy. 2010;0(0):1-8.

Park H, Kim E, Kim J, Ro Y, Ko J. High-intensity focused ultrasound for the treatment of wrinkles and skin laxity in seven different facial areas. Ann Dermatol. 2015;27(6):688-693.

Pitanguy I, Machado BH, Carneiro Júnior LVF. Peeling a laser de dióxido de carbono. Rev Bras Cir. 1996;86(6):313-325.

Raulin C, Karsai S. Tecnologias laser e LIP em dermatologia e medicina estética. Di Livros; 2011.

Raulin C, Schonermark MP, Greve B, Werner S. Q-switched ruby laser treatment of tattoos and benign pigmented skin lesions: a critical review. Ann Plast Surg. 1998;41(5):555-565.

Reichert D. Evaluation of the long-pulse dye laser for the treatment of leg: telangectasias. Am Soc for Dermatol Surg. 1998;24.

Rongsaard N, Rummaneethorn P. Comparison of fractional bipolar radiofrequency device and a fractional erbium-doped glass 1,550 nm device for the treatment of atrophic acne scar: a randomized split-face clinical study. Dermatol Surg. 2014;40:14-21.

Ross EV, Hardway CA. Sub-surface renewal by treatment with a 1450 nm diode laser in combination with dynamic cooling. Candela Corporation Clinical Application Notes. 2000;1(2).

Sardana K, Garg VK (ed.). Lasers in dermatological practice. New Delhi: Jaypee Brothers Medical Publishers; 2014.

Siegman AE. Lasers. Oxford: Oxford University Press; 1986.

Theodorou SJ, Del Vechio D, Chia CT. Soft-tissue contraction in body contouring with radiofrequency-assisted liposuction: a treatment gap solution. Aesthetic Surgery Journal. 2018;38(2):74-83.

Waldorf HA et al. Effect of dynamic cooling on 585 nm pulsed dye laser treatment of port-wine stain birthmarks. Am Soc for Dermatol Surg. 1997;23:657-662.

Weinstein C. Computerized scanning with erbium:YAG laser for skin resurfacing. Dermatol Surg. 1998;24:83-89.

Wong SS, Goh KS. Successful treatment of traumatic tattoos with the Q-Switched neodymium:YAG laser: a report of two cases. J Dermatol Treat. 1998;9:193-195.

• Lasers Fracionados: Lasers Fracionados Não Ablativos

Alexiades-Armenakas MR, Dover JS, Arndt KA. The spectrum of laser skin resurfacing: nonablative, fractional, and ablative laser resurfacing. Journal of the American Academy of Dermatology 2008; 58(5):719-37; quiz 38-40.

Borges J, Cuzzi T, Mandarim-de-Lacerda CA, Manela-Azulay M. Fractional Erbium laser in the treatment of photoaging: randomized comparative, clinical and histopathological study of ablative (2,940nm) vs. non-ablative (1,540nm) methods after 3 months. Anais Brasileiros de Dermatologia 2014; 89(2):250-8.

Christiansen K, Bjerring P. Low density, non-ablative fractional CO2 laser rejuvenation. Lasers in Surgery and Medicine 2008; 40(7):454-60.

Doshi SN, Alster TS. 1,450 nm long-pulsed diode laser for nonablative skin rejuvenation. Dermatologic surgery: official publication for American Society for Dermatologic Surgery [et al]. 2005; 31(9 Pt 2):1223-6; discussion 6.

Geronemus RG. Fractional photothermolysis: current and future applications. Lasers in Surgery and Medicine 2006; 38(3):169-76.

Laubach HJ, Tannous Z, Anderson RR, Manstein D. Skin responses to fractional photothermolysis. Lasers in Surgery and Medicine 2006; 38(2):142-9.

Preissig J, Hamilton K, Markus R. Current laser resurfacing technologies: a review that delves beneath the surface. Seminars in Plastic Surgery 2012; 26(3):109-16.

Puri N. A study on fractional erbium glass laser therapy versus chemical peeling for the treatment of melasma in female patients. Journal of Cutaneous and Aesthetic Surgery 2013; 6(3):148-51.

Sadick NS. Update on non-ablative light therapy for rejuvenation: a review. Lasers in Surgery and Medicine 2003; 32(2):120-8.

Weiss RA, Weiss MA, Beasley KL, Munavalli G. Our approach to non-ablative treatment of photoaging. Lasers in Surgery and Medicine 2005; 37(1):2-8.

Wind BS, Kroon MW, Meesters AA, Beek JF, van der Veen JP, Nieuweboer-Krobotova L et al. Non-ablative 1,550 nm fractional laser therapy versus triple topical therapy for the treatment of melasma: a randomized controlled split-face study. Lasers in Surgery and Medicine 2010; 42(7):607-12.

• Lasers Fracionados: Lasers Fracionados Ablativos

Alster TS, Lupton JR. Prevention and treatment of side effects and complications of cutaneous laser resurfacing. Plast Reconstr Surg 2002;109(1):308–316.

Avram MM, Tope WD, Yu T, Szachowicz E, Nelson JS. Hypertrophicscarring of the neck following ablative fractional carbon dioxide laser resurfacing. Lasers Surg Med 2009; 41(3):185-188.

Chee SN, Lowe P, Lin A. Laser skin resurfacing: a patient centred classification based on downtime. Australas J Dermatol. 2015; 56:186-191.

Choi B, Barton J, Chan E et al. Infrared imaging of CO2 laser ablation: implications for laser skin resurfacing. Proc SPIE 1998; 3245:344-351.

Erdle BJ, Brouxhon S, Kaplan M, Vanbuskirk J, Pentland AP. Effects of continuous-wave (670-nm) red light on wound healing. Dermatol Surg 2008; 34(3):320-5.

Fife DJ, Fitzpatrick RE, Zachary CB. Complications of fractional CO2 laser resurfacing: four cases. Lasers in Surgery and Medicine 2009; 41(3):179-184.

Haedersdal M, Sakamoto F H, Farinelli W A, Doukas A G, Tam J, Anderson R. Fractional CO2 laser-assisted drug delivery. Lasers Surg Med 2010; 42(2), 113-122.

Hantash BM, Bedi VP, Chan KF, Zachary CB. Ex vivo histological characterization of a novel ablative fractional resurfacing device. Lasers Surg Med 2007; 39(2):87-95.

Jih MH, Kimyai-Asadi A. Fractional photothermolysis: a review and update. Semin Cutan Med Surg 2008; 27(1):63-71.

Kirsch K, Zelickson B, Zachary C, Tope W. Ultrastructure of collagen thermally denatured by microsecond domain pulsed carbon dioxide laser. Arch Dermatol 1998; 134:1255-9.

Manstein D, Herron GS, Sink RK, Tanner H, Anderson RR. Fractional photothermolysis: a new concept for cutaneous remodeling using microscopic patterns of thermal injury. Lasers Surg Med 2004; 34(5):426-38.

Oliveira PC, Meireles GC, dos Santos NR, de Carvalho CM, de Souza AP, dos Santos JN et al. The use of light photobiomodulation on the treatment of second-degree burns: a histological study of a rodent model. Photomed Laser Surg 2008; 26(4):289-99.

Patel CKN. Continuous-wave laser action on vibrational-rotational transitions of CO2. Physical Review 1964; 136(5A):A1187-93.

Ratner D, Tse Y, Marchell N, Goldman M, Fitzpatrick R, Fader D. Cutaneous laser resurfacing. J Am Acad Dermatol 1999; 41:365-89.

Ross E, McKinlay J, Anderson R. Why does carbon dioxide resurfacing work? Arch Dermatol 1999; 135:444-54.

Saluja R, Khoury J, Detwiler SP, Goldman MP. Histologic and clinical response to varying density settings with a fractionally scanned carbon dioxide laser. J Drugs Dermatol 2009; 8(1):17-20.

Sherry SD, Miles BA, Finn RA. Long-term efficacy of carbon dioxide laser resurfacing for facial actinic keratosis. J Oral Maxillofac Surg 2007; 65(6):1135-9.

Tajirian AL, Goldberg DJ. Fractional ablative laser skin resurfacing: a review. J Cosmet Laser Ther. 2011. Dec; 13(6):262-4.

West TB, Alster TS. Effect of pretreatment on the incidence of hyperpigmentation following cutaneous CO2 laser resurfacing. Dermatol Surg 1999; 25(1):15-7.

Worley B, Cohen JL. Combination ablative approach to laser therapy in advanced aging of the face. Journal of Drugs in Dermatology. 2018. 17(7): 796-799.

• Laser nas Afecções Benignas da Pele

Aghassi D, González E, Anderson RR, Rajadhyaksha M, González S. Elucidating the pulsed-dye laser treatment of sebaceous hyperplasia in vivo with real time confocal scanning laser microscopy. J Am Acad Dermatol. 2000 Jul;43(1 Pt 1):49-53.

Bruscino N, Conti R, Campolmi P, Bonan P, Cannarozzo G, Lazzeri L, Moretti S. Dermatosis papulosa nigra and 10,600 nm CO2 laser: a good choice. J Cosmet Laser Ther. 2013 Nov 18.

Cho SB, Kim HJ, Noh S, Lee SJ, Kim YK, Lee JH. Treatment of syringoma using an ablative 10,600 nm carbon dioxide fractional laser: a prospective analysis of 35 patients. Dermatol Surg. 2011 Apr;37(4):433-438 [Epub 2011 Mar 17]. doi: 10.1111/j.1524-4725.2011.01915.x.

França ER. Ultrapulse CO2 laser in balanitis of zoon: a therapeutical option. An Bras Dermatol. 1998 Jul-Aug;73(4):333-335.

Grillo E, Boixeda P, Ballester A, Miguel-Morrondo A, Truchuelo T, Jaén P. Pulsed dye laser treatment for facial flat warts. Dermatol Ther. 2014 Jan-Feb;27(1):31-35.

Haas A, Wheeland RG. Treatment of massive rhinophyma with the CO2 laser. J Dermatol Surg Oncol. 1990;16:645-649.

Hague JS, Lanigan SW. Laser treatment of pigmented lesions in clinical practice: a retrospective case series and patient satisfaction survey. Clin Exp Dermatol. 2008 Mar;33(2):139-141 [Epub 2007 Dec 10].

Hairston Jr MA, Reed RJ, Derbes VJ. Dermatosis papulosa nigra. Arch Dermatol. 1964;89:655.

Hallmo P, Naess O. Laryngeal papillomatosis with human papillomavirus DNA contracted by a laser surgeon. Eur Arch Otorhinolaryngol. 1991;248:425-427.

Kimura U, Takeuchi K, Kinoshita A, Takamori K, Suga Y. Long-pulsed 1064 nm neodymium:yttrium-aluminum-garnet laser treatment for refractory warts on hands and feet. J Dermatol. 2014 Mar; 41(3):252-257.

Lane JE, Peterson CM, Ratz JL. Treatment of pearly penile papules with CO2 laser. Dermatol Surg. Jul 2002;28(7):617-618 [Medline].

Mokos ZB, Lipozenčić J, Ceović R, Buzina DS, Kostović K. Laser therapy of pigmented lesions: pro and contra. Acta Dermatovenerol Croat. 2010 Sep;18(3):185-189.

No D, McClaren M, Chotzen V, Kilmer SL. Sebaceous hyperplasia treated with a 1450 nm diode laser. Dermatol Surg. 2004 Mar; 30(3):382-384.

Ocampo-Candiani J, Villarreal-Rodriguez A, Quinones-Fernandez AG, Herz-Ruelas ME, Ruiz-Esparza J. Treatment of fordyce spots with CO2 laser. Dermatol Surg. 2003;29(8):869-871.

Retamar RA, Kien MC, Chouela EN. Zoon's balanitis: presentation of 15 patients, five treated with a carbon dioxide laser. Int J Dermatol. Apr 2003;42(4):305-307 [Medline].

Sajben FP, Ross EV. The use of the 1.0 mm handpiece in high energy, pulsed CO2 laser destruction of facial adnexal tumors. Dermatol Surg. 1999 Jan;25(1):41-44.

Song MG, Park KB, Lee ES. Resurfacing of facial angiofibromas in tuberous sclerosis patients using CO2 laser with flash scanner. Dermatol Surg. 1999 Dec;25(12):970-973.

Thual N, Chevallier JM, Vuillamie M, Tack B, Leroy D, Dompmartin A. CO2 laser therapy of verrucous epidermal nevus. Ann Dermatol Venereol. 2006 Feb;133(2):131-138.

Wollina U. Ablative erbium:YAG laser treatment of idiopathic chronic inflammatory non-cicatricial balanoposthitis (Zoon's disease): a series of 20 patients with long-term outcome. J Cosmet Laser Ther. Jun 2010;3:120-123 [Medline].Wood NH, Khammissa R, Meyerov R, Lemmer J, Fellera L. Actinic cheilitis: a case report and a review of the literature. Eur J Dent. 2011 Jan;5(1):101-106.

• Aplicação do Ultrassom Micro e Macrofocado na Face e no Corpo

Brobst RW et al. Non-invasive treatment of the neck. Facial Plast Surg Clin North Am. 2014;22:191-202.

Casabona G. Microfocused ultrasound with visualization of the treatment of stretch marks. J Clin Aesthet Dermatol. 2019 Feb;12(2):20-24.

Choi SY et al. Tightening effects of high-intensity focused ultrasound on body skin and subdermal tissue: a pilot study. JEADV. 2016; 30(9):1599-1612.

Ferraro GA et al. Histologic effects of external ultrasound-assisted lipectomy on adipose tissue. Aesthetic Plast Surg. 2008;32:111-115.

Ghassemi A et al. Anatomy of the SMAS revisited. Aesthetic Plast Surg. 2003;27:258-264.

Gitt S. Double-blind, randomized, controlled split-face trial to assess the efficacy and safety of a liposomal lidocaine topical for pain management during microfocused ultrasound treatment. Presented at: The Aesthetic Meeting, Vancouver (BC); 2012.

Gliklich RE et al. Clinical pilot study of intense ultrasound therapy to deep dermal facial skin and subcutaneous tissues. Arch Facial Plast Surg. 2007 Mar-Apr;9(2):88-95.

Jang WS et al. Multiple pass ultrasound tightening of skin laxity of the lower face and neck. Dermatol Surg. 2012 Jan;38(1):20-27.

Jewell ML et al. Safety and tolerability of high-intensity focused ultrasonography for non-invasive body sculpting: 24-week data from a randomized, sham-controlled study. Aesthet Surg J. 2012;32(7): 868-876.

Juhász M et al. A review of the use of ultrasound for skin tightening, body contouring and cellulite reduction in dermatology. Dermatologic Surgery. 2018 Jul;44(Issue 7):949-963.

Kakar R et al. Pain in naive and non-naive subjects undergoing nonablative skin tightening dermatologic procedures: a nested randomized control trial. Dermatol Surg. 2014;40(4):398-404.

Kerscher M et al. Skin physiology and safety of microfocused ultrasound with visualization for improving skin laxity. Clin Cosmet Investig Dermatol. 2019 Jan 14;12:71-79.

Kim E et al. High-intensity focused ultrasound for the treatment of wrinkles and skin laxity in seven different facial areas. Ann Dermatol. 2015 Dec;27(6):688-693.

Ko EJ et al. Efficacy and safety of non-invasive body tightening with high-intensity focused ultrasound (HIFU). Skin Res Technol. 2017; 00:1-5.

Laubach HJ et al. Intense focused ultrasound: evaluation of a new treatment modality for precise microcoagulation within the skin. Dermatol Surg. 2008;34:727-734.

Makin IR et al. Selective creation of thermal injury zones in the superficial musculoaponeurotic system using intense ultrasound therapy: a new target for noninvasive facial rejuvenation. Arch Facial Plast Surg. 2007 Jan-Feb;9(1):22-29.

Minkis K et al. Ultrasound skin tightening. Dermatol Clin. 2014;32(1):71-77.

Schlessinger J et al. Safety and effectiveness of microfocused ultrasound for treating erythematotelangiectatic rosacea. J Drugs Dermatol. 2019 Jun 1;18(6):522.

Sklar LR et al. Use of transcutaneous ultrasound for lipolysis and skin tightening: a review. Aesthetic Plast Surg. 2014;38(2):429-441.

Suh DH et al. Intense focused ultrasound tightening in Asian skin: clinical and pathologic results. Dermatol Surg. 2011 Nov;37(11): 1595-1602.

Surek CC. Facial anatomy for filler injection. Clinics in Plastic Surgery. 2019;46(4):603-612.

Tanzi EL. Microfocused ultrasound for skin tightening. Semin Cutan Med Surg. 2013 Mar;32(1):18-25.

Thaller SR et al. The submuscular aponeurotic system (SMAS): a histologic and comparative anatomy evaluation. Plast Reconstr Surg. 1990;86:690-696.

Thomas LW et al. Non-invasive arm fat reduction. J Dermatol Dermatol Surg. 2018;22:2-11.

ULTHERA. Operation and maintenance manual. Mesa (AZ): Ulthera.

Vachiramon V et al. A study of efficacy and safety of high-intensity focused ultrasound for the treatment of melasma in Asians: a single-blinded, randomized, split-face, pilot study. J Cosmet Dermatol. 2019;00:1-7.

White WM et al. Selective creation of thermal injury zones in the superficial musculoaponeurotic system using intense ultrasound therapy: a new target for non-invasive facial rejuvenation. Arch Facial Plast Surg. 2007;9:22-29.

White WM et al. Selective transcutaneous delivery of energy to porcine soft-tissues using intense ultrasound (IUS). Lasers Surg Med. 2008;40(2):67-75.

Wulkan AJ et al. Microfocused ultrasound for facial photorejuvenation: a review. Facial Plast Surg. 2016 Jun;32(3):269-275.

• Criolipólise

Aesthetics Inc. What is CoolSculpting? [Acesso em 17 jun. 2016]. Disponível em: http://www.coolsculpting.com/what-is-coolsculpting.

Asaki GH. Reply – Cryolipolysis for fat reduction and body contouring: safety and efficacy of current treatment paradigms. Plast Reconstr Surg. 2016;137(3):640e-641e.

Avram MM, Harry R. Cryolypolysis for subcutaneous fat layer reduction. Lasers Surg Med. 2009;41:703-708.

Bangash HK, Eisen DB, Armstrong AW et al. Who are the pioneers? A critical analysis of innovation and expertise in cutaneous noninvasive and minimally invasive cosmetic and surgical procedures. Dermatol Surg. 2016;42(3):335-351.

Bernstein EF. Longitudinal evaluation of cryolipolysis efficacy: two case studies. Journal of Cosmetic Dermatology. 2013;12:149-152.

Boey GE, Wasilenchuk JL. Enhanced clinical outcome with manual massage following cryolipolysis treatment: a 4-month study of safety and efficacy. Lasers Surg Med. 2014;46(1):20-26.

Coleman SR, Sachdeva K, Egbert BM, Preciado J et al. Clinical efficacy of non-invasive cryolipolysis and its effects on peripheral nerves. Aesthetic Plast Surg. 2009;33:482-488.

Dierickx CC, Mazer JM, Sand M, Koenig S, Arigon V. Safety, tolerance and patient satisfaction with non-invasive cryolipolysis. Dermatol Surg. 2013;39(8):1209-1216.

Dover J, Burns J, Coleman S, Fitzpatrick R et al. A prospective clinical study of non-invasive cryolipolysis for subcutaneous fat layer reduction: interim report of available subject data. Lasers Surg Med. 2009:S21-45.

Fong GH. Regulation of angiogenesis by oxygen sensing mechanisms. J Mol Med (Berl). 2009;87(6):549-560.

Garibyan L, Sipprell WH, Jalian HR, Sakamoto FH, Anderson RR. Three-dimensional volumetric quantification of fat loss following cryolipolysis. Lasers Med Surg. 2014;46(2):75-80.

Hausman DB, Di Girolamo M, Bartness TJ, Hausman GJ, Martin RJ. The biology of white adipocyte proliferation. Obes Rev. 2001;2(4): 239-254.

Ho D, Jagdeo J. A systematic review of paradoxical adipose hyperplasia (PAH) post-cryolipolysis. J Drugs Dermatol. 2017 Jan 1;16(1):62-67. PMID: 28095535.Jalian HR, Avram M, Anderson RR. Rare side effects associated with cryolipolysis. Paper presented at: American Society for Laser Medicine and Surgery, Boston (MA); 2013.

Jalian HR, Avram MM, Garibyan L, Mihm MC, Anderson RR. Paradoxical adipose hyperplasia after cryolipolysis. JAMA Dermatol. 2014; 150(3):317-319.

Keaney TC, Naga LI. Men at risk for paradoxical adipose hyperplasia after cryolipolysis. J Cosmet Dermatol. 2016.

Khouri RK, Rigotti G, Khouri Jr RK et al. Tissue-engineered breast reconstruction with Brava-assisted fat grafting: a 7-year, 488 patient, multicenter experience. Plast Reconstr Surg. 2015;135(3):643-658.

Klein KB, Zelickson B, Riopelle JG, Okamoto E et al. Non-invasive cryolipolysistm for subcutaneous fat reduction does not affect serum lipid levels or liver function tests. Lasers Surg Med. 2009; 41:785-790.

Manstein D, Laubach H, Watanabe K, Farinelli W, Zurakowske D, Anderson RR. Selective cryolysis: a novel method of non-invasive fat removal. Lasers Surg Med. 2009;40:595-604.

Nelson AA, Wasserman D, Avram MM. Cryolipolysis for reduction of excess adipose tissue. Semin Cutan Med Surg. 2009;28:244-249.

Stewart N, Lim AC, Lowe PM, Goodman G. Lasers and laser-like device – Part I. Austral J Dermatol. 2013;54(3):173-183.

Youngstrom TG, Bartness TJ. White adipose tissue sympathetic nervous system denervation increases fat pad mass and fat cell number. Am J Physiol. 1998;275(5 Pt 2):R1488-1493.

• Plasma Fracionado para Tratamento Não Invasivo de Microcirurgia

Bogle MA, Arndt KA, Dover JS. Evaluation of plasma skin regeneration technology in low-energy full-facial rejuvenation. Arch Dermatol. 2007 Feb;143(2):168-174.

Cheles D, David JA. Xanthelasma efficacy of the Plasmage® device: a prospective multicenter study. Brera Medical Technologies, Italy.

D'Ardis MA, Conderas J, Gürsoy IV, Öztük S, Melo P, Freitas J et al. Plasma energy-based skin resurfacing for the treatment of blepharoptosis: efficacy of the Plasmage® device: a prospective multicenter clinical study. Brera Medical Technologies, Italy.

Embaby AS. Case reports on the potential of fractionated plasma on dermatological and medical aesthetic treatments.

Fathi R, Pfeiffer ML, Tsoukas M. Minimally invasive eyelid care in dermatology: medical, laser and cosmetic therapies. Clin Dermatol. 2015;33(2):207-216.

Foster KW, Moy RL, Fincher EF. Advances in plasma skin regeneration. J Cosmet Dermatol. 2008 Sep;7(3):169-179.

Kelly KM, Majaron B, Nelson JS. Non-ablative laser and light rejuvenation: the newest approach to photodamaged skin. Arch Facial Plast Surg. 2001;3(4):230-235.

Rossi E, Farnetani F, Trakatelli M, Ciardo S, Pellacani G. Microscopy study of plasma exeresis for non-surgical blepharoplasty of the upper eyelid: a pilot study. Dermatol Surg. 2017;0:1-8.

Sturrock PA. Plasma physics: an introduction to the theory of astrophysical, geophysical and laboratory plasmas. Cambridge University Press. ISBN: 978-0-521-44810-9.

CAPÍTULO 27

Procedimentos Cirúrgicos de Pequeno Porte

27.1 Assepsia e Antissepsia

• Cláudia Pires Amaral Maia

Introdução

As infecções do sítio cirúrgico (ISC) acompanham a humanidade desde o início dos tempos. No século XVI, o obstetra húngaro Ignaz Semmelweis recomendou que os médicos lavassem as mãos em água clorada antes de examinar as parturientes, o que resultou em uma diminuição drástica nas infecções puerperais e mortes maternas. Posteriormente, o cirurgião britânico Joseph Lister conseguiu demonstrar grande diminuição da mortalidade pós-amputação ao pulverizar fenol sobre o campo cirúrgico, e agora é considerado o pai da assepsia moderna.[1]

Apesar dos enormes avanços na tecnologia médica, o problema de ISC ainda é preocupante e difícil de se enfrentar.[1-3]

Conceitos

- **Assepsia:** conjunto de medidas pelos quais se consegue afastar os micro-organismos de um determinado ambiente, objeto ou campo operatório, buscando-se a ausência de contaminação bacteriana. Um ambiente asséptico é aquele que está livre de micro-organismos.[4]
- **Antissepsia:** inibição do crescimento ou destruição de germes patógenos em estado vegetativo nas superfícies vivas pelo uso de substâncias químicas.
- **Esterilização:** consiste na destruição de todas as formas microbianas, incluindo esporos, de um objeto, superfície ou meio por processos físicos ou químicos.[4,5]
- **Desinfecção:** destruição dos patógenos na forma vegetativa em superfícies inertes, mas nem sempre dos não patógenos.
- **Degermação:** significa a diminuição do número de micro-organismos patogênicos ou não, após a escovação da pele com água e sabão.
- **Fumigação:** dispersão sob forma de partículas de agentes desinfetantes como gases, líquidos ou sólidos.[4]

Na rotina, os termos antissépticos e desinfetantes são empregados como sinônimos. Entretanto, é caracterizado como antisséptico quando empregado em tecidos vivos e desinfetante quando utilizado em objetos inanimados.[4]

Bacteriologia

A pele é um órgão colonizado por múltiplos micro-organismos, que na maioria são inofensivos ou até benéficos para o hospedeiro. Estima-se que 1 cm^3 de pele contenha até 3 milhões de bactérias. A colonização da pele é altamente variável e depende da localização topográfica, dos fatores endógenos e exógenos do hospedeiro.[2]

□ Microbiota transitória e residente

A pele é colonizada por 2 tipos de flora bacteriana: a **residente** e a **transitória**.[4]

A **flora residente** é encontrada nas camadas mais profundas da pele, varia muito com o sítio anatômico, e é representada sobretudo por cocos Gram-positivos. Cerca de 90% da flora residente aeróbica é de *Staphylococcus epidermidis*, seguida por *S. aureus*, micrococos, difiteroides (*Corynebacterium*), *Streptococcus* sp., *Pityrosporum*, *Acinetobacter*, *Propionibacterium* e outros bacilos Gram-negativos (Quadro 27.1).[6]

Quadro 27.1. Micro-organismos que compõem a microbiota encontrada na pele humana.

Micro-organismos	Faixa de prevalência (%)
Staphylococcus epidermidis	85 a 100
Staphylococcus aureus	10 a 15
Streptococcus pyogenes (grupo A)	0 a 4
Propionibacterium acnes (difteroides anaeróbios)	45 a 100
Corinebactérias (difteroides aeróbios)	55
Candida spp.	Comum
Clostridium perfringens	40 a 60
Enterobacteriaceae	Incomum
Acinetobacter spp.	25
Moraxella spp.	5 a 15
Mycobacterium spp.	Raro

Fonte: Adaptado da Agência Nacional de Vigilância Sanitária, 2014.[7]

Todas estas bactérias são consideradas "de baixa virulência", mas quando em número suficiente, podem causar infecção da ferida cirúrgica, sobretudo em imunocomprometidos. A flora residente é responsável por diminuir o número das bactérias patogênicas, pela competição das mesmas pelos nutrientes.[6]

A **flora transitória** inclui os micro-organismos quase sempre associados às infecções das feridas. Localiza-se nas camadas superficiais da pele, é mais rica quanto maior a permanência em ambientes hospitalares e costuma resistir a inúmeros antibióticos, mas é removível com facilidade pela preparação pré-operatória adequada. O germe mais comum é o *S. aureus*, seguido pelo *Streptococcus* sp., que causam a maioria das infecções cirúrgicas em pacientes ambulatoriais. Nos pacientes hospitalizados, os patógenos mais comuns das infecções cirúrgicas são as bactérias Gram-negativas.[8-10] Essas bactérias podem colonizar um indivíduo saudável e gerar a transferência da bactéria à pele não intacta, como acontece com o *S. aureus* nas narinas e no períneo.[6] É frequentemente adquirida por profissionais de saúde durante contato direto com o paciente (colonizados ou infectados), ambiente, superfícies próximas ao paciente, produtos e equipamentos contaminados.[1,2,11]

A flora bacteriana apresenta variações de acordo com o sítio anatômico, sendo o *Streptococcus viridans* e o *Peptostreptococcus species* mais comuns na mucosa oral e o Enterococcus e *Escherichia coli* na região perineal e nas virilhas. Nas áreas de cartilagens, como as orelhas, a *Pseudomonas* sp. é o agente mais envolvido.[12]

Infecção do sítio cirúrgico (ISC)

As ISC são das infecções hospitalares mais comuns e sua incidência é estimada entre 2% e 11% em todas as intervenções cirúrgicas. Estão associadas ao aumento dos custos do tratamento, à hospitalização prorrogada e ao aumento da mortalidade. Além disto, podem causar cicatrizes desfigurantes, fato especialmente relevante no paciente dermatológico, que sempre busca excelência no resultado estético de suas cirurgias e procedimentos.[2]

São classificadas conforme o CDC (Centers for Disease Control and Prevention) em:[2,13]

1. **Superficial:** desenvolve-se dentro de 30 dias após a cirurgia e envolve pele e tecido subcutâneo (p. ex., cirurgias e procedimentos dermatológicos simples).
2. **Profunda:** após 30 dias ou dentro de um ano, se um corpo estranho foi implantado e envolve fáscia e músculos.
3. **Infecção por órgão ou cavidade corporal próxima ao local da cirurgia:** envolve órgãos ou espaços de órgãos que foi aberto ou manipulado durante uma operação. Desenvolve-se em 30 dias ou um ano se um corpo estranho foi implantado.

As cirurgias e os procedimentos dermatológicos podem apresentar ISC superficiais e profundas, conforme o nível de intervenção ou de implantação de materiais exógenos.

Os patógenos endógenos são os principais culpados por infecções no local cirúrgico. Isso inclui bactérias que normalmente residem na pele ou no órgão operado.

O *Staphylococcus aureus* é a causa mais comum de ISC nos últimos anos, e quase metade dos casos é por cepas resistentes à meticilina (MRSA). A colonização das vias aéreas superiores de pacientes cirúrgicos com MRSA está associada a um risco aumentado de ISC.[2,13]

As feridas cirúrgicas possuem diferentes riscos de contaminação, e portanto, são classificadas conforme a definição do CDC (Quadro 27.2).

A avaliação apropriada para o risco de ISC não se baseia apenas na classificação da ferida. Existem vários outros fatores de risco que contribuem para a ISC. Estes podem ser ligados ao paciente, como idade, desnutrição, diabetes, obesidade, infecções concomitantes, colonização por patógenos resistentes, imunossupressão etc. Entretanto, fatores dependentes dos procedimentos pré-cirúrgicos e cirúrgicos também são cruciais no surgimento das ISC, como técnicas de assepsia, remoção dos pelos, esterilização instrumental inadequada, hemostasia insuficiente, corpo estranho dentro da ferida, "espaço morto", trauma cirúrgico significativo, dentre outros.[2,11]

Agentes antissépticos

Os agentes antissépticos são componentes-chave dos programas de prevenção de infecções nosocomiais. Eles geralmente têm um espectro de atividade muito mais amplo que o dos antibióticos e tipicamente têm múltiplos alvos celulares não específicos, o que pode explicar a razão da resistência aos antissépticos ser menos prevalente do que aos antibióticos, particularmente nas altas concentrações. Apesar de seu amplo uso, nossa compreensão dos mecanismos de atividade antimicrobiana desses agentes é muitas vezes limitada e faltam atividades de vigilância necessárias para a identificação e a caracterização de organismos resistentes. Seu uso é muito menos regulado do que o uso de antibióticos, gerando preocupações com o desenvolvimento da resistência e o possível papel que esses agentes podem desempenhar na condução do surgimento de patógenos multirresistentes.[11] Os esporos bacterianos não são suscetíveis aos antissépticos atualmente disponíveis, sendo removidos apenas por meio da escovação mecânica.[14]

O agente antisséptico ideal deve ter um rápido início de ação, largo espectro, ação persistente, baixo risco de toxicidade e de hipersensibilidade. Deve também ser de fácil aplicação, além de ser cosmeticamente aceitável. Nenhum antisséptico satisfaz a todos os critérios, mas alguns são mais adequados que os outros. A escolha deve considerar a extensão do procedimento cirúrgico, as alergias do paciente e a área cirúrgica.[5,6,15,16]

Os mais utilizados são álcool, iodo e clorexidine (Quadro 27.3).[17]

□ Sabões

Os sabões comuns são usados no primeiro passo da preparação da pele. Agem removendo mecanicamente a sujidade e grande quantidade de bactérias superficiais.

□ Soluções antissépticas

Álcool

Os antissépticos à base de álcool são amplamente utilizados para desinfeção de superfícies e antissepsia da pele.[11]

É um solvente orgânico que provavelmente desnatura proteínas da parede celular e de outras estruturas necessárias para o metabolismo e o crescimento microbiano.[3,15] Age com rapidez, mas sem efeito residual. Para o uso na pele, são apropriados o *etanol*, o *n-propílico* e o *isopropílico*, mas há pouca diferença entre seus efeitos antimicrobianos, já que a efetividade se baseia mais na concentração empregada do que no tipo de álcool. As concentrações entre 60% e 80% são as mais efetivas, e em geral não se utiliza mais que 70% por causar xerose e dermatites. Concentrações maiores que 95% são menos potentes, pois as proteínas não são facilmente desnaturadas na ausência de água.[7,11,14]

É um excelente antisséptico de largo espectro, ativo contra bactérias Gram-positivas e Gram-negativas, incluindo patógenos multirresistentes (MRSA), *Mycobacterium tuberculosis* e vários fungos. Certos vírus envelopados

Quadro 27.2. Classificação das feridas conforme risco de contaminação.

Classificação da ferida	*Tipo*	*Risco de infecção*	*Características*	*Exemplos*
Classe I	Ferida limpa	< 2%	Feridas sem inflamação que não abordem trato respiratório, alimentar, geniturinário nem a cavidade orofaríngea	Laparotomia, ressecção mamária, intervenções vasculares, cirurgia cutânea em pele limpa
Classe II	Ferida limpa/ contaminada	< 10%	Cirurgias envolvendo trato respiratório, alimentar, genital ou urinário, sob condições controladas e sem evidência de infecção ou sem grande quebra na técnica estéril	Colecistectomia eletiva, ressecção do intestino delgado, laringectomia
Classe III	Ferida contaminada	Cerca de 20%	Feridas novas e acidentais, com grande quebra na técnica estéril ou derramamento bruto do trato gastrointestinal ou incisões com inflamação aguda e não purulenta	Apendicectomia, colecistite gangrenosa
Classe IV	Ferida suja/ infectada	> 40%	Feridas traumáticas antigas com tecido desvitalizado ou que envolva infecção clínica ou vísceras perfuradas. Os micro-organismos que causam infecção pós-operatória estavam presentes no campo operatório antes da cirurgia	Feridas traumáticas infectadas, abscessos

Fonte: Kolasinski, 2018; Garner e Anderson, 2016; e Dumville et al., 2015.

Quadro 27.3. Agentes antissépticos.

Grupo	*BGP*	*BGN*	*MBT*	*Fungos*	*Vírus*	*Ação residual*	*Velocidade de ação*	*Comentários*
Álcoois	+++	+++	+++	+++	+++	Ausente	Rápida	Concentração ótima: 70%
Clorexidine (2% ou 4%)	+++	++	+	+	+++	Excelente	Intermediária	Ototoxicidade e ceratite; raras reações alérgicas
Compostos do iodo	+++	+++	+++	++	++	Mínima	Intermediária	Causa queimaduras na pele
Iodóforos	+++	+++	+	++	++	Discutível	Intermediária	Irritação na pele menor que os compostos do iodo
Triclosan	+++	++	+	-	+++	Excelente	Intermediária	Aceitabilidade variável para as mãos

BGP: bacilo Gram-positivo; BGN: bacilo Gram-negativo; MBT: micobactéria.

Fontes: Adaptado da Agência Nacional de Vigilância Sanitária, 2014; e Rutala e Weber, 2016.

(herpes simples, HIV, Influenza, vírus sincicial respiratório e vaccinia) são suscetíveis quando testados *in vitro*. O vírus da hepatite B é um vírus envelopado, menos suscetível, mas inativado pelo álcool a 60% a 70% e o vírus da hepatite C também é inativado nestas concentrações.[7] Na concentração de 70%, o álcool pode destruir 90% das bactérias em dois minutos se mantido na superfície cutânea por esse período, e numa simples aplicação reduz 75% das bactérias cutâneas. É um agente de baixo custo, classificado como seguro e efetivo pela Food and Drug Administration (FDA). Possui o mais rápido início de ação dos antissépticos, e com ação bactericida confiável, sobretudo quando usado em associação com outros agentes antissépticos (iodóforos e gluconato de clorexidine),que lhes conferem efeito mais prolongado e persistente.[5,16] Sua grande desvantagem é ser inflamável, causando queimaduras se não secado de modo adequado antes da utilização de laser ou eletrocautério, além de exigir uma estocagem cuidadosa. Não deve ser aplicado dentro da ferida aberta, pois pode causar desnaturação proteica.[5-7]

Não há métodos padronizados de teste de suscetibilidade para avaliar a resistência ao álcool, entretanto, no contexto do uso clínico, a tolerância ao álcool em bactérias como estafilococos e estreptococos não foi relatada e os mecanismos de resistência ao álcool adquiridos ainda não foram identificados. Como com outros antissépticos, isso pode refletir o modo inespecífico de ação bactericida.

Clorexidine

O clorexidine tornou-se o principal antisséptico na prevenção de infecções relacionadas à assistência à saúde. Várias formas diferentes de clorexidina são usadas clinicamente, mas a mais comum é a forma solúvel em água, o gluconato de clorexidina (GC). É um derivado biguanida incolor e inodoro, considerado um agente extremamente seguro, cuja atividade se processa pela ruptura das membranas citoplasmáticas, resultando em precipitação ou coagulação de proteínas e ácidos nucleicos das bactérias. Tem rápido início de ação (mais lenta que o álcool), e mantém sua atividade residual sobre a pele por pelo menos seis horas, o que minimiza o risco de infecção. Tem largo espectro, e é mais efetivo contra bactérias Gram-positivas do que contra Gram-negativas.[7] Possui atividade bacteriostática e bactericida, dependendo da concentração utilizada.[7,11,15] Não tem ação contra esporos, a atividade contra o bacilo da tuberculose é mínima; tem baixo poder de inibição fúngica, é ativo contra alguns vírus envelopados (HIV, herpes simples, CMV e influenza) e com baixa atividade contra os vírus não envelopados (rotavírus, adenovírus e enterovírus).[14] Tem baixa toxicidade e irritabilidade, mínima absorção pela pele integra, sendo seguro até mesmo para uso em recém-nascidos, e é ideal para pacientes alérgicos ao iodo.[6] Não é degradado por sangue e outros materiais orgânicos. É ototóxico se instilado dentro do ouvido, e causa ceratite com erosão coreana se atingir os olhos, embora em concentrações muito baixas, o clorexidine esteja sendo usado como desinfetante para lentes de contato, sem efeitos adversos. Há relatos de casos raros de anafilaxia associada ao uso de clorexidine, sobretudo quando utilizado em mucosas.[18]

A solução de clorexidine é fórmula-dependente, em função da possibilidade de ser afetada por alterações de pH e de detergentes aniônicos.[19] É mais frequentemente usado em concentrações de 0,5% a 4%, dependendo da indicação clínica. Como desinfetantes para as mãos, geralmente contêm entre 0,5% e 4% de clorexidine, enquanto na descolonização por MRSA utiliza-se um líquido a 4%. A desinfecção pré-cirúrgica da pele geralmente utiliza uma suspensão líquida de 2% em álcool isopropílico a 70%, enquanto o banho de pacientes em UTI é normalmente realizado com 4% de líquido.[11]

As fórmulas principais são: solução alcóolica degermante a 2% ou 4%, solução alcoólica a 0,5% e solução aquosa a 0,2% (específica para procedimentos de ginecologia – obstetrícia).[5]

As associações com álcool mostram-se extremamente eficazes pela combinação da rápida ação do álcool à persistência do clorexidine. Suas aplicações clínicas mais difundidas referem-se à degermação das mãos da equipe cirúrgica e antissepsia final da pele antes dos procedimentos invasivos. Entretanto, é também utilizado para o banho pré-operatório, antisséptico uretral, e como antisséptico oral. Pode também ser impregnado em curativos e cateteres. Não se sabe exatamente a resistência dos patógenos comuns da pele ao clorexidine.[11]

Iodóforos

Agem pela liberação de iodo livre que provoca a inativação das bactérias pela formação de complexos com aminoácidos e ácidos graxos insaturados, prejudicando a síntese proteica e alterando as membranas celulares. Essa movimentação do iodo livre requer tempo – portanto, alguns minutos de contato (de 3 a 5) são necessários para que a atividade antimicrobiana se processe. A atividade não depende da secagem do local, pelo contrário, esta interrompe a liberação do iodo livre, e cessa qualquer atividade adicional.[7]

O iodo foi utilizado como antisséptico desde o século XIV, mas foi substituído pelos compostos iodóforos na década de 1960 por ser instável e altamente irritante para a pele. Os iodóforos são a combinação do iodo com um polímero, formando um complexo solúvel em água, que libera lentamente o iodo livre. Eles causam menor irritação na pele e menos reações alérgicas que o iodo, porém são mais irritantes que os outros antissépticos. Quanto à ação residual, as evidências são conflitantes quanto ao tempo de ação, variando de 30 minutos a 6 horas.[7]

O iodopovidone (PVPI) é o iodóforo mais usado, sendo classificado pela FDA como agente antisséptico seguro e efetivo como detergente sintético (degermante), solução alcoólica (tintura) ou água (tópico). Embora as soluções a 10% de PVPI sejam geralmente usadas para antissepsiar pré-cirúrgica da pele, concentrações mais baixas como 5% podem ser usadas para procedimentos oftalmológicos. O PVPI possui talvez o mais amplo espectro de atividade que qualquer antisséptico, com boa atividade contra uma variedade de bactérias, fungos e protozoários, incluindo espécies de *Pseudomonas*, *Staphylococcus*, *Mycobacterium*, *Candida* e *Trichophyton*. Também exibe atividade virucida e pode erradicar vírus como o Influenza, o HIV e o Ebola. Alguns relatos também sugerem que, com o aumento do tempo de exposição, o PVPI pode exibir atividade esporicida.[11]

É rapidamente neutralizado na presença de materiais orgânicos, como o sangue, e sua atividade antimicrobiana pode ser afetada pelo pH, temperatura, tempo de exposição e concentração. Não deve ser usado em feridas abertas por causa da sua toxicidade, podendo irritar e aumentar a incidência de infecção. As desvantagens incluem o potencial irritante e a breve atividade residual.[6,7,9,14]

Apesar do uso clínico generalizado de PVPI por muitas décadas, até o momento não houve relatos de resistência bacteriana. No entanto, seu uso clínico tem sido substituído pelo clorexidine em esquemas cirúrgicos de antissepsia principalmente pela atividade residual prolongada em comparação à do PVPI.[11]

Fortes evidências mostram que o uso de soluções antissépticas à base de álcool é mais eficaz para a preparação da pele no local cirúrgico em comparação com soluções aquosas na redução da infecção do sítio cirúrgico. Da mesma maneira, soluções alcoólicas de gluconato de clorexidine são mais benéficas do que PVPI à base de álcool, sendo portanto, mais recomendadas.[17]

Triclosan (ou Irgasan)

É um derivado fenólico, incolor, pouco solúvel em água, mas solúvel em álcool e detergentes aniônicos. Sua ação antimicrobiana ocorre pela difusão na parede bacteriana, inibindo a síntese da membrana citoplasmática, ácido ribonucleico, lipídios e proteínas, resultando na inibição ou morte bacteriana. Tem amplo espectro de atividade antimicrobiana, sendo bacteriostático ou bactericida. A atividade bactericida inclui bactérias Gram-positivas, incluindo MRSA, e bactérias Gram-negativas, como a *P. aeruginosa*, além de microbactérias. Possui atividade razoável contra *Candida* spp., mas é limitada contra fungos filamentosos, como *Aspergillus* spp.[7,20]

É absorvido pela pele, embora não seja alergênico. A velocidade de início de ação é intermediaria, mas, tem efeito persistente como o clorexidine. É usado em sabões comerciais na concentração entre 0,1% a 0,3% e em produtos degermantes para lavagem das mãos na concentração de até 2%, mas é menos eficaz para este fim do que clorexidina, PVPI e produtos alcoólicos.[5,7] A resistência ao triclosan é descrita na literatura, com diversos mecanismos relatados. Alguns micro-organismos, como *P. aeruginosa*, são inerentemente resistentes ao antisséptico, enquanto outros, como *S. aureus*, podem se tornar resistentes após a exposição.[11,20]

Agentes não recomendados

Embora muito utilizados no passado, alguns produtos não são hoje indicados como antissépticos, em função de fatores como toxicidade, reações de hipersensibilidade e, sobretudo, pela possibilidade de contaminação do produto por sua fraca ação. São eles: hexaclorofeno, mercuriais orgânicos, cloreto de benzalcônio (quaternário de amônia), hipoclorito de sódio a 0,5%, peróxido de hidrogênio (3%), éter, clorofórmio e acetona. Em geral, os 3 últimos podem ser utilizados como agentes desengordurantes, sem ação antisséptica.[21]

Técnicas de antissepsia

As técnicas de antissepsia têm como objetivo reduzir o número de patógenos em potencial que residem naturalmente na pele e limitar seu potencial de crescimento durante e após a cirurgia, minimizando o risco de ISC.[2]

A cirurgia dermatológica envolve baixo risco de infecção desde que haja uma preparação adequada. Biópsias simples e pequenas excisões em *shaving* raramente se tornam infectadas, porém não dispensam os cuidados das técnicas de antissepsia. Os procedimentos que envolvem grandes áreas e tecido celular subcutâneo ou uma maior movimentação tecidual requerem precauções extras, já que as infecções podem envolver a derme, o tecido celular subcutâneo e a fáscia.[5,16] A profilaxia antibiótica deve ser considerada em casos de pacientes de alto risco (portadores de próteses valvares, histórico de endocardite) que serão submetidos a cirurgias simples, como excisão e curetagem ou em amplas ressecções.[9] Para cirurgias em feridas contaminadas e sujas, o paciente deve receber não uma dose profilática, mas um curso completo de antibióticos.[2]

As técnicas de antissepsia e de controle da infecção são de responsabilidade do cirurgião dermatológico e devem fazer parte da rotina operatória. A pele deve ser preparada de modo adequado para diminuir a possibilidade da contaminação da ferida cirúrgica e de sua infecção subsequente. A técnica asséptica é também essencial para prevenir a transferência da infecção aos funcionários do ambulatório, equipamentos médicos e a outros pacientes.[5] A descontaminação de tecidos vivos depende da coordenação de 2 processos: limpeza e antissepsia.[4]

□ Preparo das mãos da equipe cirúrgica

A higiene das mãos (HM) é amplamente reconhecida como uma das principais estratégias para a prevenção das infecções relacionadas à assistência à saúde. As indicações para a lavagem das mãos no ambiente médico podem ser vistas no Quadro 27.4.

Quadro 27.4. Indicações para lavagem das mãos no ambiente médico.
• Após tocar fluidos, secreções e itens contaminados
• Após a retirada das luvas
• Antes de procedimentos no paciente
• Entre contatos com pacientes
• Entre procedimentos num mesmo paciente
• Antes e depois de atos fisiológicos
• Antes do preparo de soros e medicações
• Entre contatos com pacientes

Fonte: Oppermann e Pires, 2013.

A **HM de rotina** no cuidado assistencial ao paciente tem como objetivo remover sujeira, matéria orgânica e a microbiota transitória, enquanto o **preparo cirúrgico das mãos** deve eliminar a microbiota transitória e reduzir a microbiota residente. Desta maneira, o objetivo dessa medida para prevenir ISC é reduzir a liberação de bactérias da pele das mãos da equipe cirúrgica para a ferida aberta durante o período do procedimento cirúrgico, particularmente no caso de punção despercebida (microfuros) da luva cirúrgica.[17]

Higiene das mãos

É o procedimento mais simples e importante para a prevenção de infecções hospitalares pelos profissionais de saúde,[22] cuja técnica recomendada é a lavagem simples com água, sabão líquido comum, sem atividade germicida, sob fricção por 40 a 60 segundos, incluindo todas as superfícies das mãos, dedos e debaixo das unhas. Antes de iniciar esta técnica, é necessário retirar as joias (anéis, pulseiras, relógio), pois esses objetos podem acumular micro-organismos.[1,7] A secagem deve ser feita com papel toalha comum, evitando iniciar os passos seguintes de antissepsia sem que antes se complete totalmente a secagem, sob o risco de diluir o produto a ser utilizado a seguir. A sua eficácia depende da técnica e do tempo gasto durante o procedimento, entretanto, não há nenhum efeito sobre a microbiota residente da pele, mesmo dois minutos após o início desse procedimento. É importante na prevenção da disseminação de micro-organismos, especialmente os multirresistentes, e na eliminação mecânica de esporos bacterianos, muitas vezes veiculados pelas mãos dos profissionais de saúde.[7,23]

Para cirurgias dermatológicas na face, é importante que se certifique se houve a completa retirada de maquiagem e filtro solar, ou outros resíduos potencialmente contaminados antes de se efetuar a lavagem e antissepsia.[17,21]

Antissepsia cirúrgica das mãos (ou preparo cirúrgico das mãos)

Deve ser realizada antes de se calçar luvas estéreis para procedimentos cirúrgicos ou invasivos, e inclui 2 possíveis técnicas:

1) Utilização de produto degermante à base de PVPI ou GC:
   - Friccionar todas as superfícies das mãos e os antebraços (geralmente de dois a cinco minutos), não sendo necessários longos períodos de fricção (por exemplo, dez minutos). O tempo de duração é importante não só pela ação mecânica, como também por permitir contato suficiente dos produtos antimicrobianos, embora o tempo ideal dependa do agente utilizado.[8,17,24]
   - O uso de escovas é contraindicado por ocasionar lesões na pele.[17]
   - Enxaguar as mãos e antebraços em água corrente em uma única direção, das pontas dos dedos para o cotovelo.
   - Secar as mãos e antebraços com uma compressa estéril e técnica asséptica, antes de vestir avental e calçar luvas.
2) Fricção com preparação alcoólica (PA):
   - Utilizar PA para antissepsia cirúrgica das mãos com atividade prolongada (residual), seguindo as instruções do fabricante para os tempos de aplicação.
   - Aplicar o produto apenas em mãos secas, uma quantidade suficiente do produto para manter as mãos e os antebraços úmidos com o produto alcoólico durante todo o procedimento de preparação das mãos para a cirurgia.
   - Não combinar sequencialmente preparações degermante (que contêm detergentes) e preparações alcoólicas.
   - Após aplicação da PA conforme recomendação, deixar secar rigorosamente mãos e antebraços antes de calçar luvas estéreis.[24]

Há evidências científicas sobre a segurança do uso da técnica de fricção com PA, que pode, portanto, substituir a técnica tradicional com CHG ou PVPI degermante no preparo pré-operatório das mãos. Além da eficácia antimicrobiana comprovada, a técnica com PA também apresenta outras vantagens, como menor tempo de procedimento (propiciando maior adesão), menor irritação na pele das mãos, redução de custos, economia de água e redução de resíduos sólidos.

Não é necessário lavar as mãos antes da fricção das mãos com PA para um segundo procedimento cirúrgico, exceto se as mãos estiverem visivelmente sujas. Neste caso, elas devem ser lavadas com sabonete líquido sem antimicrobiano. A atividade antimicrobiana da PA pode ser prejudicada se as mãos não estiverem completamente secas antes de aplicar o produto. O uso sequencial de degermante à base de PVPI ou CG e a PA está contraindicado.

As soluções antissépticas devem apresentar efeito residual e persistente local, retardando o processo de recolonização bacteriana que leva de quatro a seis horas, e é efetuado antes de se calçar as luvas estéreis.

Após a antissepsia adequada das mãos, é indicado o uso de luvas estéreis para qualquer procedimento cirúrgico ou invasivo. A luva protege o médico de uma contaminação grosseira de matéria orgânica, porém a microporosidade da luva e a sua fragilidade que ocasiona furos pode acarretar possível contaminação. O uso de luvas sem talco é atualmente mais preconizado, evitando-se deixar resíduo nas mãos do cirurgião após a cirurgia.[23]

Preparo do campo cirúrgico

□ Remoção dos pelos

A tricotomia com lâminas ao redor do campo operatório realizada várias horas antes da cirurgia foi rotina por vários anos, mas tem sido atualmente contraindicada, pois causa micro injúrias que podem propiciar infecções.[2,13] Atualmente, é recomendado que pacientes submetidos a qualquer procedimento cirúrgico não removam os cabelos, ou, se for absolutamente necessário, que sejam removidos apenas com uma tesoura, imediatamente antes da cirurgia. Há fortes evidências de que a raspagem com lâminas (seja no pré-operatório ou na sala de cirurgia) apresente aumento significativo do risco de ISC se comparado à não remoção dos pelos ou à utilização de tesoura.[17]

□ Antissepsia do campo operatório

Com a simples lavagem com água e sabão comum do local antes da cirurgia, obtém-se uma dramática redução da quantidade de bactérias. Portanto, a Organização Mundial da Saúde (OMS) recomenda que é uma boa prática clínica que os pacientes tomem banho antes do procedimento cirúrgico, para garantir que a pele esteja tão limpa quanto possível, e que se reduza o contingente bacteriano, principalmente no sítio de incisão.[17]

A antissepsia do campo operatório deve ser feita em 2 fases: a **degermação** e a **antissepsia** propriamente dita. Na degermação, lava-se minuciosamente o campo operatório com esponja ou compressa estéril, utilizando-se solução antisséptica degermante. O enxague é feito com água estéril e a secagem com compressas estéreis. Em seguida, a área deve sofrer aplicação de antisséptico em veículo alcoólico do centro para a periferia, dando especial atenção às reentrâncias naturais e às dobras cutâneas, deixando a solução secar sobre a pele. O antisséptico pode ser associado a um degermante de forma que em um único processo se tenha 2 ações: a limpeza e a antissepsia com destruição de germes da pele ou mucosa do sítio cirúrgico.[25]

A área de antissepsia deve ser ampla, abrangendo o local da incisão, com margem de segurança para as áreas onde o cirurgião poderá tocar durante a cirurgia ou se houver necessidade de ampliação da incisão. Quando o campo operatório abrange mucosas, a antissepsia também deve ser realizada, e os produtos indicados são aqueles em veículo aquoso, e não alcoólico.[25] O campo cirúrgico estéril é um complemento necessário, pois auxilia na proteção da região estéril e no apoio instrumental próximo à área de trabalho.[21]

Técnica asséptica

A técnica asséptica visa prevenir a contaminação de superfície, artigos e feridas abertas, isolando-os do ambiente físico não estéril ao seu redor e garantindo que procedimentos sejam realizados com segurança. Visam minimizar as ISC, que são a maior causa de morbimortalidade pós-operatória, além de aumento de custos. Apesar da causa multifatorial, as ISC muitas vezes são ocasionadas por falhas na antissepsia cirúrgica das mãos da equipe cirúrgica, causando inclusive surtos.

A paramentação cirúrgica consiste na antissepsia cirúrgica das mãos, utilização de aventais e luvas esterilizadas, além de gorro e máscara. Apesar do uso de luvas cirúrgicas, a transmissão de micro-organismos das mãos da equipe cirúrgica para o paciente pode ocorrer. Ao final da cirurgia, cerca de 18% das luvas cirúrgicas apresentam microperfurações, sendo que em mais de 80% dos casos essas perfurações não são percebidas pelos cirurgiões, e podem dobrar o risco de ISC, tornando essencial o preparo prévio das mãos. O antisséptico deve ser capaz de eliminar totalmente a microbiota transitória das mãos e reduzir significativamente a residente no começo do procedimento, e inibir o seu crescimento em mãos enluvadas até o final da cirurgia.[26]

A manutenção da área estéril onde é realizada a cirurgia é obtida com a utilização de campos estéreis, paramentação dos profissionais e técnicas corretas de circulação de sala e de abertura dos artigos. O paciente é considerado o centro da área estéril, em torno do qual devem ser agrupadas as mesas de instrumentais e equipamentos. Todos os profissionais que adentram nessa área devem utilizar avental e luvas estéreis, gorro e máscara. O profissional deve manter as mãos sempre no nível do campo cirurgia, e é inadequado encostar-se em áreas não estéreis em função do risco de contaminação. O profissional deve-se manter sempre de frente para a área estéril. Na mesa instrumental, só a superfície do tampo é considerada área estéril. As embalagens dos artigos estéreis devem propiciar abertura asséptica e, ao abrir caixas ou pacotes, consideram-se as bordas como não estéreis. As tampas de frascos abertos são consideradas como não estéreis e não devem ser recolocadas; recomenda-se utilizar todo o conteúdo do frasco ou desprezar as sobras. Pinças de transferência são contraindicadas, pois se contaminam com facilidade, favorecendo erros de técnica. A mesa de instrumentais deve ser montada imediatamente antes do procedimento cirurgia, sendo inadequado prepará-la com antecedência e cobri-la com campo estéril, pois no momento de tirar o campo é comum ocorrer contaminação. A atenção e a vigilância da área estéril devem ser praticadas por todos os profissionais na sala cirúrgica a fim de identificar qualquer contaminação ocorrida, procedendo a imediata troca do material ou paramentação.[16]

Os campos cirúrgicos estabelecem uma barreira asséptica que minimiza a passagem de micro-organismos entre as áreas estéreis e as não estéreis. Eles podem ser reutilizáveis (tecido) ou descartáveis, havendo atualmente campos plásticos adesivos.

O cirurgião deve se paramentar para manipular um campo estéril. As mãos devem ser cobertas por luvas esterilizadas, que tem 2 funções: proteger o paciente das mãos do cirurgião e proteger o cirurgião de sangue potencialmente contaminado. As luvas devem ser visualmente examinadas durante o procedimento, e trocadas sem demora em caso de perfurações. As luvas não esterilizadas podem ser utilizadas para procedimentos menos invasivos, como cirurgia de acne. Os aventais têm como objetivo prevenir a dispersão das bactérias no ar provenientes dos antebraços, pescoço e demais áreas expostas da pele e evitar o contato da pele do cirurgião com sangue e fluidos corporais. O uso de máscara tem como objetivo prevenir a contaminação da incisão por gotículas exaladas pelo cirurgião, e para a proteção do próprio profissional de saúde diante da exposição de fluidos corporais e sangue. Nesse sentido, os óculos com proteção lateral rígida também devem ser utilizados. Os gorros visam reduzir a contaminação microbiana do campo proveniente do cabelo e couro cabeludo, já que estes dispersam muitas partículas carreadoras de bactérias.[26]

Assepsia e antissepsia em procedimentos estéticos

Os procedimentos estéticos têm diversos graus de complexidade. Nas grandes cirurgias plásticas estéticas, lipomodulação, dermoabrasão e *resurfacing* a laser há grande dano tecidual e vascular, que resultarão em grande edema local com sequestro de líquido, distúrbios hidreletrolíticos, alterações endócrinas e hemodinâmicas. Consequentemente, o risco de ISC se assemelha às demais cirurgias eletivas não estéticas. Entretanto, vários procedimentos estéticos ambulatoriais são bem mais simples do que os citados anteriormente. Eles incluem as técnicas de preenchimentos, mesoterapia, tratamento com toxina botulínica, criocirurgia estética, dentre outros. Embora haja risco de infecção pós-cirúrgica, não se costuma observá-la já que a maioria classifica-se como procedimentos superficiais conforme os critérios do CDC,[13] desde que respeitados os preceitos da técnica asséptica. Observa-se na prática diária que a técnica de assepsia das mãos do cirurgião, não é sempre adotada, restringindo-se à lavagem simples das mãos e à utilização de luvas estéreis, além da antissepsia do sítio cirurgia. Entretanto, a adequada execução de todas as etapas da técnica de antissepsia, incluindo a antissepsia cirúrgica das mãos, certamente garantirão menor risco em relação à ISC. Seguindo recomendações da OMS e CDC, a utilização de preparações alcóolicas para antissepsia cirúrgica das mãos pode substituir a técnica tradicional com CG ou PVPI contendo detergente, ressaltando a eficácia do álcool, o baixo custo, a rapidez de aplicação, o menor efeito lesivo à pele e os ganhos ecológicos.[26]

27.2 Manejo Anestésico nos Procedimentos Ambulatoriais

- Sergio Schrader Serpa
- Patrícia Ormiga Galvão Barbosa Serpa

Os procedimentos cirúrgicos ambulatoriais têm sido executados com frequência crescente pelos dermatologistas. Assim sendo, o uso apropriado da anestesia no ambulatório é de grande importância, pois aumenta a segurança, maximiza o conforto, minimiza a dor e o sofrimento do paciente e reduz os custos do procedimento médico, uma vez que se evita o centro cirúrgico e o requerimento de outros profissionais para a administração dos anestésicos, a monitoração e a observação pós-operatória prolongada.

Anestesia local e regional

Define-se por anestesia local a perda reversível da sensação em área do corpo relativamente circunscrita, por meio de injeção ou aplicação tópica de agentes que deprimem a excitação de terminais nervosos ou inibem a condução ao longo de um nervo periférico. A anestesia regional envolve o mesmo processo, abrangendo grandes áreas de tecido subcutâneo ou bloqueando nervos periféricos importantes.[1]

☐ Agentes anestésicos locais

Os procedimentos cirúrgicos ambulatoriais vêm sendo executados com os anestésicos locais por mais de um século, com baixíssima ocorrência de complicações.[2] A anestesia local é eficaz para a quase totalidade dos procedimentos da cirurgia dermatológica, sem os riscos associados à anestesia geral. Inovações recentes, como a anestesia tópica e a infiltração tumescente, trouxeram maior conforto, segurança e campos operatórios maiores.

Os anestésicos locais são divididos em 2 grupos, de acordo com a estrutura química da porção aromática, éster ou amida, que vai definir como a molécula vai ser metabolizada e excretada (Quadro 27.5). Essas substâncias agem por inibição da fase de despolarização durante a excitação do nervo, ao interferirem no influxo de íons sódio, o que previne o potencial de ação ao alcançar o limiar de disparo e bloqueia a propagação do impulso elétrico ao longo do nervo.[3]

Quadro 27.5. Agentes anestésicos locais.

Grupo	*Agentes*	*Metabolismo e excreção*
Éster	Procaína Cloroprocaína Tetracaína Benzocaína Cocaína	Metabolizados no plasma pela pseudocolinesterase e excretados na urina
Amida	Lidocaína Bupivacaína* Prilocaína Mepivacaína Etidocaína* Ropivacaína*	Metabolizados no fígado por enzimas microssomais e excretados na urina

* A bupivacaína, a etidocaína e a ropivacaína têm efeitos anestésicos mais duradouros.

As reações tóxicas dos anestésicos locais são extremamente raras quando a aplicação é cuidadosa para evitar injeção intravascular inadvertida e quando a dosagem máxima é respeitada. As doses máximas recomendadas, com base no uso de lidocaína, o agente anestésico local mais utilizado, garantem a segurança da técnica (Quadro 27.6).[1]

Quadro 27.6. Doses máximas recomendadas de lidocaína.

Adulto de 70 kg	
Lidocaína	4 mg/kg-300 mg (15 mL de solução a 2%)
Lidocaína + adrenalina 1:100.000	7 mg/kg-500 mg (25 mL de solução a 2%)
Crianças*	
Lidocaína	1/2 a 1/3 da dose de adultos
Lidocaína + adrenalina	3 a 4,5 mg/kg 1:100.000

*Recomenda-se usar solução a 0,5% em crianças.

Vasoconstritores

A adição de vasoconstritores às soluções anestésicas visa provocar vasoconstrição, contrapondo-se ao efeito vasodilatador do anestésico local. Isso causa redução da quantidade de anestésico requerida e de sua reabsorção, prolonga a duração de ação e provoca menor perda de sangue. O início da ação anestésica com a injeção de solução anestésica com vasoconstritor é imediato, mas o efeito vasoconstritor imediato demora entre 7 e 15 minutos. A adrenalina é o agente mais utilizado, mas outros agentes menos potentes estão disponíveis, como a fenilefrina, a levonordefrina e a noradrenalina. A maioria das soluções disponíveis no mercado contém adrenalina nas concentrações de 1:100.000 ou 1:200.000. O uso de soluções mais concentradas não traz vantagens e aumenta o risco de necrose tecidual em função de isquemia prolongada, enquanto concentrações de 1:500.000 e 1:1.000.000 mostram-se eficazes na técnica tumescente. A quantidade total de adrenalina nas soluções anestésicas não deve exceder 1 mg (1 mL de solução 1:1.000). As soluções anestésicas contendo adrenalina são preparadas pelos fabricantes em pH baixo, para evitar a degradação da adrenalina. Para minimizar a dor, é comum fazer a mistura entre o anestésico local e a adrenalina no momento da cirurgia; no entanto, a atenção deve ser redobrada para evitar um erro na concentração da adrenalina.[3,4]

Bicarbonato de sódio

A adição de bicarbonato de sódio torna a injeção da solução anestésica menos dolorosa sem afetar significativamente o início de ação e a duração da anestesia. Deve-se adicionar bicarbonato de sódio a 8,4% (1 mEq/mL) na razão de 1:10, ou adicionar 1 mL de bicarbonato a 10 mL de lidocaína com adrenalina e, assim, o pH da solução se aproxima do fisiológico. A estocagem dessa solução tamponada preparada pelo médico é prática comum, mas deve ser armazenada entre 0 °C e 4 °C e não deve exceder duas semanas, em função da diminuição do efeito da adrenalina.[5-7]

Efeitos colaterais da anestesia local

Reações locais

As reações locais dividem-se naquelas usuais e esperadas, como: dor, queimação e equimoses e as decorrentes da transfixação de um nervo pela agulha.[1] A dor e a queimação ocorrem pela picada da agulha, pela irritação da solução anestésica e pela distensão dos tecidos. A dor da picada pode ser minimizada ao se escolher agulhas de menor calibre (30 G ou 30 1/2 G), ou pelo uso de anestesia tópica antes da injeção. A sensação de queimação, provocada pelo baixo pH das soluções anestésicas, sobretudo aquelas estocadas com adrenalina, pode ser diminuída ao se misturar a adrenalina à lidocaína no momento da cirurgia, ou tamponar-se a solução com bicarbonato de sódio. A dor pela distensão dos tecidos é menor quanto mais lenta for a velocidade de injeção, ou injetar-se a solução na hipoderme.

Reações sistêmicas

A utilização de pequenas doses de anestésicos locais costuma ser segura, e poucos pacientes apresentam complicações, em sua maioria de respostas vasovagais, e muito raramente reações alérgicas. Quando doses maiores de anestésicos locais são administradas, deve-se prestar atenção à possibilidade dos seus efeitos tóxicos, à alteração de seu metabolismo provocada por certas doenças sistêmicas e às interações medicamentosas.

Alguns pacientes podem apresentar reações psicogênicas em decorrência da ansiedade pela espera do procedimento e por "medo de agulhas". Nesses casos, a injeção do anestésico pode provocar um episódio vasovagal, que resulta em bradicardia, hipotensão e até perda da consciência. A anamnese deve incluir perguntas sobre a ocorrência anterior desses episódios, e a conduta nos reflexos vagais inclui: posição de Trendelenburg, monitorização dos sinais vitais, garantia da perfusão das vias aéreas e, se necessário, adrenalina subcutânea ou estimulação com amônia.[8]

As reações alérgicas mediadas por IgE aos anestésicos locais são muito raras e provavelmente não ultrapassam 1% de todas as reações adversas aos anestésicos locais. As pessoas que dizem ter apresentado alergia a um anestésico local na realidade tiveram um evento vasovagal ou uma reação ao vasoconstritor. A alergia verdadeira é caracterizada por urticária, angioedema, broncoespasmo, rinorreia, colapso vascular e choque. A maioria dos casos é decorrente dos agentes do grupo éster, que apresentam como principal metabólito o ácido paraminobenzoico (PABA), e pode ser causada por preservativos parabenos adicionados aos frascos, também relacionados com o PABA, e pelos metabissulfitos, antioxidantes adicionados às soluções com vasoconstritores. Alguns pacientes apresentam testes de contato positivos à benzocaína, mas em geral não há reação cruzada de hipersensibilidade retardada com outros anestésicos locais. Os pacientes com testes de contato positivos a um dos agentes do grupo éster podem receber anestésicos do grupo amida que não contenham parabenos como preservativo.[9]

As células nervosas, as células musculares cardíacas e as fibras do sistema de condução cardíaco são suscetíveis aos efeitos farmacológicos dos anestésicos locais. No sistema nervoso central (SNC), há bloqueio das sinapses corticais inibitórias, com consequente liberação dos neurônios excitatórios, que se manifesta por contrações musculares involuntárias, diplopia, parestesias, agitação, desorientação, tonteiras e convulsões. Se os níveis tóxicos do fármaco aumentarem, os neurônios excitatórios são inativados, havendo depressão do SNC e perda da consciência. No aparelho cardiovascular (ACV), há vasodilatação seguida de diminuição da contratilidade, resultando em redução do débito cardíaco e hipotensão e, com níveis maiores, há alterações na condução cardíaca, bloqueio atrioventricular e parada cardíaca (Quadro 27.7). As principais causas de ocorrência de toxicidade são decorrentes do erro no cálculo da dose total do anestésico, ou por injeção intravascular acidental. O uso de outros fármacos pode potencializar a toxicidade do anestésico local, sobretudo nos pacientes com doenças hepáticas, renais ou cardíacas subjacentes, que diminuem o metabolismo e a excreção do fármaco (Quadro 27.8).[3,4,8]

Quadro 27.7. Efeitos tóxicos dos anestésicos locais no SNC e ACV.

Efeitos no SNC	• Zumbido nos ouvidos • Parestesia nos lábios e na língua • Náusea e vômitos • Paladar metálico • Diplopia e nistagmo • Tremor da face e das mãos • Excitação • Convulsões • Apneia e coma
Efeitos no ACV	• Vasodilatação capilar • Hipotensão • Prolongamento no tempo de condução • Bloqueio AV • Bradicardia

Quadro 27.8. Fatores que contribuem para a toxicidade dos anestésicos locais.

- Dosagem excessiva
- Injeção intravascular inadvertida
- Interação com fármacos – propranolol, cimetidina, difenil-hidantoína
- Doenças cardíaca, renal ou hepática

Os vasoconstritores adicionados às soluções de anestésicos locais podem também provocar efeitos adversos, dentre eles taquicardia, elevação na pressão sanguínea, tremores, ansiedade, taquipneia, palpitação e cefaleia. Em geral, essas reações seguem a injeção de grande quantidade de adrenalina em áreas com vascularização intensa, como a face e o couro cabeludo, ou pela injeção intravascular inadvertida. Em raros casos, em pacientes com doença cardíaca isquêmica, hipertireoidismo, hipertensão grave, feocromocitoma, ou na interação com outros fármacos, podem ocorrer efeitos mais graves, como arritmias cardíacas, acidente vascular cerebral e infarto agudo do miocárdio. As soluções com vasoconstritores devem ser evitadas nas áreas acrais, como os dedos das mãos e dos pés. A incidência das reações sistêmicas aos vasoconstritores é minimizada pela injeção cuidadosa da menor quantidade de solução anestésica, com a menor concentração de vasoconstritor para alcançar os efeitos desejados, assim como pela exclusão daqueles pacientes com mais probabilidades de serem mais sensíveis à adrenalina.[3,4]

Os efeitos apresentados ocorrem em progressão, de acordo com o aumento dos níveis sanguíneos do anestésico local.

▫ Anestésicos locais e gravidez

Os anestésicos locais são capazes de atravessar a placenta por difusão passiva, mas em um grande estudo retrospectivo a exposição a essas substâncias não foi relacionada com riscos aumentados de malformações congênitas. Ainda assim, alguns autores recomendam evitar o uso dos anestésicos locais no primeiro trimestre de gestação. Contudo, os procedimentos maiores devem ser prorrogados para após o parto sempre que possível, em função do risco de reações tóxicas no feto. Os procedimentos mais simples, como biopsias de pele, podem ser realizados com riscos mínimos ou ausentes para o feto. Todos os anestésicos locais são excretados no leite materno, e a toxicidade é possível se grandes quantidades dessas substâncias forem utilizadas; portanto, os procedimentos maiores eletivos devem ser evitados durante a amamentação.[3,4]

▫ Interações medicamentosas

As interações medicamentosas raramente causam problemas quando pequenos volumes de anestésicos locais são utilizados, como é o caso da maioria das cirurgias dermatológicas, mas cuidados devem ser tomados com alguns medicamentos. A administração concomitante de adrenalina e inibidores da monoaminoxidase, de antidepressivos tricíclicos ou de fenotiazinas pode provocar hipotensão prolongada ou crise hipertensiva. A concomitância com os betabloqueadores produz hipertensão e bradicardia reflexa, decorrente do efeito α-adrenérgico sem oposição da adrenalina. As fenotiazinas podem causar hipotensão em função dos efeitos vasodilatadores dos anestésicos locais sobre os seus efeitos irreversíveis de bloqueio α-adrenérgico. A cimetidina, os betabloqueadores e a procainamida diminuem o fluxo sanguíneo hepático, podendo causar aumento no pico sanguíneo do anestésico local.[10,11]

Aplicações da anestesia local e regional nos procedimentos dermatológicos ambulatoriais

Há vários métodos de indução da anestesia local na pele: anestesia tópica, infiltração local, bloqueio de campo, técnica tumescente e bloqueio de nervos periféricos.

Anestesia tópica

O uso da anestesia tópica em superfícies epitelizadas é limitado pela demora em se alcançar o efeito, a necessidade de oclusão e a pequena profundidade alcançada (derme papilar). A mistura eutética de lidocaína a 2,5% e prilocaína a 2,5%, em creme ou adesivo é a fórmula mais utilizada e reduz os estímulos dolorosos nos procedimentos cirúrgicos superficiais. Deve ser usada sob oclusão, por 60 a 120 minutos, em camada espessa de cerca de 1,5 g a 2 g para cada 10 cm^2. Em crianças com menos de um ano, a dose total não deve exceder 2 g.[12] A lidocaína a 4% encapsulada em veículo lipossômico é também eficaz em reduzir a dor nos procedimentos cirúrgicos superficiais, porém com duração anestésica maior, em função do carreador lipídico. A ametocaína, uma preparação em gel de tetracaína a 4%, tem início rápido de ação (40 minutos) e duração anestésica maior que a mistura eutética de lidocaína e prilocaína.[13] Uma mistura de lidocaína a 7% e tetracaína a 7% em base cremosa foi recentemente lançada e, após sua aplicação, o ressecamento do creme produz um filme flexível que fixa o anestésico na pele até que seja removido. Acredita-se que o filme flexível funciona como um produto oclusivo que facilitaria a absorção do fármaco e a sua deposição na pele.[14,15]

O bloqueio da dor nas mucosas é alcançado com mais facilidade com a anestesia tópica em função da ausência de camada córnea. Utiliza-se mais amiúde a lidocaína 2% a 20% em gel ou *spray* ou a benzocaína a 20% em *spray*. Outros métodos de anestesia tópica descritos, como a iontoforese de lidocaína e a crioterapia, são pouco utilizados, embora seja comum a aplicação de compressas geladas antes da injeção da toxina botulínica para prevenir dor e equimoses.[1]

Indicações:

- Remoção do molusco contagioso em crianças.
- *Shaving* de lesões superficiais (queratose seborreica, verruga e nevo celular).
- Antes da picada da anestesia infiltrativa ou do bloqueio de nervo periférico.
- Antes de infiltração intralesional de triancinolona.
- Aplicação de toxina botulínica.
- Preenchimento cutâneo.
- *Resurfacing* com laser ablativo.

Infiltração local

A anestesia por infiltração local ocorre pela ação dos anestésicos locais nas terminações nervosas localizadas na derme e/ou na hipoderme. A injeção intradérmica produz efeito imediato, enquanto a injeção hipodérmica é menos dolorosa e tem início de ação mais demorado, já que o anestésico precisa difundir-se para a derme. A infiltração local distorce a superfície cutânea e dificulta a execução de alguns procedimentos, portanto deve-se adotar a injeção hipodérmica para a realização de *shaving* e optar pela anestesia tópica ou pelo bloqueio de nervo periférico no preenchimento cutâneo. Quando houver sinais de inflamação na pele a ser anestesiada, a infiltração local pode não ser eficaz, parte em função do baixo pH que a inflamação provoca. Nesse caso, o bloqueio de campo está mais indicado.[16]

Indicações:

- biopsia por *punch*;
- pequenas excisões em fusos;
- *shaving;*
- criocirurgia.

Bloqueio de campo

No bloqueio de campo, o anestésico local é infiltrado na derme e hipoderme numa circunferência em torno do local do procedimento, bloqueando os impulsos nervosos gerados nesta área central. Essa técnica não distorce a superfície cutânea da área a ser operada, evita o rompimento da cápsula do cisto epidérmico e previne possíveis implantes de células neoplásicas. O bloqueio de campo diminui a quantidade de anestésico local a ser utilizada quando uma grande área necessita ser anestesiada.[16]

Indicações:

- fusos, enxertos e retalhos;
- exérese de tumores;
- exérese de cistos e lipomas.

Bloqueio do pavilhão auricular

O bloqueio de campo da orelha provoca anestesia do pavilhão auricular, excetuando-se a concha e o canal auditivo externo. A orelha é inervada principalmente por 4 nervos. Os nervos auriculotemporal, grande auricular e occipital menor são envolvidos no bloqueio da orelha, enquanto o ramo auricular do nervo vago inerva a concha e o canal auditivo. Utiliza-se seringa de 5 mL ou 10 mL montada com agulha 21 G ou 22 G e solução de lidocaína a 2% com adrenalina 1:100.000. Pode-se infiltrar a pele nos locais de inserção da agulha mais calibrosa com agulha 30 G (Figura 27.1).[16]

Técnica:

- Insere-se a agulha sob a inserção do lóbulo e injeta-se a solução em direção ao trago, no plano subcutâneo. Em seguida, a agulha é redirecionada para injetar a solução ao longo do sulco auricular posterior.
- Insere-se a agulha no ponto mais alto do sulco auricular superior e injeta-se a solução em direção ao trago. Em seguida, redireciona-se a agulha para o sulco auricular posterior.
- Se a concha e/ou o canal auditivo precisarem ser anestesiados, deve-se proceder à infiltração local destas regiões.

Indicações:

- retalhos e enxertos do pavilhão auricular;
- correção da fenda de lóbulo de orelha;
- cirurgia de queloide do lóbulo de orelha.

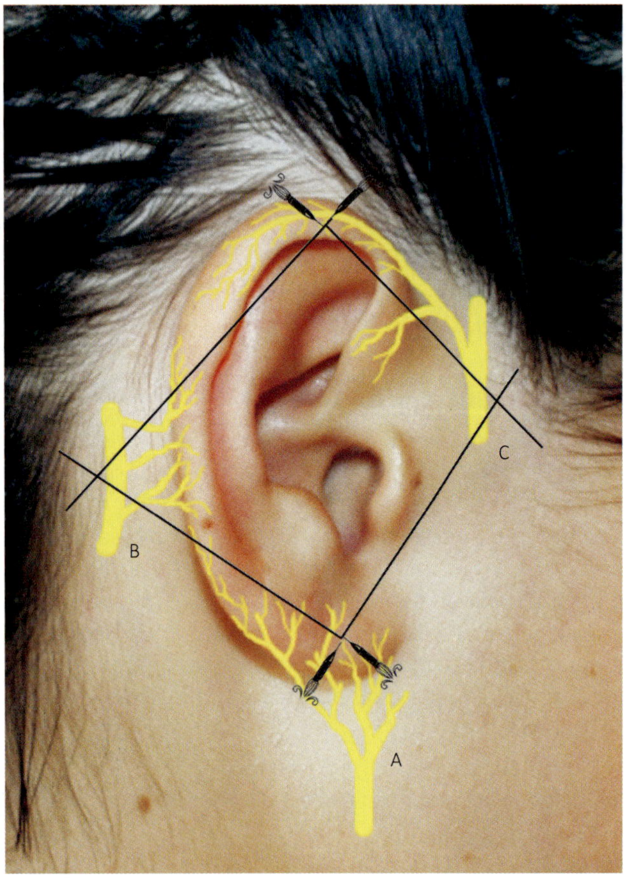

Figura 27.1. Bloqueio de pavilhão auricular.
A: N. grande auricular; B: N. auricular menor; C: N. auriculotemporal.
Fonte: Acervo da autoria do capítulo.

Bloqueio do nariz

O nariz é inervado pelos ramos oftálmico e maxilar do nervo trigêmeo. O nervo infratroclear inerva a parte superior do dorso nasal e o nervo nasal externo, a parte inferior do dorso e a ponta do nariz. O nervo infraorbital inerva a asa nasal, a parede lateral do nariz e a columela. Utiliza-se seringa de 5 mL ou 10 mL montada com agulha 30 G e solução de lidocaína a 2% com adrenalina 1:200.000 (Figura 27.2).[16]

Técnica:

- Faz-se um botão anestésico na pele sobre a ponte nasal e direciona-se a agulha inferolateralmente para injetar 2 mL a 4 mL de solução anestésica, em forma de leque, do canto medial até a parede lateral do nariz. Uma alternativa ao bloqueio das paredes laterais do nariz seria o bloqueio dos nervos infraorbitais, o que também anestesia a pálpebra inferior, o maxilar superior e a região malar.
- Insere-se a agulha próximo à junção da asa nasal com o sulco nasogeniano e direciona-se a injeção superiormente para a junção nasofacial. Em seguida, redireciona-se a agulha medialmente, para anestesiar a columela, ou pode-se também infiltrar localmente a columela.
- Insere-se a agulha no dorso nasal, na junção da cartilagem com o osso nasal, e injeta-se a solução inferolateralmente, na direção do sulco nasofacial.

Indicações:

- retalhos e enxertos do nariz;
- dermoabrasão ou radiofrequência do rinofima.

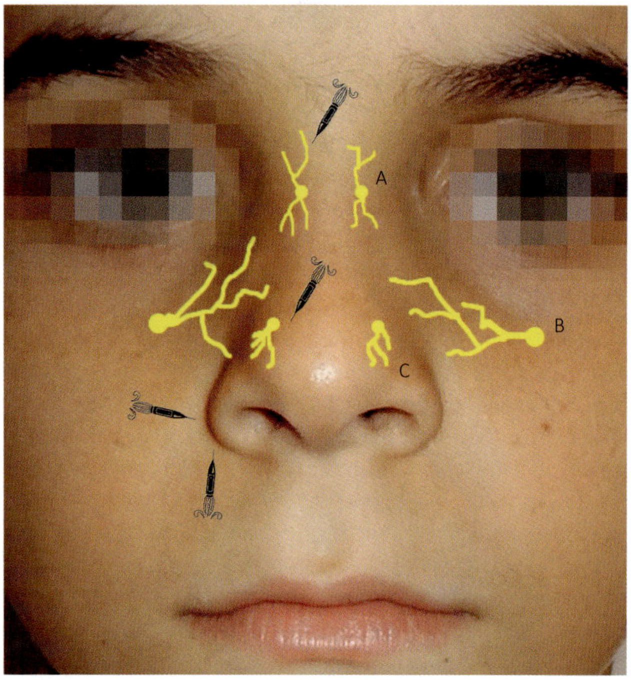

Figura 27.2. Bloqueio de nariz.
A: N. infratroclear; B: N. infraorbitário; C: N. nasal externo.
Fonte: Acervo da autoria do capítulo.

□ Anestesia tumescente

O dermatologista Klein desenvolveu a anestesia tumescente a fim de ser possível anestesiar com segurança grandes áreas de tecido adiposo para lipoaspiração, mas ela vem sendo utilizada em outros procedimentos cirúrgicos dermatológicos. Essa técnica consiste na infiltração lenta e cuidadosa do tecido adiposo com soluções diluídas de lidocaína (0,05% a 0,2%), em soro fisiológico a 0,9%, com baixa concentração de adrenalina (1:1.000.000), resultando em uma anestesia de longa duração (Quadro 27.9). O início de ação demora entre 10 e 20 minutos. A lenta absorção da lidocaína resulta em baixos picos de concentração de lidocaína no soro, permitindo uma dosagem máxima de lidocaína muito maior do que com a infiltração de soluções anestésicas tradicionais. Há descrições de que a técnica tumescente permite usar 35 a 55 mg/kg, sem complicações. Atribui-se isso aos seguintes fatores: o tecido adiposo ser relativamente avascular, reduzindo a absorção da lidocaína; a lipossolubilidade da lidocaína, fazendo-a permanecer absorvida na hipoderme; e o gradiente de concentração, permitindo que o deslocamento da lidocaína para a circulação seja menor, pela baixa concentração da lidocaína.[17-21]

Indicações:

- lipoaspiração;
- transplante de cabelos;
- flebectomia ambulatorial;
- grandes excisões de pele.

Quadro 27.9. Exemplo de solução tumescente de lidocaína a 0,1% com adrenalina 1:1.000.999, para lipoaspiração.

Soro fisiológico a 0,9%	500 mL
Remover 55 mL do frasco de soro fisiológico e adicionar:	
Lidocaína a 2% +	50 mL
Bicarbonato de sódio a 8,4%	5 mL
Adrenalina 1:1.000	0,5 mL
Triancinolona 10 mg/mL (opcional)	0,5 mL

Bloqueio de nervo periférico

O bloqueio de nervo periférico com anestésicos locais inibe a condução do impulso nervoso ao longo de um tronco nervoso, anestesiando uma grande área com pequena quantidade de anestésico, relativamente. A anestesia é alcançada depois de adequada difusão do anestésico em torno do nervo e, portanto, requer entre três e dez minutos para que seja completa. Mesmo com o uso de vasoconstritores na solução, a absorção é mais rápida que na infiltração local, sendo aconselhável utilizar soluções mais concentradas de lidocaína (2%) ou adicionar anestésicos de longa duração, como a bupivacaína ou a etidocaína. Dentre os riscos de complicações ao se executar um bloqueio de nervo periférico, destaca-se a laceração do nervo pela agulha, a injeção intravascular e a formação de hematoma. Ao se tocar o nervo com a agulha, o paciente costuma queixar-se de parestesia e, nesse momento, o cirurgião deve recuar a agulha até que o sintoma deixe de ser sentido. A injeção intravascular pode ser prevenida pela aspiração antes da injeção da solução anestésica, porém agulhas de pequeno calibre (29 G e 30 G) fazem pressão negativa no interior do vaso, provocando o colabamento da parede do vaso e impedindo o refluxo do sangue. É preferível usar agulhas 21 G ou 22 G, embora provoquem mais dor.[16]

Bloqueios da face

Os bloqueios da face envolvem os ramos do nervo trigêmeo. Os seus principais ramos superficiais, os nervos supraorbitário, infraorbitário e mentoniano, estão em um mesmo plano sagital, numa linha vertical que passa pela linha mediopupilar (Figura 27.3).

Bloqueio dos nervos supraorbitário e supratroclear

O nervo supraorbitário deixa o crânio por meio do forame supraorbitário, que pode ser palpado na borda superior da órbita, a 2,5 cm da linha média facial, sobre um plano vertical que passa pela pupila. O nervo supratroclear abandona a órbita no seu ângulo superointerno, a 1,5 cm do forame supraorbitário, na junção da borda medial da órbita com a raiz nasal. O bloqueio desses 2 nervos resulta na anestesia da pálpebra superior e de sua conjuntiva, a região frontal, exceto em sua parte central e inferior, e do couro cabeludo até um pouco além do plano coronário.[16]

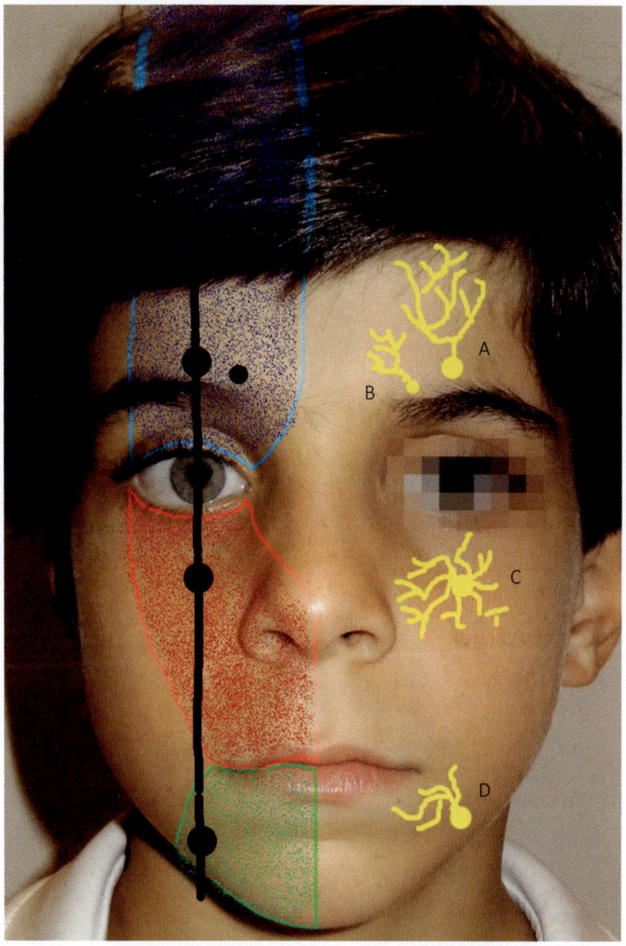

Figura 27.3. Áreas inervadas pelos principais ramos do nervo trigêmeo. A: N. supraorbitário; B: N. supratroclear; C: N. infraorbitário; D: N. mentoniano. A linha mediopupilar orienta as localizações das inserções da agulha nos bloqueios.

Fonte: Acervo da autoria do capítulo.

Técnica:

- Palpar o forame supraorbitário.
- Introduzir a agulha perpendicular ao forame, porém sem inseri-la neste ou provocar parestesia.
- Injetar 1 mL a 2 mL de solução anestésica.
- Reintroduzir a agulha a 1,5 cm medialmente para injetar 1 mL a 1,5 mL de solução anestésica.
- Fazer massagem compressiva digital para melhor dispersão da solução anestésica.

Bloqueio do nervo infraorbitário

O nervo infraorbitário emerge na face por meio do forame infraorbital, que é palpável numa pequena depressão a 1,5 cm abaixo da borda inferior da órbita, na parte superior da fossa canina. O bloqueio desse nervo resulta na anestesia da pálpebra inferior e de sua mucosa, da asa nasal e da parede lateral do nariz, das regiões malar e bucal, do maxilar, do lábio superior e da mucosa gengival.[16]

Técnica extraoral:

- Localiza-se e palpa-se o forame infraorbitário na posição anteriormente descrita.

- Introduz-se a agulha sem penetrar no interior do forame ou provocar parestesia.
- Injeta-se 1,5 mL a 2 mL de solução anestésica.
- Faz-se massagem compressiva digital.

Técnica intraoral:

- Palpa-se o forame infraorbitário com o dedo indicador.
- Com o polegar da mesma mão, levanta-se o lábio superior.
- Introduz-se a agulha em direção ao dedo indicador.
- Injetam-se 1,5 mL a 2 mL de solução anestésica.
- Faz-se massagem compressiva digital sobre a pele que recobre o forame infraorbitário.

Bloqueio de nervo mentoniano

O nervo mentoniano emerge na face por meio do forame mentoniano, que se situa numa linha vertical entre os 2 pré-molares inferiores, entre as margens inferior e superior da mandíbula. Nas crianças, o forame situa-se mais próximo à margem inferior da mandíbula e nos indivíduos idosos sem dentes, na arcada inferior, mais próximo à margem superior. O bloqueio desse nervo resulta na anestesia da região mentoniana, do lábio inferior e da mucosa gengival.[16]

Técnica extraoral:

- Localiza-se e palpa-se o forame mentoniano na posição anteriormente descrita.
- Introduz-se a agulha sem penetrar o interior do forame ou provocar parestesia.
- Injetam-se 1 mL a 2 mL de solução anestésica.
- Faz-se massagem compressiva digital.

Técnica intraoral:

- Palpa-se o forame mentoniano com o dedo médio.
- Com o polegar e o indicador da mesma mão, abaixa-se o lábio inferior.
- Introduz-se a agulha no sulco entre os 2 pré-molares inferiores, em direção ao dedo médio.
- Injetam-se 1 mL a 2 mL de solução anestésica.
- Faz-se massagem compressiva digital sobre a pele que recobre o forame mentoniano.

Indicações:

- Incisões, retalhos e enxertos da face.
- Dermoabrasão e peelings químicos médios e profundos setorizados.
- Preenchimento dos lábios (infraorbitário e mentoniano).
- Blefaroplastia (infraorbitário, supraorbitário e supratroclear). Os nervos lacrimal e infratroclear participam na inervação dos cantos lateral e medial, respectivamente, e devem ser também bloqueados.

Bloqueio de toda a face

Toda a face pode ser bloqueada após bloqueio dos ramos do nervo trigêmeo descritos antes, complementado por um bloqueio de campo que se inicia na lateral da sobrancelha, passando pela área pré-auricular, até ao longo da linha da mandíbula. Assim, os ramos dos nervos zigomaticotemporal, zigomaticofacial e bucal serão bloqueados. Em seguida, processa-se ao bloqueio do dorso e ponta nasal.[16]

Indicações:

- dermoabrasão da face;
- peelings químicos médios e profundos.

Bloqueio digital

Os dedos das mãos e dos pés são inervados por 2 ramos dorsais e 2 ramos ventrais. Há maior quantidade de tecido subcutâneo na região proximal dos dedos e, portanto, é menos doloroso aplicar o bloqueio nessa região.[16]

Técnica:

- Aplicam-se 4 injeções, uma para cada ramo, perpendiculares à lateral do dedo.
- Pode-se fazer também um anel com a solução anestésica em torno do dedo.
- Outra opção é aplicar 2 injeções, perpendiculares ao dorso do dedo, caminhando até o aspecto ventral e retornando.
- Injeta-se 0,5 mL a 1 mL em cada lado do dedo e não se deve utilizar vasoconstritores.

Indicações:

- Cirurgia de unha (matricectomia parcial, cirurgia de unha em telha, biopsia de unha etc.).
- Remoção de lesões localizadas nos dedos.

Outros bloqueios

Os bloqueios de outras regiões anatômicas podem ser úteis ao cirurgião dermatológico, como o bloqueio de mão para a aplicação de toxina botulínica na hiper-hidrose palmar, o bloqueio peniano nas cirurgias do pênis e o bloqueio de couro cabeludo na cirurgia de transplante de cabelo.

Considerações anestésicas para alguns procedimentos

A aplicação de preenchedores cutâneos pode ser dolorosa, e para melhor resultado da técnica é fundamental que o paciente se sinta confortável. Contudo, as distorções no relevo da pele devem ser evitadas. Recomenda-se, então, a anestesia tópica, o bloqueio de nervos periféricos ou a combinação das 2 técnicas. Há pouco tempo, foi disponibilizado no comércio um preenchedor cutâneo contendo ácido hialurônico com adição de lidocaína a 0,3%. Os estudos disponíveis com o produto mostraram diminuição da dor durante a injeção, assim como na pós-injeção, sem alterações significativas no perfil de efeitos colaterais. A adição de lidocaína aparentemente diminuiu o eritema e o edema, o que pode ser explicado pelo efeito anti-histamínico dos anestésicos locais.[22]

As compressas frias, por meio de reservatórios de plástico ou borracha com gelo, bolsas térmicas de gel ou globos de vidro gelados são utilizadas antes da aplicação de toxina botulínica ou de preenchedores cutâneos na face, a fim de se evitar equimoses e por produzirem leve analgesia.

A criocirurgia deve ser precedida por anestesia local quando houver desejo de destruição tecidual, como no caso de tratamento de neoplasias benignas. Em geral, a aplicação mais superficial do nitrogênio líquido não exige anestesia.

A dermoabrasão e os peelings químicos médios e profundos costumam produzir dor e desconforto pós-operatório. Esses sintomas podem ser minimizados pela aplicação de compressas com soluções de anestésicos locais, que produzem efeitos instantâneos por não haver barreira epidérmica. A adição de adrenalina à solução produz vasoconstrição, útil para interromper o sangramento que segue a dermoabrasão. Soluções com lidocaína a 0,5% com adrenalina 1:100.000 ou 1:200.000 em gazes embebidas são eficazes.

Analgesia perioperatória

Os analgésicos podem ser utilizados durante alguns procedimentos, com base na premissa de que ao se evitar o disparo de estímulos dolorosos e a sensibilização medular no perioperatório, há menos dor pós-operatória. Em geral, usa-se 500 mg a 1.000 mg de acetaminofen, ou 15 mg/kg, associado ou não a 30 mg de codeína. A codeína funciona ainda como um sedativo suave.[13]

Crioanestesia

O uso de ar frio consiste em modalidade no campo da crioanestesia que muitas vezes evita a necessidade de analgesia com narcóticos, sedação com medicamentos ou anestesia infiltrativa. O método utiliza ar em temperatura entre –20 °C e –30 °C aplicado nas áreas do corpo a serem tratadas. O uso do ar frio tem sido utilizado com o objetivo de um efeito de analgesia nos procedimentos a laser, o que torna o tratamento mais tolerável, além de produzir proteção térmica, possibilitando uso de energias maiores e menos riscos de danos à epiderme. Além disso, a crioanestesia diminui os efeitos do pós-laser, como o eritema e a formação de crostas. A crioanestesia pode ser utilizada também para atenuar o desconforto em outros procedimentos, como terapia fotodinâmica e aplicação de toxina botulínica.[23-25]

Sedação nos procedimentos ambulatoriais

Entende-se por sedação a indução farmacológica de uma elevação do limiar de ansiedade, sem perda da consciência. De acordo com o medicamento utilizado, sua dosagem e via de administração, várias intensidades nos estados de sedação podem ser alcançadas. Na sedação perioperatória, ou sedação cirúrgica, deseja-se que a consciência do paciente seja mantida, mas sem medo, apreensão ou ansiedade. O paciente deve manter os seus reflexos protetores, ou seja, executar os movimentos respiratórios independentemente e responder aos estímulos físicos e verbais.[26]

As indicações da sedação cirúrgica incluem procedimentos que necessitem de anestesia local extensa, que resulta em dor pelas numerosas injeções e pacientes muito ansiosos, incluindo crianças com apreensão à picada da agulha.[27,28]

Em geral, a sedação cirúrgica requer a administração dos medicamentos pela via parenteral. A via intravenosa é preferível à via intramuscular pelo seu início mais rápido de ação, tempo de recuperação mais curto e facilidade de titulação das substâncias utilizadas. Ao se praticar a sedação intravenosa, deve-se tomar cuidado com doenças hepática e renal, gravidez, hiper e hipotireoidismo, insuficiência adrenal, uso de antidepressivos tricíclicos e inibidores da monoaminoxidase, grandes obesos, idade muito tenra ou muito avançada, doenças psiquiátricas e história de reações adversas a sedativos. Deve-se tomar medidas preventivas, em tabagistas que exigem maiores doses e têm mais riscos de complicações respiratórias.[26]

□ Agentes sedativos

Os benzodiazepínicos são fármacos hipnóticos muito utilizados para o alívio da ansiedade. Os seus principais efeitos no SNC são sedação, diminuição da ansiedade, relaxamento muscular, amnésia e aumento do limiar convulsivo, sendo incapazes de produzir anestesia geral. Na maioria das vezes, os efeitos depressivos nos sistemas cardiovascular e respiratório são pouco proeminentes, sendo considerados fármacos relativamente seguros. Ainda assim, há casos relatados de depressão respiratória e hipotensão, mesmo com a administração oral. Tradicionalmente, o diazepam tem sido utilizado como ansiolítico perioperatório. O diazepam tem meia-vida de 30 horas e, com dose entre 5 mg e 15 mg, sua atividade sedativa cirúrgica dura cerca de 45 minutos.

O midazolam tem vantagens sobre o diazepam; dentre elas, início de ação mais rápido, amnésia anterógrada mais proeminente e recuperação mais acelerada. Pode ser utilizado como fármaco único para procedimentos mais curtos, ou em combinação com narcóticos ou óxido nitroso para procedimentos mais longos. Quando administrado pela via endovenosa, não deve ser aplicado em bólus. Uma dose total entre 2,5 mg e 7,5 mg costuma ser suficiente para produzir sedação cirúrgica, que se inicia quase imediatamente. Os efeitos do midazolam podem ser revertidos por agentes antagonistas, sobretudo o flumazenil.[26] Os benzodiazepínicos são muito utilizados como medicação pré-anestésica pela via oral. Nos procedimentos ambulatoriais, pode-se utilizar fármacos com efeito ansiolítico predominante, como diazepam, bromazepam e lorazepam na noite anterior. O midazolam, se utilizado como medicação pré-anestésica, deve ser administrado no ambiente cirúrgico, em virtude do seu efeito hipnótico predominante.

O hidrato de cloral é um sedativo hipnótico sem propriedades analgésicas, administrado pela via oral na forma de xarope para crianças menores de 5 anos. Seu início de ação ocorre 30 minutos após a ingestão. Em doses elevadas, pode provocar sedação prolongada, arritmias cardíacas e depressão do SNC.[13]

Os opioides, ou os morfínicos, são fármacos narcóticos que produzem analgesia, torpor e alterações do humor. Em baixas doses, produzem elevação do limiar para a dor sem perda da consciência. Os opioides podem produzir efeitos potencialmente graves nos sistemas respiratório, cardiovascular e gastrointestinal. Os agentes opioides mais utilizados são a meperidina e o fentanil. O fentanil tem vantagens sobre a meperidina por apresentar menor frequência de náuseas e vômitos, menos euforia e duração de ação mais curta.

Dentre os sedativos inalatórios, o óxido nitroso tem valor na sedação cirúrgica, em virtude de seu início rápido de ação, profundidade de sedação ajustável com a dose, recuperação rápida e completa, e por produzir analgesia sem perda da consciência. No entanto, o controle da dor não é consistente e em geral é utilizado em combinação com opioides intravenosos. O óxido nitroso deve ser administrado em até 30%, com, no mínimo, 20% de oxigênio.[26]

□ Regras de segurança para a sedação em ambulatórios

A sedação cirúrgica deve ser realizada apenas se as recomendações de segurança forem rigorosamente seguidas. A avaliação pré-operatória deve incluir histórico de procedimentos cirúrgicos com anestesia e detecção de problemas clínicos. Um auxiliar deve ser responsável pela monitorização e manutenção da sedação desde a administração dos medicamentos até a recuperação completa. Os sinais vitais, incluindo pressão arterial e oximetria, devem ser documentados, e o estado de consciência deve ser testado com regularidade. O treinamento em cuidados de emergência é essencial. A aplicação de sedação cirúrgica por médicos não anestesiologistas é limitada pela Sociedade Americana de Anestesiologia para pacientes (ASA) I ou II. No Brasil, há resoluções do Conselho Federal de Medicina para os procedimentos realizados fora do ambiente hospitalar. O ideal é que a sedação cirúrgica seja realizada em ambulatório de unidade hospitalar e, se praticada fora do ambiente hospitalar, as recomendações de segurança devem ser estritamente seguidas.[26,27]

Resoluções do CFM para a anestesia em ambulatório

O Conselho Federal de Medicina (CFM), pela resolução 1.409/94, determina aos médicos que, na prática de atos cirúrgicos em regime ambulatorial, com a utilização de sedação ou anestesia local com doses de anestésico local superiores a 3,5 mg/kg de lidocaína (ou dose equipotente de outros anestésicos locais), quando em unidade independente do hospital, obedeçam ao seguinte: condições estruturais higiênico-sanitárias do ambiente e condições de esterilização e desinfecção dos instrumentos, de acordo com as normas vigentes; registro de todos os procedimentos realizados; condições mínimas para a prática de anestesia, conforme resolução 1.363/93, do CFM; garantia de suporte hospitalar e de assistência após a alta, se houver complicações; paciente com ausência de comprometimento sistêmico e exigência de acompanhante adulto; procedimentos cirúrgicos que não necessitem de cuidados especiais no pós-operatório; o paciente só poderá ter alta se orientado, com sinais vitais estáveis, ausência de náuseas e vômitos; capacidade de ingerir líquidos; capacidade de locomoção como antes, se a cirurgia o permitir; sangramento mínimo ou ausente; ausência de dor de grande intensidade. Deve-se fornecer, ao paciente e ao acompanhante, as instruções relativas aos cuidados pós-anestésicos e pós-operatórios.[29]

A resolução do CFM 1.363/93 determina como condições mínimas de segurança o que se segue: monitorização da pressão arterial, do CO_2 expirado e da saturação da hemoglobina nas situações tecnicamente indicadas; deverão estar à disposição esfigmomanômetro, estetoscópio, desfibrilador, cardioscópio, sistema ventilatório, oxigênio e medicações essenciais para utilização imediata, caso haja necessidade de procedimento de manobras de recuperação cardiorrespiratória; o equipamento básico para administração de anestesia deverá ser constituído por secção de fluxo contínuo de gases, sistema respiratório completo, tubos traqueais, guia e pinça condutora de tubos traqueais, laringoscópio, cânulas orofaríngeas, aspirador, agulhas e material para bloqueios anestésicos; todo paciente após a cirurgia deverá ser removido para a sala de recuperação pós-anestésica.[29]

27.3 Tratamento Cirúrgico das Dermatoses Inestéticas da Face

- Sarah Lucas Passos de Souza
- Raquel Nardelli

Introdução

A maioria das cirurgias dermatológicas pode ser realizada no consultório médico ou em uma sala de cirurgia adequada fora do ambiente hospitalar. Isso garante ao profissional de saúde a remoção de lesões cutâneas de forma segura e rápida. A cirurgia de consultório evita muitos problemas que podem ocorrer na cirurgia hospitalar, por exemplo, atrasos, exames laboratoriais de rotina dispendiosos, burocracia e utilização de equipamentos pouco familiares. Por isso, há motivos razoáveis que fazem da sala cirúrgica um bom investimento quanto à conveniência e eficiência. Atualmente, existem diversas exigências impostas pela Anvisa (Agência Nacional de Vigilância Sanitária) para montagem de uma sala cirúrgica. Vários fatores devem ser lembrados e avaliados durante esse processo, como: preferências pessoais, volume de trabalho cirúrgico, tipos de cirurgias realizadas, dentre outros.

A sala destinada à pequena cirurgia deve ser dotada de uma mesa cirúrgica e/ou maca, foco de iluminação, mesa auxiliar, local tranquilo com música ambiente e da utilização de materiais descartáveis, como lençóis, aventais, babadores e gorros.

Devem-se manter os rigores de assepsia, mesmo para os procedimentos simples, como a crioterapia (lavar as mãos na presença do paciente, usar máscaras, luvas, gorros e campos). Também é preciso deixar o ambiente tranquilo, em que o médico deve falar baixo, pausadamente, procurando dar explicação sobre as técnicas a serem executadas, transmitindo confiança ao paciente. Procurar ser rápido no procedimento e orientar previamente o paciente sobre todos os passos que serão realizados no ato cirúrgico, dessa forma minimizando a ansiedade do momento. Deve-se evitar que os pacientes assistam qualquer fase do processo cirúrgico bem como evitar manipular materiais cortantes à vista do paciente.

O paciente deverá estar bem informado quanto ao procedimento a ser executado, pois caberá a ele a decisão de concordar ou não com a proposta terapêutica indicada. As técnicas, as possíveis complicações, os desconfortos, o afastamento social, sobretudo em procedimentos da face, deverão ser exaustivamente explicados. Para todo procedimento em consultório, é sugerido a assinatura do termo de consentimento livre que esclarece ao paciente os detalhes do procedimento e de possíveis complicações.

Medicamentos e materiais de urgência

A Resolução 2.056/2013 do Conselho Federal de Medicina regulamenta os materiais e medicamentos obrigatórios nos consultórios, nas clínicas e em outros locais que prestam atendimento médico. Segundo essa resolução, os consultórios ou demais locais que realizam procedimentos invasivos com risco de anafilaxia, insuficiência respiratória e cardiovascular, inclusive aqueles com anestesia local sem sedação, devem disponibilizar, além da estrutura básica para a propedêutica, os insumos e equipamentos para a terapêutica e o tratamento das reações anafiláticas e materiais médicos de segurança para a intervenção de socorro imediato a complicações decorrentes da intervenção terapêutica.

Manejo anestésico

A maioria dos procedimentos cirúrgicos realizada em consultório necessita apenas de uma anestesia tópica. A anestesia tumescente tem como finalidade produzir uma pequena expansão da área tratada, facilitando o deslocamento cirúrgico do tecido e favorecendo a hemostasia local, quando necessária. Os bloqueios de ramo são indicados quando a região a ser tratada é maior, evitando o desconforto de inúmeras picadas.

□ Anestesia tópica

Esse tipo de anestesia é efetiva em lesões superficiais pela aplicação tópica de várias substâncias.

Atualmente, as associações mais usadas são:

- lidocaína + prilocaína – EMLA®;
- lidocaína 4% – Dermomax;
- lidocaína + Tetracaína 7% – Piaglis.

Técnica

- Fazer a desinfecção da pele com álcool (70%) ou clorexidina 2% solução degermante e, em seguida, hidroalcóolica.
- Secar com gaze.
- Aplicar o creme sobre a pele, em camada espessa. Pode-se cobrir com bandagem oclusiva ou gaze.
- No caso da aplicação de Dermomax, uma única aplicação em crianças com menos de 10 kg não deverá cobrir uma área maior que 100 cm^2. Uma única aplicação desse medicamento em crianças pesando entre 10 kg e 20 kg não deverá cobrir uma área maior que 200 cm^2. Caso seja feita a aplicação de Piaglis, a máxima área de aplicação não deve exceder 400 cm^2 (não mais do que duas bisnagas de 30 g devem ser utilizadas) e o uso é recomendado apenas em adultos. A utilização deve ser feita de 30 a 60 minutos antes do procedimento médico.

□ Anestesia locorregional

É a anestesia de eleição para pequenos procedimentos, realizada pela infiltração local de lidocaína a 1% ou 2%, com ou sem vasoconstritor. A prilocaína pode substituir a lidocaína em casos de pacientes hipertensos ou em uso de inibidor de MAO, propranolol e fenotiazina.

Técnica

- fazer a desinfecção da pele com álcool ou álcool iodado, lembre-se de que o álcool é inflamável;
- secar bem, com gaze;
- fazer a infiltração intradérmica ou subcutânea na base ou ao redor da lesão, com lidocaína a 2% sem adrenalina; em pessoas muito sensíveis, pode ser feita a anestesia tópica previamente.

□ Bloqueio nervoso

Apesar de a anestesia ser obtida de rotina de modo mais conveniente, pela injeção do agente no sítio da operação, algumas vezes é útil o bloqueio de ramos para evitar o intumescimento da área a ser operada ou atingir uma região maior com poucas picadas. Mesmo em procedimentos mais superficiais, os nervos periféricos da face são mais expostos e, portanto, têm possibilidade de serem lesados. Assim, uma compreensão da localização desses nervos é de primordial importância para evitar a lesão. A face, portanto, é dividida em sete zonas faciais de perigo, com base nas localizações anatômicas dos ramos dos nervos periféricos da face e dos locais onde são mais suscetíveis a uma lesão durante a realização do procedimento facial (Figuras 27.4 e 27.5 e Quadro 27.10).

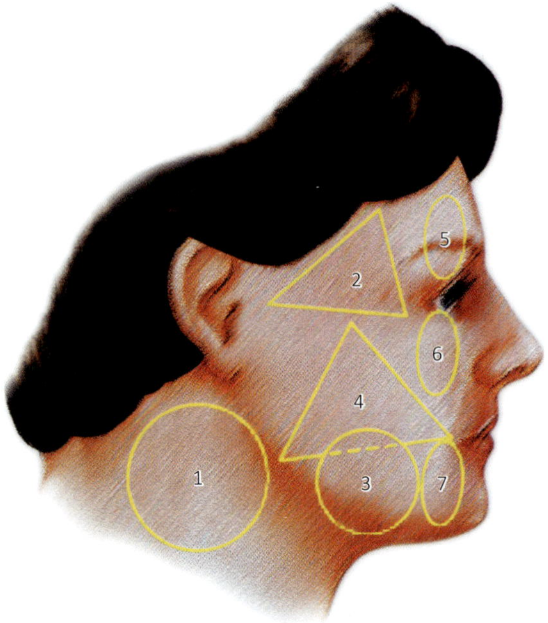

Figura 27.4. Esboços topográficos externos das sete zonas faciais do perigo.

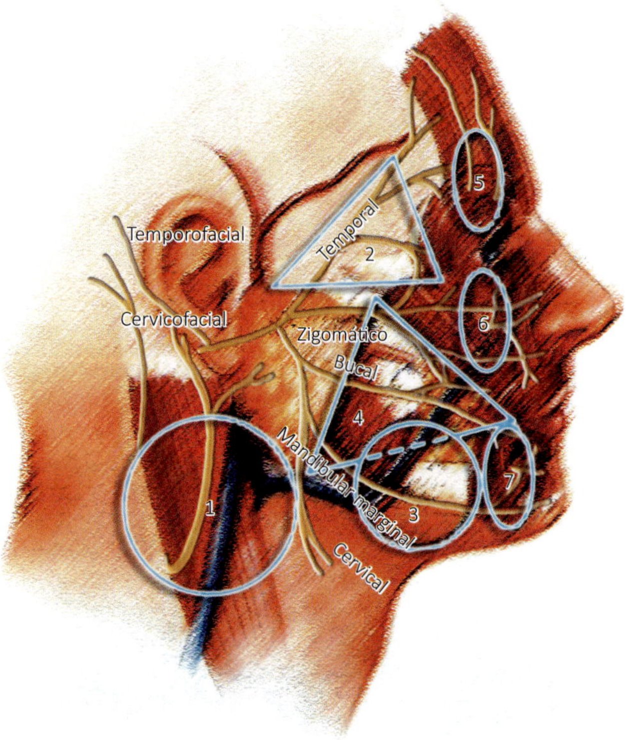

Figura 27.5. Nervos subjacentes correndo através de cada zona facial de perigo após a remoção da pele e da camada SMAS (sistema aponeurótico submuscular).

Alguns ramos nervosos da face são particularmente importantes para os procedimentos faciais, leia a seguir alguns deles.

Quadro 27.10. Zonas faciais de perigo.

Zona facial de perigo	*Localização*	*Nervo*	*Relação com o SMAS*	*Sinal de lesão zonal*
1	6,5 cm abaixo do canal auditivo externo	Grande auricular	Atrás	Dormência dos 2/3 inferiores da orelha, da bochecha e do pescoço adjacentes
2	Abaixo de uma linha traçada de 0,5 cm abaixo do trago a 2 cm acima da sobrancelha lateral e acima do zigoma	Ramo temporal do facial	Debaixo	Paralisia da fronte
3	Parte média da mandíbula, 2 cm atrás da comissura oral	Ramo mandibular marginal do facial	Debaixo	Paralisia do lábio inferior
4	Triângulo formado pela junção dos pontos na eminência malar, borda posterior do ângulo da mandíbula e comissura oral	Ramo zigomático e bucal do facial	Debaixo	Paralisia do lábio inferior e da bochecha
5	Reborda orbitária superior acima da parte média da pupila	Supraorbitário e supratroclear	Anterior	Dormência da fronte, da pálpebra superior, do dorso do nariz e do couro cabeludo
6	1 cm abaixo da reborda orbitária inferior abaixo da parte média da pupila	Infraorbitário	Anterior	Dormência do lado da parte superior do nariz, da bochecha, do lábio superior e da pálpebra superior
7	Parte média da mandíbula abaixo do segundo pré-molar	Mentoniano	Anterior	Dormência da metade do lábio superior e do queixo

SMAS: sistema aponeurótico submuscular.

Nervo infraorbitário:

- **Localização:** infraorbitária, a 1 cm da borda média inferior da órbita.
- **Território inervado:** sulco nasogeniano e lábio superior.
- **Técnica:** injeção por via intrabucal na altura do canino em direção à íris. Utiliza-se *carpule* com agulha fina, não muito longa.

Nervo mentoniano:

- **Localização:** à altura do pré-molar distal.
- **Território inervado:** lábio inferior e pele da região labiomentoniana.
- **Técnica:** por via mucosa, injetar em direção do pré-molar inferior. Por via cutânea, procurar não traumatizar a saída dos nervos, visando impedir parestesias residuais.

Nervo supratroclear:

- **Território inervado:** região frontal medial.
- **Técnica:** injetar na junção da borda interna e superior da órbita, um pouco abaixo da extremidade medial do supercílio.

Nervo supraorbitário:

- **Território inervado:** fronte.
- **Técnica:** injetar cerca de 1/4 tubete de anestésico na depressão situada no terço interno dos supercílios, com a agulha direcionada para a fronte.

Nervo auricular maior:

- **Território inervado:** região auricular inferior.
- **Técnica:** injetar 1/2 tubete de anestésico, dois dedos abaixo e posterior ao lóbulo da orelha, superficialmente.

Dermatoses inestéticas da face e suas condutas terapêuticas

□ Siringoma

O siringoma, ou hidradenoma, caracteriza-se por pápulas achatadas, duras, translúcidas, de tonalidade róseo-amarelada, quase idêntica à pele, de 1 mm a 3 mm de tamanho. Situa-se, com mais frequência, em pálpebras inferiores e regiões periorbitais de mulheres adultas (Figura 27.6). Pode ser encontrado na região peitoral e no pescoço. Há uma forma clínica de aparecimento súbito na adolescência, que atinge pescoço, tórax e abdome, que é o **hidradenoma eruptivo**. Um raro caso de carcinoma siringoide écrino foi observado em um paciente do sexo masculino, o qual foi retirado cirurgicamente, com bons resultados.

A histologia é característica, com ductos císticos em formas de vírgula e cordões epiteliais sólidos envoltos por estroma fibroso. Entretanto, sua histogênese é incerta, podendo ter diferenciação écrina ou apócrina. O diagnóstico diferencial das formas periorbitais deve ser feito com milia, xantelasma e sarcoidose.

Tratamento

Pode ser feita cauterização química com TCA a 30% ou 50% e eletrodissecção superficial (bisturi elétrico ou

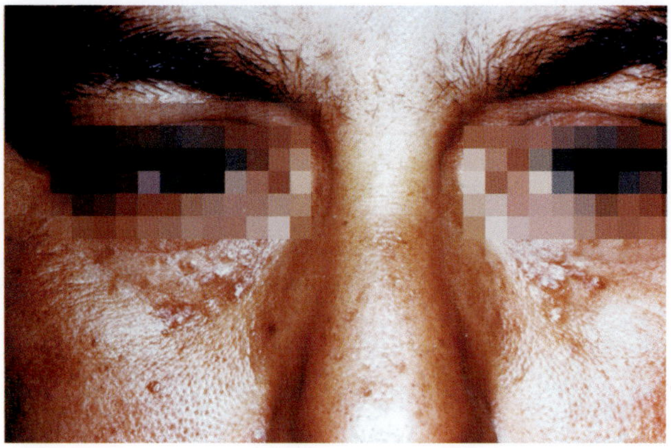

Figura 27.6. Siringoma – pápulas amareladas múltiplas em região periorbitária.

Fonte: Acervo da autoria do capítulo.

eletrocirurgia). Entretanto, a escolha por se tratar de uma terapia rápida e simples, de baixa morbidade e com resultados funcionais e estéticos satisfatórios, é a excisão delicada com cicatrização por segunda intenção. A cicatrização por segunda intenção proporciona resultados estéticos semelhantes ou superiores aos da aproximação das bordas cirúrgicas com sutura. Nesse caso, pode-se fazer analgesia com anestésico tópico ou botão anestésico. A excisão é feita com tesoura de Castro e pinça oftalmológica delicada (Figuras 27.7 e 27.8).

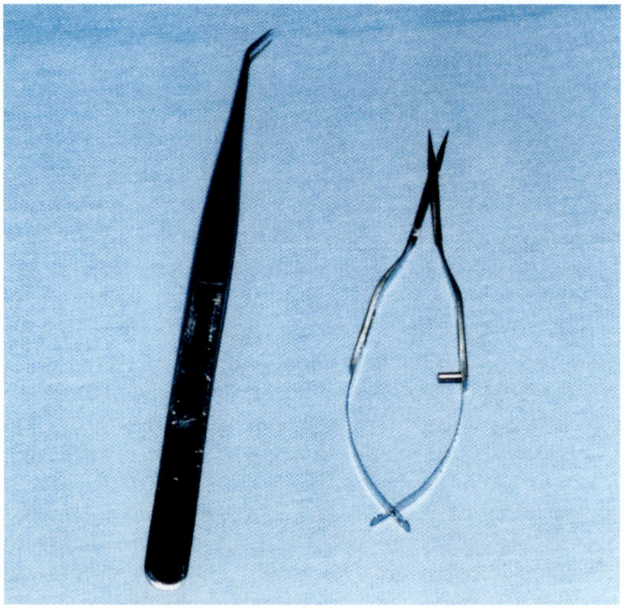

Figura 27.7. Pinça oftalmológica delicada e tesoura de Castro.

Fonte: Acervo da autoria do capítulo.

A seguir, após hemostasia, aproximam-se as bordas com Micropore®, que é mantido por 7 dias. Raramente há necessidade de sutura e, quando houver, deve-se utilizar o Monocrill®.

Há relato de uma paciente com múltiplas lesões vulvares tratadas com laser de argônio, com bons resultados.

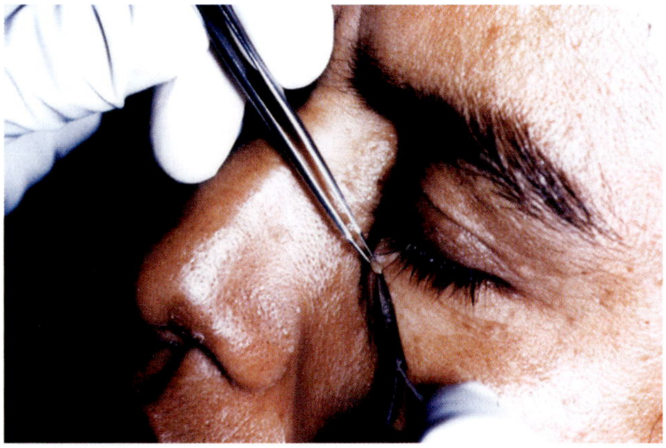

Figura 27.8. Exérese de uma das lesões de siringoma.
Fonte: Acervo da autoria do capítulo.

Também há relatos de casos de pacientes com siringoma eruptivo tratados com a combinação de laser de CO_2 e TCA e, no caso de prurido, resultados satisfatórios com atropina tópica.

Outra opção terapêutica muito realizada atualmente e com resultados muito interessantes são os lasers, com destaque para o laser de CO_2 fracionado e o Erbium. O *downtime* de cada paciente depende da intensidade e dos parâmetros utilizados, podendo variar entre 5 a 10 dias aproximadamente. Além disso, pode-se combinar a técnica de aplicação de TCA antes ou após o laser com resultados vantajosos. O risco de cicatrizes com o uso de tais técnicas é baixo, porém o custo é elevado e o acesso a essas tecnologias é restrito.

□ Nevos

Os nevos melanocíticos e os nevos ou hemangiomas rubi costumam ser os de maior procura para tratamento em consultório. Em geral, por motivo estético ou temor de uma neoplasia de pele.

Em geral, os nevos melanocíticos são designados sinais, bastante muito comuns, costumam surgir nos indivíduos de raça branca. Consistem em proliferações benignas de melanócitos que têm origem na crista neural. Alguns estão presentes ao nascimento (ditos congênitos) e são permanentes. Na infância, os nevos melanocíticos, em sua maioria, proliferam na junção da derme e epiderme, formando ninhos de células, e são conhecidos como **nevos juncionais**. Se houver ninhos de melanócitos na derme e junção com a epiderme, eles são chamados de **nevos compostos**, mas se forem exclusivos da derme, são denominados **nevos intradérmicos**. O **nevo azul** está situado profundamente na derme reticular. O **nevo halo** é um nevo pigmentado, benigno, circundado por uma mancha acrômica, que em geral é seguido pela involução do nevo e repigmentação da pele.

Os hemangiomas rubi são pápulas esféricas, de 1 mm a 5 mm de diâmetro, cor vermelho brilhante a escura, que surgem na maioria das pessoas de meia-idade ou idosas. Costumam aparecer no tronco e na face. São compostos por capilares neoformados e dilatados, e não têm qualquer implicação sistêmica.

Tratamento

Os nevos melanocíticos congênitos apresentam baixo potencial de malignização, a conduta perante tais casos é o acompanhamento dermatoscópico periódico. Caso haja possibilidade, do ponto de vista técnico, à mudança do aspecto dessas lesões a melhor conduta é a excisão cirúrgica com envio de material para análise histopatológica. Os nevos rubis, exceto por motivos estéticos, não necessitam de tratamento. Para pacientes que solicitam a exérese por motivos estéticos, o melhor procedimento é a eletrocoagulação ou eletrocirurgia. Os lasers fracionados também podem ser usados nesses casos.

□ Hiperplasia sebácea

A hiperplasia sebácea senil, como é mais conhecida, consiste em pápulas delicadas, amareladas, de 2 mm a 4 mm de tamanho, localizadas na face (Figura 27.9), sobretudo na fronte, região temporal e infraorbicular. Ocorre após os 40 anos e representa histologicamente uma glândula sebácea multilobulada, aumentada de tamanho. O diagnóstico diferencial deve ser feito com carcinoma basocelular e molusco contagioso.

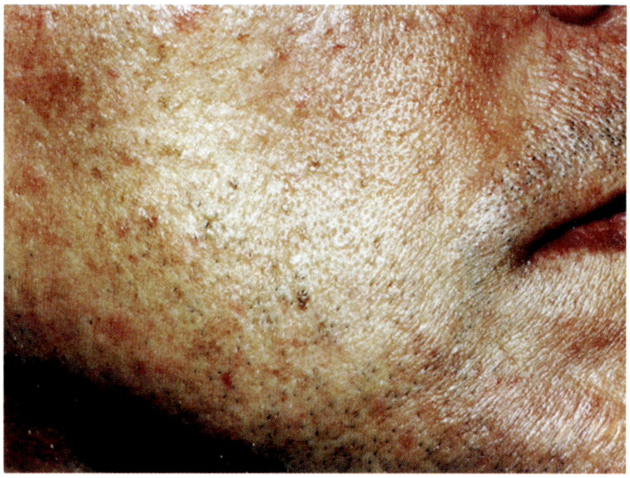

Figura 27.9. Hiperplasia sebácea: pápulas amareladas na face.
Fonte: Acervo da autoria do capítulo.

Tratamento

O tratamento de escolha é a eletrodissecção superficial e curetagem, o que às vezes pode deixar cicatriz inestética. Esta quase sempre é realizada com nitrogênio líquido (196 °C), com ponteira especial, tipo sonda fechada (Figuras 27.10 a 27.12), em dois ciclos, de 5 a 10 segundos cada. Ocorre um eritema e edema inicial e, a seguir, crostículas que caem após cerca de 7 dias, não deixando cicatrizes. A recidiva é pouco comum, e caso ocorra, faz-se outra aplicação. Há relato de casos de hiperplasia sebácea já tratada com *dye-laser*, laser de CO_2 fracionado e Erbium.

A terapia fotodinâmica também é uma forma terapêutica descrita para tratamento de hiperplasia de sebácea.

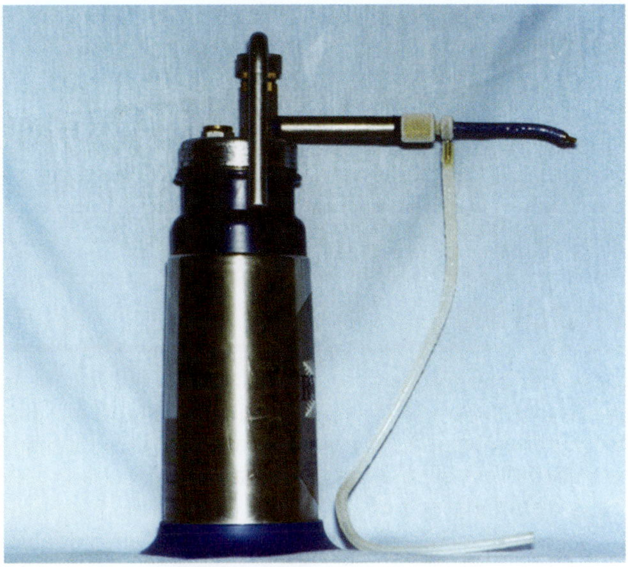

Figura 27.10. Aparelho para aplicação de nitrogênio líquido com ponteira especial do tipo sonda fechada.
Fonte: Acervo da autoria do capítulo.

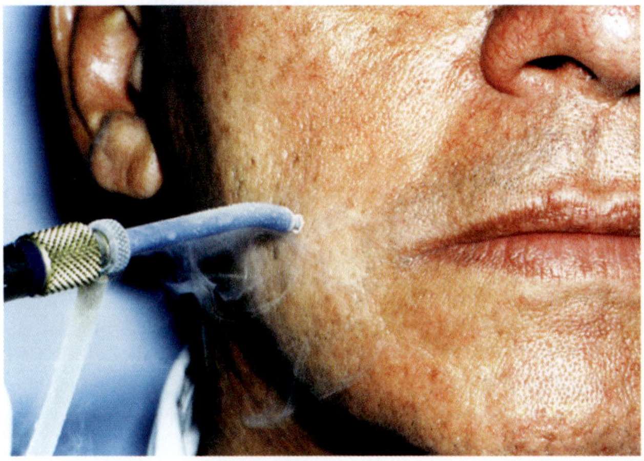

Figura 27.11. Aplicação de nitrogênio líquido em hiperplasia sebácea.
Fonte: Acervo da autoria do capítulo.

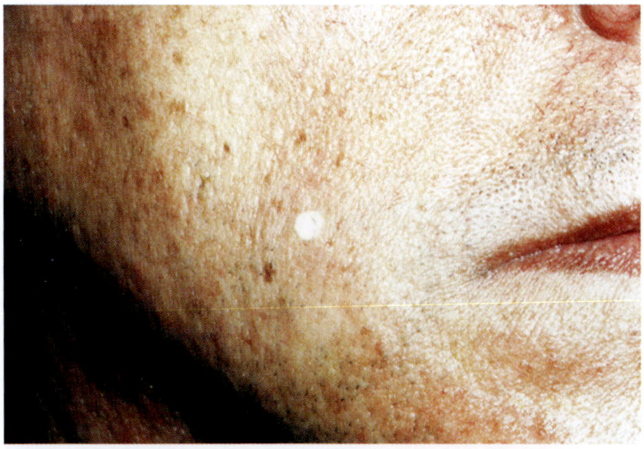

Figura 27.12. Discreto halo de segurança após aplicação de nitrogênio líquido.
Fonte: Acervo da autoria do capítulo.

□ Dermatose papulosa

A dermatose papulosa negra de Castellani é uma variante clínica da queratose seborreica, comum em peles negras, sobretudo em mulheres. Caracteriza-se por pápulas de 1 mm a 3 mm pouco elevadas, com coloração preta, localizadas na face, no pescoço e no tronco. Em geral, surgem a partir dos 40 anos de idade. A histopatologia é idêntica à da queratose seborreica, com proliferação exofítica de células basalioides uniformes, contendo cistos de queratina e diferenciando-se apenas pela grande quantidade de melanina.

Tratamento

O tratamento é indicado apenas para fins estéticos. Nas lesões menores e iniciais, pode-se fazer uso de neve carbônica ou nitrogênio líquido por apenas 10 segundos. Nas lesões maiores, antigas e mais verrucosas, a curetagem e a eletrocoagulação são efetivas. Obtêm-se também bons resultados, nas lesões menores, com *shaving* e eletrocoagulação superficial com bisturi portátil, à pilha (Acu-Cautery®, High Temperature Cautery 2.200 °F), sobretudo quando essas lesões são bastante numerosas, sendo possível fazer uso apenas de anestesia tópica.

□ Pólipos

Os pólipos fibroepiteliais, também chamados de fibromas moles, acrocórdones ou moluscos pêndulos, são protrusões pedunculadas, macias, que se localizam na face, no pescoço e nas grandes flexuras, de pequenas dimensões, de coloração idêntica à da pele, sobretudo em mulheres após a gravidez e a partir dos 40 anos. Na realidade, não são neoplasias no sentido celular, visto que sua histologia revela apenas tecido conjuntivo frouxo e hiperplasia epidérmica. Em geral, acompanham as queratoses seborreicas.

Tratamento

O tratamento preferencial é a exérese cirúrgica (p. ex., cortar o pedículo com a tesourinha de Castro), seguido ou não de leve eletrocoagulação como hemostasia.

□ Milia

Correspondente a uma tumoração minúscula, de 1 mm a 2 mm de tamanho, que se encontrada em grupos, recebe a denominação de **milia**. São cistos epidérmicos formados por obstrução de folículos pilossebáceos, ou ductos sudoríparos, e de pequena massa queratinosa. Há uma forma primária de localização preferencial nos 2/3 superiores da face, sobretudo em região periorbitária, e às vezes na genitália. É uma forma dita secundária, que surge em fase de cicatrização de bolhas subepidérmicas decorrentes de queimaduras ou associadas a doenças, como epidermólise bolhosa, porfiria cutânea tarda e penfigoide bolhoso, ou como complicação de laser ou dermoabrasão.

Tratamento

O tratamento é efetivo utilizando-se a ponta de uma agulha para abertura do cisto e posterior expressão da massa queratinosa.

27.4 Eletrocirurgia no Tratamento das Dermatoses Inestéticas da Face

- Joaquim Mesquita Filho
- Alessandra Drummond

Definição

A eletrocirurgia, também chamada de cirurgia de radiofrequência, é um grupo de técnicas pelas quais correntes elétricas alternadas, em alta frequência ou não, são aplicadas nos tecidos vivos para executar uma ablação superficial, profunda, ou um corte na pele. A corrente alternada aquece e vaporiza a água intracelular, que destrói tecidos por produção de calor e rotura mecânica.

Introdução

Uma corrente elétrica nada mais é que um fluxo de elétrons passando por um fio. Se os elétrons se movimentam num único sentido, essa corrente é chamada de contínua. Se eles mudam de direção constantemente, é denominada corrente alternada. Na prática, a diferença entre elas está na capacidade de transmitir energia para locais distantes. A energia que usamos em casa, por exemplo, é produzida por alguma usina e precisa percorrer quilômetros até chegar à tomada. Quando essa energia é transmitida por uma corrente alternada, ela não perde muita força no meio caminho. Já na contínua, o desperdício é muito grande. Isso porque a corrente alternada pode, facilmente, ficar com uma voltagem muito mais alta que a contínua, e quanto maior é essa voltagem, mais longe a energia chega sem perder força no trajeto.

Com base nesse conceito, podemos entender que eletrocirurgia e eletrocauterização são entidades distintas.

Na eletrocauterização, a corrente elétrica é contínua, com elétron indo em uma direção. A corrente não entra no corpo do paciente; aquece diretamente o tecido, causando injúria térmica pela transferência direta de calor. Nesta, a corrente elétrica aquece a ponteira metálica e, então, é aplicada ao tecido, sendo usada para destruição de camadas mais superficiais da pele. Como na eletrocauterização a corrente não passa pelo corpo do paciente, a técnica pode ser utilizada em pessoas com marcapasso.

Na eletrocirurgia, o paciente é incluído no circuito e a corrente passa também pelo seu corpo. Nesta, o aquecimento ocorre no tecido, enquanto o eletrodo de tratamento permanece, pelo menos na teoria, "frio". É a resistência do tecido à passagem da corrente elétrica que converte a energia em calor, resultando em dano térmico.

Histórico

A eletrocirurgia surgiu no final do século XIX, mais precisamente em 1875, com o desenvolvimento do eletrocautério para realizar hemostasia de lesões, utilizando-se um fio metálico aquecido pela resistência ao fluxo de corrente elétrica.

Jacques-Arsène d'Arsonval, cerca de 15 anos depois, observou que a aplicação de correntes elétricas com frequência superiores a 10.000 ciclos por segundo (10.000 Hertz [Hz]) não obtinha estimulação neuromuscular nem reação tetânica em seres vivos. Oudin também criou um aparelho capaz de gerar centelhas, causando destruição tecidual, com base nas descobertas de seu antecessor, ainda no final de 1890. William Clark, em 1911, fez um relato de aparelho eletrocirúrgico capaz de causar desidratação superficial sem carbonização do tecido. Wyteh, cerca de 12 anos mais tarde, em 1923, foi o primeiro a utilizar a eletrocirurgia para cortar tecidos vivos. O maior avanço veio com Bovie, que desenvolveu um aparelho capaz de oferecer tanto corrente de coagulação quanto de corte. Com a evolução tecnológica, novos aparelhos foram sendo desenvolvidos, atingindo frequências acima de 300 kHz. O termo "eletrocirurgia de alta frequência", utilizado atualmente, recebeu essa denominação por alcançar 3.800.000 ciclos por segundo (3,8 MHz), que é a mesma faixa de frequência de ondas FM.

Fundamentos da eletrocirurgia

Para entender o funcionamento da eletrocirurgia, é necessário considerar alguns conceitos:

- **Corrente:** é o fluxo de elétrons durante um intervalo de tempo, medido em ampères. A intensidade da corrente pode ser modificada no seletor do aparelho (Figura 27.13).

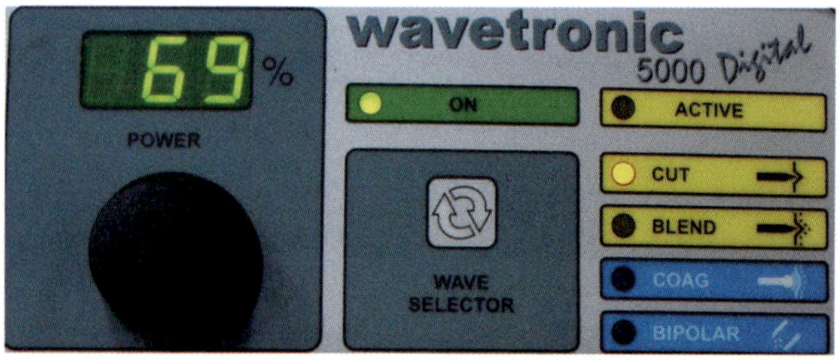

Figura 27.13. *Display* do aparelho nacional Wavetronic 5000.
Fonte: Acervo da autoria do capítulo.

- **Circuito:** é o caminho para um fluxo ininterrupto de elétrons.
- **Voltagem:** é a força que impulsiona os elétrons, medida em volts.
- **Impedância (ou resistência):** é o obstáculo fornecido pelos tecidos ao fluxo da corrente, medida em ohms. A impedância depende do conteúdo de água nos tecidos, sendo muito alta em tecidos calosos, moderada em tecidos adiposos e muito baixa em tecidos vasculares.

Um circuito é composto por: gerador eletrocirúrgico, eletrodo ativo, paciente e eletrodo de retorno (placa-terra).

A corrente elétrica caseira passa por um transformador, que altera a voltagem, fornecendo o nível e as características exigidas pelo circuito. Após essa etapa, a corrente passa por um circuito oscilador, que pode empregar um centelhador, uma válvula termiônica a vácuo ou um transístor de estado sólido para aumentar a frequência elétrica. Essa energia alterada é distribuída para o eletrodo de tratamento.

Uma corrente elétrica, ao percorrer um tecido humano, não produz nenhum efeito, a não ser a formação de calor. Uma corrente de elétrons, ao atravessar uma célula, encontra certa resistência. Os íons intracelulares, em resposta à passagem dos elétrons, colidem entre si e contra as organelas intracelulares, produzindo calor.

Se esse aquecimento for lento e fraco, o calor produzido provoca a evaporação de água e a redução do volume celular, causando coagulação. Se esse aquecimento for rápido e forte, ocorrerá ruptura da membrana celular, com evaporação do conteúdo intracelular e produção de corte. Essa diferença é determinada pelo uso de formatos de onda distintos. A mudança nos formatos de onda corresponde aos efeitos nos tecidos.

Tipos de correntes

A utilização de diferentes formas de onda resulta em consequências biológicas únicas, como dissecação, coagulação ou corte. São classificadas em amortecidas, parcialmente amortecidas e não amortecidas.

□ Corrente não amortecida

O formato de onda é constante, produzindo calor muito rápido e provocando vaporização e corte. Pelo fato de a resistência tecidual ser mínima, o eletrodo passa muito rápido pelo tecido; logo, o dano térmico lateral é mínimo e, em geral, não interfere na cicatrização. Usada para casos de blefaroplastia, *shaving* e exérese de lesões, com uma ponta tipo agulha ou alça.

□ Corrente parcialmente amortecida

O formato de onda é parcialmente amortecido, o que gera intervalos na condução da energia e, assim, resulta em maior resistência e passagem mais lentificada do eletrodo pelo tecido, ocasiona mais aquecimento, com consequente dano termal lateral significativo, e realiza uma coagulação no momento do contato. São utilizados 50% de coagulação e 50% de corte, quando se deseja ao mesmo tempo seccionar e fazer hemostasia, com pontas tipo agulha ou pinças.

□ Corrente totalmente amortecida

Forma de onda intermitente em que o *duty cycle* (ou ciclo de trabalho) do eletrodo é reduzido e a produção de calor é menor, causando coagulação. Quanto menor o *duty cycle*, menor a produção de calor. Caracteriza-se por 80% de coagulação e 20% de corte. Além de coagulação, também é utilizada para destruição de tecidos, como nos casos de verruga vulgar, tumores benignos e lesões superficiais (Figura 27.14).

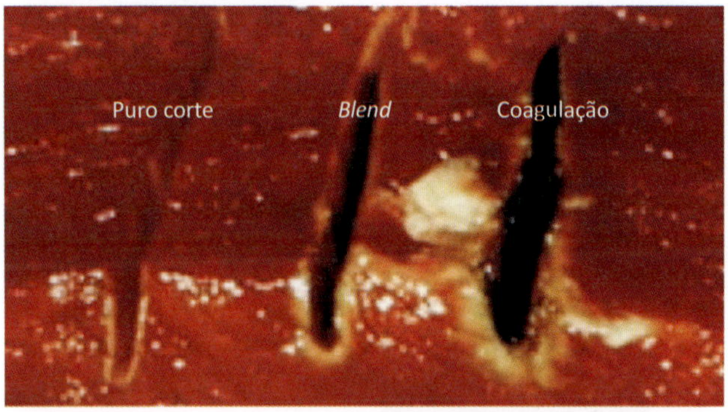

Figura 27.14. Tipos de onda e consequente destruição tecidual.
Fonte: Acervo da autoria do capítulo.

□ Corrente pulsada

Como a radioeletrocirurgia de alta frequência tem o mesmo alvo que os lasers ablativos de CO_2 e *Erbium*, ou seja, a água, a corrente pulsada foi instituída, na tentativa de mimetizar esses aparelhos, pois, além de respeitar o tempo de recomposição térmica dos tecidos, ela é, na teoria, também ligeiramente menos dolorosa que a corrente contínua. Além disso, pelo fato de lentificar a passagem do eletrodo, é ideal também durante o aprendizado dos profissionais de saúde qualificados para tal, conferindo mais segurança durante as cirurgias. Entretanto, para os profissionais já habilitados e habituados com o uso do aparelho, a corrente pulsada é considerada causadora de prolongação do tempo do procedimento.

Sistemas monopolar, bipolar, monoterminal e biterminal

A nomenclatura monopolar ou bipolar se refere ao número de pontas em contato com o final do eletrodo cirúrgico. A nomenclatura monoterminal ou biterminal se refere ao número de eletrodos em contato com o paciente, seja eletrodo ativo ou eletrodo dispersivo.

No sistema **bipolar**, só o tecido pinçado é incluído no circuito. O eletrodo ativo e o de retorno são acoplados na área da cirurgia, separados por uma pequena distância, limitando o fluxo da corrente elétrica. A eletrocirurgia bipolar é primariamente utilizada para coagulação e hemostasia de vasos sanguíneos ou, em algumas situações específicas, como cirurgias em extremidades ou pacientes com implante cardíaco. Teoricamente, o modo bipolar é mais seguro que o monopolar em relação à extensão do dano tecidual e à possibilidade de queimaduras distantes do sítio tratado.

No sistema **monopolar**, tem-se uma ponta em contato com o paciente, com ou sem o uso da placa dispersiva, ou seja, monoterminal ou biterminal. A placa dispersiva é o eletrodo de retorno, a placa-terra, e fica em algum outro local do corpo do paciente. Esse método deve ser usado com cautela em extremidades, como dedos e pênis, por causa da zona limitada de dispersão do calor. Um método monopolar monoterminal só pode ser realizado em baixa potência e nunca para puro corte. Um eletrodo dispersivo, mesmo em casos tecnicamente não necessários, aumenta a potência e a segurança do método.

No sistema monopolar, a geração de calor é adjacente ao eletrodo que está sendo utilizado, enquanto no bipolar ela é localizada entre as duas pontas que estão pinçando o tecido (Figuras 27.15 e 27.16 e Quadro 27.11).

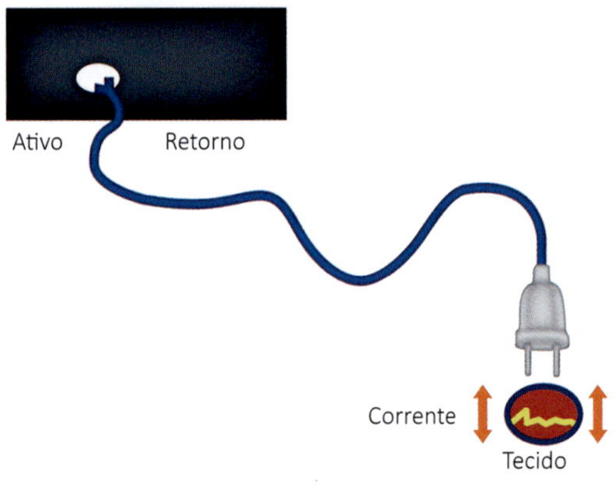

Figura 27.15. Sistema bipolar: o tecido é pinçado, com duas pontas em contato. Sem necessidade de placa-terra.

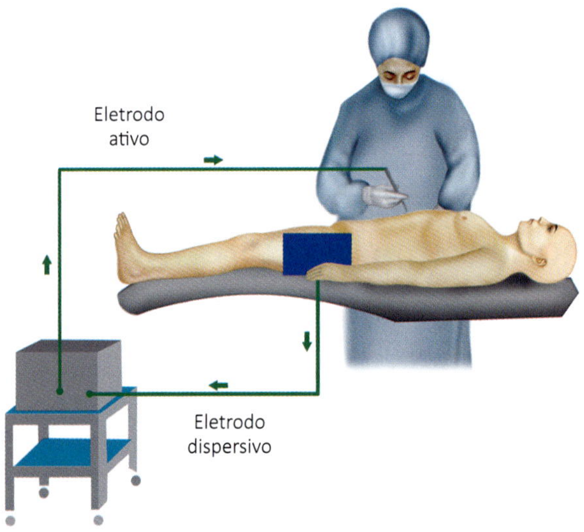

Figura 27.16. Sistema monopolar (1 ponta em contato com o tecido) e biterminal (uso de placa dispersiva).
Fonte: www.dee.ufma.br.

Quadro 27.11. Sistemas monopolar e bipolar.

Monopolar	• Monoterminal: 1 eletrodo ativo, sem eletrodo dispersivo • Biterminal: 1 eletrodo ativo + 1 eletrodo dispersivo
Bipolar	• Biterminal: 2 eletrodos ativos

Formas de eletrocirurgia

As variações de voltagem, amperagem, tipo de frequência e método de aplicação resultam em diversas formas de eletrocirurgia: eletrofulguração, eletrodissecação, eletrocoagulação, eletrossecção e eletrólise. Outras variáveis importantes são: intensidade da corrente, resistência do tecido, tempo de contato do eletrodo no tecido, tamanho e manipulação do eletrodo.

□ Eletrodissecação

É a utilização de corrente amortecida de alta voltagem e baixa amperagem total, de maneira monoterminal, com o eletrodo em contato com o tecido. Ocorre desidratação da área tratada, pois um aumento lento da temperatura ocasiona vaporização da água e secagem do tecido.

A eletrodissecação é o método de eleição para as lesões superficiais, sobretudo aquelas que envolvem só a epiderme, como melanose solar, acrocórdon, queratose actínica, pequenos nevos epidérmicos, verrugas, siringomas, condilomas, milia, hiperplasias sebáceas, granuloma piogênico e queratoses seborreicas.

□ Eletrofulguração

A diferença básica entre eletrodissecação e eletrofulguração é que, nesta última, o eletrodo ativo é colocado a uma distância de 1 a 3 mm da pele, o que causa menos dano aos tecidos adjacentes (Figura 27.17).

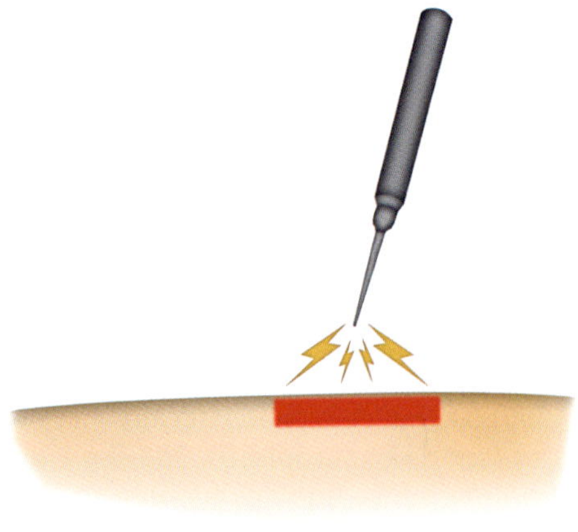

Figura 27.17. Eletrofulguração.
Fonte: www.dee.ufma.br.

□ Eletrocoagulação

Usa uma corrente amortecida, com maior amperagem total e menor voltagem, em comparação com a eletrodissecação, penetrando com mais profundidade no tecido.

A hemostasia pode ser obtida tanto por meios monopolares quanto por meios bipolares. É importante usar o menor tempo de exposição nos vasos e a menor potência, para prevenir um sangramento tardio dos vasos danificados. Durante uma hemostasia cirúrgica, a utilização de uma pinça bipolar proporciona uma coagulação direcionada e localizada, causando menos dano aos tecidos adjacentes.

É a modalidade preferida para tratamento de carcinomas basocelulares e espinocelulares primários e pequenos (menores que 1 cm), assim como para outras lesões que se estendem até a derme. Emprega-se uma cureta para remover lentamente o tecido carbonizado e para tratamento de cânceres de pele. Esse procedimento deve ser repetido mais duas vezes, buscando-se eliminar qualquer resquício tumoral.

Teleangiectasias superficiais, que costumam se localizar sobretudo na lateral do nariz, podem ser tratadas por uma agulha fina na eletrocoagulação. O eletrodo encosta na pele, e o tratamento é realizado ao longo do comprimento do vaso, com espaço de 3 a 4 mm. O procedimento é rápido, com desconforto leve e anestesia somente tópica.

Em verrugas, a eletrocoagulação deve ser superficial (até a derme). A destruição profunda não eleva a porcentagem de cura, mas aumenta o tempo de cicatrização.

A profundidade da eletrocoagulação é proporcional ao tamanho do eletrodo ativo utilizado. Assim, coagulação superficial de áreas pequenas pode ser obtida com pontas finas; e uma ponteira mais grossa é usada para coagulação mais profunda em áreas maiores (Figura 27.18).

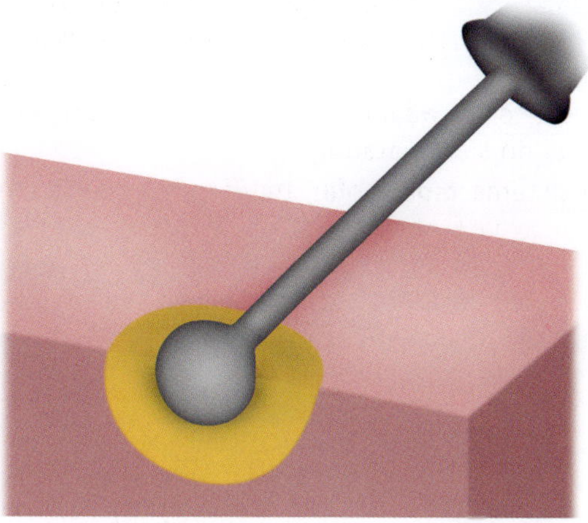

Figura 27.18. Eletrocoagulação.
Fonte: www.dee.ufma.br.

□ Eletrodissecção ou bisturi elétrico

Consiste no uso de uma corrente não amortecida e aplicação biterminal, de baixa voltagem e alta amperagem. Nesse caso, o eletrodo dispersivo é necessário, em razão da baixa tensão, o que facilita a injeção de corrente no tecido, bem como aumenta a corrente total, fechando o circuito elétrico, drenando a corrente e protegendo o paciente. Há uma rápida elevação na temperatura, o que causa vaporização explosiva e fragmentação do tecido.

É útil na obtenção de excisões e incisões rápidas e sem esforço de lesões grandes e volumosas, porém pouco sangrantes. Há diversos tipos de eletrodos. Os configurados, como laços, triângulos ou diamantes, podem ser utilizados na remoção rápida de verrugas, papilomas, nevos intradérmicos e outras lesões exofíticas. Para o corte da pele, são aplicados eletrodos retos e estreitos e não é necessário fazer qualquer pressão manual sobre ela.

O corte eletrocirúrgico pode ser de duas formas: corte puro ou corte *blend* (corte misto). No corte puro, não há coagulação e ocorre pouca hemostase. No corte *blend*, ocorre corte com coagulação, ou seja, corte do tecido somado a um efeito hemostático moderado. As paredes da incisão ficam bem fulguradas, dependendo do tamanho e do diâmetro do eletrodo. Em geral, os bisturis eletrônicos com função a *blend* oferecem várias opções, sendo usual denominá-las pelo uso da palavra *blend* seguida de um índice (*blend* 1, *blend* 2 etc.), de tal modo que ocorre mais hemostasia (maior coagulação) para índices mais altos (Figuras 27.19 e 27.20).

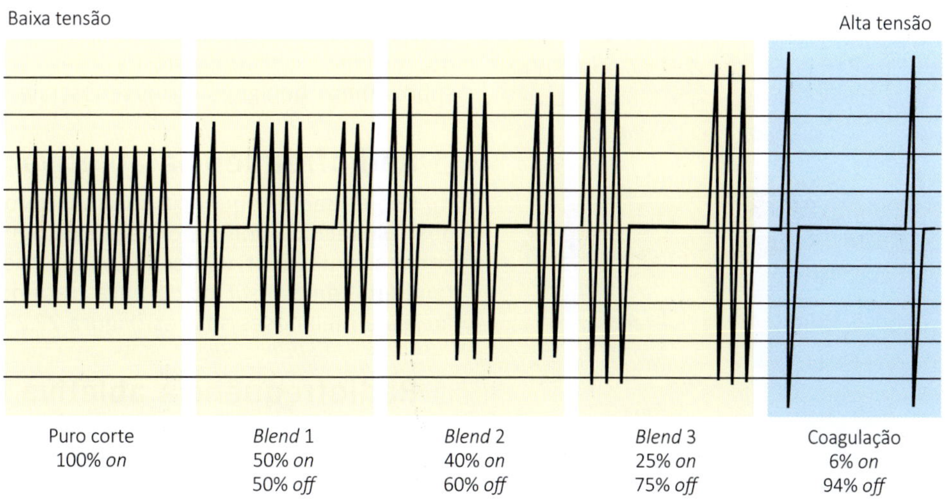

Figura 27.19. Esquema dos tipos de onda.
Fonte: www.dee.ufma.br.

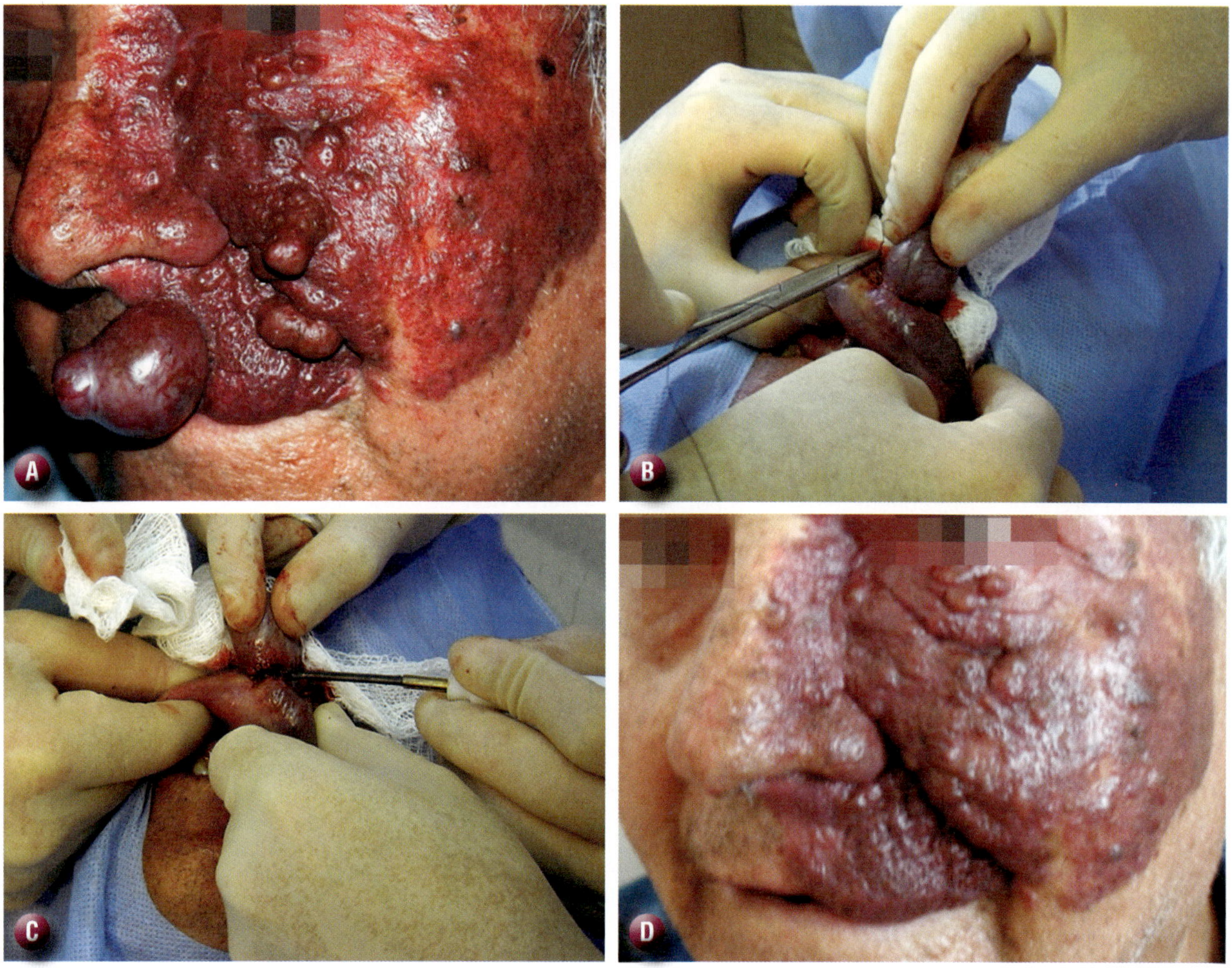

Figura 27.20. (A-B) Volumoso hemangioma, primeiramente sendo circlado. (C) Depois de circlado, foi feita eletrocirurgia. (D) Pós-operatório tardio.

Fonte: Acervo da autoria do capítulo.

Indicações: rinofima, hidradenite, fibromas moles, xantelasma, papilomas, nevos, hemangiomas e lesões exofíticas, bem como lesões no couro cabeludo (Figura 27.21 e Quadro 27.12).

Quadro 27.12. Formas de eletrocirurgia.

Forma de eletrocirurgia	*Amperagem*	*Voltagem*
Eletrodissecação	Baixa	Alta
Eletrofulguração	Baixa	Alta
Eletrocoagulação	Alta	Baixa
Eletrossecção	Alta	Baixa
Eletrocauterização	Alta	Baixa
Eletrólise	Baixa	Baixa

Para todas as formas de eletrocirurgia, sempre que for necessário realizar um exame histopatológico, deve-se primariamente fazer um *shaving* com lâmina fria ou uma curetagem (Figura 27.22).

Outros métodos para uso de radiofrequência

Aplicações mais recentes de eletrocirurgia têm surgido, incluindo o tratamento de veias varicosas, tumores subcutâneos benignos e rejuvenescimento fracionado.

□ Radiofrequência ablativa

Uso da radiofrequência com o intuito de remover ou destruir tecidos por vaporização da água intracelular e consequente destruição da lesão. Pode ser utilizada também como *resurfacing* para tratamento das rítides faciais e melanoses solares (Figura 27.23).

□ Radiofrequência ablativa fracionada

Nessa nova modalidade de radiofrequência disponível no mercado, há o fracionamento da área ablativa, o que proporciona uma recuperação mais acelerada e menos dolorosa e possibilita a realização com anestesia tópica. Pode ser utilizada no tratamento de cicatriz de acne, rejuvenescimento facial, estrias e outros (Figuras 27.24 e 27.25).

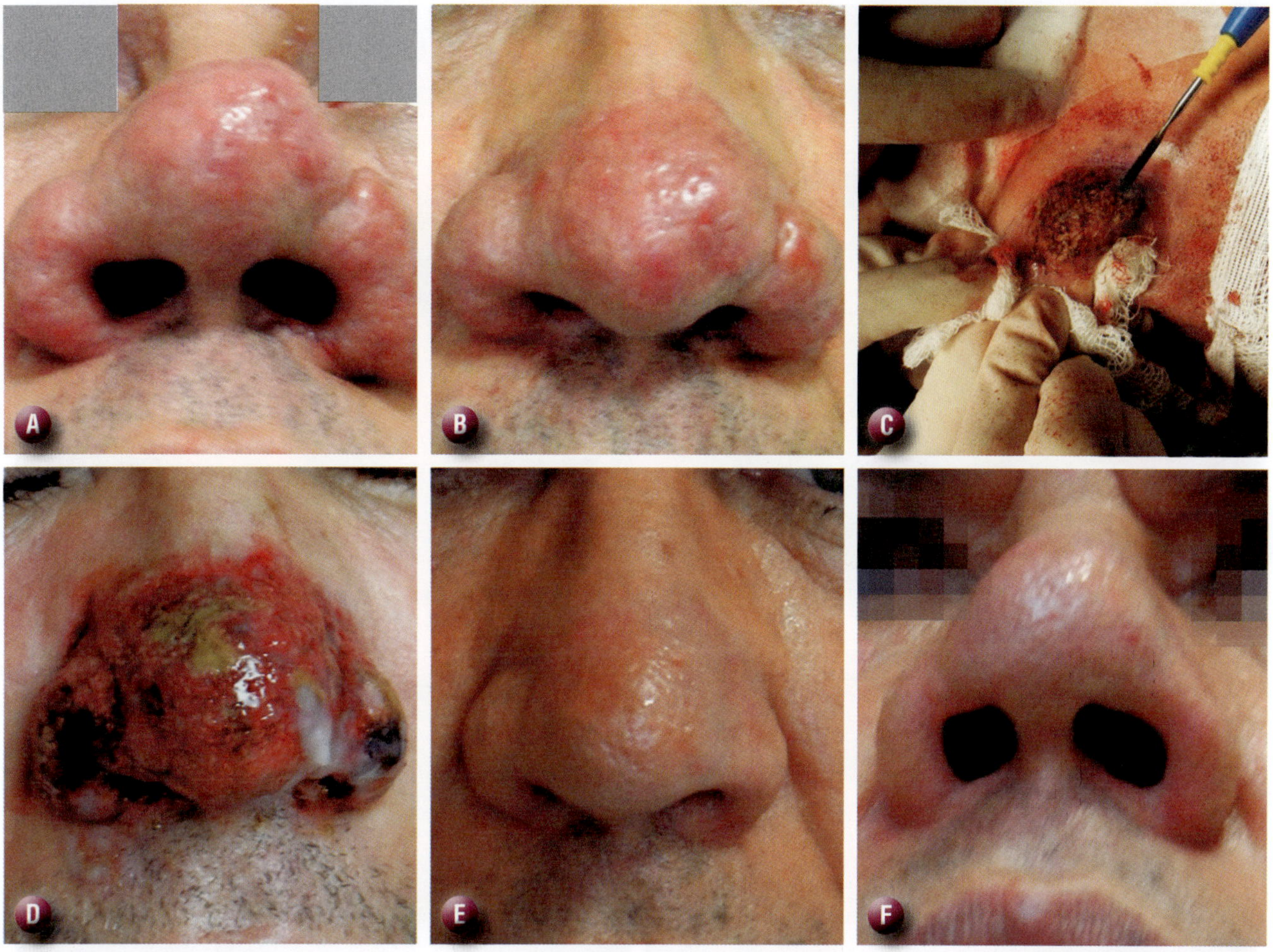

Figura 27.21. (A-C) Rinofima pré-operatório e peroperatório com eletrocirurgia. (D-F) Rinofima, pós-operatório imediato e tardio.
Fonte: Acervo da autoria do capítulo.

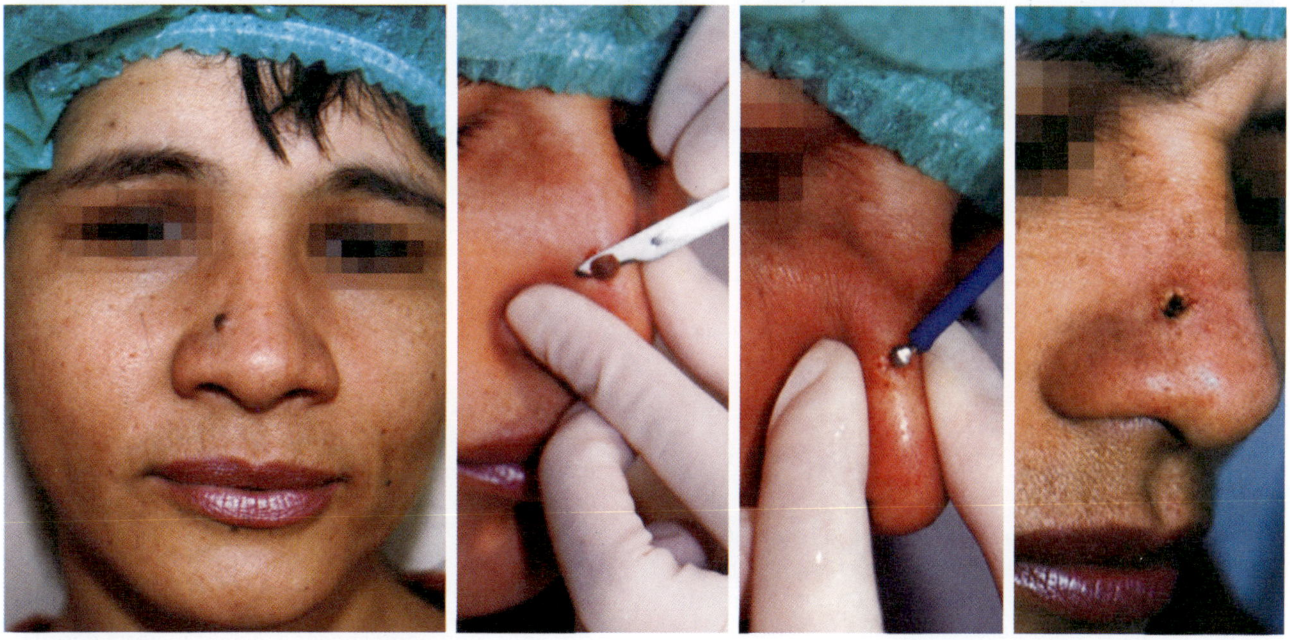

Figura 27.22. Nevo melanocítico composto: *shaving* e posterior eletrocirurgia.
Fonte: Acervo da autoria do capítulo.

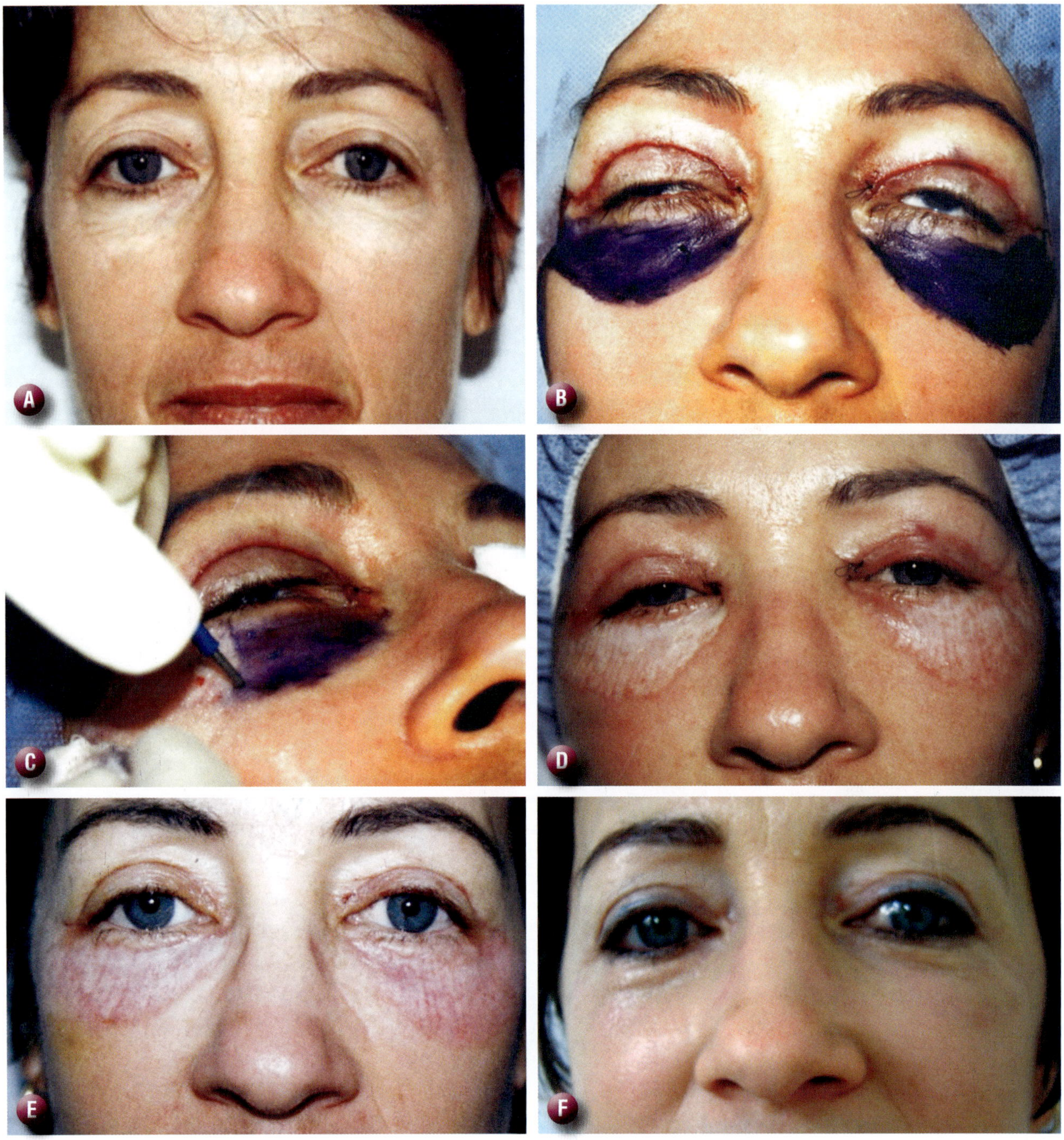

Figura 27.23. (A) Paciente com rítides faciais. (B) Pintando-se o local com violeta de genciana. (C) Realização de radiofrequência ablativa. (D) Pós-operatório imediato. (E) Eritema pós-operatório. (F) Resultado após três meses.

Fonte: Acervo da autoria do capítulo.

□ *Coblation* (*cold ablation* ou ablação fria)

O aparelho gera uma corrente de alta voltagem e baixa amperagem entre eletrodos bipolares. Usa energia de radiofrequência para excitar os eletrólitos em uma solução salina, criando partículas ionizadas energizadas no plasma. Empregam-se múltiplos eletrodos, e o processo é possível em temperaturas relativamente baixas (100 a 160 °C), pois qualquer geração de calor é consumida pelo processo de ionização.

Essa radiofrequência fracionada bipolar, referida como "sublativa", tem sido aplicada no tratamento de rugas finas, cicatrizes de acne, manchas e estrias. Com esse método, pode ser feito um *resurfacing* semelhante ao do laser de CO_2, porém mais superficial e com reepitelização mais rápida. O impacto na epiderme é de apenas 5%, diferentemente do de outros tratamentos com lasers fracionados, que pode chegar a 70%. A maioria dos efeitos é visto na derme e sugere-se ocorrência de neocolagênese e neoelastogênese, porém os dados na literatura quanto à duração desses efeitos ainda são escassos. É uma opção para todos os tipos de pele, inclusive negros.

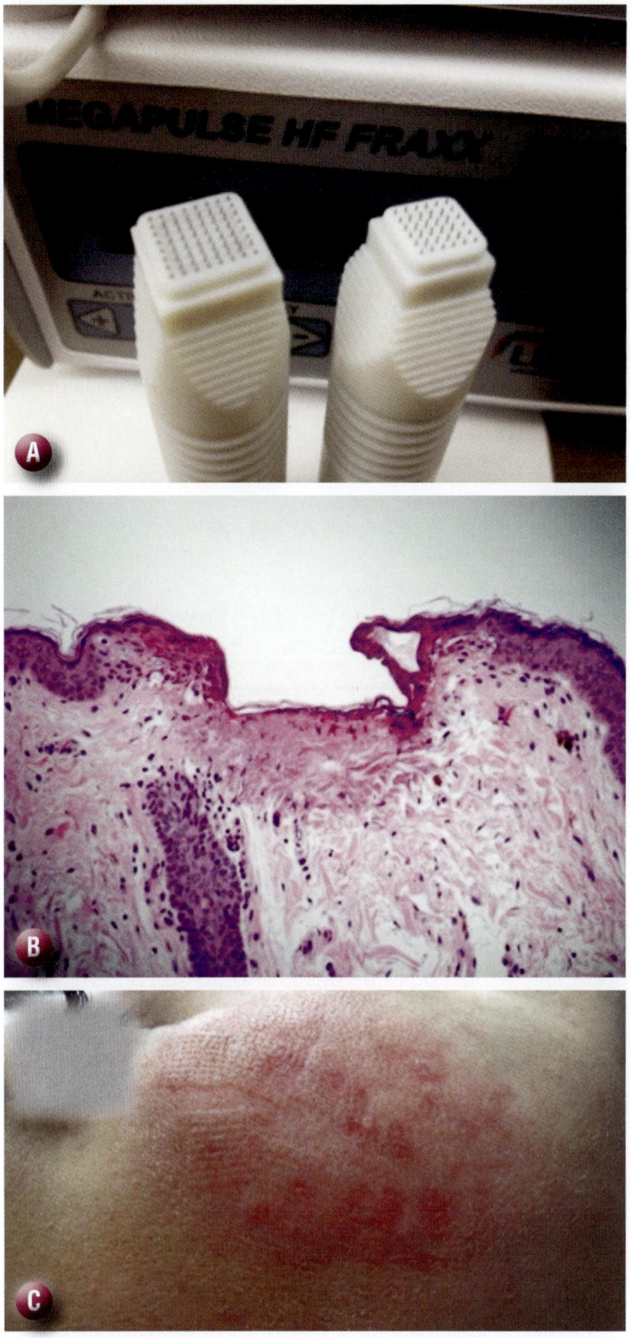

Figura 27.24. (A) Aparelho de radiofrequência. (B) Histopatologia da área de contato. (C) Pós-operatório imediato com edema ablativo fracionado.

Fonte: Acervo da autoria do capítulo.

Cuidados pós-operatórios

Os cuidados imediatos são os mesmos que em qualquer procedimento cirúrgico, com limpeza local com antissépticos, seguida da aplicação de cremes, pomadas ou *sprays* cicatrizantes à base de antibióticos tópicos.

No caso de lesões mais profundas ou extensas, a cicatrização pode demorar de duas a quatro semanas, como no caso do rinofima, sendo importante a utilização de curativos do tipo membrana oclusiva, quando possível.

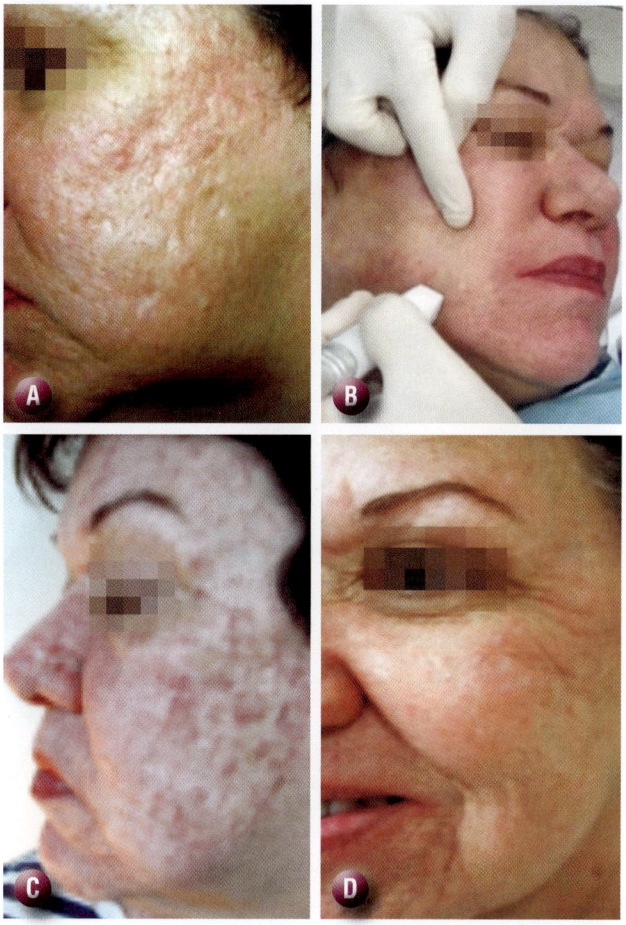

Figura 27.25. (A) Pré-operatório, (B) peroperatório e (C-D) pós-operatório de cicatrizes de acne, com radiofrequência ablativa fracionada.

Fonte: Acervo da autoria do capítulo.

É também importante orientar o paciente no sentido de evitar exposição solar e utilizar filtros solares com FPS elevado, para prevenir hipercromias pós-inflamatórias.

Complicações e riscos

Em geral, os resultados são excelentes, mas podem ocorrer cicatriz hipertrófica, sobretudo no tronco, e hipocromia residual. O paciente deve ser instruído a não se expor ao sol antes e após o procedimento e a não manipular a área tratada.

Há risco de queimaduras no local de aplicação ou a distância e, para evitá-las, deve-se dominar a técnica que se quer utilizar, ajustar corretamente os parâmetros e, sempre que possível, utilizar a placa dispersiva, posicionada em contato ideal com a pele do paciente, em áreas com boa perfusão, como áreas musculares.

Pode ocorrer interferência com marcapassos; por isso, deve-se ter cautela com esses pacientes, preferindo-se o uso de eletrocauterização ou pinças bipolares. Pacientes que não sejam dependentes do marcapasso podem ter o implante desligado durante a eletrocirurgia, evitando-se, assim, interferências e danos ao equipamento.

Infecções podem ser transmitidas tanto ao paciente quanto ao médico. No primeiro caso, sempre devemos utilizar eletrodos ativos esterilizados e promover assepsia da área a ser tratada. O médico pode ser contaminado pela fumaça liberada com a aplicação. O vírus do HPV, por exemplo, pode ser inalado na forma de aerossóis e provocar papiloma laríngeo. Para se prevenir, deve usar máscara cirúrgica, aspiradores de fumaça e proteção ocular (Quadro 27.13).

Quadro 27.13. Complicações em eletrocirurgia.

Complicações	*Como prevenir*
Queimaduras	• Eletrodo dispersivo em contato ideal com a pele do paciente e em áreas com boa perfusão, como áreas musculares. Evitar colocá-lo em proeminências ósseas, extremidades distais e tecidos cicatriciais • O cabo do eletrodo ativo deve estar afastado do paciente • Usar produtos para a assepsia prévia não inflamáveis. Se optar por produtos com álcool, aguardar secar totalmente • O paciente não deve tocar objetos condutores do ambiente
Arritmias cardíacas A eletrocirurgia moderna não estimula tecidos cardíacos, exceto se o aparelho apresentar defeito no gerador ou em pacientes com implantes cardíacos em mau funcionamento	• Colocar o eletrodo dispersivo, sempre que possível, entre o coração e a área tratada • Em pacientes com implantes cardíacos, sempre que possível, preferir outros métodos, como eletrocauterização
Transmissão de infecção	• Proteção do paciente: eletrodos estéreis sempre • Proteção do cirurgião: máscara cirúrgica, proteção ocular, aspirador de fumaça

27.5 Criocirurgia

• Giselle Ribeiro Pereira Seabra

Introdução

□ História

No final do século XIX, em 1851, James Arnott, um médico inglês, usou pela primeira vez soluções salinas congeladas e trituradas para tratar cânceres de mama e de colo uterino, de modo a aliviar os sintomas e diminuir o crescimento dos tumores. Neste período, vários cientistas desenvolveram aparatos para produzir e estocar gases líquidos. Porém, só em 1899, o dermatologista nova-iorquino Campell White fez o primeiro registro médico do uso clínico do ar liquefeito, no tratamento de diversas condições dermatológicas. Porém, a dificuldade técnica em armazenar esses gases impedia o avanço do uso da técnica. Após a Segunda Guerra Mundial, o nitrogênio líquido se tornou amplamente disponível e demonstrou ser mais eficaz que o ar e oxigênio liquefeitos, o dióxido de carbono sólido e os agentes criogênicos anteriormente usados, por atingir temperaturas mais baixas e ter manipulação mais segura. Em 1950, Allington foi o primeiro a usar o nitrogênio líquido (–95,8 °C) para tratar verrugas, queratoses, hemangiomas e queloides. Inicialmente, estiletes de madeira ou cobre com ponta de algodão eram mergulhados no nitrogênio líquido e o seu uso, então, limitado a uma profundidade relativamente superficial. Em 1961, o neurocirurgião Cooper e o engenheiro Lee desenvolveram um aparelho e um aplicador usados com sucesso no tratamento da doença de Parkinson, que permitia um congelamento controlado do tecido a ser tratado. A partir do desenvolvimento de aparelhos portáteis que poderiam ser usados no consultório por Torre, em 1965, e por Zacarian, em 1967, a técnica se popularizou.

□ Qual criógeno?

O nitrogênio líquido é o agente criogênico mais utilizado e o mais indicado, pois atinge as temperaturas mais baixas e, portanto, é o único indicado para tratamento das lesões malignas. É o criógeno de maior concentração no ar, portanto, de baixo custo e não tóxico. E pode ser usado no tratamento de lesões benignas, pré-malignas e malignas, uma vez que é o mais versátil.

O termo **criocirurgia** é usado para identificar o método que provoca uma resposta inflamatória e/ou destrutiva e que utiliza o nitrogênio líquido (–195,8 °C).

O termo **crioterapia** é utilizado quando também usamos baixas temperaturas e congelamos o tecido, com objetivos analgésicos, anti-inflamatórios ou rubefacientes. São utilizados criógenos com poder destrutivo menor, como o dióxido de carbono (–78,5 °C), o óxido nitroso (–89,5 °C) e o clorodifluorometano (–40,8 °C).

Princípios básicos da criocirurgia – criobiologia

Crioablação é a destruição tissular provocada pelo frio e é observada pela formação de uma "bola de gelo" durante o congelamento da pele.

Os mecanismos de dano tissular podem ser divididos em danos diretos e danos indiretos.

Os danos diretos envolvem a formação de cristais de gelo extra e intracelular, assim como o movimento da água entre os compartimentos intra e extracelulares pelo gradiente osmótico e pelo impacto na estrutura proteica e nos sistemas enzimáticos.

Os danos indiretos incluem estase vascular, isquemia dos tecidos (levando à morte celular e à apoptose), resposta inflamatória e imunológica.

□ Injúria direta

O efeito direto do congelamento tecidual é a cristalização da água, com formação de cristais de gelo intracelular e/ou extracelular, e que se inicia entre –10 e –15 °C.

No congelamento lento, há formação de macrocristais extracelulares. Ocorre aumento na concentração de solutos no interstício e passagem da água das células para o meio extracelular, com redução do tamanho das células e distorção pela compressão exercida pelos macrocristais. Não há formação de cristais intracelulares, mas a desidratação celular provoca a destruição celular pelo dano aos sistemas enzimáticos celulares e pela desestabilização da membrana celular.

No congelamento rápido, não ocorre passagem de água do meio intracelular para o extracelular, e há formação de microcristais intracelulares e extracelulares que possuem maior poder de destruição celular em relação ao congelamento lento. A formação de microcristais leva à desidratação intracelular, com aumento da concentração de solutos e mudança de pH. A ação mecânica dos cristais e as alterações provocadas pela desidratação provocam desnaturação das lipoproteínas das membranas do núcleo e das mitocôndrias e alterações metabólicas devido à inibição das enzimas citoplasmáticas. No processo de descongelamento, os cristais de gelo se reorganizam, sofrem recristalização, que formam cristais maiores com consequente ruptura celular. Durante o descongelamento lento ocorre a maior destruição tecidual.

□ Estase vascular e isquemia dos tecidos

O congelamento produz um efeito indireto, cuja resposta imediata é a vasoconstricção com interrupção do fluxo sanguíneo. O dano ao endotélio vascular começa em –15 °C, com a formação de cristais e desidratação celular, previamente descritas.

Com o descongelamento, há um aumento compensatório da permeabilidade dos vasos capilares, com congestão, edema, agregação de plaquetas, formação de microtrombos e radicais livres e peroxidação das membranas lipídicas. Dano ao suprimento sanguíneo em função da falência progressiva da microcirculação acontece 1 hora após o congelamento, na periferia da área congelada, durante o período de descongelamento e leva à necrose tecidual circunscrita isquêmica. Apoptose é a morte celular programada. Durante a apoptose, a lise celular ocorre e as estruturas internas e enzimas não são liberadas no espaço intercelular. As células apoptóticas são encontradas na periferia da área central necrótica, cuja temperatura não foi suficiente para a morte celular por necrose direta. A apoptose aumenta progressivamente de 2 a 8 horas após o congelamento.

□ Resposta inflamatória

A inflamação se desenvolve dentro das primeiras 24 horas após o tratamento. É uma resposta à morte celular, especialmente na área central da lesão, em que há necrose. Há morte celular, separação dermoepidérmica, edema, migração de células inflamatórias – inicialmente neutrófilos –, e em 24 horas, migração maciça de linfócitos. Liberação imediata de citocinas inflamatórias e produção de eicosanoides também estão presentes.

□ Resposta imunológica

Existe a formação de anticorpos específicos ao tecido submetido ao frio, pela liberação de quantidades maciças de antígenos que antes não eram apresentados. O mecanismo que envolve a geração de novas substâncias imunogênicas crioinduzidas não é bem estabelecido, mas é estudado em casos de metástases e tumores primários de próstata e mama. Uma das hipóteses estudadas seria a isoimunização, quando há a formação de anticorpos pelo sistema imune, ao introduzir tecidos congelados de uma linhagem de coelhos em outros coelhos da mesma linhagem. Ou ainda pelo mecanismo de autoimunidade, por um fenômeno conhecido como aumento antigênico, com subsequente melhor apresentação e captura do antígeno pelas células do sistema fagocitário. A criodesnaturação de proteínas também pode promover a formação de conglomerados moleculares e levar ao aumento da resposta antigênica.

Sensibilidade dos tecidos ao frio

O Quadro 27.14 mostra a sensibilidade dos diferentes tecidos ao congelamento. A relativa resistência do tecido conjuntivo, da cartilagem e dos ossos e a preservação de estruturas de apoio como fibroblastos, fibras colágenas, vasos sanguíneos e ossos são importantes na cicatrização da ferida cirúrgica.

Quadro 27.14. Sensibilidade relativa a baixas temperaturas.

Células, tecidos ou organismos	Sensibilidade
Melanócitos	Sensível à injúria ao frio (facilmente destruído)
Células basais	
Queratinócitos	
Bactérias	
Tecido conectivo	
Bainha do tecido conectivo neural	
Endotélio vascular	Resistente à injúria ao frio
Vírus	

Indicações

Indicações gerais

A criocirurgia está indicada em numerosas situações clínicas comuns no dia a dia dermatológico, como lesões benignas, pré-malignas e malignas e, especialmente, nos casos de pacientes com múltiplas lesões, acamados, com risco cirúrgico elevado ou com contraindicação cirúrgica, com arritmias graves, coagulopatias, em uso de antiagregantes, HIV positivos, portadores de marcapasso cardíaco ou desfibriladores implantáveis, alérgicos à anestesia ou com pavor a procedimento cirúrgico. Pela natural resistência da cartilagem e osso, é bem recomendada em áreas como o nariz, pavilhão auricular e região esternal. Tumores com bordas bem definidas e tipo histológico não agressivo, tumores infectados ou de grandes dimensões (pela possiblidade de tratamento em etapas, como descrito por Gonçalves, em 2009) ou lesões inoperáveis (tratamento paliativo ou higiênico) também são boas indicações.

Contraindicações

São contraindicações absolutas a urticária ao frio, intolerância ao frio, criofibrinogenemia, crioglobulinemia, doença de Raynaud, doenças autoimunes, pioderma gangrenoso, agamaglobulinemia, mieloma múltiplo, diabetes descompensado.

Contraindicações relativas são lesões que ficam sobre nervos superficiais, como na borda lateral da língua, face lateral dos dedos, fossa ulnar e regiões pré e pós-auricular. Nestas localizações, pode-se proceder à anestesia infiltrativa local, pela técnica de balonização, para afastar o nervo da área a ser tratada. A localização no terço inferior das pernas e parte inferior dos ombros também deve ser evitada, por causa da cicatrização prolongada. Pela sensibilidade dos melanócitos e possível evolução para hipo/acromia, pacientes melanodérmicos devem ser avisados previamente desta possibilidade e, se for o caso, ter o procedimento suspenso.

Como contraindicações gerais, tumores sem margem definida, sem biópsia prévia, de tipos histológicos agressivos e em áreas de fusão embrionária na face também não devem ser tratados por criocirurgia. Lesões localizadas no canto da boca e na margem livre das pálpebras podem evoluir com cicatrizes retráteis e inestéticas e, portanto, também são contraindicadas. A falta de treinamento do operador deve ser considerada. Por parecer uma técnica simples, é feita muitas vezes sem o devido conhecimento teórico necessário, o que leva ao descrédito do método.

Equipamentos

A intensidade da injúria pelo frio depende da técnica empregada, do tamanho da ponteira utilizada, do tempo de exposição, do número de ciclos de congelamento e de descongelamento, da espessura da pele e da lesão a ser tratada (se seca ou úmida) (Quadro 27.15).

Quadro 27.15. Fatores que afetam o congelamento do tecido.

Fator	*Princípios-chave*
Velocidade de congelamento do tecido	Congelamento rápido (< 60 segundos) causa mais morte celular
Velocidade do *spray* intermitente	Quanto mais rápida → mais profundo o congelamento, porém, mais estreito Quanto mais lento → congelamento mais superficial, porém, mais largo
Velocidade de descongelamento	Descongelamento lento (> 90 segundos) leva à maior morte celular
Temperatura do tecido	Temperatura final entre –40 e –50 °C leva à morte de todas as células malignas
Duração do congelamento	Quanto maior o tempo de congelamento → maior injúria Máxima morte celular ocorre com 100 segundos
Repetição dos ciclos de congelamento/descongelamento	Mais ciclos, maior morte Tumores malignos – sempre mais que 1 ciclo

Para realizar a criocirurgia, é necessário um contêiner de armazenamento, um aparelho portátil para aplicação e acessórios.

Existem vários fabricantes de contêineres no mercado, tanto nacionais como importados, com capacidade de armazenamento entre 10 e 50 L de nitrogênio líquido (NL). Eles são feitos de alumínio ou aço inoxidável, com uma camada dupla cujas partes são isoladas entre elas por vácuo, em que se armazena o NL. Os contêineres possuem uma válvula para alívio da pressão, por onde uma pequena quantidade evapora diariamente. Os menores são mais leves e de manuseio mais fácil, contudo, a perda pela evaporação também é mais rápida e, assim, necessitam de abastecimento mais frequente. Os modelos de 20 a 30 L são os mais comumente usados no consultório dermatológico e têm uma perda, mesmo que não sejam usados e mantidos fechados, entre 8 e 12 e 14 e 16 semanas, respectivamente. As canecas transferidoras podem ser de diversos modelos ou o contêiner ter um dispositivo do tipo torneira (Figura 27.26).

Os aparelhos portáteis, tipo garrafa térmica, apresentam uma parte superior com rosca por onde sai o NL e por onde se trocam os diferentes acessórios e ponteiras, um gatilho para disparo do NL e uma válvula de segurança para eliminar o excesso de pressão. Os aparelhos disponíveis para compra no mercado nacional são o Nitrospray® – Criotécnica, Campinas – SP e o Cry-Ac® – Brymill®. O modelo Cry-Ac Tracker® – Brymill® possui um dispositivo que mede a temperatura da pele e indica, pela tela, quando uma temperatura de resfriamento predeterminada foi alcançada na lesão, por meio de um sensor de infravermelho (Figura 27.27).

Entre os acessórios disponíveis, destacam-se:

□ *Sprays* abertos

- Ponteiras A (1,02 mm); B (0,80 mm); C (0,57 mm); D (0,40 mm), E (0,34 mm) F (0,29 mm) – Cry-Ac® – Brymill®.
- Ponteiras 5 (0,5 mm); 6 (0,6 mm); 7 (0,7 mm); 8 (0,8 mm); 9 (0,9 mm); 10 (1 mm) – Nitrospray®.

As ponteiras A e B são usadas para lesões malignas de dimensões média e pequena, e lesões benignas de dimensões grande e média; as ponteiras C e D, para lesões benignas de pequenas dimensões; as ponteiras E e F são úteis em lesões benignas pequenas e com fins estéticos (Figura 27.28).

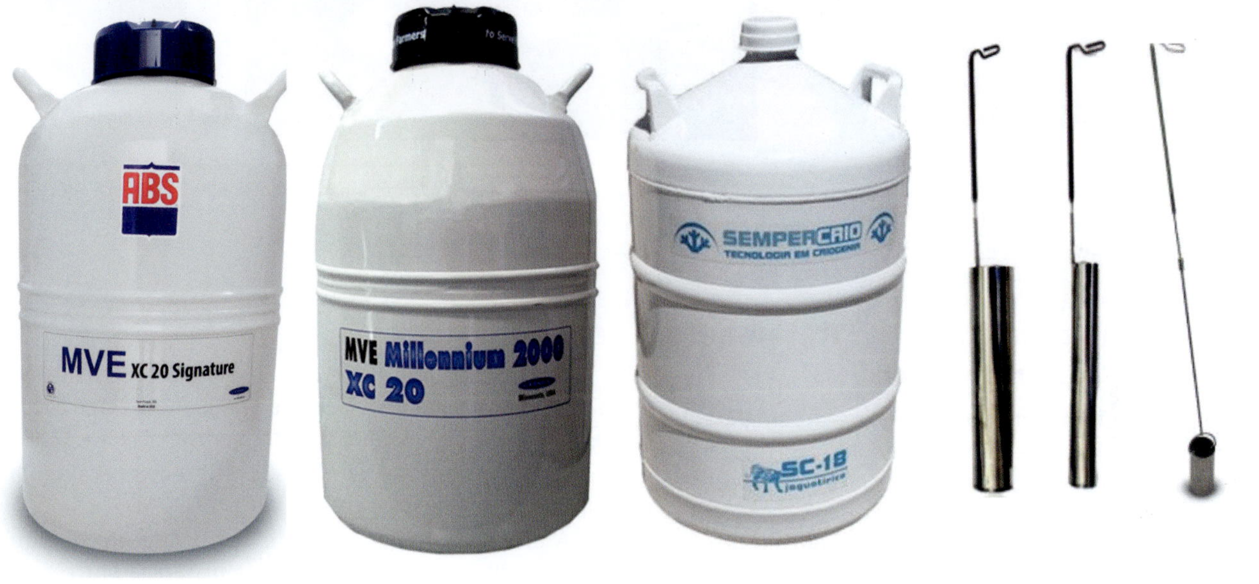

Figura 27.26. Contêineres para armazenamento de nitrogênio líquido e modelos de canister (caneca) para uso no contêiner.
Fonte: Acervo da autoria do capítulo.

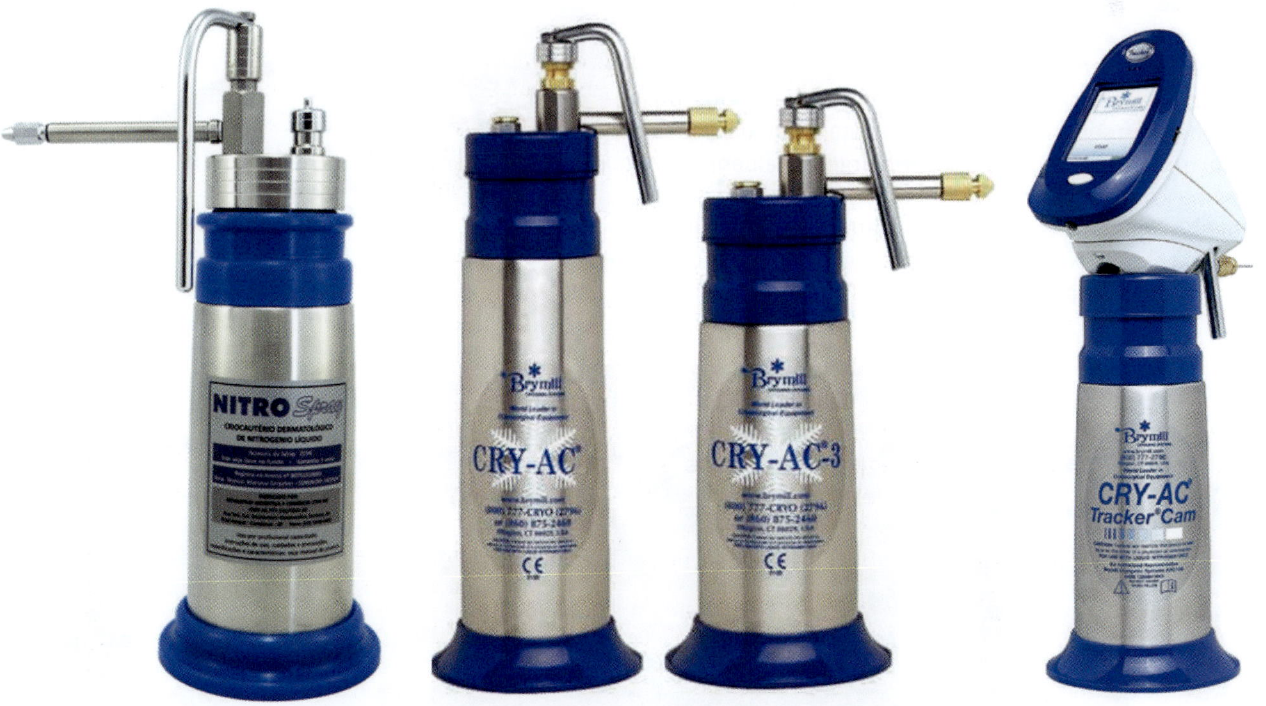

Figura 27.27. Aparelhos de criocirurgia portáteis.
Fonte: Acervo da autoria do capítulo.

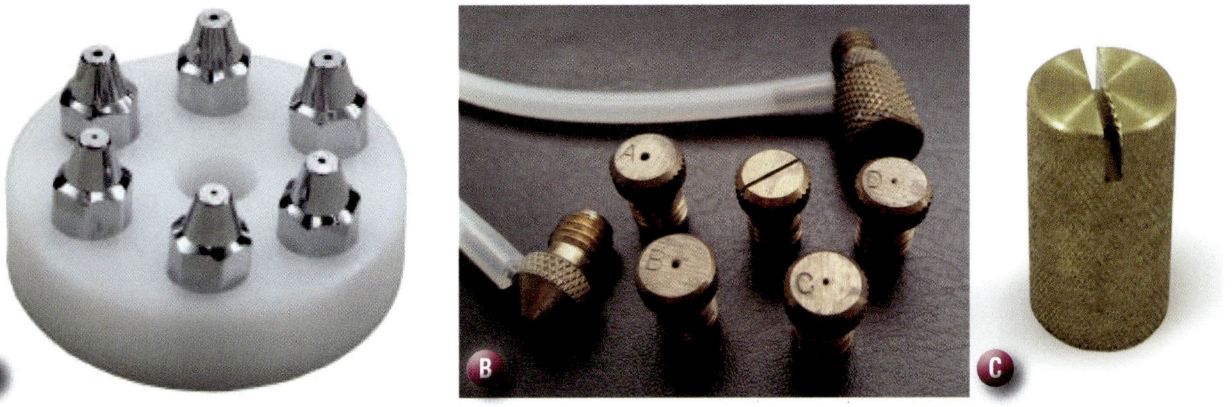

Figura 27.28. (A) Ponteiras de 5 a 10 (Nitrospray®). (B) Ponteiras de A a E com *back vented*; ponteira para *criopeeling* e *back vented* (Cry-Ac®). (C) Ponteira para *criopeeling* (Nitrospray®).
Fonte: Acervo da autoria do capítulo.

□ Ponteiras para *spray* no tratamento da acne ou *criopeeling*

Na Figura 27.28 podemos observar também a ponteira em fenda, disponível para uma aplicação mais suave do NL, em jato contínuo e rápido nas lesões inflamatórias de acne ou para *criopeeling*. A ponteira A, colocada mais distante da pele, com o mesmo modo de utilização rápido e em jato contínuo, pode também ser usada para este fim.

□ Sondas de contato ou ponteiras fechadas (*probes*)

Apresentam tamanhos e formas diferentes; podem ser em cone, arredondadas, pontiagudas ou achatadas, de diâmetro bem pequeno a diâmetros maiores. São utilizadas para tratamento de tumores ulcerados ou curetados, em superfícies planas, no tratamento de lesões vasculares ou em mucosas e em margens palpebrais e próximas do conduto auditivo externo. As sondas de tamanho diminuto são usadas no tratamento cosmético das hiperplasias sebáceas, angiomas, em moluscos contagiosos ou verrugas planas (Figura 27.29).

□ Adaptadores

Os adaptadores *back vented* evitam a obstrução da saída do NL nas pontas abertas de pequeno diâmetro, como as D, E e F (que já vem com *back vented*) (Figura 27.28B).

Os adaptadores *luer lock* são utilizados para agulhas hipodérmicas descartáveis (Figura 27.30A).

A extensão maleável pode ser usada em qualquer ponteira aberta, para aumentar a distância entre a área tratada e o operador do aparelho ou criar uma curva necessária durante a aplicação (Figura 27.30B).

Também existem adaptadores de um aparelho para o outro, que possibilitam o uso das ponteiras de um aparelho no outro e vice-versa.

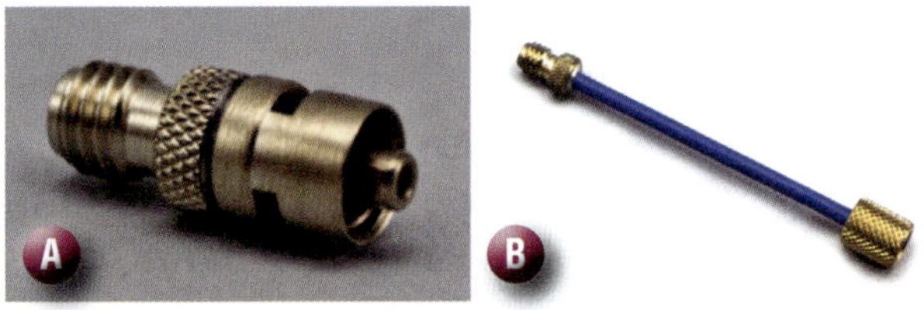

Figura 27.30. (A) Adaptador *luer lock*. (B) Extensão flexível.
Fonte: Acervo da autoria do capítulo.

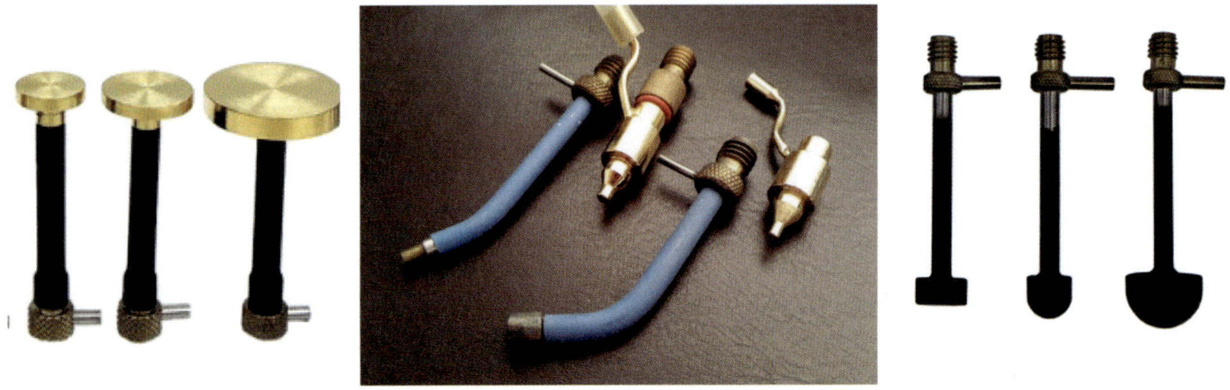

Figura 27.29. Diversas sondas de contato ou sondas fechadas (*probes*).
Fonte: Acervo da autoria do capítulo.

□ Criochamber ou criocâmara

Tem diâmetros variados e consiste em uma ponteira com fechamento lateral e abertura distal, em contato com a pele, onde o NL fica confinado. Permite um congelamento mais potente e mais preciso, com menos dissipação lateral (Figura 27.31).

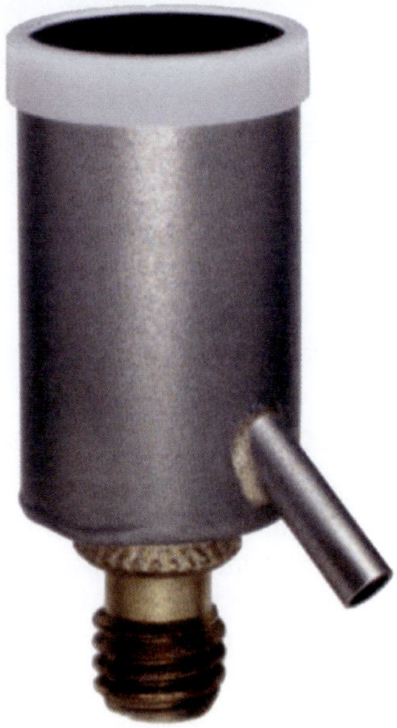

Figura 27.31. Criocâmara ou *criochamber*.
Fonte: Acervo da autoria do capítulo.

□ Cones abertos de restrição

Permitem que a dissipação lateral do NL seja menor e o congelamento mais preciso, localizado e concentrado a uma determinada área, quando usada em conjunto com a ponteira em *spray*, aberta (Figura 27.32). Podem ser de metal, borracha ou acrílico.

□ Protetores

Devem ser usados para proteger áreas sensíveis como os olhos e as narinas. Não podem ser de metal. São utilizados o protetor de Jaeger, colheres de plástico ou abaixadores de língua (Figura 27.33).

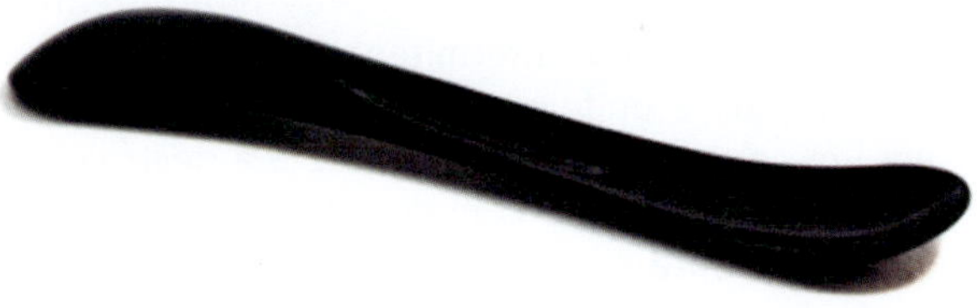

Figura 27.33. Protetor de Jaeger.
Fonte: Acervo da autoria do capítulo.

Técnicas de aplicação

□ Técnica de contato direto

Primeira técnica descrita de aplicação do NL, na qual um palito de madeira envolvido em algodão ou um cotonete é mergulhado em um recipiente com NL e imediatamente após aplicado sobre a pele. O procedimento pode ser repetido até que haja o congelamento necessário. É indicado para lesões benignas, muito superficiais, já que a profundidade máxima atingida não ultrapassa 2 a 3 mm. A ponta do palito ou do cotonete usado não deve ultrapassar o limite da lesão. Devido à possibilidade de contaminação cruzada com essa técnica, o NL não utilizado deve ser descartado. O cuidado também deve haver para evitar acidentes com o gotejamento do NL nos olhos ou em outras áreas sensíveis.

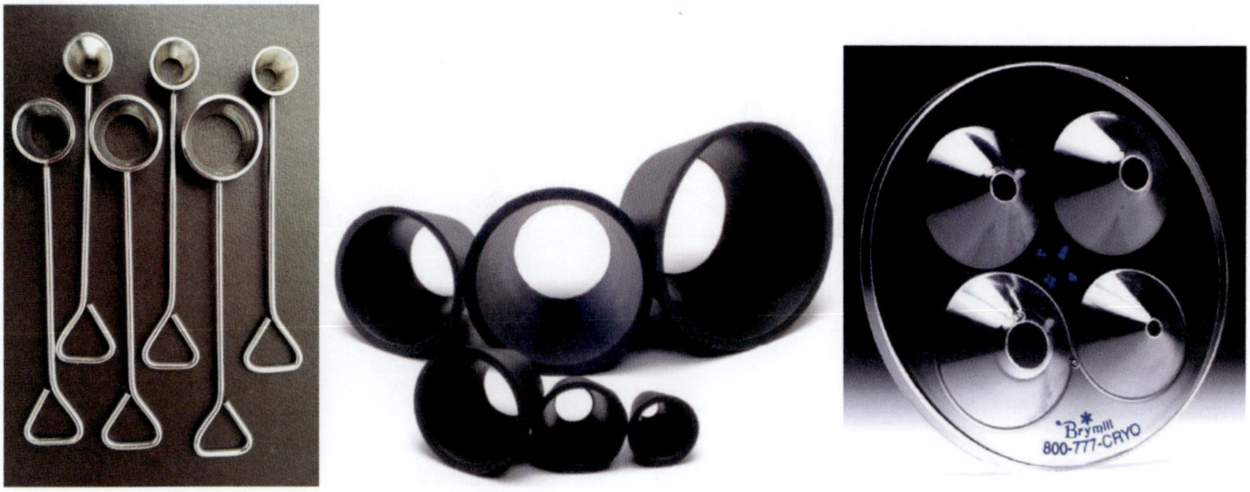

Figura 27.32. Diversos cones abertos de restrição.
Fonte: Acervo da autoria do capítulo.

□ Técnica do *spray*

Técnica amplamente utilizada. Algumas características de aplicação são importantes e influenciam o resultado final.

A distância de aplicação do jato é um fator importante; quanto mais longe, menor o congelamento. Tentar manter o *spray* a uma distância fixa, aproximadamente a 1 cm da lesão e perpendicular à pele, sem inclinação.

A técnica utilizada pode ser *spray* intermitente ou *spray* contínuo. O *spray* intermitente provoca um congelamento rápido e uniforme e está indicado quando se deseja um congelamento mais eficaz e a destruição da lesão. Deve ser realizado com um ritmo constante, contado mentalmente em segundos a cada aperto da alavanca de disparo (mil e um, mil e dois, mil e três, e assim por diante). O *spray* contínuo pode ser aplicado mais rapidamente, quando se quer menos lesão, ou mais lentamente, quando se deseja um pouco mais de lesão, mas sem tanta necrose tecidual como no *spray* intermitente.

A repetição do ciclo de congelamento e descongelamento (C/D) aumenta a lesão tissular. Quando realizado, o segundo ciclo deve ter um intervalo de, no mínimo, 2 a 3 minutos (idealmente 5 minutos) do primeiro.

O diâmetro da ponteira é fator determinante na velocidade de congelamento. Quanto maior o diâmetro, mais rápido será o congelamento e mais destruição ocorrerá.

As lesões filiformes ou pedunculadas podem ser pinçadas próximas à base e o NL aplicado na pinça, congelando até a margem desejada.

Portanto, lesões benignas, tratadas por motivos estéticos, devem ser tratadas com ponteiras de abertura pequena, jato contínuo e com apenas 1 ciclo de tratamento de C/D.

Nas lesões benignas, o *spray* pode ser aplicado em três padrões: em alvo, em espiral ou em ondas. O padrão em alvo só está indicado para lesões com até 2 cm. Acima deste diâmetro, a lesão deve ser tratada com a aplicação em espiral ou em ondas (Figura 27.34).

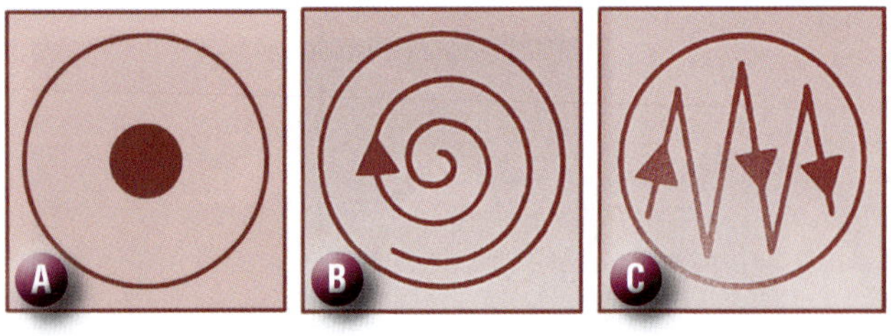

Figura 27.34. (A) Aplicação em alvo. (B) Aplicação em espiral. (C) Aplicação em pincel ou ondas.
Fonte: Acervo da autoria do capítulo.

Na maioria das lesões benignas, a margem é marcada com um lápis de remoção fácil, o que assegura uma margem de 1 a 2 mm, suficiente para o tratamento eficaz (Figura 27.35). O tempo de congelamento deve ficar entre 5 e 30 segundos, o que depende do tamanho da lesão; quando a margem for atingida, o tratamento ainda deve ser mantido por mais alguns segundos, para assegurar que toda a lesão seja tratada, inclusive sua periferia, para evitar recidivas periféricas.

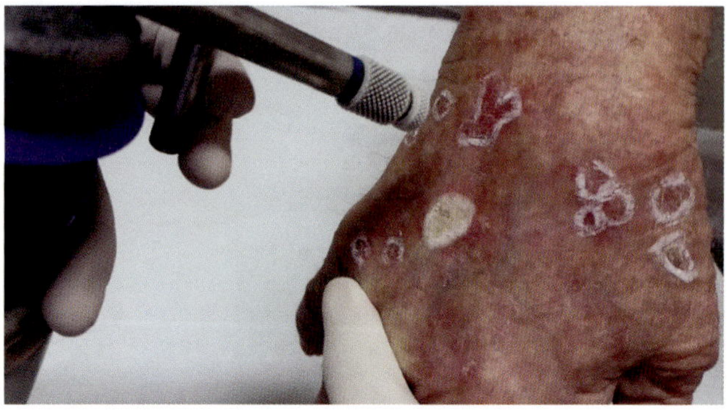

Figura 27.35. Técnica do *spray* aberto.
Fonte: Acervo da autoria do capítulo.

□ Técnica do *spray* (confinado)

Essa técnica evita a dispersão do NL, ao concentrar o jato sobre a lesão na pele e aprofundar a frente de congelamento sem aumentar a dispersão lateral. É realizada com a técnica de *spray* associada ao uso de cones abertos sobre a lesão ou com a *criochamber*. O procedimento deve ser interrompido quando o congelamento atingir a borda externa do cone ou da criocâmara. Muito utilizada no tratamento das verrugas plantares, por exemplo (Figura 27.36).

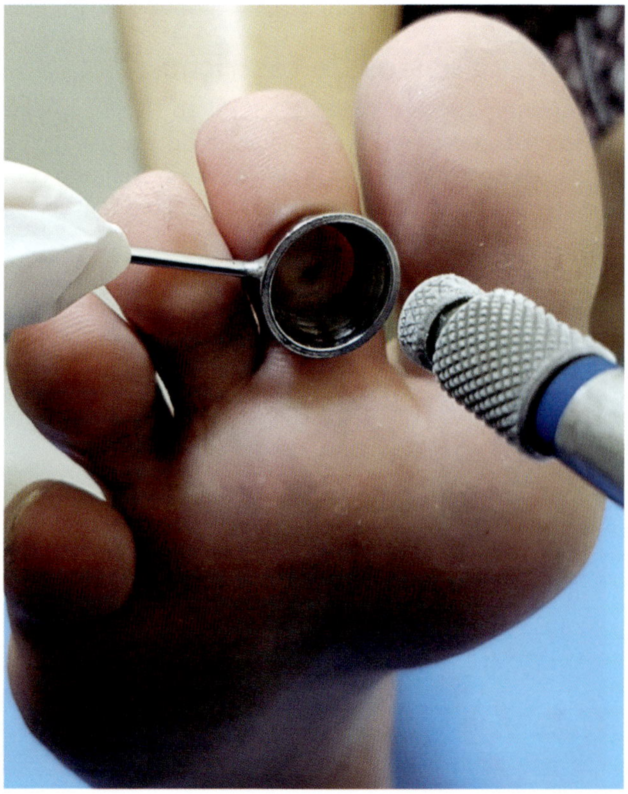

Figura 27.36. Técnica do *spray* confinado.
Fonte: Acervo da autoria do capítulo.

□ Técnica do contato sólido

Consiste no uso de uma ponta ou *probe* previamente congelado, diretamente sobre a lesão (Figura 27.37). A ponteira deve ser do tamanho da lesão ou ligeiramente menor. A aplicação deve ser mantida até toda a lesão estar congelada, quando a aplicação de NL é interrompida (Figura 27.38). A sonda não é removida imediatamente, é preciso aguardar o seu descongelamento e o descolamento espontâneo da pele, a fim de evitar um arrancamento da pele congelada. É uma técnica utilizada em lesões benignas, malignas, em mucosas e em superfícies não tão firmes. Indicada quando se deseja um congelamento bem uniforme e mais profundo. A depender do tamanho da lesão, pode necessitar de anestesia infiltrativa prévia.

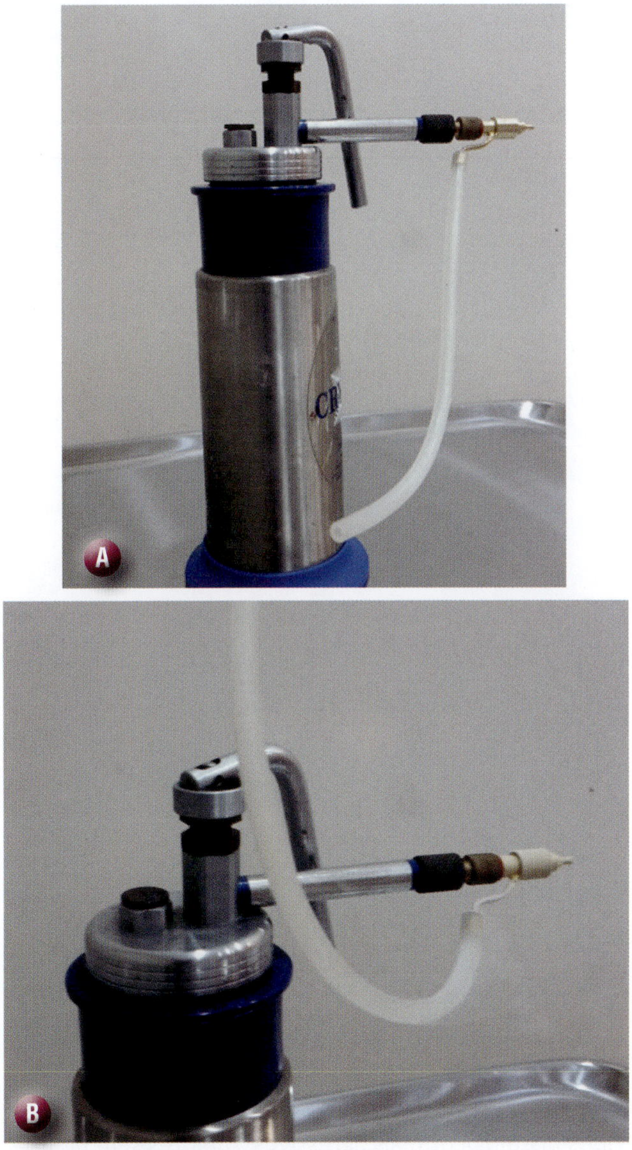

Figura 27.37. (A) Sonda ou *probe* sólido não congelado. Nota-se a borracha de saída do NL amolecida e flexível. (B) Sonda ou *probe* previamente congelado, imediatamente antes de iniciar o procedimento no paciente. Nota-se a borracha de saída do NL congelada e inflexível.

Fonte: Acervo da autoria do capítulo.

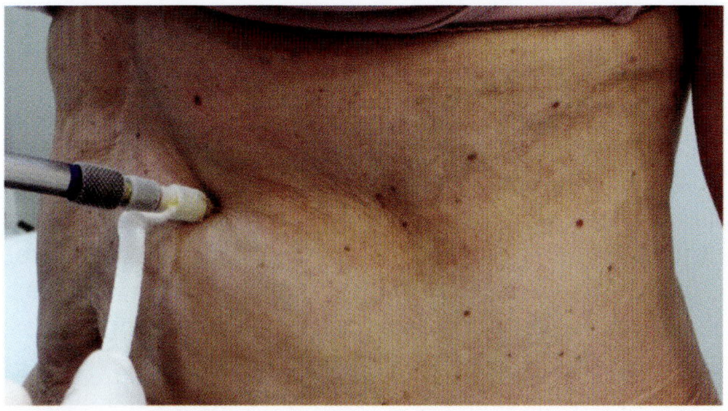

Figura 27.38. Técnica do contato sólido no tratamento de hemangiomas rubis.

Fonte: Acervo da autoria do capítulo.

□ Técnica intralesional

Consiste na aplicação do NL por meio do adaptador *luer lock* com uma agulha grossa, descartável, calibre 18 G, que transpassa a lesão previamente anestesiada. O congelamento acontece "de dentro para fora", e o limite final do procedimento é o limite da lesão ou próximo a ele. Especial atenção deve ser dada à introdução da agulha, para assegurar que o bisel ultrapasse totalmente a lesão, a fim de evitar enfisema subcutâneo (Figura 27.39).

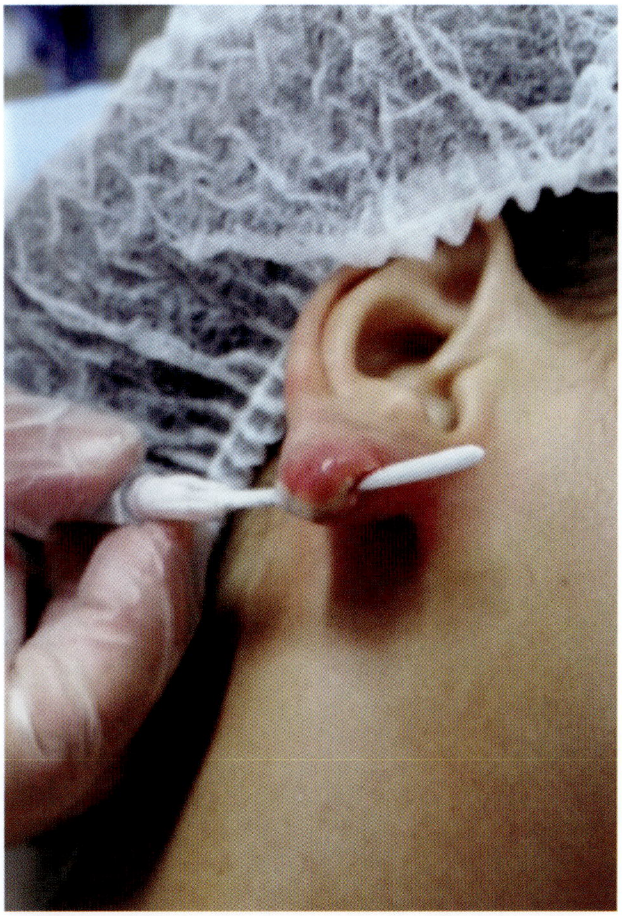

Figura 27.39. Técnica intralesional, com transfixação do queloide. Observa-se que o bisel da agulha ultrapassa o limite da lesão.

Fonte: Acervo da autoria do capítulo.

Tratamento das lesões benignas

Inúmeras lesões benignas podem ser tratadas pela criocirurgia. A biópsia prévia não é necessária, porém, quando há dúvida do diagnóstico, ela deve ser realizada. A técnica do *spray* aberto é a mais utilizada, com uma margem geralmente de 1 a 2 mm, exceto nos queloides, pois o limite da lesão não deve ser ultrapassado. Lesões extensas devem ser tratadas por etapas; já lesões muito próximas a outras lesões devem ser tratadas individualmente, com ciclos separados de C/D, sem sobreposição. O tratamento pode ser associado ao desbastamento prévio de superfícies ceratósicas ou ao uso de compressas de soro fisiológico, que visam a aumentar a eficácia do método, uma vez que lesões úmidas são congeladas mais facilmente. A excetuar-se as lesões vasculares e em mucosas, normalmente são tratadas com ciclos únicos de C/D, com jato contínuo ou intermitente, o que depende do grau de lesão desejada. Lesões cuidadas por motivos estéticos são tratadas com ciclo único e jato contínuo. Como regra geral para as lesões benignas, quando se tem menos experiência com criocirurgia, é preferível ser mais delicado e fazer mais sessões a ser excessivamente agressivo em um primeiro tratamento. A exceção são as verrugas virais e queloides, que normalmente necessitam de dois ciclos de C/D e múltiplos tratamentos com ponteiras de abertura maior e jatos intermitentes.

Tratamento das lesões benignas pré-malignas

O tratamento de escolha para as queratoses actínicas isoladas ainda é a criocirurgia. O tratamento do campo de cancerização por *criopeeling* permanece como uma opção tão boa quanto o laser ablativo de CO_2 e o uso do 5FU e, em alguns trabalhos, com resultados superiores. O tratamento de campo pode ser associado ao uso do imiquimod, diclofenaco, 5FU, pois aumenta a eficácia do método e a manutenção dos resultados por um período mais prolongado.

O tratamento se baseia na classificação das queratoses actínicas em:

- Grau I: queratoses difíceis de serem visualizadas, percebidas ao tato, ásperas à palpação do paciente, que indica a localização. Técnica de *spray* contínuo, ponteira C, 5 ou 6, a depender do aparelho utilizado, margem de 1 a 2 mm, marcada com lápis, 1 ciclo de C/D.
- Grau II: lesões percebidas visualmente e moderadamente ásperas ao tato. Técnica de *spray* contínuo ou intermitente, ponteira C, 5 ou 6, a depender do aparelho utilizado, margem de 1 a 2 mm, marcada com lápis e 2 ciclos de C/D ou ponteira B, 7 ou 8, de acordo com o aparelho utilizado, com 1 ciclo de C/D.
- Grau III: lesões bem ásperas, com escama evidente e exuberante. Técnica de *spray*, intermitente, ponteira B, 7 ou 8, de acordo com o aparelho utilizado, margem de 2 a 3 mm, 1 a 2 ciclos de C/D.

□ *Criopeeling*

O tratamento de campo pelo *criopeeling* consiste no cuidado de toda uma área com inúmeras queratoses actínicas, rugas, elastose, fotoenvelhecimento avançado em pacientes de fototipo baixo. Pode ser utilizado no couro cabeludo, dorso das mãos, antebraços, fronte e demais regiões da face. Primeiro tratam-se as queratoses individualmente, como descrito anteriormente. Depois, divide-se a região a ser tratada em quadrantes de 3 cm × 5 cm e aplica-se o nitrogênio com a ponteira de *criopeeling* ou acne em jato contínuo, quadrante por quadrante, sem esquecer de fazer pausas entre as aplicações e sobrepor levemente as áreas tratadas (Figura 27.40).

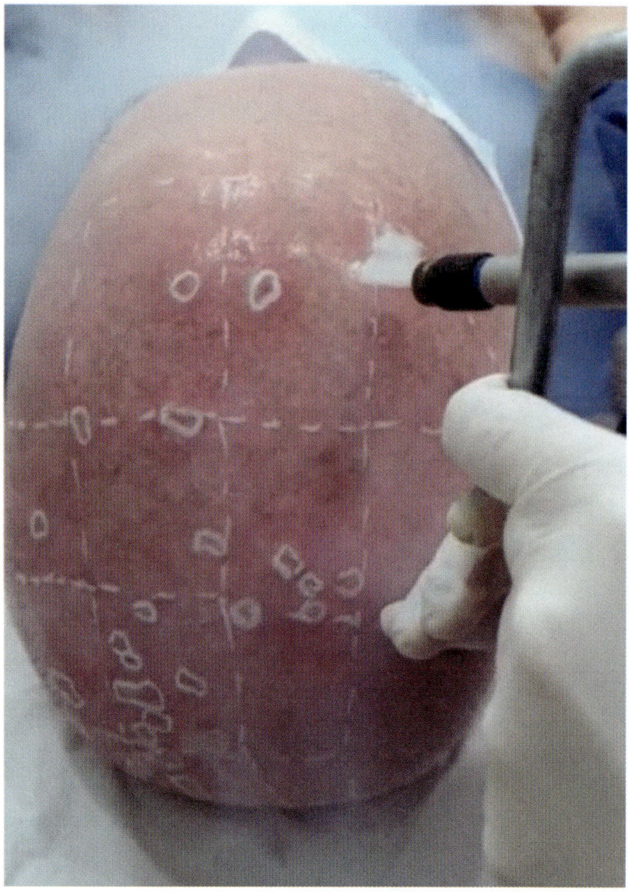

Figura 27.40. *Criopeeling* no couro cabeludo.
Fonte: Acervo da autoria do capítulo.

Tratamento das lesões malignas

Para que o tratamento das lesões malignas seja feito com a criocirurgia, a biópsia prévia é fundamental. Tipos histológicos mais agressivos, tumores sem biópsia, tumores recidivados e localizados em área de alta recidiva (H da face) não podem ser tratados. Como o objetivo é a crionecrose (–50 °C), o congelamento deve ser rápido e o descongelamento, lento, para maximizar o dano tecidual, e todo o processo precisa ser validado como eficaz.

Como monitoramento, o ciclo de C/D é considerado adequado quando a proporção entre o tempo de congelamento e o tempo de descongelamento for de, no mínimo, 1:3. Outra maneira de monitorar o ciclo realizado é identificar as margens do tumor previamente (ponto A), indicar uma margem de 0,5 cm ao redor da marcação dos limites do tumor (ponto B) e medir o tempo de descongelamento do halo (TDH), ou seja, o tempo que demora o descongelamento da margem mais externa para a margem mais interna (ponto B para ponto A ou margem externa para margem do tumor). Considera-se como eficaz quando esse tempo é superior a 60 segundos (Figura 27.41).

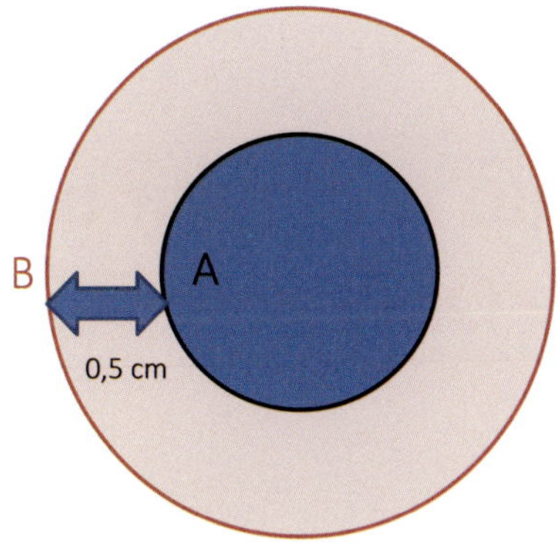

Figura 27.41. (A) Margem do tumor. (B) Margem de segurança de 0,5 cm ou margem externa da área a ser congelada.

O tempo de descongelamento do halo (TDH) – tempo que leva para o descongelamento atingir os limites do tumor – decorrido entre o ponto B e o ponto A deverá ser ≥ 60 segundos para garantir que o ciclo de C/D foi eficaz.

Fonte: Acervo da autoria do capítulo.

Como regra geral, os tumores malignos devem ser tratados sempre com dois ciclos e, quando presentes na mucosa oral, com três ciclos de C/D e sempre com jato intermitente. Pode-se utilizar a técnica do *spray*, do *spray* confinado ou a do contato sólido.

A criocirurgia pode ser combinada com *shaving*, curetagem prévia ou eletrocirurgia, para definir as margens e melhorando as taxas de cura. Nas lesões extensas, elas podem ser divididas em quadrantes de até 2 cm, que serão cuidados individualmente e com sobreposição dos ciclos de C/D em um mesmo dia. Os tumores extensos também podem ser tratados em etapas, o que diminui o tamanho final do tumor após múltiplas sessões fracionadas.

Como tratamento paliativo, pode ser indicada em tumores inoperáveis ou em pacientes sem condições clínicas para a cirurgia convencional.

Criocirurgia na mucosa oral

Excelente indicação, pois a mucosa, por ser úmida, torna-se ideal para o congelamento. Durante a aplicação do NL, algumas particularidades devem ser notadas. A iluminação deve ser feita com lâmpadas frias; usar rolinhos de algodão ou gaze na cavidade oral para conter a salivação durante e após o procedimento, de modo a evitar o encurtamento do tempo de C/D e, consequentemente, a eficácia do método; evitar as aberturas das glândulas salivares e das parótidas, pelo risco de obstrução e sialoadenite; observar que o edema pode ser importante e levar à obstrução das vias aéreas, quando se tratam lesões mais posteriores.

Cuidados pós-operatórios

O cuidado com a ferida não é complicado, contudo, o tempo de cicatrização pode ser prolongado, já que depende da localização e do tratamento realizado. As lesões presentes na face e superficiais podem levar entre 5 e 7 dias para cicatrizar e as lesões profundas, entre 5 e 14 dias. No tronco, entre 2 e 3 semanas, nas mais superficiais, e pode chegar a cerca de um mês nas mais profundas, e nos membros inferiores entre 4 semanas e mais de 10 semanas, a depender da intensidade do tratamento.

Respostas pós-operatórias consideradas normais são dor imediata, edema e eritema locais, edema regional e, eventualmente, a formação de urticas.

A formação de bolhas, exsudação, formação de crostas e de escaras (quando o congelamento é mais intenso, por exemplo, nas lesões malignas) se dá ao longo dos dias no pós-operatório. O paciente e seus acompanhantes ou familiares devem ser bem orientados na preparação para o procedimento, para que não ocorram surpresas no aparecimento de alterações normais do pós-operatório. A formação de bolhas se dá nas primeiras 24 a 48 horas, período em que as lesões ficam mais "feias". Compressas de soro fisiológico e higiene local com água e sabonete geralmente são suficientes. Se houver a formação de bolhas que incomodem o paciente, elas podem ser furadas e o teto mantido. Se a exsudação for intensa e ocorrer acúmulo de debris celulares, a limpeza com água oxigenada 10 volumes está indicada. Nas feridas ulceradas grandes, o uso de vaselina e curativo pode ser recomendado. Nas lesões benignas de maneira geral, normalmente não há a formação de cicatrizes, pois ocorrem mais frequentemente alterações pigmentares, como hipo e hipercromia, normalmente reversíveis. Nas lesões malignas e no tratamento dos queloides, existe a formação de cicatrizes e lesões acrômicas, que podem ser inestésicas em pacientes de fototipo mais alto. Em tratamentos realizados em áreas pilosas, como o couro cabeludo, de acordo com a extensão do tratamento, pode haver alopecia cicatricial definitiva.

Reações adversas e complicações

A dor imediata pode ser um efeito adverso e provavelmente será contornada com o uso de analgésicos orais e pelo bloqueio anestésico local. É possível que ocorra cefaleia ou enxaqueca, caso o procedimento seja realizado no segmento cefálico.

O reaparecimento da dor alguns dias depois no pós-operatório sugere infecção bacteriana secundária.

A hiperplasia pseudoepiteliomatosa é uma condição benigna caracterizada pela hiperplasia da epiderme e do epitélio anexial, e é caracterizada pela inflamação prolongada. Não requer tratamento e desaparece depois de alguns meses.

A anestesia ou parestesia das áreas tratadas pode ocorrer, mas são manifestações temporárias. O dano permanente é raro.

Nas lesões grandes, pode ocorrer a formação de cicatriz hipertrófica, que desaparecerá entre 6 meses e 1 ano.

O tempo de cicatrização prolongado pode ocorrer, principalmente nos membros inferiores com insuficiência venosa periférica, ou em locais com a circulação arterial comprometida.

Conclusão

A criocirurgia ainda permanece como um procedimento seguro e atual, de fácil acesso e baixo custo para uso nos consultórios dermatológicos. É importante conhecer as bases teóricas da criobiologia e da criocirurgia para traçar a melhor abordagem com o método e ter os melhores resultados.

27.6 Correção Cirúrgica do Lóbulo Auricular ou Reconstrução do Lóbulo de Orelha

- Oleg Sabatovich
- Kátia Perim

Introdução

A orelha é formada por uma lâmina de cartilagem elástica de formato irregular com várias elevações e depressões, com um fino revestimento de pele. O contorno da orelha externa se apresenta com a forma da letra "C", a parte superior é mais larga com a base inferior estreita; no centro, a concha, onde abre uma cavidade, o meato acústico externo e conduto auditivo.

O lóbulo localiza-se no 1/3 inferior e é a única parte da orelha em que a cartilagem está ausente (Figura 27.42). A orelha tem 15 graus de inclinação na parte posterior e 20 graus em relação à mastoide.

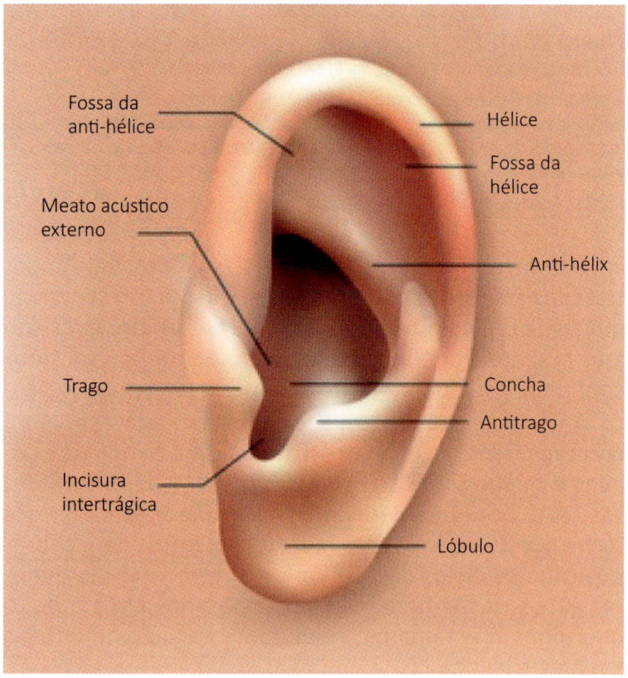

Figura 27.42. A estrutura da orelha.
Fonte: Desenvolvida pela autoria do capítulo.

O lóbulo é composto de tecido fibrogorduroso, vasos sanguíneos e pele. É facilmente perfurado sendo possível colher amostras de sangue ou introduzir brincos. O tamanho e o formato do lóbulo dependem de fatores genéticos, com a formação definitiva aos 6 anos de idade, aproximadamente.

O lóbulo, em várias culturas e etnias, tornou-se importante local do uso de adornos, como brincos, tendo papel fundamental no embelezamento da face desde a infância até as idades mais avançadas.

Existem dois fatores principais que envelhecem o lóbulo da orelha, são eles: traumas e perda da consistência do lóbulo. Os traumas prolongados pelo uso de brincos pesados levam ao alargamento do orifício ou até ao rompimento da estrutura anatômica do lóbulo. Com o processo de envelhecimento, o lóbulo perde espessura, volume dos tecidos fibrogordurosos e sofre afinamentos da derme, perdendo elasticidade e firmeza (Figura 27.43).

Outro diagnóstico importante para o tratamento do lóbulo da orelha é a formação de queloides, muitas vezes causando destruição extensa desse lóbulo.

Existem numerosas técnicas cirúrgicas para correção das fendas complexas com e sem preservação dos orifícios dos brincos, que serão mencionadas a seguir.

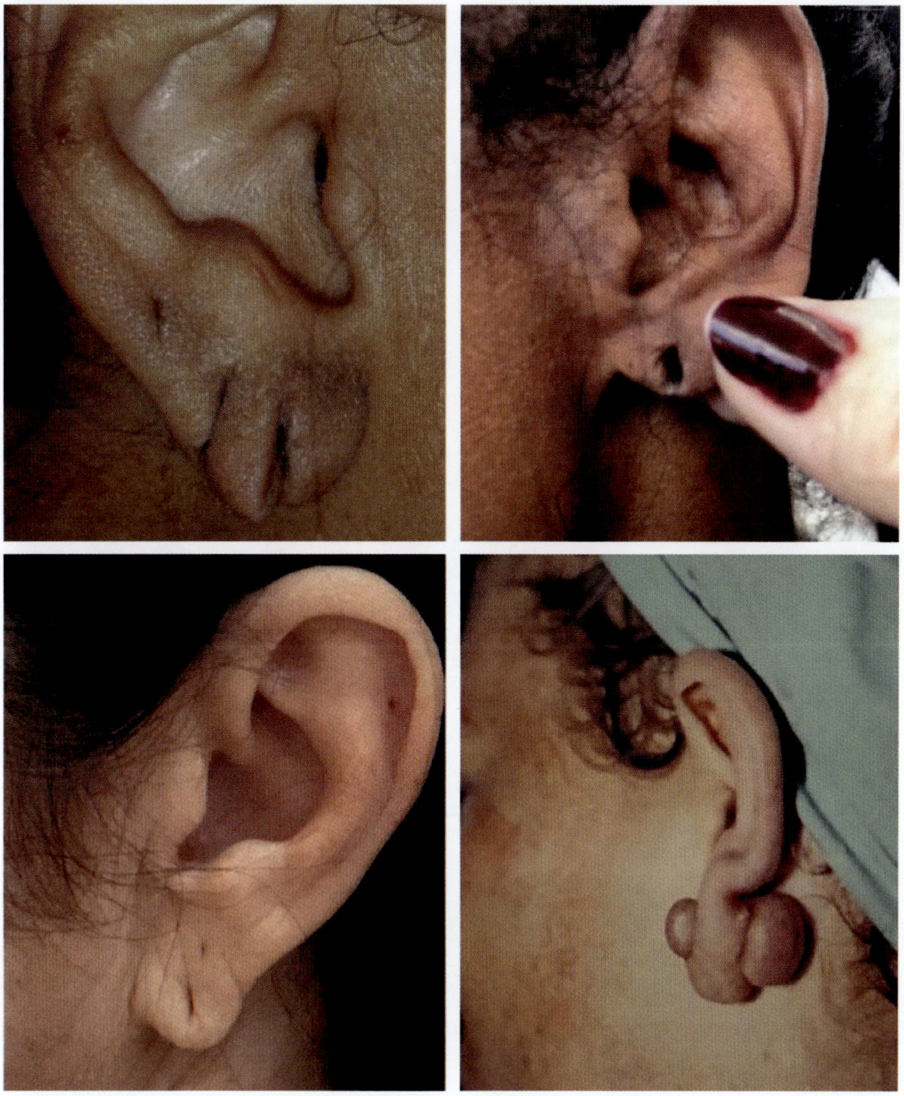

Figura 27.43. Alguns exemplos em que ocorreram lesões do lóbulo da orelha.
Fonte: Acervo da autoria do capítulo.

□ Técnicas baseadas na preservação do orifício original dos brincos

1. **Técnica de Boo-Chai:** recortando as bordas da pele e fazendo sutura direta.
2. **Técnica de Zoltie e Argamaso:** dois retalhos anteroposteriores são sobrepostos em forma retangular (fácil) e triangular (média dificuldade).
3. **Técnicas com uso da Zetaplastia com nomes de autores como:** Pardue, Hamilton, Walire, La Rossa, Larrable e outros.

□ Sem preservação do orifício original do brinco

1. **Técnica de McLaren:** sutura direta.
2. **Técnica de Kalimathu:** uso da "V" plastia.
3. **Técnica de Fatah:** uso da "L" plastia.
4. **Técnica de Tramovitch:** uso da "Z" plastia total na área comprometida.
5. **Técnica de Gasson:** é a mesma da Z-plastia tratando o defeito na parte inferior do lóbulo, principalmente após trauma por mordedura ou avulsão de brincos etc.

Todas as técnicas são válidas, porém o cirurgião deve escolher de 2 a 3 técnicas e dominar os tempos de uma cirurgia (Figura 27.44).

É necessário realizar: foto, documentação, história pessoal de queloides, inspeção do lóbulo, observando-se o tamanho do orifício, nível e proximidade do contorno do lóbulo.

Atenção com as doenças otorrinolaringológicas e dermatológicas do couro cabeludo e da região auricular.

Em caso de perda volumétrica do lóbulo e adelgaçamento do tecido dermogorduroso, propõe-se o preenchimento com células adiposas ou ácido hialurônico antes ou depois da cirurgia. Nos casos em que o orifício está alargado, mas o restante do lóbulo preservado, tem a possibilidade do uso de TCA 90% (quimiocirurgia).

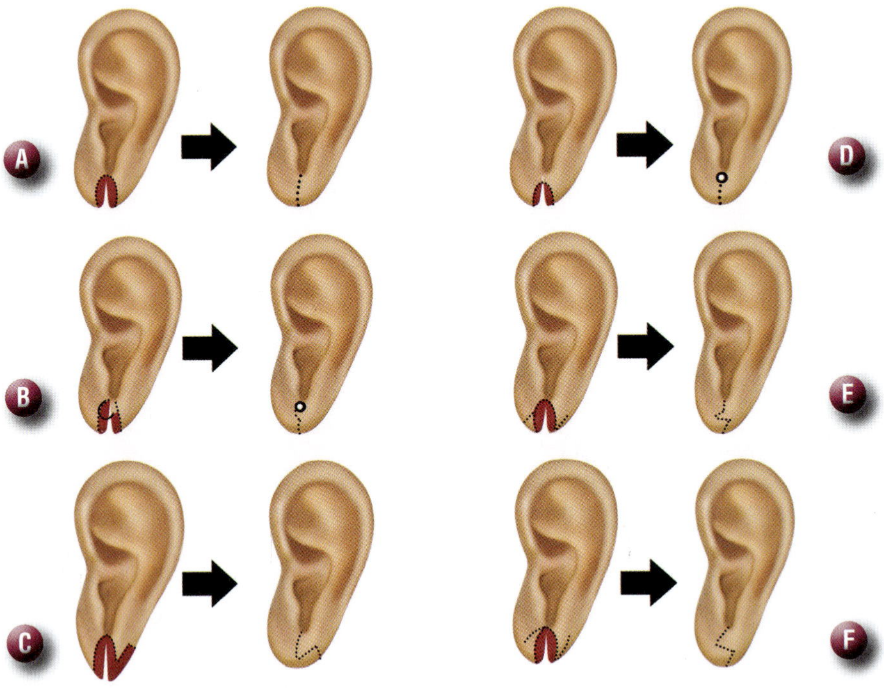

Figura 27.44. Exemplos de técnicas cirúrgicas propostas por: (A) McLaren; (B) Pardue; (C) Fatah e Effendi; (D) Boo-Chai; (E) La Rossa; e (F) Gasson e Tramovitch.

Fonte: Desenvolvida pela autoria do capítulo.

Técnica

Material cirúrgico necessário para o procedimento

- **Anestésico:** lidocaína à 1% ou 2% com adrenalina 1:200.000, seringa comum ou de carpule (usada na odontologia).
- **Lâminas:** número 11 ou 15.
- **Fios de sutura:** Vicryl 4.0 e mononylon 5.0 e 6.0.
- **Pinça de Collin ou pinça de calázio:** material básico como pinças anatômicas e para reparo dos fios (kelly), porta-agulha, cabo de bisturi, tesoura de pele e tesoura para fios.
- Curativo com Cavilon^{TM} *spray*, creme cicatrizante.

Técnica de McLaren: espessura total do lóbulo sem preservação do orifício*

- **Assepsia e antissepsia:** colocação dos campos, com material de rotina.
- **Marcação com caneta dermográfica:** desenho, e marcação segundo o plano cirúrgico programado.
- **Infiltração da solução anestésica dentro do que corresponde à unidade estética da orelha:** lóbulo, em volume suficiente para conseguir o efeito anestésico, aguarda-se por 10 minutos para efeito vasoconstrictor.
- Colocação de pinça de Collin ou calásio com a abertura (janela), voltada para frente sob leve pressão.
- Incisões com lâminas bisturi 11 ou 15, dependendo da preferência do cirurgião, incisa-se toda espessura do lóbulo, tocando-se a parte posterior da pinça com a ponta do bisturi.
- Retirada integral de todo o tecido da área demarcada do lóbulo com liberação gradual da pressão na pinça para evidenciação dos vasos sangrantes e eletrocauterização.
- "Reparo" dos lóbulos, com uso de fios mononylon 5.0 (Figura 27.50).
- Faz-se a liberação das bordas com bisturi para evitar cicatrizes inestéticas e obter perfeita coaptação da pele.
- Sutura interna (tecido fibrogorduroso) com vicryl 4.0 em 1 a 2 pontos, aproximando simetricamente os segmentos dos lóbulos, dando maior sustentação, e sutura externa anterior e posterior, com fechamento da pele usando os fios mononylon 6.0.
- **Curativo:** limpeza com gaze úmida com água oxigenada, soro fisiológico, pomada e creme com antibióticos (preferencialmente), Cavilon^{TM} *spray*, gaze e fita micropore.
- **Cuidado especial:** só perfuração e colocação de brincos após 20 a 30 dias.
- **Recomendações:** não molhar e não manipular por 2 dias, fazer curativos 1 vez ao dia e retirada dos pontos com 7 dias.

* Figuras 27.45 a 27.52.

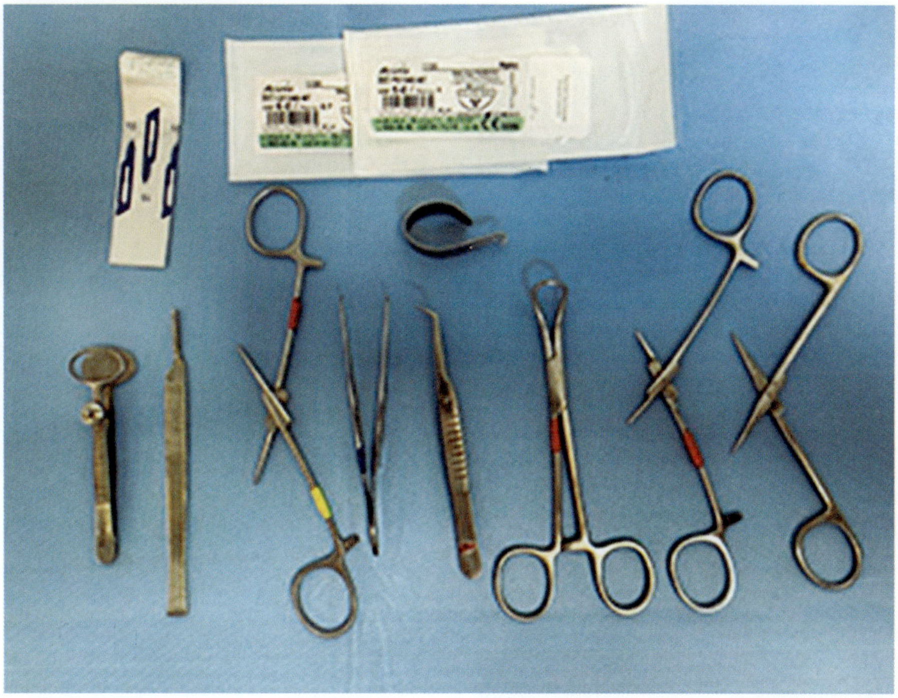

Figura 27.45. Material utilizado no procedimento.
Fonte: Acervo da autoria do capítulo.

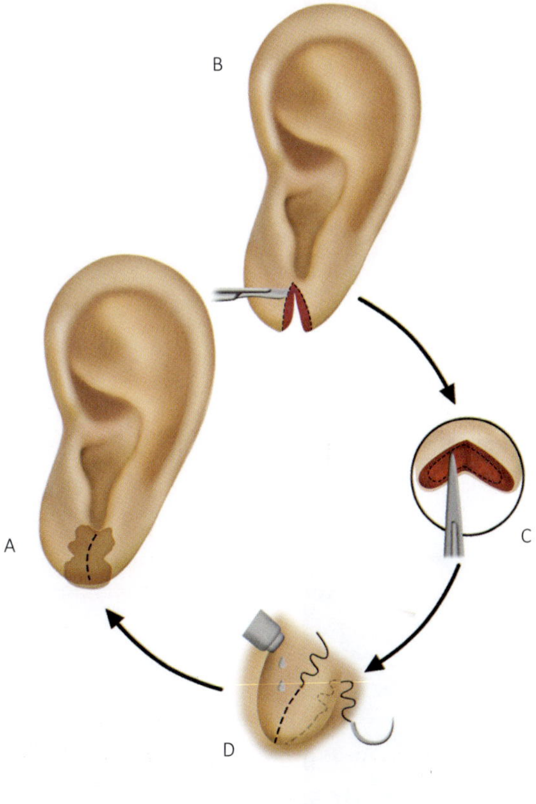

Figura 27.46. Técnica de McLaren. Frequentemente utilizada na reparação do lóbulo da orelha.
A: Lóbulo infiltrado por anestésico; B: Incisão e retirada do tecido do lóbulo com bisturi; C: Visão ampliada; D: Sutura com fios mononylon.
Fonte: Desenvolvida pela autoria do capítulo.

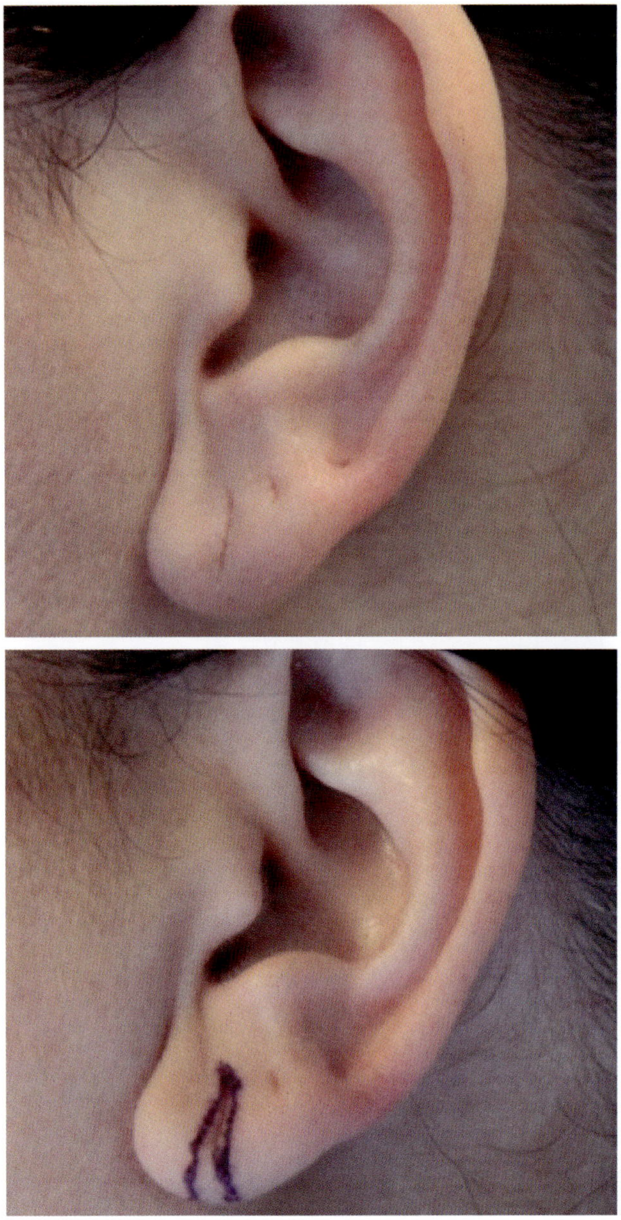

Figura 27.47. Identificação da fenda e marcação com caneta azul.
Fonte: Acervo da autoria do capítulo.

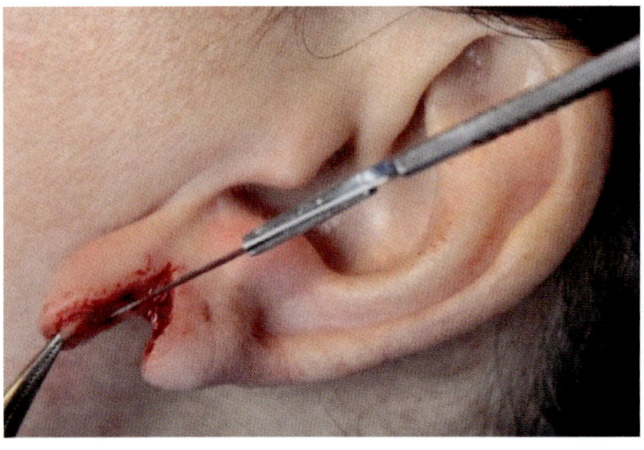

Figura 27.48. Incisão e liberação das bordas.
Fonte: Acervo da autoria do capítulo.

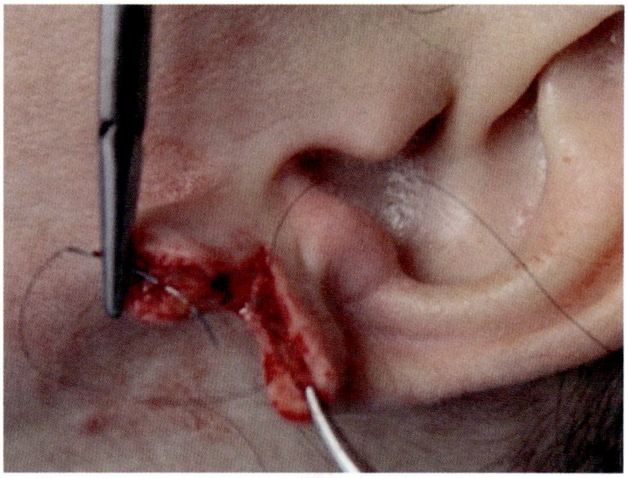

Figura 27.49. Reforço interno do lóbulo com sutura.
Fonte: Acervo da autoria do capítulo.

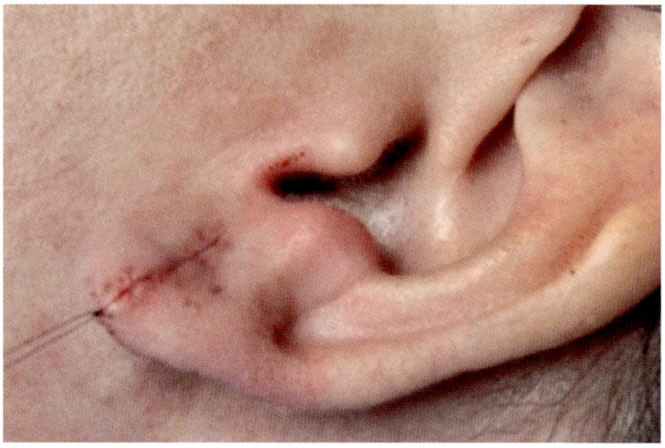

Figura 27.50. Reparo do lóbulo.
Fonte: Acervo da autoria do capítulo.

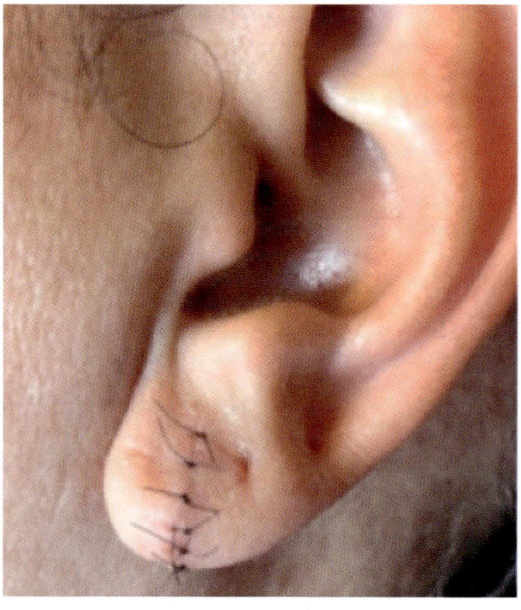

Figura 27.51. Sutura final.
Fonte: Acervo da autoria do capítulo.

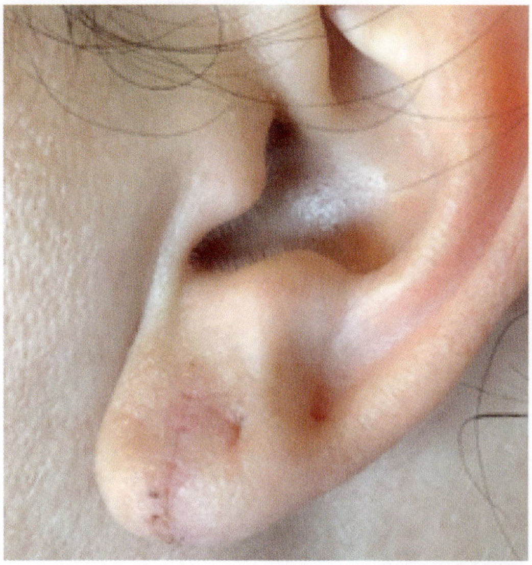

Figura 27.52. Aspecto após a retirada dos pontos com 7 dias.
Fonte: Acervo da autoria do capítulo.

A maior causa de insatisfação do resultado cirúrgico, provém da contratura dos tecidos suturados, principalmente nas técnicas que utiliza incisões lineares, que pode ser evitado com tratamento prévio e/ou posterior de lipoenxertias de gordura ou preenchimentos com ácido hialurônico.

Conclusão

A correção das fendas dos lóbulos das orelhas deve ser simples e atraumática. O procedimento deve ser de fácil execução e praticamente livre de contratempos, proporcionando ao paciente rápida recuperação.

As cicatrizes, se ficarem visíveis, podem ser corrigidas com peelings físico-químicos, assim como os preenchimentos podem ser realizados para dar harmonia e naturalidade.

27.7 Brow Lift

• Solange Cardoso Maciel Costa Silva

A ptose da sobrancelha pode causar pregas excessivas na pálpebra superior, conferindo, muitas vezes, um aspecto "triste". Em geral, os pacientes procuram a blefaroplastia, porém é importante o exame da sobrancelha, pois, no caso de ptose, é preciso corrigi-la antes da blefaroplastia.

A ptose pode afetar toda a sobrancelha ou parte dela (porção medial, média ou temporal).

A posição da sobrancelha varia com relação ao sexo. No homem, os pelos são mais abundantes e têm posição mais retilínea. Na mulher, é mais arqueada (mais baixa na porção proximal e mais elevada na porção caudal).

Podemos corrigir a ptose da sobrancelha por meio de procedimentos cirúrgicos ou não cirúrgicos (elevação da sobrancelha pela toxina botulínica).

É importante, então, que se conheça a biomecânica dos músculos da sobrancelha. A contração do músculo occipitofrontal (levantador da sobrancelha) atua como força contrária aos músculos depressores da sobrancelha (Figura 27.53).

A contração depende do hábito (expressão individual) e da necessidade (função).

Os movimentos da região frontal e da sobrancelha são o produto da ação de quatro músculos estriados, o prócero, o occipitofrontal, o corrugador do supercílio e o orbicular, que determinam a posição e a orientação da sobrancelha. A contração desses músculos produz rugas frontais e glabelares.

O músculo frontal (único responsável pela elevação da sobrancelha) consiste em duas partes, que se originam da pele e da fáscia superficial da sobrancelha e se inserem posteriormente na gálea aponeurótica, no nível do osso occipital.

A contração desse músculo eleva a sobrancelha, movendo o couro cabeludo sob o pericrânio imóvel dos pacientes. É comum a assimetria de ambos os músculos frontais (occipitofrontal), ocasionando assimetria da sobrancelha. Em alguns pacientes, é difícil obter a simetria da sobrancelha, em razão da função assimétrica do músculo frontal, que vai permanecer após o procedimento de *brow lift*. Esse músculo produz rugas frontais.

Os depressores das sobrancelhas são o prócero, o corrugador do supercílio (bilateral) e o músculo orbicular (bilateral).

O prócero origina-se no osso frontal e insere-se na pele da região inferior da fronte. Sua contração provoca depressão na região medial da sobrancelha e rugas na base do nariz.

O músculo corrugador do supercílio origina-se na borda orbitária superomedial, profundamente ao músculo frontal, e insere-se na pele da sobrancelha, na fáscia dos músculos frontal e orbicular. Sua contração puxa a sobrancelha inferior e medialmente, produzindo rugas glabelares verticais (Quadro 27.16).

Quando se deseja elevar a sobrancelha com a aplicação da toxina botulínica, deve-se, na realidade, aplicá-la nos músculos que abaixam a sobrancelha, que são o corrugador do supercílio, o prócero e o orbicular. Além disso, pode-se diminuir a contração do músculo frontal na sua porção central, o que vai fazer prevalecer a porção

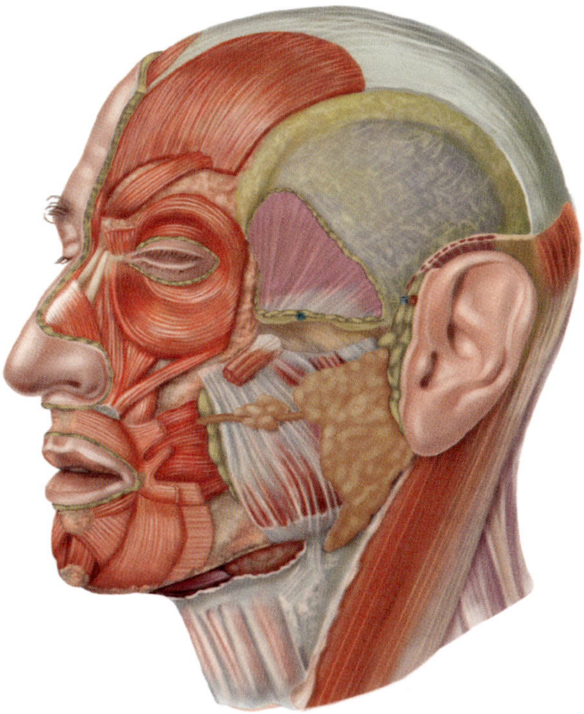

Figura 27.53. Músculos da face.
Fonte: Desenvolvido pela autoria do capítulo.

lateral dele, elevando a sobrancelha lateralmente e dando-lhe um aspecto arqueado. Na verdade, o músculo occipitofrontal é quase inexistente na região acima e lateral à sobrancelha, o que dificulta muitas vezes a sua perfeita elevação com o botox. Daí a vantagem do procedimento cirúrgico simples, eficaz, bastante estético e duradouro que será abordado a seguir.

A técnica de correção cirúrgica da ptose da sobrancelha (*brow lift*) por meio de incisão justa-supraciliar (Figura 27.54) foi descrita pela primeira vez por Salvador Castañares (1967).

O primeiro passo é medir o grau de ptose da sobrancelha, marcando com a régua milimetrada e ajustando o zero na margem superior da porção central da sobrancelha. Então, eleva-se a sobrancelha com o polegar até o nível desejado e marca-se quantos milímetros foram obtidos com esse procedimento. Repete-se essa manobra na porção medial e na temporal, de modo a obter um fuso que corresponda à quantidade de tecido que deve ser retirada para a elevação da sobrancelha. Desenha-se o fuso com canetas especiais.

É importante que a incisão no traçado inferior seja realizada logo acima dos pelos do supercílio. Deve-se incisar a pele com a lâmina do bisturi paralela à direção dos pelos; em seguida, retira-se a pele e faz-se a sutura da derme profunda e da camada muscular, utilizando fios prolene ou monocryl 4.0 incolor (para que o fio não apareça por transparência, sobretudo em pacientes de pele clara).

A sutura da pele é feita com fios mononylon 6.0; com pontos contínuos ou intradérmicos, com fio 4.0 de mononylon; e com pontos simples, com fio de mononylon 6.0. Faz-se curativo compressivo com pomadas de antibiótico, gaze e esparadrapo Micropore.

Podem ser feitos (um mês após a cirurgia) peelings químicos, com ácido tricloroacético (TCA) entre 25% e 35%, ou ácido retinoico a 8%, para ajudar o processo de cicatrização, que deverá ficar praticamente imperceptível (Figuras 27.55 a 27.57).

Quadro 27.16. Músculos da região frontal e das sobrancelhas.

Músculo	*Origem*	*Inserção*	*Ação*
Frontal	Pele e fáscia superficial do músculo orbicular	Gálea aponeurótica	Eleva a sobrancelha (produz rugas transversas)
Prócero	Osso nasal	Pele da região frontal média inferior	Abaixa a sobrancelha (porção média), rugas horizontais na glabela
Corrugador do supercílio	Margem orbitária superomedial	Fáscia do músculo frontal e pele da sobrancelha	Puxa a sobrancelha inferior e medialmente (rugas glabelares verticais)
Músculo orbicular	Margem orbitária	Região medial da órbita (osso)	Abaixa a sobrancelha

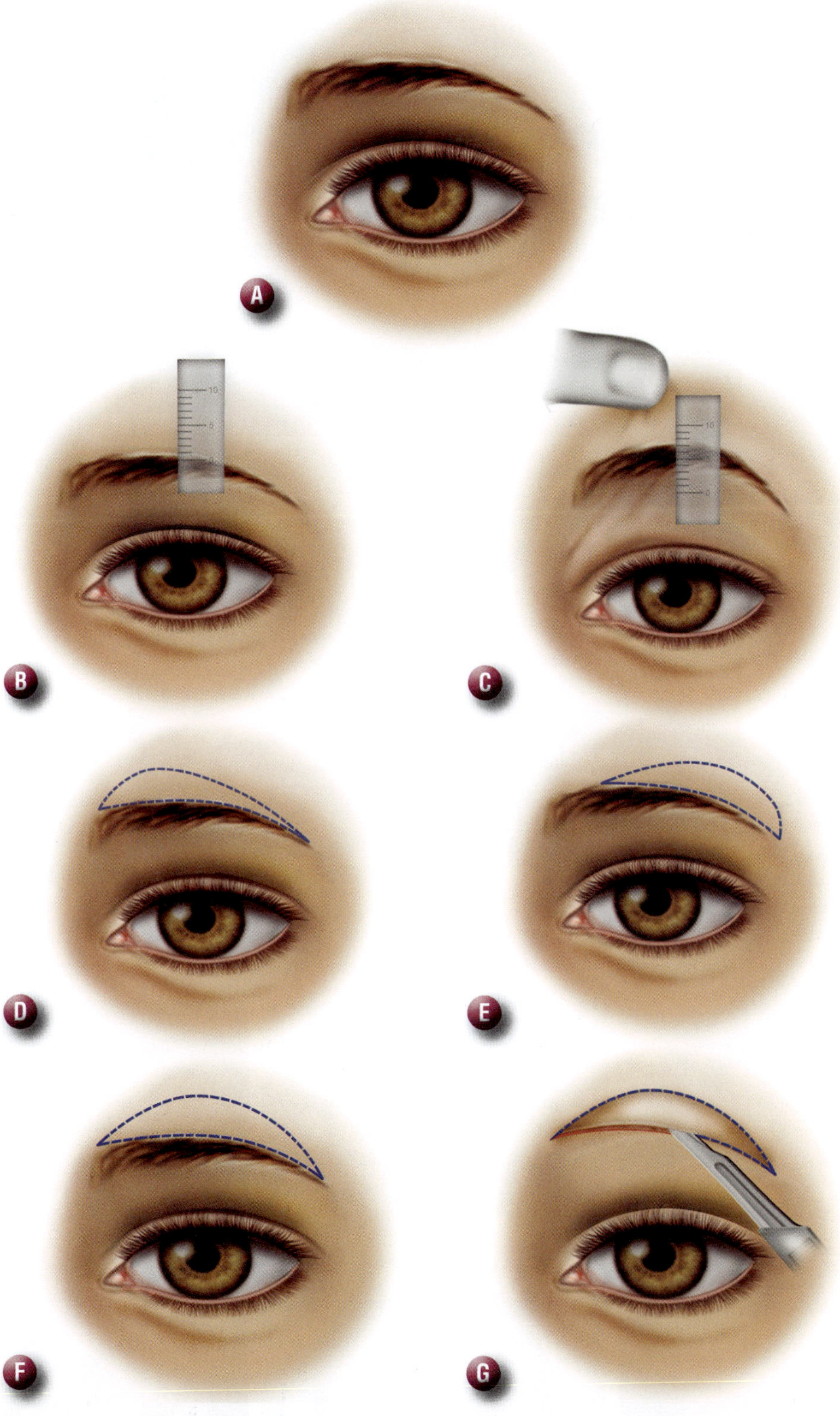

Figura 27.54. Elevação de sobrancelhas. (A) A ptose da sobrancelha ocorre no processo de envelhecimento e provoca um olhar triste. Diferenças entre homens e mulheres: as sobrancelhas masculinas têm pelos mais abundantes, grossos e pouco arqueados, enquanto as femininas têm pelos mais finos e arqueados. (B) Marcação da quantidade de pele a ser retirada para melhor elevação da sobrancelha. Com o auxílio de réguas milimetradas após ter posicionado a régua marcando 0 (zero) no nível superior da sobrancelha. (C) Eleva-se a quantidade necessária de sobrancelha e marca-se com a régua. (D-F) Várias marcações na pele, dependendo do posicionamento e da quantidade de tecido que necessita ser retirada. (G) A incisão com lâmina de bisturi n. 15 deve seguir o sentido do pelo para não ocorrer lesão de supercílio e, portanto, alopecia. É realizada hemostasia cuidadosa para cauterizar pequenos vasos sangrantes. A sutura é feita com pontos internos; e a sutura na pele, com pontos contínuos simples ou em U.

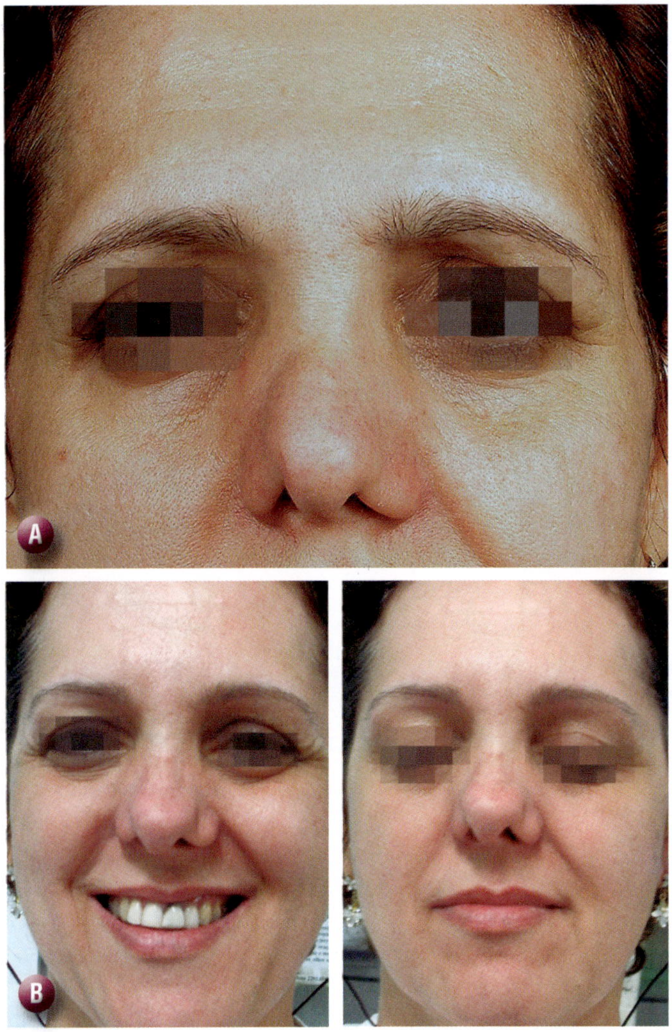

Figura 27.55. (A) Pré-operatório. (B) Pós-operatório.
Fonte: Acervo da autoria do capítulo.

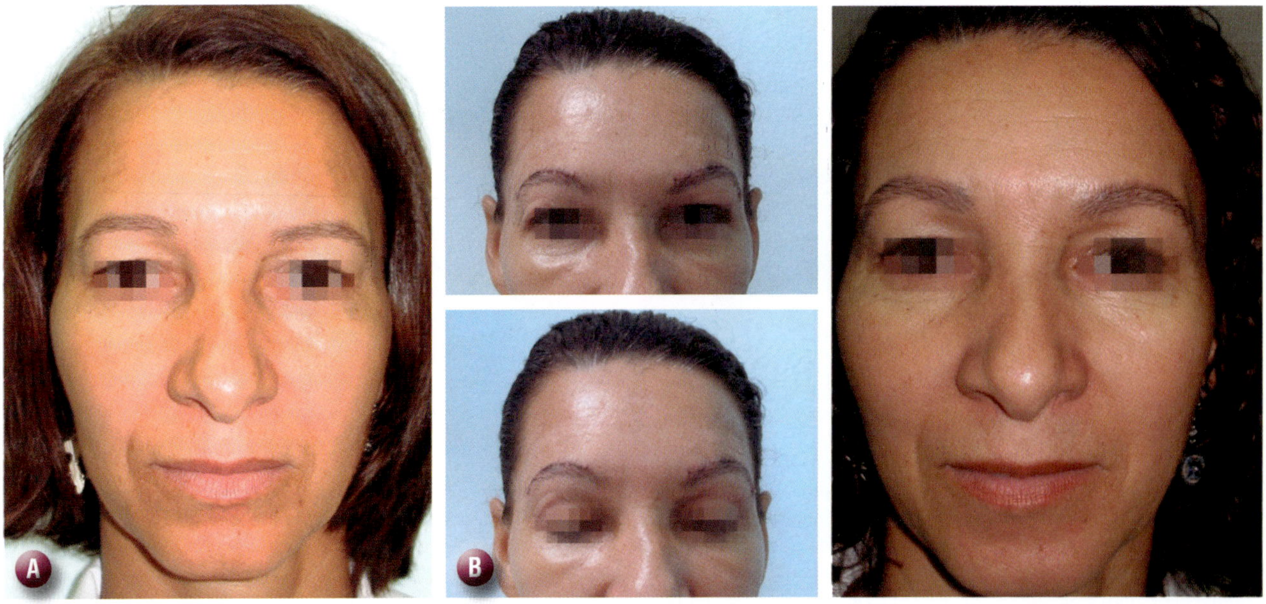

Figura 27.56. (A) Pré-operatório. (B) Pós-operatório.
Fonte: Acervo da autoria do capítulo.

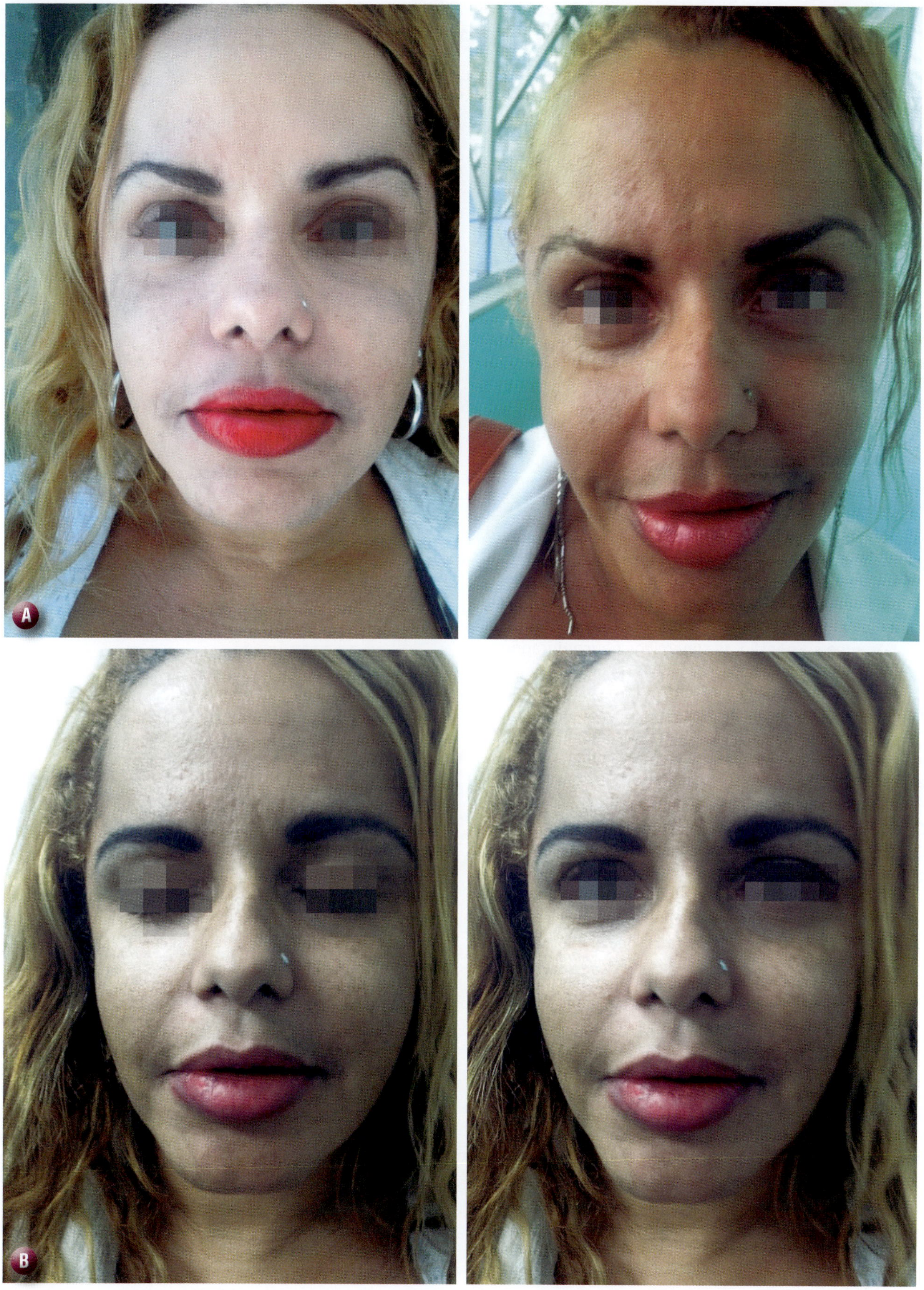

Figura 27.57. (A) Pré-operatório. (B) Pós-operatório.
Fonte: Acervo da autoria do capítulo.

27.8 Suspensão das Sobrancelhas Ptosadas com Incisão Reduzida

- Oleg Sabatovich
- Patrick Giscard Sabatovich

Muitos pacientes apresentam queda da cauda das sobrancelhas e procuram os consultórios para solucionar problemas estético-funcionais da área frontotemporal. Várias técnicas foram utilizadas para solucionar esse problema, como *lifting* coronal aberto, videoendoscopia da região frontal, ressecção em fuso da pele em excesso, uso de TBX-A na área muscular dessa região, uso dos fios de sustentação e técnica de suspensão de supercílio, aproveitando-se a via de acesso, por meio de blefaroplastia superior.

Em 1996, independentemente, Vascones e Isse publicaram, com D. Knize, os tratamentos cirúrgicos, apresentando as técnicas endoscópicas com incisão mínima e, este último, com incisão limitada sem videoendoscopia na região temporal, com liberação da extremidade orbital e fixação do tecido mole entre as fáscias temporais superficiais e profundas.

Nenhum método é perfeito, todos têm deficiências, como as estéticas (cicatrizes visíveis e, às vezes, indesejáveis) ou uma suspensão de supercílios pouco duradoura.

Avaliação do paciente

Na avaliação médica, a região periorbital é a unidade estética mais complexa da face e é correlacionada a fatores como idade, sexo, variações étnicas, cor dos olhos, tamanho, densidade pilosa e formato das sobrancelhas. Quanto à pele, textura, flacidez, firmeza, plasticidade, profundidade das rugas e outros fatores podem agravar a situação da área orbital. Como a estrutura sólida óssea muda de formato e tamanho continuamente, a rima superorbital e a proeminência do globo ocular são alteradas.

A pálpebra superior costuma ser ptosada com a pele em excesso, a partir de 25 a 30 anos.

O músculo orbicular, os corrugadores, o prócero e os depressores dos supercílios podem ter o tônus e a força reduzidos.

As sobrancelhas consideradas "ideais" têm as seguintes características (Figura 27.58):

- O posicionamento da cabeça e da parte medial da sobrancelha deve corresponder ao posicionamento da borda orbital, nunca estando acima dela.
- A cauda da sobrancelha não pode estar posicionada acima da borda medial da sobrancelha, porém pode estar mais alta do que a extremidade medial.
- A sobrancelha masculina sempre é mais volumosa, com inserção mais baixa e menos arqueada.
- Observar a proporção e a distância entre a pupila, a sobrancelha e o sulco nasojugal.

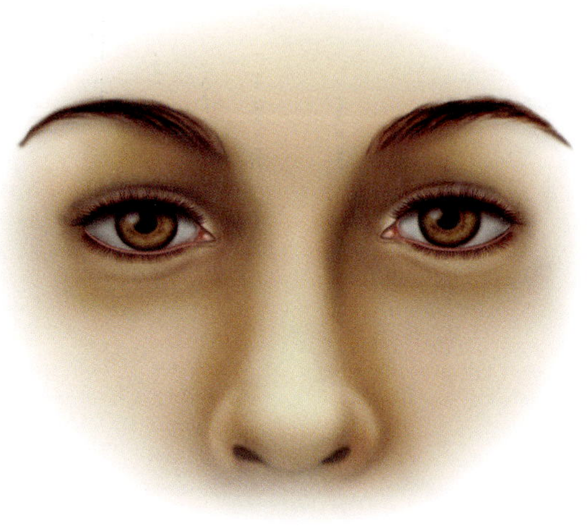

Figura 27.58. Correlação entre as sobrancelhas, a órbita e as pálpebras "ideais".

Como tratar as perdas volumétricas e de proporções da pele nessa área

- Nos casos de pele da pálpebra superior solta e redundante, é indicada a blefaroplastia superior.
- Pode-se adicionar lipoenxertia ou ácido hialurônico na área de sobrancelha, bem como no sulco da pálpebra superior em caso de reposição dos volumes da gordura perdida; porém, esses procedimentos não têm efeitos duradouros e satisfatórios.

Anatomia regional

A crista temporal é uma linha palpável que separa a fossa temporal com músculo temporal do osso frontal, porção do músculo frontal. É uma área de transição entre a parte frontal e a parte lateral da face.

A fáscia temporal profunda cobre o músculo temporal e se estende com a fixação no periósteo do osso frontal.

A fáscia temporal diferencial se estende mais superficialmente em direção à fronte, como a gálea. A fixação com o osso da crista temporal é importante, pois ela tem a função de sustentar todo o complexo laterossuperior da face. Segundo o D. Knize, as fibras fortes e aderentes tornam-se o ligamento orbital.

A gálea é dividida em proporções superficial e profunda, com o músculo frontal no meio.

O tecido mole da sobrancelha (pele, músculo orbicular e tecido adiposo galeal) se move por um plano deslizador formado por duas camadas galeais mais profundas (Figuras 27.59 e 27.60).

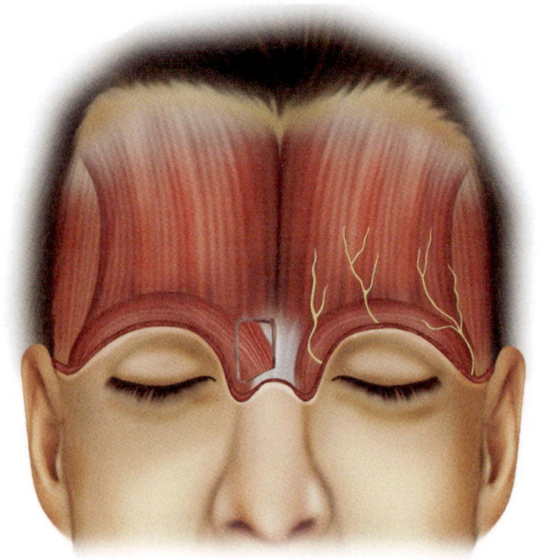

Figura 27.59. Correlação entre musculatura frontal, gáleo, orbicular e glabela.

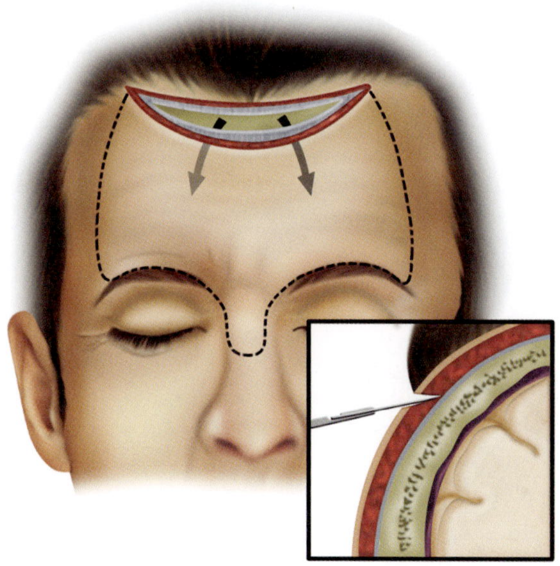

Figura 27.60. Área envolvida no plano deslizador da curva frontal, glabelar e das sobrancelhas.

O nível de posicionamento da sobrancelha é o resultado das forças musculares e gravitacionais que pressionam a sobrancelha, equilibrando-a contra a única força de elevação, que é o músculo frontal. Ocorre que o músculo frontal é mais efetivo na elevação, primariamente nas frontes medial e central, porém lateralmente fica enfraquecido e, com o envelhecimento, perde a massa, o volume e a força, permitindo, assim, a queda da cauda da sobrancelha.

Além disso, lateralmente a função depressora do músculo orbicular causa a ptose e age como um esfíncter, abaixando e enrugando a área lateral da órbita com a ptose da cauda da sobrancelha.

A inervação é importante por apresentar os ramos de VII par – nervo facial como ramo zigomático e ramos do nervo supraorbital, parte profunda. Todos os ramos são sensoriais. As ramificações profundas do nervo supraorbital são importantes por inervar o topo de cabeça e o restante de escalpo e provocam intensa coceira por dissecção ou trauma das fibras desse nervo.

Técnica cirúrgica simplificada

O plano cirúrgico se baseia no reconhecimento e na existência de uma ptose congênita ou adquirida, quantidade de gorduras subcutâneas existentes, profundidade de sulcos da pálpebra superior, flacidez cutânea etc.

O efeito elevador do músculo frontal e a dinâmica de músculo corrugador ao franzir a sobrancelha devem ser avaliados com o posicionamento em repouso da sobrancelha:

- Realiza-se a marcação pré-operatória na posição vertical com o desenho do provável trajeto de ramo temporal e supraorbitário, da crista temporal e dos vetores de elevação e sustentação, bem como agitação do trama deles.
- A marcação da incisão sugerida é de 1 cm dentro da linha de inserção dos cabelos, com extensão entre 5 e 6 cm, dependendo da queda e da flacidez dos tecidos na área afetada (Figura 27.61).

□ Anestesia

Para a realização confortável desse procedimento, feito no centro cirúrgico com as normas exigidas pela vigilância da saúde, a sedação endovenosa e a anestesia local com adrenalina a 1:80.000 são suficientes, tanto para o médico como para o paciente.

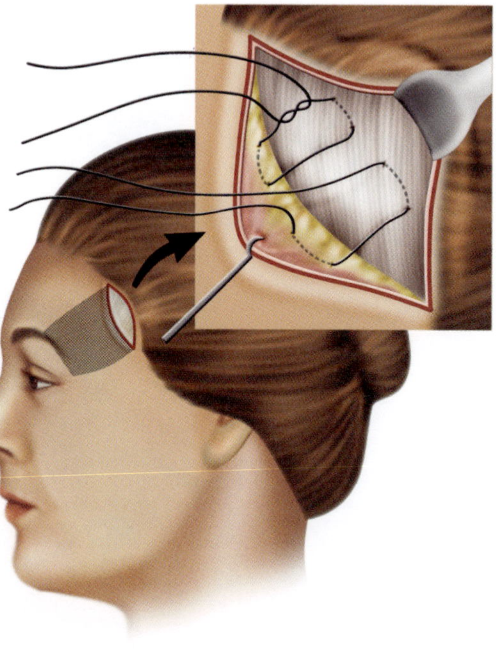

Figura 27.61. Incisão sugerida, descolamento e sutura para fins de elevar a cauda da sobrancelha. Técnica de Spira.

Etapas cirúrgicas

A incisão é realizada paralelamente e biselada aos folículos pilosos, com 5 a 6 cm de comprimento na área e 1 cm dentro do couro cabeludo, previamente raspado. Com instrumentos como ganchos, tesoura, pinça com dentes e Kelly, realiza-se divulsão dos tecidos, hemostasia, e, em caso de necessidade, aprofunda-se por planos na área temporal, sob visão direta ou videoassistida, com luz suficiente para identificar as estruturas anatômicas, como as relacionadas a seguir.

Loja temporal

O descolamento deve ser cuidadoso para não traumatizar o nervo facial, o ramo temporal e a veia sentinela. Se a dissecção for mantida profunda na superfície da fáscia temporal profunda, esses ramos de nervo temporal estarão protegidos e seguros.

Loja medial

É encontrada através do músculo frontal e da gálea, podendo ser utilizada por meio de um elevador de periósteo, através do periósteo, para penetrar o plano subperiostal.

Entre a loja temporal e a medial, há uma ponte do tecido que contém os ramos profundos do nervo supraorbital, e os ramos terminais da artéria temporal anterior é a veia. De preferência, não dissecar essa estrutura. Realiza-se a visualização e o descolamento subperiostal com pinça de Kelly ou tesoura Metzembaum até a cauda da sobrancelha e lateralmente até a borda lateral da órbita, o arco zigomático. O ligamento orbitário divide áreas temporal e medial.

Sutura com fio 3-0 mononylon, agulha pequena, entre tecidos: fáscia superficial com a fáscia temporal profunda, levantando todo o tecido mole, sem fixação no osso.

O couro cabeludo redundante é retirado de modo conservador, com o fechamento sem tensão na sutura-cicatriz, com fio 5-0 mononylon.

O curativo é feito com Rifocina *spray* e atadura, com leve compressão na área com descolamento.

Cuidados pós-operatórios

São usados anti-inflamatórios e analgésicos por via oral, bem como curativos contendo antibióticos tópicos. Pode-se utilizar TBX-A no músculo orbicular do olho lateralmente para ajudar a diminuir os efeitos do esfíncter no músculo orbicular e não prejudicar a nova fixação com formação de fibrose na área tratada cirurgicamente.

O prazo para a retirada dos pontos é de 7 a 10 dias.

Complicações

- **estéticas:** assimetrias, alopecia cicatricial na área operada;
- **funcionais:** lesão do nervo sensitivo ou motor, hematomas e suas sequelas.

Sugestões

- Ter cuidado na hora de divulsão e dissecção, uso de eletrocoagulação para hemostasia, evitando as lesões nervosas.
- A falta de fixação apropriada resultará em perda de elevação da sobrancelha lateralmente.
- Nunca suturar o couro cabeludo com a tensão, o que causa a alopecia.

Outras técnicas para o tratamento das sobrancelhas são sugeridas na Figura 27.62.

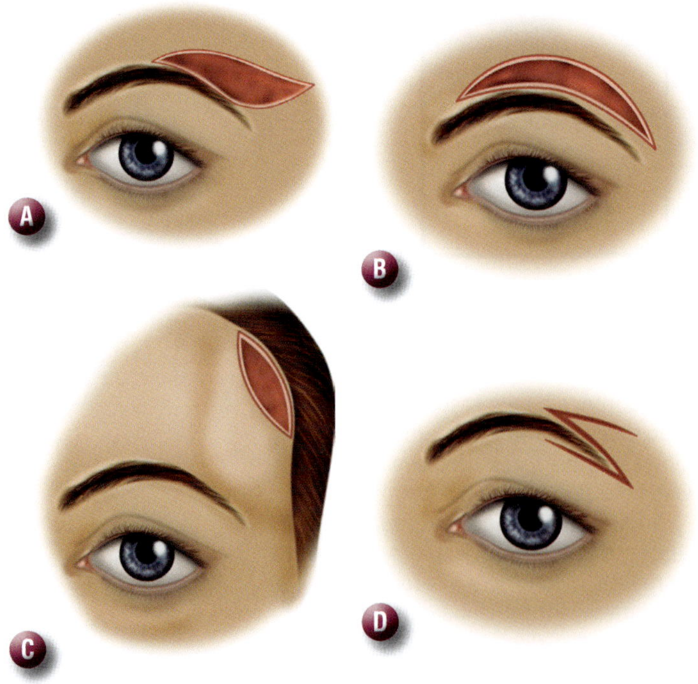

Figura 27.62. As variedades locais para elevação das sobrancelhas. (A e B) Incisões nas áreas acima das sobrancelhas divulgadas por Castanhares. (C) Técnica de Spira. (D) "Z"-plastia na área da cauda da sobrancelha.

27.9 Fios de Sustentação – Aplicação Prática na Flacidez e Rejuvenescimento Facial e Corporal

Fios de Ácido Polilático Silhouette

• Flávio Rezende Gomes

Introdução

Compreender o envelhecimento da face e do corpo é importante e nos auxilia a realizar o melhor tratamento para cada faixa etária. Com o envelhecimento, a pele torna-se mais delgada, há atrofia do tecido subcutâneo e muscular, relaxamento dos ligamentos retentores da face e migração dos coxins de gordura, além de reabsorção óssea, com alargamento das órbitas, aprofundamento das fossas piriformes, aplainamento das maxilas e encurtamento da mandíbula. Todas essas alterações são visíveis por meio da formação das rugas e sulcos, com ptose malar, aprofundamento dos sulcos nasojugal e nasolabial, perda de volume facial e da definição da mandíbula, com a formação dos *bulldogs*, além de excesso de pele na região cervical.

Da mesma maneira, o corpo também sofre o processo de envelhecimento, com atrofia cutânea, dos septos conectivos que ajudam a sustentar a pele, do tecido celular subcutâneo e da musculatura, o que resulta em relaxamento de todas as camadas, com flacidez, perda de tônus e mudança no contorno corporal.

Entre as queixas que mais ouvimos de nossos pacientes, estão a flacidez e a perda de contorno, seja na face ou no corpo, decorrentes do envelhecimento, sendo os fios absorvíveis um grande aliado no reposicionamento cutâneo, com efeito *lifting* não cirúrgico e bioestimulação durante todo o processo de absorção.

Histórico

Os fios de sustentação foram derivados de suturas utilizadas para o reparo de tendões, descritas por Jennings et al. em 1952 e, posteriormente, por McKenzie, em 1967. Gregory Ruff, em 1992, desenvolveu as suturas absorvíveis caracterizadas pelas espículas ao longo do corpo das suturas. Em 2001 e 2002, Sulamanidze utilizou a primeira sutura bidirecional constituída de polipropileno (*aptos threads*) para tratamento facial.

Materiais e métodos

Hoje estão disponíveis no mercado diferentes tipos de fios de sustentação absorvíveis, os quais podem ser: unidirecionais ou bidirecionais, espiculados ou com tecnologia de cones, agulhados ou com cânulas, constituídos de ácido poli-L-láctico (PLLA) ou de polidioxanona (PDO).

Nesta seção, será abordado o uso do fio de sustentação Sutura Silhouette Soft.

Características do fio Silhouette Soft (Figura 27.63):

1) Trata-se de monofilamento 100% constituído por PLLA, sendo que os cones têm uma associação de 18% de ácido glicólico.
2) É o único patenteado com tecnologia de cones.
3) Está disponível em apresentação de 8 e 12 cones.
4) A sutura é bidirecional (para cada metade do fio, os cones estão em direções opostas).
5) É acoplado nas suas extremidades com 2 agulhas de 12 cm, 23 Gauge, com uma linha de marcação que dista 5 mm do bisel para auxiliar no plano de profundidade de introdução do fio.
6) O fio de 8 cones apresenta 30 cm de comprimento, e o espaço entre os cones é de 5 mm.
7) O fio de 12 cones apresenta 27,5 cm de comprimento, e o espaço entre os cones é de 8 mm.

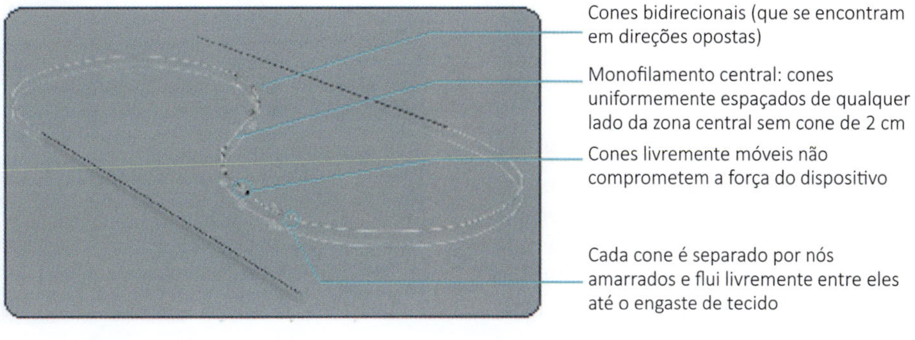
Cones bidirecionais (que se encontram em direções opostas)
Monofilamento central: cones uniformemente espaçados de qualquer lado da zona central sem cone de 2 cm
Cones livremente móveis não comprometem a força do dispositivo
Cada cone é separado por nós amarrados e flui livremente entre eles até o engaste de tecido

Figura 27.63. Apresentação da estrutura do fio Silhouette de 8 cones.
Fonte: Desenvolvida pela autoria do capítulo.

Materiais necessários

No pré-tratamento, devem estar disponíveis para a realização do procedimento: agulha 18 G, caneta de marcação, régua, tesoura estéril, campo estéril 80 × 80 cm, gaze estéril, clorexidina 0,2% aquosa, anestésico lidocaína 2% com adrenalina 1:200.000, seringa descartável de 3 ou 5 mL e agulha 30 G, luva estéril, toca e máscara cirúrgica, além dos fios de sustentação (Figura 27.64).

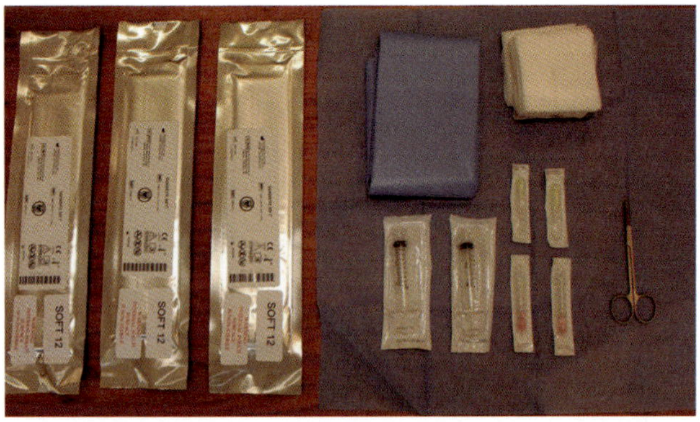

Figura 27.64. Material necessário para a realização do procedimento.
Fonte: Acervo da autoria do capítulo.

Preparo do paciente

O preparo do paciente é muito importante.

Primeiramente, realiza-se a lavagem do seu rosto ou da área corporal a ser tratada, com sabão antisséptico, para retirar a maquiagem e limpar a pele. A marcação é feita com o uso de canetas.

A seguir, aplica-se clorexidina degermante 2% e, depois, clorexidina aquosa. Coloca-se um campo estéril sobre a área em que serão aplicados os fios e realiza-se a anestesia local apenas nos pontos de entrada e saída dos fios, com 0,5 cc de lidocaína 2% e adrenalina 1:200.000 em cada ponto.

Técnicas de aplicação do fio para tratamento facial

É muito importante seguir as diretrizes dos fios para obter-se um bom resultado. Desde 2017, a técnica-padrão passou a ser linear, com os fios posicionados paralelos entre si, mantendo-se uma distância de 1 cm entre eles. Também se convencionou o uso de, no mínimo, dois fios por área por lado para flacidez leve e três fios para flacidez moderada.

O plano de aplicação é o subcutâneo. Deve-se redobrar o cuidado em caso de pacientes muito magros e com pouco tecido celular subcutâneo, pelo risco de superficializar ou aprofundar o fio, podendo causar retrações cutâneas permanentes ou lesar estruturas nobres profundas.

O Protocolo 2020 avançou 1 cm após o sulco nasolabial, ou dentro do coxim de gordura do *jowl*, para garantir que o primeiro cone esteja próximo da área em que se quer realizar o efeito *lifting*.

Técnica-padrão linear para malar: 2 a 3 suturas, dependendo do grau de flacidez (Figura 27.65).

Técnica-padrão linear para mandíbula: 2 a 3 suturas, dependendo do grau de flacidez. Para o terceiro fio, mais vertical, pode optar-se pelo de 12 cones (Figura 27.66).

Técnica-padrão linear para malar e mandíbula: 5 fios para cada hemiface (Figura 27.67). Quando se utiliza essa técnica, o fio na margem inferior da mandíbula ajuda na sua definição, não sendo o foco aqui tratar a flacidez cervical.

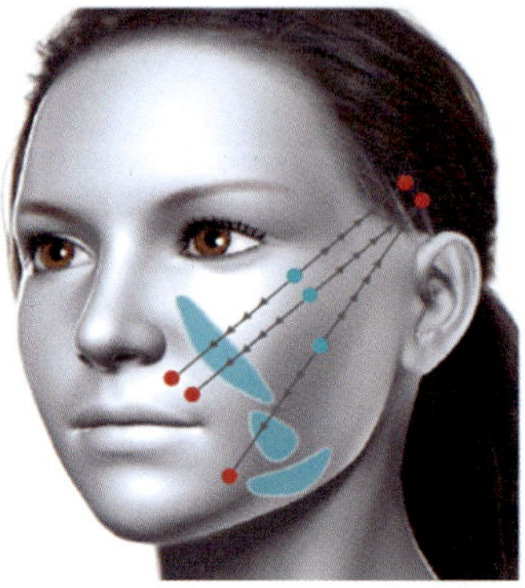

Figura 27.65. Técnica para tratamento da região malar.
Fonte: Desenvolvida pela autoria do capítulo.

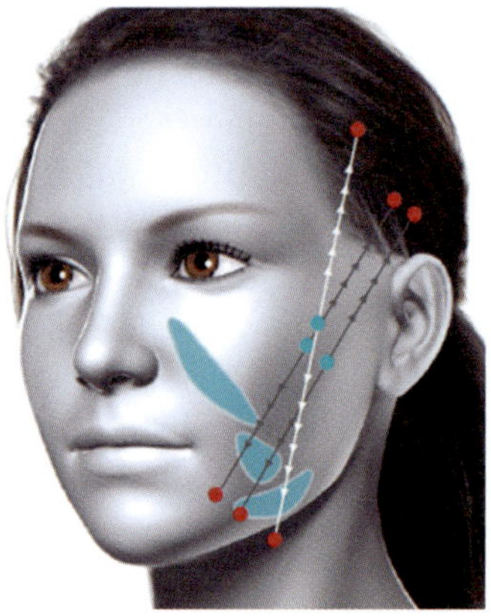

Figura 27.66. Técnica para tratamento do terço inferior.
Fonte: Desenvolvida pela autoria do capítulo.

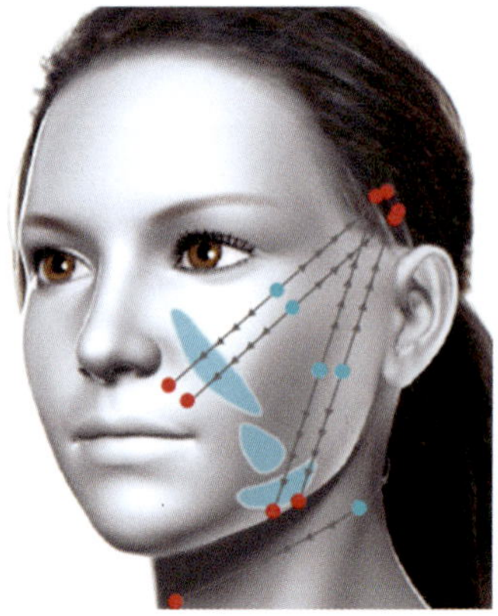

Figura 27.67. Técnica para tratamento do terço médio e inferior.
Fonte: Desenvolvida pela autoria do capítulo.

Técnica *full face* para tratamento da flacidez global da face: malar, mandíbula e pescoço, com 12 fios (Figuras 27.68 e 27.69).

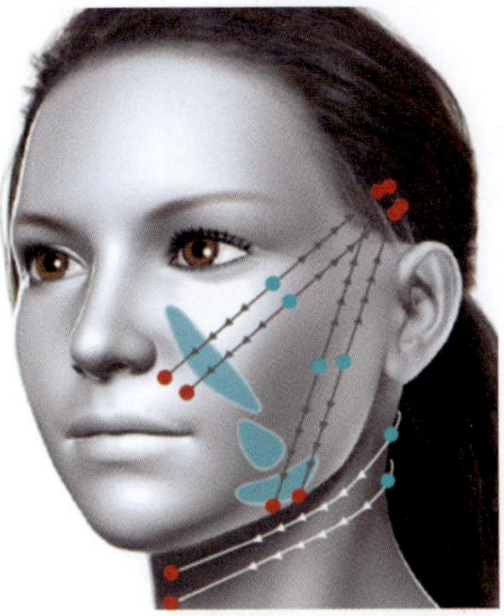

Figura 27.68. Desenhos de marcação da técnica-padrão linear para malar, mandíbula e pescoço.
Fonte: Desenvolvida pela autoria do capítulo.

Em 2017, o autor dessa seção (Dr. Flávio Rezende) desenvolveu uma técnica avançada: *Double Z technique* (Figuras 27.70 a 27.73), com o objetivo de gerar mais ancoragem, mais tração dos tecidos e, principalmente, maior duração do efeito *lifting*.

Essa técnica utiliza dois fios de 12 cones por área por lado, sendo que ambos os fios são trançados em sua porção média entre os cones, além de terem suas metades passadas em um trajeto na forma de Z. Isso confere tripla ancoragem:

1) resistência ao movimento criado pelo duplo Z;
2) fixação de uma metade inteira do fio no couro cabeludo, garantindo os cones numa região mais fixa;
3) barreira criada pelos fios entrelaçados na linha pré-capilar.

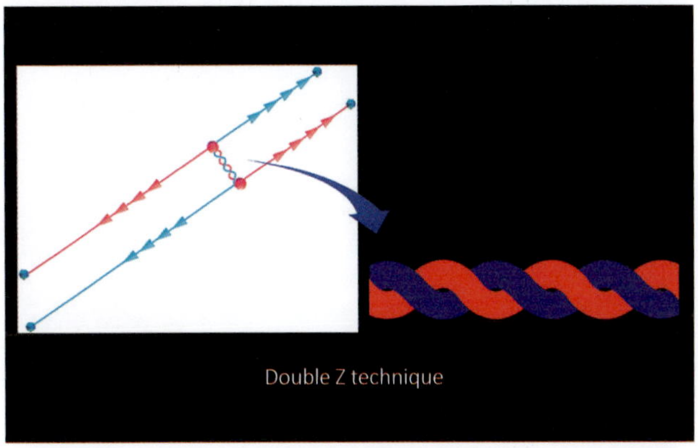

Figura 27.70. Desenho mostrando o ponto em que os fios são entrelaçados na *Double Z technique*.
Fonte: Desenvolvida pela autoria do capítulo.

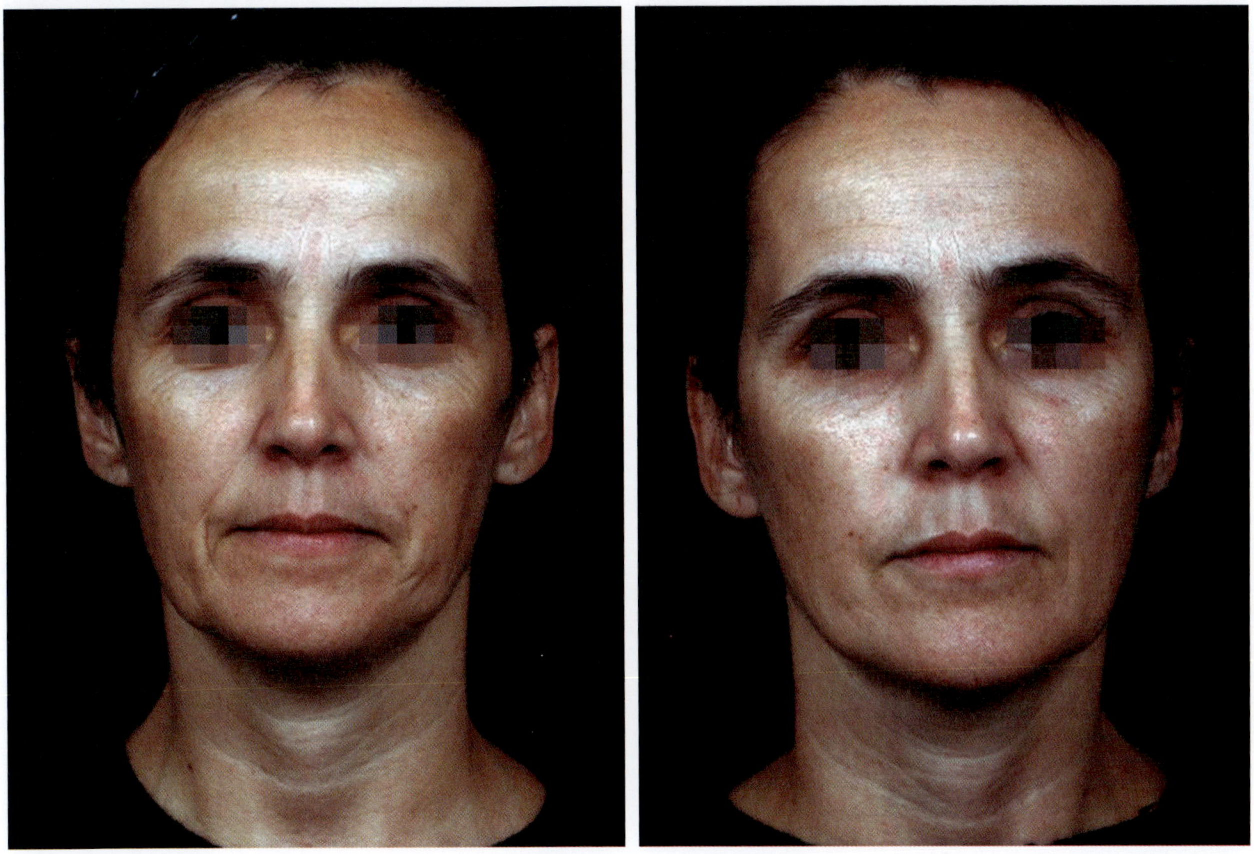

Figura 27.69. Tratamento *full face* com a técnica-padrão linear.
Fonte: Acervo da autoria do capítulo.

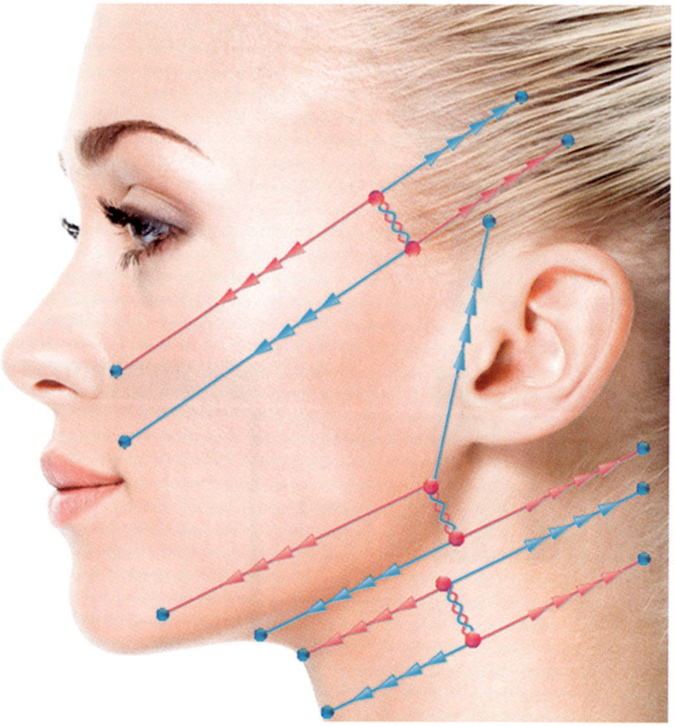

Figura 27.71. Desenho da marcação da técnica *Double Z technique* para região malar, mandíbula e pescoço.
Fonte: Acervo da autoria do capítulo.

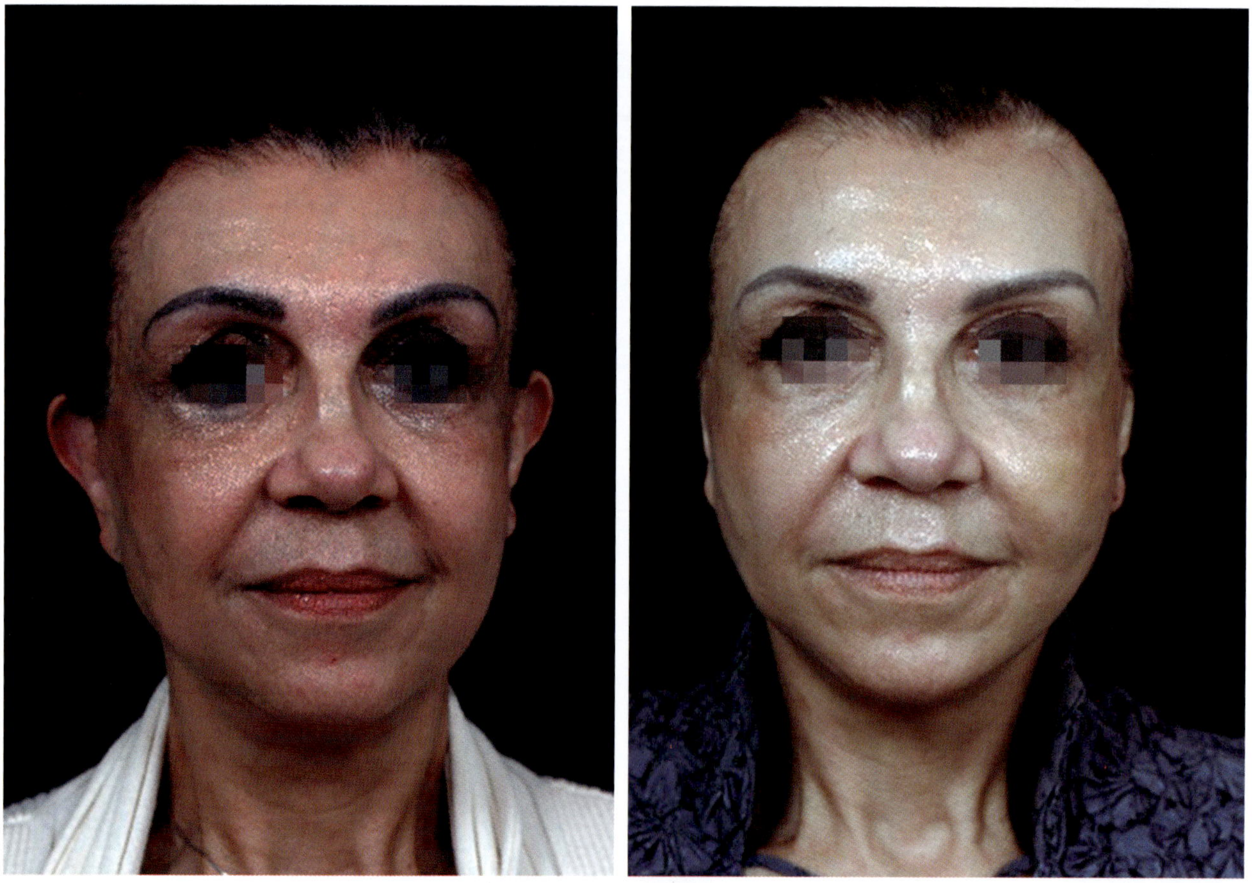

Figura 27.72. Tratamento *full face*, utilizando a técnica *Double Z technique* para região malar, mandíbula e pescoço, conforme marcação da Figura 27.66.
Fonte: Acervo da autoria do capítulo.

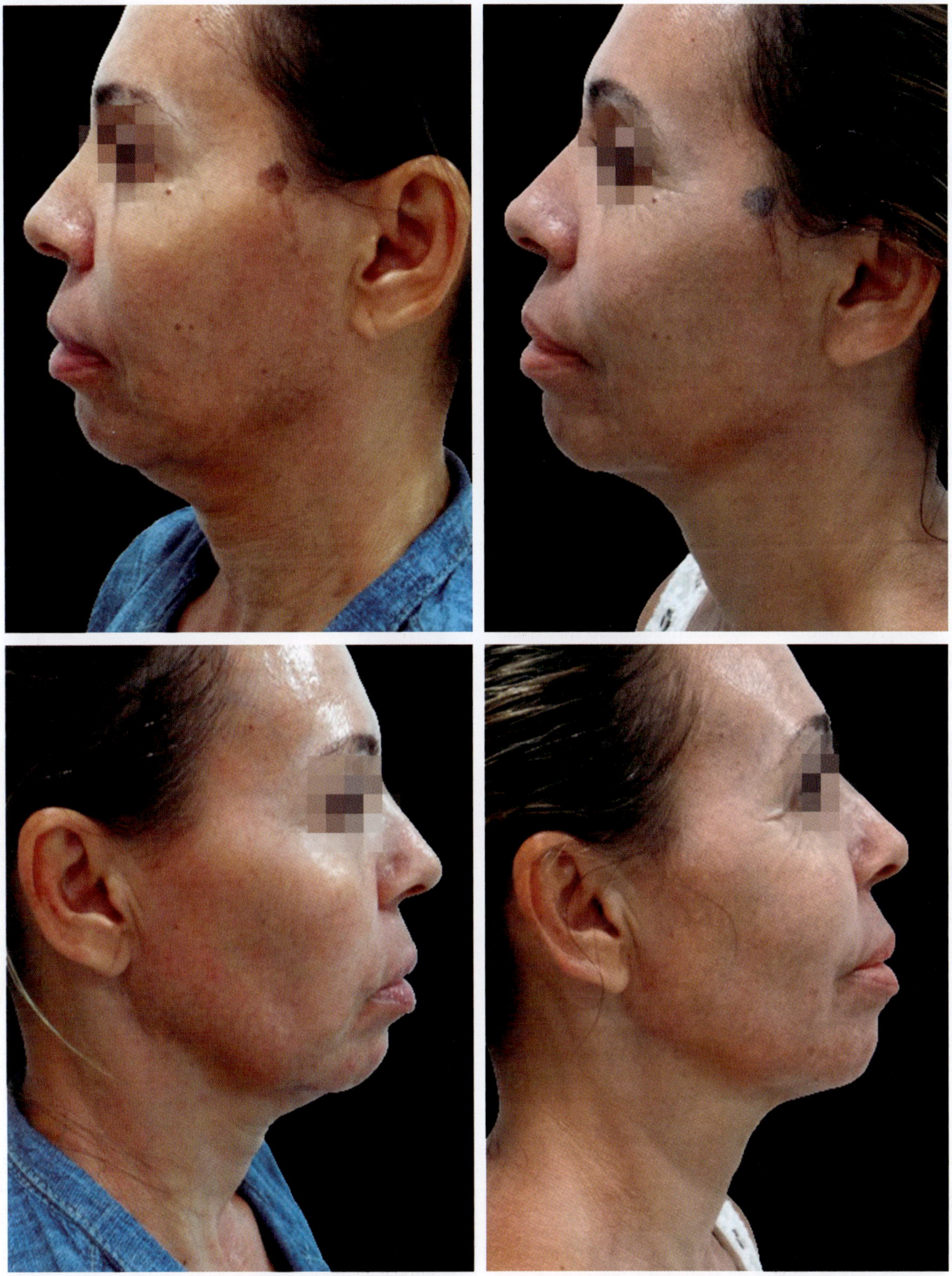

Figura 27.73. Tratamento *full face*, utilizando a técnica *Double Z technique* para região malar, mandíbula e pescoço, conforme marcação da Figura 27.66.
Fonte: Acervo da autoria do capítulo.

Quando se utiliza o fio de 8 cones, segue-se a regra de 6 a 7 cm do ponto de entrada ao ponto de saída para cada metade do fio. Caso a escolha seja pelo fio de 12 cones, marcam-se para cada metade do fio de 9 a 10 cm. Em caso de flacidez moderada, é recomendada a marcação com mais distância, 7 cm (fio de 8 cones) ou 10 cm (fio de 12 cones), além do uso de três suturas por área por lado tratado (Quadro 27.17).

Para o tratamento da flacidez cervical, principalmente da região submentoniana, é importante atentar se há excesso de gordura e/ou presença de bandas platismais. Nessas duas situações, o ideal é tratar previamente o excesso de gordura (com lipoaspiração de submento, criolipólise, ultrassom ou ácido deoxicólico) e as bandas (com toxina botulínica). Suturas com 12 cones confere melhor tração para essa região, que é muito móvel.

Quadro 27.17. Regra de ouro para as medidas de marcação conforme o tipo de fio.

8 cones	6 a 7 cm para cada metade
12 cones	9 a 10 cm para cada metade

Conforme as diretrizes citadas e tão importante quanto a técnica, deve-se saber indicar bem os fios quando se quer obter efeito *lifting*. A melhor indicação é para pacientes com flacidez facial leve a moderada e para flacidez corporal leve. Para o tratamento corporal, obtém-se como resultado principalmente o efeito de bioestimulação dos fios.

Tratamento corporal

No tratamento corporal, o plano de aplicação dos fios Sutura Silhouette também é no subcutâneo, só que mais superficial (Figura 27.74).

Podem ser alternados fios de 8 e de 12 cones na mesma área, conforme a técnica escolhida; também podem ser associadas a técnica linear e a técnica-padrão em "U". Os fios são inseridos na técnica linear e no padrão em "U" a uma distância de 2 cm.

As distâncias para cada metade do fio seguem o mesmo protocolo do tratamento facial: 6 a 7 cm por metade, nos fios de 8 cones; e 9 a 10 cm, para os fios de 12 cones.

O principal benefício é a bioestimulação, que ocorre tanto pelo efeito de compactação tecidual após a tração quanto pelo PLLA de que é composto o fio.

As principais indicações são:

1) umbigo triste (Figuras 27.75 a 27.79);
2) flacidez de face interna dos braços (Figuras 27.80 a 27.83);
3) flacidez de joelhos (Figuras 27.84 e 27.85);
4) flacidez de coxas (Figuras 27.86 a 27.88).

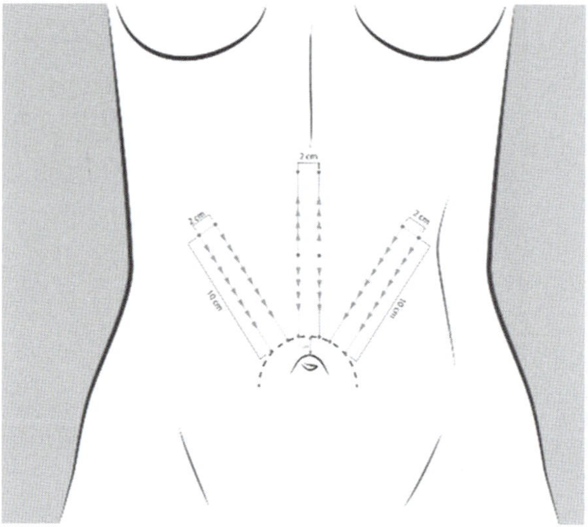

Figura 27.75. Técnica de marcação de umbigo triste com 2 fios de 8 cones paralelos com 2 cm de distância na linha média e 2 fios pela técnica em "U" de 12 cones. O ponto de saída deve estar a 1 cm da cicatriz umbilical para evitar complicação com possível hérnia umbilical.
Fonte: Desenvolvida pela autoria do capítulo.

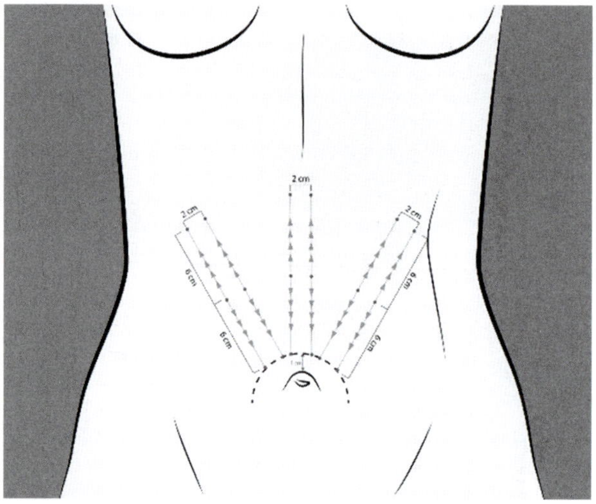

Figura 27.76. Técnica de marcação de umbigo triste com 6 fios de 8 cones paralelos com 2 cm de distância entre os fios.
Fonte: Desenvolvida pela autoria do capítulo.

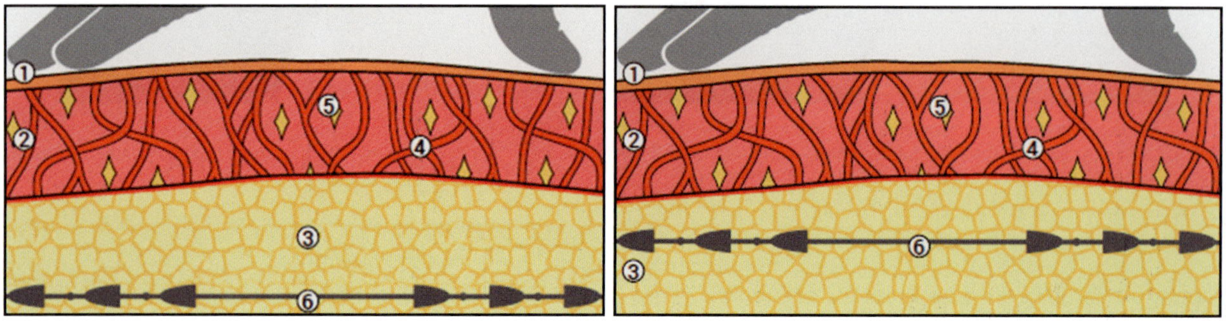

Figura 27.74. Diferença da profundidade no subcutâneo da aplicação dos fios na face e no corpo. Compressão do tecido e tração da pele para o efeito *lifting*.
1. Epiderme; 2. Derme; 3. Tecido subcutâneo; 4. Colágeno; 5. Fibroblastos; 6. Sutura.
Fonte: Desenvolvida pela autoria do capítulo.

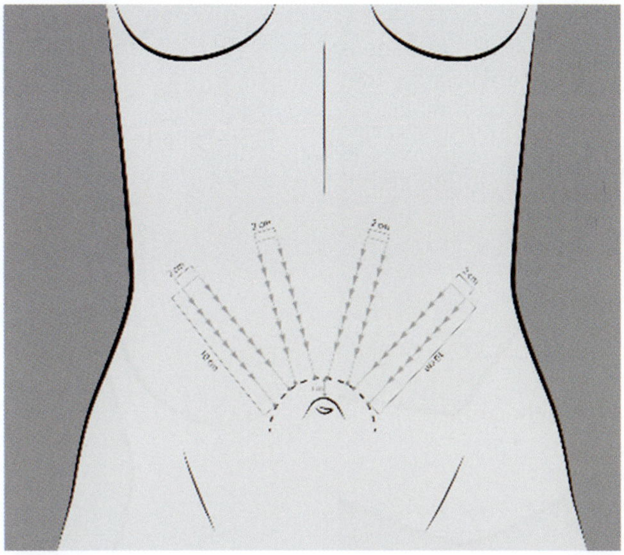

Figura 27.77. Técnica de marcação de umbigo triste com 4 fios de 12 cones pela técnica em "U".
Fonte: Desenvolvida pela autoria do capítulo.

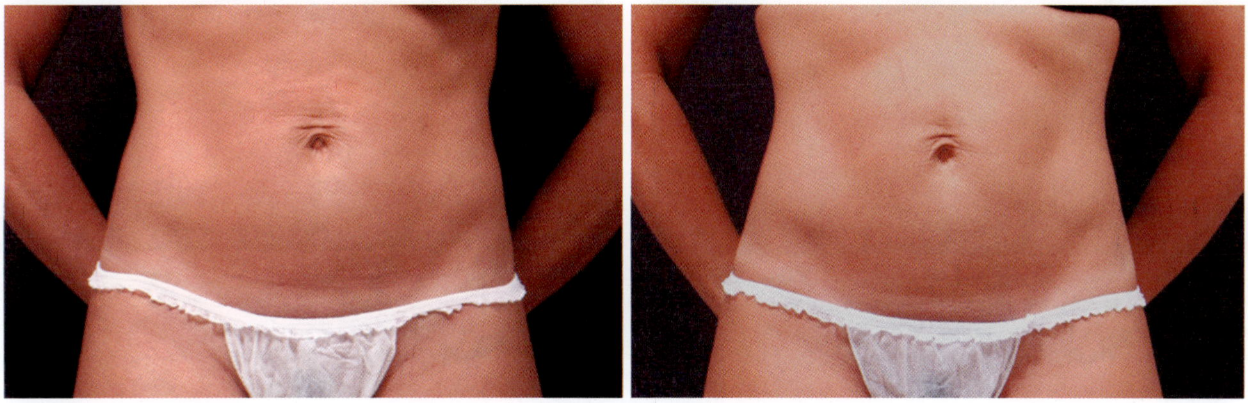

Figura 27.78. Tratamento de umbigo triste e flacidez em abdome superior, utilizando 4 fios de 12 cones pela técnica em "U".
Fonte: Acervo da autoria do capítulo.

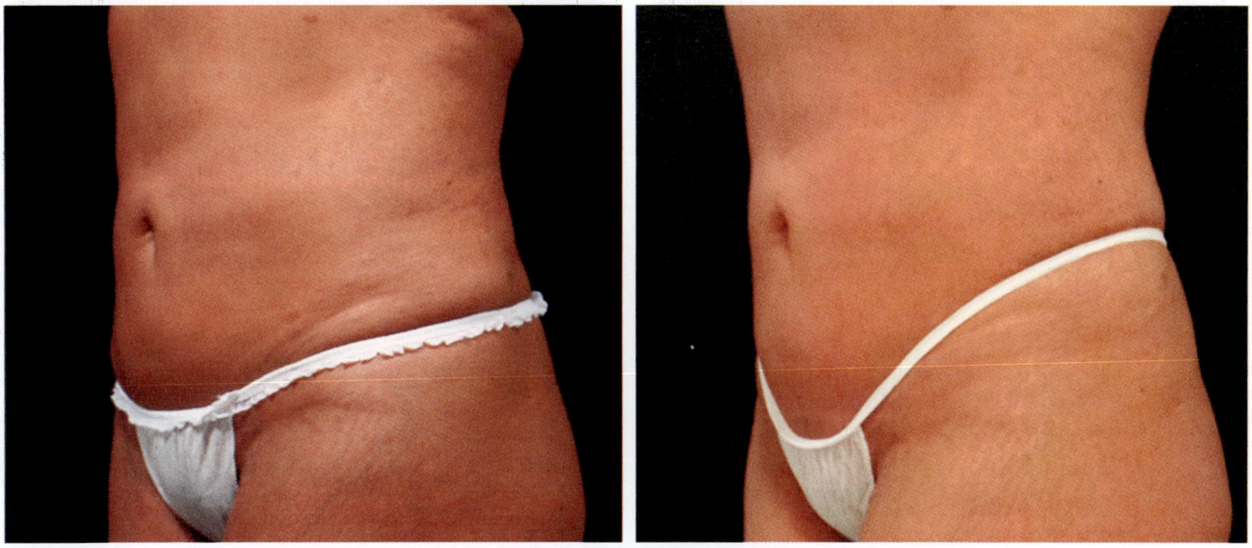

Figura 27.79. Tratamento de umbigo triste e flacidez em abdome superior, utilizando 6 fios de 8 cones.
Fonte: Acervo da autoria do capítulo.

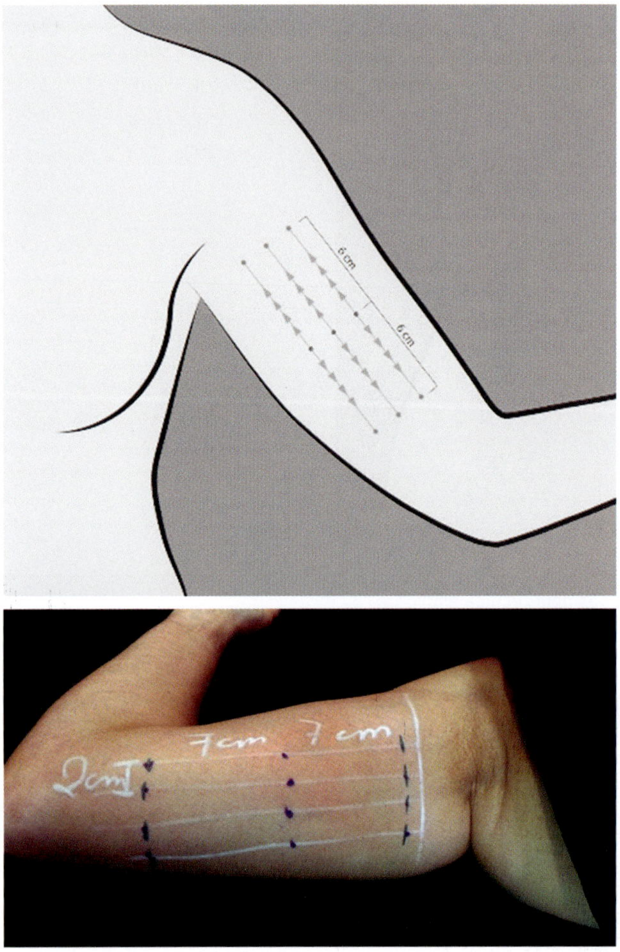

Figura 27.80. Técnica de marcação de face interna de braço com 3 a 4 fios de 8 cones paralelos, com 2 cm de distância entre eles, respeitando-se a regra de ouro de 6 a 7 cm para cada metade.
Fonte: Acervo da autoria do capítulo.

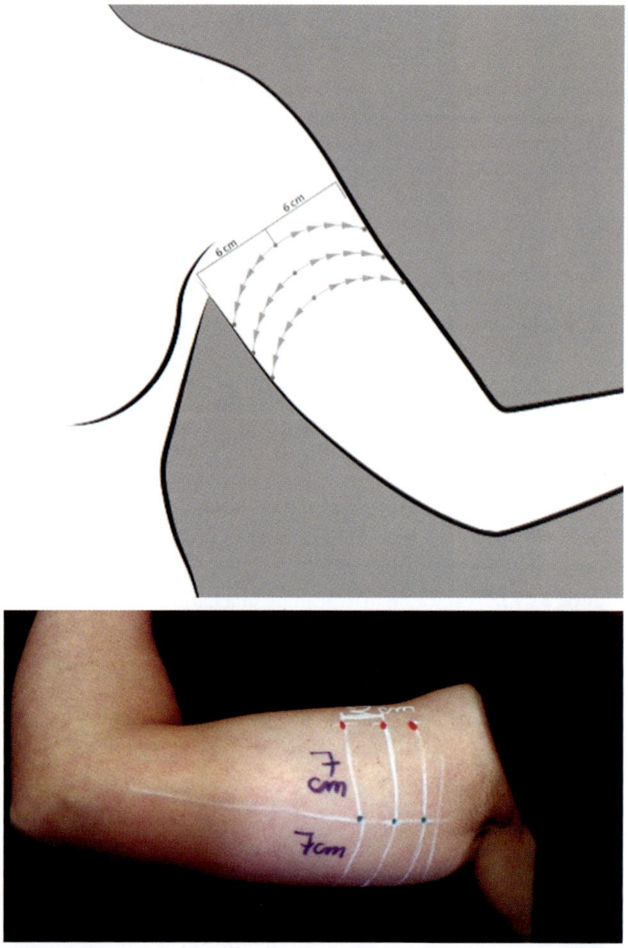

Figura 27.82. Técnica de marcação de face interna de braço em "bracelete" com 3 fios de 8 cones paralelos, com 2 cm de distância entre eles, respeitando-se a regra de ouro de 6 a 7 cm para cada metade.
Fonte: Acervo da autoria do capítulo.

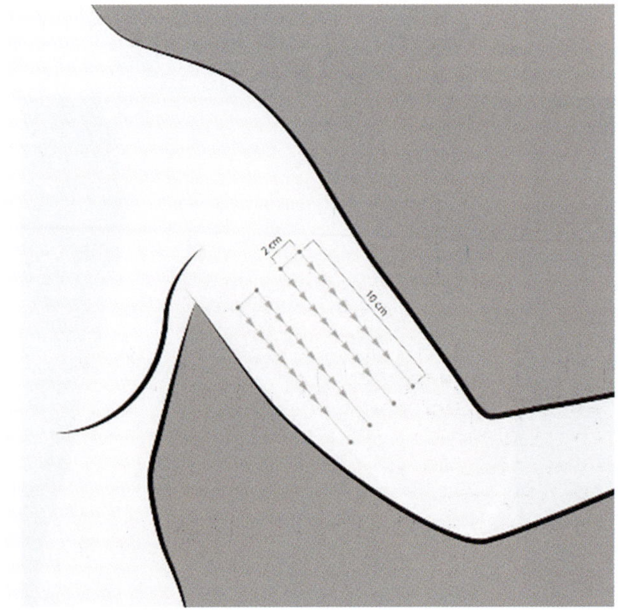

Figura 27.81. Técnica de marcação em "U" de face interna de braço com 2 fios de 12 cones.
Fonte: Desenvolvida pela autoria do capítulo.

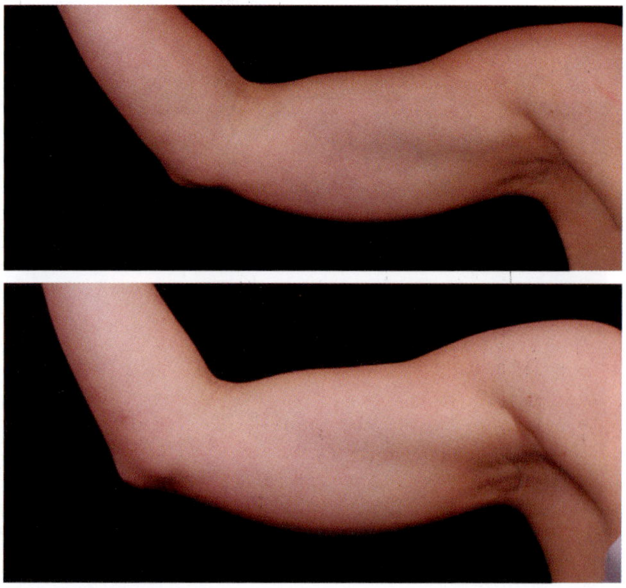

Figura 27.83. Tratamento de flacidez de braço pela técnica em "bracelete" com 3 fios de 8 cones paralelos, com 2 cm de distância entre eles, respeitando-se a regra de ouro de 6 a 7 cm para cada metade.
Fonte: Acervo da autoria do capítulo.

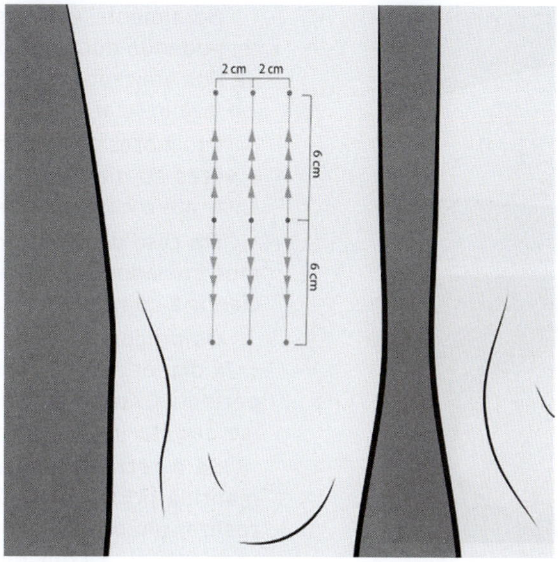

Figura 27.84. Técnica de marcação para tratamento de flacidez de joelhos com 3 fios de 8 cones paralelos.
Fonte: Desenvolvida pela autoria do capítulo.

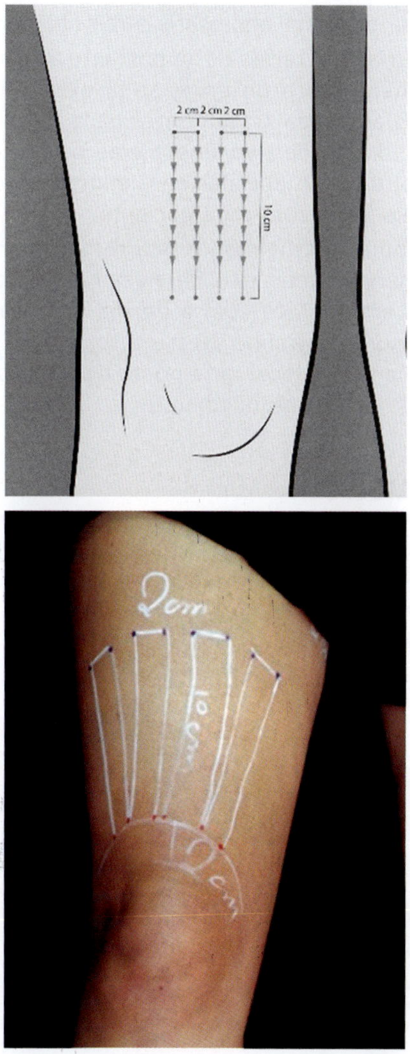

Figura 27.85. Técnica de marcação para tratamento de flacidez de joelhos com 2 a 4 fios de 12 cones-padrão em "U".
Fonte: Acervo da autoria do capítulo.

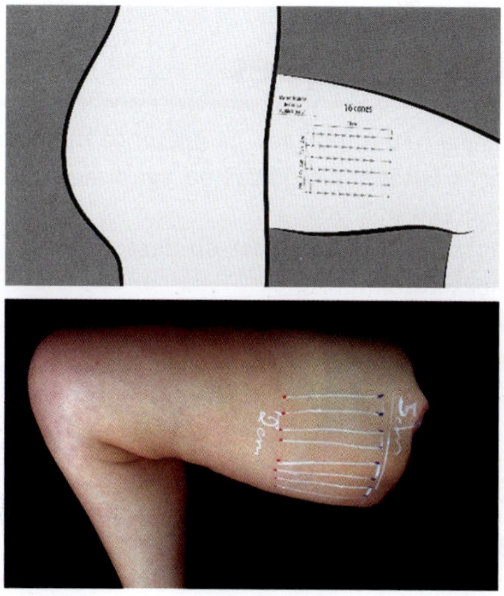

Figura 27.86. Técnica de marcação para tratamento de flacidez da face interna das coxas com 3 a 4 fios de 12 cones-padrão em "U", mantendo-se distância de 2 cm entre os fios.
Fonte: Acervo da autoria do capítulo.

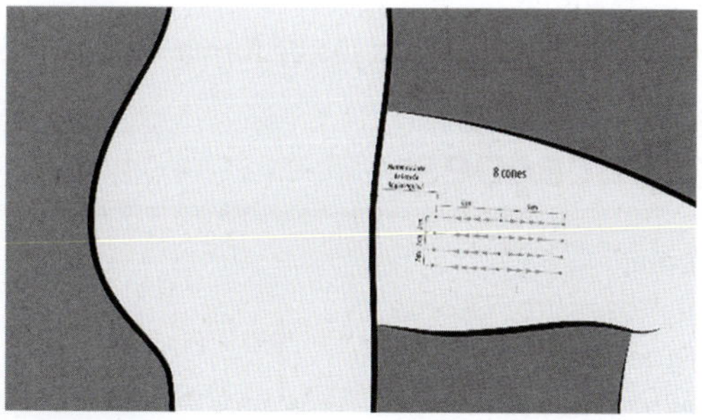

Figura 27.87. Técnica de marcação para tratamento de flacidez da face interna das coxas com 4 fios de 8 cones-padrão linear, mantendo-se distância de 2 cm entre os fios.
Fonte: Desenvolvida pela autoria do capítulo.

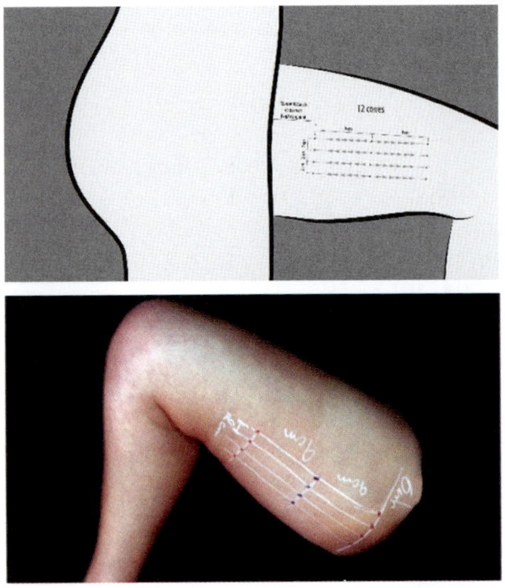

Figura 27.88. Técnica de marcação para tratamento de flacidez da face interna das coxas com 4 fios de 12 cones-padrão linear, mantendo-se distância de 2 cm entre os fios.

Fonte: Acervo da autoria do capítulo.

Contraindicações

A técnica não é indicada na presença de:

- doenças cutâneas crônicas ou agudizadas na região da inserção dos fios;
- doenças sistêmicas agudas ou descompensadas;
- doenças autoimunes;
- hipersensibilidade conhecida ao PLLA;
- gravidez e lactação;
- Polimetilmetacrilato (PMMA).

Recomendações gerais ao paciente

- Dormir em decúbito dorsal.
- Evitar atividades vigorosas, de contato ou de impacto.
- Evitar mímica facial, como muito sorriso, grandes aberturas de boca.
- Evitar massagear a face ou o pescoço.
- Evitar traumas.

Todas as recomendações são de forma ideal por 15 dias.

Complicações

- edema;
- equimoses/hematoma;
- pregueamento;
- irregularidades;
- *dimple* (retração no orifício de entrada);
- infecção;
- assimetrias;
- granuloma.

Geralmente, edemas são tratados conservadoramente, podendo durar em média 7 dias, conforme o número de fios utilizados. Em casos de edema exagerado, pode-se administrar Predsin® 40 mg, 1 vez ao dia, por 3 dias.

Equimoses são tratadas com Reparil gel® ou Hirudoid®, 3 vezes ao dia. Deve-se evitar o sol e utilizar protetor solar até o completo desaparecimento das manchas.

Em caso de hematomas, devem ser tomados os mesmos cuidados recomendados para as equimoses, associados a compressa gelada nos primeiros 2 dias.

Os pregueamentos podem manter-se em média até o 7º dia, necessitando apenas ser acompanhados nesse período. Caso se mantenham por mais de 15 dias, pode-se orientar massagem leve.

Se a retração no orifício de entrada (*dimple*) for mantida por mais de 7 dias, geralmente é necessário realizar um botão anestésico e fazer uma subincisão na área retraída com muito cuidado, pois há risco de romper-se o fio.

Infecções devem ser documentadas por ultrassonografia e, se possível, guiadas por coleta de fragmentos locais para cultura e antibiograma. Em casos de difícil tratamento, pode ser necessária a remoção do fio.

Assimetrias são raras, e é importante avaliar as fotos pré-tratamento para observar se já existiam. Sempre atentar-se, antes do tratamento, para diferenças em hemifaces: dimensões, volume e grau de flacidez. Caso necessário, deve-se abordar com mais fios ou repor o volume de acordo com cada paciente.

Granulomas normalmente ocorrem nos orifícios de saída por não se cortar o fio de maneira correta, ficando sua ponta em contato com a derme e causando uma reação de corpo estranho. Nesse caso, o ideal é anestesiar a área e tentar localizar a ponta do fio para cortá-la e sepultá-la mais profundamente.

Conclusão

Os fios de sustentação são excelentes tratamentos para abordar áreas com flacidez, por proporcionarem efeito *lifting* e bioestimulação. Tem ação sinérgica com todos os tratamentos.

Fios de Polidioxanona

- Renata Figueiredo Roxo
- Mariana Oliveira Barbosa Alves

Introdução

É crescente a busca de procedimentos minimamente invasivos, que possam ser realizados em consultórios e ajudem a melhorar os sinais de envelhecimento, com riscos, tempo de recuperação e custos menores se comparados aos dos procedimentos cirúrgicos. Os fios de polidioxanona (PDO) vêm ganhando destaque nos últimos anos para o reposicionamento dos tecidos subcutâneos e o bioestímulo de colágeno.[1,2]

Histórico

A primeira descrição de fios usados para procedimentos cirúrgicos é encontrada no papiro de Edwin Smith, o documento cirúrgico mais antigo conhecido. Essa contribuição da literatura egípcia é datada do século 10 a.C. e faz referência ao uso de cordas em intestinos de animais. Galeno (75 d.C.) foi o primeiro a fazer experiências com o que agora chamamos de categute (material feito de tecido intestinal ovino).[3]

O primeiro registro sobre elevação de tecidos moles usando fios foi publicado em 1956, por N. Buttkewit, com correção da prega labial com fios de *nylon*.[4] Por volta dos anos 1990, Sulamandize et al. desenvolveram o primeiro fio espiculado para corrigir a ptose de tecidos moles com fios de polipropileno, não absorvíveis, bidirecionais, inseridos no subcutâneo. Posteriormente, Serdev introduziu os fios de policaproamida para o rosto e o corpo.[5,6]

Com o passar dos anos, os materiais e as técnicas se modificaram e, atualmente, é crescente a busca por tratamentos com menos complicações, conduzindo aos fios absorvíveis, que se tornaram uma excelente opção para procedimentos de rejuvenescimento minimamente invasivos, com baixo índice de complicações e reações adversas.[1]

Em 1905, o médico coreano Kim Dong Yoon começou a usar agulhas de acupuntura com fios de PDO nos músculos das costas, o que facilitou a estimulação dos músculos enfraquecidos e produziu alívio das dores no local, em longo prazo. Depois de alguns anos, esse método foi usado pela medicina estética na Coreia do Sul e, mais tarde, na China, Malásia, Cingapura, Vietnã, Japão e Filipinas.[7]

A polidioxanona é uma fibra sintética forte, biocompatível e monofilamentar que, depois de aplicada, é dissolvida no tecido em 4 a 6 meses, dependendo da espessura do fio. O material de polidioxanona é utilizado em cirurgia plástica, cardiologia, oftalmologia, traumatologia, ginecologia, entre outras especialidades médicas, para suturas cutâneas e subcutâneas, há mais de 30 anos. Esse material atende a todos os requisitos preestabelecidos pela United States Pharmacopeia (USP) para sutura cirúrgica.[7,8]

Os procedimentos cosméticos com os fios de PDO têm como objetivo promover o estímulo de colágeno, a melhora da flacidez e das rugas e a miomodulação.[6,9] O ideal é que o procedimento seja realizado por especialistas treinados e com total conhecimento da anatomia facial. Seu modo de aplicação é fácil, conferindo assim bons resultados.[6]

Tipos de fios

Os fios de PDO são absorvíveis e estão disponíveis em diferentes tamanhos e comprimentos, que foram modificados ao longo dos anos. Atualmente, existe uma grande variedade de fios de PDO para serem utilizados, e a escolha depende da indicação e da área a ser tratada. Podem ser lisos (Figuras 27.89 e 27.90) ou espiculados (Figura 27.91) (Quadro 27.18). Todos os fios são bioestimuladores, ou seja, induzem a formação de colágeno.[10] Os fios espiculados, além de serem bioestimuladores, como os fios lisos, possuem espículas bidirecionais, gerando tração e reorientando as fibras de colágeno pela mecanotransdução.

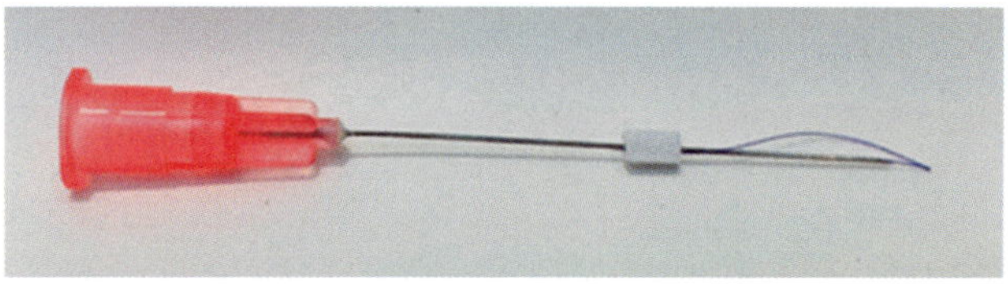

Figura 27.89. Fio liso. Agulha e fio liso sem espículas.
Fonte: Acervo da autoria do capítulo.

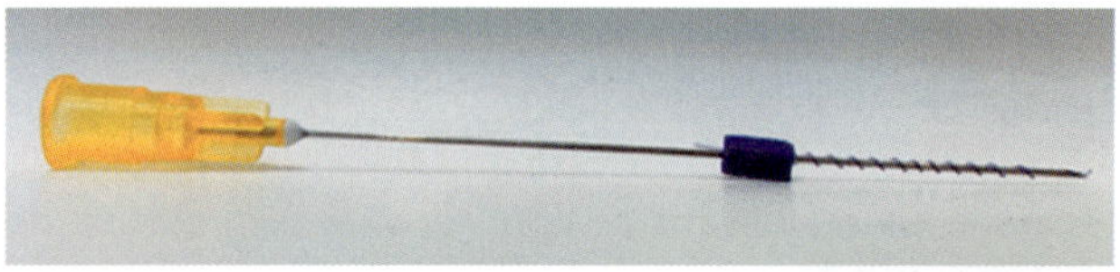

Figura 27.90. Fio liso em espiral. Agulha e fio liso em forma de espiral sem espículas.
Fonte: Acervo da autoria do capítulo.

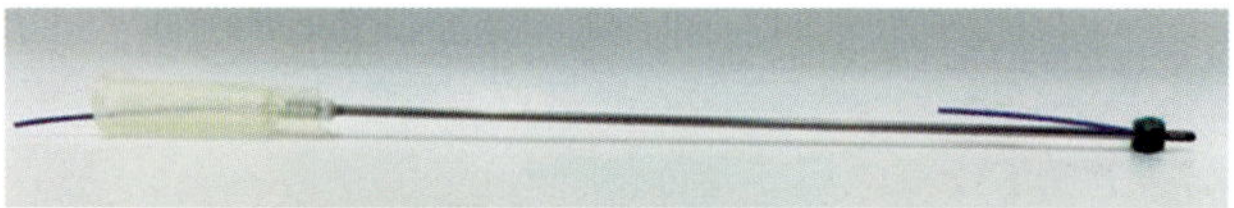

Figura 27.91. Fio espiculado. Cânula e fio com espículas.
Fonte: Acervo da autoria do capítulo.

Quadro 27.18. Tipos de fios de PDO lisos e espiculados.

Liso	*Espiculado*
Monofilamentar (Figura 27.84)	Unidirecional
Duplo filamentar	Bidirecional (Figura 27.86)
Multifilamentar	Multidirecional
Multifilamentar em forma de *stent* com oco central	Simples
Parafuso ou espiral • Monofilamentar (Figura 27.85) • Duplo	Duplo Com duas agulhas longas

Os fios de PDO, lisos ou espiculados, estão contidos em uma cânula ou em uma agulha (Figuras 27.89 a 27.91). Após inseri-lo na pele, a agulha ou cânula é removida, e o fio permanece no local onde foi inserido.[1,5]

Já está disponível uma nova geração de fios, que contêm duas agulhas e conferem melhor precisão da direção desejada. Esse tipo de fio proporciona uma tração mais intensa e duradoura, porém deve ser aplicado por profissional com experiência cirúrgica.

Indicações

Diversas regiões do rosto e do corpo podem ser tratadas com os fios de PDO para prevenção e tratamento do envelhecimento da pele. São muito utilizados para melhorar a flacidez, pois alcançam resultados satisfatórios por meio de um procedimento minimamente invasivo.[11]

Algumas indicações dos fios de PDO estão no Quadro 27.19.

Quadro 27.19. Exemplos de indicações dos fios de PDO.
• Flacidez • Rugas • Sustentação • Estrias • Celulite • Cicatrizes atróficas • Miomodulação

Na face, é comum a inserção dos fios espiculados no terço médio e inferior para promover uma reconexão tecidual. Os resultados do *lifting* facial com os fios de PDO espiculados dependem da cuidadosa seleção de pacientes com grau de flacidez adequado, planejamento pré-operatório e habilidade técnica. Para resultados ideais, Paul et al. sugerem que os pacientes tenham um índice de massa corporal baixo, bom suporte ósseo e pele saudável.[5,10]

□ Outras indicações

Elevação do supercílio

Nenhuma técnica cirúrgica, para corrigir a ptose de supercílio, é completamente satisfatória, seja pela durabilidade limitada ou pelas possíveis complicações. Algumas técnicas podem ser combinadas com blefaroplastia superior, promovendo resultados duradouros e naturais. Atualmente, o método mais popular é a abordagem endoscópica de elevação da testa, embora sua longevidade seja limitada, necessite de material de alto custo e a curva de aprendizado seja longa.

Dos procedimentos não cirúrgicos, os mais populares são a toxina botulínica, para tratar os músculos depressores da fronte e o preenchimento da cauda da sobrancelha com ácido hialurônico.

Os fios de PDO espiculados também podem ser indicados para elevar o corpo e a cauda do supercílio (Figura 27.92), procedimento conhecido como *Eyebrow Lift*. Esses fios também podem acentuar o alongamento da cauda do supercílio, procedimento chamado de *Fox Eyes*, ou "olhos de raposa" (Figura 27.93) (Vídeo 1), o qual vem conquistando popularidade nas redes sociais e, consequentemente, nos consultórios médicos. Esse resultado pode ser alcançado quando a cauda do supercílio fica mais elevada em relação ao seu corpo.[12] É recomendado fazer a toxina botulínica 15 dias antes da inserção dos fios para melhorar o resultado.

Vídeo 1: Técnica Levantamento cauda supercílio ("Fox Eyes")

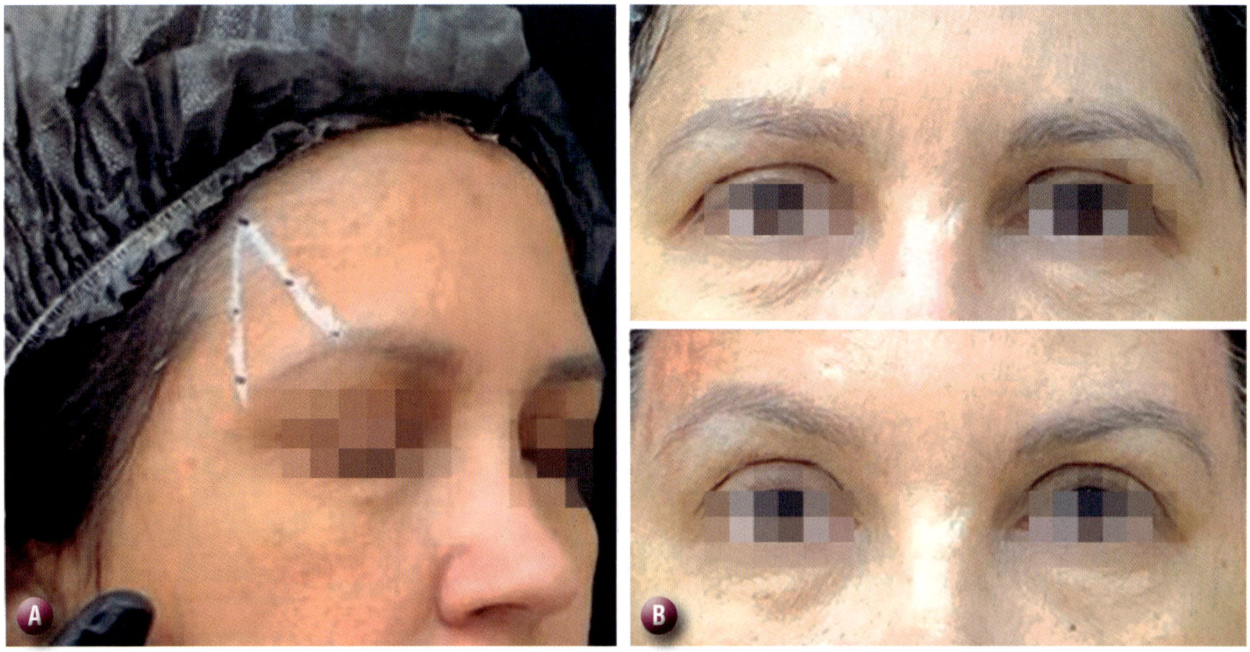

Figura 27.92. (A) Marcação para aplicação de fios PDO espiculados, visando elevação do supercílio. (B) Antes e pós imediato de elevação do supercílio com 2 fios de PDO espiculados 19 G × 160 mm de cada lado.

Fonte: Acervo da autoria do capítulo.

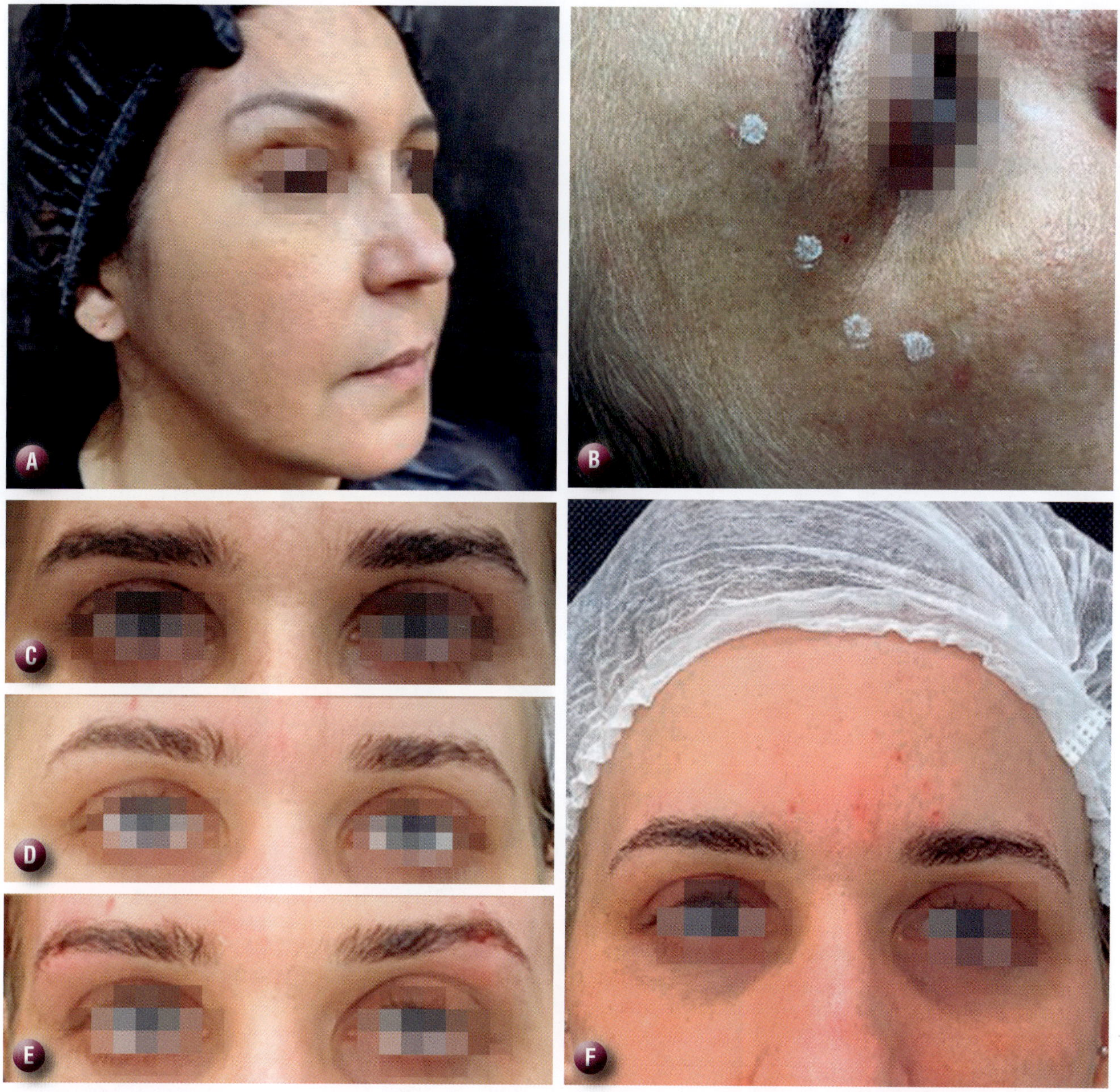

Figura 27.93. (A) Teste de tração para avaliar mobilidade da região e possíveis ganhos com o procedimento. (B) Marcação ideal para aplicação de toxina botulínica no músculo orbicular e cauda do supercílio, 15 dias antes do procedimento com fios de PDO. (C) Antes da aplicação de toxina botulínica. (D) 15 dias após aplicação de toxina botulínica. (E) Pós imediato com fios de PDO. (F) 3 meses após os fios de PDO para *Fox Eyes*.

Fonte: Acervo da autoria do capítulo.

Nariz

O objetivo do tratamento com o fio PDO espiculado nessa região é a rotação da ponta nasal e da columela, visando atingir o ângulo nasolabial ideal. Pode ser associado a preenchimentos à base de ácido hialurônico e toxina botulínica para atingir melhores resultados[13,14] (Figura 27.94). A interseção de uma linha desenhada através do ponto médio da abertura da narina e outro perpendicular ao plano horizontal de Frankfort define o ângulo nasolabial. A rotação da ponta é determinada pelo ângulo nasolabial e deve ser semelhante a ~ 90 a 95 graus nos homens, e a 95 a 100-110 graus nas mulheres.

Alopecia

Em 2015, um estudo realizado na Coreia demonstrou uma melhora no desenvolvimento anágeno nos folículos capilares de camundongos por terapia com fios PDO, considerando a possibilidade de ser uma boa alternativa para o tratamento de algumas alopecias.[15]

Técnicas de aplicação

A escolha do fio e da técnica a serem utilizados depende da queixa do paciente, da área a ser tratada e do objetivo a ser alcançado, podendo-se associar vários tipos de fios no mesmo tratamento.

□ Fios lisos

Após a marcação (Figura 27.95) e a desinfeção do local, insere-se, em todo o seu comprimento, a cânula ou agulha no plano subdérmico, entrando pela pele em um ou diversos pontos, a depender do desenho de inserção e da quantidade de fios escolhidos para serem inseridos (Vídeos 2, 3 e 4). Ao retirar-se a cânula ou agulha, o fio permanece no trajeto, provocando bioestimulação.

Vídeo 2: Fio de PDO liso agulhado 30 G × 30 mm para a pálpebra inferior

Vídeo 3: Fio de PDO liso canulado 30 G × 50 mm para a pálpebra inferior

Vídeo 4: Fio de PDO liso agulhado 29 G × 50 mm para o submento

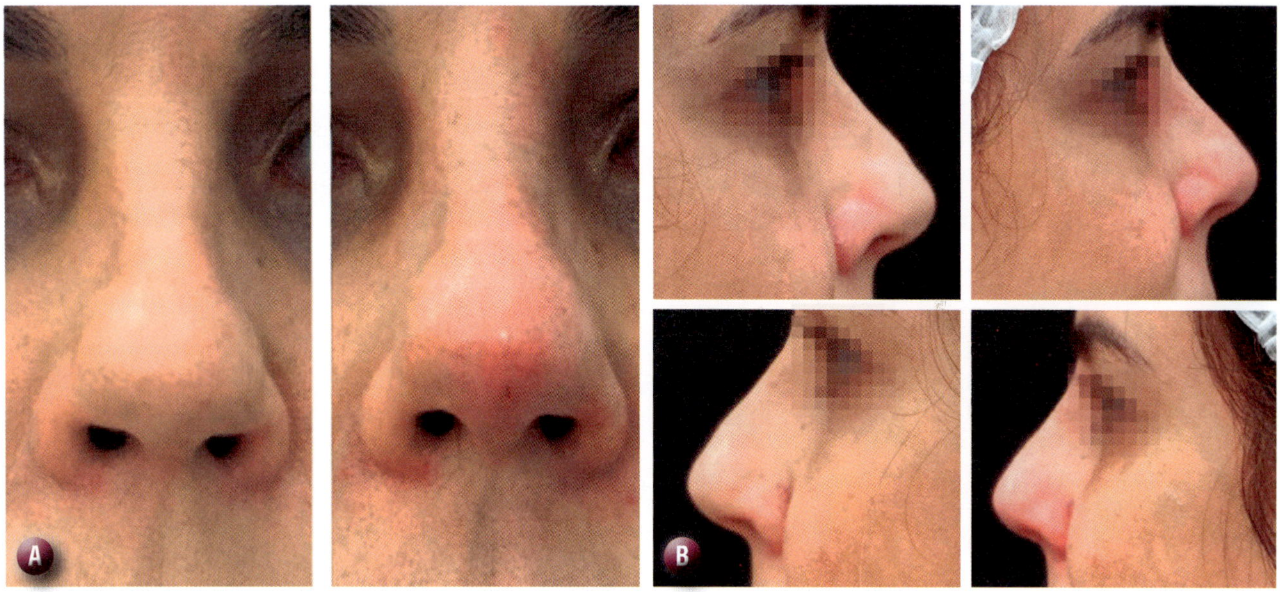

Figura 27.94. (A) Frente. (B) Perfil: antes e pós-imediato com 2 fios espiculados 19 G × 160 mm no dorso nasal para elevação da ponta do nariz.
Fonte: Acervo da autoria do capítulo.

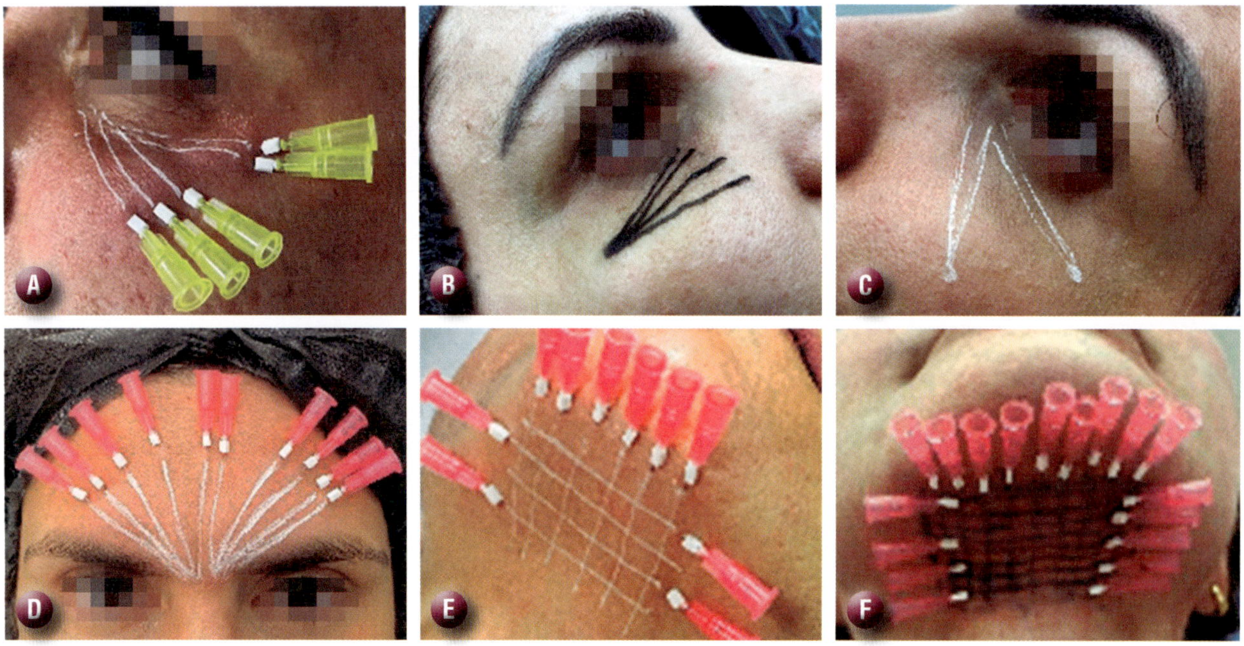

Figura 27.95. (A) Marcação e inserção de fio liso agulhado 30 G × 30 mm para tratamento da pálpebra inferior. (B) Marcação para tratamento da pálpebra inferior para fio liso canulado com um pertuito. (C) Marcação para tratamento da pálpebra inferior com fio liso canulado com 2 pertuitos. (D) Marcação e tratamento de rugas na glabela com fios lisos 29 G × 50 mm. (E) Marcação e tratamento com 10 fios de PDO lisos 29 G × 50 mm no submento. (F) Marcação e tratamento com 20 fios de PDO lisos 29 G × 50 mm no submento.
Fonte: Acervo da autoria do capítulo.

Os fios de PDO também podem ser aplicados no plano intramuscular, perpendicularmente ao sentido das fibras musculares, no intuito de provocar um enfraquecimento do músculo, ou seja, miomodulação.[6]

□ Fios espiculados

Os fios de PDO também são muito utilizados para tração e bioestímulo. Existem diversos desenhos de inserção do fio espiculado na face. A escolha depende de diversos fatores, como a principal queixa do paciente. E pode ser realizada de acordo com os passos a seguir.

Primeiro passo: teste de tração

Avalie a mobilidade da área a ser tratada suspendendo a região com os dedos (teste de tração) (Vídeos 5 e 6).

Vídeo 5: Teste de tração 1

Vídeo 6: Teste de tração 2

Segundo passo: marcação

Marcação 1 (Figura 27.96A e B)

- **Trace duas linhas imaginárias:** linha X (canto lateral do olho) e linha Y (canto da boca).
- **Linha A:** trace uma linha do canto da boca até a proeminência do zigomático maior.
- **Vetor B:** depois, trace uma linha paralela 1,5 cm inferior à Linha A. Esse vetor começará no ponto de maior efeito do teste de tração – na linha imaginária X – (ponto R) e terminará no ponto localizado a 2 cm lateralmente da comissura oral – na linha imaginária Y – (ponto M).
- **Vetor C (vertical):** inicie no ponto R e trace uma linha vertical, perpendicular ao chão, até a linha imaginária Y (ponto P).
- **Vetor D (horizontal):** trace uma linha a partir do ângulo da mandíbula, 1,5 a 2 cm paralela e superior ao corpo da mandíbula, parando-a lateralmente ao sulco labiomentual.
- **Vetor E (horizontal):** trace outra linha a partir do ângulo da mandíbula, 1,5 a 2 cm paralela e inferior ao corpo da mandíbula, parando-a lateralmente ao sulco labiomentual.

Marcação 2 (Figura 27.96C)

Essa marcação não permite a confecção de nós, uma vez que os pontos de entrada dos fios são diferentes.

- **Vetor F (horizontal):** trace uma linha que comece no arco zigomático e termine 1 a 1,5 cm da porção superior do sulco nasolabial.
- **Vetor G (horizontal):** trace outra linha 1 a 2 cm abaixo e paralela ao vetor F, também começando no arco zigomático e terminando 1 a 1,5 cm da porção inferior do sulco nasolabial.
- **Vetor H (horizontal):** trace uma linha que comece no *tragus* e termine a 1 cm lateralmente da porção superior do sulco labiomentual.
- **Vetor I (horizontal):** trace uma linha que comece na porção inferior do lóbulo da orelha e termine a 1 cm lateralmente da porção inferior do sulco labiomentual. Essa linha se localiza paralela e 1,5 cm abaixo da descrita no Vetor H.

Terceiro passo: inserção do fio com a mão dominante (Figura 27.97)

Após a marcação e a desinfeção do local com clorexidina aquosa 0,2%, anestesiar o ponto de entrada dos fios com cloridrato de lidocaína a 2% com epinefrina (1: 200.000). Pinçar o ponto de entrada para abrir um pertuito com agulha 18 G e alargar o orifício feito com tesoura estéril de ponta fina e romba. Em seguida, inserir os fios no subcutâneo até a posição pretendida e empurrar o tecido no sentido do efeito desejado (ou seja, de baixo para cima e de dentro para fora). Remover, de maneira delicada, a agulha ou a cânula.

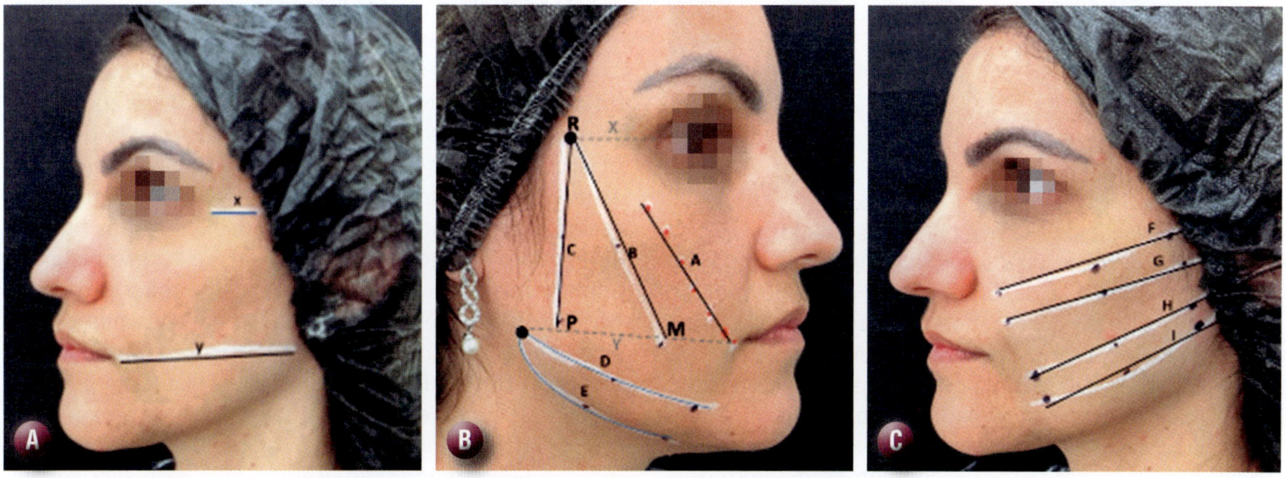

Figura 27.96. (A) 2 linhas imaginárias X e Y, paralelas ao chão, uma passando pela comissura lateral do olho, e outra passando pela comissura oral. (B) Linha A: uma linha do canto da boca até a proeminência do zigomático maior: vetor B: oblíquo; vetor C: vertical; e vetores D e E: horizontais. (C) Vetores horizontais F, G, H e I.

Fonte: Acervo da autoria do capítulo.

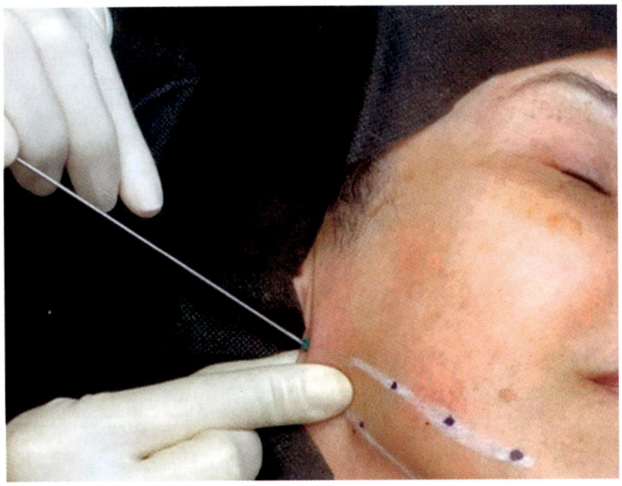

Figura 27.97. Inserção do fio PDO com a mão dominante.
Fonte: Acervo da autoria do capítulo.

Caso a marcação escolhida tenha sido a 2, cortar a extremidade do fio com a tesoura e manipular os tecidos de modo que a extremidade do fio fique internalizada e inaparente. Caso a marcação escolhida tenha sido a 1, confeccionar o nó do terço inferior inicialmente, seguido do terço médio, tendo cuidado para que o cabelo não penetre no orifício de entrada (Figura 27.98). Cortar a extremidade do fio com a tesoura. Esconder o nó massageando os tecidos. Uma opção para a marcação 1, em vez de fazer o nó, é colocar a linha B paralela à linha C.[16]

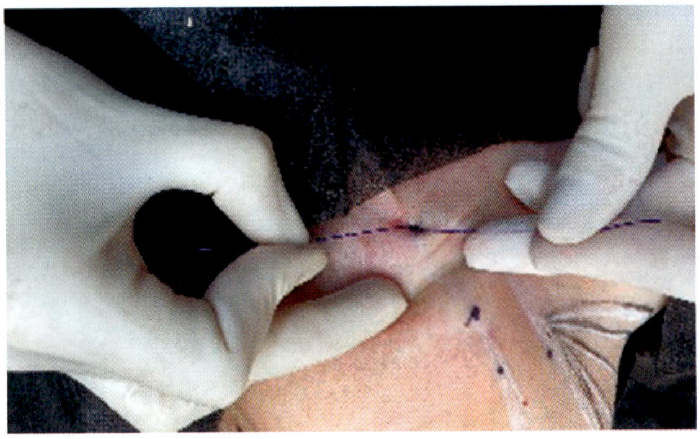

Figura 27.98. Confecção do nó.
Fonte: Acervo da autoria do capítulo.

Outra variação para a marcação 1 é direcionar a linha B em forma de reta para o sulco nasogeniano, parando a 1 cm de distância dele. A linha C inicia no mesmo ponto (R) e segue contornando inferiormente a área de maior proeminência no terço médio. Em outras palavras, a linha C percorre em forma de curva a região submalar. que é mais deprimida, tomando-se cuidado para não superficializar. Essa opção também permite a confecção do nó, que deve ser feito e escondido da maneira descrita anteriormente.

Colocar um curativo de micropore estéril sobre os pontos de entrada, independentemente da marcação escolhida. Esse curativo deve ser mantido por 72 horas.

Uma das complicações que pode ocorrer é a migração dos fios. A confecção do nó descrito nessa técnica tem o objetivo de reduzir esse tipo de complicação, uma vez que restringe o movimento do fio de PDO, deixando-o mais fixo e evitando assim sua migração.[8]

Cuidados pré-aplicação

- Evitar administração de aspirina e vitamina E por 10 dias.[7]
- Evitar anti-inflamatórios não esteroidais (AINES) por 7 dias.[7]
- Evitar ingestão de bebida alcoólica por 3 dias.[7]

Cuidados pós-aplicação

Logo após o procedimento com fios espiculados, pode ser aplicado antibiótico tópico e prescrito antibiótico oral.[8] É recomendado dormir em posição supina, reduzir a atividade muscular facial e atividades físicas de alto impacto por 2 a 3 semanas. Mímica exagerada e massagem facial devem ser evitadas por 30 dias.[6]

Contraindicações

- Gravidez.
- Saúde debilitada (p. ex., diabetes, doença cardiovascular aguda, transtorno metabólico).
- Não deve ser realizado em área com processo inflamatório e infeccioso cutâneo, como herpes ou celulite.
- Alergia.[6]

O tratamento com fio de PDO pode apresentar menor resultado em tabagistas, rugas profundas, flacidez tecidual excessiva, derme muito atrófica, tecido muito espesso e excesso de tecido adiposo.

Efeitos e resultados

O fio de PDO, depois de aplicado na pele, é absorvido completamente em até 4 a 6 meses. Essa absorção é feita por hidrólise, desencadeando a produção de fibroblastos, que, por sua vez, produzem mais colágeno na área visada. Quando o fio é inserido, há produção de tecido de granulação e formação dos diferentes tipos de colágenos. Colágeno tipo 1 e tipo 3 são produzidos e acabam criando uma resistência à tração da derme. Miofibroblastos e fibroblastos são gerados nessa nova granulação tecidual. Os miofibroblastos estão relacionados à contração da ferida e desempenham um papel na elasticidade e no endurecimento da pele da área tratada como parte do processo de regeneração. Além disso, quando fios farpados são usados sob a pele, eles sustentarão e levantarão as áreas com flacidez na face, criando melhor definição e contorno. A formação de tecido fibroso ajudará o fio a manter o tecido ptótico no lugar. O resultado do reposicionamento do tecido frouxo, a geração de miofibroblastos e fibroblastos e a neocolagênese terão impacto na textura, na tonalidade, no tamanho dos poros e na elasticidade da pele.[1]

Em um estudo de M. Unal et al., realizado em 2019, os autores observaram que amarrar os fios na mesma entrada proporcionou um melhor efeito de levantamento.

Resultados clínicos de aplicação de PDO sugerem que este procedimento será mais comumente realizado no futuro (Quadro 27.20).[8]

Quadro 27.20. Alguns efeitos encontrados histopatologicamente após a colocação dos fios de PDO e seus possíveis resultados clínicos obtidos.

Histopatologia	*Resultados clínicos*
Produção de colágeno tipo 1 e 3	Melhora na textura, na tonalidade, no tamanho dos poros e na elasticidade da pele Reposicionamento do tecido após a inserção dos fios de PDO
Produção de fibroblastos e miofibroblastos	
Formação de tecido fibroso	
Neocolagênese	
Aumento do tamanho dos vasos capilares	
Redução na espessura da hipoderme por desnaturação dos adipócitos	

Degradação do fio de polidioxanona

Além dos efeitos físicos, a inserção do fio de PDO nos tecidos causa mudanças específicas na área circundante. Em um estudo de Kim et al., foram observadas alterações teciduais, incluindo cápsulas fibrosas que se formaram ao redor do fio, seguidas por inflamação, aumento do colágeno e aumento do nível de TGF-β, após a inserção de um fio PDO espiculado monodirecional. Em outro estudo de Yoon et al., após inserção de um fio liso USP 4 a 0, 9 cm, em uma agulha 25 G, na pele do porco de Yucatan, os autores observaram um tecido conjuntivo fibroso recentemente desenvolvido, fundindo-se com tecido conjuntivo fibroso preexistente, contração do tecido por miofibroblastos, aumento do tamanho dos vasos capilares e redução na espessura da hipoderme por desnaturação dos adipócitos. Além disso, foi detectado que o fio mantém sua forma por 3 meses, torna-se fragmentado em 6 meses e totalmente dissolvido em 12 meses (Quadro 27.21).[8,17]

Quadro 27.21. Tempo de degradação do fio de PDO.

- Mantém sua forma até 3 meses
- Fragmentado em 6 meses
- Totalmente dissolvido em 12 meses

Complicações

Os procedimentos com os fios de PDO são, em geral, seguros; e as complicações podem ser divididas em inerentes ao procedimento, técnico-anatômicas e inflamatório-infecciosas (Quadro 27.22). As complicações com os fios de PDO geralmente não são graves e, portanto, não necessitam de intervenções adicionais na maioria dos casos.[5,6,8]

Quadro 27.22. Principais complicações com fios de PDO.

Inerentes ao procedimento	*Técnico-anatômicas*	*Inflamatório-infecciosas*
Hematomas/equimoses (Figura 27.99)	Retrações	Granulomas
Edema	Alças	Biofilme
Ondulações	Cordões/fio visível (Figura 27.100)/fio palpável	Hipercromias
Extrusão do fio	Extrusão	Celulite
Neuralgia/dor	Superficialização do fio (Figura 27.100)	
Migração	Assimetria facial	
Ineficácia	Lesão de estruturas nobres	
Ruptura do fio	Pregueamento/retração	

No caso do fio liso visível, por exemplo, a retirada do fio com uma agulha fina é uma boa opção de tratamento para correção (Vídeo 7).

Mais estudos são necessários sobre o uso dos fios, para avaliar-se complicações e prevenção.[8]

Vídeo 7: Retirada do fio superficializado com auxílio de agulha

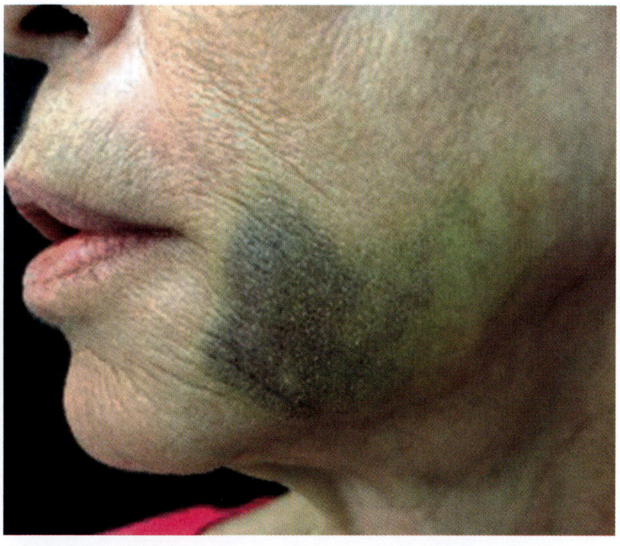

Figura 27.99. Hematoma.
Fonte: Acervo da autoria do capítulo.

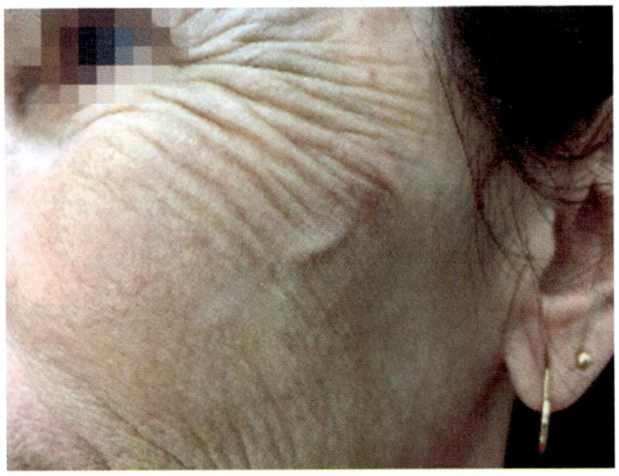

Figura 27.100. Fio visível em pele fina em decorrência de inserção superficial.

Fonte: Acervo da autoria do capítulo.

Conclusão

Os fios de PDO possuem um histórico extenso em cirurgias e ficou conhecido como *Lunch time face lift*, pois tem boa durabilidade e baixo risco de complicações[10] (Figura 27.101). O tratamento com fios de PDO é rápido, com alto grau de satisfação, poucos eventos adversos severos, e pode ser combinado a outros procedimentos para tratar o envelhecimento da pele (Figura 27.102) (Vídeo 8).

Vídeo 8: Aplicação fio de PDO com a marcação 2 descrita no capítulo

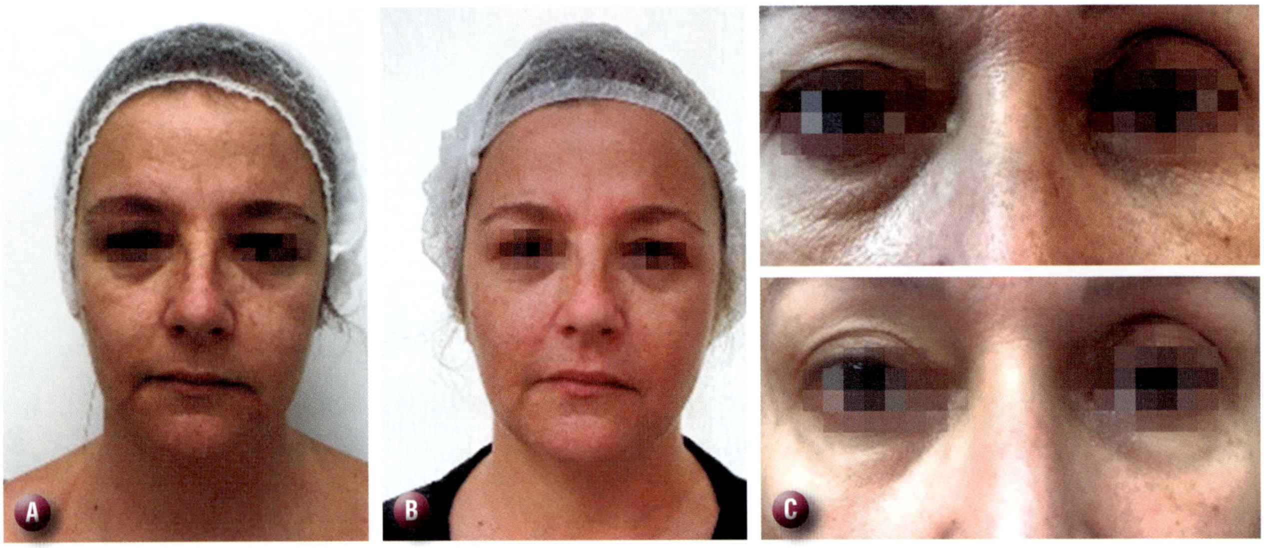

Figura 27.101. (A) Antes da aplicação de 2 fios de PDO espiculados no terço médio da face. (B) Após 2 meses do tratamento com fio PDO espiculado. Paciente satisfeita com o resultado. (C) Antes e após 60 dias. 10 fios lisos 30 G × 30 mm, sendo 5 de cada lado na pálpebra inferior. Paciente satisfeita com o resultado.

Fonte: Acervo da autoria do capítulo.

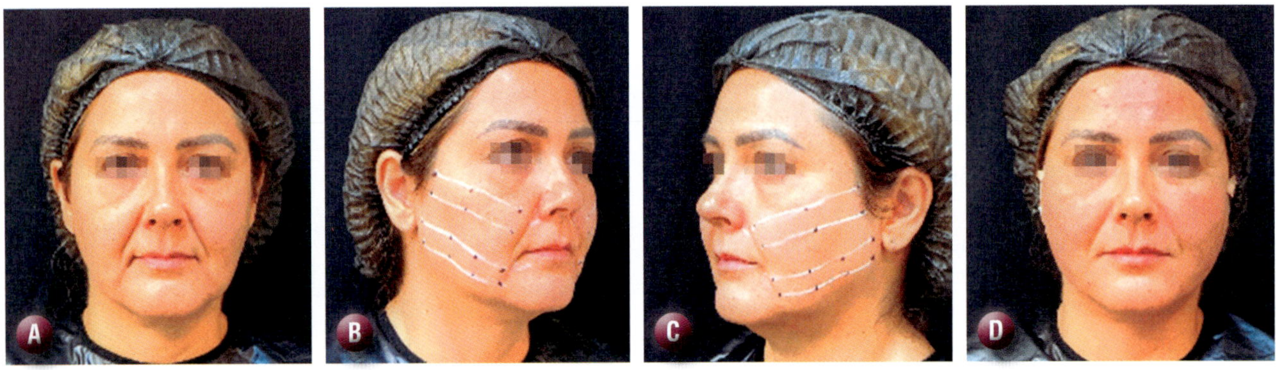

Figura 27.102. (A) Antes do tratamento. Combinação para *lifting*: fios de PDO espiculados no terço médio e inferior com 1 mL de ácido hialurônico na fossa piriforme e sulco labiomentual. (B) Marcação para aplicação de fio PDO espiculado em terço médio e inferior utilizando 4 vetores oblíquos de cada lado. (C) Marcação para aplicação de fio PDO espiculado em terço médio e inferior utilizando 4 vetores oblíquos de cada lado. (D) Pós imediato: 8 fios espiculados 19 G × 160 mm em terço médio e inferior da face associado a uma ampola de preenchimento com ácido hialurônico na fossa piriforme e sulco labiomentual, 10 fios lisos 30 G × 50 mm canulados na glabela e 10 fios lisos 30 G × 50 mm canulados na pálpebra inferior.

Fonte: Acervo da autoria do capítulo.

27.10 Blefaroplastia

Cirurgia dos Olhos – Blefaroplastia

- Oleg Sabatovich
- Patrick Giscard Sabatovich

Introdução

À medida que a idade avança, as estruturas ósseas, musculares e nervosas, individualmente, perdem seu rigor. Ocorre, também, a redução do tecido subcutâneo, a pele torna-se mais delgada, flácida, sem elasticidade e, consequentemente, há o surgimento de rugas estáticas em diferentes graus.

A região orbitária é constituída pelo complexo "órbito-óculo-palpebral", e é a primeira a apresentar alterações de envelhecimento, como:

- Rugas palpebrais finas, a partir dos 30 anos, causadas pela ação do músculo orbicular das pálpebras.
- Rugas laterais externas ("pés-de-galinha") produzidas pela ação do músculo orbicular (parte orbital) lateral, que se acentuam a partir dos 30 aos 35 anos.
- Queda da região superciliar, pelo aumento da flacidez do tecido da região, herniação das bolsas gordurosas nas pálpebras superior e inferior, com redução da fenda palpebral e formação das rugas estáticas e olheiras com edema, a partir dos 40 anos (Figura 27.103).

Além do efeito estético extremamente desagradável, o excesso de pele da pálpebra superior e o aumento da

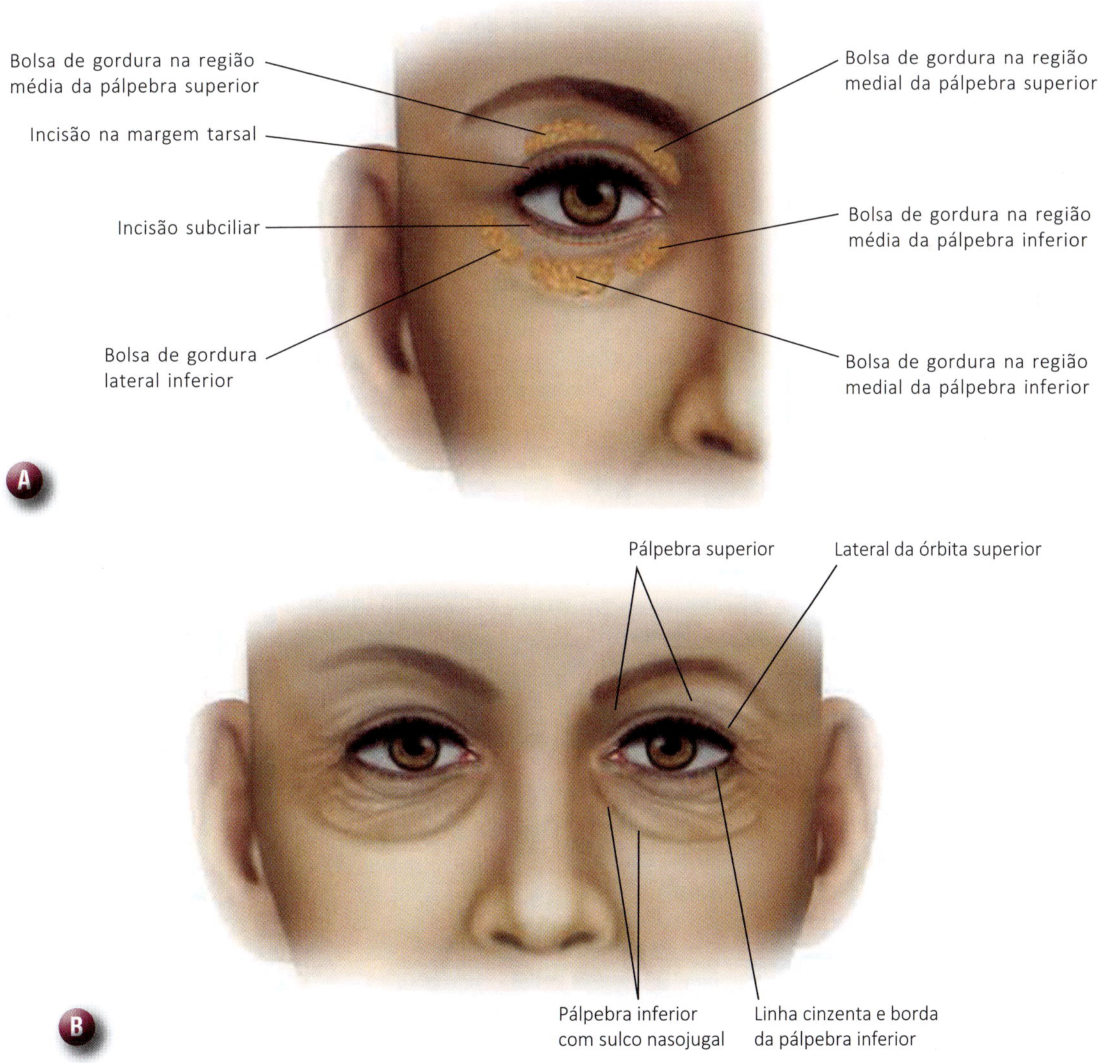

Figura 27.103. (A) Bolsas de gordura nas pálpebras superior e inferior. (B) Vista frontal de órbita e pálpebra envelhecidas.

pálpebra inferior pela herniação das bolsas gordurosas constituem um obstáculo mecânico, reduzindo parcialmente os campos visuais.

Portanto, a blefaroplastia é, atualmente, o procedimento cirúrgico estético mais executado, beneficiando os pacientes tanto na aparência quanto na correção de problemas funcionais, como a diminuição do campo visual.

Anatomia

As pálpebras são formadas por pele, tecido conjuntivo, músculo orbicular, tarso, septo orbitário, bolsas gordurosas (2 na pálpebra superior e 3 na inferior) e conjuntiva, e a pálpebra superior é formada também pelos músculos elevador da pálpebra, de Muller e pela glândula lacrimal.[1,2] A pele é fina, elástica e aderida aos feixes musculares do orbicular e do tarso.

O tarso é composto por lâminas delgadas de tecido conjuntivo e é responsável pela forma e sustento das pálpebras. Mede cerca de 10 mm no centro e 4 mm a 5 mm nas laterais. Relaciona-se com o músculo elevador da pálpebra superior e com estruturas dos cantos laterais e internos dos olhos. As glândulas meibomianas estão localizadas no interior das placas tarsais e produzem um material oleoso, sendo aproximadamente em número de 20.[2]

Linha cinzenta é o nome dado à união da pele da pálpebra com a mucosa.[2] A pálpebra inferior ajusta-se ao globo ocular pelos ligamentos cantal, medial e lateral. Os movimentos dos olhos são feitos pelos músculos reto inferior, superior, lateral e medial, bem como pelos músculos oblíquo, superior e inferior.[2,3]

A inervação sensorial é feita pelos nervos oftálmico e maxilar, que são ramos do V par craniano. O nervo oftálmico é o primeiro ramo do nervo trigêmeo e entra na órbita através do orifício orbitário superior, dividindo-se nos planos lacrimal, frontal e nasal. O nervo maxilar é a segunda divisão do trigêmeo, abandona o crânio através do orifício redondo, chega à região suborbitária, e converte-se em nervo suborbitário. A inervação motora é feita pelos nervos facial e oculomotor, enquanto a simpática é produzida pelo gânglio cervical superior.[1-3]

Seleção dos pacientes

A avaliação detalhada, a indicação perfeita do procedimento e a seleção adequada do paciente garantem resultados satisfatórios, com ausência de complicações e expectativa realista por parte do paciente.

A avaliação do paciente inicia-se por exame físico do terço superior da face com base nos seguintes aspectos:[1-4]

- Posição do supercílio em relação ao rebordo orbitário e à pálpebra superior.
- Ptose do supercílio.
- Mobilidade dos músculos extraoculares para detectar parestesias ou paralisias.
- Existência de lagoftalmo, que provocaria secura do olho seco e, posteriormente, úlcera de córnea, o que pode ser detectado por exame físico dos campos visuais.
- Ptose ou pseudoptose das pálpebras superiores, com ou sem cobertura da pupila, e ectrópio das pálpebras inferiores preexistentes.
- Exoftalmo pelo hipertireoidismo.
- Avaliação da simetria e do tamanho dos olhos para melhor programação da cirurgia.

A quantidade de pacientes que apresentam assimetrias de tamanho ou de formato dos globos oculares é surpreendente e, na maioria das vezes, é desconhecida por eles. Esses aspectos devem ser avaliados e discutidos antes do ato cirúrgico para prevenir futuras complicações.[1]

Pacientes com altos graus de miopia podem apresentar complicações no pós-operatório, como esclera aparente.[1] O edema preexistente nas estruturas orbitárias e a hipertrofia da porção tarsal do músculo orbicular devem ser descartados.[2]

O prolapso da glândula lacrimal pode ser confundido com a protrusão da gordura retro-orbicular (conhecida como *roof*) e as bolsas malares resultantes de edema localizado na região zigomática podem ser confundidas com a presença de gordura localizada no espaço suborbicular (SOOF).[2,5]

A determinação do fototipo de pele, da flacidez com perda da elasticidade, do grau de fotoenvelhecimento da região e da flacidez tarsal inferior são extremamente importantes na avaliação da necessidade de realização de procedimentos combinados, como *resurfacing* com laser de CO_2 e blefaroplastia transconjuntival ou cirurgia de ajuste tarsal (cantoplastia ou cantopexia) e blefaroplastia convencional.[6]

Na pálpebra senil, encontra-se uma combinação de processos degenerativos das estruturas palpebrais, que são ptose palpebral superior, pela perda da conexão da aponeurose do músculo elevador da pálpebra superior com a lâmina tarsal, e perda da força e do volume do tarso, com atrofia do tecido elástico, resultando em hipotonia do complexo orbicular. O teste de retração palpebral avalia a tonicidade do tarso (Figura 27.104).[4,7] Nesses pacientes, a blefaroplastia pode agravar o ectrópio senil, e as bolsas gordurosas devem ser retiradas parcialmente com o reposicionamento do restante.[5,7] Nos pacientes jovens, que apresentam boa elasticidade, sem flacidez e hipotonia da pálpebra inferior, porém com bolsas gordurosas excessivas, procede-se à retirada das mesmas por via transconjuntival.[7]

Na determinação do tipo de ato cirúrgico, é útil a classificação das deformidades palpebrais proposta por Castañares (1951, 1977).[4,8]

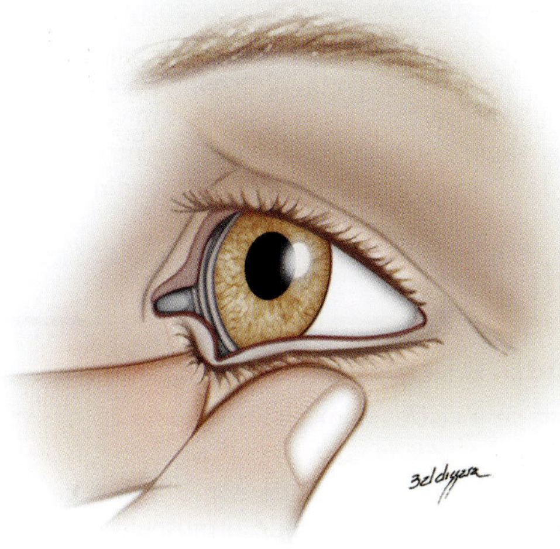

Figura 27.104. Teste da tonicidade do tarso.

Blefarocalásio (Fuchs, 1896)

Caracterizado pela perda de tônus muscular das pálpebras, provocando flacidez e ptoses superiores e inferiores. O blefarocalásio pode interferir na diminuição do campo visual (estenopia). Há excesso de pele e comprometimento do músculo e da gordura, eventos comuns em pacientes idosos.

Dermatocalásio

Trata-se de uma condição encontrada nos pacientes mais jovens, caracteriza-se por dobra da pele em excesso na pálpebra superior sem gordura. O músculo orbicular pode ou não estar comprometido.

Hipertrofia do músculo orbicular

Compromete sobretudo a pálpebra inferior, observando-se "festões" musculares abaixo dos cílios.

Herniação das bolsas gordurosas

Compromete a pálpebra superior e/ou inferior. Há ptose das sobrancelhas, com arqueamento da cauda.

Pálpebra senil

É a combinação e a associação de todos os processos existentes de envelhecimento estrutural dessa região anatômica, como atrofia da pele, de músculos, aponeurose do músculo elevador do septo orbicular e perda de substância fundamental dos tecidos, resultando em ptose palpebral e/ou ectrópio senil.

Além do exame físico e anamnese detalhada, a fotodocumentação é muito importante e obrigatória.

Avaliação de risco cirúrgico

A avaliação do risco cirúrgico deve ser realizada por um cardiologista. Também deve ser feita a avaliação oftalmológica, para descartar a existência de doenças oftálmicas preexistentes, evitando complicações temporárias e permanentes.

São também necessários exames diagnósticos hematológicos e bioquímicos.

Plano cirúrgico

Marcação pré-operatória

Pálpebra superior

Os objetivos da realização da blefaroplastia superior são:

- ressecção adequada de pele e tecido gorduroso;
- correção de rugas cutâneas em toda a unidade estética periorbitária;
- obtenção da simetria dos sulcos palpebrais;
- permitir a melhor cicatrização possível em sua extensão, posição e simetria;
- proporcionar uma oclusão completa e posições palpebrais normais.

Uma caneta com ponta fina é utilizada para marcar o limite inferior do sulco palpebral superior. Determina-se a quantidade de pele a ser ressecada, desenhando uma elipse sobre a pele por meio do pinçamento do excesso de pele (Figura 27.105).

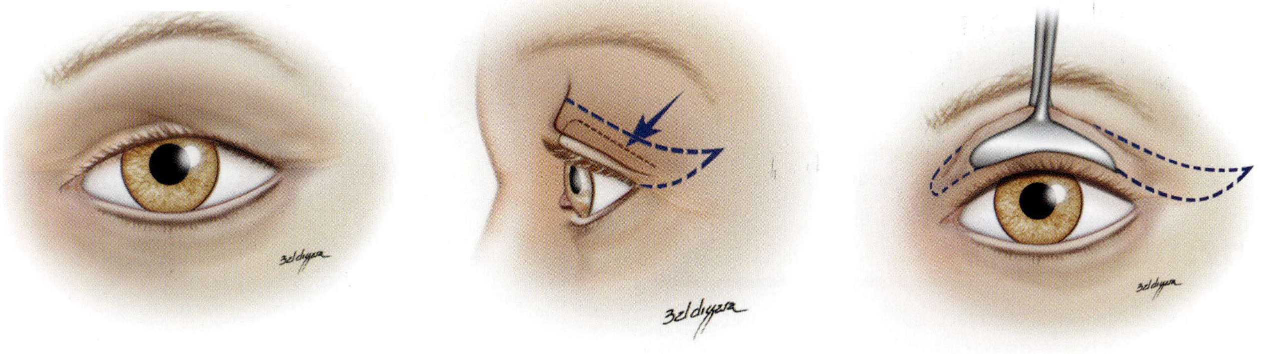

Figura 27.105. Marcação da pálpebra superior.

A simetria é avaliada com auxílio de um compasso que mede as distâncias das margens a partir da marcação da pálpebra contralateral. A quantidade de pele ressecada é variável, de acordo com cada indivíduo. Considera-se o sulco palpebral superior normal entre 8 mm e 11 mm.

Quanto à conduta cirúrgica, destacam-se as seguintes situações:

Quando o sulco palpebral está acima de 11 mm a 12 mm, considera-se que existe uma fixação alta do músculo elevador na pele da pálpebra. Deve-se tomar cuidado na retirada do músculo ou da gordura central. Só é retirada a pele e a gordura do canto interior do olho.

Sulco palpebral abaixo de 8 mm indica que a fixação do músculo elevador na pele da pálpebra é baixa. Procede-se à ressecção de uma faixa do músculo elevador, na porção pré-septal, preservando o septo orbicular.

Para o sulco palpebral abaixo de 5 mm, o plano cirúrgico é a fixação da pele em nível supratarsal ao músculo elevador da pálpebra superior.

Pálpebra inferior

Dentre os objetivos da blefaroplastia da pálpebra inferior, encontram-se:

- Ressecção adequada das bolsas gordurosas e/ou reposição dos tecidos gordurosos na região periorbitária inferior, incluindo o sulco nasojugal.
  - Ressecção adequada da pele em excesso.
  - Manutenção da posição palpebral normal.
  - Correção da flacidez palpebral.
  - Correção das rugas cutâneas na região periorbitária inferior.

A pálpebra inferior é marcada a partir da primeira linha natural que aparece abaixo da borda ciliar, cerca de 2 mm a 3 mm desta. Em alguns casos, a marcação pode ser estendida até o rebordo da órbita (Figura 27.106).

A marcação das pálpebras não deve se unir nos cantos externos dos olhos.

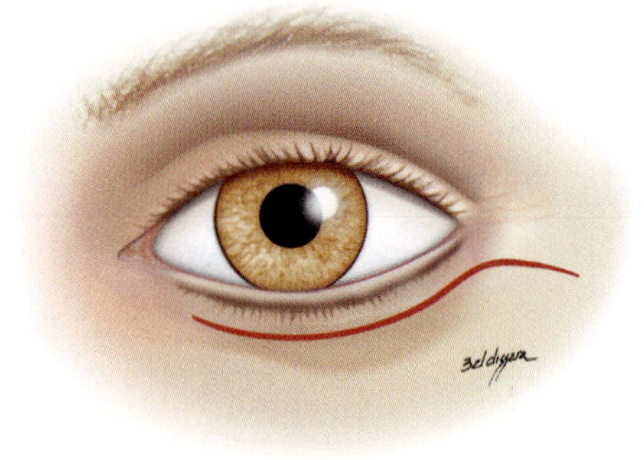

Figura 27.106. Marcação da pálpebra inferior.

Anestesia

Procede-se a uma sedação, para evitar inquietude e nervosismo por parte do paciente, o que é prejudicial ao ato cirúrgico e beneficia também os pacientes hipertensos e mais ansiosos.[1,2]

As pálpebras, a pele adjacente e as bolsas gordurosas podem ser anestesiadas pela infiltração local de solução composta por soro fisiológico, xilocaína a 0,5% e adrenalina 1:200.000. A quantidade infiltrada não deve ultrapassar 3 mL a 5 mL de solução anestésica em cada pálpebra. Os efeitos vasoconstritores aparecem dentro de 10 a 15 minutos, facilitando a realização do procedimento.[1,2]

Ato cirúrgico

□ Pálpebra superior

Iniciam-se incisões com bisturi-lâmina 15 nas marcações prévias.

Resseca-se a pele abundante com tesoura de *Stevens*, de fora para dentro, respeitando o músculo orbicular. Em caso programado, resseca-se uma "fatia" de músculo orbicular, para formar um novo sulco palpebral (Figura 27.107).

Identifica-se o septo orbitário e a existência de bolsas gordurosas internas no canto medial da pálpebra e de bolsas medianas. Abre-se o septo com pinça de Kelly, ajudando a projeção das mesmas, realizando-se a ressecção com tesoura e procedendo-se à hemostasia por meio da eletrocoagulação dos vasos (Figuras 27.108 e 27.109).

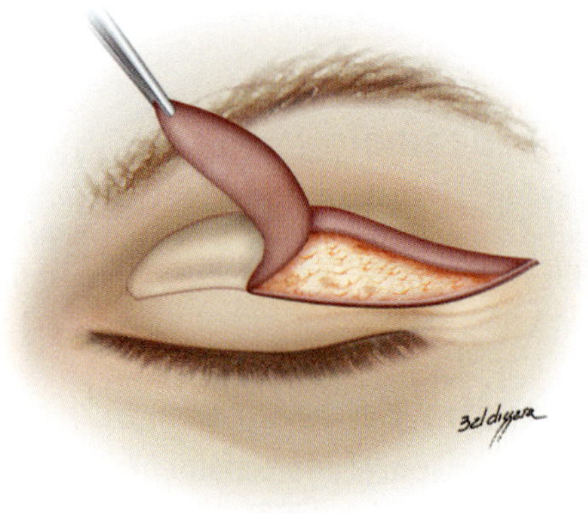

Figura 27.107. Ressecção da pele palpebral abundante e de músculo orbicular.

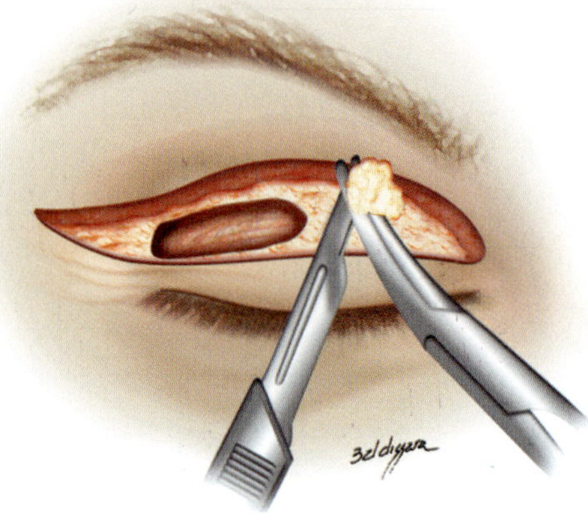

Figura 27.108. Identificação das bolsas gordurosas internas e sua ressecção na pálpebra superior.

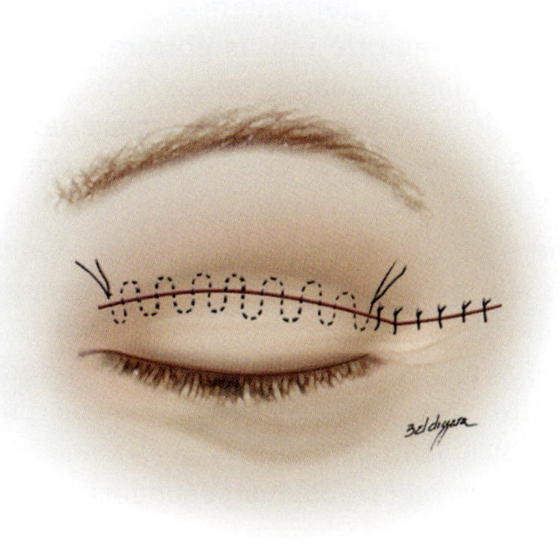

Figura 27.109. Sutura contínua da pele palpebral superior.

Confere-se se a ressecção da pele e das bolsas gordurosas foi adequada e inicia-se a sutura contínua da pele com fio mononylon 6-0.

□ Pálpebra inferior

A pálpebra inferior é tecnicamente mais difícil de ser operada e representa o sítio mais comum de complicações, sobretudo nos pacientes jovens.

Realiza-se a incisão da pele marcada previamente e o descolamento do retalho da pálpebra inferior no plano cutâneo ou musculocutâneo até o rebordo orbitário. A técnica cirúrgica é igual à da pálpebra superior, diferindo pela presença, nessa, de 3 bolsas gordurosas (medial, mediana e lateral). A primeira bolsa a ser removida deve ser a medial, depois a mediana e, por último, a lateral (Figura 27.110). É muito importante conhecer bem a anatomia da pálpebra inferior para não danificar as estruturas anatômicas que separam as bolsas gordurosas, sobretudo estruturas, como o ligamento de Lockwood e o músculo oblíquo inferior, evitando o ectrópio e a diplopia em posições extremas do olhar. A hemostasia rigorosa evita complicações temíveis. A sutura contínua é feita com fio mononylon 6-0, após a retirada da pele, que deve ser cuidadosamente excisada com tesoura de Íris para evitar o ectrópio pós-cirúrgico (Figuras. 27.111 a 27.113).

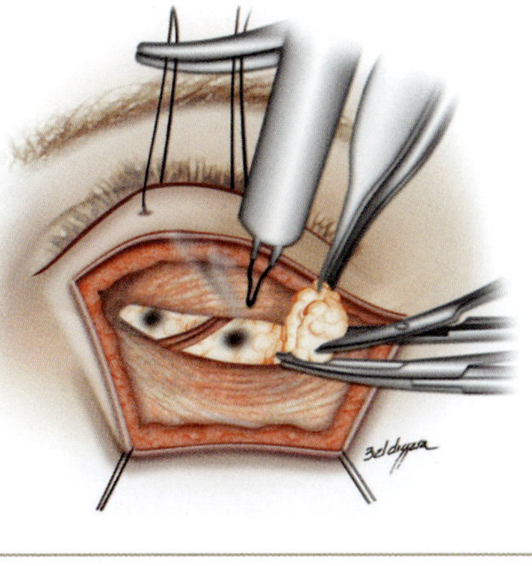

Figura 27.110. Identificação das 3 bolsas gordurosas na pálpebra inferior com ressecção e hemostasia.

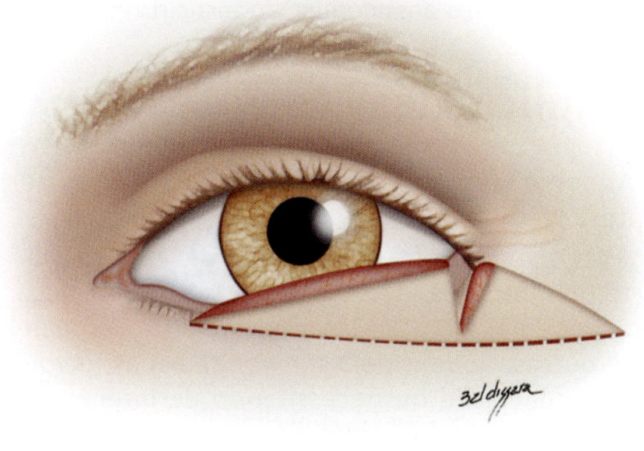

Figura 27.111. Delimitação da quantidade de pele palpebral inferior a ser excisada.

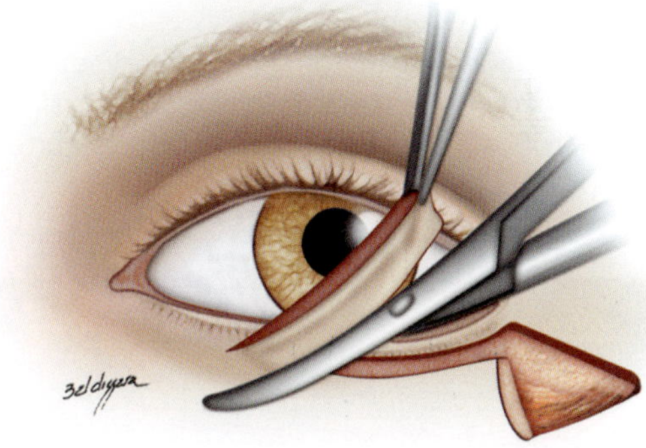

Figura 27.112. Retirada da pele palpebral inferior com tesoura de Íris.

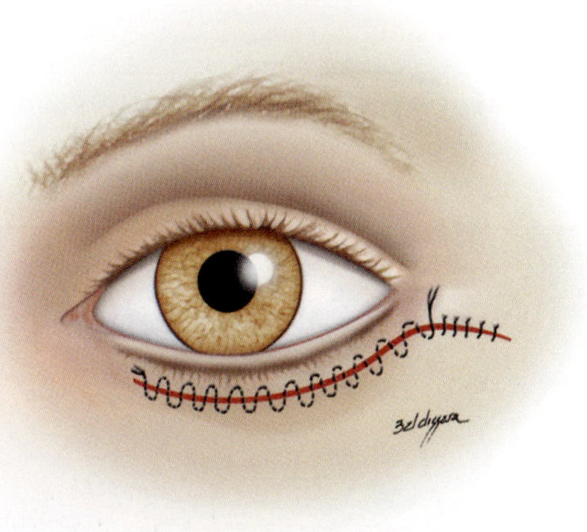

Figura 27.113. Sutura contínua da pele palpebral inferior.

Pós-operatório

No pós-operatório imediato, utilizam-se compressas com soro fisiológico gelado e gotas oftálmicas para refrescamento e lubrificação da conjuntiva e do globo ocular, durante 24 a 48 horas. Os pontos devem ser retirados no período de quatro a cinco dias após a cirurgia.

Complicações

As complicações podem ser temporárias ou permanentes.[3,5-7]

As temporárias se relacionam com cicatrização imperfeita, infecções, deiscência de sutura, formação de cistos, edema, retração cicatricial, distorção palpebral, entre outras. Podem persistir por semanas, involuindo espontaneamente ou necessitando de intervenção cirúrgica, ou ainda de medidas terapêuticas, como fisioterapia e outras.

As complicações oftalmológicas incluem: epífora, problemas de drenagem do sistema lacrimal (que podem ser resolvidos por meio de tratamento conservador ou por sondagem e lavagem do sistema lacrimal), lesões da córnea (dor, fotofobia e epífora) em função de trauma cirúrgico, ocasionando ulcerações.

As complicações dermatológicas observadas são hiperpigmentação pós-inflamatória, teleangiectasias, cicatrizes hipertróficas, cistos de inclusão, túneis epiteliais e outras.

As complicações permanentes são enoftalmia por excesso de retirada de bolsas gordurosas, assimetrias por retirada inadequada de bolsas gordurosas e/ou da pele, ectrópio com exposição da esclera por ressecção excessiva da pele e/ou do músculo orbicular da pálpebra inferior.

A síndrome do olho seco ocorre por doenças preexistentes não diagnosticadas antes, como ceratoconjuntivite, síndrome de Sjögren, paralisia de Bell ou uso prolongado de corticosteroides, diuréticos, betabloqueadores, anti-histamínicos e antidepressivos, provocando a falta de produção de lágrima.[2]

Em geral, a blefaroplastia secundária deve ser realizada após uma cuidadosa avaliação de todos os fatores que de alguma maneira causaram a real deformação do sistema oculopalpebral, e sempre após seis meses, no mínimo.

Resultados

Ver Figuras 27.114 e 27.115.

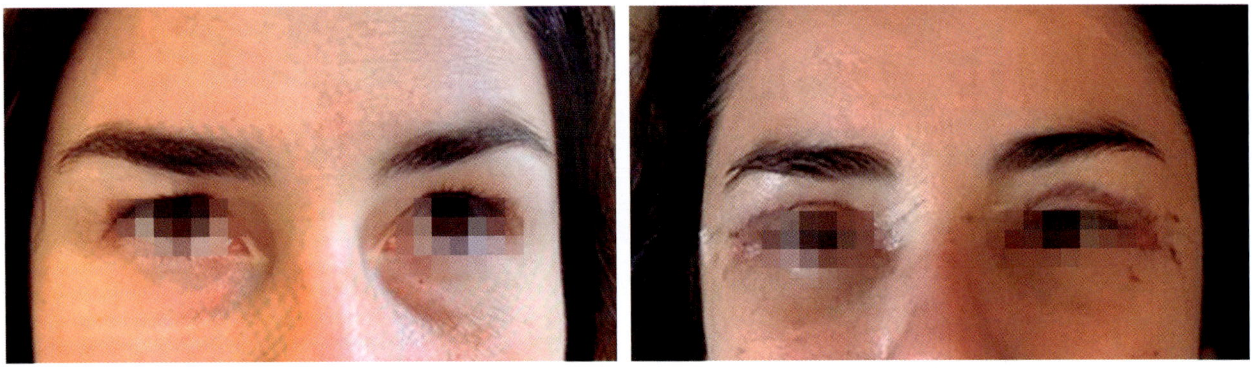

Figura 27.114. Pré-operatório de blefaroplastia convencional de pálpebras superior e inferior.
Fonte: Acervo da autoria do capítulo.

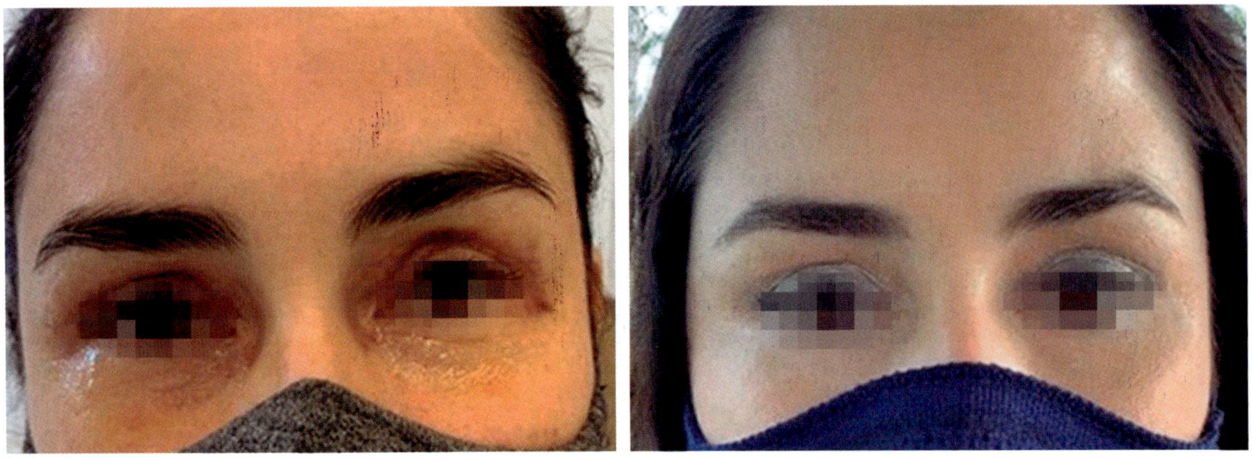

Figura 27.115. Pós-operatório de blefaroplastia convencional de pálpebras superior e inferior, de 26 dias.
Fonte: Acervo da autoria do capítulo.

Blefaroplastia – Pálpebras Superiores: Abordagem Atípica

- Oleg Sabatovich
- Patrick Giscard Sabatovich

Os autores apresentam por meio de desenhos de uma técnica cirúrgica como abordar ptose das pálpebras superiores, frequentemente encontrados nos pacientes de origem asiática ou nos pacientes com predisposição para este tipo de problema estético funcional. Trata-se de uso no espaço anatômico supraorbital entre sulco da pálpebra superior e sobrancelha com fixação por meio de fio Prolene 5-0 ou parecidos com fixação periosteal (Figuras 27.116 a 27.118).

Técnica de Blefaroplastia a Laser de CO_2

- Oleg Sabatovich
- Patrick Giscard Sabatovich

Introdução

O procedimento a laser não é muito simples, pois exige conhecimento da técnica e treinamento, antes do início da prática. Há riscos de complicações em cada uma das etapas do procedimento, conforme descrito no capítulo sobre laser de CO_2.

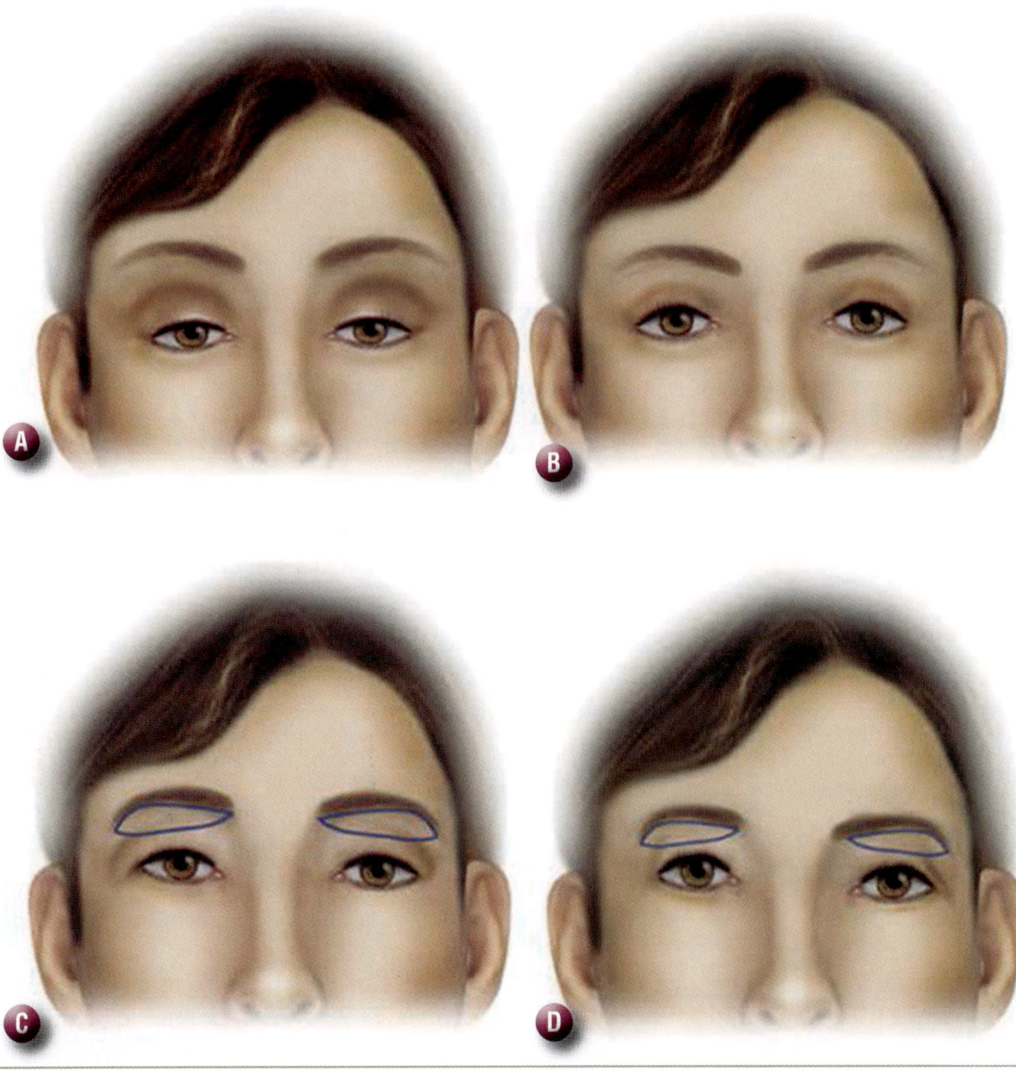

Figura 27.116. (A e B) Dois pacientes mostrando as distâncias entre a sobrancelha e o sulco palpebral cobrindo a metade da pálpebra superior, diminuindo fenda palpebral e campo visual. (C e D) Marcação prévia após exame físico da área. A pele em excesso vai ser retirada cirurgicamente.

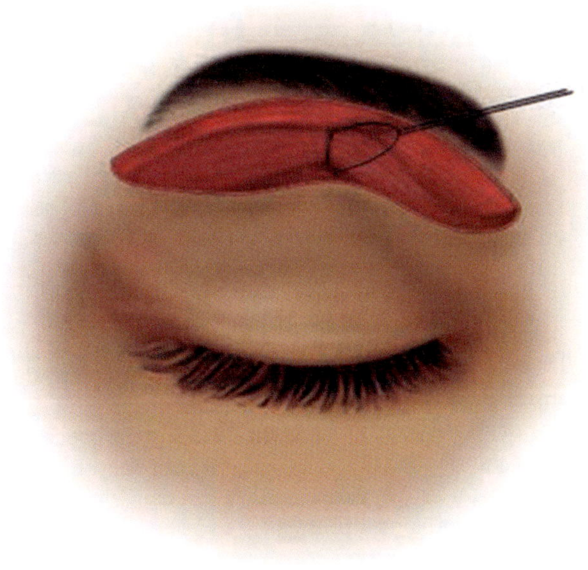

Figura 27.117. Detalhe da sutura na região da pálpebra superior entre parte posterior de músculo orbicular com fixação no periósteo de reborda supraorbital usando *nylon* 5-0.

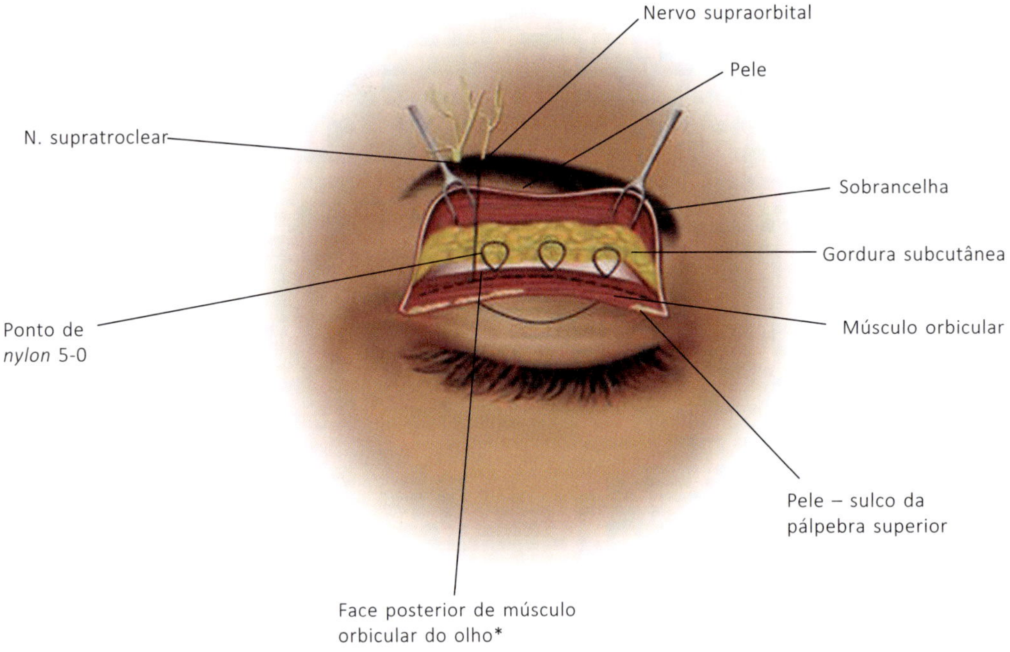

Figura 27.118. Desenho de técnica e distribuição de sutura com fio *nylon* 5-0 entre músculo orbicular e reborda periosteal.

Cuidados pré e intraoperatórios

Os cuidados pré-operatórios são os mesmos descritos no capítulo sobre laser de CO_2. A marcação pré-operatória é utilizada do mesmo modo como descrita na técnica de blefaroplastia clássica. Os cuidados intraoperatórios são:

- Proteção do globo ocular durante todo o tempo cirúrgico com lentes de contato metálicas foscas revestidas internamente com pomada oftalmológica ou uso de afastador de David-Baker.
- O material utilizado no campo cirúrgico deve ser não inflamável (gazes, cotonetes e compressas devem estar sempre úmidos com soro fisiológico bem gelado).
- Nunca se deve utilizar fluxo de oxigênio como recurso terapêutico. Em caso de queda de saturação de oxigênio no sangue do paciente, suspender o procedimento até que os níveis de oxigênio estejam estabilizados.

Anestesia

A sedação é feita com midazolam 15 mg por via oral e a anestesia é local, com infiltração de solução de lidocaína a 2%, marcaína a 0,5% e adrenalina 1:200.000. Não se utiliza a hialuronidase, pois esse medicamento pode causar dilatação das pupilas e diplopia pós-operatória durante quatro a seis horas, o que é inconveniente nesse período.

Ato cirúrgico

O autor utiliza aparelho de laser Ultra Pulse CO_2, 5.000 C, Coherent®, no modo *ultrapulse*, com parâmetros de 15 mJ e 4 watts e caneta focada de 0,2 mm. A profundidade do corte depende da velocidade e do movimento da caneta enfocada sobre a pele, a aponeurose e os músculos.

Pequenos vasos sanguíneos podem ser coagulados desfocando o raio laser, mas os vasos sanguíneos de diâmetro maior que 0,5 mm exigem eletrocauterização.

A dissecção cutaneomuscular da pálpebra é realizada com modo contínuo (*continue way* – CW) a 8 watts, com ajuda de cotonete úmido e espátula de Jaeger, como anteparo, para impedir dano térmico das estruturas vizinhas. A caneta focada deve estar sempre em posição paralela à pele, para evitar danos à aponeurose do músculo elevador da pálpebra. Ela nunca deve ser usada de modo perpendicular à pele.[1,2]

A incisão do septo orbitário com o laser é realizada com ajuda de cotonete ou pinça mosquito fosca, até que as bolsas gordurosas apareçam, expondo-se visivelmente, sendo, então, retiradas com incisões graduais e sempre com proteção adequada.[3]

Caso haja dificuldade no reconhecimento das estruturas anatômicas e para evitar dano às mesmas, o cirurgião deve dominar a técnica clássica, proporcionando total segurança para o método e o paciente.[1-3]

A sutura é feita com fio mononylon 6.0, de modo contínuo ou separado, e a remoção é feita dentro de sete dias, uma vez que a cicatrização cutânea das incisões a laser de CO_2 e *resurfacing* requer períodos mais longos.[1,4]

Blefaroplastia inferior transconjuntival com laser de CO_2

As principais vantagens da blefaroplastia transconjuntival da pálpebra inferior, associada ao *resurfacing* de CO_2, são:

- deixar intactas as estruturas da pele, o músculo orbicular e o septo orbitário;[1,2]
- minimizar os riscos de retração palpebral, arqueamento e até ectrópio da pálpebra inferior;[3]
- evitar, precocemente, o aparecimento da flacidez cutânea, rugas finas na região da pálpebra inferior e queda das partes moles do terço médio da face.[4]

Deve-se sempre operar a pálpebra inferior com laser de CO_2 via transconjuntival, em combinação com o *resurfacing*, por meio da secção do septo orbitário. Assim, há menos risco de retração da pálpebra inferior e, consequentemente, produção de esclera aparente[3,4] (ectrópio).

□ Anestesia

A anestesia é a mesma utilizada na blefaroplastia clássica (Figura 27.119).

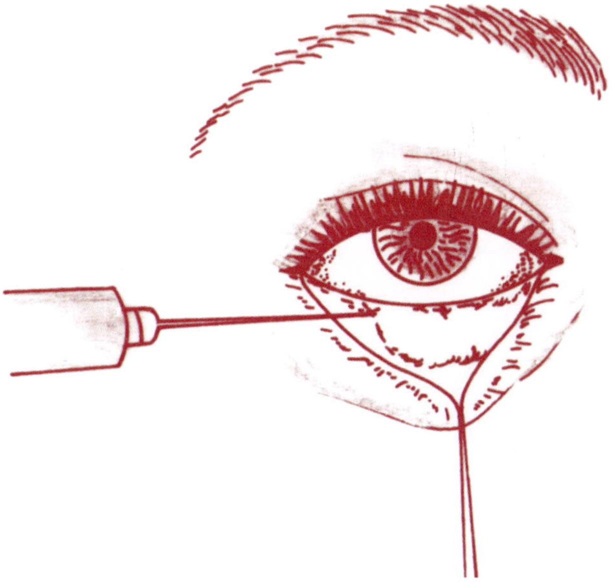

Figura 27.119. Anestesia local da conjuntiva palpebral inferior.

□ Procedimento

O laser é utilizado no modo contínuo (CW) a 8 watts, e a incisão é feita entre o canto lateral até a carúncula, sem atingir o sistema lacrimal.

O globo ocular deve ser sempre protegido com espátula de Jaeger e retrator Des Marres fosco, expondo a conjuntiva subtarsal 3 mm a 4 mm abaixo da placa tarsal (Figuras 27.120 e 27.121).[1]

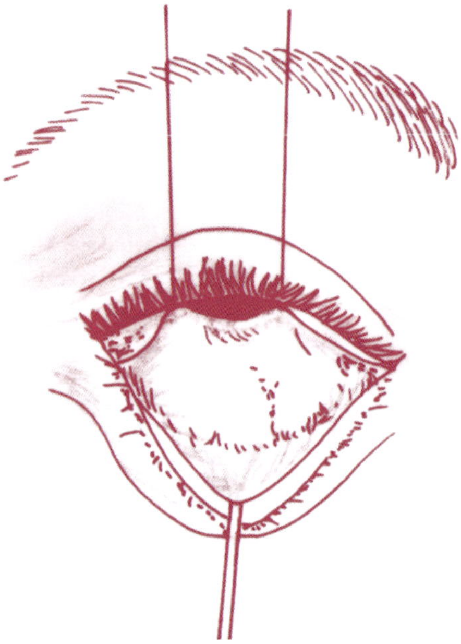

Figura 27.120. Apresentação da região da conjuntiva palpebral inferior – via de acesso para incisão transconjuntival.

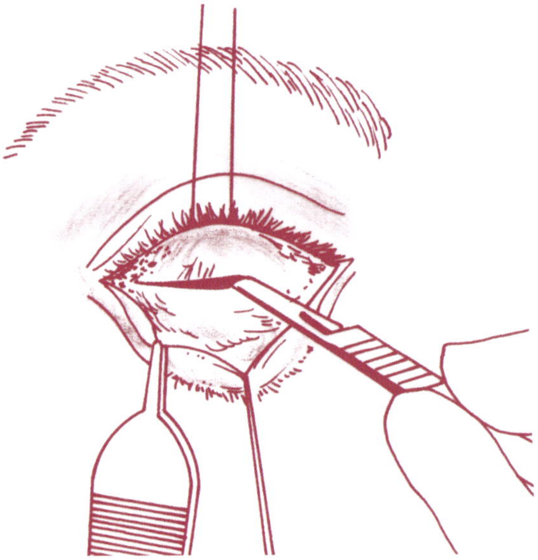

Figura 27.121. Incisão transconjuntival semelhante à convencional, em que se utiliza caneta de laser.

Primeiramente, identifica-se a ponte central dos músculos refratores, uma fina camada de tecido transparente e o músculo oblíquo inferior.

Em seguida, cada uma das 3 bolsas é identificada e excisada de maneira gradual, com ajuda do retrator Des Marres, que é usado como anteparo (Figura 27.122). A hemostasia é controlada com o uso do próprio raio laser, em posição "desfocando", ou com a utilização de um cautério que deve estar sempre instalado no campo cirúrgico.

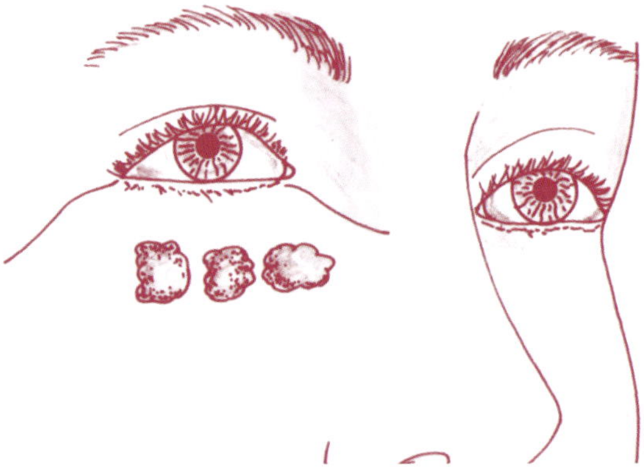

Figura 27.122. Três bolsas gordurosas da pálpebra inferior retiradas.

Logo após, reposicionam-se as pálpebras, sem suturas ou incisões, aproximando as bordas da conjuntiva por meio de pinças anatômicas.[1,3]

O acabamento externo das pálpebras é feito por *resurfacing*,[4] utilizando caneta tipo computer pattern generator (CPG) com densidade do *spot* que varia de 4 a 6 na caneta, e energia de 175 mJ a 300 mJ, e espátula de *Sutcliffe*. O epitélio vaporizado é removido com cotonetes úmidos. O autor utiliza, no máximo, 2 passadas nas pálpebras para maior encolhimento, contração da pele e redução das rugas na região periorbitária.[4]

Cantopexia com Prolene® 4.0 é utilizada em casos de certa flacidez da pálpebra inferior e evita ectrópio palpebral.

Pós-operatório

No período pós-operatório, o paciente deve utilizar colírios oftálmicos, antibióticos e analgésicos por via oral, durante uma semana, quando necessário.

A pele submetida ao *resurfacing* deve ser coberta com Flexan® por três a cinco dias, continuando o uso de vaselina sólida ou corticoides tópicos até a completa reepitelização. Fotoproteção é indicada a partir da segunda semana. O uso de maquiagem só é permitido a partir do 12º dia pós-operatório.

Complicações

Dentre as complicações da cirurgia a laser, incluem-se as da blefaroplastia convencional e as relacionadas com o uso de laser, como abrasão de córnea, retração da pálpebra inferior (ectrópio), cicatrizes secundárias inestéticas, eritema prolongado, infecção herpética e hiperpigmentação transitória a partir da terceira semana após o procedimento.[1-3]

Conclusão

A utilização do laser de CO_2 na blefaroplastia apresenta benefícios, como menor sangramento e facilidade na hemostasia e, sobretudo, um melhor resultado estético final na região periorbitária.

Resultados

Ver Figura 27.123.

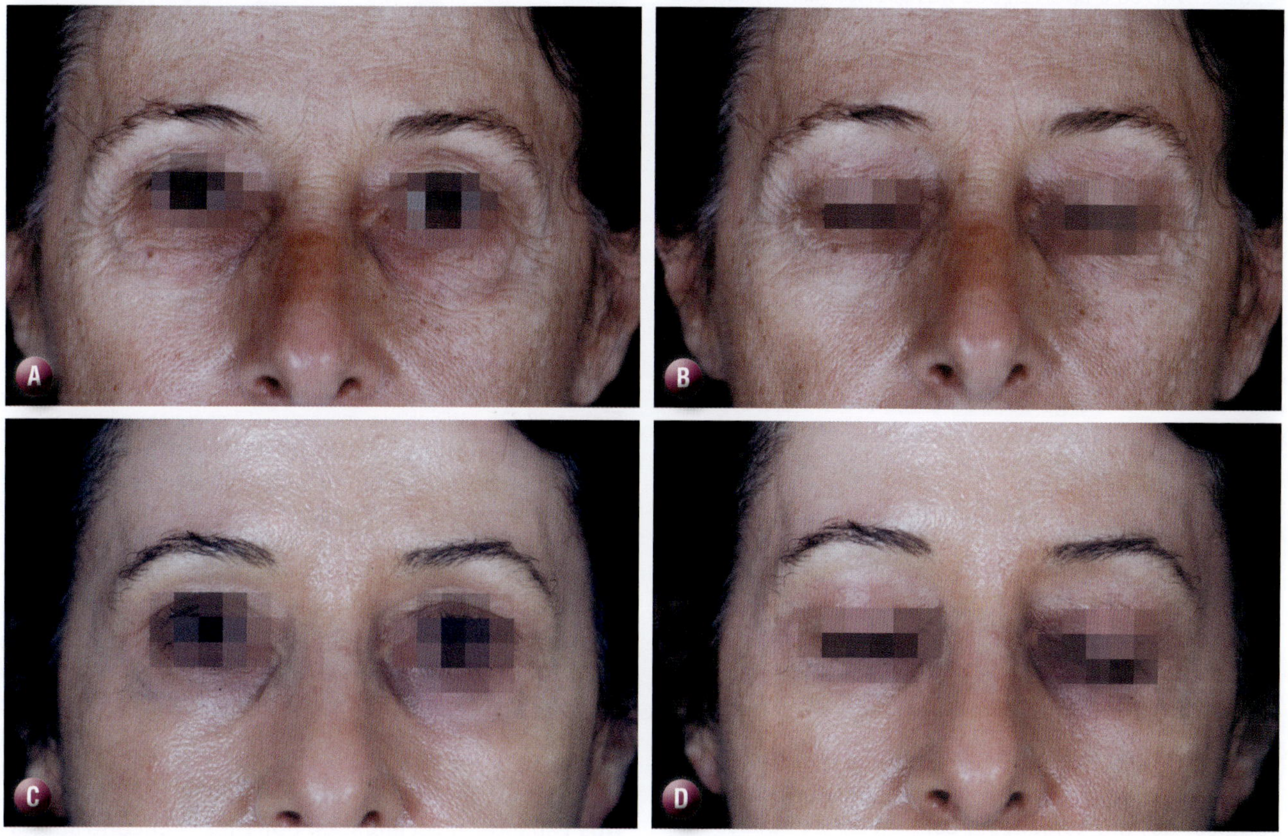

Figura 27.123. (A e B) Pré-operatório de blefaroplastia transconjuntival com laser de CO_2. (C e D) Pós-operatório de blefaroplastia transconjuntival com laser de CO_2 após um mês.
Fonte: Acervo da autoria do capítulo.

27.11 Lipomodulação de Pequeno Porte

Lipoaspiração

- Oleg Sabatovich

Conceito

A lipoaspiração é um método cirúrgico utilizado para retirar tecido adiposo de regiões do corpo humano, com o auxílio de instrumental apropriado. São utilizadas cânulas que podem ser conectadas a um aspirador, seringas, aparelhos de ultrassom ou um vibrolipoaspirador. Hoje, a indústria de aparelhos que emitem a luz laser oferece vários modelos destinados ao uso na lipoaspiração. Neles, a luz gerada no equipamento é transferida por meio de fibra-ponte – para criar uma temperatura elevada, que "derrete" a gordura localizada. além de provocar retração da pele e diminuição volumétrica da área tratada.

Histórico

Em 1977, Illouz[1] tratou lipomas multilobados com o uso de cânulas de Karman de 6 mm e um aspirador comum, sem hidrotomia. Durante o ato cirúrgico, observou a saída de gordura e sangue com retração da pele após algumas semanas. Este método foi realizado várias vezes com algumas modificações, e a conclusão foi que o ideal seria a utilização de cânulas rombas e de aspiradores com maior pressão negativa, e a realização de hidrotomia com solução hipotônica e hialuronidase.

Neste período, o pesquisador estudou a anatomia, histologia, bioquímica e o metabolismo do tecido adiposo, desenvolveu e aperfeiçoou novos sistemas mecânicos capazes de aumentar a pressão negativa dos aparelhos de aspiração. Com o aumento da casuística e do conhecimento sobre o assunto, apresentou, em 1979, na Sociedade Francesa de Cirurgia Estética, um novo método de extração da gordura, denominado lipoaspiração. Em abril de 1980,[2] publicou esta técnica cirúrgica na revista Cirurgia Estética, na edição francesa. Em novembro de 1980, Illouz realizou a primeira lipoaspiração no Brasil, com o uso de uma cânula de 12 mm.[3] Em 1981, Pimentel foi o primeiro cirurgião plástico brasileiro que apresentou vários casos de lipoaspiração na Jornada Carioca de Cirurgia Plástica.[3] A partir de 1983, a lipoaspiração se desenvolveu em larga escala no mundo e hoje é praticada também por dermatologistas.[3]

Em 1985, Fournier[4] acrescentou a possibilidade do uso das cânulas de 2 a 5 mm, acopladas a seringas de diferentes tamanhos, o que possibilita a reutilização do tecido adiposo aspirado para a enxertia. Este método foi denominado lipoescultura.

Considerações gerais

□ Adipócitos e seu metabolismo

Sabe-se que as células adiposas são de origem mesodérmica, do tipo conjuntivo, com inclusões lipídicas de ácidos graxos sob a forma de triglicerídios, e que se desenvolvem a partir das células precursoras, denominadas pré-adipócitos.[2-5] A microscopia eletrônica mostra que o núcleo do adipócito é periférico e que nas membranas do núcleo e do adipócito há vários e diferentes receptores adrenérgicos e hormonais[3] (Figuras 27.124 e 27.125).

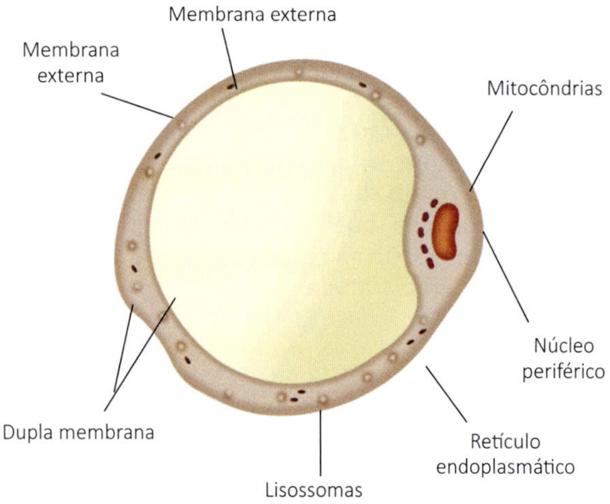

Figura 27.124. Estrutura histológica do adipócito.

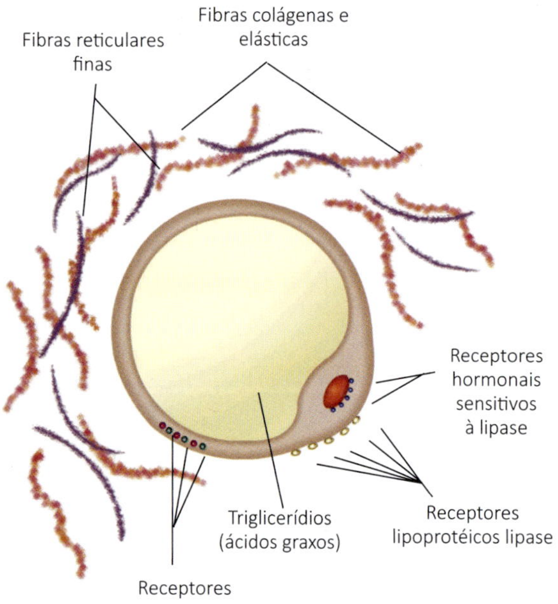

Figura 27.125. Adipócito e receptores adrenérgicos e hormonais.

O envoltório da célula adiposa é constituído por dupla membrana, com presença de retículo endoplasmático e lisossomas entre elas, e a membrana externa é envolvida por fibras colágenas e elastina, além de fibras reticulares finas (Figura 27.124). Devido à fina espessura dessa membrana, o adipócito torna-se muito frágil à manipulação e com vida muito curta fora do organismo. Um adipócito na fase inicial mede de 8 a 15 μm e, na fase tardia, em torno de 80 a 160 μm de diâmetro. A atividade metabólica é mantida pelo suprimento sanguíneo intra e extracelular. Nos espaços intercelulares, podem ser encontradas as células linfoides, mastócitos, eosinófilos, glicosaminoglicanos sintetizados pelos fibroblastos, que em conjunto formam o sistema imunorregulador do tecido adiposo organizado.[2,4,6]

□ Panículo adiposo

O agrupamento das células adiposas separadas por tramas de fibras reticulares finas de colágeno e elastina existentes no espaço intercelular é denominado panículo adiposo, e localiza-se no espaço entre a pele e a aponeurose muscular.[2-4] Segundo a região anatômica do corpo humano, o panículo adiposo é formado por duas camadas: areolar e reticular, separadas por fina fáscia superficial[2,6] (Figura 27.126). No interior desta estrutura, encontramos vasos sanguíneos e linfáticos de diferentes calibres. O panículo adiposo cumpre a função de isolamento térmico, armazenamento calórico, proteção mecânica e metabolismo de hormônios, como ACTH, insulina, catecolaminas, somatotrofina, tiroxinas e outros, que criam um sistema complexo que controla o ritmo de lipólise dos adipócitos.[6,5] A depender do peso corporal e da região anatômica do indivíduo, a espessura do panículo adiposo apresenta suas variações.[3-5,7,8]

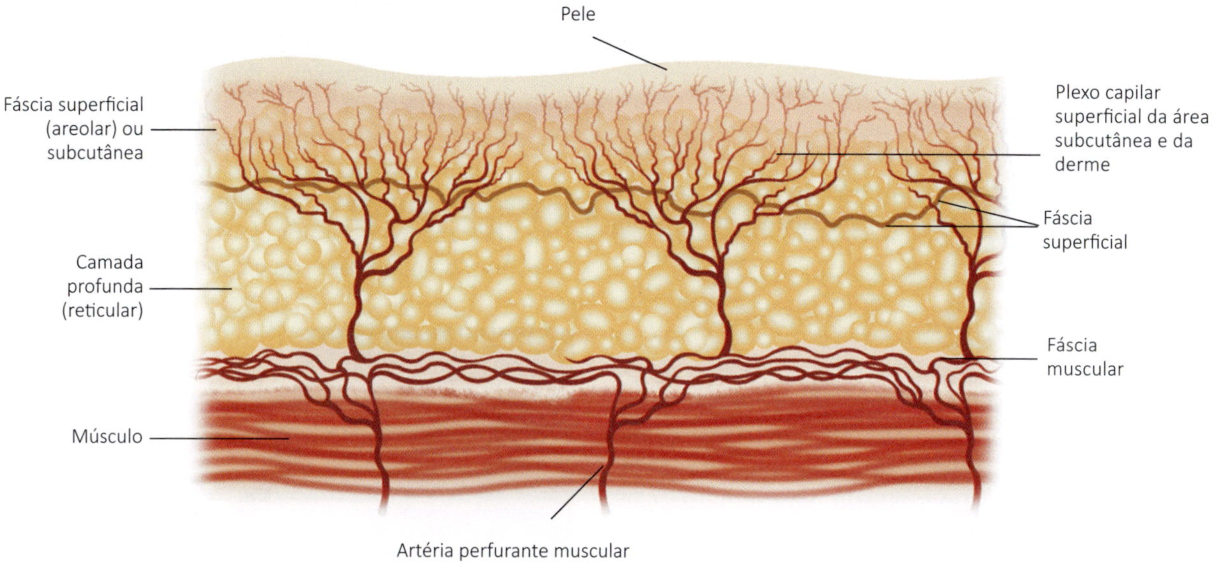

Figura 27.126. Panículo adiposo: camadas de gordura superficial subcutânea e profunda separadas por fáscia superficial e rede vascular.

□ Retração da pele

A quantidade de pele na região lipoaspirada participa diretamente no resultado final do procedimento. A pele de boa qualidade contém maior quantidade de fibras elásticas, o que facilita sua retração sobre o novo substrato.

Os estudos realizados por Illouz[1,2] demonstraram que a pele consegue retração entre 10% e 25% da sua superfície expandida pela gordura localizada e depende da idade do paciente, da região anatômica tratada, de traumas preexistentes, como cicatrizes, estrias, tatuagens, queimaduras e doenças dermatológicas, que influenciam a qualidade de retração da pele.

Preparo do paciente

Os pacientes candidatos a uma lipoaspiração devem realizar avaliação global do seu contorno corporal. Cabe ao profissional avaliar as expectativas do paciente e definir as regiões que serão tratadas cirurgicamente, sem deixar de prestar atenção na existência de flacidez e na elasticidade da pele, na presença de celulite e nas deformações preexistentes. A documentação fotográfica é obrigatória, pois será de grande valia tanto na discussão pré-operatória como na avaliação final do procedimento.

Todo paciente deve realizar avaliação clínica, laboratorial e de risco cirúrgico.

Informa-se aos pacientes sobre a anestesia, que pode ser local, geral ou peridural, a depender da extensão da área envolvida na lipoaspiração, com presença do anestesista e em ambiente de sala cirúrgica adequadamente equipada.

Instrumental utilizado

A lipoaspiração tradicional é realizada com cânulas de 2 a 5 mm de diâmetro adaptadas a um tubo de borracha siliconada, que é conectada a um aspirador com pressão negativa de até 1 atmosfera. Outra opção é a utilização de seringas de 10 a 60 cc adaptadas a cânulas de 2 a 5 mm, bem manuseáveis, leves, silenciosas, baratas, facilmente transportáveis, sem necessidade de eletricidade e manutenção mecânica.

O uso de seringas facilita a retirada de gordura simetricamente e, em casos indicados, o enxerto da gordura sem exposição ao meio exterior, o que evita, assim, o risco de infecções.

Entre outros instrumentos utilizados na lipoaspiração, mencionam-se o ultrassom, o vibrolipoaspirador e a lipoaspiração assistida por laser. As cânulas são rombas, retas, contêm entre 1 e 3 orifícios, e são feitas de titânio ou aço inoxidável. Para facilitar o deslizamento, algumas cânulas são revestidas com teflon (Figura 27.127).

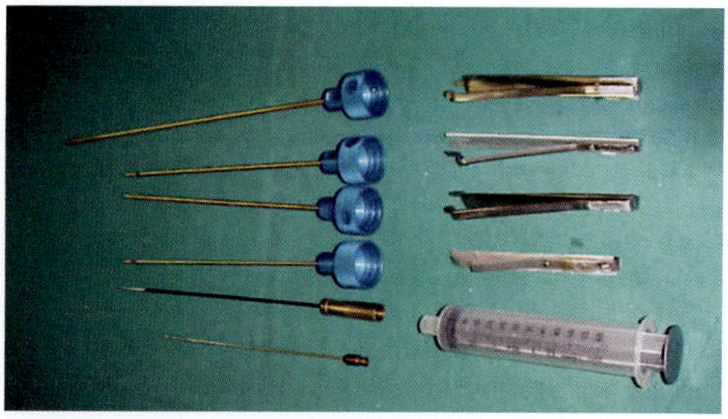

Figura 27.127. Material cirúrgico utilizado na lipoaspiração.
Fonte: Acervo da autoria do capítulo.

Princípios da lipoaspiração

O mais importante não é a quantidade de tecido adiposo retirado, mas sim o que permanece.[2,4,8]

O cirurgião não deve exagerar na retirada de gordura de uma determinada região; é preferível a retirada insuficiente, o que é sempre passível de uma revisão, à retirada em excesso, que provoca sequelas difíceis de serem corrigidas.[2,4,8]

Técnica cirúrgica

Todos os procedimentos cirúrgicos devem ser realizados em centro cirúrgico, com todos os cuidados de assepsia, antissepsia, colocação de campos cirúrgicos estéreis e equipamento necessário para monitoração cardiovascular, bem como oxigênio e medicamentos necessários para eventuais intercorrências.

O paciente é previamente marcado em pé, antes de ser submetido à anestesia, que pode ser local, tumescente, infiltrativa (solução de Klein) (Figura 27.128) ou bloqueio peridural, que infiltrasoro fisiológico com adrenalina 1/500.000. Todos os pacientes são sedados com midazolam 15 mg VO.

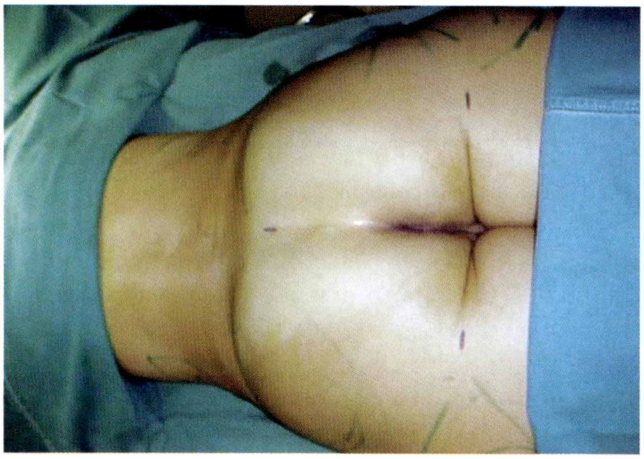

Figura 27.128. Marcação das áreas a serem lipoaspiradas.
Fonte: Acervo da autoria do capítulo.

Solução recomendada (Klein):

- lidocaína 500 mg (equivalente a 25 mL de lidocaína a 2%);
- adrenalina 1 mL de 1/1.000 (uma ampola);
- bicarbonato de sódio 12,5 mL a 8,4%;
- soro fisiológico a 0,9%-1.000 mL.

O soro fisiológico deve estar na temperatura ambiente. O uso de bicarbonato de sódio aumenta o pH da solução e minimiza a dor na hora da infiltração.

Primeiramente, procede-se a uma pequena infiltração da pele, nos locais das incisões, como no sulco interglúteo para tratar os flancos, incisão mediana na região dorsal para tratar o dorso, e incisão no sulco glúteo ou na face posterior da coxa para tratar a região dos "culotes". Essa incisão, de cerca de 0,5 cm, é feita com bisturi lâmina 11 (Figura 27.129). Em seguida, infiltram-se as áreas que serão aspiradas, aguardando-se de 10 a 15 minutos para iniciar a lipoaspiração, de modo que haja um bom efeito vasoconstritor da solução injetada, o que possibilita menor sangramento e retirada de maior quantidade de gordura. Essa infiltração é realizada com a mesma cânula e a seringa que serão utilizadas no procedimento (Figura 27.130).

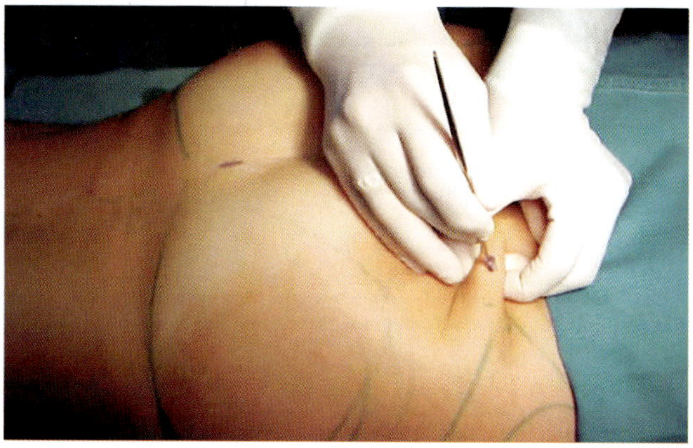

Figura 27.129. Incisões com lâmina 11.
Fonte: Acervo da autoria do capítulo.

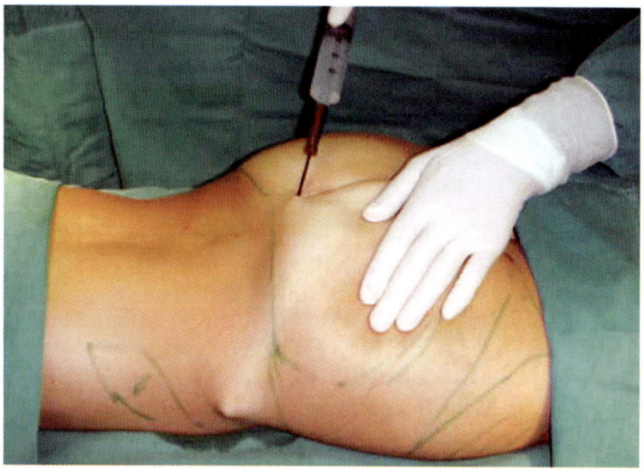

Figura 27.130. Infiltração anestésica com solução de Klein nos locais a serem lipoaspirados.
Fonte: Acervo da autoria do capítulo.

A lipoaspiração deve ser realizada em túneis. Inicia-se a aspiração do plano profundo para o superficial. Embora seja uma técnica cirúrgica dita às "cegas", o cirurgião deve trabalhar com as duas mãos de modo interativo. A mão direita segura a seringa adaptada à cânula e realiza movimentos de vaivém, enquanto a esquerda funciona como guia para a cânula (Figura 27.131). Deve-se ter cuidado de posicionar sempre a ponta da cânula em direção à superfície para evitar acidentes, como perfurações abdominais ou torácicas.

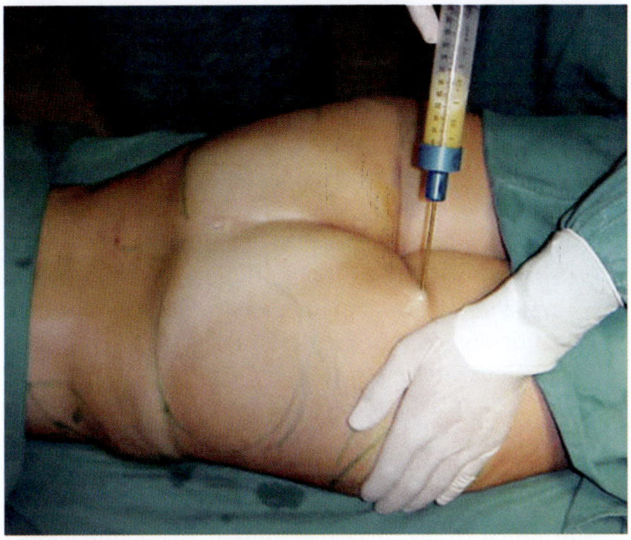

Figura 27.131. Técnica de lipoaspiração.
Fonte: Acervo da autoria do capítulo.

O ideal é que se retire entre 3% e 7%, no máximo, do peso corporal de um paciente hígido com hematócrito acima de 40 e deve-se, sempre, correlacionar o peso e a altura.

A avaliação final de uma lipoaspiração consiste em conferir por meio de manobras bidigitais, tipo pinçamento, a espessura da pele e do subcutâneo; outra maneira é o deslizamento da cânula sobre a pele para evidenciar ou não a presença de irregularidades ("manobra do pizzaiolo"). Todas as incisões de acesso para este processo são fechadas com fio de sutura mononylon 5-0 e cobertas com Micropore® e os pontos devem ser retirados até 10 dias após o procedimento.

Lipoenxertia

A grande evolução da lipoaspiração desenvolvida por Illouz e Furnier foi a possibilidade do reaproveitamento da gordura aspirada e a subsequente enxertia desse tecido.

Os primeiros trabalhos de lipoenxertia foram publicados por Lexer, em 1925,[7,9] para correção da ptose mamária; entretanto, os melhores resultados surgiram com a lipoaspiração, por facilitar uma melhor técnica de colheita e manuseio da gordura. As primeiras lipoenxertias bem-sucedidas foram realizadas na face para correção dos sulcos nasogenianos e na síndrome de Romberg.[1-4]

A lipoenxertia é baseada nos trabalhos desenvolvidos por Howard Green, em 1975 (Harvard), que observou a cultura de células adiposas *in vivo* e *in vitro* com sucesso nos ratos, e a multiplicação dessas células com a transformação em fibroblastos-*like*.[1,2] No plano biológico, as células adipocitárias injetadas sobreviveriam por osmose e, em seguida, seriam revascularizadas, sobretudo no corpo humano.

Vários outros autores utilizaram esse método e observaram a eficácia em diferentes regiões do corpo. A gordura é absorvida em torno de 50% a 60% no primeiro ano, a depender da região e do volume de gordura enxertado.[2-4,7,9]

O tecido adiposo aspirado pelo método de seringa é lavado com soro fisiológico gelado na própria seringa, sem exposição ao meio externo durante quatro a cinco minutos. Quando o tecido adiposo se apresenta "limpo" (esbranquiçado), considera-se apto a ser enxertado no local previamente demarcado (Figura 27.132). O processo de enxerto de tecido adiposo é realizado com a mesma cânula em retroinjeção, do plano profundo para o superficial e em túneis criados, previamente, entre 15 e 50 mL para cada injeção no corpo, e entre 1 e 5 mL na face.

O curativo é realizado com Micropore®.

No período pós-operatório, não se recomenda realizar massagens, drenagem linfática ou uso de ultrassom, para evitar, com isso, a lipólise indesejável.

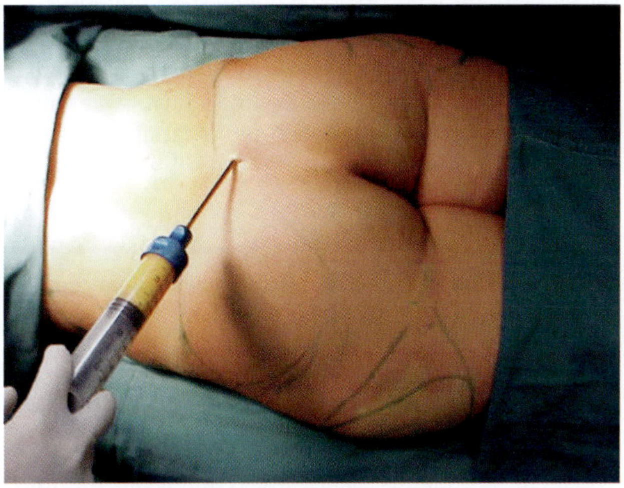

Figura 27.132. Gordura limpa e apta a ser enxertada.
Fonte: Acervo da autoria do capítulo.

Cuidados pós-operatórios nas lipoaspirações

Os cuidados pós-operatórios da lipoaspiração, locais e gerais, estão diretamente ligados à fisiopatologia dos tecidos após este tipo de intervenção. Ao contrário dos procedimentos tradicionais, a lipoaspiração apresenta princípios cirúrgicos que se servem das propriedades do panículo adiposo, tais como formação de edema e equimose nas primeiras 24 horas, que permanecerão durante algumas semanas. O curativo nas áreas operadas varia de acordo com a região do corpo. Para a região submentoniana, utiliza-se curativo com Micropore® que comprime a área lipoaspirada, e faz-se o mesmo procedimento nos joelhos e na região trocanteriana. Em regiões como abdome, tronco posterior, face interna de coxas e braços, utilizam-se anti-inflamatório tópico em gel e gaze "fofa" com algodão, de modo a enfaixar com crepom e comprimir as áreas lipoaspiradas por 24 horas. A seguir, após a revisão, coloca-se cinta modeladora elástica durante um tempo determinado pelo cirurgião, com revisões semanais durante o primeiro mês.

No período de sete a dez dias após a intervenção cirúrgica, deve-se proceder à antibioticoterapia e ao uso de analgésicos. O médico orientará o paciente em como proceder durante a primeira semana, com importante atenção para o repouso, deambulação, atividades esportivas, dirigir automóvel, fazer compras, cuidados com os filhos, sol, piscina, lazer, viagem, trabalho; enfim, o dia a dia do paciente apresenta restrições, de acordo com a extensão da cirurgia e a sensibilidade individual. O critério médico vai ditar normas para cada caso, com base na experiência e no bom senso.

A partir do quarto ao sétimo dia, os pacientes são orientados a iniciar a drenagem linfática e, após duas semanas, as atividades físicas são liberadas. O sol deve ser evitado até a absorção completa das equimoses.

O edema pós-operatório pode persistir entre quatro e seis meses, a depender de vários fatores, e a retração da pele é responsável pelo resultado final. A avaliação final e a indicação de "retoques" são feitas após 6 meses.

Complicações

As complicações podem ser menores ou maiores. As menores são de origem estética, como irregularidades da superfície, depressões, assimetrias, flacidez acentuada de pele e equimoses prolongadas, que levam a hipercromias residuais.[1-4]

As maiores são clinicamente reconhecidas e tratadas, e exigem, em alguns casos, até reanimação ou intervenção cirúrgica. São hemorragias simples ou complicadas, linforreias de difícil solução, necrose cutânea, perfurações da pele, das cavidades torácicas e abdominais, choque ou hipovolemia, edema pulmonar agudo, sobretudo na técnica tumescente por grandes volumes e queimaduras com aparelhos de lipoaspiração ultrassônica e a laser.[2-4,7]

Lipodistrofia localizada

Também conhecida como esteatoma, foi primeiramente descoberta e descrita por Illouz, na década de 1980.

Na análise laboratorial, há diferentes aspectos do tecido adiposo, tanto na sua estrutura anatômica, histológica, físico-química, como também fisiológica. Por exemplo:

- A gordura superficial normal que acolchoa a pele é muito bem vascularizada, tanto por vasos sanguíneos como por vasos linfáticos, e é responsável pelo fenômeno conhecido como "celulite". Ela é facilmente adquirida ou perdida por efeitos do metabolismo e depende de dieta e exercícios, e sempre se localiza nas áreas dos glúteos, coxas, e, com menos frequência, nos braços e no tronco. Não é aconselhada para os tratamentos por lipoaspiração.
- Em seguida, há a camada profunda, área em que as células adiposas são de tamanho maior, menos vascularizada, compactada, de difícil acesso, e só é removida por lipoaspiração. Illouz acha que nessa camada se armazenam energias calóricas, depósitos dos hormônios, que preservam os impactos físicos e térmicos sobre o nosso organismo. Geneticamente, há predisposição para acúmulo da gordura localizada.
- Dentro do espaço do panículo gorduroso profundo, com "ajuda" da genética e por problemas de origem hormonal (p. ex., ovários policísticos) algumas pessoas, sobretudo do sexo feminino, desenvolvem acúmulo de gordura dentro de células, com hipertrofia e hiperplasia, quimicamente difícil de ser destruído ou controlado. O próprio organismo armazena e reserva essa gordura para os "dias difíceis". O surgimento precoce de celulite nas mulheres jovens já é motivo para pensar na tendência de formação de esteatomas no futuro. Essas tendências dependem diretamente de vários fatores, como herança, origem étnica, uso de hormônios V.O., hábitos dietéticos desde a infância (dieta hipercalórica provoca a multiplicação dos adipócitos e futuros esteatomas), exercícios e estilo de vida pessoal.

Outros fatores que influenciam o aparecimento dos esteatomas são os biótipos físicos das mulheres, que podem ser divididos em dois tipos básicos: ginoide e androide.

☐ Ginoide

O tipo ginoide pode ser dividido em dois tipos:

Tipo G1

Características: cintura fina, quadris longos, seios grandes e volumosos, ptosadas, braços grandes, coxas relativamente normais com tendência a engordar.

O sobrepeso corporal é localizado no abdome, glúteos, cintura e coxas (parte posterior e lateral).

O sobrepeso é de origem genética, por desequilíbrio hormonal, uso de anticoncepcionais, gravidez e amamentação ou menopausa. Sempre há celulite e varizes (Figura 27.133).

Tipo G2

Já o G2 tem o tórax magro e seios pequenos; área do abdome e pelve com coxas com sobrepeso, algumas apresentam pequenos acúmulos de gordura nos joelhos, e culotes. Nesse biótipo dos MMII sempre há varizes, edemas nos pés, e pele manchada a partir de 30 a 35 anos (Figura 27.134).

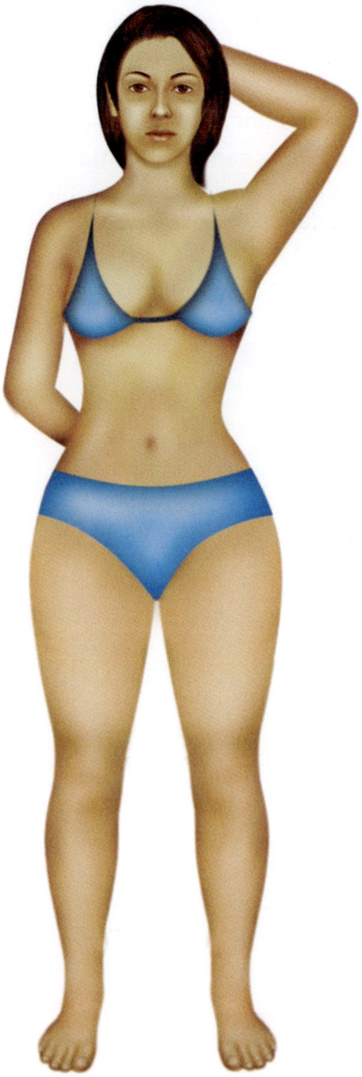

Figura 27.133. Tipo G1.

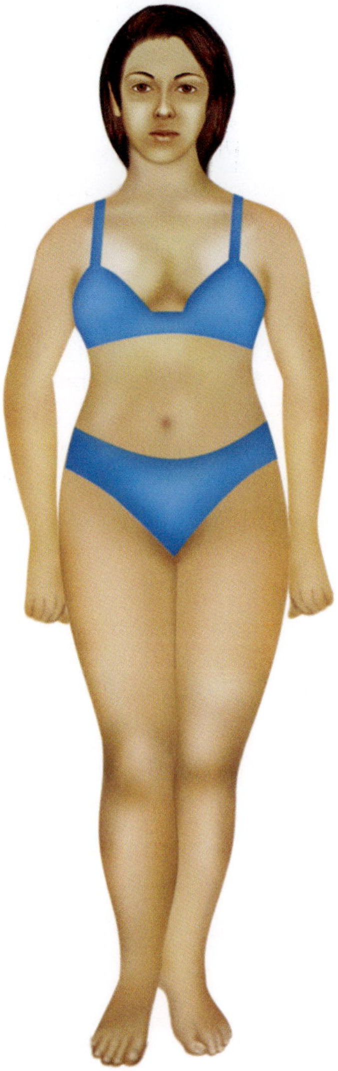

Figura 27.134. Tipo G2.

□ Androide

Androide A1

É um biótipo próximo ao masculino, com ossos, musculatura mais definida e rigorosa, em que os ombros e o tórax são quadrados. O peso é bem distribuído, com leve acúmulo na área dos seios, braços e abdome e supra-umbilical. São os pacientes que se alimentam com frequência e têm tendência genética de não armazenar calorias em forma de gordura.

Pode ter um pouco de celulite, além de varizes e edemas. A aparência física de desportista proporciona a realização das atividades com maior facilidade. O peso corporal sempre é controlado sem dificuldade com dieta e movimentos habituais (Figura 27.135).

Androide A2

Representa uma mulher com o sobrepeso sempre acima de outros biótipos. O rosto redondo, seborreico, de aspecto gorducho, tórax, seios, abdome e cintura com acúmulo de gordura acentuado. MMSS e MMII fortes e com problemas circulatórios. A pelve ampla e larga, culotes severos e há celulite em diversas áreas do corpo. Esse biótipo é diretamente envolvido com a genética e nutrição desde a infância, com desequilíbrio hormonal (Figura 27.136).

Apresentamos, em forma de figuras, as áreas de lipodistrofia encontradas por Illouz e as áreas que respondem de modo diferente à lipoaspiração (Figuras 27.137 e 27.138).

1. área facial para lipoaspiração e bom resultado estético;
2. área com certa dificuldade para o procedimento, com bom resultado estético;
3. área difícil, trabalhosa, com bom resultado estético;
4. área muito difícil de tratar, com resultado estético reservado;
5. área não aconselhável de tratar.

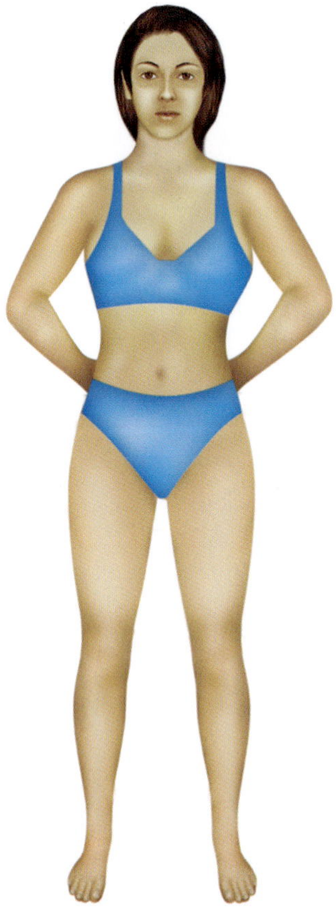

Figura 27.135. Tipo A1.

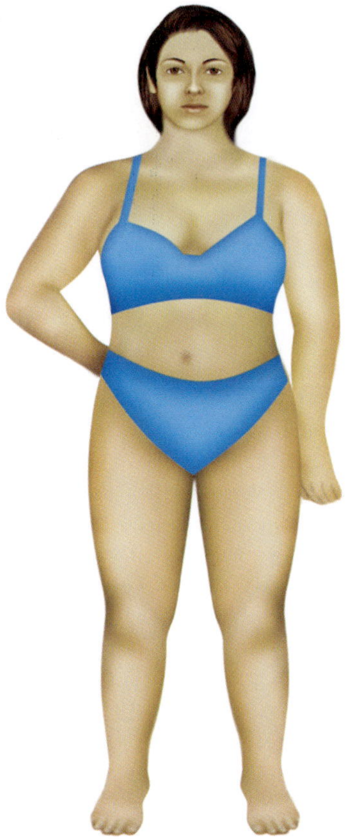

Figura 27.136. Tipo A2.

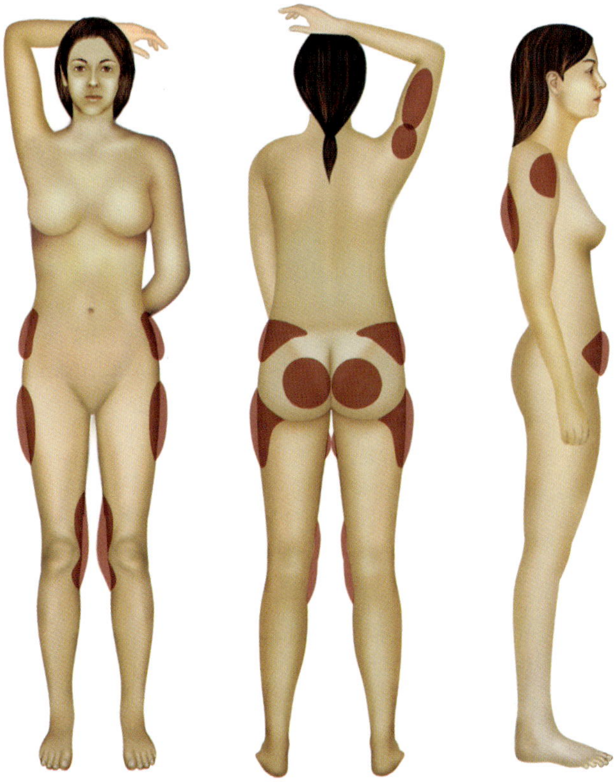

Figura 27.137. Áreas do corpo feminino com lipodistrofia: visão frontal, posterior e lateral.

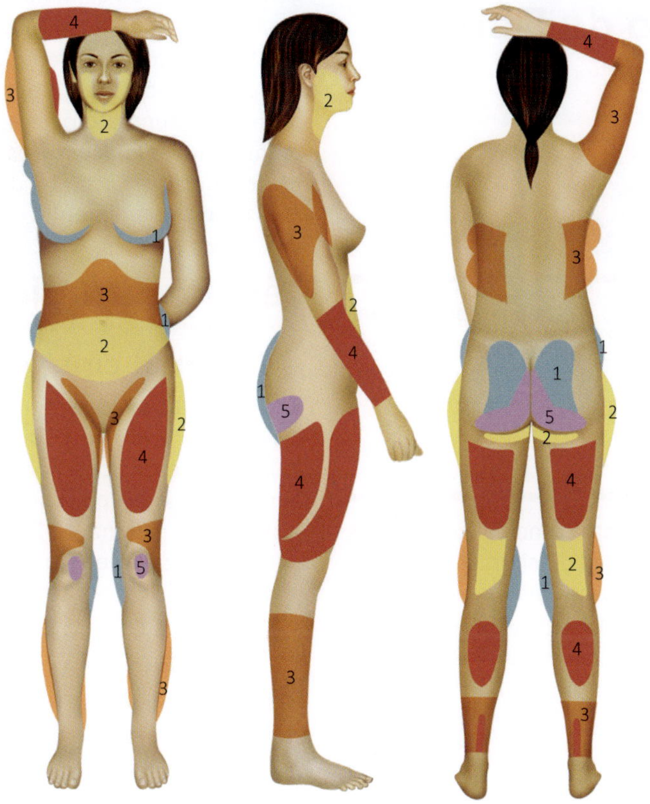

Figura 27.138. As áreas do corpo feminino que respondem de modo diverso à lipoaspiração, retração da pele e imagens estéticas.

1: Área facial para lipoaspiração e bom resultado estético; 2: Área com certa dificuldade para o procedimento, com bom resultado estético; 3: Área difícil, trabalhosa, com bom resultado estético; 4: Área muito difícil de tratar, com resultado estético reservado; 5: Área não aconselhável de tratar.

Confira as quatro tipologias

□ Tipo ginoide G1

Cintura fina, quadris largos e seios fartos, com o peso ponderal localizado no abdome, coxas e nádegas. Medidas de busto e quadril variam de estrutura. O sobrepeso pode ser hereditário e/ou causado por desequilíbrio hormonal decorrente do uso da pílula, gravidez ou menopausa. Tendência à celulite e um campo venoso comprometido.

- **Atividade física:** exercícios para desenvolver a musculatura, queimar gordura e firmar os seios. Trabalhar coxas, glúteos, abdominais e costas na musculação. O condicionamento cardiovascular é recomendado por meio de caminhadas, corridas, natação e ciclismo.

□ Tipo ginoide G2

Esse biótipo da mulher é caracterizado por seios pequenos, cintura reduzida e ossos finos. Há sobrepeso ponderal nas coxas, joelhos e culotes, que são volumosos. A alimentação é pouco calórica. Ocorrência de problemas circulatórios e linfáticos graves a partir dos 35 anos.

- **Atividade física:** o objetivo é afinar a cintura, desenvolver os seios e reduzir as medidas da parte inferior do corpo. Recomendamos frequentar uma academia e iniciar exercícios de musculação e de todos os setores, bem como alongamentos da musculatura. Esportes ao ar livre: vôlei, basquete, natação etc.

□ Tipo androide A1

Biótipo masculino com ossatura vigorosa e ombros quadrados. A massa muscular é significativa e o sobrepeso ponderal está na altura do busto, braço e região toracoabdominal. As pacientes costumam fazer várias refeições por dia.

- **Atividade física:** como as pessoas desse biótipo possuem físico de esportista, recomendamos atividades físicas com moderação, para emagrecer sem aumentar a massa muscular, ioga e alongamento dos MMII e SS e outras atividades por gosto. A musculação pode ser praticada para exercitar coxas, cintura, abdome e tórax. Esporte ao ar livre: ciclismo e caminhadas.

□ Tipo androide A2

Esse biótipo na mulher é caracterizado por rosto redondo, aspecto gorducho, traços delicados, coxas e pernas fortes. O sobrepeso ponderal espalha-se por todo o corpo. Costuma sofrer de problemas circulatórios dos MMII.

- **Atividade física:** ginástica isométrica e isotônica, e exercício físico regular são indicados. Na musculação, coxas, glúteos, abdominais, braços e ombros. Os exercícios mais recomendados são ginástica aeróbica e caminhada. Esportes ao ar livre: o que desejar.

Lipomodulação do Dorso das Mãos

• Oleg Sabatovich

Conceito

O rejuvenescimento do dorso das mãos com lipoenxertia é um procedimento cirúrgico invasivo e consistente, no qual se realiza enxerto subcutâneo do tecido adiposo obtido por aspiração da região doadora.

Introdução

O tratamento do envelhecimento cronológico das mãos representa um dos maiores desafios do cirurgião e, até os tempos atuais, não tem sido muito indicado nem realizado.

Constantemente, os dermatologistas estão à procura de novos e melhores métodos de rejuvenescimento dessa região. A cirurgia plástica moderna contribuiu imensamente com esse assunto, e hoje a enxertia de tecido adiposo no dorso das mãos é um método eficaz, capaz de minimizar o problema.

O envelhecimento das mãos é caracterizado pela perda volumétrica do tecido adiposo subcutâneo, perda de elasticidade, instalação de flacidez acentuada no dorso das mãos, além de atrofia dos tecidos subcutâneos, com adelgaçamento da musculatura nessa área e aparecimento dos vasos sanguíneos exacerbados.

Em 1998, após comunicação pessoal com Fournier, a quem se atribuem conhecimentos básicos sobre essa técnica, os autores do presente capítulo iniciaram a utilização de enxertos de gordura para amenizar os sinais de envelhecimento do dorso das mãos.

Anatomia da face dorsal da mão

O dorso das mãos apresenta uma pele suficientemente móvel e fina, com derme pobre em anexos, tecido subcutâneo de espessura mínima e presença de fáscia dorsal, que é facilmente separada da pele por tração ou divulsão. Dentro do espaço subcutâneo, encontram-se as veias superficiais visíveis, recobertas por pele adelgaçada, flácida, enrugada.

A partir da 4ª e da 5ª década de vida, todas as estruturas mencionadas sofrem os efeitos do envelhecimento, configurando-se um aspecto de pele fina, seca, translúcida e enrugada, aderida a fáscia dorsal e a camadas tendinosas, com ausência de tecido gorduroso e veias visivelmente alteradas.

Indicações e contraindicações

O paciente deve ser cuidadosamente examinado pelo profissional, que identificará problemas de saúde em geral e locais, ou seja, na área doadora de gordura e na área receptora. A fotodocumentação é obrigatória.

O método é contraindicado, de modo especial, em pacientes diabéticos, hipertensos não controlados, com problemas reumatológicos, asma descompensada, problemas neurológicos e psicológicos, entre outros. De preferência, o paciente deve demonstrar o desejo de realizar o procedimento.

Técnica cirúrgica

□ Material cirúrgico

Necessita-se de seringas de 10 a 20 mL, com cânulas de 2 e 3 mm, de 500 a 1.000 mL de soro fisiológico gelado, anestésicos com lidocaína a 2%, 20 mL sem adrenalina, e prepara-se solução tumescente de Klein, bisturi com lâmina n. 11, bandeja cirúrgica completa, com cuba grande, fios de sutura, mononylon 5-0 e Micropore.

□ Técnica

Antes de iniciar o procedimento, realiza-se a inspeção e a demarcação da região doadora de tecido adiposo, de preferência face interna do joelho ou abdome periumbilical, e da área receptora, o dorso das mãos (Figura 27.139).

Após assepsia/antissepsia, realiza-se anestesia nas áreas receptoras e doadoras. A área doadora é infiltrada com solução tumescente de Klein e, na área receptora, realiza-se bloqueio anestésico no dorso do punho (Figuras 27.140 e 27.141).

Aguarda-se de 10 a 15 minutos para efetivação do efeito anestésico. Posteriormente, utiliza-se cânula de 3 mm e seringa de 20 mL para a realização da lipoaspiração da região, obtendo-se entre 40 e 60 mL de pura gordura, límpida e sem sangue, de preferência. Deve-se tomar cuidado para não produzir depressões e irregularidades nas áreas doadoras aspiradas.

O tecido adiposo obtido é reservado dentro de várias seringas e "lavado" com soro fisiológico, separando-se o sangue, o plasma e a gordura líquida resultante da ruptura dos adipócitos, pela ação traumática de vácuo com pressão negativa. Segundo estudos histológicos, 30% a 40% das células adiposas sofrem ruptura celular e as 60% restantes são aptas a serem devolvidas ao plano subcutâneo para a integração.

Na área receptora, após anestesia no dorso do punho, inicia-se, com lâmina de bisturi n. 11, incisões de 4 mm para a introdução da cânula de 3 mm em plano subcutâneo, abrindo-se os túneis em toda a extensão do dorso da mão e evitando-se lesar as estruturas vasculares.

Com retroinjeção, introduz-se um total de 5 a 20 mL de tecido adiposo (Figura 27.142) e a distribuição uniforme no dorso das mãos é obtida por meio de suave manipulação digital, o que melhora o visual do dorso, deixando a pele macia, "fofa", com desaparecimento visual das veias e tendões.

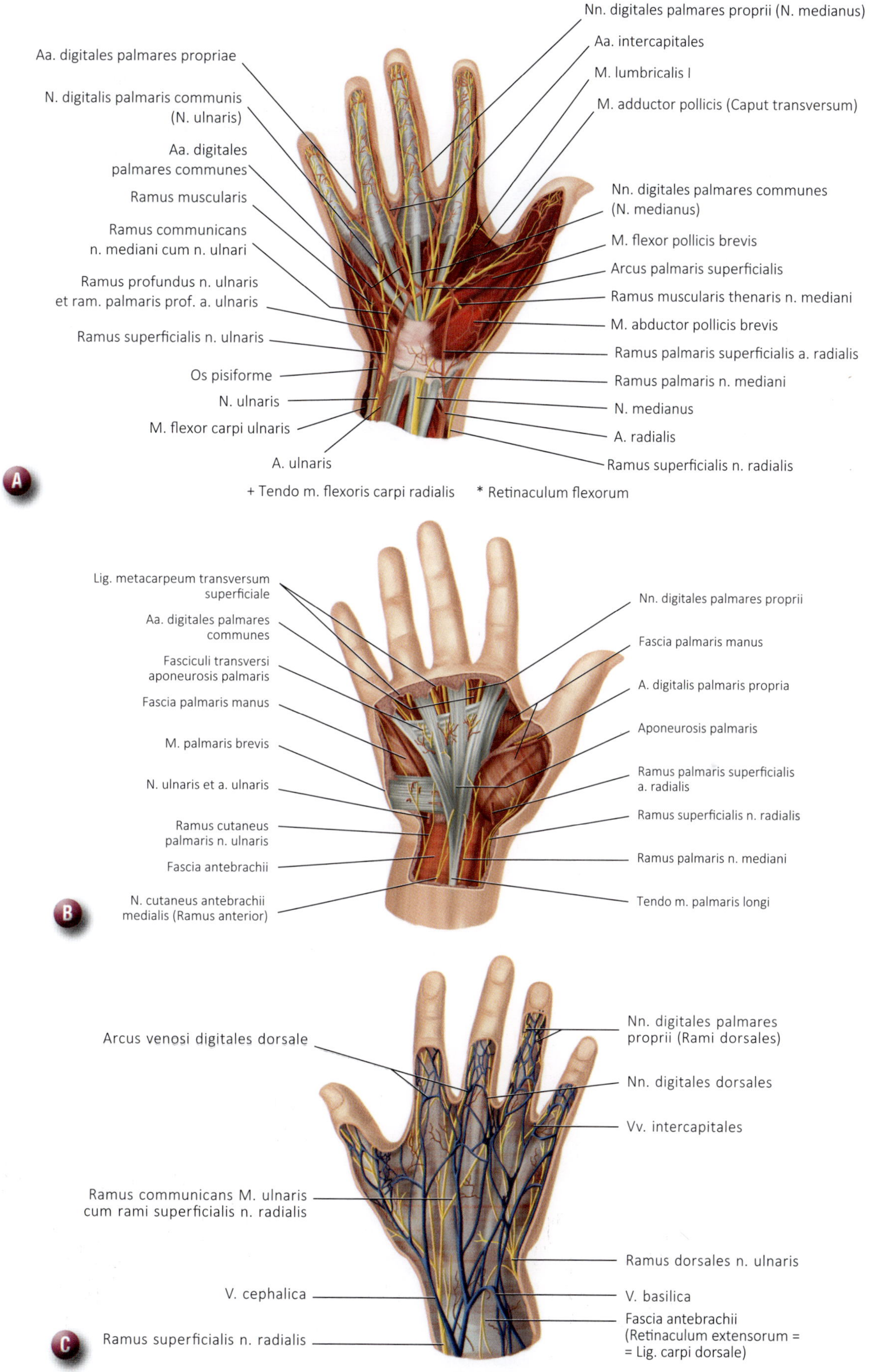

Figura 12.139. (A) Nervos e artérias subfasciais da palma da mão. 4/5 do tamanho natural. (B) Nervos e artérias subcutâneos da palma da mão. 4/5 do tamanho natural. (C) Nervos e artérias palmares e dorsais vistos do lado radial do dedo médio direito. Tamanho natural. (*Continua*)

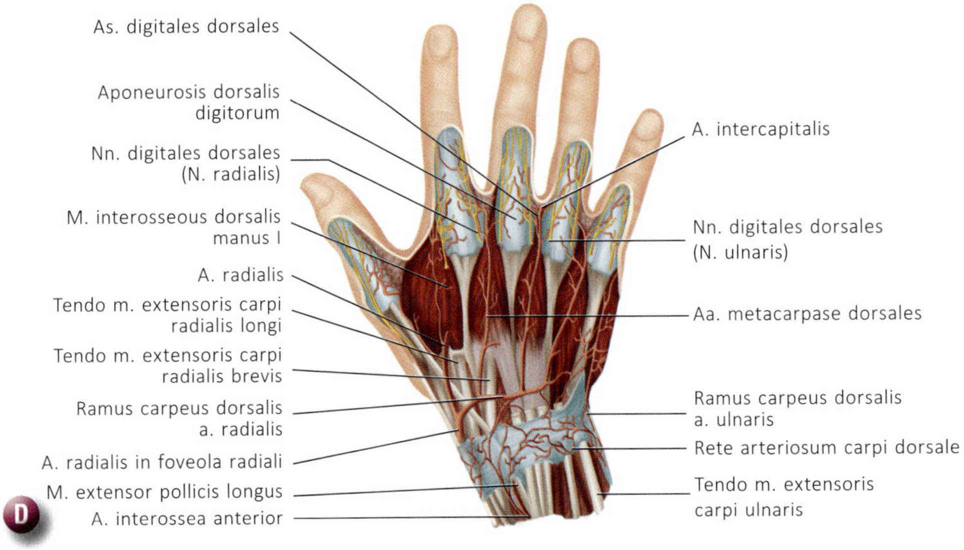

Figura 27.139. (D) Artérias do dorso da mão e nervos sensitivos da face dorsal dos dedos. 3/4 do tamanho natural. (*Continuação*)
Fonte: Desenvolvida pela autoria do capítulo.

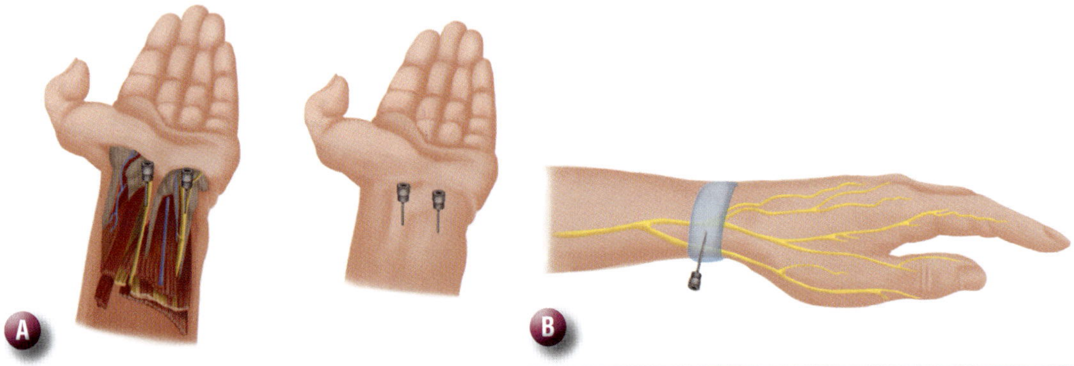

Figura 27.140. (A) Bloqueio anestésico profundo dos nervos ulnar e mediano no procedimento de uso de toxina botulínica em casos de hiperidrose palmar. (B) Bloqueio anestésico no dorso e lateral do punho. Ramos superficiais dos nervos radial, dorsal superficial, ulnar superficial e músculo cutâneo antebraquial e todos os nervos cutâneos na região do *retinaculum flexorium*.
Fonte: Desenvolvida pela autoria do capítulo.

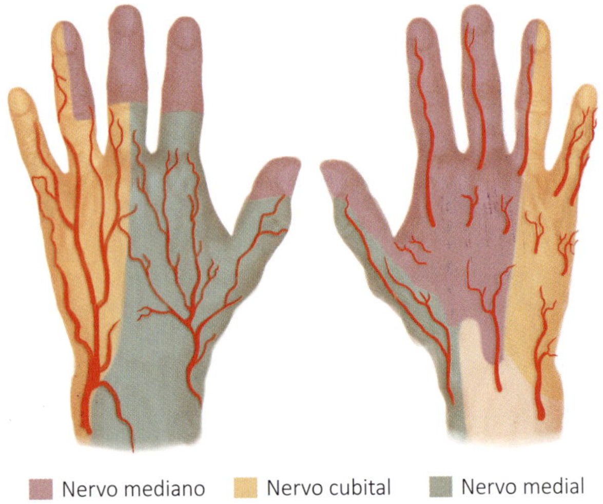

Figura 27.141. Esquema de inervação das mãos. Parte dorsal, após a aplicação da anestesia, diminuindo-se a sensibilidade na hora do procedimento.
Fonte: Desenvolvida pela autoria do capítulo.

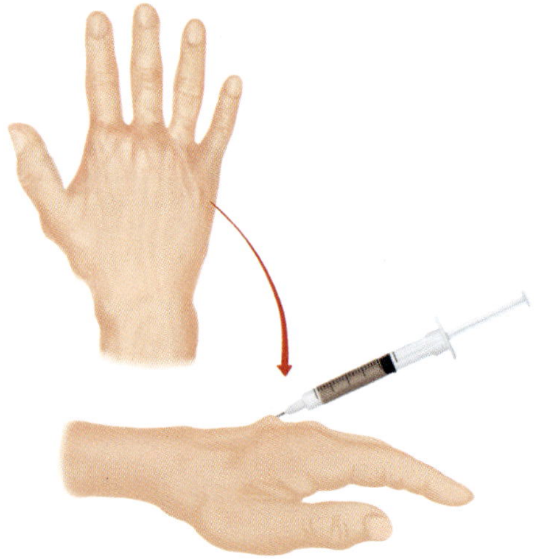

Figura 27.142. Lipoenxertia no dorso da mão, ângulo 45°, buscando facilitar a visualização dos tecidos do dorso das mãos, o volume injetado e a distribuição de gordura.
Fonte: Desenvolvida pela autoria do capítulo.

Cuidados pós-operatórios

Não se utilizam curativos compressivo imediatamente após a cirurgia; levemente, com a pomada de curativo no dorso das mãos, pode-se cobrir com gaze e atadura, para contenção. O paciente pode retornar às atividades normais, mas deve evitar calor local, massagens, esforços e traumas. Todos os pacientes, de maneira profilática, devem tomar antibióticos, anti-inflamatórios e analgésicos por via oral.

Imediatamente após a cirurgia, usam-se compressas com soro fisiológico gelado, ou compressas geladas, para diminuir o edema, a vermelhidão e aliviar a sensação de calor e coceira no local. Recomenda-se ao paciente movimentar os dedos e manter as mãos elevadas o maior tempo possível durante a primeira semana. Após quatro semanas da realização do procedimento, o paciente pode retomar às atividades físicas habituais, com a utilização das mãos.

A complicação mais frequente e indesejável, nas mãos, é a irregularidade de superfície, provavelmente pela distribuição inadequada do tecido adiposos no dorso das mãos.

O *rash* desaparece no período de 3 a 7 dias, utilizando-se compressas com soro fisiológico gelado e anti-inflamatórios. A equimose do dorso da mão desaparece entre 7 e 10 dias e, da região doadora, em até 20 dias, usando-se Reparil® ou similares.

Na casuística dos autores, apenas um paciente, de 78 procedimentos realizados, apresentou infecção local unilateral, que foi tratada com antibióticos por via oral durante 10 dias. A maioria dos pacientes (98,2%) mostrou-se satisfeita com os resultados, e foi observada a absorção moderada a partir de um ano, sem comprometimento do efeito cosmético.

Resultados

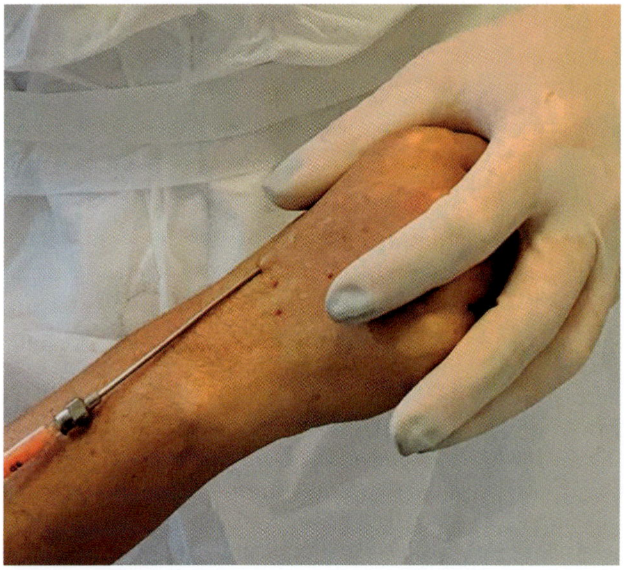

Figura 27.143. Enxertia de gordura no dorso das mãos no plano subcutâneo.

Fonte: Acervo da autoria do capítulo.

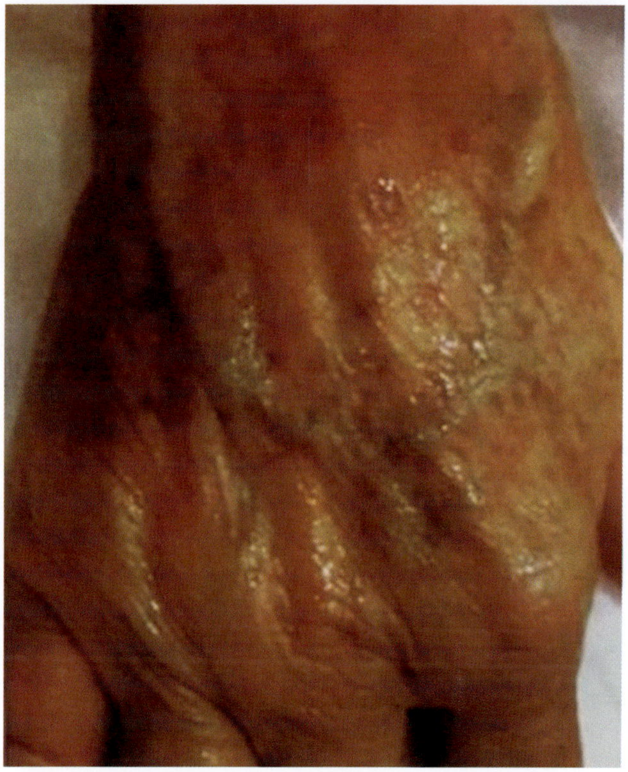

Figura 27.144. Pré-lipoenxertia no dorso das mãos (foto).

Fonte: Acervo da autoria do capítulo.

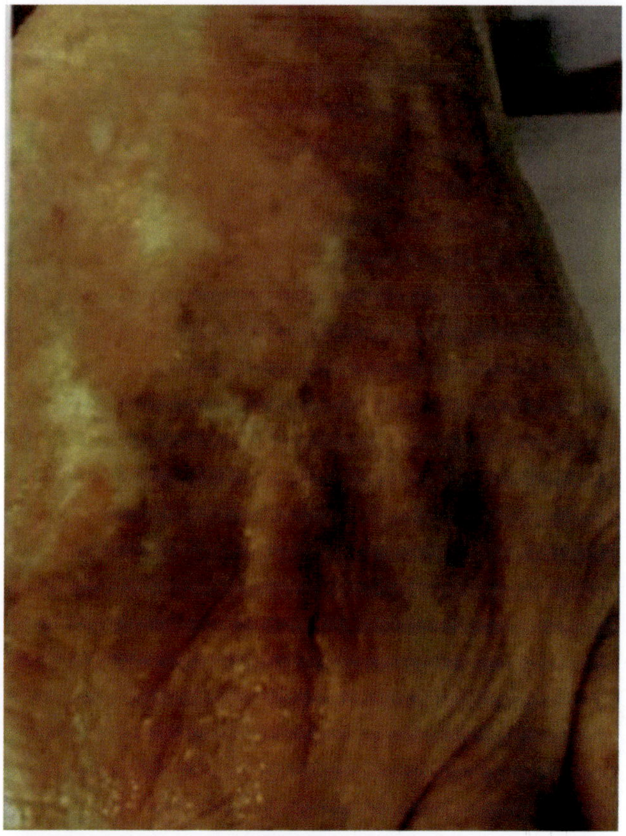

Figura 27.145. Pós-lipoenxertia no dorso das mãos após 6 meses (foto).

Fonte: Acervo da autoria do capítulo.

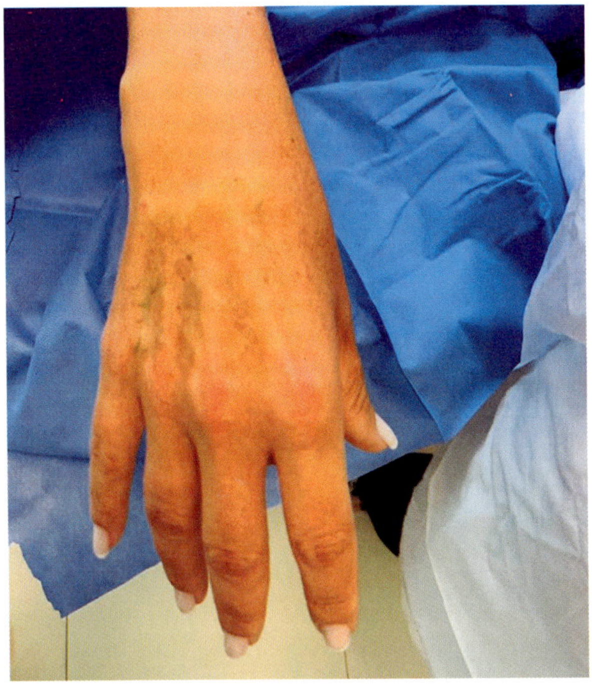

Figura 27.146. Pré-lipoenxertia no dorso das mãos (foto).
Fonte: Acervo da autoria do capítulo.

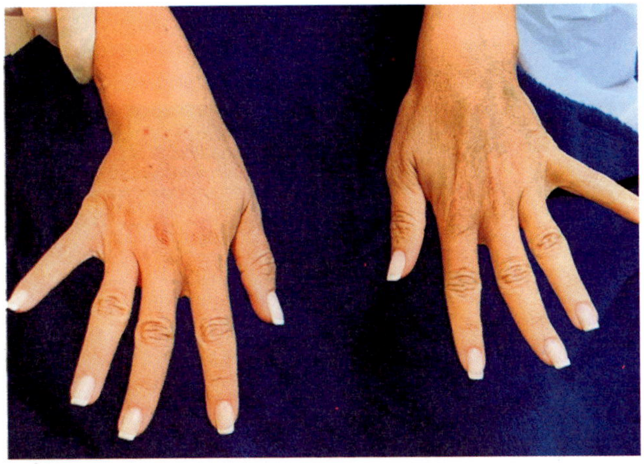

Figura 27.147. Pós-lipoenxertia no dorso das mãos após 6 meses (foto).
Fonte: Acervo da autoria do capítulo.

Conclusão

A lipoenxertia do dorso das mãos é considerada o melhor método cirúrgico para o tratamento, que pode ser feito durante uma cirurgia plástica no centro cirúrgico, ou no consultório, com os mesmos cuidados e a mesma técnica descrita. O procedimento é de baixo risco e oferece grande satisfação, pelos bons resultados estéticos, porém requer treinamento.

O método pode ser considerado um valioso recurso dentro de todo o arsenal disponível contra o envelhecimento. Pode também ser associado a diversos tratamentos dermatológicos, como peelings, crioterapia e tratamentos tópicos.

Água – Substância Fundamental da Homeostase

• Victor Perim Côrrea Neto

Distribuição corporal da água

A maior parte do nosso corpo é constituída de água e depende dela para a manutenção da sua homeostase. A quantidade total de fluídos ou água presentes no organismo é chamada de água corporal total, responsável por 50% a 70% do peso corporal. Isso significa dizer que cerca de 45 kg de um indivíduo masculino de 70 kg correspondem a água, de modo a assumir que 65% do seu peso seja água corporal total. Esta composição percentual em relação ao peso varia de acordo com fatores como o sexo e o estado de hidratação no qual a pessoa se encontra.

De maneira geral, por exemplo, podemos dizer que a relação entre água e gordura é inversamente proporcional, o que justificam maiores valores percentuais de água encontrados em homens do que se comparados a mulheres do mesmo peso, uma vez que o corpo feminino possui, em média, uma composição corporal maior de tecido adiposo. Por conta desta diferença, estima-se que entre 50% e 52% do peso corporal das mulheres seja composto de água, enquanto em homens, esse percentual pode chegar aos 70% nos adultos hígidos (Quadro 27.23).

Quadro 27.23. Água corporal total em homens e mulheres.

Percentual de água corporal total em relação à massa corporal	
Homens	± 65%
Mulheres	± 55% (maior percentual de tecido adiposo)

A água corporal total é distribuída de maneira a garantir o equilíbrio hídrico entre dois grandes compartimentos de fluídos corporais: o fluído extracelular (FEC) e o fluído intracelular (FIC). O FIC é aquele contido no interior das células, especialmente no citoplasma, e corresponde a dois terços do volume de água total; o FEC, por sua vez, é todo o fluído restante, que representa o outro terço. O que marca a divisão entre os dois compartimentos é a membrana plasmática das células.

O FEC, no entanto, pode ser dividido entre dois importantes subcompartimentos: o plasma e o fluído intersticial (Figura 27.148). O plasma representa a menor parte do FEC e corresponde ao fluído que percorre os vasos sanguíneos e linfáticos, enquanto o fluído intersticial é todo aquele que circunda as células, representando um maior volume. Os dois subcompartimentos dividem-se pelas paredes capilares, e o próprio processo de passagem do fluído plasmático para o interstício irá formar o ultrafiltrado que compõe o fluído intersticial, isso porque as paredes capilares servirão como um filtro de grandes partículas, como proteínas e hemácias, que permitem a passagem apenas de fluídos e eletrólitos.

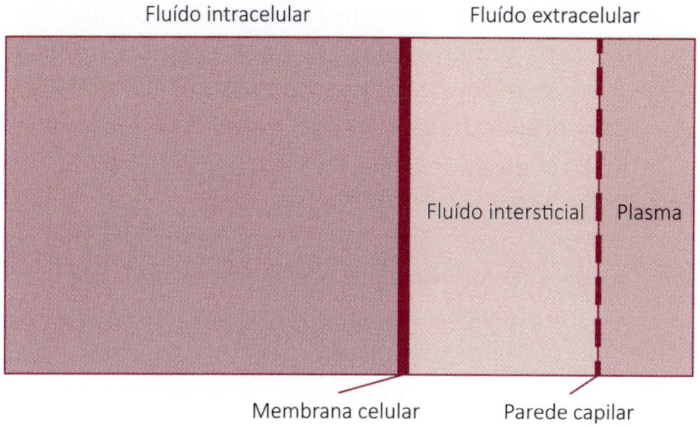

Figura 27.148. Distribuição da água corporal total.
Fonte: Desenvolvida pela autoria do capítulo.

Ao seguir o exemplo de antes, os 45 kg de água presentes em um homem de 70 kg corresponderão a 45 litros água (1 kg água = 1 L de água). Todo este volume de água corporal total está em constante redistribuição pelos compartimentos mencionados, de acordo com as necessidades de nosso organismo (Figura 27.149).

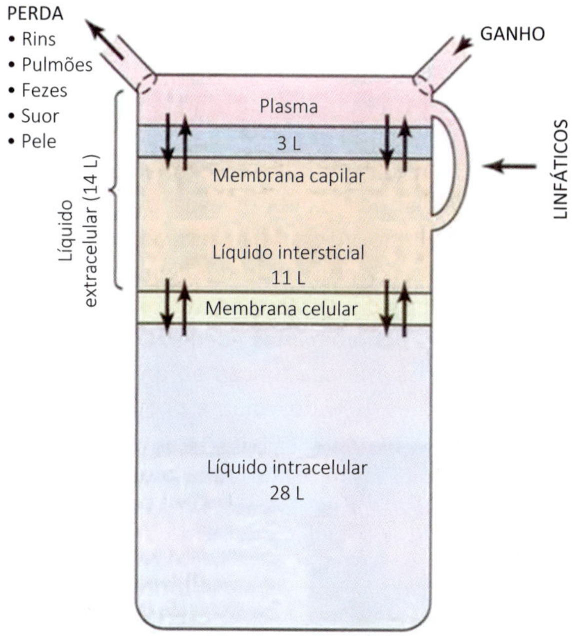

Figura 27.149. Equilíbrio hídrico no organismo.
Fonte: Desenvolvida pela autoria do capítulo.

Equilíbrio hídrico

A água é protagonista de funções básicas do nosso organismo, como a manutenção da temperatura e estabilidade corporal durante o dia e a noite; por isso, o equilíbrio entre o consumo, e a eliminação, e a ingestão de água são fundamentais.

O organismo consome uma quantidade de água proporcional à demanda exigida pela taxa metabólica. Ao mesmo tempo, eliminamos água naturalmente via secreções fisiológicas (urina, trato gastrointestinal e sudorese) e via respiração, algo em torno de 0,6 a 0,7 mL de água. Logo, há a necessidade diária de reposição hídrica que, a depender do peso corporal do indivíduo, fica entre 1,5 e 2 litros de água por dia para compensar o volume hídrico eliminado e consumido pelo corpo (Figura 27.131).

O equilíbrio dos eletrólitos acompanha intimamente o equilíbrio hídrico e, por isso, referimo-nos muitas vezes ao balanço hídrico corporal como equilíbrio hidroeletrolítico. Partículas de sódio (Na+), cloro (Cl-) e bicarbonato (H_2CO_3–) estão presentes no FEC, participam do equilíbrio acidobásico, das funções nervosas, musculares e contribuem para a osmolaridade e eletronegatividade deste compartimento. Da mesma forma, o meio intracelular possui os íons potássio (K+) magnésio (Mg++) e proteínas citoplasmáticas com funções semelhantes.

Dinâmica hidreletrolítica e desidratação

□ Dinâmica hidreletrolítica

A distribuição do volume de água corporal total foi discutida anteriormente; porém, existem circunstâncias que causam um distúrbio no balanço de água entre os compartimentos corporais por alterarem o equilíbrio entre soluto e água. Entre estas condições estão a diarreia, a desidratação severa, a insuficiência adrenal, a infusão de solução salina, a alta ingestão de cloreto de sódio (NaCl) e até a síndrome da antidiurese inapropriada.

O volume de um compartimento corporal dependerá da quantidade de soluto que ele possui. No caso do FEC, o volume é determinado essencialmente pela concentração de Na+ e seus ânions Cl– e HCO_3–. A osmolaridade, por sua vez, será o fator determinante do fluxo de água entre os compartimentos, uma vez que determina a direção do fluxo da água em função das partículas osmoticamente ativas presentes em cada compartimento. Na prática, isso significa dizer que quanto mais concentrado – com partículas osmoticamente ativas como o sódio – for um compartimento, maior é a tendência de ele "puxar" água para si. Em condições normais, a osmolaridade do FIC e do FEC é a mesma e, portanto, a água só irá movimentar-se caso existam alterações na concentração de soluto (aumento ou redução da osmolaridade) ou do volume de água (contração ou expansão de volume).

□ Desidratação

Considera-se desidratação como um fenômeno produzido pela perda e/ou consumo de líquidos maior do que a entrada. Vale lembrar que um indivíduo normal pode sustentar de três a cinco semanas sem alimento, porém, apenas três a cinco dias sem água. Isso pode acontecer por conta de vômitos, diarreias, febre, calor do ambiente excessivo, consumo de diuréticos, consumo hídrico reduzido, idade avançada, problemas neuropsicológicos, entre outras condições.

A desidratação pode ser temporária, a qual é resolvida em pouco tempo, ou contínua, em que os tecidos corporais apresentam perda constante de líquidos, uma vez que os compartimentos corporais apresentam sintomas como secura na boca, olhos e narinas, diminuição de diurese e a pele começa a ficar seca, enrugada e sem elasticidade, além de confusão mental, respiração rápida e superficial e pressão arterial baixa.

Devemos destacar, especialmente, os efeitos da desidratação sobre a pele, não só por ser o escopo deste livro, mas por essa ser a barreira mais importante do nosso corpo contra a perda de água. A natureza estratificada e queratinizada da pele que recobre o nosso corpo, evolutivamente garantiu que reduzíssemos a nossa perda hídrica para o ambiente, o que nos permitiu uma independência dos corpos de água. No entanto, por ser uma das regiões de interface com o meio externo, a pele é um dos locais mais afetados pela desidratação, e dá sinais precoces da necessidade de repor água com o ressecamento, o enrugamento e perda da elasticidade. Esta característica faz da pele um órgão-chave para o diagnóstico e controle do estado de hidratação do indivíduo.

Sistema Linfático e Sua Importância para o Organismo

- Victor Perim Côrrea Neto
- Oleg Sabatovich

Anatomia e fisiologia do sistema linfático

O sistema linfático faz parte do sistema circulatório e é constituído por uma extensa rede de capilares, vasos, troncos e ductos linfáticos, além de outras estruturas que o completam. As funções do sistema linfático dividem-se, essencialmente, em duas: 1) servir como sistema de drenagem de baixa pressão para o fluído intersticial; 2) assumir uma função imunológica importante ao abrigar os tecidos linfoides e ao fazer a filtração do meio intercelular nos linfonodos.

A forma mais intuitiva de compreender o funcionamento e cada um dos elementos que compõe esse sistema é a partir do entendimento da dinâmica da circulação corporal de fluídos.

Ao partir da contração ventricular, sabemos que o coração bombeia, a cada sístole, um volume aproximado de 70 mL de sangue para a circulação sistêmica, sob uma pressão de 120 mmHg. Esse volume de sangue rico em oxigênio irá progredir por artérias, arteríolas e chegará, enfim, nos capilares, em que a parede do vaso sanguíneo possui a espessura de uma única camada endotelial, o que permite uma troca adequada de gases e nutrientes entre os capilares e os tecidos. No entanto, apenas 90% do volume sanguíneo que atingem os tecidos retornarão ao átrio direito pelo sistema venoso. Isso porque os 10% restantes são parte do volume sanguíneo que ultrapassou a barreira capilar e passou a formar o chamado fluído intersticial.

Existe um equilíbrio relativo de forças no nível capilar, em que a força hidrostática do próprio sangue e a força coloidosmótica dos tecidos que "empurram e puxam" o sangue, respectivamente, em direção aos tecidos, enquanto a pressão hidrostática do líquido intersticial somada à pressão coloidosmótica plasmática "puxam e empurram" os fluidos no sentido contrário, também respectivamente, em direção ao capilar (Figura 27.150). Se essa força resultante for pró-interstício, haverá um extravasamento de fluídos pelos espaços do endotélio, que formam um ultrafiltrado, componente principal do fluído intersticial que banha os espaços intercelulares. Porém, se o fluído intersticial fosse constantemente acrescido e não fosse drenado de alguma forma, eventualmente haveria um excesso de fluídos no meio extracelular, e a isso denominamos edema. O sistema linfático, portanto, assume sua função ao drenar continua e lentamente esses 10% do volume presentes antes no sistema arterial, de maneira a fechar o circuito do sistema circulatório e, assim, evitar um acúmulo de fluído no interstício.

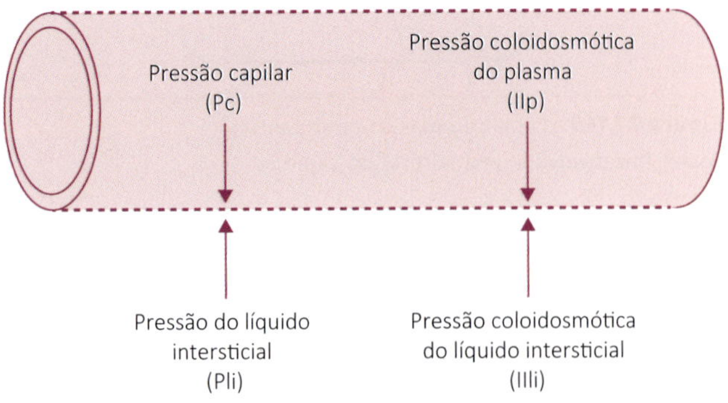

Figura 27.150. As forças da pressão do líquido e a pressão coloidosmótica atuam sobre a membrana capilar, que tende a mover o líquido para fora ou para dentro dos poros da membrana.
Fonte: Desenvolvida pela autoria do capítulo.

No nível capilar encontraremos as primeiras estruturas do sistema linfático, os capilares linfáticos. Originam-se em fundos cegos nos espações intercelulares e são formados por uma camada única de células endoteliais, fixadas por filamentos de ancoragem ao tecido conjuntivo, uma vez que não possuem membrana basal. A sobreposição das células da parede capilar garante que a absorção de fluído intercelular ocorra pelos amplos espaços endoteliais, bem como favorece a formação de válvulas microscópicas que impedem o fluxo retrógrado do seu conteúdo. O sistema linfático, porém, ao fazer a drenagem do fluído intersticial assume outra função, ligada à drenagem de moléculas de alto peso molecular, como proteínas, lipídeos e quilomícrons. Desse modo, conforme os vasos linfáticos drenam fluídos e outras moléculas, forma-se a chamada linfa (líquido tecidual de consistência semelhante ao plasma que percorre o interior do sistema linfático, rico em proteínas, lipídeos e leucócitos).

Conforme segue seu fluxo ascendente pelo sistema linfático, a linfa passa dos capilares para estruturas progressivamente maiores em calibre a partir de sucessivas anastomoses, e migram dos capilares para vasos linfáticos superficiais na tela subcutânea, vasos linfáticos profundos que acompanham órgãos e artérias, troncos linfáticos coletores e, enfim, nos ductos linfático direito e linfático esquerdo (ducto torácico) (Figura 27.151).

No decorrer deste trajeto do sistema linfático encontramos pequenas massas de tecido linfoide, os linfonodos, por onde a linfa irá entrar via vasos linfáticos aferentes, passará por zonas corticais e medulares, e sairá enriquecido de linfócitos pelos vasos linfáticos eferentes (Figura 27.152).

O fluxo da linfa se mantém por meio de 3 mecanismos propulsivos: 1) pressão do líquido intersticial que determinará o quanto de fluído intercelular entrará no sistema para então "empurrar" a coluna de linfa já presente nos capilares; 2) valvas côncavas do sistema linfático que impem o fluxo retrógrado da linfa, de modo a mantê-lo sempre ascendente; 3) bomba linfática, uma bomba fisiológica formada a partir da contração dos trechos entre duas válvulas linfáticas – a distensão da parede dos linfáticos inicia um potencial de ação na camada muscular do vaso em nível local; 4) compressão extrínseca pela contração dos músculos esqueléticos circundantes, movimentações do corpo, pulsação de artérias adjacentes e compressão por forças externas ao corpo.

A união do sistema linfático com o sistema circulatório acontece pelas veias subclávias direita e esquerda (no ducto torácico).

Apresentamos nas Figuras 27.152 a 27.156 os linfonodos e as vias de drenagem por segmentos do corpo, como cabeça, pescoço, ombro–mama e clavícula, MMSS e MMII.

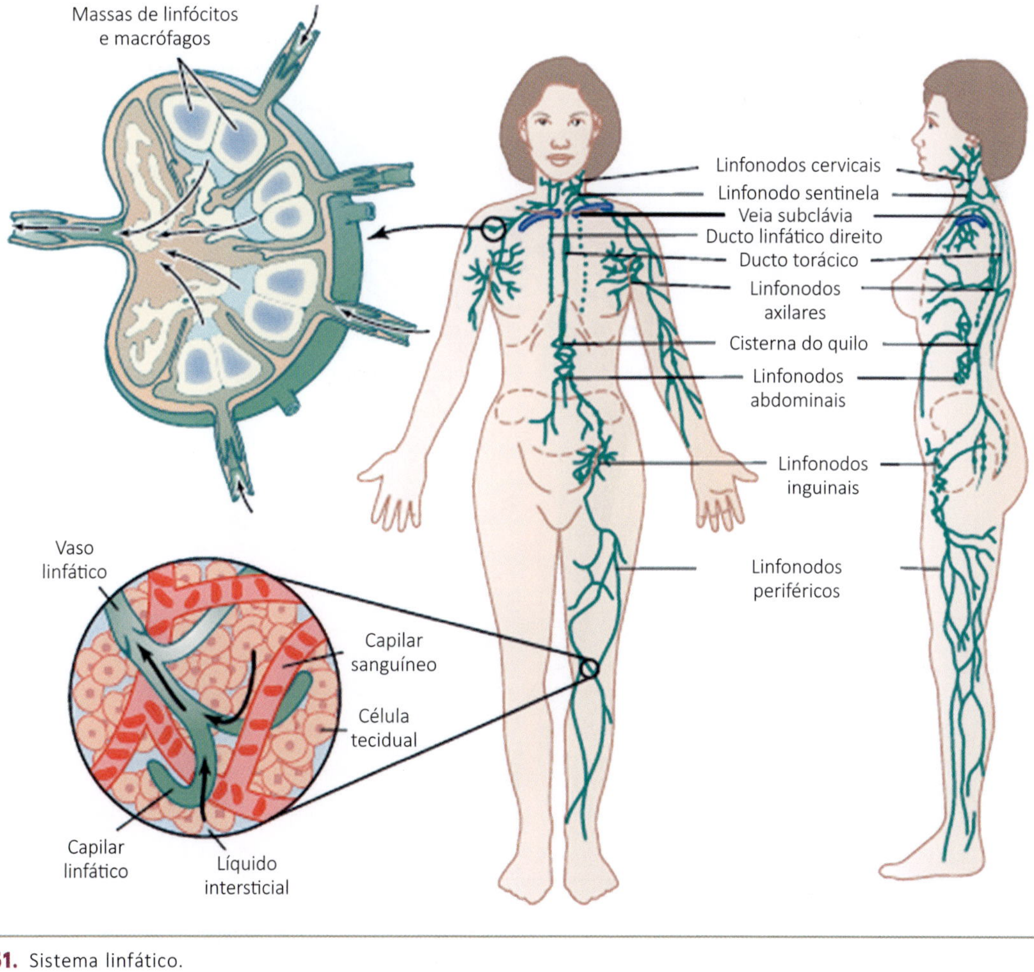

Figura 27.151. Sistema linfático.

Fonte: Desenvolvida pela autoria do capítulo.

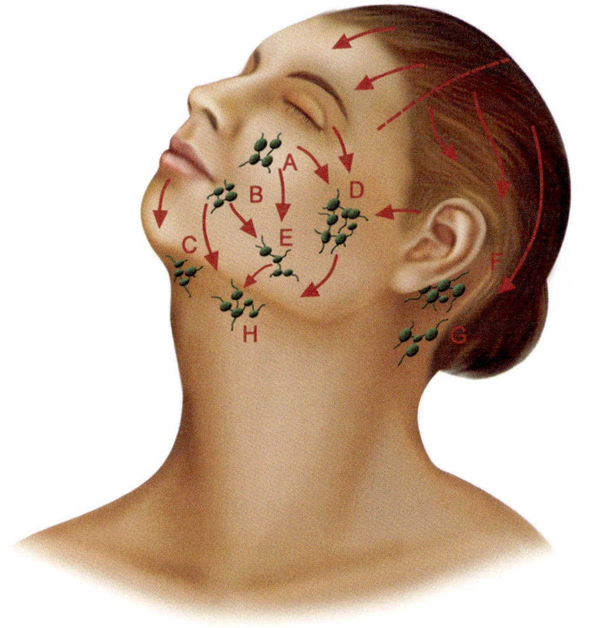

Figura 27.152. Linfonodos e vias de drenagem na face e retroauricular.

A: Infraorbitais; B: Bucais; C: Submento; D: Parótida; E: Mandibular – bochecha; F: Mastoide – retroauricular; G: Occipitais; H: Submandibulares.

Fonte: Desenvolvida pela autoria do capítulo.

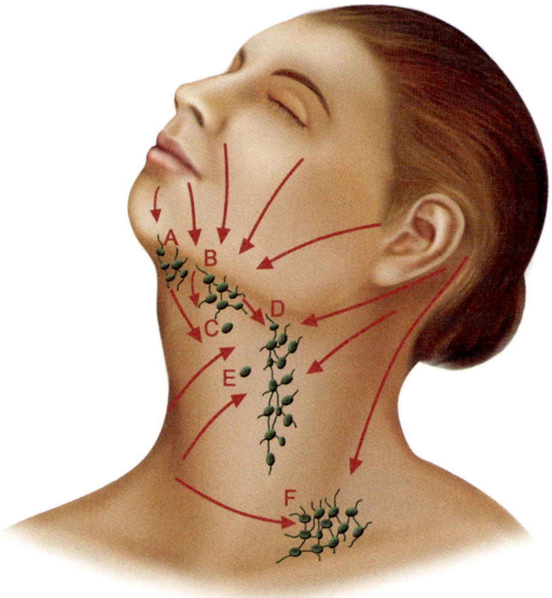

Figura 27.153. Linfonodos e drenagem no pescoço.

A: Submento e supra-hioideos; B: Submandibulares; C: Área de veia jugular e espaço de músculo digástrico; D: Cervicais profundos; E: Jugular osso-hioideo; F: Cervicais profundas e supraclaviculares.

Fonte: Desenvolvida pela autoria do capítulo.

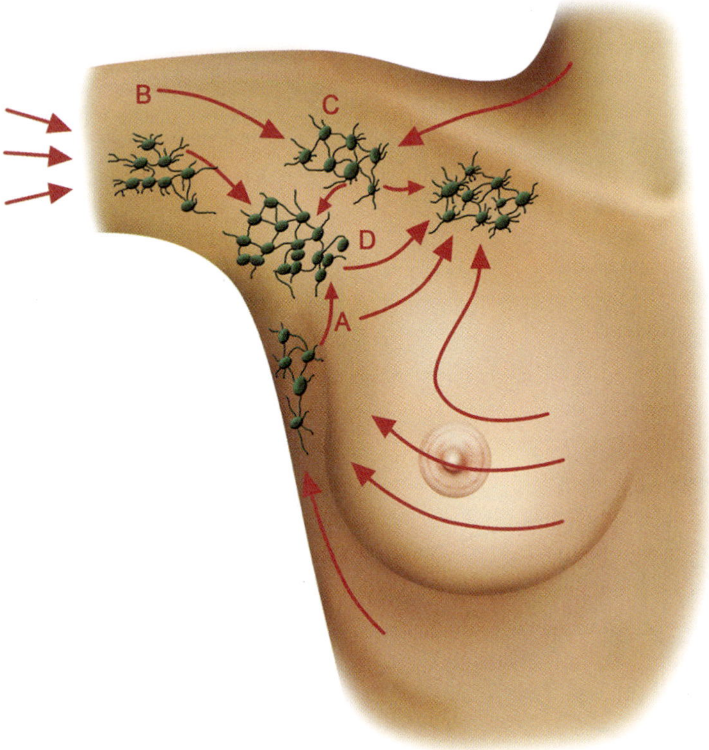

Figura 27.154. Linfonodos e drenagem na região axila-mamas-clavícula-ombro.

A: Axila anterior de tórax; B: Braço-ombro-lateral; C: Clavícula grupo lateral, posterior e subescapular; D: Grupo central e intermediário do tórax superior; E: Axial infraclavicular.

Fonte: Desenvolvida pela autoria do capítulo.

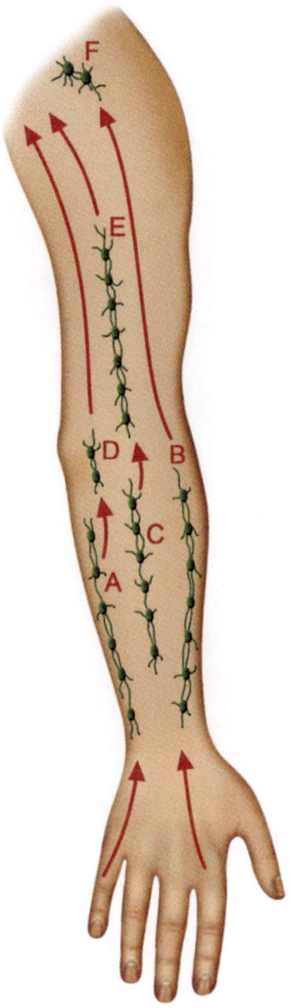

Figura 27.155. Linfonodos e vias de drenagem de MMSS.

A: Ulnares; B: Radiais; C: Interósseos; D: Supratrocleares; E: Braquiais; F: Deltopeitorais.

Fonte: Desenvolvida pela autoria do capítulo.

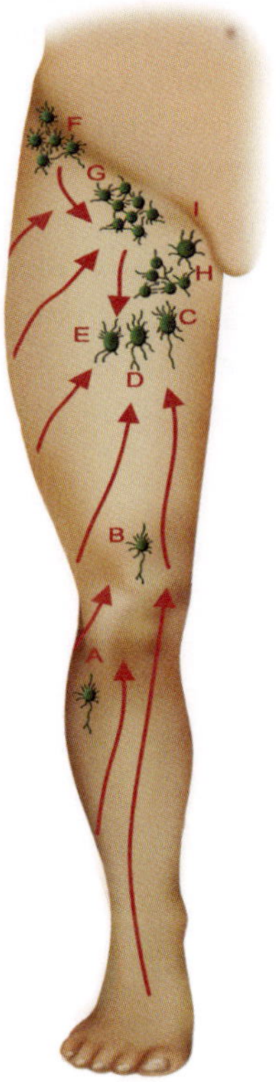

Figura 27.156. Linfonodos e vias de drenagem de MMII.

A: Tibial anterior profundo; B: Poplíteo profundo; C: Safena magna; D: Intersafênico; E: Safena lateral; F: Circunflexo superficial do ílio; G: Epigástrico superficial.

Fonte: Desenvolvida pela autoria do capítulo.

27.12 Cirurgia do Contorno Cervicofacial

Ritidoplastia – Visão e Conduta

• Oleg Sabatovich
• Patrick Giscard Sabatovich

Os autores apresentam os princípios básicos (de ritidoplastia) em sua visão e a conduta em ritidoplastia facial e do pescoço, desde o processo de envelhecimento facial, avaliação geral, aspectos anatômicos básicos, anestesia, planejamentos cirúrgicos, cuidados operatórios e possíveis complicações.

Introdução

O envelhecimento humano é contínuo e as alterações anatômicas e fisiológicas ocorrem de modo diferenciado em cada região do corpo, sobretudo na face. Esse processo varia de pessoa para pessoa, de acordo as características individuais, étnicas e raciais. Algumas alterações podem surgir precocemente, como, por exemplo, os sulcos nasogenianos acentuados ou o aparecimento das bolsas gordurosas na região das pálpebras inferiores, com olheiras bem marcadas.

Os sinais do fotoenvelhecimento cutâneo na face podem ser atenuados por tratamentos dermatológicos com substâncias como o ácido retinoico, alfa-hidroxiácidos e outras, associados aos peelings químicos, dermoabrasão cirúrgica e laser de CO_2 e/ou *erbium*, com efeito de *resurfacing*.

O sistema ósteo-musculoaponeurótico também sofre alterações de envelhecimento. O processo de reabsorção e remodelagem óssea acontece a cada quatro a sete anos, com substituição dos osteócitos dentro de matriz calcificada. Com o passar do tempo, há diminuição dos estímulos funcionais.

Com o avanço da idade, diminui o equilíbrio entre as forças musculares intracavitárias e a coluna aérea que participa na manutenção do equilíbrio e na remodelagem óssea do terço médio da face. A imagem de face curta é por diminuição vertical do terço inferior da face, avanço da mandíbula e convexidade da região central da face.

A mudança na força da cinta muscular do pterigoide e do masseter sobre o ângulo mandibular e o côndilo ocasiona a reabsorção óssea paulatina da mandíbula, com apagamento progressivo do ângulo mandibular e da linha de transição entre face e pescoço (Figuras 27.157 e 27.158).

A perda dos ligamentos periodontais na maxila e na mandíbula, pela extração dentária, ocasiona a reabsorção alveolar (Figuras 27.159 a 27.161), apresentando sinais de encurtamento da região central da face com queda da ponta do nariz, múltiplas rugas nos lábios, acentuação dos sulcos nasogenianos e flacidez da pele do terço inferior da face.

O osso frontal e a órbita, com o avanço da idade, sofrem modificações na sua estrutura óssea e na cinta periostal, pela diminuição do estímulo funcional (Figuras 27.162 a 27.164). O músculo frontal deixa de tracionar o rebordo orbitário para cima e o músculo orbicular para baixo. Com isso, diminui a compressão e o estímulo sobre a cinta periostal, gerando diminuição vertical da órbita pela formação de um degrau na parte superior, em função do afrouxamento dessa cinta.

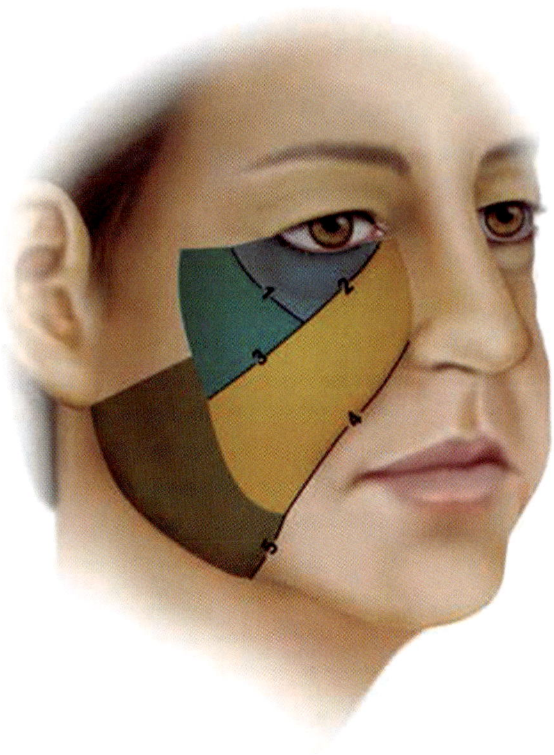

Figura 27.157. Vista frontal da face, observando um terço meio e inferior da face envolvido no processo de envelhecimento facial, com maiores dificuldades no tratamento não cirúrgico.

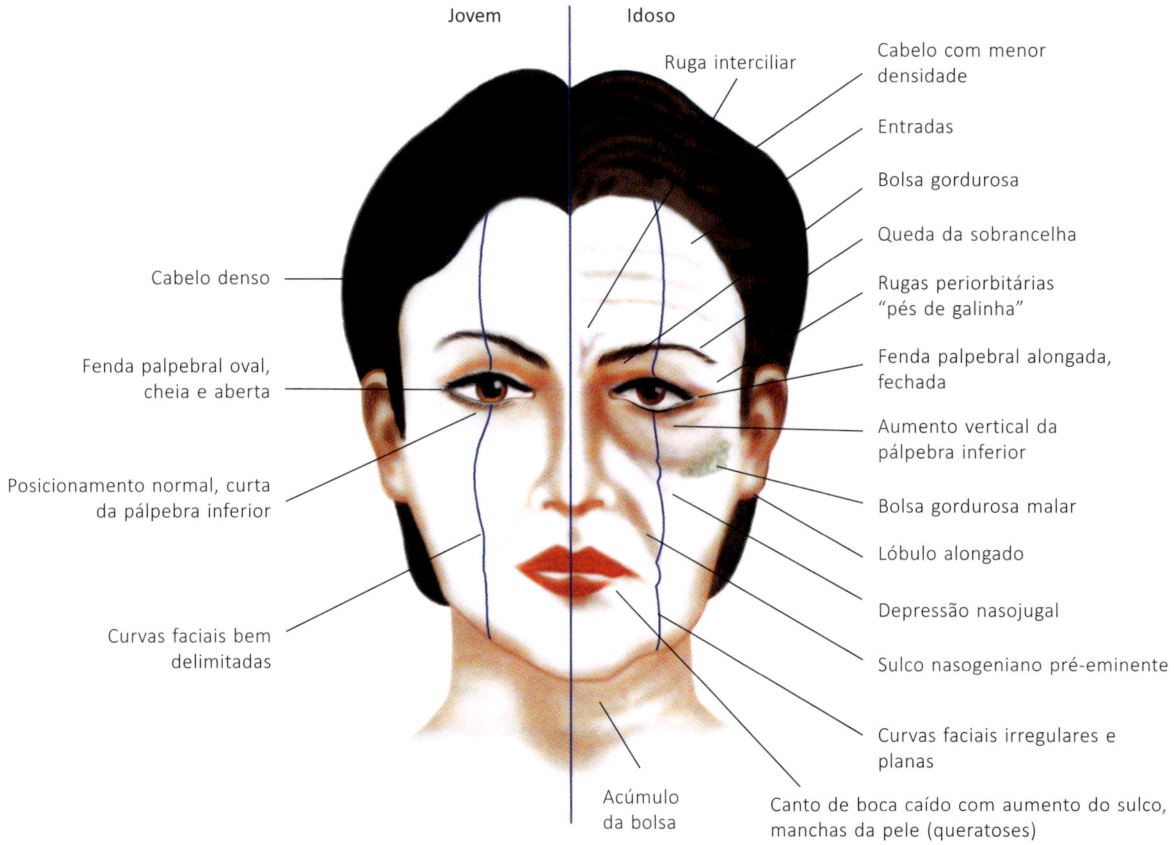

Figura 27.158. Comparação entre a face jovem e a idosa.

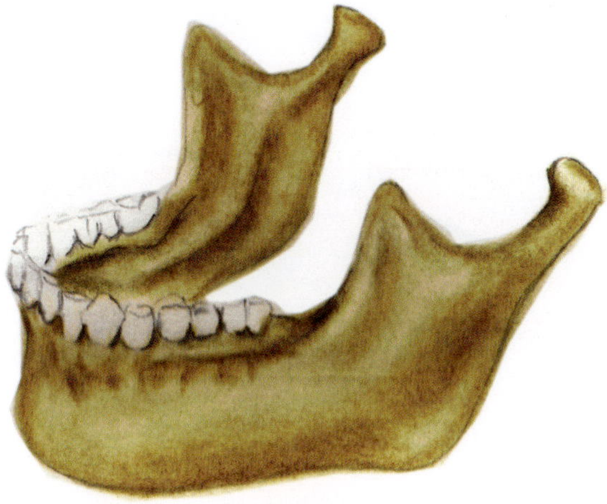

Figura 27.159. Mandíbula jovem com todos os dentes.

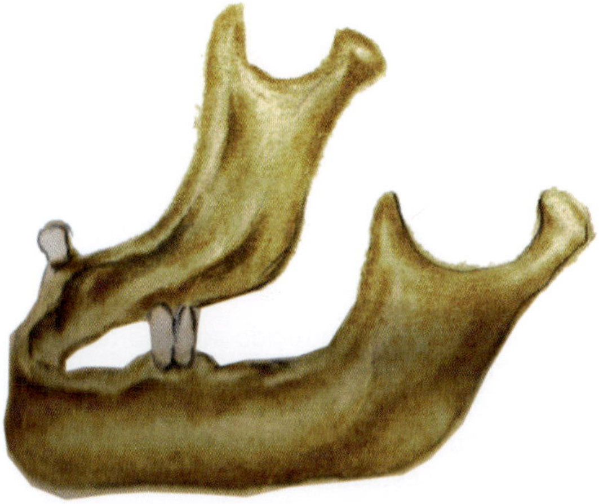

Figura 27.160. Mandíbula após extrações dentárias.

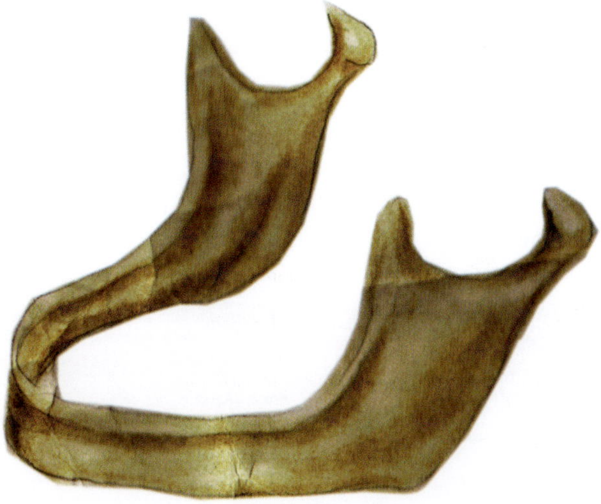

Figura 27.161. Mandíbula sem dentes. Observa-se perda volumétrica de massa óssea que resulta em encurtamento de região centro-inferior da face, com formação das múltiplas rugas, flacidez e depressões.

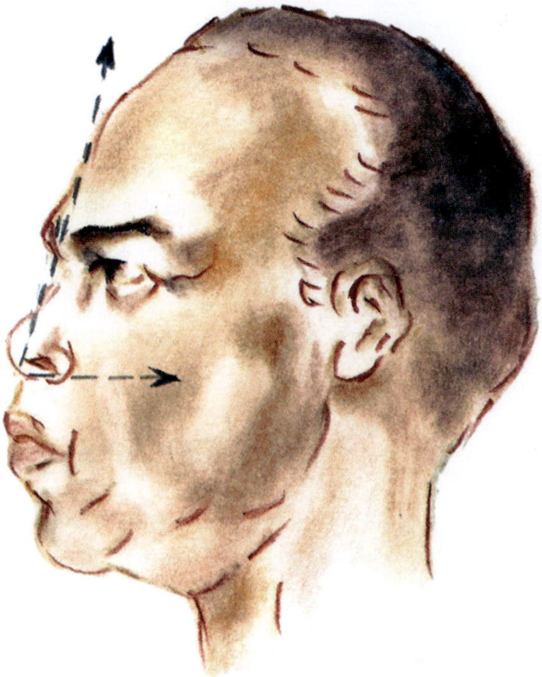

Figura 27.162. Osso frontal e órbita no paciente com avanço de idade.

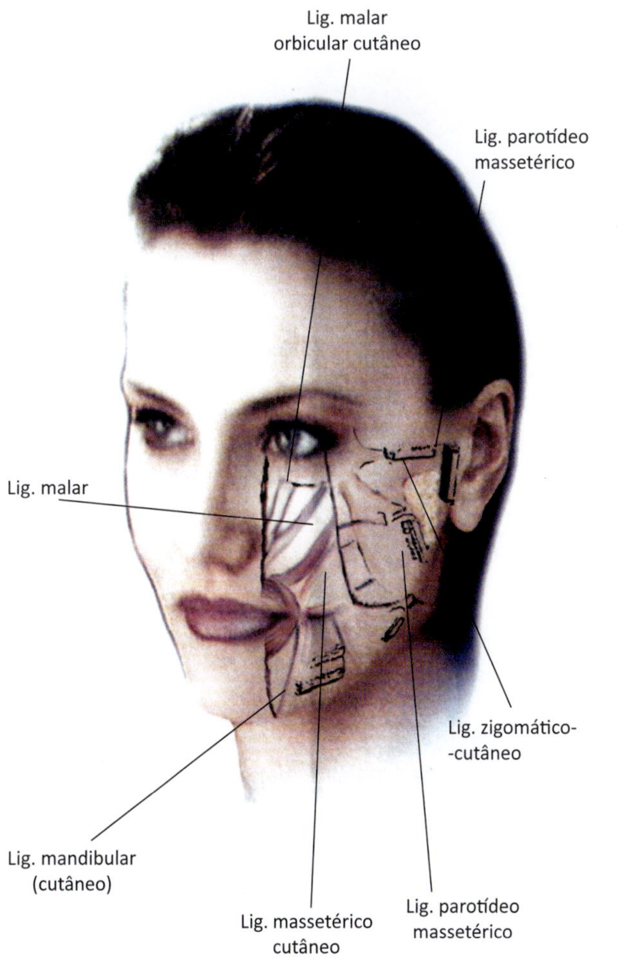

Figura 27.163. Ligamentos ósteo-fasciocutâneos na face.

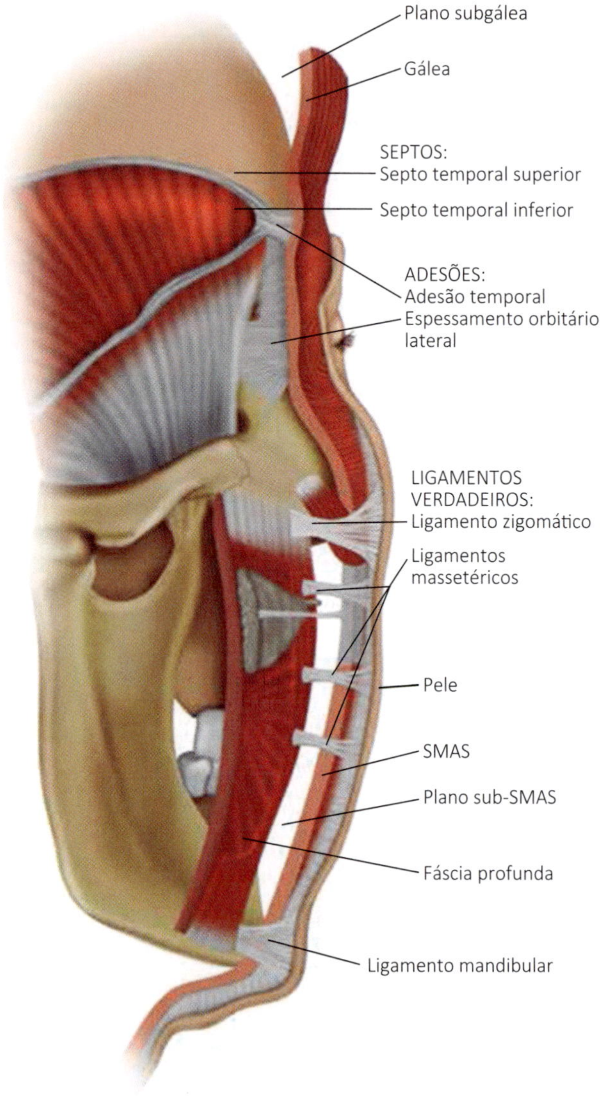

Figura 27.164. Vista lateral da anatomia topográfica craniofacial. Planos anatômicos mais importantes.
SMAS: sistema musculoaponeurótico superficial.

Na região zigomática observam-se progressivamente desinserção da musculatura, afrouxamento do septo orbitário com herniação de gordura orbitária e aparecimento de sulcos blefarojugal e nasogeniano (Figura 27.165).

Os ligamentos osteocutâneos, que estão presentes entre os ossos zigomático e mandibular, com aderência na derme da pele, sofrem com o avanço da idade ou com o afrouxamento pelo desgaste, resultando em flacidez da pele nas regiões malar e mandibular.

As mesmas alterações ocorrem com os ligamentos fasciocutâneos nas regiões parotidiana e massetérica, perdendo suas funções especiais de impedir a ação das forças gravitacionais nas laterais da face.

As mudanças tróficas, resultando em afrouxamento do sistema musculoaponeurótico superficial (SMAS) e platisma, ocasionam a perda do contorno cervicofacial.

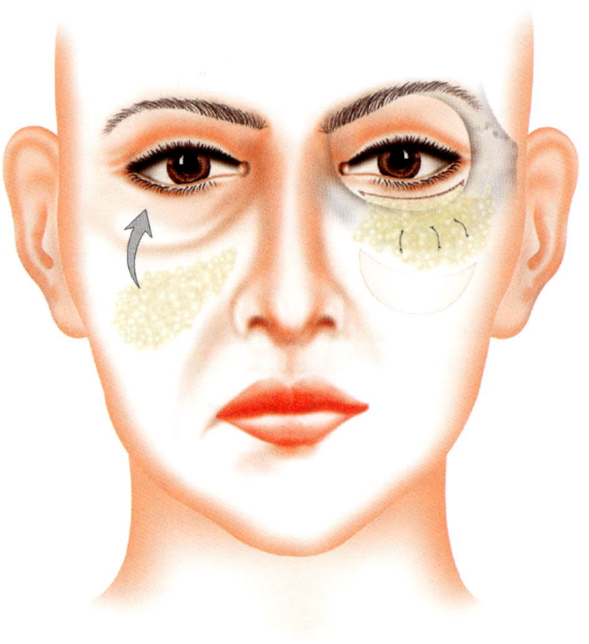

Figura 27.165. Descida e herniação da gordura orbitária da pálpebra inferior direita.

A perda ou o ganho do tecido adiposo também altera a aparência da face e do pescoço, funcionando como expansor da pele, que se torna fina, flácida, hipotônica e aderida às estruturas adjacentes, ou revela a perda do peso corporal e o estado nutricional do paciente.

O revestimento cutâneo que representa a qualidade da pele deve ser avaliado considerando-se: o fototipo da pele, a espessura da mesma (fina ou grossa), o grau de oleosidade (seca ou oleosa), a presença de rugas finas, estáticas ou dinâmicas, com ou sem dano actínico, com ou sem perda da elasticidade, e a presença de doenças dermatológicas.

O estado do couro cabeludo, a densidade e a implantação dos cabelos e suas características nas regiões frontotemporal e occipital representam parâmetros para avaliação do processo de envelhecimento, ditando o tipo de planejamento cirúrgico (Quadro 27.24).

Quadro 27.24. Comparação entre as características da face jovem e da face idosa.

Face jovem	*Face idosa*
Região facial: volumosa	Região facial: plana
Cheia	Vazia
Curta	Longa
Triangular	Quadrada
Linhas faciais naturais preservadas	Perda das linhas faciais
Pele aderida, elástica, brilhosa e sem dano actínico	Flacidez, sem brilho, com dermatoses e dano actínico

(*Continua*)

Quadro 27.24. Comparação entre as características da face jovem e da face idosa. (*Continuação*)

Face jovem	*Face idosa*
Rugas inexistentes	Rugas finas, estáticas
Região orbitária: olhos abertos	Olhos mais fechados
Órbita cheia	Órbita vazia, com imagem de "olheira"
Órbita oval	Órbita arredondada
Fenda orbital ampla	Fenda orbital diminuída
Sobrancelhas bem posicionadas	Sobrancelhas ptosadas
Cauda da sobrancelha normal	Cauda das sobrancelhas arqueada
Sem degrau	Com degrau
Fenda palpebral normal	Fenda palpebral diminuída
Pálpebras elásticas	Pálpebras atônicas, flácidas
Borda da pálpebra inferior: curta, reta, elástica	Borda palpebral inferior: alongada, curva, hipotônica
Pele: sem rugas	Pele: com rugas, escurecida
Sem herniação da gordura	Nota-se herniação da gordura

Seleção dos pacientes

□ Exame físico

O paciente fica sentado ou em pé, olhando para a frente; posteriormente, a cabeça é flexionada para o alto, para baixo, para a esquerda e para a direita.

Cada região facial, então, examinada:

- **Região frontoglabelar:** observar a existência de flacidez, rugas frontoglabelares, altura da testa, implantação pilosa, funcionamento do músculo frontal, anomalias e cicatrizes preexistentes e posicionamento das sobrancelhas.
- **Região orbitária:** observar flacidez e tônus das pálpebras superiores e inferiores, sobretudo herniação da gordura orbitária (Figuras 27.165 e 27.166), simetria das pálpebras, existência de ptose palpebral, se há movimentação sincronizada das pálpebras, as dimensões da fenda palpebral, se existem rugas finas no canto medial inferior pela contratura do músculo orbicular e se ocorre afrouxamento dos ligamentos dos cantos mediais e laterais. Atentar aos movimentos do globo ocular, à produção das lágrimas e se o fenômeno de Bell está presente. A região orbitária é a mais importante da face e a primeira que chama a atenção no processo de envelhecimento.
- **Região central da face:** observar flacidez e ptose dos tecidos moles dessa área pela redução do coxim adiposo, pelas alterações da pele e dos ligamentos, com deslizamento dos tecidos músculo-aponeuróticos sob ação da gravidade, resultando em alongamento do nariz e evidenciação do sulco nasogeniano. Os lábios tornam-se finos pela perda das substâncias fundamentais e ação do músculo orbicular da boca. Avaliar a boca: presença dos dentes, de próteses dentárias e examinar o volume da arcada alveolar.
- **Região mentoniana:** observar se há excesso de gordura nessa área, responsável pela ptose conhecida como mento senil. Avaliar a existência da dobra acentuada entre o lábio inferior e o mento, bem como a depressão submentoniana pela perda do coxim adiposo.
- **Região lateral da face:** observar a presença de flacidez e ptose, a qualidade da pele: manchas, sequelas de acne e cicatrizes. Palpar a estrutura óssea mandibular e avaliar sua movimentação.
- **Região cervical:** avaliar excesso de pele, gordura localizada, flacidez do platisma, separação das bandas platismais supra-hióidea, grau de apagamento da linha mandibular, posicionamento do osso hióideo e projeção do mento.
- **Região auricular:** observar o posicionamento vertical das orelhas, a atrofia dos lóbulos das orelhas, anomalias da hélix e da concha, existência de orelha em "abano", assimetrias existentes e permeabilidade do conduto auditivo externo.
- **Região occipital:** avaliar a implantação pilosa dessa região, assim como a quantidade e a qualidade do cabelo. Dermatoses do couro cabeludo devem ser tratadas previamente.

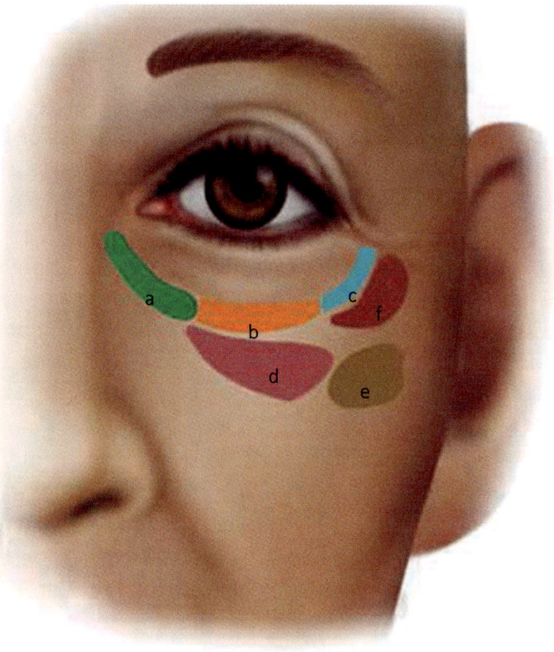

Figura 27.166. Depressões e irregularidades no revestimento da pele por influência de descida e herniação da gordura orbitária na pálpebra inferior, na região malar, associada à perda de elasticidade da pele.

a: medial infraorbital; b: infraorbital medial superior; c: lateral externa da pálpebra inferior; d: parte central da pálpebra inferior; e: zigomático inferior; f: malar.

Planejamento cirúrgico e instruções pré-operatórias

O planejamento cirúrgico é realizado após avaliação e análise detalhada do grau de envelhecimento de cada região e do esclarecimento ao paciente sobre as etapas cirúrgicas: incisões na pele, nas regiões pilosas, tratamento do SMAS-platisma, necessidade ou não de lipoaspiração, lipoenxertia na face e/ou nos sulcos, necessidade de dermoabrasão ou uso de laser de CO_2 ou *erbium*, realização de mentoplastia, correção dos lóbulos da orelha e outros procedimentos ancilares e sobre o período pós-operatório: quanto a dor, edema, utilização de drenos, curativos, retirada dos pontos, repouso, tempo de recuperação, volta às atividades profissionais e possíveis complicações.

Todos os pacientes devem apresentar avaliação clínica de risco cirúrgico e exames laboratoriais com fotodocumentação obrigatória.

Todo fumante deve ser instruído a evitar o cigarro 10 a 15 dias antes do ato cirúrgico e, em alguns casos, realizar preparo da pele e do couro cabeludo previamente.

Deve-se solicitar por escrito autorização e consentimento do paciente.

No dia da cirurgia o paciente deve ser internado em jejum de oito a dez horas, quando será reexaminado e apresentado ao anestesista, que determinará o plano anestésico.

Fatores de risco para complicações pós-cirúrgicas

O domínio da anatomia cirúrgica facial e cervical é fundamental na realização da ritidoplastia, assim como o conhecimento de possíveis situações que de algum modo possam provocar as complicações. O cirurgião deve ter em mente as seguintes situações:

Lembrar que a pele é um órgão de revestimento e não de sustentação, não participando diretamente do resultado final da cirurgia. O SMAS-platisma é considerado um complexo de sustentação da face e do pescoço, definindo o contorno da região cervicofacial.

Lembrar que a lesão do ramo frontal provoca a queda das sobrancelhas e paralisia do músculo frontal. Raramente a lesão é definitiva e, na maioria dos casos, regride em um período de 4 a 6 meses, ou até 12 meses.

Lembrar do ramo marginal da mandíbula, que é frequentemente lesionado por cânulas de lipoaspiração ou eletrocautérios ou pela infiltração anestésica, o que é temporário, durando horas a alguns meses (dois a três), com recuperação completa. A lesão do ramo marginal manifesta-se por queda do lábio inferior. Na maioria dos casos, necessita fisioterapia.

Lembrar que a lesão dos nervos supratroclear e supraorbitário provoca perda de sensibilidade na testa, com surtos de prurido intenso, dificilmente controlado por medicamentos.

Lembrar da glândula parótida, localizada sobre os ramos do nervo facial e coberta pelo SMAS. O plano de descolamento do SMAS é sobre a fáscia da glândula parótida, e, em caso de trauma, origina-se a fistulização com secreção, de difícil resolução.

O ducto de Stenon pode ser lesionado na hora de descolamento facial, principalmente em pacientes com a face curta e flácida. O SMAS é fundamental na sustentação e contorno facial. É um complexo de finos fascículos musculares que se estendem desde o platisma, no nível cervical, até o arco zigomático, da região pré-auricular à musculatura cutânea da região da boca. Esse plano anatômico, definido por Mitz e Peyronie em 1976, é utilizado cirurgicamente para proporcionar resultado melhor e mais duradouro.

O músculo platisma apresenta diversas variações anatômicas, divididas em 3 tipos de apresentações:

- **Tipo 1:** as fibras entrelaçam-se aproximadamente 2 cm a 3 cm do mento, com separação no restante do pescoço da região supra-hióidea, em 75% de casos.
- **Tipo 2:** as fibras entrelaçam-se ao nível da cartilagem tireóidea, cobrindo como um só músculo a região supra-hióidea, em 15% dos casos.
- **Tipo 3:** as fibras inserem-se diretamente na região do mento e não apresentam cruzamentos entre si, deixando a região supra-hióidea sem cobertura muscular em 10% dos casos.

A apresentação do músculo é em forma de um "v" invertido, facilitando o reparo dessa unidade anatômica por meio de sutura, possibilitando a definição do contorno cervical e do submento (Figura 27.167).

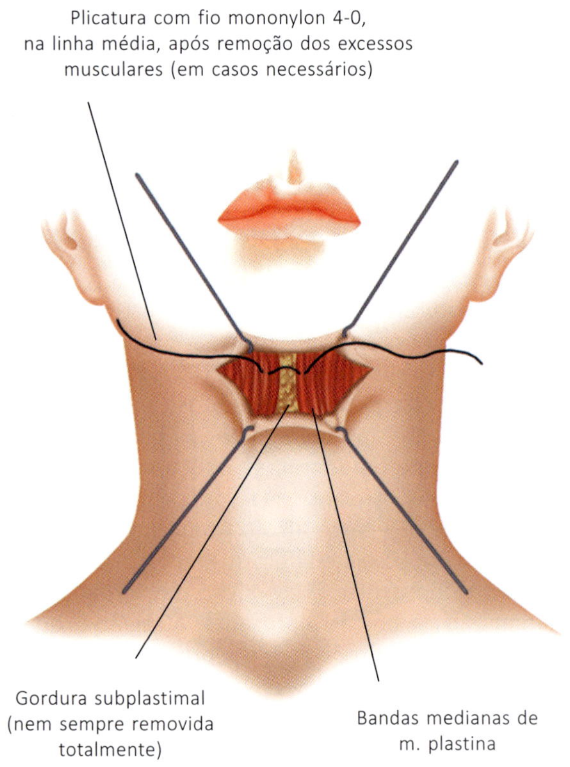

Figura 27.167. Plicatura do músculo platismal.

Técnica básica da ritidoplastia

A integração da equipe é necessária para que todas as etapas, pré, peri e pós-operatória, sejam bem-sucedidas.

□ Etapa I – Pré-operatória

Inclui o preparo do cabelo, sem tricotomia, para facilitar a execução da cirurgia.

Realiza-se antissepsia, assepsia, colocação dos campos cirúrgicos de maneira adequada, evitando o tracionamento dos tecidos da vizinhança e proteção dos condutos auditivos com gaze. As demarcações das áreas de descolamento e incisões devem ser precisas e simétricas (Figuras 27.168 e 27.169).

A ritidoplastia poderá ser feita sob anestesia geral ou local com sedação E.V., dependendo de vários fatores, como idade do paciente, problemas na coluna cervical, estado emocional e tempo cirúrgico. As desvantagens da anestesia geral incluem aumento de sangramento durante o ato cirúrgico, náuseas ou vômitos no pós-operatório, edema e equimose prolongada.

Atualmente, a anestesia mais usada é a local, com sedação via endovenosa utilizando midazolam e fentanil, variando a dosagem de acordo com o peso do paciente.

Todos os pacientes são monitorados e acompanhados com oxímetro, sob supervisão do anestesista, que pos-

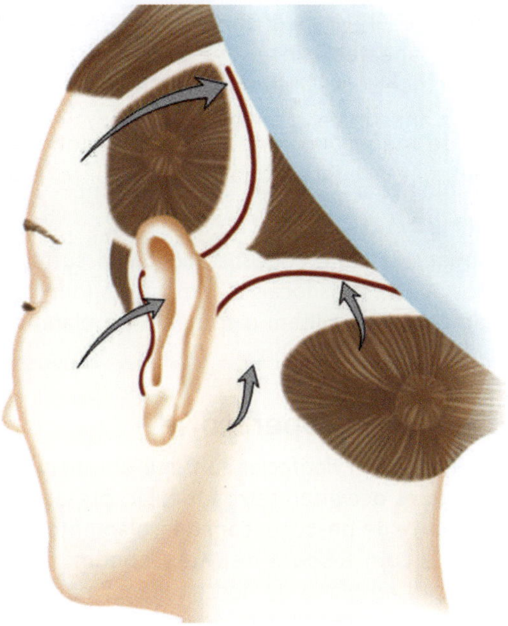

Figura 27.168. Marcação das áreas de incisões na ritidoplastia.

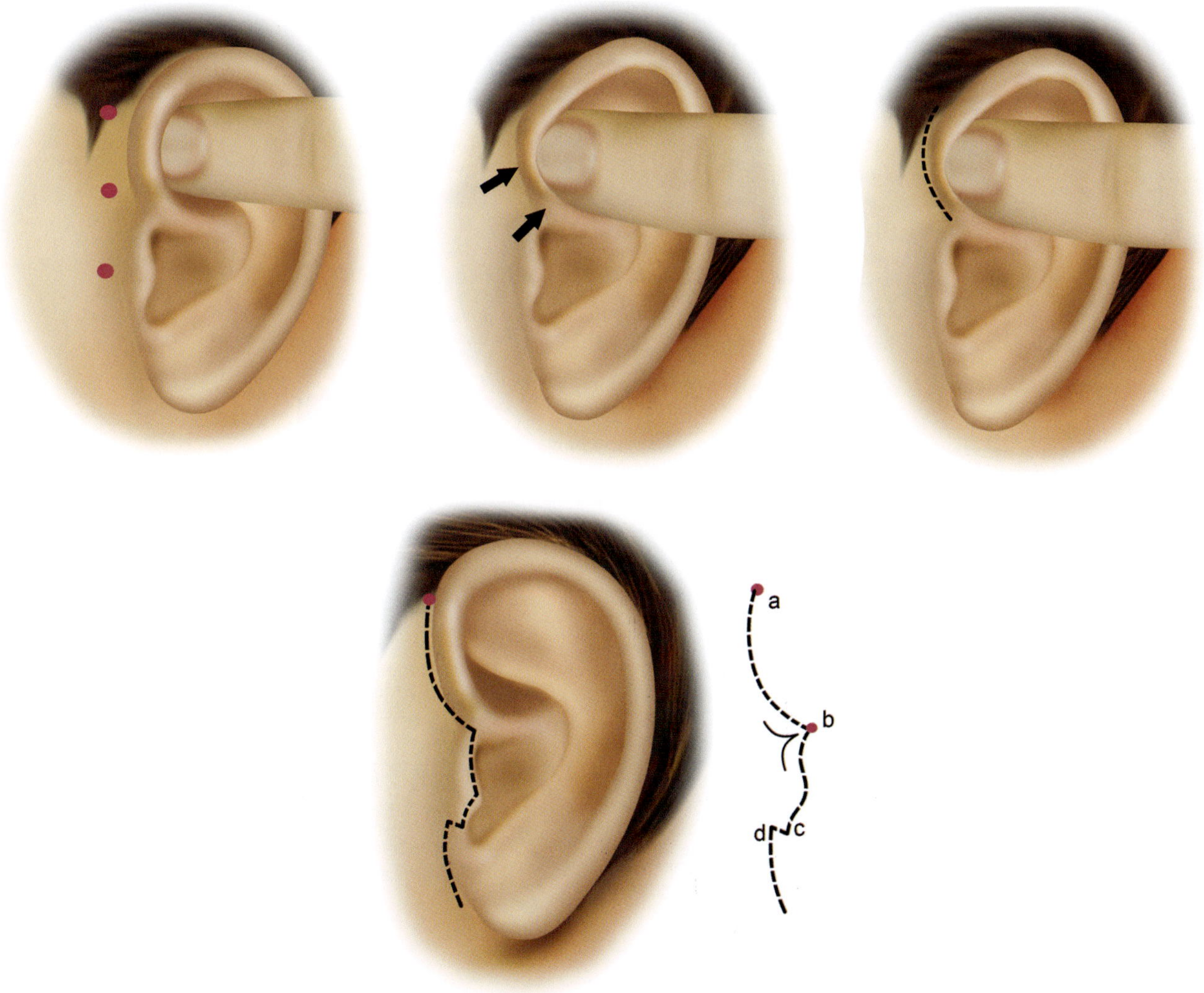

Figura 27.169. Marcação na área pré-auricular.

sibilita um ato cirúrgico bem confortável. Uma das desvantagens da anestesia local é o desconforto da dor inicial, no momento da infiltração anestésica.

A solução anestésica é composta por:

- Lidocaína a 2% 40 mL
- Soro fisiológico a 0,9% 160 mL
- Adrenalina 1/1.000 1 mL

Essas quantidades e concentrações são suficientes para efeitos anestésicos locais e hemostasia (diminuição do sangramento) e facilitam o trabalho no plano certo de descolamento dos retalhos.

□ Etapa II – Perioperatória

A ritidoplastia cervicofacial consiste em incisões na pele, nas regiões occipital, retroauricular, pré-auricular, temporal e parte do pescoço, com descolamento subcutâneo da pele com tesoura de Metzenbaum. Deve-se prestar atenção ao plano de descolamento nas regiões temporal e occipital, evitando lesão nervosa e dos bulbos pilosos (Figuras 27.170 e 27.171). Após os descolamentos, realiza-se rigorosa hemostasia bilateralmente, e identificam-se as estruturas de SMAS com ajuda das pinças anatômicas, avaliando a necessidade de tratá-lo cirurgicamente com plicatura ou ressecção e sutura. O retalho de SMAS na região facial é tracionado superior e anteriormente, seguindo as mesmas direções da ritidoplastia. Na região mandibulocervical, para melhorar a definição do ângulo mandibular, a tração é no sentido oblíquo-posterior da região occipital, com atenção ao nervo grande auricular (Figura 27.172).

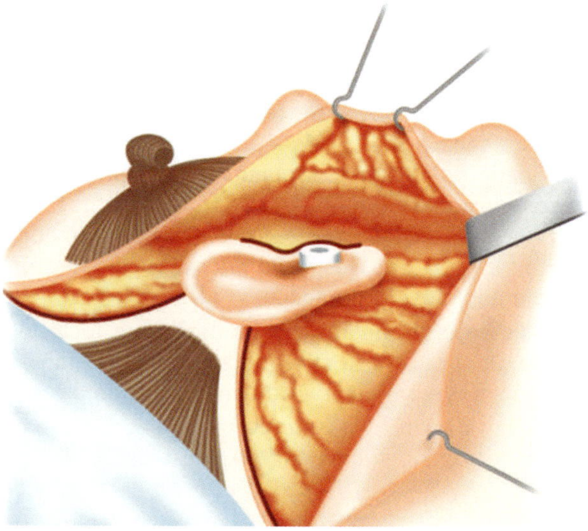

Figura 27.170. Esquema dos planos de descolamento subcutâneo nas regiões temporal, facial e cervical.

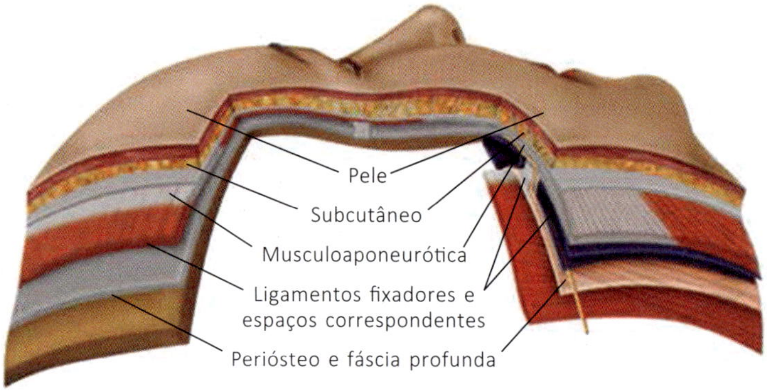

Figura 27.171. Estruturas anatômicas envolvidas nos vetores de tração da região cervicofacial, no procedimento de ritidoplastia.

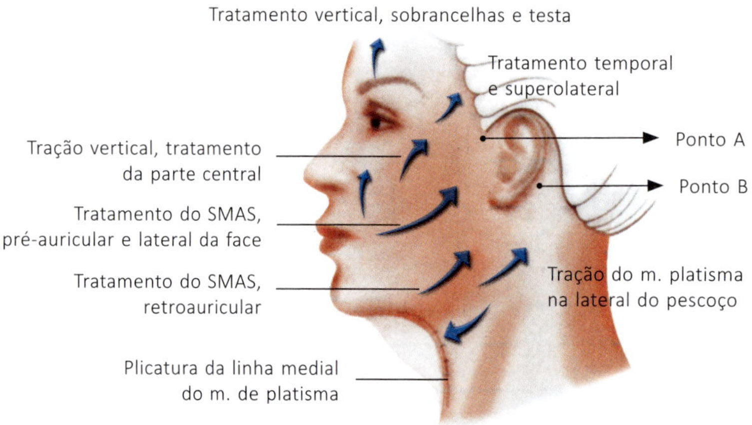

Figura 27.172. Principais vetores de tração na região cervicofacial.

□ Etapa III – Tração da Pele

Com as pinças de marcação de Pitanguy, são determinados o excesso de pele a ser ressecado na região pré-auricular anterior (Figura 27.173, ponto A) e a tração da pele na região cervical posterior (Figura 27.174, ponto B).

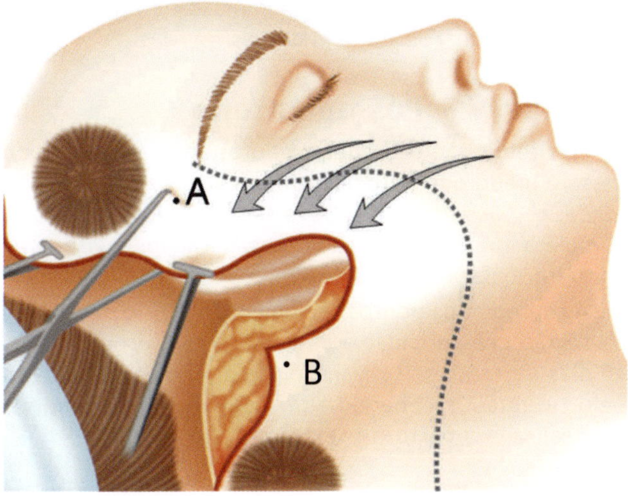

Figura 27.173. Tração da pele na região facial e marcação com pinça de Pitanguy.

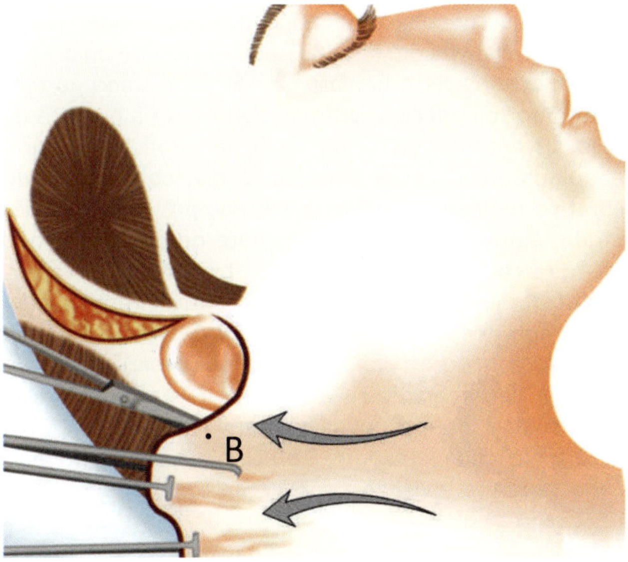

Figura 27.174. Sentido de rotação e tração do retalho cervical posterior.

A tração do retalho anterior é feita no sentido que vai do trago ao tubérculo de Darwin, sem subida do pé do cabelo, e a tração cérvico-occipital tem o sentido medial superior, evitando a formação de degrau entre as áreas glabra e pilosa (Figura 27.175).

O excesso de pele é demarcado e ressecado, com posicionamento do lóbulo da orelha, naturalmente (Figura 27.176).

A sutura simples é feita com fio mononylon 6.0 na região pré-auricular; 5.0 na retroauricular e 4.0 nas áreas pilosas, tipo Gilles ou simples.

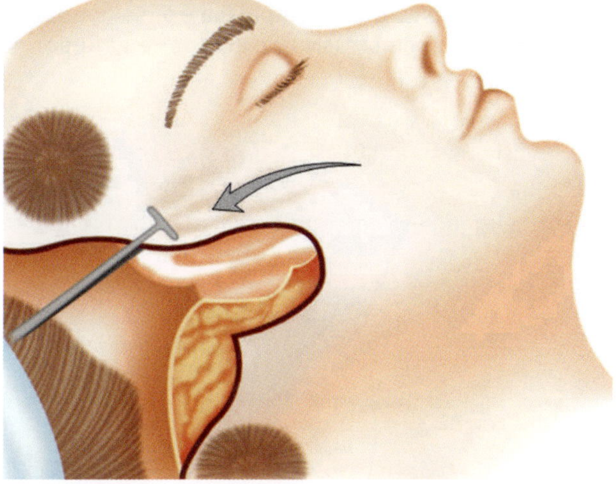

Figura 27.175. Tração do retalho anterior da face no sentido do trago ao tubérculo de Darwin.

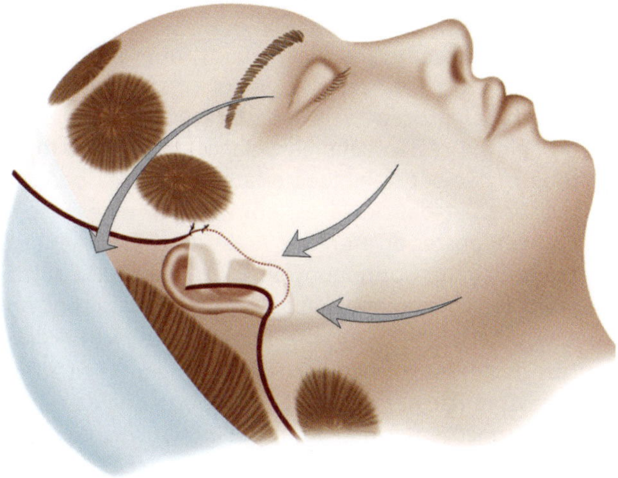

Figura 27.176. Demarcação e ressecção do excesso de pele com posicionamento do lóbulo da orelha.

□ Etapa IV – Tratamento da região submentoniana

Na maioria dos pacientes, a região do pescoço, sobretudo a submentoniana, apresenta os principais sinais de envelhecimento. O fato ocorre pelo acúmulo de tecido gorduroso entre o músculo platisma e o músculo hióideo e subcutâneo nessa região, que com o passar do tempo funciona como expansor da pele, provocando, posteriormente, excesso de pele, irregularidades no revestimento e flacidez. As rugas transversais, em conjunto com a flacidez dos músculos platismais, formam 2 bandas platismais separadas.

A conduta cirúrgica nessa região vai depender da idade do paciente e do grau de envelhecimento dessa área:

- Nos pacientes jovens até 30 anos de idade, com comprometimento da região submentoniana, conhecido como "papada", a lipoaspiração com cânula

2,5 mm a 3 mm por meio das vias de acesso retrolobulares da orelha e submentoniana é a melhor opção, com curativo compressivo de crepom e gaze por 48 horas (Figura 27.177).

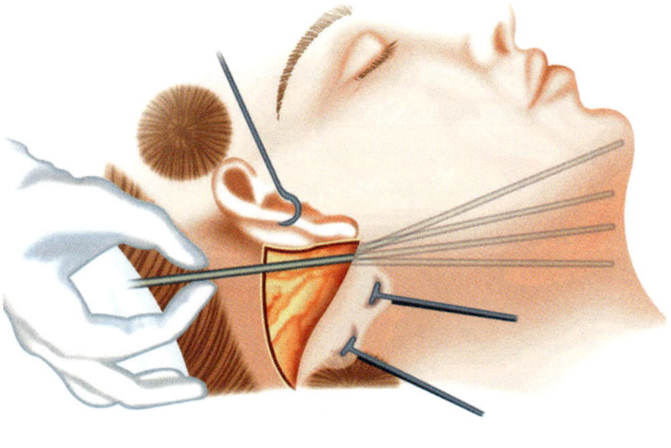

Figura 27.177. Lipoaspiração nas regiões cervical e submentoniana.

- Nos pacientes jovens até 35 anos, que apresentam flacidez e discreto excesso de pele, rugas e gorduras localizadas, procede-se à lipoaspiração com ressecção da pele na região submentoniana, descolamento de toda região supra-hióidea e laterais do pescoço por incisões retroauriculares, com tração e ressecção cutânea posterior à orelha. A sutura no submento é realizada com fio mononylon 6.0, e, na região retroauricular, com mononylon 5.0. Pode-se usar dreno em alguns casos. Retiram-se os pontos entre 7 e 14 dias.
- Nos pacientes que apresentam uma combinação de excesso e flacidez da pele com lipodistrofia da região do pescoço e flacidez do músculo platisma com formação de bandas platismais. Estes necessitam da combinação de lipoaspiração, descolamento, tração e ressecção cutânea com tratamento das bandas platismais mediais na região supra-hióidea. A incisão da pele é de cerca de 5 cm a 6 cm de comprimento na prega submentoniana com acesso direto às fibras mediais do platisma (Figura 27.149). Após visualização das bandas musculares, avalia-se o tipo de separação e a existência de excesso do músculo e da gordura subplatismal, para, então, proceder à remoção segundo a necessidade, nunca totalmente, para evitar a depressão submentoniana. A sutura das bandas platismais pode ser feita com fio mononylon 5.0, nós invertidos, de preferência separados e simetricamente acoplados. Esse procedimento deve ser realizado com iluminação pela fibra óptica. A pele é suturada com fio mononylon 6.0 por meio de sutura contínua ou separada. A tração com ressecção da pele na região retroauricular é feita depois do tratamento das bandas platismais na região supra-hióidea.

Durante o tratamento cirúrgico do músculo platisma na região cervical, o cirurgião deve prestar muita atenção no momento da dissecção ou lipoaspiração para não lesionar o platisma, a região mandibular do músculo facial, o grande auricular e a veia jugular externa. Os drenos são colocados bilateralmente e retirados 24 horas depois.

O curativo é oclusivo, feito com gaze acolchoada após limpeza cuidadosa do conduto auditivo externo, lavagem do cabelo com soro fisiológico e higiene facial com gaze úmida. A compressão é obtida por meio de faixa de crepom, ajudando, assim, a diminuição de edema e reduzindo a formação de hematomas.

□ Etapa V – Pós-operatória

Os drenos são retirados 24 horas após a cirurgia, do mesmo modo que a troca de todo curativo após a higiene das regiões operadas. Deve ser fornecida orientação completa sobre os medicamentos, curativos e visitas ao consultório para retirada dos pontos e revisões previstas.

A retirada dos pontos tem início a partir de sete dias na região pré-auricular e os demais, em torno de 14 a 20 dias. Durante seis meses, o paciente é acompanhado pelo cirurgião, recebendo alta. Qualquer correção deve ser realizada a partir do sexto mês.

Complicações

O hematoma é a complicação mais comum que ocorre no período de 0 a 24 horas, sobretudo em fumantes do sexo masculino e com fragilidade capilar, hipertensão arterial, curativo com compressão insuficiente ou drenos mal colocados. Se o hematoma não for tratado no momento do seu aparecimento, pode ocorrer a necrose da pele. Os sintomas da formação de hematomas são dor e abaulamento da área onde se forma, com a gaze do curativo molhada de sangue arterial, provocando incômodo, agitação e queixa constante de que a dor não melhora com analgesia. O melhor tratamento para formação de hematoma efetua-se no centro cirúrgico, com a retirada dos pontos e a remoção dos coágulos com lavagem com soro fisiológico, sob anestesia (sedação + local) a "céu aberto". Deve-se realizar hemostasia rigorosa, colocar drenos novos e curativo compressivo com gaze acolchoada e crepom. É preciso tratar a pele o mais cedo possível, evitando a necrose e as hipercromias residuais.

As lesões nervosas motoras são raras e observadas em função do efeito térmico causado pelo uso de eletrocautérios nos locais, atingindo as terminações nervosas, ou pela secção com tesoura ou cânula de lipoaspiração.

Os ramos nervosos mais atingidos são:

- nervo grande auricular;
- ramos frontais do nervo facial;
- ramos marginais do nervo facial do terço anterior da mandíbula;
- ramos bucais;
- ramos zigomáticos.

Os nervos sensitivos cutâneos se regeneram em um período de seis a oito meses, sem deixar vestígios da perda de sensibilidade cutânea.

As infecções podem ocorrer em todo procedimento cirúrgico; por isso, a avaliação prévia do ato cirúrgico, o preparo da pele e do couro cabeludo, a orientação no período pós-operatório e os cuidados durante o ato cirúrgico são de suma importância. O uso de antibióticos no período pós-operatório é obrigatório entre 10 e 14 dias, com cuidados locais diários adequados.

As cicatrizes inestéticas são raras, dentre elas, podemos mencionar hipertrofia cicatricial, formação de queloides, sobretudo na região pré-auricular, hipocromia residual após necroses cutâneas ou pruridos prolongados, alopecia nas áreas do couro cabeludo ocasionada pelo excesso de tração cutânea, eletrocoagulação e sutura inadequada, que são tratadas, respectivamente, com técnicas e métodos bem conhecidos pelos cirurgiões.

Se houver lesão na glândula parótida ou do canal de Stenon, é possível observar formação de fístula na região facial, de difícil resolução, porém deve ser tratada com uso de atropínicos e compressão local contínua. O canal de Stenon deve ser recanalizado pela técnica cirúrgica.

Conclusão

A ritidoplastia é uma cirurgia delicada, extremamente sofisticada e exige muito conhecimento de anatomia funcional e a respeito das variadas técnicas operatórias existentes. A avaliação pré-cirúrgica, o entrosamento da equipe cirúrgica, a anestesia adequada e o bom relacionamento médico-paciente são as garantias de um bom resultado final.

Resultados

Ver Figuras 27.178 a 27.180.

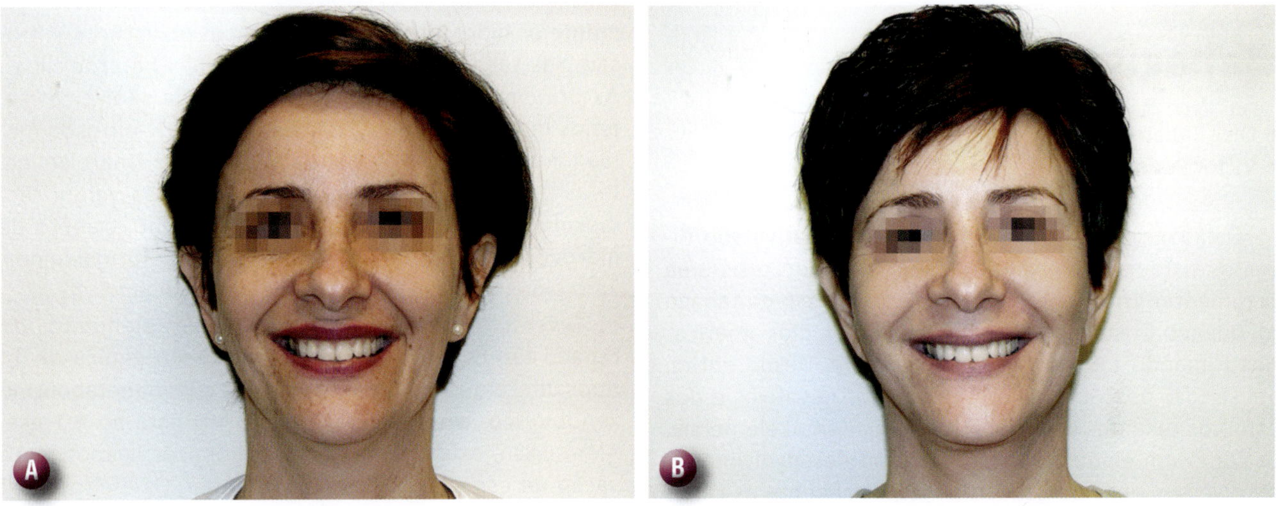

Figura 27.178. (A) Pré e (B) pós-ritidoplastia com lipoaspiração de mento.
Fonte: Acervo da autoria do capítulo.

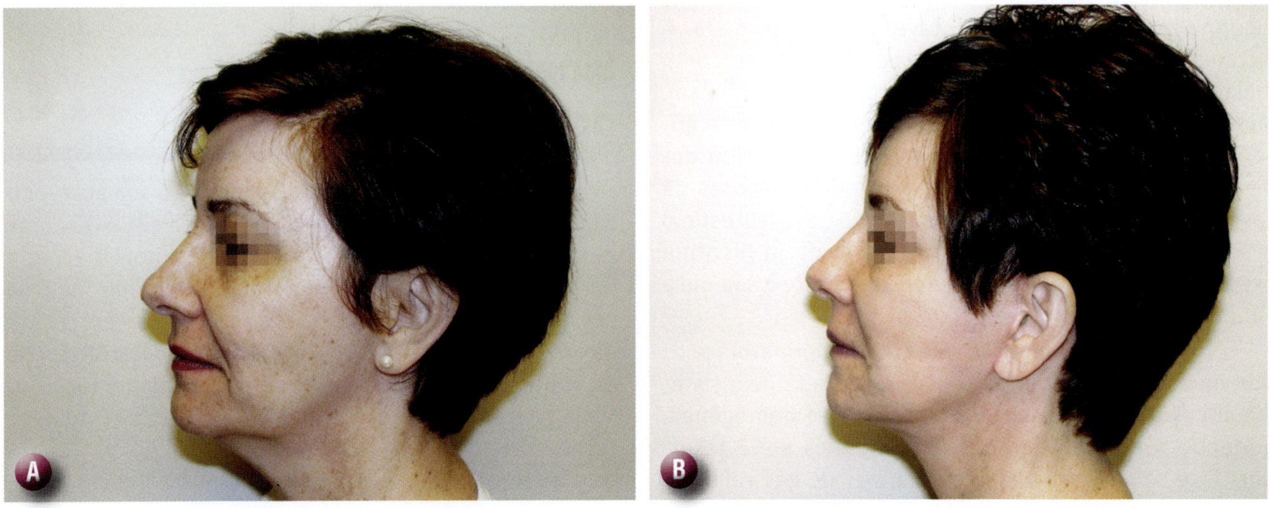

Figura 27.179. (A) Pré e (B) pós-ritidoplastia com lipoaspiração de mento.
Fonte: Acervo da autoria do capítulo.

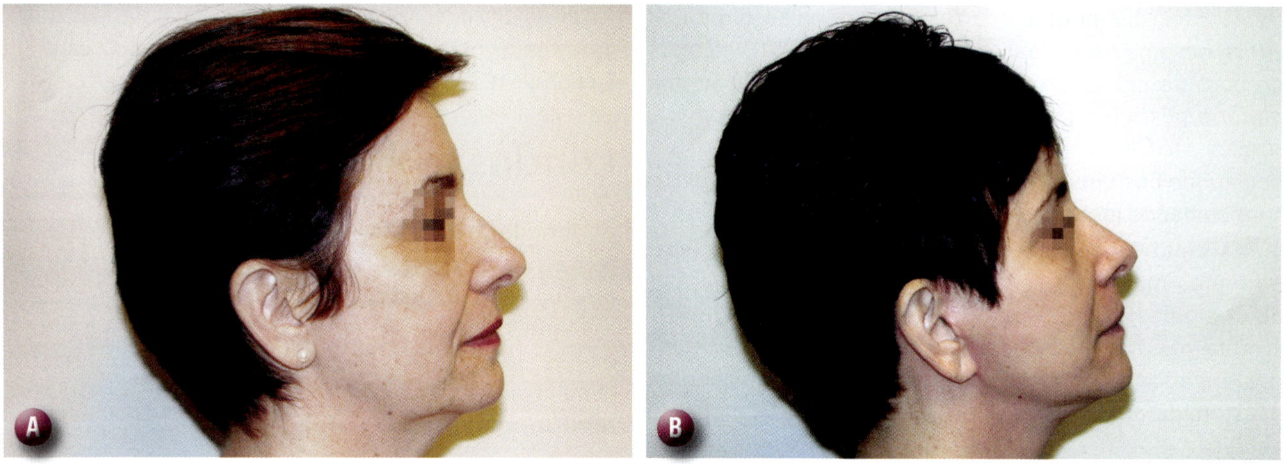

Figura 27.180. (A) Pré e (B) pós-ritidoplastia com lipoaspiração de mento.
Fonte: Acervo da autoria do capítulo.

Tabagismo

- Oleg Sabatovich
- Victor Perim

O tabagismo possui morbidade significativa sob diversos sistemas do corpo humano, incluindo o sistema tegumentar. Um dos primeiros relatos do uso do tabaco foi quando Cristóvão Colombo observou índios americanos fumando tabaco por volta de 1492. Desde então, apesar das descobertas de seus efeitos negativos e dos esforços recentes no combate ao tabagismo, ele persiste como um elemento importante no desenvolvimento de diversos tipos de cânceres – especialmente os carcinomas broncogênicos – agravamento de condições cardiovasculares, envelhecimento precoce da pele e outros muitos efeitos negativos ao indivíduo.

Dentre as mais de 7 mil substâncias do tabaco, a nicotina talvez seja a mais notável e mais estudada. A nicotina pode entrar no organismo por diversas vias como inalação de fumaça, ingestão direta, *spray* intranasal, adesivo transdérmico, creme tópico e até enema. A absorção da substância em si segue um padrão dose-dependente e acontece especialmente pelas mucosas da cavidade oral, vias aéreas, bexiga, trato gastrointestinal e pela própria pele. Depois de absorvida, a nicotina exerce a maior parte dos seus efeitos durante a sua meia vida média de duas horas.

O uso do tabaco pode causar riscos dermatológicos por via direta na epiderme e por via indireta pelo sistema circulatório. A fumaça do tabaco não é homogênea, podendo ser dividida de maneira didática em 2 fases: uma fase sólida particulada e uma fase de gás volátil.

Além da nicotina mencionada anteriormente, existem uma série de outros componentes na fumaça gerada pelo cigarro com potenciais efeitos negativos, mais notadamente os hidrocarbonetos aromáticos policíclicos, nitrosaminas tabaco específicas e as aminas heterocíclicas. As principais substâncias da fase sólida são: nicotina, fenol, quinolina, anilina, toluidina, níquel, N-nitrosodimetilamina, benzopirenos, benz(a)antraceno e 2-naftilamina. Já as principais substâncias da fase gasosa volátil são: dióxido de carbono, monóxido de carbono, cianeto de hidrogênio, óxidos de nitrogênio, acetona, formaldeídos, acroleína, amoníaco, piridina, 3-vinilpiridina.

Diversos estudos indicam que esses elementos do tabaco fazem *upregulation* da expressão gênica de 14 tipos diferentes de genes envolvidos com o metabolismo xenobiótico, estresse oxidativo e resposta ao estrese. Além disso, existem efeitos não gnômicos ligados à ativação de espécies reativas ao oxigênio. Os efeitos derivados da nicotina e dos outros elementos do tabaco derivam em grande parte da ativação de receptores colinérgicos nicotínicos (nAChRs) expressados pelas células da pele.

Sinais mucocutâneos do tabagismo

Ao observar uma pessoa e, apenas pela sua aparência, supor que ela é tabagista analisa-se uma série de comemorativos mucocutâneos atrelados ao fumo. Os achados mais clássicos são bigodes amarelados e unhas manchadas. Interessantemente, a mancha das unhas tem relação direta com a cessação do tabagismo. Ao parar de fumar, as unhas passam a nascer sem a hiperpigmentação associada ao tabagismo, criando uma linha clara de separação entre o trecho de unha antigo e o novo.

Um achado mucocutâneo comum de indivíduos fumantes é a hiperpigmentação de mucosas, com aproximadamente um terço dos fumantes apresentando pigmentação da mucosa oral, até mesmo em fumantes passivos. A pigmentação da pele deriva dos grânulos melanocíticos sintetizados pelos melanosomos. A nicotina, por sua vez, pode atuar tanto como precursor na síntese de melanina como ligando-se irreversivelmente à melanina, o que em ambos os casos resulta em acúmulo desta em tecidos contendo melanina.

Além dos efeitos da pigmentação, a cavidade oral sofre com outros efeitos do tabagismo. Na língua ocorre hiperplasia papilar na superfície dorsal e atrofia papilar central, e no palato pode haver queratose uniforme dos terços posteriores do palato duro com múltiplas papilas umbilicadas que representam glândulas salivares inflamadas.

Influência sobre o envelhecimento da pele

Outro elemento que contribui em grande parte para a percepção de que um indivíduo é fumante é o efeito de envelhecimento precoce causado pelo tabaco. O "rosto de um fumante" normalmente é marcado por rugas, falta de contornos faciais com proeminência de contornos ósseos, pele com aparência atrófica e acinzentada e uma feição notadamente pletórica. A intensidade desses comemorativos corresponde à carga tabágica do indivíduo, e piora com a exposição direta à fumaça, pois essa reduz os níveis de umidade da camada córnea e induz a uma pequena reação inflamatória local.

O tabagismo, por si só, é um fator de risco para o surgimento de rugas, porém é preciso destacar o efeito sinérgico da exposição aos raios ultravioleta do sol sob o envelhecimento precoce da pele. Sendo assim, os 2 principais elementos preditores do envelhecimento da pele são o número de cigarros fumados por dia e a idade (diretamente proporcional à exposição UV).

A base do envelhecimento precoce ligado ao cigarro é a formação de radicais livres e as patologias subsequentes a isso. A formação desses radicais gera exaustão dos mecanismos de defesa e reparo celular, os quais progressivamente resultam em acúmulo de mutações e proteínas mal funcionantes. Soma-se a isso uma alteração no balanço da biossíntese e degradação de tecido conectivo da matriz extracelular em função de uma *downregulation* da síntese de colágeno tipo I e III.

Câncer de pele

Curiosamente, estudos indicam efeitos tanto positivos quanto negativos entre tabagismo e a incidência e a agressividade de determinados tipos de câncer de pele.

O principal tipo de câncer de pele associado ao tabagismo é o carcinoma de células escamosas (CCE), especialmente os CCE de cavidade oral, lábios, pênis, vulva, cérvix e ânus, com estudos indicando que a cessação do tabagismo se associa a redução da incidência desse tipo de neoplasia cutânea. Soma-se a isso um risco 35 vezes maior de desenvolvimento de câncer vulvar em mulheres tabagistas com verrugas genitais, sugerindo um efeito sinérgico. Os elementos envolvidos com esses tipos de câncer são a senescência acelerada, a mutagênese, a estimulação do crescimento e invasão de células tumorais, neovascularização e o remodelamento estromal.

Os resultados de grande parte dos estudos desse tema são conflitantes, porém a maior parte dos trabalhos não encontraram uma relação clara entre o tabagismo e o desenvolvimento de carcinoma basocelular, porém naqueles que desenvolvem a doença, a característica é notadamente mais agressiva.

Os estudos mais recentes sobre a associação entre tabagismo e melanoma maligno sugerem que talvez não exista influência dos hábitos tabágicos, destacando que a manutenção do tabagismo por muitos anos pode até reduzir o risco de desenvolver melanoma, especialmente no subtipo acral. Esse efeito protetor contraintuitivo pode estar ligado ao efeito precursor de melanina da nicotina, bem como sua afinidade irreversível com os grânulos de melanina, provocando um depósito progressivo de pigmento na pele que acaba protegendo-a da radiação UV, principal fator de risco para o desenvolvimento de melanomas.

As substâncias do tabaco mais associadas aos efeitos carcinogênicos são os hidrocarbonetos policíclicos, nitrosaminas tabaco específicas e aminas heterocíclicas. No nível molecular, as substâncias citadas e a nicotina retardam o reparo de fitas simples de DNA rompidas, atuam com efeito promotor de tumor direto, e são fatores pró-concogênicos por intensificarem a atividade mitótica de células basais. Por fim, a nicotina e as nitrosaminas tabaco específicas promovem o crescimento tumoral pela ativação e *upregulation* dos nAChRs celulares, induzindo a invasão tumoral e inibindo a apoptose.

Cicatrização anormal

O pós-operatório de pacientes fumantes é notadamente marcado por uma cicatrização prejudicada. Fumantes possuem um risco elevado de complicações de feridas cirúrgicas, aumentando inclusive o risco de necrose de retalhos.

Os fenômenos ligados à cicatrização ineficaz associam-se com os do envelhecimento. A redução na produção de colágeno e a alteração no *turnover* da matriz extracelular sabidamente contribuem para uma cicatrização tecidual inapropriada. Somado a isso, o tabagismo pode inibir a migração de fibroblastos para a base da ferida, resultando em um acúmulo destes na beirada da ferida, o que, associado a um aumento na sobrevivência de fibroblastos, resultam em fibrose e cicatrização excessivos. Ademais, o tabagismo pode provocar um retardo na cicatrização em função de elementos indiretos da redução do fluxo sanguíneo e da oxigenação tecidual, bem como estímulo à respiração anaeróbia celular.

Referências Bibliográficas

• Assepsia e antissepsia

1. Agência Nacional de Vigilância Sanitária. 2012 [citado 28 abr. 2020]. Disponível em: http://www.anvisa.gov.br/hotsite/higienizacao_maos/index.htm.
2. Kolasinski W. Surgical site infections: review of current knowledge, methods of prevention. Polish Journal of Surgery. 2018 Nov:1-7.
3. Bednarek RS, Ramsey ML. Skin (integument) antiseptics. StatPearls Publishing. 2020 Jan.
4. Moriya T, Módena JLP. Assepsia e antissepsia: técnicas de esterilização. In: Fundamentos em clínica cirúrgica. Ribeirão Preto: Medicina; 2008. p. 265-273.
5. Sebben J. Surgical preparation. In: Roenigk RK, Roenigk Jr HH (ed.). Dermatologic surgery: principles and practice. New York: 1989. p. 11-40.
6. Lask GP, Moy RL. Infection control. In: Lask GP, Moy RL (ed.). Principles and techniques of cutaneous surgery. Los Angeles: McGraw-Hill; 1996.
7. Agência Nacional de Vigilância Sanitária. 2014 [citado 28 abr. 2020]. Disponível em: http://www.anvisa.gov.br/hotsite/higienizacao_maos/index.htm.
8. Fernandes AT. Infecção hospitalar e suas interfaces na área da saúde. São Paulo: Atheneu; 2000. p. 290-305.
9. Nouri K, Trent JT, Lodha R. Técnicas assépticas. In: Nouri K (ed.). Técnicas em cirurgia dermatológica. Rio de Janeiro: Di Livros; 2005. p. 43-46.
10. Digison M. A review of anti-septic agents for preoperative skin preparation. Plast Surg Nurs. 2007:85-189.
11. Williamson DA, Carter GP, Howden BP. Current and emerging topical antibacterials and antiseptics: agents, action and resistance patterns. Clinical Microbiology Reviews. 2017 Jun:827.
12. Maragh SL, Otley CC, Roenigk RK, Phillips PK. Antibiotic prophylaxis in dermatologic surgery: updated guidelines. Dermatol Surg. 2005 Jan:83-91.
13. Garner BH, Anderson DJ. Surgical site infections: an update. Infect Dis Clin North Am. 2016:909-929.
14. Rutala WA, Weber DJ. Disinfection, sterilization and antisepsis: an overview. American Journal of Infection Control. 2016:1-6.
15. Dumville JC, McFarlane E, Edwards P, Lipp A, Holmes A, Liu Z et al. Preoperative skin antiseptics for preventing surgical wound infections after clean surgery. Cochrane Database Syst Rev. 2015 Apr.
16. Epstein E, Epstein Júnior E. Técnicas em cirurgia da pele. São Paulo: Roca; 1988.
17. World Health Organization. Global guidelines for the prevention of surgical site infeccion [Online]. 2016 [citado 28 abr. 2020]. Disponível em: https://www.who.int/gpsc/ssi-guidelines/en.
18. Altemeier W. Surgical antiseptics. In: Febiger L, Block SS (ed.). Disinfection, sterilization and preservation. Philadelphia; 1991. p. 493-504.
19. Noorani A, Rabey N, Walsh S, Davies R. Systematic review and meta-analysis of preoperative antisepsis with chlorhexidine versus povidone-iodine in clean-contaminated surgery. Br J Surg. 2010 Nov:1614-1620.
20. Vosátka R, Krátký M, Vinsová J. Triclosan and its derivatives as antimycobacterial active agents. Eur J Pharm Sci. 2018 Mar:318-331.
21. Moraes AM, Velho PENF, Magalhães RF. Esterilização, desinfecção e antissepsia na prática dermatológica. In: Dermatologia. São Paulo: Atheneu; 2014. p. 2307-2315.
22. Umit UM, Sina M, Ferhat Y, Yasemin P, Meltem K, Ozdemir AA. Surgeon behavior and knowledge on hand scrub and skin antisepsis in the operating room. J Surg Educ. 2014 Mar-Apr:241-245.
23. Ministério da Saúde, Agência Nacional de Vigilância Sanitária. Nota técnica n. 01/2018 GVIMS/GGTES/ANVISA: orientações gerais para higiene das mãos em serviços de saúde [Online]. 2018 [citado abr. 2020]. Disponível em: https://www20.anvisa.gov.br/segurancadopaciente/index.php/publicacoes/item/nota-tecnica-n-01-2018-gvims-ggtes-anvisa-orientacoes-gerais-para-higiene.
24. Kawagoe JY. Tendências e desafios do preparo cirúrgico das mãos. Rev. Sobecc. 2016 Out/Dez:217-222.
25. Oppermann CM, Pires LC. Manual de biossegurança para serviços de saúde. 2003. [citado mai. 2020]. Disponível em: http://www.fiocruz.br/biosseguranca/Bis/manuais/biosseguranca/manual_biosseguranca-servicos_saude.pdf.
26. Gonçalves KJ, Graziano KU, Kawagoe JY. Revisão sistemática sobre antissepsia cirúrgica das mãos com preparação alcoólica em comparação aos produtos tradicionais. Rev Esc Enferm USP. 2012 Dez:1484-1493.

• Manejo Anestésico nos Procedimentos Ambulatoriais

1. Drake LA, Dinehart SM, Goltz RW et al; American Academy of Dermatology, Guidelines/Outcomes Committee. Guidelines of care for local and regional anesthesia in cutaneous surgery. J Am Acad Dermatol. 1995;33(3):504-509.
2. Wildsmith JA, Strichartz GR. Local anesthetic drugs: a historical perspective. Br J Anaesth. 1984;56:937-939.
3. Grekin RL, Auletta MJ. Local anesthesia in dermatologic surgery. J Am Acad Dermatol. 1988;419:599-614.
4. Skidmore RA, Patterson JD, Tomsick RS. Local anesthetics. Dermatol Surg. 1996;22:511-522.
5. Stewart JH, Cole GW, Klein JA. Neutralized lidocaine with epinephrine for local anesthesia. J Dermatol Surg Oncol. 1989;16: 1081-1083.
6. Stewart JH, Cole GW, Klein JA. Neutralized lidocaine with epinephrine for local anesthesia. J Dermatol Surg Oncol. 1990;16: 842-845.
7. Larson PO, Ragi G, Swandby M. Stability of buffered lidocaine and epinephrine used for local anesthesia. J Dermatol Surg Oncol. 1991;17:411-414.
8. Adrian J. Local anesthetic toxicity. Anesthesiol Rev. 1983;10:11-15.
9. Glinert RJ, Zachary CB. Local anesthetic allergy: its recognition and avoidance. J Dermatol Surg Oncol. 1991;17:491-496.
10. Brown CD. Drug interactions in dermatologic surgery. J Dermatol Surg Oncol. 1992;18:512-516.
11. Dzubow LM. The interaction between propranolol and epinephrine as observed in patients undergoing Mohs surgery. J Am Acad Dermatol. 1985;15:71-75.
12. Maia M. Anestesia tópica cutânea com mistura eutética de anestésicos locais. Estudo em procedimentos cirúrgicos superficiais. Rev Bras Anest. 1992;42:161-164.
13. Chen BK, Eichenfield LF. Pediatric anesthesia in dermatologic surgery: when hand-holding is not enough. Dermatol Surg. 2001; 27:1010-1018.
14. Alster TS. The lidocaine/tetracaine peel: a novel topical anesthetic for dermatologic procedures in adult patients. Dermatol Surg. 2007;33:1073-1081.
15. Cohen JL. Pain management with a topical lidocaine and tetracaine 7%/7% cream with laser dermatologic procedures. J Drugs Dermatol. 2013;12(9):986-989.
16. Auletta MJ, Grekin RC. Local anesthesia for dermatologic surgery. New York: Churchill Livingstone; 1991.
17. Klein JA. The tumescent technique for liposuction surgery. Am J Cosmet Surg. 1987;4:263-267.
18. Klein JA. Anesthesia for liposuction in dermatologic surgery. J Dermatol Surg Oncol. 1988;14:1124-1132.
19. Klein JA. Tumescent technique for regional anesthesia permits lidocaine doses of 35 mg/kg for liposuction. J Dermatol Surg Oncol. 1990;16:248-263.

20. Ostad A, Kageyama N, Moy RL. Tumescent anesthesia with a lidocaine dose of 55 mg/kg is safe for liposuction. Dermatol Surg. 1996;22:921-927.
21. Markey AC. Liposuction in cosmetic dermatology. Clin Exp Dermatol. 2001;26:3-5.
22. Smith L, Cockerham K. Hyaluronic acid dermal fillers: can adjunctive lidocaine improve patient satisfaction without decrease efficacy or duration? Pat Pref Adher. 2011;5:133-139.
23. Tierney EP, Hanke W. The effect of cold air anesthesia during fractionated carbon dioxide laser treatment: prospective study and review of the literature. J Am Acad Dermatol. 2012;67: 436-445.
24. Stangeland KZ, Keon S. Cold air analgesia as pain reduction during photodynamic therapy of actinic keratosis. JEADV. 2012;26: 849-854.
25. Al-Qargaz F, AL-Aboosi M, Al-Shiyab D, Al-Dabbagh Z. Use of cold air for reducing needle injection pain. Int J Dermatol. 2012;51: 848-852.
26. Weber PJ, Weber M, Dzubow LM. Sedation for dermatologic surgery. J Am Acad Dermatol. 1989;20:815-826.
27. Otley CC, Nguyen TH. Safe and effective conscious sedation administered by dermatologic surgeons. Arch Dermatol. 2000;136:1333-1335.
28. Otley CC, Nguyen TH, Phillips PK. Anxiolysis with oral midazolam in pediatric patients undergoing dermatologic surgical procedures. J Am Acad Dermatol. 2001;45:105-108.
29. Conselho Federal de Medicina. Disponível em: www. cfm.org.br/ Resol Normat/numerico.htm.

• Fios de Sustentação: Fios de Polidiaxonona (PDO)

1. Cobo R. Use of polydioxanone threads as an alternative in non-surgical procedures in facial rejuvenation. Facial Plast Surg. 2020;36:447-452.
2. Paul MD. Complications of barbed sutures. Aesth Plast Surg. 2008;32:149.
3. Trochez PA. Suturas. Revista Colombiana de Dermatologia. 1994;3(2).
4. Buttkewitz H. Needle technic of subcutaneous drawing-together of tissues: cosmetic surgery of the breast and face without incision. Zentralbl Chir. 1956;81(29):1185-1192.
5. Karimi K, Reivitis A. Lifting the lower face with an absorbable polydioxanone (PDO) thread. J Drugs Dermatol. 2017;16(9): 932-934.
6. Masi ECDJ, Masi FDJ, Masi RDJ. Suspension threads. Facial Plast Surg. 2016;32:662-663.
7. Lopandina I. Fios PDO: nova abordagem ao rejuvenescimento da pele. 2. ed. São Paulo: Multieditora; 2018.
8. Unal M, Islamoglu GK, Unal GU, Koylu N. Experiences of barbed polydioxanone (PDO) cog thread for facial rejuvenation and our technique to prevent thread migration. Journal of Dermatological Treatment. doi: 10.1080/09546634.2019.1640347.
9. Kim CH, Kim BY, Suh DH, Lee SJ, Moon HR, Ryu HJ. The efficacy of powdered polydioxanone in terms of collagen production compared with poly-L-lactic acid in a murine model. J Cosmet Dermatol. 2019:1-6.
10. Bertossi D, Botti G, Gualdi A, Fundaro P, Nocini R, Pirayesh A, Lei B. Effectiveness, longevity and complications of facelift by barbed suture insertion. Aesthetic Surgery Journal. 2018:1-7.
11. Myung Y, Jung C. Mini-midface lift using polydioxanone cog threads. Plast Reconstr Surg Glob Open. 2020;8:2920.
12. Karimi N, Kashkouli MB, Sianati H, Khademi B. Techniques of eyebrow lifting: a narrative review. J Ophthalmic Vis Res. 2020;15(2): 218-235.
13. Kang SH, Moon SH, Kim HS. Nonsurgical rhinoplasty with polydioxanone threads and fillers. Dermatol Surg. 2019;00:1-8.
14. Helmy Y. Non-surgical rhinoplasty using filler, botox and thread remodeling: retro analysis of 332 cases. Journal of Cosmetic and Laser Therapy. doi: 10.1080/14764172.2017.1418509.
15. Shin HU, Lee DJ, Kwon K, Lee JY, Ha KT, Lee CH et al. The success of thread-embedding therapy in generation hair re-growth in mice points to its possibly having a similar effect in humans. Journal of Pharmacopuncture. 2015;18(4):20-25.
16. Karimi K. Technique for non-surgical lifting procedures using polydioxanone threads. JAMA Facial Plastic Surgery. 2018. doi: 10.1001/jamafacial.2018.0747.
17. Yoon JH, Kim SS, Oh SM, Kim BC, Jung W. Tissue changes over time after polydioxanone thread insertion: an animal study with pigs. J Cosmet Dermatol. 2018:1-7.

• Blefaroplastia: Cirurgia dos Olhos – Blefaroplastia

1. Borodic GE, Townsend DJ. Cirugía plástica del párpado – Atlas color. Madrid: Editorial Medica Panamericana; 1995.
2. McCarthy JG. Cirugía plástica: la cara I e II. Madrid: Editorial Medica Panamericana; 1994.
3. Flowers RS, Flowers SS. Precision planning in blepharoplasty: the importance of preoperative mapping. Clin Plast Surg. 1993;20:303.
4. Castañares S. Blepharoplasty for herniated intraorbital fat: anatomical basis for a new approach. Plast Reconstr Surg. 1951;8:46.
5. Hamra ST. Arcus marginalis release and orbitae fat preservation in mid face rejuvenation. Plast Reconstr Surg. 1995;96:354.
6. Badin AZD, Moraes LM. Roberts III TL. Rejuvenescimento facial a laser. Rio de Janeiro: Revinter; 1998.
7. Zarem HA, Resnick JI. Minimizing deformity in lower blefaroplasty: the conjunctival approach. Clin Plast Surg. 1997;20:317.
8. Castañares S. Classification of bagg eyelids deformity. Plast Reconstr Surg. 1977;59:629.

• Blefaroplastia: Técnica de Blefaroplastia a Laser de CO_2

1. Badin AZD, Moraes LM, Roberts III J. Rejuvenescimento facial a laser. Rio de Janeiro: Revinter; 1998.
2. Mittelmann H. The use of lasers for blepharoplasty. In: Facial plastic surgery clinics of North America: lasers in facial plastic and reconstructive surgery. Philadelphia: WB Saunders; 1996. p. 257-265.
3. Newman J, Brandow K, Petmecuy F. Transconjunctival blepharoplasty with simultaneous lower lid skin peel. Int J Aesth Rest Surg. 1995;3:43-52.
4. Weinstein C. Ultrapulse carbone dioxide laser removal of periocular wrinkles in association with laser blefaroplasty. Clin Laser Med Surg. 1994;12(4):205.

• Lipomodulação de Pequeno Porte: Lipoaspiração

1. Illuoz YG. Lipoescultura y cirurgia de la silueta. In: Encyclopédie medico-chirurgicale – Editions scientifiques et medicales. Paris: Elsevier; 2000. p. 45-120.
2. Illuoz YG, De Villers YT. Body sculpturing by lipoplasty. New York: Churchill Livingtone; 1989.
3. Pereira LH, Sabatovich OI, Santana KP. Fat grafting of the buttocks and lower limbs in women: operative techniques in oculoplastic orbital and reconstructive surgery. Philadelphia: WB Saunders; 2000. v. 3, n. 2, p. 127-133.
4. Fournier PF. Lipoesculpture: ma technique. 2nd ed. Paris: Arnette Blackwell; 1996.
5. Björnstorp P, Sjöström L. Number and size of adipose tissue cells in relation to metabolism in human obesity. Metabolism. 1971; 20:703-713.
6. Krotkiewski M, Björnstorp P, Sjöström L et al. Impact of obesity on metabolism in men and women: importance of regional adipose tissue distribution. J Clin Invest. 1983;72:1150-1158.
7. Carpaneda C, Ribeiro M. Percentage of graft viability versus injected volume in adipose autotransplant. Aesth Plast Surg. 1994;18:17.
8. Lithell H, Boberg J. The lipoprotein-lipase activity of adipose tissue from different sites in obese women and relationship to cell-size. Int J Obesity. 1978;2:47.
9. Pereira LH, Radwanski HN. Fat grafting of the buttocks and lower limbs. Aesth Plast Surg. 1996;20:409-416.

Bibliografia Consultada

• Assepsia e antissepsia

Allegranzi B, Pittet D. Role of hand hygiene in healthcare-associated infection prevention. J Hosp Infect. 2009 Dec:305-315.

Edmiston CE, Lavin P, Spencer M, Borlaug G, Seabrook GR, Leaper D. Antiseptic efficacy of an innovative perioperative surgical skin preparation: a confirmatory FDA phase 3 analysis. Infection Control & Hospital Epidemiology. 2020 Jan:1-7.

Liu LQ, Mehigan S. The effects of surgical hand scrubbing protocols on skin integrity and surgical site infection rates: a systematic review. AORN Journal. 2016:468-482.

• Tratamento Cirúrgico das Dermatoses Inestéticas da Face

Aghassi D, Gonzalez E, Anderson RR, Rajadhyaksha M, Gonzalez S. Elucidating the pulsed-dye laser treatment of sebaceous hyperplasia in vivo with real time confocal scanning laser microscopy. J Am Acad Dermatol. 2000;43:49-53.

Epstein E. Técnicas em cirurgia da pele. São Paulo: Roca; 1988. p. 37-41.

Fitzpatrick TB, Johnson RA, Wolff K. Dermatologia atlas e texto. 3. ed. Santiago; 1997. p. 132-134.

Frazier CC, Camacho AP, Cockerell CJ. The treatment of eruptive syringomas in an African-American patient with a combination of trichloroacetic acid and CO2 laser destruction. Dermatol Surg. 2001;27(5):489-492.

Gregurek NT, Talan HJ, Troskot N, Vucic M, Kruslin B. Syringoid eccrine carcinoma. J Eur Acad Dermatol Venereol. 2000;15(2):143-146.

Klein JA. Anesthesia for dermatologic cosmetic surgery: cosmetic surgery of the skin. St Louis: Mosby-Year Book; 1997. p. 62-69.

Kopera D, Soyer HP, Cerroni L. Vulvar syringoma causing pruritus and carcinophobia: treatment by argon laser. J Cutan Laser Ther. 1999;1(3):181-183.

Odo MEY, Chichierchio AL. Práticas em cosmiatria e medicina estética. São Paulo: Tecnopress; 2000. p. 35-38.

Park HJ, Lim SH, Kang HA, Byun DG, Houh D. Temporary tattooing followed by Q-switched alexandrite laser for treatment of syringomas. Dermatol Surg. 2001;27(1):28-30.

Sampaio SAP, Rivitti EA. Dermatologia. São Paulo: Artes Médicas; 1998.

Sanchez TS, Dauden E, Casas AP, Garcia-Diez A. Eruptive pruritic syringomas: treatment with topical atropine. J Am Acad Dermatol. 2001;44(1):148-149.

Seckel BR. Zonas faciais de perigo. Rio de Janeiro: Di Livros; 1998. p. 2-3.

Vivier A. Atlas de dermatologia clínica. 2. ed. São Paulo: Manole; 1995.

• Eletrocirurgia no Tratamento das Dermatoses Inestéticas da Face

Bolognia JL. Jorizzo JL, Rapini RP. Dermatologia (edição traduzida). Rio de Janeiro: Elsevier; 2009.

Brightman L, Goldman MP, Taub AF. Sublative rejuvenation: experience with a new fractional radiofrequency system for skin rejuvenation and repair. J Drugs Dermatol. 2009 Nov;8(11 Suppl):s9-13.

Brill AI. Bipolar electrosurgery: convention and innovation. Clin Obstet Gynecol. 2008;51:153-158.

Brill AI. Electrosurgery: principles and practice to reduce risk and maximize efficacy. Obstet Gynecol Clin North Am. 2011;38:687-702.

Bussiere RL. Principles of electrosurgery. Edmonds (WA): Tektran; 1997.

Duffy S, Cobb GV. Practical electrosurgery. 1st ed. London: Chapman & Hall; 1995.

Edrich J, Cookson CC. Electrosurgical dispersive electrodes heat cutaneous and subcutaneous skin layers. Med Instrum. 1987;21:81-86.

Elliott Jr JA. Electrosurgery: its use in dermatology, with a review of its development and technologic aspects. Arch Dermatol. 1966;94:340-350.

Fante RG, Fante RL. Perspective: the physical basis of surgical electrodissection. Ophthal Plast Reconstr Surg. 2003;19:145-148.

Gadelha AR, Costa IMC. Cirurgia dermatológica em consultório. 2. ed. São Paulo: Atheneu; 2009.

Hruza G, Taub AF, Collier SL, Mulholland SR. Skin rejuvenation and wrinkle reduction using a fractional radiofrequency system. J Drugs Dermatol. 2009 Mar;8(3):259-265.

Huntoon RD. Tissue heating accompanying electrosurgery: an experimental investigation. Ann Surg. 1937;105:270-290.

Kushiyama S, Inoue K, Morioka T, Isa T. New safety system for prevention of inadvertent skin burn in the use of electrosurgical unit. Am J Surg. 1978;135:868.

Palermo E, Kadunc BV. Tratado de cirurgia dermatológica, cosmiatria e laser da Sociedade Brasileira de Dermatologia. Rio de Janeiro: Elsevier; 2012.

Pollack SV. Electrosurgery of the skin. 1st ed. New York: Churchill Livingstone; 1990.

Rabhan NB. Electrosurgery electrode safety. J Am Acad Dermatol. 1987;17(2 Pt 1):312.

Sebben JE. Electrosurgery principles: cutting current and cutaneous surgery – Part I. J Dermatol Surg Oncol. 1988;14:29-31.

Sebben JE. Electrosurgery principles: cutting current and cutaneous surgery – Part II. J Dermatol Surg Oncol. 1988;14:147-150.

Sebben JE. The hazards of electrosurgery. J Am Acad Dermatol. 1987;16:869-872.

Swerdlow DB, Salvati EP, Rubin RJ, Labow SB. Electrosurgery principles and use. Dis Colon Rectum. 1974;17:482-486.

Taheri A, Mansoori P, Sandoval LF, Feldman SR, Pearce D, Williford PM. Electrosurgery – Part I: Basics and principles. J Am Acad Dermatol. 2014 Apr;70(4):591.

Taheri A, Mansoori P, Sandoval LF, Feldman SR, Pearce D, Williford PM. Electrosurgery – Part II: Technology, applications and safety of electrosurgical devices. J Am Acad Dermatol. 2014 Apr;70(4):607.

Way CW, Hinrichs CS. Electrosurgery 201: basic electrical principles. Curr Surg. 2000;57:261-264.

• Criocirurgia

Awad SM, El-Badawy O, Abou-Taleb DAE. Efficacy of intralesional cryosurgery in the treatment of multiple extragenital cutaneous warts: a randomized controlled study. Dermatol Surg. 2020 Aug;46(8):e8-e15. doi: 10.1097/DSS.0000000000002217. PMID: 31652226.

Conforti C, Giuffrida R, Dianzani C, Guarneri F, Marangi GF, Neagu N et al. Effectiveness and tolerability of treatment for isolated actinic keratoses: a retrospective comparison between cryotherapy, CO2 laser and 5-fluorouracil 0.5% salicylic acid 10. Dermatol Ther. 2021 Mar;34(2):e14846 [Epub 2021 Feb 16]. doi: 10.1111/dth.14846. PMID: 33528869.

Cooper SM, Dawber RP. The history of cryosurgery. J R Soc Med. 2001;94(4):196-201. doi: 10.1177/014107680109400416.

Cornejo CM, Jambusaria-Pahlajani A, Willenbrink TJ, Schmults CD, Arron ST, Ruiz ES. Field cancerization: treatment. J Am Acad Dermatol. 2020 Sep;83(3):719-730 [Epub 2020 May 6]. doi: 10.1016/j.jaad.2020.03.127. PMID: 32387663.

Dawber R. Cold kills! Clin Exp Dermatol. 1988 May;13(3):137-150. doi: 10.1111/j.1365-2230.1988.tb01958.x. PMID: 3073026.

Elton RF. The course of events following cryosurgery. J Dermatol Surg Oncol. 1977 Jul-Aug;3(4):448-451. doi: 10.1111/j.1524-4725.1977.tb00328.x. PMID: 893769.

Farrant J, Walter CA. The cryobiological basis for cryosurgery. J Dermatol Surg Oncol. 1977 Jul-Aug;3(4):403-407. doi: 10.1111/j.1524-4725.1977.tb00319.x. PMID: 893760.

Gonçalves JC. Fractional cryosurgery for skin cancer. Dermatol Surg. 2009 Nov;35(11):1788-1796 [Epub 2009 Sep 1]. doi: 10.1111/j.1524-4725.2009.01292.x. PMID: 19732116.

Jackson A, Colver GB, Dawber RPR. Cutaneous cryosurgery: principles and clinical practice. 3rd ed. Boca Raton: Taylor & Francis; 2005.

Korpan NN, Goltsev AN, Dronov OI, Bondarovych MO. Cryoimmunology: opportunities and challenges in biomedical science and practice. Cryobiology. 2021 Jun;100:1-11 [Epub 2021 Feb 24]. doi: 10.1016/j.cryobiol.2021.02.005. PMID: 33639110.

Kuflik EG. Cryosurgery updated. J Am Acad Dermatol. 1994 Dec;31(6):925-944 [quiz 944-946]. doi: 10.1016/s0190-9622(94)70261-6. PMID: 7962774, PMID: 29493944.
Moore AY, Nguyen M, Moore S. Cyclic calcipotriene 0.005% foam and 1% 5-fluorouracil cream after cryotherapy in treatment of hyperkeratotic actinic keratosis: a retrospective study. J Am Acad Dermatol. 2021 Apr;84(4):1148-1150 [Epub 2020 Jul 8]. doi: 10.1016/j.jaad.2020.07.010. PMID: 32652187.
Pasquali P (ed.). Cryosurgery: a practical manual. New York: Springer Heidelberg; 2015.
Prohaska J, Jan AH. Cryotherapy. In: StatPearls [Internet]. Treasure Island (FL): StatPearls Publishing; 2021 Jan-Feb.
Torre D. Cryosurgical instrumentation and depth dose monitoring. Clin Dermatol. 1990 Jan-Mar;8(1):48-60. doi: 10.1016/0738-081x(90)90065-9. PMID: 2203512.
Yakkala C, Denys A, Kandalaft L, Duran R. Cryoablation and immunotherapy of cancer. Curr Opin Biotechnol. 2020 Oct;65:60-64 [Epub 2020 Feb 20]. doi: 10.1016/j.copbio.2020.01.006. PMID: 32088576.
Zacarian SA, Adham MI. Cryotherapy of cutaneous malignancy. Cryobiology. 1966 Jan-Feb;2(4):212-218. doi: 10.1016/s0011-2240(66)80170-0. PMID: 5907605.
Zane C, Facchinetti E, Rossi MT, Specchia C, Ortel B, Calzavara-Pinton P. Cryotherapy is preferable to ablative CO2 laser for the treatment of isolated actinic keratoses of the face and scalp: a randomized clinical trial. Br J Dermatol. 2014 May;170(5):1114-11121. doi: 10.1111/bjd.12847. PMID: 24472087.

• Correção Cirúrgica do Lóbulo Auricular ou Reconstrução do Lóbulo de Orelha

Abrahams PH. Earlobe Z-plasty in borneo. Plast Reconstr Surg. 1974;53:548-550.
Argamaso RV. V-Y-S-plasty for closure of a round defect. Plast Reconstr Surg. 1974 Jan;53(1):99-101. doi: 10.1097/00006534-197401000-00025. PMID: 4588605.
Boo-Chai K. The cleft ear lobe. Plast Reconstr Surg Transplant Bull. 1961;28:681-688. doi: 10.1097/00006534-196112000-00007. PMID: 13871122.
Buchan NG. The cleft ear lobe: a method of repair with preservation of the earring canal. Br J Plast Surg. 1975;28(4):296-298.
Clevens RA, Baker RS. Plastic and reconstructive surgery of earlobe. Facial Plast Surg. 1995;11(4):301-309.
Fatah MF. L-plasty technique in the repair of split ear lobe. Br J Plast Surg. 1985;38(3):410-414.
Fearon J, Cuadros CL. Cleft earlobe repair. Ann Plast Surg. 1990;24(3):252-257.
Kalimuthu R, Larson BJ, Lewis N. Earlobe repair: a new technique. Plast Reconstr Surg. 1984;74(2):299-300. doi: 10.1097/00006534-198408000-00025. PMID: 6463154.
McLaren LR. Cleft ear lobes: a hazard of wearing ear rings. Plast Reconstr Surg. 1954;14(6):456.
Moore AFD. Anatomia orientada para a clínica. 8. ed. Rio de Janeiro: Guanabara Koogan; 2019.
Rich JD, Gottlieb V, Shesol BF. A simple method for correction of the pixie earlobe. Plast Reconstr Surg. 1982;69(1):136-138.
Venkatramani H. A new technique in closure of wide clefts of earlobe. Plast Reconstr Surg. 1999;104(1):296-297.
Zoltie N. Split earlobes: a method of repair preserving the hole. Plast Reconstr Surg. 1987;80(4):619-621.

• *Brow Lift*

Bernardi C, Dura S, Amata PL. Treatment of orbicularis oculi hypertrophy in lower lid blepharoplasty. Aesth Plast Surg. 1998;22:349-351.
Callahan MA, Callahan A. Ophthalmic plastic and orbital surgery. Birmingham (AL): Aesculapius Publishing; 1979.
Castanãres S. Forehead wrinkles, glabelar frown and ptosis of the eyebrows. Plast Reconst Surg. 1964;34:406.
Choo PH, Rathbun JE. Cattery of the orbital septum during blepharoplasty. Ophthalmol Plast Reconstr Surg. 2003;19:1-4.
Cruz AAV, Ando A, Monteiro CAC, Elias J. Delayed retrobulbar hematoma after blepharoplasty. Ophthal Plast Reconstr Surg. 2000;17:126-130.
Eder H. Importance of fat conservation in lower blepharoplasty. Aesth Plast Surg. 1997;21:168-174.
Fagien S. Advanced rejuvenative upper blepharoplasty: enhancing aesthetics of the upper periorbita. Plast Reconstr Surg. 2001;11:278-291.
Ghabrial R, Lisman RD, Kane MA, Milite J, Richards R. Diplopia following transconjunctival blepharoplasty. Plast Reconstr Surg. 1998;102:1219-1225.
Goldberg RA. Transconjunctival orbital fat repositioning: transposition of orbital fat pedicles into a subperiosteal pocket. Plast Reconstr Surg. 2000;105:743-748.
Guerra AB, Mwetzinger SE, Black EB. Transconjunctival upper blepharoplasty: a safe and effective addition to facial rejuvenation techniques. Plast Reconstr Surg. 2002;48:528-533.
Hernandez-Perez E, Khawaja HA. A percutaneous approach to eye brow lift: the Salvadorean option. Dermatol Surg. 2003;29:852-855.
Holt JE, Holt GR. Blepharoplasty: indications in preoperative assessment. Arch Otolaryngol Head Neck Syrg. 1985;11:393-397.
Hugo N. Anatomy of blepharoplasty. Plast Reconstr Surg. 1984;53:381-383.
Lyon DB, Raphtis CS. Management of complications of blepharoplasty. Int Ophthal Clin. 1997;37:205-216.
Mowlavi A, Neumeister MW, Wilhelmi Bj. Lower blepharoplasty using bony anatomical landmarks to identify and avoid injury to the inferior oblique muscle. Plast Reconstr Surg. 2002;110:1318-1322.
Pitanguy I, Sbrissa RA. Atlas de cirurgia palpebral. Rio de Janeiro: Colina/Revinter; 1994.
Plaza R, Arrowo JM. A new technique for the treatment of palpebral bags. Plast Reconstr Surg. 1988;81:677-685.
Rizk SS, Matarasso A. Lower eyelid blepharoplasty: analysis of indications and the treatment of 100 patients. Plast Reconstr Surg. 2003;11:1299-1306.
Sutcliffe T, Basilisk HI, Fett D. Bleeding in cosmetic blepharoplasty an anatomical approach. Ophthal Plast Reconstr Surg. 1985;1:107-113.
Wolfforth FG, Vaughn TE, Wolfforth SF, Navarre DR. Retrobulbar hematoma and blepharoplasty. Plast Reconstr Surg. 1999;104:2154-2162.
Zara HA, Renwick JL, Carr RM, Wotton DG. Browpexy: lateral orbicularis muscle fixation as an adjunct to upper blepharoplasty. Plast Reconstr Surg. 1997;100:1258-1261.

• Suspensão das Sobrancelhas Ptosadas com Incisão Reduzida

Baker TJ, Gordon HL. Current approaches to facil rejuvenation. Sth Med J (Bgham Ala). 1965;58:1077.
Bames HO. Frown disfigurement and ptosis of eyebrows. Plast Reconstr Surg. 1957;19:337-340.
Castanares S. Blepharoplasty for herniated intraorbital fat: anatomical basis for new approach. Plast Reconstr Surg. 1951;8:46-58.
Castanares S. Forehead wrinkles, glabellar frown and ptosis of the eyebrows. Plast Reconstr Surg. 1964;34:406-413.
Gonzalez-Ulloa M. Facial wrinkles: integral elimination. Plast Reconstr Surg. 1962;29:658-673.
Gunter J, Antrobus S. Aesthetic analysis of the eyebrows. Plast Reconstr Surg. 1997;99:1808-1816.
Knize DM. The forehead and temporal fossa anatomy and technique. Philadelphia: Lippincott Williams & Wilkins; 2001.
Lexer E. Zur gesichtsplastik. Arch F Klin Chir. 1910;92:749-793.
Miller CC. Cosmetic surgery: the correction of featural imperfections. Philadelphia: F.A. Davis; 1924.
Passot R. Surgical correction of wrinkles. Bull Acad Med (Paris). 1919;82:112.
Paul MD. The evolution of the brow lift in aesthetic plastic surgery. Plast Reconstr Surg. 2001;108:1409-1424.
Sherrel J, Aston et al. Cirurgia plástica estética. Elsevier Editora Ltda.; 2001.
Spira M, Gerow EJ, Hary SB. Cervicofacial rhytidectomy. Plast Reconstr Surg. 1967;40:551.
Uchida JI. A method of frontal rhytidectomy. Plast Reconstr Surg. 1965;35:218-222.
Warren R. Endoscopic brow lift: five-portal approach. In: Nahai F, Saltz R (ed.). Endoscopic plastic surgery. 2nd ed. St. Louis: Quality Medical Publishing; 2008.

• Fios de Sustentação: Fios de Ácido Polilático Silhouette

Bisaccia E, Kadry R, Saap L, Rogachefsky A, Scarborough D. A novel specialized suture and inserting device for the resuspension of ptotic facial tissues: early results. Dermatol Surg. 2009 Apr;35(4):645-450 [Epub 2009 Mar 20]. doi: 10.1111/j.1524-4725.2009.01104.x. PMID: 19309344.

Consiglio F, Pizzamiglio R, Parodi PC, De Biasio F, Machin PN, Di Loreto C, Gamboa M. Suture with resorbable cones: histology and physico-mechanical features. Aesthet Surg J. 2016 Mar;36(3):NP122-127. doi: 10.1093/asj/sjv202. PMID: 26879301; PMCID: PMC5127481.

De Benito J, Pizzamiglio R, Theodorou D, Arvas L. Facial rejuvenation and improvement of malar projection using sutures with absorbable cones: surgical technique and case series. Aesthetic Plast Surg. 2011 Apr;35(2):248-253 [Epub 2010 Sep 11]. doi: 10.1007/s00266-010-9570-2. PMID: 20835823.

De Benito J, Pizzamiglio R. Suspension of the gluteal region with silhouette sutures. Aesthet Surg J. 2013 Sep;33(3 Suppl):82S-89S. doi: 10.1177/1090820X13499364. PMID: 24084884.

Gamboa GM, Vasconez LO. Suture suspension technique for midface and neck rejuvenation. Ann Plast Surg. 2009 May;62(5):478-481. doi: 10.1097/SAP.0b013e31818c4b45. PMID: 19387144.

Guduk SS, Karaca N. Safety and complications of absorbable threads made of poly-L-lactic acid and poly lactide/glycolide: experience with 148 consecutive patients. J Cosmet Dermatol. 2018 Dec;17(6):1189-1193 [Epub 2018 Apr 1]. doi: 10.1111/jocd.12519.. PMID: 29607627.

Guida S, Persechino F, Rubino G, Pellacani G, Farnetani F, Urtis GG. Improving mandibular contour: a pilot study for indication of PPLA traction thread use. J Cosmet Laser Ther. 2018 Nov-Dec;20(7-8):465-469 [Epub 2018 Feb 20]. doi: 10.1080/14764172.2018.1427875. PMID: 29461124.

Isse N. Silhouette sutures for treatment of facial aging: facial rejuvenation, remodeling and facial tissue support. Clin Plast Surg. 2008 Oct;35(4):481-486. doi: 10.1016/j.cps.2008.05.004. PMID: 18922301.

Lorenc ZP, Ablon G, Few J, Gold MH, Goldberg DJ, Mandy S et al. Expert consensus on achieving optimal outcomes with absorbable suspension suture technology for tissue repositioning and facial recontouring. J Drugs Dermatol. 2018 Jun 1;17(6):647-655. PMID: 29879252.

Lorenc ZP, Goldberg D, Nestor M. Straight-line vector planning for optimal results with silhouette instalift in minimally invasive tissue repositioning for facial rejuvenation. J Drugs Dermatol. 2018 Jul 1;17(7):786-793. PMID: 30005090.

Maschio F, Lazzaro L, Pizzamiglio R, Perego F, De Biasio F, Parodi PC. Suspension sutures in facial reconstruction: surgical techniques and medium-term outcomes. J Craniofac Surg. 2013 Jan;24(1):e31-33. doi: 10.1097/SCS.0b013e3182688d96. PMID: 23348328.

Nestor MS, Ablon G, Andriessen A, Few J, Gold MH, Goldberg DJ et al. Expert consensus on absorbable advanced suspension technology for facial tissue repositioning and volume enhancement. J Drugs Dermatol. 2017 Jul 1;16(7):661-666. PMID: 28697217.

Ogilvie MP, Few Jr JW, Tomur SS, Teven CM, Semersky AJ, Bruno CR, Kulick NT. Rejuvenating the face: an analysis of 100 absorbable suture suspension patients. Aesthet Surg J. 2018 May 15;38(6):654-663. doi: 10.1093/asj/sjx202. PMID: 29228145.

Sasaki GH, Komorowska-Timek ED, Bennett DC, Gabriel A. An objective comparison of holding, slippage and pull-out tensions for eight suspension sutures in the malar fat pads of fresh-frozen human cadavers. Aesthet Surg J. 2008 Jul-Aug;28(4):387-396. doi: 10.1016/j.asj.2008.04.001. PMID: 19083551.

Shin JJ, Park TJ, Kim BY, Kim CM, Suh DH, Lee SJ et al. Comparative effects of various absorbable threads in a rat model. J Cosmet Laser Ther. 2019;21(3):158-162 [Epub 2018 Jul 6]. doi: 10.1080/14764172.2018.1493511. PMID: 29979893.

Stephens J, De Zoysa N, Hughes J, Mochloulis G. Silhouette lift for facial reanimation. Clin Otolaryngol. 2009 Aug;34(4):404-405. doi: 10.1111/j.1749-4486.2009.01982.x. PMID: 19674008.

• Fios de Sustentação: Fios de Polidiaxonona (PDO)

Bacci PA. Fill traction in PDO – Beauty hanging by PDO threads: mini lift and dermocosmetic treatments by threads. OEO. 2016.

Cotofana S, Gotkin RH, Frank K, Lachman N, Schenck TL. Anatomy behind the facial overfilled syndrome: the transverse facial septum. Dermatologic Surgery. 2019;00:1-8. doi: 10.1097/DSS.0000000000002236.

• Lipomodulação de Pequeno Porte: Lipoaspiração

Balch P. Prescription for nutritional healing. New York: Avery; 2010.

Costanzo LS. Physiology. 7th ed. Philadelphia: Wolters Kluwer; 2019.

Hall JE, Guyton AC. Guyton and Hall textbook of medical physiology. 13th ed. Philadelphia: Elsevier; 2016.

Porter R. Merck manual of diagnosis and therapy. 20th ed. Merck & Company; 2018.

• Lipomodulação de Pequeno Porte: Lipomodulação do Dorso das Mãos

Aboudib Júnior JHC, Castro CC, Gradel J. Hand rejuvenescence by fat by filling. Ann Plast Surg. 1992;28:559-565.

Billings E, May JW. Historical review and present status of free fat graft autotransplantation in plastic and reconstructive surgery. Plast Reconstr Surg. 1989;83:368-381.

Carraway JM, Mellow CG. Syringe aspiration and fat concentration: a single technique for autologus fat injection. Ann Plast Surg. 1990;24:293-296.

Nenyen A, Pasyk KA, Bouvier TN et al. Corporative study of survival of autologus adipose tissue taken and transplanted by different techniques. Plast Reconstr Surg. 1990;85:378-386.

Viscaino JM, Montilla PB, Ruiz JB et al. Complication of autografting fat obtained by liposuction. Plas Reconstr Surg. 1990;85:638-639.

• Lipomodulação de Pequeno Porte: Sistema Linfático e Sua Importância para o Organismo

Costanzo LS. Physiology. 7th ed. Philadelphia: Wolters Kluwer; 2019.

Hall JE, Guyton AC. Guyton and Hall textbook of medical physiology. 13th ed. Philadelphia: Elsevier; 2016.

Moore KL, Dalley AF. Clinically oriented anatomy. 5th ed. Philadelphia, United States of America: LWW; 2005. v. 1.

Porter R. Merck manual of diagnosis and therapy. 20th ed. Merck & Company; 2018.

• Cirurgia do Contorno Cervicofacial: Ritidoplastia – Visão e Conduta

Castro CC. Cirurgia de rejuvenescimento facial. Rio de Janeiro: Medsi; 1998.

Castro CC. The anatomy of the platysma muscle. Plast Reconst Surg. 1980;66:680.

Gonzales-Ulloa M. Facial wrinckles. Plast Reconst Surg. 1962;29:658.

Guerrero-Santos J. Surgical correction of the fatty fallen neck. Ann Plast Surg. 1979;2:389.

Hester Jr TR, Codner MA, McCord CD, Nahai F. Rejuvenation: operative techniques in plastic and reconstructive surgery. 1998;5(2):165-184.

Mitz V, Peyronie M. The superficial musculo-aponeurotic system (SMAS) in the parotid and check area. Plast Reconstr Surg. 1976;58:80.

Owsley JQ. Face lifting: problems, solutions and an outcome study. Plastic Reconstr Surg. 2000;105(1):302-313.

Pitanguy I, Bernardo JMS, Muller PM, Solinas R. Detalhes básicos em ritidoplastia: nossa conduta. Rev Bras Cir. 1986;76(6):361-368.

Pitanguy I, Salgado F, Froes LB, Papoudos N. Round-lifting e procedimentos anciliares. Rev Bras Cir. 1990;80(4):285-305.

Rees TD, Lee YC, Coburn RJ. Expanding hematoma after rhytidectomy. Plast Reconstr Surg. 1973;51:149.

Rees TD, Liverett DM, Guy CL. The effect of cigarette smoking on skin-flap survival in the face lift patient. Plast Reconstr Surg. 1994;73:911.

Teinourian B. Face and neck suction-assisted lipectomy associated with rhytidectomy. Plast Reconstr Surg. 1983;72:627.

• Cirurgia do Contorno Cervicofacial: Tabagismo

Gross B, Landthaler M, Hohenleutner U. Rauchen: auswirkungen auf die haut (Smoking: effects on the skin). J Dtsch Dermatol Ges. 2003;1(10):801-812. doi: 10.1046/j.1439-0353.2003.03595.x.

Morita A, Torii K, Maeda A, Yamaguchi Y. Molecular basis of tobacco smoke-induced premature skin aging. J Investig Dermatol Symp Proc. 2009;14(1):53-55. doi: 10.1038/jidsymp.2009.13.

Ortiz A, Grando SA. Smoking and the skin. Int J Dermatol. 2012; 51(3):250-262. doi: 10.1111/j.1365-4632.2011.05205.x.

CAPÍTULO 28

Manejo das Intercorrências Clínicas durante os Procedimentos Estéticos – Anafilaxia, Reação a Anestésico

• Tarso Lameri Sant'Anna Mosci

Introdução

Os procedimentos dermatológicos estéticos variam imensamente em relação à sua natureza, duração, complexidade e ao estresse fisiológico gerado. São habitualmente classificados como intervenções de pequeno porte e, por conseguinte, com baixo potencial para complicações graves.

Embora sejam eletivos e realizados na maioria das vezes em indivíduos relativamente jovens e hígidos, esses procedimentos têm sido cada vez mais oferecidos a pacientes idosos, portadores de múltiplas comorbidades e com menor reserva fisiológica, concorrendo para elevação do risco de complicações e maior estresse sobre o dermatologista e sua equipe.

Assim como nos procedimentos de grande porte, os de pequeno porte serão frequentemente mais bem sucedidos na proporção direta em que suas diferentes etapas sejam planejadas e executadas de modo adequado:

1) Seleção do paciente e procedimento mais adequado (individualização).
2) Instrução do paciente sobre as características do procedimento.
3) Capacidade técnica de quem executa o procedimento.
4) Escolha adequada do ambiente (necessidades especiais).
5) Boa comunicação com a equipe médica do paciente (ajustes necessários na prescrição, profilaxias – vacinas, antibióticos).
6) Monitorização dos resultados e impactos na saúde do paciente no curto e médio prazo (desfechos clínicos).

Emergência e Urgência Hipertensiva[1,2]

A Hipertensão Arterial Sistêmica (HAS) é uma das doenças crônicas mais prevalentes na população adulta e deve estar devidamente controlada para que se evitem transtornos, como adiamentos ou complicações agudas durante os procedimentos estéticos. A ansiedade também pode ocasionar elevações inesperadas da pressão arterial, algo que pode ser amenizado por um ambiente acolhedor, por instruções claras sobre o que será feito e pela antecipação dos principais possíveis desconfortos e medidas que serão tomadas para minimizá-los.

Apesar de alguns procedimentos requererem jejum, geralmente isso não se aplica aos medicamentos anti-hipertensivos, que, com raras exceções, devem ser administrados como de hábito, mesmo no dia do procedimento, pois sua suspensão abrupta pode ocasionar efeito rebote hipertensivo (p. ex., betabloqueadores e clonidina). Além disso, o uso concomitante de alguns medicamentos (p. ex., corticosteroides e anti-inflamatórios não esteroides) também pode contribuir para o aumento da pressão arterial (PA).

As emergências hipertensivas são caracterizadas pela presença de lesão aguda em órgãos-alvo (p. ex., cérebro, rins e coração) e pelo risco de morte, demandando ações imediatas e, frequentemente, admissões hospitalares. Não existe um limiar mínimo de PA para que ocorram e não são exclusividade de indivíduos previamente hipertensos. Seus principais sinais de alerta são: sintomas neurológicos generalizados (agitação, delirium, sonolência, convulsão ou alterações visuais), sinais neurológicos focais (AVC, isquêmico ou hemorrágico), náuseas e vômitos (hipertensão intracraniana), dor torácica (IAM, dissecção aórtica), dispneia (congestão pulmonar). De uma maneira geral, além da escolha da droga mais apropriada, nas emergências hipertensivas a pressão arterial média ou PAM: {[PA sistólica + (2 vezes PA diastólica)]:3} deve ser reduzida em 10% a 20% na 1ª hora e em 5% a 15% nas 23 horas subsequentes, o que em termos práticos nos daria, respectivamente, uma PA < 180 × 120 mmHg e < 160 × 110 mmHg.

A maioria dos pacientes com PA significativamente elevada (p. ex., > 180 × 120 mmHg) não tem evidência de lesão aguda em órgãos-alvo (urgência hipertensiva) e, portanto, o controle da PA pode ser feito de maneira subaguda, em horas a dias.

Felizmente, na maior parte do tempo lidaremos com episódios de urgência hipertensiva com poucos sintomas (p. ex., cefaleia leve, mal-estar), sem evidência de lesão aguda em órgãos-alvo e, consequentemente, o controle da PA se fará em horas a dias, podendo, entretanto, ocasionar adiamento do procedimento. Nesses casos, a PA deverá ser trazida gradualmente para um alvo aproximado abaixo de 160 x 100 mmHg. Um parâmetro prático é a melhora, ainda que parcial, do desconforto relatado pelo paciente, mesmo que tais alvos não sejam plenamente atingidos.

Repouso em um ambiente calmo já pode reduzir em 10 a 20 mmHg a pressão sistólica.

Os vasodilatadores potentes e de ação rápida como a nifedipina (Adalat®) devem ser evitados ou utilizados com cautela, pelo risco de redução abrupta da PA e agravamento do quadro.

Nos casos em que julgarmos importante um controle em horas da pressão arterial, respeitando os alvos estabelecidos acima, podemos utilizar drogas orais de ação relativamente curta como:

- **Captopril:** 6,25 a 25 mg;
- **Furosemida 40 mg:** 1/2 a 1 comprimido (pacientes sem hipovolemia);
- **Clonidina:** 0,1 a 0,2 mg.

Quando não há a necessidade de controle rápido da pressão arterial, ou seja, quando este deve ser atingido em dias ou até semanas, podemos lançar mão das seguintes estratégias:

- **Reforço das medidas não farmacológicas (restrição de sal).**
- **Indivíduos virgens de tratamento:** início de anti-hipertensivo, em doses moderadas, combinações podem ser utilizadas, lembrando que a normalização da pressão arterial ocorrerá em dias.
- **Hipertensos:** reforçar o uso correto da prescrição habitual, ajustar posologia e/ou adicionar uma nova droga de classe diferente das que já estão em uso.

A escolha do anti-hipertensivo e a dose inicial irão variar tanto pelas características do paciente (vantagens x contraindicações de determinadas classes) como pela magnitude do efeito desejado. Dentre as principais opções destacamos os inibidores da enzima conversora de angiotensinogênio (IECA)/bloqueadores dos receptores de angiotensina, betabloqueadores, diuréticos e os bloqueadores de canal de cálcio dihidropiridínicos.

Após as medidas cabíveis, o paciente deve ser observado por algumas horas e, uma vez alcançados os alvos pré-estabelecidos e não havendo a necessidade de hospitalização, o paciente deve ser adequadamente orientado e encaminhado ao especialista.

Hipotensão arterial e choque[3,4]

Episódios de hipotensão arterial são comuns e podem ocorrer em qualquer fase do procedimento estético. Habitualmente, são de curta duração e fácil reversão (p. ex., medidas posturais, hidratação). Dentre suas causas mais frequentes, destacamos: reação vagal, disautonomia (aguda ou crônica), medicamentos (Quadro 28.1), hipovolemia, arritmias/isquemia coronariana, insuficiência adrenal, anafilaxia e infecção.

Quadro 28.1. Drogas associadas à hipotensão arterial.
Álcool
Anti-hipertensivos (diuréticos, vasodilatadores, betabloqueadores etc.)
Sedativos / ansiolíticos (benzodiazepínicos)
Antidepressivos, antiparkinsonianos e antipsicóticos
Anestésicos, analgésicos (narcóticos) e relaxantes musculares
Inibidores de fosfodiesterase (sildenafila – Viagra®)

Os seguintes passos podem ser adotados, sequencialmente ou não, durante uma tentativa de reversão da hipotensão arterial:

- **Medidas posturais:** repouso na posição supina e elevação dos membros inferiores (Manobra de Trendelenburg).
- Administração, preferencialmente, de solução salina 0,9%, embora soluções com coloides possam ser utilizadas (volume e velocidade da infusão podem variar de acordo com características do paciente, intensidade da queda pressórica e taxa de resposta).
- Reposição de corticosteroides, quando pertinente.

O choque é definido como um estado de hipóxia celular e tissular, ocasionado por redução da oferta e/ou aumento ou ineficiência do consumo de oxigênio, frequentemente na presença de insuficiência circulatória (hipotensão) (Figura 28.1).

Distinguimos quatro categorias de choque, que podem ocorrer de modo simultâneo ou não: distributivo (p. ex., sepse, neurogênico, anafilaxia), cardiogênico (p. ex., IAM, arritmias), hipovolêmico (p. ex., sangramentos, desidratação) e obstrutivo (p. ex., embolia pulmonar, pneumotórax hipertensivo).

Principais sinais:

- **Hipotensão:** absoluta (PA sistólica < 90 mmHg ou PAM < 65 mmHg), relativa (queda PA sistólica > 40 mmHg), ortostática (queda > 20 mmHg PA sistólica ou > 10 mmHg PA diastólica) e profunda (dependente de aminas).
- **Taquicardia:** é um sinal compensatório precoce no choque, podendo ocorrer isoladamente ou junto com a hipotensão.
- **Taquipneia:** mecanismo compensatório precoce no choque e acidose metabólica.
- **Oligúria:** sinal de má perfusão ou lesão renal.
- **Alteração no estado mental:** pode variar de agitação ao coma.
- **Sudorese fria:** vasoconstrição periférica, pode ocorrer cianose mais tardiamente.
- **Acidose metabólica e hiperlactatemia:** podem ter implicação prognóstica e apresentação conjunta.

Suporte Básico de Vida – SBV[5]

Consiste na realização de manobras de ressuscitação cardiopulmonar (RCP) e, quando disponível, o uso de desfibriladores externos automáticos (DEA). A sobrevivência em caso de parada cardiorrespiratória está relacionada ao seu pronto reconhecimento e tratamento, o que inclui necessariamente a realização imediata de RCP de alta qualidade e desfibrilação precoce (Figura 28.2).

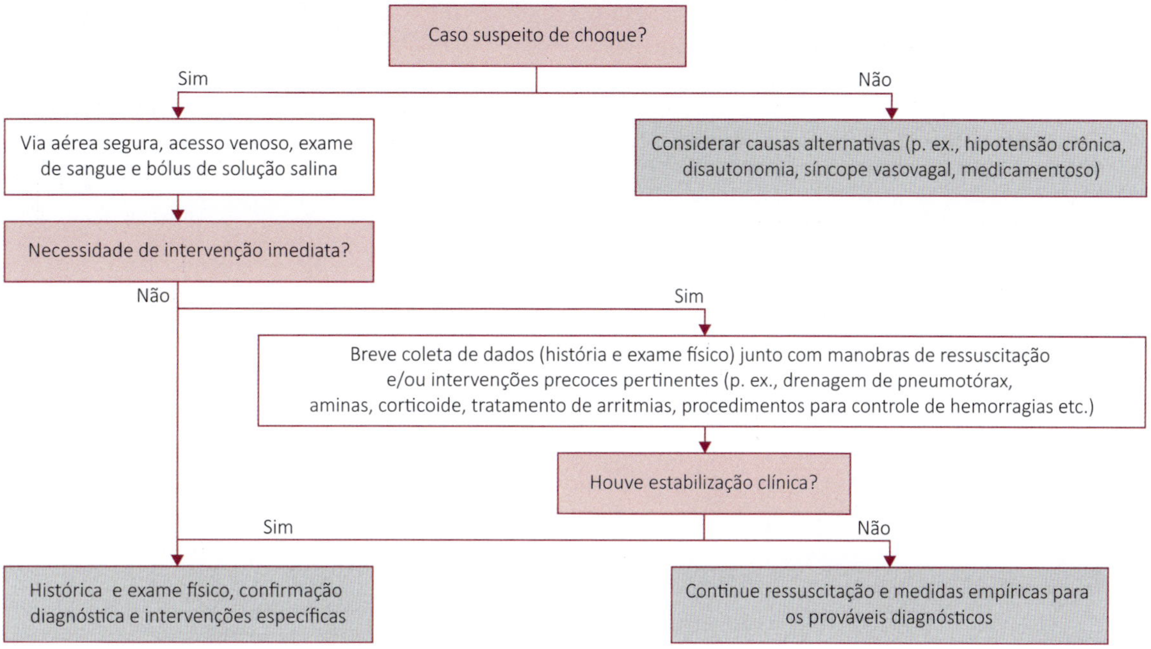

Figura 28.1. Manejo inicial do choque.
Fonte: Desenvolvida pela autoria do capítulo, adaptada de Gaieski et al., 2020.

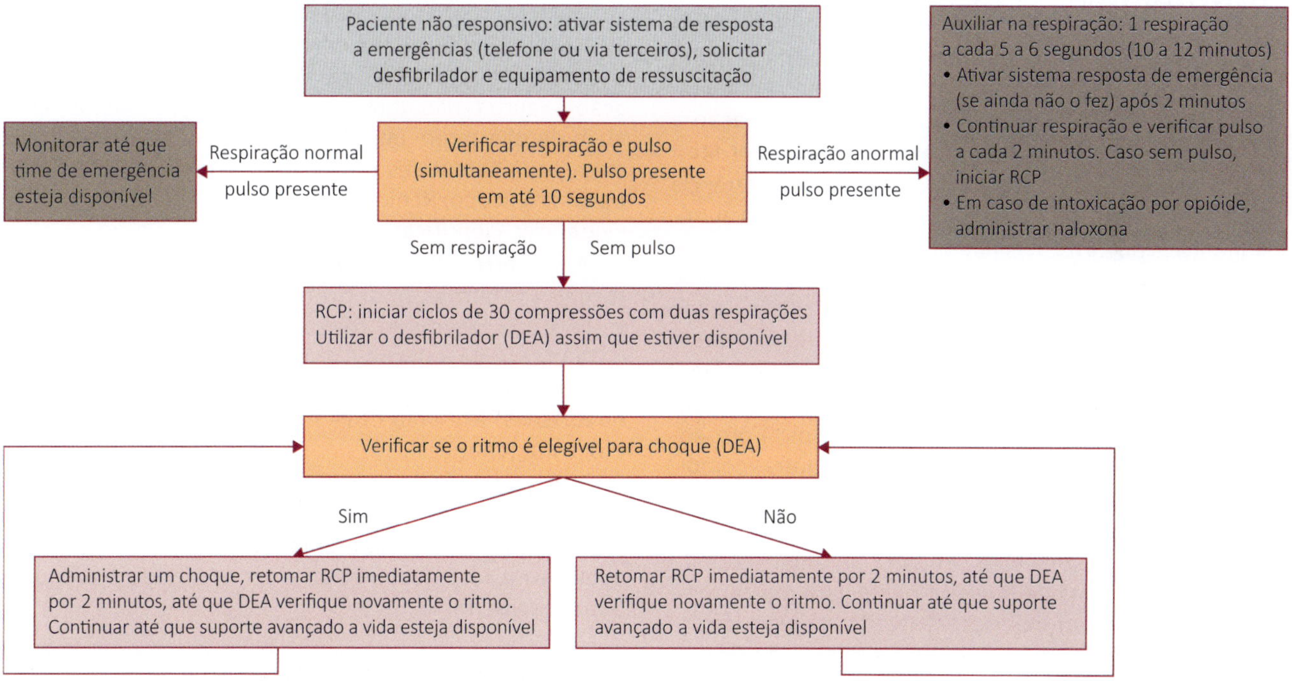

Figura 28.2. Suporte básico de vida.
Fonte: Desenvolvida pela autoria do capítulo, adaptada de Pozner, 2020.

Suporte Avançado de Vida – SAV[6]

Realização de RCP de qualidade e desfibrilação precoce de arritmias tratáveis por choque são fundamentais para o sucesso tanto do SBV quanto do SAV. As compressões torácicas devem ser suficientemente profundas (5 a 6 cm), ritmadas (100 a 120/minutos), e também devem permitir a adequada reexpansão torácica. Deve-se evitar ao máximo qualquer interrupção da RCP, mesmo para procedimentos como intubação orotraqueal ou acesso vascular, que devem ser preferencialmente feitos em paralelo (Figura 28.3).

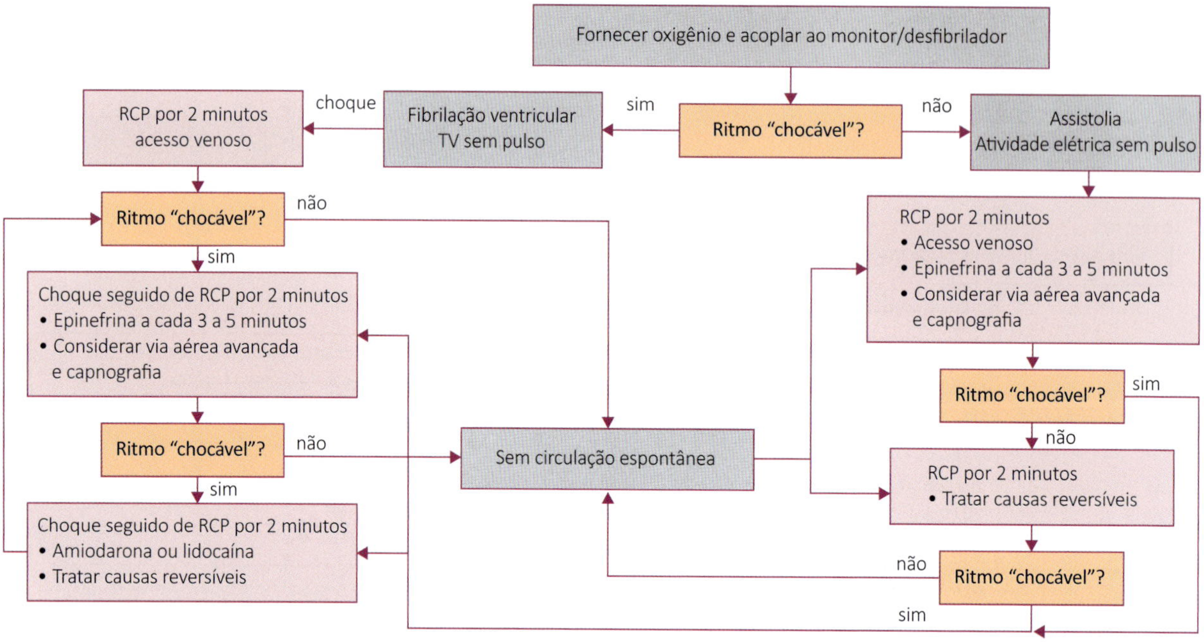

Figura 28.3. Suporte avançado de vida.
Fonte: Desenvolvida pela autoria do capítulo, adaptada de Pozner, 2020.

Anafilaxia[7]

É uma síndrome aguda, potencialmente fatal, com envolvimento multissistêmico, decorrente da degranulação súbita de mastócitos. Geralmente, é uma reação a alimentos, medicamentos ou insetos, mediada por IgE.

Os episódios podem ser mono ou bifásicos (recorrência dos sintomas entre 1 e 72 horas após a resolução do episódio inicial), sendo este segundo tipo mais associado às reações anafiláticas de maior gravidade e/ou àquelas em que há a necessidade de doses repetidas de epinefrina, sendo prudente, nestes casos, um período mais prolongado de observação e orientações específicas na alta do paciente.

Os fatores de riscos mais usualmente implicados são: medicamentos, picadas de insetos e alimentos. A presença de cardiopatias, asma, idade avançada e outras comorbidades se correlaciona com episódios mais graves de anafilaxia.

Os critérios diagnósticos, embora abrangentes, não devem ser utilizados de maneira rígida para afastar episódios de anafilaxia, pois apresentações atípicas ou incompletas são frequentes e exigem alto grau de suspeição por parte do médico.

É alta a probabilidade de anafilaxia na presença (minutos a horas) de qualquer um dos três cenários abaixo:

- Início abrupto de uma doença, com envolvimento de pele, mucosas ou ambos, somado a pelo menos uma destas manifestações: sintomas respiratórios abruptos ou queda abrupta da PA/ou disfunção de órgãos.
- Presença de pelo menos duas das manifestações a seguir, após exposição a um provável alérgeno ou outro gatilho: sintomas ou sinais súbitos cutâneos, respiratórios e/ou gastrointestinais, queda súbita da PA ou disfunção de órgãos.
- Queda da PA após exposição a um agente sabidamente alergênico ao paciente.

Anti-histamínicos são considerados drogas de segunda linha no tratamento das anafilaxias, pois o início de ação é lento e não impede a degranulação mastocitária, além de não terem impacto significativo sobre os sintomas cardiovasculares ou respiratórios. O mesmo serve para os glicocorticoides, em parte pela paucidade de evidências científicas robustas.

A epinefrina é a droga de escolha para o tratamento das anafilaxias, mono ou bifásicas, e sua administração não deve ser atrasada. A dose habitual é de 0,01 mg/kg da solução 1:1.000 (1 mg/mL), administrada por via intramuscular na porção anterolateral do quadríceps, até uma dose máxima de 0,5 mg (adultos) e 0,3 mg (crianças).

O paciente só deve ser liberado após remissão completa dos sintomas, e deve receber instrução sobre a doença, os fatores desencadeantes, o tratamento (autoadministração de epinefrina) e ser orientado a procurar um especialista.

Conclusão

A realização de procedimentos dermatológicos de maneira segura deve ser precedida de avalição clínica rigorosa (p. ex., antecedentes médicos, medicamentos em uso), planejamento adequado (local, material necessário), boa comunicação com a equipe de saúde (p. ex., anestesistas, clínicos) e atendimento estruturado no caso de intercorrências (p. ex., treinamento da equipe em suporte de vida, formulação de protocolos de abordagens para as principais emergências). A segurança do paciente deve estar sempre em primeiro plano.

Referências Bibliográficas

- **Manejo das Intercorrências Clínicas durante os Procedimentos Estéticos – Anafilaxia, Reação a Anestésico**

1. Aram VC, Bakris GL, Black HR, Cushman WC, Green LA, Izzo Jr JL. Seventh report of the Joint National Committee on prevention, detection, evaluation and treatment of high blood pressure. Hypertension. 2003 Dec;42(6).
2. Elliott WJ, Varon J. Evaluation and treatment of hypertensive emergencies in adults. UpToDate [Online]. 2020 [citado 31 ago. 2020]. Disponível em: https://www.uptodate.com/contents/evaluation-and-treatment-of-hypertensive-emergencies-in-adults?search=hypertensive%20crisis&source=search_result&selectedTitle=1~150&usage_type=default&display_rank=1.
3. Perlmuter LC, Sarda G, Casavant V, Mosnaim AD. A review of the etiology, associated comorbidities and treatment of orthostatic hypotension. Am J Ther. 2013 May-June;20(3).
4. Gaieski DF, Mikkelsen ME. Evaluation of and initial approach to the adult patient with undifferentiated hypotension and shock. UpToDate [Online]. 2020 [citado 31 ago. 2020]. Disponível em: https://www.uptodate.com/contents/evaluation-of-and-initial-approach-to-the-adult-patient-with-undifferentiated-hypotension-and-shock?search=arterial%20hypotension&source=search_result&selectedTitle=1~150&usage_type=default&display_rank=1.
5. Pozner CN. Adult basic life support (BLS) for health care providers. UpToDate [Online]. 2020 [citado 31 ago. 2020]. Disponível em: https://www.uptodate.com/contents/basic-life-support-bls-in-adults?search=basic%20life%20support&source=search_result&selectedTitle=1~56&usage_type=default&display_rank=1.
6. Pozner CN. Advanced cardiac life support (ACLS) in adults. UpTodate [Online]. 2020 [citado 31 ago. 2020]. Disponível em: https://www.uptodate.com/contents/advanced-cardiac-life-support-acls-in-adults?search=advanced%20life%20support&source=search_result&selectedTitle=1~150&usage_type=default&display_rank=1.
7. Shaker MS. Anaphylaxis: a 2020 practice parameter update, systematic review and grading of recommendations, assessment, development and evaluation (GRADE) analysis. J Allergy Clin Immunol. 2020 Apr;145(4).

CAPÍTULO 29

Montagem de Consultório para Dermatologia Estética

• Daniela Carvalho Lemes

A medicina, que antes se baseava apenas no conhecimento científico, agora, e cada vez mais, norteia-se por atualização abrangente em diversas esferas. E cabe ao médico orquestrar todos esses pontos para garantir resultados e manter os pacientes satisfeitos. Por isso, neste capítulo são abordados alguns pontos primordiais para melhorar o dia a dia do consultório.

Estudo de viabilidade

□ Escolha do local

Para a escolha do local, alguns fatores devem ser considerados, sendo necessário identificar o que é mais importante para o médico: proximidade de sua residência ou escolha do público-alvo.

E mesmo quando se prioriza a proximidade da residência, a escolha do público-alvo ainda se faz necessária para planejar os passos seguintes, uma vez que esse ponto norteará o levantamento prévio do investimento, com custo de estrutura, decoração e serviços oferecidos. Para atender à demanda de pacientes de nível socioeconômico elevado, por exemplo, será necessário investir em um local em bairro nobre, em edifício e decoração de alto padrão. Ter noção desse investimento é fundamental para nortear as prioridades de gastos.

Se já houver uma demanda constituída, deve-se considerar se o local apresenta possibilidades de expansão. Apesar de não ser interessante fazer várias mudanças de endereço profissional ao longo da vida, sabemos que, com o amadurecimento, muitas vezes se torna praticamente inviável não fazê-lo. Pode ser necessário um local maior, ou até mesmo mudar em razão de uma alteração no perfil de atendimento ao longo da carreira, situação em que uma mudança de bairro, inclusive, pode ser interessante.

□ Imóvel próprio, alugado ou sublocação

O imóvel próprio tem um grande benefício, em relação à impossibilidade de ser "requerido" após o término de um contrato, por solicitação do proprietário, por exemplo.

Entretanto, com relação à rentabilidade financeira, a locação, em geral, é uma excelente alternativa econômica, em comparação ao rendimento financeiro do capital a ser mobilizado no imóvel. E, nesse ponto, a melhor alternativa é mobilizar capital em equipamentos de laser, que trazem um retorno mais expressivo e a fidelização dos pacientes. Portanto, se a questão for em que investir, no imóvel ou em equipamentos, é recomendável escolher os equipamentos, pois apresentam possibilidades de retorno em curto e médio prazo. E a possibilidade de um investimento no imóvel ficaria para um segundo momento da carreira.

Quanto à sublocação em consultório de colegas, é válida em algumas situações: no início da carreira, pela menor carteira de pacientes; ou quando não se tem muito tempo disponível, em decorrência de outros compromissos; ou mesmo quando se trata de um segundo endereço, em outra cidade ou em um bairro distante. Nessas perspectivas, é muito válida, pelo baixo custo.

Entretanto, quando houver necessidade de sublocar mais de três períodos na semana, vale fazer um levantamento de custos para alugar o próprio espaço, ter mais possibilidades de atendimento e, inclusive, montar a própria equipe. É importante lembrar, porém, que o levantamento de custos não se limita ao valor do aluguel, mas abrange também o salário da secretária (e todos os encargos), internet, até mesmo o café que será servido etc. E essa lembrança não é no sentido de se desanimar, mas sim de se programar, já que os primeiros meses exigirão investimento.

Outra possibilidade para iniciar com o próprio consultório, seria alugar o local em parceria, para amenizar os custos. Inclusive, pode ser bem interessante fazê-lo com outras especialidades relacionadas à dermatologia, como cirurgia plástica, endocrinologia, nutrologia, ginecologia.

Caso o profissional já tenha uma carteira de pacientes para abrir o próprio espaço, isso pode ser uma oportunidade para a otimização com colegas. Nessa opção, deve-se providenciar um contrato de locação, para que possibilite a sublocação, bem como um contrato entre as partes sobre responsabilidade jurídica.

□ Pessoa física × pessoa jurídica

O sistema tributário brasileiro praticamente inviabiliza o exercício da atividade da medicina, de qualquer natureza, na qualidade de pessoa física. Apenas o imposto de renda já tributa todos os ganhos da pessoa física com a alíquota de 27,5%; por isso, essa modalidade deve ser evitada, optando-se pela abertura e constituição de pessoa jurídica.

Embora o médico, como profissional liberal, possa deduzir todas as suas despesas, para efeito de imposto de renda, relacionando-as no livro-caixa, isso não torna a opção pela existência de pessoa física mais econômica do que a jurídica.

De início, só podem ser lançadas como despesas escrituradas no livro-caixa aquelas que forem absolutamente essenciais ao exercício da profissão. É comum médicos mal-informados lançarem no livro-caixa despesas pessoais impossíveis de serem deduzidas, como combustível para o carro, pedágio, entre outros.

Para o correto conhecimento do livro-caixa, leia mais sobre o assunto no *site* da Receita Federal.*

No Brasil, as pessoas jurídicas podem se submeter a três regimes tributários diferentes: o lucro real, o lucro presumido e o simples.

O regime de lucro real é o mais complexo de todos, pressupondo uma contabilidade exaustiva e detalhada, com a obrigatoriedade de vários livros, de modo que haja total e absoluta transparência nos registros de todas as entradas e saídas de recursos financeiros da empresa.

Esse regime é absolutamente incompatível com o exercício da atividade médica, somente devendo ser usado por empresas de grande porte, seja por ser a melhor opção no caso concreto, ou porque a lei impõe esse regime para determinadas atividades econômicas. Para a lista de empresas de lucro real obrigatório, consulte o *site* do Sindifisco Nacional.** De maneira geral, a tributação pelo regime de lucro presumido é a mais adequada para as empresas prestadoras de serviços médicos.

Nesse sistema, a lei tributária pertinente estabelece que todos os recursos financeiros ingressos na empresa, em razão de suas atividades normais, devem ter por base de tributação, na maioria das vezes, apenas 32% da renda bruta. Por exemplo, se uma empresa fatura 100 mil reais mensais, o Imposto de Renda de Pessoa Jurídica (IRPJ) será calculado na alíquota de 15%, tendo por base de cálculo 32% da receita bruta (32 mil reais = 32% de 100 mil reais). Na verdade, portanto, os 15% dos 32% da receita bruta correspondem a 4,8% da receita total.

Além do IRPJ, incide ainda a chamada Contribuição Social sobre o Lucro Líquido (CSLL), que corresponde a 9% sobre a base de 32% da receita bruta. Assim, em rigor, a CSLL tem alíquota de 2,88% da receita bruta.

O Programa de Integração Social (PIS) também tem uma alíquota de 0,65% da receita bruta. E, por último, deve-se igualmente calcular os valores relativos à Contribuição para o Financiamento da Seguridade Social (Cofins), cuja alíquota é de 3% sobre a receita bruta.

Assim, o regime básico do chamado lucro presumido gera uma carga tributária federal que corresponde a 11,33% do faturamento da empresa.

Há também outro, de competência municipal, que não deve ser esquecido: o Imposto sobre Serviço (ISS), cuja alíquota varia de acordo com o município, não ultrapassando 5%.

O Simples Nacional é o regime tributário com redução da carga de impostos e simplificação dos processos de cálculo e recolhimento. Até 2016, o médico não podia ter empresa pelo Simples Nacional, porém a Lei Complementar n. 155/2016 alterou a Lei n. 123/2006, trazendo essa possibilidade.

A principal diferença entre os dois regimes é o teto de faturamento. No Simples Nacional, o faturamento anual pode ser de até 360 mil reais para as microempresas e de até 3,6 milhões de reais para as pequenas empresas. Nesse sistema, é cobrada uma alíquota única, que pode variar de 4% a 33%, de acordo com o faturamento no mês. Outros pontos devem ser levados em consideração, a fim de torná-lo o regime da clínica/consultório, e isso deve ser visto com advogado tributarista.

Estimativa de rentabilidade

□ Custo fixo

O custo fixo abrange todos os gastos para manter o consultório aberto. Esse custo não sofre influência da demanda de pacientes. E esse cálculo é fundamental para definir a rentabilidade.

Deve abranger os gastos mensais com funcionários (salários, transporte, refeição, FGTS, GPS, GPS referente a 13º salário, PIS/Confins), condomínio, telefone, internet, energia elétrica, contador, IPTU, tarifa bancária, prontuário eletrônico, aluguel, entre outros.

No caso de utilizar-se uma sala própria, o valor que seria pago pelo aluguel deve ser adicionado, já que o valor investido poderia estar em aplicações, gerando rendimentos. Portanto, é mandatório adicionar esse custo de oportunidade. Para isso, basta colocar como referência o valor de aluguel de uma sala no mesmo prédio e de igual metragem.

* http://www.receita.fazenda.gov.br/pessoafisica/irpf/2013/perguntao/assuntos/deducoes-livro-caixa.htm.

** http://www.sindifisconacional.org.br/index.php?option=com_content&view=article&id=9395:Imposto&catid=45:na-midia&Itemid=73.

Também devem constar os gastos anuais, como Conselho Federal de Medicina (CFM), férias e 13º salário dos funcionários, divididos ao longo dos 12 meses para compor o gasto mensal.

□ Custo variável

São os insumos para realizar os procedimentos, como os preenchimentos, material descartável, aluguel de equipamentos, que variam de acordo com a demanda de pacientes.

Portanto, é interessante fazer uma previsão do consumo anual para ajustar as compras de acordo com a necessidade e o melhor preço. Deve-se negociar um valor mais atrativo de acordo com uma compra ou aluguel de equipamentos já programados para o ano, como uma fidelização.

Com base na taxa de imposto (lucro presumido), taxa de cartão de crédito, insumos e valor pago ao profissional (mesmo que seja você mesmo), teremos o lucro líquido de cada procedimento. E com base nessa margem você saberá quais procedimentos e quanto pode ter de margem para negociação com o paciente, a fim de manter a saúde financeira da empresa/consultório.

Com relação ao cartão de crédito, deve ser reavaliado esporadicamente, a fim de obter melhores taxas no mercado, ou mesmo rediscutido de acordo com o aumento de volume financeiro.

□ Fluxo de caixa

É a movimentação financeira de entrada e saída durante um período. Deve conter todos os custos, fixos e varáveis, bem como todas as entradas (ganhos). Isso pode ser feito inicialmente com uma planilha simples de Excel™, para ter uma visão real do rendimento mensal e uma projeção para os próximos meses. Depois, de acordo com a necessidade, pode ser alimentada pelo gestor ou gerente, inclusive em sistemas mais complexos.

E qual a importância de saber o fluxo de caixa? Além de acompanhar a saúde financeira do consultório, é importante para projetar os pagamentos de fornecedores e recebimentos das parcelas dos cartões de crédito nos próximos meses. E com isso tomar decisões sobre planejamento, desde investimentos até redução de custos.

□ Compra ou aluguel de equipamentos

Tanto a compra como a locação têm pontos positivos e negativos. O que definirá a escolha será a realidade atual.

O mais indicado para médicos que se iniciam nessa perspectiva de tecnologias é começar pelo aluguel, criar uma cartela de pacientes e depois evoluir para a compra, que pode ser em sociedade ou individualmente.

Na locação, a principal vantagem é estar sempre com as novidades, com diversas opções de tecnologia, sem se descapitalizar. E, entre as desvantagens, estão a dificuldade de agendar os pacientes para o dia estabelecido, imprevistos por parte deles, como faltas, ou mesmo a impossibilidade de realizar o procedimento no dia determinado. Caso se opte pela locação, é importante procurar uma empresa de confiança e solicitar o registro de manutenção preventiva anual. Com isso, as possibilidades de problemas técnicos diminuem.

Para avaliar a compra de uma tecnologia, deve-se, inicialmente, fazer um estudo de viabilidade financeira, pois, dependendo do investimento, pode demorar de 6 a 24 meses para se obter retorno. Algumas empresas fazem uma estimativa de retorno do equipamento com base em valores de sessão, que não necessariamente o médico conseguirá reproduzir, sem contar com impostos e taxas da venda (ou seja, eles contabilizam apenas o valor bruto). Baseiam-se em um número de pacientes mensais elevado e mantido durante o ano, sem considerar a sazonalidade, que bem conhecemos. Além disso, é importante saber quais são e quanto custa os consumíveis do referido equipamento para realizar a sessão.

No Brasil, para viabilizar o investimento, os médicos tendem a comprar equipamentos em sociedade, de dois, quatro ou até mais colegas médicos. Na maioria dos casos, a sociedade em até quatro colegas, reservando-se uma semana por mês para cada um, costuma ficar confortável. Com um número maior de profissionais na sociedade, há de se avaliar se a compra se justifica, pois haverá a mesma dificuldade de agendamento de datas e horários enfrentada em caso de locação. Além disso, antes de se pensar nessa opção, é preciso verificar a possibilidade de deslocamento do aparelho, pois alguns deles, como o de picossegundos, não podem ser transportados, pois há risco de descalibrar as lentes e causar danos ao paciente.

Caso se escolha por essa possibilidade, é importante fazer um contrato entre as partes com todas as perspectivas. E, para isso, é recomendável a contratação de um advogado para evitar desconfortos futuros.

Dependendo da demanda na clínica, ou mesmo da equipe, pode-se estudar a necessidade de adquirir uma tecnologia individualmente. Sem sombra de dúvida, ter a disponibilidade diária aumenta a demanda, não só pela facilidade de realizar os procedimentos de imediato, mas também porque o profissional passa a indicá-los mais. Em contrapartida, deve-se avaliar o impacto do investimento e o seu retorno.

Para avaliar a compra da tecnologia, deve-se ter em mente o lucro líquido (ou seja, sem os impostos, taxas, consumíveis, caso existam, e até mesmo o pagamento de quem realizará as sessões), valor (que poderia estar alocado em um investimento) e depreciação do equipamento, custo de consumíveis, seguro, possíveis avarias ou manutenção. Deve-se também considerar a demanda do mercado para aquele procedimento em especial, a velocidade de lançamentos no mercado da estética, principalmente em grandes centros urbanos, em que a procura pelo novo gera a necessidade de estar sempre atualizado.

Selecionando colaboradores/ funcionários

Sem um quadro de funcionários eficiente, o consultório médico não estará apto a prestar bons serviços, o que exige critérios adequados de seleção. Em princípio, devem ser evitadas contratações de amigos e parentes, pois a natureza da relação pessoal pode interferir nas relações de trabalho.

O método prioritário, em geral, é a seleção por meio de currículos ou por indicação de agências de empregos. É importante examinar, desde o início, o endereço de moradia do pretendente ao emprego. Residir muito distante do local de trabalho causa transtornos, cansa demais o empregado que, com o trânsito caótico das grandes cidades, acaba cumprindo quase uma jornada adicional, só no trajeto de ida e volta ao trabalho. É claro que não se está discriminando pessoas por seu local de moradia, mas, em igualdade de qualificações, é preferível contratar quem mora mais perto. É melhor para o consultório e para o próprio funcionário.

Na escolha dos currículos, é recomendável mesclar pessoas com e sem experiência na área, pois um grande talento ou grande empregado só o é depois de descoberto. Assim, é importante dar oportunidade aos novos e bons, mas nunca se deve contratar apenas os sem experiência.

Com esses critérios básicos, seleciona-se um número de currículos correspondente a dez vezes o número de vagas que se pretende preencher. O médico pode telefonar para os candidatos pessoalmente ou deixar que alguém, sob sua orientação, o faça. Em curta entrevista por telefone, já é possível colher alguns indícios do perfil do candidato. Alguns serão prolixos nesse diálogo; outros se mostrarão tímidos e pouco falarão; outros ainda titubearão nas respostas a perguntas simples, evidenciando, logo no início, os que não têm perfil para lidar com o público.

Depois desse diálogo, o selecionador gentilmente diz que provavelmente chamará o candidato para uma entrevista pessoal. Após essa etapa, seleciona-se, dos entrevistados por telefone, o número correspondente a quatro ou cinco vezes o número de vagas disponíveis.

Este último grupo deve ser chamado para entrevista pessoal. Nessa fase, pede-se ao candidato para relatar suas experiências profissionais. Solicita-se que relate também, se for o caso, sua vivência profissional anterior e um pouco da vida pessoal, como família, filhos, estudos, projetos e aspirações, inclusive salariais (nunca se deve dizer o salário que será oferecido antes de o candidato revelar suas expectativas).

Descreva para o candidato as funções que deverá desenvolver e avalie sua reação, inclusive fisionômica, que pode revelar indícios de compatibilidade ou incompatibilidade com as funções pretendidas. Examine suas vestimentas e lembre-se de que ele possivelmente se arrumou naquele dia da maneira que lhe parece adequada, não apenas para a entrevista, como também para o trabalho do dia a dia. Observe seu jeito de sentar-se, seus movimentos e gestos durante a conversa, pois a personalidade se expressa não apenas pela fala, mas por tudo isso em conjunto.

Desconfie dos que externarem pretensão salarial muito elevada ou baixa em demasia. O mercado tem regras próprias e a falta de sintonia pode indicar que o candidato não tem o perfil que você procura. Consulte-o sobre a disponibilidade para eventuais horas extras, pois o empregado que não tem o mínimo de flexibilidade não é muito adequado para um consultório médico, em que pode haver intercorrências ou mesmo eventuais horários alternativos. Informe-o sobre os seus direitos e obrigações. A transparência na relação empregador-empregado deve se manifestar desde o processo seletivo.

Para a seleção de funcionários, também pode ser implementada uma análise comportamental direcionada com o método DISC. Por meio de um questionário, identifica-se o perfil predominante do candidato, bem como seus pontos fortes, pontos fracos e potencial de ajuste. Isso facilitará a admissão de um funcionário de acordo com as necessidades para o cargo, alinhadas com o propósito e, portanto, mais engajado para o novo emprego.

Legalização do consultório

A abertura de um consultório médico necessita de autorização da municipalidade que, verificando o atendimento das regras de postura, expede um documento chamado alvará, reconhecendo que o local está devidamente autorizado a funcionar como uma atividade econômica. É importante registrar que, em todos os municípios do Brasil, existem áreas classificadas como de natureza exclusivamente residencial, não sendo permitida a instalação nem mesmo de consultório médico. É necessário avaliar essa possibilidade antes mesmo de alugar ou comprar o imóvel com esse objetivo.

O simples Alvará de Localização não basta para o consultório ou clínica médica. Para estes, há a necessidade de autorização da Vigilância Sanitária que, com essa finalidade, e se satisfeitos os requisitos legais, expedirá licença ou alvará sanitário.

No Brasil, a política da Vigilância Sanitária se desenvolve pela competência concorrente da União, do Estado e do Município. A matéria está inteiramente regulada na Lei n. 9.782, de 26 de janeiro de 1999.

A disposição legal, além de criar a Agência Nacional de Vigilância Sanitária (Anvisa), fixou critérios e métodos de fiscalização e controle não apenas da prestação de serviço médico, mas também de fiscalização, licenciamento e controle de hospitais, medicamentos e equipamentos médicos de qualquer natureza, sobretudo os importados, que precisam de homologação no Brasil, o que é feito a partir da constatação tanto da eficácia como da ausência de riscos de utilização.

No que se refere exclusiva e particularmente à licença da Vigilância Sanitária para a instalação do consultório ou de clínica médica, a descentralização atribuiu essa tarefa essencialmente ao município, que, por meio de suas secretarias de saúde ou órgão equivalente, exerce o controle da legalidade, a respeito de todas as regras sanitárias, bem como a fiscalização, o que inclui o direito de imposição de multas e outras sanções, podendo até mesmo, dependendo da situação concreta, interditar completamente o consultório.

É importante anotar que, apesar da descentralização, a União e os Estados, embora em regra não exerçam atividade fiscalizatória direta, o que é feito pelo respectivo município, são igualmente detentores do poder de multar e até mesmo de interditar os estabelecimentos.

Antes de abrir o consultório, é recomendável que o médico visite o *site* da Anvisa, bem como o *site* oficial da Vigilância Sanitária do seu município.

A submissão do consultório médico às regras da Vigilância Sanitária não o desonera de igualmente atender ao regramento legal disciplinado pelo CFM e regionais, órgãos igualmente detentores do poder de regulação e fiscalização da atividade médica.

O consultório médico deve atender a todas as especificações da Resolução CFM n. 2.056/2013. Essa norma regulamentadora dividiu os consultórios médicos pelos grupos 1, 2 e 3, fixando regras de instalação e necessidades de equipamentos e medicamentos mínimos obrigatórios para intercorrências, de acordo com o nível de complexidade e de especialidade médica.

Recentemente, novas regras de funcionamento foram aprovadas pelo plenário do CFM, sendo publicadas no Diário Oficial da União (DOU) no dia 17 de setembro de 2017. Com essa atualização, o consultório de dermatologia passa a integrar o Grupo 2, que são procedimentos sem a necessidade de anestesia local ou sedação (veja a seguir a lista dos procedimentos que integram essa lista).

Anteriormente, a dermatologia integrava o Grupo 1 (consulta simples, medicina básica sem procedimentos) ou o Grupo 3 (com procedimentos), com um nível de exigência de equipamentos e medicamentos para atendimentos de intercorrências.

Com essa atualização, houve até mesmo uma redução da lista de exigências dos equipamentos e medicamentos necessários para o Grupo 3.

Serviços médicos separados por grupos, de acordo com a complexidade:

- **Consultório de Dermatologia do Grupo 1:** medicina básica sem procedimentos.
- **Consultório de Dermatologia do Grupo 2:** consultórios ou serviços onde se executam procedimentos sem anestesia local e sem sedação.

São exemplos de Consultórios de Dermatologia do Grupo 2 os que realizam peelings, toxina, preenchimento, crioterapia/criocirurgia, cauterização química/quimiocirurgia, tratamentos de cicatrizes de acne e rosácea, lasers, luz intensa pulsada, radiofrequência e ultrassom. Para esse grupo, não é necessário ter equipamentos e medicamentos mínimos para atendimento de intercorrências.

- **Consultório de Dermatologia do Grupo 3:** consultórios ou serviços com procedimentos invasivos de riscos de anafilaxias, insuficiência respiratória e cardiovascular, inclusive os com anestesia local sem sedação ou consultórios ou serviços onde se aplicam procedimentos com sedação leve e moderada. Assim, o grupo 3 está dividido em dois tipos:
  a) consultórios que realizam anestesia local sem sedação;
  b) consultórios que realizam procedimentos com sedação leve ou moderada.

Para os consultórios enquadrados no Grupo 3, segue a lista de material essencial:

- um aspirador de secreções;
- desfibrilador automático externo (DEA);
- máscara laríngea;
- fonte (fixa ou cilindro) de oxigênio com máscara aplicadora e umidificador;
- oxímetro de pulso;
- ventilador manual do tipo balão autoinflável com reservatório e máscara;
- cânulas/tubos endotraqueais;
- cânulas nasofaríngeas ou orofaríngeas;
- seringas, agulhas e equipo para aplicação endovenosa;
- sondas para aspiração;
- EPI para atendimento das intercorrências (luvas, máscaras e óculos);
- medicamentos para atendimento de parada cardiorrespiratória e anafilaxia: adrenalina, água destilada, amiodarona, atropina, brometo de ipratrópio, cloreto de potássio, dexametasona, diazepam, dipirona, dobutamina, dopamina, escopolamina, fenitoína, fenobarbital, furosemida, glicose, haloperidol, hidantoína, hidrocortisona, insulina, isossorbida, lidocaína, midazolam, ringer lactato, soro glicofisiológico e soro glicosado.

Além do alvará e do certificado de vigilância sanitária relacionados, também são necessários: o Certificado de Regularidade de Inscrição de Pessoa Jurídica no Conselho Regional de Medicina (CRM), que deve ser renovado anualmente; o Certificado de Limpeza Urbana para coleta de resíduos de serviços de saúde (RSS) para clínica ou consultório médico, relacionados na RDC Anvisa n. 306/2004, que determina que os RSS sejam separados, acondicionados e coletados de acordo com a classificação (A – Potencialmente infectantes; B – Químicos; C – Radioativos; D – Comuns; E – Perfurocortantes); o Certificado de Conformidade do Corpo de Bombeiros que responde pela garantia das normas mínimas de segurança contra incêndio e outros sinistros; e a inclusão no Cadastro Nacional de Estabelecimento de Saúde (CNES), que viabiliza a obtenção de convênios.

Portanto, depois de seguir essas condutas, o consultório estará pronto para o atendimento. Deve-se lembrar de guardar todos os documentos, certificados, pagamentos de taxas, como os dos bombeiros, por exemplo, em um local de fácil acesso para qualquer eventualidade.

Termo de consentimento informado

A prestação de serviços, sobretudo a de natureza médica, é permeada pela relação pessoal. O contato entre médico e paciente assume extrema relevância, abrindo espaço para que elementos subjetivos, como paciência, afetividade, gentileza, contribuam para uma relação de fidelização.

Assim, o médico, além de profissionalmente qualificado, deve ser gentil e atencioso com todos os pacientes. A experiência prática mostra que a maioria dos conflitos, judiciais ou não, surgidos entre pacientes e médicos, em geral, não decorre de má prestação de serviço ou uso de técnicas ou procedimentos, mas sim de uma relação pessoal não satisfatória. Mesmo em casos de eventuais complicações ou intercorrências, uma boa relação médico-paciente pode evitar grande parte dos problemas futuros. E, ao contrário, a má relação médico-paciente faz com que, mesmo pequenos dissabores, sejam vistos como catastróficos e superdimensionados pelo paciente.

O termo de consentimento informado deve ser sempre utilizado antes de qualquer procedimento, assinado e datado pelo próprio paciente ou, no caso de menores de 18 anos, pelo seu representante legal. Devem constar as informações necessárias e essenciais ao paciente, bem como a possibilidade de não obtenção do resultado desejado pelo procedimento, expectativas irreais, assim como as principais e eventuais complicações. Deve estar em linguagem de simples entendimento ao leigo.

É importante frisar que não existe um modelo previamente aprovado ou recomendado para o consentimento informado. Os médicos têm liberdade para escolher o modelo e o conteúdo do formulário que prefira utilizar, desde que obedeça ao Código de Ética Médica, que estabelece: "É vedado ao médico – Deixar de obter consentimento do paciente, ou de seu representante legal, após esclarecê-lo sobre o procedimento a ser realizado, salvo em caso de risco iminente de morte".*

Prontuário eletrônico

Embora essa boa relação médico-paciente contribua para a fidelização ao consultório, há a necessidade de que o serviço prestado seja de excelência em todos os sentidos, bem como que seja devidamente documentado. É essencial, nesse ponto, a existência de prontuários claros, objetivos e de livre acesso ao paciente, até porque esses direitos lhe são assegurados pelas leis e pelo próprio CFM.

A tecnologia da informação e comunicação em saúde (TICS) tem inúmeras possibilidades, e o prontuário eletrônico do paciente (PEP) é a principal ferramenta com que o médico precisa lidar na prática diária, não só para o registro da história clínica e de outros exames, prescrição, termo de consentimento informado, fotografias e eventuais intercorrências.

Outro conceito importante é o Registro Eletrônico de Saúde (RES), que permite o armazenamento e o compartilhamento seguro das informações do paciente. Os sistemas devem adotar mecanismos de segurança capazes de garantir a autenticidade, a confidencialidade e a integridade das informações de saúde. A certificação digital é a tecnologia que melhor provê esses mecanismos. Com o intuito de estabelecer as normas, padrões e regulamentos para o PEP/RES no Brasil, o CFM e a Sociedade Brasileira de Informática em Saúde (SBIS) estabeleceram um convênio de cooperação técnico-científica que está em vigência desde 2002. Esse convênio propiciou a criação de um processo de Certificação de Sistemas de Registro Eletrônico de Saúde, com o estabelecimento dos requisitos obrigatórios; e, acompanhando a legislação federal para documento eletrônico, reforçou a obrigatoriedade do uso de certificação digital (assinatura eletrônica) para a validade ética e jurídica de um PEP/RES.

Antes de adquirir um sistema de prontuário eletrônico, verifique o nome do sistema, do desenvolvedor ou da empresa e o número da versão e acesse www.sbis.org.br/certificação, para saber se esse sistema consta na lista de sistemas auditados pela SBIS; confira ainda o número da versão. Caso não esteja nessa lista ou o número da versão não coincida, procure a Diretoria Técnica da instituição para questionar se o sistema, apesar de não auditado, atende a todos os requisitos da Certificação de Software.

Nessa linha de propiciar melhores condições de trabalho ao médico e aprimorar os serviços prestados ao paciente, o CFM, atento às inovações tecnológicas, editou a Resolução CFM n. 1.821/2007,** que autorizou a digitalização de todos os documentos médicos anteriormente impressos, bem como instituiu o chamado prontuário eletrônico, ainda sem caráter de obrigatoriedade.

O exame da resolução revela que o CFM teve o cuidado de estabelecer regras de segurança e de certificação digital, de modo a dar plena autenticidade, não apenas à existência dos registros, mas também às comunicações entre médicos.

É importante que todo médico possua certificado digital, que é o único modo seguro de autenticar todos os documentos eletrônicos, e mesmo os comuns depois de digitalizados. Para obter uma certificação digital, o médico deverá procurar uma das empresas denominadas "autoridades certificadoras", podendo obter informações detalhadas, inclusive sobre os níveis de segurança, no *site* do Portal Médico.***

Fotografia em dermatologia estética

No atendimento de dermatologia estética, é imprescindível o uso da fotografia no acompanhamento do paciente. A fotografia tem várias utilidades. Uma delas é que serve para mostrar o objeto da queixa, revelando por imagem a área do corpo ou do rosto sobre a qual o tratamento incidirá, evidenciando detalhes que, às vezes, nem o paciente tinha percebido antes.

Para um acompanhamento eficaz, portanto, fotografe o paciente no momento da primeira consulta e durante a evolução do tratamento proposto, o que permitirá que essa documentação seja inserida até mesmo no prontuário digital. Especialmente antes de qualquer procedimento estético ou cirúrgico, fotografe a área a ser tratada, em várias angulações diferentes, porém no mesmo padrão e iluminação, a fim de compará-la no pós-procedimento. Proceda do mesmo modo nos casos em que haverá, *a priori*, apenas o tratamento domiciliar.

* Código de Ética Médica, Capítulo IV, Artigo 22.

** Aprova as normas técnicas referentes à digitalização e ao uso dos sistemas informatizados para a guarda e manuseio dos documentos dos prontuários dos pacientes.

*** http://www.portalmedico.org.br.

Por retratar parte do corpo ou mesmo do rosto do paciente, esse procedimento exige que o médico disponha de autorização expressa e formal. Por isso, deve obter o consentimento não apenas para a fotografia, mas também para a fotografia em publicações, eventual exposição de fotos em congressos, seminários e palestras. Essa autorização deve constar de termo específico, assinado pelo paciente, ou integrar o próprio consentimento informado, não bastando simples anotação da existência no prontuário.

As fotografias são de extrema valia, desde que exibam qualidades intrínsecas, ou seja, fotografias de baixa qualidade, angulação inadequada, pouca resolução ou luminosidade insatisfatória dificultam a avaliação posterior e acompanhamento. A comparação das fotos, sobretudo as de antes e depois, além de serem essenciais no auxílio do médico, revelam ao paciente a qualidade e o resultado do tratamento a que se submeteu, proporcionando-lhe um grau de satisfação, inclusive psicológica.

Para uma observação comparativa das fotos, devemos seguir algumas normas básicas da fotografia e uma padronização das imagens. Tenha um local fixo, observe os pontos de iluminação, o espaço físico e use tapete com demarcações para definir padrões de distanciamento, se possível. As cores do fundo devem ser neutras, como azul, cinza, ou mesmo preta ou branca, sempre lisas, e foscas, para não desviar a atenção do observador nem refletir a iluminação. A composição da imagem também é importante, como a presença de adereços, brincos e outros, que devem ser retirados, assim como o uso de calcinhas descartáveis, no caso de fotos corporais, a fim de manter a padronização das fotos.

A disparidade das ambiências, sobretudo em fotos corporais, pode gerar distorções severas. Em alguns casos, a iluminação pode fazer um efeito de sombra e dar uma impressão de piora, como no caso de olheiras. Importante também observar a perspectiva do médico em relação ao paciente, como a altura e a angulação da máquina, para que não deixe o paciente com aspecto alongado ou achatado.

O uso da luz natural, apesar de ser excelente para fotos, não pode ser reproduzida no dia a dia, sobretudo à noite. No caso do uso do *flash*, deve haver uma padronização e nunca ser próximo demais para não ter uma imagem superexposta (clara demais). A retirada da oleosidade do rosto do paciente é importante para evitar o efeito da luz do *flash* no rosto.

O recurso de filmagem, associado às fotos padronizadas, ajuda muito na avaliação da mímica facial, assim como no tratamento de flacidez cutânea. Posições específicas, como o *pinch test* para flacidez e contração muscular na região glútea, são algumas das possibilidades a serem acrescentadas para melhor avaliação clínica posterior.

Em fotos macro ou em *close-up*, para mensurar o tamanho da lesão, pode-se usar uma régua e sempre fazer uma foto de panorama para identificar uma parte do corpo.

Várias câmeras podem ser usadas, porém atualmente há muita utilização de câmeras de celulares, que inclusive também podem ser acopladas ao dermatoscópio. Entretanto, pode-se considerar que o uso do celular pessoal para acompanhamento fotográfico do paciente tem dois pontos negativos: o primeiro é a possibilidade de o paciente não valorizar o profissionalismo desse acompanhamento, por ser um tanto amador em comparação a toda a tecnologia dos tratamentos; e o segundo é a falta de sigilo dessa documentação, já que as fotos profissionais ficam misturadas às pessoais, o que pode inclusive gerar situações inconvenientes, e até mesmo jurídicas, no futuro. Além das câmeras, estão disponíveis diversos sistemas fotográficos para fotos em 3D, ou mesmo com avaliação da pigmentação, rugosidade da pele e vascularização. O sistema Quantificare, além de todos esses requisitos, também apresenta a possibilidade de mensuração de volume de preenchimento ou mesmo edema. Outros sistemas utilizados são Vectra, Reveal e Visia.

Em virtude da procura pelo aprimoramento no acompanhamento fotográfico, há cursos em congressos e jornadas sobre o tema que valem a pena para um aprofundamento da técnica.

Fidelização de clientes

O comportamento do tomador de serviços médicos não difere dos tomadores de outros serviços. Exige qualidade, atendimento, respeito, tratamento cordial e eficácia nos serviços que contrata. Se não satisfeito em suas pretensões, o paciente troca de médico, optando por outro, como nas relações de consumo em geral.

Por isso, o médico deve investir não apenas na qualidade técnica dos serviços que presta, mas nas condições e materiais que oferece aos pacientes. Essa relação médico-paciente é a base que faz o paciente se sentir plenamente atendido em suas expectativas, incentivando-o a permanecer com o mesmo médico.

Ter uma sala de espera agradável, com acesso à internet, revistas atualizadas, iluminação confortável e uma equipe para deixar o paciente e seu acompanhante à vontade, faz parte da fidelização.

Lembrar-se de datas comemorativas, como aniversário, Natal, e mesmo datas especiais nas quais o paciente vai à procura do médico, como um casamento ou uma festa importante, é um diferencial. Alguns sistemas de prontuário eletrônico, como Gestão DS, tem um excelente CRM, que é o termo em inglês Customer Relationship Management, traduzido como gestão de relacionamento com o cliente, que categoriza os pacientes de acordo com as idas à clínica, indicações de amigos, e inclusive envia e-mail de aniversário. Caso você não tenha um sistema com essa ferramenta, pode fazer uma planilha de Excel™ para ter esse acompanhamento. Além disso, ter um mimo, como uma necessaire, ou algo relacionado a sua prática, para oferecer aos pacientes mais fiéis, ou em um evento programado, é bem interessante e ajuda na fidelização.

Devemos lembrar que todo o preparo da equipe, o treinamento no atendimento, saber explicar os procedimentos e ter um cuidado especial no pós-atendimento fazem parte da fidelização. Um *feedback* após um procedimento mais invasivo é primordial, para saber como o paciente está e se tem alguma dúvida. Também é importante treinar a secretária para saber quando deve passar as informações, o que é normal ou não após cada procedimento.

Não estar acessível e não retornar ligações são reclamações frequentes de pacientes quando trocam de médico. Portanto, atente-se a isso, sobretudo hoje em dia, quando o paciente conta com instrumentos como *Facebook*, *WhatsApp*, *Instagram* e *e-mail*, em que facilmente o encontra, manda-lhe fotos e, em geral, quer uma resposta rápida.

O médico deve estar sempre atento às necessidades do paciente, auxiliando-o, inclusive no planejamento do tratamento. Muitos pacientes desejam fazer tudo de uma só vez, e o mais rápido possível. Mas, em alguns casos, esse desejo de brevidade não pode ser atendido, sem representar risco à saúde ou ao próprio tratamento. Há tratamentos que necessitam de tempo, etapas e protocolos a serem rigorosamente cumpridos.

Outros pacientes, contudo, necessitam de mais tratamento, mas não possuem recursos financeiros para tanto. Nesses casos, o médico deve orientá-lo realisticamente, planejando os diversos procedimentos, projetando-os no tempo, compatibilizando-os com a disponibilidade financeira do paciente.

Agindo assim, habitualmente, o médico sempre reforçará seus laços com os pacientes, ajudando-os, para além da técnica, construindo uma relação de respeito, afeto e orientação, o que reforçará os vínculos de fidelidade. E sabemos, como falado anteriormente, que grande parte dos processos judiciais são iniciados por ter havido negligência médica em relação às reclamações do paciente. Portanto, dê atenção, porém com o respaldo de fotos, termos de consentimento e prontuário bem escrito.

Bibliografia Consultada

- **Montagem de Consultório para Dermatologia Estética**

Agência Nacional de Vigilância Sanitária (Anvisa). Disponível em: http://www.anvisa.org.br.

Brasil. Lei n. 12.842, de 10 de julho de 2013; dispõe sobre o exercício da Medicina.

Brasil. Lei n. 9.782, de 26 de janeiro de 1999; define o Sistema Nacional de Vigilância Sanitária, cria a Agência Nacional de Vigilância Sanitária e dá outras providências.

Brasil. Resolução CFM n. 1.821, de 11 de julho de 2007; aprova as normas técnicas concernentes à digitalização e uso dos sistemas informatizados para a guarda e manuseio dos documentos dos prontuários dos pacientes, autorizando a eliminação do papel e a troca de informação identificada em saúde.

Brasil. Resolução CFM n. 1.931, de 24 de setembro de 1999; aprova o Código de Ética Médica.

Brasil. Resolução CFM n. 2.056, de 20 de setembro de 2013; disciplina os Departamentos de Fiscalização nos Conselhos Regionais de Medicina, estabelece critérios para a autorização de funcionamento dos serviços médicos de quaisquer natureza, bem como estabelece critérios mínimos para seu funcionamento, vedando o funcionamento daqueles que não estejam de acordo com os mesmos. Trata também dos roteiros de anamnese a serem adotados em todo o Brasil, inclusive nos estabelecimentos de ensino médico, bem como os roteiros para perícias médicas e a organização do prontuário de pacientes assistidos em ambientes de trabalho dos médicos.

Brasil. Resolução CFN n. 1.974, de 19 de agosto de 2011; estabelece os critérios norteadores da propaganda em Medicina, conceituando os anúncios, a divulgação de assuntos médicos, o sensacionalismo, a autopromoção e as proibições referentes à matéria.

Miot HA, Paixão MP, Paschoal FM. Fundamentos da fotografia em dermatologia. In: Anais Brasileiros em Dermatologia (Rio de Janeiro). 2006;81(2):174-180.

Pinheiro MVB. A fotografia na cirurgia dermatológica e na cosmiatria – Parte I. Surgical & Cosmetetic Dermatology (São Paulo). 2013 May 20. ISSN-e:1984-8773.

Portal Médico. Disponível em: http://www.portalmedico.org.br/resolucoes/CFM/2013/2056_2013.pdf.

Receita Federal. Disponível na internet: http://www.receita.fazenda.gov.br/pessoafisica/irpf/2013/perguntao/assuntos/deducoes-livro-caixa.htm.

Sindifisco Nacional. Disponível em: http://www.sindifisconacional.org.br/index.php?option=com_content&view=article&id=9395:Imposto&catid=45:na-midia&Itemid=73.

Universo Visual. Disponível em: http://www.universovisual.com.br/publisher/preview.php?edicao=0902&id_mat=172.

CAPÍTULO 30

Odontologia Estética – Contribuição da Odontologia no Rejuvenescimento do Terço Inferior da Face

- Marco Antonio Guedes
- Álvaro Cupello

A demanda dos pacientes por tratamentos estéticos na odontologia vem aumentando exponencialmente. Os pacientes não procuram os consultórios dos dentistas apenas para tratar cáries, existe hoje uma demanda por "embelezar" o sorriso e, consequentemente, a face.

Em contraponto à subjetividade que envolve o conceito do "belo", existem conceitos amplamente comprovados pela literatura quanto aos parâmetros estéticos que definem um sorriso atraente de acordo com a cultura moderna, assim como o estudo e a determinação das consequências naturais do envelhecimento do sorriso, o que hoje é uma das principais preocupações expressadas pelos pacientes que buscam tratamentos por motivos estéticos.

A reabilitação oral estética é uma especialidade capaz de modificar a cor, a forma dos dentes e as dimensões da face. O que diretamente influencia a estética facial e, sobretudo, no terço médio e inferior da face. Achar a correta localização dos incisivos centrais e sua forma é a chave de todo o sucesso. As especialidades da odontologia que fazem parte desta reabilitação são: a *prótese dentária* (próteses fixas e removíveis); a *implantodontia*; a *cirurgia gengival*; a *ortodontia;* e a *cirurgia bucomaxilofacial*.

A seguir, abordamos os parâmetros capazes de influenciar a estética do terço inferior da face.

Perfil da face

O tipo de perfil é avaliado medindo-se o ângulo formado pela união de três pontos de referência: glabela; subnasal; e da ponta do queixo. As linhas que unem esses três elementos normalmente formam um ângulo que, de acordo com sua medida, caracteriza um dos três tipos de perfis:

- **Normal:** medida de aproximadamente 170°.
- **Convexo:** apresenta uma redução na medida do ângulo correlacionada geralmente com uma retroposição relativa da ponto do queixo.
- **Côncavo:** caracterizado pela formação de um ângulo maior que 180°, relacionado com uma projeção da ponta do queixo.[1]

Podemos realizar grandes mudanças no perfil dos pacientes por meio de cirurgias denominadas "ortognáticas", realizadas por cirurgiões bucomaxilofaciais que têm como finalidade o reposicionamento das bases ósseas (Figura 30.1).

Ângulo nasolabial

O ângulo nasolabial é formado pela interseção de duas linhas na região subnasal, uma tangente à base do nariz e outra tangente à superfície externa do lábio superior. Em geral, esse ângulo mede entre 90 a 95° em homens e 100 a 105° em mulheres (Figura 30.2). A inclinação da base do nariz e a posição do lábio superior influenciam diretamente a amplitude desse ângulo. Reconstruções cirúrgicas da região maxilar anterior com enxertos influenciam a sua medida, além da mudança na posição dos dentes maxilares anteriores, que são responsáveis por grande parte do suporte labial, em reconstruções protéticas.[1]

Inclinação anteroposterior dos incisivos

Muitas vezes como consequência de hábitos nocivos, como uso prolongado de chupeta ou mamadeiras na infância, ou mesmo de chupar dedo, os dentes podem ter uma projeção frontal que interfere no selamento

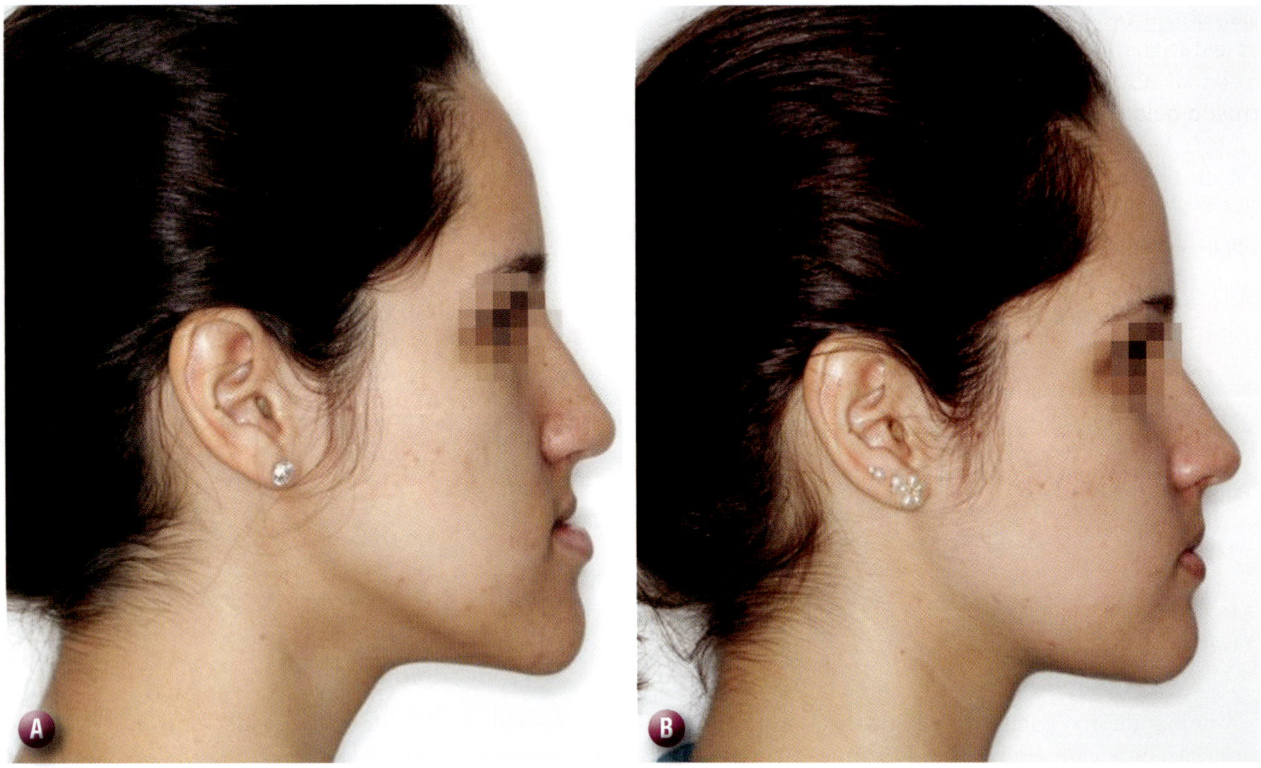

Figura 30.1. (A) Situação inicial da paciente apresentando perfil côncavo por uma projeção exagerada da mandíbula. (B) Situação final após intervenção cirúrgica corretiva.

Fonte: Acervo da autoria do capítulo.

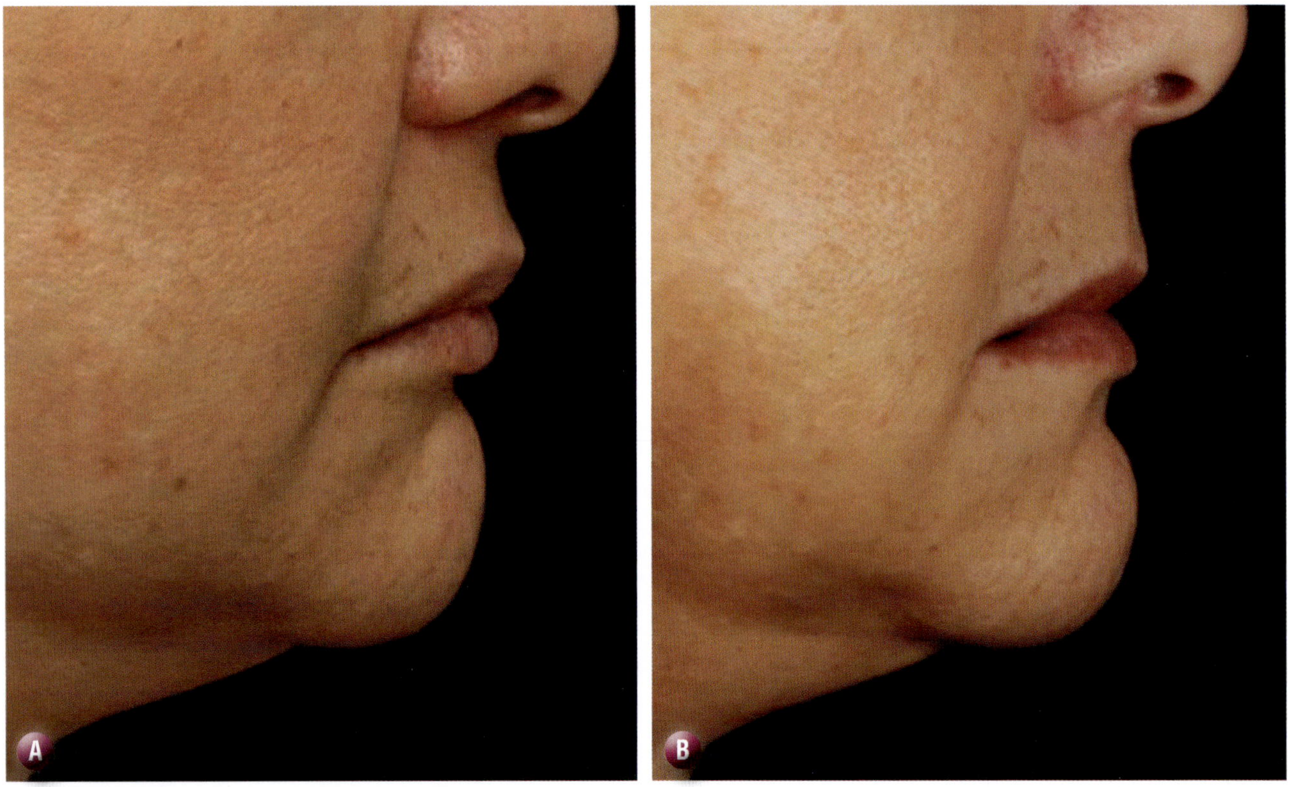

Figura 30.2. (A) Aspecto clínico de ângulo nasolabial muito fechado em decorrência de uma projeção exagerada dos dentes anteriores e rebordo ósseo correspondente. (B) Resultado obtido após a extração dos dentes anteriores para colocação de implantes com recontorno ósseo e reposicionamento com prótese dos dentes em uma posição favorável.

Fonte: Acervo da autoria do capítulo.

labial, eficiência no corte dos alimentos, além de problemas estéticos, como a influência marcante no ângulo nasolabial abordado no item anterior. O ângulo ideal formado pelo longo eixo dos incisivos deve se aproximar de 130°. A posição dos dentes pode ser resolvida por meio de tratamentos com aparelhos ortodônticos, com capas de porcelana ou com a extração de dentes e colocação de implantes (Figura 30.3).

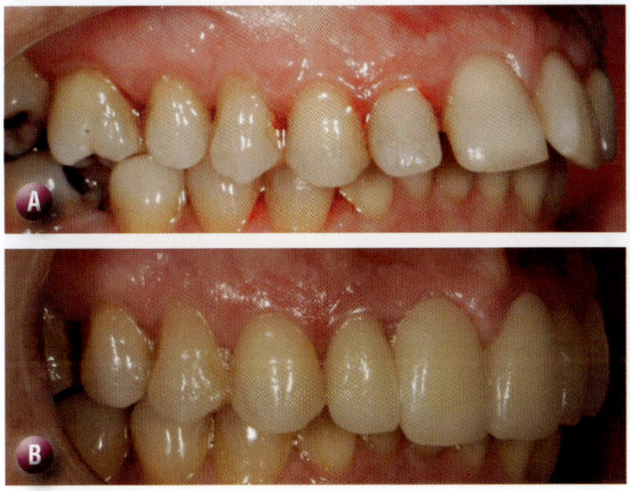

Figura 30.3. Correção de inclinação exagerada dos dentes anteriores com tratamento reabilitador.
Fonte: Acervo da autoria do capítulo.

Proporções faciais

Existem diversas linhas de referência, horizontais e verticais, que podem ser identificadas e utilizadas para juntas servir como um mapeamento da estética facial, que servem também como referências importantes no alinhamento dos dentes (Figura 30.4).

- **Linhas de referência horizontais:**
  - linha do cabelo;
  - linha interpupilar;
  - linha ofríaca;
  - linha interalar;
- **Linha de referência vertical:**
  - linha média;

Uma face bem proporcionada pode ser dividida verticalmente em três terços com partes iguais. O terço superior da face compreende a área entre a linha do cabelo e a linha ofríaca; o terço médio, a área entre a linha ofríaca e a linha interalar (asas do nariz); e o terço inferior se estende desde a linha interalar até a ponta do queixo.[1]

O dentista possui grande influência na amplitude do terço inferior da face, também chamado de dimensão vertical, que pode ser manipulado com a modificação do tamanho dos dentes. Quando os dentes são perdidos por fatores diversos ou sofrem um desgaste excessivo, a dimensão vertical sofre uma redução que acarreta o

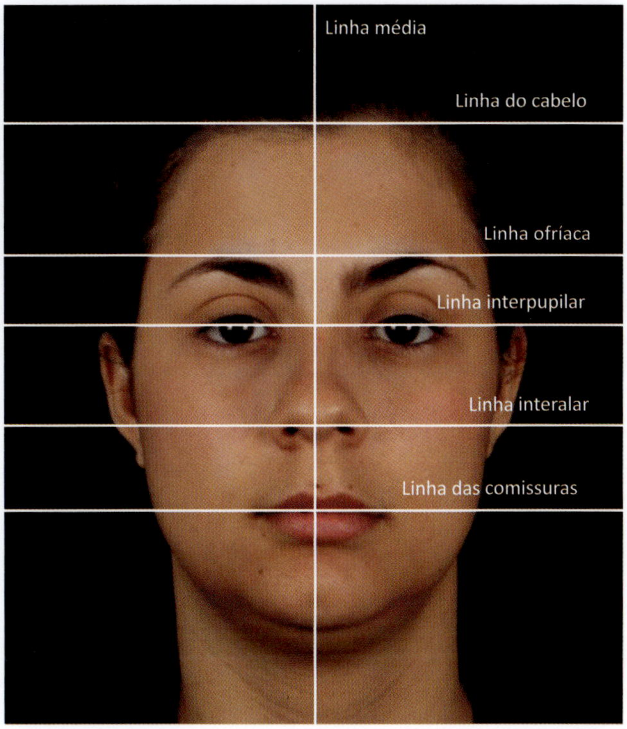

Figura 30.4. Principais linhas de referência faciais.
Fonte: Acervo da autoria do capítulo.

aprofundamento dos sulcos faciais e um colapso geral de toda a musculatura envolvida da estética do terço inferior da face, causando um envelhecimento à face.

Por meio de tratamentos reabilitadores orais, esta dimensão pode ser recuperada devolvendo a função e a estética não só ao sorriso, mas também à face como um todo (Figura 30.5).

Quantidade de exposição dos incisivos com lábios em repouso

Em pacientes do sexo feminino, jovens, que desejam um sorriso proeminente, valores de 3,5 a 4,5 mm de exposição de incisivos podem ser utilizados. No caso de mulheres que querem um sorriso mais discreto, uma exposição de 2 a 3 mm seria ideal. Para homens, de 1 a 3 mm de exposição é considerado ideal. O desgaste dos dentes com a idade causa seu encurtamento e, assim, uma redução da exposição dos dentes superiores. Associada a esse fator, por consequência da perda do tônus muscular, uma maior exposição dos dentes inferiores é observada, colaborando também com o aspecto envelhecido do paciente. O tratamento reabilitador estético devolve o comprimento original dos dentes por acréscimo dos superiores, sendo, às vezes, também necessário reduzir o comprimento dos inferiores para que apareçam menos, rejuvenescendo o sorriso (Figura 30.6).[2-4]

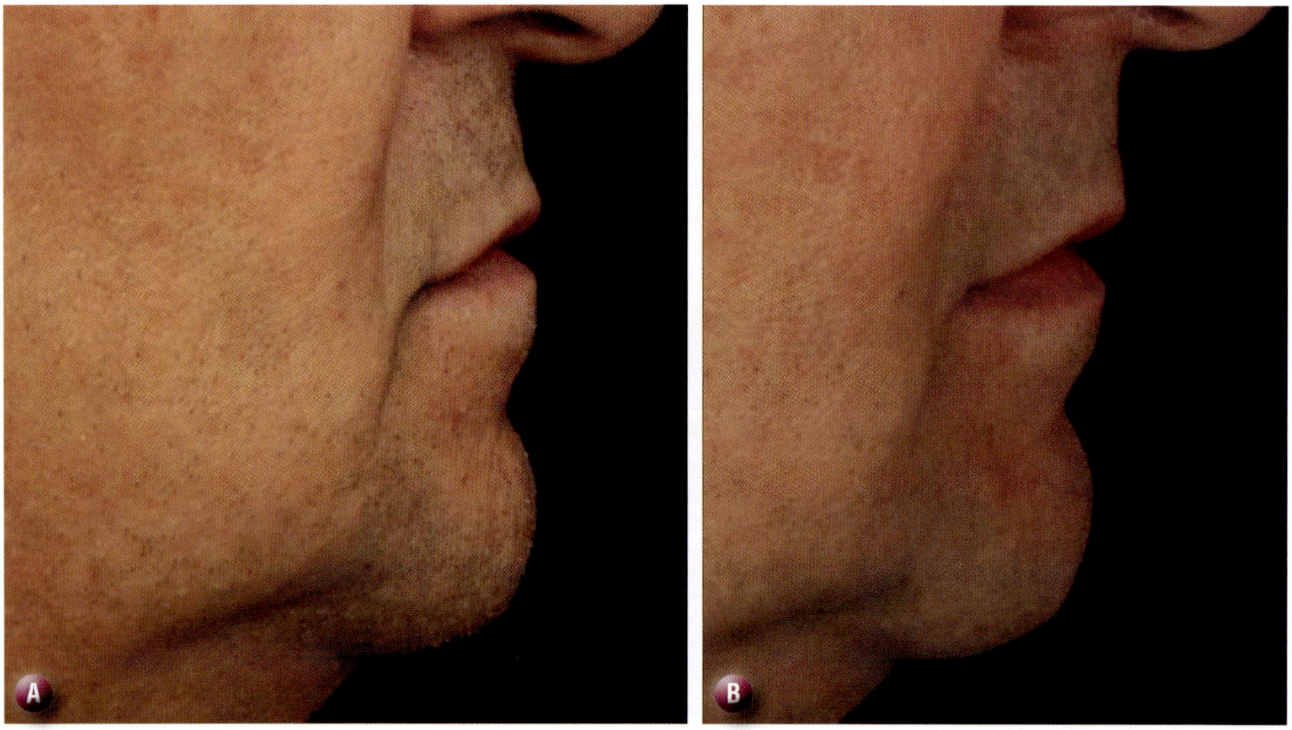

Figura 30.5. Aumento da mordida realizado com reabilitação protética. (A) Antes. (B) Depois.
Fonte: Acervo da autoria do capítulo.

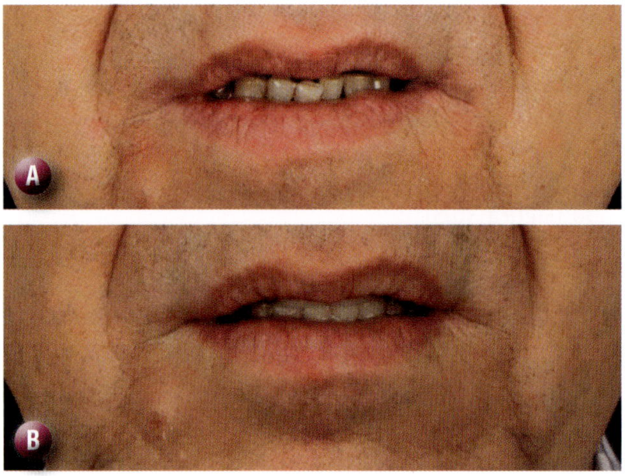

Figura 30.6. Recuperação da exposição de incisivos por meio de tratamento estético por alongamento dos dentes anteriores. (A) Antes. (B) Depois.
Fonte: Acervo da autoria do capítulo.

Linha média superior em relação à face e linha média dentária

As linhas de referência horizontais da face, como as linhas ofríaca e bipupilar, e as verticais, como o nariz e o *philtrum* labial, criam um efeito "T", que é enfatizado quando existe harmonia. A linha média dental em uma posição perpendicular à linha interpupilar oferece um dos mais importantes contrastes faciais, servindo para "ancorar" o sorriso na face. Em situações ideais, a linha média dental deveria coincidir com a linha média facial, sendo o *philtrum* labial uma referência importante para o seu posicionamento. Contudo, observa-se com mais frequência uma não coincidência, o que não é um problema estético, a menos que a linha média dental se encontre em uma posição oblíqua ou muito deslocada para um dos lados. Discrepâncias severas podem requerer tratamento ortodôntico com aparelhos dentários, enquanto desvios menores podem ser resolvidos com restaurações (Figura 30.7).[5-7]

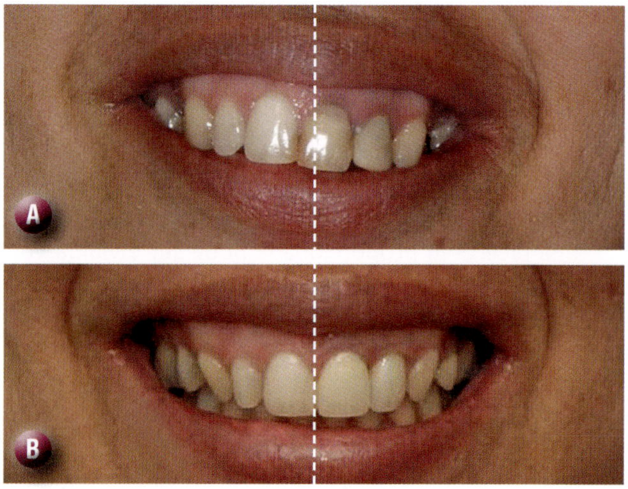

Figura 30.7. Correção das linhas médias dos dentes superiores e inferiores por meio de tratamento com aparelho fixo e capas de porcelana. A linha pontilhada representa a linha média facial, tendo como referência o *philtrum* labial. (A) Antes. (B) Depois.
Fonte: Acervo da autoria do capítulo.

Amplitude do arco

A amplitude do arco dentário superior está intimamente relacionada com uma maior ou menor proeminência dos corredores bucais, definidos como a distância entre as faces externas dos dentes superiores posteriores e a face interior das bochechas, que aparece no sorriso como áreas escuras. Fatores como extrações de dentes superiores, arcos maxilares curtos, além da posição anteroposterior da maxila e a rotação dos molares superiores, foram associados ao tamanho do corredor bucal. Foi determinado em trabalhos científicos, que avaliaram a percepção estética de dentistas e leigos às variações de amplitude do arco, que sorrisos demasiadamente largos ou estreitos causam um impacto visual negativo e são percebidos como antiestéticos. Para a correção desse parâmetro, a ortodontia é a mais indicada, mas a correção com lentes de contato de porcelana é possível em casos de arcos estreitos com o aumento do volume dos dentes posteriores (Figura 30.8).[8]

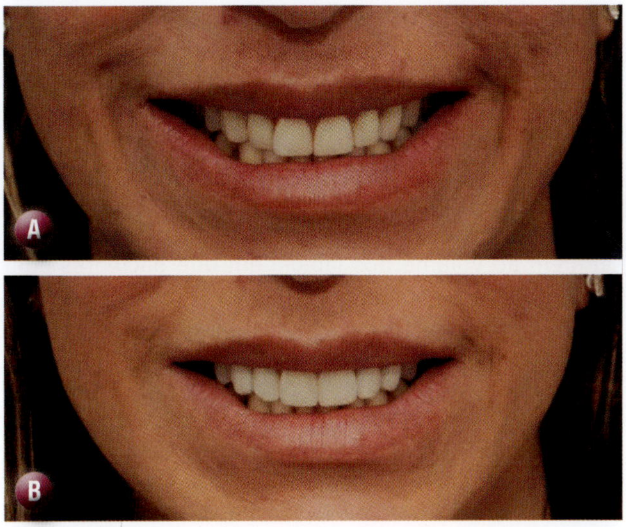

Figura 30.9. Resultado obtido com cirurgia para remoção de uma faixa de gengiva e lentes de contato de porcelana para dar maior dominância aos incisivos centrais superiores, em harmonia com o volume considerável do lábio da paciente. (A) Antes. (B) Depois.

Fonte: Acervo da autoria do capítulo.

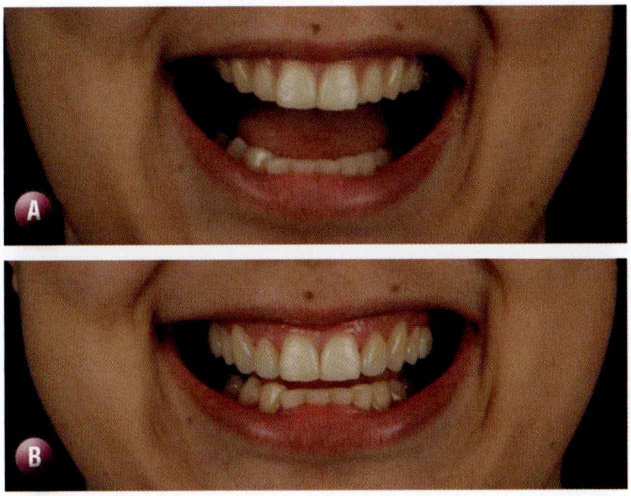

Figura 30.8. Aumento da amplitude do arco dentário superior por meio de tratamento com lentes de contato de porcelana sem desgaste. (A) Antes. (B) Depois.

Fonte: Acervo da autoria do capítulo.

Tamanho do incisivo central em relação ao sorriso

Os incisivos centrais com proporções médias maiores do que os outros elementos dentários anteriores, posição central e simetria apresentam-se como elementos dominantes na composição do sorriso, favorecendo em proporcionar unidade, força, jovialidade e sensualidade. Seu tamanho deve também ser proporcional ao sorriso e ao volume dos lábios (Figura 30.9). Lábios mais grossos e volumosos pedem incisivos centrais mais proeminentes e dominantes, estando a dominância acentuada desses dentes também relacionada com uma posição "um passo a frente", mais proeminente no sentido vestibular, em relação aos incisivos laterais,[9] efeito que pode ser alcançado pela modificação da forma dos dentes com capas de porcelana (Figura 30.10).

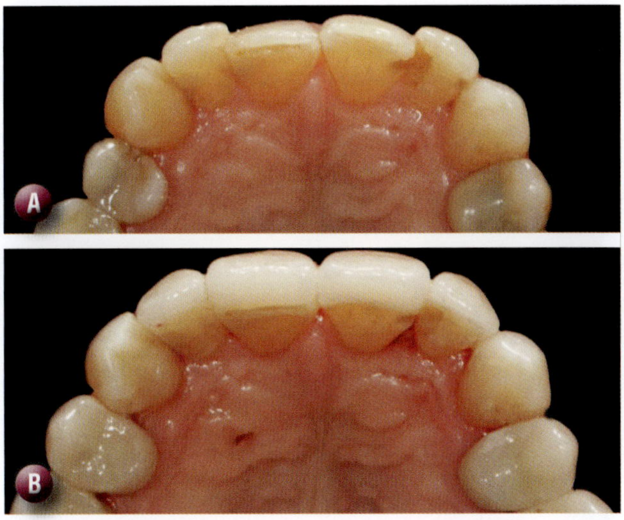

Figura 30.10. Projeção dos incisivos centrais para o aspecto de "um passo a frente" aos laterais determinando maior dominância, por meio de lentes de contato de porcelana com mínimo desgaste. (A) Antes. (B) Depois.

Fonte: Acervo da autoria do capítulo.

Curva do sorriso e o alinhamento 3D dos arcos

A posição das bordas dos dentes superiores em conjunto forma uma linha imaginária chamada de curva do sorriso que acompanha a curvatura natural do lábio inferior durante o sorriso. É de grande importância a obtenção de um paralelismo entre a curva do sorriso e as linhas de referência horizontais da face como a linha interpupilar para que seja mantida uma harmonia facial natural, visto que o paralelismo é a forma de relacionamento mais harmonioso entre duas linhas. Sua posição afeta muito as decisões em relação aos procedimentos restauradores necessários. Idealmente, as bordas dos dentes superiores devem ser compridas o suficiente para tocar levemente o lábio inferior.[10]

Uma curvatura mais acentuada é observada nas mulheres, enquanto os homens demonstram uma linha mais reta, produzindo um impacto morfopsicológico forte. Essa dominância de incisivos centrais estaria associada também ao volume dos lábios, em que pacientes com lábios grossos e volumosos deveriam ter dentes mais dominantes que conotam ousadia. Lábios finos e tensionados deveriam ser providos de dentes que conotem fragilidade e delicadeza.[5]

A abrasão das bordas incisais pode causar o aplainamento da curva do sorriso ou ainda sua inversão, produzindo efeitos indesejáveis de um ponto de vista estético, em alguns casos a redução pode afetar também a exposição dos incisivos em repouso. O tratamento estético ideal envolve o reestabelecimento da curva incisal, restaurando as formas e proporções dentárias (Figura 30.11). Um número cada vez maior de pacientes deseja o rejuvenescimento de sua aparência e sorriso e, por isso, pede por dentes mais proeminentes. Sendo assim, sempre que possível, seria interessante lançar mão de uma manobra diagnóstica para testar o novo comprimento dentário almejado por meio de uma reabilitação protética. Essa manobra consiste de num ensaio restaurador com material temporário nos dentes antes de serem desgastados (Figura 30.12). Esses procedimentos diagnósticos proporcionam também a possibilidade de avaliação prévia do resultado final almejado por meio de testes fonéticos, confiáveis na avaliação e no estabelecimento da posição incisal ideal. Durante a pronúncia dos sons F/V, por exemplo, as bordas incisais dos dentes superiores e o lábio inferior devem se tocar suavemente, e em uma vista de perfil, as bordas incisais devem ficar posicionadas respeitando a borda interna do vermelhão do lábio inferior.[11]

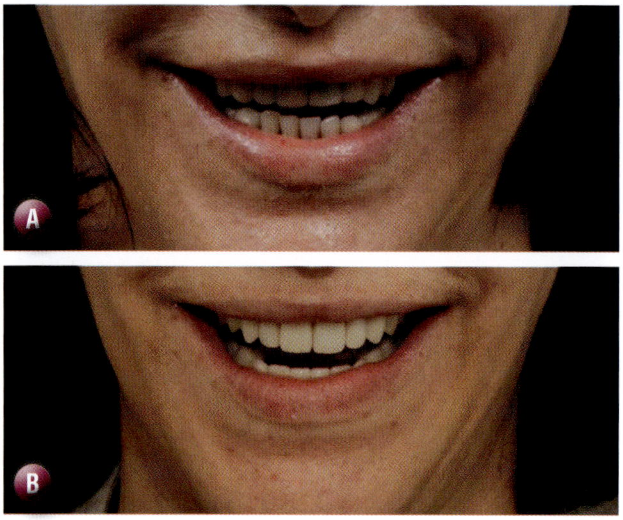

Figura 30.11. Reconstrução do sorriso com capas de porcelana devolvendo alinhamento e curva de sorriso ideais ao paciente, que haviam sido perdidos por desgaste dos dentes naturais. (A) Antes. (B) Depois. *Fonte:* Acervo da autoria do capítulo.

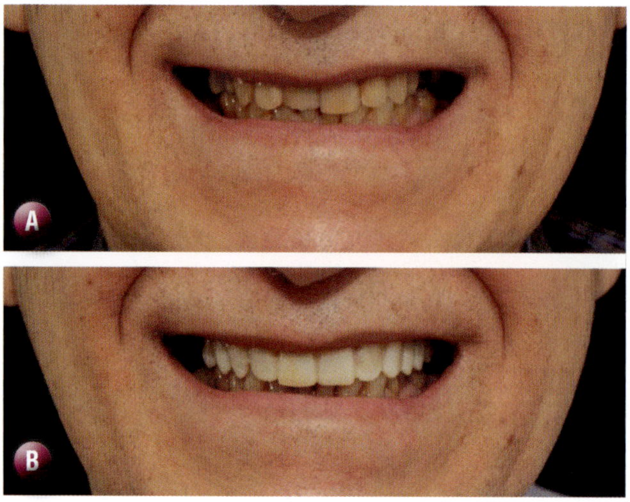

Figura 30.12. Detalhe do resultado do ensaio restaurador. Nesse procedimento, os dentes do paciente permanecem intactos logo abaixo da fina camada de resina utilizada para o ensaio que dá uma ideia real ao paciente dos resultados passíveis de obtenção. (A) Antes. (B) Depois. *Fonte:* Acervo da autoria do capítulo.

Proporções comprimento/largura

Observa-se em dentições naturais consideradas estéticas que a relação ideal entre o comprimento e a largura dos dentes anteriores gira em torno de 80%, correspondendo a largura a 80% do comprimento dos dentes. Quando por desgaste da borda, ou excesso de tecido gengival, essa proporção se aproxima muito dos 100%, os dentes ganham uma aparência muito quadrada, e quando varia muito abaixo do valor ideal, passam a aparentar ser muito esguios e compridos. A proporção ideal pode ser conseguida por meio de alterações na forma do dente ou da gengiva, de acordo com a necessidade específica de cada caso[12-15] (Figuras 30.13 e 30.14).

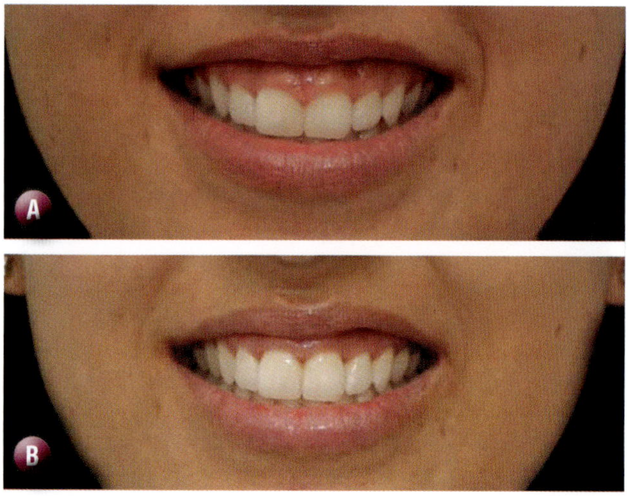

Figura 30.13. Aumento do comprimento dos incisivos centrais por meio de remoção de excesso de gengiva existente. (A) Antes. (B) Depois. *Fonte:* Acervo da autoria do capítulo.

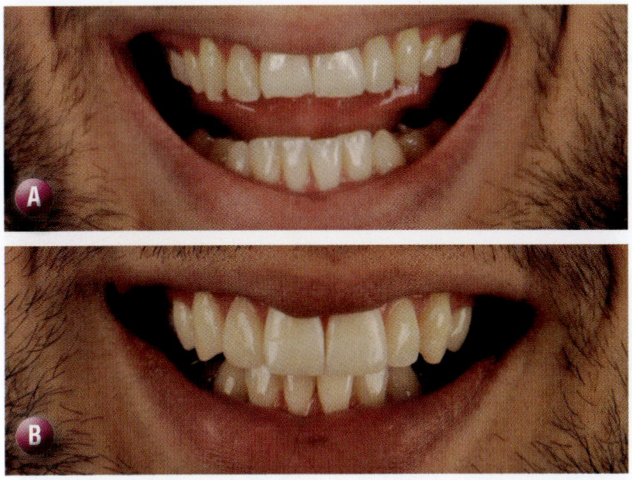

Figura 30.14. Aumento do comprimento dos dentes anteriores por meio de recontorno feito diretamente na boca em resina. (A) Antes. (B) Depois.

Fonte: Acervo da autoria do capítulo.

Quantidade de exposição gengival

O sorriso alto é caracterizado pela exposição total dos dentes anteriores maxilares e uma faixa de gengiva. Um sorriso médio revela em torno de 75% a 100% dos dentes anterossuperiores. Em um sorriso baixo, menos de 75% dos dentes anteriores são expostos. O sorriso médio é amplamente aceito como mais estético, seguido do sorriso baixo, sendo o sorriso alto ou gengival, o que caracteriza a situação menos estética. Em geral, sorrisos altos estão associados a lábios que, por sofrerem grande ação muscular, se elevam muito no sorriso. O uso da toxina botulínica ou até mesmo de procedimentos cirúrgicos para remover a inserção dos músculos elevadores do lábio podem ser utilizados para alcançar uma menor exposição dentogengival[16,17] (Figura 30.15).

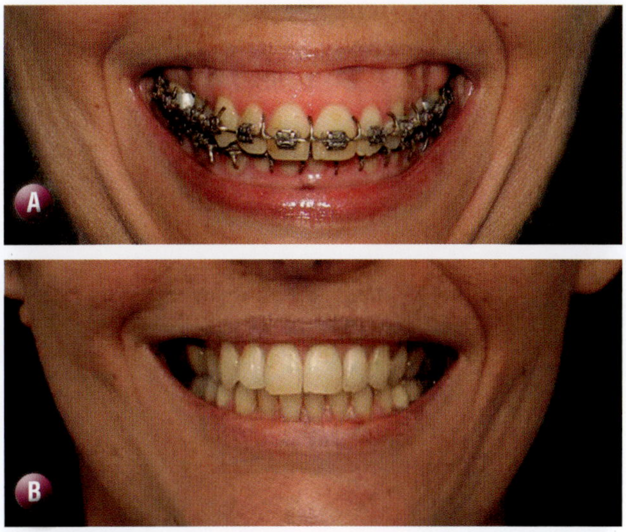

Fig. 30.15. Resultado obtido após cirurgia para correção do sorriso gengival. (A) Antes. (B) Depois.

Fonte: Acervo da autoria do capítulo.

Fotografia digital

Entre as inúmeras modalidades de diagnóstico existentes, o modo mais eficaz de avaliar o sorriso e sua harmonia com a face do paciente é pela fotografia digital.

O desenvolvimento de um protocolo de trabalho, elegendo fotografias específicas para avaliar cada um dos parâmetros estéticos importantes para a constituição de um sorriso bonito, facilita que a análise seja feita de modo preciso. As seguintes fotos são utilizadas nessa avaliação.

□ Fotos de face

- **Perfil:** avaliação da classificação de Angle e ângulo nasolabial (Figura 30.16A).
- **Perfil sorrindo forçado:** avaliação da inclinação anteroposterior dos incisivos (Figura 30.16B).

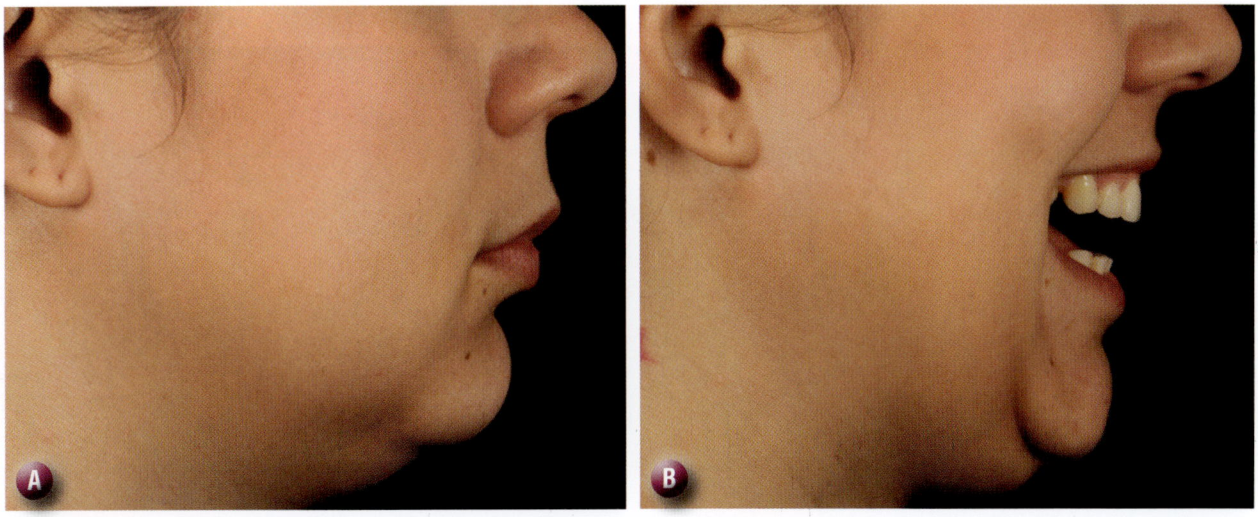

Figura 30.16. Fotos de face. (A) Perfil. (B) Perfil sorrindo forçado.

Fonte: Acervo da autoria do capítulo.

- **Frontal e frontal sorrindo:** avaliação das proporções faciais e alinhamento da face (Figura 30.17).
- **Frontal sorrindo boca entreaberta forçada:** avaliação da amplitude do arco (corredor bucal), tamanho dos incisivos centrais em relação ao sorriso, alinhamento 3D dos arcos, curva do sorriso, quantidade de exposição gengival (Figura 30.18A).
- **Frontal lábios em repouso:** avaliação da exposição de incisivos (Figura 30.18B).
- **Frontal sorrindo boca entreaberta e posterior 12 horas:** avaliação da inclinação do eixo dos incisivos centrais e linha média superior em relação à face (Figura 30.19).

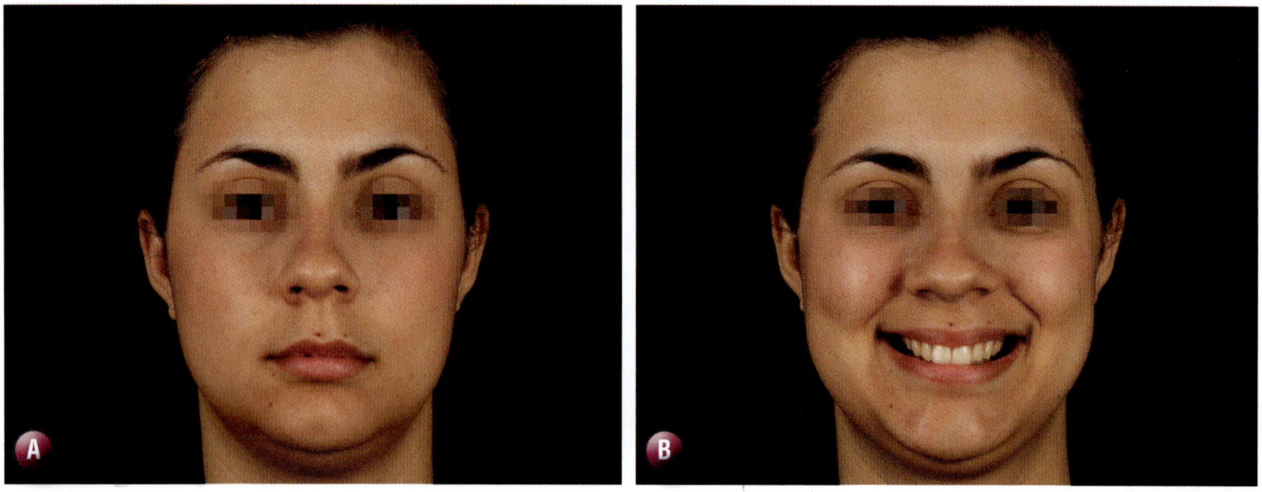

Figura 30.17. Fotos de face. (A) Frontal. (B) Frontal sorrindo.
Fonte: Acervo da autoria do capítulo.

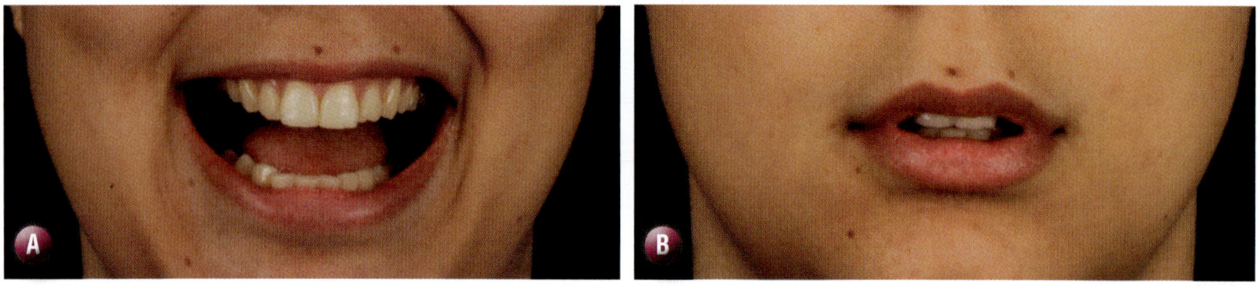

Figura 30.18. Fotos de face. (A) Frontal sorrindo boca entreaberta forçada. (B) Frontal lábios em repouso.
Fonte: Acervo da autoria do capítulo.

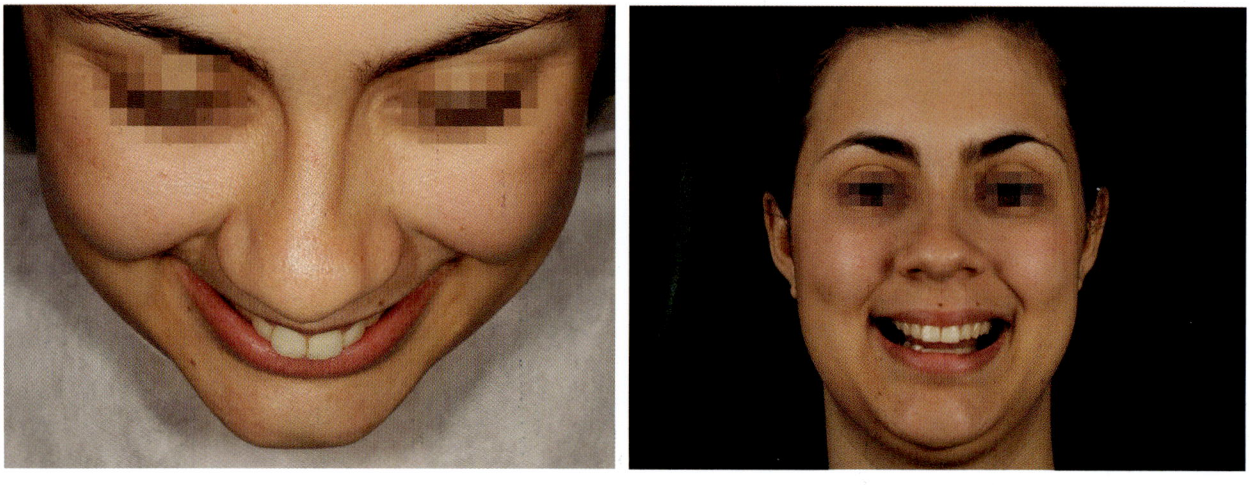

Figura 30.19. Fotos de face – 12 horas.
Fonte: Acervo da autoria do capítulo.

□ Fotos intraorais

- **Frontal ocluindo:** avaliação da linha média dentária entre arcos (Figura 30.20A).
- **Frontal boca entreaberta:** avaliação das proporções altura × largura (Figura 30.20B).
- **Laterais direita e esquerda:** avaliação da mordida (Figura 30.21).
- **Foto com a escala de cor:** avaliação da cor, textura e transparência dos dentes (Figura 30.22).
- **Oclusais:** avaliação do alinhamento do arco/necessidade de ortodontia (Figura 30.23).

Por fotografias, sobretudo as fotos da face do paciente, pode-se avaliar a dinâmica labial em relação aos dentes, o que determina o quanto estes serão expostos durante a fonação, repouso, um sorriso discreto e até mesmo uma gargalhada, fatores que determinam a jovialidade e a beleza do sorriso, uma vez que, quantos menos os dentes aparecerem durante as diferentes situações, mais envelhecido o sorriso aparentará ser.

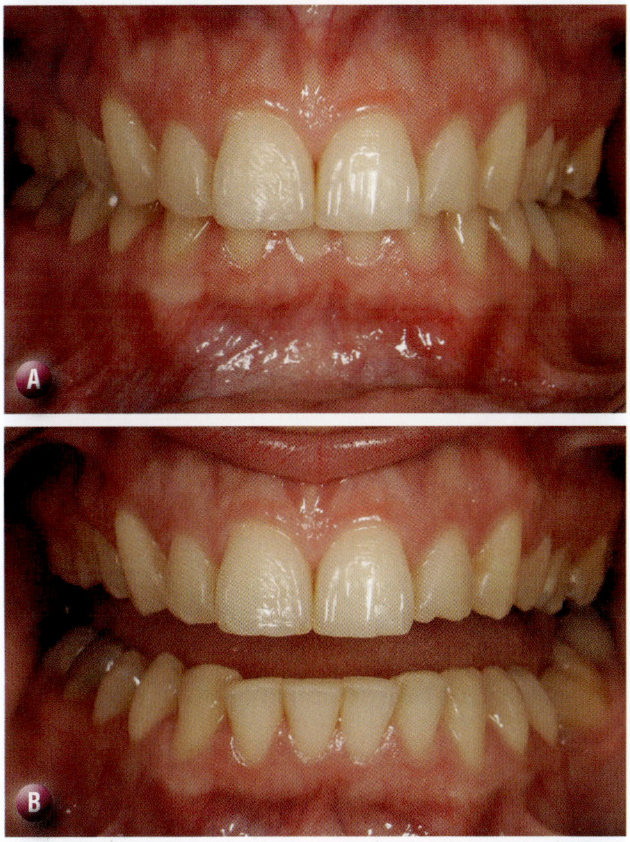

Figura 30.20. Fotos intraorais. (A) Frontal ocluindo. (B) Frontal boca entreaberta.
Fonte: Acervo da autoria do capítulo.

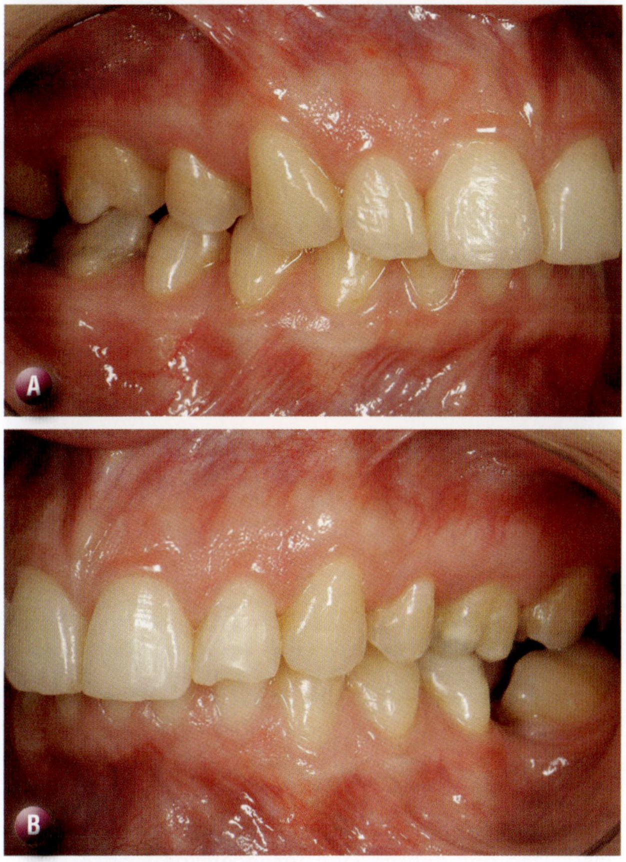

Figura 30.21. Fotos intraorais. (A) Lateral direita. (B) Lateral esquerda.
Fonte: Acervo da autoria do capítulo.

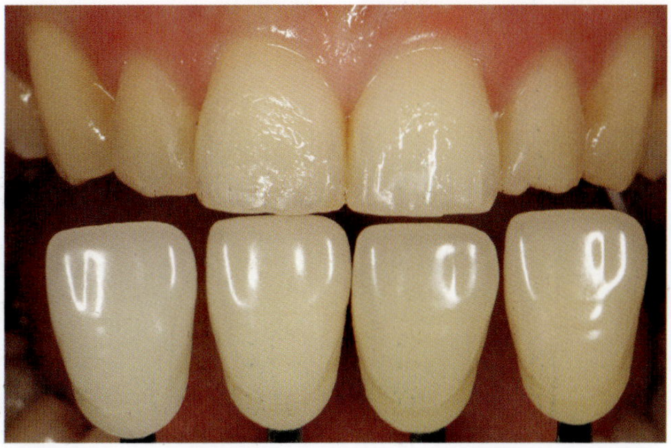

Figura 30.22. Fotos intraorais – foto com escala de cor.
Fonte: Acervo da autoria do capítulo.

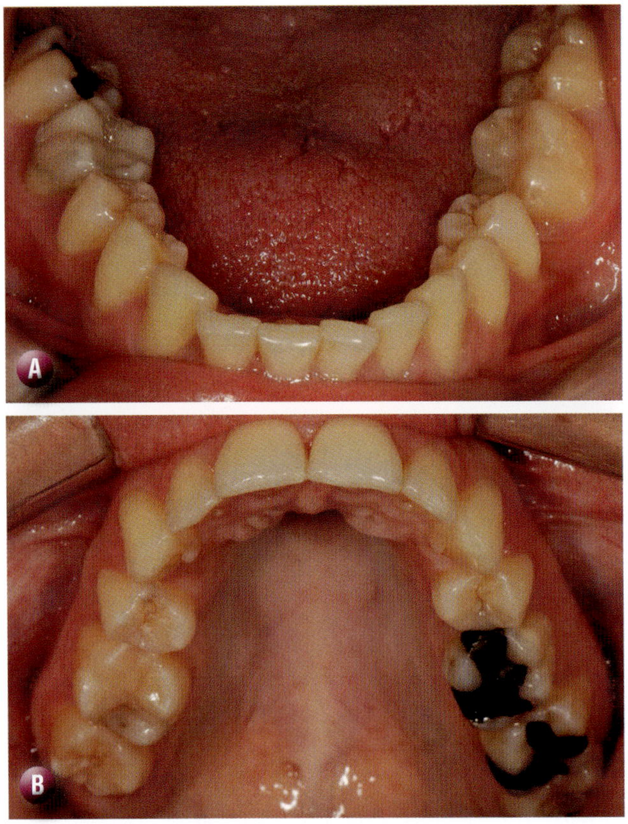

Figura 30.23. Fotos intraorais. (A) Oclusal inferior. (B) Oclusal superior.
Fonte: Acervo da autoria do capítulo.

Tratamentos estéticos

□ Reconstruções com implantes

Em muitos casos, os dentes já estão em uma situação de degradação avançada, o que impossibilita a sua utilização como base de um tratamento restaurador. Nesses pacientes, utilizamos os implantes, substitutos artificiais das raízes dos dentes, que fornecem uma base sólida para a construção de uma reabilitação (Figura 30.24).

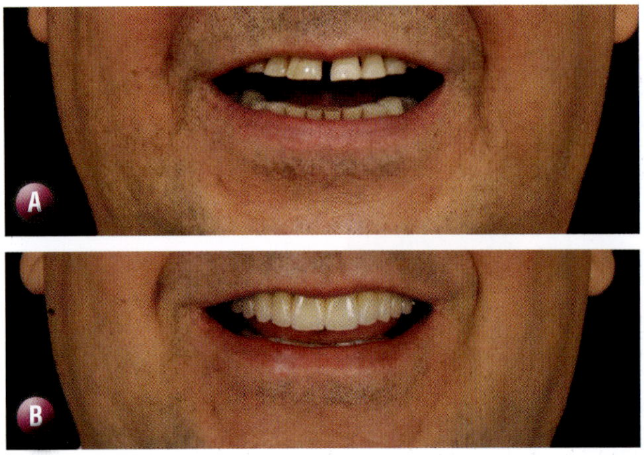

Figura 30.24. Reconstrução protética total superior utilizando implantes. (A) Antes. (B) Depois.
Fonte: Acervo da autoria do capítulo.

□ Capas de porcelana

Quando os dentes ainda estão saudáveis podem servir como base; entretanto, quando há a necessidade de desgastes para criar espaço para as restaurações pela necessidade de alinhar dentes fora de posição ou mascarar dentes com a cor muito escura, lançamos mão de tratamentos com capas de porcelana que melhoram cor, forma e alinhamento (Figura 30.25).

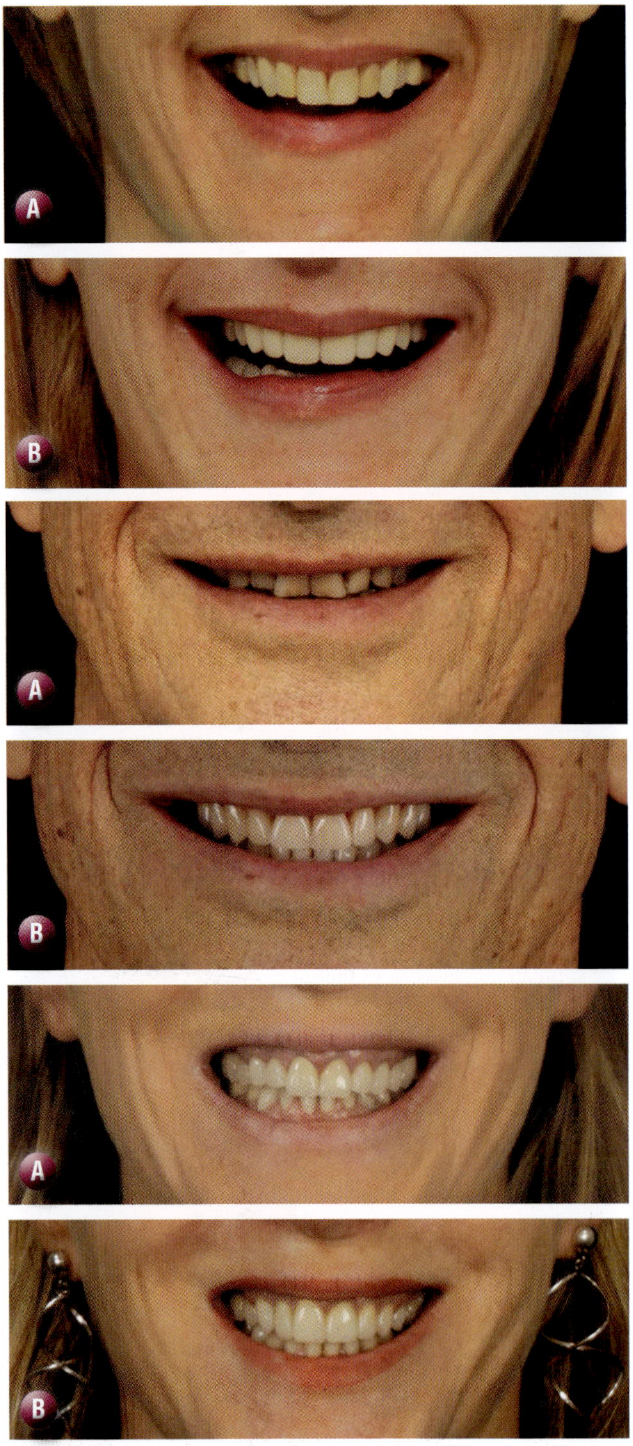

Figura 30.25. Reconstrução com capas de porcelana total superior e inferior. (A) Antes. (B) Depois.
Fonte: Acervo da autoria do capítulo.

□ Lentes de contato de porcelana (Figura 30.26)

Há situações em que os dentes estão perfeitamente saudáveis e a queixa do paciente é exclusivamente quanto à estética. Se os dentes são claros e necessitam de um ganho de volume e aumento de comprimento e/ou largura, são utilizadas as chamadas "lentes de contato", que são lâminas muito finas de porcelana, denominadas assim por causa da sua similaridade, em espessura e transparência, com as lentes de contato utilizadas na oftalmologia.

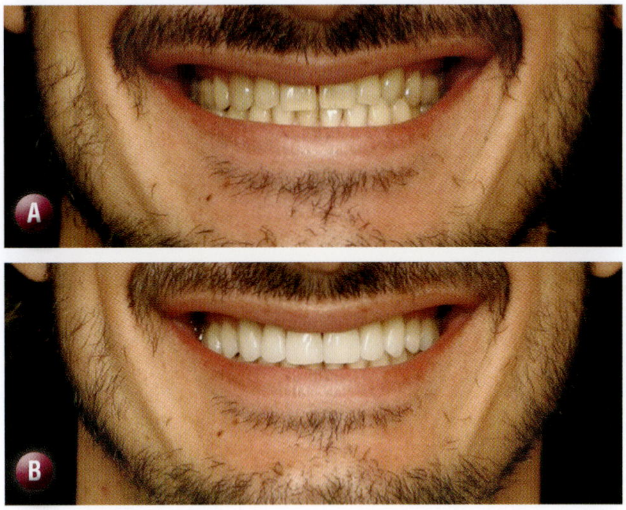

Figura 30.26. Reconstrução protética total superior utilizando lentes de contato de porcelana. (A) Antes. (B) Depois.
Fonte: Acervo da autoria do capítulo.

Referências Bibliográficas

- **Odontologia Estética: Contribuição da Odontologia no Rejuvenescimento do Terço Inferior da Face**

1. Fradeani M. Esthetic rehabilitation in fixed prosthodontics – Esthetic analysis: a systematic approach to prosthetic treatment. Chicago: Quintessence, 2004.
2. Castillo R. The problem of insufficient incisal display: a case presentation. The European Journal of Esthetic Dentistry. 2010; 5(2):140-156.
3. Frush JP, Fischer RD. The dynesthetic interpretation of dentogenic concept. J Prosthet Dent. 1958;8:558-581.
4. Vig RG, Brundo GC. The kinetics of anterior tooth display. J Prosth Dent. 1978;39:502-504.
5. Rufenacht CR. Fundamentos de estética. 2. ed. São Paulo: Santos, 1999.
6. Magne P, Belser U. Bonded porcelain restorations in the anterior dentition: a biomimetic approach. Carol Stream: Quintessence, 2002.
7. Miller EL, Bodden Jr WR, Jamison HC. A study of the relationship of the dental midline to the facial median line. J Prosth Dent. 1979;41:657-660.
8. Oshagh M, Zarif NH, Bahramnia F. Evaluation of the effect of buccal corridor size on smile attractiveness. The European Journal of Esthetic Dentistry. 2010;5(4):370-380.
9. Kina S. Invisível: restaurações estéticas cerâmicas. 2. ed. Maringá: Dental Press, 2008.
10. Kokich VO, Kiyak HA, Shapiro PA. Comparing the perception of dentists and lay people to altered dental esthetics. J Esthet Dent. 1999;11:311-324.
11. Fradeani M. Evaluation of dentolabial parameters as part of a comprehensive esthetic analysis. The European Journal of Esthetic Dentistry. 2006;1(1):62-69.
12. Duarte S, Schnider P, Lorezon AP. The importance of width/length ratios of maxillary anterior permanent teeth in esthetic rehabilitation. The European Journal of Esthetic Dentistry. 2008; 3(3):224-234.
13. Chu SJ, Fletcher PD, Mieleszko AJ. Clinical application of innovative measurement gauges for predictable correction of tooth size/proportion and gingival arquitecture discrepancies. Quintessence of Dental Technology. 2009;63-76.
14. Magne P, Galucci G, Belser U. Anatomic crown width and length ratios of unworn and worn maxillary teeth in white subjects. J Prosthet Dent. 2003;89:453-461.
15. Nishimura Y. Reconstruction of coronal anatomy in ceramic restorations of the anterior teeth. Quintessence of Dental Technology. 1994;17:67-94.
16. Yoon ME, Jin TH, Dong JK. A study on the smile in Korean youth. J Korean Acad Prosthodont. 1992;30:259-270.
17. Al-Habahbeh R, Al-Shammout R, Al-Jabrah O, Al-Omari F. The effect of gender on tooth and gingival display in the anterior region at rest and during smiling. The European Journal of Esthetic Dentistry. 2009;4(4):382-395.

Índice Remissivo

D

E

F

Q

R

S